癌症康复
原理与实践

Cancer Rehabilitation
Principles and Practice

第2版

主　　编　Michael D. Stubblefield, MD

主　　译　席家宁　恽晓萍　公维军　方国恩

主　　审　Jack B. Fu　Ying Guo　Yonghua Tai　Xiaowei Zhu

译　　者（按姓氏笔画排序）

王娟	王巍	王玉艳	王丛笑	王江飞	王岩静	牛光宇
公维军	方国恩	仲佳	刘伟	刘穹	刘颖	刘爱红
米立新	李伊	李勍	李梅	李优伟	李俭杰	杨等
杨绍兴	吴晓瑞	沈海燕	宋飞	宋鲁平	迟雨佳	张斌
张璞	张安静	张丽华	张晨曦	张慧丽	陈真	陈玉昆
陈含笑	陈济超	郑博	卓明磊	郄淑燕	周哲	周倩
周云枫	周明成	周筠佳	赵卫国	姜宏英	恽晓萍	倪雄
高强	高红军	席家宁	葛春艳	傅强	廖利民	

主译秘书　王丛笑　何泽佳

人民卫生出版社

·北　京·

版权所有，侵权必究！

The original English language work:
Cancer Rehabilitation, 2nd edition 9780826111388
by: Michael D. Stubblefield, MD
Springer Publishing Company
New York, NY. USA
Copyright © 2019. All rights reserved.

图书在版编目（CIP）数据

癌症康复：原理与实践 /（美）迈克尔·斯塔布菲尔德（Michael D. Stubblefield）主编；席家宁等主译. —北京：人民卫生出版社，2024.9
ISBN 978-7-117-36253-5

Ⅰ.①癌⋯ Ⅱ.①迈⋯②席⋯ Ⅲ.①癌 – 康复 Ⅳ.①R730.9

中国国家版本馆 CIP 数据核字（2024）第 085564 号

| 人卫智网 | www.ipmph.com | 医学教育、学术、考试、健康，购书智慧智能综合服务平台 |
| 人卫官网 | www.pmph.com | 人卫官方资讯发布平台 |

图字：01-2019-6545 号

癌症康复：原理与实践
Aizheng Kangfu:Yuanli yu Shijian

主　　译：席家宁　恽晓萍　公维军　方国恩
出版发行：人民卫生出版社（中继线 010-59780011）
地　　址：北京市朝阳区潘家园南里 19 号
邮　　编：100021
E - mail：pmph @ pmph.com
购书热线：010-59787592　010-59787584　010-65264830
印　　刷：三河市宏达印刷有限公司
经　　销：新华书店
开　　本：889×1194　1/16　　印张：72
字　　数：2129 千字
版　　次：2024 年 9 月第 1 版
印　　次：2024 年 9 月第 1 次印刷
标准书号：ISBN 978-7-117-36253-5
定　　价：699.00 元

打击盗版举报电话：**010-59787491**　E-mail：**WQ @ pmph.com**
质量问题联系电话：**010-59787234**　E-mail：**zhiliang @ pmph.com**
数字融合服务电话：**4001118166**　E-mail：**zengzhi @ pmph.com**

中文版序

本人十分荣幸和欣喜地得知，供中国读者和其他掌握中国文字的读者使用的《癌症康复：原理与实践》的中文译本即将面世。应中国康复医学会前任会长方国恩教授之邀为中文译本作序。我了解到，来自14家不同康复机构的53位中国康复医学专业人员和一个美国专家顾问团队参与了这一为期将近五年的项目。译本共1151页，约200多万中文字。这项艰苦的努力几乎等同于原著的创作。

这本书的第1版花费了四年的时间才得以完成。有好奇的人会问，为什么要重复如此繁重耗时的工作再版此书，而且我们现在正在着手第3版的工作。我坦率地说，我以能为提升病人的生活质量提供帮助为殊荣。正如许多专注于这个面临艰难挑战的人群的临床工作人员一样，我也为知识和技能的不足而感到困扰。是提升我和我的同事们的能力，解除肿瘤生存者的疾苦，修复肿瘤生存者的功能，和改进肿瘤生存者的生活质量的愿望，激励着我不断努力。

就像所有教科书一样，这本书是一部关于肿瘤康复专科基础知识的资源库。它不仅包含了最新的科学研究，还包括了本领域内许多顶级专家的临床实践和思索。这就是教科书的可贵之处，它能接受，甚至鼓励科学和未经严谨的循征医学验证的临床实践相结合。对于像肿瘤康复这类还处于早期发展阶段的学科，这种临床实践的价值尤为重要。对于许多我们经治的功能损伤，我们还不能完全依据医学循证来作出判断和干预，因为现在还没有。每年，肿瘤医学完成数以千计的高质量研究成果，相比之下，肿瘤康复所完成的则寥寥无几。尽管这一差距正在逐步缩小，但是我们这个专业的成熟还将历时多年。与此同时，我们对我们所服务的病人的承诺依然丝毫不减。我们必须用我们现有的知识和工具，努力夯实我们专业的科学基础。

这本教科书适合于所有参与肿瘤生存者康复的专业人员。对于许多临床工作人员而言，安全有效的康复治疗涉及他们本专业以外的知识和技能。比如说，一位物理治疗师在他们的学校里并没有学习过详细完整的乳腺癌治疗方法。同样，刚完成专科进修的肿瘤专科医生也不太可能具备神经肌肉医学方面的知识。一名出色的肿瘤康复专科医生不仅精于他们主修的专科，而且通晓各类肿瘤的特征、治疗方法、并发症以及这些并发症对肌体功能的影响。

许多世界领先的肿瘤康复科专家和肿瘤科专家为本书作出了贡献。如上所述，我认为对肿瘤专科的理解是肿瘤康复专科成功的基石。为此，本书提供了关于各种癌症类型及其评估、管理和潜在并发症的入门级讨论。随后的章节深入探讨了由肿瘤和肿瘤治疗所造成的特定损害和残疾的识别、评估和治疗。

最近，我从我的中国同行那里了解到，肿瘤康复专科在中国还处于早期发展阶段。我诚挚地希望这本中文版的教科书能传授、引导和激励你在服务病人和提高专科技术水平方面不断进步。另外，我也期待着在筹建肿瘤康复专科进修基地和肿瘤康复专科治疗中心等方面和中国同行建立交流和合作关系。

Michael D. Stubblefield，医学博士
Kessler 康复研究所肿瘤康复医疗事务主任
ReVital 肿瘤康复中心医疗事务主任
Rutgers New Jersey 医学院物理医学与
康复医学系临床教授
2024 年 6 月

译者序

癌症是全球主要死亡原因之一，但其在各个国家和地区的表现程度并不一致。这其中的原因很复杂，包括人口老龄化和人口增长、社会经济发展加速及相关风险因素流行率的变化。随着人口增长和全球老龄化，癌症成为许多国家过早死亡和预期寿命降低的主要原因。近年来，美国的癌症负担正在逐渐减少，而我国癌症状况正在发生转变，其发病率更高，已反超美国，而死亡率同样更是远超美国。2022 年，我国有约 4 820 000 例新发癌症病例，死亡病例为 3 210 000 例，新发病例数约为美国的 2 倍，而死亡病例数是美国的 5 倍。在我国，约 45% 的 20 岁及以上成年人癌症死因可归因于 23 个可改变的危险因素，而 30 岁及以上的成年人中，约 16.8% 的癌症死亡归因于主动吸烟和二手烟。控制行为、饮食、代谢和环境因素及传染源为重点的一级癌症预防在减轻中国癌症负担方面具有巨大潜力。最新的报告指出，我国癌症的 5 年相对生存率从 30.9% 提高到了 40.5%，但特定癌症类型的存活率低，尤其是乳腺癌和结直肠癌。大量研究报告数据表明，我国的癌症预后差，因此，仍需付出更多努力来提供有效的癌症治疗并提高全民健康覆盖率。

康复医学在我国历经了几十年的发展，体系已初步建立，但面对我国经济迅猛发展、老龄化进程不断加快及康复需求日益增加等影响，目前康复医学建设显露不足，特别是近年来医学水平及诊疗技术的发展，越来越多的患者得以幸存，虽然生存率得到了提升，但疾病后遗留问题却长期困扰着他们，其功能状态及生存质量成为了关注的焦点，也促使了康复医学向更细化的亚专科方面发展，癌症康复成为发展方向之一。

十分有幸接触到了这本书，并能参与到翻译工作中来。翻译本书的目的在于为临床医师、康复医师、康复治疗师、康复护士及其他相关专业的医务工作人员提供全面且系统的参考。本书涵盖了肿瘤治疗的发展、现状等临床相关内容，并提出了有前瞻性的评估及康复治疗策略。从功能障碍出发，进行个性化评估、目标及治疗计划的制定，涉及身体功能活动、日常生活活动、职业活动能力、健康宣教及心理健康等内容，从业人员不仅能从书中学习到丰富的临床知识，还能大幅提升肿瘤相关的诊疗水平。

参与本书翻译的译者们，都是从事肿瘤相关临床及康复专业的骨干医师及治疗师，他们对癌症康复过程中的诸多问题非常熟悉，并且也是最迫切希望改善肿瘤患者生存质量的一群人，我能从译文的字里行间感受到他们凝聚其中的热忱、执着和热爱。本书的出版将进一步推动中国癌症康复的临床诊疗水平，为实现肿瘤患者早期、全面的康复提供强大理论支持，使越来越多的临床工作人员和患者获益，帮助肿瘤患者提高生存质量，以最优状态回归家庭及社会。本书的翻译工作历时近一年，在此，对为本书翻译及指导工作做出贡献和帮助的工作人员表示衷心的感谢！虽然我们高度重视本书的翻译工作，所有内容均在反复审校后才最终定稿，但由于知识的局限性及文化差异，难免存在疏漏之处，诚恳期待广大读者给予指正与批评。

席家宁　恽晓萍　公维军　方国恩
2024 年 3 月

译者前言

首先，向 *Cancer Rehabilitation: Principles and Practice* 原著者 Michael D. Stubblefield 教授表示真诚的感谢和敬意！历经 4 年辛勤努力，我们终于迎来了美国《癌症康复：原理与实践》中文版的正式出版。作为本书的翻译者，我们深感荣幸能有机会将这部具有重要意义的著作呈现给广大中国读者。

据统计，近年来中国每年新增癌症病例超过 400 万，我国癌症 5 年生存率从 2015 年的 40.5% 上升到 2022 年的 43.7%，肿瘤的高发病率和高死亡率给社会和家庭带来了沉重的负担。对于如此庞大的肿瘤患者基数来说，肿瘤康复的需求巨大而紧迫，如何有效开展肿瘤康复工作，减轻患者痛苦，提高患者的生活质量，已经成为医疗卫生与康复系统面临的重要挑战。

中国肿瘤康复的发展历程可以追溯到 20 世纪 80 年代。随着科学技术的进步和肿瘤治疗效果的提高，越来越多的肿瘤患者能够长期生存，许多肿瘤患者面临着长期的身心康复需求。早期的肿瘤康复工作主要集中在医院内的护理和简单的康复训练，进入 21 世纪后，随着对肿瘤康复重要性的认识不断加深，肿瘤康复工作对于肿瘤患者越来越显得重要，肿瘤康复学也逐渐成长为康复医学中一个独立的分支学科。2017 年中国康复医学会肿瘤康复专业委员会成立，标志着肿瘤康复在我国进入到崭新发展阶段。

《癌症康复：原理与实践》全书共计 9 篇，90 章，翻译字数近 200 万字，1151 页。作为一部权威的教科书式的肿瘤康复专著，汇聚了美国及全球肿瘤康复领域的最新研究成果和临床经验，全面介绍了肿瘤康复理念、方法和临床实践。从儿童到老年，从临床诊断、临床治疗到康复评定和康复治疗，从身体功能到精神心理以及日常生活活动，从各种康复治疗技术到营养支持在肿瘤康复中的应用等，该书均提供了详尽的指导和建议。系统引进并翻译该著作，填补了国内肿瘤康复专业专著的空白，将有助于国内康复工作者学习和掌握国际先进的康复理念和技术，提升肿瘤康复的整体水平。对于广大肿瘤患者及其家属来说，通过阅读该书，可以获得科学的康复知识和实用的康复指导，从而更好地进行自我管理和康复训练，帮助肿瘤患者重获健康、重拾信心、重返社会。

我们期待这部教科书式的巨著中文版能够为广大肿瘤康复工作者同仁提供重要的工作参考，能够为众多肿瘤患者康复提供有益有帮助，为中国肿瘤康复事业注入新的活力。同时，我们也期待有更多的国际合作与交流，共同应对肿瘤康复领域的挑战，共享科学进步的成果。相信在我们的共同努力下，中国的肿瘤康复事业必将迎来更加光明的未来，为广大肿瘤患者带来健康希望与力量。

《癌症康复：原理与实践》一书翻译工作量庞大，任务艰巨，翻译团队来自全国 14 家顶级康复医疗机构和不同领域。译者既准确传达原著的内容，确保译文的准确性和流畅性，又结合中国语言特点，确保译文的实用性和可读性。在此，对所有参与此书翻译工作的各位同仁表示感谢，大家不辞辛苦共同努力，终于将此书奉献给广大读者，并向所有关心和支持中国肿瘤康复事业发展的各位同道表示衷心的感谢。

方国恩　医学博士
主任医师、教授、博士生导师
中国康复医学会第六届理事会会长
2024 年 8 月

主编简介

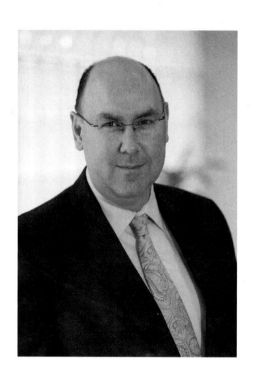

Michael D. Stubblefield，医学博士

Michael D. Stubblefield，医学博士，获哥伦比亚大学内科和外科学院医学学位，并在纽约市哥伦比亚长老会医学中心（Columbia Presbyterian Medical Center）完成了内科、物理医学和康复（PM&R）的综合住院医师实习。他拥有 PM&R、内科和电诊断医学（EMG）三重认证。

2001 年，Stubblefield 博士在纪念斯隆 - 凯特琳癌症中心（Memorial Sloan-Kettering Cancer Center）开始了他的癌症康复事业，最终升任癌症康复科主任。他把这个项目从少数住院治疗师发展成一个由 100 多名治疗师和 5 名医生组成的强大团队。

他于 2015 年加入凯斯勒康复研究所（Kessler Institute for Rehabilitation），担任癌症康复医学科主任。同时他还担任 Select Medical 的 ReVital 癌症康复计划的全美医疗主任，通过庞大的全美康复设施网络监督癌症综合康复计划的发展。

Stubblefield 博士是全球公认的癌症康复领域的领导者，他的临床专长是对癌症引起的神经肌肉骨骼、疼痛和功能障碍的诊断、评估及其康复治疗，特别是由放疗和神经毒性化疗引起的问题。他是一位专业的肌电图专家，可以进行肌电图引导下的肉毒素注射，以缓解癌症幸存者的疼痛和痉挛。

Stubblefield 博士多年来一直在康诺利城堡的美国顶级医生名单、美国顶级癌症医生名单以及纽约大都会区的顶级医生名单之内。他是本领域颇有建树的研究人员，发表过大量的论文和书籍，并经常就各种癌症康复相关主题进行演讲。除了担任该领域唯一综合性教科书《癌症康复原理与实践》的编辑外，Stubblefield 博士还是《肌肉与神经》杂志的编委，也是 30 多家杂志的审稿人。

致我的妻子 Elyn，没有她的爱和支持，这本书不会取得现在的成果。还有我的父母 Linda 和 Willie，我非常感激他们，还有我的妹妹 Shela，我们将永远怀念她。

前言

置身于癌症康复领域正是一个令人兴奋的时代。我们重新定义什么是癌症康复，什么时候，如何开展，哪些人员参与癌症康复团队，如何协调各项服务以减轻对患者和医疗体系的负担。

Catherine M. Alfano，PhD

每年，美国新增 170 万肿瘤患者[1]，世界范围内新增 1 410 万肿瘤患者[2]。过去数十年的研究表明，肿瘤和针对肿瘤的各项治疗可以导致很高的发病率，包括疲劳、疼痛、神经病变、平衡失调、运动障碍、淋巴水肿、膀胱和肠道病变、发声和语言交流困难、吞咽困难、心肺功能降低、性功能降低、认知和心理社会问题及其他[3]。尽管，肿瘤治疗的毒性因治疗项目、患者年龄和其他因素而异，有报道表示，多达 20% 的儿童肿瘤存活者[4]和高达 53%的成年肿瘤存活者[5]有不同程度的功能局限。另外，针对骨骼、心脏及其他实质性脏器的治疗还可能在治疗结束多年以后出现后期症状[6,7]。肿瘤相关损伤所导致的功能局限还和忧郁、焦虑和生活质量下降[8-10]有关。上述这些问题最终导致患者工作能力下降[11-14]，医疗活动增加，医疗费用上升[15]，最终导致死亡的风险增加[16,17]。

值得乐观的是癌症康复干预，包括物理治疗，职业治疗，语言障碍矫正，运动治疗，社会心理和认知干预，医生指导下的诊断性影像，注射和药物性副作用管理等，有可能改善许多因肿瘤治疗而导致的功能损伤，从而增强功能，提高生活质量[3,18,19]。多元化康复干预也展示了比普通治疗更能够帮助患者返回工作岗位[20]。本书复习了针对各类损伤特定的干预方式，是这类课题最新最全的知识来源。

尽管癌症康复的优点是显而易见的，但是我们面临的挑战是认识不足和利用不够，转诊率仅为 1%～2%[21]。一些历史原因造成了目前这种局面[22]。在 1971 年版《美国肿瘤法案》的资助下，一些美国肿

瘤研究中心和示范项目开始调查癌症康复的需求和评估康复干预治疗方案。20 世纪 80 年代初期，一些癌症康复多专科团队开始为患者提供临床服务[23]。从 20 世纪 80 年代开始，肿瘤生存期管理运动开始关注肿瘤生存期患者的生活质量。肿瘤外科治疗方面的变化要求缩短患者住院天数，甚至不住院。伴随着没有多专科团队支持的社区肿瘤中心的兴起，癌症康复和生存期管理逐渐脱节[22]。最后，在 1999 年出台的第 1 版美国国家肿瘤政策报告中，并没有推荐将癌症康复整合在肿瘤治疗之中[24]。

作为这些历史趋势的结果，现行的肿瘤治疗体系既没有包括对患者功能损伤的常规性筛选，也不关注对功能损伤的预防。缺少了这些重要的组成部分，癌症康复转诊就不会发生，功能损伤也通常不被重视，甚至忽视[21]。此外，癌症康复服务团队的各方倾向于只关注各自的专业方向，而不是多专科综合评估和协调，一些疗效显著的干预方式，比如有氧锻炼，很少被列入医嘱，即使被列入医嘱，也通常不能列入医疗保险[25-27]。另外，由于肿瘤专科医生[28]短缺，意味着治疗后随访通常由未经肿瘤专科培训的初级保健医生执行。缺乏对肿瘤治疗后期副作用的认识[29]，通常不会及时转诊这些患者。汇集所有这些因素，意味着肿瘤性功能损伤通常在晚期才被发现，肿瘤生存者通常是长年经受着这些损伤的困扰[30]。

然而，我们正在逐渐走出这段历史，而且有理由为此充满信心。全国范围内，正在重视教育临床工作人员和患者了解癌症康复的优点，促进癌症康复和肿瘤医学以及肿瘤随访更好地结合一致。这些努力正在和总结整理最有效的干预方式以及探索最有效的医疗服务模式同时推进。2005 年，全美肿瘤政策论坛上，具有标志性的，题为"从肿瘤患者到肿瘤临床医护人员，迷失在转型途中"的第二版肿瘤生存报告将癌症康复列为肿瘤生存期管理的

一部分[6]。这一建议和另外一份后续报告[31]强调了癌症康复专科人员作为癌症康复治疗团队中的一个组成部分，在促进患者理想化恢复中所发挥的重要作用。自 2005 年以来，有关癌症康复干预的科学研究和论文数量急剧增加，加强研究和增加转诊的"呼吁"也越来越多[3, 22, 32-37]。

最新的美国肿瘤生存期随访指南将癌症康复转诊列入其中[38-41]。肿瘤专科医生对癌症康复的好处有越来越多的了解。在最近的美国癌症康复协会年会上，癌症康复分会场成了年会的亮点。作为确立癌症康复的地位和作用的又一个证据，美国医学研究所于 2015 年召集了一次由癌症康复专家参与的会议，部署推进肿瘤治疗质量方面的工作。这份报告建议推行一种从诊断阶段就将肿瘤治疗和癌症康复有效地结合在一起的新的医疗服务模式[42]。

这些努力显示了这一领域的一个有代表意义的转型。今天，置身于癌症康复这个领域是令人兴奋的。为了达到融合肿瘤治疗和癌症康复的目标，我们最新的目标是重新定义癌症康复，什么时候，如何开展，哪些人员参与癌症康复团队，如何协调各项服务以减轻对患者和医疗体系的负担。一组相关人员建立[43]和优化[32]了一个前瞻性监测最佳癌症康复临床实践的模式。根据这个模式，癌症康复干预以多专科团队的方式从诊断阶段就参与介入，贯穿整个治疗过程，直至治疗结束。通过手术前的多元评估，建立功能对照基线，及时发现可能增加患者在治疗过程中和治疗结束以后可能发生的不良反应和功能损伤的风险因素和相关病情，并对这些相关病情采取必要的干预措施，以减轻症状，提高功能。不间断的监测和反复评估贯穿整个治疗过程，有利于监测不良反应和功能损伤，以便及时向癌症康复专科医生转诊。

执行这种新的癌症康复医疗模式将为传统和非传统的癌症康复干预项目带来源源不断的转诊患者。为了追求达到患者的功能和生活质量极大化的满意效果，前瞻性综合性癌症康复监测模式必须结合对生理性，心理性，和认知后遗症的评估和转诊。这项医疗任务的目的是评估生存者面对的所有医疗问题，协调相关的治疗方案，调整治疗前存在的相关医疗问题和肿瘤治疗相关的并发症，减少发生后期副作用的风险。这要求物理/职业治疗师、语言治疗师、病理科医生、理疗科医生、听觉病治疗师、营养师、体能训练师、心理治疗师、社会工作者、内分泌科医生、心脏科医生和其他肿瘤团队专科医生共同参与。这个多专科团队必须从患者在肿瘤中心首诊时就开始协调一致地为患者设计负担最轻的治疗方案。一旦患者完成在肿瘤中心的治疗，随即转入门诊或家庭病房。

以上介绍的监测模型有助于早期发现症状和功能损伤，及时接受转诊和治疗，从而，增加患者的功能，改善生活质量，提高工作和生活能力，提高医疗资源利用度，缓解未经专科培训的初级保健医生处理肿瘤毒性症状的压力，以及减少长期医疗护理的费用。然而，要使这一模式成为医疗常规，必须要有更多的研究来证明。这一模式有利于实现由美国医疗服务改进研究所所设立的三重标准的目标[44]，即提供更好的个体医疗，更好的群体健康和降低人均医疗支出。

最近的研究正在依据美国医疗服务改进研究所的三重目标，推进癌症康复的三项改革。第一，加强版的前瞻性监测模式勾画了个体化的，而不是千篇一律的癌症康复干预框架。康复干预的原则和服务内容，干预的方式和强度，以及实施这些干预的环境，团队组合等，都将根据诸多的影响因素而定[32,37]。这里的一个典型例子是最近颇受关注的个体化运动处方[45]。数据资料显示，对运动处方的反应呈现了显著的个体差异[45,46]。数据资料加深了对伴有功能损伤的患者的运动的安全性担忧[47-49]。建议个体化运动处方更适合于普通人群的健康处方[45,50]。更好的个体化癌症康复干预还牵涉到根据医患双方的各种特定情况进行及时的沟通和调整[51]。最近的研究还在测试不同来源的患者资料（比如血生化，临床标记，双病并存，基因组学资料，行为学资料等）是否可以综合起来，为患者量体裁衣，制定个体化治疗方案，以达到最满意的治疗结果[52]。

第二，研究人员正在深入测试前康复的有效性。前康复是指在肿瘤治疗开始启动之前就开始癌症康复干预，或者预防问题的发生，或者治疗已经存在的功能损伤，以便保护功能。最近的文献提示，前康复干预可以减少功能损伤，减轻社会心理症状。至少对于肺癌患者，有些干预可以减少外科手术并发症，减少住院天数[53-55]。然而，这些研究仅仅是开始。优先的研究方向包括确定哪些患者最可能从前康复干预中受益，确定这些干预对外科手术，对围手术期并发症，对肿瘤治疗的及时性和持续性，对卫生资源利用度等会有什么样的反应[54]。

第三，癌症康复研究还正在测试实施医疗服务的模式，使这些干预更加可及，关注和法律相关的事宜，以及医疗费用等问题。一些研究也对远程医疗干预进行了测试，在缺少专科癌症康复医生的地区里，或者缺少肿瘤专业人员的康复机构里，通过电子传送方式传送医疗服务，这些都能够增加癌症康复的可及性，但并没有考虑到费用的增加。因肿瘤而导致的财务问题，超过50%的进入生存期的患者不得不推迟甚至放弃治疗[56-58]。旅差费用和共同支付等开销更加重了患者的财务负担，从而导致治疗不可及。因为就诊而误工，对于那些病假天数有限的患者又是一个额外财务负担。寻求解决方案，通过将肿瘤治疗和癌症康复一体化从而减少患者的共同支付，以及寻求其他更加容易承受的癌症康复干预方案是患者迫切需要的。

也许，对未来癌症康复充满信心的最主要理由还是从业人员的迅速增加。那些正在从业和还在学校里的学生对学习掌握癌症康复干预方法，帮助肿瘤患者最大限度地修复功能，提高生活质量充满激情。这部以循证为基础，涵盖最新最全资料来源的课本是为他们准备的最好的教科书。在我们正面临患者数量急剧增加，专科医生相对短缺的时候，这部著作的面世对培训更多的癌症康复临床工作人员，满足不断增加的医疗需求至关重要。运用这部著作提供的丰富的知识和信息，改善临床实践和科学研究，将进一步促进医学水平的提高，同时帮助那些每年新增的，正期待着我们帮助的1 400万新的患者。

Catherine M. Alfano，PhD
美国癌症协会肿瘤生存委员会副主席

参考文献

1. Siegel RL, Miller KD, Jemal A. Cancer statistics, 2017. *CA Cancer J Clin*. 2017;67:7–30.
2. GLOBOCAN (International Agency for Research on Cancer). *GLOBOCAN 2012: Estimated Cancer Incidence, Mortality, and Prevalence Worldwide in 2012*. International Agency for Research on Cancer; 2012.
3. Silver JK, Baima J, Mayer RS. Impairment-driven cancer rehabilitation: an essential component of quality care and survivorship. *CA Cancer J Clin*. 2013;63:295–317.
4. Ness KK, Mertens AC, Hudson MM, et al. Limitations on physical performance and daily activities among long-term survivors of childhood cancer. *Ann Intern Med*. 2005;143:639–647.
5. Ness KK, Wall MM, Oakes JM, et al. Physical performance limitations and participation restrictions among cancer survivors: a population-based study. *Ann Epidemiol*. 2006;16:197–205.
6. Hewitt M, Greenfield S, Stovall E. *From Cancer Patient to Cancer Survivor: Lost in Transition*. Washington, DC: National Academies Press; 2006.
7. Hewitt M, Weiner SL, Simone JV. *Childhood Cancer Survivorship: Improving Care and Quality of Life*. Washington, DC: The National

8. Academies Press; 2003.
9. Hopwood P, Stephens RJ. Depression in patients with lung cancer: prevalence and risk factors derived from quality-of-life data. *J Clin Oncol*. 2000;18:893–903.
10. Zebrack BJ, Yi J, Petersen L, et al. The impact of cancer and quality of life for long-term survivors. *Psychooncology*. 2008;17:891–900.
11. Bodurka-Bevers D, Basen-Engquist K, Carmack CL, et al. Depression, anxiety, and quality of life in patients with epithelial ovarian cancer. *Gynecol Oncol*. 2000;78:302–308.
12. Stein KD, Syrjala KL, Andrykowski MA. Physical and psychological long-term and late effects of cancer. *Cancer*. 2008;112:2577–2592.
13. Mehnert A. Employment and work-related issues in cancer survivors. *Crit Rev Oncol Hematol*. 2011;77:109–130.
14. Stergiou-Kita M, Grigorovich A, Tseung V, et al. Qualitative meta-synthesis of survivors' work experiences and the development of strategies to facilitate return to work. *J Cancer Surviv*. 2014;8:657–670.
15. Islam T, Dahlui M, Majid HA, et al. Factors associated with return to work of breast cancer survivors: a systematic review. *BMC Public Health*. 2014;14(Suppl 3):S8.
16. Chang S, Long SR, Kutikova L, et al. Estimating the cost of cancer: results on the basis of claims data analyses for cancer patients diagnosed with seven types of cancer during 1999 to 2000. *J Clin Oncol*. 2004;22:3524–3530.
17. Brown JC, Harhay MO, Harhay MN. Patient-reported versus objectively-measured physical function and mortality risk among cancer survivors. *J Geriatr Oncol*. 2016;7:108–115.
18. Sehl M, Lu X, Silliman R, et al. Decline in physical functioning in first 2 years after breast cancer diagnosis predicts 10-year survival in older women. *J Cancer Surviv*. 2013;7:20–31.
19. Mewes JC, Steuten LM, Ijzerman MJ, et al. Effectiveness of multi-dimensional cancer survivor rehabilitation and cost-effectiveness of cancer rehabilitation in general: a systematic review. *Oncologist*. 2012;17:1581–1593.
20. Duijts SF, Faber MM, Oldenburg HS, et al. Effectiveness of behavioral techniques and physical exercise on psychosocial functioning and health-related quality of life in breast cancer patients and survivors–a meta-analysis. *Psychooncology*. 2011;20:115–126.
21. de Boer AG, Taskila TK, Tamminga SJ, et al. Interventions to enhance return-to-work for cancer patients. *Cochrane Database Syst Rev*. 2015;(9):CD007569.
22. Cheville AL, Beck LA, Petersen TL, et al. The detection and treatment of cancer-related functional problems in an outpatient setting. *Support Care Cancer*. 2009;17:61–67.
23. Alfano CM, Ganz PA, Rowland JH, et al. Cancer survivorship and cancer rehabilitation: revitalizing the link. *J Clin Oncol*. 2012;30:904–906.
24. Harvey RF, Jellinek HM, Habeck RV. Cancer rehabilitation. An analysis of 36 program approaches. *JAMA*. 1982;247:2127–2131.
25. Hewitt M, Simone J, eds. *Ensuring Quality Cancer Care*. Washington, DC: National Academies Press; 1999.
26. Mishra SI, Scherer RW, Snyder C, et al. Exercise interventions on health-related quality of life for people with cancer during active treatment. *Cochrane Database Syst Rev*. 2012;(8):CD008465.
27. Furmaniak AC, Menig M, Markes MH: Exercise for women receiving adjuvant therapy for breast cancer. *Cochrane Database Syst Rev*. 2016;(9):CD005001.
28. Jones LW, Alfano CM. Exercise-oncology research: past, present, and future. *Acta Oncol*. 2013;52:195–215.
29. Erikson C, Salsberg E, Forte G, et al. Future supply and demand for oncologists: challenges to assuring access to oncology services. *J Oncol Pract*. 2007;3:79–86.
30. Potosky AL, Han PK, Rowland J, et al. Differences between primary care physicians' and oncologists' knowledge, attitudes and practices regarding the care of cancer survivors. *J Gen Intern Med*. 2011;26:1403–1410.
31. Schmitz KH, Speck RM, Rye SA, et al. Prevalence of breast cancer treatment sequelae over 6 years of follow-up: the Pulling Through Study. *Cancer*. 2012;118:2217–2225.
32. Levit LA, Balogh EP, Nass SJ, et al., eds. *Institute of Medicine: Delivering High-Quality Cancer Care: Charing a New Course for a System in Crisis*. Washington, DC: The National Academies Press; 2013.
33. Alfano CM, Cheville AL, Mustian K. Developing high-quality cancer rehabilitation programs: a timely need. *Am Soc Clin Oncol Educ Book*. 2016;35:241–249.
34. Silver JK. A journey to make cancer rehabilitation the standard of care. *Work*. 2013;46:473–475.
35. Silver JK, Raj VS, Fu JB, et al. Cancer rehabilitation and palliative care: critical components in the delivery of high-quality oncology

services. *Support Care Cancer*. 2015;23:3633–3643.

35. Lyons KD, Radomski MV, Alfano CM, et al. Delphi study to determine rehabilitation research priorities for older adults with cancer. *Arch Phys Med Rehabil*. 2017;98:904–914.

36. Stubblefield MD, Schmitz KH, Ness KK. Physical functioning and rehabilitation for the cancer survivor. *Semin Oncol*. 2013;40:784–795.

37. Cheville AL, Mustian K, Winters-Stone K, et al. Cancer rehabilitation: an overview of current need, delivery models, and levels of care. *Phys Med Rehabil Clin N Am*. 2017;28:1–17.

38. Cohen EE, LaMonte SJ, Erb NL, et al. American Cancer Society head and neck cancer survivorship care guideline. *CA Cancer J Clin*. 2016;66:203–239.

39. El-Shami K, Oeffinger KC, Erb NL, et al. American Cancer Society colorectal cancer survivorship care guidelines. *CA Cancer J Clin*. 2015;65:428–455.

40. Skolarus TA, Wolf AM, Erb NL, et al. American Cancer Society prostate cancer survivorship care guidelines. *CA Cancer J Clin*. 2014;64:225–249.

41. Runowicz CD, Leach CR, Henry NL, et al. American Cancer Society / American Society of Clinical Oncology breast cancer survivorship care guideline. *CA Cancer J Clin*. 2016;66:43–73.

42. Stout NL, Silver JK, Raj VS, et al. Toward a national initiative in cancer rehabilitation: recommendations from a subject matter expert group. *Arch Phys Med Rehabil*. 2016;97:2006–2015.

43. Stout NL, Binkley JM, Schmitz KH, et al. A prospective surveillance model for rehabilitation for women with breast cancer. *Cancer*. 2012;118:2191–200.

44. Institute for Healthcare Improvement. *IHI Triple Aim Initiative*. Institute for Healthcare Improvement.

45. Sasso JP, Eves ND, Christensen JF, et al. A framework for prescription in exercise-oncology research. *J Cachexia Sarcopenia Muscle*. 2015;6:115–124.

46. Jones LW, Hornsby WE, Freedland SJ, et al. Effects of nonlinear aerobic training on erectile dysfunction and cardiovascular function following radical prostatectomy for clinically localized prostate cancer. *Eur Urol*. 2014;65:852–855.

47. Jones LW, Douglas PS, Khouri MG, et al. Safety and efficacy of aerobic training in patients with cancer who have heart failure: an analysis of the HF-ACTION randomized trial. *J Clin Oncol*. 2014;32:2496–2502.

48. Schaadt L, Christensen R, Kristensen LE, et al. Increased mortality in patients with severe COPD associated with high-intensity exercise: a preliminary cohort study. *Int J Chron Obstruct Pulmon Dis*. 2016;11:2329–2334.

49. Huang C, Zhang X, Ramil JM, et al. Juvenile exposure to anthracyclines impairs cardiac progenitor cell function and vascularization resulting in greater susceptibility to stress-induced myocardial injury in adult mice. *Circulation*. 2010;121:675–683.

50. Jones LW, Eves ND, Scott JM. Bench-to-bedside approaches for personalized exercise therapy in cancer. *Am Soc Clin Oncol Educ Book*. 2017;37:684–694.

51. Alfano CM, Zucker DS, Pergolotti M, et al. A precision medicine approach to improve cancer rehabilitation's impact and integration with cancer care and optimize patient wellness. *Curr Phys Med Rehabil Rep*. 2017;5:64–73.

52. Scott JM, Nilsen TS, Gupta D, et al. Exercise therapy and cardiovascular toxicity in cancer. *Circulation*. 2018;137(11):1176–1191.

53. Treanor C, Kyaw T, Donnelly M. An international review and meta-analysis of prehabilitation compared to usual care for cancer patients. *J Cancer Surviv*. 2018;12(1):64–73.

54. Carli F, Silver JK, Feldman LS, et al. Surgical prehabilitation in patients with cancer: state-of-the-science and recommendations for future research from a panel of subject matter experts. *Phys Med Rehabil Clin N Am*. 2017;28:49–64.

55. Tsimopoulou I, Pasquali S, Howard R, et al. Psychological prehabilitation before cancer surgery: a systematic review. *Ann Surg Oncol*. 2015;22:4117–4123.

56. Kent EE, Forsythe LP, Yabroff KR, et al. Are survivors who report cancer-related financial problems more likely to forgo or delay medical care? *Cancer*. 2013;119:3710–3717.

57. Altice CK, Banegas MP, Tucker-Seeley RD, et al. Financial hardships experienced by cancer survivors: a systematic review. *J Natl Cancer Inst*. 2017;109:djw205.

58. Yabroff KR, Dowling EC, Guy Jr GP, et al. Financial hardship associated with cancer in the united states: findings from a population-based sample of adult cancer survivors. *J Clin Oncol*. 2016;34:259–267.

英文版序

这本书的初版我们花了四年时间、无数个小时完稿。许多人好奇为什么会有人再次承担如此繁重的项目，你只需要看看患者的故事和所附封面照片就明白了。这些鼓舞人心的癌症幸存者和千百个像他们一样的人，在专业和个人方面都深深地打动了我。我十分荣幸能够帮助他们改善生活。尽管如此，如同许多照护这一极具挑战性的群体的临床医生一样，我也常为知识和技能储备不足而深感担忧。我和我的同事们都希望能够尽自己绵薄之力，帮助癌症幸存者减轻痛苦、恢复功能、提高生活质量，这促使我们进行了本次修订。

像所有的教科书一样，本书是癌症康复医学专业相关的基本知识库。它不仅囊括了最新的科学研究，更重要的是介绍了该领域许多顶尖临床医生的临床方法和思维。这就是教科书的美妙之处，它包容并鼓励科学与朦胧的医学艺术的结合，而这是纯粹的循证类科学文章不能也不应该做到的。这种对医学艺术的高度评价对于癌症康复这一仍处于早期发展阶段的学科来说是极其重要的。对于我们遇到的许多损伤，在没有循证证据时，我们不能把决策和干预完全建立在循证证据的基础上。肿瘤学每年产生数千项高质量的研究，相比之下，癌症康复寥寥无几。虽然这一差距正在缩小，但我们的领域还需要很多年才能完全成熟。可与此同时，我们对所服务的患者仍负有同样的义务，我们必须利用手头的知识和工具来达到这一目的，因此我们致力于改善我们学科的科学基础。

这本书旨在为任何从事癌症幸存者康复的人所用。安全有效的康复治疗需要专业的知识，而这并非大多临床医生培训的重点。物理治疗师不会把乳腺癌治疗的细节作为其教育的一部分，而只是停留在一个肤浅的层面。同样，一名肿瘤医学专家也不太可能具备神经肌肉医学的实用知识。真正杰出的癌症康复临床医生将不仅掌握他们的核心专业，而且非常了解各种癌症的具体情况：治疗、并发症，以及对功能的影响。

许多世界知名的权威癌症康复专家和肿瘤学专家都为这本书作出了贡献。如前所述，我认为对肿瘤学原理的理解是成功癌症康复的基础。为此，本书内容包括各种癌症类型及其评估和管理（包括潜在并发症在内）的主要讨论。最后的部分深入探讨了癌症和癌症的治疗引起的特定的损伤和残疾的诊断、评估和治疗。本版新增了几章节，主题包括住院癌症康复、预康复，儿科肿瘤学，影像学，皮肤病问题，科研问题，癌症康复的障碍，以及建立癌症康复计划。本书在与时俱进地更新癌症康复领域的最新研究进展。新版本的特点是对主要主题进行了更新和扩展，包括癌症和关键疾病的影像学，如芳香化酶抑制剂诱导的关节痛。

Michael D. Stubblefield, MD

癌症患者和他们坚持不懈的故事

Susan Choe 在 2005 年被诊断为右额叶长了一个 4cm 的低度神经胶质瘤。肿瘤切除后，患者出现明显的左侧偏瘫，需要在康复医院进行住院治疗，重新学习行走、说话，并照顾自己和两个年幼的孩子（4 岁和 8 岁）。出院后，患者的康复并没有结束。为了恢复她的功能并维持生活质量，她需要持续的门诊治疗并由专门照顾癌症患者的康复医生管理。除了定期注射肉毒素来控制痉挛，她还需要每周进行物理治疗并随时改进锻炼方案。

Susan 的努力和毅力得到了回报，她通过了社工委员会的考试，现在从事医疗社工全职工作，服务于 0～3 岁发育迟缓儿童的早期干预项目。即使遗留有严重的痉挛性偏瘫后遗症，她也拥有重返她最爱的网球运动的体能。

Susan 知道她的生存之旅还没有结束。最近，神经胶质瘤又出现了小范围的复发，需要进行质子放射治疗和后续的化疗。接下来，Susan 计划继续努力康复，这样她就可以保持健康和独立的生活方式，包括去欧洲旅行，以及陪伴她的两个"几乎"成年的孩子：17 岁的 Emma 和 21 岁的 Grayson。

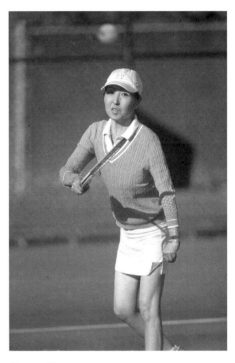

Susan Choe

前明尼苏达维京队拉拉队队长 Kelly Flaten 与癌症的斗争始于 2007 年，当时她突然感到左乳房肿块的剧烈疼痛。最初的乳房肿瘤切除术并没有切除整个肿瘤，所以她选择了双侧乳房切除和乳房重建。她与乳腺癌的第三次较量开始于 2009 年 1 月，当时为她做乳房重建手术的整形外科医生发现了一个新的肿块。对病灶进行了活组织检查，证实了她最担心的事情——癌症复发了。她进行了大范围的切除手术，切除了癌变组织以及周围的一些肌肉。之后，她还需要接受化疗、放疗和额外的重建手术。幸运的是，癌症从此没有复发。

她经过多次手术、化疗和放疗之后，身体虚弱无力、精疲力竭。在她与癌症抗争之前偏头痛时有发生，但是现在成了主要的问题。偏头痛不仅发作更频繁、更严重，而且通常会持续两周或更长时间。据 Kelly 所述"我的偏头痛非常严重，不得不躲在黑暗的房间里呕吐。疼痛令人难以忍受。"更糟糕的是，Kelly 对医生开给她的每一种治疗偏头痛和其他癌症治疗副作用的药物都有严重的过敏反应。

Kelly 没有气馁，最终找到了一位癌症康复医生来帮助她处理

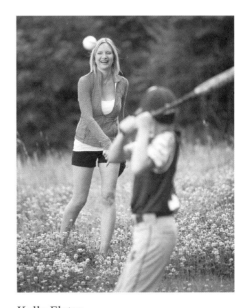

Kelly Flaten

癌症治疗带来的各种问题。医生决定使用多模式疗法帮他治疗偏头痛，包括应用专门的物理疗法帮助她放松因放疗和手术造成的瘢痕组织，针对性地使用她可以耐受的药物，以及肉毒素注射。偏头痛得到控制后，制定锻炼计划循序渐进地帮助她恢复身体和精神。最终她能够回到工作中，并回到她在被诊断为癌症之前所享受的积极的生活方式中，包括指导她儿子的棒球队和篮球队。

如今，这位 43 岁的母亲是明尼苏达州 KC 咨询集团的总裁兼首席执行官。她是一位出色的战略家，为从明尼苏达双城（Minnesota Twins）到美泰（Mattel）和明尼哈河（Minnehaha Creek）流域地区的众多客户创造了成功的业绩。Kelly 擅长处理复杂的事件。她喜欢考验自己的勇气，当事情完成时，她会有一种成就感。她说："给我一个挑战，我会找到解决它的方法。"

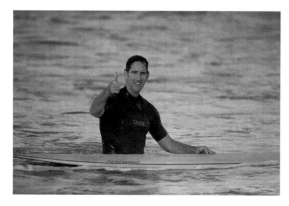

Sean Flaherty

2011 年，Sean Flaherty 患上了扁桃体癌和喉癌，是持续的喉痛和扁桃体炎误诊所致。当时他只有 42 岁，是一名财务顾问，拥有美好的生活，他与妻子于高中相恋并育有一子。尽管新诊断出的癌症给他带来了压力和不确定性，但医生的话安慰了他："不管是癌症前，还是癌症中和癌症后，都要拥有生活；你的病是可以治愈的。"幸运的是，他所患的是 HPV 相关癌症，这意味着比那些由吸烟和其他原因引起的癌症预后更好。他没有接受手术，而是接受了化疗和高剂量放疗。他的癌症早已痊愈，放疗虽挽救了他的生命，却也给他造成了巨大的痛苦。

2014 年，Flaherty 发现左颈部疼痛的痉挛蔓延至肩部。肌肉会变得"像石头一样硬"，限制了左肩的使用。他尝试了针灸和按摩，但都没有效果。他的肿瘤医生尝试过药物治疗，但副作用使他无法用药。

Flaherty 曾是一名运动员，持续的颈部疼痛痉挛使他不能完全参与他喜欢的运动，包括高尔夫球、网球，尤其是冲浪，这曾是他最爱的放松方式。更糟糕的是，不断恶化的颈部疼痛痉挛已经开始影响到他的家庭生活和工作。

最终，他被推荐给一位癌症康复专家。他被诊断为放疗引起的颈椎肌张力障碍，这是因神经和肌肉在辐射场中受损引起的问题。通过使用专门的物理疗法和肉毒杆菌注射，Flaherty 的生活重新开启了，他现在可以参加他喜欢的活动了。

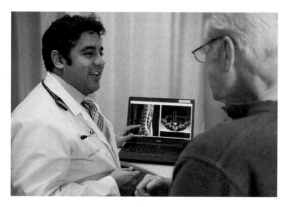

Ashish Khanna，MD

当决定学习医学专业的时候，Ashish Khanna 医生得到了一个明智的建议："找到能激励你的患者，其他的事情就顺其自然了。"随着培训的进行，他遇到了很多了不起的患者，但没有谁比癌症幸存者更能激励他。他觉得很幸运，因为他找到了一份与普通人接近的事业，在特殊条件下表现出的非凡勇气和决心。他的患者面对自己的死亡，勇敢地抵抗着无数次放弃的机会。他们拥有一种独特的勇气，坚持不懈，日复一日，尽管承受着巨大的痛苦且未来并不明确。当他第一次遇到这些患者，看到他们鼓舞人心的决心时，他知道了未来的路在哪里。最终，他认为癌症康复事业是互利的。当他努力引导患者走上康复之路时，患者激动人心的精神成为他永恒的灵感源泉，不断滋养着他顽强的乐观精神。

Khanna 博士在纽约布鲁克林的 Kingsbrook 康复研究所完成了他的物理医学和康复实习期，在那里他很早就对癌症康复产生了兴趣。随后，他在 Medstar Georgetown 大学和华盛顿特区的美国康复医院获得癌症康复专业奖学金。目前，他就职于新泽西州西奥兰治的凯斯勒康复研究所，是一位癌症康复助理主治医师，也是罗格斯新泽西医学院的助理教授。

参译人员名单

主译

席家宁　首都医科大学附属北京康复医院
恽晓萍　中国康复研究中心
公维军　首都医科大学附属北京康复医院
方国恩　中国康复医学会

主审

Jack B. Fu　Department of Palliative, Rehabilitation & Integrative Medicine, Division of Cancer Medicine, University of Texas MD Anderson Cancer Center, Houston, TX, USA

Ying Guo　Department of Palliative, Rehabilitation & Integrative Medicine, Division of Cancer Medicine, University of Texas MD Anderson Cancer Center, Houston, TX, USA

Yonghua Tai　Attending Physician, Department of Physical Medicine & Rehabilitation, Kaiser Foundation Rehabilitation Center, Vallejo, CA, USA

Xiaowei Zhu　CHE, MHA, Principal Consultant, MHA, Principal Consultant, Leading Medical USA, Inc. Houston, TX, USA

译者（按姓氏笔画排序）

王　娟	首都医科大学附属北京康复医院	李　梅	上海市第一康复医院
王　巍	中国医学科学院北京协和医院	李优伟	首都医科大学附属北京康复医院
王玉艳	北京大学肿瘤医院	李俭杰	北京大学肿瘤医院
王丛笑	首都医科大学附属北京康复医院	杨　等	首都医科大学附属北京康复医院
王江飞	首都医科大学附属北京天坛医院	杨绍兴	中国人民解放军总医院第五医学中心
王岩静	上海市第一康复医院	吴晓瑞	航天中心医院
牛光宇	首都医科大学附属北京康复医院	沈海燕	上海市第一康复医院
公维军	首都医科大学附属北京康复医院	宋　飞	清华大学附属北京清华长庚医院
方国恩	中国康复医学会	宋鲁平	华中科技大学协和深圳医院
仲　佳	北京大学肿瘤医院	迟雨佳	北京大学肿瘤医院
刘　伟	上海市第一康复医院	张　斌	首都医科大学附属北京康复医院
刘　穹	中国人民解放军总医院第六医学中心	张　璞	中国康复研究中心
刘　颖	中国医学科学院北京协和医院	张安静	上海市第一康复医院
刘爱红	上海市浦东新区浦南医院	张丽华	首都医科大学附属北京康复医院
米立新	首都医科大学附属北京康复医院	张晨曦	首都医科大学附属北京康复医院
李　伊	首都医科大学附属北京康复医院	张慧丽	国家康复辅具研究中心附属康复医院
李　勍	首都医科大学附属北京康复医院	陈　真	上海交通大学医学院附属仁济医院

陈玉昆　首都医科大学附属北京康复医院
陈含笑　北京大学肿瘤医院
陈济超　航天中心医院
郏　博　北京大学肿瘤医院
卓明磊　北京大学肿瘤医院
郄淑燕　首都医科大学附属北京康复医院
周　哲　上海市第一康复医院
周　倩　上海市第一康复医院
周云枫　深圳大学医学部基础医学院
周明成　上海市第一康复医院
周筠佳　上海市第一康复医院
赵卫国　中国人民解放军总医院第八医学中心

姜宏英　首都医科大学附属北京康复医院
恽晓萍　中国康复研究中心
倪　雄　海军军医大学第一附属医院
　　　　（上海长海医院）
高　强　首都医科大学附属北京康复医院
高红军　中国人民解放军总医院第五医学中心
席家宁　首都医科大学附属北京康复医院
葛春艳　上海市第一康复医院
傅　强　海军军医大学第一附属医院
　　　　（上海长海医院）
廖利民　中国康复研究中心

主译秘书
王丛笑　首都医科大学附属北京康复医院

何泽佳　中国康复研究中心

作者名单

Catherine Alfano, PhD
Vice President
Survivorship American Cancer Society
Washington, DC

Srikanth R. Ambati, MD
Assistant Attending Physician
Department of Pediatrics
Memorial Sloan Kettering Cancer Center
New York, New York

Cody C. Andrews, MD
Assistant Professor
Department of Physical Medicine and Rehabilitation
University of Michigan
Ann Arbor, Michigan

Julio Arevalo Perez, MD
Instructor
Department of Radiology
Neuroradiology Service
Memorial Sloan Kettering Cancer Center
New York, New York

Arash Asher, MD
Director
Cancer Survivorship and Rehabilitation at the Samuel
    Oschin Comprehensive Cancer Institute
Cedars-Sinai Medical Center
Los Angeles, California

Emeline M. Aviki, MD, MBA
Gynecologic Oncology Fellow
Department of Surgery
Memorial Sloan Kettering Cancer Center
New York, New York

Matthew N. Bartels, MD
Professor Chair
The Arthur S. Abramson Department of Physical Medicine
    and Rehabilitation
Montefiore Medical Center
Bronx, New York

Ori Barzilai, MD
Neurosurgery Fellow
Department of Neurosurgery
Memorial Sloan Kettering Cancer Center
New York, New York

Ana Cecilia Belzarena, MD
Orthopaedic Fellow
Orthopaedic Service
Department of Surgery
Memorial Sloan Kettering Cancer Center
New York, New York

Erik H. Bengtsen, MD
Clinical Assistant Professor
Department of Psychiatry
Bellevue Hospital Center
NYU Langone Medical Center
New York, New York

Emil Berengut, PT, DPT, MSW, OCS
Clinical Manager
Physical Therapy Department
NYU Student Health Center
New York, New York

Mark H. Bilsky, MD
Department of Neurosurgery
Memorial Sloan Kettering Cancer Center
Department of Neurological Surgery
Weill Cornell Medical College
New York, New York

Patrick Boland, MD
Attending Surgeon
Orthopaedic Service
Department of Surgery
Memorial Sloan Kettering Cancer Center
New York, New York

Priya Bolikal, MD
Assistant Professor of Clinical Pediatrics and Clinical
    Physical Medicine and Rehabilitation
Division of Pediatric Rehabilitation Medicine
Cincinnati Children's Hospital Medical Center
Cincinnati, Ohio

Laura Boucai, MD, MSc
Associate Professor of Medicine
Associate Attending
Joan and Sanford I. Weill Medical College of Cornell
    University
Memorial Sloan Kettering Cancer Center
New York, New York

Farid Boulad, MD
Attending Physician
Department of Pediatrics
Memorial Sloan Kettering Cancer Center;
Professor, Clinical Pediatrics
Weill Cornell Medical College
New York, New York

Thomas H. Brannagan, MD, FAAN, FANA
Professor of Neurology
Department of Neurology
Neurological Institute of New York
Columbia University Medical Center
New York, New York

Brent Braveman, PhD, OTR, FAOTA
Director
Department of Rehabilitation Services
University of Texas MD Anderson Cancer Center
Houston, Texas

Julia R. Broussard, MD
Associate Professor
Division of Pediatric Endocrinology
Department of Pediatrics
Children's Mercy Hospital
UMKC School of Medicine
Kansas City, Missouri

Claudine L. Campbell, MOT, OTR/L, CLT
Occupational Therapy Manager
Memorial Sloan Kettering Cancer Center
New York, New York

Richard D. Carvajal, MD
Director of Experimental Therapeutics
Director of the Melanoma Service
Herbert Irving Comprehensive Cancer Center
Columbia University Medical Center
New York, New York

Beatrice Casadei, MD
Postdoctoral Research Fellow
Department of Medicine and Experimental Therapeutics
Columbia University Medical Center
New York, New York

Emily H. Castellanos, MD
Instructor in Medicine
Division of Hematology and Oncology
Vanderbilt University Medical Center
Nashville, Tennessee

Alison Cernich, PhD
Director
National Center for Medical Rehabilitation Research
Eunice Kennedy Shriver National Institute for Child
    Health and Human Development
Bethesda, Maryland

Leighton Chan, MD, MPH
Director
Rehabilitation Medicine Department
National Institutes of Health
Bethesda, Maryland

Andrea L. Cheville, MD, MSCE
Professor of Physical Medicine and Rehabilitation
Department of Physical Medicine and Rehabilitation
Mayo Clinic
Rochester, Minnesota

Jeffrey L. Cole, MD
Director
Electrodiagnostic Medicine and Musculoskeletal
    Rehabilitation
Kessler Institute for Rehabilitation
West Orange, New Jersey;
Associate Professor
Physical Medicine and Rehabilitation
Rutgers University
New Brunswick, New Jersey

Kenneth Cubert, MD
Assistant Professor
Pain Management
Department of Anesthesiology and Critical Care
Memorial Sloan Kettering Cancer Center
New York, New York

Christian M. Custodio, MD
Associate Attending Physiatrist
Department of Neurology, Rehabilitation Service
Memorial Sloan Kettering Cancer Center
New York, New York

Vishangi Dave, MBBS
Hematologist and Medical Oncologist
Department of Hematology/Oncology
Maimonides Medical Center
Brooklyn, New York

Lisa M. DeAngelis, MD
Chair
Department of Neurology
Memorial Sloan Kettering Cancer Center
New York, New York

Robert W. DePompolo, MD
Assistant Professor of Physical Medicine and Rehabilitation
Department of Physical Medicine and Rehabilitation
Mayo Clinic
Rochester, Minnesota

Monica Dhawan, MD
Resident Physician
Department of Internal Medicine
Wayne State University
Rochester, Michigan

Maura N. Dickler, MD
Consultant
Memorial Sloan Kettering Cancer Center;
Vice President of Oncology Late Phase Development
Eli Lilly and Company
New York, New York

Joseph J. Disa, MD
Attending Surgeon
Plastic and Reconstructive Surgical Service
Memorial Sloan Kettering Cancer Center
New York, New York

Don S. Dizon, MD, FACP, FASCO
Director
Women's Cancers
Director of Medical Oncology
Associate Professor of Medicine
Lifespan Cancer Institute
Rhode Island Hospital
The Warren Alpert Medical School of Brown University
Providence, Rhode Island

Naomi Dolgoy, MSc OT, PhDc
Occupational Therapist II
Occupational Therapy, Foothills Medical Centre
Alberta Health Services
Calgary, Alberta, Canada

Edward J. Dropcho, MD
Professor
Department of Neurology
Indiana University Medical Center
Indianapolis, Indiana

Cihan Duran, MD
Assistant Professor
Diagnostic Radiology
University of Texas Medical Branch at Galveston
Galveston, Texas

Noel G. Espiritu, PT, DPT
Physical Therapy Manager
Memorial Sloan Kettering Cancer Center
New York, New York

Eduardo Estevis, PhD
Clinical Neuropsychologist
Department of Neuropsychology
DHR Health Neuroscience Institute
Edinburg, Texas

Sandy J. Falk, MD
Adult Survivorship Program
Dana Farber Cancer Institute
Harvard Medical School
Boston, Massachusetts

Azeez Farooki, MD
Endocrinologist
Memorial Sloan Kettering Cancer Center
New York, New York

Mark A. Ferrante, MD
Professor
Department of Neurology
University of Tennessee Health Science Center
Memphis, Tennessee

Daniel Fistere, MD
Assistant Attending
Department of Neuroradiology
Memorial Sloan Kettering Cancer Center
New York, New York

Thomas J. Fountaine, MD
Senior Instructor, Medical and Pediatric Oncology
Division of Hematology/Oncology and Blood and
　Marrow Transplantation
University of Rochester Medical Center
Wilmot Cancer Institute
Rochester, New York

Jack B. Fu, MD
Associate Professor
Section of Physical Medicine and Rehabilitation
Department of Palliative, Rehabilitation and Integrative
　Medicine
University of Texas MD Anderson Cancer Center
Houston, Texas

Susan V. Garstang, MD
Clinical Associate Professor
Division of Physical Medicine and Rehabilitation
University of Utah Medical School
Salt Lake City, Utah

Lynn H. Gerber, MD
Director of Research
Department of Medicine
Inova Fairfax Hospital
Falls Church, Virginia

Jorge E. Gomez, MD
Director
Assistant Professor of Medicine
Thoracic Oncology Program
Mount Sinai Hospital
Icahn School of Medicine at Mount Sinai
New York, New York

Clifton L. Gooch, MD
Professor and Chair
Department of Neurology
USF Morsani College of Medicine
University of South Florida
Tampa, Florida

Angela K. Green, MD, MSc
Medical Oncology Fellow
Department of Medicine
Memorial Sloan Kettering Cancer Center
New York, New York

Matthew D. Grunwald, MD
Clinical Assistant Instructor
Department of Medicine
SUNY Downstate Medical Center
Brooklyn, New York

Amitabh Gulati, MD, FIPP, CIPS
Assistant Attending
Memorial Sloan Kettering Cancer Center
New York, New York

Georgi Guruli, MD, PhD
Professor and Director of Urologic Oncology
Department of Surgery
Division of Urology
Virginia Commonwealth University Medical Center
Richmond, Virginia

Victoria Gutgarts, MD
Fellow
Division of Nephrology
New York-Presbyterian/Weill Cornell Medical Center
Memorial Sloan Kettering Cancer Center
New York, New York

Carolina Gutierrez, MD
Assistant Professor
Cancer Rehabilitation
Department of Physical Medicine and Rehabilitation
UT Health Science Center at Houston, McGovern Medical
    School
TIRR Memorial Hermann
Houston, Texas

Rachel Hadler, MD
Assistant Professor of Anesthesiology and Critical Care
Hospital of the University of Pennsylvania
Philadelphia, Pennsylvania

Sofia Haque, MD
Associate Attending
Department of Neuroradiology
Memorial Sloan Kettering Cancer Center
New York, New York

Karin M. Hardiman, MD, PhD
Assistant Professor
Department of Surgery
University of Michigan
Ann Arbor, Michigan

Margaret L. Ho, MA, CCC-SLP
Speech Pathologist
Department of Surgery
Head and Neck Service
Speech and Hearing Center
Memorial Sloan Kettering Cancer Center
New York, New York

Jimmie C. Holland, MD
Wayne E. Chapman Chair in Psychiatric Oncology
Department of Psychiatry and Behavioral Sciences
Memorial Sloan Kettering Cancer Center
New York, New York

Rebecca Hurst, MD
Assistant Professor
Department of Neurology
Morsani College of Medicine
University of South Florida
Tampa, Florida

Nancy Ash Hutchison, MD
Department of Physical Medicine and Rehabilitation
Courage Kenny Rehabilitation Institute, part of
    AllinaHealth
Minneapolis, Minnesota

Katarzyna Ibanez, MD
Assistant Attending Physiatrist
Department of Neurology, Rehabilitation Service
Memorial Sloan Kettering Cancer Center
New York, New York

Yuriy O. Ivanov, DO
Department of Physical Medicine and Rehabilitation
Montefiore Medical Center
Albert Einstein College of Medicine
Bronx, New York

Ahmedin Jemal, DVM, PhD
Scientific Vice President
Surveillance and Health Services Research
American Cancer Society, Inc.
Atlanta, Georgia

Amitabh Jha, MD, MPH
Clinical Associate Professor
Division of Physical Medicine and Rehabilitation
University of Utah Medical School
Salt Lake City, Utah

Donna Kelly, OTR/L, M.Ed., CLT
Senior Occupational Therapist
Department of Rehabilitation Services
University of Texas MD Anderson Cancer Center
Houston, Texas

Tiffany D. Kendig, PT, DPT, MPH, CLT
ReVital Program Director
ReVital Cancer Rehabilitation Program
Kessler Rehabilitation Center
Lyndhurst, New Jersey

C. George Kevorkian, MD
Associate Professor
Department of Physical Medicine and Rehabilitation
Baylor College of Medicine
Houston, Texas

Rabia Khan, MPH
Program Coordinator
Surveillance and Health Services Research
American Cancer Society, Inc.
Atlanta, Georgia

Ashish Khanna, MD
Assistant Attending Physiatrist
Kessler Institute for Rehabilitation
West Orange, New Jersey;
Clinical Assistant Professor
Department of Physical Medicine and Rehabilitation
Rutgers New Jersey Medical School
Newark, New Jersey

David J. Kohns, DO
Assistant Professor
Department of Physical Medicine and Rehabilitation
University of Michigan
Ann Arbor, Michigan

Lauren Koranteng, PharmD, BCPS, CPE
Clinical Pharmacy Specialist
Memorial Sloan Kettering Cancer Center
New York, New York

George Krol, MD
Clinical Member and Attending Radiologist
Department of Radiology
Neuroradiology Service
Memorial Sloan Kettering Cancer Center;
Professor of Clinical Radiology
Weill Cornell Medical College of Cornell University
New York, New York

Krystle Lang Kuhs, PhD, MPH
Assistant Professor of Medicine
Department of Otolaryngology
Vanderbilt University Medical Center
Nashville, Tennessee

Pavnesh Kumar, MD
Department of Radiation Oncology
BRA-IRCH, All India Institute of Medical Sciences
　(AIIMS)
Ansari Nagar, New Delhi, India

Ting-Ting Kuo, PT, DPT, MSPT, WCS, CLT
Director of Rehabilitation
Department of Neurology, Rehabilitation Service
Memorial Sloan Kettering Cancer Center
New York, New York

Mario E. Lacouture, MD
Associate Professor
Department of Dermatology
Weill Cornell College of Medicine
Director, Oncodermatology Program
Dermatology Service
Department of Medicine
Member, Memorial Hospital
Memorial Sloan Kettering Cancer Center
New York, New York

Heather J. Landau, MD
Associate Attending Physician
Memorial Hospital for Cancer & Allied Diseases
Division of Hematologic Oncology
Department of Medicine
Assistant Professor of Medicine
Weill Cornell Medical College
New York, New York

Sheron Latcha, MD, FASN
Nephrologist
Renal Service
Memorial Sloan Kettering Cancer Center
Weill Cornell Medical College
New York, New York

Adam S. Levin, MD
Assistant Professor
Orthopaedic Surgery
Johns Hopkins University
Baltimore, Maryland

Raphael Lilker, DPM, FACFAOM
Podiatry Attending
Department of Surgery
Coney Island Hospital
Brooklyn, New York

Todd A. Linsenmeyer, MD
Professor
Department of Surgery/Division of Urology
Research Professor
Department of Physical Medicine and Rehabilitation
Rutgers New Jersey Medical School
Newark, New Jersey;
Director of Urology
Kessler Institute for Rehabilitation
West Orange, New Jersey

Eric Lis, MD
Associate Clinical Attending
Director of Neurointerventional Radiology
Memorial Sloan Kettering Cancer Center
Assistant Professor of Radiology
Weill Cornell Medical College
New York, New York

Gabriel Lopez, MD
Assistant Professor
Center Medical Director
Section of Integrative Medicine
Integrative Medicine Center
Department of Palliative Rehabilitation and Integrative
　Medicine
University of Texas MD Anderson Cancer Center
Houston, Texas

Kathleen D. Lyons, ScD
Assistant Professor of Psychiatry
Department of Psychiatry
Dartmouth-Hitchcock Medical Center
Lebanon, New Hampshire

Yan Cui Magram, MD
Fellow
Department of Anesthesiology
New York-Presbyterian/Weill Cornell Medical Center
New York, New York

Robert G. Maki, MD, PhD, FACP
Professor of Medicine
Zucker School of Medicine at Fordham/Northwell
Northwell Cancer Institute and Cold Spring Harbor
    Laboratory
Lake Success, New York

Vicky Makker, MD
Assistant Attending Physician
Gynecologic Medical Oncology Service
Memorial Sloan Kettering Cancer Center
New York, New York

Kyle Mannion, MD
Assistant Professor of Otolaryngology
Department of Otolaryngology
Vanderbilt University Medical Center
Nashville, Tennessee

Enrica Marchi, MD, PhD
Hematology-Oncology Fellow
Department of Medicine
Division of Hematology-Oncology
Columbia University Medical Center
New York, New York

Colleen M. McCarthy, MD
Reconstructive Surgeon
Plastic and Reconstructive Surgical Service
Memorial Sloan Kettering Cancer Center
New York, New York

Veronica McLymont, PhD, RDN, CDN
Director
Food and Nutrition Services
Memorial Sloan Kettering Cancer Center
New York, New York

Margaret McNeely, PhD
Associate Professor
Department of Physical Therapy
University of Alberta
Edmonton, Alberta, Canada

Amit Mehta, MD, MBA
Premier Pain and Spine
Interventional Pain Management and Anesthesiology
Chicago, Illinois

Neel Mehta, MD
Medical Director, Pain Medicine
Assistant Professor of Clinical Anesthesiology
Weill Cornell Medicine
New York-Presbyterian Hospital
New York, New York

Robin B. Mendelsohn, MD
Assistant Attending
Department of Medicine, Gastroenterology, Hepatology
    and Nutrition Service
Memorial Sloan Kettering Cancer Center;
Assistant Professor of Clinical Medicine
Weill Cornell Medical College
New York, New York

Kimberly D. Miller, MPH
Senior Associate Scientist
Surveillance and Health Services Research
American Cancer Society, Inc.
Atlanta, Georgia

Asfia M. Mohammed, OT, MOT
Senior Occupational Therapist
Department of Rehabilitation Services
University of Texas MD Anderson Cancer Center
Houston, Texas

Diana M. Molinares, MD
Cancer Rehabilitation Fellow
Department of Palliative Care and Rehabilitation Medicine
University of Texas MD Anderson Cancer Center
Houston, Texas

Sarah R. Money, MD
Assistant Professor
Department of Physical Medicine and Rehabilitation
University of Michigan
Ann Arbor, Michigan

Carol D. Morris, MD, MS
Associate Professor
Division Chief
Orthopaedic Oncology
Johns Hopkins University
Baltimore, Maryland

Jonathan Morris, MD
Orthopaedic Fellow
Orthopaedic Service
Department of Surgery
Memorial Sloan Kettering Cancer Center
New York, New York

Melissa Morrow, PhD
Associate Professor of Biomedical Engineering
Department of Health Sciences Research
Mayo Clinic
Rochester, Minnesota

Natalie Moryl, MD
Associate Attending
Supportive Care Service
Department of Medicine
Memorial Sloan Kettering Cancer Center;
Associate Professor
Weill Cornell Medical College
New York, New York

Jennifer J. Mueller, MD
Assistant Attending Surgeon
Division of Gynecology
Department of Surgery
Memorial Sloan Kettering Cancer Center
New York, New York

Shirin Muhsen, MD
Breast Service
Department of Surgery
Memorial Sloan Kettering Cancer Center
New York, New York

Barbara A. Murphy, MD
Professor of Medicine
Division of Hematology and Oncology
Vanderbilt University Medical Center
Nashville, Tennessee

Mischa P. M. Nagel
Chairman
Foundation for Oncology Footcare
Amsterdam, Netherlands

Jonas A. Nelson, MD
Assistant Attending Surgeon
Plastic and Reconstructive Surgical Service
Memorial Sloan Kettering Cancer Center
New York, New York

Peter Wayne New, MBBS, Mst Clin Epi, PhD, FAFRM (RACP)
Clinical Lead, Spinal Rehabilitation Service
Caulfield Hospital
Alfred Health Caulfield;
Principle Researcher, Epworth-Monash Rehabilitation
    Medicine Unit
Southern Medical School
Monash University;
Associate Professor, Department of Epidemiology and
    Preventive Medicine
Faculty of Medicine, Nursing & Health Sciences
Monash University;
Head of Rehabilitation, Rehabilitation and Aged Care
    Services Medicine Program
Monash Health
Victoria, Australia

Amy Ng, MD
Assistant Professor
Department of Palliative Care and Rehabilitation
    Medicine
University of Texas MD Anderson Cancer Center
Houston, Texas

Kenneth Niermann, MD
Assistant Professor
Department of Radiation Oncology
Vanderbilt University Medical Center
Nashville, Tennessee

Vahagn C. Nikolian, MD
General Surgery Resident
University of Michigan
Ann Arbor, Michigan

Ralph Nitkin, PhD
Deputy Director, National Center for Medical
    Rehabilitation Research
Eunice Kennedy Shriver National Institute for Child
    Health and Human Development
Bethesda, Maryland

Owen A. O'Connor, MD, PhD
Professor of Medicine and Experimental Therapeutics
Director of Center for Lymphoid Malignancies
Columbia University Medical Center
New York, New York

Kristen M. O'Dwyer, MD
Assistant Professor of Medicine and Oncology
Clinical Director, Adult Leukemia Program
University of Rochester Medical Center
Wilmot Cancer Institute
Rochester, New York

Kevin C. Oeffinger, MD
Director
Duke Center for Onco-Primary Care;
Professor
Department of Medicine
Duke University;
Director
Duke Supportive Care and Survivorship Center
Duke Cancer Institute
Durham, North Carolina

Thein Hlaing Oo, MD, FRCPE, FACP
Professor of Medicine
Section of Thrombosis and Benign Hematology
University of Texas MD Anderson Cancer Center
Houston, Texas;
Visiting Professor of Haematology
University of Medicine I
Rangoon, Myanmar (Burma)

Virginia Osborn, MD
Resident
Department of Radiation Oncology
SUNY Downstate Medical Center
Brooklyn, New York

Sonal Oza, MD
PGY 3 Resident
Physical Medicine and Rehabilitation
Rehabilitation Institute of Chicago
Northwestern University
Chicago, Illinois

David Panush, MD
Radiologist
Department of Radiology
Hackensack University Medical Center
Hackensack, New Jersey

Alexander Penny, PT, DPT
Senior Physical Therapist
Department of Orthopaedic Oncology
University of Texas MD Anderson Cancer Center
Houston, Texas

Jeffrey Peppercorn, MD, MPH
Director
Associate Professor of Medicine
Survivorship Program
Massachusetts General Hospital Cancer Center
Harvard Medical School
Boston, Massachusetts

Mackenzi Pergolotti, PhD, OTR/L
Assistant Professor
Occupational Therapy
Department of Occupational Therapy Campus
Colorado State University;
Department of Occupational Therapy Campus
Health Systems, Management and Health Policy
Colorado School of Public Health
Fort Collins, Colorado

Melissa Pilewskie, MD
Assistant Attending Surgeon
Breast Service
Department of Surgery
Memorial Sloan Kettering Cancer Center
New York, New York

Katherine Power, MD
Attending Physiatrist
MedStar National Rehabilitation Network
Washington, DC

David William Pruitt, MD
Associate Professor of Clinical Pediatrics and Clinical
    Physical Medicine and Rehabilitation
Division of Pediatric Rehabilitation Medicine
Cincinnati Children's Hospital Medical Center
Cincinnati, Ohio

Terrence M. Pugh, MD
Assistant Professor
Vice-Chief for Cancer Rehabilitation
Section of Rehabilitation
Department of Supportive Care
Levine Cancer Institute;
Associate Director of Oncology Rehabilitation
Department of Physical Medicine and Rehabilitation
Carolinas Rehabilitation
Atrium Health
Charlotte, North Carolina

Vinay Puttanniah, MD
Director
Regional Anesthesia and Perioperative Pain Medicine
Memorial Sloan Kettering Cancer Center
New York, New York

Michael Raad, MD
Research Fellow
Orthopaedic Surgery
Johns Hopkins University
Baltimore, Maryland

Vishwa S. Raj, MD
Associate Professor
Chief for Cancer Rehabilitation
Section of Rehabilitation
Department of Supportive Care
Levine Cancer Institute;
Director of Oncology Rehabilitation
Department of Physical Medicine and Rehabilitation
Carolinas Rehabilitation
Atrium Health
Charlotte, North Carolina

Sripriya Raman, MD
Visiting Associate Professor
Division of Pediatric Endocrinology
Department of Pediatrics
Children's Hospital of Pittsburgh of UPMC
University of Pittsburgh
Pittsburgh, Pennsylvania

Ganesh Rao, MD
Associate Professor
Department of Neurosurgery
University of Texas MD Anderson Cancer Center
Houston, Texas

Karim Rebeiz, MD
Assistant Member and Assistant Attending Radiologist
Department of Radiology
Neuroradiology Service
Memorial Sloan Kettering Cancer Center
New York, New York

Jennie L. Rexer, PhD
Assistant Professor
Section of Neuropsychology
Department of Neuro-Oncology
University of Texas MD Anderson Cancer Center
Houston, Texas

Stephen M. Schleicher, MD, MBA
Fellow
Breast Medicine Service
Department of Medicine
Memorial Sloan Kettering Cancer Center
New York, New York

Kenley D. Schmidt, MD
Assistant Professor of Physical Medicine and
    Rehabilitation
Department of Physical Medicine and Rehabilitation
Mayo Clinic
Rochester, Minnesota

Kathryn H. Schmitz, PhD, MPH, FACSM, FTOS
Professor of Epidemiology
Department of Public Health Science
Penn State Cancer Institute
Penn State College of Medicine
Hershey, Pennsylvania

Rebecca L. Siegel, MPH
Scientific Director
Surveillance and Health Services Research
American Cancer Society, Inc.
Atlanta, Georgia

Shawn Sikka, MD
Pain Medicine Fellow
Department of Anesthesiology and Pain Medicine
Memorial Sloan Kettering Cancer Center
New York-Presbyterian/Weill Cornell Medical Center
    Hospital for Special Surgery
New York, New York

Julie K. Silver, MD
Associate Professor
Associate Chair
Director
Cancer Rehabilitation
Department of Physical Medicine and Rehabilitation
Harvard Medical School and Spaulding Rehabilitation
    Hospital
Boston, Massachusetts

Susan F. Slovin, MD, PhD
Attending Physician Member
Genitourinary Oncology Service
Sidney Kimmel Center for Prostate and Urologic Cancers
Department of Medicine
Memorial Sloan Kettering Cancer Center
Professor of Medicine
Weill Cornell Medical College
New York, New York

Brad G. Smith, MS, CCC-SLP, CLT
Advanced Clinical Specialist
Baylor Sammons Cancer Center
Dallas, Texas

Sean R. Smith, MD
Assistant Professor
Department of Physical Medicine and Rehabilitation
University of Michigan
Ann Arbor, Michigan

Michelle Stern, MD
Chair
Associate Professor
NYC Health + Hospital Jacobi and North Central Bronx
Department of Rehabilitation Medicine
Albert Einstein College of Medicine
Bronx, New York

Nicole L. Stout, PT, DPT, CLT-LANA, FAPTA
Program Lead
Rehabilitation Medicine Department
National Institutes of Health
Bethesda, Maryland

David M. Strick, PT, PhD
Assistant Professor of Physical Medicine and Rehabilitation
Department of Physical Medicine and Rehabilitation
Mayo Clinic
Rochester, Minnesota

Michael D. Stubblefield, MD
Medical Director for Cancer Rehabilitation
Kessler Institute for Rehabilitation;
National Medical Director for ReVital Cancer Rehabilitation
Select Medical
West Orange, New Jersey;
Clinical Professor
Department of Physical Medicine and Rehabilitation
Rutgers New Jersey Medical School
Newark, New Jersey

Grigory Syrkin, MD
Assistant Professor
The Arthur S. Abramson Department of Physical Medicine
    and Rehabilitation
Montefiore Medical Center
Bronx, New York

Melissa J. Thess, PT, CLT
Director of Education and Quality
ReVital Cancer Rehabilitation
Select Medical
Mechanicsburg, Pennsylvania

Jamie Tisnado, MD
Assistant Attending
Neuroradiology Service
Department of Radiology
Memorial Sloan Kettering Cancer Center
New York, New York

Gregory J. Twork, MS
Medical Physicist
Department of Radiation Oncology
Vanderbilt University Medical Center
Nashville, Tennessee

Jenny Ukena, MD
Endocrinologist
Department of Medicine
Illinois Masonic Medical Center
Chicago, Illinois

Mary M. Vargo, MD
Associate Professor
Physical Medicine and Rehabilitation
Case Western Reserve University;
Staff Physician
MetroHealth Medical Center
Cleveland, Ohio

Chitra Viswanathan, MD
Associate Professor
Department of Diagnostic Radiology, Division of
 Diagnostic Imaging
University of Texas MD Anderson Cancer Center
Houston, Texas

Louis H. Weimer, MD, FAAN, FANA
Professor of Neurology
Department of Neurology
Neurological Institute of New York
Columbia University Medical Center
New York, New York

Ali A. Weinstein, MS, PhD
Associate Professor
Center for the Study of Chronic Illness and Disability
George Mason University
Fairfax, Virginia

Grant R. Williams, MD
Assistant Professor
Division of Hematology and Oncology
The Institute for Cancer Outcomes and Survivorship
University of Alabama at Birmingham School of Medicine
Birmingham, Alabama

Joachim Wiskemann, PhD
Department of Public Health Sciences
Penn State Cancer Institute
Penn State College of Medicine
Hershey, Pennsylvania;
Working of Group Exercise Oncology
Division Medical Oncology
National Center for Tumor Diseases
Heidelberg University Hospital
Heidelberg, Germany

Eric M. Wisotzky, MD
Chief
Assistant Professor of Rehabilitation Medicine
Division of Rehabilitation Medicine
MedStar National Rehabilitation Network
Georgetown University School of Medicine
Washington, DC

Yoshiya Yamada, MD, FRCPC
Attending Radiation Oncologist
Department of Radiation Oncology
Memorial Sloan Kettering Cancer Center
New York, New York

Jessica Yang, MD
Fellow
Department of Medicine
Division of Hematology/Oncology
Columbia University Medical Center
New York, New York

David S. Younger, MD, MS, MPH
Clinical Associate Professor of Neurology
School of Medicine and College of Global Public Health
New York University
New York, New York

Xiaochen Zhang, MPH
Ohio State University
Columbus, Ohio

目录

1

第一篇　介绍

第1章

癌症的康复历史

C. George Kevorkian

在我接到编辑的盛情邀请为这本有价值的头版书撰写本章癌症康复史后，我就到了得克萨斯医学中心的图书馆，想要查找早年时期的癌症康复。在计算机内输入关键词"康复、癌症、肿瘤学"，只找到了 1980 年以前出版的一本书，书名是《癌症康复：物理治疗师及其相关专业介绍》，由 Ratricia A. Downie, FCST 撰写，1978 年在伦敦发表[1]。从其细致而翔实的内容看得出来，这本书似乎由物理治疗师为从事物理治疗者而写的。后来又承蒙 Ky Shin 博士借给我了一本书：《肿瘤患者的康复》（1972）。

为了找到更多以医生为导向的资料，我继续在物理医学和康复方面寻找。从研读 Krusen[2]等撰写的第 1 版（1965）和第 2 版（1971）珍藏版《物理医学和康复手册》开始我的查询，令我使失望和惊讶的是，这两个初版没有一章，甚至一段来叙述"癌症康复"。在这两本书中，癌症一词仅在光引起的皮肤癌中提到过，特别是紫外线治疗。肿瘤这个词是在肌电图这一章讨论脊髓髓内肿瘤时出现的，恶性肿瘤和肿瘤学根本就没有提及。1951 年发表、由 Frank H. Krusen 编辑的《临床物理医学和康复》这本书，同样没有谈及癌症康复[3]。第 1、第 2 和第 3 版《国际物理医学大会论文集》也一样没有提及癌症康复，就连 Bierman 和 Licht 博士编辑的多卷《全科物理医学》还是没有提到癌症康复，不过在关于外科透热治疗一章中，提到了癌症组织电凝术。这些书跨越了 20 世纪 40 年代和 50 年代初[4]。我的检索基本上没有获得任何有用的信息，我很快就明白了"晦涩"（obscure）这个词的意思（obscure 有许多意思，包括"不清楚或不明确""微弱的或未定义的""处于不显眼的地方""不知名"等等）。

终于在不断的失望检索中获得了"珍珠"，我得到了物理医学和康复界的先驱 Howard Rusk 博士编撰的《残疾人的新希望》。这本书是由 Howard Rusk 博士和 Taylor 博士共同编辑，在 20 世纪 40 年代多次出版，在需要手术的患者康复的章节里确实提到了关于肿瘤可作为特殊康复的问题[5]。他的第一部开创性著作《康复医学》，1958 年初版以及再版和第 3 版都有癌症康复的完整章节，到 1977 年第 4 版，Howard Rusk 博士将这一章的篇幅扩大了两倍，使之具有相当的内涵[6]。他的精彩著作，1972 年出版的《一个值得关注的世界》，不但回顾了肿瘤患者的具体医疗和遇到的问题，还详述了美国政府的具体立法，推测美国为什么很少进行癌症康复，最后还与读者分享了他在 20 世纪 60 年代建立癌症康复计划方面做的初步努力[7]。

有了 Howard Rusk 博士的这些信息以及赋予的灵感，我终于带着饱满的情绪和充分的准备开始了自己探索癌症康复的旅程。

早期癌症康复项目和专业人员

要了解早期的癌症康复历史，两个早期项目值得回顾：一个项目在得克萨斯大学安德森癌症中心，另一个是由 Rusk 和 Dietz 博士在纽约市发起的合作项目[8-16]。

在 1989 年到 20 世纪 90 年代中期，得克萨斯大学安德森癌症中心联系了 Baylor 医学院的物理医学和康复部门，开发了一项有意义的癌症康复计划，使得许多实习医生来到该中心轮转，产生了十分重要的作用[13]。该项目设立癌症康复奖学金，每年两次授予专门从事癌症康复工作的物理医学和康复专家。进入安德森癌症中心康复室的患者主要是具有多种障碍和较多并发病/疾病患者。因此,尽管过去经历了种种磨难和不确定性,安德森癌症中心的癌症康复项目在蓬勃发展。

20 世纪 60 年代中期,纽约城市纪念医院的 Howard Rusk 博士和 Herbert Dietz 博士开展了开拓性的癌症康复计划。

Michael D. Stubblefield 博士在 2001 年成为了纪念斯隆 - 凯特琳癌症中心(Memorial Sloan-Kettering Cancer Center, MSKCC)唯一的康复师,至少 1 年内没有康复医师或门诊计划,仅有的 10 名治疗师都在做住院治疗工作。他在 MSKCC 工作的大约 14 年期间,成为了康复服务部门的领导,帮助团队增加了 5 名康复医生、大约 100 名治疗师和近 20 名支持人员,他的一位患者为其捐赠了 1 700 万美金,建立了一所 2 043.8m² 的门诊癌症康复中心。MSKCC 项目成功的一个主要因素是将从传统重视淋巴水肿的治疗转移到肿瘤和肿瘤治疗引起的神经肌肉、肌肉骨骼、疼痛和功能性并发症的管理评估,Stubblefield 博士率先给肿瘤患者应用肉毒杆菌毒素和其他药物来缓解疼痛和改善功能。MSKCC 康复服务已经参与了许多研究试验,包括与整个中心的其他服务部门的协作。近年来,康复服务不但为住院患者提供咨询服务,还特别强调了作为门诊项目的重要性。

上面详述的历史性项目,强调了癌症康复项目持续 50 年来的艰难历程。尽管如此,这些项目都幸存了下来,现在都取得了成功。

对癌症康复计划的调查很少,最卓越的莫过于 30 多年前 Harvey 等所做的调查研究[11]。我采访过的专业人士一致认为在美国和加拿大仅有少数中心具有综合康复方案,通常都集中在较大的肿瘤医院 / 中心。目前还不清楚其他地方的大多数癌症患者是如何以及通过什么方式得到治疗及对他们的康复需求给予了多大的帮助。按理说,肿瘤患者的康复问题可由医院或社区的综合康复计划来解决。

在专业层面上,30 多年前在美国物理医学与康复学会(AAPMR)内部成立了癌症康复特别兴趣小组(SIG),一直持续到 2008 年 SIG 结构的解体。目前的癌症康复隶属于综合医疗康复委员会。另外,AAPMR 现在是肿瘤大会的成员,后者是"癌症保护伞"下最大的认证团体。在 2016 年 AAPMR 年会上,辛勤的癌症康复专家与 100 多名参会者举办了癌症康复峰会,在 2017 年会议上举办了一个非常成功的癌症康复预科班。

需求

一直以来,人们都认为肿瘤患者有许多康复需求,但这种"看法"往往被患者的病情以及对急迫医疗需求的绝望所掩盖。早在 1969 年,卓越的开拓者 Mary Switzer 就于 1970 年在得克萨斯州的休斯敦的一次演讲报告中说道,1969 年通过公共职业康复计划进行康复的 260 000 例患者中,大约仅 1 000 例死于癌症[17]。幸运的是,从那时起,有许多优秀的论文都揭示了肿瘤患者的康复需求和问题。

1978 年 Lehman 等做了一个极其翔实和令人信服的肿瘤患者需求报告,调查了来自多家医院的 800 例患者,总结概括了患者的诸多需求(图 1-1),包括日常活动、行走、家庭支持、心理痛苦、疼痛和虚弱等,然后根据需求评估的结果建立了一种护理模式,最终成立了临床肿瘤团队,大大增加了转诊

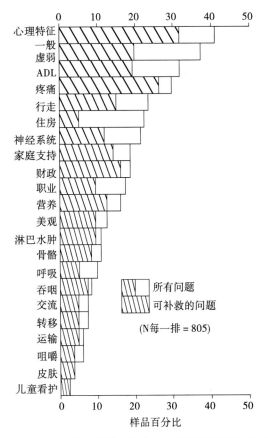

图 1-1 在雷曼的开创性工作中有各种康复问题的患者百分比

ADL,日常生活能力

摘自 Lehmann JF, DeLisa JA, Warren CG, et al. Cancer rehabilitation: assessment of need, development, and evaluation of amodel of care. Arch Phys Med Rehabil. 1978; 59: 410-419

和治疗的患者数量[18]。

DePompolo 汇报了 Mayo 医院癌症康复计划的经验,概述了情绪支持与帮助的心理问题、日常活动中的疼痛和障碍及活动能力等。他的发现再一次支持了肿瘤患者有许多康复需求的观点[19]。也是来自 Mayo 医院的 Sabers 等回顾了 8 个月内转诊至肿瘤适应小组的 189 例患者的康复需求,认为疼痛是最主要的,几乎见于 3/4 的患者。其他表现还有:接近相同数量的患者很难从座椅上站起,3/4 以上的患者出现出入厕所、进出浴缸、行走和爬楼梯困难等问题[20]。

Whelan 回顾了肿瘤患者的症状和问题,其中最重要的是睡眠、疼痛、疲劳和焦虑问题。这些肿瘤患者表明他们需要更多的教育、更多的日常活动帮助和社会支持帮助[21]。Winningham 在许多学术著作中一直证明疲劳和疼痛是肿瘤患者最关心的问题[22,23]。

荷兰的 Van Harton 对肿瘤患者需求的文献做了全面的回顾,发现了一系列的心理障碍和情绪问题。在 147 例肿瘤患者的调查中,认为 1/4 以上患者需要专业护理,其中 17% 有多个方面的问题,不仅仅是体格功能问题,还包括心理和认知功能[24]。Stafford 和 Cyr 在 1991 年医疗保险当前受益抽样调查研究中,对 9 745 例基于社区医疗保险的老年患者进行了回顾分析,发现被诊断为非皮肤癌的恶性肿瘤患者超过 1 600 例,这些人的健康状况不佳,对日常生活活动的限制越多,对医疗保健的要求越高,他们常关注的是步态困难和从椅子上起来困难,也有许多人在完成家务和购物方面遇到问题[25]。

显而易见,肿瘤患者对康复的需求是多方面的,较为复杂。令人兴奋的是,在过去的 20 年里,癌症康复治疗的报告为癌症康复拓宽了视野。1980 年前期的描述明显与恶性肿瘤的解剖部位、肿瘤副作用和治疗有关,最近证实的成功治疗已超出了单纯的解剖部位范畴,更关注影响癌症患者的全方位问题,如疲劳、疼痛和社会支持的缺乏等。

2012 年,Asher 和 Kroenke 列出了肿瘤患者的常见症状[26],包括:

- 疲劳(42%～92%)
- 失眠(41%～54%)
- 认知障碍(17%～34%)
- 抑郁(15%～30%)
- 厌食(32%)
- 疼痛(36%)
- 便秘(27%)
- 呼吸困难(26%)
- 恶心(21%)
- 口腔干燥(42%)
- 麻木 / 刺痛(29%)
- 头晕(20%)

然而,转诊不足仍是肿瘤患者综合治疗的一个主要障碍,回顾最近的文献,可以看出这一窘境。Movsas 等在 2003 年回顾了肿瘤住院部患者的功能需求,发现仅 18% 的患者接受了理疗咨询[27];Cheville 在 2008 年记录了 163 例转移性乳腺癌门诊患者的损害,总共发现了 530 种损害,其中仅 30% 接受了功能治疗和 / 或帮助[28]。有意思的是,这个作者在 2017 年发现 30% 以上的晚期肿瘤患者表示对康复服务感兴趣[29]。

有效性

J. Herbert Dietz 博士在 20 世纪 60 年代率先提供了一些癌症康复的有效性和价值的证据,他把患者康复的目的分为:

- 恢复
- 支持
- 姑息

他描述了在 Memorial 医院合作康复计划的最初三年中发现的 1 237 例住院患者,最终结论是 80% 接受治疗的患者达到了预先为他们设定的目标相应的结果[30]。

遗憾的是,将近四分之一个世纪过去了,却没有更令人信服的证据。但一些重要的报告阐述非常详细,1991 年,O'Toole 和 Golden 回顾了一家独立康复医院的肿瘤患者的进展与结果,70 名受试者绝大多数在活动性和膀胱控制方面有了显著的改善,出院 90 日后,许多患者仍保持或改善了他们的功能水平[31]。

之前提到的 Sabers 等的工作,报告了以咨询为基础的住院康复团队在治疗住院肿瘤患者的努力,对患者入院和出院时的功能状态采用 Barthel 运动指数和 Karnofsky 功能状态量表(表 1-1)予以评估,189 名患者在两项指标上都取得了显著的进步[20]。

在日本,Yoshioka 回顾了 300 余例住院临终关怀的晚期肿瘤患者,治疗师进行了多种治疗干预,日常生活活动障碍患者的 Barthel 运动指数从 12.4

表 1-1 Karnofsky 功能状态量表

分级	定义
100	没有疾病的证据
90	正常活动,有轻微疾病征象
80	努力后正常活动:疾病征象
70	不能正常活动,但能关照自己
60	偶尔需要帮助
50	需要大量的帮助,经常医疗关注
40	残疾,需要特殊护理
30	严重残疾,可能需要住院治疗
20	病得很重,必须住院进行支持治疗
10	濒临死亡
0	死亡

上升到 19.9($P<0.0001$),这些患者的家属几乎都对护理和康复工作表示赞赏[32]。

Phillip 等调查了 30 例年龄在 3 岁以上原发性脑肿瘤经治疗的儿童康复后的功能效果,采用 Wee 功能独立性评估作为功能独立性测量,清楚地显示了跨学科康复计划在残障儿童中的积极作用[33]。

芝加哥康复机构的 Marcibiak 等在两年期间总结了 159 例由肿瘤或其治疗造成的功能障碍患者住院康复后的进展,所有分组患者在住院期间取得了显著的功能变化,无论是有无肿瘤转移或辐射治疗造成的功能障碍[34]。

2001 年,Kirshblum 和 O'Dell 对脑肿瘤患者接受住院康复的三项既往研究结果进行了进一步总结,尽管研究的方法有所不同,可以肯定的是,这些接受住院康复的脑肿瘤患者似乎取得了与脑创伤或脑卒中患者相同的功能性进展[35]。Winningham 在最近的许多优秀著作中分析了癌症患者出现疲劳的证据、可能的原因以及理论模型,然后她描述了各种锻炼和其他有效康复干预计划的效用和好处[22, 23]。显然,目前康复治疗的效果和价值也获得了证实,是毋庸置疑的。

近年来,大量研究表明锻炼及其他康复治疗对肿瘤患者的功能改善、独立性、幸福感和疲劳问题等都有显著的积极作用,HELP 试验证实锻炼疗法可提高淋巴瘤患者的生存率[36]。Mustian 等对肿瘤相关性疲劳最常用的治疗方法进行了大规模的荟萃分析,发现锻炼和心理干预非常有益,比药物效果更好[37]。

癌症康复:从过去、现在到未来

美国癌症协会(American Cancer Society)估计 2017 年美国新诊断的癌症病例将会达到 168 万,截至现在美国的癌症生存者超过 1 550 万[38]。随着人口老年化,肿瘤的发病率和流行率只会增加。在过去的 40 年里,所有肿瘤的五年生存率显著提高。例如,乳腺癌五年生存率已超过 90%,而白血病也从 34% 上升到 63%,可以肯定地说,现代肿瘤患者的寿命已延长,因此,肿瘤最好被认为是一种慢性疾病,而非急性致命性疾病。

尽管批评者会说肿瘤患者康复和癌症康复计划的发展取得的进步很缓慢,这也许是正确的,但癌症康复先驱的努力和坚持确实取得了一些成果。肿瘤患者显然很需要,也应该要求康复专业人员的服务。在前人令人信服的成果支持下,现代癌症康复专家具有了一定的实践、灵感和经验,应积极向前迈进,为有资格的人提供专业知识和支持。

要点

- 20 年来,几乎所有肿瘤患者的生存率统计数据都有稳定的改善,很大程度上是源于早期诊断以及手术、放疗和化疗的发展。
- 肿瘤患者生存期越长,化疗相关的慢性、长期毒性增加越大。
- 蒽环霉素所致的心血管并发症可发生于用药期间(急性发作)、早期(应用后数天至数月)或数年至数十年。
- 博来霉素治疗可导致高达 10% 的患者出现肺间质纤维化,危及生命。
- 顺铂除用于治疗非小细胞肺癌、小细胞肺癌、非霍奇金淋巴瘤和滋养层细胞疾病外,还用于治疗睾丸癌、卵巢癌、膀胱癌、食管癌和头颈癌,通常伴有周围神经病和耳毒性。
- Lhermitte 征是一种震颤样的、无痛性的感觉异常,颈部屈曲时自背部向足部放射。见于接受顺铂治疗的患者,通常发生在治疗的数周或数月后。
- 紫杉醇引起的运动和感觉神经病变呈累积性,依赖于剂量和化疗计划。
- 大约 70% 长期接受沙利度胺治疗的患者发生

周围神经病变。

● 几乎任何一种化疗药物都会导致化疗后风湿病，这是一种相当常见的临床现象。

（李优伟 译　席家宁 校）

参考文献

1. Downie PA. *Cancer Rehabilitation: An Introduction for Physiotherapists and the Allied Professions*. London: Faber and Faber Ltd.; 1978.
2. Krusen FH, Kottke FJ, Ellwood PM. *Handbook of Physical Medicine and Rehabilitation*. Philadelphia, PA: WB Saunders Co.; 1965, 1971.
3. Krusen FH. *Physical Medicine and Rehabilitation for the Clinician*. Philadelphia, PA: WB Saunders Co.; 1951.
4. Bierman W, Licht S, eds. *Physical Medicine in General Practice*. New York, NY: Paul B. Hoeber, Inc.; 1944, 1947, 1952.
5. Rusk HA, Taylor EJ, eds. *New Hope for the Handicapped*. New York, NY: Harper and Brothers; 1946, 1947, 1948, 1949.
6. Rusk HA. *Rehabilitation Medicine*. St. Louis, MO: CV Mosley; 1958, 1964, 1977.
7. Rusk HA. *A World to Care For*. New York, NY: Random House; 1972:256–261.
8. Clark RL. Heath memorial award presentation. In: Clinical Conference on Cancer, Anderson Hospital, ed. res 8, 9, 17. *Rehabilitation of the Cancer Patient*. Chicago, IL: Year Book Medical Publishers, Inc.; 1972:5–6.
9. Klieger PA. The regional medical programs. In: Clinical Conference on Cancer, Anderson Hospital, ed. res 8, 9, 17. *Rehabilitation of the Cancer Patient*. Chicago, IL: Year Book Medical Publishers, Inc.; 1972:287–290.
10. Walker ML. *Beyond Bureaucracy: Mary Elizabeth Switzer and Rehabilitation*. Blue Ridge Summit, PA: University Press of America; 1985:211–217.
11. Harvey RF, Jellinek HM, Habeck RV. Cancer rehabilitation: an analysis of 36 program approaches. *JAMA*. 1982;247:2127–2131.
12. Mayer DK. The healthcare implications of cancer rehabilitation in the twenty-first century. *Oncol Nurs Forum*. 1992;19:23–27.
13. Grabois M. Integrating cancer rehabilitation into medical care at a cancer hospital. *Cancer*. 2001;92:1055–1057.
14. Tross S, Holland JC. Psychological sequelae in cancer survivors. In: Holland JC, Rowland JH, eds. *Handbook of Psychooncology*. New York, NY: Oxford University Press; 1989:110–111.
15. Sigel CJ. Legal recourse for the cancer patient-returnee: the rehabilitation act of 1973. *Am J Law Med*. 1984;10:309–321.
16. Dietz JH. Introduction. In: Dietz JH, ed. *Rehabilitation Oncology*. New York, NY: John Wiley & Sons; 1981:1–2.
17. Switzer ME. The heath memorial lecture: rehabilitation—an act of faith. In: Clinical conference on Cancer, Anderson Hospital, ed. res 8, 9, 17. *Rehabilitation of the Cancer Patient*. Chicago, IL: Year Book Medical Publishers, Inc.; 1972:10–11.
18. Lehmann JF, DeLisa JA, Warren CG, et al. Cancer rehabilitation: assessment of need, development, and evaluation of a model of care. *Arch Phys Med Rehabil*. 1978;59:410–419.
19. DePompolo RW. Development and administration of a cancer rehabilitation program. In Schwab CE, ed. *Physical Medicine and Rehabilitation: State of the Art Reviews*. Philadelphia, PA: Hanley and Belfus, Inc.; 1994:413–423.
20. Sabers SR, Kokal JE, Girardi JC, et al. Evaluation of consultation-based rehabilitation for hospitalized cancer patients with functional impairment. *Mayo Clin Proc*. 1999;74:855–861.
21. Whelan TJ, Mohide EA, Willan AR, et al. The supportive care needs of newly diagnosed cancer patients attending a regional cancer center. *Cancer*. 1997;80:1518–1524.
22. Winningham ML, Nail LM, Burke MB, et al. Fatigue and the cancer experience: the state of the knowledge. *Oncol Nurs Forum*. 1994;21:23–33.
23. Winningham ML. Strategies for managing cancer-related fatigue syndrome: a rehabilitation approach. *Cancer*. 2001;92:988–997.
24. Van Harten WH, Van Noort O, Warmerdam R, et al. Assessment of rehabilitation needs in cancer patients. *Int J Rehabil Res*. 1998;21:247–257.
25. Stafford RS, Cyr PL. The impact of cancer on the physical function of the elderly and their utilization of health care. *Cancer*. 1997;80:1973–1980.
26. Asher A. Cognitive dysfunction among cancer survivors. *Am J Phys Med Rehabil*. 2011;90(5Suppl 1):S16–S26.
27. Movsas SR, Chang VT, Tunkel RS, et al. Rehabilitation needs of an inpatient medical oncology unit. *Arch Phys Med Rehabil*. 2003;84:642–646.
28. Cheville AL, Troxel AB, Basford JR, et al. Prevalence and treatment patterns of physical impairments in patients with metastatic breast cancer. *J Clin Oncol*. 2008;26:2621–2629.
29. Cheville AL, Rhudy L, Basford JR, et al. How receptive are patients with late stage cancer to rehabilitation services and what are the sources of their resistance? *Arch Phys Med Rehabil*. 2017;98:203–210.
30. Dietz JH. Rehabilitation of the cancer patient. *Med Clin North Am*. 1969;53:621–623.
31. O'Toole DM, Golden AM. Evaluating cancer patients for rehabilitation potential. *West J Med*. 1991;155:384–387.
32. Yoshioka H. Rehabilitation for the terminal cancer patient. *Am J Phys Med Rehabil*. 1994;73:199–206.
33. Philip PA, Ayyangar R, Vanderbilt J, et al. Rehabilitation outcome in children after treatment of primary brain tumor. *Arch Phys Med Rehabil*. 1994;75:36–38.
34. Marciniak CM, Sliwa JA, Spill G, et al. Functional outcome following rehabilitation of the cancer patient. *Arch Phys Med Rehabil*. 1996;77:54–57.
35. Kirshblum S, O'Dell MW, Ho C, et al. Rehabilitation of persons with central nervous system tumors. *Cancer*. 2001;92:1029–1038.
36. Courneya KS, Friedenrich CM, Franco-Villalobos C, et al. Effects of supervised exercise on progression-free survival in lymphoma patients: an exploratory follow-up of the HELP trial. *Cancer Causes Control*. 2015;26:269–276.
37. Mustian KM, Alfano CM, Heckler C, et al. Comparison of pharmaceutical, psychological and exercise treatments for cancer-related fatigue: a meta-analysis. *JAMA Oncol*. 2017;Mar:E1–E8.
38. Cancer Facts and Figures 2017. American Cancer Society. https://www.cancer.org/research/cancer-facts-statistics/all-cancer-facts-figures/cancer-facts-figures-2017.html.

第2章

癌症统计学

Kimberly D. Miller，Rebecca L. Siegel，Rabia Khan，Ahmedin Jemal

癌症是一个由数百种不同疾病[1]组成的复杂群体，其发病率因癌症类型、年龄、性别、种族/民族、社会经济地位（SES）、地理位置和时间的因素而不同。通过调查这些变化所揭示的差异和模式提供了强有力的证据，证明大部分癌症是由环境因素引起的，并有可能避免[2]。监测癌症发生的时间趋势对于评估整体人群和可能处于较高风险的亚组中人群癌症预防和控制工作也是必要和有效的。本章主要描述美国所有多发癌症和七个选定部位癌症的发生模式。

数据来源

自1975年以来，美国国家癌症研究所的监测、流行病学和最终结果（SEER）计划收集了九个以人群为基础的癌症登记处的癌症发病率数据。这些登记处的登记病人约占美国人口的10%，提供了发病率和存活率的历史时间趋势信息。随后SEER计划扩大，包括了新发的登记病人，大约覆盖美国人口的28%（www.seer.cancer.gov）。美国CDC的国家癌症登记计划（NPCR）成立于1994年，目的是改进现有非SEER人群癌症登记并建立新的全国性登记中心（www.cdc.gov/cancer/npcr）。通过NPCR和SEER计划，几乎可以在美国所有地方都有癌症数据收集，尽管数据质量因注册中心而有所差别。北美中心癌症登记协会参与汇编并报告这两个项目所登记的数据（www.naaccr.org）[3]。

从1930年开始，美国大部分地区收集了基于死亡证明信息的死亡数据。按照最新国际疾病分类（ICD）对死亡的主要原因进行了分类，到现在已经是第10版了。从1999年开始，主要死因的分类是根据ICD-10编码和筛选条件，取代了1979—1998年使用的ICD-9[4]。恶性肿瘤的ICD-10编码为C00-C97[5]。死亡率数据可从美国国家卫生统计中心获得（www.cdc.gov/nchs/nvss.htm）。

癌症发生的测量

发病率和死亡率

年龄标准化发病率和死亡率是癌症发生的度量标准，可以跨人群和时间进行比较。它们量化了特定人群在规定时间段内的癌症新发病例或死亡人数，通常表示为每100 000人。年龄标准化是人口年龄分布差异的一个非常必要的参考条件，因为年龄和癌症风险之间有很强的相关性。在评估时间趋势时，也会根据病例报告的延迟来调整发病率。

流行病学

患病率是指在某一时间点有癌症诊断史的人所占的比例。流行病例包括新诊断病例、正在接受治疗或临终关怀的病例以及病情缓解的病例，患病率受癌症发病率和生存率以及人口增长和老龄化的影响。因为美国以人口为基础的癌症发病率和生存率数据只能追溯到1975年，而且是局限在一定的地理区域，完整的癌症患病率估计也只能是基于模型的。此外，因为没有治愈率的统计信息，有活动性疾病患者与长期存活患者的区分存在困难。截至2016年1月1日，美国有1 550万癌症患者（表2-1）[6]。

患癌症或死于癌症的可能性

某个体在一生或某一年龄段内患癌症或死于癌症的概率是一种用来描述一般人群中平均癌症

第一篇

表2-1　按性别分列的选定癌症流行病例估计数（美国，2016年）

男性		女性	
位置	人数 / 人	位置	人数 / 人
前列腺	3 306 760	乳房	3 560 570
结肠和直肠	724 690	子宫体	757 190
黑色素瘤	614 460	结肠和直肠	727 350
膀胱	574 250	甲状腺	630 660
非霍奇金淋巴瘤	361 480	黑色素瘤	612 790
肾和肾盂	305 340	非霍奇金淋巴瘤	324 890
睾丸	266 550	肺和支气管	288 210
肺和支气管	238 300	宫颈	282 780
白血病	230 920	卵巢	235 200
口腔和咽部	229 880	肾和肾盂	204 040
总计	7 377 100	总计	8 156 120

* 特定癌症的患病率估计允许不同癌症类型的多次初选，而所有癌症类型的估计加起来只包括每个个体一次。因此，所有癌症类型的估计值总和并不代表特定癌症类型的估计值之和。

摘自 Miller KD, Siegel RL, Lin CC, et al. Cancer treatment and survivorship statistics, 2016. CA Cancer J Clin. 2016; 66(4): 271. Reprinted with permission of John Wiley and Sons。

风险的指标，以百分比或1/x人数表示。这些估计是基于普通人群的平均经验，由于家族史或个人风险因素，可能会过高或过低估计个人风险。概率是使用美国国家癌症研究所（www.surveillance. Cancer.gov/DevCan/）开发的癌症发生或死亡概率（DevCan）软件计算出来的。根据2012—2014年诊断的病例，人的一生患浸润性癌症的概率男性约为40%，女性为38%（表2-2）。

表2-2　按性别分列的特定年龄段发生浸润性癌症的概率（百分比）* （美国）

	出生至49岁 /%	50～59岁 /%	60～69岁 /%	70岁及以上 /%	出生至死亡 /%
所有位置 †					
男性	3.4(1/30)	6.1(1/16)	13.4(1/7)	32.2(1/3)	39.7(1/3)
女性	5.5(1/18)	6.1(1/16)	9.9(1/10)	26.0(1/4)	37.6(1/3)
乳腺					
女性	1.9(1/52)	2.3(1/43)	3.4(1/29)	6.8(1/15)	12.4(1/8)
结直肠					
男性	0.3(1/287)	0.7(1/145)	1.2(1/85)	3.4(1/29)	4.5(1/2)
女性	0.3(1/306)	0.5(1/194)	0.8(1/122)	3.1(1/32)	4.2(1/24)
食管					
男性	<0.1(1/3,147)	0.1(1/971)	0.2(1/420)	0.6(1/172)	0.8(1/131)
女性	<0.1(1/14,261)	<0.1(1/4 334)	<0.1(1/2 040)	0.2(1/567)	0.2(1/452)
白血病					
男性	0.2(1/400)	0.2(1/573)	0.4(1/260)	1.4(1/71)	1.8(1/56)
女性	0.2(1/515)	0.1(1/887)	0.2(1/446)	0.9(1/111)	1.3(1/80)
肝及肝内胆管					
男性	0.1(1/1,411)	0.3(1/321)	0.5(1/196)	0.8(1/126)	1.4(1/72)
女性	<0.1(1/3,514)	0.1(1/1 264)	0.2(1/657)	0.4(1/233)	0.6(1/166)

	出生至 49 岁 /%	50～59 岁 /%	60～69 岁 /%	70 岁及以上 /%	出生至死亡 /%
肺和支气管					
男性	0.1 (1/682)	0.7 (1/154)	1.9 (1/54)	6.1 (1/16)	6.9 (1/15)
女性	0.2 (1/635)	0.6 (1/178)	1.4 (1/70)	4.8 (1/21)	5.9 (1/17)
皮肤黑色素瘤					
男性	0.5 (1/218)	0.5 (1/191)	0.9 (1/106)	2.6 (1/38)	3.6 (1/27)
女性	0.7 (1/152)	0.4 (1/254)	0.5 (1/202)	1.1 (1/91)	2.4 (1/42)
非霍奇金淋巴瘤					
男性	0.3 (1/382)	0.3 (1/349)	0.6 (1/174)	1.8 (1/54)	2.4 (1/42)
女性	0.2 (1/545)	0.2 (1/480)	0.4 (1/248)	1.3 (1/74)	1.9 (1/54)
胰腺					
男性	0.1 (1/1 740)	0.2 (1/555)	0.4 (1/236)	1.3 (1/75)	1.6 (1/63)
女性	<0.1 (1/2 048)	0.2 (1/762)	0.3 (1/320)	1.3 (1/77)	1.5 (1/65)
前列腺	0.2 (1/403)	1.7 (1/58)	4.8 (1/21)	8.2 (1/12)	11.6 (1/9)
子宫颈	0.3 (1/368)	0.1 (1/845)	0.1 (1/942)	0.2 (1/605)	0.6 (1/162)
子宫体	0.3 (1/342)	0.6 (1/166)	1.0 (1/103)	1.3 (1/75)	2.8 (1/35)

* 对于那些在年龄初期没有癌症的人来说。
除膀胱外, 所有部位不包括皮肤基底细胞癌和鳞状细胞癌以及原位癌。
仅为对非西班牙裔白人的概率。

估计新的癌症病例和死亡人数

美国癌症协会每年都会评估当年美国和各州新发癌症病例和死亡的总人数, 观测数据比当年滞后 2～4 年, 这些数据仍引起了人们的兴趣。虽然这些数据不能用于跟踪癌症随时间的变化趋势, 但它们仍然是有用的, 因为它们提供了对当时癌症负荷的评估。这些估计是通过使用过去几年中观察到的癌症病例和死亡人数的历史信息来预测今年的趋势[7,8]。

生存

相对癌症生存率是一种净生存率指标, 通过调整正常预期寿命来考虑癌症以外的死亡原因。它是通过比较癌症患者在确诊后某一特定时期 (通常是 5 年) 存活的比例, 与同等年龄、性别和种族的人群中没有该疾病的比例来计算的。

人口和地理因素

如前所述, 患癌症的风险受年龄、种族、性别、社会地位、地理位置和时间的影响。

年龄

大多数癌症的发病率随年龄增长而增加, 与暴露在风险因素的逐渐累积有关, 比如吸烟和超重。图 2-1 (左图) 描述了在 2010—2014 年期间, 男性和女性所有癌症与年龄相关增长的年平均发病率[9]。年龄特定的发病率在 84 岁之前通常随着年龄的增长而增加, 而 85 岁及以上年龄段的癌症发生率可能会受到特别因素如诊断不足或死亡原因的影响。大多数部位的癌症诊断平均年龄为 60 岁或以上, 平均年龄在 50 岁或以下的癌症, 除几种罕见的儿童癌症类型外, 还包括睾丸癌、骨关节癌和宫颈癌、急性淋巴细胞白血病和霍奇金淋巴瘤[9]。虽然儿童或青少年时期诊断癌症的很少, 约占美国所有癌症的 1%, 但某些癌症在年轻时更为常见 (例如急性淋巴细胞白血病、神经母细胞瘤和视网膜母细胞瘤)[9]。

性别

在年轻人中, 女性的癌症发病率高于男性 (图 2-1, 左图), 主要是因为两种发病年龄小的癌症在女性中更常见, 如甲状腺癌和乳腺癌。然而, 在大

第一篇

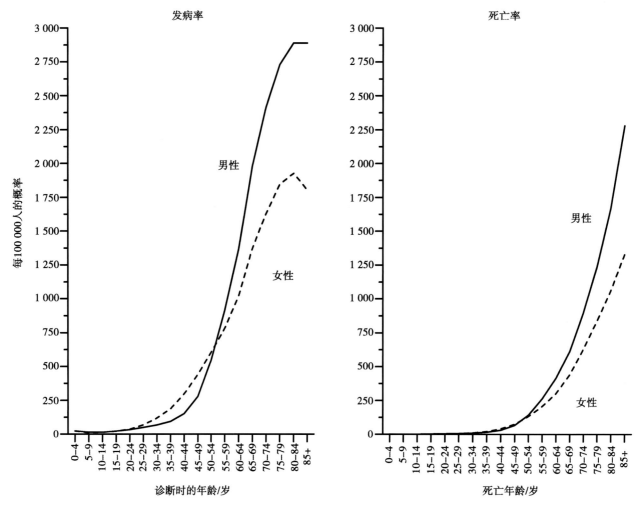

图 2-1　所有癌症的年平均年龄和性别特定发病率(2010—2014 年)和死亡率(2011—2015 年)(美国)。发病率来自北美中心癌症登记协会的公用数据库(不包括来自六个州的数据:马里兰州、明尼苏达、堪萨斯、新墨西哥、内华达州和佛蒙特州)。死亡率来自隶属于美国 CDC 的国家卫生统计中心

多数癌症类型中,男性的总发病率和死亡率高于女性,其中 Caposi 肉瘤、间皮瘤及食管癌、喉癌和膀胱癌在男性的发病率是女性的四倍多(表 2-3),而乳腺癌、甲状腺癌、肛门癌和胆囊癌在内的少数癌则例外。然而,女性癌症的总体患病率较高,反映出癌症分布和生存率的差异以及女性比男性长寿的缘故。在 2016 年 1 月的 1 550 万癌症患者中,约 820 万为女性,740 万为男性(表 2-1)。

表 2-3　按性别分列的年平均癌症发病率*(美国,2010—2014 年)

	男性比率	女性比率	费率比率,男性 VS. 女性		男性比率	女性比率	费率比率,男性 VS. 女性
所有位置	501.9	417.8	1.20	胃	9.2	4.7	1.98
Kaposi 肉瘤	0.7	0.1	9.75	肾和肾盂	21.9	11.3	1.93
食管	8.0	1.8	4.49	白血病	17.6	10.7	1.64
喉	6.0	1.4	4.47	皮肤黑色素瘤	26.5	16.3	1.63
间皮瘤	1.7	0.4	4.12	骨髓瘤	8.1	5.3	1.53
膀胱	35.8	8.8	4.06	非霍奇金淋巴瘤	23.0	15.8	1.46
肝及肝内胆管	12.1	4.2	2.89	软组织,包括心脏	4.0	2.8	1.42
口咽	17.4	6.4	2.73	大脑和其他神经系统	7.7	5.6	1.39

	男性比率	女性比率	费率比率,男性 VS.女性		男性比率	女性比率	费率比率,男性 VS.女性
肺和支气管	73.2	52.8	1.39	胰腺	14.2	11.1	1.29
眼和眼眶	1.0	0.7	1.33	肛门、肛管和肛门直肠	1.5	2.2	0.69
骨和关节	1.1	0.8	1.32	胆囊	0.8	1.4	0.60
结肠和直肠	45.9	34.9	1.32	甲状腺	7.2	21.1	0.34
小肠	2.7	2.0	1.32	乳房	1.3	123.4	0.01
霍奇金淋巴瘤	3.1	2.4	1.30				

注:发病率来自北美中心癌症登记协会的公用数据库(不包括来自六个州的数据:马里兰州、明尼苏达、堪萨斯、新墨西哥、内华达州和佛蒙特州)。比率为每 100 000 人,年龄调整为 2000 年美国标准人口。*费率比率基于无基础费率;参考组=男性。

种族 / 民族

癌症的发生在不同的种族和民族中有很大的差异。与非西班牙裔白人(白人;表 2-4)相比,非西班牙裔黑人(以下简称黑人)的癌症发病率普遍较高。在最近 5 年的可用数据中,黑人的癌症发病率和死亡率分别比白人高 10% 和 23%。值得注意的是,尽管黑人妇女的癌症发病率较低仅 7%,但其死亡率比白人妇女增高近 14%。与白人和黑人相比,西班牙裔和亚裔美国人 / 太平洋岛民所有部位肿瘤的发病率和死亡率都较低,但许多与感染有关的癌症(胃癌、肝癌和肝内胆管癌及在西班牙裔妇女中的宫颈癌)在这些人群中的发病率较高,被认为与更多接触特定的传染源、宫颈癌筛查的使用和普及低、食用腌制食品较多(胃癌)等有关[10,11]。

表 2-4　按种族和民族划分的选定癌症部位的年龄标准化发病率和死亡率*(美国)

	非西班牙裔白人	非西班牙裔黑人	亚洲 / 太平洋岛民	美洲印第安人 / 阿拉斯加土著[†]	拉美裔[‡]
发病率 2010—2014 年					
所有位置					
男性	510.8	562	303.7	425.3	386.9
女性	435.9	407.6	288.2	388.7	329.8
乳腺(女性)	128.6	125.2	90.9	100.7	91.9
结直肠					
男性	45.2	56.7	37.2	50.1	42
女性	34.6	41.9	27.1	41.3	29.3
食管					
男性	8.6	7.3	3.7	7.8	4.9
女性	1.8	2.3	1	2.3	1.1
肝及肝内胆管					
男性	10	17.1	20	20.1	19.8
女性	3.4	5.1	7.6	8.8	7.6
肺和支气管					
男性	76.1	88.6	45.4	71.9	40.7
女性	57.6	50.2	28	55.9	25.2

续表

	非西班牙裔白人	非西班牙裔黑人	亚洲/太平洋岛民	美洲印第安人/阿拉斯加土著[†]	拉美裔[‡]
胰腺					
男性	14.3	17.3	10	12	12.1
女性	10.8	14.7	8.7	10.8	10.3
前列腺	106.9	186.5	58.6	78.3	97.1
死亡率 2011—2015 年					
所有位置					
男性	200.7	246.1	120.4	181.4	140
女性	143.7	163.2	87.7	127.6	96.7
乳腺（女性）	20.8	29.5	11.3	14.3	14.2
结直肠					
男性	16.9	25.1	12	20.2	14.6
女性	12.1	16.5	8.6	13.6	9
食管					
男性	8	6	2.8	5.9	3.9
女性	1.5	1.8	0.7	1.6	0.8
肝及肝内胆管					
男性	8.2	13.5	14	14.8	13
女性	3.4	4.7	6	7	5.9
肺和支气管					
男性	56.3	66.9	31	45	26.4
女性	39	34.4	17.7	30.6	13.3
胰腺					
男性	12.8	15.2	8.3	9.6	9.5
女性	9.5	12.5	7.3	8	7.7
前列腺	18.2	40.8	8.7	19.7	16.1

注：发病率来自北美中心癌症登记协会的公用数据库（不包括来自六个州的数据：马里兰州、明尼苏达、堪萨斯、新墨西哥、内华达州和佛蒙特州）。死亡率来自隶属于美国 CDC 的国家卫生统计中心。

[*] 每 100 000 人中，年龄调整为 2000 年美国标准人口。

[†] 美洲印第安人/阿拉斯加本地人的费率基于合同医疗服务提供地区县。

[‡] 西班牙裔/拉丁裔可能是任何种族的人，与亚洲人/太平洋岛民和美洲印第安人/阿拉斯加土著人并不相互排斥。

癌症统计的一个重要局限性是数据通常只适用于表 2-4 所示的五大种族和族裔群体，掩盖了这些不同群体中的大量异质性。例如，据报道亚洲人/太平洋岛民各亚组之间的癌症总发病率差异高达三倍，有些人群的发病率接近白人[12]。

社会经济地位

社会经济地位有时可以通过受教育程度或县级贫困来估计，越低则癌症和许多其他原因引起的死亡率越高，与接触癌症危险因素如吸烟、肥胖和饮酒等频次较高呈强相关，且很少享受高质量的医疗保健[13,14]。例如，在一项研究中，受教育程度低的人（12 年以下）与受教育程度最高的人（16 年以上）相比，黑人结直肠癌死亡率高出约 80%，白人高出一倍多[15]。相反，社会经济地位较高的人与一些筛查相关癌症的发病率呈正相关，如乳腺癌[16]。

地理位置

居住地区不同所引起的癌症发生率差异,对许多癌症的病因和潜在的预防能力提供了重要的假设[2, 17]。肺癌发病率和死亡率的地理模式尤其引人注目,肯塔基州的死亡率是犹他州的三倍,反映了吸烟流行和戒烟的历史模式[18]。然而,一些癌症的高风险区域不是以州为边界的。例如,美国结直肠癌死亡率最高的地区集中在密西西比三角洲、阿巴拉契亚中西部、北卡罗来纳州东部和弗吉尼亚州部分地区,这样需要强调跨州地区结直肠癌的筛查干预措施的必要性[19]。

时间趋势

危险因素和检测方法(如筛查试验或诊断技术)的普遍应用导致了癌症发病率的改变,疾病分类的变化也会影响发病的趋势。随着时间的推移,癌症治疗会不断改善,除此之外,死亡率的趋势也可能受到上述大多数因素的影响,而延迟报告例外。

所有癌症总的发生模式

预计 2018 年,美国新诊断癌症病例 1 735 350 例,癌症死亡 609 640 例[18]。此估计值不包括基底细胞和鳞状细胞皮肤癌及原位癌,膀胱癌除外。所有癌症的五年相对生存率有显著提高,从 1975—1977 年的 49% 上升到 2007—2013 年的 69%(表 2-5)。

表 2-5 按种族和诊断年份分列的五年相对生存率变化*(美国, 1975—2013)

	所有种族			白人			黑人		
	1975—1977	2007—2013	变化	1975—1977	2007—2013	变化	1975—1977	2007—2013	变化
所有位置	49	69	20†	50	70	20†	39	63	24†
大脑和其他神经系统	23	35	12†	22	33	11†	25	42	17†
乳房(女性)	75	91	16†	76	92	16†	62	83	21†
结肠和直肠	50	66	16†	50	67	17†	45	59	14†
结肠	51	65	14†	51	67	16†	45	56	11†
直肠	48	69	21†	48	69	21†	44	66	22†
食管	5	21	16†	6	22	16†	4	12	8†
霍奇金淋巴瘤	72	88	16†	72	89	17	70	85	15†
肾和肾盂	50	75	25†	50	75	25†	49	76	27†
喉	66	63	−3†	67	65	−2	58	50	−8
白血病	34	64	30†	35	65	30†	33	58	25†
肝及肝内胆管	3	19	16†	3	18	15†	2	14	12†
肺和支气管	12	20	8†	12	20	8†	11	17	6†
皮肤黑色素瘤	82	94	12†	82	94	12†	57‡	69‡	12
骨髓瘤	25	51	26†	24	51	27†	29	52	23†
非霍奇金淋巴瘤	47	73	26†	47	74	27†	49	67	18†
口咽	53	68	15†	54	69	15†	36	49	13†
卵巢	36	47	11†	35	46	11†	41	39	−2
胰腺	3	9	6†	3	9	6†	2	8	6†
前列腺	68	99	31†	69	>99	31†	61	97	36†
胃	15	31	16†	14	30	16†	16	31	15†
睾丸	83	97	14†	83	97	14†	73‡, §	92	19†

续表

	所有种族			白人			黑人		
	1975—1977	2007—2013	变化	1975—1977	2007—2013	变化	1975—1977	2007—2013	变化
甲状腺	92	98	6[†]	92	98	6[†]	90	97	7[†]
膀胱	72	78	6[†]	73	79	6[†]	50	65	15[†]
子宫颈	69	69	<1	70	71	1	65	58	–7[†]
子宫体	87	83	–4[†]	88	85	–3[†]	60	65	5[†]

[*] 生存率根据正常预期寿命进行调整,并基于 1975—1977 年至 2007—2013 年诊断的病例和 2014 年随访的病例。

[†] 1975—1977 年和 2007—2013 年之间的比率差异具有统计学意义($P<0.05$)。

[‡] 标准误差在 5～10 个百分点之间。

[§] 生存期是指 1978—1980 年间确诊的患者。

摘自 Surveillance, Epidemiology, and End Results Program, 1973—2014, Division of Cancer Control and Population Sciences, National Cancer Institute, 2017。

　　主要部位癌症的发病趋势基本上影响着癌症发病的总趋势。1975—1988 年男性所有癌症的发病率增加(图 2-2),与当时吸烟的盛行和经尿道切除术进行诊断导致肺癌和前列腺癌的上升有关[20, 21]。同样,1988—1992 年期间,由于前列腺特异性抗原(PSA)检测的引入、使用达到饱和以及趋于平稳状态,导致的前列腺癌发病率(图 2-3,左图)趋势推动了所有癌症总发病率的急剧上升和下降[22]。在最近 10 年的可用数据(2005—2014 年)中,男性所有部位癌症总的发病率每年下降约 2%,与肺癌、前列腺癌和结直肠癌的下降有关[9]。

　　20 世纪末女性发病率的增加(图 2-2)主要是因为肺癌以及乳腺癌的发病率上升,与在 20 世纪 30 年代出生的妇女中吸烟人数的增加以及乳腺 X 射线检查率的增高和生殖危险因素的流行(如少生晚育[23])有关[20]。在最近 10 年(2005—2014 年)的可用数据中,妇女的发病率趋于稳定,这主要是由于肺癌和结直肠癌的下降被乳腺癌、甲状腺癌、子宫内膜癌和皮肤黑色素瘤的增长率或稳定率所抵消。

　　男性癌症总死亡率的趋势(图 2-2)在很大程度上取决于肺癌类型[24]。肺癌死亡率(每 10 万人)从 1930 年的 4.3 上升到 1990 年的 90.6,增长了 21 倍,随后在 2015 年下降到 49.7[18, 25]。这些趋势反映了历史上的香烟消费量,20 世纪中叶达到顶峰,随着 1964 年医生的劝诫之后逐渐减少[26]。自 20 世纪 90 年代初以来,治疗方法的改进、筛查的增加和危险因素的变化也可能有助于降低所有癌症总的死亡率。

　　从 20 世纪 30 年代到 70 年代初女性总的癌症死亡率下降,90 年代初又有所上升,此后又发生下降(图 2-2)。20 世纪 70 年代以前的长期下降与胃癌、子宫癌(子宫体和宫颈癌的总和)和结直肠癌死亡率的下降有关。大多数工业化国家胃癌死亡率的急剧下降,除了新鲜农产品的供应和食品保存的改善之外,主要是由于卫生条件的改善和抗生素应用,降低了幽门螺杆菌的感染率[27]。在妇女中,胃癌和子宫癌死亡率的历史性下降最终在 20 世纪末被肺癌死亡率的增加所抵消。自 20 世纪 90 年代初以来,癌症总死亡率的下降反映了结肠、乳腺癌和最近的肺癌死亡率的下降(图 2-4,右图)。

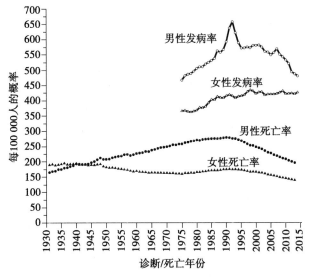

图 2-2　所有癌症的年度癌症发病率和死亡率趋势(美国,1930—2015 年)

SEER,监测、流行病学和最终结果

根据 2000 年美国标准人群年龄调整发病率,并根据报告延误调整发病率。SEER 计划的发病率(www.SEER.cancer.gov) SEER[*] Stat Database, 1975—2014. National Cancer Institute, 2017. Death rates from National Center for Health Statistics, Centers for Disease Control and Prevention, 2017

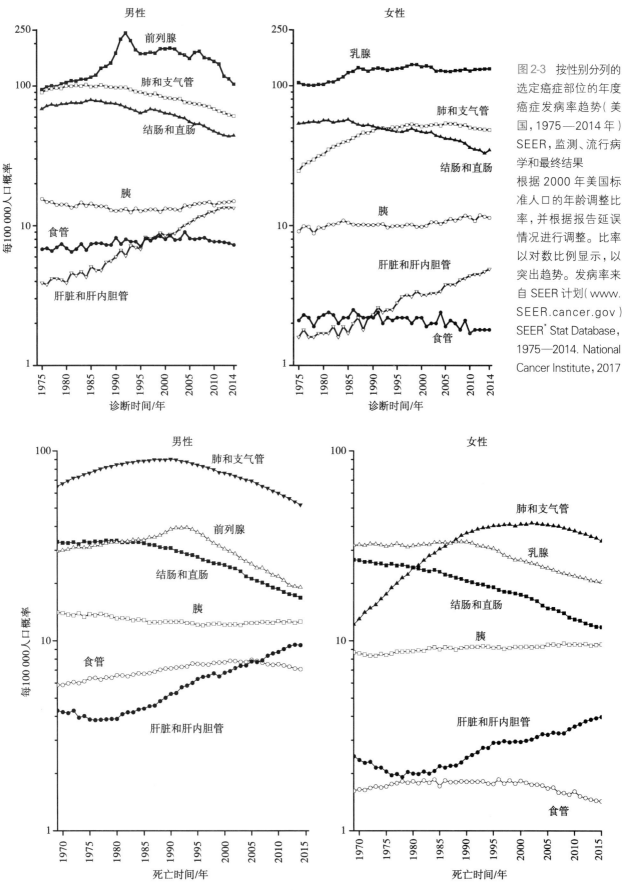

图2-3 按性别分列的选定癌症部位的年度癌症发病率趋势（美国，1975—2014 年）SEER，监测、流行病学和最终结果

根据 2000 年美国标准人口的年龄调整比率，并根据报告延误情况进行调整。比率以对数比例显示，以突出趋势。发病率来自 SEER 计划（www.SEER.cancer.gov）SEER* Stat Database，1975—2014. National Cancer Institute，2017

图 2-4 按性别分列的选定癌症部位的年度癌症死亡率趋势（美国，1969—2015 年）。根据 2000 年美国标准人口年龄调整比率。比率按对数比例显示，以突出趋势。死亡率来自隶属于美国 CDC 的国家卫生统计中心，2017 年

特定部位的癌症发生模式

在美国，男性最常见的癌症是前列腺癌、肺癌、支气管癌和结直肠癌，女性是乳腺癌、肺癌、支气管癌和直肠癌（图2-5），这些癌症分别占男性和女性新诊断病例的42%和50%。肺癌和支气管癌是男性和女性癌症死亡的主要原因，其次男性是前列腺癌和结直肠癌，女性是乳腺癌和结直肠癌。本节的余下部分将重点介绍这四种癌症类型及另外三种癌症（肝和肝内胆管癌、食管癌和胰腺癌），它们在危险因素、分布和组织学亚型趋势及低生存率方面很有特点。这七种癌症加起来占美国新增病例的53%和癌症死亡的60%。

肺癌和支气管癌

预计2018年新诊断的肺癌和支气管（肺癌）病例为234 300例，约占新诊断癌症病例的13%[18]。肺癌是男性和女性癌症相关死亡人数最多的疾病，约占所有癌症死亡人数的四分之一，2018年肺癌死亡人数估计为154 050人。男性和女性一生患浸润性肺癌的概率分别为7%和6%（表2-4）。虽然肺癌是最常见的癌症之一，截至2016年1月1日，美国只有526 510人有肺癌病史（表2-1），在一定程度上反映了该疾病的存活率较低[6]。

总的来说，男性肺癌发病率高于女性，黑人男性在所有种族/族裔群体中发病率最高（表2-2）。男性肺癌的发病率已大幅下降，从1984年的102.0（每

估计新增病例

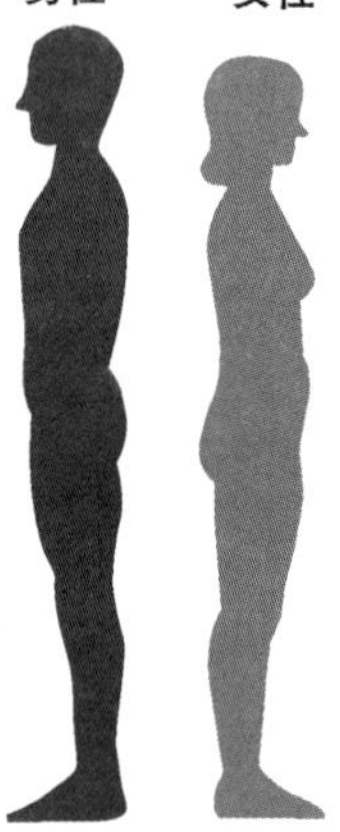

男性				女性		
前列腺	164 690	19%		乳腺	266 120	30%
肺和支气管	121 680	14%		肺和支气管	112 350	13%
结肠和直肠	75 610	9%		结肠和直肠	64 640	7%
膀胱	62 380	7%		子宫体	63 230	7%
皮肤黑色素瘤	55 150	6%		甲状腺	40 900	5%
肾脏和肾盂	42 680	5%		皮肤黑色素瘤	36 120	4%
非霍奇金淋巴瘤	41 730	5%		非霍奇金淋巴瘤	32 950	4%
口咽部	37 160	4%		胰	26 240	3%
白血病	35 030	4%		白血病	25 270	3%
肝脏和肝内胆管	30 610	4%		肾脏和肾盂	22 660	3%
所有部位	856 370	100%		所有部位	878 980	100%

估计死亡人数

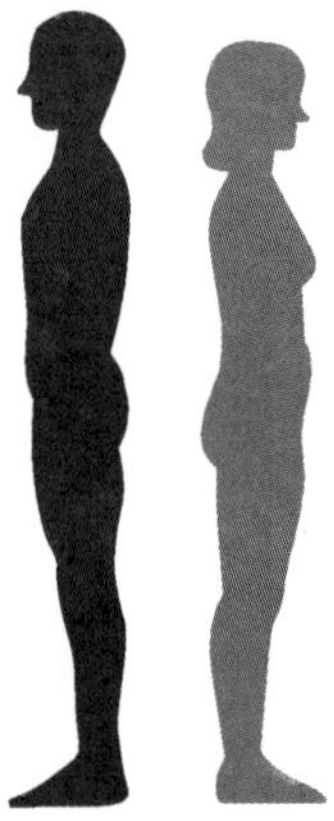

男性				女性		
肺和支气管	83 550	26%		肺和支气管	70 500	25%
前列腺	29 430	9%		乳腺	40 920	14%
结肠和直肠	27 390	8%		结肠和直肠	23 240	8%
胰	23 020	7%		胰	21 310	7%
肝脏和肝内胆管	20 540	6%		卵巢	14 070	5%
白血病	14 270	4%		子宫体	11 350	4%
食管	12 850	4%		白血病	10 100	4%
膀胱	12 520	4%		肝脏和肝内胆管	9 660	3%
非霍奇金淋巴瘤	11 510	4%		非霍奇金淋巴瘤	8 400	3%
肾脏和肾盂	10 010	3%		大脑和其他神经系统	7 340	3%
所有部位	323 630	100%		所有部位	286 010	100%

图2-5 按性别分列的估计新癌症病例和死亡的十种主要癌症类型（美国，2018年）。不包括基底细胞和鳞状细胞皮肤癌和原位癌，膀胱除外。估计数四舍五入到最接近的10，总百分比可能不是100%（数据摘自《癌症事实与数据》，2018年和美国癌症协会）

100 000 人)降至 2014 年的 60.9(图 2-3，左图)[9]。女性肺癌在经历了一段长时间的增长之后，在 21 世纪中期开始下降(图 2-3，右图)。自 1991 年以来，男性肺癌死亡率持续下降，近年来下降的幅度加快(图 2-4，左图)。女性肺癌死亡率在 2007 年之前一直在上升，此后每年下降约 2%(图 2-4，右图)。发病率和死亡率的性别差异反映了吸烟和戒烟的历史模式。吸烟是肺癌最重要的危险因素，约占肺癌病例和死亡人数的 80%[28]。吸烟量和吸烟时间越长，风险越大。肺癌的其他危险因素包括二手烟、职业或环境暴露于氡和石棉(特别是吸烟者)、某些金属(铬、镉、砷)、某些有机化学品、辐射、空气污染和结核病[29]。

与其他癌症相比，所有分期肺癌总的五年相对生存率上升较为缓慢，从 1975—1977 年的 12% 上升到 2007—2013 年的 20%(表 2-5)，主要是由于外科技术和综合治疗的改进。尽管肺癌处于局部病变时的五年存活率为 56%，但在此早期阶段诊断出来的肺癌只有 16%[9]。

乳腺癌

乳腺癌是女性最常诊断的癌症，据估计，2018 年美国有 266 120 例新诊断的侵袭性乳腺癌病例(图 2-5)。乳腺癌在女性癌症死亡原因中排名第二，预计 2018 年将有 40 920 人死亡[18]。人一生发生浸润性乳腺癌的可能性为 12%，大约 8 名女性中有 1 名要罹患乳腺癌，诊断时的平均年龄为 62 岁。截至 2016 年 1 月 1 日，估计有 350 多万女性乳腺癌幸存者生活在美国(表 2-1)。乳腺癌也可发生于男性，但很少见(表 2-3)。2018 年大约有 2 500 例乳腺癌和 500 例死亡。

白人女性乳腺癌发病率最高，其次是黑人女性，其他主要种族和族裔群体的发病率明显较低(表 2-4)。尽管黑人妇女的发病率略低于白人妇女，但其乳腺癌死亡率却高出 40% 左右，部分原因是诊断较晚和阶段特异性生存率较低[30]。

1980—1987 年，女性乳腺癌发病率迅速上升，可能与乳腺摄片量增加和绝经期激素治疗(雌激素加孕激素)有关[23]；直到 1994 年乳腺癌发病率基本稳定，然后在 1999 年继续以较慢的速度上升(图 2-3，右图)[9]。继一项里程碑式的报告称绝经期激素疗法(雌激素加孕激素)与乳腺癌风险增加有关[31]之后，从 2002 年和 2003 年始，主要是白人妇女，乳腺癌发病率急剧下降。2005 年到 2014 年，乳

腺癌总的发病率稍有上升，其中亚洲 / 太平洋岛妇女每年增加 1.7%，黑人和西班牙裔妇女增加不到 0.5%，而白人和美国印第安 / 阿拉斯加土著妇女保持稳定[30]。自 1989 年以来，尽管近年来 50 岁以下妇女的死亡率下降速度缓慢[30]，但乳腺癌妇女死亡率稳步下降(图 2-4，右图)。女性乳腺癌死亡率的大幅下降被认为是乳腺 X 射线摄影摄片能早期发现乳腺癌，提高了治疗效果[32,33]。

乳腺癌的危险因素有很多。虽然有乳腺癌家族史的妇女患乳腺癌的风险增加，但大多数患乳腺癌的妇女没有这种病史[34]。年轻时有乳腺癌病史或有导管或小叶原位癌病史、*BRCA1* 或 *BRCA2* 基因遗传突变、乳腺组织密度高、某些高危类型的良性乳腺疾病、胸部高剂量辐射也会增大风险[35,36]。引起风险增加的相关生殖因素包括经期长、从未生育或推迟生育、绝经后激素治疗(特别是雌激素和孕激素联合治疗)及最近口服避孕药等[31,37,38]。与风险增加的相关潜在可改变因素包括绝经后超重或肥胖、缺乏运动和过量饮酒[39]。

所有乳腺癌的五 5 年相对生存率从 1975—1977 年的 75% 上升到了 2007—2013 年的 91%(表 2-5)。局部乳腺癌的五年相对生存率为 99%，而区域性或远处扩散的乳腺癌的 5 年相对生存率分别为 85% 或 27%[9]。

前列腺癌

据推测 2018 年美国将新增 164 690 例前列腺癌，29 430 例前列腺癌患者死亡(图 2-5)[18]。前列腺癌是男性最常诊断的癌症，其一生的患病风险约为 12%，即约九分之一的男性(表 2-2)。截至 2016 年 1 月 1 日，有 330 多万诊断为前列腺癌史的患者生活在美国(表 2-1)，一半(57%)以上患者为 65 岁及以上的男性[9]。

黑人的发病率明显高于白人，目前仍然原因不明(表 2-4)。前列腺癌的发病率在过去 30 年里发生了很大的变化(图 2-3，左图)，这些趋势在很大程度上反映了 PSA 血液检测筛查前列腺癌的模式[40]。2008 年，美国预防服务工作队反对 75 岁及以上男性常规使用前列腺特异性抗原检测，随后在 2011 年将此建议推广到所有年龄段的男性[41]，PSA 筛查的减少可能是自 2010 年以来前列腺癌发病率的长期下降的原因。自 20 世纪 90 年代初以来，白人和黑人男性的死亡率一直在下降，这在一定程度上反映了早期发现和改善治疗的作用[42]。然而，黑人的

第一篇

患病率仍然是白人的两倍多（表 2-4）。

前列腺癌公认的危险因素是年龄、种族和家族病史[43]。然而，与强大的家族成分相关的前列腺癌仅占 5%～10%，与风险增加相关的具有明显特征的遗传因素包括林奇综合征和 *BRCA1/BRCA2* 基因突变。

90% 以上的前列腺癌发现在局部和区域阶段，5 年相对生存率接近 100%[9]。所有各期总的五年生存率从 1975—1977 年的 68% 上升到 2007—2013 年的 99%（表 2-5）。吸烟者比不吸烟者有更高的前列腺癌死亡风险，也可能有更高的疾病进展风险[44]。

结直肠癌

预计 2018 年将诊断出 97 220 例结肠癌和 43 030 例直肠癌[18]。结直肠癌约占所有癌症死亡的 8%，2018 年估计有 50 630 人死亡（不能单独获得结肠癌和直肠癌的死亡估计数，因为大部分直肠癌死亡被误分类为结肠癌）。2016 年，美国患有结直肠癌的男性和女性估计达到 140 多万（表 2-1）。结直肠癌的发生存在着巨大的种族差异，阿拉斯加本地人的发病率比黑人高出 80% 以上，比白人高出一倍[45]。然而，当阿拉斯加土著人与其他美洲印第安人加在一起时，这种显著的差异就被掩盖了（表 2-4）。尽管男性结直肠癌的发病率高于女性（表 2-3），但由于女性预期寿命更长，因此终生罹患结直肠癌的可能性相近（表 2-2）。

自 1985 年以来，除了 1996—1998 年有轻微的、无法解释的增长（图 2-3）外，男女性结直肠癌的发病率一直处于下降状态。2000 年以前的下降归因于危险因素的变化和筛查的引入，而最近更为迅速地下降被认为在很大程度上反映了结肠镜筛查的广泛应用，可以在癌前结直肠息肉发展成癌症之前发现并切除它们[46]。女性自 1947 年以来而男性自 1980 年以来，结直肠癌死亡率一直在下降（图 2-4）；总体性别中，比率（每 100 000 人）从 1970 年的 29.2 下降到了 2015 年的 14.0[45]。

结直肠癌的风险随着年龄的增长而增加；然而，55 岁及以上年龄组的发病率下降，其中约 80% 的病例被确诊，掩盖了 20～54 岁[47] 的发病率上升。除了年龄之外，还有许多可改变和不可改变的因素与风险增加有关。虽然约 30% 的结直肠癌与家族因素（如疾病家族史）有关，但只有 5% 归因于特征明显的基因突变，如林奇综合征[48]；糖尿病或慢性肠道炎症史也与风险增加有关[49,50]。潜在的可改变因素包括超重、不运动（仅结肠）、过量饮酒、高含量红肉或加工肉饮食和低钙饮食[51]。从 50 岁开始，男性和女性罹患结直肠癌的风险均等，应该开始筛查。

当结直肠癌在局部阶段被诊断时，疾病没有扩散到结直肠以外，五年生存率为 90%；然而，只有 39% 的结直肠癌在这个阶段被诊断出来[9]。癌细胞区域扩散侵及邻近器官或淋巴结的患者，五年生存率下降到 71%；发生远处转移的患者，五年生存率为 14%。直肠癌所有各期总的五年相对生存率均高于结肠癌（分别为 69% 和 65%；表 2-5），反映出在局部期确诊的直肠癌患者比例略高（分别为 43% 和 38%）。

肝及肝内胆管癌

2018 年，估计美国新诊断的肝癌和肝内胆管（肝）癌病例为 42 220 例，肝癌死亡人数为 30 200 人[18]。肝癌在男性中的发病率大约是女性的三倍（表 2-3）。发病率通常随着年龄的增长而增加，但黑人除外，其中发病年龄高峰期在 60～64 岁[52]。与常见癌症的种族模式相反，亚洲人 / 太平洋岛民和西班牙裔的肝癌发病率和死亡率是白人的两倍多（表 2-4）。

在美国大约四分之三的肝癌是肝细胞癌[52]。肝癌的主要病因是慢性乙型肝炎病毒（HBV）和丙型肝炎病毒（HCV）[53]，尤其是在发展中国家。其他危险因素如肝吸虫引起的肝内胆管炎症，在发展中国家也更为常见，特别是亚洲部分地区。在美国，7% 的肝癌与慢性乙型肝炎病毒感染有关，24% 与慢性丙型肝炎病毒感染有关，其中很大一部分还与超重（34%）、吸烟（23%）和过量饮酒（22%）有关。尽管美国的肝癌发病率较东亚和东南亚低（东亚和东南亚地区的肝癌发病率最高[54]），但肝癌是癌症死亡人数上升最快的原因[55]。美国的发病趋势很大程度上是由 1945—1965 年间出生的人中慢性丙型肝炎病毒感染率较高所引起的，其他肝癌危险因素如肥胖也有可能起一定作用[56,57]。然而，40 岁以下男性和女性的发病率正以每年 1%～2% 的速度增长，这可能是未来趋势的先兆（图 2-6）。

2007—2013 年间，肝癌患者的五年相对生存率仅为 19%（表 2-5）。自 20 世纪 90 年代初以来，局部肝癌的存活率翻了一番，在一定程度上反映了外科和移植技术的进步，但存活率仍普遍较低（43%）[9,55]。因为很大一部分肝癌的危险因素是能够改变的，因此对主要病因广泛、公平地应用预防机制是至关重要的。自 1982 年以来，一种预防乙肝病毒的疫苗已经问世，州法律规定为中学生接种乙肝疫苗有助于在青少年中实现高免疫覆盖率[58]。然而，成人和某

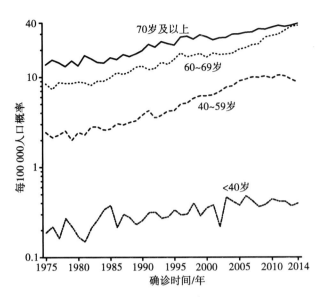

图 2-6 按年龄分列的肝癌年发病率趋势（美国，1975—2014 年）

根据 2000 年美国标准人口年龄调整比率，并根据报告延误调整费率。比率以对数比例显示，以突出趋势。SEER，监测、流行病学和最终结果

发病率来自 SEER 计划（www.SEER.cancer.gov）SEER* Stat Database，1975—2014. National Cancer Institute，2017

些人群（如医护人员）的疫苗接种覆盖率仍然低于公共卫生目标[59]。HBV 治疗虽然不能治愈，但在某些情况下被证明可以降低慢性感染者患肝癌的风险[60,61]。虽然目前还没有丙型肝炎疫苗，但可以对感染进行治疗。一些专家组织已经公布了减少乙肝和丙型肝炎传播的预防措施建议（如：医护人员的普遍预防措施）。美国 CDC 建议对感染高危人群进行常规 HCV 检测，并建议对 1945—1965 年出生的人群进行一次性检测[62]；然而，这一人群中接受此类检测的成年人比例仍然较低，2015 年约为 14%[63]。

食管癌

预计 2018 年美国将有 17 290 例新诊断病例和 15 850 例患者因食管癌死亡[18]。男性发病率是女性的四倍多（表 2-3）。食管癌通常有两种不同的组织学类型，即鳞状细胞癌和腺癌，其发生率因种族和民族不同而有很大差异。白人食管腺癌的发病率高于黑人，而鳞状细胞癌则相反。鳞状细胞癌发生在食管的上三分之一处，主要是由吸烟和饮酒引起的，二者独立和协同作用都会增大鳞状细胞癌发生的风险[64]。腺癌通常发生在食管的下三分之一处，其危险因素包括肥胖、胃食管反流病（GERD）和 Barrett 食管，后者是一种癌前状态，具有慢性炎症和不典型增生[64]。

2004 年，男性和女性食管癌的发病率开始下降（图 2-3），但组织学类型的变化趋势不同。鳞状细胞癌历来是最常见的组织学类型，然而，白人食管鳞状细胞癌发病率自 1975 年以来就开始下降，而黑人则在 1980 年晚期才开始下降，加上食管腺癌发病率的上升，导致了白人组织学类型的交叉，越来越接近于黑人的发病率（图 2-7）。食管鳞状细胞癌的发展趋势，特别是近年来，部分是由于吸烟率的下降。与黑人相比，白人男性食管腺癌发病率高且增长较快的原因尚不完全清楚，可能与黑人幽门螺杆菌感染率更高有关，后者对食管腺癌可能有保护作用[65,66]。食管腺癌的增加也可能与美国肥胖和 GERD 的增加有关。

食管癌的生存率很低，与组织学类型没有相关性[67]。在美国，1975—1977 年期间的五年生存率是 5%，2007—2013 年期间升高到 21%（表 2-5）。

胰腺癌

预计 2018 年[18]美国将有 55 440 例新诊断病例和 44 330 例胰腺癌死亡。平均诊断年龄为 70 岁，大多数病例发生在 65～79 岁之间[9]。美国黑人胰腺癌发病率高于白人（表 2-4）。

胰腺癌发病率的趋势因种族和性别不同而存在差异。从 1975 年到 20 世纪 90 年代中期，白人男性患病率有所下降，但此后每年上升 1%[9]。从 1975 年起，白人女性的发病率一直稳定或上升，目前的上升速度与白人男性相类似。与之相反，从 1975 年起，黑人男性发病率每年以 0.3% 的速率稳步下降，女性则保持稳定。白人男性胰腺癌死亡率正在缓慢上升，但白人女性的死亡率稳定，黑人的死亡率下降。吸烟会增加患胰腺癌的风险[44]，吸烟人群的发病率是不吸烟人群的两倍多。体重超标、慢性胰腺炎、糖尿病、肝硬化和某些遗传性疾病（如林奇综合征和 BRCA1/BRCA2 突变）也会增加患病风险[68,69]。过量饮酒也可能增加风险。

胰腺癌是一种致命性很强的癌症，其生存率是所有癌症中最低的。综合所有阶段，五年生存率约为 9%（表 2-5）。超过一半的病例（52%）诊断时已处于晚期，但即使 10% 患者在确诊时为局部病变，五年生存率也只有 32%[9]。早期胰腺癌通常没有症状，没有筛查试验对胰腺癌进行早期检测。手术、放疗和 / 或化疗可以延长许多患者的生存期或缓解症状，但很少能治愈。总之，这些挑战使得胰腺癌已经成为一个重要的医疗和公共卫生问题。

第一篇

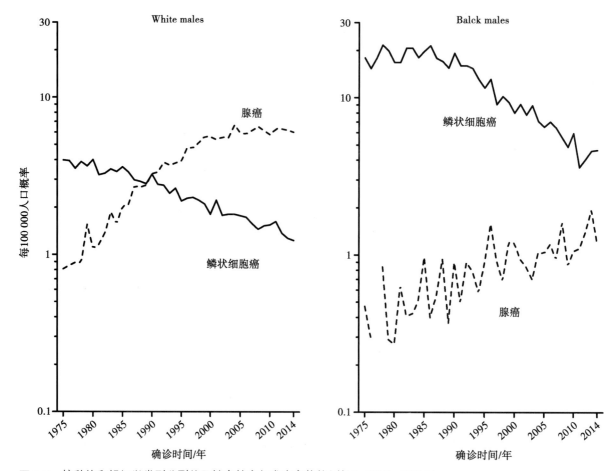

图 2-7 按种族和组织学类型分列的男性食管癌年发病率趋势（美国，1975—2014）

比率根据 2000 年美国标准人口年龄进行调整，并根据报告延迟进行调整。比率以对数比例显示，以突出趋势。SEER，监测、流行病学和最终结果

发病率来自 SEER 计划（www.SEER.cancer.gov）SEER* Stat Database, 1975-2014. National Cancer Institute, 2017

要点

- 癌症是一个由数百种疾病组成的复杂群体，其发病率因癌症类型、年龄、性别、种族/民族、社会地位、地理位置和时间而异。
- 通过美国国家癌症研究所的 SEER 计划或美国 CDC 的国家癌症登记计划，整个美国由基于人口的癌症登记所覆盖。
- 自 1930 年以来，美国大部分地区收集了基于死亡证明的死亡数据。
- 发病率是指在规定的时间段内，特定人群中新发癌症病例或死亡人数，通常表示为每年每 10 万人的计数。
- 患病率衡量在某一时间点有癌症病史的人的比例。
- 相对癌症生存率反映了确诊后患者在特定时期存活的比例，通常为 5 年，与无癌症的同等

年龄、性别和种族的人群相比。

- 患癌症的风险受年龄、种族、性别、社会地位、地理位置和时间的影响。
- 估计 2018 年美国新增癌症病例 1 735 350 例，癌症死亡 609 640 人。
- 男性一生中发生癌症的概率约为 40%，女性为 38%。
- 所有癌症的总生存率从 1975—1977 年的 50% 大幅上升到 2007—2013 年的 69%。
- 2017 年，美国最常见的三种癌症分别是男性的前列腺癌、肺癌和支气管癌、结肠癌和直肠癌以及女性的乳腺癌、肺癌和支气管癌、结肠癌和直肠癌。
- 肺癌是男性和女性与癌症相关死亡人数最多的疾病。

（李优伟 译 席家宁 校）

参考文献

1. Measurement of progress against cancer. Extramural committee to assess measures of progress against cancer. *J Natl Cancer Inst.* 1990;82:825–835.

2. Doll R, Peto R. The causes of cancer: quantitative estimates of avoidable risks of cancer in the United States today. *J Natl Cancer Inst.* 1981;66:1191–1308.

3. SEER*Stat Database: NAACCR Incidence Data – CiNA Analytic File, 1995-2014, Public Use (which includes data from CDC's National Program of Cancer Registries (NPCR), CCCR's Provincial and Territorial Registries, and the NCI's Surveillance, Epidemiology and End Results (SEER) Registries), certified by the North American Association of Central Cancer Registries (NAACCR) as meeting high-quality incidence data standards for the specified time periods, submitted December 2016.

4. Anderson RN, Minino AM, Hoyert DL, et al. Comparability of cause of death between ICD-9 and ICD-10: preliminary estimates. *Natl Vital Stat Rep.* 2001;49:1–32.

5. World Health Organization. *International Statistical Classification of Diseases and Related Health Problems.* 10th Rev. Vols I-III. Geneva, Switzerland: World Health Organization; 2011.

6. Miller KD, Siegel RL, Lin CC, et al. Cancer treatment and survivorship statistics, 2016. *CA Cancer J Clin.* 2016;66:271–289.

7. Chen HS, Portier K, Ghosh K, et al. Predicting US- and state-level cancer counts for the current calendar year: Part I: evaluation of temporal projection methods for mortality. *Cancer.* 2012;118:1091–1099.

8. Zhu L, Pickle LW, Ghosh K, et al. Predicting US- and state-level cancer counts for the current calendar year: Part II: evaluation of spatiotemporal projection methods for incidence. *Cancer.* 2012;118:1100–1109.

9. Howlader N, Noon AM, Krapcho M, et al. *SEER Cancer Statistics Review, 1975–2014.* Bethesda, MD: National Cancer Institute. https://seer.cancer.gov/csr/1975_2014/, based on November 2016 SEER data submission, posted to the SEER web site, April 2017.

10. McCracken M, Olsen M, Chen MS Jr, et al. Cancer incidence, mortality, and associated risk factors among Asian Americans of Chinese, Filipino, Vietnamese, Korean, and Japanese ethnicities. *CA Cancer J Clin.* 2007;57:190–205.

11. Siegel RL, Fedewa SA, Miller KD, et al. Cancer statistics for Hispanics/Latinos, 2015. *CA Cancer J Clin.* 2015;65:457–480.

12. Torre LA, Sauer AM, Chen MS Jr, et al. Cancer statistics for Asian Americans, Native Hawaiians, and Pacific Islanders, 2016: converging incidence in males and females. *CA Cancer J Clin.* 2016;66: 182–202.

13. Clegg LX, Reichman ME, Miller BA, et al. Impact of socioeconomic status on cancer incidence and stage at diagnosis: selected findings from the surveillance, epidemiology, and end results: national longitudinal mortality study. *Cancer Causes Control.* 2009;20:417–435.

14. Singh GK, Jemal A. Socioeconomic and racial/ethnic disparities in cancer mortality, incidence, and survival in the United States, 1950–2014: over six decades of changing patterns and widening inequalities. *J Environ Public Health.* 2017;2017:1–19.

15. Jemal A, Siegel RL, Ma J, et al. Inequalities in premature death from colorectal cancer by state. *J Clin Oncol.* 2015;33:829–835.

16. Vainshtein J. Disparities in breast cancer incidence across racial/ethnic strata and socioeconomic status: a systematic review. *J Natl Med Assoc.* 2008;100:833–839.

17. Doll R. Epidemiological evidence of the effects of behaviour and the environment on the risk of human cancer. *Recent Results Cancer Res.* 1998;154:3–21.

18. Siegel RL, Miller KD, Jemal A. Cancer statistics, 2018. *CA Cancer J Clin.* 2018;68:7–30.

19. Siegel RL, Sahar L, Robbins A, et al. Where can colorectal cancer screening interventions have the most impact? *Cancer Epidemiol Biomarkers Prev.* 2015;24:1151–1156.

20. Jemal A, Thun MJ, Ries LA, et al. Annual report to the nation on the status of cancer, 1975–2005, featuring trends in lung cancer, tobacco use, and tobacco control. *J Natl Cancer Inst.* 2008;100:1672–1694.

21. Potosky AL, Kessler L, Gridley G, et al. Rise in prostatic cancer incidence associated with increased use of transurethral resection. *J Natl Cancer Inst.* 1990;82:1624–1628.

22. Potosky AL, Miller BA, Albertsen PC, et al. The role of increasing detection in the rising incidence of prostate cancer. *JAMA.* 1995;273:548–552.

23. Toriola AT, Colditz GA. Trends in breast cancer incidence and mortality in the United States: implications for prevention. *Breast Cancer Res Treat.* 2013;138:665–673.

24. Thun MJ, Jemal A. How much of the decrease in cancer death rates in the United States is attributable to reductions in tobacco smoking? *Tob Control.* 2006;15:345–347.

25. Wingo PA, Cardinez CJ, Landis SH, et al. Long-term trends in cancer mortality in the United States, 1930–1998. *Cancer.* 2003;97:3133–3275.

26. Service UPH. Smoking and Health. *Report of the Advisory Committee to the Surgeon General of the Public Health Service.* Washington, DC: U.S.: Department of Health, Education, and Welfare, Public Health Service, Center for Disease Control; 1964.

27. Torre LA, Siegel RL, Ward EM, et al. Global cancer incidence and mortality rates and trends–an update. *Cancer Epidemiol Biomarkers Prev.* 2016;25:16–27.

28. Islami F, Goding Sauer A, Miller KD, et al. Proportion and number of cancer cases and deaths attributable to potentially modifiable risk factors in the United States. *CA Cancer J Clin.* 2018;68:31–54.

29. Subramanian J, Govindan R. Lung cancer in never smokers: a review. *J Clin Oncol.* 2007;25:561–570.

30. DeSantis CE, Ma J, Goding Sauer A, et al. Breast cancer statistics, 2017, racial disparity in mortality by state. *CA Cancer J Clin.* 2017;67:439–448.

31. Rossouw JE, Anderson GL, Prentice RL, et al. Risks and benefits of estrogen plus progestin in healthy postmenopausal women: principal results From the Women's Health Initiative randomized controlled trial. *JAMA.* 2002;288:321–333.

32. Berry DA, Cronin KA, Plevritis SK, et al. Effect of screening and adjuvant therapy on mortality from breast cancer. *N Engl J Med.* 2005;353:1784–1792.

33. Munoz D, Near AM, van Ravesteyn NT, et al. Effects of screening and systemic adjuvant therapy on ER-specific US breast cancer mortality. *J Natl Cancer Inst.* 2014;106:dju289.

34. Collaborative Group on Hormonal Factors in Breast C. Familial breast cancer: collaborative reanalysis of individual data from 52 epidemiological studies including 58,209 women with breast cancer and 101,986 women without the disease. *Lancet.* 2001;358:1389–1399.

35. Singletary SE. Rating the risk factors for breast cancer. *Ann Surg.* 2003;237:474–482.

36. Ward EM, DeSantis CE, Lin CC, et al. Cancer statistics: breast cancer in situ. *CA Cancer J Clin.* 2015;65:481–495.

37. Anderson KN, Schwab RB, Martinez ME. Reproductive risk factors and breast cancer subtypes: a review of the literature. *Breast Cancer Res Treat.* 2014;144:1–10.

38. Morch LS, Skovlund CW, Hannaford PC, et al. Contemporary Hormonal Contraception and the Risk of Breast Cancer. *N Engl J Med.* 2017;377:2228–2239.

39. World Cancer Research Fund International/American Institute for Cancer Research. *Continuous Update Project Report: Diet, Nutrition, Physical Activity and Breast Cancer.* 2017. https://wcrf.org/breast-cancer-2017.

40. Hankey BF, Feuer EJ, Clegg LX, et al. Cancer surveillance series: interpreting trends in prostate cancer–part I: evidence of the effects of screening in recent prostate cancer incidence, mortality, and survival rates. *J Natl Cancer Inst.* 1999;91:1017–1024.

41. Jemal A, Fedewa SA, Ma J, et al. Prostate cancer incidence and PSA testing patterns in relation to USPSTF screening recommendations. *JAMA.* 2015;314:2054–2061.

42. Etzioni R, Tsodikov A, Mariotto A, et al. Quantifying the role of PSA screening in the US prostate cancer mortality decline. *Cancer Causes Control.* 2008;19:175–181.

43. Brawley OW. Trends in prostate cancer in the United States. *J Natl Cancer Inst Monogr.* 2012;2012:152–156.

44. Services UDoHaH. *2014 Surgeon General's Report: The Health Consequences of Smoking—50 Years of Progress.* Atlanta, GA: US Department of Health and Human Services, Centers for Disease Control and Prevention, Office of Smoking and Health; 2014.

45. Siegel RL, Miller KD, Fedewa SA, et al. Colorectal cancer statistics, 2017. *CA Cancer J Clin.* 2017;67:177–193.

46. Edwards BK, Ward E, Kohler BA, et al. Annual report to the nation on the status of cancer, 1975–2006, featuring colorectal cancer trends and impact of interventions (risk factors, screening, and treatment) to reduce future rates. *Cancer.* 2010;116:544–573.

47. Siegel RL, Fedewa SA, Anderson WF, et al. Colorectal cancer incidence patterns in the United States, 1974–2013. *J Natl Cancer Inst.* 2017;109:djw322.

48. Patel SG, Ahnen DJ. Familial colon cancer syndromes: an update of a rapidly evolving field. *Curr Gastroenterol Rep.* 2012;14:428–438.

49. Lutgens MW, van Oijen MG, van der Heijden GJ, et al. Declining

risk of colorectal cancer in inflammatory bowel disease: an updated meta-analysis of population-based cohort studies. *Inflamm Bowel Dis.* 2013;19:789–799.

50. Tsilidis KK, Kasimis JC, Lopez DS, et al. Type 2 diabetes and cancer: umbrella review of meta-analyses of observational studies. *BMJ.* 2015;350:g7607.

51. World Cancer Research Fund International/American Institute for Cancer Research. Continuous Update Project Report: Diet, Nutrition, Physical Activity and Colorectal Cancer. 2017. https://wcrf.org/colorectal-cancer-2017.

52. Ryerson AB, Eheman CR, Altekruse SF, et al. Annual Report to the Nation on the Status of Cancer, 1975–2012, featuring the increasing incidence of liver cancer. *Cancer.* 2016;122:1312–1337.

53. Plummer M, de Martel C, Vignat J, et al. Global burden of cancers attributable to infections in 2012: a synthetic analysis. *Lancet Glob Health.* 2016;4:e609–e616.

54. Torre LA, Bray F, Siegel RL, et al. Global cancer statistics, 2012. *CA Cancer J Clin.* 2015;65:87–108.

55. Islami F, Miller KD, Siegel RL, et al. Disparities in liver cancer occurrence in the United States by race/ethnicity and state. *CA Cancer J Clin.* 2017;67:273–289.

56. Armstrong GL, Wasley A, Simard EP, et al. The prevalence of hepatitis C virus infection in the United States, 1999 through 2002. *Ann Intern Med.* 2006;144:705–714.

57. El-Serag HB. Epidemiology of hepatocellular carcinoma in USA. *Hepatol Res.* 2007;37(Suppl 2):S88–S94.

58. Walker TY, Elam-Evans LD, Singleton JA, et al. National, regional, state, and selected local area vaccination coverage among adolescents aged 13–17 years – United States, 2016. *MMWR Morb Mortal Wkly Rep.* 2017;66:874–882.

59. Williams WW, Lu PJ, O'Halloran A, et al. Surveillance of vaccination coverage among adult populations – United States, 2015. *MMWR Surveill Summ.* 2017;66:1–28.

60. Gordon SC, Lamerato LE, Rupp LB, et al. Antiviral therapy for chronic hepatitis B virus infection and development of hepatocellular carcinoma in a US population. *Clin Gastroenterol Hepatol.* 2014;12:885–893.

61. Lai CL, Yuen MF. Prevention of hepatitis B virus-related hepatocellular carcinoma with antiviral therapy. *Hepatology.* 2013;57:399–408.

62. Smith BD, Morgan RL, Beckett GA, et al. Hepatitis C virus testing of persons born during 1945–1965: recommendations from the Centers for Disease Control and Prevention. *Ann Intern Med.* 2012;157:817–822.

63. Jemal A, Fedewa SA. Recent hepatitis C virus testing patterns among baby boomers. *Am J Prev Med.* 2017;53:e31–e33.

64. Rustgi AK, El-Serag HB. Esophageal carcinoma. *N Engl J Med.* 2014;371:2499–2509.

65. Xie FJ, Zhang YP, Zheng QQ, et al. Helicobacter pylori infection and esophageal cancer risk: an updated meta-analysis. *World J Gastroenterol.* 2013;19:6098–6107.

66. Graham DY, Malaty HM, Evans DG, et al. Epidemiology of Helicobacter pylori in an asymptomatic population in the United States. Effect of age, race, and socioeconomic status. *Gastroenterology.* 1991;100:1495–1501.

67. Blot W, McLaughlin J, Fraumeni JF Jr. Esophageal cancer. In: Schottenfeld D, Fraumeni JF Jr, eds. *Cancer Epidemiology and Prevention.* 3rd ed. New York, NY: Oxford University Press; 2006.

68. Research WCRFIAIfC. Pancreatic Cancer 2012 Report: Food, Nutrition, Physical Activity and the Prevention of Pancreatic Cancer. 2012. https:\\wcrf.org/Pancreatic-Cancer-2012-Report.pdf.

69. Barone E, Corrado A, Gemignani F, et al. Environmental risk factors for pancreatic cancer: an update. *Arch Toxicol.* 2016;90:2617–2642.

第3章

肿瘤学原理

Thomas J. Fountaine, Kristen M. O'Dwyer

自本书第 1 版以来,随着技术的进步,特别是在基因组学和生物信息学领域,极大地促进了我们对癌症发生、癌症进化和治疗反应的理解。由于用于 DNA 和核糖核酸(RNA)测序技术的创新,研究癌症基因组学的能力得到了极大的提高。我们从这些基因组分析中获得的知识彻底改变了我们看待癌症和治疗癌症的方式。然而,肿瘤形成的基本原理是一样的:人类癌症的发展是一个涉及细胞内遗传和表观遗传异常的多步骤进展的结果,最终形成以细胞快速生长、对生长抑制信号的抵抗、逃避凋亡信号为特征的恶性表型、血管生成与组织侵袭转移能力[1]。更简单地说,所有癌细胞的特征是失去了正常健康稳态功能所需的正常自检和平衡的能力。此外,我们还了解到肿瘤发展不仅是细胞内的改变,而且免疫系统、肿瘤微环境等外在因素在疾病的发病机制中也起着不可或缺的作用。

在本章中,我们回顾了:①当前的致癌模型和机制;②下一代测序技术的基本原理;③经典的突变和综合征;④较新的治疗手段,即移植 T 细胞免疫治疗。由于空间的限制和主题的复杂性及许多优秀的教科书和评论文章意见不一,我们强调最重要的原则及其对临床医学的影响,同时让感兴趣的读者全面回顾先驱的工作。

肿瘤发生的当前模式

人类肿瘤是一个多步骤过程的结果,包括在细胞的脱氧核糖核酸(DNA)中获得几个基因突变。突变是指 DNA 一级核苷酸序列的任何变化,突变可能产生或不产生功能性后果。DNA 突变发生的机制是多种多样的,包括 DNA 修复过程不精确、随机复制错误、剪接错误、信使核糖核酸(mRNA)处

理错误、暴露于诸如辐射或化疗之类的致癌物或将外源 DNA 插入诸如病毒 DNA 或 RNA 之类的基因组。

Vogelstein 和 Kinzler 很好地将这一过程在人类结直肠癌中予以了描述。他们对罕见的遗传性结肠癌综合征家族的研究表明,从正常结肠上皮到原位癌的发展过程中需要多个突变事件[2]。

在血液系统恶性肿瘤中,特别是急性髓系白血病(AML),肿瘤干细胞(CSC)模式为人类癌症的发展提供了另一种机制。John Dick 等所描述的原始模型提出,在正常造血过程中,造血干细胞(HSC)能够自我更新,产生正常的祖细胞和成熟的血细胞[3]。然而,如果 HSC 发生突变,则该细胞转化为其恶性对应物即白血病干细胞(LSC)。LSC 是一种罕见的细胞,能够自我更新,并且能够在类似于正常造血的层次结构中产生白血病祖细胞和白血病母细胞[4,5]。类似的模型已经应用于实体肿瘤,泛指肿瘤内存在癌细胞亚群的一般原理,即肿瘤干细胞,它可以通过自我更新和分化来引发癌症的发展。而大多数肿瘤细胞是终末分化的,缺乏这些特性[6]。CSC 模式的临床意义在于尽管化疗有效地杀死了大量的肿瘤细胞,但并没有消除 CSC,它是一个相对静止的细胞,因此,为癌症的复发和细胞毒性化疗的失败创造了一个可能性。虽然尚不清楚 CSC 模型是否适用于所有癌症,但目前正在进行一项强有力的研究,以确定干细胞模型是否与实体瘤和其他血液系统恶性肿瘤相关。

下一代测序技术

2017 年,基因组学领域庆祝 DNA 测序 40 周年。自从这些早期的开创性努力以来,技术的爆炸性发展是前所未有的,下一代测序(NGS)技术已经

彻底改变了我们在基因组、转录组和表观遗传学水平上研究癌症的能力。例如，在 1990 年，启动了人类基因组工程，用了将近 13 年，花费几十亿美元之后，完成了该工程。如今，整个人类基因组的测序只需花费几千美元就可以在几个小时内完成。因此，通过美国国家癌症研究所（NCI）、癌症基因组图谱项目（TCGA）和国际癌症基因组联盟[7-10]的同时努力，100 多种不同的肿瘤类型 / 亚型已经完全具备了基因特征。

在此，我们阐明了 NGS 的基本原理，并说明其应用，因为它关系到我们对当前致癌模型的理解。为了全面回顾 NGS 的历史和具有里程碑意义的文章，我们建议感兴趣的读者全面阅读作者 Shendure 等的文章[11]。

DNA 提供有关编码细胞转录的指令信息。DNA 由核苷酸序列（腺嘌呤、鸟嘌呤、胸腺嘧啶和胞嘧啶）组成，产生活跃基因的基因组区域称为外显子，基因组中不产生活跃基因的区域称为内含子。外显子内的突变可以是沉默的（即，没有功能改变）或具有显著的功能后果。表观遗传因素（即基因组外的因素）也被公认为有助于癌症的发展[12-18]。与导致核苷酸序列直接改变的基因突变相比，表观遗传因子通过改变甲基化模式或包装 DNA 分子的重要蛋白质来改变基因的表达方式。基因组和表观基因组畸变有助于肿瘤的发生，具体例子将在后面详细讨论。

全基因组和 / 或外显子组测序极大地提高了我们对癌症突变景观和这些基因组畸变的预后影响的认识。作为一个知识的巨大转变例子，世界卫生组织（WHO）最近更新了白血病和淋巴肿瘤的分类，从主要基于形态学的分类到现在基于分子分类系统的分类[19]。

对突变频率的了解，也被称为变异等位基因频率（VAF），增加了我们对癌症如何演变的理解。这为解释癌症从：①始发的致癌事件到诊断的时间；②从诊断到复发的演变；③原发肿瘤转移癌的演变；④癌症的演变与治疗选择压力的关系提供了宝贵的见解和发展模式[4, 20-31]。

DNA 产生 RNA 的过程称为转录。RNA 提供有关细胞转录状态的信息，或者更简单地说，它告诉你在任何给定的时间哪些基因在细胞中是活跃的。RNA 测序（RNA-seq）可以用来回答许多生物学问题，但可以说它是寻找两种条件之间差异基因表达的最广泛应用[32]。例如，人们可以观察恶性细

胞和健康细胞的基因表达，以确定哪些基因对疾病的发病有显著的作用。将恶性细胞在诊断时的基因表达与复发时的基因表达进行比较，将有助于深入了解哪些基因对癌症逃避治疗非常重要。我们还可以观察特定治疗前后的基因表达，以了解癌症如何逃避特定治疗，如靶向免疫治疗[33-36]。

技术方面可分为五个基本步骤[32, 37]：①首先，从感兴趣的细胞中提取 RNA，然后将其片段转化为小的（约 300 碱基对）互补 DNA 序列（cDNA）；②然后将这些片段 cDNA 与参考基因组对齐；③通过与每个基因序列对齐的短片段读取数推断每个基因的表达水平；④使用统计和生物信息工具对读数进行规范化，以说明基因大小的差异和样本条件之间的变化；⑤可以通过比较样本之间的每千碱基百万读取（RPKM）、每百万千碱基片段（FPKM）或每千碱基百万转录本（TPM）值来评估差异基因表达。然后分析差异表达基因的生物学意义，以确定哪些基因是相关的。

单分子实时测序（SMRT）在许多方面比传统的 RNA-seq 有了改进。SMRT 测序技术依赖于零模式波技术，当转录物在黏贴的聚合酶上读取时，实时检测 mRNA 长转录物的序列[38-47]。与产生短片段的传统 RNA 测序方法相比，能够产生长达 60 000 个碱基对的读操作具有许多优势。例如，这在检测蛋白质的多个亚型或具有多个短串联重复序列的基因组区域和富含 GC 的基因组区域中特别有用。

获得 RNA 或 DNA 的过程至关重要。传统上，测序涉及提取整个肿瘤的 RNA 和 DNA，这就是所谓的批量测序。这样做的缺点是，它提供了最主要细胞的基因组信息。正如我们现在认识到的，癌症的基因组异质性是巨大的[48-51]。因此，在单细胞水平上理解癌症变得越来越重要，并将进一步改变我们对癌症和干细胞生物学的思考方式。为了说明这一点的重要性，可以把一个水果篮想象成一个肿瘤，每个水果代表一个癌细胞。如果你把整个果篮放到搅拌机里，然后测序混合物，你只会得到关于篮子里最普遍的水果的信息，稀有水果的信息将会丢失。或者，如果你把所有的水果分开放在各自的搅拌机里，你将获得关于水果的确切类型以及每种水果对原始水果篮贡献了多少的信息，癌症测序也是如此。如果你把所有的细胞排列在一起，稀有克隆的基因组 / 转录组特征就会丢失。这与临床实践息息相关，因为许多研究表明，在诊断时占优势的恶性克隆可能不是复发时的主要克隆。但是，更罕

见的亚克隆或癌干细胞是占优势的细胞[5,21,24,52-55]。这些基因上不同的亚群是在治疗过程中被选择出来的,因此这就是预防复发新病变的干预措施的重要目标。

有许多平台来进行单细胞测序,每个都有其优缺点[56-63]。一般来说,其原理是分离单个细胞,提取核酸并在其中添加分子条形码。对于 DNA,需要一个扩增步骤,因为每个细胞内只有两条 DNA,但有成千上万的 RNA 分子。当 DNA 或 RNA 被测序时,分子条形码的核酸因此被连接到一个唯一的条形码上,这个条形码识别了它的起源细胞。利用信息学工具,你就可以定义每个细胞内的基因和表达水平。在癌症中利用单细胞测序再次革新了我们对癌症异质性和进化的理解[49,64-69]。

这些工具的临床应用仍然不能让大多数人所接受,但正被用于在选定的患者中发现可靶向和可操作的突变[70-79]。这些技术的不断创新只会增强我们在未来提供有针对性和个性化的药物的能力,希望能消除传统化疗和放射治疗所引起的大量不必要的毒性。

癌基因的分类——癌基因和抑癌基因

癌基因

20 世纪 70 年代对人类逆转录病毒的研究和逆转录酶[80,81]的研究发现了人类的第一个癌基因[82,83]。癌基因是正常细胞基因的突变形式,称为原癌基因。原癌基因包括参与有丝分裂信号和生长控制的几类基因,通常编码蛋白质,如细胞外细胞因子和生长因子、跨膜生长因子受体、转录因子和控制 DNA 复制的蛋白质。重要的是,所有由原癌基因编码的蛋白质都控制着细胞周期、细胞分裂和细胞分化的细胞内信号通路的关键步骤。

在人类癌症中,原癌基因突变事件通常发生在该基因的单个等位基因中,并模仿常染色体显性遗传模式(即单个等位基因突变足以引起疾病),产生功能表型增益。将原癌基因激活为癌基因的突变包括点突变、DNA 扩增和染色体重组。

点突变的例子见于蛋白质的三个主要 Ras 家族成员(HRAS、KRAS、NRAS)。简而言之,Ras 蛋白是膜相关的鸟嘌呤核苷酸交换蛋白,它们的下游靶点控制着细胞增殖、分化和凋亡等多种过程。RAS 基因的激活突变涉及密码子 12、13 和 61,导

致蛋白质磷酸结合区的氨基酸替换。其结果是 Ras 蛋白被"锁定"在活性鸟苷三磷酸(GTP)结合状态,从而产生一个组成性的活性 Ras 信号通路,该通路现在可以通过不受控制的细胞增殖和避免凋亡而赋予细胞生长优势[84]。

Ras 蛋白的激活突变在 30% 的人类肿瘤中被证实[85],尽管某些肿瘤类型的 RAS 突变发生率特别高,包括 95% 的胰腺癌、50% 的结直肠癌和 30% 的肺癌。虽然 Ras 蛋白在人类细胞中广泛表达,但尚不清楚为什么某些肿瘤类型的突变率较高。

DNA 扩增是原癌基因激活的第二种机制。尽管确切的机制尚不清楚,但 DNA 扩增导致细胞原癌基因 DNA 拷贝数的增加。基因拷贝数的增加会导致染色体的特征性改变,这可以用核型评估的传统细胞遗传学研究来鉴定。这些包括染色体外双微小染色质体(dmins)和在其中扩增序列整合到染色体的均匀染色区域。其功能结果是基因表达水平以及相应的 RNA 和蛋白质水平的增加。

在 HL-60 人早幼粒细胞白血病细胞系中首次发现的扩增原癌基因为 MYC[86,87]。MYC 是转录因子基本螺旋 - 环 - 螺旋亮氨酸拉链家族的成员,调节多种细胞过程,包括细胞生长和分化、细胞周期进展、凋亡和细胞运动[88,89]。MYC 经常在实体瘤中扩增,包括小细胞肺癌(18%~31%)、神经母细胞瘤(25%)和肉瘤,基因拷贝数的增加导致 MYC 蛋白水平的一致性增加,导致细胞生长和分裂不受调控。一个重要的临床相关性是,在儿童神经母细胞瘤中,MYC 家族成员 N-MYC 在约 40% 的儿童晚期神经母细胞瘤中扩增,并具有预后意义。有神经母细胞瘤且 N-MYC 扩增很少或没有 N-MYC 扩增的儿童预后非常好,而 N-MYC 拷贝数大于 10 的儿童预后明显较差,生存期较短[90]。

另一个在人类癌症,特别是乳腺癌、卵巢癌和肺癌中普遍扩增的重要基因是 c-erbB2/HER-2 基因。c-erbB2/HER-2 基因编码表皮生长因子受体(EGFR)家族的跨膜受体,具有酪氨酸激酶活性[91,92]。激活的信号转导途径控制上皮细胞的生长和分化。c-erbB2/HER-2 基因的扩增与 HER2 蛋白的表达增加相关。据估计,HER2 在 18%~20% 的乳腺肿瘤中扩增,而且它也具有预后价值。Slamon 等发现每个癌细胞中 HER2 的 5 个以上拷贝的 DNA 扩增与乳腺癌患者的生存率降低相关[93]。

染色体重组是原癌基因激活的第三种机制。重组的机制可以是染色体的得失,这些染色体通常

出现在人体实体瘤中，也可以是染色体的易位，如人类白血病、淋巴瘤和肉瘤。由于原癌基因通常位于染色体断裂点或其附近，因此易发生突变。结果造成一种结构重组，将两个不同的染色体区域拼凑在一起，通常产生一个编码融合蛋白的嵌合基因[94, 95]。

人类癌症中研究最深入的染色体易位研究之一是来自 Peter Nowell，David Hungerford 和 Janet Rowley 对白血病的细胞学研究。1960 年，David Hungerford 在两名慢性粒细胞白血病（CML）患者的白血病细胞中观察到了一个特征性的小染色体[96]。当时的技术无法识别这种特殊染色体，由于 Hungerford 和 Nowell 都生活在费城，所以被命名为费城染色体（Ph）。20 世纪 70 年代，细胞遗传学分带的发展实现了技术突破，Janet Rowley 最终鉴定了费城染色体，事实上，费城染色体是由 22 号染色体的一小部分转移到 9 号染色体引起的[97]。1984 年这一领域又出现了一个突破，当时 Gerard Grosveld 和他的同事们克隆了 9；22 易位基因，并鉴定了 9 号染色体上的 Abelson 白血病（ABL）基因和 22 号染色体上的断点簇区（BCR）基因，这两个基因结合后，表达了一种框内融合蛋白，形成组成性激活的 ABL 酪氨酸激酶[98]。正是不受调控的 BCR-ABL 酪氨酸激酶活性导致了 CML 发展的转化。2001 年，Brian Drucker 等首次报道了 BCR-ABL 酪氨酸激酶特异性抑制剂亚甲基二膦酸伊马替尼，该抑制剂在慢性期 CML 患者中具有活性[99]。伊马替尼治疗慢性期慢性粒细胞白血病的发展改变了治疗标准，改变了这种侵袭性、往往致命的白血病的自然史，成为大多数患者可控制的慢性疾病。除了 CML，伊马替尼还可用于治疗费城染色体阳性的急性淋巴细胞白血病（Ph+ALL）、胃肠道间质瘤（GIST）、全身肥大细胞增多症和某些慢性嗜酸性粒细胞白血病亚型。

费城染色体的鉴定提出了特定染色体重组与癌症有关的概念。在对 CML 进行研究之前，Janet Rowley 和她的同事们发现了急性髓系白血病（AML）患者 8 号染色体和 21 号染色体之间的第一个相互重组染色体[100, 101]。这一 AML 亚型的 21 号染色体长臂远端上的 AML1 基因（也称为 CBFα₂ 为核心结合因子或 PEBP2αB）与 8 号染色体上的 ETO 基因（8, 21 个基因）发生了融合[101]。AML1-ETO 基因重组表达产生了一种新的融合蛋白，它干扰了造血细胞的发育、功能和分化过程中许多关键基因的正常转录[102]。

1977 年，Janet Rowley 和她的同事还发现了 15；17 易位，这是急性早幼粒细胞白血病（APL）的特征[103]。在这种急性白血病亚型中，15 号染色体上的一部分早幼粒细胞白血病（PML）基因与 17 号染色体上的一部分视黄酸受体 α（RARα）基因融合，由此产生的 PML-RARα 融合蛋白抑制了髓细胞的分化，导致早幼粒细胞期的分化停滞。另外，PML-RARα 融合蛋白具有抗凋亡活性，可使恶性克隆在生长因子缺乏的条件下存活。在过去，由于 APL 患者出现相关凝血病，这种类型的 AML 是最致命的，但现在使用全反式视黄酸（ATRA）和三氧化二砷后，用或不用细胞毒性化疗，大多数病人都可以治愈[104, 105]。

抑癌基因

抑癌基因参与调节正常细胞发育的各种过程，包括细胞周期检查点反应、DNA 修复、蛋白质泛素化和降解、有丝分裂信号、细胞特异性、分化迁移和肿瘤血管生成。

在人类癌症中，散发性癌症的抑癌基因突变必须发生在两个等位基因中，这就是所谓的"二次突变假说"，使基因功能失活，产生功能表型隐性缺失[106, 107]。与家族性癌症综合征不同，抑癌基因突变等位基因的种系遗传只需要一个体细胞突变就能使野生型等位基因失活，从而大大加速了癌症表型的发展。此外，家族综合征中的抑癌基因必须在散发性癌症中突变，才能被归类为抑癌基因。

抑癌基因失活可以有不同类型的突变。如果一个点突变发生在编码区，它可以导致氨基酸替换，或者它可以引入一个过早终止密码子，因此，导致蛋白质截短。DNA 核苷酸序列的大量缺失可能影响基因的一部分或染色体的整个臂，导致肿瘤 DNA 杂合性（LOH）的丧失。视网膜母细胞瘤基因（RB）通过这种机制发生突变，导致 13q14 号染色体大量缺失[108]。

表观遗传学机制可以灭活抑癌基因，有助于恶性肿瘤的发展。表观遗传是指基于基因表达水平的遗传信息，这些变化并非 DNA 的一级核苷酸序列的突变机制所形成。改变基因表达水平的表观遗传机制包括基因启动子区的胞嘧啶和鸟嘌呤残基簇甲基化（称为 CpG 岛）、组蛋白修饰和染色质重塑[109, 110]。分子证据的出现表明 DNA 甲基化是抑癌基因失活的重要机制，是一个潜在的可逆过程，因此 DNA 甲基化抑制剂作为一种新的治疗药物具有重要的临床意义。目前，阿扎胞苷和地西他滨用于治疗骨髓增生异常综合征（MDS）和对阿糖胞苷和柔红霉素强化诱导化疗不耐受的老年 AML 患者[111]。

视网膜母细胞瘤（RB1）肿瘤抑制基因是第一个被确定的抑癌基因[112]。RB1 基因与 p107 和 p130 一起，抑制调控细胞周期进展、凋亡和分化的信号转导途径的基因转录[113]。RB1 基因产物（pRb）通过一系列复杂的蛋白质相互作用来控制这些过程。据报道，有 100 多种蛋白质与 pRb 相互作用，但研究最多的蛋白质是 E2F 转录因子和各种病毒癌蛋白，包括猿猴病毒 40（SV40）的大 T 抗原和致癌的人乳头状瘤病毒编码的 E7 蛋白[114]。RB1 的种系失活导致家族性儿童肿瘤视网膜母细胞瘤，RB1 的体细胞丢失在许多类型的人类癌症中很常见，包括乳腺癌和肉瘤[115-117]。此外，许多实验室的工作已经证明，pRb 调节途径中的关键蛋白可能在几乎 100% 的人类肿瘤中发生突变[118-121]。p53 抑癌基因将在本章细胞周期部分讨论。

家族性癌症综合征

如前所述，尽管大多数癌症是由于获得性体细胞基因突变发展而成，但有一小部分癌症综合征（5%～10%）却是由于遗传突变。通常情况下，某一特定的器官会受到影响，病人比一般人患癌症的年龄要小得多。表 3-1 列出了一些常见的家族性癌症综合征及其相应的受影响基因。

表 3-1　常见家族性癌症综合征及遗传影响基因

遗传基因	家族综合征
RB1	视网膜母细胞瘤与骨肉瘤
TP53	Li-Fraumeni 综合征
WT1	肾母细胞瘤
VHL	Von Hippel-Lindau 综合征——肾细胞癌
BRCA1 和 BRCA2	乳腺癌和卵巢癌
APC	家族性腺瘤性息肉病；结直肠肿瘤
MMR	遗传性非息肉病性结直肠癌
NF1	Von-Recklinghausen 病；1 型神经纤维瘤病；神经鞘瘤和胶质瘤
NF2 PTEN CDH1 DDX41	2 型神经纤维瘤病；听神经瘤和脑膜瘤 Cowden/PTEN 错构瘤 遗传性弥漫性胃癌 MDS/AML 综合征

RNA 和 DNA 肿瘤病毒

DNA 和 RNA 病毒被认为是导致癌症的关键因素，在 20 世纪 70 年代得到了广泛研究[83,122,123]。最终的研究结果表明，病毒仅诱导少数癌症。然而，通过对 RNA 和 DNA 病毒的研究，揭示了细胞生长控制途径的机制，形成了当前癌症遗传基础的概念。尽管这些病毒的作用机制在如何感染人类细胞并整合到基因组上是不同的，但最终的结果要么是激活了促生长途径，要么是抑制了肿瘤抑制因子。我们现在知道某些病毒是人类癌症的真正病因，包括人乳头状瘤病毒（宫颈癌）、乙型和丙型肝炎病毒（肝细胞癌）、爱泼斯坦 - 巴尔病毒（伯基特淋巴瘤）和人 T 细胞白血病病毒 I 型（T 细胞白血病）。

细胞周期控制

细胞分裂通过多种蛋白质复杂的相互作用受到严格控制，保证细胞周期各组成部分——细胞生长、染色体复制和有丝分裂的如实地呈现。为了保证过程的真实性，存在有预防错误或者在它们发生错误时纠正它们的保障措施。基因突变修改控制细胞周期调节的蛋白质来削弱保护措施，随着时间的推移、突变的积累，导致基因组不稳定，最终导致恶性转化和细胞生长不受限制。

细胞周期分为四个阶段：G_1 期（间隙 1）、S 期（合成期）、G_2 期（间隙 2）和 M 期（有丝分裂期）[124]。S 期进行 DNA 合成，M 期母细胞分裂形成两个子细胞。中间的间隙阶段 G_1 和 G_2 期，为细胞生长和调控进行储备。具体地说，在细胞周期中的这些间隙期内将复杂的信号予以整合，以确定细胞是否应分别进入 S 期和 M 期，允许细胞决定停留在间隙期内而不中断染色体复制和 / 或染色体分离。

许多实验室利用不同实验模型系统已经鉴定出许多调节细胞周期的基因和信号通路[125,126]。Lee Hartwell 和他的同事利用芽殖酵母酿酒酵母作为模型系统，并创造条件突变（称为细胞分裂周期，或 Cdc 突变）来损害细胞周期的特定阶段，他们发现了调节细胞周期进展所需的大多数基因[125]。这一发现的意义在于它第一次证明了细胞周期是通过一系列相互依赖的反应来组织完成的，一个过程的完成紧接着下一个过程的开始，确保细胞周期精准进行。这些研究得到的一个关键发现是 Nurse 等发现的 Cdc2 蛋白激酶[127,128]。这种激酶最初是在裂殖酵母苹果分裂菌中被鉴定出来的,后来发现在芽殖酵母中是 G_1/S 和 G_2/M 相变点的主要调控因子[129-133]。这项工作为整个分子生物学和遗传学领域奠定了基石,并强调了 Cdc2 在每个细胞周期主要转换中的作用。细胞周期生物学的另一个突破是在后生动物中发现了一个与酵母 Cdc2 同源的蛋白质家族,即周期蛋白依赖性激酶(Cdks)[134]。与 Cdc2 一样,Cdks 的主要功能是向细胞提供信息,从而顺利通过细胞周期,也就是通过 G_1/S 相变和 G_2/M 相变[135]。事实上,细胞周期的每个阶段都有相应的 Cdk 活性的独特模式。CDK 包括一种催化亚单位(Cdk)和一种调节激活亚单位(cyclin),催化 Cdk 亚单位没有内在的酶活性,因此需要以异二聚体构象结合调节激活亚单位才能完全激活蛋白激酶结构域。通过保守氨基酸残基(通常是丝氨酸或苏氨酸)的磷酸化和去磷酸化以及通过与特异性抑制蛋白(Cdk 抑制蛋白),尤其是 INK4 蛋白(p15、p16、p18、p19)和 Cip/Kip 蛋白(p21、p27、p57)的结合使 Cdk 的激酶活性得到进一步的调控。

如上所述,存在保护机制来调节细胞周期的时间点,特别是在过渡点处,暂停细胞周期的进展,以便在发生细胞分裂时消除和修复 DNA 损伤,以消除细胞分裂过程中的基因突变并保持基因组的完整性,这些生化调节途径被称为细胞周期检查点[136-138]。通过关键基因的突变来阻断检查点途径被认为是导致癌细胞基因组不稳定的原因。

在有丝分裂过程中介导 DNA 复制和染色体分离的酶,主要负责遗传信息的准确传递。虽然这些酶的工作非常精确,但它们有一个固有的错误率,并导致遗传错误。此外,代谢副产物或外源性接触某些化学物质或辐射可导致 DNA 损伤。根据细胞周期中 DNA 损伤发生和被检测到的阶段,细胞周期进程可以在多个点被阻断:S 期之前(G_1 DNA 损伤检查点反应),S 期期间(S 期内 DNA 损伤检查点反应或 DNA 复制检查点反应),在 M 期进入前(G_2 DNA 损伤检查点反应或有丝分裂纺锤体完整性检查点)。否则,未修复的 DNA 损伤会产生 DNA 复制分叉的物理屏障(即化学加合物和/或双链断裂),容易导致复制出错,然后在有丝分裂期间分离异常染色体。

检查点途径的精确分子机制还不完全清楚,研究最完善的是 G_1 DNA 损伤检查点。调节 DNA 损伤检查点的一些哺乳动物基因:共济失调毛细血管扩张症(ATM)突变基因、共济失调毛细血管扩张症和 Rad-3 相关(ATR)基因、TP53 和 p21。其中,抑癌基因 TP53 是研究最为深入的,也是人类散发肿瘤中最常见的突变基因[139]。人类 TP53 基因位于人类 17 号染色体 13 带的短臂上,编码一种转录因子,该转录因子在 DNA 损伤(如核苷酸错配和双链断裂)时被激活。具体来说,p53 蛋白的积累导致细胞经历 G_1 阻滞,阻止细胞进入 S 期并复制受损的染色体[140]。TP53 还介导细胞凋亡,调节细胞对紫外线、g 射线和一些化疗药物引起的 DNA 损伤的反应。如前所述,TP53 基因的失活突变已在大多数人类肿瘤中观察到,包括骨肉瘤、软组织肉瘤、横纹肌肉瘤、白血病、脑肿瘤、肺癌和乳腺癌。大多数常染色体显性遗传病 Li-Fraumeni 综合征的患者会发生 TP53 基因的种系突变。

免疫系统与癌症

癌症免疫学领域在历史上已经存在了几个世纪。众所周知,先天性和适应性免疫系统在控制癌细胞方面起着重要作用,癌细胞的主动适应机制以逃避免疫系统,作为其发病机制的一部分。

近年来,我们看到了一系列旨在利用免疫系统控制癌症的新疗法。这些疗法的一些实例包括抑制免疫检查点程序性细胞死亡蛋白 -1(PD-1)的抗体(帕博利珠单抗、纳武单抗)和配体、PD-L1(阿替利珠单抗、阿非鲁单抗、度伐利尤单抗)、细胞毒性 T 淋巴细胞相关蛋白 -4(CTLA-4)、伊匹木单抗、单克隆抗体(如曲妥珠单抗,阿仑单抗,维布伦妥西单抗,伊诺珠单抗、达拉木单抗、吉妥珠单抗和利妥昔单抗)和双特异性 T 细胞衔接抗体(博纳吐单抗)。然而,嵌合抗原受体(CAR)T 细胞治疗是肿瘤免疫学领域最有前途、最令人兴奋的新疗法。想要更详细地了解 CAR 诞生的历史,可以参阅吉尔等的文章[141]。

虽然在临床前期和临床试验中存在有许多不同种类的 CAR T 细胞,但本节主要关注针对淋巴血液系统恶性肿瘤开发的 CD19 CAR T 细胞;不过,下面讨论的基本原理通常适用于所有 CAR。

CAR-T 细胞已被证明在治疗癌症方面是非常有效的。虽然 CAR 疗法最初是在成人实体瘤患者试验的,但其开创性的工作是利用 CD19-CAR T 细胞治疗复发/难治性白血病和淋巴瘤[142-152]。在所有其他治疗方案均失败的晚期疾病患者中,包括造血干细胞移植,多项研究证明了该药的安全性和有效性[143,153-158]。由于 CAR-T 细胞疗法的迅速成功,美国 FDA 在 2017 年秋季批准了两个药物,第一个是 tisagenlecleucel,批准用于儿童和青春期前 B 细胞白血病[159];第二个是 axicabtagene ciloleucel,批准用于成人 B 细胞淋巴瘤[160]。

CAR 分子由两个功能成分组成:①位于细胞膜表面的抗体,识别癌细胞上的特定抗原;②功能性 T 细胞受体的信号结构域。这两个组分通过一个膜内结构域连接在一起,该结构域将整个分子锚定在 T 细胞的细胞表面膜上[161,162]。这种设计的新颖之处在于,在单个分子内,免疫系统两臂的力量、体液免疫反应的特异性以及细胞免疫系统的细胞溶解活性在患者自身的 T 细胞内联合表达。这种形式的免疫治疗与其他方式的不同之处,还在于其不需要其他二级受体 - 配体相互作用就可以实现癌细胞溶解。对于癌症治疗来说,这是一个关键的进展,因为癌细胞产生耐药性的方式之一是通过下调次级受体(如 MHC 复合物)来逃避免疫监视。

接受 CAR T 细胞治疗的患者,首先通过一个叫作血浆析离术的过程收集他们自己的 T 细胞。然后,将 T 细胞送到一个专门的实验室,在那里生成 CAR 的基因编码指令,通过基于病毒或非病毒的方法被转染到 T 细胞中[141]。携带 CAR 指令的 T 细胞是体外扩增的 CAR T 细胞,增加了返输给患者的细胞数量。当细胞准备好后,患者接受淋巴消耗性化疗以消除内源性淋巴细胞,为 CAR T 细胞的扩张和增殖铺平道路。CAR T 细胞被输回病人体内,进入循环并与表达靶抗原的癌细胞结合(图 3-1)。

CAR 的副作用取决于 CAR 的类型(第一代、第二代、第三代或第四代 CAR)、共刺激域的类型(CD28 vs 4-1BB)、特异性抗原靶向性和 CAR-T 细胞治疗前的疾病负荷。毒性的严重程度往往与疾病负荷相关,较高的疾病负荷导致更高的毒性。与毒性和疾病反应没有相关性一样,不能认为总的治疗反应与毒性反应的严重程度有关联。一般来说,绝大多数的毒性反应是继发于过度活跃的免疫生物学反应。严重程度最大、危及生命的两个反应是细胞因子释放综合征(CRS)和神经毒性[153,154,163]。CRS 可以表现为从轻微的流感样症状到血流动力学不稳定,需要使用血管加压剂和其他 ICU 级别的护理来维持心肺功能。神经毒性也表现多样化,可以从简单的头痛到谵妄、失语、震颤、记忆力丧失和脑水肿。表 3-2 概述了 CRS 的通用管理指南的现行分级,采用了 Lee DW 等的标准[164]。低度毒性反应的治疗主要包括支持性的护理措施,而更严重的 CRS 和 / 或神经毒性的治疗包括抗托珠单抗注射液、白细胞介素 -6 受体阻滞剂和皮质类固醇。在迄今为止的所有临床试验中,CRS 和神经功能缺损的持续时间因患者而异,但两者都是短暂和可逆

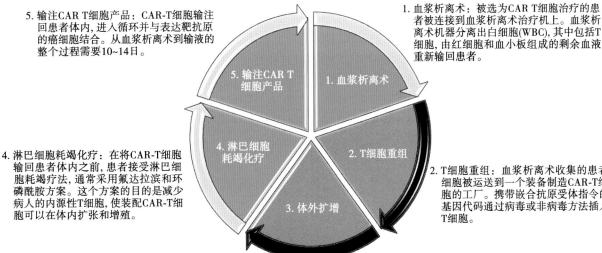

5. 输注CAR T细胞产品:CAR-T细胞输注回患者体内,进入循环并与表达靶抗原的癌细胞结合。从血浆析离术到输液的整个过程需要10~14日。

1. 血浆析离术:被选为CAR T细胞治疗的患者被连接到血浆析离术治疗机上。血浆析离术机器分离出白细胞(WBC),其中包括T细胞,由红细胞和血小板组成的剩余血液重新输回患者。

4. 淋巴细胞耗竭化疗:在将CAR-T细胞输回患者体内之前,患者接受淋巴细胞耗竭疗法,通常采用氟达拉滨和环磷酰胺方案。这个方案的目的是减少病人的内源性T细胞,使装配CAR-T细胞可以在体内扩张和增殖。

2. T细胞重组:血浆析离术收集的患者细胞被运送到一个装备制造CAR-T细胞的工厂。携带嵌合抗原受体指令的基因代码通过病毒或非病毒方法插入T细胞。

3. 体外扩增:携带CAR指令的转基因T细胞在体外"扩增",利用共刺激受体激活T细胞增殖。扩增后的CAR-T细胞被运回患者所在的研究所。

5. 输注CAR T 细胞产品
1. 血浆析离术
4. 淋巴细胞耗竭化疗
2. T细胞重组
3. 体外扩增

图 3-1 CAR-T 细胞的生产和输注从科研到临床的工作流程
蓝色表示涉及患者的步骤。灰色 / 黑色表示装配 / 制造过程中涉及的步骤

表 3-2　细胞因子释放综合征分级表及治疗指南

CRS 分级	托珠单抗	皮质类固醇
Ⅰ级 症状只需要对症治疗。例如发热、恶心、疲劳、头痛、肌痛和不适	不需要	不需要
Ⅱ级 症状需要适度干预并作出反应。 例子包括补充氧气需求小于 40% 的 FIO_2；或低血压反应采用流体或低剂量的一个血管升压素；或 2 级器官毒性	托珠单抗 8mg/kg 静脉注射（最大 800mg）×1 每 24 小时可重复给药 通常限 2 剂	不需要
Ⅲ级 症状需要积极地干预并作出反应。 示例包括≥40% FiO_2 的补充氧气需求。 或需要大剂量或多种血管升压药的低血压。 或 4 级转氨酶升高的 3 级器官毒性	同Ⅱ级	甲泼尼龙（每日 2mg/kg）或地塞米松每 6 小时，10mg
Ⅳ级 危及生命的症状。 例如需要机械通气支持、透析或 4 级器官毒性	同Ⅱ级	每日 1 000mg 甲泼尼龙静脉注射

的，患者的症状有望得到完全缓解[165]。

没有足够的长期数据来充分评价这种疗法的慢性效应。然而，在本文撰写之时，发生的慢性并发症似乎很少。最详细的描述是一种慢性 B 细胞再生障碍，是 CD19-CAR T 细胞治疗所特有的，由持续 CAR T 细胞攻击产生成熟 B 细胞的正常 CD19[+] 前体 B 细胞所致[153, 166]。这些患者免疫球蛋白产生量低，理论上有感染的危险。然而，在 CD19-CAR 治疗后没有严重的感染并发症的报道。

对 CAR T 细胞免疫治疗无反应的患者，靶抗原（CD19）丢失是叙述最清楚的现象。CD19 表达的缺失是多因素的，包括选择性剪接的 CD19 亚型[35]、细胞谱系的改变[33, 167]、有缺陷的膜运输[168]、新生白血病中固有的耐药 CD19 亚型[169]和基因组突变[170]。最后，CAR T 细胞产物的缺陷和 / 或 CD4[+]/CD8[+]CAR T 细胞[171, 172]的比率可导致患者体内不同程度的扩张和增殖以及持久性的缺乏。

伴随着 CD19-CAR T 细胞治疗的巨大希望，采用其他形式的 CAR 治疗各种疾病的研究正在进行中。然而，在其他类型肿瘤中的成功却受到了阻碍，原因可能是靶抗原在所有肿瘤细胞上的不均匀分布和 / 或对健康组织的非靶向效应[173-175]。

随着该领域的不断发展，风险和长期副作用将需要不断地重新研究，但迄今为止，这对于复发 / 难治性疾病患者仍然是一个非常有希望的治疗方式。

人类肿瘤转移生物学

肿瘤转移是一个复杂的、多步骤过程，称为侵袭转移级联，需要在肿瘤细胞和肿瘤微环境中进行多种基因改变，才能获得定植远处器官所需的所有能力[176-180]。传统的肿瘤转移模型基本步骤包括：上皮中的癌细胞与其邻近的细胞分离，通常是因为细胞黏附分子钙黏蛋白家族成员 E- 钙黏蛋白的丢失[181]，并获得穿过基底层的运动性，通常通过激活整合素介导的信号转导途径[182]。此时，肿瘤细胞还必须经历新的血管形成过程，即血管生成[183]。肿瘤细胞通过产生强大的血管生成因子，如成纤维细胞生长因子（FGF）和血管内皮生长因子（VEGF）来完成血管生成。血管生成在肿瘤周围形成一个血管系统，使肿瘤生长体积逐渐增大。新形成的血管系统也为肿瘤细胞迁移到血液中并穿透血管提供了一种途径，这一过程被称为内渗。血管内渗被认为是由血流的微环境介导的，如氧张力、血 pH 值或趋化梯度，并且可能被转录因子 Twist 增强[184]。血液中循环的肿瘤细胞必须躲避免疫监视，停留在毛细血管床上并能在血管内生长。肿瘤细胞在血管中的存在被认为会导致血管的物理性破坏，使得肿瘤细胞从血管中渗透到器官实质中，这一过程被称为外渗[185]。最后是远处器官的定植，这一步骤本身是一个复杂的过程，涉及到癌细胞的遗传转化和远处组织基质的特异性适应，这些基质将容纳转移的肿瘤细胞。有关转移的分子机制和肿瘤转移的进化模式的更全面的综述，请参见 Valastyan 和 Weinberg 的综述[186]。

要点

- 人类肿瘤是一个多步骤过程的结果，包括获取细胞脱氧核糖核酸（DNA）中的几个基因突变。
- 1990 年的人类基因组计划花了将近 13 年的时间和几十亿美元才完成。如今，整个人类基因组的测序只需花费几千美元就可以在几个小时内完成。
- 癌基因是称为原癌基因的正常细胞基因的突变形式。
- 抑癌基因调节正常细胞发育的多个过程，包括细胞周期检查点反应、DNA 修复、蛋白质泛素化和降解、有丝分裂信号、细胞特异性、分化和迁移以及肿瘤血管生成。
- 虽然大多数癌症是由于获得性体细胞基因突变而发展的，但有一小部分癌症综合征（5%～10%）却是由于遗传突变。
- 近年来，我们看到了大量旨在利用免疫系统控制癌症的新疗法。
- 肿瘤免疫学领域最有前途和最令人兴奋的新疗法是嵌合抗原受体（CAR）T 细胞疗法。
- 肿瘤转移是一个复杂的多步骤过程，称为侵袭转移级联，需要在肿瘤细胞和肿瘤微环境中进行多种基因改变，才能获得转移远处器官所需的所有能力。

（李优伟 译　席家宁 校）

参考文献

1. Hanahan D, Weinberg RA. Hallmarks of cancer: the next generation. *Cell*. (2011);144:646–674. doi:10.1016/j.cell.2011.02.013
2. Vogelstein B, Kinzler KW. The multistep nature of cancer. *Trends Genet*. 1993;9:138–141. doi:10.1016/0168-9525(93)90209-Z
3. Lapidot T, Sirard C, Vormoor J, et al. A cell initiating human acute myeloid leukaemia after transplantation into SCID mice. *Nature*. 1994;367(6464):645–648.
4. Jan M, Snyder TM, Corces-Zimmerman MR, et al. Clonal evolution of preleukemic hematopoietic stem cells precedes human acute myeloid leukemia. *Sci Transl Med*. 2012;4:149ra118. doi:10.1126/scitranslmed.3004315
5. Shlush LI, Mitchell A. AML evolution from preleukemia to leukemia and relapse. *Best Pract Res Clin Haematol*. 2015;28:81–89. doi:10.1016/j.beha.2015.10.004
6. Visvader JE, Lindeman GJ. Cancer stem cells in solid tumours: accumulating evidence and unresolved questions. *Nat Rev Cancer*. 2008;8:755–768. doi:10.1038/nrc2499
7. Li Y, Kang K, Krahn JM, et al. A comprehensive genomic pan-cancer classification using The Cancer Genome Atlas gene expression data. *BMC Genomics*. 2017;18:508. doi:10.1186/s12864-017-3906-0
8. Hudson TJ, Anderson W, Aretz A, et al. International network of cancer genome projects. *Nature*. 2010;464:993–998. doi:10.1038/nature08987
9. Lee H, Palm J, Grimes SM, et al. The Cancer Genome Atlas Clinical Explorer: a web and mobile interface for identifying clinical-genomic driver associations. *Genome Med*. 2015;7:112. doi:10.1186/s13073-015-0226-3
10. Wang Z, Jensen MA, Zenklusen JC. A practical guide to The Cancer Genome Atlas (TCGA). *Methods Mol Biol*. 2016;1418:111–141 (2016). doi:10.1007/978-1-4939-3578-9_6
11. Shendure J, Balasubramanian S, Church GM, et al. DNA sequencing at 40: past, present and future. *Nature*. 2017;550:345–353. doi:10.1038/nature24286
12. Widschwendter M, Jones A, Evans I, et al. Epigenome-based cancer risk prediction: rationale, opportunities and challenges. *Nat Rev Clin Oncol*. 2018;15:292–309. doi:10.1038/nrclinonc.2018.30
13. Wong CC, Li W, Chan B, et al. Epigenomic biomarkers for prognostication and diagnosis of gastrointestinal cancers. *Semin Cancer Biol*. 2018. Epub ahead of print. doi:10.1016/j.semcancer.2018.04.002
14. Li L, Xu J, Qiu G, et al. Epigenomic characterization of a p53-regulated 3p22.2 tumor suppressor that inhibits STAT3 phosphorylation via protein docking and is frequently methylated in esophageal and other carcinomas. *Theranostics*. 2018;8:61–77. doi:10.7150/thno.20893
15. Huang KK, Ramnarayanan K, Zhu F, et al. Genomic and epigenomic profiling of high-risk intestinal metaplasia reveals molecular determinants of progression to gastric cancer. *Cancer Cell*. 2018;33:137–150.e5.
16. Feinberg AP. The key role of epigenetics in human disease prevention and mitigation. *N Engl J Med*. 2018;378:1323–1334. doi:10.1056/NEJMra1402513
17. Stirzaker C, Taberlay PC, Statham AL, et al. Mining cancer methylomes: prospects and challenges. *Trends Genet*. 2014;30:75–84. doi:10.1016/j.tig.2013.11.004
18. Feinberg AP, Koldobskiy MA, Gondor A. Epigenetic modulators, modifiers and mediators in cancer aetiology and progression. *Nat Rev Genet*. 2016;17:284–299. doi:10.1038/nrg.2016.13
19. Arber DA, Orazi A, Hasserjian R, et al. The 2016 revision to the World Health Organization classification of myeloid neoplasms and acute leukemia. *Blood*. 2016;127:2391–2405. doi:10.1182/blood-2016-03-643544
20. Farrar JE, Schuback HL, Ries RE, et al. Genomic profiling of pediatric acute myeloid leukemia reveals a changing mutational landscape from disease diagnosis to relapse. *Cancer Res*. 2016;76:2197–2205. doi:10.1158/0008-5472.CAN-15-1015
21. Masetti R, Castelli I, Astolfi A, et al. Genomic complexity and dynamics of clonal evolution in childhood acute myeloid leukemia studied with whole-exome sequencing. *Oncotarget*. 2016;7:56746–56757. doi:10.18632/oncotarget.10778
22. Olsson L, Zettermark S, Biloglav A, et al. The genetic landscape of paediatric de novo acute myeloid leukaemia as defined by single nucleotide polymorphism array and exon sequencing of 100 candidate genes. *Br J Haematol*. 2016;174:292–301. doi:10.1111/bjh.14056
23. Shiba N, Yoshida K, Shiraishi Y, et al. Whole-exome sequencing reveals the spectrum of gene mutations and the clonal evolution patterns in paediatric acute myeloid leukaemia. *Br J Haematol*. 2016;175:476–489. doi:10.1111/bjh.14247
24. Miller CA, White BS, Dees ND, et al. SciClone: inferring clonal architecture and tracking the spatial and temporal patterns of tumor evolution. *PLoS Comput Biol*. 2014;10:e1003665. doi:10.1371/journal.pcbi.1003665
25. Jan M, Majeti R. Clonal evolution of acute leukemia genomes. *Oncogene*. 2013;32:135–140. doi:10.1038/onc.2012.48
26. Ding L, Ley TJ, Larson DE, et al. Clonal evolution in relapsed acute myeloid leukaemia revealed by whole-genome sequencing. *Nature*. 2012;481:506–510. doi:10.1038/nature10738
27. Majeti R. Clonal evolution of pre-leukemic hematopoietic stem cells precedes human acute myeloid leukemia. *Best Pract Res Clin Haematol*. 2014;27:229–234. doi:10.1016/j.beha.2014.10.003
28. Mardis ER. Genome sequencing and cancer. *Curr Opin Genet Dev*. 2012;22:245–250. doi:10.1016/j.gde.2012.03.005
29. Sykes SM, Kokkaliaris KD, Milsom MD, et al. Clonal evolution of

preleukemic hematopoietic stem cells in acute myeloid leukemia. *Exp Hematol*. 2015;43:989–992. doi:10.1016/j.exphem.2015.08.012

30. Welch JS, Ley TJ, Link DC, et al. The origin and evolution of mutations in acute myeloid leukemia. *Cell*. 2012;150:264–278. doi:10.1016/j.cell.2012.06.023

31. Yates LR, Campbell PJ. Evolution of the cancer genome. *Nat Rev Genet*. 2012;13:795–806. doi:10.1038/nrg3317

32. Oshlack A, Robinson MD, Young MD. From RNA-seq reads to differential expression results. *Genome Biol*. 2010;11:220. doi:10.1186/gb-2010-11-12-220

33. Jacoby E, Nguyen SM, Fountaine TJ, et al. CD19 CAR immune pressure induces B-precursor acute lymphoblastic leukaemia lineage switch exposing inherent leukaemic plasticity. *Nat Commun*. 2016;7:12320. doi:10.1038/ncomms12320

34. Fry TJ, Shah NN, Orentas RJ, et al. CD22-targeted CAR T cells induce remission in B-ALL that is naive or resistant to CD19-targeted CAR immunotherapy. *Nat Med*. 2018;24:20–28. doi:10.1038/nm.4441

35. Sotillo E, Barrett DM, Black KL, et al. Convergence of Acquired Mutations and Alternative Splicing of CD19 Enables Resistance to CART-19 Immunotherapy. *Cancer Discov*. 2015;5:1282–1295. doi:10.1158/2159-8290.CD-15-1020

36. Hawkins RD, Hon GC, Ren B. Next-generation genomics: an integrative approach. *Nat Rev Genet*. 2010;11:476–486. doi:10.1038/nrg2795

37. Wang Z, Gerstein M, Snyder M. RNA-Seq: a revolutionary tool for transcriptomics. *Nat Rev Genet*. 2009;10:57–63. doi:10.1038/nrg2484

38. Eid J, Fehr A, Gray J, et al. Real-time DNA sequencing from single polymerase molecules. *Science*. 2009;323:133–138. doi:10.1126/science.1162986

39. Flusberg BA, Webster DR, Lee JH, et al. Direct detection of DNA methylation during single-molecule, real-time sequencing. *Nat Methods*. 2010;7:461–465. doi:10.1038/nmeth.1459

40. Huddleston J, Ranade S, Malig M, et al. Reconstructing complex regions of genomes using long-read sequencing technology. *Genome Res*. 2014;24:688–696. doi:10.1101/gr.168450.113

41. Korlach J, Bibillo A, Wegener J, et al. Long, processive enzymatic DNA synthesis using 100% dye-labeled terminal phosphate-linked nucleotides. *Nucleosides Nucleotides Nucleic Acids*. 2008;27:1072–1083. doi:10.1080/15257770802260741

42. Korlach J, Marks PJ, Cicero RL, et al. Selective aluminum passivation for targeted immobilization of single DNA polymerase molecules in zero-mode waveguide nanostructures. *Proc Natl Acad Sci U S A*. 2008;105:1176–1181. doi:10.1073/pnas.0710982105

43. Levene MJ, Korlach J, Turner SW, et al. Zero-mode waveguides for single-molecule analysis at high concentrations. *Science*. 2003;299:682–686. doi:10.1126/science.1079700

44. Lundquist PM, Zhong CF, Zhao P, et al. Parallel confocal detection of single molecules in real time. *Opt Lett*. 2008;33:1026–1028. doi:10.1364/OL.33.001026

45. Roberts RJ, Carneiro MO, Schatz MC. The advantages of SMRT sequencing. *Genome Biol*. 2013;14:405. doi:10.1186/gb-2013-14-6-405

46. Chaisson MJ, Wilson RK, Eichler EE. Genetic variation and the de novo assembly of human genomes. *Nat Rev Genet*. 2015;16:627–640. doi:10.1038/nrg3933

47. Chaisson MJ, Huddleston J, Dennis MY, et al. Resolving the complexity of the human genome using single-molecule sequencing. *Nature*. 2015;517:608–611. doi:10.1038/nature13907

48. Hou Y, Guo H, Cao C, et al. Single-cell triple omics sequencing reveals genetic, epigenetic, and transcriptomic heterogeneity in hepatocellular carcinomas. *Cell Res*. 2016;26:304–319. doi:10.1038/cr.2016.23

49. Kim KT, Lee HW, Lee HO, et al. Single-cell mRNA sequencing identifies subclonal heterogeneity in anti-cancer drug responses of lung adenocarcinoma cells. *Genome Biol*. 2015;16:127. doi:10.1186/s13059-015-0692-3

50. Klco JM, Spencer DH, Miller CA, et al. Functional heterogeneity of genetically defined subclones in acute myeloid leukemia. *Cancer Cell*. 2014;25:379–392. doi:10.1016/j.ccr.2014.01.031

51. Hughes AE, Magrini V, Demeter R, et al. Clonal architecture of secondary acute myeloid leukemia defined by single-cell sequencing. *PLoS Genet*. 2014;10(7):e1004462. doi:10.1371/journal.pgen.1004462

52. Ho TC, LaMere M, Stevens BM, et al. Evolution of acute myelogenous leukemia stem cell properties after treatment and progression. *Blood*. 2016;128(13):1671–1678. doi:10.1182/blood-2016-02-695312

53. Zhang X, Lv D, Zhang Y, et al. Clonal evolution of acute myeloid leukemia highlighted by latest genome sequencing studies. *Oncotarget*. 2016;7(36):58586–58594. doi:10.18632/oncotarget.10850

54. Shlush LI, Zandi S, Mitchell A, et al. Identification of pre-leukaemic haematopoietic stem cells in acute leukaemia. *Nature*. 2014;506(7488):328–333. doi:10.1038/nature13038

55. Mullighan CG, Phillips LA, Su X, et al. Genomic analysis of the clonal origins of relapsed acute lymphoblastic leukemia. *Science*. 2008;322(5906):1377–1380. doi:10.1126/science.1164266

56. Klein AM, Macosko E. InDrops and Drop-seq technologies for single-cell sequencing. *Lab Chip*. 2017;17(15):2540–2541. doi:10.1039/c7lc90070h

57. Rotem A, Ram O, Shoresh N, et al. High-Throughput Single-Cell Labeling (Hi-SCL) for RNA-Seq Using Drop-Based Microfluidics. *PLoS One*. 2015;10(5):e0116328. doi:10.1371/journal.pone.0116328

58. Zhu S, Qing T, Zheng Y, et al. Advances in single-cell RNA sequencing and its applications in cancer research. *Oncotarget*. 2017;8(32):53763–53779. doi:10.18632/oncotarget.17893

59. Wang Y, Navin NE. Advances and applications of single-cell sequencing technologies. *Mol Cell*. 2015;58(4):598–609. doi:10.1016/j.molcel.2015.05.005

60. Gawad C, Koh W, Quake SR. Single-cell genome sequencing: current state of the science. *Nat Rev Genet*. 2016;17(3):175–188. doi:10.1038/nrg.2015.16

61. Wu AR, Neff NF, Kalisky T, et al. Quantitative assessment of single-cell RNA-sequencing methods. *Nat Methods*. 2014;11(1):41–46. doi:10.1038/nmeth.2694

62. Kolodziejczyk AA, Kim JK, Svensson V, et al. The technology and biology of single-cell RNA sequencing. Mol Cell. 2015;58(4):610–620. doi:10.1016/j.molcel.2015.04.005

63. Pan, X. Single cell analysis: from technology to biology and medicine. *Single Cell Biol*. 2014;3.

64. Dadiani M, Bossel Ben-Moshe N, Paluch-Shimon S, et al. Tumor Evolution Inferred by Patterns of microRNA Expression through the Course of Disease, Therapy, and Recurrence in Breast Cancer. *Clin Cancer Res*. 2016;22(14):3651–3662. doi:10.1158/1078-0432.CCR-15-2313

65. Navin N, Hicks J. Future medical applications of single-cell sequencing in cancer. *Genome Med*. 2011;3(5):31. doi:10.1186/gm247

66. Wang Y, Waters J, Leung ML, et al. Clonal evolution in breast cancer revealed by single nucleus genome sequencing. *Nature*. 2014;512(7513):155–160. doi:10.1038/nature13600

67. Yu C, Yu J, Yao X, et al. Discovery of biclonal origin and a novel oncogene SLC12A5 in colon cancer by single-cell sequencing. *Cell Res*. 2014;24(6):701–712. doi:10.1038/cr.2014.43

68. Hou Y, Song L, Zhu P, et al. Single-cell exome sequencing and monoclonal evolution of a JAK2-negative myeloproliferative neoplasm. *Cell*. 2012;148(5):873–885. doi:10.1016/j.cell.2012.02.028

69. Zhang X, Marjani SL, Hu Z, et al. Single-Cell Sequencing for Precise Cancer Research: Progress and Prospects. *Cancer Res*. 2016;76(6):1305–1312. doi:10.1158/0008-5472.CAN-15-1907

70. Goodman AM, Choi M, Wieduwilt M, et al. Next Generation Sequencing Reveals Potentially Actionable Alterations in the Majority of Patients with Lymphoid Malignancies. *JCO Precis Oncol*. 2017;1:1–13. doi:10.1200/PO.16.00004

71. Moschetta M, George A, Kaye SB, et al. BRCA somatic mutations and epigenetic BRCA modifications in serous ovarian cancer. *Ann Oncol*. 2016;27(8):1449–1455. doi:10.1093/annonc/mdw142

72. Blumenthal DT, Dvir A, Lossos A, et al. Clinical utility and treatment outcome of comprehensive genomic profiling in high grade glioma patients. *J Neurooncol*. 2016;130(1):211–219. doi:10.1007/s11060-016-2237-3

73. Lim HC, Montesion M, Botton T, et al. Hybrid Capture-Based Tumor Sequencing and Copy Number Analysis to Confirm Origin of Metachronous Metastases in BRCA1-Mutant Cholangiocarcinoma Harboring a Novel YWHAZ-BRAF Fusion. *Oncologist*. 2018. Epub ahead of print. doi:10.1634/theoncologist.2017-0645

74. Suh JH, Schrock AB, Johnson A, et al. Hybrid capture-based comprehensive genomic profiling identifies lung cancer patients with well-characterized sensitizing epidermal growth factor receptor point mutations that were not detected by standard of care testing. *Oncologist*. 2018. Epub ahead of print. doi:10.1634/theoncologist.2017-0493

75. Schrock AB, Pavlick D, Klempner SJ, et al. Hybrid Capture-Based Genomic Profiling of Circulating Tumor DNA from Patients with Advanced Cancers of the Gastrointestinal Tract or Anus. *Clin Cancer Res*. 2018;24(8):1881–1890. doi:10.1158/1078-0432.CCR-17-3103

76. Chung JH, Pavlick D, Hartmaier R, et al. Hybrid capture-based genomic profiling of circulating tumor DNA from patients with estrogen receptor-positive metastatic breast cancer. *Ann Oncol*. 2017;28(11):2866–2873. doi:10.1093/annonc/mdx490

77. Rozenblum AB, Ilouze M, Dudnik E, et al. Clinical Impact of Hybrid Capture-Based Next-Generation Sequencing on Changes in Treatment Decisions in Lung Cancer. *J Thorac Oncol*. 2017;12(2):258–268. doi:10.1016/j.jtho.2016.10.021

78. Drilon A, Wang L, Arcila ME, et al. Broad, Hybrid Capture-Based

Next-Generation Sequencing Identifies Actionable Genomic Alterations in Lung Adenocarcinomas Otherwise Negative for Such Alterations by Other Genomic Testing Approaches. *Clin Cancer Res*. 2015;21(16):3631–3639. doi:10.1158/1078-0432.CCR-14-2683

79. Birner P, Schindl M, Stani J, et al. Hybrid capture based human papillomavirus typing in cervical screening compared to cytology and histology. *Wien Klin Wochenschr*. 2000;112(17):761–766.

80. Temin HM, Mizutani S. RNA-dependent DNA polymerase in virions of Rous sarcoma virus. *Nature*. 1970;226(5252):1211–1213. doi:10.1038/2261211a0

81. Baltimore D. RNA-dependent DNA polymerase in virions of RNA tumour viruses. *Nature*. 1970;226(5252):1209–1211. doi:10.1038/2261209a0

82. Stehelin D, Varmus HE, Bishop JM, et al. DNA related to the transforming gene(s) of avian sarcoma viruses is present in normal avian DNA. *Nature*. 1976;260(5547):170–173. doi:10.1038/260170a0

83. Cooper GM. *Oncogenes*. Boston, MA: Jones and Bartlett Publishers; 1995.

84. Santarpia L, Lippman SM, El-Naggar AK. Targeting the MAPK-RAS-RAF signaling pathway in cancer therapy. *Expert Opin Ther Targets*. 2012;16(1):103–119. doi:10.1517/14728222.2011.645805

85. Bos JL. Ras oncogenes in human cancer: a review. *Cancer Res*. 1989;49(17):4682–4689.

86. Collins S, Groudine M. Amplification of endogenous myc-related DNA sequences in a human myeloid leukaemia cell line. *Nature*. 1982;298(5875):679–681. doi:10.1038/298679a0

87. Dalla-Favera R, Wong-Staal F, Gallo RC. Onc gene amplification in promyelocytic leukaemia cell line HL-60 and primary leukaemic cells of the same patient. *Nature*. 1982;299(5878):61–63. doi:10.1038/299061a0

88. Cole MD. The myc oncogene: its role in transformation and differentiation. *Annu Rev Genet*. 1986;20:361–384. doi:10.1146/annurev.ge.20.120186.002045

89. Henriksson M, Lüscher B. Proteins of the Myc network: essential regulators of cell growth and differentiation. *Adv Cancer Res*. 1996;68:109–182. doi:10.1016/S0065-230X(08)60353-X

90. Schmidt ML, Lukens JN, Seeger RC, et al. Biologic factors determine prognosis in infants with stage IV neuroblastoma: a prospective Children's Cancer Group study. *J Clin Oncol*. 2000;18(6):1260–1268. doi:10.1200/JCO.2000.18.6.1260

91. Yangfeng TL, Schechter AL, Weinberg RA, Francke U. Oncogene from Rat Neuro Glioblastomas (Human-Gene Symbol Ngl) Is Located on the Proximal Long Arm of Human Chromosome-17 and Egfr Is Confirmed at 7p13-Q11.2. *Cytogenet Cell Genet*. 1985;40:784–784.

92. Coussens L, Yang-Feng TL, Liao YC, et al. Tyrosine kinase receptor with extensive homology to EGF receptor shares chromosomal location with neu oncogene. *Science*. 1985;230(4730):1132–1139. doi:10.1126/science.2999974

93. Slamon DJ, Clark GM, Wong SG, et al. Human breast cancer: correlation of relapse and survival with amplification of the HER-2/neu oncogene. *Science*. 1987;235(4785):177–182. doi:10.1126/science.3798106

94. Rowley JD. The critical role of chromosome translocations in human leukemias. *Annu Rev Genet*. 1998;32:495–519. doi:10.1146/annurev.genet.32.1.495

95. Rabbitts TH. Perspective: chromosomal translocations can affect genes controlling gene expression and differentiation—why are these functions targeted? *J Pathol*. 1999;187(1):39–42. doi:10.1002/(SICI)1096-9896(199901)187:1<39::AID-PATH235>3.0.CO;2-Q

96. Nowell PC. Citation Classic—a Minute Chromosome in Human Chronic Granulocytic-Leukemia. *Cc/Life Sci*. 1985;19.

97. Rowley JD. Citation Classic—a New Consistent Chromosomal Abnormality in Chronic Myelogenous Leukemia Identified by Quinacrine Fluorescence and Giemsa Staining. *Cc/Clin Med*. 1988;16.

98. Heisterkamp N, Stephenson JR, Groffen J, et al. Localization of the c-abl oncogene adjacent to a translocation break point in chronic myelocytic leukaemia. *Nature*. 1983;306(5940):239–242. doi:10.1038/306239a0

99. Druker BJ, Talpaz M, Resta DJ, et al. Efficacy and safety of a specific inhibitor of the BCR-ABL tyrosine kinase in chronic myeloid leukemia. *N Engl J Med*. 2001;344(14):1031–1037. doi:10.1056/NEJM200104053441401

100. Kouri RE, Miller DA, Miller OJ, et al. Identification by quinacrine fluorescence of the chromosome carrying mouse linkage group I in the Cattanach translocation. *Genetics*. 1971;69(1):129–132.

101. Nucifora G, Rowley JD. AML1 and the 8;21 and 3;21 translocations in acute and chronic myeloid leukemia. *Blood*. 1995;86(1):1–14.

102. Tenen DG, Hromas R, Licht JD, et al. Transcription factors, normal myeloid development, and leukemia. *Blood*. 1997;90(2):489–519.

103. Rowley JD, Golomb HM, Dougherty C. 15/17 translocation, a consistent chromosomal change in acute promyelocytic leukaemia. *Lancet*. 1977;1(8010):549–550. doi:10.1016/S0140-6736(77)91415-5

104. Warrell RP, Frankel SR, Miller WH, et al. Differentiation therapy of acute promyelocytic leukemia with tretinoin (all-trans-retinoic acid). *N Engl J Med*. 1991;324(20):1385–1393. doi:10.1056/NEJM199105163242002

105. Lo-Coco F, Avvisati G, Vignetti M, et al. Gruppo Italiano Malattie Ematologiche dell'Adulto, German-Austrian Acute Myeloid Leukemia Study Group, Study Alliance Leukemia. Retinoic acid and arsenic trioxide for acute promyelocytic leukemia. *N Engl J Med*. 2013;369(2):111–121. doi:10.1056/NEJMoa1300874

106. Knudson AG. Mutation and cancer: statistical study of retinoblastoma. *Proc Natl Acad Sci U S A*. 1971;68(4):820–823. doi:10.1073/pnas.68.4.820

107. Comings DE. A general theory of carcinogenesis. *Proc Natl Acad Sci U S A*. 1973;70(12):3324–3328. doi:10.1073/pnas.70.12.3324

108. Dryja TP, Rapaport JM, Joyce JM, et al. Molecular detection of deletions involving band q14 of chromosome 13 in retinoblastomas. *Proc Natl Acad Sci U S A*. 1986;83(19):7391–7394. doi:10.1073/pnas.83.19.7391

109. Feinberg AP. Epigenetics at the epicenter of modern medicine. *JAMA*. 2008;299(11):1345–1350. doi:10.1001/jama.299.11.1345

110. Gal-Yam EN, Saito Y, Egger G, et al. Cancer epigenetics: modifications, screening, and therapy. *Annu Rev Med*. 2008;59:267–280. doi:10.1146/annurev.med.59.061606.095816

111. Kaminskas E, Farrell A, Abraham S, et al. FDA. Approval summary: azacitidine for treatment of myelodysplastic syndrome subtypes. *Clin Cancer Res*. 2005;11(10):3604–3608. doi:10.1158/1078-0432.CCR-04-2135

112. Whyte P, Buchkovich KJ, Horowitz JM, et al. Association between an oncogene and an anti-oncogene: the adenovirus E1A proteins bind to the retinoblastoma gene product. *Nature*. 1988;334(6178):124–129. doi:10.1038/334124a0

113. Bartek J, Bartkova J, Lukas J. The retinoblastoma protein pathway in cell cycle control and cancer. *Exp Cell Res*. 1997;237(1):1–6. doi:10.1006/excr.1997.3776

114. Morris EJ, Dyson NJ. Retinoblastoma protein partners. *Adv Cancer Res*. 2001;82:1–54. doi:10.1016/S0065-230X(01)82001-7

115. Friend SH, Bernards R, Rogelj S, et al. A human DNA segment with properties of the gene that predisposes to retinoblastoma and osteosarcoma. *Nature*. 1986;323(6089):643–646. doi:10.1038/323643a0

116. Friend SH, Horowitz JM, Gerber MR, et al. Deletions of a DNA sequence in retinoblastomas and mesenchymal tumors: organization of the sequence and its encoded protein. *Proc Natl Acad Sci U S A*. 1987;84(24):9059–9063. doi:10.1073/pnas.84.24.9059

117. Horowitz JM, Park SH, Bogenmann E, et al. Frequent inactivation of the retinoblastoma anti-oncogene is restricted to a subset of human tumor cells. *Proc Natl Acad Sci U S A*. 1990;87(7):2775–2779. doi:10.1073/pnas.87.7.2775

118. Jiang W, Zhang YJ, Kahn SM, et al. Altered expression of the cyclin D1 and retinoblastoma genes in human esophageal cancer. *Proc Natl Acad Sci U S A*. 1993;90(19):9026–9030. doi:10.1073/pnas.90.19.9026

119. Lee EY, To H, Shew JY, et al. Inactivation of the retinoblastoma susceptibility gene in human breast cancers. *Science*. 1988;241(4862):218–221. doi:10.1126/science.3388033

120. Mori T, Miura K, Aoki T, et al. Frequent somatic mutation of the MTS1/CDK4I (multiple tumor suppressor/cyclin-dependent kinase 4 inhibitor) gene in esophageal squamous cell carcinoma. *Cancer Res*. 1994;54(13):3396–3397.

121. Kamb A, Gruis NA, Weaver-Feldhaus J, et al. A cell cycle regulator potentially involved in genesis of many tumor types. *Science*. 1994;264(5157):436–440. doi:10.1126/science.8153634

122. Ellerman V. Leukaamie bei Huhnern. *Zentralb Bakteriol*. 1908;46:595–609.

123. Rous P. A transmissible avian neoplasm: sarcoma of the common fowl. *J Exp Med*. 1910;12(5):696–705. doi:10.1084/jem.12.5.696

124. Howard A. Nuclear incorporation of p32 as demonstrated by autoradiographs. *Exp Cell Res*. 1951;2:178–187. doi:10.1016/0014-4827(51)90083-3

125. Hartwell LH, Mortimer RK, Culotti J, et al. Genetic Control of the Cell Division Cycle in Yeast: V. Genetic Analysis of cdc Mutants. *Genetics*. 1973;74(2):267–286.

126. Nurse P. Universal control mechanism regulating onset of M-phase. *Nature*. 1990;344(6266):503–508. doi:10.1038/344503a0

127. Nurse P, Bissett Y. Gene required in G1 for commitment to cell cycle and in G2 for control of mitosis in fission yeast. *Nature*. 1981;292(5823):558–560. doi:10.1038/292558a0

128. Lee MG, Nurse P. Complementation used to clone a human homologue of the fission yeast cell cycle control gene cdc2. *Nature*. 1987;327(6117):31–35. doi:10.1038/327031a0

129. Piggott JR, Rai R, Carter BL. A bifunctional gene product involved in two phases of the yeast cell cycle. *Nature*. 1982;298(5872):391–393. doi:10.1038/298391a0

130. Reed SI, Wittenberg C. Mitotic role for the Cdc28 protein kinase of Saccharomyces cerevisiae. *Proc Natl Acad Sci U S A*. 1990;87(15):5697–5701. doi:10.1073/pnas.87.15.5697

131. Beach D, Durkacz B, Nurse P. Functionally homologous cell cycle control genes in budding and fission yeast. *Nature*. 1982;300(5894):706–709. doi:10.1038/300706a0

132. Nurse P. Genetic control of cell size at cell division in yeast. *Nature*. 1975;256(5518):547–551. doi:10.1038/256547a0

133. Hindley J, Phear GA. Sequence of the cell division gene CDC2 from Schizosaccharomyces pombe; patterns of splicing and homology to protein kinases. *Gene*. 1984;31(1-3):129–134. doi:10.1016/0378-1119(84)90203-8

134. Meyerson M, Enders GH, Wu CL, et al. A family of human cdc2-related protein kinases. *EMBO J*. 1992;11(8):2909–2917.

135. Harper JW, Adams PD. Cyclin-dependent kinases. *Chem Rev*. 2001;101(8):2511–2526. doi:10.1021/cr0001030

136. Hartwell L, Weinert T, Kadyk L, et al. Cell cycle checkpoints, genomic integrity, and cancer. *Cold Spring Harb Symp Quant Biol*. 1994;59:259–263. doi:10.1101/SQB.1994.059.01.030

137. Elledge SJ, Harper JW. Cdk inhibitors: on the threshold of checkpoints and development. *Curr Opin Cell Biol*. 1994;6(6):847–852. doi:10.1016/0955-0674(94)90055-8

138. Weinert T, Hartwell L. Control of G2 delay by the rad9 gene of Saccharomyces cerevisiae. *J Cell Sci Suppl*. 1989;12:145–148. doi:10.1242/jcs.1989.Supplement_12.12

139. Hollstein M, Sidransky D, Vogelstein B, et al. p53 mutations in human cancers. *Science*. 1991;253:49–53.doi:10.1126/science.1905840

140. Kuerbitz SJ, Plunkett BS, Walsh WV, et al. Wild-type p53 is a cell cycle checkpoint determinant following irradiation. *Proc Natl Acad Sci U S A*. 1992;89(16):7491–7495. doi:10.1073/pnas.89.16.7491

141. Gill S, Maus MV, Porter DL. Chimeric antigen receptor T cell therapy: 25 years in the making. *Blood Rev*. 2016;30(3):157–167. doi:10.1016/j.blre.2015.10.003

142. Grupp SA, Kalos M, Barrett D, et al. Chimeric antigen receptor-modified T cells for acute lymphoid leukemia. *N Engl J Med*. 2013;368(16):1509–1518. doi:10.1056/NEJMoa1215134

143. Kalos M, Levine BL, Porter DL, et al. T cells with chimeric antigen receptors have potent antitumor effects and can establish memory in patients with advanced leukemia. *Sci Transl Med*. 2011;3(95):ra73. doi:10.1126/scitranslmed.3002842

144. Ertl HC, et al. Considerations for the clinical application of chimeric antigen receptor T cells: observations from a recombinant DNA Advisory Committee Symposium held June 15, 2010. *Cancer Res*. 2011;71:3175–3181. doi:10.1158/0008-5472.CAN-10-4035

145. Kochenderfer JN, Dudley ME, Kassim SH, et al. Chemotherapy-refractory diffuse large B-cell lymphoma and indolent B-cell malignancies can be effectively treated with autologous T cells expressing an anti-CD19 chimeric antigen receptor. *J Clin Oncol*. 2015;33(6):540–549. doi:10.1200/JCO.2014.56.2025

146. Kochenderfer JN, Yu Z, Frasheri D, et al. Adoptive transfer of syngeneic T cells transduced with a chimeric antigen receptor that recognizes murine CD19 can eradicate lymphoma and normal B cells. *Blood*. 2010;116(19):3875–3886. doi:10.1182/blood-2010-01-265041

147. Morgan RA, Yang JC, Kitano M, et al. Case report of a serious adverse event following the administration of T cells transduced with a chimeric antigen receptor recognizing ERBB2. *Mol Ther*. 2010;18(4):843–851. doi:10.1038/mt.2010.24

148. Kochenderfer JN, Feldman SA, Zhao Y, et al. Construction and preclinical evaluation of an anti-CD19 chimeric antigen receptor. *J Immunother*. 2009;32(7):689–702. doi:10.1097/CJI.0b013e3181ac6138

149. Hwu P, Yang JC, Cowherd R, et al. In vivo antitumor activity of T cells redirected with chimeric antibody/T-cell receptor genes. *Cancer Res*. 1995;55(15):3369–337.

150. Kochenderfer JN, Rosenberg SA. Treating B-cell cancer with T cells expressing anti-CD19 chimeric antigen receptors. *Nat Rev Clin Oncol*. 2013;10(5):267–276. doi:10.1038/nrclinonc.2013.46

151. Kochenderfer JN, Dudley ME, Feldman SA, et al. B-cell depletion and remissions of malignancy along with cytokine-associated toxicity in a clinical trial of anti-CD19 chimeric-antigen-receptor-transduced T cells. *Blood*. 2012;119(12):2709–2720. doi:10.1182/blood-2011-10-384388

152. Kochenderfer JN, Rosenberg SA. Chimeric antigen receptor-mod-

153. Maude SL, Frey N, Shaw PA, et al. Chimeric antigen receptor T cells for sustained remissions in leukemia. *N Engl J Med*. 2014;371(16):1507–1517. doi:10.1056/NEJMoa1407222

154. Lee DW, Kochenderfer JN, Stetler-Stevenson M, et al. T cells expressing CD19 chimeric antigen receptors for acute lymphoblastic leukaemia in children and young adults: a phase 1 dose-escalation trial. *Lancet*. 2015;385(9967):517–528. doi:10.1016/S0140-6736(14)61403-3

155. Davila ML, Bouhassira DC, Park JH, et al. Chimeric antigen receptors for the adoptive T cell therapy of hematologic malignancies. *Int J Hematol*. 2014;99(4):361–371. doi:10.1007/s12185-013-1479-5

156. Brentjens RJ, Rivière I, Park JH, et al. Safety and persistence of adoptively transferred autologous CD19-targeted T cells in patients with relapsed or chemotherapy refractory B-cell leukemias. *Blood*. 2011;118(18):4817–4828. doi:10.1182/blood-2011-04-348540

157. Porter DL, Kalos M, Zheng Z, et al. Chimeric Antigen Receptor Therapy for B-cell Malignancies. *J Cancer*. 2011;2:331–332. doi:10.7150/jca.2.331

158. Porter DL, Levine BL, Kalos M, et al. Chimeric antigen receptor-modified T cells in chronic lymphoid leukemia. *N Engl J Med*. 2011;365(8):725–733. doi:10.1056/NEJMoa1103849

159. Maude SL, Laetsch TW, Buechner J, et al. Tisagenlecleucel in Children and Young Adults with B-Cell Lymphoblastic Leukemia. *N Engl J Med*. 2018;378(5):439–448. doi:10.1056/NEJMoa1709866

160. Neelapu SS, Locke FL, Bartlett NL, et al. Axicabtagene Ciloleucel CAR T-Cell Therapy in Refractory Large B-Cell Lymphoma. *N Engl J Med*. 2017;377(26):2531–2544. doi:10.1056/NEJMoa1707447

161. Ramos CA, Dotti G. Chimeric antigen receptor (CAR)-engineered lymphocytes for cancer therapy. *Expert Opin Biol Ther*. 2011;11(7):855–873. doi:10.1517/14712598.2011.573476

162. Zhang C, Liu J, Zhong JF, et al. Engineering CAR-T cells. *Biomark Res*. 2017;5:22. doi:10.1186/s40364-017-0102-y

163. Fry TJ, Shah NN, Orentas RJ, et al. CD22-CAR T Cells Induce Remissions in CD19-CAR Naive and Resistant B-ALL. *Nat Med*. 2017;24:20–28. doi:10.1038/nm.4441

164. Lee DW, Gardner R, Porter DL, et al. Current concepts in the diagnosis and management of cytokine release syndrome. *Blood*. 2014;124(2):188–195. doi:10.1182/blood-2014-05-552729

165. Fitzgerald JC, Weiss SL, Maude SL, et al. Cytokine Release Syndrome After Chimeric Antigen Receptor T Cell Therapy for Acute Lymphoblastic Leukemia. *Crit Care Med*. 2017;45(2):e124–e131. doi:10.1097/CCM.0000000000002053

166. Bhoj VG, Arhontoulis D, Wertheim G, et al. Persistence of long-lived plasma cells and humoral immunity in individuals responding to CD19-directed CAR T-cell therapy. *Blood*. 2016;128(3):360–370. doi:10.1182/blood-2016-01-694534

167. Rayes A, McMasters RL, O'Brien MM. Lineage Switch in MLL-Rearranged Infant Leukemia Following CD19-Directed Therapy. *Pediatr Blood Cancer*. 2016;63(6):1113–1115. doi:10.1002/pbc.25953

168. Braig F, Brandt A, Goebeler M, et al. Resistance to anti-CD19/CD3 BiTE in acute lymphoblastic leukemia may be mediated by disrupted CD19 membrane trafficking. *Blood*. 2017;129(1):100–104. doi:10.1182/blood-2016-05-718395

169. Fischer J, Paret C, El Malki K, et al. CD19 Isoforms Enabling Resistance to CART-19 Immunotherapy Are Expressed in B-ALL Patients at Initial Diagnosis. *J Immunother*. 2017;40(5):187–195. doi:10.1097/CJI.0000000000000169

170. Founaine T. Alternative Mechanisms for CD19 Negative Relapse Following CD19 CAR T-cell Immunotherapy. *Blood*. 2017.

171. Turtle CJ, Hanafi LA, Berger C, et al. CD19 CAR-T cells of defined CD4+:CD8+ composition in adult B cell ALL patients. *J Clin Invest*. 2016;126(6):2123–2138. doi:10.1172/JCI85309

172. Turtle CJ, Hanafi LA, Berger C, et al. Immunotherapy of non-Hodgkin's lymphoma with a defined ratio of CD8+ and CD4+ CD19-specific chimeric antigen receptor-modified T cells. *Sci Transl Med*. 2016;8(355):ra116. doi:10.1126/scitranslmed.aaf8621

173. Magee MS, Snook AE. Challenges to chimeric antigen receptor (CAR)-T cell therapy for cancer. *Discov Med*. 2014;18(100):265–271.

174. Abken H. Adoptive therapy with CAR redirected T cells: the challenges in targeting solid tumors. *Immunotherapy*. 2015;7(5):535–544. doi:10.2217/imt.15.15

175. Wang Z, Guo Y, Han W. Current status and perspectives of chimeric antigen receptor modified T cells for cancer treatment. *Protein Cell*. 2017;8(12):896–925. doi:10.1007/s13238-017-0400-z

176. Fidler IJ. The pathogenesis of cancer metastasis: the "seed and soil" hypothesis revisited. *Nat Rev*. 2003;3(6):453–458. doi:10.1038/

ified T cells in CLL. *N Engl J Med*. 2011;365:1937–1938; author reply;1938.

nrc1098

177. Talmadge JE, Fidler IJ. AACR centennial series: the biology of cancer metastasis: historical perspective. *Cancer Res*. 2010;70:5649–5669. doi:10.1158/0008-5472.CAN-10-1040

178. Chambers AF, Groom AC, MacDonald IC. Dissemination and growth of cancer cells in metastatic sites. *Nat Rev*. 2002;2(8):563–572. doi:10.1038/nrc865

179. Gupta GP, Nguyen DX, Chiang AC, et al. Mediators of vascular remodelling co-opted for sequential steps in lung metastasis. *Nature*. 2007;446(7137):765–770. doi:10.1038/nature05760

180. Pantel K, Brakenhoff RH. Dissecting the metastatic cascade. *Nat Rev*. 2004;4(6):448–456. doi:10.1038/nrc1370

181. Christofori G. New signals from the invasive front. *Nature*. 2006;441(7092):444–450. doi:10.1038/nature04872

182. Guo W, Giancotti FG. Integrin signalling during tumour progression. *Nat Rev Mol Cell Biol*. 2004;5(10):816–826. doi:10.1038/nrm1490

183. Hanahan D, Folkman J. Patterns and emerging mechanisms of the angiogenic switch during tumorigenesis. *Cell*. 1996;86(3):353–364. doi:10.1016/S0092-8674(00)80108-7

184. Yang J, Mani SA, Donaher JL, et al. Twist, a master regulator of morphogenesis, plays an essential role in tumor metastasis. *Cell*. 2004;117(7):927–939. doi:10.1016/j.cell.2004.06.006

185. Al-Mehdi AB, Tozawa K, Fisher AB, et al. Intravascular origin of metastasis from the proliferation of endothelium-attached tumor cells: a new model for metastasis. *Nat Med*. 2000;6(1):100–102. doi:10.1038/71429

186. Valastyan S, Weinberg RA. Tumor Metastasis: Molecular insights and evolving paradigms. *Cell*. 2011;147(2):275–292. doi:10.1016/j.cell.2011.09.024

第4章

抗肿瘤治疗学原理

Angela K. Green and Vicky Makker

据统计显示，在过去的二十年里，几乎所有癌症的生存率都有所提高。这在很大程度上归因于癌症的早期发现及外科手术、放射治疗和抗肿瘤药物的进展。现代医学肿瘤学领域发生了显著的变化，然而，整个学科都是建立在与化疗相关的严重毒性反应管理之上，现代医学肿瘤学所涉及的新治疗模式，包括分子靶向药物和免疫治疗，已广泛应用于临床实践。激素疗法继续在乳腺癌及前列腺癌的治疗中发挥重要作用。

"化疗"这一术语用来描述非特异性细胞毒性药物的应用，如烷基化物和抗代谢药物等，其工作原理是通过阻止核酸复制或细胞分裂，最终导致细胞死亡。大部分新用于临床实践的化疗药物保留了疗效而减少了其毒性作用。例如，卡铂已经在许多癌症治疗中取代了顺铂，引入聚乙二醇脂质体多柔比星与蒽环类药物也有同样的作用。

另一方面，分子靶向药物抑制由癌细胞表达的帮助癌细胞生长或癌细胞信号通路的特殊蛋白质。

例如，曲妥珠单抗是一种人源化的单克隆抗体，以2型人表皮生长因子受体为靶点（HER2），这是一种酪氨酸激酶受体参与调节细胞生长和信号转导，在20%～30%的浸润性乳腺癌中高表达[1]。与化疗结合用于治疗一些实体恶性肿瘤的贝伐珠单抗，也是一种人源化单克隆抗体，可抑制促进血管生成的血管内皮生长因子（VEGF）A。

在过去的十年里，免疫疗法有了很大的突破，其使用范围从疫苗、早期的非特异性免疫刺激物，如白细胞介素 -2（IL-2），到现在更复杂的免疫检查点抑制剂。新型免疫治疗剂可以使一些恶性肿瘤患者的症状得到长期缓解，例如转移性黑色素瘤等。

癌症患者生存时间的延长导致了与治疗相关的慢性毒性的增加。整个领域将越来越聚焦"癌症幸存者"的问题，我们可能会看到康复医学起到的作用越来越大。在本章中，我们主要介绍常见的抗肿瘤药物及其毒性，主要集中在与治疗相关的亚急性和慢性毒性反应（表4-1）。

表4-1 常用抗肿瘤药物的字母表

通用名称	分类	通用名称	分类
白蛋白结合紫杉醇	紫杉烷	比卡鲁胺	非类固醇抗激素
氟他胺	生物反应调节剂	博来霉素	抗肿瘤抗生素
阿仑单抗	抗 CD52 单克隆抗体	硼替佐米	可逆抑制剂 26S 蛋白酶体
六甲蜜胺	烷化剂		细胞毒素
氨磷汀	有机硫代磷酸盐模拟	白消安	烷化剂
阿那曲唑	非甾体类芳香化酶抑制剂	卡培他滨	抗代谢物
三氧化二砷	抗肿瘤分化剂		细胞毒性
天冬酰胺酶	抗肿瘤抗生素	卡铂	铂
阿替唑仑	PDL1 抑制剂	卡莫司汀	烷化剂
BCG	生物反应调节剂	西妥昔单抗	EGFR 酪氨酸激酶抑制剂
贝伐珠单抗	抗 VEGF 单克隆抗体	苯丁酸氮芥	烷化剂

通用名称	分类	通用名称	分类
顺铂	铂	洛莫司汀	烷化剂
克莱屈滨	抗代谢物	氯硝胺	烷化剂
氯法拉滨	抗代谢物	甲地孕酮	合成孕激素
环磷酰胺	烷化剂	卡氮芥	烷化剂
阿糖胞苷	抗代谢物	氟尿苷	抗代谢物
达卡巴嗪	烷化剂	氟达拉滨	抗代谢物
达克霉素	抗肿瘤抗生素	巯嘌呤	抗代谢物
达沙替尼	信号转导抑制剂	巯乙磺酸钠	化学保护剂
道诺霉素	蒽环霉素	甲氨蝶呤	抗代谢物
道诺霉素脂质体	蒽环霉素	丝裂霉素 -C	抗肿瘤抗生素
代西他滨	抗代谢物	米托坦	抗肾上腺素剂
脱白细胞素	生物反应调节剂	米托蒽醌	抗肿瘤抗生素
多西他赛	紫杉烷	尼鲁他胺	抗雄激素
多柔比星	蒽环霉素	纳武单抗	PD-1 抑制剂
多柔比星脂质体	蒽环霉素	奥曲肽	生长抑素类似物
杜瓦卢马布	PDL1 抑制剂	奥沙利铂	铂
表柔比星	蒽环霉素	紫杉醇	抗微管剂,紫杉醇
厄洛替尼	EGFR 酪氨酸激酶抑制剂	帕米磷酸盐	双膦酸盐
雌莫司汀	烷化剂	帕尼单抗	抗 EGFR 单克隆抗体
依托泊苷	拓扑异构酶Ⅱ抑制剂	帕唑帕尼	多靶点酪氨酸激酶抑制剂
依西美坦	芳香胺抑制剂	聚乙二醇化（filgrastin)	重组人粒细胞集落刺激因子
非格司亭	重组人粒细胞集落刺激因子	培美曲塞	抗叶酸抗代谢药
氟尿苷	抗代谢物	帕博利珠单抗	PD-1 抑制剂
氟达拉滨	抗代谢物	喷司他丁	抗代谢物
5- 氟尿嘧啶	抗代谢物	原卡巴嗪	烷化剂
氟他胺	非甾体类抗雄激素	利妥昔单抗	抗 CD-20 单克隆抗体
氟维司群	雌激素受体拮抗剂	索拉非尼	多靶点酪氨酸激酶抑制剂
吉非替尼	EGFR 酪氨酸激酶抑制剂	链脲佐菌素	抗肿瘤抗生素
吉西他滨	抗代谢物	舒尼替尼	多靶点酪氨酸激酶抑制剂
单抗奥佐米星	抗 CD33 单克隆抗体	他莫昔芬	抗雌激素
戈舍瑞林	促性腺激素释放激素类似物	替莫唑胺	烷化剂
羟基脲	烷化剂	沙利度胺	免疫调节剂,抗血管生成因子
替伊莫单抗	放射性单克隆药物	硫鸟嘌呤	抗代谢物
多柔比星	蒽环霉素	硫铁蛋白	烷化剂
异环磷酰胺	烷化剂	拓扑替康	拓扑异构酶Ⅰ抑制剂
伊马替尼	Bcr-Abl 酪氨酸激酶抑制	托瑞米芬	抗雌激素
α- 干扰素	生物反应调节剂	托西托单抗	放射性标记单克隆抗体
伊匹木单抗	CTLA-4 抑制剂	曲妥珠单抗	HER2/Neu 单克隆抗体
伊立替康	拓扑酶抑制剂	视黄酸	视黄酸
来那度胺	抗血管生成剂	长春碱	长春花生物碱
来曲唑	多靶点酪氨酸激酶抑制剂	长春新碱	长春花生物碱
亚叶酸钙	叶酸代谢产物	长春碱	长春花生物碱
亮丙瑞林	促性腺激素释放激素类似物	长春瑞滨	长春花生物碱

BCG, 卡介苗(bacillus Calmette-Guérin)。

化疗常见的急性毒性反应包括急性输液反应、骨髓抑制（使中性粒细胞减少、感染和贫血或血小板减少需要输血的风险增加）、脱发、疲劳和不同程度恶心等。我们只关注目前美国 FDA 批准的治疗方法。很明显，临床发展中的大量药物将继续引起新的毒性，本章不做关注。

化疗

蒽环类

蒽环类药物包括柔红霉素、多柔比星、表柔比星和伊达鲁比星，用于治疗乳腺癌、卵巢癌、子宫内膜癌、软组织肉瘤、霍奇金淋巴瘤和非霍奇金淋巴瘤、非小细胞肺癌与小细胞肺癌（SCLC）、肝癌、甲状腺癌和胃癌。蒽环类插入复制细胞 DNA 从而抑制 DNA 的合成及通过抑制 DNA 依赖性 RNA 聚合酶抑制转录，它们还抑制拓扑异构酶 II，导致 DNA 断裂，并形成细胞毒性自由基，后者导致单链和双链 DNA 断裂并抑制 DNA 合成（表 4-2）。

心脏毒性

心脏毒性是蒽环类药物的一种常见的毒性，与累积给药剂量有关。蒽环类药物对心肌细胞的损伤可能是由于有毒氧自由基的产生和增加氧化应激导致膜脂质过氧化。这反过来又导致空泡化和心肌细胞被纤维组织替代[2]。

表 4-2　常用化疗方案

用途	方案	代表性药物
乳腺癌	AC	多柔比星, 环磷酰胺
	AC-T	多柔比星, 环磷酰胺, 紫杉醇
	CMF	环磷酰胺, 甲氨蝶呤, 5- 氟尿嘧啶
	TC	多西他赛, 环磷酰胺
胃肠道恶性肿瘤	FOLFOX	5- 氟尿嘧啶, 亚叶酸钙, 奥沙利铂
	FOLFIRI	5- 氟尿嘧啶, 亚叶酸钙, 伊立替康
	FOLFOXIRI	5- 氟尿嘧啶, 亚叶酸钙, 奥沙利铂, 伊立替康
	CapeOX	卡培他滨, 奥沙利铂
	EOX	表柔比星, 奥沙利铂, 卡培他滨
	ECF	表柔比星, 顺氯氨铂, 5- 氟尿嘧啶
生殖细胞肿瘤 / 睾丸癌	BEP	博来霉素, 依托泊苷, 顺氯氨铂
	EP	依托泊苷, 顺氯氨铂
	VIP	依托泊苷, 异环磷酰胺, 顺氯氨铂
膀胱癌	MVAC	甲氨蝶呤, 长春花碱, 多柔比星, 顺氯氨铂
霍奇金淋巴瘤	ABVD	多柔比星, 博来霉素, 长春花碱, 达卡巴嗪
	BEACOPP	博来霉素, 依托泊苷, 多柔比星, 环磷酰胺, 长春新碱, 原卡巴嗪, 泼尼松
非霍奇金淋巴瘤	R-CHOP	利妥昔单抗, 环磷酰胺, 多柔比星, 长春新碱, 泼尼松
	R-EPOCH	利妥昔单抗, 足叶乙甙, 泼尼松, 长春新碱, 环磷酰胺, 多柔比星
	R-DHAP	利妥昔单抗, 地塞米松, 多柔比星, 阿糖胞苷, 顺氯氨铂
	GemOx	吉西他滨, 奥沙利铂
	R-ICE	利妥昔单抗, 异环磷酰胺, 卡铂, 依托泊苷
急性白血病	7+3	阿糖胞苷, 柔红霉素
	Hyper-CVAD	环磷酰胺, 长春新碱, 多柔比星, 地塞米松
多发性骨髓瘤	CyBorD	环磷酰胺, 硼替佐米, 地塞米松
	RVD	利奈度胺, 硼替佐米, 地塞米松

5-FU, 5- 氟尿嘧啶

蒽环类药物引起的心脏毒性最强的预测指标是累积剂量给药,但年龄超过 70 岁,先予以照射、同时服用其他化疗药物(特别是紫杉醇和曲妥珠单抗)、同时胸部照射和潜在的心脏疾病也是重要的因素[3-5]。此外,研究表明,女性是一个独立的危险因素[6]。心血管并发症可能急性发作(给药期间)、早期(几天或给药后数月)或暴露后数年至数十年才发生。

早期报道,成人应用多柔比星累积剂量为 400、550 和 700(mg/m²)时,患者出现心脏毒性的概率分别为 3%、7% 和 18%[5]。一项对三个对照试验单用多柔比星治疗的 630 例患者的报道显示,大约 26% 接受多柔比星累积剂量为 550mg/m² 的患者出现多柔比星相关性心力衰竭[7]。使用更好的检测技术检测心脏毒性反应早期表现,取代了单阈值剂量的使用。因此,如果给予较低累积剂量治疗时,能检测到心脏毒性的表现,应立即停止治疗(表 4-3)。

蒽环类药物心脏毒性反应有三个阶段:急性、亚急性和晚期。患者服用蒽环类药物后立即出现或者在服药期间出现急性毒性反应,表现为心电图异常、心室功能障碍、血浆脑钠肽升高、心包炎 - 心肌炎综合征[8]。这些情况比较罕见,并且临床意义不大,症状通常在一周内缓解[51]。急性毒性反应和随后发展的亚急性和晚期心脏毒性反应之间的关系尚不清楚。

在亚急性毒性反应阶段,心力衰竭可在蒽环类药物应用后数天到数月内发生,临床心力衰竭出现的高峰时间是蒽环类药物应用后第 3 个月[4,5]。心力衰竭患者由于更积极地使用血管紧张素转换酶(ACE)抑制剂以及 β 受体阻滞剂等心脏药物治疗,其生存率得到提高。

迟发性毒性症状,心力衰竭的发作可能发生在使用蒽环类药物 5 年到 10 年之后。症状性和无症状性晚期心脏毒性患者可出现严重的心律失常,包括室性心动过速、室颤和心源性猝死。晚期毒性反应主要涉及用于治疗或辅助疗法的蒽环类药物。晚期毒性反应多见于儿童恶性肿瘤幸存者,其晚期心力衰竭是由非缺血性扩张型心肌病引起。而在成年人中,如果出现延迟症状,则须排除导致心力衰竭的其他原因。

降低蒽环类药物心脏毒性风险的方法包括替代给药方案的使用、结构类似物(柔红霉素、依柔比星和表柔比星)的开发、蒽环类分子的脂质体包封(多柔比星脂质体)和辅助性心脏保护剂(卡维地

表 4-3　化疗诱导的心脏毒性

毒性类型	代表性药物	参考文献
心肌病	多柔比星	[4,5,7,8]
	表柔比星	[9]
	曲妥珠单抗	[10-13]
	利妥昔单抗	[14]
	贝伐珠单抗	[6,15]
	环磷酰胺	[16]
	丝裂霉素	[17]
	α 干扰素	[18,19]
	索拉非尼	[20]
	舒尼替尼	[21]
	伊马替尼	[22]
	帕唑帕尼布	[23]
	顺氯氨铂	[24]
心律失常	紫杉醇	[25]
	多西他赛	[26]
	曲妥珠单抗	[27]
	异环磷酰胺	[16]
	顺氯氨铂	[24]
	α 干扰素	[28,29]
	甲氨蝶呤	[30]
	阿糖胞苷	[31]
	白细胞介素 -2	[32,33]
	三氧化二砷	[34]
	阿勒姆图祖马布	[35]
	利妥昔单抗	[14]
QT 间期延长	三氧化二砷	[34]
血管并发症	博来霉素	[37]
	依托泊苷	[38]
	5- 氟尿嘧啶	[39,40]
	卡培他滨	[41]
	长春花生物碱	[42,43]
	甲氨蝶呤	[30]
	白细胞介素 -2	[44]
	全反式视黄酸	[45]
高血压	贝伐单抗	[46,47]
	索拉非尼	[48]
	舒尼替尼	[49]
	帕唑帕尼布	[50]

第一篇

洛、血管紧张素转换酶抑制剂、右旋唑烷）。

右旋唑烷是美国 FDA 批准的乙二胺四乙酸（EDTA）类铁螯合剂，它可以通过多柔比星 - 铁络合物中的铁脱离防止蒽环类药物引起的心脏毒性，从而防止自由基的形成[52]。在 1 013 例成人和儿童患者的荟萃分析中，开始蒽环类药物治疗或达到 $300mg/m^2$ 的累积剂量后应用右丙亚胺，可显著降低充血性心力衰竭的发生率（$RR=0.28$，$95\%CI$：0.18-0.42）[53]。

大剂量蒽环类药物的应用缺乏安全的给药方法，监测早期出现心脏毒性的征象非常必要。超声心动图和放射性核素血管造影是无创监测的标准方法。当首次诊断出现心脏毒性反应时，成人的预后似乎与心脏症状的严重程度相关。因此，如果病人在采用心脏毒性化疗药物进行治疗过程中出现左心室射血分数下降时，应转诊给心脏病专家及时进行心脏保护药物治疗，建议使用 β 受体阻滞剂和血管紧张素转换酶抑制剂。

植物生物碱（紫杉烷、长春花生物碱）

紫杉烷

紫杉醇是一种细胞周期特异性抗微管药物（在细胞周期的 M 期活跃），用于治疗卵巢癌、乳腺癌、非小细胞肺癌、头颈部癌症、食管癌、前列腺癌、膀胱癌和艾滋病相关的 Kaposi 肉瘤。多西他赛也是 M 期特异性抗微管药物，经美国 FDA 批准用于治疗乳腺癌和非小细胞肺癌，也可用于小细胞肺癌、头颈癌、胃癌、难治性卵巢癌和膀胱癌的治疗。

心脏毒性

紫杉醇与心动过缓和心脏传导阻滞有关，根据 140 例卵巢癌患者Ⅱ期临床试验的报道，29% 出现短暂的无症状性心动过缓，严重心脏毒性反应（房室传导阻滞，室性心动过速，心肌缺血）的发生率为 5%[25]。当紫杉醇与多柔比星联合应用时，心脏的毒性风险增大，高达 20% 的患者出现心力衰竭[54]。发生心力衰竭的多柔比星累积剂量远低于预期单独使用多柔比星的剂量[55,56]。多西他赛也与传导异常、心血管衰竭和心绞痛有关[57]，与紫杉醇相似，多西他赛似乎增强了蒽环类药物的心脏毒性[58]。

神经毒性

紫杉烷诱发的运动和感觉神经病变是累积性效应，取决于所用的剂量和治疗计划。紫杉醇诱导的神经病变影响感觉神经纤维，主要表现为手部和脚部感觉灼热以及反应能力丧失。紫杉醇也可以导致运动神经病，主要影响近端肌肉[59]。其他表现不常见，包括口周麻木、自主神经病变、严重的肌痛和关节痛、肢体幻觉疼痛、短暂性脑病和癫痫发作[60,61]。多西他赛可引起感觉和运动神经病变，但发生频率低于紫杉醇，发生率小于 15%，3 级或 4 级神经病变发生率不到 5%[62]。Lhermitte 征，震颤样，无痛感觉及颈部屈曲时从背部向足部辐射状感觉异常等也与多西他赛的应用有关[63]。

紫杉醇诱发的神经病变即使予以持续治疗，症状也不会有明显改善，但也有报道称持续治疗能够改善症状。治疗完成经过数月后，大约 50% 的患者症状有所改善[64]，但许多患者仍有持续性神经病变并伴有体弱。此外，同时应用紫杉醇与铂剂时，具有协同的神经毒性作用[65]。

风湿病毒性

紫杉醇和多西他赛也能引起患者的肌痛和关节炎，有时严重的还会影响生活质量。尽管有报道发现高达 75% 的患者会发生此类副作用[66-71]，但这些副作用的实际发生率还不清楚。它通常在紫杉醇输注结束后 24～48 小时发生，可能会持续 3～5 日，偶尔持续一周或更长时间，这一过程的机制仍不清楚。

长春花生物碱

长春花新碱是一种长春花生物碱，用于治疗急性淋巴细胞白血病、霍奇金淋巴瘤和非霍奇金淋巴瘤、多发性骨髓瘤、横纹肌肉瘤、神经母细胞瘤、尤因肉瘤、慢性白血病、甲状腺癌、脑恶性肿瘤和滋养层细胞肿瘤。

神经毒性

长春新碱的剂量限制性毒性是一种轴突神经病，它是由轴突内中微管的断裂、干扰轴突运输所引起的。虽然有小部分感觉功能影响特别明显，但长春新碱的神经毒性神经病变常累及感觉和运动纤维[72]。早期症状通常表现为指尖和脚部的感觉异常，伴 / 不伴肌肉痉挛。这些症状通常出现在治疗数周后，但也可发生在第一次给药后，还可以在停药后出现，症状在改善之前的数月内呈进行性发展[73]。

客观感觉表现相对较少，脚踝抽搐很常见，偶尔可能会有严重的虚弱，伴双足下垂、腕关节下垂和感觉丧失。轻度神经病变患者通常可以继续接受全剂量长春新碱治疗，但进行性症状加重则需要减少剂量或停药。停止治疗后症状通常会逐步改善，但可能需要持续几个月[74]。

长春新碱也可引起自主神经病变，表现为腹部绞痛和便秘，发生在近 50% 的患者，很少出现麻痹性肠梗阻[74]。因此，接受长春新碱治疗的患者应该预防性服用大便软化剂和 / 或泻药。个别患者可能出现阳痿、体位性低血压或弛缓性膀胱。

长春新碱也可能引起脑神经的局部神经病变[75]，最常影响动眼神经，但也可累及喉返神经、视神经、面神经和听神经。长春新碱还可引起视网膜损伤和夜盲，一些患者在治疗过程中可能会感觉下颚和腮腺疼痛。

长春地辛、长春碱和长春瑞滨的神经毒性较小，它们对神经组织的亲和力较低。应用长春瑞滨，大约仅 20% 的患者出现轻度感觉异常[76]，很少发生严重的神经病变。长春新碱、长春碱和长春瑞滨很少引起抗利尿激素分泌失调综合征（SIADH），后者可出现低钠血症、精神错乱和癫痫发作[77]。其他较为罕见的中枢神经系统（CNS）并发症（与 SIADH 无关）包括癫痫发作、脑病、短暂性皮质盲、共济失调、手足徐动症和帕金森综合征[78]。

拓扑异构酶抑制剂

拓扑异构酶抑制剂包括伊立替康、拓扑替康和依托泊苷，它们能阻止 DNA 的重新连接，诱导 DNA 链断裂。依托泊苷是治疗睾丸癌和淋巴瘤最常用的药物，拓扑替康用于治疗转移性子宫癌，而伊立替康则常用于胃肠道恶性肿瘤，包括结肠癌和胃癌。

虽然与肾脏毒性没有直接关系，但由于拓扑异构酶抑制剂主要通过肾脏排泄，中度肾功能不全患者可能导致毒性增加[79]。20%～40% 的依托泊苷通过尿液排出，肌酐清除率为 10～50ml/min 的患者应降低 25% 的剂量，对于清除率小于 10ml/min 的患者，应降低 50% 的剂量[57]。

抗代谢物质

甲氨蝶呤

甲氨蝶呤（methotrexate, MTX）是一种细胞周期特异性的抗叶酸盐类似物，在细胞周期的 S 期具有活性，竞争性抑制二氢叶酸还原酶，阻止二氢叶酸转化为四氢叶酸。这会造成叶酸耗竭，胸腺嘧啶核苷、DNA 和 RNA 合成障碍，最终导致细胞增殖减少。甲氨蝶呤用于治疗乳腺癌、头部颈癌、妊娠滋养细胞疾病、中枢神经系统白血病和淋巴瘤、膀胱癌、非霍奇金淋巴瘤和肉瘤。

神经毒性

MTX 诱导的神经毒性可表现为无菌性脑膜炎、横断性脊髓病、急性和亚急性脑病以及白质脑病。无菌性脑膜炎是鞘内 MTX 最常见的神经毒性作用[80]，其特征是头痛、项部僵直、背痛、恶心、呕吐、发热和嗜睡。患者发生率大约 10%，但也有报道称会高达 50%。通常在注射药物后的 2～4 小时开始出现症状，可持续 12～72 小时[81]。脑脊液分析通常表现为细胞数增多和蛋白升高。症状常常是自限性的，一般不需要治疗。一些无菌脑膜炎患者停用 MTX 后，症状消退，没有进一步的毒性产生。

横断性脊髓病是一种少见的鞘内 MTX 并发症，表现为在没有压迫性损伤的情况下，数小时至数天后发生的孤立性脊髓功能障碍。横断性脊髓病与鞘内 MTX 有关，一般见于同时接受放射治疗（RT）或鞘内频繁注射 MTX 的患者，通常出现背部或腿部疼痛，随后出现截瘫、感觉丧失和括约肌功能障碍。发病时间通常在治疗后 30 分钟到 48 小时之间，但可发生在两周后。绝大多数患者临床症状可改善，但恢复程度不同，禁忌继续鞘内注射 MTX[82]。

急性神经毒性反应是大剂量 MTX 后最常见的并发症，以治疗后 24 小时内出现嗜睡、错乱和癫痫为特征。这些症状通常自行缓解，没有后遗症，不影响继续治疗[81]。每周或两周一次大剂量甲氨蝶呤可能产生亚急性"卒中样"综合征，以短暂性局部神经功能缺损、精神错乱和偶发癫痫为特征。用药后大约六天出现症状，持续 15 分钟到 72 小时，然后自然消退，无后遗症。通常脑脊液分析正常，但脑电图可能显示弥漫性减慢，磁共振弥散加权图像可显示异常。可继续完成大剂量甲氨蝶呤治疗，亚急性脑病不会复发[83]。

MTX 的主要迟发性并发症是白质脑病，其发生与 MTX 的剂量和应用途径有关[81]。虽然这种综合征可能是由甲氨蝶呤单独引起的，但同时应用放射治疗或之前应用放射治疗的患者更为常见。尽管作用机制不清楚，可能与颅内辐射增大 MTX 的毒性效应或破坏血脑屏障使高浓度甲氨蝶呤进入大脑有关。白质脑病的特点是接受甲氨蝶呤治疗后数月至数年内逐渐出现认知功能障碍,临床表现从轻度学习障碍到严重进行性痴呆,伴有嗜睡、癫痫、共济失调和偏瘫。停用 MTX 后,许多患者的症状稳定或改善。目前没有有效的治疗方法,诊断需要头颅 CT 和 MRI 的支持,典型表现为脑萎缩和弥漫性白质病变。

肺毒性

甲氨蝶呤引起的肺毒性可分为炎症性和致瘤性。MTX 对恶性肿瘤发展的作用,报道数据相互矛盾[84]。虽然 MTX 引起的常见肺毒性是过敏性肺炎,但闭塞性细支气管炎合并机化肺炎(BOOP)、急性肺损伤并非心源性肺水肿、肺纤维化和支气管炎也与 MTX 治疗有关[85,86]。无论低剂量、高剂量 MTX 治疗或不同的给药途径均可导致肺毒性,但引起的毒性机制仍不清楚(表 4-4)[85,86]。

表 4-4　化疗所诱导的肺毒性

毒性类型	代表性药物	参考文献
急性毒性	吉西他滨	[87,88]
	格夫蒂尼布	[89]
	丝裂霉素 C	[90,91]
	环磷酰胺	[92,93]
	紫杉醇	[71,94]
	多烯紫杉醇	[95,96]
慢性毒性	博来霉素	[97]
	甲氨蝶呤	[98-100]
	氯霉素	[101]
	丝裂霉素 C	[90,91]
	卡莫司汀,洛莫司汀	[102,103]
	环磷酰胺	[92,104]

绝大多数患者在甲氨蝶呤治疗的第一年内发生肺毒性,有报道称最早可发生在治疗的第 12 日,也有治疗 18 年后才开始发生[98-100]。急性甲氨蝶呤肺炎通常不具特异性,数周内呈进行性发展,以发热、寒战、不适、咳嗽、呼吸困难和胸痛为特征[105,106],也可迅速发生呼吸衰竭[85,86]。亚急性肺炎以呼吸困难、干咳、发热、湿啰音和发绀[107]为特征,大约 10% 的患者发展形成肺纤维化。

停药是治疗的第一步,临床症状通常在停药后几天内改善[108]。尽管有报道称可继续完成治疗,甚至持续治疗能够引起肺毒性消退[85,86],但仍不建议继续应用 MTX。糖皮质激素治疗甲氨蝶呤肺

毒性的机制尚不清楚,但有一些文献报道支持这种做法。

补充叶酸可以减轻 MTX 所致的不良反应,包括口腔炎以及胃肠道和血液学毒性,而不影响 MTX 的治疗效果。然而,叶酸储存充足并不能降低 MTX 诱导的肺或肝毒性的风险,提示叶酸消耗以外的机制也参与了这些毒性反应的发生[109,110]。

肾毒性

低剂量 MTX 治疗($\leqslant 0.5 \sim 1g/m^2$)通常不引起肾毒性,除非患者存在肾功能不全。大剂量静脉注射甲氨蝶呤($1 \sim 15g/m^2$)可在肾小管内沉淀,引起肾小管损伤,伴有尿量减少和酸性尿的患者危险性较大,保持尿量充足和碱化尿液可以减少甲氨蝶呤沉淀的可能性。肾损害的机制可能是输入小动脉收缩或系膜细胞收缩,导致肾小球毛细血管表面积减少、肾小球毛细血管灌注减少和压力降低[111]。肾功能不全患者的 MTX 排泄减少,骨髓和胃肠道毒性明显增加[112]。

吉西他滨

吉西他滨是一种细胞周期 S 期特异性抗代谢药,用于治疗膀胱癌、胰腺癌、非小细胞肺癌、卵巢癌、肉瘤、间皮瘤、霍奇金淋巴瘤和非霍奇金淋巴瘤。一般情况下,吉西他滨耐受良好,很少与肺毒性有关,包括毛细血管渗漏引起的呼吸窘迫综合征(ARDS)。呼吸困难是吉西他滨常见的副作用,但危及生命的肺毒性比较罕见。有研究报道,吉西他滨引起的 ARDS 发生在平均治疗后的 6 ~ 8 日[113]。此外,吉西他滨具有肝毒性,肝功能障碍的患者应慎用。

5- 氟尿嘧啶

5- 氟尿嘧啶(5-FU)是一种氟代嘧啶,通过抑制胸苷酸合成酶影响 DNA 合成,用于治疗结直肠癌、乳腺癌、各种胃肠道恶性肿瘤和头颈癌。**卡培他滨**是一种氟嘧啶,在肝脏和组织中代谢形成 5-FU,后者是其活性成分,被美国 FDA 批准用于治疗晚期乳腺癌和结直肠癌。

心脏毒性

5- 氟尿嘧啶是继蒽环类药物后与化疗相关的心脏毒性的第二常见原因[114]。卡培他滨引起的心脏毒性与注射 5- 氟尿嘧啶相类似。非特异性胸痛或绞痛是 5-FU 最常见的心脏毒性,其他心脏表现包括心律失常(包括房颤、室性心动过速和室颤)

和心室功能障碍引起的急性肺水肿,心源性休克和心源性猝死也有报道[15]。尽管多数研究报道 5- 氟尿嘧啶致心脏毒性的发生率≤8%[15],但一般介于1%～19%[114-116]。风险可能与 5-FU 的应用方法、冠状动脉疾病的存在以及同时应用辐射或蒽环类药物有关。

毒性的潜在机制被认为是冠状动脉痉挛。然而,也有假说认为内皮细胞毒性引起的心肌炎和血栓形成等其他机制也参与形成[39,40]。5-FU 治疗结束后和 / 或服用硝酸盐或钙通道阻滞剂,心脏症状通常会消失。出现 5- 氟尿嘧啶引起的心脏毒性的患者是否继续应用 5-FU 具有争议,如果试图继续应用,则在用药期间应对患者进行密切观察[117,118]。

神经毒性

5-FU 很少引起急性小脑综合征[119],表现为急性发作的共济失调、辨距不良、构音障碍和眼球震颤,发生于治疗后数周甚至几个月内。出现小脑毒性的患者应立即停止使用 5-FU,随着时间的推移,症状通常会完全消失。其他神经系统副作用包括脑病、视神经病变、眼球运动异常、局灶性肌张力障碍、脑血管疾病、帕金森综合征[78,120]、周围神经病变[121]或癫痫等较为少见(表 4-5)[122]。

氟达拉滨

氟达拉滨是一种嘌呤类似物,用于治疗慢性淋巴细胞白血病(CLL)和惰性淋巴瘤,低剂量可引起头痛、嗜睡、精神错乱和感觉异常[139]。迟发性渐进性脑病伴癫痫、皮质盲、麻痹和昏迷常见于应用大剂量的患者,也有报道发生进行性多灶性白质脑病,但极其罕见[138]。

克拉德里滨

克拉德里滨也是一种嘌呤类似物,用于治疗多毛细胞白血病、慢性淋巴细胞白血病和Waldenstrom 巨球蛋白血症,常规剂量几乎没有神经毒性,但高剂量时可以产生截瘫或四肢瘫痪[139]。

阿糖胞苷

阿糖胞苷是一种嘧啶类似物,用于治疗白血病、淋巴瘤和鞘内治疗中枢神经系统肿瘤。常规剂量很少出现神经毒性,然而,高剂量(每 12 小时≥3g/m²)会导致 10%～25% 的患者出现急性小脑综合征[123,124]。40 岁以上有肝或肾功能异常、潜在神经功能障碍的患者,或者服用总剂量超过 30g 的

表 4-5　化疗诱导的神经毒性

毒性	代表性药物	参考文献
中枢性	甲氨蝶呤	[80-83]
	胱氨酸	[123,124]
	5- 氟尿嘧啶	[119]
	伊福萨德	[125,126]
	亚硝基脲类	[127]
	原卡巴嗪	[128,129]
	α 干扰素	[130,131]
	白细胞介素 -2	[132,133]
	贝伐珠单抗	[134,135]
	布苏万	[136]
	全反式视黄酸	[137]
	氟达拉滨	[138]
	克拉德里滨	[139]
	抑制素	[126,139]
血管性	卡铂	[140]
	贝伐珠单抗	[134,135]
外周性	顺铂	[141]
	卡铂	[142]
	奥沙利铂	[143-145]
	紫杉醇	[59-61,146]
	多烯紫杉醇	[63]
	沙利度胺	[147]
	长春新碱(以及较少频繁使用的其他生物碱类,如长春瑞滨,长春碱和长春地辛)	[72-74,148]
	阿糖胞苷	[119,123]
	5- 氟尿嘧啶	[121]
	硼替佐米	[149]
	α 干扰素	[150,151]
	白细胞介素 -2	[152]
	吉西他滨	[136]
	全反式视黄酸	[138]

患者尤其容易出现小脑毒性,在治疗开始后 2～5日出现嗜睡,偶尔表现为脑病,此后,体格检查发现小脑体征,症状从轻度共济失调到无法单独坐立或行走,极少情况下出现癫痫发作。

大剂量阿糖胞苷很少引起类似吉兰 - 巴雷综合征的周围神经病变、臂丛神经病变、脑病、外直肌麻

痪或锥体外系综合征[119,123]。鞘内注射阿糖胞苷可引起横断性脊髓炎，与鞘内注射 MTX 相类似[119]。鞘内注射阿糖胞苷也可出现无菌性脑膜炎、脑病、头痛和癫痫发作[75]。

自身免疫毒性

据报道，使用嘌呤类似物（阿拉伯糖，克拉德里滨，戊他丁）可引起自身免疫性并发症，包括自身免疫性溶血性贫血（AIHA）和自身免疫性血小板减少（AITP）。发生 AIHA 的两个最重要的危险因素是直接抗球蛋白试验（Coombs 试验）阳性和具有 AIHA 病史，AIHA 的治疗采用停药和应用皮质类固醇，如果患者对糖皮质激素抵抗，则应用免疫抑制剂如环孢素 A 和硫唑嘌呤，其他药物如利妥昔单抗以及静脉注射免疫球蛋白（IVIg）也有效果[153,154]。对上述治疗无效的自身免疫性疾病患者，可考虑脾切除术。血小板计数低于 $20×10^9$/L 或发生出血，是进行 AITP 治疗的指征，治疗方法与 AIHA 相似[154,155]。

烷化剂

苯丁酸氮芥是一种烷基化的细胞毒性药物，用于治疗慢性淋巴细胞白血病、淋巴瘤、真性红细胞增多症和淀粉样变。苯丁酸氮芥引起的毒性包括恶心、呕吐、肝毒性、幻觉、骨髓抑制和肺部毒性。据估计苯丁酸氮芥引起肺毒性的发生率低于 1%[156]，最常见的表现是慢性间质性肺炎，症状发生的时间从 5 个月到 10 年不等[101]，出现隐匿性干咳、呼吸困难、体重减轻和发热，体格检查发现双肺吸气性啰音。苯丁酸氮芥肺毒性的诊断是排除性诊断，常缺乏特异性标志物及临床诊断特征。

环磷酰胺是一种细胞周期非特异性烷基化剂，被肝脏 P450 细胞色素系统激活，与 DNA 交叉连接，拟制 DNA 合成。环磷酰胺用于治疗乳腺癌、非霍奇金淋巴瘤、慢性淋巴细胞白血病、卵巢癌、骨和软组织肉瘤及横纹肌肉瘤。环磷酰胺引起的毒性反应包括白细胞减少、出血性膀胱炎和肺毒性。

心脏毒性

环磷酰胺与急性心肌病有关。患者自体干细胞移植后，环磷酰胺治疗作为大剂量化疗计划的一部分，引起心脏毒性的发生率可能特别高。其他并发症包括引起心包积液的出血性心肌心包炎、心脏压塞和潜在死亡，后者通常发生在治疗后第 1 周[16]。

肾毒性

环磷酰胺主要与出血性膀胱炎有关，其主要肾脏作用是低钠血症，这是由于抗利尿作用增强，损害了肾脏的排水能力[157]。化疗引起的恶心也可能起到促进作用，因为恶心有效刺激抗利尿激素的释放。低钠血症通常见于大剂量静脉注射环磷酰胺（如在造血干细胞移植情况下，应用剂量 30～50mg/kg 或 $6g/m^2$），起病急，停药后大约 24 小时内症状缓解。应用大剂量环磷酰胺静脉注射治疗的患者，由于经常需要输入大量液体预防出血性膀胱炎，低钠血症成为了一个需要特殊关注的问题[158]。抗利尿激素作用增强与水摄入量增多的共同作用，可在 24 小时之内引起严重的，甚至致命的低钠血症。

肺毒性

环磷酰胺引起的肺毒性较为罕见，但同时应用放射治疗、氧疗或其他潜在肺毒性的药物时，风险可能增大。与环磷酰胺有关的肺毒性有两种不同模式：治疗早期出现的急性肺炎，长期治疗后可能发生的慢性、渐进性、纤维化过程[92]。

急性肺毒性反应发生在治疗开始后 1～6 个月内，患者出现咳嗽、呼吸困难、疲劳，偶尔发热。影像学显示间质性炎症和／或磨玻璃表现。停药和使用皮质类固醇后，患者症状可完全缓解[92,93]。

迟发性肺毒性反应通常见于接受相对低剂量环磷酰胺治疗数月至数年以上的患者[92,104]，以进行性肺纤维化伴进行性呼吸困难和干咳为特征。停止治疗和应用皮质类固醇的疗效甚微，迟发性肺炎和纤维化最终导致呼吸衰竭。

异环磷酰胺是环磷酰胺的类似物，用于治疗生殖细胞肿瘤、软组织肉瘤，非霍奇金淋巴瘤、霍奇金淋巴瘤、非小细胞肺癌和小细胞肺癌、膀胱癌、头颈癌、宫颈癌和尤因肉瘤。异环磷酰胺与环磷酰胺一样，具有全身毒性，但与环磷酰胺不同的是，异环磷酰胺可使 10%～20% 的患者发生脑病。高危患者包括既往有异环磷酰胺相关脑病、肾功能不全、血清白蛋白低或既往接受顺铂治疗[125,126]。异环磷酰胺的主要泌尿系统毒性是出血性膀胱炎，异环磷酰胺引起的肾毒性影响近端肾小管，其特征是具有正常阴离子间隙的代谢性酸中毒，是由于 1 型（远端）或 2 型（近端）肾小管酸中毒。其他毒性反应包括近端磷酸盐再吸收减少、肾性糖尿、氨基酸尿以及 β2 微球蛋白排泄显著增加引起的低磷酸盐

血症、近端功能障碍引起的病变、肾原性糖尿病引起的多尿以及尿钾丢失增加引起的低钾血症。既

往有肾脏疾病是异环磷酰胺肾毒性的危险因素，建议根据肾脏功能调整剂量（表 4-6）。

表 4-6　化疗引起的肾毒性

药物	毒性	管理	参考
顺铂	肾衰竭，肾小管酸中毒，低镁血症	生理盐水补水利尿	[159-161]
卡铂	低镁血症，肾性盐耗	密切实验室监测和电解液替代	[161,162]
奥沙利铂	肾小管坏死	停药和水合作用	[163]
环磷酰胺	低钠血症与出血性膀胱炎	水合作用和美司钠	[157,158]
异环磷酰胺	肾小管酸中毒，出血性膀胱炎，肾病性糖尿病，尿崩症，范科尼综合征	水合作用和美司钠	[57]
亚硝基脲类	慢性间质性肾炎与肾衰竭	停药	[164,165]
丝裂霉素 C	溶血性尿毒症综合征	停药	[166,167]
长春花生物碱	抗利尿激素异常分泌综合征	停药	[168]
贝伐珠单抗索拉非尼舒尼替尼帕唑帕尼	蛋白尿与肾病综合征	减少剂量或停药	[169]
白细胞介素 -2	毛细血管渗漏与肾前氮质血症	强水利尿与尿碱性化	[170]
干扰素 α	微小病变性肾病与大量蛋白尿	停药	[171]
甲氨蝶呤	非少尿性肾衰竭	强水利尿与尿碱性化	[111,112]

SIADH，抗利尿激素异常分泌综合征。

甲基苄肼是一种烷化剂，用于治疗霍奇金淋巴瘤、非霍奇金淋巴瘤、皮肤 T 细胞淋巴瘤和脑肿瘤。常规剂量可引起轻度可逆性脑病和神经病变，很少出现精神病和昏迷[75,78]。应用大剂量甲基苄肼（如恶性胶质瘤的治疗）的患者脑病的发生率较高[128]。甲基苄肼也可增强阿片类、吩噻嗪类和巴比妥类药物的镇静作用；同时使用酒精或含酪胺的食物可导致恶心、呕吐、中枢神经系统抑郁、高血压危象、视觉障碍和头痛；与三环类抗抑郁药同时使用，可导致中枢神经兴奋、震颤、心悸、高血压危象和 / 或心绞痛。

铂类药物

铂类药物包括**顺铂、卡铂和奥沙利铂**，与 DNA 共价结合，产生链内（＞90%）和链间（＜5%）交联，从而抑制 DNA 合成和转录。顺铂和卡铂用于治疗睾丸癌、卵巢癌、膀胱癌、食管癌、头颈癌、非小细胞肺癌、小细胞肺癌、非霍奇金淋巴瘤和滋养层细胞疾病。奥沙利铂是第三代铂类药物，经美国 FDA 批准用于治疗早期和晚期结直肠癌及胰腺癌和胃癌。

神经毒性

顺铂引起轴突神经病变，主要累及大的有髓感觉的纤维，损害神经节背根和周围神经[140,141,172,173]。出现亚急性麻木、感觉异常、偶尔疼痛，自脚趾和手指开始，向近端扩散累及腿部和手臂，造成本体感觉障碍和反射消失。针扎、温度感和力量通常不受影响。神经传导研究显示感觉动作电位幅度减低与感觉潜伏期延长，符合感觉性轴突病的表现。顺铂引起的神经病变通常是全身性的，偶尔也可发生局灶性和自主神经病变[75]。接受顺铂或奥沙利铂治疗的患者可出现 Lhermitte 征，通常发生于治疗后的数周或数月[75]。轻度神经病变的患者可以继续接受全剂量顺铂治疗，但如果神经病变影响了神经功能，必须对继续用药治疗的益处和潜在的风险予以权衡。在 30% 的患者中，即使停药后，神经病变持续恶化长达几个月[75]，某些患者可能在停止治疗后刚出现神经病变。虽然不能完全恢复，但大多数患者的神经病变在停止使用顺铂后都能得到改善。

抗利尿激素分泌不当综合征

顺铂引起耳毒性的特征是剂量依赖性高频感音神经性耳聋伴耳鸣[174]。尽管在接受顺铂治疗的患者中，仅 15%～20% 出现症状性听力丧失，但大于 75% 的患者听力测试证据都显示存在听力障碍。正常耳蜗或第Ⅷ脑神经接受辐射治疗可导致感音神经性听力损失，同时应用顺铂可产生耳毒性协同效应[175]。

常规剂量卡铂不会引起周围神经病变。然而，高于标准剂量可发生严重的神经病变，例如在干细胞移植中进行的大剂量治疗[142]。奥沙利铂主要剂量限制性毒性是神经病变。奥沙利铂与两种不同的综合征有关：一种是急性神经感觉综合征，发生在最初几次注射期间或之后不久；另一种是累积性感觉神经病变，伴有远端感觉丧失和感觉障碍。奥沙利铂很少发生耳毒性，可发生神经性肌强直样的高兴奋性综合征，表现为眼睑抽搐、上睑下垂、视野改变、牙齿抖动、下颚僵硬、声音变化、构音障碍、手颤动以及手足感觉障碍。85%～95% 的患者发生急性短暂神经毒性[143]，可能是由于外周神经兴奋过度所致[144, 145]；报道有 1%～2% 的患者出现不寻常的咽喉部感觉障碍，导致呼吸困难或吞咽困难。寒冷可诱发或加重症状[143]。累积剂量达到 $780～850mg/m^2$ 的患者中，10%～15% 发生剂量限制累积性感觉神经病变[143]。大约 75% 的感觉神经病变患者，停止治疗后平均恢复 13 周后，症状可以逆转[176]。

肾毒性

顺铂是一种强力的肾小管毒素，25%～42% 接受顺铂治疗的患者会在第一疗程结束后出现肾功能轻度和部分可逆性下降[159]。肾衰竭的发病率和严重程度随着病程的延长而增加，最终导致部分肾功能不可逆损害。生理盐水水化和强利尿是预防顺铂引起的肾毒性的主要手段，同时应避免使用其他肾毒性药物。当血浆肌酐浓度持续升高时，通常应停止治疗。除了血浆肌酐浓度升高外，大于 50% 的患者可发生尿镁排出增多引起的潜在不可逆低镁血症[160]。治疗通常采用补充镁，应用大剂量以提高血浆镁浓度，以弥补镁浪费程度的增高。

联合应用博来霉素时，顺铂也可能与血栓性微血管病有关，以溶血性尿毒综合征（HUS）或血小板减少性紫癜为特征[158]。肾衰竭可突然发生或呈隐匿性，后者发生在治疗停止后数月。诊断这种形式的肾毒性，需要同时出现微血管病溶血性贫血和血小板减少。主要发病机制是肾小管直接损伤导致的急性肾小管坏死。盐丢失是比较少见的肾副作用[161]。

卡铂的肾毒性明显低于顺铂[177]，以低镁血症最常见，其发生频率也低于顺铂[162]。奥沙利铂很少与急性肾小管坏死相关[178]，有限的数据表明奥沙利铂在治疗期间造成既往轻度肾功能障碍的恶化[163]。

亚硝基脲类药物

亚硝基脲类药物包括卡莫司汀、洛莫司汀和司莫司汀，是一类细胞周期非特异性 DNA 烷化剂。亚硝基脲类药物用于治疗霍奇金和非霍奇金淋巴瘤、多发性骨髓瘤、脑瘤、黑色素瘤和其他实体瘤，包括乳腺癌。

卡莫司汀是应用最广泛的亚硝基脲类药物，可引起急性和慢性肺毒性。尽管大多数病人在卡莫司汀治疗 3 年内发生肺毒性反应，一些患者在治疗后数十年内会出现纤维化[102, 103]。当卡莫司汀是干细胞移植制备方案的一部分时，据报道间质性肺炎或特发性肺炎的发病率是 2%～23%[79, 180]。大剂量卡莫司汀、同时应用引起肺毒性的其他药物、先前存在肺部疾病、胸壁局部放疗或特异反应性病变等最有可能引起肺纤维化[179]，一些研究显示，依据症状或一氧化碳扩散容量下降，如果早期予以皮质类固醇治疗，就会获得较好的效果[181, 182]，但也有一些报道疗效甚微[183, 184]。轻度患者，特别是接受低剂量卡莫司汀或对类固醇治疗有反应的患者，通常能够存活，但晚期肺纤维化的风险增加。如果疑有肺纤维化，应停用卡莫司汀。

长期使用亚硝脲类药物可引起缓慢进行性慢性间质性肾炎，通常是不可逆转的[164]。尽管肾毒性的确切机制尚未完全阐明，但这些药物引起肾小管细胞蛋白质烷基化可能产生肾毒性。

丝裂霉素 C（MMC）是一种细胞周期特异性烷化剂，交叉连接 DNA，通过靶向 DNA 依赖型 RNA 聚合酶，拟制 DNA 合成和转录。MMC 用于治疗直肠癌、胰腺癌、膀胱癌、头颈部癌和非小细胞肺癌。

肺毒性

MMC 相关性急性间质性肺炎的特征是在注射长春花生物碱第一天内突然出现呼吸困难。在对

387 例晚期非小细胞肺癌患者的研究中，丝裂霉素联合应用长春地辛或长春碱治疗后急性呼吸困难的发病率为 6%[185]，皮质类固醇治疗后 24 小时内呼吸困难明显改善，大约 60% 有慢性呼吸障碍的患者仅部分缓解。MMC 相关性间质纤维化以呼吸困难、干咳、呼吸急促和啰音为特征，是一种与剂量相关的疾病，低于 $30mg/m^2$ 的累积剂量是不常见的[186]。皮质类固醇治疗可迅速改善呼吸困难和肺间质阴影，突然停用或早期停用皮质类固醇可导致呼吸困难和肺间质阴影复发[187]。

MMC 引起的血栓性微血管病与 HUS 相类似，但 50% 的患者还与急性呼吸衰竭有关。这种综合征通常发生在治疗期间或治疗后不久，其特征是：微血管病性溶血性贫血、血小板减少、血栓性肾小球毛细血管阻塞所致的肾功能不全以及急性肺损伤。血栓性微血管病的发生率直接与所用药物的总剂量有关。

其他药物

沙利度胺是一种抗血管生成药物，用于治疗多发性骨髓瘤。在长期接受沙利度胺治疗的患者中，大约 75% 发生周围神经病变[147]。这个神经病变只有部分可以逆转，多达 60% 的病人需要减低剂量或停止治疗。嗜睡也很常见，累及 43%～55% 的患者，许多患者在持续治疗 2 或 3 周后症状减轻[188]。报道的其他神经毒性表现还有震颤和头晕[147]，癫痫发作少见[189]。**利奈度胺**，一种沙利度胺衍生物，基本上没有神经毒性。对 70 例难治性或复发性骨髓瘤患者 II 期临床研究显示，仅 2 例出现显著的周围神经病变[149]。**硼替佐米**是一种蛋白酶体抑制剂，用于治疗多发性骨髓瘤，与感觉性神经病有关。在一项 202 例患者的 II 期研究中，31% 出现感觉神经病变，其中 12% 为 3 级神经病变[190]。

博来霉素是一种抗肿瘤抗生素，含有 DNA 结合区和分子两端的铁结合区。细胞毒性效应来自所产生的活性氧自由基，引起单链和双链 DNA 断裂，最终造成细胞死亡。博来霉素用于治疗头颈部癌、宫颈癌和食管癌、生殖细胞肿瘤、霍奇金淋巴瘤和非霍奇金淋巴瘤。博来霉素治疗可导致高达 10% 的患者出现危及生命的间质性肺纤维化[191,192]。博来霉素所致肺纤维化的症状、体征和肺功能异常为非特异性的，通常在治疗后 1～6 个月之间发生。其他少见的肺毒性形式包括过敏性肺炎和肺结节密度。

患者的年龄、药物剂量、肾功能、就诊时恶性肿瘤的严重程度以及同时联合应用氧、放射治疗或其他化疗药物等是导致博来霉素引起的肺毒性的风险因素[192]。较高剂量的博来霉素会增加肺损伤的风险，但低于 50mg 的剂量也会造成损伤。快速静脉输注也可能增加毒性的风险。高浓度吸入氧气可增大博来霉素引起肺毒性的风险，而低氧浓度则可大大降低其风险。分次给予吸入高浓度的氧，可在博来霉素治疗几年后引起肺毒性[193]。80% 以上的博来霉素由肾脏清除，肾功能不全是博来霉素引起毒性的危险因素[34,191]。

证实或疑有博来霉素引起的肺毒性患者，应该停用博来霉素。肺纤维化的病人是重新治疗的禁忌证，但过敏性肺炎患者可予以尝试。糖皮质激素治疗博来霉素致过敏性肺炎效果很好。

全反式视黄酸（ATRA）是维生素 A 的衍生物，能将白血病早幼粒细胞分化为成熟细胞。ATRA 用于治疗急性早幼粒细胞白血病（APL），10%～15% 的患者发生视黄酸分化综合征，其特征是发热、体重增加、肺部浸润、胸膜和心包积液、心肌缺血/梗死[15]、低血压和肾衰竭。如果早期发现，采用大剂量皮质类固醇治疗，绝大多数患者都能快速、完全恢复。需要暂时停止 ATRA 治疗。ATRA 罕见引起假性脑肿瘤[137]和多发性单神经病变[194]。

三氧化二砷通过降解嵌合的 PML/RARα 蛋白而诱导 APL 细胞分化，用于治疗复发的急性早幼粒细胞白血病。三氧化二砷治疗可导致液体潴留、"APL 分化综合征"（类似于 ATRA 综合征）、QT 延长（>500ms）[36]、完全房室传导阻滞和猝死[195]。

分子靶向治疗

在这一节中，我们将介绍一些常用的药物，这些药物设计用于靶向促使癌症增殖的小分子，靶向作用于细胞信号转导（曲妥珠单抗）与肿瘤血管生成（贝伐珠单抗）的分子，或作用于癌基因及其下游途径的分子（伊马替尼、厄洛替尼、格夫蒂尼）。本节阐述几个临床实践中常用的靶向药物，提供了一些范例，而不是一个详尽的列表。值得注意的是，由于它们具有诱导癌细胞死亡的特定机制，与非特异性细胞毒性药物相比，这些药物在常规剂量下通常不太可能引起严重的骨髓抑制。

曲妥珠单抗是一种重组人源化单克隆抗体，常用于治疗乳腺癌、胃癌和食管癌。它是直接针对下调 HER2 受体表达的 HER2 胞外结构域,抑制 HER2 细胞内信号通路。曲妥珠单抗可诱导发生心肌病,常表现为无症状性左室射血分数下降(LVEF),临床上罕见出现心力衰竭[16],但有时会出现心律失常[27]。转移性乳腺癌患者单独接受曲妥珠单抗治疗,发生心脏问题(无症状性左室射血分数下降或临床心力衰竭)的风险是 2%～7%[10, 196]。曲妥珠单抗相关性心功能不全的机制尚不完全清楚,但有数据表明既不是免疫介导也不是心脏以外的因素,它不仅仅是由蒽环类药物引起的心功能不全恶化引起的。

2002 年,对 1 219 例妇女曲妥珠单抗治疗的 7 个 Ⅱ、Ⅲ 期临床试验回顾性分析中,心功能不全的发生率在 3%～7% 之间。在曲妥珠单抗同时联合化疗对心肌病发病率的影响研究中,曲妥珠单抗联合应用多柔比星和环磷酰胺组明显高于曲妥珠单抗联合环磷酰胺组(27% vs 8%);当曲妥珠单抗与紫杉醇联合应用时,心肌病增加的风险显著降低(13% vs 1%)。单用曲妥珠单抗引起中 - 重度心力衰竭[纽约心脏协会(NYHA)Ⅲ～Ⅳ级]的发病率为 2%～4%,紫杉醇联合曲妥珠单抗为 2%(单用紫杉醇 1%),AC 联合曲妥珠单抗为 16%(单用 AC 为 4%)[196]。

与蒽环类药物引起的心脏毒性不同,曲妥珠单抗引起的心脏毒性似乎与剂量无关,通常对心力衰竭的治疗有反应。同时,它也可以简单地通过停止曲妥珠单抗的治疗来缓解[11, 196]。对于一些有心脏功能障碍迹象的转移性乳腺癌患者,继续曲妥珠单抗治疗或心脏异常缓解后恢复治疗是安全的[11, 196]。在转移性乳腺癌妇女的关键试验中,33 名患者在发生心功能不全后继续曲妥珠单抗治疗,其中 21 例(64%)患者的心功能没有继续减低[12]。

贝伐珠单抗是一种重组人源化单克隆抗体,直接针对血管内皮生长因子(VEGF),阻断其活性。血管内皮生长因子(VEGF)是一种促血管生成的生长因子,在许多实体肿瘤中过度表达。贝伐珠单抗是经美国 FDA 批准用于治疗转移性结直肠癌和非小细胞肺癌,也用于治疗乳腺癌和卵巢癌。贝伐珠单抗引起的心脏毒性包括心绞痛、心肌梗死、心力衰竭、高血压、脑卒中和动脉血栓栓塞。2% 仅接受贝伐珠单抗治疗的患者可发生中 - 重度左心室功能不全,同时联合应用蒽环类药物,心脏衰竭的风险为 14%,而先前使用蒽环类药物与中等风险水平相关[6, 15]。65 岁以上患者以及患有动脉血栓栓塞的患者则风险增加[6, 15]。

应用贝伐珠单抗的患者发生严重动脉血栓栓塞的风险很高(包括短暂性脑缺血发作、脑血管意外、心绞痛和心肌梗死),其发生率大约为 5%。不超过 0.1% 的患者[134, 135]出现可逆性后部白质脑病综合征,其症状包括头痛、癫痫、嗜睡、错乱、失明以及其他视觉和神经障碍,可于治疗后 16 小时至 1 年发生。随着停用贝伐珠单抗和控制相关高血压后,症状消失。

其他血管生成抑制剂包括索拉非尼、舒尼替尼、帕唑帕尼和伦瓦蒂尼。索拉非尼是一种信号转导拟制剂,抑制 Raf 激酶、VEGF 受体和血小板衍生生长因子(PDGF)受体,经美国 FDA 批准用于治疗晚期肾细胞癌、甲状腺癌,也常用于晚期肝癌。舒尼替尼也是一种信号转导抑制剂,抑制 VEGF 受体、血小板衍生生长因子受体、干细胞受体(KIT)、FMS 样酪氨酸激酶 3(FLT3)、集落刺激因子受体 1(CSF-IR)和胶质细胞源性神经营养因子受体(RET),经美国 FDA 批准用于治疗胃肠道间质瘤(GIST)和晚期肾细胞癌。帕唑帕尼由美国 FDA 批准用于治疗晚期 / 转移性肾细胞癌和软组织肉瘤,抑制 VEGF 受体、PDGF 受体以及 KIT 受体[23]。伦瓦蒂尼是一种多激酶拟制剂,抑制 VEGFR1-3、成纤维细胞生长因子受体 1-4(FGFR1-4)、PDGF 受体 α、KIT 和 RET,经美国 FDA 批准用于治疗放射性碘难治性甲状腺癌[197]。

在贝伐珠单抗、伊立替康、氟鲁拉齐和白细胞介素治疗结肠癌患者的 Ⅲ 期试验中,22.4% 的患者(11% 为 Ⅲ 级高血压)出现高血压。在另一项对接受大剂量贝伐珠单抗治疗的肾癌患者进行的研究中,高血压的发生率是 36%[46]。

评估高血压在索拉非尼治疗转移性实体恶性肿瘤患者中发病率的一项研究发现,75% 的病人收缩压升高≥10mmHg,60% 的病人收缩压升高≥20mmHg[48]。在索拉非尼治疗晚期肾癌的 Ⅲ 期试验中,17% 患者出现高血压。舒尼替尼的 Ⅰ 期试验显示,在最大耐受剂量下,常见的副作用是 3 级疲劳、严重 3 级高血压和 2 级大疱毒性[49]。

以血管内皮生长因子途径为靶点的所有药物,应用后出现蛋白尿是一种常见的症状,但影响蛋白尿发生和严重程度的因素尚不清楚。10%～25% 的患者应用贝伐珠单抗、舒尼替尼和索拉非尼出现蛋白尿,偶尔会导致肾病综合征[169]。如果临床表现明显,建议减低剂量或者停药。

也有描述舒尼替尼引起的甲状腺功能减退，在转移性肾细胞癌患者的一项研究中，85% 的患者甲状腺功能试验发现异常，84% 出现与甲状腺功能减退有关的症状[198]。在另一项舒尼替尼治疗 GIST 的研究中，62% 的患者出现促甲状腺激素水平异常，36% 发生甲状腺功能减退症[199]。然而，在这项研究中，10% 的患者在舒尼替尼开始治疗前就存在 TSH 升高，另外 12% 的患者在入院前用左甲状腺素治疗。有假说认为，在舒尼替尼治疗的患者中，甲状腺功能试验升高可能导致在没有症状的情况下异常检测率增高，这一表现可能不一定有临床意义。

甲状腺炎的治疗通常采用左甲状腺素替代甲状腺治疗，在替代治疗过程中不断监测甲状腺功能。确定疲劳症状的原因也很重要，是由于舒尼替尼治疗（不依赖于甲状腺功能不全）、潜在的癌症本身原因，还是由于临床甲状腺功能减退所致。如前所述，并非所有的甲状腺功能紊乱都需要治疗。

埃罗替尼和吉非替尼是口服的活性选择性表皮生长因子受体（EGFR）酪氨酸激酶抑制剂（TKIS），常用于非小细胞肺癌的治疗，它们具有相似的毒性作用，都很少导致呼吸困难和间质性肺病（ILD）[89,200]。在吉非替尼治疗晚期非小细胞肺癌的多机构随机 II 期试验中，106 例患者中有 2 例发生间质性肺炎和肺炎[201]。最近一项研究回顾性分析了 325 例 NSCLC 患者，有 22 例（6%）在吉非替尼治疗后发生了 ILD、ILD 的中位毒性分级为 3（范围 2～4），死亡 10 例（3.1%）。自吉非替尼治疗开始至发生 ILD 的中位时间为 18 日（范围 3～123），半数 ILD 患者表现为急性呼吸困难。影像学表现特征以弥漫性磨玻璃密度为主。多因素分析显示，影响 ILD 发生的具有统计学意义的因素是吉非替尼治疗前的肺纤维化和肺功能状态较差[202]。

伊马替尼是 ABL 蛋白酪氨酸激酶的第一代口服 TKI，用于治疗慢性髓性白血病（CML）、肉瘤和黑色素瘤。伊马替尼和第二代 TKI 如尼洛替尼、达沙替尼和波纳替尼在治疗 CML 方面非常有效，绝大多数患者呈现出对治疗的完全反应。常见的不良反应包括皮疹、疲劳、腹泻和关节痛。胃肠道不适可能是功能受到限制，需要减少剂量或改用第二代药物。目前研究重点主要是确定多年来 TKI 治疗慢性粒细胞白血病疗效持久而显著的患者是否能够停止治疗并维持病情缓解。

激素疗法

他莫昔芬是一种激素疗法，用于治疗激素受体阳性乳腺癌和预防高危人群中的乳腺癌。它竞争性地结合雌激素受体，在乳腺组织中具有抗雌激素功能，但在子宫内膜和骨骼中具有促雌激素功能。他莫昔芬与子宫内膜癌、卒中、深静脉血栓形成和肺栓塞的风险增加有关。在 1 804 例乳腺导管原位癌患者的随机对照试验中，他莫昔芬治疗引起的子宫内膜癌发生率略有增加（1.53 vs 0.45 每 1 000 名患者每年），没有死亡病例；1% 的他莫昔芬治疗患者出现深静脉血栓，对照组发生率 0.2%[203]。由于骨中的雌激素作用，他莫昔芬可普遍增加骨强度。

芳香化酶抑制剂（AI）[阿那曲唑（arimidex）、来曲唑（femara）和依西美坦（aromasin）] 是口服抗雌激素药物，广泛用于绝经后早期乳腺癌妇女的辅助内分泌治疗。芳香化酶拟制剂相关性关节痛变化较大，通常包括双手、膝关节、臀部、下背部、肩膀和 / 或脚的对称性疼痛 / 肿痛及晨起僵硬和睡眠困难。典型的发病时间是在开始治疗的 2 个月内，一些患者随着时间的推移出现更严重的症状。

在治疗过程中症状自发缓解很少见，但在停止治疗后很常见[204]。在单独或联合应用阿米昔芬和他莫昔芬的试验中，中位随访时间最长，阿米替林组肌肉骨骼疾病的发生率为 30%，他莫昔芬组为 23.7%（P＜0.001）；用阿米替林和他莫昔芬治疗引起关节疼痛的发生率分别为 35.6% 和 29.4%（P＜0.001）、骨折的发生率分别为 11% 和 7.7%（P＜0.001）[205]。

应用芳香化酶抑制剂可使骨质疏松包括在内的一些重要的长期骨骼病变的风险增加。骨密度的维持在一定程度上依赖于雌激素，芳香化酶抑制剂可以通过降低循环雌激素水平来增加骨量流失。短期应用来曲唑证实与血浆和尿液中骨吸收标记物的增加有关。然而，同时应用双膦酸盐却可以预防或改善骨质减少[206]。

亮丙瑞林是一种促性腺激素释放激素受体激动剂，用于治疗转移性前列腺癌。亮丙瑞林引起黄体生成素（LH）和卵泡刺激素（FSH）的升高，随后睾酮增加，然后形成一种反馈机制导致睾丸对睾酮的抑制，睾丸激素被抑制到睾丸去势水平。亮丙瑞林的应用可引起一个初始的短暂睾酮升高。相反，地加瑞克是一种促性腺激素释放激素受体拮抗剂，它能阻止 LH、FSH 和随后的睾酮产生，不会引起初始睾酮激增。这些药物的副作用归因于睾丸激素缺乏，包括骨质疏松、疲劳、阳痿、潮热、乳房肥大和关节痛。在去势抵抗前列腺癌中，靶向雄激素信号通路的治疗发挥了重要作用。**醋酸阿比拉特罗**是一种由美国 FDA 批准用于治疗转移性前列腺癌的药物，它通过抑制肾上腺、睾丸和前列腺组织表达的 17α- 羟化酶 /C17, 20- 裂解酶，减少雄激素的生物合成。小剂量泼尼松与阿比特龙同时应用，以对抗其对皮质醇产生的抑制作用。应用阿比特罗后，大约 25% 的患者出现外周水肿和高血压，肝毒性和肾上腺功能不全或盐皮质激素分泌过多较为少见。**恩扎鲁胺**也用于治疗转移性前列腺癌，主要是抑制雄激素受体的核易位。恩扎鲁胺与小部分患者的癫痫发作有关。在 1 199 例男性去势抵抗前列腺癌化疗后的临床试验研究中，0.6%（共 5 例）用恩扎鲁胺治疗的患者出现癫痫发作，安慰剂对照组没有癫痫发作[207]。

免疫疗法

在过去的十年里，由于免疫治疗的重大进展，现已广泛应用于癌症治疗，免疫治疗利用免疫系统的生物学原理攻击癌细胞。异基因造血干细胞移植的研究表明，T 淋巴细胞具有抗肿瘤作用。经过大剂量清髓方案后，异基因干细胞移植传统上是用亲属或非亲属健康人的干细胞替换患病骨髓来达到治疗血液系统恶性肿瘤的目的。急性或慢性移植物抗宿主病（GVH）发生时，异基因干细胞移植后的复发率较低，使用同基因供体或进行 T 细胞衰竭骨髓移植时复发率较高。这证明了同种异体 T 淋巴细胞的免疫治疗效果，这些 T 淋巴细胞与移植体一起移植或在植入后发育形成[208, 209]。

重组 IL-2 是一种 T 细胞生长因子早期免疫治疗方法，用于治疗黑色素瘤和肾癌，以诱导全身免疫应答，利用自己的免疫系统攻击癌细胞。IL-2 与其受体的相互作用刺激抗原选择的 T 细胞，导致广泛的细胞因子产生。重组 IL-2 在部分黑色素瘤和肾癌患者中的应用，可以产生持久的缓解；然而，它是高度毒性的，并伴有全身毛细血管渗漏综合征的炎症反应，引起致命性低血压和休克症状，因此需要在重症监护室密切监测[210]。

重组干扰素 α 是一种免疫调节剂，激活 NK 细胞，上调肿瘤细胞表面的主要组织相容性细胞蛋白，抑制血管生成，曾用于治疗黑色素瘤、慢性粒

细胞白血病和 RCC，现已被毒性小、效果更好的新型药物所代替。

最近，单克隆抗体的开发，它利用免疫应答调节分子，称为免疫检查点抑制剂。这些药物包括伊匹木单抗、阿替利珠单抗、彭布罗珠单抗、尼夫单抗、杜瓦卢单抗和银耳单抗，最常用于治疗黑色素瘤、肾癌、非小细胞肺癌、膀胱癌和淋巴瘤。彭布罗珠单抗最近也被美国 FDA 批准用于治疗具有微卫星不稳定或失配修复缺陷而不可切除或转移性实体瘤。伊匹木单抗是一种阻断细胞毒性 T 淋巴细胞抗原（CTLA）-4 的单克隆抗体。CTLA-4 是一种蛋白受体，它与抗原呈递细胞上的配体 B71 和 B72 结合后抑制 T 细胞反应。伊皮利单抗和银耳单抗抑制 CTLA-4，可增强免疫反应，使溶细胞 T 细胞识别并引起细胞凋亡[211]。另一方面，彭布罗珠单抗和尼夫单抗都属于单克隆抗体，与程序性细胞死亡（PD）-1 受体结合，以防止其配体 PDL1 和 PDL2 结合；而阿替利珠单抗和杜瓦卢单抗则阻断 PDL1 的活性。PD-1 是免疫应答的重要调节因子，通过抑制 PD-1，这些药物阻碍了癌细胞的免疫抵抗机制。

这些新的免疫疗法通常耐受性良好，有 10%～ 15% 的患者出现免疫相关的副作用。自身免疫性副作用包括结肠炎 / 腹泻、皮疹或皮炎、肝炎、肺炎和内分泌疾病如甲状腺炎并进展为甲状腺功能减退、导致全垂体功能减退的垂体炎和糖尿病[210, 212, 213]。必须密切监测腹泻，如果严重的话，须立即停药，预防发生结肠炎，甚至罕见的结肠穿孔。皮疹通常很轻微，可以在继续治疗的同时局部应用类固醇治疗，也有报道发生严重的皮疹和 Stevens-Johnson 综合征。医学肿瘤学家遵循明确的指导方针，以确定症状管理是否适当，有无必要应用免疫抑制剂如口服或静脉皮质类固醇进行治疗，是否需要停药。免疫治疗时机相关毒性变化较大，为了更好地了解和检测这些少见现象，目前正在进行相关性研究，偶有严重不良反应发生。

要点

- 在过去的二十年里，几乎所有癌症的生存率统计数据都有了稳步的提高，这在很大程度上是由于早期发现及手术、放疗和抗肿瘤药物的进展，包括化疗、靶向药物和免疫疗法。

- 癌症患者生存率延长导致了与化疗相关的慢性长期毒性的增加。
- 蒽环类药物引起的心血管并发症可急性发病（治疗期间）、早期出现（用药后几天到几个月）或治疗后数年至数十年。
- 博来霉素治疗可导致高达 10% 的患者出现危及生命的肺间质纤维化。
- 顺铂用于治疗睾丸癌、卵巢癌、膀胱癌、食管癌和头颈部肿瘤及 NSCLC、SCLC、非霍奇金淋巴瘤和滋养细胞疾病，通常与周围神经病变和耳毒性相关。
- 紫杉烷诱发的运动和感觉神经病变是累积性的，取决于所用剂量和治疗计划。
- 长春新碱的剂量限制性毒性是轴突神经病，它是由轴突中微管的破坏、干扰轴突运输引起的。
- 化疗药物可影响肾小球、肾小管、间质或肾微血管，临床表现为无症状性血肌酐升高到急性肾衰竭需要透析。
- 他莫昔芬与子宫内膜癌、卒中、深静脉血栓形成和肺栓塞的风险增加有关。芳香化酶抑制剂增加骨质疏松的风险，并与不同程度的关节痛有关。
- 与蒽环类药物引起的心脏毒性相反，曲妥珠单抗诱导的心脏毒性似乎与剂量无关。
- 贝伐珠单抗与严重动脉血栓栓塞事件的风险增加相关，与其他血管生成抑制剂类似，常与高血压相关。
- 免疫检查点抑制剂通常耐受良好，但伴有免疫相关性副作用，如结肠炎、皮疹、肝炎、肺炎和内分泌疾病。

（陈玉昆　译　李优伟　校）

参考文献

1. Hudis CA. Trasztuzumab-MOA and its use in clinical practice. *N Engl J Med.* 2007;357(1):39–51.
2. Singal PK, Deally CM, Weinberg LE. Subcellular effects of adriamycin in the heart: a concise review. *J Mol Cell Cardiol.* 1987;19(8):817–828.
3. Singal PK, Iliskovic N. Doxorubicin-induced cardiomyopathy. N Engl J Med. 1998;339(13):900–905.
4. Von Hoff DD, Layard MW, Basa P, et al. Risk factors for doxorubicin-induced congestive heart failure. *Ann Intern Med.* 1979;91(5):710–717.
5. Von Hoff DD, Rozencweig M, Layard M, et al. Daunomycin-induced cardiotoxicity in children and adults. A review of 110 cases. *Am J Med.* 1977;62(2):200–208.
6. Miller KD, Chap LI, Holmes FA, et al. Randomized phase III trial of capecitabine compared with bevacizumab plus capecitabine in patients with previously treated metastatic breast cancer. *J Clin Oncol.* 2005;23(4):792–799.
7. Swain SM, Whaley FS, Ewer MS. Congestive heart failure in patients treated with doxorubicin: a retrospective analysis of three trials. *Cancer.* 2003;97(11):2869–2879.
8. Isner JM, Ferrans VJ, Cohen SR, et al. Clinical and morphologic cardiac findings after anthracycline chemotherapy. Analysis of 64 patients studied at necropsy. *Am J Cardiol.* 1983;51(7):1167–1174.
9. Ryberg M, Nielsen D, Skovsgaard T, et al. Epirubicin cardiotoxicity: an analysis of 469 patients with metastatic breast cancer. *J Clin Oncol.* 1998;16(11):3502–3508.
10. Seidman A, Hudis C, Pierri MK, et al. Cardiac dysfunction in the trastuzumab clinical trials experience. *J Clin Oncol.* 2002;20(5):1215–1221.
11. Perez EA, Rodeheffer R. Clinical cardiac tolerability of trastuzumab. *J Clin Oncol.* 2004;22(2):322–329.
12. Slamon DJ, Leyland-Jones B, Shak S, et al. Use of chemotherapy plus a monoclonal antibody against HER2 for metastatic breast cancer that overexpresses HER2. *N Engl J Med.* 2001;344(11):783–792.
13. Esteva FJ, Valero V, Booser D, et al. Phase II study of weekly docetaxel and trastuzumab for patients with HER-2-overexpressing metastatic breast cancer. *J Clin Oncol.* 2002;20(7):1800–1808.
14. Millward PM, Bandarenko N, Chang PP, et al. Cardiogenic shock complicates successful treatment of refractory thrombotic thrombocytopenia purpura with rituximab. *Transfusion.* 2005;45(9):1481–1486.
15. Floyd JD, Nguyen DT, Lobins RL, et al. Cardiotoxicity of cancer therapy. *J Clin Oncol.* 2005;23(30):7685–7696.
16. Appelbaum F, Strauchen JA, Graw RG Jr, et al. Acute lethal carditis caused by high-dose combination chemotherapy. A unique clinical and pathological entity. *Lancet.* 1976;1(7950):58–62.
17. Ravry MJ. Cardiotoxicity of mitomycin C in man and animals. *Cancer Treat Rep.* 1979;63(4):555.
18. Cohen MC, Huberman MS, Nesto RW. Recombinant alpha 2 interferon-related cardiomyopathy. *Am J Med.* 1988;85(4):549–551.
19. Sonnenblick M, Rosenmann D, Rosin A. Reversible cardiomyopathy induced by interferon. *BMJ.* 1990;300(6733):1174–1175.
20. Force T, Krause DS, Van Etten RA. Molecular mechanisms of cardiotoxicity of tyrosine kinase inhibition. *Nat Rev Cancer.* 2007;7(5):332–344.
21. Motzer RJ, Michaelson MD, Redman BG, et al. Activity of SU11248, a multitargeted inhibitor of vascular endothelial growth factor receptor and platelet-derived growth factor receptor, in patients with metastatic renal cell carcinoma. *J Clin Oncol.* 2006;24(1):16–24.
22. Kerkela R, Grazette L, Yacobi R, et al. Cardiotoxicity of the cancer therapeutic agent imatinib mesylate. *Nat Med.* 2006;12(8):908–916.
23. Gotink KJ, Verheul HM. Anti-angiogenic tyrosine kinase inhibitors: what is their mechanism of action? *Angiogenesis.* 2010;13(1):1–14.
24. Mortimer JE, Crowley J, Eyre H, et al. A phase II randomized study comparing sequential and combined intraarterial cisplatin and radiation therapy in primary brain tumors. A Southwest Oncology Group study. *Cancer.* 1992;69(5):1220–1223.
25. Rowinsky EK, McGuire WP, Guarnieri T, et al. Cardiac disturbances during the administration of taxol. *J Clin Oncol.* 1991;9(9):1704–1712.
26. Fossella FV, Lee JS, Murphy WK, et al. Phase II study of docetaxel for recurrent or metastatic non-small-cell lung cancer. *J Clin Oncol.* 1994;12(6):1238–1244.
27. Ferguson C, Clarke J, Herity NA. Ventricular tachycardia associated with trastuzumab. *N Engl J Med.* 2006;354(6):648–649.
28. Budd GT, Bukowski RM, Miketo L, et al. Phase-I trial of Ultrapure™ human leukocyte interferon in human malignancy. *Cancer Chemother Pharmacol.* 1984;12(1):39–42.
29. Martino S, Ratanatharathorn V, Karanes C, et al. Reversible arrhythmias observed in patients treated with recombinant alpha 2 interferon. *J Cancer Res Clin Oncol.* 1987;113(4):376–378.
30. Gasser AB, Tieche M, Brunner KW. Neurologic and cardiac toxicity following iv application of methotrexate. *Cancer Treat Rep.* 1982;66(7):1561–1562.
31. Hermans V, Straetmans N, Michaux JL, et al. Pericarditis induced by high-dose cytosine arabinoside chemotherapy. *Ann Hematol.* 1997;75(1–2):55–57.
32. Crum E. Biological-response modifier–induced emergencies. *Semin Oncol.* 1989;16(6):579–587.
33. White Jr RL, Schwartzentruber DJ, Guleria A, et al. Cardiopulmonary toxicity of treatment with high dose interleukin-2 in 199 consecutive patients with metastatic melanoma or renal cell carcinoma. *Cancer.* 1994;74(12):3212–3222.
34. Kawai K, Hinotsu S, Tomobe M, et al. Serum creatinine level during chemotherapy for testicular cancer as a possible predictor of bleomycin-induced pulmonary toxicity. *Jpn J Clin Oncol.* 1998;28(9):546–

550.

35. Lenihan DJ, Alencar AJ, Yang D, et al. Cardiac toxicity of alemtuzumab in patients with mycosis fungoides/Sezary syndrome. *Blood.* 2004;104(3):655–658.

36. Chiang CE, Luk HN, Wang TM, et al. Prolongation of cardiac repolarization by arsenic trioxide. *Blood.* 2002;100(6):2249–2252.

37. House KW, Simon SR, Pugh RP. Chemotherapy-induced myocardial infarction in a young man with Hodgkin's disease. *Clin Cardiol.* 1992;15(2):122–125.

38. Schwarzer S, Eber B, Greinix H, et al. Non-Q-wave myocardial infarction associated with bleomycin and etoposide chemotherapy. *Eur Heart J.* 1991;12(6):748–750.

39. Kuropkat C, Griem K, Clark J, et al. Severe cardiotoxicity during 5-fluorouracil chemotherapy: a case and literature report. *Am J Clin Oncol.* 1999;22(5):466–470.

40. Sasson Z, Morgan CD, Wang B, et al. 5-Fluorouracil related toxic myocarditis: case reports and pathological confirmation. *Can J Cardiol.* 1994;10(8):861–864.

41. Ng D, Cunningham D, Norman AR. The frequency and pattern of cardiotoxicity observed with capecitabine used in conjunction with oxaliplatin in patients treated for advanced colorectal cancer (CRC). *Eur J Cancer.* 2005;41(11):1542–1546.

42. Kantor AF, Greene MH, Boice JD, et al. Are vinca alkaloids associated with myocardial infarction? *Lancet.* 1981;1(8229):1111.

43. Harris AL, Wong C. Myocardial ischaemia, radiotherapy, and vinblastine. *Lancet.* 1981;1(8223):787.

44. Margolin KA, Rayner AA, Hawkins MJ, et al. Interleukin-2 and lymphokine-activated killer cell therapy of solid tumors: analysis of toxicity and management guidelines. *J Clin Oncol.* 1989;7(4):486–498.

45. Warrell Jr RP, de The H, Wang ZY, et al. Acute promyelocytic leukemia. *N Engl J Med.* 1993;329(3):177–189.

46. Hurwitz H, Fehrenbacher L, Novotny W, et al. Bevacizumab plus irinotecan, fluorouracil, and leucovorin for metastatic colorectal cancer. *N Engl J Med.* 2004;350(23):2335–2342.

47. Yang JC, Haworth L, Sherry RM, et al. A randomized trial of bevacizumab, an anti-vascular endothelial growth factor antibody, for metastatic renal cancer. *N Engl J Med.* 2003;349(5):427–434.

48. Veronese ML, Mosenkis A, Flaherty KT, et al. Mechanisms of hypertension associated with BAY 43-9006. *J Clin Oncol.* 2006;24(9):1363–1369.

49. Faivre S, Delbaldo C, Vera K, et al. Safety, pharmacokinetic, and antitumor activity of SU11248, a novel oral multitarget tyrosine kinase inhibitor, in patients with cancer. *J Clin Oncol.* 2006;24(1):25–35.

50. Derosa L, Izzedine H, Albiges L, et al. Hypertension and angiotensin system inhibitors in patients with metastatic renal cell carcinoma. *Oncol Rev.* 2016;10(2):298.

51. Lefrak EA, Pitha J, Rosenheim S, et al. A clinicopathologic analysis of adriamycin cardiotoxicity. *Cancer.* 1973;32(2):302–314.

52. Seifert CF, Nesser ME, Thompson DF. Dexrazoxane in the prevention of doxorubicin-induced cardiotoxicity. *Ann Pharmacother.* 1994;28(9):1063–1072.

53. van Dalen EC, Caron HN, Dickinson HO, et al. Cardioprotective interventions for cancer patients receiving anthracyclines. *Cochrane Database Syst Rev.* 2005;(1):CD003917.

54. Gianni L, Munzone E, Capri G, et al. Paclitaxel by 3-hour infusion in combination with bolus doxorubicin in women with untreated metastatic breast cancer: high antitumor efficacy and cardiac effects in a dose-finding and sequence-finding study. *J Clin Oncol.* 1995;13(11):2688–2699.

55. Biganzoli L, Cufer T, Bruning P, et al. Doxorubicin-paclitaxel: a safe regimen in terms of cardiac toxicity in metastatic breast carcinoma patients. Results from a European organization for research and treatment of cancer multicenter trial. *Cancer.* 2003;97(1):40–45.

56. Giordano SH, Booser DJ, Murray JL, et al. A detailed evaluation of cardiac toxicity: a phase II study of doxorubicin and one- or three-hour-infusion paclitaxel in patients with metastatic breast cancer. *Clin Cancer Res.* 2002;8(11):3360–3368.

57. Aronoff GM, Berns JS, Brier ME, et al. *Drug Prescribing in Renal Failure: Dosing Guidelines for Adults.* 4th ed. Philadelphia: American College of Physicians; 2002.

58. Malhotra V, Dorr VJ, Lyss AP, et al. Neoadjuvant and adjuvant chemotherapy with doxorubicin and docetaxel in locally advanced breast cancer. *Clin Breast Cancer.* 2004;5(5):377–384.

59. Freilich RJ, Balmaceda C, Seidman AD, et al. Motor neuropathy due to docetaxel and paclitaxel. *Neurology.* 1996;47(1):115–118.

60. Akerley W 3rd. Paclitaxel in advanced non-small cell lung cancer: an alternative high-dose weekly schedule. *Chest.* 2000;117(4 Suppl 1):152S–155S.

61. Perry JR, Warner E. Transient encephalopathy after paclitaxel (Taxol) infusion. *Neurology.* 1996;46(6):1596–1599.

62. Smith A, Rosenfeld S, Dropcho E, et al. High-dose thiotepa with hematopoietic reconstitution for recurrent aggressive oligodendroglioma (abstract). Paper presented at: American Society of Clinical Oncology; 1997.

63. van den Bent MJ, Hilkens PH, Sillevis Smitt PA, et al. Lhermitte's sign following chemotherapy with docetaxel. *Neurology.* 1998;50(2):563–564.

64. Postma TJ, Vermorken JB, Liefting AJ, et al. Paclitaxel-induced neuropathy. *Ann Oncol.* 1995;6(5):489–494.

65. Piccart MJ, Bertelsen K, James K, et al. Randomized intergroup trial of cisplatin-paclitaxel versus cisplatin-cyclophosphamide in women with advanced epithelial ovarian cancer: three-year results. *J Natl Cancer Inst.* 2000;92(9):699–708.

66. Eisenhauer EA, ten Bokkel Huinink WW, Swenerton KD, et al. European-Canadian randomized trial of paclitaxel in relapsed ovarian cancer: high-dose versus low-dose and long versus short infusion. *J Clin Oncol.* 1994;12(12):2654–2666.

67. Garrison JA, McCune JS, Livingston RB, et al. Myalgias and arthralgias associated with paclitaxel. *Oncology (Williston Park).* 2003;17(2):271–277; discussion 281–272, 286–278.

68. Gelmon K. The taxoids: paclitaxel and docetaxel. *Lancet.* 1994;344(8932):1267–1272.

69. McGuire WP, Rowinsky EK, Rosenshein NB, et al. Taxol: a unique antineoplastic agent with significant activity in advanced ovarian epithelial neoplasms. *Ann Intern Med.* 1989;111(4):273–279.

70. Rowinsky EK, Chaudhry V, Forastiere AA, et al. Phase I and pharmacologic study of paclitaxel and cisplatin with granulocyte colony-stimulating factor: neuromuscular toxicity is dose-limiting. *J Clin Oncol.* 1993;11(10):2010–2020.

71. Rowinsky EK, Donehower RC. Paclitaxel (taxol). *N Engl J Med.* 1995;332(15):1004–1014.

72. Postma TJ, Heimans JJ. Chemotherapy-induced peripheral neuropathy. In: Vecht CJ, ed. *Handbook of Clinical Neurology.* Amsterdam: Elsevier Science; 1998:459.

73. Verstappen CC, Koeppen S, Heimans JJ, et al. Dose-related vincristine-induced peripheral neuropathy with unexpected off-therapy worsening. *Neurology.* 2005;64(6):1076–1077.

74. Legha SS. Vincristine neurotoxicity. Pathophysiology and management. *Med Toxicol.* 1986;1(6):421–427.

75. Posner JB. Side effects of chemotherapy. In: Posner JB, ed. *Neurologic Complications of Cancer.* Philadelphia: FA Davis; 1995.

76. Paleologos N. Complications of chemotherapy. In: Biller J, ed. *Iatrogenic Neurology.* Boston: Butterworth-Heinemann; 1998:241.

77. Robertson GL, Bhoopalam N, Zelkowitz LJ. Vincristine neurotoxicity and abnormal secretion of antidiuretic hormone. *Arch Intern Med.* 1973;132(5):717–720.

78. Forsyth PA, Cascino TL. Neurologic complications of chemotherapy. In: Wiley RG, ed. *Neurologic Complications of Cancer.* New York: Marcel Dekker; 1995.

79. O'Reilly S, Rowinsky EK, Slichenmyer W, et al. Phase I and pharmacologic study of topotecan in patients with impaired renal function. *J Clin Oncol.* 1996;14(12):3062–3073.

80. Geiser CF, Bishop Y, Jaffe N, et al. Adverse effects of intrathecal methotrexate in children with acute leukemia in remission. *Blood.* 1975;45(2):189–195.

81. Phillips PC. Methotrexate toxicity. In: Rottenberg DA, ed. *Neurological Complications of Cancer Treatment.* Boston: Butterworth-Heinmann; 1991.

82. Gagliano RG, Costanzi JJ. Paraplegia following intrathecal methotrexate: report of a case and review of the literature. *Cancer.* 1976;37(4):1663–1668.

83. Walker RW, Allen JC, Rosen G, et al. Transient cerebral dysfunction secondary to high-dose methotrexate. *J Clin Oncol.* 1986;4(12):1845–1850.

84. Conaghan PG, Quinn DI, Brooks PM, et al. Hazards of low dose methotrexate. *Aust N Z J Med.* 1995;25(6):670–673.

85. Cronstein BN. Molecular therapeutics. Methotrexate and its mechanism of action. *Arthritis Rheum.* 1996;39(12):1951–1960.

86. Lynch JP 3rd, McCune WJ. Immunosuppressive and cytotoxic pharmacotherapy for pulmonary disorders. *Am J Respir Crit Care Med.* 1997;155(2):395–420.

87. Thomas AL, Cox G, Sharma RA, et al. Gemcitabine and paclitaxel associated pneumonitis in non-small cell lung cancer: report of a

phase I/II dose-escalating study. *Eur J Cancer.* 2000;36(18):2329–2334.

88. Androulakis N, Kouroussis C, Kakolyris S, et al. Salvage treatment with paclitaxel and gemcitabine for patients with non-small-cell lung cancer after cisplatin- or docetaxel-based chemotherapy: a multicenter phase II study. *Ann Oncol.* 1998;9(10):1127–1130.

89. Cohen EE, Rosen F, Stadler WM, et al. Phase II trial of ZD1839 in recurrent or metastatic squamous cell carcinoma of the head and neck. *J Clin Oncol.* 2003;21(10):1980–1987.

90. Castro M, Veeder MH, Mailliard JA, et al. A prospective study of pulmonary function in patients receiving mitomycin. *Chest.* 1996;109(4):939–944.

91. Linette DC, McGee KH, McFarland JA. Mitomycin-induced pulmonary toxicity: case report and review of the literature. *Ann Pharmacother.* 1992;26(4):481–484.

92. Malik SW, Myers JL, DeRemee RA, et al. Lung toxicity associated with cyclophosphamide use. Two distinct patterns. *Am J Respir Crit Care Med.* 1996;154(6 Pt 1):1851–1856.

93. Segura A, Yuste A, Cercos A, et al. Pulmonary fibrosis induced by cyclophosphamide. *Ann Pharmacother.* 2001;35(7–8):894–897.

94. Weiss RB, Donehower RC, Wiernik PH, et al. Hypersensitivity reactions from taxol. *J Clin Oncol.* 1990;8(7):1263–1268.

95. Wang GS, Yang KY, Perng RP. Life-threatening hypersensitivity pneumonitis induced by docetaxel (taxotere). *Br J Cancer.* 2001;85(9):1247–1250.

96. Read WL, Mortimer JE, Picus J. Severe interstitial pneumonitis associated with docetaxel administration. *Cancer.* 2002;94(3):847–853.

97. Sikdar T, MacVicar D, Husband JE. Pneumomediastinum complicating bleomycin related lung damage. *Br J Radiol.* 1998;71(851):1202–1204.

98. Golden MR, Katz RS, Balk RA, Golden HE. The relationship of preexisting lung disease to the development of methotrexate pneumonitis in patients with rheumatoid arthritis. *J Rheumatol.* 1995;22(6):1043–1047.

99. Hilliquin P, Renoux M, Perrot S, et al. Occurrence of pulmonary complications during methotrexate therapy in rheumatoid arthritis. *Br J Rheumatol.* 1996;35(5):441–445.

100. Kremer JM, Alarcon GS, Weinblatt ME, et al. Clinical, laboratory, radiographic, and histopathologic features of methotrexate-associated lung injury in patients with rheumatoid arthritis: a multicenter study with literature review. *Arthritis Rheum.* 1997;40(10):1829–1837.

101. Rosner V, Chabot F, Moreau L, et al. Contribution of bronchoalveolar lavage and transbronchial biopsy to diagnosis and prognosis of drug-induced pneumopathies. *Rev Pneumol Clin.* 1995;51(5):269–274.

102. Selker RG, Jacobs SA, Moore PB, et al. 1,3-Bis(2-chloroethyl)-1-nitrosourea (BCNU)-induced pulmonary fibrosis. *Neurosurgery.* 1980;7(6):560–565.

103. Weiss RB, Poster DS, Penta JS. The nitrosoureas and pulmonary toxicity. *Cancer Treat Rev.* 1981;8(2):111–125.

104. Hamada K, Nagai S, Kitaichi M, et al. Cyclophosphamide-induced late-onset lung disease. *Intern Med.* 2003;42(1):82–87.

105. Carroll GJ, Thomas R, Phatouros CC, et al. Incidence, prevalence and possible risk factors for pneumonitis in patients with rheumatoid arthritis receiving methotrexate. *J Rheumatol.* 1994;21(1):51–54.

106. Hassell A, Dawes P. Serious problems with methotrexate? *Br J Rheumatol.* 1994;33(11):1001–1002.

107. St Clair EW, Rice JR, Snyderman R. Pneumonitis complicating low-dose methotrexate therapy in rheumatoid arthritis. *Arch Intern Med.* 1985;145(11):2035–2038.

108. Searles G, McKendry RJ. Methotrexate pneumonitis in rheumatoid arthritis: potential risk factors. Four case reports and a review of the literature. *J Rheumatol.* 1987;14(6):1164–1171.

109. Dijkmans BA. Folate supplementation and methotrexate. *Br J Rheumatol.* 1995;34(12):1172–1174.

110. Morgan SL, Baggott JE, Vaughn WH, et al. Supplementation with folic acid during methotrexate therapy for rheumatoid arthritis. A double-blind, placebo-controlled trial. *Ann Intern Med.* 1994;121(11):833–841.

111. Howell SB, Carmody J. Changes in glomerular filtration rate associated with high-dose methotrexate therapy in adults. *Cancer Treat Rep.* 1977;61(7):1389–1391.

112. Schilsky R. Renal and metabolic toxicities of cancer treatment. In: Perry M, Yarbro JW, eds. *Toxicity of Chemotherapy.* Philadelphia: Grune & Stratton; 1984.

113. Pavlakis N, Bell DR, Millward MJ, et al. Fatal pulmonary toxicity resulting from treatment with gemcitabine. *Cancer.* 1997;80(2):286–291.

114. Akhtar SS, Salim KP, Bano ZA. Symptomatic cardiotoxicity with

115. high-dose 5-fluorouracil infusion: a prospective study. *Oncology.* 1993;50(6):441–444.

115. de Forni M, Malet-Martino MC, Jaillais P, et al. Cardiotoxicity of high-dose continuous infusion fluorouracil: a prospective clinical study. *J Clin Oncol.* 1992;10(11):1795–1801.

116. Wacker A, Lersch C, Scherpinski U, et al. High incidence of angina pectoris in patients treated with 5-fluorouracil. A planned surveillance study with 102 patients. *Oncology.* 2003;65(2):108–112.

117. Cianci G, Morelli MF, Cannita K, et al. Prophylactic options in patients with 5-fluorouracil-associated cardiotoxicity. *Br J Cancer.* 2003;88(10):1507–1509.

118. Eskilsson J, Albertsson M. Failure of preventing 5-fluorouracil cardiotoxicity by prophylactic treatment with verapamil. *Acta Oncol.* 1990;29(8):1001–1003.

119. Dunton SF, Nitschke R, Spruce WE, et al. Progressive ascending paralysis following administration of intrathecal and intravenous cytosine arabinoside. A Pediatric Oncology Group study. *Cancer.* 1986;57(6):1083–1088.

120. Brashear A, Siemers E. Focal dystonia after chemotherapy: a case series. *J Neurooncol.* 1997;34(2):163–167.

121. Stein ME, Drumea K, Yarnitsky D, et al. A rare event of 5-fluorouracil-associated peripheral neuropathy: a report of two patients. *Am J Clin Oncol.* 1998;21(3):248–249.

122. Pirzada NA, Ali II, Dafer RM. Fluorouracil-induced neurotoxicity. *Ann Pharmacother.* 2000;34(1):35–38.

123. Phillips PC, Reinhard CS. Antipyrimidene neurotoxicity: cytosine arabinoside and 5-fluorouracil. In: Rottenberg DA, Eidelberg D, Weingarten K, Posner JB, eds. *Neurological Complications of Cancer Treatment.* Boston: Butterworth-Heinemann; 1991:97.

124. Smith GA, Damon LE, Rugo HS, et al. High-dose cytarabine dose modification reduces the incidence of neurotoxicity in patients with renal insufficiency. *J Clin Oncol.* 1997;15(2):833–839.

125. Meanwell CA, Blake AE, Kelly KA, et al. Prediction of ifosfamide/mesna associated encephalopathy. *Eur J Cancer Clin Oncol.* 1986;22(7):815–819.

126. Pratt CB, Goren MP, Meyer WH, et al. Ifosfamide neurotoxicity is related to previous cisplatin treatment for pediatric solid tumors. *J Clin Oncol.* 1990;8(8):1399–1401.

127. Rosenblum MK, Delattre JY, Walker RW, et al. Fatal necrotizing encephalopathy complicating treatment of malignant gliomas with intra-arterial BCNU and irradiation: a pathological study. *J Neurooncol.* 1989;7(3):269–281.

128. Postma TJ, van Groeningen CJ, Witjes RJ, et al. Neurotoxicity of combination chemotherapy with procarbazine, CCNU and vincristine (PCV) for recurrent glioma. *J Neurooncol.* 1998;38(1):69–75.

129. Macdonald DR. Neurologic complications of chemotherapy. *Neurol Clin.* 1991;9(4):955–967.

130. Caraceni A, Gangeri L, Martini C, et al. Neurotoxicity of interferon-alpha in melanoma therapy: results from a randomized controlled trial. *Cancer.* 1998;83(3):482–489.

131. Rohatiner AZ, Prior PF, Burton AC, et al. Central nervous system toxicity of interferon. *Br J Cancer.* 1983;47(3):419–422.

132. Denicoff KD, Rubinow DR, Papa MZ, et al. The neuropsychiatric effects of treatment with interleukin-2 and lymphokine-activated killer cells. *Ann Intern Med.* 1987;107(3):293–300.

133. Bernard JT, Ameriso S, Kempf RA, et al. Transient focal neurologic deficits complicating interleukin-2 therapy. *Neurology.* 1990;40(1):154–155.

134. Allen JA, Adlakha A, Bergethon PR. Reversible posterior leukoencephalopathy syndrome after bevacizumab/FOLFIRI regimen for metastatic colon cancer. *Arch Neurol.* 2006;63(10):1475–1478.

135. Ozcan C, Wong SJ, Hari P. Reversible posterior leukoencephalopathy syndrome and bevacizumab. *N Engl J Med.* 2006;354(9):980–982; discussion 980–982.

136. Dormann AJ, Grunewald T, Wigginghaus B, et al. Gemcitabine-associated autonomic neuropathy. *Lancet.* 1998;351(9103):644.

137. Selleri C, Pane F, Notaro R, et al. All-trans-retinoic acid (ATRA) responsive skin relapses of acute promyelocytic leukaemia followed by ATRA-induced pseudotumour cerebri. *Br J Haematol.* 1996;92(4):937–940.

138. Gonzalez H, Bolgert F, Camporo P, et al. Progressive multifocal leukoencephalitis (PML) in three patients treated with standard-dose fludarabine (FAMP). *Hematol Cell Ther.* 1999;41(4):183–186.

139. Cheson BD, Vena DA, Foss FM, et al. Neurotoxicity of purine analogs: a review. *J Clin Oncol.* 1994;12(10):2216–2228.

140. von Schlippe M, Fowler CJ, Harland SJ. Cisplatin neurotoxicity in the treatment of metastatic germ cell tumour: time course and prog-

nosis. *Br J Cancer*. 2001;85(6):823–826.

141. Mollman JE, Glover DJ, Hogan WM, Furman RE. Cisplatin neuropathy. Risk factors, prognosis, and protection by WR-2721. *Cancer*. 1988;61(11):2192–2195.

142. Heinzlef O, Lotz JP, Roullet E. Severe neuropathy after high dose carboplatin in three patients receiving multidrug chemotherapy. *J Neurol Neurosurg Psychiatry*. 1998;64(5):667–669.

143. Gamelin E, Gamelin L, Bossi L, et al. Clinical aspects and molecular basis of oxaliplatin neurotoxicity: current management and development of preventive measures. *Semin Oncol*. 2002;29(5 Suppl 15):21–33.

144. Lehky TJ, Leonard GD, Wilson RH, et al. Oxaliplatin-induced neurotoxicity: acute hyperexcitability and chronic neuropathy. *Muscle Nerve*. 2004;29(3):387–392.

145. Wilson RH, Lehky T, Thomas RR, et al. Acute oxaliplatin-induced peripheral nerve hyperexcitability. *J Clin Oncol*. 2002;20(7): 1767–1774.

146. Lee JJ, Swain SM. Peripheral neuropathy induced by microtubule-stabilizing agents. *J Clin Oncol*. 2006;24(10):1633–1642.

147. Tosi P, Zamagni E, Cellini C, et al. Neurological toxicity of long-term (>1 yr) thalidomide therapy in patients with multiple myeloma. *Eur J Haematol*. 2005;74(3):212–216.

148. McLeod JG, Penny R. Vincristine neuropathy: an electrophysiological and histological study. *J Neurol Neurosurg Psychiatry*. 1969;32(4):297–304.

149. Richardson PG, Blood E, Mitsiades CS, et al. A randomized phase 2 study of lenalidomide therapy for patients with relapsed or relapsed and refractory multiple myeloma. *Blood*. 2006;108:3458–3464.

150. Rutkove SB. An unusual axonal polyneuropathy induced by low-dose interferon alfa-2a. *Arch Neurol*. 1997;54(7):907–908.

151. Delattre J, Vega F, Chen Q. Neurologic complications of immunotherapy. In: Wiley RG, ed. *Neurologic Complications of Cancer*. New York: Marcel Dekker; 1995.

152. Loh FL, Herskovitz S, Berger AR, et al. Brachial plexopathy associated with interleukin-2 therapy. *Neurology*. 1992;42(2):462–463.

153. Bussel JB, Cunningham-Rundles C, Abraham C. Intravenous treatment of autoimmune hemolytic anemia with very high dose gammaglobulin. *Vox Sang*. 1986;51(4):264–269.

154. Del Poeta G, Del Principe MI, Consalvo MA, et al. The addition of rituximab to fludarabine improves clinical outcome in untreated patients with ZAP-70-negative chronic lymphocytic leukemia. *Cancer*. 2005;104(12):2743–2752.

155. Hegde UP, Wilson WH, White T, et al. Rituximab treatment of refractory fludarabine-associated immune thrombocytopenia in chronic lymphocytic leukemia. *Blood*. 2002;100(6):2260–2262.

156. Lane SD, Besa EC, Justh G, Joseph RR. Fatal interstitial pneumonitis following high-dose intermittent chlorambucil therapy for chronic lymphocyte leukemia. *Cancer*. 1981;47(1):32–36.

157. DeFronzo RA, Colvin OM, Braine H, et al. Proceedings: Cyclophosphamide and the kidney. *Cancer*. 1974;33(2):483–491.

158. Bressler RB, Huston DP. Water intoxication following moderate-dose intravenous cyclophosphamide. *Arch Intern Med*. 1985;145(3):548–549.

159. Ettinger LJ, Gaynon PS, Krailo MD, et al. A phase II study of carboplatin in children with recurrent or progressive solid tumors. A report from the Childrens Cancer Group. *Cancer*. 1994;73(4):1297–1301.

160. Ekhart C, de Jonge ME, Huitema AD, et al. Flat dosing of carboplatin is justified in adult patients with normal renal function. *Clin Cancer Res*. 2006;12(21):6502–6508.

161. Tscherning C, Rubie H, Chancholle A, et al. Recurrent renal salt wasting in a child treated with carboplatin and etoposide. *Cancer*. 1994;73(6):1761–1763.

162. Vogelzang NJ. Nephrotoxicity from chemotherapy: prevention and management. *Oncology (Williston Park)*. 1991;5(10):97–102, 105; disc 105, 109–111.

163. Chollet P, Bensmaine MA, Brienza S, et al. Single agent activity of oxaliplatin in heavily pretreated advanced epithelial ovarian cancer. *Ann Oncol*. 1996;7(10):1065–1070.

164. Harmon WE, Cohen HJ, Schneeberger EE, et al. Chronic renal failure in children treated with methyl CCNU. *N Engl J Med*. 1979;300(21):1200–1203.

165. Sponzo RW, DeVita VT, Oliverio VT. Physiologic disposition of 1-(2-chloroethyl)-3-cyclohexyl-1-nitrosourea (CCNU) and 1-(2-chloroethyl)-3-(4-methyl cyclohexyl)-1-nitrosourea (Me CCNU) in man. *Cancer*. 1973;31(5):1154–1156.

166. Price TM, Murgo AJ, Keveney JJ, et al. Renal failure and hemolytic anemia associated with mitomycin C. A case report. *Cancer*.

167. Groff JA, Kozak M, Boehmer JP, et al. Endotheliopathy: a continuum of hemolytic uremic syndrome due to mitomycin therapy. *Am J Kidney Dis*. 1997;29(2):280–284.

168. Cutting HO. Inappropriate secretion of antidiuretic hormone secondary to vincristine therapy. *Am J Med*. 1971;51(2):269–271.

169. Sandler AB, Johnson DH, Herbst RS. Anti-vascular endothelial growth factor monoclonals in non-small cell lung cancer. *Clin Cancer Res*. 2004;10(12 Pt 2):4258s–4262s.

170. Belldegrun A, Webb DE, Austin 3rd HA, et al. Effects of interleukin-2 on renal function in patients receiving immunotherapy for advanced cancer. *Ann Intern Med*. 1987;106(6):817–822.

171. Selby P, Kohn J, Raymond J, et al. Nephrotic syndrome during treatment with interferon. *Br Med J (Clin Res Ed)*. 1985;290(6476):1180.

172. Siegal T, Haim N. Cisplatin-induced peripheral neuropathy. Frequent off-therapy deterioration, demyelinating syndromes, and muscle cramps. *Cancer*. 1990;66(6):1117–1123.

173. van der Hoop RG, Vecht CJ, van der Burg ME, et al. Prevention of cisplatin neurotoxicity with an ACTH(4-9) analogue in patients with ovarian cancer. *N Engl J Med*. 1990;322(2):89–94.

174. Rademaker-Lakhai JM, Crul M, Zuur L, et al. Relationship between cisplatin administration and the development of ototoxicity. *J Clin Oncol*. 2006;24(6):918–924.

175. Low WK, Toh ST, Wee J, et al. Sensorineural hearing loss after radiotherapy and chemoradiotherapy: a single, blinded, randomized study. *J Clin Oncol*. 2006;24(12):1904–1909.

176. Cassidy J, Misset JL. Oxaliplatin-related side effects: characteristics and management. *Semin Oncol*. 2002;29(5 Suppl 15):11–20.

177. McDonald BR, Kirmani S, Vasquez M, et al. Acute renal failure associated with the use of intraperitoneal carboplatin: a report of two cases and review of the literature. *Am J Med* 1991;90(3):386–391.

178. Levi F, Metzger G, Massari C, et al. Oxaliplatin: pharmacokinetics and chronopharmacological aspects. *Clin Pharmacokinet*. 2000;38(1):1–21.

179. Frankovich J, Donaldson SS, Lee Y, et al. High-dose therapy and autologous hematopoietic cell transplantation in children with primary refractory and relapsed Hodgkin's disease: atopy predicts idiopathic diffuse lung injury syndromes. *Biol Blood Marrow Transplant*. 2001;7(1):49–57.

180. Wong R, Rondon G, Saliba RM, et al. Idiopathic pneumonia syndrome after high-dose chemotherapy and autologous hematopoietic stem cell transplantation for high-risk breast cancer. *Bone Marrow Transplant*. 2003;31(12):1157–1163.

181. Cao TM, Negrin RS, Stockerl-Goldstein KE, et al. Pulmonary toxicity syndrome in breast cancer patients undergoing BCNU-containing high-dose chemotherapy and autologous hematopoietic cell transplantation. *Biol Blood Marrow Transplant*. 2000;6(4):387–394.

182. Chap L, Shpiner R, Levine M, et al. Pulmonary toxicity of high-dose chemotherapy for breast cancer: a non-invasive approach to diagnosis and treatment. *Bone Marrow Transplant*. 1997;20(12):1063–1067.

183. Rubio C, Hill ME, Milan S, et al. Idiopathic pneumonia syndrome after high-dose chemotherapy for relapsed Hodgkin's disease. *Br J Cancer*. 1997;75(7):1044–1048.

184. Schmitz N, Diehl V. Carmustine and the lungs. *Lancet*. 1997;349(9067): 1712–1713.

185. Rivera MP, Kris MG, Gralla RJ, et al. Syndrome of acute dyspnea related to combined mitomycin plus vinca alkaloid chemotherapy. *Am J Clin Oncol*. 1995;18(3):245–250.

186. Verweij J, van Zanten T, Souren T, et al. Prospective study on the dose relationship of mitomycin C-induced interstitial pneumonitis. *Cancer*. 1987;60(4):756–761.

187. Chang AY, Kuebler JP, Pandya KJ, et al. Pulmonary toxicity induced by mitomycin C is highly responsive to glucocorticoids. *Cancer*. 1986;57(12):2285–2290.

188. Isoardo G, Bergui M, Durelli L, et al. Thalidomide neuropathy: clinical, electrophysiological and neuroradiological features. *Acta Neurol Scand*. 2004;109(3):188–193.

189. Clark TE, Edom N, Larson J, Lindsey LJ. Thalomid (Thalidomide) capsules: a review of the first 18 months of spontaneous postmarketing adverse event surveillance, including off-label prescribing. *Drug Saf*. 2001;24(2):87–117.

190. Richardson PG, Barlogie B, Berenson J, et al. A phase 2 study of bortezomib in relapsed, refractory myeloma. *N Engl J Med*. 2003;348(26):2609–2617.

191. O'Sullivan JM, Huddart RA, Norman AR, et al. Predicting the risk of bleomycin lung toxicity in patients with germ-cell tumours. *Ann Oncol*. 2003;14(1):91–96.

1985;55(1):51–56.

192. Sleijfer S. Bleomycin-induced pneumonitis. *Chest.* 2001;120(2): 617–624.

193. Blum RH, Carter SK, Agre K. A clinical review of bleomycin–a new antineoplastic agent. *Cancer.* 1973;31(4):903–914.

194. Yamaji S, Kanamori H, Mishima A, et al. All-trans retinoic acid-induced multiple mononeuropathies. *Am J Hematol.* 1999;60(4): 311.

195. Westervelt P, Brown RA, Adkins DR, et al. Sudden death among patients with acute promyelocytic leukemia treated with arsenic trioxide. *Blood.* 2001;98(2):266–271.

196. Keefe DL. Trastuzumab-associated cardiotoxicity. *Cancer.* 2002;95(7): 1592–1600.

197. Schlumberger M, Tahara M, Wirth LJ, et al. Lenvatinib versus placebo in radioiodine-refractory thyroid cancer. *N Engl J Med.* 2015;372(7):621–630.

198. Rini BI, Tamaskar I, Shaheen P, et al. Hypothyroidism in patients with metastatic renal cell carcinoma treated with sunitinib. *J Natl Cancer Inst.* 2007;99(1):81–83.

199. Desai J, Yassa L, Marqusee E, et al. Hypothyroidism after sunitinib treatment for patients with gastrointestinal stromal tumors. *Ann Intern Med.* 2006;145(9):660–664.

200. Culy CR, Faulds D. Gefitinib. *Drugs.* 2002;62(15):2237–2248; discussion 2249–2250.

201. Fukuoka M, Yano S, Giaccone G, et al. Multi-institutional randomized phase II trial of gefitinib for previously treated patients with advanced non-small-cell lung cancer (The IDEAL 1 Trial) [corrected]. *J Clin Oncol.* 2003;21(12):2237–2246.

202. Hotta K, Kiura K, Tabata M, et al. Interstitial lung disease in Japanese patients with non-small cell lung cancer receiving gefitinib: an analysis of risk factors and treatment outcomes in Okayama Lung Cancer Study Group. *Cancer J.* 2005;11(5):417–424.

203. Fisher B, Dignam J, Wolmark N, et al. Tamoxifen in treatment of intraductal breast cancer: National Surgical Adjuvant Breast and Bowel Project B-24 randomised controlled trial. *Lancet.* 1999;353(9169):1993–2000.

204. Donnellan PP, Douglas SL, Cameron DA, et al. Aromatase inhibitors and arthralgia. *J Clin Oncol.* 2001;19(10):2767.

205. Howell A, Cuzick J, Baum M, et al. Results of the ATAC (Arimidex, Tamoxifen, Alone or in Combination) trial after completion of 5 years' adjuvant treatment for breast cancer. *Lancet.* 2005;365(9453):60–62.

206. Smith IE, Dowsett M. Aromatase inhibitors in breast cancer. *N Engl J Med.* 2003;348(24):2431–2442.

207. Scher HI, Fizazi K, Saad F, et al. Increased survival with enzalutamide in prostate cancer after chemotherapy. *N Engl J Med.* 2012;367(13):1187–1197.

208. Fefer A, Sullivan KM, Weiden P, et al. Graft versus leukemia effect in man: the relapse rate of acute leukemia is lower after allogeneic than after syngeneic marrow transplantation. *Prog Clin Biol Res.* 1987;244:401–408.

209. Weiden PL, Flournoy N, Thomas ED, et al. Antileukemic effect of graft-versus-host disease in human recipients of allogeneic-marrow grafts. *N Engl J Med.* 1979;300(19):1068–1073.

210. Weber JS, Yang JC, Atkins MB, et al. Toxicities of immunotherapy for the practitioner. *J Clin Oncol.* 2015;33(18):2092–2099.

211. Pardoll DM. The blockade of immune checkpoints in cancer immunotherapy. *Nat Rev Cancer.* 2012;12(4):252–264.

212. Naidoo J, Page DB, Li BT, et al. Toxicities of the anti-PD-1 and anti-PD-L1 immune checkpoint antibodies. *Ann Oncol.* 2015;26(12):2375–2391.

213. Kyi C, Postow MA. Checkpoint blocking antibodies in cancer immunotherapy. *FEBS Lett.* 2014;588(2):368–376.

第一篇

第5章

乳腺癌手术原则

Shirin Muhsen，Melissa Pilewskie

现代乳腺手术始于 19 世纪 90 年代末，由 William S. Halsted 博士发起。自此以后，乳房手术的技术不断进化，在肿瘤手术最大安全与尽可能小的并发症之间寻求平衡。虽然多模式治疗应用得越来越多，但乳腺癌仍然主要是一种外科疾病。本章介绍了乳腺外科的基本原则，重点介绍了乳腺癌和腋窝的筛查、术前诊断、分期和当前外科治疗的概念。

解剖

成人乳腺组织垂直位于第 2 和第 6 肋骨之间，内侧是胸骨边缘，外侧是腋中线。外侧组织突入腋窝，称为 Spence 腋尾。

乳房由皮肤、皮下脂肪和乳腺组织组成。乳腺组织含有乳腺实质和基质，乳腺实质由呈放射状排列的导管段组成，导管段从乳头 - 乳晕复合体向外和向后延伸。每个导管都包含一个复杂的分支系统，最后终止于终末端导管 - 小叶单位。小叶是哺乳期乳房形成乳汁的结构，导管是通过乳头输送乳汁的通道。

乳房由筋膜组织包裹，乳房的后部位于胸深筋膜上，覆盖胸大肌和前锯肌。

乳腺供血主要是通过内乳动脉和胸腔长动脉的动脉分支，胸肩峰动脉的胸支、肋间动脉的外侧支以及肩胛下动脉和胸背动脉供血较少。静脉引流伴随动脉，最终要么流入胸内静脉，要么汇入腋静脉。乳房的感觉神经支配来源于第 2 至第 6 肋间神经的前皮支和外侧皮支。

乳房区域的肌肉包括胸大肌和胸小肌、前锯肌和背阔肌及腹直肌和外斜肌腱膜。表 5-1 列出了胸壁肌肉及其作用和神经支配。胸骨直肌是一种常

表 5-1　胸壁肌和腋窝

肌肉	作用	神经
胸大肌	臂屈曲，内收，内旋	胸内侧和外侧神经
胸小肌	向下和向前拉肩胛骨	胸内侧神经
锁骨下肌	向下和向前拉肩关节	胸长神经
前锯肌	旋转肩胛骨，向前拉肩胛骨	胸长神经
肩胛下肌	手臂内侧旋转	上肩胛下神经，下肩胛下神经
大圆肌	内收，伸展，手臂内侧旋转	下肩胛下神经
背阔肌	内收，伸展，手臂内侧旋转，向下和向后拉肩关节	胸背神经

见的肌肉变异，见于约 5% 的患者，它是腹直肌肌肉和腱膜纤维的延伸，走行于胸大肌内侧，与胸骨平行。胸骨肌仅具有解剖学意义。Langer 腋肱弓是另一种肌肉变异，见于 3%～6% 的患者。Langer 弓是一带状背阔肌肌纤维束，它自腋窝浅表穿过，向内侧插入胸大肌。这种变异可压迫腋窝血管，腋窝手术过程中容易引起混淆，一旦认识到这种变异，可毫无风险地予以分离。

腋窝含有腋血管及其分支、臂丛和淋巴结。腋窝间隙的前界是胸肌，后界是肩胛下肌，上面是腋静脉，外侧是背阔肌，内侧是前锯肌。

腋窝淋巴结分为三级解剖水平，一级位于胸小肌外侧缘，二级位于胸小肌深部，三级位于胸小肌内侧缘，延伸至第 1 肋骨的肋锁韧带和 Halsted 韧带（图 5-1）。胸大肌和胸小肌之间有胸肌间淋巴结（Rotter）。尽管不知道腋窝淋巴结的确切数目，并

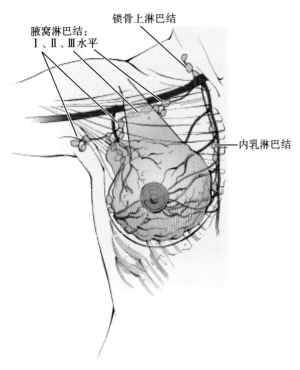

图 5-1　乳腺引流淋巴结示意图

且每个患者之间存在差异，但通常手术是进行完全腋窝淋巴结清扫（ALND），清除Ⅰ和Ⅱ级淋巴结，大约去除 10～20 个淋巴结。当Ⅲ级淋巴结严重受累时，进行Ⅲ级淋巴结清扫。

在 ALND 时，常规识别胸长神经、胸背神经、胸内侧神经（位于胸小肌外侧）和肋间臂神经。应保留运动神经以避免损伤出现并发症，如胸长神经损伤导致的"翼状肩胛"。如果被肿瘤包裹，损伤胸内侧神经和胸背神经，引起肌无力。肋间臂神经通过腋窝从内侧向外侧走行，支配上臂内侧和后面的感觉，尽管可以保留这些神经，但是为了更好的手术视野，通常切除第 1 和第 2 肋间臂神经，暴露肩胛下淋巴结。因此，患者术后可能主诉上臂内侧和后部区域有不同程度的麻木或感觉异常，其中一些症状可能会随着时间的推移而改善。

风险评估、筛选和诊断

乳腺癌是女性最常见的癌症，也是仅次于肺癌的女性癌症相关死亡的最常见原因。2017 年，美国癌症协会估计，美国女性将新增 252 710 例浸润性乳腺癌病例[1]。与此同时，男性乳腺癌在所有乳腺癌中所占比例不到 1%，占所有男性癌症的比例不到 0.5%。

根据美国国家癌症研究所的监测、流行病学和最终结果（SEER）数据库显示，1/8 的妇女在其一生中罹患乳腺癌。需要进行适当的风险评估，以确定个人的合理筛查计划。

许多因素影响乳腺癌的发生风险，包括许多可改变和不可改变的因素。不可改变因素包括老年患者[2-4]、一级或二级亲属一个或多个乳腺癌的家族史[5,6]、乳腺癌遗传综合征的遗传倾向[7,8]、致密乳房组织[9-11]、活检证实不典型增生的个人史[12-14]、或小叶原位癌（LCIS）[15,16]。与普通女性相比，不典型增生患者患癌的风险要高出 4～5 倍，每年患乳腺癌的风险大约是 1%。具有 LCIS 的女性患乳腺癌的风险大约是普通女性的 8～10 倍，或每年患癌风险是 1%～2%（表 5-2）。此外，年轻时有过放射辐射病史的女性，未来 10～15 年患乳腺癌的风险显著增加[17]。

表 5-2　癌症风险和交界性病变

组织学	相对风险	绝对风险
正常	1.0	10%
增生，没有异型性	约 1.0	10%
ADH 或 ALH	约 5.0	10%～20%
LCIS	约 10.0	25%～30%

注：1. *相对风险是发病率或（癌症发病率伴有因素 x）/（癌症发病率无因子 x）。

2. "绝对风险"是指确定患癌症的人群的百分比或比例。

3. ADH，不典型导管增生；ALH，不典型小叶增生；LCIS，原位小叶癌。

妇科因素也可以影响乳腺癌风险，初潮早和绝经晚都会增大患乳腺癌的风险，联合应用雌激素和黄体酮激素的替代疗法同样可以增大风险[18]。此外，大多数数据表明，未产妇和首次分娩时（35 岁以上）的高龄产妇与乳腺癌风险适度增加有关，而母乳喂养具有保护作用[19-24]。目前正在研究生活方式与乳腺癌风险之间的相关性，肥胖、缺乏运动和饮酒（每日饮酒超过 1 杯）均可使患癌风险增加[25-28]。

患者的个人史和家族史能较好地预测个体乳腺癌风险，有助于制定合适的筛查策略。临床实践中有许多风险评估工具用来帮助个性化风险预测，其包括 GAIL 模型、IBIS、BRACA-Pro 和 BOADICEA 等[29-32]。确定具有乳腺癌高危的妇女，应予以提供降低风险的策略，包括生活方式的改变和选择应用雌激素受体（ER）调节剂或芳香化酶抑制剂进行药物预防，能使高危妇女乳腺癌风险降低

40%～65%[33-36]。乳腺癌筛查的目的是促进早期诊断和降低乳腺癌死亡率,应根据女性的风险和乳房密度采取个性化筛查方案,常规乳腺癌筛查主要包括临床乳腺检查和乳腺 X 射线摄影。

关于乳腺筛查开始的年龄和一般风险妇女接受乳房 X 线检查频次,美国国家指南中还存在争议。美国国家癌症综合网[37]建议 25～39 岁,每 1～3 年由临床医生进行一次临床乳腺检查,从 40 岁开始每年一次乳腺检查,可进行乳腺 X 射线摄影检查。每年例行的临床乳房检查应该是多方位的乳房检查,包括评估腋窝和锁骨上淋巴结。美国癌症协会和美国预防服务工作组[38,39]建议在晚年(分别为 45 岁和 50 岁)开始乳腺 X 射线摄影筛查,推荐老年妇女每两年进行一次,特别强调应与其医疗保健医生共同讨论风险和偏好,以建立合理的个性化筛查方案(表 5-3)[37-39]。

表 5-3 平均风险妇女乳腺癌筛查建议[37-39]

	美国癌症协会	美国国家癌症综合网	美国预防工作小组
乳腺摄影术	从 45～55 岁开始每年一次,之后每两年一次 与医疗保健服务商协商:从 40 岁开始筛查 可选择继续每年一次筛查	40 岁开始每年一次	50～74 岁每 2 年一次 40～49 岁的妇女可 与医疗保健提供者讨论筛选
临床乳腺检查	不推荐	每 1～3 年一次(年龄≥25～39 岁); 40 岁开始每年一次	没有足够的证据推荐

前面提到的筛查建议仅针对一般风险妇女,重要的是乳腺癌高风险的妇女需要加强乳腺监测。一级亲属具有乳腺癌家族史的女性应在其亲属诊断乳腺癌前 10 年或 40 岁(以先到者为准)开始每年一次的乳房 X 线检查。乳腺 X 射线摄影检查乳腺癌的敏感性是 70%～85%,特异性在 95% 以上[40-42]。完整的乳腺 X 射线摄影检查包括每一侧乳房两个体位:内外侧斜位(MLO)和颅尾位(CC)。如果发现异常,使用压缩或放大进一步获得有关区域的图像。

乳腺 X 射线摄影检查年轻女性乳房和致密乳腺的准确性有限,除常规乳腺 X 射线摄影筛查外,还应进行其他辅助检查包括乳腺超声检查,个别病例还可应用 MRI 检查。超声可作为筛选工具或用于靶向评估,不能代替乳腺 X 射线摄影,因为它与操作者的技术有关,且不能识别钙化,而这是早期原位癌的征象。如果乳腺 X 射线摄影或触诊发现肿块,超声可以帮助确定肿块是实性还是囊性、边缘是规则的还是不规则的,恶性肿块往往形态不规则,呈低回声,高度大于宽度。

美国癌症协会和美国放射学院建议,有显著家族史而终生罹患乳腺癌风险≥20%～25% 的女性、具有乳腺癌遗传倾向的女性(BRCA 突变携带者)、未经检测的 BRCA 突变携带者一级亲属以及 10～30 岁接受胸壁放射治疗的女性[43,44]等这些高风险女性,除进行每年的乳腺 X 射线摄影检查外,还需增加磁共振成像检查。MRI 检查乳腺癌的敏感性是 86%～100%,特异性是 37%～97%[45],假阳性较多需要活检。高成本和特异性较低限制了它不能作为一般人群筛查的方法。

当发现有可疑的乳腺异常时,应进行活检以获得组织诊断。活检可以在直接触诊下进行,也可以在影像引导下或在手术室进行。用 22 或 25 号针经多条途径对肿块进行细针穿刺(FNA),提取抽吸标本上的细胞通常可确定肿块的良、恶性。针穿活检(CNB)使用大孔径、14 号或更大的切割针,在触诊或乳腺摄影(立体定向)、超声或磁共振引导下,获取肿块或影像学异常区域大的核心组织,也可以添加真空辅助以获得更大体积的组织。进行 CNB 后,通常放置钛夹以标记活检区域。CNB 是首选的诊断方法,它提供的组织样本用于明确诊断,帮助术前合理的手术设计。除了提供诊断外,核心组织还可用于确定癌症的雌激素受体(ER)、孕酮受体(PR)和 HER2/neu 状态。

如果不能完成 CNB,或者如果 CNB 的结果与图像结果不一致,则可能需要开放性手术活检。不一致性表明放射学图像与病理诊断不相关,或者虽然图像提示恶性行为,但活检病理是良性的。对触及不到的病灶活检需要在立体定向、超声或磁共振引导下定位。

病理与分期

肿瘤、淋巴结和转移（TNM）分期系统是国际通用的乳腺癌分期系统，有助于确定预后及计划管理。美国癌症联合委员会采用 TNM 分类法，其中 T 代表肿瘤的大小和是否侵犯了附近的组织，N 描述了区域性的受累淋巴结，M 描述是否存在远处转移。美国癌症联合委员会第 8 版 TNM 分类包括了激素受体（ER 或 PR）和 HER2/neu 的解剖学组和预后组[46]。

导管原位癌

导管原位癌（DCIS）是一种异质性、非侵袭性乳腺病变，被称为 Tis 或 0 期乳腺癌。DCIS 是由泌乳导管的上皮细胞发展而来。这些细胞簇被有序的、不同的空间分隔，但都局限在基底膜内，由正常的肌上皮细胞包围（图 5-2）。由于 DCIS 没有穿透基底膜，它缺乏像浸润性癌那样的转移能力。

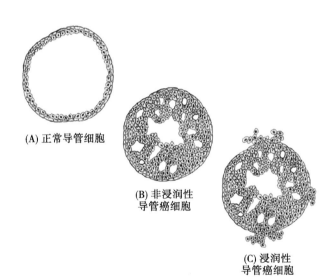

(A) 正常导管细胞

**(B) 非浸润性
导管癌细胞**

**(C) 浸润性
导管癌细胞**

图 5-2 示意图：（A）正常乳腺导管。（B）导管充填导管原位癌（注：所有细胞都局限在导管基底膜内）。（C）浸润性导管癌（注：癌细胞穿透导管基底膜，侵入周围基质）

当 DCIS 细胞在终末导管中增殖时，它们被推离缺乏血液供应，导致细胞死亡和钙化，这些多形性钙化可能是 DCIS 的早期典型乳腺摄影征象。由于乳腺 X 射线摄影筛查的广泛应用，DCIS 的发病率在近 30 年中有所增加，现在占美国所有新诊断乳腺癌的 20%[1]。

虽然 DCIS 是一种侵袭前病变，当 CNB 确诊时，无论肿瘤分级如何，仍有大约 20% 的风险在手术切除时升级为浸润性癌[47-49]。由于存在隐匿性

侵袭性的风险，为防止疾病的进展，诊断为 DCIS 后，手术切除边缘阴性是治疗的标准。DCIS 的治疗策略包括肿瘤切除伴或不伴放疗和 / 或内分泌治疗，或单纯乳腺切除术。重要的是，无论手术类型如何，DCIS 的生存率都很高，超过 98%[50]。最佳治疗将取决于 DCIS 的体积、患者的年龄和乳房大小及达到阴性边缘的能力。目前指南关于手术切缘的建议是在 DCIS 中采用肿块切除术要达到 ≥2mm 的阴性边缘，使局部复发风险最小化[51]。基于人群的系列报道称，大多数（69%）患有 DCIS 的妇女接受肿瘤切除术，少数人接受单侧或双侧乳腺切除术[52]。由于 DCIS 不具有转移的可能性，除非有高危特征，增加了浸润性癌的可能性，例如影像学上的肿块，或者计划乳房切除术，否则常规不予进行淋巴结评估。

浸润性癌

一旦癌细胞突破基底膜，肿瘤就具有侵袭性，有可能转移到区域淋巴结或远处器官。浸润性癌从终末导管 - 小叶单位开始，但缺乏统一的架构。这些肿瘤不受基底膜限制自由生长，从而侵入周围基质（图 5-2）。

浸润性乳腺癌大约占乳腺癌的 80%。根据其生长方式浸润性乳腺癌大致分为两大组织类型：导管型和小叶型。导管癌倾向于生长为一个连贯的肿块，临床上更可能表现为一个可触及的肿块，或乳房摄影表现为肿块、结构扭曲或钙化群。小叶癌倾向于单一方式渗透到乳腺，临床和乳房 X 线检查困难。浸润性导管癌（IDC）是最常见的乳腺癌类型，占 50%～70%，其次是浸润性小叶癌（ILC），占所有浸润性乳腺癌的 10%～15%。管状癌、黏液癌、乳头状癌、髓质癌和化生癌是少见类型的浸润癌。前三种肿瘤具有预后良好的特点，如核分级和有丝分裂指数低，通常认为侵袭性较小；而髓样癌和化生癌往往具有预后较差的特征，因此被认为更具侵袭性。其他罕见的乳腺肿瘤包括鳞癌、良性和恶性的叶状肿瘤、原发性乳腺癌肉瘤或淋巴瘤、转移到乳腺的转移瘤（大多数通常来自对侧乳腺、白血病、淋巴瘤、肺、甲状腺、宫颈、卵巢和肾脏）。

炎性乳腺癌（IBC）预后不良，占所有浸润性乳腺癌的 1%～6%。非裔美国人中 IBC 的发病率最高（10%），其次是高加索人（6%），其次是其他族裔（5%）[53]。IBC 是一种临床诊断，其特征是同时发生乳腺皮肤炎症性改变和乳腺内侵袭性肿

瘤。1971 年哈根森的经典诊断包括皮肤弥漫性红斑和水肿、橘皮样外观、压痛、温热、硬结和乳腺内弥漫性肿瘤[54]。如果怀疑是 IBC，皮肤活检可证实肿瘤栓塞侵袭真皮淋巴管；然而，活检阴性不能排除 IBC 的诊断。IBC 患者尽管应用了抗生素来治疗乳腺炎或乳腺蜂窝织炎，通常出现红斑恶化和皮肤改变的病史。非转移性 IBC 被定义为ⅢC 期乳腺癌。根据情况，IBC 的最佳治疗包括新辅助化疗（NAC），其次是改良根治性乳房切除术，包括所有相关皮肤，其次是乳房切除术后胸壁放疗和内分泌治疗和 / 或抗 *HER2* 靶向治疗[55-57]。

乳房手术

历史上，乳腺癌手术的第一个重大进展是霍尔斯特德在 1894 年的报道。霍尔斯特德认为乳腺癌是一种局部区域性疾病，以有序、向心性方式扩散。在他的手稿中，他推广了根治性乳房切除术或 Halsted 乳房切除术，其中包括切除乳房、胸肌和Ⅰ、Ⅱ、Ⅲ级腋窝淋巴结，改变了 19 世纪外科医生乳腺癌手术的治疗方法。在根治性乳房切除术后，霍尔斯特德记录 3 年内仅有 6% 的局部复发率，明显低于 19 世纪他的同事所报道的 70%[58]；然而，术后严重影响外观，并常见淋巴水肿。1948 年，佩蒂和戴森提出了"改良根治性乳房切除术"，该术保留了胸肌只切除乳房和Ⅰ、Ⅱ级腋窝淋巴结。经过 25 年多的随访发现，普遍认为接受根治性乳腺切除术和改良根治性乳腺切除术的患者之间生存率没有统计学差异[59]。改良的根治性乳房切除术目前仍适用于局部晚期癌症或 IBC（表 5-4）。

在 20 世纪 70 年代，伯纳德·费舍尔提出了一个替代方案理论，假说认为乳腺癌是全身性的疾病，局部治疗的变化不太可能影响整体生存。他推广了保乳手术（BCS），这项手术是从来自美国国家外科辅助性乳腺和肠道项目（NSABP）、美国国家癌症研究所（National Cancer Institute）和米兰"三元"组织收集的成千上万的女性中随机抽取而进行的前瞻性研究得出的结果，这些研究组通过各种研究设计，比较了改良根治性乳房切除术、单纯肿瘤切除术和肿瘤切除加放射治疗。虽然接受肿块切除术而没有进行辐射治疗的患者（每年约 4% 比 1%）局部复发率较高，但在 20 年的各组随访中，总生存率和远期无瘤生存率无差异[60-63]。

现在，早期（T1 或 T2）乳腺癌患者的治疗选择

表 5-4 乳腺癌手术比较

乳房手术	组织切除
乳房肿块切除术	肿瘤及正常乳房周围组织边缘
NSM	乳腺组织，筋膜（留下带乳头的皮肤包膜重建）
SSM	乳房组织、筋膜、乳头 - 乳晕复合体和椭圆形周围皮肤（留下皮肤包膜进行重建）
单纯 / 全乳房切除术	乳腺组织、筋膜、乳头 - 乳晕复合体，较大的椭圆皮肤
改良根治乳房切除术	乳腺组织、筋膜、乳头 - 乳晕复合体，皮肤，Ⅰ、Ⅱ型腋窝淋巴结
根治乳房切除术	乳腺组织、筋膜、乳头 - 乳晕复合体、皮肤、Ⅰ、Ⅱ和Ⅲ级腋窝淋巴结、胸大肌和胸小肌

注：NSM，保留乳头乳房切除术；SSM，保留皮肤乳房切除术。

全乳腺切除术或 BCS 加辅助放射治疗（RT），因为这些治疗策略与同等的总体生存率和相似的局部控制率相关。约 80% 的患者适合 BCS，对乳腺损伤较小，手术并发症较少。

BCS 切除肿瘤和一小部分周围正常乳腺实质，切口应靠近原发肿瘤，便于暴露病变。一般情况下，切口位置的设计应考虑到需要乳房切除术的后续手术。另外，切口位置的设计还应考虑瘢痕位置的美容效果。

BCS 的绝对禁忌证包括 IBC、多中心病变和不能接受 RT（通常继发于既往有乳腺照射或妊娠）。BCS 的潜在相对禁忌证包括有选择的胶原性血管疾病史或乳腺癌范围较大，前者可能限制 RT 的安全使用，而后者则是美观上无法接受的结果。

除非能触及肿瘤，否则 BCS 术前需要对肿瘤进行定位。有两种标准技术可用于定位，要么在目标位置放置一根导丝，要么放置放射性碘 -125 种子，使用乳腺摄影（立体定向）、超声或磁共振成像引导下定位。在手术室，通过使用手持式伽马探测探头识别远端钢丝或种子来定位肿瘤。通常情况下，肿瘤切除后要进行 X 线检查，记录癌症和活检部位标记。留下手术夹来标记切除残腔的范围，帮助放射治疗的规划。

成功的 BCS 要求实现阴性手术边缘，而阴性手术边缘的界定一直是争论的焦点。2014 年，一个多学科小组在对边缘宽度和局部复发进行荟萃分析后，制定了一份共识声明。这篇综述的结论是，

与阴性边缘相比,被定义为"肿瘤上的墨迹"的阳性边缘,局部复发风险增加两倍,需要再次切除。然而,在接受 BCS 和辅助放疗的 I 和 II 期浸润性癌患者中,大于"肿瘤无墨迹"的阴性边缘宽度不会显著降低复发风险,所以,不必进行常规再切除以获得更宽的阴性边缘[64]。研究表明,在临床实践采纳中这些边缘建议,使得阴性边缘妇女减少不必要的外科手术[65]。选择合适的患者进行 BCS,之后再予以 RT,局部复发率低,与早期乳腺癌行乳房切除术患者相似[60,62]。

全乳房切除术需要切除皮肤、乳头乳晕复合体和乳腺组织(包括胸大肌筋膜)。许多早期乳腺癌患者进行全乳房切除术(无论是出于选择还是出于必要)后,是进行及时乳房重建的适应证。当选择及时重建时,患者可以接受保留皮肤的乳房切除术(SSM)或保留乳头的乳房切除术(NSM)见图 5-3。在 SSM 中,切除一个小的椭圆形或类圆形皮肤,连带乳头和乳晕复合体;对比之下,在 NSM 中则保留乳头的真皮和表皮,而切除乳头内的主要导管。研究表明,标准全乳房切除术后的复发率与 SSM[66-68] 相当。尽管 NSM 变得越来越普遍,但这个技术的长期肿瘤安全性却备受关注[69,70]。

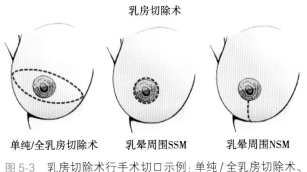

乳房切除术

单纯/全乳房切除术　　乳晕周围SSM　　乳晕周围NSM

图 5-3　乳房切除术行手术切口示例:单纯/全乳房切除术、乳晕周围 SSM 和 NSM

NSM,保留乳头乳房切除术;SSM,保留皮肤乳房切除术

无论是进行 SSM 或 NSM,切除的皮肤较少,乳房保持其自然的皮肤被膜和乳房下褶,这最终有助于重建一个更自然和美观的乳房。根据患者的身体习惯和期望的重建结果,可以使用基于植入物的技术或组织移植技术进行乳房重建。

除了切除原发性乳腺肿块外,还应该对浸润性癌患者的腋窝淋巴结进行病理评估,允许适当的分期和制定治疗策略。直到 20 世纪 90 年代初,引入和验证了对乳腺癌患者进行腋窝前哨淋巴结活检(SLNB)的概念,但 ALND 仍然是所有浸润性乳腺

癌患者的治疗标准[71,72]。

体检和确定腋窝临床分期需要对腋窝进行评估。患者疑有可扪及的腋窝淋巴结时,要先进行腋窝影像学检查,然后进行针穿刺活检以确定是否有淋巴结转移。对于前期手术证实腋窝有转移的淋巴结阳性患者以及 IBC 女性患者,乳房手术时进行 ALND。如前所述,ALND 需要切除腋窝内的组织,应注意保护胸长神经、胸背神经和胸内侧神经。ALND 后的手术并发症包括具有 20% 风险的淋巴水肿以及感觉异常、血肿产生、手臂功能障碍[73,74]。考虑到与 ALND 相关的潜在并发症,腋窝手术范围最小化已经彻底改变了乳腺过去 20 年的癌症治疗。

SLNB 手术建立在以下观点之上,即乳腺内淋巴引流均匀、恒定以及引流原发性肿瘤的第一个淋巴结将反映腋窝其余淋巴结的状况。SLNB 手术时,皮内或实质内注射放射性标记的同位素(锝硫胶体)和/或活性蓝色染料(图 5-4),伽马刀发现"热"的结节,或可见"蓝色"区域,考虑是前哨淋巴结。每侧腋窝切除的前哨淋巴结中位数为 2[75-77]。SLNB 手术中发现可触及的或临床上怀疑的淋巴结时,全部予以切除,如果没有识别出前哨淋巴结,患者则需要做一个正式的 ALND 腋窝分期。

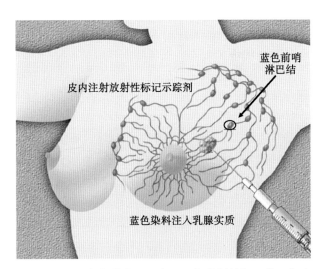

蓝色前哨淋巴结

皮内注射放射性标记示踪剂

蓝色染料注入乳腺实质

图 5-4　SLN 定位技术的示意图。将放射性标记的同位素注入皮内,实质内注射蓝色染料。腋窝内出现热点和/或蓝色的淋巴结,就可确定为前哨淋巴结

多个中心采用不同的技术如单用同位素或蓝色染料技术、皮内或实质内注射及肿瘤上或乳晕下丛内注射示踪剂等验证了 SLNB 在临床淋巴结阴性乳腺癌患者中的准确性。尽管技术不同,对 8 000 名以上妇女进行的 69 项研究数据显示 SLNB

的准确性为 97%，已通过备份（完成）ALND 得到验证。同样重要的是，这些研究显示的 SLNB 假阴性率保持在可接受范围，为 7%[78]。单独前哨淋巴结阴性的腋窝复发危险性非常低，支持对病理上淋巴结呈阴性的乳腺癌患者应用 SLNB。对 48 项研究进行的荟萃分析中，近 15 000 例没有完成 ALND 的 SLN 阴性患者中位随访 34 个月，腋窝复发率仅 0.3%，远低于公认的假阴性率[79]。

虽然 SLNB 术后出现并发症，但手术风险仍明显低于 ALND 术后。SLNB 术后淋巴水肿的风险为 3%~7%，而 ALND 术后淋巴水肿的风险高达 20%[80]。此外，异硫氰酸蓝染料过敏率很低，约 1% 的患者可出现荨麻疹，据报道还包括不到 0.5% 的过敏反应。SLNB 的其他并发症包括高达 7% 的患者出现感觉异常，3%~5% 的患者[81-83]肩部或手臂活动范围减小。腋窝淋巴结定位对腋窝淋巴清除的影响（ALMANAC）试验对比研究了 SLNB 与 ALND 后的发病率及生活质量，与 ALND 组相比，12 个月内仅接受 SLNB 治疗者的淋巴水肿（RR：0.37）明显减少，感觉功能减退（RR：0.37）的发生率低。单用 SLNB 恢复期短，患者生活质量和手臂功能评分均有提高[84]。SLNB 数据显示，两者生存率基本相似，但 SLNB 局部复发率极低，且术后并发症发生率减低，因此，对于临床淋巴结阴性乳腺癌症患者，应该标准使用 SLNB 对腋窝进行分期。SLN 病理阴性的乳腺癌患者不需要附加腋窝手术。

乳腺癌外科治疗的患者，基于手术方式和全身治疗的时机的不同，其病理淋巴结阳性率不同。对于接受乳房切除术的女性来说，确定 SLN 阳性后，要确保完成 ALND。通常在这种情况下，通过冰冻切片或触摸准备分析对 SLN 进行术中评估，以便在识别 SLN 为转移的情况下立即进行 ALND 手术。随后对所有 SLN 进行常规病理分析。如果发现淋巴结转移，此时的治疗标准是推迟 ALND 或考虑淋巴结放疗（见下一节关于 RT）。

相反，对接受预先 BCS 患者的研究已经证实了在腋窝疾病较少的患者中单独使用 SLNB 的安全性。在早期乳腺癌伴有 SLN 微小转移的患者中，两个随机对照试验比较了单用 SLNB 和 SLNB 合用 ALND，结果发现其存活率相同，腋窝复发率<1%[85, 86]。随后，美国外科学院肿瘤组（ACOSOG）Z0011 评估了选择性淋巴结转移患者单用 SLNB 的可能性。Z0011 试验将接受 BSC 和计划全乳房放射的 cT1-T2 肿瘤伴 1 或 2 个 SLN 转移的患者随机分为两组，一组为单纯 SLNB 组，一组为完全 ALND 组。在 ALND 组中，27% 的患者有其他的淋巴结转移，大多数患者（96%）接受全身辅助治疗（化疗和／或内分泌治疗）。平均随访 6.3 年，两组总的生存率和无瘤生存率基本相似，腋窝复发率低于 1%。据报道，长期随访 9.25 年，证实了符合具有 1~2 个 SLN 阳性临床标准的妇女单用 SLNB 治疗[87, 88]的安全性。对于有三个或更多阳性 SLN 并且预先接受 BCS 的女性，那些被认为有临床融合结节的患者，或者那些改做乳房切除术的患者，ALND 仍然是治疗标准。这些建议得到了美国临床肿瘤学会和美国国家癌症综合网指南[89]的支持。

新辅助化疗后手术

新辅助化疗（NAC）乳腺癌治疗已发展为多模式疗法，绝大多数侵袭性乳腺癌患者应接受全身治疗，这不仅能够提高总生存率和远期无瘤生存率，而且复发也得到了控制。NAC 历来一直用于局部晚期和不能手术的乳腺癌患者，但是目前越来越多地应用于降低原发性乳腺肿瘤或腋窝疾病分期，便于能够手术治疗。

NAC 可以缩小原发性乳腺肿瘤的大小，或使肿瘤分期减低以便从乳房切除术转换为 BCS[90, 91]。在 NSABP B-18 试验中，cT1-3、N0-1 浸润性乳腺肿瘤患者随机接受辅助治疗或 NAC 治疗，虽然两组之间的总生存率或无瘤生存率相似，但 NAC 组的妇女有较高的 BCS 比率[90, 92]。接受 NAC 治疗的妇女切除的乳腺组织体积显著减少，而局部复发率或再切除率没有增加，从而达到阴性边缘[93]。对于乳腺癌，NAC 可用于单病灶乳腺癌且选择进行 BCS 的患者（就诊时需要乳房切除术），或不能手术的乳腺肿瘤患者。

NAC 后的腋窝手术仍然较为复杂，并且在快速发展。在临床腋窝淋巴结阴性（未触及淋巴结病）的患者中，NAC 后应用 SLNB 与可接受的假阴性率和识别率[94-97]相关。在 SLNB 和 NAC 后的 SLNB 对比研究中不断发现，NAC 后组的淋巴结阳性率较前者低。在 NSABP B-18 和 B-27 试验中，接受 NAC 治疗的妇女淋巴结阳性率显著降低（B-18，33% vs 48%，P<0.001；B-27，40% 对 vs 49%，P<0.001）[90, 98, 99]。这些研究支持了 cN0 患者在 NAC 后进行 SLNB 的可行性，并强调了降低微小淋巴结病变分期和避免 ALND 的可能性。

尽管有证据表明，NAC 可使大约 40% 的腋窝转移患者的淋巴结达到病理完全缓解。以腋窝转移为例，女性临床或病理上阳性腋窝历来都接受 ALND[100-102]。小规模研究表明，NAC 术后 SLNB 是可行的，但对其准确性存在一定的担忧，假阴性率达 25%[103]。三个前瞻性试验（SENTINA、ACOSOG Z1071 和 SN-FNAC）[101,104,105]对淋巴结阳性人群中 NAC 后的 SLNB 进行了评估，总的假阴性率是 8%～14%，识别率为 80%～93%。减少 FNA 的技术包括用双示踪剂来检查 SLN 和识别 ≥3 的前哨淋巴结，假阴性率≤10%[104,105]。尽管缺乏长期安全性数据，NAC 正越来越多地用于降低腋下疾病分期，并且在一些选择的患者中，单用 SLNB 可能适用于淋巴结阳性转为淋巴结阴性的患者。腋窝治疗后的病理状态是局部复发的最强预测因素[106]。

放射治疗

保乳后放疗

BCS 后辅助性全乳腺放疗已证实可显著降低同侧乳腺肿瘤复发的风险，一直是浸润性癌患者的治疗标准。早期乳腺癌试验者协作组（EBCTCG）对 17 个 BCS 后采用放疗与没有采用放疗的随机试验进行了荟萃分析，包括了超过 10 000 例浸润性乳腺癌患者，结果显示，辅助放疗使得疾病控制得到显著改善。RT 将 10 年内任一位置首先复发（即局部或远处）的风险从 35% 降低到了 19%（绝对下降：15.7%，95%CI：13.7-17.7，$P<0.000\ 01$），将 15 年内乳腺癌死亡的风险从 25% 降低到了 21%（绝对下降：3.8%，95%CI：1.6-6.0，$P=0.000\ 05$）[107]。全乳放疗每周 5 日，在 23～25 个放疗分次中以 46～50Gy 的剂量或在 15～16 个放疗分次中以 40～42.5Gy 的剂量向全乳辐射。对于高危患者，对肿瘤床应予追加辐射剂量[37]。对于 70 岁以上的浸润性癌患者或仅患有 DCIS 的患者[108,109]，BCS 后辅助 RT 与 IBTR 的降低有关，但不能改善总生存率。在这些临床情况下，实施进行辅助 RT 前，需要评估风险收益比。在选择肿瘤生物学特性良好的患者时，可以省略 RT。

乳腺切除术后放射治疗

多个随机试验[110-112]探讨了淋巴结阳性和局部晚期疾病的乳腺切除术后放射治疗（PMRT）。在一项接受 ALND 和乳腺切除术妇女随机试验的荟萃分析中显示，接受 PMRT 的淋巴结阳性患者 10 年内局部 - 区域复发率绝对减少 10.6%，这一降低显著改善了乳腺癌的死亡率（$RR=0.84$，95%CI：0.76-0.94，$P=0.001$）[113]。乳腺全切除术后有高危病理表现的妇女，包括 pT3-4 肿瘤或 pN2-3 病变[114,115]，考虑予以胸壁及区域淋巴结 PMRT，应用 PMRT 必须遵循个性化原则。PMRT 也适用于具有局部区域中等风险复发的患者，如 pN1 疾病、年轻人和存在淋巴血管侵犯的患者[116,117]。PMRT 的用法是在 23～35 分次治疗中给予剂量 46～50Gy 照射胸壁，包括腋窝顶端淋巴结、内乳淋巴结和锁骨上淋巴结。

区域淋巴结放射治疗

随着淋巴结放疗的作用在不断演变，除了前面提到的 PMRT 和淋巴结照射的指征外，ALND 区进行淋巴结照射一直存在争议。近年来，对 SLN 阳性后 ALND 的作用进行了广泛的讨论，先前讨论过的 ACOSOG Z0011 研究表明，一个或两个 SLN 中有转移的女性单用 SLNB 治疗或者接受 BCS 患者中完成 ALND 和 SLNB 与计划全乳腺照射的女性之间在区域或生存优势方面没有差异。本研究明确排除了局部淋巴结的放射治疗，因此，在这组患者中，可以避免进一步的淋巴结治疗[87,88]。

放射治疗也可以作为晚期疾病和 SLN 阳性患者 ALND 的替代治疗。在 AMAROS（腋窝标测后放射治疗或手术）试验中，4 823 名 T1-2 疾病和 1～3 个阳性 SLN 的患者随机接受 ALND 或腋窝 RT，ALND 组 5 年复发率相对较低，为 0.4%，腋窝 RT 组为 1.2%。ALND 组淋巴水肿发生率明显多于腋窝 RT 组[118]。AMAROS 试验的结果表明，对于乳腺切除术后患者或那些 1～3 个 SLN 阳性并接受 BCS 的高危患者，淋巴结放射治疗可以替代 ALND。其他研究正在进行中，以评估淋巴结阴性和阳性患者在 NAC 后 ALND 与淋巴结照射的作用，以期获得更好个性化治疗方案，彻底控制疾病，同时限制淋巴水肿的风险。

要点

- 全身化疗和抗雌激素疗法越来越重要，但是乳腺癌仍然主要是外科疾病。

- 当触诊或影像学显示乳房有可疑异常时，应行活检获得组织学诊断。
- 1894 年，William Halsted 推广了切除乳房、胸肌和腋窝Ⅰ、Ⅱ级淋巴结手术，称为根治性乳房切除术或 Halsted 乳房切除术。
- 1948 年，Patey 和 Dyson 提议保留胸大肌，只切除乳房和腋下的内容物，并称之为"改良根治性乳房切除术。"
- 经过 25 年的随访，人们普遍认为乳腺癌根治术与乳腺癌改良根治术在生存率上无差异。
- 早期（T1 或 T2）乳腺癌患者的局部治疗方案，推荐使用全乳房切除术或辅助 RT 保乳手术。
- 保乳手术指切除肿瘤和周围的一小部分正常乳腺实质，达到阴性手术切缘后，再行全乳辅助放疗。
- 全乳房切除术指切除皮肤、乳头和乳晕复合体以及乳腺组织，还包括胸大肌筋膜。
- SLN 标测和活检替代了腋窝淋巴结清扫作为治疗标准，以分期临床腋窝淋巴结阴性的患者。
- 尽管 SLNB 比 ALND 创伤性小，3%～7% 经 SLNB 治疗的病人仍会发生淋巴水肿，而接受 ALND 治疗患者的发生率是 15%～20%。
- 为使手术发病率最小化，NAC 越来越多地用于有手术指征的乳腺癌患者，降低原发性乳腺癌或腋窝病变的分期。

（王娟 译 李优伟 校）

参考文献

1. Siegel RL, Miller KD, Jemal A. Cancer statistics, 2017. *CA Cancer J Clin*. 2017;67(1):7–30.
2. American Cancer Society. Breast Cancer Facts and Figures 2015–2016 https://www.cancer.org/content/dam/cancer-org/research/cancer-facts-and-statistics/breast-cancer-facts-and-figures/breast-cancer-facts-and-figures-2015-2016.pdf.
3. Hartz AJ, He T. Cohort study of risk factors for breast cancer in post menopausal women. *Epidemiol Health*. 2013;35:e2013003.
4. National Institutes of Health. Breast Cancer Risk Assessment Tool. https://www.cancer.gov/bcrisktool.
5. Slattery ML, Kerber RA. A comprehensive evaluation of family history and breast cancer risk. The Utah Population Database. *JAMA*. 1993;270(13):1563–1568.
6. Claus EB, Risch NJ, Thompson WD. Age at onset as an indicator of familial risk of breast cancer. *Am J Epidemiol*. 1990;131(6):961–972.
7. Struewing JP, Hartge P, Wacholder S, et al. The risk of cancer associated with specific mutations of BRCA1 and BRCA2 among Ashkenazi Jews. *N Engl J Med*. 1997;336(20):1401–1408.
8. King MC, Marks JH, Mandell JB. New York Breast Cancer Study G. Breast and ovarian cancer risks due to inherited mutations in BRCA1 and BRCA2. *Science*. 2003;302(5645):643–646.
9. Byrne C, Schairer C, Wolfe J, et al. Mammographic features and breast cancer risk: effects with time, age, and menopause status. *J Natl Cancer Inst*. 1995;87(21):1622–1629.
10. Boyd NF, Lockwood GA, Martin LJ, et al. Mammographic density as a marker of susceptibility to breast cancer: a hypothesis. *IARC Sci Publ*. 2001;154:163–169.
11. Boyd NF, Martin LJ, Stone J, et al. Mammographic densities as a marker of human breast cancer risk and their use in chemoprevention. *Curr Oncol Rep*. 2001;3(4):314–321.
12. Dupont WD, Page DL. Risk factors for breast cancer in women with proliferative breast disease. *N Engl J Med*. 1985;312(3):146–151.
13. Collins LC, Baer HJ, Tamimi RM, et al. Magnitude and laterality of breast cancer risk according to histologic type of atypical hyperplasia: results from the Nurses' Health Study. *Cancer*. 2007;109(2):180–187.
14. Degnim AC, Visscher DW, Berman HK, et al. Stratification of breast cancer risk in women with atypia: a Mayo cohort study. *J Clin Oncol*. 2007;25(19):2671–2677.
15. Haagensen CD, Lane N, Lattes R, et al. Lobular neoplasia (so-called lobular carcinoma in situ) of the breast. *Cancer*. 1978;42(2):737–769.
16. Chuba PJ, Hamre MR, Yap J, et al. Bilateral risk for subsequent breast cancer after lobular carcinoma-in-situ: analysis of surveillance, epidemiology, and end results data. *J Clin Oncol*. 2005;23(24):5534–5541.
17. Hancock SL, Tucker MA, Hoppe RT. Breast cancer after treatment of Hodgkin's disease. *J Natl Cancer Inst*. 1993;85(1):25–31.
18. Chlebowski RT, Hendrix SL, Langer RD, et al. Influence of estrogen plus progestin on breast cancer and mammography in healthy postmenopausal women: the Women's Health Initiative Randomized Trial. *JAMA*. 2003;289(24):3243–3253.
19. Collaborative Group on Hormonal Factors in Breast C. Menarche, menopause, and breast cancer risk: individual participant meta-analysis, including 118 964 women with breast cancer from 117 epidemiological studies. *Lancet Oncol*. 2012;13(11):1141–1151.
20. Clavel-Chapelon F, Group ENE. Differential effects of reproductive factors on the risk of pre- and postmenopausal breast cancer. Results from a large cohort of French women. *Br J Cancer*. 2002;86(5):723–727.
21. Newcomb PA, Storer BE, Longnecker MP, et al. Lactation and a reduced risk of premenopausal breast cancer. *N Engl J Med*. 1994;330(2):81–87.
22. Kabat GC, Kim MY, Woods NF, et al. Reproductive and menstrual factors and risk of ductal carcinoma in situ of the breast in a cohort of postmenopausal women. *Cancer Causes Control*. 2011;22(10):1415–1424.
23. Gleicher N. Why are reproductive cancers more common in nulliparous women? *Reprod Biomed Online*. 2013;26(5):416–419.
24. Bruzzi P, Negri E, La Vecchia C, et al. Short term increase in risk of breast cancer after full term pregnancy. *BMJ*. 1988;297(6656):1096–1098.
25. Kruk J. Lifestyle components and primary breast cancer prevention. *Asian Pac J Cancer Prev*. 2014;15(24):10543–10555.
26. Mullie P, Koechlin A, Boniol M, et al. Relation between breast cancer and high glycemic index or glycemic load: a meta-analysis of prospective cohort studies. *Crit Rev Food Sci Nutr*. 2016;56(1):152–159.
27. Smith-Warner SA, Spiegelman D, Yaun SS, et al. Alcohol and breast cancer in women: a pooled analysis of cohort studies. *JAMA*. 1998;279(7):535–540.
28. Hamajima N, Hirose K, Tajima K, et al. Alcohol, tobacco and breast cancer–collaborative reanalysis of individual data from 53 epidemiological studies, including 58,515 women with breast cancer and 95,067 women without the disease. *Br J Cancer*. 2002;87(11):1234–1245.
29. Tyrer J, Duffy SW, Cuzick J. A breast cancer prediction model incorporating familial and personal risk factors. *Stat Med*. 2004;23(7):1111–1130.
30. Gail MH, Brinton LA, Byar DP, et al. Projecting individualized probabilities of developing breast cancer for white females who are being examined annually. *J Natl Cancer Inst*. 1989;81(24):1879–1886.
31. Berry DA, Iversen Jr ES, Gudbjartsson DF, et al. BRCAPRO validation, sensitivity of genetic testing of BRCA1/BRCA2, and prevalence of other breast cancer susceptibility genes. *J Clin Oncol*. 2002;20(11):2701–2712.
32. Cunningham AP, Antoniou AC, Easton DF. Clinical software development for the Web: lessons learned from the BOADICEA project. *BMC Med Inform Decis Mak*. 2012;12:30.
33. Vogel VG, Costantino JP, Wickerham DL, et al. Update of the national surgical adjuvant breast and bowel project study of tamoxifen and raloxifene (STAR) P-2 trial: preventing breast cancer. *Cancer Prev Res*

(Phila). 2010;3(6):696–706.

34. Goss PE, Ingle JN, Ales-Martinez JE, et al. Exemestane for breast-cancer prevention in postmenopausal women. *N Engl J Med.* 2011;364(25):2381–2391.

35. Fisher B, Costantino JP, Wickerham DL, et al. Tamoxifen for prevention of breast cancer: report of the National Surgical Adjuvant Breast and Bowel Project P-1 Study. *J Natl Cancer Inst.* 1998;90(18):1371–1388.

36. Cuzick J, Sestak I, Forbes JF, et al. Anastrozole for prevention of breast cancer in high-risk postmenopausal women (IBIS-II): an international, double-blind, randomised placebo-controlled trial. *Lancet.* 2014;383(9922):1041–1048.

37. National Comprehensive Cancer Network. NCCN Clinical Practice Guidelines in Oncology. https://www.nccn.org/professionals/physician_gls/f_guidelines.asp.

38. American Cancer Society. American Cancer Society Recommendations for the Early Detection of Breast Cancer. https://www.cancer.org/cancer/breast-cancer/screening-tests-and-early-detection/american-cancer-society-recommendations-for-the-early-detection-of-breast-cancer.html.

39. U.S. Preventive Services Task Force. Final Recommendation Statement, Breast Cancer: Screening. https://www.uspreventiveservicestaskforce.org/Page/Document/RecommendationStatementFinal/breast-cancer-screening1\.

40. Poplack SP, Tosteson AN, Grove MR, et al. Mammography in 53,803 women from the New Hampshire mammography network. *Radiology.* 2000;217(3):832–840.

41. Banks E, Reeves G, Beral V, et al. Influence of personal characteristics of individual women on sensitivity and specificity of mammography in the Million Women Study: cohort study. *BMJ.* 2004;329 (7464):477.

42. Smith-Bindman R, Chu P, Miglioretti DL, et al. Physician predictors of mammographic accuracy. *J Natl Cancer Inst.* 2005;97(5):358–367.

43. Saslow D, Boetes C, Burke W, et al. American Cancer Society guidelines for breast screening with MRI as an adjunct to mammography. *CA Cancer J Clin.* 2007;57(2):75–89.

44. Mainiero MB, Lourenco A, Mahoney MC, et al. ACR appropriateness criteria breast cancer screening. *J Am Coll Radiol.* 2016;13(11S):R45–R49.

45. Morris EA, Schwartz LH, Dershaw DD, et al. MR imaging of the breast in patients with occult primary breast carcinoma. *Radiology.* 1997;205(2):437–440.

46. Amin MB, Edge S, Greene F, et al., eds. *AJCC Staging Manual.* 8th ed. New York, USA: Springer International; 2017.

47. Brennan ME, Turner RM, Ciatto S, et al. Ductal carcinoma in situ at core-needle biopsy: meta-analysis of underestimation and predictors of invasive breast cancer. *Radiology.* 2011;260(1):119–128.

48. Houssami N, Ciatto S, Ellis I, Ambrogetti D. Underestimation of malignancy of breast core-needle biopsy: concepts and precise overall and category-specific estimates. *Cancer.* 2007;109(3):487–495.

49. Pilewskie M, Stempel M, Rosenfeld H, et al. Do loris trial eligibility criteria identify a ductal carcinoma in situ patient population at low risk of upgrade to invasive carcinoma? *Ann Surg Oncol.* 2016;23(11):3487–3493.

50. Narod SA, Iqbal J, Giannakeas V, et al. Breast cancer mortality after a diagnosis of ductal carcinoma in situ. *JAMA Oncol.* 2015;1(7):888–896.

51. Morrow M, Van Zee KJ. Society of surgical oncology-american society for radiation oncology-american society of clinical oncology consensus guideline on margins for breast-conserving surgery with whole-breast irradiation in ductal carcinoma in situ. *Ann Surg Oncol.* 2016;23(12):3801–3810.

52. Worni M, Akushevich I, Greenup R, et al. Trends in treatment patterns and outcomes for ductal carcinoma in situ. *J Natl Cancer Inst.* 2015;107(12):djv263.

53. Levine PH, Steinhorn SC, Ries LG, et alL. Inflammatory breast cancer: the experience of the surveillance, epidemiology, and end results (SEER) program. *J Natl Cancer Inst.* 1985;74(2):291–297.

54. Haagensen C. *Diseases of the Breast.* 2nd ed. Philadelphia: Saunders; 1971.

55. Low JA, Berman AW, Steinberg SM, et al. Long-term follow-up for locally advanced and inflammatory breast cancer patients treated with multimodality therapy. *J Clin Oncol.* 2004;22(20):4067–4074.

56. Ueno NT, Buzdar AU, Singletary SE, et al. Combined-modality treatment of inflammatory breast carcinoma: twenty years of experience at M. D. Anderson Cancer Center. *Cancer Chemother Pharmacol.* 1997;40(4):321–329.

57. Rouesse J, Friedman S, Sarrazin D, et al. Primary chemotherapy in the treatment of inflammatory breast carcinoma: a study of 230 cases from the Institut Gustave-Roussy. *J Clin Oncol.* 1986;4(12):1765–1771.

58. Halstead W. The results of radical operations for the cure of carcinoma of the breast. *Ann Surg.* 1907(46):1–19.

59. Fisher B, Jeong JH, Anderson S, et al. Twenty-five-year follow-up of a randomized trial comparing radical mastectomy, total mastectomy, and total mastectomy followed by irradiation. *N Engl J Med.* 2002;347(8):567–575.

60. Fisher B, Anderson S, Bryant J, et al. Twenty-year follow-up of a randomized trial comparing total mastectomy, lumpectomy, and lumpectomy plus irradiation for the treatment of invasive breast cancer. *N Engl J Med.* 2002;347(16):1233–1241.

61. Arriagada R, Le MG, Rochard F, et al. Conservative treatment versus mastectomy in early breast cancer: patterns of failure with 15 years of follow-up data. Institut Gustave-Roussy Breast Cancer Group. *J Clin Oncol.* 1996;14(5):1558–1564.

62. Veronesi U, Cascinelli N, Mariani L, et al. Twenty-year follow-up of a randomized study comparing breast-conserving surgery with radical mastectomy for early breast cancer. *N Engl J Med.* 2002;347(16):1227–1232.

63. Poggi MM, Danforth DN, Sciuto LC, et al. Eighteen-year results in the treatment of early breast carcinoma with mastectomy versus breast conservation therapy: the National Cancer Institute Randomized Trial. *Cancer.* 2003;98(4):697–702.

64. Moran MS, Schnitt SJ, Giuliano AE, et al. Society of Surgical Oncology-American Society for Radiation Oncology consensus guideline on margins for breast-conserving surgery with whole-breast irradiation in stages I and II invasive breast cancer. *Ann Surg Oncol.* 2014;21(3):704–716.

65. Chung A, Gangi A, Amersi F, et al. Impact of consensus guidelines by the society of surgical oncology and the american society for radiation oncology on margins for breast-conserving surgery in stages 1 and 2 invasive breast cancer. *Ann Surg Oncol.* 2015;22(Suppl 3):S422–S427.

66. Peled AW, Irwin CS, Hwang ES, et al. Total skin-sparing mastectomy in BRCA mutation carriers. *Ann Surg Oncol.* 2014;21(1):37–41.

67. Warren Peled A, Foster RD, Stover AC, et al. Outcomes after total skin-sparing mastectomy and immediate reconstruction in 657 breasts. *Ann Surg Oncol.* 2012;19(11):3402–3409.

68. Lanitis S, Tekkis PP, Sgourakis G, et al. Comparison of skin-sparing mastectomy versus non-skin-sparing mastectomy for breast cancer: a meta-analysis of observational studies. *Ann Surg.* 2010;251(4):632–639.

69. Gerber B, Krause A, Dieterich M, et al. The oncological safety of skin sparing mastectomy with conservation of the nipple-areola complex and autologous reconstruction: an extended follow-up study. *Ann Surg.* 2009;249(3):461–468.

70. De La Cruz L, Moody AM, Tappy EE, et al. Overall survival, disease-free survival, local recurrence, and nipple-areolar recurrence in the setting of nipple-sparing mastectomy: a meta-analysis and systematic review. *Ann Surg Oncol.* 2015;22(10):3241–3249.

71. Turner RR, Ollila DW, Krasne DL, et al. Histopathologic validation of the sentinel lymph node hypothesis for breast carcinoma. *Ann Surg.* 1997;226(3):271–276; discussion 276–278.

72. Giuliano AE, Kirgan DM, Guenther JM, et al. Lymphatic mapping and sentinel lymphadenectomy for breast cancer. *Ann Surg.* 1994;220(3):391–398; discussion 398–401.

73. Herd-Smith A, Russo A, Muraca MG, et al. Prognostic factors for lymphedema after primary treatment of breast carcinoma. *Cancer.* 2001;92(7):1783–1787.

74. Moffatt CJ, Franks PJ, Doherty DC, et al. Lymphoedema: an underestimated health problem. *QJM.* 2003;96(10):731–738.

75. Cody 3rd HS, Borgen PI. State-of-the-art approaches to sentinel node biopsy for breast cancer: study design, patient selection, technique, and quality control at Memorial Sloan-Kettering Cancer Center. *Surg Oncol.* 1999;8(2):85–91.

76. Samphao S, Eremin JM, El-Sheemy M, et al. Management of the axilla in women with breast cancer: current clinical practice and a new selective targeted approach. *Ann Surg Oncol.* 2008;15(5):1282–1296.

77. Krag DN, Anderson SJ, Julian TB, et al. Sentinel-lymph-node resection compared with conventional axillary-lymph-node dissection in clinically node-negative patients with breast cancer: overall survival findings from the NSABP B-32 randomised phase 3 trial. *Lancet Oncol.* 2010;11(10):927–933.

78. Kim T, Giuliano AE, Lyman GH. Lymphatic mapping and sentinel lymph node biopsy in early-stage breast carcinoma: a metaanalysis. *Cancer.* 2006;106(1):4–16.

79. van der Ploeg IM, Nieweg OE, van Rijk MC, et al. Axillary recurrence after a tumour-negative sentinel node biopsy in breast cancer patients: a systematic review and meta-analysis of the literature. *Eur*

J Surg Oncol. 2008;34(12):1277–1284.

80. McLaughlin SA, Wright MJ, Morris KT, et al. Prevalence of lymphedema in women with breast cancer 5 years after sentinel lymph node biopsy or axillary dissection: objective measurements. *J Clin Oncol.* 2008;26(32):5213–5219.

81. Lyew MA, Gamblin TC, Ayoub M. Systemic anaphylaxis associated with intramammary isosulfan blue injection used for sentinel node detection under general anesthesia. *Anesthesiology.* 2000;93(4):1145–1146.

82. Kuerer HM, Wayne JD, Ross MI. Anaphylaxis during breast cancer lymphatic mapping. *Surgery.* 2001;129(1):119–120.

83. Wilke LG, McCall LM, Posther KE, et al. Surgical complications associated with sentinel lymph node biopsy: results from a prospective international cooperative group trial. *Ann Surg Oncol.* 2006;13(4):491–500.

84. Goyal A, Newcombe RG, Mansel RE. Clinical relevance of multiple sentinel nodes in patients with breast cancer. *Br J Surg.* 2005;92(4):438–442.

85. Galimberti V, Cole BF, Zurrida S, et al. Axillary dissection versus no axillary dissection in patients with sentinel-node micrometastases (IBCSG 23-01): a phase 3 randomised controlled trial. *Lancet Oncol.* 2013;14(4):297–305.

86. Sola M, Alberro JA, Fraile M, et al. Complete axillary lymph node dissection versus clinical follow-up in breast cancer patients with sentinel node micrometastasis: final results from the multicenter clinical trial AATRM 048/13/2000. *Ann Surg Oncol.* 2013;20(1):120–127.

87. Giuliano AE, McCall L, Beitsch P, et al. Locoregional recurrence after sentinel lymph node dissection with or without axillary dissection in patients with sentinel lymph node metastases: the American College of Surgeons Oncology Group Z0011 randomized trial. *Ann Surg.* 2010;252(3):426–432; discussion 432–423.

88. Giuliano AE, Ballman K, McCall L, et al. Locoregional recurrence after sentinel lymph node dissection with or without axillary dissection in patients with sentinel lymph node metastases: long-term follow-up from the American College of Surgeons Oncology Group (Alliance) ACOSOG Z0011 randomized trial. *Ann Surg.* 2016;264(3):413–420.

89. Lyman GH, Temin S, Edge SB, et al. Sentinel lymph node biopsy for patients with early-stage breast cancer: American Society of Clinical Oncology clinical practice guideline update. *J Clin Oncol.* 2014;32(13):1365–1383.

90. Rastogi P, Anderson SJ, Bear HD, et al. Preoperative chemotherapy: updates of National Surgical Adjuvant Breast and Bowel Project Protocols B-18 and B-27. *J Clin Oncol.* 2008;26(5):778–785.

91. van Nes JG, Putter H, Julien JP, et al. Preoperative chemotherapy is safe in early breast cancer, even after 10 years of follow-up; clinical and translational results from the EORTC trial 10902. *Breast Cancer Res Treat.* 2009;115(1):101–113.

92. Wolmark N, Wang J, Mamounas E, et al. Preoperative chemotherapy in patients with operable breast cancer: nine-year results from National Surgical Adjuvant Breast and Bowel Project B-18. *J Natl Cancer Inst Monogr.* 2001(30):96–102.

93. Boughey JC, Peintinger F, Meric-Bernstam F, et al. Impact of preoperative versus postoperative chemotherapy on the extent and number of surgical procedures in patients treated in randomized clinical trials for breast cancer. *Ann Surg.* 2006;244(3):464–470.

94. Xing Y, Foy M, Cox DD, et al. Meta-analysis of sentinel lymph node biopsy after preoperative chemotherapy in patients with breast cancer. *Br J Surg.* 2006;93(5):539–546.

95. van Deurzen CH, Vriens BE, Tjan-Heijnen VC, et al. Accuracy of sentinel node biopsy after neoadjuvant chemotherapy in breast cancer patients: a systematic review. *Eur J Cancer.* 2009;45(18):3124–3130.

96. Tan VK, Goh BK, Fook-Chong S, et al. The feasibility and accuracy of sentinel lymph node biopsy in clinically node-negative patients after neoadjuvant chemotherapy for breast cancer–a systematic review and meta-analysis. *J Surg Oncol.* 2011;104(1):97–103.

97. Kelly AM, Dwamena B, Cronin P, et al. Breast cancer sentinel node identification and classification after neoadjuvant chemotherapy-systematic review and meta analysis. *Acad Radiol.* 2009;16(5):551–563.

98. Fisher B, Brown A, Mamounas E, et al. Effect of preoperative chemotherapy on local-regional disease in women with operable breast cancer: findings from National Surgical Adjuvant Breast and Bowel Project B-18. *J Clin Oncol.* 1997;15(7):2483–2493.

99. Bear HD, Anderson S, Smith RE, et al. Sequential preoperative or postoperative docetaxel added to preoperative doxorubicin plus cyclophosphamide for operable breast cancer:National Surgical Adjuvant Breast and Bowel Project Protocol B-27. *J Clin Oncol.*

2006;24(13):2019–2027.

100. Mamtani A, Barrio AV, King TA, et al. How often does neoadjuvant chemotherapy avoid axillary dissection in patients with histologically confirmed nodal metastases? Results of a prospective study. *Ann Surg Oncol.* 2016;23(11):3467–3474.

101. Boileau JF, Poirier B, Basik M, et al. Sentinel node biopsy after neoadjuvant chemotherapy in biopsy-proven node-positive breast cancer: the SN FNAC study. *J Clin Oncol.* 2015;33(3):258–264.

102. Boughey JC, McCall LM, Ballman KV, et al. Tumor biology correlates with rates of breast-conserving surgery and pathologic complete response after neoadjuvant chemotherapy for breast cancer: findings from the ACOSOG Z1071 (Alliance) Prospective Multicenter Clinical Trial. *Ann Surg.* 2014;260(4):608–614; discussion 614–606.

103. Shen J, Gilcrease MZ, Babiera GV, et al. Feasibility and accuracy of sentinel lymph node biopsy after preoperative chemotherapy in breast cancer patients with documented axillary metastases. *Cancer.* 2007;109(7):1255–1263.

104. Boughey JC, Suman VJ, Mittendorf EA, et al. Sentinel lymph node surgery after neoadjuvant chemotherapy in patients with node-positive breast cancer: the ACOSOG Z1071 (Alliance) clinical trial. *JAMA.* 2013;310(14):1455–1461.

105. Kuehn T, Bauerfeind I, Fehm T, et al. Sentinel-lymph-node biopsy in patients with breast cancer before and after neoadjuvant chemotherapy (SENTINA): a prospective, multicentre cohort study. *Lancet Oncol.* 2013;14(7):609–618.

106. Mamounas EP, Anderson SJ, Dignam JJ, et al. Predictors of locoregional recurrence after neoadjuvant chemotherapy: results from combined analysis of National Surgical Adjuvant Breast and Bowel Project B-18 and B-27. *J Clin Oncol.* 2012;30(32): 3960–3966.

107. Early Breast Cancer Trialists' Collaborative Group, Darby S, McGale P, et al. Effect of radiotherapy after breast-conserving surgery on 10-year recurrence and 15-year breast cancer death: meta-analysis of individual patient data for 10,801 women in 17 randomised trials. *Lancet.* 2011;378(9804):1707–1716.

108. Early Breast Cancer Trialists' Collaborative Group, Correa C, McGale P, et al. Overview of the randomized trials of radiotherapy in ductal carcinoma in situ of the breast. *J Natl Cancer Inst Monogr.* 2010;2010(41):162–177.

109. Hughes KS, Schnaper LA, Bellon JR, et al. Lumpectomy plus tamoxifen with or without irradiation in women age 70 years or older with early breast cancer: long-term follow-up of CALGB 9343. *J Clin Oncol.* 2013;31(19):2382–2387.

110. Overgaard M, Jensen MB, Overgaard J, et al. Postoperative radiotherapy in high-risk postmenopausal breast-cancer patients given adjuvant tamoxifen: Danish Breast Cancer Cooperative Group DBCG 82c randomised trial. *Lancet.* 1999;353(9165):1641–1648.

111. Overgaard M, Hansen PS, Overgaard J, et al. Postoperative radiotherapy in high-risk premenopausal women with breast cancer who receive adjuvant chemotherapy. Danish Breast Cancer Cooperative Group 82b Trial. *N Engl J Med.* 1997;337(14):949–955.

112. Ragaz J, Olivotto IA, Spinelli JJ, et al. Locoregional radiation therapy in patients with high-risk breast cancer receiving adjuvant chemotherapy: 20-year results of the British Columbia randomized trial. *J Natl Cancer Inst.* 2005;97(2):116–126.

113. Early Breast Cancer Trialists' Collaborative Group, McGale P, Taylor C, et al. Effect of radiotherapy after mastectomy and axillary surgery on 10-year recurrence and 20-year breast cancer mortality: meta-analysis of individual patient data for 8135 women in 22 randomised trials. *Lancet.* 2014;383(9935):2127–2135.

114. Taylor ME, Haffty BG, Rabinovitch R, et al. ACR appropriateness criteria on postmastectomy radiotherapy expert panel on radiation oncology-breast. *Int J Radiat Oncol Biol Phys.* 2009;73(4):997–1002.

115. Theriault RL, Carlson RW, Allred C, et al. Breast cancer, version 3.2013: featured updates to the NCCN guidelines. *J Natl Compr Canc Netw.* 2013;11(7):753–760; quiz 761.

116. Moo TA, McMillan R, Lee M, et al. Selection criteria for postmastectomy radiotherapy in t1-t2 tumors with 1 to 3 positive lymph nodes. *Ann Surg Oncol.* 2013;20(10):3169–3174.

117. Recht A, Comen EA, Fine RE, et al. Postmastectomy radiotherapy: an american society of clinical oncology, american society for radiation oncology, and society of surgical oncology focused guideline update. *J Clin Oncol.* 2016;34(36):4431–4442.

118. Donker M, van Tienhoven G, Straver ME, et al. Radiotherapy or surgery of the axilla after a positive sentinel node in breast cancer (EORTC 10981-22023 AMAROS): a randomised, multicentre, open-label, phase 3 non-inferiority trial. *Lancet Oncol.* 2014;15(12):1303–1310.

第 6 章

肿瘤的乳腺重建原则

Joseph J. Disa，Jonas A. Nelson，Ting-Ting Kuo，Colleen M. McCarthy

乳腺癌将影响 1/8 的女性一生，尽管保乳是手术治疗的主要手段，许多病例的效果与乳腺切除术相当[1]，但一些高危状态的患者仍需要或选择乳腺切除术进行治疗。乳房重建是整个术后治疗的一个重要方面，可改善患者的外观，重拾女性气质以及自尊，对患者的康复具有重要的社会心理影响[2-4]。

重建选择

乳腺切除术后乳房重建分为三种方式：植入物重建、采用病人自身组织的自体组织重建或植入物与自体组织的联合重建[5]。每一种方法都有多种选项和变化，植入物重建通常分两期进行，先在乳腺切除时放置可调节的组织扩张器，而后再放置持久的植入物，但在某些情况下也可进行一期植入，常在乳腺切除术时进行。自体重建常应用腹部组织，然而，有时也可选用背部、臀部或大腿组织。自体组织 / 植入物联合重建通常用于以往胸壁放疗的患者，常选取背部组织，在同一手术中放置组织扩张器。

术式选择基于患者的情况，包括局部、区域和远处供体组织的可用性、希望重建乳房的大小和形状、手术的危险性、乳腺切除术后乳腺包膜的健康和存活能力及更重要的是患者的喜好。尽管自体组织重建通常被认为能形成自然外观和感觉的乳房，随着时间的推移，患者的长期满意度提高[2,6,7]，但这种方式的手术规模相对较大，许多女性选择创伤小的手术方式，采用假体重建，恢复时间快[5]。每位患者对重建技术的个性化选择将是重建成功与否的重要因素。

重建时机

目前认为乳房重建的标准方法是术后立即重建，许多研究表明在乳腺切除术的同时进行重建，对乳腺癌患者来说是一个安全的选择[8,9]，不会明显延迟进一步治疗[10]。术后立即重建与延迟手术相比，提高了成本效益，减少了给患者带来的不便。此外，研究显示选择术后立即重建的女性，减少了因失去乳房而产生的心理焦虑，总体生活质量较好[9,11,12]。

从技术方面讲，由于天然皮肤的柔软性以及自然乳腺下皱襞轮廓，在一定程度上是由于使用了保留皮肤的乳腺切除术，因此，立即重建较为便利[13]。然而，早期乳腺癌患者术后放疗的应用增加，使得这一想法受到了挑战，辅助放疗被证实可增大术后并发症的危险性[14-17]。基于这些数据，放疗病人是否进行立即重建仍然存有争议[18,19]。同样，对于在调整癌症诊断过程中不愿意接受重建的患者，延迟乳房重建可能是一种选择。

植入物重建

技术

假体重建技术包括单期直接植入物重建、双期组织扩张器 / 植入物重建和自体组织 / 植入物联合重建。即使与单纯的乳房切除术相比，这些技术都具有极好的安全性[20,21]。

单期植入物重建

采用标准植入物进行单期直接植入物乳房立即重建，最适合于偶尔在乳房切除术时有足够皮肤和没有下垂的小乳房病人，很大程度取决于乳腺切除术皮瓣的健康和存活性，用于乳腺切除术中乳头没有切除的情况下效果非常好[22,23]。最近将这种即时重建称为"一天乳房"[22]。如果术后希望能调节植入物的体积时，应用可调节的盐水植入物，但这种情况相对不常用。对于皮肤缺损较小的小乳房患者，重建时部分填充植入物，术后逐渐膨胀以达到预期的体积。

双期组织扩张器 / 植入物重建

尽管单期重建对于绝大多数患者都能获得满意的效果，但有一种更可靠的方法是双期组织扩张器 / 植入物重建[5]。如果没有充足的可靠组织来完成单期重建所需的乳腺切除术后乳房的大小和形状，则需要进行组织扩张，这种方法的应用还取决于术前乳房下垂的程度。

组织扩张器放置于手术区胸壁的皮肤和肌肉之下，常在胸肌和前锯肌的深面，确保整个植入物被肌肉覆盖。或者，植入物仅放置于胸肌下面，胸肌自其下附着处脱离，应用无细胞真皮基质或合成网吊索支撑组织扩张器的下面。术后数周或数月后进行组织扩张，软组织不断伸展直至达到期望的乳房体积（图6-1）。之后，用永久性植入物置换临时扩张器。囊膜切开术通常在第二期进行，松解周围瘢痕包膜后，乳房突出和下垂增大，同样，也可准确定位乳房下皱襞（图6-2）。另

外，一些术者将扩张器放置在胸肌的前面，用无细胞真皮基质覆盖，但这需要健康的乳腺切除术皮瓣[24]，这一技术没有将胸肌从原来的位置抬高或断裂。

自体组织 / 植入物联合重建

几乎每一个接受乳腺切除术的患者都需要某种类型的植入物重建，然而，如果皮肤覆盖不充分，就不能单独应用植入物重建。由于之前活检或局部晚期病变导致行乳腺切除术时切除大面积皮肤，不能覆盖假体装置；同样，许多专家认为胸壁放疗和 / 或乳腺切除术后放疗是基于植入物乳房重建的相对禁忌证[25,26]。

对于皮肤薄、收缩或先前放疗的患者，同侧的背阔肌可以提供额外的皮肤、软组织和肌肉，不需要组织扩张或促进组织扩张[27]。乳腺下面或沿着肌肉外侧缘设计皮肤岛，将皮瓣向前穿入乳腺切除术的缺损处。尽管背阔肌皮肌瓣非常可靠，单靠组织块通常不足以形成一个乳房丘，因此，常在皮肌瓣下放置永久性植入物，以达到足够的体积。这通常需要通过组织扩张，当体积达到预期值时，再置入植入物。

背阔肌皮瓣的优点在于它能在单次手术操作中给乳丘提供带血管的皮肤和肌肉。它的缺陷包括供体背部瘢痕形成以及不能进行自体移植，此种情况下不需要植入物。

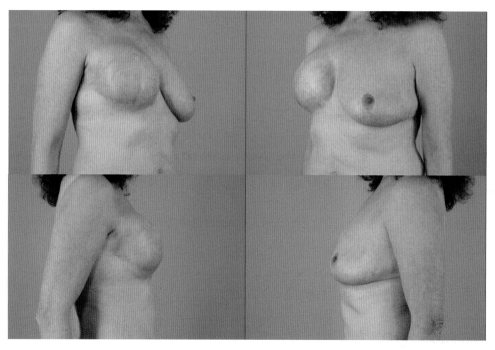

图6-1　右侧乳房应用组织扩张器单侧重建，扩张器有意过度填充，最大限度地突出下极皮肤

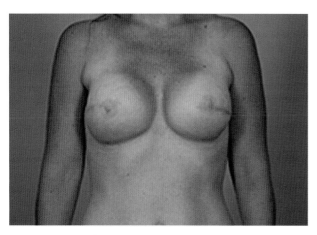

图 6-2　乳晕重建后，采用硅胶植入体进行双侧乳房重建

植入体选择

目前乳房重建有两种可行的植入体：盐水植入体和硅胶植入体。硅胶植入体通常较柔软，具有更自然的外形和乳房感觉；而盐水植入体很容易检查植入体破裂，虽然具有波动的较高危险性，却能给患者提供平和的心态。体格检查不容易发现硅胶植入体破裂，这些装置得到了广泛研究，显示与癌肿、免疫疾病、神经问题或其他疾病之间没有明确的联系[28-30]。然而，最近个案报道提示极小可发生惰性间变性大细胞淋巴瘤的危险性，后者似乎与变形硅胶植入物有关[31,32]，切除后可无瘤生存。

并发症

假体乳房重建是一种相对简单的技术，一般来说耐受较好。并发症大都集中在乳房或胸壁，对系统性健康影响较小，总患病率很低[20,33]。因此，植入体重建常用于不适合自体组织重建需要进行较为复杂的手术操作的患者。

围手术期并发症包括血肿、感染、皮瓣坏死和植入体暴露/挤压。晚期并发症出现植入体紧缩或破裂和包膜挛缩[34,35]。围绕植入物形成的瘢痕组织或包膜，收紧挤压植入体，形成包膜挛缩。虽然所有植入体周围都有一定程度的包膜挛缩，在某些情况下，随着时间的推移，挛缩程度的严重性会增加[36,37]。病理性包膜挛缩或植入体功能障碍可能需要在重建完成后的几年内重新进行手术。

优点和缺点

植入体重建具有明显的优点，将手术操作创伤较小与达到良好效果的能力结合在一起，组织膨胀

的应用使得供体组织具有与对侧乳房相同的皮肤结构、颜色和感觉，假体装置的使用消除了供体位点的并发症，采用患者乳腺切除术的切口放置假体，不会产生新的瘢痕。

从技术方面讲，尽管植入体重建技术比自体组织重建技术更简单，住院时间短，恢复更快，但它却提出了额外的重建挑战。进行组织膨胀/植入体乳房重建的患者在组织膨胀期间，会经历不同程度的不适和胸壁不对称，另外，病人需频繁地到医院进行经皮扩张[38]。植入体重建后的乳房隆起通常更圆，更少下垂，为了达到双侧对称，常需要进行对侧匹配操作。

自体组织重建

技术

尽管来自腹部供体的组织被认为是"金标准"，自体组织重建仍存在多种选择。采用下腹部供体位点的重建技术包括带蒂横形腹直肌肌皮瓣（pTRAM）、游离横形腹直肌肌皮瓣（fTRAM）、保留肌肉游离横形腹直肌肌皮瓣（msfTRAM）、上腹部深下穿支皮瓣（DIEP）和腹壁浅下动脉皮瓣（SIEA），腹部皮瓣的设计都是为了皮肤岛的方向横穿下腹，由此产生的"腹部整形样瘢痕"被掩饰（图6-3）。近三十年来，皮瓣技术不断进化，尽量减少腹直肌损伤，努力减少供体的并发症。其他常用的自体组织还有背阔肌皮瓣、臀动脉穿支皮瓣、股薄肌上皮瓣和股后外侧穿支皮瓣。

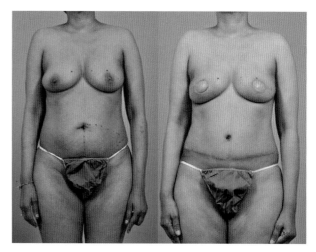

图 6-3　双侧保留皮肤的乳腺切除术后，双侧游离 DIEP 皮瓣重建
左侧：手术前；右侧：手术后

带蒂横形腹直肌肌皮瓣重建

带蒂横形腹直肌肌皮瓣是第一个用于乳房重建的腹部自体组织，将腹直肌作为大椭圆形下腹部皮肤和脂肪的血管载体，最终自腹部供体位置穿通至乳腺切除术的缺损处，插入形成乳丘。腹直肌有两个主要血管蒂，即腹壁上动脉和腹壁下动脉深支，乳丘血供源自腹壁上动脉。腹壁上动脉比腹壁下动脉更不耐用，如果用于血管有问题的患者如吸烟者或糖尿病患者，这个皮瓣会与很多的并发症有关。通过恢复腹直肌前鞘并推进供体上面剩余的皮肤缘，作为改良的腹部成形术，关闭供体位点。

游离横形腹直肌肌皮瓣重建

微血管游离横形腹直肌肌皮瓣是利用下腹部的主要血供——下腹壁血管蒂深支，能够转移较大体积的组织，而脂肪坏死的风险很小。同样，由于游离横形腹直肌肌皮瓣的血供很丰富，对有风险因素的患者如吸烟、糖尿病、肥胖或重大腹部手术的患者，也可安全地进行手术。游离横形腹直肌肌皮瓣的整个腹直肌及其上组织与腹部血供中断，转移到胸壁，其血管与内乳动脉或胸背血管吻合，然后插入皮瓣，形成一个自然下垂的乳房丘（图6-4，图6-5）。几十年以来，一直朝着保留肌肉和腹直肌筋膜的方向不断努力，已证明能够改善术后功

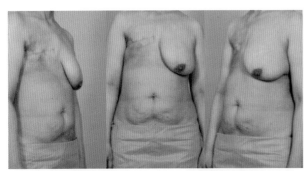
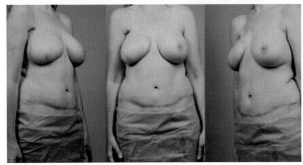

图6-4 （上部）：右侧改良型根治性乳腺切除术和术后放疗，注意右侧胸壁辐射所致的皮肤改变。（底部）：右侧乳房游离TRAM皮瓣延迟重建，乳晕重建之前拍摄的照片

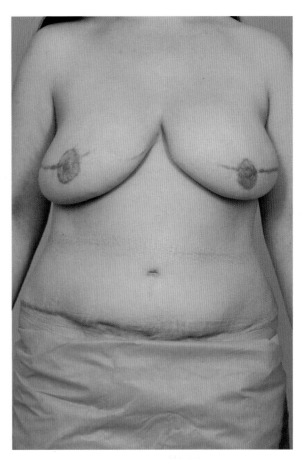

图6-5 双侧保留皮肤的乳腺切除术后立即进行的双侧游离TRAM皮瓣重建，双侧乳晕重建已完成

能，疝形成率减低。目前，保留肌肉的游离横形腹直肌肌皮瓣更为常用，保持腹直肌内侧和外侧部分完整[39]。

上腹部深下穿支皮瓣重建

上腹部深下穿支皮瓣是对传统保留肌肉的游离横形腹直肌肌皮瓣的进一步改进，其上皮肤和皮下组织由源自腹壁下动脉深支的经肌肉穿通支灌注。当发现穿通血管时，与周围肌肉剥离，追踪至其起源的血管蒂处。因为没有采用肌肉，理论上讲供体部位的并发症是最小的[40-42]。上腹部深下穿支皮瓣的制作需要烦琐地剥离，延长手术时间。据报道，与游离横形腹直肌肌皮瓣比较，静脉功能不全、部分皮瓣脱落和脂肪坏死的危险性稍高[43]，然而，肌肉的损失很小。

腹壁浅下动脉皮瓣重建

腹壁浅下动脉皮瓣是保存腹部供体的巅峰之作，能够转移中等体积、由腹壁下动脉浅支供应的下腹部组织。此皮瓣在没有切除或切开腹直肌或

前筋膜情况下，可以从腹直肌前鞘上提出来，理论上可最大限度地降低腹部供体部位的发病率[42,44]，然而，高达 70% 的患者腹壁浅动脉缺如或不足。此外，由于并发症更为常见，皮瓣的使用受到限制[45,46]。

自体组织重建的进一步选择

需要上腹部深下穿支皮瓣或相关皮瓣的患者，下腹必须有足够的组织才能被认为是候选者。此外，如果不能进行腹壁浅下动脉皮瓣或上腹部深下穿支皮瓣，患者的生活方式必须考虑到躯干强度的潜在降低。如果患者没有充足的腹部供体组织或进行过腹部手术，选用其他皮瓣如横行或斜行上股薄肌（TUG 或 DUG）皮瓣[44,47]、臀动脉穿支皮瓣（GAP）[48]或股外后皮瓣[49,50]。这些游离皮瓣很少应用，与腹部供体位置的皮瓣相比，有明显的缺点。然而，每一种都得到了越来越多的利用，随着手术技术的改进使他们成为合适的二级备选。

并发症

自体组织重建比植入体重建更复杂，需要时间更长、侵袭性更大的手术操作，通常需要 3～5 日住院时间和之后 4～6 周的康复。由于手术规模大，确实会发生并发症，幸运的是，严重并发症如皮瓣完全或部分脱落、血肿、需要手术修补的疝或膨出等不常见[51,52]，轻微并发症包括创面延迟愈合、感染、脂肪坏死和轮廓不规则。与灌注相关的问题在游离横形腹直肌肌皮瓣中最不常见，而供体位置并发症如疝气在上腹壁下深动脉穿支皮瓣和腹壁浅下动脉皮瓣中予以完善[53]，带蒂横形腹直肌肌皮瓣的灌注和供体位置情况最不理想[54-56]。

优点和缺点

与单用假体植入体重建相比，自体组织乳房重建通常达到更持久、形状更自然的结果[6]，自体组织重建的乳房丘更接近天然乳房。随着时间的推移，手术瘢痕消退和组织硬度变软，自体乳房重建的结果随着年龄的增长而改善，而非像假体重建逐渐恶化。

假体的持久特性也可导致长期并发症，如植入体漏出或紧缩，常在重建成功多年后发生。因此，自体组织重建尤其适合于期望活得更久和特别容易受到假体重建的长期问题影响的年轻患者。

辅助治疗和乳房重建

辅助化疗和放疗越来越多地用于治疗早期乳腺癌，以期增大生存率。化疗不增加术后并发症的危险性，以往的研究也显示与仅进行乳腺切除术的患者相比，辅助化疗不会延迟及时乳房重建[57-59]。然而，辅助化疗对乳房重建时机的影响尚有争议。

经过辐射的组织不仅有组织膨胀困难，也有感染的危险，膨胀器暴露以及随后的脱出概率增加[60]。最近研究显示术后放疗患者包膜挛缩的发生率明显高于对照组，鉴于此，普遍认为具有胸壁放疗病史的患者和 / 或乳腺切除术后需要辅助放疗的患者，应选择自体乳房重建。

遗憾的是，在这种情况下即使应用自体组织，自体重建也会受到乳腺切除术后放疗的不利影响，乳腺皮肤挛缩、可触及的脂肪坏死以及皮瓣萎缩造成的重建乳房扭曲都有报道[16,61,62]。

乳腺切除术后放疗和化疗在早期乳腺癌患者的应用增加，需要在治疗计划期间，要求内科肿瘤医生、放射肿瘤医生、乳腺外科医生以及整形外科医生之间进行频繁的沟通交流，整形外科医生与患者就辅助放疗对及时重建的潜在危险性与延迟重建所需的额外手术相比进行坦诚的讨论是手术成功的关键。在辅助放疗的背景下不存在单一的"标准"，每例都必须个性化。辐射几乎可以肯定会对重建的最终审美结果产生负面影响。

重建对术后功能的影响

众所周知，癌症总体上影响生存患者的功能[63]。此外，乳腺癌尤其被证明可导致多发身体功能衰退[64]。乳房重建正是在这个功能有限的基础上进行的。

乳房重建的所有方面都要从功能的角度进行检查。尽管基于植入体的重建是最常见的形式，很少有研究对功能性影响进行广泛的研究。研究表明，客观和主观的变化似乎不影响日常功能[65,66]。

背阔肌皮瓣得到了广泛研究，最近的几篇系统性综述表明，术后似乎有一定程度的肩部无力[67,68]。然而，数据有限，患者在运动或剧烈活动时存在局限性，但对日常生活活动的主观结果似乎不受影响。

自体重建后的功能主要集中在腹部，一些数据提示保留肌肉和筋膜的技术如上腹壁下深动脉穿支皮瓣,术后躯干强度明显提高[40-42],特别是在术后的早期。然而,通过对各种技术之间患者的主观报告结果和生活质量的对比研究表明,带蒂横形腹直肌肌皮瓣效果最差,游离皮瓣技术之间的差异很小[69,70]。然而,还缺乏对这个观点的长期客观数据。

一项所用方法和病人报告结果的对比研究显示,与自体重建相反,植入体重建后患者上肢和胸部功能障碍程度增加[71]。但这个数据也具有局限性,仅是单一机构数据,缺乏客观的支持。

乳房重建后的物理治疗

乳房重建后的康复治疗集中在保护重建技术的完整性和尽可能舒适、快速的恢复患者完全的功能活动。物理和职业治疗师必须与整形外科团队密切合作,确保手术预防措施和指南在整个恢复过程中都能贯彻。这些指南包括无论是自体和组织膨胀重建或是植入体重建,刚完成术后期间,手术上肢不能持重(不超过 4.6kg)。此外,采用腹部组织进行自体重建的患者在术后前 6 周内必须限制躯干屈曲,通常鼓励她们坚持 6 个月以上不要进行任何类型的躯干加强锻炼。随访期间应对这些指南进行评估,外科医生应根据患者的恢复情况予以调整。

对患者临床表现做全面的评估很有必要,以确定适当的治疗措施。教育、手法治疗、治疗锻炼以及神经肌肉再训练的个性化护理计划是达到上象限活动最大化和平衡强度的成功结果所不可或缺的。

软组织、筋膜活动度和瘢痕管理技术是主要的干预手段,用于恢复和促进结缔组织的柔韧度,解决疼痛和紧绷的潜在副作用效果显著。门诊期间由治疗师以及患者在家内的锻炼计划所进行的手法淋巴引流有助于术后水肿的吸收,有趣的是,如果将手法淋巴引流与放疗适当地整合在一起,具有减小早期和晚期辐射效应的价值。从骨盆带到颈椎的功能定位姿势再教育对病人自我意识的发展至关重要,为创建后路躯干强化计划提供机会。

除前所述治疗指导原则外,考虑到各种重建方案的具体情况很重要。当使用组织扩张器 / 植入物重建时,在膨胀过程中应专注于最大限度地提高肩部和躯干的运动范围,接下来的关键是永久性植入物交换。重要的是要避免在组织扩张器周围立即

使用手法技术,除非诸如在包膜挛缩情况下有整形外科医生的指导。应尽可能减少前胸壁强化锻炼对膨胀过程的负面影响。在背阔肌皮瓣重建中,还应关注背部供体位点的瘢痕管理以及所造成的后躯干不对称和虚弱,这些是考虑治疗和处理相关损伤的关键。最后,对于自体组织重建,关注软组织、筋膜活动度和瘢痕管理不仅仅局限在前胸壁,还应注意相应的供体位点,其重要性在于允许治疗师解决可能导致的筋膜限制。特别关注骨盆束带的排列也会促进躯干弯曲度的增加,为患者提供更容易启动和协调核心肌肉组织的能力。

截至目前,大量研究开始显示物理治疗在乳房重建后的重要作用,现有的研究表明肩关节功能改善和运动没有明显的负面影响[72]。然而,仍需要进一步和更高水平的证据来证明术后康复的重要性[73]。

结论

乳房重建对乳腺切除术后患者身心生活质量有积极的影响,因为随着时间的推移,自体组织重建有可能获得更出色的美学效果,一些人主张应用自体组织重建,而非植入体重建。另外,长期效果以及对永久性假体依赖性的消除也是其优点。然而,假体重建在正确选择的患者中能够产生很好的效果,其外科手术侵袭性较小,患者容易接受。

乳房重建的首要目的是满足患者对自我形象的要求以及对审美效果的期待,个性化选择重建技术是重建成功的关键。尽管手术后可能发生功能方面的改变,但对物理治疗的作用和效果早期研究显示前景光明,能够帮助患者恢复其基本功能。

要点

- 决定行乳腺切除术来治疗或预防乳腺癌的女性可考虑乳房重建,改善她们的外观,重拾女性气质以及最终的自尊。
- 乳腺切除术的同时进行乳房重建(及时重建)是乳腺癌妇女的肿瘤安全选择。
- 接受及时重建的妇女对于失去乳房的心理焦虑较小,总体生活质量较好。
- 乳房重建选择包括采用植入物的假体重建、自体组织重建或植入体与自体组织的联合

第一篇

重建。

- 假体重建技术包括单期植入体重建、双期组织扩张器 / 植入体重建和植入体 / 自体组织联合重建。最常用的是将植入体放置在胸肌的深面，但新的技术将植入体放置在胸肌的前面。
- 截至目前，没有明确的证据将乳腺植入体与肿瘤、免疫性疾病、神经问题或其他系统疾病联系在一起。
- 采用下腹部供体位点的重建技术包括 pTRAM 皮瓣、fTRAM 皮瓣、msfTRAM 皮瓣、腹壁下深动脉穿支皮瓣和腹壁浅下动脉皮瓣。
- 单纯乳房切除术影响上肢功能。因此，鉴别乳房重建对上肢功能的影响具有挑战性，证据表明确实发生了一些功能变化。
- 尽管主观上的差异并没有那么明显，客观数据表明，保留肌肉和筋膜的技术如腹壁下深动脉穿支皮瓣，术后躯干强度明显增加。
- 物理治疗对改善乳房重建患者的活动范围和术后生活质量起重要作用，然而，这需要进一步研究。

（李优伟 译　席家宁 校）

参考文献

1. van Dongen JA, Voogd AC, Fentiman IS, et al. Long-term results of a randomized trial comparing breast-conserving therapy with mastectomy: European Organization for Research and Treatment of Cancer 10801 trial. *J Natl Cancer Inst.* 2000;92(14):1143–1150.
2. Alderman AK, Wilkins EG, Lowery JC, et al. Determinants of patient satisfaction in postmastectomy breast reconstruction. *Plast Reconstr Surg.* 2000;106(4):769–776.
3. Schain WS. Breast reconstruction. Update of psychosocial and pragmatic concerns. *Cancer.* 1991;68(5 Suppl):1170–1175.
4. Teimourian B, Adham MN. Survey of patients' responses to breast reconstruction. *Ann Plast Surg.* 1982;9(4):321–325.
5. Serletti JM, Fosnot J, Nelson JA, et al. Breast reconstruction after breast cancer. *Plast Reconstr Surg.* 2011;127(6):124e–135e.
6. Alderman AK, Kuhn LE, Lowery JC, et al. Does patient satisfaction with breast reconstruction change over time? Two-year results of the Michigan Breast Reconstruction Outcomes Study. *J Am Coll Surg.* 2007;204(1):7–12.
7. Saulis AS, Mustoe TA, Fine NA. A retrospective analysis of patient satisfaction with immediate postmastectomy breast reconstruction: comparison of three common procedures. *Plast Reconstr Surg.* 2007;119(6):1669–1676; discussion 1677–1678.
8. Sandelin K, Billgren AM, Wickman M. Management, morbidity, and oncologic aspects in 100 consecutive patients with immediate breast reconstruction. *Ann Surg Oncol.* 1998;5(2):159–165.
9. Chevray PM. Timing of breast reconstruction: immediate versus delayed. *Cancer J.* 2008;14(4):223–229.
10. Foster RD, Esserman LJ, Anthony JP, et al. Skin-sparing mastectomy and immediate breast reconstruction: a prospective cohort study for the treatment of advanced stages of breast carcinoma. *Ann Surg Oncol.* 2002;9(5):462–466.
11. Al-Ghazal SK, Sully L, Fallowfield L, et al. The psychological impact of immediate rather than delayed breast reconstruction. *Eur J Surg Oncol.* 2000;26(1):17–19.
12. Teo I, Reece GP, Christie IC, et al. Body image and quality of life of breast cancer patients: influence of timing and stage of breast reconstruction. *Psychooncology.* 2016;25(9):1106–1112.
13. Singletary SE, Kroll SS. Skin-sparing mastectomy with immediate breast reconstruction. *Adv Surg.* 1996;30:39–52.
14. Spear SL, Onyewu C. Staged breast reconstruction with saline-filled implants in the irradiated breast: recent trends and therapeutic implications. *Plast Reconstr Surg.* 2000;105(3):930–942.
15. Cordeiro PG, Pusic AL, Disa JJ, et al. Irradiation after immediate tissue expander/implant breast reconstruction: outcomes, complications, aesthetic results, and satisfaction among 156 patients. *Plast Reconstr Surg.* 2004;113(3):877–881.
16. Mirzabeigi MN, Smartt JM, Nelson JA, et al. An assessment of the risks and benefits of immediate autologous breast reconstruction in patients undergoing postmastectomy radiation therapy. *Ann Plast Surg.* 2013;71(2):149–155.
17. Fosnot J, Jandali S, Low DW, et al. Closer to an understanding of fate: the role of vascular complications in free flap breast reconstruction. *Plast Reconstr Surg.* 2011;128(4):835–843.
18. Clarke-Pearson EM, Chadha M, Dayan E, et al. Comparison of irradiated versus nonirradiated DIEP flaps in patients undergoing immediate bilateral DIEP reconstruction with unilateral postmastectomy radiation therapy (PMRT). *Ann Plast Surg.* 2013;71(3):250–254.
19. Taghizadeh R, Moustaki M, Harris S, et al. Does post-mastectomy radiotherapy affect the outcome and prevalence of complications in immediate DIEP breast reconstruction? A prospective cohort study. *J Plast Reconstr Aesthet Surg.* 2015;68(10):1379–1385.
20. Fischer JP, Wes AM, Tuggle CT, et al. Mastectomy with or without immediate implant reconstruction has similar 30-day perioperative outcomes. *J Plast Reconstr Aesthet Surg.* 2014;67(11):1515–1522.
21. Basta MN, Gerety PA, Serletti JM, et al. A systematic review and head-to-head meta-analysis of outcomes following direct-to-implant versus conventional two-stage implant reconstruction. *Plast Reconstr Surg.* 2015;136(6):1135–1144.
22. Choi M, Frey JD, Alperovich M, et al. "Breast in a Day": examining single-stage immediate, permanent implant reconstruction in nipple-sparing mastectomy. *Plast Reconstr Surg.* 2016;138(2):184e–191e.
23. Colwell AS, Tessler O, Lin AM, et al. Breast reconstruction following nipple-sparing mastectomy: predictors of complications, reconstruction outcomes, and 5-year trends. *Plast Reconstr Surg.* 2014;133(3):496–506.
24. Sigalove S, Maxwell GP, Sigalove NM, et al. Prepectoral implant-based breast reconstruction: rationale, indications, and preliminary results. *Plast Reconstr Surg.* 2017;139(2):287–294.
25. Krueger EA, Wilkins EG, Strawdeerman M, et al. Complications and patient satisfaction following expander/implant breast reconstruction with and without radiotherapy. *Int J Radiat Oncol Biol Phys.* 2001;49(3):713–721.
26. Evans GR, Schusterman MA, Kroll SS, et al. Reconstruction and the radiated breast: is there a role for implants? *Plast Reconstr Surg.* 1995;96(5):1111–1115; discussion, 1116–1118.
27. Disa JJ, McCarthy CM, Mehrara BJ, et al. Immediate latissimus dorsi/prosthetic breast reconstruction following salvage mastectomy after failed lumpectomy/irradiation. *Plast Reconstr Surg.* 2008;121(4):159e–164e.
28. Balk EM, Earley A, Avendano EA, et al. Long-term health outcomes in women with silicone gel breast implants: a systematic review. *Ann Intern Med.* 2016;164(3):164–175.
29. Lipworth L, Tarone RE, McLaughlin JK. Silicone breast implants and connective tissue disease: an updated review of the epidemiologic evidence. *Ann Plast Surg.* 2004;52(6):598–601.
30. Bar-Meir E, Eherenfeld M, Shoenfeld Y. Silicone gel breast implants and connective tissue disease—a comprehensive review. *Autoimmunity.* 2003;36(4):193–197.
31. Clemens MW, Miranda RN. Coming of age: breast implant-associated anaplastic large cell lymphoma after 18 years of investigation. *Clin Plast Surg.* 2015;42(4):605–613.
32. Clemens MW, Medeiros LJ, Butler CE, et al. Complete surgical excision is essential for the management of patients with breast implant-associated anaplastic large-cell lymphoma. *J Clin Oncol.* 2016;34(2):160–168.

33. Fischer JP, Nelson JA, Serletti JM, et al. Peri-operative risk factors associated with early tissue expander (TE) loss following immediate breast reconstruction (IBR): a review of 9305 patients from the 2005–2010 ACS-NSQIP datasets. *J Plast Reconstr Aesthet Surg.* 2013;66(11):1504–1512.

34. Sinha I, Pusic AL, Wilkins EG, et al. Late surgical-site infection in immediate implant-based breast reconstruction. *Plast Reconstr Surg.* 2017;139(1):20–28.

35. Cordeiro PG, McCarthy CM. A single surgeon's 12-year experience with tissue expander/implant breast reconstruction: part II. An analysis of long-term complications, aesthetic outcomes, and patient satisfaction. *Plast Reconstr Surg.* 2006;118(4):832–839.

36. Clough KB, O'Donoghue JM, Fitoussi AD, et al. Prospective evaluation of late cosmetic results following breast reconstruction: II. TRAM flap reconstruction. *Plast Reconstr Surg.* 2001;107(7):1710–1716.

37. Spear SL, Baker Jr JL. Classification of capsular contracture after prosthetic breast reconstruction. *Plast Reconstr Surg.* 1995;96(5):1119–1123; discussion 1124.

38. Fischer JP, Nelson JA, Cleveland E, et al. Breast reconstruction modality outcome study: a comparison of expander/implants and free flaps in select patients. *Plast Reconstr Surg.* 2013;131(5):928–934.

39. Nahabedian MY, Momen B, Galdino G, et al. Breast rconstruction with the free TRAM or DIEP flap: patient selection, choice of flap, and outcome. *Plast Reconstr Surg.* 2002;110(2):466–475; discussion 476–477.

40. Blondeel N, Vanderstraeten GG, Monstrey SG, et al. The donor site morbidity of free DIEP flaps and free TRAM flaps for breast reconstruction. *Br J Plast Surg.* 1997;50(5):322–330.

41. Futter CM, Webster MHC, Hagen S, et al. A retrospective comparison of abdominal muscle strength following breast reconstruction with a free TRAM or DIEP flap. *Br J Plast Surg.* 2000;53(7):578–583.

42. Selber JC, Fosnot J, Nelson J, et al. A prospective study comparing the functional impact of SIEA, DIEP, and muscle-sparing free TRAM flaps on the abdominal wall: Part II. Bilateral reconstruction. *Plast Reconstr Surg.* 2010;126(5):1438–1453.

43. Kroll SS. Fat necrosis in free transverse rectus abdominis myocutaneous and deep inferior epigastric perforator flaps. *Plast Reconstr Surg.* 2000;106(3):576–583.

44. Park JE, Alkureishi LW, Song DH. TUGs into VUGs and Friendly BUGs: transforming the gracilis territory into the best secondary breast reconstructive option. *Plast Reconstr Surg.* 2015;136(3):447–454.

45. Chevray PM. Breast reconstruction with superficial inferior epigastric artery flaps: a prospective comparison with TRAM and DIEP flaps. *Plast Reconstr Surg.* 2004;114(5):1077–1083; discussion 1084–1085.

46. Sarik JR, Bank J, Wu LC, et al. Superficial inferior epigastric artery: learning curve versus reality. *Plast Reconstr Surg.* 2016;137(1):1e–6e.

47. Arnez ZM, Pogorelec D, Planinsek F, et al. Breast reconstruction by the free transverse gracilis (TUG) flap. *Br J Plast Surg.* 2004;57(1):20–26.

48. Allen RJ, Tucker Jr C. Superior gluteal artery perforator free flap for breast reconstruction. *Plast Reconstr Surg.* 1995;95(7):1207–1212.

49. Haddock N, Nagarkar P, Teotia SS. Versatility of the profunda artery perforator flap: creative uses in breast reconstruction. *Plast Reconstr Surg.* 2017;139(3):606e–612e.

50. Allen Jr RJ, Lee ZH, Mayo JL, et al. The profunda artery perforator flap experience for breast reconstruction. *Plast Reconstr Surg.* 2016;138(5):968–975.

51. Fischer JP, Wes AM, Nelson JA, et al. Propensity-matched, longitudinal outcomes analysis of complications and cost: comparing abdominal free flaps and implant-based breast reconstruction. *J Am Coll Surg.* 2014;219(2):303–312.

52. Fischer JP, Seiber B, Nelson JA, et al. Comprehensive outcome and cost analysis of free tissue transfer for breast reconstruction: an experience with 1303 flaps. *Plast Reconstr Surg.* 2013;131(2):195–203.

53. Man LX, Selber JC, Serletti JM. Abdominal wall following free TRAM or DIEP flap reconstruction: a meta-analysis and critical review. *Plast Reconstr Surg.* 2009;124(3):752–764.

54. Watterson PA, Bostwick 3rd J, Hester Jr TR, et al. TRAM flap anatomy correlated with a 10-year clinical experience with 556 patients. *Plast Reconstr Surg.* 1995;95(7):1185–1194.

55. Kroll SS, Netscher DT. Complications of TRAM flap breast reconstruction in obese patients. *Plast Reconstr Surg.* 1989;84(6):886–892.

56. Serletti JM, Moran SL. Free versus the pedicled TRAM flap: a cost comparison and outcome analysis. *Plast Reconstr Surg.* 1997;100(6):1418–1424; discussion 1425–1427.

57. Nahabedian MY, Tsangaris T, Momen B, et al. Infectious complications following breast reconstruction with expanders and implants. *Plast Reconstr Surg.* 2003;112(2):467–476.

58. Vandeweyer E, Deraemaecker R, Nogaret JM, Hertens D. Immediate breast reconstruction with implants and adjuvant chemotherapy: a good option? *Acta Chir Belg.* 2003;103(1):98–101.

59. Wilson CR, Brown IM, Weiller-Mithoff E, et al. Immediate breast reconstruction does not lead to a delay in the delivery of adjuvant chemotherapy. *Eur J Surg Oncol.* 2004;30(6):624–627.

60. Cordeiro PG, Snell L, Heerdt A, et al. Immediate tissue expander/implast breast reconstruction after salvage mastectomy for cancer recurrence following lumpectomy/irradiation. *Plast Reconstr Surg.* 2012;129(2):341–350.

61. Tran NV, Evans GR, Kroll SS, et al. Postoperative adjuvant irradiation: effects on tranverse rectus abdominis muscle flap breast reconstruction. *Plast Reconstr Surg.* 2000;106(2):313–317; discussion 318–320.

62. Chang EI, Liu TS, Festekjian JH, et al. Effects of radiation therapy for breast cancer based on type of free flap reconstruction. *Plast Reconstr Surg.* 2013;131(1):1e–8e.

63. Ness KK, Wall MM, Oakes JM, et al. Physical performance limitations and participation restrictions among cancer survivors: a population-based study. *Ann Epidemiol.* 2006;16(3):197–205.

64. Michael YL, Kawachi I, Berkman LF, et al. The persistent impact of breast carcinoma on functional health status: prospective evidence from the Nurses' Health Study. *Cancer.* 2000;89(11):2176–2186.

65. de Haan A, Toor A, Hage JJ, et al. Function of the pectoralis major muscle after combined skin-sparing mastectomy and immediate reconstruction by subpectoral implantation of a prosthesis. *Ann Plast Surg.* 2007;59(6):605–610.

66. Hage JJ, van der Heedan JF, Lankhorst KM, et al. Impact of combined skin sparing mastectomy and immediate subpectoral prosthetic reconstruction on the pectoralis major muscle function: a preoperative and postoperative comparative study. *Ann Plast Surg.* 2014;72(6):631–637.

67. Blackburn NE, McVeigh JG, McCaughan E, et al. The musculoskeletal consequences of breast reconstruction using the latissimus dorsi muscle for women following mastectomy for breast cancer: a critical review. *Eur J Cancer Care (Engl).* 2018;27(2):e12664.

68. Lee KT, Mun GH. A systematic review of functional donor-site morbidity after latissimus dorsi muscle transfer. *Plast Reconstr Surg.* 2014;134(2):303–314.

69. Atisha D, Alderman AK. A systematic review of abdominal wall function following abdominal flaps for postmastectomy breast reconstruction. *Ann Plast Surg.* 2009;63(2):222–230.

70. Macadam SA, Zhong T, Weichman K, et al. Quality of life and patient-reported outcomes in breast cancer survivors: a multicenter comparison of four abdominally based autologous reconstruction methods. *Plast Reconstr Surg.* 2016;137(3):758–771.

71. McCarthy CM, Mehrara BJ, Long T, et al. Chest and upper body morbidity following immediate postmastectomy breast reconstruction. *Ann Surg Oncol.* 2014;21(1):107–112.

72. McNeely ML, Campbell K, Ospina M, et al. Exercise interventions for upper-limb dysfunction due to breast cancer treatment. *Cochrane Database Syst Rev.* 2010;(6):CD005211.

73. Nevola Teixeira LF, Sandrin F. The role of the physiotherapy in the plastic surgery patients after oncological breast surgery. *Gland Surg.* 2014;3(1):43–47.

第 7 章

肿瘤的放疗原则

Virginia Osborn, Pavnesh Kumar, and Yoshiya Yamada

自从威廉·伦琴在 1895 年发现 X 线以来,辐射就与医学应用密切结合在一起,它从放射时代开始就被认为具有明显的生物学效应。Antoine-Henri Becquerel 在 1896 年发现铀化合物可以发出辐射,首次记录了辐射的生物学效应,他无意中在背心口袋里放了一小瓶镭,2 周后出现了皮肤红斑,之后转化成了皮肤癌,数周后才痊愈。皮埃尔·居里在 1901 年重复了这一实验,故意造成前臂辐射灼伤。1896 年奥地利医生 Leopold Freund 向维也纳医学会表明辐射会导致毛痣消失[1]。

从这些开始,辐射治疗已成为一种治疗良恶性病变的重要方法。对于身体每一器官系统的肿瘤,辐射治疗都显示出治愈作用或作为主要的治疗方法。计算机和影像技术的提高,拓宽了放疗的作用,能够非侵袭性地有效治疗肿瘤,通常没有与外科或化疗相关的并发症。辐射治疗为不能耐受根治性外科手术的患者提供了治疗方法,它不受手术切除的解剖和功能限制,因此能够在一个区域性的范围内治疗癌症,减少与根治性切除相关的并发症和功能丧失或畸形。因为辐射效应通常呈局部区域性,不依赖于血液系统到达靶组织,因此,毒性仅限于辐射的区域组织,不会出现与细胞毒性化疗相关的全身毒性反应,当然辐射治疗的益处也限于照射区。辐射治疗是全身治疗、辐射治疗和 / 或手术等综合治疗的一部分,将近 2/3 的肿瘤患者在其患病期间接受辐射治疗,美国每年接受辐射治疗的患者超过 100 万[2]。随着老年人口的不断增多,肿瘤的发生率明显增高,预计会有更多的病人将从放射治疗中获益。此外,随着技术的发展,大家对精准医学的兴趣及免疫治疗的增加,放射治疗的作用似乎比以往任何时候都更加重要[3]。目前美国大约有 5 000 名放射肿瘤科医生。

放射物理学

放射治疗在广义上定义为利用粒子辐射进行肿瘤治疗。最常用的粒子辐射形式是光子辐射,即通常所谓的 X 线(人工生产)或伽马线(同位素自然衰减发出的射线)。光子是能量包,可与组成细胞 DNA 的原子相互作用,引起化学键破坏和 DNA 链断裂,最终导致不可修复的损伤[4]。不能修复这种损伤的细胞无法完成有丝分裂,造成母细胞和子细胞死亡。当细胞出现 DNA 损伤时,许多细胞采取凋亡式死亡,不能完成有丝分裂[5]。

辐射剂量(格瑞或 Gy)通常定义为焦耳每千克(每单位质量能量),$1Gy=1J/kg$[6]。由于辐射是粒子能量,辐射治疗不产生能量或被病人感知的能量传递的其他表现,因此,病人在辐射治疗期间感知不到疼痛。因为辐射效应是随机的,对健康正常细胞具有相同的作用,为了减少辐射治疗的副作用,放射肿瘤医生总试图将辐射集中在肿瘤区域,减少周围正常组织吸收的辐射剂量。

治疗比率

肿瘤控制率和正常组织并发症概率常与剂量有关,尽量减少正常组织的辐射剂量就会降低正常组织并发症的发生率,而增大肿瘤组织的剂量将提高肿瘤的控制率。因此,辐射肿瘤医生的基本准则是增加毒性与肿瘤控制概率曲线之间的差距(图 7-1),通常被称为治疗比率。

减少辐射毒性的一个策略是使用适当的光子能量,大多数辐射光束是由将电子加速到很高能量(通常 4~25 兆电子伏特或 MV)的设备产生的,此种设备称为直线加速器[3]。由于产生的光子能量

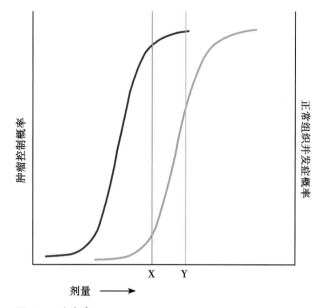

图 7-1　治疗率

注:成功治疗的目的是提高肿瘤控制率(红色),而降低治疗并发症曲线(蓝色)。给肿瘤增加剂量通常会增加治愈的可能性,但也会增大毒性的可能性。通过减少传递给正常组织的剂量和/或正常组织暴露于辐射的体积,减小毒性(将并发症曲线移到肿瘤控制曲线的右侧)。由于这些曲线具有乙状的特性,剂量中等增高(X 到 Y)导致并发症的概率大大增加,但仅获得肿瘤控制概率上只有少量的收益

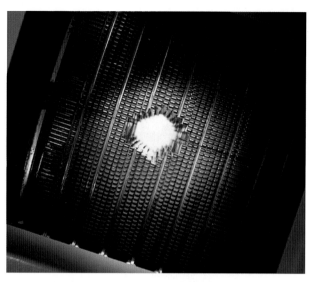

图 7-2　多叶准直器

注:多叶准直器是一种由许多钨叶子组成的装置,每一叶都单独机动。这允许计算机在辐射时控制每片叶子的位置,通过调节每一叶的位置以及所处位置时间的消耗,辐射场任何特定部分的辐射强度就可以被操作或调控。当多束来自不同方向的调制辐射与辐射目标相交时,即使是很复杂的靶体积,所产生的累积剂量还是与三维空间特性密切相关

很高,随着能量增大可穿透到身体的更深部,因此,辐射肿瘤医生可通过选择合适的光子束能量,在治疗深部肿瘤的情况下限制对表浅结构的辐射损伤,或者采用低能量光子束来治疗浅表肿瘤,限制深部正常结构的剂量。

　　提高治疗比率的另外一种方法是塑造辐射场的形状与靶组织三维形状相匹配,从而限制正常组织暴露在高剂量的辐射下[6]。在直线加速器的头部放置厚铅块或合金块以阻止肿瘤以外的辐射,来操控辐射光束的形状。现代直线加速器所用的装置称为多叶准直器(图 7-2),有多个单独机动的 3~10mm 宽的厚钨叶,这些叶片被推入或离开辐射场近似肿瘤轮廓,同样可以阻挡不需要辐射区域的射线。大多数肿瘤形状复杂,从不同的角度观察有不同的轮廓,当多束辐射场在肿瘤中相交时,形成辐射云,高剂量体积与实际肿瘤的三维特征相似。通过使高剂量区与肿瘤相一致,肿瘤将获得较高剂量的辐射,而周围组织则相对不受影响,因此,既限制了治疗的毒性,又提高了治疗比率。

　　强度调节带来了重要变革,快速计算机可改变或调控每一个辐射场不同区域内的辐射剂量,形成

的辐射不仅仅与肿瘤的三维轮廓相一致,还可调控将剂量减少到可能接近剂量敏感正常结构的区域,这些结构可能位于辐射区的前面或后面,或导致从不同角度观察不到的肿瘤轮廓的改变。这种技术称强度调节辐射治疗(IMRT),在肿瘤周围形成陡峭的剂量梯度,每毫米高达 10%[7]。图 7-3 说明了脊髓剂量相对于肿瘤是如何最小化的。最近,容积调制电弧疗法(VMAT)也得到了发展,辐射光束以连续弧线的方式围绕患者移动,治疗传递的一致性和有效性得到了进一步加强。

　　辐射相对于靶目标实际去向的不确定性通常是辐射治疗的一个问题,在传统辐射治疗中,病人通过模拟用放射照相法来确定目标的中心,模拟期间采用二维(标准 X 线)或三维成像(CT、MRI、PET 或联合)确定与患者解剖结构相关的目标中心。在皮肤上做一个小标记,对患者进行相对于治疗机的三角测量,便于日常照射。当患者采用这种方式治疗时,必须考虑到一些不确定性。例如,在照射期间,呼吸可引起肺肿瘤上下方向移动。相对于治疗机来设置患者的位置,每日都有变化,肿瘤的真实范围也有不确定性。当设计治疗方案时,所有这些因素都应予以考虑。多次放射治疗中所存在的潜在位置误差容许量,要求将辐射口扩大,超过靶组织的大小,但肿瘤周围辐射边缘的扩大势必

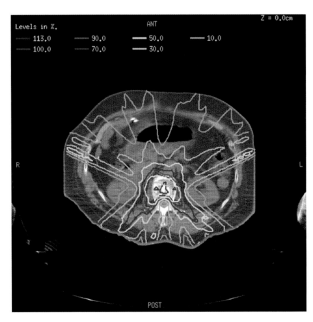

图 7-3 辐射治疗通常用剂量图表示，称为剂量分布，显示不同水平的剂量强度。本图的剂量分布是一个高适形放射治疗方案实例，将 2 400cGy 传递到靶目标，脊柱是一个重要的剂量敏感结构，接受剂量小于 1 400cGy。由于治疗是通过强度调节技术进行传递，治疗计划的高剂量区与肿瘤吻合，因此，尽管脊柱仅有数毫米的距离，脊髓接受的剂量很小。这是一个单一的治疗

造成正常组织不能接受的高剂量。减少与治疗相关的不确定性意味着减少附近正常组织的暴露，设计用来减少位置误差和患者活动的固定装置可降低位置的不确定性。影像导引技术的出现，让即将接受治疗的患者进行锥形束 CT，使辐射的精确度大大提高到几毫米以内，传递更高的有效生物学剂量，而没有较高的毒性风险，也有一些新装置能够使治疗物理师监测照射期间发生的运动[7]。在某些直线加速器的作用下，辐射能随特定目标的位置而变化，如外面放置 BB 或植入的标记或光束，根据运动是否局限在位置的一定范围内进行开或关，称为门控[8]。

影像技术的发展也降低了与辐射治疗相关的不确定性。肿瘤体积准确确定后，不需要治疗的组织就会避免辐射暴露。MRI、PET 以及最近所用的灌注成像已被整合到治疗设计中，更精准确定有风险的容积及更好地显示正常组织。

立体定向体部放射治疗

由于在剂量传递和解剖定位精确性方面的改进，放射肿瘤医生越来越能够为某些肿瘤提供高

剂量辐射的简短途径。这项被称为立体定向体部辐射治疗（SBRT）、立体定向消融体部辐射治疗（SABR）或简单低分馏的技术概念，最初应用至少在 50 年之前，Leksell 率先对脑部小肿瘤采用辐射消融剂量，后来被称为立体定向放射外科[9]。现在，单次部分消融治疗可安全地用于脊柱转移瘤，通常用五次部分消融治疗的疗程来治疗肺癌、前列腺癌、骨肉瘤、黑色素瘤以及一些转移瘤。

电子束治疗

除光子外，现代高能直线加速器提供不同能量的电子束，用于治疗浅表或皮下肿瘤。电子的质量比光子大得多，在通过组织并与之相互作用时失去其相关动能。因此，与 X 线穿透患者身体不同，电子束可治疗距离患者表面 6cm 以内的肿瘤，其下正常组织的剂量很小，图 7-4 显示了这种剂量急剧衰减的方式。与光子不一样，电子不显示皮肤保护作用，对累及皮肤的肿瘤特别有用。由于电子具有穿透力低的特性，使用铅或钨制成的外部或内部屏蔽可遮蔽保护周围正常结构，也有助于形成不规则的辐射野边缘[10]。电子束辐射治疗用于：①皮肤和唇癌的治疗；②胸壁和颈部照射；③上呼吸道和消化道病变治疗；④淋巴结、瘢痕和残存肿瘤的高剂量强化治疗。

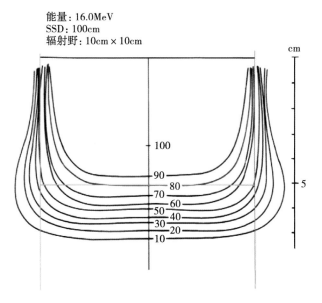

图 7-4 16MeV 电子束中的百分比深度剂量分布的等剂量曲线。注意每一条曲线所代表的剂量水平，当电子束通过组织时，剂量显著下降。剂量水平也在表面下弯曲，如果毗邻一个场强，可能产生高剂量或热点区域

浅层 X 线治疗

浅层 X 线能量较低,在千伏范围内。由于穿透能力较小,最大剂量沉积在表面,因此,主要应用于治疗皮肤癌,如基底细胞癌。千伏 X 线束依据其各自的能量范围分为:①Grenz 线(10~20kVp);②接触治疗(高达 50kVp);③浅层治疗(50~150kVp);④正压疗法(150~500kVp)[11]。

质子束

带电粒子,如质子束辐射治疗,是另外一种离子辐射,越来越受到大家的关注。如前所述电子一样,这种带电粒子具有质量和动能,也受动能物理学的影响。带电粒子特有的一个非常有用的方面是 Bragg 峰效应(图 7-5),带电粒子如质子在组织的一个非常窄的深度范围内传递它们固有的能量,效应质子几乎不发出剂量,而与组织内原子相互作用发生衰减的光子,有可能在肿瘤的背面发出[3]。粒子束的动能导致每线性距离的大量能量沉积或线性能量转移,这主要取决于粒子束的能量[4]。在实际应用中,质子束剂量到光子束剂量的转换用钴灰当量表示,把质子束剂量 × 因子 1.1。然而,其他带电粒子如碳离子比光子具有更高的线性能量转移,更有可能在粒子运动的轨迹上造成伤害。

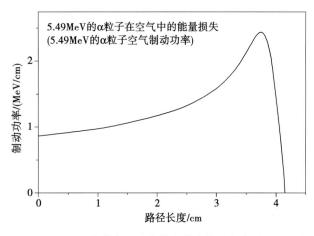

图 7-5　Bragg 峰效应。因为许多带电粒子都有质量,因此也就具有动能。质子加速可达到很高的速度,当与其他原子作用时,将其固有的能量传递给与它们作用的原子。当其失去动能、速度减缓后,倾向于把更多的能量交给他们"撞"到的原子。因此,在它们的轨道的末端,它们的大部分能量沉积在很短的距离,这种现象称为 Bragg 峰效应。峰值效应后没有"辐射剂量",光子(X 线)没有质量,因此没有动能,不显示 Bragg 峰效应

近距离放射治疗

与用远离肿瘤的放射源治疗肿瘤相反,近距离放射治疗(将放射源置于肿瘤内)是另一种方法,提供高剂量辐射并限制正常组织剂量。在近距离放射治疗中,剂量衰减与距离的平方成反比,因此,辐射剂量即使在距植入源很短的距离内很快衰减。通常所用的同位素是碘 -125,它发射微弱的伽马射线(29keV),只有紧贴放射源的组织(1cm 内)吸收很高的剂量,因此,如果将碘 -125 放射源策略性放入肿瘤内,释放出很高的剂量,不会让邻近器官受到太多辐射[12]。

放射生物学

了解放射生物学(辐射如何作用于不同的组织)有助于提高治疗率,辐射对组织的治疗效果取决于病变组织或器官固有的辐射敏感性、给予的辐射剂量以及受照射的组织体积,剂量(治疗)也是毒性产生的一个重要的决定性因素。一般情况下,每次照射剂量越高,无论对正常组织还是肿瘤组织,其生物学效应就越大。因此,与应用每次小剂量辐射治疗计划比较,如果每次使用较大剂量的辐射,较低的总累积剂量就可实现相同的肿瘤控制率[13]。而每次小剂量辐射治疗计划达到同水平的肿瘤控制率则需要较高的总累积剂量。如果必须使辐射敏感器官免受照射,每次小剂量照射是可取的,应尽量靠近靶组织附近;或者较大组织需要治疗时,也可采用每次小剂量照射。因为传递规定的辐射剂量所需的总时间也具有生物学效应,所以,传递的速率也很重要[14]。这对于近距离放射治疗尤其显得有意义。与采用低速率植入源比较,高速率同位素可减少所规定的总剂量。

时间影响着细胞辐射损伤的恢复程度,具有至关重要的作用。细胞修复损伤需要的时间越长,则对辐射效应越不敏感。因此,我们经常看到那些更新速度较快的组织如骨髓,对辐射非常敏感。时间也允许受辐射组织重新形成或更换辐射中失去的细胞,由于细胞周期的不同时期相对辐射的敏感性不同,时间重组可能使组织变得对辐射更敏感。其他因素如组织的氧合状态也很重要,低氧组织对辐射治疗不敏感,氧合增加肿瘤内氧张力,被认为能提高辐射治疗的作用,因此,大多数辐射治疗计划都分多次进行,使正常组织有时间修复辐射效应,

重新恢复正常状态；也可以将肿瘤细胞重组形成放射更敏感的细胞周期及将肿瘤的低氧状态重新氧合，以提高辐射治疗的效应[1]。

人们对应用化学试剂来提高辐射疗效（放射增敏剂，如许多靶向 DNA 的化学治疗制剂）或保护正常组织免受辐射（放射保护剂如氨磷汀）很感兴趣[15]。细胞周期在复杂的信号转导途径控制下受多种蛋白激酶调节，通过操纵这些蛋白也可提高肿瘤的辐射敏感性[16]。

免疫系统治疗肿瘤以及辐射在此过程中所起的重要作用越来越清晰。免疫检查点拟制剂（如纳武单抗，一种抗 PD-1 抗体）可拟制肿瘤细胞逃避自然细胞免疫的能力，辐射治疗在这一过程中的完全作用仍在研究之中，然而，局部放疗引起非放射区肿瘤退缩的特殊异位效应仍然很有吸引力[3]。

尽管剂量是正常组织辐射效应的显著因素，需要考虑的另一重要因素是被照射组织的体积。一般情况下，器官被照射的体积越大，则其辐射效应的风险越高，完全辐射发生器官衰竭的危险性明显高于部分辐射。因此，大剂量或器官较大体积辐射更有可能造成辐射毒性。例如，全脑照射相比于立体定位放射手术（将高剂量辐射集中于很小的体积上）更容易导致辐射病变的发生[17]。

辐射效应传统上分为早期效应和晚期效应[18]。早期效应通常发生在治疗过程中或放射治疗的 6 周内，常发生在对辐射非常敏感的组织，如皮肤或口腔黏膜等高度增生的组织，侥幸的是，大多数早期或急性辐射效应都是暂时性的。辐射治疗后数月或数年出现的辐射效应，考虑为晚期辐射效应，更容易发生在增生潜能低的组织如结缔组织（纤维化）或神经组织（神经病）。尽管机制没有完全明了，辐射治疗的晚期效应常常是不可逆转的，如纤维化。微血管损伤（内皮增厚以至于红细胞不能穿越血管壁）在晚期毒性反应中起重要作用，引起组织缺氧和细胞死亡，内皮增厚需要数月至数年才能表现出来。辐射所致 DNA 损伤后由于凋亡导致的细胞丧失也可能起一定作用，每次大剂量（>8Gy）辐射可能对神经酰胺途径调节的内皮细胞有更大的影响，这有助于解释每次辐射剂量越高，发生晚期辐射影响的风险就越高[19]。

放射治疗引起的另一个问题的晚期效应是辐射所致继发性肿瘤的风险，例如辐射疗法是治疗霍奇金病的第一个方法，需要对区域淋巴结进行辐射治疗，当照射纵隔淋巴结的区域内包含乳腺组织时，被照射乳腺组织之后发生乳腺癌的概率是从未接受照射的女性的 10 倍（如果受照射妇女年龄介于 20～30 岁，将是 15 倍）[20]。总之，患者一生中发生继发性肿瘤的危险性大约提高 2%，暴露于辐射的年轻患者或大范围正常组织危险性更高[21]。

病人管理和决策制定

对患者进行治疗时，放射肿瘤医生必须权衡许多因素。辐射效应取决于被照射组织的体积和固有的放射敏感性、照射剂量以及治疗所用的单位剂量计划，对治疗计划要进行利弊的权衡。因此，需要对患者进行仔细评估，在权衡给患者带来益处的情况下，特别注意治疗的潜在毒性。

常用的方法是既要评价患者因素还要评价肿瘤因素，患者因素包括耐受治疗的能力如 Karnofsky 功能状态（KPS，行为状态评分）[22]、器官功能、营养状态或骨髓储备，还要考虑患者的症状和体征。评估预后很重要，一定要在治疗前予以考虑。评价肿瘤因素时，必须考虑组织学、肿瘤范围、肿瘤位置及其周围正常结构及身体可能累及的区域。肿瘤组织学诊断对判断放射治疗是否有用也很重要。

决策的重点在于评估治疗的目的是姑息性或治愈性，有望治愈的病变，即使毒性较高也常常能被接受，然而，随着全身治疗的进展，无法治愈的肿瘤患者可能会享受越来越长的生存时间，可能需要更积极的方法来控制严重的疾病。而且，随着患者寿命的延长，生活质量仍是一个重要的问题，根据情况不同，积极的治疗可能提高或降低患者的长期生活质量。因此，为了建议合适的治疗，放射肿瘤医生对每一个患者进行全面评估很重要。

结论

肿瘤的治疗越来越复杂，经常采用多学科综合治疗方法。例如，放射治疗对创面愈合具有负面影响，如果患者在放疗后进行手术，放射治疗的计划应尽可能减小对手术床的影响[23]。化疗也能够增强辐射对正常组织和肿瘤的影响[24]，因此，制定理想的治疗方案通常需要外科、肿瘤内科以及放射肿瘤学对患者的评估，还要借助于其他相关专业如病理学、影像学、神经学和理疗学。

要点

- 放射治疗广义定义为利用粒子辐射对肿瘤进行治疗。

- 放射治疗不受手术切除的解剖和功能限制，因此能够在一个区域性的范围内治疗癌症，经常减少与根治性切除相关的发病率和功能丧失或畸形。

- 计算机和影像技术的提高，拓宽了放疗的作用，能够非侵袭性有效治疗肿瘤，而不会像外科手术或化疗策略那样带来常见的发病率。

- 辐射最常用的形式是光子辐射，也即通常所谓的 X 线（人工生产）或伽马线（同位素自然衰减发出的射线）

- 辐射剂量（格瑞或 Gy）通常定义为焦耳每千克，1Gy=1J/kg。

- 一种被称为强度调节放射治疗（IMRT）的技术允许肿瘤周围有陡峭的剂量梯度，每毫米高达 10%。

- 与用远离肿瘤的放射源治疗肿瘤相反，近距离放射治疗（将放射源置于肿瘤内）是另一种方法，提供高剂量辐射并限制正常组织剂量。

- 放射治疗对组织的效果取决于病变组织或器官对辐射的固有敏感性、所用的照射剂量以及被照射组织的体积。

- 微血管损伤（内皮增厚以至于红细胞不能穿越血管壁）在晚期毒性反应中起重要作用，引起缺氧和细胞死亡。

（李优伟 译　席家宁 校）

参考文献

1. Hall EJ, Giaccia AJ. *Radiobiology for the Radiologist*. 6th ed. Philadelphia, PA: Lippincott Williams & Wilkins; 2006.

2. ASTRO Advocacy Day Legislative Priorities; 2015 & 2016. https://www.astro.org/uploadedFiles/_MAIN_SITE/Meetings_and_Education/ASTRO_Meetings/2014/Advocacy_Day/Content_Pieces/AdvocacyBrochure.pdf

3. Weichselbaum RR, Liang H, Deng L, et al. Radiotherapy and immunotherapy: a beneficial liaison? *Nat Rev Clin Oncol*. 2017;14(6): 365–379.

4. Khan FM. *Physics of Radiation Therapy*. 3rd ed. Philadelphia, PA: Lippincott Williams & Wilkins; 2003.

5. Tannock IH, Hill RP. *Basic Science of Oncology*. 3rd ed. New York, NY: McGraw-Hill Professional; 1998.

6. International Commission on Radiation Units and Measurements (2011) Fundamental quantities and units for ionizing radiation (Revised). ICRU Report 85a. *J ICRU* 11(1a). 1964;6(1).

7. Yamada Y, Lovelock DM, Yenice KM, et al. Multifractionated image-guided and stereotactic intensity-modulated radiotherapy of paraspinal tumors: a preliminary report. *Int J Radiat Oncol Biol Phys*. 2005;62:53–61.

8. De Los Santos J, Popple R, Agazaryan N, et al. Image Guided Radiation Therapy (IGRT) technologies for radiation therapy localization and delivery. *Int J Radiat Oncol Biol Phys*. 2013;87:33–45.

9. Leksell L. Stereotactic radiosurgery. *J Neur, NeurosurPsych*. 1983;46: 797–803.

10. Hogstrom KR, Almond PR. Review of electron beam therapy physics. *Phys Med Biol*. 2006;51(13):R455–R489.

11. Hill R, Healy B, Holloway L. Advances in kilovoltage x-ray beam dosimetry. *Phys Med Biol*. 2014;59(6):R183–R231.

12. Nag S. *Prinicples and Practice of Brachytherapy*. Armonk, NY: Futura Publishing Company; 1997.

13. Brenner DJ, Martinez AA, Edmundson GK, et al. Direct evidence that prostate tumors show high sensitivity to fractionation (low alpha/beta ratio), similar to late-responding normal tissue. *Int J Radiat Oncol Biol Phys*. 2002;52:6–13.

14. Fowler JF. The radiobiology of prostate cancer including new aspects of fractionated radiotherapy. *Acta Oncol*. 2005;44:265–276.

15. Brizel D, Overgaard J. Does amifostine have a role in chemoradiation treatment? *Lancet Oncology*. 203;4:378–381.

16. Weinberg R. *The Biology of Cancer*. New York, NY: Garland Science, Tayor and Francis Group; 2007.

17. Flickinger JC, Kondziolka D, Lunsford LD. Clinical applications of stereotactic radiosurgery. *Cancer Treat Res*. 1998;93:283–297.

18. Thames HD, Withers HR, Peters LJ, Fletcher GH. Changes in early and late radiation responses with altered dose fractionation: implications for dose-survival relationships. *Int J Radiat Biol Physics*. 1982;8:219–226.

19. Garcia-Barros M, Paris F, Cordon-Cardo C, et al. Tumor response to radiotherapy regulated by endothelial cell apoptosis. *Science*. 2003;300:1155–1159.

20. Hancock SL, Tucker MA, Hoppe RT. Breast cancer after treatment of Hodgkin's disease. *J Natl Cancer Inst*. 1993;85:25–31.

21. Hall EJ, Wuu CS. Radiation-induced second cancers: the impact of 3D-CRT and IMRT. *Int J Radiat Oncol Biol Phys*. 2003;56:83–88.

22. Karnofsky DA BJ. *The Clinical Evaluation of Chemotherapeutic Agents in Cancer*. New York, NY: Columbia University Press; 1949.

23. Tibbs MK. Wound healing following radiation therapy: a review. *Radiother Oncol*. 1997;42:99–106.

24. Philips TL, Fu KK. Quantification of combined radiation therapy and chemotherapy effects on critical normal tissues. *Cancer*. 1976;37:1186–1200.

第 8 章

肿瘤的矫形外科原则

Michael Raad，Adam S. Levin，Carol D. Morris

肌肉骨骼系统肿瘤的临床表现对患者的预后和功能具有广泛和深远的影响。良、恶性肿瘤可发生于任何年龄和身体的任一骨骼，软组织肿瘤同样可出现在儿童和成人，解剖部位分布广泛。骨骼和软组织原发性肿瘤或肉瘤通常以手术治疗为主，采取保肢手术或截肢；继发性骨肿瘤或转移瘤通常采取姑息治疗，大多数需要在不切除整个肿瘤的情况下保持骨骼稳定。虽然恶性肿瘤也可转移至软组织，但远远少于肺转移或骨转移。矫形肿瘤医生的工作主要有两点：①手术切除软组织和 / 或骨中的癌肿；②稳定或重建形成的缺损，优化功能和生活质量。另外，矫形肿瘤医生进行活检来建立诊断，监管患者的肌肉骨骼系统治疗，如指导辐射治疗计划的时间安排或提供活动的指南。本章回顾了治疗肢体原发性和继发性骨骼肌肉系统恶性肿瘤的手术原则。

术前评估

诊断和分期

要特别强调骨与软组织肿瘤诊断的思路与方法，因为骨与软组织原发性恶性肿瘤相对罕见，因此，它们会带来诊断上的挑战，延迟诊断并不少见。准确诊断需要结合临床表现、影像学研究和组织病理学活检。

合理诊断和治疗的关键是对患者病史和体格检查的全面掌握，大多数恶性骨肿瘤患者出现疼痛，夜间疼痛是这些患者的典型特征，表现为患者从睡梦中疼醒，应敦促进一步检查。功能性疼痛是指行走或某些负重或抵抗活动引起的疼痛，常表示骨的机械性不足，存在即将产生病理性骨折的可能。对他们的骨折风险进行更彻底地评估前，功能性疼痛患者经常要限制患肢承重。原发性骨肉瘤病理性骨折可能带来灾难性后果，有时为了控制疼痛和局部控制肿瘤，需要对患肢立即截肢。

与大多数骨肉瘤疼痛表现不同，软组织肉瘤出现疼痛相对少见，绝大多数软组织肉瘤表现为无痛性肿块。除非肿瘤压迫神经或侵入骨。软组织肉瘤患者经常主诉在外伤时才关注到肿块。

患者的病史也很重要，已患有肿瘤的患者出现骨痛，可能表示骨转移瘤，因此，这种主诉的患者应进一步检查。一些临床综合征如神经纤维瘤病或骨 Paget 病可出现继发性肉瘤样变[1]，接受辐射治疗的患者也有发生继发性肉瘤的风险[2]。

在体格检查中，原发性骨肿瘤常伴有疼痛性肿块（图 8-1），其他重要表现包括步态改变、邻近关节活动范围减小、关节积液、区域淋巴结病、上覆皮肤改变以及神经血管变化。当怀疑为转移瘤时，体格检查应集中在可疑的原发位置（如甲状腺或乳腺）。对于软组织肿瘤，应评价肿块大小、活动度、相对于支持筋膜的深度、柔软度和坚硬度，还应关注一些特有的表现如 Tinel 征、血管杂音或透明度。肿块大（ >5cm ）、坚硬或深部软组织肿块，在证实为其他病变之前都应考虑恶性病变。

所有的骨肿瘤通常需要放射线摄影照片作为初诊的一部分，尽管成像方法显著提高，X 线片仍是最有用的鉴别诊断初步研究方法之一（图 8-2 ）。当怀疑有原发性骨肉瘤时，需要进行整个骨 MRI、胸部 CT 和全身骨扫描，便于完全分期。对于小圆形蓝细胞恶性肿瘤如尤因肉瘤的检查应包括 PET 和骨髓活检。整个骨室的 MRI 对于评价跳跃性转移瘤很重要，跳跃性转移瘤被定义为同一骨内的非接触性疾病，对手术和预后具有重要的影响。

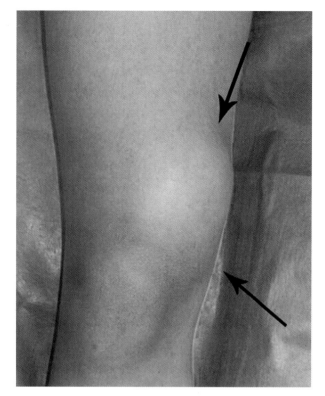

图 8-1　股骨远端的临床图像显示相关的软组织肿块

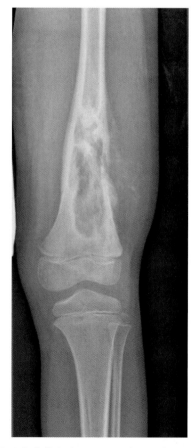

图 8-2　骨骼未成熟患者的股骨远端骨肉瘤典型 X 线表现，呈渗透性病变，移行带宽，皮质骨破坏，向周围软组织延伸，骨膜抬高

MRI 能确定肿块范围以及定性信号类型，对特异性诊断和组织活检定位提供线索（图 8-3），通常是对软组织肿块最具鉴别能力的成像方式。此外，对软组织肉瘤患者分期需要进行胸部 CT。软组织肉瘤的某些组织亚型如黏液性脂肪肉瘤具有肺外扩散的倾向，通常需要附加其他成像方法进行分期研究，如胸/腹部/盆腔 CT 扫描或全身 MRI。同样，淋巴结转移风险较高的肉瘤如类上皮肉瘤和横纹肌肉瘤，前哨淋巴结活检可作为初始分期的一部分。

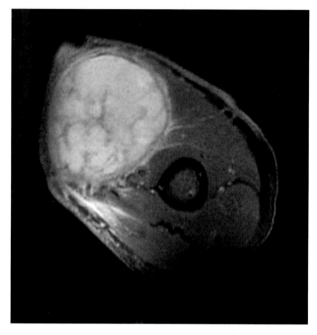

图 8-3　上肢高级别分化软组织肉瘤的典型 MRI 表现，呈巨大、不均匀肿块

对于已知原发性肿瘤的骨转移瘤，通常是针对选定的骨骼进行成像来指导治疗，全身骨扫描或全身 PET（头顶至脚趾）进一步成像可显示其他位置的骨转移。没有明确原发性恶性肿瘤的骨转移瘤，胸部/腹部/盆腔 CT 是寻找原发性病变的指征，骨扫描用于确定其他位置的骨病变，还需要进行实验室检查包括完全血细胞计数和分类、全套代谢功能检测组合及血清蛋白电泳和尿蛋白电泳免疫固定。完成病变分期和骨骼稳定，即上肢应用悬吊或下肢应用拐杖来保护肢体发生病理性骨折的风险。

活检

活检是病变分期的必要部分，必须精细设计和执行，避免出现副作用。活检最好由对肌肉骨骼系统肿瘤有经验的外科医生来操作，因为最终的肿瘤切除术将由他来完成。活检有几种类型：细针穿刺（FNA）、针穿活检、开放切口和切开切除。

针刺活检具有优势，它们可以在门诊进行，也可以通过介入放射科医生进行，创伤性小，如果处理得当，组织污染很小（图 8-4A）。然而，针刺活检采集的组织样本较小，当需要特殊染色或需要进行精确诊断研究时，这些有限的组织就无法完成。在开放切开活检中，通过手术切开肿瘤获得大量的组织样本（图 8-4B）。

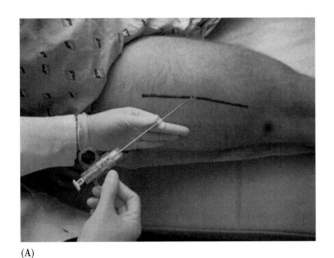

(A)

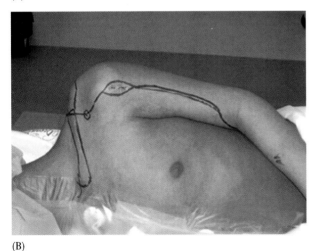

(B)

图 8-4 （A）用 Tru-cut 芯针对大腿肿块进行针刺活检，注意先画出的保肢切口。（B）肱骨近端行切开活检的临床图像，围绕活检通道的椭圆形整合入保肢切口内

虽然往往忽略了它们的复杂性，开放式活检需要相当多的专业知识，几个技术要点必须予以考虑：沿保肢切口或直接靠近它的活检通道方向、精细止血、避免间室外或神经血管污染。从理论上讲，活检时暴露的组织都已被污染，理想情况下应该在肿瘤切除术时予以切除。

骨活检会使骨骼应力升高，反过来进一步增大病理性骨折的风险，为了避免这一风险的发生，开放骨活检后可能需要夹板和保护承重。"切除活检"术语是指在活检的同时整体切除肿瘤，它和原发性大范围切除通常用于良性肿瘤、浅表小恶性肿瘤（<3cm）或切口活检引起关键解剖结构严重污染的情况下。选用切除活检或者原发性大范围切除必须予以仔细权衡，操作不当可能会引起严重的并发症（图 8-5）。如果活检操作不当，可能造成严重后果，有可能需要更为复杂的肿瘤切除，甚至包括不必要的截肢[3]。选用活检技术时，肿瘤的病理、大小、位置和坏死范围等都应予以考虑。

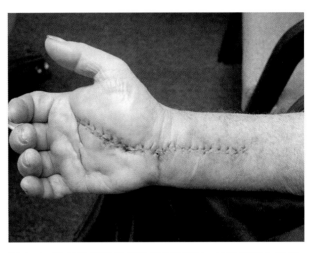

图 8-5 腕关节良性肿瘤进行切除活检，结果证实为肉瘤。手术时分离正中神经，污染面积很大，很难转换成保肢手术

手术治疗

一般原则

肿瘤的性质有助于确定必要的手术范围，有充足的边缘确保局部肿瘤控制。肿瘤切除有四个基本类型：病变内切除、边缘切除、广泛切除和根治性切除（图 8-6）。

在病变内切除术中，外科医生切开肿瘤，将肿瘤从中取出，常遗留显微镜下肿瘤，甚至有时大体肉眼肿瘤。此种手术通常用于切除良性肿瘤如骨囊肿，局部侵袭性肿瘤如骨巨细胞瘤等一些合适选择的病例，可结合病变内切除术和局部辅助疗法进行治疗，如液氮等杀死残存肿瘤[4]。在边缘切除术中，通过肿瘤周围反应带或围绕肿瘤假包膜切除肿瘤。反应带是炎症反应，可能含有肿瘤细胞。良性软组织肿瘤如脂肪瘤或神经纤维瘤等通常采用这

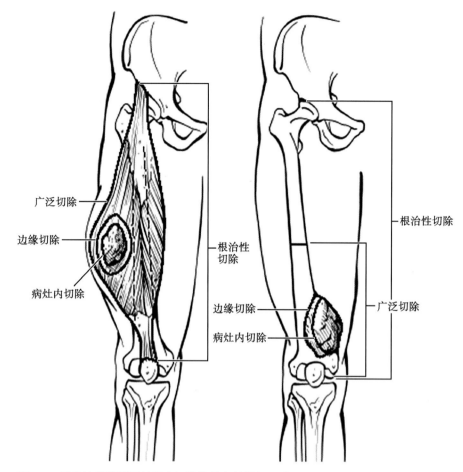

图 8-6　肿瘤边缘类型及其相应切除的骨和软组织示意图

一方法。大多数恶性肿瘤都采用广泛或根治性边缘切除术。广泛性切除术完全切除整个肿瘤,包括切除包绕整个肿瘤周围的袖套状正常组织(图8-7)。绝大多数骨和软组织肉瘤都采用广泛性切除术。根治性切除是切除肿瘤累及的整个骨或软组织间室,在有效辅助手段杀死微小病变之前,用于恶性肿瘤的治疗。在目前的实践中,根治性切除术偶尔用于跳跃性转移瘤或多灶性软组织病变,现在的治疗方案已很少再应用。由于先进的影像技术以及有效放、化疗的发展,采用相当窄的手术切缘常常就能安全切除肿瘤,减少肿瘤周围需要切除的正常组织,可以在不影响肿瘤学结果的情况下改善功能。

手术选择

保肢手术

手术是治疗骨和软组织肉瘤的基石,大约 90% 的肢体肉瘤在没有截肢情况下成功切除。在 20 世纪 70 年代末和 80 年代,对肉瘤进行的保肢手术开始流行起来,这与影像技术的提高、有效辅助治疗的发展以及重建技术的改善等诸多方面因素息息相关。一些研究者报道了保肢手术具有与截肢相比拟的肿瘤学结果,保肢手术要求肿瘤的预后不受影响,重建的肢体功能合理[5,6]。决定患者是否适合进行保肢手术,需要考虑许多问题,如病人的职

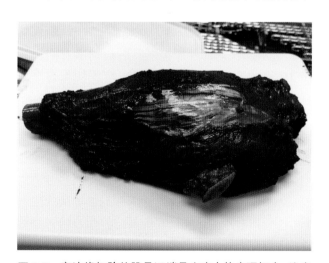

图 8-7　宽边缘切除的股骨远端骨肉瘤大体病理标本,注意围绕骨的正常肌肉以及与标本内整体活检通道

业需求、对新辅助治疗的反应、生长期儿童剩余骨骼的发育以及文化期望等。

一旦肿瘤切除，造成的缺损必须予以重建。软组织肿瘤需要软组织重建，如肌腱转移、血管或神经移植、或软组织瓣覆盖。除软组织缺损外，骨肿瘤切除后也需要重建，通常在关节周围。矫形肿瘤医生通常应用下述四种重建技术之一进行保肢骨重建：同种异体移植、自体移植、金属假体或同种异体 - 人工复合材料。

同种异体移植

人类同种异体骨作为重建骨缺损的一种生物解决方案已经应用了几十年，相比于金属假体其主要优点是：①对宿主韧带和肌腱有可靠的软组织附着体；②如果移植物与宿主结合则具有作为长期解决方案的潜力；③作为儿童的生物间隔物，直到骨骼成熟允许选择更耐久的巨型假体。这些优点需要与潜在的缺陷相权衡，其潜在缺陷包括骨折、宿主骨界面不连及罕见的潜在性疾病扩散。尽管大段同种异体移植在某些解剖部位中取得了较大的成功，但同种异体骨可以用来重建几乎所有的骨骼或关节。一旦决定采用结构同种异体移植，外科医生联系组织库获得合适大小的同种异体移植物，匹配患者的骨大小以及具有期望的软组织附着体。一些医疗中心具有自己的骨库，供内部使用。

骨关节同种异体骨是保留关节面的大段骨（图8-8），用于重建累及邻近关节如膝关节或肩关节周围的大缺损。一旦肿瘤切除，切割和雕刻同种异体骨以匹配适应缺损，然后用标准骨科固定器，通常为锁定板和螺钉结构，将同种异体骨固定在宿主骨上。之后再将同种异体软组织附着物固定在周围的宿主组织。例如，膝关节前交叉韧带、后交叉韧带、内侧副韧带和外侧副韧带以及关节囊都将被重建，以稳定膝关节。随着时间的推移，同种异体骨愈合到宿主骨上，创造一个稳定且耐用的肢体（图8-9）。大段同种异体移植也常用于跨节段移植（图8-10）以及长骨的部分缺损。

同种异体骨长期功能性重建的成功取决于多种因素，最重要的是与宿主骨结合的能力，充分的内固定、外夹板和保护负重等所有这些都有助于提高结合率，多数大规模研究显示成功率大约是80%[7-9]。

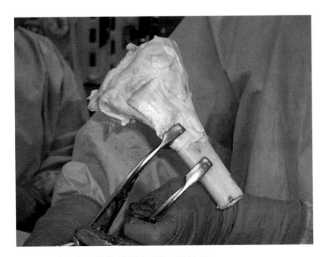

图 8-8　近端胫骨的骨关节同种异体骨

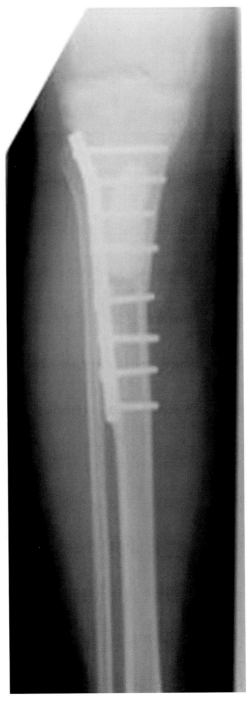

图 8-9　愈合的近端胫骨骨关节同种异体骨的 X 线表现

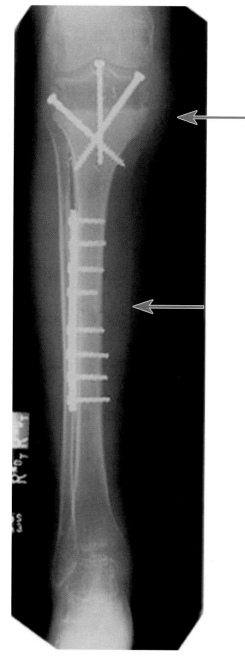

图 8-10 胫骨中间同种异体骨愈合的 X 线表现,箭头所示截骨术部位近端和远端,保留患者的关节面

晚期骨折和感染是同种异体骨失败的原因。

患者进行同种异体骨移植术后可以很快活动,几乎所有同种异体骨重建都需要延长负重保护期,直至影像学上显示有同种异体骨 - 宿主骨结合处出现结合的证据。负重的进展通常是根据愈合的程度来决定,当关节内软组织重建完成后,与同种异体骨关节移植一样,关节通常固定 6~12 周,确保韧带充分愈合。

金属假体

巨大假肢常用于重建累及邻近关节的长段骨

缺损,过去都需要定制,然而,随着现代植入物设计的发展,无大小选择限制的模具系统得到广泛应用,现有的假肢植入体可用于重建所有常见的解剖位置:肩关节、肘关节、髋关节和膝关节(图 8-11A、B),即使诸如腕关节和踝关节这些较小的关节也常采用非定制植入体进行肿瘤治疗。

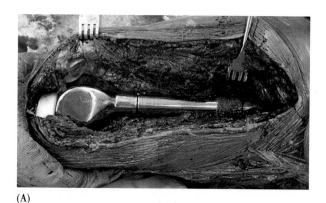

(A)

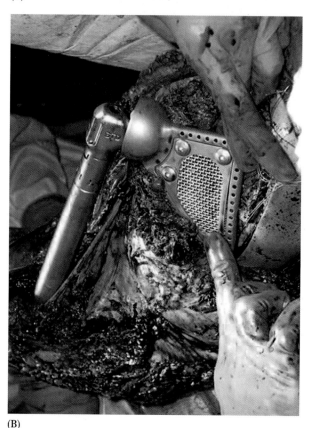

(B)

图 8-11 (A)股骨远端置换术的术中表现。(B)全肩胛骨及肱骨近端置换术的术中表现

金属巨大假肢有几个优点:能够及时负重,这是化疗或接受其他肿瘤相关性的手术如开胸术中恢复所非常期盼的;另外,模具系统在重建期间给手术医生很大的自由度。例如,如果肿瘤切除术后发现剩余股骨被肿瘤损伤或骨量不充分,自髋关节

了独特的挑战，因为儿童需要持久的结构允许纵向生长。膝关节是儿童原发性骨肉瘤最常见的位置，它包括下肢纵向生长最重要的两个生长板，股骨远端生长板在生长高峰期每年大约增长 1cm，而胫骨近端生长板每年大约增长 0.6cm，幼儿期切除或破坏这些生长板将会导致骨骼成熟后腿长出现相当大的差异（通常不能接受）。一般情况下，重建策略旨在：①尽可能保留生长板；②采用可伸展性金属假肢；或③使用骨骼传输技术扩展剩余的骨骼。例如，9 岁男孩股骨远端骨肉瘤，假定他的骨骼生长期到 16 岁，膝关节周围的生长空间大约剩余 11cm，对这个男孩的手术选择相当复杂[19]。经股骨截肢或旋转成形术可能提供最简单、最可预测、限制性最小的选择及未来可能进行最少的手术干预；保肢手术可采用可伸展性金属假肢（图 8-16）或骨关节同种异体移植，尽管这些选择看起来很有吸引力，但具有相当大的局限性，如限制运动以延长植入体的寿命、将来需要面临多次手术延长植入体和治疗植入体的失败以及植入体感染的终生风

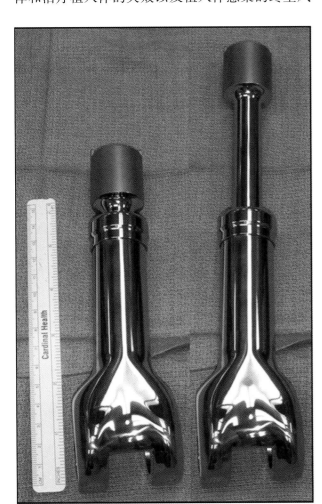

图 8-16 可膨胀股骨远端假体的临床照片

险。对可伸展性假肢……图解决目前存在的一……有关长期假肢生存的……拉成骨是中间骨缺损……生能够承受无限的承……

骨盆

肿瘤切除后骨盆……的肿瘤矫形手术，充满……时间的制动。当保留……髋臼切除时，必须考虑……属植入体、同种异体植……稳是髋臼重建后的主……在手术过程中被切断……不稳以及肢体主动控……神经或股神经，则功能……关节不稳的患者，需要……围软组织瘢痕充分形……常需要数月来康复，才……

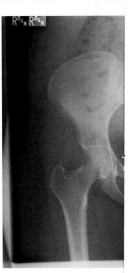

图 8-17 双极人工髋关节……

保肢手术后并发症

遗憾的是，保肢……10%～15% 的巨型假……者的一生中发生感染……除受累的假肢或同种……衬垫，长期静脉注射……肢。对于感染不能清……可能需要截肢。

植入体松动或漏……建间期的延长而增高……

至膝关节的整个股骨都很容易利用模具系统进行替换。

金属假肢的主要缺点是对长期存活的病人通常需要组件修正。虽然大量的研究和开发用于提高假肢设计，利用持久的假体柄行骨固定仍然是一个挑战[10]。目前，大多数假体柄根据柄的骨内生长采用骨水泥或压接技术固定，脓毒性和无菌性松动都是大量假肢失败的原因（图 8-12）。新的设计应用压缩性骨整合或新型骨生长技术，试图克服无菌性松动的问题，从理论上讲，如果骨与植入体整合在一起，柄松动应该减少[11,12]。

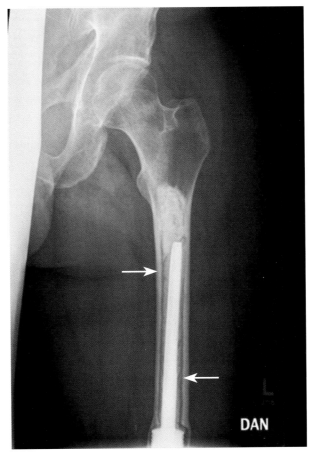

图 8-12 股骨远端假肢无菌性松动的 X 线表现，骨水泥罩断裂，骨水泥与骨之间可见透亮影（箭头）

大多数金属假肢重建患者术后就可活动，一般来说，骨水泥假体可以立即承受全部重量，压接技术假肢有时需要一段部分承重时间，这依赖于外科医生的偏好以及术中的所见。应用压缩骨整合柄固定的患者通常会在几个星期的负重中受到保护，当周围软组织充分愈合后，关节开始活动。需要软组织重建的临床情况如膝关节伸肌机制重建要求较长时期的关节制动，如果覆盖需要软组织瓣和／

或皮肤移植，通常规定术后立即卧床休息。

同种异体 - 假肢复合体（APC）

同种异体 - 假肢复合体是将金属假肢的直接结构完整性与同种异体移植提供的潜在优越的生物学和软组织附着体相结合，其首次应用报道应追溯到 1978 年，由于肌腱的附着，今天作为一种选择常用于近端肱骨和胫骨重建[13]。在近端胫骨，同种异体骨提供髌肌腱，可以修复可靠的伸肌机制[14,15]；在肱骨近端，肩袖肌腱和关节囊可以附着在同种异体骨的剩余软组织上；在近端股骨，可以修复臀中肌腱附着，防止出现 Trendelenburg 步态[16]。无论在什么位置，手术方法相同。同种异体骨关节面切除，将植入物的柄穿过准备好的同种异体骨，植入物可以通过同种异体骨倾斜（图 8-13A），固定于邻近的宿主骨。因为不期盼死骨能长出新骨，植入物通常用骨水泥与同种异体骨结合在一起。之后，应用压接技术或水泥技术将倾斜的柄植入宿主骨。根据重建的稳定性，需要额外的硬件来稳定移植物和宿主骨（图 8-13B）。然后用重缝合线重建软组织，包括肌腱、韧带和包膜。

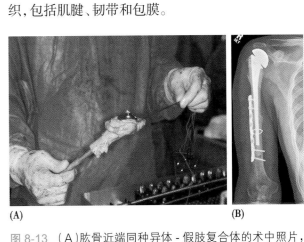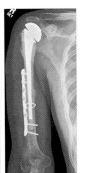

(A)　　　　　　　　　　(B)

图 8-13 （A）肱骨近端同种异体 - 假肢复合体的术中照片，长柄肱骨组件倾斜穿过同种异体骨，通过软组织附着在同种异体骨上进行缝合。（B）肱骨近端同种异体 - 假肢复合体的 X 线表现，这种结构用额外的内固定，固定在患者的骨上，便于同种异体与宿主骨结合处完全愈合

同种异体 - 假肢复合体的软组织优点很明显，肌腱和肌肉附着在功能上要优于金属附着。另外，骨储备重建允许将来有更多的修复选择。同样，同种异体骨的大小匹配也不是那么关键，因为关节面被金属所替代。按照重建的范围和解剖位置，术后活动度有所不同。

自体移植

自体移植通常用于重建中间大缺损，肱骨和胫骨的骨干肿瘤选择这种重建最理想，常见的自体移

植供体位置是腓骨、髂嵴和肋骨[17]。为了加快愈合，常移植其相应的血管蒂，通过微血管吻合重新连接[16]。如果吻合长期开放，随着时间推移移植体逐渐肥大，最终达到替换骨的直径和力量。这种类型的手术需要一个协作良好的多学科团队。

骨搬移或牵拉成骨是发掘患者自身骨潜力的新技术[18]。肿瘤切除后，在患肢骨放置外固定（图8-14），通过近端或远端干骺端进行单独的截骨术，被截骨段以大约1mm/d的速率向缺损处牵拉搬移，直至缺损填充。一旦缺损充分固化，去除外固定，患者就拥有自己的骨。骨搬移和带血管的腓骨移植具有很大的潜能，为回归无限制活动度提供一个永久性的生物解决方案。

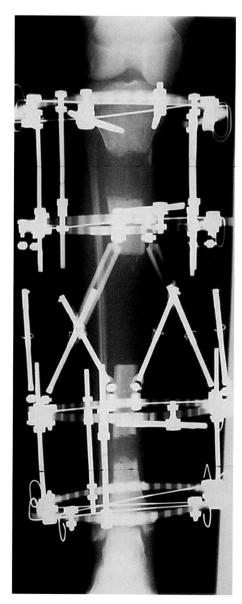

图8-14 胫骨中间肿瘤切除、放置环形外固定器进行牵拉成骨的X线表现

与其他重建方_体重建通常要求最_骨和自体移植之间_承重保护期延长（_防骨折或固定硬件_初征象后，允许渐_合，重建就可无限_患者借助于外固定_时间期开始承重。

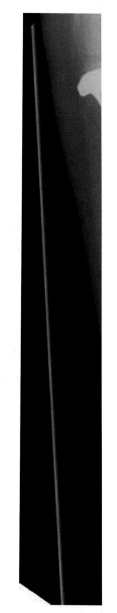

图8-15 带血管的腓_除后的对侧胫骨中间段

保肢手术的特殊考_
生长儿童

儿童骨骼发育_

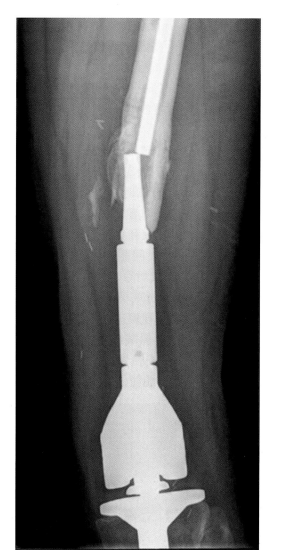

图8-18 股骨柄骨水泥断裂的X线表现

入体的寿命，需要积极探索以改善假肢设计和生物学补充。肌肉或神经切除后由机械性不匹配导致的关节不稳定可能会引起脱位（图8-19），修正受限的植入体或延长固定时间等方法可帮助处理这一问题。

截肢

大约10%的原发性骨和软组织肉瘤需要截肢来控制局部肿瘤，肿瘤截肢的主要适应证是手术时若保留肢体功能则不能获得阴性肿瘤边缘，常发生在被忽视的肿瘤病例中（图8-20）。其他适应证包括肿瘤复发、骨折、幼童仍有相当大的发育潜能（功能优于保肢）和慢性感染重建。足和踝部肿瘤常经胫骨截肢来治疗，不是因为手术边缘阴性问题，而是因为切除后功能更好。

图8-21、图8-22分别显示了下肢截肢和上肢

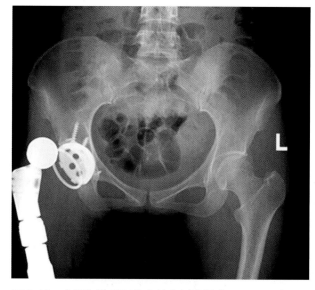

图8-19 广泛切除后不稳定的右侧髋关节和股骨近端及周围软组织的重建

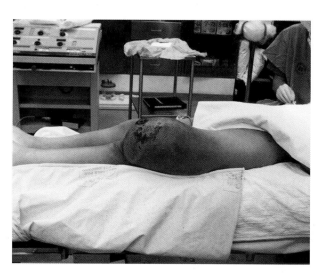

图8-20 股骨远端巨大骨肉瘤，其上皮肤损伤

截肢的水平。肿瘤手术的截肢水平几乎完全取决于肿瘤的位置，一般情况下，截肢水平越高，日常生活活动的能量消耗就越大[22]。

在癌症手术中截肢有许多潜在的优点。首先，一些肿瘤对诸如化疗或放疗等辅助治疗没有效果，截肢可以彻底地根除肿瘤。然而，尽管截肢的局部复发率稍低于保肢，但其总的生存率基本相等。其次，保肢手术后并发症常需要进行其他手术，而截肢通常不需要再进行其他手术。最后，近十年来上肢和下肢的假肢设计有了巨大的发展，大多数情况下都有很好的功能和美感，肌电装置现在已广泛应用[23]。带有微处理器的膝关节功能得到改善，技术革新如极短残肢骨整合以及有针对性的肌肉再生技术有望在未来提供更大的用途。

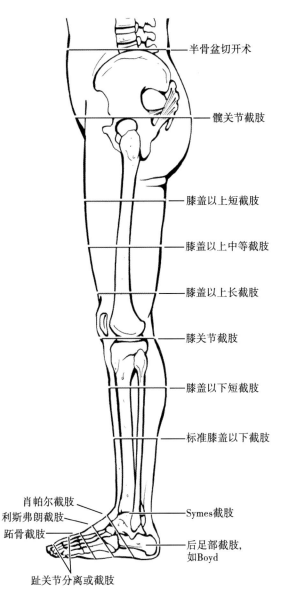

图 8-21 下肢截肢水平

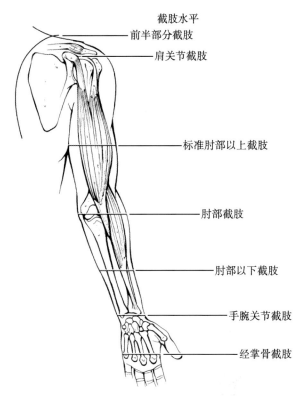

图 8-22 上肢截肢水平

截肢手术与保肢手术比较,有明显的缺点。大多数被截肢的患者都产生幻觉,一些要经历幻觉性疼痛。幻觉性疼痛会使人特别虚弱,通常需要长时间的药物干预。切断神经位置可发生疼痛性神经瘤,可能导致负重或假肢套接问题。截肢后本体感觉受损,造成初始步态训练困难。剩余生长发育较多的儿童在骨的终末段骨过度生长,需要手术切除。

下肢截肢

足、踝或胫骨远端肿瘤通常采用膝关节以下截肢(BKA),最常用的是经胫骨截肢,假肢套接需要的理想残留胫骨长度距离内侧关节线 12～17cm(图 8-23)。经胫骨截肢切除肿瘤通常使用能使肿瘤边缘最大化的皮瓣,而经胫骨截肢治疗引起的血管损伤则倾向于使用大的后皮瓣来闭合伤口。

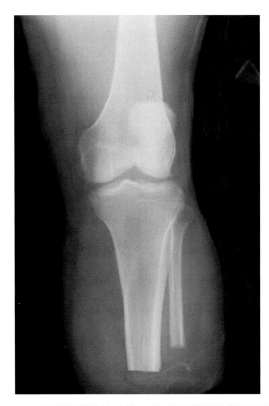

图 8-23 经胫骨截肢的 X 线表现,腓骨横断通常比胫骨更靠近侧

最常用的膝关节以上截肢（AKA）是经股骨截肢，用于胫骨近端、股骨远端和腘窝不能切除的肿瘤。通常采用"鱼嘴形"切口，尽量使前皮瓣稍大于后皮瓣，便于远端切口稍偏向后面。平衡残肢肌力是保障术后功能最大化和减少能量消耗的重要技术，如果截肢水平位于大收肌插入处的近端，切断内收肌以便平衡近端髋关节外展肌；此外，当进行股四头肌切断术时，髋关节应该完全伸展，避免股四头肌过度拉紧和髋关节屈曲挛缩。

在选定的病例中，经股骨截肢和经胫骨截肢都要适合手术后能立即进行假肢安装。当外科医生缝合伤口后，应用无菌敷料，修复师在相同的麻醉下安装及时术后假肢（IPOP）（图 8-24），这个临时假肢并不意味着用于负重，立即使用的人工假肢的感觉和外观被认为能减少幻觉性疼痛的频率和严重程度，也有助于情绪方面的接受。及时术后假肢通常在术后一周内肿胀减退而脱落，患者由于放疗或化疗出现延迟愈合，及时假肢安装可引起伤口并发症，属于相对禁忌证（图 8-25）。

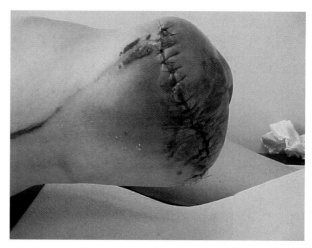

图 8-25 膝下截肢植入及时术后假肢后伤口破裂病人状态的临床图像，患者之前经历肢体辐射治疗

髋关节和盆腔肿瘤可进行半骨盆切除术，包括整个或部分无名骨（图 8-26）。对于骨盆巨大肿瘤，半骨盆切除术优于保肢手术，因为保肢手术可能引起严重的相关并发症。但也应考虑到半骨盆切除术后可出现创口延迟愈合和其他围手术期并发症，大多数接受半骨盆切除术的患者最终也不用假肢进行活动。

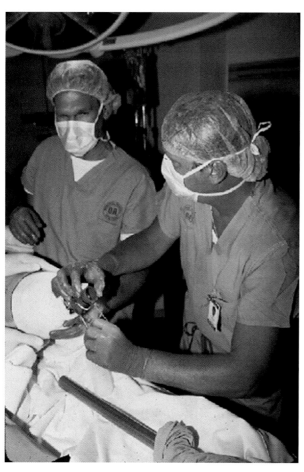

图 8-24 膝关节上截肢的术中照片，患者仍在麻醉的情况下矫形师放置及时术后假肢

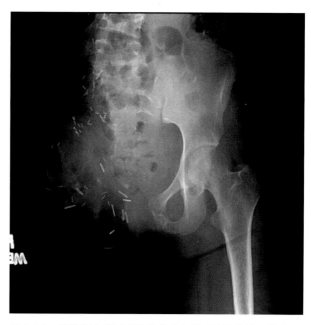

图 8-26 髂腹间切断术后（半骨盆切除术）骨盆的 X 线表现

无论截肢位置处于什么水平，截肢后的所有患者都需要监测伤口并发症和幻觉性疼痛，如果康复医疗团队在术前就予以早期评估，那么这些患者就会明显受益，术后尽可能早地解决站立平衡和残肢成形问题。对于进行半骨盆切除术移出坐骨的患

者，为了防止长期并发症，解决坐姿平衡极具挑战性。假肢安装的时机和承重最终要由手术外科医生依据伤口愈合的进展来决定。

上肢截肢

上肢截肢远不如下肢常见，通过前臂的截肢效果相对较好，绝大多数患者都能成功完成假肢康复。前臂的力量和旋转与保留的长度成正比，即使肘关节以下残肢很短，也要优于通过肘关节或经肱骨截肢，保留肱二头肌插入处对功能和力量很重要，肌肉固定可以通过增加前臂旋转来改善假肢的安装。经肱骨截肢需要至少保留 5cm 肱骨，使用传统悬吊进行假肢安装。虽然经皮骨整合假肢这种新的假肢悬吊能为近端切除术提供额外的选择，但这种新方法仍处于研究之中。对于肩关节附近的肿瘤，在可能和适当的时候，肩关节离断术要优于上肢截肢术，肩胛骨使外观对称，对穿衣服很重要。

旋转成形术

旋转成形术是需要应用膝关节上截肢术来治疗膝关节周围肿瘤的新方法[24]。这种技术最初描述于 20 世纪 30 年代患肺结核的四肢，20 世纪 70 年代开始用于治疗膝关节恶性肿瘤，整个膝关节连带股骨远端和胫骨近端及其周围软组织整块切除，仅遗留腘动、静脉以及胫神经和腓神经，肢体远端旋转 180°，对骨和软组织重新修复和稳定（图 8-27）。由此产生的肢体在功能上起着 BKA 的作用，脚踝和脚的功能就像膝盖和胫骨一样（图 8-28A、B）。此技术的改良型有描述应用在髋关节周围，甚至上肢[25,26]。

旋转成形术最常见的适应证是处于生长早期的儿童，因为在骨骼发育不成熟的患者假体内重建需要多次手术进行延长修正。另外，旋转成形术对身体要求很高的人来说是可取的，因为其功能性很高。其他适应证包括膝关节周围软组织损伤、病理性骨折、保肢手术失败以及肿瘤局部复发。与经股骨截肢术比较，旋转成形术不影响神经，基本上不会出现幻觉性疼痛，具有相对正常的本体感觉，提供持久的承重皮肤，没有疼痛性神经瘤。其最大的缺点是残肢外观，自膨式假体的出现使父母追求孩子肢体外观更正常的热情降低。

手术后，在股骨远端与胫骨近端之间骨结合处没有完全愈合之前，为了促使肌腱和肌肉连接愈合，患者不允许通过肢体来承重，踝关节活动范围和力量起初也有限制。

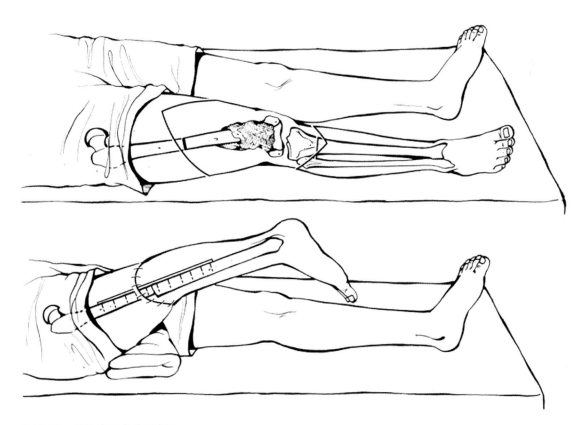

图 8-27　旋转成形术的示意图

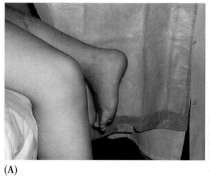
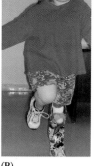

(A) (B)

图 8-28 （A）青少年膝关节恶性肿瘤旋转成形术后状态的临床图片，注意脚跟在对侧膝关节水平。（B）用改良 BKA 假体进行旋转肢体修复后，患者的身体协调性很好

骨转移瘤的外科治疗

　　骨转移瘤患者的治疗是矫形肿瘤最具挑战性之一，这些患者通常病情严重，具有明显的疼痛。转移瘤骨痛对患者的生活质量造成相当大的影响，矫形肿瘤医生的作用主要是以控制疼痛为目的、治疗迫在眉睫的病理性骨折，使患者生活质量得到最大化提高及恢复和维持功能和运动。一些孤立的骨转移瘤，手术切除可达到治愈或至少无病间隔期延长。第 60 章全面概述了多学科对骨转移瘤患者的管理。

　　病理性骨折是通过病变骨发生的骨折（图 8-29），即将发生的病理性骨折是在正常生理负载下可能发生的骨折（床上翻身、行走等，图 8-30）。现在有许多非手术干预治疗也增加骨折的危险，包括辐射治疗、抗吸收药物和微创消融技术。

　　各种研究都试图依据影像学和临床特征来量

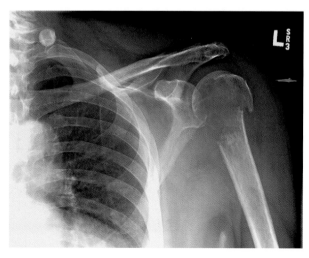

图 8-29 肱骨近端肾癌转移瘤病理性骨折的 X 线表现

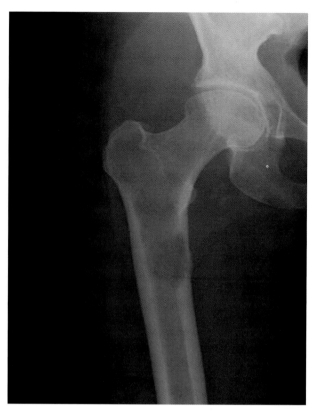

图 8-30 通过继发于乳腺转移瘤的股骨溶骨性病变即将发生的病理性骨折的 X 线表现

化骨折的风险[27,28]。然而，没有一种评分系统或预测算法能够绝对预测骨折风险。手术固定的决策主要依据是结合影像学特点、临床表现、功能缺陷、病变的解剖位置以及患者的功能状态和预后。一般来说，对于下肢骨折，如果患者预期寿命至少有 4 周，通常采用手术稳定，而对于上肢骨折，如果患者期望的生存期不到 3 个月，通常不需要手术处理。然而，当做出这样决定时，其他许多临床和心理社会因素也要予以考虑。

　　术前评估的一个重要方面是要考虑其他骨是否也存在病理性骨折的风险。例如，如果患者有髋关节病理性骨折，应对上肢予以评估相关的疾病，因为术后康复很可能会增加上肢应力来稳定和支撑，这可能会导致已经处于危险中的患者出现病理性骨折。

　　当决定手术时，需要达到的基本目的：①重建应能立即承重；②重建应能维持患者的生命；③整个骨骼及其内相关病变通过指标评估予以妥善处理（"一骨，一手术"）。虽然这些目标看起来很直观，但往往难以实现，新的全身生物制剂正在改变转移瘤的模式以及生存预后。曾经被认为是治疗转移性癌的一种有效固定技术，现在认为在病人的一生中可能会失败(图 8-31)。通常情况下,长骨末端接受人工关节置换治疗,尤其是在臀部。虽然肿瘤假体具有不同的茎长可保护整个骨骼(图 8-32),但这个概念在最近的评估中受到质疑[29]。骨干病变采用标准髓内钉进行治疗。通过选择合适的方式,或病变内切除或广泛切除,来切除转移瘤(图 8-33)。有些病例经治疗后可能会延长重建的寿命,阻止局部肿瘤发展,残腔缺损由聚甲基丙烯酸甲酯填充以增强力度(图 8-34)。应用热物理局部辅助如液氮作为肿瘤切除后的补充治疗手段,防止肿瘤进一步破坏局部骨结构。

术后护理

对术后手术床进行短期外放射治疗以预防肿瘤发展,大多数患者都受益匪浅[30]。理想情况下,患者术后应立即活动,实际上患者通常会稳定下来,直至能够耐受完全负重。不幸的是,术后并发

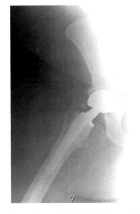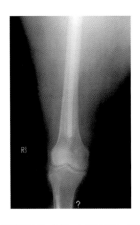

图 8-32 髋关节长柄骨水泥半关节置换术的 X 线表现,整个骨骼的骨干夹板可以预防处理剩余股骨的微转移

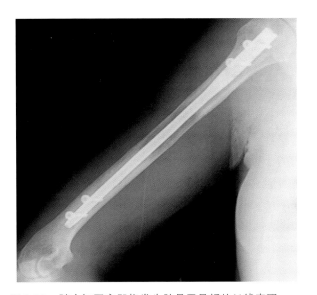

图 8-33 髓内钉固定即将发生肱骨干骨折的 X 线表现

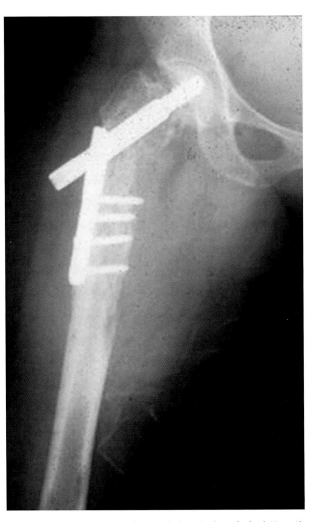

图 8-31 股骨近端甲状腺癌转移瘤骨折内固定失败的 X 线表现,患者生存期超过了重建的耐久性,需要修正内假体

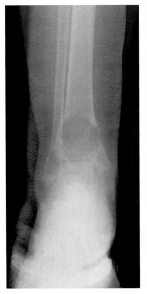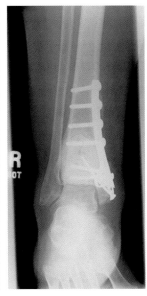

图 8-34 胫骨远端通过浆细胞骨髓瘤病理性骨折的 X 线表现,采用刮除术、液氮、骨水泥和内固定治疗,骨水泥保持及时结构完整性,允许完全承重

症很常见,可能与这些病人的整体医疗和身体状况有关。因为转移瘤患者相比于正常人发生感染和静脉血栓栓塞的风险增高,所以,常规予以预防性处理。另外,补充营养也很有益处。

一般康复考虑

骨与软组织肿瘤的手术可能涉及广泛的骨、肌肉和软组织切除,通常导致术后功能和生活质量下降。旧的康复模式只涉及病人、外科医生,也许修复师还不能完全解决肿瘤切除和重建后患者面对的潜在的心理社会问题以及复杂的疼痛问题[31]。康复正在迅速发展成为一种多模式的目标导向的实践,越来越被认为是一种教育和赋权的过程,而非单纯的训练和锻炼。本节着重于术后康复和功能结果。

保肢手术的早期结果显示了术后康复的重要性,强调某些因素如早起活动和步态训练等是成功恢复日常活动的关键[32]。遗憾的是,没有保肢手术后标准化的康复指南,大多数临床医生应用试探性的治疗方法[33]。

通过步态分析和力量可以作为客观评价康复后的运动参数,对这些病人术后护理的心理社会方面的持续评价是取得成功的重要因素。一些研究显示保肢手术的患者面临一系列心理社会挑战,包括就业、经济问题、社会满意度下降和自卑/形象受损[34-36]。对这些患者的康复是一个复杂过程,需要外科医生、物理治疗师、职业治疗师、疼痛小组和心理咨询师精心策划,提高他们的身体机能水平,帮助他们克服这些额外的挑战,以便他们能最大限度地重新融入社会。

一些经历截肢的患者,患肢的失去可能会降低活动能力和自我形象,尤其是年轻的肿瘤患者和劳动者。年轻肿瘤截肢患者对术后康复的期望值不同于系统性血管病的老年患者,由于截肢术后焦虑和抑郁发病率很高,一个训练有素、能力强的团队才能够恰当地处理身体机能以及心理社会方面的康复问题。

截肢的位置对期望值和术后护理非常重要,下肢肿瘤截肢患者的假肢康复已经显示能够有效地帮助病人恢复大部分术前能力和延长生存期[37,38]。事实上,超近端截肢患者(半骨盆切除术)的早期康复,其使用假肢的可能性很高[39]。手术后到康复开始的间隔时间也很重要,间隔期越长,邻近关节挛缩和跌倒的风险较高,并发症的发生风险增大。此外,考虑到这些病人的年龄组,及时进行康复很重要,以免耽误他们重返工作或接受教育。整合上肢是下肢康复方案的非常重要一部分,帮助患者行走或推动轮椅。

上肢截肢的康复应从伤口愈合后开始,采用适当的压缩包扎来收缩成形残肢。包扎的目的主要是减轻患肢水肿,因此建议从远端到近端进行,在向近端进行时逐渐减小张力。因为肩部常不在一个高度,姿势训练也很重要,通常通过镜面观察和自我校正来实现。活动范围对于肢体的最佳功能也是至关重要的,内旋、外旋以及前臂旋前和旋后分别对经肱骨截肢和经桡骨截肢的患者很重要。

最难处理的问题之一是幻觉疼痛,其发病机制不完全明了,据推测,由手术期间损伤周围神经或大脑皮层水平神经精神调节障碍所引起。截肢后幻觉疼痛的发病率很高(>70%),使人极度衰弱[40]。许多新技术用来减轻截肢者的幻觉疼痛,包括镜像疗法、TENS、无创性脑刺激和心理意象,但取得的疗效程度不同[41,42]。一个常见的诱发幻觉疼痛的危险因素已经被证明是术前疼痛控制不良[43],此外,对截肢患者早期药物干预证明可以缓解幻觉疼痛[44]。这种情况的发生和复杂性强调了将疼痛管理作为术后康复计划整体的一部分的重要性。

肿瘤术后可发生软组织挛缩,皮肤移植、瘢痕组织和软组织辐射都可能是瘢痕形成和潜在虚弱性挛缩的原因(图 8-35)。所有患者,特别是接受术后放疗的患者都应该通过支撑、定期随访、细心的物理治疗和患者教育来预防挛缩,把它作为术后康复计划的一部分。

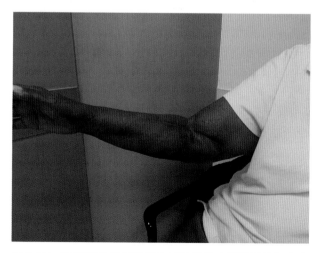

图 8-35   临床照片显示手臂肉瘤放射治疗后肘关节屈曲挛缩的患者状态

要点

- 无论是骨肉瘤还是软组织肉瘤，大部分都是以治疗为目的选择保肢手术或截肢。
- 骨继发性肿瘤或转移瘤通常采用姑息目的进行治疗，大多数需要稳定骨骼而不是去除整个肿瘤。
- 矫形肿瘤医生的作用通常有两个方面：①根除肌肉和骨骼中的肿瘤；②以功能上可接受的方式重建形成的缺损。
- 大多数骨恶性肿瘤患者出现疼痛。
- "夜间疼痛"是指从睡梦中惊醒的疼痛，是骨肿瘤患者典型的主诉，应该予以检查。
- 功能性疼痛是指行走或某些活动引起的疼痛，可能是即将发生骨折的指征。大多数功能性疼痛患者应处于限制承重状态。
- 绝大多数软组织肉瘤是无痛性的，除非出现神经或骨侵犯。
- 肿瘤切除有 4 种类型：病变内切除、边缘切除、广泛切除和根治性切除。
- 大约 90% 的肢体肉瘤能成功切除，不需要截肢。
- 保肢手术需要肿瘤学结果不受影响以及所形成的肢体具有合理的功能能力。
- 肿瘤病变截肢的主要原因是手术时不能达到负性肿瘤边缘。
- 旋转成形术最常见的适应证是有相当大剩余生长力的儿童，因为在骨骼发育不成熟的患者假体内重建需要多次手术进行延长修正。
- 病理性骨折是通过病变骨发生的骨折。
- 即将发生的骨折是正常生理负载下（床上翻身、行走等）可能发生的骨折。
- 一般情况下，下肢病理性骨折患者生命预期值至少 4～6 周，是手术指征；而上肢骨折患者生命预期值不足 3 个月，通常不需要手术治疗。

（李优伟 译 席家宁 校）

参考文献

1. Mankin HJ, Hornicek FJ. Paget's sarcoma: a historical and outcome review. *Clin Orthop Relat Res*. 2005;438:97–102.
2. Berrington de Gonzalez A, Kutsenko A, Rajaraman P. Sarcoma risk after radiation exposure. *Clin Sarcoma Res*. 2012;2(1):2–18.
3. Mankin HJ, Lange TA, Spanier SS. THE CLASSIC: The hazards of biopsy in patients with malignant primary bone and soft-tissue tumors. The Journal of Bone and Joint Surgery, 1982;64:1121–1127. *Clin Orthop Relat Res*. 2006;450:4–10.
4. Marco RA, Gitelis S, Brebach GT, et al. Cartilage tumors: evaluation and treatment. *J Am Acad Orthop Surg*. 2000;8(5):292–304.
5. Rougraff BT, Simon MA, Kneisl JS, et al. Limb salvage compared with amputation for osteosarcoma of the distal end of the femur. A long-term oncological, functional, and quality-of-life study. *J Bone Joint Surg Am*. 1994;76(5):649–656.
6. Williard WC, Hajdu SI, Casper ES, et al. Comparison of amputation with limb-sparing operations for adult soft tissue sarcoma of the extremity. *Ann Surg*. 1992;215(3):269–275.
7. Muscolo DL, Ayerza MA, Aponte-Tinao LA. Massive allograft use in orthopedic oncology. *Orthop Clin North Am*. 2006;37(1):65–74.
8. Hornicek FJ, Gebhardt MC, Tomford WW, et al. Factors affecting nonunion of the allograft-host junction francis. *Clin Orthop Relat Res*. 2001;382:87–98.
9. Springfield DS, Tomford WW. Long-term results of allograft replacement in the management of bone tumors. *Clin Orthop Relat Res*. 1996;324:86–97.
10. Henderson ER, Groundland JS, Pala E, et al. Failure mode classification for tumor endoprostheses: retrospective review of five institutions and a literature review. *J Bone Joint Surg Am*. 2011;93(5):418–429.
11. Batta V, Coathup MJ, Parratt MT, et al. Uncemented, custom-made, hydroxyapatite-coated collared distal femoral endoprostheses: up to 18 years' follow-up. *Bone Joint J*. 2014;96–B(2):263–269.
12. Healey JH, Morris CD, Athanasian EA, et al. Compress knee arthroplasty has 80% 10-year survivorship and novel forms of bone failure. *Clin Orthop Relat Res*. 2013;471(3):774–783.
13. Imbriglia JE, Neer CS, Dick HM. Resection of the proximal for one-half chondrosarcoma of the humerus in a child for chondrosarcoma. *J Bone Joint Surg Am*. 1978;60(2):262–264.
14. Abdeen A, Hoang BH, Athanasian EA, et al. Allograft-prosthesis composite reconstruction of the proximal part of the humerus: functional outcome and survivorship. *J Bone Joint Surg Am*. 2009;91(10):2406–2415.
15. Donati D, Colangeli M, Colangeli S, Di et al. Allograft-prosthetic composite in the proximal tibia after bone tumor resection. *Clin Orthop Relat Res*. 2008;466(2):459–465.
16. Bendetti MG, Bonatti E, Malfitano C, et al. Comparison of allograft-prosthetic composite reconstruction and modular prosthetic replacement in proximal femur bone tumors: functional assessment by gait analysis in 20 patients. *Acta Orthop*. 2013; 84(2):218–223.
17. Sainsbury DC, Liu EH, Alvarez-Veronesi MC, et al. Long-term outcomes following lower extremity sarcoma resection and reconstruction with vascularized fibula flaps in children. *Plast Reconstr Surg*. 2014;134(4):808–820.
18. Demiralp B, Ege T, Kose O, et al. Reconstruction of intercalary bone defects following bone tumor resection with segmental bone transport using an Ilizarov circular external fixator. *J Orthop Sci*. 2014;19(6):1004–1011.
19. Levin AS, Arkader A, Morris CD. Reconstruction following tumor resections in skeletally immature patients. *J Am Acad Orthop Surg*. 2017;25(3):204–213.
20. Hwang N, Grimer RJ, Carter SR, et al. Early results of a non-invasive extendible prosthesis for limb-salvage surgery in children with bone tumours. *J Bone Joint Surg Br*. 2012;94(2):265–269.
21. Puchner SE, Funovics PT, Böhler C, et al. Oncological and surgical outcome after treatment of pelvic sarcomas. *PLoS One*. 2017;12(2):e0172203.
22. Jeans KA, Browne RH, Karol LA: Effect of amputation level on energy expenditure during overground walking by children with an amputation. *J Bone Joint Surg Am*. 2011;93(1):49–56.
23. Morris CD, Potter BK, Athanasian EA, et al. Extremity amputations: principles, techniques, and recent advances. *Instr Course Lect*. 2015;64:105–117.
24. Merkel KD, Gebhardt M, Springfield D. Rotationplasty as a reconstructive operation after tumor resection. *Clin Orthop Relat Res*. 1991;(270):231–236.
25. Winkelmann WW. Type-B-IIIa hip rotationplasty: an alternative operation for the treatment of malignant tumors of the femur in early childhood. *J Bone Joint Surg Am*. 2000;82(6):814–828.
26. Athanasian EA, Healey JH. Resection replantation of the arm for sarcoma. *Clin Orthop Relat Res*. 2002;395:204–208.
27. Mirels H, Wits BDS, Wits M. Metastatic disease in long bones a proposed scoring system for diagnosing impending pathologic frac-

tures. *Clin Orthop Relat Res*. 2003;415:S4–13.

28. Damron TA, Nazarian A, Entezari V, et al. CT-based structural rigidity analysis is more accurate than mirels scoring for fracture prediction in metastatic femoral lesions. *Clin Orthop Relat Res*. 2016;474(3): 643–651.

29. Xing Z, Moon BS, Satcher RL, et al. A long femoral stem is not always required in hip arthroplasty for patients with proximal femur metastases. *Clin Orthop Relat Res*. 2013;471(5):1622–1627.

30. Townsend PW, Smalley SR, Cozad SC, et al. Role of postoperative radiation therapy after stabilization of fractures caused by metastatic disease. *Int J Radiat Oncol Biol Phys*. 1995;31:43–49.

31. Meier RH 3rd, Heckman JT. Principles of contemporary amputation rehabilitation: veterans health administration follow-up care. *Phys Med Rehabil Clin North Am*. 2014;25(1):29–33.

32. Frieden RA, Ryniker D, Kenan S, et al. Assessment of patient function after limb-sparing surgery. *Arch Phys Med Rehabil*. 1993;74:38–43.

33. Shehadeh A, El Dahleh M, Salem A, et al. Standardization of rehabilitation after limb salvage surgery for sarcomas improves patients' outcome. *Hematol Oncol Stem Cell Ther*. 2013;6(3–4):105–111.

34. Christ GH, Khan SN, Backus SI. Rehabilitation for limb salvage patients kinesiologic parameters and psychologic assessment. *Cancer*. 2001;92(4):1013–1019.

35. Weddington BWW, Segraves KB, Simon MA. Psychological outcome of extremity sarcoma survivors undergoing amputation or limb salvage. *J Clin Oncol*. 1985;3(10):1393–1399.

36. Novakovic B, Fears TR, Horowitz ME, et al. Late effects of therapy in survivors of Ewing's sarcoma family tumors. *J Pediatr Hematol Oncol*. 1997;19(3):220–225.

37. Kauzlaric N, Kauzlaric KS, Kolundzic R. Prosthetic rehabilitation of persons with lower limb amputations due to tumour. *Eur J Cancer Care (Engl)*. 2007;16(3):238–243.

38. Stineman MG, Kwong PL, Kurichi JE, et al. The effectiveness of inpatient rehabilitation in the acute postoperative phase of care after transtibial or transfemoral amputation: study of an integrated health care delivery system. *Arch Phys Med Rehabil*. 2008;89(10): 1863–1872.

39. Houdek MT, Kravolec ME, Andrews KL. Hemipelvectomy: high-level amputation surgery and prosthetic rehabilitation. *Am J Phys Med Rehabil*. 2014;93(7):600–608.

40. Nikolajsen L, Jensen TS. Phantom limb pain. *Br J Anaesth*. 2001; 87(1):107–116.

41. Anghelescu DL, Kelly CN, Steen BD, et al. Mirror therapy for phantom limb pain at a pediatric oncology institution. *Rehabil Oncol*. 2016;34(3):104–110.

42. Ferraro F, Jacopetti M, Spallone V, et al. Italian Consensus Conference on Pain in Neurorehabilitation (ICCPN). Diagnosis and treatment of pain in plexopathy, radiculopathy, peripheral neuropathy and phantom limb pain. Evidence and recommendations from the Italian Consensus Conference on Pain on Neurorehabilitation. *Eur J Phys Rehabil Med*. 2016;52(6):855–866.

43. Nikolajsen L, Ilkjaer S, Kroner K, et al. The influence of preamputation pain on postamputation stump and phantom pain. *Pain*. 1997;72:393–405.

44. Wang X, Yi Y, Tang D, et al. Gabapentin as an adjuvant therapy for prevention of acute phantom-limb pain in pediatric patients undergoing amputation for malignant bone tumors: a prospective double-blind randomized controlled trial. *J Pain Symptom Manage*. 2017. pii:S0885-3924(17)30694-2.

第 9 章

肿瘤的神经外科学原则

Ori Barzilai, Mark H. Bilsky

脊柱转移瘤是肿瘤患者发病的主要来源,常采用姑息治疗,主要目的是改善或保持神经系统状态、提供脊柱稳定性以及实现局部、持久的肿瘤控制。脊柱肿瘤的主要治疗方法是放射治疗和/或手术,手术和放射治疗技术的最新发展如影像学导引下强度调控辐射治疗(IGRT)使脊柱转移瘤的治疗更加安全有效。另外,新的化疗、激素和免疫治疗的发展使得许多类型的肿瘤得到了全身控制,最近微创手术引起了大家的兴趣,其在脊柱转移瘤治疗中的作用越来越大,虽然目前没有高质量的研究来检验这些好处,它的确具有手术时间短、出血量少和住院时间缩短的优点。所有用于治疗脊柱肿瘤的干预措施及其结果都会影响患者的康复,康复医学在实现有意义的姑息治疗和提高生活质量中起着重要作用,对治疗决策和结果的基本了解将有助于癌症患者的评估。

临床表现

脊柱肿瘤通常出现疼痛[1]。与脊柱肿瘤相关的三种疼痛综合征是生物性疼痛、机械性不稳定疼痛和神经根病疼痛,所有这些都具有重要的治疗意义。绝大多数患者都出现生物性疼痛的病史,表现为夜间或早晨疼痛,白天缓解。疼痛的发生似乎是对肿瘤炎症介质的反应,肾上腺内源性类固醇夜间分泌减少是引起炎症性疼痛的原因。生物性疼痛对外源性类固醇有反应,经常对辐射也有反应。

区别生物性疼痛和机械性疼痛对于医生来说至关重要,与生物性疼痛相反,广义的机械性疼痛是与运动有关的疼痛,表示明显的溶骨破坏。这些患者通常需要手术稳定脊柱或经皮骨水泥增强椎体成形术或后凸成形术,物理疗法通常不能改善机械不稳定性疼痛,可能会导致不稳定性加重和神经系统恶化。

不稳定的运动相关性疼痛取决于累及的脊柱水平[1-4]。寰枢椎不稳定引起屈曲和伸展疼痛,还有旋转疼痛的成分,这可与枢椎下颈椎不稳相区别,后者主要是屈曲和伸展疼痛,没有旋转疼痛的成分。根据我们的经验,胸椎不稳定时伸展疼痛加重,虽然胸椎不稳相对罕见,但可见于爆裂骨折伸入单侧关节,这些患者在前倾引起脊柱后凸时很舒服,一旦不稳定后凸拉伸,就会产生持续性疼痛。这些患者不能躺在床上,通常都要数周坐在躺椅上。腰椎不稳最常见的类型是机械性神经根病(图 9-1),轴向负荷如坐或站立时导致患者出现灼烧样神经根性腿痛。影像学上表现为爆裂或压缩骨折延及神经孔,由轴向负荷导致神经孔狭窄,压迫神经根,属于机械性问题。这种疼痛通常对放射治疗(RT)没有反应。

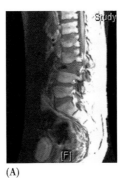
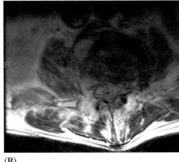

(A)　　　　　　　　　(B)

图 9-1 (A)矢状位 T1 加权成像显示 L3 爆裂骨折。(B)轴位 T2 加权成像显示高级鞘膜囊压迫

为了便于评估机械稳定性和同一个机构的报告和决策,脊柱肿瘤研究小组(SOSG)研发了一种评分系统,即脊柱不稳肿瘤评分(SINS)[5]。能够

使非脊柱手术医生评估脊柱不稳,确定是否进行脊柱成像和/或邀请脊柱外科医生会诊。脊柱不稳肿瘤评分评价6个参数:位置、疼痛、排列、病变特征(如:骨溶解)、椎体塌陷和后附件受累。SINS评分高(13～18分)定义为不稳,提示需要手术固定;评分较低(0～6分),考虑稳定;评分居中(7～12分)的肿瘤则需要进一步完善,但本质上需要治疗与否取决于脊柱外科医生的判断。

大量患者出现持续性轴向负荷疼痛由爆裂骨折或压缩骨折所致,这些患者的脊柱并非完全不稳定(即中级SINS评分),可以从经皮椎体骨水泥增强术如椎体成形术或后凸成形术中获益。疼痛缓解的机制不明,许多发表的系列报道证实可明显缓解肿瘤患者的疼痛[6-8]。技术的局限性,使得这些手术在腰椎和T3以下胸椎没有硬膜外病变中的应用受到了限制。

第三种疼痛综合征是神经根病疼痛或神经根痛疼痛,认识神经根病很重要,它表示肿瘤延及神经孔和开始压迫脊髓。早期认识神经根病可促使进行MRI检查,避免发展造成严重的脊髓压迫和脊髓病。另外,神经根病与骨痛或臂丛或腰骶丛病相似。例如,来自腰2神经根病的疼痛以及髋关节病理性骨折的疼痛都向腹股沟区放射,通常应用激发性试验进行鉴别,如髋关节旋转,引起髋关节疼痛而非脊柱疼痛。然而,转移瘤常累及多骨,脊柱和髋关节病变可同时发生,鉴于此,向腹股沟辐射疼痛的检查应包括髋关节平片和脊柱MRI,应用肌电图和神经传导研究诊断鉴别疼痛的起源。

脊髓病的发展具有一定的紧迫性,应该进行早期MRI检查。脊髓病提示出现严重的脊髓压迫,对放射敏感的肿瘤采用放射治疗(如:多发性骨髓瘤、淋巴瘤),对放射抵抗的肿瘤(非小细胞肺癌、肾细胞癌或甲状腺癌)采用手术治疗。

早期脊髓病由脊髓丘脑束受累所致,表现为针刺感丧失,其次是运动功能丧失。脊髓背侧柱损伤常是晚期表现,导致本体感觉丧失。在脊髓病发展的晚期,肠道和膀胱的功能也会消失,然而当肿瘤侵及T12-L1的脊髓圆锥或弥漫性浸润骶骨时,很早期就会出现这些改变。脊髓压迫引起的肠道和膀胱功能消失常伴随会阴麻木,其他原因如麻醉剂或前列腺肥大等则不会出现这一症状。对脊髓病的早期认识和治疗干预可提高有意义的康复的机会,促使运动功能早日恢复,然而,感觉恢复通常较慢。尽管运动功能正常,本体感觉丧失会造成很大的困难,因为其恢复通常不理想,使行走极其困难。一旦患者瘫痪,行走以及肠道和膀胱功能的恢复则很罕见(<5%)。

决策框架:NOMS

脊柱疾病治疗的主要策略是辐射治疗或手术,NOMS框架的设计旨在帮助决策制定易于识别的组成部分:(N)神经学、(O)肿瘤学、(M)机械稳定性和(S)系统性疾病及其合并症[9]。神经系统方面要考虑脊髓病的严重程度、功能性神经根病和硬膜外脊髓压迫的程度。肿瘤学方面的考虑是基于肿瘤的组织学,确定肿瘤的放射敏感性。对于放射敏感肿瘤的患者如多发性骨髓瘤和淋巴瘤等,一线治疗选用放射治疗,遗憾的是大多数肿瘤对常规剂量辐射(如30Gy,10次)有抵抗力,包括多数实性肿瘤如肾细胞癌、肺癌和结肠癌等。对于无脊髓压迫的骨肿瘤或硬脑膜肿瘤患者,立体定位放射手术(SRS)可用来有效控制肿瘤,目前SRS应用采用单次24Gy和较高剂量多次分割(即,3～5次)方案[10,11]。4年随访显示具有很高的局部控制率,明显好于常规外放射治疗抗辐射肿瘤的20%反应率[12]。在这个群体中,手术作为最初的治疗是基于Patchell等[13]发表的研究数据,它们对比研究了手术联合放射治疗与单独放疗对辐射抵抗性实性肿瘤的作用,结果显示接受手术联合放射治疗的患者在行走和生存方面的维持和恢复都有明显的好转,立体定位放射手术对于高级脊髓压迫患者来说不是一个可行的选择,因为超出脊髓耐受的高剂量会导致辐射性脊髓病。然而,立体定位放射手术却是一种有效的抗辐射肿瘤术后辅助治疗方法,将立体定位放射手术整合到治疗模式中改变了手术的作用和类型,从广泛地减少肿瘤细胞的手术到更为简单的手术,目的是为同期的放射手术奠定基础。这些新数据表明应用足够高的SRS剂量就可以克服肿瘤的抗辐射性,提供低风险、持久的局部肿瘤控制[14]。

机械性不稳是手术的第二个指征,脊柱肿瘤重建演化出了许多原则,稍微有别于退行性变、创伤或脊柱侧凸手术所用的方法。脊柱固定依赖于器械,由于溶骨性骨肿瘤、化疗、放疗以及其他合并症,患者的骨质量通常很差,达到关节固定的成功期望值较小。固定器械应该由生物材料制作,能够与 MRI 兼容,便于复发时成像。MRI 成像不锈钢困难,肿瘤患者应该避免应用。前路重建采用许多结构,包括聚甲基丙烯酸甲酯(PMMA)、钛或聚醚酮(PEEK)碳纤维笼、或同种异体骨或自体移植骨。通常情况下,前路切除和重建需要后路器械固定补充,避免邻近节段肿瘤进展导致前移植物下沉或前固定失败。目前,肿瘤患者的重建主要应用椎弓根和侧块螺钉棒系统,至少置于减压水平之上和之下两个水平。多固定点负荷分布在肿瘤重建中比保存运动节段更重要,后者是退行性变和创伤手术通常所用的方法。新装置如可膨胀螺钉或开窗螺钉允许注射 PMMA 以增加螺钉抓握力,试图克服这些挑战并提高结构的耐久性,降低发病率。

在胸椎和腰椎,采用经椎弓根后外侧入路(PTA)(图 9-2)进行环周减压和重建,这样就不需要进入胸腔或腹膜后,后者在癌症人群中通常是很难耐受的。这种方法的并发症相对较低,提供的固定可使患者在术后很早期就可活动。如果患者神经系统正常,期望他们术后第 1 日就可以坐在轮椅上,第 2 日行走,第 4 日爬楼梯,5～7 日回家。这些患者不需要外部矫形器。

最后,决策在很大程度上取决于患者从系统肿瘤角度能够忍受的程度和并发症的情况。考虑到手术的姑息特征,提高生活质量的首要目的是评估患者耐受放疗、手术或二者联合的能力。术前肿瘤评估包括应用胸、腹和盆腔 CT 以及骨扫描或 PET 扫描完成脊柱轴成像以及疾病检查的范围,医学检查应包括下肢多普勒超声以及心脏病学和肺清除率。患者治疗后立即康复的能力对肿瘤患者来说具有重要的意义,因为不能行走的患者常常被拒绝进一步全身治疗。

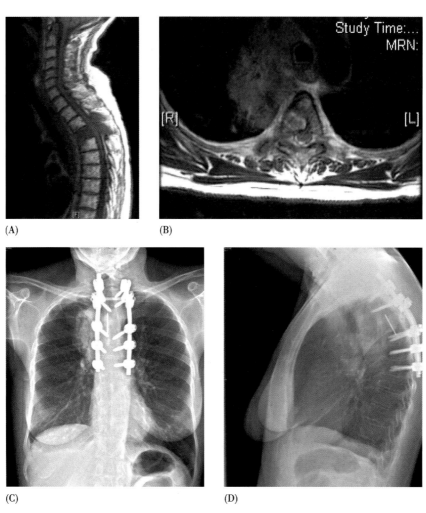

(A)　　　　　(B)

(C)　　　　　(D)

图 9-2　(A)矢状位 T1 加权成像显示 T4 爆裂骨折,伴周围性骨病。(B)轴位 T2 加权成像显示轻度硬膜外压迫,伴周围性骨病,右侧椎旁一巨大肿块。(C)术后前后位平片。(D)术后侧位片

康复医学

康复医学对脊柱肿瘤患者治疗效果的影响不能过度夸大,对于这些患者来说,早期活动很有必要。如果仍然存在问题,绝大多数患者出院后继续物理治疗,以提高耐力和改善步态。对关节融合术期望值较低的患者,我们不鼓励他们进行背部或颈部力量锻炼,这样会有造成硬件失败的风险。提倡早期步行,期望步行者6周的独立行走。而物理治疗师通常每周需要为患者工作数天,除非患者出现疼痛或功能性问题需要密切观察,康复师则每一周或两周看望病人一次。康复团队的仔细评估对于确定患者病情的变化很有帮助,患者基线疼痛的改变可能是肿瘤复发或器械故障的先兆,这种疼痛可复查平片和/或脊柱MRI检查。

康复师引进了许多治疗方法,显著提高了辐射治疗和手术的效果,最有意义的是注射肉毒杆菌毒素(BOTOX)治疗脊柱旁肌肉痉挛[15]。这种试剂治疗放疗后纤维化、功能性痉挛和术后肌肉痉挛具有显著的效果,特别是在颈椎和胸椎用于治疗斜方肌疼痛。此外,康复师在诊断长期治疗并发症方面也起着重要作用,例如Stubblefield等最近报道的周围神经病,属于长期SRS后遗症[16]。

结论

脊柱转移瘤采用姑息治疗,旨在提高患者的生活质量,NOMS决策框架有助于阐述关于RT和/或手术的重要决策。目前,手术用于耐RT肿瘤引起的严重脊髓压迫患者和脊柱不稳定患者,传统外辐射治疗用于辐射敏感肿瘤患者,放射外科治疗则用于无脊髓压迫的RT抵抗肿瘤患者或作为术后辅助治疗。无论采取辐射治疗或手术,治疗这类患者的目的是缓解疼痛、恢复神经功能以及行走。康复医学在有意义的姑息治疗中起着巨大的作用。

要点

- 脊柱转移瘤治疗的首要目标是姑息性,为了改善或维持神经系统状态、提供脊柱稳定性和达到局部持久的肿瘤控制。
- 与脊柱肿瘤相关的三个疼痛综合征是生物性疼痛、机械性不稳和神经根病。

- 脊髓病是指出现高级脊髓压迫。对于放射敏感性肿瘤(如多发性骨髓瘤、淋巴瘤)采用放射治疗;对于放射抵抗性肿瘤(非小细胞肺癌、肾细胞癌或甲状腺癌)采用手术治疗。
- 肿瘤患者应高度注意是否有脊柱转移,早期成像对于诊断和治疗很关键。需要脊柱成像时,获得全脊柱轴影像很有益处,常能发现多发的隐匿性脊柱病变。
- NOMS框架的设计旨在帮助手术和放射治疗决策制定易于识别的组成部分:(N)神经学、(O)肿瘤学、(M)机械稳定性和(S)系统性疾病及其合并症。
- SINS评分便于脊柱不稳的评估。
- 脊柱固定依赖于器械,患者达到关节固定的成功期望值较小。固定器械应该由生物材料制作,能够与MRI兼容,便于复发时成像。
- 通常情况下,前路切除和重建需要后路器械固定补充,避免邻近节段肿瘤进展患者出现前移植物下沉或前固定失败。
- 目前,椎弓根和侧块螺钉棒系统主要用于肿瘤患者的重建,至少置于减压水平之上和之下两个水平。
- 多固定点负荷分布在肿瘤重建中比保存运动节段更重要,后者是退行性变和创伤手术通常所用的方法。
- 在胸椎和腰椎,采用经椎弓根后外侧入路进行环周减压和重建,这样就不需要进入胸腔或腹膜后,后者在癌症人群中通常是很难耐受的。这种方法发病率相对较低,提供的固定可使患者在术后很早期就可活动。

(李优伟 译　席家宁 校)

参考文献

1. Bilsky M, Smith M. Surgical approach to epidural spinal cord compression. *Hematol Oncol Clin North Am.* 2006;20(6):1307–1317.
2. Bilsky MH, Boakye M, Collignon F, et al. Operative management of metastatic and malignant primary subaxial cervical tumors. *J Neurosurg Spine.* 2005;2(3):256–264.
3. Bilsky MH, Shannon FJ, Sheppard S, et al. Diagnosis and management of a metastatic tumor in the atlantoaxial spine. *Spine (Phila Pa 1976).* 2002;27(10):1062–1069.
4. Wang JC, Boland P, Mitra N, et al. Single-stage posterolateral transpedicular approach for resection of epidural metastatic spine tumors involving the vertebral body with circumferential reconstruction: results in 140 patients. Invited submission from the Joint Section Meeting on Disorders of the Spine and Peripheral Nerves, March 2004. *J Neurosurg Spine.* 2004;1(3):287–298.
5. Fisher CG, DiPaola CP, Ryken TC, et al. A novel classification system for spinal instability in neoplastic disease: an evidence-based approach

and expert consensus from the Spine Oncology Study Group. *Spine (Phila Pa 1976)*. 2010;35(22):E1221–E1229.

6. Hentschel SJ, Burton AW, Fourney DR, et al. Percutaneous vertebroplasty and kyphoplasty performed at a cancer center: refuting proposed contraindications. *J Neurosurg Spine*. 2005;2(4):436–40.

7. Berenson J, Pflugmacher R, Jarzem P, et al. Balloon kyphoplasty versus non-surgical fracture management for treatment of painful vertebral body compression fractures in patients with cancer: a multicentre, randomised controlled trial. *Lancet Oncol*. 2011;12(3):225–235.

8. Fourney DR, Schomer DF, Nader R, et al. Percutaneous vertebroplasty and kyphoplasty for painful vertebral body fractures in cancer patients. *J Neurosurg*. 2003;98(1 Suppl):21–30.

9. Laufer I, Rubin DG, Lis E, et al. The NOMS framework: approach to the treatment of spinal metastatic tumors. *Oncologist*. 2013;18(6):744–751.

10. Yamada Y, Bilsky MH, Lovelock DM, et al. High-dose, single-fraction image-guided intensity-modulated radiotherapy for metastatic spinal lesions. *Int J Radiat Oncol Biol Phys*. 2008;71(2):484–490.

11. Yamada Y, Katsoulakis E, Laufer I, et al. The impact of histology and delivered dose on local control of spinal metastases treated with stereotactic radiosurgery. *Neurosurg Focus*. 2017;42(1):E6.

12. Maranzano E, Latini P. Effectiveness of radiation therapy without surgery in metastatic spinal cord compression: final results from a prospective trial. *Int J Radiat Oncol Biol Phys*. 1995;32(4):959–967.

13. Patchell RA, Tibbs PA, Regine WF, et al. Direct decompressive surgical resection in the treatment of spinal cord compression caused by metastatic cancer: a randomised trial. *Lancet*. 2005;366(9486):643–648.

14. Barzilai O, Laufer I, Yamada Y, et al. Integrating Evidence-Based Medicine for Treatment of Spinal Metastases Into a Decision Framework: Neurologic, Oncologic, Mechanicals Stability, and Systemic Disease. *J Clin Oncol*. 2017: 35(21):2419–2427.doi:10.1200/JCO.2017.72.7362.

15. Stubblefield MD, Levine A, Custodio CM, et al. The role of botulinum toxin type A in the radiation fibrosis syndrome: a preliminary report. *Arch Phys Med Rehabil*. 2008;89(3):417–421.

16. Stubblefield MD, Ibanez K, Riedel ER, et al. Peripheral nervous system injury after high-dose single-fraction image-guided stereotactic radiosurgery for spine tumors. *Neurosurg Focus*. 2017;42(3):E12.

第
一
篇

第10章

肿瘤体部成像原理

Chitra Viswanathan，Cihan Duran

癌症患者的体部成像有多种方法，如超声、常规摄片、CT 和 MRI 等。CT 技术的发展可实现低剂量快速扫描和后处理成像，保障了影像技术不断发展以满足癌症患者的需求。新开发的融合成像技术如 PET/CT 和 PET-MRI 可提供代谢和功能信息，提高了分期准确性和帮助制定治疗计划[1]。本章主要讨论体部成像所用的方法以及诊断、分期、随访和并发症检查的影像学建议，癌症的详细信息在本书的专属章节进行介绍。

体部成像技术基础

基于 X 线的成像方法（X 射线、透视和 CT）

自从 1895 年 Wilhelm Rontgen 对 X 射线进行了专门研究并予以命名，X 射线技术已成为现代医学所用的第一种成像技术。常规摄片具有操作简单、费用低、空间分辨率高以及辐射剂量相对较低等特点，仍被广泛应用。评价中心线位置、胸腔或心包积液、气胸、气道损害或疑有感染时，常规摄片是首要的成像技术；此外，在鉴定肺癌、胸部恶性肿瘤、肺转移癌和纵隔淋巴结病时，它还被用作检查的第一步。常规摄片在腹部肿块的检查基本上已被 CT 和 MRI 代替，现在在腹部的应用仅限于评价梗阻、穿孔、显示巨大肿块或癌症钙化。

透视成像技术采用恒定的 X 射线流以产生实时图像。应用钡剂或水溶性对比剂的透视研究用于评价胃肠道和评估黏膜病变。中性粒细胞减少患者禁忌应用对比剂灌肠，可增大患菌血症的风险。CT 和超声是全面评价盲肠炎的较好方法。透视技术现在被广泛用于影像导引下对癌症的诊断和治疗操作，如活检、化疗栓塞和肿瘤供应动脉弹簧圈栓塞。

1971 年，CT 在美国首次应用于临床，目前已成为最流行的医学成像技术之一。高端多排 CT 技术缩短了扫描时间，增大了扫描范围，能够进行三维重建。

CT 是一种常用的诊断方法，能获得身体大多数部位的三维图像，如脑、肺、心脏、腹部和盆腔、骨以及软组织。CT 也通常是评价胸部、腹部和盆腔首选的高级成像方法，如诊断肺、肝脏、肾脏和胰腺癌症，常用作评价某些癌细胞的存在、大小、位置、肿瘤周围侵犯、淋巴管和远处转移。CT 还是评价急诊病变、评估治疗反应和并发症及评价癌症患者复发的主要方法。另外，CT 技术用于放疗设计和治疗反应监测。肺高分辨率 CT（HRCT）可检查肺间质病变。对比增强 CT 能够较好定性癌症患者的病变，提供更多的肝、脾、肾、纵隔和腹膜后的癌症信息[2]。扫描技术、对比剂种类和用量、对比剂应用时间、扫描期相以及扫描层厚都要按照癌症成像的感兴趣区来设置。CT 检查时静脉内应用碘对比剂可发生过敏反应，放射医生和临床团队必须熟知静脉内应用对比剂以及副作用治疗的指南[3]。大多数情况下，腹部和盆腔 CT 都需要用对比剂充盈胃肠道，便于将肠道与其他软组织肿块鉴别开来。胰腺成像例外，常用喝水替代对比剂，是由于十二指肠与胰腺较为接近的缘故。我们机构的放射团队参与每个研究的方案设计，评价每个患者对静脉对比剂的潜在副作用。

CT 和放射摄影的缺陷是反复暴露粒子辐射会对人 DNA 产生影响，导致癌症的发生[4]。人们正在密切关注在保持图像完整性的同时减少剂量的方法，尤其是儿童成像[5-7]。现在对甲状腺、乳腺和性腺都予以放射保护遮蔽，ALARA（以合理达到最低水平）成像原则用于帮助减少不必要的成像和高剂量辐射。

磁共振成像

MRI 自 1973 年应用以来，是一种非常有用和敏感的成像技术。图像是由人体、强大磁场和射频波之间相互作用所产生，当射频脉冲作用于人体的氢原子核时，发射独特的空间编码信号，经仪器检测处理形成相应部位的图像。目前所用的磁体强度有 1.5T 和 3T，由于 MRI 具有很高的软组织对比分辨率，对癌症的诊断和进一步定性效果显著。静脉内应用钆螯合对比剂进一步增大软组织对比度，用于评价肿瘤的血管结构和肿瘤的坏死。

采取不同序列的组合、弥散加权成像（DWI）、动态对比增强成像（DCE）、MR 灌注成像和 MR 波谱分析等用来区别组织特性，与 CT 扫描方案相类似，MRI 扫描方案需要根据所需信息进行定制。

DWI 是一种利用组织间水分子布朗运动的差异来产生图像对比度的技术，肿瘤的细胞结构与表观弥散系数（ADC）呈负相关的关系。此技术所提供的定性和定量信息非常有益于腹部和盆腔癌症的评估，例如前列腺，随后导致全身 DWI 的发展[8,9]。

MR 弹性成像技术是一种实验成像方法，将低频机械波应用于组织，这些波在组织内传播，为组织表观提供硬度的定量信息[10]。MR 弹性成像技术在肝组织定性[11]和前列腺癌[12]的应用研究已发表了一些很有前景的结果。

MRI 也越来越多地被用于指导和监测活检以及微创治疗。

MRI 相比于 CT 有几个优点：软组织分辨率高，没有粒子辐射，不需要应用碘对比剂，任何平面都可获得成像。然而，费用高，可行性低，运动伪影敏感以及成像时间较长，则是 MRI 的缺点。充分筛查和评估进入磁体的潜在风险，如金属装置、金属移植物、先前手术或创伤，MRI 检查前后应遵循诸如美国放射学院颁布的 MRI 安全指南做好心脏准备，对植入心脏装置的患者进行仔细评估[13]。在我们机构，每一个 MRI 研究方案都由放射医生设定，肾功能、过敏反应以及其他情况则由放射团队的所有成员进行评估。MRI 对比剂引起的副作用比较少见，但的确可以发生。自1997—2007 年可以看出，严重肾脏功能障碍患者应用高剂量钆对比剂后可引起肾源性系统性纤维

化（NSF）。NSF 包括一系列异常，大多数病例的主要特征是皮肤增厚和纤维化，也可出现心脏、肌肉和肺部受累和纤维化。仔细审查钆对比剂在肾功能障碍和肾小球滤过率≤30ml/min 的肾衰患者中的应用，NSF 已基本被消除[14]。对比剂的适宜性由放射医生评估，必要时在 MRI 检查完成后立即安排透析。

正电子发射断层扫描 - 计算机断层扫描

将 PET 和 CT 两种成像方法获得的信息结合在一起，经后处理形成单一的融合图像，即是 PET/CT，用于评价肿瘤体积、分期和制定治疗计划。PET/CT 结合了代谢成像和解剖成像，通过影响治疗决策、监测病变复发、评价治疗反应以及评估无瘤生存率，显著提高癌症患者的治疗效果。目前，大多数癌症成像是基于示踪剂 ^{18}F- 氟脱氧葡萄糖，它是一种葡萄糖的类似物，肿瘤组织的摄取率较高[8,15]。

标准摄取值（SUV）是指每公斤体重每注射剂量的放射性活度[16]。SUV 最大值在评估治疗反应、预后和肿瘤定性方面如惰性和侵袭性淋巴瘤已显示出显著的作用[17]，来自 PET/CT 的其他数据如病变总体糖酵解（TLG）和肿瘤代谢体积（MTV）也被证明在乳腺癌、宫颈癌和肺癌等许多癌症中与预后有关[18-21]。

由于在转移瘤分期和淋巴结受累方面的显著作用，PET/CT 已成为许多癌症标准的影像学检查手段。现在，PET/CT 可通过静脉注射对比剂来完成，进一步完善了它的应用。

鉴于这种方法的代谢特点，PET/CT 有潜在的缺陷，与炎症和其他非癌性病变有重叠，了解这些缺陷可避免误诊[22,23]。

超声

超声波使用在 2～20MHz 范围内的高频声波。利用组织对这些声波的反射、散射和频率变化来产生图像。超声波是安全的，没有任何副作用，应用广泛，且价格相对便宜；然而，鉴于其聚焦特性，某些应用分辨率低和具有操作者依赖性是其缺陷。

超声常规用于检查腹部器官、乳腺、甲状腺、前列腺、子宫和卵巢。多普勒超声可提供组织和肿瘤血管结构、血管内血栓的信息，用于一些儿童恶性肿瘤的治疗计划中[2]。术中超声对肝脏、胰腺、

肾脏以及皮肤黑色素瘤的癌症手术很有价值。由于能够实时成像,超声也常用于指导活检操作和治疗操作如引流及通过射频消融术和冷冻消融操作的热疗传递[24]。

此外,超声弹性成像术被用来成像组织的弹性,用于评价肝脏纤维化。鉴于癌组织的弹性减低,弹性成像术有助于诊断乳腺癌和前列腺癌[25-27]。微泡对比剂增强超声也被证明是一个有价值的成像工具[28]。

体部成像的概念

影像学检查是癌症患者管理的基本要素,它在诸多方面帮助肿瘤治疗,包括需要关注的紧急情况、诊断、分期、治疗选择和疗效评估等。影像学在癌症监测、复发评估以及确定治疗并发症中也起着至关重要的作用。成像的基本概述用于评估成人常见的一些癌症和病情。

癌症紧急情况

胸部

分期研究之前,病人可出现一些需要紧急干预的情况。颈部、喉部和胸部肿瘤可引起气道阻塞,胸片对梗阻的程度进行初步评估,胸部 CT 是最好的方法,可定量阻塞程度,帮助制定治疗计划,例如应用甾体类激素或放置支架。其他紧急情况尚包括诸如心脏压塞、上腔静脉综合征、瘘管、大量咳血、气胸、大量胸腔积液和肺栓塞所导致的心脏或呼吸功能不全[29]。

腹部 / 盆腔

腹部紧急情况包括出血、梗阻、肠套叠、穿孔、肠缺血和胆道梗阻。富血管肿瘤出血或白血病和淋巴瘤引起的脾脏破裂,都可引起大量出血,增强前后 CT 可评价出血和活动性出血;肠道病变,腹部平片显示肠管内液的液体平面、气腹或肠壁增厚,CT 进一步对病变进行定性,合理制定治疗计划;对于胆道梗阻,CT 和超声用来评估与进行性转移疾病相比可治疗的情况。

腹膜后和盆腔恶性肿瘤患者可出现尿路梗阻和尿毒症,输尿管梗阻最常发生于盆腔内段远端 1/3,源自外面压迫或直接侵犯,肾脏和膀胱超声检查可评估输尿管肾盂积水和肿块,进一步评估需要 CT 或 MR 尿路成像术,确定梗阻的位置和原因,CT 可用于进一步分期[29]。

癌症的成像策略和表现

胸部

肺

肺部病变起初发现于筛查或研究咳嗽或咯血的平片上,目前 CT 成为评估肺部病变的主要方法,从肺窗上评价肺实质,病变的大小、位置、邻近结构受累(如胸膜、骨、心包和血管)以及其他结节等特征都可在 CT 上得到评估(图 10-1)[30]。PET/CT 是肺癌非侵袭性分级的通用方法,在 T、N 和 M 分期方面都优于 CT。MRI 通常用于评价肺上沟肿瘤的臂丛神经和不明胸壁侵犯,不常规用于分期或筛选。随着 MRI 新技术如 DWI 以及 PET-MRI 的出现,使用的技术也许会有所改变。

胸膜

评价胸膜病变,首选是胸片,增强 CT 扫描是评价胸膜和评估恶性肿瘤其他征象最好的方法。胸膜恶性肿瘤表现为胸膜增厚和胸腔积液,良恶性病变的表现可出现重叠,厚度超过 1cm、弥漫性环周增厚、结节状增厚以及血性胸腔积液都是提示癌症的 CT 征象[31,32]。MRI 用于需要更高的敏感性确定胸壁、膈肌和纵隔受累的特殊情况[33],PET/CT 则用于评估胸廓内外淋巴结病变、转移灶和胸壁侵犯,分期敏感性高于 CT 或 MRI[33]。胸膜转移瘤也可发生,表现为单一肿块或多发肿块(图 10-2)。

淋巴结 / 纵隔

胸片最初可能显示纵隔肿块,横断面成像帮助进一步对肿块进行定位和定性,确定其起源。对于怀疑淋巴结转移或淋巴瘤的患者,CT 历来都是首选的检查方法,能评估肿大淋巴结、器官受累或淋巴瘤性肿块,例如,前纵隔肿块可能代表淋巴瘤。然而,自从 PET/CT 诞生以来,代谢成像在淋巴瘤诊断、分期、治疗和随访中的优势,能更好地帮助制定治疗计划,使得患者得到更好的诊疗效果。现在 PET/CT 是评价淋巴瘤的标准手段[34]。

乳腺

乳腺摄影和超声专有成像是乳腺癌分期的理想选择,CT 对乳腺软组织的评估欠敏感,通常用于评价胸部淋巴结和转移病变。常规 CT 就可显示骨转移瘤,PET/CT 在合适的临床情况下用于病变的范围和观察病变的代谢活性。

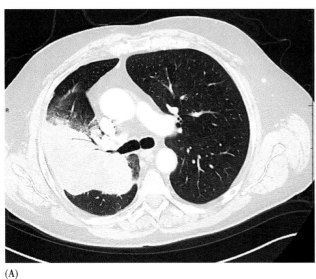

(A)

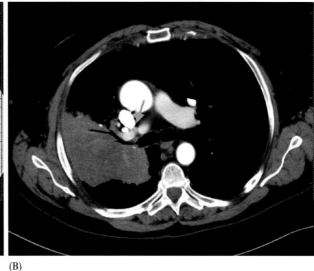

(B)

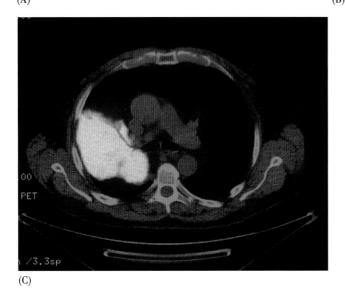

(C)

图 10-1　肺癌。66 岁男性肺癌患者，气短和慢性咳嗽。（A）轴位 CT 肺窗显示右上肺大片实变阴影。（B）轴位 CT 纵隔窗显示相同肿块，评价纵隔较好，右侧气管旁可见小淋巴结（箭头）。（C）PET/CT 轴位图像显示 FDG 热肿块

腹部

肝脏 / 胆道系统

　　肝脏肿瘤包括肝脏原发恶性肿瘤和转移瘤，为了在 CT 上充分显示肝脏病变，肝脏扫描方案必须应用静脉内对比剂，原发肿瘤和转移瘤通常表现为不规则环形或弥漫性强化肿块，肿瘤侵犯可引起胆道梗阻或血管受累。如果肝脏病变的特征在 CT 上显示不清楚，应用 MRI 来解决这一问题。目前采用肝细胞特异性对比剂进行腹部 MRI，对肝细胞癌、胆管癌和结直肠癌转移瘤进行手术和治疗方案设定（图 10-3）[35]。也可用于良性病变如肝囊肿、局灶性结节性增生、腺瘤和血管瘤。

结肠 / 直肠

　　平片和 CT 是评价肠道最常用的检查方法。对于原发性肿瘤，初始用结肠镜或内镜超声评估 T 分期，胸部、腹部和盆腔增强 CT 用于评价肿瘤扩散，

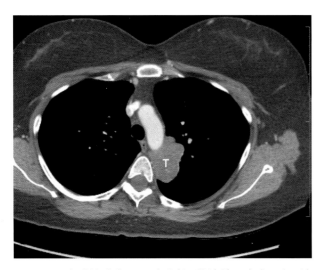

图 10-2　胸膜转移瘤。36 岁女性，就诊前腿疼痛 6 年，诊断为 Ewing 肉瘤，予以治疗。CT 轴位图像显示主动脉后胸腔肿块，提示胸膜转移瘤

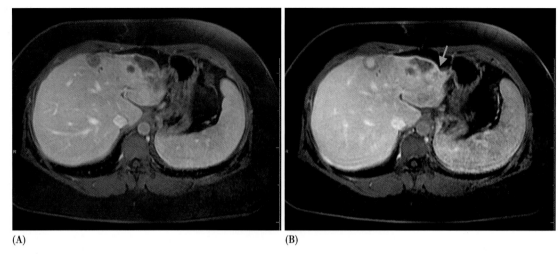

(A)   **(B)**

图 10-3　胆管癌。28 岁女性，间隙性右上腹疼痛，被认为是胆囊炎，胆囊切除的时候，发现肝脏双叶病变。（A）MRI 轴位动态图像显示肝左叶多发低强化病变。（B）MRI 轴位 10 分钟动态延迟图像显示病变强化明显，左肝叶病变可见被膜牵拉（箭头）。胆管癌在后期强化，而肝细胞癌早期动脉强化。活检证实分化较差的腺癌，这些病变被认为与胆管癌一致。结直肠癌转移瘤可有类似的表现

如受累程度、肠梗阻、淋巴结转移、腹膜病变和转移瘤等（图 10-4）。对于直肠癌，需要专用直肠方案进行盆腔 MRI 对肿瘤进行评估[36]。PET/CT 也被证实有助于癌症分期和复发的评估，能够检查 CT 显示不好的轻微转移瘤，具有改变治疗的潜力[37]。

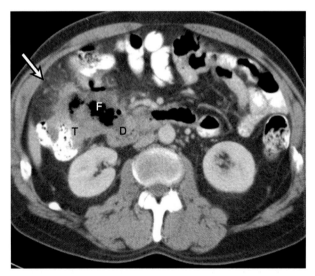

图 10-4　结肠癌。51 岁男性，腹部疼痛和体重下降。CT 轴位图像显示源自右侧结肠的炎性肿块（T），瘘管穿孔进入十二指肠（D）；箭头所示肿瘤或炎性改变引起的索条。手术病理显示侵袭性、中等至低分化结肠腺癌

胰腺

　　CT 是检查胰腺癌的主要方法，胰腺成像方案需要应用静脉内对比剂和口服水阴性对比剂，而后获得多期相成像。胰腺癌在胰腺实质期显示最好，正常胰腺强化，而胰腺腺癌强化程度较小。CT 也

可以评价血管受累、导管扩张 / 梗阻、局部区域病变 / 远处转移。MRI 不常规用于胰腺癌分期，用于 CT 不能评价、年轻人不能进行 CT 检查或 CT 不能显示肿瘤的情况，磁共振胆管成像术（MRCP）最有帮助。PET/CT 也不常规用于分期，怀疑肿瘤复发或进展而常规 CT 阴性时有帮助。

肾上腺

　　肾上腺病变的影像学检查取决于研究的原因，实验室检查异常和意外发现肾上腺肿块的患者，常采用 CT 和 MRI 对肾上腺进行评估，肾上腺肿块 CT 扫描方案能够评价肿瘤内脂肪。对于已知有恶性肿瘤的患者如肺癌，PET/CT 用来检查代谢活性灶。对于实验室检查异常的癌症患者，实行 CT 肾上腺方案或 MRI 检查。平扫 CT 显示肿块密度低于 10Hu（出现脂肪）、病变小于 3cm 以及强化程度减低大于 60% 是良性病变的特征；体积较大、钙化和持续性强化则是癌症的特征（图 10-5）。大多数肾上腺转移瘤在 PET/CT 上呈高代谢，检查肾上腺转移瘤的敏感性和特异性高[38]。

肾脏

　　首选用超声来评价肾脏病变，它操作简单，没有辐射，费用较低。超声能够确定良性单纯囊肿，判别哪些病变较为复杂，是否需要进一步检查。多普勒超声用于评估病变的血管结构以及评估肾静脉和下腔静脉（IVC）的血流。CT 是对肾细胞癌患者的检查、分期、治疗和随访最常用的方法（图 10-6），静脉应用对比剂后在皮质期、肾实质期和排泄期进行 CT 成像，每一期都可获得帮助肿块进一步定性

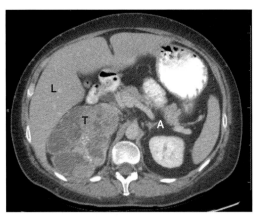

图 10-5　肾上腺皮质癌。45 岁女性，体重明显增加、面部毛发生长、痤疮、视力模糊、头痛、高血压和下肢水肿。CT 轴位图像显示右腹部可见一巨大肿块（T）伴钙化，邻近肝脏（L），替代右侧肾上腺。左侧肾上腺正常（A）。活检证实为肾上腺皮质癌，皮质醇和雄激素升高

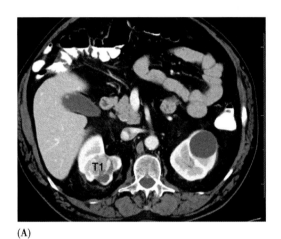

(A)

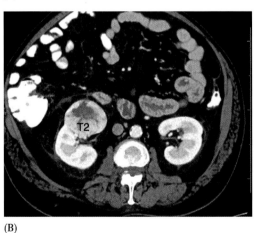

(B)

图 10-6　肾细胞癌。66 岁男性，有肺癌（与图 10-1 为同一个患者）。肺癌 CT 扫描显示右肾肿块。（A）CT 轴位图像显示右肾上极内可见一多囊性肿块（T1），结节状强化。（B）CT 轴位图像显示右肾下面可见一外生性富血管肿瘤（T2）。这些肿块都具有肾细胞癌的强化特征。肺癌可发生肾转移瘤，常更弥漫和密度较低。肿瘤患者可同时发生原发性肿瘤，因此，仔细评估对患者的管理至关重要

以及肿块扩散的信息。MRI 具有良好的软组织对比度，能够评估肿块、确定强化特征和病变内脂肪。在诊断肾静脉和下腔静脉内血栓形成时，MRI 较 CT 好。截至目前，PET/CT 在肾细胞癌的诊断和分期以及在评价转移瘤方面的作用有限[39]。

腹膜

　　发生于腹膜后的恶性肿瘤有肉瘤、淋巴瘤、转移性淋巴结病和上皮性肿瘤，常用 CT 和 MRI 进行腹膜后检查[40]。对于淋巴瘤患者，CT 也可评估其他器官受累，如肝脏、脾脏、肾脏和骨（图 10-7）。PET/CT 通过评估病变的代谢活性，提供预后信息[41]。超声经皮穿刺活检或 CT 导引下活检作为局部方法来评价那些临床检查体积增大和 PET/CT 上 FDG 活性的淋巴结[34,41,42]。

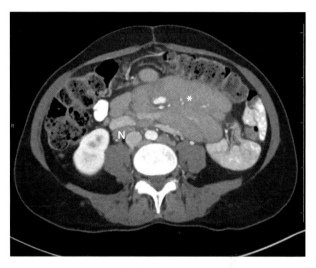

图 10-7　淋巴瘤。65 岁女性，腹部疼痛和腹胀。腹部 CT 轴位图像显示融合性软组织肿块，与肠系膜淋巴结病（*）和门腔淋巴结肿大（N）一致。骨髓活检证实慢性淋巴细胞性白血病 / 小淋巴细胞性淋巴瘤

盆腔

妇科癌症（子宫、宫颈、卵巢）

　　妇科癌症的影像学检查通常采用多模态方法，大多数通过患者的临床症状或常规妇科检查及巴氏涂片筛查（宫颈癌）就可检查出来。超声应用广泛，通常是癌症评估的第二步。MRI 具有多种序列，包括矢状位动态增强和阴道凝胶（可以耐受的情况下），用于原发肿瘤的进一步评价。CT 能评估转移瘤、腹膜癌瘤病、腹水和尿路梗阻，PET/CT 已被证实在妇科癌症分期中具有重要价值（图 10-8），PET-MRI 也正在研究之中，结果很受期待，具有减小辐射暴露以及提供更大软组织分辨率的潜能[43]。

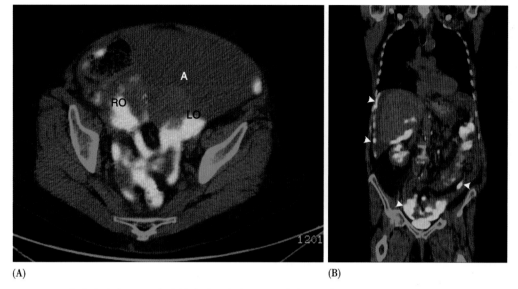

(A)　　　　　　　　　　**(B)**

图 10-8　腹膜癌瘤病。81 岁女性患者，腹胀、腰围增大和早饱 1～2 个月。患者对静脉对比剂过敏，因此应用 PET/CT 检查。（A）PET/CT 轴位图像显示双侧卵巢肿块（RO 和 LO）和腹水（A）。PET/CT 冠状位（B）显示腹膜疾病（箭头）较好

膀胱

　　膀胱超声就像肾脏超声一样，用于膀胱病变的初步评估，需要进一步检查。CT 是尿路上皮癌分期和诊断最常采用的方法，应用 CT 尿路造影方案，即增强后多期相检查，评估膀胱和上尿路。CT 尿路造影术的操作至少有 2 个期相，一个在对比剂应用之前，另一期相则应用分剂量对比剂以及生理盐水和呋塞米等药物来扩张尿路，以获得最佳成像。CT 是评价上尿路的最好方法，MR 尿路成像术目前应用越来越多，主要用于分期膀胱癌。PET/CT 诊断和分期膀胱肿瘤的价值具有一定限度，然而，对

CT 和 MRI 阴性、不确定的患者有帮助[44]。膀胱癌表现为膀胱壁局灶性或弥漫性增厚，可发生淋巴结和肺部转移（图 10-9）。

前列腺

　　对怀疑有前列腺癌的患者，泌尿科医生通常首先选用经直肠前列腺超声检查，如果发现可疑区域，进行活检和盆腔 MRI 检查。采用直肠线圈 MRI 检查进行定位分期，也可评估盆腔淋巴结和骨转移（图 10-10），指导辐射治疗设计。胸部、腹部和盆腔增强 CT 评估肺和淋巴结转移，骨转移最好用骨扫描评价。PET/CT 还没有用于前列腺癌的分

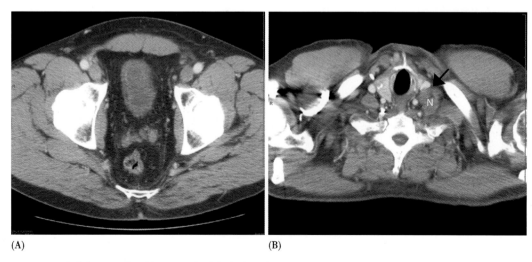

(A)　　　　　　　　　　**(B)**

图 10-9　膀胱癌。61 岁男性，2009 年诊断为膀胱癌，采用 Bacillus Calmette-Guérin（BCG）治疗，2013 年出现血尿。（A）轴位 CT 图像显示膀胱壁增厚和绞窄，符合肿瘤复发。（B）轴位 CT 图像显示锁骨上淋巴结肿大（N，箭头），符合淋巴结转移

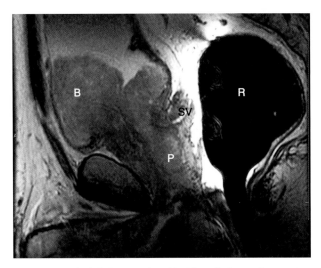

图 10-10　前列腺癌。69 岁男性，排尿踌躇和尿频、血尿及阴茎不适。直肠内线圈盆腔 MRI 矢状位成像显示前列腺巨大肿块（P）侵及邻近膀胱（B）和精囊腺（SV），直肠内线圈扩张直肠（R）。亮信号由线圈所致

期，但是，随着前列腺特殊示踪剂以及 PET-MRI 的发展，PET 成像的使用可能会变得更加流行。

体部影像所见的放化疗并发症

化疗并发症

胸部

肺炎

肺炎通常发生于治疗后数月内，常见于在其他免疫检查点抑制剂中使用 PD-1 阻止抗体的患者，

尽管在不同类型的癌症发病率相对相同，肺癌合并肺炎的死亡人数有所增加[45]。肺炎的影像学表现主要为双侧周边实性和磨玻璃密度，类似于隐匿性机化性肺炎；主要为周边基底磨玻璃密度，类似于非特异性间质性肺炎；以及与高敏性肺炎相似的磨玻璃密度（图 10-11）[46]。

结节病样反应和淋巴结病变

依普利单抗治疗黑色素瘤患者，可出现类似于结节病的 CT 表现，即纵隔和肺门淋巴结病变以及肺内支气管周围阴影，主要分布于上叶。许多患者都有晚期病变，而这些影像学改变很难与晚期转移瘤鉴别，活检显示类似于结节病的肉芽肿性炎症[46]。

出血、血栓和气胸

肺出血、肺动脉栓塞和气胸是应用血管内皮生长因子抑制剂如贝伐珠单抗、舒尼替尼、索拉非尼和帕唑帕尼的并发症。CT 成像上，肺出血表现为磨玻璃影，也可见小叶间隔增厚。在接受治疗的癌症患者中，常规筛查发现肺动脉栓塞的检出率越来越高，CT 成像上表现为血管内充盈缺损。气胸可用平片或 CT 诊断，气胸的易发因素包括肺转移，尤其结节≥3cm，或气胸开始治疗前[46]。

胸腔积液和肺水肿

胸腔积液和肺水肿见于用伊马替尼、达沙替尼和新的类似药物治疗的胃肠道间质肿瘤和白血病患者，在一组达沙替尼治疗的患者中，胸腔积液的发生率是 35%[47]。伊马替尼常伴随体液滞留，皮下水肿是 CT 成像所见的早期表现[48]。

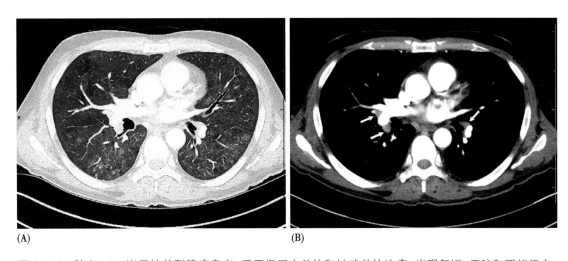

(A)　(B)

图 10-11　肺炎。53 岁男性前列腺癌患者，采用伊匹木单抗和纳武单抗治疗，出现气短、干咳和不能行走，没有呼吸困难。（A）轴位 CT 肺窗图像显示弥漫性磨玻璃改变。（B）轴位 CT 纵隔窗图像显示淋巴结肿大（箭头），认为是由炎症引起。停用免疫检查点抑制剂，应用大剂量激素，患者症状改善。肺炎是已知的化疗毒性，建议在适当的临床情况下予以诊断，能及时治疗

腹部 / 盆腔

肠道

检查点抑制剂的胃肠道反应通常发生于药物如纳武单抗(nivolumab)和伊匹木单抗(ipilimumab)治疗开始后的 6~8 周,临床表现从腹泻到结肠炎的严重程度各不相同[45]。当病人出现腹泻或严重症状到急诊室就诊时,经常规检查后发现。结肠炎 CT 表现为弥漫性肠壁增厚、炎症改变和腹水,憩室炎则表现为局部肠壁增厚。据报道伊匹木单抗毒性有 2 种类型,治疗稍有不同,第一种是弥漫性结肠炎,需用甾体类激素治疗;第二种是憩室病后的节段性结肠炎(SCAD),需用甾体类激素和抗生素治疗[49]。

由于化疗具有免疫抑制效应,病人容易罹患中性粒细胞减少性小肠结肠炎或盲肠炎,影像学表现类似于其他情况引起的结肠炎。

治疗引起的其他肠道并发症还有肠壁穿孔、瘘管、肠气囊肿或出血[50]。

干细胞移植后可发生移植物抗宿主病变,CT 表现为肠道充盈液体,肠壁强化,伴 / 不伴肠壁增厚。

肝脏

肝炎发生在免疫介导癌症治疗开始后 8~12 周,常无症状。肝功能检查显示丙氨酸转氨酶和天冬氨酸转氨酶升高,可能还有胆红素升高。超声和 CT 表现为门脉周围水肿、肝脏肿大和门脉周围淋巴结病[45, 51]。

肝脏脂肪沉积是一个众所周知的治疗并发症,CT 表现为局灶性或弥漫性肝实质密度减低,MRI 表现为肝脏信号丢失。

现在大家所周知的肝脏静脉阻塞性疾病(HVOD)或肝窦阻塞综合征(SOS)发生于干细胞移植或化疗后。首先用超声评估,表现为腹水、肝脏肿大、胆囊壁增厚和门脉血流减小或反流;CT 表现包括门脉周围水肿、右肝静脉狭窄和腹水[52]。也可出现脾肿大和静脉曲张,由门静脉高压所致。

胰腺

传统化疗或新型免疫治疗药物可引起胰腺炎,腹腔内温热化疗(HIPEC)也是胰腺炎发生的危险因素。出现腹痛,淀粉酶和脂肪酶升高,也可能出现酶升高而没有相关的影像学改变。CT 扫描显示胰腺呈肿块样增厚、低密度区、条索、弥漫性水肿以及胰腺周围积液[53]。

放疗并发症

胸部

肺

辐射性肺改变在影像学上的表现分为 2 个阶段:肺炎和纤维化。辐射性肺炎急性期发生在开始治疗的 4~12 周内,慢性纤维化则发生在治疗后数月,2 年后稳定[54]。辐射肺并发症通常局限在辐射治疗范围内,也可见于辐射治疗范围之外,这些改变与淋巴细胞性肺泡炎、机化性肺炎和嗜酸细胞性肺炎有关[54]。CT 所见改变甚至出现在患者有症状之前,PET/CT 有助于确定辐射区域癌症复发,也可评估治疗失败[54]。

食管

辐射可影响食管,剂量大于 50Gy 可引起食管狭窄,同时化疗更增加副作用的危险性。治疗开始后 4~12 周发生动力学障碍,狭窄见于治疗开始后 3~18 个月,大多数在 6 个月左右,严重患者出现瘘管。食管狭窄在吞钡研究中表现为细长段狭窄,但也可表现为不规则;CT 显示食管壁增厚或食管扩张[55]。辐射引起的食管癌较为罕见,但也有个案报道过。

心脏、心包和血管

心包受辐射的影响较心脏大,见于 2%~6% 的患者,可发生胸腔积液和慢性心包炎,要注意这种渗出液的发展,渗出液不吸收或继续增多,必须要排除癌症。心脏受累出现心肌纤维化或冠状动脉炎伴动脉粥样硬化。血管改变主要是狭窄和阻塞,较假性动脉瘤和血管壁破裂更常见[55]。

胸腔积液

胸腔积液可与肺炎同时发生,通常见于治疗 6 个月后,治疗完成后吸收。需要密切随访,证实吸收、排除恶性病变,必要时引流[56]。

腹部 / 盆腔

肝脏

影像上出现肝脏辐射改变发生于辐射开始的 1~3 个月内,其标志是受辐射肝脏在 CT 或 MRI 对比强化成像上,动脉期强化减低,而在门脉期呈高强化,大多数患者的这些表现在 3~6 个月内恢复正常,晚期可见受辐射肝区萎缩,其余肝区肥大。影像学表现可能会出现困惑,有时酷似肿块[57]。辐射性肝病(RILD)是一种临床表现,发生在辐射治疗后 4 个月,出现腹水、碱性磷酸酶升高和肝脏肿大,其影像学特征尚在研究中[58]。

肠道

不同的原因造成肠管不同部位易受辐射损伤,小肠黏膜细胞更新率较快,对辐射非常敏感;直肠容易损伤是由于其位置固定,邻近组织照射所引起。急性辐射改变发生在治疗的最初数周内,其特征是腹泻,CT 表现为肠壁充血、增厚和强化;慢性辐射损伤发生于治疗完成后数月至数年,病理过程是纤维化、狭窄形成和肠梗阻,CT 表现为狭窄形成、肠壁增厚和粘连及瘘管(图 10-12 和图 10-13)[57]。辐射性肠损伤是一个重要问题,几乎一半放射治疗的患者主诉在治疗过程中出现肠道问题[59]。

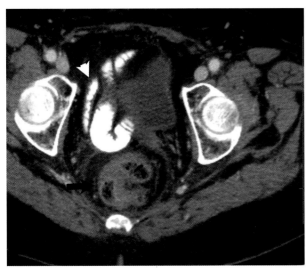

(A)

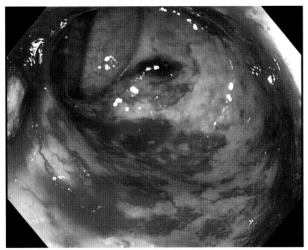

(B)

图 10-12 放射性直肠炎。68 岁女性,阴道癌进行 s/p 放射治疗,盆腔照射剂量 66Gy。放疗后患者出现直肠出血 1 年。(A)轴位 CT 图像显示直肠壁增厚(黑色箭头),小肠也可见增厚(三角箭头)。(B)乙状结肠镜图像显示直肠出血改变,符合弥漫性辐射性直肠炎的特征

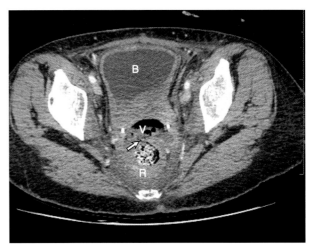

图 10-13 直肠阴道瘘。47 岁女性宫颈癌患者,应用盆腔放疗和化疗,15 个月后出现阴道出血。轴位 CT 图像显示直肠(R)和阴道(V)之间瘘管(箭头),阴道内可见粪便和气体,注意放疗所致的直肠和膀胱(B)壁增厚。患者采用免疫制剂治疗,也可导致穿孔

脾脏

脾脏淋巴组织对辐射非常敏感。小剂量照射对脾肿大有帮助,当该区域的其他肿瘤受到照射时,脾脏也可能接受到一定的辐射剂量。脾脏辐射可导致脾梗死、节段性或整体萎缩,剂量大于 20Gy 时,脾功能丧失。CT 表现为脾脏萎缩和钙化[57]。

胰腺

胰腺腺泡细胞对辐射非常敏感,放疗后可见胰腺萎缩。其他影像学表现还有钙化和导管扩张[60]。

膀胱

放疗引起膀胱和输尿管并发症,通常见于接受 70Gy 以上剂量治疗的患者[61]。辐射性膀胱炎在 CT 或 MRI 上表现为弥漫性膀胱壁增厚,MRI 还可显示膀胱壁水肿。出血性膀胱炎也可发生在具有血尿的慢性基础病变上,超声有助于除外肿瘤[62]。辐射损伤后也有出现瘘管的报道[63]。

辐射治疗后输尿管狭窄较为罕见,但可发生在数年以后,需要对辐射治疗计划予以特殊关照,CT 显示输尿管呈光滑的长段形[56]。

继发性恶性肿瘤

放疗引起的继发性恶性肿瘤发生在放疗后数年到数十年,通常是软组织或骨肉瘤。影像学典型表现为治疗区内的软组织肿块,由骨质破坏引起(图 10-14)。据报道,宫颈癌患者接受放疗,发生结直肠癌的危险性增高[62,64]。

第一篇

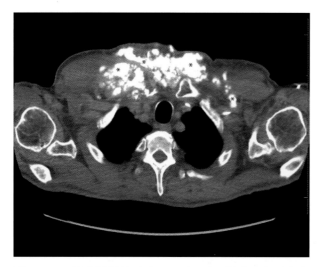

图 10-14　继发性恶性肿瘤。65 岁男性，放疗 3 年后患上口咽部鳞状细胞癌，患者出现胸痛和肿胀。轴位 CT 图像显示右侧胸锁关节可见一巨大不均匀肿块伴钙化（*），活检证实为肉瘤。这是一例早期辐射所致恶性肿瘤的病例，患病的位置和病理都与此病的特征相符合

结论

　　体部成像对癌症患者的诊断、分期、治疗和预后起到了至关重要的作用，体部成像方法包括放射摄影、超声、CT、MRI 和 PET/CT，后三种常用。放射医生了解放化疗并发症也很重要，能够将这些改变与复发区别开来。另外，及时将这些表现报告给临床医学团队，便于快速治疗。癌症的诊断和治疗前景光明，通过改善和提高癌症的诊断和治疗水平，使得癌症诊断和诊断研究后生存时间更长。放射医生与临床团队通过多学科方法密切合作，能帮助提高癌症患者的管理。

要点

- 体部成像中的多模态方法有助于癌症患者的影像学检查。
- CT 常规用于诊断、分期、评价复发、随访和确定治疗后并发症。
- PET/CT 结合代谢和解剖信息，帮助癌症患者更好的分期，确定预后。
- 了解每种方法的局限性很重要，便于有效正确的选择检查方法。
- 了解癌症治疗后并发症在影像学上的表现，使得放射医生将这些表现能及时与临床团队交流。
- 与体部放射医生就临床表现进行交流和讨论，有助于肿瘤患者的管理。

（李优伟 译　席家宁 校）

参考文献

1. Quick HH. Integrated PET/MR. *J Magn Reson Imaging.* 2014;39(2):243–258.
2. Pizzo PA, Poplack DG, Adamson PC, et al. *Principles and Practice of Pediatric Oncology.* 7th ed. Philadelphia, PA: Wolters Kluwer; 2016:xxiv, 1296.
3. ACR. *ACR Manual on Contrast Media* 2017. https://www.acr.org/~/media/37D84428BF1D4E1B9A3A2918DA9E27A3.pdf.
4. Pierce DA, Shimizu Y, Preston DL, et al. Studies of the mortality of atomic bomb survivors. Report 12, Part I. Cancer: 1950–1990. *Radiat Res.* 1996;146(1):1–27.
5. Frush DP, Donnelly LF, Rosen NS. Computed tomography and radiation risks: what pediatric health care providers should know. *Pediatrics.* 2003;112(4):951–957.
6. Brenner DJ. Estimating cancer risks from pediatric CT: going from the qualitative to the quantitative. *Pediatr Radiol.* 2002;32(4):228–231; discussion 242–244.
7. Slovis TL. The ALARA concept in pediatric CT: myth or reality? *Radiology.* 2002;223(1):5–6.
8. Fass L. Imaging and cancer: a review. *Mol Oncol.* 2008;2(2):115–152.
9. Wang PF, Li YC, Xu Y, et al. [Role of whole-body diffusion weighted imaging (WB-DWI) in the diagnosis and monitoring of newly diagnosed multiple myeloma]. *Zhonghua Xue Ye Xue Za Zhi.* 2017;38(2):129–133.
10. Venkatesh SK, Yin M, Ehman RL. Magnetic resonance elastography of liver: technique, analysis and clinical applications. *J Magn Reson Imaging: JMRI.* 2013;37(3):544–555.
11. Hennedige TP, Hallinan JT, Leung FP, et al. Comparison of magnetic resonance elastography and diffusion-weighted imaging for differentiating benign and malignant liver lesions. *Eur Radiol.* 2016;26(2):398–406.
12. Sahebjavaher RS, Nir G, Gagnon LO, et al. MR elastography and diffusion-weighted imaging of ex vivo prostate cancer: quantitative comparison to histopathology. *NMR Biomed.* 2015;28(1):89–100.
13. Expert Panel on MR Safety, Kanal E, Barkovich AJ, et al. ACR guidance document on MR safe practices: 2013. *J Magn Reson Imaging.* 2013;37(3):501–530.
14. Prince MR, Zhang HL, Prowda JC, et al. Nephrogenic systemic fibrosis and its impact on abdominal imaging. *RadioGraphics.* 2009;29(6):1565–1574.
15. Larson SM, Erdi Y, Akhurst T, et al. Tumor treatment response based on visual and quantitative changes in global tumor glycolysis using PET-FDG imaging. The visual response score and the change in total lesion glycolysis. *Clin Positron Imaging.* 1999;2(3):159–171.
16. Huang SC. Anatomy of SUV. Standardized uptake value. *Nucl Med Biol.* 2000;27(7):643–646.
17. Schoder H, Noy A, Gonen M, et al. Intensity of 18-fluorodeoxyglucose uptake in positron emission tomography distinguishes between indolent and aggressive non-Hodgkin's lymphoma. *J Clin Oncol.* 2005;23(21):4643–4651.
18. Satoh Y, Onishi H, Nambu A, et al. Volume-based parameters measured by using FDG PET/CT in patients with stage I NSCLC treated with stereotactic body radiation therapy: prognostic value. *Radiology.* 2014;270(1):275–281.
19. Zer A, Domachevsky L, Rapson Y, et al. The role of 18F-FDG PET/CT on staging and prognosis in patients with small cell lung cancer. *Eur Radiol.* 2016;26(9):3155–3161.
20. Taghipour M, Wray R, Sheikhbahaei S, et al. FDG Avidity and tumor burden: survival outcomes for patients with recurrent breast cancer. *AJR Am J Roentgenol.* 2016;206(4):846–855.
21. Leseur J, Roman-Jimenez G, Devillers A, et al. Pre- and per-treatment 18F-FDG PET/CT parameters to predict recurrence and survival in cervical cancer. *Radiother Oncol.* 2016;120(3):512–518.
22. Truong MT, Viswanathan C, Carter BW, et al. PET/CT in the thorax.

Radiol Clin North Am. 2014;52(1):17–25.

23. McDermott S, Skehan SJ. Whole body imaging in the abdominal cancer patient: pitfalls of PET-CT. *Abdom Imaging.* 2010;35(1):55–69.

24. Tonini G, Kalantary F, Teppa A, et al. [US-guided percutaneous radio frequency in kidney cancer: our experience]. *Urologia.* 2011;78(3):210–215.

25. Youk JH, Gweon HM, Son EJ. Shear-wave elastography in breast ultrasonography: the state of the art. *Ultrasonography.* 2017;36(4): 300–309.

26. Miyanaga N, Akaza H, Yamakawa M, et al. Tissue elasticity imaging for diagnosis of prostate cancer: a preliminary report. *Int J Urol.* 2006;13(12):1514–1518.

27. Tsutsumi M, Miyagawa T, Matsumura T, et al. The impact of real-time tissue elasticity imaging (elastography) on the detection of prostate cancer: clinicopathological analysis. *Int J Clin Oncol.* 2007;12(4):250–255.

28. Wilson SR, Burns PN. Microbubble-enhanced US in Body Imaging: What Role? *Radiology.* 2010;257(1):24–39.

29. Katabathina VS, Restrepo CS, Betancourt Cuellar SL, et al. Imaging of oncologic emergencies: what every radiologist should know. *RadioGraphics.* 2013;33(6):1533–1553.

30. Kligerman S, Digumarthy S. Staging of non–small cell lung cancer using integrated PET/CT. *AJR Am J Roentgenol.* 2009;193(5):1203–1211.

31. De Paoli L, Quaia E, Poillucci G, et al. Imaging characteristics of pleural tumours. *Insights Imaging.* 2015;6(6):729–740.

32. Leung AN, Müller NL, Miller RR. CT in differential diagnosis of diffuse pleural disease. *AJR Am J Roentgenol.* 1990;154(3):487–492.

33. Nickell LT, Lichtenberger JP, Khorashadi L, et al. Multimodality imaging for characterization, classification, and staging of malignant pleural mesothelioma. *RadioGraphics.* 2014:34(6):1692–1706.

34. Cheson BD, Fisher RI, Barrington SF, et al. Recommendations for initial evaluation, staging, and response assessment of Hodgkin and non-Hodgkin lymphoma: the Lugano classification. *J Clin Oncol.* 2014;32(27):3059–3067.

35. Tirumani SH, Kim KW, Nishino M, et al. Update on the role of imaging in management of metastatic colorectal cancer. *RadioGraphics.* 2014;34(7):1908–1928.

36. Schmoll HJ, Van Cutsem E, Stein A, et al. ESMO Consensus guidelines for management of patients with colon and rectal cancer. A personalized approach to clinical decision making. *Ann Oncol.* 2012;23(10):2479–2516.

37. Sosna J, Esses SJ, Yeframov N, et al. Blind spots at oncological CT: lessons learned from PET/CT. *Cancer Imaging.* 2012;12(1): 259–268.

38. Song JH, Mayo-Smith WW. Current status of imaging for adrenal gland tumors. *Surg Oncol Clin N Am.* 2014;23(4):847–861.

39. Krajewski KM, Giardino AA, Zukotynski K, et al. Imaging in renal cell carcinoma. *Hematol Oncol Clin North Am.* 2011;25(4):687–715.

40. Strauss DC, Hayes AJ, Thomas JM. Retroperitoneal tumours: review of management. *Ann R Coll Surg Engl.* 2011;93(4):275–280.

41. Barrington SF, Johnson PW. FDG PET-CT in lymphoma: Has imaging-directed personalized medicine become a reality? *J Nucl Med.* 2017;58(10):1539–1544.

42. Manzella A, Borba-Filho P, D'Ippolito G, et al. Abdominal manifestations of lymphoma: spectrum of imaging features. *ISRN Radiol.* 2013;2013:11.

43. Xu-Welliver M, Yuh WTC, Fielding JR, et al. Imaging across the life span: innovations in imaging and therapy for gynecologic cancer. *RadioGraphics.* 2014;34(4):1062–1081.

44. Lee CH, Tan CH, Faria SDC, et al. Role of imaging in the local staging of urothelial carcinoma of the bladder. *AJR Am J Roentgenol.*

2017;208(6):1193–1205.

45. Friedman CF, Proverbs-Singh TA, Postow MA. Treatment of the immune-related adverse effects of immune checkpoint inhibitors: a review. *JAMA Oncol.* 2016;2(10):1346–1353.

46. Nishino M, Hatabu H, Sholl LM, et al. Thoracic complications of precision cancer therapies: a practical guide for radiologists in the new era of cancer care. *RadioGraphics.* 2017;37(5):1371–1387.

47. Quintás-Cardama A, Kantarjian H, O'Brien S, et al. Pleural effusion in patients with chronic myelogenous leukemia treated with dasatinib after imatinib failure. *J Clin Oncol.* 2007;25(25):3908–3914.

48. Kim KW, Shinagare AB, Krajewski KM, et al. Fluid retention associated with imatinib treatment in patients with gastrointestinal stromal tumor: quantitative radiologic assessment and implications for management. *Korean J Radiol.* 2015;16(2):304–313.

49. Kim KW, Ramaiya NH, Krajewski KM, et al. Ipilimumab-associated colitis: CT findings. *AJR Am J Roentgenol.* 2013;200(5):W468–W474.

50. Chang ST, Menias CO, Lubner MG, et al. Molecular and clinical approach to intra-abdominal adverse effects of targeted cancer therapies. *RadioGraphics.* 2017;37(5):1461–1482.

51. Kim KW, Ramaiya NH, Krajewski KM, et al. Ipilimumab associated hepatitis: imaging and clinicopathologic findings. *Invest New Drugs.* 2013;31(4):1071–1077.

52. Adam SZ, Mauda-Havakuk M, Geva R, et al. Imaging liver complications of cancer therapy. In: Kauczor HU, Bäuerle T, eds. *Imaging of Complications and Toxicity following Tumor Therapy.* 2015, Cham: Springer International; 2015:287–304.

53. Viswanathan C, Truong MT, Sagebiel T, et al. Abdominal and pelvic complications of nonoperative oncologic therapy. *Radiographics.* 2014;(4):941–961.

54. Benveniste MF, Gomez D, Viswanathan C, et al. Lung cancer: posttreatment imaging: radiation therapy and imaging findings. *J Thorac Imaging.* 2017;32(5):288–299.

55. Kanne JP, Godwin JD. Imaging the chest following radiation therapy. In: Ravenel JG, ed. *Lung Cancer Imaging.* New York, NY: Springer; 2013:153–168.

56. Iyer R, Jhingran A. Radiation injury: imaging findings in the chest, abdomen and pelvis after therapeutic radiation. *Cancer Imaging.* 2006;6(Spec No A):S131–S139.

57. Maturen KE, Feng MU, Wasnik AP, et al. Imaging effects of radiation therapy in the abdomen and pelvis: evaluating "innocent bystander" tissues. *Radiographics.* 2013;33(2):599–619.

58. Guha C, Kavanagh BD. Hepatic radiation toxicity: avoidance and amelioration. *Semin Radiat Oncol.* 2011;21(4):256–263.

59. Henson C. Chronic radiation proctitis: issues surrounding delayed bowel dysfunction post-pelvic radiotherapy and an update on medical treatment. *Therap Adv Gastroenterol.* 2010;3(6):359–365.

60. Charnsangavej C, Cinqualbre A, Wallace S. Radiation changes in the liver, spleen, and pancreas: Imaging findings. *Semin Roentgenol.* 1994;29(1):53–63.

61. Addley HC, Vargas HA, Moyle PL, et al. Pelvic imaging following chemotherapy and radiation therapy for gynecologic malignancies. *Radiographics.* 2010;30(7):1843–1856.

62. Papadopoulou I, Stewart V, Barwick TD, et al. Post-radiation therapy imaging appearances in cervical carcinoma. *Radiographics.* 2016;36(2):538–553.

63. Schieda, N, Malone S, Al Dandan O, et al., *Multi-modality organ-based approach to expected imaging findings, complications and recurrent tumour in the genitourinary tract after radiotherapy.* Vol. 5. 2013.

64. Hall EJ, Wuu CS. Radiation-induced second cancers: the impact of 3D-CRT and IMRT. Int J Radiat Oncol Biol Phys. 2003;56(1):83–88.

第11章

癌症的肌肉骨骼成像原理

David Panush

肌肉骨骼系统肿瘤包括良性和恶性肿瘤。良性病因有创伤后、感染性和炎症性疾病；恶性肿瘤则是原发性软组织肿瘤和骨肿瘤。肌肉骨骼系统转移瘤表现为软组织肿块、骨破坏或骨髓替代，另外，造成骨髓替代、没有明显骨破坏的恶性病变包括淋巴瘤、白血病和多发性骨髓瘤（图11-1）。

原发性恶性肿瘤患者的分期和治疗需要肌肉骨骼系统影像学检查，观察病变是否累及肌肉、皮质骨、小梁骨和骨髓。

医生在诊治接受治疗的癌症患者时，必须熟知用于确定患者肌肉骨骼系统症状特征的各种成像方法和技术。评价原发性恶性肿瘤患者，主要是确定患者的症状是与肌肉骨骼系统肿瘤转移相关，还是由治疗引起的并发症。

选择放射诊断成像检查要考虑每种方法的敏感性，还要结合患者的癌症病史、临床表现和临床咨询。例如，原发性乳腺癌患者经治疗后缓解，出现非创伤性肋骨疼痛和提示乳腺癌复发的血清标记物升高，需要全身骨骼成像对病变再分期。整个骨骼系统评价采用全身核医学骨扫描，常结合胸部、腹部和盆腔横断面CT扫描，另外，氟代脱氧葡萄糖（FDG）PET代谢成像作为一种再分期检查，也是全面检查的一部分。正如后面所述，骨扫描检查成骨活性更敏感，表现为骨结构示踪剂摄取增加，溶骨性转移瘤以破骨活性显著，骨扫描呈假阴性；破骨性转移瘤和癌症细胞浸润替代正常骨髓最好用FDG PET和磁共振骨髓成像进行检查。

浆细胞病的特征是骨髓内浆细胞单克隆增生，常与单克隆免疫球蛋白或免疫球蛋白片段（M蛋白、骨髓瘤蛋白或副蛋白）的分泌有关[1]。当前世

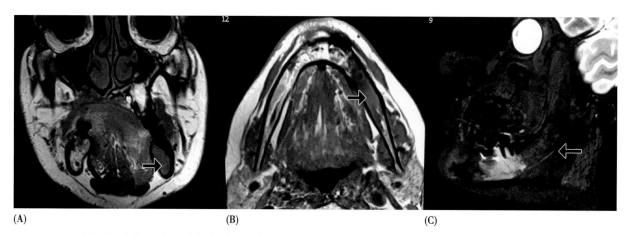

(A)   **(B)**   **(C)**

图11-1　62岁男性，多发骨髓瘤，主诉左侧下颌麻木，皮肤感觉异常。冠状位T1 MRI（A）显示左侧下颌骨体内地图样骨髓替代（黑色箭头），与右侧正常骨髓亮信号比较呈黑信号；对侧正常下牙槽神经管表现为圆形黑圈，轴位包绕亮信号正常脂肪性骨髓。轴位T1 MRI（B）显示地图样骨髓替代（黑色箭头）呈黑信号，边界清楚，周边是未受累的正常脂肪骨髓，T1成像呈亮信号。平行于左侧下颌骨体的斜矢状位STIR MRI（C），地图样骨髓癌症替代表现为白信号，与正常骨髓黑信号分界清楚，黑色箭头所示下牙槽神经管

STIR，短时反转恢复序列

界卫生组织（WHO）分类将浆细胞癌症归于成熟 B 细胞癌症的大类之下，主要基于实验室检查。然而，影像学在评价疾病及其并发症和治疗反应中起重要作用[2]。这些病变包括诸如意义未明的单克隆丙种球蛋白病等不需治疗的疾病和无症状的浆细胞骨髓瘤。聚焦放射治疗单发性骨浆细胞瘤，症状性多发性骨髓瘤需要全身治疗，结构不稳定或脊髓受压的患者则需要手术治疗。由于意义未明的单克隆丙种球蛋白病和冒烟性骨髓瘤患者具有发展成完全性骨髓瘤的风险，当患者症状或实验室检查提示向侵袭性强的状态进展时，要进行影像学检查。

诊断性 X 线影像学研究进展

放射摄影是最便宜、最容易操作的放射诊断方法，评价早期骨皮质破坏有一定限度。这种平面技术的灵敏度有限，骨皮质厚度局部破坏达到 30%～50% 方能检查出来（图 11-2）[3]。

另外，摄影射线束必须与二维平面照片上所见的破坏区域正切。放射摄影限度更为复杂的是许多射线透亮区都是非特异性的，例如颅骨上的静脉湖和蛛网膜颗粒属于正常变异，都呈透亮区；区域性骨质疏松也表现为局灶性透亮区。骨测量检查时，胸部、腹部和盆腔内的骨结构可能会被上覆的纵隔结构、内脏、肠气和 / 或粪便所掩盖（图 11-3）。

尽管放射学骨检查仍然是骨髓瘤和巨球蛋白血症患者诊断的金标准，但高达 20 张 X 线片的射线摄影系列对累及皮质或骨内膜的小病灶不敏感，当病变主要是骨髓细胞浸润而没有引起皮质骨和小梁骨改变时，X 线不能对病变进行合理分期。这些患者可应用 MRI 或代谢性 PET 对全身骨髓成像来检查骨髓受累程度，MRI 可检查骨髓替代的地理分布，FDG PET 可识别骨髓瘤各种类型的示踪剂摄取的快慢（图 11-4）。

与全身骨骼测量相比，MRI 对检查多发性骨髓瘤的骨受累更为敏感。对 611 例多发性骨髓瘤患者的系列研究显示，MRI 和骨测量对成像解剖位置的局灶性和溶骨性病变检出率分别为 74% 和 56%。在 267 例骨测量正常的患者中，MRI 发现 52% 有局灶性病变。尽管 MRI 检查骨盆优于骨测量，但放射摄影对肋骨转移和颅骨转移显示更好[4]。

大约 80% 的多发性骨髓瘤起源于非 LgM 意义不明的单克隆丙种球蛋白病，20% 源自轻链意义

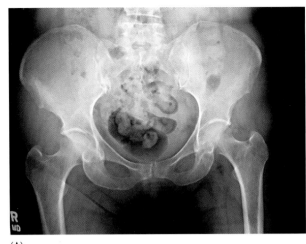

(A)

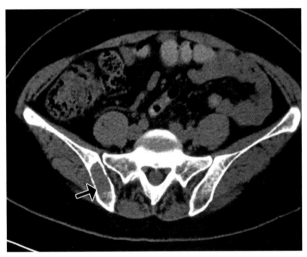

(B)

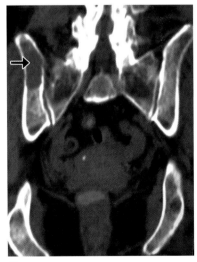

(C)

图 11-2　57 岁男性，浆细胞瘤。骨盆 X 线（A）显示未见明确异常。盆腔 CT 轴位和冠状位重建（B、C）显示右侧髂骨骨髓腔内可见边界清楚的异常区域（黑色箭头），没有骨皮质破坏。骨髓替代区内骨小梁消失，左侧正常区域呈白信号。另外，与左侧比较，右侧病变区骶髂关节附近的髂骨白色骨皮质厚度稍变薄

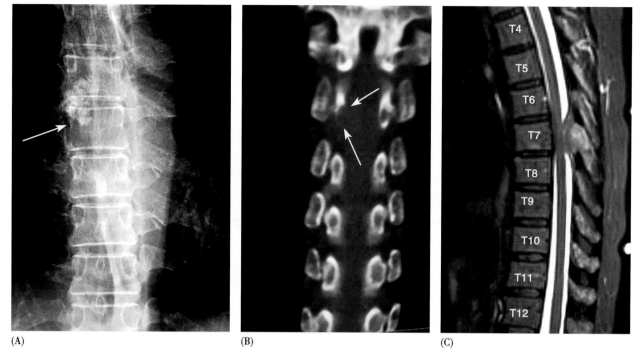

图 11-3　胸椎正位片（A），白色箭头所示 T7 椎弓根缺如，右侧椎弓根被其上纵隔钙化淋巴结部分掩盖。CT 冠状位重建（B）显示 T7 右侧椎弓根破坏（白色箭头）。矢状的 STIR MRI（C）显示后附件骨髓替代，癌症伸入硬膜外后间隙。癌症黑色 STIR 信号覆盖后面蛛网膜下腔，胸髓向前推移。脊髓在 T7 椎体上移位，覆盖 T7 前面蛛网膜下腔的 T2 亮信号
STIR，短时反转恢复序列

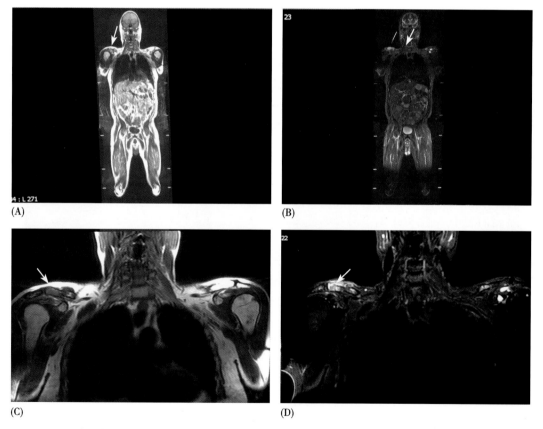

图 11-4　70 岁男性骨髓瘤，骨髓检查。采用 T1 和 STIR 检查从头顶包括下肢六次独立采集的图像缝合（A、B）。T1 成像采集 "2 站"（C）显示右侧肩峰地图样骨髓替代（白色箭头）。STIR 检查（D）显示地图样骨髓替代呈亮信号（白色箭头）STIR，短时反转恢复序列

不明的单克隆丙种球蛋白病。意义不明的单克隆丙种球蛋白病患者每年有 1% 的风险进展形成多发性骨髓瘤,对于意义不明的单克隆丙种球蛋白高危患者,常应用骨测量来排除多发性骨髓瘤。如果临床表现提示有骨病变,也可考虑 MRI 和 / 或 PET/CT 扫描,因为这些技术检查骨病变更为敏感。按照定义,意义不明的单克隆丙种球蛋白病患者不应该有浆细胞病的症状。浆细胞病症状通常称为 CRAB 特征,包括高钙血症、肾衰竭、贫血和骨病变。

核医学骨扫描和氟 -18- 氟化钠 PET/CT 扫描

核医学骨扫描是在注射锝(^{99m}Tc)亚甲基二膦酸(MDP)后 2～4 小时进行全身检查,其作用原理是放射性二磷酸盐对骨矿物相的化学吸附(图 11-5),摄取取决于血流和新骨形成,使用双头相机标准成像,从头顶到脚趾的全身检查作为前后视图,用双头照相机聚焦成对平面成像获得头部、脊柱和骨盆的斜位视图,对视为热点的局部摄取增高区进行更好地解剖定位。放射医生在评价骨扫描时,应仔细观察摄取的模式和位置,以定性活性灶(图 11-6,图 11-7)。

应用横断面进行相关研究时,摄取模糊位点可获得更精确的描述,能更好地评估转移瘤的可能性(图 11-8)。一旦提示有可能性,需进行其他的诊断成像和 / 或活检[5,6]。

当需要更精细的图像时,采用单光子发射 CT(SPECT)核医学采集评价感兴趣区。SPECT 类似于 CAT,采用较薄的轴位切片获得大量数据,可以进行冠状平面和矢状平面重建。专用 SPECT-CT 照相机获得低剂量 CT 扫描,用于进行图像融合,来定位被视为热点的清晰局灶性摄取区(图 11-9)。

如果 SPECT-CT 照相机不能应用,可以在标准的核医学摄像机上获得 SPECT 图像数据集,这些轴位数据集在独立工作站上应用第三方软件进行解剖融合,核医学 SPECT 数据库中的每一层都

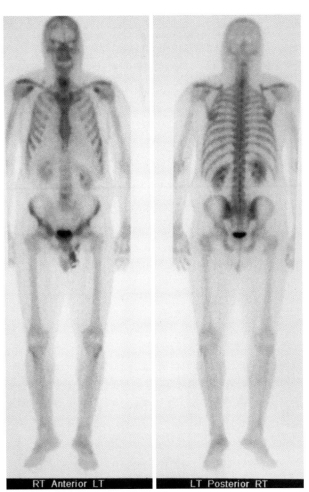

(A)　　　　　(B)

图 11-5　异常骨扫描。示踪剂在中轴骨和附件骨分布均匀,正常经生殖泌尿系统排泄,如果膀胱过度充盈,部分骨盆可能被掩盖,必要的时候排空和去除衣物上的尿液污染后获得其他视图。在全身的前平面图(A)中,肩胛骨喙突具有致密的正常骨皮质,指向前面,靠近照相机,摄取稍高,坐骨以下为尿液污染。(B)全身的后平面图

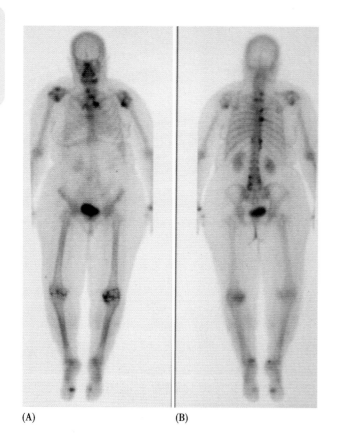

(A)　　　　　**(B)**

图 11-6　全身骨扫描前平面图（A）和后平面图（B）显示多灶性退行性摄取，骨骼摄取位置包括右侧肩锁关节、双侧盂肱关节和双侧胸锁关节；沿着胸椎椎体外侧可见多灶性摄取，与肋椎关节或终板外侧骨赘形成有关；腰区后面外侧摄取与脊柱小关节病有关。骨赘见于前面和外侧，双侧膝关节摄取与关节炎改变有关，左侧较右侧显著。双侧前足退变性摄取，右侧第一跖趾关节较左侧明显。手摄取见于第一腕掌关节

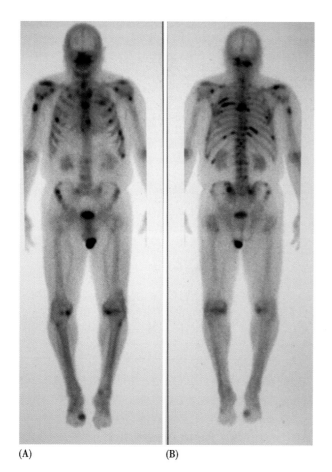

(A)　　　　　**(B)**

图 11-7　全身骨扫描前平面图（A）和后平面图（B）显示多灶性转移瘤摄取。与关节无关的摄取区包括双侧肱骨近端、双侧肋骨和双侧骨盆转移瘤，后平面图可见左侧股骨小转子局部摄取，右侧肩锁关节、双侧膝关节、左侧踝关节和右前足第一跖趾关节内退行性摄取。后平面图上显示的颅底骨双侧摄取应该用斜位评价，寰枢关节可能有转移性疾病或晚期关节炎，累及 C1 和 C2 的侧向肿块

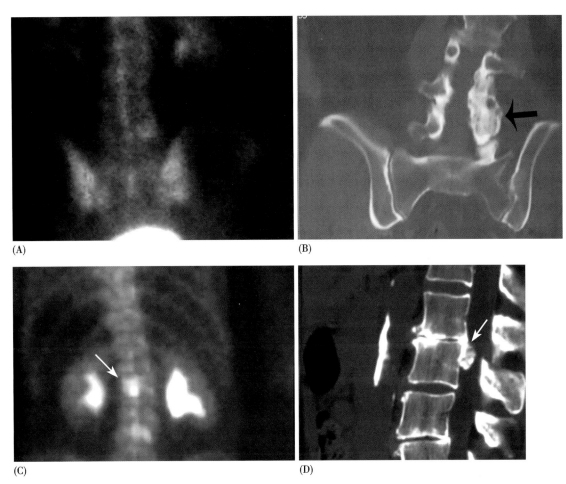

图 11-8 手术融合后显示骨扫描摄取增加（A、B）。腰椎区域骨扫描后平面图（A）显示 L5 右外侧局部摄取。在相应的冠状位 CT 重建（B）上，黑色箭头所示术后骨融合伴硬化，反映了小关节强直和融合的预期成功。拆除后路金属固定器械，骨性融合块中箭头上方的圆形透亮区是移植物成熟时用来固定脊柱所用的椎弓根螺钉。骨扫描后平面图（C）显示 L2 中线局部摄取增加（白色箭头），此水平以下在 L4 右侧偏心处可见活性线状摄取。在 L1 中部至 L5 中部的矢状的 CT 重建（D）上，可见 L2-L3 和 L4-L5 椎间盘间隙狭窄和终板反应性硬化，L2-L3 椎间盘脱出，疝出部分钙化，表现为 L3 椎体后面肿块（白色箭头）。L4 线状摄取与 L4-L5 平行终板硬化有关，冠状位 CT 重建显示向右侧偏心

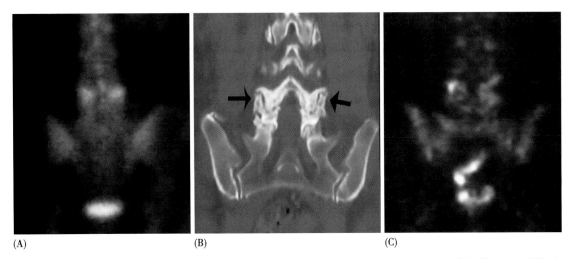

图 11-9 图像显示 L4-L5 小关节退行性关节病。骨扫描冠状位 SPECT 重建（A）显示双侧椎管后面外侧椎小关节处摄取增加。冠状位 CT（B）显示 L4-L5 小关节退行性关节病，表现为硬化性肥厚改变；L2-L3 正常小关节。重新分期获得的 FDG PET/CT（C）显示双侧 L4-L5 小关节 FDG PET 摄取增加，与炎症有关

FDG，氟代脱氧葡萄糖；SPECT，单光子发射 CT

可与任何医学数字成像和通信（DICOM）数据集如CT或MRI进行融合。CT扫描和MRI先于SPECT扫描，虽然在不同的时间获得，但通常与目前的扫描日期密切相关，融合的数据送入放射影像归档和通信系统（PACS）作为成批融合数据集。SPECT和/或SPECT-CT的应用提高了骨扫描解释的敏感性和特异性（图11-10）。

当炎症、感染或癌症引起成骨反应时，骨扫描对活性摄取是敏感的。活性摄取也发生于骨结构附近充血或血流增加的软组织内，见于原发性炎性乳腺癌和乳腺癌放疗后的患者胸壁。软组织摄取增加也见于感染和炎症，炎症关节的血流增加可导致其下骨内摄取增加，这是三期骨扫描检查评价蜂窝织炎与潜在骨髓炎的基础。在感染情况下，注射开始后以每秒1帧的速度采集2分钟，获得检查的血管造影动态期，将显示充血区域的示踪剂流量增加；5分钟时获得的早期血池图像将显示弥漫性软组织摄取，反映软组织炎症和可能的感染。如果存在骨髓炎，2~4小时后获得的迟发性骨相将显示局灶性活性，表现为其下骨内集中的局灶性强活性。

新骨形成见于良恶性骨膜反应，骨扫描摄取增加；愈合骨痂形成和退变性关节炎相关的骨质增生在骨扫描上也可见局灶性摄取增加。

放射医生解释骨扫描时，利用所有相关X线、CT或MRI横断面成像的资料，确定骨扫描上局灶摄取增加的区域，从头顶到脚趾有许多反映良性病变的摄取增加位点，而这些位点通常不需要其他影像学来证实。例如，关节摄取出现在被认为与退行性病变相关的特征性位置，不用再进行其他影像学检查；当摄取出现在退变性疾病的非特征性位置时，如果没有此区域的先前影像进行纠正，要进行其他横断面成像来检查。颅骨良性摄取见于骨质增生和大脑镰钙化。

良性摄取的另一例子常见于面部的上颌骨和下颌骨，与充血或局部反应性骨炎形成的牙周炎有关。上颌窦炎性疾病伴反应性骨炎可见上颌窦内摄取；面部局部摄取也见于纤维增生不良，后者常累及面骨或颅底骨；颞颌关节关节炎也可见局部摄取。

脊柱良性摄取与终板骨赘形成有关，位于后面

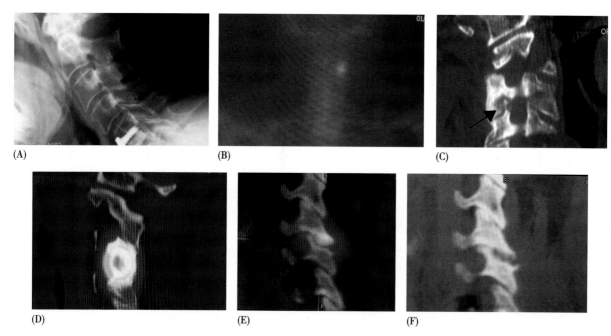

(A)　　　　　　　　　(B)　　　　　　　　　(C)

(D)　　　　　　　　　(E)　　　　　　　　　(F)

图 11-10　35 岁男性患者，C5-C6 颈椎间盘切除术后持续颈部疼痛。核素扫描为了评估假关节病或疼痛的其他原因如骨折。侧位 X 线片（A）显示 C5-C6 颈椎间盘切除术后颈椎前面可见带钢板和螺钉的金属器械，金属固定的上部分由螺钉固定于 C5。在核素骨扫描后的平面图上（B），颈椎上区右后局部摄取位于 SPECT 照相机系统采集的 C3 后件内，呈双侧，在手术区的上方。随后获得 CT 扫描，融合后（C）显示硬化瘤巢，周边包绕透亮影，符合骨样骨瘤（箭头）。将 SPECT 核医学和 CT 数据融合后图像（D）显示局部摄取位于骨样骨瘤内。为了对比，提供了显示颈椎小关节炎性关节炎的 SPECT-CT（E、F），矢状的重建 CT 上所见的小关节面不规则，较退行性肥大性骨关节病更具侵蚀性，感染具有类似的表现

SPECT，单光子发射 CT

的则与脊柱小关节病有关。

椎体终板线状显著摄取见于急性椎体骨折,可以保持长达 1 年;邻近肋骨摄取提示创伤,炎症和骨痂形成区具有摄取活性;肋骨转移瘤在核闪烁照相术上表现为非连续性肋骨摄取,肋骨转移通常形成沿着肋骨长度的细长区域示踪剂活性增加,而非骨痂所见的局灶性摄取,容易与良性创伤相鉴别。

骨扫描显示骨盆 H 型活性摄取,提示骨质疏松所致的不全性骨折。双侧骶骨外侧骨折,平行于骶髂关节从骶骨翼至下骶骨向上延伸,从而形成 H 形,水平成分是骶椎体横行骨折,通常在 S2/S3,这些改变可见于盆腔原发性恶性肿瘤放疗后的骨盆骨折(图 11-11)。CT、MR 和 PET 也可以检查 H 型不全骨折(图 11-12)。

髋关节的髋部摄取由退行性变所致,股骨头下或股骨颈摄取通常是创伤或不完全骨折。

Paget 病和纤维异常增生可见细长的活性摄取强化区,伴 / 不伴骨畸形。因为 Paget 样骨可发生肉瘤,如果在 Paget 病位置触及肿块或出现疼痛,应进行其他影像检查(图 11-13,图 11-14)。

泌尿生殖道是骨核素示踪剂生理性排泄的靶器官,扩张的膀胱内常有高强度的活性示踪剂,遮

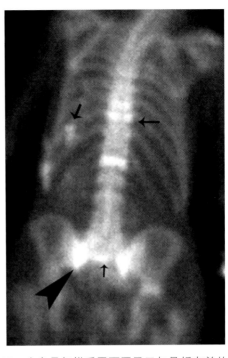

图 11-11 全身骨扫描后平面图显示与骨折有关的多灶性摄取,下胸椎(右指黑色箭头)T9 和 T10 以及上腰椎 L1 区域内的线状摄取与良性压缩骨折有关。左侧相邻肋骨摄取(小黑色箭头)是肋骨骨折,骨盆内"H 形"摄取累及骶骨外侧和中线,是不全骨折的特征(大黑色箭头),右侧股骨头和颈没有摄取与金属髋关节假肢有关

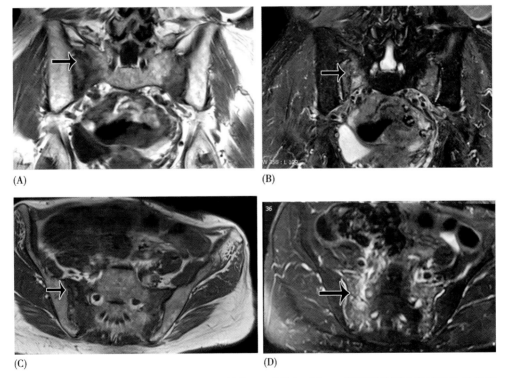

(A)   (B)

(C)   (D)

图 11-12 MRI 显示骶骨不全骨折。在冠状位 T1 成像(A)上,双侧骶骨骨髓内线状低信号代表骨折水肿,垂直方向,平行于骶髂关节(黑色箭头)。相应的 STIR 检查(B)也显示骶骨双外侧骨髓内水肿,与相应的轴位 T1(C)和 STIR(D)成像(黑色箭头)表现一样

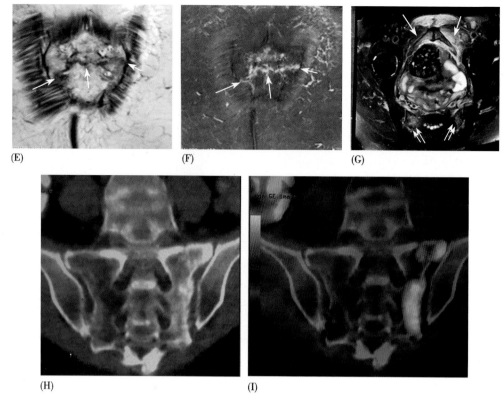

图 11-12（续） MRI 显示骶骨 H 型不全骨折和耻骨支不全骨折，在冠状位 T1（E）和 STIR（F）上可见通过 S2 的骶骨水平骨折（箭头）。在斜轴位 T2 脂肪抑制（G）上，双侧耻骨支骨折处前面可见明显骨髓水肿（箭头），左侧 T2 亮信号水肿大于右侧，伸入内收肌结构内。双侧骶骨水肿在 STIR 上呈亮信号，位于双侧不全骨折处（白色箭头）。（H、I）是盆腔辐射后骶骨不全骨折的图像，冠状位重建 CT（H）显示左侧骶骨硬化，右侧可见模糊硬化。颜色覆盖 PET/CT（I）显示双侧不全骨折处 FDG 摄取增加，左侧大于右侧

FDG，氟代脱氧葡萄糖；STIR，短时反转恢复序列

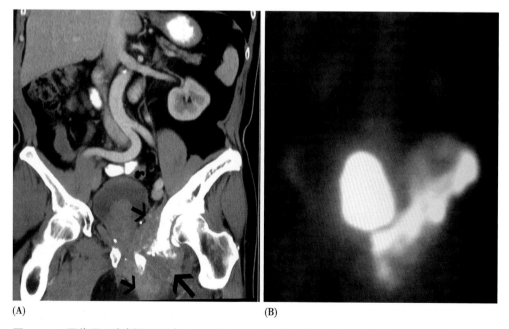

图 11-13 图像显示左侧骨盆源自 Paget 病的肉瘤。CT 冠状重建图像（A）显示 Paget 骨软组织肿块延及邻近闭孔肌和左侧大腿近端内侧的内收肌群。前平面骨扫描（B）显示左侧骨盆整个 Paget 骨和左侧大腿近端软组织肉瘤显著摄取

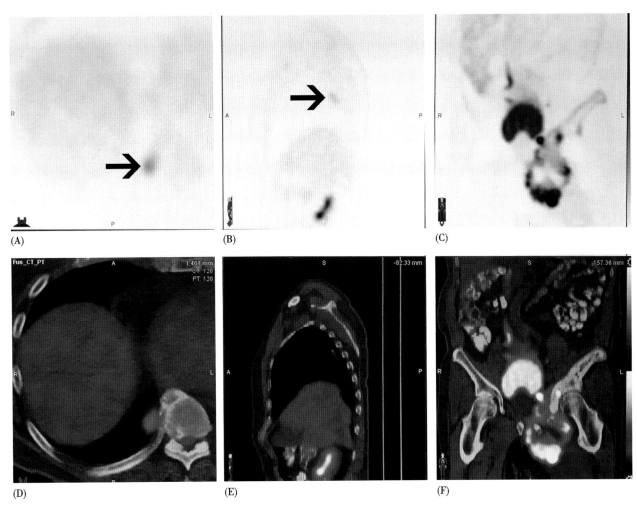

图 11-14　与图 11-13 同一个患者，FDG PET/CT 显示源自 Paget 骨的肉瘤合并肺转移瘤。轴位（A、D）和矢状位（B、E）图像显示右下肺内侧面和左上肺（黑色箭头）代谢活跃性转移瘤。腹部和盆腔冠状位融合 FDG PET/CT（C、F）图像显示沿着左侧肉瘤周边以及所累及的内侧骨盆可见不均匀显著摄取增加（橘色覆盖），伸入内收肌群和闭孔肌的软组织也可见摄取。右侧输尿管线状摄取，是由于泌尿生殖道生理性排泄所致

FDG，氟代脱氧葡萄糖

蔽盆腔区域的观察。当骨盆考虑为原发性病变的位置时，患者排尿后获得骨盆出口位和入口位，斜位和侧位的视图有助于评价骶骨和尾骨，必要时，应作 SPECT 显像。

软组织内出现营养不良性钙化和明显骨化时，也可摄取活性示踪剂。韧带附着端病、瘤样钙质沉着症和肌腱炎是钙化的典型例子，显著骨化见于骨化性肌炎和软组织内异位骨化。软组织摄取也见于软组织癌症的血流增高区（图 11-15，图 11-16）；长骨骨髓腔内钙化见于骨梗死和内生软骨瘤，形成骨扫描摄取；癌症基质内钙化点也显示摄取，如软骨样病变。

用骨扫描来评价原发性恶性肿瘤患者是否存在骨骼系统转移时，单纯溶骨性转移瘤（如多发性骨髓瘤）以及癌症细胞浸润骨髓的区域内没有新骨形成可出现假阴性（图 11-17）；如果溶骨病变出现成骨性反应或单纯成骨性转移瘤，则可见摄取增加。仅用平面成像的骨扫描可看不到小的硬化性转移瘤，有时大的硬化灶也观察不到，特别是在骨盆有致密的皮质骨而骨摄取正常（图 11-18，图 11-19）。

在基线骨扫描中呈阴性的溶骨性病变经治疗后可能痊愈，CT 或平片表现为硬化。硬化愈合的病变在随访扫描中可出现新的热点，称为"火焰现象"[7]。同步 PET 扫描能够显示高强度代谢吸收的基线分辨率，能够通过诊疗后 FDG PET 鉴别出新发硬化区域内的治疗后 / 非活跃病灶，从而判断临床疗效。（图 11-20）。当对治疗有反应时，硬化性转移瘤在连续重复的骨扫描中热度减小，有时完全正常（图 11-21）。

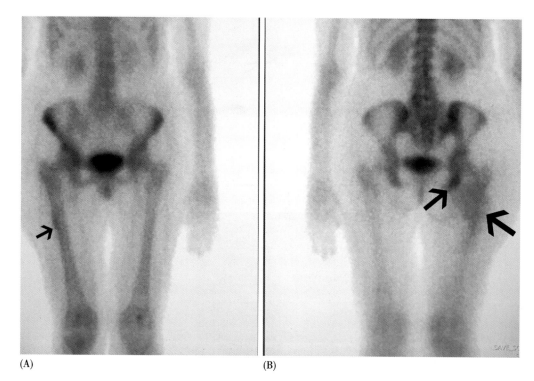

(A)　　　　　　　　　　　　　　　　　(B)

图 11-15　80 岁女性患者，右臀部触及肿块。MRI 显示软组织内巨大软组织肉瘤，没有骨侵犯。在骨扫描前平面图上，右侧股骨近端外侧可见局部摄取，与骨周围软组织内肉瘤引起血流增加有关。在骨扫描的后平面图上，软组织肉瘤处的右侧股骨近端和右侧坐骨可见局灶性相对摄取增加，可能是癌症血管结构增加造成的该区核素骨示踪剂增多所致。软组织肉瘤、骨侵犯或未受累骨示踪剂传递增加等都可出现摄取增加

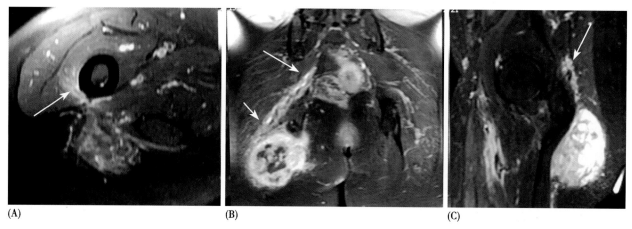

(A)　　　　　　　　　　　　(B)　　　　　　　　　　　　(C)

图 11-16　与图 11-15 同一患者，增强 T1 脂肪抑制，MRI 显示右侧臀部肌肉内软组织肉瘤。T1 轴位脂肪抑制图像（A）显示正常骨髓呈黑色，由于脂肪骨髓信号抑制所致。右臀部肌肉结构内肉瘤表现为肌肉内强化的组织，向前累及股骨近端外侧肌群的软组织，后骨皮质没有受累，皮质骨呈正常黑信号，骨髓内亮点是血管，其余骨髓正常。在冠状位 T1 增强脂肪抑制图像（B）上，不均匀强化的软组织肉瘤位于坐骨下面，沿着右侧坐骨切迹处的神经血管束侵犯（白色箭头所示），坐骨骨髓正常，呈黑信号。矢状位 T1 增强脂肪抑制图像（C）显示正常骨髓黑信号，腘绳肌腱插入处肌筋膜边缘的巨大软组织肉瘤没有侵及坐骨骨髓，可见癌症向上蔓延，没有累及骨组织

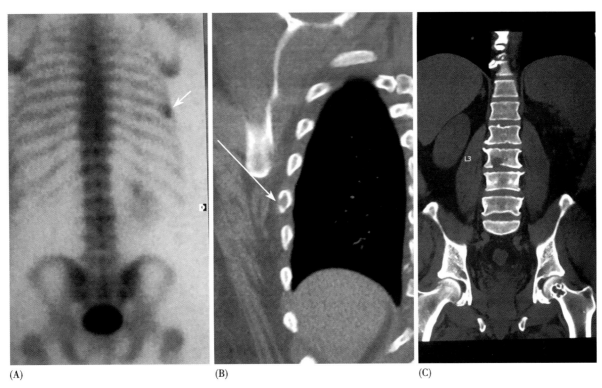

(A)　　　　　　　　　　　　(B)　　　　　　　　　　　　(C)

图 11-17　骨转移瘤图像。骨扫描（A）显示肋骨溶骨破坏区摄取（白色箭头）。在胸部冠状位 CT（B）上，白色箭头所示右侧肋骨溶骨破坏区摄取。在腰椎冠状位重建 CT 上，L3 下终板可见溶骨性转移瘤，得到 MRI 和 PET 证实，而骨扫描（A）未看到这一病灶。左侧股骨颈可见边界清楚、具有硬化边缘的地图样骨密度改变区域，与相邻正常骨小梁之间的移形带较窄，属于发育问题，可能是良性软骨或纤维骨病变，没有临床意义

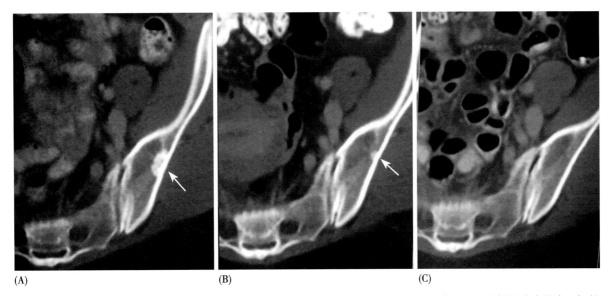

(A)　　　　　　　　　　　　(B)　　　　　　　　　　　　(C)

图 11-18　38 岁女性乳腺癌患者，无症状。数年内（2014—2017 年）系列 CT 扫描图像显示硬化性转移瘤增大。初始成像显示正常髂骨（C），初始 CT 显示新出现的点状硬化灶（B），但没有识别出来。之后，病变逐渐增大（A）

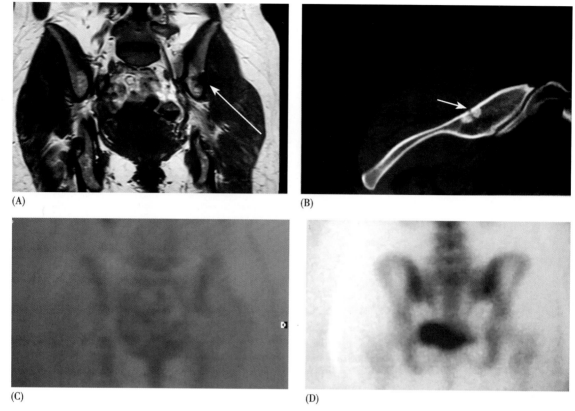

图 11-19　与图 11-18 同一患者,活检证实 4 期癌症。盆腔髂骨冠状位 T1 MRI(A)显示黑信号区,CT 上呈硬化区(白色箭头)。活检时 CT(B)显示髂骨增大的硬化病灶(白色箭头)内可见透亮穿刺针通道。尽管 FDG PET(C)和骨扫描(D)都呈假阴性,组织学证实骨转移

FDG,氟代脱氧葡萄糖

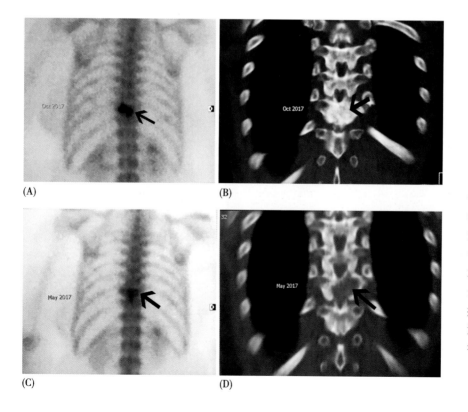

图 11-20　43 岁女性乳腺癌伴溶骨性转移患者,成像显示化疗后的潮红反应。2017 年 5 月基线骨扫描和冠状位 CT 重建(C、D)显示 CT 所见右侧椎板、棘突和右下小关节(黑色箭头)的溶骨区在骨扫描上呈轻度摄取增加。2017 年 10 月化疗后骨扫描后平面图和冠状位 CT 重建(A、B)显示骨扫描可见转移瘤痊愈处出现新硬化,呈渐进性局部摄取增加,符合潮红反应

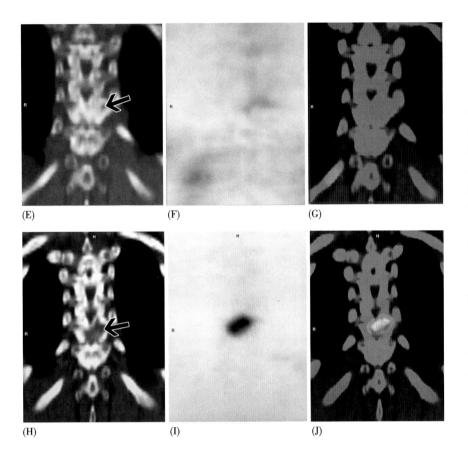

图 11-20（续） 冠状位 CT（E）、PET/CT（F）和融合颜色覆盖 PET/CT 图像（G）显示治疗反应，溶骨破坏区显著摄取已吸收，硬化转移瘤痊愈（黑色箭头）呈正常 FDG PET 表现。基线成像，胸椎中部后附件溶骨性破坏区骨扫描表现为局部显著摄取，PET 呈 FDG 示踪剂显著摄取（混合 PET/Ct 图像上的黑箭头和橘色局部显著摄取）

FDG，氟代脱氧葡萄糖

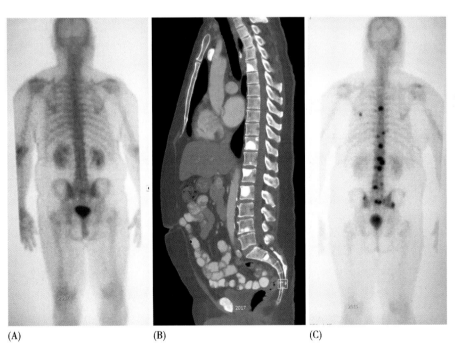

图 11-21 63 岁男性前列腺癌转移瘤患者，成像显示硬化性转移瘤吸收。2015 年基线骨扫描后平面图（C）显示胸腰椎、双侧骨盆、S2 椎体和肩胛区多灶性摄取，符合转移瘤。2015 年基线矢状位重建 CT 显示胸腰段脊柱和 S2 硬化性转移。2017 年 10 月随访骨扫描（A）显示 S2 骶骨中线轻度残留摄取，与基线检查比较不明显，基线所见的其他摄取位置已吸收

氟-18 PET/CT 骨扫描

氟-18 氟化钠（NaF）是一种 PET 示踪剂,用于从颅骨顶点到脚趾的全身 PET/CT 成像来检查骨骼系统。NaF 摄取机制与 Tc-MDP 相似,在同一层面上获得 PET 扫描和 CT 扫描,而后进行图像融合。PET 扫描具有高靶向背景和较高的空间分辨率图像,在许多恶性肿瘤的检查中优于平面 Tc-MDP,文献报道 NaF PET 检出的病变比 Tc-MDP 多 2 倍,最明显的是在脊柱和骨盆的（图 11-22,图 11-23）[8]。

平面骨扫描与 NaF PET 比较时,临床医生必须考虑其优点和局限性。骨扫描的优点是应用广泛、示踪剂半衰期长、辐射剂量低和良好的成本效益;其局限性是空间分辨率低,SPECT 不常用。

NaF PET 的优点是转移病变的敏感性较高,常规应用 CT 提高识别骨吸收性质的特异性;其局限性是成本、可用性和偿还要通过现行保险支付模式,更为重要的是对摄取缺乏特异性。放射学解释需要仔细观察所有热点,结合 CT 切面进行评价,以鉴别良性摄取和恶性摄取,摄取位点模糊则需要 MRI 或活检。虽然前列腺癌骨转移通常是成骨性病变,但癌症细胞的初始沉积造成小梁骨吸收,形成溶骨性改变,而这种早期骨受累在骨扫描或 NaF PET 上不显著,CT 上也很难检查,而 MRI 确定骨髓转移更敏感,更具特异性。如本章后面所述,美国 FDA 新批准 PET 示踪剂可常规替代 NaF PET,用于检查血清前列腺特异性抗原（PSA）升高,提示生化复发的前列腺癌患者,这些示踪剂可检查骨受累以及正常或稳定大小淋巴结的早期转移情况。

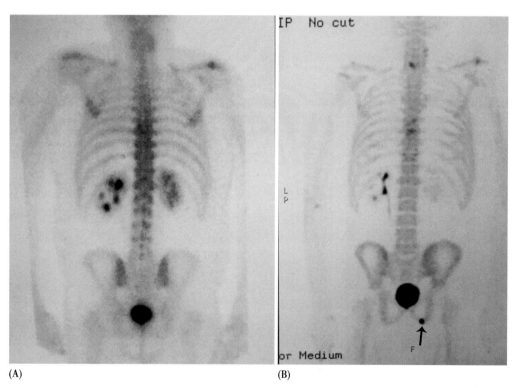

(A)   **(B)**

图 11-22　66 岁男性前列腺癌患者,前列腺切除术后状态,PSA 升高符合生化复发。在骨扫描后平面图（A）上,右侧肩锁关节内摄取增加,与退行性疾病一致。骨扫描未见提示转移瘤的摄取位置。在氟化钠 PET/CT（B）上,右侧坐骨可见局灶性显著摄取（黑色箭头）,纠正 CT 显示新硬化病灶,融合解剖数据库集可见与退行性疾病相关的其他位置摄取。患者接受了对右侧坐骨孤立硬化转移瘤进行的强度调控辐射治疗,自此 3 年后检查不到 PSA
PSA,前列腺特异抗原

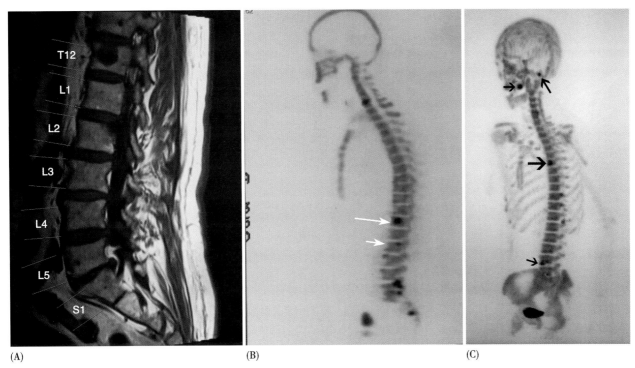

图 11-23　72 岁男性患者，前列腺切除术后状态，连续 PSA 升高符合生化复发。T1 矢状位 MRI（A）显示地图样骨髓替代，表现为圆形黑信号，符合转移瘤骨髓替代。最大病变位置在 T12，其他小病灶位于 L2 后面和 L5 前面。在相应的氟化钠 PET 矢状位重建（B）上，白色箭头所示 T12 和 L2 摄取以及腰骶结合处和骶骨其他位置的摄取。CT（没有显示）显示符合转移瘤的腰骶结合处和 S3 其他位置的硬化，颈椎摄取与退变性终板骨赘有关。在斜位 3D 氟化钠 PET/CT（C）上，上箭头表示左侧颞颌关节退变性疾病的摄取以及牙周疾病引起的上颌窦摄取，氟化钠示踪剂摄取不具特异性，仔细观察 CT 图像以及相应的局部摄取可区分转移瘤和良性摄取。L5 下终板线状摄取与 MRI 所见的骨赘从解剖上相融合，MRI 所见的 L5 点状硬化转移瘤却在氟化钠 PET 上检查不出来

3D，三维；PSA，前列腺特异抗原

计算机断层扫描

　　CT 扫描可获得高分辨率骨精细结构图像，对皮质和小梁骨的显示较好。在身体所有部位的诊断性 CT 检查中，常可看到这些图像，由于 CT 可利用薄层重叠切面进行三维重建和正交平面重建，与二维平片比较更敏感。然而，诊断 CT 的辐射剂量妨碍其用作全身骨骼测量检查。

　　CT 容易显示骨皮质，表现为均匀厚度的连续性白线。放射医师通过评价皮质骨密度、厚度以及塑型或破坏类型的变化来进行鉴别诊断，系列扫描可显示骨愈合和病变邻近部位软组织肿块的消退来反映治疗反应，同时 FDG PET 显示原发性骨肿瘤、转移瘤、淋巴瘤和一些骨髓瘤所见的活性恶性细胞肿瘤的摄取消退（图 11-24，图 11-25）。

　　运用软组织和骨算法进行正交平面重建，最好地定性皮质和小梁骨、骨髓以及邻近软组织的区域

性改变（图 11-26）。癌症的存活以及治疗反应最好用 FDG PET/CT 进行评价（图 11-27）。

　　骨折愈合骨痂形成位置可见硬化性桥接骨的特征性 CT 表现；椎体终板局灶性光滑凹陷呈典型的 CT 表现，代表 Schmorl 结节，由于发展缓慢，常具有硬化缘；弥漫性终板凹陷见于骨质疏松软化；同样，良性压力性骨结构侵蚀在 CT 上，表现为边缘光滑的透亮影，有时出现大关节炎伴随皮质下，晶体结节形成或者脊柱后附件出现衬有滑膜的小关节囊肿陷入椎板和小关节皮质下等情况，透亮影周边可见硬化。

　　关节面侵蚀的 CT 表现见于炎性关节炎或化脓性关节炎，薄层 CT 显示关节面边缘皮质丢失，容易与退变增生性关节炎所见的增生性骨改变鉴别。恶性肿瘤累及骨骼系统的骨破坏呈多发性。

　　小梁骨和骨髓的 CT 表现呈多样化，取决于患者体积大小、产生 CT 图像所用的辐射剂量、感兴趣区骨的大小、图像采集的层厚和 CT 重建技术。

第
一
篇

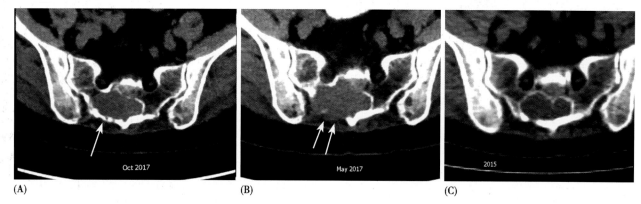

(A)　　　　　　　　　　　　　(B)　　　　　　　　　　　　　(C)

图 11-24　68 岁男性骨髓瘤患者,累及骶骨中线,连续 CT 图像用于评估治疗反应。2015 年出现左下腹痛,CT 扫描(C)显示地管内边缘清楚的水样密度透亮影,有明显的硬化边界,提示发育性 Tarlov 囊肿。右侧后皮质局灶性透亮影与发育性囊肿压迫侵蚀有关,CSF 波动可造成囊肿渐进性生长,随着时间出现骨塑型。2015 年患者没有进行骨髓瘤的血液研究,2017 年5 月发现骶骨溶骨性破坏,进行了基线 CT 扫描(B),双白色箭头所示密度增高的细胞性癌症替代了骶管内前述的 Tarlov 囊肿水样密度,提示有新的骨髓瘤组织和新的骨质破坏。2017 年 10 月随访 CT(A)显示治疗的骨髓瘤密度减低,由脂肪骨髓重新填充骨髓瘤区域所致,在先前皮质破坏的部位,可见治疗病变周边有痊愈皮质骨的机化壳(白色箭头)
CSF,脑脊液

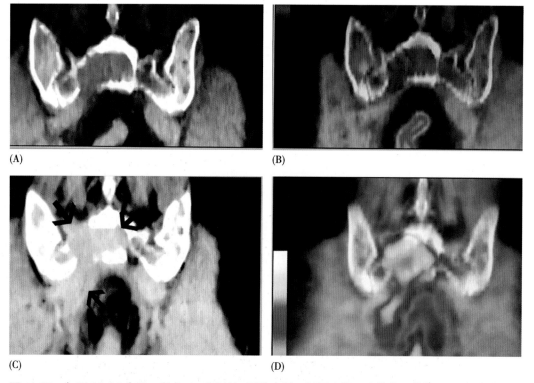

(A)　　　　　　　　　　　　　(B)

(C)　　　　　　　　　　　　　(D)

图 11-25　与图 11-24 为同一患者,68 岁男性,骨髓瘤累及骶骨中线。在基线冠状位 CT(C)和冠状位融合 PET/CT(D)上,延及右侧坐骨切迹的软组织癌症有显著的 FDG PET 摄取(橘色覆盖)。在评价治疗反应的冠状位 CT(A)和冠状位融合 PET/CT(B)上,与基线片比较,PET 摄取吸收。基线 CT 所见的强化细胞致密癌症,现在密度变得很低;冠状位 CT(A)也可见图 11-24A 中显示的右上骶骨翼骨愈合
FDG,氟代脱氧葡萄糖

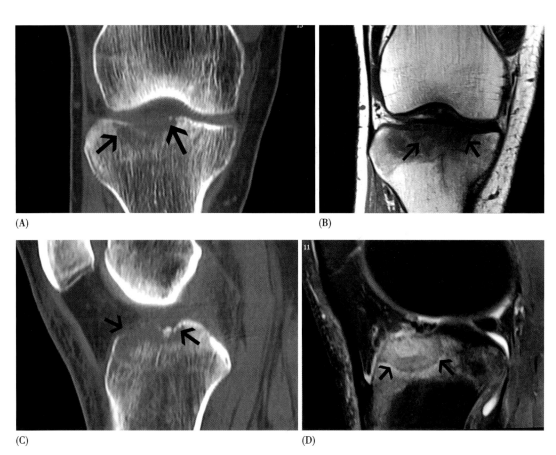

图 11-26 28 岁男性，膝关节疼痛，最终确定为淋巴瘤。冠状位重建 CT（A）可见溶骨性破坏，MRI（B）显示地图样骨髓替代，骨髓水肿伸入外侧平台，与病理性骨折有关。矢状位重建 CT（C）和矢状位 MRI 质子密度脂肪抑制成像（D）显示内侧平台可见地图样骨髓替代伴骨破坏，在 MRI（D）上的箭头所示是淋巴瘤的替代，整个胫骨近端骨骺骨髓水肿

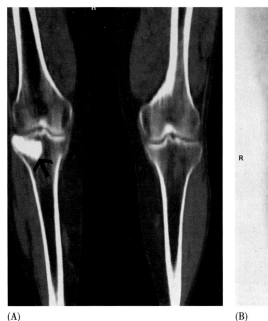

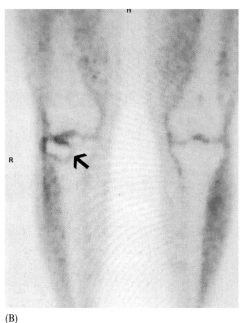

图 11-27 与图 11-26 同一患者，胫骨平台手术固定和化疗后随访 PET/CT。初始 PET（没有显示）显示右侧胫骨淋巴瘤显著摄取，患者接受刮除活检，骨折区植入水泥固定外侧平台。在 FDG PET/CT（B）进行的冠状位 CT 重建图像（A）上，可见修复骨折的不透射线骨移植物和骨髓水肿与骨折处所用的骨髓水泥

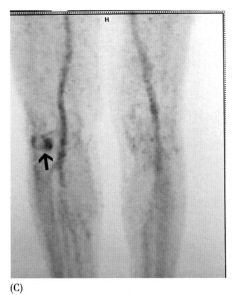

(C)

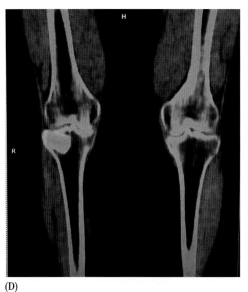

(D)

图 11-27(续) 在 FDG PET 上,修复周边显示轻度摄取,反映修复后改变,经治疗的淋巴瘤处未见提示存活癌症的局灶性显著摄取。3D 的 MIP PET 成像(C)显示水泥位置地图样摄取增加,限于手术移植物边缘,见于正交重建平面。融合覆盖 FDG PET 和 CT(D)未见提示存活癌症的残留异常摄取

3D,三维;FDG,氟代脱氧葡萄糖;MIP,最大密度投影

成人扁平骨含有脂肪性骨髓,CT 图像上呈深灰色,CT 值为负值。当癌症细胞浸润时,黄骨髓被局灶性圆形细胞沉积所取代,CT 密度高于正常黄骨髓;CT 上显示骨髓内出现高密度成分替代正常脂肪,见于红骨髓再转化或癌症新生细胞浸润,CT 无法鉴别转移瘤细胞浸润与红骨髓再转化,二者都表现为骨髓内圆形病变,不累及皮质。肋骨和椎体具有显著的骨小梁,骨髓内腔隙较小,CT 图像评价细胞浸润更困难。

癌症突破骨进入周围软组织,如果密度有别于癌症,则 CT 可以显示。肌肉与骨之间自然形成的低密度脂肪层为 CT 检查椎旁病变提供了便利手段,当有病变侵犯时,脂肪层模糊,椎体与椎旁肌肉之间的正常脂肪层也可被急性骨折出血、椎间盘感染延及软组织以及骨恶性肿瘤扩散到周围软组织所模糊。

目前的 CT 检查方案是应用安全辐射剂量,限制对患者的辐射暴露,当癌症破坏骨组织进入椎管时,识别椎管内的软组织变得更加困难,椎管内病变最好用增强前后 MRI 横断面成像进行评价(图 11-3)。

FDG PET/CT

FDG PET 示踪剂是一种放射活性葡萄糖,给禁食状态患者注射后,饥饿细胞吸收的葡萄糖最多,应用最先进的 PET/CT 组合系统,30 分钟之内就可获得全身 PET 成像,PET/CT 研究的 CT 成分便于示踪剂异常摄取位点的解剖定位,从而提高诊断性能。FDG PET 评价骨转移瘤是基于溶骨病变的摄取,癌症细胞高速率糖酵解与正常骨摄取相比,表现为代谢更活跃的位点。硬化性转移瘤含有少量的存活癌症细胞,FDG 亲和性小,在正常骨生理摄取背景下不容易发现[9]。

一些刊物比较了 ^{18}F-NaF PET、骨闪烁现象和 FDG PET,研究者报道 ^{18}F-NaF PET 评价骨骼疾病范围的图像质量和诊断准确性优于 ^{99m}Tc-MDP 和 ^{18}F-FDG PET/CT,不过,^{18}F-FDG PET/CT 能够检查骨骼外病变,明显影响疾病的治疗。研究得出的结论是 ^{18}F-FDG PET/CT 结合 ^{18}F-NaF PET/CT 可能是癌症检查的必要手段[10]。在临床实践中,NaF PET 不常用,虽然获得了美国 FDA 的批准,由于特异性低,保险常不予报销。

对骨转移治疗的评价,治疗前 FDG 阳性转移瘤经成功治疗后不再摄取示踪剂,应在随访 PET 上恢复正常。这些病人在骨扫描上可能显示少热病变或保持不变。随着疾病进展,较高的标准摄取值被视为更大测量的标准摄取值或发现新病灶(图 11-28)。由于 PET 扫描通常在几个疗程后进行,通常看不到愈合形成的火焰反应摄取增加。

没有 FDG 亲和力的癌症,不能仅仅依靠 PET/CT 扫描来评估疾病状况(图 11-29),对于骨髓瘤尤其具有挑战性,其表现形式多样,骨髓受累的癌症存活区既可表现为 FDG 阳性,又可表现为非阳性。

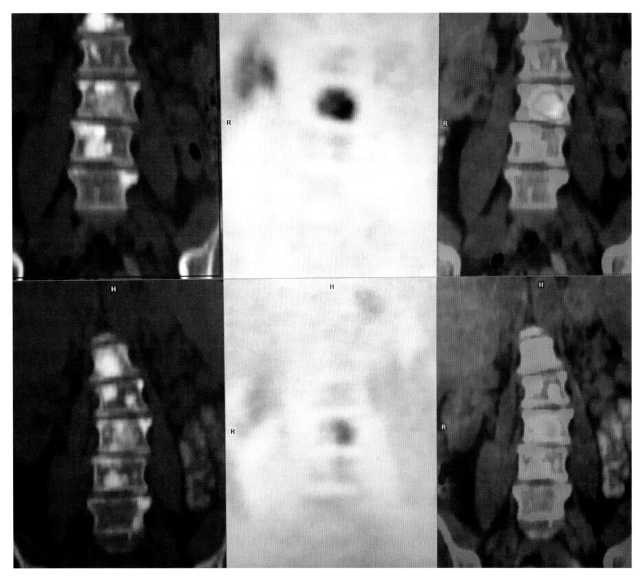

图 11-28　图像源自 45 岁女性乳腺癌 4 期骨转移患者。CT 和核素骨扫描显示病变稳定，系列 FDG PET 显示存活的硬化性转移瘤处于发展状态。基线 FDG PET（底排）显示 L3 右侧局灶性中等强度摄取（橘色 / 蓝色覆盖），反映有存活的癌症。CT 所见的其他位置硬化性病变则未见代谢活性，提示转移瘤愈合。随访 PET（上排）显示 L3 病变进展，随着 L3 节腰中段活性 FDG 摄取量的增加，标准摄取值增加，现在从右向左交叉，累及 L3 椎体的大部分。冠状位 CT 显示不均匀稳定硬化，FDG PET 之前的 CT 评价为稳定性骨癌症

FDG，氟代脱氧葡萄糖

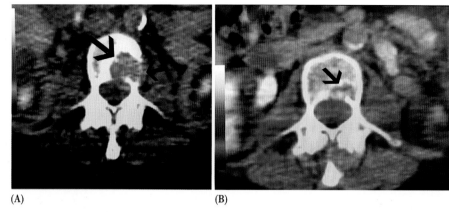

图 11-29 颜色覆盖 PET/CT 成像源自 76 岁男性骨髓瘤进展而 PET 呈假阴性的患者。与既往系列 FDG PET 研究（B）相比，治疗骨髓瘤表现为透亮的稳定区域，此区内的颜色覆盖没有异常摄取。随访 PET/CT（A）显示溶骨破坏区增大（黑色箭头），伴有椎体左外侧皮质和后皮质破坏，椎管左侧早期硬膜外癌症；骨髓瘤存活肿大区内在 FDG PET 上未见活性摄取增加。PET/CT 评价骨髓瘤需要仔细观察 CT 图像以及 PET 图像，以发现新病灶

FDG，氟代脱氧葡萄糖

MR 骨髓成像

骨髓是一个动态器官，主要由水、蛋白（细胞内）和脂肪组成，每种成分的相对含量取决于患者的年龄和任何时候对血红蛋白携氧能力的生理需求，新生儿和年轻人的骨髓主要是红骨髓，到 25 岁时，骨髓转化完成，转变为黄骨髓。骨髓的正常分布及相关的 MR 表现随着年龄的变化而不同。

根据年龄不同，T1 加权自旋回波成像描述了 4 种类型椎体活性造血红骨髓向脂肪性骨髓的生理转变[11]。

黄骨髓在 T1 加权成像上与皮下脂肪信号相类似，呈亮白信号，骨髓成分由 80% 的脂肪、15% 水和 5% 的蛋白组成；红骨髓（由 40% 脂肪、40% 水和 20% 蛋白组成）在 T1 加权成像上信号稍高于骨骼肌[12]。

病变可改变骨髓的正常含量，当用不同的 MRI 脉冲序列采集成像时，其在 MRI 上的信号特征有别于正常的骨髓背景，因而，可以用磁共振进行检查。这已在前面的章节中重点说明（图 11-1，图 11-3，图 11-4，图 11-19，图 11-23，图 11-26）。

因为骨髓细胞的构成是动态的，随着年龄的增长以及促进红骨髓刺激的药物应用而变化（导致骨髓转化），所以，需要不同的 MRI 序列来评估骨髓的正常成熟度、癌症细胞替代和骨髓转化（图 11-30，图 11-31）。

评价骨髓的 MRI 序列包括在同一解剖平面获得的 T1 成像和短 T 翻转恢复序列（STIR）。在 STIR 成像上，所有正常骨髓呈深灰色或黑色，而病变相对于信号被拟制的正常脂肪骨髓表现为较亮信号，提高了骨髓内病变的观察度。STIR 所用的序列设计是在特定的时间（反转时间 TI）给予反转脉冲，调节"TI"值将脂肪信号从浅灰色变为完全黑色。身体的每个位置都设计了 STIR 序列，线圈技术优化了来自不同组织信号的对比度，如水肿、癌症、红骨髓、皮质骨和周围结构，最大限度地发现病变。

正交平面获得的 T1 和 T2 压脂序列成像，作为 STIR 的辅助序列。T2 脂肪饱和序列相对于 STIR 成像，具有扫描速度快、层厚薄以及分辨率较高的优点，更重要的是血管伪影较小，这在 STIR 序列上常与疾病混淆。

有助于定性骨髓的其他 MRI 技术还有化学位移成像（CSI）和弥散加权成像。化学位移成像是利用同时获得的一对数据集来观察骨髓变化的区域，即在同一层面观察。正常骨髓含有脂肪和水，在正相位图像上信号较高，而在反相位图像上信号减低，当成熟正常含脂骨髓被病变取代或浸润时，其信号不会像预期的那样减低。反相位成像的信号强度相比于正相位成像降低 20% 是正常骨髓的标志（图 11-30）。

化学位移成像有助于评价正常背景骨髓 T1 信

号不均匀患者的骨髓含量,正常背景骨髓 T1 信号不均匀与贫血或骨髓刺激有关,其骨髓腔内含有不同数量的红骨髓和黄骨髓。正相位图像上出现的信号不均匀区,反相位成像变得不明显,骨髓信号较为均匀,这与水、脂信号在反相位成像上互相抵消有关。红骨髓和骨髓水肿的含水量较高,当这些区域散在于黄骨髓之间时,反相位成像变得不明显。

当癌症细胞替代红骨髓和黄骨髓时,因为这个区域没有散在的正常脂肪骨髓,地图样异常区域在反相位成像上仍然保持稍高信号,没有正、反相位成像比较信号降低的现象(图 11-30,图 11-32)。一些骨髓瘤和淋巴瘤除外,骨髓替代不会像球一样生长取代脂肪骨髓,而是散在有脂肪成分,反相位成

像上出现信号减低,呈假阴性。局灶性脂肪骨髓在反相位图像上保持高信号,T1 成像呈亮信号,很容易观察,局灶性脂肪骨髓见于典型的骨血管瘤、骨髓局灶性脂肪沉积以及椎体终板软骨下脂肪性退行性改变。

放射医生必须了解患者所用的化疗药物及是否接受过骨髓刺激药物的治疗。集落刺激因子能使脂肪骨髓重新充满红细胞,形成圆形肿块,在 T1和 STIR 成像上误认为转移瘤。化学位移成像技术应作为肌肉骨骼系统成像的一部分,用于病变定性或对恶性肿瘤进行分期。

弥散成像区别水分子随机运动小于正常骨髓的细胞病变,在大脑中被常规用于评估急性脑卒

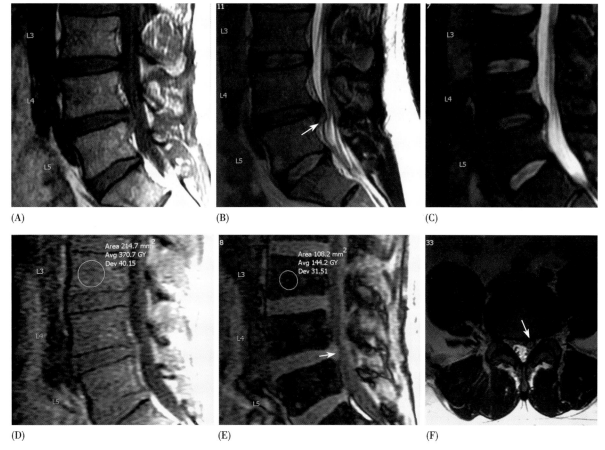

(A)　　　　　　　　　(B)　　　　　　　　　(C)

(D)　　　　　　　　　(E)　　　　　　　　　(F)

图 11-30　45 岁男性,淋巴瘤治疗后缓解,新发背痛,1.5T MRI 成像。矢状位 T1 成像(A)显示骨髓轻度不均匀,未见局灶性病变。这是红骨髓和黄骨髓结合的结果。脂肪骨髓为主的 T1 信号高于椎间盘和肌肉。在矢状位反相位图像(E)上,骨髓信号均匀提示正常骨髓。在矢状位 T2 图像(B)上,L4-L5 椎间盘脱出(白色箭头)表现为椎间盘超出终板边缘,使腹侧硬膜囊变形,CSF 呈白色,神经根表现为深灰色,此水平的椎间盘后缘在椎管内下降时上靠着左侧 L5神经根,骨髓信号基本均匀,L5 下终板局灶性轻微脂肪骨髓表现为轻度 T2 亮信号,与退行性改变有关。矢状位 STIR(C)成像显示脂肪亮信号消失。反相位成像(E)显示局灶性脂肪仍呈高信号。在 STIR 序列上,通过调节 TI 值(反转时间)设置脉冲序列,正常脂肪信号就会从灰色变成黑色。L3 上的白圈(D、E)是测量骨髓信号所选择的感兴趣区,测量值从正相位图像(D)的 371 下降至反相位成像(E)的 144,信号下降率超过 20% 则与红骨髓一致,而非淋巴瘤复发。在轴位 T2 图像(F)上,白色箭头所示 L4-L5 向左侧突出的椎间盘,造成左侧 L5 神经根区的侧隐窝变形
CSF,脑脊液;STIR,短时反转恢复序列

第一篇

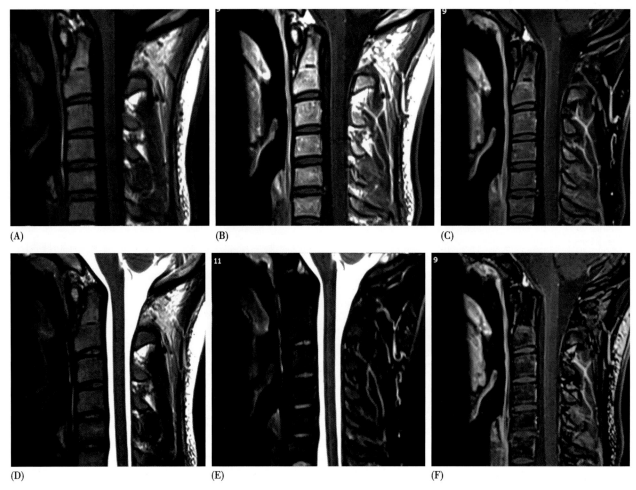

(A)   (B)   (C)

(D)   (E)   (F)

图 11-31　图像源自年轻患者的骨髓 3T MRI 评估,显示正常骨髓、脊髓和椎管。就患者的年龄而言,红骨髓为主是正常的。3T 成像信噪比高于 1.5T 成像,矢状位 T1(A)显示骨髓信号与椎间盘相似,提示以红骨髓为主,未见局灶性病变。应用对比剂后矢状位 T1 增强成像(B)显示正常红骨髓轻度强化。增强 T1 脂肪抑制成像(C)显示骨髓均匀强化,信号较椎间盘亮。矢状位 T2(D)、矢状位 STIR(E)和增强后反相位成像(F)未见骨髓内局灶性病变

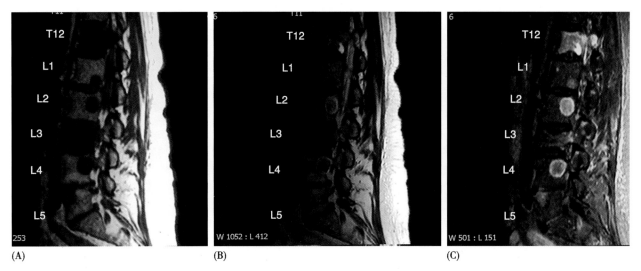

(A)   (B)   (C)

图 11-32　MRI 图像显示地图样骨髓替代,与下胸椎和腰椎内多灶性转移瘤一致。此老年患者背景骨髓主要以脂肪骨髓为主,椎体内转移瘤地图样骨髓替代在 T1(A)上呈黑信号,T2(B)上较亮,STIR 检查(C)呈显著高信号

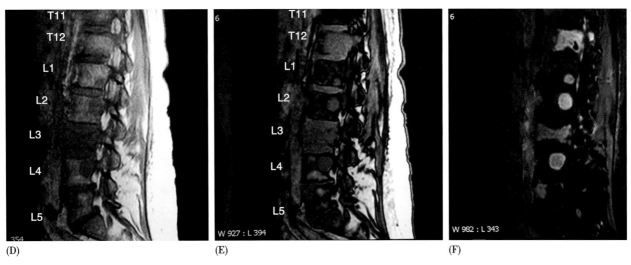

(D)　　　　　　　**(E)**　　　　　　　**(F)**

图 11-32(续)　对比剂增强脂肪抑制 T1 成像(F)可见转移瘤骨髓替代区显著强化,反相位成像(E)信号没有减低,与转移瘤和骨髓替代相一致

STIR,短时反转恢复序列

中。脑缺血细胞毒性水肿造成细胞肿胀,细胞外间隙内水分子自由运动空间减小,限制自由水的运动,称为限制扩散率,在脑弥散加权成像上表现为白色,相对应的表观弥散系数图像呈黑色。

细胞癌症也限制水分子运动,弥散加权成像上表现为骨髓替代,这项技术被用作浆细胞病的全身骨髓成像的一部分。感染性脊椎炎和恶性肿瘤在弥散加权成像上的表现互相重叠,有时可能会限制弥散加权成像在脊柱中的作用[13]。

MRI 对比剂可用于动态灌注评价和病变显示,脂肪饱和技术将 T1 成像所显示的脂肪亮白信号转化为深灰色,它与增强后 T1 扫描联合应用,提高对比度清晰性的动态范围,更好地显示病变,确定病变的软组织蔓延(图 11-32- 图 11-36)。

T1 缩短是指在 T1 图像上看到的组织固有的白度,表现类似于脂肪一样呈白色。脂肪、血液、蛋白性液体和黑色素在 T1 成像上都表现为白色,如果异常区域内含有 T1 亮信号,需要其他技术来区别血液或蛋白液体与出血性或黑色素性癌症(图 11-37)。

MRI 是评价疗效很好的方法,治疗后的病灶可能重新充满正常的脂肪骨髓或体积变小,T2 和 STIR 成像上所见的转移瘤水肿可能消失。MRI 的缺陷之一是非存活癌症的假阳性,骨髓信号特征没有改变,大的爆裂性病变通常会缩小,周围形成骨性外壳,含有非存活病变(图 11-38)。

如转移瘤、淋巴瘤或骨髓瘤所见,同样治疗的溶骨性病变可能有不完全的骨愈合,最好用 FDG PET 来评估以确定基线时的异常代谢摄取是否吸收。另外,连续随访 CT 出现稳定的残余透亮区,证实病变稳定(图 11-39)。

当用 FDG PET/CT 评价疗效时,仅适合于基线 FDG PET 显示代谢活跃的原发性病变或骨骼转移瘤。由于成功治疗的癌症在治疗后的 MRI 上可能没有变化,治疗后 PET/CT 检查结果的标准化对评价完全反应提供更多的信息。

骨髓瘤患者需要全身骨髓成像,如前所述,骨测量检查具有一定的限度。lgM 巨球蛋白血症患者有发生骨髓瘤的风险,先获得骨测量检查,如果结果无法判断或患者具有高风险,应进行全身 MRI 检查。PET/CT 和 MR 骨髓成像的优点是能够在骨结构发生改变并出现明显破坏之前,更早地发现骨髓替代和骨髓转移瘤。骨髓瘤骨髓替代有几种类型:单一孤立肿块、多发局灶性病变>5mm 以及弥漫性播散性骨髓病变,后者表现为整个骨骼呈斑点状异质改变[14,15]。

T2 黑信号细胞癌症对治疗反应的 MRI 表现包括体积减小、信号从 T2 黑信号(细胞表现)转变为 T2 亮信号(坏死表现)和强化程度减低。治疗前 T2 亮信号的骨髓瘤病变,经治疗后信号强度开始减低,这也是对治疗的反应;钆剂增强扫描显示病变不强化也可能提示治疗成功的反应,特别是与治疗前增强 MR 成像相比较,更有价值[14-17]。

经治疗的骨髓瘤病灶可稳定地表现为较小的残余病变信号(与治疗前信号特征相同),这些 T2 亮信号可应用 FDG PET 进行评价。原本代谢活跃的骨髓瘤病变在 FDG PET 上表现为与未受累骨髓

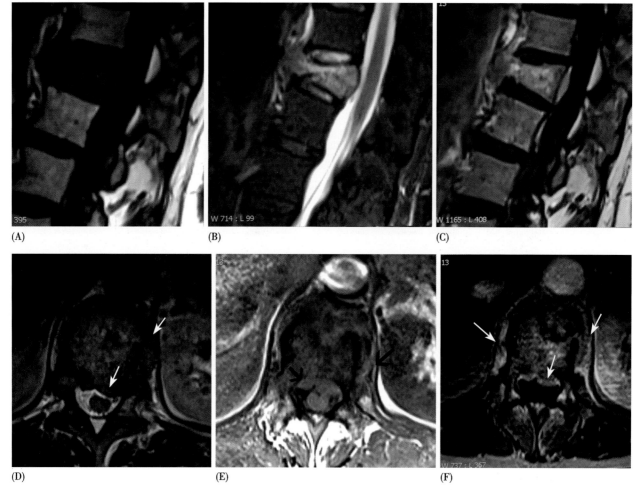

图 11-33 病理性骨折并早期硬膜外癌症的 MRI 图像。50 岁男性患者，脂肪骨髓是背景骨髓的主要成分，没有脊髓压迫，椎体完全骨髓替代，病理性骨折造成椎体高度减低。矢状位 T1 图像（A）可见一椎体脂肪骨髓替代。在矢状位 STIR 图像（B）上，癌症引起腹侧硬膜囊变形，胸髓前面 T2 高信号的硬膜内蛛网膜下腔形态发生改变，未侵犯脊髓。在对比增强无脂肪抑制矢状位 T1 图像（C）上，黑信号是椎体的后皮质，椎体后面腹侧硬膜外间隙内强化的是癌症组织，呈白色，硬膜囊变形，无脊髓侵犯。轴位 T2（D）、轴位 T1（E）和对比增强后轴位 T1（F）图像显示骨髓替代伴硬膜外侵犯，可见早期硬膜外癌症引起的腹侧硬膜囊畸形以及椎旁软组织受累

STIR，短时反转恢复序列

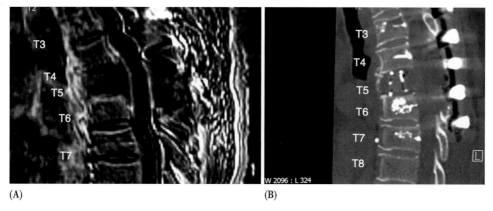

图 11-34 术前和术后图像显示 T5 病理性骨折。术前矢状位 T1 增强脂肪抑制 MRI（C）显示通过病理骨的骨折、椎板和造成脊髓压迫的强化硬膜外癌症。矢状位 CT 重建（D）显示 T5 病理性骨折伴后凸畸形，硬膜外癌症观察不佳。术后对比剂增强 T1 减影 MRI 成像（A）显示未见残存强化癌症，金属伪影引起轻度几何扭曲。T5 椎体切除术后中线矢状位 CT 重建（B）显示同种异体骨间置金属支架和 T3-T7 的后固定硬件

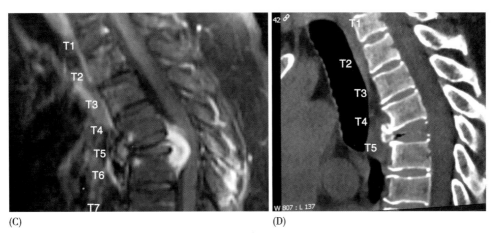

(C) (D)

图 11-34（续）

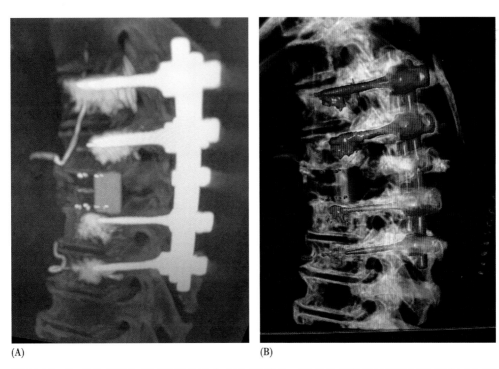

(A) (B)

图 11-35　T5 椎体切除和 T3-T7 脊柱融合术后 CT 评价。T5 椎体切除后矢状位 MIP 重建（A），T5 处插入移植物横跨 T4 下终板，向下延及 T6 上终板，双侧椎弓根用螺钉和杆后固定，金属螺钉周围的不透射线同种异体骨固定椎体，手术"水泥"也用来结构支持，从椎体挤出的蛇纹不透光"水泥"进入 T3 和 T7 的椎旁静脉。在术后 CT 容积显示成像（B）中，金属和水泥的密度用红色表示，图像最右侧的中线皮肤缝合线和脊椎金属固定也呈红色表示，椎弓根螺钉远端周围的不透光水泥、插入移植物边缘的标记及椎旁静脉内的水泥也用红色表示，容积显示采用透明骨覆盖，表现为终板皮质界面密度增高

MIP，最大密度投影

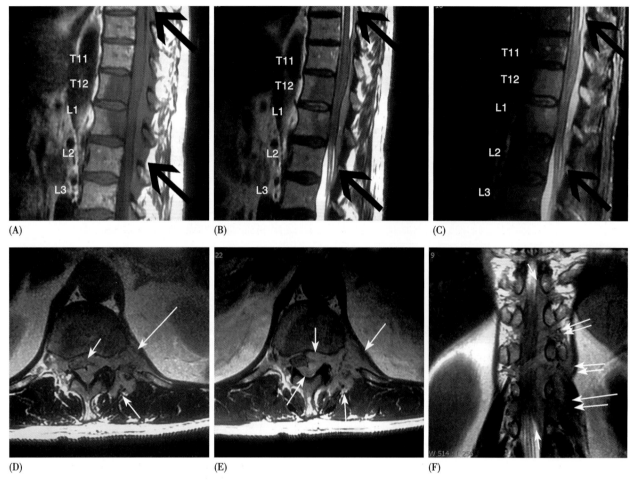

图 11-36　53 岁男性患者，胸腰椎结合处后附件出现硬膜外肿块，初诊为淋巴瘤，MRI 图像用于评估新出现的背痛，获得矢状位 T1（A）、矢状位 T2（B）、矢状位 STIR（C）、轴位 T2（D）、对比增强轴位 T1（E）和冠状位 T2（F）图像。STIR（C）显示 T11-L2 后附件内可见异常亮信号，代表淋巴瘤；伴 T10 中段至 L2 下面椎管后段硬膜外癌症（黑色箭头）。椎管中线后癌症延伸进入左侧神经孔，向椎旁延及左侧膈脚深部。轴位 T2 成像（E）上的白色箭头所示癌症向前推移脊髓，向右压迫脊髓。冠状位 T2 成像（F）显示左侧椎管内细长癌症将脊髓向右侧推移，癌症进入左侧多节段神经孔也显示较好。右侧离开椎管的神经根正常

STIR，短时反转恢复序列

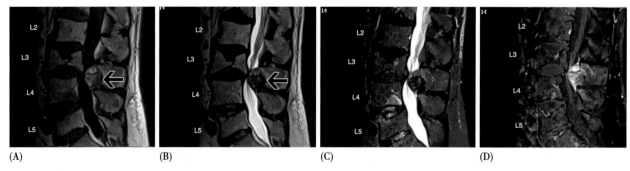

图 11-37　与图 11-36 同一患者，现在淋巴瘤缓解已 7 年。房颤伴中腰椎新发背痛予以抗凝治疗，发现手术证实的出血性滑膜囊肿。获得矢状位 T1（A）、矢状位 T2（B）、矢状位 STIR（C）、对比剂增强脂肪抑制矢状位 T1（D）

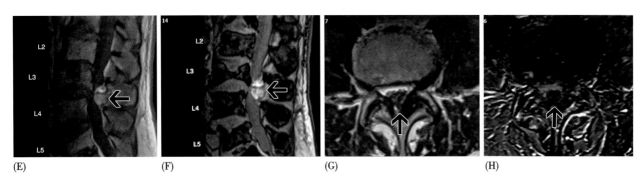

(E)　　　　　　　　(F)　　　　　　　　(G)　　　　　　　　(H)

图 11-37（ 续 ）　矢状位正相位（ E ）、矢状位反相位（ F ）、轴位 T2（ G ）和轴位 T1 对比增强减影（ H ）成像。黑箭头所示 L3-L4 硬膜外后间隙脂肪内新出现的肿块，表现为 T1 缩短的磁共振信号特征即白色，在 T2 和 STIR 成像上呈黑色，增强减影图像（ H ）上未见强化，符合血液产物。轴位 T2 图像（ G ）显示硬膜囊畸形，马尾下行神经根推移，患者没有马尾综合征的症状
STIR，短时反转恢复序列

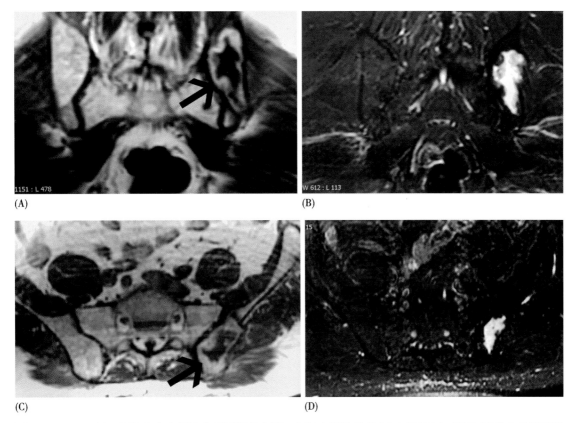

(A)　　　　　　　　　　　　　　　　(B)

(C)　　　　　　　　　　　　　　　　(D)

图 11-38　MRI 显示骨髓瘤患者经治疗后缓解的表现。起初左侧髂骨病变（ 未显示 ）在 CT 和 MRI 上呈膨胀性病变，PET 呈阳性活性摄取，提示存活癌症。冠状位 T1（ A ）、冠状位 STIR（ B ）、轴位 T1（ C ）和轴位 STIR（ D ）成像。随访 MRI 显示塑型骨壳含有脂肪骨髓（ 黑色箭头 ），中心成分在 STIR（ B、D ）成像上仍呈亮信号。经治疗的骨髓瘤没有完全被脂肪性骨髓替代，可能仍然是坏死组织亮信号。如果起初基线 PET 显示代谢活性存活癌症，可用系列随访 FDG PET 进行评估。本例患者 PET 显示之前代谢活性病变区域呈正常改变
FDG，氟脱氧葡萄糖；STIR，短时反转恢复序列

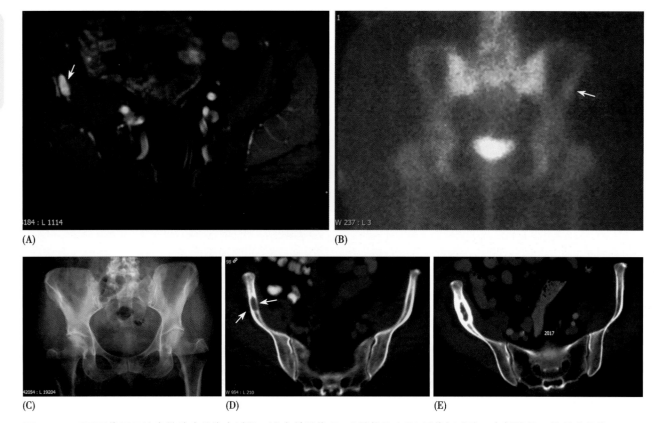

(A) **(B)** **(C)** **(D)** **(E)**

图 11-39 CT 图像显示治疗转移瘤的演变过程。治疗前轴位 T2 脂肪饱和 MRI 图像（A）显示右侧髂骨既往转移留位置可见局灶性亮信号病变（白色箭头）。治疗前后平面骨扫描（B）可见右侧髂骨轻度摄取（白色箭头）。基线 X 线（C）未见异常；基线 CT（D）显示边界清楚的溶骨性转移瘤，没有皮质破坏。治疗后 CT（E）显示愈合骨中心呈低密度，周边包绕硬化环。病变中心低密度代表脂肪骨髓和水密度

背景相似的低水平最低摄取量或没有摄取，表示疾病获得成功治疗；如果随访 FDG PET 显示定量摄取增加，即使 CT 显示病情稳定，也提示复发。

分子成像 - 新型 PET 示踪剂

尽管许多癌症糖酵解高，采用 ^{18}FDG 成像，但一些癌症并不总是表现为 FDG 摄取增加。新的代谢试剂正在开发，试图寻找替代途径，如氨基酸和脂代谢。常规 CT、MRI 或 FDG PET/CT 可能检查不到正常大小的淋巴结和内脏器官的微转移及骨髓内的癌症细胞岛的存在。

对经过前列腺切除术或辐射明确治疗的前列腺癌患者，用系列 PSA 血清定量进行随访，如果 PSA 连续高于治疗后的最低值，则提示前列腺床、盆腔区域淋巴结或远处淋巴结、骨转移处的癌症复发，这些患者通常没有症状。限于盆腔内的癌症复发，采用靶向治疗，如强度调节型辐射治疗、冷冻消融和高频超声，确定盆腔外转移，需要全身化疗。

有新的 PET/CT 示踪剂获批准报销，用于检查复发前列腺癌。碳 11 标记的胆碱是细胞膜生物合成的底物，是第一个被美国 FDA 批准用于成像经治疗后、PSA 高于最低值提示生化复发的前列腺癌患者的试剂，最近批准的试剂是 axumin（fluciclovine ^{18}F）

fluciclovine 是一种 L- 亮氨酸的氟 -18 标记合成类似物，与胆碱检查病变的敏感性较大不同，此试剂具有较高的靶向背景摄取[18]。正在研究的是镓 -68 前列腺膜特异性抗原分子化合物。这些示踪剂可检查骨扫描呈现阳性之前的骨转移，显示淋巴结肿大之前早期淋巴结转移摄取，提供早期治疗以期痊愈（图 11-40）。

一种新型示踪剂也已经被美国 FDA 批准，用于分期神经内分泌肿瘤（NET）和检查癌症复发。镓 -68 DOTA-TATE PET/CT 成像是将 NETSPOT 与表达生长抑素受体的癌症细胞结合，检查分化型 NET 和内脏、淋巴结和骨转移，用 ^{68}Ga 标记生长抑素类似物的 PET 在诊断中被证明是有用的，与常规 CT 和 MRI 相比具有更高的敏感性，特别是在 NET 骨转移瘤方面（图 11-41）[19]，生长抑素受体 PET 较

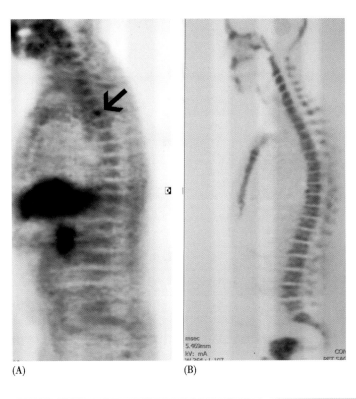

图 11-40 图像源自 68 岁男性前列腺癌患者,PSA 升高与生化复发一致。普通氟化钠 PET(B)未见确定的、可识别的高于背景骨髓的相对活性摄取区,融合解剖数据图像可见沿着终板的轻度摄取,与退行性变有关。1 个月后 FDG PET(A)胆碱检查显示 T3 椎体局灶摄取增高(黑色箭头),此发现被专用 MRI 证实为转移瘤 FDG,氟脱氧葡萄糖;PSA,前列腺特异性抗原

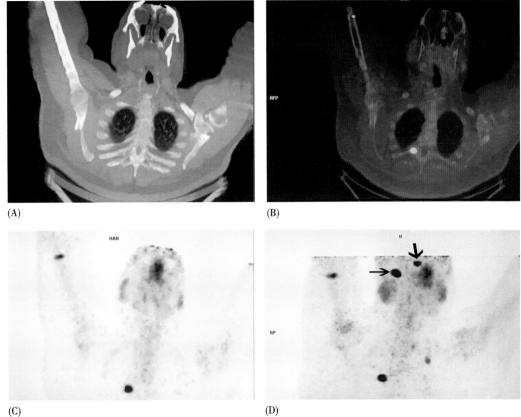

图 11-41 65 岁男性,患有神经内分泌癌症和骨转移瘤。自头顶至中胸部斜冠状位 CT MIP 重建(A)。在相应的颜色覆盖 PET/CT 混合图像(B)上,镓 -68 活性呈橘色,右侧肱骨和右内侧肋骨转移瘤可见局灶性摄取。相对应的镓 -68 斜冠状位 MIP(C)。在 3D 容积镓 68 DOTA-TATE(D)上,右侧肱骨中干、右侧第 7 肋骨肋椎结合处摄取增高,符合骨转移瘤。3D 容积检查显示中线处局部摄取代表正常垂体生理活动摄取(宽黑箭头),右侧颅底较大区域的局灶性摄取考虑另外的颅骨转移(窄黑箭头),左侧第一肋骨也可见局灶性转移瘤 3D,三维;MIP,最大密度投影

第一篇

CT 更敏感。欧洲神经内分泌肿瘤协会最新指南推荐应用 ^{68}Ga 标记生长抑素类似物的 PET/CT，最近的北美神经内分泌肿瘤协会指南中也认为这一示踪剂是有发展前景的[20]。

美国 FDA 刚刚批准了一种靶向输注疗法，用肽受体放射性核素疗法（PRRT）治疗表达生长抑素受体的转移性 NET，这是一种分子靶向治疗，将小肽段（一种类似于奥曲肽的生长抑素类似物）与发射 β 射线的放射性核素耦联在一起，治疗生长抑素受体阳性的转移瘤。

总结

肌肉骨骼系统成像在评估癌症患者的情况时，需要互补的检查手段进行诊断和评价治疗反应。最重要的是通过与先前扫描结果进行对比，了解详细的治疗史和当前的药物治疗，使放射科医生能够提供一个详尽全面的结论。

要点

- 并非所有平片所见的溶骨性和硬化性病灶都是转移瘤。
- 平面骨扫描上可能观察不到硬化性小转移瘤。
- 骨扫描或平片上可能观察不到溶骨性转移瘤。
- PET 扫描可能观察不到硬化性转移瘤。
- CT 上硬化病灶增大考虑转移瘤，除非证实为其他病变。
- 经治疗的恶性肿瘤患者出现新的硬化病变可能为以前未被发现病变的愈合，而非新的转移病灶。
- 并非所有恶性肿瘤都是 FDG PET 热敏的。
- 癌症代谢亲和力异质性可共存于一个 NET 癌症患者内，具有分化和未分化成分。NET 合理分期需要结合 FDG 和生长抑素受体（SSRT）的检查。尽管 MR 可显示癌症反应，持续的 FDG 亲和力提示可能有残存的癌体。

（李优伟 译　席家宁 校）

参考文献

1. International Myeloma Working Group. Criteria for the classification of monoclonal gammopathies, multiple myeloma and related disorders: a report of the international myeloma working group. *Br J Haematol.* 2003;121(5):749–757. doi:10.1046/j.1365-2141.2003.04355.x

2. Swerdlow SH, Campo E, Harris NL, et al, eds. *WHO Classification of Tumors of Hematopoietic and Lymphoid Tissues.* 4th ed. Lyon, France: IARC Press; 2008.

3. Edelstyn GA, Gillespie PJ, Grebbell FS. The radiological demonstration of osseous metastases. Experimental observations. *Clin Radiol.* 1967;18(2):158–162. doi:10.1016/S0009-9260(67)80010-2

4. Regelink JC, Minnema MC, Terpos E, et al. Comparison of modern and conventional imaging techniques in establishing multiple myeloma-related bone disease: a systematic review. *Br J Haematol.* 2013;162(1):50–61. doi:10.1111/bjh.12346

5. Charito L, Din AS, Tomas MB, et al. Radionuclide bone imaging: an illustrative review. *RadioGraphics.* 2003;23:341–358. doi:10.1148/rg.232025103

6. Gnanasegaran G, Cook G, Adamson K, et al. Patterns, variants, artifacts, and pitfalls in conventional radionuclide bone imaging and SPECT/CT. *Semin Nucl Med.* 2009;39:380–395. doi:10.1053/j.semnuclmed.2009.07.003

7. Janicek MJ, Hayes DF, Kaplan WD. Healing flare in skeletal metastases from breast cancer. *Radiology.* 1994;192:201–204. doi:10.1148/radiology.192.1.8208938

8. Schirrmeister H, Guhlmann A, Elsner K, et al. Sensitivity in detecting osseous lesions depends on anatomic localization: planar bone scintigraphy versus 18F PET. *J Nucl Med.* 1999;40:1623–1629.

9. Cook GJ, Houston S, Rubens R, et al. Detection of bone metastases in breast cancer by 18FDG PET: differing metabolic activity in osteoblastic and osteolytic lesions. *J Clin Oncol.* 1998;16(10):3375–3379. doi:10.1200/JCO.1998.16.10.3375

10. Iagaru A, Mittra E, Dick DW, et al. Prospective evaluation of (99 m)Tc MDP scintigraphy, (18)F NaF PET/CT, and (18)F FDG PET/CT for detection of skeletal metastases. *Mol Imaging Biol.* 2012;14(2):252–259. doi:10.1007/s11307-011-0486-2

11. Ricci C, Cova M, Kang YS, et al. Normal age related patterns of cellular and fatty bone marrow distribution in the axial skeleton. *Radiology.* 1990;177:83–88. doi:10.1148/radiology.177.1.2399343

12. Vande Berg BC, Malghem J, Lecouvet FE, et al. Magnetic resonance imaging of normal bone marrow. *Eur Radiol.* 1998;8(8):1327–1334. doi:10.1007/s003300050547

13. Pui MH, Mitha A, Rae WID, et al. Diffusion-weighted magnetic resonance imaging of spinal infection and malignancy. *J Neuroimaging.* 2005;15:164–170. doi:10.1111/j.1552-6569.2005.tb00302.x

14. Ludwig H, Fruhwald F, Tscholakoff D, et al. Magnetic resonance imaging of the spine in multiple myeloma. *Lancet.* 1987;330(8555):364–366. doi:10.1016/S0140-6736(87)92383-X

15. Walker R, Barlogie B, Haessler J, et al. Magnetic resonance imaging in multiple myeloma: diagnostic and clinical implications. *J Clin Oncol.* 2007;25(9):1121–1128. doi:10.1200/JCO.2006.08.5803

16. Regelink JC, Minnema MC, Terpos E, et al. Comparison of modern and conventional imaging techniques in establishing multiple myeloma-related bone disease: a systematic review. *Br J Haematol.* 2013;162(1):50–61. doi:10.1111/bjh.12346

17. Derlin T, Peldschus K, Munster S, et al. Comparative diagnostic performance of (1)(8)F-FDG PET/CT versus whole-body MRI for determination of remission status in multiple myeloma after stem cell transplantation. *Eur Radiol.* 2013;23(2):570–578. doi:10.1007/s00330-012-2600-5

18. Nanni C, Schiavina R, Brunocilla E, et al. 18F-Fluciclovine PET/CT for the Detection of Prostate Cancer Relapse: a Comparison to 11C-Choline PET/CT. *Clin Nucl Med.* 2015;40(8):e386–e391. doi:10.1097/RLU.0000000000000849

19. Putzer D, Gabriel M, Henninger B, et al. Bone metastases in patients with neuroendocrine tumor: 68Ga-DOTA-Tyr3- octreotide PET in comparison to CT and bone scintigraphy. *J Nucl Med.* 2009;50(8):1214–1221. doi:10.2967/jnumed.108.060236

20. Boudreaux JP, Klimstra DS, Hassan MM, et al. The NANETS consensus guideline for the diagnosis and management of neuroendocrine tumors: well-differentiated neuroendocrine tumors of the jejunum, ileum, appendix, and cecum. *Pancreas.* 2010;39(6):753–766.

第12章

肿瘤的脑部成像原理

Daniel Fistere , SofiaHaque

颅脑成像对于脑肿瘤患者的初步评估、分期和治疗设计以及治疗后随访都至关重要。评价脑的方法常有 CT 和 MRI，熟悉影像学的基本概念，能够使临床医生更好地诠释颅内病变，使患者得到更好的治疗。本章目的是给临床医生提供独立解释急性或慢性病变图像的基础知识。

影像学基本解剖和术语

应用影像学来评价潜在脑部肿瘤，需要考虑一些关键的问题，相关临床信息尤其是患者的年龄和病史非常有用。下面将要讨论的解剖和影像学特点，对于鉴别诊断、肿瘤分期、危险性评估以及治疗计划的制定等方面起重要作用。如果病人已患肿瘤，了解以往的影像学对某些特征进行比较以及记录任何手术和 / 或治疗史也很重要。

轴内或轴外

轴内肿块源自脑实质，而轴外肿块则起源于脑实质外。轴内脑肿瘤的例子是大多数转移瘤和各种脑原发肿瘤，包括胶质母细胞瘤（GBM）、星形细胞瘤和中枢神经系统原发性淋巴瘤；轴外肿块可来自脑膜、硬膜、硬膜外或脑室内，脑膜（包绕脑组织的膜）产生的肿瘤最常见的是脑膜瘤，另一个例子是神经鞘发生的颅内神经鞘瘤，常位于后颅窝和颅底。垂体腺瘤也属于轴外肿瘤，发生在硬膜外。同样，来源于颅底和颅盖骨的骨肿瘤也属于轴外肿瘤。

影像学的一些特征有助于肿块的定位。例如，脑皮层灰质位于白质束的浅表层，轴外肿瘤向内压迫脑皮质（图 12-1），而灰、白质界面保持正常[1]。

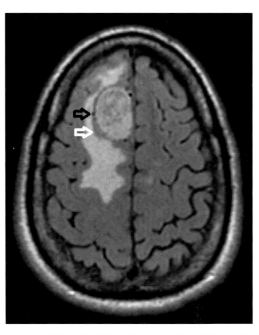

图 12-1　右额部中线旁轴外肿块。邻近的浅表血管（黑色箭头）和其下层的灰质（白色箭头）向内移位

相反，轴内肿瘤引起所累白质呈膨胀性表现，如果累及灰质，则相应的灰白质界面模糊（图 12-2）。倾向于轴外肿瘤的其他线索还有邻近蛛网膜下腔扩张、大脑表层的脑脊液形成"脑脊液裂隙"和 / 或在病变与相邻大脑之间的蛛网膜下腔内可见血管，肿块宽基底沿着硬膜或上覆骨的反应性改变也是轴外肿瘤的线索。

幕上或幕下

幕上间隙是指位于小脑幕以上的主要区域，包含双侧大脑半球。小脑幕是沿着小脑上面延伸的厚层硬膜，其下间隙称为幕下间隙，包含小脑和脑干。区别幕上、下间隙的重要性不仅仅限于解剖，更重要的是每个间隙内以某些特定肿瘤更常见。

147

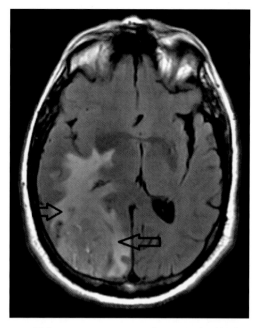

图 12-2 轴位 T2-FLAIR MR 图像显示轴内肿块位于右后半球的胶质母细胞瘤未见灰质移位证据或脑脊液裂隙。然而，所累及的白质（箭头）膨大，灰、白质分界不清

此外，幕下原发性肿瘤在儿童更常见，发生于儿童的肿瘤类型在成人则相对少见。例如，毛细胞型星形细胞瘤和髓母细胞瘤是儿童后颅窝相对常见的肿瘤，大约占儿童后颅窝肿瘤的 2/3，但成人很罕见（图 12-3 的 A 和 B）。儿童后颅窝其他相对常见的恶性肿瘤是室管膜瘤和脑干胶质瘤[2]。

病变数目

区别独立病变和一个以上病变很重要，来自体部恶性肿瘤的转移瘤是成人最常见的脑肿瘤（大约占 1/3），常表现为脑内多发性肿块（图 12-4），然而，大约 50% 的脑转移瘤也可表现为脑实质内独立肿块。因此，当只有单一肿块时，脑转移瘤在鉴别诊断上要高度重视，尤其是已知有原发性恶性肿瘤的患者[3]。

占位效应和颅内压

颅内肿块与脑结构之间的关系决定了症状的特征和严重性，脑肿瘤患者通常在肿块增大到一定程度时，形成占位效应、间隙消失或颅内压增高。

裂孔疝是指脑组织通过中线或硬膜孔的异常移位，是一个很重要的影像学表现。扣带回被推移经大脑镰（大脑半球之间纵向较大硬膜层）下越过中线称为大脑镰下疝（图 12-5）。

当颞叶内侧面向中心移位进入所谓环池的邻近脑脊液间隙时，发生小脑幕裂孔疝。经小脑幕向上和向下的扁桃体疝由后颅窝结构移动所致，可压迫脑干[4]。

占位效应引起的另外一个重要并发症是脑脊液流出道梗阻，常发生在四脑室水平，造成脑积水，

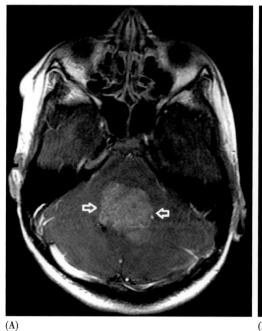

(A)

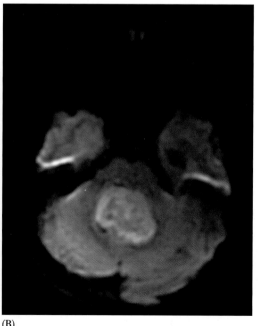

(B)

图 12-3 幕下肿瘤。髓母细胞瘤在儿科患者中较为常见。它通常起源于后颅窝第四脑室的顶部。增强 T1 图像（A）有增强，由于细胞密度高而表现为弥散受限（B）

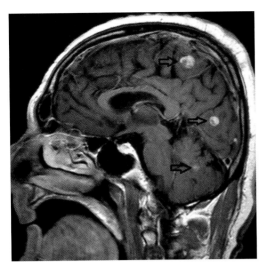

图 12-4　矢状位 T1 对比增强后 MR 序列显示幕上和幕下多发强化转移瘤。MR，磁共振

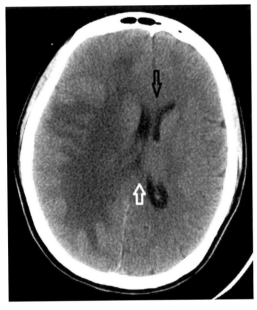

图 12-5　大脑镰下疝。右侧肿块占位效应导致中线向左移位（黑色箭头），右侧矢状旁中线结构通过大脑镰向左突出（白色箭头）

表现为梗阻近端脑室系统异常扩张（图 12-6）。

肿瘤分级与肿瘤遗传学

世界卫生组织肿瘤分类，历来以组织学特征为基础。Ⅰ级肿瘤是良性，Ⅳ级肿瘤最具侵袭性。2016 年最新升级版引入了对诊断和预后有显著意义的特征性基因和分子标记物，例如，目前被广泛认可的异柠檬酸脱氢酶（IDH）突变型胶质瘤相比于没有突变的胶质瘤（称为“野生型”）预后较好[5]。这些概念将在后面的讨论中予以详细描述，将它们

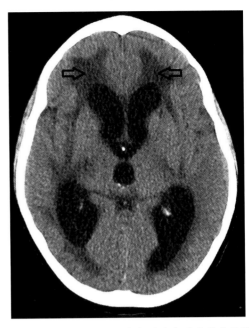

图 12-6　头颅 CT 平扫显示脑室系统中重度扩大及脑室周围低密度（箭头所示），可能代表经脑室水肿；这些是急性脑积水的特征

与影像学检查结果相结合显得越来越重要。

诊断性脑成像

解释影像学图像时，特别是对非放射医生来说，最重要的是关注整体对称性和评价中线结构的异常偏移。

占位病变出现占位效应，造成组织结构的不对称。颅内大的肿块引起的这种表现很明显，而较小病变则很轻微。

颅内出血以及形成疝或脑积水的占位效应是可能危及生命的重要原因，需要紧急干预。平扫 CT 通常能充分评估这些改变，且检查速度最快。

脑 CT

在急症情况下，平扫 CT 可评价脑肿瘤是否造成中线结构偏移和 / 或疝的占位效应、颅内出血或其他急性改变如脑积水。脑肿瘤患者或新发脑肿瘤患者起初都表现为急性神经症状（如：癫痫或局部神经功能障碍），急需予以评估。平扫 CT 扫描速度快，操作简单，非常适于评估。CT 也应用于治疗期间、术后或治疗后发生的急性神经改变，评价并发症或复发。

平扫 CT 容易识别急性出血，由于它对 X 线束的衰减较高，因此表现为高密度（亮）病变。颅内自

发性非肿瘤性出血可能是进行化疗的肿瘤患者(引起血小板减少)或为预防血栓栓塞进行抗凝治疗的患者所发生的问题[6],累及脑实质或周围间隙(如:蛛网膜下腔/脑室内、硬膜下或硬膜外),随着血肿时间延长则其密度减低(图12-7)。肿瘤可合并出血,某些肿瘤(图12-8)如黑色素瘤转移瘤、肾转移瘤和绒毛膜癌等更常见[7],肺癌转移瘤也可见内部出血。出血在病变内的分布和时间决定了其表现

的多样化。

脑卒中也是急性神经症状患者的一个问题,特别是已确诊为肿瘤的患者,存在高凝状态或合并其他疾病。尽管CT检查急性脑缺血不如MRI敏感,血管分布区域出现相对低密度以及脑灰、白质界面消失,应提示诊断(图12-9),这些改变继发于细胞毒性水肿,采用"卒中窗"观察图像时病变更为明显,这种图像显示方式本质上增大了不同脑实质密度之间的对比度,如灰质和白质。

肿块相关性血管源性水肿具有相似的表现,然而,其上皮质不受累。这是一个很重要的鉴别点,因为依据组织密度的CT技术并不总能看到肿块。

钙化在CT上密度很高,它的出现与某些肿瘤有关,最常见的是脑膜瘤。其他许多肿瘤也可出现钙化,如颅咽管瘤、室管膜瘤、神经节胶质瘤和松果体肿瘤。

与正常脑组织相比,水、脑脊液以及液体密度的其他物质在CT上表现为低密度,肿瘤囊性或坏死部分也显示这一特征(图12-10)。

脂肪在CT上密度很低,见于脂肪瘤、皮样囊肿和畸胎瘤[8]。

平扫CT检查小转移瘤不敏感,虽然增强CT较为敏感,但应用很少,除非禁忌使用或不能进行MRI检查。MRI可提供卓越的软组织对比度。

正常骨结构CT表现为均匀高密度,因此,CT是一种观察相关病变引起的骨破坏或异常膨胀的良好方法。颅底骨或颅盖骨病变常为转移性病变

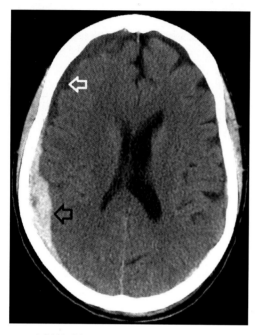

图12-7 右侧轴外新月形积液,位于右侧半球顶部,在CT平扫上表现为急性硬膜下血肿。非下垂部位低密度液体(白色箭头)代表一种亚急性-慢性成分。如果伴有严重的占位效应,可能需要紧急开颅手术来清除这些血肿

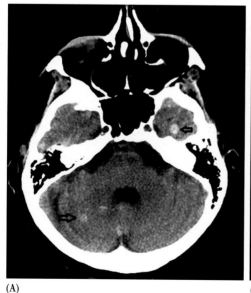

(A)

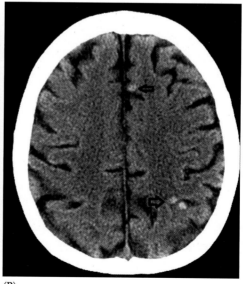

(B)

图12-8 CT平扫上显示多发小于1cm的高密度灶代表出血性转移瘤

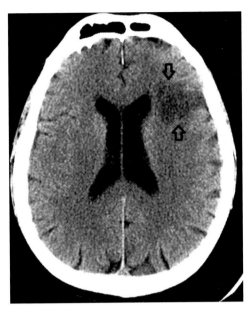

图 12-9　CT 平扫显示左额叶有一个异常的低密度区,内含上覆的灰质。代表急性脑梗死

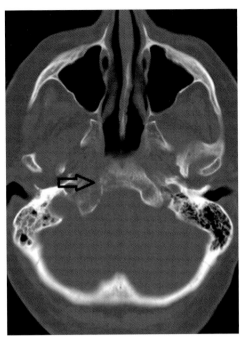

图 12-11　累及斜坡右侧的骨转移,有斑片状透亮影,破坏了骨正常的 CT 表现。颅底和颅骨转移比较常见

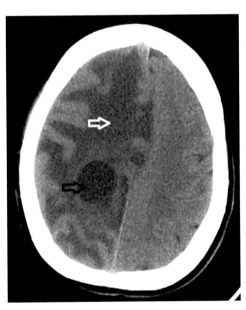

图 12-10　囊性肺转移瘤的 CT 表现。肿块内有液体密度(黑色箭头),主要表现为囊性成分,周围有低密度血管源性水肿(白色箭头)

(图 12-11),但也可出现原发性肿瘤或感染 / 炎症性病变。MRI 显示未造成骨溶解或膨胀的骨髓浸润性病变更有效。

脑 MRI

MRI 是脑肿瘤定性的首选方法,即使已经获得 CT 扫描,仍应进行 MRI 检查显示肿瘤的边缘、评价相关的血管源性水肿范围以及定性 CT 检查阈值下的小肿瘤。在 T2 加权和 T2-FLAIR(液体衰减反转恢复)序列上液体表现为高信号,FLAIR 序列的功能是将正常脑脊液 T2 亮信号拟制,使其呈黑信号表现。肿瘤周围血管源性水肿或浸润性肿瘤以及许多颅内肿块内含水量高,形成 T2 高信号。肿块内 T2 高信号通常反映细胞成分少,而 T2 低信号则反映细胞成分致密[如:中枢神经系统淋巴瘤、原始神经外胚层肿瘤(PNET)]。所谓等强度是指信号强度与正常脑实质相同,肿瘤也可表现为中等信号强度(图 12-12)。

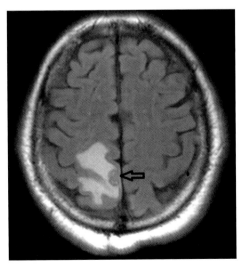

图 12-12　T2-FLAIR 成像显示在右额顶旁区可见一 T2 等信号强度的肺实性转移瘤。皮质下有轻度的 T2 高信号提示为血管源性水肿。FLAIR 液体衰减翻转恢复

肿块的囊性或坏死部分表现为肿块内分散的均匀 T2 高信号区（图 12-13），也可看到完全囊性肿块。

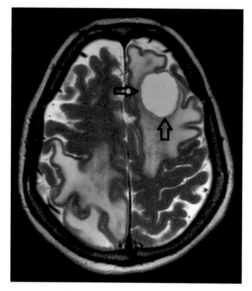

图 12-13 T2 加权成像显示左额叶可见一边界清楚的高信号囊性肺转移

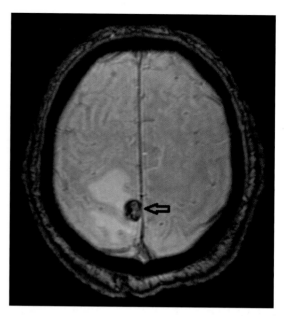

图 12-14 病变内出血在磁敏感性加权序列上表现为黑信号（与图 12-12 中的病变相同）。值得注意的是，钙化 / 矿化也具有类似的表现

液体在非强化 T1 成像上呈低信号（黑）。一般情况下，亚急性出血、钙化和蛋白样物质具有内在的 T1 高信号，值得注意的是血液信号随着血肿的时间而变化。增强成像上区别内在 T1 高信号与强化组织很重要。磁敏感加权成像（SWI）检查少量出血或钙化很敏感，由于这些物质造成磁场扭曲，因而表现为黑色（图 12-14）。这些序列显示病变内

不同时间的出血通常比 CT 更好。

弥散加权成像（DWI）对水分子自由扩散受到限制的组织区域比较敏感，受累区域在 DWI 上呈高信号。大多数脑肿瘤不显示弥散受限，但细胞成分高的肿瘤如淋巴瘤则呈现弥散受限。DWI 对急性梗死很敏感，在最初的 1～2 周内呈高信号（图 12-15A）。急性期若在表观扩散系数序列上出现相对应的黑信号，证实真正的扩散受限（图 12-15B）。肿瘤患者在随访或术后成像上检查出偶然的或有

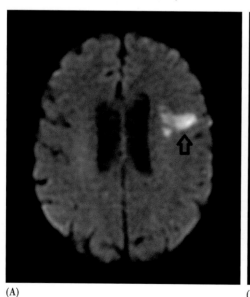

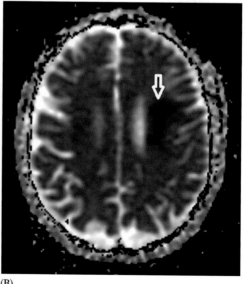

(A) (B)

图 12-15 弥散加权成像（DWI）是急性脑梗死最敏感的成像序列。在弥散加权序列（A）上表现为区域性亮信号，在相应的表观扩散系数序列（ADC）（B）上表现为黑信号

时是亚临床梗死很重要，双侧腔隙性脑梗死提示由栓塞造成。

　　肿瘤具有破坏血脑屏障（内皮细胞紧密连接，正常情况下仅允许小分子物质通过）的倾向，造成静脉内对比剂外漏，因此，常出现对比强化（图 12-16）。低恶度肿瘤（不破坏血脑屏障）或沿着白质束浸润和 / 或生长的部分高级肿瘤例外[9]。增强序列对于肿瘤鉴别、边缘的显示以及确定平扫成像所观察不到的小转移瘤非常重要。

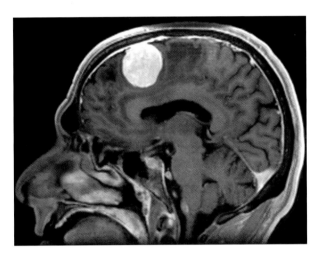

图 12-16　矢状位增强 T1 图像中显示沿着额中线的均匀高强化肿块。这是脑膜瘤的特征性强化模式。肿瘤增强是由于血脑屏障被破坏

　　周边强化是一种常见类型，特别是包绕囊性 / 坏死性病变的实性组织（图 12-17）。

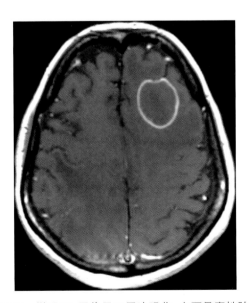

图 12-17　增强 T1 图像显示周边强化，主要是囊性肺转移瘤（与图 12-13 中的肿块相同）。肿瘤的囊性 / 坏死部分表现为 T1 低信号，在增强 T1 加权图像上不强化

颅内常见肿瘤

轴内

胶质瘤

　　这些肿瘤由 CNS 的支持细胞——胶质细胞构成，70% 是星形细胞瘤。

星形细胞瘤

　　这些肿瘤可表现为低度恶性或高度恶性。低度恶性星形细胞瘤常发生于年轻人，在 T2 加权像上通常表现为边界稍不清楚的高信号（图 12-18A），T1

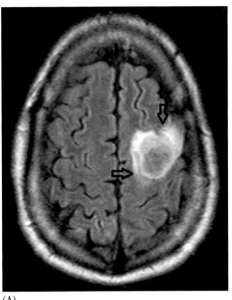

(A)

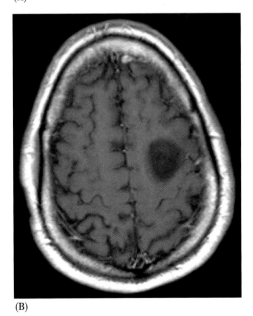

(B)

图 12-18　低级别胶质瘤。在 T2-FLAIR 图像上表现为高信号，边缘稍微不清楚（箭头）（A），增强后未见明显强化（B）。FLAIR，液体衰减翻转恢复

加权像上呈低信号, 很少或没有强化 (图 12-18B)。高度恶性星形细胞瘤好发于老年人, 发生强化的可能性更大, 中心出现坏死以及散在的出血[10]。高级星形细胞瘤包括 WHO Ⅲ级间变性星形细胞瘤和Ⅳ级多形性胶质母细胞瘤。

胶质母细胞瘤

这是胶质瘤的常见类型, 不幸的是此肿瘤恶性程度高, 发展快速。其典型 MRI 表现为轴内肿瘤, 由增厚的不规则强化组织构成, 其内常出现坏死区, 表现为中心 T2 高信号 (图 12-19)。胶质母细胞瘤的强化类型变化较大。出血区在磁敏感成像上呈低信号, 如果是亚急性出血, 则呈 T1 高信号[11]。

其他神经上皮肿瘤包括室管膜瘤、髓母细胞瘤和少枝胶质细胞瘤[12]。

CNS 原发性淋巴瘤

颅内原发性淋巴瘤表现为异常强化, 典型表现为累及基底节和脑室旁白质, 也可见胼胝体受累, 经脑室室管膜播散穿过中线延伸。由于细胞的核/胞浆比率高, 淋巴瘤在 CT 上呈高密度, 弥散加权像上呈高信号。其他常见 MRI 特点包括 T1 低信号、T2 高信号和均匀强化 (图 12-20A、B)。病变水肿较轻, 没有坏死, 有助于与其他高级脑原发肿瘤鉴别[13]。核医学 PET 成像有时也用于淋巴瘤和脱髓鞘/炎症性病变的鉴别 (图 12-20C)。

继发性淋巴瘤是一个独立的病变, 由身体其他部位淋巴瘤全身扩散所致。

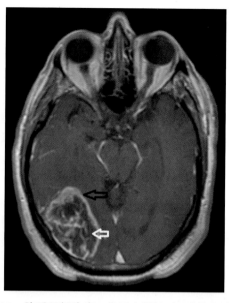

图 12-19 胶质母细胞瘤。位于右侧枕叶, 肿块周边强化, 边缘不规则 (黑色箭头), 内部坏死部分不强化 (白色箭头)。T2-FLAIR 图像 (图 12-2) 显示周围大量 T2 高信号的血管源性水肿和/或无强化的肿瘤。FLAIR, 液体衰减翻转恢复

轴外

脑膜瘤

脑膜瘤是成人最常见的颅内良性肿瘤, 表现为均匀强化的轴外肿块, 宽基底附着于硬膜 (图 12-21)。大多数位于幕上, 仅小部分病例见于幕下, 以桥小脑角最常见[14]。如上节所述, 伴随肿瘤出现"硬膜尾征"或"脑脊液裂隙征", 则提示脑膜瘤。

有一种类型称为非典型脑膜瘤, 属于 WHO Ⅱ

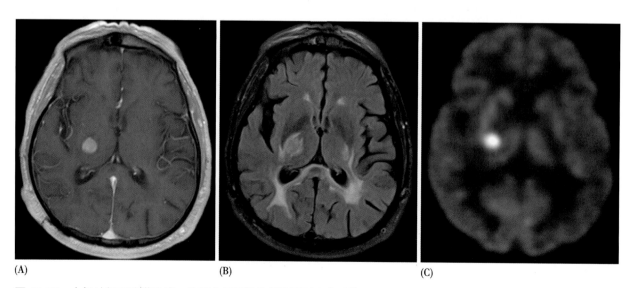

(A)　　　　　　　　(B)　　　　　　　　(C)

图 12-20 中枢神经系统淋巴瘤。位于右侧丘脑外侧的圆形强化肿块 (A), T2-FLAIR 序列 (B) 上仅有少量水肿, 在对应的 PET 扫描 (C) 上 FDG 显著摄取 FDG, 氟脱氧葡萄糖; FLAIR, 液体衰减反转恢复

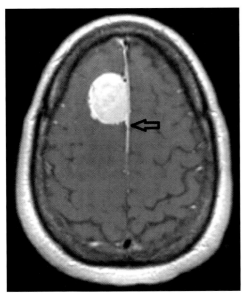

图 12-21　脑膜瘤的典型增强 MRI 表现。脑外明显强化病灶,宽基底与脑膜相连(箭头);本例沿着大脑镰生长

级,侵袭性强,可侵及邻近脑实质[15]。

鞍区肿瘤

一些肿瘤倾向于蝶鞍(垂体所在位置)和 / 或周围结构,包括鞍上区(蝶鞍上面充填脑脊液的区域)。如果肿块发生于鞍上区,压迫视交叉或视神经引起视觉症状。蝶鞍病变向外侧延伸累及海绵窦,侵及穿行于此区的脑神经,引起相应症状[16]。海绵窦段颈动脉也可受影响,海绵窦受累是确定手术计划的重要指标。

成人最常见的蝶鞍肿瘤是垂体腺瘤,大于 1cm 的腺瘤称为大腺瘤,对周围结构产生占位效应,更容易引起症状(图 12-22A、B)。MRI 表现通常在 T1 和 T2 加权像上与灰质信号相等,呈明显强化;在对比增强成像上,早期相对于正常垂体腺呈低信号。如果怀疑或确诊为蝶鞍肿块,通常采用具有动态对比增强的蝶鞍专用 MRI 方案进行成像。

蝶鞍其他病变还有脑膜瘤、颅咽管瘤和转移瘤,称为垂体炎的垂体腺炎症或发生于此区的颈动脉瘤与这些病变相似[17]。

听神经鞘瘤

听神经瘤是一种良性肿瘤,源自第Ⅷ对脑神经的 Schwann 细胞,起源于第Ⅶ对脑神经。大约占桥小脑角区肿瘤的 80%,通常位于桥小脑角,可沿着神经进入内听道。神经鞘瘤表现为均匀强化(图 12-23)。通常用薄层 T2 图像(依据 MRI 硬件称为 CISS 或 FIESTA)更好显示病变与相关联神经、周围脑神经以及区域内小血管之间的关系[18]。

脑膜瘤也可发生在桥小脑角,出现钙化的概率大,可见硬膜尾征[19]。

软脑膜转移瘤

尽管大多数脑转移瘤位于脑实质,肿瘤细胞可通过包绕脑和脊髓的脑脊液进行扩散,沿软脑膜沉积(由蛛网膜和软脑膜组成的最内侧脑膜)。软脑膜转移瘤可来源于中枢神经系统原发性肿瘤如多

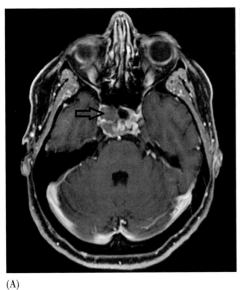

(A)

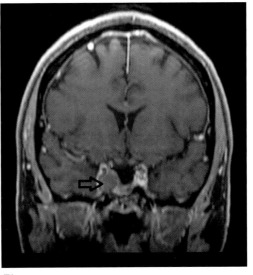

(B)

图 12-22　鞍区 MRI 扫描方案,轴位图像显示右侧鞍区可见一多分叶状低强化肿块,直径大于 1cm,符合垂体大腺瘤(A)。冠状位图像显示伸入右侧海绵窦(B)

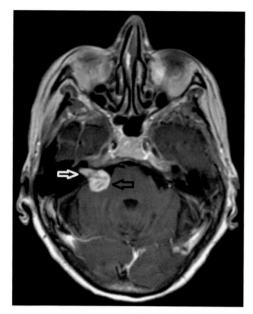

图 12-23　前庭神经鞘瘤的增强后 MRI 特征性表现。右侧桥小脑角肿块，均匀强化（黑色箭头），延伸入内听道（白色箭头）

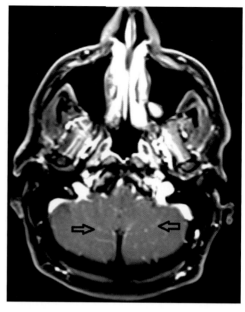

图 12-24　软脑膜转移瘤。增强 T1 图像显示双侧小脑叶软脑膜结节状强化，提示转移

形性胶质母细胞瘤，或源自远处恶性肿瘤，最常见的是肺癌和乳腺癌。影像学特点是沿着脑表层软脑膜的多发结节状强化病变，通常沿小脑叶、大脑半球沟或脑池内（图 12-24），沿脑神经也可见强化。在 T2-FLAIR 序列上沿着脑沟也可见异常增高信号，应用对比剂后更敏感，此表现很难与伪影区别。需要注意的是许多软脑膜病变不能被影像学检查出来，首选腰椎穿刺脑脊液分析。

颅底和颅盖的骨性病变

　　在脑成像上，可见许多恶性病变累及骨，尤其

是颅底和颅盖。如果是原发性恶性肿瘤患者发生的多发性病变，则考虑转移瘤。骨性转移瘤可为溶骨性、硬化性或混合性改变，CT 表现取决于肿块的组成成分。溶骨性转移瘤表现为正常高密度骨组织内的透亮影，通常含有软组织成分；硬化性转移瘤则表现为不规则高密度，可能伴有膨胀。在 MRI 上，骨转移瘤通常在 T1 加权像上呈低信号，是由于它取代了 T1 高信号的正常脂肪骨髓信号，增强扫描显示强化（图 12-25A）。此外，弥散加权成像与 T1 序列比较，显示骨转移瘤更加清晰（图 12-25B）[20]。弥散加权成像也有助于确定骨结构内侵袭性强的病变如白血病或骨髓弥漫性受累的淋巴瘤。

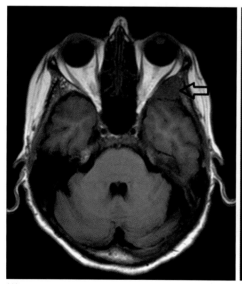

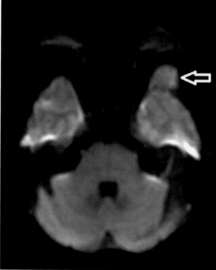

图 12-25　骨转移瘤通常在 T1 平扫图像上观察较好，表现为正常骨髓亮信号被黑信号取代。本例中，左侧蝶骨翼可见一轻度膨胀的骨转移瘤（A）。弥散加权成像也有助于区别局灶性骨病变（B），或弥漫性恶性病变如白血病，因为通常都伴有弥散受限

(A)　　　　　　　　　　　　(B)

术后成像 / 器械引入后成像

颅骨切开术和肿瘤切除术

特别是大型颅骨切开术和 / 或广泛肿瘤切除术, 术后应立即进行单一或系列 CT 检查以评估并发症。需要注意的重要表现是急性出血(超出手术的预期值)、中线移位 / 疝、脑积水或感染。肿块切除后立即进行 MRI, 可作为随访研究的新基线(图 12-26)。

评价脑室引流管

如果肿块引起脑室系统流出道水平或其内脑脊液梗阻, 则形成梗阻性脑积水。肿瘤患者软脑膜转移浸润导致脑脊液吸收障碍, 也是脑积水的常见原因(交通性脑积水)。脑积水患者通常需要进行神经外科手术, 通过颅骨钻孔放置分流管。分流管顶端常放置在透明隔(分隔侧脑室前角的薄膜)附近或第三脑室内, 常需要一系列 CT 成像以确保分流管顶端的合理放置、评估并发症以及随访脑室增大的改善情况(图 12-27A、B)。如果存在分流的患者出现脑积水恶化的相关症状, CT 或仅用 T2 序列的简化 MRI 很容易评估脑室管径以及分流管顶端位置; 如果分流管包埋于皮肤软组织, 摄片评估扭结或中断。也可进行内镜下第三脑室造口术来缓

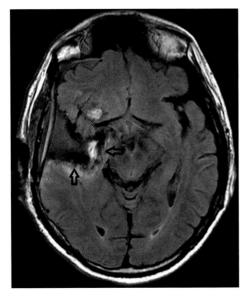

图 12-26 开颅术和肿块切除术后常见的 MRI 表现。切除腔内含有液体和沿着周边可见少量血液产物(暗而明亮的物质)。大量出血或占位效应增大属于异常表现

解肿块引起的梗阻。

脑积水治疗的另外一个潜在并发症是脑室系统过度引流, 造成脑室径较正常小, 可伴有所颅内低压, 呈现一些特征性的影像学表现。

应用 Ommaya 脑室导管将化疗药直接注入蛛网膜下腔, 用以治疗或预防软脑膜转移瘤(图 12-28A、B), 其并发症有颅内出血、位置异常和感染[21]。

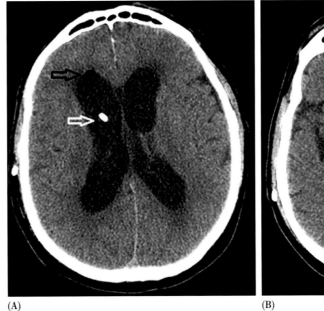

(A)

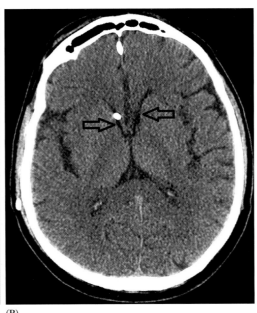

(B)

图 12-27 患者行经右额脑室分流术以改善脑积水。刚放置后表现: 导管穿过右侧侧脑室(白色箭头), 右侧侧脑室额角可见少量预期的非下垂部位空气(黑色箭头)(A)。首次随访 CT 显示脑室减压, 但出现"缝隙状", 提示引流过度(B)

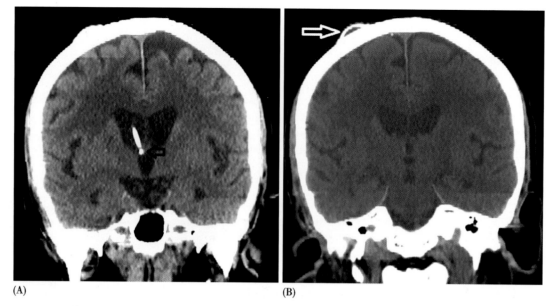

(A) **(B)**

图 12-28　在 CT 平扫重建冠状面上，Ommaya 导管末端（箭头）位于右侧 Monro 孔的预期位置（A）。软组织窗显示埋入头皮软组织（B）的储液罐（箭头），通常用于采集脑脊液或注射化疗药物

肿瘤假性进展

　　肿瘤假性进展是指肿瘤的强化部分体积增大，类似于肿瘤恶化，但实际是治疗反应所致。肿瘤假性进展见于高级肿瘤治疗后，最常见的是胶质母细胞瘤，发生在治疗后的头三个月内。这在应用替莫唑胺化疗的甲基化 MGMT 变异型胶质母细胞瘤患者中尤其常见，认为其病理改变与治疗后引起的内皮细胞损伤和组织缺氧有关。标准 MRI 成像无法可靠区分疾病进展与假性进展，但 MR 灌注成像和波谱分析等高级成像技术有帮助。高级肿瘤灌注成像显示肿块区域脑血容量（CBV）增加，假性进展则表现为脑血容量和血浆容量（V_p）相对较低（图 12-29A～D）。波谱分析从本质上揭示特定组织的分子组成，肿瘤表现为胆碱 /N- 乙酰天冬氨酸（NAA）比率低于正常组织，胆碱峰值低，乳酸和脂质峰值增高[22]。

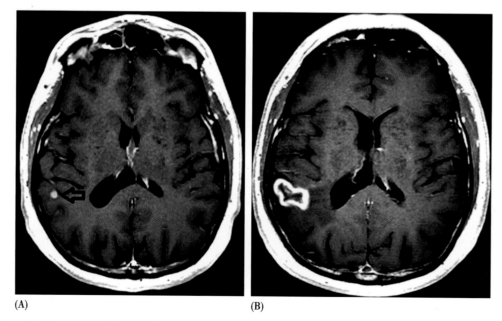

(A) **(B)**

图 12-29　假性进展的概念不仅仅适用于胶质母细胞瘤。这是治疗前出现的黑色素瘤转移（A）。放射治疗（B）后 3 个月随访 MRI 显示强化病灶增大；

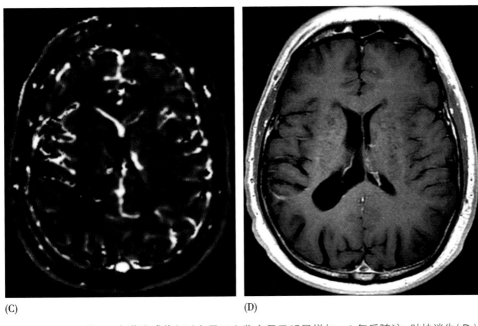

(C) (D)

图 12-29（续） 然而，在灌注成像（C）上显示血浆容量无明显增加。1 年后随访，肿块消失（D）

相反，假性反应则是指应用贝伐珠单抗（肿瘤组织血管生长拟制剂）后影像学显示肿瘤大小／范围减小的现象。贝伐珠单抗应用后引起增强组织和血管源性水肿快速减小，而肿瘤的实际大小没有改变[23]。

类似颅内肿瘤的异常

颅内脓肿／感染

颅内脓肿与肿瘤鉴别困难，二者都表现为周边强化的肿块、周围水肿以及相关的占位效应。细菌性脑脓肿表现为中心弥散受限，这在脑肿瘤很罕见，肿瘤内大量坏死例外。如果周边强化的肿块中心显示显著的弥散受限，很大可能是脓肿。

辐射坏死

脑或头颈部接受放疗的患者，数月或数年后可出现辐射坏死，表现为坏死性肿块，影像学显示白质或灰质内不规则不均匀结节或曲线强化区（图 12-30）。

MR 灌注成像已成为鉴别辐射坏死与复发肿瘤的重要工具，肿瘤的 CBV 和 vP 通常较高，而辐射坏死区则相对较低。相对较低的 CBV 和 vP 也可能与脱髓鞘病变或脓肿有关。氟脱氧葡萄糖（FDG）PET 扫描也可能起互补作用，辐射坏死通常显示代谢较低或升高不明确，肿瘤则表现为高代谢。

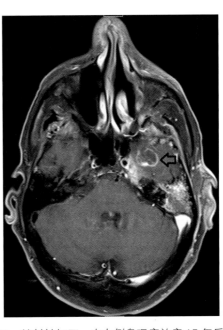

图 12-30 放射性坏死。在左侧鼻咽癌放疗 15 年后的随访影像中，偶然发现左侧颞叶可见周边强化的病变。这是头颈部癌症治疗后放射性坏死的常见部位。这些癌症一般很少在颅内转移

肿瘤样脱髓鞘病变

这些肿块表现为白质内大范围的 T2 高信号，可能出现中心坏死，很难与肿瘤或脓肿鉴别。病变周边水肿通常较少，占位效应与肿块大小不匹配，大约 50% 的病变增强后强化（图 12-31A、B），典型表现为面对灰质边不完全环形强化[24]。

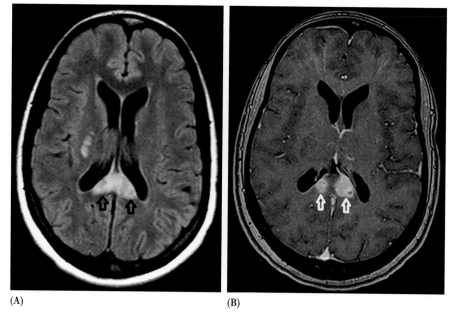

(A)   **(B)**

图 12-31　年轻女性患者的脱髓鞘病变。T2-FLAIR（A）和增强 T1（B）图像显示高信号
（黑色箭头）、强化（白色箭头）肿块累及双侧胼胝体压部。脱髓鞘病变很容易被误认为
是肿瘤。类固醇治疗后不久病灶内强化就会消失
FLAIR，液体衰减反转恢复

血管病变

　　鉴别血管病变与肿瘤很重要（图 12-32），对误诊的血管异常进行活检可造成灾难性的后果（如：颅内大量出血）。例如，硬膜动静脉瘘是硬膜动脉与静脉之间的异常连接，静脉瘀滞造成脑实质水肿，类似于肿瘤水肿，也可出现相关的强化或出血区域。大动脉瘤，尤其合并血栓形成，具有类似于轴内或轴外肿瘤的表现。血栓性动脉瘤可显示周边强化，引起邻近血管源性水肿。相关误诊在前循环和后循环都有报道。特别是当病变位于颅内大动脉预期走向的沿线时，要牢牢记住这一诊断[25]。

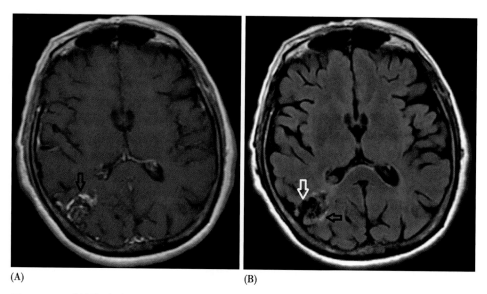

(A)   **(B)**

图 12-32　动静脉畸形。T1 增强图像（A）显示血管呈曲线样强化。黑色的"流空信号"（白色箭头）与病灶内高流量有关，T2-FLAIR（B）上伴随的轻度水肿（黑色箭头），有助于与肿瘤区别
FLAIR，液体衰减反转恢复

结论

利用 CT 和 MRI 技术进行脑成像对于评价颅内恶性肿瘤的急、慢性情况很有必要。了解与颅内肿块相关的影像学基本原理以及熟悉某些肿瘤特有的表现是临床医生有用的工具。通过独立阅读患者影像，结合本章讨论的各种基本原理，随着时间的推移，就能够掌握这些技能。

要点

- 确定颅内肿块病因的几种关键影像学特征是轴内还是轴外、幕上还是幕下位置。这些可对临床信息进行补充。
- 颅内肿块和 / 或相关水肿所致的占位效应造成的最严重结果是脑疝，应用影像学很容易诊断。
- CT 扫描速度快，能够显示颅内急性出血、占位效应或脑积水，对急症的检查很重要。
- 弥散加权成像是检查急性脑梗死最敏感的手段。
- MRI 是评价颅内恶性肿瘤的全部范围和治疗反应的首选方法。
- 转移瘤是最常见的成人颅内肿瘤，常多发，但也可单发。
- 颅内原发性肿瘤包括胶质瘤（最重要的是高级多形性胶质母细胞瘤）、中枢神经系统淋巴瘤和脑膜瘤，它们都有特征性的影像学表现。
- 术后和治疗后成像对于评价治疗后反应和并发症很重要。
- 治疗相关效应包括辐射坏死、假性进展假性反应，这些在随访成像中都可引起混淆。MR 灌注成像已成为区别治疗反应与存活肿瘤的一个有价值的工具。
- 了解肿瘤类似病变如辐射坏死、脱髓鞘病变和血管病变等很重要。

（李优伟 译　席家宁 校）

参考文献

1. Yousem DM, Grossman RI. Neoplasms of the brain. In: *Neuroradiology: The Requisites*. Philadelphia, PA: Mosby/Elsevier; 2011:58–103.
2. Barkovich AJ, Raybaud C. Intracranial, orbital, and neck masses of childhood. In: *Pediatric Neuroimaging*. Philadelphia, PA: Lippincott Williams & Wilkins; 2012:637–807.
3. Bauer AH, Erly W, Moser FG, et al. Differentiation of solitary brain metastasis from glioblastoma multiforme: a predictive multiparametric approach using combined MR diffusion and perfusion. *Neuroradiology*. 2015;57(7):697–703.
4. Kelly K. Central nervous system neoplasms and tumorlike masses. In: Brant WE, Helms CA, eds. *Fundamentals of Diagnostic Radiology*. Philadelphia, PA: Lippincott Williams & Wilkins; 2007:122–155.
5. Louis DN, Perry A, Reifenberger G, et al. The 2016 World Health Organization classification of tumors of the central nervous system: a summary. *Acta Neuropathol*. 2016;131(6):803–820.
6. Rojas-Hernandez CM, Oo TH, Garcia-Perdomo HA. Risk of intracranial hemorrhage associated with therapeutic anticoagulation for venous thromboembolism in cancer patients: a systematic review and meta-analysis. *J Thromb Thrombolysis*. 2017;43(2):233–240.
7. Osborn AG, Blaser SI, Salzman KL, et al. Neoplasms and tumorlike lesions. In: *Diagnostic Imaging Brain*. Salt Lake City, Utah: Amirsys; 2004:I6-4–I6-144.
8. Osborn AG, Preece MT. Intracranial cysts: radiologic-pathologic correlation and imaging approach. *Radiology*. 2006;239(3):650–664.
9. Jayaraman MV, Boxerman JL. Adult brain tumors. In: Atlas SW, ed. *Magnetic Resonance Imaging of the Brain and Spine*. Philadelphia, PA: Lippincott Williams & Wilkins; 2009:485–590.
10. Mabray MC, Barajas Jr RF, Cha S. Modern brain tumor imaging. *Brain Tumor Res Treat*. 2015;3(1):8–23.
11. Ideguchi M, Kajiwara K, Goto H, et al. MRI findings and pathological features in early-stage glioblastoma. *J Neurooncol*. 2015;123(2):289–297.
12. Louis DN, Ohgaki H, Wiestler OD, et al. The 2007 WHO classification of tumours of the central nervous system. *Acta Neuropathol*. 2007;114(2):97–109.
13. Mansour A, Qandeel M, Abdel-Razeg H, et al. MR imaging features of intracranial primary CNS lymphoma in immune competent patients. *Cancer Imaging*. 2014;14:22.
14. Oya S, Kim SH, Sade B, et al. The natural history of intracranial meningiomas. *J Neurosurg*. 2011;114(5):1250–1256.
15. Lin BJ, Chou KN, Kao HW, et al. Correlation between magnetic resonance imaging grading and pathological grading in meningioma. *J Neurosurg*. 2014;121(5):1201–1208.
16. Pisaneschi M, Kapoor G. Imaging the sella and parasellar region. *Neuroimaging Clin N Am*. 2005;15(1):203–219.
17. Rennert J, Doerfler A. Imaging of sellar and parasellar lesions. *Clin Neurol Neurosurg*. 2007;109(2):111–124.
18. Silk PS, Lane JI, Driscoll CL. Surgical approaches to vestibular schwannomas: what the radiologist needs to know. *Radiographics*. 2009;29(7):1955–1970.
19. Essig M. Tumor. In: Law M, Som PM, Naidich TP, eds. *Problem Solving in Neuroradiology*. Philadelphia, PA: Elsevier; 2011:412–426.
20. Ginat DT, Mangla R, Yeaney G, et al. Diffusion-weighted imaging of skull lesions. *J Neurol Surg B Skull Base*. 2014;75(3):204–213.
21. Sandberg DI, Bilsky MH, Souweidane MM, et al. Ommaya reservoirs for the treatment of leptomeningeal disease. *Neurosurgery*. 2000;47(1):49–55.
22. Parvez K, Parvez A, Zadeh G. The diagnosis and treatment of pseudoprogression, radiation necrosis and brain tumor recurrence. *Int J Mol Sci*. 2014;15(7):11832–11846.
23. Hygino da Cruz Jr LC, Rodriguez I, Domingues RC, et al. Pseudoprogression and pseudoresponse: imaging challenges in the assessment of posttreatment glioma. *AJNR Am J Neuroradiol*. 2011;32(11):1978–1985.
24. Kim DS, Na DG, Kim KH, et al. Distinguishing tumefactive demyelinating lesions from glioma or central nervous system lymphoma: added value of unenhanced CT compared with conventional contrast-enhanced MR imaging. *Radiology*. 2009;251(2):467–475.
25. Kim Y, Jeun S, Park J. Thrombosed large middle cerebral artery aneurysm mimicking an intra-axial brain tumor: case report and review of literature. *Brain Tumor Res Treat*. 2015;3(1):39–43.

第13章

头颈部癌症的成像原理

David Panush

头颈部恶性肿瘤患者可触及肿块或无症状,体格检查限于触诊颈部和观察鼻穹窿、口腔和邻近牙龈表面的黏膜浅表。耳鼻喉科医生用内镜技术来评价上呼吸消化道的黏膜表面,通过视频频闪检查评估喉部情况,更加全面地直接观察和功能性评估声带的活动度。鼻旁窦区内镜检查限于鼻穹窿和鼻旁窦引流窦口,可观察鼻窦口脓液引流和骨的重塑情况,然而,鼻旁窦内容物超出了内镜检查的范围。

体格检查很难观察上呼吸消化道的黏膜下间隙和颈深部软组织,这些解剖结构位于黏膜表面深部和颈部附近的深部间隙,需要 CT 和 / 或 MRI 横断面成像来评价。放射医生采用 CT 获得的横断面成像来分析评价疾病扩散类型和淋巴结病变,此技术要求采集薄层轴位数据,而后至少进行三层面重建,解剖结构依据组织密度特征成像为不同的灰阶:空气不能阻挡 X 射线,组织密度最低,CT 图像上表现为黑色;水呈深灰色;含有水和细胞成分的组织则

呈浅灰色;金属和骨骼是最致密的结构,含有较高原子密度成分,能够阻挡 CT 射线束,CT 图像上表现为白色。CT 扫描采集时间小于 30 秒(图 13-1)。

MRI 诊断评估需要应用容积测量技术或单独的扫描序列来获得解剖的正交层面,用不同的磁共振脉冲序列对同一层面的软组织解剖进行采集,显示组织特征比 CT 更好(图 13-2~图 13-4)。MRI 成像方案的设计要适合病变和感兴趣区的解剖,多数 MRI 检查序列采集数据时,每一个都需要数分钟,一次 MRI 检查数据采集时间至少 30~45 分钟。

体格检查中能否触及腮腺或颌下腺内的唾液腺肿块,取决于肿块的大小、在腺体内的深浅位置、有无明确的边缘以及肿块组织的硬度。舌下腺肿块用双手口底触诊,CT 和 MRI 用于确定唾液腺病变的特征,横断面成像可检查有无结石、界定肿块范围、确定肿块在腺体内的位置、评价神经周围癌症扩散以及颈部是否出现病理性淋巴结;PET/CT

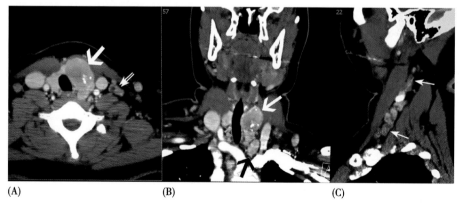

(A)   (B)   (C)

图 13-1　轴位(A)、冠状位(B)和矢状位(C)正交平面重建。颈部 CT 静脉注射造影剂。甲状腺癌位于甲状腺左叶,颈部后间隙和上纵隔淋巴结转移。白色粗箭头(A、B)显示甲状腺左叶肿块,黑色箭头(B)所示胸腔入口转移性区域淋巴结,与甲状腺分开。细白色箭头(A/C)所示颈部后间隙(舌骨上和舌骨下)额外的淋巴结。有些淋巴结可见中央坏死,其他淋巴结均匀强化

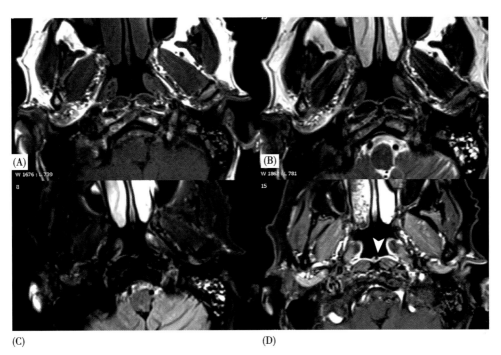

图 13-2　鼻咽 MRI，包括 T1-FSE（A）、T2-FSE（B）、T2 脂肪饱和（C）和 T1 对比增强脂肪饱和
（D）序列。正常脂肪在 T1 和 T2 图像（A、B）中呈白色，分隔深筋膜室，确定面部肌肉和血管
的边界，是颅底、下颌骨髁突和颧骨成熟脂肪骨髓的信号。T2 对比图像改变同一组织的信号
强度。脂肪抑制图像（C、D）将正常脂肪从白色变为灰色。静脉注射钆显示正常的黏膜强化
（D，白箭头）以及静脉结构中缓慢血流的强化

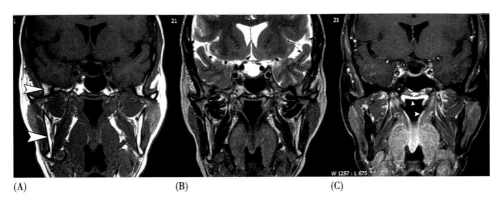

图 13-3　颅底和舌骨上颈部的冠状位 MRI，包括 T1（A）、T2（B）和 T1 脂肪饱和（C）图像。磁
共振成像清楚地显示颅内成分，这些成分与颅底骨髓和邻近的舌骨上颈深间隙是分开的。如脑
室、基底池和脑沟的脑脊液所示，水在 T1 呈低信号，T2 亮信号。脂肪的 T1 亮信号可用来确定
成人正常骨髓，借此将各间室分开。颅骨和下颌骨上的白色箭头（A）所示脂肪骨髓成分，呈白
色。在脂肪抑制图像（C）中，骨髓是黑色的。正常上呼吸消化道黏膜呈薄线状强化（C，白色小
箭头）

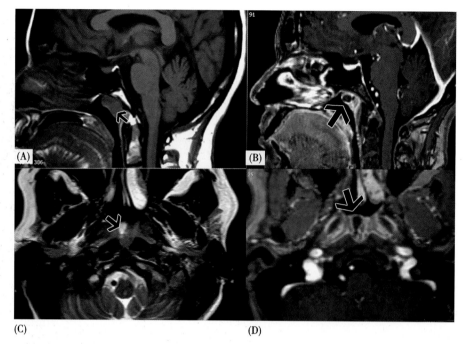

图 13-4　MRI 显示良性淋巴样组织伴潴留囊肿，包括矢状位 T1（A）、对比增强矢状位 T1 脂肪饱和（B）、轴位 T2（C）和对比增强轴位 T1 脂肪饱和（D）图像。鼻咽内的软组织位于咽黏膜间隙内，T2 信号及强化与良性淋巴组织一致。在强化的反应组织内可见一个 T2 亮信号的非强化炎症后囊肿（C，黑色箭头）。注意在对比增强 T1 脂肪饱和图像（D，黑色箭头）上，颅底脂肪信号抑制，囊肿无强化，可与实体癌症区别

用于癌症分期、设定治疗计划和疗效监测。

正常大小的甲状腺前部很容易触诊，后深叶解剖变异以及腺体肿大则不容易触诊到整个腺体，超声作为首选检查方法可评价甲状腺各叶的结构，包括腺体大小和肿块特征；CT、MRI、放射活性碘核医学显像以及氟脱氧葡萄糖（FDG）PET/CT 扫描也用于评价复杂结节和分期甲状腺癌。

CT 和 MRI 评价鼻穹窿和鼻窦腔具有互补作用，CT 检查骨结构改变较 MRI 好，如脱钙和裂开、光滑骨重塑以及骨破坏，而这些改变良恶性病变都可出现。MRI 用于检查鼻窦内恶性病变，将鼻窦分泌物和良性炎症性黏膜增厚与癌症进行鉴别，MRI 评价前颅窝或中颅窝底部侵犯最好，检查病变颅内蔓延以及神经周围癌症扩散较 CT 更敏感。

同样，横断面成像检查眼眶病变来评价眼眶的骨性成分，确定眼底镜检查和超声眼球检查所不能看到的颅内扩散或颅底侵犯。

诊断方法

ALARA 原则是"以合理达到最低水平（as low as reasonably achievable）"的首写字母缩写，它是放射医生所用的哲理名言，坚持采用安全辐射指南，

限制辐射剂量参考诊断范围进行 CT 扫描，在保证诊断图像质量的基础上限制感兴趣区组织的辐射剂量。在没有静脉注射对比剂的情况下进行的 CT 检查，组织密度固有对比存在一定的限度，脂肪呈深灰色，与周围结构界面形成固有对比度。应用 CT 碘粒子对比剂可优化组织定性，通过增大每层显示的解剖结构灰阶值的动态范围来评价不同的组织类型（图 13-5）。

癌症、炎症和感染都可显示不同程度的强化，CT 或 MRI 评价肿块时，通过比较静脉内对比剂应用前后图像的变化对病变的病理组织学进行评估，增强前后配对图像定量和目测分析，将增强后 CT 密度增大的强化区域与没有强化的、具有相似高密度的蛋白或出血非强化囊性肿块区别开来。为了限制 CT 检查的辐射暴露，CT 平扫可仅限于肿块区域，应用对比剂后对整个颈部进行成像，评价所有结构，用电子卡尺在阅读工作站上测量肿块的 CT 值，如果肿块摄取静脉内注射的对比剂，绝对密度值至少增大 10 个 Hu 单位，若需要提高可视性对比度，可进行数字减影技术重建图像。新的 CT 扫描仪采用较低的千伏技术、双能技术或波谱成像，对感兴趣区软组织摄取碘浓度具有较高的敏感度，显示组织更精准，增大病变的可视性（图 13-6）。

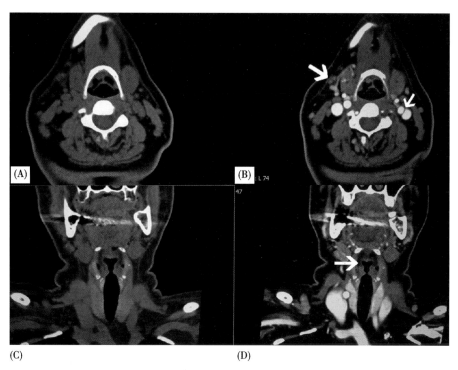

图 13-5　CT 平扫和增强，包括轴位平扫（A）、轴位增强（B）、冠状位平扫（C）和冠状位增强（D）。大白箭头（B）所示位于左侧强化面静脉外侧的 IB 级小淋巴结，正常颌下腺位于静脉的深部。小白箭头（B）所示颈动脉间隙，含有强化的颈内动脉和颈内静脉。肌肉和唾液腺强化可以更好地定性这些结构。淋巴结周围脂肪可确定淋巴结边缘。可见正常声门旁间隙脂肪（D，白色箭头）

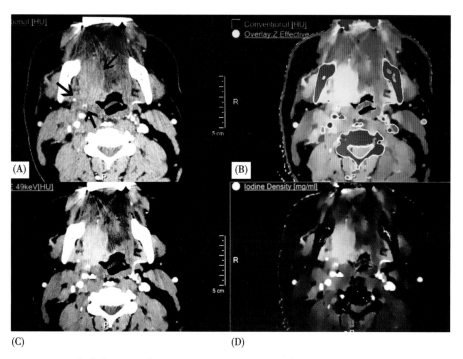

图 13-6　光谱成像。在舌癌的增强 CT 图像（A）上，箭头所示巨大强化的右舌癌。当计算机把 CT 数据显示在接近"碘的 K 边缘"，即在 49kev 时，组织对比度会得到提高（C）。纯碘图是基于碘浓度（D）显示组织的对比度。采用彩色覆盖密度图（B）进行显示，其中最高的解剖密度用蓝色，见于骨和血管的对比。强化更明显的高密度癌症采用黄色。图片由菲利普斯使用图标光谱扫描仪获得并提供

对静脉内对比剂过敏的患者,通常在检查前应用激素和抗组胺药进行预处理,或者进行 MRI 成像。超声覆盖范围有限,常用于局部检查,尤其适合于淋巴结检查和引导下活检。

小儿颈部肿块先用超声检查区别囊性或实性肿块,多普勒血流有助于定性血管病变;进一步组织定性需要 CT 或 MRI 来更好评价周围软组织。怀疑感染,首选 CT,操作简单快速;MRI 主要用于定性非感染性肿块和病变扩散范围。

如果头颈部恶性病变诊断确立,应用 FDG PET 代谢成像进行全身检查,便于治疗前准确分期。在头部固定的情况下,头颈部 PET 可作为独立的专项检查,确保 PET 摄取与融合 CT 解剖结构的精准一致。FDG PET 研究需要特殊的观看器,把同一层面的 CT 灰阶图像、PET 灰阶图像以及彩色 PET 图像叠加在 CT 图像之上的混合图像同时显示在不同的视窗内,可在正交平面观察。代谢摄取表述为 PET 强度,呈灰色至黑色,使用感兴趣区工具量化获得标准摄取值(SUV)测量。放射报告医生观察肺窗、骨窗、纵隔窗以及肝脏窗的 CT 图像,检查各个解剖部位的病变,评价组织内 PET 示踪剂摄取应考虑是生理性或病理性活动。混合图像可用不同的颜色和不同的透明度进行显示,以定位解剖区域的摄取(图 13-7)。

头颈部恶性肿瘤采用横断面成像和 FDG PET 对癌症学指南规定的间隔随访进行监测,小儿患者用 MRI 替代 CT,避免监测期间重复射线暴露。

增强 CT 监测扫描有助于假水肿和实性强化癌症,假水肿上面可能有薄层强化的炎症黏膜。新化疗方案包含免疫疗法和减少癌症血管生成的药物,可改变癌症的 CT 表现,影响残存强化病变的检查能力,而 FDG PET 摄取则不受这些新方案的干扰。

FDG PET 监测成像头颈部恶性肿瘤应在治疗完成后 8～10 周进行,尽量缩小炎症相关的假阳性摄取,治疗后水肿的 SUV 较残存癌症低。

头颈部 CT 评价

CT 是评价头颈部的常用方法,病人经适当准

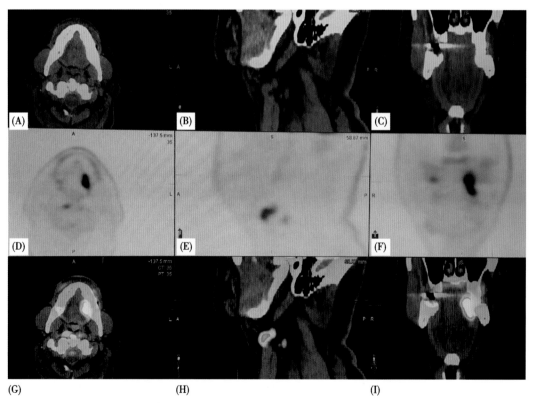

图 13-7　舌癌颈部淋巴结转移 CT(上)、PET(中)、影像融合扫描(下)

舌癌和左侧区域性小转移淋巴结显示 FDG PET 摄取。局部摄取增加在融合图像上表现为蓝色至绿色的覆盖区,左侧原发性舌癌的摄取增加。在反映左颈部区域淋巴结转移的中柱矢状位图像上,可以看到额外的摄取部位以及病理性(小于 1cm)淋巴结内的摄取,右侧椎前肌肉的轻度摄取是一种生理变异,可见于左侧椎体轴位图像,表现为 C1 椎体前的绿色覆盖

备后，包括告知扫描床移动期间禁止吞咽和呼吸，快速 CT 采集可消除伪影，薄层轴位扫描进行多平面重建，用于定性病变和评价病变范围。CT 能够提供详细的软组织图像、高分辨率骨算法图像、斜重建、三维(3D)塑形以及容积塑形，最大可能显示病变的范围(图 13-8，图 13-9)。

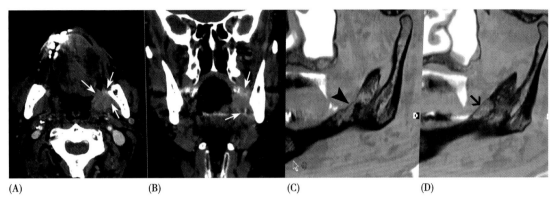

图 13-8　左侧扁桃体癌侵犯左咀嚼肌间隙，伴下颌骨侵蚀。在(A)和(B)扁桃体癌中，白色细箭头所示强化的组织横向侵犯，累及左侧咀嚼间隙。强化癌症浸润左侧翼肌，延伸至左下颌骨皮质。在(C)和(D)斜位重建灰阶翻转图像中，黑色三角箭头(C)所示左侧皮质侵蚀伴骨吸收严重凹陷。黑色箭头(D)显示右侧对侧正常牙槽嵴作比较，其轮廓向上凹

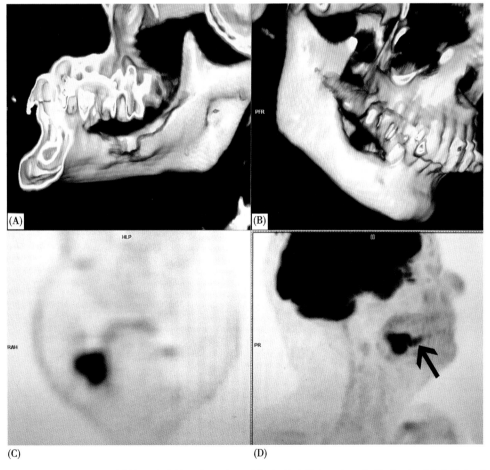

图 13-9　下颌骨表面鳞状细胞癌伴下颌骨皮质破坏和骨髓侵犯。右下颌骨舌面(A)和颊面(B)的容积显示图，破坏部位的牙槽嵴出现巨大凹陷。FDG PET 冠状位 MIP(C)和 3D 容积(D)显示，从牙龈表面沿牙槽嵴的巨大癌症内摄取增加。如 PET 和 CT 所见，癌症侵犯右下颌骨皮质，浸润下颌骨骨髓腔。黑箭头(D)所示癌症沿颊面前伸处的 PET 摄取

　　高分辨率 CT 或 MRI 能详细显示收缩肌、完整颈内动脉和颈部的深间隙，帮助选择适合进行经口机器人手术的患者，避免传统颈部切开手术。

　　上呼吸消化道黏膜异常的患者，头颈部邻近间隔的正常咽旁脂肪为疾病的扩散提供了通路。头颈部间隔又称为间隙，每一个间隔都被筋膜包裹，就像塑料包裹里面的东西一样，这些间隙的周边由脂肪包绕，使它们在 CT 或 MRI 上容易区分（图13-1～图 13-5）。横断面成像头颈部癌症，可评价邻近上呼吸消化道黏膜表面扩散、颅内蔓延或扩散到附近间隙如咬肌间隙、腮腺间隙、颈动脉间隙和椎前间隙，仔细观察引流区域淋巴结的大小和结构。

　　薄层对比增强 CT 正交层面重建可提供最详细的图像，便于评估淋巴结的大小和形态（图 13-10～

图 13-12）。放射医生应用电子卡尺记录淋巴结大小和增大倍数，分析淋巴结内部结构。除淋巴结大小外，预示恶性病变的特点有淋巴结坏死和癌症超出淋巴结边缘的包膜外扩散，应仔细评价沿着颈动脉鞘的淋巴结有无被膜外扩散和血管包绕。颈动脉或椎体受累将改变手术类型，认为患者不能手术或考虑牺牲颈动脉，适合牺牲颈动脉的患者必须在血管造影室进行球囊闭塞测试。

　　颊间隙和口腔牙龈恶性肿瘤患者的 CT 检查必须包含高分辨率骨算法扫描，可提供上颌骨或下颌骨骨皮质和骨髓腔受累的信息，有助于设计原发癌症切除方案，对上颌骨部分切除术、上颌骨边缘切除术或上颌骨阶段切除术并骨移植非常必要（图13-8，图 13-9，图 13-13，图 13-14）。

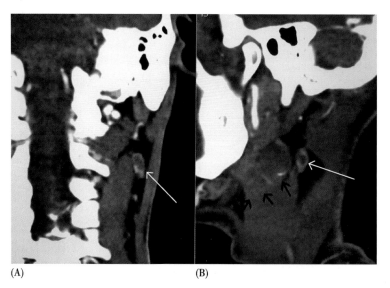

(A)　　　　　　　　　　　　　　(B)

图 13-10　坏死淋巴结的 CT 表现。冠状位和矢状位重建 CT 显示，白色细箭头所示不规则、低密度坏死淋巴结的周边强化。在矢状位图像上，此淋巴结前面是一个更大的融合坏死淋巴结肿块，由黑色箭头表示。这些淋巴结在解剖学上位于二级组的二腹肌后腹下方

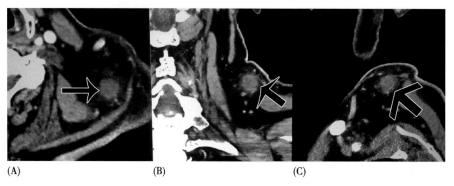

(A)　　　　　　　　(B)　　　　　　　　(C)

图 13-11　淋巴结癌被膜外扩散。CT 轴位（A）、冠状位（B）和矢状位（C）重建。黑色箭头表示癌症病理性淋巴结被膜外扩散。颈部后间隙舌骨下左颈淋巴结肿大呈不规则分叶轮廓，伴有被膜外扩散，表现为周围脂肪的浸润

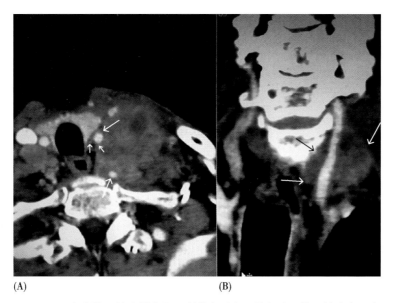

图 13-12　癌症淋巴结血管包埋。轴位（A）和冠状（B）图像。箭头表示左
颈动脉和左椎动脉包埋，呈环状软组织（浅灰色），与强化的血管腔（白色）
周围的左颈淋巴结肿块相邻。这个软组织取代了血管周围常见的正常脂肪

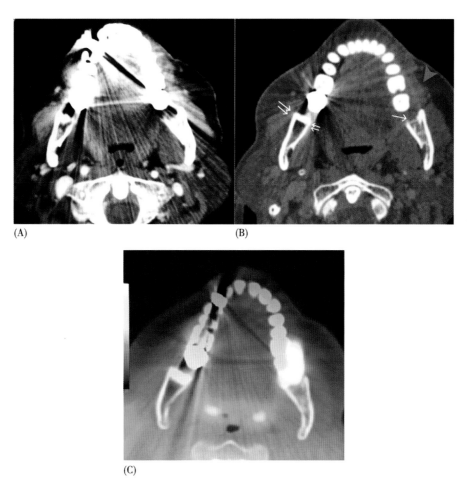

图 13-13　颊间隙磨牙后三角癌，治疗前 CT 软组织和骨窗图像。颊和牙龈黏膜距离很近，如果伴有汞合金假牙伪影，限制
了 CT 检查磨牙后三角区（A）浅表或小病灶的能力，无法充分评价原发癌部位左颊间隙内的软组织，右磨牙后三角区的正常
脂肪被金属伪影遮盖。在骨算法图像（B）上，右侧下颌骨皮质完整，用双箭头表示，对侧皮质骨丢失由沿着左前下颌骨的白
色细箭头表示，代表骨侵犯，由 CT 上表现为轻微不对称、辨别较差的颊间隙牙龈黏膜肿块所致（绿色箭头），这个肿块在最初
的 CT 检查中没有被发现。混合图像（C）显示明显的摄取，用橙色 - 黄色覆盖，癌症从左牙龈颊面延伸至磨牙后三角

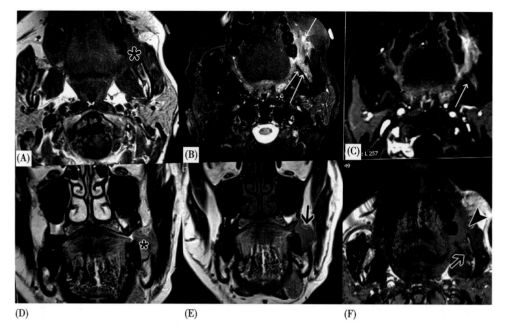

图 13-14 颊间隙磨牙后三角区 MRI。与图 13-13 同一患者,轴位 T1 图像(A)显示癌症取代左颊间隙(黑色 *)内磨牙后三角的正常脂肪。轴位 T2 脂肪饱和图像(B)显示颊间隙肿块信号强度增高(白色细箭头表示)延及磨牙后三角。在 CT 骨质破坏部位,下颌骨内有异常的骨髓信号取代正常的脂肪,提示骨髓腔受累(双白色细箭头)。轴位 T1 对比增强图像(C)显示左侧磨牙后三角区内癌症强化和左下颌骨骨髓强化(细白箭头)。冠状位 T2 图像(D)显示沿左下颌骨牙槽嵴的牙龈黏膜肿块(黑色 *)。冠状位 T1 图像(E),显示肿块位于牙龈黏膜表面(黑色箭头)。轴位反相位梯度回波 T1 成像(F)显示下颌骨内正常 T1 高信号的骨髓脂肪被低信号所替代。图 13-13 中 CT 中未发现的软组织癌症在 MRI 上显示良好,如黑色箭头所示,表现为左颊间隙内的低信号

CT 评价口腔牙龈和颊部病变,最好用鼓面颊的方法进行 CT 检查,便于识别肿块和疗效监测。

CT 检查优势包括:

1. 操作容易。

2. 检查较快,患者依从性较好,确保图像没有运动伪影。CT 检查时,要告知患者在 15～30 秒的扫描期间不要呼吸或吞咽。

3. 检查费用较 MRI 低。

CT 的缺点和限度,包括:

1. 已证实辐射暴露可增大患癌发生的危险性。

2. 黏膜浅表病变较小,闭口位获得的图像显示组织表面与邻近黏膜相似,因而,常检查不到。舌上面上抵硬腭黏膜或沿着口腔牙龈黏膜的颊黏膜相近似,造成浅表病变模糊,由于具有相似的 CT 特征,CT 分辨肿块具有局限性。

3. 与牙科汞合金有关的上呼吸消化道模糊区,在经过口腔的成像层面上形成伪影,在整个层内拓布,模糊邻近周围结构(图 13-13,图 13-15)。采用角度视图和金属还原软件,可使 CT 伪影最小化(图 13-16,图 13-17)。

4. 肩关节伪影可干扰胸廓入口和邻近颈部舌骨下区的评价,尤其是肥胖患者或短颈患者更为显著。

5. 碘对比剂可伴有对比剂过敏反应,包括过敏性休克和特异性肾实质损伤,具有肾毒性危险的患者如糖尿病和既往有肾脏疾病,对比剂应用必须慎重。

头颈部 MRI 评价

MRI 的优势包括:

1. 没有离子辐射。

2. 可应用不同的脉冲序列以及静脉内注射对比剂后 MRI 显示组织可检测的强化动态范围较 CT 对比剂所达到的强化程度大,因而显示组织固有对比度较好(图 13-2,图 13-3)。

3. MRI 评价颅底侵犯、颅内癌症扩散以及神经周围扩散较 CT 好(图 13-18～图 13-20)。

MRI 的局限性如下:

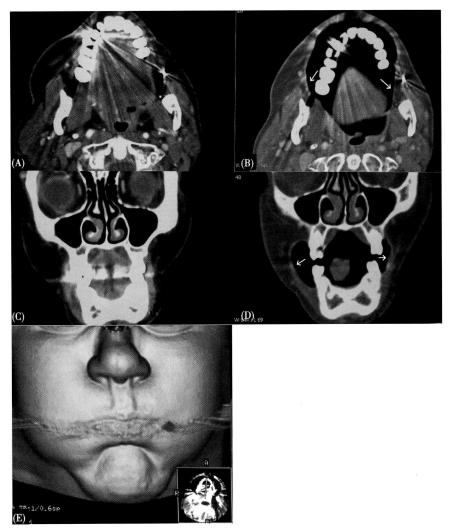

图 13-15　颊癌，左颊监视图像。无（A）和有（B）鼓颊动作的轴位 CT 图像，无（C）和有（D）鼓颊动作的冠状位重建。鼓颊动作图像（B、D）上的白色细箭头表示光滑黏膜的正常外观，因此没有残留肿块或癌症复发的迹象。另一位患者（E）的容积显示图像显示撅起嘴唇和鼓颊动作可以使面颊黏膜抬高离开汞合金假牙。放射科医生借助于空气勾勒出的黏膜能够观察牙龈和颊面是否有肿块。插图显示正常的空气和正常光滑黏膜的界面

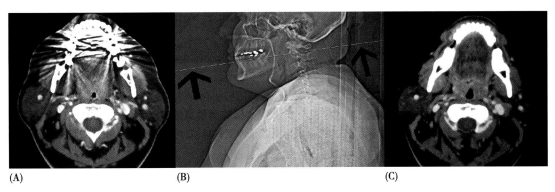

图 13-16　通过口咽的 CT 层面。由于汞合金不透光性，球管与牙齿平行的扫描层面中有相当多的金属伪影（A）。技师通过侧定位相增大扫描范围可以避免汞合金牙齿伪影（B）。将 CT 机架以一定的角度倾斜，通过倾斜 CT 管筒以避开牙齿汞合金（黑色箭头），在扁桃体和口咽的层面上获得的 CT 成角图像可以把伪影降到最小甚至消除伪影（C）

第
一
篇

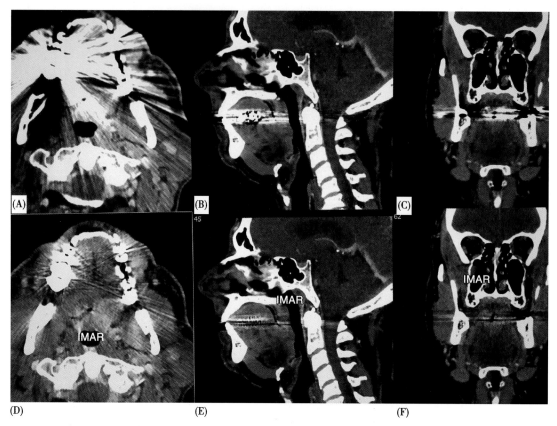

图 13-17 预处理 CT 图像上的金属伪影（顶排图像）穿过汞合金层面（轴位 A、矢状位 B、冠状位 C）的所有组织。使用西门子专有图像金属伪影减低软件 iMAR，在底排图像上看到的金属伪影被最小化，iMAR 用于减少伪影并提高图像质量（轴位 D、矢状位 E、冠状位 F）。iMAR，迭代金属伪影减少

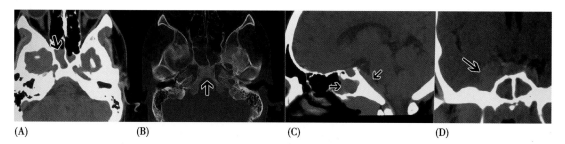

图 13-18 鼻咽癌颅底侵犯的 CT 表现。双侧蝶窦部分被软组织浊化（A）。在其他鼻窦没有炎症的情况下，孤立的蝶窦病变应怀疑癌症的可能。CT 上未见明显骨质破坏，在薄层高分辨率骨算法图像上可见轻微硬化（B）（黑色箭头）。沿着斜坡的背侧可见软组织，表示癌症延伸到骨外（C，黑色箭头）。右海绵窦扩张显示癌症浸润（D，黑箭头）

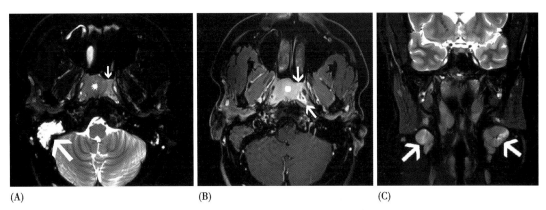

图 13-19　MRI 显示局部鼻咽癌伴双侧淋巴结受累，其他位置没有发现转移。T2 脂肪饱和成像（A）显示鼻咽癌（白色星突）的 T2 信号比正常的反应性淋巴组织（白色小箭头）黑，是因为其细胞成分较多的缘故。癌症阻塞右咽鼓管开口，导致右乳突气房阻塞（白色大箭头）充满液体，在 T2 成像上呈亮信号，与 CSF 信号相似。T1 脂肪饱和对比增强图像（B）显示黏膜癌症（白点）强化程度低于炎性组织或正常黏膜（白色箭头），易于区别癌症。白色箭头所示 T2 脂肪饱和成像显示的双侧颈部病理性淋巴结（C）

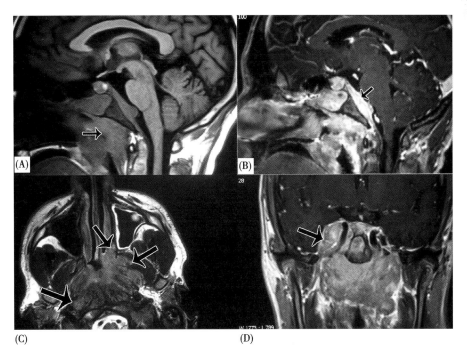

图 13-20　鼻咽癌颅底侵犯的 MRI 表现。平扫（A）和对比增强（B）矢状位 T1 图像显示鼻咽癌呈咽部黏膜肿块，侵犯斜坡骨髓，取代正常骨髓的 T1 高信号。癌症在蝶窦内延伸，在斜坡背侧可见斑块样强化的软组织肿块，如黑色箭头所示。轴位 T2（C）图像显示鼻咽癌（如黑色箭头所示）向前侵及左侧鼻穹窿，向外侧侵及嚼肌间隙，向后累及椎前肌，横向侵犯左侧咽旁间隙，病变扩散到右舌骨上颈内的 Rouvière 外侧淋巴结。增强后T1 无脂肪饱和图像（D）显示强化的鼻咽癌穿过双侧颅底卵圆孔侵犯海绵窦，右侧较左侧明显，黑色箭头表示癌症累及处的海绵窦侧缘隆起

1. 预认证保险批准，MRI 扫描仪的可用性受限，检查时间长。

2. 需要患者配合，遵从指导，扫描采集期间禁止吞咽和平静呼吸，这对老年人、头颈癌症术后患者较为困难，尤其口腔手术或放疗的患者，口腔内有大量的分泌物需要频繁吞咽。

3. 所用的 MRI 扫描仪类型不同，图像质量差异较大。新 MRI 扫描仪具有数字技术和更高级的采集序列，利用快速扫描技术和较好的脂肪拟制，可提供最好的图像质量。

MRI 技术人员在扫描之前必须告知患者关于吞咽和平静呼吸的注意事项，一些 MRI 扫描设备具有扫描停止功能，给病人一个手持装置来提醒技术人员他们需要吞咽，扫描仪进入停止模式，病人吞咽后恢复扫描采集。头颈部 MRI 检查的成功实施需要根据临床情况并针对每个患者进行个性化定制的专用 MRI 程序，限制成像序列时间，将吞咽或呼吸引起的伪影最小化，使诊断率达到最高。

头颈部癌症的影像学研究

评价颈部非搏动性肿块、颈部多发肿块或颈部癌症患者经治疗后新出现肿块的美国放射学院（ACR）适宜性标准是应用对比剂前后的横断面成像，目的是在治愈性手术前和治疗计划前对癌症分期进行精准评估[1]，因此，横断面研究的设计方案应显示需要精准分期癌症的解剖细节。放射医生采用《美国癌症联合委员会（AJCC）第 7 版癌症分期手册》作为指南来描述头颈部癌症[2]。对于头颈部恶性肿瘤经治疗的患者，FDG PET 和增强前后横断面成像具有互补性[3]。FDG PET 是一种"从眼至大腿"的检查，在大多数放射检查中，将头固定在头架上减少运动，采用独立专用小视野（FOV）以获得头颈部 PET，采集时间长，增加计数监测。与常规体部癌症 PET 成像相比，小视野和高矩阵增加了分辨率，提高了原发癌症以及小和 / 或坏死转移淋巴结的检查敏感性，而后者摄取常检查不出来（图 13-7）。

鼻咽

准确分期癌症是制定放疗计划的关键，采用第 7 版 AJCC 系统进行分期，咽旁脂肪扩散属于 T2 期，也需要化疗；颅底骨侵犯提示 T3 期，CT 检查不到，而 MRI 却很容易，因此，MRI 常用于分期鼻咽癌（图 13-18～图 13-21）[4]。

精准确定癌症范围是设计辐射场的必要条件，应全面覆盖癌症，调整辐射治疗的强度。当鼻咽癌出现 N2 或 N3 病变时，美国国家癌症综合网（NCCN）实践指南推荐用 PET/CT 来评价远处转移[5]。

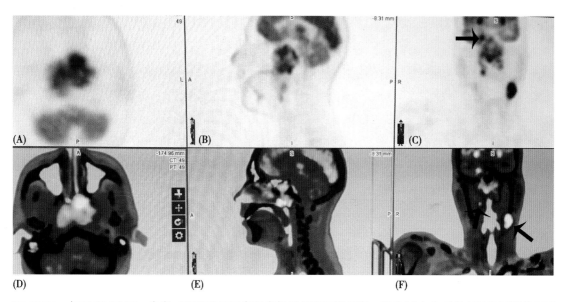

图 13-21 与图 13-20 同一患者，PET/CT 显示鼻咽癌侵犯颅底和海绵窦。轴位（A）、矢状位（B）和冠状位（C）图像显示鼻咽癌显著活性摄取。冠状位图像（C）显示右侧海绵窦受侵部位摄取（黑箭头所示）和双侧颈部淋巴结病变摄取。FDG PET-CT 融合图像（D、E 和 F）。CT 图像以灰阶倒置显示，解剖图像与彩色叠加融合，强橙色代表颅底侵犯，表示斜坡上方和下方、蝶窦内、右侧海绵窦和双侧颈淋巴结内癌症的摄取，病变向前累及左鼻穹隆

口腔

检查医生看到口腔内肿块,放射医生的作用是寻找提高癌症分期、改变手术方法或认为癌症不能切除的特征[6]。在横断面成像上评价癌症的位置、大小、侵犯深度、是否累及深部间隙、骨侵犯和淋巴结转移,应用"从眼到大腿"全身 PET 获得治疗分期。

如果没有牙科汞合金伪影干扰,CT 能清晰显示舌部癌症,其强化与固有舌肌不同(图 13-22A、

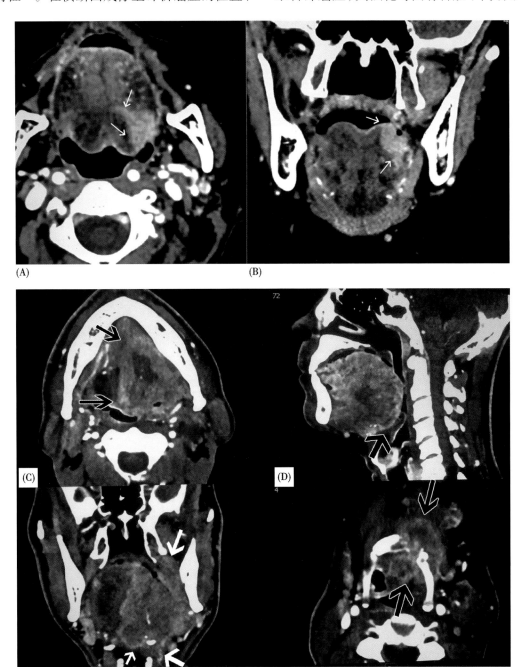

(A) (B) (C) (D) (E) (F)

图 13-22 CT 显示表浅小舌癌(A、B)。白色小箭头所示左舌外侧的强化癌症,由于其强化程度与原生舌不同,在 CT 上显示良好。患者舌部有丰富的脂肪,提供了固有对比度,使癌症容易被发现。但大多数情况是舌部脂肪较少,病变难以观察。(C~F)图显示巨大舌癌。在轴位 CT 图像(C)中,箭头表示累及整个左舌的巨大浸润性癌症的内侧范围。在矢状位图像(D)中,强化癌症从舌的上表面向舌根深部浸润,癌症的后缘紧靠会厌基底,如黑色箭头所示。在冠状位图像(E)中,癌症延伸至舌骨下方,向外侧侵犯嚼肌间隙中的翼肌(白色箭头)。舌骨破坏表现为白色骨(F)的不连续,提示晚期病变。黑色箭头表示破坏舌骨腹侧和背侧强化的癌症

B）。另外，CT 也能检查取代分隔内外舌肌正常脂肪的癌症（图 13-22C-F），对于小癌症、汞合金掩盖的癌症以及与舌肌强化程度相同的癌症，CT 检查较为困难，而 MRI 和 PET/CT 显示较好（图 13-7）。

　　口腔癌症侵及外部肌肉和下颌骨，升级为 T4A，被认为是中晚期可切除癌症（图 13-13- 图 13-15）。癌症侵犯骨可限于骨膜、骨皮质或晚期侵及骨髓和齿槽管，MRI 和 CT 在手术方法的设计中相辅相成，皮质骨侵犯采用下颌骨边缘切除；晚期癌症骨髓侵犯则需要节段切除和血管移植（图 13-9，图 13-23）；咬肌间隙受累和颈动脉包埋属于 T4B 期，癌症不能被切除（图 13-8，图 13-12）。

　　图像上表现为边缘不清的淋巴结和条索，是癌症被膜外扩散的最好指征，需要进行辅助放疗和化疗，癌症被膜外扩散使局部复发率提高 3.5 倍（图 13-11）[7]。监测发现，癌症复发通常发生在皮瓣边缘或原发癌症床（图 13-24）。

口咽部鳞状细胞癌

　　口咽癌是指起源于扁桃体柱、软腭、舌底和喉底的癌症，大约 65% 的口咽部鳞状细胞癌出现淋巴结转移，晚期病变出现翼外肌、翼板、外侧鼻咽、颅底侵犯或颈内动脉包埋，则不能手术根治。

　　放射医生必须评估癌症是否越过中线，如果显著累及中线，则双侧 / 对侧淋巴结转移的可能性增大。舌底癌症越过中线，对侧神经血管束受累危险性很大（图 13-25，图 13-26），将会改变手术方案。

　　彻底治疗后常获得头颈部的基线扫描图像，而

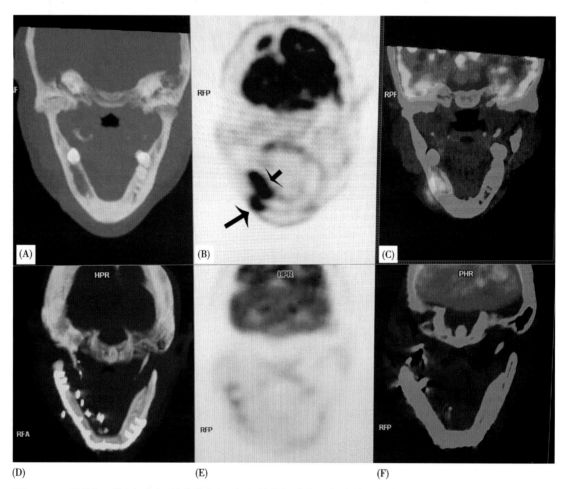

图 13-23　基线（顶排）和治疗后（底排）的下颌骨鳞状细胞癌。基线斜冠状位重建 CT（A）显示右下颌骨内细长的溶骨性破坏。FDG PET（B）显示下颌骨内侧缘和牙龈表面黏膜病变外侧缘呈显著摄取，累及舌和颊面。下颌骨骨髓侵犯区内可见 PET 摄取。在 FDG PET/CT 融合图像（C）中，橙色覆盖表示侵及下颌骨的癌症块内高摄取，在内外皮质的浅层黏膜软组织内扩散。治疗后斜冠状位 CT 显示修复切除部位的腓骨移植重建金属板和螺钉（D）。FDG PET 显示完全治疗反应，残余的低水平摄取与移植物成熟部位（E）的轻度炎症反应相一致。融合的混合 FDG PET/CT 图像未见高摄取的残余病灶（F）

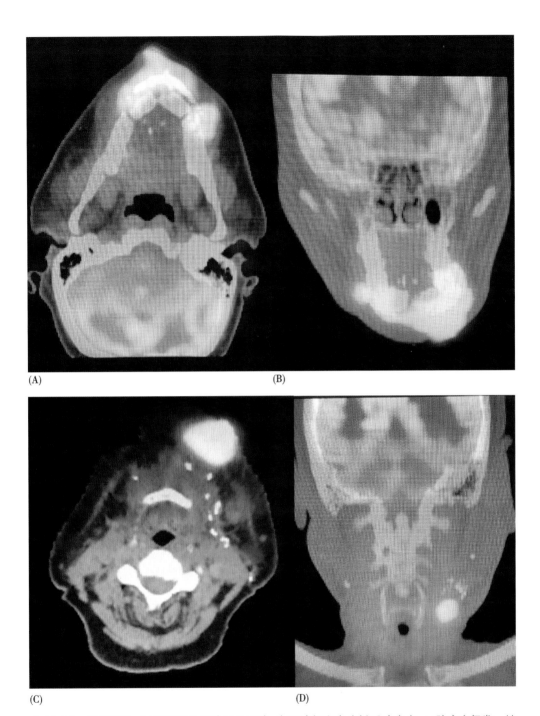

(A)　　　　　　　　　　　　　　(B)

(C)　　　　　　　　　　　　　　(D)

图 13-24　癌症切除、下颌骨部分切除植骨重建、左颈清扫和左皮瓣重建患者，口腔癌症复发。轴位（A）和冠状位（B）FDG PET/CT 融合图像显示轴位检查所见双侧截骨术后的下颌骨重建。FDG PET 彩色叠加图像上的橙色 - 黄色代表癌症复发区域，在融合数据集上表现为中线联合区前的显著摄取活性，代谢活跃沿着左侧下颌骨体的外皮质与大肿块分离。皮瓣重建的边缘出现癌症复发（C）。彩色叠加（D）显示的浓橙色代表左侧手术夹下方复发性转移淋巴结内的代谢摄取

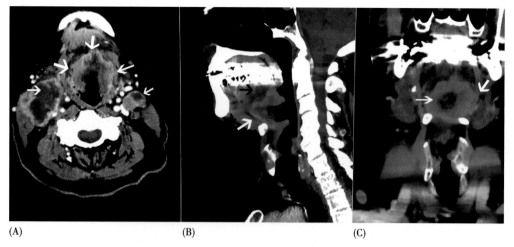

图 13-25　CT 显示舌癌基底溃疡。轴位（A）和矢状（B）图像上的白色箭头表示中线处肿瘤的前缘。冠状位成像（C）上的箭头表示肿瘤的外侧范围。小箭头（A）表示颈部双侧病理性大的坏死淋巴结

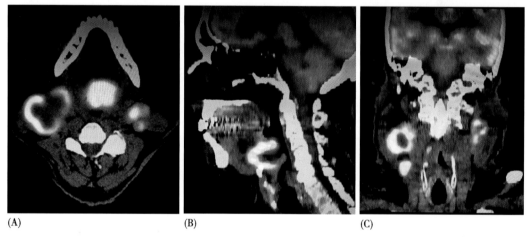

图 13-26　与图 13-25 同一患者，舌癌基底溃疡进行轴位（A）、矢状位（B）和冠状位（C）PET/CT 成像。融合图像上的橙色 - 黄色代表高代谢活性。脑组织通常都有生理性显著摄取

后在规定的时间间隔进行监测成像，检查早期复发（图 13-27～图 13-29）。

喉癌

解剖学上，喉部的上界是会厌尖端，下界是环状软骨下区。喉镜可直接检查浅表面，而准确分期需要横断面成像评价黏膜下扩散、软骨侵犯和喉外扩散。黏膜下间隙是含脂肪的邻近结构，会厌前面是会厌前间隙，CT 上表现为边缘锐利的深灰色锥形结构，MRI T1 加权成像呈亮白色；含脂肪的成对声门旁间隙是喉黏膜与喉软骨之间的潜在间隙，CT 正交平面重建和 MRI 多序列采集都可清楚显示（图 13-5），CT 和 MRI 检查过程中嘱咐患者不要吞咽。据报道，CT 和 MRI 检查这些间隙浸润的敏感性达到 100%[8]。

会厌阻止癌症扩散的屏障作用较差。癌症可源自会厌的舌面或喉面（图 13-30），当发生黏膜下扩散浸润黏膜深部脂肪时，脂肪内出现具有原发癌症相似 CT 和 MRI 特征的组织；若会厌前间隙和声门旁间隙扩散，癌症升级为 T3 期，放射治疗反应率低，淋巴管丰富具有淋巴结扩散的危险（图 13-31）。

应用喉部轴位和垂直于气管的斜冠状位成像评价声门和声门下区，通过评估喉室、真声带、声门旁脂肪和声门下气道来对癌症分期。癌症喉外扩散途径包括通过软骨直接蔓延、沿着喉部发育缺损、或沿着邻近黏膜皱襞和韧带。

淋巴结转移预后差，癌症被膜外扩散和对侧淋巴结转移也是如此。与 CT 相比，PET/CT 检查淋巴结转移的敏感性、特异性和准确度增高，尤其是 T

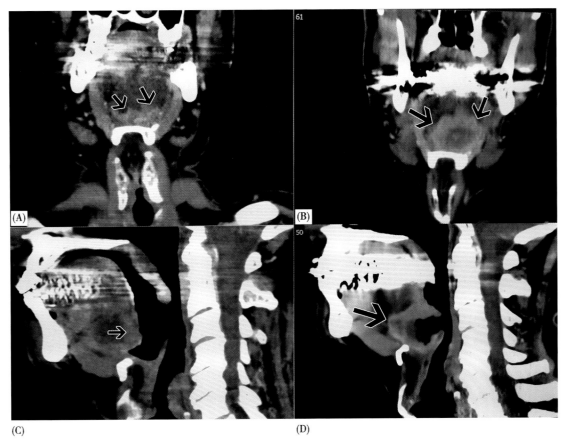

图 13-27 与图 13-25 和图 13-26 同一患者,其舌癌基底溃疡用 CT 成像以评估治疗反应。基线扫描(B、D) 显示病变上有明显的汞合金伪影,箭头表示较大体积肿瘤。随访扫描(A、C)显示溃疡处愈合,肿瘤体积显著 减小。可见少量残余组织,其强化方式与正常舌组织不同。伴随治疗反应进行的随访成像证实了持续性治疗 反应,表现为监测成像所显示的 CT 表现消失和随访 PET 正常

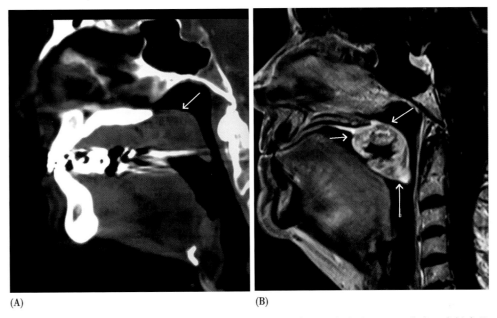

图 13-28 腭腺癌的 CT(A)和 MRI(B)表现。CT(A)上出现汞合金伪影,可见代表原发性癌的 腭部软组织增厚强化(细白色箭头)。肿块边界不清楚,硬腭没有明显的受累。MRI(B)以确定 是否累及硬腭,更好地确定肿瘤边缘以设计手术切除。T1 增强脂肪饱和序列更好地显示硬腭的 病变和正常外观。患者接受了手术切除和双侧颈清扫

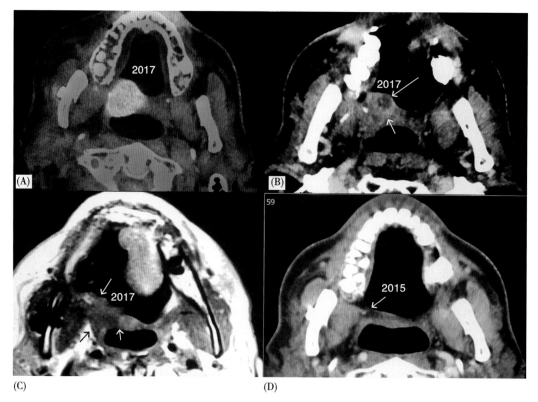

图 13-29　另一例腭腺癌复发患者,所示为 2015 年(D)的基线治疗后 CT 扫描,是初步治疗后研究获得的。箭头表示治疗癌症部位轻度不对称性,没有可分辨的残余肿块。2017 年混合型 PET(A)显示右侧巨大复发癌症,呈亮白色,反映了不对称性软组织内摄取增加。2017 年 CT(B)和相应的 2017 年 MRI T1 图像(C)上可见新肿块,白色细箭头所示局灶性复发肿块,对应于右侧腭内新的 FDG PET 摄取,表示相比于 2015 年 CT(D)新出现的软组织不对称
FDG,氟脱氧葡萄糖

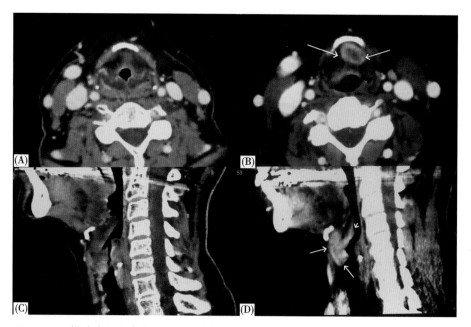

图 13-30　描述声门上癌症的基线和癌症反应的图像。在基线轴位(B)和矢状位(D)增强 CT 中,白色箭头表示会厌基底部界边界清楚的强化肿块,癌症在会厌前脂肪内蔓延,延及舌骨。在放疗后的轴位(A)和矢状位(C)增强 CT 中,放射治疗后出现假水肿组织,但无残余强化肿块

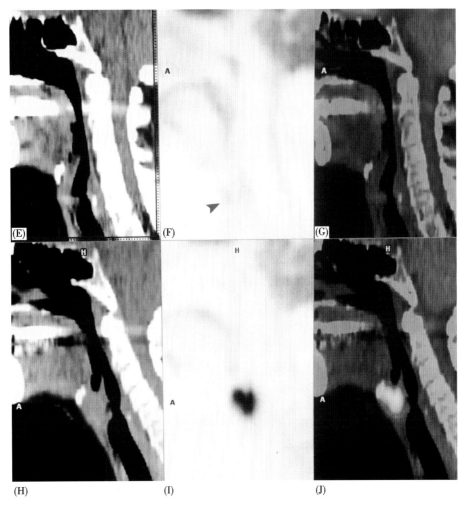

(E) (F) (G)

(H) (I) (J)

图 13-30(续) 在基线 PET 扫描(底排；H～J)中，声门上癌症显著摄取，在融合图像(J)上为橙色覆盖。完全代谢治疗反应(顶排)与 CT 表现一致，见于放疗后 PET(E～G)，尤其是融合图像(G)。放射治疗后的低水平软组织摄取以绿色箭头(F)表示，但在治疗的声门上癌症部位没有残留的高强度摄取

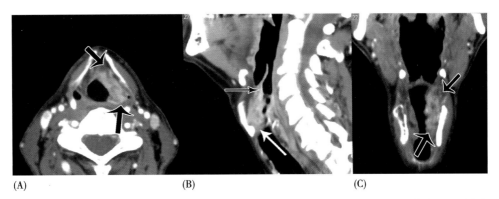

(A) (B) (C)

图 13-31 声门上喉癌伴声门旁间隙内浅表扩散的增强 CT 表现。轴位(A)和矢状位(B)图像中的黑箭头表示沿喉的表面的强化癌症，向上延伸至会厌基底。冠状面图像(C)显示左侧声门旁间隙内的巨大浅表扩散取代了正常脂肪。矢状位检查(B)显示癌症的下面范围(白色箭头)在真声带的前联合处。在轴位(A)和冠状位(C)图像上可见左侧邻近假声带和声门旁脂肪内的癌症

分期偏向于晚期的癌症患者,完全坏死淋巴结或小于1cm的淋巴结除外[3]。

治疗前后进行 FDG PET 和 CT 检查,用于分期和评估治疗反应。在规定时间间隔内进行监测扫描,如果发现可触及的肿块提示癌症复发或出现新症状提示癌症复发,都是立即成像的指征(图13-32)。

MRI 检查通常用来解决一些问题。许多治疗后患者具有需要频繁吞咽的大量分泌物问题,由于每一个 MRI 序列采集耗时 2～4 分钟,反复吞咽运动伪影明显降低图像质量,使得成像无法诊断。新扫描技术具有运动校正功能和更快速图像采集的加速因子,能够缩短扫描时间和减小运动伪影。

下咽癌

原发性下咽癌少见,一般都在晚期发现。下咽是上呼吸消化道的一部分,位于喉部的后面,上面是口咽包括梨状窦和杓会厌皱襞,向下延伸到颈部近端食管。

下咽鳞状细胞癌通常经由黏膜下途径扩散到喉部(图13-33),用 CT 或 MRI 结合 PET 进行分期,首选 CT、MRI 用于解决喉软骨侵犯、喉部扩散以及评价椎前筋膜前面的脂肪侵犯,这些征象提示 T4B期,不能切除(图13-34)[9]。

唾液腺癌

唾液腺癌症源自大唾液腺,包括腮腺、颌下腺和舌下腺。CT 用于检查急性感染或怀疑结石病变,导管或腺体内结石表现为亮白色圆形结构;感染、炎症或阻塞则表现为腺体肿大,常伴随周围脂肪炎症改变。唾液腺非炎症肿块最好用 MRI 评价,其软组织分辨率较好,汞合金伪影少。

影像的作用是试图确定癌症的组织学、肿块在腺体内的位置、恶性的可能性以及分期。腮腺组织CT 密度变化较大,50 岁以下正常患者以及老年慢性唾液腺炎患者的腺体基质致密,腺体脂肪浸润被认为是 50 岁以上的一种正常进化。CT 检查腮腺肿块时,腮腺肿块密度常受口腔内汞合金伪影的影响,不但干扰腮腺腺体的评价,射线束变硬伪影常

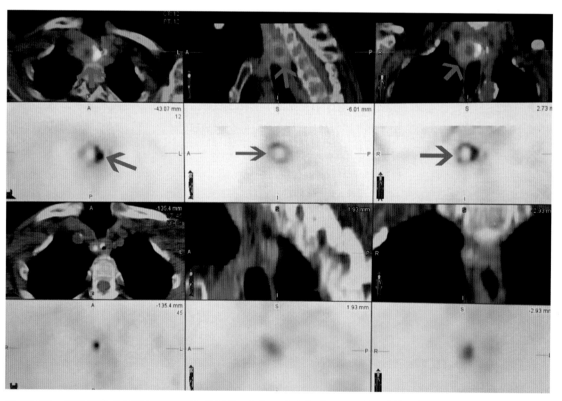

图 13-32　全喉切除术后气管切开病人的图像,吻合口癌症复发。CT 监视成像(未显示)显示在右侧吻合口处发现一个新的 1.5cm 结节,PET 予以证实(底部两排),癌症沿着吻合口的右侧表现为局灶性摄取。患者开始进行一项新的化疗试验,连续随访 FDG PET(顶部两排)可见吻合口处肿块逐渐增大(绿色箭头,第二排)。图像显示在癌症复发进展过程中,随着摄取增强肿块增大,提示治疗失败。较大癌症向左推移吻合口,如顶部左侧混合图像绿箭头所示

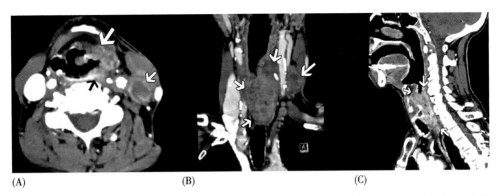

图 13-33 下咽癌的图像。在矢状面（C）和冠状面（B）重建中，白色箭头所示细长肿块导致的喉底明显增厚。轴位图像（A）显示肿块向前侵犯左侧杓会厌襞和左侧声门旁脂肪。在轴位（A）和冠状位图像（B）上，左侧胸锁乳突肌深部可见一大的坏死淋巴结，白色箭头所示

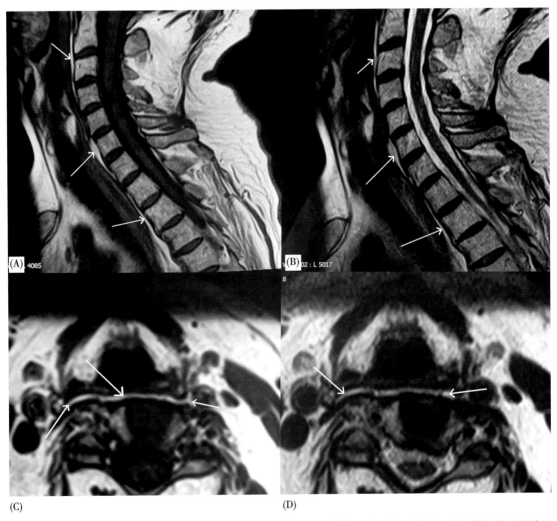

图 13-34 评估椎前筋膜的图像。矢状位 T1（A）和 T2（B）以及轴位 T1（C）和 T2（D）。白色箭头表示椎前肌前面的正常白色脂肪。如果脂肪保持不变，癌症是可以切除的。癌症造成的脂肪消失可能是由于压迫或侵袭所致

使 Stensen 管模糊，鉴于此，最好用增强前后 MRI 来确定腮腺肿块（图 13-35），MRI 显示 Stensen 管远端及其插入处更为可靠。如果 MRI 上出现汞合金伪影，进行鼓颊 CT 扫描抬高导管在上颌窦的位置，便于观察；如果需要活检包括冲洗（图 13-36），临床上可触诊和探测这部分导管。

　　横断面成像不能显示唾液腺肿块的组织学分化，良恶性肿瘤可有相似的 CT 和 MRI 表现，光滑边缘可能是恶性肿瘤，而不规则边缘也见于良性肿

瘤。MRI 上 T2 信号特征反映肿瘤的细胞特性，亮信号肿瘤是良性或低度恶性肿瘤，黑信号病变提示高度恶性肿瘤；T1 加权成像有助于评价肿瘤大小、确定边缘和范围（图 13-37，图 13-38）[10]。

　　提示恶性肿瘤的影像学特征包括骨侵犯、神经周围扩散以及癌症延及邻近咽旁间隙或肌肉（图 13-39）。腮腺肿块侵及深叶，MRI 要显示第 Ⅶ 对脑神经，术前制定是否需要面神经剥离或重建[11]。FDG PET 的主要作用是检查局部病变和远处转移，

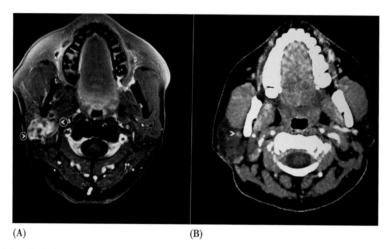

(A)　　　　　　　　　　　　　　(B)

图 13-35　右侧腮腺肿块 CT 显示欠佳，MRI 显示良好。同一水平的增强轴位 T1 脂肪饱和（A）和增强 CT（B）。在 CT（右图）上，白色箭头所示强化的下颌后静脉，代表面神经在其腮腺内走行的位置。腮腺浅叶的肿块位于这个标志物的外侧，可以通过腮腺浅叶切除术进行手术切除。肿块在 CT 上的密度低于强化的静脉，由于稍高于正常腮腺密度，所以 CT 几乎看不到肿块。磁共振成像（左图）表现为边界清楚不均匀强化的肿块，含有高强化区和囊肿，累及右侧腮腺的浅叶（右指箭头）和深叶（左指箭头）。腮腺肿块在 T2 上呈亮信号，提示良性混合瘤。为了完全切除深部延伸的癌症，需要对面神经进行骨骼化

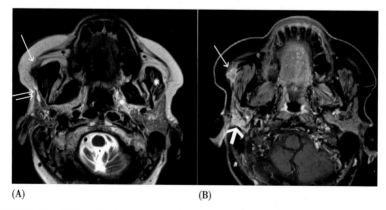

(A)　　　　　　　　　　　　　　(B)

图 13-36　腮腺导管癌在轴位 T2（A）和 T1 后脂肪饱和（B）MRI 上的表现。在轴位 T2 成像上，根据不同的信号特性区分腮腺和嚼肌间隙内包围下颌骨的肌肉（白色星号）。咽旁间隙的亮白色脂肪（白色圆圈）形成位于内侧的咽部黏膜间隙、位于外侧的颈动脉间隙以及椎前后间隙的边界，腮腺和嚼肌间隙位于咽旁间隙脂肪的外侧。细白色箭头表示源自右侧副腮腺组织和 Stensen 导管的交界处的棘状肿块，代表腮腺导管癌。细胞癌症在 T2 呈黑色，双白色箭头所示近端扩张的导管，含有液体，代表阻塞性唾液分泌物，在 T2 成像上呈亮信号，与 CSF 的水信号相似。右侧腮腺的慢性阻塞性改变导致腺体组织萎缩，腺体比正常对侧左侧腮腺小。萎缩的右侧腺体强化稍高于左侧（B），与梗阻性慢性唾液腺炎有关（白色箭头）

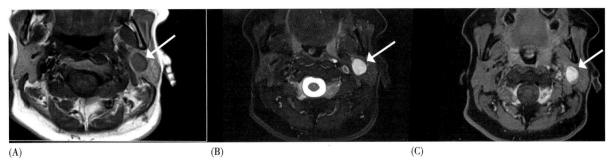

(A)　　　　　　　　　　　　(B)　　　　　　　　　　　　(C)

图 13-37　腮腺良性肿块的 MRI 特点（白色细箭头）。T1 成像（A）显示与正常亮信号的腮腺实质相比，良性肿块表现为边缘光滑的均匀低信号。T2 脂肪饱和成像显示腮腺深叶边缘光滑的均匀亮信号肿块。T1 对比增强脂肪饱和成像显示腮腺深叶内边缘光滑均匀显著强化的肿块

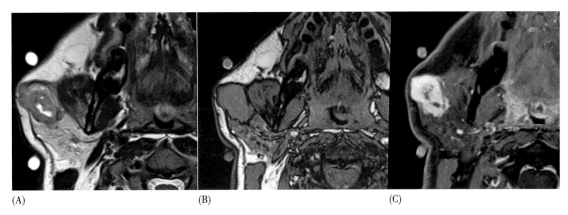

(A)　　　　　　　　　　　　(B)　　　　　　　　　　　　(C)

图 13-38　轴位 T2（A）、反相位 T1（B）和增强后 T1 脂肪饱和（C）所见的腮腺恶性癌症特征。腮腺浅叶内的不规则形肿块，突破腮腺被膜，形成不规则外部边缘。T2 黑信号说明癌症细胞成分较多，坏死区表现为 T2 亮信号。所有序列上都有扇形外观，增强后肿块呈不均匀强化

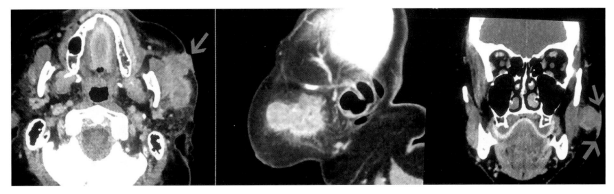

图 13-39　腮腺癌伴皮肤侵犯的 CT 表现。左侧腮腺恶性肿瘤通过腮腺被膜向外生长，累及皮肤表面，造成皮肤侵犯，表现为可触及的结节状肿块（灰色箭头）

低度恶性肿瘤可出现假阴性，此时的癌症摄取被腮腺生理性摄取所掩盖[12]。MRI 评价神经周围癌症扩散优于 PET，神经增粗、神经异常强化以及 T1WI 显示神经周围正常脂肪消失都提示神经周围癌症扩散。

手术位置饱满或出现新的肿块、新近麻痹或耳痛是提示术后复发的临床表现。

影像学对颌下肿块患者的作用是区别面部肿大淋巴结与唾液腺内感染或癌症，当临床症状和表现提示结石病变造成的阻塞或感染时，进行增强 CT 扫描。确定口底或腺门小结石，CT 优于 MRI，表现为沿着导管的预期走行路线上的白色圆形结构，正交平面重建显示唾液腺炎表现为腺体炎症性肿大，没有肿块。

1B 水平面部淋巴结位于面静脉的外侧,后者沿着颌下腺外侧缘走行,当淋巴结肿大时,影像上很容易识别(图 13-1)。颌下腺轻微肿块或腺体密度增高,CT 检查不到肿块时,首选 MRI 来成像与结石无关的肿块,不同的 MRI 序列容易识别正常腺体组织和腺体内肿块(图 13-40)。与腮腺肿瘤一样,光滑边缘肿块见于良性混合肿瘤和恶性肿瘤。由于 50% 的颌下腺是良性混合肿瘤,具有 10%～25% 的恶变率,因此都采用切除治疗。良恶性唾液腺肿瘤在 PET 上都表现为摄取增高,FDG PET 对于唾液腺恶性肿瘤的分期和再分期具有显著影响。

甲状腺癌

甲状腺癌是一种起源于甲状腺的多样化癌,可表现为惰性癌和具有高治愈组织学的分化型甲状腺恶性癌,也可表现为具有高度侵袭性的间变性甲状腺癌。AJCC7 甲状腺恶性肿瘤分期需要了解肿瘤大小、甲状腺外扩散评估以及远处转移,甲状腺结节的处理采用超声导引下活检,颈部淋巴结评价采用临床检查或超声检查[13]。除非癌症突破甲状腺向外侵犯邻近软组织,否则 CT 和 MRI 不能区别良恶性病变。

静脉内注射 CT 碘对比剂后,6 周内会改变放射性碘的摄取,术前评价甲状腺癌不理想,因此,核闪烁显像用于分化型甲状腺癌远处转移的分期和治疗,这些分化的细胞可以将放射性示踪物捕获在腺体内。碘 -131(^{131}I)全身扫描监测成像对颈部和胸廓入口进行聚焦平面成像,可评估局部复发和远处转移(图 13-41)。

肠道活动是与结肠排泄有关的生理性变异,利用单光子发射 CT(SPECT)与 CT 图像融合定位病变较好(图 13-42,图 13-43)[14]。CT 和 MRI 可识别带状肌受累、皮下软组织蔓延以及喉部、气管和食管侵

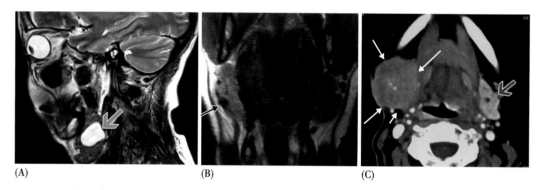

(A)　　　　　　　　(B)　　　　　　　　(C)

图 13-40　颌下腺良性病变在 MRI 矢状位(A)上表现为 T2 高信号的颌下腺肿块(灰色箭头),边缘光滑,位于后部为特征,与多形性腺瘤一致。(B)显示颌下腺恶性病变,患者主诉有难以触及的肿块。CT 中未见病变,进行磁共振成像,采用包括口腔和下颌下区在内的小视野进行冠状 T1 成像。右下颌下腺内的小病灶边界清楚,沿着腺体外侧缘,在 T1 和 T2(未显示)上呈黑色。病理证实为低度恶性肿瘤。(C)颌下腺转移瘤,白色箭头表示右下颌下腺组织完全被取代,活检证实结肠癌转移瘤。灰色箭头所示正常强化的对侧左下颌下腺

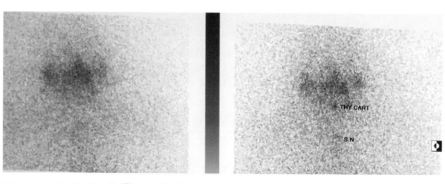

图 13-41　治疗后正常 ^{131}I 监测扫描,全身扫描以及头颈部的低聚焦视图。扫描用于评估甲状腺床的复发癌症。带有和无注释的平面视图所示 THY CART 和 SN 的位置。各位置间没有提示甲状腺床癌症复发的异常摄取,可见唾液腺和面部中线黏膜内的生理摄取SN,胸骨切迹;THY CART,甲状腺软骨

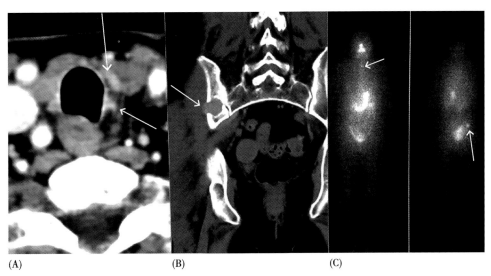

(A)   **(B)**   **(C)**

图 13-42 复发性甲状腺癌伴骨转移，患者主诉出现新的右骨盆局部疼痛。在 ^{131}I 监视扫描（C）中，白色箭头显示颈部中线和右后骨盆内的局灶性摄取，提示疾病复发的部位。在延迟成像和 SPECT（图 13-43）上证实右后骨盆内的代谢活性病灶不在肠道内。在轴位增强 CT（A）中，白色箭头表示甲状腺切除部位结节状强化，反映甲状腺床癌症复发。右侧髂骨溶骨性转移灶破坏了骨皮质（B）

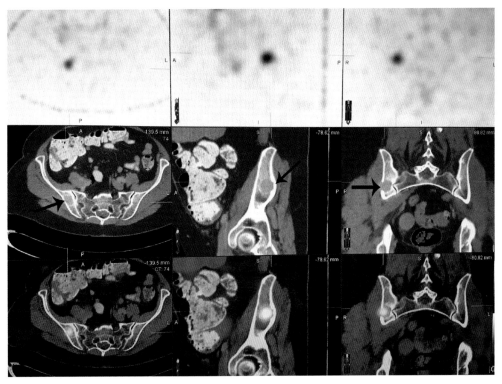

图 13-43 甲状腺癌伴骨转移（箭头）的三平面 SPECT-CT 融合成像（与图 13-42 同一患者）。^{131}I 检查（上图）显示后骨盆的局灶性摄取与右侧髂骨 CT 显示的溶骨性转移（中图）灶在解剖上相融合。在融合图像（底部）上，代谢活性标记为橙色 - 紫色。这是病人主观感觉新出现的局灶性疼痛的部位

犯,还可显示超声表现不明显的咽喉淋巴结病理性肿大和椎前间隙肌肉侵犯。超声与横断面 CT 和 MRI 都能评价血管侵犯和包埋(图 13-44)[14]。未分化癌

组织学不摄取碘示踪剂,因此,PET 在非分化癌症和更具侵袭性的癌如间变性甲状腺癌中起一定作用(图 13-45)[15]。

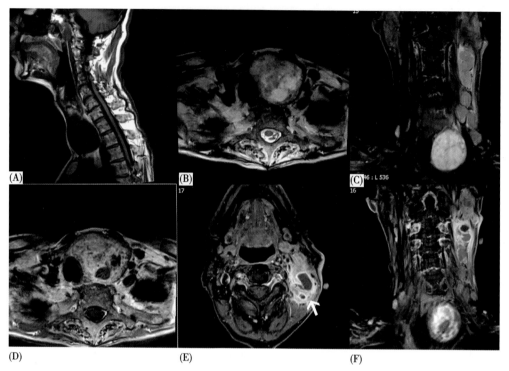

图 13-44 MRI 显示甲状腺乳头状癌转移至颈部淋巴结。矢状位 T1(A)、轴位 T2(B)、冠状位 T2(C)、对比增强 T1 轴位无脂肪饱和(D),对比增强 T1 伴脂肪饱和(E)和冠状 T1 脂肪饱和(F)图像。甲状腺左叶可见一个巨大肿块,MRI 表现为混杂 T2 信号。(C)在左侧颈后间隙内,左侧舌骨上、舌骨下颈内可见病理性肿大淋巴结。对比增强冠状位 T1 脂肪饱和图像(F)显示舌骨下颈淋巴结强化均匀,左舌骨上颈淋巴结有囊性坏死,如白色箭头所示提示有被膜外侵犯

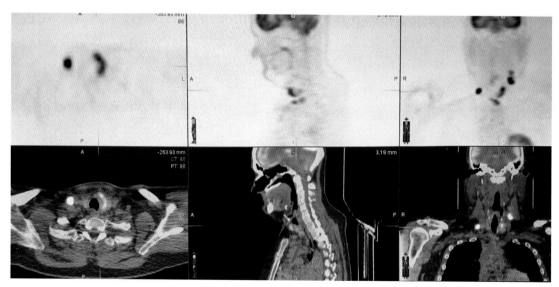

图 13-45 甲状腺癌复发,甲状腺球蛋白升高,FDG PET 成像。[131]I 扫描呈阴性。在 FDG PET 上,多灶性复发癌症表现为双侧舌骨下癌症结节内不同区域的摄取增加,绿色箭头表示左上纵隔的复发癌症。PET 帮助设计外科手术探查

鼻窦癌症

鼻窦炎症病变通常采用低剂量 CT 扫描,超低剂量 CT 方案使患者辐射最小。鼻腔和鼻窦内气体在 CT 上呈黑色,为显示引流通道的开放性和检查局部黏膜增厚提供了自然对比度(图 13-46)。鼻窦内多数癌症起源于上皮或间充质,组织学上以鳞状细胞癌最为常见,上颌窦常受累;腺癌常源自筛窦,依据《鼻腔、上颌窦和筛窦癌症的 AJCC 分期手册(第 7 版)》进行分期。

鼻旁窦癌症临床常无症状,诊断时常为晚期病变,随着肿瘤增大,阻塞邻近鼻旁窦的引流管。恶性肿瘤常伴有慢性鼻窦炎症,CT 不能分辨(图 13-47)。鼻内镜检查仅能看到病变的浅表部分,病变破坏骨延伸至鼻窦外,可累及眼眶、颅底或硬腭,邻近神经孔和翼腭窝受累则容易发生神经周围扩散。

MRI 和 CT 在设计根治性手术、放疗和整容时起互补作用,CT 显示恶性病变引起骨破坏的正交平面特征,缓慢生长的病变如低级恶性肿瘤、良性肿瘤、息肉和黏膜膨出等骨骼塑形方式类似,呈光滑塑形;MRI 能够将 T2WI 呈中等信号的癌症与亮信号的炎性息肉和分泌物区别(图 13-48),通过分析 T1/T2/ 弥散加权图像以及增强后图像上的信号特征[16],含高蛋白的慢性分泌物和浓缩物质在 MRI 序列上的信号特征呈多样化,对比增强 MRI 扫描序列提供卓越的软组织对比度,清楚显示颅内病变延伸伴硬膜侵犯、海绵窦侵犯以及神经周围癌症扩散(图 13-49,图 13-50),MRI 可避免金属伪影,没有粒子辐射。鼻窦内丰富淋巴管网形成局部和远处淋巴结转移,颅面大切除之前常采用 FDG PET 对全身进行分期(图 13-51)。

眼眶成像

CT 和 MRI 眼眶横断面成像容易辨别眼外肌、泪腺、视神经和眼球,CT 操作简单快速,用于检查眼眶急性创伤,平扫 CT 就能分辨眼眶脂肪、眼球、

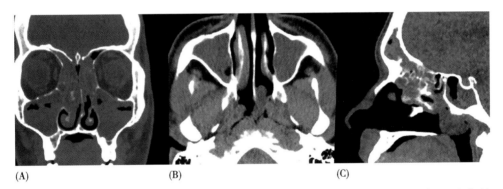

(A)   (B)   (C)

图 13-46 鼻窦炎性息肉病的 CT 成像,冠状位(A)、轴位(B)和矢状位(C)CT 重建显示与慢性炎症性鼻窦炎伴黏膜增厚有关的几近完全性鼻旁窦浑浊。筛窦间隔和引流通道的骨性标志保持完整,眼眶和上颌窦的骨壁是完整的。长期存在的息肉病可导致骨骼脱钙和膨胀伴骨骼重塑可类似于恶性肿瘤

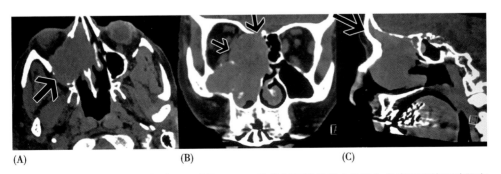

(A)   (B)   (C)

图 13-47 鼻穹窿肿块的上颌窦 CT 成像。CT 不能鉴别原发性癌症肿块与鼻窦区引流通路阻塞所致的阻塞分泌物。右鼻穹窿和右上颌窦(A)混浊,黑箭头表示右上颌窦外侧后壁的骨裂,右眶内侧壁向内凹陷(B),与内直肌交界处有骨丢失。如黑色箭头所示,软组织向上累及筛板。矢状位重建(C):鼻穹窿肿块与筛窦复合体和右额窦的浑浊物相连,蝶窦前部有相接的软组织

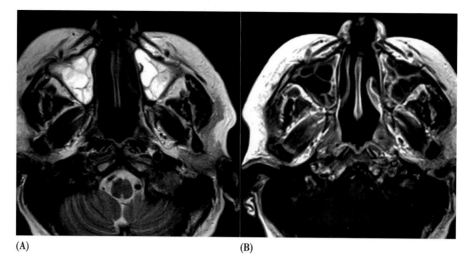

图 13-48 轴位 T2（A）和对比增强 T1（B）MRI 显示鼻窦炎症。炎性黏膜表现为 T2 亮信号，呈小叶状或息肉状。增强后图像显示光滑炎性反应性强化与邻近的炎性囊肿分开

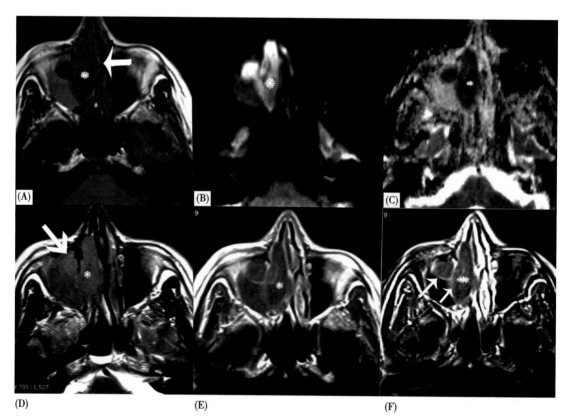

图 13-49 与图 13-47 同一患者。右侧鼻穹窿肿块累及右侧上颌窦的轴位 T1（A）、弥散（B）、ADC 图（C）、轴位 T2（D）、对比增强 T1（E）和增强减影图像。白色星号是右鼻穹窿中的癌肿，癌症累及右上颌窦的内侧面（白色箭头；D 和 F）。肿块阻塞了鼻窦的引流通道，阻塞分泌物依据其内的蛋白质含量则有不同程度的信号增强。该患者的阻塞分泌物位于右侧上颌窦的外侧部（A），鼻窦后壁是 CT 所见的骨裂位置，与慢性阻塞有关，而与癌症无关；阻塞分泌物不会强化（F），减影图像上为黑色。（F）中的箭头表示右上颌窦内侧部强化癌症在内侧的延伸。在所有的影像上，阻塞分泌物都位于癌症的外侧缘，细胞癌症表现出不同程度的强化（箭头，F）。细胞肿瘤在 T2（D）上呈黑色，具有弥散受限，因而在弥散图像（B）上为亮信号，在 ADC 图（C）上呈黑色，白色星号表示

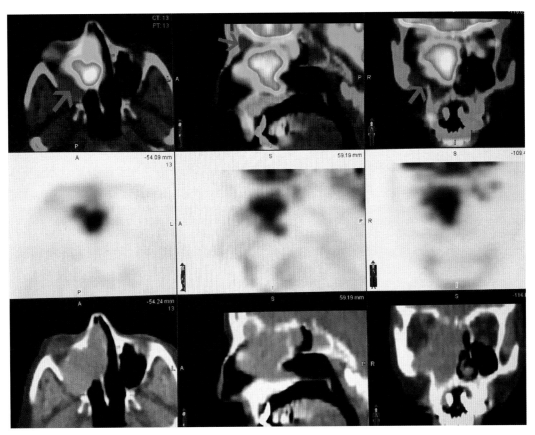

图 13-50　鼻窦恶性肿瘤的 PET 显像。与图 13-47 和图 13-49 同一患者。顶排所列的融合图像（绿色至橙色）对应于 PET 摄取增加的鼻窦癌。在所有三个平面上都可看到癌症延伸到右侧上颌窦的内侧面，阻塞右额窦（正中矢状位绿色箭头所示），右上颌窦外侧的阻塞性分泌物没有代谢活性（绿色箭头）

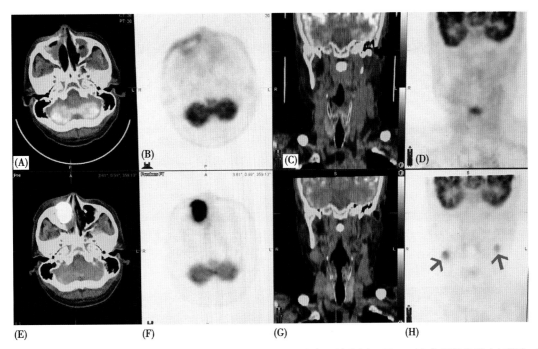

图 13-51　与图 13-50 不同的右侧上颌窦癌患者，基线 PET 和治疗后的监测。显示了治疗后轴位融合（顶排；A）、轴位 PET（B）、冠状位融合（C）和冠状位 PET（D）图像与治疗后（底排）轴位融合（E），轴位 PET（F），冠状位融合（G）和冠状位 PET（H）图像。治疗前轴位图像显示右上颌窦癌显著摄取，冠状位 PET 显示双侧颈淋巴结摄取（绿色箭头），其余 PET 体部检查正常。病人接受了手术、化疗和放射治疗。在随访扫描中，手术切除和放疗部位出现预期的低水平摄取，颈部淋巴结消失提示局部控制。中线可见生理性喉部摄取，体部 PET 发现新的肺转移灶

晶状体、骨和肌肉,评价所有类型的损伤。CT 也是急性感染患者的首选检查方法,扫描时间小于 30 秒,病人耐受良好,容易识别感染病因与面部蜂窝织炎有关还是鼻窦感染合并骨膜脓肿。

癌症则选择 MRI 检查,避免离子辐射。不同的扫描序列显示组织呈不同的信号强度,帮助缩窄鉴别诊断。眼眶 MRI 检查至少需要 20～30 分钟,能较好评估眼眶内骨髓异常。MRI 检查癌症颅内扩散、颅底侵犯、海绵窦侵犯和周围神经扩散优于CT(图 13-52,图 13-53)。

眼眶原发病变的讨论超出本章的范围,然而,与鼻窦恶性肿瘤一样,原发肿瘤直接延伸可改变分期和手术切除方案的设计(图 13-47)。

本章不讨论具有神经周围扩散倾向、侵及眼眶、颅底和颈部深间隙的面部和外耳的皮肤恶性肿瘤。

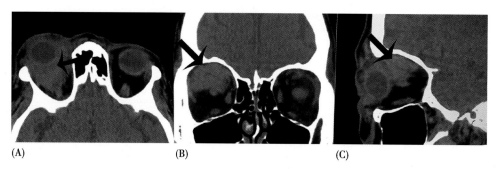

图 13-52　眼眶淋巴瘤的轴位(A)、冠状位(B)和矢状位(C)CT 图像。轴位(A)显示右侧眼球突出,巨大肿块累及右侧骨性眼眶的肌锥内、外间隙。与对侧未受累的正常左眼眶相比,肿块掩盖了眼直肌之间的正常脂肪。冠状重建(B)显示肿块的下缘与肌锥内脂肪分界清楚,与被推移的外直肌和视神经上表面相毗邻,癌症包埋上直肌和提上睑肌复合体(B、C)

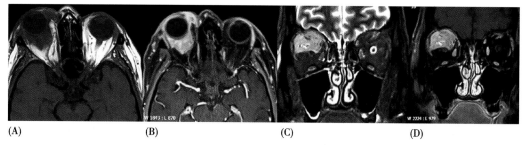

图 13-53　眼眶淋巴管瘤 T1 轴位(A)、对比增强 T1 脂肪饱和轴位(B)、冠状位 STIR(C)和对比增强 T1 脂肪饱和冠状位(D)图像。在对比增强 T1 轴位图像(A)上正常眼眶亮信号脂肪眼与眼球后部的软组织癌症分界清楚。对比增强 T1 脂肪饱和图像(B)的脂肪呈深灰色,强化的癌症呈白色,呈现极好的图像对比度来描绘癌症边界。此图显示沿着眼球内、外侧的强化癌症,向前延及眼睑。在冠状位 STIR(C)中,图像对比度使正常脂肪变暗,癌症和肌肉变浅灰色。左侧视神经周围包绕 T2 高信号的液体,这是由于神经鞘内含有液体的缘故,表示正常的视神经图。在对比增强 T1 脂肪饱和图像(D)中,可以看到正常显著强化的眼外肌,与周围脂肪的信号抑制形成对比。右眼眶内巨大的强化淋巴瘤肿块与视神经上表面毗邻,累及右上眼眶的眼外肌

STIR,短时反转恢复序列

总结

头颈部癌症高代谢摄取使得 PET 在癌症的分期和监测中至关重要,应采用对比增强 CT 或 MRI 横断面检查,常规采用鼓颊方法进行 CT 扫描,注意口腔的详细结构,尽可能减小金属伪影以显示黏膜表面;喉部成像常规采用喉部轴旁薄层切面,以评估前裂隙和声门旁间隙。MRI 检查时间长,患者耐受差,方案设计应定制序列以解决临床问题。

要点

- 头颈部恶性肿瘤患者可触及肿块或出现非特异症状。
- 黏膜深部解剖结构以及邻近颈部深间隙采用 CT 和 / 或 MRI 横断面成像。
- ALARA 原则是"以合理达到最低水平"的字母缩写,这是放射医生遵循的哲理名言,坚持安全辐射指南,在诊断范围内进行 CT 扫描时限制辐射暴露。
- 癌症、炎症和感染显示不同程度的强化,采用 CT 或 MRI 来评价肿块时,最好对比增强前后图像进行评价。
- 如果头颈部恶性肿瘤诊断确立,治疗前需要进行全身 FDG PET 代谢成像对癌症分期。
- FDG PET 监测成像头颈部恶性肿瘤应在治疗完成后 8~10 周进行,尽量缩小炎症相关的假阳性摄取。

（李优伟 译　席家宁 校）

参考文献

1. American College of Radiology. ACR appropriateness criteria: neck mass/adenopathy. http://www.acr.org/SecondaryMainMenu Categories/quality_safety/app_criteria/pdf/ExpertPanelonNeuro logicImaging/NeckMassAdenopathy.aspx

2. Edge SB, Byrd DR, Compton CC, et al. *AJCC Cancer Staging Manual.* 7th ed. New York, NY: Springer; 2010. Corr. 7th printing 2015.

3. Chu MM, Kositwattanarerk A, Lee DJ, et al. FDG PET with con-trast enhanced CT: a critical imaging tool for laryngeal carcinoma. *Radiographics.* 2010;30(5):1353–1372. doi:10.1148/rg.305095764

4. Chung NN, Ting LL, Hsu WC, et al. Impact of magnetic resonance imaging versus CT on nasopharyngeal carcinoma: primary tumor target delineation for radiotherapy. *Head Neck.* 2004;26:241–246. doi:10.1002/hed.10378

5. National Comprehensive Cancer Network. Head and Neck Cancers (Version 2.2018); 2018. https://www.nccn.org/professionals/physician _gls/pdf/head-and-neck.pdf

6. Trotta BM, Pease CS, Rasamny JJ, et al. Oral cavity and oropharyngeal squamous cell cancer: key imaging findings for staging and treatment planning. *Radiographics.* 2011;31(2):339–354. doi:10.1148/rg.312105107

7. de Carvalho MB. Quantitative analysis of the extent of extracapsular invasion and its prognostic significance: a prospective study of 170 cases of carcinoma of the larynx and hypopharynx. *Head Neck.* 1998; 20(1):16–21. doi:10.1002/(SICI)1097-0347(199801)20:1<16::AID-HED3> 3.0.CO;2-6

8. Loevner LA, Yousem DM, Montone KT, et al. Can Radiologists accu-rately predict preepiglottic space invasion with MR imaging? *AJR Am J Roentgenol.* 1997;169:1681–1687. doi: 10.2214/ajr.169.6.9393190

9. Hsu WC, Loevner LA, Karpati R, et al. Accuracy of magnetic reso-nance imaging in predicting absence of fixation of head and neck can-cer to the prevertebral space. *Head Neck.* 2005;27:95–100. doi:10.1002/hed.20128

10. Christe A, Waldherr C, Hallett R, et al. MR imaging of parotid tumors: typical lesion characteristics in MR imaging improve discrimination between benign and malignant disease. *AJNR Am J Neuroradiol.* 2011;32(7):1202–1207. doi:10.3174/ajnr.A2520

11. Dailiana T, Chakeres D, Schmalbrock P, et al. High resolution MR of the intraparotid facial nerve and parotid duct. *AJNR Am J Neuroradiol.* 1997;18:165–172.

12. Cermik TF, Mavi A, Acikgoz G, et al. FDG PET in detecting primary and recurrent malignant salivary gland tumors. *Clin Nucl Med.* 2007;32:286–291. doi:10.1097/01.rlu.0000257336.69537.cb

13. Cooper DS, Doherty GM, Haugen BR, et al. Revised American Thyroid Association management guidelines for patients with thyroid nod-ules and differentiated thyroid cancer. *Thyroid.* 2009;19(11):1167–1214. doi:10.1089/thy.2009.0110

14. Som PM, Brandwein M, Lidov M, et al. The varied presentations of papillary thyroid carcinoma cervical nodal disease: CT and MR find-ings. *AJNR Am J Neuroradiol.* 1994;15(6):1123–1128.

15. Diehl M, Risse JH, Brandt-Mainz K, et al. Fluorine-18 fluorodeoxy-glucose positron emission tomography in medullary thyroid cancer: results of a multicenter study. *Eur J Nucl Med.* 2001;28(11):1671–1676. doi:10.1007/s002590100614

16. Sasaki M, Eida S, Sumi M, et al. Apparent diffusion coefficient map-ping for sinonasal diseases: differentiation of benign and malignant lesions. *AJNR Am J Neuroradiol.* 2011;32(6):1100–1106. doi:10.3174/ ajnr.A2434

第14章

癌症的脊柱影像学原理

Eric Lis，Jamie Tisnado

癌症患者出现脊椎症状，具有独特的影像学挑战。转移瘤可累及脊柱的任何部位，以骨性脊柱最为常见，同时伴有硬膜外病变。硬膜内病变无论是软脊膜或髓内（脊髓）转移瘤，较为少见。另外，脊柱可出现癌症治疗的并发症和副作用，有时类似转移瘤或疾病进展/复发。这些癌症患者所特有的病变常与脊柱其他非肿瘤性病变共存，尤其是退行性病变。

脊柱转移瘤很常见，见于5%~10%的癌症患者[1]。通过尸检确定，大约5%死于癌症的患者出现脊髓或马尾压迫[2]，30%~70%的转移瘤患者累及骨性脊柱[3]。总之，脊柱是最常见的骨转移部位，其次是骨盆和股骨[4,5]。与硬膜外转移瘤相比，硬膜内转移瘤（软脊膜和脊髓内）发生率非常低，占不到脊柱转移瘤的5%[6]。

本章的目的是向临床医生传授脊柱影像学解剖学基础知识，提高他们对癌症患者脊柱常见病变的认识。讨论用于评价这些病变首选的成像方法；概述癌症治疗直接或间接引起的病变，而这些病变的表现与癌症复发或转移瘤非常相似。癌症患者

脊柱转移瘤及其相关病变的诊断和治疗需要多学科协作治疗，恰当应用成像方法可获得早期诊断，选择更佳的治疗方法，最终改善神经功能及潜在的癌症治疗效果。

影像学解剖基础和术语

脊柱分为3个解剖间隙，第一个最大，是硬膜外间隙，包绕硬膜囊，由硬膜囊外的成分构成。累及硬膜外间隙的转移瘤常发生于骨性脊柱-椎体内，由椎体转移瘤伸入硬膜外间隙，侵犯椎管及其内容物。不累及骨性脊柱而直接累及硬膜外间隙的癌症较为少见，如白血病和淋巴瘤等。

硬膜内癌症分为两组：髓外硬膜内病变和髓内病变。髓外硬膜内转移瘤通常被称为软脊膜病变，由癌症扩散到软脊膜和蛛网膜下腔/脑脊液间隙，偶尔病变较大，压迫或使脊髓变形，与硬膜外病变混淆。髓内转移瘤最少见，发生于脊髓实质。

了解脊柱放射学解剖的最好方法之一是脊髓造影后CT扫描（图14-1），造影剂充盈硬膜囊脑脊

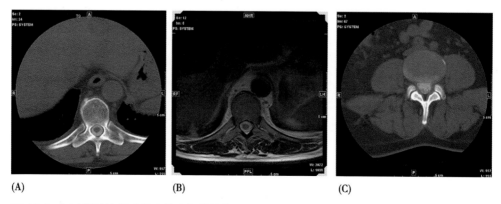

(A)   **(B)**   **(C)**

图14-1 （A）脊髓造影后经胸椎中部的轴位CT扫描。（B）对应的轴位T2加权MRI。（C）脊髓造影后经马尾神经轴位CT

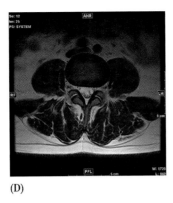
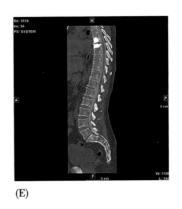

(D)　　　　　　　　　　　　　　(E)

图 14-1(续) （D）对应的轴位 T2 加权 MRI。（E）矢状面重建的脊髓造影后 CT。这一系列图像
显示脊柱的基本分区。脊髓造影后图像（A、C、E）显示蛛网膜下腔（髓外硬膜内）充盈造影剂,是
发现软脑膜转移的部位。脑脊液勾画出脊髓（髓内）轮廓,马尾神经根同样显示良好（C、D）。简
单地说,硬膜外腔是充盈造影剂鞘膜脑脊液鞘之外的一切,大部分由骨、脂肪和韧带组成
CSF,脑脊液

液间隙,很容易识别;脊髓和马尾神经根位于中央;硬膜外间隙则位于硬膜囊的外面,主要是椎体,还包括硬膜外脂肪、韧带和血管丛。硬膜外间隙向内紧邻的间隙是髓外硬膜内间隙,介于脊髓与硬膜之间,实际应用中应用对比剂充盈,脊膜转移瘤通常表现为充盈缺损或沿着马尾或脊髓表面的结节。硬膜内脊髓间隙就是脊髓,其轮廓通过对比剂浑浊的硬膜囊显示出来。MRI 很容易识别这些脊柱解剖,它是具有脊椎症状的癌症患者最常用的成像方法。

诊断性脊柱影像学

有脊椎症状的癌症患者所用的最常见成像方法是平片、CT、MRI 和 CT- 脊髓造影术。其他成像方法如骨扫描、PET 扫描和脊柱血管造影术也有所应用,但超出本章的范围。

脊柱 MRI

MRI 是评价脊柱癌症最敏感和特异的成像方法,成为癌症患者脊柱成像的首选方法。磁共振成像由强磁场和射频波产生,给癌症患者静脉内注射对比剂通过提高图像的对比度来发现肿瘤。MRI 图像产生机制与 CT 或平片不同,它不使用离子辐射,因而对人体健康的危害性很小。

虽然 MRI 是一种安全诊断方法,但有些情况也可对病人造成伤害,尤其是相关的移植物或异物。MRI 禁忌证一般包括易受磁场影响的金属材料,磁共振强磁场吸引铁磁性物体使其移动;同样,

金属移植物或金属异物在磁共振检查期间偏移或产热,对患者产生危害。MRI 常见禁忌证包括眼内金属异物、胰岛素泵、人工耳蜗、神经刺激器、胰岛素注射泵、植入式药物输注器、骨生长 / 融合刺激器和铁磁性血管 - 动脉瘤夹。近年来磁共振条件、起搏器有了新的发展,但对配有这些装置的患者进行 MRI 检查时,仍有严格的指南。MRI 检查前,MRI 团队了解移植物或植入的异物非常重要。

MRI 是目前评价脊柱癌症最敏感和特异的成像方法,所用的磁体包括从低磁场 0.5T 的磁体到 1.5T 或 3.0T 的高场强磁体,这些商业所用的磁共振设备都能很容易地对整个脊柱进行成像,磁场较高的磁体显示转移瘤患者病变更好。脊柱磁共振检查通常需要获得经感兴趣区的矢状位平面和选择性轴位平面的 T1 和 T2 加权图像[7,8]。

对有脊椎症状的恶性肿瘤患者或疑有恶性肿瘤的患者,应进行全脊柱成像,不仅仅限于导致症状的区域,这样能够发现临床处于静止状态而却需要关注的其他部位的病变,如迫在眉睫的脊髓压迫。脊柱传统成像是将脊柱分为 3 个解剖节段,即颈椎、胸椎和腰骶椎。患者要行全脊柱成像,很难一次完成,需要分为两或三次检查才能完成。癌症患者全脊柱成像采用大视野将脊柱分为上下两部分别成像,下胸椎稍重叠,确保脊柱完全被覆盖（图 14-2）,耗时在 1 小时之内。理想状态是先对具有临床症状的脊柱段成像,以防患者不能坚持完成检查,而后根据需要扫描指定位置的轴位图像。

T1 加权成像可显示解剖界限和骨髓细节,对脊柱有一个全面的了解。在 T1 加权成像上,脑脊

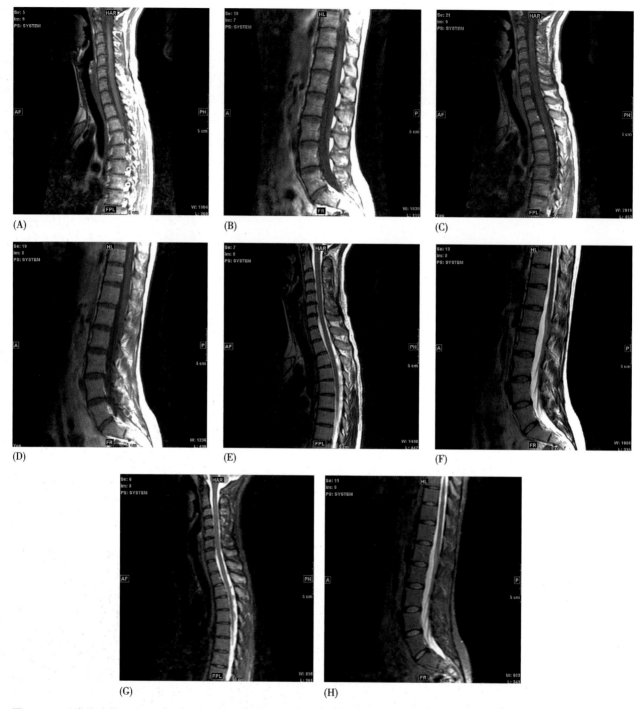

图 14-2　正常全脊柱 MRI 矢状面检查。全脊柱包括从颅椎交界处到骶骨，分为脊柱的上半部分和下半部分。(A、B)矢状 T1。(C、D)对应的对比增强后 T1。(E、F)FSE T2。(G、H)T2 STIR。注意背部尤其是腰椎的硬膜外脂肪和皮下脂肪呈高信号，这两种脂肪在 T2-STIR 图像上都被抑制。增强大多局限于血管结构，尤其是腹侧硬膜外静脉丛

FSE，快速自旋回波；STIR，短时反转恢复序列

液表现为低信号（黑），脂肪呈高信号（亮），成人骨髓含有脂肪显示稍高信号，大多数转移瘤通常相对于骨髓呈低信号（图 14-3）。快速自旋回波（FSE）T2 加权成像明显缩短扫描时间，已替代了标准的 T2 加权成像。脑脊液在 T2 加权成像和快速自旋回波 T2 加权成像上呈高信号，显示脊髓和脑脊液界限非常好，然而，骨转移瘤在快速自旋回波 T2 加权成像上却不是很清晰，因为脂肪在快速自旋回波 T2 加权成像上信号也较高。应用脂肪拟制技术或短反转时间反转恢复序列（STIR）技术可弥补这一缺陷，脂肪拟制 T2 成像使得许多癌症在骨髓背景上呈高信号，也对确定骨髓水肿很敏感。一般情况下，大多数椎体转移瘤通常在 T1 加权像上呈低信号，在 T2 加权像上呈高信号，在 T2 STIR 图像上也呈高信号，且更明显（图 14-4）。硬化性转移瘤在所有脉冲序列上都表现为低信号（黑）（图 14-5）。

其他脉冲序列应用较少，但偶尔在一些情况下也用于脊柱的研究。这些序列包括梯度回波序列（GRE）或弥散加权成像（DWI），前者常用于确定出血，后者在脊髓缺血以及鉴定细菌脓肿方面起重要作用。超快速序列如半 NEX（激励次数）单次激发（SS）快速自旋回波 T2 序列对患者运动造成图像质量降低很有帮助，它在 15 秒内成像上部脊柱或下部脊柱，因而能克服患者运动的限制。虽然这种图像的诊断质量降低了，影响对脊柱转移瘤的评价，然而，图像通常足以确定是否需要紧急干预（图 14-6）。

通常用于脑部成像的一些高级脉冲序列，如 DWI、灌注成像和波谱分析，已正在研究之中，尽管用于脊柱癌症病变的评价还存在技术挑战。脊柱转移瘤动态对比增强（DCE）MRI 灌注扫描可提供肿瘤血管结构和血流动力学的功能信息，更具临床意义，越来越多地被用于鉴定治疗反应或早期复发，而这

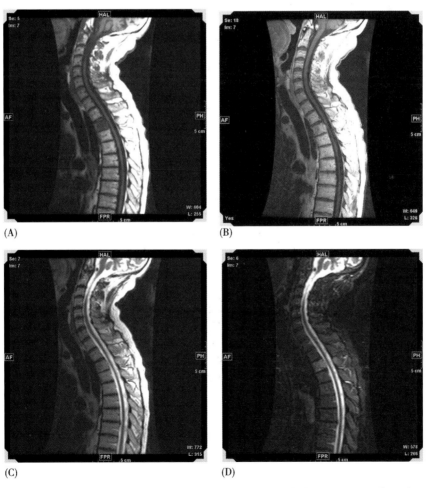

图 14-3　食管癌患者 T3 转移的典型 MRI 表现。（A）矢状位 T1 及（B）对应的对比增强 T1。（C）T2 和（D）T2 STIR 图像。转移瘤强化（B），注意，T3 转移在 T2-STIR 序列上（D）的表现较 FSE T2 序列（C）更为明显
FSE，快速自旋回波；STIR，短时反转恢复序列

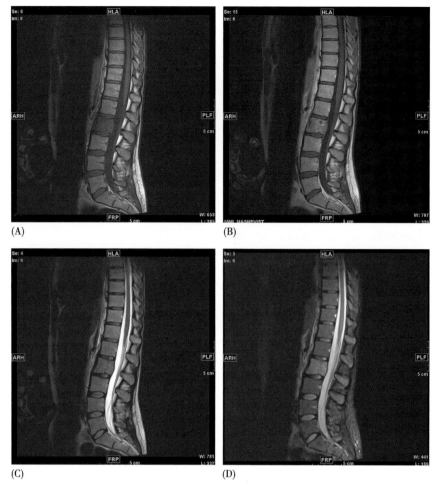

图 14-4　结肠癌患者,出现背痛。(A)矢状位 T1。(B)矢状位对比增强 T1。(C)FSE T2 和(D)T2 STIR MRI 显示 L2 脊柱转移瘤。再次证明 T2-STIR 成像转移瘤更明显,尤其是在与标准的 FSE T2 图像相比时

FSE,快速自旋回波;STIR,短时反转恢复序列

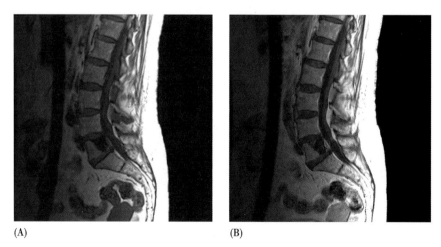

图 14-5　前列腺癌患者,L5 硬化性转移瘤的典型表现。(A)矢状面 T1 和(B)对应的对比增强后矢状位 T1

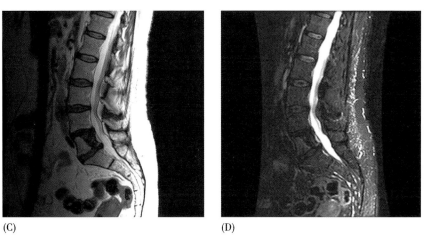

图 14-5(续)　（C）FSE T2 和（D）T2 STIR 图像显示 L5 转移瘤在所有脉冲序列上呈相对低信号，几乎没有强化。在 L4 棘突内也可见类似的硬化性转移

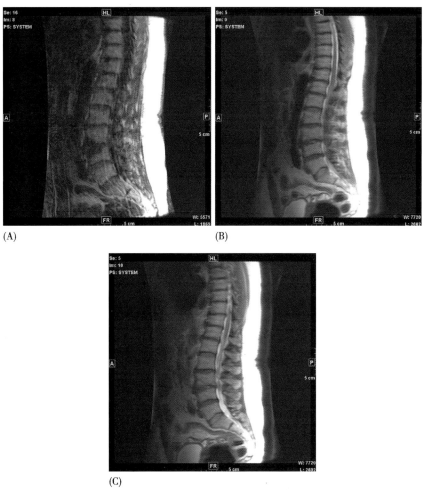

图 14-6　肺癌患者，出现急性背痛。（A）矢状位 T1 加权 MRI 显示运动伪影显著，不具有诊断价值。（B、C）矢状面 SS-FSE T2 MRI 显示背景内没有明显的可能需要神经外科干预的急性改变

FSE，快速自旋回波；SS，单次激发

在标准 MR 成像中是不可能实现的（图 14-7）。

　　我们机构常规应用 MRI 灌注来评价脊柱癌症，用于初始诊断以及连续成像随访评估治疗反应。常规 MRI 检查椎管内病变是一个非常有用的工具，但在鉴别存活癌症与治疗癌症的能力上存在一定限度。MRI 灌注成像能测量病变的血流，帮助确定肿瘤是否被有效地治疗。病变在 MRI 上表现为高灌注，与病变显示缺乏血管结构相比，肿瘤持续存活的可能性更大。转移瘤放疗后，MRI 灌注系列成像进行随访显示，随着时间的推移肿瘤血管结构逐渐减少，提示治疗反应（图 14-8）。

　　应用钆对比剂对于确定软脊膜病或髓内癌症非常有帮助，与大多数骨转移瘤和硬膜外疾病一样，这两种疾病显著强化。钆也有助于评价术后脊柱，鉴别瘢痕和癌症，评价感染和脓肿。急性炎症性脱髓鞘多发性神经病变（AIDP）和慢性非特异性脱髓鞘多发性神经病变（CIDP）患者应用钆剂后，有时可见马尾神经根强化。

脊柱平片

　　脊柱平片在医疗结构中很容易获得，对转移瘤筛查通常很差，平片上发现溶骨病变需要骨破坏达到 30%～50% 的程度。虽然椎体压缩骨折容易诊断，但椎管破坏程度很难确定（图 14-9）。承重位平片可能显示非承重位观察不到而需要进行 CT 或 MRI 检查的畸形或错位。评价术后患者脊柱排列和重建硬件结构的完整性时，平片的作用最大（图 14-10）。

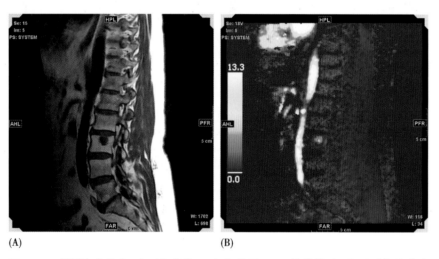

(A)　　　　　　　　　　　(B)

图 14-7　前列腺癌转移。（A）矢状位 T1 加权像显示 L3 椎体转移。（B）对应的灌注血浆容积图显示 L3 椎体转移瘤内灌注增加，符合存活肿瘤

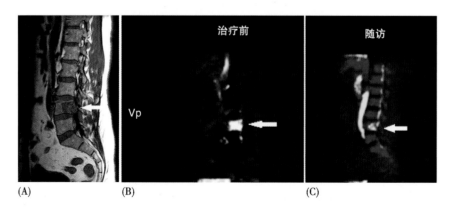

(A)　　　　(B)　　　　　　　(C)

图 14-8　肾癌转移。（A）矢状位 T1 加权成像显示 L4 椎体肾细胞癌转移瘤（箭头）。（B）治疗前灌注 MRI 经后处理的图像显示 L4 转移瘤血浆体积（Vp）升高，表明病变过度灌注（箭头）。（C）放射治疗后约 2 个月的随访成像显示之前升高的 Vp 减小，提示治疗反应良好（箭头）

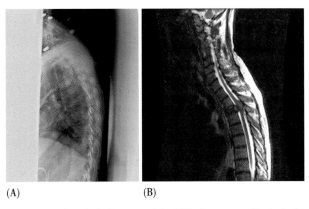

(A)　　　　(B)

图 14-9　膀胱癌患者。(A)胸椎侧位片显示 T4 塌陷畸形，基本上无法显示椎管损伤程度或脊髓情况。(B)同一患者矢状位 T2 加权 MRI 显示脊髓压迫

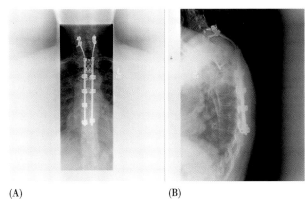

(A)　　　　(B)

图 14-10　多发性骨髓瘤患者。(A)前后位片和(B)侧位平片显示后方内固定棒断裂。磁共振成像上检查不到这种缺损

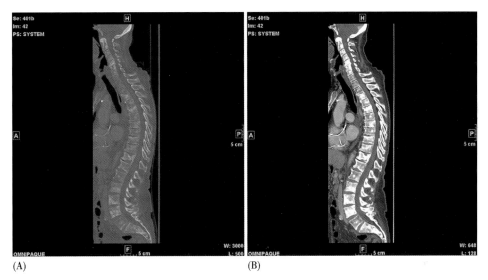

(A)　　　　(B)

图 14-11　对比增强 CT 扫描矢状位重建(A)骨窗和(B)软组织窗显示前列腺癌患者以硬化性转移为主以及 T11 部分塌陷畸形

脊柱 CT

近十年来，多排螺旋 CT 扫描仪的引入极大地提高了 CT 作为脊柱成像手段的应用，在几分钟之内就可快速获得全脊柱的轴位图像，可以进行矢状位和冠状位重建的层厚更薄。尤其是与 MRI 相比，平扫 CT 确定硬膜外软组织癌症不敏感，但却非常擅长显示溶骨性或硬化性骨改变以及皮质破坏(图 14-11)。对比剂可提高硬膜外软组织的观察度，但确定软脊膜和髓内癌症有局限性。同样，CT 不能识别没有发生骨改变的骨髓浸润。

CT-脊髓造影术

磁共振成像之前，脊髓造影和之后的 CT 脊髓造影是评价脊柱神经根或脊髓压迫首选诊断研究手段，描述的硬膜外、硬膜内和髓内间隙在脊髓造影方面处于领先地位。

脊髓造影术与脊髓造影后 CT 扫描相结合，检查硬膜外癌症和脊髓压迫非常敏感。脊髓造影是经腰椎穿刺或较为少见的颈 C1-C2 穿刺将少量水溶性非离子型对比剂注入蛛网膜下腔(图 14-12)，而后以可控的方式推进硬膜内对比剂，获得整个脊柱的透视点片图像。注意硬膜鞘内对比剂流动被阻滞或阻塞的脊柱区域，常继发于硬膜外肿瘤压迫。脊髓造影几乎总是伴随着脊柱的 CT 扫描，增加了更多的解剖细节。穿刺时也可获得少量脑脊液，送到实验进行分析，细胞病理研究发现肿瘤细胞，则提示软脊膜病。尽管脊髓造影是一种侵袭性

第
一
篇

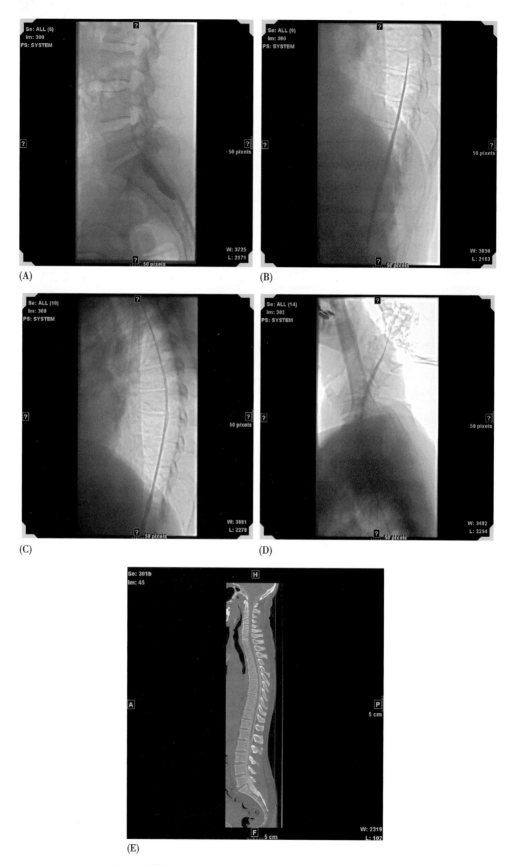

(A) (B) (C) (D) (E)

图 14-12 （A-D）脊髓造影期间获得的侧位点片，显示硬膜鞘内造影剂从腰骶椎向头侧至颅椎交界处可自由通过。（E）脊髓造影后 CT 扫描矢状位重建的骨窗显示

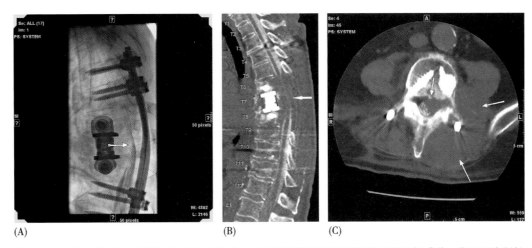

图 14-13　具有软骨肉瘤脊柱手术史的患者，由于起搏器的原因无法进行磁共振成像，进行了诊断性脊髓造影。（A）脊髓造影获得的侧位点图显示由于硬膜鞘囊受到占位效应（箭头）的影响，手术部位的对比剂流动非常缓慢。（B）脊髓造影后 CT 矢状位图像显示肿瘤复发的同水平脊髓受压（箭头）。（C）另外一个患者，有黑色素瘤脊柱手术史；由于起搏器的原因无法进行磁共振成像，进行了诊断性脊髓造影。脊髓造影后 CT 轴位图像显示硬膜外和左侧椎旁复发肿瘤（箭头）

操作，高位硬膜外阻滞患者可出现神经失代偿的副作用，但一般情况下都比较安全。

　　MRI 已基本取代了 CT 脊髓造影术用于癌症筛选、诊断和分期，而对 MRI 检查禁忌的患者如植入电子装置，CT 脊髓造影非常有帮助（图 14-13）。CT 脊髓造影还可用于带有器械装置的脊柱手术患者，后者在 MRI 图像上产生金属伪影，使得 MRI 无法进行诊断。

　　在我们的机构，CT 脊髓造影还常用于帮助放疗方案的设计。获得脊柱 CT 扫描后，硬膜内腔隙被对比剂充盈，放射肿瘤医生应用软件将它们整合到 CT 图像上，为脊柱转移瘤患者的治疗计算合适

的剂量。通过这种方式，放射肿瘤医生可有效地进行癌症区域靶向治疗，对周围结构的毒性作用减到最小，这对脊髓尤其显得重要。

将影像学放在一起

　　在讨论累及脊柱和癌症患者最常见的疾病之前，值得关注的是一个典型脊柱病变患者是用上述的哪种方法进行成像。这里举例说明每种方法的临床价值和差异，这是一位有乳腺癌病史的 60岁女性患者，因背痛加重到肿瘤医生处就诊（图14-14）。

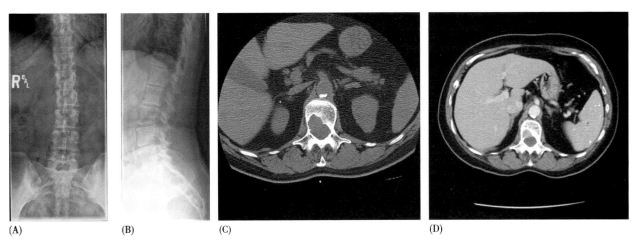

图 14-14　61 岁女性患者，有乳腺癌病史，背痛加重。腰椎 AP（A）和侧位（B）平片未见明显异常。（C）通过 L1 的平扫轴位CT 显示一溶骨性转移瘤伴椎体后皮质破坏，无法确定硬膜外成分。（D）CT 增强轴位扫描显示转移瘤强化，累及硬膜外很少，没有明显的椎管损伤

第一篇

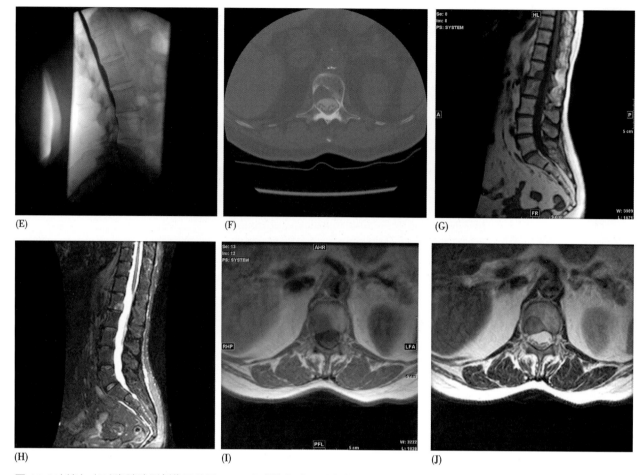

(E)   (F)   (G)

(H)   (I)   (J)

图 14-14（续）（E）脊髓造影侧位平片显示 L1 硬膜鞘内对比剂自由流动。（F）脊髓造影后通过 L1 的轴位 CT（L1）显示转移瘤没有明显的椎管损伤。注意正常马尾神经根。矢状位平扫 T1（G）和 T2 STIR MRI（H）以及轴位 T1（I）和 T2 加权图像（J）可显示同一病变

STIR，短时反转恢复序列

硬膜外癌症

硬膜外间隙是转移瘤最常累及的脊柱间隙，绝大多数硬膜外病变源自椎体。硬膜外转移瘤最常见的临床症状是背痛，早期精确诊断极其重要，治疗决策和功能结果取决于患者就诊时的神经、肿瘤、医疗和脊柱稳定状态。

我们机构通常采用 Bilsky 等编制的硬膜外脊髓压迫（ESCC）量表，作为评价脊柱硬膜外病变的客观方法[9]。这种方法是在轴位 MRI 图像上评价硬膜外肿瘤，根据硬膜囊受压的不同程度以及最终出现脊髓压迫进行六分制评级。0 级仅有骨病变。1a 级显示少量硬膜外病变，对硬膜囊没有占位效应；1b 级表现为硬膜囊轻度受压。2 级显示脊髓压迫，但仍可见脑脊液。3 级出现严重脊髓压迫，硬膜囊完全消失，看不到脑脊液（图 14-15A～J）。这个量表被证实是一个非常有用的工具，可进行治疗计划的制定，帮助临床医生决定患者采取放疗是否有效或手术干预是否必要。图 14-16～图 14-21 讨论了数例硬膜外病变。

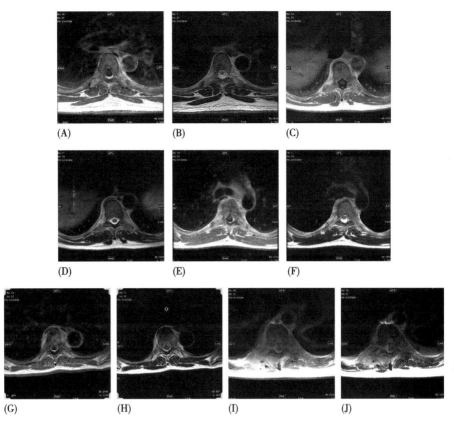

(A)　(B)　(C)

(D)　(E)　(F)

(G)　(H)　(I)　(J)

图 14-15　六点 ESCC 分级评分表。(A、B)ESCC 1a 级, 对比增强轴位 T1 和轴位 T2 MRI 显示椎体后面转移瘤, 早期伸入硬膜外, 对硬膜鞘囊没有占位效应。(C、D)ESCC 1b 级, 对比增强轴位 T1 和轴位 T2 MRI 显示轻度硬膜外腹侧双侧病变, 对硬膜鞘囊有轻度占位效应, 但对脊髓没有压迫或撞击。(E、F)ESCC 1c 级, 对比增强轴位 T1 和轴位 T2 MRI 显示硬膜外腹侧双侧肿瘤使硬膜鞘囊消失, 紧贴脊髓, 但没有压迫脊髓。(G、H)ESCC 2 级, 对比增强轴位 T1 和轴位 T2 MRI 显示脊髓压迫, 后面的硬膜鞘囊内仍可见薄环状脑脊液。(I、J)ESCC 3 级, 对比增强轴位 T1 和轴位 T2 MRI 显示脊髓压迫, 硬膜外肿瘤引起椎管高度损伤, 硬膜鞘囊完全消失。硬膜外肿瘤几乎呈环周状
ESCC, 硬膜外脊髓压迫

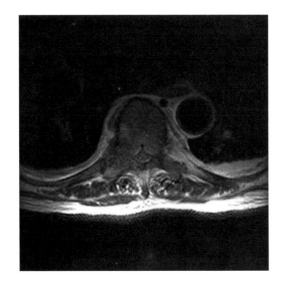

图 14-16　通过胸椎中部的轴位 T2 加权 MRI 清楚地显示腹侧硬膜外双侧肿瘤造成的脊髓压迫, ESCC 1c 级。注意包含肿瘤的后纵韧带, 由于其牢固附着于椎体中部的后面, 表现为倒 "v" 形轮廓
ESCC, 硬膜外脊髓压迫

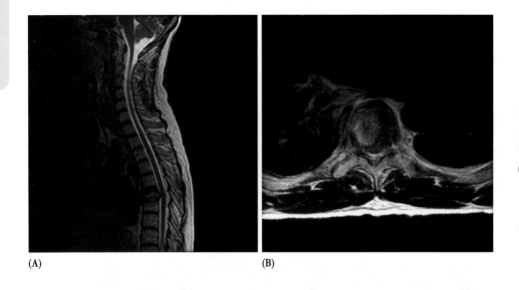

(A)　(B)

图 14-17　肺癌和背痛病史。(A)矢状位 T2 加权像显示 T6 病理性塌陷。(B)轴位 T2 图像表现为以右腹侧硬膜外为主的病变，导致脊髓压迫。硬膜外脊髓压迫分为 2 级

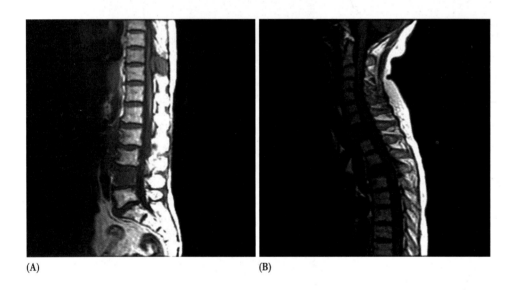

(A)　(B)

图 14-18　Tandem 病变。肾癌患者，下背部疼痛加重。(A)下胸椎和腰椎矢状位 T1 加权像显示多节段转移瘤，T10 棘突膨胀性转移瘤造成脊髓受压。(B)通过上脊柱的完整矢状 T1 图像显示 T4 病理性塌陷，伴有脊髓压迫。临床症状相对隐匿，但非常关键。这是为了强调癌症患者进行整个脊柱成像的重要性，因为脊柱疾病的重要部位在临床上可能不那么明显

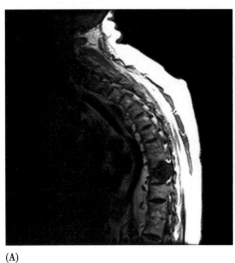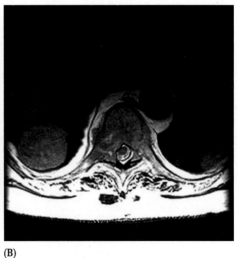

(A)　(B)

图 14-19　转移性平滑肌肉瘤伴右后胸壁疼痛，向前放射。(A)矢状位 T1 加权 MRI 显示膨胀性转移瘤，侵犯邻近神经孔，可解释患者的神经根症状。(B)轴位 T2 图像显示硬膜外侵犯，轻度椎管损伤，紧贴脊髓，无脊髓压迫，ESCC 1c 级。也可见多发性肺转移瘤 ESCC，硬膜外脊髓压迫

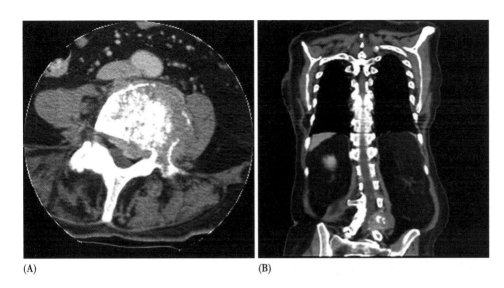

(A)　　　　　　　　　(B)

图 14-20　膀胱癌患者，L4 左侧神经根病变加重。（A）通过 L4 的对比增强轴位 CT 图像和（B）冠状重建显示累及 L4 的膨胀性转移瘤，导致中度椎管损伤，累及邻近的左侧神经孔，可解释神经根疼痛的原因

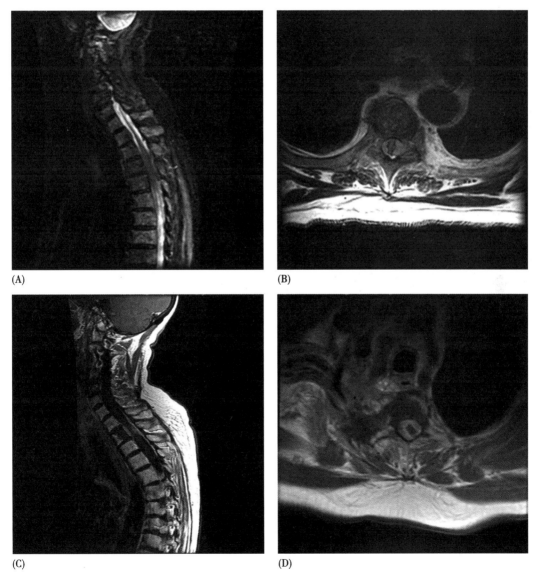

(A)　　　　　　　　　(B)

(C)　　　　　　　　　(D)

图 14-21　（A）前列腺癌转移瘤患者，矢状位 T2-STIR MRI 显示胸髓不清楚。（B）通过该区域的轴位 T2 图像显示双侧硬膜外侧肿瘤伴脊髓受压，ESCC 3 级。另一个肺癌患者对比增强后（C）矢状位和（D）轴位 T1 加权像显示硬膜外环周肿瘤伴脊髓压迫，ESCC 3 级
ESCC，硬膜外脊髓压迫；STIR，短时反转恢复序列

硬脊膜转移瘤、脊索转移瘤和脊柱周围病变

当患者出现新的脊柱症状或原有脊柱症状进展时，没有发现硬膜外疾病或非肿瘤（如：退行性变）原因来解释他们的症状，应密切观察脑脊液间隙和脊髓（图 14-22～图 14-24）。如果脊柱中心没有原因能合理解释患者的表现，脊柱周围区域也值得评估（如：椎旁）。

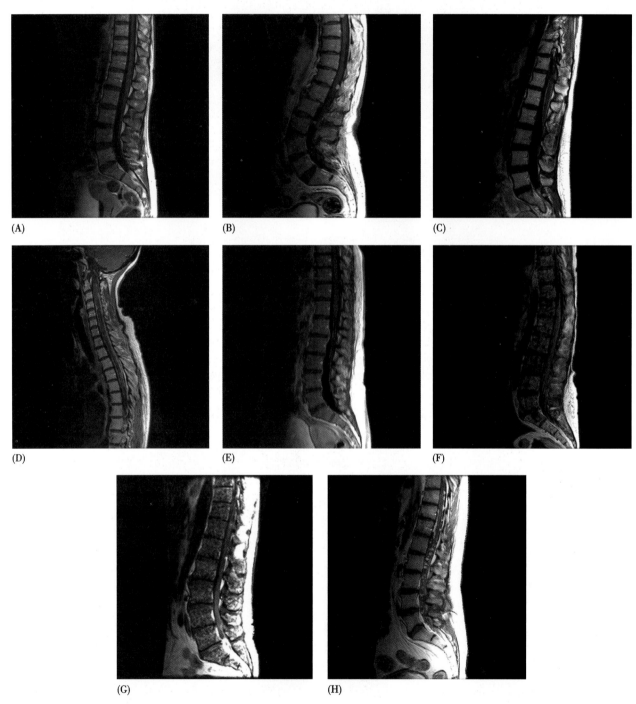

(A)　　　　　(B)　　　　　(C)

(D)　　　　　(E)　　　　　(F)

(G)　　　　　(H)

图 14-22　软脑膜病变的各种 MRI 表现。这些被证实为软脑膜疾病患者的一系列脊柱对比增强后矢状位 T1 加权磁共振成像及正常脊柱作为对比。（A）正常，没有发现可疑的增强。（B）散在结节强化灶。（C、D）脊髓表面斑块状和结节状覆盖物。（E）散在节段性强化斑块。（F）沿着马尾延伸的肿瘤汇聚增强斑块。（G）几乎填充腰椎硬膜鞘囊的汇聚强化病变。（H）广泛结节性软脑膜病

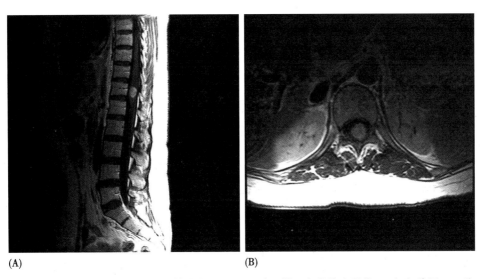

(A)   **(B)**

图 14-23 乳腺癌转移瘤和尿失禁患者。(A、B)对比增强矢状位和轴位 T1 加权像显示下胸部脊髓转移

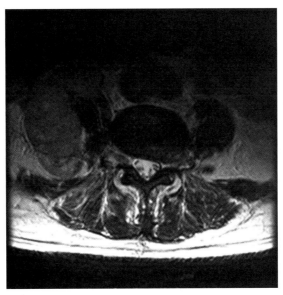

图 14-24 肾癌，背痛和右腿无力。脊柱 MRI 基本上呈阴性。右侧腰大肌肿块可以解释症状的原因

类似于转移瘤的病变

癌症患者可能出现脊柱症状或影像学异常，但不能确定是转移瘤或癌症复发，可能偶然会发现是良性病变，或治疗后发生的直接或间接并发症。肌炎发生在立体定向脊柱放射外科治疗几个月后，患者会反复出现背部疼痛。免疫受损的患者可能会出现脊柱感染，而既往接受放射治疗者可能会导致继发性恶性肿瘤。脊柱非恶性肿瘤性骨质疏松性骨折也很常见，可引起严重的背痛（图 14-25～图 14-34）。

第
一
篇

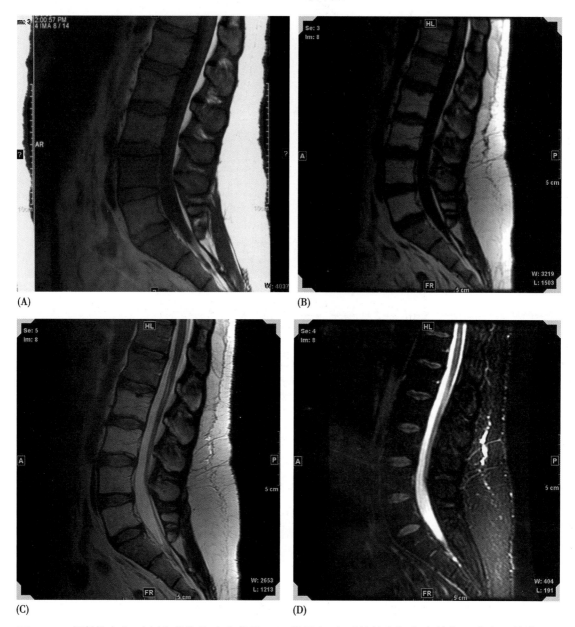

(A)

(B)

(C)

(D)

图 14-25 辐射性变化。(A)矢状位 T1 加权像显示 L4 淋巴瘤。(B)放射治疗后,矢状位 T1 加权图像除了显示 L4 病变外,腰椎可见边界清楚的放射改变——脂肪变。(C)矢状面 FSE T2 图像显示放射骨髓呈高信号,与皮下脂肪的信号强度相似。(D)矢状位 T2-STIR 图像显示均匀脂肪抑制

FSE,快速自旋回波;STIR,短时反转恢复序列

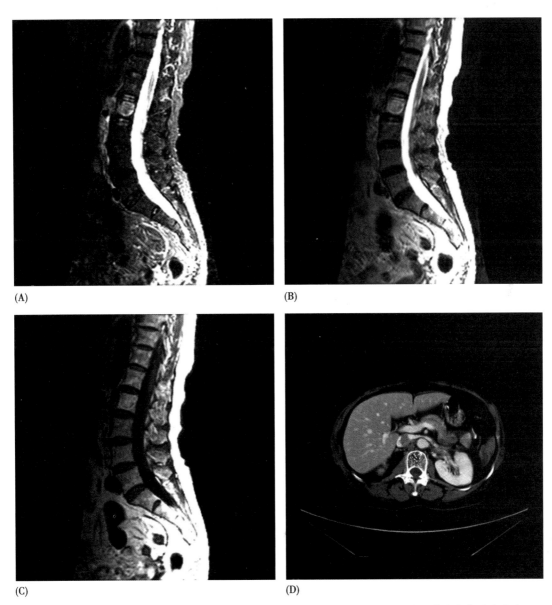

(A)

(B)

(C)

(D)

图 14-26　骨血管瘤。这些是累及脊柱的最常见良性病变,不应与转移瘤相混淆。该患者有肺癌病史,L2 骨扫描显示有局灶性代谢活跃,尽管后来证实为典型的骨血管瘤,还是被认为转移瘤可能性大。(A)腰椎矢状面 T2 STIR 和(B)T2 加权 MRI 显示 L2 局灶性高信号病变。(C)相应的 T1 加权图像显示病变信号与邻近骨髓相等或稍高。(D)通过 L2 的轴位 CT 图像显示粗大的骨小梁类型,符合血管瘤

STIR,短时反转恢复序列

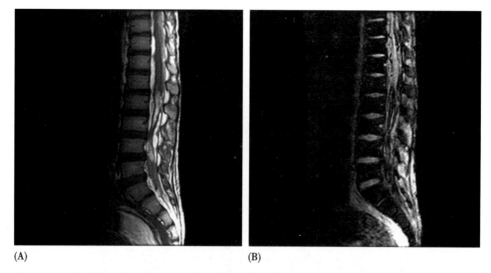

(A)　　　　　　　　　　　　　　**(B)**

图 14-27　椎管内出血。白血病患者，腰椎穿刺和鞘内化疗后不久出现下肢无力。（A）腰椎矢状位 T1 加权像显示鞘囊及其周围不规则的高信号。（B）相应的矢状面 GRE 图像显示信号减低，支持出血

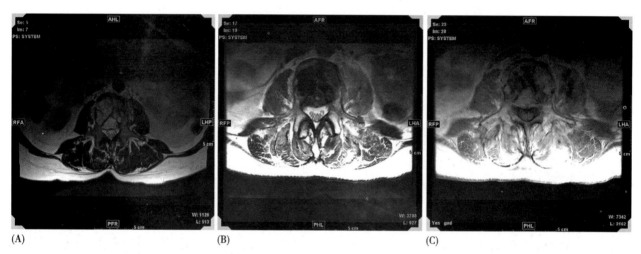

(A)　　　　　　　　　　**(B)**　　　　　　　　　　**(C)**

图 14-28　肌炎。肾癌患者，L3 转移。采用高剂量立体定向放射外科治疗，每单位 24Gy，放射治疗数月后出现新的背痛和腿痛。（A）放疗前轴位 T2 加权图像显示 L3 转移瘤，双侧腰大肌正常。放射治疗后数月进行相应的轴位 T2（B）和对比增强后轴位 T1 加权（C）图像显示左侧腰大肌出现新的水肿和强化，符合放射性肌炎

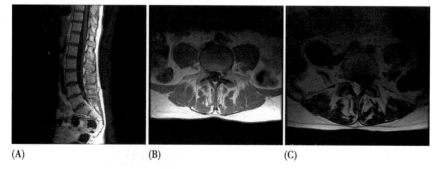

(A)　　　　　　　　　　**(B)**　　　　　　　　　　**(C)**

图 14-29　淋巴瘤患者，出现 L5 神经根病。经腰椎对比增强后矢状位（A）和轴位（B）T1 加权 MRI 显示左 L5 神经根节段性强化。这是反应性的，继发于（C）轴位 T2 加权图像所见的左侧 L4-L5 椎间盘巨大突出，而非软脑膜疾病

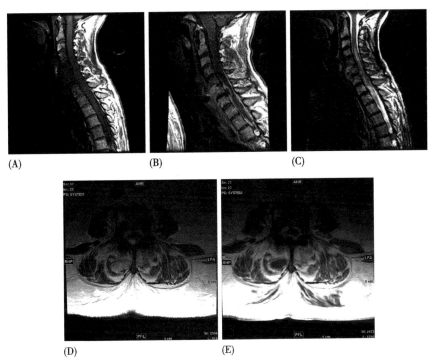

图 14-30　头颈癌复发患者,出现虚弱和颈部疼痛。(A)颈椎矢状位 T1 加权 MRI,紧接着是(B)对比增强矢状位 T1 加权图像和(C)相应的矢状位 T2 加权图像,显示椎间盘炎 - 骨髓炎伴 C5-C6 和 C6-C7 硬膜外脓肿。注意在 T2 加权像上的脊髓水肿。第二位患者尿路感染治疗后 4 周出现背痛和虚弱,(D、E)相应的轴位 T2 和对比增强后轴位 T1 加权图像显示腰椎背侧硬膜外脓肿,在棘突附近还可见一个右后椎旁脓肿

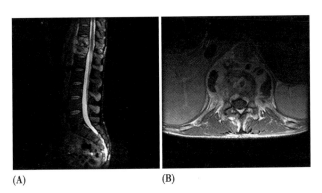

图 14-31　远处淋巴瘤患者,出现背痛,被认为复发。(A)矢状位 T2-STIR 显示 T11 和 T12 骨髓信号增高,伴有椎旁软组织。(B)对比增强轴位 T1 加权像显示椎旁病变囊性变。CT 引导下活检证实为结核

STIR,短时反转恢复序列

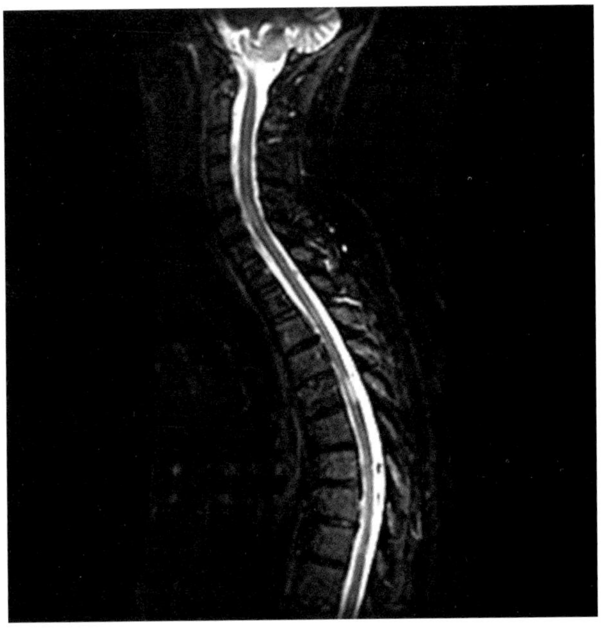

图 14-32　白血病患者骨髓移植后状况。脊髓矢状位 T2-STIR 图像显示脊髓非特异性信号改变。随后的活检显示可能是非特异性脱髓鞘

STIR,短时反转恢复序列

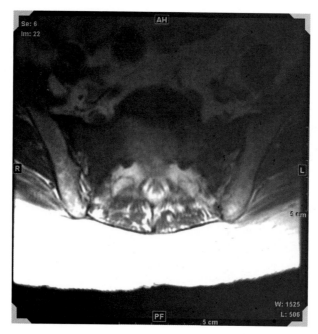

图 14-33　骨质疏松性骨折。包括骶骨在内的脊柱骨折通常继发于放疗、化疗、激素治疗或癌症患者的老年性骨丢失。结肠癌患者出现下背部疼痛，轴位 T1 加权 MRI 显示双侧骶骨翼对称性骨髓改变。最符合不全性骨折的表现

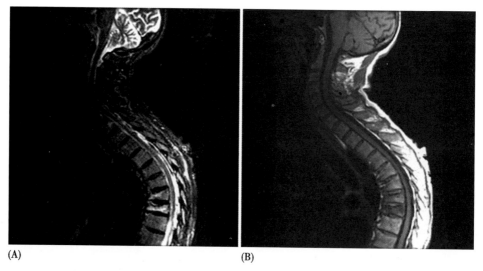

(A)　　　　　　　　　　　　　　　　(B)

图 14-34　肺癌患者，胸椎骨质疏松性骨折的典型表现。(A)矢状位 T2-STIR 和(B)矢状位 T1 加权 MRI。后凸成形术时活检显示肿瘤呈阴性

STIR，短时反转恢复序列

总结

MRI 通常是评价具有脊柱症状患者的首选成像方法，对 MRI 检查有禁忌证、怀疑脊柱椎体稳定性故障、图像质量减低区如椎体周围出现可疑肿瘤则选用其他成像方法。需要牢记的是，当影像学表现与临床表现不符合时，需要与放射医生或神经放射医生一起讨论和重新审视影像改变，这种协作通常可以阐明细微的发现，这将对患者的治疗产生影响，并有可能改善治疗结果。

要点

- 转移瘤可累及脊柱的任何位置，以硬膜外间隙最常见。

- 硬膜内癌症分为两组：髓外硬膜内和髓内病变。髓外硬膜内转移瘤统称为软脊膜病，是继发于软脑膜和蛛网膜下腔[脑脊液 CSF]空间的肿瘤。
- 有脊椎症状的肿瘤患者所用的最常见成像方法是平片、CT、MRI 和 CT- 脊髓造影术。
- MRI 是肿瘤患者脊柱成像的首选方法。
- 尽管 MRI 已基本取代了 CT 脊髓造影术，CT 脊髓造影仍然用于对 MRI 检查禁忌的患者或既往行带有器械装置的脊柱手术患者，后者产生金属伪影使得 MRI 无法进行诊断。
- 需要牢记的是，当影像学表现与临床表现不符合时，需要与放射医生或神经放射医生一起讨论和重新审视影像改变。

（李优伟 译　席家宁 校）

参考文献

1. Bach F, Larsen BH, Rohde K, et al. Metastatic spinal cord compression: occurrence, symptoms, clinical presentations and prognosis in 398 patients with spinal cord compression. *Acta Neurochir*. 1990;107(2):37–43.
2. Barron KD, Hirano A, Araki S, et al. Experiences with metastatic neoplasms involving the spinal cord. *Neurology*. 1959;9(2):91–106.
3. Fornasier V, Horne J. Metastases to the vertebral column. *Cancer*. 1975;36(2):590–594.
4. Galasko, C. The anatomy and pathways of skeletal metastases. In: Weiss L, Gilbert H, eds. *Bone Metastasis*. Boston: GK Hall & Co; 1981:49–63.
5. Harrington K. (1988). Metastatic disesase of the spine. In: Harrington K, ed. *Orthopaedic Management of Metastatic Bone Disease*. St. Louis: CV Mosby; 1988:309–383.
6. Costigan D, Winkelman M. Intramedullary spinal cord metastasis. A clinicopathological study of 13 cases. *J Neurosurg*. 1985;62(2):227–233.
7. Algra PR, Bloem JL, Tissing H, et al. Detection of vertebral metastases: comparison between MR imaging and bone scintigraphy. *Radiographics*. 1991;11(2):219–232.
8. Riggieri PM. Pulse sequences in lumbar spine imaging. *Magn Reson Imaging Clin North Am*. 1999;7(3):425–437.
9. Bilsky MH, Laufer I, Fourney DR, et al. Reliability analysis of the epidural spinal cord compression scale. *J Neurosurg Spine*. 2010;13(3):324–328.

第 15 章

癌症的神经丛成像原理

Karim Rebeiz, Julio Arevalo Perez, George Krol

癌症患者的神经丛结构出现病变,可为神经丛内肿瘤、局部肿瘤直接侵犯或远处器官肿瘤扩散,也可为邻近肿瘤(如肿大淋巴结等)压迫所致。手术干预或放射治疗(RT)的后遗症或并发症也可严重影响神经丛功能。所有这些情况的临床表现基本相似,因此,通称为"神经丛病"。其症状包括疼痛、感觉异常、局部虚弱、自主神经症状、感觉障碍和肌肉萎缩[1,2]。临床病史帮助提示可能的病因,而体格检查对神经丛病的诊断价值有限,取决于受影响的结构。常规放射学方法(平片)虽然在疾病的晚期有所帮助,通常情况下不予应用。影像学检查广泛采用 CT 和 MRI,尤其是 MRI 已成为神经丛区域成像的主要方法。技术上的改进(神经成像术)使得能够直接观察每个神经[3-6]。新技术的发展(尤其是 3T 扫描)、高端 MRI 分辨率提高,能够分析组织的化学组成,成为神经丛病患者的诊断和治疗反应评估的首选方法。本章讨论常规方法和新方法对评价神经丛病的作用,包括适应证、目前的技术、优点和缺陷。

神经丛正常解剖

神经丛定义为神经根连接的网络,进一步发生互联或形成终末分支。脊髓发出腹侧(运动)神经根和背侧(感觉)神经根,二者在神经管内结合形成脊神经,自神经孔离开椎管,而后与源自神经的腹侧根、神经干和脊髓神经分支形成互相连接的复杂网络(神经丛)。身体内存在多个神经丛网络,主要神经丛有 3 个,即颈丛、臂丛和腰骶丛。任何一个神经丛段出现病变,都形成神经丛病。神经丛解剖和病变的评估主要依赖于解剖标志,需要参照解剖学标志、血管结构和肌肉,因此,了解神经丛组成

的轮廓、周围组织特征和空间关系对于诊断和解释神经丛病至关重要。

颈丛和臂丛

颈丛位于内斜角肌和肩胛提肌的腹侧面,由 C1-C4 颈神经的腹侧支形成。C2、C3 和 C4 腹侧支每支分为上下两支,而后以下列方式结合:C2 上支与 C1 结合,C2 下支与 C3 上支结合,C3 下支与 C4 上支结合,C4 下支与 C5 结合,形成臂丛的一部分。颈丛的终末皮支、肌支和交通支支配枕区、上颈部、锁骨上区、胸上区和膈肌的皮肤和肌肉。

臂丛由 C5-T1 水平自颈椎神经孔发出的脊神经腹侧支形成(背侧支支配椎旁后肌),还有源自 C4 和 T2 节段的不恒定分支。

随着脊神经离开前椎动脉与后小关节之间的神经孔后,在前斜角肌与中斜角肌之间的第一站连接汇合:C5 和 C6 神经形成上干,C7 成为中干,C8 和 T1 形成下干。锁骨下动脉走行于斜角肌三角内臂丛神经干的前面,锁骨下静脉走行于三角的前面,神经干在斜角肌外侧缘分为 3 个前支和 3 个后支,胸大肌和前锯肌分别是前、后边界。上、中神经干的前支结合形成外侧索,下神经干前支成为内侧索,三个神经干的后支形成后侧索。内侧索接受 C8 下支和 T1 干的神经纤维,发出尺神经;外侧索接受上、中干的神经纤维(C5-C7),形成上肢最大的神经,即正中神经;后侧索含有所有三干的神经纤维(C5-T1),形成桡神经。其他终末分支包括肩胛上神经、肌皮神经、腋神经、胸背神经、内侧皮神经和胸长神经(图 15-1,图 15-2)[7,8]。

腰骶丛

腰骶丛由腰神经和骶神经(T12-S4)的腹侧支

形成,腰部由 T12-L4 的神经根构成,而骶部则由 L4-S4 神经根构成。神经根位于后腹壁的腹侧面,神经丛走行于前外侧腰肌与髂肌之间。神经根分为前后两部分,分别发出前支和后支。

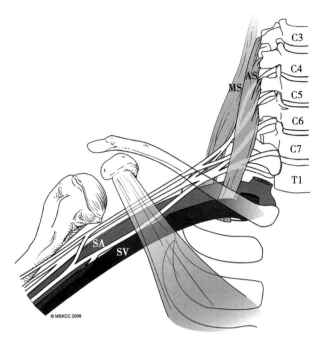

图 15-1 臂丛通过斜角肌三角形(前界是前斜角肌(3)为边界)、(后界是中斜角肌、下界是第一肋骨)向外侧走向腋窝。锁骨下动脉在臂丛的前面。锁骨下静脉走行于前斜角肌的前面 MS,中斜角肌;SA,锁骨下动脉;SV,锁骨下静脉

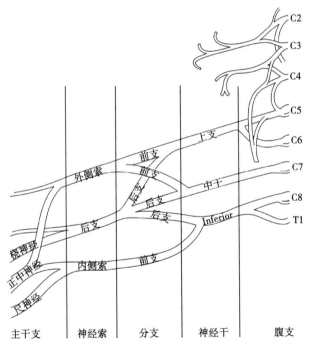

图 15-2 颈丛和臂丛示意图

颈丛(C1-C4):C2、C3 和 C4 腹侧支在各自水平发出上、下支。颈 2 上支和颈 1 腹侧支的上支结合形成颈袢。邻近的下支与 C2、C3 和 C4 的上支合并发出枕小神经、耳大神经、颈横神经、锁骨上神经和膈神经(无标记)。臂丛神经(C5-T1):上、中、下干分别由 C5/C6、C7、C8/T1 的腹支形成。每个干分为前支和后支。上、中干前支形成外侧索,下干前支形成内侧索,三干后支结合形成后索。臂正中神经、尺神经和桡神经的主要神经分别来自外侧索、内侧索和后索

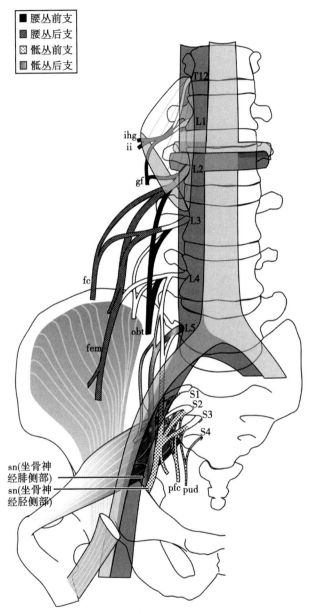

图 15-3 腰骶丛简化冠状图,以腰大肌、髂肌和梨状肌为背景。腰骶丛的解剖结构与臂丛比较不复杂,但变化较大。前和后支结合和/或分支形成终末支(干和索不能区分)。腰丛前支合并形成髂腹下支、髂腹股沟支、膝股支和闭孔支,而后支发出股皮神经和股神经。骶丛的前支分支形成坐骨神经的胫侧部分、股后皮神经和阴部神经,后支发出坐骨神经的腓侧部分、部分股皮神经、臀神经和梨状神经

fc,股皮神经;fem,股神经;gf,膝股神经;ihg,髂腹下神经;ii,髂腹股沟支;obt,闭孔支;pfc,股后皮肤支;pud,阴部神经;sn,坐骨神经

腰丛前支包括髂下腹神经、髂腹股沟神经、生殖股神经和闭孔神经；骶丛前支包括坐骨神经的胫分支、股后皮神经和会阴神经。腰丛的后支包括股外侧皮神经和股神经；骶丛后支是坐骨神经的腓骨肌分支、臀上下神经和梨状神经。

股神经走行于腹股沟韧带的后面，支配大腿前面和内侧面。骶丛沿着骨盆后壁横向走行，位于髂血管前外侧与梨状肌后中之间（图 15-3），终末支支配盆腔器官。坐骨神经是人体最大的神经，通过坐骨大切迹，支配大腿后面与膝关节以下的区域[3]。

影像学方法

常规 X 线摄影对神经丛的评价有限[9]，然而，可用于对神经丛病的初步研究，主要是排除一些显著的异常，如骨转移瘤、骨折、肺浸润或韧带钙化。早期研究人员就已经意识到了 CT 在神经丛病变的诊断作用[10-15]。近年来引入了多通道扫描新技术，在扫描床向前移动的过程中球管不间断地旋转，能连续进行数据采集[16]。MRI 提供了更详细的解剖细节和组织特性，已经开发出用于神经组织选择性成像的特殊序列（神经成像术）。据报道，超声和PET 扫描也能提供有价值的作用[17-19]。[18]F- 氟代脱氧葡萄糖（FDG）PET 成像是一种无创性诊断工具，提供断层成像，用于获得靶组织代谢活性的定量参数[20]。PET 成像在神经丛病的作用是帮助鉴别良恶性肿瘤、监测治疗效果、选择活检位置以及指导放射治疗（RT）[21]。

医学影像存档和通信系统（picture archiving and communication system，PACS）的发展，使放射医生阅片和报告的方式发生了变革。最好的例子是电影模式选项，能让人产生三维感觉，更好地了解病变的范围和形态及其与周围结构尤其是血管的关系。然而，尽管这些成像方法都很有价值，但对临床医生和放射医生而言，评价神经丛区仍具有挑战性。

CT 技术

由于体积较小，影像学上很少认为颈丛是一个独立的实体，而是作为头部、颈椎或颈部检查的一部分。颈丛从 C1 延伸到 C4，检查范围应从颅底向下扫描到 C5，因此，应采用小视野（FOV 25cm）足以满足要求。臂丛解剖大约从 C5 向下延伸到 T2

椎体水平，其合适的扫描覆盖范围是从 C4 到 T3。然而，如果采用较大 FOV，扫描范围应扩大到 T6，且包括腋窝内的周边成分。获得垂直于扫描床的连续 4～5mm 间距轴位切面，还应对疑问区域加用聚焦放大视图。正常神经丛很小，表现为结节状或线状软组织密度，很难识别[22]，在质量低的图像上根本无法描绘其轮廓。建议应用对比剂[9]，不但能够鉴定正常血管结构，与淋巴结区别，但同时也能获得更多关于病变强化模式的完整信息。鉴于此，最好是应用静脉注射动态模式，首先团注非离子对比剂（Omnipaque 300 或同等产品）50ml，随后再以1ml/s 的速率连续输注 100ml。输注位置应选择在病变的对侧，避免静脉内高浓度对比剂产生的条状伪影使解剖细节显示模糊[22]。

腰骶丛的轴位切层，其合适的覆盖范围包括从 T12 向下至尾骨顶端，可见坐骨大切迹，以 4～5mm 层厚和包含双侧骶髂关节的 FOV 获得的轴位图像可充分满足要求，除非有禁忌证，建议静脉内应用对比剂（动态模式或团注 Omnipaque 300 或同等产品 100ml），口服对比剂（提前 2 小时给予泛影葡胺）使下尿路和结肠显影，有助于评价神经丛病变。

磁共振技术

与 CT 比较，MRI 的主要优点是在不变换患者体位的情况下能多平面扫描，分辨率高，能进行组织定性[23, 24]。神经丛扫描时，必须获得充分的解剖覆盖面。

对于臂丛：
- 轴位层面包括 C3-T6 椎体水平
- 冠状位层面应包括盂肱关节
- 矢状位层面需要覆盖双侧腋窝

对于腰骶丛，轴位层面覆盖需要自 T12 延伸到尾骨，以层厚 5mm/ 间隔 0.25mm 获得轴位、矢状位和冠状位图像。尽管有人主张斜位扫描观察臂丛[26]和骶丛[27]比较理想，我们仍然偏好进行直接轴位、矢状位和冠状位扫描[25]，获得 T1、快速自旋回波 T2 和短时反转恢复序列（STIR，脂肪拟制）图像，建议采用相控阵线圈以提高细节分辨率[28, 29]，常规静脉内应用 0.1mmol/kg 体重剂量的对比剂。

PET/CT 技术

^{18}F-FDG PET 成像是一种无创性诊断工具，提

供靶组织代谢活性评价的定量参数。FDG 是一种葡萄糖类似物，与 ^{18}F 整合后发射光子；^{18}F 是回旋加速器产生的放射性同位素，半衰期短，约 109.8 分钟。FDG 经由细胞膜葡萄糖转运体被活细胞摄取，进入糖酵解途径的第一步。然而，FDG 不能完全被糖酵解，而是成 FDG-6- 磷酸留在细胞内。另外，肿瘤细胞倾向于过度表达 GLUT1 和 GLUT3（葡萄糖转运蛋白），有丝分裂更为活跃，更多地依赖于无氧代谢途径，这与 FDG 摄取增加有关[30]。

PET 成像通常与 CT 扫描同时进行，用于精准显示解剖和衰减校正。与 MRI 和 CT 不同，患者准备是必不可少的，患者在进行 PET/CT 检查之前必须禁食至少 4 小时，药物可以按照处方服用，检查前 24 小时避免剧烈活动，检查前应在相对温暖的环境中保持 30~60 分钟；患者在扫描过程中应安静平躺 45 分钟，成像之前 90 分钟予以注射示踪剂。

根据临床病史获取不同的视野。例如，乳腺癌患者应从颅底扫描至大腿，而黑色素瘤患者则应从颅顶扫描至脚趾。这样做的目的是在尽量减少辐射暴露的同时，覆盖最常见的可能转移的特定区域。一般情况下，颈丛、臂丛和腰丛都常规应用PET/CT 进行成像。

正常神经丛的 CT 和 MRI 表现

平扫 CT 显示包含脊髓和马尾神经根的蛛网膜下腔清晰度较差，出神经孔的外侧神经根显示较好，尤其是腰椎和骶椎，这与神经较大与硬膜外脂肪形成的对比度有关。在神经孔及其附近的黑色脂肪背景衬托下，神经丛表现为与肌肉密度相等的点状或线状结构（图 15-4）。臂丛神经干和索经常与肌肉纤维和远端的大血管混合在一起，如果有足够的脂肪组织，可看到单个神经成分呈独立的线状软组织密度结构，走行于锁骨下动脉的后面（图 15-5）。

在腰丛，神经孔处的神经与椎旁肌肉结构（腰肌）关系密切，很难鉴定。在盆腔内 / 腹内脂肪的对比下，可以看到股神经和闭孔神经。坐骨神经最大（图 15-6），恒定位于坐骨棘后面 GSN 的外侧。值得注意的是，臂丛仅见于 PET/CT 的 CT 图像上，如果臂丛显示摄取增加，与横断面成像上神经丛位置相关，考虑疑有神经丛病。

磁共振成像能更准确地显示神经丛成分[19,24,31]，

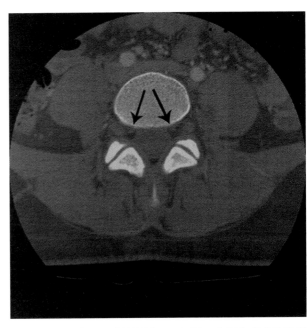

图 15-4 通过 L4 下板的轴位 CT 切面。在低密度脂肪组织背景的对比下，双侧神经根清楚显示（箭头）

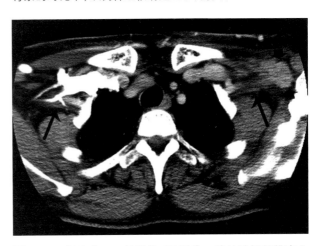

图 15-5 经胸廓入口的轴位 CT 图像。臂丛神经纤维在血管束的后面走行（箭头）。左侧可见分叶状肿块（箭头），代表复发的转移性乳腺癌

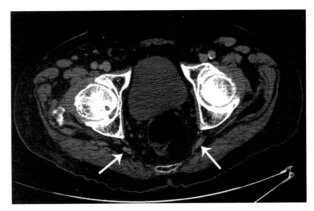

图 15-6 通过 GSN 的轴位 CT 切面。坐骨神经（箭头）位于坐骨棘后方的 GSN 外侧
GSN，大坐骨切迹

使用相控阵线圈后效果更好[28,32]。常规 T1 加权序列用于观察解剖细节,尽管可以看到直径小于2mm 的单个神经[28],但成功与否在很大程度上取决于邻近组织的驰予特性,因此,即使神经分支较小,只要周围有脂肪或液体(脑脊液)包绕,也可清晰显示,而较大的神经干如果被浸润性病变包裹,与周围结构混在一起,也可能根本就识别不出来。当出现液体(CSF)或异常组织(如水肿)的对比界面时,T2 加权成像(FSE)较好显示正常神经的解剖细节。

因此,由于有脂肪(硬膜外)和液体(脑脊液)背景对比,T1 和 T2 序列显示椎管内的脊神经较为清晰。为了显示整个脊柱硬膜鞘内的脊髓和神经干,还设计了形成"脊髓造影效果"的专用序列[33]。脂肪拟制序列(STIR 最常用)消除了脂肪信号,脂肪组织背景变黑,增大了神经与背景的对比度[34,35]。此选项可应用于 T1 和 T2 加权序列,与对比增强结合使用最有价值。

神经丛的正常神经成分可以通过获得高质量MRI 来确定。神经孔内及其附近的神经根通常都可以看到,随着在斜角肌三角内分成神经干和神经索,轴位图像可以明确显示,神经丛的延伸段只有在恰当的轴位和/或冠状位 T1 加权解剖图像上才能够被显示出来(图 15-7)。通过斜角肌三角及其

外侧的矢状切面可见神经在脂肪背景内表现为点状软组织密度,前面走行的较大的锁骨下动脉可作为识别的解剖标志(图 15-8)。

同样,蛛网膜下腔和神经孔内的腰骶神经根也可清楚显示,而在腰肌内互相连接的网络结构则很难界定。轴位切面上可见股神经呈一单干,沿着后腹壁腹侧向前外侧走行。坐骨神经较大,恒定出现在坐骨切迹,表现为单一的类圆形结构或由几个较小的神经组成的簇状结构(图 15-9)[6,24]。

神经病变

神经异常可表现为肿大和水肿、局灶性或弥漫性浸润、囊肿形成或坏死。在影像学上,这些改变在急性期表现不是很明显,随着病变进展,变得越来越显著。

CT 上,异常的神经或神经丛表现为局部或弥漫性肿大,如果出现浸润或纤维化,与周围结构无法分辨。在臂丛中,这可能表现为神经血管束普遍增厚(图 15-10)。PET 将显示受累神经 FDG 摄取增高(高于肝脏背景摄取)。

MRI 具有较好的软组织分辨力,能更好地评估神经。T1 加权成像显示受累神经呈节段性或弥漫性肿大,T2 加权成像则显示信号增高,脂肪抑制序列(STIR)使得背景对比度增大,能更好显示异常

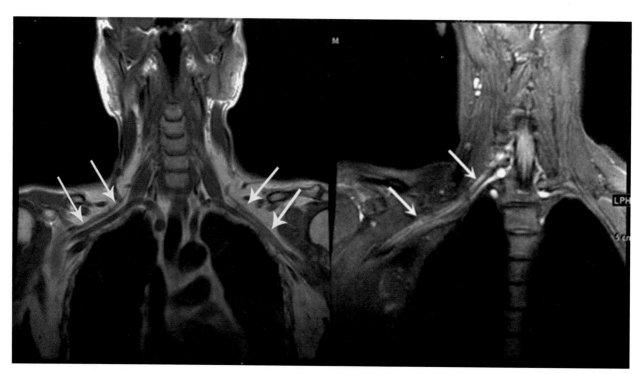

图 15-7　正常臂丛神经。冠状位 T1 加权和 T2 脂肪抑制(STIR)图像显示正常长段神经丛纤维(白色箭头)
STIR,短时反转恢复序列

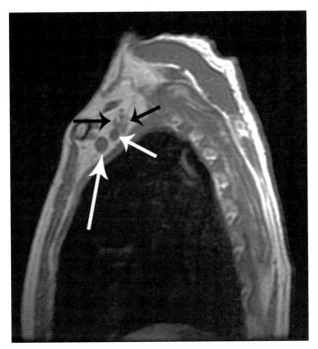

图 15-8　通过腋窝的矢状位 T1 加权图像。臂丛神经成分（黑色箭头）被描绘为结节状、不规则、软组织信号,位于动脉（短白色箭头）和静脉（长白色箭头）的后面

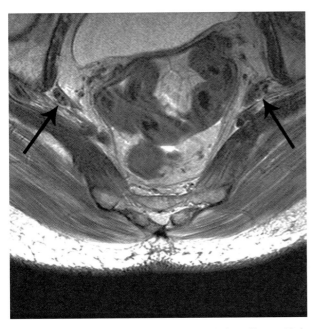

图 15-9　坐骨神经（黑箭头）的轴位 T1 加权图像显示单个纤维的聚合

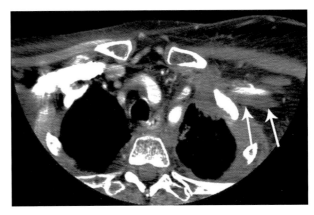

图 15-10　对比增强轴位 CT 图像显示复发性乳腺癌引起的神经血管束弥漫性增厚（白色箭头）

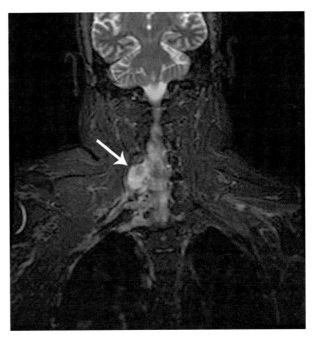

图 15-11　冠状位 STIR 磁共振成像序列提高了肿瘤组织的可视化程度,显示椎间孔扩张（白色箭头）
STIR,短时反转恢复序列

T2 信号的范围（图 15-11）。MRI 可观察神经的连续性（或中断）、直径增大、轮廓或走行改变、信号强度变化或神经受累节段的强化等,神经成像术将 T1-STIR、T2-STIR、短 τ 反转恢复序列与相控阵表面线圈结合应用,能更准确地描述这些改变[5,36,37]。Moore 等对在常规 MRI 上表现为阴性或不确定的

15 例神经性腿痛患者进行了研究,证实神经成像术在揭示引起临床表现的异常方面具有显著的优越性[38]。尽管弥散加权成像不常规应用,但它在评价神经丛病方面的应用越来越多。Andreou 等研究结果显示弥散加权成像可提高臂丛的观察度,与常规 MRI 结合应用,能提高臂丛神经病的检查和观察者之间的一致性[39]。

由于单一序列容易出现假阳性结果,因此,观察扫描的所有 MRI 序列至关重要。Chappell 等观察到,当神经的长轴方向与主磁场方向 B0 接近 55°时,神经内出现高信号（T2 信号强度增高? 这是魔角效应,在短 TE 图像上显示,而 T2WI 属于长 TE

序列)[40]。臂丛在扫描时通常接近这个"魔角",诊断神经或神经丛内高信号时应谨慎,避免假阳性。使用对比剂是正确评价病变范围的关键,通常情况下,应用常规剂量钆对比剂后出现椎管内或周围神经强化应考虑病变。表 15-1 简短概述了 MR 序列评价神经丛受累的优势。

表 15-1 正常和异常神经丛的 MRI 评价

MRI 序列	优点	正常影像学表现	神经丛病影像学表现
T1 加权	显示解剖	在脂肪高信号背景下,表现为对称性低信号(与肌肉比较)	神经肿大,邻近脂肪浸润
T2 加权	评价水肿	对称性稍高信号(与肌肉比较)	非对称性信号增高,神经肿大,邻近脂肪异常
STIR(T2 脂肪拟制)	拟制脂肪信号增大 T2 对比度	与 T2 加权相同,对比度较好	与 T2 加权相同,对比度较好
增强 T1	评价肿块和浸润	对称性轻度强化	非对称性强化,肿块强化,邻近脂肪异常强化

STIR,短时反转恢复序列。

成像方法的选择

X 线显示神经丛受累的信息有限,早期报道肯定了 CT 显示正常和病变神经丛解剖细节的能力以及它比传统射线照相术的优点[10,13]。早在 1988 年,Benzel 等认为 CT 应作为首选方法来评价坐骨神经和骶丛的解剖及其神经鞘瘤的范围,以确定其是否可以切除。Hirakata 等发现 CT 有助于评价 Pancost 瘤患者[15],他们认为 CT 显示斜角肌之间的脂肪层消失是臂丛受累的指征,重建矢状位、冠状位和斜位可以提高臂丛的观察能力,帮助诊断肿瘤复发[41]。1987 年,在 MRI 引入后不久,Castagno 和 Shuman 就预测这种新方法在评价疑有臂丛神经肿瘤患者方面可能有很大的临床应用价值[42]。一些研究者通过对比研究报道了 MRI 相比于 CT 评价神经丛的优越性[43-45]。Tagliafico 等回顾分析了 157 例各种原因引起的臂丛神经病,MRI 敏感性、特异性和准确性分别为 81%、91%和 88%[46]。Collin 等研究认为 MRI 提供良好的解剖细节能力,有助于改善患者的管理[47]。Qayyum 等通过研究乳腺癌治疗后发生的神经丛病,认为 MRI 具有很高的可信度,特异性、阳性和阴性预测值分别达到 95%、96% 和 95%[48]。纪念斯隆 - 凯特琳癌症中心现在也把增强前后 MRI 作为评价神经丛病患者的首选方法。一般情况下,PET/CT 用作横断面成像的辅助手段,尤其是对肿瘤侵袭性、生存能力和活检准备的评估。FDG PET/CT 检查残存肿瘤的总敏感性和特异性分别是 76.9% 和 93.3%,与之比较,对比增强 CT 分别达到 92.3%

和 46.7%[49]。

另外,PET/CT 评价神经淋巴瘤病优于 MRI。Salm 等进行了一项小的荟萃分析显示,在 36 例神经淋巴瘤病患者中,PET 显示 91% 患者阳性,表现为受累神经摄取增加,而 CT 和 MRI 常为阴性[50]。

神经丛原发性肿瘤

周围神经(神经丛)原发肿瘤较为罕见,大约占所有癌肿的 1%。按照 2016 年世界卫生组织分类建议,分为 6 组:

1. 神经鞘瘤(细胞型和丛状)
2. 黑色素性神经鞘瘤
3. 神经束膜瘤
4. 神经纤维瘤(非典型性和丛状)
5. 神经鞘混合瘤
6. 恶性周围神经鞘肿瘤(MPNST)(类上皮细胞型和神经束膜分化型 MRNST)

神经纤维瘤和神经鞘瘤最常见,周围神经鞘肿瘤的分类大体上与 2007 年世界卫生组织对中枢神经系统的分类相似,几乎没有额外的变动。黑色素性神经鞘瘤是一个新的分类,它呈现恶性行为,基因学上有别于传统的神经鞘瘤(与 Carney 复合物和 PRKAR1A 基因的关系);神经鞘混合瘤越来越被认为是一个新的实体。MPNST 也有两个新的亚型:上皮样 MPNST 和神经束膜分化型 MPNST,临床上截然不同,可作为变异[51]。

这些肿瘤在 MRI 上通常表现为沿着神经长轴、

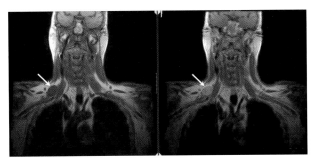

图 15-12　臂丛神经鞘瘤冠状位 T1 和对比增强后 T1 图像，显示沿着臂丛纵轴的强化肿块

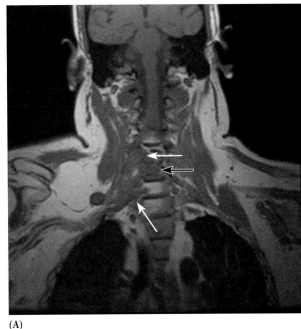

(A)

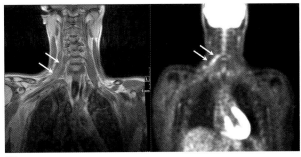

(B)

边界清楚的圆形或类圆形肿块（图 15-12）。体积较大或丛状表现偏向于神经纤维瘤，尤其是具有神经纤维瘤病的患者（图 15-13）。神经纤维瘤和神经鞘瘤在 T1 加权像上呈等信号或稍高信号，在 T2 加权像上呈高信号，增强扫描显示均匀或不均匀强化，一些患者可见显著 T2 高信号[52-56]。大约 70% 的神经鞘瘤和 30% 的神经纤维瘤可见包膜[48]。"靶征"是指在 T2 加权序列上表现为中心低信号的征象，神经纤维瘤更为常见[57,58]。如 Vrestraete 报道，CT上表现为低密度（与肌肉比较）是神经丛肿瘤的共同特征，对比增强呈中等或显著强化[59]。MPNST罕见，起源原因可能是自发性突变或在先前存在的神经纤维瘤内发生，通常转化为梭形细胞肉瘤，很难将它们与其对应的良性肿瘤鉴别，体积较大、内部不均匀、周围边界不清楚、脂肪层侵袭以及邻近结构水肿倾向于恶性变异（图 15-14）[60-63]。其他源自神经的恶性肿瘤（如：淋巴瘤）极其罕见[64]。没有特征性影像学表现可完全归因于某类病变，因此，影像诊断研究需要全面了解临床方面的信息，如年龄、性别、症状持续时间、Von Recklinghausen病史等。

图 15-14　MPNST。（A）冠状位 T1 加权 MRI（白色箭头）表现为边界不清，侵犯邻近颈椎（黑色箭头）。（B）冠状位 T1 对比增强后与相关的 FDG 摄取增加 PET/CT，增加怀疑 1 型神经纤维瘤病患者的恶性肿瘤。活检证实 MPNST FDG，氟代脱氧葡萄糖；MPNST，恶性周围神经鞘瘤；NF1：1型神经纤维瘤病

神经丛外肿瘤

　　源自邻近结构的神经丛外肿瘤可压迫或浸润神经丛，乳腺、颈部、肺和淋巴结的恶性肿瘤是臂丛受侵犯（图 15-15）最常见的肿瘤，脊柱下部 / 盆腔肿瘤则是骶腰丛受侵的常见肿瘤（图 15-16）。疼痛是残余肿瘤或复发肿瘤最显著的临床特征。尽管 CT 可以充分显示病变的局部范围，但早期神经丛浸润很难诊断。在 14 例 Pancost 瘤患者的研究中，CT 显示斜角肌之间的脂肪层消失提示神经丛受累[15]。认识 MRI 能够评价胸部恶性肿瘤的范围以及臂丛受累要追溯到 1989 年[43]。在 Fortier 的胸壁肿瘤研究中，MRI 清晰显示肿瘤的边缘，揭示肌

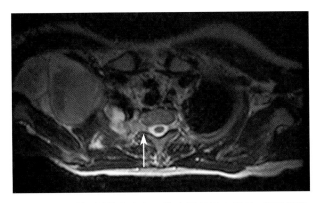

图 15-13　神经纤维瘤患者。腋窝显示巨大肿块，累及臂丛并伸入神经孔（箭头）

第
一
篇

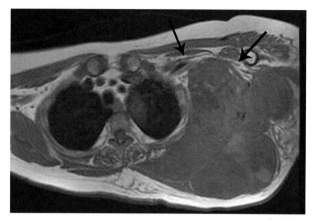

图 15-15 臂丛神经的磁共振成像。肩胛骨晚期骨肉瘤患者，对比增强轴位 T1 成像显示神经血管成分（箭头）受压，向前移位

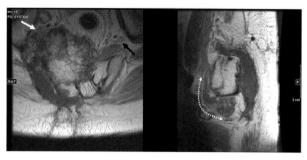

图 15-16 骶骨软骨母细胞瘤患者，轴位和矢状位 MR 图像显示压迫和可能侵犯右侧腰骶丛（白箭头）。左侧正常坐骨神经纤维（黑色箭头）

肉、血管或骨侵犯的证据[65]。尽管 T1 和 T2 信号特征没有特异性（脂肪瘤除外），不能够确切区别良恶性病变，Qayyum 仍然认为 MRI 是准确评价肿瘤引起臂丛神经病的可靠工具，其报告的敏感性和阳性预测值达到 96%，特异性和阴性预测值是 95%[48]。截至目前，增强前后 MRI 仍然是评价肿瘤局部范围和神经丛受累的首选方法。PET 扫描有助于评价神经丛病患者，主要是除外肿瘤复发[17, 18]。

放射损伤

神经丛病被认为是辐射治疗的并发症，最常发生在臂丛，由乳腺癌、肺癌或颈部肿瘤区域性治疗后引起，病理生理还没有完全明了[2]，可能与辐射所致的广泛纤维化间接压迫神经、轴索损伤和脱髓鞘以及毛细血管网障碍缺血引起血管损伤等综合因素有关[66]。

与复发肿瘤病情发展迅速、疼痛是显著的症状不同，辐射致纤维化的病程较长，临床表现为低度疼痛，有三种形式：急性缺血性、暂时性和迟发性（辐射纤维化），后者最为常见[67-69]。辐射致纤维化通常发生在治疗结束后的头几年内，也有报道潜伏期可长达 22 年[70, 71]。与辐射剂量和粒径大小有关，6 000cGy 以上剂量发生的可能性更大，年轻患者和接受细胞毒性治疗的患者更容易发生[2, 72]。辐射改变局限在辐射野内，与非辐射组织有清晰的界限。影像学的主要作用是将慢性医源性病变与复发肿瘤区别开来，因为复发肿瘤通常预后不良。CT 显示神经血管束较差，辐射致纤维化表现为无明显软组织肿块的区域脂肪密度增高；MRI 显示神经丛成分增厚和轮廓模糊，没有可识别的局部肿块（图 15-17）[73]，关于辐射致纤维化的信号强度类型和对比强化没有统一的认识，一些研究者报道在 T1 和 T2 加权序列上都表现为低信号，而一些研究者描述的信号变化较大[74-76]。Bowen 报道斜角肌旁和斜角肌间出现 T2 高信号，Hoeller 发现 T2 信号增高的程度与纤维化的严重性具有相关性[75, 77]。多数研究者报道增强扫描呈阳性强化，甚至延迟扫描也是如此[76]。急性辐射后，PET 成像显示局部区域炎症导致的 FDG 摄取增高，随着愈合的进展，FDG 摄取/葡萄糖代谢逐渐减低，最终能够将治疗相关性改变与 MRI 所见残余肿块强化的存活肿瘤区别开来（图 15-18）。因此，放疗结束 8 周后进行 FDG PET/CT，评价治疗反应最准确[49]。

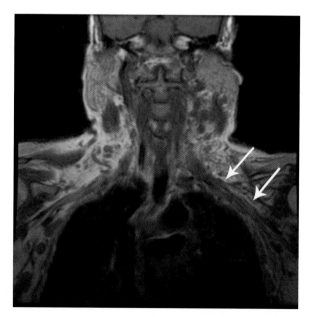

图 15-17 乳腺癌患者，疑有放疗后左侧臂丛神经病变。MRI 显示左侧神经血管束（箭头）缠结、增厚，没有可见的软组织肿块，符合 RIF 的临床诊断
RIF，放射性纤维化

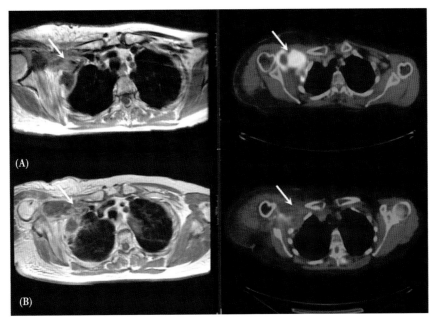

图 15-18　接受放射治疗的乳腺癌患者。MRI 显示强化肿块浸润臂丛，相应 FDG 摄取增加（A）。治疗后 6 个月随访显示臂丛神经的残余肿块增强，但同时 PET/CT 显示 FDG 摄取显著减低，符合疾病治疗改变（B）

FDG，氟代脱氧葡萄糖

总结

　　临床评价神经丛原发性肿瘤、转移瘤或治疗相关性病变具有限度，需要常规进行影像学检查（CT、MRI）进一步确定病变的范围和性质。增强前后 MRI 目前被认为是评价神经丛病变的首选检查方法，高分辨率设备（MR 神经成像术）可清楚显示每个神经。然而，MRI 技术仍有许多局限性，如脂肪拟制不均匀或血流伪影等，使诠释变得困难，虽然能显示神经内的信号异常或强化，却对病变不能进一步定性（如：良性或恶性）。高场强（3T）MRI 具有卓越的分辨率，作为目前最先进的方法，在临床检查全面完成后，应予以高分辨率相控阵增强前后 MRI 检查。动态 CT 用于不能进行 MRI 检查的患者以及需要了解骨详细结构或血管结构的情况下。PET 扫描通过评价代谢活性判断肿瘤侵犯对 MRI 和 CT 起着补充的作用。

要点

- 肿瘤患者神经丛病变可为源自神经成分的原发性肿瘤、邻近器官肿瘤直接侵犯、周围肿块压迫（如肿大淋巴结）或辐射损伤。

- 增强前后 MRI 是神经丛成像的首选方法。
- PACS 的发展改变了放射医生阅片和报告的研究方式。
- 与 CT 比较，MRI 的主要优点是分辨率高和组织定性。
- FDG PET 成像通过间接评价代谢活性帮助鉴别良恶性病变，监测治疗效果，选择活检位置及指导放射治疗。
- 神经丛原发肿瘤包括神经鞘瘤、神经束膜瘤、神经纤维瘤和恶性外周神经鞘瘤，表现为沿着神经长轴的边界清楚、圆形或类圆形肿块。
- 源自邻近结构的肿瘤可压迫或浸润神经丛，臂丛受累最常见于乳腺、颈部、肺和淋巴结来源的病变，盆腔来源的病变引起腰骶丛改变。
- 辐射致纤维化 MRI 表现为神经丛成分增厚和轮廓模糊，没有可识别的局部肿块。

（李优伟　译　席家宁　校）

参考文献

1. Jaeckle KA. Neurological manifestations of neoplastic and radiation-induced plexopathies. *Semin Neurol.* 2004;24(4):385–393.
2. Kori SH, Foley KM, Posner JB. Brachial plexus lesions in patients with cancer: 100 cases. *Neurology.* 1981;31(1):45–50.
3. Aagaard BD, Maravilla KR, Kliot M. MR neurography. MR imaging of

peripheral nerves. *Magn Reson Imaging Clin North Am*. 1998;6(1):179–194.

4.   Filler AG, Howe FA, Hayes CE, et al. Magnetic resonance neurography. *Lancet*. 1993;341(8846):659–661.

5.   Filler AG, Kliot M, Howe FA, et al. Application of magnetic resonance neurography in the evaluation of patients with peripheral nerve pathology. *J Neurosurg*. 1996;85(2):299–309.

6.   Freund W, Brinkmann A, Wagner F, et al. MR neurography with multiplanar reconstruction of 3D MRI datasets: an anatomical study and clinical applications. *Neuroradiology*. 2007;49(4):335–341.

7.   Castillo M. Imaging the anatomy of the brachial plexus: review and self-assessment module. *AJR Am J Roentgenol*. 2005;185(6 Suppl):S196–S204.

8.   Clement M, Bourre JM. Alteration of alpha-tocopherol content in the developing and aging peripheral nervous system: persistence of high correlations with total and specific (n-6) polyunsaturated fatty acids. *J Neurochem*. 1990;54(6):2110–2117.

9.   Posniak HV, Olson MC, Dudiak CM, et al. MR imaging of the brachial plexus. *AJR Am J Roentgenol*. 1993;161(2):373–379.

10. Benzel EC, Morris DM, Fowler MR. Nerve sheath tumors of the sciatic nerve and sacral plexus. *J Surg Oncol*. 1988;39(1):8–16.

11. Cooke J, Cooke D, Parsons C. The anatomy and pathology of the brachial plexus as demonstrated by computed tomography. *Clin Radiol*. 1988;39(6):595–601.

12. Dietemann JL, Sick H, Wolfram-Gabel R, et al. Anatomy and computed tomography of the normal lumbosacral plexus. *Neuroradiology*. 1987;29(1):58–68.

13. Gebarski KS, Gebarski SS, Glazer GM, et al. The lumbosacral plexus: anatomic-radiologic-pathologic correlation using CT. *Radiographics*. 1986;6(3):401–425.

14. Gebarski KS, Glazer GM, Gebarski SS. Brachial plexus: anatomic, radiologic, and pathologic correlation using computed tomography. *J Comput Assist Tomogr*. 1982;6(6):1058–1063.

15. Hirakata K, Nakata H, Yoshimatsu H. Computed tomography of Pancoast tumor. *Rinsho Hoshasen*. 1989;34(1):79–84.

16. Rydberg J, Liang Y, Teague SD. Fundamentals of multichannel CT. *Semin Musculoskelet Radiol*. 2004;8(2):137–146.

17. Graif M, Kessler A, Derchi LE, et al. Sonographic evaluation of brachial plexus pathology. *Eur Radiol*. 2004;14(2):193–200.

18. Hathaway PB, Mankoff DA, Maravilla KR, et al. Value of combined FDG PET and MR imaging in the evaluation of suspected recurrent local-regional breast cancer: preliminary experience. *Radiology*. 1999;210(3):807–814.

19. Ahmad A, Barrington S, Maisey M, et al. Use of positron emission tomography in evaluation of brachial plexopathy in breast cancer patients. *Br J Cancer*. 1999;79(3–4):478–482.

20. Boellaard R, Delgado-Bolton R, Oyen WJ, et al. FDG PET/CT: EANM procedure guidelines for tumour imaging: version 2.0. *Eur J Nucl Med Mol Imaging*. 2015;42(2):328–354.

21. Fletcher JW, Djulbegovic B, Soares HP, et al. Recommendations on the use of 18F-FDG PET in oncology. *J Nucl Med*. 2008;49(3):480–508.

22. Krol G, Strong E. Computed tomography of head and neck malignancies. *Clin Plast Surg*. 1986;13(4):475–491.

23. Carriero A, Ciccotosto C, Dragani M, et al. Magnetic resonance imaging of the brachial plexus. Anatomy. *Radiol Med*. 1991;81(1–2):73–77.

24. Gierada DS, Erickson SJ, Haughton VM, et al. MR imaging of the sacral plexus: normal findings. *AJR Am J Roentgenol*. 1993;160(5):1059–1065.

25. Blake LC, Robertson WD, Hayes CE. Sacral plexus: optimal imaging planes for MR assessment. *Radiology*. 1996;199(3):767–772.

26. Panasci DJ, Holliday RA, Shpizner B. Advanced imaging techniques of the brachial plexus. *Hand Clin*. 1995;11(4):545–553.

27. Almanza MY, Poon-Chue A, Terk MR. Dual oblique MR method for imaging the sciatic nerve. *J Comput Assist Tomogr*. 1999;23(1):138–140.

28. Maravilla KR, Bowen BC. Imaging of the peripheral nervous system: evaluation of peripheral neuropathy and plexopathy. *AJNR Am J Neuroradiol*. 1998;19(6):1011–1023.

29. Kichari JR, Hussain SM, Den Hollander JC, et al. MR imaging of the brachial plexus: current imaging sequences, normal findings, and findings in a spectrum of focal lesions with MR-pathologic correlation. *Curr Probl Diagn Radiol*. 2003;32(2):88–101.

30. de Geus-Oei LF, van Krieken JH, Aliredjo RP, et al. Biological correlates of FDG uptake in non-small cell lung cancer. *Lung Cancer*. 2007;55(1):79–87.

31. Blair DN, Rapoport S, Sostman HD, et al. Normal brachial plexus: MR imaging. *Radiology*. 1987;165(3):763–767.

32. Bowen BC, Pattany PM, Saraf-Lavi E, Maravilla KR. The brachial plexus: normal anatomy, pathology, and MR imaging. *Neuroimaging*

Clin N Am. 2004;14(1):59–85, vii–viii.

33. Gasparotti R, Ferraresi S, Pinelli L, et al. Three-dimensional MR myelography of traumatic injuries of the brachial plexus. *AJNR Am J Neuroradiol*. 1997;18(9):1733–1742.

34. Howe FA, Filler AG, Bell BA, et al. Magnetic resonance neurography. *Magn Reson Med*. 1992;28(2):328–338.

35. Tien RD, Hesselink JR, Chu PK, et al. Improved detection and delineation of head and neck lesions with fat suppression spin-echo MR imaging. *AJNR Am J Neuroradiol*. 1991;12(1):19–24.

36. Dailey AT, Tsuruda JS, Goodkin R, et al. Magnetic resonance neurography for cervical radiculopathy: a preliminary report. *Neurosurgery*. 1996;38(3):488–492, discussion 492.

37. Lewis AM, Layzer R, Engstrom JW, et al. Magnetic resonance neurography in extraspinal sciatica. *Arch Neurol*. 2006;63(10):1469–1472.

38. Moore KR, Tsuruda JS, Dailey AT. The value of MR neurography for evaluating extraspinal neuropathic leg pain: a pictorial essay. *AJNR Am J Neuroradiol*. 2001;22(4):786–794.

39. Andreou A, Sohaib A, Collins DJ, et al. Diffusion-weighted MR neurography for the assessment of brachial plexopathy in oncological practice. *Cancer Imaging*. 2015;15:6.

40. Chappell KE, Robson MD, Stonebridge-Foster A, et al. Magic angle effects in MR neurography. *AJNR Am J Neuroradiol*. 2004;25(3):431–440.

41. Fishman EK, Campbell JN, Kuhlman JE, et al. Multiplanar CT evaluation of brachial plexopathy in breast cancer. *J Comput Assist Tomogr*. 1991;15(5):790–795.

42. Castagno AA, Shuman WP. MR imaging in clinically suspected brachial plexus tumor. *AJR Am J Roentgenol*. 1987;149(6):1219–1222.

43. Rapoport S, Blair DN, McCarthy SM, et al. Brachial plexus: correlation of MR imaging with CT and pathologic findings. *Radiology*. 1988;167(1):161–165.

44. Taylor BV, Kimmel DW, Krecke KN, et al. Magnetic resonance imaging in cancer-related lumbosacral plexopathy. *Mayo Clin Proc*. 1997;72(9):823–829.

45. Thyagarajan D, Cascino T, Harms G. Magnetic resonance imaging in brachial plexopathy of cancer. *Neurology*. 1995;45(3 Pt 1):421–427.

46. Tagliafico A, Succio G, Serafini G, et al. Diagnostic accuracy of MRI in adults with suspect brachial plexus lesions: a multicentre retrospective study with surgical findings and clinical follow-up as reference standard. *Eur J Radiol*. 2012;81(10):2666–2672.

47. Collins JD, Shaver ML, Disher AC, et al. Compromising abnormalities of the brachial plexus as displayed by magnetic resonance imaging. *Clin Anat*. 1995;8(1):1–16.

48. Qayyum A, MacVicar AD, Padhani AR, et al. Symptomatic brachial plexopathy following treatment for breast cancer: utility of MR imaging with surface-coil techniques. *Radiology*. 2000;214(3):837–842.

49. Andrade RS, Heron DE, Degirmenci B, et al. Posttreatment assessment of response using FDG-PET/CT for patients treated with definitive radiation therapy for head and neck cancers. *Int J Radiat Oncol Biol Phys*. 2006;65(5):1315–1322.

50. Salm LP, Van der Hiel B, Stokkel MP. Increasing importance of 18F-FDG PET in the diagnosis of neurolymphomatosis. *Nucl Med Commun*. 2012;33(9):907–916.

51. Louis DN, Perry A, Reifenberger G, et al. The 2016 World Health Organization classification of tumors of the central nervous system: a summary. *Acta Neuropathol*. 2016;131(6):803–820.

52. Baba Y, Ohkubo K, Seino N, et al. MR imaging appearances of schwannoma: correlation with pathological findings. *Nihon Igaku Hoshasen Gakkai Zasshi*. 1997;57(8):499–504.

53. Cerofolini E, Landi A, DeSantis G, et al. MR of benign peripheral nerve sheath tumors. *J Comput Assist Tomogr*. 1991;15(4):593–597.

54. Hayasaka K, Tanaka Y, Soeda S, et al. MR findings in primary retroperitoneal schwannoma. *Acta Radiol*. 1999;40(1):78–82.

55. Saifuddin A. Imaging tumours of the brachial plexus. *Skeletal Radiol*. 2003;32(7):375–387.

56. Soderlund V, Goranson H, Bauer HC. MR imaging of benign peripheral nerve sheath tumors. *Acta Radiol*. 1994;35(3):282–286.

57. Bhargava R, Parham DM, Lasater OE, et al. MR imaging differentiation of benign and malignant peripheral nerve sheath tumors: use of the target sign. *Pediatr Radiol*. 1997;27(2):124–129.

58. Burk Jr DL, Brunberg JA, Kanal E, et al. Spinal and paraspinal neurofibromatosis: surface coil MR imaging at 1.5 T1. *Radiology*. 1987;162(3):797–801.

59. Verstraete KL, Achten E, De Schepper A, et al. Nerve sheath tumors: evaluation with CT and MR imaging. *J Belge Radiol*. 1992;75(4):311–320.

60. Amoretti N, Grimaud A, Hovorka E, et al. Peripheral neurogenic

tumors: is the use of different types of imaging diagnostically useful? *Clin Imaging.* 2006;30(3):201–205.

61. Fuchs B, Spinner RJ, Rock MG. Malignant peripheral nerve sheath tumors: an update. *J Surg Orthop Adv.* 2005;14(4):168–174.

62. Geniets C, Vanhoenacker FM, Simoens W, et al. Imaging features of peripheral neurogenic tumors. *JBR-BTR.* 2006;89(4):216–219.

63. Levine E, Huntrakoon M, Wetzel LH. Malignant nerve-sheath neoplasms in neurofibromatosis: distinction from benign tumors by using imaging techniques. *AJR Am J Roentgenol.* 1987;149(5):1059–1064.

64. Descamps MJ, Barrett L, Groves M, et al. Primary sciatic nerve lymphoma: a case report and review of the literature. *J Neurol Neurosurg Psychiatry.* 2006;77(9):1087–1089.

65. Fortier M, Mayo JR, Swensen SJ, et al. MR imaging of chest wall lesions. *Radiographics.* 1994;14(3):597–606.

66. Delanian S, Lefaix JL, Pradat PF. Radiation-induced neuropathy in cancer survivors. *Radiother Oncol.* 2012;105(3):273–282.

67. Salner AL, Botnick LE, Herzog AG, et al. Reversible brachial plexopathy following primary radiation therapy for breast cancer. *Cancer Treat Rep.* 1981;65(9–10):797–802.

68. Maruyama Y, Mylrea MM, Logothetis J. Neuropathy following irradiation. An unusual late complication of radiotherapy. *Am J Roentgenol Radium Ther Nucl Med.* 1967;101(1):216–219.

69. Gerard JM, Franck N, Moussa Z, et al. Acute ischemic brachial plexus

neuropathy following radiation therapy. *Neurology.* 1989;39(3):450–451.

70. Nich C, Bonnin P, Laredo JD, et al. An uncommon form of delayed radio-induced brachial plexopathy. *Chir Main.* 2005;24(1):48–51.

71. Fathers E, Thrush D, Huson SM, et al. Radiation-induced brachial plexopathy in women treated for carcinoma of the breast. *Clin Rehabil.* 2002;16(2):160–165.

72. Olsen NK, Pfeiffer P, Johannsen L, et al. Radiation-induced brachial plexopathy: neurological follow-up in 161 recurrence-free breast cancer patients. *Int J Radiat Oncol Biol Phys.* 1993;26(1):43–49.

73. Cascino TL, Kori S, Krol G, et al. CT of the brachial plexus in patients with cancer. *Neurology.* 1983;33(12):1553–1557.

74. Dao TH, Rahmouni A, Campana F, et al. Tumor recurrence versus fibrosis in the irradiated breast: differentiation with dynamic gadolinium-enhanced MR imaging. *Radiology.* 1993;187(3):751–755.

75. Hoeller U, Bonacker M, Bajrovic A, et al. Radiation-induced plexopathy and fibrosis. Is magnetic resonance imaging the adequate diagnostic tool? *Strahlenther Onkol.* 2004;180(10):650–654.

76. Wouter van Es H, Engelen AM, Witkamp TD, et al. Radiation-induced brachial plexopathy: MR imaging. *Skeletal Radiol.* 1997;26(5):284–288.

77. Bowen BC, Verma A, Brandon AH, et al. Radiation-induced brachial plexopathy: MR and clinical findings. *AJNR Am J Neuroradiol.* 1996;17(10):1932–1936.

第
一
篇

2

第二篇　恶性疾病的评估与治疗

第16章

乳腺癌的评估与治疗

Stephen M. Schleicher, Maura N. Dickler

背景

乳腺癌是美国女性最常见的癌症，预计 2018 年将有大约 26 万新发乳腺癌病例和超过 4 万例乳腺癌相关的死亡[1]。

乳腺癌最明确的危险因素包括年龄增加、内源性或外源性雌激素暴露时间延长和家族史。重要的雌激素暴露史包括未生育、月经初潮早、绝经晚和激素替代治疗[2,3]。肥胖是乳腺癌最重要的可变危险因素之一，两者皆归因于雌激素生成和炎症的增多[4]。尽管多达 20% 的新诊断乳腺癌的女性有乳腺癌家族史，但易患乳腺癌的遗传基因突变是罕见的，例如，只有 5%～10% 的乳腺癌可归因于乳腺癌遗传易感基因[5]。然而，对于那些明确有遗传基因突变的女性来说，她们一生中患上乳腺癌的风险是相当大的。例如，在最近对 10 项研究的荟萃分析中，评估了 *BRCA1* 和 *BRCA2* 突变携带者的患癌风险，*BRCA1* 组和 *BRCA2* 组的乳腺癌终生累积风险分别为 57% 和 49%[6]。

发生乳腺癌的其他危险因素包括导管原位癌（ductal carcinoma in situ, DCIS）、小叶原位癌（lobular carcinoma in situ, LCIS）以及非典型导管增生（atypical ductal hyperplasia, ADH）病史、既往浸润性乳腺癌病史以及胸部放疗史[7]。乳腺癌发病与环境心理因素有关，明确包括吸烟、饮酒和饮食因素。尽管存在这些危险因素和关联，大多数乳腺疾病的发病原因仍然未知。

由于难以确认大部分有罹患乳腺癌风险的妇女，加之人口疾病负担沉重，因此需要广泛采用乳腺癌筛查来作为一项公共健康措施。美国癌症协会目前建议对所有年龄在 45 岁及以上、被认为有典型患乳腺癌风险的女性进行筛查，并建议她们从 40 岁时开始筛查[8]。对于患乳腺癌风险高的妇女，如携带 *BRCA1/2* 基因突变的妇女，可以更早地进行筛查或加做乳腺 MRI 检查[9]。

当筛查发现异常时，乳腺癌的诊断和治疗通常需要多学科的方法，需要包括放射科、外科、病理科、肿瘤内科、放疗科和 / 或康复科专家的协作。手术和放疗的合理应用会在不同的章节中讨论，本章将概述乳腺癌全身治疗的原则（即这些药物被吸收并通过血液循环运输，例如化疗和内分泌治疗）。

导管原位癌（DCIS）

严格局限于乳腺导管（DCIS）或乳腺小叶（LCIS）内的恶性细胞被认为是原位癌。没有证据表明细胞侵犯了周围的间质，因此这些细胞没有能力进行远处播散或转移，这是原位疾病与侵袭性疾病不同的特征。LCIS 不被认为是侵袭性疾病的直接前兆，但被认为是风险增加的先兆[10-12]。然而 DCIS 却已被确定为侵袭性疾病的前兆，尽管从未经治疗的 DCIS 进展到侵袭性疾病的概率是不确定的。DCIS 明确需要局部治疗，即乳房切除手术或保乳手术（乳房肿瘤切除术）伴或不伴术后放疗。如果切除的标本上没有侵袭性疾病的证据，则通常不进行腋窝清扫。在绝经后的妇女中，使用选择性雌激素受体调节剂（SERM）他莫昔芬或芳香化酶抑制剂（AI）进行 5 年的内分泌治疗，可能降低同侧或对侧乳房乳腺癌复发风险，然而，辅助内分泌治疗尚没有显示出总生存期（overall survival, OS）上的提高[13,14]。此外，内分泌治疗的潜在获益必须与他莫昔芬治疗相关的血栓栓塞事件和新发子宫癌风险、与 AI 相关的骨量减少或骨质疏松症风险进行权衡。

分期和受体状态的重要性

直到最近，浸润性乳腺癌的仅从解剖学来分期。基于肿瘤大小（T），淋巴结转移（N）和远处有无转移（M），根据美国癌症联合委员会（AJCC）的分期系统，乳腺癌可以分为 I ～ Ⅳ 期[15]。相应分期的患者与相应的预后相关，包括总生存期（OS）和无疾病生存期（DFS），例如，患有体积小、淋巴结阴性、早期乳腺癌的女性有较低的远处转移风险，因此，在这一人群中，进一步的影像学检查，如 CT 或 PET 扫描，能发现转移性病灶的存在是非常少的[16]。然而，患有体积大、淋巴结阳性疾病的女性远处转移的风险高，因此在诊断时应进行全身检查以评估远处是否存在转移。一般而言，血清肿瘤标志物检测，包括 CA15-3 和 CEA，缺乏敏感性和特异性，不推荐用于早期或局部晚期乳腺癌患者的初步评估。诊断时准确分期的意义在于，局限于乳房和 / 或腋窝的乳腺癌有治愈的可能，而转移性疾病则不可治愈。因此，局部及转移性疾病的治疗目标有很大不同。在早期疾病的治疗中，可能考虑与较高治愈率相关的具有潜在毒性的治疗方案。与此相反，转移性疾病的治疗目标是提高生活质量、减轻症状及延长生存。

近期，随着对内在肿瘤生物学行为认识的提高，有些因素，尤其是乳腺癌的受体状态，证明具有重要的预后和预测意义。因此，最新的《AJCC 分期（第 8 版）》将内在肿瘤生物学合并到相应预后分期中[15]。

因此，了解浸润性乳腺癌的受体状态已成了解预后和指导治疗决策的重要因素之一。这些受体包括两种激素受体——雌激素受体（ER）和孕激素受体（PR）及人类表皮生长因子受体 2 型（HER2）。这些受体具有预后意义，并且与复发率以及至复发时间相关[17,18]。受体状态也具有预测意义——激素受体预测对内分泌治疗的疗效，而 HER2 过表达预测患者对抗 HER2 治疗的疗效。

浸润性乳腺癌的治疗

在制定侵袭性乳腺癌的治疗方案时，最重要的考虑因素是分期（其中最重要的区分是转移性和非转移性）和受体状态。对于非转移性疾病患者，治疗的目标是治愈。在这种情况下，治疗通常包括手术切除肿瘤（见第 5 章），伴或不伴放射治疗，通常还包括系统治疗，以针对手术之前可能逸出肿瘤之外的乳腺癌细胞的治疗。对于转移性乳腺癌患者，治疗的目标是最大限度地提高生活质量，尽可能延长生命。这种情况下的治疗通常仅用系统治疗，要么是内分泌治疗、靶向治疗，要么是化疗。常见的系统治疗选择列在表 16-1。

表 16-1　乳腺癌常用药物治疗，不包括传统化疗（有关化疗方案的更多信息，请参阅美国国家癌症综合网指南，网址为 NCCN.org）

药物	机制	特有副作用	提示
激素受体阳性乳腺癌			
他莫昔芬	SERM	血栓，子宫内膜增生（和罕见的恶性肿瘤），白内障，情绪波动	非转移性及转移性
来曲唑，阿那曲唑依西美坦	AI	骨和关节疼痛，骨密度降低	非转移性及转移性，只在绝经后患者
氟维司群	SERD	注射部位反应	转移性
帕博西尼，瑞博西尼波玛西尼	细胞周期抑制剂（CDK 4/6 抑制剂）	中性粒细胞减少（尽管通常不危险），腹泻	转移性
依维莫司	mTOR 抑制剂	口腔炎，肺炎	转移性
HER2 阳性乳腺癌			
曲妥珠单抗	抗 HER2 单克隆抗体	心功能障碍（罕见），腹泻	非转移性及转移性
帕妥珠单抗	抗 HER2 单克隆抗体（与曲妥珠单抗有不同的结合受体）	腹泻，皮疹	非转移性及转移性

第二篇

续表

药物	机制	特有副作用	提示
拉帕替尼	TKI 抑制剂,阻止 HER2 诱导的下游生长通路的激活	皮疹,腹泻	转移性
来拉替尼	TKI 抑制剂,阻止 HER2 诱导的下游生长通路的激活	腹泻	非转移性

AI,芳香化酶抑制剂;CDK4/6,周期蛋白依赖性激酶 4 和 6;HER2,2 型人类表皮生长因子受体;mTOR,哺乳动物西罗莫司靶蛋白靶点;SERM,选择性雌激素受体调节剂;SERD,选择性雌激素受体下调。

非转移性乳腺癌的治疗

非转移性乳腺癌的治疗总体以治愈为目的,通常涉及多模式的治疗方法。手术和放疗的目的是局部控制——切除乳房或淋巴内的存在的肿瘤以预防局部复发。关于手术和放疗方法的细节将在本书的其他章节中阐述。

然而,对某些病人来说,手术和 / 或放疗不足以治愈他们的疾病。在这些患者中,有无法检测到的微转移乳腺癌细胞,这些细胞在手术之前就已经逸出了乳房。这些游荡的癌细胞随后会发展成无法治愈的转移性疾病。针对这些细胞,肿瘤学家经常建议使用辅助全身治疗(即术后的全身治疗)以清除血液中任何可能的微转移性肿瘤细胞。过去,全身治疗一般在术后进行(称为辅助治疗),然而,全身治疗正逐步在术前应用(称为新辅助治疗)。与辅助化疗相比,新辅助治疗已明确可以提高保乳治疗的成功率,然而,无论术前还是术后化疗,生存期相近[19]。

辅助(或新辅助)全身治疗通常采用风险 - 收益计算来指导,这种演算权衡了个人的复发风险与建议方案的潜在毒性。风险评估主要来源于肿瘤大小、淋巴结转移和受体状态的信息。在设计合适的辅助策略时,需要考虑的其他患者特征因素包括年龄、基础疾病、患者偏好、预计毒性的耐受程度以及对预期获益的期望程度。

非转移性 HR⁺ 乳腺癌的系统治疗

所有 ER 或 PR 阳性的乳腺癌患者都需要系统的内分泌治疗,已明确可以改善 HR⁺ 乳腺癌患者的预后。内分泌治疗的基本概念是:当受雌激素驱动的增殖受到抑制时,激素反应性肿瘤细胞就不会再生长。我们所说的"激素疗法"实际上是指"抗雌激素"疗法,虽然有一些激素制剂的作用机制比这样的简要概括要复杂得多。

对于绝经前或绝经后的女性,他莫昔芬是内分泌治疗的首选。它是通过与雌激素受体结合并阻断其激活而起作用的。虽然之前的治疗标准是 5 年的他莫昔芬,但是最近的证据表明,将他莫昔芬辅助治疗延长至 10 年可以降低乳腺癌的复发率和死亡率[20]。需注意的副作用包括情绪波动、白内障、血栓栓塞事件的风险增加以及罕见的子宫癌症。

对绝经后的患者,可应用芳香化酶抑制剂(AI),它是一种选择性的抗雌激素药物,可以阻断包括绝经后妇女肝脏、脂肪和肌肉在内的外周组织中雄激素芳构化成雌激素。临床研究表明,在绝经后的患者,AI 比他莫昔芬更有效[21]。AI 的使用仅适合绝经后的患者,因为任何卵巢功能都会使 AI 治疗的抗雌激素作用最小化。然而,对于非常年轻的绝经前患者(小于 35 岁)或患有需要化疗的侵袭性疾病的患者,AI 加上卵巢抑制已显示出比他莫昔芬更好的疗效[22-24]。

关于 AI 的最佳治疗持续时间存在争议(5 年 vs 10 年),尽管 2016 年发表的一项大型研究表明,10 年治疗较 5 年治疗为患者提供了少许 iDFS(invasive disease free survival)获益。然而,这种改善在减少新发对侧局部乳腺癌方面最为有益,而在 OS 方面没有改善[23-25]。AI 的药物包括来曲唑、阿那曲唑和依西美坦。副作用包括骨骼和肌肉酸痛以及骨质疏松。与他莫昔芬相比,AI 不会增加血栓栓塞事件和子宫癌症的风险。

虽然所有 HR⁺ 患者都需要内分泌治疗,但只有部分患者能从增加化疗中获益(具体化疗方案见三阴性乳腺癌部分)。是否推荐化疗是基于患者乳腺癌复发的风险以及通过化疗降低风险的可能性。过去,建议任何 HR⁺ 乳腺癌肿块大于 1cm 或淋巴结阳性的患者需联合化疗。然而,当治疗潜在的危害大于预期的益处时,现已尽量减少化疗的使用。为了进行评估,一些更好的了解肿瘤生物学的检测方法已经开发出来,以预测肿瘤的复发率和对化疗的反应。最广泛使用的检测是 21 基因肿瘤复发分数检测（21 gene Oncotype Dx recurrence score），评估 21 个肿瘤基因，并将患者分成 3 个远处复发风险组：低风险组（0～17 分），中风险组（18～30 分），高风险组（31 分及以上）[26]。一般来说，化疗推荐给高复发评分的患者，而不推荐给低复发评分的患者。对于中风险组的患者，是否化疗基于个体情况。目前一项前瞻性临床试验（TAILORx）已完成入组，以更好地了解中度风险组患者，化疗的好处。此研究第一部分的结果已报道，显示在复发评分为 10 分或更低的患者中，仅他莫昔芬治疗（不含化疗）OS 可达 98%[27]。中风险组患者的结果尚未确定。值得注意的是，一项大型临床研究（RxPONDER）正在进行，以在淋巴结阳性疾病中检测复发评分，并试图进一步减少无化疗获益的患者不必要的化疗使用。

非转移性 HER2+ 乳腺癌的系统治疗

乳腺癌最重要的进展之一是曲妥珠单抗的进展。该人源化的靶向 HER2 的单克隆抗体是迄今为止辅助治疗中研究最广泛的生物疗法（抗雌激素之后）。HER2 的状态通过蛋白质的免疫组化评估和 / 或 HER2 基因序列的荧光原位杂交（FISH）分析来确定。将曲妥珠单抗添加到各种辅助化学治疗方案中具有显著的生存获益，现在已成为该亚组辅助治疗的标准治疗[28-31]。曲妥珠单抗辅助治疗的最佳持续时间为 1 年[32]。

靶向 HER2 的新型单克隆抗体是帕妥珠单抗，它在新辅助治疗中与曲妥珠单抗和化疗联合用于较大肿瘤或淋巴结阳性乳腺癌，显著增加了手术时治疗的病理缓解[32]。现在，适用于直径≥2cm 或更大的 HER2 阳性或淋巴结阳性乳腺癌病例的标准治疗[33]。2017 年发表的一项近期大型辅助治疗研究（Aphinity 研究）显示了帕妥珠单抗联合曲妥珠单抗和化疗的可获益，发现了很少但在统计学上却有意义的 iDFS 获益，尤其是对淋巴结阳性的患者[34]。

值得注意的是，曲妥珠单抗的主要副作用是心脏毒性，因此在使用靶向 HER2 的抗体之前应进行超声心动图检查，并在整个治疗过程中定期监测心脏功能。

非转移性三阴性乳腺癌的系统治疗

三阴性乳腺癌（TNBC）被定义为 ER、PR、HER2 阴性的乳腺癌。因此，没有针对性疗法，而全身治疗仅有化疗。通常，建议对任何肿瘤病灶大于 1cm 或有淋巴结阳性的三阴性乳腺癌需化疗，同时对任何大于 0.5cm 的乳腺癌考虑化疗。目前多个化疗方案通常包括蒽环类和 / 或紫杉类。三种常用的治疗方案是 CMF（环磷酰胺、甲氨蝶呤、氟尿嘧啶），TC（多西他赛、环磷酰胺）和剂量密集型 AC→T（多柔比星、环磷酰胺、紫杉醇）。剂量密度是指每 2 周进行一次化疗，与每 3 周进行一次给药相比，患者的预后和 DFS 有所改善[35]。但是，由于尚未在随机对照研究中直接比较多种治疗方案，因此在不同的肿瘤中心治疗，方案偏好存在差异。对于大部分侵袭性乳腺癌，蒽环类药物通常显示最佳疗效[36]，尽管必须同时权衡心脏毒性和罕见的继发性恶性肿瘤的风险。

尽管缺乏靶向治疗，但已尝试在可能的情况下针对 TNBC 进行个性化治疗。例如，在接受新辅助化疗并在手术时有肿瘤残留的患者中添加辅助口服化疗药（卡培他滨）。术后增加卡培他滨化疗可改善这些患者的 OS[37]。TNBC 正在进行其他几项辅助临床试验，包括对新辅助治疗后残留肿瘤的患者进行免疫治疗（NCT02954874），表达雄激素受体（NCT02750358）的肿瘤中雄激素受体阻滞，对具有胚系 *BRCA* 突变的患者可应用多腺苷二磷酸核糖聚合酶（PARP）抑制剂（NCT02032823）。

最后，另一种个性化治疗 TNBC 的方案是在新辅助化疗中加入卡铂，用于在评估时患有较大的肿瘤体积的患者，已证实这可以提高保乳手术率。这种情况下卡铂对 DFS 的影响，各研究结果不一致[38,39]。

局部复发

局部复发的治疗通常涉及多学科团队协作，并由外科、放射科和肿瘤内科医生进行评估。应考虑通过活检进行诊断重新评估（包括重新评估受体状态），并再次进行分期检查以排除远处复发。如果可以完全切除复发性肿瘤，另加辅助性化疗可提高 5 年 DFS，尤其是在激素受体阴性乳腺癌中[40]。

转移性乳腺癌（MBC）的治疗

MBC 和非转移性乳腺癌之间的一个重要的区别是 MBC 无法治愈。因此，MBC 的治疗旨在改善患者生活质量并尽可能延长生存期。MBC 治疗中手术和放疗的作用仅用于缓解症状，主要治疗是序贯的全身治疗。应考虑及时进行社会心理治疗、支持治疗和症状相关的干预措施。由于在这种情况下无法治愈,为了尽可能长时间地维持生活质量,最大限度地降低治疗毒性尤为重要。治疗选择取决于肿瘤受体的状态,包括化疗、内分泌治疗和靶向治疗。为了最小化毒性,当使用化疗时,除非需要尽快控制症状,否则一般首选单药化疗而不是联合化疗[41]。

HR⁺MBC 的治疗

除非需要尽快控制内脏危象,否则内分泌治疗是 HR⁺ 乳腺癌的首选初始全身治疗。内分泌治疗的选择,部分取决于患者和肿瘤的几种特征:包括激素受体阳性的程度,HER2 的状态,患者在辅助治疗中接受的抗雌激素药物,是否在应用该疗法治疗时或之后复发,自完成抗雌激素治疗以来的时间间隔及自初次诊断及其转移复发以来的无病间隔时间[42]。

AI 通常首选作为一线药物使用,然后是选择性雌激素受体下调剂(SERD)氟维司群。也可选用他莫昔芬和托瑞米芬等 SERM,他们通常保留为后线方案。对于绝经前妇女,建议卵巢抑制或切除[42]。内分泌方案用尽后,应序贯应用单药化疗。

美国 FDA 根据研究进展最近批准了针对转移性 HR 阳性疾病的几种靶向治疗。例如周期蛋白依赖性激酶(CDK)4/6 抑制剂可阻断肿瘤细胞从 G_1 期至 S 期,与内分泌治疗联合治疗 HR⁺MBC,可显著改善无进展生存期(PFS)。CDK 4/6 抑制剂包括帕博西尼、瑞博西尼和波玛西尼。中性粒细胞减少症在帕博西尼和瑞博西尼中很常见,但发热性中性粒细胞减少症和严重感染很少见[43-46]。依维莫司抑制哺乳动物西罗莫司靶蛋白(mTOR)途径的靶点,另一种是美国 FDA 批准的靶向疗法,与 AI 疗法联合使用已显示出显著的 PFS 获益[47]。最后,尽管尚未获得美国 FDA 的批准,但对磷酸肌醇 3- 激酶(PI3K)(mTOR 上游的一种蛋白)的抑制显示了 HR MBC 的另一种有希望的靶向治疗[48]。

HER2⁺MBC 的治疗

HER2⁺MBC 的治疗通常包括化疗和抗 HER2 靶向治疗的联合。大型临床研究已明确了标准的一线和二线治疗方案。先前 HER2 阳性 MBC 的初始治疗包括紫杉类化疗联合曲妥珠单抗[49]。新的治疗标准包括在该方案中添加帕妥珠单抗,这可进一步改善 PFS[50] 和 OS[51],而不会增加严重的心脏毒性(Cleopatra 试验)。推荐的二线治疗方法是抗体 - 药物耦联物 T-DM1,该药物结合了曲妥珠单抗与细胞毒类药物 DM1,与替代方案相比,已显示可

改善 PFS 和 OS[52]。尽管目前尚无明确的标准三线治疗,但美国临床肿瘤学会(ASCO)建议继续采用某种形式的抗 HER2 靶向治疗(通常是曲妥珠单抗或靶向 HER2 的酪氨酸激酶抑制剂拉帕替尼),要么相互结合[53],要么与其他化疗方案联合使用[54]。

转移性三阴性乳腺癌的治疗

遗憾的是,尽管 HR⁺ 和 HER2⁺ 型 MBC 有前述有效的靶向治疗,转移性 TNBC 的治疗选择却很少,并且仅以化疗为主。首选单药序贯化疗,常见的初始治疗选择包括紫杉烷类、卡培他滨、蒽环类药物和艾日布林[55,56]。可以考虑使用卡铂,这对伴有 BRCA 突变的患者尤其有效[57]。同样地,最近的一项大型临床研究显示,对于任何类型的具有 BRCA 突变的 MBC,在一线或二线治疗中,PARP 抑制剂奥拉帕尼对比化疗获得了具有统计学意义的 PFS 延长,且毒性较小[58]。

鉴于 TNBC 的治疗选择有限,在患者及其家人的知情同意下,TNBC 的治疗应始终考虑参加临床研究。尽管不建议在临床研究以外使用,但整个肿瘤学界都对免疫治疗在 TNBC 中的潜在作用表示期待。

乳腺癌中的骨健康

在乳腺癌中,优化骨骼健康非常重要。如前所述,AI 治疗会使骨密度降低,因此接受 AI 治疗的早期患者需要进行骨密度扫描以监测骨量减少和骨质疏松症的发展。在这些患者中,适当的维生素 D 和钙补充很重要[59]。在辅助治疗中,已显示添加能抑制破骨细胞活性的骨修饰剂,包括双膦酸盐[60,61] 和地舒单抗(denosumab)[62],可降低骨骼相关事件的风险[骨骼相关事件(skeletal-related events,SRE):包括需要姑息治疗的明显骨痛或骨折]、减少乳腺癌的复发并提高患者的生存率。目前建议在绝经后女性中辅助使用三年的双膦酸盐[59]。

对于 MBC 患者,80% 的患者发生骨转移,骨转移激活破骨细胞活性,增加了 SRE 的风险,包括病理性骨折,硬膜外侵袭和脊髓压迫。使用双膦酸盐或地舒单抗治疗可降低 SRE 的风险,所有发生骨转移的 MBC 患者都应推荐使用。值得注意的是,地舒单抗已显示出比双膦酸盐获益稍多[63],但双膦酸盐的好处是用药频率更低(每 3 个月 vs 每 1 个月)[64]。

结论

　　乳腺癌是一种常见疾病，每年都会影响成千上万的新发女性。幸运的是，对肿瘤生物学行为的了解已使得辅助阶段、转移阶段的乳腺癌治疗取得重大进展，同时也改善了患者的发病率及生存率。目前正在进行许多重要的临床研究，这些研究将进一步增进人们对乳腺癌的了解并优化其治疗，并使全世界目前和未来的乳腺癌患者更长久、更好地生存。

要点

- 乳腺癌是美国女性最常见的癌症，预计 2018 年将有大约 26 万新发病例和超过 4 万与乳腺癌相关的死亡病例。

- 明确的乳腺癌危险因素包括年龄增长、内源性或外源性雌激素暴露时间延长以及家族史。

- 严格局限于乳腺导管（DCIS）或小叶（LCIS）的恶性细胞，没有转移可能，称为原位癌。DCIS 接受伴或不伴放疗的乳房肿瘤切除术治疗。LCIS 仅被认为是未来发展成乳腺癌的高风险标志，不需要手术或放疗。数据支持对这两种病变考虑抗雌激素辅助治疗。

- 非转移性浸润性乳腺癌（仅限于乳腺和局部淋巴结）的治疗通常包括含或不含放疗的手术。通常建议术后添加系统治疗（称为辅助治疗），药物可通过血液循环到达全身，杀死在手术之前从乳房中逸出的癌细胞。

- 新辅助全身治疗（手术前）正越来越多地用于提高患者的保乳手术成功率，并具有与术后接受全身治疗相当的生存率。

- 了解乳腺癌的受体状态（ER、PR、HER2 或三阴性）对于确定患者的复发风险以及预测内分泌或抗 HER2 靶向治疗的获益非常重要。

- 全身治疗包括化疗、内分泌治疗和靶向治疗。

- 用于非转移性和转移性乳腺癌的内分泌治疗包括他莫昔芬和 AI。这些药物具有不同的副作用，需要关注的是，AI 仅在绝经后（或卵巢抑制后）应用。氟维司群代表另一种内分泌疗法，仅批准用于转移性乳腺癌。

- 靶向治疗包括靶向 HER2 的药物（例如曲妥珠单抗和帕妥珠单抗），CDK4/6 抑制剂（例如帕博西尼，瑞博西尼和波玛西尼）和 mTOR 抑制剂（例如依维莫司）。

- MBC 无法治愈，因此治疗目标是改善生活质量，提高生存率。幸运的是，已经开发出许多新型全身疗法，患者有时可以带瘤生存多年。

（傅强　译　王巍　校）

参考文献

1. National Cancer Institute. Surveillance, Epidemiology, and End Results program. https://seer.cancer.gov/statfacts/html/breast.html. Accessed May 30, 2018.
2. Yager JD, Davidson NE. Estrogen carcinogenesis in breast cancer. *N Engl J Med.* 2006;354(3):270–282.
3. Chlebowski RT, Hendrix SL, Langer RD, et al. Influence of estrogen plus progestin on breast cancer and mammography in healthy postmenopausal women: the Women's Health Initiative Randomized Trial. *JAMA.* 2003;289(24):3243–3253.
4. Iyengar NM, Hudis CA, Dannenberg AJ. Obesity and inflammation: new insights into breast cancer development and progression. *Am Soc Clin Oncol Educ Book.* 2013;33:46–51.
5. Claus EB, Schildkraut JM, Thompson WD, et al. The genetic attributable risk of breast and ovarian cancer. *Cancer.* 1996;77(11):2318–2324.
6. Chen S, Parmigiani G. Meta-analysis of BRCA1 and BRCA2 penetrance. *J Clin Oncol.* 2007;25(11):1329–1333.
7. Hartmann LC, Sellers TA, Frost MH, et al. Benign breast disease and the risk of breast cancer. *N Engl J Med.* 2005;353(3):229–237.
8. Oeffinger KC, Fontham ET, Etzioni R, et al. Breast cancer screening for women at average risk: 2015 guideline update from the American cancer society. *JAMA.* 2015;314(15):1599–1614.
9. Chiarelli AM, Prummel MV, Muradali D, et al. Effectiveness of screening with annual magnetic resonance imaging and mammography: results of the initial screen from the Ontario High Risk Breast Screening Program. *J Clin Oncol.* 2014;32(21):2224–2230.
10. Fisher ER, Land SR, Fisher B, et al. Pathologic findings from the National Surgical Adjuvant Breast and Bowel Project: twelve-year observations concerning lobular carcinoma in situ. *Cancer.* 2004;100(2):238–244.
11. Fisher B, Costantino JP, Wickerham DL, et al. Tamoxifen for the prevention of breast cancer: current status of the National Surgical Adjuvant Breast and Bowel Project P-1 study. *J Natl Cancer Inst.* 2005;97(22):1652–1662.
12. Chuba PJ, Hamre MR, Yap J, et al. Bilateral risk for subsequent breast cancer after lobular carcinoma-in-situ: analysis of surveillance, epidemiology, and end results data. *J Clin Oncol.* 2005;23(24):5534–5541.
13. Cuzick J, Sestak I, Pinder SE, et al. Effect of tamoxifen and radiotherapy in women with locally excised ductal carcinoma in situ: long-term results from the UK/ANZ DCIS trial. *Lancet Oncol.* 2011;12(1):21–29.
14. Margolese RG, Cecchini RS, Julian TB, et al. Anastrozole versus tamoxifen in postmenopausal women with ductal carcinoma in situ undergoing lumpectomy plus radiotherapy (NSABP B-35): a randomised, double-blind, phase 3 clinical trial. *Lancet.* 2016;387(10021):849–856.
15. Giuliano AE, Connolly JL, Edge SB, et al. Breast Cancer—Major changes in the American Joint Committee on Cancer eighth edition cancer staging manual. *CA Cancer J Clin.* 2017;67(4):290–303.
16. Schnipper LE, Smith TJ, Raghavan D, et al. American society of clinical oncology identifies five key opportunities to improve care and reduce costs: the top five list for oncology. *J Clin Oncol.* 2012;30(14):1715–1724.
17. Voduc KD, Cheang MC, Tyldesley S, et al. Breast cancer subtypes and the risk of local and regional relapse. *J Clin Oncol.* 2010;28(10):1684–1691.
18. Foulkes WD, Smith IE, Reis-Filho JS. Triple-negative breast cancer. *N Engl J Med.* 2010;363(20):1938–1948.
19. Fisher B, Brown A, Mamounas E, et al. Effect of preoperative chemotherapy on local-regional disease in women with operable breast cancer: findings from National Surgical Adjuvant Breast and Bowel Project B-18. *J Clin Oncol.* 1997;15(7):2483–2493.
20. Davies C, Pan H, Godwin J, et al. Long-term effects of continuing adjuvant tamoxifen to 10 years versus stopping at 5 years after diag-

第二篇

nosis of oestrogen receptor-positive breast cancer: ATLAS, a randomised trial. *Lancet*. 2013;381(9869):805–816.

21. Cuzick J, Sestak I, Baum M, et al. Effect of anastrozole and tamoxifen as adjuvant treatment for early-stage breast cancer: 10-year analysis of the ATAC trial. *Lancet Oncol*. 2010;11(12):1135–1141.

22. Burstein HJ, Lacchetti C, Anderson H, et al. Adjuvant Endocrine Therapy for Women With Hormone Receptor-Positive Breast Cancer: American Society of Clinical Oncology Clinical Practice Guideline Update on Ovarian Suppression. *J Clin Oncol*. 2016;34(14):1689–1701.

23. Francis PA, Regan MM, Fleming GF, et al. Adjuvant ovarian suppression in premenopausal breast cancer. *N Engl J Med*. 2015;372(5):436–446.

24. Pagani O, Regan MM, Walley BA, et al. Adjuvant exemestane with ovarian suppression in premenopausal breast cancer. *N Engl J Med*. 2014;371(2):107–118.

25. Goss PE, Ingle JN, Pritchard KI, et al. Extending Aromatase-Inhibitor Adjuvant Therapy to 10 Years. *N Engl J Med*. 2016;375(3):209–219.

26. Paik S, Shak S, Tang G, et al. A multigene assay to predict recurrence of tamoxifen-treated, node-negative breast cancer. *N Engl J Med*. 2004;351(27):2817–2826.

27. Sparano JA, Gray RJ, Makower DF, et al. Prospective validation of a 21-gene expression assay in breast cancer. *N Engl J Med*. 2015;373(21):2005–2014.

28. Piccart-Gebhart MJ, Procter M, Leyland-Jones B, et al. Trastuzumab after adjuvant chemotherapy in HER2-positive breast cancer. *N Engl J Med*. 2005;353(16):1659–1672.

29. Romond EH, Perez EA, Bryant J, et al. Trastuzumab plus adjuvant chemotherapy for operable HER2-positive breast cancer. *N Engl J Med*. 2005;353(16):1673–1684.

30. Slamon D, Eiermann W, Robert N, et al. Phase III randomized trial comparing doxorubicin and cyclophosphamide followed by docetaxel (ACT) with doxorubicin and cyclophosphamide followed by docetaxel and trastuzumab (ACTH) with docetaxel, carboplatin and trastuzumab (TCH) in HER2 positive early breast cancer patients: BCIRG 006 study. San Antonio Breast Cancer Symposium; 2005; San Antonio, TX; 2005.

31. Joensuu H, Kellokumpu-Lehtinen PL, Bono P, et al. Adjuvant docetaxel or vinorelbine with or without trastuzumab for breast cancer. *N Engl J Med*. 2006;354(8):809–820.

32. Goldhirsch A, Gelber RD, Piccart-Gebhart MJ, et al. 2 years versus 1 year of adjuvant trastuzumab for HER2-positive breast cancer (HERA): an open-label, randomised controlled trial. *Lancet*. 2013;382(9897):1021–1028.

33. Gianni L, Pienkowski T, Im YH, et al. Efficacy and safety of neoadjuvant pertuzumab and trastuzumab in women with locally advanced, inflammatory, or early HER2-positive breast cancer (NeoSphere): a randomised multicentre, open-label, phase 2 trial. *Lancet Oncol*. 2012;13(1):25–32.

34. von Minckwitz G, Procter M, de Azambuja E, et al. Adjuvant pertuzumab and trastuzumab in early HER2-positive breast cancer. *N Engl J Med*. 2017;377(2):122–131.

35. Citron ML, Berry DA, Cirrincione C, et al. Randomized trial of dose-dense versus conventionally scheduled and sequential versus concurrent combination chemotherapy as postoperative adjuvant treatment of node-positive primary breast cancer: first report of Intergroup Trial C9741/Cancer and Leukemia Group B Trial 9741. *J Clin Oncol*. 2003;21(8):1431–1439.

36. Blum JL, Flynn PJ, Yothers G, et al. Anthracyclines in Early Breast Cancer: The ABC Trials-USOR 06-090, NSABP B-46-I/USOR 07132, and NSABP B-49 (NRG Oncology). *J Clin Oncol*. 2017;35(23):2647–2655.

37. Masuda N, Lee SJ, Ohtani S, et al. Adjuvant capecitabine for breast cancer after preoperative chemotherapy. *N Engl J Med*. 2017;376(22):2147–2159.

38. von Minckwitz G, Schneeweiss A, Loibl S, et al. Neoadjuvant carboplatin in patients with triple-negative and HER2-positive early breast cancer (GeparSixto; GBG 66): a randomised phase 2 trial. *Lancet Oncol*. 2014;15(7):747–756.

39. Sikov WM, Berry DA, Perou CM, et al. Impact of the addition of carboplatin and/or bevacizumab to neoadjuvant once-per-week paclitaxel followed by dose-dense doxorubicin and cyclophosphamide on pathologic complete response rates in stage II to III triple-negative breast cancer: CALGB 40603 (Alliance). *J Clin Oncol*. 2015;33(1):13–21.

40. Aebi S, Gelber S, Anderson SJ, et al. Chemotherapy for isolated locoregional recurrence of breast cancer (CALOR): a randomised trial. *Lancet Oncol*. 2014;15(2):156–163.

41. Cardoso F, Costa A, Norton L, et al. 1st International consensus guidelines for advanced breast cancer (ABC 1). *Breast*. 2012;21(3):242–252.

42. Rugo HS, Rumble RB, Macrae E, et al. Endocrine therapy for hormone receptor-positive metastatic breast cancer: American Society

of Clinical Oncology guideline. *J Clin Oncol*. 2016;34(25):3069–3103.

43. Finn RS, Martin M, Rugo HS, et al. Palbociclib and letrozole in advanced breast cancer. *N Engl J Med*. 2016;375(20):1925–1936.

44. Turner NC, Ro J, Andre F, et al. Palbociclib in hormone-receptor-positive advanced breast cancer. *N Engl J Med*. 2015;373(3):209–219.

45. Hortobagyi GN, Stemmer SM, Burris HA, et al. Ribociclib as first-line therapy for HR-positive, advanced breast cancer. *N Engl J Med*. 2016;375(18):1738–1748.

46. Sledge Jr GW, Toi M, Neven P, et al. MONARCH 2: Abemaciclib in combination with fulvestrant in women with HR+/HER2- advanced breast cancer who had progressed while receiving endocrine therapy. *J Clin Oncol*. 2017;35(25):2875–2884.

47. Baselga J, Campone M, Piccart M, et al. Everolimus in postmenopausal hormone-receptor-positive advanced breast cancer. *N Engl J Med*. 2012;366(6):520–529.

48. Baselga J, Im SA, Iwata H, et al. Buparlisib plus fulvestrant versus placebo plus fulvestrant in postmenopausal, hormone receptor-positive, HER2-negative, advanced breast cancer (BELLE-2): a randomised, double-blind, placebo-controlled, phase 3 trial. *Lancet Oncol*. 2017;18(7):904–916.

49. Marty M, Cognetti F, Maraninchi D, et al. Randomized phase II trial of the efficacy and safety of trastuzumab combined with docetaxel in patients with human epidermal growth factor receptor 2-positive metastatic breast cancer administered as first-line treatment: the M77001 study group. *J Clin Oncol*. 2005;23(19):4265–4274.

50. Baselga J, Cortes J, Kim SB, et al. Pertuzumab plus trastuzumab plus docetaxel for metastatic breast cancer. *N Engl J Med*. 2012;366(2):109–119.

51. Swain SM, Baselga J, Kim SB, et al. Pertuzumab, trastuzumab, and docetaxel in HER2-positive metastatic breast cancer. *N Engl J Med*. 2015;372(8):724–734.

52. Verma S, Miles D, Gianni L, et al. Trastuzumab emtansine for HER2-positive advanced breast cancer. *N Engl J Med*. 2012;367(19):1783–1791.

53. Blackwell KL, Burstein HJ, Storniolo AM, et al. Randomized study of Lapatinib alone or in combination with trastuzumab in women with ErbB2-positive, trastuzumab-refractory metastatic breast cancer. *J Clin Oncol*. 2010;28(7):1124–1130.

54. Giordano SH, Temin S, Kirshner JJ, et al. Systemic therapy for patients with advanced human epidermal growth factor receptor 2-positive breast cancer: American society of clinical oncology clinical practice guideline. *J Clin Oncol*. 2014;32(19):2078–2099.

55. Kaufman PA, Awada A, Twelves C, et al. Phase III open-label randomized study of eribulin mesylate versus capecitabine in patients with locally advanced or metastatic breast cancer previously treated with an anthracycline and a taxane. *J Clin Oncol*. 2015;33(6):594–601.

56. Sledge GW, Neuberg D, Bernardo P, et al. Phase III trial of doxorubicin, paclitaxel, and the combination of doxorubicin and paclitaxel as front-line chemotherapy for metastatic breast cancer: an intergroup trial (E1193). *J Clin Oncol*. 2003;21(4):588–592.

57. Tutt A. The TNT trial. San Antonio Breast Cancer Symposium; 2014 December 11, 2014; 2014.

58. Robson M, Im SA, Senkus E, et al. Olaparib for metastatic breast cancer in patients with a germline BRCA mutation. *N Engl J Med*. 2017;377(6):523–533.

59. Dhesy-Thind S, Fletcher GG, Blanchette PS, et al. Use of adjuvant bisphosphonates and other bone-modifying agents in breast cancer: a Cancer Care Ontario and American Society of Clinical Oncology clinical practice guideline. *J Clin Oncol*. 2017;35(18):2062–2081.

60. Coleman R, Cameron D, Dodwell D, et al. Adjuvant zoledronic acid in patients with early breast cancer: final efficacy analysis of the AZURE (BIG 01/04) randomised open-label phase 3 trial. *Lancet Oncol*. 2014;15(9):997–1006.

61. Early Breast Cancer Trialists' Collaborative Group (EBCTCG). Adjuvant bisphosphonate treatment in early breast cancer: meta-analyses of individual patient data from randomised trials. *The Lancet*. 2015;386(10001):1353–1361.

62. Gnant M, Pfeiler G, Dubsky PC, et al. Adjuvant denosumab in breast cancer (ABCSG-18): a multicentre, randomised, double-blind, placebo-controlled trial. *Lancet*. 2015;386(9992):433–443.

63. Stopeck AT, Lipton A, Body JJ, et al. Denosumab compared with zoledronic acid for the treatment of bone metastases in patients with advanced breast cancer: a randomized, double-blind study. *J Clin Oncol*. 2010;28(35):5132–5139.

64. Hortobagyi GN, Van Poznak C, Harker WG, et al. Continued treatment effect of zoledronic acid dosing every 12 vs 4 weeks in women with breast cancer metastatic to bone: The OPTIMIZE-2 randomized clinical trial. *JAMA Oncol*. 2017;3(7):906–912.

第17章

原发中枢神经系统肿瘤的评估与治疗

Katarzyna Ibanez, Lisa M. DeAngelis

原发中枢神经系统(central nervous system, CNS)肿瘤包含多种肿瘤,其组织来源不同,发生部位各异。2016 版的世界卫生组织(World Health Organization, WHO)神经系统肿瘤分类(表 17-1)在常规组织形态学病理分类的基础上引入了分子病理参数来定义多种肿瘤,从而推动临床、基础研

表 17-1 2016 年世界卫生组织简表 - 中枢神经系统肿瘤的分类

弥漫性星形细胞瘤和少突胶质细胞瘤	伴广泛结节形成;大细胞 / 未分化型)
弥漫性星形细胞瘤(IDH- 突变型;IDH- 野生型,NOS)	脑神经和椎旁神经肿瘤
间变性星形细胞瘤(IDH- 突变型;IDH- 野生型,NOS)	神经鞘瘤
胶质母细胞瘤(IDH- 突变型;IDH- 野生型,NOS)	黑色素性神经鞘瘤
弥漫性中线胶质瘤,H3k27M 突变	神经纤维瘤
少突胶质细胞瘤(IDH- 突变伴 1p/19q 共缺失,NOS)	神经束膜瘤
间变性少突胶质细胞瘤(IDH- 突变伴 1p/19q 共缺失,NOS)	混合型神经鞘瘤
少突星形细胞瘤 NOS	恶性周围神经鞘瘤
间变少突星形细胞瘤	脑膜肿瘤
其他星形细胞瘤	脑膜瘤
毛细胞型星形细胞瘤	非典型脑膜瘤
室管膜下巨细胞星形细胞瘤	间变脑膜瘤
多形性黄色星形胶质细胞瘤	间充质,非脑膜内皮肿瘤
间变多形性黄色星形胶质细胞瘤	孤立性纤维性肿瘤 / 血管外皮细胞瘤
室管膜肿瘤	血管母细胞瘤
室管膜下瘤	血管瘤
黏液乳头型室管膜瘤	原发中枢神经系统淋巴瘤
室管膜瘤	生殖细胞肿瘤
未分化室管膜瘤	生殖细胞瘤
神经元和混合性神经元 - 胶质肿瘤	胚胎性癌
胚胎发育不良性神经上皮肿瘤	卵黄囊瘤
节细胞瘤	绒毛膜癌
节细胞胶质瘤	畸胎瘤(成熟,未成熟)
间变节细胞胶质瘤	畸胎瘤恶变
松果体区肿瘤	混合性生殖细胞肿瘤
胚胎性肿瘤	鞍区肿瘤
髓母细胞瘤,遗传学分类:(wnt 激活;SHH 激活伴 TP53 突变;SHH 激活伴 53 野生型;非 WNT/ 非 -SHH)	颅咽管瘤
	其他
髓母细胞瘤,组织学分类:(经典型;促纤维增生 / 结节型;	转移性肿瘤

IDH,异柠檬酸脱氢酶;NOS,未特别说明。

究及流行病学研究进入了分子病理时代[1]。在这一章节，我们将对原发中枢神经系统肿瘤的流行病学、症状、体征、诊断及治疗的方法等方面予以概述。同时对一些特殊的脑及脊髓肿瘤的长期并发症及其治疗方法进行讨论。

流行病学

原发中枢神经系统肿瘤的发病率数据可以从美国癌症协会（American Cancer Society ACS）及美国脑肿瘤注册中心（the Central Brain Tumor Registry of the United States，CBTRUS）获得。数据显示，2010 年全美诊断为原发中枢神经系统肿瘤且健在的患者数超过 688 096（其中，恶性肿瘤患者数超过 138 054，非恶性肿瘤患者数为 550 042）[2]。据估计，2018 年美国新增原发中枢神经系统良恶性肿瘤及其他中枢神经系统肿瘤的患者约为 78 980 人，恶性肿瘤数约为 26 070。为基于 2009—2013 年的统计数据，脑及其他中枢神经系统肿瘤的发病率为 22.36/10 万人，其中 7.18/10 万人为恶性。有资料表明，美国各年龄组及各种族的脑肿瘤发病率

均在上升[3,4]，原因并不明确，诊断技术提高及环境暴露可能与此有关。恶性中枢神经系统肿瘤在 20～39 岁男性致死性肿瘤中排第 2 位，在相同年龄段的女性致死性肿瘤中则排第 5 位[4]。据估计，在 2018 年，美国有约 16 616 人死于原发恶性脑及其他中枢系统肿瘤[5]。最常见的脑肿瘤为胶质瘤（占脑瘤总数的 40%，恶性肿瘤的 78%），其次是脑膜瘤（占脑瘤总数的 30%）[4]。致病风险因素包括：电离辐射[6]，家族综合征[7]及免疫抑制（如原发中枢神经系统淋巴瘤 primary central nervous system lymphoma，PCNSL）等[8]。

症状及体征

中枢神经系统肿瘤可表现为局部性或全身性神经功能障碍。全身性症状及体征包括头痛，癫痫发作，恶心/呕吐及性格改变等。局部性症状包括局部无力，感觉障碍，共济失调，视力改变及语言功能障碍等。表 17-2 列出了本章所讨论的脑肿瘤各症状出现的相对频率。肿瘤的神经解剖位置决定了其表现的症状和体征。

表 17-2 症状和体征

症状	高级别胶质瘤	低级别胶质瘤	原发中枢神经系统淋巴瘤	脑膜瘤
癫痫	++	+++	+	+++
局灶性功能障碍（例如：偏瘫，视野缺损，偏身感觉障碍，失语等）	+++	+	++	+
认知/行为改变	++	−	+++	+

与一般的看法相反，头痛很少作为唯一的表现症状。一项前瞻性研究表明，在新诊断的脑瘤患者中，孤立性头痛仅占 8%[9]，而在 37%～62% 的患者中，头痛可与其他症状共同出现[10]。头痛并发恶心、呕吐、神经系统检查异常，或先前的头痛模式发生明显改变，常提示存在结构异常，需要进一步检查。头痛可能随着咳嗽、打喷嚏或瓦尔萨尔瓦（Valsalva）动作而加重，因为这些活动可能增加颅内压[11]。

癫痫是 15%～30% 的脑瘤患者的主要症状[12]。癫痫发生的风险与肿瘤的位置及其组织病理分级相关。低级别，生长缓慢的肿瘤及累及灰质的肿瘤，癫痫发生的危险性最高。癫痫发作通常是局部性的，也经常进展至全身性发作。局部性癫痫的临

床表现形式多样，有时甚至很奇怪，包括孤立性肢体运动、强直姿势、感觉症状、幻嗅、意识改变、产生错觉或恐惧感等。

诊断

对于疑似患有中枢神经系统肿瘤的患者，MRI 扫描加静脉（iv）注射钆造影剂是首选和唯一必要的诊断性检查。头部 CT 扫描和非增强的 MRI 不足以进行全面评估。如果患者不能行 MRI 检查（如：安装有起搏器）或在急诊情况下，应行头 CT 检查。增强脑 MRI 正常基本可排除了脑瘤的诊断。一旦发现肿瘤，手术活检或切除以便获得组织学诊断是必要的，因为影像学检查缺乏特异性。如果考

虑 PCNSL 或感染，在活检或手术前应避免使用皮质类固醇。PET 成像，单光子发射 CT（SPECT），磁共振灌注成像（（PMI）），或磁共振波谱（MRS）可用于指导外科活检，找到肿瘤恶性程度可能性最高的部位。对于接受贝伐珠单抗治疗的患者，弥散加权成像（DWI）有助于检测其肿瘤的复发。从肿瘤样本的组织学检查可得出最终诊断，涂片或冰冻切片可获得初步的组织学亚型。有时可能需要进行额外的检查以获得准确的诊断结果（如免疫组织化学染色、分子标记、增殖指数等）。迄今为止发现的最重要的分子改变包括甲基鸟嘌呤甲基转移酶（MGMT）启动子甲基化、1p19q 协同缺失和异柠檬酸脱氢酶（IDH1 及 IDH2）的突变等。

治疗方式

目前主要的抗癌治疗手段包括手术、放疗和化疗。无论是为了诊断、治疗还是缓解症状，手术（整体全切除、次全切除、部分切除或活检）几乎总是必要的。当肿瘤靠近大脑的功能区域时，功能磁共振成像（fMRI）有助于术前制定治疗方案。如果需要，术中也可以进行 MRI。在某些情况下（如病变不可切除、肿瘤位于重要部位等）可能需要立体定向活检。对于原发性神经胶质瘤，应尽量行最大限度的手术切除（弥漫性桥脑胶质瘤或小的低级别胶质瘤除外）。

放射治疗（RT）用来杀死快速分裂的脑肿瘤细胞并缓解症状。目前最常用的治疗方法是调强放射治疗（IMRT）。这项技术利用三维（3D）成像制定辐射治疗计划，允许从多个角度向肿瘤精确传送辐射束，同时保护对辐射敏感的结构及正常的大脑或脊髓[13]。立体定向放射外科（SRS）则可以精确地向肿瘤提供高剂量的辐射。SRS 可由直线加速器，射波刀，或伽玛刀一次性或分几次（称为切割）进行。急性 RT 的毒性反应包括脱发、食欲缺乏、疲劳、脑水肿、头痛以及血液毒性反应等。

根据肿瘤亚型不同，可使用不同的化疗方案。替莫唑胺是一种口服烷基化剂，可用于治疗高级别胶质瘤。其副作用包括中度至重度血小板减少症（10%～20%），淋巴细胞减少和中性粒细胞减少（15%），恶心，疲劳，厌食等，个别情况下有肝毒性。

贝伐珠单抗是一种与血管内皮生长因子（VEGF）结合的单克隆抗体，可用于治疗复发性恶性胶质瘤并用于处理血管源性水肿（替代类固醇激

素）。其副作用包括高血压、静脉血栓栓塞、出血和伤口延迟愈合等。使用 VEGF 抑制剂治疗的患者应控制血压，使其不超过 140/90mmHg，因为患者可发展为可逆性后部脑病综合征（PRES）[14]。

亚硝基脲类药物（如卡莫司汀）用于治疗复发性高级别胶质瘤，可单独使用，也可与丙卡嗪、洛莫司汀（CCNU）、长春新碱（PCV）化疗联合使用。

肿瘤治疗场（TTF）是一种便携式设备，已经被美国 FDA 批准作为胶质母细胞瘤的辅助治疗方法。它使用低强度的交流电干扰细胞有丝分裂。该设备必须连续戴在剃光的头皮上。TTF 在胶质母细胞瘤患者行放化疗后联合替莫唑胺维持治疗可提高胶质母细胞瘤患者的无进展生存期（PFS）和总生存期（OS），与单纯应用替莫唑胺治疗组相比，PFS 及 OS 分别为 7.1 个月 vs 4.0 个月和 19.6 个月 vs 16.6 个月。副作用包括皮肤刺激和精神疾病[15]。该疗法目前还有一定的争议[16]。

癫痫发作（部分性发作或继发性全身发作）在脑瘤患者中较为常见。不推荐在手术前预防性使用抗癫痫药物[17]，在手术后可适当应用。术后预防癫痫发作的时长目前尚不明确，对于无癫痫发作的患者，通常在 1～2 周后逐渐减少抗癫痫药物[18]。通常情况下，对于脑瘤引起的癫痫发作可使用一种抗癫痫药进行预防性治疗。左乙拉西坦因其安全性和有效性而被广泛使用[19]。常见的副作用包括疲劳、嗜睡、头晕、易怒和抑郁。其他使用的药物包括普瑞巴林，拉莫三嗪，托吡酯，拉科酰胺，丙戊酸钠等。如果患者使用单一药物效果不佳，剂量调整后仍有发作，可以使用或加用替代药物。彻底的肿瘤切除、放疗和化疗亦有利于改善癫痫[20-23]。

血脑屏障受损导致细胞外液体积聚，可形成血管源性水肿，白质受影响更明显。VEGF 在这一过程中起着重要的作用。糖皮质激素能有效控制脑水肿，逐渐降低颅内压。地塞米松最为常用，（如果症状严重，初始剂量为 10mg，后调整为每日 2 次，每次 8mg。然后每隔 4 日减少一次，直到达到最低有效剂量，或尽可能停用）[24, 25]。糖皮质激素的副作用包括失眠、行为改变、震颤、肌病、感染（肺囊虫肺炎［PCP］）、消化道出血或穿孔、高血压、高血糖、骨质疏松和缺血性坏死等。亦有患者陈述在类固醇剂量降低或停用后出现关节和肌肉疼痛（假风湿病）。对于接受高剂量糖皮质激素治疗的患者、有其他危险因素或有消化性溃疡病史或围手术期患者，可考虑使用质子泵抑制剂进行预防性治疗。

建议对慢性糖皮质激素患者（治疗 6 周以上）注意预防 PCP。偶有类固醇毒性较大或水肿控制不良的情况，可使用贝伐珠单抗帮助控制患者的血管源性水肿[26,27]。

恶性胶质瘤患者中有 17%～26% 会出现症状性的静脉血栓栓塞（VTE）[28,29]。脑瘤患者围手术期的 VTE 风险为 10%～15%[30,31]。高级别胶质瘤患者的自发瘤内出血发生率为 1%～3%，而少突胶质细胞瘤患者的自发出血可高达 10%[32,33]。脑出血的风险并不排除对脑瘤患者进行治疗性或预防性的抗凝治疗。接受贝伐珠单抗治疗的患者发生静脉血栓栓塞和出血并发症的风险均可能增加。尽管出血的风险增加了，但如果有治疗指征，使用贝伐珠单抗治疗的恶性胶质瘤和静脉血栓栓塞患者仍会获益于抗凝治疗[34]。低分子量（LMW）肝素通常是癌症患者的首选抗凝剂，因为它比华法林更有效[35]。急性静脉血栓栓塞至少需要 3～6 个月的抗凝治疗。复发性静脉血栓栓塞、多形性胶质母细胞瘤或正在积极接受癌症治疗的患者多需要长期抗凝治疗。一项回顾性病例对照研究表明，接受 LMW 肝素治疗的脑肿瘤（原发或转移）患者颅内出血的风险为 4.4%，其中位随访时间 6.7 个月[36]。直接口服抗凝药物对脑肿瘤患者的安全性和有效性目前尚不确定。急性下肢深静脉血栓形成（DVT）但不适合抗凝治疗的患者可放置下腔静脉（IVC）滤网。最近的一项研究报告，放置了下腔静脉滤网的多形性胶质母细胞瘤患者中有 30% 出现了复发性静脉血栓栓塞[37]。建议术后预防性抗凝，一般开始时间为术后 12～24 小时。通常使用气压加压袜和低分子量肝素或未分级肝素[38]。

特定肿瘤类型

胶质瘤

胶质瘤是一组在形态及生物学特性上具有异质性的神经系统原发性肿瘤，起源于星形胶质细胞或者少突胶质细胞。根据肿瘤细胞在光镜下与这两类胶质细胞形态的相似程度，胶质瘤主要被分为两种组织学类型，星形细胞瘤和少突胶质细胞瘤。有一部分胶质瘤同时具有两种胶质细胞的特征。这两种组织学类型的胶质瘤均可以是高级别或者低级别的。高级别胶质瘤可以来源于既往的低级别胶质瘤（即继发性胶质母细胞瘤），也可以

是原发的（原发性胶质母细胞瘤）。虽然低级别肿瘤生长缓慢，但大多数神经肿瘤学家认为它们不是良性的，因为肿瘤细胞可对正常脑组织有弥漫性浸润，而颅腔的封闭性限制了肿瘤的生长空间并使其具有占位效应，假以时日（数月到数年），几乎所有的低级别肿瘤都会发展为具有侵袭性的高级别胶质瘤，并拥有其生物学特征和组织学特征。一个个体的肿瘤中，可能具有低级别的区域和高级别的区域，但最终的治疗方案是根据最高级别的肿瘤来确定的。胶质瘤的第三个亚型是室管膜瘤，这是一种不太常见的肿瘤，此章未予描述。

尽管星形细胞瘤和少突胶质细胞瘤在影像上是两种不同的肿瘤，但是外科手术治疗均不可能将这两种肿瘤治愈，因为肿瘤会弥散性地侵袭至正常脑组织中。神经病理学家最常用的分类和分级系统是 WHO 分级系统，其主要根据细胞核异型性、有丝分裂情况、微血管增生和坏死情况将胶质瘤分级[39]。高级别胶质瘤包括间变性星形细胞瘤、间变性少突胶质细胞瘤、间变性少突星形细胞瘤、胶质母细胞瘤。依赖于组织学的分级方法正在逐渐被依赖于分子表达谱的分级方法所取代。该方法能够更好地反映出预后情况，具有 IDH 突变或者 1 号染色体短臂和 19 号染色体长臂共缺失的患者的预后较好。越来越多的证据表明患者的预后与分子谱系特征相关性很高。在 2016 年的 WHO 标准中，分子特征是胶质瘤分类所必须的指标。在使用了分子特征之后，二级与三级胶质瘤的差异逐渐缩小。同时，具有和胶质母细胞瘤类似分子特征的二级与三级胶质瘤，比如 IDH 野生型的二级或三级胶质瘤，其预后与胶质母细胞瘤类似，可能需要和胶质母细胞瘤相同的治疗方式。因此，传统的依赖于组织学的分类方法正在根据分子特征进行调整，这有可能进一步改进我们的治疗方案选择和预后判断。未来的临床试验正在根据新的分类方法进行调整，而现有的治疗方法推荐还没有追上目前的分类标准，因为之前所纳入的患者并没有相关的数据。因此，治疗方案推荐还在不断地调整。在这里，我们介绍了目前关于胶质瘤治疗的理念，但这些理念可能在未来发生改变。

星形细胞瘤

星形细胞瘤起源于星形胶质细胞，星形胶质细胞呈星形，是大脑和脊髓的支持细胞。星形细胞的足突是血脑屏障的重要组成部分，同时，星

形细胞还在创造和维持神经元的微环境中起重要作用。胶质纤维酸性蛋白(glial fibrillary acidic protein,GFAP)是一种星形胶质细胞特有的胞质纤维酸性蛋白,在组织学上可鉴别起源于星形细胞的肿瘤。

多形性胶质母细胞瘤(WHO Ⅳ 级)

尽管胶质母细胞瘤经常是未分化且具有较为奇怪的形态学特征,但目前认为多形性胶质母细胞瘤起源于星形胶质细胞或其前体,因为胶质母细胞瘤细胞质中 GFAP 染色阳性。这是最常见的大脑原发性恶性肿瘤。胶质母细胞瘤的年发病率约为 3.19/100 000。在临床试验中,即使采取最好的治疗方案,其两年生存率为 26%~33%,五年生存率为 4%~5%[40]。胶质母细胞瘤常见于老年人,其中位发病年龄是 64 岁,部分儿童和年轻成年人也会发病[41]。

多形性胶质母细胞瘤常见于大脑半球,患者表现为颅内压增高和局灶性神经功能障碍。部分患者具有癫痫症状,但发生率较低级别胶质瘤低。在 MRI 上(图 17-1),胶质母细胞瘤表现为不均匀强化的肿物,周围有水肿,具有占位效应。肿物中央为坏死区域,周围有环形强化。肿物在 T1 序列上表现为低信号,T2 序列表现为高信号。肿瘤常沿着白质传导束生长,部分肿瘤可以穿越胼胝体,形成"蝴蝶征"。虽然 MRI 的特征可能会比较典型,但是最终确诊有赖于病理诊断。手术的目的在于尽可能多地切除肿瘤,当肿瘤侵及重要的大脑功能区域时,也可以行立体定向活检。

大体上,肿瘤表现为坏死性的、淡黄色肿物,弥漫性侵袭至正常大脑中。显微镜特征包括细胞增多、多形性、异型性、有丝分裂、假性坏死和微血

管增生。坏死和血管增生是区分多形性胶质母细胞瘤和间变性星形细胞瘤的典型特征。大部分胶质母细胞瘤是 IDH 野生型,无 1p19q 缺失,这些分子特点表明其预后很差。不足 10% 的多形性胶质母细胞瘤具有 IDH 突变,具有 IDH 突变的胶质母细胞瘤的预后相对较好。MGMT 启动子甲基化的患者具有较好的预后,这一重要的标志物虽然没有被纳入 WHO 分级中,但是胶质母细胞瘤患者的样本均常规进行该标志物的检测[42]。

最大限度的手术切除是目前胶质母细胞瘤的初始治疗方案,尽管该方法不能治愈患者。手术切除的目标是通过解除占位效应以及水肿从而改善患者的功能,并且通过减小肿瘤体积,来增强放疗以及化疗的效果(表 17-3)。手术后,患者进行局部放疗(总剂量 60Gy,分 30 次进行)联合替莫唑胺(泰道)化疗(放疗期间每日 75mg/m^2)。随后进行 6~12 个周期的替莫唑胺辅助化疗(每 28 日一个周期,每周期按 150~200mg/m^2 口服 5 日,休息 23 日)[43]。研究表明,在同步放化疗之后,使用电场治疗或同时使用辅助化疗和电场治疗可以延长患者的生存时间[15]。

表 17-3 脑肿瘤初始治疗

低级别胶质瘤(低风险:年轻,肿瘤全切,无症状)
定期影像学检查
低级别胶质瘤(高风险),间变性星形细胞瘤,间变性少突星形细胞瘤
少突胶质细胞瘤
最大限度手术切除
局部放射治疗 +PCV 辅助化疗或者局部放射治疗 + 同步替莫唑胺治疗和辅助替莫唑胺治疗
多形性胶质母细胞瘤
最大限度手术切除
局部放疗 + 同步替莫唑胺治疗
辅助替莫唑胺治疗
原发性中枢神经系统淋巴瘤
基于甲氨蝶呤的化疗方案
全脑放疗
脑膜瘤
手术切除
局部放疗
立体定向放疗

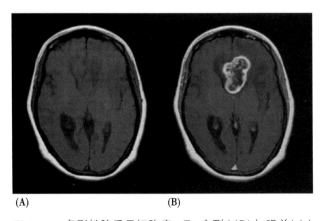

(A)　　　　　**(B)**

图 17-1　多形性胶质母细胞瘤。T1 序列 MRI 加强前(A)与加强后(B)。肿瘤在影像上表现为不均匀强化,周围有水肿,有占位效应。中央区域为坏死区域,周围为环形强化

肿瘤的早期进展应该与放射性坏死(假栅栏样坏死)相鉴别,该鉴别比较困难。在 MGMT 启动子无甲基化[44]或者症状较为严重的患者中[45],发生真性进展的可能性较大。当胶质母细胞瘤复发或肿瘤进展后,治疗方案的选择包括姑息性治疗、系统性放化疗、再次手术切除、局部再放疗和 / 或支持性治疗及临终关怀。起始状态比较好的患者从再次治疗中获益更多[46]。复发后的化疗方案包括手术过程中放置卡莫司汀多聚体晶片[47],单用贝伐珠单抗,或者联合使用贝伐珠单抗与伊立替康或洛莫司汀,替莫唑胺激发试验,亚硝脲类药物等。临床试验可以提供其他的治疗方案(免疫检查点抑制剂、树突状细胞、肿瘤疫苗、嵌合抗原受体 T 细胞免疫疗法、病毒疗法以及基因治疗)[48,49]。

较低级别胶质瘤:WHO Ⅱ级与 WHO Ⅲ级

基于二级与三级胶质瘤的分子表达谱特征,他们常常被放在一起进行研究。目前的诊断与分类中,传统的组织学分类仍然被使用,但是 IDH 突变和 1p19q 缺失情况对于完整的诊断很重要,因为其对预后影响较大。70%~80% 的二级或三级胶质瘤具有 IDH 突变,在二级胶质瘤中的比例更高。1p19q 共缺失是诊断Ⅱ级或Ⅲ级少突胶质瘤的特征性指标。我们将继续依据这些肿瘤的传统分类对其进行讨论,因为传统分类仍然是目前的分类基础,但我们将根据肿瘤的分子特征来讨论其预后。

间变性星形细胞瘤(WHO Ⅲ级)

间变性星形细胞瘤常见于大脑半球,患者常表现为癫痫、颅内压增高症状以及局灶性神经功能障碍。中位发病年龄是 41 岁[50]。磁共振影像中,肿瘤在 T1 序列上表现为界限不清的低密度病灶,在 T2 液体衰减反转序列上,肿瘤表现为高密度肿物。在增强成像中,肿瘤常表现为不均匀强化,但约三分之一的肿瘤无明显强化[51]。正电子发射计算机体层显像仪(positron emission computed tomography, PET)、磁共振波谱分析和磁共振灌注成像可能有助于诊断,但是不能替代组织学诊断。手术切除具有较好的治疗和诊断意义,因为立体定向活检并不能代表整个肿瘤的情况。组织学上,间变性星形细胞瘤表现为细胞内结构增多,细胞核异型性、有丝分裂增加以及微血管增生。间变性星形细胞瘤不具备 1p19q 共缺失。IDH 野生型患者的间变性星形细胞瘤患者预后最差,具有

Idh 突变的患者的预后居中[52]。间变性星形细胞瘤的标准治疗包括最大限度的手术切除和局部放疗。尽管无法治愈疾病,但是最大限度手术切除是积极的预后因素。手术切除可以减轻造成神经系统症状的占位效应,为后续的放疗以及化疗减轻肿瘤负担。标准的放疗方案是对瘤床以及周围边缘区域进行总剂量 60Gy 的照射,分 30 次进行。间变性星形细胞瘤的化疗方案与胶质母细胞瘤患者的化疗方案相同。进行了标准放疗及化疗后,IDH 突变型的间变性星形细胞瘤患者的中位生存时间是 7.9 年,而 IDH 野生型患者的中位生存时间是 2.8 年。

弥漫性星形细胞瘤(WHO Ⅱ级)

弥漫性星形细胞瘤是最常见的低级别星形细胞瘤,应当注意与良性的毛细胞型星形细胞瘤(WHO Ⅰ级),多形性黄色星形细胞瘤(WHO Ⅱ级)相鉴别。星形细胞瘤可以起源于中枢神经系统的任何地方,但多见于大脑半球的白质。中位诊断年龄为 35~40 岁,仅有少数患者发病年龄小于 19 岁或大于 65 岁[53]。癫痫是这类患者最常见的症状,约 80% 的患者具有这一临床表现[54-56]。其他的常见症状包括局灶性神经功能障碍以及精神改变。颅内压增高的表现(头痛、呕吐、视盘水肿)比较罕见。在磁共振中(图 17-2),低级别星形细胞瘤在 T2 液体衰减反转序列上表现为高信号,在 T1 序列上表现为低信号。注射静脉造影剂后,肿物通常没有或仅略有增强,增强显象是通常提升预后不良[54-56]。因为星形细胞瘤具有高度的浸润性,肿瘤常常超出神经影像上的边界。氟脱氧葡萄糖或者甲硫氨酸 PET 显像、磁共振波谱分析(MRS)和磁共振灌注成像(PWI)有助于判断肿瘤级别,但是组织病理对

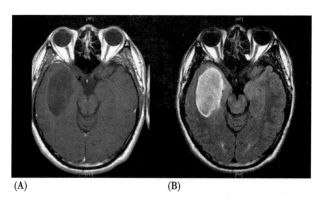

图 17-2 星形细胞瘤。T1 序列 MRI 增强后(A)和 FLAIR(B)。右侧颞叶可见病变无明显增强。可见轻微占位效应和水肿

FLAIR,液体衰减反转恢复

诊断是必要的。开颅切除肿瘤和立体定向活检均可以获得肿瘤组织，但是在安全的前提下，最大限度地切除是更优的选择。立体定向活检可能会由于取样误差而导致错误，并且可能遗漏夹杂于低级别肿瘤中的高级别肿瘤。相反，手术切除提供了更多组织以供分析，还可以治疗局灶性神经功能症状和癫痫，并延长生存时间。

大体上，肿瘤呈现淡黄色或者灰色，与周围正常脑组织边界不清。在光镜下，与正常脑组织相比，细胞内容物增加，有轻至中度的细胞核异型性，无有丝分裂、微血管增生或者坏死的表现。大约80% 弥漫性星形细胞瘤为 IDH 突变型，这一部分患者的预后较好。弥漫性星形细胞瘤不伴有 1p19q 共缺失。

低级别星形细胞瘤的治疗方法与时间窗仍然具有争议。星形细胞瘤的临床病程演变难以预测，因为不同患者的进展情况差异较大。既往的研究大多是回顾性的，而且研究对象包含了不同的低级别胶质瘤亚型[57]。放射治疗（通常 50~54Gy）是最有效的非手术治疗方式，而放射治疗的最佳时间仍存争议。一个大型的前瞻性研究表明，早期的放射治疗比疾病进展后再进行放射治疗，更能延长患者的无病生存时间，但是并不能延长患者的总生存时间。这一研究结果导致部分已经接受了肿瘤全切手术并且临床表现较好的患者推迟进行放疗。但是，随后的前瞻性研究表明术后进行联合放化疗（PCV）比单独进行放疗更加有效（中位无病进展时间分别为 10.4 个月和 4.0 个月，中位生存时间分别为 13.3 年和 7.8 年）[58]。但是，项研究的研究对象是肿瘤部分切除，年龄大于 40 岁的患者，而这些都是预后的危险因素。尽管研究并没有直接比较 TMZ 和 PCV 的治疗效果，TMZ 经常被用于高危的低级别胶质瘤患者[59]。野生型 IDH 的低级别胶质瘤患者预后通常相对较差，并且需要更加积极的治疗方案。这一类型的肿瘤的预后与胶质母细胞瘤类似，其治疗方案也与胶质母细胞瘤类似。高危因素包括年龄较大（大于 40 岁），进展性疾病，术后肿瘤体积大（直径大于 5cm）。

若年轻患者具有难以控制的癫痫，颅内压增高症状以及局灶性神经功能损伤，常推荐更为积极的治疗。年轻的患者，癫痫症状可药物控制良好、神经功能正常的患者，术后可以进行密切的随访观察，直至影像学检查发现复发征象。患者术后五年内，每半年进行一次 MRI 检查，之后每一年进行一次 MRI 检查。病变进展常与造影剂增强和向高等级胶质瘤的转变相关。

一旦在肿瘤进展为高级别肿瘤后，患者常死于脑肿瘤。肿瘤复发患者可以采用手术、放疗和 / 或化疗进行治疗。

少突胶质细胞瘤

少突胶质细胞瘤是另一类重要的胶质细胞肿瘤。其起源于少突胶质细胞，少突胶质细胞可以形成中枢神经轴索的髓鞘。少突胶质细胞瘤分为低级别（WHO Ⅱ级）和高级别（间变性少突胶质瘤，WHO Ⅲ级）两类。少突胶质细胞瘤大多位于幕上，起源于额叶。少突胶质细胞瘤通常起源于白质，但是与同级别的星形细胞瘤相比更容易浸润至灰质。向周围脑组织的弥漫性浸润使得手术无法治愈该类疾病。在神经影像上（图 17-3），少突胶质瘤无法与星形细胞瘤相区分。该类肿瘤在 T1 序列一般表现为低密度影，在 T2 序列表现为高密度影。低级别少突胶质细胞瘤通常无明显增强，但高级别少突胶质细胞瘤可有加强。增强表现是预后的危险因素。少突胶质细胞瘤可能具有较多钙化，这些钙化在头部 CT 中更容易被观察到。MRS 与 PET 检查有助于低级别和高级别肿瘤，但最终诊断需要靠病理检查确定。病理上，少突胶质细胞瘤细胞呈现低增生性，且呈典型的"煎蛋"样，胞浆清晰（核周晕），细胞边界清楚，细胞核小而深染[60]。常见纤细的分支状血管（鸡网征）和微小钙化。间变性少突胶质细胞瘤的特征为分裂活性增加和微血管增生。

低级别与高级别的少突胶质细胞瘤均表现出 1 号染色体短臂（1p）和 19 号染色体长臂（19q）杂合性缺失，目前这已经成为诊断少突胶质细胞瘤的必

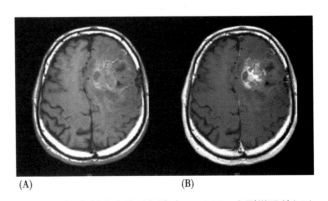

图 17-3 间变性少突胶质细胞瘤。MRI T1 序列增强前（A）与增强后（B）。MRI 可见左侧额叶占位性病变，注射造影剂后明显增强。增强表现与出血、钙化同时存在，这些均是少突胶质细胞瘤的常见表现

要条件。具有 1p19q 杂合性缺失的患者基本均有 IDH 突变，极少数 1p19q 共缺失的患者不伴有 IDH 突变。总的来说，这两种遗传特征预示着良好的预后和对化疗或治疗的反应。

二级少突胶质细胞瘤中位发病年龄为 41 岁，最常见的临床表现为局灶性癫痫[4]。由于这类肿瘤生长比星形细胞瘤缓慢，患者在诊断前的病程通常比较长（多为局灶性癫痫）。在现代神经影像技术出现之前，有个案报道患者在诊断前的癫痫症状持续十余年。少部分患者有偏瘫及偏深感觉障碍的症状。年轻、肿瘤全切、以癫痫为首发症状、神经功能良好、1p19q 杂合性缺失以及 IDH 突变，均为预后的保护因素。在一项研究中，发病年龄在 30 岁以下的患者的 10 年生存率为 75%，而发病年龄大于 50 岁的患者，10 年生存率仅为 21%。

低级别少突胶质细胞瘤的治疗方案与低级别星形细胞瘤类似。如果肿瘤位置在手术可以到达的大脑区域，建议进行最大范围的全切。无症状患者或者有可以控制的局灶性癫痫的患者，术后可以进行密切随访。如果肿瘤无法切除，开始治疗的时间仍然具有争议。如果患者有症状，在进行活检或者肿瘤减压手术后，患者应当接受放疗与化疗。使用替莫唑胺（同步放化疗）或者 PCV 进行化疗仍然具有争议，因为目前对于这两类药物是否有相同的效果的研究结果不一。但毫无疑问的是，PCV 的毒性更强，也是 PCV 治疗的主要问题。如果患者无症状（药物可控的癫痫发作除外），应进行 PET 扫描和 MRS 检查。如果这些诊断为低级别肿瘤，则可按前面所述密切随访。然而，这些数据同时表明，早期治疗可获得更好的结果，而且对此类患者的随访存在一定程度的延迟。最新的数据表明放疗加化疗是最佳治疗方案，对于低级别星形细胞瘤和少突胶质细胞瘤，放疗加 PCV 治疗后患者的中位生存时间为 13.3 年，而单独放疗的患者仅为 7.8 年[60]。复发后，如果情况允许，患者应当接受手术治疗，术后进行放疗（如果之前未接受过放射治疗）和 / 或化疗。低级别少突胶质细胞瘤会进展为间变性肿瘤，这是大多数患者的死因。

间变性少突胶质细胞瘤

与低级别少突胶质细胞瘤相比，间变性星形细胞瘤患者更常出现局灶性的神经功能症状和体征。患者可以出现癫痫，而偏瘫、认知功能改变、偏身感觉障碍更常见。中位发病年龄为 48 岁[4,61]。间变性少突胶质细胞瘤的治疗方式与间变性星形细胞瘤类似。与低级别少突胶质细胞瘤类似，1p19q 杂合性缺失是诊断的必备条件，大部分患者具有 IDH 突变，这两个因素都预示了较好的预后，尽管肿瘤恶性程度相对较高。在最大范围肿瘤切除后，患者通常接受适形放疗与辅助化疗，接受这一治疗方案（放疗加 PCV）的患者中位生存期为 14.7 年，而术后单独放疗的患者中位生存期仅为 7.3 年。放疗加 PCV 通常被认为是标准治疗方案[62]，但是由于其毒性作用，许多临床医生选择使用耐受性更好的替莫唑胺。由于少突胶质细胞瘤对化疗反应较好，目前正在进行试验性的治疗方案，将替莫唑胺作为一线治疗方案，推迟放疗。复发后，化疗药物的选择包括 PCV、卡铂、顺铂和卡莫司汀。

脑膜瘤

脑膜瘤是一种起源于脑膜上皮蛛网膜帽状细胞的颅内肿瘤。绝大部分脑膜瘤是良性的生长缓慢的肿瘤，肿瘤会挤压但是很少侵犯其下方的脑组织。脑膜瘤常常激发周围骨质的成骨反应，造成骨肥厚，这一现象在头部 CT 可以观察到。

脑膜瘤是最常见的颅内肿瘤，占所有颅内肿瘤的 30%（基于人群的研究）至 40%（尸检）。常见于中老年人，中位发病年龄是 64 岁[4]。脑膜瘤多见于女性（男女比例 2∶1～3∶2）和非洲裔美国人。儿童脑膜瘤少见，在儿童脑肿瘤中占比不足 2%。目前发现的脑膜瘤的确定的危险因素包括基因易感性（神经纤维瘤病Ⅱ型）和放射线暴露。曾有研究认为性激素、乳腺癌病史以及创伤是危险因素，但是证据并不明确。

大体上，脑膜瘤是分叶状肿瘤，质地如橡胶。良性脑膜瘤易于从大脑组织分离，尽管他们可能会侵犯静脉窦、包绕大脑动脉，使得手术切除变得困难。肿瘤可以穿过骨质，表现为头皮肿物。肿瘤的生长模式包括平铺式的菌落样生长，累及硬脑膜或者呈球形生长。

光镜下，肿瘤多表现为良性病理表现（上皮型、纤维型、过渡型、分泌型等），但是大部分的组织亚型并无临床意义。相反，非典型（WHO Ⅱ级）和间变性（WHO Ⅲ级）是侵袭性肿瘤。脑膜瘤主要根据有丝分裂的数量来进行分级。高级别脑膜瘤经常侵犯大脑但是极少转移（主要是肝脏或者骨质）。

脑膜瘤最常见的症状包括局灶性癫痫、局灶性神经功能缺失和脑神经受压症状,根据肿瘤的位置可有不同的临床表现。其他的症状或者体征包括失嗅、偏盲、脑神经功能障碍(Ⅱ、Ⅲ、Ⅳ、Ⅵ),颈部或者枕骨下疼痛、舌肌萎缩、单肢瘫痪、行为改变、尿失禁和听觉丧失等。

推荐行 MRI(图 17-4)检查。因为脑膜瘤通常不在血脑屏障之外,在 MRI 上表现为高信号、均匀强化,通常带有增强的硬脑膜尾。脑膜瘤通常在 T2 像上表现为高信号影,T1 像上表现为等信号影(可与转移瘤、出血和神经鞘瘤相鉴别)。

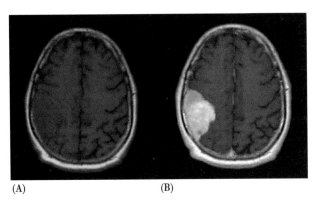

图 17-4　脑膜瘤。MRI T1 序列增强前(A)与增强后(B)。影像中可见右侧顶叶占位,注射显影剂后均匀强化。肿物在注射造影剂前为等信号,这一特点与出血或转移瘤可进行鉴别。出血或转移瘤分别为高信号和低信号

如果患者无症状或者癫痫症状可以被药物控制,可以进行密切随访。如果患者需要进行治疗,手术是首选方案。如果手术可以将肿瘤切除,则可以治愈疾病。对于手术无法切除的肿瘤,适形放疗是最佳的治疗方案。对于无法切除的肿瘤,适形放疗是主要的治疗方案。对于间变性脑膜瘤,即使手术全切,术后也应进行放射治疗。对于直径≤3cm 的复发的良性、非典型性或者间变性脑膜瘤,也可采用放射治疗。

对于脑膜瘤目前没有有效的化疗药物。个案报道羟基脲、他莫昔芬(nolvadex)、多柔比星(adriamycin)、干扰素 α 以及米非司酮(RU486)可能对一些患者有效。

不同患者生存时间差异较大,并受脑膜瘤的位置和等级影响。在大多数患者中,肿瘤一般不会造成死亡。

原发性中枢神经系统淋巴瘤

原发性中枢神经系统淋巴瘤(primary central nervous system lymphoma, PCNSL)是一个淋巴结外非霍奇金的罕见变体,起源于并局限于中枢神经系统(大脑、脊髓、脑膜和眼睛)。免疫缺陷是唯一已知的危险因素。研究报道 HIV 患者的脑膜瘤发病率是普通人群的 3 600 倍[63]。该肿瘤通常对化疗和放疗敏感,使用目前的治疗方案,20%～30% 的患者可以被治愈。

PCNSL 的中位发病年龄是 60 岁[4]。PCNSL 在影像上多表现为多中心病灶,约 30% 的患者主要发生在额叶、胼胝体及较深的脑室旁结构。由于肿瘤位置较深,患者最常见的表现为认知障碍和行为改变,罕见癫痫症状。其他症状包括头痛、偏瘫以及偏身感觉障碍。在诊断前,病程通常持续数周至数月。患者通常没有典型的"B"症状:发热、盗汗、与系统性淋巴瘤相关的体重下降等。因此,当出现这些症状时应当及时进行系统性疾病的检查。

在 MRI 上(图 17-5):PCNSL 在 T1 序列上呈现低信号,在 T2/FLAIR 序列上呈现低信号至等信号,周围有不同程度的水肿。增强造影后可见均匀强化。环形强化少见,但可见于免疫缺陷的患者。PCNSL 在 T2 序列上的表现以及缺乏中心坏死可以用于与胶质瘤鉴别。

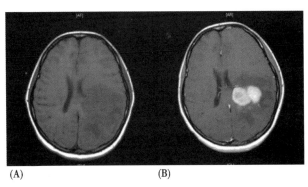

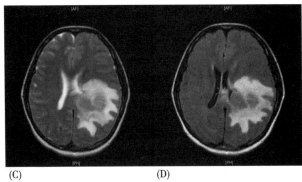

图 17-5　原发性中枢神经系统淋巴瘤。MRI T1 序列(A)可见左侧顶叶深部低信号影,注射显影剂后(B)均匀强化,周围有相关水肿和占位效应。肿物在 T2 序列(C)及 FLAIR 序列(D)呈现低信号,该特征与胶质瘤不同

即使 MRI 表现比较典型，组织学诊断依然是必要的。如非绝对必要（例如即将发生脑疝），不应使用糖皮质激素。使用激素治疗后，PCNSL 会暂时性消失（由于凋亡），推迟诊断。推荐疑似 PCNSL 的患者进行立体定向活检是最佳选择，因为不同于其他神经系统原发性肿瘤，扩大切除并不能延长生存时间。PCNSL 对放射治疗和化疗较为敏感。与胶质瘤不同，全脑放疗（whole brain radiation therapy，WBRT）比适形放疗更加有效，因为肿瘤对正常脑组织有较多的侵袭。最佳剂量是 40～50Gy，肿瘤局部增加剂量并无益处[64]。当单用 WBRT 时，中位生存期为 12～18 个月，五年生存率仅为 4%。推荐系统性使用高剂量甲氨蝶呤联合利妥昔单抗（美罗华）治疗。巩固化疗方案包括低剂量 WBRT、高剂量化疗、自体造血干细胞移植或者使用依托泊苷和阿糖胞苷进行非清髓性化疗。缓解的患者中有超过 50% 最终会复发。复发后的化疗方案包括高剂量的甲氨蝶呤、替莫唑胺或者拓扑替康。新的治疗方案包括使用伊布替尼进行靶向性抑制 Bruton 酪氨酸激酶，或者使用检查点抑制剂进行免疫治疗[65]。一些患者对挽救性治疗具有较好的反应，其生存期可以得到延长，但大部分患者最终将死于肿瘤进展。

神经毒性在 PCNSL 治疗后常见，主要表现为痴呆、共济失调、尿失禁等，这些临床表现多发生于诊断后 7 个月。这些临床表现多见于使用 WBRT 作为初始治疗的患者，并且是导致要停止 WBRT 治疗的主要原因。在 MRI（图 17-6）中，治疗相关的神经毒性表现为在 T2/FLAIR 序列上可见脑室旁高信号影以及脑室增大。目前，针对该并发症没有有效的治疗措施，脑室腹腔分流可以使部分患者获益（虽然患者的颅内压力并无增高）。这种并发症类似于正常压力脑积水。

脊髓肿瘤

原发性脊髓肿瘤占所有中枢神经系统肿瘤的 2%～4%。其中 78% 为非恶性。脊髓肿瘤分为硬膜外髓外肿瘤、硬膜内髓外肿瘤、硬膜内髓内肿瘤。硬膜外髓外肿瘤通常为转移性。硬膜内髓外肿瘤起源于脊髓外、硬膜内。常见的肿瘤类型包括脑膜瘤（33%）和脊神经瘤（神经鞘瘤和神经纤维瘤）。此处我们主要讨论硬膜内髓内肿瘤。

常见的髓内肿瘤包括室管膜瘤（60%），星形细胞瘤（30%）和血管母细胞瘤（2%～8%）[66]。脊髓室管膜瘤与神经纤维瘤病Ⅱ型相关，而血管母细胞瘤与希佩尔-林道病（Hippel-Lindau disease）相关。髓内转移性肿瘤较为罕见，可见于进展性肺癌、乳腺癌、肾癌和其他肿瘤的患者[67, 68]。

根据肿瘤的位置和大小，髓内肿瘤患者可能表现为背痛、神经根性疼痛、无力、步态改变、肌痉挛、感觉缺失、肠道和膀胱功能障碍、中央综合征、脊髓半切综合征或者其他脊神经症状。

室管膜瘤主要累及脊髓（55%）或者马尾（45%）。细胞型室管膜瘤是最常见的类型，但是黏液乳头型室管膜瘤约占终丝肿瘤的 90%。50% 的脊髓室管膜瘤患者同时伴有脊髓空洞。空洞可导致微出血，因此在 MRI 中有时可见原因不明的含铁血黄素沉积。

髓内星形细胞瘤约占 10 岁以下儿童原发性脊髓肿瘤的 90%。大部分星形细胞瘤是低级别（85%～90%）。星形细胞瘤多发于颈髓（60%）[69]。

血管母细胞瘤是 WHO Ⅰ级肿瘤，由未分化的间充质细胞形成。因为其中含有扩张的血管，血管母细胞瘤易被误诊为血管畸形。血管母细胞瘤也常见脊髓空洞形成（30%～50%）。

使用钆进行 MRI 增强造影是诊断脊髓肿瘤的最佳方法，大部分肿瘤具有增强现象。对于原发性髓内肿瘤的治疗主要取决于组织学特征、位置以及肿瘤的侵袭程度。推荐进行肿瘤全切。术前的状态是术后神经功能状态情况的重要预测指标[70]。根据肿瘤的组织学类型以及手术切除程度，可决定

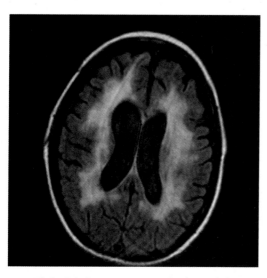

图 17-6　脑白质病变。MRI FLAIR 序列可见脑室周围高信号影，脑室增大
FLAIR，液体衰减反转恢复

是否行辅助放疗[71-73]。脊髓胶质瘤的放射剂量一般为 45～50Gy，分 25～30 次进行。化疗对于这些肿瘤的治疗效果不明确。替莫唑胺可能可以用于治疗恶性脊髓胶质瘤。贝伐珠单抗可用于治疗复发高级别髓内胶质瘤、血管母细胞瘤或者放射线导致的脊髓损伤。

长期后遗症

由各种治疗所导致的神经系统后遗症包括神经认知功能障碍、卒中、放射性坏死、继发性肿瘤等。

神经认知功能障碍的常见于恶性肿瘤患者，主要见于肿瘤位置位于注意、执行、心理活动、学习和记忆相关大脑区域的患者。这些改变是由多种因素导致的，主要包括肿瘤本身、疾病进展、放疗或者其他治疗的影响或者并发症[74]。

脑肿瘤患者的脑梗死风险更高。术后卒中较为常见，发生率为 19%～64%，常被漏诊[75, 76]。术前化疗也是术后卒中的独立危险因素[77]。放疗性血管病是患者发生迟发性缺血性卒中的一个重要原因。随着时间的推移，儿童患神经血管疾病的风险会增加。儿童肿瘤患者发生神经血管病变的风险是正常儿童的 100 倍[78]。据估计，儿童脑瘤和白血病的长期幸存者中，有 6.3% 的人出现了脑卒中，其中一半以上的脑卒中发生在确诊后 5 年以上[79]。这些卒中通常发生于照射野内，可能由于动脉血管病变导致，大小血管皆可受累[80]。其他脑血管并发症包括闭塞性血管病以及脑内海绵状血管畸形。

放射性坏死是公认的放疗的迟发性毒性反应，多见于治疗后 1～3 年，也可能发生更晚。患者的临床表现取决于坏死的大小和位置。对于这种反应主要采用对症治疗。贝伐珠单抗或者类固醇激素可用于缓解症状。手术切除可能有效。

放射线同时也是导致继发性肿瘤的危险因素，包括脑膜瘤、恶性胶质瘤和神经鞘瘤等。接受放射线治疗的患者发生中枢神经系统肿瘤的概率是正常人群的 8.1～52.3 倍[81]。

要点

- 在 20～39 岁的男性癌症患者中，恶性中枢神经系统肿瘤是排名第二的致死肿瘤；在 20～39 岁的女性癌症中，恶性中枢神经系统肿瘤是排名第五的致死肿瘤。

- 中枢神经系统肿瘤可以表现为局部症状（局灶性无力、共济失调、感觉或者视觉改变），也可表现为较为一般的神经症状（头痛、癫痫、个性改变等）。

- 相对来说，头颅或者脊髓增强 MRI 是首选检查方式，且常是唯一和首选的诊断初步检查方式。但是，必须通过组织学检查来进行最终诊断，从而制定后续治疗方案。

- 中枢神经系统肿瘤的治疗通常包括以下方法及其组合：手术、放疗、化疗、观察以及支持治疗。

- 在初始治疗完成后，患者需要定期进行临床观察，包括一系列的影像学检查来判断对治疗的反应，监测复发。

（王江飞　译　廖利民　校）

参考文献

1. Louis DN, Perry A, Reifenberger G, et al. The 2016 World health organization classification of tumors of the central nervous system: a summary. *Acta Neuropathol.* 2016;131(6):803–820.
2. Porter KR, McCarthy BJ, Freels S, et al. Prevalence estimates for primary brain tumors in the United States by age, gender, behavior, and histology. *Neuro Oncol.* 2010;12(6):520–527.
3. Hoffman S, Propp JM, McCarthy BJ. Temporal trends in incidence of primary brain tumors in the United States, 1985–1999. *Neuro Oncol.* 2006;8(1):27–37.
4. Ostrom QT, Gittleman H, Fulop J, et al. CBTRUS Statistical report: primary brain and central nervous system tumors diagnosed in the United States in 2008–2012. *Neuro Oncol.* 2015;17(Suppl 4):iv1–iv62.
5. 2016 CBTRUS Factsheet. http://www.cbtrus.org/factsheet/factsheet.html
6. Braganza MZ, Kitahara CM, Berrington de Gonzalez A, et al. Ionizing radiation and the risk of brain and central nervous system tumors: a systematic review. *Neuro Oncol.* 2012;14(11):1316–1324.
7. Bondy ML, Lustbader ED, Buffler PA, et al. Genetic epidemiology of childhood brain tumors. *Genet Epidemiol.* 1991;8(4):253–267.
8. Schabet M. Epidemiology of primary CNS lymphoma. *J Neurooncol.* 1999;43(3):199–201.
9. Vazquez-Barquero A, Ibanez FJ, Herrera S, et al. Isolated headache as the presenting clinical manifestation of intracranial tumors: a prospective study. *Cephalalgia.* 1994;14(4):270–272.
10. Purdy RA, Kirby S. Headaches and brain tumors. *Neurol Clin.* 2004;22(1):39–53.
11. Forsyth PA, Posner JB. Headaches in patients with brain tumors: a study of 111 patients. *Neurology.* 1993;43(9):1678–1683.
12. Sperling MR, Ko J. Seizures and brain tumors. *Semin Oncol.* 2006;33(3):333–341.
13. Nakamura K, Sasaki T, Ohga S, et al. Recent advances in radiation oncology: intensity-modulated radiotherapy, a clinical perspective. *Int J Clin Oncol.* 2014;19(4):564–569.
14. Maitland ML, Bakris GL, Black HR, et al. Initial assessment, surveillance, and management of blood pressure in patients receiving vascular endothelial growth factor signaling pathway inhibitors. *J Natl Cancer Inst.* 2010;102(9):596–604.
15. Stupp R, Taillibert S, Kanner AA, et al. Maintenance therapy with tumor-treating fields plus temozolomide vs temozolomide alone for glioblastoma: a randomized clinical trial. *JAMA.*

第二篇

2015;314(23):2535–2543.

16. Sampson JH. Alternating electric fields for the treatment of glioblastoma. *JAMA*. 2015;314(23):2511–2513.

17. Tremont-Lukats IW, Ratilal BO, Armstrong T, et al. Antiepileptic drugs for preventing seizures in people with brain tumors. *Cochrane Database Syst Rev*. 2008;2:CD004424.

18. Glantz MJ, Cole BF, Forsyth PA, et al. Practice parameter: anticonvulsant prophylaxis in patients with newly diagnosed brain tumors. Report of the quality standards subcommittee of the American academy of neurology. *Neurology*. 2000;54(10):1886–1893.

19. Rosati A, Buttolo L, Stefini R, et al. Efficacy and safety of levetiracetam in patients with glioma: a clinical prospective study. *Arch Neurol*. 2010;67(3):343–346.

20. Chan CH, Bittar RG, Davis GA, et al. Long-term seizure outcome following surgery for dysembryoplastic neuroepithelial tumor. *J Neurosurg*. 2006;104(1):62–69.

21. Koekkoek JA, Kerkhof M, Dirven L, et al. Seizure outcome after radiotherapy and chemotherapy in low-grade glioma patients: a systematic review. *Neuro Oncol*. 2015;17(7):924–934.

22. Sherman JH, Moldovan K, Yeoh HK, et al. Impact of temozolomide chemotherapy on seizure frequency in patients with low-grade gliomas. *J Neurosurg*. 2011;114(6):1617–1621.

23. Frenay MP, Fontaine D, Vandenbos F, et al. First-line nitrosourea-based chemotherapy in symptomatic non-resectable supratentorial pure low-grade astrocytomas. *Eur J Neurol*. 2005;12(9):685–690.

24. Kaal EC, Vecht CJ. The management of brain edema in brain tumors. *Curr Opin Oncol*. 2004;16(6):593–600.

25. Vecht CJ, Hovestadt A, Verbiest HB, et al. Dose-effect relationship of dexamethasone on Karnofsky performance in metastatic brain tumors: a randomized study of doses of 4, 8, and 16 mg per day. *Neurology*. 1994;44(4):675–680.

26. Gerstner ER, Duda DG, di Tomaso E, et al. VEGF inhibitors in the treatment of cerebral edema in patients with brain cancer. *Nat Rev Clin Oncol*. 2009;6(4):229–236.

27. Batchelor TT, Sorensen AG, di Tomaso E, et al. AZD2171, a pan-VEGF receptor tyrosine kinase inhibitor, normalizes tumor vasculature and alleviates edema in glioblastoma patients. *Cancer Cell*. 2007;11(1):83–95.

28. Streiff MB, Ye X, Kickler TS, et al. A prospective multicenter study of venous thromboembolism in patients with newly-diagnosed high-grade glioma: hazard rate and risk factors. *J Neurooncol*. 2015;124(2):299–305.

29. Brandes AA, Scelzi E, Salmistraro G, et al. Incidence of risk of thromboembolism during treatment high-grade gliomas: a prospective study. *Eur J Cancer*. 1997;33(10):1592–1596.

30. Smith TR, Lall RR, Graham RB, et al. Venous thromboembolism in high grade glioma among surgical patients: results from a single center over a 10 year period. *J Neurooncol*. 2014;120(2):347–352.

31. Semrad TJ, O'Donnell R, Wun T, et al. Epidemiology of venous thromboembolism in 9489 patients with malignant glioma. *J Neurosurg*. 2007;106(4):601–608.

32. Ruff RL, Posner JB. Incidence and treatment of peripheral venous thrombosis in patients with glioma. *Ann Neurol*. 1983;13(3):334–336.

33. Wakai S, Yamakawa K, Manaka S, et al. Spontaneous intracranial hemorrhage caused by brain tumor: its incidence and clinical significance. *Neurosurgery*. 1982;10(4):437–444.

34. Norden AD, Bartolomeo J, Tanaka S, et al. Safety of concurrent bevacizumab therapy and anticoagulation in glioma patients. *J Neurooncol*. 2012;106(1):121–125.

35. Lee AY, Levine MN, Baker RI et al. Low-molecular-weight heparin versus a coumarin for the prevention of recurrent venous thromboembolism in patients with cancer. *N Engl J Med*. 2003;349(2):146–153.

36. Chai-Adisaksopha C, Linkins LA, ALKindi SY, et al. Outcomes of low-molecular-weight heparin treatment for venous thromboembolism in patients with primary and metastatic brain tumours. *Thromb Haemost*. 2017;117(3):589–594.

37. Edwin NC, Khoury MN, Sohal D, et al. Recurrent venous thromboembolism in glioblastoma. *Thromb Res*. 2016;137:184–188.

38. Alshehri N, Cote DJ, Hulou MM, et al. Venous thromboembolism prophylaxis in brain tumor patients undergoing craniotomy: a meta-analysis. *J Neurooncol*. 2016;130(3):561–570.

39. Louis DN, Perry A, Burger P, et al. International Society of Neuropathology–Haarlem consensus guidelines for nervous system tumor classification and grading. *Brain Pathol*. 2014;24(5):429–435.

40. Batash R, Asna N, Schaffer P, et al. Glioblastoma multiforme, diagnosis and treatment; recent literature review. *Curr Med Chem*.

2017;24(27):3002–3009.

41. Thakkar JP, Dolecek TA, Horbinski C, et al. Epidemiologic and molecular prognostic review of glioblastoma. *Cancer Epidemiol Biomarkers Prev*. 2014;23(10):1985–1996.

42. Stupp R, Hegi ME, Mason WP, et al. Effects of radiotherapy with concomitant and adjuvant temozolomide versus radiotherapy alone on survival in glioblastoma in a randomised phase III study: 5-year analysis of the EORTC-NCIC trial. *Lancet Oncol*. 2009;10(5):459–466.

43. Stupp R, Mason WP, van den Bent MJ, et al. Radiotherapy plus concomitant and adjuvant temozolomide for glioblastoma. *N Engl J Med*. 2005;352(10):987–996.

44. Brandes AA, Franceschi E, Tosoni A, et al. MGMT promoter methylation status can predict the incidence and outcome of pseudoprogression after concomitant radiochemotherapy in newly diagnosed glioblastoma patients. *J Clin Oncol*. 2008;26(13):2192–2197.

45. Taal W, Brandsma D, de Bruin HG, et al. Incidence of early pseudo-progression in a cohort of malignant glioma patients treated with chemoirradiation with temozolomide. *Cancer*. 2008;113(2):405–410.

46. Barker FG 2nd, Chang SM, Gutin PH, et al. Survival and functional status after resection of recurrent glioblastoma multiforme. *Neurosurgery*. 1998;42(4):709–720; discussion 720–703.

47. Valtonen S, Timonen U, Toivanen P, et al. Interstitial chemotherapy with carmustine-loaded polymers for high-grade gliomas: a randomized double-blind study. *Neurosurgery*. 1997;41(1):44–48; discussion 48–49.

48. Chamberlain MC, Kim BT. Nivolumab for patients with recurrent glioblastoma progressing on bevacizumab: a retrospective case series. *J Neurooncol*. 2017;133(3):561–569.

49. Gardeck AM, Sheehan J, Low WC. Immune and viral therapies for malignant primary brain tumors. *Expert Opin Biol Ther*. 2017;17(4):457–474.

50. See SJ, Gilbert MR. Anaplastic astrocytoma: diagnosis, prognosis, and management. *Semin Oncol*. 2004;31(5):618–634.

51. Henson JW, Gaviani P, Gonzalez RG. MRI in treatment of adult gliomas. *Lancet Oncol*. 2005;6(3):167–175.

52. Grimm SA, Chamberlain MC. Anaplastic astrocytoma. *CNS Oncol*. 2016;5(3):145–157.

53. Wessels PH, Weber WE, Raven G, et al. Supratentorial grade II astrocytoma: biological features and clinical course. *Lancet Neurol*. 2003;2(7):395–403.

54. Lote K, Egeland T, Hager B, et al. Survival, prognostic factors, and therapeutic efficacy in low-grade glioma: a retrospective study in 379 patients. *J Clin Oncol*. 1997;15(9):3129–3140.

55. Kreth FW, Faist M, Rossner R, et al. Supratentorial World Health Organization Grade 2 astrocytomas and oligoastrocytomas. A new pattern of prognostic factors. *Cancer*. 1997;79(2):370–379.

56. Leighton C, Fisher B, Bauman G, et al. Supratentorial low-grade glioma in adults: an analysis of prognostic factors and timing of radiation. *J Clin Oncol*. 1997;15(4):1294–1301.

57. Aghi MK, Nahed BV, Sloan AE, et al. The role of surgery in the management of patients with diffuse low grade glioma: a systematic review and evidence-based clinical practice guideline. *J Neurooncol*. 2015;125(3):503–530.

58. Buckner JC, Shaw EG, Pugh SL, et al. Radiation plus procarbazine, CCNU, and Vincristine in low-grade glioma. *N Engl J Med*. 2016;374(14):1344–1355.

59. Fisher BJ, Hu C, Macdonald DR, et al. Phase 2 study of temozolomide-based chemoradiation therapy for high-risk low-grade gliomas: preliminary results of Radiation Therapy Oncology Group 0424. *Int J Radiat Oncol Biol Phys*. 2015;91(3):497–504.

60. Bruner JM. Neuropathology of malignant gliomas. *Semin Oncol*. 1994;21(2):126–138.

61. Intergroup Radiation Therapy Oncology Group Trial 9402, Cairncross G, Berkey B, et al. Phase III trial of chemotherapy plus radiotherapy compared with radiotherapy alone for pure and mixed anaplastic oligodendroglioma: Intergroup Radiation Therapy Oncology Group Trial 9402. *J Clin Oncol*. 2006;24(18):2707–2714.

62. van den Bent MJ, Carpentier AF, Brandes AA, et al. Adjuvant procarbazine, lomustine, and vincristine improves progression-free survival but not overall survival in newly diagnosed anaplastic oligodendrogliomas and oligoastrocytomas: a randomized European Organisation for Research and Treatment of Cancer phase III trial. *J Clin Oncol*. 2006;24(18):2715–2722.

63. Cote TR, Manns A, Hardy CR, et al. Epidemiology of brain lymphoma among people with or without acquired immunodeficiency syndrome. AIDS/Cancer Study Group. *J Natl Cancer Inst*. 1996;88(10):675–679.

64. DeAngelis LM, Yahalom J, Thaler HT, et al. Combined modality therapy for primary CNS lymphoma. *J Clin Oncol*. 1992;10(4):635–643.

65. Grommes C, Pastore A, Palaskas N, et al. Ibrutinib unmasks critical role of bruton tyrosine kinase in primary CNS lymphoma. *Cancer Discov*. 2017;7(9):1018–1029.

66. Duong LM, McCarthy BJ, McLendon RE, et al. Descriptive epidemiology of malignant and nonmalignant primary spinal cord, spinal meninges, and cauda equina tumors, United States, 2004–2007. *Cancer*. 2012;118(17):4220–4227.

67. Lee SS, Kim MK, Sym SJ, et al. Intramedullary spinal cord metastases: a single-institution experience. *J Neurooncol*. 2007;84(1):85–89.

68. Dam-Hieu P, Seizeur R, Mineo JF, et al. Retrospective study of 19 patients with intramedullary spinal cord metastasis. *Clin Neurol Neurosurg*. 2009;111(1):10–17.

69. Mechtler LL, Nandigam K. Spinal cord tumors: new views and future directions. *Neurol Clin*. 2013;31(1):241–268.

70. Fattal C, Fabbro M, Rouays-Mabit H, et al. Metastatic paraplegia and functional outcomes: perspectives and limitations for rehabilitation care. Part 2. *Arch Phys Med Rehabil*. 2011;92(1):134–145.

71. Lee SH, Chung CK, Kim CH, et al. Long-term outcomes of surgical resection with or without adjuvant radiation therapy for treatment of spinal ependymoma: a retrospective multicenter study by the Korea Spinal Oncology Research Group. *Neuro Oncol*. 2013;15(7):921–929.

72. Weber DC, Wang Y, Miller R, et al. Long-term outcome of patients with spinal myxopapillary ependymoma: treatment results from the MD Anderson Cancer Center and institutions from the Rare Cancer Network. *Neuro Oncol*. 2015;17(4):588–595.

73. Minehan KJ, Brown PD, Scheithauer BW, et al. Prognosis and treatment of spinal cord astrocytoma. *Int J Radiat Oncol Biol Phys*. 2009;73(3):727–733.

74. Scoccianti S, Detti B, Cipressi S, et al. Changes in neurocognitive functioning and quality of life in adult patients with brain tumors treated with radiotherapy. *J Neurooncol*. 2012;108(2):291–308.

75. Khan RB, Gutin PH, Rai SN, et al. Use of diffusion weighted magnetic resonance imaging in predicting early postoperative outcome of new neurological deficits after brain tumor resection. *Neurosurgery*. 2006;59(1):60–66; discussion 60–66.

76. Smith JS, Cha S, Mayo MC, et al. Serial diffusion-weighted magnetic resonance imaging in cases of glioma: distinguishing tumor recurrence from postresection injury. *J Neurosurg*. 2005;103(3):428–438.

77. Abt NB, Bydon M, De la Garza-Ramos R, et al. Concurrent neoadjuvant chemotherapy is an independent risk factor of stroke, all-cause morbidity, and mortality in patients undergoing brain tumor resection. *J Clin Neurosci*. 2014;21(11):1895–1900.

78. Campen CJ, Kranick SM, Kasner SE, et al. Cranial irradiation increases risk of stroke in pediatric brain tumor survivors. *Stroke*. 2012;43(11):3035–3040.

79. Bowers DC, Liu Y, Leisenring W, et al. Late-occurring stroke among long-term survivors of childhood leukemia and brain tumors: a report from the Childhood Cancer Survivor Study. *J Clin Oncol*. 2006;24(33):5277–5282.

80. Bowers DC, Mulne AF, Reisch JS, et al. Nonperioperative strokes in children with central nervous system tumors. *Cancer*. 2002;94(4):1094–1101.

81. Bowers DC, Nathan PC, Constine L, et al. Subsequent neoplasms of the CNS among survivors of childhood cancer: a systematic review. *Lancet Oncol*. 2013;14(8):e321–328.

第 18 章

甲状腺癌的评估与治疗

Laura Boucai

甲状腺癌占美国确诊的所有新发癌症病例的 3.4%，但占所有内分泌恶性肿瘤的 90% 以上。在过去的 40 年中，甲状腺癌的发病率以每年 3.6% 的平均速率增长了两倍，从 1974—1977 年的每年 4.56/10 万人增至 2010—2013 年的 14.42/10 万人[1]。这种急剧上升的主要原因是影像学检查偶然发现了小体积乳头状癌[2]。尽管甲状腺癌死亡率也以每年 1.1% 的速度增加（从 1994—1997 年的每年 0.40/10 万人上升至 2010—2013 年的每年 0.46/10 万人），但总体死亡率仍然很低[1]。

大多数甲状腺癌来自甲状腺滤泡细胞，在正常甲状腺中，甲状腺滤泡细胞会在促甲状腺激素（thyroid stimulating hormone，TSH）刺激下浓缩碘并合成甲状腺激素。在这些肿瘤中，大多数是分化良好的肿瘤（乳头状、滤泡状、Hürthle 细胞），而小部分则是分化程度较低的肿瘤（低分化甲状腺癌、未分化甲状腺癌）。甲状腺髓样癌来源于神经内分泌 C 细胞，仅占所有甲状腺恶性肿瘤的 3%。甲状腺淋巴瘤来源于淋巴细胞，仅占甲状腺癌的 1%（表 18-1）。

表 18-1　所有组织学类型的甲状腺癌的分布和生存率

组织学类型	细胞来源	所有甲状腺癌占比 /%	10 年疾病生存率 /%
乳头状	甲状腺滤泡细胞	81	98
滤泡状	甲状腺滤泡细胞	5	92
Hürthle 细胞	甲状腺滤泡细胞	3	80
低分化	甲状腺滤泡细胞	6	1～20
未分化	甲状腺滤泡细胞	1	1～13
髓样	C 细胞（神经内分泌性）	3	80
淋巴瘤	淋巴细胞	1	50～90

分化型甲状腺癌

初始表现

乳头状、滤泡状和 Hürthle 细胞甲状腺癌的初始表现、评估和治疗非常相似，病理学家习惯于将它们合并为一组恶性肿瘤，称为分化型甲状腺癌。

过去，分化型甲状腺癌通常表现为患者或医护人员发现的无痛甲状腺结节。随着断层扫描影像学的广泛使用，甲状腺癌目前常常是偶然发现的无症状的无关联疾病。诊断时的平均年龄在 45～

55 岁之间，女性的患病率是男性的 2～3 倍[3]。由于所有甲状腺结节中 90% 以上是良性的，因此通常需要在超声引导下使用细针穿刺术（FNA）进行细胞学诊断，以识别需要手术切除的恶性甲状腺结节[4]。值得注意的是，常规的甲状腺功能检查（TSH、T4）几乎都是正常的，不能用来确认或排除甲状腺癌的存在。

大约 35% 的患者在初次手术时有肉眼可见的淋巴结转移证据，而多达 80% 的患者有显微镜下可见的淋巴结转移[5-9]。肉眼可见淋巴结转移在年龄大于 45 岁的患者中与复发率和死亡率较高有关[10-12]，但显微镜下可见的淋巴结累及似乎并非如此[8]。在所有病例中仅有 2%～5% 可见远处转移。

初始治疗

手术切除所有病灶是甲状腺癌治疗的主要手段[13]。虽然较晚期的疾病通常需全甲状腺切除、淋巴结清扫和放射性碘消融（RAI），但低危甲状腺癌患者可以仅接受单侧甲状腺切除获得根治[14, 15]。最近，根据观察发现，很小的甲状腺癌（<1cm 的微小癌）生长缓慢（约 10% 在 10 年内增长 3mm），并且很少扩散到颈部淋巴结（10 年约 3.8%）[16,17]，国际上一般认为对符合条件的乳头状微小癌选择观察[18,19]。

RAI 是最早靶向治疗的例子之一。由于甲状腺滤泡细胞需要碘来合成甲状腺激素，因此它们在细胞膜上表达钠碘共转运蛋白，可以非常有效地将碘从血液转运到甲状腺细胞中。幸运的是，至少 75% 的甲状腺恶性细胞保留了这种钠转运蛋白的功能，因此是 RAI 治疗的潜在靶点。由于这种转运蛋白不能将稳定的碘与放射性碘区分开来，我们可以有效地向转移性甲状腺癌细胞传递有效的辐射剂量，同时使身体其他部位受到的辐射最小。低剂量的 RAI 可以用于诊断性全身扫描，而大剂量的 RAI 可以起到杀瘤作用。将 RAI 最大限度地靶向甲状腺细胞既需要 TSH 刺激（通过阻断甲状腺激素或使用重组人 TSH 来完成），又需要在治疗前几天使用低碘饮食从体内消耗稳定的碘，并避免在进行 RAI 治疗之前的几个月使用碘造影剂（例如 CT 扫描中使用的）。如果体内的碘存储量升高，则相对少量的 RAI 会被稀释掉，没有足够剂量进入甲状腺癌细胞，不能进行有效的细胞杀伤。

TSH 是正常和恶性甲状腺细胞的生长因子。高水平的促甲状腺激素与 TSH 受体结合能够刺激细胞膜上钠碘转运体的表达、甲状腺激素和甲状腺球蛋白的产生以及甲状腺细胞的生长。甲状腺切除术后，超生理剂量的甲状腺激素给药将反过来导致低水平的 TSH，经细胞内信号转导，导致甲状腺球蛋白生成减少和细胞生长抑制[20]。因此，在经甲状腺手术和 RAI 治疗之后，TSH 抑制已成为 40 多年来治疗的基石[21,22]，它降低了复发率。通常，对于大多数分化型甲状腺癌患者，TSH 应保持在参考范围以下。对于晚期，进展期或转移性患者，应保持较高水平的抑制（TSH 检测不到）[18]。

疾病复发

尽管分化型甲状腺癌通常对甲状腺切除术、淋巴结清扫术和 RAI 治疗的标准初始疗法反应良好，但在 20～30 年的随访期内，特别是在年龄的两个极端，肿瘤复发率仍高达 15%～30%[23, 24]。根据分化型甲状腺癌患者对初始治疗的反应进行动态分层可提高对复发风险、疾病持续和特定疾病死亡率的预测[25]。有临床证据的复发并非不重要，8% 局部复发患者及 50% 远处复发可导致患者死亡[24]。

血清肿瘤标志

检测复发或持续性甲状腺癌的主要工具是血清甲状腺球蛋白（Tg）[26,27]。甲状腺球蛋白是一种由正常和恶性甲状腺细胞合成并分泌到外周循环的蛋白质。正常甲状腺细胞产生这种蛋白质，因此在 FNA 或手术前不能使用甲状腺球蛋白作为诊断甲状腺癌的依据。

由于初始治疗全甲状腺切除术和 RAI 消融旨在破坏所有正常和恶性的甲状腺细胞，因此，已治愈的甲状腺癌患者，在初始治疗后 12～18 个月，在血清水平几乎无法检测到甲状腺球蛋白。通常，为了提高检测低水平甲状腺癌的敏感性，可以在 TSH 刺激后检测血清 Tg 水平。

从临床实践来看，在同一实验室中连续测量 Tg 是至关重要的。当使用不同的 Tg 分析法分析相同的血液样本时，有报告显示血清 Tg 值存在明显差异[27]。此外，多达 20% 的甲状腺癌患者存在抗 Tg 抗体，会干扰 Tg 检测的敏感性。抗 Tg 抗体会对患有持续性甲状腺癌患者的检测有所干扰，而导致 Tg 值降低假象。然而，抗甲状腺球蛋白抗体水平的持续或升高也表明疾病活动。

成像方式

多年来，诊断性 RAI 扫描一直是分化型甲状腺癌患者的主要随访方式。然而，在过去的 15 年中，在大多数这些患者的随访中，主要模式从常规的 RAI 扫描转向使用血清甲状腺球蛋白和颈部超声检查[4,18,28]。由于绝大多数复发性甲状腺癌常见颈部淋巴结转移，并且由此产生一定的 Tg，因此结合 TSH 刺激 Tg 检查和仔细得颈部超声检查对复发性疾病的检测具有很高的敏感性。

对患有侵袭性甲状腺癌的高风险患者，或者血清 Tg 升高但无法通过体检或颈部超声确定疾病来源的患者,可应用其他成像方式(例如 CT、MRI 和 18-FDG PET 扫描)[29,30]。

持续 / 复发性疾病的治疗

局部复发疾病

针对无周围结构侵犯的患者,大于 1cm 左右的局部复发性疾病,手术切除是首选治疗方法。小于 1cm 的复发性疾病,或仅在进行 RAI 扫描时才发现而没有重要结构侵犯,通常需加用 RAI 治疗[15,18]。随着颈部超声检查检测持续性 / 复发性甲状腺癌的灵敏度的显著提高及高灵敏度的 Tg 检测,我们经常发现颈部淋巴结的小体积病变,这些病变进展缓慢或根本没有进展。通常,这些患者需要定期超声随访,而干预仅适用于有疾病进展的患者。

对于具有显著周围结构侵犯的局部复发患者,手术切除不会改变复发率或死亡率,应考虑采用体外照射放疗(external beam radiation therapy,EBRT)。EBRT 最常用于不能应用浓缩放射性碘治疗的不可切除肿瘤,或年龄较大的患者(>45 岁)并有明显的侵犯甲状腺外周结构,这些周围结构很可能具有显微镜下可见的或小体积肉眼可见的不适合 RAI 治疗的病灶。与许多其他恶性肿瘤不同,即使存在无法治愈的远处转移,也常常考虑对局部复发性疾病进行外科手术切除以减轻症状和防止侵入压迫上呼吸道、消化道[18]。

远处转移

对于远处转移,RAI 通常是非常有效的疗法。遗憾的是,RAI 在治疗可见的肺转移方面效果不佳,尤其是当它们在老年患者中出现且分化程度较低时。尽管对重要部位的转移灶进行手术切除或 EBRT 不能治愈疾病,但是适当的治疗可以避免严重的神经血管症状或预防重要的病变部位并发症。结构上进展的肉眼可见的转移性甲状腺癌,如果对 RAI 无反应,应考虑参加临床研究或其他全身疗法。

MEK 抑制剂司美替尼在放射性碘难治、转移性甲状腺癌患者中的一项预试验显示,在 20 名患者中,有 14 名患者转移部位的碘吸收得以恢复。在这 14 例患者中,有 8 例患者的碘 131 摄入量足以产生显著的临床应答[31]。BRAF 抑制剂达拉菲尼[32] 也显示出相似的结果。美国 FDA 批准了两种多激酶抑制剂索拉非尼和仑伐替尼,用于治疗放射性碘难治转移性甲状腺癌的患者,这基于Ⅲ期前瞻性随

机双盲、安慰剂对照研究,显示出 PFS 的获益[33,34]。随着对疾病的分子生物学更好地了解,针对复发性远处转移性甲状腺癌的靶向治疗似乎成为可能。

低分化和未分化型甲状腺癌

分化较差的甲状腺癌具有侵袭性,在组织学上结合结构和高级别特征(高有丝分裂率和存在坏死)来定义[35,36]。分化较差的甲状腺癌约占甲状腺癌的 6%,平均生存期为 3.2 年。对放射性碘疗法的获益有限。大多数患者需要应用与分化型甲状腺癌相似的全身疗法。

未分化型甲状腺癌约占甲状腺癌的 1%,平均生存期为 6 个月。未分化甲状腺癌可能由先存的分化或分化差的甲状腺癌发展而来,并且具有很高的突变负担。未分化甲状腺癌放射性碘治疗不敏感,虽然不可能治愈,但联合化疗和体外照射可使得无进展生存期从几天增加到至少几个月[37]。

甲状腺淋巴瘤

原发性甲状腺淋巴瘤仅占结外淋巴瘤的不到 2%,通常分为黏膜相关淋巴瘤(MALT)或弥散性大 B 细胞淋巴瘤或混合亚型淋巴瘤[38]。在患有慢性淋巴细胞性甲状腺炎的老年患者中,它们通常表现为甲状腺肿块迅速增大。

虽然 MALT 淋巴瘤的病程可能较为缓慢,并且在早期阶段适用于单一模式放射治疗或全甲状腺切除术,但是弥漫大 B 细胞淋巴瘤和混合亚型淋巴瘤通常都采用包括化疗和超分割 EBRT 在内的多模式治疗[39]。

甲状腺髓样癌

甲状腺髓样癌占甲状腺癌的 3%~5%。75% 的患者中,甲状腺髓样癌是散发性的,通常在 40~60 岁发病。小部分(大约 25%)甲状腺髓样癌是遗传性多发性内分泌瘤 2 型综合征(MEN2A 和 MEN2B)或家族性甲状腺髓样综合征的主要组成部分。

RET 是一种编码受体酪氨酸激酶的基因,是甲状腺髓样癌的主要致癌基因。已报道甲状腺髓样癌患者有超过 100 个功能获得性 RET 突变,包括遗传性疾病患者的种系突变和散发性疾病患者的体细胞突变[40]。当怀疑是家族性或遗传性综合征时,

筛查与嗜铬细胞瘤有关的高血压和与甲状旁腺功能亢进有关的高钙血症对于计划手术程序至关重要。此外,借助于商业检测 RET 原癌基因携带者,可以在患有遗传性甲状腺髓样癌的患者家属中发现早期无症状疾病。

在评估可能并发的甲状旁腺功能亢进和/或嗜铬细胞瘤后,甲状腺髓样癌的通常初始治疗方法是全甲状腺切除术,并对可能受累的颈部淋巴结进行区域清扫。

尽管许多转移性甲状腺髓样癌患者都能如期随访,但是对进展或有症状的患者进行全身治疗很重要。标准化疗的反应率低,很少用作初始疗法。与安慰剂相比,美国 FDA 基于两项随机、安慰剂对照 III 期临床研究中,由于无进展生存期的获益,批准了多激酶抑制剂凡德他尼和卡博替尼治疗转移性甲状腺髓样癌[41,42]。

甲状腺髓样癌是一种神经内分泌肿瘤,由甲状腺内滤泡旁 C 细胞引起。尽管这些 C 细胞不能浓缩碘,也不产生甲状腺激素,但产生降钙素和癌胚抗原(CEA),它们可作为甲状腺髓样癌患者的血清肿瘤标志物。

检测不到血清降钙素表示 C 细胞不存在,检测到血清降钙素,即使在正常范围内,表明在残留甲状腺内或局部或远处存在残留的 C 细胞或存在能够分泌降钙素的非甲状腺癌[43]。如果手术后 5 年内血清降钙素水平仍然无法检测,则患者可能已经治愈;然而,降钙素水平可测量的患者可能多年无症状,而没有明确的复发迹象。甲状腺髓样癌侵袭性的最准确度量是血清降钙素或 CEA 水平倍增时间。血清降钙素或 CEA 水平升高的患者的预后与倍增时间直接相关。标志物倍增时间少于 6 个月预后不佳,而超过 2 年的倍增时间则与生存期长相关[44]。甲状腺髓样癌通常生长缓慢,病程缓慢。散发性甲状腺髓样癌患者的 5 年总生存率为 80%~85%,10 年生存率为 55%~65%,20 年时生存率有45%~50%。

结论

甲状腺癌尽管通常被认为是一种少见的肿瘤,但在过去的 40 年中,发病率急剧上升。发病率上升的原因可能与颈部影像学检查广泛的应用有关。尽管甲状腺癌患者的 30 年疾病生存率超过 90%,但在同一时期内疾病复发的风险高达 30%。在过去的

20 年中,高敏感性甲状腺球蛋白检测与高分辨率颈部超声检查相结合,可以更早地发现局部复发性疾病,从而能够更有效地治疗局部复发。分子生物学的最新发现已在甲状腺癌患者的诊断和治疗方面取得了巨大进展。开发出针对致癌靶点的高特异性新型化合物及克服单一药物耐药的联合疗法,有望为RAI 难治和晚期甲状腺癌患者提供光明的前景。

要点

- 甲状腺癌占美国诊断出的所有恶性肿瘤的3.4%。

- 主要的亚型可分为分化良好的(乳头状,滤泡状,Hürthle 细胞)和分化程度差(低分化,未分化)的甲状腺癌。少数病例是甲状腺髓样癌和甲状腺淋巴瘤。

- 在过去 40 年中,甲状腺癌的发病率增加了两倍,这主要是由于体检颈部影像学检查的广泛应用,甲状腺结节的偶然发现。

- 分化型甲状腺癌通常对标准的初始治疗甲状腺切除术、伴或不伴淋巴结清扫、RAI 治疗和TSH 抑制,反应良好。但是,在 20~30 年的随访期内,肿瘤复发率仍高达 15%~30%,尤其是在两个极端年龄段。

- 检测复发或持续性甲状腺癌的主要工具是高敏感血清 Tg 的检测和高分辨率颈部超声检查。

- 分子遗传学和生物技术的进步使得对再分化RAI 难治性肿瘤、特异性癌基因作为靶点及其耐药机制,进行靶向治疗成为可能。

- 与高分化甲状腺癌不同,未分化甲状腺癌是一种局部侵袭性、分化程度差的甲状腺癌,多发生于老年患者,在诊断后的 6~12 个月内疾病死亡率超过 95%。

- 原发性甲状腺淋巴瘤占结外淋巴瘤的比例不到 2%,通常分为 MALT 或弥漫性大 B 细胞或混合亚型淋巴瘤。

- 甲状腺髓样癌是一种神经内分泌肿瘤,由甲状腺内滤泡旁 C 细胞产生,产生降钙素和CEA。这些可用作肿瘤标志物,以随访疾病进展或对治疗的反应。

(傅强 译 刘颖 校)

参考文献

1. Lim H, Devesa SS, Sosa JA, et al. Trends in thyroid cancer incidence and mortality in the United States, 1974–2013. *JAMA.* 2017;317(13):1338–1348.
2. Davies L, Welch HG. Current thyroid cancer trends in the United States. *JAMA Otolaryngol Head Neck Surg.* 2014;140(4):317–322.
3. Sherman SI. Thyroid carcinoma. *Lancet.* 2003;361(9356):501–511.
4. Cooper DS, Doherty GM, Haugen BR, et al. Management guidelines for patients with thyroid nodules and differentiated thyroid cancer. *Thyroid.* 2006;16(2):109–142.
5. Schlumberger MJ. Papillary and follicular thyroid carcinoma. *N Engl J Med.* 1998;338(5):297–306.
6. Noguchi S, Murakami N. The value of lymph-node dissection in patients with differentiated thyroid cancer. *Surg Clin North Am.* 1987;67(2):251–261.
7. Cranshaw IM, Carnaille B. Micrometastases in thyroid cancer. An important finding? *Surg Oncol.* 2008;17(3):253–258.
8. Randolph GW, Duh QY, Heller KS, et al. The prognostic significance of nodal metastases from papillary thyroid carcinoma can be stratified based on the size and number of metastatic lymph nodes, as well as the presence of extranodal extension. *Thyroid.* 2012;22(11):1144–1152.
9. Wada N, Duh QY, Sugino K, et al. Lymph node metastasis from 259 papillary thyroid microcarcinomas: frequency, pattern of occurrence and recurrence, and optimal strategy for neck dissection. *Ann Surg.* 2003;237(3):399–407.
10. Lundgren CI, Hall P, Dickman PW, et al. Clinically significant prognostic factors for differentiated thyroid carcinoma: a population-based, nested case-control study. *Cancer.* 2006;106(3):524–531.
11. Zaydfudim V, Feurer ID, Griffin MR, et al. The impact of lymph node involvement on survival in patients with papillary and follicular thyroid carcinoma. *Surgery.* 2008;144(6):1070–1077; discussion 7–8.
12. Sugitani I, Kasai N, Fujimoto Y, et al. A novel classification system for patients with PTC: addition of the new variables of large (3 cm or greater) nodal metastases and reclassification during the follow-up period. *Surgery.* 2004;135(2):139–148.
13. Tuttle RM, Leboeuf R, Martorella AJ. Papillary thyroid cancer: monitoring and therapy. *Endocrinol Metab Clin North Am.* 2007;36(3):753–778, vii.
14. Haugen BR. 2015 American thyroid association management guidelines for adult patients with thyroid nodules and differentiated thyroid cancer: What is new and what has changed? *Cancer.* 2017;123(3):372–381.
15. Pacini F, Schlumberger M, Dralle H, et al. European consensus for the management of patients with differentiated thyroid carcinoma of the follicular epithelium. *Eur J Endocrinol.* 2006;154(6):787–803.
16. Ito Y, Miyauchi A, Inoue H, et al. An observational trial for papillary thyroid microcarcinoma in Japanese patients. *World J Surg.* 2010;34(1):28–35.
17. Sugitani I, Toda K, Yamada K, et al. Three distinctly different kinds of papillary thyroid microcarcinoma should be recognized: our treatment strategies and outcomes. *World J Surg.* 2010;34(6):1222–1231.
18. Haugen BR, Alexander EK, Bible KC, et al. 2015 American thyroid association management guidelines for adult patients with thyroid nodules and differentiated thyroid cancer: the American thyroid association guidelines task force on thyroid nodules and differentiated thyroid cancer. *Thyroid.* 2016;26(1):1–133.
19. Takami H, Ito Y, Okamoto T, et al. Revisiting the guidelines issued by the Japanese Society of Thyroid Surgeons and Japan Association of Endocrine Surgeons: a gradual move towards consensus between Japanese and western practice in the management of thyroid carcinoma. *World J Surg.* 2014;38(8):2002–2010.
20. Franco AT, Malaguarnera R, Refetoff S, et al. Thyrotrophin receptor signaling dependence of Braf-induced thyroid tumor initiation in mice. *Proc Natl Acad Sci U S A.* 2011;108(4):1615–1620.
21. Biondi B, Filetti S, Schlumberger M. Thyroid-hormone therapy and thyroid cancer: a reassessment. *Nat Clin Pract Endocrinol Metab.* 2005;1(1):32–40.
22. McGriff NJ, Csako G, Gourgiotis L, et al. Effects of thyroid hormone suppression therapy on adverse clinical outcomes in thyroid cancer. *Ann Med.* 2002;34(7–8):554–564.
23. Hay ID, Thompson GB, Grant CS, et al. Papillary thyroid carcinoma managed at the Mayo Clinic during six decades (1940–1999): temporal trends in initial therapy and long-term outcome in 2444 consecutively treated patients. *World J Surg.* 2002;26(8):879–885.
24. Mazzaferri EL, Kloos RT. Clinical review 128: Current approaches to primary therapy for papillary and follicular thyroid cancer. *J Clin Endocrinol Metab.* 2001;86(4):1447–1463.
25. Tuttle RM, Tala H, Shah J, et al. Estimating risk of recurrence in differentiated thyroid cancer after total thyroidectomy and radioactive iodine remnant ablation: using response to therapy variables to modify the initial risk estimates predicted by the new American Thyroid Association staging system. *Thyroid.* 2010;20(12):1341–1349.
26. Spencer CA. Serum thyroglobulin measurements: clinical utility and technical limitations in the management of patients with differentiated thyroid carcinomas. *Endocr Pract.* 2000;6(6):481–484.
27. Spencer CA, Bergoglio LM, Kazarosyan M, et al. Clinical impact of thyroglobulin (Tg) and Tg autoantibody method differences on the management of patients with differentiated thyroid carcinomas. *J Clin Endocrinol Metab.* 2005;90(10):5566–5575.
28. Wong KT, Ahuja AT. Ultrasound of thyroid cancer. *Cancer Imaging.* 2005;5:157–166.
29. Larson SM, Robbins R. Positron emission tomography in thyroid cancer management. *Semin Roentgenol.* 2002;37(2):169–174.
30. Stokkel MP, Duchateau CS, Dragoiescu C. The value of FDG-PET in the follow-up of differentiated thyroid cancer: a review of the literature. *Q J Nucl Med Mol Imaging.* 2006;50(1):78–87.
31. Ho AL, Grewal RK, Leboeuf R, et al. Selumetinib-enhanced radioiodine uptake in advanced thyroid cancer. *N Engl J Med.* 2013;368(7):623–632.
32. Rothenberg SM, McFadden DG, Palmer EL, et al. Redifferentiation of iodine-refractory BRAF V600E-mutant metastatic papillary thyroid cancer with dabrafenib. *Clin Cancer Res.* 2015;21(5):1028–1035.
33. Brose MS, Nutting CM, Jarzab B, et al. Sorafenib in radioactive iodine-refractory, locally advanced or metastatic differentiated thyroid cancer: a randomised, double-blind, phase 3 trial. *Lancet.* 2014;384(9940):319–328.
34. Schlumberger M, Tahara M, Wirth LJ, et al. Lenvatinib versus placebo in radioiodine-refractory thyroid cancer. *N Engl J Med.* 2015;372(7):621–630.
35. Volante M, Collini P, Nikiforov YE, et al. Poorly differentiated thyroid carcinoma: the Turin proposal for the use of uniform diagnostic criteria and an algorithmic diagnostic approach. *Am J Surg Pathol.* 2007;31(8):1256–1264.
36. Hiltzik D, Carlson DL, Tuttle RM, et al. Poorly differentiated thyroid carcinomas defined on the basis of mitosis and necrosis: a clinicopathologic study of 58 patients. *Cancer.* 2006;106(6):1286–1295.
37. Smallridge RC, Marlow LA, Copland JA. Anaplastic thyroid cancer: molecular pathogenesis and emerging therapies. *Endocr Relat Cancer.* 2009;16(1):17–44.
38. Mack LA, Pasieka JL. An evidence-based approach to the treatment of thyroid lymphoma. *World J Surg.* 2007;31(5):978–986.
39. Green LD, Mack L, Pasieka JL. Anaplastic thyroid cancer and primary thyroid lymphoma: a review of these rare thyroid malignancies. *J Surg Oncol.* 2006;94(8):725–736.
40. Wells Jr SA, Pacini F, Robinson BG, et al. Multiple endocrine neoplasia type 2 and familial medullary thyroid carcinoma: an update. *J Clin Endocrinol Metab.* 2013;98(8):3149–3164.
41. Wells Jr SA, Robinson BG, Gagel RF, et al. Vandetanib in patients with locally advanced or metastatic medullary thyroid cancer: a randomized, double-blind phase III trial. *J Clin Oncol.* 2012;30(2):134–141.
42. Elisei R, Schlumberger MJ, Muller SP, et al. Cabozantinib in progressive medullary thyroid cancer. *J Clin Oncol.* 2013;31(29):3639–3646.
43. Engelbach M, Gorges R, Forst T, et al. Improved diagnostic methods in the follow-up of medullary thyroid carcinoma by highly specific calcitonin measurements. *J Clin Endocrinol Metab.* 2000;85(5):1890–1894.
44. Ito Y, Miyauchi A, Kihara M, et al. Calcitonin doubling time in medullary thyroid carcinoma after the detection of distant metastases keenly predicts patients' carcinoma death. *Endocr J.* 2016;63(7):663–667.

第19章

消化道肿瘤的评估与治疗

Vahagn C. Nikolian，Karin M. Hardiman

消化道肿瘤定义为在食管、胃、结肠或直肠中发生的恶性肿瘤，是世界范围内最常见的肿瘤之一。每年消化道肿瘤的发病人数达数百万，并且可能存在更多的患者没有被诊断出来或诊断延误[1]。从整体上来看，消化道肿瘤的患病人数高于乳腺癌和肺癌的总和。尽管这些肿瘤通常被归为一类，但是其危险因素、发生率、流行病学和预后差异很大。本文就危险因素、诊断检查和治疗选择等方面对胃肠道恶性肿瘤进行概述。

食管癌

流行病学和危险因素

食管癌是全世界最常见的恶性肿瘤之一。在流行病学上，其发病率有显著的地理和种族差异。它通常表现为两种组织学亚型，鳞状细胞癌（squamous cell carcinoma，SCC）和腺癌。尽管 SCC 是全球最普遍的亚型，但腺癌的发病率已显著提高，现在已成为欧洲和北美最常见的亚型[1]。尽管食管癌发病率改变的确切原因尚不完全清楚，但高风险地区的流行病学研究表明，食管 SCC 和腺癌与社会经济、饮食和生活方式等风险因素有关。

食管癌公认的风险因素包括吸烟、饮酒和肥胖[2]。食管鳞癌常由食管黏膜的慢性刺激引起的，因此患者常表现长期饮酒或吸烟的病史。另外，大量文献证明，食用烟熏肉较多的人群罹患 SCC 的风险更高，风险仅次于进食含亚硝酸盐的食物。与食管 SCC 相关的疾病包括贲门失弛缓症、腐蚀性狭窄、Plummer-Vinson 综合征和胼胝症。相反，食管腺癌与肥胖症和 Barrett 食管或食管柱状细胞化生有关。Barrett 食管与胃食管反流病（gastroesophageal reflux disease，GERD）的发生频率、严重程度和持续时间有关[3]。

临床表现

遗憾的是，早期食管癌通常无临床症状，导致无法早期评估和治疗。在疾病晚期，患者通常会出现吞咽困难或吞咽痛。患者常有饮食习惯的显著改变，仅能摄入半流食和流食，此时已有明显的体重减轻。患者可能因吸入反流食物或由于肿瘤侵入气管而继发肺部症状。可能由于肿瘤侵犯喉返神经导致声带麻痹，临床表现为声音嘶哑。

诊断和分期

对于怀疑有食管癌的患者，下一步处理的重点是确诊、进行分期并确定患者是否适合手术。全面询问病史和体格检查后，需进一步行钡餐检查，该检查可提供食管解剖和功能方面的信息。使用软性食管镜进行内镜评估可更准确地确定病变部位并获得确诊恶性肿瘤所需的活检组织。

美国癌症联合委员会（the American Joint Committee on Cancer，AJCC）对食管癌进行分期定义，并通过原发肿瘤、淋巴结、远处转移（TNM）标准进行分期（表 19-1）[4]。行超声内镜结合细针穿刺（fine needle aspiration，FNA）检查可以提供与肿瘤大小（tumor size，T）和局部淋巴结受累（node involvement，N）的准确信息[5]。远处转移（metastasis，M）通常通过 CT 和 PET 扫描进行评估。这些影像学检查对评估肺和肝转移以及新辅助化放疗方案的疗效非常有价值。鉴于上述方法的准确性，在许多治疗食管癌的医疗机构中，已非常规使用胸腔镜和腹腔镜检查进行术前分期。

表 19-1 食管和食管胃交界处的癌症分期

肿瘤（T）		淋巴结（N）		远处转移（M）		分级	
T1	侵及黏膜固有层或黏膜肌层 侵及黏膜下层	N0	无区域淋巴结转移	M0	无远处转移	G1	高分化
T2	侵及固有肌层	N1	区域淋巴结转移	M1	有远处转移	G2	中分化
T3	侵及外膜	N2				G3	低分化
T4	可切除 1	N3					
	不可切除 2						

注释：可切除 1= 侵入胸膜，心包，膈膜，奇静脉或腹膜。不可切除 2= 侵入主动脉，椎体，气道。AJCC 建议 pT1 级别的患者，清扫≥10 个淋巴结，pT2 级别的患者，清扫≥20 个淋巴结，pT3～pT4 级别的患者，清扫≥30 个淋巴结。
N1，1～2 个区域淋巴结转移；N2，3～6 个区域淋巴结转移；N3，≥7 个区域淋巴结转移

分期（AJCC 8th）
注意：AJCC 第 8 版包括病理 TNM 和新辅助后病理 TNM，此处未显示

鳞状细胞癌		腺癌	
临床分期	临床 TNM 分期	临床分期	临床 TNM 分期
0	Tis N0	0	Tis N0
I	T1 N0-N1	I	T1 N0
II	T2 N0-1 T3 N0	II A	T1 N1
		II B	T2 N0
III	T3 N1 T1-3 N2	III	T2 N1 T3 N0-N1 T4a N0-N1
IV A	T4 N0-N2 任意 T，N3	IV A	T1-4a N2 T4b N0-N2 任意 T，N3
IV B	任意 T，任意 N，M1	IV B	任意 T，任意 N，M1

治疗

几十年来，治疗食管肿瘤的有效手段仅为手术切除或放射治疗。幸运的是，化学疗法、放射疗法以及内镜治疗的提高，为食管癌带来新的治疗手段。

内镜下切除

仅限于黏膜或黏膜下层的早期癌症中的浅表病变越来越多地通过内镜下黏膜切除术（endoscopic mucosal resection，EMR）进行治疗[5]。当前的 EMR 适应证包括在病理学上分化良好或中等分化且无淋巴结转移的肿瘤。由于更容易形成狭窄的可能，通常不用于环形病变。在合适人群中，这是一种具有良好长期效果的微创方法。临床研究显示，其五年生存率接近 95%，并且患者在随访期间未出现局部复发或远处转移[6]。进行 EMR 时，患者应被告知会发生少见但严重的并发症，如出血、穿孔和狭窄。

外科治疗

手术切除是病灶局限的食管癌患者的主要治疗方法。与许多复杂的手术一样，患者在高手术量的医疗中心进行手术有明显的优势[7]。在合适的医疗机构，食管癌手术后的死亡率已降至 2%～3%，大大低于美国和多机构注册中心的 10%～12% 的死亡率[8]。手术效果取决于多种因素，包括患者选择和术前准备、手术技术选择以及围手术期护理。鉴于该患者人群有营养不良倾向，且吸烟饮酒比例高，因此术前管理应着重于处理风险因素以改善预后。患者通常需要进行有关心肺功能、肝功能和一般健康状况的全面评估。

食管癌的手术方法必须考虑到肿瘤的解剖位置、临床分期、患者的生理储备以及外科医生的专业技能。在当代,最常用的食管切除术包括经裂孔食管切除术、双经腹 - 经胸式式(Ivor Lewis)、三段式式(McKeown)和胸腹入路。这些方法可以通过开放式来进行,也可以通过腹腔镜或胸腔镜等微创方法来进行[9]。

切除后重建食管的最常见选择是创建胃通道(gastric tube),然后将其连接到食管残余部。使用胃"上拉"的优势在于胃有充足血供以及胃蠕动。如果患者以前曾做过胃部手术或肿瘤侵犯到胃,则使用结肠或小肠替代。尽管手术方式不在本综述的范围内,但要认识与常规术式有关的术后并发症很重要[10]。所有接受手术干预的患者均应筛查潜在的心肺基础疾病,常规情况下,严重的心脏事件(如心肌梗死)很少见。相反,食管手术后房性心律失常非常普遍,多达 20% 的患者在术后即可出现。对于出现房颤的患者,有必要进行系统全面检查,以确保这种状况不是由更严重的术后并发症引起的。食管切除术后最常见的术后并发症是肺部疾病。肺炎和呼吸衰竭会严重影响手术治疗患者的预后,与大部分死亡病例相关。有了这些结果,就必须鼓励患者在术前戒烟,让患者接受积极的胸部理疗,并在术后要慎重补液。术中,注意保存喉返神经对于维持有效的声门功能和减少潜在的误吸至关重要。进一步加强的恢复方案将在后面讨论,其重点是使用小口径引流管、早期下床活动以及使用硬膜外镇痛药以最大限度地减少疼痛。

就外科手术并发症而言,食管切除术后最令人担心的并发症是吻合口瘘,其发生率为 5%~30%[11]。通常认为吻合口瘘是由吻合口张力不当、组织处理不当导致局部缺血或技术欠佳引起的并发症,但确定引起不同医院间泄漏率差异的患者因素和护理因素仍有许多工作要做。无论何种原因,外科医生都应高度警惕吻合口瘘。处理原则包括充分引流泄漏物,并通过肠内或肠胃外途径重建营养。

新辅助治疗

在过去的二十年中,食管癌的非手术治疗有了显著的提高。这种改善是由单纯手术和放疗治疗的效果不理想所推动的。在新辅助和辅助治疗方面,已有临床研究评估了化疗和放疗在食管癌切除术后对长期生存的影响。总体而言,仅使用单一疗法(例如放疗或化疗)的研究显示,与单纯手术相比,

在提高切除率(在行新辅助治疗中心)或提高生存方面仅取得了较少的获益[12]。因此,未来研究的重点都集中在放化疗的联合。对于腺癌患者,最新的研究表明新辅助联合治疗具有生存优势。放射治疗肿瘤组织(the Radiation Therapy Oncology Group, RTOG 85-01)研究[13]显示:与单独放疗相比,放化疗具有优势。在这些研究中,放化疗已显示可显著降低总体死亡率和局部复发率。对于进展期食管癌,需根据患者的一般状况、合并疾病和毒性程度选择全身治疗。优选两药方案,因为它们毒性较低。以氟尿嘧啶和顺铂为基础的方案通常认为是一线治疗[8]。

姑息治疗

对于无法切除或转移性食管癌以及一般状态差无法耐受手术的患者,有几种姑息方案可供选择[14]。有必要采取逐步缓解措施。最初的处理应着重于确保患者的舒适度和疼痛控制,其次是补充充足的营养,优先考虑肠道营养。这通常行经皮内镜胃造口(percutaneous endoscopic gastrostomy, PEG)置管术来实现,除非患者肿瘤体积大而不能安全地放置 PEG,在这些情况下,首选开腹行胃造口置管术或空肠造口置管术。

幸运的是,食管癌通常对化疗有部分反应。患者可以借此减轻吞咽困难,但是这需要时间,并且必须权衡在营养不良患者中潜在发生的全身毒性。放疗也是一种选择,但缺乏许多患者所期待的快速缓解,通常需要长达 4 周的时间才能看到明显的改善。放疗的并发症包括:皮肤和食管放射炎症、肺炎和瘘管。梗阻患者可以采用支架、激光烧灼和光力学疗法多模式策略获得有效缓解。

胃癌

流行病学和危险因素

在美国,从 20 世纪到 21 世纪期间,胃癌的发生率已大大降低。全球范围内,胃癌仍然是非常普遍的恶性肿瘤,目前是全世界癌症相关死亡的第三大病因[1]。遗传因素和环境因素均在胃癌的发展中起主要作用,中国、日本、韩国和南美的人群中,胃癌的发病风险在增加。

明确的胃腺癌危险因素包括幽门螺杆菌(helicobacter pylori, HP)感染、胃息肉、熏肉中常见的亚硝酰基化合物暴露、吸烟和慢性贫血。需注意

第二篇

遗传性弥漫性胃癌、家族性腺瘤性息肉病（familial adenomatous polyposis, FAP）和遗传性非息肉性结直肠癌（Lynch 综合征）家族史，这都使人易患胃癌。绝大多数胃癌是腺癌，其与幽门螺杆菌感染和遗传综合征密切相关。

临床表现

与食管癌一样，胃癌通常表现症状不典型，类似良性疾病，例如 GERD。鉴于亚洲国家的发病率较高，那些国家已经制定了筛查指南以尽早发现疾病，以尽早进行手术切除。相反，在美国和欧洲，胃癌因发病率低而不进行筛查，从而导致晚期胃癌的比例较高。诊断时许多患者存在与胃癌相关的上腹痛。这种疼痛通常被描述为持续的、无放射痛、进餐后无缓解。患者可能存在长期服用抗酸药的病史。患者体格检查通常无明显异常，除非存在晚期疾病，如可触及的腹部肿块或淋巴结肿大，这种情况下，需进一步诊断性检查。与其他癌症一样，厌食或体重减轻是晚期胃癌的预兆[15]。

诊断和分期

怀疑患有胃癌的患者应进行进一步检查以明确诊断和分期。AJCC 定义了临床分期，TNM 分期与食管癌相似[16]。常用的诊断的方式是内镜检查。这种方式通常与超声内镜和组织活检结合使用，以提供更多与肿瘤浸润深度、邻近器官受累以及淋巴结受累相关信息。内镜检查后，CT 扫描可发现胃外病灶的更多信息。如果方法恰当，该检查可发现与胃壁浸润、溃疡和肝转移有关信息。对远处转移进一步评估的最好方法是 PET 扫描，这是目前检查肝转移最灵敏的方法[4]。

胃癌极易转移到肝、大网膜和腹膜表面。鉴于 CT 和 PET 扫描难以发现小病灶（小于 1cm），腹腔镜分期已成为术前分期的主要组成部分[5]。可以将这种方式与腹腔镜超声结合使用，以敏感地识别无法手术的胃癌。除了腹腔内器官和腹膜表面可视化技术，现在的研究还支持腹膜细胞学分析的使用。腹腔冲洗液细胞学检查阳性的患者预后较差，类似于腹腔镜检查发现明显转移的患者[17]。

治疗

手术治疗

治疗胃癌的最佳疗法是手术切除[15]。胃癌手术切除的目标是切缘阴性（R0 切除）。为了达到足够的切缘，需要在肉眼可见的肿瘤以外再切 5cm，因为在显微镜下可见胃腺癌通过黏膜下层组织扩散。由于 R0 切除所需的余量很大，因此肿瘤的位置决定了胃切除的范围。对于位于幽门附近的远端肿瘤，可以行胃大部切除术和胃空肠吻合术。对贲门附近的近端肿瘤，建议进行全胃切除术并进行食管空肠吻合术。最后，对于胃食管交界处的肿瘤，可能需要进行胃上拉或肠道吻合的食管胃切除术。微创方法越来越普遍，研究表明微创胃切除术与开放方法相比，淋巴结清扫和疗效两者相当[18]。

无论采用何种手术方式，淋巴结清扫的范围都是国际组织之间不断讨论的话题[19]。淋巴结清扫术见表 19-2 中描述。在姑息性切除的情况下，广泛淋巴结清扫并不获益。然而，在可切除疾病患者中，需要进行充分的淋巴结清扫。目前前瞻性研究未能证明接受 D2 切除术的患者具有生存优势，美国和欧洲的指南均支持 D1 淋巴结清扫术[20]。

表 19-2　胃淋巴结清扫术范围

级别	描述
D1	切除肿瘤 3cm 内的胃周、幽门上和幽门下淋巴结组
D2	D1 切除，并清除肝、脾、腹腔和左胃淋巴结组
D3	D2 切除，并行网膜切除术、脾切除术、远端胰腺切除术和肝门及主动脉旁的淋巴结组织清除

摘自 Ajani JA, D'Amico TA, Almhanna K, et al. Gastric cancer, version 3. 2016, NCCN clinical practice guidelines in oncology. J Natl Compr Canc Netw. 2016; 14(10): 1286-1312。

辅助和新辅助治疗

接受手术切除的局部晚期胃癌患者的预后不佳，促使人们进行了多项重要研究，以评估化放疗策略在可切除胃癌中的作用。特别突出的两项研究：①美国 INT 0116（ Intergroup Trial ）研究；②MAGIC（ Medical Research Council Adjuvant Gastric Infusional Chemotherapy ）研究。INT 0116 研究表明，与单独手术相比，接受化疗和放疗的患者的总体生存率和无病生存率均有改善[21]。基于这些结果，在胃切除术后对患者进行辅助放化疗现已成为美国的治疗标准。MAGIC 研究还表明，与未接受任何治疗的患者相比，接受围手术期化疗（术前和术后）的患者的总生存期、无进展生存期和切除率均有改善[22]。最近的一些研究，例如 RTOG 9904 研究，表明在接受新辅助放化疗后的相当一部分患者中，达到了病理学完全缓解（pCR）[23]。综上所述，这些研究的结果支持目前对局部晚期胃癌患者进行新辅助治疗。对于人类表皮生长因子受体 2（human epidermal growth factor recepter 2，HER2）过表达的患者，该方案将纳入曲妥珠单抗。在其余患者中，首选氟嘧啶类和铂类的细胞毒性药物两药方案[16]。

姑息治疗

在术前检查显示疾病晚期的患者中，必须进行姑息治疗。手术干预易导致病情快速进展，继而导致了患者身体状况的恶化，因此在大多数情况下应避免。即使在梗阻或出血的情况下，内镜下激光治疗、支架和化放疗也已显示出疗效，同时避免了手术干预引起的并发症[24]。

小肠癌

流行病学和危险因素

小肠癌很少见，但发病率却在增加。这可能是影像学进步的结果[25]。小肠最常见的恶性病变包括腺癌、淋巴瘤、类癌和神经内分泌肿瘤。小肠很少是另一个原发肿瘤转移的部位。患有小肠癌的患者可能患有 FAP、黑斑息肉综合征（Peutz-Jeghers syndrome）、神经纤维瘤病、克罗恩病家族史，或者可能有免疫功能低下（如：器官移植后、HIV 感染）。将近一半的小肠癌位于回肠，其余位于空肠或十二指肠。

临床表现

通常，小肠肿瘤患者表现出非特异性的不适，例如腹痛、体重减轻或间歇性梗阻症状。由于这些非特异性的主诉和诊断检查困难，小肠肿瘤的明确诊断往往出现延误。肿瘤的位置可能会帮助更早阐明诊断，远侧肿瘤更有可能阻塞肠腔。这些肿瘤导致与阻塞、穿孔或出血有关的胃肠道急诊情况并不罕见。

诊断

考虑到患者的非典型临床表现，在确诊之前，症状可能会持续一段时间。患者常需探查术以确定症状的原因。对于许多患者，诊断性检查包括上消化道或小肠造影检查。要进一步了解肠壁受累范围或淋巴结肿大程度有关的信息，采用口服和静脉对比造影的 CT 扫描进行横断面成像更为合适。使用这种方式，可发现肿大的肿瘤（大小大于 1.5cm）或淋巴结（直径大于 1.5cm），辅助临床医生进行诊断。在其他患者中，压痛点可以确定在肿瘤部位。较远端的肿瘤可能具有诸如肠套叠的症状，这需要急诊手术进行肿瘤切除。在这种特定情况下，经验表明不要尝试保留套叠肠道，因为这可能会导致穿孔和腹膜炎。

如果 CT 扫描未能发现明确病灶，则评估的下一步应包括进一步的影像学检查。如果怀疑病变位于十二指肠，则应进行食管胃十二指肠镜检查（esophagogastroduodenoscopy，EGD），而最好采用推式内镜检查评估空肠近端病变。最后，对于怀疑在小肠远端的病变，双气囊内镜和视频胶囊内镜（video capsule endoscopy，VCE）是潜在的选择。小肠病变的内镜检查需要有专业技能，并且存在穿孔的风险。VCE 有局限性，因为它不能够进行组织活检，但可以直视潜在病变。这些检查措施在梗阻或狭窄的情况下是禁忌的。

治疗

手术治疗

手术方法取决于外科医生的经验和术前影像学检查。对于较小的非巨大肿瘤，适合腹腔镜切除术。对于较大的病灶或确切位置未知的病灶，可以采用手协助或剖腹探查的方法触诊病灶并取活检。如果怀疑是恶性肿瘤或术前影像学上有淋巴结肿大，原则上应行肿瘤切除术（如：肠系膜切除术）。

辅助治疗

由于这种疾病的罕见性，循证医学不足为这些肿瘤提供有效治疗手段。在非随机临床研究中，基于氟尿嘧啶和铂类的两药化疗方案是合适的。靶向血管生成或表皮生长因子受体靶点的新药已在某些肿瘤中得到了较好的疗效[26]。鉴于小肠癌的发病率较低，现在已经在努力促进国际社会更好地研究疾病的潜在机制并开展临床研究[27]。

结肠癌

流行病学和危险因素

全世界每年有超过 100 万人患结肠直肠癌[1]。在美国，结肠癌是癌症相关死亡的第二大主要原因。大肠癌分为结肠癌和直肠癌。它们在临床表现、治疗和预后方面有很大差异。我们首先关注结肠癌，然后回顾直肠癌。总体而言，在美国，结肠癌的发病率正在下降。这归因于筛查项目的推进，从而可以及早发现和清除癌前病变息肉。

结肠癌各种风险因素已经有了很好的描述。与饮食习惯改变的危险因素，特别是红肉和高脂肪饮食的摄入，与结肠癌的发病率增加相关，而纤维摄入与结肠癌呈负相关。另外，饮酒、吸烟和肥胖与结肠癌的高发病率有关。还必须考虑的临床危险因素包括 FAP 和 Lynch 综合征、炎性肠病以及息肉病史。

筛查和临床表现

与许多其他胃肠道恶性肿瘤不同，结直肠癌能进行筛查和监测。在过去的几十年中，这些筛查计划导致死亡率下降。通常，在一般风险人群中筛查从 50 岁开始[28]。表 19-3 总结了筛查选项和指南。筛查的选项包括每年进行粪便潜血或免疫化学检测、每 5 年进行一次软性乙状结肠镜检查，每 10 年

进行一次结肠镜检查、每 5 年进行双重对比钡剂灌肠检查或每 5 年进行 CT 结肠成像检查。患有已知疾病、息肉病史或与结肠癌风险增高相关的遗传综合征的患者需进行不同的监测类别，需要更早开始和更频繁地监测（表 19-4）。

表 19-3 50 岁以上一般风险结直肠癌患者筛查指南

检查	间隔
形态检查	
软性乙状结肠镜检查	每 5 年
结肠镜	每 10 年
双重对比钡剂灌肠	每 5 年
CT 结肠成像	每 5 年
粪检	
大便潜血检查	每年
大便免疫化学检查	每年
粪便 DNA 检查	无限定

摘自 Choi Y, Sateia HF, Peairs KS, et al. Screening for colorectal cancer. Semin Oncol. 2017; 44（1）: 34-44。

表 19-4 罹患结直肠癌风险较高人群结直肠癌筛查指南

风险	开始筛查	其他信息
中等风险		
60 岁以后患有结直肠癌或息肉的一级亲属，或至少两名患有结肠癌的二级亲属	40 岁	与一般风险患者相同的筛查方案和间隔
60 岁之前患有结直肠癌或息肉的一级亲属，或至少两名患有结肠直肠癌的一级亲属	40 岁结肠镜或家族最年轻患者诊断年龄前 10 年	每 5 年结肠镜
遗传风险的患者		
家族性腺瘤性息肉病	10～12 岁结肠镜	每年乙状结肠镜检查直至 40 岁；如果没有异常，在 40 岁后恢复普通监视
大肠腺瘤性息肉病	15～19 岁结肠镜	每年结肠镜检查，终生
遗传性非息肉病结肠癌	20～25 岁结肠镜，或家族最年轻患者诊断年龄前 10 年	每两年一次结肠镜检查直至 40 岁；如果没有异常，则终生每年进行结肠镜检查

摘自 Choi Y, Sateia HF, Peairs KS, et al. Screening for colorectal cancer. Semin Oncol. 2017; 44（1）: 34-44。

遗憾的是，如果患者症状仍然存在，需进一步地检查并进行确诊。常见症状包括腹痛、便血或排便习惯改变。这些症状通常与肿瘤的位置有关，近端肿瘤更常出现贫血，而远端肿瘤更容易引起梗阻，直肠病变易便鲜血或大便变细。

诊断和分期

对患有结肠癌或出现相关症状的患者，应进行详细的病史询问和体格检查。完善常规实验室检

查以及癌胚抗原（carcinoembryonic antigen，CEA）的检测，CEA 将成为生物标志物的基线[29]。CEA 在术后或治疗后用于监测疾病的复发或进展，尤其有用。同时应当对胸部、腹部和盆腔进行 CT 扫描以评估转移情况。目前，除非有转移的证据，否则不建议常规 PET 扫描。

患者应接受全结肠的结肠镜检查，以便对肠道进行全面评估。目的是可获得对可疑病变的组织学诊断，在肠壁内标记肿瘤部位、并确定是否存在

可导致手术或治疗选择改变的同期病变。在行结肠镜筛查时,可以发现无症状的病变,也可以作为肠道可疑肿块的检查。对于无法行结肠镜检查的阻塞性病变,建议患者在切除后 3 个月内进行全面的内镜评估。

治疗

外科治疗

手术切除是无转移的结肠癌患者的主要治疗方法。在进展期结肠癌患者中,首选新辅助化疗,而手术仅是姑息的,目的是解除局部症状(例如梗阻、潜在穿孔)。手术切除的原则包括切除原发肿瘤及其血管根部,以确保进行充分的淋巴结清扫。在结肠不同区域出现多发肿瘤的患者,可能需要进行全结肠切除术。目前多项研究表明,可以采用微创方法切除结肠癌[30]。至少需要切除 12 个淋巴结才能进行淋巴结(N)分期,淋巴结分期则可指导辅助化疗方案的选择。

手术前,行断层扫描影像学检查可发现高达 20% 的患者有肺或肝转移[31]。转移性结肠癌患者应在多学科肿瘤委员会中进行讨论,以确定手术是否可切除以及手术和化疗的最佳时机。如果原发和转移肿瘤适合进行根治性切除(R0),则需制定同时或分阶段的手术方案。方案取决于切除的复杂程度、患者的合并症和手术风险、手术时长以及手术团队的专业性。针对结肠外病灶的创新方法正不断建立,其中包括消融技术,动脉定向导管治疗(arterial directed catheter therapy)和三维适形外射束治疗(conformal external beam radiation)。

系统治疗

对于非转移性癌症患者,基于病理和各种其他风险因素行辅助治疗。对 I 期患者无辅助治疗的指征。低危 II 期患者应进行观察。对于患有高危 II 期疾病(例如 T4 肿瘤,分化差的肿瘤、淋巴管浸润、肠梗阻或肿瘤切缘不足)的患者,存在多种化疗选择,与 III 期患者的相似,采用亚叶酸,氟尿嘧啶和奥沙利铂(FOLFOX)方案辅助治疗 6 个月[32]。

直肠癌

流行病学和危险因素

美国每年新增确诊直肠癌病例约 40 000 例[1]。与结肠癌共同构成美国癌症相关死亡的第二大主要原因。直肠癌与结肠癌有相似的死亡风险因素和筛查方案。出于肿瘤学分析的目的,直肠定义为距肛门边缘 12cm 的肠管,分为腹膜外部分和较短的腹膜内部分。直肠癌通常分为近端和远端肿瘤,其临床表现和治疗方法不同。在过去的十年中,直肠癌患者在治疗方面取得了重大进步。现在,影像诊断的提高、多模式治疗和多种手术方式为直肠癌的患者提供了希望。

诊断和分期

初步评估应着重于获得详尽的临床病史,以确定患者的排便习惯或次数改变。与所有癌症一样,应收集家族病史以确定患者是否有与遗传综合征相关的其他癌症的风险。根据直肠肿瘤的位置,进行体格检查(通过直肠指检)可以了解肿瘤的位置与肛门边缘的距离以及大小。

临床评估后,患者应接受内镜检查对病变评估。直肠乙状结肠镜检查可以补充从直肠指检收集的信息。考虑许多患者在肠道其他部位出现同步病变,还应进行结肠镜检查以评估其余结肠病变情况。根据病变相对于肛门括约肌的位置将决定保肛术或永久造口术。

除了确定病变位置以外,影像学检查对于患者分期也至关重要。结肠癌肿瘤浸润深度(T 期)和淋巴结累及(N 期)须通过手术切除的肿瘤组织病理评估确定,而直肠癌的局部分期可以通过影像学来分期。这样做是因为直肠癌的局部复发率比结肠癌高得多,而新辅助治疗可降低局部复发率。最常见的是通过直肠内超声(endorectal ultrasound,ERUS)或盆腔 MRI 检查确定局部疾病的累及程度[33]。常规的胸部、腹部和盆腔 CT 扫描主要用于确定是否存在肺或肝转移。目前,PET 扫描在分辨术前 CT 扫描发现的不明确病变的作用有限。

治疗

外科治疗

直肠癌的外科治疗比较复杂,通常采用多模式治疗策略[34]。图 19-1 概述了常规治疗指南。根据患者的临床分期选择放疗、化疗和手术。简而言之,I 期患者行手术切除治疗。II 期和 III 期患者通常先用新辅助化疗或放化疗,然后再切除,其次进入临床研究,这些改善了肿瘤患者的预后。对于转

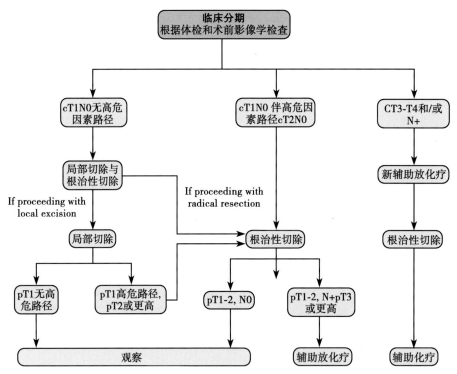

图 19-1　基于疾病临床分期的直肠癌患者的治疗原则，无远处转移的证据；高危因素指：低分化、淋巴管或神经周浸润以及深层黏膜下浸润（SM_2 或 SM_3）

c，临床分期；CRT，放化疗；p，病理分期

摘自 Cameron JL，Cameron AM. Current Surgical Therapy, Twelfth Edition. 2017

移性或无法切除的患者，手术仅可缓解疼痛、梗阻或出血。对无法切除的局部或转移性病灶的患者需行全身治疗，并重新评估其疗效，以确定是否能够转化为可切除患者。

手术切除的方法取决于病变的位置、患者的耐受性以及外科医生的专业性。对于在肛门边缘 10cm 内被分类为 T1/N0 病变的较小病变（小于 3cm），可选择局部切除包括经肛门切除[35]以及经肛门内镜下显微手术（TEM）或经肛门微创手术（TAMIS）[36]。这些方式能够在合适的患者中达到切缘阴性和较低的局部复发率。对于较大的肿瘤或有淋巴结转移的肿瘤，最佳治疗方法是根治性切除肿瘤及其起始血管部分[37]。切除的原则包括全直肠系膜切除以及切缘阴性和安全边界。术后功能恢复取决于盆腔和括约肌自主神经的保存。根治性切除的方法取决于肿瘤的位置。对于无侵犯肛门括约肌的肿瘤，可低位前路吻合术。对于侵犯括约肌的低位肿瘤或肛门功能失禁的患者，通常经腹直肠会阴联合切除术，同时进行永久结肠造口术。根治性切除术的手术方法不断改进，现在包括传统的开腹手术和腹腔镜技术及较新的方法机器人手术和经肛门手术。尽管关于最佳手术方法存

在很多争论，但是很明显，最佳手术疗效要综合考虑患者因素、合并症、治疗目标及外科医生的专业水平。

多模式治疗

完全切除是直肠癌手术的主要目标。但是，单纯手术有较高的局部和远处复发率。因此，直肠癌治疗已发展为包括针对局部晚期和转移性癌症的多模式治疗[38,39]。目前建议对所有Ⅲ期和大多数Ⅱ期直肠癌患者进行术前放化疗。术前，患者接受基于 5-氟尿嘧啶为基础放疗增敏的放疗[39]。尽管放射剂量和时间安排是一个有争议的话题，但大多数美国的医疗机构会进行为期 6 周的放疗。放疗完成后的 6 周将进行手术切除[39]。患者术后恢复后，常规行 FOLFOX 方案化疗。

胃肠外科手术的围手术期注意事项

吻合口并发症

胃肠外科手术在外科技术、微创、抗生素预防和围手术期护理方面均取得了显著进步。尽管取

得了这些进步,但吻合口并发症仍常见,经常导致术后复发率和死亡率的增加。医疗人员应及早发现吻合口并发症,以便及时地处理。吻合口漏引起的感染性并发症可能导致局部或广泛的腹膜炎。根据泄漏的位置和患者的临床状况,处理方式包括观察和抗生素治疗,乃至影像引导下引流和再手术。吻合口处的出血通常无须处理,但是出血量较大时,治疗策略应与其他低位胃肠道出血的处理原则相同。手术并发症可能导致严重的身体不适,需要康复。

加强术后康复

在过去的二十年中,外科手术技术和麻醉技术有了长足的进步,但是直到有了"快速康复外科"的概念才使胃肠道手术患者的术后病程明显缩短[40]。该概念推动了"术后增强恢复"(enhanced recovery after surgery, ERAS)指南的制定,该指南综合了当前存在的证据和真实世界中的临床实践[41,42]。ERAS 指南使患者护理过程发生了重大变化,降低了手术的生理影响并使得患者更快地恢复基线功能。

ERAS 指南认为术后康复结果通常与术前和术中的决定相关。因此,指南定义了可以由外科医生、麻醉师、护理人员和辅助人员实施的各种干预措施[43]。表 19-5 提供了建议的摘要。术前进行预防和教育对达到患者的目标和预期非常有用。在进行择期手术时,为患者提供信息,将使他们对术后体验有更好的认识。对诸如肠道准备、抗生素预防和血栓预防等干预措施的实施可以减少术后并发症。术中干预通常取决于外科医师和麻醉医师之间的合作和沟通。ERAS 指南提倡使用短效麻醉剂、硬膜外麻醉、避免过多静脉输液并保持适当的体温。最后,术后干预取决于护理和支持团队,这些人员应确保在术后早期拔除导管、尽快开始口服营养、使用非阿片类镇痛药来控制疼痛和鼓励早期活动。通过检查和反馈机制以及实施这些措施,可以使术后恢复更快,并减少术后不良事件的发生。

姑息治疗注意事项

鉴于世界范围内癌症发病率不断上升,适当的姑息治疗的需求明显增加。过去的几十年中,胃肠道恶性肿瘤患者的临床研究、疼痛管理和与姑息治疗相关政策方面取得了重大进展。已经制定了指南,指导姑息治疗以改善患者、家庭和医疗服务提

表 19-5 加强术后恢复的基本要素

围手术期	干预措施
手术前	院前教育
	补充液体和碳水化合物
	避免长期禁食
	选择肠道准备方式
	适当的抗生素预防
	血栓预防
手术中	使用短效麻醉剂
	使用硬膜外麻醉
	尽可能避免引流管和留置导管
	减少静脉输液量
	维持正常体温
术后	继续使用硬膜外麻醉
	避免鼻胃管
	手术后恶心/呕吐的适当管理
	尽量减少静脉输液
	如果可能,尽早拔除导管和留置导管
	早期肠内营养
	使用非阿片类镇痛药
	早期活动
	检查和反馈护理过程

摘自 Varadhan KK, Lobo DN, Ljungqvist O. Enhanced recovery after surgery: the future of improving surgical care. Crit Care Clin. 2010; 26(3): 527-547, x。

供者的体验。在外科手术领域,护理需求不断得到解决,提高了人们对护理选择的认识并提高了护理效率。这些姑息治疗方法通常是个性化的,并着眼于每个患者的独特情况。此外,当前研究表明,早期开始姑息治疗干预措施可以对患者的生活质量产生有益的影响[44]。目前该领域未来研究旨在更好地定义有效的姑息治疗的具体内容,并阐述潜在的不良事件。

结论

胃肠道肿瘤的治疗领域在短时间内发生了巨大变化,给人以乐观的情绪。根据肿瘤的分期和位置,采用多学科方法来治疗胃肠道肿瘤,包括手术、化疗和放疗。结直肠癌的筛查已使得疾病能够被早期发现,而外科技术以及药物和放疗的进步已使

所有胃肠道肿瘤的预后都得到改善。胃肠道肿瘤患者治疗的进一步改善将取决于设计完善的临床研究，来严格评估多种潜在疗法。将来的前沿研究是前瞻性研究，以筛选出高风险罹患癌症的患者及对特定疗法反应最佳的患者。

要点

- 食管癌：在过去 25 年中，食管腺癌的发病率显著增加。对无转移食管癌的患者应行手术治疗以达到治愈目的。对于晚期食管癌的非手术方法（例如放化疗，支架置入）可以为患者提供有效的缓解。

- 胃癌：幽门螺杆菌（HP）感染是发生胃癌的主要危险因素。胃癌患者通常具有非特异性症状，并且缺乏筛查方案。胃肠癌的标准治疗涵盖多模式疗法。

- 小肠癌：小肠肿瘤非常罕见，通常因难以确诊导致诊断显著延迟。

- 结直肠癌：结肠镜息肉筛查的广泛应用使得结直肠癌的发病率下降低，并且随着对癌症的早期诊断，生存期得到了改善。

- 结直肠癌：结直肠癌的切除旨在切除肿瘤并获得足够的近端和远端边缘，切除与肿块及其侵犯的邻近结构，并清扫足够数量的局部淋巴结。

- 结直肠癌：结直肠癌及同时转移的患者应采用多学科方法进行治疗。病变合适的患者可以接受单次或分阶段手术，以治疗原发性肿瘤和转移灶。

- 使用 ERAS 指南对患者进行围手术期管理，旨在通过实施基于当前证据与临床实践制定的操作指南来改善术后康复。

（傅强 译　刘穹 校）

参考文献

1. Cancer Facts and Figures 2016. https://www.cancer.org/research/cancer-facts-statistics/all-cancer-facts-figures/cancer-facts-figures-2016.html.
2. Huang FL, Yu SJ. Esophageal cancer: risk factors, genetic association, and treatment. *Asian J Surg*. 2016;41(3):210–215.
3. Tan WK, di Pietro M, Fitzgerald RC. Past, present and future of Barrett's oesophagus. *Eur J Surg Oncol*. 2017;43(7):1148–1160.
4. Rice TW, Ishwaran H, Ferguson MK, et al. Cancer of the esophagus and esophagogastric junction: an eighth edition staging primer. *J Thorac Oncol*. 2017;12(1):36–42.
5. Clements DM, Bowrey DJ, Havard TJ. The role of staging investigations for oesophago-gastric carcinoma. *Eur J Surg Oncol*. 2004;30(3):309–312.
6. Rizvi QU, Balachandran A, Koay D, et al. Endoscopic management of early esophagogastric cancer. *Surg Oncol Clin North Am*. 2017;26(2):179–191.
7. Giwa F, Salami A, Abioye AI. Hospital esophagectomy volume and postoperative length of stay: a systematic review and meta-analysis. *Am J Surg*. 2017;215(1):155–162.
8. So B, Marcu L, Olver I, et al. Oesophageal cancer: which treatment is the easiest to swallow? A review of combined modality treatments for resectable carcinomas. *Crit Rev Oncol Hematol*. 2017;113:135–150.
9. Straatman J, van der Wielen N, Cuesta MA, et al. Minimally invasive versus open esophageal resection: three-year follow-up of the previously reported randomized controlled trial: the TIME trial. *Ann Surg*. 2017;266(2):232–236.
10. Kauppila JH, Lagergren J. The surgical management of esophago-gastric junctional cancer. *Surg Oncol*. 2016;25(4):394–400.
11. Kim RH, Takabe K. Methods of esophagogastric anastomoses following esophagectomy for cancer: a systematic review. *J Surg Oncol*. 2010;101(6):527–533.
12. Goense L, van der Sluis PC, van Rossum PSN, et al. Perioperative chemotherapy versus neoadjuvant chemoradiotherapy for esophageal or GEJ adenocarcinoma: a propensity score-matched analysis comparing toxicity, pathologic outcome, and survival. *J Surg Oncol*. 2017;115(7):812–820.
13. Minsky BD. Primary combined-modality therapy for esophageal cancer. *Oncology*. 2006;20(5):497–505; discussion 505–506, 511–513.
14. Opstelten JL, de Wijkerslooth LR, Leenders M, et al. Variation in palliative care of esophageal cancer in clinical practice: factors associated with treatment decisions. *Dis Esophagus*. 2017;30(2):1–7.
15. Ajani JA, Lee J, Sano T, et al. Gastric adenocarcinoma. *Nat Rev Dis Primers*. 2017;3:17036.
16. Ajani JA, D'Amico TA, Almhanna K, et al. Gastric cancer, version 3.2016, NCCN clinical practice guidelines in oncology. *J Natl Compr Canc Netw*. 2016;14(10):1286–1312.
17. Nishizawa M, Seshimo A, Miyake K, et al. Usefulness of the TRC method in the peritoneal washing cytology for gastric cancer. *Hepatogastroenterology*. 2014;61(129):240–244.
18. Sugita H, Kojima K, Inokuchi M, et al. Long-term outcomes of laparoscopic gastrectomy for gastric cancer. *J Surg Res*. 2015;193(1):190–195.
19. Giacopuzzi S, Bencivenga M, Cipollari C, et al. Lymphadenectomy: how to do it? *Transl Gastroenterol Hepatol*. 2017;2:28.
20. Edwards P, Blackshaw GR, Lewis WG, et al. Prospective comparison of D1 vs modified D2 gastrectomy for carcinoma. *Br J Cancer*. 2004;90(10):1888–1892.
21. Jackson C, Mochlinski K, Cunningham D. Therapeutic options in gastric cancer: neoadjuvant chemotherapy vs postoperative chemoradiotherapy. *Oncology*. 2007;21(9):1084–1087; discussion 1090, 1096–1098, 1101.
22. Sano T. Adjuvant and neoadjuvant therapy of gastric cancer: a comparison of three pivotal studies. *Curr Oncol Rep*. 2008;10(3):191–198.
23. Ajani JA, Winter K, Okawara GS, et al. Phase II trial of preoperative chemoradiation in patients with localized gastric adenocarcinoma (RTOG 9904): quality of combined modality therapy and pathologic response. *J Clin Oncol*. 2006;24(24):3953–3958.
24. Izuishi K, Mori H. Recent strategies for treating stage IV gastric cancer: roles of palliative gastrectomy, chemotherapy, and radiotherapy. *J Gastrointestin Liver Dis*. 2016;25(1):87–94.
25. Rondonotti E, Koulaouzidis A, Yung DE, et al. Neoplastic diseases of the small bowel. *Gastrointest Endosc Clin North Am*. 2017;27(1):93–112.
26. Zaaimi Y, Aparicio T, Laurent-Puig P, et al. Advanced small bowel adenocarcinoma: molecular characteristics and therapeutic perspectives. *Clin Res Hepatol Gastroenterol*. 2016;40(2):154–160.
27. Anderson LA, Tavilla A, Brenner H, et al. Survival for oesophageal, stomach and small intestine cancers in Europe 1999–2007: Results from EUROCARE-5. *Eur J Cancer*. 2015;51(15):2144–2157.
28. Choi Y, Sateia HF, Peairs KS, et al. Screening for colorectal cancer. *Semin Oncol*. 2017;44(1):34–44.
29. Steele SR, Chang GJ, Hendren S, et al. Practice guideline for the surveillance of patients after curative treatment of colon and rectal cancer. *Dis Colon Rectum*. 2015;58(8):713–725.
30. Hazebroek EJ, Color Study G. COLOR: a randomized clinical trial comparing laparoscopic and open resection for colon cancer. *Surg*

Endosc. 2002;16(6):949–953.

31. Lykoudis PM, O'Reilly D, Nastos K, et al. Systematic review of surgical management of synchronous colorectal liver metastases. *Br J Surg.* 2014;101(6):605–612.

32. Loree JM, Cheung WY. Optimizing adjuvant therapy and survivorship care of stage III colon cancer. *Future Oncol.* 2016;12(17): 2021–2035.

33. Balyasnikova S, Brown G. Optimal imaging strategies for rectal cancer staging and ongoing management. *Curr Treat Options Oncol.* 2016;17(6):32.

34. Millard T, Kunk PR, Ramsdale E, et al. Current debate in the oncologic management of rectal cancer. *World J Gastrointest Oncol.* 2016;8(10):715–724.

35. Young DO, Kumar AS. Local excision of rectal cancer. *Surg Clin North Am.* 2017;97(3):573–585.

36. Keller DS, Haas EM. Transanal minimally invasive surgery: state of the art. *J Gastrointest Surg.* 2016;20(2):463–469.

37. Renehan AG. Techniques and outcome of surgery for locally advanced and local recurrent rectal cancer. *Clin Oncol (R Coll Radiol).*

2016;28(2):103–115.

38. Ludmir EB, Palta M, Willett CG, et al. Total neoadjuvant therapy for rectal cancer: an emerging option. *Cancer.* 2017;123(9): 1497–1506.

39. Rodel C, Hofheinz R, Fokas E. Rectal cancer: Neoadjuvant chemoradiotherapy. *Best Pract Res Clin Gastroenterol.* 2016;30(4):629–639.

40. Wilmore DW, Kehlet H. Management of patients in fast track surgery. *BMJ.* 2001;322(7284):473–476.

41. Ljungqvist O, Scott M, Fearon KC. Enhanced recovery after surgery: a review. *JAMA Surg.* 2017;152(3):292–298.

42. Scott MJ, Baldini G, Fearon KC, et al. Enhanced Recovery After Surgery (ERAS) for gastrointestinal surgery, part 1: pathophysiological considerations. *Acta Anaesthesiol Scand.* 2015;59(10):1212–1231.

43. Varadhan KK, Lobo DN, Ljungqvist O. Enhanced recovery after surgery: the future of improving surgical care. *Crit Care Clin.* 2010;26(3):527–547, x.

44. Haun MW, Estel S, Rucker G, et al. Early palliative care for adults with advanced cancer. *Cochrane Database Syst Rev.* 2017;6:CD011129.

第二篇

第 20 章

前列腺及泌尿生殖系统癌的评估与治疗

Susan F. Slovin

前列腺癌

流行病学

泌尿生殖系统癌包括尿路癌（前列腺癌、膀胱癌、尿道癌和肾癌）和男性生殖道癌（睾丸和阴茎癌）。预计 2018 年约有 161 360 例新发前列腺癌病例[1]，而 2007 年美国诊断的新发前列腺癌病例为 21.9 万例[2]，占所有男性新发癌症病例的 19%，低于 10 年前的 29%。对于 70 岁及以上的男性，目前估计有七分之一的患前列腺癌风险[1]。前列腺癌是除皮肤癌以外男性最常见的癌症，是仅次于首位的肺癌 / 支气管癌和次位的结肠癌 / 直肠癌的男性第三大癌症死亡原因，预计在 2017 年导致美国 26 730 人死亡。自 2007 年以来，这一数据一直保持相对稳定。1997 年以来，美国的前列腺癌死亡率一直在稳步下降[1]。美国所有种族的存活率都在持续增长，从 1975—1977 年的 68%，到 1987—1989 年的 83%，再到 2006—2012 年的 99%。在世界范围内，不同地区和种族群体之间的前列腺癌发病率差异很大。黑人患前列腺癌的风险比白人高 74%，原因不明，但不能排除他们有较高的遗传易感性。前列腺癌发病率最高的是非洲裔美国人和加勒比海非洲裔男性[1]。从地理上看，北美和西欧的发病率最高，非洲居中，亚洲最低。这些趋势也见于前列腺特异性抗原（prostate-specific antigen，PSA）应用于诊断以前的时期[3-5]。除了种族和民族，一级亲属罹患前列腺癌也是前列腺癌发病的公认危险因素。父亲患病会增加后代两倍患前列腺癌的风险。如果多个亲属患病，或者亲属在 65 岁之前就被诊断出患有前列腺癌[3-5]，这一风险会进一步增加。在一项涉及 90 万名患者的队列分析中发现，

肥胖与前列腺癌的风险呈正相关[6,7]。体重指数（body mass index，BMI）超过 35kg/m² 的患者死于前列腺癌的可能性要高出 34%[6]。

Perez-Cornago 等最近的研究对先前的数据进行了更新[7]，在欧洲癌症和营养前瞻性调查（European Prospective Investigation into Cancer and Nutrition，EPIC）中对体型和前列腺癌发病率之间的关系进行了扩展分析，并将随访时间延长了 5 年（13.9 年，而此前为 8.5 年）。EPIC 是一项多中心前瞻性队列研究，旨在调查饮食、生活方式、环境因素和癌症风险之间的关系。此次病例数约是之前的三倍（7 024 例，包括 726 例高分级病例和 1 388 例晚期病例；之前的总例数为 2 446 例，包括 580 例高分级病例，499 例晚期病例）。鉴于在前列腺癌诊断之前可能已存在全球肥胖、胰岛素抵抗和代谢综合征的增加，当身体存在障碍时，这些因素最终可能成为男性的问题，进一步康复对他们的健康和功能恢复变得至关重要。这项研究的结果表明，虽然身高与总体前列腺癌风险无关，但身高及肥胖程度更高的男性患高分级前列腺癌和因前列腺癌死亡的风险更高[7]。

目前已知的 *BRCA-1* 及 *BRCA-2* 基因突变、Lynch 综合征或橙剂暴露的患者有更高的患前列腺癌风险。在前列腺癌患者中，BRCA 家族基因突变的检出率高于预期[8]，促使开创性地应用 PARP 抑制剂奥拉帕尼（Olaparib，利普卓）治疗前列腺癌。

诊断

随着 20 世纪 80 年代中期 PSA 检测的引入，前列腺癌的发病率增加了一倍多，在 1992 年达到顶峰。在 PSA 检测问世之前，50% 的前列腺癌可见转移病灶，而现在超过 90% 的前列腺癌在器官局

限期就能被发现。目前，美国癌症协会和美国泌尿协会建议对预期寿命至少为 10 年的 50 岁以上男性进行 PSA 检测，如果存在相关危险因素，则从 45 岁开始进行检测[9-12]。美国预防服务工作组（U. S. Preventive Services Task Force，USPSTF）在 2012 年建议不要进行 PSA 的前列腺癌筛查，称其潜在的危害大于益处[10]。这激怒了泌尿外科界及相关领域的其他专业护理人员，因为这种观点可能会导致患者的疾病发生广泛性转移，如果及早发现，他们可能还有机会治愈。由于先前的争论，USPSTF 现在建议，对于 55 岁至 69 岁的男性患者，是否应该进行筛查由其个人决定，并且应该与主治医生讨论相关利益和风险，因为在这个年龄段内利益与风险对等[11,12]。但是，对于 70 岁及以上的男性，PSA 筛查潜在的弊大于利，因此不应对其进行前列腺癌筛查。此建议已于 2012 年将截止年龄修订为 75 岁及以上。这是一项 D 级建议，即"中度或高度肯定筛查无净益处，或者弊大于利[11,12]。"尽管建议诸多，且男性前列腺癌患者可长期生存，但许多从业者是否坚持后来的建议令人怀疑，而且患者继续要求进行筛查的可能性肯定很高。排尿踌躇、夜尿、尿流变小等泌尿系统症状及勃起或射精功能的变化、会阴疼痛或直肠指诊（digital rectal exam，DRE）异常，都可能提示进行临床 PSA 检测。特定年龄的 PSA 正常范围现已知晓[9]。PSA 升高的鉴别诊断包括良性前列腺肥大、前列腺炎和前列腺癌。低的游离（非结合）PSA 已被美国 FDA 批准，作为在 DRE 正常且 PSA 介于 4～10 之间时可能发生恶性肿瘤的指标。抗生素试验可能有助于排除前列腺炎。值得注意的是，近期射精也可能导致 PSA 升高；骑自行车不会导致 PSA 的升高，除非骑行距离与环法自行车赛相当。更重要的是，DRE 不会导致 PSA 升高。低分化前列腺癌可产生少量或不产生 PSA，这可能会掩盖前列腺癌的诊断。如果临床高度怀疑恶性肿瘤，则需经直肠超声引导下行前列腺穿刺活检。发生转移则可表现为骨痛、脊髓压迫或是内脏器官受累的症状。

最常见的前列腺癌组织学类型是腺癌。Gleason 分级系统[13,14]是低倍镜下确定腺体分化情况的分级方法（图 20-1）[1]。主要分级区（最常见）和次要分级区（次常见）腺体从 1（在组织上与正常前列腺最相似）到 5（未分化，最具侵袭性）评分，见图 20-2。这两个数值的总和，及每项评分的顺序（如：4+3 和 3+4，第一个数字表示最主要分级区评

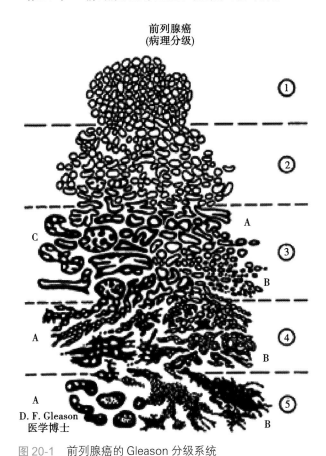

图 20-1　前列腺癌的 Gleason 分级系统

摘自 Adapted with permission of publisher Gleason DF, Mellinger GT, Veterans Administration Cooperative Urological Research Group. Prediction of prognosis for prostatic adenocarcinoma by combined histological grading and clinical staging. 1974. J Urol. 2002；167（2 Pt 2）：953-958；discussion 959

分）称为 Gleason 评分，其结果[13,14]有很强的预测作用。最近提出一种基于"组"的新评分系统，它消除了以往 Gleason 评分之间的细微差异[15]。这个新的分级系统：①分级更准确；②更简单，没有复杂的多项评分；③可能会减少惰性前列腺癌的过度治疗；④1～5 级根治性前列腺切除术的生化无复发进展率（biochemical relapse free progression，BRFP）分别为 96%、88%、63%、48% 和 26%（图 20-2）[15]。如果高度怀疑发生肿瘤转移，则行腹部及盆腔 CT 扫描来评估肝脏、肺部及淋巴结等软组织的情况。CT 扫描不足以评估前列腺本身。骨扫描可以补充 CT 扫描来评估骨转移。PET 扫描是一种能动态检测代谢疾病的成像方式。美国 FDA 只批准其用于在临床试验中评估接受化疗患者的治疗反应。直肠内探针 MRI 仍然是一种有助于确定局部病变程度的研究技术[16]。MRI 成像已经得到改进，使用多参数模式对活检和治疗计划具有更高的敏感性，

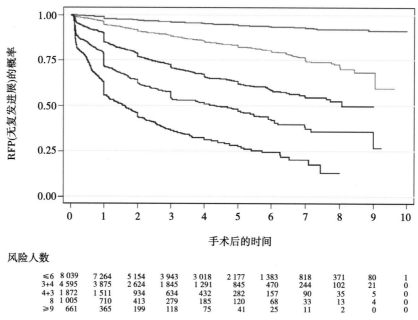

根治性前列腺切除术后的无复发进展分层——根据前列腺切除术前活检分级
按前列腺切除术前活检分级分层的根治性前列腺切除术后无复发进展

风险人数

≤6	8 039	7 264	5 154	3 943	3 018	2 177	1 383	818	371	80	1
3+4	4 595	3 875	2 624	1 845	1 291	845	470	244	102	21	0
4+3	1 872	1 511	934	634	432	282	157	90	35	5	0
8	1 005	710	413	279	185	120	68	33	13	4	0
≥9	661	365	199	118	75	41	25	11	2	0	0

绿线：Gleason评分≤6分，一级。橙色线：Gleason评分3 + 4，二级。深蓝色线：Gleason
评分4 + 3，3级。红线：Gleason评分8分，4级。紫线：Gleason评分≥9分，5级

图 20-2　根据相关无复发进展分组的新病理学分级系统

摘自 Reproduced with permission of publisher Epstein JI, Zelefsky MJ, Sjoberg DD, et al. A contemporary prostate cancer grading system: a validated alternative to the Gleason score. Eur Urol. 2016; 69(3): 428-435

现已投入使用[17]。ProstaScint™ 扫描是使用铟 -111 喹啉偶联单克隆抗体(7E11)，拮抗前列腺特异性膜抗原(prostate-specific membrane antigen，PSMA)的成像方式[18]。这种成像技术被美国 FDA 批准用于检测隐匿性复发性疾病。PSMA 最初被认为是前列腺癌的特异性标志物。但由于其假阳性率高及对 PSMA 特异性更高的新型核示踪剂的问世，这种检测方法已被舍弃[18]。

确定性治疗

前列腺癌是一种异质性疾病。许多患者死亡时伴有前列腺癌而非死于前列腺癌。现已提出一种临床状态模型，该模型解释了在给定的癌症进展状态下相互竞争的死亡原因以及从一种临床状态过渡到下一种临床状态的可能性(图 20-3)[19]。对于局限性或区域性晚期前列腺癌，采用临床分期、Gleason 评分和治疗前 PSA 进行风险分层(表 20-1)。表 20-1 概述了局限性或区域性前列腺癌治疗方法的优点、缺点和禁忌。对于高危疾病，可以考虑采用新辅助治疗、伴随治疗或辅助内分泌治疗[15, 16]。对于早期前列腺癌的最佳治疗方案，需要

咨询泌尿外科医生、肿瘤内科医生和放射肿瘤科医生后制定[17]。用于评估确定性治疗后自我报告副作用率的评估工具已被开发和广泛验证(表 20-2，表 20-3)[20, 21]。

确定性治疗后的 PSA 升高

采用 PSA 检测后，我们可以确定一类新的患者亚组，即在前列腺癌确定性治疗后 PSA 水平升高，但没有局部复发或可发现转移病灶的放射学证据。这种临床状态被称为生化复发，或 "PSA 升高，非去势"(图 20-3)[19]。在早期前列腺癌的确定性治疗后，PSA 最低值(PSA nadir)是一个重要的预后因素。前列腺切除术后，PSA 应在 30 日内达到检测不到的水平。前列腺切除术后持续检测到 PSA 的原因包括正常前列腺组织的残留与局部或全身存在微小的转移性病灶。在确定性首程放疗后，PSA 预期下降到 0.5ng/ml 以下[20]。作为转移性病灶的替代物，已公布的列线图可预测生化复发的可能性。由纪念斯隆 - 凯特琳癌症中心制作的列线图在 www.nomograms.org 上可获取。目前正在开发使用更多临床相关终点的列线图，以评估生化复发情

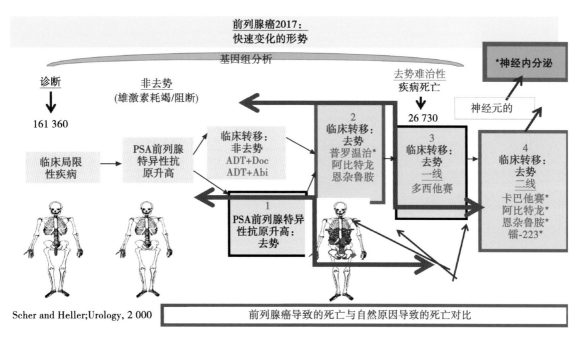

图 20-3　前列腺癌的临床分期模型以及相关的标准治疗方案。Abi，阿比特龙；ADT，雄激素剥夺；Doc，多西他赛
摘自 Adapted with permission of publisher from Scher HI, Heller G. Clinical states in prostate cancer: toward a dynamic model of disease progression. Urology. 2000; 55（3）: 323-327

表 20-1　临床局限性和区域性前列腺癌的风险分层 *

	低风险	中风险	高风险	极高风险
临床分期	T1a-T2a	T2b-T2c	T3a-T3b	T3c-T4 或任何 T, N1-3
Gleason 评分	2～6	7	8～10	任一
PSA/（ng/ml）	<10	10～20	>20	任一

*三个标准中满足一个即可确定风险类别。
*PSA，前列腺特异性抗原。

表 20-2　早期前列腺癌的标准治疗方案及相关副作用

	主动观察	RRP/ 腹腔镜 / 机器人	EBRT± 近距离放射治疗	近距离放射治疗
10 年 PSA 无异常比率	未知	47%～78%	62%～83%	77%
随访中出现副作用的比率 *				
泌尿	压力性尿失禁	8%	11%	16%
肠	无法统计	3%	13%	10%
生殖	从无障碍到完全功能障碍	39%	39%	55%
其他副作用	焦虑 监测再次活检的副作用	手术并发症（0～5%）		急性尿潴留（5%～34%） 直肠毒性（2%～12%）
优点	避免或推迟与治疗相关的发病率；如果监测得当，可避免不必要的手术	抢救性放射治疗仍然是一种选择 根据病理特征改善预后	有效的癌症控制 尿失禁的风险较低 适用于有手术医学禁忌证的患者	器官局限性肿瘤的癌症控制率相同 单一治疗 尿失禁风险低（既往无 TURP） 适用于有手术医学禁忌证的患者

	主动观察	RRP/腹腔镜/机器人	EBRT± 近距离放射治疗	近距离放射治疗
缺点	与前列腺切除术前相比,中等风险患者的转移风增加	勃起功能障碍的显著风险 手术发病风险 较高的手术依赖性	患阳痿的显著风险 淋巴结受累情况不明确 抢救手术因辐射的改变而变得复杂 长期治疗	患阳痿的显著风险 淋巴结受累情况不明确 抢救手术因辐射的改变而变得复杂 不适合治疗高危疾病
副作用	高危疾病 前列腺增生 预期寿命增长	外科手术的医学禁忌证 神经性膀胱	既往盆腔 XRT 直肠活动性炎症性疾病 膀胱容量低 慢性腹泻	既往盆腔 XRT 既往 TURP 前列腺增生 严重的排尿症状 肿瘤负荷大 直肠活动性炎症性疾病 慢性腹泻 预期寿命增长

*回顾性研究显示 RRP 和 EBRT 的疾病控制率相当;随机研究[22]。

EBRT,外束放射治疗;PSA,前列腺特异性 c 抗原;RRP,根治性耻骨后前列腺切除术;TURP,经尿道前列腺切除术;XRT,外束放射治疗。

表 20-3　雄激素剥夺疗法的形式

方法	药剂	适应证	作用机制	副作用
非甾体抗雄激素单药治疗[23,24]	比卡鲁胺、尼鲁他胺、氟他胺	生化复发作为 CAB 的替代方法	与睾酮竞争与雄激素受体的结合	• 潮热 • 乳房压痛 • 贫血症 • LFT 异常
CAB[16]	GnRH 激动剂(醋酸戈瑟林、醋酸亮丙瑞林)联合抗雄激素(比卡鲁胺)	• (肿瘤)转移性疾病 • 早期前列腺癌的新辅助治疗、伴随治疗或辅助治疗 • 生化复发	• GnRH 激动剂的生理上水平抑制垂体前叶,从而降低循环睾酮水平 • 抗雄激素阻断了剩余的睾酮和肾上腺雄激素的作用 • 在 GnRH 激动剂启动时,抗雄激素保护 fl	• 勃起功能障碍,性欲丧失 • 骨质疏松症 • 加速动脉粥样硬化 • 人格改变 • 增重 • 潮热 • 贫血症 • LFT 异常
AR 定向治疗现在可以用于化疗前和化疗后;对于转移性疾病,阿比特龙的最新适应证是在最前线使用	恩扎鲁胺;阿比拉酮	CAB 上的 PSA 上升	防止 AR 易位到细胞核在肾上腺的 Cyp/裂解酶通路水平上起作用	疲劳 高血压 疲劳 低钾血症
第二类抗雄激素治疗[25]	氟他胺、尼鲁他胺、比卡鲁胺、阿比特龙恩扎鲁胺	抗雄激素停用后 PSA 升高	雄激素受体的耐药性突变是针对特定的抗雄激素的	• 潮热 • 乳房压痛 • 贫血症 • 低钾血症 • 暗适应能力受损(尼鲁他胺)

AR,雄激素受体、CAB,联合雄激素阻断、LFT,肝功能试验;PSA、前列腺特异性 c 抗原。

况下转移性疾病的风险[20]。确定性治疗后 PSA 升高的早期检查包括 DRE 和影像学检查，以排除局部复发和远处转移。对于前列腺切除术后局部复发且淋巴结阴性的患者，可行挽救性放疗（salvage radiotherapy）。相反，放疗后前列腺内复发可考虑行挽救性前列腺切除术，但只在特定情况下推荐使用。症状明显地转移需要进行激素治疗（见下文）。在缺乏局部复发或转移性病灶证据的情况下，可选择的治疗方法包括激素治疗、预期监测或免疫治疗等试验性治疗。PSA 倍增时间（基于 PSA 的对数斜率）是一个强有力的预后因素。PSA 倍增时间少于 3 个月的患者适用激素治疗[20]。

转移性疾病

前列腺癌和正常的前列腺组织一样，通过雄激素受体（androgen receptor，AR）的作用，对睾酮高度敏感。雄激素阻断治疗（androgen-deprivation therapy，ADT）通常单独使用促性腺激素释放激素（gonadotropin releasing hormone，GnRH）类似物，或联合抗雄激素阻断去势睾酮激增，因此对于减缓肿瘤生长非常有效。已经研发了几种 ADT 方法（见表 20-3）。ADT 在减缓疾病进展方面非常有效，但激素难治性疾病通常在 18～24 个月内出现。应该注意的是，GnRH 激动剂和一种新型 GnRH 拮抗剂可立即将血清睾酮水平降低到去势水平，即 <50ng/dl。睾酮水平的下降是导致多数男性性欲下降、虚弱和肌肉萎缩的原因。已经有两种新药可更好地控制雄激素受体，即睾酮的结合部位。尽管睾酮达到去势水平，但确定的是由于雄激素受体上调和睾酮的产生，前列腺细胞对标准的激素治疗产生耐药性。自体分泌刺激前列腺癌细胞，产生了耐药性。恩扎鲁胺和阿比特龙是目前两种用于代替标准的抗雄激素治疗的 AR 靶向药[21-26]，它们被批准用于化疗前、后。恩扎鲁胺可阻止 AR- 睾酮复合物进入细胞核，从而阻止转录，而阿比特龙则在肾上腺的 CYP17A1/ 裂解酶通路的甾体抑制剂水平发挥作用。虽然对新诊断为转移性疾病的患者使用 ADT 仍是一种标准治疗方法，但有两项新研究支持多西他赛前期化疗的作用。多西他赛是一种微管抑制剂，已被批准在激素治疗失败后使用[27, 28]。CHAARTED 和 STAMPEDE 两项研究[27, 28]，在患者被诊断为骨转移时，采用 GnRH 激动剂或拮抗剂的标准 ADT 并给予每 21 日一次的多西他赛治疗。在 CHAARTED 研究中，与最初诊断时转移病灶少

于 4 个的患者相比，转移病灶多于 4 个的患者明显受益于此治疗方法。中位随访 28.9 个月后，ADT 联合多西他赛（联合治疗）的中位总生存期比单独使用 ADT 延长 13.6 个月（57.6 个月 vs 44.0 个月；联合用药组死亡风险比为 0.61；95%CI：0.47-0.80；P<0.01）。联合用药组的生化、症状或影像学进展的中位时间为 20.2 个月，而单独应用 ADT 组的中位时间为 11.7 个月（风险比 =0.61；95%CI：0.51-0.72；P<0.01）。类似的结果在 STAMPEDE 研究中也得到了验证[28]。

阿比特龙已被批准与 GnRH 激动剂 / 拮抗剂一起，用于转移性疾病患者的一线治疗[29, 30]。Fizazi 等提供了双盲、安慰剂对照、随机 3 期 LATITUDE 试验数据[29]。该试验有 1 199 名患者接受 ADT 联合醋酸阿比特龙（每日 1 000mg，每日一次给予 4×250mg 药片）及泼尼松（每日 5mg；阿比特龙组）或 ADT 加双安慰剂（安慰剂组）。两个主要终点是总生存期和影像学无进展生存期（radiographic progression-free survival，RPFS）。阿比特龙组的中位总生存期明显长于安慰剂组（未达到 vs 34.7 个月；死亡风险比为 0.62；95%CI：0.51-0.76；P<0.01）。阿比特龙组的 RPFS 中位时间为 33.0 个月，安慰剂组为 14.8 个月（疾病进展或死亡的风险比为 0.47；95%CI：0.39-0.55；P<0.01）。James 等在另一组 STAMPEDE 试验中独立地证实了这些观察结果[30]。

在标准的抗雄激素治疗停用[31]、二线抗雄激素和肾上腺抑制衰竭后，尽管强烈建议在这种情况下先进行临床试验，但细胞毒性化疗可能是必要的。十多年前，抗微管抑制剂多西他赛和泼尼松的联合治疗提高了生存率，成为新的治疗标准[32]。另一种微管抑制剂卡巴他赛[33]用于多西他赛治疗失败的患者。周围感觉神经病变是微管抑制剂如多西他赛、紫杉醇或纳米颗粒制剂的主要副作用之一。治疗前肌电图已被认为是评估原有神经病变的一种工具[34]，多西他赛或包括长春花生物碱或雌莫司汀在内的类似药物可能会加重病情。米托蒽醌和泼尼松以及一种较老的药物雌莫司汀也被美国 FDA 批准用于激素难治性转移性前列腺癌，但由于心脏毒性和血栓形成而很少使用。姑息治疗包括放疗和输尿管支架术治疗尿路阻塞。

康复

现在，转移性前列腺癌患者的寿命更长，这给

康复医生带来了很大的挑战。这些患者不仅因为激素治疗而需长期忍受包括发热、情绪波动、体重增加在内的后遗症的折磨，而且骨质疏松加剧，髋关节骨折和跌倒风险增加。患者常在病理性骨折接受髋关节置换术或跌倒后寻求康复治疗，但由于转移性疾病患者的寿命变长，ADT以外的其他药物也会对步态、平衡和生活质量产生影响。

显然ADT有副作用，需要医疗团队来共同处理各个年龄的前列腺癌患者都可能出现的问题[35]。避免骨质流失的标准疗法包括钙和维生素D、双膦酸盐、地舒单抗和选择性雌激素调节剂治疗。对于代谢综合征等其他副作用可采用运动、饮食、二甲双胍治疗。ADAPP试验进一步证明了多学科护理的作用[36]。在一项对合并心血管或肺部疾病、年龄≥75岁、平衡障碍或易损伤的体弱患者中进行的纵向干预研究中，患者接受了ADT和放射性治疗，结果发现在两年的时间里他们从营养指导、两周一次的45分钟体育锻炼和心理咨询中受益。标准的评估方法包括生物电阻抗分析，6分钟步行测试，起立-行走计时测试，握力及其他评估情绪，影响因素和身体质量的研究。分别于0、3、6、9、12、18、24个月进行评估，并进行为期12个月的随访。这些患者在接受ADT治疗时，在规定的疗程内治疗效果较好，因此，这种综合康复方法可以为那些没有虚弱感、更年轻、强壮的患者带来更好的生活质量。其他研究者也注意到类似方法的作用[37-41]。

膀胱癌和上尿道癌

流行病学

2007年[2]，美国预计有67 000例新发的膀胱癌（包括原位癌），男性50 000例和女性17 000例。预计死亡人数为14 000人，其中男性10 000人，女性4 000人。十年后的2017年[1]，男性新增病例则估计数量略有下降，为60 490例，女性由于吸烟新增病例可能为18 540例。预计男性死亡人数增至12 240人，女性死亡人数增至4 630人。膀胱癌是男性第四大常见癌症，是男性癌症相关死亡的第八大常见原因[1]。发病率存在高度的地理和种族差异，美国和西欧的非拉丁裔白人发病率最高，亚洲人发病率最低[3]。吸烟、职业性接触合成染料和长期使用留置尿管是公认的膀胱癌危险因素。上尿道肿瘤，即肾盂和输尿管肿瘤，发病率比较膀胱癌

少17倍，但危险因素相似。

诊断

膀胱癌最常见的表现是全程（排尿期间）无痛性血尿。或在尿常规偶然发现镜下血尿。虽然这仅存在于大约15%的人群中，但重复、长期镜检血尿应进一步检查以除外恶性肿瘤。除了尿液细胞学检查，新的膀胱肿瘤标记物也被用于监测诊断明确的膀胱癌患者[42,43]。美国FDA已经批准了一些非侵入性肿瘤标志物测试。免疫细胞/uCyt+、BTA TRAK、BTA stat、NMP22、NMP22 BladderChek、膀胱镜检查或尿道膀胱镜检查也有助于明确诊断[43-44]。与尿液细胞学相比，上述检测方法对膀胱癌的诊断更敏感。但BTA TRAK、BTA stat、NMP22和NMP22 BladderChek检测在良性疾病（如血尿、膀胱炎、肾结石或尿路感染）患者中受假阳性结果的限制[43-44]。要进行分期，则需要行经尿道膀胱肿瘤电切术（TURBT），腹部和骨盆CT扫描、骨扫描和胸部X线或CT检查。尽管存在其他组织学变异并且是治疗挑战，但膀胱癌最常见的组织学类型依然是移行细胞癌。其中就包括腺癌、小细胞癌、鳞状细胞癌和脐尿管癌。

治疗

低风险的浅表膀胱癌（Ta，1～2级）用TURBT联合或不联合单剂量丝裂霉素C（MMC）膀胱灌注治疗。其他膀胱内制剂包括干扰素、吉西他滨和环磷酰胺。高风险的浅表肿瘤采用膀胱内诱导化疗或卡介苗免疫（BCG）疗法治疗。膀胱内治疗引起局部的炎症反应可产生一种细胞因子介导抗肿瘤作用。局限于膀胱内的肿瘤（T2）采用根治性膀胱切除术联合甲氨蝶呤、长春碱、多柔比星和顺铂、MVAC等进行新辅助或辅助化疗[45,46]。保留膀胱的方式现已有所进展。对于可切除的非器质性病灶，建议行根治性膀胱切除术[47]。对于不可切除的病灶，给予化疗并通过CT扫描和膀胱镜检查监测病情。化疗后再进行手术也是可行的。对于晚期和存在转移性病灶的患者，化疗方案的选择取决于患者的状态和是否存在器官转移[45]。

虽然化疗一直是早期膀胱癌和转移性膀胱癌的主要治疗方法，但最近一类被称为"检查点抑制剂"的新型药物的临床试验彻底改变了控制甚至缓解这种疾病的观念[22]。目前已有五种新药被批准在该病的不同阶段使用：阿替利珠单抗[23-25]、度伐

利尤单抗[48]、纳武单抗（nivolumab）[49]、帕博利珠单抗（pembrolizumab）[50]和阿非鲁单抗[51]。这些药物通过松开免疫系统的"车刹"，使免疫细胞攻击肿瘤以发挥作用。除了针对 PD-1 的检查点抑制剂纳武单抗和帕博利珠单抗外，这些药物还针对一种名为 PD-L1（程序性死亡配体 1）的蛋白质，这种蛋白质在一些癌细胞上高水平表达。PD-1 是一种细胞表面受体，属于免疫球蛋白超家族，表达于 T 细胞和 pro-B 细胞上。PD-1 与 PD-L1 和 PD-L2 两个配体结合。纳武单抗和帕博利珠单抗作用于免疫细胞上 PD-L1 的受体蛋白 PD-1。正常情况下，PD-L1 与 PD-1 结合会抑制免疫反应。这四种药物通过阻止 PD-L1 和 PD-1 之间的相互作用，使免疫系统积极地对抗肿瘤细胞。阿替利珠单抗作为局部晚期或转移性尿路上皮癌患者的一线治疗药物，适合迅速获得批准治疗不能接受顺铂化疗的患者[24, 25]。许多晚期尿路上皮癌患者由于身体状况差、脱水、肾功能受损、听力损伤或心力衰竭，不适合接受以顺铂为基础的化疗。迅速被批准的帕博利珠单抗不仅可用于第一线治疗，而且可用于不符合顺铂化疗条件的局部晚期或转移性膀胱癌患者。阿非鲁单抗和度伐利尤单抗也分别被批准用于含铂化疗期间或之后，或在新辅助或辅助化疗后 12 个月内病情恶化的局部晚期或转移性膀胱癌患者。无论患者的 PD-L1 水平如何，度伐利尤单抗都可使用。

康复

由于这些药物有其独特的副作用，应用它们对康复专家来说是一个挑战。了解药物的副作用及其对生活质量和患者状态的潜在影响是必要的，因为这有助于排除其他病因。通常是由于治疗引起的自身免疫性事件，包括：由垂体炎引起的疲劳、肌肉骨骼疼痛、结肠炎、甲状腺炎、脑部病变和重症肌无力。标准的自身免疫性检查有助于确定症状是否与药物有关，或是否由于疾病进展导致的副肿瘤引起的。

睾丸癌

流行病学

睾丸生殖细胞癌是青年男性最常见的恶性肿瘤。2007 年，美国预计约有 8 000 例患者，仅 380 例死亡，说明生殖细胞肿瘤预后较好，治疗有效。

然而，在 10 年后的 2017 年，新增病例增至 8 859 例，死亡人数增至 410 例。风险因素包括双侧睾丸癌易感的睾丸未降（隐睾），更可能发生在隐睾、Klinefelter 综合征、家族史、种族（白人比黑人男性更常见）和年龄（15 岁至 35 岁之间双峰分布，尽管它可能发生在任何年龄）。可分为精原细胞癌和非精原细胞癌两种组织学类型。特异性血清标志物 LDH、甲胎蛋白（AFP）和人绒毛膜促性腺激素（β-hCG）可以帮助区分两者，因为精原细胞癌不分泌 AFP。区分高风险与低风险的重点依靠血清标志物以及纵隔是否有转移或是否有非内脏转移，如骨、肝和大脑，后三种与低风险和生存率有限相关[51, 52]。

诊断

睾丸癌通常表现为无痛或疼痛的睾丸肿块、背痛、乳房增大或阴囊沉重感。经常在运动损伤睾丸后引起患者的注意。鉴别诊断除恶性肿瘤外，还包括附睾炎、附睾 - 睾丸炎、睾丸扭转合并疝、鞘膜积液、睾丸扭转、精索静脉曲张和精索突出。超声是进一步的诊断方法。男性乳房发育可能是由于肿瘤分泌 β-hCG 所致。转移性疾病可表现为锁骨上淋巴结肿大、腹痛或背痛、骨痛或脑转移引起的中枢神经系统（CNS）表现。血清 AFP、β-hCG 和 LDH 的测定既是为了监测治疗效果，也是为了区分精原细胞癌（不使 AFP 升高）和非精原细胞癌。肿瘤分期主要依据来源于国际生殖细胞癌合作组织[51]。精原细胞癌和非精原细胞癌的临床表现及治疗方法均不同。总体来说，生殖细胞癌是最可能治愈的实性肿瘤之一。

治疗

睾丸癌的诊断和分期需要进行经腹股沟根治切除术。早期精原细胞癌（C I 期和 C II A 期）经辅助放射治疗，治愈率可接近 100%。而早期的非精原细胞癌（C I 期和 C II A 期），腹膜后复发可常见。治疗方案包括监测、腹膜后淋巴结清扫（RPLND）或辅助化疗[52]。如占主导地位的胚胎癌组织学，淋巴血管浸润，或侵袭阴囊膜或阴囊提示腹膜后复发风险高，需要在标记物正常后进行初次 RPLND。晚期疾病患者根据国际生殖细胞癌症合作组（1997）[51]的风险分层方案进行化疗。高危疾病的患者接受三个疗程的博来霉素、依托泊苷和顺铂（BEP）治疗或四个疗程的依托泊苷和顺铂治疗。

高风险患者接受四个疗程的博来霉素、依托泊苷和顺铂治疗。化疗的长期毒性包括不孕症、博来霉素相关肺毒性、雷诺现象、周围神经病变、心血管疾病风险增加和继发性恶性肿瘤风险，其中化疗和放疗组的风险最高[53,54]。另一种治疗方法是用卡铂和依托泊苷进行大剂量化疗，然后进行干细胞移植[55,56]。使用大剂量的化疗完全消除骨髓中的癌细胞后，患者接受了生长因子的注射，这种生长因子使干细胞（未成熟血细胞）的数量增加，从而重新填充骨髓。完成化疗后，将储存的干细胞解冻，并通过静脉将其回输给患者。重新输入的干细胞分化为（并恢复）人体的血细胞。多项研究证实了治疗作用的持久性[55-58]。

康复

虽然生殖细胞癌患者很年轻，发生率低，但仍有五六十岁和七十多岁的患者。自 20 世纪 70 年代以来，顺铂一直是主要治疗药物，且疗效显著，因此，周围神经病变和盐类代谢是步态障碍的常见原因，特别是在由于脱水和电解质紊乱而导致头晕的情况下。这些都会严重影响年轻人和老年人的正常活动。巴氯芬和加巴喷丁等标准药物是治疗这些患者的主要药物。此外，还有长期口服盐片和定期补充水分的支持治疗。

肾细胞癌

流行病学

肾癌和肾盂癌是男性第六常见肿瘤，在女性中排名第十。据估计，2017 年美国男性新增病例 40 610 例，女性新增病例 23 380 例。预计死亡总人数为 14 400 人，其中男子 9 470 人，女性 4 930 人。吸烟、肥胖、高血压、苯胺染料和一些的利尿剂的使用都与肾细胞癌有关。有两种主要的遗传综合征与肾细胞癌有关。VHL 基因的一个胚系突变容易导致 von Hippel-Lindau 综合征，其中就包括透明细胞型肾细胞癌。MET 原癌基因的胚系突变与遗传性乳头状肾细胞癌有关。其他组织学变异包括髓质、肾黏液管状梭形细胞（肉瘤样）、集合管（Bellini）、囊性分隔和嫌色细胞。

诊断

超过 50% 的肾细胞癌病例是通过腹部影像学检查偶然诊断出来的。肾细胞癌的一个独特特征是约 20% 的患者出现副肿瘤症状，包括贫血或红细胞增多、体重减轻、全身乏力、高钙血症、无转移的肝功能障碍、皮疹、肾小球肾炎、神经肌病和皮肤病变。常见的症状为无痛性血尿、侧腹疼痛或可触及的侧腹肿块。

治疗

根据局部肾细胞癌的特征性影像学表现，对肾皮质肿瘤的干预共识是小于 7cm，并不需要活检。肾细胞癌的分期从 I 期[肿瘤小于 7cm（约 3 英寸），但没扩散至肾脏外]到 IV 期（肿瘤已经扩散至肾脏外或远处淋巴结或其他器官），对孤立病灶可进行根治性肾切除术[59]。双侧肿瘤或根治性肾切除术后需要透析时，可行肾部分切除术。此外，肾细胞癌，被认为是一种免疫介导的疾病，随着时间的推移自行消退，包括随着原发性肾肿瘤的切除转移病灶的消退。

体积小的转移性病灶很少能以治疗为目的切除。对于大多数有转移病灶的患者来说，全身治疗仍然是首选的治疗方法。肾癌是化疗耐药性最强的肿瘤之一。转移性肾细胞癌的中位生存期为 9～15 个月。与生存期缩短相关的特征包括 Karnofsky 功能状态评分低（<80%）、血清乳酸脱氢酶高（>正常上限的 1.5 倍）、血红蛋白低（<正常下限）、血钙高和无肾切除史[60]。干扰素和白细胞介素 -2（IL-2）是两种有效率为 10%～15% 的传统药物。转移性肾细胞癌的护理标准随着口服酪氨酸激酶药物舒尼替尼[61]作为一线治疗药物的推出首先改变，结果显示出无进展生存期延长了大约 6 个月，索拉非尼[42]作为二线治疗无进展生存期延长了 3 个月（表 20-4）。舒尼替尼和索拉非尼[62]是靶向治疗药物，其中包括口服酪氨酸激酶抑制剂，旨在靶向 VEGF 通路，该通路在因 VHL 肿瘤抑制基因缺失而在肾细胞癌中被激活[63]。自此，其他酪氨酸激酶抑制剂以及 IL-2 和检查点抑制剂的几种免疫治疗被批准用于治疗。纳武单抗已被批准用于转移性肾细胞癌，并在 III 期试验中显示效果优于依维莫司[64,65]。最近，口服酪氨酸激酶抑制剂卡博替尼（包括 MET、VEGFR 和 AXL）被证明比依维莫司更能提高生存率和客观反应，延缓疾病的进展，目前已成为治疗标准[66]。

康复

酪氨酸激酶抑制剂是一类独特的药物，它对预

表 20-4 抗血管生成治疗后 mRCC 治疗的主要临床试验

研究	依维莫司<免疫抑制药>	阿昔替尼	索拉非尼	卡博替尼胶囊	纳武单抗	伦瓦替尼 / 依维莫司
	记录 1	X 线成像光谱	西罗莫司	气象学	标记点 025	NCT01136733 第二阶段
对照组	无效对照剂	索拉非尼	西罗莫司脂化物	依维莫司	依维莫司	依维莫司
实验组	舒尼替尼、索拉非尼或两者同时进展	舒尼替尼、贝伐珠单抗 /IFNα、替西莫司或细胞因子方案(只进行一种治疗方法)	舒尼替尼治疗后转移性肾细胞癌进展	转移性肾细胞癌对至少一种靶向 VEGFR 的抑制剂疗效逐渐减退,但之前治疗的次数没有限制	mRCC 在一次或两种抗血管生成治疗后进展	转移性肾细胞癌在一种 VEGF 定向治疗中进展
是否允许交叉	是	否	未指定	否	未指定	未指定
1° 端点	PFS 值为 4.9 个月(依维莫司) vs 1.9 个月(安慰剂)	PFS 值分别为 8.3 个月(阿昔替尼)和 5.7 个月(依维莫司)	PFS 值为 3.9 个月(索拉非尼) vs 4.3 个月(替西莫司)	PFS 值分别为 7.4 个月(卡博替尼)和 3.8 个月(依维莫司)	OS 25 个月(尼鲁单抗)vs 19.6 个月(依维莫司)	PFS:14.6 个月(来伐替尼 / 依维莫司) vs 5.5 个月(依维莫司)
2° 端点						
OS	14.8 个月(依维莫司)和 14.4 个月(安慰剂)	20.1 个月(阿昔替尼)vs 19.2 个月(依维莫司)	16.6 个月(索拉非尼)vs 12.3 个月(替西莫司)	21.4 个月(卡博替尼)vs 16.5 个月(依维莫司)	请参阅上一行	25.5 个月(来伐替尼 / 依维莫司)vs 17.5 个月(依维莫司)
ORR	1.5%(依维莫司) vs 0%(安慰剂)	19%(阿昔替尼)和 9%(依维莫司)	两者均为 8%	21%(卡巴唑替尼) vs 5%(依维莫司)	25%(尼鲁单抗) vs 5%(依维莫司)	43%(来伐替尼 / 依维莫司)vs 6%(依维莫司)
PFS	请参阅上一行	请参阅上一行	请参阅上一行	请参阅上一行	4.6 个月(尼鲁单抗)vs 4.4 个月(依维莫司)	请参阅上一行
中位响应时间	未提供	未提供	未提供	未提供	3.5 个月(尼鲁单抗)vs 3.7 个月(依维莫司)	未提供
反应持续时间	未提供	11 个月(阿昔替尼)vs 10.6 个月(依维莫司)	未提供	未提供	两者治疗 12 个月	13 个月(来伐替尼 / 依维莫司)vs 8.5 个月(依维莫司)
毒性停用率	10%(依维莫司) vs 4%(安慰剂)	4%(阿昔替尼) vs 8%(依维莫司)	未提供	9%(卡巴唑替尼) vs 10%(依维莫司)	8%(尼鲁单抗) vs 13%(依维莫司)	未提供
3~4 级毒性	依维莫司:口炎(3%)、感染性(3%)、肺炎(3%)	阿昔替尼:高血压(16%)、腹泻(11%)、疲劳(11%)	索拉非尼:掌跖红细胞感觉异常(15%)、皮疹(3%)和疲劳(7%)	卡博替尼:高血压(15%)、腹泻(11%)、疲劳(9%)	尼鲁单抗:疲劳(2%)	来伐替尼 / 依维莫司:腹泻(20%)

mRCC,转移性肾细胞癌;ORR,总反应率;OS,总生存期;PFS,无进展生存期;RCC,肾细胞癌。

摘自 Permission by Zarrabi K, Fang C, Shenhong W. New treatment options for metastatic renal cell carcinoma with prior anti-angiogenesis therapy. *J Hematol Oncol*. 2017;10(1): 38. Reproduced under open access.

期寿命在 2 年以下的患者的生存有明显作用。患者的寿命延长，他们的需求也发生了变化，因为他们需要带病生存。因此，他们面临着慢性疲劳、手足综合征和神经病变，这些不仅影响到他们的生活质量，而且影响他们的日常生活（ADL）能力。早期干预需要考虑到患者的耐受能力以及副作用的加重[67]。检查点抑制剂也带来了一系列与治疗相关的内分泌疾病，在制定康复策略时需考虑这些。

阴茎癌

阴茎癌在所有男性恶性肿瘤所占比例不到 1%。易感因素包括包茎和感染人乳头瘤病毒（HPV）。其他危险因素包括年龄大于 60 岁、包茎、卫生条件差、艾滋病、多个性伴侣、牛皮癣的紫外线治疗以及吸烟。病变通常是无痛的，虽然它可能表现为孤立的红斑，或表现有分泌物。在诊断的 30%～60% 的病例中存在腹股沟淋巴结肿大，虽然其中只有一半左右的病例出现恶性淋巴结浸润。鳞状细胞癌是最常见的组织学类型[68]。考虑到这主要是一种外科疾病，已用动态前哨淋巴结活检（DSLB）等方法评估是否存在腺病。2012 年，一项包含 17 项研究的荟萃分析报告了阴茎癌前哨淋巴结活检的检出率和敏感性。总灵敏度为 88%（95%CI：83-92）[69, 70]。联用腹股沟超声可使前哨淋巴结活检的总灵敏度提高到 93%。有人强调，这种方法应该在拥有这种方法专业知识的大型医疗中心进行。当在有丰富经验的医疗中心进行检查时，其假阴性率为 2%（DSLB 检查阴性后的 6 例腹股沟转移患者）。然而，在该技术发展缓慢的中心，假阴性率接近 15%[69, 70]。

对于这种罕见疾病建议分期治疗。表浅或原位癌可通过激光、局部应用 5- 氟尿嘧啶（5-fluorouracil, 5-FU）或咪喹莫特或冷冻疗法治疗。阴茎保留外科技术包括激光、莫氏手术和阴茎部分切除术。近距离放射治疗和外照射是手术治疗局部病灶的替代方法。有几种对转移性疾病有效的化疗药物[71-73]。这种疾病对顺铂最为敏感；但为了清除区域淋巴结内病灶，需要反复进行手术切除。对有远处转移的阴茎癌患者，化疗的总有效率高达 30%～38%。活性化疗药物包括双联方案，如顺铂和 5-FU、紫杉醇和卡铂、紫杉醇和卡铂及顺铂和伊立替康。这些患者还会出现紫杉醇甚至是同类药多西他赛相关的神经病变及严重的下肢淋巴水

肿，这可能会限制行走，并需在相关医疗机构进行治疗。阴茎癌由于各种突变可能适用靶向治疗[74]。目前正在尝试探索酪氨酸激酶抑制剂[75, 76]的作用，如帕尼单抗和西妥昔单抗[76]及检查点制剂[77, 78]，针对表皮生长因子受体（EGFR）的靶向治疗。

康复

手术治疗虽然是本病的主要治疗手段，但可能导致残疾[79]。包括酪氨酸激酶和检查点抑制剂在内的新药虽然在疾病控制中发挥着重要作用，但因副作用多而引起医生的关注。淋巴水肿是淋巴结清扫术患者的常见问题。考虑到淋巴水肿的程度会影响行走，早期行程序性干预可以提高患者自我护理的能力[80, 81]。除了与治疗相关的明显疲劳外，阴茎鳞状细胞癌可导致高钙血症，并伴有明显的疲劳、迟钝和意识混乱；因此，监测血钙十分重要。

要点

- 前列腺癌患者寿命延长；化疗和 AR 靶向治疗可以在病灶转移的情况下尽早使用。多种药物作用于不同病灶，且这些药物可在疾病进展的情况下使用。

- 美国癌症协会和美国泌尿协会（American Urological Association）建议年龄在 50 岁以上、预期寿命至少为 10 年的男性进行 PSA 检测；如存在患病风险因素，建议从 45 岁开始进行。在筛查开始前，须咨询医生。

- 许多患者死于前列腺癌而不是因为前列腺癌。

- ADT 通常仅与 GnRH 类似物单独或联合抗雄激素治疗能有效减缓肿瘤生长。

- 已经有五种新的药物被批准用于治疗不适用于化疗的早期膀胱癌及转移性疾病。检查点抑制剂彻底改变了疾病的治疗方法，并提高了患者的预期寿命。

与其他实质肿瘤相比，本病的超突变状态可能使其适用这些治疗方法。

- 睾丸生殖细胞癌是年轻人最常见的恶性肿瘤，也是最容易治愈的。

- 睾丸癌化疗的长期毒性包括不孕症、博来霉素相关肺毒性、肾病、雷诺现象、周围神经病变、心血管疾病风险增加和继发性恶性肿瘤

风险（化疗和放疗的风险最高）

- 随着酪氨酸激酶和检查点抑制剂的应用，肾癌和肾盂癌的治疗得到了显著的改善，且长期缓解。但副作用仍然是个问题。

- 肾细胞癌的独特特征是约 **20%** 的患者出现副肿瘤症状，包括贫血或红细胞增多、体重减轻、不适、高钙血症、无转移病灶的肝功能障碍、肾小球肾炎、神经肌肉病和皮炎。

- 阴茎癌在所有男性恶性肿瘤所占比例不到 **1%**。虽然是外科疾病，但酪氨酸激酶和检查点抑制剂正被尝试用于治疗改变。

（廖利民 译　张璞 校）

参考文献

1. Siegel RL, Miller KD, Jemal A. Cancer statistics 2017. *CA Cancer J Clin.* 2017;67(1):7–30.
2. Smith RA, Cokkinides V, Eyre HJ. Cancer screening in the United States, 2007: a review of current guidelines, practices, and prospects. *CA Cancer J Clin.* 2007;57(2):90–104.
3. Hsing AW, Tsao L, Devesa SS. International trends and patterns of prostate cancer incidence and mortality. *Int J Cancer.* 2000;85(1):60–67.
4. Parkin DM, Bray F, Ferlay J, et al. Global cancer statistics, 2002. *CA Cancer J Clin.* 2005;55(2):74–108.
5. Giovannucci E, Platz EA. Epidemiology of prostate cancer. In: Vogelzang NJ, Scardino PT, Shipley WU, et al., eds. *Comprehensive Textbook of Genitourinary Oncology.* Philadelphia: Lippincott Williams and Wilkins; 2006:9.
6. Calle EE, Rodriguez C, Walker-Thurmond K, et al. Overweight, obesity, and mortality from cancer in a prospectively studied cohort of U.S. adults. *N Engl J Med.* 2003;348(17):1625–1638.
7. Perez-Cornago A, Appleby PN, Pischon T, et al. Tall height and obesity are associated with an increased risk of aggressive prostate cancer: results from the EPIC cohort study. *BMC Medicine.* 2017;15(1):115.
8. Mateo J, Carreira S, Sandhu S, et al. DNA-repair defects and olaparib in metastatic prostate cancer. *N Engl J Med.* 2015;373(18):1697–1708.
9. Oesterling JE. Age-specific reference ranges for serum PSA. *N Engl J Med.* 1996;335(5):345–346.
10. Moyer VA, U.S. Preventive Services Task Force. Screening for prostate cancer: U.S. Preventive Services Task Force recommendation statement. *Ann Intern Med.* 2012;157(2):120–134.
11. U.S. Preventive Services Task Force. Draft recommendation statement: prostate cancer: screening. *http://www.uspreventiveservicestaskforce.org/Page/Document/draft-recommendation-statement/prostate-cancer-screening.*
12. Hoffman RM, Volk RJ, Wolf AMD. Making the grade: the newest US Preventive Services Task Force prostate cancer screening recommendation. *Cancer.* 2017;123(20):3875–3878.
13. Gleason DF, Mellinger GT, Veterans Administration Cooperative Urological Research Group. Prediction of prognosis for prostatic adenocarcinoma by combined histological grading and clinical staging, 1974. *J Urol.* 2002;167(2 Pt 2):953–958; discussion 959.
14. Gleason DF, Mellinger GT, Veterans Administration Cooperative Urological Research Group. Prediction of prognosis for prostatic adenocarcinoma by combined histological grading and clinical staging. *J Urol.* 2017;197(2S):S134–S139.
15. Epstein JI, Zelefsky MJ, Sjoberg DD, et al. A contemporary prostate cancer grading system: a validated alternative to the Gleason score. *Eur Urol.* 2016;69(3):428–435.
16. Hricak H, Choyke PL, Eberhardt SC, et al. Imaging prostate cancer: a multidisciplinary perspective. *Radiology.* 2007;243(1):28–53.
17. de Rooij M, Hamoen EHJ, Futterer JJ, et al. Accuracy of multiparametric MRI for prostate cancer detection: a meta-analysis. *AJR Am J Roentgenol.* 2014;202(2):343–351.
18. Thomas CT, Bradshaw PT, Pollock BH, et al. Indium-111-capromab pendetide radioimmunoscintigraphy and prognosis for durable biochemical response to salvage radiation therapy in men after failed prostatectomy. *J Clin Oncol.* 2003;21(9):1715–1721.
19. Scher HI, Heller G. Clinical states in prostate cancer: toward a dynamic model of disease progression. *Urology.* 2000;55(3):323–327.
20. Slovin SF, Wilton AS, Heller G, et al. Time to detectable metastatic disease in patients with rising prostate-specific antigen values following surgery or radiation therapy. *Clin Cancer Res.* 2005;11(24 Pt 1):8669–8673.
21. Scher HI, Fizazi K, Saad F, et al. Increased survival with enzalutamide in prostate cancer after chemotherapy. N Engl J Med. 2012;367(13):1187–1189.
22. Hanna KS. A review of immune checkpoint inhibitors for the management of locally advanced or metastatic urothelial carcinoma. *Pharmacotherapy.* 2017;37(11):1391–1405. Epub ahead of print.
23. Powles T, Eder JP, Fine GD, et al. MPDL3280A (anti-PD-L1) treatment leads to clinical activity in metastatic bladder cancer. *Nature.* 2014;515(7528):558–569.
24. Rosenberg JE, Hoffman-Censits J, Powles T, et al. Atezolizumab in patients with locally advanced and metastatic urothelial carcinoma who have progressed following treatment with platinum-based chemotherapy: a single-arm, multicentre, phase 2 trial. *Lancet.* 2016;387(10031):1909–1920.
25. Balar AV, Galsky MD, Rosenberg JE, et al. Atezolizumab as first-line treatment in cisplatin-ineligible patients with locally advanced and metastatic urothelial carcinoma: a single-arm, multicentre, phase 2 trial. *Lancet.* 2017;389(10064):67–76.
26. de Bono JS, Logothetis CJ, Molina A, et al. Abiraterone and increased survival in metastatic prostate cancer. *N Engl J Med.* 2011;364(21):1995–2005.
27. Sweeney CJ, Yu-Hui C, Carducci M, et al. Chemohormonal therapy in metastatic hormone-sensitive prostate cancer. *N Engl J Med.* 2015;373:737–746.
28. James ND, de Bono JS, Spears MR, et al. Abiraterone for prostate cancer not previously treated with hormonal therapy. *N Engl J Med.* 2017;377:338–351.
29. Fizazi K, Tran N, Fein L, et al. Abiraterone plus prednisone in metastatic castration-sensitive prostate cancer. *N Engl J Med.* 2017;377:352–360.
30. James ND, de Bono JS, Spears MR, et al. Abiraterone for prostate cancer not previously treated with hormone therapy. *N Engl J Med.* 2017;377(4):338–351.
31. Kelly WK, Scher HI. Prostate specific antigen decline after antiandrogen withdrawal: the flutamide withdrawal syndrome. *J Urol.* 1993;149(3):607–609.
32. Petrylak DP, Tangen CM, Hussain MH, et al. Docetaxel and estramustine compared with mitoxantrone and prednisone for advanced refractory prostate cancer. *N Engl J Med.* 2004;351(15):1513–1520.
33. de Bono JS, Oudard S, Ozguroglu M, et al. Prednisone plus cabazitaxel or mitoxantrone for metastatic castration-resistant prostate cancer progressing after docetaxel treatment: a randomised open-label trial. *Lancet.* 2010;376(9747):1147–1154.
34. Stubblefield MD, Slovin S, MacGregor-Cortelli B, et al. An electrodiagnostic evaluation of the effect of pre-existing peripheral nervous system disorders in patients treated with the novel proteasome inhibitor bortezomib. *Clin Oncol (R Coll Radiol).* 2006;18(5):410–418.
35. Nguyen PL, Alibhai SMH, Basaria S, et al. Adverse effects of androgen deprivation therapy and strategies to mitigate them. *Eur Urol.* 2015;67(5):825–836.
36. Mareschal J, Weber K, Rigoli P, et al. The ADAPP trial: a two-year longitudinal multidisciplinary intervention study for prostate cancer frail patients on androgen deprivation associated to curative radiotherapy. *Acta Oncol.* 2017;56:569–574.
37. Ullrich A, Rath HM, Otto U, et al. Outcomes across the return-to-work process in PC survivors attending a rehabilitation measure-results from a prospective study. *Support Care Cancer.* 2017;25:3007–3015.
38. Yunfeng G, Weiyang H, Xueyang H, et al. Exercise overcome adverse effects among prostate cancer patients receiving androgen deprivation therapy: an update meta-analysis. *Medicine (Baltimore).* 2017;96(27):e7368.
39. Galvão DA, Taaffe DR, Spry N, et al. Combined resistance and aerobic exercise program reverses muscle loss in men undergoing androgen suppression therapy for prostate cancer without bone metastases: a randomized controlled trial. *J Clin Oncol.* 2010;28(2):340–347.
40. Nilsen TS, Raastad T, Skovlund E, et al. Effects of strength training on

body composition, physical functioning, and quality of life in prostate cancer patients during androgen deprivation therapy. *Acta Oncol.* 2015;54(10):1805–1813.

41. Skinner TL, Peeters GG, Croci I, et al. Impact of a brief exercise program on the physical and psychosocial health of prostate cancer survivors: a pilot study. *Asia Pac J Clin Oncol.* 2016;12(3):225–234.

42. Black PC, Brown GA, Dinney CP. Molecular markers of urothelial cancer and their use in the monitoring of superficial urothelial cancer. *J Clin Oncol.* 2006;24(35):5528–5535.

43. Feil G, Stenzl A. Tumor marker tests in bladder cancer. *Actas Urol Esp.* 2006;30(1):38–40.

44. Fernández Gómez JM, García Rodríguez J, Escaf Barmadah S, et al. Urinary BTA-TRAK in the follow-up of superficial transitional-cell bladder carcinoma. *Arch Esp Urol.* 2002;55(1):41–49.

45. Galsky M, Bajorin D. Chemotherapy for metastatic bladder, alone or in combination with other treatment. In: Vogelzang NJ, Scardino PT, Shipley WU, et al., eds. *Comprehensive Textbook of Genitourinary Oncology.* Philadelphia: Lippincott Williams and Wilkins; 2006:533.

46. Grossman HB, Natale RB, Tangen CM, et al. Neoadjuvant chemotherapy plus cystectomy compared with cystectomy alone for locally advanced bladder cancer. *N Engl J Med.* 2003;349(9):859–866.

47. Herr HW, Donat SM. Role of radical cystectomy in patients with advanced bladder cancer. In: Vogelzang NJ, Scardino PT, Shipley WU et al., eds. *Comprehensive Textbook of Genitourinary Oncology.* Philadelphia: Lippincott Williams and Wilkins; 2006:467.

48. Massard C, Gordon MS, Sharma S, et al. Safety and efficacy of durvalumab (MEDI4736), an anti-programmed cell death ligand-1 immune checkpoint inhibitor in patients with advanced urothelial bladder cancer. *J Clin Oncol.* 2016;34(26):3119–3125.

49. Sharma P, Callahan MK, Bono P, et al. Nivolumab monotherapy in recurrent metastatic urothelial carcinoma (CheckMate 032): a multicentre, open-label, two-stage, multi-arm, phase 1/2 trial. *Lancet Oncol.* 2016;17(11):1590–1598.

50. Bellmunt J, de Wit R, Vaughn DJ, et al. Pembrolizumab as a second-line therapy for advanced urothelial cancer. *N Engl J Med.* 2017;376(11):1015–1026.

51. International Germ Cell Cancer Collaborative Group. International Germ Cell Consensus Classification: a prognostic factor-based staging system for metastatic germ cell cancers. *J Clin Oncol.* 1997;15(2):594–603.

52. Carver BS, Sheinfeld J. Germ cell tumors of the testis. *Ann Surg Oncol.* 2005;12(11):871–880.

53. Beyer J, Kramar A, Mandanas AR, et al. High-dose chemotherapy as salvage treatment in germ cell tumors: a multivariate analysis of prognostic variables. *J Clin Oncol.* 1996;14(10):2638–2645.

54. Gilligan TD. Chronic toxicity from chemotherapy for disseminated testicular cancer. In: Vogelzang NJ, Scardino PT, Shipley WU, et al., eds. *Comprehensive Textbook of Genitourinary Oncology.* Philadelphia: Lippincott Williams and Wilkins; 2006:330.

55. Einhorn LH, Williams SD, Chamness A, et al. High-dose chemotherapy and stem-cell rescue for metastatic germ cell tumors. *N Engl J Med.* 2007;357(4):340–348.

56. Feldman DR, Powles T. Salvage high-dose chemotherapy for germ cell tumors. *Urol Oncol.* 2015;33(8):355–362.

57. Feldman DR, Sheinfeld J, Bajorin DF, et al. TI-CE high-dose chemotherapy for patients with previously treated germ cell tumors: results and prognostic factor analysis. *J Clin Oncol.* 2010;28(10):1706–1713.

58. Feldman DR, Glezerman I, Patil S, et al. Phase I/II Trial of Paclitaxel With Ifosfamide Followed by High-Dose Paclitaxel, Ifosfamide, and Carboplatin (TI-TIC) with autologous stem cell reinfusion for salvage treatment of germ cell tumors. *Clin Genitourin Cancer.* 2015;13(5):453–460.

59. Russo P, Horenblas S. Surgical management of penile cancer. In: Vogelzang NJ, Scardino PT, Shipley WU, et al., eds. *Comprehensive Textbook of Genitourinary Oncology.* Philadelphia: Lippincott Williams and Wilkins; 2006:809.

60. Motzer RJ, Mazumdar M, Bacik J, et al. Survival and prognostic strat-

61. ification of 670 patients with advanced renal cell carcinoma. *J Clin Oncol.* 1999;17(8):2530–2540.

61. Motzer RJ, Hutson TE, Tomczak P, et al. Sunitinib versus interferon alfa in metastatic renal-cell carcinoma. *N Engl J Med.* 2007;356(2):115–124.

62. Escudier B, Eisen T, Stadler WM, et al. Sorafenib in advanced clear-cell renal-cell carcinoma. *N Engl J Med.* 2007;356(2):125–134.

63. Brugarolas J. Renal-cell carcinoma–molecular pathways and therapies. *N Engl J Med.* 2007;356(2):185–187.

64. Motzer RJ, Escudier B, McDermott DF, et al. Nivolumab versus everolimus in advanced renal-cell carcinoma. N Engl J Med. 2015;373(19):1803–1813.

65. George S, Motzer RJ, Hammers HJ, et al. Safety and efficacy of nivolumab in patients with metastatic renal cell carcinoma treated beyond progression: a subgroup analysis of a randomized clinical trial. *JAMA Oncol. 2016;2(9):1179–1186.*

66. Choueiri TK, Escudier B, Powles T, et al. Cabozantinib versus everolimus in advanced renal cell carcinoma (METEOR): final results from a randomised open-label, phase 3 trial. *Lancet Oncol.* 2016;17(7):917–927.

67. Anand D, Escalante CP. Ongoing screening and treatment to potentially reduce tyrosine kinase inhibitor-related fatigue in renal cell carcinoma. *J Pain Symptom Management.* 2015;50(1):108–117.

68. Pizzocaro G, Tan WW, Drieger R. Chemotherapy for penile cancer. In: Vogelzang NJ, Scardino PT, Shipley WU, et al., eds. *Comprehensive Textbook of Genitourinary Oncology.* Philadelphia: Lippincott Williams and Wilkins; 2006:827.

69. Sadeghi R, Gholami H, Zakavi SR, et al. Accuracy of sentinel lymph node biopsy for inguinal lymph node staging of penile squamous cell carcinoma: systematic review and meta-analysis of the literature. *J Urol.* 2012;187(1):25–31.

70. Graafland NM, Lam W, Leijte JA, et al. Prognostic factors for occult inguinal lymph node involvement in penile carcinoma and assessment of the high-risk EAU subgroup: a two-institution analysis of 342 clinically node-negative patients. *Eur Urol.* 2010;58(5):742–747.

71. Theodore C, Skoneczna I, Bodrogi I, et al. A phase II multicentre study of irinotecan (CPT 11) in combination with cisplatin (CDDP) in metastatic or locally advanced penile carcinoma (EORTC PROTOCOL 30992). *Ann Oncol,* 2008;19(7):1304.

72. Di Lorenzo G, Federico P, Buonerba C, et al. Paclitaxel in pretreated metastatic penile cancer: final results of a phase 2 study. *Eur Urol.* 2011;60(6):1280.

73. Shammas FV, Ous S, Fossa SD. Cisplatin and 5-fluorouracil in advanced cancer of the penis. *J Urol.* 1992;147(3):630.

74. Kayes O, Ahmed HU, Arya M, et al. Molecular and genetic pathways in penile cancer. *Lancet Oncol.* 2007;8(5):420–429.

75. Minhas S, ed. Squamous cell carcinoma of the penis: therapeutic targeting of the epidermal growth factor receptor. *BJU Int.* 2014;113(6):845–846.

76. Carthon B, Ng C, Pettaway C, et al. Epidermal growth factor receptor–targeted therapy in locally advanced or metastatic squamous cell carcinoma of the penis. *BJU Int.* 2014;113(6):871–877.

77. Udager AM, Liu T-Y, Skala SL, et al. Frequent PD-L1 expression in primary and metastatic penile squamous cell carcinoma: potential opportunities for immunotherapeutic approaches. *Ann Oncol.* 2016;27(9):1706–1712.

78. Al-Ahmadie H. PD-L1 expression in penile cancer: a new frontier for immune checkpoint inhibitors? *Ann Oncol.* 2016;27(9):1658–1659.

79. Opjordsmoen S, Fosså SD. Quality of life in patients treated for penile cancer. A follow-up study. *Br J Urol.* 1994;74(5):652–657.

80. Pereira de Godoy JM, Facio FM Jr, de Carvalho ECM, et al. New compression mechanism in penile-scrotal lymphedema and sexual rehabilitation. *Urol Ann.* 2014;6(1):88–90.

81. Facio MFW, Spessoto LCF, Gatti M, et al. Clinical treatment of penile fibrosis after penoscrotal lymphedema. *Urol Case Rep.* 2017;11:14–16.

第21章

妇科肿瘤的评估与治疗

Emeline M. Aviki，Jennifer J. Mueller

妇科肿瘤起源于生殖系统的任何部位，包括子宫、卵巢、子宫颈、外阴、阴道、输卵管或腹膜。其中最为常见的是子宫体癌。它们通常发生于子宫内膜，疾病的早期阶段局限于子宫范围内。卵巢癌是第二常见的妇科恶性肿瘤。它的体征和症状，如腹胀、疼痛、肠胃不适，可能被误认为其他更常见的医学问题；因此，大部分卵巢癌诊断于晚期，发生上腹腔或远处转移。宫颈浸润癌是发展中国家最常见的恶性肿瘤之一，美国由于采用宫颈刮片和人乳头瘤病毒（HPV）检测进行联合筛查，并且广泛应用美国 FDA 批准的 HPV 疫苗，美国的宫颈癌并不常见。表 21-1 中显示了三种最常见的妇科恶性肿瘤的阶段诊断和预后。在本章中，我们将重点介绍这三种妇科肿瘤，即子宫内膜癌、卵巢癌和宫颈癌。感兴趣的读者可以从其他途径获得关于这些癌症更详细的描述及其他不太常见的妇科恶性肿瘤的相关知识。

表 21-1 2006—2012 年美国妇科肿瘤诊断及五年生存率

部位	诊断阶段 /%			五年生存率 /%		
	局部	区域	转移	局部	区域	转移
子宫体	67	21	8	95	69	17
子宫颈	46	36	14	91	57	17
卵巢	15	19	60	92	73	29

摘自 Siegel RL，Miller KD，Jemal AL. Cancer statistics，2017. CA Cancer J Clin. 2017；67（1）：7-30。

子宫内膜癌

流行病学

在美国，子宫内膜癌是最常见的妇科恶性肿瘤，

预计 2018 年将有 63 230 例新确诊病例[1]。这种癌症最常见于富裕、肥胖、绝经后的低产次妇女。在美国，白人女性患子宫内膜癌的概率是黑人女性的两倍。然而，与白人女性相比，黑人女性更有可能出现晚期疾病，并且年龄调整死亡率是白人女性的两倍[1]。

病因和危险因素

子宫内膜癌是一种起源于宫内膜的癌症。根据组织学分化和临床预后的差异，子宫内膜癌一直以来被分为两种病理亚型[2-5]。较为常见的是与无拮抗雌激素刺激有关的 I 型肿瘤（70%～80%），其前期病变常为子宫内膜增生，最常见的是子宫内膜样腺癌。这种类型往往分化良好，预后良好。增加雌激素暴露的因素，如无拮抗雌激素替代疗法、肥胖、无排卵和分泌雌激素的肿瘤，会增加 I 型子宫内膜癌的风险，而使雌激素暴露降低或孕激素水平升高的因素，如口服避孕药和吸烟，则具有保护作用。用于治疗乳腺癌的他莫昔芬是一种选择性雌激素受体调节剂，对子宫内膜具有适度的雌激素活性。他莫昔芬的使用显著增加了绝经后妇女患子宫内膜癌的风险，其影响为剂量和时间依赖性[6]。服用他莫昔芬的患者应了解这种风险，任何异常阴道出血、血性分泌物、染色或斑块都应及时进行检查。II 型肿瘤（20%～30%）在非肥胖女性中更为常见，激素受体为阴性、分化差、转移风险高、预后差。虽然 II 型肿瘤不那么常见，但在子宫内膜癌死亡人数中比例非常惊人[7]。I 型和 II 型的命名从来就不是正式分期的一部分，除了从病因学方面提供概念框架外，没有任何临床用途。

症状和体征

子宫内膜癌患者通常在绝经后出现异常子宫

出血（AUB），但并不总是在绝经后。罕见的是，可能会由于宫颈狭窄而出现子宫积血（子宫内充满血液），特别是那些年老、雌激素缺乏的患者，并且可能进一步发展为宫腔积脓（子宫内脓肿），导致阴道脓性分泌物。绝经前妇女的急性、慢性和经间异常子宫出血（AUB）也应引起警惕，应进一步进行子宫内膜活检。

筛查和诊断

美国癌症协会不建议对那些没有危险因素的妇女或暴露于无拮抗雌激素（激素替代疗法、更年期后期、他莫昔芬疗法、无生育能力、不孕、肥胖）而增加子宫内膜癌风险的妇女进行常规子宫内膜癌筛查。相反，妇女应该了解子宫内膜癌的症状，任何异常子宫出血（AUB）都应该通过子宫内膜活检进行评估。过去被称为遗传性非息肉性结肠癌的 Lynch 综合征是一种 DNA 错配修复蛋白的常染色体显性突变，会导致结肠直肠癌、泌尿生殖系、子宫内膜癌和卵巢癌等多种癌症的风险增加。有 Lynch 综合征的妇女患子宫内膜癌的风险估计在 16%～61% 之间，而到 70 岁为止患卵巢癌的风险估计在 5% 和 10% 之间[8]。建议这些患者从 30～35 岁开始每 1～2 年采用子宫内膜活检的方法进行筛查。在完成生育或 40 岁之前，患有 Lynch 综合征的女性应该选择预防性子宫切除和双侧输卵管卵巢切除（BSO）。

病理学

子宫内膜癌的组织病理学

子宫内膜样腺癌

在所有子宫内膜癌中，子宫内膜样腺癌占了 70%～80%[9]，其分化程度从较高的 95% 腺体分化到低于 5% 的腺体分化不等。如果肿瘤有恶性鳞状上皮成分，则被称为腺鳞癌。腺鳞癌通常伴有腺体成分的低分化，因此预后较差。与子宫内膜样腺癌相关的最常见的基因突变是 PTEN、PIK3CA、KRAS 和 CTNNB1 基因[10]。

黏液癌

黏液癌是黏液细胞超过 50% 以上的子宫内膜癌，在子宫内膜癌中的占比为 1%～9%[9]。这些肿瘤通常为低级别和低分期，预后良好。

浆液性癌

浆液性癌的特征是具有细胞核多形性的复杂乳突或腺状结构[9]。浆液性癌是子宫内膜癌中侵袭性较高的组织学类型，在子宫内膜癌中占比为 5%～10%，常见于绝经后妇女。有早期子宫肌层、广泛的淋巴血管间隙侵犯和早期子宫外扩散的趋势。浆液性癌最常见的基因突变是 TP53 抑癌基因的突变和使其不稳定的染色体片段突变[10]。

透明细胞癌

透明细胞癌是由具有透明或嗜酸性细胞质的多边形或钉状细胞组成，在子宫内膜癌中的占比约为 2%[9]。与浆液性癌一样，透明细胞癌通常见于老年的绝经后妇女中，由于早期向腹腔内扩散的倾向，表现为晚期且预后较差。与透明细胞癌相关的基因突变包括 PTEN、TP53、PIK3CA、KRAS 的突变和 ARID1A 的表达缺失[9]。

罕见亚型

罕见组织学亚型包括神经内分泌癌、混合癌、未分化和去分化癌、毛玻璃细胞癌和中肾癌，在子宫内膜癌中的占比为 1%～2%。

分期

1971 年，国际妇产科联合会（FIGO）制定了子宫内膜癌的临床分期指南。随后，妇产科肿瘤小组（GOG）的前瞻性手术分期研究表明，淋巴结转移的发生率与子宫内膜肿瘤的级别和肌层浸润深度有关。肿瘤分级越高，子宫肌层浸润深度越深，发生淋巴结转移的可能性就越大[11,12]。鉴于这些发现，许多作者报道了各种术前和术中步骤及策略，试图根据肿瘤级别、子宫肌层浸润深度或术中淋巴结触诊来筛选患者进行完整的手术分期。既往资料显示，这些策略将漏掉至少 5%～10% 有高危因素、本应进行更全面分期手术的患者，影响到了手术范围和是否进行术后辅助治疗的决策[13]。1988 年，FIGO 引入了子宫内膜癌的手术病理分期系统，并于 2009 年进行了修订（表 21-2）。目前专家的意见一致，支持进行全面的手术分期，包括切除子宫、子宫颈、卵巢和输卵管，进行腹膜细胞学检查以及盆腔和主动脉旁淋巴结的评估。对于浆液性乳头状癌和透明细胞癌患者来说，手术分期还应包括网膜活检，因为在此部位可能会发现腹腔内病灶。在

表 21-2　FIGO 的子宫内膜癌手术分期

分期	特征
Ⅰ	局限于子宫内的肿瘤
ⅠA	＜50% 肌层浸润
ⅠB	＞50% 肌层浸润
Ⅱ	肿瘤侵犯子宫颈间质,但未超出子宫范围
Ⅲ	肿瘤局部或区域扩散
ⅢA	子宫浆膜或附件受累
ⅢB	累及阴道或宫旁组织
ⅢC	盆腔或主动脉旁淋巴结转移
ⅢC1	盆腔淋巴结转移
ⅢC2	主动脉旁淋巴结转移(有或无盆腔淋巴结)
Ⅳ	延伸至盆壁,阴道下 1/3 或肾积水 / 肾功能不全
ⅣA	侵入膀胱或肠黏膜
ⅣB	远处转移,包括腹部或腹股沟淋巴结转移

FIGO,国际妇产科联合会。

摘自 Pecorelli S. Revised FIGO staging for carcinoma of the vulva, cervix, and endometrium. Int J Gynecol Obstet. 2009; 105: 103-104。

接受子宫内膜癌探查术并发现腹膜后淋巴结肿大或腹腔内有转移的患者中,许多研究表明,在合适的患者中切除转移病灶后再进行术后辅助治疗是具有生存优势的[14-16]。

传统意义上,子宫内膜癌的手术分期是通过开腹手术完成的。自 20 世纪 90 年代以来,微创手术技术的进步使外科医生能够利用腹腔镜对早期疾病患者进行综合分期。两项大型前瞻性随机试验证实了先前的研究,显示对于训练有素的医生来说,腹腔镜手术与开腹手术相比肿瘤结局相似,但是住院时间和恢复时间缩短[17,18]。微创手术的最新进展包括前哨淋巴结(SLN)的定位。SLN 是一种使用有色染料来识别淋巴结进行取样的技术,它在理论上减少了被切除的淋巴结的数量,可以在不影响疗效的情况下降低发展为下肢淋巴水肿的风险。研究表明,使用这种技术对子宫内膜癌患者进行淋巴结取样,对于检测区域淋巴结中的转移癌细胞具有可行性,而且具有更高的检出率[19,20]。SLN 切除可以降低与全淋巴结切除术相关的并发症,并且能够提高假定为早期子宫内膜癌患者中淋巴结转移的检出率。我们预计这种方式在今后将越来越多地使用。

治疗

如果患者身体健康,子宫内膜癌的初始治疗包括手术分期。辅助治疗基于几个关键因素,即分期、病理分级和年龄,目标是降低癌症复发的风险。

Ⅰ期和Ⅱ期

早期子宫内膜癌的辅助治疗基于组织病理类型、分期、分级、子宫肌层浸润程度、淋巴血管间隙是否受累和年龄等危险因素。在ⅠA 期患者中,辅助治疗的指征是存在淋巴血管间隙浸润、高级别或年龄超过 60 岁,因为这些因素增加了局部复发的风险[21,22]。对于患有ⅠA 期、伴有淋巴血管间隙浸润的 1 级或 2 级肿瘤,或是年龄超过 60 岁的患者,通常会进行辅助阴道穹窿放射治疗以降低阴道穹窿复发的风险[22,23]。对于ⅠA 期 G_3、ⅡB 期 G_1/G_2,或仅累及子宫颈黏膜的患者,推荐采用辅助阴道穹窿放疗[22,23]。ⅠB 期 G3 或Ⅱ期患者的术后辅助治疗,通常包括全盆腔放疗和 / 或阴道近距离放疗,同时根据危险因素确定是否同时进行化疗[22,23]。在极少数情况下,当年轻患者被诊断为早期子宫内膜癌并希望保留生育功能时,可以考虑在密切随诊下进行激素治疗来保留生育功能[24]。

Ⅲ期和Ⅳ期

基于几项临床试验的结果,晚期子宫内膜癌的治疗策略通常是辅助放疗和化疗。GOG 122 是一项随机对照 3 期临床试验,比较了全腹腔外照射和多柔比星联合顺铂化疗对于晚期子宫内膜癌患者的疗效[25]。化疗组患者的无进展生存期和总生存期均有显著优势。化疗组患者较少出现远处复发。然而,由于试验中化疗组患者的副作用更大,因此在选择化疗与放疗之间存在争议,并且之前的许多研究已经证明,盆腔放疗对孤立淋巴结和附件转移具有良好疗效。最近的研究评估了放疗和化学疗法联合用于晚期子宫内膜癌以提高疗效和降低毒性的作用[26,27]。RTOG 9708 是一项 2 期临床研究,旨在观察有高危因素的子宫内膜癌患者采用顺铂与辅助放疗联合治疗的可行性、安全性、毒性和复发模式[26]。联合治疗可有效控制局部病灶,但远处转移病灶的控制对于晚期患者来说仍然是一个难题。最近的一项对单中心 40 例晚期内膜癌患者进行的研究证实了 RTOG 9708 的研究结果,即顺铂与放疗联合具有良好的耐受性,并得到了较好的局部控制[27]。基于这两项研究，美国放射肿瘤学会（ASTRO）在 2014 年发布了一项新的指南，建议淋巴结阳性或有局部转移灶的患者同时进行放疗，然后进行辅助化疗[28]。

对于有大块病灶的Ⅲ期或Ⅳ期子宫内膜癌患者，应进行肿瘤细胞减灭术。肿瘤细胞减灭术是指切除所有大于预定直径肿瘤结节的手术。有三项回顾性研究显示，在Ⅳ期子宫内膜癌患者中，完成理想肿瘤细胞减灭术的患者可获得有统计学意义的生存优势[29-31]。

复发性疾病

复发性子宫内膜癌的治疗需要根据复发部位和前期治疗方案进行调整。可以单独或联合采用放疗、手术、内分泌治疗和细胞毒性化疗。以前没有接受过放疗的病人可以进行放疗。可以考虑选择性地进行手术切除孤立的复发病灶。对于已经接受过放疗的孤立性、中心性盆腔复发的患者，可以考虑进行盆腔廓清术[32,33]。

卵巢癌

流行病学

卵巢癌常见于绝经后的妇女，大多数病例在 50~75 岁之间。2018 年，美国将有约 22 240 名女性被诊断出患有卵巢癌，预计将有 14 070 人死于卵巢癌，这使得卵巢癌成为女性癌症相关死亡的第五大常见原因[1]。

病因和危险因素

目前尚不清楚卵巢癌的病因；然而，一系列的研究支持输卵管来源，研究已经明确了输卵管中的前驱病变（浆液性输卵管上皮内癌）[34,35]。卵巢癌的已知危险因素包括高龄、不孕、子宫内膜异位症、辅助生殖技术的使用和使用会阴爽身粉。相反，多胎和服用口服避孕药可以预防卵巢癌。某些与双链 DNA 修复相关基因的突变会增加女性患卵巢癌的风险，包括 *BRCA1/2*、*PALB1*、*RAD51* 基因等。最常见的是与 *BRCA* 基因相关的突变，有 8%~13% 的卵巢癌由 BRCA1 和 *BRCA2* 的遗传性突变引起[36,37]。携带 *BRCA1* 基因突变的女性在 70 岁之前患卵巢癌的风险为 39%~46%，而携带 *BRCA2* 基因突变的女性在 70 岁之前患卵巢癌的风险为 12%~20%。

有 1%~2% 的卵巢癌与错配修复基因 *MLH1*、*MSH2*、*MSH6* 和 *PMS2* 的遗传缺陷相关，即与 Lynch 综合征相关。携带这种突变基因的人在 70 岁之前患卵巢癌的风险为 5%~10%[8]。与普通人群相比，没有任何已知突变的家族卵巢癌病史会使患卵巢癌的风险增加 3~5 倍[38]。

症状和体征

卵巢癌的体征和症状是非特异性的，这导致在诊断时疾病已经到达晚期的概率很高。卵巢癌可能会有腹痛、不适感和腹胀等症状，这些症状可能与其他常见病相似。有些患者可能有月经不规律或绝经后出血。患者可能出现无诱因的体重下降，由腹水或胸腔积液引起的腹胀。

筛查和诊断

卵巢癌筛查是无效的，因此目前并不推荐。血清 CA-125 的浓度与阴道超声组合已被广泛用于无症状绝经后妇女卵巢癌的早期诊断。日本的一项随机对照试验将 41 688 名无症状绝经后妇女的年度盆腔超声和血清 CA-125 筛查与 40 799 名对照组妇女进行了比较，发现在 9.2 年的平均随访中，早期卵巢癌的诊断比例没有显著差异[39]。目前没有确切的证据表明，现有的筛查方案可以降低卵巢癌的死亡率；因此，不推荐进行常规筛查。

卵巢癌的诊断通常是通过手术组织的病理学诊断给出。正如下文所讨论的，疾病的分期也只能通过手术来确定。

病理学

卵巢肿瘤是根据最可能发病的组织部位来进行分类的。大多数卵巢肿瘤产生于卵巢上皮表面，其余来自生殖细胞或间质细胞。约有 65% 的卵巢肿瘤是由表面上皮引起的，有 15% 来源于生殖细胞，10% 来源于性索间质[9]。有 90% 以上的卵巢恶性肿瘤起源于表面上皮，可将其进一步划分为侵袭性和非侵袭性[40]。

卵巢上皮肿瘤

卵巢上皮肿瘤（EOC）是最常见的卵巢癌亚型，多见于 40~60 岁女性。卵巢上皮肿瘤可以根据细胞类型（浆液型、黏液型、子宫内膜样等）和异型性程度进一步分类。异型性的范围包括良性肿瘤、交界性肿瘤（低度恶性潜能）和恶性肿瘤，可以为侵袭性或非侵袭性。最常见的恶性卵巢上皮肿瘤细胞类型包括：浆液性（30%～70%）、子宫内膜样（10%～20%）、黏液性（5%～20%）、透明细胞（3%～10%）[40]。不常见的恶性肿瘤细胞类型包括：交界性细胞（Brenner）、未分化、间充质和包括癌肉瘤在内的混合性上皮肿瘤[9]。低度恶性可能的上皮细胞肿瘤包括浆液性交界性肿瘤、黏液性交界性肿瘤、Brenner 交界性肿瘤和非侵袭性低度浆液性肿瘤[9]。与恶性浆液性肿瘤相比，这些肿瘤预后较好，但仍可能导致死亡。卵巢上皮肿瘤的临床表现各有不同，具有独特的基因组和分子特征。例如，与高级别的浆液性肿瘤相比，低级别浆液性肿瘤通过细胞遗传学分析和单核苷酸多态性分析显示出较少的分子异常。高级别浆液性肿瘤通常存在 p53 突变，这在低级别浆液性肿瘤中很少见[40]。低级别浆液性和交界性浆液性肿瘤通常存在 KRAS 或 BRAF 途径的突变（分别为 68% 和 61%）[41]。子宫内膜样肿瘤和透明细胞肿瘤通常存在 PTEN 基因突变[40]。随着我们对不同卵巢上皮性肿瘤亚型分子遗传学的进一步了解，将有更多的机会将靶向药物纳入这些疾病的治疗中。

生殖细胞肿瘤

生殖细胞肿瘤常见于 30 岁以下的人群[9]。最常见的生殖细胞肿瘤是成熟性囊性畸胎瘤（皮样囊肿），是一种占所有卵巢肿瘤 20% 的良性肿瘤[9]。无性细胞瘤是最常见的恶性生殖细胞肿瘤，在所有的卵巢恶性肿瘤中仅占 1%～2%[9]。其他生殖细胞肿瘤很少见，包括：卵黄囊瘤、未成熟畸胎瘤、胚胎癌、非妊娠相关绒毛膜癌和混合性生殖细胞肿瘤。

性索间质肿瘤

性索间质肿瘤可以由颗粒细胞或支持 - 间质细胞产生，并据此命名。这些肿瘤可见于任何年龄段，但多发于中年，在 30 岁之前不太常见[9]，颗粒细胞瘤是一种低度恶性的性索间质肿瘤，约占卵巢肿瘤的 1%[9]。成人型颗粒细胞瘤通常发生于 60 岁左右，而幼年型颗粒细胞肿瘤则出现在 30 岁之前。有超过 90% 的成人型颗粒细胞瘤携带 FOXL2 基因中的错义体细胞点突变，这种突变在幼年型颗粒细胞瘤中不存在[9]。尽管在胚系 DICER-1 突变的患者中，中位年龄为 13 岁，但支持 - 间质细胞瘤可以出现在任何年龄段[9]。支持 - 间质细胞瘤在卵巢肿瘤中的占比不到 0.5%，会导致 40%～60% 的患者出现男性化[9]。

分期和预后

出于分期和治疗的目的，我们将卵巢上皮性肿瘤作为最常见的卵巢癌进行讨论。卵巢上皮肿瘤根据 FIGO 分期系统进行手术分期（表 21-3）。手术

表 21-3　FIGO 的卵巢癌手术分期

分期	特征
I	肿瘤局限于卵巢或输卵管
I A	局限于一侧卵巢（包膜完整）或输卵管，外表面无肿瘤，腹水或腹腔冲洗液中无恶性细胞
I B	局限于两侧卵巢（包膜完整）或输卵管，外表面无肿瘤。腹水或腹腔冲洗液中无恶性细胞
I C	局限于一侧或两侧卵巢或输卵管的肿瘤，伴有下列任一情况
I C1	术中肿瘤破裂
I C2	术前肿瘤破裂
I C3	腹水或腹腔冲洗液中有恶性细胞
II	肿瘤累及一侧或两侧卵巢或输卵管，伴有盆腔播散或腹膜种植
II A	累及子宫和 / 或输卵管和 / 或卵巢
II B	累及其他盆腔腹腔组织
III	肿瘤涉及一侧或两侧卵巢或输卵管，或原发性腹膜癌，同时细胞学或组织学证实播散到盆腔外腹膜和 / 或腹膜后淋巴结阳性
III A	腹膜后淋巴结转移伴有或不伴有盆腔外腹膜镜下转移
III A1	仅腹膜后淋巴结阳性（细胞学或组织学证实）
III A1（i）	腹膜后淋巴结转移的最大直径≤10mm
III A1（ii）	腹膜后淋巴结转移最大直径≥10mm
III A2	伴或不伴腹膜后淋巴结阳性的盆腔外腹膜镜下转移
III B	盆腔外可见腹膜转移，最大直径≤2cm，伴或不伴腹膜后淋巴结转移
III C	盆腔外可见腹膜转移，最大直径>2cm，伴或不伴腹膜后淋巴结转移（包括肿瘤延伸至肝或脾包膜，无任何器官实质受累）
IV	不包括腹膜转移的远处转移
IV A	胸腔积液细胞学检查阳性
IV B	腹腔外器官转移（包括腹股沟淋巴结），包括肝和脾实质转移

　　摘自 Mutch DG, Prat J. 2014 FIGO staging for ovarian, fallopian tube and peritoneal cancer. Gynecol Oncol. 2014; 133: 401-404。

分期包括留取腹腔冲洗液、腹盆腔全面探查、经腹子宫切除（TAH）、双附件切除、肋缘下网膜切除以及双侧盆腔和腹主动脉旁淋巴结取样。腹膜多点活检，所有可疑的病灶或粘连处活检。

对于在微创手术中诊断为早期癌症的患者，可以进行机器人或腹腔镜手术分期。目前还没有对腹腔镜手术和开腹手术分期进行比较的前瞻性研究。一项对比腹腔镜分期和剖腹分期的病例对照研究显示，腹腔镜组的大网膜标本大小、切除淋巴结的数目无明显差异，但失血量和住院时间减少[42]。如果尝试腹腔镜分期，但由于解剖原因或疾病范围广而无法达到理想结果，则应进行开腹手术，以便进行全面分期并彻底切除病灶。对于希望保持生育能力的低风险早期患者，在向妇科肿瘤医生进行咨询后，可以接受保留子宫的单侧输卵管卵巢切除术[43]。

治疗

术后化疗是晚期上皮性卵巢癌（Ⅲ期和Ⅳ期）和许多早期卵巢癌（除低级别ⅠA期）患者的标准治疗方法。众所周知，术后化疗能显著延长生存期，目前的数据支持使用铂类和紫杉类为基础的化疗方案。

Ⅰ期和Ⅱ期

手术分期完成后，即可确定患者的准确分期、组织学亚型和辅助治疗需求。一般情况下，由于预后良好，ⅠA期/G_1的卵巢上皮性癌患者（低风险）不会从辅助化疗中受益[43]。同样，对于ⅠA期/G_2的患者是否需要辅助化疗也是存在争议的。在其他早期患者（高风险）中，通常会推荐进行辅助治疗。在一项随机对照试验中，488例高风险的早期EOC患者接受了手术分期（ACTION试验），患者被随机分为辅助铂类化疗组和观察组[44]。在只接受全面分期术的患者中，无瘤生存率或肿瘤特异性生存率与全面分期后辅助化疗的患者相比无显著性差异。但是，如果手术分期不全面，则辅助化疗可显著改善无瘤生存率（65% vs 56%）和癌症特异性生存率（80% vs 69%）。表21-4中显示了卵巢癌患者的大致分类以及推荐的治疗方法。

Ⅲ期和Ⅳ期

对于存在转移性病灶的患者，手术的目的是通过外科手术切除或"减灭"所有可见和可触及的肿

表21-4 卵巢上皮肿瘤的推荐治疗

卵巢癌分类	推荐（标准）治疗
早期卵巢癌	
低风险（ⅠA和ⅠB期，G_1^*）	全子宫及双附件切除，全面分期 †
高风险（ⅠA和ⅠB期，G_2和G_3；ⅠC、ⅡA、ⅡB和ⅡC期）	全子宫及双附件切除 ‡，全面分期辅助卡铂/紫杉醇联合化疗
晚期卵巢癌	
Ⅲ期满意减灭 §	最大限度的肿瘤细胞减灭术
	全身剂量密集型卡铂/紫杉醇联合化疗周疗或全身/腹腔顺铂/紫杉醇联合化疗
第Ⅳ期和/或未达到满意减灭 **	最大限度的肿瘤细胞减灭术
	全身卡铂/紫杉醇联合化疗

* 一些研究者将Ⅱ级纳入低风险类别。
† 腹盆腔全面探查，包括留取腹腔冲洗液、全子宫双附件切除、大网膜切除术、双侧盆腔和腹主动脉旁淋巴结取样。
‡ 希望继续生育的患者可行单侧输卵管卵巢切除术。
§ 满意减灭（残留肿瘤＜1cm）。
** 非满意减灭（Ⅲ期或Ⅳ期，残留肿瘤＞1cm）。

瘤。并非都能够完成，取决于肿瘤负荷和探查时病灶的位置。在无法完全切除所有肿瘤的情况下，研究表明，尽量切除使得最大残余肿瘤直径≤1cm，可以使生存获益[45]。达到这一水平的残余瘤目前被定义为"最佳肿瘤细胞减灭"。患者后续进行全身化疗，包括腹腔化疗以达到最大获益[46]。如果存在腹膜腔外病灶（Ⅳ期），或者无法达到满意的肿瘤细胞减灭术，则患者先接受全身化疗，称为新辅助化疗，不考虑腹腔化疗[43]。如果疾病对化疗有反应，则随后进行中间型肿瘤细胞减灭术，其减瘤目标与初始的肿瘤细胞减灭术相同[43]。

化疗

在20世纪60年代，单独使用烷化剂是EOC的首选化疗药物。最常用的药物是美法仑和苯丁酸氮芥。整体有效率为47%～51%，20%的病例出现临床完全缓解[47]。在20世纪70年代，联合用药方案提高了整体有效率、临床完全缓解，并将中位生存期延长了约14个月[48]。到了20世纪70年代末，环磷酰胺的引入使联合化疗方案的总体有效率达到29%～67%，临床完全缓解率高达54%[49]。使用顺铂联合环磷酰胺使中位生存期增加至24～

28 个月[50]。使用紫杉醇替代环磷酰胺将非满意肿瘤细胞减灭的晚期患者中位生存期进一步延长至 36 个月[51]。

GOG 随后评估了卡铂和紫杉醇的联合使用，发现生存率与顺铂联合紫杉醇相当[52,53]。联合卡铂的毒性（尤其是神经毒性）较轻。基于这些研究，晚期卵巢癌的标准初始化疗方案变为卡铂联合紫杉醇。

GOG 进行了一项前瞻性随机 3 期临床试验，将静脉注射紫杉醇联合顺铂与静脉注射紫杉醇联合腹腔注射顺铂和紫杉醇治疗三期卵巢癌的疗效进行了比较[46]。静脉/腹腔研究组无进展生存期有明显的提高（23.8 个月 vs 18.3 个月；*RR*=0.79，95%*CI*：0.63-0.99），总体中位生存期得到了明显的改善（66.9 个月 vs 49.5 个月；*RR*=0.71，95%*CI*：0.54-0.94）。基于 GOG-172 以及其他证明静脉/腹腔途径可以提高生存率的临床试验结果，美国国家癌症研究所（NCI）在 2006 年 1 月发布了 NCI 临床公告，建议对接受了理想肿瘤细胞减灭术的 Ⅲ 期卵巢癌妇女进行咨询，使其了解静脉和腹腔联合化疗的相关临床优势。

最近的研究报道了每周剂量-密集型应用紫杉醇与每 3 周联合卡铂治疗原发性晚期卵巢癌的疗效。2009 年，日本 GOG 发表了一项随机对照试验，在 Ⅱ～Ⅳ 期上皮性卵巢癌、输卵管癌或原发性腹膜癌患者中，将每 3 周辅助紫杉醇联合卡铂疗法与"剂量-密集型"每周紫杉醇联合每 3 周卡铂疗法进行了 6 个周期的比较[54]。剂量-密集组的无进展生存期有明显的延长（28 个月 vs 17.2 个月；*HR*=0.71，95%*CI*：0.58-0.88），并且剂量-密集组的整体生存期也有明显延长，达到了 42 个月（72.1% vs 65.1%；*P*=0.03）无论是静脉/腹腔化疗还是剂量-密集型化疗，都与较高的毒副作用相关。然而，这种治疗对生存期的延长使得其带来的毒副作用、不便和成本（腹腔化疗）的提高在可接受范围内。

复发性疾病

复发性疾病患者可以划分为首次铂类化疗后 6 个月或 6 个月以上复发的铂敏感患者，和在完成初始治疗后 6 个月内复发的铂耐受患者。铂敏感复发患者通常会继续采用铂类化疗，通常采用紫杉醇、吉西他滨、脂质体多柔比星或贝伐珠单抗联合铂类的化疗。一些铂敏感复发患者可能会从再次肿瘤细胞减灭术中获益。对患者进行再次肿瘤细胞减灭术的决策是基于初级治疗结束的无瘤间隔、复发部位和数量以及完成满意减灭术概率[55]。

铂耐药复发患者通常不适合继续铂类药物化疗或进行再次肿瘤细胞减灭术。这些患者通常进行其他药物的姑息化疗或参加临床试验。在一项国际非盲 Ⅱ 期临床试验（AURELIA）中，361 例铂耐药患者被随机分配至贝伐珠单抗联合化疗组或单独化疗组[56]。化疗药物包括紫杉醇、脂质体多柔比星或拓扑替康。贝伐珠单抗加化疗组的中位无进展生存期显著提高（6.8 个月 vs 3.4 个月；*HR*=0.38，*P*＜0.000 1）。然而，两组的整体中位总生存期无明显差异（16.3 个月 vs 13.3 个月，*HR*=0.89，95%*CI*：0.69-1.14）。其余的卵巢癌亚型也可以通过手术和化疗联合进行不同方案的治疗，本章暂不赘述。

宫颈癌

流行病学

自 20 世纪 40 年代中期以来，美国进行了广泛的宫颈癌筛查，因此宫颈癌的发病率持续下降，估计在 2018 年将确诊 13 240 新病例，并有 4 170 例死亡[1]。在美国，宫颈癌常见于 35～44 岁的女性[57]。从 2010 年到 2014 年，宫颈癌确诊的中位年龄为 49 岁[57]。但年龄较大的妇女仍然面临患有宫颈癌的风险，在确诊的病例中，约有 19% 为 65 岁以上的妇女，20 岁以下的妇女患宫颈癌的比例不足 0.1%[57]。宫颈癌目前仍然是世界性的重大健康问题。虽然宫颈癌的发病率在高收入国家持续下降，大约 75% 的病例发生于少资源国家，其发病率持续上升。在较富裕国家中，社会经济地位低、没有机会接受预防性筛查的妇女更容易患上宫颈癌[9]。

病因和危险因素

性行为

研究发现过早发生性行为；多个性伴；足月产年龄早；多产；衣原体感染史是浸润性宫颈癌的高危因素[58-60]。在育龄早期，宫颈转化区更容易受到致癌因子 HPV 的影响。在所有 HPV 相关宫颈癌中，HPV-16 和 HPV-18 约占 70%，HPV 31、33、45、52 和 58 型 20%[61,62]。美国 FDA 已经批准了两种

HPV 疫苗来预防引起的宫颈癌前病变的 HPV 感染：预防 HPV16 型和 18 型的二价疫苗 Cervarix™；以及预防 HPV 6 型、11 型、16 型和 18 型的四价疫苗 Gardasil™。2014 年 12 月，美国 FDA 批准了 9 价疫苗 Gardasil-9™，这种疫苗可以预防 HPV 6、11、16、18、31、33、45、52 和 58 型[62]。Gardasil-9™ 预计将是未来美国唯一可用的 HPV 疫苗，目前推荐用于 11 岁或 12 岁的女性和男性及那些在 26 岁之前未接种疫苗的人群[63]。

吸烟

吸烟与宫颈鳞状细胞癌风险增加有关，但与腺癌没有关系[64]。由于吸烟及其副产品会造成全身反应，从而引起对免疫系统的抑制，因此认为吸烟会带来宫颈癌风险[64]。

口服避孕药

长期服用口服避孕药(5 年或 5 年以上)会增加患宫颈癌的风险。与口服避孕药相关的风险是时间依赖性的，并且在停药后会有所下降[65]。

免疫系统变化

免疫系统的改变与宫颈癌的发生有关，例如，感染艾滋病毒的患者和服用免疫抑制的患者患宫颈癌前病变和宫颈浸润癌的风险都会增加[64]。

症状和体征

与宫颈疾病相关的最常见症状是性交后和月经间期出血。也可表现为绝经后出血，或者无症状在常规子宫颈癌筛查中发现。较为少见的是，晚期宫颈癌表现为阴道恶臭分泌物、盆腔疼痛或尿路梗阻引起的肾衰竭。

筛查和诊断

宫颈癌筛查进展

宫颈癌细胞学筛查已经进行了数十年，为简单的每年一次巴氏涂片检查，大大降低了浸润性宫颈癌的发病率并早期诊断。随着高危型 HPV 的发现以及其在浸润性宫颈癌和癌前病变中的因果关系，研究人员的任务是开发 HPV 检测。筛查因此演变为液基细胞学筛查和 HPV 检测及基于筛查和活检结果进行的特定步骤的阴道镜检查。美国癌症协会(ACS)、美国阴道镜和宫颈病理学会(ASCCP)、

美国临床病理学会(ASCP)、美国预防服务工作组(USPSTF)和美国妇产科学院(ACOG)分别发布了宫颈癌筛查指南，这些指南可能有所不同。本文对于当前筛查建议的讨论主要依据 ACOG 发布的指南[66]。

目前筛查建议

ACOG 目前发布的筛查指南建议从 21 岁开始进行首次筛查，包括每 3 年进行一次宫颈细胞学筛查，直到 29 岁[66]。对于 30~65 岁的女性，最好进行细胞学和 HPV 联合检测，每 3 年单独进行细胞学筛查是可以接受的。对于 25 岁及以上的女性，美国 FDA 批准可考虑 HPV 初筛替代宫颈细胞学筛查[66]。对于在过去 10 年内连续 3 次细胞学检查结果为阴性或 2 次联合检测结果为阴性，并且最近一次检测在过去 5 年内进行的妇女，在 65 岁以后应停止任何形式的筛查。65 岁后停止筛查的妇女应没有高于宫颈上皮内瘤变(CIN)2 级的病史。接受过子宫次全切除术的妇女应按照当前的指南继续进行宫颈癌筛查。已经进行包括宫颈在内的子宫全切术且从未患有 CIN2 或更高级别病变的妇女不需要进一步的细胞学检查或 HPV 检测。有宫颈癌病史、宫内己烯雌酚(DES)暴露史、免疫抑制(包括艾滋病毒阳性)的妇女，只要身体健康、没有危及生命的慢性疾病，就应继续接受宫颈癌筛查。另外，这部分妇女可能需要比常规指南建议更频繁的宫颈癌筛查。

诊断

宫颈浸润癌的诊断可通过宫颈细胞学检查、HPV 检测阳性或妇科检查的发现来确定。在细胞学涂片异常或持续阳性的高危 HPV 检测但没有体征的患者中，有指征进行阴道镜检查。阴道镜可用于指导临床医生发现可能需要活检的镜下病灶[9]。如果活检显示癌前病变，通常建议患者进行宫颈切除活检。宫颈环形电切除术(LEEP)是进行切除活检最简便的方法。有晚期宫颈浸润癌的体征或症状的患者应进行宫颈活检，以便制定诊断和治疗计划。

病理学

鳞状细胞癌

在所有宫颈癌中，鳞状细胞癌约占 70%[9]。常规筛查和 HPV 疫苗接种已经使这种组织学亚型的发病率有所下降。HPV-16 是导致宫颈鳞状细胞癌

的主要原因,而 HPV-18 导致宫颈鳞癌和腺癌的比例大致相同[9]。

腺癌

目前,在所有宫颈癌中腺癌占 10%～25%,而在 30 年前,这一比例为 5%～10%[9],与宫颈癌筛查及 HPV 疫苗的使用导致的宫颈鳞癌比例下降有关。约有 94% 的宫颈腺癌与高危 HPV 相关,最常见的有 18 型、16 型和 45 型[9],平均发病年龄为 50 岁。宫颈腺癌的五年生存率与鳞状细胞癌相似[9]。宫颈管内腺癌的占比约为 90%,黏液癌、胃型腺癌在所有宫颈腺癌中约占 25%。罕见的宫颈腺癌亚型包括:黏液性癌、肠型及印戒细胞型、子宫内膜样癌、透明细胞癌、浆液性癌及中肾管癌。

神经内分泌肿瘤

神经内分泌肿瘤可能起源于宫颈上皮。虽然低级别的神经内分泌肿瘤(尤其是 I 级)通常会表现为一个惰性病程,但高级别的肿瘤,包括小细胞和大细胞神经内分泌肿瘤,即使在早期诊断也具有很强的侵袭性和较差的预后[9]。

罕见的肿瘤类型

在宫颈很少发生的其他上皮性肿瘤包括:腺鳞癌、玻璃样细胞癌、腺样基底癌、腺样囊性癌和未分化癌。罕见的宫颈间质性肿瘤包括:平滑肌肉瘤、横纹肌肉瘤、肺泡性软组织肉瘤。罕见的混合上皮性和宫颈间质性肿瘤包括癌肉瘤和腺肉瘤。其他罕见的宫颈部肿瘤包括:卵黄囊瘤、淋巴瘤和黑色素瘤[9]。

分期和预后

宫颈癌是临床分期的。对宫颈癌进行组织学诊断后,在麻醉下进行检查可确定肿瘤是局限于宫颈,还是已扩展到邻近的阴道、宫旁、膀胱或直肠。有时诊室的妇科检查已经可以提供足够的信息,没有必要进行麻醉下检查。根据 FIGO 宫颈癌临床分期指南(表 21-5),用于分期的检查可能包括静脉肾盂造影、膀胱镜检查、直肠镜检查、胸透和钡剂灌肠[67]。利用这些检查结果能够确保在资源匮乏的情况下进行分期,而全世界大部分宫颈癌正是发生于这些资源匮乏的国家。对于晚期疾病(ⅡB 期及以上)患者,经常将 CT 成像和 MRI 用于治疗前评估并制定治疗计划,但 CT/MRI 的结果不能用于确

定宫颈癌的分期。同样的,虽然腹腔镜腹膜外手术分期的优点已经被报道,但是这种方法还没有被纳入 FIGO 分期系统[67]。

预后

临床分期是预后最重要的决定因素。对于早期(ⅠB 期)患者来说,病变大小、宫颈间质浸润百分比、组织学类型、肿瘤分级、淋巴血管间隙浸润(LVSI)是重要的预后因素[68]。对于晚期(Ⅱ～Ⅳ期)患者来,原发病灶的组织学类型和大小是重要的预后因素[67]。

表 21-5　宫颈癌的 FIGO 分期阶段说明

期别	说明
I	肿瘤仅限于子宫颈(不考虑是否延伸至子宫)
ⅠA	镜下浸润癌;浸润最大深度不大于 5mm,宽度不大于 7mm
ⅠA1	基质浸润深度不大于 3mm,宽度不大于 7mm
ⅠA2	基质浸润深度大于 3mm 但小于 5mm,宽度不大于 7mm
ⅠB	局限于宫颈的肉眼可见病灶或高于 ⅠA 期的镜下病灶
ⅠB1	肉眼可见病灶不大于 4cm
ⅠB2	肉眼可见病灶大于 4cm
Ⅱ	肿瘤超出宫颈,但不达盆壁或阴道下 1/3
ⅡA	无宫旁浸润
ⅡA1	肉眼可见病灶不大于 4cm
ⅡA2	肉眼可见病变大于 4cm
ⅡB	明显的宫旁浸润
Ⅲ	肿瘤延伸至侧盆壁和 / 或累及阴道下 1/3,和 / 或导致肾积水或肾功能不全
ⅢA	肿瘤累及阴道下 1/3,没有延伸到侧盆壁
ⅢB	延伸到侧盆壁和 / 或肾积水或无功能肾
Ⅳ	肿瘤超出真骨盆,或者累及膀胱或直肠黏膜(活检证实)
ⅣA	累及邻近器官
ⅣB	累及远处器官

FIGO,国际妇产科联合会。

摘自 Pecorelli S. Revised FIGO staging for carcinoma of the vulva, cervix, and endometrium. Int J Gynecol Obstet. 2009; 105: 103-104。

治疗

ⅠA1 期

ⅠA1 期患者为微浸润性病灶,肿瘤浸润深度小于 3mm、浸润宽度小于 7mm。希望保留生育功能的患者可以仅行宫颈锥切治疗,前提是锥切标本切缘阴性[69]。对于没有继续生育愿望的患者,通常的治疗方法是单纯子宫切除。

ⅠA₂ 期、ⅠB₁ 期和非巨块型ⅡA₁ 期

对于病灶小于 4cm 并局限于宫颈或阴道受累较少(ⅡA 期)的宫颈癌的标准治疗是根治性子宫切除术(切除子宫、子宫颈、宫旁组织和上段阴道),并进行盆腔和主动脉旁淋巴结评估。接受根治性子宫切除术与接受放疗的早期宫颈癌患者相比生存率没有显著差异[70]。放疗的毒副作用更多而根治性子宫切除术可以提高生活质量。

外科手术在宫颈癌的分期方面有许多进展。腹腔镜辅助的阴式根治性子宫切除术和腹腔镜下的根治性子宫切除术与传统的开腹根治性子宫切除术相比,是一种微创的替代方案[71,72]。此外,自 2014 年以来,SLN 定位已被美国国家癌症综合网(NCCN)指南确认为宫颈癌患者手术中合适的淋巴结评估办法[73]。对于那些希望保留生育功能并符合严格标准的患者,在专业的肿瘤中心可选择进行腹腔镜盆腔淋巴结切除术或 SLN 活检联合后续的根治性子宫颈切除术(切除宫颈和双侧宫旁组织)[74,75]。手术后可保留良好的生育功能,获得满意的产科结局[76]。

根治性子宫切除术后的辅助治疗

根治性子宫切除术后辅助放化疗(顺铂 + 放疗)已被证明可以降低早期宫颈癌经根治性子宫切除术后淋巴结阳性、切缘阳性或宫旁转移患者的总体复发风险[77]。已经证实术后放疗可使淋巴结阴性但有盆腔复发风险(原发肿瘤大于 4cm、宫颈外 1/3 间质浸润、LVSI 受累、切缘阳性或宫旁受累)的患者获益[78]。

ⅠB₂ 期和巨块型ⅡA₂ 期

患有ⅠB₂ 和ⅡA₂ 期宫颈癌的患者,通常选择初始根治性子宫全切除术及双侧盆腔淋巴结评估,并根据危险因素进行辅助治疗,或者进行含顺铂的同步放化疗[73,79]。

ⅡB-ⅣB 期

ⅡB-ⅣA 期宫颈癌的标准治疗为含顺铂化疗的同步放化疗[73]。化疗一般为每周一次顺铂联合盆腔外照射[73]。ⅣB 宫颈癌患者可以采用包括顺铂、紫杉醇和贝伐珠单抗在内的联合化疗方案,因为在最近的一项随机试验中,该方案与之前的治疗方案相比,总体生存率有所提高[80,81]。

复发性疾病

对于放疗后盆腔中央型复发的患者,可以进行盆腔廓清术。盆腔外转移是盆腔廓清术的禁忌证[73]。在手术过程中,要进行仔细地探查,以确认骨盆外没有病灶。在大多数病例中,手术涉及膀胱、子宫、子宫颈、阴道和直肠的切除,并进行泌尿系和盆腔重建。成功进行盆腔廓清术患者的五年生存率约为 50%[82]。对罕见的宫颈浸润癌治疗后孤立肺转移患者,据报道肺切除可以获益。

对于盆腔外复发或被病灶无法切除的患者,可以进行与ⅣB 期患者相似的姑息性化疗。

结论

最常见的三种妇科癌症是子宫体癌、卵巢癌和宫颈癌。

- 子宫内膜癌通常可以在早期诊断,此时单独手术或辅助放疗可以治愈子宫内膜癌。
- 多数卵巢癌患者诊断均为晚期。这些患者最好在能够进行复杂手术和化疗的专科中心接受治疗。
- 在过去的 50 年中,宫颈癌的发病率已经下降,而且由于 HPV 疫苗的广泛使用,其发病率很可能会继续下降。目前正在为以上所有恶性肿瘤开发创新的诊断、筛查、手术和非手术治疗方法。
- 我们对于与这些疾病相关的分子改变的理解已经取得了重大进展,并且有希望开发针对基因异常的新药。一些药物正在进行 2 期和 3 期临床试验,并为患有妇科癌症的妇女带来了新的治疗希望。

要点

- 妇科癌症可起源于子宫、卵巢、宫颈、外阴、阴道、输卵管或腹膜。

- 子宫内膜癌是美国最常见的妇科恶性肿瘤，预计 2018 年将有 63 230 例新诊断病例；其中 2/3 为 I 期，手术分期后总体预后良好。
- 由于治疗乳腺癌的他莫昔芬对女性生殖道的弱雌激素作用，使子宫内膜癌的风险增加了两到三倍。
- 子宫内膜癌患者通常表现为绝经后异常阴道出血，但并不总是如此。
- 2018 年，美国将有约 22 240 名女性会被诊断出患有卵巢癌，预计将有 14 070 人死于卵巢癌，这使卵巢癌成为女性癌症相关死亡的第五大常见原因，也是最常见的妇科癌症死亡原因。
- 有 8%～13% 的卵巢癌是由癌症易感基因 *BRCA1* 和 *BRCA2* 的胚系突变引起的。

　　大多数卵巢癌诊断均为晚期，这些女性应在专科治疗中心接受治疗。

- 晚期卵巢癌的最新治疗方法包括满意的肿瘤细胞减灭，辅助后续的全身 / 腹腔化疗或剂量 - 密集型化疗。
- 众所周知，术后化疗可以明显延长卵巢癌患者的生存期，目前的数据支持使用铂类和紫杉类方案。
- 自 20 世纪 40 年代中期以来，由于宫颈癌筛查在美国的广泛使用，宫颈癌的发病率稳步下降，预计 2018 年只有 13 240 个新发病例。
- 宫颈癌中，有 70% 是由 HPV16 和 18 型引起的，还有 20% 是由 HPV31、33、45、52 和 58 型引起的。
- 2014 年 12 月，美国 FDA 批准了 9 价疫苗 Gardasil-9™，这种疫苗可以预防 HPV 6、11、16、18、31、33、45、52 和 58 型导致的宫颈癌和癌前病变。

（王巍 译　傅强 校）

参考文献

1. Siegel RL, Miller KD, Jemal AL. Cancer statistics, 2017. *CA Cancer J Clin.* 2018;68:7–30.
2. Sherman ME. Theories of endometrial carcinogenesis: a multidisciplinary approach. *Mod Pathol.* 2000;13(3):295–308.
3. Bokhman JV. Two pathogenetic types of endometrial carcinoma. *Gynecol Oncol.* 1983;15(1):10–17.
4. Hecht JL, Mutter GL. Molecular and pathologic aspects of endometrial carcinogenesis. *J Clin Oncol.* 2006;24(29):4783–4791.
5. Emons G, Fleckenstein G, Hinney B, et al. Hormonal interactions in endometrial cancer. *Endocr Relat Cancer.* 2000;7(4):227–242.
6. Tamoxifen and Uterine Cancer. Committee opinion no. 601. American college of obstetricians and gynecologists. *Obstet Gynecol.* 2014;123(6):1394–1397.
7. Moore KN, Fader AN. Uterine papillary serous carcinoma. *Clin Obstet Gynecol.* 2011;54(2):278–291.
8. Lynch Syndrome. Practice bulletin no. 147. American college of obstetricians and gynecologists. *Obstet Gynecol.* 2014;124(5):1042–1054.
9. Kurman RJ, Carcangiu ML, Herrington CS. *World Health Organisation Classification of Tumours of the Female Reproductive Organs.* 4th Revised ed. France: International Agency for Research on Cancer; 2014.
10. Colombo N, Preti E, Landoni F, et al. Endometrial cancer: ESMO Clinical Practice Guidelines for diagnosis, treatment and follow-up. *Ann Oncol.* 2011;22(Suppl 6):vi35–vi39.
11. Creasman WT, Morrow CP, Bundy BN, et al. Surgical pathologic spread patterns of endometrial cancer. A Gynecologic Oncology Group study. *Cancer.* 1987;60(8 suppl):2035–2041.
12. Morrow CP, Bundy BN, Kurman RJ, et al. Relationship between surgical pathologic risk factors and outcome in clinical stage I and II carcinoma of the endometrium: a gynecologic oncology group study. *Gynecol Oncol.* 1991;40(1):55–65.
13. Barakat RR, Lev G, Hummer AJ, et al. Twelve-year experience in the management of endometrial cancer: a change in surgical and post operative radiation approaches. *Gynecol Oncol.* 2007;105(1):150–156.
14. Chi DS, Welshinger M, Venkatraman ES, et al. The role of surgical cytoreduction in stage IV endometrial carcinoma. *Gynecol Oncol.* 1997;67(1):56–60.
15. Bristow RE, Zahurak ML, Alexander CJ, et al. FIGO stage IIIC endometrial carcinoma: resection of macroscopic nodal disease and other determinants of survival. *Int J Gynecol Cancer.* 2003;13(5):664–672.
16. Lambrou NC, Gomez-Marin O, Mirhashemi R, et al. Optimal surgical cytoreduction in patients with stage III and stage IV endometrial carcinoma: a study of morbidity and survival. *Gynecol Oncol.* 2004;93(3):653–658.
17. Walker JL, Piedmonte MR, Spirtos NM, et al. Recurrence and survival after random assignment to laparoscopy versus laparotomy for comprehensive surgical staging of uterine cancer: gynecologic oncology group LAP2 Study. *J Clin Oncol.* 2012;30(7):695–700.
18. Janda M, Gebski V, Davies LC, et al. Effect of total laparoscopic hysterectomy vs total abdominal hysterectomy on disease-free survival among women with stage I endometrial cancer: a randomized clinical trial. *JAMA.* 2017;317(12):1224–1233.
19. Abu-Rustum NR, Khoury-Collado F, Pandit-Taskar N, et al. Sentinel lymph node mapping for grade 1 endometrial cancer: is it the answer to the surgical staging dilemma? *Gynecol Oncol.* 2009;113(2):163–169.
20. Khoury-Collado F, Murray MP, Hensley ML, et al. Sentinel lymph node mapping for endometrial cancer improves the detection of metastatic disease to regional lymph nodes. *Gynecol Oncol.* 2011;122(2):251–254.
21. Sorbe B, Nordstrom B, Maenpaa J, et al. Intravaginal brachytherapy in FIGO stage I low-risk endometrial cancer: a controlled randomized study. *Int J Gynecol Cancer.* 2009;19(5):873–878.
22. Johnson N, Cornes P. Survival and recurrent disease after postoperative radiotherapy for early endometrial cancer: systematic review and meta-analysis. *BJOG.* 2007;114(11):1313–1320.
23. Nout RA, Smit VT, Putter H, et al. Vaginal brachytherapy versus pelvic external beam radiotherapy for patients with endometrial cancer of high-intermediate risk (PORTEC-2): an open-label, non-inferiority, randomized trial. *Lancet.* 2010;375(9717):816–823.
24. Gunderson CC, Fader AN, Carson KA, et al. Oncologic and reproductive outcomes with progestin therapy in women with endometrial hyperplasia and grade 1 adenocarcinoma: a systematic review. *Gynecol Oncol.* 2012;125(2):477–482.
25. Randall ME, Filiaci VL, Muss H, et al. Randomized phase III trial of whole-abdominal irradiation versus doxorubicin and cisplatin chemotherapy in advanced endometrial carcinoma: a Gynecologic Oncology Group study. *J Clin Oncol.* 2006;24(1):36–44.
26. Greven K, Winter K, Underhill K, et al. Final analysis of RTOG 9708: adjuvant postoperative irradiation combined with cisplatin/paclitaxel chemotherapy following surgery for patients with high-risk endometrial cancer. *Gynecol Oncol.* 2006;103(1):155–159.
27. Milgrom SA, Kollmeier MA, Abu-Rustum NR, et al. Postoperative external beam radiation therapy and concurrent cisplatin followed by carboplatin/paclitaxel for stage III (FIGO 2009) endometrial cancer. *Gynecol Oncol.* 2013;130(3):436–440.
28. Klopp A, Smith BD, Alektiar K, et al. The role of postoperative radiation therapy for endometrial cancer: Executive summary of an American Society for Radiation Oncology evidence-based guideline.

PRO. 2014;4(3):137–144.

29. Bristow RE, Zerbe MJ, Rosenshein NB, et al. Stage IVB endometrial carcinoma: the role of cytoreductive surgery and determinants of survival. *Gynecol Oncol.* 2000;78(2):85–91.

30. Chi DS, Welshinger M, Venkatram ES, et al. The role of cytoreduction in stage IV endometrial carcinoma. *Gynecol Oncol.* 1997;67(1):56–60.

31. Goff BA, Goodman AK, Muntz HG, et al. Surgical stage IV endometrial carcinoma: a study of 47 cases. *Gynecol Oncol.* 1994;52(2):237–240.

32. Morris M, Alvarez RD, Kinney WK, et al. Treatment of recurrent adenocarcinoma of the endometrium with pelvic exenteration. *Gynecol Oncol.* 1996;60(2):288–291.

33. Barakat RR, Goldman NA, Patel DA, et al. Pelvic exenteration for recurrent endometrial cancer. *Gynecol Oncol.* 1999;75(1):99–102.

34. Lee Y, Miron A, Drapkin R, et al. A candidate precursor to serous carcinoma that originates in the distal fallopian tube. *J Pathol.* 2007;211(1):26–35.

35. Kindelberger DW, Lee Y, Miron A, et al. Intraepithelial carcinoma of the fimbria and pelvic serous carcinoma: evidence for a causal relationship. *Am J Surg Pathol.* 2007;31(2):161–169.

36. Antoniou A, Pharoah PD, Narod S, et al. Average risks of breast and ovarian cancer associated with BRCA1 or BRCA2 mutations detected in case series unselected for family history: a combined analysis of 22 studies. *Am J Hum Genet.* 2003;72(5):1117–1130.

37. Pal T, Permuth-Wey J, Betts JA, et al. BRCA1 and BRCA2 mutations account for a large proportion of ovarian carcinoma cases. *Cancer.* 2005;104(12):2807–2816.

38. Bergfeldt K, Rydh B, Granath F, et al. Risk of ovarian cancer in breast cancer patients with a family history of breast or ovarian cancer: a population based cohort study. *Lancet.* 2002;360(9337):891–894.

39. Kobayashi H, Yamada Y, Sado T, et al. A randomized study of screening for ovarian cancer: a multicenter study in Japan. *Int J Gynecol Cancer.* 2007;18(3):414–420.

40. Rosen DG, Yang G, Lui G, et al. Ovarian cancer: pathology, biology, and disease models. *Front Biosci (Landmark Ed).* 2009;14:2089–2102.

41. Sieben NL, Macropoulos P, Roemen GM, et al. In ovarian neoplasms, BRAF, but not KRAS, mutations are restricted to low-grade serous tumors. *J Pathol.* 2004;202(3):336–340.

42. Chi DS, Abu-Rustum NR, Sonoda Y, et al. The safety and efficacy of laparoscopic surgical staging of apparent stage I ovarian and fallopian tube cancers. *Am J Obstet Gynecol.* 2005;192(5):1614–1619.

43. Morgan RJ, Alvarez RD, Armstrong DK, et al. NCCN clinical practice guidelines in oncology (NCCN guidelines). Ovarian cancer including fallopian tube cancer prim peritoneal cancer. Version 1.2017. https://www.nccn.org/professionals/physician_gls/pdf/ovarian.pdf.

44. Trimbos B, Timmers P, Pecorelli S, et al. Surgical staging and treatment of early ovarian cancer: long-term analysis from a randomized trial. *J Natl Cancer Inst.* 2010;102(13):982–987.

45. Chi DS, Eisenhauer EL, Lang J, et al. What is the optimal goal of primary cytoreductive surgery for bulky stage IIIC epithelial ovarian carcinoma? *Gynecol Oncol.* 2006;103(2):559–564.

46. Armstrong DK, Bundy B, Wenzel L, et al. Intraperitoneal cisplatin and paclitaxel in ovarian cancer. *N Engl J Med.* 2006;354(1):34–43.

47. Tobias JS, Griffith CT. Management of ovarian carcinoma. *New Engl J Med.* 1976;294(16):877–882.

48. Smith JP, Rutledge F, Wharton JT. Chemotherapy of ovarian cancer: new approaches to treatment. *Cancer.* 1972;30(6):1565–1571.

49. Longo DL, Young RC. The natural history and treatment of ovarian cancer. *Annu Rev Med.* 1981;32(1):475–490.

50. McGuire WP, Hoskins WJ, Brady MF, et al. Cyclophosphamide and cisplatin compared with paclitaxel and cisplatin in patients with stage III and stage IV ovarian cancer. *N Engl J Med.* 1996;334(1):1–6.

51. Piccart MJ, Bertelsen K, James K, et al. Randomized intergroup trial of cisplatin-paclitaxel versus cisplatin-cyclophosphamide in women with advanced epithelial ovarian cancer: three-year results. *J Natl Cancer Inst.* 2000;92(9):699–708.

52. Ozols RF, Bundy BN, Greer BE, et al. Phase III trial of carboplatin and paclitaxel compared with cisplatin and paclitaxel in patients with optimally resected stage III ovarian cancer: a Gynecologic Oncology Group study. *J Clin Oncol.* 2003;21(17):3194–3200.

53. du Bois AD, Lück HJ, Meier W, et al. A randomized clinical trial of cisplatin/paclitaxel versus carboplatin/paclitaxel as first-line treatment of ovarian cancer. *J Natl Cancer Inst.* 2003;95(17):1320–1329.

54. Katsumata N, Yasuda M, Takahashi F, et al. Dose-dense paclitaxel once a week in combination with carboplatin every 3 weeks for advanced ovarian cancer: a phase 3, open-label, randomised con-

trolled trial. *Lancet.* 2009;374(9698):1331–1338.

55. Chi DS, McCaughty K, Diaz JP, et al. Guidelines and selection criteria for secondary cytoreductive surgery in patients with recurrent platinum sensitive epithelial ovarian carcinoma. *Cancer.* 2006;106(9):1933–1939.

56. Pujade-Lauraine E, Hilpert F, Weber B, et al. Bevacizumab combined with chemotherapy for platinum-resistant recurrent ovarian cancer. *J Clin Oncol.* 2014;32(13):1302–1308.

57. SEER cancer statistics fact sheets: cervix uteri cancer. The SEER website. https://seer.cancer.gov/statfacts/html/cervix.html.

58. International Collaboration of Epidemiological Studies of Cervical Cancer. Cervical carcinoma and reproductive factors: Collaborative reanalysis of individual data on 16,563 women with cervical carcinoma and 33,542 women without cervical carcinoma from 25 epidemiological studies. *Int J Cancer.* 2006;119(5):1108–1124.

59. International Collaboration of Epidemiological Studies of Cervical Cancer. Cervical carcinoma and sexual behavior: Collaborative reanalysis of individual data on 15,461 women with cervical carcinoma and 29,164 women without cervical carcinoma from 21 epidemiological studies. *Cancer Epidemiol Biomarkers Prev.* 2009;18(4):1060–1069.

60. Anttila T, Saikku P, Koskela P, et al. Serotypes of chlamydia trachomatis and risk of development of cervical squamous cell carcinoma. *JAMA.* 2001;285(1):47–51.

61. Li N, Franceschi S, Howell-Jones R, et al. Human papillomavirus type distribution in 30,848 invasive cervical cancers worldwide: variation by geographical region, histological type and year of publication. *Int J Cancer.* 2011;128(4):927–935.

62. Joura EA, Giuliano AR, Iversen OE, et al. A 9-valent HPV vaccine against infection and intraepithelial neoplasia in women. *N Engl J Med.* 2015;372(8):711–723.

63. Petrosky E, Bocchini JA Jr, Hariri S, et al. Use of 9-valent human papillomavirus (HPV) vaccine: updated HPV vaccination recommendations of the Advisory Committee on Immunization Practices (ACIP). *MMWR Morb Mortal Wkly Rep.* 2015;64(11):300–304.

64. International Collaboration of Epidemiological Studies of Cervical Cancer, Appleby P, Beral V, et al. Carcinoma of the cervix and tobacco smoking: Collaborative reanalysis of individual data on 13,541 women with carcinoma of the cervix and 23,017 women without carcinoma of the cervix from 23 epidemiological studies. *Int J Cancer.* 2006;118(6):1481–1495.

65. International Collaboration of Epidemiological Studies of Cervical Cancer, Appleby P, Beral V, et al. Cervical cancer and hormonal contraceptives: collaborative reanalysis of individual data for 16,573 women with cervical cancer and 35,509 women without cervical cancer from 24 epidemiological studies. *Lancet.* 2007;370(9599):1609–1621.

66. Cervical cancer screening and prevention. Practice bulletin no. 168. American college of obstetricians and gynecologists. *Obstet Gynecol.* 2016;128(4):e111–e130.

67. Pecorelli S. Revised FIGO staging for carcinoma of the vulva, cervix, and endometrium. *Int J Gynecol Obstet.* 2009;105(2):103–104.

68. Delgato G, Bundy B, Zaino R, et al. Prospective surgical pathological study of disease-free interval in patients with stage IB squamous cell carcinoma of the cervix: a Gynecological Oncology Group study. *Gynecol Oncol.* 1990;38(3):352–357.

69. Wright JD, Nathavitharana R, Lewin SN, et al. Fertility-conserving surgery for young women with stage IA1 cervical cancer: safety and access. *Obstet Gynecol.* 2010;115(3):585.

70. Landoni F, Maneo A, Colombo A, et al. Randomised study of radical surgery versus radiotherapy for stage Ib – Iia cervical cancer. *Lancet.* 1997;350(9077):535–540.

71. Spirtos NM, Eisenkop SM, Schlaerth J, et al. Laparoscopic radical hysterectomy (type III) in patients with stage I cervical cancer: surgical morbidity and intermediate follow-up. *Am J Obstet Gynecol.* 2002;187(2):340–348.

72. Abu-Rustum NR, Gemignani ML, Moore K, et al. Total laparoscopic radical hysterectomy with pelvic lymphadenectomy using the argonbeam coagulator: pilot data and comparison to laparotomy. *Gynecol Oncol.* 2004;93(1):275.

73. NCCN Clinical Practice Guidelines in Oncology. Cervical Cancer. Version 1.2017. https://www.nccn.org/professionals/physician_gls/pdf/cervical.pdf.

74. Plante M, Renaud MC, Roy M. Radical vaginal trachelectomy: a fertility-preserving option for young women with early stage cervical cancer. *Gynecol Oncol.* 2005;99(3 Suppl 1):S143–S146.

75. Abu-Rustum NR, Sonoda Y, Black D, et al. Fertility sparing radical abdominal trachelectomy for cervical carcinoma: technique and review of literature. *Gynecol Oncol.* 2007;105:830–831

76. Plante M, Gregoire J, Renaud MC, et al. The vaginal radical trachelectomy: an update of a series of 125 cases and 106 pregnancies. *Gynecol Oncol*. 2011;121(2):290.

77. Peters WA 3rd, Liu PY, Barrett RJ 2nd, et al. Concurrent chemotherapy and pelvic radiation therapy compared with pelvic radiation therapy alone as adjuvant therapy after radical surgery in high-risk early-stage cancer of the cervix. *J Clin Oncol*. 2000;18(8):1606–1613.

78. Sedlis A, Bundy BN, Rotman MZ, et al. A randomized trial of pelvic radiation therapy versus no further therapy in selected patients with stage IB carcinoma of the cervix after radical hysterectomy and pelvic lymphadenectomy: a Gynecologic Oncology Group study. *Gynecol Oncol*. 1999;73(2):177–183.

79. Keys HM, Bundy BN, Stehman FB, et al. Cisplatin, radiation and adjuvant hysterectomy compared with radiation and adjuvant hysterectomy for bulky stage IB cervical carcinoma. *N Engl J Med*. 1999;340(15):1154–1161.

80. Kitagawa R, Katsumata N, Shibata T, et al. Paclitaxel plus carboplatin versus paclitaxel plus cisplatin in metastatic or recurrent cervical cancer: the open-label randomized phase II trial JCOG 0505. *J Clin Oncol*. 2015;33(19):2129–2135.

81. Tewari KS, Sill MW, Long HJ 3rd, et al. Improved survival with bevacizumab in advanced cervical cancer. *N Engl J Med*. 2014;370(8):734–743.

82. Berek JS, Howe C, Lagasse LD, et al. Pelvic exenteration for recurrent gynecologic malignancy: survival and morbidity analysis of the 45-year experience at UCLA. *Gynecol Oncol*. 2005;99(1):153–159.

第二篇

第22章

头颈部恶性肿瘤的评估与治疗

Barbara A. Murphy，Kyle Mannion，Krystle Lang Kuhs，Emily H. Castellanos，

Gregory J. Twork，Kenneth Niermann

头颈部恶性肿瘤是一组发生在共享的解剖空间的恶性肿瘤。这个解剖空间包含着与说话、吞咽、呼吸、视觉和听觉等重要功能相关的结构。头颈部恶性肿瘤及其治疗对其功能的不良影响早已为人们所认识。此外，由于软组织毒性引起的肌肉骨骼系统损害可能导致下颌、颈部和肩部的运动范围受限及位置的改变和呼吸能力受损。功能的丧失可能是严重的，可导致各种症状，降低生活质量，导致残疾。积极的康复治疗需要最大限度地发挥功能性预后，减少头颈部肿瘤的急性和晚期不良后遗症。头颈部肿瘤患者的康复治疗常常是一个挑战：它需要有经验的跨专业临床医生的协调合作。此外，还需要深入了解疾病及其治疗及可能影响治疗患者治疗方案的复杂的生物心理、社会和经济等因素。本章首先讨论在治疗头颈肿瘤患者中最重要的社会经济因素。接下来是头颈部恶性肿瘤的流行病学、病因学、病理学和分期。之后，我们讨论具体的治疗方式，重点是相关的毒性。最后，我们讨论影响功能结果的特定因素。

社会经济因素

社会风险因素，如社会经济地位、种族或族裔或社会支持，是影响健康相关结果的社会过程和关系的结构。社会风险因素可以从最初的疾病表现到整个治疗过程，在各个方面影响头颈部肿瘤患者的预后，目前的影响主要集中在人种/种族、婚姻状况和保险等方面上。头颈部肿瘤患者在生存率和疾病复发率方面的种族和种族差异已得到充分证明，黑人患者和西班牙裔患者的生存率低于白人、非西班牙裔患者[1-8]。与白人患者相比，非白人

头颈部肿瘤患者诊断分期更晚[10]，接受最佳治疗也更少[10]。头颈肿瘤的可预防风险因素，包括吸烟和饮酒，在少数种族人群中也更为普遍[11]。这种观察到的差异可能部分地与获得及时医疗服务的不同以及社会和财政资源的不同有关。例如，患者缺乏私人保险可能预示着肿瘤的分期更晚、肿瘤体积更大，特别是对于那些没有保险或有医疗补助的患者[12,13]。配偶支持似乎也具有很强的保护作用，因为已婚的头颈部肿瘤患者在诊断时比未婚患者[14-16]更少发生转移，更容易接受最佳的治疗，也更不容易死于疾病，对男性患者的保护作用似乎比女性患者强[15]。婚姻保护作用背后的机制还不完全清楚，但可能是由于对疾病症状的早期认识，快速接受治疗的能力增强，经济困难减少及对治疗的依从性提高[17-19]。较低的收入、较低的教育水平和较低的社会经济地位也预示着头颈肿瘤的低生存率[20,21]。

减轻社会风险因素对头颈癌患者预后的影响既不简单也不直接。

获得治疗的机会经常被认为是一个决定结果的关键因素，这种结果受社会风险因素的影响很大，可以通过政策改革加以解决[22]。例如，合理的医疗法案可以减少没有保险的头颈癌患者的数量，特别是在扩大医疗补助的州[23]。然而，虽然早期数据表明，保险获得率的提高与某些癌症（如乳腺癌或肺癌）的早期诊断之间存在关联，但在头颈部恶性肿瘤人群中尚未观察到这种"降低"现象[23]。除了政策改革外，社会风险因素较高的头颈肿瘤患者也可能受益于具体和定向的临床医疗服务。头颈部患者面临着独特的挑战，包括需要诸如鼻饲管或气管切开术之类的支持性设备、复杂和时间密集的治疗及诸如说话和吞咽等生命功能受损。有效地

管理这些问题需要患者和护理人员提供大量的资源和知识，并且可能受到社会风险因素的影响。例如，健康素养差可能会导致头颈部肿瘤患者[24]的痛苦增加，并可能影响患者理解治疗风险和益处或管理症状的能力[25]。加强高危患者支持性基础设施和引导程序可能有助于解决其中的一些问题。患者引导程序显示减少了患者等待开始治疗的时间[26, 27]。患者术前教育可以缩短全喉切除术后住院时间和再住院时间[28]。进行人口层面的改革以改善公平结合及时的治疗及合理的治疗规划和临床支持以满足个人需要，可以减轻头颈部肿瘤患者的负担及与其他部位肿瘤患者之间的差异。

解剖部位

头颈部包括五个解剖部位：口腔、咽、喉、大唾液腺和鼻窦。

这些部位中的每一个都是由更具体地描绘解剖结构的亚区组成的（图 22-1）。口腔由七个亚区组成，包括舌前区、口腔外区、后磨牙三角区、上、下牙槽嵴区、颊黏膜区和唇区。咽由三个亚区组成：鼻咽、口咽和下咽。喉的三个亚区包括声门上区、声门（真声带）和声门下区。

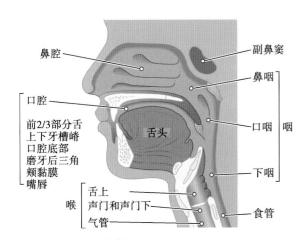

图 22-1 头颈部解剖

主要的唾液腺是腮腺、下颌下腺和舌下腺。最后，鼻窦包括筛窦、蝶窦、上颌窦和额窦。对于分期和治疗决策来说，了解肿瘤的起源和所涉及的部位是至关重要的。

流行病学

过去十年，头颈部恶性肿瘤的发病率一直在稳步上升。据估计，2018 年约有 98 640 名患者诊断头颈恶性肿瘤，占全美癌症患者的 5.6%[29]。这一增长是由于该病的潜在病因发生了戏剧性的变化。历史上，头颈部癌症的主要原因是吸烟和饮酒。在美国，吸烟率下降，导致包括头颈癌在内的与吸烟有关的癌症发病率随之下降。在与吸烟相关的头颈部癌症减少的同时，与人乳头状瘤病毒（HPV）相关的头颈部癌症数量急剧增加，导致头颈部癌症的发病率累积增加。在美国，另一个重要的流行病学趋势是观察到的年轻女性白人口腔癌的增加，这一趋势尚未得到充分解释[30]。尽管流行病学发生了变化，头颈癌仍以男性为主（报告病例的 80%），确诊患者的中位年龄为 60 岁。

病因学

烟酒

长期以来，吸烟被认为是头颈部鳞状细胞癌的病因。这包括所有五个结构。癌症的风险随着吸烟数量的增加而增加[31]。虽然酒精本身是一个弱的独立危险因素[32]，但与吸烟有协同作用，既吸烟又饮酒者患鳞癌的风险则明显增加。此外，口腔癌与使用无烟烟草有关[33]。它们可以根据分化程度和侵袭性进行分级。

病毒病原学

人乳头状瘤病毒驱动的口咽癌

尽管烟草消费量有所下降，但发达国家许多地区的口咽癌发病率[34-41]显著上升。这种快速增长是由于 HPV 感染引起的口咽癌亚群的增加。在美国，HPV 引起的口咽癌的发病率自 20 世纪 80 年代末以来增加了 225%，使美国处于这一新兴流行病的中心[42]。

HPV 感染目前约占美国诊断的所有口咽癌的 75%，其中 90% 是由于仅一个高风险 HPV 型，即 HPV16 引起[42]。在美国，这种流行病的负担不成比例地影响了男性。在 60 岁以下的年轻白人男性中观察到了最显著的发病率增加，男性约占 80%[42]。尽管发病率急剧上升，口咽癌目前被认为是一种罕见的癌症。在全国范围内，美国成年男性的口咽癌发病率为 7.3/10 万，而美国成年女性的发病率为 2.2/10 万[43]。然而，人们注意到了巨大的区域差异。例如，美国东南部地区是全国口咽癌发病率最高的地区，根据州的不同，每 10 万人中有 8.4～10 人[44]。口咽癌发病率区域差异的原因尚不清楚。然而，东南部烟草消费率较高可能导致该地区口腔 HPV 感染率较高。

这一点得到了一项在 14～69 岁美国人口中口腔 HPV 感染的全国代表性的大数据调查的支持[45]。本研究发现：男性、年龄增长、性伴侣增多、每日吸烟次数增多是口腔 HPV 感染的主要危险因素。在全国范围内，口腔 HPV 感染的患病率估计：男性为 10%，女性约为 4%。高危型 HPV16 在美国男性中的患病率仅为 1.6%，在美国女性中为 0.3%。口腔 HPV 感染率在年龄上呈双峰分布，第一个高峰出现在 30～34 岁之间，第二个高峰出现在 60～64 岁之间，这是最常被诊断为口咽癌的年龄组。

HPV 肿瘤状态是影响口咽癌患者生存的最重要的预后因素。与主要由过量饮酒和 / 或吸烟引起的 HPV 阴性癌症患者相比，HPV 驱动的肿瘤患者的总体生存率明显更高。对于 HPV 驱动的患者，3 年总生存率约为 80%，而 HPV 阴性患者的总生存率为 57%[46]。HPV 肿瘤状态也被证明是一个良好的预后因素。最近的一项研究报道，HPV 驱动的肿瘤患者在疾病进展后的 2 年总生存率为 55%，而在 HPV 阴性患者中只有 28%[47]。

预防 HPV 引起的口咽癌最有效的方法是接种 HPV 疫苗。据估计，HPV 疫苗对口服 HPV 感染的疗效超过 90%[48]。然而，尽管有几种高效的 HPV 疫苗，HPV 驱动的口咽癌的发病率预计在未来几十年内将继续增加[42]。自从 20 年代中期首次引入 HPV 疫苗以来，预计到 2060 年，当第一批接种 HPV 疫苗的人达到中年（42 岁）时，HPV 疫苗不会减缓由 HPV 引起的口咽癌发病率的快速上升。此外，鉴于全国范围内，特别是男性的 HPV 疫苗接种率较低，在可预见的未来，HPV 驱动的口咽癌可能仍然是一个重大的公共卫生问题[49]。

EBV 相关性鼻咽癌

EBV 与发生在鼻咽的非角化性鳞癌有关[50]。EBV 相关的鼻咽癌表现出明显的流行病学和行为模式[51]。与 EBV 相关的鼻咽癌相对少见的美国和欧洲相比，东南亚的发病率明显更高。鼻咽癌更容易发展成巨大的淋巴结病变和远处转移性疾病。与其他头颈部疾病不同，手术切除在鼻咽癌中的作用因解剖限制而受到限制。因此，放疗是标准治疗方法，可同时化疗或不化疗。对于早期疾病（T1）

患者来说，单纯的放射治疗有很高的治愈机会。对于中间型（T2）或局部晚期疾病的患者，可采用化疗和放疗相结合的方法。

头颈部癌症的其他潜在病因

鼻窦癌与许多暴露有关，最常见的是工作场所[52]。伴随炎症的慢性黏膜刺激与不同部位的头颈癌有关。不合适的假牙或尖锐 / 锯齿状釉质表面的机械刺激与口腔癌有关[53]。鼻腔炎症与鼻咽癌相关（$OR=2.35$，$95\%CI$：2.00-2.76）[54]。尽管数据不一，但一些研究表明胃食管反流患者喉癌的发病风险不大[55]。虽然数据是初步的，但有学者认为口腔微生物组的差异会影响口腔癌的发展[56]。国际头颈部癌症流行病学联合会（INHANCE）是一个汇集了 25 500 名患者和 37 100 名对照者的数据库。INHANCE 数据显示，在工作（$OR=1.55$，$95\%CI$：1.04-2.30）和家庭（$OR=1.6$，$95\%CI$：1.12-2.28）中接触二手烟的人患头颈癌的风险增加。同样，低教育水平和低收入是头颈癌的危险因素，与吸烟和饮酒无关。包括低体重指数（BMI）、低叶酸摄入量、类胡萝卜素和维生素 C 在内的各种营养结果指标也与已确定的危险因素有关。最后，头颈部癌症的一级亲属轻微增加了头颈部癌症的总体风险（$OR=1.7$，$95\%CI$：1.2-2.3），但吸烟和饮酒的患者，风险显著增加（$OR=7.2$，$95\%CI$：5.5-9.5）[57]。

诊断检查

诊断检查应为临床医生提供必要的信息，以做出治疗决定。这包括癌症本身的信息（病理、病因和阶段）以及影响治疗策略的患者特征（共病、药物滥用、功能和社会经济状况）。如果不考虑患者的病情，可能会导致患者和治疗结果不理想。

患者通常在就医时提及头颈部的体征或症状，如口腔损伤不愈合、耳痛、持续性口腔或咽喉疼痛、声音嘶哑、持续性鼻塞和颈部无痛肿块。不幸的是，恶性肿瘤的体征和症状与常见的良性疾病体征有重叠；因此，诊断常常被延迟。一旦怀疑为恶性肿瘤，应立即转介患者去耳鼻喉科医生处就诊进行评估。诊断检查可由诊断时出现的症状指导。例如，声音嘶哑的患者应该被评估是否为喉癌，而持续性耳痛的患者应该被评估是否为咽部肿瘤。检查通常从彻底的体格检查开始，包括用间接喉镜或内镜来确定病变原发部位。如有需要，患者可在麻醉下接受检查，以确定疾病的严重程度。对于局部晚期疾病的患者，CT、MRI 或 PET 成像有助于描述原发性肿瘤、淋巴结扩散和远处疾病的范围。必须对原发或受累淋巴结进行活检，以确定癌症的诊断，提供组织学信息，并在必要时进行染色以确定病因。

病理学

良性肿瘤

　　头颈部三分之一的肿瘤是良性的。不幸的是，由于它们的位置，良性肿瘤及其治疗可能会导致实质性的组织损伤和功能丧失。对于生长缓慢的肿瘤，观察可能是避免发病的最佳选择。当需要治疗时，手术通常是首选的治疗方法。有些很少见的时候，对于某些特殊的良性肿瘤也可以进行放射治疗，以期控制生长和防止进行性组织损伤。

恶性肿瘤

　　头颈部可引起多种恶性肿瘤，其中 90% 是鳞癌。其预后与病因、组织学分级和原发部位相关。其次最常见的肿瘤是由唾液腺引起的。唾液腺恶性肿瘤占头颈癌的 3%。它们是一组具有高度可变行为模式的异质性肿瘤。头颈部也可能产生许多组织学罕见的肿瘤，包括黑色素瘤、淋巴瘤和肉瘤。

分期

　　头颈部癌症是用美国联合委员会的肿瘤分期系统进行分期的。分期系统的目的是提供有关特定阶段生存率的预后信息，帮助制定治疗计划，并为纳入临床试验提供统一的患者群体。历史上，该系统根据原发部位（T 期）、淋巴结扩散（N 期）和是否存在转移性扩散（M 期）的疾病程度来分配一个总的分期（Ⅰ～Ⅳ）。越来越多地，影响预后的病理特征和遗传标记被纳入分期系统。2018 年 1 月生效的 AJCC 第 8 版，与之前的版本相比有了根本性的变化。为了指导临床医生和研究人员，已经增加了一个针对分期的章节。目前，对于口腔、喉部、鼻咽、HPV 阴性口咽和下咽、唾液腺癌、鼻腔鼻窦癌和黏膜黑色素瘤，都有专门的分期系统。其中一个主要的变化是将 HPV 阳性的口咽癌分为一个独立的分期系统。由于 HPV 阳性的口咽癌在总体生存率上有明显的提高，对患者整体而言，尤其

是对这种低风险肿瘤，较低侵袭性的治疗方案可能是有效的。新的分期系统反映了目前对这个患者群体风险分层的认识。分期系统中的第二个主要变化是没有明显原发部位的恶性肿瘤与颈部淋巴结相关。其中很高比例是 HPV 阳性鳞癌患者。这一临床实体被认为代表小的或者复杂的口咽原发癌。因此，这部分患者将被纳入 HPV 分期系统。一个单独的分期系统已用于对 HPV 阴性未知进行初选。头颈部是皮肤鳞状细胞癌最常见的部位；此外，头颈部皮肤癌的分期对决策至关重要。因此，皮肤鳞状细胞癌的一般分期系统将被淘汰，取而代之的是头颈部特定的分期系统。

治疗概述

　　手术和放射治疗都是治疗头颈部肿瘤的有效方法。早期肿瘤可以用单一的方法治愈。使用手术或放疗的选择是基于对急性和长期毒性的理解。例如，早期喉癌通常采用放射治疗，因为治疗后的声音质量很高。同样，早期舌癌手术切除，以避免急性黏膜毒性辐射。

　　对于局部晚期疾病患者，采用综合疗法以优化治愈率和维持功能。手术入路从肿瘤切除开始，目的是获得清晰的手术边缘。留下的微小的残留肿瘤，可以通过术后（辅助）放射治疗消除。同时进行化疗可提高放射治疗的有效性。术化疗可用于术后复发风险高的患者[58]。高危特征包括肿瘤边缘阳性和通过淋巴结包膜的延伸（淋巴结外延伸）提示需要进行术后放化疗。术后初期，可行低剂量的放疗。根据靶组织的复发风险确定放疗量。

　　另一种选择是，患者可以接受旨在提供治疗剂量的放射治疗。一般来说，确定性治疗需要更高剂量的辐射和附加的化疗。化疗和放疗可以同时进行或诱导。同步放化疗是指化疗与放化疗同时进行，以使癌症对放化疗的影响具有敏感性。在放射治疗开始前进行诱导化疗，以便在放射治疗之前缩小肿瘤。序贯疗法是一个术语，通常用来描述一个积极的治疗方案，其中诱导治疗后同时进行放化疗。随着流行病学的变化、新型药物的出现和治疗技术的进步，诱导和同步化疗的作用不断发展。

　　是外科手术还是放射治疗，这个是由许多因素共同决定的。首先要考虑的是肿瘤是否可以手术。当涉及关键结构时，癌症可能被认为是不可切除的。然后用放化疗联合治疗癌症。如果癌症是

可手术的,则必须根据预期的长期功能结果,决定是否应将手术或放疗作为主要治疗手段。在肿瘤涉及对关键功能重要的结构的情况下,要尽量保存功能。最常见的原发性肿瘤部位包括喉部和舌根。手术和放射治疗的功能保存策略都已经确定。需要整个治疗团队仔细和公正地讨论各种功能保留方法的相对优点,以确定每个患者的最佳选择。

治疗相关毒性

毒性概述

头颈部癌症及其治疗导致症状负担、功能下降和生活质量受损[59]。在评估肿瘤和治疗相关毒性方面有几个重要的考虑因素。包括:在癌症出现时的功能损失,治疗特异性毒性及患者的个人特质的影响。患者常因癌症出现症状和功能缺陷。在一些患者中,治疗可能改善癌症相关的功能缺陷;但是,如果基本功能丧失严重或组织损伤扩大,治疗可能无法改善功能。在这种情况下,对功能性预后建立现实的期望至关重要。

治疗相关的毒性可依照导致整体毒性负担的肿瘤相关组织损伤分层。头颈部癌症治疗的急性毒性是任何癌症人群中最极端糟糕的经历之一。对于患有高风险疾病的患者,治疗应强化到极量毒性剂量。急性治疗毒性在治疗后数月内发生不同程度的缓解,患者会遗留治疗毒性的不良反应。值得注意的是,亚临床治疗相关的组织损伤可能会随着时间的推移而演变。"晚期治疗效应"可能在治疗完成后数年[60]显现。例如,淋巴水肿和纤维化往往在治疗完成数月至数年后才表现出来。肿瘤和治疗的累积长期不良反应可能是巨大的,并导致明显的虚弱和生存率下降[61,62]。临床医生可以通过最大限度的预防措施和治疗后康复,来减少不良反应的长期影响。

软组织并发症的治疗

软组织是那些受到治疗不良影响的组织之一。软组织损伤的潜在机制包括:①肿瘤浸润;②肿瘤切除造成的手术破坏以及对肌肉、神经和残余组织的损伤;③淋巴水肿和纤维化的发展。软组织损伤的表现取决于损伤部位和程度,因此对功能的影响是可变的,表现形式多样,潜在的高度影响。例如,会厌淋巴水肿可导致气道损害;淋巴水肿和吞咽肌

纤维化可导致吞咽困难;咀嚼肌损伤可导致三缄症;面神经损伤可导致肌肉无力,伴有流口水和食物潴留;淋巴水肿和软组织纤维化导致颈部运动范围缩小。

软组织毒性和治疗相关考虑

外科考虑

头颈部肿瘤的外科治疗在术后纤维化、淋巴水肿和随后的功能损害中具有显著的意义。尽管所涉及的身体部位相对狭窄,但影响患者预后和生活质量的外科技术和细微差别却令人印象深刻。最基本的头颈外科手术总是要切除正常组织;切除的组织类型和范围是至关重要的。舌癌切除术和皮肤癌切除术的比较中可以看到一个简单的例子。切除一小部分舌头可以对声音和吞咽功能产生显著影响,而切除大面积的皮肤可能对功能影响较小。相反,即使是全舌癌切除术也不会影响患者的面容,而小面积的皮肤癌切除术可能会显著影响患者的外观。

为了保持形态或功能而把癌症抛在脑后对患者没有好处;因此手术的目的是切除肿瘤,使其边缘有正常组织,以确保尽量不残留肿瘤。外科医生的训练和能力可能会影响手术的实施,但癌症本身确实决定了切除的范围及其后果。对任何特定肿瘤的广泛手术变异和手术途径的回顾超出了本章的范围。此外,由于每个患者的解剖结构、癌症的范围和累及程度的不同,每个手术都是不同的。因此,外科处理的影响是首要主题。

头颈外科最大的共同点是颈部解剖。除了非常早期的癌症,大多数头颈外科手术将包括在颈部的一侧或两侧进行淋巴结清扫。颈部包含大约人体 800 个淋巴结中的 300 个[63]。根据位置对其进行分类,如图 22-2 所示。癌症从头颈部不同部位扩散的模式是可预测的[64],并指导外科医生决定在给定的原发癌部位切除哪个区域的淋巴结。颈淋巴结清扫术在过去几十年里已经从牺牲了许多正常组织而不是淋巴结组织(胸锁乳突肌和舌骨肌、第XI脑神经和颈内静脉)的根治性颈淋巴结清扫术发展到保留部分或全部这些结构的改良根治性颈淋巴结清扫术,现在是选择性的颈部解剖,只从特定的淋巴结水平切除淋巴结。在目前的实践中,只有当患者患上癌症时,才应该牺牲正常的结构。这些

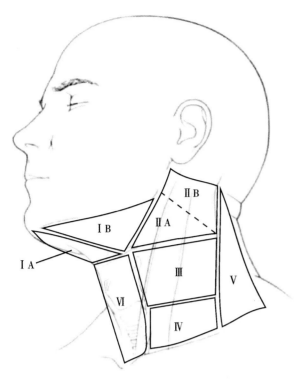

图 22-2　颈部右侧的超微解剖，显示颈动脉和锁骨下动脉

外科技术的进步改善了患者的功能，但即使是现代外科方法也会造成创伤。

实质上，任何颈部廓清的目的都是部分或全部颈部切除含有淋巴管和淋巴结的纤维脂肪组织。这就是目标，如果做得好的话，颈部廓清必然会中断淋巴引流，导致淋巴水肿。因此，肌肉骨骼的损伤是很难避免的。然而，像胸锁乳突肌和舌骨肌这样的肌肉通常被保留下来，它们被拉起来以便切除淋巴结标本，但保留它们筋膜的完整是很困难的。

筋膜囊的丢失会导致肌肉纤维本身的瘢痕或纤维化。通常肩胛提肌、头长肌和斜角肌的筋膜可以更容易地保存，但附着在该筋膜上的淋巴结可能需要切除，并可导致这些肌肉的纤维化。

在手术过程中颈部的血管结构很容易处理；然而，处理神经更容易影响其功能。颈淋巴结清扫术最常用的两条神经是面神经的下颌边缘支（主要支配口内肌）和副神经（第 XI 脑神经，支配胸锁乳突肌和斜方肌）的脊髓支。如前所述，这些神经只有在与肿瘤有关时才应切除，但即使保留下来，它们也可能有暂时或永久的功能障碍。Chepeha 等[65]对行选择性颈清扫和改良根治性颈清扫的患者进行耸肩试验，所有患者均行副神经脊髓支保留手术。两组的原始评分分别为 80 分和 63 分，总分在 22 分和 100 分之间。这表明保留的神经结构不一定能

维持或恢复功能。目前尚不清楚这是否是直接继发于手术操作的创伤，或是由于切除周围纤维脂肪组织而造成的血液供应损失。然而，改良根治组的功能障碍越大，意味着切除的神经越长，发生长期功能障碍的风险就越大。

最后，切口通常被认为是任何手术中最简单的部分，但仍有可能导致术后淋巴水肿。颈部的大多数自然褶皱和皱纹通常是横向的，这些通常用于隐藏手术瘢痕，以备美容之用。这些切口通过切断浅表淋巴管通道来阻断其向地性引流。限制切口的横向成分或切口的总长度可以使保留的浅表血管提供一个静脉流出的替代途径，这可能有助于身体补偿切除的深层淋巴组织的损失。这一点尚待系统研究。

虽然术后患者可以很容易地评估外部切口，但我们讨论过的大多数其他手术细节可能并不清楚，即使有手术记录。这强调了外科医生和那些治疗手术后遗症的相关人员之间公开对话的重要性。

放射治疗注意事项

外照射是治疗各种头颈部肿瘤的有效方法。每个放射治疗计划都是根据许多因素为患者设计的，包括原发性肿瘤的类型、位置、大小和范围，肿瘤是否在放射治疗开始前已经切除，接受放射治疗的患者的个体解剖特点及治疗的目的是治愈还是姑息。放射计划的靶区可能包括原发肿瘤、完整的受累淋巴结及切除肿瘤和淋巴结的手术区域及未知受累但亚临床受累风险高的颈淋巴结。一个典型的放射治疗计划包括每日 30～35 次的放射治疗，每次大约 15 分钟。

在调强放射治疗（IMRT）的放射计划技术出现之前，静态放射治疗，现在被称为传统的三维适形放射治疗（3DCRT），是用于头颈部癌症的标准技术[66]。如图 22-3 中为早期喉癌患者设计的 3DCRT 平面图所示，两个平行的对向静态辐射光束均匀地穿透患者的头部和颈部。在平行对立面的路径上解剖的每一部分 3DCRT 射线束接受与肿瘤相同剂量的放射治疗。如图 22-3 所示，基本上不可能在规定剂量辐射的光束路径中保留任何组织。

与传统的 3DCRT 技术不同，IMRT 采用多个附加光束角来将辐射剂量分布在多个角度上。对于头颈部癌症，IMRT 计划通常采用总共 5～7 个单独的波束角来有效地扩展辐射束的入口和出口点。一些较新的 IMRT 计划也被设计为无限辐射束

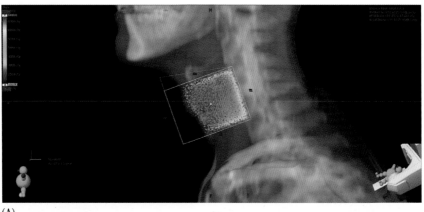

(A)

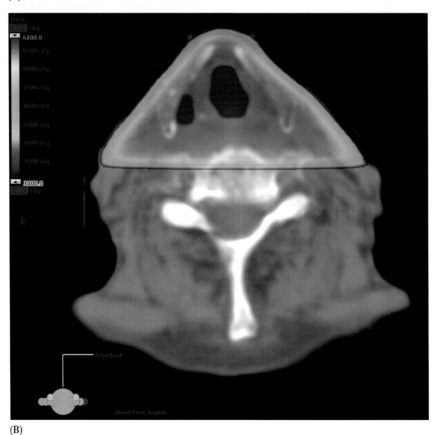

(B)

图 22-3 早期喉癌的三维放射治疗计划。面板 A 显示了由一个简单的矩形准直视野限定的辐射左侧视野的光束视线，带有代表辐射剂量分布的点状彩色地图。B 组在同一患者的喉部的颈部显示颈部的 CT 图像，覆盖有彩色清洗图。这张彩色洗图展示了平行辐射束路径中的所有组织如何接受规定剂量的全部辐射

角的连续旋转弧，这种技术被称为体积调制弧治疗（VMAT）。IMRT 和 VMAT 计划的基本要素是，辐射束在辐射传输过程中，由在辐射束前面以不同速度滑动的可移动线性叶片来调制。与 3DCRT 的静态放射束不同，IMRT/VMAT 的放射束随着机架在患者周围移动而改变形状[67]。

滑动多叶校准的图像允许在动态控制辐射剂量的情况下对辐射束进行定制校准，因此，允许每个 IMRT/VMAT 辐射计划在目标区域个性化地进行更高剂量的辐射，并反过来减少对邻近重要周围器官（如脊髓、脑干、腮腺、食管等）的辐射暴露量。图 22-4 显示了围绕患者不同角度的单个铅叶位置和校准辐射束的总体形状。与 3DCRT 技术相比，IMRT/VMAT 技术已被证明能减轻患者的毒性，对黏膜炎、吞咽困难和唾液腺功能有改善的效果。

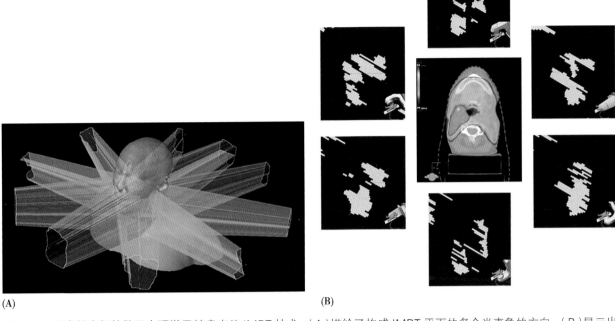

(A)　　　　　　　　　　　　　　　　(B)

图 22-4　舌癌基底部扩散至右颈淋巴结患者的 IMRT 技术。（A）描绘了构成 IMRT 平面的多个光束角的方向。（B）显示出了辐射束是如何从患者颈部的每个角度唯一地调制的，从而产生定制的辐射计划（在中心的轴向 CT 彩色中心描绘），该辐射计划将更高剂量的辐射（红色阴影）传递到右颈部淋巴结的区域

配备现代 IMRT/VMAT 技术，允许在特定区域"上调"和"下调"辐射剂量，放射肿瘤学家有责任专门为头部和颈部的特定区域规定剂量。换言之，放射肿瘤学家将在 CT 扫描的个别切片上手工描绘头部和颈部的目标轮廓，从而能够确定需要相对较高或较低剂量辐射的某些区域。这一过程有时被称为"剂量画"，如扁桃体癌患者的计划 CT 扫描图 22-5 所示，其中放射肿瘤学家已仔细绘制了不同颜色的单独体积。在本例中，红色轮廓的区域接收 70Gy，蓝色轮廓的区域接收 60Gy，绿色轮廓的区域接收 54Gy。

指定特定区域的剂量水平取决于肿瘤的具体情况。例如，大体完整的鳞状细胞癌肿瘤通常需要 70Gy 的剂量，而切除肿瘤的手术床可能只需要 60Gy。对于已经切除但发现有边缘阳性或显微镜下残留疾病的肿瘤（通过手术病理分析评估），可给予 63Gy 的剂量。对于颈部淋巴结，可能看起来临床正常，但已知存在显微镜下肿瘤扩散的风险，可规定 45～54Gy 的"预防性"剂量[68]。

对肿瘤、手术区域或淋巴结区域规定的辐射剂量可能受到其附近关键器官的限制及这些器官能够安全耐受的辐射剂量。对于每一个患者，放射肿瘤学家必须平衡根除肿瘤的目标和保护正常组织不受显著放射影响的需要。放射治疗的一些亚急性和慢性影响与患者的生存有关，包括脊髓损伤、吞咽功能障碍、唾液功能障碍、肌肉骨骼损伤和淋巴纤维化。

当创建一个放射计划时，放射肿瘤学家的目标是原发肿瘤部位以及有转移危险的特定淋巴结区域。肿瘤起源于鼻咽、口咽、口腔或喉部，将决定辐射需要传递的部位以及由此产生的毒性。如前所述，对于每一个原发部位，都有引流淋巴结区域，这些淋巴结区在过去几十年中都有很好的特征。临床上明显的淋巴结和有风险的淋巴结都将被纳入放射计划。淋巴结扩散最常见的部位是进入颈淋巴结链，沿颈两侧胸锁乳突肌走行；因此，对于大多数接受头颈癌放疗的患者来说，这种肌肉接受高剂量的放疗，有可能影响长期功能。

经过几十年的放射治疗，人们广泛研究了各个器官所能承受的辐射剂量水平。例如，在整个放射治疗过程中，脊髓总的耐受能力可以达到 45Gy；如果脊髓的任何部分接受超过 45Gy 的辐射，则可能存在暂时或永久性神经损伤的重大风险，包括脊髓麻痹。在永久性器官损伤持续之前，食管可耐受高达 66Gy。

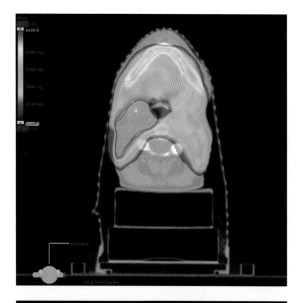
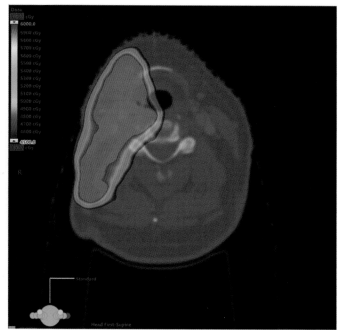
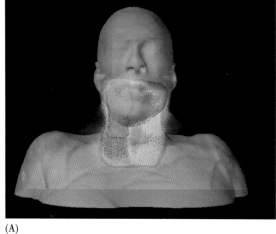

(A)

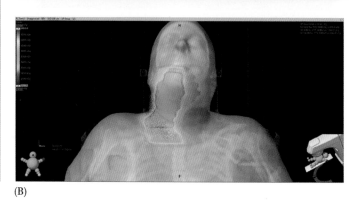

(B)

图 22-5 两例扁桃体癌患者的技术。A 组患者扁桃体肿大，需要对原发肿瘤部位以及转移扩散的淋巴结进行高剂量放射治疗。左颈正在接受预防性剂量的放射治疗。B 组的患者有一个小的、侧化良好的扁桃体癌，不需要对颈部的对侧进行放射治疗。两个面板的顶部显示颈部的代表性的轴向 CT 切片与叠加剂量的彩色清洗。两个面板的底部显示了每个患者的剂量云的三维渲染

唾液腺结构，包括腮腺，在平均辐射剂量超过 30Gy[69] 时可能有永久性功能障碍。表 22-1 显示了可用于设计 IMRT/VMAT 计划的个别限制。

为了解辐射对颈部正常肌肉骨骼组织的急性

表 22-1　器官特定公差

脊髓	最大值＜45Gy
脑干	最大值＜54Gy
腮腺	平均＜26Gy
嘴唇	平均＜20Gy
下颌骨	最大值＜60Gy
眼睛（视网膜）	最大值＜54Gy

和长期物理效应，回顾每位患者的辐射剂量测定是非常有用的。每个 IMRT/VMAT 计划都将有一个显示特定解剖区域特定辐射剂量的剂量测定图。图 22-6 中扁桃体癌患者的剂量测定图显示了辐射剂量的形状和位置。剂量也可以用一个三维的彩色冲洗渲染来描述，清楚地显示颈部哪些区域受到相对较高、中等和较低的辐射照射。

靶器官和正常器官所接受的剂量可以用剂量-体积直方图（DVH）进一步表征。DVH 允许对接受特定剂量辐射的特定器官的体积进行特定分析。每一个被分析的器官都由它自己的线来表示。例如，在图 22-5 所示的 DVH 中，右侧腮腺的红线显示 75% 的腮腺接受 10Gy，50% 的腮腺接受 26Gy，

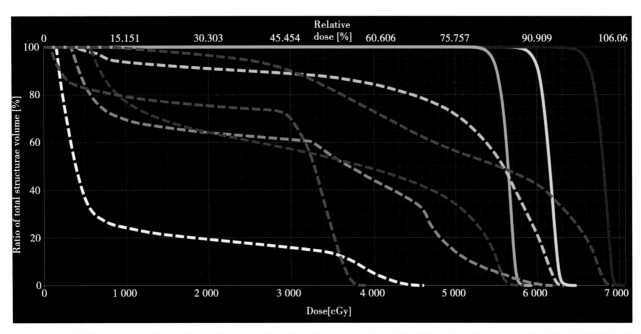

图 22-6 扁桃体癌患者的剂量 - 体积直方图。这些曲线来自图 22-5 所示的辐射平面图。该图显示了接收特定剂量的辐射（X 轴）的器官或目标的百分比水平（Y 轴）。实线对应于放射肿瘤学家指定的接受各种规定辐射剂量的目标体积：50Gy（绿色）、60Gy（黄色）和 66Gy（红色）。虚线分别对应于一个单独的器官：脑干（白色）、脊髓（棕色）、食管（鲑鱼色）、左侧腮腺（蓝色）和右侧腮腺（紫色）

只有 10% 的腮腺接受 69Gy。临床上与腮腺相关的是器官接受 30Gy 以上剂量的百分比，因为高于这个水平的剂量会使该组织永久失去功能。腮腺接受 30Gy 或更高剂量的百分比越大，长期口干症状的严重程度越大。

为了满足每个患者的个人身体康复需求，仔细审查每个患者的辐射计划的细节是很重要的。尽管哪些解剖区域是放射治疗的靶点可能是很明显的，但只有仔细审查放射剂量学彩色冲洗图，才能揭示治疗性 X 射线束交叉区域中其他组织的位置和体积。通过了解每个器官和解剖区域的放射剂量，可以预测与治疗相关的身体功能障碍的程度和严重程度。最终，这可以为每一位因头颈部癌症接受放射治疗的患者提供知情同意和有效的身体康复方法。

系统治疗考虑

全身治疗包括使用标准抗肿瘤药物、靶向药物和免疫调节剂。标准化疗药物的作用是破坏癌细胞的生长和增殖。最常用的药物包括铂类似物，如顺铂和卡铂，紫杉醇和多西他赛等紫杉烷，五氟尿嘧啶或卡培他滨等嘧啶和甲氨蝶呤等抗代谢药。从历史上看，这些药物已被纳入主要的治疗目的治疗（作为诱导治疗或与放射同时作为放射增敏）或

作为非可治愈复发或转移性疾病患者的姑息治疗。西妥昔单抗是一种靶向表皮生长因子受体的单克隆抗体，可作为辐射增敏剂或不可治愈的转移性疾病。近年来，PD-1 抑制剂的免疫治疗已被证实能改善头颈部恶性肿瘤患者的预后。它们在原发性治疗中的应用正在研究中。全身化疗作为一种单一的治疗方法对软组织的影响很小。然而，当它与辐射同时使用时，对软组织的损伤会大大增加。

全身毒性

人们越来越认识到，癌症等疾病状态以及手术、放疗和化疗等强化治疗可能导致急性和长期全身症状。尽管潜在的病因尚未明确阐明，但生理应激和神经刺激对中枢神经系统的影响两者都有牵连[70,71]。在急性治疗阶段，疲劳、情绪障碍、神经精神症状和认知功能障碍是常见的急性副作用[72]。更重要的是，超过一半的患者在治疗后超过一年会抱怨疲劳已经足够严重，从而影响治疗活动。睡眠、精神功能、焦虑和抑郁的差异分别为 53%、54%、44% 和 38%[73]。在治疗的急性期和晚期，全身症状会损害患者遵守复杂的支持性护理方案或中等强度康复计划的能力。如果持续出现中度至重度全身症状，则会导致功能损害，对工作能力、社会

功能、家庭角色和关系产生不利影响。社会隔离和金融毒性可能造成压力和降低生活质量（未公布的数据）。

特殊部位肿瘤考虑因素

口腔

- 由于早期经常出现高能见度的口腔病变。
- 可在常规牙科评估中识别出恶性病变或早期癌症，从而早期诊断。
- 早期病变通常采用外科手术切除，以避免口腔黏膜受到辐射的影响。
- 切除活动性软组织（舌、颊黏膜等）直接影响功能，但有效的重建可能限制活动性的丧失。
- 被切除区域的巢状结构即使完全解决，也会非常缓慢，进一步限制吞咽和说话。
- 下颌骨切除术容易重建，但牙科康复选择有限。
- 对口腔的辐射会导致严重的黏膜损伤，严重影响口腔进食。
- 对主要唾液腺的辐射可能导致严重的口干。口干易患龋齿。

口咽

- 因肿瘤或继发于治疗作用的翼状肌纤维化而使下颌关节受累，影响下颌运动范围导致三紧症。
- 软腭切除术对伴有腭咽闭合不全的吞咽和言语有显著影响。
- 口咽壁切除术除了与感觉丧失相关的吞咽功能障碍外，对功能影响不大。
- 与口腔辐射相似，口咽辐射计划导致显著的唾液腺功能紊乱，导致口干，并增加龋齿风险。
- 对舌根进行手术和放射治疗都可能导致吞咽困难和误吸风险增加。
- 对环咽肌的辐射可能导致淋巴水肿和纤维化，随后出现吞咽困难。
- 5%～8% 接受下颌骨辐射的患者发生骨放射性坏死。

鼻咽

- 由于难以在颅底获得清晰的手术边缘，放射治疗是鼻咽癌的首选治疗方法。

- 鼻咽癌的放射治疗场是头颈部所有癌症中最大的，因此它暴露了大量的软组织，使其受到放射治疗的影响。
- 鼻咽癌放疗后常见 L-hermitte 综合征。
- 辅助肿瘤的大脑区域可能接受直接辐射，导致神经认知功能障碍。
- 颅底放射性骨坏死是一种已知的晚期治疗效果。
- 延髓麻痹是鼻咽癌治疗的一个已知的晚期效应。
- 咽鼓管功能障碍可能是鼻咽癌及其治疗的副作用。耳鼻喉科医生可以治疗听力损失和耳内胀满。

下咽

- 下咽癌转移率高。
- 手术和放疗可能导致食管上部狭窄或狭窄。扩张术对有明显吞咽困难的患者可能是有效的。

喉癌

- 全喉切除术可有良好的吞咽效果和可使用外部装置发声（电子喉或气管食管假体）。一小部分喉癌患者通过非手术治疗后，仍需要行全喉切除术治疗喉功能不全。
- 部分喉切除术通常导致部分声音质量、气道直径或气道保护（随后出现吞咽功能障碍）的丧失。
- 喉部辐射可导致淋巴水肿和纤维化，从而导致声音质量的永久性变化和声音嘶哑。
- 耳鼻咽喉辐射可导致喉部活动性降低，从而损害吞咽功能，并易导致误吸。
- 接受全喉切除术的患者可能需要放置经食管穿刺以促进说话。

唾液腺癌

- 腮腺肿瘤可能邻近或侵犯面神经。面部神经受损可能导致面部下垂、流口水和食物潴留。

未知的原发性肿瘤

- 对于最终确定为原发性的患者，口咽原发性是最常见的。
- 进行直接喉镜检查、盲活检和同侧扁桃体切除术，以确定原发部位。
- 扁桃体切除术和机器人舌根切除术可识别大多数未知的原发部位。

要点

- 头颈部包括五个解剖部位：口腔、咽部、喉部、大唾液腺和鼻旁窦。

- 过去十年，头颈部癌症的发病率稳步上升。据估计，在美国约有 98 640 例诊断为头颈癌的患者占 2018，占美国癌症的 5.6%。

- 长期以来，吸烟已被广泛认为是头颈部鳞状细胞癌的病因。

- 在美国，HPV 引起的口咽癌的发病率自 20 世纪 80 年代末以来增加了 225%，使美国处于这一新流行病的中心。

- HPV 感染目前约占美国诊断的所有口咽癌的 75%，其中 90% 归因于一种高危 HPV 类型——HPV16。

- AJCC 头颈癌分期系统第 8 版于 2018 年 1 月生效，与以前版本相比有了根本性的变化。

- 头颈部癌症及其治疗导致症状负担、功能下降和生活质量受损。

- 头颈部癌症的外科治疗对术后纤维断裂、淋巴水肿和随后的功能损害有显著影响。

- 外照射疗法是治疗各种头颈部癌症的有力和有效的疗法，但可能导致严重的功能损害。

- 头颈癌的全身治疗包括使用标准抗肿瘤药物、靶向药物和免疫调节剂。

（刘穹 译 王江飞 校）

参考文献

1. Molina MA, Cheung MC, Perez EA, et al. African American and poor patients have a dramatically worse prognosis for head and neck cancer: an examination of 20,915 patients. *Cancer*. 2008;113(10):2797–2806.
2. Subramanian S, Chen A. Treatment patterns and survival among low-income medicaid patients with head and neck cancer. *JAMA Otolaryngol Head Neck Surg*. 2013;139(5):489–495.
3. Gourin CG, Podolsky RH. Racial disparities in patients with head and neck squamous cell carcinoma. *Laryngoscope*. 2006;116(7):1093–1106.
4. Wang Y, Zhang Y, Ma S. Racial differences in nasopharyngeal carcinoma in the United States. *Cancer Epidemiol*. 2013;37(6):793–802.
5. Osazuwa-Peters N, Massa ST, Christopher KM, et al. Race and sex disparities in long-term survival of oral and oropharyngeal cancer in the United States. *J Cancer Res Clin Oncol*. 2016;142(2):521–528.
6. Daraei P, Moore CE. Racial disparity among the head and neck cancer population. *J Cancer Educ*. 2015;30(3):546–551.
7. Settle K, Taylor R, Wolf J, et al. Race impacts outcome in stage III/IV squamous cell carcinomas of the head and neck after concurrent chemoradiation therapy. *Cancer*. 2009;115(8):1744–1752.
8. Megwalu UC, Ma Y. Racial disparities in oropharyngeal cancer survival. *Oral Oncol*. 2017;65:33–37.
9. Megwalu UC, Ma Y. Racial disparities in oropharyngeal cancer stage at diagnosis. *Anticancer Res*. 2017;37(2):835–839.
10. Shavers VL, Harlan LC, Winn D, et al. Racial/ethnic patterns of care for cancers of the oral cavity, pharynx, larynx, sinuses, and salivary glands. *Cancer Metastasis Rev*. 2003;22(1):25–38.
11. Dwojak S, Bhattacharyya N. Racial disparities in preventable risk factors for head and neck cancer. *Laryngoscope*. 2017;127(5):1068–1072.
12. Chen AY, Schrag NM, Halpern M, et al. Health insurance and stage at diagnosis of laryngeal cancer: does insurance type predict stage at diagnosis? *Arch Otolaryngol Head Neck Surg*. 2007;133(8):784–790.
13. Chen AY, Halpern M. Factors predictive of survival in advanced laryngeal cancer. *Arch Otolaryngol Head Neck Surg*. 2007;133(12):1270–1276.
14. Inverso G, Mahal BA, Aizer AA, et al. Marital status and head and neck cancer outcomes. *Cancer*. 2015;121(8):1273–1278.
15. Aizer AA, Chen MH, McCarthy EP, et al. Marital status and survival in patients with cancer. *J Clin Oncol*. 2013;31(31):3869–3876.
16. Shi X, Zhang TT, Hu WP, et al. Marital status and survival of patients with oral cavity squamous cell carcinoma: a population-based study. *Oncotarget*. 2017;8(17):28526–28543.
17. Dronkers EA, Mes SW, Wieringa MH, et al. Noncompliance to guidelines in head and neck cancer treatment; associated factors for both patient and physician. *BMC Cancer*. 2015;15:515.
18. de Souza JA, Kung S, O'Connor J, et al. Determinants of patient-centered financial stress in patients with locally advanced head and neck cancer. *J Oncol Pract*. 2017;13(4):e310–e318.
19. Wulff-Burchfield EM, Schlundt DG, Bonnet K, et al. Long-term impact of head and neck cancer (HNC) and treatment on financial distress and employment of HNC survivors. Multinational Association of Supportive Care in Cancer Annual Meeting. Washington, DC: Supportive Care in Cancer; 2017.
20. Choi SH, Terrell JE, Fowler KE, et al. Socioeconomic and other demographic disparities predicting survival among head and neck cancer patients. *PLoS One*. 2016;11(3):e0149886.
21. Shin JY, Yoon JK, Shin AK, et al. Association of insurance and community-level socioeconomic status with treatment and outcome of squamous cell carcinoma of the pharynx. *JAMA Otolaryngol Head Neck Surg*. 2017;143(9):899–907.
22. Buntin MB, Ayanian JZ. Social risk factors and equity in medicare payment. *N Engl J Med*. 2017;376(6):507–510.
23. Jemal A, Lin CC, Davidoff AJ, et al. Changes in insurance coverage and stage at diagnosis among nonelderly patients with cancer after the affordable care act. *J Clin Oncol*. 2017;35(35):3906–3915. JCO2017737817.
24. Koay K, Schofield P, Gough K, et al. Suboptimal health literacy in patients with lung cancer or head and neck cancer. *Support Care Cancer*. 2013;21(8):2237–2245.
25. Megwalu UC. Health literacy in patients with head and neck cancer: an understudied issue. *JAMA Otolaryngol Head Neck Surg*. 2017;143(7):645–646.
26. Bush ML, Kaufman MR, Shackleford T. Adherence in the cancer care setting: a systematic review of patient navigation to traverse barriers. *J Cancer Educ*. 2017. [epub ahead of print]
27. Ohlstein JF, Brody-Camp S, Friedman S, et al. Initial experience of a patient navigation model for head and neck cancer. *JAMA Otolaryngol Head Neck Surg*. 2015;141(9):804–809.
28. Shenson JA, Craig JN, Rohde SL. Effect of preoperative counseling on hospital length of stay and readmissions after total laryngectomy. *Otolaryngol Head Neck Surg*. 2017;156(2):289–298.
29. Siegel RL, Miller KD, Jemal A. Cancer statistics, 2018. *CA Cancer J Clin*. 2018;68(1):7–30.
30. Tota JE, Anderson WF, Coffey C, et al. Rising incidence of oral tongue cancer among white men and women in the United States, 1973–2012. *Oral Oncol*. 2017;67:146–152.
31. Blot WJ, McLaughlin JK, Winn DM, et al. Smoking and drinking in relation to oral and pharyngeal cancer. *Cancer Res*. 1988;48(11):3282–3287.
32. Bosetti C, Gallus S, Franceschi S, et al. Cancer of the larynx in non-smoking alcohol drinkers and in non-drinking tobacco smokers. *Br J Cancer*. 2002;87:516–518.
33. Rodu B, Jansson C. Smokeless tobacco and oral cancer: a review of the risks and determinants. *Crit Rev Oral Biol Med*. 2004;15(3):252–263.
34. Hocking JS, Stein A, Conway EL. et al. Head and neck cancer in Australia between 1982 and 2005 show increasing incidence of potentially HPV-associated oropharyngeal cancers. *Br J Cancer*. 2011;104(5):886–891.
35. Blomberg M, Nielsen A, Munk C, et al. Trends in head and neck cancer incidence in Denmark, 1978-2007: focus on human papillomavirus associated sites. *Int J Cancer*. 2011;129(3):733–741.
36. Reddy VM, Cundall-Curry D, Bridger MW. Trends in the incidence

rates of tonsil and base of tongue cancer in England, 1985–2006. *Ann R Coll Surg Engl*. 2010;92(8):655–659.

37. Syrjanen S. HPV infections and tonsillar carcinoma. *J Clin Pathol*. 2004;57(5):449–455.
38. Ioka A, Tsukuma H, Ajiki W, et al. Trends in head and neck cancer incidence in Japan during 1965–1999. *Jpn J Clin Oncol*. 2005;35(1):45–47.
39. Braakhuis BJ, Visser O, Leemans CR. Oral and oropharyngeal cancer in The Netherlands between 1989 and 2006: increasing incidence, but not in young adults. *Oral Oncol*. 2009;45(9):e85–e89.
40. Chaturvedi AK, Engels EA, Anderson WF, et al. Incidence trends for human papillomavirus-related and -unrelated oral squamous cell carcinomas in the United States. *J Clin Oncol*. 2008;26(4):612–619.
41. Gillison ML, Alemany L, Snijders PJ, et al. Human papillomavirus and diseases of the upper airway: head and neck cancer and respiratory papillomatosis. *Vaccine*. 2012;30(Suppl 5):F34–F54.
42. Chaturvedi AK, Engels EA, Pfeiffer RM, et al. Human papillomavirus and rising oropharyngeal cancer incidence in the United States. *J Clin Oncol*. 2011;29(32):4294–4301.
43. Chaturvedi AK, Anderson WF, Lortet-Tieulent J, et al. Worldwide trends in incidence rates for oral cavity and oropharyngeal cancers. *J Clin Oncol*. 2013;31(36):4550–4559.
44. Centers for Disease Control and Prevention. HPV-Associated Oropharyngeal Cancer Rates by State; 2017. https://www.cdc.gov/cancer/hpv/statistics/state/oropharyngeal.htm
45. Gillison ML, Broutian T, Pickard RK, et al. Prevalence of oral HPV infection in the United States, 2009–2010. *JAMA*. 2012;307(7):693–703.
46. Ang KK, Harris J, Wheeler R, et al. Human papillomavirus and survival of patients with oropharyngeal cancer. *N Engl J Med*. 2010;363(1):24–35.
47. Fakhry C, Zhang Q, Nguyen-Tan PF, et al. Human papillomavirus and overall survival after progression of oropharyngeal squamous cell carcinoma. *J Clin Oncol*. 2014;32(30):3365–3373.
48. Herrero R, Quint W, Hildesheim A, et al. Reduced prevalence of oral human papillomavirus (HPV) 4 years after bivalent HPV vaccination in a randomized clinical trial in Costa Rica. *PLoS One*. 2013;8(7):e68329.
49. Centers for Disease Control and Prevention (CDC). Human Papillomavirus Vaccination Coverage Among Adolescents, 2007–2012, and Postlicensure Vaccine Safety Monitoring, 2006–2013 – United States. *MMWR Morb Mortal Wkly Rep*. 2013;62(29):591–595.
50. Tsao SW, CM Tsang CM, Lo KW. Epstein-Barr virus infection and nasopharyngeal carcinoma. *Philos Trans R Soc Lond B Biol Sci*. 2017;372(1732):1–15.
51. Chan AT. Nasopharyngeal carcinoma. *Ann Oncol*. 2010;21(Suppl 7):vii308–vii312.
52. Binazzi A, Ferrante P, Marinaccio A. Occupational exposure and sinonasal cancer: a systematic review and meta-analysis. *BMC Cancer*. 2015;15:49.
53. Manoharan S, Nagaraja V, Eslick GD. Ill-fitting dentures and oral cancer: a meta-analysis. *Oral Oncology*. 2014;50(11):1058–1061.
54. Riley CA, Marino MJ, Hawkey N, et al. Sinonasal tract inflammation as a precursor to nasopharyngeal carcinoma: a systematic review and meta-analysis. *Otolaryngol Head Neck Surg*. 2016;154(5):810–816.
55. El-Serag HB, Hepworth EJ, Lee P, et al. Gastroesophageal reflux disease is a risk factor for laryngeal and pharyngeal cancer. *Am J Gastroenterol*. 2001;96(7):2013–2018.
56. Wang H, Funchain P, Bebek G, et al. Microbiomic differences in tumor and paired-normal tissue in head and neck squamous cell carcinomas. *Genome Med*. 2017;9(1):14.
57. Winn DM, Lee YC, Hashibe M, et al. The INHANCE consortium: toward a better understanding of the causes and mechanisms of head and neck cancer. *Oral Dis*. 2015;21(6):685–693.
58. Bernier J, Vermorken JB, Koch WM. Adjuvant therapy in patients with resected poor-risk head and neck cancer. *J Clin Oncol*. 2006;24(17):2629–2635.
59. Murphy BA, Deng J. Advances in supportive care for late effects of head and neck cancer. *J Clin Oncol*. 2015;33(29):3314–3321.
60. Murphy B. Late treatment effects: reframing the question. *Lancet Oncol*. 2009;10:530–531.
61. Hall S. The impact of comorbidity on the survival of patients with squamous cell carcinoma of the head and neck. *Head Neck*. 2000;22(4):317–322.
62. Fuller CD, Wang SJ, Thomas Jr CR, et al. Conditional survival in head and neck squamous cell carcinoma: results from the SEER dataset 1973–1998. *Cancer*. 2007;109(7):1331–1343.
63. Castelijns JA, van den Brekel MW. Imaging of lymphadenopathy in the neck. *Eur Radiol*. 2002;12(4):727–738.
64. Shah JP. Patterns of cervical lymph node metastasis from squamous carcinomas of the upper aerodigestive tract. *Am J Surg*. 1990;160(4):405–409.
65. Chepeha DB, Taylor RJ, Chepeha JC, et al. Functional assessment using Constant's Shoulder Scale after modified radical and selective neck dissection. *Head Neck*. 2002;24(5):432–436.
66. Abel E, Silander E, Nyman J, et al. Impact on quality of life of IMRT versus 3-D conformal radiation therapy in head and neck cancer patients: a case control study. *Adv Radiat Oncol*. 2017;2(3):346–353.
67. Olson A, et al. Assessing dose variance from immobilization devices in VMAT head and neck treatment planning: a retrospective case study analysis. *Med Dosim*. 2018;43(1):39–45.
68. Mohan R, Wu Q, Manning M, et al. Radiobiological considerations in the design of fractionation strategies for intensity-modulated radiation therapy of head and neck cancers. *Int J Radiat Oncol Biol Phys*. 2000;46(3):619–630.
69. Emami B, Lyman J, Brown A, et al. Tolerance of normal tissue to therapeutic irradiation. *Int J Radiat Oncol Biol Phys*. 1991;21(1):109–122.
70. Lee BN, Dantzer R, Langley KE, et al. A cytokine-based neuroimmunologic mechanism of cancer-related symptoms. *Neuroimmunomodulation*. 2004;11(5):279–292.
71. Wang YL, Han QQ, Gong WQ, et al. Microglial activation mediates chronic mild stress-induced depressive- and anxiety-like behavior in adult rats. *J Neuroinflammation*. 2018;15(1):21.
72. Xiao C, Beitler JJ, Higgins KA, et al. Fatigue is associated with inflammation in patients with head and neck cancer before and after intensity-modulated radiation therapy. *Brain Behav Immun*. 2016;52:145–152.
73. Wullf-Burchfield EM, Deitrich MS, Murphy BA. Late systemic symptom (SS) frequency in head and neck cancer (HNC) survivors as measured by the Vanderbilt Head and Neck Symptom Survey–General Symptoms Subscale (GSS). *J Clin Oncol*. 2016;34:(suppl; abstr 6094).

第23章

白血病、骨髓增生异常综合征和多发性骨髓瘤的评估与治疗

Vishangi Dave, Heather J. Landau

本章主要讨论常见类型的白血病、骨髓增生异常综合征（MDS）和多发性骨髓瘤（MM）的评估和处理。我们将集中讲述这些疾病的临床表现、治疗策略以及治疗后的毒副作用。慢性髓系白血病（CML）的治疗，随着伊马替尼、达沙替尼和尼洛替尼等酪氨酸激酶抑制剂（TKI）的出现，疗效显著提高，已经有很多综述详细地讲述了 CML 的诊治，药物副作用的处理和治疗反应的监测等[1,2]。因此，本章中我们不再讨论 CML，白血病主要探讨急性髓细胞白血病（AML）、急性淋巴细胞白血病（ALL）、慢性淋巴细胞白血病（CLL）。

急性髓细胞白血病

在过去的三四十年，AML 的治疗进展缓慢，但是，随着新的靶向药物问世，治疗终于有了突破性进展。在过去的 2 年里，陆续有五个新药被美国 FDA 批准上市[3-5]。急性早幼粒细胞白血病（APL）是 AML 的一个亚型，绝大多数病人已经可以完全治愈[6]。在过去，AML 的治疗方案设计，是以作用机制不同、毒性不重叠的药物组合为原则。而如今，靶向治疗已经成为 AML 治疗的一个新趋势。维生素 A 衍生物全反式视黄酸（ATRA）治疗 APL 就是靶向治疗的一个代表，视黄酸受体（*RARA*）基因易位[7]是其发病机制。

预后

AML 的预后取决于患者的年龄、细胞遗传异常、是否继发于化学或物理因素以及是否有某些基因突变或细胞表面标志物[7,8]。

有些细胞遗传学异常与某些白血病相关联，如 t（15；17）与 AML-M3，t（8；21）与 AML-M2。

核结合因子（core binding factor, CBF）白血病包括涉及 *CBFa* 基因（也称为 *AML1* 基因或 *RUNX1* 基因）或 *CBFb* 基因的染色体易位。这些基因编码的蛋白质在靶基因启动子上形成复合物，启动或者关闭基因的表达。AML1 蛋白通过其 Runt 结构域与 DNA 结合[9,10]。*CBFb* 可以增强 AML1 对其 DNA 识别序列的亲和力，保护 AML1 不被蛋白酶体降解[11,12]。t（8；21）和 inv（16）或 t（16；16）分别产生 AML1-ETO 和 CBFB-SMMHC 融合蛋白，与 AML-M4Eo 相关。这些亚型的 AML 预后相对较好。

急性髓细胞白血病的治疗

成人 AML 的治疗一般包括蒽环类药物（如柔红霉素或依达比星）和阿糖胞苷的联合治疗，蒽环素用 3 日，阿糖胞苷用 7 日，通常称为 3+7 方案。在某些情况下，加入第三种药物也可能会增加疗效。例如，在 FLT3 突变的 AML 中加入米哚妥林（midostaurin，多靶向小分子 FLT3 抑制剂），在 CD33 表达的 AML 中加入吉妥珠单抗奥唑米星（gemtuzumab ozogamicin，人源化抗 CD33 单克隆抗体）[13,14]。CPX-351，是一种把阿糖胞苷和柔红霉素以 5:1 比例配制的脂质体复合物，最近被批准用于治疗相关性 AML 或伴中枢受累 AML 的治疗[15]。患者一旦被确诊为急性髓细胞白血病，应尽快住院并开始治疗。化疗前要大量补液并口服别嘌呤醇，以预防肿瘤溶解综合征。就诊时合并感染将使治疗复杂化，是影响预后的因素之一。

AML 治疗的最基本目标是实现完全缓解（CR），其定义是，外周血原始细胞消失，骨髓白血病细胞小于 5%，外周血细胞计数恢复至正常水平[16]，并且

所有这些指标持续至少一个月。诱导化疗可以给予一到两个疗程，一般来讲，当第一个疗程后白血病没有取得完全缓解，但部分有效时，可以重复使用相同的化疗方案再诱导。但是，第二疗程诱导后还没有达到完全缓解，不建议用相似化疗方案再诱导治疗，因为第三疗程的完全缓解率只有 3%。新的靶向药物如 IDH2 突变的选择性抑制剂恩西地平（enasidenib），可用于伴 IDH2 突变的复发或难治性 AML[17]。临床药物试验一般考虑以年轻患者作为研究对象。占 AML 患者大多数的老年患者，由于身体已经比较虚弱，一般不主张连续进行第二疗程诱导化疗，因为进一步的骨髓抑制可能会引起长时间的中性粒细胞减少，从而导致严重的感染，增加治疗相关死亡率。

患者缓解以后，需要进一步治疗以延长缓解期甚至治愈（小于 60 岁的患者，30%～40% 可以治愈）。这个阶段的治疗称之为巩固治疗，巩固的最佳疗程数尚无定论[18]，一般情况下，需要 2～4 个疗程的巩固化疗[19]。另外，对于首次缓解的 AML 患者，异基因造血细胞移植（HCT）作为一种巩固治疗手段，可以明显提高治愈率。一些随机临床试验（生物学随机，基于是否具有 HLA 相同的同胞供体）显示，HCT 组无复发生存率更高，但总生存率（OS）没有明显提高[20-23]。进一步分析发现，年龄小于 60 岁且预后不良的 AML 患者在首次缓解期进行 HCT 获益最大。另外，研究表明，CBF 白血病的患者给予大剂量阿糖胞苷类药物巩固治疗，疗效最好[24]。

在解析研究结果时，我们既要关注初治缓解患者的非移植治疗治愈率，也要关注复发患者的异基因 HCT 的治愈率[25]。

急性髓细胞白血病治疗的并发症

化疗的常见毒副作用有：骨髓抑制，黏膜屏障破坏导致的胃肠道反应（黏膜炎，恶心，呕吐，腹泻），脱发，小部分患者在多次使用蒽环类药物后出现的累积心脏毒性。AML 患者常常给予大剂量的阿糖胞苷治疗，要注意神经毒性（一般是小脑），特别在老年人或肌酐升高的患者，发生率更高。对于这些患者，需要对 $3g/m^2$，每 12 小时给药一次的方案进行调整，另外可以在每次给药前让患者签名来评估他的小脑功能，以避免引起更严重的小脑毒性。由于阿糖胞苷可以通过眼泪排出，从而引起化学性结膜炎，可以在化疗前使用类固醇滴眼液进行预防。FLT3 抑制剂米哚妥林可增加胃肠道毒性，并引起骨髓抑制、肌肉或骨骼疼痛和高血糖，而吉妥珠单抗输注相关的反应较常见。

异基因 HCT 的毒副作用，一部分来自预处理方案（化疗和全身照射），包括严重的黏膜炎、长时间的骨髓抑制、急性和慢性的肺毒性以及白内障等[26]。除了移植后严重的免疫抑制所引起的并发症外，急性和慢性移植物抗宿主病（GVHD）还会导致肝脏、胃肠道和皮肤的异常，慢性 GVHD 类似于自身免疫性疾病，几乎可以累及所有器官，临床表现多样[27,28]。肝静脉闭塞性疾病（或称为肝窦阻塞综合征）是移植后一种很难预测的并发症，发生率低，但严重者死亡率超过 80%[29]。

急性早幼粒细胞白血病的治疗

在过去的几十年里，急性白血病治疗中最引人注目的进展就是 APL 的治疗，这主要归功于 ATRA 的使用。多年来，相比于其他类型的 AML，APL 的治疗更为成功，但由于 APL 患者常伴有弥散性血管内凝血（DIC），因此在诱导化疗之前或者治疗期间，仍有部分患者死于出血（或血栓形成）[30]。ATRA 的主要作用是通过诱导白血病细胞向成熟细胞分化，从而消除白血病细胞，降低 DIC 的风险，使患者能够在诱导化疗中存活下来，并获得完全缓解[31]。

通过典型的细胞形态和 DIC 等临床表现，APL 的诊断还是比较容易的，但也存在少数不典型的患者。在白血病细胞中检测到 *PML-RARa* 融合基因不仅可以明确诊断，而且可以提示对 ATRA 敏感，具有良好的预后[32]。经典的 APL 伴有 t(15;17) 染色体改变，产生 *PML-RARA* 融合基因，并合成 PML-RARa 融合蛋白。另外，还有不同分子形式的 APL，包括产生 *PLZF-RARA* 融合基因和蛋白的 t(5;17)。因为 t(5;17) 的患者对 ATRA 没有反应，所以把这种易位识别出来非常重要。APL 是一种对蒽环类药物非常敏感的疾病，因此，许多临床试验尝试予以重用蒽环类药物[33]，减少阿糖胞苷的应用，从而减少严重的骨髓抑制带来的毒副作用。但也有部分学者认为，阿糖胞苷在 APL 治疗中还是非常必要的[34]。

大量数据表明，无论是在诱导、巩固或维持治疗阶段，ATRA 的应用，都显著提高了 APL 患者的 OS 率[33]。因此，APL 的现有标准方法，由法国工作组首先提出,包括含有 ATRA 加化疗的诱导治疗,接着予以 2～4 周期含有蒽环类药物的巩固治疗,最后是每三个月,给予 14 日的 ATRA 的维持治疗[35,36]。

这种治疗方案的复发率约为 15%,复发的患者,三氧化二砷(ATO)大多数情况下仍是有效的[37]。取得再次缓解后,如果聚合酶链反应(PCR)检测为阴性,通常采用自体移植治疗巩固;而如果 PCR 持续阳性,则建议采用异基因移植[38]。

急性早幼粒细胞白血病的治疗并发症

ATRA 治疗 APL 最常见和致命的副作用是视黄酸综合征[39]。常发生在高白细胞(WBC)的患者,APL 患者的 WBC 往往较低,但大多数患者,随着 ATRA 治疗的开始,WBC 计数逐渐增加,有时,白细胞计数可以达到非常高的水平,中性粒细胞和其他早期髓细胞可以渗透进肺部,引起毛细血管渗漏综合征,影像学表现为肺部浸润,临床上出现缺氧表现,并可以发展为呼吸衰竭。诊断后需要暂停视黄酸使用,并尽早使用糖皮质激素,或同时加上化疗[40]。因为这种综合征也可以发生在 ATO 治疗之后[41],发生机制与 APL 细胞的分化和死亡有关,所以,该综合征现在被重新命名为"APL 分化综合征"。ATO 诱导治疗的患者,如 WBC＞10 000/ml,更容易发生视黄酸综合征;但在白细胞增多的患者中,白细胞数量与该综合征的发生概率之间没有相关性。

ATO 的副作用有心动过缓和心脏传导障碍,包括 QT 间期延长。因此,监测 ATO 患者的电解质水平非常重要,特别是要将血清钾和镁水平维持在正常范围的高水平。另外,ATO 治疗的患者要注意外周神经病变、高血糖和皮疹的发生。

骨髓增生异常综合征的治疗

骨髓增生异常综合征(MDS)的特点是无效造血,常表现为骨髓增生活跃,但外周血细胞计数减少,部分患者可转化为急性髓细胞白血病[42]。MDS 多采用世界卫生组织(WHO)的标准进行分类,并且以国际预后评分系统(IPSS)进行风险分层[43,44]。最近,出现了修订版的 IPSS 系统(IPSS-R)[45],结合 MDS 的分子生物学特点,患者被分为低危和高危两组,IPSS-R 能够提供更准确的预后信息,从而更有效地指导下一步治疗。MDS 是一种老年性疾

病(中位年龄为 70 岁),支持治疗(即使用抗生素和输血以缓解症状)是主要的治疗策略,但随着美国 FDA 批准的三种新药上市[46-48],MDS 的治疗发生了根本性的变化。

MDS 患者的临床治疗策略应考虑以下两个方面的因素:①是否位单纯贫血或同时有明显的中性粒细胞减少和 / 或血小板减少;②是否有原始细胞增多。如果单纯贫血,可以采用促红细胞生成素[49],来那度胺(特别是 5q⁻ 患者)[46],抗胸腺细胞球蛋白[50],地西他滨[47]或 5- 阿扎胞苷[48]等去甲基化药物治疗。如果对这些药物没有反应,则予以定期输血支持。根据 NCCN 指南,输血依赖的低危 MDS 患者有铁过载的风险,应接受去铁治疗[51]。血小板或中性粒细胞减少的患者可使用去甲基化治疗;然而,对于较年轻的血细胞减少症和"难治性贫血"(FAB 分类)患者,可以考虑使用 ATG。虽然类似 AML 的治疗方法毒性较大,但往往疗效也较好。对以上这些措施都没有反应的患者应考虑进行异基因造血干细胞移植。

通常情况下,原始细胞增多的 MDS 患者对去甲基化药物比较敏感,这类患者不应该给予 ATG 治疗,不仅没有反应,反而会引发长时间的免疫抑制,原始细胞增多的患者应尽早考虑异基因造血干细胞移植。

急性淋巴细胞白血病

ALL 是儿童最常见的恶性肿瘤,在成人中相对少见,美国每年约有 5 900 例新发病例[52]。在儿童 ALL 中,采用现代的治疗方案[53],90% 以上病儿可以治愈[54];然而,在成人 ALL,治愈率只有 20%～40%[55]。这种治疗结果上的差距反映了疾病本身在生物学上的不同,在成人 ALL 中,不良分子遗传学改变的比例明显增高,特别是费城染色体阳性的 ALL 患者在成人中明显增多[56];同时,成人患者的基础疾病增多,也在一定程度上限制了强烈化疗的实施。

临床表现与诊断

ALL 的临床表现主要来自白血病细胞的增殖对正常造血的抑制。引起贫血、血小板减少和中性粒细胞减少,并在临床上表现为疲劳、出血以及感染等症状。虽然白血病的典型特征是白细胞计数的显著升高,但也有部分患者表现为白细胞减少,

出现全血细胞减少。另外轻度肝脾肿大和淋巴结肿大也比较常见。

分类

最早的 FAB 分类根据细胞形态学和细胞化学染色把 ALL 分成 L1、L2、L3 三型,现在普遍使用的是在免疫表型和遗传特征基础上的分型。根据流式免疫表型,把 ALL 分成三个不同的亚组,它们在临床表现、病程和预后方面都存在着显著的差异。

Pre-B ALL 约占了 70%,特点是免疫球蛋白基因重排和早期 B 细胞标志如 CD19 的表达。Pro-B ALL 是一种更早期的 B 细胞白血病,可通过 CD10 的表达与 Pre-B ALL 区分。Pre-B 和 Pro-B ALL 都不表达成熟 B 细胞的标志-膜表面免疫球蛋白。Pro-B ALL 常与染色体改变 t(4;11) 相关,这个亚型在接受标准方案化疗时预后中等。

T 细胞型 ALL 是第二常见的亚型,占 20%~30%。表达 T 细胞抗原,包括 CD7,也可表达 CD2、CD5、CD1a 和 CD3;TdT 常表达;有时表达 CD4 和 CD8,通常是双阳性,而在正常成熟的 T 细胞中应该是 CD4 或者 CD8 单阳性。该亚型最常发生于青少年和青壮年,且以男性多见。患者以纵隔肿块为典型表现,中枢神经系统受累比较常见。采用目前的治疗方案,T 细胞患者在所有亚型中预后最好。

成熟 B 细胞 ALL 是最少见的亚型,占比不到 5%。通过膜表面免疫球蛋白(Ig)表达,可以与其他 B 细胞 ALL 区分。常见有 t(8;14)核型异常,另外 t(2;8)和 t(8;22)也见于少数患者。成人患者结外病变较常见,而腹部是最常见的受累部位。20% 患者在早期有骨髓和 CNS 浸润[57]。有骨髓严重受累的病人被诊断为成熟 B 细胞 ALL,而那些没有骨髓浸润的病人被称为伯基特淋巴瘤。传统的 ALL 治疗方案对这个亚型疗效较差,而应该使用专为伯基特淋巴瘤/白血病设计的治疗方案[58,59],大概 50% 的成熟 B 细胞 ALL 患者都能实现长期无病生存[58]。

预后因素

一般来说,年龄越大,预后越差[60]。老年患者中,一些预后不良的细胞遗传学改变,比如 t(9;22)、t(4;11)等发生率明显升高,而在儿童 ALL 中,良好的细胞遗传学改变,如超二倍体和 t(12;21)较多。

诊断时高白细胞计数也是预后不良的因素之一,一般把白细胞计数大于 $200×10^9/L$[61]或 $300×10^9/L$[62]作为预后不良的指标。

ALL 的免疫分型也是一个预后因素,T 细胞型 ALL 的预后最好,而成熟 B 细胞型 ALL 的预后最差[63]。治疗反应的快慢也对预后有重要影响,在诱导治疗期间需要超过 4 或 5 周才能完全缓解的患者预后较差[61,64]。近年来,在诱导治疗后已常规进行微小残留病(MRD)检测,MRD>1% 是一个独立的不良预后指标[65]。同时,在缓解期进行 MRD 监测,可早期识别复发,并指导后续的治疗[66,67]。

治疗

成人 ALL 的治疗一般分为四个部分:诱导、巩固、维持和中枢神经系统预防[62,68-74]。

长春新碱和泼尼松是所有诱导治疗的基础药物,大约 50% 的患者可获得完全缓解;加入蒽环类药物可增加缓解率(83% vs 47%)[75],如再加入环磷酰胺或 L-门冬酰胺酶可进一步提高缓解率。因此,现在大多数诱导方案为 4 药联合(长春新碱、糖皮质激素、蒽环类、环磷酰胺或门冬酰胺酶)或 5 药联合(长春新碱、糖皮质激素、蒽环类、环磷酰胺、L-门冬酰胺酶),但这两种方案哪个更好尚无对比数据。总体来讲,通过这些方案,80% 以上的初发成人 ALL 可获得血液学完全缓解。

诱导后巩固治疗采用一些抗肿瘤药物的联合给药,通常是阿糖胞苷联合其他的抗肿瘤药,如蒽环类药物、烷化剂、鬼臼类药物或抗代谢药物等。已有临床试验证实,接受多药联合强化巩固的患者具有更好的预后。在 Fiere 等报道的 III 期临床试验中,患者被随机分配到 2 组,一组接受阿糖胞苷、多柔比星和门冬酰胺酶作为巩固治疗,另一组诱导缓解后直接接受维持治疗。结果显示:接受多药联合巩固治疗的患者比直接维持治疗的患者 3 年无病生存率明显提高,分别为 38% vs 0%[76]。

维持治疗是 ALL 治疗的一个特点。在儿科患者中,延长维持期的价值已被明确,如果将维持期缩短至 18 个月或更短会导致复发率上升[77,78];但将维持治疗期延长至 3 年以上也并无益处;因此,2 年的维持治疗已成为共识[79]。在成人 ALL 中,支持维持治疗的数据不那么直接。有几项 II 期研究中没有进行维持治疗,发现长期的缓解率相对较差,从而间接证实了维持治疗的重要性[20,80,81]。通常口服甲氨蝶呤和巯基嘌呤是维持治疗的基础,这些药物在儿童 ALL 中通常已经足够，但在成人维持方案中，建议联合长春新碱、泼尼松、蒽环类药物和环磷酰胺等药物[82]。

虽然在诊断时成人 ALL 的 CNS 受累并不常见（5%～10%），但如果不进行预防性治疗，CNS 的风险可以达到 35%[82]。中枢神经系统白血病的高危因素包括，初发时的高 WBC 计数或乳酸脱氢酶（LDH）升高及 T 细胞或成熟 B 细胞 ALL 亚型[83]。预防性治疗（鞘内化疗 +/− 全颅脑照射）已被证明可将中枢神经系统白血病的发生率降至约 10%[84]。

同种异基因 HCT 已广泛应用于成人 ALL 的治疗，特别是复发的患者，HCT 是唯一的治疗选择[85]。预处理方案可最大限度地杀灭患者体内的白血病细胞，然后利用重建的免疫系统达到根治目的。但是，由于缺乏 HLA 相匹配的供体以及移植相关死亡率（20%～40%）较高，异基因 HCT 在首次完全缓解的患者中受到一定限制。

有两个较大样本的研究，比较了首次完全缓解期进行同种异基因 HCT 与标准化疗的疗效，结果未能证明移植组有生存获益[86,87]，但亚组分析显示，异基因 HCT 对某些高危患者有益，并已在费城染色体阳性的 ALL 患者中得到证实[86]。所以，那些诱导治疗效果不佳及诱导或巩固治疗后 MRD 仍阳性的患者，应推荐进行异基因 HCT[87,88]。然而，随着新药的不断出现，异基因 HCT 的作用可能需要重新评估。另外，自体移植在 ALL 中的作用没有得到证实。

费城染色体阳性 ALL 的治疗

在年龄大于 60 岁的 ALL 患者中，费城染色体阳性（Ph⁺）的 ALL 患者比例在 50% 以上，预后较差，但在过去 10 余年里，随着 TKI 的出现，疗效得到了显著提高。伊马替尼是一种 BCR-ABL TKI，对绝大多数 Ph⁺ALL 都有效，在一线化疗中加入伊马替尼或达沙替尼可显著提高缓解率并降低 MRD，而且药物毒副作用相对较小。大宗的病例报道显示，在使用 TKI 后，Ph⁺ALL 的完全缓解率可以提高到 90%[89,90]，持续缓解时间也明显延长。不过在部分患者，出现了 TKI 耐药的情况，而新一代的 TKI，可以克服对伊马替尼的耐药[91,92]。

复发 ALL 的治疗

大多数成人 ALL 患者在化疗缓解后仍会复发。

如果有合适的供体，挽救治疗后的同种异基因 HCT 是比较好的选择。挽救治疗措施包括免疫治疗方法，如博纳吐单抗（blinatumomab，一种 CD19/CD3 双特异性抗体）、伊诺珠单抗奥唑米星（inotuzumab ozogamicin，一种 CD22 抗体）和 CAR-T 治疗[93-95]；另外，以阿糖胞苷为基础的化疗方案或参与临床试验也是可行的选择。tisagenlecleucel 是首个获得美国 FDA 批准的 CAR-T 细胞治疗产品。首先分离患者自身的 T 淋巴细胞，在体外，这些 T 淋巴细胞经过基因修饰，编码嵌合抗原受体，引导患者的 T 细胞对抗白血病细胞，T 细胞在体外经过基因修饰后，再进行培养扩增，然后注入患者体内。CAR-T 治疗现已取得了令人惊喜的结果。前期的临床试验，接受 tisagenlecleucel 治疗的 63 名可评估儿童，83% 在 3 个月时白血病细胞被完全清除，6 个月时存活率为 89%[95]。

ALL 治疗的并发症

特别是在老年人中，ALL 的治疗存在较多的并发症。年龄大的患者，很多有糖尿病、高血压或心脏病等基础疾病，他们在类固醇诱导的并发症、长春新碱诱导的神经毒性以及蒽环类药物相关的心脏毒性方面的风险更高。

长春新碱通过与微管蛋白结合诱导细胞毒性，导致微管解聚，中期阻滞，最终导致细胞凋亡。长春新碱还与神经元微管蛋白结合，干扰轴突微管功能，产生神经毒性，特点是周围、对称、混合性感觉 - 运动和自主神经多发性神经病。患者最初会表现为对称性感觉障碍和远端感觉异常；如果继续发展，可能会发生神经疼痛和深部肌腱反射丧失，随后会出现足下垂、手腕下垂、运动功能障碍、共济失调和瘫痪；脑神经病变相对少见，可表现为声音嘶哑、复视和面神经麻痹。

自主神经毒性常表现为便秘，大剂量的长春新碱（>2mg/m²）可导致急性、严重的神经功能障碍，表现为麻痹性肠梗阻、尿潴留和直立性低血压[96]。

蒽环类药物与急性和慢性心脏毒性相关[97]。心肌对蒽环类药物易感性的机制尚不清楚，但似乎部分是由于这些药物与氧自由基和细胞内铁的相互作用有关。急性心脏毒性表现为非特异性心电图改变，但发生心肌炎综合征相对较少。比较多见的心脏毒性是剂量依赖性的心肌病，导致充血性心力衰竭,且死亡率较高。通过连续测量左心室射血分数可以更早地发现亚临床的心脏毒性。铁螯合剂右丙亚胺可以有效地保护心脏,推荐在多柔比星的累积剂量超过 300mg/m² 时使用。

细胞因子释放综合征(CRS)几乎在所有接受 CAR-T 治疗的患者中都会发生。它是由免疫激活导致炎性细胞因子升高引起的。临床特征包括高热、肌痛、恶心、肾功能不全、肝功能不全和 DIC。部分患者可出现中枢神经系统毒性,包括癫痫、意识障碍、表达性失语症和肌阵挛。糖皮质激素和 IL-6 受体抗体托珠单抗(tocilizumab)可以逆转 CRS,但仍有部分患者发生死亡[98]。

慢性淋巴细胞白血病

在美国,每年大约有 20 000 例 CLL 新发病例[52]。诊断时的中位年龄约为 70 岁,80% 的患者在 60 岁以上[99]。虽然是个惰性肿瘤,但每年仍约有 4 600 名患者死于 CLL 并发症,感染是其中最常见的并发症。CLL 的发生仍没有明确的危险因素,而且它是唯一与暴露于辐射无关的白血病[100]。虽然有报道称,家族成员有遗传易感性发展成 CLL 和其他淋巴增殖性疾病,但仍尚未明确遗传因素在 CLL 发生中的作用[101]。

临床表现

大约 50% 的 CLL 患者在确诊时没有症状,这些患者通常是在体检或者其他疾病就诊时发现外周血淋巴细胞增多而确诊[102]。有 15% 的患者在诊断时伴有全身症状,如盗汗、体重减轻和乏力[103]。最常见的主诉是淋巴结肿大,查体可能会发现脾肿大,肝肿大比较少见。虽然 CLL 淋巴细胞计数往往超过 100 000/μl,但由于这些淋巴细胞较小,而很少出现白细胞瘀滞的症状[104]。

诊断

国际慢性淋巴细胞白血病工作组的最新诊断标准:①淋巴细胞绝对计数≥5 000/μl;②外周血涂片显示为成熟小淋巴细胞,无可见的核仁;③至少需要以下这些细胞表面标记,包括 CD19、CD20、CD23、CD5、FMC7 和细胞表面 Ig,用来与其他淋巴瘤进行鉴别[105]。骨髓检查虽然不是诊断必须,但是对疾病的受累范围以及血细胞减少的鉴别诊断有帮助。

CLL 是一个高度异质性疾病,但生存时间与临床分期相关(表 23-1)[106-108],Rai 中危组或 Binet B 期患者的平均寿命约为 5~8 年。其他影响预后的因素还包括染色体或荧光原位杂交(FISH)发现:del(17p)、del(11q)、12 三体、del(13q)[109],基因检测发现 IgV 基因突变[110]以及免疫表型有 CD38 或 ZAP70 的表达[111, 112]等。

表 23-1 改良 Rai 和 Binet 分期系统及中位生存时间

阶段	临床特征	中位生存/年
改良 Rai 分期		
低危	外周血和骨髓中的淋巴细胞增多	12.5
中危	淋巴结、脾脏或肝脏肿大	7.2
高危	贫血和血小板减少	1.6
Binet 分期		
A	淋巴细胞数量增多 + 淋巴结肿大<3 个淋巴结区域	>10
B	淋巴结肿大≥3 个淋巴结区域	5
C	贫血或血小板减少	2

治疗

慢性淋巴细胞白血病无法通过传统治疗方法得到治愈,对于低危或中危的患者,没有证据表明早期治疗可以延长他们的生存时间。因此,美国国家癌症研究所工作组 1996 年版和 2008 年修订版指南中都建议,CLL 的治疗指征为有症状或进展的患者[113]。包括 B 症状(发热,消瘦,盗汗),淋巴结压迫症状,迅速进展的淋巴结或肝脾肿大,伴发血小板减少和贫血及淋巴细胞倍增时间缩短,单纯淋巴细胞计数高不是治疗的指征。

低危或中危的 CLL 患者(约 75% 的患者)在诊断后应该了解慢性淋巴细胞白血病的并发症,包括感染的高风险,Richter 综合征转化的可能和自身免疫性疾病,特别是自身免疫性溶血性贫血(AIHA)和免疫性血小板减少症(ITP)的风险。这些病人应该每 3~6 个月进行随访,进行临床评估和全血细胞计数,以确定疾病的进展速度和是否有并发症出现。如出现进行性血细胞减少,则需要骨髓检查,来区分是免疫介导的血细胞减少,还是 CLL 本身的疾病进展。

对那些有症状、大肿块或者血细胞减少的患者应给予积极治疗。在过去的几十年里，初始治疗的选择已经从使用苯丁酸氮芥单药治疗发展到嘌呤类似物、CD20 单克隆抗体的联合治疗[114]。当氟达拉滨或喷司他汀（嘌呤类似物）与环磷酰胺和利妥昔单抗（FCR 或 PCR）联合使用时，总有效率和完全缓解率非常高[115, 116]。中位随访 6 年，FCR 的总体有效率和完全缓解率分别为 95% 和 72%；中位进展时间为 80 个月，6 年 OS 率为 77%[117]。另外，利妥昔单抗和苯达莫司汀联合对于那些肾功能不全或合并其他疾病的患者是比较好的方案[118]。

伊布替尼是一种 BTK 抑制剂，2014 年被美国 FDA 批准用于之前至少接受过一种治疗的 CLL 患者的治疗及 17p-CLL 患者的一线治疗。对于不能接受氟达拉滨为基础化疗的老年患者，伊布替尼的不良反应较少，而且 PFS、OS 更高[119, 120]。新的抗 CD20 抗体如奥妥珠单抗（obinutuzumab）和奥法木单抗（ofatumumab）已被批准用于老年、有较多合并症以及 17p- 患者的治疗[121, 122]。

对于进展或者复发的患者，如何选择挽救治疗方案需要根据患者对先前治疗的反应。再次使用嘌呤类似物、烷化剂和利妥昔单抗联合治疗对那些初始治疗反应良好、PFS 大于中位时间的患者有效。如果患者对前期治疗的持续有效时间较短，则需要采用伊布替尼单药或艾代拉里斯（idelalisib，一种口服 PI3K 抑制剂）联合利妥昔单抗的治疗[123]。Venetoclax 是一种选择性的 BCL2 抑制剂，在 17 号染色体短臂缺失（17p-）的 CLL 患者中也有作用[124]，被美国 FDA 批准用于至少接受过一次治疗的 17p- 的 CLL 患者，所以最常用于伊布替尼治疗后复发的患者。由于 CLL 本身是一个比较惰性的疾病，预后相对较好，而且 CLL 患者老年人居多，移植相关并发症高，所以异基因 HCT 不是 CLL 患者的常规选择。然而，随着非清髓性或减低强度预处理异基因 HCT 的发展，早期复发、难治性 CLL 或身体状态良好的年轻患者可以考虑移植。

并发症

慢性淋巴细胞白血病可影响体液免疫和细胞免疫，有些患者在诊断为 CLL 之前有反复感染的病史。感染与低丙种球蛋白血症明确相关，对于免疫球蛋白低或者反复感染的患者，静脉注射丙种球蛋白，可以降低严重细菌感染的发生率。随着 CLL 的疾病进展并接受化疗后，细胞免疫缺陷变得明显。接受嘌呤类似物或阿仑单抗治疗的患者应常规进行疱疹病毒和肺炎孢子虫的预防[125]。

CLL 患者的免疫失调可以导致自身免疫性疾病的发生（如 AIHA、ITP 和纯红细胞再生障碍性贫血），可以出现在疾病的任何阶段，在治疗方法上，与原发性的自身免疫性疾病相同。氟达拉滨等嘌呤类药物也有发生 AIHA 或 ITP 的风险，所以在这些患者中应谨慎使用。在监测这些药物的治疗副作用时，也要注意自身免疫性疾病。与 CLL 相关的自身免疫性疾病除了 AIHA 和 ITP 外，还包括类风湿关节炎、干燥综合征、系统性红斑狼疮、溃疡性结肠炎、大疱性类天疱疮和 Grave 病等[126]。

CLL 患者发生其他淋巴瘤以及非血液系统第二肿瘤的风险明显升高。3%～10% 的 CLL 患者，可转变为大细胞淋巴瘤（Richter 综合征），还有少部分病人可转化为幼淋巴细胞白血病。与普通人相比，CLL 患者的第二恶性肿瘤发病率增加，如霍奇金淋巴瘤、肺癌、前列腺癌、结肠癌和膀胱癌等，并且这种风险与治疗无关[127, 128]。

结论

在过去的十年中，白血病和 MDS 的治疗取得了显著的进展。了解了这些疾病的生物学特性后，我们找到了靶向治疗方法，如 AML 中的 FLT3 和 IDH 抑制剂、APL 中的 ATRA 和砷剂、Ph⁺ALL 中的 TKI 以及 CLL 中的 BTK、PI3 激酶和 BCL2 抑制剂。在美国 FDA 批准可用于 ALL 患者的 CAR-T 细胞治疗之后，下一代针对 AML 和 CLL 的 CAR-T 细胞也正在研发中。对于某些高危的 MDS 和白血病患者，异基因 HCT 可以提高这部分患者的疗效。最终，需要对标准治疗、分子靶向治疗、基因修饰或移植为基础的治疗进行前瞻性比较，以确定哪些患者可以从这些治疗方法中获益。

多发性骨髓瘤

MM 是一种克隆性的浆细胞恶性肿瘤，主要临床表现有溶骨性病变、贫血、高钙血症、肾衰竭或软组织浆细胞瘤。美国每年约有 3 万例新确诊病例，占所有血液系统恶性肿瘤的 10%[52]。发病中位年龄为 69 岁，在男性、非裔美国人中患病率更高[129,130]。在过去的 15 年里,MM 的治疗取得了重大进展,五年生存率从 2000 年的 34.5% 提高到了 2013 年的 49.6%[52]。MM 的病因尚不清楚,但环境因素、宿主因素以及发生在浆细胞的遗传学改变可能在骨髓瘤的发病中起着一定作用[131,132]。

临床表现、诊断和分期

MM 在诊断前通常有一个较长的意义未明的单克隆免疫球蛋白增多症(MGUS)过程,从 MGUS 到有症状的骨髓瘤大约需要 8～10 年时间。冒烟型骨髓瘤,相比 MGUS 具有更多的恶性浆细胞负荷,并且血清单克隆蛋白(M 蛋白)达到一定的水平,但没有终末器官的损伤[133]。当血清和/或尿液中的异常蛋白导致终末器官损伤,出现高钙血症、肾功能不全、贫血和骨骼病变时,称为有症状 MM,这就是所谓的 CRAB 标准[134,135]。除此以外,还可出现一些非特异性的症状,包括疲劳、骨痛、反复感染和出血等。

国际骨髓瘤工作组(IMWG)更新了有症状 MM 的定义:克隆性骨髓浆细胞 10% 以上,或活检证实的骨或髓外浆细胞瘤,和一个或多个 CRAB 临床症状和/或骨髓瘤典型事件。CRAB 标准包括:①高钙血症:血钙大于 11mg/dl;②肾功能不全:血清肌酐大于 2mg/dl 或肌酐清除率小于 40ml/min;③贫血:血红蛋白值低于 10g/dl 或低于正常 2g/dl;④骨病:骨骼 X 片、CT 或 PET/CT 上的一个或多个溶解性病变。骨髓瘤典型事件包括:①骨髓检查中克隆性浆细胞≥60%;②受累/非受累血清游离轻链比例≥100,并且受累轻链的绝对水平至少为 100mg/L③MRI 上超过一个至少 5mm 以上的病灶[135]。

MM 患者的生存期从几个月到 10 年以上不等。以往我们采用 Durie-Salmon 分期系统对患者进行分组,现在更为常用的是国际分期系统(ISS)和修订的国际分期系统(R-ISS)。通过血清 β2-微球蛋白,白蛋白,LDH,细胞遗传学异常把患者进行分组,各组的预后有明显的差异(表 23-2,表 23-3)[9,10,11]。

表 23-2　ISS 分期系统

ISS 分期	标准
I	血清 β2-微球蛋白<3.5mg/L,白蛋白≥3.5g/dl
II	不符合 I 期和 III 期
III	血清 β2-微球蛋白≥5.5mg/L

ISS,国际分期系统。

表 23-3　修订的 ISS 分期系统

R-ISS 分期	标准	中位生存/年
I	ISS I 期,FISH 未发现高危细胞遗传学改变,LDH 正常	未达到
II	不符合 R-ISS I 期和 III 期	6.9
III	ISS III 期并且 FISH 发现高危细胞遗传学改变,或者 LDH 升高	3.5

* 高危细胞遗传学 FISH 高危因子包括 del(17p)和/或易位 t(4;14)和/或者 t(14;16)的存在。
FISH,荧光原位杂交;ISS,国际分期系统;LDH,乳酸脱氢酶;R-ISS,修订的国际分期系统。

多发性骨髓瘤的并发症

在整个病程中约有 90% 的患者发生会发生骨相关事件(SRE),表现为病理性骨折、脊髓压迫、椎体塌陷、严重骨痛和高钙血症等。其机制是由于破骨细胞的激活增加和成骨细胞的抑制所引起的溶骨性改变。双膦酸盐可以显著降低 SRE[136,137]的发生率;另外可采用局部放疗或椎体成形术等干预措施减轻疼痛和稳定脊柱;手术减压和固定术可以作为脊髓受压患者的治疗方案;病理性长骨骨折需要髓内针以保留肢体的功能。轻链在肾小管的沉积会导致急性肾损伤,如果得不到及时治疗,会进一步发展到肾衰竭,最后需要血液透析。其他并发症还包括贫血、低免疫球蛋白血症导致的反复感染、静脉血栓和高黏滞综合征等。而控制所有这些并发症的关键是及时、有效的原发病治疗。

治疗

有症状 MM 的治疗分为三个阶段:诱导、巩固和维持治疗。最初的治疗选择需要根据病人的年龄、伴随疾病、体能状态和疾病分期来决定。对于身体状态好的患者,诱导后大剂量巩固治疗和自体干细胞移植(ASCT)是标准的治疗方案[138]。治疗的首要目标是减轻、控制症状和并发症的预防。常用药物可分为七类:烷化剂、皮质类固醇、蒽环类、免疫调节剂、蛋白酶体抑制剂、组蛋白去乙酰化酶抑制剂和单克隆抗体。然而,MM 仍然被认为是不可治愈的疾病,大多数患者都会复发,然后需要采用多线的治疗方案[139]。

对于适合移植的患者,推荐使用四至六个周期三药联合化疗,然后进行干细胞采集。以硼替佐米为基础的治疗方案,比如:来那度胺、硼替佐米、地塞米松（RVD）或环磷酰胺、硼替佐米、地塞米松（CyBorD），在有效率、无事件生存率和 OS 方面都优于不含硼替佐米的方案[140,141]。

在诱导治疗和采集干细胞后，以美法仑 200mg/m²（MEL200）作为 ASCT 的预处理方案[142,143]，然后进行自体造血干细胞移植。维持治疗已被证明可以延长 MM 的缓解时间，来那度胺已被美国 FDA 批准用于自体 HCT 后的维持治疗[144,145]；也可以根据患者和疾病的实际情况，考虑以硼替佐米为基础的维持治疗方案[146-149]。

对于不适合移植的患者，来那度胺和地塞米松（Rd）方案是一个标准的治疗方案。而采用多药联合方案如 RVD、CyBorD 或 MVP（美法仑、硼替佐米、泼尼松），可以提高这类患者的生存率；然而，需要权衡风险和益处[145,150-152]。一些正在进行的Ⅲ期临床试验可能会改变目前的一线治疗方案。Rd 正在与 Rd⁺ 达拉木单抗、Rd⁺ 伊沙佐米和 Rd⁺ 厄罗珠单抗进行比较。欧洲一项大型试验的初步结果显示，与 MVP 相比，MVP⁺ 达拉木单抗可达到更深的缓解，死亡率或疾病进展可下降 50%[153]。

MM 的疗效评估主要依据血清和尿单克隆蛋白的测定和免疫固定电泳。完全缓解的定义是血清和尿免疫固定电泳阴性，软组织浆细胞瘤消失和骨髓中浆细胞数量少于 5%[154]。不同治疗方案的临床疗效取决于骨髓瘤的生物学特征和患者的具体情况。MRD 可用来评估治疗的缓解深度。治疗后的持续性 MRD 阳性提示预后不良[155]。在新药时代，达到深度缓解是可以实现的，清除 MRD 是治疗的主要目标[156]。

尽管前期治疗取得了很大进展，但几乎所有的 MM 患者最终都会复发。在复发后，治疗方案取决于患者的体能状态、疾病情况及既往的治疗反应和毒性。最近研发了几种二线治疗药物，包括泊马度胺、达拉木单抗、厄罗珠单抗、卡非佐米和伊沙佐米以及帕比司他等。这些新药与 Rd 或硼替佐米/地塞米松联合使用，可以提高缓解率和 PFS[157-161]。达拉木单抗是针对骨髓瘤细胞 CD38 的单克隆抗体，在难治和复发的 MM 患者中，单药治疗显示了较强的抗肿瘤活性，而且，与 Rd 或硼替佐米和地塞米松联合使用显示了令人欣喜的结果，现在已被美国 FDA 批准用于骨髓瘤的二线治疗[158,162,163]。

治疗相关的并发症

随着多种抗肿瘤药物的出现，患者的 OS 得到改善。因此，尽量减少治疗中产生的毒副作用并提高生活质量已成为 MM 患者管理的重要部分。

免疫调节药物如沙利度胺、来那度胺和泊马度胺可引起骨髓抑制，增加感染的风险。另外疾病本身导致的免疫功能受损以及大剂量激素的使用，都增加了感染的风险。血栓事件是免疫调节药物最严重的副作用之一，需要使用阿司匹林进行常规预防[164]。来那度胺，特别是在 ASCT 后用于维持治疗时，有增加第二肿瘤发生的风险[165]。第一代蛋白酶体抑制剂，如硼替佐米，可引起周围和自主神经病变，表现为疼痛、感觉异常和低血压，需要及时判断并进行剂量调整[166]。第二代蛋白酶体抑制剂，如卡非佐米和伊沙佐米，神经毒性较轻，但有其他的副作用，包括轻度可逆性血小板减少症和胃肠道不适。卡非佐米可引起高血压和心力衰竭[167]。蛋白酶体抑制剂可引起淋巴细胞的减少，并与带状疱疹有关，因此，推荐预防性使用阿昔洛韦。

与其他单克隆抗体相似，达拉木单抗和艾洛珠均可引起与注射相关的不良反应（IRR）[168]。鼻塞、咳嗽、变应性鼻炎、咽喉刺激、寒战和恶心是达拉木单抗最常见的 IRR。发热、高血压和寒战是厄罗珠单抗典型的 IRR[169]。这两种药物的 IRR 在大多数情况下都是轻到中度，而且多发生于首次使用。

地塞米松是骨髓瘤治疗的常用药物，常见的不良反应有高血压、高血糖、水钠潴留、失眠和情绪变化。长期使用后可能会出现其他并发症，包括类固醇肌病和骨质疏松症等。

结论

在过去的十年中，MM 的治疗取得了显著的进展，但它仍然是一种不可治愈的疾病。不适合移植的患者 5 年 OS 率约为 50%，而移植患者的 5 年 OS 率在 70% 以上[170]。展望未来，骨髓瘤治疗的目标是更深的缓解，从而实现更长时间的缓解，甚至治愈。

要点

- 急性白血病的临床表现主要来自对正常造血的影响。白血病细胞占据骨髓腔导致正常的红细胞、血小板和中性粒细胞减少，从而导致疲劳、出血以及感染的症状。

- 在过去的三四十年中，AML 的治疗并没有发生显著的变化，但是作为 AML 的一个亚型，急性早幼粒细胞白血病已基本可治愈。

- 美国 FDA 批准的一些新药可能会改变 AML 的治疗前景。急性髓细胞白血病的预后取决于患者的年龄、细胞遗传异常、是否继发于化疗或有毒环境暴露、白血病细胞中是否存在某些突变或细胞表面标志。

- MDS 的特点是无效造血，其最常见的表现为骨髓增生明显活跃，但外周血细胞减少，部分患者有进展为 AML 的趋势。

- MDS 患者的临床治疗应根据①患者是否仅有贫血或同时伴有明显的中性粒细胞减少和／或血小板减少以及②患者是否有原始细胞增多，进展为急性白血病的风险。

- 慢性淋巴细胞白血病的传统治疗是不可治愈的，没有证据表明对于低危或中危的患者早期治疗会带来益处。然而，对于有症状的、进展迅速、巨大肿块或血细胞减少的患者，应给予积极治疗。

- ALL 是儿童最常见的恶性肿瘤，但在成人中相对少见，美国每年约有 2 000 例新发病例。儿童 ALL 大约 90% 患者是可以治愈的，然而成人 ALL 只有 20%～40%。

- 成人 ALL 的治疗一般分为四个方面：诱导、巩固、维持和中枢神经系统预防。

- 由于药物相关的副作用，ALL 的治疗变得更为复杂，特别是老年患者，很多有糖尿病、高血压或心脏病等基础疾病，他们在类固醇诱导的并发症、长春新碱诱导的神经毒性以及蒽环类药物相关的心脏毒性方面的风险更高。

- 在美国，CLL 是成人最常见的白血病；每年大约有 20 000 个新发病例。诊断的中位年龄为 70 岁，80% 的患者在诊断时≥60 岁。虽然病程进展较慢，但每年约有 4 600 名患者死于 CLL 的并发症，其中最常见的原因是感染。

- 多发性骨髓瘤是一种克隆性浆细胞恶性肿瘤，以溶骨性病变、贫血、高钙血症、肾损伤或软组织浆细胞瘤为特征。

- 在过去的十年里，随着新的治疗方法的出现，5 年 OS 率有了显著的提高，但 MM 仍然是一种不可治愈的疾病。

- 有症状 MM 的治疗分为三个阶段：诱导、巩固和维持。对于适合移植的患者，推荐使用三药联合治疗，共四至六个周期后进行干细胞收集。骨相关事件，如病理性骨折、脊髓压迫、椎体塌陷、严重骨痛和高钙血症，发生率高，且死亡率也明显升高。

（倪雄 译 王巍 校）

参考文献

1. Hughes T, Deininger M, Hochhaus A, et al. Monitoring CML patients responding to treatment with tyrosine kinase inhibitors: Review and recommendations for harmonizing current methodology for detecting BCR-ABL transcripts and kinase domain mutations and for expressing results. *Blood*. 2006;108(1):28–37.
2. Deininger MWN. Optimizing therapy of chronic myeloid leukemia. *Experimental Hematology*. 2007;35(4):144–154.
3. Wei AH, Tiong IS. Midostaurin, enasidenib, CPX-351, gemtuzumab ozogamicin, and venetoclax bring new hope to AML. *Blood*. 2017;130(23):2469–2474.
4. Gale R, Cline M. High remission-induction rate in acute myeloid leukaemia. *Lancet*. 1977;309(8010):497–499.
5. Rees JK, Sandler RM, Challener J, et al. Treatment of acute myeloid leukaemia with a triple cytotoxic regime: dat. *Bri J Cancer*. 1977;36(6):770–776.
6. Wang Z-Y, Chen Z. Acute promyelocytic leukemia: from highly fatal to highly curable. *Blood*. 2008;111(5):2505–2515.
7. Estey E, Döhner H. Acute myeloid leukaemia. *Lancet*. 2006;368(9550):1894–1907.
8. Löwenberg B. Prognostic factors in acute myeloid leukaemia. *Best Pract Res Clin Haematol*. 2001;14(1):65–75.
9. Peterson LF, Zhang D-E. The 8;21 translocation in leukemogenesis. *Oncogene*. 2004;23(24):4255–4262.
10. Nimer SD, Moore MAS. Effects of the leukemia-associated AML1-ETO protein on hematopoietic stem and progenitor cells. *Oncogene*. 2004;23(24):4249–4254.
11. Huang G. Dimerization with PEBP2beta protects RUNX1/AML1 from ubiquitin-proteasome-mediated degradation. *EMBO J*. 2001;20(4):723–733.
12. Wang Q, Stacy T, Miller JD, et al. The CBFbeta subunit is essential for CBFalpha2 (AML1) function in vivo. *Cell*. 1996;87(4):697–708.
13. Petersdorf SH, Kopecky KJ, Slovak M, et al. A phase 3 study of gemtuzumab ozogamicin during induction and postconsolidation therapy in younger patients with acute myeloid leukemia. *Blood*. 2013;121(24):4854–4860.
14. Stone RM, Mandrekar SJ, Sanford BL, et al. Midostaurin plus chemotherapy for acute myeloid leukemia with a FLT3 mutation. *N Engl J Med*. 2017;377(5):454–464.
15. Lancet JE, Cortes JE, Hogge DE, et al. Phase 2 trial of CPX-351, a fixed 5:1 molar ratio of cytarabine/daunorubicin, vs cytarabine/daunorubicin in older adults with untreated AML. *Blood*. 2014;123(21):3239–3246.
16. Cheson BD, Bennett JM, Kopecky KJ, et al. Revised recommendations of the International working group for diagnosis, standardization of response criteria, treatment outcomes, and reporting standards for therapeutic trials in acute myeloid leukemia. *J Clin Oncol*. 2003;21(24):4642–4649.
17. Stein EM, DiNardo CD, Pollyea DA, et al. Enasidenib in mutant IDH2 relapsed or refractory acute myeloid leukemia. *Blood*. 2017;130(6):722–731.
18. Rowe JM. Consolidation therapy: what should be the standard of care? *Best Pract Res Clin Haematol*. 2008;21(1):53–60.

19. Mayer RJ, Davis RB, Schiffer CA, et al. Intensive postremission chemotherapy in adults with acute myeloid leukemia. Cancer and Leukemia Group B. *New Eng J Med*. 1994;331(14):896–903.

20. Cassileth PA, Andersen JW, Bennett JM, et al. Adult acute lympho-cytic leukemia: the Eastern Cooperative Oncology Group experience. *Leukemia*. 1992;6(suppl 2):178–181.

21. Reiffers J, Stoppa AM, Attal M, et al. Allogeneic vs autologous stem cell transplantation vs chemotherapy in patients with acute myeloid leukemia in first remission: the BGMT 87 study. Leukemia. 1996;10(12):1874–1882.

22. Burnett AK, Goldstone AH, Stevens RM, et al. Randomised compari-son of addition of autologous bone-marrow transplantation to inten-sive chemotherapy for acute myeloid leukaemia in first remission: results of MRC AML 10 trial. UK Medical Research Council Adult and Children's Leukaemia Working Parties. *Lancet*. 1998;351(9104):700–708.

23. Zittoun RA, Mandelli F, Willemze R, et al. Autologous or allogeneic bone marrow transplantation compared with intensive chemother-apy in acute myelogenous leukemia. European Organization for Research and Treatment of Cancer (EORTC) and the Gruppo Italiano Malattie Ematologiche Maligne dell'Adulto (GIMEMA) Leukemia Cooperative Groups. *N Engl J Med*. 1995;332(4):217–223.

24. Bloomfield CD, Lawrence D, Byrd JC, et al. Frequency of prolonged remission duration after high-dose cytarabine intensification in acute myeloid leukemia varies by cytogenetic subtype. *Cancer Res*. 1998;58(18):4173–4179.

25. Oliansky DM, Appelbaum F, Cassileth PA, et al. The role of cytotoxic therapy with hematopoietic stem cell transplantation in the therapy of acute myelogenous leukemia in adults: an evidence-based review. *Bio Blood Marrow Trans*. 2008;14(2):137–180.

26. Kansu E. Late effects of hematopoietic stem cell transplantation. *Hematology*. 2005;10(suppl 1):238–244.

27. Pavletic SZ, Lee SJ, Socie G, et al. Chronic graft-versus-host dis-ease: Implications of the National Institutes of Health consensus development project on criteria for clinical trials. *Bone Marr Trans*. 2006;38(10):645–651.

28. Aschan J. Risk assessment in haematopoietic stem cell transplanta-tion: Conditioning. *Best Pract Res Clin Haematol*. 2007;20(2):295–310.

29. McDonald GB. Review article: management of hepatic disease following haematopoietic cell transplant. *Alimen Pharm Therap*. 2006;24(3):441–452.

30. Tallman MS, Abutalib SA, Altman JK. The double hazard of throm-bophilia and bleeding in acute promyelocytic leukemia. *Seminars Thromb Hemost*. 2007;33(4):330–338.

31. Sanz MA. All-trans retinoic acid and anthracycline monochemother-apy for the treatment of elderly patients with acute promyelocytic leukemia. *Blood*. 2004;104(12):3490–3493.

32. Reiter A, Lengfelder E, Grimwade D. Pathogenesis, diagnosis and monitoring of residual disease in acute promyelocytic leukaemia. *Acta Haematologica*. 2004;112(1-2):55–67.

33. Tallman MS, Andersen JW, Schiffer CA, et al. All- trans -retinoic acid in acute promyelocytic leukemia. *N Engl J Med*. 1997;337(15):1021–1028.

34. Adès L, Chevret S, Raffoux E, et al. Is cytarabine useful in the treat-ment of acute promyelocytic leukemia? results of a randomized trial from the European Acute Promyelocytic Leukemia Group. *J Clin Oncol*. 2006;24(36):5703–5710.

35. Sanz MA, Tallman MS, Lo-Coco F. Tricks of the trade for the appro-priate management of newly diagnosed acute promyelocytic leuke-mia. *Blood*. 2005;105(8):3019–3025.

36. Fenaux P, Chastang C, Chevret S, et al. A randomized comparison of all transretinoic acid (ATRA) followed by chemotherapy and ATRA plus chemotherapy and the role of maintenance therapy in newly diagnosed acute promyelocytic leukemia. European APL Group. *Blood*. 1999;94(4):1192–1200.

37. Soignet SL, Maslak P, Wang Z-G, et al. Complete remission after treat-ment of acute promyelocytic leukemia with arsenic trioxide. *N Engl J Med*. 1998;339(19):1341–1348.

38. de Botton S, Fawaz A, Chevret S, et al. Autologous and allogeneic stem-cell transplantation as salvage treatment of acute promyelocytic leukemia initially treated with all-trans-retinoic acid: a retrospective analysis of the European acute promyelocytic leukemia group. *J Clin Oncol*. 2005;23(1):120–126.

39. Frankel SR, Eardley A, Lauwers G, et al. The "retinoic acid syn-drome" in acute promyelocytic leukemia. *Ann Intern Med*. 1992;117(4):292–296.

40. Patatanian E, Thompson DF. Retinoic acid syndrome: a review. *J Clin Pharm Ther*. 2008;33(4):331–338.

41. Soignet SL, Frankel SR, Douer D, et al. United States multicenter study of arsenic trioxide in relapsed acute promyelocytic leukemia. *J Clin Oncol*. 2001;19(18):3852–3860.

42. Nimer SD. Myelodysplastic syndromes. *Blood*. 2008;111(10):4841–4851.

43. Greenberg P, Cox C, LeBeau MM, et al. International scoring sys-tem for evaluating prognosis in myelodysplastic syndromes. *Blood*. 1997;89(6):2079–2088.

44. Malcovati L, Germing U, Kuendgen A, et al. Time-dependent prog-nostic scoring system for predicting survival and leukemic evo-lution in myelodysplastic syndromes. *J Clin Oncol*. 2007;25(23): 3503–3510.

45. Montalban-Bravo G, Garcia-Manero G. Myelodysplastic syndromes: 2018 update on diagnosis, risk-stratification and management. *Am J Hematol*. 2018;93(1):129–147.

46. List A, Dewald G, Bennett J, et al. Lenalidomide in the myelodys-plastic syndrome with chromosome 5q deletion. *N Engl J Med*. 2006;355(14):1456–1465.

47. Kantarjian H, Issa J-PJ, Rosenfeld CS, et al. Decitabine improves patient outcomes in myelodysplastic syndromes: Results of a phase III randomized study. *Cancer*. 2006;106(8):1794–1803.

48. Silverman LR, Demakos EP, Peterson BL, et al. Randomized con-trolled trial of azacitidine in patients with the myelodysplastic syn-drome: a study of the Cancer and Leukemia Group B. *J Clin Oncol*. 2002;20(10):2429–2440.

49. Hellström-Lindberg E, Malcovati L. Supportive care and use of hematopoietic growth factors in myelodysplastic syndromes. *Semin Hematol*. 2008;45(1):14–22.

50. Sloand EM, Wu CO, Greenberg P, et al. Factors affecting response and survival in patients with myelodysplasia treated with immunosup-pressive therapy. *J Clin Oncol*. 2008;26(15):2505–2511.

51. Gattermann N. Guidelines on iron chelation therapy in patients with myelodysplastic syndromes and transfusional iron overload. *Leukemia Res*. 2007;31(suppl 3):S10–S15.

52. Siegel RL, Miller KD, Jemal A. Cancer statistics, 2017. *CA Cancer J Clin*. 2017;67(1):7–30.

53. Lamanna N, Weiss M. Treatment options for newly diagnosed patients with adult acute lymphoblastic leukemia. *Curr Hematol Rep*. 2004;3(1):40–46.

54. Ma H, Sun H, Sun X. Survival improvement by decade of patients aged 0-14 years with acute lymphoblastic leukemia: a SEER analysis. *Sci Rep*. 2014;4:4227.

55. Pulte D, Jansen L, Gondos A, et al. Survival of adults with acute lym-phoblastic leukemia in Germany and the United States. *PLoS One*. 2014;9(1):e85554.

56. Pui CH, Relling MV, Downing JR. Acute lymphoblastic leukemia. *N Engl J Med*. 2004;350(15):1535–1548.

57. Soussain C, Patte C, Ostronoff M, et al. Small noncleaved cell lym-phoma and leukemia in adults. A retrospective study of 65 adults treated with the LMB pediatric protocols. *Blood*. 1995;85(3):664–674.

58. Lee EJ, Petroni GR, Schiffer CA, et al. Brief-duration high-intensity chemotherapy for patients with small noncleaved–cell lymphoma or FAB L3 acute lymphocytic leukemia: results of cancer and leukemia Group B study 9251. *J Clin Oncol*. 2001;19(20):4014–4022.

59. Thomas DA, Cortes J, O'Brien S, et al. Hyper-CVAD program in Burkitt's-type adult acute lymphoblastic leukemia. *J Clin Oncol*. 1999;17(8):2461.

60. Ohno R. Current progress in the treatment of adult acute leukemia in Japan. Japanese *J Clin Oncol*. 1993;23(2):85–97.

61. Gaynor J, Chapman D, Little C, et al. A cause-specific hazard rate analysis of prognostic factors among 199 adults with acute lympho-blastic leukemia: the Memorial Hospital experience since 1969. *J Clin Oncol*. 1988;6(6):1014–1030.

62. Hoelzer D, Thiel E, Löffler H, et al. Intensified therapy in acute lym-phoblastic and acute undifferentiated leukemia in adults. *Blood*. 1984;64(1):38–47.

63. Boucheix C, David B, Sebban C, et al. Immunophenotype of adult acute lymphoblastic leukemia, clinical parameters, and outcome: an analysis of a prospective trial including 562 tested patients (LALA87). French Group on Therapy for Adult Acute Lymphoblastic Leukemia. *Blood*. 1994;84(5):1603–1612.

64. Hoelzer D, Thiel E, Löffler H, et al. Prognostic factors in a multicenter study for treatment of acute lymphoblastic leukemia in adults. *Blood*. 1988;71(1):123–131.

65. Cave H, van der Werff ten Bosch J, Suciu S, et al. Clinical signifi-cance of minimal residual disease in childhood acute lymphoblas-tic leukemia. European Organization for Research and Treatment of Cancer–Childhood Leukemia Cooperative Group. *N Engl J Med*. 1998;339(9):591–598.

66. Eckert C, Henze G, Seeger K, et al. Use of allogeneic hematopoietic stem-cell transplantation based on minimal residual disease response improves outcomes for children with relapsed acute lymphoblastic leukemia in the intermediate-risk group. *J Clin Oncol.* 2013;31(21):2736–2742.

67. Conter V, Bartram CR, Valsecchi MG, et al. Molecular response to treatment redefines all prognostic factors in children and adolescents with B-cell precursor acute lymphoblastic leukemia: results in 3184 patients of the AIEOP-BFM ALL 2000 study. *Blood.* 2010;115(16):3206–3214.

68. Schauer P, Arlin ZA, Mertelsmann R, et al. Treatment of acute lymphoblastic leukemia in adults: results of the L-10 and L-10M protocols. *J Clin Oncol.* 1983;1(8):462–470.

69. Linker C, Damon L, Ries C, et al. Intensified and shortened cyclical chemotherapy for adult acute lymphoblastic leukemia. *J Clin Oncol.* 2002;20(10):2464–2471.

70. Larson RA. Adult ALL: Where are we and where are we going? *Clin Adv Hematol Oncol.* 2004;2(6):342–344.

71. Thomas X, Danaïla C, Le Q-H, et al. Long-term follow-up of patients with newly diagnosed adult acute lymphoblastic leukemia: a single institution experience of 378 consecutive patients over a 21-year period. *Leukemia.* 2001;15(12):1811–1822.

72. Annino L. Treatment of adult acute lymphoblastic leukemia (ALL): long-term follow-up of the GIMEMA ALL 0288 randomized study. *Blood.* 2002;99(3):863–871.

73. Takeuchi J, Kyo T, Naito K, et al. Induction therapy by frequent administration of doxorubicin with four other drugs, followed by intensive consolidation and maintenance therapy for adult acute lymphoblastic leukemia: the JALSG-ALL93 study. *Leukemia.* 2002;16(7):1259–1266.

74. Weiss MA, Heffner L, Lamanna N, et al. A randomized trial of cytarabine with high-dose mitoxantrone compared to a standard vincristine/prednisone-based regimen as induction therapy for adult patients with ALL. *J Clin Oncol.* 2005;23(16, suppl):6516.

75. Gottlieb AJ, Weinberg V, Ellison RR, et al. Efficacy of daunorubicin in the therapy of adult acute lymphocytic leukemia: a prospective randomized trial by cancer and leukemia group B. *Blood.* 1984;64(1):267–274.

76. Fiere D, Extra JM, David B, et al. Treatment of 218 adult acute lymphoblastic leukemias. *Semin Oncol.* 1987;14(2, suppl 1):64–66.

77. Toyoda Y, Manabe A, Tsuchida M, et al. Six months of maintenance chemotherapy after intensified treatment for acute lymphoblastic leukemia of childhood. *J Clin Oncol.* 2000;18(7):1508–1516.

78. Moricke A, Zimmermann M, Reiter A, et al. Long-term results of five consecutive trials in childhood acute lymphoblastic leukemia performed by the ALL-BFM study group from 1981 to 2000. *Leukemia.* 2010;24(2):265–284.

79. Richards S, Gray R, Peto R, Gaynon P, Masera G. Duration and intensity of maintenance chemotherapy in acute lymphoblastic leukaemia: overview of 42 trials involving 12 000 randomised children. *Lancet.* 1996;347(9018):1783–1788.

80. Cuttner J, Mick R, Budman DR, et al. Phase III trial of brief intensive treatment of adult acute lymphocytic leukemia comparing daunorubicin and mitoxantrone: a CALGB study. *Leukemia.* 1991;5(5):425–431.

81. Dekker AW, van't Veer MB, Sizoo W, et al. Intensive postremission chemotherapy without maintenance therapy in adults with acute lymphoblastic leukemia. Dutch Hemato-Oncology Research Group. *J Clin Oncol.* 1997;15(2):476–482.

82. Bassan R, Hoelzer D. Modern therapy of acute lymphoblastic leukemia. *J Clin Oncol.* 2011;29(5):532–543.

83. Kantarjian HM, Walters RS, Smith TL, et al. Identification of risk groups for development of central nervous system leukemia in adults with acute lymphocytic leukemia. *Blood.* 1988;72(5):1784–1789.

84. Omura GA, Moffitt S, Vogler WR, et al. Combination chemotherapy of adult acute lymphoblastic leukemia with randomized central nervous system prophylaxis. *Blood.* 1980;55(2):199–204.

85. Doney K, Fisher LD, Appelbaum FR, et al. Treatment of adult acute lymphoblastic leukemia with allogeneic bone marrow transplantation. Multivariate analysis of factors affecting acute graft-versus-host disease, relapse, and relapse-free survival. *Bone Marrow Transplant.* 1991;7(6):453–459.

86. Sebban C, Lepage E, Vernant JP, et al. Allogeneic bone marrow transplantation in adult acute lymphoblastic leukemia in first complete remission: a comparative study. French Group of Therapy of Adult Acute Lymphoblastic Leukemia. *J Clin Oncol.* 1994;12(12):2580–2587.

87. Zhang MJ, Hoelzer D, Horowitz MM, et al. Long-term follow-up of adults with acute lymphoblastic leukemia in first remission treated with chemotherapy or bone marrow transplantation. The Acute Lymphoblastic Leukemia Working Committee. *Ann Intern Med.* 1995;123(6):428–431.

88. Thomas X, Boiron J-M, Huguet F, et al. Outcome of treatment in adults with acute lymphoblastic leukemia: analysis of the LALA-94 trial. *J Clin Oncol.* 2004;22(20):4075–4086.

89. Schultz KR, Bowman WP, Aledo A, et al. Improved early event-free survival with imatinib in Philadelphia chromosome-positive acute lymphoblastic leukemia: a children's oncology group study. *J Clin Oncol.* 2009;27(31):5175–5181.

90. Biondi A, Schrappe M, De Lorenzo P, et al. Imatinib after induction for treatment of children and adolescents with Philadelphia-chromosome-positive acute lymphoblastic leukaemia (EsPhALL): a randomised, open-label, intergroup study. *Lancet Oncol.* 2012;13(9):936–945.

91. Foa R, Vitale A, Vignetti M, et al. Dasatinib as first-line treatment for adult patients with Philadelphia chromosome-positive acute lymphoblastic leukemia. *Blood.* 2011;118(25):6521–6528.

92. Cortes JE, Kim DW, Pinilla-Ibarz J, et al. A phase 2 trial of ponatinib in Philadelphia chromosome-positive leukemias. *N Engl J Med.* 2013;369(19):1783–1796.

93. Kantarjian HM, DeAngelo DJ, Stelljes M, et al. Inotuzumab ozogamicin versus standard therapy for acute lymphoblastic leukemia. *N Engl J Med.* 2016;375(8):740–753.

94. Kantarjian H, Stein A, Gokbuget N, et al. Blinatumomab versus chemotherapy for advanced acute lymphoblastic leukemia. *N Engl J Med.* 2017;376(9):836–847.

95. Grupp SA, Kalos M, Barrett D, et al. Chimeric antigen receptor-modified T cells for acute lymphoid leukemia. *N Engl J Med.* 2013;368(16):1509–1518.

96. Haim N, Epelbaum R, Ben-Shahar M, et al. Full dose vincristine (without 2-mg dose limit) in the treatment of lymphomas. *Cancer.* 1994;73(10):2515–2519.

97. Barry E, Alvarez JA, Scully RE, et al. Anthracycline-induced cardiotoxicity: course, pathophysiology, prevention and management. *Expert Opin Pharmacother.* 2007;8(8):1039–1058.

98. Bonifant CL, Jackson HJ, Brentjens RJ, et al. Toxicity and management in CAR T-cell therapy. *Mol Ther Oncolytics.* 2016;3:16011.

99. Jaffe ES HN, Stein H, Vardiman JW, ed. *World Health Organization Classification of Tumours. Pathology and Genetics of Tumours of Hematopoeitic and Lymphoid Tissues.* Lyon, France: IARC Press; 2001.

100. Preston DL, Kusumi S, Tomonaga M, et al. Cancer incidence in atomic bomb survivors. Part III. Leukemia, lymphoma and multiple myeloma, 1950-1987. *Radiat Res.* 1994;137(2, Suppl):S68–S97.

101. Goldin LR, Pfeiffer RM, Li X, et al. Familial risk of lymphoproliferative tumors in families of patients with chronic lymphocytic leukemia: results from the Swedish Family-Cancer Database. *Blood.* 2004;104(6):1850–1854.

102. Molica S, Levato D. What is changing in the natural history of chronic lymphocytic leukemia? *Haematologica.* 2001;86(1):8–12.

103. Pangalis GA, Vassilakopoulos TP, Dimopoulou MN, et al. B-chronic lymphocytic leukemia: practical aspects. *Hematol Oncol.* 2002;20(3):103–146.

104. Cukierman T, Gatt ME, Libster D, et al. Chronic lymphocytic leukemia presenting with extreme hyperleukocytosis and thrombosis of the common femoral vein. *Leuk Lymphoma.* 2002;43(9):1865–1868.

105. Diehl LF, Karnell LH, Menck HR. The American College of Surgeons Commission on Cancer and the American Cancer Society. The National cancer data base report on age, gender, treatment, and outcomes of patients with chronic lymphocytic leukemia. *Cancer.* 1999;86(12):2684–2692.

106. Binet JL, Auquier A, Dighiero G, et al. A new prognostic classification of chronic lymphocytic leukemia derived from a multivariate survival analysis. *Cancer.* 1981;48(1):198–206.

107. Rai KR, Sawitsky A, Cronkite EP, et al. Clinical staging of chronic lymphocytic leukemia. *Blood.* 1975;46(2):219–234.

108. Rai K. A critical analysis of staging in CLL. In Gale RP, Rai KR, eds. *Chronic Lymphocytic Leukemia. Recent Progress and Future Direction.* New York, NY: Liss; 1987.

109. Dohner H, Stilgenbauer S, Benner A, et al. Genomic aberrations and survival in chronic lymphocytic leukemia. *N Engl J Med.* 2000;343(26):1910–1916.

110. Hamblin TJ, Davis Z, Gardiner A, et al. Unmutated Ig V(H) genes are associated with a more aggressive form of chronic lymphocytic leukemia. *Blood.* 1999;94(6).1848–1854.

111. Damle RN, Wasil T, Fais F, et al. Ig V gene mutation status and CD38

expression as novel prognostic indicators in chronic lymphocytic leukemia. *Blood*. 1999;94(6):1840–1847.

112. Crespo M, Bosch F, Villamor N, et al. ZAP-70 expression as a surrogate for immunoglobulin-variable-region mutations in chronic lymphocytic leukemia. *N Engl J Med*. 2003;348(18):1764–1775.

113. Cheson BD, Bennett JM, Grever M, et al. National Cancer Institute-sponsored Working Group guidelines for chronic lymphocytic leukemia: revised guidelines for diagnosis and treatment. *Blood*. 1996;87(12):4990–4997.

114. Fowler N, Davis E. Targeting B-cell receptor signaling: changing the paradigm. *Hematol Am Soc Hematol Educ Program*. 2013;2013:553–560.

115. Kay NE, Geyer SM, Call TG, et al. Combination chemoimmunotherapy with pentostatin, cyclophosphamide, and rituximab shows significant clinical activity with low accompanying toxicity in previously untreated B chronic lymphocytic leukemia. *Blood*. 2007;109(2):405–411.

116. Keating MJ, O'Brien S, Albitar M, et al. Early results of a chemoimmunotherapy regimen of fludarabine, cyclophosphamide, and rituximab as initial therapy for chronic lymphocytic leukemia. *J Clin Oncol*. 2005;23(18):4079–4088.

117. Tam CS, O'Brien S, Wierda W, et al. Long-term results of the fludarabine, cyclophosphamide, and rituximab regimen as initial therapy of chronic lymphocytic leukemia. *Blood*. 2008;112(4):975–980.

118. Eichhorst B, Fink AM, Bahlo J, et al. First-line chemoimmunotherapy with bendamustine and rituximab versus fludarabine, cyclophosphamide, and rituximab in patients with advanced chronic lymphocytic leukaemia (CLL10): an international, open-label, randomised, phase 3, non-inferiority trial. *Lancet Oncol*. 2016;17(7):928–942.

119. Deeks ED. Ibrutinib: a review in chronic lymphocytic leukaemia. *Drugs*. 2017;77(2):225–236.

120. Burger JA, Tedeschi A, Barr PM, et al. Ibrutinib as initial therapy for patients with chronic lymphocytic leukemia. *N Engl J Med*. 2015;373(25):2425–2437.

121. Hillmen P, Robak T, Janssens A, et al. Chlorambucil plus ofatumumab versus chlorambucil alone in previously untreated patients with chronic lymphocytic leukaemia (COMPLEMENT 1): a randomised, multicentre, open-label phase 3 trial. *Lancet*. 2015;385(9980):1873–1883.

122. Goede V, Fischer K, Busch R, et al. Obinutuzumab plus chlorambucil in patients with CLL and coexisting conditions. *N Engl J Med*. 2014;370(12):1101–1110.

123. Furman RR, Sharman JP, et al. Idelalisib and rituximab in relapsed chronic lymphocytic leukemia. *N Engl J Med*. 2014;370(11):997–1007.

124. Stilgenbauer S, Eichhorst B, Schetelig J, et al. Venetoclax in relapsed or refractory chronic lymphocytic leukaemia with 17p deletion: a multicentre, open-label, phase 2 study. *Lancet Oncol*. 2016;17(6):768–778.

125. Sandherr M, Einsele H, Hebart H, et al. Antiviral prophylaxis in patients with haematological malignancies and solid tumours: Guidelines of the Infectious Diseases Working Party (AGIHO) of the German Society for Hematology and Oncology (DGHO). *Annals Oncol*. 2006;17(7):1051–1059.

126. Hamblin TJ. Autoimmune complications of chronic lymphocytic leukemia. *Semin Oncol*. 2006;33(2):230–239.

127. Hisada M, Biggar RJ, Greene MH, et al. Solid tumors after chronic lymphocytic leukemia. *Blood*. 2001;98(6):1979–1981.

128. Kyasa MJ, Hazlett L, Parrish RS, et al. Veterans with chronic lymphocytic leukemia/small lymphocytic lymphoma (CLL/SLL) have a markedly increased rate of second malignancy, which is the most common cause of death. *Leuk Lymphoma*. 2004;45(3):507–513.

129. Waxman AJ, Mink PJ, Devesa SS, et al. Racial disparities in incidence and outcome in multiple myeloma: a population-based study. *Blood*. 2010;116(25):5501–5506.

130. Landgren O, Kyle RA, Pfeiffer RM, et al. Monoclonal gammopathy of undetermined significance (MGUS) consistently precedes multiple myeloma: a prospective study. *Blood*. 2009;113(22):5412–5417.

131. Camp NJ, Werner TL, Cannon-Albright LA. Familial myeloma. *N Engl J Med*. 2008;359(16):1734–1735.

132. Landgren O, Kristinsson SY, Goldin LR, et al. Risk of plasma cell and lymphoproliferative disorders among 14621 first-degree relatives of 4458 patients with monoclonal gammopathy of undetermined significance in Sweden. *Blood*. 2009;114(4):791–795.

133. Kyle RA, Durie BG, Rajkumar SV, et al. Monoclonal gammopathy of undetermined significance (MGUS) and smoldering (asymptomatic) multiple myeloma: IMWG consensus perspectives risk factors for progression and guidelines for monitoring and management. *Leukemia*. 2010;24(6):1121–1127.

134. Rajkumar SV, Dimopoulos MA, Palumbo A, et al. International Myeloma Working Group updated criteria for the diagnosis of multiple myeloma. *Lancet Oncol*. 2014;15(12):e538–e548.

135. Rajkumar SV. Multiple myeloma: 2016 update on diagnosis, risk-stratification, and management. *Am J Hematol*. 2016;91(7):719–734.

136. Melton LJ 3rd, Kyle RA, Achenbach SJ, et al. Fracture risk with multiple myeloma: a population-based study. *J Bone Miner Res*. 2005;20(3):487–493.

137. O'Donnell EK, Raje NS. Myeloma bone disease: pathogenesis and treatment. *Clin Adv Hematol Oncol*. 2017;15(4):285–295.

138. Kumar SK, Callander N, Alsina M, et al. Multiple Myeloma, Version 3.2017, NCCN Clinical Practice Guidelines in Oncology. *J Natl Compr Canc Netw*. 2017;15(2):230–269.

139. Kumar SK, Lee JH, Lahuerta JJ, et al. Risk of progression and survival in multiple myeloma relapsing after therapy with IMiDs and bortezomib: a multicenter international myeloma working group study. *Leukemia*. 2012;26(1):149–157.

140. Sonneveld P, Goldschmidt H, Rosinol L, et al. Bortezomib-based versus nonbortezomib-based induction treatment before autologous stem-cell transplantation in patients with previously untreated multiple myeloma: a meta-analysis of phase III randomized, controlled trials. *J Clin Oncol*. 2013;31(26):3279–3287.

141. Cavo M, Tacchetti P, Patriarca F, et al. Bortezomib with thalidomide plus dexamethasone compared with thalidomide plus dexamethasone as induction therapy before, and consolidation therapy after, double autologous stem-cell transplantation in newly diagnosed multiple myeloma: a randomised phase 3 study. *Lancet*. 2010;376(9758):2075–2085.

142. Child JA, Morgan GJ, Davies FE, et al. High-dose chemotherapy with hematopoietic stem-cell rescue for multiple myeloma. *N Engl J Med*. 2003;348(19):1875–1883.

143. Attal M, Harousseau JL, Stoppa AM, et al. A prospective, randomized trial of autologous bone marrow transplantation and chemotherapy in multiple myeloma. Intergroupe Francais du Myelome. *N Engl J Med*. 1996;335(2):91–97.

144. McCarthy PL, Holstein SA, Petrucci MT, et al. Lenalidomide maintenance after autologous stem-cell transplantation in newly diagnosed multiple myeloma: a meta-analysis. *J Clin Oncol*. 2017;35(29):3279–3289.

145. Benboubker L, Dimopoulos MA, Dispenzieri A, et al. Lenalidomide and dexamethasone in transplant-ineligible patients with myeloma. *N Engl J Med*. 2014;371(10):906–917.

146. Boccadoro M. Updated analysis of CALGB (Alliance) 100104. *Lancet Haematol*. 2017;4(9):e404–e405.

147. Attal M, Lauwers-Cances V, Marit G, et al. Lenalidomide maintenance after stem-cell transplantation for multiple myeloma. *N Engl J Med*. 2012;366(19):1782–1791.

148. Sonneveld P, Schmidt-Wolf IG, van der Holt B, et al. Bortezomib induction and maintenance treatment in patients with newly diagnosed multiple myeloma: results of the randomized phase III HOVON-65/GMMG-HD4 trial. *J Clin Oncol*. 2012;30(24):2946–2955.

149. Rosinol L, Oriol A, Teruel AI, et al. Bortezomib and thalidomide maintenance after stem cell transplantation for multiple myeloma: a PETHEMA/GEM trial. *Leukemia*. 2017;31(9):1922–1927.

150. Durie BG, Hoering A, Abidi MH, et al. Bortezomib with lenalidomide and dexamethasone versus lenalidomide and dexamethasone alone in patients with newly diagnosed myeloma without intent for immediate autologous stem-cell transplant (SWOG S0777): a randomised, open-label, phase 3 trial. *Lancet*. 2017;389(10068):519–527.

151. Moreau P. How I treat myeloma with new agents. *Blood*. 2017;130(13):1507–1513.

152. Hulin C, Belch A, Shustik C, et al. Updated outcomes and impact of age with lenalidomide and low-dose dexamethasone or melphalan, prednisone, and thalidomide in the randomized, Phase III first trial. *J Clin Oncol*. 2016;34(30):3609–3617.

153. Mateos MV, Dimopoulos MA, Cavo M, et al. Daratumumab plus bortezomib, melphalan, and prednisone for untreated myeloma. *N Engl J Med*. 2018;378(6):518–528.

154. Durie BG, Harousseau JL, Miguel JS, et al. International uniform response criteria for multiple myeloma. *Leukemia*. 2006;20(9):1467–1473.

155. Munshi NC, Avet-Loiseau H, Rawstron AC, et al. Association of minimal residual disease with superior survival outcomes in patients with multiple myeloma: a meta-analysis. *JAMA Oncol*. 2017;3(1):28–35.

156. Kumar S, Paiva B, Anderson KC, et al. International Myeloma Working Group consensus criteria for response and minimal residual disease assessment in multiple myeloma. *Lancet Oncol.* 2016;17(8):e328–e346.

157. Lacy MQ, Allred JB, Gertz MA, et al. Pomalidomide plus low-dose dexamethasone in myeloma refractory to both bortezomib and lenalidomide: comparison of 2 dosing strategies in dual-refractory disease. *Blood.* 2011;118(11):2970–2975.

158. Lokhorst HM, Plesner T, Laubach JP, et al. Targeting CD38 with daratumumab monotherapy in multiple myeloma. *N Engl J Med.* 2015;373(13):1207–1219.

159. Laubach J, Garderet L, Mahindra A, et al. Management of relapsed multiple myeloma: recommendations of the International Myeloma Working Group. *Leukemia.* 2016;30(5):1005–1017.

160. Blade J, Rosinol L, Fernandez de Larrea C. How I treat relapsed myeloma. *Blood.* 2015;125(10):1532–1540.

161. Harousseau JL, Attal M. How I treat first relapse of myeloma. *Blood.* 2017;130(8):963–973.

162. Dimopoulos MA, Oriol A, Nahi H, et al. Daratumumab, Lenalidomide, and Dexamethasone for Multiple Myeloma. *N Engl J Med.* 2016;375(14):1319–1331.

163. Palumbo A, Chanan-Khan A, Weisel K, et al. Daratumumab, bortezomib, and dexamethasone for multiple myeloma. *N Engl J Med.* 2016;375(8):754–766.

164. Palumbo A, Cavo M, Bringhen S, et al. Aspirin, warfarin, or enoxaparin thromboprophylaxis in patients with multiple myeloma treated with thalidomide: a phase III, open-label, randomized trial. *J Clin Oncol.* 2011;29(8):986–993.

165. Musto P, Anderson KC, Attal M, et al. Second primary malignancies in multiple myeloma: an overview and IMWG consensus. *Ann Oncol.* 2017;28(2):228–245.

166. San Miguel J, Blade J, Boccadoro M, et al. A practical update on the use of bortezomib in the management of multiple myeloma. *Oncologist.* 2006;11(1):51–61.

167. Atrash S, Tullos A, Panozzo S, et al. Cardiac complications in relapsed and refractory multiple myeloma patients treated with carfilzomib. *Blood Cancer J.* 2015;5:e272.

168. Afifi S, Michael A, Lesokhin A. Immunotherapy: a new approach to treating multiple myeloma with daratumumab and elotuzumab. *Ann Pharmacother.* 2016;50(7):555–568.

169. Lonial S, Dimopoulos M, Palumbo A, et al. Elotuzumab therapy for relapsed or refractory multiple myeloma. *N Engl J Med.* 2015;373(7):621–631.

170. Bergsagel PL, Mateos MV, Gutierrez NC, et al. Improving overall survival and overcoming adverse prognosis in the treatment of cytogenetically high-risk multiple myeloma. *Blood.* 2013;121(6):884–892.

第24章

支气管肺癌的评估与治疗

Jorge E. Gomez

据估计,2018 年新发肺癌病例为 234 030 例,死亡病例为 155 870 例[1]。而其他三种最常见的癌症:前列腺癌、乳腺癌和结肠癌,估计共有 511 740 例新发病例,120 140 例死亡病例。肺癌是男性和女性中第二大常见癌症,但却是癌症死亡率最高的肿瘤,超过了男性的前列腺癌和女性的乳腺癌。这些统计数据显示了肺癌的侵袭特性以及治疗和预防肺癌的重要性。在过去的十年中,男性的肺癌死亡率已显著下降,而女性则略有下降;发病率男性从 20 世纪 90 年代以来,女性从 21 世纪 00 年代中期开始也一直在缓慢下降[1]。

流行病学

大多数肺癌与烟草制品的消耗有关。已发表的研究均显示吸烟与肺癌发生相关,另外吸烟还与肺癌死亡风险增加密切相关,死亡风险随着吸烟量的增加而增加[2-4]。但是,所有肺癌中仍约有 15% 是发生在非吸烟者中。石棉和氡的暴露也与肺癌的发生有关[5,6],尽管很难计算它们的绝对贡献。石棉是一种纤维状矿物,20 世纪 80 年代以前一直用于许多产品的生产,包括绝缘材料、建筑管道、天花板瓷砖和其他建筑元素。氡是由镭的腐烂形成的一种气体,它存在于自然环境中,但会在房屋中积累。2004 年发表的荟萃分析显示,随着氡浓度的升高,患肺癌的风险统计学上有显著增加[7]。尽管肺癌的主要原因可能是环境因素,但许多研究表明了肺癌的遗传易感性,目前正在研究特定的遗传异常。

肺癌易感人群为中、老年人,中位数年龄为 70 岁[8]。之前女性肺癌的发病率一直很低,但是近年迅速增加已接近男性的发病率。据估计 2018 年的 234 030 例新发肺癌中,大约 47% 为女性,而因肺癌死亡人数中女性占比达 46%[1]。

病理

肺癌是一种病理异质性肿瘤,主要分为小细胞肺癌(small cell lung cancer, SCLC)和非小细胞肺癌(non-small cell lung cancer, NSCLC)。SCLC 将在本章后面讨论。世界卫生组织(World Health Organization, WHO)对肺癌的分类将 NSCLC 分为不同的亚型(表 24-1)[9]。最常见的病理类型是腺癌、鳞状细胞癌和大细胞癌。这些亚型之间存在细微的临床差异,但是没有明确证据表明肿瘤组织学是 NSCLC 重要的预后影响变量。腺癌是最常见的

表 24-1　2015WHO 肺癌病理分类

腺癌	鳞状细胞原位癌
贴壁型腺癌	神经内分泌肿瘤
腺泡型腺癌	小细胞癌
乳头型腺癌	大细胞神经内分泌癌
微乳头型腺癌	大细胞癌
实体型腺癌	腺鳞癌
浸润性黏液腺癌	肉瘤样癌
胶质性腺癌	多形性癌
胎儿型腺癌	梭形细胞癌
肠型腺癌	巨细胞癌
微小浸润型腺癌	癌肉瘤
原位腺癌	肺胚细胞瘤
鳞状细胞癌	其他未分类癌
角化型鳞癌	淋巴上皮样癌
非角化型鳞癌	NUT 肿瘤
基底鳞状细胞癌	唾液型肿瘤

NUT,睾丸核蛋白;WHO,世界卫生组织。

病理类型,占肺癌的 30%～40%,常位于肺外周,并伴有纤维瘢痕。原位癌,以前称为支气管肺泡癌,是腺癌的一种亚型,其特征是生长缓慢且长期稳定。另外,在肿瘤样本中出现多种组织学的混合也并不少见。EGFR、ALK 和 ROS1 等突变主要存在于腺癌中,而很少出现在鳞状细胞癌中。

筛查

只有早期阶段的肺癌才有可能被治愈,但不幸的是,大多数肺癌被诊断时已为无法治愈的晚期阶段。虽然通过戒烟预防肺癌已取得了很大进展,但在美国和全世界,吸烟率仍然很高。因此,在高危人群中,加强筛查,从而在早期就发现肺癌是非常重要的。

20 世纪 70 和 80 年代美国进行的三项大型随机对照试验结果显示无法通过胸部 X 线和痰细胞学筛查降低肺癌死亡率。但是,这些研究显示筛查可显著增加肺癌的早期检出[10-12]。美国国家肺癌筛查试验(NLST)将 53 454 名受试者随机分组接受低剂量胸部 CT 或胸部 X 线筛查,发现肺癌死亡率可降低 20%[13]。

国际早期肺癌行动计划研究人员对 31 567 名无症状肺癌高危人群进行了低剂量螺旋 CT 筛查。在被确诊的 484 例肺癌中,有 85% 是临床 I 期[14]。肺癌的高风险人群定义为有吸烟史、职业暴露(石棉、铍、铀或氡)或接触二手烟。显然,在高危人群中进行 CT 筛查肺癌可以诊断出早期、可治愈的肺癌。然而,令人担忧的是,这种筛查也可能发现非癌性病变,并导致额外的进一步检查,既昂贵而且可能是侵入性的。

预防

尽管大多数癌症的病因都尚不清楚,但众所周知,烟草烟雾暴露是肺癌的主要原因。尽管并非所有的肺癌都与烟草使用有关,但大约 85% 的肺癌患者有大量烟草暴露。与目前仍吸烟者相比,已戒烟的受试者患肺癌风险降低[15],尽管这种风险不能恢复到从未吸烟者水平。因此,NSCLC 最重要的预防措施首先是建议不吸烟,第二位是建议已经吸烟者戒烟。因此政府和非政府卫生机构应做出的最大努力预防措施是行为改变。

目前已经开展了多项大型预防肺癌药物的临床试验,有约 70 000 人参加的 β 胡萝卜素预防试验。其中的两个大型试验均表明,接受 β- 胡萝卜素的患者患肺癌的风险增加[16,17]。NSCLC 患者中进行的类维生素 A 的多项试验尚未显示出复发或生存的获益。

诊断

肺癌的诊断通常是因患者出现了疾病可能引起的多种症状之一后进行检查而确诊的。然而,许多患者是因进行常规健康体检或因评估其他健康问题时行胸部 X 线、胸部 CT 时偶然被诊断的。肺癌的症状与病灶的位置有关。

原发病变引起的症状有:
● 阻塞性病变所致肺不张或心包、胸腔积液时可引起呼吸困难和咳嗽。
● 支气管病变所致出血时可引起咯血。
● 喉返神经受累所致声带麻痹可引起声音嘶哑。
● 胸膜或胸壁受累可引起疼痛。
● 肿瘤或淋巴结压迫可引起上腔静脉阻塞综合征症状。

转移引起的症状有:
● 脑转移瘤可引起头痛、恶心、呕吐、精神错乱、癫痫发作和中枢神经系统症状。
● 骨转移可引起疼痛或病理性骨折。

副癌综合征表现有:
● 高钙血症可引起意识障碍、恶心和呕吐。
● 肥大性肺性骨关节病可引起疼痛和骨骼畸形。凝血异常并不少见,并可引起深静脉血栓形成和肺栓塞。

NSCLC 的标准检查包括以下内容:
1. 支气管镜检查可以获取组织标本有助于肺癌的初步诊断,并且帮助肺癌分期。
2. 肺部病变的细针穿刺活检有助于诊断大多数肺癌。
3. 胸腹部 CT 扫描与静脉造影帮助确定肺癌分期,并作为评估治疗反应的基线。
4. 脑部影像学成像可以识别早期或局部晚期肺癌患者的无症状脑转移;对于有神经系统症状的晚期肺癌,用于评估疾病的程度和制定治疗方案。
5. PET-CT 对于早期肺癌分期和评估转移灶均有重要作用。
6. 骨扫描用于为有骨症状或碱性磷酸酶升高

的患者确定是否有骨转移。

7. 肺功能检查用于评估拟行手术患者术后肺功能的耐受性。

8. 纵隔镜检查可以对纵隔淋巴结进行直接评估,用于充分确认或排除纵隔淋巴结是否受累。

副癌综合征

副癌综合征是由肿瘤或身体对肿瘤产生的反应而表现出的一系列症状。NSCLC 最常见的副癌综合征如下:

高钙血症

严重高钙血症通常是由于甲状旁腺激素相关肽(PTHrP)的产生。该蛋白与甲状旁腺激素(PTH)结合相同的受体,并会增加钙的骨吸收和肾中钙的重吸收,可通过静脉补水,利尿剂和双膦酸盐治疗,通常是预后不良的标志。高钙血症也可以由骨转移造成。

肥大性肺性骨关节病

该综合征在腺癌中更为常见,特征是远端骨组织异常增生。表现为轻度关节痛,严重时可因增生性骨膜炎引起四肢骨骼肿胀和疼痛。

血栓疾病

癌症与多种凝血异常有关,包括迁徙性浅静脉血栓形成、深静脉血栓形成和肺栓塞及非细菌性血栓性心内膜炎和弥散性血管内凝血[18,19]。这些血栓形成事件的原因是多方面的,并且与肿瘤的生物学和化疗药物的血栓形成特性有关。尽管目前尚无大规模随机对照临床试验来验证,但是建议出现静脉或动脉血栓栓塞的晚期肺癌患者需终生接受抗凝治疗。

分期

与其他大多数癌症一样,分期也是 NSCLC 最重要的预后因素之一,具体取决于几个重要因素,如原发肿瘤的大小和特征(T),有无淋巴结转移(N)以及有无转移性病变(M),称为 TNM 分期系统,是 NSCLC 的国际分期系统开发的,并且是美国最常用的(表 24-2 和表 24-3)[20]。临床分期通过行标准放射影像学检查来确定。纵隔镜检查用于肿大纵隔淋巴结的病理学的确诊,有助于确定早期 NSCLC 的治疗方案。

表 24-2 NSCLC 分期标准

分期

与其他大多数癌症一样,分期是 NSCLC 最重要的预后因素之一。NSCLC 国际分级系统的 TNM 分级系统是美国最常用的系统。分期取决于几个重要因素,包括原发肿瘤的大小和特征(T),是否存在淋巴结转移(N)以及是否存在远处器官转移(M)。

肿瘤(T)

T 原发肿瘤

Tx:支气管分泌物包括痰或冲洗液中找到恶性细胞,影像学或支气管镜下未见肿瘤,或不能测量的任何原发肿瘤

T0:无任何原发肿瘤的依据

T_{is}:原位癌

T1:肿瘤最大直径≤3cm;被肺或脏层胸膜所包绕(未累及脏层胸膜);未侵及主支气管

$T1_a$:微浸润性腺癌

$T1_a$:肿瘤最大径<1cm

$T1_b$:肿瘤最大径>1cm,但<2cm

$T1_c$:肿瘤最大径>2cm,但<3cm

T2:肿瘤最大径>3cm,但<5cm 或有以下任何一项特征

- 累及主支气管,而不论其距隆突的距离如何,但不累及隆突
- 侵及脏层胸膜
- 肿瘤扩散到肺门引起肺不张或阻塞性肺炎,但并未累及全肺

$T2_a$:肿瘤最大径>3cm,但<4cm

$T2_b$:肿瘤最大径>4cm,但<5cm

续表

T3：肿瘤最大径＞5cm，但＜7cm；与原发肿瘤在同一肺叶出现孤立性癌结节；无论肿瘤大小，只要直接侵犯以下任一部位：胸壁（包括壁层胸膜和上沟瘤）、膈神经、壁层心包等；全肺的肺不张、阻塞性肺炎；侵及主支气管距隆突＜2cm，但未及隆突

T4：肿瘤最大径≥7cm或肿瘤的卫星病灶局限在原发肺叶内；无论肿瘤大小，只要侵犯以下任一部位：膈肌、纵隔、心脏、大血管、气管、喉返神经、食管、椎体和气管隆突

淋巴结（N）

Nx：区域淋巴结无法评估

N_0：无区域淋巴结转移

N_1：转移至同侧支气管周围淋巴结和/或同侧肺门淋巴结及肺内淋巴结，包括原发肿瘤的直接侵犯

N_2：转移到同侧纵隔和/或隆突下淋巴结

N_3：转移到对侧纵隔、对侧肺门、同侧或对侧斜角肌或锁骨上淋巴结

转移（M）

Mx：远处转移

M_0：远处转移无法评估

M_1：有远转移

M_{1a}：对侧肺叶有单独的癌结节；胸膜或心包结节或恶性胸腔积液、心包积液

M_{1b}：单发肺外转移

M_{1c}：单个或多个器官多发肺外转移

NSCLC，非小细胞肺癌。

摘自 Goldstraw P，Chansky K，Crowley J，et al. International Association for the Study of Lung Cancer Staging and Prognostic Factors Committee，Advisory Boards，and Participating Institutions. The IASLC Lung Cancer Staging Project：Proposals for revision of the TNM stage groupings in the forthcoming（eighth）edition of the TNM classification for lung cancer. J Thorac Oncol. 2016；11：39-51。

表24-3 NSCLC分期

分期	T	N	M	分期	T	N	M
隐匿癌	TX	N0	M0		T2a-b	N2	M0
0期	Tis	N0	M0		T3	N1	M0
ⅠA1期	T1a(mi)	N0	M0		T4	N0	M0
	T1a	N0	M0		T4	N1	M0
ⅠA2期	T1b	N0	M0	ⅢB期	T1a-c	N3	M0
ⅠA3期	T1c	N0	M0		T2a-b	N3	M0
ⅠB期	T2a	N0	M0		T3	N2	M0
ⅡA期	T2b	N0	M0		T4	N2	M0
ⅡB期	T1a-c	N1	M0	ⅢC期	T3	N3	M0
	T2a	N1	M0		T4	N3	M0
	T2b	N1	M0	ⅣA期	任何T	任何N	M1a
	T3	N0	M0		任何T	任何N	M1b
ⅢA期	T1a-c	N2	M0	ⅣB期	任何T	任何N	M1c

NSCLC，非小细胞肺癌

摘自 Goldstraw P，Chansky K，Crowley J，et al. International Association for the Study of Lung Cancer Staging and Prognostic Factors Committee，Advisory Boards，and Participating Institutions. The IASLC Lung Cancer Staging Project：Proposals for revision of the TNM stage groupings in the forthcoming（eighth）edition of the TNM classification for lung cancer. J Thorac Oncol. 2016；11：39-51。

治疗

NSCLC 的治疗是根据分期进行，但 5 年总生存率约为 18%，因此，很明显，即使是分期较早的患者，最终，也会因肺癌而死亡。

Ⅰ、Ⅱ和Ⅲ期肺癌治疗的目标是治愈疾病，可采用一种或多种治疗方式，包括手术、化疗和放疗。Ⅳ期肺癌患者采用全身治疗，同时给予对症治疗。尽管采取了积极的治疗措施，NSCLC 生存率（即使是早期阶段）也比许多其他癌症的生存率要低（表24-4）[20]。

表 24-4 根据分期的总生存期

分期	24 个月	60 个月 OS
ⅠA1	97	90
ⅠA2	94	85
ⅠA3	92	80
ⅠB	89	73
ⅡA	82	65
ⅡB	76	56
ⅢA	65	41
ⅢB	47	24
ⅢC	30	12
ⅣA	23	10
ⅣB	10	0

OS，总生存期。

Ⅰ期

Ⅰ期肺癌治疗方法为手术切除或采用立体定向放疗。关于这两种治疗方法的孰优孰劣仍存在争议，但很难实施大型临床试验来验证。一项荟萃分析显示接受肺叶切除术或亚肺叶切除术的患者预后可能比立体定向放疗患者更好，但仍需要更好的试验来证明[21]。对于无法手术的患者来说，行立体定向消融放疗患者比观察组的生存率更高[22]。

Ⅱ期

Ⅱ期肺癌的最佳治疗方法仍是手术切除术，肺叶切除术相较于亚肺叶切除术可显著降低局部复发的发生率[23]。尽管手术切除是可以治愈，但许多患者会在 5 年内复发。新辅助化疗可将Ⅱ、Ⅲ期肺癌患者手术后的生存率提高 5%～12%，因此已经

是标准治疗的一部分[24-27]。但对于Ⅰ期肺癌，是否采用新辅助化疗的争议更大。一项随机对照试验的亚组分析显示对于肿瘤大于 4cm 的患者，紫杉醇联合卡铂化疗相比观察组生存得到改善[26]。一项共纳入 4 584 例Ⅱ、Ⅲ期肺癌患者的荟萃分析显示，接受新辅助化疗患者与未接受新辅助化疗患者相比，5 年生存率提高了 5.3%[28]。辅助化疗最重要的大型随机临床试验是采用顺铂和依托泊苷或长春碱的联合方案，荟萃分析显示顺铂联合长春瑞滨方案的优势。最近的一项随机试验评估了在辅助化疗中加入 VEGF 抑制剂贝伐珠单抗，发现总生存率并没有改善[29]。

ⅢA 期

ⅢA 期 NSCLC 标准治疗方法仍未统一，包括术前或新辅助化疗后手术；新辅助放化疗后手术或单纯化、放疗。治疗方法不同主要是基于存在同侧纵隔淋巴结转移患者若仅接受手术治疗 5 年生存率低，仅 13%～23%[30]。虽然对比新辅助化疗后再行手术还是单纯手术预后更好的试验纳入人群很少，但已表明接受化疗的患者生存率提高。2005年美国临床肿瘤学会（American Society of Clinical Oncology，ASCO）会议报道了由 Albain 等进行的一项ⅢA 期 NSCLC 患者Ⅲ期随机临床试验，比较单纯同步化、放疗与同步放疗后行手术切除[31]。结果显示手术组的无进展生存时间（PFS）有所改善，但总体生存率（OS）并没有改善。尽管接受肺切除术的患者死亡率增加，但手术仍然有 PFS 获益。对比诱导化放疗与诱导化疗的荟萃分析均未发现两种方法的优势差异[32]。无法手术的ⅢA 期患者应接受放化疗联合治疗。

ⅢB 期

ⅢB 期 NSCLC 治疗采用化疗和放疗相结合的方法。20 世纪 80 年代末和 90 年代初的几项研究表明，序贯进行化疗和放疗比单纯放疗生存期更长[33-37]。随后的试验将序贯化疗和放疗与同步化疗和放疗进行了比较，显示了同步治疗组的生存期更优[38,39]。在这些试验中同步治疗的患者 5 年总生存率约为 15%，中位生存期为 16～17 个月。采用的化疗方案是顺铂和依托泊苷或长春碱的联合方案，相对于其他方案的优势在于能够在同步治疗期间给予全剂量化疗。随后进行的紫杉醇、卡铂化疗和培美曲塞、顺铂化疗的试验中，患者中位生存

率为 26%～28%[71,72]。最近的一项Ⅲ期 NSCLC 试验表明，化放疗后使用 PDL1 单抗度伐利尤单抗，患者的 PFS 从 5.6 个月显著增加到了 16.8 个月[40]。

Ⅳ期

Ⅳ期肺癌的主要治疗手段是全身治疗，包括化疗、靶向治疗和免疫治疗。选择取决于病理特征。大约 20% 的 NSCLC 存在激活突变，对酪氨酸激酶抑制剂（tyrosine kinase inhibitors，TKI）非常敏感。PD-L1 的表达可能增加了对 PD-1 PD-L1 抑制剂的敏感性（表 24-5）。

表 24-5 NSCLC 的全身治疗

化疗	靶向治疗	免疫治疗
顺铂 / 卡铂	厄洛替尼	帕博利珠单抗（pembrolizumab）
紫杉醇	吉非替尼	纳武单抗（nivolumab）
多西他赛	阿法替尼	阿替利珠单抗（atezolizumab）
吉西他滨	奥希替尼	度伐利尤单抗
培美曲塞	克唑替尼	
长春瑞滨	阿来替尼	
纳米紫杉醇	色瑞替尼	
	布格替尼	

NSCLC，非小细胞肺癌。

化疗

多项比较化疗与最佳支持治疗的试验表明，接受化疗的患者生存率和生活质量均得到改善，OS 差异约为 2 个月[41]。标准化疗方案为含铂为基础的两种药。四种以铂类为基础的双药的方案（顺铂和吉西他滨、顺铂和多西他赛、顺铂和紫杉醇或卡铂和紫杉醇）的随机试验显示，生存率之间没有区别[42]。化疗的有效率为 17%～20%，中位生存期约为 9 个月。研究已表明在紫杉醇 / 卡铂或吉西他滨 / 顺铂方案基础上联合使用贝伐珠单抗可提高生存率[43,44]。一线治疗选择化疗适用于没有激活突变（EGFR、ALK 和 ROS1）且 PD-L1 表达不足 50% 的患者。多西他赛和培美曲塞（力比泰）等二线化疗也可以提高患者的生存率和 / 或生活质量。

靶向治疗

肿瘤组织或循环肿瘤细胞游离 DNA 的基因组测序可以检测患者的肿瘤中是否存在基因激活性突变。这些突变在从未吸烟患者中更为常见。最常见的激活突变是 EGFR、ALK 和 ROS1。具有激活突变的患者对 TKI 的有效率可达到 70%，而化疗的可能有效率仅为 20%。对比 TKI 与化疗一线治疗存在激活突变 NSCLC 的多项试验均表明 TKI 治疗组 PFS 显著改善[45-47]。

免疫治疗

PD-1/PD-L1 抑制剂可消除 T 细胞活化中的抑制信号，从而增强免疫抗肿瘤作用。在 PDL-1 表达 ≥50% 的患者一线治疗中，帕博利珠单抗（pembrolizumab）治疗组 PFS 为 10.3 个月，而化疗组为 6 个月[48]。与多西他赛化疗相比，含有帕博利珠单抗、纳武单抗（nivolumab）或阿替利珠单抗（atezolizumab）的二线方案可使生存期延长约 3 个月[49,50]。

放疗可以缓解存在脑转移或脑膜受累，疼痛的骨转移，阻塞性支气管病变和上腔静脉综合征的患者相应症状，因此在Ⅳ期肺癌治疗中起重要的姑息作用。

手术也可以在Ⅳ期肺癌治疗中发挥作用。已经有许多报道显示患者在切除脑、肾上腺、肺和其他区域的单个转移病灶后获得长期生存。

特殊临床情况

肺上沟瘤

20 世纪二三十年代，Pancoast 描述了肺尖肿瘤，特点是具有局部扩展和侵袭椎体、臂丛、交感神经和肋骨的潜力。Horner 综合征、肩部疼痛和上肢肌肉萎缩的表现称为 Pancoast 综合征。由于存在难以控制的局部问题，肺上沟瘤治疗通常是综合的，包括化疗、放疗以及胸外科和脊柱外科手术，并且通常首先选择同步放化疗，然后进行手术切除[51]。

恶性胸腔积液

NSCLC 经常会出现胸腔积液（图 24-1），可能以呼吸困难的形式起病。出现胸腔积液均应评估是否为恶性积液的可能性。胸腔穿刺引流胸腔积液通常可以缓解呼吸困难的症状，但是这种症状的改善通常是短暂的。胸腔闭式引流术结合胸膜固

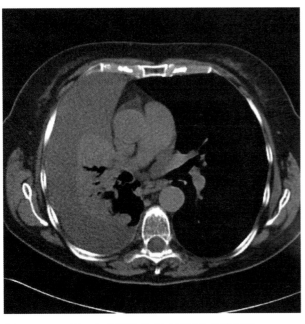

图 24-1 CT显示部分塌陷的右肺周围有胸腔积液

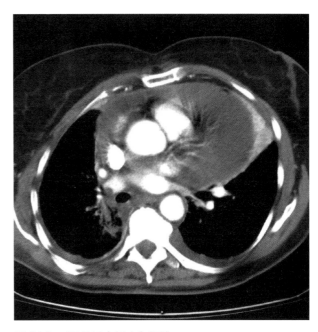

图 24-2 CT显示大量心包积液

定术或留置胸腔置管可以阻止积液增加。胸膜固定术可以采用不同的硬化剂，如四环素，博来霉素或滑石粉。胸腔镜可以替代开胸手术用以清除粘连引起的分隔。

心包积液

心包腔是另一个常见的可以藏匿含有恶性细胞液体的区域（图 24-2）。恶性细胞通常可通过淋巴系统、动脉循环或直接侵犯而进入心包腔。心包积液临床表现为呼吸困难、低血压、心动过速和其他心输出量减低的征象。若肺癌患者出现休克症状时需考虑是否存在心包积液。胸部 CT 扫描可以识别出大量心包积液，而超声心动图检查更具特异性和敏感性。虽然心包穿刺术可以迅速缓解休克症状并恢复充足的血液循环，但是肺癌患者的心包积液很快会再次积聚。开放式心包切开术可进入心包囊，立即引流并放置引流管。心包腔硬化疗法使用多西环素、博来霉素或噻替派来控制恶性心包积液。

上腔静脉阻塞综合征

上腔静脉阻塞是 SCLC 和 NSCLC 的并发症（图 24-3）。通常是由右侧肿瘤压迫或侵犯上腔静脉引起的。上腔静脉阻塞综合征临床表现取决于病情的进展速度。当上腔静脉急性阻塞时，患者会出现面部、颈部和上肢肿胀，呼吸困难，端坐呼吸和面部红肿。若阻塞是缓慢进展时，急性肿胀的症

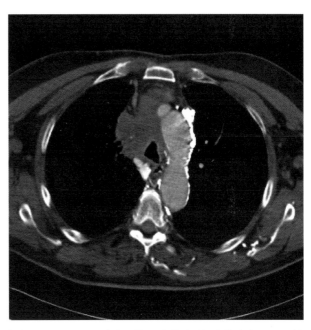

图 24-3 CT 显示肿瘤围绕上腔静脉，塌陷静脉中心可见精确的对比

状不太明显，而出现静脉高压引起侧支循环扩张的表现，可见扩张和突出的皮肤静脉曲张。尽管静脉造影术可以更准确地识别侧支循环，但 CT 扫描或 MRI 可以用来诊断肺癌所致的上腔静脉综合征。肺癌合并严重上腔静脉综合征的治疗通常是保守的，放射治疗是急性阻塞的最佳治疗方法。缓慢进行性阻塞时可能对化疗敏感。对于完全阻塞的患者，若放疗后仍有症状，上腔静脉置入金属支架可恢复通畅并可缓解阻塞症状[52]。

小细胞肺癌

流行病学

SCLC 患者几乎都为吸烟者,非吸烟者被诊断为小细胞肺癌应引起明显的注意。这个事实可以解释为什么美国的 SCLC 发病率在下降。美国国立癌症研究所的"监测、流行病学和结果(Surveillance, Epidemiology, and End Results, SEER)数据库"显示,从 1986 年的 SCLC 占所有肺癌的 17% 下降到了 2002 年的 13%,这与男性吸烟量的减少的趋势保持一致。而同时,女性 SCLC 的比例却从 1973 年的 28% 增加到 2002 年的 50%[53]。

分期

TNM 分期系统通常不用于 SCLC。SCLC 分期采用 20 世纪 70 年代美国退伍军人肺癌协会制定的分期,分为局限期和广泛期。该分类的最新变化提高了其预后价值。

局限期定义为病变局限于一侧胸腔,伴有或不伴有同侧或对侧纵隔或锁骨上淋巴结转移,伴有或不伴有细胞学同侧胸腔积液。现在已对此进行了修改,排除了合并胸膜或心包积液的患者,因为这些患者不能通过放疗达到治愈的效果。另一个强调放疗对有限阶段疾病的重要性的修改是,肿瘤必须被一个合理的或可容忍的放射治疗野所覆盖。

广泛期定义为超出局限期定义的那些部位的肺癌。SCLC 的分期顺序和检查与 SCLC 相同。没有影像学显示存在转移性疾病,但若外周血计数严重异常或碱性磷酸酶升高的患者,应进行骨髓活检确定是否存在转移。

预后因素

许多组织研究了 SCLC 的预后因素,发现最重要的预后因素是活动状态(performance status, PS)、疾病分期、年龄和性别。西南肿瘤学研究组(The Southwest Oncology Group, SWOG)在 1990 年发布了一个数据库,该数据库包含 2 580 例 SCLC 患者,结果显示 PS 评分高、女性、年龄小于 70 岁、白人、正常乳酸脱氢酶(lactate dehydrogenase, LDH)水平的患者是预后良好的独立预测因子[54]。还发现局限期患者中,高 LDH、存在胸腔积液和高龄是重要的不良预后因素。

副癌综合征

尽管副癌综合征可出现在 NSCLC,但在 SCLC 中更常见,大多数是通过自身抗体介导或肽类激素的产生而引起的,分为内分泌或神经系统综合征。最常见的内分泌综合征是低钠血症,约 15% 的 SCLC 患者会出现,是与血管升压素[55]和心房利钠尿多肽水平升高有关,从而引起抗利尿激素分泌异常综合征(syndrome of inappropriate antidiuretic hormone, SIADH),如图片所示。ACTH 的异位分泌引起库欣综合征,发生率为 1%~3%。大多数神经系统副癌综合征是免疫介导的。目前已鉴定出多种与特定综合征相关的抗体,如小脑变性中的抗 -Yo 和脑脊髓炎中的抗 -Hu,感觉神经病和自主神经功能障碍[56, 57]。最常见的神经系统副癌综合征是 Lambert-Eaton 综合征,是与突触前电压门控钙通道的抗体有关,发生在 3%~5% 的 SCLC 患者中,可导致肌无力综合征。

治疗

与 NSCLC 一样,SCLC 的治疗包括多种方式,主要是化疗和放疗,手术在 SCLC 治疗中仅起着很小的作用。

化疗

SCLC 是一种对化疗极为敏感的肿瘤,对标准化疗方案的有效率达 60%~80%。在美国,从 20 世纪 90 年代初以来最常用的治疗方案是依托泊苷联合顺铂方案,这也是 SCLC 的标准治疗。Ⅲ期试验显示广泛期 SCLC 患者的中位生存期约为 9~12 个月。Noda 的一项试验显示伊立替康联合顺铂的治疗方案的优势,但随后的试验却并未显示出相同的结果[58, 59]。与标准剂量治疗相比,多种大剂量化疗策略并未显示出优势。将依托泊苷和顺铂与第三种药物联合化疗试验也未显示出明显的优势,或仅显示出较小的优势且以毒性增加为代价[60]。标准治疗方案为 4 个周期。而超过 4~6 个周期的持续治疗策略尚未被证明是有益的[61, 62]。广泛期患者可单用化疗,而局限期患者,应采用同步放化疗。

放疗

SCLC 治疗中并不能单一选择放疗。但是,SCLC 对放疗高度敏感,在许多临床情况下,放疗

还是一种有效的姑息治疗手段,包括:

1. 转移所致疼痛
2. 支气管阻塞
3. 大咯血
4. 有骨折风险的骨转移
5. 脑转移

放疗最重要的作用是与化疗相结合,治疗局限期 SCLC。1992 年,Pignon 等发表的荟萃分析显示化疗和放疗联合治疗的患者比单纯化疗患者在生存率方面具有显著优势[63]。在化疗的早期阶段联合放疗比在后期阶段再联合放疗具有明显的生存优势[64-66]。在一项Ⅲ期临床试验中,局限期患者的中位生存期为 20～23 个月,五年生存率约为 20%。对每日 2 次放疗与每日 1 次放疗进行了比较,五年生存率分别为 26% 和 16%[67]。

预防性脑放疗

接受同放化疗而治愈的局限期 SCLC 患者发生孤立中枢神经系统(central nervous system,CNS)转移比例达 15%。1999 年发表的一项荟萃分析显示,接受预防性脑放疗(Prophylactic Cranial Irradiation,PCI)的患者 3 年生存率提高了 5.4%,脑转移风险降低了 54%[68]。建议在化疗和放疗完成后再行 PCI。2007 年,ASCO 会议上公布的一项研究表明,广泛期接受 PCI 的 SCLC 患者与没有接受 PCI 的患者相比,生存率得到了改善[69]。

手术

由于 SCLC 被认为是全身性疾病,多在诊断时已经存在微转移,因此单一采用手术通常是无法治愈的。一项随机试验研究接受化疗和放疗的 SCLC 患者进行手术治疗的获益,结果发现与未接受手术的患者相比,生存率并没有增加[70]。进行手术治疗的 SCLC 患者若已完全切除肿瘤应接受辅助化疗,而对于没有完全切除的患者应同时接受化疗和放疗。

要点

- 肺癌是男性和女性中第二大最常见的癌症,且是导致癌症死亡的主要原因,超过了男性的前列腺癌和女性的乳腺癌。
- 吸烟与肺癌死亡风险增加密切相关,且肺癌死亡风险随着烟草消费量的增加而增加。
- 肺癌是一种病理异质性肿瘤。主要分为小细胞肺癌和非小细胞肺癌。
- 最常见的非小细胞肺癌依次是腺癌、鳞状细胞癌和大细胞癌。
- 肺癌通常是因出现由该疾病引起的多种症状之一,然后进行检查而确诊的。
- 早期非小细胞肺癌的治疗包括一种或多种方式,主要是手术、化疗和放疗。晚期肺癌的治疗手段为化疗、免疫治疗或靶向治疗。
- 小细胞肺癌患者几乎均吸烟,若不吸烟者诊断为 SCLC 时需特别注意。
- 与非小细胞肺癌一样,小细胞肺癌的治疗包括多种方式,主要是化疗和放疗,手术在小细胞肺癌治疗中仅起着很小的作用。

（郏淑燕 译　倪雄 校）

参考文献

1. Siegel RL, Miller KD, Jemal A. Cancer Statistics, 2017. *CA Cancer J Clin.* 2017;67(1):7–30.
2. Doll R, Peto R, Wheatley K, et al. Mortality in relation to smoking: 40 years' observations on male British doctors. *BMJ.* 1994;309(6959):901–911.
3. Mclaughlin JK, Hrubsec Z, Blot WJ, et al. Smoking and cancer mortality among U.S. veterans: a 26-year follow-up. *Int J Cancer.* 2006;60(2):190–193.
4. Hammond EC. Smoking in relation to the death rates of one million men and women. *Natl Cancer Inst Monogr.* 1966;19:127–204.
5. Field RW, Steck DJ, Smith BJ, et al. Residential radon gas exposure and lung cancer: the Iowa Radon Lung Cancer Study. *Am J Epidemiol.* 2000;151(11):1091–1102.
6. van Loon AJ, Kant IJ, Swaen GM, et al. Occupational exposure to carcinogens and risk of lung cancer: results from The Netherlands cohort study. *Occup Environ Med.* 1997;54(11):817–824.
7. Darby S, Hill D, Auvinen A, et al. Radon in homes and risk of lung cancer: collaborative analysis of individual data from 13 European case-control studies. *BMJ.* 2005;330(7485):223.
8. Howlader N, Krapcho M, Miller D, et al. SEER Cancer Statistics Review, 1975–2014. https://seer.cancer.gov/csr/1975_2014. Published 2017.
9. Travis WD, Brambilla E, Nicholson AG, et al. WHO Panel. The 2015 World Health Organization Classification of lung tumors: impact of genetic, clinical and radiologic advances since the 2004 classification. *J Thorac Oncol.* 2015;10(9):1243–1260.
10. Fontana RS, Sanderson DR, Taylor WF, et al. Early lung cancer detection: results of the initial (prevalence) radiologic and cytologic screening in the Mayo Clinic study. *Am Rev Respir Dis.* 1984;130(4):561–565.
11. Frost JK, Ball WC, Levin ML, et al. Early lung cancer detection: results of the initial (prevalence) radiologic and cytologic screening in the Johns Hopkins study. *Am Rev Respir Dis.* 1984;130(4):549–554.
12. Melamed MR. Lung cancer screening results in the National Cancer Institute New York study. *Cancer.* 2000;89(11 Suppl):2356–2362.
13. Aberle DR, Adams AM, Berg CD, et al. National Lung Screening Trial Research Team. Reduced lung-cancer mortality with low-dose computed tomographic screening. *N Engl J Med.* 2011;365(5): 395–409.
14. Henschke CI, Mccauley DI, Yankelevitz DF, et al. Early Lung Cancer Action Project: overall design and findings from baseline screening. *Lancet.* 1999;354(9173):99–105.
15. Samet JM. The health benefits of smoking cessation. *Med Clin North*

Am. 1992;76(2):399–414.

16. Alpha-Tocopherol, Beta Carotene Cancer Prevention Study Group. The effect of vitamin E and beta carotene on the incidence of lung cancer and other cancers in male smokers. *N Engl J Med*. 1994;330(15):1029–1035.

17. Omenn GS, Goodman GE, Thornquist MD, et al. Effects of a combination of beta carotene and vitamin A on lung cancer and cardiovascular disease. *N Engl J Med*. 1996;334(18):1150–1155.

18. Blom JW, Vanderschoot JP, Oostindiër MJ, et al. Incidence of venous thrombosis in a large cohort of 66,329 cancer patients: results of a record linkage study. *J Thromb Haemost*. 2006;4(3):529–535.

19. Sack GH, Levin J, Bell WR. Trousseau's syndrome and other manifestations of chronic disseminated coagulopathy in patients with neoplasms. *Medicine*. 1977;56(1):1–37.

20. Goldstraw P, Chansky K, Crowley J, et al. International Association for the Study of Lung Cancer Staging and Prognostic Factors Committee, Advisory Boards, and Participating Institutions. The IASLC Lung Cancer Staging Project: Proposals for revision of the TNM stage groupings in the forthcoming (eighth) edition of the TNM classification for lung cancer. *J Thorac Oncol*. 2016;11:39–51.

21. Li M, Yang X, Chen Y, et al. Stereotactic body radiotherapy or stereotactic ablative radiotherapy versus surgery for patients with T1-3N0M0 non-small cell lung cancer: a systematic review and meta-analysis. *Onco Targets Ther*. 2017;10:2885–2892.

22. Nanda RH, Liu Y, Gillespie TW, et al. Stereotactic body radiation therapy versus no treatment for early stage non-small cell lung cancer in medically inoperable elderly patients: A National Cancer Data Base analysis. *Cancer*. 2015;121(23):4222–4230.

23. Ginsberg RJ, Rubinstein LV. Randomized trial of lobectomy versus limited resection for T1 N0 non-small cell lung cancer. Lung Cancer Study Group. *Ann Thorac Surg*. 1995;60(3):615–623.

24. Arriagada R, Bergman B, Dunant A, et al. International Adjuvant Lung Cancer Trial Collaborative Group. Cisplatin-based adjuvant chemotherapy in patients with completely resected non-small-cell lung cancer. *N Engl J Med*. 2004;350(4):351–360.

25. Douillard J-Y, Rosell R, Delena M, et al. ANITA: Phase III adjuvant vinorelbine (N) and cisplatin (P) versus observation (OBS) in completely resected (stage I-III) non-small-cell lung cancer (NSCLC) patients (pts): Final results after 70-month median follow-up. On behalf of the Adjuvant Navelbine International Trialist Association. *Journal of Clinical Oncology*. 2005;23:7013–7013.

26. Strauss GM, Wang XF, Maddaus M, et al. Adjuvant chemotherapy (AC) in stage IB non-small cell lung cancer (NSCLC): long-term follow-up of Cancer and Leukemia Group B (CALGB) 9633. *Journal of Clinical Oncology*. 2011;29:7015–7015.

27. Winton T, Livingston R, Johnson D, et al. National Cancer Institute of Canada Clinical Trials GroupNational Cancer Institute of the United States Intergroup JBR.10 Trial Investigators. Vinorelbine plus cisplatin vs. observation in resected non-small-cell lung cancer. *N Engl J Med*. 2005;352(25):2589–2597.

28. Pignon JP, Tribodet H, Scagliotti GV, et al. LACE Collaborative Group. Lung adjuvant cisplatin evaluation: a pooled analysis by the LACE Collaborative Group. *J Clin Oncol*. 2008;26(21):3552–3559.

29. Wakelee HA, D.S., Keller SM, et al. Randomized phase III trial of adjuvant chemotherapy with or without bevacizumab in resected non-small-cell lung cancer (NSCLC): Results of E1505. in 16th World Conference on Lung Cancer. 2015. Denver, CO.

30. Mountain CF. Revisions in the International system for staging lung cancer. *Chest*. 1997;111(6):1710–1717.

31. Albain KS, Swann RS, Rusch VR, et al. Phase III study of concurrent chemotherapy and radiotherapy (CT/RT) vs CT/RT followed by surgical resection for stage IIIA(pN2) non-small cell lung cancer (NSCLC): outcomes update of North American Intergroup 0139 (RTOG 9309). *J Clin Oncol*. 2005;23:7014.

32. Shah AA, Berry MF, Tzao C, et al. Induction chemoradiation is not superior to induction chemotherapy alone in stage IIIA lung cancer. *Ann Thorac Surg*. 2012;93(6):1807–1812.

33. Dillman RO, Herndon J, Seagren SL, et al. Improved survival in stage III non-small-cell lung cancer: seven-year follow-up of cancer and leukemia group B (CALGB) 8433 trial. *J Natl Cancer Inst*. 1996;88(17):1210–1215.

34. Dillman RO, Seagren SL, Propert KJ, et al. A randomized trial of induction chemotherapy plus high-dose radiation versus radiation alone in stage III non-small-cell lung cancer. *N Engl J Med*. 1990;323(14):940–945.

35. Le Chevalier T, Arriagada R, Quoix E, et al. Radiotherapy alone versus combined chemotherapy and radiotherapy in nonresectable non-small-cell lung cancer: first analysis of a randomized trial in 353 patients. *J Natl Cancer Inst*. 1991;83(6):417–423.

36. Sause W, Kolesar P, Taylor S, et al. Final results of phase III trial in regionally advanced unresectable non-small cell lung cancer. *Chest*. 2000;117(2):358–364.

37. Sause WT, Scott C, Taylor S, et al. Radiation Therapy Oncology Group (RTOG) 88-08 and Eastern Cooperative Oncology Group (ECOG) 4588: preliminary results of a phase III trial in regionally advanced, unresectable non-small-cell lung cancer. *J Natl Cancer Inst*. 1995;87(3):198–205.

38. Curran WJ, Paulus R, Langer CJ, et al. Sequential vs concurrent chemoradiation for stage III non-small cell lung cancer: randomized phase III trial RTOG 9410. *JNCI Journal of the National Cancer Institute*. 2011;103(19):1452–1460. doi:10.1093/jnci/djr325

39. Furuse K, Fukuoka M, Kawahara M, et al. Phase III study of concurrent versus sequential thoracic radiotherapy in combination with mitomycin, vindesine, and cisplatin in unresectable stage III non-small-cell lung cancer. *J Clin Oncol*. 1999;17(9):2692–2692.

40. Antonia SJ, Villegas A, Daniel D, et al. PACIFIC Investigators. Durvalumab after chemoradiotherapy in Stage III non-small-cell lung cancer. *N Engl J Med*. 2017;377(20):1919–1929.

41. Non-Small Cell Lung Cancer Collaborative Group. Chemotherapy in non-small cell lung cancer: a meta-analysis using updated data on individual patients from 52 randomised clinical trials. *BMJ*. 1995;311(7010):899–909.

42. Schiller JH, Harrington D, Belani CP, et al. Eastern Cooperative Oncology Group. Comparison of four chemotherapy regimens for advanced non-small-cell lung cancer. *N Engl J Med*. 2002;346(2):92–98.

43. Sandler A, Gray R, Perry MC, et al. Paclitaxel-carboplatin alone or with bevacizumab for non-small-cell lung cancer. *N Engl J Med*. 2006;355(24):2542–2550.

44. Reck M, von Pawel J, Zatloukal P, et al. C1-06: BO17704: a phase III study of first-line cisplatin and gemcitabine with bevacizumab or placebo in patients with advanced or recurrent non-squamous non-small cell lung cancer (NSCLC). *J Thor Oncol*. 2007;2(8):S360–S361.

45. Shaw AT, Kim DW, Nakagawa K, et al. Crizotinib versus chemotherapy in advanced ALK-positive lung cancer. *N Engl J Med*. 2013;368(25):2385–2394.

46. Yang JC, Wu YL, Schuler M, et al. Afatinib versus cisplatin-based chemotherapy for EGFR mutation-positive lung adenocarcinoma (LUX-Lung 3 and LUX-Lung 6): analysis of overall survival data from two randomised, phase 3 trials. *Lancet Oncol*. 2015;16(2):141–151.

47. Zhou C, Wu YL, Chen G, et al. Erlotinib versus chemotherapy as first-line treatment for patients with advanced EGFR mutation-positive non-small-cell lung cancer (OPTIMAL, CTONG-0802): a multicentre, open-label, randomised, phase 3 study. *Lancet Oncol*. 2011;12(8):735–742.

48. Reck M, Brahmer JR. Pembrolizumab in Non-Small-Cell Lung Cancer. *N Engl J Med*. 2017;376(10):997

49. Brahmer J, Reckamp KL, Baas P, et al. Nivolumab versus docetaxel in advanced squamous-cell non-small-cell lung cancer. *N Engl J Med*. 2015;373(2):123–135.

50. Rittmeyer A, Barlesi F, Waterkamp D, et al. OAK Study Group. Atezolizumab versus docetaxel in patients with previously treated non-small-cell lung cancer (OAK): a phase 3, open-label, multicentre randomised controlled trial. *Lancet*. 2017;389(10066):255–265.

51. Rusch VW, Giroux DJ, Kraut MJ, et al. Induction chemoradiation and surgical resection for non-small cell lung carcinomas of the superior sulcus: Initial results of Southwest Oncology Group Trial 9416 (Intergroup Trial 0160). *J Thorac Cardiovasc Surg*. 2001;121(3):472–483.

52. Nagata T, Makutani S, Uchida H, et al. Follow-up results of 71 patients undergoing metallic stent placement for the treatment of a malignant obstruction of the superior vena cava. *Cardiovasc Intervent Radiol*. 2007;30(5):959–967.

53. Govindan R, Page N, Morgensztern D, et al. Changing epidemiology of small-cell lung cancer in the United States over the last 30 years: analysis of the surveillance, epidemiologic, and end results database. *J Clin Oncol*. 2006;24(28):4539–4544.

54. Albain KS, Crowley JJ, Leblanc M, et al. Determinants of improved outcome in small-cell lung cancer: an analysis of the 2,580-patient Southwest Oncology Group data base. *J Clin Oncol*. 1990;8(9):1563–1574.

55. Johnson BE, Chute JP, Rushin J, et al. A prospective study of patients with lung cancer and hyponatremia of malignancy. *Am J Respir Crit Care Med*. 1997;156(5):1669–1678.

56. Graus F, Keime-Guibert F, Reñe R, et al. Anti-Hu-associated paraneo-

plastic encephalomyelitis: analysis of 200 patients. *Brain*. 2001;124(Pt 6):1138–1148.

57. Peterson K, Rosenblum MK, Kotanides H, et al. Paraneoplastic cerebellar degeneration. I. A clinical analysis of 55 anti-Yo antibody-positive patients. *Neurology*. 1992;42(10):1931–1937.

58. Hanna N, Bunn PA, Langer C, et al. Randomized phase III trial comparing irinotecan/cisplatin with etoposide/cisplatin in patients with previously untreated extensive-stage disease small-cell lung cancer. *J Clin Oncol*. 2006;24(13):2038–2043.

59. Noda K, Nishiwaki Y, Kawahara M, et al. Japan Clinical Oncology Group. Irinotecan plus cisplatin compared with etoposide plus cisplatin for extensive small-cell lung cancer. *N Engl J Med*. 2002;346(2):85–91.

60. Roth BJ, Johnson DH, Einhorn LH, et al. Randomized study of cyclophosphamide, doxorubicin, and vincristine versus etoposide and cisplatin versus alternation of these two regimens in extensive small-cell lung cancer: a phase III trial of the Southeastern Cancer Study Group. *J Clin Oncol*. 1992;10(2):282–291.

61. Giaccone G, Dalesio O, Mcvie GJ, et al. Maintenance chemotherapy in small-cell lung cancer: long-term results of a randomized trial. European Organization for Research and Treatment of Cancer Lung Cancer Cooperative Group. *J Clin Oncol*. 1993;11(7):1230–1240.

62. Spiro SG, Souhami RL, Geddes DM, et al. Duration of chemotherapy in small cell lung cancer: a Cancer Research Campaign trial. *Br J Cancer*. 1989;59(4):578–583.

63. Pignon JP, Arriagada R, Ihde DC, et al. A meta-analysis of thoracic radiotherapy for small-cell lung cancer. *N Engl J Med*. 1992;327(23):1618–1624.

64. de Ruysscher D, Pijls-Johannesma M, Bentzen SM, et al. Time between the first day of chemotherapy and the last day of chest radiation is the most important predictor of survival in limited-disease small-cell lung cancer. *J Clin Oncol*. 2006;24(7):1057–1063.

65. Fried DB, Morris DE, Poole C, et al. Systematic review evaluating the timing of thoracic radiation therapy in combined modality therapy for limited-stage small-cell lung cancer. *J Clin Oncol*. 2004;22(23):4837–4845.

66. Murray N, Coy P, Pater JL, et al. Importance of timing for thoracic irradiation in the combined modality treatment of limited-stage small-cell lung cancer. The National Cancer Institute of Canada Clinical Trials Group. *J Clin Oncol*. 1993;11(2):336–344.

67. Turrisi AT, Kim K, Blum R, et al. Twice-daily compared with once-daily thoracic radiotherapy in limited small-cell lung cancer treated concurrently with cisplatin and etoposide. *N Engl J Med*. 1999;340(4):265–271.

68. Aupérin A, Arriagada R, Pignon J-P, et al. Prophylactic Cranial Irradiation for Patients with Small-Cell Lung Cancer in Complete Remission. *N Engl J Med Overseas Ed*. 1999;341(7):476–484.

69. Slotman, B. A randomized trial of prophylactic cranial irradiation (PCI) versus no PCI in extensive disease small cell lung cancer after a response to chemotherapy (EORTC 08993-22993) in American Society of Clinical Oncology Annual Meeting, Chicago, IL; 2007.

70. Lad T, Piantadosi S, Thomas P, et al. A prospective randomized trial to determine the benefit of surgical resection of residual disease following response of small cell lung cancer to combination chemotherapy. *Chest*. 1994;106:320S–323S.

第25章

淋巴瘤的评估与治疗

Beatrice Casadei, Enrica Marchi, Owen A. O'conno

淋巴瘤是最具异质性和多样性的恶性肿瘤之一,有很多种亚型,其中既有像伯基特淋巴瘤和淋巴母细胞淋巴瘤/白血病等生长非常迅速的肿瘤,也有像小淋巴细胞淋巴瘤(SLL)和滤泡性淋巴瘤(FL)等生长很慢的惰性肿瘤。疾病的多样性给病理和临床医生带来了很大的挑战,淋巴瘤的诊断主要依赖病理学中的一些常规诊断手段,包括形态学、免疫组化、免疫表型分析、流式细胞术、细胞遗传学及聚合酶链反应(PCR)和荧光原位杂交(FISH)等最新的分子生物学技术。最近,通过对肿瘤样本基因表达谱的分析,对淋巴瘤又有了更加深入的认识,在治疗方面也已经不仅仅局限于 CHOP 样的化疗方案。

所有的淋巴瘤都来源于淋巴细胞,淋巴细胞是白细胞的一种,由骨髓内的多能造血干细胞分化而来。淋巴细胞又分成 B 细胞、T 细胞和自然杀伤(NK)细胞,不同类型的淋巴细胞介导不同的免疫效应。这些淋巴细胞亚群可以通过表达于细胞表面的抗原识别和介导免疫的蛋白和受体进行识别。例如,B 细胞受体(BCR)和膜表面免疫球蛋白(sIg)只表达于 B 细胞上,T 细胞受体(TCR)表达在 T 细胞上,所以 B 细胞、T 细胞和 NK 细胞上各有不同

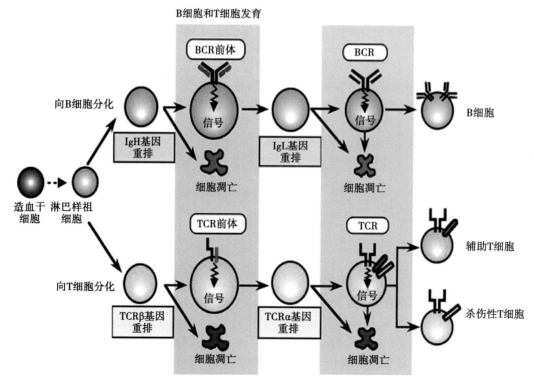

图 25-1　B 细胞和 t 细胞发育示意图
BCR,B 细胞受体;IgH,免疫球蛋白重链;IgL,免疫球蛋白轻链;TCR,T 细胞受体

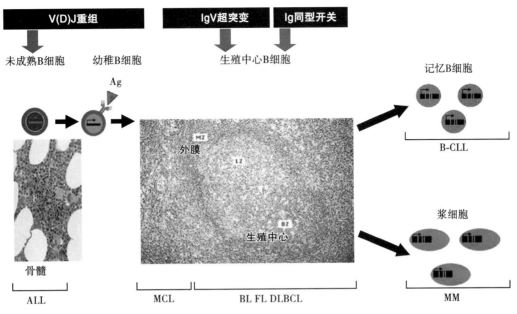

图 25-2　B 细胞发育与淋巴瘤亚型

ALL，急性淋巴细胞白血病；B-CLL，B 细胞慢性淋巴细胞白血病；BL，伯基特淋巴瘤；DLBCL，弥漫大 B 细胞淋巴瘤；FL，滤泡性淋巴瘤；MCL，套细胞淋巴瘤；MM，多发性骨髓瘤

的 CD 抗原表达，这些不同的 CD 抗原是免疫组化技术区分淋巴细胞亚群的基础。在本章节中我们不详细讨论 B 细胞和 T 细胞的分化发育过程，这些细胞的分化涉及多个淋巴器官，包括淋巴结、脾脏、胸腺和黏膜下组织（如胃肠道的派尔集合淋巴结）。在这个复杂的过程中，淋巴细胞"学习"从非自我中识别自我，并形成免疫系统的主要部分，包括依赖 B 细胞的体液免疫及依赖 T 细胞和 NK 细胞的细胞免疫系统。淋巴瘤的类型通常取决于在个体发生的过程中，细胞在哪个阶段失调。图 25-1 和图 25-2 展示了 B 细胞和 T 细胞分化的示意图，可以帮助我们理解不同亚型的淋巴瘤起源于淋巴细胞分化的哪个阶段。

非霍奇金淋巴瘤

介绍

非霍奇金淋巴瘤（NHL）是指除霍奇金淋巴瘤（HL）以外的淋巴恶性肿瘤。淋巴系统的形成是一个非常复杂并高度受控的过程，在不同阶段，淋巴细胞表面和胞浆内蛋白的表达不同。淋巴细胞数量或功能失调可导致体液免疫下降、自身免疫性疾病或恶性肿瘤的发生。这些淋巴增生性疾病的细胞来源和临床表现各异，但具有一些共同的临床和病理特征，无论是恶性还是良性淋巴增生性疾病，

都可能会出现淋巴结肿大、脾脏肿大及外周血淋巴细胞数量和免疫球蛋白量的变化。淋巴瘤是单克隆淋巴细胞增殖的积累，这一过程有的长达数年，有的只有数小时，主要取决于淋巴瘤的类型。

虽然不是所有的淋巴瘤都起源于淋巴结，但绝大多数患者都会在疾病的某个阶段累及到淋巴结。淋巴瘤的分类命名主要根据这些亚型的细胞来源和临床特点，并随着我们对它认识的深入而不断更新。在过去的一百年里，根据形态学、免疫学、细胞遗传学和临床特点，形成了许多分类标准。现在大家广泛使用的是修订版的 REAL 分类[1]，最早于 1994 年被提出，近期 WHO 进行了修订更新（表 25-1）[2]。

在这个分类系统中，把非霍奇金淋巴瘤分成 B 细胞和 T 细胞 /NK 细胞肿瘤两大类，进一步分成前体和成熟淋巴瘤。根据这个分类，至少有 70 种 NHL 亚型，每一个亚型在临床表现、预后和治疗方面都有其不同之处。前体 B 或 T 淋巴细胞性白血病 / 淋巴瘤主要累及骨髓，伴有白细胞计数增多（主要是淋巴细胞增多）和全身淋巴结肿大，是目前已知的生长速度最快的肿瘤之一，需要持续 2 年的化疗才能够治愈。而成熟的 B 细胞和 T 细胞淋巴瘤起源于次级淋巴器官，其中的一些疾病，如 CLL 和蕈样真菌病，相对比较惰性，如果没有症状或影响到重要脏器的功能，可以选择观察等待，不一定需要积极治疗。

表 25-1 非霍奇金淋巴瘤的 WHO 分型

B 细胞肿瘤	B 细胞肿瘤
原始 B 细胞肿瘤	原发性渗出性淋巴瘤
B 淋巴母细胞淋巴瘤 / 白血病	伯基特淋巴瘤
成熟 B 细胞肿瘤	高度恶性 B 细胞淋巴瘤, 伴 MYC 和 BCL2 和 / 或 BCL6 重排
慢性淋巴细胞白血病 / 小淋巴细胞淋巴瘤	高度恶性 B 细胞淋巴瘤, NOS
单克隆 B 细胞淋巴细胞增多症 *	B 细胞淋巴瘤, 不能分类, 特征介于 DLBCL 和经典霍奇金淋巴瘤之间
B 细胞幼淋巴细胞白血病	**T- 和 NK 细胞肿瘤**
脾边缘区淋巴瘤	**原始 T 细胞肿瘤**
多毛细胞白血病	T 淋巴母细胞淋巴瘤 / 白血病
淋巴浆细胞淋巴瘤	**成熟 T- 和 NK 肿瘤**
Waldenstrom 巨球蛋白血症	T 细胞幼淋巴细胞白血病
意义不明的单克隆丙种球蛋白病（MGUS）, IgM 型	T 细胞大颗粒淋巴细胞白血病
μ 重链病	侵袭性 NK 细胞白血病
γ 重链病	儿童系统性 EBV+T 细胞淋巴瘤
α 重链病	种痘水疱病样淋巴增殖性疾病
意义不明的单克隆丙种球蛋白病（MGUS）, IgG/A 型	成人 T 细胞白血病 / 淋巴瘤（HTLV1）
浆细胞骨髓瘤	结外 NK/T 细胞淋巴瘤鼻型
骨孤立性浆细胞瘤	肠病相关 T 细胞淋巴瘤
骨外浆细胞瘤	单形性嗜上皮性肠道 T 细胞淋巴瘤
单克隆免疫球蛋白沉积病	肝脾 T 细胞淋巴瘤
结外边缘区黏膜相关淋巴组织淋巴瘤（MALT 淋巴瘤）	皮下脂膜炎样 T 细胞淋巴瘤
结内边缘区淋巴瘤	蕈样肉芽肿
滤泡性淋巴瘤	Sezary 综合征
原位滤泡肿瘤	原发性皮肤 CD30+T 细胞淋巴增殖性疾病
十二指肠型滤泡性淋巴瘤	淋巴瘤样丘疹病
原发性皮肤滤泡中心淋巴瘤	原发性皮肤间变性大细胞淋巴瘤
套细胞淋巴瘤	原发性皮肤 γδT 细胞淋巴瘤
弥漫性大 B 细胞淋巴瘤（DLBCL）, NOS	外周 T 细胞淋巴瘤, NOS
生发中心 B 细胞型 *	血管免疫母细胞 T 细胞淋巴瘤
活化 B 细胞型 *	间变性大细胞淋巴瘤, ALK+
富 T 细胞 / 组织细胞大 B 细胞淋巴瘤	间变性大细胞淋巴瘤, ALK-
原发性中枢神经系统 DLBCL	**移植后淋巴增殖性疾病（PTLD）**
原发性皮肤 DLBCL, 腿型	浆细胞增生性 PTLD
EBV+DLBCL, NOS	传染性单核细胞增多症样 PTLD
慢性炎症相关 DLBCL	鲜红滤泡增生性 PTLD*
淋巴瘤样肉芽肿病	多形性 PTLD
原发性纵隔（胸腺）大 B 细胞淋巴瘤	单形性 PTLD（B 和 T/NK 细胞类型）
血管内大 B 细胞淋巴瘤	经典霍奇金淋巴瘤 PTLD
ALK+ 大 B 细胞淋巴瘤	
浆母细胞淋巴瘤	

BCL, B 细胞淋巴瘤; CD, 分类行序列式; CNS, 中枢神经系统; DLBCL, 弥漫性大 B 细胞淋巴瘤; EBV, EB 病毒; HTLV, 人类嗜 T 细胞病毒; IgG, 免疫球蛋白 G; IgA, 免疫球蛋白 A; MALT, 黏膜相关淋巴组织; MGUS, 意义不明的单克隆免疫球蛋白病; MYC, 骨髓细胞增多症; NOS, 未另行规定; PTLD, 移植后淋巴增殖性疾病; WHO, 世界卫生组织。

摘自 Swerdlow SH, Campos E, Pileri SA. The 2016 revision of the World Health Organization classification of Lymphoid neoplasm. Blood. 2016; 127 (20): 2375-2390。

流行病学和病因学

NHL 占所有恶性肿瘤的 4.3%,是美国第七大常见肿瘤,也是成人最常见的血液系统恶性肿瘤。据统计,美国 2017 年有 72 240 例新发 NHL 病例,其中死亡 20 140 例,病死率接近 28%。在 1950—1999 年间,NHL 的发病率每年增加 3%～5%,在这 50 年里增加了近 90%[3],但发病率上升的原因仍不明确,艾滋病也只是占据了其中的一小部分。令人欣慰的是,这一趋势已经发生了变化,最近 10 年,发病率平均每年约下降 0.6%。而对于这些发病率的变化,目前仍没有合理的解释。

淋巴瘤发病率在男性中更高,约为 23.7/10 万,女性约为是 16.0/10 万。中位发病年龄为 67 岁,与其他癌症一样,年龄越大,发病率越高。从年龄的构成比来看,20 岁以下占 1.7%,20～34 岁占 3.6%,35～44 岁占 5.5%,45～54 岁占 12.4%,55～64 岁占 21.3%,65～84 岁占比最高,为 45%,而 85 岁以上明显减少。另外,发病率也因种族而异,白人患 NHL 的风险比非裔美国人和亚裔美国人要高得多。在白人中,发病率分别为 24.8/10 万(男性)和 16.9/10 万(女性);在非裔美国人中,为 17.6/10 万(男性)和 12.2/10 万(女性);西班牙裔发病率为 20.7/10 万(男性)和 15.4 例/10 万(女性)[3]。而且,种族的差异在不同的病理类型也并不一致。例如,非裔美国人中惰性淋巴瘤比较少见,而外周 T 细胞淋巴瘤、蕈样真菌病和 Sezary 综合征等类型相对比较多见。

随着科学的进步和对淋巴瘤认识的深入,NHL 患者的总生存期(OS)较前有显著改善。1990—1992 年,NHL 的 5 年和 10 年 OS 分别为 50.4% 和 39.4%,到 2002—2004 年,分别为 66.8%(+16.4%)和 56.3%(+16.9%)(P<0.001);其中年龄在 15～44 岁的患者获益最大,这个年龄段的患者五年生存率增加了 25% 以上。NHL 的死亡率在 1997 年达到高峰,为 8.9%,之后缓慢下降,在 2014 年为 5.9%。

淋巴瘤的病因没有完全明确,但有些被认为是淋巴瘤的高危因素。先天或获得性的免疫抑制是公认的危险因素之一,器官移植后的免疫抑制治疗移植后淋巴增殖性疾病(PTLD)的一个非常明确的原因[4,5]。PTLD 的总发生率为 2%～8%,在肺、胃肠道和心脏移植患者中最高,而肾脏和肝脏移植中最低。大多数 PTLD 发生在器官移植后的 1～2 年,并经常与 EB 病毒(EBV)感染有关,EBV 可以是移植受体体内的潜伏病毒激活,也可以来自移植物;而发生较晚的 PTLD 常为 EBV 阴性,预后相对较差。另外,不同类型的器官移植后的 PTLD 的特点也不一样[6]。

多种自身免疫性疾病[7,8],包括干燥综合征[9]、红斑狼疮和类风湿关节炎,与 NHL 有相互关联。一方面,自身免疫性疾病患者发生淋巴瘤的风险较高,另一方面,淋巴瘤患者同时发生自身免疫性疾病的风险也较高[8,9]。另外,由于许多自身免疫性疾病都采用免疫抑制治疗,因此很难判断淋巴瘤的发生是与自身免疫性疾病本身有关还是与使用免疫抑制治疗有关。

NHL 另一个重要的危险因素是感染,特别是病毒和细菌感染。HIV 阳性患者发生淋巴瘤的风险要比 HIV 阴性患者高 59～104 倍,而且大多是侵袭性 NHL 如伯基特和弥漫性大 B 细胞淋巴瘤[10-12]。淋巴瘤亚型的地理分布特点也进一步证明了病毒感染在淋巴瘤中发病的作用,在南美洲和亚洲,EBV 被认为是鼻型 NK/T 细胞淋巴瘤的致病因素,而在非洲伯基特淋巴瘤也被认为与 EBV 感染有关。另一种逆转录病毒,人类 T 淋巴细胞病毒-1(HTLV-1),在加勒比、亚洲和非洲人群中可引起成人 T 细胞白血病/淋巴瘤(HTLV-1 ATLL)。在意大利北部和日本,丙型肝炎与 B 细胞淋巴瘤有关。除病毒外,有些细菌感染与 NHL 的发生也有明显的关系。例如,幽门螺杆菌(HP)可能导致胃黏膜相关淋巴组织(MALT)淋巴瘤[13]。有研究显示,经抗 HP 抗生素治疗后,除了可清除 HP 外,约 75% 的胃 MALT 病例也可得到治愈;剩下的 25% 患者,发现有染色体易位改变 t(11;18)(q21;q21),或者已经处于疾病晚期[14-16]。一些研究表明,质子泵抑制剂(PPI)、克拉霉素和阿莫西林的三联抗 HP 治疗方案,由于新的幽门螺杆菌菌株对克拉霉素的耐药性增加,HP 清除率已经下降到 70%～85%;7～14 日含铋剂的四联疗法可能疗效更好。最近来自欧洲的数据表明,对于持续性的幽门螺杆菌感染,PPI、左氧氟沙星和阿莫西林的 10 日联合治疗方案比铋剂四联疗法更有效,而且耐受性也更好[17]。

MALT 淋巴瘤最常发生于胃,也可发生于其他部位,如唾液腺、结膜、甲状腺、眼眶、肺、乳腺、肾脏、皮肤、肝脏、子宫、前列腺等;其中一些部位的 MALT 淋巴瘤也与特定的感染有关。例如,由蜱虫传播的伯氏疏螺旋体与皮肤的结外边缘区淋巴瘤（MZL）有关[18]，已有用多西环素成功治疗的报道。另有报道，鹦鹉热衣原体感染与眼部 MALT 淋巴瘤之间的关系，病原体的检出率在不同地区差异较大，从 11%～近 50% 不等[19]。然而，有趣的是，淋巴结结内的 MZL 似乎与感染无关，所以淋巴结 MZL 可能是 MZL 的一个发生遗传学改变的不同亚型。

除了感染因素外，环境因素也与淋巴瘤发病有关，包括农民接触的杀虫剂和除草剂及在特定行业的职业化学接触，如药剂师、干洗店工人、印刷工人、木工和美容师等。

分类

随着对淋巴瘤认识的提高，淋巴瘤的组织病理学分类在也不断更新。在过去的 20 多年里，对不同类型淋巴瘤的病理形态、免疫表型、分子生物学和细胞遗传学等方面的认识逐步深入。

对疾病的深入认识使我们对淋巴瘤的分类更加精细化。在 1994 年之前，美国和欧洲分别采用了美国国家癌症研究所（NCI）[20]和 Kiel[21,22]分类。但这些分类未能充分区分重要的淋巴瘤亚型，而且根据这些标准，在不同的血液病理学家之间的一致性较差。1994 年，基于形态学、免疫表型和细胞遗传学改变的 REAL 分类，被大家普遍接受和认可。在 REAL 分类基础上的 WHO 分类对所有 NHL 的分类更加细化。根据 WHO 分类，NHL 分为：①B 细胞肿瘤，又进一步分为前体 B 细胞淋巴细胞白血病/淋巴瘤和成熟 B 细胞肿瘤；②T 细胞肿瘤，也分为未成熟 T 细胞白血病/淋巴瘤及成熟或胸腺后 T 细胞和 NK 细胞肿瘤，见表 25-1，表 25-2[2]。

症状和体征

三分之二的淋巴瘤患者有淋巴结肿大，结外病变可累及身体的任何器官。病理类型不同的患者，临床表现差异很大，对于惰性淋巴瘤（即：慢性淋巴细胞白血病/淋巴瘤、滤泡性淋巴瘤、边缘区淋巴瘤），最常见的临床表现是无痛性和缓慢进展的淋巴结肿大，B 症状在发病初期很少见，B 症状是指：全身症状包括发热（即，连续 3 日体温高于 38℃），6 个月内体重下降超过体重的 10% 及夜间盗汗。B 症状是由于肿瘤细胞所释放的细胞因子引起的全身性反应，有些患者出现 B 症状后才引起注意，进一步就诊后得到确诊。在侵袭性淋巴瘤的患者中，

表25-2 非霍奇金淋巴瘤的免疫表型和分子生物学特征

SUBTYPE	IMMUNOPH-ENOTYPE	MOLECULAR LESIONS
DLBCL GCB	CD20+,CD10+,CD19+	BCL2,BCL6,
DLBCL ABC	CD20+,CD10+,CD19+	cMYC,EZH2,
FL	CD20+,CD10+,	CREBBP
SLL/CLL	CD19+,CD5-	NFkB,BCL6,
MCL	CD20+,CD5+,CD23+	CREBBP
PTCL	CD20+,CD5+,CD23-	BCL2,MLL2
MZL（MALT）	CD20-,CD3+,CD2+	+ 12,del(13q)
PML	CD20+,CD5-,CD23-	Cyclin D1
ALCL	CD20+	Variable
LL（T/B）	CD20-	MALT1,
Burkitt-like	CD3+,CD30+,CD15-	BCL10,+3,+18
MZL（nodal）	EMA+	Variable
SLL,PL	T cell CD3+, B cell	ALK
BL	CD19+	Variable,
	CD20+,CD10-,CD5-	TCL-3
	CD20+,CD10-,CD23-	cMYC,BCL2
	CD5-	+3,+18,+12
	CD20+,cIg=,CD5-	Pax-5
	CD23-	c-MYC,PI3K,
	CD20+,CD10+,CD5-	

ALCL, 间变性大细胞淋巴瘤；BL, 伯基特淋巴瘤；CD, 分类决定簇；CLL, 慢性淋巴细胞白血病；DLBCL ABC, 弥漫大 B 细胞淋巴瘤活化 B 细胞型；DLBCL GCB, 弥漫大 B 细胞淋巴瘤生发中心型；EMA, 上皮膜抗原；FL, 滤泡性淋巴瘤；LL 淋巴细胞性白血病；MALT 黏膜相关淋巴组织；MCL, 套细胞淋巴瘤；MZ, 边缘区淋巴瘤；PL, 幼淋巴细胞白血病；PML, 原发性纵隔淋巴瘤；PTCL, 外周 T 细胞淋巴瘤；SLL, 小淋巴细胞淋巴瘤。

临床表现更加多样化，症状可能表现为肿瘤在身体某部位的快速生长，导致一些重要的器官功能损害（比如：原发性纵隔淋巴瘤患者可以出现呼吸困难；盆腔弥漫性大 B 细胞或伯基特淋巴瘤可引起肾盂积水，肠梗阻或下肢水肿）；另外，迅速增大的淋巴结可能会引起疼痛。上腔静脉综合征，即使是在伴有大量肿块的纵隔淋巴瘤患者也不常见；胸腔和心包积液在胸部受累的患者中经常出现。骨髓受累在惰性淋巴瘤中更为常见，但在弥漫性大 B 细胞淋巴瘤（DLBCL）中也可高达 25%，骨髓受累的患者往往会出现血细胞减少。尽管 B 症状不是预后评分系统的一部分，但也是一个不良的预后征兆。

诊断和分期

淋巴瘤诊治的关键首先是正确的组织病理学

评估,所以进行诊断的血液病理学专家需要熟悉最新的免疫组织化学、流式细胞术和细胞遗传学技术。取活检时应该进行受累淋巴结的切除活检或者大肿块部分切除活检,尽量避免细针穿刺,以保证有足够的标本来进行诊断分析,另外完整的淋巴结结构在帮助血液病理学家区分正常细胞和恶性细胞方面起着至关重要的作用。

非霍奇金淋巴瘤常累及远处的淋巴结区和结外区域,因此,颈部、胸部、腹部和盆腔的全身增强 CT 扫描可用来对疾病范围进行评估。但 CT 扫描也有它的局限性,有时候淋巴瘤治疗后会遗留下纤维化结节,CT 扫描没法评估这个肿大的淋巴结是否具有肿瘤活性。18- 氟代脱氧葡萄糖正电子发射断层扫描(FDG PET)已成为淋巴瘤评估的重要手段,其原理是代谢活跃的活动性淋巴瘤,其 FDG 的蓄积会增多。高灵敏的 PET 成像能够直观地提供疾病的范围,在区分活性病灶和纤维化组织方面特别有帮助,但很难区分是淋巴瘤还是炎性病灶。根据最近的 Lugano 分类,PET/CT 扫描被推荐为 NHL 常规分期的金标准[23]。已有研究表明 PET/CT 与 CT 扫描相比能提高淋巴瘤的分期准确性。但是,对于那些惰性淋巴瘤,包括 CLL/SLL、边缘区 NHL、淋巴浆细胞性淋巴瘤和蕈样肉芽肿病,增强 CT 成像仍然是首选。最近,PET 显像已开始在 DLBCL 和 HL 患者的预后评估中发挥重要作用,中期评估 PET 扫描转阴的患者预后更好[24],所以中期 PET 评估的结果对于患者后续的治疗选择具有指导意义[25]。

另外要注意,接受新型免疫治疗的患者,在治疗过程中由于激活的 T 细胞聚集到疾病部位,导致肿瘤大小的短暂增加和炎症反应增强,可能会出现 PET/CT 假阳性结果。新的 RECIL 标准(response evaluation criteria in lymphoma)建议连续两次扫描才能确认疾病进展[26]。

几乎所有新诊断的 NHL 患者都应该在基线期进行骨髓活检,通过骨髓活检明确骨髓是否被累及,对确定患者分期及后续的治疗方案非常重要。对于惰性 B 细胞淋巴瘤、MCL 和 T 细胞淋巴瘤,基线骨髓活检是必要的。然而,对于有 FDG 摄取淋巴瘤,如 DLBCL,如果 PET 发现在骨髓中有阳性的 FDG 摄取,也可以不需要进行骨髓活检[23, 26]。但如果淋巴瘤患者出现血细胞减少,应该进行骨髓活检以明确造血抑制的原因。对于 MALT 和 MCL 患者,胃肠镜和韦氏环检查是必要的。另外,伯基特淋巴瘤、有睾丸或韦氏环受累的患者,腰椎穿刺应该常规进行,以排除脑膜受累。

与实体肿瘤相比,淋巴瘤的分期相对简单,采用基于受累淋巴结区域范围的 Ann Arbor 分类。Ⅰ期仅累及一个淋巴结区域;Ⅱ期累及膈肌同侧的多个淋巴结区域;Ⅲ期定义为膈上和膈下的病变,Ⅳ期为一个或多个重要结外器官受累,不管是否有淋巴结受累[27]。2014 年,在 Ann Arbor 分期的基础上进行了改进,形成了 Lugano 分期(表 25-3)。比较大的变化是:定义全身症状的 A 和 B 不再重要,认为全身症状不会对 NHL 的治疗结果产生影响[23]。

表 25-3　非霍奇金淋巴瘤的 Lugano 分期(源自 Ann Arbor 分期)

分期	受累区域
Ⅰ	一个淋巴结或一个淋巴结区
ⅠE	单发结外病变,无淋巴结累及
Ⅱ	位于横膈膜同一侧的两个或两个以上的淋巴结区
ⅡE	除了Ⅰ期或Ⅱ期的标准外,还有一个局限的邻近结外累及
Ⅲ	膈两侧淋巴结区,膈上淋巴结区合并脾脏累及
Ⅳ	一个或多个结外器官受累(弥漫性),不管是否有淋巴结累及;所涉及的器官用下标字母标识

E,结外病变,仅适用于局限的结外器官受累,不适用于Ⅲ/Ⅳ期。

大肿块:单个淋巴结肿块≥10cm 或者 CT 扫描在任一胸椎水平≥1/3 胸廓直径,在 Ann Arbor 分析中用 X 表示,在 Lugano 分期中已不强调。

预后因素

与大多数实体肿瘤不同,淋巴瘤患者不能仅根据分期来评估预后。诊断、分期相似的患者可能具有完全不同临床表现和结局,这就需要一些预后标志物帮助临床医生来筛选这些患者,继而给予相应的治疗。一些学者尝试根据临床和生物学特征对不同类型的淋巴瘤进行危险分层,形成了很多不同的预后评分系统,其中包括国际预后指数(IPI)、滤泡性淋巴瘤国际预后指数(FLIPI)和外周 T 细胞淋巴瘤(非特指型)预后指数(PIT)。根据诊断时不良预后的数量来确定患者的分组,不同风险组的完全缓解率(CR)、无复发生存和 OS 率明显不同。例如,最常用的侵袭性 NHL 预后模型 IPI 评分,根据以下 5 个危险因素对患者进行分层:年龄≥60 岁;Ann Arbor Ⅲ/Ⅳ期;血清 LDH 水平高于正常;有两个或两个以上的结外病变；ECOG 评分≥2。根据危险因素的数量把患者分为四个预后组：低危、低中危、高中危、高危。各组之间的预后明显不同，低危组的 CR 率为 87%，5 年 OS 为 73%，而高危组的 CR 率仅为 44%，5 年 OS 为 26%[28]。同样，FLIPI 评分根据 5 个独立的危险因素对滤泡性淋巴瘤（FL）患者进行危险分层：血红蛋白低于 120g/L，血清 LDH 升高，Ann Arbor Ⅲ/Ⅳ期，淋巴结受累区域>4 个，年龄>60 岁。根据这 5 项预后因素，将患者分为低危组（0~1 分），中危组（2 分），和高危组（≥3 分），低危组 5 年 OS 为 90.6%，高危组仅为 52.5%[29]。

多年来，类似的量化风险评估方法越来越多地应用于多种类型的淋巴瘤，包括外周非特指 T 细胞淋巴瘤[30,31]、NK 细胞淋巴瘤[32]、MCL（MIPI 评分）[33]等。

这些预后评分系统为每一个特定患者的个体化治疗提供了基础。一般认为，侵袭性淋巴瘤是可治愈的，而惰性淋巴瘤通常不可治愈的，所以每种淋巴瘤的治疗方法有很大的不同。对于可治愈的患者，考虑到可能的回报，需要尽量提高治疗的强度，而对于不可治愈的患者，注意控制治疗的毒副作用。

治疗原则

NHL 的治疗取决于多种因素，包括肿瘤分期、淋巴瘤相关症状、患者的年龄和伴随疾病等情况，但最主要是根据病理类型及其生物学特征（如：惰性与侵袭性淋巴瘤）。NHL 的治疗原则基于这样一种假设，即侵袭性淋巴瘤是可以治愈的，而惰性淋巴瘤通常被认为无法治愈，更倾向于像慢性病一样控制发展。所以，NHL 的治疗差异很大，从"观察和等待"到大剂量化疗加上造血干细胞移植等各种不同强度的方案。侵袭性淋巴瘤，化疗是最重要的治疗手段，根据不同的类型采取不同的治疗方案。相反，惰性淋巴瘤，早期患者通常首选"观察和等待"或靶向治疗[如免疫治疗、靶向药物或受累部位的放疗（IFRT）]等方法。在这里我们不详细讨论这些具体的治疗方案，需要强调的是，任何治疗方案的选择要根据患者的疾病情况和治疗耐受性，选择毒副作用可控的最优治疗方案（表 25-4）。另外，放疗在某些病例中仍有非常关键的作用。近年来，出现了一些新的治疗方法，包括单克隆抗体、针对

B 细胞受体信号通路的靶向治疗（如 BTK 抑制剂）及新的检查点抑制剂，这些治疗方法没有化疗药物常见的非特异性毒性，对淋巴瘤的治疗产生了深远的影响。利妥昔单抗是美国 FDA 批准的首个单克隆抗体，它是 B 细胞表面 CD20 分子的抗体，随机临床试验已经证实了它在初发和复发 FL、MCL 和 DLBCL 中的作用[34]。临床应用发现其有效性高，副作用少，明显提高了 B 细胞淋巴瘤患者的预后。利妥昔单抗联合环磷酰胺、多柔比星、长春新碱、泼尼松（R-CHOP）方案是目前治疗 DLBCL 的一线标准方案。而且，利妥昔单抗几乎对每一种 B 细胞 NHL 亚型都有较好的治疗作用，无论是单药治疗还是联合化疗（侵袭性 B-NHL 采用利妥昔单抗加 CHOP 方案，惰性 B-NHL 采用利妥昔单抗加苯达莫司汀方案）[34-36]。此外，利妥昔单抗维持治疗可显著改善 FL 患者的无进展生存期（PFS），但可能对 OS 改善不明显[37]。

为了克服对利妥昔单抗的耐药性，提高复发/难治性（R/R）B 细胞 NHL 患者的临床疗效，人们尝试研发针对 CD20 分子不同表位的单克隆抗体。目前，已有两种单抗，奥法木单抗（ofatumumab）和奥妥珠单抗（obinutuzumab）被美国 FDA 批准用于治疗 CLL 和 FL[38-41]。

大剂量化疗联合自体干细胞移植（ASCT）对那些化疗敏感的复发性侵袭性淋巴瘤患者有比较好的疗效，但对化疗耐药的患者价值不大[42,43]。疾病复发是治疗失败的主要原因，如何进一步清除残留的淋巴瘤细胞是提高 ASCT 疗效的关键，近年来，针对难治性 NHL 开发和批准了几种新药，包括抗体药物偶联物维布伦妥西单抗（brentuximab vedotin，BV）、B 细胞受体信号抑制剂伊布替尼（ibrutinib）、PI3K 抑制剂艾代拉里斯（idelalisib）和 BCL-2 选择性抑制剂维奈妥拉（venetoclax）（表 25-5）。所有这些药物都针对不同的信号通路或肿瘤细胞表达的特定抗原。例如，本托昔单抗是一种特异的 CD30 单抗与一种强效的细胞毒性药物（MMAE）的偶联，后者是一种强效的微管靶向药物，维布伦妥西单抗进入体内后，单克隆抗体将 MMAE 传递给表达 CD30 的肿瘤细胞，最后导致细胞死亡。维布伦妥西单抗在霍奇金淋巴瘤和 CD30+ 间变性大 T 细胞淋巴瘤患者中显示出了很好的疗效[44]。许多 B 细胞肿瘤的发病机制涉及 B 细胞受体的活化和 PI3K 信号通路，因此针对 BCR 和 PI3K 信号通路的相关药物已成为慢性淋巴细胞白血病和其他惰性淋

表 25-4　非霍奇金淋巴瘤的化疗方案

方案	剂量	频次	延迟性毒副作用
CHOP±R		每 21/14 日（G-CSF）	
环磷酰胺	750mg/m²	D1	继发性肿瘤
多柔比星	50mg/m²	D1	心脏毒性
长春新碱	1.4mg/m²（最多 2mg）	D1	神经毒性
泼尼松	40mg/m² 或 100mg	D1～D5	骨质疏松
利妥昔单抗	375mg/m²	D1	
CHOEP±R		每 21 日	
环磷酰胺	750mg/m²	D1	第二肿瘤
多柔比星	50mg/m²	D1	心脏毒性
长春新碱	1.4mg/m²（最多 2mg）	D1	神经毒性
依托泊苷	100mg/m²	D1～D3	
泼尼松	40mg/m² 或 100mg	D1～D5	骨质疏松
利妥昔单抗	375mg/m²	D1	
苯达莫司汀 ±R		每 28 日	
苯达莫司汀	90mg/m²	D1～D2	
利妥昔单抗	375mg/m²	D1	
DHAP±R			
地塞米松	40mg	D1～D4	骨质疏松
阿糖胞苷	2 000mg/m²	D2	骨髓抑制
顺铂（卡铂）	100mg/m²	D1	肾功能不全
利妥昔单抗	375mg/m²	D1	

巴瘤治疗的重要药物[45-47]。最近，美国 FDA 批准了 BTK 抑制剂伊布替尼，用于先前接受过至少一种治疗的套细胞淋巴瘤（MCL）和 CLL 患者及 17 号染色体缺失的 CLL 患者的一线治疗。此外，伊布替尼还被批准用于瓦尔登斯特伦巨球蛋白血症（WM），复发和难治性 MZL 及慢性移植物抗宿主病（GVHD）的治疗；艾代拉里斯被批准与利妥昔单抗联合治疗先前至少接受过两种治疗方案的复发 FL 和 SLL（表 25-5）[39]。

异基因造血干细胞移植（Allo-HSCT），采用他

表 25-5　批准用于非霍奇金淋巴瘤的新药

作用路径	靶点	药物	疾病	毒副作用
PI3K/AKT/mTOR	δPI3K	艾代拉里斯	复发 CLL（＋利妥昔单抗），SLL，FL	结肠炎，肺炎
B 细胞受体	BTK	伊布替尼	复发 CLL，MCL，WM 和 MZL，初发 17P-CLL，cGVHD	腹泻，房颤
凋亡	BCL2	维奈妥拉（venetoclax）	17P-CLL	肿瘤溶解综合征
CD30	CD30	维布伦妥西单抗（BV）	复发 / 难治 HL，CD30+ALTCL	神经毒性 肺炎
免疫检查点	PD1	纳武单抗 帕博利珠单抗	复发 / 难治 HL	自身免疫性疾病

ALTCL，间变性大 T 细胞淋巴瘤；CLL，慢性淋巴细胞白血病；FL，滤泡性淋巴瘤；HL，霍奇金淋巴瘤；MCL，套细胞淋巴瘤；MZL，边缘区淋巴瘤；SLL，小淋巴细胞性淋巴瘤；WM，瓦尔登斯特伦巨球蛋白血症。

第二篇

人的造血干细胞作为移植物来源，相对来讲技术难度高，风险大，主要用于那些传统治疗失败的淋巴瘤患者，其原理是利用来自供体 T 细胞的移植物抗淋巴瘤（GVL）效应清除体内的淋巴瘤细胞。但 Allo-HSCT 的主要障碍是较高的移植相关死亡率（TRM），TRM 抵消了 GVL 效应在 OS 方面的作用[48,49]。降低强度或非清髓预处理方案有望降低移植前期的死亡率，同时保留 GVL 效应。复发或难治性惰性 NHL 患者有望通过非清髓异基因干细胞移植获得持久的无病生存，即使是那些 ASCT 后复发的病例。

对康复医学的启示

对那些已经治愈或正在接受治疗的淋巴瘤患者的长期管理，仍有许多需要关注的问题。首先，淋巴瘤患者通常是年龄较大的成年人，他们接受治疗之前就已经存在合并疾病或体能状态下降，所以化疗时需要注意患者的耐受性。此外，治疗药物都具有一定的毒副作用，往往会对许多器官产生影响，比如：长春新碱和维布伦妥西单抗具有神经毒性，可能会影响感觉、运动或自主神经，从而使体力状态下降，导致跌倒或绊倒增加。还有一些淋巴瘤患者可能累及脊髓或中枢神经系统，导致疼痛或运动功能受损，并伴有下肢或上肢无力，这些患者要注意脊髓压迫综合征有关的问题[50]。另外一个经常被忽视的副作用是骨质流失导致的骨质疏松症，老年人很多本身就患有骨质疏松，而且几乎每个淋巴瘤患者都需要类固醇治疗，这将进一步加重骨质疏松[51]，所以如果没有治疗禁忌证，这些患者都应该口服钙片、维生素 D 和双膦酸盐进行预防。

骨髓毒性是化疗最常见的副作用，表现为贫血、白细胞减少或血小板减少。老年患者的造血功能相对差一些，治疗后容易引起血细胞计数减少。此外，大多数患者在化疗后的 9～12 个月内，其正常免疫功能会受到影响，从而增加各种感染的风险。抗 CD20 单克隆抗体的一个长期副作用是低丙种球蛋白血症，当它清除恶性 B 肿瘤细胞时，同时也清除了制造免疫球蛋白（Ig）的正常 B 细胞，许多患者的 IgA、IgM 和 IgG 随后会减少。通常情况下，那些低 IgG 和有呼吸道感染的患者应当补充丙种球蛋白，而对于那些没有症状的低 IgG 患者，可予以观察。

另外，受影响的免疫细胞不同，所导致的感染类型也不尽相同。体液免疫系统受损的患者经常导致呼吸道感染，出现发热、鼻塞、咳嗽、呼吸短促等症状。与艾滋病患者一样，T 细胞功能受损的患者容易出现机会性感染，如肺孢子虫病或真菌感染。粒细胞集落刺激因子（G-CSF）可用于化疗后中性粒细胞减少症的患者，促红细胞生成素一般不作为贫血的常规预防和治疗用药[52,53]。

如表 25-4 所示，很多化疗药物会引起严重和长期的副作用。例如，作为淋巴瘤治疗最常用药物之一的蒽环类药物，是化疗引起的心脏毒性的主要原因。这些患者可能会出现射血分数降低、活动后气急、疲劳和耐力下降。文献报道，蒽环类药物的心脏毒性往往是进行性和不可逆性的，并伴有较高死亡率。但是这心脏毒性如何进行预防和治疗，目前数据仍非常有限，所以淋巴瘤患者都应该在治疗前进行心功能评估，而且在化疗过程中应密切关注，必要时及时停药或换药。

霍奇金淋巴瘤

介绍

1832 年，托马斯·霍奇金（Thomas Hodgkin）发表文章，首次描述了 7 例淋巴结和脾脏肿大的病例[54]。1865 年，Samuel Wilks 根据另外 15 例病例，发表了 "淋巴结和脾脏肿大（或霍奇金病）的病例" 的文章，在这篇文章里，他把这种疾病以托马斯·霍奇金命名。1878 年，格林菲尔德发表了一幅具有特征性 "巨细胞" 的图片，这种细胞后来被称为 Reed-Sternberg 细胞，以 Carl Sternberg 和 Dorothy Reed（1902）的名字命名，因为他们首次描述了 HL 的镜下特点。尽管在过去的一个世纪里，大家都知道 HL 的恶性本质，但直到 1998 年，Reed-Sternberg 细胞才被明确是生发中心衍生的 B 淋巴细胞的克隆性增殖[55]。

流行病学和病因学

HL 是一种比较少见的淋巴系统恶性肿瘤，占全世界每年新发肿瘤的 0.5%，在欧洲和美国，发病率约为 2～3/10 万。2010～2014 年，男性和女性的年龄调整发病率分别 2.9/10 万和 2.3/10 万，年龄调整死亡率 0.3/10 万。在过去十年，发病率无明显变化，而每年的死亡率平均下降约 3.7%。在工业化国家，HL 的发病呈双峰型分布，第一个高峰出现在

20～30 岁，第二个高峰出现在 50 岁以后。不同国家各年龄段的发病率也有比较大的差异；此外，HL 在各年龄段的病理亚型发病率也不一样，在青壮年中，结节硬化型最常见。性别分布，男性比女性多（1.4：1）。另外，白人比非洲裔美国人的发病率要高[3]。

HL 的病因尚不清楚，但遗传学和病毒因素似乎在发病中有一定作用。例如，同性兄弟姐妹患 HL 的概率是不同性兄弟姐妹的 10 倍，同卵双胞胎患 HL 的概率是异卵双胞胎的 99 倍。家族聚集性发病提示 HL 的发病可能涉及遗传因素，另外流行病学调查发现 HL 的发病可能与某些病毒感染有关。EBV 被认为与 HL 的发生关联最大，然而，有症状的首次感染与 HL 发病是否有关尚不清楚。在年轻患者中，传染性单核细胞增多症和 HL 相关性最强，但是肿瘤细胞中的 EB 病毒的检出率在年轻患者中却不高。另外，HIV 阳性患者发生霍奇金淋巴瘤的风险是 HIV 阴性患者的 10 倍，而且，HL 似乎在那些有中度免疫抑制的患者中更为常见；在抗 HIV 治疗后，NHL 的发病率减少了，但 HL 的发病率却上升了。在这些患者中，往往合并 EBV 感染，另外，混合细胞型是最常见的病理亚型[56,57]。

症状和体征

HL 通常表现为无症状的淋巴结肿大，约 30% 的患者有全身性症状，包括盗汗、发热、体重减轻和皮肤瘙痒。80% 以上的 HL 患者淋巴结肿大累及膈上区域，最常见于前纵隔；只有不到 20%～30% 的患者仅出现膈下区域的淋巴结肿大。颈部和腋窝淋巴结是最常见的浅表累及部位，与 NHL 不同，HL 患者一般首先扩散至邻近的淋巴结区域。

诊断和分期

HL 的诊断只能通过肿大淋巴结的活检来完成。淋巴结的结构对 HL 的诊断十分重要，所以应避免使用细针穿刺。诊断是基于炎症环境下特征性多核巨细胞的识别，如前所述，这些多核巨细胞称为 R-S 细胞，是 HL 的恶性成分，也是其诊断的标志。恶性 R-S 细胞是 HL 所特有，约占所有细胞的 1% 或更少，肿瘤细胞周围有多种非肿瘤性的反应性细胞，包括正常的 B 细胞和 T 细胞。根据形态学、免疫表型、基因型和临床表现，在 WHO 分类系统中将 HL 分为两种主要类型：结节性淋巴细胞为主型 HL 和经典型 HL。后者包括以下亚型：

①结节硬化型；②混合细胞型；③淋巴细胞消减型；④淋巴细胞为主型（表 25-6）[58]。

表 25-6 霍奇金淋巴瘤的分类

结节性淋巴细胞为主型	经典霍奇金淋巴瘤
	1. 结节硬化型
	2. 混合细胞型
	3. 淋巴细胞消减型
	4. 淋巴细胞为主型

HL 分期对后续治疗的选择至关重要。分期主要依据：①涉及的淋巴结区域数量；②是否横膈上下均有淋巴结累及；③大肿块；④是否存在毗邻的结外器官受累或疾病广泛扩散；⑤B 症状的存在。Ann Arbor 分期最早被大家广泛使用，后来，Ann Arbor 分期系统经过 Cotswold 修订后，将 HL 分成 Ⅰ～Ⅳ 期：①Ⅰ 期，单个淋巴结区域或局灶性结外器官受累（如：脾脏、胸腺或韦氏环）；②Ⅱ 期是指在横膈同侧的两个或两个以上的淋巴结区域受累；③Ⅲ 期是指膈两侧淋巴结区域或局灶性结外器官受累；④Ⅳ 期定义为弥漫性（多灶性）单个或多个结外器官受侵犯；⑤没有 B 症状的为 A 组，有 B 症状为 B 组。最近，由于 PET 显像在疾病分期中的重要作用，对 HL 的分类再次进行了修订 Lugano 分期（表 25-7）[23]。经过对比发现，PET 扫描能够更好地定义淋巴结和结外器官的累及，使得近 20% 的患者分期出现了改变，而且往往是分期更高。因此，PET/CT 扫描被提议作为所有 HL 患者常规分期的金标准。由于 PET 成像对骨髓受累的高敏感性，如果进行了 PET 扫描，在 HL 分期时不再需要进行骨髓活检。如果要进行病理分期则需要进行脾切除和肝活检[23]。

预后因素

大约 86% 的 HL 患者可以通过目前的治疗得到治愈。治疗前的预后评估相当重要，一方面可以避免过度治疗，另外可以筛选出那些标准治疗可能失败的患者。基于 5 023 名不同阶段 HL 患者的数据，国际数据库建立了预测 HL 生存率的参数模型，通过多变量分析确定了 7 个预后因素，包括：①血清白蛋白水平低于 40g/L；②血红蛋白水平低于 105g/L；③白细胞数增多（白细胞计数 ≥ 15 000/mm³）；④淋巴细胞减少（淋巴细胞计数 < 600/mm³）；⑤男性；⑥≥45 岁；⑦Ⅳ 期。这个积

表 25-7　霍奇金淋巴瘤的 Lugano 分期

分期	描述
Ⅰ期	单个淋巴结区或淋巴样结构受累或单个结外区域受累
Ⅱ期	累及横膈同侧两个或以上的淋巴结区;横膈同侧的一个邻近结外器官的局限性受累。根据解剖结构把淋巴结分区域划分,纵隔内淋巴结被划为一个区域,肺门淋巴结为另外一个区域。淋巴结区受累数量应以数字表示(如:Ⅱ-4)
Ⅲ期	累及横膈两侧的淋巴结区。再可分为Ⅲ-1:累及脾脏、脾门、腹腔或门静脉淋巴结;Ⅲ-2:累及腹主动脉旁、盆腔、腹股沟或肠系膜淋巴结
Ⅳ期	弥漫性或播散累及一个或多个结外器官或组织,不管有无淋巴结受累

适用于任何疾病分期

A	无症状
B	发热,夜间盗汗,不明原因的 6 个月内体重减轻>10%
大肿块	单个淋巴结肿块≥10cm 或者 CT 扫描在任一胸椎水平≥1/3 胸廓直径,在 Ann Arbor 分析中用 X 表示,在 Lugano 分期中已不强调
E	累及邻近的单个结外器官

分系统称为国际预后评分(IPS-7),有时也被称为 Hasenclever 评分,患者根据诊断时存在危险因素的数量,分成 6 个亚组,6 个亚组的 5 年无进展生存率(FFP)为 42%~84%,5 年总生存率(OS)为 56%~89%[59]。

近年来,随着 HL 的治疗和分期的不断进步,HL 的疗效也得到了提高。英国哥伦比亚癌症研究所对接受 ABVD 或类似方案的 HL 患者进行了回顾性分析,结果显示 HL 的各项生存指标都较前提高,IPS-7 预后区间变窄,FFP 为 62%~88%,OS 为 67%~98%[60]。

治疗

HL 通常被认为是一种对化疗和放疗都敏感的疾病,然而,直到 21 世纪初,晚期的 HL 仍被认为是无法治愈的。在化疗之前,X 射线是治疗霍奇金淋巴瘤的主要手段,扩大野放疗(EF-RT)是标准的治疗方法,照射范围不仅要包括累及的淋巴结区域,而且要覆盖邻近的未受累区域。虽然这种方法能够治愈早期的霍奇金淋巴瘤,但高剂量放疗常

常会导致继发性恶性肿瘤(如急性白血病)和其他迟发性毒副作用。由于 RT 技术的改进,如今多采用缩减放射野的侵犯野放疗(IFRT)。随着化疗药物的出现,De Vita 和 NCI 的同事开创了新的联合治疗 MOPP 方案(氮芥、长春新碱、丙卡巴嗪、泼尼松),对晚期 HL 患者治愈率可以达到 50%。随着时间的推移,人们认识到 MOPP 方案不仅具有比较严重的急性毒副作用,另外烷化剂(即氮芥)还会导致生育功能下降和继发性白血病。1975 年,Bonadonna 和他的同事[61]设计了 ABVD(多柔比星、博来霉素、长春新碱和达卡巴嗪)方案。通过比较发现,ABVD 方案不仅与 MOPP 疗效相当,而且毒副作用要比 MOPP 方案明显减少。目前认为:HL 的治疗方案应根据患者分期的基础上,北美合作组的共识认为可以把 HL 分成早期和晚期两部分:早期患者应定义为Ⅰ~ⅡA 期且没有大肿块(≥10cm)的患者;ⅡB 期或Ⅰ~Ⅱ期伴有大肿块的患者和Ⅲ~Ⅳ期的患者,统称为晚期患者。对于晚期患者,通常需要接受完整疗程的化疗,对于大肿块的患者,肿块部位应进行放疗。通常来讲,HL 的诊治原则包括以下几点:

1. 外科手术分期(如脾切除)已无必要。

2. 综合治疗优于单纯放疗。

3. 将化疗作为联合治疗的一部分可以降低放射治疗的剂量。

4. 对于早期局限性患者,采用单纯化疗的方案也是有效的。

简而言之,早期经典 HL 的治疗选择联合化疗(ABVD),如果有大肿块的患者需要联合 IFRT。另外,对于Ⅲ/Ⅳ期疾病或基于 Hasenclever 评分的高危患者,联合化疗方案如 BEACOPP(博来霉素、依托泊苷、多柔比星、环磷酰胺、长春新碱、丙卡巴嗪、泼尼松)等高强度的化疗方案更受推荐。表 25-8 总结了一些常用的霍奇金淋巴瘤的化疗方案,表 25-9 总结了治疗非主要毒副作用。另外,EF-RT 已经基本被 IFRT 取代。HL 的五年生存率约为 86%,十年生存率略有下降,为 81%。尽管如此,大剂量化疗后 ASCT 仍是复发 / 难治性 HL 患者的首选。近几年,一些新的治疗策略也开始出现,包括单克隆抗体与药物偶联的维布伦妥西单抗[44]和免疫检查点抑制剂,这两个药物对霍奇金淋巴瘤治疗可能将有深远的影响。

HL 治疗的最新策略是检查点抑制剂。淋巴瘤细胞可以利用免疫检查点来保护自己,逃避免疫系

表 25-8 霍奇金淋巴瘤的化疗方案

方案	剂量	频次
ABVD		每 28 日
多柔比星	25mg/m²	D1,15
博来霉素	10mg/m²	D1,15
长春碱	6mg/m²	D1,15
达卡巴嗪	375mg/m²	D1,15
BEACOPP		每 21 日
博来霉素	10mg/m²	D8
依托泊苷	100mg/m²	D1~D3
多柔比星	25mg/m²	D1
环磷酰胺	650mg/m²	D1
长春新碱	1.4mg/m²	D8
甲基苄肼	100mg/m²	D1~D7
泼尼松	40mg/m²	D1~D14
G-CSF		D8 起

G-CSF，粒细胞集落刺激因子。

表 25-9 药物毒副作用

急性毒副作用	延迟性毒副作用
脱发	继发性肿瘤（AML、ALL、NHL、黑色素瘤、肉瘤、乳腺癌、胃肠道肿瘤、肺癌和甲状腺癌）
恶性、呕吐	
腹泻	
黏膜炎	
感觉异常和神经病变	内分泌并发症（不孕、甲状腺功能减退）
中枢神经系统混乱	
贫血、白细胞减少、血小板减少	肺部并发症（肺纤维化）
双硫仑样反应（常发生于甲基苄肼后摄入酒精）	心脏并发症（心肌病、动脉粥样硬化性心脏病、心包纤维化）
博来霉素相关肺损伤	

ALL，急性淋巴细胞白血病；AML，急性髓系白血病；NHL，非霍奇金淋巴瘤。

统的攻击。程序性死亡配体 1 或 2（PD-L1 和 PD-L2）在肿瘤细胞表面表达，通过结合程序性死亡 1 受体（PD-1）抑制 T 细胞的功能[62]。开发针对 PD-1 或 PD-L 的单克隆抗体可以恢复对淋巴瘤细胞的

免疫应答。不同的免疫检查点抑制剂包括抗 PD-1 抗体帕博利珠单抗（pembrolizumab）和纳武单抗（nivolumab），都在淋巴瘤治疗中显示了一定疗效。这两个药物最近都被美国 FDA 批准用于难治性或复发的经典 HL 治疗，包括那些维布伦妥西单抗治疗后复发的患者[39,63,64]。

治疗远期并发症

由于大多数 HL 患者都可以通过现在的治疗方法治愈，其预期寿命与年龄相符的健康个体相当，因此不仅要考虑与治疗相关的急性毒性，还要考虑化疗和放疗带来的长期副作用。治疗并发症有的很轻微，但有的也比较严重，甚至会危及生命。在 20 世纪 60 年代到 90 年代期间，治疗结束后 10~20 年的远期并发症发生率大概在 25%~30%，其中一部分患者也因此死亡，这些非原发病复发而导致的死亡降低了初始的治疗成功率。现代的双模式治疗策略减少了辐射剂量，降低了诱导化疗的强度，从而降低了远期并发症的发生率。辐射的长期并发症，包括肺、心脏、甲状腺和神经肌肉骨骼功能的障碍及继发性乳腺癌和肺癌等，是影响 HL 长期生存率和生活质量的主要原因。下面将讨论一些具体例子，神经肌肉骨骼功能障碍将在其他章节中详述。

肺炎通常发生在斗篷式放射治疗后的 1~6 个月，照射后症状性肺炎的总发生率在 5% 以下，纵隔大肿块的患者或接受化疗和放疗联合治疗的患者发生这种并发症的风险增加两倍或三倍（10%~15%）[65]。放射性肺炎的典型表现为轻度干咳、低热和呼吸困难，但肺炎治愈后，一般不会有长期的后遗症。博来霉素引起的肺炎是典型的急性毒性，其远期并发症也可引起肺纤维化。最近的一项多中心试验显示，进展期 HL 的患者，治疗后进行 PET/CT 中期评估，如果结果为阴性，在后续的 ABVD 治疗方案中，去除博来霉素，其肺毒性的发生率要明显下降。但需要更长时间的随访来确定不使用博来霉素是否会影响 OS[66]。

化疗和放疗对心脏有累加的毒性作用，所以现在的治疗策略一方面要避免覆盖心脏的大照射野放疗，同时要努力限制像蒽环类这样的心脏毒性药物的过量使用。经过这些举措，心脏毒性的发生率已经下降至 2%~5%。多柔比星累积剂量超过 400~450mg/m²，慢性心肌病的风险将明显增加，所以对于接受放化疗的患者，需要定期进行心脏彩

超评估心功能,特别要注意那些治疗后出现呼吸困难的患者,需要警惕心脏的问题。

HL 的生存曲线在 20 世纪下半叶出现明显的下降,主要是由于继发性肿瘤数量的增加。在治疗后的前 3～5 年,主要发生急性白血病和淋巴瘤,而 8～10 年后,实体瘤的数量明显增加。烷化剂如氮芥、甲基苄肼和环磷酰胺会增加继发性恶性肿瘤的风险。与其他肿瘤相比,HL 患者出现继发性肿瘤的风险更高,有可能与某些内在的遗传因素有关,而且随着时间的推移,实体瘤的发生率也逐渐增加,最常见是肺癌和乳腺癌[67-69],另外也有肉瘤、黑色素瘤、结缔组织肿瘤以及皮肤癌等其他肿瘤[67,70,71]。

性功能障碍是另一种与治疗相关的并发症,常发生在年轻的 HL 患者中,大约 80% 的 HL 患者会有这方面的问题,主要表现为性欲丧失、阳痿和不育等[72-75]。

结论

显然,淋巴瘤治疗的进展是显著的,可能是所有恶性肿瘤中最成功的。随着新的药物和新的治疗方法的出现,淋巴瘤患者被治愈的可能性将进一步提高。今后的挑战是确保我们能够为老年患者提供足够的支持,使他们能够耐受治疗的毒副作用,随着人口的老龄化,我们治疗的患者年龄会越来越大,在这种情况下,可能需要亚专科专家的帮助,协助制定更为合适的治疗方案,以取得最佳的治疗效果。

要点

- 所有的淋巴瘤都来自淋巴细胞,淋巴细胞是白细胞的一种,通常由多能造血干细胞产生。
- NHL 占所有恶性肿瘤的 4.3%,是美国第七大恶性肿瘤,是最常见的成人血液系统恶性肿瘤。
- 根据 2016 年修订的 WHO 分类,有 78 种成熟淋巴瘤亚型。
- 先天或后天的免疫功能抑制,各种自身免疫性疾病和某些感染是公认的 NHL 发病的危险因素。
- 根据 WHO 分类,NHL 分为:①B 细胞肿瘤,进一步分为前体 B 淋巴细胞白血病 / 淋巴瘤和成熟 B 细胞肿瘤;②T 细胞肿瘤,分为未成熟 T 细胞白血病 / 淋巴瘤、成熟 T 细胞肿瘤和成熟 NK 细胞肿瘤(表 25-1,表 25-2)。
- 非霍奇金淋巴瘤最常见的临床表现是无痛且进行性增大的淋巴结肿大。
- 诊断和治疗淋巴瘤患者最关键是做出正确的组织病理学诊断。
- 虽然各种化疗方案仍然是大多数类型淋巴瘤的标准治疗方案,但在过去 10 年中,已经出现针对特定信号通路的靶向药物。
- 利妥昔单抗是美国 FDA 批准的首个用于治疗 CD20 阳性淋巴瘤的单克隆抗体,目标是 B 细胞表面的 CD20 分子。随机研究表明,无论是作为单一药物还是与化疗联合,在初治或复发的 FL、CLL、MCL 和 DLBCL 患者中均有效果。
- 奥法木单抗(ofatumumab)和奥妥珠单抗(obinutuzumab)是第二代抗 CD20 单克隆抗体,可以克服利妥昔单耐药并增加疗效。
- 大约三分之二的晚期 HD 患者可以用目前的治疗方法治愈,其预期寿命与年龄匹配的健康人相当。因此,在制定治疗策略时不仅要考虑急性毒副作用,还要考虑化疗和放疗的长期副作用。
- 首个偶联 CD30 抗体的药物维布伦妥西单抗(BV)最近被批准用于治疗复发 / 难治性霍奇金淋巴瘤和 CD30+ 间变性大 T 细胞淋巴瘤(ALTCL)。
- 淋巴瘤细胞可以利用免疫检查点来保护自己,逃避免疫系统的攻击。表达于肿瘤细胞表面的 PD-L1 和 PD-L2,可通过与 PD-1 结合而抑制 T 细胞的功能。针对 PD-1 或 PD-L 的单克隆抗体可以增强对淋巴瘤细胞的免疫攻击。包括帕博利珠单抗(pembrolizumab)和纳武单抗(nivolumab)在内的不同免疫检查点抑制剂对淋巴瘤患者有疗效。
- BTK 抑制剂伊布替尼是一种针对 BCR 信号通路的新药,目前已被美国 FDA 批准用于治疗 CLL、MCL、MZL 和 WM。
- 各种 PI3K 通路抑制剂已被开发用于治疗 B 细胞恶性肿瘤。艾代拉里斯(idelalisib)选择性靶向 PI3K 的 delta 亚型,是美国 FDA 唯一批准用于治疗复发性 CLL、SLL 和 FL 的药物。

- 促凋亡和抗凋亡蛋白平衡的改变常是肿瘤生长的基础。Venetoclax 是一种选择性的抗凋亡蛋白 BCL2 抑制剂，在多种血液系统恶性肿瘤中显示了令人欣喜的疗效。

（倪雄 译　王巍 校）

参考文献

1. Harris NL, Jaffe ES, Stein H, et al. A revised European-American classification of lymphoid neoplasms: a proposal from the International Lymphoma Study Group. *Blood.* 1994;84(5):1361–1392.
2. Swerdlow SH, Campos E, Pileri SA. The 2016 revision of the World Health Organization classification of Lymphoid neoplasm *Blood.* 2016;127(20):2375–2389.
3. Howlader N, Noone AM, Krapcho M, et al. *SEER Cancer Statistics Review, 1975-2014, National Cancer Institute.* Bethesda, MD. http://seer.cancer.gov/csr/1975_2014. Published 2017.
4. Armitage JM, Kormos RL, Stuart RS, et al. Posttransplant lymphoproliferative disease in thoracic organ transplant patients: ten years of cyclosporine-based immunosuppression. *J Heart Lung Transplant.* 1991;10(6):877–886; discussion 886–877.
5. Leblonde V, Sutton L, Doren R. Lymphoproliferative disorders after organ transplantation: a report of 24 cases observed in a single center. *J Clin Oncol.* 1995;13(4):961–968.
6. Hourigan MJ, Doecke J, Mollee PN, et al. A new prognosticator for post-transplant lymphoproliferative disorders after renal transplantation. *Br J Haematol.* 2008;141(6):904–907.
7. Mellemkjaer L, Pfeiffer RM. Autoimmune disease in individuals and close family members and susceptibility to nonHodgkin's lymphoma. *Arthritis Rheum.* 2008;58(3):657–666.
8. Ekstrom Smedby K, Vajdic CM. Autoimmune disorders and risk of non-Hodgkin lymphoma subtypes: a pooled analysis within the InterLymph Consortium. *Blood.* 2008;111(8):4029–3038.
9. Fain O, Aras N, Morin AS, et al. [Sjogren's syndrome, lymphoma, cryoglobulinemia]. *Rev Prat.* 2007;57(12):1287.
10. Beral V, Peterman T, Berkelman R, et al. AIDS-associated non-Hodgkin lymphoma. *Lancet.* 1991;337(8745):805–809.
11. Rabkin CS, Biggar RJ, Horm JW. Increasing incidence of cancers associated with the human immunodeficiency virus epidemic. *Int J Cancer.* 1991;47(5):692–696.
12. Ross R, Dworsky R, Paganini-Hill A, et al. Non-Hodgkin's lymphomas in never married men in Los Angeles. *Br J Cancer.* 1985;52(5):785–787.
13. Wotherspoon AC. Gastric lymphoma of mucosa-associated lymphoid tissue and Helicobacter pylori. *Annu Rev Med.* 1998;49:289–299.
14. Parsonnet J, Isaacson PG. Bacterial infection and MALT lymphoma. *N Engl J Med.* 2004;350(3):213–215.
15. Jaffe ES. Common threads of mucosa-associated lymphoid tissue lymphoma pathogenesis: from infection to translocation. *J Natl Cancer Inst.* 2004;96(8):571–573.
16. Ye H, Liu H, Attygalle A, et al. Variable frequencies of t(11;18)(q21;q21) in MALT lymphomas of different sites: significant association with CagA strains of H pylori in gastric MALT lymphoma. *Blood.* 2003;102(3):1012–1018.
17. Chey WD, Wong BC, Practice Parameters Committee of the American College of Gastroenterology. American College of Gastroenterology guideline on the management of Helicobacter pylori infection. *Am J Gastroenterol.* 2007;102(8):1808–1825.
18. Cerroni L, Zochling N, Putz B, et al. Infection by Borrelia burgdorferi and cutaneous B-cell lymphoma. *J Cutan Pathol.* 1997;24(8):457–461.
19. Chanudet E, Zhou Y. Chlamydia psittaci is variably associated with ocular adnexal MALT lymphoma in different geographical regions. *J Pathol.* 2006;209(3): 344–351.
20. Krueger GR, Medina JR, Klein HO, et al. A new working formulation of non-Hodgkin's lymphomas. A retrospective study of the new NCI classification proposal in comparison to the Rappaport and Kiel classifications. *Cancer.* 1983;52(5):833–840.
21. Gerard-Marchant R, Hamlin I, Lennert K. Classification of non Hodgkin lymphomas. *Lancet.* 1974;2:406–408.
22. Lukes RJ, Collins RD. Immunologic characterization of human malignant lymphomas. *Cancer.* 1974;34(4, Suppl):1488–1503.
23. Cheson BD, Fisher RI, Barrington SF, et al. Recommendations for initial evaluation, staging, and response assessment of Hodgkin and non-Hodgkin lymphoma: the Lugano classification. *J Clin Oncol.* 2014;32(27):3059–3068.
24. Spaepen K, Stroobants S, Dupont P, et al. Early restaging positron emission tomography with (18)F-fluorodeoxyglucose predicts outcome in patients with aggressive non-Hodgkin's lymphoma. *Ann Oncol.* 2002;13(9):1356–1363.
25. Gallamini A, Hutchings M, Rigacci S. Early interim 2-[18F] fluoro-2-deoxy-D-glucose positron emission tomography is prognostically superior to international prognostic score in advanced-stage Hodgkin's lymphoma: a report from a joint Italian-Danish study. *J Clin Oncol.* 2007;25(24):3746–3752.
26. Younes A, Hilden P, Coiffier B, et al. International Working Group consensus response evaluation criteria in lymphoma (RECIL 2017). *Ann Oncol.* 2017;28(7):1436–1447.
27. Rosenberg SA. Validity of the Ann Arbor staging classification for the non-Hodgkin's lymphomas. *Cancer Treat Rep.* 1977;61:1023–1027.
28. International Non-Hodgkin's Lymphoma Prognostic Factors Project. A predictive model for aggressive non-Hodgkin's lymphoma. *N Engl J Med.* 1993;329:987–994.
29. Solal-Celigny P, Roy P, Colombat P, et al. Follicular lymphoma international prognostic index. *Blood.* 2004;104(5):1258–1265.
30. Went P, Agostinelli C, Gallamini A, et al. Marker expression in peripheral T-cell lymphoma: a proposed clinical-pathologic prognostic score. *J Clin Oncol.* 2006;24(16):2472–2479.
31. Gallamini A, Stelitano C, Calvi R, et al. Peripheral T-cell lymphoma unspecified (PTCL-U): a new prognostic model from a retrospective multicentric clinical study. *Blood.* 2004;103(7):2474–2479.
32. Kim SJ, Yoon DH, Jaccard A, et al. A prognostic index for natural killer cell lymphoma after non-anthracycline-based treatment: a multicentre, retrospective analysis. *Lancet Oncol.* 2016;17(3):389–400.
33. Hoster E, Dreyling M, Klapper W, et al. A new prognostic index (MIPI) for patients with advanced-stage mantle cell lymphoma. *Blood.* 2008;111(2):558–565.
34. Coiffier B, Lepage E, Briere J, et al. CHOP chemotherapy plus rituximab compared with CHOP alone in elderly patients with diffuse large-B-cell lymphoma. *N Engl J Med.* 2002;346(4):235–242.
35. Rummel MJ, Niederle N, Maschmeyer G. Bendamustine plus rituximab versus CHOP plus rituximab as first-line treatment for patients with indolent and mantle-cell lymphomas: an open-label, multicentre, randomised, phase 3 non-inferiority trial. *Lancet.* 2013;381:1203–1210.
36. Federico M, Luminari S, Dondi A, et al. R-CVP versus R-CHOP versus R-FM for the initial treatment of patients with advanced-stage follicular lymphoma: results of the FOLL05 trial conducted by the Fondazione Italiana Linfomi. *J Clin Oncol.* 2013;31(12):1506–1513.
37. Salles G. Rituximab maintenance for 2 years in patients with high tumour burden follicular lymphoma responding to rituximab plus chemotherapy (PRIMA): a phase 3, randomised controlled trial. *Lancet.* 2011;377(9759):42–51.
38. Osterborg A, Jewell RC, Padmanabhan-Iyer S, et al. Ofatumumab monotherapy in fludarabine-refractory chronic lymphocytic leukemia: final results from a pivotal study. *Haematologica.* 2015;100(8):e311–e314.
39. Administration FaD. FDA Approved Drug Product, Accessed June 2017. https://www.fda.gov/
40. Cartron G, De Guibert S. Obinutuzumab (GA101) in relapsed/refractory chronic lymphocytic leukemia: final data from the phase 1/2 GAUGUIN study. *Blood.* 2014;124(14):2196–2202.
41. Sehn LH, Chua N, Mayer J, et al. Obinutuzumab plus bendamustine versus bendamustine monotherapy in patients with rituximab-refractory indolent non-Hodgkin lymphoma (GADOLIN): a randomised, controlled, open-label, multicentre, phase 3 trial. *Lancet Oncol.* 2016;17(8):1081–1093.
42. Ratanatharathorn V, Uberti J, Karanes C, et al. Prospective comparative trial of autologous versus allogeneic bone marrow transplantation in patients with non-Hodgkin's lymphoma. *Blood.* 1994;84(4):1050–1055.
43. Verdonck LF, Dekker AW, Lokhorst HM, et al. Allogeneic versus autologous bone marrow transplantation for refractory and recurrent low-grade non-Hodgkin's lymphoma. *Blood.* 1997;90(10):4201–4205.
44. Younes A, Nancy L, Bartlett NL, et al. Brentuximab Vedotin (SGN-35) for Relapsed CD30-Positive Lymphomas. *N Engl J Med.* 2010;363:1812–1821.
45. Gopal AK, Kahl BS, de Vos S, et al. PI3Kdelta inhibition by idelalisib in patients with relapsed indolent lymphoma. *N Engl J Med.*

2014;370(11):1008–1018.

46. Wang ML, Rule S, Martin P, et al. Targeting BTK with Ibrutinib in relapsedor refractory mantle cell lymphoma. *N Engl J Med.* 2013;369(9):507–516.

47. Treon S. Ibrutinib in previously treated Waldenstrom's macroglobulinemia. *N Engl J Med.* 2015;372:1430–1440.

48. Peniket AJ, Ruiz de Elvira MC, Taghipour G. European Bone Marrow Transplantation (EBMT) lymphoma registry. An EBMT registry matched study of allogeneic stem cell transplants for lymphoma: allogeneic transplantation is associated with a lower relapse rate but a higher procedure-related mortality rate than autologous transplantation. *Bone Marrow Transplant.* 2003;31:667–678.

49. Farina L, Corradini P. Current role of allogeneic stem cell transplantation in follicular lymphoma. *Haematologica.* 2007;92(5):580–582.

50. Chahal S, Lagera JE, Rider J. Hematological neoplasms with first presentation as spinal cord compression syndromes: a 10-year retrospective series and review of the literature. *Clin Neuropathol.* 2003;22:6.

51. Cabanillas ME, Lu H, Fans S. Elderly patients with non-Hodgkin lymphoma who receive chemotherapy are at higher risk for osteoporosis and fractures. *Leuk Lymphoma.* 2007;48(8):1514–1521.

52. Morrison VA. Non-Hodgkin's lymphoma in the elderly. Part 2: treatment of diffuse aggressive lymphomas. *Oncology.* 2007;21(10):1191–1198.

53. Balducci L, Al-Halawani H, Charu V, et al. Elderly cancer patients receiving chemotherapy benefit from first-cycle pegfilgrastim. *Oncologist.* 2007;12(12):1416–1424.

54. Hodgkin T. On same morbid appearances of the absorbent glands and spleen. *Medico-Chirurgical Trans.* 1832;17:68–97.

55. Kuppers R, Rajewsky K. The origin of Hodgkin and Reed/Sternberg cells in Hodgkin's disease. *Annu Rev Immunol.* 1998;16:471–493.

56. Engels EA, Biggar RJ, Hall HI, et al. Cancer risk in people infected with human immunodeficiency virus in the United States. *Int J Cancer.* 2008;123(1):187–194.

57. Biggar RJ, Jaffe ES, Goedert JJ, et al. Hodgkin lymphoma and immunodeficiency in persons with HIV/AIDS. *Blood.* 2006;108(12):3786–3791.

58. Campos E. The 2008 WHO classification of lymphoid neoplasms and beyond: evolving concepts and practical applications. *Blood.* 2011;117(19):5019–5032.

59. Hasenclever D, Diehl V. A prognostic score for advanced Hodgkin's disease. International Prognostic Factors Project on Advanced Hodgkin's Disease. *N Engl J Med.* 1998;339(21):1506–1514.

60. Moccia AA, Donaldson J, Chhanabhai M, et al. International prognostic score in advanced-stage Hodgkin's lymphoma: altered utility in the modern era. *J Clin Oncol.* 2012;30(27):3383–3388.

61. Bonadonna G, Zucali R, Monfardini S, et al. Combination chemotherapy of Hodgkin's disease with adriamycin, bleomycin, vinblastine, and imidazole carboxamide versus MOPP. *Cancer.* 1975;36(1):252–259.

62. Topalian SL, Drake CG, Pardoll DM. Immune checkpoint blockade: a common denominator approach to cancer therapy. *Cancer Cell.* 2015;27(4):450–461.

63. Ansell SM, Lesokhin AM. PD-1 blockade with nivolumab in relapsed or refractory Hodgkin's lymphoma. *N Engl J Med.* 2015;372:311–319.

64. Armand P, Shipp MA, Ribrag V, et al. PD-1 Blockade with Pembrolizumab in patients with classical Hodgkin lymphoma after brentuximab vedotin failure: safety, efficacy, and biomarker assessment. *J Clin Oncol.* 2016;34(31):3733–3739.

65. Tardell N, Thompson L, Mauch P. Thoracic irradiation in Hodgkin's disease: disease control and long-term complications. *Int J Radiat Oncol Biol Phys.* 1990;18(2):275–281.

66. Johnson P. Adapted Treatment Guided by Interim PET-CT Scan in Advanced Hodgkin's Lymphoma. *N Engl J Med.* 374(25):2419–2429.

67. Van Leeuwen FE, Swerdlow AJ. *Second Cancers After Treatment of Hodgkin's Disease.* Philadelphia, PA: Lippincott Williams & Wilkins; 1999:607–632.

68. Tucker MA. Solid second cancers following Hodgkin's disease. *Hematol Oncol Clin North Am.* 1993;7(2):389–400.

69. Valagussa P. Second neoplasms following treatment of Hodgkin's disease. *Curr Opin Oncol.* 1993;5(5):805–811.

70. Hancock LS, Hoppe RT. Long-term complications of treatment and causes of mortality after Hodgkin's disease. *Semin Radiat Oncol.* 1996;6(3):225–242.

71. Van Leeuwen FE, Somers R, Taal BG, et al. Increased risk of lung cancer, non-Hodgkin's lymphoma, and leukemia following Hodgkin's disease. *J Clin Oncol.* 1989;7(8):1046–1058.

72. Bokemeyer C, Schmoll HJ, van Rhee J, et al. Long-term gonadal toxicity after therapy for Hodgkin's and non-Hodgkin's lymphoma. *Ann Hematol.* 1994;68(3):105–110.

73. Ortin TT, Shostak CA. Gonadal status and reproductive function following treatment for Hodgkin's disease in childhood: the Stanford experience. *Int J Radiat Oncol Biol Phys.* 1990;19(4):873–880.

74. Blumenfeld Z. Gender difference: fertility preservation in young women but not in men exposed to gonadotoxic chemotherapy. *Minerva Endocrinol.* 2007;32(1):23–24.

75. Giuseppe L, Attilio G, Edoardo DN, et al. Ovarian function after cancer treatment in young women affected by Hodgkin disease (HD). *Hematology.* 2007;12(2):141–147.

第26章

儿童肿瘤的评估和治疗

Srikanth R. Ambati, Farid Boulad

本章将从康复医师的角度,探讨儿童时期的一些常见肿瘤,包括它们的发病率、临床表现以及治疗策略等。相比成人,儿童肿瘤的发病率非常低。在过去的半个世纪里,通过全世界儿童肿瘤学家的合作努力,将大多数患者纳入合作组研究,由此形成了系统正规的治疗方案,从而使得儿童肿瘤的治疗取得了显著的进步。随着生存率的提高,人们开始尝试降低治疗的强度,以减少低危肿瘤患者的长期副作用。近年来,随着基因组信息的爆炸性增长,人们对肿瘤的亚型、分类和治疗策略有了更深入的理解和认识。

儿童肿瘤的发病率和特点

儿童肿瘤的年发病率约为 17/10 万,成人和儿童的肿瘤患者数量差异非常大,在美国,每年约有 160 万成人被新确诊为肿瘤,儿童仅为 1.6 万。除了数量上的差异,另一个关键的区别是细胞来源,成人肿瘤中上皮细胞来源居多,而儿童实体瘤中,起源于间质和胚胎的肉瘤和胚细胞瘤居多。在过去的几十年里,儿童肿瘤的治疗效果有了显著的改善。从 1975 年到 2010 年,儿童肿瘤的死亡率下降了约 50%[1],85% 的患儿可以通过治疗幸存下来。尽管如此,肿瘤仍是美国儿童和青少年疾病相关死亡的主要原因。2001—2009 年美国癌症登记处和州 SEER 登记处的数据表明,0~19 岁人群的肿瘤发病率总体稳定[2,3]。然而,根据性别、种族、地理位置和年龄组分析,发现了一些趋势变化。例如,甲状腺癌和肾细胞癌的发病率在儿童人群中呈上升趋势。在美国,常见的儿童肿瘤主要有:急性淋巴细胞白血病(ALL;20%)、大脑和中枢神经系统肿瘤(18%)、霍奇金淋巴瘤(HL;8%)、非霍奇金淋巴瘤(NHL;7%)、急性髓系白血病(AML;5%)、神经母细胞瘤(5%)、骨肿瘤(5%)、甲状腺癌(4%)、肾细胞瘤(3%)、生殖细胞瘤(GCT;3%)、横纹肌肉瘤(RMS;2%)、视网膜母细胞瘤(2%)、黑色素瘤(2%)和其他肿瘤(16%)[4]。本章将主要讲述一些常见的肿瘤。

由于儿童肿瘤的症状与一些良性儿科疾病非常相似,所以有时诊断比较困难。但是,早期诊断对疾病的预后非常关键,早期治疗的患儿疗效更好。由于儿童肿瘤罕见,有些儿科医生可能 20 年才会碰到一个肿瘤患儿,因此,所有的儿科医生,包括急诊儿科医生,都应该定期接受关于识别肿瘤早期症状的培训,然后把可疑患者及时转到儿童肿瘤中心[5,6]。肿瘤的诊断涉及到多个学科及相关的影像检查。而病理活检、组织学诊断和疾病程度评估等应在专门的儿童肿瘤中心进行。肿瘤常见的症状有发热、淋巴结肿大、体表肿块、骨或关节痛、腹痛、出血、疲劳、体重减轻和食欲缺乏等。颅内肿瘤可出现颅内压增高的症状,包括头痛、呕吐和视盘水肿三联征,但只有不到三分之一的患者会出现典型的症状,因此,如果临床高度怀疑,也建议进行相关的影像学检查确认。儿童肿瘤的治疗需要多学科的团队协作,包括初级保健医生、儿科肿瘤医生、外科医生、放疗科医生、放射科医生、病理科医生、康复医生、儿科护理人员、社会工作者、心理学医生和儿童生活专业人员等。由于病人数量少,大型儿童肿瘤中心才具备条件来提供这种多学科的协作诊治。

最近儿童肿瘤治疗取得了一些突破性进展,主要有:免疫治疗(细胞治疗、针对靶抗原的抗体和免疫检查点抑制剂)和分子靶向治疗(二代测序基础上发现的基因突变)等。

急性淋巴细胞白血病（ALL）

儿童 ALL 的总生存率（OS）有了非常显著的提高，在 20 世纪 60 年代不到 10%，21 世纪初已经上升到 80% 以上（图 26-1）。儿童 ALL 的治疗成功主要是由于大多数 ALL 儿童都参与了临床试验，经过大样本的合作，在分子生物学的基础上进行危险

分层治疗，筛选出了有效药物并合理组合，中枢神经系统（CNS）预防，形成了成熟有效的治疗策略。对低危 ALL 患者，OS 已达到 93% 以上，所以这部分患者，关注的方向主要是尽量降低治疗强度以减少长期的毒副反应[7]，比如：预防性头颅照射在儿童 ALL 治疗中已被取消[8,9]。但是，对那些具有不良预后的高危患者，依然是很大的挑战。

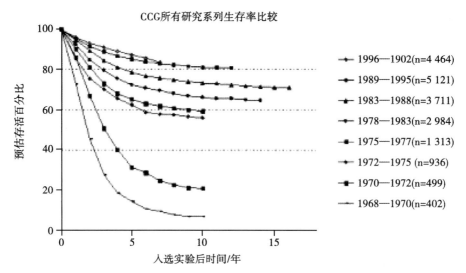

图 26-1　1968—2002 年 COG ALL 总生存率稳步提高
摘自 Hunger SP, Winick NJ, Sather HN, et al. Therapy of low-risk subsets of childhood acute lymphoblastic leukemia: when do we say enough? Pediatr Blood Cancer. 2005；45(7): 876-880；with permission

在病因方面，遗传因素在白血病的发病中起着非常重要的作用。在有先天性染色体异常的儿童中 ALL 的发病率明显升高，同卵双胞胎同患白血病的概率高及家族性白血病的群发病例，这些都揭示了遗传因素在白血病发病中的作用。唐氏综合征（DS）儿童的白血病发病率增加 10～20 倍[10,11]。20% 的 DS-ALL 患者有 JAK2 基因突变，而多达 50% 的 DS-ALL 患者有细胞因子受体样因子 2（CRLF2）表达增加。其他一些有遗传性疾病的患者，其白血病的发生率也相对升高，包括：Beckwith-Wiedemann 综合征、多发性神经纤维瘤、Shwachman-Diamond 综合征、Bloom 综合征、共济失调毛细血管扩张症（以 T-ALL 为主）、Li-Fraumeni 综合征、结构性错配修复缺陷综合征（*MLH1*、*MSH2*、*MSH6*、*PMS2* 双等位基因突变）及生殖系 BRCA2 突变的患儿。另外，某些基因的遗传学多态性易导致 ALL 的发生，包括 *ARID5B*、*IKZF1*、*GATA3*、*CDKN2A*、*CDKN2B*、*CEBPE*、*PIP4K2A*、*TP63* 和 *ETV6* 等[12]。引起白血病的病因

还包括环境因素、病毒感染和免疫缺陷等。

ALL 的临床可表现为白血病细胞在骨髓增殖引起的全血细胞减少的症状和体征，出现苍白、疲劳、出血、发热、骨痛和关节痛等症状；髓外浸润可出现淋巴结肿大、纵隔肿块和肝脾肿大。有些患儿发病时单纯表现为骨骼和关节疼痛，外周血细胞计数正常，这种不典型的表现经常会导致诊断延误。在起病时约 50% 的患者会出现白细胞（WBC）计数升高，20% 大于 $50×10^9$/L，大多数患者会同时出现中性粒细胞减少、贫血和血小板减少。在诊断时应注意进行鉴别诊断，包括幼年类风湿性关节炎、感染性单核细胞增多症和特发性血小板减少性紫癜等非恶性疾病。T-ALL 常见于大龄男孩，伴纵隔肿块和高白细胞计数；中枢神经系统受累也较常见；这些临床表现与 NHL 相似，所以有时很难区分，很多中心把骨髓原始细胞比例超过 25% 诊断为白血病。

最近，世界卫生组织（WHO）在原来分类的基础上，加入了分子生物学特点，对 ALL 分类进行了更新，如表 26-1[13]所示：

表 26-1　急性淋巴细胞白血病 WHO 分类（2016 版）

B- 淋巴母细胞白血病 / 淋巴瘤

B 淋巴母细胞白血病 B 淋巴母细胞白血病 / 淋巴瘤, NOS

B 淋巴母细胞白血病 / 淋巴瘤伴重现性遗传学异常

B 淋巴母细胞白血病 / 淋巴瘤伴 t(9 ; 22)(q34.1 ; q11.2); BCR-ABL1

B 淋巴母细胞白血病 / 淋巴瘤伴 t(v;11q23.3);KMT2A 重排

B 淋巴母细胞白血病 / 淋巴瘤伴 t(12 ; 21)(p13.2 ; q22.1);ETV6-RUNX1

B 淋巴母细胞白血病 / 淋巴瘤伴超二倍体

B 淋巴母细胞白血病 / 淋巴瘤伴低二倍体

B 淋巴母细胞白血病 / 淋巴瘤伴 t(5 ; 14)(q31.1 ; q32.3); IL3-IGH

B 淋巴母细胞白血病 / 淋巴瘤伴 t(1 ; 19)(q23 ; p13.3); TCF3-PBX1

临时病种 : B 淋巴母细胞白血病 / 淋巴瘤, BCR-ABL1 样

临时病种 : B 淋巴母细胞白血病 / 淋巴瘤伴 iAMP21

T 细胞白血病 / 淋巴瘤

临时实体 : 早期 T 细胞前体淋巴细胞白血病

NOS，未另行规定；WHO，世界卫生组织。

影响 ALL 预后的因素包括诊断时的年龄、WBC 计数、白血病的分子和遗传学特征、中枢神经系统和睾丸受累、唐氏综合征（DS）、性别、种族、患者体重以及前期对类固醇的治疗反应等。与婴幼儿、大龄儿童、青少年、青壮年相比，1～10 岁的儿童具有更好的 OS，他们一般具有良好的细胞遗传学特征，包括超二倍体、良好的染色体三体以及 *TEL-AML1* 基因重排等[14]。婴儿的预后较差，一般发病时 WBC 计数很高［>(20～30)×10⁹/L］，*MLL* 基因重排多见[15]，对泼尼松治疗反应差[16]。当把 WBC 计数作为一个连续变量时，与复发或死亡风险呈对数线性关系。在美国国家癌症研究所（NCI）的预后分层中，把 WBC 计数 >50×10⁹/L 作为一个不良的预后指标。在青少年和年轻的成人患者中，采用儿童 ALL 治疗方案，要比成人方案治疗效果更好[17]。T 细胞 ALL 是根据 T 细胞表面标志物 CD3、CD5 和 CD7 的表达来定义的，多见于男性、年龄较大的患儿，多有高 WBC 计数和纵隔肿块，且很少出现 pre-B ALL 中常见的预后良好的细胞遗传异常，因此 T-ALL 需要高强度的化疗。约 1/3 的 ALL 病例同时表达髓系相关的抗原，但似乎对预后影响不大。

治疗包括诱导、巩固和维持治疗。因为化疗药物很难穿透血脑屏障和血睾屏障，所以中枢神经系统和睾丸常常成为白血病细胞的避难所。需要根据在诊断时 CNS 受累的情况，予以 CNS 白血病的防治，包括鞘内化疗、针对 CNS 的全身化疗和 CNS 放疗。

根据 NCI 的危险分层系统，把 B-ALL 分成两组：标危组（WBC<50×10⁹/L 和年龄 1～10 岁）和高危组（WBC≥50×10⁹/L 和年龄≥10 岁）。儿童肿瘤协作组（COG）在最近的 AALL08B1 方案中把 pre-B-ALL 分成四个风险组（低危、中危、高危和极高危）[18]。初始诱导治疗需要根据 NCI 危险分层、免疫表型、是否有中枢神经系统受累、是否存在 DS 以及激素预治疗的反应。在大多数 COG 方案中，对于标危的患者，缓解治疗包括三种药物（长春新碱、糖皮质激素和培门冬酶），高危 B-ALL 和 T-ALL 患者采用四种药物（以上三种药物 + 多柔比星）。而其他协作组对所有患者都采用四联方案[17,19]。诱导治疗期为 4 周，大部分患者（>98%）通过诱导治疗可以达到完全缓解。随后，根据对初始治疗的反应和细胞遗传学的发现制定下一步的治疗方案。诱导治疗 4 周结束后未缓解的患者预后较差，如采用其他方案能达到完全缓解，建议进行异基因干细胞移植[20]。诱导缓解后的治疗需要根据危险分层进行巩固 / 强化治疗，包括环磷酰胺、阿糖胞苷和巯基嘌呤等药物；中期维持期包括高剂量和低剂量甲氨蝶呤；再诱导期包括重复使用在诱导和巩固过程中的药物。值得注意的是，儿童 ALL 是唯一需要 2 年长期维持治疗的肿瘤；维持治疗包括每日口服巯基嘌呤和每周口服甲氨蝶呤，并加上长春新碱和糖皮质激素。糖皮质激素的使用可能会导致类固醇肌病、高血糖和骨坏死。大约 6% 的儿童在治疗期间或治疗后出现症状性骨坏死，这一并发症在年龄较大的儿童、青少年和女性患儿中发生率更高[21]。在一项比较地塞米松和泼尼松在 ALL 诱导中作用的研究显示[22]，当≥10 岁的儿童使用地塞米松时，骨坏死的发生率增加，但无事件生存率（EFS）无明显差异。使用流式细胞术或聚合酶链反应（PCR）检测诱导治疗结束时的微小残留病（MRD），已被证明具有很强的预后价值[23,24]。在 ALL 治疗方案中，对 MRD 高的患者需要增加治疗强度。对于 MRD>0.01% 的儿童，增加治疗强度可以显著改善 5 年 EFS[25]。

儿童 ALL 的 5 年 OS 约为 90%（https://curesearch.org/5-year-survival-rate）。

髓系肿瘤

髓系肿瘤约占儿童白血病的 20%，最常见的是急性髓细胞白血病（AML），其次是慢性髓细胞白血病（CML）、幼年髓细胞白血病（JMML）和骨髓增生异常综合征（MDS）。AML 是一组起源于恶变的髓系干/祖细胞，导致分化异常的克隆性疾病。白血病细胞在骨髓和其他器官中浸润，出现全血细胞减少、肝脾肿大和绿色瘤（也称为粒细胞肉瘤）等临床表现。AML 的发病率增加与一些先天的染色体异常有关，包括 DS、7 号染色体单体、DNA 修复缺陷（如范科尼贫血、Bloom 综合征和先天性角化障碍）等疾病。以前我们广泛使用的是法美英（FAB）分类[26]，现已被 WHO 分类（表 26-2）所取代，在最新的 WHO 分类中，明确了特定的染色体、基因改变在预后中的意义[27]。伴有以下染色体和分子异常的 AML 患者预后良好：t(8；21)、inv(16)或 t(16；16)也称为核心结合因子（CBF）AML、t(15；17)/*PML-RARA* 融合基因、*NPM1* 和 *CEBPA* 双突变。预后不良的改变有：7 号单体、5 号单体、5q 缺失、3q 异常和 *EVI1* 异常过表达、*FLT3* 突变，尤其是 *FLT3-ITD*。骨髓中原始细胞≥20%，即可诊断 AML；如果少于 20%，但存在典型的遗传学改变，也可诊断为 AML。

AML 的治疗需要多药联合化疗，鞘内注射是 CNS 白血病防治的必要措施。与 ALL 不同，AML 的治疗需要更大剂量的化疗，但不需维持，维持治疗在 AML 中并无益处[28]。治疗分两个主要阶段：诱导和巩固治疗。巩固治疗包括数疗程的强化或联合异基因造血干细胞移植。此外，与 ALL 可用的药物数量较多不同，AML 仅对少数化疗药物敏感。阿糖胞苷和柔红霉素是治疗 AML 最有效的两种药物，另外可联合依托泊苷等。诱导缓解后，可用大剂量阿糖胞苷或联合诱导治疗的药物进行 2 个周期的巩固。许多研究表明，第一个诱导治疗结束时的微小残留病（MRD）具有预后价值，可用于危险分层[29]。早期的研究结果显示，当有合适的供体时，患儿在首次缓解后都建议行造血干细胞移植（HSCT）。在最近的 COG-AAML1031 研究中，采用基于细胞遗传学、分子生物学和诱导结束时的 MRD 基础上的危险分层。在第一个诱导治疗结束时，具有良好遗传学改变且 MRD 阴性的患者为低危组，占 73%，OS 为 75%；遗传学预后不佳和 MRD 阳性的患者被认为是高危组，占 27%，OS 小

表 26-2　急性髓细胞白血病 WHO 分类

伴重现性遗传学异常急性髓系白血病
AML 伴 t(8；21)(q22；q22.1)；RUNX1-RUNX1T1
AML 伴 inv(16)(p13.1q22)or t(16；16)(p13.1；q22)；CBFB-MYH11
APL 伴 PML-RARA
AML 伴 t(9；11)(p21.3；q23.3)；MLLT3-KMT2A
AML 伴 t(6；9)(p23；q34.1)；DEK-NUP214
AML 伴 inv(3)(q21.3q26.2) or t(3；3)(q21.3；q26.2)；GATA2，MECOM
AML（原始巨核细胞）伴 t(1；22)(p13.3；q13.3)；RBM15-MKL1
AML 伴突变的 NPM1
AML 伴 *CEBPA* 等位基因突变
急性髓系白血病伴骨髓增生异常相关改变
治疗相关髓系肿瘤
急性髓系白血病，NOS
AML 微分化型
AML 不伴成熟型
AML 伴成熟型
急性粒单细胞白血病
急性原始单核细胞/单核细胞白血病
纯红系白血病
急性原始巨核细胞白血病
急性嗜碱粒细胞白血病
急性全髓增殖伴骨髓纤维化
髓系肉瘤
唐氏综合征相关髓系增殖
暂时异常的髓系造血
唐氏综合征相关髓系白血病
原始浆细胞样树突状细胞瘤

ALL，急性淋巴细胞白血病。

于 35%，这些患者在首次缓解后应考虑行 HSCT。AML 有预后很好的两个亚型：（a）APL 是一个独特的 AML 亚型，特点是 PML-RARA 重排和全反式视黄酸（ATRA）治疗有效，80% 的患者能够治愈；（b）DS 和急性巨核细胞白血病，常见于≤4 岁的儿童，特点是 GATA1 突变和对阿糖胞苷敏感。这些患者即使给予较低强度的化疗，EFS 也超过 85%[30]。

小儿 AML 的 5 年 OS 约为 65%（https://curesearch.org/5-year-survival-rate）。

CML 的特征是费城染色体 t(9；22)的存在，即 9 号和 22 号染色体之间的易位，导致 BCR 和 ABL 基因的融合。在慢性期，它的特点是外周血白细胞计数升高，但骨髓中的早期原始细胞比例

不高,如果比例升高提示疾病进展。2000 年以前,所有 CML 患者都需要异基因干细胞移植才能治愈。酪氨酸激酶抑制剂 - 亚甲基二膦酸伊马替尼(gleevec),可与融合蛋白的 ABL 激酶结构域结合,于 2001 年获得批准,并彻底改变了 CML 的治疗策略,现在大多数 CML 患者不需要进行异基因干细胞移植,口服用药即能取得非常好的疗效。

JMML 是一种侵袭性骨髓增殖性肿瘤,发病率为 0.12/10 万,中位年龄为 1.8 岁[31]。其特征为肝脾肿大、淋巴结肿大、发热、皮疹、胎儿血红蛋白升高、外周单核细胞增多、祖细胞对粒细胞 - 巨噬细胞集落刺激因子(GM-CSF)过敏。常见的遗传学改变有 7 号染色体单体、NF1、KRAS、NRAS、PTPN11、CBL 基因突变等[32]。

其他骨髓增殖性疾病如真性红细胞增多症和原发性血小板增多症在儿童中很少见。

短暂性骨髓增殖性疾病(TMD),多见于有 DS 改变的婴儿,特征性改变是 GATA1 基因突变。髓系早期细胞出现异常克隆性增殖,通常在 3 个月时会自行消失,但是约 20% 的 DS 和 TMD 患儿在 3 岁前会发生 AML[33]。

非霍奇金淋巴瘤

在美国,非霍奇金淋巴瘤的年发病率为 1/10 万。在撒哈拉以南的非洲,由于 EB 病毒相关性的淋巴瘤,发病率要高出 10~20 倍。在非洲常见的伯基特淋巴瘤中,几乎所有病例 EBV 都是阳性。NHL 男性比女性更为常见,在 10~20 岁发病率更高。与成人患者不同,儿童 NHL 结外病变多见,常累及纵隔、腹部、头颈、中枢神经系统和骨髓[34]。临床表现取决于淋巴瘤的类型以及肿瘤生长的部位。典型表现为无痛性淋巴结肿大,肝脾肿大及纵隔和腹部的淋巴结 / 肿块压迫引起的相应症状,很少患儿有发热、体重减轻和盗汗等 B 症状。NHL 的病理诊断需要综合组织形态、免疫表型和分子生物学的结果。Murphy 分期(表 26-3)广泛应用于儿童 NHL 的分期。

根据 WHO 的分类,儿童非霍奇金淋巴瘤可分为以下几种类型:

1. 成熟 B 细胞淋巴瘤:包括伯基特、伯基特样淋巴瘤、弥漫大 B 细胞淋巴瘤(DLBCL)、原发性纵隔 B 细胞淋巴瘤等。伯基特淋巴瘤常出现特征性的易位 t(8;14),部分患者为 t(8;22)或 t(2;8),

表 26-3 非霍奇金淋巴瘤的 Murphy 分期系统

I	腹腔及纵隔以外的单个淋巴结区或结外受累
II	单个结外区域及局部淋巴结受累
	位于横膈膜同一侧的两个结外区域,伴或不伴局部淋巴结受累
	原发性胃肠道淋巴瘤(完全切除)伴或不伴肠系膜淋巴结受累
III	原发性胸廓内淋巴瘤(纵隔、胸腺、胸膜)
	位于横膈两侧的两个节外区域
	广泛的原发性腹腔病变
	位于横膈两侧的两个或以上的淋巴结区域受累
	椎管旁或硬膜外受累
IV	中枢神经系统或骨髓受累

导致 c-myc 过表达。大多数儿童 DLBCL 为生发中心型,表达 BCL6 和 CD10。

2. 淋巴母细胞淋巴瘤:75% 的患者为 T 细胞型,其余 25% 为 B 细胞型;60% 的患者有 NOTCH 突变;大多数病人有纵隔肿块。

3. 间变性大细胞淋巴瘤:有成熟 T 细胞或裸细胞(没有 B、T 和 NK 细胞表面标记)表型,以 ALK(+)为特征,常出现 t(2;15),肿瘤细胞 CD30+。

NHL 的预后因素包括年龄、分期、肿瘤部位、生物学特性和对治疗的反应。有中枢神经系统受累的患者,经过治疗虽然一度会有好转,但总体预后较差。除了组织学诊断,NHL 患者的检查还包括细胞遗传学和荧光原位杂交(FISH)、免疫表型、PET/CT 成像、MRI、腰椎穿刺和骨髓等检查。除了皮肤 T 细胞淋巴瘤、惰性成熟 B 细胞淋巴瘤和移植后淋巴增殖性疾病(PTLD)外,大多数 NHL 的治疗需要多药全身化疗。放疗在儿童 NHL 中的作用有限,不主张在儿童淋巴瘤中进行中枢神经系统的预防性放疗。治疗方案取决于 NHL 的类型和分期。1 期和 2 期患者通常用手术和化疗治疗。伯基特淋巴瘤和 DLBCL 的化疗方案一般采用包括环磷酰胺、多柔比星、长春新碱、泼尼松的 CHOP 方案。利妥昔单抗 +CHOP 化疗(R-CHOP)可以改善成人 DLBCL 的 EFS[35]。在最近的一项研究中,利妥昔单抗联合标准的 malinB(LMB)方案(COG-ANHL01P1),显著改善了高危 B 细胞 NHL 和成熟 B 细胞淋巴瘤的预后[36]。淋巴母细胞淋巴瘤可以根据 COG-A5971 研究中描述的方案进行治疗[37]。间变性大细胞淋巴瘤常用的治疗方案是 APO 方案：多柔比星、泼尼松和长春新碱[38]。

对于前期治疗无效或复发的患者，自体干细胞移植是比较好的方法。有些中心推荐同种异基因干细胞移植，避免自体干细胞中肿瘤污染的可能性，另外利用移植物抗肿瘤效应清除淋巴瘤细胞。对化疗敏感的难治性或复发性 NHL 患者，自体和异基因干细胞移植后的 EFS 分别为 50%～60%。

小儿 NHL 的 5 年 OS 为 85%（https://curesearch.org/5-year-survival-rate）。

霍奇金淋巴瘤

霍奇金淋巴瘤的发病年龄呈双峰分布，在 15～20 岁有一个高峰，在 50 岁以后又出现第二个高峰。在儿童，15～19 岁年龄组发病率最高，发病率约为 2.9/10 万。通过目前的治疗方法，90%～95% 的患者可以被治愈；因此，人们在尝试尽量减少治疗的副作用。霍奇金淋巴瘤的发病风险与家族史、EBV 感染或免疫缺陷有关。预后不良相关的预后因素包括 3/4 期、B 症状、巨块型、淋巴结外受累、血沉升高、白细胞增多、贫血、男性和对首次化疗反应差等[39，40]。临床可表现为：无痛性颈或锁骨上淋巴结肿大、B 症状［不明原因的发热、体重减轻（6 个月内体重减轻≥10%）、盗汗］，厌食、瘙痒和疲劳。纵隔受累在青少年和年轻人中占 75%，在儿童中占 35%，但很多患者没有相关的症状。

霍奇金淋巴瘤的病理特征是多核巨细胞，称为 Reed-Sternberg 细胞。起源于生发中心 B 细胞[41]，约占由淋巴细胞、巨噬细胞、组织细胞、粒细胞组成的浸润细胞的 1%。Reed-Sternberg 细胞几乎都表达 CD30，呈克隆性特征。霍奇金淋巴瘤可分为两大类：经典型霍奇金淋巴瘤（有四种亚型：淋巴细胞为主型、结节硬化型、混合细胞型和淋巴细胞削减型）和结节性淋巴细胞为主型霍奇金淋巴瘤。结节硬化型常见于大一点的儿童和青少年，混合细胞型常见于幼儿。采用免疫分型可以将淋巴细胞为主的经典霍奇金淋巴瘤（CD15 和 CD30 阳性）与结节性淋巴细胞为主型霍奇金淋巴瘤进行区分。

霍奇金淋巴瘤的分期采用 Ann Arbor 分期系统（表 26-4），影像学评估采用 CT 或 PET 成像。在治疗上，多药化疗 +/- 放疗明显改善了霍奇金淋巴瘤的预后。对于局灶性的淋巴细胞为主型霍奇金淋巴瘤，完全手术切除可能对部分病人有效。为

避免继发性肿瘤，现已很少使用单纯的大剂量放射治疗。MOPP 方案（氮芥、长春新碱、丙卡巴嗪、泼尼松）是 20 世纪 60 年代开发的最早的成功化疗方案。在随后的 COPP 方案中，环磷酰胺取代了可能有高致白血病和促性腺激素毒性的氮芥。目前治疗小儿霍奇金淋巴瘤的方案包括 ABVD（多柔比星、博来霉素、长春新碱和达卡巴嗪）、ABVE-PC（多柔比星、博来霉素、长春新碱、依托泊苷、泼尼松、环磷酰胺）[42]和 BEACOPP（博来霉素、依托泊苷、多柔比星、环磷酰胺、长春新碱、泼尼松和丙卡巴嗪）[43]。放疗作为辅助治疗的手段，一般用于化疗后的残留病灶或治疗反应较慢的患者，常采用受累淋巴结放射治疗（INRT）或受累部位放射治疗（ISRT）。

表 26-4　霍奇金淋巴瘤的 Ann Arbor 分期系统

I	单个淋巴结区受累或局灶性单个结外区域受累
II	累及横膈同侧两个或以上的淋巴结区；或同时伴有单个邻近结外器官的局限性受累
III	累及横膈两侧的淋巴结区或结外器官，可伴有单个结外器官或部位侵犯，或脾侵犯（IIIS）
IV	弥漫性或播散累及一个或多个结外器官或组织，或者有肝脏、骨髓、肺、脑脊液的受累

对于前期治疗无效或复发的患者，自体干细胞移植已被成功应用。一些方案还推荐同种异基因干细胞移植，利用移植物抗淋巴瘤效应清除残存的淋巴瘤细胞。

对于难治和复发的霍奇金淋巴瘤，在方案中加入抗 CD30 单克隆抗体——维布伦妥西单抗，可以明显提高疗效。由于 CD30 单抗取得了良好的效果，已在临床试验中用于初治的患者。另一种治疗难治性或复发性霍奇金淋巴瘤的新方法是检查点抑制剂。阻断 PD1/PD-L1 相互作用的单克隆抗体显示出 70%～85% 的总体应答率（ORR），并在 12 个月时显著改善无进展生存（PFS）和 OS[44，45]。

小儿霍奇金淋巴瘤的 5 年 OS 为 97%（https://curesearch.org/5-year-survival-rate）。

骨恶性肿瘤

在儿童骨恶性肿瘤中，最常见的是骨肉瘤，在美国 20 岁以下的人群中每年约有 400 例新发病例，其次是尤因肉瘤（ES）。骨肉瘤呈双峰年龄分布，在

骨快速生长的 10～20 岁年龄段发病率最高，第二个峰出现在老年人，老年患者常有 Paget 病等高危因素[46,47]。骨肉瘤在某些疾病的患者中发病率明显增加，如：生殖系视网膜母细胞瘤（Rb）、p53 基因突变（Li-Fraumeni 综合征）、Rothmund-Thomson 综合征、沃纳综合征、Bloom 综合征、Paget 病和骨纤维异常增殖症等骨代谢异常疾病[48,49]。临床可表现为受累部位的疼痛，伴有局部红肿、压痛及活动受限。X 射线摄影显示侵袭性病变，骨膜升高，骨膜反应，新骨形成（称为 Codman 三角）时，可初步怀疑骨肉瘤。在病理活检之前，需要进行 MRI 或 CT 检查，以明确局部病灶的范围。另外需要进行骨扫描或 PET 扫描来明确有无全身扩散。

约 20% 的患者在诊断时就有转移病灶，其中肺是最常见的转移部位[50]，所以在基线时应常规进行胸部 CT 检查。有转移灶的患者预后取决于病变的部位、数目和可切除性[51]。1970 年以前，局部骨肉瘤患者不做全身化疗的情况下，生存率在 15%～20%，进行化疗后，生存率提高到了 60%～70%[52]。目前，无论是局灶性骨肉瘤还是转移性骨肉瘤，均采用顺铂、多柔比星、大剂量甲氨蝶呤的诱导化疗，然后行手术切除原发病灶，再用相同的药物维持化疗。如果有转移性病灶，也要尽可能行手术切除。转移性骨肉瘤患者 5 年 EFS 为 20%～25%（仅肺转移）和 10%（肺＋骨或骨转移）[53]。术前化疗后原发肿瘤的坏死程度可以预测骨肉瘤的 EFS 和 OS。但是，在一项大型国际随机对照试验（EURAMOS-1）中，对术前化疗反应较差的患者在标准化疗中添加异环磷酰胺和依托泊苷并没有改善 EFS[54]。患有骨恶性纤维组织细胞瘤（MFH）的病人，无论是局限性的还是转移性的，采用骨肉瘤相同的治疗方案，其结果也相当。

尤因肉瘤（ES）是儿童和青少年中第二常见的骨恶性肿瘤，在美国发病率为百万分之一，常见于 10～20 岁年龄段。ES 在欧洲人中的发病率是非裔美国人的 9 倍，这可能与 EGR2 基因的多态性有关[55]。胸壁 Askin 肿瘤、外周原始神经外胚瘤（pPNET）、骨外 ES 和经典的骨 ES 都具有 EWSR1 基因和 ETS 家族基因之间的特征性易位，这些疾病统称为尤文家族肿瘤或尤因肉瘤。85% 的 ES 肿瘤都有 11 号和 22 号染色体（11；22）（q24；q12）的易位，形成 EWSR1-FLI1 融合基因。ES 的细胞来源几十年来一直存在争议，最近有研究表明它可能起源于间充质干细胞[56]。ES 发病中位年龄为 15

岁，半数以上患者为青少年。临床可表现为数月或数年的骨或软组织肿胀或疼痛。与骨肉瘤不同，ES 可以发生在身体的任何部位，最常见部位为骨盆和股骨。在长骨中，X 片可见典型的洋葱皮样的骨干。活检前需要进行 CT 或 MRI 检查明确范围。MRI 检查可以明确髓内病变、软组织侵犯、水肿及与神经血管的关系。另外需要行 PET 和胸部 CT 扫描以明确疾病范围。中轴线外肿瘤，体积≤200ml 或长度≤8cm，无明显转移，术前化疗反应良好是预后好的因素。高达 25% 的患者在诊断时即有转移病灶。目前针对局灶性和转移性 ES 的治疗包括：多药化疗（长春新碱、多柔比星、环磷酰胺的 VDC 三药联合与异环磷酰胺和依托泊苷 IE 两药联合的交替方案），加上手术或放疗进行局部治疗[57]。非转移性 ES 的 5 年 EFS 和 OS 约为 70%；转移性 ES 患者 6 年的 EFS 和 OS 分别为 28% 和 30%[58]。目前，在标准化疗中加入一些新的药物正在临床试验过程中，比如 MSKCC 二期试验的伊立替康、替莫唑胺，另外在一项非转移性 ES 患者中进行的一项随机临床试验 [COG-AEWS1031；RTOG 1127（NCT01231906）]，试验组中在 VDC/IE 的基础上加入长春新碱、环磷酰胺、拓扑替康的三药联合方案进行交替治疗，这些试验都在进行之中，我们期待能有更好的治疗效果。

儿童骨肉瘤的 5 年 OS 为 75%（https://curesearch.org/5-year-survival-rate）。

软组织肉瘤

软组织肉瘤是一组异质性的间质性肿瘤，起源于肌肉、皮肤、结缔组织、周围神经和血管。横纹肌肉瘤（RMS）占 0～14 岁软组织肉瘤的 50%，其余统称为非横纹肌肉瘤（NRSTS），包括纤维母细胞肉瘤、肌纤维母细胞肉瘤、恶性外周神经鞘瘤（MPNST）、滑膜肉瘤、软组织 ES/ 原始神经外胚层肿瘤（PNET）、促结缔组织增生性小圆细胞瘤（DSRCT）、皮肤纤维肉瘤等亚型。NRSTS 亚型具有独特的组织学特征、分子畸变、转移方式和预后。有一些 NRSTS 对化疗不敏感，所以要尽量通过手术完整切除。有时候可予以术前放疗，使得肿瘤缩小、边界清晰，以便于手术进行。部分 NRSTS 对化疗敏感，包括软组织 ES/PNET、滑膜肉瘤、DSRCT、未分化肉瘤、肝脏胚胎肉瘤等，可通过化疗、手术、放疗等多种方式进行治疗。大多数 NRSTS 采用异环磷酰胺和多柔比星的联合化疗方案作为手术的前期治疗，帕唑帕尼是一种多激酶抑制剂，可用于复发 NRSTS 的治疗。婴儿纤维肉瘤的特点是 NTRK 基因融合阳性。在最近的一项研究中，拉罗替尼，一种选择性原肌球蛋白受体激酶（TRK）抑制剂，在 TRK 融合基因阳性的成人和儿童肿瘤中显示出较好的疗效。

横纹肌肉瘤（RMS）的发病率约为 0.45/10 万儿童，其中 1～10 岁患儿占 50%。包括两个主要的组织学亚型：胚胎型 RMS 和肺泡型 RMS。大多数肺泡型 RMS 患者会出现 PAX3 或 PAX7 与 FOXO1 的融合基因，其他的突变很少。而胚胎型 RMS 常出现 NRAS、KRAS、HRAS、FGFR4、PIK3CA、CTNNB1、FBXW7 和 BCOR 等基因突变，导致酪氨酸激酶受体 /RAS/PIK3CA 信号通路的激活[59]。

横纹肌肉瘤常见的原发部位有头部和颈部（25%）、泌尿生殖道（22%）和四肢（18%），较少出现于躯干、胸壁、会阴、胆道、腹部和腹膜后。大多数病例是散发的，但如果有下列一些疾病，RMS 的发病率较高：Li-Fraumeni 综合征、胸膜肺母细胞瘤、Costello 综合征、I 型神经纤维瘤病、Beckwith-Wiedemann 综合征和 Noonan 综合征。影响 RMS 预后的有利因素包括：1～9 岁、小于 5cm、除前列腺和膀胱外的泌尿生殖系统、病变的可切除性、组织学亚型（胚胎性肿瘤的预后优于肺泡性肿瘤）、无淋巴结受累和转移扩散。与儿童相比，成年人 RMS 常出现组织学多形性，且较多生长在预后不良部位。在 IRS-IV 研究中，非转移性 RMS 患者的 3 年无失败生存率（FFS）和 OS 分别为 77% 和 86%[60]，而转移性 RMS 患者分别为 25% 和 39%[61]。在转移性 RMS 患者中，胚胎型和少于 3 个转移部位的患者预后相对较好。采用影像评估诱导化疗后的反应不能预测 RMS 患者的生存[62]。在一项回顾性研究中，PET 摄取评估可预测 RMS 的治疗效果[63]。因此，PET 的预测价值正在进一步研究中。基于患者的疾病特征以及 IRS-III 和 IRS-IV 研究的结果，COG 软组织肿瘤委员会细化了 RMS 的危险分层治疗[64]。所有 RMS 患者都应接受包括化疗以及手术和/或放疗的综合治疗。如果手术是安全的，且不会造成功能损害和毁容，应该尽早进行。但如果有相对禁忌证的话，首先应进行活检，然后予以化疗，控制并缩小肿瘤的范围。如果手术治疗能完全清除局部病灶，那么可以适当减少放射治疗（RT）的剂量。

低危型 RMS 患者（约占 RMS 的 25%）使用 22 周以上的三药联合方案 [长春新碱（V）、放线菌素 D（A）、环磷酰胺（C）]，再加上 RT 进行局部放疗，3 年 EFS 为 89%，OS 为 98%[65]。对于中危型 RMS（占 50%），采用 VAC 的标准治疗方案，3 年生存率为 84%～88%。在 IRS-IV 研究中，比较了 VAC 或 VIE（I= 异环磷酰胺，E= 依托泊苷）或 VAI 的疗效，结果三组疗效相似[60]。高危型 RMS 患者存在一个或多个转移性病灶，尽管增加了治疗强度，但生存率仍小于 50%。

儿童软组织肉瘤患者的 5 年 OS 为 78%（https://curesearch.org/5-year-survival-rate）。

神经母细胞瘤

神经母细胞瘤是儿童最常见的颅外实体肿瘤，在北美每年发病超过 650 例。它起源于肾上腺髓质、椎旁或主动脉旁区域的交感神经系统。约 90% 的病例是 5 岁以下儿童，37% 为婴儿。研究发现，在出生后的第一年内，常会出现神经母细胞瘤的自发性消退。1%～2% 的神经母细胞瘤患者有遗传倾向，包括 ALK 基因、PHOX2B 基因的胚系突变或 1p36 或 11q14-23 位点的胚系缺失。

在过去 30 年里，神经母细胞瘤的治疗取得了很大的进步，1 岁以下儿童的 5 年 OS 从 86% 上升到 95%，1～14 岁儿童的 OS 从 34% 上升到 68%[66]。神经母细胞瘤按生物学特点可分为低危型和高危型。低危型神经母细胞瘤常见于 18 个月以下的儿童，肿瘤为高二倍体且无转移。高危型常见于 18 个月以上的儿童，染色体为二倍体或四倍体，常伴有 1p、1q、3p、11q、14q 和 17p 的染色体畸变，且远处转移多见。在 16%～25% 的神经母细胞瘤患者和多达一半的高危神经母细胞瘤患者中可见 MYCN 扩增（每二倍体基因组超过 10 个拷贝）[67]，MYCN 扩增与不良预后相关[68]。ALK 基因突变发生率约为 10%，也与不良预后相关[69]。

临床表现取决于疾病原发和转移的位置。最常见的症状为腹部肿块，还可表现为眼球突出、眼眶周围淤血、发热、Horner 综合征（瞳孔缩小、上睑下垂和无汗症）、腹胀、神经或脊髓压迫性麻痹、骨痛、全血细胞减少、腹泻、皮下结节和副肿瘤表现（肌阵挛和眼阵挛）。诊断评估包括肿瘤原发部位的 CT 或 MRI 扫描，间碘苯甲胍（MIBG）扫描和尿儿茶酚胺代谢物——包括香草扁桃酸（VMA）和高香草酸(HVA)及肿瘤的活检。预后取决于患者的年龄、肿瘤部位、淋巴结受累、对治疗的反应以及肿瘤的组织学和分子特征。按 COG 分期进行危险分层,将患者分为低危组、中危组、高危组和 4S 组。在一项 COG 研究中,低危组患者接受手术或观察治疗,5 年 OS 为 97%[70]。中危组患者接受手术治疗和化疗,OS 约为 96%[71]。高危组患者予以系统性治疗方案,包括诱导化疗(顺铂和依托泊苷二药联合与长春新碱、环磷酰胺、多柔比星三药联合的交替),然后进行原发部位的手术切除,再对残留病灶进行放疗或联合自体干细胞移植。与标准的异维 A 酸维持治疗组相比,使用 dinutuximab 单抗和 GM-CSF+IL2 联合异维 A 酸的巩固治疗组显示了更好的 EFS,66% 比 46%[72]。另一个单中心的研究发现,使用小鼠抗 GD2 单抗 3F8、GM-CSF 和异维 A 酸的治疗,可改善高危组神经母细胞瘤的 EFS 和 OS,提示 GD2 靶向免疫治疗在这一亚组中的作用[73]。局限性肿瘤的婴儿(包括 1、2A、2B 期),扩散范围仅限于皮肤、肝脏和 / 或骨髓(<10% 骨髓受累)被认为是 4S 期。对无症状、组织学良好的 4S 期患者给予支持性护理和观察。对于有症状或组织学不佳的患者应予以手术和化疗,包括有 *MYCN* 扩增的患者,在 10% 的 4S 患者中可看到 *MYCN* 扩增[74]。复发性高危神经母细胞瘤患者治疗难度大,但仍有多种治疗方法可以延长生存期[75-77]。

儿童神经母细胞瘤患者的 5 年 OS 为 74%(https://curesearch.org/5-year-survival-rate)。

肾肿瘤

肾脏肿瘤约占所有儿童恶性肿瘤的 7%,美国每年有 500 例新发病例。主要有肾母细胞瘤、肾透明细胞肉瘤、肾细胞癌、恶性横纹肌瘤和先天性中胚层肾瘤。肾母细胞瘤具有不同的组织成分,包括有囊胚、基质和上皮。各组织成分具有特定的遗传学改变。基质或异位间叶细胞成分的肾母细胞瘤以小叶内肾源性肾残余为特征。基质为主的肿瘤存在 *WT1* 和 *CTNNB1* 基因突变,*WT1* 突变主要出现在小叶内肾源性肾残余中,*CTNNB1* 基因突变发生于肿瘤中。最近,约 20% 的肾母细胞瘤中发现 *WTX* 突变,其中部分患者与 *WT1* 或 *CTNNB1* 突变同时存在。约三分之一的肾母细胞瘤患者具有 *WTX*、*WT1* 或 *CTNNB1* 的突变[78]。在以上皮为主要成分的肿瘤中,常见 IGF2 信号通路的激活[79]。

1p 和 16q 的杂合性丢失(LOH)提示预后较差。临床上常常在洗澡或换衣服时发现肿块,其他症状还包括腹痛、血尿和高血压。高达 7% 的患者有先天性异常,包括无虹膜、泌尿生殖系统异常、偏身肥大、发育迟缓和过度生长。肾母细胞瘤经常与一些综合征相关,包括 Wilms 肿瘤、无虹膜、泌尿生殖系统异常和智力障碍(WAGR)、Denys-Drash、Beckwith-Wiedemann 等多种综合征。根据手术病理和影像学检查结果,根据 COG 分级系统进行分期。肾母细胞瘤对化疗和放疗敏感。低危患者予以长春新碱、放线菌素 D 和环磷酰胺的化疗方案;对于高危患者,在低危组化疗方案的基础上,再加入多柔比星。其他一些可用的药物还包括拓扑替康、伊立替康、卡铂、依托泊苷和异环磷酰胺。

肾母细胞瘤患儿的 5 年 OS 为 93%(https://curesearch.org/5-year-survival-rate)。

颅外生殖细胞肿瘤

儿童颅外生殖细胞肿瘤(GCT)来源于原始生殖细胞。这些细胞起源于卵黄囊,通过肠系膜迁移到生殖腺。在 15 岁以下儿童中,男性和女性的 GCT 发病率分别为 0.9 和 1.6/10 万。在 15~19 岁年龄组中,男性发病率增至 3.1/10 万,女性为 2.5/10 万[80,81]。根据位置不同,颅外生殖细胞肿瘤分为性腺(睾丸 GCT 或卵巢 GCT)或性腺外颅外 GCT。根据组织病理,又可分成三类:①畸胎瘤(成熟和不成熟畸胎瘤);②精原细胞瘤(睾丸),恶性胚胎瘤(卵巢);③非精原细胞瘤 GCT-卵黄囊瘤,绒毛膜癌,胚胎癌,性腺母细胞瘤和混合性肿瘤。

临床表现取决于肿瘤的部位,包括卵巢、睾丸、纵隔、骶尾部和腹膜后。所有卵黄囊肿瘤均分泌甲胎蛋白(AFP),所有绒毛膜癌及部分胚胎癌、精原细胞瘤均分泌人绒毛膜促性腺激素(β-HCG),这些可作为肿瘤标志物用于肿瘤的诊断。婴儿肝脏产生的 AFP 水平比一般正常人要高,在诊断时需要注意[82]。肿瘤标志物的半衰期可用来衡量治疗的反应。AFP 的半衰期为 5~7 日,β-HCG 的半衰期为 1~2 日。预后取决于年龄、肿瘤部位、分期(表 26-5)、治疗后 AFP 的下降程度和组织病理类型。年龄≥11 岁的儿童,Ⅲ/Ⅳ期的性腺外 GCT 和Ⅳ期的卵巢 GCT 预后较差。

儿童颅外 GCT 的治疗,不同的类型,治疗策略

表 26-5 颅外生殖细胞肿瘤的 COG 分期

	卵巢 GCT
Ⅰ期	局灶性,镜下观察完整切除,无包膜浸润
Ⅱ期	镜下残留病变,包膜浸润,镜下淋巴结受累
Ⅲ期	残留病变;淋巴结受累(>2cm);+腹膜细胞学
Ⅳ期	播散性转移,包括肝、肺、脑或骨
	睾丸 GCT
Ⅰ期	局限于睾丸,经腹股沟或阴囊完整切除,无播散
Ⅱ期	经阴囊睾丸切除,伴有播散;镜下见阴囊或精索受累;肿瘤标记物升高或未恢复正常;腹膜后淋巴结受累(<2cm)
Ⅲ期	残留病变;腹膜后淋巴结受累(>2cm)
Ⅳ期	播散性转移,包括肝、肺、脑或骨
	性腺外 GCT
Ⅰ期	局部病灶;完整切除,镜下观察边缘及淋巴结无受累
Ⅱ期	镜下残留病变;包膜受累;镜下淋巴结受累;肿瘤标记物升高或未恢复正常
Ⅲ期	残留病变;淋巴结累及(>2cm)
Ⅳ期	播散性转移,包括肝、肺、脑或骨

COG,儿童肿瘤协作组;GCT,生殖细胞肿瘤。

不一:①成熟和未成熟畸胎瘤,由于对化疗不敏感,一般采取完全手术切除后密切随访观察;②混合 GCT、卵黄囊肿瘤、绒毛膜癌等肿瘤,在手术切除后进行铂类为基础的化疗(如顺铂、依托泊苷、博来霉素组成的 PEB 方案);③如果诊断时肿瘤不能完全切除,则首次应进行活检诊断,然后以铂类为基础的化疗,化疗后再行延迟切除。

中枢神经系统肿瘤

在美国,每年大约有 4 300 个儿童新发大脑及脊髓肿瘤[83]。是儿童实体瘤中最常见的肿瘤。中枢神经系统肿瘤根据其位置可分为幕上、幕下、鞍旁和脊髓肿瘤(表 26-6)。2016 年 WHO 关于 CNS 肿瘤分类除了考虑组织学特征外,还加入了分子生物学的改变[85]。

儿童中枢神经系统肿瘤的处理涉及许多专家的协作,包括儿童神经肿瘤学、神经病学、神经外科、放射肿瘤学、神经放射学、康复、心理学和神经心理学等多学科。由于肿瘤的生长部位和治疗方法,尤其是放射治疗,给患者带来了很多长期的后遗症,包括生长、内分泌和神经功能缺陷等多个方面[86]。

表 26-6 中枢神经系统肿瘤分类

幕上肿瘤:

- 低级别大脑半球星形细胞瘤:Ⅰ级(纤维性)或Ⅱ级(弥漫性)
- 高级或恶性星形细胞瘤:Ⅲ级或Ⅳ级间变性星形细胞瘤和胶质母细胞瘤
- 混合神经胶质瘤
- 少突神经胶质瘤
- 非典型畸胎样 / 横纹肌样肿瘤
- 室管膜瘤(间变性或 RELA 融合阳性)
- 脑膜瘤
- 脉络丛肿瘤(乳头状瘤或癌症)
- 松果体区肿瘤和生殖细胞肿瘤
- 神经和混合神经胶质瘤
- 其他低级别胶质瘤(包括室管膜下巨细胞瘤和多形性黄色星形细胞瘤)

幕下(后窝)肿瘤:

- 小脑星形细胞瘤(最常见的是纤维性,也有胶原纤维性和高级别)
- 髓母细胞瘤(组织学亚型:成纤维性 / 结节性、广泛结节性、间变性和大细胞性;分子亚型:WNT 活化型、SHH 活化型、第 3 组和第 4 组[84])
- 室管膜瘤
- 脑干胶质瘤——通常是神经胶质瘤和颈髓胶质瘤
- 非典型畸胎样 / 横纹肌样肿瘤
- 脉络膜丛肿瘤(乳头状瘤或癌症)
- 第四脑室玫瑰状胶质神经元混合肿瘤

鞍旁肿瘤:

- 颅咽管瘤
- 间脑星形细胞瘤
- 生殖细胞肿瘤(生殖细胞瘤或非生殖细胞瘤)

脊髓肿瘤:

- 低级别星形细胞瘤
- 高级别或恶性星形细胞瘤
- 神经节胶质瘤
- 室管膜瘤

神经胶质瘤的处理

低级别星形细胞瘤的治疗包括观察、手术以及放疗、化疗或靶向治疗等。观察仅适用于偶然发现的无症状患者。在不影响功能的情况下,尽量行肿瘤病灶的全切手术治疗[87]。放疗需要根据病灶的部位和年龄情况评估后进行,通常作为复发性胶质瘤的一线或二线治疗。化疗一般用于代替或推迟对年幼儿童的放射治疗。以贝伐珠单抗为代表的靶向治疗在低级别胶质瘤的治疗中显示了较好的疗效[88]。高级别胶质瘤患者的标准治疗包括单独手术或辅以放化疗。手术完全切除的患者，其 EFS 为 40%～50%，未能完全切除的患者，辅以多药化疗及放疗，其 EFS 为 13%～20%[89,90]。研究显示，与单独使用替莫唑胺相比，替莫唑胺联合洛莫司汀可显著改善 EFS 和 OS[91]。在 "Head Start"（HS）Ⅱ和Ⅲ研究中，对于年幼的儿童，采用高剂量化疗和自体干细胞支持的治疗方案，可以达到接受标准辐射治疗的年长儿童的 EFS 和 OS[92]。CNS 非典型畸胎样 / 横纹肌样肿瘤（ATRT）是一种高度侵袭性肿瘤，2 年生存率不到 15%。有文章报道，在年龄小于 36 个月的儿童中，接受大剂量化疗和放射治疗以及自体干细胞移植可改善预后[93]。

弥漫性内生性脑桥胶质瘤

弥漫性内生性脑桥胶质瘤（DIPG）是一种脑干肿瘤，表现为典型的三联征（脑神经病变、共济失调、皮质脊髓束征）中的一个或数个症状以及阻塞性脑积水。对 DIPG 患儿的标准治疗是放射治疗。虽然大多数患儿会有短暂的好转，但超过 90% 的患儿在确诊后 18 个月内死亡[94]。一种新的治疗策略，采用对流增强输送（CED）的方法，将 124I-8H9 放射标记单克隆抗体输入病灶，正在进行一期临床试验[95]。

中枢神经系统胚胎性肿瘤

这一类肿瘤包括有多种不同的疾病，占儿童原发性中枢神经系统肿瘤的 20%～25%。常通过脑脊液在整个中枢神经系统播散。髓母细胞瘤是其中最常见的亚型，生长在第四脑室，占后颅窝肿瘤的 40%。髓母细胞瘤的生存率在 40%～90% 之间，取决于分子亚型、疾病扩散程度和手术切除程度。临床症状主要由阻塞性脑积水和小脑病变引起。婴儿可能出现非特异性症状，包括嗜睡、发育迟缓和进食困难。10% 的髓母细胞瘤可出现遗传性肿瘤倾向综合征，包括 Gorlin 综合征、Turcot 综合征、Rubenstein-Taybi 综合征、Li-Fraumeni 综合征（TP53 突变）和 Fanconi 贫血。通过基因测序（RNA 和 DNA 测序，DNA 甲基化分析）将髓母细胞瘤分为各分子亚型。WNT 通路激活的患者预后良好，音猬因子（SHH）基因通路激活的患者预后中等，剩下的其他患者的预后较差。髓母细胞瘤的治疗包括全切或近全切除手术，这是确诊和改

善预后的第一步。对于 3 岁以上的儿童，术后 4～6 周开始行放射治疗，原发肿瘤或后颅窝的放疗剂量为 54～55Gy，颅脊柱的放疗剂量为 23.4Gy。辅助化疗是髓母细胞瘤的标准治疗手段，通常在放疗期间或结束后进行[96]。通过联合治疗的髓母细胞瘤，5 年 EFS 为 70%～85%。3 岁以下的儿童，一般采取手术 + 化疗的治疗方法。采用包括顺铂、依托泊苷、环磷酰胺、长春新碱等药物的多药联合化疗，或者加上大剂量的静脉甲氨蝶呤，或鞘内甲氨蝶呤注射。大剂量化疗和自体干细胞支持的治疗方案也显示出较好的疗效，同时减少了放疗带来的副作用。

儿童 CNS 肿瘤患者的 5 年 OS 为 74%（https://curesearch.org/5-year-survival-rate）。

儿童肿瘤的存活和晚期影响

据不完全统计，每 1 000 个年轻人中就有一个是儿童肿瘤的长期幸存者。儿童肿瘤幸存者的慢性健康问题的累积发生率在 60%～90%[97-99]。

平均年龄为 26 岁的儿童肿瘤存活者中，发生严重、致残或者威胁生命并发症的概率在 25% 左右[97]，平均年龄活到 50 岁时，这一概率可高达 50%[100]。那些接受过手术、化疗、放疗或联合治疗的肿瘤幸存者，出现 3～5 级健康状况的风险明显升高（3 级：严重或致残；4 级：危及生命；5 级：死亡）（图 26-2）。在诊断后存活至少 5 年的患者中，儿童肿瘤幸存者研究（CCSS）的全因死亡率为 8.8%，SEER 数据为 10.6%[101]。在意识到了长期副作用的高发生率和严重性后，自 20 世纪 70 年代以来，对儿童治疗方案进行了修改，在保证治疗效果的基础上，尽量减少化疗或放疗的强度。

例如，降低了多柔比星、依托泊苷的累积剂量，降低了霍奇金淋巴瘤的胸部放疗、ALL 患者的头颅放疗和肾母细胞瘤的腹部放疗等，经过改进后，幸存者的 5 年晚期死亡率显著下降[102]。幸存者死亡的最常见原因是原发肿瘤的复发，其次是继发性肿瘤、心脏和肺毒性。长期随访以及提供社会心理支持对于幸存者监测、筛查和预防各种慢性健康问题是至关重要的。COG 为儿童肿瘤幸存者制定了基于风险的长期随访指南和患者教育材料，以标准化和改进随访[103]，这些指南可从 www.survivorshipguidelines.org 下载。

第二篇

第二篇

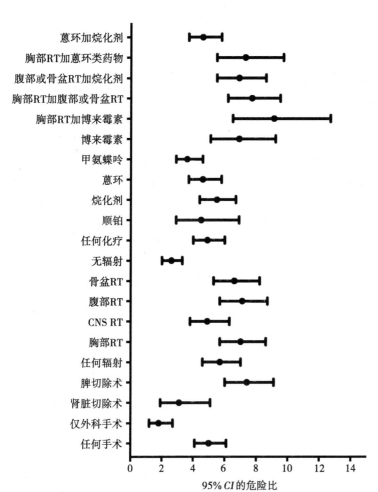

图26-2 儿童原发性肿瘤在治疗后,在35岁或35岁以上发生3~5级健康状况危险比和95%可信区间(与同胞比较)

CNS,中枢神经系统;RT,放射治疗。

摘自 Graph made from the data published Armstrong GT, Kawashima T, Leisenring W, et al. Aging and risk of severe, disabling, life-threatening, and fatal events in the Childhood Cancer Survivor Study. J Clin Oncol. 2014; 32 (12): 1218-1227。

要点

- 儿童恶性肿瘤罕见,在整个美国,每年只有约16 000例新诊断病例,而成人恶性肿瘤每年有160万例。
- 由于儿童肿瘤患者数量有限,单中心的方案很少,大多数重要的方案都是通过多个中心的合作实现的。
- 大多数儿童肿瘤具有独特的生物学特性,与成人相比,其预后不尽相同。儿童肿瘤在细胞来源、遗传易感性、环境因素、突变负荷、化疗反应等方面存在较大差异。
- 通过不同的儿童肿瘤中心之间的合作研究,儿童肿瘤的生存率得到了的显著提高。从1975年到2010年,儿童肿瘤死亡率下降了50%以上。儿童肿瘤的总体OS为84%
- 儿童肿瘤处理需要多学科的团队合作,包括许多在大型儿童中心的亚专科。
- 二代测序技术包括靶向捕获法、全外显子组

和DNA全基因组测序以及RNA测序,这些技术已被用来检测一些靶基因的突变,在此基础上,基因靶向治疗已取得重大进展。

- 单克隆抗体、免疫检查点抑制剂以及细胞治疗等免疫治疗方法有望在儿童恶性肿瘤的治疗中发挥重要作用。
- 在每1 000个年轻人中,有一个是儿童肿瘤的幸存者,这些从肿瘤中康复的患者,遗留了治疗相关的长期毒副反应,发生严重、致残或者威胁生命并发症的概率也明显增加。减少部分儿童肿瘤的化疗和放疗强度,改善了其晚期并发症的发生率和严重程度。

(倪雄 译 傅强 校)

参考文献

1. Smith MA, Altekruse SF, Adamson PC, et al. Declining childhood and adolescent cancer mortality. *Cancer.* 2014;120(16):2497–2506.
2. Siegel DA, King J, Tai E, et al. Cancer incidence rates and trends among children and adolescents in the United States, 2001–2009. *Pediatrics.* 2014;134(4):E945–E955.

3.　Gurney JG, Davis S, Severson RK, et al. Trends in cancer incidence among children in the US. *Cancer.* 1996;78(3):532–541.

4.　Ward E, DeSantis C, Robbins A, et al. Childhood and adolescent cancer statistics, 2014. *CA Cancer J Clin.* 2014;64(2):83–103.

5.　Jaffe D, Fleisher G, Grosflam J. Detection of cancer in the pediatric emergency department. *Pediatr Emerg Care.* 1985;1(1):11–15.

6.　Corrigan JJ, Feig SA. Guidelines for pediatric cancer centers. *Pediatrics.* 2004;113(6):1833–1835.

7.　Vora A, Goulden N, Wade R, et al. Treatment reduction for children and young adults with low-risk acute lymphoblastic leukaemia defined by minimal residual disease (UKALL 2003): a randomised controlled trial. *Lancet Oncol.* 2013;14(3):199–209.

8.　Pui CH, Campana D, Pei D, et al. Treating childhood acute lymphoblastic leukemia without cranial irradiation. *N Engl J Med.* 2009;360(26):2730–2741.

9.　Hunger SP, Winick NJ, Sather HN, et al. Therapy of low-risk subsets of childhood acute lymphoblastic leukemia: when do we say enough? *Pediatr Blood Cancer.* 2005;45(7):876–880

10.　Pui CH, Robison LL, Look AT. Acute lymphoblastic leukaemia. *Lancet.* 2008;371(9617):1030–1043.

11.　Zwaan MC, Reinhardt D, Hitzler J, et al. Acute leukemias in children with down syndrome. *Pediatr Clin North Am.* 2008;55(1):53–70, x.

12.　Moriyama T, Relling MV, Yang JJ. Inherited genetic variation in childhood acute lymphoblastic leukemia. *Blood.* 2015;125(26):3988–3995.

13.　Arber DA, Orazi A, Hasserjian R, et al. The 2016 revision to the World Health Organization classification of myeloid neoplasms and acute leukemia. *Blood.* 2016;127(20):2391–2405.

14.　Dastugue N, Suciu S, Plat G, et al. Hyperdiploidy with 58–66 chromosomes in childhood B-acute lymphoblastic leukemia is highly curable: 58951 CLG-EORTC results. *Blood.* 2013;121(13):2415–2423.

15.　Reaman GH, Sposto R, Sensel MG, et al. Treatment outcome and prognostic factors for infants with acute lymphoblastic leukemia treated on two consecutive trials of the Children's Cancer Group. *J Clin Oncol.* 1999;17(2):445–455.

16.　Hilden JM, Dinndorf PA, Meerbaum SO, et al. Analysis of prognostic factors of acute lymphoblastic leukemia in infants: report on CCG 1953 from the Children's Oncology Group. *Blood.* 2006;108(2):441–451.

17.　Boissel N, Auclerc MF, Lheritier V, et al. Should adolescents with acute lymphoblastic leukemia be treated as old children or young adults? Comparison of the French FRALLE-93 and LALA-94 trials. *J Clin Oncol.* 2003;21(5):774–780.

18.　Hunger SP, Loh ML, Whitlock JA, et al. Children's Oncology Group's 2013 blueprint for research: acute lymphoblastic leukemia. *Pediatr Blood Cancer.* 2013;60(6):957–963.

19.　Moricke A, Zimmermann M, Reiter A, et al. Long-term results of five consecutive trials in childhood acute lymphoblastic leukemia performed by the ALL-BFM study group from 1981 to 2000. *Leukemia.* 2010;24(2):265–284.

20.　Balduzzi A, Valsecchi MG, Uderzo C, et al. Chemotherapy versus allogeneic transplantation for very-high-risk childhood acute lymphoblastic leukaemia in first complete remission: comparison by genetic randomisation in an international prospective study. *Lancet.* 2005;366(9486):635–642.

21.　te Winkel ML, Pieters R, Hop WC, et al. Prospective study on incidence, risk factors, and long-term outcome of osteonecrosis in pediatric acute lymphoblastic leukaemia. *J Clin Oncol.* 2011;29(31):4143–4150.

22.　Larsen EC, Devidas M, Chen S, et al. Dexamethasone and high-dose methotrexate improve outcome for children and young adults with high-risk B-Acute Lymphoblastic Leukemia: a report from Children's Oncology Group Study AALL0232. *J Clin Oncol.* 2016;34(20):2380–2388.

23.　Borowitz MJ, Devidas M, Hunger SP, et al. Clinical significance of minimal residual disease in childhood acute lymphoblastic leukemia and its relationship to other prognostic factors: a Children's Oncology Group study. *Blood.* 2008;111(12):5477–5485.

24.　Conter V, Bartram CR, Valsecchi MG, et al. Molecular response to treatment redefines all prognostic factors in children and adolescents with B-cell precursor acute lymphoblastic leukemia: results in 3184 patients of the AIEOP-BFM ALL 2000 study. *Blood.* 2010;115(16):3206–3214.

25.　Vora A, Goulden N, Mitchell C, et al. Augmented post-remission therapy for a minimal residual disease-defined high-risk subgroup of children and young people with clinical standard-risk and intermediate-risk acute lymphoblastic leukaemia (UKALL 2003): a randomised controlled trial. *Lancet Oncol.* 2014;15(8):809–818.

26.　Bennett JM, Catovsky D, Daniel MT, et al. Proposed revised criteria for the classification of acute myeloid leukemia. A report of the French-American-British Cooperative Group. *Ann Intern Med.* 1985;103(4):620–625.

27.　Vardiman JW, Harris NL, Brunning RD. The World Health Organization (WHO) classification of the myeloid neoplasms. *Blood.* 2002;100(7):2292–2302.

28.　Wells RJ, Woods WG, Buckley JD, et al. Treatment of newly diagnosed children and adolescents with acute myeloid leukemia: a Childrens Cancer Group study. *J Clin Oncol.* 1994;12(11):2367–2377.

29.　Rubnitz JE, Inaba H, Dahl G, et al. Minimal residual disease-directed therapy for childhood acute myeloid leukaemia: results of the AML02 multicentre trial. *Lancet Oncol.* 2010;11(6):543–552.

30.　Taub JW, Berman JN, Hitzler JK, et al. Improved outcomes for myeloid leukemia of Down syndrome: a report from the Children's Oncology Group AAML0431 trial. *Blood.* 2017;129(25):3304–3313.

31.　Niemeyer CM, Kratz CP. Paediatric myelodysplastic syndromes and juvenile myelomonocytic leukaemia: molecular classification and treatment options. *Br J Haematol.* 2008;140(6):610–624.

32.　Loh ML. Childhood myelodysplastic syndrome: focus on the approach to diagnosis and treatment of juvenile myelomonocytic leukemia. *Hematology Am Soc Hematol Educ Program.* 2010;2010:357–362.

33.　Massey GV, Zipursky A, Chang MN, et al. A prospective study of the natural history of transient leukemia (TL) in neonates with Down syndrome (DS): Children's Oncology Group (COG) study POG-9481. *Blood.* 2006;107(12):4606–4613.

34.　Sandlund JT, Downing JR, Crist WM. Non-Hodgkin's lymphoma in childhood. *N Engl J Med.* 1996;334(19):1238–1248.

35.　Pfreundschuh M, Trumper L, Osterborg A, et al. CHOP-like chemotherapy plus rituximab versus CHOP-like chemotherapy alone in young patients with good-prognosis diffuse large-B-cell lymphoma: a randomised controlled trial by the MabThera International Trial (MInT) Group. *Lancet Oncol.* 2006;7(5):379–391.

36.　Minard-Colin V, Auperin A, Pillon M, et al. Results of the randomized Intergroup trial Inter-B-NHL Ritux 2010 for children and adolescents with high-risk B-cell non-Hodgkin lymphoma (B-NHL) and mature acute leukemia (B-AL): Evaluation of rituximab (R) efficacy in addition to standard LMB chemotherapy (CT) regimen. *J Clin Oncol.* 2016;34:15(suppl);10507–10507.

37.　Termuhlen AM, Smith LM, Perkins SL, et al. Outcome of newly diagnosed children and adolescents with localized lymphoblastic lymphoma treated on Children's Oncology Group trial A5971: a report from the Children's Oncology Group. *Pediatr Blood Cancer.* 2012;59(7):1229–1233.

38.　Laver JH, Kraveka JM, Hutchison RE, et al. Advanced-stage large-cell lymphoma in children and adolescents: results of a randomized trial incorporating intermediate-dose methotrexate and high-dose cytarabine in the maintenance phase of the APO regimen: a Pediatric Oncology Group phase III trial. *J Clin Oncol.* 2005;23(3):541–547.

39.　Smith RS, Chen Q, Hudson MM, et al. Prognostic factors for children with Hodgkin's disease treated with combined-modality therapy. *J Clin Oncol.* 2003;21(10):2026–2033.

40.　Friedman DL, Chen L, Wolden S, et al. Dose-intensive response-based chemotherapy and radiation therapy for children and adolescents with newly diagnosed intermediate-risk hodgkin lymphoma: a report from the Children's Oncology Group Study AHOD0031. *J Clin Oncol.* 2014;32(32):3651–3658.

41.　Brauninger A, Schmitz R, Bechtel D, et al. Molecular biology of Hodgkin's and Reed/Sternberg cells in Hodgkin's lymphoma. *Int J Cancer.* 2006;118(8):1853–1861.

42.　Schwartz CL, Constine LS, Villaluna D, et al. A risk-adapted, response-based approach using ABVE-PC for children and adolescents with intermediate- and high-risk Hodgkin lymphoma: the results of P9425. *Blood.* 2009;114(10):2051–2059.

43.　Kelly KM, Sposto R, Hutchinson R, et al. BEACOPP chemotherapy is a highly effective regimen in children and adolescents with high-risk Hodgkin lymphoma: a report from the Children's Oncology Group. *Blood.* 2011;117(9):2596–2603.

44.　Ansell SM, Lesokhin AM, Borrello I, et al. PD-1 blockade with nivolumab in relapsed or refractory Hodgkin's lymphoma. *N Engl J Med.* 2015;372(4):311–319.

45.　Chen R, Zinzani PL, Fanale MA, et al. Phase II Study of the efficacy and safety of pembrolizumab for relapsed/refractory classic hodgkin lymphoma. *J Clin Oncol.* 2017;35(19):2125–2132.

46.　Mirabello L, Troisi RJ, Savage SA. Osteosarcoma incidence and survival rates from 1973 to 2004: data from the Surveillance, Epidemiology, and End Results Program. *Cancer.* 2009;115(7):1531–1543.

47.　Meyers PA, Gorlick R. Osteosarcoma. *Pediatr Clin North Am.* 1997;44(4):973–989.

48. Malkin D, Friend SH, Li FP, Strong LC. Germ-line mutations of the p53 tumor-suppressor gene in children and young adults with second malignant neoplasms. *N Engl J Med.* 1997;336(10):734.

49. Wang LL, Gannavarapu A, Kozinetz CA, et al. Association between osteosarcoma and deleterious mutations in the RECQL4 gene in Rothmund-Thomson syndrome. *J Natl Cancer I.* 2003;95(9):669–674.

50. Meyers PA, Schwartz CL, Krailo M, et al. Osteosarcoma: a randomized, prospective trial of the addition of ifosfamide and/or muramyl tripeptide to cisplatin, doxorubicin, and high-dose methotrexate. *J Clin Oncol.* 2005;23(9):2004–2011.

51. Harris MB, Gieser P, Goorin AM, et al. Treatment of metastatic osteosarcoma at diagnosis: a Pediatric Oncology Group Study. *J Clin Oncol.* 1998;16(11):3641–3648.

52. Link MP, Goorin AM, Miser AW, et al. The effect of adjuvant chemotherapy on relapse-free survival in patients with osteosarcoma of the extremity. *N Engl J Med.* 1986;314(25):1600–1606.

53. Kager L, Zoubek A, Potschger U, et al. Primary metastatic osteosarcoma: presentation and outcome of patients treated on neoadjuvant Cooperative Osteosarcoma Study Group protocols. *J Clin Oncol.* 2003;21(10):2011–2018.

54. Marina NM, Smeland S, Bielack SS, et al. Comparison of MAPIE versus MAP in patients with a poor response to preoperative chemotherapy for newly diagnosed high-grade osteosarcoma (EURAMOS-1): an open-label, international, randomised controlled trial. *Lancet Oncol.* 2016;17(10):1396–1408.

55. Grunewald TG, Bernard V, Gilardi-Hebenstreit P, et al. Chimeric EWSR1-FLI1 regulates the Ewing sarcoma susceptibility gene EGR2 via a GGAA microsatellite. *Nat Genet.* 2015;47(9):1073–1078.

56. Suva ML, Riggi N, Stehle JC, et al. Identification of cancer stem cells in Ewing's sarcoma. *Cancer Res.* 2009;69(5):1776–1781.

57. Womer RB, West DC, Krailo MD, et al. Randomized controlled trial of interval-compressed chemotherapy for the treatment of localized Ewing sarcoma: a report from the Children's Oncology Group. *J Clin Oncol.* 2012;30(33):4148–4154.

58. Ladenstein R, Potschger U, Le Deley MC, et al. Primary disseminated multifocal Ewing sarcoma: results of the Euro-EWING 99 trial. *J Clin Oncol.* 2010;28(20):3284–3291.

59. Shern JF, Chen L, Chmielecki J, et al. Comprehensive genomic analysis of rhabdomyosarcoma reveals a landscape of alterations affecting a common genetic axis in fusion-positive and fusion-negative tumors. *Cancer Discov.* 2014;4(2):216–231.

60. Crist WM, Anderson JR, Meza JL, et al. Intergroup rhabdomyosarcoma study-IV: results for patients with nonmetastatic disease. *J Clin Oncol.* 2001;19(12):3091–3102.

61. Breneman JC, Lyden E, Pappo AS, et al. Prognostic factors and clinical outcomes in children and adolescents with metastatic rhabdomyosarcoma—a report from the Intergroup Rhabdomyosarcoma Study IV. *J Clin Oncol.* 2003;21(1):78–84.

62. Burke M, Anderson JR, Kao SC, et al. Assessment of response to induction therapy and its influence on 5-year failure-free survival in group III rhabdomyosarcoma: the Intergroup Rhabdomyosarcoma Study-IV experience—a report from the Soft Tissue Sarcoma Committee of the Children's Oncology Group. *J Clin Oncol.* 2007;25(31):4909–4913.

63. Casey DL, Wexler LH, Fox JJ, et al. Predicting outcome in patients with rhabdomyosarcoma: role of [(18)f]fluorodeoxyglucose positron emission tomography. *Int J Radiat Oncol Biol Phys.* 2014;90(5):1136–1142.

64. Meza JL, Anderson J, Pappo AS, et al. Analysis of prognostic factors in patients with nonmetastatic rhabdomyosarcoma treated on intergroup rhabdomyosarcoma studies III and IV: the Children's Oncology Group. *J Clin Oncol.* 2006;24(24):3844–3851.

65. Walterhouse DO, Pappo AS, Meza JL, et al. Shorter-duration therapy using vincristine, dactinomycin, and lower-dose cyclophosphamide with or without radiotherapy for patients with newly diagnosed low-risk rhabdomyosarcoma: a report from the Soft Tissue Sarcoma Committee of the Children's Oncology Group. *J Clin Oncol.* 2014;32(31):3547–3552.

66. Smith MA, Altekruse SF, Adamson PC, et al. Declining childhood and adolescent cancer mortality. *Cancer.* 2014;120(16):2497–2506.

67. Ambros PF, Ambros IM, Brodeur GM, et al. International consensus for neuroblastoma molecular diagnostics: report from the International Neuroblastoma Risk Group (INRG) Biology Committee. *Br J Cancer.* 2009;100(9):1471–1482.

68. Cohn SL, Pearson AD, London WB, et al. The International Neuroblastoma Risk Group (INRG) classification system: an INRG Task Force report. *J Clin Oncol.* 2009;27(2):289–297.

69. Bresler SC, Weiser DA, Huwe PJ, et al. ALK mutations confer differential oncogenic activation and sensitivity to ALK inhibition therapy in neuroblastoma. *Cancer Cell.* 2014;26(5):682–694.

70. Strother DR, London WB, Schmidt ML, et al. Outcome after surgery alone or with restricted use of chemotherapy for patients with low-risk neuroblastoma: results of Children's Oncology Group study P9641. *J Clin Oncol.* 2012;30(15):1842–1848.

71. Baker DL, Schmidt ML, Cohn SL, et al. Outcome after reduced chemotherapy for intermediate-risk neuroblastoma. *N Engl J Med.* 2010;363(14):1313–1323.

72. Yu AL, Gilman AL, Ozkaynak MF, et al. Anti-GD2 antibody with GM-CSF, interleukin-2, and isotretinoin for neuroblastoma. *N Engl J Med.* 2010;363(14):1324–1334.

73. Cheung NK, Cheung IY, Kushner BH, et al. Murine anti-GD2 monoclonal antibody 3F8 combined with granulocyte-macrophage colony-stimulating factor and 13-cis-retinoic acid in high-risk patients with stage 4 neuroblastoma in first remission. *J Clin Oncol.* 2012;30(26):3264–3270.

74. Canete A, Gerrard M, Rubie H, et al. Poor survival for infants with MYCN-amplified metastatic neuroblastoma despite intensified treatment: the International Society of Paediatric Oncology European Neuroblastoma Experience. *J Clin Oncol.* 2009;27(7):1014–1019.

75. Kramer K, Kushner BH, Modak S, et al. Compartmental intrathecal radioimmunotherapy: results for treatment for metastatic CNS neuroblastoma. *J Neurooncol.* 2010;97(3):409–418.

76. Kushner BH, Ostrovnaya I, Cheung IY, et al. Prolonged progression-free survival after consolidating second or later remissions of neuroblastoma with Anti-GD2 immunotherapy and isotretinoin: a prospective Phase II study. *Oncoimmunology.* 2015;4(7):e1016704.

77. Zhou MJ, Doral MY, DuBois SG, et al. Different outcomes for relapsed versus refractory neuroblastoma after therapy with (131)I-metaiodobenzylguanidine ((131)I-MIBG). *Eur J Cancer.* 2015;51(16):2465–2472.

78. Ruteshouser EC, Robinson SM, Huff V. Wilms tumor genetics: mutations in WT1, WTX, and CTNNB1 account for only about one-third of tumors. *Genes Chromosomes Cancer.* 2008;47(6):461–470.

79. Ravenel JD, Broman KW, Perlman EJ, et al. Loss of imprinting of insulin-like growth factor-II (IGF2) gene in distinguishing specific biologic subtypes of Wilms tumor. *J Natl Cancer Inst.* 2001;93(22):1698–1703.

80. Kaatsch P, Hafner C, Calaminus G, et al. Pediatric germ cell tumors from 1987 to 2011: incidence rates, time trends, and survival. *Pediatrics.* 2015;135(1):e136–e143.

81. Poynter JN, Amatruda JF, Ross JA. Trends in incidence and survival of pediatric and adolescent patients with germ cell tumors in the United States, 1975 to 2006. *Cancer.* 2010;116(20):4882–4891.

82. Wu JT, Book L, Sudar K. Serum alpha fetoprotein (AFP) levels in normal infants. *Pediatr Res.* 1981;15(1):50–52.

83. Ostrom QT, Gittleman H, Farah P, et al. CBTRUS statistical report: Primary brain and central nervous system tumors diagnosed in the United States in 2006–2010. *Neuro Oncol.* 2013;15(Suppl 2):ii1–ii56.

84. Taylor MD, Northcott PA, Korshunov A, et al. Molecular subgroups of medulloblastoma: the current consensus. *Acta Neuropathol.* 2012;123(4):465–472.

85. Louis DN, Perry A, Reifenberger G, et al. The 2016 World Health Organization classification of tumors of the central nervous system: a summary. *Acta Neuropathol.* 2016;131(6):803–820.

86. Armstrong GT. Long-term survivors of childhood central nervous system malignancies: the experience of the Childhood Cancer Survivor Study. *Eur J Paediatr Neurol.* 2010;14(4):298–303.

87. Wisoff JH, Sanford RA, Heier LA, et al. Primary neurosurgery for pediatric low-grade gliomas: a prospective multi-institutional study from the Children's Oncology Group. *Neurosurgery.* 2011;68(6):1548–1554; discussion 1554–1545.

88. Hwang EI, Jakacki RI, Fisher MJ, et al. Long-term efficacy and toxicity of bevacizumab-based therapy in children with recurrent low-grade gliomas. *Pediatr Blood Cancer.* 2013;60(5):776–782.

89. Wolff JE, Driever PH, Erdlenbruch B, et al. Intensive chemotherapy improves survival in pediatric high-grade glioma after gross total resection: results of the HIT-GBM-C protocol. *Cancer.* 2010;116(3):705–712.

90. Wisoff JH, Boyett JM, Berger MS, et al. Current neurosurgical management and the impact of the extent of resection in the treatment of malignant gliomas of childhood: a report of the Children's Cancer Group trial no. CCG-945. *J Neurosurg.* 1998;89(1):52–59.

91. Jakacki RI, Cohen KJ, Buxton A, et al. Phase 2 study of concurrent radiotherapy and temozolomide followed by temozolomide and lomustine in the treatment of children with high-grade glioma: a report of the Children's Oncology Group ACNS0423 study. *Neuro Oncol.* 2016;18(10):1442–1450.

92. Espinoza JC, Haley K, Patel N, et al. Outcome of young children with high-grade glioma treated with irradiation-avoiding intensive chemotherapy regimens: Final report of the Head Start II and III trials. *Pediatr Blood Cancer.* 2016;63(10):1806–1813.

93. Tekautz TM, Fuller CE, Blaney S, et al. Atypical teratoid/rhabdoid tumors (ATRT): improved survival in children 3 years of age and older with radiation therapy and high-dose alkylator-based chemotherapy. *J Clin Oncol.* 2005;23(7):1491–1499.

94. Janssens GO, Jansen MH, Lauwers SJ, et al. Hypofractionation vs conventional radiation therapy for newly diagnosed diffuse intrinsic pontine glioma: a matched-cohort analysis. *Int J Radiat Oncol Biol Phys.* 2013;85(2):315–320.

95. Souweidane MM, Kramer K, Pandit-Taskar N, et al. A phase I study of convection enhanced delivery (CED) of 124I-8H9 radio-labeled monoclonal antibody in children with diffuse intrinsic pontine glioma (DIPG). *J Clin Oncol.* 2017;35(15, suppl):2010.

96. Packer RJ, Sutton LN, Elterman R, et al. Outcome for children with medulloblastoma treated with radiation and cisplatin, CCNU, and vincristine chemotherapy. *J Neurosurg.* 1994;81(5):690–698.

97. Oeffinger KC, Mertens AC, Sklar CA, et al. Chronic health conditions in adult survivors of childhood cancer. *N Engl J Med.* 2006;355(15):1572–1582.

98. Geenen MM, Cardous-Ubbink MC, Kremer LC, et al. Medical assessment of adverse health outcomes in long-term survivors of childhood cancer. *JAMA.* 2007;297(24):2705–2715.

99. Phillips SM, Padgett LS, Leisenring WM, et al. Survivors of childhood cancer in the United States: prevalence and burden of morbidity. *Cancer Epidemiol Biomarkers Prev.* 2015;24(4):653–663.

100. Armstrong GT, Kawashima T, Leisenring W, et al. Aging and risk of severe, disabling, life-threatening, and fatal events in the Childhood Cancer Survivor Study. *J Clin Oncol.* 2014;32(12):1218–1227.

101. Mertens AC, Yong J, Dietz AC, et al. Conditional survival in pediatric malignancies: analysis of data from the Childhood Cancer Survivor Study and the Surveillance, Epidemiology, and End Results Program. *Cancer.* 2015;121(7):1108–1117.

102. Armstrong GT, Chen Y, Yasui Y, et al. Reduction in late mortality among 5-year survivors of childhood cancer. *N Engl J Med.* 2016;374(9):833–842.

103. Landier W, Bhatia S, Eshelman DA, et al. Development of risk-based guidelines for pediatric cancer survivors: the Children's Oncology Group Long-Term Follow-Up Guidelines from the Children's Oncology Group Late Effects Committee and Nursing Discipline. *J Clin Oncol.* 2004;22(24):4979–4990.

第27章

肉瘤的评估与治疗

Robert G. Maki

在所有确诊的癌症中，肉瘤所占比例不到 1%，2018 年美国约有 15 000 肉瘤患者（2018 年人口普查显示美国总人口为 3.2 亿）[1]。大约有一半新确诊肉瘤患者会因此而死亡[2]。病例数少、组织学多样性强（超过 50 种组织，其中最常见类型见表 27-1）、解剖部位和生物学行为使这类肿瘤的研究具有挑战性。患者之间的肉瘤管理原则是一致的，本章将会重点阐述。肌肉或骨骼的丧失及其愈合能力将影响患者的康复进程。局部治疗的性质，无论是放疗还是骨膜剥离，在肢体损失和骨折风险方面都会有所区别。这些问题需要临床医生在多学科背景下进行讨论。

表 27-1　常见软组织及骨肉瘤

常见的软组织肉瘤	常见的骨和软骨肉瘤
胃肠道肿瘤	成骨肉瘤（骨肉瘤）
脂肪肉瘤	成骨细胞的
高分化 / 去分化	软骨细胞的
黏液样 / 圆形细胞	成纤维细胞的
多形的	尤因肉瘤
平滑肌肉瘤	软骨肉瘤
高度未分化的多形性肉瘤	分化的多形性骨肉瘤
滑膜肉瘤	骨平滑肌肉瘤
恶性周围神经鞘瘤	脊索瘤
卡波西肉瘤	

病因

大多数肉瘤没有明确的病因，但与放疗相关的肉瘤除外[3,4]。与放射相关的肉瘤，通常是未分化多形性肉瘤（the undifferentiated pleomorphic sarcoma, UPS）的变种或"未指定的肉瘤"，与通常需要采用放疗和预期生存期较长的疾病有关，如霍奇金淋巴瘤和乳腺癌。关于接触二噁英和除草剂（包括橙剂）化合物产生肉瘤的研究一直没有定论[5]。患者接触与随后肉瘤发展之间的其他关联包括卡波西肉瘤与人类疱疹病毒 8 型（Kaposi sarcoma with human herpesvirus 8, HHV-8），也称为卡波西肉瘤疱疹病毒（Kaposi sarcoma herpesvirus, KSHV）[6]，无论是与艾滋病毒感染相关的流行病形式，还是通常在地中海后裔的八旬老人中发现的地方性病例，都与此有关。

与肉瘤相关的家族性综合征使我们深入了解了这些癌症的关键遗传介质。Li-Fraumeni 综合征患者的肉瘤发病率较高，有时为多发性非同步肿瘤[7]。Li-Fraumeni 综合征的特征是 TP53 基因（p53 蛋白）的改变及在患有单侧，通常是双侧原发性视网膜母细胞瘤的患者中的第二种癌症中。软组织肉瘤的遗传易感性也与 NF（生殖系 NF1 改变）有关[8]。令人惊讶的是，只有 5%～10% 的 NF 患者发展为恶性周围神经鞘瘤（malignant peripheral nerve sheath tumors, MPNST）；中枢神经系统原发性肿瘤，包括听神经瘤和低度星形细胞瘤，是该综合征的典型表现。加德纳综合征（Gardner syndrome）是家族性腺瘤性息肉病（FAP）的一种，与腹腔内深纤维瘤（也称为硬纤维瘤）有关，这种肿瘤技术上是良性的，但可通过累及局部结构导致患者死亡[9,10]。最后，一种家族性胃肠道间质瘤（gastrointestinal stromal tumor, GIST）综合征已经被证实涉及 KIT 种系突变[11,12]。家族性 GIST 患者通常患有多灶性和相对惰性的疾病，尽管一些患者可能会因一种或多种原发肿瘤的进展而死亡。

细胞遗传异常

虽然遗传综合征和肉瘤之间存在关联,但一组完全不同的肉瘤涉及特定易位,这很有趣,使肉瘤成为与血液系统恶性肿瘤相关的实体瘤。最好的例子包括尤因肉瘤/原始神经外胚层肿瘤转移

t(11;22)(q24;q11.2-12)和滑膜肉瘤转移 t(X;18)(p11.2;q11.2)(表 27-2)。这些基因异常可以作为诊断工具,关于遗传异常的多项研究已经发表[13]。例如,黏液样圆形细胞脂肪肉瘤包含转移 t(12;16)(q13;p11)*FUS-DDIT3*,它将这两种形态上截然不同的脂肪肉瘤亚型联系起来。

表 27-2 部分染色体易位相关的肉瘤

组织学	染色体改变	参与的基因	近似频率 /%
滑膜肉瘤	t(X;18)(p11;q11)	*SYT-SSX1,SYT-SSX2,SYT-SSX4*	95
黏液性圆细胞脂肪肉瘤	t(12;16)(q13;p11)	*FUS-DDIT3*	75
尤因肉瘤	t(11;22)(q24;q12)	*EWSR1-FLI1*	85
肺泡横纹肌肉瘤	t(2;13)(q35;q14)	*PAX3-FOXO1*	70
	t(1;13)(p36;q14)	*PAX7-FOXO1*	20
促纤维增生性小圆细胞肿瘤	t(11;22)(p13;q12)	*EWSR1-WT1*	90
子宫内膜间质肉瘤	t(X;17)(p15;q21)	*JAZF1-JJAZ1*	65

病理分类

肉瘤至少有 50 个亚型,其中许多亚型在解剖学分布或对各种化疗药物的反应方面具有独有的特征[14]。肉瘤的组织学亚型是预后的重要决定因素,也是行为模式特异的重要预测因素。例如,脂肪肉瘤的特征是三个基因组亚型(高分化/去分化、黏液样/圆形细胞和多形性),每个亚型都有自己的生物学特性、转移模式和对化疗的反应。大多数肉瘤的转移模式是血行性的。有些肉瘤,特别是骨外黏液样软骨肉瘤和腺泡状软组织肉瘤,在其病程的早期,以一种特有的方式扩散,成为无数小的、圆形的转移性沉积物,并在数年内缓慢增长。患有这类疾病的患者可以活得很长时间,但疾病负担却很大(图 27-1)。除选定的细胞类型外,淋巴结转移很少见,也许按比例来说在儿童横纹肌肉瘤中最常见。

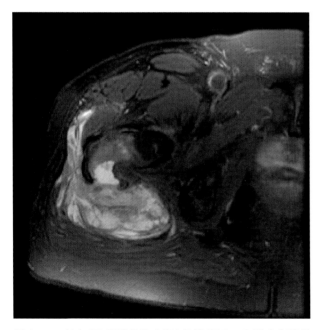

图 27-1 轴向 T2 脂肪饱和 MRI 扫描显示一个影响右髋关节的黏液纤维肉瘤。像这样的深部肿瘤可以在病程晚期出现

临床表现

软组织肉瘤以肿块的形式出现,良性肿瘤(如脂肪瘤)的发病率至少是肉瘤的 100 倍。任何筋膜以下的组织都需要外科医生进行评价。这样的肿块通常很大,而且没有疼痛感,只有相对较大时才会引起注意(图 27-2)。核心穿刺活检通常可以确诊,如果不能确诊,接下来通常会进行切开活检或计划切除整个肿块[15]。细针吸取(fine needle aspiration, FNA)通常不适合用于初步诊断,没有获得足够的材料来做分子检测,而分子检测对许多肉瘤的诊断是有帮助的。然而,FNA 在确定疾病复发方面是有用的。

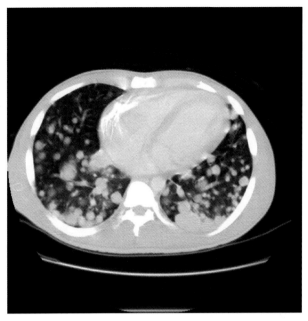

图 27-2 肺泡软组织肉瘤广泛转移的年轻男性患者的胸部 CT 扫描。这是这种肉瘤诊断的特征模式

影像学研究

MRI 或 CT 扫描是确定原发性肿瘤和检查转移性疾病的常用手段，多达 20% 的患者在就诊时可见。没有必要对于同一部位采用多种模式的影像学检查。偶尔会在切除前使用 PTE 来检查是否有远处转移，但通常只在手术前后，当需要排除隐匿性转移性疾病时使用。

病理分级

在确定了特定肉瘤亚型的诊断后，病理医师可以提供的最重要的信息是病理分级。分级包括、分化、多形性、坏死和有丝分裂数的总体评估。最常用的标准是法国癌症中心肉瘤联合会的标准，该系统已在美国癌症联合委员会（AJCC）软组织肉瘤分期系统版本 7 和版本 8 中使用。这显然对肿瘤分期有很大影响，如果在不同的治疗中心对"高级"的定义不同，则比较试验之间的结果将变得困难。

分期

现在很清楚的是，肿瘤的等级、大小和肿瘤对于周围筋膜浸润的深度（深或浅）决定了存活率，每个因素都有助于确定肿瘤扩散到远处转移的风险。一些新的方式也会有助于进行患者复发风险的分级，比如一些特定的遗传标记，但这还处于研究阶段。

在每个常用的分期系统中，分期决定结果。在美国，从 2017 年开始，AJCC 版本 8 的分期系统将被广泛使用[16]。表 27-3 阐述了这一分期系统。风险首先按肿瘤分级，然后按大小（5、10 和 15cm）和

表 27-3 AJCC TNMG 分期，第 8 版

T 分期	T 标准
T_x	无法评估原发肿瘤
T0	没有原发肿瘤的证据
T1	肿瘤最大尺寸不超过 5cm
T2	肿瘤最大尺寸大于 5cm 且小于或等于 10cm
T3	肿瘤最大尺寸大于 10cm 且小于或等于 15cm
T4	肿瘤最大尺寸超过 15cm
N 分期	**N 标准**
NX	无法评估局部淋巴结
N0	无区域淋巴结转移
N1	局部淋巴结转移
M 分期	**M 标准**
M0	无远处转移
M1	远处转移

续表

G 分期（等级）	G 标准
G_X	等级无法评估
G_1	一级
G_2	二级
G_3	三级

分期	T 分期	N 分期	M 分期	等级
Ⅰ A	T1	N0	M0	G1 或 GX
Ⅰ B	T2～T4	N0	N0	G1 或 GX
Ⅱ	T1	N0	N0	G2～G3
Ⅲ A	T2	N0	N0	G2～G3
Ⅲ B	T3～T4	N0	N0	G2～G3
Ⅳ	任何 T 任何 T	N0 任何 N	N0M1	任何 G 任何 G

摘自 Amin MB, Edge S, Greene FL, et al. eds. AJCC Cancer Staging Manual. 8th ed. New York, NY: Springer; 2017。

有无转移来给疾病分期。淋巴结转移的预后与血源性转移的预后相同或更差，尽管在第 7 版中被视为Ⅲ期，但其已被纳入 AJCC 第 8 版的Ⅳ期疾病。有人认为可以通过原发性肿瘤手术和淋巴结清扫术挽救一些患者，从而将淋巴结阳性的肿瘤维持在Ⅲ期。围绕这个有争议的观点的讨论仍在继续。

手术 - 主要治疗方法

手术是大多数肉瘤的唯一治疗方式。在无法进行整块切除手术的情况下，如脊柱，有时会辅以局部放射治疗。手术的理念是在可行的情况下进行整块切除，这使得对肉瘤的初级治疗时截肢的需求降低到 10% 以下[17]。重要的是，在不影响整体生存的情况下，保肢手术后的局部复发几乎都是可行的。对于较小的原发灶（5cm 以下），宽切缘切除是可行的，通常是足够的，放射线仅用于局部疾病复发（重复切除后）[18,19]。

相反，由于大于 10cm 的较大的软组织肉瘤局部和远处复发的风险都很高，因此患者最好选择新辅助化疗、放疗或两者同时进行。值得注意的是，所有的原发性软组织肉瘤大小超过 5cm，无论大小，等级高低，都应该考虑辅助放疗，因为它被证明可以降低局部复发的风险[20-23]。显然，康复医学面临的挑战之一是确定哪些功能在手术中不可逆转地丧失及哪些功能可以得到加强。这些关键因素会影响康复医学的决策。

放射治疗

放射治疗是用于肉瘤的初级治疗，以减少局部复发的风险，提高手术的效果。在美国国家癌症研究所（NCI）进行的一项随机试验中，使用辅助外束放射疗法（adjuvant external beam radiation therapy，EBRT）进行肢体保护可以提供与截肢相似的局部控制[24]。还值得注意的是，在初次切除手术时，放疗不能弥补总体肿瘤阳性边缘。

EBRT 是最常用的放射形式，因为相对于近距离放射疗法（在肿瘤床中临时植入放射性种子）或更复杂的计划技术而言，它很容易执行。大多数高容量中心使用的辐射形式是调强放射治疗（intensity modulated radiation therapy，IMRT），与以前可获得的技术相比，可提高治疗的肿瘤与未经治疗的正常组织的比率。EBRT 和近距离放射治疗均能降低高级别肉瘤患者局部复发的风险，但只有 EBRT 可以改善低度肉瘤的局部肿瘤控制[21]。仔细规划以确保放射治疗覆盖肿瘤边缘和引流点，这对最大限度地提高患者的潜在利益是至关重要的，同时避免照射大比例的四肢横断面积，使淋巴水肿成为一个更重要的问题。

很少有资料可以确定是否在初次手术前或术后给予放射治疗。与术后放射治疗相比，手术前的放射治疗通常采用较小的放射线和较低的剂量，而放射治疗后通常也采用增强肿瘤床的方法。术前放疗比术后放疗有更高的伤口并发症风险，几乎完全限于下肢病变[25-27]。然而，由于在术后环境中使用了更高的剂量和更大体积的组织被辐射，迄今为止对肢体肉瘤进行的唯一的术前与术后外照射的随机研究显示，术后治疗慢性瘢痕和其他伤口变化的风险更高[25]。接受术后放疗（剂量大、体积大）的患者骨折的风险也可能更高。这是值得关注的，因为这可能会影响到康复计划。

放射治疗的特殊技术，包括近距离放射治疗、调强放射治疗、影像引导放射治疗、质子束放射治疗、化疗与放射治疗的实验结合及研究中的治疗时间表，都有希望治疗肉瘤，但超出了本章的范围。放射治疗的主要并发症之一是正常组织的损伤，这可能会导致长期功能下降。放射线感染和功能丧失是康复医疗队面临的挑战，特别是当这种副作用影响到后续功能修复手术时。

新辅助 / 辅助化疗

尽管局部疾病控制良好，但多达一半的患者在局部疾病控制良好的情况下出现远处转移，通常转移至肺部（肢体肉瘤）或肝脏（腹部原发性转移）。人们希望辅助化疗能够降低远处转移的频率，从而提高总体生存率。超过 15 项随机研究测试了软组织肉瘤的辅助化疗。因为在转移性肉瘤治疗中，蒽环类药物是最有效的药物，所以它们在几乎所有的辅助试验中都被单独或联合使用。大多数研究规模较小，缺乏检测总体生存率微小变化的统计能力。

荟萃分析和最近的研究提供了更多关于化疗联合使用最活跃的类型的药物对大多数肉瘤的疗效数据，即蒽环类药物和异环磷酰胺。最近的研究使用异环磷酰胺作为辅助或新辅助治疗的一部分。此类荟萃分析中规模最大的是在 2008 年进行的[28]。几乎所有患者的原发部位都在四肢或躯干中。化疗的局部、远距离和整体复发风险较低，接受异环磷酰胺为基础的化疗患者的生存率更高。绝对的死亡风险降低了 6%（95%*CI*：2%-11%；*P*=0.003），接受化疗的患者的五年生存率为 46%，而未接受化疗的患者为 40%。

欧洲一项新辅助疗法的研究可能会影响原发疾病化疗的频率。表柔比星—异环磷酰胺的三个

周期产生的生存期比假定用于特定肉瘤诊断的化疗要好，而后者可被认为优于不给予化疗[29]。最后，对于任何一个具体的人，辅助化疗的风险和益处通常是在个案的基础上讨论的，反映了目前的技术水平。也许关于化疗和康复最困难的问题是，基本上所有的患者在接受全身治疗时都会有一定程度的疲劳感，这种疲劳感在治疗后至少会持续 3～6 个月，这使得在康复期帮助患者恢复的能力变得复杂化。

初级治疗并发症

伤口并发症

评估术前化疗对伤口并发症的影响是困难的。得克萨斯大学安德森癌症中心比较了 104 例术前化疗的软组织肉瘤根治术患者和 204 例术前化疗的软组织肉瘤患者的发病情况[30]。最常见的并发症是伤口感染和其他伤口并发症，但手术并发症的发生率与未接受化疗的患者无差异。

来自加拿大的术前与术后放射治疗研究的一个关键特征是在研究设计中从一开始就将急性伤口并发症评估纳入研究，并在术后 4 个月的情况加入研究[27]。根据这些标准，术后放疗也显示出明显的伤口并发症风险（17%）。此外，术前放疗和一期直接缝合伤口后的伤口并发症发生率为 16%，明显低于带血管蒂的移植手术。因此，在可能出现伤口并发症的情况下，应在放射治疗前考虑移植或游离移植，以降低局部并发症的发生率。值得注意的是，在加拿大的研究中，伤口并发症的风险似乎仅限于下肢病变。

骨折

负重和骨折的潜在风险是康复治疗中常见的问题。一项对 145 例软组织肉瘤患者进行保留肢体手术和术后放疗（无论是否化疗）的研究显示，骨折率为 6%[31]。在纪念斯隆 - 凯特琳癌症中心的随机试验中，接受辅助放射治疗（BRT）的患者的骨折率为 4%，对照组为 0%，但这一差异无统计学意义[22]。

一项研究强调了与腹膜剥离相关的骨折风险[32]。摘要对 200 例经辅助放射治疗的大腿软组织肉瘤患者进行了病理股骨骨折因素的分析。100 例患者接受 BRT 治疗，59 例接受 EBRT 治疗，31

例同时接受 EBRT 和 BRT 治疗，5 年骨折风险为 8.6%。在骨折相关危险因素的多因素分析中，只有骨膜剥离有统计学意义。因此，虽然康复对患者保肢手术后的恢复至关重要，但应特别注意那些将骨膜剥离作为其主要治疗的患者。

生活质量和功能结果

生活质量（quality of life，QOL）评估突出了局部治疗与功能结局有关的潜在问题。影响 QOL 的明显因素包括与原发肿瘤切除相关的特征。毫不奇怪，截肢患者的残障程度要比保守手术患者高[33]。在另一项研究中，多因素分析显示，涉及神经的切除术与预后较差有关（$P<0.02$）[34]。常规化疗对四肢肉瘤患者的功能状况没有影响。

关于放射线对功能预后的影响的最佳数据还是来自加拿大术前与术后放射治疗研究，使用了经过严格检验的评估工具[25, 27]。包括肌骨肿瘤社会等级量表、多伦多保肢评分和 Short Form-36 健康调查生活质量工具都被用来评估患者的预后和生活质量。术前组功能较差，6 周时三种评分工具的身体疼痛评分较低。然而，在后来术后 1 年，这些分数没有差异。由此可见，放疗时机对软组织肉瘤患者的最终功能影响不大。然而，较长时间的随访表明，较大剂量和体积的放疗导致的晚期组织后遗症与纤维化和水肿增加有关，并可能增加骨折的发生率。虽然急性创伤并发症的患者可能会经历长期的功能损伤，但这些晚期结果可能最终会抵消急性创伤并发症的影响[25]。

转移性疾病手术

发现转移时的中位生存期约为 18 个月，而较早的文献中为 12 个月。随着伊马替尼及相关药物的引入，转移性 GIST 患者的情况发生了根本性的改变；对于非 GIST 肉瘤患者，40% 或更少的患者预期寿命超过 2 年，这是决定患者康复适宜性的另一个因素。手术切除可使选定的病人获得较长时间的无病期，放射治疗可减轻病人的痛苦有局部转移症状的病人。对不可切除或转移性软组织肉瘤患者的最佳治疗要求了解该疾病的自然史，密切关注个别患者，并了解治疗方案的益处和局限性。这样的挑战之一就是局部-区域复发性血管肉瘤的挑战极难应对（图 27-3）。先前已干净切除的肿瘤复

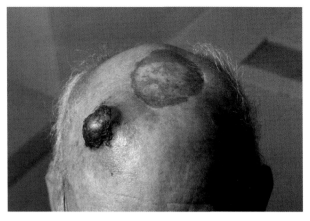

图 27-3　头皮血管肉瘤原发部位切除和皮下移植的后局部复发。注意图中肿瘤呈堆积状，被血管肉瘤浸润的组织包围

发时侵袭性地清除了阴性边缘，这是血管肉瘤的常见特征。

若干回顾性分析中的一个例子提供了对肺转移性疾病患者情况的认识。在 716 例原发性肢体肉瘤患者的数据库中，仅有 19%，即 135 例患者发生肺转移。在这 135 名患者中，有 58% 接受了开胸手术，其中 83% 的患者已完全切除了肿瘤。在 65 例完全切除肿瘤的患者中，有 69% 复发，肺转移是他们唯一的疾病部位。完全切除后的中位生存时间为 19 个月，仅切除肺的患者的 3 年生存率为 23%，仅有肺转移的为 11%。未接受开胸手术的患者均在 3 年内死亡[31]。血液疗法对接受或未接受切除术的患者的生存率均无明显影响。因此，切除有限的转移性疾病，在可行的情况下，仍然是治疗复发性软组织肉瘤的良好标准。同样重要的数据显示，骨肉瘤转移性疾病的切除也可能治愈。

转移性疾病的系统治疗

表 27-4 记录了选定的全身化疗药物或联合化疗的预期反应率。多柔比星一直是晚期肉瘤化疗的主要药物。多柔比星的脂质体形式可能比多柔比星本身的副作用更少。然而，应答率很低，在一项随机的 2 期研究中，对多柔比星的应答率与脂质体多柔比星的应答率一样低，这可能是由于该研究纳入了肉瘤亚型[35]。在一项随机的Ⅱ期研究中奥拉木单抗（olaratumab）的添加改善了生存率，形成了新的治疗标准，至少直到 2018 年或 2019 年获得Ⅲ期数据之前是这样的[36]。

表 27-4 选定的用于软组织肉瘤的全身化学治疗剂和缓解率

方法	剂量	缓解率
多柔比星 ±olaratumab	$60\sim75mg/m^2$, 每次 15mg/kg	～20%
异环磷酰胺	$5\sim16g/m^2$	10%～15%
氮烯唑胺	$800\sim1\,000mg/m^2$	5%～10%
AIM:(巯乙磺酸钠 mesna)+ 多柔比星 + 异环磷酰胺	不固定	20%～30%
帕唑帕尼	最多每日口服 800mg	<10%
吉西他滨 ± 多西他赛	不固定	15%
特拉贝丁	$1.5mg/m^2$ 每日	5%～10%
依立布林	每次 $1.4mg/m^2$	5%～10%
伊马替尼(仅用于 GIST)	每日 $400\sim800mg$	50%
舒尼替尼(仅用于 GIST)	每日口服 50mg, 每 42 日治疗 28 日	<10%
Regorafenib(仅用于 GIST)	每日口服 160mg, 每 28 日治疗 21 日	<10%

注意:列出的大多数药物都是静脉注射。伊马替尼、舒尼替尼、帕唑帕尼和雷戈非尼经口给药。GIST,胃肠道间质瘤。

异环磷酰胺的疗效与多柔比星大致相同,但给药较麻烦,因为如果没有分装剂量和梅斯纳对尿路的保护,它会引起出血性膀胱炎[37]。第三种在肉瘤中具有中等活性的药物是达卡巴嗪(DTIC)[38],其活性已在 30 多年前得到认可。替莫唑胺是达卡巴嗪的口服形式,已显示出对平滑肌肉瘤的活性[39]。

多柔比星和异环磷酰胺[以及 mesna(AIM)]的联合用药最常用于需要缓解的患者,这些药物似乎有额外的好处,但彼此之间似乎没有协同作用。目前尚不清楚奥拉木单抗与 AIM 化疗联用时是否能改善生存率。

在软组织肉瘤一线治疗失败后可以批准的其他药物包括帕唑帕尼、特拉贝丁和丙肝球蛋白。吉西他滨常用于一些病人的联合用药。除了 UPS 外,免疫检查点抑制剂在肉瘤患者中没有太大的作用。可以说,随着患者转移性肉瘤的恶化,除了器官被肿瘤替代的症状外(如肺部),疲劳也是非常常见的。肉瘤肿瘤医学的一个困难和动态挑战是确定晚期患者中谁更适合康复治疗,而不是仅仅进行姑息治疗。随着病人病情的恶化,治疗目标也在不断发展,同时必须对当时适当的治疗水平保持敏感。

骨肉瘤

骨骼肉瘤,主要是成骨肉瘤,儿童尤因肉瘤和成人软骨肉瘤,大约只有软组织肉瘤的四分之一。此外,从整体上看,原发性骨肿瘤比伴转移性骨癌的并发症要少得多。但是,就像骨转移癌一样,原发性骨肉瘤的骨科影响通常大于软组织肉瘤,尤其是考虑到广泛的手术,例如脊柱、内部或完全半截骨术和前肢截肢。肱骨骨肉瘤切除后的功能损失往往大于肩胛带软组织肉瘤切除后的功能损失,因此有必要对这些具有挑战性的肿瘤进行一些处理。

虽然不是所有的骨肿瘤(如动脉瘤性骨囊肿、嗜酸性肉芽肿和骨样骨瘤)都需要切除,但对于更具侵袭性的肿瘤,如成骨肉瘤(骨肉瘤)、软骨肉瘤和骨肉瘤,手术是标准的治疗方法。因此,重建及其后果对患者的康复潜力产生了深远的影响。对于患有骨原性肉瘤的儿童,有一些特别重要的问题。与软组织肉瘤一样,原发性骨肿瘤的截肢现在已经不常见了,同种异体移植和越来越复杂的假体可用于重建,包括那些可以在后续手术中延长的假体,甚至可以通过更新的设备扩展自身,使用强外部磁场驱动内部马达以延长假体[40]。

骨肉瘤的分期采用与软组织肉瘤相似的系统(表 27-5)[16]。与软组织肉瘤相比,在小(A)和大(B)原发肿瘤之间,分期的大小截止值为 8cm,而不是 5cm。Ⅳ期分为两个子集:ⅣA(肺转移)和ⅣB(其他转移性疾病),因为一些具有肺转移的患者仍可以根治性切除。

由于发现肿瘤坏死可以作为手术时反应的指标,因此新辅助化学疗法是成骨肉瘤和尤因肉瘤的标准治疗。由于软骨肉瘤总体上对化疗不敏感,所以一般只接受手术治疗,偶尔也会配合放疗。对于成骨肉瘤和尤因肉瘤,在化疗一段时间后,再进行明确的手术,然后继续化疗,完成通常 6 个月(骨肉

表 27-5　AJCC 骨肉瘤分期系统（附肢骨骼、躯干、颅骨、面骨）

分期	分级	T 分期	N 分期	M 分期
ⅠA	G1 或 GX	T1	N0	M0
ⅠB	G1 或 GX	T2	N0	M0
ⅠB	G1 或 GX	T3	N0	M0
ⅡA	G2 或 G3	T1	N0	M0
ⅡB	G2 或 G3	T2	N0	M0
Ⅲ	G2 或 G3	T3	N0	M0
ⅣA	任何 G	任何 T	N0	M1a
ⅣB	任何 G	任何 T	N1	任何 M
ⅣB	任何 G	任何 T	任何 N	M1b

脊柱和骨盆：目前没有 AJCC 预后分期分组

T 期：阑尾骨骼、躯干、颅骨、面骨：T1≤8cm；T2＞8cm；T3，单侧骨内不连续疾病

脊柱：T1，肿瘤局限于一个椎节或两个相邻的椎节；T2，肿瘤局限于相邻 3 节段椎体；T3，肿瘤局限于 4 个或多个相邻节段，或不连续节段；T4，延伸至椎管或大血管（T4a：椎管；T4b：大血管侵犯或肿瘤血栓）

骨盆：T1，肿瘤位于一个骨盆段，没有骨外扩展；T2 分两段，一段为骨外扩张，两段为骨外扩张；T3，肿瘤跨越两个盆腔节段，骨外扩张；T4，肿瘤跨越三个盆腔节段或跨越骶髂关节；T4a 涉及骶髂关节并向骶神经孔内侧延伸；T4b，肿瘤包绕髂外血管或大盆腔血管内存在肿瘤总血栓。T1～T3 亚型：a，肿瘤≤8cm；B，肿瘤＞8cm

N 阶段：N0，未累及区域淋巴结；N1，区域淋巴结转移

M 阶段：M0，无远处转移；M1，远处转移；M1a，肺；M1b，骨或另一个远点

等级（G）：

GX：等级无法评估

G1：分化好，等级低

G2：中度分化，高等级

G3：低分化，高等级

摘自 Modified from Amin MB, Edge S, Greene FL, et al. eds. *AJCC Cancer Staging Manual*. 8th ed. New York, NY：Springer；2017.

瘤）或近 12 个月（尤因肉瘤）的治疗。通常在确定性手术后的化学疗法期间进行放疗。

　　年轻患者的新辅助化疗的标准治疗是多柔比星、顺铂和甲氨蝶呤[41]，尽管很少有随机试验的数据支持甲氨蝶呤在辅助化疗中是必须的这一观点[42]。在老年患者中，顺铂和多柔比星形成了一种合适的新辅助／辅助治疗组合[43]，尽管即使是这种联合用药也很难在骨肉瘤发病的第二个高峰期，即第 8 个 10 年内给患者使用。标准的多柔比星 - 顺

铂骨架的剂量强化似乎不能提高生存率[44]。异环磷酰胺在转移性软组织肉瘤和骨肉瘤中有效，在辅助治疗中不能提高生存率。相反地，非特异性免疫刺激剂（即免疫疗法）与鼠基三肽（MTP）确实可以提高生存率，并被批准在欧洲和美国以外的其他地区用于辅助治疗[41]。其他标准的细胞毒性化学治疗剂在成骨肉瘤中几乎没有作用，这使其成为目前进入临床试验的新型药物的靶标。

　　尤因肉瘤最常见的治疗方法是新辅助化疗、手术和术后放疗。它倾向于局部扩散而不考虑组织平面，因此必须仔细计划整块切除和辅助放射，以涵盖足够宽的范围。尤因肉瘤的标准治疗是长春新碱、多柔比星、环磷酰胺（VAC）的五种药物治疗方案，并在可能的情况下每 2 周交替服用异环磷酰胺（与亚甲基二膦酸钠）和依托泊苷（I/E）[44,45]。拓扑异构酶Ⅰ抑制剂组合在转移环境中对尤因肉瘤有一定的活性[46]。

　　由于骨原性肉瘤和尤因肉瘤在较年轻的患者中都很常见，两者的发病高峰年龄都在青春期，因此康复是多学科努力的一个特别重要的部分，特别是对于生长板未闭合的儿童。可扩展假体和同种异体骨重建有助于最大限度地减少残肢功能障碍，但若仍与假体的不愈合、假体失败、骨折或假体塑料部分的磨损有关，需要更换[40]。在某些情况下，与简单的膝下截肢相比，较差的局部重建选择仍然是一种较差的治疗方法，在这种情况下，即使可以实现局部控制，但如果采用良好的假体，康复潜力最终会更大，而不是采用不稳定的手术。

硬纤维瘤

　　值得一提的是，这种软组织肿瘤无论是原发肿瘤本身还是其治疗都可能导致大量的发病率。硬纤维瘤不是肉瘤，因为它们不转移。硬纤维瘤属于肌成纤维细胞瘤的一个家族，在其平组织学中不常见，通常缓慢地进展[14]。观察和系统治疗逐渐成为这些病变的首选治疗方法。然而，在局部晚期疾病患者中，特别是与 FAP 相关的硬纤维瘤患者中，死亡仍然存在[9]。在前瞻性观察研究中，20% 患者的硬纤维瘤会自发地改善，这证明了对早期疾病采取观察和等待的方法[47]。在较严重的疾病中，手术将导致大量功能丧失，在考虑另一种全身性治疗之前，可以考虑对大多数患者进行激素治疗试验。有

第二篇

症状但不适合手术的患者应给予全身治疗或考虑放射治疗，尽管放射治疗也有其并发症，因为硬纤维瘤患者很年轻，可能要活上几十年，放射治疗的后期效应包括增加继发性癌症风险。

结论

新的和先进的治疗模式正在改善各种肉瘤患者的生存。手术方法得益于肿瘤成像技术的进步，这使得保留肢体的手术成为常规。改良的组织移植技术使巨大组织缺损的重建成为可能。调强放疗和质子照射可改善肿瘤的局部控制。大量的全身性药物，包括免疫治疗药物在内，在多种癌症中显示出良好的前景，并将为肉瘤患者提供新的选择。也许我们会看到下一代体外组织的发展，以帮助重建患者的伤口。事实上，我们仍然需要更好的系统性药物来治疗在实践中遇到的大部分肉瘤。基础研究和转化研究的进展有望对肉瘤的治疗产生与过去十年同样或更多的影响。我们希望随着局部和系统治疗的进展，疾病的负担会随着时间的推移而减轻，从而使这类患者的康复也变得更容易。与此同时，考虑到儿科、成人和老年患者肉瘤的解剖多样性，肉瘤患者的康复仍然是临床实践和研究中最具挑战性和最有价值的领域。

要点

- 在每年确诊的所有癌症中，肉瘤所占比例不到 1%。据估计，2018 年美国约有 1.5 万人会发展成肉瘤。
- 大约一半的新诊断的肉瘤患者会死于这种疾病。
- 肉瘤至少有 50 个亚型，其中许多亚型在解剖学分布或对各种化疗药物的反应方面具有独有的特征。
- 由于病例数量少，组织学、解剖部位和生物学行为的多样性，使得对这一家族肿瘤的研究具有挑战性。
- 大多数肉瘤没有明确的病因，但与放疗相关的除外。
- 与放射相关的肉瘤通常与放射治疗的疾病相关，并且与那些预期生存期长的疾病有关，如霍奇金淋巴瘤和乳腺癌。
- 手术是大多数肉瘤的唯一治疗方式。
- 较大的放疗剂量和体积导致的长期后遗症与纤维化和水肿增加有关，并可能增加骨折的发生率。
- 原发性骨肉瘤的骨科影响往往大于软组织肉瘤，这是由于广泛的手术，如脊柱手术、内部或完全的半骨盆切除术和前肢截肢。
- 与软组织肉瘤一样，截肢在原发骨肿瘤中已不常见，而同种异体骨移植和越来越复杂的假体已用于重建。

（宋飞 译 张璞 校）

参考文献

1. American Cancer Society. *Cancer Facts & Figures 2017*. Atlanta, GA: American Cancer Society; 2017.
2. Weitz J, Antonescu CR, Brennan MF. Localized extremity soft tissue sarcoma: improved knowledge with unchanged survival over time. *J Clin Oncol*. 2003;21(4):2719–2725.
3. Gladdy RA, Qin LX, Moraco N, et al. Do radiation-associated soft tissue sarcomas have the same prognosis as sporadic soft tissue sarcomas? *J Clin Oncol*. 2010;28(12):2064–2069.
4. Spiro IJ, Suit HD. Radiation-induced bone and soft tissue sarcomas: clinical aspects and molecular biology. *Cancer Treat Res*. 1997;91:143–155.
5. Fingerhut MA, Halperin WE, Marlow DA, et al. Cancer mortality in workers exposed to 2,3,7,8-tetrachlorodibenzo-p-dioxin. *N Engl J Med*. 1991;324(4):212–218.
6. Ahmed J, Ravi V, Maki RG. Vascular Sarcomas. *J Clin Oncol*. 2017; 37:in press.
7. Li FP, Fraumeni JF Jr. Soft-tissue sarcomas, breast cancer, and other neoplasms. A familial syndrome? *Ann Intern Med*. 1969;71(4):747–752.
8. D'Agostino AN, Soule EH, Miller RH. Sarcomas of the peripheral nerves and somatic soft tissues associated with multiple neurofibromatosis (Von Recklinghausen's disease). *Cancer*. 1963;16:1015–1027.
9. Fiore M, MacNeill A, Gronchi A, et al. Desmoid-type fibromatosis: evolving treatment standards. *Surg Oncol Clin North Am*. 2016;25(4):803–826.
10. Lotfi AM, Dozois RR, Gordon H, et al. Mesenteric fibromatosis complicating familial adenomatous polyposis: predisposing factors and results of treatment. *Int J Colorectal Dis*. 1989;4(1):30–36.
11. Maeyama H, Hidaka E, Ota H, et al. Familial gastrointestinal stromal tumor with hyperpigmentation: association with a germline mutation of the c-kit gene. *Gastroenterology*. 2001;120(1):210–215.
12. Robson ME, Glogowski E, Sommer G, et al. Pleomorphic characteristics of a germ-line KIT mutation in a large kindred with gastrointestinal stromal tumors, hyperpigmentation, and dysphagia. *Clin Cancer Res*. 2004;10(4):1250–1254.
13. Osuna D, de Alava E. Molecular pathology of sarcomas. *Rev Recent Clin Trials*. 2009;4(1):12–26.
14. Fletcher CDM, Bridge JA, Hogendoorn P, et al. *WHO Classification of Tumours of Soft Tissue and Bone*. 4th ed. Lyon: IARC Press; 2013.
15. Heslin MJ, Lewis JJ, Woodruff JM, et al. Core needle biopsy for diagnosis of extremity soft tissue sarcoma. *Ann Surg Oncol*. 1997;4(5):425–431.
16. Amin MB, Edge S, Greene FL, et al., eds. *AJCC Cancer Staging Manual*. 8th ed. New York, NY: Springer; 2017.
17. Crago AM, Brennan MF. Principles in management of soft tissue sarcoma. *Adv Surg*. 2015;49(1):107–122.
18. Lewis JJ, Leung D, Espat J, et al. Effect of reresection in extremity soft tissue sarcoma. *Ann Surg*. 2000;231(5):655–663.
19. Pisters PW, Leung DH, Woodruff J, et al. Analysis of prognostic factors in 1,041 patients with localized soft tissue sarcomas of the extremities. *J Clin Oncol*. 1996;14(5):1679–1689.

20. Alekhteyar KM, Leung DH, Brennan MF, et al. The effect of combined external beam radiotherapy and brachytherapy on local control and wound complications in patients with high-grade soft tissue sarcomas of the extremity with positive microscopic margin. *Int J Rad Oncol Biol Phys*. 1996;36(2):321–324.

21. Alektiar KM, Leung D, Zelefsky MJ, et al. Adjuvant radiation for stage II-B soft tissue sarcoma of the extremity. *J Clin Oncol*. 2002;20(6):1643–1650.

22. Alektiar KM, Zelefsky MJ, Brennan MF. Morbidity of adjuvant brachytherapy in soft tissue sarcoma of the extremity and superficial trunk. *Int J Rad Oncol Biol Phys*. 2000;47(5):1273–1279.

23. Casper ES, Gaynor JJ, Harrison LB, et al. Preoperative and postoperative adjuvant combination chemotherapy for adults with high grade soft tissue sarcoma. *Cancer*. 1994;73(6):1644–1651.

24. Rosenberg SA, Kent H, Costa J, et al. Prospective randomized evaluation of the role of limb-sparing surgery, radiation therapy, and adjuvant chemoimmunotherapy in the treatment of adult soft-tissue sarcomas. *Surgery*. 1978;84(1):62–69.

25. Davis AM, O'Sullivan B, Turcotte R, et al. Late radiation morbidity following randomization to preoperative versus postoperative radiotherapy in extremity soft tissue sarcoma. *Radiother Oncol*. 2005;75(1):48–53.

26. O'Sullivan B, Ward I, Catton C. Recent advances in radiotherapy for soft-tissue sarcoma. *Curr Oncol Rep*. 2003;5(4):274–281.

27. O'Sullivan B, Davis AM, Turcotte R, et al. Preoperative versus postoperative radiotherapy in soft-tissue sarcoma of the limbs: a randomised trial. *Lancet*. 2002;359(9325):2235–2241.

28. Pervaiz N, Colterjohn N, Farrokhyar F, et al. A systematic meta-analysis of randomized controlled trials of adjuvant chemotherapy for localized resectable soft-tissue sarcoma. *Cancer*. 2008; 113(3):573–581.

29. Gronchi A, Ferrari S, Quagliuolo V, et al. Histotype-tailored neoadjuvant chemotherapy versus standard chemotherapy in patients with high-risk soft-tissue sarcomas (ISG-STS 1001): an international, open-label, randomised, controlled, phase 3, multicentre trial. *Lancet Oncol*. 2017;18(6):812–822.

30. Stinson SF, DeLaney TF, Greenberg J, et al. Acute and long-term effects on limb function of combined modality limb sparing therapy for extremity soft tissue sarcoma. *Int J Rad Oncol Biol Phys*. 1991;21(6):1493–1499.

31. Billingsley KG, Lewis JJ, Leung DH, et al. Multifactorial analysis of the survival of patients with distant metastasis arising from primary extremity sarcoma. *Cancer*. 1999;85(2):389–395.

32. Lin PP, Schupak KD, Boland PJ, et al. Pathologic femoral fracture after periosteal excision and radiation for the treatment of soft tissue sarcoma. *Cancer*. 1998;82(12):2356–2365.

33. Davis AM, Devlin M, Griffin AM, et al. Functional outcome in amputation versus limb sparing of patients with lower extremity sarcoma: a matched case-control study. *Arch Phys Med Rehabil*. 1999;80(6):615–618.

34. Bell RS, O'Sullivan B, Davis A, et al. Functional outcome in patients treated with surgery and irradiation for soft tissue tumours. *J Surg Oncol*. 1991;48(4):224–231.

35. Judson I, Radford JA, Harris M, et al. Randomised phase II trial of pegylated liposomal doxorubicin versus doxorubicin in the treatment of advanced or metastatic soft tissue sarcoma: a study by the EORTC Soft Tissue and Bone Sarcoma Group. *Eur J Cancer*. 2001;37(7):870–877.

36. Tap WD, Jones RL, Van Tine BA, et al. Olaratumab and doxorubicin versus doxorubicin alone for treatment of soft-tissue sarcoma: an open-label phase 1b and randomised phase 2 trial. *Lancet*. 2016;388:488–497.

37. Patel SR, Vadhan-Raj S, Papadopolous N, et al. High-dose ifosfamide in bone and soft tissue sarcomas: results of phase II and pilot studies—dose-response and schedule dependence. *J Clin Oncol*. 1997;15(6):2378–2384.

38. Buesa JM, Mouridsen HT, van Oosterom AT, et al. High-dose DTIC in advanced soft-tissue sarcomas in the adult. A phase II study of the E.O.R.T.C. Soft Tissue and Bone Sarcoma Group. *Ann Oncol*. 1991;2(4):307–309.

39. Garcia del Muro X, Lopez-Pousa A, Martin J, et al. A phase II trial of temozolomide as a 6-week, continuous, oral schedule in patients with advanced soft tissue sarcoma: a study by the Spanish Group for Research on Sarcomas. *Cancer*. 2005;104(8):1706–1712.

40. Cheng EY. Surgical management of sarcomas. *Hematol Oncol Clin North Am*. 2005;19(3):451–470.

41. Meyers PA, Schwartz CL, Krailo MD, et al. Osteosarcoma: the addition of muramyl tripeptide to chemotherapy improves overall survival. *J Clin Oncol*. 2008;26(4):633–638.

42. Bacci G, Gherlinzoni F, Picci P, et al. Adriamycin-methotrexate high dose versus adriamycin-methotrexate moderate dose as adjuvant chemotherapy for osteosarcoma of the extremities: a randomized study. *Eur J Cancer Clin Oncol*. 1986;22(1):1337–1345.

43. Souhami RL, Craft AW, Van der Eijken JW, et al. Randomised trial of two regimens of chemotherapy in operable osteosarcoma: a study of the European Osteosarcoma Intergroup. *Lancet*. 1997;350(9082):911–917.

44. Lewis IJ, Nooij MA, Whelan J, et al. Improvement in histologic response but not survival in osteosarcoma patients treated with intensified chemotherapy: a randomized Phase III trial of the European Osteosarcoma Intergroup. *J Natl Cancer Inst*. 2007;99(2):112–128.

45. Womer RB, West DC, Krailo MD, et al. Randomized controlled trial of interval-compressed chemotherapy for the treatment of localized Ewing sarcoma. *J Clin Oncol*. 2012;30(33):4148–4154.

46. Wagner LM, McAllister N, Goldsby RE, et al. Temozolomide and intravenous irinotecan for treatment of advanced Ewing sarcoma. *Pediatr Blood Cancer*. 2007;48(2):132–139.

47. Kasper B, Baumgarten C, Garcia J, et al. An update on the management of sporadic desmoid-type fibromatosis. *Ann Oncol*. 2017;28:2399–2408.

第二篇

第28章

原发性骨肿瘤的评估与治疗

Jonathan Morris，Ana Cecilia Belzarena，Patrick Boland

根据美国国家卫生研究院监测、流行病学和最终结果（SEER）项目数据库，2017 年估计有 3 200 名患者被诊断为原发性骨癌。平均 5 年生存率为 67%，但肿瘤的分级、位置和转移性疾病的证据会影响总体生存率[1]。

原发性骨肿瘤有多种组织学亚型（表 28-1）。最常见的原发性恶性组织学亚型为骨源性肉瘤（骨肉瘤）、软骨肉瘤和尤文家族肿瘤。成骨肉瘤是最常见的。在 20 世纪，存活率从 21% 上升到大约 70%[2-4]。这一变化主要是由于化疗方案的增加。

表 28-1　原发性骨肿瘤，包括良性和恶性及组织学亚型

组织学类型	良性的	恶性的
造血的		骨髓瘤
软骨形成的	骨软骨瘤	原发性软骨肉瘤
	软骨瘤	继发性软骨肉瘤
	成软骨细胞瘤	去分化软骨肉瘤
	软骨黏液样纤维瘤	间质软骨肉瘤
成骨的	骨样骨瘤	骨肉瘤
	良性成骨细胞瘤	骨旁成骨肉瘤
来源不明	巨细胞瘤	尤因肉瘤
		恶性巨细胞瘤
		釉质瘤
纤维的	纤维瘤	纤维肉瘤
	韧带样纤维瘤	
脊索的	良性脊索细胞瘤	脊索瘤
血管的	血管瘤	血管内皮瘤
		血管内皮细胞瘤
		血管肉瘤
脂肪的	脂肪瘤	脂肪肉瘤

化疗的进展，加上改进的放射成像技术和对疾病行为的外科理解，已经导致总体生存率的进一步改善。软骨肉瘤是一种恶性肿瘤，肿瘤组织为软骨，无类骨质形成。总体生存率是和肿瘤亚分类有关。具有相似组织学外观的肿瘤可能因其在体内的位置不同而有不同的表现。盆腔内的低级别软骨肿瘤更容易侵袭和转移[5]。相反，手足小管状骨中细胞含量高的软骨肿瘤仍可被视为低级别病变[6]。软骨肉瘤具有放射抗性和化学抗性；因此，局部控制的唯一选择是手术切除。尤因家族的肿瘤被描述为小而圆的蓝色细胞肿瘤，它是由形态学上原始的神经外胚层肿瘤细胞形成的。11 号和 22 号染色体上的 EWS-FL1 易位为该病的诊断提供了依据。通过细胞遗传学分析发现了更多的易位[7]。

外科分期

第一个关于骨骼和软组织肉瘤的分期系统是由佛罗里达大学的 Enneking 制定的（表 28-2）[8]。该分期系统被肌肉骨骼肿瘤协会采用，并被美国癌症联合委员会修改为肿瘤、结节和转移（TNM）分类[9]（表 28-3）。该系统分为两种不同的分期系统，良性和恶性肿瘤。对于良性肿瘤，根据肿瘤宿主边缘的放射学特征，可将其细分为三类：潜伏性、活动性和侵袭性。对于恶性肿瘤，该系统考虑组织学分级、局部范围以及是否存在转移病灶。分级由活检确定，其他标准由影像学研究确定[9]。Enneking 分期系统已被证明与总生存时间相关[10]。

分期系统也有助于指导手术管理。手术的主要目的是切除肿瘤，以防止局部复发。潜伏期良性肿瘤应采用病灶内治疗，如刮除术。积极的、侵袭

表 28-2　建立手术分级系统

分期	分级	肿瘤	节点	转移
ⅠA	低级别	T1	N0	M0
ⅠB	低级别	T2	N0	M0
ⅡA	高级别	T1	N0	M0
ⅠB	高级别	T2	N0	M0
Ⅲ	任一级别	T3	N0	M0
ⅣA	任一级别	任一 T	N0	M1a
ⅣB	任一级别	任一 T	N0/N1	M1b

表 28-3　AJCC 分类系统

分期	分级	位置	转移
ⅠA	低级别 (G_1)	间室内部 (T1)	M0
ⅠB	低级别 (G_1)	间室外部 (T2)	M0
ⅡA	高级别 (G_2)	间室内部 (T1)	
ⅡB	高级别 (G_2)	间室外部 (T2)	M0
Ⅲ	任一级别	任一(T)	M1

AJCC，美国癌症联合委员会。

性的良性病变应行病灶内切除，经常需要使用辅助治疗，包括冷冻手术、氩射线、苯酚和过氧化氢。所有的恶性病变都应广泛切除，以维持肿瘤周围的正常组织。

影像学评价

传统的骨 X 线检查是骨初级评估的主要影像学技术（图 28-1A）[11]。所获得的图像将提供关于肿瘤的侵袭性或生长速度的信息，包括边缘、骨膜反应、皮质扩张、变薄和破坏。但是，原发性骨肿瘤需要额外的影像学检查。MRI 评估神经系统和血管结构的接近程度，骨髓的肿瘤程度，软组织结构的参与程度以及肿瘤在关节中的参与程度（图 28-1B）[12-14]。其他影像学研究包括骨扫描和胸部 CT [15, 16]。骨扫描评估同步骨转移（图 28-1C）[14]。胸部 CT 用于评估转移性肺结节。大于 6mm 的结节或钙化病变与肺转移一致（图 28-1D）[17]。

氟代脱氧葡萄糖 PET/CT（FDG PET/CT）也可用于分期和评估治疗反应。与非侵袭性病变相比，侵袭性更强的病变更活跃[18]。作为一种分期工具，FDG PET/CT 被发现可以成功地检测骨转移，但对肺转移病灶的检测效果较差[19]。需要进一步的研究来确定是否可以利用肿瘤对 FDG 的敏感性来鉴别对新辅助化疗反应不佳的患者[18, 20, 21]。

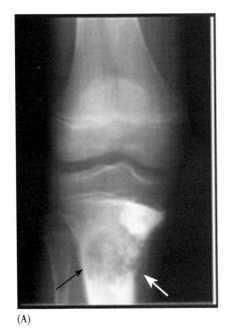
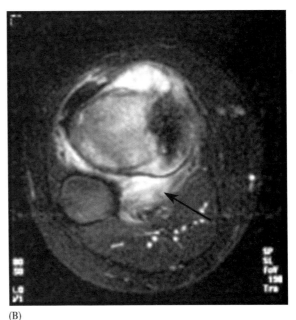

图 28-1　右侧胫骨近端原发性骨肉瘤术前影像学检查。除了 X 线片（A），患者还接受了病灶的 MRI（B）

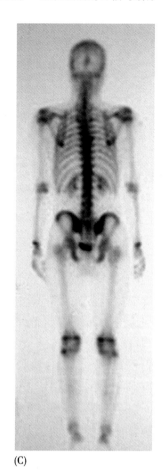

(C)

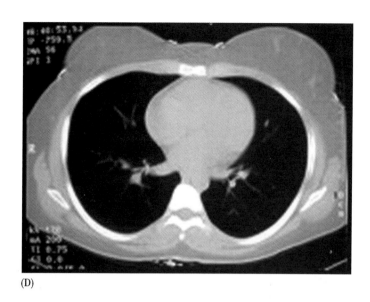

(D)

图 28-1（续） 全身骨骼扫描（C）和胸部 CT 扫描（D）

活组织检查

当诊断不明确或存在病变可能为恶性时，应进行活检[22]。活检的组织病理学诊断要求进一步处理病变，包括手术的时间和范围；化疗的必要性、时间和类型；放疗的必要性、剂量和时机[23]。因此，活检是治疗原发性骨肿瘤最重要的步骤之一。活检中使用的技术可能具有持久的影响（图 28-2）。1982 年，我们评估了恶性原发性四肢骨及软组织肿瘤的活检的危害。在转诊前进行活组织检查的病人，有 18.2% 的重大诊断错误和 17.3% 的皮肤、软组织或伤口问题。超过 4% 的病例需要截肢，这是由于活组织检查的直接后果。此外，8.5% 的患者的预后或预后不良的结果是由于规划不当的活检。建议由提供预防治疗的外科医生进行仔细地活检计划和实施[24]。一篇 14 年的随访论文显示了相似的并发症发生率[25]。

对肢体病变的活检技术有详细的描述。对于周围的病变，可以使用止血带，但必须在严重放血后使用。切口应与外科手术切口纵向一致，这样就

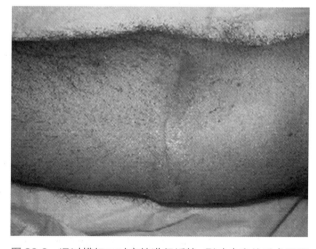

图 28-2 通过横切口对病灶进行活检，影响未来的手术干预

可以切除活组织束，至少要穿过筋膜室。应该使用刀或刮匙来避免挤压组织，应获得足够的组织体积，应进行培养以排除感染。为了防止肿瘤细胞的扩散，需要进行细致的止血。如有必要，应将引流管与切口对齐[22, 24, 26, 27]。与开放活检 96% 的准确率相比，针穿刺活检在 84% 的时间内被证明是划算和准确的[28]。此外，如果需要骨窗，缺损应小且边

缘圆润,以避免可能导致术后骨折的应力升高。接受四肢活组织检查的患者应注意保护该肢体的承重措施,以减少骨折的风险。

治疗方案

对于骨肉瘤,目前的标准治疗是术后新辅助化疗和术后更多的辅助化疗[29]。骨肉瘤的化疗基于五种药物,高剂量的甲氨蝶呤、多柔比星、顺铂、异环磷酰胺和依托泊苷,根据治疗机构的不同,采用不同的方案。如果术前推迟化疗而选择手术治疗,并且术后只进行化疗,则生存率没有差异[30]。然而,对于新辅助化疗反应较差的患者,术后延迟超过 24 日与无病生存期降低相关[31]。

术前化疗一般包括三个周期。将切除的标本在显微镜下进行分析,以评估坏死的百分比(图 28-3)。Huvos 分级对坏死百分比进行分级(表 28-4),低于 90% 被认为是不良反应,百分之九十或以上被认为是良好的反应。术前化疗反应差预示着预后较差。其他标准包括出现时血清碱性磷酸酶升高、中心位置、年龄更大、非洲裔美国人种族和辐射诱导的骨肉瘤[31]。

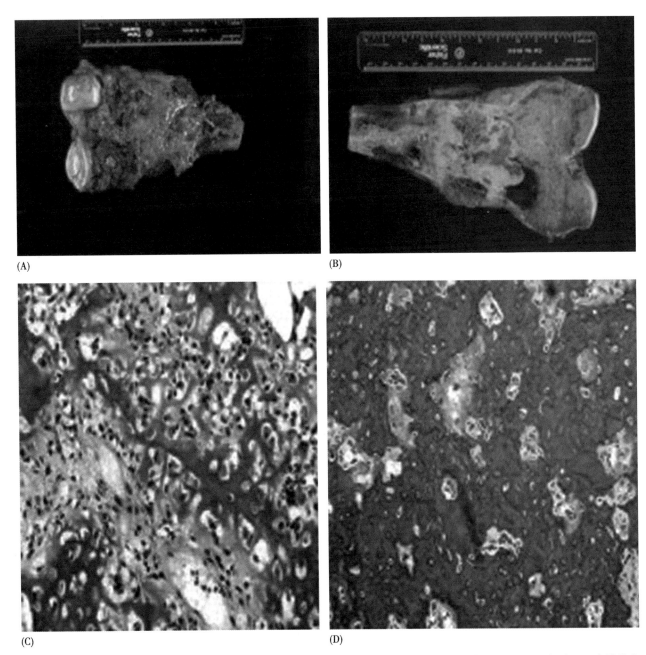

(A)

(B)

(C)

(D)

图 28-3　典型的股骨远端成骨肉瘤切除标本。(A、B)显示切除的大体标本。(C)显示术前组织学外观。(D)显示术前化疗导致 40% 的坏死,化疗反应较差

表28-4　肿瘤坏死的 Huvos 分级系统

分级	坏死
I	作用小或无作用,<60% 肿瘤坏死
II	活的肿瘤区域,60%~89% 坏死
III	散在病灶,90%~99% 肿瘤坏死
IV	没有组织学证据的活的肿瘤,100%

根据诊断,尤因家族肿瘤被认为是高恶性肿瘤。与骨肉瘤相似,患者接受新辅助化疗、局部控制和辅助化疗。区别在于所用的化疗药物和局部控制的方法。方案包括联合使用依托泊苷、长春新碱、异环磷酰胺和多柔比星[32]。局部控制可以包括切缘较宽的手术切除,放射线或其组合。对于那些对新辅助疗法反应不佳,手术无法进入或先前的手术效果不佳的患者,会采用放疗。预后不良与年龄较大,肿瘤体积大于 100cm^3,中心位置,对化学疗法的反应较差,与初次出现转移性疾病以及乳酸脱氢酶升高都有一定的关系[32]。

对于经典的软骨肉瘤,化疗和放疗均未显示可改变疾病的进程。当前选择的治疗方法是广泛切除。分级基于细胞多态性,非典型性和梭形细胞的存在。预后不良与局部复发,中心位置,肿瘤体积大于 100cm^3,倍性异常,组织学 3 级和去分化亚类有关[5]。

除了尤因家族肿瘤外,放射治疗在原发性骨肉瘤的治疗中的作用是有限的。当不可能进行手术时,放疗已被用来帮助提供局部控制,尽管其效果无法与化疗和手术结合在一起的而相提并论[33,34]。

手术治疗

处理原发性恶性骨肿瘤的主要手术目标是手术切缘较宽的切除术。这可以通过截肢或肢体抢救手术获得。两种方法的肿瘤预后无差异。接受保肢手术的患者有较高的再手术率和较高的肌骨肿瘤学会(MSTS)评分[35]。重建有多种选择,包括但不限于同种异体种植体(图 28-4),同种异体修复物(图 28-5),同种异体骨(图 28-6),内置假体(图 28-7),间假体,通过牵张成骨术进行骨运输(图 28-8),截肢,旋转成形术(图 28-9),非血管化自体移植物,血管化自体移植物以及同种异体移植物与髓内血管化自体移植物的组合。选择取决于和患者有关的因素(例如年龄)和肿瘤特征(例如大小,位置和软组织受累)。外科手术通常涉及多学科团队,包括血管外科医生、神经外科医生、结直肠外科医生、整形外科医生和骨科医生。

负重状态和活动范围(ROM)的限制是由负责病人的医生决定的。预防措施可能包括负重限制、ROM 限制、避免阻力练习、定位建议和使用辅助设备。有几个因素可以指导这些决定。辅助装置可以用来减轻疼痛,使病人恢复患肢的信心。在急症护理环境中,仔细考虑出院计划是必要的。独居或家中有楼梯的患者可能无法回到原来的环境。尽

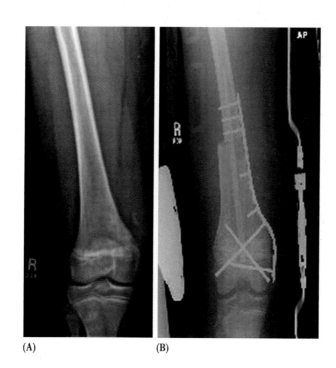

(A)　　　**(B)**

图 28-4　保留物理切除股骨远端成骨肉瘤:(A)术前图像和(B)术后图像。重建采用间植骨,远端股骨锁定钢板固定。手术切除的边缘为阴性,术后膝关节功能良好

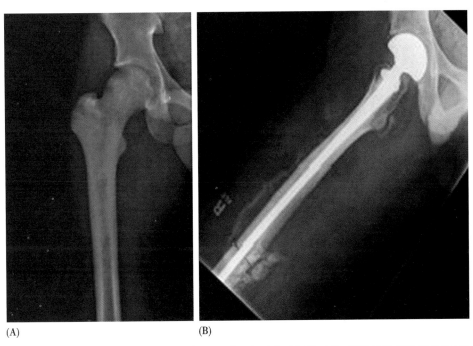

(A)　　　　　　　　　　　(B)

图 28-5　股骨近端成骨肉瘤：(A)术前 AP X 线。(B)术后侧位 X 线，采用同种异体移植物(假体)复合材料重建

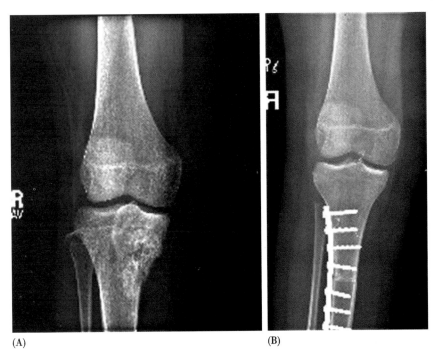

(A)　　　　　　　　　　　(B)

图 28-6　胫骨近端成骨肉瘤。(A)术前膝关节 AP X 线显示胫骨内侧透性病变及病理性骨折。(B)术后 AP X 线显示胫骨近端切除阴性边缘，重建骨关节移植物

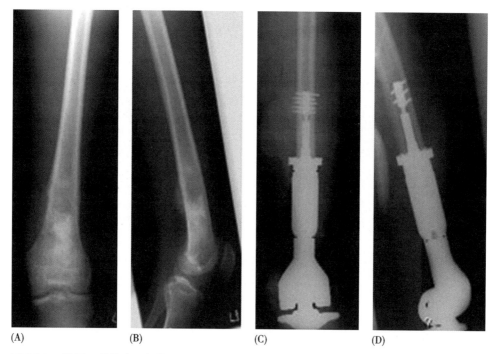

(A)   (B)   (C)   (D)

图 28-7 常规 X 线检查：术前正位（A）和侧位（B）；左股骨远端恶性骨肉瘤切除后的正位（C）和侧位（D）

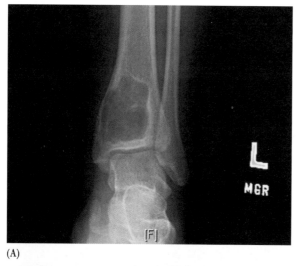

(A)

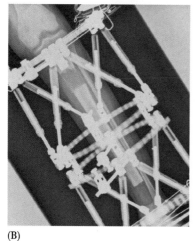

(B)

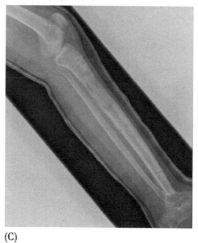

(C)

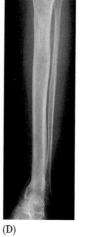

(D)

图 28-8 15 岁女性胫骨远端骨源性肉瘤的影像学表现。（A）显示胫骨远端破坏性病变的影像学。（B）术后 2 个月采用外固定物固定，远端运输骨段。近端再生开始钙化。（C）术后 1 年图像，显示近端再生巩固，距骨与骨运输节段融合。（D）术后 2 年成像显示胫骨距关节融合，维持胫骨对齐

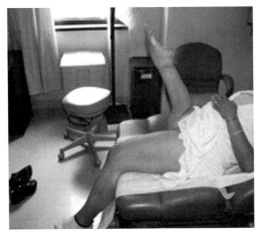 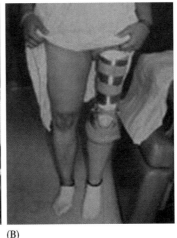

(A) (B)

图 28-9 患者旋转成形术后的术后图像。(A)显示患者髋部屈曲和踝关节前屈。(B)旋转脚踝通过一个定制的假体充当膝关节

早与出院计划者沟通对于建立适当的协助、住院病人康复设施或疗养院是很重要的。

要点

- 原发性骨肿瘤很少见，2017 年美国约有 3 200 例新病例。
- 骨肉瘤（osteosarcoma）是最常见的原发性骨肿瘤。
- 活检通常是病人管理中最重要的步骤。表现不佳的活组织检查可能会有阴性结果对预后的影响，可能导致截肢。
- 在进行明确的外科治疗之前，患有原发性骨肿瘤的患者应保护下负重，避免骨折。
- 恶性骨肉瘤的手术治疗有几种重建选择，包括骨间同种异体骨移植、同种异体复合骨移植、骨关节同种异体骨移植、骨内假体、无血管蒂自体骨移植、血管蒂自体骨移植、带髓内血管蒂自体骨移植、牵张成骨等。其他的选择包括旋转成形和截肢。

（宋飞 译 刘颖 校）

参考文献

1. Bielack SS, Kempf-Bielack B, Delling G, et al. Prognostic factors in high-grade osteosarcoma of the extremities or trunk: an analysis of 1,702 patients treated on neoadjuvant cooperative osteosarcoma study group protocols. *J Clin Oncol.* 2002;20:776–790.
2. Cade S. Osteogenic sarcoma; a study based on 133 patients. *J R Coll Surg Edinb.* 1955;1:79–111.
3. Friedman MA, Carter SK. The therapy of osteogenic sarcoma: current status and thoughts for the future. *J Surg Oncol.* 1972;4:482–510.
4. Rosen G, Murphy ML, Huvos AG, et al. Chemotherapy, en bloc resection, and prosthetic bone replacement in the treatment of osteogenic sarcoma. *Cancer.* 1976;37:1–11.
5. Lee FY, Mankin HJ, Fondren G, et al. Chondrosarcoma of bone: an assessment of outcome. *J Bone Joint Surg Am.* 1999;81:326–338.
6. Cawte TG, Steiner GC, Beltran J, et al. Chondrosarcoma of the short tubular bones of the hands and feet. *Skeletal Radiol.* 1998;27:625–632.
7. Lawlor ER, Mathers JA, Bainbridge T, et al. Peripheral primitive neuroectodermal tumors in adults: documentation by molecular analysis. *J Clin Oncol.* 1998;16:1150–1157.
8. Enneking WF, Spanier SS, Goodman MA. A system for the surgical staging of musculoskeletal sarcoma. *Clin Orthop Relat Res.* 1980:106–120.
9. Enneking WF. A system of staging musculoskeletal neoplasms. *Clin Orthop Relat Res.* 1986;(204):9–24.
10. Enneking WF, Spanier SS, Malawer MM. The effect of the anatomic setting on the results of surgical procedures for soft parts sarcoma of the thigh. *Cancer.* 1981;47:1005–1022.
11. Costelloe CM, Madewell JE. Radiography in the initial diagnosis of primary bone tumors. *AJR Am J Roentgenol.* 2013;200:3–7.
12. Exner GU, von Hochstetter AR, Augustiny N, et al. Magnetic resonance imaging in malignant bone tumours. *Int Orthop.* 1990;14:49–55.
13. Aisen AM, Martel W, Braunstein EM, et al. MRI and CT evaluation of primary bone and soft-tissue tumors. *AJR Am J Roentgenol.* 1986;146:749–756.
14. Bielack SS, Hecker-Nolting S, Blattmann C, et al. Advances in the management of osteosarcoma. *Res.* 2016;5:2767.
15. Gosfield E 3rd, Alavi A, Kneeland B. Comparison of radionuclide bone scans and magnetic resonance imaging in detecting spinal metastases. *J Nucl Med.* 1993;34:2191–2198.
16. Simon MA, Finn HA. Diagnostic strategy for bone and soft-tissue tumors. *J Bone Joint Surg Am.* 1993;75:622–631.
17. Ciccarese F, Bazzocchi A, Ciminari R, et al. The many faces of pulmonary metastases of osteosarcoma: Retrospective study on 283 lesions submitted to surgery. *Eur J Radiol.* 2015;84:2679–2685.
18. Costelloe CM, Macapinlac HA, Madewell JE, et al. 18F-FDG PET/CT as an indicator of progression-free and overall survival in osteosarcoma. *J Nucl Med.* 2009;50:340–347.
19. Franzius C, Daldrup-Link HE, Wagner-Bohn A, et al. FDG-PET for detection of recurrences from malignant primary bone tumors: comparison with conventional imaging. *Ann Oncol.* 2002;13:157–160.
20. Gupta K, Pawaskar A, Basu S, et al. Potential role of FDG PET imaging in predicting metastatic potential and assessment of therapeutic response to neoadjuvant chemotherapy in Ewing sarcoma family of tumors. *Clin Nucl Med.* 2011;36:973–977.
21. Benjamin RS, Wagner MJ, Livingston JA, et al. Chemotherapy for bone sarcomas in adults: the MD anderson experience. *Am Soc Clin Oncol Educ Book.* 2015:e656–e660.
22. Potter BK, Forsberg JA, Conway S, et al. Pitfalls, errors, and unintended consequences in musculoskeletal oncology: how they occur

第二篇

and how they can be avoided. *JBJS Rev.* 2013;1(1).

23. Bickels J, Jelinek JS, Shmookler BM, et al. Biopsy of musculoskeletal tumors. Current concepts. *Clin Orthop Relat Res.* 1999;(368):212–219.

24. Mankin HJ, Lange TA, Spanier SS. The hazards of biopsy in patients with malignant primary bone and soft-tissue tumors. *J Bone Joint Surg Am.* 1982;64:1121–1127.

25. Mankin HJ, Mankin CJ, Simon MA. The hazards of the biopsy, revisited. Members of the Musculoskeletal Tumor Society. *J Bone Joint Surg Am.* 1996;78:656–663.

26. Anderson MW, Temple HT, Dussault RG, et al. Compartmental anatomy: relevance to staging and biopsy of musculoskeletal tumors. *AJR Am J Roentgenol.* 1999;173:1663–1671.

27. Rougraff BT, Aboulafia A, Biermann JS, et al. Biopsy of soft tissue masses: evidence-based medicine for the musculoskeletal tumor society. *Clin Orthop Relat Res.* 2009;467:2783–2791.

28. Springfield DS, Rosenberg A. Biopsy: complicated and risky. *J Bone Joint Surg Am.* 1996;78:639–643.

29. Goorin AM, Schwartzentruber DJ, Devidas M, et al. Presurgical chemotherapy compared with immediate surgery and adjuvant chemotherapy for nonmetastatic osteosarcoma: Pediatric Oncology Group Study POG-8651. *J Clin Oncol.* 2003;21:1574–1580.

30. Link MP, Goorin AM, Horowitz M, et al. Adjuvant chemotherapy of high-grade osteosarcoma of the extremity. Updated results of the Multi-Institutional Osteosarcoma Study. *Clin Orthop Relat Res.* 1991;(270):8–14.

31. Meyers PA, Heller G, Healey J, et al. Chemotherapy for nonmetastatic osteogenic sarcoma: the Memorial Sloan-Kettering experience. *J Clin Oncol.* 1992;10:5–15.

32. Kolb EA, Kushner BH, Gorlick R, et al. Long-term event-free survival after intensive chemotherapy for Ewing's family of tumors in children and young adults. *J Clin Oncol.* 2003;21:3423–3430.

33. La TH, Meyers PA, Wexler LH, et al. Radiation therapy for Ewing's sarcoma: results from Memorial Sloan-Kettering in the modern era. *Int J Radiat Oncol Biol Phys.* 2006;64:544–550.

34. DeLaney TF, Park L, Goldberg SI, et al. Radiotherapy for local control of osteosarcoma. *Int J Radiat Oncol Biol Phys.* 2005;61:492–498.

35. Rougraff BT, Simon MA, Kneisl JS, et al. Limb salvage compared with amputation for osteosarcoma of the distal end of the femur. A long-term oncological, functional, and quality-of-life study. *J Bone Joint Surg Am.* 1994;76:649–656.

第29章

黑色素瘤的评估与治疗

Jessica Yang，Richard D. Carvajal

由于晚期患者缺乏有效的治疗方法，黑色素瘤一直被视为是一个很难攻克的疾病。幸运的是，随着近年来对黑色素瘤发病机制和肿瘤免疫学的深入研究，靶向和免疫治疗取得了前所未有的进展，患者的预后得到了显著改善。本章节作为非肿瘤专科医师的实用指南，将给读者提供黑色素瘤的流行病学、预防、分期、生物学和临床管理相关的最新信息。

流行病学

据美国癌症协会估算，2018 年约有 91 270 人（男性 55 150 名，女性 36 120 名）被诊断为黑色素瘤。黑色素瘤已成为男性第五，女性第六大常见癌症[1]。皮肤黑色素瘤的终身患病率约为 2.2%[2]，在过去几十年中，其发病率已从 1970 年代的 8/10 万上升至 2016 年 22.3/10 万（图 29-1）[3]。

相比其他人种，白人新发病例更多。世界范围内，黑色素瘤的发病率具有明显的地理差异，其中以澳大利亚和新西兰的发病率最高，提示皮肤白皙和日照充裕相结合，易诱发黑色素瘤[4]。黑色素瘤诊断时的中位年龄为 64 岁。尽管 50 岁前女性黑色素瘤发病率增速高于男性，但总体而言，男性的发病率约为女性的 1.5 倍，这可能是由于日光浴床使用增多导致[5,6]。

尽管美国及其他国家黑色素瘤的发病率呈上升趋势，但自 20 世纪 80 年代后期，其死亡率相对稳定。实际上，美国患者 5 年生存率逐年提高，目前年龄调整死亡率为 2.7/10 万年[7]。据世界各地的癌症登记机构报告，诊断黑色素瘤时的平均厚度下降，这表明对原位和薄的黑色素瘤的密切监测和早期发现可能有助于提高检出率以及生存率[8]。环境

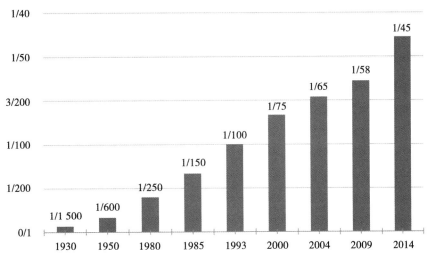

图 29-1 美国黑色素瘤个人终身患病率

摘自 Rigel DS，Russak J，Friedman R. The evolution of melanoma diagnosis: 25 years beyond the ABCDs. CA Cancer J Clin. 2010; 60: 301-316

危险因素,如臭氧层消耗、紫外线照射增加,也会导致黑色素瘤发病率增高。

黑色素瘤的死亡率高于其他所有皮肤癌,2017年约有 9 730 人死于黑色素瘤,男、女性死亡率分别为每 10 万人 4 例和每 10 万人 1.7 例[9]。死亡率随年龄递增,以 75~84 岁之间最高[3]。自 1986 年以来,50 岁以下黑色素瘤死亡率每年下降 2.6%,而自 1990 年以来,50 岁以上死亡率每年增长 0.6%[5]。黑色素瘤死亡率带来巨大的经济和生产力损失。1990—2008 年间总计有 155 571 人死于黑色素瘤,潜在寿命损失超过 180 万年,生产力损失接近 670 亿美元[10]。

危险因素

暴露于日光或室内日光浴的紫外线照射,是黑色素瘤发生的最重要的环境危险因素。由于白人人群的文化因素而导致的日照增加可能是黑色素瘤发病率升高的原因。研究证据支持日光照射的危害作用,包括黑色素瘤发病率与接近赤道相关以及阳光普照地区的欧洲移民黑色素瘤发病率增加。强烈、间断性日照导致的晒伤更易导致黑色素瘤,而相对而言,农业等职业的长期日照罹患非黑色素瘤皮肤癌[11,12]。

诸如皮肤类型等自身危险因素与紫外线照射一同起着关键作用。在深色皮肤人群中,黑色素瘤的发病风险较低,在调整了皮肤类型后,与日光照射相关的优势比通常不再显著(表 29-1)[13,14]。良性和发育不良痣的总数和大小也与黑色素瘤的风险相关[15]。某些表型特征与黑色素瘤高风险相关:易晒伤的白色肤色;蓝色或绿色眼睛;红色、金色或浅棕色头发;雀斑[16,17]。家族史是另一个高危因素,如有一级亲属患黑色素瘤,其黑色素瘤发病风险比无家族史者高两倍[18]。家族性黑色素瘤综合征占黑色素瘤病例的 10%,在星形细胞瘤 - 胰腺癌家族史的患者中也需要考虑此综合征。其他与黑色素瘤相关的家族性癌症综合征包括:视网膜母细胞瘤、利 - 弗劳梅尼综合征(Li-Fraumeni syndrome)、林奇综合征 Ⅱ型(Lynch syndrome Ⅱ)。如 CDKN2A 基因突变、人黑素皮质素受体 1(melanocortin-1 receptor, MC1R)基因多态性以及着色性干皮病(核苷酸切除修复酶的丢失或突变)等具有潜在遗传异常的个体,更容易在年轻时罹患黑色素瘤,并患有多个原发性黑色素瘤,这些黑色

表 29-1 黑色素瘤危险因素

	相对风险等级
遗传因素	
黑色素瘤患者的一级亲属	3
痣	
>100 个良性痣	10~12
多个不典型痣	10~12
皮肤癌病史	
先前罹患过黑色素瘤	8~9
先前罹患过非黑色素瘤皮肤癌	3
免疫抑制	
移植受体	3
HIV/AIDS	1~2
阳光敏感性	
容易晒伤	2~3
雀斑	2~3
蓝色眼睛	1~2
红色头发	2~3
紫外线暴露	
>10 处严重晒伤	2~3

Adapted from McCarthy W. Cancer Forum. 2005; 29(2)。

素瘤往往是浅表浸润性的且预后较好[19,20]。最后,在实体器官移植和 HIV 感染等慢性免疫抑制患者中,黑色素瘤的发病率也较高[21]。

预防和筛查

鉴于过量、间歇性的紫外线照射会诱发黑色素瘤,减少紫外线照射,尤其是在儿童和青少年时期,可以降低黑色素瘤的发病风险。具有易感表型(如肤色白皙、多发痣)或明确家族史的个体应格外谨慎。避免日晒和晒黑床,使用防晒衣以及适当、规律使用防晒霜可以减少紫外线的照射。尽管没有随机试验的直接证据证明这些措施可以降低患黑色素瘤的风险,但还是推荐使用这些低成本、低风险的干预措施,这些措施从长远来看可能是有效的。同样,证据未显示出旨在减少阳光照射的公共卫生运动能够降低黑色素瘤的发病率,但是澳大利亚的大规模预防计划增强了民众对黑色素瘤的认识,同时转变了人们对阳光照射的态度和行为[22]。化学药物预防(chemoprevention)是另一种可能一

级预防策略,但尚无药物被证明有效[23]。

筛查和早期发现潜在可治愈的疾病可能会降低晚期黑色素瘤的发病率和死亡率。筛查可以在个人或社区范围内进行。仅有澳大利亚进行了一项随机化筛查研究,18 个社区被分为对照组和干预组,干预组接受社区和专业教育以及免费的筛查服务。该研究尚未完成,并且缺乏检测死亡率变化的统计效力,但发现干预组的皮肤检出率有所提高,在 50 岁以上的男性中发现皮肤癌的比例最高[24,25]。色素性病变诊所筛查或皮肤自我检查也具有降低黑色素瘤死亡率的潜在作用[26]。但是,目前尚无评估常规黑色素瘤筛查益处的前瞻性、随机试验。此外,通过皮肤检查进行筛查在一般人群中具有有限的敏感性和特异性,可能导致产生假阳性结果和不必要的活检及医疗费用。因此,专家组通常不建议常规开展基于普通人群的筛查,而是建议针对高危人群(如 50 岁以上的男性、具有黑色素瘤和 / 或多种癌症的个人史或家族史、多发非典型痣)进行针对性的筛查。

临床表现和诊断

最常见的表现是识别出具有非典型特征的无症状色素性病变。患者通常会意识到与其他痣不同的可疑病变,或者大小、形状或色素沉着改变。可以用首字母缩写词"ABCDE",表述这些特征:不对称(asymmetry),边缘不规则(Border irregularity),颜色斑驳不一(Color variegation),直径大于 6mm(Diameter greater than 6mm),发展变化(evolution)[27]。有时,患者会出现出血、硬皮、瘙痒或压痛的症状。在非典型部位的黑色素瘤在早期经常被忽视,例如肢端部位(脚底、手掌、指甲床)、口腔黏膜表面、鼻腔通道、外阴阴道区或肛门直肠区以及眼部(结膜或葡萄膜)。只有 4% 的患者在诊断时即已经有转移性病灶[28]。最常见的是淋巴结肿大,另外,黑色素瘤常出现小肠和大脑转移,会出现胃肠道出血或癫痫发作。有 5% 的转移病例,找不到原发病灶,这可能起源于已经退化的黑色素瘤。

明确诊断需要进行活检,因为目前尚无确定的黑色素瘤显微镜评估标准,所以需要经验丰富的皮肤病理学家对标本进行审验。另外,要尽量进行切除或钻取活检,而不是刮取活检,因为肿瘤深度对判断预后具有重要意义。

分期和预后

为进一步判断预后及确定治疗方法,首先需要进行肿瘤负荷和临床分期的评估。黑色素瘤的浸润深度是原发肿瘤评估中最重要的预后指标。Wallace Clark 于 1969 年首次描述了肿瘤厚度与预后之间的关系[29]。Clark 水平分级根据浸润到真皮的解剖学水平对肿瘤进行分类,但对深度的判定相对主观。1970 年,Alexander Breslow 报道了一种定量评估方法,该方法以毫米为单位从表皮层到最深的肿瘤细胞测量病变的深度[30]。溃疡(ulceration)定义为完整上皮的缺失,可能反映肿瘤细胞穿越组织屏障的能力,是仅次于厚度的生存独立预测指标。美国癌症联合委员会(American Joint Committee on Cancer,AJCC)分期系统将 Breslow 深度、Clark 水平分级和溃疡合并到原发肿瘤分期中(表 29-2)。最新的第 8 版分期包括几个值得注意的更新[31]。根据厚度(<0.8mm 或≥0.8mm)和是否存在溃疡对 T1 分期进行细分。有丝分裂率不再作为划分 T1 肿瘤的标准,但它仍然是重要的预后因素,所有患者均应记录。在淋巴结评估方面,除受累淋巴结数量外,现在还纳入是否存在微卫星病灶、卫星病灶和中途转移。对于转移病灶,根据所累及的器官将远处转移进行分期。

另外还有些预后因素被确认,比如:高龄与预后不良有关,使用 AJCC 黑色素瘤分期数据库对 11 088 例 I-Ⅲ期黑色素瘤病例进行研究发现,年龄与有丝分裂率、溃疡及受累淋巴结数目一样,与存活率独立相关[32]。在患有 I 或 Ⅱ 期黑色素瘤病的患者中,女性预后较好[33]。与新生黑色素瘤相比,与痣相关的黑色素瘤预后更好[34]。

已经确定了几种预测性病理因素。肿瘤仅限于放射状生长而不是垂直长入真皮内,转移风险较低,临床转归较好[35]。淋巴管浸润是预后不良的因素[36]。以炎症过程导致肿瘤细胞坏死并最终消失为特征的退行性变,以前被认为是预后不良的因素,是薄型黑色素瘤中前哨淋巴结(sentinel lymph node,SLN)活检的指征,但是大规模的回顾性研究未能证明退行性变与前哨淋巴结转移之间存在关联[37-39]。肿瘤浸润淋巴细胞(tumor-infiltrating lymphocytes,TIL)的存在还独立于肿瘤分期,与生存率提高相关[40]。特别是,较高的 TIL 密度可预测 SLN 阴性,并改善无复发生存率和黑色素瘤特异性

表 29-2　AJCC 第 8 版皮肤恶性黑色素瘤分期

T/N	N	cN0	cN1a	cN1b	cN1c	cN2a	cN2b	cN2c	cN3a	cN3b	cN3c
T1a	• 厚度<0.8mm,无溃疡	ⅠA									
T1b	• 厚度<0.8mm,有溃疡 • 0.8~1mm,有溃疡	ⅠB									
T2a	• 厚度>1mm~2mm,无溃疡 *					Ⅲ					
T2b	• 厚度>1mm~2mm,有溃疡	ⅡA									
T3a	• 厚度>2mm~4mm,无溃疡										
T3b	• 厚度>2mm~4mm,有溃疡	ⅡB									
T4a	• 厚度>4mm,无溃疡										
T4b	• 厚度>4mm,有溃疡	ⅡC									
M1a	• 远处转移至皮肤、肌肉、非区域淋巴结										
M1b	• 远处转移至肺					Ⅳ					
M1c	• 远处转移至非中枢神经系统的内脏器官										
M1d	• 远处转移至中枢神经系统										

* 译者注:原文为 "12mm with no ulceration",根据 AJCC 第 8 版勘误。

第 8 版的主要变化包括:删除 T 分期中的有丝分裂率,将 T0 用于未知原发性肿瘤,将"显微镜下"定义为"临床隐匿",对 N 和 M 分期进行分层。

cN1a,一个临床隐匿淋巴结受累(前哨淋巴结活检发现);cN1b,一个临床显性淋巴结受累;cN1c,无淋巴结受累,有中途、卫星病灶或微卫星病灶转移;cN2a,二至三个临床隐匿的淋巴结受累;cN2b,二至三个淋巴结受累,其中至少一个为临床显性淋巴结;cN2c,一个临床隐匿或显性淋巴结受累,有中途、卫星病灶或微卫星病灶转移;cN3a,≥四个临床隐匿的淋巴结受累;cN3b,≥四个淋巴结受累,其中至少一个为临床显性淋巴结,或任何数量的融合淋巴结,无中途、卫星病灶或微卫星病灶转移;cN3c,≥两个临床隐匿或者显性淋巴结受累,和(或)任何数量的融合淋巴结,有中途、卫星病灶或微卫星病灶转移。

生存率[41]。最近的一项研究表明,使用 TIL 百分比评分来测量被淋巴细胞浸润破坏的肿瘤细胞的百分比,而不是先前的将 TIL 分为显著浸润(brisk)、局灶性浸润(nonbrisk)和无浸润(absent)的分级方式,可以提高预后价值[42]。TIL 可能在免疫治疗的反应中起决定作用,尽管更好地了解 TIL 亚群及其与肿瘤微环境中黑色素瘤细胞和其他免疫细胞的复杂相互作用,这很重要,并且这也是一个活跃的研究领域。

先前,*NRAS* 和 *BRAF* 基因突变与肿瘤分期较晚及预后差相关,但是随着 *BRAF* 抑制剂的出现,*BRAF* 突变的黑色素瘤患者的生存率比野生型黑色素瘤更好[43, 44]。肿瘤切除后检测外周血中循环黑色素瘤细胞和血清 S-100 升高水平也可以帮助识别高复发风险的患者,对于这些患者,接受辅助治疗获益最大。

黑色素瘤的分子生物学

过去,不考虑潜在的生物学差异,仅根据形态特征将黑色素瘤分为以下四类:表浅播散型、结节型、恶性雀斑型和肢端雀斑型。然而,诱发黑色素瘤的发病机制,如重要遗传改变和信号转导通路的研究发现,推动产生了分子分类的范式。丝裂原活化蛋白激酶(mitogen-activated protein kinase,MAPK)通路(图 29-3,译者注:原文为 Figure29.1),是细胞生长和存活的关键调节因子,在几乎所有黑色素瘤中均被激活。癌症基因组图谱计划(The Cancer Genome Atlas,TCGA)分析了 333 种原发性和 / 或转移性黑色素瘤,并根据最普遍的突变基因鉴定出四种基因亚型:*BRAF* 突变型(52%)、*RAS* 突变型(28%)、1 型神经纤维瘤病基因突变型(neurofibromatosis 1,*NF1*)(14%)和 *Triple-WT*

（14%）[45]。2002 年 Davies 等首先在 66% 的黑色素瘤患者中发现了 *BRAF* 突变，其中大部分涉及第 600 位密码子的单次替换（V600E）。*BRAF* 突变也存在于 70%～80% 的良性痣中，这表明 MAPK 通路的激活是黑色素瘤发生的关键但不充分的步骤[46]。*NRAS* 紧接着 *BRAF* 的上游，在 25%～30% 的皮肤黑色素瘤患者中发生突变。异常的 MAPK 信号转导也可以通过生长因子受体（例如 c-Met 和 KIT）的过表达或激活以及抑制 *NRAS* 的 *NF1* 肿瘤抑制基因的失活来介导[47-49]。TCGA 中进一步分析表明，*Triple-WT* 亚型中存在 *KIT* 突变的富集和重排。特定的遗传病变与不同的组织学亚型、解剖位置和日晒有关。例如，*BRAF* 和 *NRAS* 突变更常见于无长期阳光损伤引发的黑色素瘤中[50]。*KIT* 突变更常发生在黑色素瘤患者的黏膜、肢端表面和暴露于长期阳光损伤的皮肤[51]。

另外，也发现了 MAPK 通路以外的一些分子变化。小眼畸形相关转录因子（microphthalmia-associated transcription factor, MITF）调节黑色素细胞的分化、迁移和存活。在大约 20% 的黑色素瘤患者中发现 MITF 扩增，这可能与患者低生存率有关[52]。*PTEN* 基因的丢失可导致平行的磷酸酰肌醇 3-激酶（phosphoinositide 3-kinase, PI3K）生长途径的激活。葡萄膜黑色素瘤则以 *G-proteins*，*GNAQ* 和 *GNA11* 突变为特点。葡萄膜黑色素瘤患者的 3 号染色体单体和 3 号染色体 BRCA 相关蛋白 1（BRCA associated protein 1, BAP1）编码基因突变均与转移风险高和预后不良有关[53, 54]。

临床管理

原发病灶的管理

在 18、19 世纪，医生提倡诸如截肢之类的激进手术方式。尽管病灶较小，但对皮肤黑色素瘤最明确的治疗仍然是局部扩大切除。对于较深的肿瘤，由于较厚的肿瘤具有更高的局部复发率，建议扩大手术切缘。根据几项大规模试验的数据，对于原位病变，建议切除边缘为 0.3～0.5cm；对于厚度 ≤1mm 的病变，建议切除边缘为 1cm；对于厚度 >1mm，≤2mm 的病变，建议切除边缘为 1～2cm；对于厚度 >2mm 的病变，建议切除边缘为 2cm。尽管对于厚度 >4mm 的黑色素瘤数据很有限，并且尚无研究直接比较 2cm 和 3cm 的切除边缘，但这些

试验结果表明，切除边缘为 2cm 和 4cm 时，转归相似[55-57]。尚无结果显示常规切除肌肉筋膜可以改善局部病灶控制，因此不建议使用。如果由于解剖或其他限制（例如在头部和颈部）而无法获得足够的切缘，则切缘为病理学阴性即可。在切缘不足时，也可考虑使用辅助放射来改善局部病灶控制。

区域淋巴结的管理

区域淋巴结是否受累是预测黑色素瘤患者复发和生存的最有力指标。准确的分期对于评估预后和确定辅助治疗非常重要。完全区域性淋巴结清扫术是临床淋巴结受累患者的标准治疗方法。这种方法可使患者长期无病生存，并可能治愈，但会伴随许多并发症，包括淋巴水肿和感觉异常。但是，淋巴结的物理检查通常不准确，并且超声、CT、MRI 和 PET 等影像学检查方法虽然可用于检测远处转移，但无法识别引流区域内的小转移灶。因此，需要对无临床明显淋巴结肿大的患者的淋巴结进行组织学检查，以评估其是否受累。

前哨淋巴结活检（sentinel lymph node biopsy, SLNB）提供了一种识别阳性淋巴结的准确方法，并避免了不必要的选择性淋巴结清扫。该方法基于以下前提：肿瘤在扩散到其他区域淋巴结之前，会通过特定的淋巴管扩散到一个或多个前哨淋巴结。因此，SLN 状态反映了整个淋巴结引流区的状态[58]。建议将 SLNB 用于临床淋巴结阴性和黑色素瘤厚度 ≥1mm 的患者。区域淋巴结转移的风险从厚度 1～2mm 病变的 12% 增加到厚度 >4mm 病变的 44%[59]。厚的黑色素瘤总体预后较差，SLNB 在厚度 >4mm 的患者中临床意义争议较大。但是，研究表明该类患者人群存在临床异质性，SLN 状态仍然是转归强有力的独立预测因子[60-62]。在一组 571 例原发性肿瘤厚度 ≥4mm 的患者中，淋巴结阴性患者的总体中位数、疾病特异性和无复发生存时间明显长于淋巴结阳性患者[62]。在 0.76～1mm 厚的较薄病灶患者中，约有 5% 的患者会出现隐匿性淋巴结转移，此时也可考虑 SLNB，其与如溃疡或 Clark 水平Ⅳ级等高风险特征相关。相比之下，厚度 <0.75mm 的黑色素瘤，不管 Clark 分级水平或溃疡存在与否，SLN 受累风险非常低（<5%）[63]。

具有里程碑意义的多中心选择性淋巴结清扫术试验 I（Multicenter Selective Lymphadenectomy Trial-I, MSLT-I）的最终结果支持 SLNB 的预后和

治疗作用。MSLT-I 将 2 001 例局灶性中度和厚的原发性黑色素瘤患者随机分为广泛切除 - 观察组或广泛切除加 SLNB 组。SLN 阳性的患者随后接受完全性淋巴结清扫术（complete lymph node dissection，CLND）。SLN 发生转移是随后复发的重要预测指标。在整个研究人群中，黑色素瘤特异性生存率没有差异，但活检组的 10 年无病生存率有所改善。但是，与广泛切除 - 观察组相比，SLN 阳性并立即行 CLND 的中等厚度肿瘤（定义为 1.2～3.5mm 厚）患者的 10 年黑色素瘤特异性生存率显著提高[64]。这些发现得到了澳大利亚黑色素瘤研究所（Melanoma Institute Australia）数据库中 5 840 名患者的大规模回顾性分析的支持[65]。

对于 SLN 阳性的患者，10%～33% 的非前哨淋巴结会转移，因此考虑行 CLND 是标准处理手段。许多研究试图确定可预测非前哨淋巴结受累的临床病理特征。这些特征包括男性、Breslow 深度、出现溃疡、阳性 SLN 的数量、SLN 肿瘤负荷、SLN 内肿瘤穿透深度以及出现淋巴结周围淋巴管内肿瘤[66-71]。MSLT-I 试验发现，与广泛切除 - 观察组相比，SLN 阳性并立即行 CLND 的中等厚度黑色素瘤患者具有黑色素瘤特异性生存优势。

但是，在多中心 DeCOG-SLT 试验中，将 483 例 SLN 阳性的患者随机分为 CLND 组或观察组，两组的 3 年无远处转移生存率无显著性差异[72]。最近公开的 MSLT-II 试验，是规模更大的国际性 III 期临床试验，旨在评估 CLND 的有效性[73]。1 939 例前哨淋巴结转移患者随机分组，一组立即行 CLND，另一组经常进行淋巴结超声检查，如有临床结节复发即行清扫。随访 3 年后，清扫组的淋巴结复发率降低了 69%，但黑色素瘤特异性生存率无差异。清扫组的无病生存率略高（68% vs 63%，P=0.05），这可能是由于区域性复发减少所致。与 MSLT-I 的结果相比，CLND 缺乏生存获益，这可能是由于患者人群的差异以及非前哨淋巴结受累患者的比例所致。接受 CLND 的患者不良反应，尤其是淋巴水肿更为常见（24% vs 6%）。非前哨淋巴结的病理状态被证明是一个独立的预后因素，而受累前哨淋巴结的数目并不影响黑色素瘤的特异性生存率。然而，由于并发症风险的增加，仅出于分期目的而行淋巴结清扫术可能是不合理的。在亚组分析中，尽管在头、颈部位置，行 CLND 预测生存获益具有边缘显著性，然而，没有患者或肿瘤特征支持立即清扫。

中途病变的管理

卫星和中途病变反映了真皮和真皮下的淋巴扩散。他们都预示着与多发淋巴结转移患者相似的不良预后。AJCC 将中途病变定义为距原发肿瘤超过 2cm 但未超过区域淋巴结的皮肤或皮下转移；卫星病变位于距原发肿瘤 2cm 以内。肿瘤厚度预示中途转移的发展。对在 MIA 接受治疗的 11 614 例患者进行的分析发现，厚度小于 1mm 的病变发生率为 0.4%，厚度大于 1mm 的病变发生率为 7.8%[74]。SLNB 淋巴管破裂不会增加中途病变的风险[75]。

需要对中途病变患者的转移性病变进行全面评估。SLNB 的作用尚不明确，但可能有助于确定 PET/CT 上无证据显示远处转移的患者除切除外是否还需要区域或全身治疗。对于没有远处转移且可以完全切除的患者，可以进行手术切除。或者，可以考虑区域或全身治疗、放射治疗和病灶内治疗。使用肢体隔离热灌注（isolated limb perfusion，ILP）或肢体隔离热输注灌注（isolated limb infusion，ILI）进行区域化疗能够局部输送高浓度的化疗药物，同时避免全身毒性。尚无直接比较 ILP 和 ILI 或区域和全身化疗的试验，但局部治疗通常可达到 20%～30% 的完全缓解率[76-78]。鉴于 ILI 可能会增强免疫治疗的效果，目前有两项正在进行的研究，对无法切除的肢体黑色素瘤患者连续使用伊匹木单抗（ipilimumab）和 ILI 进行探讨（NCT01323517、NCT02115243）。与局部治疗相比，使用免疫疗法或靶向治疗的前期全身疗法完全缓解率较低，但长期缓解率可能更高。辅助疗法和全身疗法都将在接下来的章节中进行详细讨论。

病灶内治疗可用于治疗皮肤或淋巴结中的黑色素瘤病变。溶瘤病毒（talimogene laherparepvec，T-VEC）是一种基因工程改造的溶瘤性单纯疱疹病毒，其中含有粒细胞 - 巨噬细胞集落刺激因子（GM-CSF）的相关基因，可诱导局部和远处的抗肿瘤活性[79,80]。该病毒被直接注射到黑色素瘤病灶中，并在癌细胞内复制并诱导 GM-CSF 产生。GM-CSF 是激活巨噬细胞和树突状细胞以促进抗原呈递的细胞因子。在 OPTiM III 期试验中，比较了大部分为局部晚期病变的患者中 T-VEC 和 GM-CSF 的作用，T-VEC 提高了注射和未注射病变的持久缓解率[80]。在 IIIB-C 期和 IVM1a 期（远处皮肤、皮下和淋巴结转移）的患者中也有生存获益。由于患者在病情进展中接受了额外的全身治疗,因此这种生存差异可能反映出除了受益于 T-VEC 本身之外,还通过增强的免疫原性提高了对后续免疫疗法的反应。实际上,Ⅰ期和Ⅱ期研究报告指出,T-VEC 和伊匹木单抗或 T-VEC 和帕博利珠单抗(pembrolizumab)联合使用时,有近 50% 的高应答率[81-83]。进行中的Ⅲ期试验正在评估帕博利珠单抗联合或不联合 T-VEC 的疗效(NCT02263508)。下一节将详细讨论不同的免疫疗法。

全身辅助治疗

手术切除可以治愈大多数Ⅰ或ⅡA 期早期病变的患者,但对于具有高风险特征或区域淋巴结受累(ⅡB 至Ⅲ期)的患者,复发率较高。这些患者长期不良的转归驱使我们尝试研发手术切除后有效的辅助疗法。目前,美国 FDA 批准了三种治疗方法:

大剂量 α 干扰素(IFN-α)、聚乙二醇化 IFN-α 和伊匹木单抗(10mg/kg)(图 29-2)。这些治疗的有效性和安全性将在下一节中讨论。

人们尝试了多种辅助治疗的药物,但结果都令人失望。达卡巴嗪、左旋咪唑的辅助化疗未显示出任何益处[84,85]。类似地,联合 IL-2 和 IFN-α 的生物化疗,对总生存时间(overall survival,OS)没有任何改善,却显示明显的毒副作用[86]。AVAST-M Ⅲ期试验的最新结果显示,抗血管生成药物贝伐珠单抗(bevacizumab)可小幅提高无病间期(15%),但无远处转移间期或总生存时间没有显著差异[87]。在手术切除的高危黑色素瘤患者中,单用 GM-CSF 或与肽疫苗联用均未显示出任何生存获益[88]。各种疫苗手段,包括源自全肿瘤细胞的同种异体疫苗(Canvaxin,Melacoine)以及靶向特定抗原(如 GM2 神经节苷脂),也未能在辅助治疗中产生任何临床益处[89-91]。

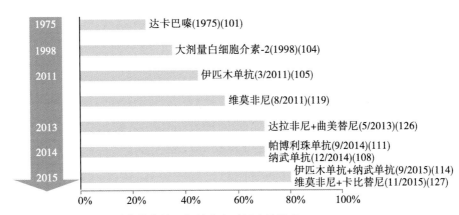

图 29-2 美国 FDA 批准药物的 1 年总生存时间改善情况

α 干扰素

大剂量 IFN-α(HDI)是美国 FDA 于 1995 年批准的首个用于手术切除的高危黑色素瘤患者的辅助治疗方法。这项批准采纳了 ECOG 1684 的关键性试验结果,该试验中,将 287 例原发性黑色素瘤深度 >4mm 和 / 或临床淋巴结受累的患者随机分为 HDI 治疗组或密切观察组[92]。值得注意的是,所有Ⅱ期患者均接受选择性淋巴结清扫术。在将近 7 年的中位随访时间后,HDI 组无复发中位生存时间从 0.98 年显著提高到 1.72 年,总生存时间从 2.78 年增长到 3.82 年。随后的 E1690 组间研究使用与 E1684 试验相同的入组标准,将 642 例患者随机分为 HDI 组、低剂量 IFN-α(LDI)组或观察组[93]。尽管与观察组相比,HDI 组 5 年无复发

生存率显著提高(44% vs 35%),但 HDI 组和 LDI 组均未显示出优于观察组的总生存时间优势。但是,与 E1684 试验不同,Ⅱ期患者并未接受选择性淋巴结清扫术,观察发现复发的患者可以交叉接受 HDI 挽救治疗。第二项 E1694 组间试验将 HDI 与 GM2-KLH(GMK)疫苗进行了比较,该疫苗由 GM2 耦合钥孔戚血蓝蛋白(KLH)并结合佐剂 QS-21 组成[91]。当中期分析显示与 GMK 相比,HDI 无复发生存率和总生存时间改善时,该试验提前结束。

由于 HDI 不良反应颇多,包括急性全身症状、骨髓抑制、肝毒性、神经和心理影响,许多试验已经测试了不同的 IFN-α 剂量和治疗计划,以期获得相似或改善的转归以及较低的毒性,但没有一项试验显示出类似的总生存时间获益[94-97]。其他提

高 HDI 疗效的方法包括使用聚乙二醇化 INF-α（具有更长的半衰期和更持久的暴露期）以及联合使用 INF-α 与化疗。这些方法都没有明显优于 HDI。欧洲癌症研究与治疗组织（EORTC）18991 试验发现，与Ⅲ期黑色素瘤患者观察组相比，聚乙二醇化 INF-α 干预具有无复发生存优势，但总生存时间或无远处转移生存无差异[98]。尽管如此，聚乙二醇化 IFN-α 已在 2011 年被美国 FDA 批准用于Ⅲ期患者的辅助治疗。

伊匹木单抗

伊匹木单抗的引入显著提高了转移性黑色素瘤患者的生存率。它在辅助治疗中的作用是由 EORTC 18 071 Ⅲ期试验确定的。该试验将 951 例已行切除的Ⅲ期患者（排除≤1mm 淋巴结转移或中途转移）随机分组，每 3 周服用伊匹木单抗 10mg/kg 或安慰剂 4 次，然后每 3 个月服用，直到 3 年[99]。值得注意的是，所有患者均需在随机分组前 12 周内接受 CLND。10mg/kg 的实验剂量也明显高于批准用于转移性病变的 3mg/kg 剂量。中位随访 2.7 年后，与安慰剂组相比，伊匹木单抗组的中位无复发生存时间明显更长（26.1 vs 17.1 个月，风险比：0.75，p=0.001 3）。中位随访 5.3 年后的最新结果表明，5 年总生存率从安慰剂组的 54.4% 提高到伊匹木单抗组的 65.4%（HR: 0.72，P=0.001）[100]。然而，要注意到复发时仅 9% 的患者接受了抗 PD-1 药物治疗。因此，在目前广泛使用抗 PD-1 治疗的时代，佐剂伊匹木单抗的实际作用尚不清楚。2015 年美国 FDA 批准增大用于辅助治疗的伊匹木单抗剂量至 10mg/kg。该治疗具有明显的毒性，并且 53.3% 的患者因不良反应而中止治疗。54.4% 的患者出现了 3 或 4 级不良反应，而 5 例患者（1.1%）死于免疫相关的不良反应。

对于无法切除的Ⅲ期或Ⅳ期黑色素瘤患者，伊匹木单抗 10mg/kg 较 3mg/kg 延长了生存时间（中位总生存时间为 15.7 个月 vs 11.5 个月，P=0.04），但在辅助治疗中是否同样有效，有待考证[101]。由美国东部肿瘤协作组（ECOG）和 U. S. Intergroup 联合进行的第二项Ⅲ期试验正在比较 3mg/kg 或 10mg/kg 的伊匹木单抗与 HDI（E-1609，NCT01274338）的疗效。最近一项非计划探索性分析发现，两种剂量水平的 3 年无复发生存率无差异（伊匹木单抗 10mg/kg 为 54%，3mg/kg 为 56%），但 10mg/kg 组毒性和治疗相关死亡率明显更高[102]。

抗 PD1、靶向治疗及其他疗法

一些已证明对治疗转移性黑色素瘤有效的其他疗法正在辅助治疗中进行研究。与伊匹木单抗相比，抗 PD-1 抗体、纳武单抗和帕博利珠单抗显著延长了转移性黑色素瘤患者的总生存时间。CheckMate-238 试验正在对完全切除的ⅢB/C 或Ⅳ期黑色素瘤患者使用纳武单抗与 10mg/kg 伊匹木单抗的比较（NCT02388906）。KEYNOTE-054 试验在切除后的Ⅲ期患者（排除转移≤1mm 的患者）中使用帕博利珠单抗和安慰剂进行比较（NCT02362594）。由美国西南肿瘤协作组（SWOG）主持的 S1404 试验正在对切除的Ⅲ期或Ⅳ期患者进行帕博利珠单抗与 10mg/kg 伊匹木单抗或 HDI 的对比研究（NCT02506153）。

单独应用 BRAF 抑制剂或联用 BRAF 抑制剂与 MEK 抑制剂可延长 BRAF 突变的转移性黑色素瘤患者的总生存时间。BRIM-8 试验正在进行ⅡC 和Ⅲ期患者的维莫非尼与安慰剂对比研究（NCT01667419），而 COMBI-AD 试验旨在比较Ⅱ、Ⅲ期患者使用达拉非尼 - 曲美替尼与安慰剂的疗效（NCT01682083）。

转移性病变的治疗

在过去，晚期黑色素瘤的预后很差，因为该病应用常规化疗相对难治，且治疗选择有限。1975 年，美国 FDA 批准使用烷化剂达卡巴嗪治疗转移性黑色素瘤，尽管缓解率低且没有生存获益，但该药物一直到 2011 年仍是标准治疗[103]。幸运的是，过去几年中基因靶向治疗和免疫疗法的进步极大地改变了治疗现状，并提高了转移性病变患者的生存率（图 29-3）。

免疫疗法：检查点抑制

由于慢性诱变因素暴露（即紫外线辐射），恶性黑色素瘤具有显著高的体细胞突变负担，被认为是最具免疫原性的肿瘤之一。因此，当新抗原或肿瘤特异性蛋白序列出现时，人类免疫系统应该能够将黑色素瘤细胞识别为外来物质。然而，定义"癌症的标志"之一就是其可以通过适应性免疫抵抗逃避宿主的免疫系统[104]。早期尝试使用癌症疫苗、细胞因子和免疫细胞疗法刺激免疫反应，都没有效果。

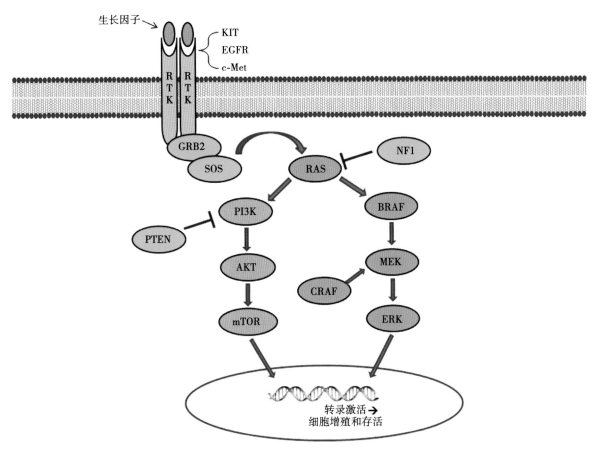

图 29-3 黑色素瘤发病的分子途径。MAPK 通路在几乎所有黑色素瘤中均被激活。在正常情况下,各种配体(例如生长因子和激素)的结合会导致受体酪氨酸激酶(RTK)的二聚化和自磷酸化。磷酸化的酪氨酸残基充当激活 G 蛋白 RAS 的衔接蛋白的结合位点,从而导致从细胞质中募集 RAF。然后,活化的 RAF 磷酸化 MAP 激酶胞外信号调节激酶(MEK),进而磷酸化并激活 ERK。磷酸化的 ERK 进入细胞核并激活多种转录因子和细胞周期调节蛋白,最终导致细胞增殖和存活

大剂量白细胞介素 -2(IL-2)是美国 FDA 于 1998 年批准的第一项治疗转移性黑色素瘤的免疫疗法,该疗法的批准基于在一小部分患者中观察到的持续缓解现象。一项针对 1985—1993 年之间 270 例接受大剂量 IL-2 治疗的患者的分析发现,总缓解率为 16%,持续中位时间为 8.9 个月。只有 6% 的患者获得了持久的完全缓解[105]。此外,与毛细血管渗漏综合征相关的严重多器官毒性限制了大剂量 IL-2 用于功能状态优良的患者,而且需要在能够提供重症监护的大型中心进行管理。

在 21 世纪,对肿瘤微环境和 T 细胞调节的深入了解,发现了下调 T 细胞反应的抑制性"检查点"通路。这些通路用于维持自身耐受和预防自身免疫,但被肿瘤细胞用作逃避免疫检查的手段。细胞毒性 T 淋巴细胞抗原 -4(CTLA-4)是在 T 细胞上表达的抑制蛋白,与抗原呈递细胞上的 CD80 或 CD86 结合后传递负调节信号。因此,CTLA-4 的抑制导致 T 细胞的持续活化和抗肿瘤 T 细胞反应的

刺激。

伊匹木单抗是一种阻断 CTLA-4 受体的单克隆抗体,它是第一种可改善晚期黑色素瘤患者总生存时间的药物,于 2011 年基于两项随机的Ⅲ期临床试验结果获批。在第一项研究中,676 例先前接受过治疗的患者被随机分为三组:伊匹木单抗联合 gp100 肽疫苗、单独使用伊匹木单抗或单独使用 gp100[106]。与单独使用 gp100 相比,使用伊匹木单抗,联合或不联合 gp100 疫苗均可显著延长中位总生存时间(约 10 个月 vs 6.4 个月,HR:0.66,P=0.003)。第二项试验将 502 名未接受过治疗的患者随机分为伊匹木单抗加达卡巴嗪或达卡巴嗪单独治疗两组[107]。同样,伊匹木单抗组的中位总生存时间更长(11.2 vs 9.1 个月,HR:0.72,P<0.001)。但是,由于联合用药导致不良反应发生率增高,并且达卡巴嗪的益处尚不明确,因此没有对该组合用药方式进行后续评估。

与 CTLA-4 在免疫应答的初始激活阶段中所

起作用不同,程序性死亡蛋白-1(PD-1)通路负责下调 T 细胞在外周组织中的增殖和活性。恶性细胞可通过 PD-1 的配体 PD-L1 的表达阻断该通路,并阻碍肿瘤微环境中有效的免疫激活。目前,有两种 PD-1 抑制剂——纳武单抗和帕博利珠单抗被批准用于治疗晚期黑色素瘤。PD-1 的配体 PD-L1 的抗体——阿替利珠单抗(atezolizumab)也正在研究中。

纳武单抗是临床试验中使用的第一种 PD-1 抑制剂。最初的 I 期试验纳入了黑色素瘤、非小细胞肺癌(NSCLC)、肾细胞癌和结直肠癌患者[108]。在 94 例黑色素瘤患者中,有 26 例(28%)获得缓解,当剂量为 3mg/kg 时缓解率最高(41%)。随后的两项Ⅲ期试验证实了在先前接受过治疗和未接受过治疗的患者中,纳武单抗治疗优于标准化疗。在 CheckMate 037 试验中,405 例使用伊匹木单抗(如果 BRAF 突变则为 BRAF 抑制剂)但病情恶化的转移性黑色素瘤患者被随机分为每 2 周接受 3mg/kg 纳武单抗治疗组或研究者选择化疗方案组(达卡巴嗪或紫杉醇联合卡铂)[109]。不管 BRAF 基因状态或先前使用伊匹木单抗的获益如何,纳武单抗组的客观缓解率(Objective response rate, ORR)均显著提高(31.7% vs 10.6%)。CheckMate 066 试验结果证实,与使用达卡巴嗪相比,使用纳武单抗可以改善未经治疗的无 BRAF 突变Ⅲ/Ⅳ期黑色素瘤患者的客观缓解率、中位无进展生存时间(Progression-free survival, PFS)和 1 年总生存时间[110]。

帕博利珠单抗在未经伊匹木单抗治疗和伊匹木单抗难治的患者中进行了研究。在 KEYNOTE-002 试验中,将伊匹木单抗治疗失败的患者分配到两种不同剂量的帕博利珠单抗(每 3 周 2mg/kg 或 10mg/kg)治疗组或化疗组。帕博利珠单抗组的客观缓解率和无进展生存时间有所改善,且两种剂量水平之间没有差异。总生存时间有改善的趋势,但由于交叉率高(疾病进展后接受化疗的患者中有 55% 接受帕博利珠单抗治疗),差异并未达到统计学显著性[111, 112]。在未接受过治疗的患者中,与伊匹木单抗相比,帕博利珠单抗延长了无进展生存时间和总生存时间,并且毒性也较低[113]。

由于 CTLA-4 和 PD-1 下调不同阶段的 T 细胞活化,因此已证明联合治疗比单药治疗更有效。一项使用纳武单抗和伊匹木单抗同步或序贯治疗的 I 期研究结果显示,接受最大耐受剂量(纳武单抗 1mg/kg 和伊匹木单抗 3mg/kg)的患者缓解率达 53%,这表明联合治疗的疗效更好[114]。这些发现在Ⅱ期研究中得到了证实,该研究将 179 例未经治疗、无法切除的Ⅲ或Ⅳ期黑色素瘤患者随机分为纳武单抗联合伊匹木单抗治疗组或伊匹木单抗治疗组。与单独使用伊匹木单抗相比,联合疗法可改善总体和完全缓解率以及中位无进展生存时间[115]。该联合方案于 2016 年 1 月获得美国 FDA 批准,用于治疗具有或不具有 BRAF 突变的不可切除或转移性黑色素瘤患者。但是,联合治疗是否优于抗 PD-1 单药治疗尚不清楚。最近,大规模 CheckMate 067Ⅲ期试验报道了纳武单抗联合伊匹木单抗与单独使用纳武单抗或伊匹木单抗的对比生存数据[116]。联合治疗与单独使用伊匹木单抗相比,可使死亡率降低 45%,但与单独使用纳武单抗相比,仅使死亡率降低 12%(HR=0.88, 95%CI: 0.69-1.12)。实际上,在肿瘤 PD-L1 表达≥5% 的患者中,纳武单抗组的 2 年总生存时间长于联合治疗组(72% vs 68%)。联合治疗发生严重的毒性反应和与治疗相关的死亡率更高。

CTLA-4 联合 PD-1 阻断剂的应用前景催生了一批研究抗 PD-1 治疗联合其他免疫或靶向疗法的试验。正在研究纳武单抗联合伊匹木单抗和 GM-CSF(NCT02339571)、瓦利鲁单抗(varlilumab; 抗 CD27 抗体; NCT02335918)、利丽单抗(lirilumab; 抗 KIR; NCT0171479)、抗 LAG-3(NCT01968109)、IL-21(NCT01629758)、艾卡哚司他(epacadostat; IDO1 抑制剂; NCT02327078)等。正在进行的帕博利珠单抗联合试验包括聚乙二醇化 IFN-α(NCT02089685)、达拉非尼/曲美替尼(BRAF/MEK 抑制剂; NCT02130466)、4-1BB 激动剂(NCT02179918)等。

由于免疫刺激和自体反应,检查点抑制与独特的免疫相关不良反应(immune-related adverse effects, irAE)相关。几乎所有器官系统都可能受累,常见表现为皮疹、白癜风、结肠炎、肝炎、肺炎和内分泌病变。因此,由于担心疾病加重和免疫相关毒性增加,潜在的自身免疫性疾病患者被排除在大多数试验之外。常见的全身性不良反应包括疲劳、各种肌肉骨骼症状(例如关节痛、肌痛、关节僵硬、骨痛、虚弱)以及与输液有关的轻度不良反应。通常,抗 PD-1 疗法比抗 CTLA4 疗法耐受性更好。接受抗 PD-1 治疗的患者中最多 25% 会出现疲劳,而接受伊匹木单抗治疗的患者中约有 40% 出现疲劳[106, 117]。回顾性数据表明,抗 PD-1 治疗对于自身免疫性疾病或先前伊匹木单抗治疗出现 irAE 的患者是安全、有效的[118, 119]。对于中到重度 irAE 的管理,通常采取中断治疗,并且酌情加用糖皮质激素。具有严重或危及生命毒性的患者不应重新开始治疗。另外,可使用免疫调节剂(例如英夫利西单抗、吗替麦考酚酯和钙调神经磷酸酶抑制剂)治疗类固醇难治性免疫反应。需要注意的是,英夫利西单抗会引起肝毒性,不应将其用于肝炎患者。

靶向治疗

MAPK 通路是已被确认的黑色素瘤发病机制中必不可少的一个重要环节,因此提供了许多潜在的治疗靶点。早期使用索拉非尼抑制 BRAF 的尝试,其结果令人失望,但对于 BRAF 突变的黑色素瘤患者来说,更具选择性的 BRAF 抑制剂及其下游效应物 MEK 被证明是有效的治疗选择。

维莫非尼是在临床试验中测试的第一种选择性 BRAF 抑制剂。早期Ⅰ、Ⅱ期研究的良好结果促成了Ⅲ期 BRIM-3 试验,该试验将 675 例未经治疗且存在 BRAF V600E 突变的转移性黑色素瘤患者随机分为维莫非尼组或达卡巴嗪组[120]。与达卡巴嗪化疗相比,维拉非尼改善了中位无进展生存时间(6.9 个月 vs 1.6 个月,P<0.001)和总生存时间(13.6 个月 vs 9.7 个月,P<0.001)。与达卡巴嗪相比,另一种选择性 BRAF 激酶抑制剂——达拉非尼也同样改善了无进展生存时间,但由于患者存在交叉用药,总生存时间的改善在统计学上并不显著[121]。

BRAF 抑制剂通常具有良好的耐受性,其常见的毒性为疲劳、皮肤并发症、关节痛、恶心和腹泻。一个明显的副作用是皮肤鳞状细胞癌的风险增加,这种风险通常在开始治疗后的几周内形成。这些皮肤癌被认为是由存在上游 RAS 突变的癌前病变引起的。抑制 BRAF 会通过突变 RAS 触发 MAPK 通路的特殊激活作用。维莫非尼也会延长 QT 间隔,在接受其他延长 QT 间期药物的患者中应谨慎使用。

尽管使用 BRAF 抑制剂最初可以获得快速、明显的缓解,但许多患者由于获得性耐药而最终导致疾病进展。耐药的可能机制包括:上游受体酪氨酸激酶的上调;NRAS 和 MEK 的获得性突变[122, 123];突变 BRAF 过表达[124];NF1 缺失[125];RNA 加工的改变,生成难于抑制的缩短 BRAF 蛋白[126];PI3K 等其他通路信号转导增加[127]。

由于 MAPK 通路的重新激活是耐药的主要驱动力,因此假设同时抑制 BRAF 及其下游效应物 MEK 优于单独靶向抑制 BRAF。在Ⅲ期 COMBI-d 试验中,将 423 例 BRAF 突变的晚期黑色素瘤患者分为达拉非尼加曲美替尼(MEK 抑制剂)组或达拉非尼加安慰剂组[128]。尽管较多达拉非尼组患者接受了后续全身治疗,但联合治疗在无进展生存时间和总生存时间方面仍然获益。联合治疗明显降低了包括鳞状细胞癌的发生在内的皮肤毒性,这可能是因为伴随的 MEK 抑制减轻了 MAPK 通路的特殊激活作用。与维莫非尼单药治疗相比,维莫非尼联合卡比替尼(另一种 MEK 抑制剂)也可改善客观缓解率、无进展生存时间和总生存时间[129]。基于这些研究,BRAF 联合 MEK 抑制已成为靶向治疗的一线选择。目前正在进行的一项三期临床试验(NCT01909453)将一种新的 BRAF 抑制剂康奈非尼(encorafenib)联合比美替尼(binimetinib)与单用维莫非尼、单用康奈非尼进行对比研究。

MAPK 通路也可以被 NRAS 突变激活,这种情况在 15%~20% 的黑色素瘤中发现。MEK 抑制剂比美替尼已显示出在 NRAS 突变的黑色素瘤中起作用。在一项Ⅲ期试验中,在先前接受过治疗的患者中对比研究了比美替尼和达卡巴嗪,其中 21% 的患者接受过伊匹木单抗或抗 PD-1 治疗,结果发现比美替尼改善了客观缓解率和无进展生存时间[130]。但可能是由于接受后续免疫治疗的患者比例很高,二者在总生存时间方面无差异。KIT 的激活突变主要见于黏膜和肢端黑色素瘤及某些长期阳光照射造成的皮肤黑色素瘤。酪氨酸激酶抑制剂伊马替尼已在多项Ⅱ期研究中显示出作用,特别是在激活外显子 11 和 13 突变的肿瘤患者中有效[131, 132]。

随着各种免疫疗法和靶向药物的不断涌现,疗法的最佳组合和治疗顺序已成为重要问题。临床前期数据表明,抑制 MAPK 通路可能具有免疫刺激作用。用 BRAF 靶向 RNA 干扰或 MEK 抑制剂处理过的 BRAF 突变黑色素瘤细胞显示出免疫抑制细胞因子的产生减少[133]。此外,维莫非尼可提高黑色素瘤抗原的表达和针对这些抗原的细胞毒性 T 细胞的应答水平。然而,免疫疗法联合靶向治疗的尝试会产生明显的毒性。接受伊匹木单抗联合维莫非尼治疗的 10 例患者中有 6 例发生 3 级肝毒性[134]。另一项研究达拉非尼、曲美替尼和伊匹木单抗的"三联"组合的Ⅰ期试验,由于两名患者出现

第二篇

穿孔性结肠炎而终止[135]。

序贯疗法可能为毒性问题提供解决方案，但是 *BRAF* 突变型黑色素瘤患者应首先使用哪种疗法？一项正在进行的Ⅲ期试验（NCT02224781）试图通过比较不同的免疫疗法和靶向治疗顺序来回答这个问题。

脑转移的处理

由于黑色素瘤患者出现脑转移的发生率很高，美国国家癌症综合网（NCCN）指南建议ⅢC或Ⅳ期患者拍摄基线脑 MRI。尤其是起源于躯干、颈部和头部黏膜或皮肤的黑色素瘤更容易扩散到脑部。尽管尚未发现定期筛查可以改善功能预后或存活率，但出现诸如头痛、神经系统损伤和/或癫痫发作等症状的患者可能神经系统预后更差。考虑到潜在的永久性和破坏性神经系统后果，必须优先处理中枢神经系统转移。

及时给予糖皮质激素可减轻脑水肿并缓解急性症状。确定性治疗的选择取决于患者的表现状况以及病变的数量、大小和位置。通常，如果仅存在一个易于转移的转移灶，或者病变大于 3cm 并伴有水肿和/或肿块效应（mass effect），则首选手术切除方法。对于多发脑转移但肿瘤负荷有限的患者，立体定向放射外科治疗（stereotactic radiosurgery，SRS）比全脑放射治疗（whole brain radiation therapy，WBRT）更有效且不良反应更少。WBRT 与迟发神经认知功能障碍有关，随着改善的全身疗法延长了患者寿命，这一问题变得更加令人担忧。

检查点抑制剂和 BRAF/MEK 抑制剂均已证明对脑转移疗效良好，其联合治疗的颅内缓解率为 20%～接近 60%[136,137]。例如，在Ⅱ期 COMBI-MB 研究中评估了达拉非尼联合曲美替尼对 *BRAF* 突变型黑色素瘤脑转移患者的疗效。在先前未接受局部治疗的患者中，联合疗法的颅内客观缓解率为 58%[137]，78% 的患者已控制疾病。鉴于新的全身治疗方法缓解率很高，即使没有进行手术或放射治疗，也可以考虑预先使用这些方法。虽然目前已取得了很大进展，但许多患者仍会恶化并死亡，我们正在努力进一步提高缓解率。由于放射被认为通过分散濒死细胞中的肿瘤抗原来诱导"免疫原性细胞死亡"，因此放射治疗联合检查点抑制可能具有协同作用，这已经成为一个活跃的研究领域。由于有报道出现皮肤和黏膜毒性增加的病例，联合使用 BRAF 抑制剂和放疗需谨慎。

治疗后监测

治疗后需要密切监测，以确保及早发现局部和远处复发以及第二原发黑色素瘤。在确诊后的前两年内，发生第二原发肿瘤的风险可能最高；在长达 20 年的时间内，风险仍高于一般人群[138]。关于最佳的随访间隔和策略尚无共识，但至少建议每年进行一次身体检查，包括全面的皮肤和淋巴结评估。有多发或晚期黑色素瘤病史的患者应进行更频繁的检查。

不同机构之间的影像学常规使用指南存在很多差异。先前的回顾性研究表明常规影像学并无益处，但这些研究是在全身治疗无法延长生存时间的时期进行的[139,140]。在当前更有效治疗的时代，早期发现可治愈的无症状疾病可能对生存产生积极影响。根据 NCCN 指南，可考虑每 3～12 个月进行一次影像学检查，以筛查ⅡB 期或更高分期患者的复发或转移性病变。对于已有脑转移的患者，建议使用头颅 MRI 进行更频繁的监测。

未来方向

免疫检查点抑制剂和靶向药物的应用大大提高了晚期黑色素瘤患者的生存率。随着我们对黑色素瘤的复杂生物学和免疫学机制的理解不断扩展和深入，无疑将出现更新、更有效的治疗策略。新型免疫检查点分子，例如 CD40、CD137、OX40 和 LAG-3，已经在进行早期Ⅰ期研究。随着可选择的治疗方法越来越多，继续努力寻找最佳的治疗组合和顺序将是重要研究方向。预测性生物标志物的识别也将指导制定个体化的治疗方案，从而最大限度地提高缓解率和使患者受益最大化。

要点

- 在过去的几十年中，皮肤黑色素瘤的发病率一直在上升，这可能是由于监测和环境危险因素增加所致。
- 暴露于日光或室内日光浴的紫外线照射，是黑色素瘤发生的最重要的环境危险因素。
- "ABCDE"首字母缩写词提供了一种易于识记可疑病变特征的方法：不对称（asymmetry），边缘不规则（border irregularity），颜色斑驳不一（color variegation），直径大于 6mm（diameter greater than 6mm），发展变化（evolution）。

- MAPK 通路的激活是黑色素瘤发病机制的重要驱动力。

- 癌症基因组图谱计划根据最普遍的突变基因鉴定出四种基因亚型：突变型 *BRAF*（在 50% 以上的患者中发现）、突变型 *RAS*、突变型 *NF1* 和 *Triple-WT*。

- 浸润深度是原发肿瘤评估中最重要的预后因素。

- 皮肤黑色素瘤最明确的治疗方法是局部扩大切除。

- 区域淋巴结状态是复发和生存的最有力预测指标。对于临床阴性淋巴结和黑色素瘤厚度 >1mm 的患者，建议进行前哨淋巴结活检。

- MSLT-Ⅱ 试验的最新发现，与观察组相比，立即行完全性淋巴结清扫术未能给前哨淋巴结转移患者带来生存获益。

- 对于具有高风险特征和 / 或区域淋巴结受累的患者，考虑采用辅助治疗。批准将大剂量 IFN-α、聚乙二醇化 IFN-α 和 10mg/kg 伊匹木单抗用于辅助治疗。

- 在当前有效全身疗法的时代，针对复发性病变进行辅助治疗的益处尚不清楚。

- 免疫检查点抑制剂（伊匹木单抗、纳武单抗、帕博利珠单抗）和 BRAF/MEK 抑制剂是治疗晚期、不可切除黑色素瘤的主要手段。这些新药将晚期患者的 1 年总生存率从 25% 提高到 80% 以上，并实现了 5 年内长期获益。

- 正在努力寻求确定最佳的治疗组合和 / 或治疗顺序。

（张璞 译 倪雄 校）

参考文献

1. Siegel RL, Miller KD, Jemal A. Cancer statistics, 2018. *CA Cancer J Clin*. 2018;68:7–30.
2. Rigel DS, Russak J, Friedman R. The evolution of melanoma diagnosis: 25 years beyond the ABCDs. *CA Cancer J Clin*. 2010;60:301–316.
3. Howlader N, Noone AM, Krapcho M, et al. *SEER Cancer Statistics Review, 1975–2014*. Bethesda, MD: National Cancer Institute; 2017.
4. Forsea AM, Del Marmol V, de Vries E, et al. Melanoma incidence and mortality in Europe: new estimates, persistent disparities. *Br J Dermatol*. 2012;167(5):1124–1130.
5. Society AC. *Cancer Facts & Figures 2017*. Atlanta: American Cancer Society; 2017.
6. Little EG, Eide MJ. Update on the current state of melanoma incidence. *Dermatol Clin*. 2012;30(3):355–361.
7. Geller AC, Miller DR, Annas GD, et al. Melanoma incidence and mor-

8. Berwick M. *Epidemiology: Current Trends. Cutaneous Melanoma*. St. Louis, MO: QMP; 2003:15–23.
9. Siegel RL, Miller KD, Jemal A. Cancer statistics, 2017. *CA Cancer J Clin*. 2017;67(1):7–30.
10. Bristow BN, Casil J, Sorvillo F, et al. Melanoma-related mortality and productivity losses in the USA, 1990–2008. *Melanoma Res*. 2013;23(4):331–335.
11. Jhappan C, Noonan FP, Merlino G. Ultraviolet radiation and cutaneous malignant melanoma. *Oncogene*. 2003;22(20):3099–3112.
12. Nelemans PJ, Groenendal H, Kiemeney LA, et al. Effect of intermittent exposure to sunlight on melanoma risk among indoor workers and sun-sensitive individuals. *Environ Health Perspect*. 1993;101(3):252–255.
13. Gandini S, Sera F, Cattaruzza MS, et al. Meta-analysis of risk factors for cutaneous melanoma: II. Sun exposure. *Eur J Cancer*. 2005;41(1):45–60.
14. Veierod MB, Weiderpass E, Thorn M, et al. A prospective study of pigmentation, sun exposure, and risk of cutaneous malignant melanoma in women. *J Natl Cancer Inst*. 2003;95(20):1530–1538.
15. Tannous ZS, Mihm MC Jr, Sober AJ, et al. Congenital melanocytic nevi: clinical and histopathologic features, risk of melanoma, and clinical management. *J Am Acad Dermatol*. 2005;52(2):197–203.
16. Gandini S, Sera F, Cattaruzza MS, et al. Meta-analysis of risk factors for cutaneous melanoma: III. Family history, actinic damage and phenotypic factors. *Eur J Cancer*. 2005;41(14):2040–2059.
17. Fitzpatrick TB. The validity and practicality of sun-reactive skin types I through VI. *Arch Dermatol*. 1988;124(6):869–871.
18. Greene MH. The genetics of hereditary melanoma and nevi. 1998 update. *Cancer*. 1999;86(11 Suppl):2464–2477.
19. van der Velden PA, Sandkuijl LA, Bergman W, et al. Melanocortin-1 receptor variant R151C modifies melanoma risk in Dutch families with melanoma. *Am J Hum Genet*. 2001;69(4):774–779.
20. Spatz A, Giglia-Mari G, Benhamou S, et al. Association between DNA repair-deficiency and high level of p53 mutations in melanoma of Xeroderma pigmentosum. *Cancer Res*. 2001;61(6):2480–2486.
21. Rigel DS. Epidemiology and prognostic factors in malignant melanoma. *Ann Plast Surg*. 1992;28(1):7–8.
22. Hill D, White V, Marks R, et al. Changes in sun-related attitudes and behaviours, and reduced sunburn prevalence in a population at high risk of melanoma. *Eur J Cancer Prev*. 1993;2(6):447–456.
23. Demierre MF, Nathanson L. Chemoprevention of melanoma: an unexplored strategy. *J Clin Oncol*. 2003;21(1):158–165.
24. Janda M, Youl PH, Lowe JB, et al. What motivates men age > or =50 years to participate in a screening program for melanoma? *Cancer*. 2006;107(4):815–823.
25. Lowe JB, Ball J, Lynch BM, et al. Acceptability and feasibility of a community-based screening programme for melanoma in Australia. *Health Promot Int*. 2004;19(4):437–444.
26. Geller AC, Zhang Z, Sober AJ, et al. The first 15 years of the American Academy of Dermatology skin cancer screening programs: 1985–1999. *J Am Acad Dermatol*. 2003;48(1):34–41.
27. Friedman RJ, Rigel DS, Kopf AW. Early detection of malignant melanoma: the role of physician examination and self-examination of the skin. *CA Cancer J Clin*. 1985;35(3):130–151.
28. Siegel RL, Miller KD, Jemal A. Cancer statistics, 2016. *CA Cancer J Clin*. 2016;66(1):7–30.
29. Clark WH Jr, From L, Bernardino EA, et al. The histogenesis and biologic behavior of primary human malignant melanomas of the skin. *Cancer Res*. 1969;29(3):705–727.
30. Breslow A. Thickness, cross-sectional areas and depth of invasion in the prognosis of cutaneous melanoma. *Ann Surg*. 1970;172(5):902–908.
31. Gershenwald JE SR, Hess KR, et al. *Melanoma of the Skin. AJCC Cancer Staging Manual*. 8th ed. Chicago, IL: American Joint Committee on Cancer; 2017:563.
32. Balch CM, Soong SJ, Gershenwald JE, et al. Age as a prognostic factor in patients with localized melanoma and regional metastases. *Ann Surg Oncol*. 2013;20(12):3961–3968.
33. Thompson JF, Soong SJ, Balch CM, et al. Prognostic significance of mitotic rate in localized primary cutaneous melanoma: an analysis of patients in the multi-institutional American Joint Committee on Cancer melanoma staging database. *J Clin Oncol*. 2011;29(16):2199–2205.
34. Cymerman RM, Shao Y, Wang K, et al. De novo vs nevus-associated melanomas: differences in associations with prognostic indicators and survival. *J Natl Cancer Inst*. 2016;108(10):1–9.
35. Guerry Dt, Synnestvedt M, Elder DE, et al. Lessons from tumor progres-

sion: the invasive radial growth phase of melanoma is common, incapable of metastasis, and indolent. *J Invest Dermatol.* 1993;100(3):342S–345S.

36. Xu X, Chen L, Guerry D, et al. Lymphatic invasion is independently prognostic of metastasis in primary cutaneous melanoma. *Clin Cancer Res.* 2012;18(1):229–237.

37. Guitart J, Lowe L, Piepkorn M, et al. Histological characteristics of metastasizing thin melanomas: a case-control study of 43 cases. *Arch Dermatol.* 2002;138(5):603–608.

38. Socrier Y, Lauwers-Cances V, Lamant L, et al. Histological regression in primary melanoma: not a predictor of sentinel lymph node metastasis in a cohort of 397 patients. *Br J Dermatol.* 2010;162(4):830–834.

39. Botella-Estrada R, Traves V, Requena C, et al. Correlation of histologic regression in primary melanoma with sentinel node status. *JAMA Dermatol.* 2014;150(8):828–835.

40. Thomas NE, Busam KJ, From L, et al. Tumor-infiltrating lymphocyte grade in primary melanomas is independently associated with melanoma-specific survival in the population-based genes, environment and melanoma study. *J Clin Oncol.* 2013;31(33):4252–4259.

41. Azimi F, Scolyer RA, Rumcheva P, et al. Tumor-infiltrating lymphocyte grade is an independent predictor of sentinel lymph node status and survival in patients with cutaneous melanoma. *J Clin Oncol.* 2012;30(21):2678–2683.

42. Saldanha G, Flatman K, Teo KW, et al. A novel numerical scoring system for melanoma tumor-infiltrating lymphocytes has better prognostic value than standard scoring. *Am J Surg Pathol.* 2017;41(7):906–914.

43. Thomas NE, Edmiston SN, Alexander A, et al. Association between NRAS and BRAF mutational status and melanoma-specific survival among patients with higher-risk primary melanoma. *JAMA Oncol.* 2015;1(3):359–368.

44. Jakob JA, Bassett RL Jr, Ng CS, et al. NRAS mutation status is an independent prognostic factor in metastatic melanoma. *Cancer.* 2012;118(16):4014–4023.

45. Cancer Genome Atlas Network. Genomic classification of cutaneous melanoma. *Cell.* 2015;161(7):1681–1696.

46. Pollock PM, Harper UL, Hansen KS, et al. High frequency of BRAF mutations in nevi. *Nat Genet.* 2003;33(1):19–20.

47. Furge KA, Kiewlich D, Le P, et al. Suppression of Ras-mediated tumorigenicity and metastasis through inhibition of the Met receptor tyrosine kinase. *Proc Natl Acad Sci USA.* 2001;98(19):10722–10727.

48. Monsel G, Ortonne N, Bagot M, et al. c-Kit mutants require hypoxia-inducible factor 1alpha to transform melanocytes. *Oncogene.* 2010;29(2):227–236.

49. Maertens O, Johnson B, Hollstein P, et al. Elucidating distinct roles for NF1 in melanomagenesis. *Cancer Discov.* 2013;3(3):338–349.

50. Curtin JA, Fridlyand J, Kageshita T, et al. Distinct sets of genetic alterations in melanoma. *N Engl J Med.* 2005;353(20):2135–2147.

51. Curtin JA, Busam K, Pinkel D, et al. Somatic activation of KIT in distinct subtypes of melanoma. *J Clin Oncol.* 2006;24(26):4340–4346.

52. Ugurel S, Houben R, Schrama D, et al. Microphthalmia-associated transcription factor gene amplification in metastatic melanoma is a prognostic marker for patient survival, but not a predictive marker for chemosensitivity and chemotherapy response. *Clin Cancer Res.* 2007;13(21):6344–6350.

53. Van Raamsdonk CD, Griewank KG, Crosby MB, et al. Mutations in GNA11 in uveal melanoma. *N Engl J Med.* 2010;363(23):2191–219.

54. Shields CL, Ganguly A, Bianciotto CG, et al. Prognosis of uveal melanoma in 500 cases using genetic testing of fine-needle aspiration biopsy specimens. *Ophthalmology.* 2011;118(2):396–401.

55. Veronesi U, Cascinelli N. Narrow excision (1-cm margin). A safe procedure for thin cutaneous melanoma. *Arch Surg.* 1991;126(4):438–441.

56. Balch CM, Soong SJ, Smith T, et al. Long-term results of a prospective surgical trial comparing 2 cm vs. 4 cm excision margins for 740 patients with 1–4 mm melanomas. *Ann Surg Oncol.* 2001;8(2):101–108.

57. Heaton KM, Sussman JJ, Gershenwald JE, et al. Surgical margins and prognostic factors in patients with thick (>4mm) primary melanoma. *Ann Surg Oncol.* 1998;5(4):322–328.

58. Reintgen D, Cruse CW, Wells K, et al. The orderly progression of melanoma nodal metastases. *Ann Surg.* 1994;220(6):759–767.

59. Rousseau DL, Jr, Ross MI, Johnson MM, et al. Revised American Joint Committee on Cancer staging criteria accurately predict sentinel lymph node positivity in clinically node-negative melanoma patients. *Ann Surg Oncol.* 2003;10(5):569–574.

60. Ferrone CR, Panageas KS, Busam K, et al. Multivariate prognostic model for patients with thick cutaneous melanoma: importance of sentinel lymph node status. *Ann Surg Oncol.* 2002;9(7):637–645.

61. Carlson GW, Murray DR, Hestley A, et al. Sentinel lymph node mapping for thick (>or=4-mm) melanoma: should we be doing it? *Ann Surg Oncol.* 2003;10(4):408–415.

62. Yamamoto M, Fisher KJ, Wong JY, et al. Sentinel lymph node biopsy is indicated for patients with thick clinically lymph node-negative melanoma. *Cancer.* 2015;121(10):1628–1636.

63. Han D, Zager JS, Shyr Y, et al. Clinicopathologic predictors of sentinel lymph node metastasis in thin melanoma. *J Clin Oncol.* 2013;31(35):4387–4393.

64. Morton DL, Thompson JF, Cochran AJ, et al. Final trial report of sentinel-node biopsy versus nodal observation in melanoma. *N Engl J Med.* 2014;370(7):599–609.

65. van der Ploeg AP, Haydu LE, Spillane AJ, et al. Outcome following sentinel node biopsy plus wide local excision versus wide local excision only for primary cutaneous melanoma: analysis of 5840 patients treated at a single institution. *Ann Surg.* 2014;260(1):149–157.

66. Satzger I, Volker B, Meier A, et al. Prognostic significance of isolated HMB45 or Melan A positive cells in Melanoma sentinel lymph nodes. *Am J Surg Pathol.* 2007;31(8):1175–1180.

67. Cochran AJ, Wen DR, Huang RR, et al. Prediction of metastatic melanoma in nonsentinel nodes and clinical outcome based on the primary melanoma and the sentinel node. *Mod Pathol.* 2004;17(7):747–755.

68. Sabel MS, Griffith K, Sondak VK, et al. Predictors of nonsentinel lymph node positivity in patients with a positive sentinel node for melanoma. *J Am Coll Surg.* 2005;201(1):37–47.

69. Salti GI, Das Gupta TK. Predicting residual lymph node basin disease in melanoma patients with sentinel lymph node metastases. *Am J Surg.* 2003;186(2):98–101.

70. Reeves ME, Delgado R, Busam KJ, et al. Prediction of nonsentinel lymph node status in melanoma. *Ann Surg Oncol.* 2003;10(1):27–31.

71. Starz H, Siedlecki K, Balda BR. Sentinel lymphonodectomy and s-classification: a successful strategy for better prediction and improvement of outcome of melanoma. *Ann Surg Oncol.* 2004;11(3 Suppl):162S–168S.

72. Leiter U, Stadler R, Mauch C, et al. Complete lymph node dissection versus no dissection in patients with sentinel lymph node biopsy positive melanoma (DeCOG-SLT): a multicentre, randomised, phase 3 trial. *Lancet Oncol.* 2016;17(6):757–767.

73. Faries MB, Thompson JF, Cochran AJ, et al. Completion Dissection or Observation for Sentinel-Node Metastasis in Melanoma. *N Engl J Med.* 2017;376(23):2211–2222.

74. Read RL, Haydu L, Saw RP, et al. In-transit melanoma metastases: incidence, prognosis, and the role of lymphadenectomy. *Ann Surg Oncol.* 2015;22(2):475–481.

75. Kang JC, Wanek LA, Essner R, et al. Sentinel lymphadenectomy does not increase the incidence of in-transit metastases in primary melanoma. *J Clin Oncol.* 2005;23(21):4764–4770.

76. Cornett WR, McCall LM, Petersen RP, et al. Randomized multicenter trial of hyperthermic isolated limb perfusion with melphalan alone compared with melphalan plus tumor necrosis factor: American College of Surgeons Oncology Group Trial Z0020. *J Clin Oncol.* 2006;24(25):4196–4201.

77. Kroon HM, Coventry BJ, Giles MH, et al. Australian multicenter study of isolated limb infusion for melanoma. *Ann Surg Oncol.* 2016;23(4):1096–1103.

78. Beasley GM, Caudle A, Petersen RP, et al. A multi-institutional experience of isolated limb infusion: defining response and toxicity in the US. *J Am Coll Surg.* 2009;208(5):706–715; discussion 157.

79. Ott PA, Hodi FS. Talimogene Laherparepvec for the Treatment of Advanced Melanoma. *Clin Cancer Res.* 2016;22(13):3127–3131.

80. Andtbacka RH, Kaufman HL, Collichio F, et al. Talimogene laherparepvec improves durable response rate in patients with advanced melanoma. *J Clin Oncol.* 2015;33(25):2780–2788.

81. Puzanov I, Milhem MM, Minor D, et al. Talimogene laherparepvec in combination with ipilimumab in previously untreated, unresectable stage IIIB-IV melanoma. *J Clin Oncol.* 2016;34(22):2619–2626.

82. Long GV DR, Ribas A, et al. Efficacy analysis of MASTERKEY-265 phase 1b study of talimogene laherparepvec (T-VEC) and pembrolizumab (pembro) for unresectable stage IIIB-IV melanoma. *J Clin Oncol.* 2016;34(15):suppl 9568.

83. Chesney JA PI, Ross MI, et al. Primary results from a randomized, open-label phase II study of talimogene laherparepvec and ipilimumab vs ipilimumab alone in unresected stage IIIB-IV melanoma. *J Clin Oncol.* 2017;35(suppl; abstr 9509).

84. Hill GJ, 2nd, Moss SE, Golomb FM, et al. DTIC and combination therapy for melanoma: III. DTIC (NSC 45388) Surgical Adjuvant Study COG PROTOCOL 7040. *Cancer.* 1981;47(11):2556–2562.

85. Veronesi U, Adamus J, Aubert C, et al. A randomized trial of adjuvant chemotherapy and immunotherapy in cutaneous melanoma. *N Engl J Med.* 1982;307(15):913–916.

86. Flaherty LE, Othus M, Atkins MB, et al. Southwest Oncology Group S0008: a phase III trial of high-dose interferon Alfa-2b versus cisplatin, vinblastine, and dacarbazine, plus interleukin-2 and interferon in patients with high-risk melanoma–an intergroup study of cancer and leukemia Group B, Children's Oncology Group, Eastern Cooperative Oncology Group, and Southwest Oncology Group. *J Clin Oncol.* 2014;32(33):3771–3778.

87. Corrie PG MA, Nathan PD, et al. Adjuvant bevacizumab as treatment for melanoma patients at high risk of recurrence: Final results for the AVAST-M trial. *J Clin Oncol.* 2017;35(suppl; abstr 9501).

88. Lawson DH, Lee S, Zhao F, et al. Randomized, placebo-controlled, phase III trial of yeast-derived granulocyte-macrophage colony-stimulating factor (GM-CSF) versus peptide vaccination versus GM-CSF plus peptide vaccination versus placebo in patients with no evidence of disease after complete surgical resection of locally advanced and/or stage IV melanoma: a trial of the Eastern Cooperative Oncology Group-American College of Radiology Imaging Network Cancer Research Group (E4697). *J Clin Oncol.* 2015;33(34):4066–4076.

89. Morton D, Mozillo N, Thompson JF, et al. An international, randomized, phase III trial of bacillus Calmette-Guerin (BCG) plus allogeneic melanoma vaccine (MCV) or placebo after complete resection of melanoma metastatic to regional or distant sites. *J Clin Oncol.* 2007;25(June 20 suppl; abstr 8508).

90. Sondak VK, Liu PY, Tuthill RJ, et al. Adjuvant immunotherapy of resected, intermediate-thickness, node-negative melanoma with an allogeneic tumor vaccine: overall results of a randomized trial of the Southwest Oncology Group. *J Clin Oncol.* 2002;20(8):2058–2066.

91. Kirkwood JM, Ibrahim JG, Sosman JA, et al. High-dose interferon alfa-2b significantly prolongs relapse-free and overall survival compared with the GM2-KLH/QS-21 vaccine in patients with resected stage IIB-III melanoma: results of intergroup trial E1694/S9512/C509801. *J Clin Oncol.* 2001;19(9):2370–2380.

92. Kirkwood JM, Strawderman MH, Ernstoff MS, et al. Interferon alfa-2b adjuvant therapy of high-risk resected cutaneous melanoma: the Eastern Cooperative Oncology Group Trial EST 1684. *J Clin Oncol.* 1996;14(1):7–17.

93. Kirkwood JM, Ibrahim JG, Sondak VK, et al. High- and low-dose interferon alfa-2b in high-risk melanoma: first analysis of intergroup trial E1690/S9111/C9190. *J Clin Oncol.* 2000;18(12):2444–2458.

94. Eggermont AM, Suciu S, MacKie R, et al. Post-surgery adjuvant therapy with intermediate doses of interferon alfa 2b versus observation in patients with stage IIb/III melanoma (EORTC 18952): randomised controlled trial. *Lancet.* 2005;366(9492):1189–1196.

95. Grob JJ, Dreno B, de la Salmoniere P, et al. Randomised trial of interferon alpha-2a as adjuvant therapy in resected primary melanoma thicker than 1.5 mm without clinically detectable node metastases. French Cooperative Group on Melanoma. *Lancet.* 1998;351(9120):1905–1910.

96. Agarwala SS, Lee SJ, Yip W, et al. Phase III randomized study of 4 weeks of high-dose interferon-alpha-2b in Stage T2bNO, T3a-bNO, T4a-bNO, and T1-4N1a-2a (microscopic) melanoma: A Trial of the Eastern Cooperative Oncology Group-American College of Radiology Imaging Network Cancer Research Group (E1697). *J Clin Oncol.* 2017;35(8):885–892.

97. Hauschild A, Weichenthal M, Rass K, et al. Efficacy of low-dose interferon {alpha}2a 18 versus 60 months of treatment in patients with primary melanoma of >= 1.5 mm tumor thickness: results of a randomized phase III DeCOG trial. *J Clin Oncol.* 2010;28(5):841–846.

98. Eggermont AM, Suciu S, Santinami M, et al. Adjuvant therapy with pegylated interferon alfa-2b versus observation alone in resected stage III melanoma: final results of EORTC 18991, a randomised phase III trial. *Lancet.* 2008;372(9633):117–126.

99. Eggermont AM, Chiarion-Sileni V, Grob JJ, et al. Adjuvant ipilimumab versus placebo after complete resection of high-risk stage III melanoma (EORTC 18071): a randomised, double-blind, phase 3 trial. *Lancet Oncol.* 2015;16(5):522–530.

100. Eggermont AM, Chiarion-Sileni V, Grob JJ, et al. Prolonged survival in stage III melanoma with ipilimumab adjuvant therapy. *N Engl J Med.* 2016;375(19):1845–1855.

101. Ascierto PA, Del Vecchio M, Robert C, et al. Ipilimumab 10 mg/kg versus ipilimumab 3 mg/kg in patients with unresectable or metastatic melanoma: a randomised, double-blind, multicentre, phase 3 trial. *Lancet Oncol.* 2017;18:611–622.

102. Tarhini AA LS, Hodi S, et al. A phase III randomized study of adjuvant ipilimumab (3 or 10 mg/kg) versus high-dose interferon alfa-2b for resected high-risk melanoma (U.S. Intergroup E1609): Preliminary safety and efficacy of the ipilimumab arms. *J Clin Oncol.* 2017;35(suppl; abstr 9500).

103. Chapman PB, Einhorn LH, Meyers ML, et al. Phase III multicenter randomized trial of the Dartmouth regimen versus dacarbazine in patients with metastatic melanoma. *J Clin Oncol.* 1999;17(9):2745–2751.

104. Hanahan D, Weinberg RA. Hallmarks of cancer: the next generation. *Cell.* 2011;144(5):646–674.

105. Atkins MB, Kunkel L, Sznol M, et al. High-dose recombinant interleukin-2 therapy in patients with metastatic melanoma: long-term survival update. *Cancer J Sci Am.* 2000;6(suppl 1):S11–S14.

106. Hodi FS, O'Day SJ, McDermott DF, et al. Improved survival with ipilimumab in patients with metastatic melanoma. *N Engl J Med.* 2010;363(8):711–723.

107. Robert C, Thomas L, Bondarenko I, et al. Ipilimumab plus dacarbazine for previously untreated metastatic melanoma. *N Engl J Med.* 2011;364(26):2517–2526.

108. Topalian SL, Hodi FS, Brahmer JR, et al. Safety, activity, and immune correlates of anti-PD-1 antibody in cancer. *N Engl J Med.* 2012;366(26):2443–2454.

109. Weber JS, D'Angelo SP, Minor D, et al. Nivolumab versus chemotherapy in patients with advanced melanoma who progressed after anti-CTLA-4 treatment (CheckMate 037): a randomised, controlled, open-label, phase 3 trial. *Lancet Oncol.* 2015;16(4):375–384.

110. Robert C, Long GV, Brady B, et al. Nivolumab in previously untreated melanoma without BRAF mutation. *N Engl J Med.* 2015;372(4):320–330.

111. Ribas A, Puzanov I, Dummer R, et al. Pembrolizumab versus investigator-choice chemotherapy for ipilimumab-refractory melanoma (KEYNOTE-002): a randomised, controlled, phase 2 trial. *Lancet Oncol.* 2015;16(8):908–918.

112. Hamid O PI, Dummer R, et al. Final overall survival for KEYNOTE-002: pembrolizumab versus investigator-choice chemotherapy for ipilimumab-refractory melanoma. *Ann Oncol.* 2016;27(suppl_6): 1107O.

113. Robert C, Schachter J, Long GV, et al. Pembrolizumab versus Ipilimumab in Advanced Melanoma. *N Engl J Med.* 2015;372(26):2521–2532.

114. Wolchok JD, Kluger H, Callahan MK, et al. Nivolumab plus ipilimumab in advanced melanoma. *N Engl J Med.* 2013;369(2):122–133.

115. Postow MA, Chesney J, Pavlick AC, et al. Nivolumab and ipilimumab versus ipilimumab in untreated melanoma. *N Engl J Med.* 2015;372(21):2006–2017.

116. Larkin J C-SV, Gonzalez R, et al. Overall survival results from a phase III trial of nivolumab combined with ipilimumab in treatment-naive patients with advanced melanoma (CheckMate-067). Proceedings from the 2017 AACR meeting. 2017(abstract CT075).

117. Naidoo J, Page DB, Li BT, et al. Toxicities of the anti-PD-1 and anti-PD-L1 immune checkpoint antibodies. *Ann Oncol.* 2015;26(12):2375–2391.

118. Menzies AM, Johnson DB, Ramanujam S, et al. Anti-PD-1 therapy in patients with advanced melanoma and preexisting autoimmune disorders or major toxicity with ipilimumab. *Ann Oncol.* 2017;28(2):368–376.

119. Johnson DB, Sullivan RJ, Ott PA, et al. Ipilimumab therapy in patients with advanced melanoma and preexisting autoimmune disorders. *JAMA Oncol.* 2016;2(2):234–240.

120. Chapman PB, Hauschild A, Robert C, et al. Improved survival with vemurafenib in melanoma with BRAF V600E mutation. *N Engl J Med.* 2011;364(26):2507–2516.

121. Hauschild A, Grob JJ, Demidov LV, et al. Dabrafenib in BRAF-mutated metastatic melanoma: a multicentre, open-label, phase 3 randomised controlled trial. *Lancet.* 2012;380(9839):358–365.

122. Nazarian R, Shi H, Wang Q, et al. Melanomas acquire resistance to B-RAF(V600E) inhibition by RTK or N-RAS upregulation. *Nature.* 2010;468(7326):973–977.

123. Trunzer K, Pavlick AC, Schuchter L, et al. Pharmacodynamic effects and mechanisms of resistance to vemurafenib in patients with metastatic melanoma. *J Clin Oncol.* 2013;31(14):1767–1774.

124. Shi H, Moriceau G, Kong X, et al. Melanoma whole-exome sequencing identifies (V600E)B-RAF amplification-mediated acquired B-RAF inhibitor resistance. *Nat Commun.* 2012;3:724.

125. Whittaker SR, Theurillat JP, Van Allen E, et al. A genome-scale RNA interference screen implicates NF1 loss in resistance to RAF inhibition. *Cancer Discov.* 2013;3(3):350–362.

126. Poulikakos PI, Persaud Y, Janakiraman M, et al. RAF inhibitor resistance is mediated by dimerization of aberrantly spliced BRAF(V600E). *Nature.* 2011;480(7377):387–390.

127. Villanueva J, Vultur A, Lee JT, et al. Acquired resistance to BRAF inhibitors mediated by a RAF kinase switch in melanoma can be overcome

by cotargeting MEK and IGF-1R/PI3K. *Cancer Cell*. 2010;18(6):683–695.

128. Long GV, Stroyakovskiy D, Gogas H, et al. Combined BRAF and MEK inhibition versus BRAF inhibition alone in melanoma. *N Engl J Med*. 2014;371(20):1877–1888.

129. Larkin J, Ascierto PA, Dreno B, et al. Combined vemurafenib and cobimetinib in BRAF-mutated melanoma. *N Engl J Med*. 2014;371(20): 1867–1876.

130. Dummer R, Schadendorf D, Ascierto PA, et al. Binimetinib versus dacarbazine in patients with advanced NRAS-mutant melanoma (NEMO): a multicentre, open-label, randomised, phase 3 trial. *Lancet Oncol*. 2017;18(4):435–445.

131. Hodi FS, Corless CL, Giobbie-Hurder A, et al. Imatinib for melanomas harboring mutationally activated or amplified KIT arising on mucosal, acral, and chronically sun-damaged skin. *J Clin Oncol*. 2013;31(26):3182–3190.

132. Guo J, Si L, Kong Y, et al. Phase II, open-label, single-arm trial of imatinib mesylate in patients with metastatic melanoma harboring c-Kit mutation or amplification. *J Clin Oncol*. 2011;29(21):2904–2909.

133. Sumimoto H, Imabayashi F, Iwata T, et al. The BRAF-MAPK signaling pathway is essential for cancer-immune evasion in human melanoma cells. *J Exp Med*. 2006;203(7):1651–1656.

134. Ribas A, Hodi FS, Callahan M, et al. Hepatotoxicity with combination of vemurafenib and ipilimumab. *N Engl J Med*. 2013;368(14):1365–1366.

135. Puzanov I CM, Linette GP, et al. Phase I study of the BRAF inhibitor dabrafenib (D) with or without the MEK inhibitor trametinib (T) in combination with ipilimumab (Ipi) for V600E/K mutation-positive unresectable or metastatic melanoma. *J Clin Oncol*. 2014;32(15 suppl; abstr 2511).

136. Long GV AV, Menzies AM, et al. A randomized phase II study of nivolumab or nivolumab combined with ipilimumab in patients with melanoma brain metastases: The Anti-PD1 Brain Collaboration (ABC). *J Clin Oncol*. 2017;35(suppl; abstr 9508).

137. Davies MA, Robert C, Long GV, et al. COMBI-MB: A phase II study of combination dabrafenib and trametinib in patients with BRAF V600-mutant melanoma brain metastases. *J Clin Oncol*. 2017;35(suppl; abstr 9506).

138. Goggins WB, Tsao H. A population-based analysis of risk factors for a second primary cutaneous melanoma among melanoma survivors. *Cancer*. 2003;97(3):639–643.

139. Weiss M, Loprinzi CL, Creagan ET, et al. Utility of follow-up tests for detecting recurrent disease in patients with malignant melanomas. *JAMA*. 1995;274(21):1703–1705.

140. Meyers MO, Yeh JJ, Frank J, et al. Method of detection of initial recurrence of stage II/III cutaneous melanoma: analysis of the utility of follow-up staging. *Ann Surg Oncol*. 2009;16(4):941–947.

3

第三篇　肿瘤的临床并发症

第30章

肿瘤的心脏并发症及其治疗

Matthew N. Bartels and Grigory Syrkin

心脏病是美国最常见的死亡原因[1]。尽管本章的重点是癌症患者的康复，但记住这一点很重要，就是心脏病在癌症患者和普通人群一样常见，其发病率和死亡率也同样显著。此外，心脏病和癌症也有共同的危险因素，如年龄、吸烟和肥胖。癌症治疗可以导致心脏病，无论是急性的还是长期的，这必须在制定康复计划时就考虑到。手术、化疗、放疗和潜在恶性肿瘤的代谢需求增加对心脏功能提出了更高的要求，而由于冠心病（CAD）患病率高，心绞痛，甚至心肌梗死（MI）都可能合并存在。在射血分数降低或存在其他形式的心室或瓣膜功能障碍的患者中，即使不存在治疗相关的心肌损伤这些需求增加也可能导致心脏衰竭[2-4]。

本章主要讨论癌症及其治疗引起的额外的心脏后遗症。然而必须始终考虑到潜在心脏病的影响。最近随着微创手术、更精准的放射治疗方式和不断增加的化疗药物的进展，所有类型癌症的五年生存率得到了改善，从 1975 年到 1977 年的 49% 提高到 2006—2012 年的 69%，自 1991 年以来癌症死亡率降低了 25%[5]。这意味着癌症幸存者队列已经增加到 1 600 万人，而且还将持续增多，显著多于接受特殊康复治疗的普通病人，如脑卒中病人[1,6]。由于对治疗相关毒性反应的认识增加和更精准的治疗方式，癌症康复理疗师更有可能治疗癌症的长期心脏并发症，而不是对化疗或者放射治疗中所致急性心力衰竭的护理。并且，在整体护理过程中，多种可能的情况或事件会对癌症患者的心功能产生不利影响。

心功能不只是左室输出量

尽管静息心脏超声测量左心室射血分数（LVEF）是评价心功能最常用的方法，但它不能测量真实的心肺储备功能[7]。LVEF 对诊断早期化疗相关心肌病也不够敏感[8]。维持所有人类活动的关键就是成功的有氧呼吸，这一过程需要从大气中获取氧气并转移到组织中，在此被利用产生腺苷三磷酸（ATP）。ATP 为所有内在细胞的活动提供能量，包括肌肉收缩。因此，一个人的工作能力可以通过机体在单位时间消耗的最大氧气量或最大耗氧量（VO_{2max}）来客观地评估，这一指标是心肺储备功能的金标准，其下降与多种实体疾病的死亡率有关，包括多种类型的癌症[7]。此外，独立生活的 VO_{2max} 阈值已被广泛认可，85 岁以上的男性和女性分别为 18 和 15ml/（kg·min），使其成为评估日常生活能力的有用参数[9]。正常情况下 VO_{2max} 每十年下降约 10%；然而在癌症幸存者的各个阶段均可见到与疾病进展相关的迅速下降。值得注意的是，在乳腺癌患者中观察到的 VO_{2max} 下降与 20～30 年的增龄导致的下降幅度相当。即使进行了 LVEF 保护，仍有接近三分之一的患者 VO_{2max} 低于独立生活的阈值[7]。有趣的是，这种下降甚至出现于治疗开始之前，使得恶性肿瘤本身就可以导致 VO_{2max} 下降的可能性增加。除了运动试验的潜在差异之外，一种有趣的解释涉及到沃伯格（Warburg）效应，并成为 1931 年诺贝尔医学奖的主题。癌细胞利用极其无效的糖酵解途径产生 ATP 并通过多种方式利用乳酸，而乳酸曾被认为仅仅是新陈代谢产生的废物[10]。很可能促进肿瘤快速生长的方式之一,就是在其他组织中诱导相同较低效率代谢通路的转换,从而增加癌细胞乳酸利用率并降低机体利用氧气的能力(图 30-1)。为了深入探讨乳酸在癌症发生中的作用,我们建议参考圣米伦和布鲁克斯(San Millan and Brooks)的综述[10]。

理解癌症幸存者 VO_{2max} 下降的关键是氧利用

循环。它可以分成七个步骤,如图 30-2 所示。这些步骤包括癌症及其治疗导致负性影响的 5 种离散的功能:①心室输出量;②气体交换;③氧化磷酸化;④肌肉做功;⑤静脉回流。详细讨论所有可能的功能障碍情况并非本章范畴,我们探讨与癌症患者心脏并发症高度相关的问题。心室输出功能障碍是本章的主要焦点,其他四种功能作为针对癌症患者的心脏康复内容进行讨论。

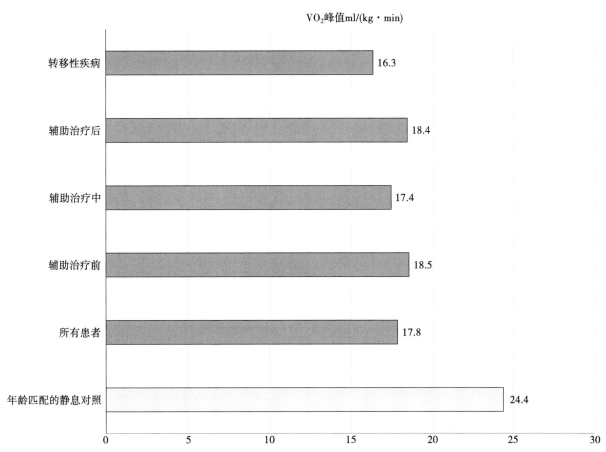

图 30-1 可手术乳腺癌患者辅助治疗前($n=20$)、中($n=46$)和后($n=130$)及转移性患者($n=52$)的 VO_2 峰值[ml/(kg·min);浅灰柱形代表年龄 — 性别预测值]差异。总体而言,32% 女性 VO_2 峰值低于功能性独立活动阈值[15.4ml/(kg·min)]。亚组分析,治疗前分数为 35%,治疗中为 37%,治疗后为 25%,转移性患者为 44%。

摘自 Jones LW, Courneya KS, Mackey JR, et al. Cardiopulmonary function and age-related decline across the breast cancer survivorship continuum. J Clin Oncol. 2012; 30: 2530-2537

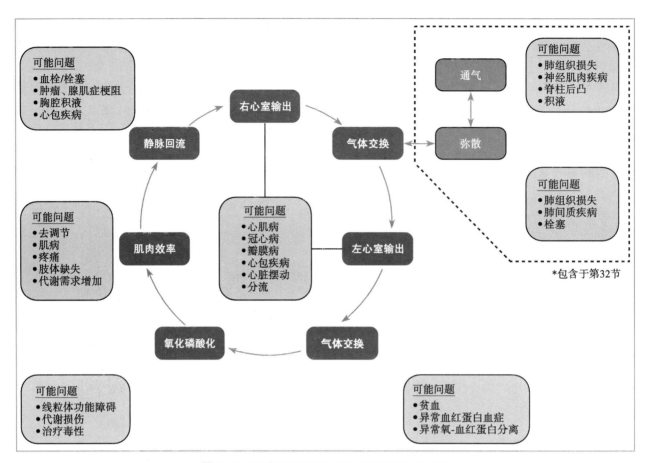

图 30-2 氧利用循环和肿瘤患者可能存在的问题

心室输出量问题

心室功能受损的主要原因可以分为四大类，冠心病导致的缺血性心脏病、扩张型心肌病，限制性心脏病和瓣膜疾病。由于原发性和转移性心脏肿瘤通常会导致多种严重心脏问题并存，将另行讨论。

冠状动脉疾病

原发性 CAD 在普通人群和癌症幸存者中发生率均很高[1]。绝大多数重大外科手术前都需要对患者进行全面的冠心病筛查。发现的任何 CAD 都应按常规方法治疗。积极治疗是合理的，如搭桥手术，冠状动脉支架植入术和药物治疗，包括降胆固醇药、β受体阻滞剂和锻炼。治疗（包括手术）造成的应激、化疗引起的液体分布变化和诊断疾病造成的情绪紧张均可诱发心脏事件。在护理癌症患者的过程中，只要后续治疗需要干预，所有的心脏症状均应积极处理。重要的是记住心源性死亡率在儿童期癌症幸存者中尤为显著。该队列存在所有

原因导致的死亡率增加，但青少年和年轻成年人中通常很少发生的 CAD 和 MI，成为其最主要的致死病因[11-14]。与未患病的亲属相比，儿童期癌症幸存者患冠心病的概率提高 10.4 倍，并且其心源性死亡的风险与较其年龄增加 20～30 岁的人群相当[15, 16]。由于 CAD 和相关 MI 是儿童和青少年癌症长期幸存者中最多见的导致死亡的心脏疾病，非常有必要鼓励患者进行有利于心脏健康的生活方式调整（戒烟、低脂饮食、规律的体育活动）。

放射治疗在冠心病进程中的作用

放射治疗是癌症治疗后冠心病发生或进展的主要致病因素（图 30-3）。针对肺、乳腺、食管或纵隔肿瘤进行放疗时，心脏可能位于其靶区内，发生心脏损伤或加速 CAD 的可能性很大。乳腺癌患者长期随访研究发现，在放射治疗的早期，剂量更高，放射野更不集中，导致心脏病发病率显著升高[17]。放疗相关性 CAD 的进程呈现一种剂量依赖性现象；心脏受照射剂量每增加 1Gy，心肌梗死、心脏血运重建或死于缺血性心脏病[17]等事件的发生风险

按照剂量分组心脏放射治疗导致严重冠脉事件增加的百分比

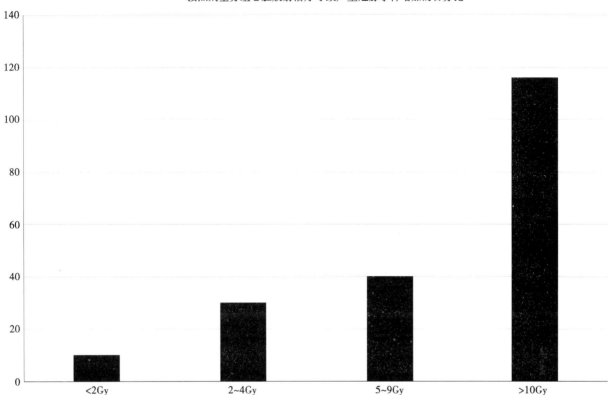

图 30-3　随心脏接受平均放射剂量的增加，严重冠脉事件发生率比心脏无放射暴露的预期发生率升高

摘自 Darby SC, Ewertz M, McGale P, et al. Risk of ischemic heart disease in women after radiotherapy for breast cancer. N Engl J Med. 2013; 368: 987-998

第三篇

增加 7.4%。随着放射治疗计划的改进，目前经验显示医源性 CAD 发病率下降[18-20]。新型放射技术的应用降低了总体放射剂量（聚焦和斜光束，俯卧位，屏气），限制了心脏暴露，从而减少了 CAD 的发生[21,22]。放射诱导的 CAD 发展之机制被认为是通过微循环损伤加速了动脉粥样硬化[23,24]。另一个途径是诱导斑块形成，继而发生纤维蛋白沉积和内皮细胞增殖。这些事件常见于相关的心肌纤维化和其他降低心脏效率的变化[25]。尽管放疗技术有所改善，CAD 仍然是长期存活的乳腺癌患者的常见并发症，特别是左乳放疗患者。左侧乳腺癌幸存者 CAD 相关死亡率增加 2%，而右侧患者为 1%[26]。美国医疗保险（Medicare）数据库的调查资料研究了 1986—1993 年乳腺癌切除术 + 辅助放射治疗后右侧和左侧乳腺癌患者的 CAD 住院率（9.7% vs 9.9%）并无显著差异（校正风险比 HR=1.05，95% CI: 0.94-1.16））[27]。然而，左侧乳腺癌患者 20 年心源性死亡风险更高，该组（累积风险为 6.4%，95% CI: 3.5%-11.5%），对比右侧乳腺癌幸存者为（累积风险为 3.6%，95% CI: 1.8%-7.2%）[22]。

其他治疗相关因素加速

CAD 除了放射引起的血管改变之外，还有多种重要机制可以加速癌症幸存者 CAD 进程。除了与动脉粥样硬化相关的体力活动减少、体重增加、睡眠障碍和其他生活方式的改变，还有一些直接抗肿瘤治疗后遗症可能对血管内皮产生额外的不良作用。

激素抑制和其他代谢效应

用于治疗乳腺癌和前列腺癌的激素抑制疗法及其他治疗导致的医源性绝经和雄激素缺乏，均可导致动脉硬化。例如，子宫内膜癌或卵巢癌患者在手术切除或化疗后提前进入绝经期，该过程通常也是非常快速的。管理其他心脏病高危因素对这些人群也是必不可少的，包括戒烟、控制体重、减轻压力、血脂管理和运动[28,29]。同样的，睾丸癌患者心脏相关疾病的发病率和死亡率也更高。睾丸癌治疗与导致 CAD 或 MI 发生风险增加的因素具有相关性，包括高血压、肥胖、高胆固醇血症和血管畸形例如雷诺病。一项研究显示相对风险比增加 7.1，并且 33% 这类患者超声心动检查提示左室功能异常[30]。此外，三种最近研发的酪氨酸激酶抑制剂，达沙替尼（dasatinib）、尼洛替尼（nilotinib）和帕纳替尼（ponatinib）与高血糖、高血脂有关，继而加速动脉粥样硬化[31,32]。

高血压心脏病

未经控制的高血压是心脏病和脑卒中的主要的、可改变的危险因素之一。癌症及其治疗可以通过多种方式引起血压升高。首先，化疗输液通常需要大量静脉补液。血管内容量的快速扩张增加了后负荷，可能会导致心室功能为临界状态的患者发生显性心力衰竭。这对高龄造血系统恶性疾病的患者尤为重要，他们可能接受蒽环类、铂类药物或大剂量甲氨蝶呤需要持续输注碳酸氢盐作为治疗预处理的一部分。第二，更长期的机制包括肾血管功能失调，血管舒张剂合成减少（主要是一氧化氮）和毛细血管密度降低。这些改变通常是由血管生成抑制剂引起的，如贝伐珠单抗和许多小分子酪氨酸激酶抑制剂或"-inibs"[31,33,34]。重要的是要记住3级高血压收缩压（SBP）>180mmHg或舒张压（DBP）>110mmHg最早可在开始使用某些新型药物后第1~3日内发生，如索拉非尼，甚至高达92%的肾细胞癌患者接受舒尼替尼和贝伐珠单抗联合

治疗可能发生高血压[33]。在最近的一项荟萃分析中，Abdel Qadir等发现抗血管生成药物最常见的副作用是高血压，I级或II级高血压造成的危害数值为6，III级为17[35]。最后，诊断癌症造成的应激反应和相关的焦虑及其所导致的交感神经活动增加也会引起高血压。不管什么原因导致的血压升高，一旦患者进入康复计划，高血压控制都是至关重要的。具体详细的降压治疗内容并不在本章范围，但是选择药物需要根据治疗相关毒性反应进行个体化决策。

化疗期间的冠状动脉功能不全和急性事件

尽管大多数化疗药物与冠状动脉缺血或心肌梗死并无明确相关性，但是已有一些常用药物导致急性心脏事件的报告（表30-1）。由于是少见事件，机制还不清楚，但是急性冠状动脉痉挛是一种可能的解释[36,37]。包括冠状动脉痉挛在内的血管事件的多项孤立报告提示顺铂可能导致直接内皮细胞损伤[31,38,39]。紫杉醇也与急性冠状动脉功能不全联系在一起，并与输液密切相关，发生率估计为0.26%。此外，紫杉醇也有报道发生硝酸盐反应性传导阻滞和ST段抬高伴或不伴肌钙蛋白升高[40-42]。显然某些人群如非裔美国人，特别是目前或既往

表30-1 新型抗肿瘤药物及报道的心脏毒性

高血压		心肌梗死	心力衰竭	高脂血症
贝伐珠单抗*	索拉非尼*	贝伐珠单抗	曲妥珠单抗	达沙替尼
曲妥珠单抗	阿柏西普	舒尼替尼	舒尼替尼	尼洛替尼
舒尼替尼	帕纳替尼	索拉非尼	索拉非尼	帕纳替尼
伊马替尼	帕唑帕尼	阿昔替尼	帕唑帕尼	
阿昔替尼	瑞戈非尼	瑞戈非尼	达沙替尼	
仑伐替尼	依维莫司	卡博替尼	曲美替尼	
			硼替佐米	

*据报道贝伐珠单抗和索拉非尼使发病危险性增加了6~7倍。

摘自 di Lisi D，Madonna R，Zito C，et al. Anticancer therapy-induced vascular toxicity：VEGF inhibition and beyond. Int J Cardiol. 2017；227：11-17；Kroschinsky F，Stölzel F，von Bonin S，et al. New drugs，new toxicities：severe side effects of modern targeted and immunotherapy of cancer and their management. Critical Care. 2017；21（1）：89。

Kruzliak P，Novak J，Novak M. Vascular endothelial growth factor inhibitor-induced hypertension：from pathophysiology to prevention and treatment based on long-acting nitric oxide donors. Am J Hypertens. 2014；27（1）：3-13。

Arora N，Gupta A，Singh PP. Biological agents in gastrointestinal cancers：adverse effects and their management. J Gastrointest Oncol. 2017；8（3）：485-498。

Abdel-Qadir H，Ethier J-L，Lee DS，et al. Toxicity of angiogenesis inhibitors in treatment of malignancy：A systematic review and meta-analysis. Cancer Treat Rev. 2017；53：120-127；Totzeck M，Mincu RI，Rassaf T. Cardiovascular adverse events in patients with cancer treated with bevacizumab：a meta-analysis of more than 20 000 patients. J Am Heart Assoc. 2017；6。

Faruque LI，Lin M，Battistella M，et al. Systematic review of the risk of adverse outcomes associated with vascular endothelial growth factor inhibitors for the treatment of cancer. PLoS One. 2014；9（7）：e101145。

Yeh ET，Bickford CL. Cardiovascular complications of cancer therapy：incidence，pathogenesis，diagnosis，and management. J Am Coll Cardiol. 2009；53：2231-2247。

Bendtsen M，Grimm D，Bauer J，et al. Hypertension caused by lenvatinib and everolimus in the treatment of metastatic renal cell carcinoma. Int J Mol Sci. 2017；18（12）：1736。

存在 CAD 危险因素的情况下,可能更易于发生此类不良事件。一项研究中,119 例输注紫杉醇的患者,80% 存在 CAD 危险因素,5% 患有无并发症的 MI,26% 发现合并窦性心动过速,13% 患有非特异性自限性 ST 段改变。其他不良反应包括 QT 间期延长(4%)、左束支传导阻滞(4%)、右束支传导阻滞(3%)、窦性心动过缓(3%)、房性早搏、室性早搏、房颤(各 2%),心房纤颤(1%)[43]。新型化疗药物中,贝伐珠单抗(阿瓦斯汀)与心脏缺血事件发生风险增加四倍以上相关,包括 0.6% 的心肌梗死发生率,鉴于它作为一线和二线治疗广泛用于多种癌症,这一相关性值得特殊关注[31,44]。同样据报道,不良事件如心肌酶升高、心电图改变、急性冠脉综合征的症状,在接受抗血管生成酪氨酸激酶抑制剂治疗的患者发生比例高达三分之一,如舒尼替尼、索拉非尼和塞迪拉尼[33]。对于已知有心脏病风险的患者,在接受积极化疗或新型口服分子药物期间,进行康复活动也需要保持警惕[45]。

扩张型心肌病

肿瘤性疾病状况下的扩张型心肌病通常与化疗有关。尽管多种药物都与急性和长期射血分数下降有关,化疗引起的心肌病(CCMP)最常见还是与使用蒽环类药物(多柔比星、柔红霉素、表柔比星、伊达比星)或乳腺癌患者应用抗人表皮生长因子受体 -2 单克隆抗体曲妥珠单抗相关[46]。蒽环类药物引起心肌病(AIC)是本节的重点[47],因为这种情况在长期生存患者中非常高发并且可能延迟发病。

损伤机制

AIC 机制的假说涉及自由基的形成,特别是游离铁的存在引起线粒体通路破坏[48,49]。作为 DNA 嵌入剂,多柔比星及其衍生物引起细胞核和线粒体 DNA 损伤,导致肌纤维紊乱和广泛的线粒体异常,包括空泡化、嵴消失和髓磷脂征[50,51]。一些原因可以造成心肌细胞对蒽环类药物毒性的敏感性升高。由于心肌细胞的持续收缩功能需要高水平的氧化磷酸化,导致其对自由基损伤的阈值低。此外,心肌细胞线粒体密度高于其他肌肉组织,且蒽环类药物对线粒体膜磷脂之一的心磷脂具有更高的亲和力。最后,假说认为心脏特异性 NADH 脱氢酶比暴露于蒽环类药物的其他组织促进更大量的活性氧生成[51-53]。曲妥珠单抗被认为干扰了心肌细胞的生长、修复和存活,与蒽环类药物联合使用时也促进了免疫介导的损伤[46]。

表现和进程

蒽环类药物的心脏毒性呈一种剂量依赖性现象,具有多种表现方式,并与其他形式的心肌病变相关,更常见影响右心室。蒽环类药物输注后立即出现心室射血分数急性下降的患者比例不足 1%。通常停药后心功能会恢复,但是少数患者会发生永久性心脏功能损失,与蒽环类药物的终生总剂量有关[54]。另一种蒽环类药物相关的心肌病是早发慢性进行性心肌病。这种类型的心脏功能障碍发生于 1.6%~2.1% 的治疗人群,也呈剂量依赖性。累积剂量高于多柔比星 550mg/m^2 或者表柔比星 900mg/m^2 与心脏毒性增加 5 倍以上相关[54];但严重不良事件也可见于接受较低剂量治疗的患者[53,55]。其他药物,如曲妥珠单抗,在接受蒽环类药物治疗的患者,与发生心肌病的风险增加有关[56]。迟发毒性在治疗结束一年以上发生,也相对常见。高达 65% 的儿童癌症患者接受过蒽环类药物治疗后会发生心脏异常[57]。近期研究表明早发和迟发慢性进行性蒽环类药物损伤是同一疾病过程的不同亚型,开始于治疗后第一个月的无症状射血分数下降,进展为症状性心力衰竭,致命性心脏事件危险比为 3.46,2 年死亡率为 50%[53]。常规超声心动图对治疗相关性心肌病的早期表现可能不够敏感,目前正在研究几种生物标志物。在同时接受蒽环类和曲妥珠单抗治疗的女性乳腺癌患者,超灵敏肌钙蛋白和血清髓过氧化物酶试验显示出预测心肌病发生的前景[58]。

危险因素

除了总剂量外,还有其他一些危险因素增加了蒽环类药物毒性的发生概率。女性患者,特别是儿童和青少年肿瘤幸存者,更容易患心肌病[11-14,59]。Pinder 等的研究纳入了 43 338 名 1992 年~2003 年接受含蒽环类药物方案治疗的女性乳腺癌幸存者,发现高龄、非裔美国人种族、同时接受曲妥珠单抗治疗、高血压、糖尿病和冠心病显著增加充血性心力衰竭(CHF)的风险[55]。同样,高龄、心血管疾病和每周给药也会增加曲妥珠单抗诱发 CHF 的风险,发生率高达 29.4%[60]。目前乳腺癌患者使用蒽环类药物的情况似乎正在减少[61];但是,由于广泛应用于其他适应证,癌症康复理疗师还是很可能会遇到蒽环类药物导致心脏损伤或曲妥珠单抗心肌病的癌症患者。

蒽环类药物毒性的预防

由于蒽环类药物是多种恶性肿瘤治疗方案的中流砥柱，蒽环类药物心脏毒性的预防一直是令人非常感兴趣的课题。降低蒽环类药物的累积暴露剂量是最重要的预防措施。其他预防手段包括改变给药剂量周期、使用蒽环类药物类似物、膳食补充剂和在方案中增加心脏保护剂。

动物研究中发现有多种自由基清除剂，包括普罗布考、阿米福斯汀、卡维地洛、维生素 A、维生素 C、硒和谷胱甘肽。很重要的一点是要确认心脏保护性成分不会影响抗肿瘤活性。相关学者一直在进行活跃的研究以评估这些实验药物的有效性。表 30-2 列出了用于减轻蒽环类毒性的药物。右旋唑烷通过减少可利用的细胞内铁降低产生自由基的量。该药物用于儿童高危急性淋巴母细胞白血病，有长期的正性作用，如减少细胞平均线粒体 DNA 的数量，这很可能提示对年龄相关线粒体下降有抵抗作用[62]。近期一项荟萃分析纳入了 14 项关于药理学心脏保护剂的前瞻性研究，右旋唑烷是最常用的药物（7/12 随机对照试验），3 项研究为 β 受体阻滞剂，3 项研究为血管紧张素转换酶（ACE）抑制剂，2 项研究为他汀类药物。主要终点是左室射血分数降低或新发心力衰竭。这些药物之间没有显著差异，联合用药效果明显（相对危险度 $RR=0.31$，$95\%CI$: 0.25-0.39，$P<0.000\ 01$）。心脏事件降低情况分别为：右旋唑烷（$RR=0.35$，$95\%CI$: 0.27-0.45，$P<0.000\ 01$），β 受体阻滞剂（$RR=0.31$，$95\%CI$: 0.16-0.63，$P=0.001$），他汀类药物（$RR=0.31$，$95\%CI$: 0.13-

0.77，$P=0.01$），血管紧张素拮抗剂（$RR=0.11$，$95\%CI$: 0.04-0.29，$P<0.000\ 1$）[63]。

运动干预

有氧运动对氧化应激的调节能力被广泛接受，并被证实可以减轻造成心肌损伤的多种原因：缺血再灌注、糖尿病、衰老、化学性性腺切除[51]。有趣的是，第一项提示有氧运动减轻多柔比星毒性的动物实验和研究人群 AIC 发病率和危险因素的报告几乎同时发表[64-66]。跨度 40 年的小鼠实验数据表明蒽环类作用的减弱同时发生于微观和宏观水平。急性、慢性和亚慢性运动减少了过氧化物的产生，保持线粒体结构和心肌收缩力，改善和延长蒽环类药物用药后的生存时间[51, 64, 67-69]。

预后与治疗

蒽环类药物引起的心肌病一旦发生则预后很差。有症状和无症状的心功能不全均导致不良后果。偶然发现的无症状扩张型心肌病患者的 7 年心源性死亡发生率为 50%[70]。多柔比星导致心力衰竭的患者一年和两年的死亡率分别为 40% 和 60%[71]。CCMP 与其他病因导致的充血性心力衰竭（CHF）的治疗方案相同：ACE 抑制剂降低后负荷，利尿剂降低容量，使用小剂量 β 受体阻滞剂和需要时使用正性肌力药物[72]。心脏移植可能对选择性癌症患者是一种可行的治疗方案，这些患者或达到病情缓解或复发风险低。这种治疗的时机和可行性需要与肿瘤学专家讨论，而以前建议的 5 年等待期目前已不再推荐。按照器官共享联合网站（United Network for Organ Sharing, UNOS）报告的数据，CCMP 患者约占原位心脏移植（orthotopic heart transplant, OHT）患者的 0.8%，其手术预后与其他患者相当[73]。除了这些传统的药物治疗以外，监控心脏康复计划所包括的内容都是有益的，如：生活方式的调整、体重控制和适当的有氧运动[54]。

心室辅助装置和完全人工心脏

在 CCMP 治疗中使用心室辅助装置（ventricular assist devices, VAD）是近期进展最有意思的内容之一[73, 74]。尽管自 2000 年初期以来已有孤立个案报告[75]，机械辅助循环支持组织间登记（Interagency Registry for Mechanically Assisted Circulatory Support, INTERMACS）的最新结果提示接受 VAD 的 CCMP 患者约占 2%。CCMP 患者更倾向于年轻、女性、合并症少，但右心室衰竭发生率更高[76, 77]。尽管 CCMP 患者需要更多额外的心脏手术，特别是三尖瓣修补术（约占 1/2，而其他病因占 1/3），其总体生存率与其他接

表 30-2　人体内降低蒽环类毒性的药物治疗数据

药物	作用	作用机制
辅助酶 Q-10	膳食补充	抗氧化剂
肉碱	膳食补充	抗氧化剂
维生素 E	营养素	抗氧化剂
N- 乙酰半胱氨酸	黏液溶解剂	增加抗氧化剂合成
他汀	降脂药	降低氧化剂负荷
β 受体阻滞剂	降血压	可能的抗氧化剂，降低后负荷
血管紧张素转化酶抑制剂	降血压	可能的抗氧化剂，降低后负荷
右旋唑烷	螯合剂	防止自由基形成

摘自 Wouters KA, Kremer LCM, Miller TL, et al. Protecting against anthracycline-induced myocardial damage: a review of the most promising strategies. Br J Haematol. 2005; 131(5): 561-578.

Kalam K, Marwick TH. Role of cardioprotective therapy for prevention of cardiotoxicity with chemotherapy: A systematic review and meta-analysis. Eur J Cancer. 2013; 49(13): 2900-2909.

受 VAD 治疗者无明显差异，1 年、2 年和 3 年生存率分别为 73%、63% 和 47%[73]。最有趣的是，CCMP 是通过 VAD 获得心脏功能恢复的第三大可能病因（4.1%），且最可能改善 LVEF 达 40% 以上（21%）[78]。表 30-3 列出了急性和慢性 CCMP 使用 VAD 的个例经验报告。在 21 例患者中，8 例成功植入，6 例持续 VAD 支持，4 例接受 OHT 治疗，3 例死亡。

表 30-3　蒽环类药物诱导的心肌病个案报告

作者	VAD 暴露	VAD 类型	VAD 支持时间/日	预后/随访
Casarotto 等（2003）（n=1）[75]	7 年	EC-CF LVAD/IABP，BioMedicus	4 个月	VAD 转复
	不详	IC-PF LVAD，Novacor	1 512 日（出院 1 280 日）	OHT，返回工作
Swartz 等（2004）（n=1）[79]	10 日	EC-PF BiVAD，BVS 5000	9 日	家庭临终关怀，死亡
Simsir 等（2005）（n=1）[80]	34 个月	IC-PF LVAD，HeartMate	持续	A/W，6 个月
Freilich 等（2009）（n=1）[81]	6 个月	IC-CF LVAD，VentrAssist	378 日	体外移植，A/W，NYHA Ⅰ，28 个月
Castells 等（2009）（n=1）[82]	不详	IC-CF LVAD，INCOR	135 日	移植，A/W，EF 57%，18 个月
Kurihara 等（2011）（n=1）[83]	5 个月	EC-PF LVAD，Toyobo	235 日	体外移植，A/W EF38%，36 个月
Khan 等（2012）（n=1）[84]	15 年	IC-CF LVAD，HeartMate Ⅱ	约 480 日	体外移植，A/W，EF30～34%，38 个月
Appel 等（2012）（n=1）[85]	11 个月	IC-CF LVAD，HeartMate Ⅱ	426 日	体外移植，A/W，EF 50%，19 个月
Schweiger 等（2013）（n=1）[86]* 儿童患者	10 日	IC-CF LVAD，HeartWare	持续	回家/不详
Segura 等（2015）（n=12）[87]		IC-CF LVAD，HeartMate Ⅱ	（414±266）日	持续 VAD（n=4） 死亡（n=2） OHT（n=3） 体外移植（n=3）
Segura 等（2013）Explant 1[87]	15 年		526 日	A/W，NYHA Ⅰ，1 720 日
Segura 等 Explant 2（2013）[87]	不详		约 300 日	A/W，NYHA Ⅰ
Segura 等 Explant 3（2013）[87]	不详		约 60 日	不详
Segura 等 OHT 1（2013）[87]	不详		约 600 日	不详
Segura 等 OHT 2（2013）[87]	10 年		662 日	不详
Segura 等 OHT 3（2013）[87]	不详		约 270 日	不详

A/W，存活且良好；BiVAD，双心室辅助装置；CF，持续脉冲；EC，体外装置；IABP，主动脉内球囊反搏；IC，体内装置；LVAD，左心室辅助装置；NYHA Ⅰ，纽约心脏病协会新功能分级，Class Ⅰ，Ⅰ级；OHT，原位心脏移植；PF，流体脉冲；VAD，心室辅助装置。

摘自 Casarotto D，Bottio T，Gambino A，et al. The last to die is hope：prolonged mechanical circulatory support with a Novacor left ventricular assist device as a bridge to transplantation. J Thorac Cardiovasc Surg. 2003；125（2）：417-418。

Swartz MF，Fink GW，Carhart RL. Use of abiventricular assist device in the treatment of acute doxorubicin-induced cardiotoxicity. Congest Heart Fail. 2004；10（4）：197-199。

Swartz MF，Fink GW，Carhart RL. Use of abiventricular assist device in the treatment of acute doxorubicin-induced cardiotoxicity. Congest Heart Fail. 2004；10（4）：197-199。

Simsir SA，Lin SS，Blue LJ，et al. Left ventricular assist device as destination therapy in doxorubicin-induced cardiomyopathy. Ann Thorac Surg. 2005；80（2）：717-719。

Freilich M，Stub D，Esmore D，et al. Recovery from anthracycline cardiomyopathy after long-term support with a continuous flow left ventricular assist device. J Heart Lung Transplant. 2009；28（1）：101-103。

Castells E，Roca J，Miralles A，et al. Recovery of ventricular function with a left ventricular axial pump in a patient with end-stage toxic cardiomyopathy not a candidate for heart transplantation：first experience in Spain. Transplant Proc. 2009；41（6）：2237-2239。

Kurihara C，Nishimura T，Nawata K，et al. Successful bridge to recovery with VAD implantation for anthracycline-induced cardiomyopathy. J Artif Organs. 2011；14（3）：249-252。

Khan N，Husain SA，Husain SI，et al. Remission of chronic anthracycline-induced heart failure with support from a continuous-flow left ventricular assist device. Tex Heart Inst J. 2012；39：554-556。

Appel JM，Sander K，Hansen PB，et al. Left Ventricular assist device as bridge to recovery for anthracycline-induced terminal heart failure. Congest Heart Fail. 2012；18（5）：291-294。

Schweiger M，Dave H，Lemme F，et al. Acute chemotherapy-induced cardiomyopathy treated with intracorporeal left ventricular assist device in an 8-year-old child. ASAIO Journal. 2013；59（5）：520-522。

Segura AM，Radovancevic R，Demirozu ZT，et al. Anthracycline treatment and ventricular remodeling in left ventricular assist device patients. Tex Heart Inst J. 2015；42（2）：124-130。

由于 CCMP 患者更容易发生右心衰竭，可能更适合使用同时提供左右心室支持的设备[双心室辅助装置（BiVAD）]或完全人工心脏（total artificial heart, TAH）。然而，癌症幸存者使用 TAH 的个案仅有一例报告[88]，并且 INTERMACS 数据表明接受 BiVAD 治疗或 RVAD 的患者早期术后死亡率较高（33%），并发症发生率高，特别是出血，且 6 个月生存率较低（56% vs 86%LVAD）[73, 74, 89]。

缩窄性心脏病

缩窄性心脏病是化疗和放疗导致的另一种直接后遗症。病因包括缩窄性心包炎、心包积液或缩窄性心肌病。心肌组织受损的原因包括放射线、化疗的直接作用，免疫抑制状态下感染并发症或血液学异常导致的心包积液。引起缩窄性心脏病表现的全部疾病谱不在本章阐述范畴，但将讨论更常见的一些内容。

缩窄性心肌病

尽管随着放疗计划的改善，目前放射性心脏损伤的发生较以往有所减少，但仍然能够常规看到。放射性心脏损伤最常见的情况是在血液系统恶性肿瘤，特别是霍奇金淋巴瘤（HL）的斗篷野照射后发生，其生存改善突显出长期心脏并发症。心脏的放射性损伤也常见于乳腺癌，尤其是左侧肿瘤治疗后。与联合化放疗相关性 CAD 或扩张型心肌病相比，放射性缩窄性心肌病（RTCM）更少见。

损伤机制

缩窄性心脏损伤的病理生理学改变通常是由于直接自由基引起的组织损伤导致心包或心肌的纤维化[19-21]。一般来说，横纹肌被认为是放射抵抗的；然而，即使使用标准照射剂量（2Gy/ 分割），患者也会出现照射野内的肌肉容量损失。对该现象的一种解释是卫星细胞作用，即肌肉组织的干细胞。锻炼相关损伤对运动后肌肉修复和肥大具有刺激作用，这一观点已被广泛接受。负荷肌肉组织内的卫星细胞分化成肌母细胞并与现有的肌细胞融合。该融合激活了转录机制，造成单个肌纤维生长，导致观察到的做功相关性肥大[90, 91]。最近的体外研究表明放射剂量低至 2Gy 能够明显降低卫星细胞和肌母细胞的活性，使肌肉修复和肥大的功能减弱[91, 92]。在接受斗篷野放射治疗的 HL 幸存者中进行的前瞻性随访研究显示，患者左心室质量和室壁厚度随着年龄的增长而下降，与普通人群中观察到的结果相反[（90±27）g/m vs 117g/m]。以上 263 例患者的队列中，只有 56% 接受了全身化疗，表明放疗很可能是造成心室质量下降的原因[93]。

缩窄性心肌病的预防

如同放射性 CAD，RTCM 的预防主要是限制受照射剂量心室为 15Gy，心脏整体为 30Gy，这得益于近期放射治疗技术的进步。体外研究提示一氧化氮是潜在的治疗靶点。它同时作为信号分子和自由基清除剂，对受照卫星细胞活力显示出正性作用[91]。拉伸运动刺激横纹肌反应产生一氧化氮，并已被证明可以激活卫星细胞，很可能导致肌肉重塑[94]。拉伸诱导的一氧化氮释放可能是对以下现象的解释之一：头颈部癌症患者，通常治疗剂量达 70Gy，放射治疗前及治疗期间进行拉伸运动能够获益[95-97]。由于心肌唯一的"拉伸锻炼"就是在需要增加心输出量的锻炼时心脏充盈增加，有氧运动，如快走或在接受放射治疗之前、期间和之后进行其他调理运动可能对心脏组织有保护作用。

缩窄性心肌病的治疗

心肌病药物治疗的一般原则包括严格控制血管内容量、选择性患者的心脏再同步化治疗。总体而言，所有原因的心肌病预后都很差，5 年死亡率为 32%～44%[98]。晚期 RTCM 患者可能需要 VAD 和心脏移植。根据最新评估结果，0.15%CF-LVAD 和 0.2% 等待 OHT 的患者罹患 RTCM[73, 99]。大多数 RTCM-LVAD 植入者的预后与其他病因患者相当，心室（<5.0cm）越小表现越差[99]。RTCM 接受 OHT 的患者的总死亡率（危险比 1.8）、围手术期病死率（尤其是出血）和 6 个月死亡率（21.2% vs 7.8%）显著升高[73, 100]。

心包疾病

心包疾病导致生理学缩窄性心脏病的发生。最常见于放射性损伤后的患者。然而，心包积液可能由以下多种原因引起，包括原发性或转移性癌症、免疫抑制患者的感染性疾病、术后改变、代谢异常，如尿毒症、化学治疗药物如环磷酰胺[46]。主要症状为呼吸困难、心输出量下降，如果病情进展可出现心血管休克。心包疾病分为急性（<6 周）、亚急性（6 周至 6 个月）或慢性（6 个月以上）三型。

心包疾病发展最快的类型是心包积液。常见病因是感染，但也可能为放射治疗的急性反应引起。通过超声心动图诊断非常容易。临床上，心包积液表现为胸痛,心脏听诊可见心包摩擦音及右心负荷增加的表现(颈静脉扩张,奇脉)。如果不治疗可能发展为严重的心脏压塞。感染是心包积液最常见的原因,必须去除。治疗包括心包置管引流以及由于积液反复积聚,如果需要也可以进行心包开窗、心包剥脱或其他手术干预。心包积液很常见,接受纵隔放射治疗的患者有3%可发现无症状性少量心包积液[93]。

亚急性心包炎可能由多种原因引起,包括原发性或转移性肿瘤疾病、感染或任何其他常见原因,如尿毒症或贫血。这种情况也需要治疗,其临床表现也将与急性心包积液相似。慢性心包炎和心包疾病通常与以下情况相关,如放射性损伤、既往手术或儿童期癌症幸存者,多柔比星剂量>250mg/m²或任何剂量的环磷酰胺[101]。由于组织顺应性下降造成了缩窄,这一类型的心包炎通常需要行心包切除术。与积液不同,慢性心包增厚在接受纵隔照射的患者中发生率高(21% vs 普通人群2.5%),并且发生时间越长风险越高(10年以下16% vs 20年以上33%),这种现象支持大多数放射性后遗症随着时间推移而增多[93]这一观点。

瓣膜病

人们对于肿瘤人群中放射性瓣膜病的很多认识都来源于那些接受斗篷放疗和纵隔放疗患者的研究,如HL的幸存者,报告可以追溯到20世纪60年代。其机制被认为是进行性纤维化,表现不一,从常规超声心动图发现的临床上无症状的瓣膜增厚,到需要手术治疗的严重狭窄和反流[102]。就像放射性CAD,RVD也呈剂量依赖性现象(图30-4)。由于放疗方式的改善,更多的近期幸存者的疾病负担降低,当瓣膜累积受照剂量<30Gy时,30年时瓣膜病增加的风险仅为1.4%[103]。

Carlson等于1991年进行的一项研究发现大多数RVD患者在治疗后11.5年出现可检测到的异常,有症状的患者寻求治疗的时间是16.5年[102]。相比之下,最近的大型队列研究显示,治疗后平均23.3年诊断RVD,8%的HL患者为30年[103]。接受超过35Gy治疗的患者20年后无症状瓣膜病的总体发生率为60%,另外6.2%有症状。主动脉狭窄是最常见的问题,接受纵隔放射治疗的患者接受心脏瓣膜手术率升高8倍[93,104]。RVD发生的危险因素包括:在年龄较小时接受癌症治疗,瓣膜受照射剂量大于35Gy,同时接受脾切除术[103]。尽管使

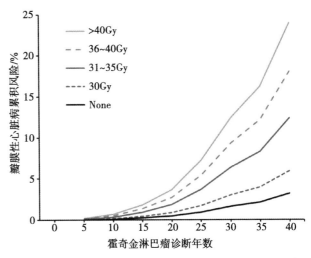

图30-4　按照受影响心脏瓣膜的手照射剂量(EQD2)分类,HL初诊后5年生存者每年VHD作为首次心脏病诊断的累积风险。当治疗中的患者发生另一种心脏病和以死亡作为一种竞争风险时,累积风险计算将其列为删失

HL,霍奇金淋巴瘤;VHD,瓣膜性心脏病

摘自 Cutter DJ, Schaapveld M, Darby SC et al. Risk of valvular heart disease after treatment for HL. J Natl Cancer Inst. 2015; 107(4). With permission of Oxford University Press

用蒽环类药物以前被报道与RVD发生率增加两倍相关[105],但是当以瓣膜受照射剂量进行校正时,这种相关性不再具有统计学意义[103]。一半以上RVD患者会发生进展,任何可调整的危险因素(吸烟、高胆固醇血症)都必须重视[103]。

原发性和转移性心脏肿瘤

原发性心脏肿瘤非常罕见,仅占所有肿瘤的0.001%~0.28%[106,107]。其中绝大多数累及瓣膜和心房,引起瓣膜性心脏病。诊断为心脏横纹肌肉瘤或其他不可切除的肿瘤时,可能需要移植达到疾病控制。心脏转移性病变更常见,尸检中发病率为2.3%~18.3%[108]。黑色素瘤或局部扩散性纵隔肿瘤是更常见的侵犯心脏和心包的恶性疾病。心脏转移通过以下四种共同机制发生:①直接侵犯;②血源性播散;③淋巴扩散;或④肺静脉或腔静脉瘤栓。大多数心包受累是肺和纵隔肿瘤直接侵犯的结果,偶尔为逆向淋巴扩散。大多数心肌或心外膜肿瘤通过淋巴系统到达心脏。心内膜或瓣膜病变来源于血液种植[108]。心包转移最常见,其次是心外膜和心肌病变。原发性心脏肿瘤倾向于年轻患者更常见,男性比女性更常见转移性病变。心脏转移瘤的症状表现取决于肿块的位置。心脏肿瘤最常见的表现是心包积液。腔内肿瘤可能表现为

栓塞事件，特别是当肿块表面有破溃时；如果肿瘤位于瓣膜周围，也可能表现为反流或狭窄。罕见的心内膜肿瘤更常累及右心，由更倾向于血管侵犯的恶性肿瘤引起，比如肾、肝和子宫癌症。然而，绝大多数转移性心肌肿瘤是无症状的，通常在尸检时发现。

伦理问题

当一个患者同时诊断为心脏疾病和肿瘤时，可能会引起一系列的伦理关注。近代医学的发展产生了特殊的患者队列，这些患者可能需要治疗两种独立的、潜在致命性疾病。沟通治疗计划相关决策的最佳方式是让患者及其家属参与有关预后和治疗方案的及时讨论。以下场景代表了伦理考虑重要性的情况。

癌症患者停止除颤器治疗——不再复苏

自动内置心脏除颤器（automatic internal cardiac defibrillator，AICD）的应用为患者提供了一种延长生命的装置，防止心源性猝死的发生。然而，这种装置并非没有并发症，其产生的冲击是痛苦的，并造成潜在的功能丧失焦虑。这种治疗的获益人群包括左室射血分数<35%的患者。有些患者在癌症诊断时由于先前存在的心脏疾病而植入AICD，而另外一些患者可能因为抗肿瘤治疗的心脏并发症需要植入AICD，最常见的是暴露于蒽环类药物或放射治疗。AICD在癌症幸存者与在非肿瘤人群中的受益相当：提高左室射血分数，减少二尖瓣反流，改善纽约心脏协会心功能分类[109]。当癌症复发或进展时，除颤器可能不会改变最终结果，AICD的伦理问题变得更明显。

一旦开始治疗，撤除就不符合伦理或是违法的。事实上，撤除治疗等同于不在第一时间开始治疗[110, 111]。实践中常见在生命终末期撤除维持生命的措施，AICD可能是那些治疗之一[112]。如果有生前预嘱和家属同意，撤销治疗的决定可以确定并执行。讨论这些问题应该在患者有能力做出决策时进行，立下正式的生前预嘱尤为重要。在患者和家属的意愿是排除心脏复苏和除颤时尤其如此。在那种情况下，关闭装置最符合患者和家属的意愿[113]。在临终关怀环境下，如果符合患者和家属的意愿，终止AICD但不应该停止活动和努力改善功能。主要关注点在于避免那些患者

不希望但已经提供的治疗。各机构应进行个案审查，并在发生之前制定出处理生命终末期问题的策略[114]。

LVAD的潜在问题

一开始这些装置设计作为心脏移植的过渡（bridge to transplant，BTT），目前已被广泛接受作为终末期CHF的治疗方法，并在2010年被美国FDA批准作为终点治疗[78]。这意味着LVAD现在应用于更多和更老的患者人群，于是造成了伦理考虑在制定决策过程中发挥重要作用的多种情况。

VAD植入后确诊肿瘤

当VAD作为BTT植入时，移植前检查中可能发现了隐匿的恶性肿瘤或在等待心脏供体的时候发生[115-118]。或者，癌症可能发生在接受VAD终点治疗的老年患者[118-120]。迄今文献已报道32个这类案例，表30-4总结了其中13例经讨论的详细治疗情况。

LVAD植入有利于肿瘤治疗

至少已报告了3例确诊癌症的患者植入VAD后有条件进行癌症治疗。第一例是一位33岁的男性患者，他以急性心力衰竭为表现，同时发现患有HL。他接受了心脏伴侣II型（HeartMate II）LVAD植入术，进行了12周期化疗和放疗，治疗后12个月仍存活[121]。另外两例是男性患者进行OHT术前检查时发现肾结节且无转移。鉴于患者年龄较轻（30岁和51岁），遂决定进行LVAD移植，以利于心脏功能恢复和能够进行潜在的治愈性手术。两例患者分别在接受LVAD后的8个月和9个月时成功地进行了部分肾切除术。鉴于病理类型预后好（Furman I级和II级），他们在肿瘤完全缓解后2年和3年重新安排等待OHT。两例患者都成功接受了心脏移植，在癌症诊断后56个月和58个月随访时都存活[118]。

无论VAD的使用情况如何，恶性肿瘤进展都会使患者面临生命终末期的困境。在这种情况下终止LVAD成为合理选择。然而，重要的是要记住该装置所带来的心功能改善，已有多个案例报告其有助于家庭出院[79, 80, 86, 117]。与其他情况一样，如果癌症进展，生前预嘱和患者、家属以及治疗团队所有成员进行坦诚的讨论有益于进行生命终末期的选择。

表 30-4　癌症诊断与 VAD 植入患者的治疗

作者	肿瘤	治疗	预后	癌症诊断前 VAD 时间 / 月	癌症诊断后 VAD 时间 / 月
Murakawa 等 (2011)[116]	非小细胞肺癌	切除术	30 日生存 / 回家	9	未报告
Loyaga-Rendon 等 (2014)(n=8)[119]	基底细胞癌	切除术	治愈 / 生存	12	36
	恶性黑色素瘤	切除术	治愈 / 死亡(创伤)	13	58
	恶性黑色素瘤 分化差的转移 性腺癌	切除术后	临终关怀,死亡	3	13
	食管腺癌	射频消融术	控制,死亡(LVAD 失败)	59	6
	食管腺癌	化疗,放疗	临终关怀,死亡	5	15
	多形性胶质母 细胞瘤	切除术,化疗, 放疗	临终关怀,死亡	6	14
	多发性骨髓瘤	化疗	生存	1	21
	肾细胞癌	观察	生存	2	7
Smail 等 (2015)(n=3)[118]	转移性肾癌	切除术	死亡(材料缺失)	7	60
	乳腺癌	切除术	死亡(VAD 血栓)	8	24
	非小细胞肺癌	切除术	生存	12	22
Khan 等 (2015)(n=1)[117]	小细胞肺癌	化疗,拒绝放疗	家庭临终关怀,死 亡	3	6

LVAD,左心室辅助装置;N/R,未报告。

摘自 Murakawa T, Murayama T, Nakajima J, et al. Lung lobectomy in apatient with an implantable left ventricular assist device. Interact Cardiovasc Thorac Surg. 2011;13(6):676-678。

Khan M, Wasim A, Mirrakhimov AE, et al. Case report of apatient with left ventricular assistance device undergoing chemotherapy for anew diagnosis of lung cancer. Case Rep Oncol Med. 2015;5:1-3。

Smail H, Pfister C, Baste J-M, et al. A difficult decision:what should we do when malignant tumours are diagnosed in patients supported by left ventricular assist devices? Eur J Cardiothorac Surg. 2015;48(3):e30-e36。

Loyaga-Rendon RY, Inampudi C, Tallaj JA, et al. Cancer in end-stage heart failure patients supported by left ventricular assist devices. ASAIO Journal. 2014;60(5):609-612。

癌症幸存者的心脏移植治疗

以前的共识指南记载癌症幸存者在确诊后无疾病生存超过 5 年,才能积极安排进行 OHT,这在很大程度上是因为推断免疫抑制治疗会增加肿瘤复发风险。然而,随访研究显示可能早做移植预后会更好,而且癌症复发风险并不明显(仅有一例文献报告),尽管较多案例是对生存无影响的非黑色素瘤皮肤癌[73,74]。然而 OHT 后感染在癌症幸存者中更为常见(22% 对 14%),1 年无排异率更高(72% 对 62%),总生存率与其他病因导致的心力衰竭且接受 OHT 的患者相似———一年、三年和五年的生存率分别为 86%、79% 和 71%[122]。目前指南建议与肿瘤学团队密切合作,根据肿瘤类型、治疗反应、复发的可能性和转移的检查,对癌症幸存者进行心脏移植的可行性和时机制定决策[123]。

在癌症幸存者群体中进行高级心脏手术

如前所述,长期癌症幸存者很可能患有治疗相关性心脏病,需要进行心脏血运重建或其他治疗。在一个心胸外科手术队列中,有癌症病史的患者约占 3.8%,该比例随着幸存者的年龄增长还会继续增大[124]。

长期幸存者的干预计划

当决定对幸存者的心脏疾病进行手术治疗时，重要的是要考虑之前的癌症治疗是否排除了任何选择。例如，乳腺癌幸存者用于重建手术的内乳动脉不能用作冠脉搭桥术的移植血管[125]。此外，治疗放射相关性心脏病（radiation-associated heart disease，RAHD）的手术，无论在围手术期即刻还是长期，既往胸部放疗与预后均呈明显负相关。中位随访 7.6 年时，RAHD 患者住院时间更长（17d vs 12d），术后永久性心房纤颤发生率更高（28% vs 12%），死亡率更高（55% vs 28%）[126]。在 RAHD 队列中，接受直接纵隔放疗的患者（主要是 HL、胸腺瘤和睾丸癌）和接受切线照射的患者（主要是乳腺癌）具有显著的预后差异。广泛照射组术后发生呼吸功能不全的风险提高 3.5 倍，可能导致住院死亡率更高为 13%（对切线组 2.4%），2 年生存率更低为 70%（对切线组 84%）[127]。癌症幸存者考虑选择手术处理癌症治疗相关性心脏病时，了解其较高的发病率和死亡率非常重要。

同期心脏和癌症手术

新诊断肺癌和心脏问题的患者，如 CAD 三支血管病变或瓣膜病不能进行微创介入治疗，可能会获益于同时进行心脏手术和原发肿瘤切除术。虽然这种情况并不常见，但在过去的二十年中欧洲和亚洲均报告了一些病例，支持这种治疗方式的可行性[128-133]。这些报告中大多数患者诊断早期肺癌且不需要心肺旁路循环（cardiopulmonary bypass，CPB）。引用两个原因避免 CPB，分别是肝素化增加出血风险和旁路泵造成血源性癌扩散的可能性[132]。对这些患者的长期随访研究表明癌症进展是该组患者最常见的死亡原因。因此，当针对心脏疾病进行的手术干预给患者带来不必要的负担，且其癌症无法根治性切除时，寻求心脏疾病和癌症的姑息性治疗成为更合适的选择。以上情况必须在与家属和患者协商基础上，进行个案分析。

肿瘤性疾病情况下的心脏康复治疗

癌症患者合并心脏疾病的康复治疗原则遵循基础的心脏康复指南。这些原则强调在保持功能和安全的同时进行强化和适应性训练以及二级预防和教育。鼓励感兴趣的临床人员阅读有关心脏康复一般原则的大量详细参考资料[4,134-141]。这里介绍适用于癌症患者的安全有效的心脏康复基本原则。

心脏康复在降低死亡率中的作用

在过去的 35 年，康复治疗在 CAD 患者中的有效性已被明确证实。全面的心脏康复计划目前包括风险因素调整和患者教育及锻炼和强化训练[142]。近期文献证明这些计划能够带来多种积极作用，包括提高运动耐力，骨骼肌力，精神状态和生活质量。结合运动和风险干预的康复计划可以有效降低医疗和住院费用。尽管有如此多的证据，心脏康复在一般人群中仍然常常利用不足，在癌症患者中也不应该被忽视。所有心脏康复计划的关键要素都是戒烟，在癌症患者中也是必不可少的。

CAD 患者的心脏康复可将死亡率降低 25%。进行多因素干预的 CAD 患者比仅进行运动的患者在死亡率改善方面更为显著[143]。虽然尚无明确证据证明通过心脏康复可以降低发病率，但重要的是强调运动训练不会增加发病率。运动干预被证明是安全的，甚至在 LVEF 低至 24% 的患者，非致命性心血管事件发生率也较低[4,135-141,144]。

新兴证据表明，除了已经被证实的运动可以降低 CAD 发生之益处外，加强生活方式的调整可能会延缓或逆转 CAD 的发生。这种作用很难从饮食调整和降脂药物的混杂影响中分离出来。每周的能量消耗低至 7 524kJ（1 800kcal）或将近 4 个小时的中等体力运动，刚刚低于大多数监督的运动干预计划的阈值，可以有效降低心脏源性死亡率[145,146]。

一般注意事项

当康复计划预期涉及高心脏负荷工作量时，应对患者进行筛查，包括可疑的医源性心肌病、CAD 或高血压，因为运动中收缩压和舒张压均会升高[147]。这对于接受左胸高剂量放疗暴露、高剂量蒽环类药物或两种治疗方式相结合的患者，尤其重要。筛查包括超声心动图，评估可能的心肌病或积液，左右心室功能。多普勒超声心动图可以评估瓣膜功能。放射性核素心室造影也用于评估左心室功能。运动或药物刺激试验可用于证明存在需求增加性缺血。心脏导管检查可以帮助评估 CAD 程度和心力衰竭患者的心室功能不全程度。基线心电图对评估传导异常是有用的，例如 QTc 延长或束支阻滞。应进行血脂全套检测以帮助制定二级预防措施。应该记录心源性猝死家族史。最近的一项试验（HF-ACTION）发现有癌症病史的心力衰竭患者，无法耐受每周 90 分钟以上运动者，35 个月的全因死亡率（84% vs 66%）升高，表明必须谨慎设计针对合并心脏疾病的肿瘤幸存者的运动干预措施[72]。

运动注意事项和癌症患者特殊情况

除了见于一般人群的心脏风险之外，癌症患者，尤其是接受化疗和放疗的患者，还存在一些系统性现象，直接影响运动的安全性和有效性。骨髓抑制的多种后遗症已经被列为运动的排除标准。

血小板减少症伴血小板计数低于 $100 \times 10^9/L$ 与自发性出血相关，大多数研究使用的临界值范围为（25~50）$\times 10^9/L$。粒细胞缺乏症伴白细胞计数低于 $1 \times 10^9/L$ 也被一些组织[148]列为运动排除标准，尽管另外一些研究者允许在无发热的情况下参加[149]。表 30-5 总结了癌症患者停止运动的常用标准。收缩期和舒张期血压是不同研究之间标准差异最大的两个参数，有些作者将未控制的高血压定义为 DBP＞95mmHg 或 SBP＞160mmHg[150-153]，其他一些作者根本不采用血压标准[148,149,154,155]。总之，在设计运动干预措施时，必须考虑每个患者的整体临床情况。

表 30-5　癌症患者运动的常见禁忌证

舒张压较基线降低＞10mmHg 收缩压较基线降低＞20mmHg	发热＞38℃（101℉）	胸痛加重
	血红蛋白计数＜80g/L	乏力
舒张压＜60mmHg 或＞115mmHg 收缩压＜90mmHg 或＞160mmHg	中性粒细胞减少症，白细胞计数＜$1 \times 10^9/L$ 血小板减少症［血小板计数＜（25~50）$\times 10^9/L$］	呼吸困难 喘息发作
最大心率＞（180-年龄） 最大心率＞静息脉率 +（220-年龄-静息脉率）×75%	心脏毒性药物或神经毒性药物输注当天 严重系统性疾病	下肢抽搐、跛行、疼痛或即将发生的病理性骨折或脊髓压迫
静息心率大于 115 次 / 分		

氧气的运输、交换和消耗

骨髓抑制导致的贫血通过减少可利用的红细胞数量来降低携氧能力，造成潜在的心脏需氧量和氧气输送量不匹配，可能诱发心绞痛事件。代谢异常例如酸中毒或发热能够影响血红蛋白 - 氧气的结合力，降低组织中气体交换效率，导致心源性和非心源性工作能力的降低。此外，体温升高（＞38.3℃或 101℉）会增加耗氧量[156]伴心动过速，这一现象常见于进行积极治疗的患者，并可能在易感患者中诱发心脏缺血事件[7,43]。

静脉回流受损

癌症相关的血栓形成、淋巴结肿大和治疗相关性改变，如血管狭窄和限制性心脏病给运动中的幸存者带来了若干挑战。舒张期充盈量减少会引发心律失常和晕厥发作，导致跌倒以及随后的不良事件，在普通人群中与不良预后相关[98]。静脉功能不全导致的肢体水肿会造成平地行走时代谢需求增加。例如，分布在小腿上的重量额外增加 2kg，能量消耗可增加高达 8%[157,158]。谨慎的液体管理和干预治疗，如弹力袜，可能同时满足有利于矫形和改善远端肢体水肿的需要。在严重的情况下，应采取复杂的减少充血的治疗以减轻肢体重量。

肌肉骨骼因素

疼痛、疲劳和功能障碍是癌症幸存者在所有阶段的常见症状。这三者都对肌肉效率具有不良影响，表现为物理运动减少和客观检查表现受限（如 6 分钟步行测试和计时起立行走）。下肢截肢的患者移动时能量消耗急剧增加，为癌症幸存者设计运动计划时必须考虑到这一点。此外，骨转移很常见，预示肢体或脊柱的骨折风险增加，高达 50% 的癌症患者在疾病终末期会发生骨相关疾病[159]。但是，至少有一项针对前列腺癌伴无症状性骨病变的患者进行高强度有氧运动（足球）的试验显示，可改善瘦身体重指数和最大耗氧量（VO_{2max}），且未观察到病理性骨折[160]。

癌症幸存者的心脏康复由什么构成

如前所述，癌症幸存者即使不发生 LVEF 降低或急性心脏事件，也存在心肺储备较低的情况，是正规心脏康复治疗的典型适应证。此外，癌症患者常常比其他心脏病患者遭受更大程度的整体功能下降、生活质量降低和躯体活动受限导致的抑郁[161, 162]。因此，旨在改善一般状况和功能表现的任何体力活动构成了癌症幸存者的心脏康复内容。越来越大量的证据表明设计合理的运动干预对包括成年和儿童期癌症幸存者在内的整体癌症治疗群体都是安全且有益的。对现有证据的更详细的综述，请读者浏览 Braam 等、Mishra 等和 Bergenthal 等的分析[163-166]。接下来的章节中，我们将讨论在癌症不同治疗阶段最实用的调节干预措施的案例。

积极治疗期间的运动

最早关于耐力运动降低治疗相关并发症发生率的研究可以追溯到 20 世纪 80 年代初期[155]。在常用癌症治疗方案范畴内，血液系统恶性肿瘤治疗中应用的大剂量化疗和骨髓移植为毒性最大的方案的代表，其急性和 1 年死亡率分别为 2.8%～5.7% 和 21%[167, 168]。幸运的是，在这些情况下进行锻炼的证据基础最为广泛，干预方式包括从床上仰卧蹬车到多种模式的阻力和耐力常规运动。在这些人群中，运动已被证明对心肺功能适应和对抗治疗副作用具有有益作用[148, 149, 155, 167, 169-173]。在这类研究中，运动干预的共同特征是基线运动负荷试验后使用椭圆机或跑步机进行渐进式有氧运动。普遍使用连续心率监测以确保其在目标范围之内。最简单的研究之一是利用每日床上间隔蹬车运动（以 50% 的心脏储备蹬车 1 分钟，然后休息 1 分钟），重复 15 次，每日总共仅运动 30 分钟，结果显示住院时间缩短，机体功能下降较小，中性粒细胞和血小板减少症持续时间缩短，腹泻和疼痛发生减少[169]。新的研究包括放松训练和心理咨询以减轻压力和焦虑的负面影响[148, 149]。类似的获益在其他癌症诊断中也有报告：肺癌[153]，乳腺癌[150, 174-177] 和前列腺[178]。进行清髓治疗的住院患者，即使是简单的运动干预，例如每周步行 3 次，每次 30 分钟，达到 50% 心脏预期储备值，能够明显改善摄氧量和功能状况[176]。

在癌症患者中，间歇性训练值得特别关注。通常，有氧运动方案的有效性受限于参加者无法进行连续性训练。间歇性训练最有吸引力的特征之一是降低时间要求，可以在疲劳发生之前完成运动。近三十年来，间歇性训练的安全性和有效性在各种患者人群中均有据可查[179-183]。简单的功能性任务，例如重复性坐立（repeated sit to stands，STS），被证实既可以衡量虚弱程度，又可以预测多种患者人群的死亡率[184-187]，可以作为单独的锻炼方式应用。按照我们的经验，STS 在住院患者易于应用。即使虚弱的偏瘫患者也可以安全有效地进行这种形式的训练，利用床的高度来增加或减少训练强度，并以侧栏作为额外的支撑。加用指端脉搏血氧仪可实时监测心率以提高安全性。需要考虑的跌倒风险比较低，因为休息面直接位于患者后侧。对于 CHF 患者，建议运动周期为 30 秒，休息 60 秒[182]。

积极治疗后的运动

同样，总体证据支持在治疗（包括乳腺癌和前列腺癌患者的激素抑制治疗）周期完成后进行运动，包括多种耐力和阻力干预训练，在主要癌症诊断中均显示出多种益处[151, 154, 188-193]。一种经典的阻力训练是由 Segal 等列为方案并示范的：热身，然后进行针对主要肌群的九个动作重复 8～12 次，共两组——伸腿、抬足、曲腿、收胸、扩胸、压头、展臂、屈臂和改良的引体向上，每个循环完成 60%～70%，每周最多重复 3 次，持续共 12 周[151]。有氧运动计划通常采用短暂热身，后以 65%～80% 的心脏储备量进行蹬车、步行或慢跑 30 分钟[154]。下楼运动是一种简单的锻炼方法，目前在癌症幸存者中尚未得到证实，但在健康肥胖女性中发现能够降低心率和 SBP 以及提高骨矿物质密度[194]。这可能实际上是通过增加偏心收缩的肌肉训练来起作用，模拟间歇性训练并有助于提高运动能力。

遵守运动

与需要在数周时间内持续参加的任何工作一样，遵守运动方案可能成为一项主要挑战，尤其是在积极的门诊治疗期间。一些策略已证实对坚持运动是有益的，包括团体治疗[152, 195-198]，电话随访[177] 和团队运动项目[160, 199]。

治疗师在癌症幸存者心脏康复中的作用

治疗师的职责是指导癌症幸存者进行安全、可持续性和有效的功能恢复计划。潜在的医学问题、治疗并发症、生活安排、社会心理状况和其他任何影响参与运动的因素都需要考虑到。在一般人群中，损失 1 单位 MET（相当于约每分钟 3.5ml/kg 的摄氧量）可以使死亡率提高 12%～18%[200, 201]。研究表明，运动能力提高量能够通过结构化的 12 周运动计划达到。无论在诊断还是治疗阶段，癌症幸存者的心肺功能适应都可以通过运动来改善[202]，甚至在化疗期间达到完成完整马拉松比赛的水平[203]。

癌症患者心脏康复的主要问题是如何获知和参与。此外，医务人员应记住考虑在合适的时候转诊患者到正规的心脏康复机构。表 30-6～表 30-10 列出了有效的心脏康复项目的细节。

表 30-6　心脏康复计划的阶段

阶段	特征	癌症特例
第 1 阶段	(急性期)医院内的急性期；本来是心肌梗死后 14 日的复原计划；现在压缩至 2～3 日	患者在肿瘤切除术后发生心脏事件，现在为充血性心力衰竭加重或心肌梗死之后
第 1B 阶段	通常用于老年人，这是一个正在住院康复患者在急性或亚急性康复情况下的计划。最常用于有严重合并症的患者	患者曾经接受过化疗，因切除肿瘤而截肢或重症监护室住院时间延长，因肿瘤导致明显的残疾或神经系统事件
第 2 阶段	(训练期)这是传统的门诊监测下的心脏康复计划	放射或蒽环类药物导致的心肌病患者
第 3 阶段	(维持阶段)通常是计划中依从性最差的部分，这一阶段患者需要坚持锻炼计划并保持从康复计划的急性期和训练期进行的生活方式调整。参加维持项目可能大大有助于提高依从性	良好的心脏健康状态应该是所有癌症患者治疗的一部分。好的机能状态将有助于迎战疾病复发

表 30-7　心脏康复的标准

符合条件的情况
心肌梗死
冠状动脉搭桥手术后
冠状动脉内血运重建
冠状动脉内血运重建稳定型心绞痛
瓣膜置换术后
稳定型心绞痛
心力衰竭
所有年龄段均符合条件

表 30-8　医学标准

1. 心电图监测运动试验
2. 力量测量(可以由理疗师 / 生理学家完成)
3. 由转诊医师进行临床检查
(1) 筛选出不稳定型心绞痛、非代偿期 CHF
(2) 评估患者兴趣
4. 评估抑郁症或其他心理问题
5. 评估其他医学禁忌证或限制情况

　　CHF, 充血性心力衰竭。

表 30-9　康复计划的目标

1. 风险分层
2. 改善情绪健康
3. 生活方式调整 / 二级预防
　　a. 可逆因素 - 戒烟，饮食，压力管理，行为纠正
4. 心理干预
5. 节能方法
6. 改善条件
7. 增强肌肉力量
8. 增加对疾病过程的了解

表 30-10　有效的康复计划的要素

1. 强化锻炼(无负重，弹性阻抗带，循环训练)
2. 伸展 / 健美操练习
3. 耐力训练(跑步机，自行车，楼梯踏步机，划船机等)
4. 教育计划
5. 生活方式调整干预(营养支持，戒烟等)
6. 医疗监督
7. 团队支持
8. 有可及的维持计划

第三篇

要点

- 癌症患者常见合并心脏疾病的情况，因为这两种疾病具有多种共同的危险因素，例如年龄增加、吸烟和肥胖。
- 通过摄氧量测量的心肺功能下降见于所有分期的癌症幸存者群体，相当于 20~30 年增龄造成的变化。
- 手术、化疗、放疗和潜在肿瘤引起的代谢需求增加造成心功能需求增加，容易引发心绞痛或心肌梗死。
- 某些药物和治疗方案需要增加大量液体负荷，可能会使心功能处于边缘状态的患者发生心力衰竭。
- 在癌症治疗之前，按照推荐积极治疗 CAD 是合理的，如旁路手术、冠状动脉支架置入术和药物，包括降低胆固醇的药物、β 受体阻滞剂和运动等。
- 放疗后 CAD 增加的机制是微循环损伤，导致动脉粥样硬化加速。
- 任何有接受放疗或化疗药物暴露病史的患者，如果要开始预期会增加心脏负荷的康复计划，都应该怀疑患有 CAD。
- 正在接受新型抗血管生成药物治疗的患者，如贝伐珠单抗和小分子酪氨酸激酶抑制剂，都应该监测高血压。
- 肿瘤性疾病情况下的扩张型心肌病通常与化疗有关，特别是多柔比星、其他蒽环类药物或曲妥珠单抗。
- 与其他病因的 CHF 相比，右心衰竭更常见于治疗相关性心肌病。
- 动物实验数据表明有氧运动可能减轻化疗药物导致的心肌病。
- 化疗药物诱发的心肌病所导致的 CHF 治疗与其他类型的心肌病相同：减轻后负荷，降低容量，小剂量 β 受体阻滞剂和必要时使用正性肌力药。
- 心室辅助装置已经成功用作化疗导致的急性和慢性心肌病患者进行目的性治疗和移植治疗的桥梁。据报告其能够完全和部分恢复心室功能。
- 治疗相关性心肌病患者进行心脏移植的时机和可行性，需要考虑肿瘤专科的讨论意见。目前已不再推荐任意情况下均需要 5 年的等待期，其治疗效果与一般移植人群相当。
- 任何旨在改善一般状况和功能表现的体育活动，都构成癌症幸存者心脏康复的内容。
- 癌症患者心脏康复的主要问题是可及性。医学专业人员必须想到推荐他们去接受心脏康复。
- 在癌症患者中已经开展多种有氧运动方法。尽管一定要警惕心脏工作负荷明显增加，实际上发现都是安全有效的。

（王玉艳 译 卓明磊 校）

参考文献

1. Disease Statistics. National Heart, Lung, And Blood Disease Institute. *US Department of Health and Human Services*. 2017. https://www.nhlbi.nih.gov/about/documents/factbook/2012/chapter4
2. Sawhney R, Sehl M, Naeim A. Naeim, Physiologic aspects of aging. *Cancer J*. 2005;11:449–460.
3. Gielen S, Adams V, Niebauer J, et al. Aging and heart failure-similar syndromes of exercise intolerance? Implications for exercise-based interventions. *Heart Fail Monit*. 2005;4:130–136.
4. Bartels MN, Whiteson JH, Alba AS, et al. Rehabilitation C. 1. Cardiac rehabilitation review. *Arch Phys Med Rehabil*. 2006;87:46–56.
5. Siegel RL, Miller KD, Jemal A. Cancer statistics, 2017. *CA Cancer J Clin*. 2017;67:7–30.
6. de Moor JS, Mariotto AB, Parry C, et al. Cancer survivors in the united states: prevalence across the survivorship trajectory and implications for care. *Cancer Epidem Biomark Prev*. 2013;22(4):561–570.
7. Jones LW, Courneya KS, Mackey JR, et al. Cardiopulmonary function and age-related decline across the breast cancer survivorship continuum. *J Clin Oncol*. 2012;30(20):2530–2537.
8. Sawaya H, Sebag IA, Plana JC, et al. Early detection and prediction of cardiotoxicity in chemotherapy-treated patients. *Am J Cardiol*. 2011;107(9):1375–1380.
9. Paterson DH, Cunningham DA, Koval JJ, et al. Aerobic fitness in a population of independently living men and women aged 55-86 years. *Med Sci Sports Exerc*. 1999;31(12):1813–1820.
10. San-Millán I, Brooks GA. Reexamining cancer metabolism: lactate production for carcinogenesis could be the purpose and explanation of the Warburg Effect. *Carcinogenesis*. 2017;38:119–133.
11. Green DM, Hyland A, Chung CS, et al. Cancer and cardiac mortality among 15-year survivors of cancer diagnosed during childhood or adolescence. *J Clin Oncol*. 1999;17(10):3207–3215.
12. Stacy Nicholson H, Fears TR, Byrne J. Death during adulthood in survivors of childhood and adolescent cancer. *Cancer*. 1994;73(12):3094–3102.
13. Robertson CM, Hawkins MM, Kingston JE. Late deaths and survival after childhood cancer: implications for cure. *BMJ*. 1994;309(6948):162–167.
14. Hudson MM, Jones D, Boyett J, et al. Late mortality of long-term survivors of childhood cancer. *J Clin Oncol*. 1997;15(6):2205–2213.
15. Oeffinger KC, Mertens AC, Sklar CA, et al. Chronic health conditions in adult survivors of childhood cancer. *N Engl J Med Overseas Ed*. 2006;355(15):1572–1582.
16. Armstrong GT, Kawashima T, Leisenring W, et al. Aging and risk of severe, disabling, life-threatening, and fatal events in the childhood cancer survivor study. *J Clin Oncol*. 2014;32(12):1218–1227.
17. Darby SC, Ewertz M, Mcgale P, et al. Risk of ischemic heart disease

in women after radiotherapy for breast cancer. *N Engl J Med Overseas Ed.* 2013;368(11):987–998.

18. Giordano SH, Kuo Y-F, Freeman JL, et al. Risk of cardiac death after adjuvant radiotherapy for breast cancer. *J Natl Cancer Inst.* 2005;97(6):419–424.

19. Darby SC, Mcgale P, Taylor CW, et al. Long-term mortality from heart disease and lung cancer after radiotherapy for early breast cancer: prospective cohort study of about 300 000 women in US SEER cancer registries. *Lancet Oncol.* 2005;6(8):557–565.

20. Cuzick J, Stewart H, Rutqvist L, et al. Cause-specific mortality in long-term survivors of breast cancer who participated in trials of radiotherapy. *J Clin Oncol.* 1994;12(3):447–453.

21. Korreman SS, Pedersen AN, Aarup LR, et al. Reduction of cardiac and pulmonary complication probabilities after breathing adapted radiotherapy for breast cancer. *Int J Radiat Oncol Biol Phys.* 2006;65(5):1375–1380.

22. Harris EER, Correa C, Hwang W-T, et al. Late cardiac mortality and morbidity in early-stage breast cancer patients after breast-conservation treatment. *J Clin Oncol.* 2006;24(25):4100–4106.

23. Stewart JR, Fajardo LF, Gillette SM, et al. Radiation injury to the heart. *Int J Radiat Oncol Biol Phys.* 1995;31(5):1205–1211.

24. EBCT-COG. Favourable and unfavourable effects on long-term survival of radiotherapy for early breast cancer: an overview of the randomised trials. *Lancet.* 2000;355:1757–1770.

25. Gyenes G, Rutqvist LE, Liedberg A, et al. Long-term cardiac morbidity and mortality in a randomized trial of pre- and postoperative radiation therapy versus surgery alone in primary breast cancer. *Radiother Oncol.* 1998;48(2):185–190.

26. Paszat LF, Mackillop WJ, Groome PA, et al. Mortality from myocardial infarction following postlumpectomy radiotherapy for breast cancer: a population-based study in Ontario, Canada. *Int J Radiat Oncol Biol Phys.* 43(4):755–762.

27. Patt DA, Goodwin JS, Kuo Y-F, et al. Cardiac morbidity of adjuvant radiotherapy for breast cancer. *J Clin Oncol.* 2005;23(30):7475–7482.

28. Kalantaridou SN, Naka KK, Bechlioulis A, et al. Premature ovarian failure, endothelial dysfunction and estrogen–progestogen replacement. *Trends Endocrinol Metab.* 2006;17(3):101–109.

29. Muscari Lin E, Aikin JL, Good BC. Premature menopause after cancer treatment. *Cancer Pract.* 1999;7(3):114–121.

30. Meinardi MT, Gietema JA, van der Graaf WTA, et al. Cardiovascular morbidity in long-term survivors of metastatic testicular cancer. *J Clin Oncol.* 2000;18(8):1725–1732.

31. di Lisi D, Madonna R, Zito C, et al. Anticancer therapy-induced vascular toxicity: VEGF inhibition and beyond. *Int J Cardiol.* 2017;227:11–17.

32. Kroschinsky F, Stölzel F, von Bonin S, et al. New drugs, new toxicities: severe side effects of modern targeted and immunotherapy of cancer and their management. *Critical Care.* 2017;21(1):89

33. Kruzliak P, Novak J, Novak M. Vascular endothelial growth factor inhibitor-induced hypertension: from pathophysiology to prevention and treatment based on long-acting nitric oxide donors. *Am J Hypertens.* 2014;27(1):3–13.

34. Arora N, Gupta A, Singh PP. Biological agents in gastrointestinal cancers: adverse effects and their management. *J Gastrointest Oncol.* 2017;8(3):485–498.

35. Abdel-Qadir H, Ethier J-L, Lee DS, et al. Cardiovascular toxicity of angiogenesis inhibitors in treatment of malignancy: A systematic review and meta-analysis. *Cancer Treat Rev.* 2017;53:120–127.

36. Tsibiribi P, Descotes J, Lombard-Bohas C, et al. Cardiotoxicity of 5-fluorouracil in 1350 patients with no prior history of heart disease. *Bull Cancer.* 2006;93(3):E27–E30.

37. Wacker A, Lersch C, Scherpinski U, et al. High incidence of angina pectoris in patients treated with 5-fluorouracil. *Oncology.* 2003;65(2):108–112.

38. Fukuda M, Oka M, Itoh N, et al. Vasospastic angina likely related to cisplatin-containing chemotherapy and thoracic irradiation for lung cancer. *Intern Med.* 1999;38(5):436–438.

39. Czaykowski PM, Moore MJ, Tannock IANF. High risk of vascular events in patients with urothelial transitional cell carcinoma treated with cisplatin based chemotherapy. *J Urol.* 1998;160(6):2021–2024.

40. Schrader C, Keussen C, Bewig B, et al. Symptoms and signs of an acute myocardial ischemia caused by chemotherapy with Paclitaxel (Taxol) in a patient with metastatic ovarian carcinoma. *Eur J Med Res.* 2005;10:498–501.

41. Gemici G, Cincin A, Değertekin M, et al. Elevations P-inducedst-segment. *Clin Cardiol.* 2009;32:E94–E96.

42. Shah K, Gupta S, Ghosh J, et al. Acute non-ST elevation myocardial infarction following paclitaxel administration for ovarian carci-

noma: a case report and review of literature. *J Cancer Res Ther.* 2012;8: 442–444.

43. Kamineni P, Prakasa K, Hasan SP, et al. Cardiotoxicities of paclitaxel in African Americans. *J Natl Med Assoc.* 2003;95:977–981.

44. Totzeck M, Mincu RI, Rassaf T. Cardiovascular adverse events in patients with cancer treated with bevacizumab: a meta-analysis of more than 20 000 patients *J Am Heart Assoc.* 2017;6(8): e006278. doi:10.1161/JAHA.117.006278

45. Faruque LI, Lin M, Battistella M, et al. Systematic review of the risk of adverse outcomes associated with vascular endothelial growth factor inhibitors for the treatment of cancer. *PLoS One.* 2014;9(7):e101145

46. Yeh ET, Bickford CL. Cardiovascular complications of cancer therapy: incidence, pathogenesis, diagnosis, and management. *J Am Coll Cardiol.* 2009;53:2231–2247.

47. Bendtsen M, Grimm D, Bauer J, et al. Hypertension caused by lenvatinib and everolimus in the treatment of metastatic renal cell carcinoma. *Int J Mol Sci.* 2017;18(12):1736.

48. Gianni L, Zweier JL, Levy A, et al. Characterization of the cycle of iron-mediated electron transfer from Adriamycin to molecular oxygen. *J Biol Chem.* 1985;260:6820–6826.

49. Olson RD, Mushlin PS. Doxorubicin cardiotoxicity: analysis of prevailing hypotheses. *Faseb J.* 1990;4(13):3076–3086.

50. Arola OJ, Saraste A, Pulkki K, et al. Acute doxorubicin cardiotoxicity involves cardiomyocyte apoptosis. *Cancer Res.* 2000;60(7):1789–1792.

51. Ascensão A, Oliveira PJ, Magalhães J. Exercise as a beneficial adjunct therapy during doxorubicin treatment—role of mitochondria in cardioprotection. *Int J Cardiol.* 2012;156(1):4–10.

52. Goormaghtigh E, Huart P, Praet M, et al. Structure of the adriamycin-cardiolipin complex. *Biophys Chem.* 1990;35(2-3):247–257.

53. Mcgowan JV, Chung R, Maulik A, et al. Anthracycline chemotherapy and cardiotoxicity. *Cardiovasc Drugs Ther.* 2017;31(1):63–75.

54. Wouters KA, Kremer LCM, Miller TL, et al. Protecting against anthracycline-induced myocardial damage: a review of the most promising strategies. *Br J Haematol.* 2005;131(5):561–578.

55. Pinder MC, Duan Z, Goodwin JS, et al. Congestive heart failure in older women treated with adjuvant anthracycline chemotherapy for breast cancer. *J Clin Oncol.* 2007;25(25):3808–3815.

56. Slamon D. Rationale for trastuzumab (Herceptin) in adjuvant breast cancer trials. *Semin Oncol.* 2001;28:13–19.

57. Lipshultz SE, Lipsitz SR, Sallan SE, et al. Chronic progressive cardiac dysfunction years after doxorubicin therapy for childhood acute lymphoblastic leukemia. *J Clin Oncol.* 2005;23(12):2629–2636.

58. Ky B, Putt M, Sawaya H, et al. Early increases in multiple biomarkers predict subsequent cardiotoxicity in patients with breast cancer treated with doxorubicin, taxanes, and trastuzumab. *J Am Coll Cardiol.* 2014;63(8):809–816.

59. Mertens AC, Yasui Y, Neglia JP, et al. Late mortality experience in five-year survivors of childhood and adolescent cancer: the childhood cancer survivor study. *J Clin Oncol.* 2001;19(13):3163–3172.

60. Chavez-Macgregor M, Zhang N, Buchholz TA, et al. Trastuzumab-related cardiotoxicity among older patients with breast cancer. *J Clin Oncol.* 2013;31(33):4222–4228.

61. Giordano SH, Lin Y-L, Kuo YF, et al. Decline in the use of anthracyclines for breast cancer. *J Clin Oncol.* 2012;30(18):2232–2239.

62. Lipshultz SE, Anderson LM, Miller TL, et al. Impaired mitochondrial function is abrogated by dexrazoxane in doxorubicin-treated childhood acute lymphoblastic leukemia survivors. *Cancer.* 2016;122(6): 946–953.

63. Kalam K, Marwick TH. Role of cardioprotective therapy for prevention of cardiotoxicity with chemotherapy: a systematic review and meta-analysis. *Eur J Cancer.* 2013;49(13):2900–2909.

64. Combs AB, Hudman SL, Bonner HW. Effect of exercise stress upon the acute toxicity of adriamycin in mice. *Res Commun Chem Pathol Pharmacol.* 1979;23:395–398002E.

65. von Hoff DD, Layard, MW, Basa, P, et al. Risk factors for doxorubicin-Induced congestive heart failure. *Ann Intern Med.* 1979;91(5):710–717.

66. Minow RA, Benjamin RS, Lee ET, et al. Adriamycin cardiomyopathy—risk factors. *Cancer.* 1977;39(4):1397–1402.

67. Wonders KY, Hydock DS, Schneider CM, et al. Acute exercise protects against doxorubicin cardiotoxicity. *Integr Cancer Ther.* 2008;7(3):147–154.

68. Marques-Aleixo I, Santos-Alves E, Mariani D, et al. Physical exercise prior and during treatment reduces sub-chronic doxorubicin-induced mitochondrial toxicity and oxidative stress. *Mitochondrion.* 2015;20:22–33.

69. Scott JM, Khakoo A, Mackey JR, et al. Modulation of anthracycline-induced cardiotoxicity by aerobic exercise in breast cancer: current evi-

dence and underlying mechanisms. *Circulation*. 2011;124(5):642–650.

70. Redfield MM, Gersh BJ, Bailey KR, et al. Natural history of incidentally discovered, asymptomatic idiopathic dilated cardiomyopathy. *Am J Cardiol*. 1994;74(7):737–739.

71. Haq MM, Legha SS, Choksi J, et al. Doxorubicin-induced congestive heart failure in adults. *Cancer*. 1985;56(6):1361–1365.

72. Jones LW, Douglas PS, Khouri MG, et al. Safety and efficacy of aerobic training in patients with cancer who have heart failure: an analysis of the hf-action randomized trial. *J Clin Oncol*. 2014;32(23):2496–2502.

73. Bianco CM, Al-Kindi SG, Oliveira GH. Advanced heart failure therapies for cancer therapeutics–related cardiac dysfunction. *Heart Fail Clin*. 2017;13(2):327–336.

74. Deo SV, Al-Kindi SG, Oliveira GH. Management of advanced heart failure due to cancer therapy: the present role of mechanical circulatory support and cardiac transplantation. *Curr Treat Options Cardiovasc Med*. 2015;17(6):388.

75. Casarotto D, Bottio T, Gambino A, et al. The last to die is hope: Prolonged mechanical circulatory support with a Novacor left ventricular assist device as a bridge to transplantation. *J Thorac Cardiovasc Surg*. 2003;125(2):417–418.

76. Oliveira GH, Matthias D, Naftel DC, et al. 111 outcomes of patients with anthracycline cardiomyopathy treated with mechanical circulatory support: data from the INTERMACS registry. *J Heart Lung Transplant*. 2012;31(4):S46.

77. Oliveira GH, Dupont M, Naftel D, et al. Increased need for right ventricular support in patients with chemotherapy-induced cardiomyopathy undergoing mechanical circulatory support: outcomes from the INTERMACS Registry (Interagency Registry for Mechanically Assisted Circulatory Support). *J Am Coll Cardiol*. 2014;63:240–248.

78. Topkara VK, Garan AR, Fine B, et al. Myocardial recovery in patients receiving contemporary left ventricular assist devices: results from the interagency registry for mechanically assisted circulatory support (INTERMACS). *Circ Heart Fail*. 2016;9(7):1–12. doi:10.1161/CIRCHEARTFAILURE.116.003157

79. Swartz MF, Fink GW, Carhart RL. Use of a biventricular assist device in the treatment of acute doxorubicin-induced cardiotoxicity. *Congest Heart Fail*. 2004;10(4):197–199.

80. Simsir SA, Lin SS, Blue LJ, et al. Left ventricular assist device as destination therapy in doxorubicin-induced cardiomyopathy. *Ann Thorac Surg*. 2005;80(2):717–719.

81. Freilich M, Stub D, Esmore D, et al. Recovery from anthracycline cardiomyopathy after long-term support with a continuous flow left ventricular assist device. *J Heart Lung Transplant*. 2009;28(1):101–103.

82. Castells E, Roca J, Miralles A, et al. Recovery of ventricular function with a left ventricular axial pump in a patient with end-stage toxic cardiomyopathy not a candidate for heart transplantation: first experience in Spain. *Transplant Proc*. 2009;41(6):2237–2239.

83. Kurihara C, Nishimura T, Nawata K, et al. Successful bridge to recovery with VAD implantation for anthracycline-induced cardiomyopathy. *J Artif Organs*. 2011;14(3):249–252.

84. Khan N, Husain SA, Husain SI, et al. Remission of chronic anthracycline-induced heart failure with support from a continuous-flow left ventricular assist device. *Tex Heart Inst J*. 2012;39(4):554–556.

85. Appel JM, Sander K, Hansen PB, et al. Left ventricular assist device as bridge to recovery for anthracycline-induced terminal heart failure. *Congest Heart Fail*. 2012;18(5):291–294.

86. Schweiger M, Dave H, Lemme F, et al. Acute chemotherapy-induced cardiomyopathy treated with intracorporeal left ventricular assist device in an 8-year-old child. *ASAIO J*. 2013;59(5):520–522.

87. Segura AM, Radovancevic R, Demirozu ZT, et al. Anthracycline treatment and ventricular remodeling in left ventricular assist device patients. *Tex Heart Inst J*. 2015;42(2):124–130.

88. Hayashi T, Inagaki H, Kimura S, et al. A case of adriamycin-induced cardiomyopathy implanted artificial heart after having the uncontrollable arrhythmia. *J Card Fail*. 2010;16(9):S147

89. Cleveland JC, Naftel, DC, Reece, TB, et al. Survival after biventricular assist device implantation: an analysis of the Interagency Registry for Mechanically Assisted Circulatory Support database. *J Heart Lung Transplant*. 2011;30:862–869.

90. Mauro A. Satellite cell of skeletal muscle fibers. *J Biophys Biochem Cytol*. 1961;9:493–495.

91. Caiozzo VJ, Giedzinski E, Baker M, et al. The radiosensitivity of satellite cells: cell cycle regulation, apoptosis and oxidative stress. *Radiat Res*. 2010;174(5):582–589.

92. Jurdana M, Cemazar M, Pegan K, et al. Effect of ionizing radiation on human skeletal muscle precursor cells. *Radiol Oncol*. 2013;47(4):376–381.

93. Heidenreich PA, Hancock SL, Lee BK, et al. Asymptomatic cardiac disease following mediastinal irradiation. *J Am Coll Cardiol*. 2003;42(4):743–749.

94. Wozniak AC, Anderson JE. The dynamics of the nitric oxide release-transient from stretched muscle cells. *Int J Biochem Cell Biol*. 2009;41(3):625–631.

95. Retèl VP, van der Molen L, Hilgers FJM, et al. A cost-effectiveness analysis of a preventive exercise program for patients with advanced head and neck cancer treated with concomitant chemo-radiotherapy. *BMC Cancer*. 2011;11(1):475.

96. van der Molen L, Heemsbergen WD, de Jong R, et al. Dysphagia and trismus after concomitant chemo-Intensity-Modulated Radiation Therapy (chemo-IMRT) in advanced head and neck cancer; dose–effect relationships for swallowing and mastication structures. *Radiother Oncol*. 2013;106(3):364–369.

97. van der Molen L, van Rossum MA, Rasch CRN, et al. Two-year results of a prospective preventive swallowing rehabilitation trial in patients treated with chemoradiation for advanced head and neck cancer. *Eur Arch Otorhinolaryngol*. 2014;271(5):1257–1270.

98. Mogensen J, Arbustini E. Restrictive cardiomyopathy. *Curr Opin Cardiol*. 2009;24(3):214–220.

99. Patel SR, Saeed, O, Naftel, D, et al. Outcomes of restrictive and hypertrophic cardiomyopathies after LVAD: an INTERMACS analysis. *J Card Fail*. 2017;23(12):859–867.

100. Depasquale EC, Nasir K, Jacoby DL. Outcomes of adults with restrictive cardiomyopathy after heart transplant. *J Heart Lung Transplant*. 2012;31(12):1269–1275.

101. Mulrooney DA, Yeazel MW, Kawashima T, et al. Cardiac outcomes in a cohort of adult survivors of childhood and adolescent cancer: retrospective analysis of the Childhood Cancer Survivor Study cohort. *BMJ*. 2009;339:b4606.

102. Carlson RG, Mayfield WR, Normann S, et al, Disease R-Associated valvular disease. *Chest*. 1991;99:538–545.

103. Cutter DJ, Schaapveld M, Darby SC, et al. Risk for valvular heart disease after treatment for hodgkin lymphoma. *J Natl Cancer Inst*. 2015;107(4).

104. Hull MC. Valvular dysfunction and carotid, subclavian, and coronary artery disease in survivors of hodgkin lymphoma treated with radiation therapy. *JAMA*. 2003;290(21):2831–2837.

105. Aleman BMP, van den Belt-Dusebout AW, de Bruin ML, et al. Late cardiotoxicity after treatment for Hodgkin lymphoma. *Blood*. 2007;109(5):1878–1886.

106. Virmani, R. *Atlas of Tumour Pathology. Tumours of the Heart and Great Vessels*. Burke A, Virmani R. eds. Washington, DC: AFIP; 1995:195–209.

107. McAllister HJ. *Cardiovascular Pathology*, vol. 2. Silver M. ed. New York, NY: Churchill Livingstone; 1991:1297–1333.

108. Bussani R, de-Giorgio F, Abbate A, et al. Cardiac metastases. *J Clin Pathol*. 2007;60(1):27–34.

109. Rickard J, Kumbhani DJ, Baranowski B, et al. Usefulness of cardiac resynchronization therapy in patients with adriamycin-induced cardiomyopathy. *Am J Cardiol*. 2010;105(4):522–526.

110. Fairman RP. Withdrawing life-sustaining treatment. *Arch Intern Med*. 1992;152:25.

111. ACP-EM. *Ethics Manual*. 4th ed. *Arch Intern Med*. 1998;128:576.

112. Quill TE, Barold SS, Sussman BL. Discontinuing an implantable cardioverter defibrillator as a life-sustaining treatment. *Am J Cardiol*. 1994;74(2):205–207.

113. Mueller PS, Hook CC, Hayes DL. Ethical analysis of withdrawal of pacemaker or implantable cardioverter-defibrillator support at the end of life. *Mayo Clinic Proceedings*. 2003;78:959–963.

114. Ballentine JM. Pacemaker and defibrillator deactivation in competent hospice patients: an ethical consideration. *Am J Hosp Palliat Med*. 2005;22:14–19.

115. Williams M, Casher J, Joshi N, et al. Insertion of a left ventricular assist device in patients without thorough transplant evaluations: a worthwhile risk? *J Thorac Cardiovasc Surg*. 2003;126(2):436–441.

116. Murakawa T, Murayama T, Nakajima J, et al. Lung lobectomy in a patient with an implantable left ventricular assist device. *Interact Cardiovasc Thorac Surg*. 2011;13(6):676–678.

117. Khan M, Wasim A, Mirrakhimov AE, et al. Case report of a patient with left ventricular assistance device undergoing chemotherapy for a new diagnosis of lung cancer. *Case Rep Oncol Med*. 2015;2015: 1–3.

118. Smail H, Pfister C, Baste J-M, et al. A difficult decision: what should we do when malignant tumours are diagnosed in patients supported by left ventricular assist devices? *Eur J Cardiothorac Surg*. 2015;48(3):e30–e36.

119. Loyaga-Rendon RY, Inampudi C, Tallaj JA, et al. cancer in end-stage heart failure patients supported by left ventricular assist devices. *ASAIO J.* 2014;60(5):609–612.

120. Khan A, Fan H, Sparrow C, et al. Cancer in patients with left ventricular assist devices. *J Card Fail.* 2016;22(8):S126.

121. Netuka I, Stepankova P, Urban M, et al. Is severe cardiac dysfunction a contraindication for complex combined oncotherapy of hodgkin's lymphoma? not any more. *ASAIO J.* 2013;59(3):320–321.

122. Oliveira GH, Hardaway BW, Kucheryavaya AY, et al. Characteristics and survival of patients with chemotherapy-induced cardiomyopathy undergoing heart transplantation. *J Heart Lung Transplant.* 2012;31(8):805–810.

123. Mehra MR, Canter CE, Hannan MM, et al. The 2016 International Society for Heart Lung Transplantation listing criteria for heart transplantation: A 10-year update. *J Heart Lung Transplant.* 2016;35(1):1–23.

124. Clough RA. The effect of comorbid illness on mortality outcomes in cardiac surgery. *Arch Surg.* 2002;137(4):428.

125. Nahabedian MY. The internal mammary artery and vein as recipient vessels for microvascular breast reconstruction. *Ann Plast Surg.* 2004;53(4):311–316.

126. Wu W, Masri A, Popovic ZB, et al. Long-term survival of patients with radiation heart disease undergoing cardiac surgery: a cohort study. *Circulation.* 2013;127(14):1476–1484.

127. Chang ASY, Smedira NG, Chang CL, et al. Cardiac surgery after mediastinal radiation: Extent of exposure influences outcome. *J Thorac Cardiovasc Surg.* 2007;133(2):404–413.

128. de la Rivière Brutel A, Knaepen P, Van HS, et al. Concomitant open heart surgery and pulmonary resection for lung cancer. *Eur J Cardiothorac Surg.* 1995;9:313–314.

129. Danton M. Simultaneous cardiac surgery with pulmonary resection: presentation of series and review of literature. *Eur J Cardiothorac Surg.* 1998;13(6):667–672.

130. Dyszkiewicz W, Jemielity M, Piwkowski C, et al. The early and late results of combined off-pump coronary artery bypass grafting and pulmonary resection in patients with concomitant lung cancer and unstable coronary heart disease. *Eur J Cardiothorac Surg.* 2008;34(3):531–535.

131. Cathenis K, Hamerlijnck R, Vermassen F, et al. Concomitant cardiac surgery and pulmonary resection. *Acta Chir Belg.* 2009;109(3):306–311.

132. Šantavý P, Szkorupa M, Bohanes T, et al. Simultaneous cardiac surgery with pulmonary resection. *Cor Vasa.* 2015;57(2):e82–e85.

133. Ma X, Huang F, Zhang Z, et al. Lung cancer resection with concurrent off-pump coronary artery bypasses: safety and efficiency. *J Thorac Dis.* 2016;8(8):2038–2045.

134. Bartels MN. *Essential Physical Medicine and Rehabilitation.* Cooper G, ed. Totowa, NJ: Humana Press; 2006:119–145.

135. Humphrey R, Bartels MN. Exercise, cardiovascular disease, and chronic heart failure. *Arch Phys Med Rehabil.* 2001;82(3):S76–S81.

136. Bartels MN. Cardiopulmonary assessment. Chapter 20. In: *Grabois M, ed. Physical Medicine and Rehabilitation: The Complete Approach.* Chicago, IL: Blackwell Science, Inc.; 2000:351–372.

137. Bartels MN. Cardiac Rehabilitation. Chapter 79. In: Grabois M, ed. *Physical Medicine and Rehabilitation: The Complete Approach.* Chicago, IL: Blackwell Science, Inc.; 2000:1435–1456.

138. Bartels MN. Fatigue in cardiopulmonary disease. *Phys Med Rehabil Clin N Am.* 2009;20(2):389–404.

139. Bartels MN. Cardiac rehabilitation. Chapter 41. In: Frontera WR, DeLisa JA, Gans BM, et al., eds. *Physical Medicine and Rehabilitation: Principles and Practice.* 5th ed. Philadelphia, PA: Lippincott Williams and Wilkins; 2010:1075–1098.

140. Bartels M. *Acute Medical Rehabilitation,* chap. 14. Stam H, Buyruk HM, Melvin JL, Stucki G, eds. Bodrum, Turkey: VitalMed Medical Book Publishing; 2012:251–268.

141. Bartels M. *Physical Medicine and Rehabilitation Patient Centered Care.* Cristian BS. ed. New York, NY: Demos; 2014:112–129

142. Zwisler AD, Schou L, Soja AM. A randomized clinical trial of hospital-based, comprehensive cardiac rehabilitation versus usual care for patients with congestive heart failure, ischemic heart disease, or high risk of ischemic heart disease (the DANREHAB trial)—design, intervention, and population. *Am Heart J.* 2005;150:e897-899.

143. Lee S, Naimark B, Porter MM, et alE. Effect of a long-term, community-based cardiac rehabilitation program on middle-aged and elderly cardiaac patients. *Am J Geriatr Cardiol.* 2004;13(6):293–296.

144. Erbs S, Hollriegel R, Linke A, et al. Exercise Training in patients with

145. advanced chronic heart failure (NYHA IIIb) promotes restoration of peripheral vasomotor function, induction of endogenous regeneration, and improvement of left ventricular function. *Circ Heart Fail.* 2010;3(4):486–494.

145. King ML. Medical director responsibilities for outpatient cardiac rehabilitation/secondary prevention programs: a scientific statement from the american heart association/american association for cardiovascular and pulmonary rehabilitation. *Circulation.* 2005;112(21):3354–3360.

146. Leon AS. Cardiac rehabilitation and secondary prevention of coronary heart disease: an american heart association scientific statement from the council on clinical cardiology (subcommittee on exercise, cardiac rehabilitation, and prevention) and the council on nutrition, physical activity, and metabolism (subcommittee on physical activity), in collaboration with the american association of cardiovascular and pulmonary rehabilitation. *Circulation.* 2005;111(3):369–376.

147. Wright RL, Swain DP, Branch JD. Blood pressure responses to acute static and dynamic exercise in three racial groups. *Med Sci Sports Exerc.* 1999;31(12):1793–1798.

148. Jarden M, Baadsgaard MT, Hovgaard DJ, et al. A randomized trial on the effect of a multimodal intervention on physical capacity, functional performance and quality of life in adult patients undergoing allogeneic SCT. *Bone Marrow Transplant.* 2009;43(9):725–737.

149. Oechsle K, Aslan Z, Suesse Y, et al. Multimodal exercise training during myeloablative chemotherapy: a prospective randomized pilot trial. *Support Care Cancer.* 2014;22(1):63–69.

150. Segal R, Evans W, Johnson D, et al. Structured exercise improves physical functioning in women with stages I and II breast cancer: results of a randomized controlled trial. *J Clin Oncol.* 2001;19(3):657–665.

151. Segal RJ, Reid RD, Courneya KS, et al. Resistance exercise in men receiving androgen deprivation therapy for prostate cancer. *J Clin Oncol.* 2003;21(9):1653–1659.

152. Adamsen L, Quist M, Andersen C, et al. Effect of a multimodal high intensity exercise intervention in cancer patients undergoing chemotherapy: randomised controlled trial. *BMJ.* 2009;339:b3410.

153. Quist M, Rørth M, Langer S, et al. Safety and feasibility of a combined exercise intervention for inoperable lung cancer patients undergoing chemotherapy: a pilot study. *Lung Cancer.* 2012;75(2):203–208.

154. Galvão DA, Taaffe DR, Spry N, et al. Combined resistance and aerobic exercise program reverses muscle loss in men undergoing androgen suppression therapy for prostate cancer without bone metastases: a randomized controlled trial. *J Clin Oncol.* 2010;28(2):340–347.

155. Baumann FT, Kraut L, Schüle K, et al. A controlled randomized study examining the effects of exercise therapy on patients undergoing haematopoietic stem cell transplantation. *Bone Marrow Transplant.* 2010;45(2):355–362.

156. Laupland KB. Fever in the critically ill medical patient. *Crit Care Med.* 2009;37(Supplement):S273–S278.

157. Royer TD, Martin PE. Manipulations of leg mass and moment of inertia: effects on energy cost of walking. *Med Sci Sports Exerc.* 2005;37(4):649–656.

158. Browning RC, Modica JR, Kram R, et al. The effects of adding mass to the legs on the energetics and biomechanics of walking. *Med Sci Sports Exerc.* 2007;39(3):515–525.

159. Bickels J, Dadia S, Lidar Z. Surgical management of metastatic bone disease. *J Bone Joint Surg Am.* 2009;91(6):1503–1516.

160. Uth J, Schmidt JF, Christensen JF, et al. Effects of recreational soccer in men with prostate cancer undergoing androgen deprivation therapy: study protocol for the 'FC Prostate' randomized controlled trial. *BMC Cancer.* 2013;13(1):595

161. Dimeo F, Stieglitz R-D, Novelli-Fischer U, et al. Correlation between physical performance and fatigue in cancer patients. *Ann Oncol.* 1997;8(12):1251–1255.

162. Dimeo F, Schmittel A, Fietz T, et al. Physical performance, depression, immune status and fatigue in patients with hematological malignancies after treatment. *Ann Oncol.* 2004;15(8):1237–1242.

163. Mishra SI, Scherer RW, Geigle PM, et al. Cochrane Gynaecological, Neuro-oncology and Orphan Cancer Group. Exercise interventions on health-related quality of life for cancer survivors. *Cochrane Database Syst Rev.* 2012;8:CD007566.

164. Mishra SI, Scherer RW, Snyder C, et al. Exercise interventions on health-related quality of life for people with cancer during active treatment. *Cochrane Database Syst Rev.* 2012;CD008465.

165. Braam KI, vander Torre P, Takken T et al. Physical exercise training interventions for children and young adults during and after treatment for childhood cancer. *Cochrane Database Syst Rev.* 2013;4:CD008796.

166. Bergenthal N, Will A, Streckmann F, et al. Cochrane Haematological Malignancies Group. Aerobic physical exercise for adult patients with haematological malignancies. *Cochrane Database Syst Rev.* 2014;45:CD009075.

167. Baumann FT, Zimmer P, Finkenberg K, et al. Influence of endurance exercise on the risk of pneumonia and Fever in leukemia and lymphoma patients undergoing high dose chemotherapy. A pilot study. *J Sports Sci Med.* 2012;11:638–642.

168. Modi D, Deol A, Kim S, et al. Age does not adversely influence outcomes among patients older than 60 years who undergo allogeneic hematopoietic stem cell transplant for AML and myelodysplastic syndrome. *Bone Marrow Transplant.* 2017;52(11):1530–1536.

169. Dimeo F, Fetscher S, Lange W, et al. Effects of aerobic exercise on the physical performance and incidence of treatment-related complications after high-dose chemotherapy. *Blood.* 1997;90:3390–3394.

170. Dimeo FC, Stieglitz R-D, Novelli-Fischer U, et al. Effects of physical activity on the fatigue and psychologic status of cancer patients during chemotherapy. *Cancer.* 1999;85(10):2273–2277.

171. Dimeo F, Schwartz S, Fietz T, et al. Effects of endurance training on the physical performance of patients with hematological malignancies during chemotherapy. *Support Care Cancer.* 2003;11(10):623–628.

172. Baumann FT, Zopf EM, Nykamp E, et al. Physical activity for patients undergoing an allogeneic hematopoietic stem cell transplantation: benefits of a moderate exercise intervention. *Eur J Haematol.* 2011;87(2):148–156.

173. Streckmann F, Kneis S, Leifert JA, et al. Exercise program improves therapy-related side-effects and quality of life in lymphoma patients undergoing therapy. *Ann Oncol.* 2014;25(2):493–499.

174. Courneya KS, Mckenzie DC, Mackey JR, et al. Effects of exercise dose and type during breast cancer chemotherapy: multicenter randomized trial. *J Natl Cancer Inst.* 2013;105(23):1821–1832.

175. Courneya KS, Segal RJ, Mckenzie DC, et al. Effects of exercise during adjuvant chemotherapy on breast cancer outcomes. *Med Sci Sports Exerc.* 2014;46(9):1744–1751.

176. Vincent F, Labourey JL, Leobon S, et al. Effects of a home-based walking training program on cardiorespiratory fitness in breast cancer patients receiving adjuvant chemotherapy: a pilot study. *Eur J Phys Rehabil Med.* 2013;49:319–329.

177. Cornette T, Vincent F, Mandigout S, et al Effects of home-based exercise training on VO2 in breast cancer patients under adjuvant or neoadjuvant chemotherapy (SAPA): a randomized controlled trial. *Eur J Phys Rehabil Med.* 2016;52:223–232.

178. Segal RJ, Reid RD, Courneya KS, et al. Randomized controlled trial of resistance or aerobic exercise in men receiving radiation therapy for prostate cancer. *J Clin Oncol.* 2009;27(3):344–351.

179. Meyer K, Lehmann M, Sünder G, et al. Interval versus continuous exercise training after coronary bypass surgery: A comparison of training-induced acute reactions with respect to the effectiveness of the exercise methods. *Clin Cardiol.* 1990;13(12):851–861.

180. Meyer K, Foster C, Georgakopoulos N, et al. Comparison of left ventricular function during interval versus steady-state exercise training in patients with chronic congestive heart failure. *Am J Cardiol.* 1998;82(11):1382–1387.

181. Foster C, Meyer K, Georgakopoulos N, et al. Left ventricular function during interval and steady state exercise. *Med Sci Sports Exerc.* 1999;31(8):1157–1162.

182. Meyer K, Foster C. Non-traditional exercise training for patients with cardiovascular disease. *Am J Med Sport.* 2004;2:13.

183. Volterrani M, Iellamo F. Cardiac rehabilitation in patients with heart failure: new perspectives in exercise training. *Card Fail Rev.* 2016;2:63–68.

184. Jones CJ, Rikli RE, Beam WC. A 30-s chair-stand test as a measure of lower body strength in community-residing older adults. *Res Q Exerc Sport.* 1999;70(2):113–119.

185. Jones SE, Kon SSC, Canavan JL, et al. The five-repetition sit-to-stand test as a functional outcome measure in COPD. *Thorax.* 2013;68(11):1015–1020.

186. de Buyser SL, Petrovic M, Taes YE, et al. Physical function measurements predict mortality in ambulatory older men. *Eur J Clin Invest.* 2013;43(4):379–386.

187. Puhan MA, Siebeling L, Zoller M, et al. Simple functional performance tests and mortality in COPD. *Eur Respir J.* 2013;42(4):956–963.

188. Dimeo F, Bertz H, Finke J, et al. An aerobic exercise program for patients with haematological malignancies after bone marrow transplantation. *Bone Marrow Transplant.* 1996;18:1157–1160.

189. Dimeo FC, Tilmann Monika H., Bertz H, et al. Aerobic exercise in the rehabilitation of cancer patients after high dose chemotherapy and autologous peripheral stem cell transplantation. *Cancer.* 1997;79(9):1717–1722.

190. Dimeo F, Rumberger BG, Keul J. Aerobic exercise as therapy for cancer fatigue. *Med Sci Sports Exerc.* 1998;30(4):475–478.

191. Dimeo FC, Thomas F, Raabe-Menssen C, et al. Effect of aerobic exercise and relaxation training on fatigue and physical performance of cancer patients after surgery. A randomised controlled trial. *Supportive Care in Cancer.* 2004;12(11):774–779.

192. Dimeo F, Schwartz S, Wesel N, et al. Effects of an endurance and resistance exercise program on persistent cancer-related fatigue after treatment. *Ann Oncol.* 2008;19(8):1495–1499.

193. Courneya KS, Mackey JR, Bell GJ, et al. randomized controlled trial of exercise training in postmenopausal breast cancer survivors: cardiopulmonary and quality of life outcomes. *J Clin Oncol.* 2003;21(9):1660–1668.

194. Chen TC, Hsieh C-C, Tseng KUO-WEI, et al. Effects of descending stair walking on health and fitness of elderly obese women. *Med Sci Sports Exerc.* 2017;49(8):1614–1622.

195. Midtgaard J, Rorth M, Stelter R, et al. The group matters: an explorative study of group cohesion and quality of life in cancer patients participating in physical exercise intervention during treatment. *Eur J Cancer Care.* 2006;15(1):25–33.

196. May AM, Duivenvoorden HJ, Korstjens I, et al. The effect of group cohesion on rehabilitation outcome in cancer survivors. *Psychooncology.* 2008;17(9):917–925.

197. Losito JM, Murphy SO, Thomas ML. The effects of group exercise on fatigue and quality of life during cancer treatment. *Oncol Nurs Forum.* 2006;33(4):821–825.

198. Mutrie N, Campbell AM, Whyte F, et al. Benefits of supervised group exercise programme for women being treated for early stage breast cancer: pragmatic randomised controlled trial. *BMJ.* 2007;334(7592):517.

199. Ray HA, Verhoef MJ. Dragon boat racing and health-related quality of life of breast cancer survivors: a mixed methods evaluation. *BMC Complement Altern Med.* 2013;13(1):205.

200. Gulati M, Pandey DK, Arnsdorf MF, et al. Exercise capacity and the risk of death in women: the st james women take heart project. *Circulation.* 2003;108(13):1554–1559.

201. Myers J, Prakash M, Froelicher V, et al. Exercise capacity and mortality among men referred for exercise testing. *N Engl J Med Overseas Ed.* 2002;346(11):793–801.

202. Jones LW, Liang Y, Pituskin EN, et al. Effect of exercise training on peak oxygen consumption in patients with cancer: a meta-analysis. *Oncologist* .2011;16(1):112–120.

203. Bernhörster M, Rosenhagen A, Vogt L, et al. Marathon run under chemotherapy: is it possible? *Onkologie.* 2011;34(5):259–261.

第31章

肿瘤的肺部并发症及其治疗

Matthew N. Bartels, Grigory Syrkin

肺部疾病及其并发症在普通人群中普遍存在，是美国第三大死亡原因[1]。癌症患者可能已患有明显的肺部疾病，或者可能因原发性肿瘤及其治疗而发生呼吸系统并发症。然而原发性肺癌不是本章的重点，尽管它是美国男性和女性癌症死亡的首要原因[2]。由于肺是转移性疾病的主要部位之一，因此继发转移到肺的疾病也很常见。进一步的肺损伤可能源于治疗的影响，包括手术、放射治疗、化疗，也可能源于肺炎和肺栓塞等并发症。保持良好的肺部卫生习惯和身体状态，并注重加强和代偿锻炼，尽管存在原发疾病和并发症，患者仍可维持其体力。

转移性疾病

在因病死亡的患者中，肺转移癌很常见，其中乳腺癌患者高达57%～77%[3]、结直肠癌患者将近一半[4]发生肺转移。在肉瘤和头颈部肿瘤中也可以见到类似情况的肺受累。孤立性肺结节的治疗通常被关注和探求，但结果不一。由于肺组织对放射线的耐受性差，肺结节的放射治疗也有明显的副作用[5]，这类患者对手术治疗也耐受较差。

肺转移性疾病可能无症状，也可能表现为大量胸腔积液、支气管阻塞、肿瘤间质扩散甚至气胸[6]。无症状性肺转移很常见，20%～54%的患者死于胸外恶性肿瘤[6]。血管性肿瘤更易发生转移，例如黑色素瘤、绒毛膜癌、肉瘤、肾细胞癌、甲状腺癌和睾丸癌等。常见肿瘤，包括乳腺癌、肝癌、胃癌、头颈部癌、前列腺癌和结直肠癌，也经常转移至肺部[7]。多数肺转移瘤来源于肿瘤通过微栓子的血源性播散。肺转移的其他方式包括淋巴扩散、通过胸膜腔直接侵犯及在极少数情况下经气道吸入

播散[8]。

大多数胸腔外实体肿瘤的肺转移是结节性的，但约7%是间质型的，表现为淋巴管癌病。淋巴管癌病可表现为单侧或双侧，症状包括持续性干咳、呼吸困难，极少数病例有咯血。临床表现与肺炎、充血性心力衰竭、肺栓塞、结节病或哮喘类似[9]。肺肿瘤的淋巴管转移通常很难发现，但往往可以通过PET诊断。肺功能检查（pulmonary function test，PFT）研究显示一氧化碳弥散量（carbon monoxide diffusion capacity，DLCO）受限伴内在限制性肺病表现[9]。其他诊断方式包括高分辨率CT，或当其他检查不能明确时进行的肺活检[10]。

结节性肺转移瘤在放射学上诊断要容易得多，当孤立存在时，可采用肺转移切除术（pulmonary metastasectomy，PME）或结节切除术。虽然这种手术以前并非普遍接受的治疗方式，但随着先进化疗方案和微创手术技术的发展，现已得到了普遍认可[11]。目前的共识是，孤立结节的切除可能有助于原发癌的治疗，因为肺往往是肿瘤转移的首个部位。PME的原则如下：①肺部疾病可完全切除；②无不可切除的复发性局部病灶或其他器官的转移性病灶；③肺功能满足拟定手术的需要；④无其他有效治疗方法[12]。肺康复计划可以让患者做好手术准备，让既往病态者能够耐受手术并实现功能恢复。即使在原有慢性阻塞性肺疾病（chronic obstructive pulmonary disease，COPD）的患者中，15个疗程的高强度间歇训练已被证明可以防止肺叶切除术后的氧摄取能力（VO_{2max}）下降[13]。在极少数情况下，甚至可以采取更彻底的方法，包括对转移灶进行全肺切除术；但通常情况下，该手术的并发症发生率和死亡率使其对大多数患者来说并非是有吸引力的选择[14]。

最近随着放疗计划和放射物理的发展，立体定向消融放射治疗（stereotactic ablative radiation therapy，SART）和立体定向体部放射治疗（stereotactic body radiation therapy，SBRT）正在迅速成为肺转移瘤手术治疗的更可行的替代方案。虽然接受 PME 的患者通常比接受放疗的患者更强壮，但最近的研究指出，和手术相比，SART/SBRT 有相当的局部控制率和更低的毒性[15]。此外，新的放疗模式使其可以用于放射线抵抗的肿瘤转移，如肾、结肠、乳腺、头颈部的恶性肿瘤，大大扩展了治疗人群[16,17]。更有趣的是，放射治疗可能成为一些原发性肺癌的一线治疗，一些研究显示，与手术切除相比，其控制率相当，毒性发生率较低[18,19]。与放射肿瘤学家的密切合作对康复专家至关重要，因为放射治疗计划图对诊断治疗相关损伤至关重要。

孤立性肺转移的另一种治疗方法是经肺化疗药物栓塞术，化疗优先注入滋养转移灶的血管。这不是一种根治性的方法，而是一种姑息性手术，用于其他方法无法解决的病变[20]。

转移性恶性疾病的肺外表现可见于胸腔积液。恶性积液很常见（图 31-1，图 31-2）。美国每年约有 175 000 例[21]，最常见于肺癌和乳腺癌[22]。这些恶性积液通常可造成功能性肺容量减少而损害肺功能，也可能是感染部位。

胸腔积液的正确处理对保护患者的肺功能很重要，应该协调安排以确保继续治疗并最大限度地提高生活质量。单纯引流胸腔积液仅是姑息性治疗，因为积液非常可能再复发，通常仅建议用于预期寿命短和体力状态差的患者[23,24]。对于那些能耐受手术的患者，胸膜固定术仍是一种有效的治疗方法。尽管许多不同的药物都在使用，无菌滑石粉仍被认为是其中最有效的一种[25,26]。对于胸膜固定术失败的患者，可采用长期留置导管，让患者能够回家[27]。全胸膜剥脱肺切除术是创伤性最大治疗

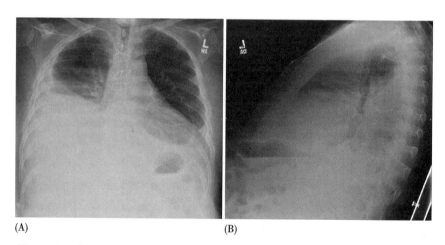

(A)　(B)

图 31-1　双侧胸腔积液患者的后前位（A）和侧位（B）胸部 X 线检查：右侧中等量到大量；左侧少到中等量

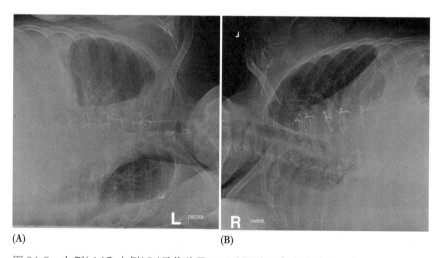

(A)　(B)

图 31-2　左侧（A）和右侧（B）卧位片显示无分隔的可自由流动的积液

方式。这是一种根治性手术,切除患侧壁层胸膜、心包、膈肌和肺。该治疗的手术并发症发生率和死亡率高,是一种仅在以下两种情况下才会采用的方法:(a)患者能够耐受手术和(b)手术预期可治愈[28]。

限制性肺疾病

虽然不像肺转移那样常见,但限制性肺疾病可能是由原发性恶性肿瘤治疗所导致的。除上述讨论的恶性胸腔积液的影响外,造成肺活动受限的肺外原因包括脊柱后侧凸、神经肌肉疾病并发症(包括膈神经麻痹)。另一个潜在的并发症是霍奇金淋巴瘤治疗后发生的胸壁放射性纤维化。所有这些情况都会导致胸壁扩张能力下降,造成通气不足,继而出现呼吸困难。严重者甚至可引起呼吸衰竭。脊柱后侧凸可见于癌症患者,通常是由胸椎转移性病变或原发性肿瘤治疗引起的骨质疏松所致。绝经后妇女出现骨质疏松性骨折提示预后不良[29]。无论性别,所有癌症患者的情况都可能是这样。肿瘤人群中骨质丢失的常见原因包括用于乳腺癌和前列腺癌的激素去势治疗、营养状态受损和长期制动。另一个有骨质疏松性脊柱后凸风险的群体是急性白血病幸存者。白血病的治疗方案常包括放射治疗和长期全身应用皮质激素[30]。这些可导致骨生长异常或破骨细胞活性降低以及骨矿物质含量减少。甲氨蝶呤是造血系统肿瘤治疗中常用的药物,也会增加骨质减少的风险[31,32]。患者内在的其他危险因素包括吸烟史[33]、营养不良、女性和高加索人种——与非癌症患者骨质疏松症的常见危险因素相同[30]。脊柱后凸和通气功能受损的治疗是支持性的。如果有肌肉无力的情况,双水平气道正压通气支持可提供无创通气,使用辅助供氧可能有帮助的。骨密度降低的首选药物治疗为补充钙剂、25 羟基维生素 D 和双膦酸盐[34]。患者的治疗方案中也应增加降钙素和负重锻炼,因为它们对预防骨密度丢失加重有重要作用[35]。在特定病例中,也可以考虑使用低剂量甲状旁腺激素和氟脲类药物[35,36]。

脊柱后凸伴相关限制性肺疾病可能是儿童和青少年时期接受放射治疗的长期并发症。在接受过放疗的儿童 Wilms 瘤患者中发生率约为 7%[37],在其他接受斗篷照射治疗的儿童癌症中发生率与之相似。在接受过放疗的低龄儿童中,脊柱侧凸的发生率甚至更高,长期随访时高达 61.2%,而未接受放

射治疗的匹配队列中的发生率为 9.4%[38]。脊柱侧凸的严重程度也取决于放射治疗的强度和频率[39]。放射剂量低于 2 400 厘戈瑞(cGy)的患者较高于该剂量者脊柱侧凸发生率低[35]。有趣的是,除了 Wilms 瘤外,在儿童实体瘤患者中放疗导致脊柱后侧凸的发生率更高,在一些研究队列中接近 90%[40]。虽然康复专业人员不会改变儿童肿瘤早期放疗的过程,但最好了解可能发生的并发症,以便对预期发生的脊柱后侧凸进行适当管理,并根据需要开始治疗。

神经肌肉并发症是罕见的,却是公认的癌症相关性肺病的原因。Lambert-Eaton 肌无力综合征(Lambert-Eaton myasthenic syndrome,LEMS)是经典的疾病症候群,约 60% 的病例与小细胞肺癌相关[36]。该疾病的临床表现包括吞咽困难,继而发生吸入性肺炎及病程后期明显的呼吸衰竭[41,42]。令人感兴趣的是,与恶性肿瘤相关的 LEMS 往往比其他疾病导致的特发型 LEMS 更严重[43,44]。康复治疗可包括 LEMS 的临床和电生理诊断,并调整锻炼计划以适应患者的需求。LEMS 的特点在第 53 章详细讨论。有助于明确诊断的血液检查包括肌酸激酶、甲状腺功能检查、钙通道抗体等。该病症在肺部肿瘤患者中尤其普遍,因此任何有肺癌病史、表现为虚弱、吞咽困难和呼吸肌无力的患者都需要考虑 LEMS 的诊断。药物治疗仅限于 3,4-DAP 或 IVIg,但仅有有限证据支持其疗效[45]。治疗结果通常显示肌肉力量的改善,但不能解决该综合征。

另一个重要的癌症肺部并发症是发生膈神经麻痹。这是一种在胸腔外恶性肿瘤罕见的并发症,但在侵犯纵隔的原发性肺癌或原发性纵隔肿瘤中相对多见。也见于手术导致的结果[46,47],可以是肺部手术或者根治性颈清扫术[48]。也有个别化疗药物毒性导致膈神经麻痹的报道,如 5-氟尿嘧啶或多柔比星治疗乳腺癌[49,50]以及霍奇金或非霍奇金淋巴瘤的放射治疗[51]。膈神经损伤的症状是呼吸困难,尤其是仰卧时,坐位或站立可改善。手术治疗预后良好,包括通过微创电视辅助胸腔镜(video-assisted thoracoscopic surgery,VATS)行受累膈肌折叠术[52]。

有趣的是,癌症患者医源性膈神经麻痹可作为姑息性治疗。有报道膈神经阻滞可缓解化疗[53]或肿瘤转移所致的顽固性呃逆症状。膈神经麻痹手术安全,且可以保留肺功能[54]。肿瘤侵犯膈神经继发的慢性肩痛可通过姑息性纵隔放疗缓解[55]。虽

然这些不是常用的治疗方法,但在姑息情况下可以考虑使用。

淋巴管癌扩散和转移性疾病,导致肿瘤替代肺实质,可引起限制性肺疾病。肺纤维化是癌症患者肺功能受限的另一种常见且严重的原因。它与肺转移或肿瘤无关,往往由于采用放疗或化疗治疗原发恶性肿瘤所导致。

放射性肺炎

放射性导致的肺损伤在细胞和分子水平均有发生。细胞损伤通常在毛细血管内皮和I型肺泡细胞中最明显[56]。随着时间的推移,毛细血管再生,但I型肺泡细胞不能再生,代之为II型肺泡细胞(产生表面活性物质的细胞)。放射性损伤的分子途径包括鞘磷脂水解、DNA直接损伤和多个应激反应基因的激活,启动一个涉及细胞因子、成纤维生长因子、白细胞介素-1和转化生长因子β的细胞修复过程[57]。辐射造成的直接分子损伤是引起细胞凋亡以及毛细血管和肺泡表面的完整性破坏,导致渗出液体进入肺泡。临床表现为肺顺应性丧失(肺变硬)、气体交换减少(DL_{CO}降低),严重时出现明显的肺功能衰竭。分子和细胞损伤相结合的复杂机制也可以解释放射性肺炎出现的时间过程,可以是急性的,也可以是慢性的[58]。

放射性肺炎在接受高剂量外照射治疗的肺癌患者中发生率为5%～15%[59],在其他肿瘤接受胸部外照射放疗的患者中为10%～20%[60]。然而,实际上可能有肺炎的漏报,因为许多患者表现为非特异性症状,如咳嗽或轻度呼吸困难,可能归因于心血管或呼吸系统疾病。正如预期,较高的辐射剂量与肺炎的发生率和严重程度增加相关[61]。辅助、联合同步或巩固化疗似乎也会增加肺炎的发生率,尽管这可能是一种累加效应,因为一些化疗药物也常引起肺部炎症[62]。症状较轻时,常为自限性,经支持治疗,如吸入糖皮质激素可及时缓解[63]。然而,重度肺炎的死亡率可能高达50%,并且可导致长期肺功能不全,由于肺部纤维化和限制性肺疾病,总体生存率较低[64,65]。

除了DL_{CO}可能显著下降外,肺功能检查在发现放射性肺炎方面通常不够灵敏。放射性肺炎临床表现为咳嗽和呼吸困难,这是建立诊断所必须的。关于放射性肺损伤的严重程度,也有一些判断标准。常用的指标列于表31-1( )中。在肺癌患者中,发生放射毒性时,DL_{CO}的影响通常超过13%,而第1秒用力呼气容积(forced expiratory volume in 1second, FEV1)低于12%[63]。矛盾的是,在引起阻塞性症状的肺癌患者中,即使存在放射性肺炎,通气量(FEV1)也可能增加。当放射治疗使肿瘤缩小,解除支气管树的占位效应时,就会发生这种情况[66]。然而,即使是轻度放射性肺炎也会对PFT产生不良影响。总体评估辐射对总体肺容量和DL_{CO}的影响,可以按如下法则:每1%肺体积接受≥20Gy照射,肺总量下降0.8%,DL_{CO}下降1.3%[67]。此外,应谨记每当局部照射剂量总和超过13Gy,无论如何分割,也可观察到DL_{CO}降低[68],鉴于这些结果,当患者需要时应适当给予吸氧,肺部放疗后病人如果出现咳嗽可考虑吸入类固醇激素。

表31-1　肺毒性评估量表

标准	1	2	3	4	5
CTCAE	无症状 仅有影像改变	有症状 ADL不受影响	有症状 ADL受影响 需要吸氧	危及生命 需要通气支持	死亡
RTOG	无症状 轻度症状 有影像学改变	中度症状 严重咳嗽 发热	重度症状	严重呼吸功能不全 需要持续吸氧 需要通气支持	死亡
SWOG	无症状 有症状,不需要使用类固醇激素 有影像学改变	开始或增加类固醇激素剂量	需要吸氧	需要通气支持	死亡

ADL,日常生活活动;CTCAE,不良事件通用术语标准;RTOG,肿瘤放射治疗协作组;SWOG,西南肿瘤协作组。

摘自 Modified from Roach M3rd, Gandara DR, You HS, et al. Radiation pneumonitis following combined modality therapy for lung cancer: analysis of prognostic factors. J Clin Oncol. 1995; 13(10): 2606-2612.

患者出现新的肺部症状应当密切关注,因为有可能病情会进展迅速,危及生命。

放射线检查有助于诊断放射性肺炎,X 线影像通常显示磨玻璃影、弥漫的斑片影或照射野内正常肺纹理模糊。病程后期可显示有肺泡浸润或实变。最终,肺炎会发展为肺纤维化,这种纤维化通常发生在照射野内。一般来说,胸部 CT 在诊断放射性肺炎方面比胸部 X 线更敏感(图 31-3,图 31-4)[59]。

特定患者有一些特征可以预测放射性肺炎发生的可能性。导致肺炎风险

较高的患者特征包括:同步或既往化疗、吸烟史、肿瘤部位(下叶)、女性、年龄增加和肺功能状

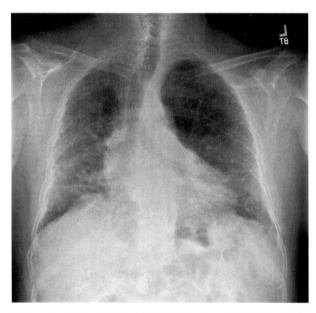

图 31-3　弥漫性间质性肺疾病的胸部 X 线影像显示肺容积缩小和弥漫性改变

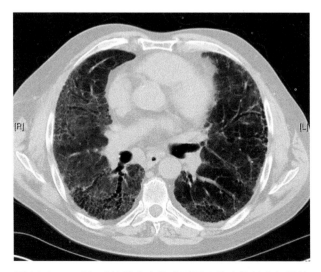

图 31-4　严重间质性肺疾病的典型层面伴牵拉性支气管扩张和肺蜂窝样改变

态低下。在接受肿瘤手术的个体中观察到风险降低[66]。顺铂和紫杉醇似乎是最有可能增加放射性肺炎发生率的药物[66]。提示加重放射性肺炎的其他化疗药物包括丝裂霉素 C、吉西他滨、伊立替康和多西他赛[66]。比较明确的是化疗同时进行放射治疗比单纯放疗更易引起肺炎。

大多数放射性肺炎病例发生于放疗结束后的 2~3 个月。在那个时候,损伤已经是不可逆的了。一些生物标志物已被用于检测早期亚临床肺炎。炎性标志物,如白细胞介素 -1α 和白细胞介素 -6,在发生放射性肺炎的患者放疗前、放疗中和放疗后均升高[69,70]。

因为可能成为非常严重的并发症,放射性肺炎的预防是一个非常重要的课题。许多技术可用于降低正常肺的辐射剂量强度,而肿瘤受照剂量不变。包括:①连续超分割加速放射治疗(continuous hyperfractionated accelerated radiation therapy CHART;5Gy,36 次,每日 3 次,连续 12 日)或 CHARTWEL(60Gy,40 次,1.5Gy/ 次,每日 3 次,周末除外)[71];②更精准的三维适形放射治疗,2 级肺炎的发生率更低[72];③调强放射治疗[73];④推量放射治疗[74];⑤单次剂量立体定向放射治疗[75];⑥质子放射治疗[76]。放射肿瘤学家为患者选择适当类型的放射治疗,并提供不同治疗方案的名称,以便康复专家对可能发生的并发症有所预期。

预防放射毒性的另一种策略是使用细胞保护药物。常见的药物干预包括清除自由基、调节血栓和炎症,最显著的是涉及热休克蛋白 70(heat shock protein 70,HSP-70)[77-79]。皮质类固醇或硫唑嘌呤预防试验不能明显降低放射性肺炎的总体发生率;但 3 级症状发生似乎有所减少。因此,在特定病例中考虑使用这些药物进行预防可能是合理的[80]。氨磷汀是一种具有广泛细胞保护作用的氨基硫醇,可能具有预防急性放射损伤的作用。一项无法手术的非小细胞肺癌(non-small cell lung cancer,NSCLC)患者的队列研究显示其可降低中重度放射性食管炎的发生率,并预防重度肺炎[81]。临床试验结果也显示其能够预防高剂量放射治疗导致的 DL_{CO} 下降。另一种被研究的药物是血管紧张素转换酶(angiotensin converting enzyme,ACE)抑制剂卡托普利,它含有一种被认为对放射性肺炎有保护作用的巯基成分。尽管几项鼠类研究显示了阳性结果,但人体试验至今未显示 ACE 抑制剂的相关益处[82]。有一项研究正在进行,(NCT01754909)

探索依那普利的疗效。最后，还有其他几种药物在人体研究中显示出有限的疗效，包括己酮可可碱、褪黑素和硒代蛋氨酸[83-84]，但是，有一项涉及硒代蛋氨酸的临床试验（NCT00526890）因缺乏有效性而终止。另一种正在进行的潜在有希望的药物（NCT02452463）是尼达尼布，最近已被批准用于治疗特发性肺纤维化[85]。

化疗引起的肺损伤

化疗引起的肺损伤发生率与放射性肺炎相似。

反应的严重程度可从轻度到危及生命，一般分为早期（治疗后即刻至 2 个月）和晚期（化疗后超过 2 个月）发生[59]。损伤主要有四种类型——支气管痉挛、淋巴细胞或嗜酸性粒细胞性间质性肺炎、血管通透性增加引起的非心源性肺水肿和晚期肺纤维化。表 31-2 总结了常见损伤、其时间过程、致病药物、发生率、治疗和预后[90-97]。由于涉及大量药物且疾病的严重程度不一，全面讨论癌症患者药物引起的肺损伤就超出了本书的范围。

早期肺炎、支气管痉挛和肺水肿比较常见。在最常见的实体瘤（乳腺癌、前列腺癌、肺癌）患者中，

表 31-2　最常见的化疗药物导致的肺损伤

疾病	药物	发病率	风险因素	治疗	预后
急性水肿	博来霉素	3%～5%	氧气,辐射	支持治疗	不佳,<3 个月
	胞嘧啶核苷	12%～20%		氧气,利尿	良好
	反式视黄酸	23%～28%	较高的白细胞计数	类固醇	4.5% 的死亡率
	吉西他滨	常见		类固醇	良好
	吉西他滨 + 紫杉醇			类固醇	良好
	甲氨蝶呤			类固醇 / 停药	一般～良好
	多西他赛			类固醇预处理	良好
	地西他滨	6%			
	达沙替尼	4%		支持治疗	良好
急性弥散性肺泡损伤	博来霉素 白消安 卡莫司汀 丝裂霉素			支持治疗	50%～60% 死亡率
输液超敏反应	紫杉醇	3%～10%		类固醇预处理或 h2 阻滞剂	可预防 / 良好
	博来霉素 卡莫司汀			停药	良好
急性肺炎	丝裂霉素	2%～12%		类固醇	部分缓解,最多有 60% 可持续存在
	紫杉醇			类固醇观察结果	良好
	多西他赛			类固醇	一般
	吉西他滨 + 紫杉烷			类固醇	可变
	甲氨蝶呤			类固醇或停药	良好
	环磷酰胺				
	金盐	1%～2%			良好
	米诺环素				
	奥沙利铂			停药	良好

续表

疾病	药物	发病率	风险因素	治疗	预后
	氟达拉滨	1.8%～8.6%		类固醇	
	硼替佐米	15.2%	日本人,既往干细胞移植	可能对类固醇有效	
	来那度胺	6%			
慢性肺炎	丝裂霉素 放线菌素	12%～39%	氧气,辐射,顺铂、长春花生物碱、环磷酰胺,多柔比星	类固醇或停药	尚可,但可能具有"辐射回忆"效应
慢性肺纤维化	他莫昔芬＋钴-60RT	35%	年龄,绝经后		
	顺铂联合 RT				致死
	甲氨蝶呤			类固醇	10% 死亡率
	环磷酰胺 异环磷酰胺	1%	卡莫司汀更差		60% 死亡率
	白消安	4%～6%	老年		80% 死亡率
	苯丁酸氮芥				
	美法仑				
	卡莫司汀	2 年时 40%,100% 长期	年轻,COPD,辐射剂量＞300mg/m^2		60% 死亡率
	酪氨酸激酶抑制剂（"-inibs"）	1%～4%	既存 ILD、COPD、亚裔,男性,吸烟,放疗,化疗	支持性,类固醇,停药	20%～50% 死亡率

COPD, 慢性阻塞性肺疾病；ILD, 间质性肺病；RT, 放射治疗。

摘自 Garipagaoglu M, Munley MT, Hollis D, et al. The effect of patient-specificfactors on radiation-induced regional lung injury. Int J Radiat Oncol Biol Phys. 1999；45（2）：331-338。

Müller NL, White DA, Jiang H, Gemma A. Diagnosis and management of drug-associated interstitial lung disease. Br J Cancer. 2004；91（suppl 2）：S24-S30。

Lohani S, O'Driscoll BR, Woodcock AA. 25-year study of lung fibrosis following carmustine therapy for brain tumor in childhood. Chest. 2004；126（3）：1007。

Shah RR. Tyrosine kinase inhibitor-induced interstitial lung disease：clinical features, diagnostic challenges, and therapeutic dilemmas. Drug Saf. 2016；39（11）：1073-1091。

Tomlinson J, Tighe M, Johnson S, et al. Interstitial pneumonitis following mitozantrone, chlorambucil and prednisolone（MCP）chemotherapy. Clin Oncol. 1999；11（3）：184-186。

Forghieri F, Luppi M, Morselli M, et al. Cytarabine-related lung infiltrates on high resolution computerized tomography：a possible complication with benign outcome in leukemic patients. Haematologica. 2007；92：e85-e90。

Gagnadoux F, Roiron C, Carrie E, et al. Eosinophilic lung disease under chemotherapy with oxaliplatin for colorectal cancer. Am J Clin Oncol. 2002；25：388-390。

Vahid B, Marik PE. Infiltrative lung diseases：complications of novel antineoplastic agents in patients with hematological malignancies. Can Respir J. 2008；15：211-216。

Kirkbride P, Hatton M, Lorigan P, et al. Fatal pulmonary fibrosis associated with induction chemotherapy with carboplatin and vinorelbine followed by CHART radiotherapy for locally advanced non-small cell lung cancer. Clin Oncol. 2002；14（5）；361-366。

Koc M, Polat P, Suma S. Effects of tamoxifen on pulmonary fibrosis after cobalt-60 radiotherapy in breast cancer patients. Radiother Oncol. 2002；64（2）：171-175。

Hay J, Shahzeidi S, Laurent G. Mechanisms of bleomycin-induced lung damage. Arch Toxicol. 1991；65（2）：81-94。

Schmitz N, Diehl V. Carmustine and the lungs. Lancet. 1997；349（9067）：1712-1713。

第三篇

通常涉及的药物包括紫杉烷（紫杉醇、多西他赛）和吉西他滨。血液系统恶性肿瘤，包括接受骨髓移植的患者，甲氨蝶呤、阿糖胞苷、博来霉素和白消安可成为急性肺反应的罪魁祸首。幸运的是，在没有复合因素（吸烟、同步放疗、既往肺部疾病）的情况下，肺炎和水肿可能对类固醇或抗组胺药预处理有效[86]。然而，重要的是要牢记，既往接受博来霉素（丝裂霉素也有可能）治疗的患者吸氧浓度低至30%可能诱发肺水肿[59,86]。

癌症康复理疗师极有可能遇到慢性肺纤维化（chronic pulmonary fibrosis，CPF）患者。虽然博来霉素和白消安是与CPF相关的两种经典药物，但许多其他药物已被证明具有相似的作用，最重要的是亚硝基脲类（卡莫司汀、洛莫司汀、链脲佐菌素）、氮芥类（环磷酰胺、异环磷酰胺、美法仑、苯丁酸氮芥、苯达莫司汀、乌司他丁和氮芥）、抗代谢药（甲氨蝶呤、硫唑嘌呤、氟达拉滨和巯嘌呤）和含铂类药物以及同步放疗[59,87]。儿童癌症幸存者很可能接受过含上述任何一种药物的治疗方案。长期随访接受高剂量卡莫司汀治疗的儿童，显示发生上肺纤维化的所有幸存者的死亡率超过50%[88]。对于最近接受小分子酪氨酸激酶抑制剂（tyrosine kinase inhibitors，TKI，-inibs）治疗的患者，必须注明，因为其中许多药物与早期和晚期ILD相关[86,89]。

博来霉素是肺纤维化的经典致病因素。毒性的发生率不一，但约有10%的患者会发生，死亡率为1%～2%[58,95]。实际上，博来霉素所致纤维化的发生率在儿童中甚至可能更高，随着时间的推移，高达70%的患者表现出明显的限制性改变[87]。纤维化通常在治疗结束后数月开始。推测其机制是脂质过氧化，引起间质水肿和炎性细胞浸润。肺部纤维化可能是该炎症反应的最终结果，有报道发现大量胶原沉积和存在过量成纤维细胞介质[98]。博来霉素毒性的风险因素包括高龄、既往同步放疗、肾功能不全、联合化疗和静脉给药。累积剂量大于400～500mg/m^{2}也与毒性增加有关[98]。幸运的是，博来霉素肺毒性的患者有20%是无症状的，但另外80%可能遗留长期损伤，并可能随时间逐渐进展。动物研究显示在博来霉素诱发肺纤维化的小鼠模型中HSP-70调控前景良好[99]。小分子TKI（"-inibs"）作为一类新型药物，很可能与博来霉素一样，成为癌症幸存者肺部疾病的主要致病因子。自2001年伊马替尼用于治疗慢性髓性白血病以来，

已有27种其他药物获批用于治疗实体瘤和血液恶性肿瘤。此外，由于TKI靶向特定突变和受体，而非散在细胞类型，因此适应证列表将继续增加。例如，伊马替尼现在适用于7种不同的疾病实体。因此，癌症康复理疗师可能会遇到接触TKI的患者。TKI诱导间质纤维化的机制尚不清楚，但可能涉及转化生长因子β1失调。二甲双胍和HSP-70调节剂等药物的动物和体外研究结果令人鼓舞[100,101]。在美国批准用于肿瘤适应证的28种TKI中，11种存在美国FDA关于间质性肺病（interstitial lung disease，ILD）的警告，还有5种在上市后监测中报告会导致ILD（表31-3）。此类事件的发生率在亚洲人群中约为4%（在某些队列中达到8%），在白人和欧洲队列中约为1%。其发病时间不可预测，据报道从5日至9个月不等，大多数队列的中位时间为7周至10周。治疗包括停药、用不同的TKI替代或者如果对类固醇有好的疗效，可再挑战之前的药物。除了与亚洲种族和男性性别相关的遗传因素外，风险因素和预后不良的预测指标与博来霉素和其他经典药物导致的ILD相同，包括既往肺病、吸烟暴露、辐射和其他肺毒性化疗药物。TKI-ILD的死亡率为20%～50%，在有的队列高达60%[89]。

表31-3　已知可引起间质性肺病的酪氨酸激酶抑制剂

美国FDA确认的药物		文献报告的药物
阿法替尼	拉帕替尼	伊马替尼
阿来替尼	奥希替尼	达沙替尼
色瑞替尼	帕唑帕尼	尼洛替尼
克唑替尼	曲美替尼	索拉非尼
厄洛替尼	凡德他尼	舒尼替尼
吉非替尼		

所有不同病因导致的化疗相关性肺纤维化有着共同的临床特征，即隐袭起病的呼吸困难、发热和干咳。胸片通常可见肺基底部间质纹理。患者将出现低肺活量（vital capacity，VC）和FEV1/VC比值正常，提示限制性肺病模式。DL_{CO}也减少，与容量限制不成比例。胸部CT和镓扫描比肺功能检查具有更高的诊断灵敏度。因此，通常根据药物暴露史、病程、临床表现、PFT和影像学结果进行诊断。在做出诊断时，重要的是排除感染、淋巴管癌扩散或其他肺部疾病。诊断不能明确的情况下，可能需要活检以确诊并开始适当的治疗。为详细讨论药物导致的ILD的诊断流程，这方面是在早期报

告 TKI 诱发的肺纤维化的工作后发展的,我们请读者参阅 Müller 等的论文[86]。

癌症患者的阻塞性肺病

癌症患者需要考虑的另一个肺部问题是药物导致的急性支气管痉挛反应。这是相对罕见的,但一旦发生,可能非常严重。反应通常为给药期间的急性发作。导致支气管痉挛的最常见化疗药物之一是吉西他滨。一般在用药后数小时内发病,1~6小时后缓解。仅需要支持治疗,药物通常还可以继续使用[102,103]。

癌症患者既往有 COPD 也相当常见,尤其是那些肺部恶性肿瘤患者(图 31-5,图 31-6)。正如前面所讨论的,COPD 的存在可能与放疗和化疗相关性肺炎的发生倾向性相关。此外,COPD 本身的局限性也会降低癌症患者的活动能力和功能状态。目前已经建立了完善的 COPD 肺康复技术,并且在许多教科书中都有涉及,故在此不做阐述[104-106]。

气道肿瘤也可出现阻塞性肺疾病的症状,通常为临床诊断。阻塞可来自原发病灶或转移病灶,并经影像学、支气管镜检查和活检证实。对症治疗,可能涉及局部放射治疗和支气管支架置入术。在原发性或孤立性疾病,只要患者肺功能足以支持手术,可考虑根治性的肺叶切除术或全肺切除术。

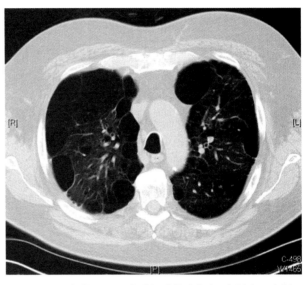

图 31-5　CT 扫描提示重度肺气肿伴肺大疱,右侧多于左侧

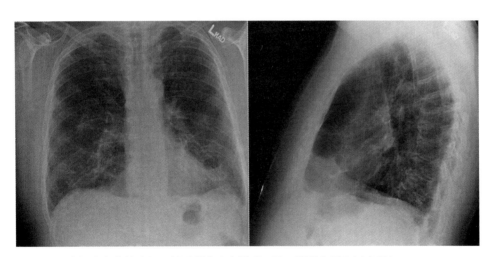

图 31-6　肺气肿患者的胸部 X 线后前位和侧位片,显示横膈变平和过度通气

肺血管疾病

肿瘤的一个主要肺部并发症是发生肺栓塞。肿瘤患者的肺栓塞可分为两种类型:静脉血栓栓塞(venous thromboembolism, VTE)和肿瘤栓塞(图 31-7)。癌症患者栓塞的风险增加,并且栓子可继发于恶性肿瘤的高凝状态。在社区环境中,活动期肿瘤约占所有 VTE 事件的 20%[107]。血栓风险最高胰腺癌、淋巴瘤、恶性脑肿瘤、肝癌、白血病、结直肠癌和其他消化系统癌症[108]。接受细胞毒化疗的患者也存在血栓增加的风险。他莫昔芬常用于乳腺癌,是与 VTE 相关的最常见的非细胞毒性药物之一[109]。肺血栓栓塞症的另一个常见危险因素是中心静脉导管,常见于化疗患者或癌症相关性感染患者。这些占社区遇到的 VTE 病例的 9%[108]。其他风险因素包括既往血栓栓塞或重大外科手术史[110]。

多篇权威参考文献讨论了 VTE 的适当预防和治疗措施,并涵盖在美国医师学会的实践指南中[111]。

第三篇

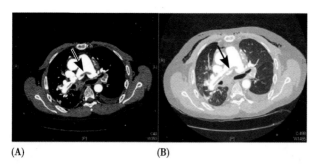

图 31-7　CT 扫描的加强相（A）和肺窗（B）可见鞍状肺栓塞。箭头所示为肺动脉内的栓子

该指南的关键要点如下：

1. 非肿瘤患者的下肢深静脉血栓形成（deep vein thrombosis, DVT）或肺栓塞应接受达比加群、利伐沙班、阿哌沙班或依度沙班超过维生素 K 拮抗剂（vitamin Kantagonist, VKA），或 VKA 超过低分子量肝素（low molecular weight heparin, LMWH）治疗 3 个月。

2. 癌症相关性血栓形成的患者应使用 LMWH 治疗，而不是 VKA；也可使用达比加群、利伐沙班、阿哌沙班或依度沙班。

3. 在有 DVT 病史的患者中，加压弹力袜在预防血栓形成后综合征方面没有明确的益处，但在改善症状方面可能有用。

4. 腔静脉滤器仅在降低 VTE 复发方面具有适当作用，似乎不能降低死亡率。

5. 癌症相关血栓形成的长期治疗，LMWH 优于 VKA。

6. 对于无严重症状或扩展风险因素的孤立远端 DVT 患者，可使用超声连续成像监测 2 周。

7. 对于选择停止抗凝治疗且对阿司匹林不过敏的无诱因 VTE 患者，为预防 VTE 复发，可能继续服用阿司匹林更佳。

值得注意的是，简单的足部运动，如"踝泵"（重复踝关节跖侧和背侧运动），已被证明可以激活小腿肌肉，增加静脉血流量，与间歇性空气加压装置一样有效[112, 113]。

急性 VTE 事件的治疗是支持性的，包括启动抗凝治疗、通气支持和辅助供氧。严重者可能需要正性肌力和循环支持。高达 50% 的 VTE 病例涉及大面积肺栓塞，即血管闭塞超过肺动脉树横截面积的 50%[114]。由于高达 70% 的 VTE 患者在症状出现后第一个小时内死亡，因此及时评估和治疗非常重要。影像学检查是诊断的主要手段，包括血管造影、超声心动图、CT 增强造影和通气灌注扫描。急

性大面积栓塞可进行取栓术，但预后不一[115]。但对于濒死状态的患者，取栓术可能是一种可行的治疗选择，应予以考虑[116]。

肿瘤栓塞是癌症患者低氧血症或进行性呼吸窘迫的另一种可能原因。大多数肺肿瘤栓塞（pulmonary tumor embolism, PTE）发作是由于微栓子所致，并累及小动脉、微动脉和毛细血管[117, 118]。微栓塞通常无症状，但有时可能很严重，大量栓子导致明显的呼吸功能受损[119]。临床表现与 VTE 类似；PTE 的诊断可以借助胸部 CT 扫描。影像可显示周围肺动脉的多灶性扩张和串珠状改变，可能与远端梗死相关[120]。偶尔可能需要活检进行诊断。栓子的来源通常是血管侵袭性肿瘤，如肾细胞癌、肉瘤或心房黏液瘤。据报道，在已知患有恶性肿瘤的患者中，尸检发现肿瘤微栓子的发生率在 2.4%～26%[121]。在另一方面，单独的肺部巨大瘤栓少见，但也有报道[122]。

康复治疗选项

癌症肺部并发症患者的康复作用涉及常规范围内的功能和活动。疼痛控制对有肺相关疼痛症状的患者很重要，因为胸部疼痛控制不佳可导致肺功能受损和通气量减少。对于通气储备功能不良或低氧血症的患者，标准的肺康复技术——能量储备和调节，有助于恢复功能。在众多标准的康复教科书中总结了肺康复技术的基础知识，可以很方便地应用于有肺部并发症的癌症患者[104-106]。

氧气补充是肺部活动受限患者康复护理的必要组成部分，应根据需要使用。大量使用辅助供氧的唯一例外是有用博来霉素的病史，可能还有丝裂霉素 C 暴露，因为即使在给予药物很长时间后，辅助供氧仍可触发急性肺毒性[86]。否则，应根据需要使用氧气，以维持氧饱和度 >90%。COPD 患者在静息状态下应该采用低水平的辅助供氧，以防止高碳酸血症，配合运动按需吸氧防止低氧血症[123]。严重间质性疾病患者，可能需要高流量吸氧，只要没有博来霉素或丝裂霉素用药史，使用起来很安全[86, 104]。

由于吸烟可能导致许多与癌症治疗相关的毒性，因此必须尽可能寻求咨询和戒烟。在接受肺叶切除术的 NSCLC 患者，戒烟与术后功能受限的恢复和减轻术后疼痛相关[124]。

对于癌症缓解 5 年以上且似乎无病的患者，肺

移植可能是重度 ILD 患者的合理治疗。大多数接受移植评估的患者是儿童期肿瘤幸存者，如霍奇金病或其他接受高剂量化疗和放疗联合治疗的患者[125]。据报道，一名年轻的睾丸癌幸存者发生急性博来霉素毒性后，成功进行了双肺移植[126]。由于已知的移植物抗宿主病可导致肺功能衰竭，因此接受骨髓移植患者的治疗可能具有挑战性。由于器官移植需要终身使用免疫抑制药物，所以癌症复发是接受移植手术的癌症幸存者真正需要考虑的因素。在完成癌症治疗后 5 年以上接受肺移植的患者中，仅有少数散发的复发性恶性肿瘤病例报告[127]。这与原发性不可切除的肺细支气管肺泡癌移植患者的癌症复发率相对较高形成了鲜明对比[128]。尽管事实存在肺移植后恶性肿瘤复发的可能性，但通过适当的患者选择，在癌症治疗相关性 ILD 情况下进行移植可以和其他适应证一样取得成功。

伦理考量

与任何终末期疾病一样，对于转移性或活动性原发性肿瘤累及肺的患者，需要考虑到生命末期护理的决策。由于肺部疾病是该人群常见的死亡原因，因此在开始有创通气支持前必须考虑撤机失败的可能性。为了避免通气支持不必要地延长患者痛苦的情况，应与预期发生急性事件的终末期患者及其家人讨论临终关怀和撤除干预措施[129]。当治疗意向变为姑息性时，患者需要时间来解决事务以及经济和人际关系问题[130]。如实的讨论预后和预期才能设计出合适的康复计划。为患者量身定制的方案既能实现患者的目标，又能避免临终关怀带来的负担。肺部并发症的处理也可包括胸腔积液的治疗、适当使用止痛药物、使用辅助供氧、无创通气支持、支气管支架以及使用靶向化疗或放射治疗。

与家人建立的牢固关系有助于为无行为能力的患者做出任何临终决定。当患者的选择和愿望不明确，家属怀疑治疗过程的正确性时，伦理委员会的参与会有所帮助。这也是高级指令特别有用的情况，因为它们可以避免患者家属和医生产生不必要的焦虑[131]。

总之，康复专家的作用是帮助患有癌症肺部并发症的患者减少症状。最重要的是帮助这些患者实现目标，最大限度地发挥功能，提高生活质量，同时避免并发症，尽量减少不适。具体的肺康复方法如下。

活动过程中的注意事项

在为肿瘤患者提供物理治疗时，应考虑多种肺部因素。如前所述，这些因素与患者借助于化疗、放疗和手术的治疗直接相关。

化疗

一些特殊的化疗药物可引起肺部并发症，包括紫杉烷类、白消安、丝裂霉素 C、甲氨蝶呤、卡莫司汀、博来霉素和环磷酰胺。化疗可引起肺炎或纤维化，具体取决于药物，均导致 PFT 出现限制性表现。

使用胸部物理治疗（chest physical therapy，CPT）治疗化疗相关肺部并发症的方法与限制性肺疾病中使用的方法相似。这些疾病的特征是正常气流和气道阻力下的肺容量减少；因此，CPT 领域的焦点主要在深呼吸锻炼以帮助维持或增加肺容量。此外，化疗引起的肺实质改变导致弥散功能降低，造成静息氧饱和度降低以及预期运动负荷降低伴去饱和现象。尽管这些患者似乎需要辅助供氧，但重要的是要记住，有博来霉素或丝裂霉素 C 治疗史的患者应避免暴露于氧浓度 >30% 的环境中，因为这将增加急性肺水肿发作的风险。除接受化疗的患者外，接受放疗的患者也可能存在发生肺炎和肺纤维化的风险。

放疗

许多患者接受胸壁放疗，尤其是肺癌和乳腺癌患者及接受全身放疗的血液恶性肿瘤患者。放射性肺损伤仍然是胸部照射的剂量限制性因素[131,132]。放疗后肺炎和纤维化均可发生，应按上述方法处理。

手术和住院

现代医学认识到，住院期间患者的功能下降已经至少持续了七十年[133]。活动减少被认为是主要的影响因素[134,135]。医院获得性体力和功能下降已被证明是再入院的危险因素，而与目前的诊断无关[136-138]。因肺炎住院的成年患者，入院第一天只要直立坐 20 分钟，就可以减少住院时间 1.1 日之多[139]。即使是危重患者，住院早期活动已被证明能够降低住院费用，改善预后[140]。为了进一步探究这个非常重要的话题，我们请读者参阅 Cynthia Brown 和 Dale Needham 的研究。

直接影响呼吸系统的手术干预（肺癌切除术）可能对肺功能和肺部健康产生影响。进行肺切除术时，体位引流应通过患侧卧位来完成。该体位可使患者健全的肺充分扩张，并通过引流到肺切除术后的空间防止渗液影响剩余肺。接受肺楔形切除术患者的体位应该相反，对侧为依赖性位置。这使得受影响的肺更好地扩张并将液体从手术区域引流出去。无论肺切除术还是楔形切除术的患者均应了解术侧上肢活动的重要性，以确保肋骨和胸壁的持续活动。

食管切除术后的患者必须保持床头角度大于30，以预防吸入性肺炎。由于肺扩张和肺下叶体位引流存在明显困难，该体位限制可防止患者处于平卧位或 Trendelenburg 位。对这些患者的治疗还必须包括教育患者正确的腹式呼吸技术的重要性，以确保肺底持续扩张。

胸部或腹部大切口手术也可能损害肺功能。手术引起的疼痛可能妨碍这些患者进行深呼吸和肺部清洁活动，使分泌物积聚。对于这些患者，CPT 治疗的重点是夹板固定咳嗽，以减轻疼痛，鼓励频繁排痰的肺部清洁活动，此外还有深呼吸、体位引流、叩击和振动，以协助分泌物的流出。术后早期参与下床活动对术后的肺部健康也起到了很大作用[141]。早期活动的系统方法包括使用局部麻醉、早期肠内营养、使用静脉输液，并已在食管切除术和肺叶切除术等高发病率手术中显示出益处[142-144]。同样，在 2004 年的一项质量举措，术后肺康复计划（Post-Operative Pulmonary Program, POPP）在纪念斯隆 - 凯特琳癌症中心试行。POPP 的目标是增加肺部治疗的使用，减少使用雾化治疗，并促进早期活动。POPP 参考标准见表 31-4。所有患者预计术后第 1 日都能下床活动到椅子上。

表 31-4 纪念斯隆 - 凯特琳癌症中心 POPP 的标准

所有接受食管切除术或肺切除术的患者
重度 COPD 或 1 年内加重
FEV1<1.5L 或<50% 预计值
DLCO 降低<60%
所有 80 岁以上术后患者
多种合并症（病态肥胖、糖尿病、CAD、既往 MI、血管成形术、支架或 CABG）

CABG，冠状动脉旁路移植术；CAD，冠状动脉疾病；COPD，慢性阻塞性肺疾病；FEV1，第 1 秒用力呼气容积；MI，心肌梗死；POPP，术后肺康复计划。

MSKCC 胸科病房的这一项目使肺部并发症的发生率从 14.4% 降至 2.9%，ICU 住院率从 5.1% 降至 4.2%，住院时间从 9.3 日减少到 8.2 日[145]。该计划成功推广到了 MSKCC 的所有外科手术单位。

肿瘤患者在接受抗肿瘤治疗后往往会出现免疫功能低下，有发生肺炎和各种其他肺部感染的风险。肺炎患者必须用抗生素治疗，积极的 CPT 包括：体位引流、叩击、针对肺炎部位的振动，此外还有深呼吸锻炼和持续的下床活动。

癌症相关的 CPT 注意事项

肺分泌物增多的患者可从叩击和振动中获益。应注意避免直接在输液港或手术切口和引流管上方叩击。骨转移或活动性肿瘤区域也应避免。轻柔的振动、体位引流和深呼吸锻炼相结合的方法可能对这些患者有效。

要点

- 除了原发性肺肿瘤，继发性肺转移和伴随的肺部并发症也很常见，导致发病率明显升高。
- 放射治疗在原发性和继发性肺部肿瘤的治疗中发挥着越来越大的作用；因此，理疗医师有更多机会遇到放射相关性损伤。
- 由于胸腔积液、脊柱后侧凸和神经肌肉疾病并发症（包括膈神经麻痹），可能发展为限制性肺疾病伴低通气和呼吸困难。
- 博来霉素和丝裂霉素与急性发作性肺水肿相关，当患者暴露于浓度低至 30% 的辅助供氧时可能复发。
- 人们已经越来越多地认识到小分子酪氨酸激酶抑制剂（-inibs）为导致 ILD 的病因，目前已批准的 28 种药物中有 16 种已知的，可引起 ILD，其发生频率和严重程度不等。
- 既往合并 COPD 在肺癌患者中很常见，且易发生与放疗和化疗相关性肺炎。
- 对于肿瘤缓解 5 年以上且似乎无病生存的患者，肺移植可能是重度 ILD 患者的合理治疗选择。
- 每次遇到持续吸烟的患者都应提供戒烟咨询和尼古丁替代治疗。应该告知患者电子烟并不能作为一种更安全的替代。

（李俭杰 译 王玉艳 校）

参考文献

1. Disease Statistics. National Heart, Lung, And Blood Disease Institute. US Department of Health and Human Services. 2017. https://www.nhlbi.nih.gov/about/documents/factbook/2012/chapter4

2. Siegel RL, Miller KD, Jemal A. Cancer statistics, 2017. *CA Cancer J Clin*. 2017;67(1):7–30.

3. Lee Y-TN. Breast carcinoma: pattern of metastasis at autopsy. *J Surg Oncol*. 1983;23(3):175–180.

4. Kindler HL, Shulman KL. Metastatic colorectal cancer. *Curr Treat Options Oncol*. 2001;2(6):459–471.

5. Wang P, DeNunzio A, Okunieff P, et al. Lung metastases detection in CT images using 3D template matching. *Med Phys*. 2007;34(3):915–922.

6. Dines DE, Cortese DA, Brennan MD, et al. Malignant pulmonary neoplasms predisposing to spontaneous pneumothorax. *Mayo Clin Proc*. 1973;48(8):541–544.

7. Hirakata K, Nakata H, Nakagawa T. CT of pulmonary metastases with pathological correlation. *Semin Ultrasound CT MR*. 1995;16(5):379–394.

8. Davis SD. CT evaluation for pulmonary metastases in patients with extrathoracic malignancy. *Radiology*. 1991;180(1):1–12.

9. Acikgoz G, Kim SM, Houseni M, et al. Pulmonary lymphangitic carcinomatosis (PLC): spectrum of FDG-PET findings. *Clin Nucl Med*. 2006;31(11):673–678.

10. Avdalovic M, Chan A. Thoracic manifestations of common nonpulmonary malignancies of women. *Clin Chest Med*. 2004;25(2):379–390.

11. Pastorino U, Buyse M, Freidel G, et al. Long-term results of lung metastasectomy: prognostic analyses based on 5206 cases. *J Thorac Cardiovasc Surg*. 1997;113(1):37–49.

12. Abecasis N, Cortez F, Bettencourt A, et al. Surgical treatment of lung metastases: prognostic factors for long-term survival. *J Surg Oncol*. 1999;72(4):193–198.

13. Stefanelli F, Meoli I, Cobuccio R, et al. High-intensity training and cardiopulmonary exercise testing in patients with chronic obstructive pulmonary disease and non-small-cell lung cancer undergoing lobectomy. *Eur J Cardiothorac Surg*. 2013;44(4):e260–e265.

14. Jungraithmayr W, Hasse J, Stoelben E. Completion pneumonectomy for lung metastases. *Eur J Surg Oncol (EJSO)*. 2004;30(10):1113–1117.

15. Rusthoven KE, Kavanagh BD, Burri SH, et al. Multi-institutional phase I/II trial of stereotactic body radiation therapy for lung metastases. *J Clin Oncol*. 2009;27(10):1579–1584.

16. Ricco A, Davis J, Rate W, et al. Lung metastases treated with stereotactic body radiotherapy: the RSSearch® patient registry's experience. *Radiat Oncol*. 2017;12(1):35.

17. Franceschini D, Cozzi L, De Rose F, et al. Role of stereotactic body radiation therapy for lung metastases from radio-resistant primary tumours. *J Cancer Res Clin Oncol*. 2017;143(7):1293–1299.

18. Chang JY, Senan S, Paul MA, et al. Stereotactic ablative radiotherapy versus lobectomy for operable stage I non-small-cell lung cancer: a pooled analysis of two randomised trials. *Lancet Oncol*. 2015;16(6):630–637.

19. Rusthoven CG, Kavanagh BD, Karam SD. Improved survival with stereotactic ablative radiotherapy (SABR) over lobectomy for early stage non-small cell lung cancer (NSCLC): addressing the fallout of disruptive randomized data. *Ann Transl Med*. 2015;3(11):149.

20. Vogl TJ, Wetter A, Lindemayr S, et al. Treatment of unresectable lung metastases with transpulmonary chemoembolization: preliminary experience. *Radiology*. 2005;234(3):917–922.

21. Marel M, Zrůtová M, Štasny B, et al. The incidence of pleural effusion in a well-defined region. *Chest*. 1993;104(5):1486–1489.

22. DiBonito L, Falconieri G, Colautti I, et al. The positive pleural effusion. A retrospective study of cytopathologic diagnoses with autopsy confirmation. *Acta Cytol*. 1992;36(3):329–332.

23. Antunes G, Neville E, Duffy J, et al. BTS guidelines for the management of malignant pleural effusions. *Thorax*. 2003;58(suppl 2):ii29–ii38.

24. ATS-MMPE. Management of malignant pleural effusions. *Am J Respir Crit Care Med*. 2000;162(5):1987–2001.

25. Maskell NA, Lee YC, Gleeson FV, et al. Randomized trials describing lung inflammation after pleurodesis with talc of varying particle size. *Am J Respir Crit Care Med*. 2004;170(4):377–382.

26. Bennett R, Maskell N. Management of malignant pleural effusions. *Curr Opin Pulm Med*. 2005;11(4):296–300.

27. Ohm C, Park D, Vogen M, et al. Use of an indwelling pleural catheter compared with thoracoscopic talc pleurodesis in the management of malignant pleural effusions. *Am Surg*. 2003;69(3);198–202; discussion 202.

28. Sugarbaker DJ, Jaklitsch MT, Bueno R, et al. Prevention, early detection, and management of complications after 328 consecutive extrapleural pneumonectomies. *J Thorac Cardiovasc Surg*. 2004;128(1):138–146.

29. Kado DM. Vertebral fractures and mortality in older women. *Arch Intern Med*. 1999;159(11):1215.

30. Haddy TB. Osteoporosis in survivors of acute lymphoblastic leukemia. *Oncologist*. 2001;6(3):278–285.

31. Schwartz AM, Leonidas JC. Methotrexate osteopathy. *Skeletal Radiol*. 1984;11(1):13–16.

32. Scheven BA, van der Venn MJ, Damen CA, et al. Effects of methotrexate on human osteoblasts in vitro: modulation by 1,25-dihydroxyvitamin D3. *J Bone Miner Res*. 1995;10(6):874–880.

33. Krall EA, Dawson-Hughes B. Smoking increases bone loss and decreases intestinal calcium absorption. *J Bone Miner Res*. 1999;14(2):215–220.

34. Teegarden D, Lyle RM, Proulx WR, et al. Previous milk consumption is associated with greater bone density in young women. *Am J Clin Nutr*. 1999;69(5):1014–1017.

35. Masi L, Bilezikian JP. Osteoporosis: new hope for the future. *Int J Fertil Womens Med*. 1997;42(4):245–254.

36. Mareska M, Gutmann L. Lambert-Eaton myasthenic syndrome. *Semin Neurol*. 2004;24(2):149–153.

37. Paulino AC, Wen BC, Brown CK, et al. Late effects in children treated with radiation therapy for Wilms' tumor. *Int J Radiat Oncol Biol Phys*. 2000;46(5):1239–1246.

38. Evans AE, Norkool P, Evans I, et al. Late effects of treatment for wilms' tumor. A report from the national wilms' tumor study group. *Cancer*. 1991;67(2):331–336.

39. Riseborough EJ, Grabias SL, Burton RI, et al. Skeletal alterations following irradiation for Wilms' tumor. *J Bone Joint Surg Am*. 1976;58(4):526–536.

40. Mäkipernaa A, Heikkilä JT, Merikanto J, et al. Spinal deformity induced by radiotherapy for solid tumours in childhood: a long-term follow up study. *Eur J Pediatr*. 1993;152(3):197–200.

41. O'Neill JH, Murray NMF, Newsom-Davis J. The Lambert-Eaton myasthenic syndrome. *Brain*. 1988;111(3):577–596.

42. Wirtz PW. Difference in distribution of muscle weakness between myasthenia gravis and the Lambert-Eaton myasthenic syndrome. *J Neurol, Neurosurg Psychiatry*. 2002;73(6):766–768.

43. Wirtz PW, Wintzen AR, Verschuuren JJ. Lambert–Eaton myasthenic syndrome has a more progressive course in patients with lung cancer. *Muscle Nerve*. 2005;32(2)226–229.

44. Keesey JC. AAEE minimonograph #33: Electrodiagnostic approach to defects of neuromuscular transmission. *Muscle Nerve*. 1989;12(8):613–626.

45. Maddison P, Newsom-Davis J. *Cochrane Database of Systematic Reviews*. Hoboken, NJ: Wiley-Blackwell; 2005.

46. Willaert W, Kessler R, Deneffe G. Surgical options for complete resectable lung cancer invading the phrenic nerve. *Acta Chir Belg*. 2004;104(4):451–453.

47. Tanaka T. Modified and bilateral retroperitoneal lymph node dissection for testicular cancer: peri- and postoperative complications and therapeutic outcome. *Jpn J Clin Oncol*. 2006;36(6):381–386.

48. de Jong AA, Manni JJ. Phrenic nerve paralysis following neck dissection. *Eur Arch Otorhinolaryngology*. 1991;248(3):132–134.

49. Munzone E, Nole F, Orlando L, et al. Unexpected right phrenic nerve injury during 5-fluorouracil continuous infusion plus cisplatin and vinorelbine in breast cancer patients. *J Natl Cancer Inst*. 2000;92(9):755.

50. Twelves CJ, Chaudary MA, Reidy J, et al. Toxicity of intra-arterial doxorubicin in locally advanced breast cancer. *Cancer Chemother Pharmacol*. 1990;25(6):459–462.

51. Avila EK, Goenka A, Fontenla S. Bilateral phrenic nerve dysfunction: a late complication of mantle radiation. *J Neurooncol*. 2011;103(2):393–395.

52. Alkofer B, Le Roux Y, Coffin O, et al. Thoracoscopic plication of the diaphragm for postoperative phrenic paralysis: a report of two cases. *Surg Endosc*. 2004;18(5):868–870.

53. Takiguchi Y. Hiccups as an adverse reaction to cancer chemotherapy. *Cancer Spectr Knowl Environ*. 2002;94(10):772.

54. Calvo E. Cervical phrenic nerve block for intractable hiccups in cancer patients. *Cancer Spectr Knowl Environ*. 2002;94(15):1175–1176.

55. Khaw PYL, Ball DL. Relief of non-metastatic shoulder pain with mediastinal radiotherapy in patients with lung cancer. *Lung Cancer*. 2000;28(1):51–54.

56. Gross NJ. The pathogenesis of radiation-induced lung damage. *Lung*.

1981;159(3):115–125.

57. Kharbanda S, Ren R, Pandey P, et al. Activation of the c-Abl tyrosine kinase in the stress response to DMA-damaging agents. *Nature*. 1995;376(6543):785–788.

58. Abid SH, Malhotra V, Perry MC. Radiation-induced and chemotherapy-induced pulmonary injury. *Curr Opin Oncol*. 2001;13(4):242–248.

59. Garipagaoglu M, Munley MT, Hollis D, et al. The effect of patient-specific factors on radiation-induced regional lung injury. *Int J Radiat Oncol Biol Phys* .1999;45(2):331–338.

60. Roach M 3rd, Gandara DR, You HS, et al. Radiation pneumonitis following combined modality therapy for lung cancer: analysis of prognostic factors. *J Clin Oncol*. 1995;13(10):2606–2612.

61. Huang EY, Wang CJ, Chen HC, et al. Multivariate analysis of pulmonary fibrosis after electron beam irradiation for postmastectomy chest wall and regional lymphatics: evidence for non-dosimetric factors. *Radiother Oncol*. 2000;57(1):91–96.

62. Mehta V. Radiation pneumonitis and pulmonary fibrosis in non–small-cell lung cancer: Pulmonary function, prediction, and prevention. *Int J Radiat Oncol Biol Phys*. 2005;63(1):5–24.

63. Magaña E, Crowell RE. Radiation pneumonitis successfully treated with inhaled corticosteroids. *South Med J*. 2003;96(5):521–524.

64. Wang JY, Chen KY, Wang JT, et al. Outcome and prognostic factors for patients with non-small-cell lung cancer and severe radiation pneumonitis. *Int J Radiat Oncol Biol Phys*. 2002;54(3):735–741.

65. Inoue A, Kunitoh H, Sekine I, et al. Radiation pneumonitis in lung cancer patients: a retrospective study of risk factors and the long-term prognosis. *Int J Radiat Oncol Biol Phys*. 2001;49(3):649–655.

66. De Jaeger K, Seppenwoolde Y, Boersma LJ, et al. Pulmonary function following high-dose radiotherapy of non–small-cell lung cancer. *Int J Radiat Oncol Biol Phys*. 2003;55(5):1331–1340.

67. Gopal R, Starkschall G, Tucker SL, et al. Effects of radiotherapy and chemotherapy on lung function in patients with non–small-cell lung cancer. *Int J Radiat Oncol Biol Phys*. 2003;56(1):114–120.

68. Gopal R, Tucker SL, Komaki R, et al. The relationship between local dose and loss of function for irradiated lung. *Int J Radiat Oncol Biol Phys*. 2003;56(1):106–113.

69. Chen Y, Williams J, Ding I, et al. Radiation pneumonitis and early circulatory cytokine markers. *Semin Radiat Oncol*. 2002;12(1 suppl 1):26–33.

70. Chen Y, Rubin P, Williams J, et al. Circulating IL-6 as a predictor of radiation pneumonitis. *Int J Radiat Oncol Biol Phys*. 2001;49(3):641–648.

71. Bentzen SM, Saunders MI, Dische S. From CHART to CHARTWEL in non-small cell lung cancer: clinical radiobiological modelling of the expected change in outcome. *Clin Oncol (R Coll Radiol)*. 2002;14(5):372–381.

72. Narayan S, Henning GT, Ten Haken RK, et al. Results following treatment to doses of 92.4 or 102.9 Gy on a phase I dose escalation study for non-small cell lung cancer. *Lung Cancer*. 2004;44(1):79–88.

73. Dirkx MLP, Heijmen BJM. Beam intensity modulation for penumbra enhancement and field length reduction in lung cancer treatments: a dosimetric study. *Radiother Oncol*. 2000;56(2):181–188.

74. Wu KL, Jiang GL, Liao Y, et al. Three-dimensional conformal radiation therapy for non–small-cell lung cancer: a Phase I/II dose escalation clinical trial. *Int J Radiat Oncol Biol Phys*. 2003;57(5):1336–1344.

75. Lee SW, Choi EK, Park HJ, et al. Stereotactic body frame based fractionated radiosurgery on consecutive days for primary or metastatic tumors in the lung. *Lung Cancer*. 2003;40(3):309–315.

76. Bonnet RB, Bush D, Cheek GA, et al. Effects of proton and combined proton/photon beam radiation on pulmonary function in patients with resectable but medically inoperable non-small cell lung cancer. *Chest*. 2001;120(6):1803–1810.

77. Abernathy LM, Fountain MD, Rothstein SE, et al. Soy isoflavones promote radioprotection of normal lung tissue by inhibition of radiation-induced activation of macrophages and neutrophils. *J Thorac Oncol*. 2015;10(12):1703–1712.

78. Chung EJ, Mckay–Corkum G, Chung S, et al. Truncated plasminogen activator inhibitor-1 protein protects from pulmonary fibrosis mediated by irradiation in a murine model. *Int J Radiat Oncol Biol Phys*. 2016;94(5):1163–1172.

79. Kim JS, Son Y, Jung MG, et al. Geranylgeranylacetone alleviates radiation-induced lung injury by inhibiting epithelial-to-mesenchymal transition signaling. *Mol Med Rep*. 2016;13(6):4666–4670.

80. Kwok E, Chan CK. Corticosteroids and azathioprine do not prevent radiation-induced lung injury. *Can Respir J*. 1998;5(3):211–214.

81. Komaki R. Effects of amifostine on acute toxicity from concurrent chemotherapy and radiotherapy for inoperable non?small-cell lung cancer: report of a randomized comparative trial. *Int J Radiat Oncol Biol Phys*. 2004;58(5):1369–1377.

82. Wang LW, Fu XL, Clough R, et al. Can angiotensin-converting enzyme inhibitors protect against symptomatic radiation pneumonitis? *Radiat Res*. 2000;153(4):405–410.

83. Ozturk B, Egehan I, Atavci S, et al. Pentoxifylline in prevention of radiation-induced lung toxicity in patients with breast and lung cancer: a double-blind randomized trial. *Int J Radiat Oncol Biol Phys*. 2004;58(1):213–219.

84. Mix M, Ramnath N, Gomez J, et al. Effects of selenomethionine on acute toxicities from concurrent chemoradiation for inoperable stage III non-small cell lung cancer. *World J Clin Oncol*. 2015;6(5):156–165.

85. Richeldi L, du Bois RM, Raghu G, et al. Efficacy and safety of nintedanib in idiopathic pulmonary fibrosis. *N Engl J Med*. 2014;370(22):2071–2082.

86. Müller NL, White DA, Jiang H, et al. Diagnosis and management of drug-associated interstitial lung disease. *Br J Cancer*. 2004;91(suppl 2):S24–S30.

87. Camus P, Kudoh S, Ebina M. Interstitial lung disease associated with drug therapy. *Br J Cancer*. 2004;91(suppl 2):S18–S23.

88. Lohani S, O'Driscoll BR, Woodcock AA. 25-year study of lung fibrosis following carmustine therapy for brain tumor in childhood. *Chest*. 2004;126(3):1007.

89. Shah RR. Tyrosine kinase inhibitor-induced interstitial lung disease: clinical features, diagnostic challenges, and therapeutic dilemmas. *Drug Saf*. 2016;39(11):1073–1091.

90. Tomlinson J, Tighe M, Johnson S, et al. Interstitial pneumonitis following Mitozantrone, Chlorambucil and Prednisolone (MCP) chemotherapy. *Clin Oncol*. 1999;11(3):184–186.

91. Forghieri F, Luppi M, Morselli M, et al. Cytarabine-related lung infiltrates on high resolution computerized tomography: a possible complication with benign outcome in leukemic patients. *Haematologica*. 2007;92:e85–e90.

92. Gagnadoux F, Roiron C, Carrie E, et al. Eosinophilic lung disease under chemotherapy with oxaliplatin for colorectal cancer. *Am J Clin Oncol*. 2002;25:388–390.

93. Vahid B, Marik PE. Infiltrative lung diseases: complications of novel antineoplastic agents in patients with hematological malignancies. *Can Respir J*. 2008;15:211–216.

94. Kirkbride P, Hatton M, Lorigan P, et al. Fatal pulmonary fibrosis associated with induction chemotherapy with carboplatin and vinorelbine followed by CHART radiotherapy for locally advanced non-small cell lung cancer. *Clin Oncol*. 2002;14(5):361–366.

95. Koc M, Polat P, Suma S. Effects of tamoxifen on pulmonary fibrosis after cobalt-60 radiotherapy in breast cancer patients. *Radiother Oncol*. 2002;64(2):171–175.

96. Hay J, Shahzeidi S, Laurent G. Mechanisms of bleomycin-induced lung damage. *Arch Toxicol*. 1991;65(2):81–94.

97. Schmitz N, Diehl V. Carmustine and the lungs. *Lancet*. 1997;349(9067):1712–1713.

98. Rossi SE, Erasmus JJ, McAdams HP, et al. Pulmonary drug toxicity: radiologic and pathologic manifestations. *RadioGraphics*. 2000;20(5):1245–1259.

99. Tanaka K, Tanaka Y, Namba T, et al. Heat shock protein 70 protects against bleomycin-induced pulmonary fibrosis in mice. *Biochem Pharmacol*. 2010;80(6):920–931.

100. Namba T, Tanaka K, Hoshino T, et al. Suppression of expression of heat shock protein 70 by gefitinib and its contribution to pulmonary fibrosis. *PLoS One*. 2011;6(11):e27296.

101. Li L, Huang W, Li K, et al. Metformin attenuates gefitinib-induced exacerbation of pulmonary fibrosis by inhibition of TGF-β signaling pathway. *Oncotarget*. 2015;6(41):43605–43619.

102. Danson S, Blackhall F, Hulse P, et al. Interstitial lung disease in lung cancer. *Drug Saf*. 2005;28(2):103–113.

103. Roychowdhury DF, Cassidy CA, Peterson P, et al. A report on serious pulmonary toxicity associated with gemcitabine-based therapy. *Invest New Drugs*. 2002;20(3):311–315.

104. Bartels MN. Pulmonary rehabilitation. In: Copper G, ed. *Essential Physical Medicine and Rehabilitatio*. Totowa, NJ: Humana Press; 2006:147–174.

105. Alba AS, Kim H, Whiteson JH, et al. Cardiopulmonary rehabilitation and cancer rehabilitation. 2. pulmonary rehabilitation review. *Arch Phys Med Rehabil*. 2006;87(3 suppl 1):57–64.

106. Bartels M. The role of pulmonary rehabilitation for patients undergoing lung volume reduction surgery. *Minerva Pneumol*. 2006;45:19.

107. Heit JA, O'Fallon WM, Petterson TM, et al. Relative impact of risk factors for deep vein thrombosis and pulmonary embolism. *Arch Intern Med*. 2002;162(11):1245–1248.

108. Levitan N, Dowlati A, Remick SC, et al. Rates of initial and recurrent thromboembolic disease among patients with malignancy versus those without malignancy: risk analysis using medicare claims data. *Medicine (Baltimore)*. 1999;78(5):285–291.

109. Heit JA, Silverstein MD, Mohr DN, et al. Risk factors for deep vein thrombosis and pulmonary embolism. *Arch Intern Med*. 2000;160(6):809–815.

110. Heit JA. The epidemiology of venous thromboembolism in the community: implications for prevention and management. *J Thromb Thrombolysis*. 2006;21(1):23–29.

111. Kearon C, Akl EA, Omelas J, et al. Antithrombotic therapy for VTE disease: CHEST guideline and expert panel report. *Chest*. 2016;149(2):315–352.

112. Lurie F, Kistner RL, Eklof B, et al. Prevention of air travel-related deep venous thrombosis with mechanical devices: active foot movements produce similar hemodynamic effects. *J Vasc Surg*. 2006;44(4):889–891.

113. O'Donovan KJ, Bajd T, Grace PA, et al. Preliminary evaluation of recommended airline exercises for optimal calf muscle pump activity. *Eur J Vasc Endovasc Surg*. 2006;32(3):340.

114. Goldhaber SZ. Pulmonary embolism. *N Engl J Med*. 1998;339(2):93–104.

115. Aklog L, Williams CM, Byrne JG, et al. Acute pulmonary embolectomy: a contemporary approach. *Circulation*. 2002;105(12):1416–1419.

116. Sadeghi A, Brevetti GR, Kim S, et al. Acute massive pulmonary embolism: role of the cardiac surgeon. *Tex Heart Inst J*. 2005;32(3):430–433.

117. Abbondanzo SL, Klappenbach RS, Tsou E. Tumor cell embolism to pulmonary alveolar capillaries. Cause of sudden cor pulmonale. *Arch Pathol Lab Med*. 1986;110(12):1197–1198.

118. Kane RD, Hawkins HK, Miller JA, et al. Pulmonary tumor emboli. *Cancer*. 1975;36(4):1473–1482.

119. Jäkel J, Ramaswamy A, Köhler U, et al. Massive pulmonary tumor microembolism from a hepatocellular carcinoma. *Pathol Res Pract*. 2006;202(5):395–399.

120. Shepard JA, Moore EH, Templeton PA, et al. Pulmonary intravascular tumor emboli: dilated and beaded peripheral pulmonary arteries at CT. *Radiology*. 1993;187(3):797–801.

121. Winterbauer RH, Elfenbein IB, Ball WC. Incidence and clinical significance of tumor embolization to the lungs. *Am J Med*. 1968;45(2):271–290.

122. Geschwind JFH, Dagli MS, Vogel-Claussen J, et al. Metastatic breast carcinoma presenting as a large pulmonary embolus. *Am J Clin Oncol*. 2003;26(1):89–91.

123. Bartels MN, Kim H, Whiteson JH, et al. Pulmonary rehabilitation in patients undergoing lung-volume reduction surgery. *Archives of Physical Medicine and Rehabilitation*. 2006;87(3 suppl 1):S84–S88.

124. Balduyck B, Sardari Nia P, Cogen A, et al. The effect of smoking cessation on quality of life after lung cancer surgery. *Eur J Cardiothorac Surg*. 2011;40(6):1432–1437; discussion 1437–1438.

125. Pechet TV, de le Morena M, Mendeloff EN, et al. Lung transplantation in children following treatment for malignancy. *J Heart Lung Transplant*. 2003;22(2):154–160.

126. Narayan V, Deshpande C, Bermudez CA, et al. Bilateral Lung transplantation for bleomycin-associated lung injury. *Oncologist*.

2017;22(5):620–622.

127. Kapoor S, Kurland G, Jakacki R. Recurrent medulloblastoma following pediatric double-lung transplant. *J Heart Lung Transplant*. 2000;19(10):1011–1013.

128. Garver Jr RI, Zorn GL, Wu X, et al. Recurrence of bronchioloalveolar carcinoma in transplanted lungs. *N Engl J Med*. 1999;340(14):1071–1074.

129. Griffin JP, Nelson JE, Koch KA, et al. End-of-life care in patients with lung cancer. *Chest*. 2003;123(1 suppl):312S–331S.

130. Steinhauser KE, Christakis NA, Clipp EC, et al. Factors considered important at the end of life by patients, family, physicians, and other care providers. *JAMA*. 2000;284(19):2476–2482.

131. Carruthers SA, Wallington MM. Total body irradiation and pneumonitis risk: a review of outcomes. *Br J Cancer*. 2004;90(11):2080–2084.

132. Kim TH, Cho KH, Pyo HR, et al. Dose-volumetric parameters for predicting severe radiation pneumonitis after three-dimensional conformal radiation therapy for lung cancer. *Radiology*. 2005;235(1):208–215.

133. Asher RA. The dangers of going to bed. *Br Med J*. 1947;2(4536):967.

134. Brown CJ, Friedkin RJ, Inouye SK. Prevalence and outcomes of low mobility in hospitalized older patients. *J Am Geriatr Soc*. 2004;52(8):1263–1270.

135. Brown CJ, Redden DT, Flood KL, et al. The underrecognized epidemic of low mobility during hospitalization of older adults. *J Am Geriatr Soc*. 2009;57(9):1660–1665.

136. Krumholz HM. Post-hospital syndrome–an acquired, transient condition of generalized risk. *N Engl J Med*. 2013;368(2):100–102.

137. Hoyer EH, Needham DM, Miller J, et al. Functional status impairment is associated with unplanned readmissions. *Arch Phys Med Rehabil*. 2013;94(10):1951–1958.

138. Hoyer EH, Needham DM, Atanelov L, et al. Association of impaired functional status at hospital discharge and subsequent rehospitalization. *J Hosp Med*. 2014;9(5):277–282.

139. Mundy LM, Leet TL, Darst K, et al. Early mobilization of patients hospitalized with community-acquired pneumonia. *Chest*. 2003;124(3):883–889.

140. Hashem MD, Parker AM, Needham DM. Early mobilization and rehabilitation of patients who are critically ill. *Chest*. 2016;150(3):722–731.

141. Reilly Jr JJ. Preoperative and postoperative care of standard and high risk surgical patients. *Hematol Oncol Clin North Am*. 1997;11(3):449–459.

142. Cao S, Zhao G, Cui J, et al. Fast-track rehabilitation program and conventional care after esophagectomy: a retrospective controlled cohort study. *Support Care Cancer*. 2013;21(3):707–714.

143. Das-Neves-Pereira JC, Bagan P, Coimbra-Israel AP, et al. Fast-track rehabilitation for lung cancer lobectomy: a five-year experience. *Eur J Cardiothorac Surg*. 2009;36(2):383–391; discussion 391–382.

144. Scarci M, Solli P, Bedetti B. Enhanced recovery pathway for thoracic surgery in the UK. *J Thorac Dis*. 2016;8(suppl 1):S78–S83.

145. Syrkin G. 2nd Annual MSKCC Cancer Rehabilitation Symposium. New York City, NY; 2014.

第三篇

第32章

肿瘤的消化系统并发症及其治疗

Matthew D. Grunwald, Robin B. Mendelsohn

肿瘤的消化系统（gastrointestinal，GI）并发症很常见且治疗困难。而且不幸的是，肿瘤相关并发症及治疗副反应时常发生，难以避免。肿瘤患者可能出现，但不限于吞咽困难、恶心、呕吐、腹泻、便秘、便嵌顿、肠梗阻以及感染。由于长期卧床导致进一步并发症的发生，对患病率、致死率及生活质量产生不良影响。以下综述着重讲述多种模式的抗肿瘤治疗导致的潜在消化系统并发症，包括手术、化疗、免疫治疗和放疗。本章也讨论了目前对于 GI 并发症的诊断及治疗策略。

肿物压迫相关并发症

吞咽困难

吞咽困难是肿瘤或其治疗导致的常见症状。食管及胃部（贲门处）肿瘤常导致渐进性吞咽困难，起初为固体，逐渐进展为液体食物。患者可表现为胸痛、吞咽痛、厌食和体重减轻。胃贲门癌患者可能出现贲门失弛缓症样综合征，这是由于迷走神经或肠肌丛的浸润造成的[1]。导致假性贲门失弛缓症的因素包括患者年龄大于 60 岁、体重迅速减轻以及短期内发病（小于 6 个月）[2]。出现胃肠道狭窄的患者大多有肿瘤放疗或手术史。吞咽困难的患者可行内镜检查排除新发肿瘤的可能[3,4]。

肠梗阻

胃排出梗阻

上下胃肠道的肠梗阻是常见的肿瘤相关并发症。50%～80% 的肿瘤患者会发生胃出口梗阻（gastric outlet obstruction，GOO）[5-8]。胰腺癌侵犯十二指肠或胃是 GOO 的常见病因[9]。15%～25%

的胰腺癌患者会出现 GOO[9]。另外，远端胃癌是恶性 GOO 常见病因，占所有 GOO 病例的 35%[10]。GOO 其他原因有胃淋巴瘤、十二指肠近端和壶腹肿物、局部浸润的胆囊癌或胆管癌。所有恶性肿瘤的远端转移均可能导致 GOO。

肠道梗阻

28% 的结肠癌患者以及 42% 的女性卵巢癌患者会发生小肠梗阻[11]。3% 的进展期肿瘤患者可发生肠梗阻[11,12]。肠梗阻的治疗取决于诊断的敏感性、梗阻部位及严重程度。Khurana 等报道称发生完全还是部分肠梗阻取决于远端狭窄程度、近端肠扩张程度和对比造影剂通过程度[13]。造影剂流过的交换区域是指近端扩张部至远端狭窄部，提示出现部分肠梗阻[13]。另外，鉴别大小肠梗阻对于治疗方案的选择是有意义的。大多数情况下，小肠梗阻主要由于术后粘连、疝以及较少见情况下的外部挤压或肿瘤直接侵犯导致。结肠、卵巢及胃部肿瘤导致的腹腔内肿块压迫是小肠梗阻最常见病因。大肠梗阻病因包括肿瘤、肠扭转和憩室炎[14]。

通过详细的病史询问及体格检查，医生可怀疑患者出现肠梗阻。常见的临床表现有恶心、呕吐、便秘、腹部不适或腹痛、腹胀[15,16]。急性起病的特点可用于鉴别肠扭转和肿瘤进展。进行常规的血化验，包括完整的全血细胞计数和生化指标检查后，进行仰卧及立位腹部 X 射线用于进一步评估便秘和梗阻原因及部位。腹部 CT 可用于进一步明确梗阻病因。钡剂灌肠有助于大肠梗阻的诊断及治疗[17]。值得注意的是，须对所有患者的胃肠道整体进行评估，因为 8.2% 的患者同时患有小肠及大肠梗阻[16]。最终影像学诊断结果确诊之前，患者应禁食水,全静脉肠外营养以维持血容量,纠正可能导致继发性呕吐引起的电解质紊乱。若患者持续呕吐或腹胀,须行胃肠减压。

部分性肠梗阻经治疗可完全缓解[16]。但是须进行一系列腹部检查监测患者的情况。症状或体征加重说明了肠梗阻的进展。若保守治疗无效且患者状况持续失调,可进行内镜支架治疗或切除性或旁路性手术。姑息性手术多用于老年(年龄大于 70 岁)且存在恶性腹水、可触及肿物的患者,同时应充分告知患者及家属该病的不良预后。但是研究表明,支架置入是一种安全且起效快的非手术治疗方法,且是针对无法手术的多发部分性肠梗阻和/或晚期肿瘤患者的有效辅助治疗手段[14,18]。一篇综述比较了内镜支架置入与辅助性胃空肠吻合术,认为两者的有效性与并发症无统计学差异[19]。肠内支架置入术住院时间短,梗阻缓解快[20,21]。对于生存时间长的患者可出现支架硬化,可再次置入[22]。另外,进展期肿瘤患者可应用阿片类药物如吗啡来缓解肠绞痛,应用抑制分泌的药物如奥曲肽和丁溴东莨菪碱来止痛和缓解呕吐,应用抗炎药物如类固醇减轻水肿,应用解痉药缓解全身症状[14,16,23]。上述药物将在后续章节中具体阐述。

舒血管肠肽瘤和类癌

舒血管肠肽瘤是罕见的神经内分泌肿瘤(每年 1/1 000 万人患病),是胰腺内岛状细胞肿瘤,该细胞可分泌血管活性肠肽(vasoactive intestinal polypeptide,VIP)[24]。若不妥善控制,VIP 的过度分泌是致命的,患者可出现代谢紊乱如水样便、低钾血症(抽筋)、低氯血症或胃酸缺乏症(watery diarrhea, hypokalemia, and hypochlorhydria or achlorhydria,WDHA)综合征[25]。面色潮红、恶心、呕吐和脱水昏睡在有家族史的多发性内分泌腺瘤病(multiple endocrine neoplasia,MEN)1 型女性患者中多见。

类癌综合征是罕见的临床表现,主要原因为类癌会过量分泌 5 羟色胺,类癌大多位于胃肠道内。这些肿瘤源于肠嗜铬细胞的特发性增殖,根据它们的胚胎来源进行分类。胃肠类癌最常见部位是阑尾,其次是肠和胃[26,27]。

这些肿瘤均可出现严重胃肠道并发症,须要早期治疗和/或手术干预。临床上出现腹泻、恶心、呕吐和皮肤潮红时,应对病因进行鉴别诊断。

治疗相关并发症

手术相关并发症

造瘘术的管理

手术在肿瘤治疗中至关重要。感染、失血、肺栓塞及瘘管形成等术后并发症的发生需要周密的药物和/或手术治疗。GI 术后患者的康复医生应警惕这些并发症并熟悉并发症管理的相关问题。涉及胃肠道的手术根据手术部位及严重程度可能须要暂时性或永久性粪便转移。造瘘术可在回肠末端或结肠各段实施。各种造瘘术面临不同的管理问题。本章讨论了管理相关问题包括造瘘术护理、康复团队的重要性,患者及康复团队可能面临的造瘘术并发症及预防和治疗并发症的大致策略。

早期的患者宣教十分重要。术前,患者须了解操作细节,造瘘口放置部位以及粪便转移对其日常排便的影响。患者还须了解他们接受的造瘘术是永久还是暂时的及将来是否可能将造瘘口还原。术后,医生及造瘘口护理人员可通过鼓励患者积极参与造瘘口护理、皮肤护理及排泄来缓解患者的术后状态转变。长短期生活质量研究显示患者与造瘘术医疗团队关系融洽有利于其应对排便方式的转变[28,29]。由合适的医生提供持续的情感及心理咨询会有利于患者保持斗志和应对困难[30]。

造瘘术后局部会连接一个袋子来减少造瘘口周围的渗漏。重视皮肤护理可减少皮肤浸渍和破损。患者须学会如何在造瘘口周围使用黏附剂、皮肤密封剂和封口膏。这些基本的技巧,结合一个口径合适的有密封胶条的装置,可减少皮肤暴露及并发症风险。另外,袋子的密封性取决于患者腹部造瘘口的形状,造瘘口周围若有皱褶不利于密封[31]。

结肠造瘘术是结直肠的旁路区域。为避免便秘及食物阻塞,患者须充分灌洗并摄入足量的纤维物质。常规灌洗应用微温自来水通过圆锥状灌洗器,利用一种扩张激活的肠蠕动机制进行排出。过度的气味和气体管理须要一个密封良好的防味袋,袋内存有铋剂或西甲硅油等除味剂,也可通过饮食调节。可能增加气体产生的食物有豆类、芦笋、小包菜和洋葱。可能增加气体味道的食物有鸡蛋和大蒜。气味阀可用于减少气味[32-34]。

回肠造瘘术是整个结肠与直肠的旁路。回肠、盲肠及升结肠造瘘术均属于近端肠造瘘术。近端肠造瘘术的排出物较多且富含蛋白水解酶,这增加了患者脱水、电解质异常及皮肤破损的概率。因此要格外注意造瘘口周围皮肤的干燥情况和刺激反应。若出现皮肤破损，应用粪便袋时须遵循"硬痂"操作流程，即操作前用胶质粉或无酒精湿巾让皮肤表面干燥，以增加局部愈合的概率[31]。须对患者进行实验室检查来监测液体和电解质水平，通过计出入量减少全身失平衡状态。状态波动可通过经口或静脉补充得以纠正。最后，一部分药物制剂如肠溶衣或缓释制剂无法快速吸收，且仍须定期血清学指标监测和 / 或更易溶解的制剂，如液体制剂。

其他的并发症包括瘘口疝、硬化和脱垂。这些并发症若出现嵌顿，情况危重或持续不缓解，往往须手术治疗。应用特制的使造瘘口突出的凸形袋进行造瘘还纳可治疗上述并发症。持续的皮肤破损伴真菌或细菌感染须要恰当的药物治疗。必要时须请皮肤科会诊。

瘘管

瘘管是连接两个管腔或器官的病理性通道。肿瘤的药物及手术治疗可能导致瘘管形成。其他因素包括长期脓肿、放疗和择区或辅助性手术治疗[35]。出现上述情况时，患者首先会因腹泻和严重体重减少或因心神不宁出现全身失衡而就诊于心理科，伴或不伴皮肤瘘。其次，患者会出现皮肤瘙痒、心神不宁及排泄物恶臭的情况。

瘘管的病理生理学并不明确，但一种解释是局部组织感染出现组织破裂，继而远端硬化使管腔内压力增大从而加重成为瘘管[36]。瘘管一旦形成，感染将沿其蔓延且不易愈合。消化道任何部位都可出现瘘管，并伴随相应症状[36]。瘘管分为内瘘和外瘘，完全瘘和不完全瘘。内瘘包括气管食管瘘、胃结肠瘘、肠瘘、肠结肠瘘、肠阴道瘘、肠膀胱瘘和膀胱阴道瘘。外瘘包括胃外瘘、肠外瘘、结肠外瘘、肛直肠瘘和造瘘口周围瘘（表 32-1）[37-42]。CT 检查、钡餐灌肠、胃镜、乙状结肠镜、结肠镜、静脉肾盂造影或瘘管造影可帮助诊断瘘管[38]。

患者出现营养不良和失衡时应行鼻饲或静脉营养支持。务必加强护理以保证皮肤的完整性。若上述治疗后瘘管无缓解，可行内镜或手术治疗。内镜治疗包括扩张器、组织夹置入或缝合。必要时行局部手术，包括瘘管切开术或部分肠切除术，此时须行暂时性造瘘术。手术治疗瘘管有形成新瘘管的风险[38,43]。有研究称一些其他治疗方式在特定人群中可能有效，包括使用密封剂和瘘管堵漏技术[38,43]。

表 32-1 瘘管：分类及临床表现

瘘管类型	危险因素	临床表现
气管食管瘘	气管切开术、放疗、手术、肿瘤	咳嗽、窒息、空气吸入或由于空气蓄积导致的腹胀伴发热
胃肠管瘘或胃十二指肠瘘	胃或肠道恶性肿瘤、慢性 NSAID 应用	胃上部疼痛、腹泻、体重减轻、恶臭呕吐物（33%）、胃肠出血[37,38]
胃外瘘	手术、留置鼻饲管、放疗、肿瘤	引流出胃液[35]
肠外瘘	手术、留置鼻饲管、放疗、肿瘤[40]	引流出肠 / 胰腺消化液[41]
肠瘘或肠结肠瘘	手术、放疗、肿瘤	胃上部疼痛、腹泻、体重减轻、粪便样口臭（较罕见且具特异性 2%）[38,43]
肠阴道瘘或肠膀胱瘘	憩室炎、脓肿、XRT、子宫切除术	频繁阴道或尿道感染、排尿时经尿道排气
膀胱阴道瘘	放射性因素、子宫切除术	持续性尿失禁
肛门直肠瘘	脓肿、放射性因素	脓性分泌物排出

GI，胃肠道（gastrointestinal）；NSAID，非甾体抗炎药（nonsteroidal anti-inflammatory drug）；PEG，经皮胃造口（percutaneous endoscopic gastrostomy）；XRT，放疗（radiation therapy）。

药物治疗相关并发症

化疗、免疫治疗和放疗大大改善了肿瘤患者的预后及生存期。但这些治疗会导致严重的 GI 副作用，从而降低了患者对治疗的耐受程度[38,43]。这些副作用包括恶心、呕吐、腹泻和吸收不良。这些副作用还会导致患者脱水、电解质失衡、思想心理状态改变和身体机能下降[40]。

医生也须要警惕其他导致这些症状的病因，如细菌性 GI 感染、肠梗阻、胃轻瘫、脑转移、前庭功能障碍、肠易激综合征以及肿瘤本身。这些症状的起病和严重程度有助于病因学诊断，同时须行常规血液检查、腹部影像学检查和 / 或内镜检查以彻底明确诊断。潜在的病因决定了治疗方案。须采取充足措施以防止脱水和电解质紊乱等并发症的发生。对于慢性和长期呕吐患者，须采取肠外营养支持和持续的止吐治疗。康复科医生也可能接诊到化疗和 / 或放疗后出现 GI 副作用的患者。这些副作用使患者不能积极进行康复治疗，不能恢复机体机能。了解上述副作用的生理机制、防治策略以及特殊药物治疗,十分有利于有效地管理肿瘤患者的这些副作用,进而改善治疗效果,提高患者的生活质量。

化疗诱导的恶心呕吐

在接受过化疗的患者中,化疗诱导的恶心呕吐(chemotherapy-induced nausea and vomiting,CINV)的发病率为 70%～80%[44]。影响 CINV 发病率、发病时间、严重程度及病程的因素包括化疗药物、剂量及方案、伴随用药以及个体防治策略[45-47]。女性、儿童、年纪较小的成年人以及既往曾患 CINV 的患者更易患病[46]。既往有晕动症、孕吐和焦虑者更易患病[46,48]。酗酒者的 CINV 发病率更低[49]。

呕吐症状的分类

呕吐(催吐)是根据发病时间和治疗效果分类的,包括治疗前性、急性、延迟性、突发性和难治性。发生在化疗后 24 小时内属于急性呕吐。发生在化疗后 24 小时至 7 日属于延迟性呕吐。急性呕吐较严重或未经妥善控制会转为延迟性呕吐。预期性恶心呕吐发生在化疗开始前,患者通常既往有过 CINV。这种反应是条件反射。尽管患者接受了恰当的预防性和治疗性药物仍会出现的呕吐为突发性呕吐。所有药物干预均失效即为难治性呕吐。

恶心呕吐的病理生理学

CINV 的病理生理学复杂且尚不明确。这包括了中枢和周围神经系统及一些神经递质。参与 CINV 机制中的中枢成分包括位于延髓网状结构的呕吐中枢和位于第四脑室后部的化学感受器触发带(chemoreceptor trigger zone,CTZ)[49]。CTZ 由许多神经递质受体构成,如多巴胺、5 羟色胺、组胺和 P 物质。普遍认为 CINV 由 CTZ 调控,但机制尚不清楚。由位于大脑皮质和/或周围的胃肠道、前庭器官和味觉受体的传入纤维的输入信号可激活 CTZ,从而触发呕吐反应[50]。

该病的防治策略为联合药物治疗,靶向 CTZ 和外周的受体。尽管很多神经递质在呕吐反应中发挥作用,5 羟色胺和 5- 羟色胺受体在急性 CINV 中的作用尤为重要。P 物质在延迟性 CINV 中发挥重要作用。治疗上通常应用药物对上述物质的受体进行拮抗[50]。

5 羟色胺由胃肠道的肠嗜铬细胞分泌。研究者们怀疑化疗加速了这些细胞的生产率,于是血液中

5 羟色胺含量增高。5 羟色胺通过迷走和更高级内脏传入神经的 5- 羟色胺受体刺激呕吐反射[49,50]。常用的 5- 羟色胺拮抗剂有甲氧氯普胺、多拉司琼、格雷司琼、昂丹司琼、帕洛诺司琼和托烷司琼(图 32-1)。近期研究鼓励应用 5- 羟色胺拮抗剂预防 CINV。5- 羟色胺拮抗剂的具体推荐在本章节后续部分进行叙述。

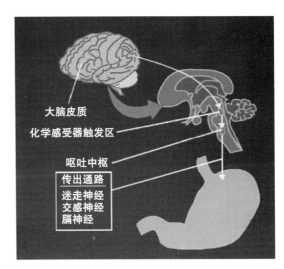

图 32-1　呕吐反射的解剖结构
摘自 Schecter WP. 授权的再版印刷。Management of entero-cutaneous fistulas. Surg Clin North Am. 2011; 91(3): 481-491.doi: 10. 1016/j. suc. 2011.02.004.

P 物质通过结合位于脑干的神经激肽 -1(neurokinin-1,NK1)受体激活位于中枢神经系统的呕吐反应[50]。Hesketh 等认为 5 羟色胺依赖机制激发早期急性呕吐(应用顺铂后 8～12 小时内),而 P 物质/NK1 机制在晚期急性呕吐(应用顺铂后 8～12 小时后)及延迟性呕吐中起重要作用[50]。阿瑞匹坦是一种新的 NK1 拮抗剂。当应用中至强致呕吐性化疗药物时,推荐将阿瑞匹坦用于选择性急性和延迟性呕吐患者的预防治疗中[50]。

类固醇激素也常用于 CINV 的预防。一些研究比较了地塞米松与甲波尼龙单一用药及与其他药物联合应用对于预防 CINV 的有效性[48,50]。这些药物的激活机制尚不明确。有证据表明类固醇激素通过抑制外周 5 羟色胺分泌以及作用于中枢来减轻 CINV。但是具体机制不明[51]。

其他应用于突发性及难治性 CINV 的药物包括多巴胺受体拮抗剂、抗焦虑药和大麻素类药物。这类药物的广泛使用说明了 CINV 所具有的复杂机制。

防治策略

目前的临床指南旨在预防 CINV 的发生，以改善患者的治疗耐受性及生活质量[52,53]。发生 CINV 时，及时诊断与止吐治疗至关重要。

影响 CINV 发生率最重要的因素是致吐性化疗药物或其他致吐性药物的应用。目前化疗药物的致吐性是按照药物在未接受预防呕吐治疗的人群中出现急性呕吐的发生率进行分级。该分类系统由 Hesketh 等提出，由 Grunberg 等进行修改。目前的分级系统将化疗药物的致吐性分为四个级别[54-57]。

a 级为高风险组，大于 90% 的患者会发生急性呕吐；b 级为中等风险组，30%～90% 的患者会发生急性呕吐；c 级为低风险组，10%～30% 的患者发生急性呕吐；d 级为微小风险组，大于 10% 的患者发生急性呕吐[58]。对于静脉用药及口服药物的致吐分级标准详见表 32-2。在应用化疗药物当天化疗前给予止吐药物可预防急性呕吐。对于高风险及中等风险组药物，止吐治疗须持续至少 4 日以预防延迟性呕吐。美国国家癌症综合网提供了肿瘤患者呕吐控制的大纲，详见第 70 章。

表 32-2　静脉用药（iv）及口服药物（po）的致吐风险

致吐等级 （发生率）	药物
高风险 （>90%）	iv：顺铂、氮芥、链脲佐霉素、环磷酰胺＞1 500mg/m²、卡莫司汀 po：六甲蜜胺、丙卡巴肼
中等风险 （30%～90%）	iv：奥沙利铂、阿糖胞苷＞1g/m²、卡铂、异环磷酰胺、环磷酰胺＜1 500mg/m²、多柔比星、柔红霉素、表柔比星、伊柔红霉素、伊立替康 po：环磷酰胺、依托泊苷、替莫唑胺、长春瑞滨、伊马替尼
低风险 （10%～30%）	iv：紫杉醇、多西他赛、米托蒽醌、拓扑替康、依托泊苷、培美曲塞、甲氨蝶呤、丝裂霉素、吉西他滨、阿糖胞苷＜100mg/m²、5-氟尿嘧啶、硼替佐米、西妥昔单抗、曲妥珠单抗 po：卡培他滨、氟达拉滨
微小风险 （<10%）	iv：博来霉素、白消安、贝伐珠单抗、2-氯脱氧腺苷、氟达拉滨、长春碱、长春新碱、长春瑞滨 po：氯霉素、羟基脲、左苯丙氨酸、6-硫鸟嘌呤，甲氨蝶呤,吉非替尼

iv，静脉注射（intravenous）。

摘自 Grunberg SM. Antiemetic activity of corticosteroids in patients receiving cancer chemotherapy: dosing, efficacy, and tolerability analysis. Ann Oncol. 2007；18(2)：233-240. doi：10.1093/annonc/mdl347。

目前的止吐综合循证指南由癌症支持治疗跨国协会（Multinational Association of Supportive Care in Cancer, MASCC）发布，详见表 32-3，表 32-4。这些指南最初发表于 2014 年 3 月在佩鲁贾举行的第 7 届 MASCC 的止吐治疗共识会议上，最近的更新发表于 2015 年 6 月。这些指南的要点总结如下：①为预防急性 CINV 建议于高风险组化疗药物（chemotherapy of high emetic risk, HEC）之前应用三药联合方案，即 5-羟色胺拮抗剂、地塞米松和阿瑞匹坦；②为预防延迟性 CINV 建议于 HEC 之前应用地塞米松联合阿瑞匹坦，而不是单用地塞米松；③中等风险组化疗药物（chemotherapy of moderate emetic risk, MEC）的急性 CINV 的预防取决于应用何种化疗药物。应用了蒽环霉素和环磷酰胺（anthracycline in combination with

cyclophosphamide, AC）的女性患者患急性 CINV 概率较大，这类患者须化疗前接受三药联用的抗呕吐治疗，包括单剂量的 5-羟色胺拮抗剂、地塞米松和阿瑞匹坦。如上提到，接受 MEC 的患者，不包括 AC，须应用 5-羟色胺拮抗剂和地塞米松预防急性 CINV；④接受 MEC 患者的延迟性 CINV 的预防取决于化疗药物本身以及对急性 CINV 的预防性治疗。地塞米松或阿瑞匹坦可用于预防正在应用 5-羟色胺拮抗剂、地塞米松和阿瑞匹坦预防急性 CINV 的患者的延迟性 CINV，而口服地塞米松单药是接受 MEC 但未接受急性 CINV 预防性治疗的患者预防延迟性 CINV 的首选药物。5-羟色胺拮抗剂可作为类固醇激素的替代；⑤建议应用低危险组化疗药物的患者仅应用一种呕吐预防性药物；⑥接受微小危险组化疗药物或无呕吐相关病史

表 32-3　MASCC 对预防 CINV 的推荐

致吐等级	急性呕吐	延迟性呕吐
高风险	5- 羟色胺拮抗剂 + 地塞米松 + 阿瑞匹坦	地塞米松 + 阿瑞匹坦
蒽环霉素（A）+ 环磷酰胺（C）	5- 羟色胺拮抗剂 + 地塞米松 + 阿瑞匹坦	地塞米松或阿瑞匹坦
中等风险（除外 AC）	5- 羟色胺拮抗剂 + 地塞米松	地塞米松，5- 羟色胺拮抗剂是备选
低风险	单一用药如地塞米松	须常规预防
微小风险	须常规预防	须常规预防

CINV，化疗诱导的恶心和呕吐（chemotherapy-induced nausea and vomiting）。
MASCC，癌症支持疗法多国学会（Multinational Association of Supportive Care in Cancer）。
摘自 Urba S. Radiation-induced nausea and vomiting. J Natl Compr Cancer Netw. 2007；5：60-65。

表 32-4　MASCC 推荐预防 CINV 的剂量

止吐药	风险	急性呕吐	延迟性呕吐
5-HT3 拮抗剂			
昂旦司琼			iv：8mg 或 0.15mg/kg
格拉司琼			po16mg[a]
多拉司琼			iv 1mg 或 0.01mg/kg
托烷司琼			po 2mg（或 1mg）[b]
帕洛诺司琼			iv 100mg 或 1.8mg/kg po100mg
			iv 5mg
			po 5mg
			iv 0.25mg
地塞米松	高 中	20mg，每日 1 次（12mg 当与阿瑞匹坦联用时）[c]　8mg，每日 1 次（12mg，每日 1 次，当与阿瑞匹坦联用时）[c]	8mg，每日 2 次，用 3～4 日（当与阿瑞匹坦联用时：8mg，每日 1 次）每日 8mg，使用 2～3 日
阿瑞匹坦	低	125mg，口服，每日 1 次	4～8mg，每日 1 次　80mg，口服，1 次，使用 2 日

[a] 随机试验验证了 8mg，每日 2 次的方案。
[b] 一些 MASCC 专家组成员推荐剂量为 1mg。
[c] 在大宗随机试验中，与阿瑞匹坦联用的 12mg 地塞米松的剂量是唯一验证的剂量。
　CINV，化疗诱导的恶心和呕吐（chemotherapy-induced nausea and vomiting）；iv，静脉注射（intravenous）；MASCC，癌症支持疗法多国学会（Multinational Association of Supportive Care in Cancer）。
　摘自 http：//www.mascc.org/assets/guidelines-tools/mascc_antiemetic_guidelines_english_2016_v.1.2.pdf。

的患者不建议行预防呕吐治疗；⑦接受多次顺铂治疗的患者须接受 5- 羟色胺拮抗剂和地塞米松预防急性 CINV 并应用地塞米松以预防延迟性 CINV；⑧建议尽可能积极控制急性和延迟性 CINV 以避免化疗前性 CINV 的发生。必要时可应用苯二氮䓬类药物[52]。

止吐药物

　　了解常用止吐药物的作用机制、副作用和药物相互作用极其重要。上一代止吐药物包括吩噻嗪类（氯丙嗪）、丁苯酮类（氟哌啶醇）和大麻素。这些药物药效温和且有一定副作用，目前不常规应用 CINV，但仍可用于突发性和难治性恶心呕吐。吩噻嗪类可静脉及口服给药。静脉给药活性更强，但是有导致低血压的可能[59,60]。吩噻嗪类与丁噻苯作为多巴胺（dopomine，D2）拮抗剂发挥止吐作用，但它们与急性运动障碍反应相关，包括斜颈与牙关紧闭症。30 岁以下的患者更易出现副作用[46]。静脉应用苯海拉明或抗胆碱能药物有助于治疗斜颈与牙关紧闭症。氟哌啶醇镇静作用较弱，但是其锥体外束反应更强，这限制了该药物的使用。大麻类药物作用于中枢,但其可通过外周机制表现出 GI 作用[48]。大麻类药物包括半合成药物,包括屈大麻酚、大麻隆、左南曲多、四氢大麻酚(tetrahydrocannabinol, THC)吸入性大麻。这些药物可能导致自主神经副作用,包括眩晕、口干、低血压、感知障碍、意识混乱和嗜睡[50]。苯二氮䓬类药物也是化疗相关焦虑的辅助用药,但对于治疗 CINV 疗效甚微[50],这类药物有镇静作用。

药效较强且患者耐受更好的药物有 5- 羟色胺拮抗剂、类固醇激素和 NK1 拮抗剂。大剂量胃复安可发挥其 5- 羟色胺拮抗剂作用。新一代选择性 5- 羟色胺拮抗剂有昂丹司琼、多拉司琼、格雷司琼、托烷司琼和帕洛诺司琼。这些药物止吐效果强且严重副作用较少见[50,61]。一些对照试验对这些 5- 羟色胺拮抗剂的抗呕吐作用及副作用进行了比较[50,61],显示口服与静脉制剂同样安全和有效[50]。5- 羟色胺拮抗剂常见副作用有轻度自限性头痛及短暂的转氨酶升高[50]。

类固醇激素是有效的抗呕吐药物,如前文所述,通常单一用药或与其他抗呕吐药物联用,但作用机制尚不明确。合并糖尿病的患者须格外留意其血糖暂时的升高。这些患者还可能发生胃上部烧灼感、胃溃疡、睡眠障碍和感情依赖[48,52]。

NK1 拮抗剂阿瑞匹坦也是一种新型有效且易耐受的抗呕吐药。阿瑞匹坦是 CYP3A4 的轻度抑制剂。在健康志愿者的测试中,类固醇激素的代谢产物 3A4 底物受是否联用阿瑞匹坦的影响[48]。近期的临床试验中的治疗组减少了阿瑞匹坦和类固醇激素的联用,主要是因为药物的相互作用且为了保证药物的相对暴露率[48,52]。最新的美国临床肿瘤协会(American Society of Clinical Oncology, ASCO)发表的抗呕吐指南推荐应用阿

瑞匹坦抗呕吐时使用较小剂量的地塞米松。这不是泼尼松龙、地塞米松或其他激素的抗肿瘤治疗推荐的剂量[52]。另外,经细胞色素 CYP2C9 代谢的药物,如苯妥英、托布他胺、华法林,这些药物的血清水平可能降低,口服避孕药物的药效也会降低[52]。总体来讲,阿瑞匹坦耐受性好,随机临床试验报道的最常见副作用为疲劳和乏力。其他并发症包括厌食、恶心、便秘、腹泻和嗳气[45]。

化疗诱发的腹泻

腹泻是肿瘤患者常见的副作用。腹泻指排便频繁,排稀便或水样便,里急后重或排便不净感,腹泻是放化疗的副作用之一,也可能是感染的症状[48]。肿瘤患者腹泻的常见病因如表 32-5[52]。常用于分级或严重程度的毒性标准如表 32-6[61]。腹泻的早期识别和治疗可预防腹泻的迁延和肿瘤治疗中止,且能预防致命后果的出现,如脱水、电解质紊乱、意识障碍、营养不良、免疫力下降、肛周皮肤破损和身体机能下降[62]。

表 32-5 肿瘤患者腹泻的常见原因

药物	并发疾病
通便药	炎症性肠病
抗生素	吸收不良
抑酸药	胰腺癌
化疗	胆道梗阻
氟尿嘧啶	瘘管
伊立替康(CPT-11)	短肠
多西他赛	胰岛细胞肿瘤
放疗	类癌
盆腔放疗	血管活性肠肽瘤
肠梗阻	胃泌素瘤
粪便嵌塞溢出	

表 32-6 美国国家癌症研究所通用毒性标准腹泻严重程度分级

毒性	0	1	2	3	4
没有结肠造瘘的患者	无	与治疗前比较大便增加到每日 4 次	夜间便增加到每日 4～6 次	大便增加到 >7 次	大便增加到每日 >10 次
		无	中度痉挛;不影响正常活动	重度痉挛和失禁;影响日常活动	严重血性腹泻并需要肠外营养支持
结肠造瘘的患者	无	与治疗前比较造瘘口排出物轻度变稀,水样	与治疗前比较造瘘口排出物轻度变稀,水样,但不影响正常活动	与治疗前比较造瘘口排出物严重变稀,水样,影响正常活动	需要重症监护 血流动力学障碍

由美国国家癌症研究所（National Cancer Institute, NCI）资助的两项研究伊立替康（CPT-11）和氟尿嘧啶（FU）/亚叶酸钙（IFL）的合作组临床试验强调，对化疗期间患者的 GI 毒性反应须进行严密监测。接受 IFL 的治疗组早期死亡率约是对照组的两倍，且被证明由 GI 毒性和心血管事件引起[63]。GI 相关死亡病例大多有 GI 症状，如严重恶心、呕吐、腹泻、厌食和腹绞痛。患者可出现严重脱水、电解质紊乱、中性粒细胞减少症和发热。腹绞痛多是腹泻的前兆[64]。独立研究组建议严密监测和积极治疗腹泻及其他 GI 毒性症状，且应用 IFL 的患者须调整用量或中止化疗[63-66]。表32-7 着重列举了导致 GI 毒性，如腹泻的常见化疗药物。

化疗和/或放疗中潜在导致腹泻的 GI 毒性反应须进行一系列治疗。其他导致腹泻的因素有胃肠道的感染和梗阻。后续篇章中会阐述感染性腹泻的评估与治疗策略。康复医师须警惕这些潜在的致命性并发症并定期监测放化疗患者是否出现了腹泻和其他 GI 毒性反应。康复医师必须考虑到肿瘤患者出现腹泻的可能原因，并尽快决定患者的腹泻是治疗诱发的还是其他原因导致的。后续章节将通过具体的文献着重阐述化疗及放疗诱发的腹泻的病理生理学以及目前的治疗指南和特殊药物应用。

化疗诱发腹泻的病理生理学

肿瘤治疗诱发腹泻（cancer treatment induced diarrhea, CTID）的病理生理目前尚不明确，但专家认为是多种因素导致的。CPT-11 和 5-氟尿嘧啶等化疗药物可诱导肠隐窝细胞的成熟捕获和细胞死亡，该类细胞负责营养和其他食物的吸收。破坏隐窝细胞可导致前列腺素、细胞因子、白细胞三烯和游离自由基的释放，导致肠道炎症[67]，这会导致吸收面积减小及后续的吸收和分泌不足。绒毛膜酶负责蛋白的最终消化，且可破坏碳水化合物。这些过程增加了小肠液和电解质的分泌，并加重这种失调。感染和抗生素的使用可进一步加重胃肠道损伤。这些机制的联合作用导致腹泻，导致水及电解质的丢失[67]。

化疗诱发腹泻的治疗

ASCO 在 2004 年更新了 CTID 的评估与治疗推荐。ASCO 的评估指南（图 32-2）强调对症状的密切监测，应用常见毒性标准表 2（common toxicity criteria, version 2）对症状、体征、发作时长和严重

性进行监测（表 32-7）。患者过于频繁的排便次数、夜便以及便成分均须接受评估。导致腹泻的其他危险因素有发热、腹痛/绞痛、体虚及前庭系统症状如眩晕。体格检查中应注意是否脱水、腹痛系列检查、直肠检查和肛周皮肤常规检查。由于上述两项 NCI 资助的应用 IFL 的合作组临床试验中的高死亡率，推荐正在接受 GI 毒性化疗 48 小时以内的患者行血液检查，以评估中性粒细胞的减少情况、是否出现脱水以及电解质情况。

表 32-7　化疗药物的腹泻发生率

药物	腹泻发生率 /%	
	所有 [a]（级别 1~4）	严重 [a]（3 级和 4 级）
5-FU		
单药治疗		
iv 入壶	43	9
持续静脉滴注	26	5
联合治疗		
iv 入壶 + 低剂量		
亚叶酸钙（20mg/m²）	48	10
iv 入壶 + 高剂量		
亚叶酸钙（200mg/m²）	56	23
持续静脉滴注 + 低剂量亚叶酸钙	34	9
干扰素 α-2a	41	
伊立替康		
100~125mg/m²	50~80	5~30
150mg/m²	80	24
拓扑替康	32	13
卡培他滨（5-FU 前体药物）		30
灌注 5-FU		12~21
伊立替康/奥沙利铂		20
奥沙利铂 + 灌注 5-FU/LV		11

a：美国国家癌症研究所通用毒性标准分级

5-FU，氟尿嘧啶（5-fluorouracil）；CPT-11，伊立替康（irinotecan）；INF-2a，干扰素 2a（interferon alpha 2a）；iv，静脉注射（intravenous）；LV，亚叶酸钙（leucovorin）。

摘自 Viele CS. Overview of chemotherapy-induced diarrhea. Semin Oncol Nurs. 2003；19：2-5.doi：10.1053/S0749-2081（03）00114-1。

Kornblau S, Benson AB, Catalano R, et al. Management of cancer treatment-related diarrhea：issues and therapeutic strategies. J Pain Symptom Manage. 2000；19：118-129.doi：10.1016/S0885-3924（99）0014 9-9。

第三篇

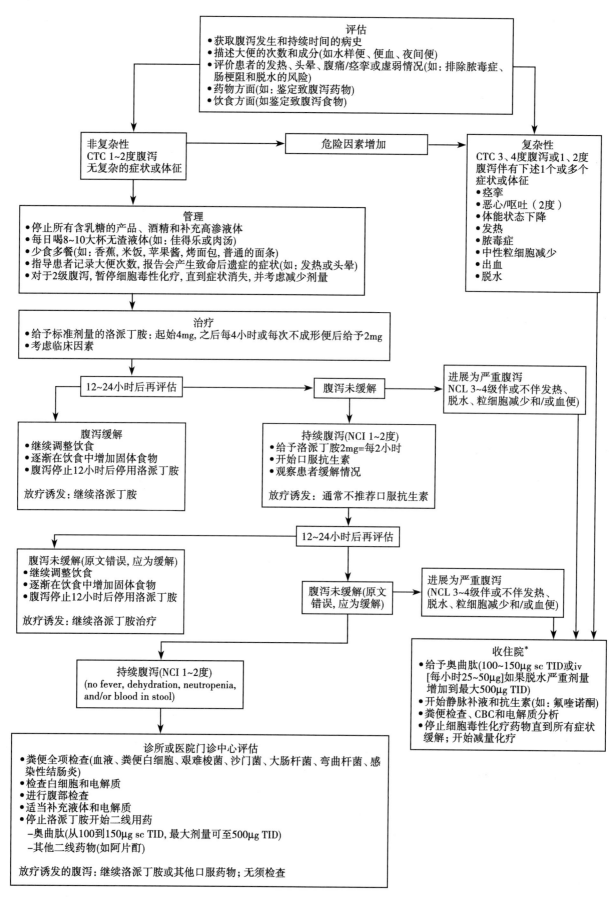

图 32-2 肿瘤治疗诱发的腹泻之 ASCO 治疗指南

* 对于放疗诱导的病历以及一些 CID 的患者,如果患者没有脓毒症、发热或中性粒细胞减少,考虑密切的门诊处理

评估后可根据症状体征将腹泻分为"简单性"和"复杂性"，由此决定治疗方案。表现为 1 级或 2 级且没有其他复杂因素的患者属于"简单性"患者，采取保守治疗。表现为 1 级或 2 级但存在危险因素的患者属于"复杂性"患者，须得到积极治疗。危险因素从轻微到严重抽搐、≥2 级的恶心 / 呕吐、脱水、机体机能下降、发热、咳痰、中性粒细胞减少或出血。表现为 3 级或 4 级腹泻的患者属于"复杂性"患者，并须要积极治疗[67]。ASCO 指南强调，抽搐性腹痛通常是严重腹泻的前兆，发热可能是感染的前兆，须尽早识别。早期诊断及充分的初始治疗有利于预防致死性 CTID 的发生[65]。

1 级和 2 级简单性腹泻的治疗包括饮食管理和洛哌丁胺的应用，洛哌丁胺的用法及用量为首次给药 4mg，之后每 4 小时或每次稀便后给药 2mg。12～24 小时后须重新评估患者，根据腹泻情况决定进一步用药。若腹泻进展为 NCI 3 级或 4 级，伴或不伴危险因素，建议患者立即入院接受及时的监护与治疗，包括生长抑素替代剂奥曲肽每日 3 次皮下注射 100～150μg 或每小时 25～50μg 静脉注射。必要时应用进一步治疗，包括补液、抗生素、便检查、全血细胞计数和电解质检测。所有症状缓解后的 24 小时之内，应停用细胞毒性化疗药物。后续化疗药物剂量须从低剂量开始应用。直到患者腹泻缓解 24 小时之内，须继续应用奥曲肽及其他对症支持治疗。3 级或 4 级以及"复杂性"的 1 级或 2 级患者须立即入院接受积极的治疗。

药物的选择

如上所述，奥曲肽可用于治疗 3 级或 4 级腹泻。美国 FDA 已经批准奥曲肽用于类癌综合征和血管活性肠肽分泌性肿瘤，其次是用于腹泻，但在其他一些严重腹泻如 CTID 病例中也可进行"超说明书"用药。奥曲肽是一种生长抑素的合成仿制物，生长抑素是大脑和消化道分泌的激素，是一种抑制很多导致腹泻的 GI 激素分泌的抑制性激素。生长抑素缓了胃排空，减轻了平滑肌收缩，减少了肠的血流[66]。生长抑素还抑制生长激素释放激素和促甲状腺激素，最常见副作用均与这些作用相关。高达 27% 患者出现高血糖或低血糖[67]。约 10% 患者出现严重的心血管事件如心律不齐，约 25% 的患者出现心动过速[67]。22%～33% 的患者会出现较棘手的胆石症，这是因为奥曲肽减弱了整体的消化道蠕动[68]。应用奥曲肽时，须定期进行心电图检查，常规检测血糖水平和甲状腺功能。奥曲

肽可静脉给药，也可经肌内注射和皮下注射给药，也有一种较持久的皮下注射制剂。肾功能不良的患者应酌情减量。

洛哌丁胺是治疗各种病因导致腹泻的常用药物，是一种阿片类 μ 受体激动剂，其作用于肠肌丛，而不影响中枢神经系统。洛哌丁胺通过减缓大肠蠕动，增加粪便物质通过时间，增加水分重吸收从而使排便次数减少。地芬诺酯也是类似的止泻药物，在胃肠道中起阿片类 μ 受体激动剂作用且无法通过血脑屏障。有研究称洛哌丁胺易成瘾，因此可与小剂量阿托品联用。该给药方法包括了阿托品的抗胆碱能作用，是为缓解洛哌丁胺的滥用，若药物过量会出现恶心的反应。洛哌丁胺与地芬诺酯相似，在成年人中无严重副作用，常见的副作用有嗜睡、眩晕、疲乏、恶心、呕吐、高血糖及口干[69]。与一定治疗剂量的阿托品联用时可出现三大严重副作用，包括中毒性巨结肠、胰腺炎和过敏反应[69]。洛哌丁胺与地芬诺酯都有口服药制剂。洛哌丁胺的药效是地芬诺酯的 2～3 倍[70]。

免疫治疗诱发的症状

近些年，一些新的肿瘤免疫治疗如免疫检查点抑制剂逐渐被应用于肿瘤治疗中，并减慢了肿瘤生长。免疫检查点抑制剂通过阻断细胞信号关闭的 T 细胞调控的免疫应答，使肿瘤细胞易于被免疫系统攻击。目前应用的免疫检查点抑制剂都是单克隆抗体，根据其作用机制分类（表 32-8）。伊匹木单抗和替西木单抗是抗细胞毒性 T 淋巴细胞抗原 4（anticytotoxic T-lymphocyte antigen-4, anti-CTLA-4）抗体。纳武单抗和帕博利珠单抗靶向作用于程序性死亡受体 1（programmed-death-receptor-1, PD-1）。阿替利珠单抗是目前唯一的美国 FDA 批准的靶向作用于细胞程序性死亡配体 1（programmed death receptor ligand 1, PD-L1）的免疫检查点抑制剂。临床试验发现这些检查点抑制剂均会导致一系列 T 细胞调控的免疫相关副作用（immune-related adverse effects, irAE）[68]。检查点抑制剂增强 T 细胞免疫应答，目的是使宿主的免疫系统攻击肿瘤[68]。但这会导致一种非控制的免疫应答反应，导致对正常器官与系统的自身免疫性反应。免疫治疗的胃肠道 irAE 有恶心、呕吐、腹痛、腹泻、肠炎、肝炎及胰腺炎[71]。临床数据表明，接受抗 CTLA-4 抗体的患者出现胃肠道 irAE 的发生率高于应用 PD-1/PD-L1 的患者。最近的研究表明这可能是因为二

表32-8 抗 CTLA-4，PD-1，和 PD-L1 检查点抑制剂小结

	作用方式	药物	应用
I	抗 CTLA-4 抗体	伊匹木单抗	批准用于转移性黑色素瘤和霍奇金淋巴瘤的治疗
		Tremelimumab	在临床试验中
II$_a$	PD-1 抗体	纳武单抗	批准用于晚期黑色素瘤、NSCLC、尿路上皮癌和肾透明细胞癌的治疗
		帕博利珠单抗	批准用于晚期黑色素瘤、NSCLC、尿路上皮癌和 MSI-H 或错配修复蛋白缺失（mismatch repair deficientd，MMR）的实体瘤
II$_b$	PD-L1 抗体	阿替利珠单抗	批准用于局部晚期或转移性尿路上皮癌

MSI-H，微卫星高度不稳定（microsatellite instability-high）；NSCLC，非小细胞肺癌（non-small cell lung cancer）。

者不同的作用机制。CTLA-4 调控的检查点与抗原结合时参与 T 细胞免疫应答。相反的是，PD-1 检查点在外周组织内调控炎性反应[72]。

分类

接受免疫治疗的患者的症状均根据不良事件通用术语标准第 4 版进行分类（表 32-9）。

治疗指南

免疫治疗诱发的恶心呕吐一般应用止吐药物治疗。最常见药物有 5- 羟色胺受体拮抗剂（例如昂丹司琼）、神经激肽 -1 受体拮抗剂（如阿瑞匹坦）、多巴胺拮抗剂（如甲氧氯普胺）、H1 组胺受体拮抗剂（如美克洛嗪）、大麻类（如屈大麻酚）和苯二氮䓬类（如劳拉西泮）[73]。鼓励患者调节饮食，同时少食多餐替代每日三顿正餐，均有助于控制症状。另外，

患者尽量避免油腻、油炸或辛辣食物。若恶心呕吐症状较严重，达到 3 级以上，患者须入院接受静脉补液、调整电解质或必要时鼻饲饮食或全肠外营养。

由免疫治疗引起的轻微腹泻可行保守治疗，如补液和止泻治疗[74]。总的来说，出现中重度 irAE 时须停用免疫检查点抑制剂并使用类固醇激素进行免疫抑制。

当患者出现轻微症状（1 级：排便次数较平时增多，少于 4 次），可继续应用免疫治疗并监测症状，须评估患者是否为感染性腹泻并采取相应措施。可对患者给予对症治疗如洛哌丁胺、经口补液及电解质液替代物。患者须避免奶制品、咖啡因及酒精并按照香蕉、米饭、苹果酱和吐司面包（bananas, rice, apple sauce, and toast, BRAT）的食谱进行少食多餐。

表32-9 不良事件通用术语标准与分级，第 4 版

不良事件	分级			
	1 级	2 级	3 级	4 级
结肠炎	无症状	腹痛；便中黏液或便中带血	严重腹痛；排便习惯改变；有药物干预指征	致命性的；有紧急干预指征
腹泻	较基线水平大便增加到每日＜4 次	较基线水平大便增加到每日 4～6 次/日	较基线水平大便增加到每日≥7 次	致命性的；有紧急干预指征
丙氨酸转移酶增加	＞ULN～3×ULN	3×ULN～5×ULN	5×ULN～20×ULN	＞20×ULN
天冬氨酸转移酶增加 aminotransferase	＞ULN～2.5×ULN	2.5×ULN～5×ULN	5×ULN～20×ULN	＞20×ULN
脂肪酶增加	＞ULN～1.5×ULN	1.5×ULN～2×ULN	2×ULN～5×ULN	＞5×ULN
恶心	食欲缺乏但饮食习惯未改变	口服摄入量减少，但没有明显的体重减轻、脱水或营养不良	口服热量或液体摄入不足；鼻饲，TPN，或有住院指征	
胰腺炎		只有酶升高或影像学表现	严重疼痛；呕吐；药物干预指征	致命性的；有紧急干预指征
呕吐	24 小时 1～2 次	24 小时 3～5 次	24 小时≥6 次；鼻饲，TPN 或有住院指征	致命性的；有紧急干预指征

ULN，正常值上限（upper limit of normal）。

摘自 Keefe DM, Schubert MM, Elting LS, et al. Updated clinical practice guidelines for theprevention and treatment of mucositis. Cancer, 2007; 109: 820-831.doi: 10.1002/cncr.22484. Reprinted with permission of John Wiley and Sons.

持续的轻度非感染性腹泻在饮食调节及抗肠动力药物应用 2～3 日后可应用布地奈德。

若患者出现 2 级症状（排便次数增多，多于 4 次），须停用免疫治疗直至腹泻好转，行便常规以排除艰难梭菌感染，若结果为阴性，可应用抗肠动力药物。若出现肠炎或症状持续 1 周，须应用类固醇激素（每日 0.5mg/kg 泼尼松或同等效力激素）。

症状严重者（3 级或 4 级：排便次数增多，多于 7 次）须停用免疫治疗，强烈建议患者行影像学或内镜检查。同样，首先须排除感染性因素。排除感染性因素后须全身性应用大剂量激素（每日 1～2mg/kg 泼尼松），若症状减轻至 1 级或 2 级，须在 1 个月或更长时间内逐渐减少药量。若腹泻缓解，肿瘤科及胃肠科医师应共同评估重新开始免疫治疗的获益能否超过出现严重 irAE 的风险。如果应用静脉激素症状超过 3～5 日没有缓解，可以考虑应用免疫抑制剂治疗如英夫利西单抗，若一次英夫利西单抗不能缓解患者的症状，可在首次应用后两周第二次应用。

免疫治疗的每次给药之前均应行血清转氨酶学检测[75]。排除病毒或其他导致转氨酶升高的原因很重要。如考虑是免疫治疗导致的转氨酶升高，且无明显其他病因，须给予类固醇激素。转氨酶升高可能持续，激素须至少应用 3 周并逐渐减量。

若患者表现为肝毒性 2 级（AST 或 ALT 是最高上限[upper limit of normal, ULN]的 2.5～5 倍，或总胆红素是 ULN 的 1.5～3 倍），须停止免疫治疗。若患者表现为肝毒性 3 级或更严重（AST 或 ALT 大于 ULN 的 5 倍或总胆红素大于 ULN 的 3 倍），患者以后也不能接受免疫治疗。应用激素治疗难以缓解的肝毒性反应，可给予其他免疫抑制治疗如吗替麦考酚酯。值得注意的是，英夫利西单抗因其肝毒性风险，须慎重应用。

胰腺炎是应用免疫检查点抑制剂后的罕见反应。大多数胰腺炎不良事件患者表现为淀粉酶或脂肪酶的不同步升高，这类患者不建议给予类固醇激素治疗。

放疗诱发的并发症

放疗诱发的恶心和呕吐（radiation-induced nausea and vomiting, RINV）是肿瘤医生及患者都很重视的问题。大约 1/3～3/4 接受放疗的患者会出现 RINV，小于 50 岁且既往曾患 RINV 或 CINV 的女性患者发病率更高[76]。康复医生会接诊正在接受放疗的肿瘤患者，因此了解治疗 RINV 的策略有助于提高患者耐受程度，使患者接受完整的放射治疗并达到康复目标。肿瘤患者经常会去住院部急诊康复病房接受放疗和身体康复训练，因此康复医生须了解 RINV 的治疗策略。本章将简要叙述 RINV 的致吐风险分层指南、治疗及预防方法。与 CINV 章节相似，治疗的致吐风险决定了采取的止吐治疗策略。另外，专家们提出了根据风险进行调整的 RINV 治疗方案，不仅考虑了放射性致吐风险，还考虑了患者的年龄、性别及放化疗诱发的呕吐病史[77]。

RINV 的机制尚不明确，可能由胃肠道肠嗜铬细胞损伤导致，肠嗜铬细胞损伤激活了 5- 羟色胺通路，与 CINV 机制相似。放疗的面积增大和分割程度增加均增加了 RINV 的风险和严重性[78]。

根据 Feyer 报道，ASCO 国际指南，美国卫生系统药剂师协会（American Society of Health Systems Pharmacists, AHSP），MASCC 和美国国家癌症综合网（National Comprehensive Cancer Network, NCCN），针对放疗的止吐治疗是存在争议的，并且没有任何一个指南能提供充足的证据支持止吐治疗[48,79-81]。目前的问题是选择哪个指南指导肿瘤患者 RINV 的预防和治疗。根据一项意大利放疗止吐研究小组（Italian Group for Antiemetic Research in Radiotherapy, IGARR）的研究结果，只有一小部分患者接受了止吐治疗（14%）。此外，在接受止吐治疗的患者中与预防性止吐治疗比较，更多的患者选择接受了解救性止吐治疗（9% vs 5%）[79]。

在 2016 年，国际肿瘤专家组为了减少具有呕吐风险患者 CINV 和 RINV 止吐药选择的困惑而更新了指南。通过使之前不同机构研究的分歧一致，并纳入新的研究结果，以期制定出标准的治疗，给每一位患者最合适的治疗。5-HT3 受体拮抗剂（5-HT3RA）和类固醇的应用和机制已经在本章的 CINV 部分进行简要阐述，在这里就不再叙述。佩鲁贾会议讨论了新的 5- 羟色胺受体拮抗剂的派生物并在控制呕吐方面进行了比较。针对 RINV 达成了共识，无论是解救性治疗还是预防性治疗都应持续应用 5-HT3RA[80]。

接受盆腔或腹部放疗的患者有发生急性肠炎出现腹部绞痛和腹泻的风险。同步接受放化疗的患者急性肠炎的发生率可高达 50% 甚至更高[82]。症状通常在分割放疗的第 3 周出现[80,82]。放疗诱导的腹泻（radiation-induced diarrhea, RID）除了一些细微的调整外须应用与 ASCO 相同的评估和治疗方案。对于那些无并发症的 1 级或 2 级腹泻，洛哌丁胺或苯乙哌啶是首选的药物。应在 12～24 小时内重新评估腹泻及任何相关的症状和体征。如果是不复杂的1级或2级腹泻,可以每隔2小时给予2mg洛派丁胺。对RID患者,除了明确感染,并不推荐口服抗生素。3、4级腹泻或复杂的1、2级腹泻,应该在急性护理医院进行更加积极的治疗。有时对于不复杂的3、4级RID门诊病人,可以在家处理或者在集中的日间门诊治疗。一些临床试验评估硫糖铝、柳氮磺胺吡啶、奥沙拉嗪和奥曲肽预防治疗RID。这些药物尚没有明确结果,目前并不推荐用于预防性RID治疗[48]。对于接受放疗的病人预防性给予益生菌在预防和减少RID的严重程度方面显示出一定的疗效。益生菌可以重建放疗后紊乱的益生菌[64]。应用益生菌是否能增加这些患者感染风险尚不清楚。

骨髓移植相关并发症

移植物抗宿主病(graft-versus-host disease, GVHD)是一种常见和潜在的致死性副作用。它常发生于异基因骨髓移植后供者骨髓或干细胞的T细胞攻击宿主细胞的过程中。急性的GVHD会出现斑丘疹样皮疹、转氨酶升高、黄疸、腹部绞痛和水样腹泻[67,83]。

免疫功能不全肿瘤患者的GI感染

具有完整免疫系统的健康个体可以防止从外部环境中进入体内的感染发生。然而,肿瘤患者具有不健全的免疫系统。此外,抗肿瘤治疗具有免疫抑制可能使患者更容易出现感染。放化疗后食欲下降和进行性的营养不良会进一步削弱免疫系统。

感染的特征是发热,体温高于37.94℃(100.3℉)时须要进行彻底的检查和血液检查。对于中性粒细胞减少的患者须开始经验性地使用广谱抗生素[83]。根据目前的指南,中性粒细胞绝对值(absolute neutrophil count, ANC)小于1 000细胞/μl具有中度感染风险,当中性粒细胞数降至500细胞/μl以下时,感染风险变得严重。这时候患者面对感染原时不能够产生必要的抗炎反应[84]。此外,这些患者须注意非感染导致的发热,如肿瘤负荷、药物反应、血液产生的超敏反应等,并进行相应的处理。其他典型的怀疑发热的症状和体征包括寒战、气短、乏力、咳嗽、皮肤改变(尤其是围绕在边缘线、引流物、管路)、腹泻、排尿困难和疼痛。以下部分简要描述了肿瘤患者4种常见的胃肠道感染。

口腔黏膜炎或口腔炎是接受化疗或头颈部放疗肿瘤患者常出现的口腔黏膜炎症。如果不治疗,

这种炎症可以发展为黏膜溃疡,这些部位极易被病毒、真菌或细菌病原体感染。病理生理学过程为化放疗导致细胞损伤,炎性因子上调,进而导致黏膜溃疡形成。症状可能表现为从轻度不适到严重限制食物和液体摄入所引起的疼痛,从而影响继续抗肿瘤治疗。因此对于口腔黏膜炎高危的患者来说,每日对口腔组织进行仔细检查并监测患者的症状可以早期发现和治疗溃疡病灶(表32-10)。

表32-10 世界卫生组织口腔黏膜炎分类

分级	体征和症状
0	无症状
1	口腔疼痛,无溃疡
2	口腔疼痛伴溃疡,但能正常进食
3	仅进流食
4	不能进食水

摘自 Feyer PC, Maranzano E, Molassiotis A, et al. Radiotherapy-induced nausea and vomiting(RINV): antiemetic guidelines. Support Care Cancer. 2005; 13(2): 122-128. doi: 10.1007/s00520-004-0705-3。

预防策略包括通过软牙刷刷牙保持好的口腔卫生,拔除蛀牙,应用黏膜屏障和涂层剂,刺激应用黏膜细胞刺激剂和使用麻药疼痛控制[84,85]。对于接受中等剂量放疗的病人通常建议应用苄达明预防放疗导致的黏膜炎。并不推荐硫糖铝和抗生素。对于严重的黏膜炎须要中断放疗[86]。对于5氟尿嘧啶(5-flurouracil, 5-Fu)标准剂量化疗导致的黏膜炎,患者须要接受30分钟的冷冻疗法进行预防。并不推荐应用氯己定和阿昔洛韦进行黏膜炎的常规预防[86]。

感染性食管炎在接受类固醇、抗生素、化疗或放疗的免疫功能不全肿瘤患者中常见。常见的病原体是病毒和/或真菌,最常见的是假丝酵母和单纯疱疹病毒(herpes simplex virus, HSV)和巨细胞病毒(cytomegalovirus, CMV)[87]。症状包括颈部和胸部疼痛,进食或吞咽后加重。患者表现为进食困难(吞咽困难)、吞咽疼痛(吞咽痛)、上消化道出血和/或口腔溃疡。目前有感染倾向的患者常接受预防性抗真菌或/和抗病毒治疗以预防伴随的感染。对于耐药的患者,内镜活检可以揭示准确的病原体并帮助选择最合适的治疗。氟康唑、阿昔洛韦和更昔洛韦分别是假丝酵母、HSV和CMV食管炎的一线治疗选择。食管炎也可能伴随细菌感染,同样可以通过内镜诊断并应用合适的抗生素治疗。

艰难梭菌感染导致的感染性伪膜性肠炎经常发生于预防性或治疗性应用抗生素[88]。患者表现

为频繁发作的水样便伴有发热和白细胞增多,但是轻症患者可能无发热。抗生素相关的艰难梭菌肠炎可能在应用抗生素后 4～7 日出现或者在停止抗生素后数周出现。艰难梭菌肠炎可能通过粪口途径人传人,因此,当直接接触可能的感染区域时可以通过戴手套和穿隔离衣预防。医院职工和患者可以通过注意手卫生减少感染。艰难梭菌腹泻和化疗诱导的腹泻在一开始很难鉴别。无论哪种情况,都需要送检艰难梭菌毒素检测。如果怀疑艰难梭菌肠炎,在送检粪便艰难梭菌毒素培养后应该开始预防性口服甲硝唑。临床医生必须意识到对于艰难梭菌肠炎患者禁用抗腹泻或抑制肠道蠕动的药物如洛派丁胺等控制腹泻,这些药物可以阻碍清除艰难梭菌毒素导致中毒性巨结肠[86,89]。应该停用导致艰难梭菌感染的抗生素并换用新的抗生素。轻到中度艰难梭菌感染患者初始阶段需要接受甲硝唑治疗[86]。重度艰难梭菌感染初始阶段须要接受口服万古霉素治疗[86]。复发的艰难梭菌感染在初始阶段通常可以选用相同的方案但要根据病情的严重程度分层治疗[86]。与充分利用能覆盖艰难梭菌感染的抗生素同样重要的是确保通过静脉或口服的方式纠正液体和电解质紊乱。机构需要制定处理艰难梭菌感染的政策。很多康复部门要求患者在腹泻症状停止和便培养阴性后预防性隔离72 小时并随时保持联系。接触污染物的患者应该持续接受治疗。患者在积极参加治疗前应确保彻底的清洁并对外套进行消毒。

最后,肛肠感染是化疗过程中一种严重的并发症。NCI 进行的一项对 64 例患者长达 12 年的回顾性综述显示,肿瘤患者中肛周脓肿、肛周或直肠蜂窝织炎和肛肠感染的整体发生率为 34%[90]。而 30 年前这些感染的发病率和死亡率高达 50%,改良的早期经验性干预显著改善了预后并降低了死亡率。肛肠感染的患者可能表现为臀部、盆腔和 / 或直肠的疼痛、发热、肛周红斑和 / 或引流脓肿。需要进行的处理包括伤口培养明确病原体和药敏检测。患者需要早期开始经验性应用抗生素如头孢菌素或青霉素 / 氨基糖苷类联合一线治疗。如果初始抗生素治疗无效应加用覆盖厌氧菌药物[91]。

无论是患者还是医务工作者都应从预防开始控制感染。保持好的个人卫生习惯、勤洗手是减轻感染风险的两个重要步骤,尤其是对于免疫功能不全的肿瘤患者更为重要[90]。当出现可疑感染时,早期开始经验性应用抗生素是合适的,并可以降低发病率。康复团队如果能有效控制感染,会使患者在治疗师的帮助下最大限度上恢复机体功能。

总结

肿瘤康复过程中须监测 GI 并发症。肿瘤治疗中的 GI 并发症表现形式多样,受多种因素影响。有必要对治疗相关的症状和更严重的后遗症进行合适的诊断。更彻底地理解肿瘤如何影响 GI 器官系统的复杂状况,可以让医生提供更完整的医疗服务。只有这样才可能实现保留和改善患者生活质量的同时使发病率和死亡率最小化的目标。

要点

- 小肠梗阻发生的原因主要包括术后粘连、疝以及肿瘤压迫等。而大肠梗阻发生的原因主要包括肿瘤、肠扭转和憩室炎。
- 结肠、卵巢和胃癌的腹腔内肿块压迫是小肠梗阻最常见的原因,近端胃十二指肠梗阻的常见原因是胃癌和胰腺癌。
- 造口术要求常规冲洗,确保应用一个密封良好的造瘘袋,应用除臭剂并进行饮食调整(避免豆类、芦笋、抱子甘蓝、洋葱、鸡蛋和大蒜)以处理过度的气味和气体。
- CINV 更多见于女性、儿童和年轻人;还会在那些有 CINV 病史、晕动病病史、孕期呕吐和焦虑的患者中常见。
- 预防性止吐的强度取决于化疗药的致吐风险:①高度(>90%);②中度(30%～90%);③低度(10%～30%);④最低(<10%)。
- 急性呕吐需要通过在化疗前应用止吐药物预防(与化疗在同一天)。对于高 - 中度风险的药物,止吐药物需要持续应用至少 4 日以帮助防止迟发性呕吐。
- 对于不复杂的腹泻的处理包括膳食管理和洛派丁胺;但是如果腹泻达到美国国家癌症研究所(National Cancer Institute, NCI)的 3 和 4 级,建议患者于急性护理医院给予奥曲肽、水化和进一步治疗。
- 包括腹泻、结肠炎、恶心、呕吐、肝炎和胰腺炎在内的 irAE,在应用免疫检查点抑制剂抗肿瘤治疗后的患者中更常见。3～4 级腹泻处理的原则是应用大剂量激素并停用免疫检查点抑制剂。

第
三
篇

- 黏膜炎在接受化疗或头颈部放疗的肿瘤患者中常见，可能出现病毒、真菌或细菌超级感染。出现的症状（轻度不适到严重疼痛）会限制患者摄入食物和液体，这些症状可以通过保持良好的口腔卫生、使用软牙刷刷牙、拔除龋齿、应用黏膜屏障和涂层剂、应用黏膜细胞刺激剂和控制疼痛的表面麻醉剂来预防。

（郑博 译 卓明磊 校）

参考文献

1. DiBaise JK, Quigley EMM. Tumor-related dysmotility: Gastrointestinal dysmotility syndromes associated with tumors. *Dig Dis Sci.* 1998;43(7):1369–1401. doi:10.1023/A:1018853106696.
2. Tracey JP, Traube M. Difficulties in the diagnosis of pseudoachalasia. *Am J Gastroenterol.* 1994;89(11):2014–2018. http://www.ncbi.nlm.nih.gov/pubmed/7942729.
3. Pasha SF, Acosta RD, Chandrasekhara V, et al. The role of endoscopy in the evaluation and management of dysphagia. *Gastrointest Endosc.* 2014;79(2):191–201. doi:10.1016/j.gie.2013.07.042.
4. Varadarajulu S, Eloubeidi MA, Patel RS, et al. The yield and the predictors of esophageal pathology when upper endoscopy is used for the initial evaluation of dysphagia. *Gastrointest Endosc.* 2005;61(7):804–808. doi:10.1016/S0016-5107(05)00297-X.
5. Johnson CD. Gastric outlet obstruction malignant until proved otherwise. *Am J Gastroenterol.* 1995;90(10):1740. doi:10.1111/j.1572-0241.1995.tb08063.x.
6. Shone DN, Nikoomanesh P, Smith Meek MM, et al. Malignancy is the most common cause of gastric outlet obstruction in the era of H2 blockers. *Am J Gastroenterol.* 1995;90(10):1769–1770. doi:10.1111/j.1572-0241.1995.tb08068.x.
7. Johnson CD, Ellis H. Gastric outlet obstruction now predicts malignancy. *Br J Surg.* 1990;77(9):1023–1024. doi:10.1002/bjs.1800770923.
8. Dada SA, Fuhrman GM. Miscellaneous disorders and their management in gastric surgery: Volvulus, carcinoid, lymphoma, gastric varices, and gastric outlet obstruction. *Surg Clin North Am.* 2011;91(5):1123–1130. doi:10.1016/j.suc.2011.06.011.
9. Tendler D. Malignant gastric outlet obstruction: bridging another divide. *Am J Gastroenterol.* 2002;97:4–6.
10. Samad A, Khanzada T, Shoukat I. Gastric outlet obstruction: change in etiology. *Pakistan J Surg.* 2007;23(29):29–32.
11. Ripamonti CI, Easson AM, Gerdes H. Management of malignant bowel obstruction. *Eur J Cancer.* 2008;44(8):1105–1115. doi:10.1016/j.ejca.2008.02.028.
12. Baines M. ABC of palliative care: nausea, vomiting, and intestinal obstruction. *BMJ.* 1997;315:1148–1150.
13. Khurana B, Ledbetter S, McTavish J, et al. Bowel obstruction revealed by multidetector CT. *AJR Am J Roentgenol.* 2002;178(5):1139–1144. doi:10.2214/ajr.178.5.1781139.
14. NCI. Gastrointestinal Complications (PDQ): Health Professional Version. *Natl Cancer Inst.* 2017. https://www.cancer.gov/about-cancer/treatment/side-effects/constipation/GI-complications-hp-pdq
15. Cheadle WG, Garr EE, Richardson JD. The importance of early diagnosis of small bowel obstruction. *Am Surg.* 1988;54(9):565–569. http://www.ncbi.nlm.nih.gov/pubmed/3415100.
16. Markogiannakis H, Messaris E, Dardamanis D, et al. Acute mechanical bowel obstruction: clinical presentation, etiology, management and outcome. *World J Gastroenterol.* 2007;13(3):432–437. doi:10.3748/wjg.v13.i3.43.2
17. Mullan CP, Siewert B, Eisenberg RL. Small bowel obstruction. *Am J Roentgenol.* 2012;198(2):W105–W117. doi:10.2214/AJR.10.4998.
18. Branger F, Thibaudeau E, Mucci-Hennekinne S, et al. Management of acute malignant large-bowel obstruction with self-expanding metal stent. *Int J Colorectal Dis.* 2010;25(12):1481–1485. doi:10.1007/s00384-010-1003-9.
19. Jeurnink SM, Steyerberg EW, van Hooft JE, et al. Surgical gastrojejunostomy or endoscopic stent placement for the palliation of malignant gastric outlet obstruction (SUSTENT study): a multicenter randomized trial. *Gastrointest Endosc.* 2010;71(3):490–499. doi:10.1016/j.gie.2009.09.042.
20. Nagaraja V, Eslick GD, Cox MR. Endoscopic stenting versus operative gastrojejunostomy for malignant gastric outlet obstruction-a systematic review and meta-analysis of randomized and non-randomized trials. *J Gastrointest Oncol.* 2014;5(2):92–98. doi:10.3978/j.issn.2078-6891.2014.016.
21. Watt AM, Faragher IG, Griffin TT, et al. Self-expanding metallic stents for relieving malignant colorectal obstruction. *Ann Surg.* 2007;246(1):24–30. doi:10.1097/01.sla.0000261124.72687.72.
22. Jin HK, Song HY, Ji HS, et al. Stent collapse as a delayed complication of placement of a covered gastroduodenal stent. *Am J Roentgenol.* 2007;188(6):1495–1499. doi:10.2214/AJR.06.1385.
23. Ripamonti C, Fagnoni E, Magni A. Management of symptoms due to inoperable bowel obstruction. *Tumori.* 2005;91(3):233–236.
24. Friesen SR. Update on the diagnosis and treatment of rare neuroendocrine tumors. *Surg Clin North Am.* 1987;67(2):379–393. http://ovidsp.ovid.com/ovidweb.cgi?T=JS&PAGE=reference&D=med2&NEWS.=N&AN=3031836
25. Ghaferi AA, Chojnacki KA, Long WD, et al. Pancreatic VIPomas: subject review and one institutional experience. *J Gastrointest Surg.* 2008;12(2):382–393. doi:10.1007/s11605-007-0177-0.
26. Modlin IM, Lye KD, Kidd M. A 5-decade analysis of 13,715 carcinoid tumors. *Cancer.* 2003;97(4):934–959. doi:10.1002/cncr.11105.
27. Kulke MH, Mayer RJ. Carcinoid tumors. *Am Fam Physician.* 2006;74(3):429–434. http://www.ncbi.nlm.nih.gov/pubmed/16913162.
28. Anaraki F, Vafaie M, Behboo R, et al. Quality of life outcomes in patients living with stoma. *Indian J Palliat Care.* 2012;18(3):176–180. doi:10.4103/0973-1075.10568.7
29. Mahjoubi B, Kiani Goodarzi K, Mohammad-Sadeghi H. Quality of life in stoma patients: appropriate and inappropriate stoma sites. *World J Surg.* 2010;34(1):147–152. doi:10.1007/s00268-009-0275-0.
30. Liao C, Qin Y. Factors associated with stoma quality of life among stoma patients. *Int J Nurs Sci.* 2014;1(2):196–201. doi:10.1016/j.ijnss.2014.05.007.
31. Recalla S, English K, Nazarali R, et al. Ostomy care and management: a systematic review. *J Wound Ostomy Continence Nurs.* 2013;40(5):489–500. doi:10.1097/WON.0b013e3182a219a1.
32. Colwell J. Principles of stoma management. In: J Colwell, M Goldberg, J Carmel (eds). *Fecal and Urinary Diversions: Management Principles.* St. Louis, MO: Mosby; 2004:240–262.
33. Colwell JC, Goldberg M, Carmel J. The state of the standard diversion. *J Wound, Ostomy Cont Nurs.* 2001;28(1):6–17. doi:10.1067/mjw.2001.112082.
34. Floruta CV. Dietary choices of people with ostomies. *J Wound, Ostomy Cont Nurs.* 2001;28(1):28–31. doi:10.1067/mjw.2001.112079.
35. Pearlstein L, Jones CE, Polk HC. Gastrocutaneous fistula: etiology and treatment. *Ann Surg.* 1978;187(2):223–226. doi:10.1097/00000658-197802000-00022.
36. Schecter WP, Hirshberg A, Chang DS, et al. Enteric fistulas: principles of management. *J Am Coll Surg.* 2009;209(4):484–491. doi:10.1016/j.jamcollsurg.2009.05.025
37. Thyssen EP, Weinstock LB, Balfe DM, et al. Brief report medical treatment of benign gastrocolic fistula. *Ann Intern Med.* 2017;118(6):433–435.
38. Pichney LS, Fantry GT, Graham SM. Gastrocolic and duodenocolic fistulas in Crohn's disease. *J Clin Gastroenterol.* 1992;15(3):205–211.
39. Stamatakos M, Karaiskos I, Pateras I, et al. Gastrocolic fistulae; from Haller till nowadays. *Int J Surg.* 2012;10(3):129–133. doi:10.1016/j.ijsu.2012.02.011.
40. Heuss LT, Spalinger R. The colocutaneous fistula—a rare complication of percutaneous endoscopic gastrostomy. *Dtsch Med Wochenschr.* 2012;137(40):2043–2046. doi:10.1055/s-0032-1305310.
41. Chaudhry R. The challenge of enterocutaneous fistulae. *Med J Armed Forces India.* 2004;60(3):235–238. doi:10.1016/S0377-1237(04)80053-4.
42. Schecter WP. Management of enterocutaneous fistulas. *Surg Clin North Am.* 2011;91(3):481–491. doi:10.1016/j.suc.2011.02.004.
43. Present DH. Crohn's fistula: current concepts in management. *Gastroenterology.* 2003;124(6):1629–1635. doi:10.1016/S0016-5085(03)00392-5.
44. Gage EA, Jones GE, Powelson JA, et al. Treatment of enterocutaneous fistula in pancreas transplant recipients using percutaneous drainage and fibrin sealant: three case reports. *Transplantation.* 2006;82(9):1238–1240. doi:10.1097/01.tp.0000228240.78290.28.
45. Aranda Aguilar E, Constenla Figueiras M, Cortes-Funes H, et al.

Clinical practice guidelines on antiemetics in oncology. *Expert Rev Anticancer Ther*. 2005;5(6):963–972. doi:10.1586/14737140.5.6.963.

46. Ettinger DS, Armstrong DK, Barbour S, et al. Antiemesis. *NCCN*. 2009;7(5):572–595.

47. Lindley CM, Bernard S, Fields SM. Incidence and duration of chemotherapy-induced nausea and vomiting in the outpatient oncology population. *J Clin Oncol*. 1989;7(8):1142–1149. doi:10.1200/JCO.1989.7.8.1142.

48. Einhorn LH, Rapoport B, Navari RM, et al. 2016 updated MASCC/ESMO consensus recommendations: prevention of nausea and vomiting following multiple-day chemotherapy, high-dose chemotherapy, and breakthrough nausea and vomiting. *Support Care Cancer*. 2017;25(1):303–308. doi:10.1007/s00520-016-3449-y.

49. Mitchell EP. Gastrointestinal toxicity of chemotherapeutic agents. *Semin Oncol*. 2006;33(1):106–120. doi:10.1053/j.seminoncol.2005.12.001.

50. Berger A, Rebecca A. Chemotherapy-related nausea and vomiting. In: AM Berger, JL Shuster Jr, JH Von Roenn (eds). *Principles and Practice of Palliative Care and Supportive Oncology* (3rd ed.). Philadelphia, PA: Lippincott, Williams, and Wilkins; 2007:139–149.

51. Hesketh PJ, Warr DG, Street JC, et al. Differential time course of action of 5-HT 3 and NK 1 receptor antagonists when used with highly and moderately emetogenic chemotherapy (HEC and MEC). *Support Care Cancer*. 2011;19(9):1297–1302. doi:10.1007/s00520-010-0944-4.

52. Basch E, Prestrud AA, Hesketh PJ, et al. Antiemetics: American society of clinical oncology clinical practice guideline update. *J Clin Oncol*. 2011;29(31):4189–4198. doi:10.1200/JCO.2010.34.4614.

53. Jordan K, Warr DG, Hinke A, et al. Defining the efficacy of neurokinin-1 receptor antagonists in controlling chemotherapy-induced nausea and vomiting in different emetogenic settings—a meta-analysis. *Support Care Cancer*. 2016;24(5):1941–1954. doi:10.1007/s00520-015-2990-4.

54. Komatsu Y, Okita K, Yuki S, et al. Open-label, randomized, comparative, phase III study on effects of reducing steroid use in combination with Palonosetron. *Cancer Sci*. 2015;106(7):891–895. doi:10.1111/cas.12675.

55. Roila F, Aapro M, Ballatori E, et al. Prevention of chemotherapy- and radiotherapy-induced emesis: results of the 2004 Perugia International Antiemetic Consensus Conference. *Ann Oncol*. 2006;17(1):20–28. doi:10.1093/annonc/mdj078.

56. Schmitt T, Goldschmidt H, Neben K, et al. Aprepitant, granisetron, and dexamethasone for prevention of chemotherapy-induced nausea and vomiting after high-dose melphalan in autologous transplantation for multiple myeloma: results of a randomized, placebo-controlled phase III trial. *J Clin Oncol*. 2014;32(30):3413–3420. doi:10.1200/JCO.2013.55.0095.

57. Celio L, Frustaci S, Denaro A, et al. Palonosetron in combination with 1-day versus 3-day dexamethasone for prevention of nausea and vomiting following moderately emetogenic chemotherapy: a randomized, multicenter, phase III trial. *Support Care Cancer*. 2011;19(8):1217–1225. doi:10.1007/s00520-010-0941-7.

58. Grunberg SM. Antiemetic activity of corticosteroids in patients receiving cancer chemotherapy: dosing, efficacy, and tolerability analysis. *Ann Oncol*. 2007;18(2):233–240. doi:10.1093/annonc/mdl347.

59. Hesketh PJ, Kris MG, Grunberg SM, et al. Proposal for classifying the acute emetogenicity of cancer chemotherapy. *J Clin Oncol*. 1997;15(1):103–109. doi:10.1200/jco.1997.15.1.103.

60. Grunberg SM, Osoba D, Hesketh PJ, et al. Evaluation of new antiemetic agents and definition of antineoplastic agent emetogenicity-an update. *Support Care Cancer*. 2005;13(2):80–84. doi:10.1007/s00520-004-0718-y.

61. Dalal S. *Principles and Practice of Palliative Care and Supportive Oncology*. 3rd ed. Philadelphia, PA: Lippincott, Williams & Wilkin; 2007.

62. Hasler W, Owyang C. Approach to the patient with gastrointestinal disease. In: Kasper D, Fauci A, Longo D, et al, eds. *Harrison's Principles of Internal Medicine*. 16th ed. New York, NY: McGraw-Hill; 2005:271.

63. Solomon R, Cherny NI. Constipation and diarrhea in patients with cancer. *Cancer J*. 2006;12(5):355–364. http://www.ncbi.nlm.nih.gov/pubmed/17034672.

64. Stein A, Voigt W, Jordan K. Review: chemotherapy-induced diarrhea: pathophysiology, frequency and guideline-based management. *Ther Adv Med Oncol*. 2010;2(1):51–63. doi:10.1177/1758834009355164.

65. Viele CS. Overview of chemotherapy-induced diarrhea. *Semin Oncol*

Nurs. 2003;19(suppl 3):2–5. doi:10.1053/S0749-2081(03)00114-1.

66. Kornblau S, Benson AB, Catalano R, et al. Management of cancer treatment-related diarrhea: issues and therapeutic strategies. *J Pain Symptom Manage*. 2000;19(2):118–129. doi:10.1016/S0885-3924(99)00149-9.

67. Benson AB, Ajani JA, Catalano RB, et al. Recommended guidelines for the treatment of cancer treatment-induced diarrhea. *J Clin Oncol*. 2004;22(14):2918–2926. doi:10.1200/JCO.2004.04.132.

68. Micromedex. USPDI Updates on-line. http://uspdi.micromedex.com.

69. Didden P, Penning C, Masclee M, et al. Octreotide therapy in dumping syndrome: analysis of long-term results. *Aliment Pharmacol Ther*. 2006;24(9):1367–1375. doi:10.1111/j.1365-2036.2006.03124.x.

70. Plöckinger U, Dienemann D, Quabbe HJ. Gastrointestinal side-effects of octreotide during long-term treatment of acromegaly. *J Clin Endocrinol Metab*. 1990;71(6):1658–1662. doi:10.1210/jcem-71-6-1658.

71. Pelemans W, Vantrappen F. A double blind crossover comparison of loperamide with diphenoxylate in the symptomatic treatment of chronic diarrhea. *Gastroenterology*. 1976;70(6):1030–1034. http://www.ncbi.nlm.nih.gov/pubmed/773736.

72. Weber JS, Yang JC, Atkins MB, et al. Toxicities of immunotherapy for the practitioner. *J Clin Oncol*. 2015;33(18):2092–2099. doi:10.1200/JCO.2014.60.0379.

73. Dunn GP, Bruce AT, Ikeda H, et al. Cancer immunoediting: from immunosurveillance to tumor escape. *Nat Immunol*. 2002;3(11):991–998. doi:10.1038/ni1102-991.

74. Champiat S, Lambotte O, Barreau E, et al. Management of immune checkpoint blockade dysimmune toxicities: A collaborative position paper. *Ann Oncol*. 2016;27(4):559–574. doi:10.1093/annonc/mdv623.

75. Pardoll DM. The blockade of immune checkpoints in cancer immunotherapy. *Nat Rev Cancer*. 2012;12(4):252–264. doi:10.1038/nrc3239.

76. Hesketh PJ. Chemotherapy-induced nausea and vomiting. *N Engl J Med*. 2008;358(23):2482–2494. doi:10.1056/NEJMra0706547.

77. Weber JS, Kähler KC, Hauschild A. Management of immune-related adverse events and kinetics of response with ipilimumab. *J Clin Oncol*. 2012;30(21):2691–2697. doi:10.1200/JCO.2012.41.6750.

78. Ribas A, Hodi FS, Callahan MK, et al. Hepatotoxicity with combination of vemurafenib and ipilimumab. *N Engl J Med*. 2013;368(14):1364–1365. doi:10.1056/NEJMc1301264.

79. Feyer P, Jahn F, Jordan K. Radiation induced nausea and vomiting. *Eur J Pharmacol*. 2014;722(1):165–171. doi:10.1016/j.ejphar.2013.09.069.

80. Urba S. Radiation-induced nausea and vomiting. *J Natl Compr Cancer Netw*. 2007;5(1):60–65.

81. Abdelsayed GG. Management of radiation-induced nausea and vomiting. *Exp Hematol*. 2007;35(4, suppl):34–36. doi:10.1016/j.exphem.2007.01.010.

82. Feyer PC, Maranzano E, Molassiotis A, et al. Radiotherapy-induced nausea and vomiting (RINV): antiemetic guidelines. *Support Care Cancer*. 2005;13(2):122–128. doi:10.1007/s00520-004-0705-3.

83. Visich KL, Yeo TP. The Prophylactic use of Probiotics in the prevention of radiation therapy-induced diarrhea. *Clin J Oncol Nurs*. 2010;14(4):467–473. doi:10.1188/10.CJON.467-473.

84. Gillis TA, Donovan ES. Rehabilitation following bone marrow transplantation. *Cancer*. 2001;92(4, suppl):998–1007. http://www.ncbi.nlm.nih.gov/pubmed/11519026

85. Childs R. Allogenetic hematopoietic stem cell transplantation. In: *Cancer: Principles and Practice of Oncology*. Philadelphia, PA: Lippincott, Williams & Wilkin; 2005:2423–2432.

86. Campos MIDC, Campos CN, Aarestrup FM, et al. Oral mucositis in cancer treatment: natural history, prevention and treatment. *Mol Clin Oncol*. 2014;2(3):337–340. doi:10.3892/mco.2014.253

87. Bow EJ. Infection in neutropenic patients with cancer. *Crit Care Clin*. 2013;29(3):411–441. doi:10.1016/j.ccc.2013.03.002.

88. Conen K. Fever with chemotherapy induced neutropenia. *Ther Umschau*. 2014;71(1):17–22. doi:10.1024/0040-5930/a000477.

89. Kowanko I, Long L. Prevention and treatment of oral mucositis in cancer patients. In: *Best Practice*; 1998:1–6.

90. Cohen SH, Gerding DN, Johnson S, et al. Clinical practice guidelines for *Clostridium difficile* infection in adults: 2010 update by the society for healthcare epidemiology of America (SHEA) and the infectious diseases society of America (IDSA). *Infect Control Hosp Epidemiol*. 2010;31(5):431–455. doi:10.1086/651706.

91. Mallick S, Benson R, Rath GK. Radiation induced oral mucositis: a review of current literature on prevention and management. *Eur Arch Oto-Rhino-Laryngology*. 2015;17(9):1–9. doi:10.1007/s00405-015-3694-6.

第三篇

第33章

肿瘤的肾脏并发症及其治疗

Victoria Gutgarts, Sheron Latcha

肿瘤患者的肾脏并发症包括肿物对肾脏的占位效应、肿瘤直接侵犯肾脏、药物毒性和电解质紊乱。有基础肾脏疾病的肿瘤患者可能会加剧肾功能下降[1]。肾功能损伤可以影响肿瘤患者的器官功能储备和活动能力进而限制其参加康复计划。本章的目的是讨论急性或慢性肾功能损伤如何影响肿瘤患者参加康复计划的能力,并为如何优化其治疗过程中的这一重要内容提供信息。

急性肾损伤

急性肾损伤(acute kidney injury, AKI)定义为 48 小时内血肌酐(serum creatinine, SCr)升高 0.3mg/dl,血肌酐较基线升高 1.5 倍,或者 6 小时尿量小于 0.5ml/kg[2]。据估计 12%～49% 的肿瘤患者会发生 AKI,9%～32% 的肿瘤患者在 ICU 需要肾脏替代治疗。AKI 发生率最高的肿瘤为肾癌(44%)、黑色素瘤(33%)、肝癌(31.8%)和白血病(27.5%)[3]。AKI 的发病机制广义上按照影响肾脏系统的解剖位置分为肾前性、肾性和肾后性(图 33-1)。

肾前性因素导致 AKI 的原因为腹泻、呕吐或进食差所致的肾血流减少。系统性毛细血管渗漏综合征导致血浆从血管向组织间隙流动,使得有效

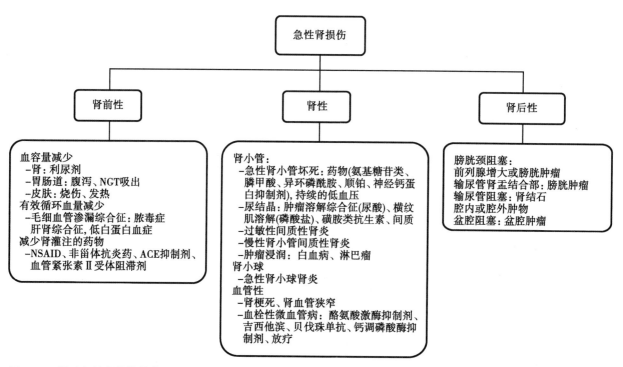

图 33-1　导致急性肾损伤的病因

ACE,血管紧张素转换酶(angiotensin converting enzyme); NGT,鼻胃管(nasogastric tube); NSAID,非甾体抗炎药(nonsteroidal anti-inflammatory drug)

循环血容量减少,进而导致肾灌注减少。肿瘤患者发生脓毒症导致肿瘤细胞因子升高[4],低蛋白血症和晚期肝脏疾病可能会发生系统性毛细血管渗漏综合征。很多常见的药物同样会降低肾脏灌注压。血管紧张素转换酶抑制剂(angiotensin converting enzyme inhibitors, ACE-Ⅰ)和血管紧张素Ⅱ受体拮抗剂(ANG Ⅱ)是广泛应用的降压药,可以通过降低肾脏脉管系统压力长期保护肾脏。这种机制会延缓高血压肾硬化的发生。非甾体抗炎药(nonsteroidal anti-inflammatory drugs, NSAID)和环氧化酶 2(cyclooxygenase-2, COX-2)抑制剂会降低肾脏前列腺素水平,肾脏前列腺素为主要的肾血管舒张剂。通常情况下患者可以耐受这些药物。然而,当肾脏灌注减少时,前列腺素合成会增加以维持肾灌注。ACEI 和 ANG Ⅱ拮抗剂可以通过这种自身调节机制以保护肾脏免受肾灌注压力减少导致的肾损伤。

肾实质尤其是肾小球、肾血管、肾小管和肾间质的损伤是肾内 AKI 的病因。大样本的回顾性研究数据显示肿瘤患者肾小球疾病的发生率更高。另有研究显示肿瘤抗原是导致肾小球肾炎的病因[5]。丹麦肾脏活检登记数据显示与健康人群比较,肾小球疾病在结肠癌、肺癌、皮肤癌、霍奇金淋巴瘤、白血病和非霍奇金淋巴瘤的患者中发病率更高[6]。感染、持续性低血压、化疗药物和其他药物可能导致肾小管和肾间质损伤[6]。表 33-1 列出了对肾脏有危害的化疗药物[10,11]。肿瘤治疗可能导致多种形式的肾损伤。异环磷酰胺和顺铂可能导致肾小管出现肾毒性。吉西他滨、贝伐珠单抗和酪氨酸激酶抑制剂会导致一种罕见但是很严重的疾病,称为血栓性微血管病。这种疾病可能导致需要透析的终末期肾病。肿瘤患者通常需要进行碘对比剂 CT 扫描用于疾病分期及随访。在动物模型中碘造影剂可能导致肾小管损伤[7]。临床研究中造影剂相关肾病的发生率波动在 1%~5%[8]。最后,肿瘤组织本身可能导致肾损伤。自发的或治疗后的肿瘤细胞溶解可能导致尿酸在肾小管沉积,称作肿瘤溶解综合征(tumor lysis syndrome, TLS)。此外,白细胞和淋巴瘤可能直接侵犯肾实质,尸检报告发生率为 6%~60%[9]。

远端肾损伤主要包括阻塞性疾病。前列腺肥大或前列腺癌、膀胱癌、输尿管癌和肾盂癌都可能导致肾功能下降。泌尿生殖道上的肿瘤和淋巴结病可能导致内部或外部压迫,而腹膜后纤维化和大量腹水可以导致肾脏外部压迫。后者被称为腹腔间室综合征。经皮肾造瘘管置入术和输尿管支架可能缓解肾后性梗阻,大剂量积液穿刺术可能减轻腹腔间室综合征。

表 33-1 化疗药物和肾脏疾病

肾单元损伤	药物	肾脏表现
肾小管毒性	顺铂	● 肾脏表达肿瘤坏死因子 α 增加导致近端和远端小管活性氧产生增加和细胞凋亡 ● 小管线粒体功能不全通过消耗镁和钠消耗导致阳离子平衡改变 ● 间质纤维化风险
	异环磷酰胺	● Fanconi 综合征:近端小管功能不全导致肾脏磷、钾、碳酸氢盐和糖的消耗 ● 慢性肾功能不全风险
	甲氨蝶呤	● 流量下降的地方酸性尿中溶解度下降导致肾小管沉淀 ● 急性肾损伤
肾小球毒性	吉西他滨	● 高血压,TMA 和缺血性皮肤损伤
	贝伐珠单抗	● 人源性单克隆抗体直接作用于在抗血管生成中起重要作用的 VEGF ● 肾脏上皮细胞产生 VEGF,VEGF 的减少破坏了滤过屏障的完整性 ● 蛋白尿,肾损伤,高血压,TMA
酪氨酸激酶抑制剂	舒尼替尼,索拉非尼,伊马替尼	● 靶向作用于酪氨酸激酶受体和抑制包括 VEGFR 受体在内的细胞信号受体 ● 蛋白尿,肾损伤,高血压,TMA

TMA,血栓性微血管病(thrombotic microangiopathy); VEGF,血管内皮生长因子(vascular endothelial growth factor)。

慢性肾脏病

慢性肾脏病(chronic kidney disease,CKD)定义为肾功能下降持续3个月以上。肾脏是具有代谢和内分泌功能的器官。代谢功能包括排出液体、尿酸、电解质和毒素。代谢功能包括产生用来刺激骨髓造红细胞的红细胞生成素,通过α双羟基化使维生素D达到活化形式,在骨矿化中发挥重要作用。当肾功能下降时,一些患者会出现肾脏代谢或内分泌功能不全的表现,包括水肿、酸中毒、高血压、高钾血症、贫血和骨病。

CKD贫血导致的活动耐量下降和乏力可能限制患者参加物理治疗项目的能力。治疗贫血旨在提高铁储存和生成红细胞生成素以促进骨髓产生红细胞。当肾脏不能充分消除尿酸,酸性环境可能造成意识障碍、恶心、呕吐、恶病质和头痛。此外,慢性代谢酸中毒通过激活蛋白酶体泛素化通路,导致蛋白降解。长期的蛋白降解导致肌肉萎缩,尤其为骨骼肌最为常见[12]。口服碳酸氢盐替代治疗可以帮助中和过多的酸性物质使患者血清保持中性pH。更严重的肾损伤会使药物代谢和毒素清除功能下降进而导致中枢和外周神经系统功能紊乱。患尿毒症脑病的患者可能不能服从简单的指令和进行自我护理。

矿物骨病是CKD的常见并发症,可能影响患者参加康复项目。CKD患者可能出现广泛的骨病。在极端情况下,他们可能出现高转化性骨病和低转换性骨病。各种骨病的最终结果是骨矿化异常,可能引起疼痛、关节僵直、自发的肌腱断裂和肌无力。这些患者骨折风险更高。钙化性尿毒症小动脉病是由血管钙化和皮肤坏死导致的伴随疼痛的皮肤肾脏综合征。为CKD患者制定康复计划,进行骨密度研究可能帮助评估患者骨折风险,应用髋部保护器和其他措施可能使跌倒风险降到最低[13]。研究证实康复训练后骨量增加,股骨颈有效锻炼能增加股骨颈骨量[14]。

血液透析

接受透析的终末期肾病患者在康复过程中存在更多的问题。这些患者与年龄配对的久坐对照组比较活动能力下降[15],透析后活动能力会下降3.4%[16]。活动能力缺乏是不良预后指标,与活动能力良好的患者相比较,1年内的死亡率增加了62%[17]。

透析患者活动能力下降的一个原因是导致了骨骼肌线粒体能量代谢功能的缺乏[18]。这使得运动后能量产物减少,进而使运动后功能恢复减慢。运动和阻力训练通过直接刺激肌肉蛋白合成速度减少了肌肉蛋白的流失[19]及可能会增加线粒体的功能[20]。与家庭为基础的锻炼项目比较,透析患者每周进行3次的3~4小时的锻炼并没有显著改善体力状况。

肾病患者的止痛药物[21]

康复过程中通常要求应用止痛药。急性或慢性肾脏病患者出于保证肾脏安全性的考虑减少了有效止痛药的应用。NSAID和COX-2抑制剂可以干扰肾灌注,减少肾小球滤过率(glomerular filtration rate,GFR),可能导致变应性间质性肾炎、肾小球肾炎(最常见是微小病变或膜性病变)、高钾血症和高血压。如果需要应用NSAID,避免应用半衰期大于12小时的药物,一些研究推荐肾毒性小的药物如舒林酸和水杨酰水杨酸。阿司匹林和对乙酰氨基酚可能是CKD患者更合适的非麻醉药物的选择。

曲马多没有直接的肾毒性。然而它的活性代谢产物邻甲基曲马多是通过肝脏代谢经肾脏排出的,它的半衰期在CKD患者中会延长一倍。这可能导致过度镇静和肾毒性。晚期CKD患者建议曲马多最大剂量不超过50mg,一天2次。大多数阿片类药物(吗啡、可待因、哌替啶和丙氧芬)都经肾脏排泄,它们代谢产物的蓄积会对晚期CKD患者造成包括癫痫、肌肉阵挛在内的神经并发症。美沙酮和芬太尼可以用于严重CKD患者。美沙酮通过肾脏和胃肠道排泄。芬太尼的代谢产物无活性和毒性。

液体和电解质异常

肿瘤本身和肿瘤治疗都可能导致水和电解质异常,这在肿瘤患者中尤其是晚期肿瘤或正接受积极治疗的患者中非常常见。这些异常可能不利于患者参加康复项目。肿瘤患者的这些异常包括低钠血症、高钠血症、低钾血症、高钾血症、高钙血症和低磷血症。

低钠血症是肿瘤患者中最常见的电解质异常,最多46%的住院患者可发生这种情况[22]。低钠血症的临床评估很复杂,低钠血症的基本机制是体内储水量相比储盐量增多。体内调节水平衡和血浆容量的主要激素是抗利尿激素。多种原因如肿瘤本身、抗肿瘤药物、恶心、呕吐和疼痛等会导致抗利尿激素异常升高,这在肿瘤患者中经常遇到。肿瘤相关并发症如蛛网膜下腔出血、肺炎、肺部疾病、机械通气可以增加抗利尿激素水平[23]。多项研究证实持续的低钠血症会造成步态异常和认知功能及注意力缺陷[24]。低钠血症的患者可能为无血容量性、高血容量性和低血容量性,因此充分评估他们的容量状况是评估低钠血症病因的重要步骤。纠正潜在的容量异常可以使患者更好地参加康复项目。

血钠异常的另一个极端是高钠血症,高钠血症的原因是体内储盐量相比储水量增多。脱水的患者经过肾脏(利尿剂应用)、经过胃肠道(腹泻、呕吐或造瘘口排泄增加)或者皮肤(高热、大汗)丢水量多于丢盐量。尿崩症是临床上罕见的疾病,表现为抗利尿激素严重减少或缺乏。这些患者不能浓缩尿液,表现为多尿。这种症状出现于很多脑部肿瘤患者。转移到脑部的肿瘤必须涉及垂体才能引起尿崩症,其发病率为1%~3.6%。女性容易转移到下丘脑的恶性肿瘤是乳腺癌,男性容易转移到下丘脑的恶性肿瘤是肺癌[25]。外伤、神经外科手术或者浸润性疾病(淀粉样变)也可以导致中枢性尿崩症。肿瘤患者应用的药物(两性霉素、膦甲酸、异环磷酰胺)可能损伤肾脏浓缩尿液的能力。这种疾病被称作为肾性尿崩症。高钠血症患者多由静脉注射含氯化钠的溶液(生理盐水、碳酸氢钠溶液)导致。对于血钠异常的患者,调整患者的容量状态对于一个成功的康复项目来说非常重要。

低钾血症是肿瘤患者第二常见的电解质异常。低钾血症可能因为应用利尿剂后尿液里钾丢失以及鼻饲管吸引钾丢失。其他少见的原因包括饮食里钾摄入少以及用药后(β受体阻滞剂)、酸中毒、高血糖导致的细胞外钾向细胞内分布。肺鳞状细胞癌、甲状腺或支气管类癌、甲状腺髓样癌或神经内分泌肿瘤可以产生异位ACTH。ACTH增加皮质醇水平促进肾血钾排泄[26]。对于急性髓系白血病(acute myeloid leukemia, AML),血清溶酶菌导致血钾释放入尿[27]。肿瘤也可导致钾肾外流失。一些化疗药物(顺铂、异环磷酰胺)和氨基糖苷类抗生素可能造成肾小管损伤。持续的低钾血症可以导

致严重的肌无力,而这又反过来导致呼吸抑制、肠梗阻(腹胀和呕吐)和心律失常。治疗低钾血症主要为口服或静脉补钾,以保证血钾的正常水平并纠正病因。

高钾血症是肿瘤患者另一种常见的电解质异常。白血病和易栓症患者会出现代谢活跃细胞,其中一些细胞的细胞膜容易破裂。如果这些细胞在试管里长时间保留就会出现测量的血钾假性升高。这称作假性高钾血症,但并不伴有临床的异常。检测血钾可以帮助诊断。真正的高钾血症可能发生在急性或慢性肾损伤、尿路梗阻、使用导致血钾排出减少的药物(钙调神经磷酸酶抑制剂、NSAID、肝素),这些情况导致肾排出血钾减少[28]。人体内大多数的钾都在细胞内,所以肌肉损伤或肿瘤细胞溶解(tumor cell lysis, TLS)可能导致急性钾释放出现显著的高钾血症临床症状。肿瘤溶解在血液肿瘤中如Burkitt淋巴瘤、急性淋巴细胞性或淋巴母细胞白血病和AML中常见,发生率为6%[29]。高钾血症可能导致肌无力和致命性心律失常。高钾血症需要持续的遥控监测。

恶性肿瘤的高钾血症发生于最高30%的患者,肿瘤相关激素因子(甲状旁腺激素[parathyroid hormone, PTH]、IL6)[30]导致破坏性溶解性骨病变和骨质中钙释放入血清。高钙血症与肺癌、乳腺癌、多发性骨髓瘤有关。高钙血症可以导致神经精神、心脏、胃肠道和肾功能异常。高钙血症可能出现的临床症状包括恶心、嗜睡、便秘、多尿和脱水。患者出现液体不足时需要静脉补充大量的生理盐水以纠正脱水和促进钙排出。此外,药物治疗在促进钙进入骨质中(降钙素、双膦酸盐、地舒单抗)也很重要。在患者有效参加康复项目之前需要纠正高钙血症相关的脱水和认知缺陷。

肿瘤患者可能出现磷代谢异常。包括顺铂在内的化疗药物和多发性骨髓瘤等导致蛋白代谢异常能够损伤肾小管导致磷损失。肿瘤产生的激素如FGF-23同样可以促进高磷酸盐尿。恶病质肿瘤患者可能摄入不充足的钙、磷和维生素D。如果这些患者迅速补磷可能会加重患者的低磷血症,因为快速的胰岛素释放可能导致磷转移至细胞内。磷在腺苷三磷酸(adenosine triphosphate, ATP)形成过程中起重要作用,ATP在包括所有肌肉群的能量产生的细胞通路中至关重要。纠正低磷血症会增加肌肉功能进而使患者具有参加康复项目的能力。

结论

对于肿瘤患者肾脏并发症的理解会让患者更安全、有效地参加康复项目。急性和慢性的肾脏病可以导致电解质紊乱进而影响患者的精神和功能状态。此外，CKD 可以导致贫血和矿物骨病，进而影响患者的锻炼能力和增加骨折风险。接受透析的患者能从康复训练中获益。进一步的研究旨在推动组织家庭锻炼项目。仔细选择对肾功能影响小的止疼药可以暂时缓解肾脏病患者的疼痛并使得他们可以参加康复项目。

要点

- 肾功能不全会不可避免地影响肿瘤患者的机动性、功能，限制参加康复项目的能力。
- 急性肾损伤可以分为肾前性、肾性和肾后性。
- 慢性肾脏病导致的并发症如贫血可以降低运动能力；酸性毒素的累积可以导致蛋白质降解和肌肉萎缩；矿物骨病会增加骨折风险。
- 透析肿瘤患者与其年龄匹配的对照组比较，活动能力明显下降。透析期内锻炼对于提高活动能力有效但是进一步研究需要推动对透析患者组织家庭锻炼项目。
- 对于伴有肾脏疾病的肿瘤患者应该避免应用非甾体抗炎药。曲马多、泰勒宁、美沙酮和芬太尼是推荐的药物。
- 液体和电解质异常在肿瘤患者中非常常见，这些会严重影响患者参加康复项目的能力。

（郑博 译　卓明磊 校）

参考文献

1. Humphreys B, Soiffer R, Magee C. Renal failure associated with cancer and its treatment: an update. *J Am Soc Nephrol*. 2005;16(1):151–161.
2. KDIGO guidelines. https://kdigo.org/guidelines/acute-kidney injury
3. Christiansen CF, Johansen MB, Langeberg WJ, et al. Incidence of acute kidney injury in cancer patients: a Danish population-based cohort study. *Eur J intern Med*. 2011;22(4):399–406.
4. Xie Z, Chan E, Yin Y, et al. Inflammatory markers of the systemic capillary leak syndrome (Clarkson disease). *J Clin Cell Immunol*. 2014;5:1000213.
5. Alpers CE, Cotran RS. Neoplasia and glomerular injury. *Kidney Int*. 1986;30(4):465–473.
6. Birkeland SA, Storm HH. Glomerulonephritis and malignancy: a population-based analysis. *Kidney Int*. 2003;63(2):716–721.
7. Neagley SR, Vought MB, Weidner WA, et al. Transient oxygen desaturation following radiographic contrast medium administration. *Arch Intern Med*. 1986;146(6):1094–1109.
8. Heiken JP. Contrast safety in the cancer patient: preventing contrast-induced nephropathy. *Cancer Imaging*. 2008;8(Spec no A):S124–S127.
9. Coggins CH. Renal failure in lymphoma. *Kidney Int*. 1980;17(6):847–855.
10. Glezerman I, Jaimes E. Chapter 11. Chemotherapy and Kidney Injury. *American Society of Nephrology*. 2016. https://www.asn-online.org/education/distancelearning/curricula/onco/Chapter11.pdf
11. Peraella M. Onco-nephrology: renal toxicities of chemotherapeutic agents. *Clin J Am Soc Nephrol*. 2012;7(10):1713–1721.
12. Kosmadakis GC, Bevington A, Smith AC, et al. Physical exercise in patients with severe kidney disease. *Nephron Clin Pract*. 2010;115(1):c7–c16.
13. Huang GS, Chu TS, Lou MF, et al. Factors associated with low bone mass in the hemodialysis patients- a cross-sectional correlation study. *BMC Musculoskeletal Disord*. 2009;10:60.
14. American College of Sports Medicine. ACSM Position stand on osteoporosis and exercise. *Med Sci Sports Exer*. 1995;27(4):i–vii.
15. Johansen KL, Chertow GM, Ng AV, et al. Physical activity levels in patients on hemodialysis and healthy sedentary controls. *Kidney Int*. 2000;57(6):2564–2570.
16. Johansen KL, Kaysen GA, Young BS, et al. Longitudinal study of nutritional status, body composition, and physical function in hemodialysis patients. *Am J Clin Nutr*. 2003;77(4):842–846.
17. O'Hare AM, Tawney K, Bacchetti P, et al. Decreased survival among sedentary patients undergoing dialysis: results from the dialysis morbidity and mortality study wave 2. *Am J Kidney Dis*. 2003;41(2):447–454.
18. Kemp GJ, Crowe AV, Anijeet HK, et al. Abnormal mitochondrial function and muscle wasting, but normal contractile efficiency, in haemodialysed patients studied non-invasively in vivo. *Nephrol Dial Transplant*. 2004;19(6):1520–1527.
19. Ikizler TA. Exercise as an anabolic intervention in ESRD patients. *J Ren Nutr*. 2011;21(1):52–56.
20. Anuradha S, Garland SJ, House AA, et al. Morphological, electrophysiological and metabolic characteristics of skeletal muscle in people with ESRD: a critical review. *Physiother Can*. 2011;63(3):355–376.
21. Pham P-CT, Toscano E, Pham P-MT, et al. Pain management in patients with chronic kidney disease. *Nephrol Dial Transplant*. 2009;2(2):111–118.
22. Aggerholm-Pedersen N, Rasmussen P, Dybdahl H, et al. Serum natrium determines outcome of treatment of advanced GIST with Imatinib: a retrospective study of 80 patients from a single institution. *ISRN Oncol*. 2011;2011:523915.
23. Verbalis JG, Goldsmith SR, Greenberg A, et al. Hyponatremia treatment guidelines 2007: expert panel recommendations. *Am J Med*. 2007;120 (11 suppl 1):S1–S21.
24. Max MB, Deck MD, Rottenberg DA. Pituitary metastasis: incidence in cancer patients and clinical differentiation from pituitary adenoma. *Neurology*. 1981;31:998–1002.
25. Garofeanu CG, Weir M, Rosas-Arellano MP, et al. Causes of reversible nephrogenic diabetes insipidus: a systematic review. *Am J Kidney Dis*. 2005;45(4):626–637.
26. Alexandraki KI, Grossman AB. The ectopic ACTH syndrome. *Rev Endocr Metab Disord*. 2010;11(2):117–126.
27. Wulf GG, Jahns-Streubel G, Strutz F, et al. Paraneoplastic hypokalemia in acute myeloid leukemia: a case of renin activity in AML blast cells. *Ann Hematol*. 1996;73(3):139–141.
28. Dafnis E, Laski M. Fluid and electrolyte abnormalities in the oncology patient. *Semin Nephrol*. 1993;13(3):281–296.
29. Hande KR, Garrow GC. Acute tumor lysis syndrome in patients with high-grade non-Hodgkin's lymphoma. *American J Med*. 1993;94(2):133–139.
30. Jibrin IM, Lawrence GD, Miller CB. Hypercalcemia of malignancy in hospitalized patients. *Hosp Physician*. 2006;29–35. http://turner-white.com/memberfile.php?PubCode=hp_nov06_malig.pdf

第34章

肿瘤的内分泌系统并发症及其治疗

Sripriya Raman，Julia R. Broussard

在过去的几十年中，癌症治疗策略的显著进步带来了癌症患者发病率和死亡率的明显下降。但是，这些患者预期生存的延长也转化出一系列迟发性肿瘤治疗相关不良反应的风险的增加，内分泌迟发反应是其中的常见类型，这对于患者、护理人员及相关的医疗提供者来说，都可能非常复杂。所以，我们撰写本章节的目的就是给读者介绍重要的基本概念和事实，以助于治疗有内分泌疾病风险的患者。

生长激素缺乏症

危险因素

肿瘤患者合并生长激素缺乏症的风险很高，特别是可能直接影响下丘脑 / 垂体功能的脑肿瘤患者，或者接受脑放疗的患者。生长激素（growth hormone，GH）缺乏症是脑放疗患者中最常见的垂体激素缺乏症。脑放疗累积剂量 30Gy 及以上的患者风险最高。但是，有些患者尽管脑照射剂量不足 30Gy，也可以表现为 GH 缺乏症。通常脑照射剂量越高，GH 缺乏症表现出症状的时间越短[1]。Clement 等在 159 名脑肿瘤儿童患者中进行的研究，发现有 12.5% 的患者在诊断后的最初 5 年内出现了 GH 缺乏症[2]。一项使用 St. Jude 终生队列的回顾性研究，纳入 748 名接受了脑放疗的儿童期肿瘤患者，平均随访 27.3 年，46.5% 发生 GH 缺乏症，其中绝大多数患者并没有接受生长激素替代的治疗[3]。另一项研究针对接受脑放疗的成年期发病的脑肿瘤患者，发现 107 位成年受试者中约 87% 在中位随访 8 年内出现了 GH 缺乏症[4]。因此，目前认为以下因素会增加肿瘤患者患 GH 缺乏症的风险，包括：脑放疗的累积剂量、放疗持续时间以及脑肿瘤与下丘脑和垂体的距离。

评估与治疗

儿童生长激素缺乏会导致生长不良和身材矮小。因此，对高危人群应密切监测青春期相关的正常生长指标。如果考虑患儿存在生长不良，应推荐进一步的检查，包括内分泌科转诊。大多数接受抗肿瘤治疗的儿童，诊断 GH 缺乏症需要进行至少两种不同药物的激发试验[5]。而对于青少年和成人患者，如果生长激素缺乏症得不到及时治疗，可能会导致生活质量低下、肌肉无力、中枢性肥胖、血脂紊乱、代谢异常导致心血管疾病风险增加和骨密度（bone mineral density，BMD）降低。通常成年患者诊断生长激素缺乏症，单药激发试验足矣[6]。重组生长激素每日皮下注射可用于治疗生长激素缺乏症患者，但活动期恶性肿瘤患者除外。通常建议完成抗肿瘤治疗后至少等待 1 年，然后再考虑评估和治疗生长激素缺乏症。医生应与每位患者认真讨论激素治疗的获益与风险，包括重组生长激素导致肿瘤的风险[7]。长期研究表明，生长激素治疗可改善生长激素缺乏症患者的生活质量[8]、BMD[9]、身体构成和心血管危险因素[10,11]。另外，在生长激素缺乏症的癌症患者中，对其他垂体激素缺乏症的评估和适当治疗也同样重要。

甲状腺疾病

中枢性甲状腺功能减退症

危险因素

接受大剂量脑放疗（≥30Gy）的患者极有可

能发生多种垂体激素缺乏症,包括甲状腺刺激素(thyroid stimulating hormone,TSH)缺乏症,这将导致中枢性甲状腺功能减退症,即使接受低剂量脑放疗的患者,也可以在癌症治疗多年之后发生[2,3]。另外,接受伊立木单抗治疗的患者也可能会发生垂体炎,最终发展为垂体功能不全,包括中枢性甲状腺功能减退症[12]。

评估与治疗

当患者甲状腺激素水平降低(如游离 T4 或总 T4 低)伴有 TSH 水平不适当的正常或降低时,诊断为中枢性甲状腺功能减退症。通常筛查原发性甲状腺功能减退症时仅推荐检查 TSH 一项,但对中枢性甲状腺功能减退高危患者,必须同时检查 T4 和 TSH。甲状腺功能减退症的症状和体征包括生长不良、能量不足、体重增加、便秘、怕冷、心率慢以及低体温。一旦确诊中枢性甲状腺功能减退症,患者需要接受甲状腺激素替代治疗,并且可能需要终生用药。甲状腺激素替代治疗的剂量通过监测 T4 水平来调整,由于中枢性甲状腺功能减退患者存在 TSH 不足,TSH 水平监测对其治疗没有意义,而在治疗前检测皮质醇功能非常重要。

原发性甲状腺功能减退症

危险因素

头颈部以及胸部放疗会将甲状腺暴露于射线,从而导致原发性甲状腺功能减退,这是甲状腺功能障碍的一项高危因素[13]。因此,霍奇金淋巴瘤和接受骨髓移植的患者发生原发性甲状腺功能减退症的风险很高。神经母细胞瘤患者需要使用 I- 甲代蛋氨酸苄基胍(I-metaiodobenzylguanidine,131I-MIBG)治疗,尽管治疗过程中会使用碘化钾以最大限度地降低其风险,但这一类患者仍属于高危人群。接受酪氨酸激酶抑制剂(如索拉非尼、舒尼替尼和伊马替尼)治疗的患者也有可能会出现药物副作用导致的原发性甲状腺功能减退症[14]。需要免疫调节剂治疗的骨髓移植患者和肿瘤患者也可能发生自身免疫性原发性甲状腺功能减退症。

评估与治疗

当患者 TSH 水平升高伴有甲状腺激素(游离或总 T4)水平正常或降低时,可诊断为原发性甲状腺功能减退症。其症状和体征包括生长不良、能量不

足、体重增加、便秘、怕冷、心率慢以及低体温。一旦确诊原发性甲状腺功能减退症,患者将接受甲状腺激素替代治疗,并且可能需要终生用药。甲状腺激素替代治疗的剂量通过监测 TSH(有或没有 T4)水平来调整。

甲状腺癌

危险因素

甲状腺的放射线暴露增加了甲状腺癌这一迟发效应的风险,相比于其他剂量,20~30Gy 照射剂量者风险最高[13]。而霍奇金淋巴瘤、头颈部肿瘤以及接受骨髓移植的患者通常也处于甲状腺癌高风险,因为他们的治疗方案中常常包括导致甲状腺暴露的放射[15]。

评估与治疗

因癌症治疗而有患甲状腺癌风险的患者需要终身筛查甲状腺癌。建议对这些患者每年进行认真的体检[16]。对这些高危人群使用超声筛查甲状腺癌是有争议的,但其临床相关性正在研究当中[17,18]。当作为肿瘤患者的继发肿瘤被确诊时,甲状腺癌的治疗是复杂的,与其他无既往肿瘤病史的甲状腺癌患者类似。

性腺功能失调

中枢性性早熟

危险因素

如果女孩在 8 岁之前或男孩在 9 岁之前已经出现了青春期体征,则需要对这些患者进行中枢源性性早熟评估。颅内肿瘤接近下丘脑 - 垂体区和那些接受脑放疗剂量>18Gy 的儿童肿瘤患者,存在下丘脑促性腺激素释放激素(gonadotropin-releasing hormone,GnRH)脉冲发生器过早激活的风险,从而导致黄体生成素(luteinizing hormone,LH)水平升高以及中枢性性早熟(central precocious puberty,CPP)[19]。

评估与治疗

儿童肿瘤患者应每年由有经验的临床医生进行体格检查,并密切注意他们的生长曲线和青春期发育情况。性早熟的体征包括女孩的乳房发育以

及男孩的生殖器变化,包括阴囊变薄、阴茎延长和睾丸增大。另外,无论男女,阴毛发育和生长突增都是生长速度加快的证据。需要注意的是,男性肿瘤患者尽管出现了青春期发育并表现出生殖器改变等其他征象,但由于接受抗肿瘤治疗可能会出现生殖细胞毒性,从而导致 Sertoli 细胞体积减小,这些男性患者可能并不会出现睾丸增大。同时患有生长激素缺乏症和性早熟的患者可能也不会出现生长突增,因为这两种疾病对生长速度作用相反,可能相互抵消。对于有性早熟迹象的高危患者,可以通过清晨 LH、促卵泡激素(follicle-stimulating hormone,FSH)和雌二醇(女孩)或睾丸激素(男孩)的水平来诊断 CPP。

性腺衰竭

高危因素

肿瘤患者可能会出现原发性睾丸 / 卵巢衰竭引起的促性腺激素性性腺功能减退症和 TH/FSH 不足引起的继发性性腺功能减退症,这取决于其治疗史[20, 21]。接受脑放疗剂量大于 30Gy 的患者以及肿瘤靠近下丘脑 - 垂体区域的患者发生 LH 和 FSH 不足的风险很高[3]。另一方面,接受高剂量烷化剂化疗或性腺直接暴露于辐射是原发性性腺衰竭的高危因素[21, 22]。由于睾丸中生殖细胞比 Leydig 细胞更容易受到化疗药物或放射线的损害,尽管睾丸激素水平正常,仍然会出现男性患者生育力下降的情况。但这种差异效应在卵巢中几乎看不到,因此,患有原发性卵巢功能不全的女性患者同时存在卵巢激素缺乏和储备减少。抗肿瘤治疗期间使用 GnRH 激动剂似乎并不会对卵巢起到保护作用[23]。除抗肿瘤治疗外,肥胖也可能直接影响男性患者的性腺功能[24]。

评估与治疗

每年的病史和体格检查是早期诊断和治疗性腺衰竭的关键。男性患者性腺衰竭可能导致青春期延迟、青春期停滞、生育力降低或出现睾丸激素缺乏的症状或体征,包括精力减少和性欲降低。而女性患者卵巢早衰同样可能导致青春期延迟、青春期停滞、生育能力降低或出现雌激素 / 孕激素缺乏的症状或体征,包括月经不调、继发性闭经、潮热、阴道干燥以及性欲降低。清晨 LH、FSH、雌二醇(女性)或睾丸激素水平(男性)可以协助诊断性

腺衰竭。促性腺激素性性腺功能减退症患者的 LH/FSH 水平会升高(通常 >30IU/L),但是继发性性腺功能减退症患者尽管雌激素 / 睾丸激素水平会降低,LH/FSH 水平可能为不适当的正常或青春期前水平。目前国际上有关于筛查男、女儿童肿瘤患者性腺衰竭的指南[25, 26]。高危肿瘤患者应转诊至内分泌专科或生殖专科,以进行进一步评估和激素替代治疗。

肾上腺疾病

肾上腺产生的激素包括糖皮质激素、盐皮质激素及性类固醇。肾上腺激素在肿瘤患者中可能出现暂时或永久的变化。盐皮质激素的分泌受肾素 - 血管紧张素 - 醛固酮激素轴的控制,因此,其受肾上腺皮质激素(adrenocorticotropic hormone,ACTH)缺乏的影响不明显。

皮质醇不足 / 增多症

下丘脑激素、促肾上腺皮质激素释放激素(corticotropin-releasing hormone,CRH)以及加压素刺激垂体分泌 ACTH;相反,ACTH 控制肾上腺皮质分泌皮质醇。皮质醇是调节体内稳态、糖异生及应激反应的重要激素,血清皮质醇水平异常的特异性体征和症状可能是由以下原因之一引起:①中枢性(继发性)肾上腺功能不全:垂体功能障碍导致 ACTH 水平为不适当的正常或减低;或②原发性肾上腺功能不全:主要是肾上腺功能异常导致 ACTH 升高。体内皮质醇水平升高表现的典型体征和症状总和称为 Cushing 综合征,主要是由于内源性皮质醇或 ACTH 产生过多或外源性糖皮质激素的使用导致。垂体源性的 ACTH 分泌增多所导致的皮质醇增多症的临床症候则被称为 Cushing 病。此外,某些肿瘤也可能会异位产生过量 ACTH。

高危因素

(1)皮质醇分泌不足 可能是短暂的,通常与下丘脑 - 垂体 - 肾上腺轴受抑制导致的 ACTH 缺乏有关,这是由于部分患者长期使用药理剂量的糖皮质激素[(Bone Marrow Transplant,BMT)治疗骨髓移植后移植物抗宿主病(graft-versus-host disease,GVHD),其作为化疗方案的一部分]。当糖皮质激素突然停药而临床不能耐受时,可能会导致肾上腺危象;而需要的时候不使用应激剂量的糖皮质激

素（如果肾上腺功能不全）也会使患者面临肾上腺危象的风险。而永久性 ACTH 缺乏的主要危险因素是中枢神经系统（central nervous system，CNS）肿瘤（手术、肿瘤生长）以及超过 30Gy 的脑放疗累及下丘脑 - 垂体区域[3, 27]。一项针对接受中等剂量（18～24Gy）脑放疗的儿童急性淋巴母细胞白血病（acute lymphoblastic leukemia，ALL）长期生存者的研究表明，有 38% 的患者通过特异性检测被诊断为 ACTH 缺乏[28]，累积剂量＞50Gy 时往往会出现相关临床表现，而这些患者的 ACTH 缺乏通常与其他垂体激素缺乏相关（泛垂体功能减退）。在脑放疗累积剂量＞50Gy 的头颈部肿瘤患者中随访至15 年，发现 27%～35% 的患者存在 ACTH 缺乏[29]。而即使是低于 30Gy 的低剂量的下丘脑 - 垂体外照射也同样可能导致 ACTH 缺乏，作为迟发反应在长期随访中发现[29]。研究表明，颅脑放疗后多年仍有可能发生垂体激素缺乏症，提示存在下丘脑受损[30]。据报道，使用依匹木单抗——一种用于黑色素瘤治疗的单克隆抗体可能引起垂体炎从而导致ACTH 缺乏[31]。当应用某些药物（米托坦、酮康唑）或恶性肿瘤累及肾上腺时会出现原发性肾上腺皮质功能不全相关的皮质醇水平降低。

（2）皮质醇产生增多 见于肾上腺皮质癌，其他肿瘤也会异位分泌 ACTH。Cushing 综合征中约10% 是由于非垂体肿瘤产生的异位 ACTH 所导致[32]，约 50% 副肿瘤 ACTH 产生的病例与肺癌有关，其中最常见的是小细胞肺癌和支气管类癌[33]。其他原因包括类癌（胰腺，胸腺）、甲状腺髓样癌、嗜铬细胞瘤以及隐匿性肿瘤。某些恶性肿瘤与阿黑皮素原（proopiomelanocortin，POMC）基因过表达相关，导致 ACTH 升高（伴皮质醇水平升高）、黑色素细胞刺激激素（melanocyte-stimulating hormone，MSH）升高以及其他肽产生增多。血清皮质醇水平过高也有可能是医源性的，由于长期使用药理学剂量的糖皮质激素导致。

评估与治疗

（1）皮质醇缺乏症 皮质醇缺乏症的体征和症状在癌症治疗期间和治疗后可能难以被发现，因为它们与原发肿瘤的临床表现、伴随治疗药物的副作用以及急慢性并发症的表现可能重叠，可以表现为疲劳、厌食、体重减轻 / 增加不良、稀便 / 腹泻以及易患感染性疾病，严重情况下还可能出现低血糖的表现，尤其是在患病期间。在儿童中，除了体重增加不良之外，还会表现为年龄 / 性发育的线性增长速度不佳（无法茁壮成长）。理论上，ACTH 分泌不足通常不会表现为严重的电解质紊乱，尽管文献中有这类患者出现肾上腺危象的报道。原发性肾上腺功能不全导致皮质醇减少时，会出现电解质紊乱（低钠血症，高钾血症，代谢性酸中毒）伴低血压、嗜睡、色素沉着（由于高 MSH）和 ACTH 水平升高伴上述症状和体征。如果不能识别和治疗肾上腺功能不全可能导致休克、严重的并发症以及死亡。因此，对健康从业者来说非常重要的是学习肾上腺皮质功能低下的危险因素，对可疑指标保持高度警惕，并对该患者人群进行适当的筛查。对于可能患有 ACTH 缺乏症的儿童患者，儿童肿瘤协作组长期随访（children nncology group long-term follow-up，COG LTFU）指南建议在治疗后至少 15 年内每年筛查一次（即使无症状也需要），如果有临床指征则需要更长时间的随访（www.survivorship-guidelines.org）。进行肾上腺功能不全筛查时，由于昼夜节律的存在，建议基础血清皮质醇的检测最佳时间是早晨 8 点左右。血浆皮质醇＜3μg/dl（83nmol/L）高度提示皮质醇缺乏症，血浆皮质醇＞15μg/dl（413nmol/L）可能反映肾上腺功能正常[34]，介于上述限值之间，应转诊内分泌科，考虑需要通过动态检测额外评估下丘脑 - 垂体 - 肾上腺轴功能。清晨血清皮质醇筛查可能会漏诊高达 25% 的肾上腺功能不全，这些可通过 ACTH 刺激试验诊断。同样，CRH试验可能漏诊颅内放疗后的早期 ACTH 缺乏症，这种情况下，小剂量 ACTH 刺激试验更有优势[34-36]。肾上腺功能不全的治疗包括每日口服糖皮质激素的替代治疗及根据需要口服 / 肌注 / 静脉给予更高剂量的糖皮质激素（"应激剂量"）。需要教育患者和家属识别肾上腺功能不全的症状和使用"应激剂量"糖皮质激素的相关知识。患者应始终携带医疗警示身份证明（手环、项链、卡证等）。根据危险分层，如果患者有甲状腺激素缺乏（原发或继发性）和 ACTH 缺乏的风险，那在甲状腺激素替代治疗之前，需要确定皮质醇状态，必要时开始糖皮质激素替代治疗。

（2）皮质醇增多症的临床表现取决于皮质醇升高的速度。当皮质醇水平在短时间内显著升高时（如小细胞肺癌），患者会出现高血压、外周水肿、近端肌病、胰岛素抵抗伴葡萄糖耐量下降和低钾血症。这种恶性病程的快速临床进展与副肿瘤表现有关，如贫血、食欲下降、体重减轻和恶病质。与其他肿瘤相比，小细胞肺癌患者的 ACTH 和皮质醇水平更高。较长时间内皮质醇 /ACTH 峰值升高较慢（类癌）从而发现肿瘤病变的患者会表现为典型的 Cushing 样症状，包括体重增加和身体脂肪向心性分布 / 中心性肥胖。与 Cushing 病相比，异位 ACTH 综合征更常伴有严重的低钾血症[37, 38]，且多达 50% 的患者会经历骨质疏松和骨折[32]。当 ACTH 分泌过量导致皮质醇增多时，由于 MSH 水平升高，可能会出现过度色素沉着。在儿童中，除了体重增加过多外，过量的皮质醇还表现为线性生长受阻。儿童不会表现出 Cushing 综合征的所有典型特征（例如中心型肥胖伴四肢纤瘦），容易出现瘀青、体重增加过多以及伴随的线性生长障碍（可能影响性发育）是诊断儿童 Cushing 综合征的重要线索。根据内分泌学会诊断 Cushing 综合征的临床实践指南，三项筛查测试中［深夜唾液皮质醇，24 小时尿液中尿游离皮质醇（urinary free cortisol, UFC）或 1mg 地塞米松抑制试验］有两项检查阳性可以诊断为 Cushing 综合征[39]。轻度 Cushing 综合征患者的 UFC 水平不一定升高，而午夜唾液皮质醇测试验具有更高的敏感性，可以凭此进行早期诊断。很多时候，很难诊断出轻度 Cushing 综合征（特别是代谢综合征患者），需要进行一系列 / 不同的试验以减少不同日变异性[40]。肾上腺来源（腺瘤、癌、原发性肾上腺微结节性增生）的皮质醇自主分泌表现为皮质醇水平过高，同时血浆 ACTH 水平受到抑制（与使用外源糖皮质激素的实验室结果相同）。在不同的生理状态下，ACTH 水平会有很大的波动，因此，ACTH 浓度往往需要利用同样的皮质醇水平进行解释。如果确定为非促肾上腺皮质激素依赖性 Cushing 综合征，CT 和 / 或 MRI 影像检查则可能提示肾上腺病变。Cushing 综合征患者 ACTH 水平不适当的正常或过高称为 ACTH 依赖性 Cushing 综合征，这是由于垂体腺瘤（Cushing 病）或异位 ACTH 产生所致。需要进行进一步诊断性检查以确定 ACTH 升高的病因，包括大剂量地塞米松抑制试验、CRH 刺激试验、双侧岩下窦采血（bilateral inferior petrosal sinus sampling, IPSS）和影像学检查。其中岩下窦采血是区分垂体来源和异位 ACTH 分泌过多的最佳方法。在某些患者中，尽管进行了大量检查，但仍未发现 ACTH 升高的病因（隐匿性肿瘤）。Cushing 综合征的治疗目标是降低体内过高的皮质醇水平，按照病情适合情况可采用多种治疗方法，包括：药物治疗、外科治疗或放疗。

如果 Cushing 综合征的病因是长期使用药理学剂量的糖皮质激素，那在临床可以耐受的情况下，降低维持剂量 / 停药可能会改善皮质醇增多的症状。如果确诊为肿瘤导致的 Cushing 综合征且已确定其位置，则可以进行手术完全切除或部分切除。如果病变比较局限，手术切除是最好的治疗方法，而如果原发肿瘤无法切除但预后良好或肿瘤已扩散，则可以考虑进行肾上腺切除术，术后需要糖皮质激素替代治疗，具体情况取决于手术类型。药物治疗可以单独使用，也可以与手术或放疗相结合。其中用于阻断肾上腺产生类固醇的药物包括酮康唑、米托坦和甲吡酮，酮康唑是首选药物。一项为期 7 年的大样本多中心研究对 200 例使用酮康唑作为单药治疗的 Cushing 病患者进行了回顾性分析，结果显示，研究结束时，有 49% 的患者 UFC 水平正常，约 25% 的患者至少降低 50%。这项研究表明，从风险 / 获益比来说，尽管酮康唑有肝毒性，但用于 Cushing 病患者仍获益更大（中位最终剂量为 600mg/d）[41]。长期药物治疗通常需要逐渐加量以维持皮质醇的水平，而糖皮质激素阻断治疗最终也会失败。米非司酮阻断皮质醇对机体组织的影响，可被用于患有 Cushing 综合征和葡萄糖耐量异常或 2 型糖尿病的患者。帕瑞肽可通过减少垂体肿瘤产生 ACTH 来发挥作用，肠外给药一日两次，已经被批准用于手术失败或无法手术的患者。如需肠外治疗，依托咪酯可用于皮质醇增多症。尽管进行了大量的研究和长期随访，但有些患者仍无法明确过多 ACTH 产生的原因，则需要延长药物治疗的时间。当需要快速、完全地缓解高皮质醇血症时，双侧肾上腺切除术是另一种替代方案。

葡萄糖水平失调

在恶性肿瘤活动期或抗肿瘤治疗结束后都有可能出现或持续存在葡萄糖代谢平衡失调，各种不同的危险因素和机制都参与葡萄糖的调节，从而导致低血糖、高血糖或糖尿病（diabetes mellitus, DM）。

低血糖症

风险因素

血糖低于正常水平可能是由应用胰岛素或口服降血糖药引起的，尽管其目的是严格控制糖尿病患者的血糖。这些患者的低血糖症还可能是由于：①与降糖药物剂量相关的碳水化合物摄入不当；②同时应用增强口服降血糖药活性的药物（非甾体抗炎药，NSAID），单胺氧化酶抑制剂）③基础恶性疾病进展或出现并发症。长期糖皮质激素治疗后突然停药可能出现医源性肾上腺功能不全而导致低血糖症。某些肿瘤（肝细胞、间充质起源细胞）可能会产生过量的胰岛素样生长因子（insulin-like growth factor，IGF）Ⅱ前体，与 IGF-1 受体结合起到胰岛素样作用而引起低血糖。巨大肝癌可能会减少糖异生从而导致低血糖症。多发性内分泌肿瘤（multiple endocrine neoplasia，MEN1）综合征的患者可能会因胰岛素瘤而发生低血糖症。

评估与治疗

诊断低血糖症基于血糖等于或低于 50mg/dl，同时伴有低血糖症状（自主神经：恶心、出汗、心动过速、震颤、焦虑，然后是神经糖蛋白异常表现：疲劳、头痛、行为 / 视觉改变、晕厥、癫痫发作），摄入碳水化合物后可缓解症状。糖尿病患者降糖治疗过程中，血浆葡萄糖水平低于 70mg/dl 被视为低血糖症。检查根据可能出现的低血糖的病因进行，但重要的是首先得治疗低血糖症，然后根据需要进行相关检查。低血糖的治疗包括口服 15g 碳水化合物（约 118ml 的果汁或 3～4 片葡萄糖片），对不能耐受口服的患者可肌肉 / 皮下注射胰高血糖素或静脉注射葡萄糖，然后 15 分钟内复查血糖。低血糖症的病因需要明确和重视。患者教育很重要，其中包括降血糖症状的识别、即时的治疗方法、何时就医以及医疗警示身份信息。

高血糖症和糖尿病

危险因素

总体而言，有 8%～18% 的癌症患者在其病程的某个阶段会诊断为糖尿病（diabetes mellitus，DM）[42]。在恶性肿瘤（ALL 的白血病过程）急性期和抗肿瘤治疗期间（由 L- 天冬酰胺酶引起的胰腺 β 细胞功能异常、糖代谢异常和糖皮质激素引起的胰岛素抵抗），肿瘤患者可以发生血糖高于正常水平[43,44]。糖皮质激素（泼尼松、甲泼尼龙和地塞米松）具有抗炎和免疫抑制作用，可用于降低脑肿瘤的颅内压，用于骨髓移植患者 / 移植物抗宿主病（GVHD）以及转移性癌症患者，可导致高血糖症。糖皮质激素通过增加蛋白水解、脂肪水解和肝糖合成而引起高血糖症[45]。他们还通过 2 型 DM 类似的机制增加胰岛素抵抗（根据所用的类型 / 剂量发生率高达 60%～80%），继而发生高胰岛素状态[46,47]。如果每日一次给予糖皮质激素，则胰岛素抵抗主要发生在餐后。高血糖也见于化疗（西罗莫司抑制剂）、免疫治疗[抗程序性死亡 1（programmed death 1，PD-1）抗体]的副作用。抗肿瘤治疗结束后，糖代谢改变的状态可能会持续[48]，这与停止治疗的时间长短间接相关，可能表现为糖耐量减低和 DM[49]。据报道，在儿童患者中胰岛素抵抗或糖尿病似乎与肥胖无关[用体重指数（body mass index，BMI）表示][50,51]。其病理生理过程似乎与全身外照射（total body irradiation，TBI）导致的体内脂肪分布改变以及胰岛 β 细胞功能异常有关[52,53]。腹部放射治疗可能也是葡萄糖耐量降低或 DM 的危险因素[54-56]。一项研究回顾性分析了 91 名儿童恶性肿瘤患者（非霍奇金淋巴瘤和 ALL）15 年的有价值数据，发现接受造血干细胞移植（hematopoietic stem cell transplantation，HSCT）的患者胰岛素抵抗的患病率增加[57]。众所周知，肥胖与葡萄糖耐量改变、胰岛素抵抗和 2 型 DM 相关，而高血糖症和 DM 是同种异体造血干细胞移植（allogenic hemtopoietic stem cell transplantation，allo-HSCT）后的常见并发症。

评估与治疗

当患者开始进行以高血糖症为副作用的治疗时，需要检测基线血清血糖，教育其每日监测血糖（当高血糖持续高于 180mg/dl 时），并列出计划。对于住院患者，应从进行任何可能引起高血糖症的治疗开始就监测指血葡萄糖。类固醇诱发的糖尿病的诊断遵循美国糖尿病协会的标准[58]，糖皮质激素减量 / 停药后，高血糖症将在约 48 小时内缓解，当停药后高血糖持续时间超过 1 周时，就应该推测诊断为 DM。高血糖症的治疗取决于其病理生理过程。对于胰岛素依赖型糖尿病（1 型糖尿病），需要每日多次注射或使用胰岛素泵来给予胰岛素治疗。在小儿患者中，胰岛素也是糖皮质激素导致的糖尿病的适应证。2 型 DM 或糖皮质激素导致的 DM 的成年患者，除胰岛素外，还可以使用其他降糖药物（二甲双胍、磺酰脲、格列奈特、肠降血糖素以及噻唑烷二酮），任何患者的治疗都需要个体化。另外，应该教育所有患者保持健康生活方式。高血糖症如果不加以控制，同时也取决于其病理生理过程，可能会造成并发症，例如糖尿病性酮症酸中毒（diabetic ketoacidosis, DKA）和高渗性高血糖状态（hyperosmolar hyperglycemic state, HHS），这些都属于内科急症。DKA 是由于未经控制的胰岛素依赖性 DM 患者体内胰岛素缺乏所导致，造成机体无法利用血糖，反向调节激素（胰高血糖素，皮质醇，生长激素，儿茶酚胺）也随之增加，这些激素增强了糖原分解、糖异生和脂解作用，从而导致组织利用酮体代替了葡萄糖。DKA 症状会在 24 小时内快速出现，除了多尿和多饮症，患者还会感到不适、腹痛、恶心、呕吐和呼吸困难。体格检查会有脱水、心动过速、呼吸急促、Kussmaul 呼吸的征象，严重时会出现低血压、反应迟钝和昏迷。检查结果显示血浆葡萄糖水平＞200mg/dl，伴有酮症和代谢性酸中毒（血清 HCO3＜15mmol/L），阴离子间隙增加。治疗上必须立即建立静脉输液，并根据周期性监测葡萄糖和电解质水平来滴定静脉胰岛素剂量以及按需要补充电解质。HHS 通常发生于血糖控制欠佳的非胰岛素依赖性 DM 患者，是由于严重的高血糖症导致渗透性利尿和严重的脱水，通常没有严重的酮症酸中毒。临床上，HHS 患者可表现为木僵 / 昏迷，症状会持续几天到几周。生化检验结果显示，HH 血浆葡萄糖＞600mg/dl，血清渗透压升高（＞320mOsm/kg），血清 HCO3＞15mmol/L，阴性 / 少量酮体和 BUN/ 肌酐比值严重升高。治疗上主要是大量静脉输液、水化，并注射胰岛素、补充电解质。持续性高血糖会导致伤口愈合不良和感染风险增加。血糖控制不佳的 DM 可出现并发症，包括糖尿病肾病、糖尿病视网膜病、糖尿病神经病变和大血管并发症（动脉粥样硬化可能导致急性心肌梗死、脑卒中和周围血管疾病）。需要将患者转诊至合适的医学专科进行治疗。

水钠平衡紊乱

抗利尿激素分泌异常综合征导致的低钠血症
危险因素

根据恶性肿瘤的类型和所使用的化疗药物，肿瘤患者会面临急性或慢性低钠血症（血清钠＜3.1g/L）的高风险。抗利尿激素分泌异常综合征（Syndrome of inappropriate antidiuretic hormone secretion, SIADH）是癌症患者低钠血症的常见原因，特别是小细胞肺癌、头颈部肿瘤和乳腺癌[59,60]。通常，抗利尿激素也称为精氨酸升压素（arginine vasopressin, AVP），在下丘脑中合成，由垂体后叶分泌，以应对任何血浆渗透压的增加和 / 或血容量或血压的降低，并在它们恢复正常时迅速下降。正常情况下，抗利尿激素作用于肾脏收集管细胞的基底外侧膜上，以促进水孔蛋白 -2 插入这些细胞的顶膜中，从而导致大量水从收集管腔重新吸收到血液中。SIADH 患者的肿瘤细胞不适当的异位分泌大量抗利尿激素，从而导致肾脏过度保水引起低钠血症。据估计有 11%～15% 的小细胞肺癌患者和约 3% 的头颈部肿瘤患者患有 SIADH 引起的低钠血症[61]。此外，一些抗肿瘤药物也会通过增加抗利尿激素的分泌或改善其作用而引起低钠血症[62]，已知引起低钠血症的常用化疗药物包括长春花生物碱（长春新碱、长春碱）、烷化剂（环磷酰胺、异环磷酰胺）、重金属（顺铂）和甲氨蝶呤。在治疗肿瘤患者其他合并疾病时使用的一些药物，例如抗癫痫药、抗抑郁药、抗精神病药和口服降糖药，也会引起低钠血症。与特发性 SIADH 相比，恶性肿瘤相关的 SIADH 患者的死亡率更高[63]。

评估与治疗

患有慢性低钠血症（超过 48 小时）的肿瘤患者可能没有症状，或表现出非特异性症状（头痛、疲劳、恶心、呕吐、肌肉痉挛）。另一方面，血清钠水平急剧明显下降（48 小时之内）的患者可能会出现严重的症状，如癫痫、意识丧失、呼吸骤停或昏迷。处于低血容量状态时，血清渗透压低伴有尿液渗透压的不当升高，强烈提示 SIADH。尿钠升高（＞0.69g/L）、低血清尿酸和 BUN 水平也支持 SIADH 的诊断。液体限制对提高 SIADH 患者的血钠水平有重要作用。由于血清钠水平严重快速下降而导致急性神经系统损害的患者可考虑使用高渗盐水（3%NaCl）。而治疗 SIADH 的根本原因（例如减轻瘤负荷）和减少可能导致低钠的药物也很重要，慢性患者可以长期口服抗利尿激素受体拮抗剂（vaptans）来有效控制低钠血症[64]。

中枢性尿崩症导致的高钠血症
危险因素

中枢神经系统肿瘤患者如果对下丘脑 - 垂体神经垂体束有直接占位效应，则存在抗利尿激素缺乏的风险,导致中枢性尿崩症。值得注意的是,即使是高剂量的脑放疗或化疗并不会增加垂体后叶抗利尿激素缺乏的风险。

评估与治疗

尿崩症表现出的典型症状包括多尿(>5ml/(kg·h)或>2.5L/d)、烦渴、夜尿增多和遗尿。如果尿崩症患者无法通过增加液体摄入来充分代偿多尿造成的水分丢失,则会出现脱水的症状和体征,例如头痛、嗜睡和体重减轻。而脱水引起的高钠血症则可能导致更严重的神经系统后遗症,例如癫痫发作、精神状态改变或昏迷。上述症状伴血清渗透压升高、正常或低尿渗透压、高钠血症可用于诊断尿崩症。通过增加液体摄入量获得充分代偿的患者,零星测试可能是阴性结果。在这种情况下,在专业医师的监督下进行禁水试验将有助于做出诊断。治疗上,可应用醋酸去氨加压素(desmopressin acetate, DDAVP)。DDAVP 有多种剂型,可以作为鼻喷雾剂、鼻腔溶液、皮下注射或口服给药,急性期治疗可采用静脉滴注加压素。

钙平衡和骨骼疾病

钙平衡紊乱和骨骼疾病,可能发生于恶性肿瘤活动期或作为恶性肿瘤本身及其治疗导致的迟发效应。

高钙血症

危险因素

恶性高钙血症(hypercalcemia of malignancy, HCM)患病率报道不一,然而,最近发现儿童和成人的高钙血症患病率均较低。儿童恶性肿瘤相关性 HCM 最常见于 ALL、神经母细胞瘤、横纹肌肉瘤、横纹肌瘤和尤因肉瘤。成年人中许多恶性肿瘤,例如 T 细胞白血病/淋巴瘤、骨髓瘤和肺、头颈、乳房、卵巢、肾脏以及膀胱的实体瘤,都与高钙血症有关。高钙血症是与恶性肿瘤相关的最常见的内分泌副肿瘤表现之一。2013 年美国发现 HCM 影响约 2% 的成年癌症患者,这个比例因肿瘤类型而异[65]。英国 12 年间儿童人群的 HCM 患病率为 0.24%~0.81%,与之前报道的英国成人癌症患者 0.20%~0.67% 的 HCM 患病率一致[66]。高钙血症还可以在多发性内分泌肿瘤(multiple endocrine

neoplasia, MEN)综合征中看到,分别为 MEN1 和 MEN2A。恶性肿瘤引起高钙血症的病理生理学包括:①肿瘤直接侵犯伴骨质溶解;②产生体液溶解因子(PTHrP、TNF、IL-1、IL-6 及前列腺素),导致骨吸收加快、钙排泄减少。上述情况持续超过 2 周(尤其是在青少年和成年人),最初会表现为高钙尿症,但是仍持续存在时,可能会出现症状性高钙血症。

评估与治疗

值得注意的是,高钙血症需要与癌症治疗副作用相关的症状进行鉴别诊断。通常,除非患有严重的高钙血症,否则恶性肿瘤引起的高钙血症不会长期存在,也不会发展为肾结石。症状学分级取决于血清钙水平和血清钙增加的速度(急性与慢性)。对于轻度(总钙量<120mg/L)或慢性高钙血症,通常没有症状。在儿童主要表现为体重增加不良和线性生长速度不理想。当总钙量>120mg/L 时,就会出现全身无力、便秘、厌食和多尿。严重高钙血症(总钙量>135mg/L)表现为恶心、呕吐、脱水、肾结石和脑病(精神改变、癫痫发作、昏迷)。而恶性者可表现为 BMD 降低、压缩性骨折(患有 ALL 的儿童)、病理性骨折或外伤性骨折。体格检查时可能会发现患者存在低体重和脱水。高钙血症的初步生化检查包括血清总钙(以 BMP 计)与血清白蛋白或离子钙、血清全段 PTH、磷、镁、维生素 D 以及尿钙排泄量测定。在 HCM 中,iPTH 水平会受到抑制(除了作为 MEN 或甲状旁腺癌并发的甲状旁腺功能亢进)。心脏评估 ECG 可能显示 QTc 间期缩短。另外,完成评估可能还需要影像学检查。

治疗目标如下:降低血清钙水平达接近正常,减轻/消除患者症状,促进骨钙沉积。重度高钙血症的治疗开始需使用等渗盐水补液 24~48 小时。尽管儿童患者使用祥利尿剂仍有争议,但随后仍建议应用呋塞米(祥利尿剂,可抑制钙的重吸收并促进尿钙排泄)。昏迷患者应考虑血液透析以更快地降低血清钙水平(也可用于肾功能不全或充血性心力衰竭患者)。如果需要,可以使用进一步的药物治疗,其中降钙素(快速抗药反应后疗效会下降)或双膦酸盐(抑制破骨细胞活动)是抑制骨吸收的药物,儿童使用双膦酸盐需谨慎。硝酸镓和普拉霉素也可阻止骨吸收,但是由于其毒性通常不用于儿童。糖皮质激素治疗可通过不同的机制降低血清钙水平,但是,仅作为短期治疗,还可能对肾上腺功能有副作用。成年甲状旁腺癌患者可以使用拟钙剂（抑制 iPTH 分泌并激活钙受体）。恶性肿瘤导致的高钙血症的长期治疗包括：适当的水化，高盐饮食以及必要时口服磷酸盐以减少胃肠道的钙吸收和骨吸收。如果有指征，可通过手术切除病变达到根治。其中手术切除甲状旁腺腺瘤（MEN 综合征）或甲状旁腺癌的患者，术后需要补充钙和维生素 D 以避免低钙血症。

低钙血症

危险因素

颈部手术中切除或意外损伤甲状旁腺，会引起暂时性或永久性低钙血症。广泛的骨转移，例如在乳腺癌和前列腺癌中，可引起低钙血症。化疗药物如顺铂、5- 氟尿嘧啶和亚叶酸钙等会导致镁低，从而引起低钙血症。导致低钙血症的其他原因包括：低白蛋白血症、输血中的柠檬酸盐量以及大量输液。高磷血症（肿瘤溶解、横纹肌溶解、肾衰竭）、饥饿骨骼综合征和急性胰腺炎也会导致循环中的钙丢失增加。

评估与治疗

慢性低钙血症通常无症状，在机体应激和运动（通气过度）情况下可能会出现症状。体格检查可能表现为皮肤干燥、牙列异常、头发粗糙和指甲脆弱易碎，还可能存在反射亢进和 Trousseau 和 / 或 Chvostek 征阳性。血清钙水平的急剧下降可能导致神经肌肉症状，程度从轻度（刺痛、感觉异常、麻木、肌肉痉挛、腕管痉挛）到严重（喉痉挛、癫痫发作、抽搐、精神错乱）。生化检测项目与高钙血症相同，包括 25-OH 维生素 D（维生素 D 储备）和 1, 25-（OH）$_2$ 维生素 D（检测 iPTH 活性）。尿钙、磷酸盐和肌酐水平也有助于诊断。ECG 提示 QTc 间隔延长（心肌收缩下降），增加了心律失常的风险。血清和尿液磷酸盐水平升高提示肿瘤溶解综合征导致的高磷酸盐负荷。低钙血症的治疗目标与高钙血症相同。紧急纠正血清钙降低需要胃肠外给予葡萄糖酸钙（最好选择中心静脉输入，钙外渗会导致皮肤损伤和化学灼伤），同时必须进行心血管监护。如果存在镁离子异常，也必须予以纠正。口服药物治疗包括补充钙剂和维生素 D（如果 iPTH 低则应用骨化三醇）。饥饿骨骼综合征可见于慢性低钙血症。治疗期间需监测血清钙和磷酸盐水平、尿钙 /

肌酐比率，并根据结果调整药物治疗，以避免钙盐沉积在肾脏和周围组织中。

癌症患者的骨密度

风险因素

癌症患者的骨矿物质密度（BMD）降低可能由于以下三个主要因素导致：①疾病本身；②癌症治疗；③癌症 / 癌症治疗引起的激素缺乏。据报道，高达 70% 的白血病儿童是由于发现 BMD 严重降低或骨折从而诊断肿瘤的[67]。长期糖皮质激素治疗、放疗（全身照射、脑放疗）、化疗药物（甲氨蝶呤、环磷酰胺、5- 氟尿嘧啶）和未治疗的激素缺乏症（生长激素、性类固醇、甲状腺激素）都可能会导致严重 BMD 降低和骨折。长时间使用 GnRH（亮丙瑞林、戈舍瑞林）、芳香化酶抑制剂（阿那曲唑、来曲唑）和他莫昔芬对 BMD 也有负性影响。放疗会阻止正常的骨骼重塑，造成骨损伤，从而导致线性生长不良（儿童）、骨骼畸形和无血管坏死。39%的儿童在 ALL 治疗期间发生骨折[68]。研究表明，在 ALL 治疗完成后不久就可以开始看到骨骼健康状态改善，但是 BMD 可能需要几年的时间才能恢复正常，这取决于癌症诊断时是否存在 BMD 降低、合并的其他慢性疾病以及生活方式[69-71]。大约 20% 的 HSCT 患者在治疗完成后 1～5 年内会存在严重的 BMD 降低[72, 73]。据报道，患儿童期癌症的成年人中 BMD 降低发生率为 13%～18%[74]，该患者人群 BMD 降低和骨折的其他危险因素包括：移植时年龄小、接受过脑放疗和久坐的生活方式[75, 76]。

具有 BMD 降低遗传倾向的患者存在低 BMD 的风险增加，尤其是接受糖皮质激素或甲氨蝶呤治疗之后[77]。

评估与治疗

儿童期癌症幸存者会发生骨密度降低，伴骨质减少、骨质疏松和骨折的风险增加[71, 78]。这些患者应定期进行双能 X 线吸收测量法（dual-energy x-ray absorptiometry, DXA）扫描，儿童人群采用 Z 评分、成人采用 T 评分评估骨密度。BMD 降低或临界低限的患者可通过预防措施得到改善，包括：适当的营养、补充钙和维生素 D、负重锻炼、戒烟。激素缺乏症患者应进行激素替代治疗。根据 BMD 值和临床状态某些患者可能需要其他类型的药物干预（例

第三篇

如双膦酸盐）以促进 BMD 达到理想水平并降低发病率。

BMI 异常导致的内分泌并发症

体重低下、肥胖和糖尿病

危险因素

身体习性的变化（通过 BMI 衡量）不仅会影响不同腺体的内分泌功能，还会影响癌症治疗的预后和生活质量。恶性肿瘤患者体重低下可能是由于疾病本身引起或与癌症治疗有关，包括化疗、骨髓移植、放疗和手术。成年和儿童癌症患者都有很多原因引起肥胖和糖尿病，包括：下丘脑功能障碍（肿瘤本身、放疗和手术）、激素缺乏（例如生长激素、TSH、性激素）或激素过多（内源性或外源性糖皮质激素）、活动减少（由于癌症及其治疗导致的）以及不良睡眠方式。尽管接受了激素替代治疗，仍然有约 55% 的颅咽管瘤患者患有难治性下丘脑性肥胖[79]。在大队列研究中，患儿童期癌症的成年人肥胖的发生率超过 40%，而仅用化疗治疗的儿童 ALL 患者肥胖的风险增加，可能是由于长期糖皮质激素治疗引起的[80]。肥胖的其他危险因素包括脑放疗和全身放疗。HSCT 患者尽管没有比较高的肥胖风险，但其发生胰岛素抵抗、体质异常和糖尿病的风险较高[81, 82]。与代谢综合征一致，肥胖的肿瘤患者的代谢异常也会导致 2 型糖尿病。未经治疗的生长激素缺乏症还与中枢型肥胖以及动脉粥样硬化、早期心血管疾病的风险增加有关。

评估与治疗

儿童需要每 6 个月监测一次他们的成长和发育。在慢性体重低下的儿童 / 青少年中，线性增长速度不良也是一个监测指标，如果问题没有得到纠正，他们最终的成年身高将低于其遗传潜能的正常范围。青少年 / 成年人体重低下可能造成促性腺激素不足导致的性腺功能低下（由于性激素水平低而导致月经 / 性功能异常）、BMD 降低和甲状腺功能异常。应每 6～12 个月评估一次肥胖和代谢综合征，需要测量 BMI、血压、空腹血脂状况、空腹血糖和中心性脂肪分布情况。胰岛素抵抗和代谢综合征高危患者，应考虑 2 小时口服葡萄糖耐量试验。对于成人下丘脑性肥胖症，治疗方法包括奥曲肽（也用于儿童患者）、苯丙胺衍生物和胰高血糖素样

肽 1 受体激动剂。超重、肥胖或糖尿病的治疗包括健康的生活方式、适当的饮食和体育锻炼以及降糖药物，其他治疗措施，如激素替代治疗、控制高血压和高脂血症等也应该完善。

结论

肿瘤患者中常见内分泌迟发反应。对这些患者，需要临床上高度怀疑并对有症状的患者进行适当检查、无症状的患者进行定期筛查，以发现各种内分泌疾病。根据癌症诊断和治疗史，有内分泌疾病高风险的患者应转诊内分泌科专家。

要点

- 由于下丘脑 / 垂体附近肿瘤的直接作用或脑放疗的影响，生长激素缺乏症是癌症患者最常见的垂体激素缺乏。然而，目前肿瘤患者的生长激素缺乏症仍存在诊断和治疗不足的情况。

- 脑放疗剂量＞30Gy 和肿瘤接近下丘脑 - 垂体区域的患者存在多种垂体激素缺乏的高风险。

- 癌症患者可能患有原发性甲状腺功能减退症（甲状腺功能减退）和中枢性甲状腺功能减退症（垂体 TSH 缺乏）。同样，抗肿瘤治疗可能会导致甲状腺良性和 / 或恶性肿瘤的风险增加。

- 尽管单独使用 TSH 可以筛查原发性甲状腺功能减退症，但要诊断高危患者的中枢性甲状腺功能减退症，需要同时检测 T4 和 TSH。

- 性腺功能障碍可表现为生育能力下降或性腺激素功能障碍或两者兼有。重要的是需要密切监测儿童的生长和青春期发育以及成年患者的性腺功能障碍的体征 / 症状。

- 健康服务人员学习有关肾上腺功能不全危险因素的内容非常重要，保持高度警惕，对该患者人群进行适当的筛查。

- 根据危险分层，如果患者有甲状腺激素缺乏（原发或继发）和促肾上腺皮质激素（ACTH）缺乏的风险，在开始甲状腺替代治疗之前需要检查皮质醇水平，必要时开始糖皮质激素替代治疗。

- 糖尿病患者可能会出现急性并发症，例如糖

尿病酮症酸中毒（DKA）和高渗性高血糖状态（HHS）。DKA 和 HHS 的临床表现可能有一定程度的重叠（DKA 可能发生于饮用高糖饮料后出现严重的高血糖＞600mg/dl；HHS 可能出现轻度 / 中度代谢性酸中毒伴严重脱水）。

- 肿瘤以及骨髓移植（BMT）或造血干细胞移植（HSCT）的患者的糖尿病（DM）应根据美国糖尿病协会在一般人群中管理糖尿病的指南进行管理；除降糖药外，还包括健康饮食和生活方式的咨询。
- 高钙血症是恶性肿瘤中常见的内分泌副肿瘤表现，因此，应与抗肿瘤药物副作用进行鉴别。
- 评估和优化管理肿瘤患者的骨密度（BMD）非常重要。
- 长期存在体重低下或超重 / 肥胖可能会对癌症幸存者的发病率和生活质量产生不利影响，因此建议根据指南进行监测 / 干预。

（陈含笑 译　王玉艳 校）

参考文献

1. Merchant TE, Rose SR, Bosley C, et al. Growth hormone secretion after conformal radiation therapy in pediatric patients with localized brain tumors. *J Clin Oncol*. 2011;29(36):4776–4780.
2. Clement SC, Schouten-van Meeteren AY, Boot AM, et al. Prevalence and risk factors of early endocrine disorders in childhood brain tumor survivors: a nationwide, multicenter study. *J Clin Oncol*. 2016;34(36):4362–4370.
3. Chemaitilly W, Li Z, Huang S, et al. Anterior hypopituitarism in adult survivors of childhood cancers treated with cranial radiotherapy: a report from the St Jude Lifetime Cohort study. *J Clin Oncol*. 2015;33(5):492–500.
4. Kyriakakis N, Lynch J, Orme SM, et al. Pituitary dysfunction following cranial radiotherapy for adult-onset nonpituitary brain tumours. *Clin Endocrinol*. 2016;84(3):372–379.
5. Grimberg A, DiVall SA, Polychronakos C, et al. Guidelines for growth hormone and insulin-like growth factor-I treatment in children and adolescents: growth hormone deficiency, idiopathic short stature, and primary insulin-like growth factor-I deficiency. *Horm Res Paediatr*. 2016;86(6):361–397.
6. Molitch ME, Clemmons DR, Malozowski S, et al. Evaluation and treatment of adult growth hormone deficiency: an Endocrine Society clinical practice guideline. *The Journal of Clin Endocrinol and metabolism*. 2011;96(6):1587–1609.
7. Raman S, Grimberg A, Waguespack SG, et al. Risk of neoplasia in pediatric patients receiving growth hormone therapy—a report from the pediatric endocrine society drug and therapeutics committee. *J Clin Endocrinol Metab*. 2015;100(6):2192–2203.
8. Elbornsson M, Horvath A, Gotherstrom G, et al. Seven years of growth hormone (GH) replacement improves quality of life in hypopituitary patients with adult-onset GH deficiency. *Eur J Endocrinol*. 2017;176(2):99–109.
9. Elbornsson M, Gotherstrom G, Bosaeus I, et al. Fifteen years of GH replacement increases bone mineral density in hypopituitary patients with adult-onset GH deficiency. *Eur J Endocrinol*. 2012;166(5):787–795.
10. Elbornsson M, Gotherstrom G, Bosaeus I, et al. Fifteen years of GH replacement improves body composition and cardiovascular risk factors. *Eur J Endocrinol*. 2013;168(5):745–753.
11. Claessen KM, Appelman-Dijkstra NM, Adoptie DM, et al. Metabolic profile in growth hormone-deficient (GHD) adults after long-term recombinant human growth hormone (rhGH) therapy. *J Clin Endocrinol Metab*. 2013;98(1):352–361.
12. Shang YH, Zhang Y, Li JH, et al. Risk of endocrine adverse events in cancer patients treated with PD-1 inhibitors: a systematic review and meta-analysis. *Immunotherapy*. 2017;9(3):261–272.
13. Mostoufi-Moab S, Seidel K, Leisenring WM, et al. Endocrine abnormalities in aging survivors of childhood cancer: a report from the childhood cancer survivor study. *J Clin Oncol*. 2016;34(27):3240–3247.
14. Lodish MB. Clinical review: kinase inhibitors: adverse effects related to the endocrine system. *J Clin Endocrinol Metab*. 2013;98(4):1333–1342.
15. Feen Ronjom M. Radiation-induced hypothyroidism after treatment of head and neck cancer. *Dan Med J*. 2016;63(3):pii:B5213.
16. Tonorezos ES, Barnea D, Moskowitz CS, et al. Screening for thyroid cancer in survivors of childhood and young adult cancer treated with neck radiation. *J Cancer Surviv*. 2017;11(3):302–308.
17. Brignardello E, Felicetti F, Castiglione A, et al. Ultrasound surveillance for radiation-induced thyroid carcinoma in adult survivors of childhood cancer. *European journal of cancer*. 2016;55:74–80.
18. Li Z, Franklin J, Zelcer S, et al. Ultrasound surveillance for thyroid malignancies in survivors of childhood cancer following radiotherapy: a single institutional experience. *Thyroid*. 2014;24(12):1796–1805.
19. Chemaitilly W, Merchant TE, Li Z, et al. Central precocious puberty following the diagnosis and treatment of paediatric cancer and central nervous system tumours: presentation and long-term outcomes. *Clin Endocrinol*. 2016;84(3):361–371.
20. Chemaitilly W, Li Z, Krasin MJ, et al. Premature ovarian insufficiency in childhood cancer survivors: a report from the St. Jude lifetime cohort. *J Clin Endocrinol Metab*. 2017;102(7):2242–2250.
21. Overbeek A, van den Berg MH, van Leeuwen FE, et al. Chemotherapy-related late adverse effects on ovarian function in female survivors of childhood and young adult cancer: a systematic review. *Cancer Treatment Rev*. 2017;53:10–24.
22. Servitzoglou M, De Vathaire F, Oberlin O, et al. Dose-Effect Relationship of Alkylating Agents On Testicular Function In Male Survivors Of Childhood Lymphoma. *Ped Hemat Oncol*. 2015;32(8):613–623.
23. Demeestere I, Brice P, Peccatori FA, et al. No Evidence for the benefit of gonadotropin-releasing hormone agonist in preserving ovarian function and fertility in lymphoma survivors treated with chemotherapy: final long-term report of a prospective randomized trial. *J Clin Oncol*. 2016;34(22):2568–2574.
24. Blijdorp K, van Dorp W, Laven JS, et al. Obesity independently influences gonadal function in very long-term adult male survivors of childhood cancer. *Obesity*. 2014;22(8):1896–1903.
25. Skinner R, Mulder RL, Kremer LC, et al. Recommendations for gonadotoxicity surveillance in male childhood, adolescent, and young adult cancer survivors: a report from the International Late Effects of Childhood Cancer Guideline Harmonization Group in collaboration with the PanCareSurFup Consortium. *Lancet Oncol*. 2017;18(2):e75–e90.
26. van Dorp W, Mulder RL, Kremer LC, et al. Recommendations for premature ovarian insufficiency surveillance for female survivors of childhood, adolescent, and young adult cancer: a report from the international late effects of Childhood Cancer Guideline Harmonization Group in collaboration with the PanCareSurFup Consortium. *J Clin Oncol*. 2016;34(28):3440–3450.
27. Constine LS, Woolf PD, Cann D, et al. Hypothalamic-pituitary dysfunction after radiation for brain tumors. *N Engl J Med*. 1993;328(2):87–94.
28. Follin C, Wiebe T, Moell C, et al. Moderate dose cranial radiotherapy causes central adrenal insufficiency in long-term survivors of childhood leukaemia. *Pituitary*. 2014;17(1):7–12.
29. Follin C, Erfurth EM. Long-term effect of cranial radiotherapy on pituitary-hypothalamus area in childhood acute lymphoblastic leukemia survivors. *Current Treatment Options Oncol*. 2016;17(9):50.
30. Littley MD, Shalet SM, Beardwell CG, et al. Hypopituitarism following external radiotherapy for pituitary tumours in adults. *Quarterly Journal Medicine*. 1989;70(262):145–160.
31. Corsello SM, Barnabei A, Marchetti P, et al. Endocrine side effects induced by immune checkpoint inhibitors. *J Clin Endocrinol Metab*. 2013;98(4):1361–1375.
32. Ilias I, Torpy DJ, Pacak K, et al. Cushing's syndrome due to ectopic corticotropin secretion: twenty years' experience at the National Institutes of Health. *J Clin Endocrinol Metab*. 2005;90(8):4955–4962.
33. Isidori AM, Kaltsas GA, Pozza C, et al. The ectopic adrenocorticotropin syndrome: clinical features, diagnosis, management, and long-

第三篇

term follow-up. *J Clin Endocrinol Metab.* 2006;91(2):371–377.

34. Fleseriu M, Hashim IA, Karavitaki N, et al. Hormonal replacement in hypopituitarism in adults: an endocrine society clinical practice guideline. *J Clin Endocrinol Metab.* 2016;101(11):3888–3921.

35. Patterson BC, Truxillo L, Wasilewski-Masker K, et al. Adrenal function testing in pediatric cancer survivors. *Pediatric Blood Cancer.* 2009;53(7):1302–1307.

36. Rose SR, Lustig RH, Burstein S, et al. Diagnosis of ACTH deficiency. Comparison of overnight metyrapone test to either low-dose or high-dose ACTH test. *Hormone Research.* 1999;52(2):73–79.

37. Arteaga E, Fardella C, Campusano C, et al. Persistent hypokalemia after successful adrenalectomy in a patient with Cushing's syndrome due to ectopic ACTH secretion: possible role of 11beta-hydroxysteroid dehydrogenase inhibition. *J Endocrinol Invest.* 1999;22(11):857–859.

38. Stewart PM, Walker BR, Holder G, et al. 11 beta-Hydroxysteroid dehydrogenase activity in Cushing's syndrome: explaining the mineralocorticoid excess state of the ectopic adrenocorticotropin syndrome. *J Clin Endocrinol Metab.* 1995;80(12):3617–3620.

39. Nieman LK, Biller BM, Findling JW, et al. The diagnosis of Cushing's syndrome: an Endocrine Society Clinical Practice Guideline. *J Clin Endocrinol Metab.* 2008;93(5):1526–1540.

40. Tabarin A, Perez P. Pros and cons of screening for occult Cushing syndrome. *Nature Reviews. Endocrinology.* 2011;7(8):445–455.

41. Castinetti F, Guignat L, Giraud P, et al. Ketoconazole in Cushing's disease: is it worth a try? *J Clin Endocrinol Metab.* 2014;99(5):1623–1630.

42. Habib SL, Rojna M. Diabetes and risk of cancer. *ISRN Oncology.* 2013;2013:583786.

43. Pastore G, Saracco P, Brach del Prever A, et al. Glucose metabolism in children with acute lymphoblastic leukemia treated according to two different L-asparaginase schedules. *Acta Haematologica.* 1984;72(6):384–387.

44. Dacou-Voutetakis C, Palis J, Haidas S, et al. Abnormal glucose tolerance in children with acute leukemia. Effect of induction chemotherapy including L-asparaginase. *Am J Pediatr Hematol Oncol.* 1983;5(2):139–146.

45. van Raalte DH, Ouwens DM, Diamant M. Novel insights into glucocorticoid-mediated diabetogenic effects: towards expansion of therapeutic options? *Eur J Clin Invest.* 2009;39(2):81–93.

46. Clore JN, Thurby-Hay L. Glucocorticoid-induced hyperglycemia. *Endocr Pract.* 2009;15(5):469–474.

47. Strohmayer EA, Krakoff LR. Glucocorticoids and cardiovascular risk factors. *Endocrinology and Metabolism Clinics of North America.* 2011;40(2):409–417, ix.

48. Oudin C, Simeoni MC, Sirvent N, et al. Prevalence and risk factors of the metabolic syndrome in adult survivors of childhood leukemia. *Blood.* 2011;117(17):4442–4448.

49. Mohn A, Di Marzio A, Capanna R, et al. Persistence of impaired pancreatic beta-cell function in children treated for acute lymphoblastic leukaemia. *Lancet.* 2004;363(9403):127–128.

50. Chow EJ, Liu W, Srivastava K, et al. Differential effects of radiotherapy on growth and endocrine function among acute leukemia survivors: a childhood cancer survivor study report. *Pediatric Blood Cancer.* 2013;60(1):110–115.

51. Neville KA, Cohn RJ, Steinbeck KS, et al. Hyperinsulinemia, impaired glucose tolerance, and diabetes mellitus in survivors of childhood cancer: prevalence and risk factors. *J Clin Endocrinol Metab.* 2006;91(11):4401–4407.

52. Wei C, Thyagiarajan M, Hunt L, et al. Reduced beta-cell reserve and pancreatic volume in survivors of childhood acute lymphoblastic leukaemia treated with bone marrow transplantation and total body irradiation. *Clin Endocrinol.* 2015;82(1):59–67.

53. Wei C, Thyagiarajan MS, Hunt LP, et al. Reduced insulin sensitivity in childhood survivors of haematopoietic stem cell transplantation is associated with lipodystropic and sarcopenic phenotypes. *Pediatric Blood Cancer.* 2015;62(11):1992–1999.

54. de Vathaire F, El-Fayech C, Ben Ayed FF, et al. Radiation dose to the pancreas and risk of diabetes mellitus in childhood cancer survivors: a retrospective cohort study. *Lancet. Oncol.* 2012;13(10):1002–1010.

55. Meacham LR, Sklar CA, Li S, et al. Diabetes mellitus in long-term survivors of childhood cancer. Increased risk associated with radiation therapy: a report for the childhood cancer survivor study. *Arch Internal Med.* 2009;169(15):1381–1388.

56. van Waas M, Neggers SJ, Raat H, et al. Abdominal radiotherapy: a major determinant of metabolic syndrome in nephroblastoma and neuroblastoma survivors. *Plos One.* 2012;7(12):e52237.

57. Beauloye V, Steffens M, Zech F, et al. Characterization of insulin resistance in young adult survivors of childhood acute lymphoblastic leukaemia and non-Hodgkin lymphoma. *Clin Endocrinol.* 2013;78(5):

790–798.

58. American Diabetes. Diagnosis and classification of diabetes mellitus. *Diabetes Care.* 2010;33(suppl 1):S62–S69.

59. Selmer C, Madsen JC, Torp-Pedersen C, et al. Hyponatremia, all-cause mortality, and risk of cancer diagnoses in the primary care setting: a large population study. *European J Internal Med.* 2016;36:36–43.

60. Onitilo AA, Kio E, Doi SA. Tumor-related hyponatremia. *Clinical Med Res.* 2007;5(4):228–237.

61. Castillo JJ, Vincent M, Justice E. Diagnosis and management of hyponatremia in cancer patients. *The Oncologist.* 2012;17(6):756–765.

62. Liamis G, Filippatos TD, Elisaf MS. Electrolyte disorders associated with the use of anticancer drugs. *European J Pharmacol.* 2016;777:78–87.

63. Shepshelovich D, Leibovitch C, Klein A, et al. The syndrome of inappropriate antidiuretic hormone secretion: distribution and characterization according to etiologies. *European J Internal Med.* 2015;26(10):819–824.

64. Gralla RJ, Ahmad F, Blais JD, et al. Tolvaptan use in cancer patients with hyponatremia due to the syndrome of inappropriate antidiuretic hormone: a post hoc analysis of the SALT-1 and SALT-2 trials. *Cancer Med.* 2017;6(4):723–729.

65. Gastanaga VM, Schwartzberg LS, Jain RK, et al. Prevalence of hypercalcemia among cancer patients in the United States. *Cancer Med.* 2016;5(8):2091–2100.

66. Jick S, Li L, Gastanaga VM, et al. Prevalence of hypercalcemia of malignancy among pediatric cancer patients in the UK Clinical Practice Research Datalink database. *Clinical Epidemiol.* 2017;9:339–343.

67. Mostoufi-Moab S, Halton J. Bone morbidity in childhood leukemia: epidemiology, mechanisms, diagnosis, and treatment. *Curr Osteoporosis Rep.* 2014;12(3):300–312.

68. Halton JM, Atkinson SA, Fraher L, et al. Altered mineral metabolism and bone mass in children during treatment for acute lymphoblastic leukemia. *J Bone Mineral Res.* 1996;11(11):1774–1783.

69. Gurney JG, Kaste SC, Liu W, et al. Bone mineral density among long-term survivors of childhood acute lymphoblastic leukemia: results from the St. Jude Lifetime Cohort Study. *Pediatric Blood Cancer.* 2014;61(7):1270–1276.

70. Mostoufi-Moab S, Brodsky J, Isaacoff EJ, et al. Longitudinal assessment of bone density and structure in childhood survivors of acute lymphoblastic leukemia without cranial radiation. *J Clin Endocrinol Metab.* 2012;97(10):3584–3592.

71. Wasilewski-Masker K, Kaste SC, Hudson MM, et al. Bone mineral density deficits in survivors of childhood cancer: long-term follow-up guidelines and review of the literature. *Pediatrics.* 2008;121(3):e705–e713.

72. Kaste SC, Shidler TJ, Tong X, et al. Bone mineral density and osteonecrosis in survivors of childhood allogeneic bone marrow transplantation. *Bone Marrow Trans.* 2004;33(4):435–441.

73. Petryk A, Bergemann TL, Polga KM, et al. Prospective study of changes in bone mineral density and turnover in children after hematopoietic cell transplantation. *J Clin Endocrinol Metab.* 2006;91(3):899–905.

74. Brignardello E, Felicetti F, Castiglione A, et al. Endocrine health conditions in adult survivors of childhood cancer: the need for specialized adult-focused follow-up clinics. *Eur J Endocrinol.* 2013;168(3):465–472.

75. Cohen LE, Gordon JH, Popovsky EY, et al. Bone density in post-pubertal adolescent survivors of childhood brain tumors. *Pediatric Blood Cancer.* 2012;58(6):959–963.

76. Gurney JG, Kadan-Lottick NS, Packer RJ, et al. Endocrine and cardiovascular late effects among adult survivors of childhood brain tumors: childhood Cancer Survivor Study. *Cancer.* 2003;97(3):663–673.

77. Jones TS, Kaste SC, Liu W, et al. CRHR1 polymorphisms predict bone density in survivors of acute lymphoblastic leukemia. *J Clin Oncol.* 20 2008;26(18):3031–3037.

78. Sala A, Barr RD. Osteopenia and cancer in children and adolescents: the fragility of success. *Cancer.* 2007;109(7):1420–1431.

79. Zhang FF, Kelly MJ, Saltzman E, et al. Obesity in pediatric ALL survivors: a meta-analysis. *Pediatrics.* 2014;133(3):e704–e715.

80. Zhang FF, Rodday AM, Kelly MJ, et al. Predictors of being overweight or obese in survivors of pediatric acute lymphoblastic leukemia (ALL). *Pediatric Blood Cancer.* 2014;61(7):1263–1269.

81. Hoffmeister PA, Storer BE, Sanders JE. Diabetes mellitus in long-term survivors of pediatric hematopoietic cell transplantation. *J Ped Hemat Oncol.* 2004;26(2):81–90.

82. Taskinen M, Saarinen-Pihkala UM, et al. Impaired glucose tolerance and dyslipidaemia as late effects after bone-marrow transplantation in childhood. *Lancet.* 2000;356(9234):993–997.

第35章

肿瘤的血液系统及血栓栓塞的并发症及其治疗

Amy Ng，Thein Hlaing Oo

肿瘤的血液系统和血栓栓塞并发症及其治疗很常见。贫血、红细胞增多症、血小板减少症、白细胞增多症、白细胞减少症、血小板增多症和血小板减少症在癌症患者中屡见不鲜。化疗仍然是主要的治疗方式，由于它的骨髓抑制特点，贫血，白细胞减少，血小板减少和全血细胞减少是常见的，应该被预见到。美国国家癌症研究所（National

Cancer Institute，NCI）已经制定了化疗导致骨髓抑制的分级系统（表35-1）[1]。癌症相关的血栓形成（Cancer-associated thrombosis，CAT）占全世界血栓性疾病的20%，是癌症患者死亡的第二大病因[2,3]。康复团队应该了解血细胞减少的潜在表现，并应为病人的安全采取必要的措施。以下章节将讨论各种血液系统和血栓栓塞并发症的病因和管理。

表 35-1　NCI 不良事件通用诊断术语标准

	中性粒细胞	血红蛋白	血小板	发热性中性粒细胞减少
1级	<LLN-1.5×10⁹/L	<LLN-100g/L	<LLN～75×10⁹/L	
2级	(1～1.5)×10⁹/L/μl	80～100g/L	(50～75)×10⁹/L	
3级	<(0.5～1)×10⁹/L/μl	<80g/L	(25～50×10⁹/L	ANC<1×10⁹/L 伴单次体温>38.3℃，或持续体温≥38℃超过 1 小时
4级	<0.5×10⁹/L	威胁生命，需要紧急治疗	<25×10⁹/L	威胁生命，需要紧急治疗

ANC，绝对中性粒细胞计数；LLN，正常低限；NCI，美国国家癌症研究所。

摘自来自不良事件通用诊断术语标准。https://www.eortc.be/services/doc/ctc/ctcae_4.03_2010-06-14_quickreference_5x7.pdf。

红细胞

贫血

世界卫生组织（World Health Organization，WHO）定义的贫血为：血红蛋白男性低于 130g/L，女性<120g/L[4]。尽管 WHO 这样定义，但重要的是要注意到血红蛋白在年龄、性别和种族之间存在差异[5]。贫血在癌症患者中很常见。基于系统性综述文献，Knight 等发现 30%～90% 的癌症患者患有贫血，在 16 项研究中有 15 项显示生活质量（quality of life，QOL）与血红蛋白水平呈正相关[6]。

有关化疗诱发的贫血的回顾性研究，对象为非髓系肿瘤患者需要接受红细胞输注，结果显示淋巴瘤、肺癌、妇科和泌尿生殖道肿瘤的贫血发生率最高（50%～60%）[7]。疲劳是贫血的一种常见症状，已有大量相关研究。许多研究认为贫血与 QOL 评分相关。对红细胞生成刺激剂（erythropoiesis-stimulating agents，ESA）有反应的癌症患者获得了 QOL 评分的改善，为这种相关性提供了证据支持[6]。

为强调改善贫血的问题，美国临床肿瘤学会（American Society of Clinical Oncology，ASCO）和美国血液学会（American Society of Hematology，ASH）在 2010 年发布了更新的 ESA 应用临床指南。表 35-2 总结了这些推荐内容[8]。常规可使用的 ESA 包括重组人红细胞生成素和达贝泊汀。值得注意的是，重组人红细胞生成素每周给药 3 次或1 次，而达贝泊汀可每 3 周给药 1 次。

表 35-2 关于使用 ESA 的推荐建议

1. 在向化疗诱发性贫血、Hb<100g/L 的患者推荐使用 ESA 之前时，临床医生应与患者讨论 ESA 的潜在损害（如血栓栓塞）和获益（如减少输血），并与红细胞输注的潜在危害（如严重感染、免疫介导的不良反应）和快速获益（如快速血红蛋白改善）进行比较。

2. 依泊汀的推荐起始剂量为 150U/kg 体重，每周三次或每周 4 万 U 皮下注射。达贝泊汀推荐的起始剂量为每周 2.25μg/kg 体重或每 3 周 500μg 皮下注射。增加剂量应遵循美国 FDA 批准的药品说明。

3. 应用 ESA 后 6~8 周无反应者，应停用。

4. 血红蛋白可升至避免输血所需的最低浓度，这可能因病人和病情而异。

5. 铁含量的基线和定期监测及有指征时补充铁剂，对于减少 ESA 的使用可能是有价值的。

6. 对于未接受同步化疗的癌症患者，应避免使用 ESA，除非患者有低风险骨髓增生异常综合征。

ESA，促红细胞生成素。
摘自改编自美国临床肿瘤学会和美国血液学病学会的总结和 Rizzo JD, Brouwers M, Hurley, et al. American Society of Clinical Oncology/American Society of Hematology clinical practice guideline update on the use of epoetin and darbepoetin in adult patients with cancer. J Clin Oncol. 2010; 28: 4996-5010。

ESA 并非无毒性药物。在开始 ESA 治疗之前，临床医生应检查血液涂片，至少需要网织红细胞计数、血液化学、铁全项、叶酸、维生素 B_1、B_2 水平、粪便潜血化验，如果有指征，也需要行库姆斯试验和骨髓活检。ESA 的重要副作用之一是血栓栓塞，康复团队应该意识到在接受 ESA 治疗的癌症患者中血栓栓塞事件增多的事实[8]。这种情况与癌症本身引起的高凝状态和急性康复环境中活动能力差导致的静脉淤滞混合存在。

红细胞增多症

许多肿瘤引起的红细胞增多症在文献中有很完善的描述。产生促红细胞生成素的肿瘤，如肾细胞癌、肝细胞癌、血管母细胞瘤、嗜铬细胞瘤和子宫肌瘤可表现出红细胞增多症[9]。重要的是排除红细胞增多的其他原因，因为也存在其他机制导致癌症患者红细胞增多（例如动脉去饱和，潜在的骨髓增生性肿瘤等）。血液科会诊可助明确诊断。

白细胞

中性粒细胞减少和发热性中性粒细胞减少

中性粒细胞减少通常是由于骨髓抑制性化疗或放射治疗所导致。中性粒细胞减少也可能是由于血液系统恶性肿瘤以及许多实体肿瘤的骨髓炎性病变所致。发热性中性粒细胞减少症（febrile neutropenia, FN），如果治疗不当，就有很高的并发症发生率和死亡率。

FN 定义为绝对中性粒细胞计数（ANC）$<1×10^9/L$，单次体温>38.3℃，或持续性体温≥38℃，时间超过 1 小时[1]。所有接受化疗的患者都有发生中性粒细胞减少并发症的危险。中性粒细胞减少的程度和持续时间也增加了感染的风险。例如，当 ANC$<1×10^9/L$ 时，严重感染的风险 1 周为 10%，2 周为 30%，3 周为 45%，4 周为 50%[10]。增加延迟中性粒细胞减少并发症的其他因素包括：体力状态不佳或营养状况差；65 岁以上；FN 病史；既往强化治疗，包括同步放化疗；骨髓炎性疾病；开放性伤口或活动性感染；晚期癌症；慢性阻塞性肺疾病及任何其他严重的合并症[10]。

为了降低 FN 有关性死亡的比例，2015 年 ASCO 更新了使用粒细胞集落刺激因子（granulocyte-colony stimulating factors, GCSF）预防中性粒细胞减少症的指南。当中性粒细胞减少风险≥20%，并且没有其他不需要 GCSF 的有效和安全的化疗方案可选择的时候，应预防性使用 GCSF。初级预防也推荐对存在高危因素的患者（如老年，相关病史，疾病特点，化疗相关的骨髓抑制）预防 FN。接受剂量密集化疗的病人也应该使用。GCSF 的二级预防是用于在上一个化疗周期后发生中性粒细胞减少脓毒症的患者（未接受初级预防者）[11]。

在美国有四种类型的重组 GCSF 可用于 FN 预防：非格司亭，非格司亭-sndz，tbo-非格司亭和培非格司亭。非格司亭，非格司亭-sndz 和 tbo-非格司亭一般在进行骨髓毒性化疗后 1~3 日开始，并应每日持续应用，直至 ANC 恢复到正常范围为止。培非格司亭应在每次化疗周期后的 1~3 日给予一次[11]。

2013 年，ASCO 还发布了关于抗微生物药物预防和成年中性粒细胞减少的肿瘤患者门诊 FN 管理的临床指南。对于预期 ANC$<0.1×10^9$,000/L/μl、持续>7 日的患者，建议预防性使用抗细菌药物和抗真菌药物。抗细菌药物预防优选口服氟喹诺酮类药物，抗真菌药物优选口服三唑类药物。FN 患者应采用已验证的风险指数进行系统评估［如：癌症支持治疗多国协会（Multinational Association for Supportive Care in Cancer, MASCC）评分］。

MASCC 评分≥21 且没有任何其他危险因素的患者，可以安全地作为门诊病人进行管理。推荐口服喹诺酮＋阿莫西林／克拉维酸（或＋克林霉素，如果对青霉素过敏）[12]。在这种门诊环境下，应该联系病人的肿瘤科医生，以确定下一步的治疗措施。

如果 FN 患者是住院病人，要采集血液和尿液标本进行培养，在进行全面的临床检查和适当的问询之后，应尽快开始静脉注射广谱抗生素。抗生素方案的选择应考虑到当地流行病学。理疗师应决定是否有指征应用万古霉素。启动万古霉素治疗的指征包括：①甲氧西林耐药金黄色葡萄球菌（methicillin-resistant *Staphylococcus aureus*，MRSA 或其他耐药革兰氏阳性菌）；②导管感染；③血培养出革兰氏阳性菌；和／或④草绿色链球菌感染高风险[13,14]。在作出迅速决策并开始使用广谱抗生素后，最好将患者收内科住院，以便进一步治疗。

白细胞增多症

白细胞增多可能会导致危及生命的并发症，这是因为血液黏度增高会导致白细胞淤滞。白细胞淤滞由白血病细胞在微血管中聚集所触发。高白细胞血症继发的微血管血流缓慢是由于白细胞过度拥挤、黏附分子的异常表达和直接的内皮细胞损伤[15]所致。这可能导致这些患者早期死亡率升高，最常见的死因是脑实质内出血和呼吸衰竭。白细胞增多症在急性和慢性白血病均有详细阐述，髓性白血病的症状学内容明显多于淋巴源性白血病。急性白血病的白细胞增多症患者的症状远多于慢性白血病患者。高白细胞血症的死亡风险为20%～40%。虽然急性淋巴母细胞白血病（acute lymphoblastic leukemia，ALL）比急性髓性白血病（acute myeloid leukemia，AML）患者高白细胞症更普遍，但 ALL 中罕见白细胞淤滞[15]。

白细胞增多症与临床检查相结合对诊断白细胞淤滞是必要的。总体来说，急性白细胞增多症定义为白细胞或髓母细胞计数＞100×10⁹/L。而 WBC 计数＞（3～5）×10⁹/L 则足以导致白细胞淤滞。一旦出现白细胞淤滞，就会不断出现发热，尽管这很少是由感染引起的。出现的症状主要与大脑和呼吸系统微血管的功能紊乱有关。可发生低氧血症、呼吸困难和呼吸窘迫；许多患者在胸部 X 射线上表现为肺部浸润影。神经系统症状可能包括头痛，头晕，视觉症状，耳鸣，步态不稳，混乱，神志错乱和昏迷。仔细查体可发现乳头水肿和视网膜出血，脑神经麻痹，颈强直[15]。

白细胞淤滞治疗的主体是诱导化疗。由于存在肿瘤溶解综合征的伴随风险，缩瘤化疗（如羟基脲）和白细胞去除术常同时进行。白细胞去除术可以快速减少白细胞，但其带来的获益仍存在争议。基于 Porcu 等的文献综述，标准治疗方案包括紧急静脉补液、别嘌醇和羟基脲及启动诱导化疗和纠正并存的凝血异常和血小板减少症[15]。

副肿瘤性白细胞增多症

粒细胞增多症不伴白血病或感染，常见于癌症患者，被称为副肿瘤性白细胞增多症。孤立的单核细胞增多症或与中性粒细胞增多相关的单核细胞增多症也有描述。多种癌症，如淋巴瘤、黑色素瘤、肺癌、肾癌、结直肠癌和头颈部癌均与副肿瘤性白细胞增多症有关。与副肿瘤粒细胞增多症和／或单核细胞增多症相关的共同机制是肿瘤产生的生长因子，如集落刺激因子和多种细胞因子[16]。对康复医师来说非常重要的是咨询血液专科医生以确认副肿瘤性白细胞增多症并进行进一步评估。

血小板

血小板减少症

癌症患者可能会由于癌症本身的原因和接受有骨髓抑制作用的治疗而出现血小板减少症、血小板增多症和／或血小板功能障碍。血小板减少症定义为血小板计数＜150×10⁹/L。如果血小板计数过低，患者就有出血的危险。在评估患者的血小板减少症之前，必须排除一种被称为假性血小板减少症的情况。假性血小板减少症是由于血样在乙二胺四乙酸（ethylenediamine tetraacetic acid，EDTA）试管中，因血小板聚集而造成自动血小板计数假性降低所致。真实的血小板计数可以通过申请在枸橼酸或肝素试管中检测来获得[17]。血小板减少症可能是由于化放疗引起骨髓抑制、骨髓炎性疾病或营养不良导致的血小板生成不足所致。其他原因包括外周血小板破坏增加，如免疫性血栓性血小板减少症或外周血小板消耗增加，如弥散性血管内凝血（Disseminated intravascular coagulation，DIC）。偶尔可见脾隔离引起血小板减少症。

当血小板计数≥50×10⁹/L 时，很少发生自发性出血。但当血小板计数降至 20×10⁹/L 以下时，风险相应增加[18]。人们还认识到，血小板功能在控制止血方面也同样重要。许多情况，如潜在的疾病进程和药物治疗都会降低血小板的功能。出血的临床表现可从瘀点，到紫癜/瘀血，明显的鼻出血，血尿，或便血。除了明显的血小板减少外，癌症患者的出血原因可能不止一个。出血患者的临床评估应包括详细的病史采集、体格检查、全血细胞计数、肝功能化验、凝血试验和血涂片检查。如有必要，应寻求血液专科会诊。2001 年，ASCO 公布了血小板减少的癌症患者的血小板输注指南。ASCO 指南强调，需要根据基础疾病、临床情况和治疗方式来决定。一般来说，指南推荐在接受白血病和实体肿瘤治疗或进行干细胞移植的成年患者，如果血小板计数≤$10×10^9$/L，建议预防性输注血小板。对于膀胱肿瘤或证实的坏死性肿瘤患者，血小板阈值应为 $20×10^9$/L。对于正在接受手术或侵入性操作的患者，血小板计数为 $50×10^9$/L 被认为是安全的。输注去白细胞血小板后，应该在 1 小时和 24 小时进行 CBC 检查。如果 1 小时后血小板计数没有增加，应怀疑是否有免疫性血小板减少症。如果血小板计数在 1 小时后适当升高，但在 24 小时后下降到基线值，则应考虑 DIC 或持续出血等消耗性疾病[19-20]。

血小板增多症

血小板增多症定义为任意血小板计数>450×10^9/L/μl，可以由自发性（autonomous thrombocytosis，AT）或反应性血小板增多所致。AT 可以由肿瘤引起的血小板自发性增生所致，如慢性髓系白血病、真性红细胞增多症、原发性血小板增多症或骨髓纤维化等。癌症患者反应性血小板增多的常见原因包括感染、炎症、出血、近期手术或铁缺乏[21]。副肿瘤性血小板增多症是反应性血小板增多症的一种，与多种实体肿瘤相关。实体肿瘤产生的许多细胞因子造成副肿瘤性血小板增多症[22]。对于合并血小板增多症的肿瘤患者，应进行血液专科会诊以得到适当的治疗。

高黏滞综合征

癌症患者可能由于红细胞增多、血小板增多、两者同时存在或循环单克隆蛋白增多引起高黏滞综合征（hyperviscosity syndrome，HVS）。约 20% 的 Waldenstrom 巨球蛋白血症（Waldenstrom macroglobulinemia，WM）患者会发生 HVS。WM是一种低级别淋巴瘤，发生率在美国每年新发病例数为 1 500，中位年龄为 65 岁。WM 是 B 淋巴细胞通过不断分泌单克隆免疫球蛋白 M 而发生肿瘤转化的结果，该蛋白是一种主要的血管内大分子[23]。高浓度时，单克隆 IgM 能提高血浆黏度，扩大血浆容量，导致 HVS。WM 引起的高血黏度综合征可表现为血栓、出血或二者兼有。症状包括视觉障碍、神经系统损害和心绞痛。HVS 的特征是视网膜静脉屈曲、扩张和腊肠样。HVS 是一种肿瘤急症，治疗需要血液科会诊，及时采用血浆置换降低 IgM 浓度以治疗 HVS。血浆置换虽然是一种临时治疗，但可以防止危及生命的出血、视力丧失和不可逆转的神经系统损害。化疗应同时启动，以抑制或根除潜在的淋巴瘤[24]。

癌症相关性血栓（CANCER-ASSOCIATED THROMBOSIS，CAT）

CAT 占全世界所有血栓性疾病的 20%[2]，也是癌症患者的第二大死亡原因[3]。多种危险因素促成了 CAT 的发生（表 35-3）。癌症相关的危险因素是肿瘤类型，发生静脉血栓栓塞（venous thromboembolism，VTE）风险最高的肿瘤是胰腺、脑、卵巢和血液病，而胃、骨、结肠和肾肿瘤也具有较高的 VTE 风险。晚期肿瘤分期和转移也是 VTE 的危险因素。前列腺癌和乳腺癌的 VTE 风险较低。治疗相关的危险因素包括抗肿瘤治疗，使用 ESA 或输血，中心静脉导管和住院[25]。化疗相关 VTE 的年发病率为 11%～20%[26]，手术导致 VTE 的风险是其 2 倍[27]。放疗也有促进 VTE 的发生[28]。患者相关因素包括合并疾病（动脉血栓栓塞、肺部疾病、肾脏疾病、感染和贫血）和种族。白种人和非裔美国人种族人群的 VTE 风险高于亚洲人和太平洋岛国居民[25,29,30]。

许多癌症患者表现出 VTE 风险生物标志物异常，如血小板增多、贫血（Hb<100g/L）、白细胞增多及组织因子、D-二聚体、C-反应蛋白、可溶性 P-选择素[25,31-33]升高。动脉或静脉血栓栓塞可导致高死亡率或并发症发生率。确诊癌症后，血栓栓塞事件可能是终末期事件，VTE 大多数发生在癌症诊断的前 3 个月内[25]。在某些情况下，血栓形成可能是隐匿性癌症的先兆。在 Carrier 等的一项研究中，以无明显诱因的 VTE 作为初发表现的患者，经 1 年的随访有 3.9% 诊断为癌症[34]。因此，康复单位住

表 35-3 癌症相关血栓形成的危险因素

患者相关	女性性别,老年,非裔美国人,共患病情况(肥胖,糖尿病,既往血栓栓塞、动脉粥样硬化、肾脏疾病、体力状态下降)
恶性肿瘤相关	原发部位(胰、胃、脑、肾、肺、卵巢、血液系统),晚期
治疗相关	手术,住院,化疗,放射治疗,激素,抗血管生成药物,ESA,输血,留置导管
实验室化验	血小板计数≥350×10⁹/L,Hb~100g/L,白细胞>11×10⁹/L,组织因子、D-二聚体、C-反应蛋白、可溶性P-选择素水平升高

ESA,促红细胞生成药物。

摘自 Thein KZ, Myint ZW, Tun AM, et al. Cancer associated thrombosis. Cardiovasc Hematol Agents Med Chem. 2016. [Epub ahead of print]; Haddad TC, Greeno EW. Chemotherapy-induced thrombosis. Thromb Res. 2006; 118: 555-568。

Agnelli G, Caprini JA. The prophylaxis of venous thrombosis in patients with cancer undergoing major abdominal surgery: emerging options. J Surg Oncol. 2007; 96: 265-272。

Ay C, Vormittag R, Dunkler D, et al. D-dimer and prothrombin fragment 1+2 predict venous thromboembolism in patients with cancer: results from the Vienna Cancer and Thrombosis Study. J Clin Oncol. 2009; 27: 4124-4129。

Khorana AA, Francis CW, Culakova E, et al. Frequency, risk factors, and trends for venous thromboembolism among hospitalized cancer patients. Cancer. 2007; 110: 2339-2346。

White RH, Zhou H, Murin S, et al. Effect of ethnicity and gender on the incidence of venous thromboembolism in adiverse population in California in 1996. Thromb Haemost. 2005; 93: 298-305。

Khorana AA, Francis CW, Culakova E, et al. Risk factors for chemotherapy-associated venous thromboembolism in aprospective observational study. Cancer. 2005; 104: 2822-2829。

Khorana AA, Kuderer NM, Culakova E, et al. Development and validation of apredictive model for chemotherapy-associated thrombosis. Blood. 2008; 111: 4902-4907。

Ay C, Dunkler D, Marosi C, et al. Prediction of venous thromboembolism in cancer patients. Blood. 2010; 116: 5377-5382。

院的癌症患者进行初级血栓预防是非常重要的。

肝素作为初级药物血栓预防(thromboprophylaxis,PTP)使外科肿瘤患者获益[35]。只要没有PTP 的禁忌证,那些从外科病房转来的患者都应该继续进行 PTP 治疗,直至出院或恢复完全活动能力。接受腹盆腔肿瘤手术的患者应持续接受 PTP治疗至少 4 周[36]。肿瘤内科患者应采用 Padua 预测评分系统(表 35-4)进行 VTE 风险评估,并且风险评估评分为≥4 的患者应接受 PTP 治疗直至出院。活动期肿瘤患者的 Padua 预测评分范围为 3～20 分;这几项每项 3 分,分别为活动性癌症、既往

静脉血栓栓塞史、活动能力下降和已知的血栓易感性;近期(≤1 个月)创伤和 / 或外科手术各 2 分;≥70 岁、心脏 / 呼吸衰竭、急性心肌梗死或缺血性脑卒中、急性感染和 / 或风湿病、体重指数≥30 和正在接受激素治疗各 1 分[37]。2013 年 ASCO 推荐,在没有出血或其他禁忌证的情况下,住院的活动期恶性肿瘤患者合并急性内科疾病或活动能力降低应接受 PTP 治疗[36]。另一类患者可能在门诊接受 PTP治疗,为多发性骨髓瘤患者接受以沙利度胺或来那度胺为基础的化疗和 / 或地塞米松治疗[36]。这些骨髓瘤患者,如果收住康复单位,应继续接受 PTP。

表 35-4 帕杜瓦(Padua)预测评分

危险因素	分值
活动性癌症,既往静脉血栓栓塞(不包括浅表性血栓性静脉炎),活动减少,已知血栓易感性	各 3 分
近期(<1 个月)创伤和 / 或手术	2 分
年龄≥70 岁,心脏(需确定)和 / 或呼吸衰竭,急性心肌梗死或缺血性脑卒中,急性感染和 / 或风湿病,肥胖(BMI≥30kg/m²),正在接受激素治疗	各 1 分

BMI 体重指数。

摘自 Barbar S, Noventa F, Rossetto V, et al. Arisk assessment model for the identification of hospitalized medical patients at risk for venous thromboembolism: the Padua Prediction Score. J Thromb Haemost. 2010; 8: 2450-2457。

深静脉血栓形成与肺栓塞

VTE 是恶性肿瘤患者中最常见的血栓事件。从历史上看，特发性 VTE 患者合并癌症的发生率为 4%～24% 之间[38]。近期 Carrier 等所做的 SOME 研究发现，首发症状为特发性 VTE 的患者在 1 年随访中确诊为癌症的比例为 3.9%，明显低于预期值[34]。与不伴 VTE 的癌症相比，在 VTE 事件发生的同时或发生 1 年内诊断恶性肿瘤与癌症分期晚、预后差相关[39]。康复单位住院患者的 VTE 预防措施包括使用肝素进行 PTP 和加压弹力袜。除了药物手段外，分级加压和间歇气动压迫的血栓预防措施已被证明能有效降低 VTE[40]。

深静脉血栓的临床特征包括：肢体疼痛肿胀，Homan 征阳性和发红。不幸的是，仅靠体征并不足以明确诊断。确诊应采用加压超声检查[41]。如果超声不确定，磁共振静脉造影是一种有效的选择。静脉造影仍然是金标准，但是目前很少使用[42]。肺栓塞（pulmonary embolism, PE）的症状表现包括胸膜性胸痛、呼吸困难、喘息、咳嗽和咯血。PE 的放射诊断多采用胸部 CT[43]。通气 - 灌注显像适用于对胸部 CT 检查有禁忌证的癌症患者[44]。CT 肺动脉造影（CT pulmonary angiography, CT-PA）与其他诊断检查相比具有许多优点。CT-PA 可计算肺动脉阻塞指数等 PE 的定量指标，有助于预测患者预后[43,45]。D- 二聚体检测和 CT-PA 联合对 CT-PA 阴性的可疑 PE 患者有很好的预测作用。在 Burkill 等的一项研究中纳入了 101 例怀疑 PE 的患者，D-二聚体阴性可以使 36% 的患者免于接受不必要的 CT-PA[46]。尽管 D- 二聚体在无症状性深静脉血栓（deep vein thrombosis, DVT）诊断中的成本 - 效益比尚值得商榷，但对症状性 DVT 的诊断具有很高的成本效益比[47]。最近年龄校正的 D- 二聚体检测结果临界值（50 岁及以上的患者年龄 ×10）使其在高龄可疑 PE 患者与普通人群的诊断价值相当[48]。另一方面，因为特异性低，D- 二聚体检测在癌症患者中的应用价值较小。Wilts 等的最近研究进一步揭示年龄校正的 D- 二聚体临界值在癌症患者潜在升高 2 倍，可安全地排除 PE 而无需额外的影像检查[49]。

癌症相关静脉血栓栓塞的治疗选择是低分子量肝素（low molecular weight heparin, LMWH），因为在 CLOT 试验中已被证明其降低 VTE 复发风险优于维生素 K 拮抗剂（vitamin Kantagonists,

VKA）[50-52]。最近的一项临床试验的荟萃分析比较了 LMWH 和 VKAS 治疗癌症相关 VTE 的作用，也证明 LMWH 优于 VKA[53]。如果没有 LMWH、VKA 也是治疗癌症相关 VTE 的一个可接受的替代方案。目前不推荐使用新型口服抗凝药物，如利伐沙班、阿比沙班、依度沙班和达比加群治疗癌症相关 VTE[36]。下腔静脉（inferior vena cava, IVC）滤器放置仅适用于有抗凝禁忌证的患者和已经使用充分的抗凝药物仍出现复发性 VTE 的患者[36]。癌症患者是否会从放置可回收或永久性 IVC 滤器中获益，取决于患者的临床特征和 6 个月的生存机会。最近提出了一种 6 个月生存率的预测模型，用于需要放置 IVC 滤器的 VTE 和恶性实体瘤患者[54]。

动脉血栓栓塞

根据 ANC 小组对 4 466 名癌症患者进行的研究[3]，尽管动脉血栓较 VTE 更少见，但其在癌症患者中导致更多的并发症发病率和死亡率。虽然在癌症患者中有关 VTE 的数据比动脉血栓明显更多，人们已经认识动脉血栓很长时间，尽管确切的机制还不清楚，但是已经提出了假说[55,56]。凝血因子的增加、合并疾病如心内膜炎、生长因子的使用、化疗、动脉痉挛时间延长、冷球蛋白沉积、肿瘤直接侵袭动脉及心脏植被栓塞等，都促进了动脉血栓栓塞的发生[57-62]。肢体急性缺血的体征包括疼痛、无脉搏、苍白、感觉不良、皮肤寒冷和瘫痪。更严重的病例可能表现为休息时疼痛或在足趾或脚跟末端发生缺血性坏疽或缺血性溃疡[63]。严重的肢体缺血可导致组织缺失，包括缺血性溃疡或不愈合的伤口[64]。无创检查，如踝臂指数（Aankle-brachial index, BI）测定或动脉多普勒检查，可有助于判断肢体缺血的严重程度。ABI＜0.9 表明病情严重[65]。随后的检查，如动脉造影或磁共振血管造影，能够为确定治疗提供有价值的信息，如血管重建方式。

动脉血栓形成的治疗方法包括使用抗凝剂，如低分子量肝素或普通肝素（unfractionated heparin, UFH）、溶栓治疗、以导管为基础的介入治疗或血管重建手术[66,67]。约 10% 的癌症患者合并动脉血栓形成需要大截肢。动脉血栓从发生时的生存率为 17%～48%[66,67]。应该适时寻求血液科、心脏介入科和血管外科会诊，为动脉血栓患者提供最佳治疗方案。

MARANTIC 心内膜炎

Marantic 心内膜炎，也称为非细菌性血栓性心内膜炎（nonbacterial thrombotic endocarditis，NBTE），是另一种严重的致命性的癌症并发症，可导致中风或急性肢体缺血。NBTE 的特点是在没有菌血症的情况下，在之前正常的心脏瓣膜上发生血栓沉积。最常受累的瓣膜是主动脉瓣和二尖瓣。种植血栓发生于瓣膜结合处的边缘。从病理上看，种植血栓由纤维蛋白条索之间的血小板、凝血成分组成，而无炎症反应。血栓形成后，其种植的部位可发生再内皮化和纤维化[68]。NBTE 的发病率尚不清楚。临床特征包括可变化的心脏杂音、碎片状出血、皮肤紫色变、或全身性栓塞的证据，如脑卒中。NBTE 的癌症患者通常是转移性的。可以检测到弥散性血管内凝血的实验室证据。50% 的 NBTE 患者可发生系统性栓塞[68,69]。与其他恶性肿瘤相比，腺癌（尤其是胰腺癌以及肺和胃腺癌）发生NBTE 的概率更高[70]。二维经胸或经食管超声心动图可以用于诊断这种情况。经食管超声心动图虽然为侵入性检查，但感觉比经胸超声心动图更敏感[68]。NBTE 的治疗包括全身抗凝和控制潜在的恶性疾病。可选择的治疗包括静脉注射或皮下注射治疗剂量的 UFH 或低分子量肝素的不确定性管理。由于 VKA 治疗常伴有血栓栓塞复发，因此不应该用于治疗癌症相关的 NBTE[68,69,71,72]。不幸的是，许多 NBTE 患者患有转移性疾病，NBTE 的治愈性方案非常有限[68]。总之，对于活动性癌症伴心脏杂音的患者，发生了系统性血栓栓塞，应认真考虑 NBTE 的诊断。对 NBTE 患者的最佳治疗方案，需要请血液科和心脏内科会诊。

脑静脉窦血栓形成

脑静脉窦血栓形成（cerebral venous sinus thrombosis，CVST）是癌症的一种罕见但有潜在致命性的血栓栓塞并发症。Raizer 等报道了 1994—1998 年纪念斯隆 - 凯特琳癌症中心的神经科数据库中的 20 例 CVST 患者（血液系统肿瘤 9 例，实体瘤 11 例）。最常见的症状是头痛，从癌症诊断到发生 CVST 的中位时间为血液系统恶性肿瘤 4 个月，

实体瘤 20 个月。虽然矢状窦最常受累，其中 8 例累及多个静脉窦。25% 患脑出血或蛛网膜下腔出血，3 例患脑梗死。20 例患者中有 10 例获得临床好转，6 例患者中有 3 例达到影像学改善。凝血异常见于血液系统恶性肿瘤患者，而脑静脉窦受压或侵犯是实体瘤患者的主要病因。MRI 和磁共振静脉造影对 CVST 的诊断非常准确[73]。另一案例系列研究历时 7 年，报道了 7 例矢状窦血栓形成的患者（血液系统恶性疾病 5 例，实体瘤 2 例）。5 例在开始抗肿瘤治疗后立即出现矢状窦血栓，2 例在癌症终末期发生这一情况。仅 4 例得以恢复，遗留轻度神经功能损害[74]。CVST 的管理包括抗凝治疗和根本性的癌症治疗。为获得 CVST 治疗的最佳方案，需要请血液科、神经内科和神经外科会诊。

Trousseau 综合征

1865 年，Trousseau 不仅首次描述了游走性血栓性静脉炎与隐匿性内脏癌症之间的相关性，而且他还在 2 年后为自己诊断了该综合征[75-77]。多年来Trousseau 综合征的描述被不断提炼，其与慢性弥散性血管内凝血、微血管性溶血性贫血、NBTE 和血栓栓塞现象具有相关性[78]。它与许多肿瘤相关，尤其是胰腺、胆囊、胃、大肠和肺腺癌[79]。组织因子、肿瘤相关性半胱氨酸蛋白酶、肿瘤缺氧、癌黏蛋白、癌基因激活、肿瘤来源的炎性细胞因子、内皮和血小板黏附分子的激活等多种机制被认为是特鲁索综合征的复杂发病机制。UFH 对组织因子途径抑制剂、因子 Xa、因子 IIa、抗凝血酶、肝素辅助因子 II、促肽酶 C、肿瘤衍生的炎症细胞因子、血小板和内皮 P- 选择素及纤溶有广泛的作用。因此，肝素对特鲁索综合征有良好的治疗效果，并一直是该病治疗的主要药物[75]。一般说来，华法林在治疗特鲁索综合征[78,80]方面不如肝素有效。虽然与UFH 相比，低分子量肝素对凝血级联的作用较小，但也有一些由低分子量肝素成功治疗的特鲁索综合征[81,82]。作为 CAT 的一种，特鲁索综合征目前不推荐采用新型口服抗凝药物治疗[36,83]。为优化治疗特鲁索综合征，应进行血液学咨询或抗凝治疗（表 35-5）。

表 35-5   癌症相关静脉血栓栓塞治疗指南汇总

	起始抗凝治疗	长期抗凝治疗
ASCO 2013[36]	CrCl>30ml/min 的 DVT 和 PE 患者最初 5～10 日的治疗首选 LMWH APTT 调整的 UFH 输注 方达肝素 5mg（<50kg），7.5mg（50～100kg）或 10mg（>100kg）qd	DVT 和 PE 长期治疗推荐 LMWH 若无 LMWH、VKA（INR，2.0～3.0）也可用于长期治疗
NCCN 2015[51]	LMWH（首选） 达特肝素 200U/kg 体重，qd 依诺肝素 1mg/kg 体重，q12h APTT 调整的 UFH 输注 方达肝素 5mg（<50kg）7.5mg（50～100kg）或 10mg（>100kg）OD UFH 333U/kg 体重，sc，然后 250 单位/公斤 U/kg 体重，q12h	近端 DVT 或 PE 的转移性或晚期癌症患者建议最初 6 个月进行不加华法林的 LMWH 单药治疗。华法林起始剂量为 2.5～5 毫克 OD，之后基于目标 INR 值为 2.0～3.0 进行动态剂量调整
ESMO 2011[52]	LMWH 达特肝素 200U/ 体重 kg，qd 依诺肝素 1 毫克/公斤体重 q12h APTT 调整的 UFH 输注	LMWH 优于 VKA。按照初始剂量的 75%～80%（即 150U/kg 体重，qd）长期治疗 6 个月 VKA 保持 INR 治疗范围 2.0～3.0，疗程 3～6 个月

APTT，活化部分凝血活酶时间；ASCO，美国临床肿瘤学会；CrCl，肌酐清除率；DVT，深静脉血栓形成；ESMO，欧洲肿瘤内科学会；INR，国际标准化比率；LMWH，低分子量肝素；NCCN，美国国家癌症综合网；qd，每日一次用药；PE，肺栓塞；q12h，每 12 小时一次用药；sc，皮下；UFH，普通肝素；VKA，维生素 K 拮抗剂。

特殊情况和治疗注意事项

导言

美国癌症协会（American Cancer Society，ACS）建议癌症患者进行体育活动，包括每周锻炼 150 分钟，如果有能力另加每周两次拉伸训练[84]。研究表明，大多数癌症幸存者不参加体育活动[85, 86]。

尽管有证据支持运动有益健康，在癌症治疗期间和治疗后仍然有许多阻碍锻炼的障碍[87]。癌症患者报告的主要障碍可能与癌症或其治疗产生的副作用或症状有关，如恶心、呼吸困难、疼痛、神经病、虚弱、疲劳以及因其健康状况而产生的社会孤立感[88]。

通常建议运动的最低标准是血小板计数为 $50×10^9/L$ 或血红蛋白（Hb）为 80g/L[89]。化疗期间和化疗后，患者的血细胞计数也会降至最低点，容易发生感染、长期持续的免疫抑制和骨髓增生不良。通常，随着细胞减少症和血细胞计数受抑制，患者的免疫功能下降，这可能导致反复感染和住院以及长期卧床休息导致活动时疲劳和气短症状恶化[90]。通常，以前持有的建议是在药物化疗、放疗或外科手术治疗期间休息和避免剧烈运动，并且在完全缓解之前不应该完成该锻炼。然而，我们知道现在长时间的卧床休息会导致功能障碍的恶性循环[91, 92]。

目前提倡大量癌症患者进行康复前训练。康复前训练定义为让患者参与一项完整的锻炼计划，提高功能能力，为应激性事件如化疗、外科手术或放射治疗等做好准备，并应视作癌症康复的环节[93-95]。Gillis 等发现，接受康复前训练的患者从基线到术后 8 周的 6 分钟步行测试距离有所改善，而对照组（未接受康复前训练的患者）的距离有所下降[96]。

住院康复治疗的标准通常非常严格，需要具有承受每日 3 小时治疗强度的耐受能力。患者必须合并复杂的内科情况，在强化治疗计划同时需要内科医生的日常支持。然而，研究表明，癌症患者比非肿瘤的康复患者更有可能因急性疾病或感染而转移到急性治疗单位[97]。转入急诊与以下情况存在明显相关性，包括血小板计数低（$<43×10^9/L$）、肌酐升高、抗病毒表现、使用抗病毒或抗真菌药物以及诊断为白血病、淋巴瘤或多发性骨髓瘤[98-101]。目前，关于癌症患者因停止体力活动而接受康复治疗的观点尚未有共识发表。基于我们在一家三级癌症医院的经验，我们制定了表 35-6 列出了特殊情况和治疗注意事项。

表 35-6　特殊情况和治疗注意事项*

本单位 Hb 正常值 M:140～180g/L/ F:120～160g/L	<80g/L- 如果病人有症状(气短、胸痛、呼吸加快、心动过速、疲劳加重、血压异常、体位性低血压),考虑推迟治疗 80～100g/L- 密切监测病人的疲劳情况,表现为休息时间延长,心率加快(考虑缩短治疗疗程)
WBC(4～11)×10⁹/L	≤5×10⁹/L:存在感染风险。使用前清洁所有设备(BP 袖带,脉搏血氧仪,运动垫,自行车,健身器材)
血小板(140～440)×10⁹/L	<5×10⁹/L:仅进行主动辅助活动,不能做 Valsalva 式活动。存在自发性出血、颅内出血、消化道出血(血液学急症)的危险。 <20×10⁹/L:主动活动;不能做对抗性运动 >50×10⁹/L:主动对抗性运动

*并非以上所有内容都建立在循证的研究基础之上。这些内容是以我们这个三级癌症中心的经验为基础的。BP,血压;WBC,白细胞。

贫血及其对康复患者的意义

贫血在癌症患者中是一个非常普遍且意义重大的问题,影响病人预后[102]。血红蛋白水平下降的患者可能会出现疲劳加重、呼吸困难和功能能力下降。贫血可继发于缺铁(饮食摄入不足或胃肠道吸收受损)、骨髓红细胞生成量降低(由于化疗相关的骨髓抑制或恶性肿瘤导致的红细胞生成受损)或来自外科手术、胃肠道或妇科出血的失血[103]。

最常见的治疗方法包括检查以明确缺铁的原因,并通过口服铁剂或补充浓缩红细胞以纠正贫血。几项研究已经验证了静脉注射铁剂与 ESA 结合(如 α 依泊汀和 α 达贝泊汀),与静脉血栓形成、脑卒中和死亡率增加有关[104-106]。除了比口服补铁效率更高的静脉补铁外,联合 ESA 可以提高慢性肾病和化疗相关贫血患者的血红蛋白水平,而且显示出有效[107],但需要进行更大规模的对照试验,以指导贫血的最佳治疗方案及了解这些药物对功能能力和 QOL 的影响。

传统上,运动禁忌证包括心动过速(>100 次/分)和贫血(Hb<100g/L)[108]。Obrebska 等评估了贫血对心脏康复患者获得完全疗效能力的预后价值,发现 STEMI 后贫血的患者与心脏康复不能获得完全疗效的风险增加 3.5 倍相关[109]。虽然一般建议在 Hb<80g/L 时推迟治疗,但癌症患者经常能耐受很好。应该密切监测过度疲劳、心率加快和血氧饱和度水平降低。

中性粒细胞减少及其对康复患者的意义

中性粒细胞减少使患者由于缺乏健康的 WBC 导致抗体产生受损而处于反复感染的危险中,通常见于癌症治疗的一种副作用。体力活动的一个常见禁忌证是白细胞减少(白细胞<3×10⁹/L)[108]。尽管传统上,<5×10⁹/L 的患者被认为有感染的危险,但通过接触隔离、穿戴个人防护装备(如防护服、手套和口罩),仍然有可能进行锻炼和活动。患有活动性严重感染或高热以及发热或感染所致活动困难的患者也应避免体力活动[91]。

血小板减少症及其对康复患者的意义

严重血小板减少症患者经常被告知要暂停锻炼,特别是对抗性力量训练,因其有出血危险。通常推荐的血小板计数临界值是 50×10⁹/L[108]。对正在接受化疗的 AML 和 ALL 患者,Rogge 等建议在化疗期间不进行任何体育活动,直至达到完全缓解。此外,患者在运动前应该血小板计数至少 50×10⁹/L,如果血小板计数<30×10⁹/L[110],则不鼓励这样做。

在几个主要癌症中心,即使血小板计数<20×10⁹/L,只要没有外在或内在出血的征象,也允许患者进行运动,包括温和的对抗阻力运动。Elter 等治疗了 12 例从诊断到诱导治疗后出院的细胞减少症患者,血小板计数<10×10⁹/L 的患者无一例发生出血,完成治疗后最大运动能力也随之提高[90]。应根据出血的临床征象来判断患者的能力,但也要根据推荐的指南进行监测和输血,而不依赖于他们的体力活动。Callow 等在他们的研究中证明血小板减少症患者出血的风险与血小板计数无关[111]。

静脉血栓形成及其对康复患者的意义

在最近对 1 000 000 名住院癌症患者的分析[29]中,癌症相关 VTE 越来越普遍,1995—2003 年期间 VTE 的发病率增长了 28%,总体 VTE 发病率为

4.1%，其中 DVT 为 3.4%，PE 为 1.1%。癌症相关 VTE 患者的明显更差，出血和 VTE 复发的并发症发生率更高[39, 112, 113]。癌症患者在治疗期间 VTE 的发生频率是非癌症患者的 4～7 倍[114]。正在接受治疗的癌症患者有许多危险因素使其特别易于发生 VTE，这些因素包括活动能力下降和与恶性肿瘤相关的高凝状态。患者往往表现为肢体肿胀、气短和 / 或心动过速。对于最近接受过手术、化疗或放射治疗的癌症患者，其中某些症状可能是常见的。

目前，美国临床肿瘤学会、美国国家癌症综合网、欧洲肿瘤学会和美国胸科医师学会的指南均推荐在没有出血或其他抗凝禁忌证的情况下，对因急性内科疾病需要住院的癌症患者使用常规预防剂量的 LMWH[36, 51, 52, 115]。VTE 在癌症患者中的高发病率及其相关并发症，使得建立一种系统的预防和治疗方案的需要非常突出。直到最近，还没有针对住院癌症患者预防性抗凝治疗风险 - 获益比的相关分析[116]。这是一个在治疗方面特别困难的人群，因为这些患者经常有其他内科合并症和抗凝治疗的禁忌证，如血小板减少症、凝血疾病和高出血风险的转移性疾病。对于接受康复治疗的癌症患者，目前尚无完善的指南用于推荐预防性抗凝治疗。尽管如此，由于其在癌症患者中的高发病率，如果怀疑 VTE，尤其是如果患者没有接受抗凝治疗且出现呼吸急促、肢体肿胀或心动过速中的一个或多个症状，则应进行相关检查。

以前，一旦诊断 DVT，患者就被安排卧床休息，因为担心走动会引起血栓脱落移位，并导致潜在的致命性 PE。然而，一项荟萃分析收集了 5 项随机对照试验中 3 000 多例患者的数据，并得出结论：与卧床休息相比，诊断 DVT 后早期行走的患者与新发 PE 或 DVT 进展并无相关性[117]。

相反，研究发现早期行走的 DVT 患者新 PE 发生率更低，总体死亡率下降，并获得疼痛缓解[115]。因此，美国物理治疗协会发表了一项重要的行动声明，在刚确诊的 VTE 患者，如果接受治疗剂量的抗凝或在 IVC 滤网置入术后且血流动力学稳定，保持活动和活动的能力非常重要[116]。

总之，无论在住院期间或是出院后，都应该鼓励患者活动，以预防制动相关并发症。此外，只要达到治疗性抗凝水平，对诊断 VTE 的患者就推荐运动。

要点

- 在癌症人群中，贫血可能源于骨髓合成功能低下，如慢性疾病、骨髓炎、肾衰竭、内分泌失调、营养不良、骨髓抑制性治疗；失血性贫血（如急性失血、慢性失血、慢性隐匿性失血）、免疫性和非免疫性溶血性贫血等。
- 血红蛋白浓度因年龄、性别和种族而异。
- 中性粒细胞减少症定义为绝对中性粒细胞计数 $<1.5 \times 10^9/L$，通常源于骨髓抑制。发热性中性粒细胞减少具有很高的发病率和死亡率，是一种内科急症。
- 自发性出血很少发生在血小板计数 $\geq 50 \times 10^9/L$，当血小板计数低于 $20 \times 10^9/L$ 时，风险显著增加。
- 高血黏度综合征可能发生于极度红细胞增多症、白细胞增多症、血小板增多症或极度单克隆副蛋白血症。
- 世界上 20% 的血栓形成由癌症引起，血栓栓塞是癌症患者的第二大死亡原因。
- 癌症相关血栓栓塞并发症可能是因为制动、最近的手术、抗肿瘤治疗和 / 或高凝状态。癌症的类型、分期、合并疾病、种族、化疗、放射治疗、外科手术、抗血管生成药物和激素类药物也会增加血栓形成的风险。
- 深静脉血栓形成的临床特点包括疼痛、肿胀、变红、红斑，但仅有体征不足以确立诊断。
- 在预防和治疗癌症相关 VTE 时，低分子量肝素优于普通肝素和维生素 K 拮抗剂。
- 在住院和门诊康复治疗过程中，应对进行的治疗性干预给予特别关注。
- 对于新确诊的 VTE 患者，活动者比卧床休息者在新的肺部事件、致命性肺栓塞或者出血并发症方面无差别。

（卓明磊 译 王玉艳 校）

参考文献

1. Common terminology criteria for adverse events. https://www.eortc.be/services/doc/ctc/CTCAE_4.03_2010-06-14_QuickReference_5x7.pdf
2. Heit JA, O'Fallon WM, Petterson TM, et al. Relative impact of risk factors for deep vein thrombosis and pulmonary embolism: a population-based study. *Arch Intern Med*. 2002;162(11):1245–1248.
3. Khorana AA, Francis CW, Culakova E, et al. Thromboembolism is a

leading cause of death in cancer patients receiving outpatient chemotherapy. *J Thromb Haemost.* 2007;5(3):632–634.

4. Blanc B, Finch CA, Hallberg L, et al. Nutritional anaemias. Report of a WHO Scientific Group. *WHO Tech Rep Ser.* 1968;405:1–40.

5. Beutler E, Waalen J. The definition of anemia What is the lower limit of normal of the blood hemoglobin concentration. *Blood.* 2006;107(5):1747–1750.

6. Knight K, Wade S, Balducci L. Prevlence and outcomes of anemia in cancer; A systematic review of the literature. *Am J Med.* 2004;116(suppl 7A):11S–26S.

7. Ludwig H, Fritz E. Anemia in cancer patients. *Semin Oncol.* 1998;25(3, suppl 7):2–6.

8. Rizzo JD, Brouwers M, Hurley, et al. American Society of Clinical Oncology/ American Society of Hematology Clinical Practice Guideline Update on the use of epoetin and darbepoetin in adult patients with cancer. *J Clin Oncol.* 2010;28(33):4996–5010.

9. Tefferi A. Diagnostic approach to the patient with polycythemia. www.uptodate.com. Updated 2017.

10. Crawford J, Dale DC, Lyman GH. Chemotherapy-induced neutropenia: risks, consequences, and new directions for its management. *Cancer.* 2004;100(2):228–237.

11. Smith TJ, Bohlke K, Lyman GH, et al. Recommendations for the use of WBC growth factors: American Society of Clinical Oncology Clinical Practice Guideline update. *J Clin Oncol.* 2015;33(28):3199–3212.

12. Flowers CR, Seidenfeld J, Bow EJ, et al. Antimicrobial prophylaxis and outpatient management of fever anneutropenia in adults treated for malignancy: American Society of Clinical Oncology Cinical Practice Guideline. *J Clin Oncol.* 2013;31(6):794–810.

13. Rapoport BL. Management of cancer patient with infection and neutropenia. *Semin Oncol.* 2011;38(3):424–430.

14. Segal BH, Walsh TJ, Gea-Banacloche JC, et al. Infections in the cancer patient. In: Devita VT, Hellman S, Rosenberg SA, eds. *Cancer: Principles and Practice of Oncology.* Philadelphia, PA: Lippincott Williams and Wilkins; 2000:2488.

15. Porcu P, Cripe L, Ng E, et al. Hyperleukocytic leukemias and leukostasis: a review of pathophysiology, clinical presentation and management. *Leuk Lymphoma.* 2000;39(1–2):1–18.

16. Wilcox RA. Cancer-associated myeloproliferation:old association, new therapeutic target. *Mayo Clin Proc.* 2010;85(7):656–663.

17. Mant MJ, Doery JC, Gauldie J, et al. Pseudothrombocytopenia due to platelet aggregation and degranulation in blood collected in EDTA. *Scand J Haematol.* 1975;15(3):161–170.

18. Gaydos LA, Freireich EJ, Mantel N. The quantitative relation between platelet count and hemorrhage in patients with acute leukemia. *N Engl J Med.* 1962;266:905–909.

19. Schiffer CA, Anderson KC, Bennett CL, et al. Platelet transfusion for patients with cancer: clinical practice guidelines of the American Society of Clinical Oncology. *J Clin Oncol.* 2001;19(5):1519–1538.

20. Green D. Management of bleeding complications of hematologic malignancies. *Semin Thromb Hemost.* 2007;33(4):427–434.

21. Tefferi A. Approach to the patient with thrombocytosis. www.uptodate.com. Updated 2017.

22. Lin RJ, Afshar-Kharghan V, Schafer AI. Paraneoplastic thrombocytosis: the secrets of tumor self-promotion. *Blood.* 2014;124(2):184–187.

23. Hussein MA, Oken MM. Multiple myeloma, macroglobulinemia, and amyloidosis. In: Furie B, Atkins MB, Mayer RJ, Cassileth PA, eds. *Clinical Hematology and Oncology. Prevention, Diagnosis and Treatment.* Philadelphia, PA: Churchill Livingstone; 2003:596–598.

24. Gertz MA, Anagnostopoulos A, Anderson K, et al. Treatment recommendations in Waldenstrom macroglobulinemia: consensus panel recommendations from the second international workshop on Waldenstrom's macroglobulinemia. *Semin Oncol.* 2003;30(2):121–126.

25. Thein KZ, Myint ZW, Tun AM, et al. Cancer associated thrombosis. *Cardiovasc Hematol Agents Med Chem.* 2016. [Epub ahead of print].

26. Haddad TC, Greeno EW. Chemotherapy-induced thrombosis. *Thromb Res.* 2006;118(5):555–568.

27. Agnelli G, Caprini JA. The prophylaxis of venous thrombosis in patients with cancer undergoing major abdominal surgery: emerging options. *J Surg Oncol.* 2007;96(3):265–272.

28. Ay C, Vormittag R, Dunkler D, et al. D-dimer and prothrombin fragment 1+2 predict venous thromboembolism in patients with cancer: results from the Vienna Cancer and Thrombosis Study. *J Clin Oncol.* 2009;27(25):4124–4129.

29. Khorana AA, Francis CW, Culakova E, et al. Frequency, risk factors, and trends for venous thromboembolism among hospitalized cancer patients. *Cancer.* 2007;110(10):2339–2346.

30. White RH, Zhou H, Murin S, et al. Effect of ethnicity and gender on the incidence of venous thromboembolism in a diverse population in California in 1996. *Thromb Haemost.* 2005;93(2):298–305.

31. Khorana AA, Francis CW, Culakova E, et al. Risk factors for chemotherapy-associated venous thromboembolism in a prospective observational study. *Cancer.* 2005;104(12):2822–2829.

32. Khorana AA, Kuderer NM, Culakova E, et al. Development and validation of a predictive model for chemotherapy-associated thrombosis. *Blood.* 2008;111(10):4902–4907.

33. Ay C, Dunkler D, Marosi C, et al. Prediction of venous thromboembolism in cancer patients. *Blood.* 2010;116(24):5377–5382.

34. Carrier M, Lazo-Langner A, Shivakumar S, et al. Screening for occult cancer in unprovoked venous thromboembolism. *N Engl J Med.* 2015;373(8):697–704.

35. Mismetti P, Laporte S, Darmon JY, et al. Meta-analysis of low molecular weight heparin in the prevention of venous thromboembolism in general surgery. *Br J Surg.* 2001;88(7):913–930.

36. Lyman GH, Khorana AA, Kuderer NM, et al. Venous thromboembolism prophylaxis and treatment in patients with cancer; American Society of Clinical Oncology Clinical Practice Guideline Update. *J Clin Oncol.* 2013;31(17):2189–2205.

37. Barbara S, Noventa F, Rossetto V, et al. A risk assessment model for the identification of hospitalized medical patients at risk for venous thromboembolism: the Padua Prediction Score. *J Thromb Haemost.* 2010;8(11):2450–2457.

38. Otten JM, Smorenburg SM, de Meiji MA, et al. Screening for cancer in patients with idiopathic venous thromboembolism: the clinical practice. *Pathophysiol Haemost Thromb.* 2002;32(2):76–79.

39. Sorensen HT, Mellemkjaer L, Olsen JH, et al. Prognosis of cancers associated with venous thromboembolism. *N Engl J Med.* 2000;343(25):1846–1850.

40. Patiar S, Kirwan CC, McDowell G, et al. Prevention of venous thromboembolism in surgical patients with breast cancer. *Br J Surg.* 2007;94(4):412–420.

41. Ho WK, Hankey GJ, Lee CH, et al. Venous thromboembolism: diagnosis and management of deep vein thrombosis. *Med J Aust.* 2005;182(9):476–481.

42. Gomes MP, Deitcher SR. Diagnosis of venous thromboembolism in cancer patients. *Oncology (Williston Park).* 2003;17(1):126–135.

43. Remy-Jardin M, Mastora I, Remy J. Pulmonary embolus imaging with multislice CT. *Radiol Clin North Am.* 2003;41(3):507–519.

44. Waxman AD, Bajc M, BrownM, et al. Appropriate use criteria for ventilation-perfusion imaging in pulmonary embolism: summary and excerpts. *J Nucl Med.* 2017;58(5):13N–15N.

45. Wu AS, Pezzullo JA, Cronan JJ, et al. CT pulmonary angiography: quantification of pulmonary embolus as a predictor of patient outcome-initial experience. *Radiology.* 2004;230(3):831–835.

46. Burkill GJ, Bell JR, Chinn RJ, et al. The use of a D-dimer assay in patients undergoing CT pulmonary angiography for suspected pulmonary embolus. *Clin Radiol.* 2002;57(1):41–46.

47. Crippa L, D'Angelo SV, Tomassini L, et al. The utility and cost-effectiveness of D-dimer measurements in the diagnosis of deep vein thrombosis. *Haematologica.* 1997;82(4):446–451.

48. Righini M, Van Es J, Den Exter PL, et al. Age-adjusted D-dimer cutoff levels to rule out pulmonary embolism: the ADJUST-PE study. *JAMA.* 2014;311(11):1117–1124.

49. Wilts IT, Le Gal G, Den Exter PL, et al. Performance of the age-adjusted cut-off for D-dimer in patients with cancer and suspected pulmonary embolism. *Thromb Res.* 2017;152:49–51.

50. Lee AY, Levine MN, Baker RI, et al. Low-molecular-weight heparin versus a coumarin for the prevention of recurrent venous thromboembolism in patients with cancer. *N Engl J Med.* 2003;349(2):146–153.

51. Streiff MB, Holmstrom B, Ashrani A, et al. Cancer-Associated Venous thromboembolic disease, version 1.2015. *J Natl Compr Canc Netw.* 2015;13(9):1079–1095.

52. Mandala M, Falanga A, Roila F, et al. Management of venous thromboembolism (VTE) in cancer patients: ESMO Clinical Practice Guidelines. *Ann Oncol.* 2011;22 (suppl 6):vi85–vi92.

53. Thein KZ, Tijani L, Oo TH. Low-molecular weight heparins (LMWH) versus vitamin K antagonists (VKAs) in the treatment and secondary prevention of cancer-associated venous thromboembolism (VTE): A systematic review and meta-analysis of randomized controlled trials (RCTs). https://ash.confex.com/ash/2016/webprogram/Paper89873.html. Updated 2017.

54. Huang SY, Odisio BC, Sabir SH, et al. Development of a predictive model for 6 month survival in patients with venous thromboembo-

lism and solid malignancy requiring IVC filter placement. *J Thromb Thrombolysis.* 2017;44(1):30–37. doi:10.1007/s11239-017-1493-1.

55. Uchiyama T, Matsumoto M, Kobayashi K. Studies on the pathogenesis of coagulopathy in patients with aterial thromboembolism and malignancy. *Thromb Res.* 1990;59(6):955–965.

56. Lowe GD. Common risk factors for both arterial and venous thrombosis. *Br J Haematol.* 2008;140(5):488–495.

57. Grage TB, Vassilopoulos PP, Shingleton WW, et al. Results of a prospective randomized study of hepatic artery infusion with 5-fluorouracil versus intravenous 5-fluorouracil in patients with hepatic metastases from colorectal cancer: A Central Oncology Group study. *Surgery.* 1979;86(4):550–555.

58. Tolcher AW, Giusti RM, O'Shaughnessy JA, et al. Arterial thrombosis associated with granulocyte-macrophage colony-stimulating factor (GM-CSF) administration in breast cancer patients treated with dose-intensive chemotherapy: a report of two cases. *Cancer Invest.* 1995;13(2):188–192.

59. Barnett KT, Malafa MP. Complications of hepatic artery infusion: a review of 4580 reported cases. *Int J Gastrointest Cancer.* 2001;30(3):147–160.

60. Scholz KH, Herrmann C, Tebbe U, et al. Myocardial infarction in young patients with Hodgkin's disease—potential pathogenic role of radiotherapy, chemotherapy, and splenectomy. *Clin Investig.* 1993;71(1):57–64.

61. Minjarez DA, Delorit MA, Davidson SA. Spontaneous arterial thrombosis with an advanced ovarian malignancy. *Gynecol Oncol.* 1997;64(1):176–179.

62. Pathanjali Sharma PV, Babu SC, Shah PM, et al. Arterial thrombosis and embolism in malignancy. *J Cardiovasc Surg (Torino).* 1985;26(5):479–483.

63. Halperin JL. Evaluation of patients with peripheral vascular disease. *Thromb Res.* 2002;106(6):V303–V311.

64. Dawson DL, Hagino RT. Critical limb ischemia. *Curr Treat Options Cardiovasc Med.* 2001;3(3):237–249.

65. Sontheimer DL. Peripheral vascular disease: diagnosis and treatment. *Am Fam Physician.* 2006;73(11):1971–1976.

66. Javid M, Magee TR, Galland RB. Arterial thrombosis associated with malignant disease. *Eur J Vasc Endovasc Surg.* 2008;35(1):84–87.

67. Mouhayar E, Tayar J, Fasulo M, et al. Outcome of acute limb ischemia in cancer patients. *Vasc Med.* 2014;19(2):112–117.

68. el-Shami K, Griffiths E, Streiff M. Nonbacterial thrombotic endocarditis in cancer patients: pathogenesis, diagnosis, and treatment. *Oncologist.* 2007;12(5):518–523.

69. Smeglin A, Ansari M, Skali H, et al. Marantic endocarditis and disseminated intravascular coagulation with systemic emboli in presentation of pancreatic cancer. *J Clin Oncol.* 2008;26(8):1383–1385.

70. González Quintela A, Candela MJ, Vidal C, et al. Non-bacterial thromotic endocarditis in cancer patients. *Acta Cardiol.* 1991;46(1):1–9.

71. Rogers LR, Cho ES, Kempin S, et al. Cerebral infarction from non-bacterial thrombotic endocarditis: clinical and pathological study including the effects of anticoagulation. *Am J Med.* 1987;83(4):746–756.

72. Lopez JA, Ross RS, Fishbein MC, et al. Nonbacterial thrombotic endocarditis: A review. *Am Heart J.* 1987;113(3):773–784.

73. Raizer JJ, DeAngelis LM. Cerebral sinus thrombosis diagnosed by MRI and MR venography in cancer patients. *Neurology.* 2000;54(6):1222–1226.

74. Sigsbee B, Deck MD, Posner JB. Nonmetastatic superior sagittal sinus thrombosis complicating systemic cancer. *Neurology.* 1979;29(2):139–146.

75. Varki A. Trousseau's syndrome: multiple definitions and multiple mechanisms. *Blood.* 2007;110(6):1723–1729.

76. Samuels MA, King ME, Balis U. Case records of the Massachusetts General Hospital. Weekly clinicopathological exercises. Case 31–2002. A 61-year-old man with headache and multiple infarcts. *N Engl J Med.* 2002;347(15):1187–1194.

77. Khorana AA. Malignancy, thrombosis and Trousseau: the case for an eponym. *J Thromb Haemost.* 2003;1(12):2463–2465.

78. Sack GH Jr, Levin J, Bell WR. Trousseau's syndrome and other manifestations of chronic disseminated coagulopathy in patients with neoplasms: clinical, pathophysiologic, and therapeutic features. *Medicine (Baltimore).* 1977;56(1):1–37.

79. Ogren M, Bergqvist D, Wahlander K, et al. Trousseau's syndrome—what is the evidence? A population-based autopsy study. *Thromb Haemost.* 2006;95(3):541–545.

80. Streiff MB. Long-term therapy of venous thromboembolism in cancer patients. *J Natl Compr Canc Netw.* 2006;4(9):903–910.

81. Walsh-McMonagle D, Green D. Low-molecular-weight heparin in the management of Trousseau's syndrome. *Cancer.* 1997;80(4):649–655.

82. Züger M, Demarmels Biasiutti F, Wuillemin WA, et al. Subcutaneous low-molecular-weight heparin for treatment of Trousseau's syndrome. *Ann Hematol.* 1997;75(4):165–167.

83. Ikushima S, Ono R, Fukuda K, et al. Trousseau's syndrome: cancer-associated thrombosis. *Jpn J Clin Oncol.* 2016;46(3):204–208.

84. Kushi LH, Doyle C, McCullough M, et al. American Cancer Society Guidelines on nutrition and physical activity for cancer prevention: reducing the risk of cancer with healthy food choices and physical activity. *CA Cancer J Clin.* 2012;62(1):30–67.

85. Ahlberg K, Ekman T, Gaston-Johansson F, et al. Assessment and management of cancer-related fatigue in adults. *Lancet* (London, England). 2003;362(9384):640–650.

86. Scott JM, Lakoski S, Mackey JR, et al. The potential role of aerobic exercise to modulate cardiotoxicity of molecularly targeted cancer therapeutics. *Oncologist.* 2013;18(2):221–231.

87. Blaney J, Lowe-Strong A, Rankin J, et al. The cancer rehabilitation journey: barriers to and facilitators of exercise among patients with cancer-related fatigue. *Phys Ther.* 2010;90(8):1135–1147.

88. Paul K, Buschbacher R. Cancer rehabilitation: increasing awareness and removing barriers. *Am J Phys Med Rehab.* 2011;90(5 suppl 1):S1–S4.

89. Elter T, Stipanov M, Heuser E, et al. Is physical exercise possible in patients with critical cytopenia undergoing intensive chemotherapy for acute leukemia or aggressive lymphoma? *Int J Hematol.* 2009;90(2):199–204.

90. Jones LW, Eves ND, Haykowsky M, et al. Exercise intolerance in cancer and the role of exercise therapy to reverse dysfunction. *Lancet Oncol.* 2009;10(6):598–605.

91. Dimeo F, Bertz H, Finke J, et al. An aerobic exercise program for patients with haematological malignancies after bone marrow transplantation. *Bone Marrow Transplant.* 1996;18(6):1157–1160.

92. Andrykowski MA, Henslee PJ, Barnett RL. Longitudinal assessment of psychosocial functioning of adult survivors of allogeneic bone marrow transplantation. *Bone Marrow Transplant.* 1989;4:505–509.

93. Ditmyer MM, Topp R, Pifer M. Prehabilitation in preparation for orthopaedic surgery. *Orthop Nurs.* 2002;21(5):43–51.

94. Topp R, Ditmyer M, King K, et al. The effect of bed rest and potential of prehabilitation on patients in the intensive care unit. *AACN Clin Issues.* 2002;13(2):263–276.

95. Silver JK. Cancer prehabilitation and its role in improving health outcomes and reducing health care costs. *Semin Oncol Nurs.* 2015;31(1):13–30.

96. Gillis C, Li C, Lee L, et al. Prehabilitation versus rehabilitation: a randomized control trial in patients undergoing colorectal resection for cancer. *Anesthesiology.* 2014;121(5):937–947.

97. Alam E, Wilson RD, Vargo MM. Inpatient cancer rehabilitation: a retrospective comparison of transfer back to acute care between patients with neoplasm and other rehabilitation patients. *Arch Phys Med Rehabil.* 2008;89(7):1284–1289.

98. Fu JB, Lee J, Shin BC, et al. Return to the primary acute care service among patients with multiple myeloma on an acute inpatient rehabilitation unit. *PMR.* 2017. pii: S1934-1482(17)30021-7. doi:10.1016/j.pmrj.2016.12.007. [Epub ahead of print].

99. Fu JB, Lee J, Smith DW, et al. Frequency and reasons for return to acute care in patients with leukemia undergoing inpatient rehabilitation: a preliminary report. *Am J Phys Med Rehabil.* 2013;92(3):215–222.

100. Fu JB, Lee J, Smith DW, et al. Return to primary service among bone marrow transplant rehabilitation inpatients: an index for predicting outcomes. *Arch Phys Med Rehabil.* 2013;94(2):356–361.

101. Fu JB, Lee J, Smith DW, et al. Frequency and reasons for return to the primary acute care service among patients with lymphoma undergoing inpatient rehabilitation. *PMR.* 2014;6(7):629–234.

102. Ludwig H, Van Belle S, Barrett-Lee P, et al. The European Cancer Anaemia Survey (ECAS): a large, multinational, prospective survey defining the prevalence, incidence, and treatment of anaemia in cancer patients. *Eur J Cancer.* 2004;40(15):2293–2306.

103. Grotto HZ. Anaemia of cancer: an overview of mechanisms involved in its pathogenesis. *Med Oncol.* 2008;25(1):12–21.

104. Auerbach M, Ballard H, Trout JR, et al. Intravenous iron optimizes the response to recombinant human erythropoietin in cancer patients with chemotherapyrelated anemia: a multicenter, open-label, randomized trial. *J Clin Oncol.* 2004;22(7):1301–1307.

105. Auerbach M, Silberstein PT, Webb RT, et al. Darbepoetin alfa 300 or 500 mug once every 3 weeks with or without intravenous iron in patients with chemotherapy induced anemia. *Am J Hematol.* 2010;85(9):655–663.

106. Bastit L, Vandebroek A, Altintas S, et al. Randomized, multicenter, controlled trial comparing the efficacy and safety of darbepoetin alpha administered every 3 weeks with or without intravenous

iron in patients with chemotherapy-induced anemia. *J Clin Oncol.* 2008;26(10):1611–1618.

107. Steinmetz HT. The role of intravenous iron in the treatment of anemia in cancer patients. *Ther Adv Hematol.* 2012;3(3):177–191.

108. Winningham ML, MacVicar MG, Burke CA. Exercise for cancer patients. Guidelines and precautions. *Phys Sportmed.* 1986;14:125–134.

109. Obrębska A, Irzmański R, Grycewicz T, et al. The prognostic value of basic laboratory blood tests in predicting the results of cardiac rehabilitation in post STEMI patients. *Pol Merkur Lekarski.* 2016;40(236):84–88.

110. Rogge H. Sport in oncological patients. *Physiotherapie* (German). 1989;80:540–542.

111. Callow CR, Swindell R, Randall W, et al. The frequency of bleeding complications in patients with haematological malignancy following the introduction of a stringent prophylactic platelet transfusion policy. *Br J Haematol.* 2002;118:677–682.

112. Auer RA, Scheer AS, McSparron JI, et al. Postoperative venous thromboembolism predicts survival in cancer patients. *Ann Surg.* 2012;255(5):963–970.

113. Prandoni P, Lensing AW, Piccioli A, et al. Recurrent venous thromboembolism and bleeding complications during anticoagulant treatment in patients with cancer and venous thrombosis. *Blood.* 2002;100(10):3484–3488.

114. Francis CW. Prevention of venous thromboembolism in hospitalized patients with cancer. *J Clin Oncol.* 2009;27(29):4874–4880.

115. Kahn SR, Lim W, Dunn AS, et al. Prevention of VTE in nonsurgical patients: Antithrombotic therapy and prevention of thrombosis, 9th ed: American College of Chest Physicians evidence-based clinical practice guidelines. *Chest.* 2012;141(2 suppl):e195S–e226S.

116. Carrier M, Khorana AA, Moretto P, et al. Lack of evidence to support thromboprophylaxis in hospitalized medical patients with cancer. *Am J Med.* 2014;127:82–86.

117. Aissaoui N, Martins E, Mouly S, et al. A meta-analysis of bed rest versus early ambulation in the management of pulmonary embolism, deep vein thrombosis, or both. *Int J Cardiol.* 2009;137(1):37–41.

118. Hillegass E, Puthoff M, Frese EM, et al. Role of physical therapists in the management of individuals at risk for or diagnosed with venous thromboembolism: evidence-based clinical practice guideline. *Phys Ther.* 2016;96(2):143–166.

第
三
篇

第 36 章

肿瘤的感染性并发症及其治疗

Michelle Stern，Yuriy O. Ivanov

肿瘤患者容易发生多种感染。常见的感染包括败血症、蜂窝织炎、肺炎、尿路感染和结肠炎等。感染会导致身体机能状态下降，继而出现虚弱、乏力和食欲减退。表 36-1 列出了康复治疗环境中常见的感染情况。严重的败血症定义为感染引起的全身性反应伴有急性器官功能障碍，在美国每年导致十分之一的肿瘤患者死亡。与其他严重的脓毒症患者相比，肿瘤患者死亡风险显著升高[1,2]。然而，因重症脓毒症入住 ICU 的肿瘤患者的存活率在过去几十年有了显著提高，目前已超过 50%[3]。

感染的早期征象可能是对治疗的耐受性或精神状态的改变。由于肿瘤的异质性，某些因素使得患者面临更高的感染风险。在评估患者时，重要的是要注意肿瘤的类型和分期，发生粒细胞减少症的风险以及体液和细胞介导的免疫状态的改变。关键信息包括肿瘤治疗的时机和持续时间，治疗方式包括化疗、皮质类固醇治疗、放射治疗以及干细胞/骨髓移植。淋巴瘤、白血病或其他血液系统肿瘤的患者比实体器官肿瘤的患者更容易发生严重脓毒症[4-6]。局部因素也会影响感染风险。转移引起的梗阻、手术破坏正常的解剖屏障以及导尿管和静脉导管都可能导致感染[7]。肿瘤患者感染的病因也需要进行更广泛的鉴别诊断，包括细菌、真菌、病毒和寄生虫[8]。

中性粒细胞缺乏症，即粒细胞缺乏（中性粒细胞绝对计数 $<0.5\times10^9/L$），是肿瘤患者最常见的感染原因。根据美国 2012 年国家住院样本和儿童数据库（National Inpatient Sample and Kids' Database）的数据，有 91 560 名成人和 16 869 名儿童因肿瘤相关的中性粒细胞减少症住院治疗。因肿瘤相关

表 36-1 康复环境中的常见感染

感染部位	与之相关的肿瘤类型	临床表现	康复的影响
膀胱	泌尿生殖系统/前列腺 下消化道 中枢神经系统病变	发热 排尿烧灼感 尿液混浊伴异味	可能引起泌尿败血症伴精神状态改变及低血压
蜂窝织炎	乳腺癌 头颈部肿瘤	皮肤变红 发热 肢体肿胀	淋巴水肿 疼痛
败血症	肿瘤和治疗导致的中性粒细胞减少症；骨髓移植后 脾切除术后（霍奇金淋巴瘤）	精神状态改变 低血压 发热	可能由于虚弱、乏力、低血压而无法继续治疗
肺炎	肺癌 吸入性肺炎高危的头颈部和颅内肿瘤	咳嗽 咳痰 血氧饱和度下降 发热 异常呼吸音	需要吸氧 活动时严密监测血氧饱和度

中性粒细胞减少症住院的患者人次,占全部肿瘤相关住院的 5.2%[9]。接受初始阶段诱导化疗的急性白血病患者、接受骨髓或造血干细胞移植的患者以及化疗后的患者,都属于持续性中性粒细胞减少症的高风险人群[8],特别是睾丸癌、小细胞肺癌以及一些淋巴瘤和肉瘤的患者发生风险更高。中性粒细胞减少症发生的高峰期是使用常规剂量的蒽环类药物、抗叶酸和抗代谢类药物化疗后的第 6~14 日。烷化剂导致的血细胞减少的发生时间差异很大。亚硝基脲、达卡巴嗪和丙卡巴嗪可表现为延迟的骨髓毒性,通常在用药后 6 周左右出现。在接受骨髓和 / 或造血干细胞移植(清髓性或非清髓性方案)的患者中,中性粒细胞减少症通常可以从移植前 1 周持续至移植后 3 周[8]。最常见的感染部位包括:肺、咽喉、鼻旁窦、血液、泌尿系、皮肤及软组织(包括肛周)[8-12]。

中性粒细胞减少症患者由于不能达到完整的炎症反应的高峰,而常缺乏典型的感染体征,从而使诊断更加困难。例如,肺炎的患者可以没有 X 线改变或脓痰症状;尿路感染的患者也可能没有白细胞尿;脑膜炎患者可能缺乏典型的脑膜刺激征;腹膜炎患者可能表现为腹痛、腹胀和肠鸣音减弱到消失,但没有明显的肌紧张和反跳痛[8,10]。中性粒细胞减少症使肿瘤患者对多种细菌和真菌易感。最常见的是革兰氏阴性杆菌(大肠杆菌、克雷伯菌和假单胞菌),革兰氏阳性球菌(葡萄球菌、链球菌和肠球菌)和真菌(念珠菌和曲霉菌)[8,13,14]。对于中性粒细胞减少症的患者,除了常规的个体化支持治疗外,重组人粒细胞集落刺激因子的治疗(recombinant human granulocyte-colony stimulating factor,rG-CSF;非格司亭)、培非司亭(长效非格司亭)以及最近使用的来格司亭(rG-CSF)已被证明是有获益的。在随机试验中,集落刺激因子治疗可使成年人中性粒细胞减少症伴发热的发生率降低约 50%[15]。这些药物常见的反应包括:乏力、恶心、血小板减少、骨痛和肌肉痛,经常见于康复患者。需要密切监测的其他严重并发症包括:过敏反应、成人型呼吸窘迫综合征(adult respiratory distress syndrome,ARDS)和脾破裂,主诉左上腹痛或左肩刺痛的患者需特别关注[16]。

在大多数情况下,保护性隔离(反向隔离)并没有明确的获益。只有严重的和长期的中性粒细胞减少症患者,如急性白血病患者经诱导缓解治疗后或骨髓移植患者,需要在受保护的环境中接受治疗。治疗方案的选择不应受到隔离措施的限制[8,17]。

细胞介导的免疫反应受到 T 淋巴细胞及单核吞噬细胞的调节。霍奇金淋巴瘤患者、慢性或急性淋巴细胞白血病患者更倾向于出现细胞介导的免疫功能受损[8];单核细胞白血病患者存在单核 - 吞噬细胞系统的缺陷。应用环孢霉素、他克莫司、硫唑嘌呤、皮质类固醇以及氟达拉滨等药物进行免疫抑制治疗,可导致细胞免疫功能受损。大剂量皮质类固醇对中性粒细胞、单核细胞和淋巴细胞的分布和功能也具有深远的影响。这些药物会掩盖发热和局部感染的征象。接受大剂量皮质类固醇治疗的患者,受到普通细菌感染的风险增加,同时吉氏肺孢子虫(原卡肺孢子虫)、诺卡菌、分枝杆菌以及机会性真菌和病毒感染的风险也会增加[18]。放疗也会抑制细胞介导的免疫反应,治疗后仍可持续数月。这些患者特别容易受到细胞内微生物感染[8,19,20]。

体液免疫是由 B 淋巴细胞产生的免疫球蛋白介导的,能够与微生物抗原特异性结合。多发性骨髓瘤和华氏巨球蛋白血症可导致正常免疫球蛋白水平降低;低丙种球蛋白血症可发生于慢性淋巴细胞白血病患者[8]。阿仑单抗、利妥昔单抗和曲妥珠单抗等单克隆抗体的使用,也可能会引起骨髓抑制;应用阿仑单抗治疗后,有可能出现持久的淋巴细胞减少症,这会使患者容易感染病毒和真菌[21]。接受脾切除术的患者,例如霍奇金淋巴瘤患者,也更容易发生感染[22]。体液免疫功能缺陷的患者容易感染荚膜细菌:肺炎链球菌、流感嗜血杆菌和脑膜炎奈瑟菌、分枝杆菌;常见真菌如普通酿酒酵母以及病毒[23]。

肺炎是原发性或转移性肺癌患者中很常见的感染,主要原因是部分气道阻塞导致肺不张和阻塞性肺炎。这会引起多种微生物聚集(葡萄球菌、革兰氏阴性杆菌、厌氧菌)导致肺脓肿形成。一旦发生这种情况,除了应用抗生素,患者还需要进行其他治疗以确保根除感染,例如化疗、放疗、支架置入或支气管内近距离治疗[24]。胸部物理治疗可能有益于整合利用多种清除气道分泌物的技术。胸部物理治疗中应用的一些技术包括诱发性肺活量训练、有节奏的呼吸和咳嗽、体位引流以及拍背和振动。有氧训练有助于改善肺功能及化痰。进行胸部物理治疗需要着重关注肋骨转移这一禁忌证。有误吸危险的患者,特别是患有头颈部肿瘤或存在影响吞咽的脑部病变的患者,也是肺炎发生的高风险人群。对于这些高危患者,应通过软性内镜评估吞咽功能并进行感官测试，或通过改良钡餐检查评估其误吸的风险。

黏膜炎是指从口腔到肛门的整个消化道内表面的炎症反应，是血液系统肿瘤化疗、头颈部肿瘤放疗和造血干细胞移植的常见并发症。黏膜炎会导致疼痛、吞咽困难、体重下降、并增加微生物进入组织或血液导致感染的风险，从而使肿瘤的治疗明显复杂化[8]。一旦这些患者出现任何感染征象，应立即开始使用抗生素[25]。

尿路感染常见于神经源性膀胱、留置导尿管或存在任何引起输尿管梗阻因素的患者。术后患者需要关注膀胱残余尿和排空的情况。肾盂肾炎应该与膀胱炎相鉴别。免疫功能低下的患者，在没有留置导尿管的情况下，如果按标准方法留取的尿液培养出超过 100 000 个菌落，无论其症状如何，均应进行治疗[8]。患者可能会出现尿频、尿急、尿烧灼感或膀胱失禁等。

艰难梭菌结肠炎可发生于化疗后的肿瘤患者或使用抗生素的患者[8]。艰难梭菌感染的患者需要进行接触性隔离，但是不应该因为接触感染的风险而禁止其接受治疗。任何活动性腹泻都可能导致电解质紊乱和脱水，这可能会影响治疗进程，需要密切监测。

蜂窝织炎更常见于淋巴结清扫术后的患者，且术后数年仍可发生。肿瘤患者常常需要留置静脉通路，而感染是其常见且往往非常严重的并发症[8]。每年留置的中心静脉导管超过 500 万例，其中 80 000 例发生血源性感染及高达 28 000 例患者死亡。按感染风险由高到底排序依次为：非皮下隧道导管＞经外周穿刺中性静脉置管（peripherally inserted central catheters，PICC）＞皮下隧道式导管＞静脉输液港[26]。蜂窝织炎表现为红肿热痛，需要与静脉血栓相鉴别，后者也常见于该患者人群。非治疗时间抬高肢体有助于减轻肿胀。

病毒感染最常发生于因白血病或淋巴瘤行骨髓移植后的患者。最常致病的是疱疹病毒，对于出现感染征象的高危患者应立即采取治疗。最常发生的典型部位为口唇、口腔黏膜以及生殖器和肛周区域。当出现皮肤病变时，有助于与其他原因的感染鉴别，但并非常常如此[8]。对于接受大剂量化疗或骨髓移植的患者，可以考虑预防性治疗以避免病毒再激活[27]。

耐药细菌在肿瘤患者中更普遍，其中较常见的类型包括耐甲氧西林金黄色葡萄球菌和耐万古霉素粪肠球菌。导致严重感染的细菌谱已经发生了变化，除上述外还包括多药耐药革兰氏阴性菌，特别是肠杆菌科的克雷伯菌、沙雷菌以及假单胞菌属。2017 年 5 月，美国 CDC 的指南强调，接受急性住院治疗或家庭护理的患者，如果合并感染或存在定植菌，应安排在单人病房并进行接触性隔离防护。然而，只要这些患者在离开自己房间前进行手卫生消毒并妥善密封体液，就不需要限制患者出入房间[28]。此外，由于血液病患者广泛预防性使用唑类及棘白菌素类抗真菌药物，使得致病真菌谱逐渐向更加耐药菌株和罕见真菌发展[3]，本书出版期间最受瞩目的一种就是"耳念珠菌"，因为它对目前三类主要的抗真菌药均耐药[29]。

目前对于这群患者预防性使用抗生素仍存在很多争议，因此目前不作为常规推荐，但可考虑用于高危患者[8]。

物理治疗对感染的影响

肺炎患者活动时应密切监测患者的生命体征包括血氧饱和度。当患者血氧饱和度难以维持在 90% 以上或出现呼吸困难，可能需要调整治疗方案的强度。当降低活动强度后患者仍难以维持血氧饱和度在以上水平，应停止当日该时段的治疗。可能需要吸氧来帮助患者保持适当的血氧饱和度。当患者需要面罩吸氧时，理疗应中止，直到患者可以脱离氧气面罩再恢复治疗。关于吸氧量及吸氧方式需要康复团队会诊后决定。

尿路感染及脓毒症通常不会对治疗方案产生深远的影响，除非是这些感染造成了发热、低血压以及意识障碍。治疗方案的强度会根据参与患者的能力来确定。当患者在锻炼过程中出现了发热，应提高警惕。应该以患者的耐受力为指导。脓毒症的患者可能会出现心动过速，可能难以维持血压。最新的指南建议，当识别出脓毒症及感染性休克时应在 1 小时内尽早开始经验性应用广谱抗生素治疗。患者应该在康复中心就地开始治疗，甚至早于做出将其转到其他病房的任何决定[30]。应严密监测这些患者的生命体征，如果患者在活动中心率和血压不稳定，应暂停理疗。在这种情况下，与医疗团队沟通非常重要，以便在治疗中为患者设定合适的血压监测范围。脓毒症患者也应该被监测血氧饱和度。再次强调，血氧饱和度需要维持在 90% 以上。

当患者发生蜂窝织炎的时候，所有加压治疗都应停止，包括有加压服装、抗血栓弹力袜、充气泵等，以免增加感染扩散的风险[31]。当这些感染得到抗生素控制，可以重新开始加压治疗。

要点

- 感染的早期征象可能表现为治疗耐受性或精神状态改变。

- 肿瘤患者感染的鉴别诊断谱更广，包括：细菌、真菌、病毒以及寄生虫。

- 肺炎常见于原发性或转移性肺部肿瘤患者，因为气道的部分阻塞可导致肺不张或阻塞性肺炎。

- 胸部理疗常用技术包括：诱发性肺活量训练、有节奏的呼吸和咳嗽、体位引流、拍背、振动以及有氧训练。

- 艰难梭菌感染的患者应进行接触隔离，在接触性防护措施下不应限制治疗。活动性腹泻可能导致电解质紊乱和脱水，因而会影响治疗过程。

- 为避免增加感染扩散的风险，蜂窝织炎患者应停止加压服装、抗血栓弹力袜、充气泵等加压治疗。

- 随着耐药细菌和真菌越来越多，造成中性粒细胞减少症患者严重感染的风险增加，应尽早开始广谱抗生素治疗。

（迟雨佳 译 郑博 校）

参考文献

1. Angus DC, Linde-Zwirble WT, Lidicker J, et al. Epidemiology of severe sepsis in the United States: analysis of incidence, outcome, and associated costs of care. *Crit Care Med.* 2001;29:1303–1310.

2. Williams MD, Braun LA, Cooper LM, et al. Hospitalized cancer patients with severe sepsis: analysis of incidence, mortality, and associated costs of care. *Crit Care.* 2004;8:R291–R298.

3. Staudinger T, Pène F. Current insights into severe sepsis in cancer patients. *Rev Bras Ter Intensiva.* 2014;26(4):335–338. doi:10.5935/0103-507X.20140051.

4. Casazza AR, Duvall CP, Carbone PP. Infection in lymphoma, histology, treatment and duration in relation to incidence and survival. *JAMA.* 1966;197:710–716.

5. Hersh EM, Bodey GP, Nies BA, et al. Causes of death in acute leukemia. A ten-year study of 414 patients from 1954-1963. *JAMA.* 1965;198:105–109.

6. Bodey GP. Infections in cancer patients. A continuing association. *Am J Med.* 1986;81(suppl 1A):11–26.

7. Maki DG. Infections associated with intravascular lines. In: Remington JS, Swartz MN, eds. *Current Clinical Topics in Infectious Diseases.* Vol. 3. New York, NY: McGraw-Hill; 1980:309–363.

8. Rolston K, Bodey G. *Infections in Patients With Cancer. Section 39 in Holland-Frei Cancer Medicine.* 6th ed. Hamilton, Ontario: BC Decker; 2003.

9. Tai E, Guy GP, Dunbar A, et al. Cost of cancer-related neutropenia or fever hospitalizations, United States, 2012. *J Oncol Pract.* 2017;13(6):e552–e561.

10. Sickles EA, Greene WH, Wiernik PH. Clinical presentation of infection in granulocytopenic patients. *Arch Intern Med.* 1975;135:715–719.

11. Talcott JA, Siegel RD, Finberg R, Goldman L. Risk assessment in cancer patients with fever and neutropenia: a prospective, two center validation of a prediction rule. *J Clin Oncol.* 1992;10:316–322.

12. Rolston KV. Prediction of neutropenia. *Int J Antimicrob Agents.* 2000;16(2):113–115.

13. Koll BS, Brown AE. The changing epidemiology of infections at cancer hospitals. *Clin Infect Dis.* 1993;17(suppl 2):S322–S328.

14. Bodey G, Bueltmann B, Duguid W, et al. Fungal infections in cancer patients: an international autopsy survey. *Eur J Clin Microbiol Infect Dis.* 1992;11:99–109.

15. Bennett CL, Djulbegovic B, Norris LB, Armitage JO. Colony-stimulating factors for febrile neutropenia during cancer therapy. *N Engl J Med.* 2013;368(12):1131–1139. doi:10.1056/NEJMct1210890.

16. Bhatt V, Saleem A. Drug-induced neutropenia—pathophysiology, clinical features, and management. *Ann Clin Lab Sci.* 2004;34(2):131–137.

17. Armstrong D. Symposium on infectious complications of neoplastic disease (Part II). Protected environments are discomforting and expensive and do not offer meaningful Protection. *Am J Med.* 1984;76(4):685–689.

18. Davis JL, Fei M, Huang L. Respiratory infection complicating HIV infection. *Curr Opin Infect Dis.* 2008;21(2):184–190. doi:10.1097/QCO.0b013e3282f54fff.

19. Royer HD, Reinherz EL. T lymphocytes: ontogeny, function, and relevance to clinical disorders. *N Engl J Med.* 1987;317:1136–1142.

20. Hahn H, Kaufmann SHE. The role of cell-mediated immunity in bacterial infections. *Rev Infect Dis.* 1981;3:1221–1250.

21. Salvana EMT, Salata RA. Infectious complications associated with monoclonal antibodies and related small molecules. *Clin Microbiol Rev.* 2009;22(2):274–290. doi:10.1128/CMR.00040-08.

22. Bohnsack JF, Brown EJ. The role of the spleen in resistance to infection. *Ann Rev Med.* 1986;37:49–59.

23. Ram S, Lewis LA, Rice PA. Infections of people with complement deficiencies and patients who have undergone splenectomy. *Clin Microbiol Rev.* 2010;23(4):740–780. doi:10.1128/CMR.00048-09.

24. Rolston K. The spectrum of pulmonary infections in cancer patients. *Curr Opin Oncol.* 2001; 13(4):218–223.

25. Silverman S Jr. Diagnosis and management of oral mucositis. *Support Oncol.* 2007;5(2 suppl 1):13–21.

26. Cotogni P, Pittiruti M. Focus on peripherally inserted central catheters in critically ill patients. *World J Crit Care Med.* 2014;3(4):80–94. doi:10.5492/wjccm.v3.i4.80.

27. Gold D, Corey L. Acyclovir prophylaxis for herpes simplex virus infection. *Antimicrob Agents Chemother.* 1987; 31:361–367.

28. Fungal Diseases. Centers for Disease Control and Prevention, 18 May 2017. *Web. 28 June 2017.*

29. Jeffery-Smith A, Taori SK, Schelenz S, et al. Candida auris: a review of the literature. *Clin Microbiol Rev.* 2018;31. doi:10.1128/CMR.00029-17

30. Liang SY, Kumar A. Empiric antimicrobial therapy in severe sepsis and septic shock: optimizing pathogen clearance. *Curr Infect Dis Rep.* 2015;17(7):493. doi:10.1007/s11908-015-0493-6.

31. Harris SR, Hugi MR, Olivotto IA, et al. Clinical practice guidelines for the care and treatment of breast cancer: 11. Lymphedema. *Canad Med Associat J.* 2001;164(2):191–199.

第三篇

第37章

副肿瘤并发症及其治疗

Edward J. Dropcho

　　神经系统副肿瘤综合征是不同于神经系统转移，与抗肿瘤治疗的神经毒性，脑血管疾病，血栓，感染或其他代谢性疾病无关的一类疾病。副肿瘤综合征相比转移、放化疗的神经毒性以及其他肿瘤相关神经系统症状更为少见，但是仍有重要的临床意义，理由是：①合并副肿瘤综合征的患者常以副肿瘤综合征相关症状起病，从而诊断肿瘤；②在已确诊肿瘤的患者，副肿瘤综合征是这类患者出现神经系统症状时的一个需要考虑的重要鉴别诊断；③副肿瘤综合征可能引起严重的永久的神经系统合并症；④提高对副肿瘤综合征的认识可以提高抗肿瘤治疗的成功率改善神经系统症状的预后。

　　几乎所有肿瘤都可以存在副肿瘤综合征，但是一些副肿瘤综合征在某些特定瘤种中更为常见。重症肌无力与胸腺瘤相关性是我们最熟知的神经系统副肿瘤综合征。高达 20% 的重症肌无力患者合并胸腺瘤，至少 10% 的胸腺瘤患者存在重症肌无力。大约 5% 的小细胞肺癌合并 Lambert-Eaton 肌无力综合征或者其他神经系统副肿瘤综合征[1]。其他常见合并副肿瘤综合征的成人肿瘤包括乳腺癌，卵巢癌，卵巢畸胎瘤，霍奇金淋巴瘤，睾丸生殖细胞瘤等。眼痉挛 - 肌痉挛副肿瘤综合征在儿童神经母细胞瘤的发生率为 2%～3%。

　　副肿瘤综合征可影响中枢神经系统和外周神经系统的任何部分[2,3]。以累及解剖部位或系统的临床表现可以将部分患者归类（表 37-1）。有些患者因为存在多种临床表现，不能简单归于某一类。一些临床症状高度提示副肿瘤综合征的可能性，包括边缘性脑炎，亚急性小脑变性，眼痉挛 - 肌痉挛，严重感觉神经病变、Lambert-Eaton 肌无力综合征和皮肌炎。然而，重要的是，没有神经系统症状可以绝对地判定为副肿瘤综合征，表 37-1 中的症状也

表 37-1　神经系统副肿瘤性疾病

中枢神经系统	外周神经系统
多灶性脑脊髓炎	感觉神经元病
小脑变性	神经血管炎
边缘系统脑炎	感觉运动性多发性神经病
抗 NMDAR 脑炎	运动神经病
肌阵挛	神经肌强直
锥体外系综合征	自主失调
脑干脑炎	Lambert-Eaton 综合征
脊髓病	重症肌无力
运动神经元病	多发性肌炎 / 皮肌炎
僵硬综合征	坏死性肌病
视神经炎	
视网膜变性	

NMDAR，N- 甲基 -D- 天冬氨酸受体。

都可以发生在没有肿瘤的患者中。不同的症状是副肿瘤综合征以及非副肿瘤综合征的可能性不同。随着我们对患者自身抗体作用于神经细胞表面受体、离子通道，或突触蛋白的认识，中枢和周围神经系统的副肿瘤综合征可以被视为成人及儿童自身免疫异常的一类疾病[4-8]。

副肿瘤综合征的自身免疫性

　　多数神经系统副肿瘤综合征属于自身免疫性疾病，然而也有例外，副肿瘤综合征的免疫病理机制仍然不清楚。副肿瘤综合征的自身免疫性理论假设肿瘤细胞表达特有的神经抗原，这种抗原在正常的神经细胞中也有表达，因此在少数情况下，针对肿瘤细胞的自身免疫攻击可能也会影响表达相

似抗原的神经元。

自从 20 世纪八十年代中期开始，抗神经元

的抗体在副肿瘤综合征的患者中不断被发现（表 37-2）[6-10]。一些副肿瘤综合征相关抗体只存在于

表 37-2 副肿瘤性疾病和自身抗体

临床综合征	相关肿瘤	自身抗体
多灶性脑脊髓炎	小细胞肺癌	抗 Hu（ANNA-1）、抗 LGI1、抗 Ma1、抗 CV2（CRMP-5）、抗两亲素（anti-amphiphysin，神经元突触前膜蛋白抗体）、抗 Ri、ANNA-3
	各种癌症	抗 Ma1、抗 Hu、抗 CV2
边缘系统脑炎	小细胞肺癌	抗 Hu，抗 LGI1，抗 GABABR，抗 AMPAR，抗 GAD，抗 CV2，抗 Ri，PCA-2，ANNA-3，抗两亲素，抗 VGCC，抗 Zic4，抗 DPPX
	淋巴瘤	抗 mGluR5
	睾丸，乳房	抗 Ma2，抗 mgluR1/2
	胸腺瘤	抗 LGI1，抗 CASPR2，抗 CV2，抗 AMPAR，抗 GABAR
抗 NMDAR 脑炎	卵巢畸胎瘤	抗 NMDA 受体
小脑变性	乳房、卵巢、其他	抗 Yo，抗 Ma1，抗 Ri
	小细胞肺癌，其他	抗 Hu，抗 CV2，PCA-2，ANNA-3，抗两亲素，抗 VGCC，抗 Ri，反 GAD，反 GABA，BR，抗 Zic4
	霍奇金淋巴瘤	抗 Tr，抗 mGluR1
肌阵挛	乳腺，卵巢	抗 Ri，抗 Yo，抗两亲素
	小细胞肺癌	抗 Hu，抗 Ri，抗 CV2，抗两亲素，抗 VGCC
	神经母细胞瘤	抗 Hu，其他
	睾丸，其他	抗 Ma2，抗 Ma1，抗 CV2
锥体外系综合征	小细胞肺癌，胸腺瘤	抗 CV2，抗 Hu，抗 LGI1，抗 Ma2
脑干脑炎	小细胞肺癌、乳房、其他	抗 Hu，抗 Ri，抗 GABABR
	睾丸	抗 Ma2
视神经炎	小细胞肺癌	抗 CV2，抗 AQP4
脊髓病	小细胞肺癌，胸腺瘤	抗 CV2，抗两亲素，抗 AQP4，抗 GlyR
僵硬综合征	乳房、小细胞肺癌、其他	抗两亲素，抗 Ri，抗 GAD，抗 GlyR，抗 DPPX
运动神经元病	小细胞肺癌，其他	抗 Hu，抗 Ri
感觉神经元病	小细胞肺癌，其他	抗 Hu，抗 CV2，ANNA-3，抗 Ma1，抗两亲素
神经肌强直	胸腺瘤	抗 Caspr2
感觉运动性多发性神经病	小细胞肺癌，其他	抗 Hu，抗 CV2，ANNA-3
	浆细胞畸形	抗 MAG，抗二唾液酸神经节苷脂
自主神经异常	小细胞肺癌，各种肿瘤	抗 Hu，抗神经节 AChR，抗 Caspr2
Lambert-Eaton 肌无力综合征	小细胞肺癌	抗 P/Q 型 VGCC
肌炎	各种肿瘤	抗 TIF1，抗 NXP-2，抗 HMGCR

ACHR，乙酰胆碱受体；AMPAR，氨基 -3- 羟基 -5- 甲基异噁唑 -4- 丙酸受体；AQP，水通道蛋白；Caspr2，接触蛋白相关蛋白 -2；DPPX，二肽基肽酶样蛋白 6；GABABR，GABA β 受体；GAD，谷氨酸脱羧酶；GlyR，甘氨酸受体；HMGCR，羟甲基戊二酰辅酶 A 还原酶；LGI1，富含亮氨酸的胶质瘤失活蛋白 1；MAG，髓鞘相关糖蛋白；mGluR，代谢型谷氨酸受体；NMDAR，N- 甲基 -D- 天冬氨酸受体；NXP-2，核基质蛋白；PERM，进行性脑脊髓炎伴强直和肌阵挛；PKC，蛋白激酶 -C；SCLC，小细胞肺癌；TIF1，转录中间因子 -1；VGCC，电压门控钙通道。

第三篇

有特定临床表现的患者中,比如存在于小脑变性患者中的抗 Yo 抗体或抗 Tr 抗体等。其他一些副肿瘤综合征相关自身免疫性抗体表现为泛神经活性并且不局限于某种特定的临床症状。最常见的抗体是抗 Hu 和抗 CV2 抗体。副肿瘤综合征的患者通常存在不止一种自身免疫性抗体,尤其是那些小细胞肺癌的患者[11]。

多数神经系统副肿瘤综合征相关抗体是可归类的。许多早期发现的副肿瘤综合征相关抗体(如抗 Hu 抗体和抗 Yo 抗体)与神经元胞内抗原作用,近期发现的抗体多数与细胞表面受体,通道或抗原(突触复合体)相互作用。许多抗原以及抗神经元抗体在患者肿瘤细胞表达,从而支持了副肿瘤综合征是神经元抗体引起的自身免疫反应理论。

副肿瘤综合征相关的理论或假说分为四类:

1. 在肿瘤细胞和神经元(肿瘤神经)中共同存在的自身抗体是神经系统副肿瘤综合征的主要原因。例如:

• Lambert-Eaton 肌无力综合征是由于抗体结合突触前膜上的钙离子通道,导致乙酰胆碱酯酶释放减少,从而导致肌无力症状的副肿瘤综合征。

• 神经肌强直的患者抗 Caspr2 蛋白的抗体会引起运动神经元去极化,导致异常的自发肌肉活动。

• 抗 N- 甲基 -D- 天冬氨酸受体的抗体直接介导了脑炎的神经功能障碍。

• 抗谷氨酸受体、γ- 氨基丁酸受体或 LGI1 蛋白的抗体可能导致边缘系统脑炎患者的神经元损伤或功能障碍。

• 抗电压门控钙通道或谷氨酸受体的抗体可能直接介导副肿瘤性小脑变性患者浦肯野细胞损伤。

• 抗两亲素抗体可能通过阻断脊髓突触前 GABA 能抑制而直接导致副肿瘤性僵硬综合征。

2. 肿瘤神经抗原的细胞免疫反应是神经元或神经损伤的主要原因。这可能适用于大多数副肿瘤性小脑变性[12]、多灶性脑脊髓炎或感觉神经病变伴小细胞肺癌[13]的患者,也可能适用于某些边缘系统脑炎或斜视性眼阵挛 - 肌阵挛患者。一种假说是凋亡肿瘤细胞释放的肿瘤神经抗原在引流外周淋巴结时呈递给 T 淋巴细胞,引发 Th1 辅助反应,最终进入中枢神经系统(CNS)并攻击表达抗原的神经元[7,9]。支持细胞介导的神经元损伤的证据包括在某些患者中存在细胞毒性 T 淋巴细胞在神经元中的附着[14]及 CD4+ 和 CD8+T 淋巴细胞和树突状

细胞的 CSF 中数目的增加[15]。如果确实如此,这些患者中的抗神经抗体(如抗 Hu、抗 Yo 或抗 Ma2)可能在引起神经元损伤方面起到轻微作用,或者可能是自身免疫的偶发症状或"脚印"。

3. 肿瘤细胞产生可以与周围神经抗原反应并引起神经病变的单克隆副蛋白(免疫球蛋白);例如,感觉运动性多神经病与抗髓鞘相关的糖蛋白抗体有关,感觉性共济失调性神经病与抗双链神经节苷脂抗体有关。

4. 有些疾病是由其他(或尚不清楚的)免疫机制引起的(如副肿瘤坏死性脊髓病或血管性神经病变。POEMS 综合征(见下文)患者神经病变的发病机制可能与血清促炎性细胞因子水平升高有关,而与副蛋白质的直接作用无关。

临床表现

多发性脑脊髓炎

小细胞肺癌是目前最常见的发生脑脊髓炎相关副肿瘤综合征的疾病,在其他肿瘤中也可发生[1,16-18]。副肿瘤性脑脊髓炎的临床和病理特征是大脑半球任何区域、边缘系统、小脑、脑干、脊髓、背根神经节和自主神经节的斑片状、多灶性受累。神经元的丢失伴随着血管周围和软脑膜周围单核细胞(包括 T、B 淋巴细胞和浆细胞)不同程度的浸润。

在大多数副肿瘤性脑脊髓炎患者中,神经系统的症状肿瘤发生前的唯一的临床表现,在发现肿瘤之前平均要几个月。最常见的临床表现是背根神经节受累导致的亚急性感觉神经元病(见下文)。其他患者的主要临床症状为局灶性皮质脑炎、边缘系统脑炎、锥体外系运动障碍、亚急性小脑变性、脑干脑炎或运动神经元疾病。无论患者的主要临床表现如何,几乎所有患者都表现出中枢神经系统(CNS)和背根神经节多灶受累的症状和体征。患者还可能表现出周围神经系统受累的症状,包括感觉运动性多发性神经病、多发性单神经炎、自主神经系统衰竭或 Lambert-Eaton 综合征。

多数副肿瘤性脑脊髓炎患者的循环系统中存在抗神经源性自身抗体,其中最常见的是与一组 RNA 结合蛋白[16,17,19,20]反应的抗 Hu 抗体及针对一组由神经元和少突胶质细胞表达的蛋白[21,22]的抗 CV2(CRMP-5)抗体。少数患者具有除抗 Hu 或抗 CV2 以外的抗体(表 37-2),或没有可检测到的

抗神经性自身抗体。

副肿瘤性脑脊髓炎最常见的临床过程是在数周至数月的时间内恶化,然后稳定在严重的神经功能障碍水平,而不管治疗方法如何。在小细胞肺癌不完全反应的患者身上,随后的逐步或渐进性神经系统恶化也并不常见[20]。不到 10% 的患者在肿瘤治疗成功和 / 或免疫抑制治疗(包括皮质类固醇、环磷酰胺、静脉注射免疫球蛋白(IVIg)或血浆置换术[16,17,20,23])后表现出明显的神经功能改善。

边缘系统脑炎

大约一半的边缘系统脑炎副肿瘤综合征的患者伴有小细胞肺癌[24-26]。其他伴随的肿瘤包括睾丸生殖细胞肿瘤[27],胸腺瘤,霍奇金淋巴瘤以及其他一些肿瘤。边缘性脑炎与肿瘤相关,这种综合征可能发生在儿童、青少年或年轻的成年人身上[28]。

副肿瘤性边缘系统脑炎尸检病例中最常见、最严重的神经病理学异常是海马和杏仁核的广泛神经元丢失、胶质增生和小胶质结节[25,27]。其他类似但不太严重的神经病理性改变包括海马旁回、扣带回、岛叶皮质、眶额叶皮质、基底节和间脑区域的异常以及血管周围淋巴细胞袖套改变和软脑膜单核细胞浸润呈斑块状和变异。

多数副肿瘤性边缘系统脑炎的小细胞肺癌患者及一些合并其他肿瘤的患者,也同时存在多灶性脑脊髓炎。副肿瘤性边缘系统脑炎通常有一个几天到几周的亚急性发作过程。患者通常表现为健忘症综合征或精神障碍;大多数患者最终会出现这两种症状[24-26]。记忆丧失包括短期顺行性失忆症和不定时长的逆行性失忆症。否认疾病和夸大疾病是常见的临床表现。情感障碍通常包括抑郁、焦虑、情绪不稳定和人格改变。同时也可能出现幻觉和偏执妄想。全身性或局部性痉挛发作发生在大多数患者,可能是边缘性脑炎最初的神经学特征,也是医学上难以解决的问题。边缘性脑炎不常见的临床表现包括睡眠 - 觉醒周期异常、体温调节紊乱、血压不稳定、抗利尿激素分泌不当及 Klüver-Bucy 综合征,如吞噬和性欲亢进。某些边缘外的临床特征与某些肿瘤和抗神经抗体有着特殊的联系。

大多数副肿瘤性边缘系统脑炎患者有循环抗神经源性自身抗体,这取决于合并何种肿瘤(表 37-2)[6,8]。在边缘系统脑炎和小细胞肺癌患者中,大约一半有抗 HU 抗体,有些有其他抗体,而有些没有抗体[24,25,29,30]。抗 Hu 阳性患者通常额外表现出多灶性脑脊髓炎的症状和体征。与副肿瘤性边缘系统脑炎相关的其他几种抗神经抗体具有广泛的作用(表 37-2)。这些抗体与边缘系统脑炎没有特别的联系,也可能存在于其他神经副肿瘤综合征中。

一些抗神经源性抗体与边缘系统脑炎有特异性联系,并不常见于其他神经综合征。抗 Ma2(抗 -Ta)抗体主要发生在年轻男性睾丸生殖细胞肿瘤[27]。在乳腺癌、非小细胞肺癌、纵隔生殖细胞肿瘤的报道较少[31,32]。一些存在抗 Ma2 抗体的患者有临床上的表现为单纯的边缘系统脑炎,而大多数患者存在边缘系统、间脑和脑干受累的综合征。睡眠障碍也很常见,包括白天过度困倦、嗜睡症和快速眼动睡眠行为障碍。眼球运动障碍通常包括核上注视麻痹,特别是影响垂直注视。运动障碍包括面部肌张力障碍、强直和运动迟缓,这些症状可能很严重。自主神经功能障碍包括体温调节紊乱、血压不稳定和抗利尿激素分泌不当。

一些与副肿瘤性和非肿瘤性边缘系统脑炎相关的自身抗体与突触或神经元细胞表面蛋白[6,8,10,33]结合发生反应。在一些边缘系统脑炎患者中发现了与电压门控钾通道(VGKC)复合的几种蛋白之一的抗体,通常同时合并胸腺瘤或小细胞肺癌[30,34-36],尽管也有一些患者没有相关肿瘤。在放射免疫分析中,抗 VGKC 抗体很少与 VGKC 蛋白本身的亚单位结合,而是与 VGKC 复合物中的蛋白质之一结合[37-41]。这些蛋白包括富含亮氨酸的胶质瘤失活蛋白 -1(LGI1)和接触蛋白相关蛋白 -2(Caspr2)。LGI1 是一种神经分泌蛋白,在突触传递中发挥作用。它在海马和新皮质中大量表达,而在周围神经中表达较少。Caspr2 是一种膜蛋白,在外周有髓轴突的近端与 VGKC 密切相关。

大多数抗 LGI1 抗体的患者都有如前所述的典型的边缘系统脑炎综合征[37-39,42-46]。大多数病人有癫痫发作,有时在医学上很难治愈。一些患者有多发性面神经张力障碍性癫痫,特别是抗 LGI1 脑炎,这可能先于边缘系统脑炎的认知和行为表现。至少一半的病人有低钠血症。多数患者 MRI 表现为双侧内侧颞叶病变。另外,一些患者在 MRI 上有锥体外系症状和基底节损伤。少数患者表现为记忆力减退和认知能力下降,没有 MRI 或 CSF 异常。大约 10% 的抗 lgi1 患者有相关肿瘤,最常见的是小细胞肺癌或胸腺瘤。

与抗 Caspr2 抗体相关的临床疾病谱比与抗

LGI1 抗体相关的疾病谱更为多样[37, 47-49]。至少三分之一的患者有典型的边缘系统脑炎，有时也伴有小脑功能障碍。其他患者有周围神经兴奋性亢进（见下文）和 / 或神经病理性疼痛。一些患者具有部分或全部纤维舞蹈综合征的特征，其特征是神经肌强直、自主神经紊乱、失眠、幻觉和边缘系统脑炎[47, 50, 51]。高达 30% 的抗 Caspr2 抗体阳性患者有肿瘤，最常见的是胸腺瘤。

一些与胸腺瘤、肺癌或乳腺癌相关的边缘系统脑炎患者有抗 AMPA 受体 GluR1 和 R2 谷氨酸受体亚单位的抗体[52-54]。患者通常表现为亚急性"典型"的边缘系统脑炎，在 MRI 上表现为内侧颞叶病变。少见的情况下，脑炎患者可伴有木僵或昏迷。

抗 GABAB 受体的抗体出现在非肿瘤性边缘系统脑炎或与小细胞肺癌相关的边缘系统脑炎患者中[5, 55-58]。患者表现为亚急性发作性癫痫，伴有或不伴有"完全性"边缘系统脑炎。抗 GABAA 受体的抗体存在于与小细胞肺癌或胸腺瘤相关的边缘系统脑炎患者中[59, 60]。其中一些患者在 MRI 上有多灶性边缘外脑损伤。

其他副肿瘤性或非肿瘤性边缘系统脑炎患者的自身抗体包括与小细胞肺癌或其他肿瘤相关的抗谷氨酸脱羧酶抗体[56, 61, 62]和与霍奇金淋巴瘤相关的 mGluR5 代谢型谷氨酸受体抗体[63]。抗 Kv4.2 钾通道 DPPX 亚基的抗体存在于体重减轻或腹泻综合征患者中，其次是快速进行性认知功能障碍、妄想、幻觉和中枢神经系统过度兴奋（如：癫痫发作、肌阵挛和 / 或高血压），这些患者从 MRI 上看，可以没有边缘性病变[64-66]。少数病人患有淋巴瘤，但大多数没有可识别的肿瘤。

副肿瘤性边缘系统脑炎的神经病程是可变的，但与相关的肿瘤和自身抗体类型大致相关。一些临床上"单纯"的边缘系统脑炎患者在接受任何治疗前可表现出自发的神经功能改善[18]。约 50% 的边缘系统脑炎合并小细胞肺癌患者在肿瘤治疗后有症状改善，无论有或没有进行免疫治疗[16, 24, 25]。在抗 Hu 抗体阳性患者中，边缘系统脑炎是多灶性脑脊髓炎的一种，肿瘤治疗后边缘性脑炎症状可能改善，而其他神经特征很少改善。在合并边缘系统脑炎、睾丸生殖细胞肿瘤和抗 MA2 抗体阳性的患者中，那些接受了肿瘤治疗和 / 或免疫抑制治疗的患者中，大约 25% 有神经功能改善，25% 症状稳定[27]。成功的肿瘤治疗与更好的神经系统预后相关。大多数副肿瘤性或非肿瘤性边缘系统脑炎患

者以及抗神经元表面受体或离子通道抗体阳性患者在肿瘤治疗和 / 或免疫治疗成功后有显著的神经功能改善。这包括抗 LGI1、抗 Caspr2、抗 GABAB 受体、抗 GABAA 受体、抗 AMPA 受体和抗 DPPX 抗体阳性的患者[37, 48, 57, 60, 67]。一些患者在对治疗有初步反应后出现一次或多次神经系统症状复发。长期随访发现，抗 LGI1 型边缘系统脑炎患者的 MRI 常表现为海马萎缩和中颞叶硬化，并有明显的记忆障碍[46, 67]。

抗 NMDAR 相关脑炎

与抗 N- 甲基 -D- 天冬氨酸受体（NMDAR）相关的抗 NMDAR 相关脑炎，在合并脑炎的年轻卵巢癌患者中被发现[68-74]，也在少数其他肿瘤患者（包括睾丸生殖细胞瘤、纵隔畸胎瘤、小细胞肺癌或霍奇金淋巴瘤）中有报道。抗 NMDAR 抗体在肿瘤神经抗体中是不常见的，因为它们在脑脊液中比在血清中更容易被检测到。抗 NMDAR 抗体主要针对 NR1 受体亚单位的胞外结构域，染色海马神经细胞中的树突网络和突触富集区。受累的畸胎瘤患者中其畸胎瘤中发现有表达 NMDAR[75]的神经组织。有抗 NMDAR 抗体的患者的 IgG 导致海马神经元 NMDAR 介导的交联和内化，从而介导电流损伤[72, 76-78]。这些发现支持抗 NMDAR 抗体在导致患者神经功能障碍方面的直接作用。

一些抗 NMDAR 抗体阳性的患者表现为典型的边缘系统脑炎，但大多数患者病情更严重和复杂，同时也有典型的临床经过。在成人和青少年中，这通常始于亚急性记忆丧失和严重的行为改变或精神障碍；许多患者最初被送进急性精神病医院。儿童可能出现癫痫发作或运动障碍，但没有严重的行为改变。不管最初的症状如何，大多数患者在发病后 4 周内会出现癫痫发作和精神状态迅速恶化，直至无反应。有些病人变得越来越焦躁，而另一些病人则睁着眼睛出现紧张样状态，但他们是沉默的，无反应的。大多数患者有其他特征，包括：严重的中枢性低通气，通常需要长时间的机械通气；自主神经功能障碍，包括心动过缓 / 心动过速、血压不稳定、高热或多汗症；以及运动障碍，包括口面部运动障碍、张力障碍姿势、舞蹈样运动或僵硬。

大多数抗 NMDAR 脑炎患者的初始 MRI 扫描是正常的或显示散在的"非特异性"病灶；近中颞叶病灶出现在不到 25% 的病例中。大约三分之一的

患者存在异常的"极三角刷"脑电图模式[79]。在几乎所有报道的合并卵巢畸胎瘤患者中，该肿瘤在脑症状发生以前未被发现，即使被发现，有时也被认为是"良性"的，与神经系统疾病无关。

大约有三分之二的卵巢畸胎瘤和抗 NMDAR 脑炎患者，无论是否有肿瘤，最终在肿瘤切除和免疫治疗后神经恢复良好[71-74]。神经系统的改善通常是缓慢的，可能需要几个月积极的支持性护理。在疾病过程中早期切除相关的肿瘤增加了神经系统良好恢复的可能性。"一线"免疫疗法通常是糖皮质激素加 IVIg 或血浆置换，对一线治疗反应不充分和 / 或疾病复发的患者采用"二线"治疗，包括环磷酰胺和 / 或利妥昔单抗的治疗。10%～20% 的患者在最初的疾病[73,80,81]发生数月到数年后有一个或多个神经系统复发。在没有相关肿瘤的患者中复发更为频繁。10%～20% 的患者有不良或甚至致命的结果，尽管肿瘤切除和 / 或免疫抑制治疗[73]。在"良好的神经恢复"后接受研究的患者通常在连续的 MRI 扫描中表现出记忆和执行功能的持续困难及海马萎缩[82,83]。

从卵巢畸胎瘤患者抗 NMDAR 脑炎的最初描述开始，随后的研究表明，大多数抗 NMDAR 抗体患者没有潜在的肿瘤[71-73,80]。抗 NMDAR 脑炎在儿童或成人中都可发生，不分性别，并可能是儿童和成人脑炎中最常见的原因的[4,84]。抗 NMDAR 脑炎可作为单纯疱疹脑炎的后遗症发生[85]。

小脑变性

多数（90%）副肿瘤相关小脑变性患者合并有小细胞肺癌、霍奇金淋巴瘤、乳腺癌、卵巢癌或女性生殖道癌[3,86-89]。小脑变性最显著和常见的神经病理学表现是小脑皮质浦肯野细胞的异常。颗粒细胞层和小脑深核也可能存在神经元的丢失。有些病人在小脑和软脑膜内有血管鞘和单核细胞浸润。

副肿瘤性小脑变性的临床发作通常比较突然[87,90,91]。患者表现为小脑弥漫性功能障碍的症状和体征，包括构音障碍、严重的共济失调和步态共济失调。动眼神经功能异常是常见的，包括眼球震颤（特别是闭眼眼球震颤）、平滑追踪运动中断、眼球测量障碍和眼斜视。许多患者出现多灶性脑脊髓炎的症状或体征，并伴有小脑功能障碍。小细胞肺癌患者可能同时发生小脑变性和 Lambert-Eaton 肌无力综合征（见下文）。

迄今为止，绝大多数已知的副肿瘤抗神经抗体与小脑内的抗原发生反应，这可能与小脑功能障碍的临床表现有关（表 37-2）。抗 Yo、抗 Tr 和抗 mGlu1 谷氨酸受体抗体与小脑综合征直接或部分相关，而其他副肿瘤抗体则出现在有多种临床表现的患者中，包括小脑功能障碍或多灶性脑脊髓炎。与 Delta/Notch 样表皮生长因子受体相关的抗 Tr 抗体存在于一些合并小脑变性和霍奇金淋巴瘤患者中；这些抗体未发现与其他肿瘤或其他临床综合征相关[92,93]。抗 Yo 抗体几乎只存在于合并小脑变性和乳腺癌、卵巢癌或女性生殖道癌的患者中，也存在于少数患有其他腺癌的患者中[87,91,94]。既往研究表明，抗 Yo 抗体患者的神经元损伤主要由细胞免疫效应介导，而不是由自身抗体介导。实验研究表明，小细胞肺癌[95]的抗 P/Q 型电压门控钙通道抗体或淋巴瘤[96]的抗谷氨酸受体抗体可直接介导小脑神经元功能障碍或损伤。

副肿瘤性小脑变性的神经功能损伤通常在数周至数月内恶化，然后稳定在严重的水平。偶有神经系统症状的显著改善，这种改善可能是自发的也可能在原发肿瘤好转之后。一些霍奇金淋巴瘤患者和一些特殊实体癌的患者在肿瘤治疗成功后神经功能有所改善[86,87,90-92,94,97]。一般来说，与抗 Yo 或抗 Hu 抗体的患者相比，抗体阴性或抗 Ri 或抗 Tr 抗体的副肿瘤性小脑变性患者更有可能出现较轻的神经系统综合征，并且在肿瘤治疗后神经功能改善的可能性更大[89,98]。

在报道的副肿瘤性小脑变性患者中，只有不到 10% 的患者在血浆置换、IVIg、皮质类固醇或环磷酰胺治疗后出现明显的神经功能改善[23,87]。个别病人通过免疫治疗确实有所改善[90,91,99]。与大多数免疫治疗无效的患者相比，少数免疫治疗有效者的临床表现并没有明显差异。

眼阵挛肌阵挛

在儿童中，副肿瘤性斜视性眼阵挛 - 肌阵挛发病的中位年龄为 18～24 个月[100]。在几乎所有的病例中，都是以神经系统副肿瘤综合征为神经母细胞瘤的起病表现。儿童斜视性眼阵挛 - 肌阵挛在神经母细胞瘤的患病率为 40%～50%[101,102]。眼阵挛的主要特征是连续的多向无间隔快速眼动（囊状振荡）。除了眼阵挛，这些儿童有中度至重度多灶性肌阵挛、肢体和步态共济失调和感觉器官改变的组合[100]。目前还没有可靠的临床、神经影像学或脑脊液检查能将副肿瘤性斜视性眼阵挛 - 肌阵挛与感染后或特发性斜视性眼阵挛 - 肌阵挛综合征区分开来。

斜视性眼阵挛作为一种副肿瘤性疾病在成人中比在儿童中更为少见,并且通常与小细胞肺癌或乳腺癌相关[103-106]。成人副肿瘤性斜视性眼阵挛的神经症状和体征具有异质性,包括多发性肢体肌阵挛、泛小脑功能障碍和脑干功能障碍的症状和体征,包括眩晕、呕吐、吞咽困难和凝视麻痹。

成人或儿童副肿瘤性斜视性眼阵挛 - 肌阵挛的病理基础尚不清楚,因为没有发现明显一致的病变。少数已发表的尸检病例显示存在小脑浦肯野细胞和 / 或斑片状神经元轻度至重度缺失和 / 或橄榄核下部和脑干其他区域的斑片状神经元丢失以及血管周围单核细胞浸润[107]。在相当一部分儿童和成人尸检中,无论是小脑还是脑干都没有发现明显的组织病理学异常[108]。

一些副肿瘤性斜视性眼阵挛 - 肌阵挛患儿的血清自身抗体与神经母细胞瘤抗原发生反应,这些抗体包括少数患者的抗 Hu 抗体[109, 110],或在免疫细胞化学染色和免疫印迹上具有异种反应性的一些抗体[110-113]。肿瘤神经抗原的特性尚待证实。在已发表的研究中没有发现共有的特征性的抗体或抗原。在副肿瘤性眼阵挛肌阵挛的成人中,抗 Hu 抗体存在于一些小细胞肺癌患者中,抗 Ri 抗体存在于一些乳腺癌或卵巢癌患者中[106, 114, 115]。其他一些成人患者有另外的自身抗体,包括尚未鉴定的针对神经元细胞表面抗原的抗体、抗神经元抗体。

绝大多数副肿瘤性斜视性眼阵挛 - 肌阵挛患儿在经肿瘤切除、促肾上腺皮质激素(ACTH)或皮质类固醇治疗后,神经功能得到明显迅速的改善[109]。口服或静脉注射皮质类固醇可能不如 ACTH 有效[116]。副肿瘤性斜视性眼阵挛 - 肌阵挛至少有一半的儿童有一个较长的病程或复发的过程[117, 118]。当促肾上腺皮质激素或皮质类固醇逐渐减少或停止使用时,或在发热疾病期间,神经症状可能会加剧。至少有三分之二的儿童患有残存的运动障碍、言语延迟、学习障碍、冲动或攻击性行为和睡眠障碍[109, 117, 119, 120]。MRI 显示部分患者有长期小脑灰质丢失[121]。肿瘤治疗和促肾上腺皮质激素或皮质类固醇治疗后最初良好的神经系统反应并不一定预示着更好的长期神经系统预后。最近的研究表明,更积极的早期联合免疫治疗(ACTH 或糖皮质激素加 IVIg、利妥昔单抗和 / 或环磷酰胺)产生更好的、改善神经系统

的长期预后[116, 122, 123]。

总体来说,成人副肿瘤性斜视性眼阵挛患者比副肿瘤性小脑变性或脑脊髓炎患者有更好的神经功能预后。在一些患者中,在接受任何治疗之前,斜视性眼阵挛和其他神经系统特征会自发改善[115]。如果相关肿瘤得到成功治疗,患者的神经功能可能会有明显改善[103]。一些患者在使用皮质类固醇、血浆置换或 IVIg 治疗侯后神经功能有明显改善[106, 115]。

锥体外系综合征

锥体外系综合征是副肿瘤性脑炎的罕见表现,常与合并小细胞肺癌和淋巴瘤、胸腺瘤或其他肿瘤相关[124-126]。锥体外系的特征可能伴随多灶性脑脊髓炎表现同时出现。最常见的相关自身抗体是抗 Hu、抗 LGI1 或抗 CV2 抗体。一些病人在肿瘤治疗或免疫抑制后表现出神经功能的改善。

脑干脑炎

副肿瘤性脑干脑炎表现为多种凝视麻痹或其他眼球运动障碍,可能伴有构音障碍、吞咽困难、面部无力、眩晕、中枢呼吸衰竭或其他与脑干有关的体征和症状。这可能很少作为解剖上独立的综合征发生,通常伴有小脑功能障碍、眼阵挛肌阵挛、进行性脑脊髓炎伴强直和肌阵挛(PERM;见下文),或作为小细胞肺癌、睾丸生殖细胞肿瘤相关的多灶性脑脊髓炎的一部分,这些患者通常合并边缘区和 / 或下丘脑受累[27]。

视神经炎

视神经炎是乳腺癌、小细胞肺癌或其他肿瘤的罕见并发症。这些患者的视神经炎与非副肿瘤性的视神经炎没有区别,表现为视力下降、瞳孔传入缺陷和视盘水肿[127]。一些患者有抗 CV2、抗水通道蛋白 4 抗体或其他抗神经抗体[22, 128]。副肿瘤性视神经炎需要与黑色素瘤相关的副肿瘤性视网膜变性相鉴别。

脊髓病

副肿瘤性脑脊髓炎常存在于小细胞肺癌、乳腺癌、胸腺瘤或其他肿瘤患者中,可表现为脊髓综合征。其中一些患者有强直性脊髓病、脊髓神经根病或脊髓病合并视神经炎(Devic 病)[128-131]。大多数患者的脊柱 MRI 显示局灶性或纵向广泛病变[132]。一些患者可检出抗 CV2 抗体、抗水通道蛋白 4 抗体

或抗两亲素抗体[21, 23, 130]。

副肿瘤性坏死性脊髓病是一种罕见的综合征，可能不同于脑脊髓炎患者脊髓的多灶性斑片状受累[133, 134]。这种综合征可能与多种癌症和淋巴肿瘤有关，但没有任何特定肿瘤类型的明显多发性。患者表现为亚急性双侧肢体症状，包括运动、感觉和括约肌功能障碍，疼痛罕见。有少数报道称鞘内注射皮质类固醇可使得神经功能改善，但大多数患者功能迅速恶化，肢体瘫痪和麻木程度逐渐升高，常因呼吸衰竭或其他并发症死亡。

僵人综合征

僵人综合征是一种肌肉僵硬和痉挛的综合征，与包括小细胞肺癌、胸腺瘤、霍奇金淋巴瘤和乳腺癌或结肠癌在内的多种肿瘤有关。强直可能是由影响脊髓和/或脑干的多发性脑脊髓炎引起的[135]。患者表现为脊柱和近端肢体肌肉的渐进性疼痛和僵硬，通常是不对称的发病。患者有疼痛和发作性的剧烈的痉挛，症状可以自发发生，也可由主动或被动的运动或感觉刺激诱发。患者可能最终发展成弯曲固定的肢体状态，甚至角弓反张和呼吸困难。一些患者可检测到高滴度的谷氨酸脱羧酶（GAD）抗体[62, 136, 137]、甘氨酸受体抗体[138]或突触囊泡相关蛋白两亲素[130, 139, 140]抗体[130, 139, 140]。抗两亲素抗体或抗甘氨酸受体抗体被认为直接介导神经元功能障碍和患者的症状[141, 142]。抗 GAD 相关疾病的免疫病理生理学尚不清楚。大剂量地西泮、氯硝西泮或巴氯芬可部分缓解。一些患者在肿瘤治疗和/或免疫抑制治疗后好转。抗甘氨酸受体抗体的患者往往比抗 GAD 抗体的患者有更好的反应。

进展性脑脊髓炎伴发强直和心肌炎（PERM）

PERM 综合征与僵人综合征和脑干脑炎[66, 143, 144]有一定的临床重叠。患者有颈部、躯干和/或四肢的僵硬，常伴有疼痛性痉挛，也有中枢神经系统过度兴奋的征象，包括肌阵挛或过度应激。还存在脑干功能障碍的特征，包括共济失调、自主神经紊乱、眼动异常和呼吸不全。脑部和脊髓的磁共振扫描通常不明显。少数患者合并肿瘤，最常见的是胸腺瘤或淋巴瘤。一些患者有抗 GAD 或抗甘氨酸受体抗体，少数患者有抗 DPPX 抗体（见前面的讨论）。病人通常对免疫抑制疗法有反应。

运动神经元病

副肿瘤性运动神经元功能障碍发生在多种情况下。在高达 25% 的多灶性脑脊髓炎患者中，下运动神经元综合征与抗 Hu 或其他抗体相关[16, 17, 145]。这些患者的运动神经元受累通常不会随着治疗而改善。孤立的运动神经元疾病，也被称为肌萎缩侧索硬化症（ALS）可作为副肿瘤综合征[146]发生，但是发生频率尚不清楚。没有确切的流行病学证据表明 ALS 患者中发生实体肿瘤的概率比同龄的对照人群中更高。尽管运动神经元疾病和肿瘤之间缺乏明确的流行病学联系，但是，在小部分患者中的关系可能不只是巧合。有几个个案报道的患者患有下运动神经元综合征或上下运动神经元综合征，这几个患者在肺癌或肾癌切除术后神经功能有明显改善[147]。

ALS，又称进行性脊髓性肌萎缩症，与淋巴增生性疾病包括霍奇金淋巴瘤、非霍奇金淋巴瘤，慢性淋巴细胞白血病相关[148]。运动神经元疾病患者中淋巴增生性疾病的发生率估计高达 2%～5%。在大约一半的患者中，神经症状先于淋巴增生性疾病的诊断。有些病人没有全身症状或体征，只有骨髓活检才能发现淋巴瘤。尽管进行了相关的淋巴增生性疾病的治疗，但大多数 ALS 样综合征患者仍有进行性进展，甚至危及生命。

亚急性感觉神经元病

副肿瘤性脑脊髓炎最常见的临床表现是亚急性感觉神经元病，累及背根神经节[16-18, 149]，其中超过 90% 的病人患有小细胞肺癌[1]。早期症状是片状或不对称麻木和感觉异常，常累及面部、躯干或近端肢体，最终累及四肢。烧灼感障碍和严重的疼痛或刺痛是常见的。检查显示存在严重的感觉性共济失调，振动感觉和本体感觉受损，频繁的假性手足徐动症，肌肉伸展反射减弱或缺失。由于疼痛和严重的本体感觉丧失，大多数患者无法独立行走。同样地，大多数患者有反映多灶性脑脊髓神经炎的其他症状和体征。一些患者并发的 Lambert-Eaton 肌无力综合征也是运动神经病变的一种，以多发性单神经炎为表现的周围神经微血管炎为表现[17, 150]。

副肿瘤性感觉神经病变的特征性电生理表现包括感觉神经电位的振幅严重降低或完全消失，感觉神经传导速度在反应时正常或仅轻微降低[149, 151]。

大多数患者在运动神经传导方面显示出轻微异常，有或没有混合性感觉运动性多发性神经病的症状[152,153]。

与副肿瘤性感觉神经病变相关的抗体和肿瘤与副肿瘤性脑脊髓炎基本相同（表37-2）。最常见的自身抗体是抗 Hu 抗体，绝大多数患者患有小细胞肺癌。少数患者没有可检测到的抗神经元抗体[154]。

小细胞肺癌患者感觉神经病变的临床过程较为典型[17,18]。到目前为止，最常见的情况是病情在数周到数月的时间内恶化，然后稳定在严重的神经功能障碍水平，无论接受了何种治疗。后续进一步的神经系统恶化并不常见。少数患者有轻微的中枢神经系统表现和感觉神经病变，进展缓慢，对治疗反应差[155,156]。与一般脑脊髓炎一样，即使在抗肿瘤治疗或免疫抑制治疗后肿瘤好转，感觉神经病变患者很少表现出明显的神经功能改善[16-18,20,149]。有相对较短的神经系统症状史且成功治疗相关肿瘤的患者，神经系统稳定或改善的可能性略高[17,157]。

神经性肌强直

神经性肌强直是小细胞肺癌、胸腺瘤、霍奇金淋巴瘤或浆细胞瘤的患者中的出现周围神经兴奋性亢进症状，表现为抽筋束缩综合征，弥漫性肌肉僵硬、抽筋和肌无力综合征及神经肌强直或持续性肌肉纤维活动（Isaacs 综合征）[158-160]。针状肌电图表现包括快速运动单位放电（肌群电位）和／或非常高频率的放电序列的重复爆发。神经性肌强直可能作为莫旺综合征的一部分发生（见前面的讨论）。大约一半的神经肌强直患者，无论是否合并胸腺瘤或其他相关肿瘤，存在血清抗 Caspr2 抗体[48]。抗体可能通过延长动作电位的持续时间来介导神经的过度兴奋[161]。成功的肿瘤治疗和／或免疫治疗可带来显著的神经功能改善。患者也可从苯妥英钠或卡马西平中获益。

脱髓鞘神经病变和癌／淋巴瘤

有个案报道，急性运动性多发性神经病发生在一些肿瘤患者中，常见的是淋巴瘤。这些患者的临床特征、电生理表现、脑脊液和周围神经病理学与吉兰-巴雷综合征无明显区别[162]。有几例淋巴瘤或癌症患者发展为感觉运动性多发性神经病，这些病例完全符合慢性脱髓鞘性多发性神经病的临床和电生理诊断标准[151,163]。在一些急性或慢性脱髓鞘性多发性神经病患者中，肿瘤可能是偶然合并的事件。

脱髓鞘性神经病变和抗 MAG 抗体

在特发性多发性神经病的患者中，有相当比例的患者被发现患有单克隆伽马病。少数单克隆伽马病的患者最终发展为多发性骨髓瘤、浆细胞瘤、Waldenstrom 巨球蛋白血症、非霍奇金淋巴瘤、慢性淋巴细胞白血病或 Castleman 综合征[164]。在50%～60% 的 IgM 阳性的单克隆伽马病患者中，IgM 副蛋白与髓鞘相关糖蛋白（MAG）和几种交叉反应糖脂存在相互作用[165,166]。

抗 MAG 抗体阳性患者通常会发展为缓慢进行性、远端和对称性的感觉或感觉运动性神经病，在确诊前症状可能会出现数年。常见于 60 岁以上的男性。部分患者的本体感觉和振动感受会受到影响。意向震颤和感觉性共济失调各有一半的患者在发病初期存在。肌肉拉伸反射表现为减弱或消失。大约 20% 的患者以运动神经病为主要表现。

电生理研究显示神经传导速度慢，复合肌肉动作电位波幅低。远端运动潜伏期的不相称性延长是常见的，可能有助于区分抗 MAG 神经病变与其他获得性或遗传性脱髓鞘神经病变[167]。一些患者符合慢性髓内脱髓鞘性多发性神经病的电生理标准[168]。活检显示神经节段性脱髓鞘，小密线处髓鞘片层增宽，髓鞘上抗 MAG-IgM 和补体沉积[169]。神经内注射抗 MAG 抗体可导致动物模型脱髓鞘[170]。

抗 MAG 神经病通常是一种缓慢进展的疾病。大多数病人至少从治疗中得到部分和短暂的缓解。烷化剂类化疗药物可降低血清副蛋白水平，但神经病变的改善与副蛋白水平的降低并不相关[171,172]。血浆置换，IVIg，或利妥昔单抗可能使一部分患者获益，与是否联合化疗无关[173,174]。尽管最初对治疗有部分反应，但许多患者在后续几年中病情缓慢恶化，最终发展为功能性残疾[171,172]。

POEMS 综合征中的脱髓鞘神经病变

POEMS 综合征的表现包括多神经根神经病变、器官肿大、内分泌疾病、单克隆血浆细胞疾病和皮肤改变[175]。多发性神经病变和单克隆血浆细胞紊乱是诊断的必要条件。其他常见特征包括乳头水肿、血管外超负荷，一个或多个硬化性骨损伤、血小板增多和血清血管内皮生长因子（VEGF）升高。一些患者有 Castleman 综合征（巨大淋巴结增生症），有或没有浆细胞紊乱及 POEMS 的其他特征[176]。

脱髓鞘性多发性神经病是 POEMS 综合征最

常见的表现。患者有进行性对称性感觉神经病变。体格检查可见肌肉无力，振动感和本体感觉异常或丧失，肌肉拉伸反射减弱或消失。感觉亢进是常见的，有些病人有明显的疼痛。电生理学研究表现为复合运动动作电位的传导速度慢，振幅降低，但传导阻滞少见[177]。神经病变的发病机制尚不清楚，部分是由于过度刺激性细胞因子释放造成的神经内皮损伤。

疑似 POEMS 患者的检查应包括血清免疫荧光、血清 VEGF 水平、全身骨骼或全身 CT 扫描以及骨髓活检。大约 80% 的患者可检测到血清副蛋白，但通常处于低水平，只能通过免疫固定检测到。在绝大多数患者中，骨硬化病变仅通过神经病变的检查同时发现，其他方面无症状。

POEMS 综合征患者的治疗主要针对肿瘤血浆细胞克隆。对于单个或少量骨损伤的患者，治疗的第一条线是局部放射治疗，通常可以治愈[175]。弥漫性多发性硬化性骨损伤、骨髓疾病或局灶性放疗后复发的患者需要全身治疗，如烷化剂（如环磷酰胺或美法仑），某些情况下需要自体干细胞移植的清髓化疗[178]。来那度胺或沙利度胺也可能有益。单用抗血管内皮生长因子药物的成功率尚不确定。血浆置换或 IVIg 通常是不获益的。当患者对治疗有反应时，患者通常有明显的神经病变改善及其他多系统症状的改善，尽管这种改善可能有至少几个月的延迟期。

感觉神经病变和抗二唾液酸神经节苷脂抗体综合征

这种综合征相对于其他浆细胞性疾病相关的神经病变来说是罕见的。患者通常有 IgM 单克隆抗体。副蛋白与 GD1b 以及其他几个含有二硅烷基的神经节苷脂结合。患者存在本体感觉、振动感觉和感觉性共济失调[179-181]的不同程度的减弱。部分患者伴有轻度的无力感。一些患者有眼混浊或其他脑神经 / 延髓受累，包括呼吸功能不全。该综合征类似于与小细胞肺癌相关的亚急性感觉神经元病。临床进程可能是稳步进行，急性复发和缓解，或慢性恶化和急性复发。少数已报道的患者接受皮质类固醇、环磷酰胺、IVIg、血浆置换或利妥昔单抗治疗有效。

血管炎性神经病

周围神经微血管炎可能发生在淋巴瘤或肺癌、前列腺癌、子宫癌、肾癌或胃癌患者中[182,183]。临床表现和电生理表现为多发性单神经炎或不对称远端感觉运动神经病变。小细胞肺癌患者还可能有脑脊髓炎或感觉神经病变[136]。有报道称肿瘤治疗和 / 或环磷酰胺治疗后神经功能有所改善；单用皮质类固醇似乎没有益处。

其他神经病变

除了常见的神经病变，少数小细胞肺癌患者抗Hu 抗体阳性，这些患者具有混合性感觉运动性多发性神经病和混合性轴突脱髓鞘电生理模式[153]。一些抗 Hu 抗体阳性的患者出现原发性脱髓鞘性多发性神经病，叠加在感觉神经病变[184]上，或是出现多发性单神经炎，活检证实为神经血管炎[150]。抗CV2 抗体的患者（多数为小细胞肺癌）可能发展为具有混合轴突脱髓鞘电生理特征的感觉运动性多发性神经病[22,185]。很多病人有中度至重度神经病理性疼痛。一些患者同时具有抗 Hu 和抗 CV2抗体。

慢性进行性轴索感觉运动性多发性神经病发生于多种癌症和血液肿瘤患者[186]。大多数受影响的患者体重明显减轻，这些患者处于肿瘤晚期或前期阶段。神经病变本身通常不是残疾的主要原因。这些患者的多发性神经病的确切病因通常不清楚，可能是多因素的。

自主神经功能异常

在抗 Caspr2 抗体阳性[48]患者中，自主神经功能异常可作为莫万综合征的一部分发生，在患有睾丸生殖细胞肿瘤青年男性中[27]，可作为抗 Ma2 脑炎的一部分发生，或作为 PERM 的一部分发生[144]。小细胞肺癌患者的自主神经功能异常也是多灶性脑脊髓炎的一部分。在一些病人中，自主神经症状掩盖了脑脊髓炎的其他表现。这些患者可能发展为严重和进行性胃肠动力障碍，伴有胃轻瘫、慢性肠假性梗阻和严重便秘，出现在发现肿瘤的前几个月[187]。患者还可能具有交感神经功能障碍（如直立性低血压或无汗）和 / 或副交感神经功能障碍（如口干、尿潴留或勃起功能障碍）的其他特征。抗神经抗体包括抗 Hu 抗体，它与交感神经节和肌间神经丛中的神经元发生反应[187]。有明显的自主神经异常合并或不合并（更常见）肿瘤患者，存在抗神经元神经节乙酰胆碱受体的抗体[188,189]。在一些患者中，肿瘤治疗和 / 或免疫治疗后自主神经功能的改善。

第三篇

肌无力综合征

近一半的 Lambert-Eaton 综合征患者有合并肿瘤，其中 90% 以上的肿瘤是小细胞肺癌[190-192]。小细胞肺癌患者中 Lambert-Eaton 综合征的患病率约为 3%[1]。在大多数副肿瘤性 Lambert-Eaton 综合征患者中，神经症状先于相关肿瘤的出现；这一间隔可能长达 5 年，但在 90% 以上的病例中，间隔不到 12 个月[190, 193-196]。小细胞肺癌患者合并 Lambert-Eaton 综合征生存期相对较长，支持了自身免疫反应减缓肿瘤生长的理论[197]。

Lambert-Eaton 综合征的临床表现和电生理特征在副肿瘤和非肿瘤患者中非常相似[195, 198]。大多数病人存在隐匿的、逐渐出现的无力和疲劳。在病程的早期，患者在神经科检查中通常只有轻微的异常。无力的表现通常为对称性，主要影响近端腿部肌肉，并在较小程度上累及肩带肌肉。肌肉疼痛或远端感觉异常并不少见。肌肉牵张反射减少或缺失。在疾病过程中，高达 90% 的患者出现交感神经或副交感神经自主神经功能障碍的症状，包括口干、勃起功能障碍、视力模糊、便秘、排尿困难、直立和少汗[199]。在发生在明显的肢体无力的情况下，至少三分之一的患者有吞咽困难、上睑下垂或复视，这些症状一般都很轻微[200, 201]。需要通气支持的呼吸衰竭是不常见的，可以自发发生，也可以由药物引起。

副肿瘤患者比非肿瘤性 Lambert-Eaton 综合征患者的无力发展速度更快，尽管两组之间有相当大的重叠[202]。副肿瘤与非肿瘤性 Lambert-Eaton 综合征的一个区别是，一些肿瘤患者伴有小脑变性、脑脊髓炎、感觉运动性多神经病或其他重叠综合征。在小细胞肺癌患者中，Lambert-Eaton 综合征和小脑变性之间存在着特殊的联系[203, 204]。

肌无力综合征的特征性电生理学表现包括肌肉动作电位的振幅降低，复合肌肉动作电位的幅度在几秒钟的最大自主收缩后明显增加，在重复的神经刺激的低速率下递减响应，高刺激率下增量响应[205, 206]。

在 90% 以上的副肿瘤或非肿瘤性 Lambert-Eaton 综合征患者[207, 208]中发现抗 P/Q 型电压门控钙通道（VGCC）的血清抗体。有明确的实验证据表明，抗 VGCC 抗体通过抑制神经肌肉连接处乙酰胆碱的释放而引起疾病。除了抗 VGCC 抗体外，抗 SOX1 转录因子的抗体存在于近三分之二与小细胞肺癌相关的 Lambert-Eaton 综合征患者中，但仅存在于 5% 的非肿瘤性 Lambert-Eaton 综合征患者中[1]。

抗 SOX 抗体与 Lambert-Eaton 综合征的发病无直接关系，但可作为小细胞肺癌的血清学指标。

大多数副肿瘤性 Lambert-Eaton 综合征患者在成功治疗相关肿瘤后神经功能得到改善[194, 209]。溴吡斯的明可能有效，但通常对 Lambert-Eaton 综合征疗效不如在重症肌无力中的治疗效果。针对 3, 4- 二氨基吡啶的钾通道拮抗剂延长了几乎所有 Lambert-Eaton 综合征患者运动神经末梢的动作电位，提高了患者的力量[210, 211]。溴吡斯的明和二氨基吡啶类药物的联合使用通常能提高效益，并允许两种药物的低剂量使用。

对于正在接受或将要接受肿瘤治疗的副肿瘤性 Lambert-Eaton 综合征患者，通常使用溴吡斯的明和 / 或二氨基吡啶并推迟免疫治疗，因为这些患者的症状将随着肿瘤治疗的成功而改善。如果无法接受系统治疗，或患者持续无力不能缓解，泼尼松和 / 或硫唑嘌呤通常在数周或更长的延迟期后有效[191, 209]。环孢素或利妥昔单抗可能用于治疗无效或不能耐受泼尼松和硫唑嘌呤的患者。血浆置换或 IVIg 治疗通常可以在 2～3 个月内使患者病情缓解。

肌病

流行病学研究普遍显示皮肌炎和多发性肌炎患者的癌症发病率明显高于预期[212-214]。除了肺腺癌、胃肠道腺癌或卵巢腺癌外，与年龄匹配的对照组相比，其他类型的肿瘤都没有明显的发病率升高。在大多数患者中，肌炎和肿瘤在较短的时间内就被诊断出来。副肿瘤性肌炎和非肿瘤性肌炎患者的神经症状、肌电图检查、肌肉病理学、临床病程或对免疫治疗的反应没有明显区别。对于皮肌炎患者，抗转录介导因子 -1（TIF1）或抗核基质蛋白 NXP-2 自身抗体的存在增加了副肿瘤性的可能性[215, 216]。少数已报道的多发性肌炎或皮肌炎患者中，他们在仅接受相关肿瘤治疗后而未经免疫抑制治疗神经功能就有明显改善。

严重的坏死性肌病是肺癌或其他肿瘤的罕见并发症[217, 218]。患者出现严重、快速进行性无力，血清肌酸激酶显著升高。肌肉活检或尸检显示弥漫性，广泛的肌肉纤维变性和坏死，有轻微或无灌注反应。有些病人有抗羟甲基戊二酰辅酶 A 还原酶（HMGCR）的抗体[219]。一些病人在肿瘤切除和皮质类固醇治疗后病情好转，而另一些则严重致残或死于延髓和呼吸衰竭。

患者管理

已知或疑似副肿瘤综合征患者的临床管理包括四个部分：①证实该疾病实际上是副肿瘤性的；②确定相关肿瘤；③肿瘤治疗；④抑制导致神经元损伤的自身免疫作用。

根据是否有已知的癌症诊断，疑似副肿瘤性疾病的患者的鉴别诊断是不同的。在神经功能障碍和已确诊癌症的患者中，副肿瘤疾病的怀疑程度取决于神经综合征临床表现、肿瘤病理和抗神经抗体的存在。癌症转移和抗肿瘤治疗的神经毒性的处理比副肿瘤性疾病更常见，并且应始终作为鉴别诊断，同时也应鉴别代谢紊乱和中枢神经系统感染。对于没有确诊癌症的患者，副肿瘤疾病的怀疑程度取决于患者的年龄、性别、危险因素（尤其是吸烟）、神经系统综合征和抗神经系统抗体的存在。

神经影像学和脑脊液评价在中枢神经系统副肿瘤性疾病中常常是异常的，但本身并不能证明副肿瘤性。至少三分之二的副肿瘤性边缘系统脑炎患者的磁共振成像显示，在内侧颞叶和杏仁核的双侧 T2 加权和 / 或液体衰减反转恢复（FLAIR）信号异常。副肿瘤性小脑变性或斜视性眼阵挛 - 肌阵挛患者的 MRI 通常在发病早期是正常的，随后表现为非特异性弥漫性小脑萎缩。多数副肿瘤性脊髓病患者的脊柱 MRI 扫描异常。如果存在，中枢神经系统副肿瘤性疾病患者的 MRI 病变是非特异性的，不能将副肿瘤病因与其他疾病区分开来。大多数 CNS 副肿瘤综合征患者有异常 CSF，包括轻度蛋白升高、轻度单核细胞增多、IgG 指数升高和 / 或寡克隆带。正常脑脊液不能除外副肿瘤诊断。

神经传导研究和针式肌电图对诊断疑似副肿瘤性周围神经系统疾病（如 Lambert-Eaton 综合征、神经肌强直或感觉神经病变）具有重要价值，但本身不能区分副肿瘤和非肿瘤性。

在成人中查找肿瘤的检测方法应该包括胸部和腹部的 CT 或 MRI 扫描及女性的乳腺和盆腔成像[220]。在患有边缘系统脑炎的年轻男性中，睾丸超声有助于检测生殖细胞肿瘤，即使超声仅显示微小的钙化，睾丸切除术也可能证实为微小的管状生殖细胞肿瘤[221]。诊断性腹腔镜检查或卵巢切除术在一些抗 NMDAR 相关脑炎患者中发现了卵巢小畸胎瘤[72]。PET 扫描与融合 CT 扫描可显示疑似副肿瘤性疾病（有或无自身抗体）患者的肿瘤，这些患者的其他影像学检查可能呈阴性或不明确[222-224]。对于任何一种综合征的患者，只有在反复检查后才发现其肿瘤并不罕见。

特定的副肿瘤综合征、抗神经抗体特异性和相关肿瘤类型之间存在良好但不完全的相关性（表 37-2）。抗神经源性抗体的临床实用价值在于，当存在时，可大大增加对副肿瘤的怀疑指数，并且抗体的类型有助于指导相关肿瘤的寻找[2]。然而，抗神经抗体检测具有重要的临床局限性：①一个特定的临床综合征可能与几种自身抗体之一有关；②相反，特定的自身抗体可能与多种临床表现相关；③对于大多数神经系统综合征，即使不是所有的神经系统综合征，一些患者有抗神经系统自身抗体，但从未发展成明显的肿瘤。主要的例子是 Lambert-Eato 综合征和边缘系统脑炎。因此，抗体的存在并不一定意味着潜在的肿瘤；④一些自身抗体在肿瘤患者中呈低滴度，没有任何伴随的临床神经症状；⑤疑似副肿瘤综合征的患者可能没有可证明的抗神经病抗体，或可能有非典型或有不完全特征性抗体，不能在市售试剂盒中检测到。随着副肿瘤抗体列表的增加，一些最初被确定为阴性的患者最终发现了新识别的抗体。因此，阴性抗体检测并不排除副肿瘤性疾病和潜在肿瘤的可能性。

当肿瘤被确诊时，应采取适当的手术、化疗或放射治疗措施。对于至少一些中枢神经系统副肿瘤性疾病患者，成功的肿瘤治疗与更好的神经系统预后相关[225]。

一些综合征患者，尤其是边缘系统脑炎、成人或儿童的眼阵挛 - 肌阵挛、Lambert-Eaton 综合征或神经肌强直，在肿瘤治疗成功后神经功能改善。对于部分（可能不是大多数）综合征而言，有越来越多的证据表明，成功的肿瘤治疗是决定神经系统预后的主要因素，并且当肿瘤也被成功治疗时，免疫治疗更有可能有效。

影响神经系统副肿瘤综合征对免疫治疗反应的因素包括神经解剖部位（中枢与外周）、肿瘤神经靶抗原的细胞位置（神经元细胞表面与细胞内）、神经元损伤的机制（抗体介导与细胞介导）及相关肿瘤的治疗。一般来说，与中枢神经系统综合征相比，肿瘤治疗和 / 或免疫抑制治疗更有可能改善影响周围神经系统的综合征。由自身抗体与神经元细胞表面受体或离子通道反应引起的综合征更可能在免疫治疗获益，这可能是因为抗体通常不会导致轴突变性或神经元细胞死亡。主要的例子是 Lambert-Eaton 肌无力综合征、神经肌强直、抗 NMDAR 脑炎和与抗 LGI1 抗体相关的边缘系统脑炎。感觉神经元病和自主神经异常涉及周围神经系统,但患者通常对治疗无反应,可能是因为背根神经节和自主神经节的神经元细胞体受到自身免疫反应的不可逆损伤或杀死。

不幸的是,成人中最常见的两种副肿瘤性中枢神经系统综合征,即与抗 Hu 抗体相关的脑脊髓炎 / 感觉神经病变和与抗 Yo 抗体相关的小脑变性,尽管进行了积极的肿瘤治疗和多种免疫抑制治疗,但神经预后通常很差[225]。即使对于这些难治型的综合征,一些患者确实表现出对免疫疗法有意义的神经反应。有时与神经功能改善相关的唯一因素是肿瘤治疗的成功及诊断和治疗开始前神经功能缺损的持续时间和严重程度。对于那些已经稳定在严重神经功能障碍水平上数周的患者,随后通过任何干预的改善几乎是不可能的。因此,决定是否尝试免疫抑制疗法必须基于特定的综合征和患者的具体情况。

皮质类固醇和 / 或 IVIg 是副肿瘤疾病最常用的免疫疗法。患者通常先接受高剂量的静脉或口服类固醇(泼尼松、甲泼尼龙、地塞米松),然后缓慢或快速地逐渐减少。没有明确的证据确定最佳的药物、剂量、给药途径或皮质类固醇的使用计划。IVIg 可单独或与皮质类固醇联合使用。如果第一个疗程没有明显的效果,那么可能没有必要再进行多次 IVIg 疗程。血浆交换可以用于抗体介导的综合征,但也有报道称其他综合征患者的血浆交换有所改善。慢性口服或脉冲静脉注射环磷酰胺也被用于多种副肿瘤疾病,没有确凿的证据确定最佳的治疗方案或剂量。硫唑嘌呤或环孢素主要用于 Lambert-Eaton 综合征患者,很少有关于其在其他副肿瘤疾病中的疗效的报道。单克隆抗体利妥昔单抗,主要作用是耗竭 B 淋巴细胞和浆细胞,已被越来越多地用于儿童神经母细胞瘤和神经肌肉肌阵挛的治疗,并在成人副肿瘤综合征(脑炎和边缘系统脑炎)中使用。最近有研究标明,关于他克莫司联合泼尼松,或西罗莫司这些特异性抑制活化 T 淋巴细胞的药物,可用于治疗抗 Hu 或抗 Yo 相关综合征的患者[226,227]。

许多患者对免疫治疗的反应非常令人失望,有几种可能的解释。如前所述,即使是一个小的肿瘤负荷的持续存在也为进一步的神经元损伤提供了抗原驱动。目前的免疫疗法可能不能充分进入中枢神经系统,也不能有效地消除中枢神经系统中孤立的自身免疫反应。不幸的是,对于许多中枢综合征,在诊断副肿瘤性疾病时,患者很可能已经遭受了神经元死亡或不可逆转的损伤。

理论上认为,如果副肿瘤性疾病是由肿瘤的免疫反应引起的,用免疫抑制治疗神经系统疾病可能会对肿瘤的发展产生不利影响。但截至目前,没有确凿的证据表明接受免疫抑制治疗的患者肿瘤预后更差[20,94]。

要点

- 神经系统副肿瘤性疾病是不同于肿瘤转移,不能归因于癌症治疗、脑血管疾病、凝血病、感染或毒性 / 代谢原因的一类疾病。

- 大多数类型的肿瘤可能与副肿瘤性疾病有关,但最常见的是胸腺瘤伴重症肌无力和小细胞肺癌伴 Lambert-Eaton 肌无力综合征。

- 神经副肿瘤综合征可影响神经系统的各个层面,包括边缘系统、小脑、脑干、脊髓、运动神经元、背根神经节、周围神经、神经肌肉接头和肌肉。

- 神经系统副肿瘤性疾病的临床特征包括以下几点:①在大多数副肿瘤性疾病患者中,是以神经系统症状起病而发现肿瘤的;②在已知诊断为癌症的患者中,副肿瘤综合征是神经功能障碍鉴别诊断的重要组成部分;③副肿瘤性疾病常导致严重和永久性的神经系统疾病;④及时识别副肿瘤性疾病可以提高肿瘤治疗成功的可能性以及获得良好的神经系统预后。

- 副肿瘤疾病自身免疫的中心理论是假设肿瘤细胞表达与神经元正常表达的分子相同或抗原相关的肿瘤神经抗原,在极少数情况下,最初由肿瘤引起的自身免疫反应,随后攻击表达相同或相关抗原的神经元。

- 特定的神经综合征、肿瘤神经抗体和某些肿瘤类型之间存在良好但并不完全的相关性。

- 每个神经系统副肿瘤综合征都有其类似的非肿瘤性疾病,但几个神经系统综合征(如亚急性小脑变性、斜视性眼阵挛 - 肌阵挛、Lambert-Eaton 肌无力综合征)应高度警惕合并肿瘤的可能性。

- 肿瘤治疗和 / 或免疫治疗后,副肿瘤性疾病患者神经系统预后多种多样。至少对一部分病人来说,对该综合征的早期认识和及时的治疗提高了神经系统改善的可能性。

(仲佳 译 郑博 校)

参考文献

1. Gozzard P, Woodhall M, Chapman C, et al. Paraneoplastic neurologic disorders in small cell lung carcinoma: a prospective study. *Neurology*. 2015;85:235–239.
2. Graus F, Delattre JY, Antoine JC, et al. Recommended diagnostic criteria for paraneoplastic neurological syndromes. *J Neuro Neurosurg Psychiatr*. 2004;75:1135–1140.
3. Giometto B, Grisold W, Vitaliani R, et al. Paraneoplastic neurologic syndrome in the PNS Euronetwork database. *Arch Neurol*. 2010;67:330–335.
4. Hacohen Y, Wright S, Waters P, et al. Paediatric autoimmune encephalopathies: clinical features, laboratory investigations and outcomes in patients with or without antibodies to known central nervous system autoantigens. *J Neurol Neurosurg Psychiatr*. 2013;84:748–755.
5. Hoftberger R, Titualer MJ, Sabater L, et al. Encephalitis and GABAB receptor antibodies. *Neurology*. 2013;81:1500–1506.
6. Irani SR, Gelfand JM, Al-Diwani A, et al. Cell-surface central nervous system autoantibodies: clincal relevance and emerging paradigms. *Ann Neurol*. 2014;76:168–184.
7. Varley J, Vincent A, Irani SR. Clinical and experimental studies of potentially pathogenic brain-directed autoantibodies: current knowledge and future directions. *J Neurol*. 2015;262:1081–1095.
8. Graus F, Titualer MJ, Balu R, et al. A clinical approach to diagnosis of autoimmune encephalitis. *Lancet Neurol*. 2016;15:391–404.
9. McKeon A, Pittock SJ. Paraneoplastic encephalomyelopathies: pathology and mechanisms. *Acta Neuropathol*. 2011;122:381–400.
10. Dalmau J, Rosenfeld MR. Autoimmune encephalitis update. *Neuro-Oncology*. 2014;16:771–778.
11. Horta ES, Lennon VA, Lachance DH, et al. Neural autoantibody clusters aid diagnosis of cancer. *Clin Cancer Res*. 2014;20:3862–3869.
12. Tanaka M, Tanaka K, Tsuji S, et al. Cytotoxic T cell activity against the peptide AYRARALEL from Yo protein of patients with the HLA A24 or B27 supertype and paraneoplastic cerebellar degeneration. *J Neurol Sci*. 2001;188:61–65.
13. Rousseau A, Benyahia B, Dalmau J, et al. T-cell response to Hu-D peptides in patients with anti-Hu syndrome. *J Neuro-Oncol*. 2005;71:231–236.
14. Bien CG, Vincent A, Barnett MH, et al. Immunopathology of autoantibody-associated encephalitides: clues for pathogenesis. *Brain*. 2012;135:1622–1638.
15. de Jongste AH, de Graaf MT, van den Broek PD, et al. Elevated numbers of regulatory T cells, central memory T cells and class-switched B cells in CSF of patients with anti-Hu antibody associated paraneoplastic neurological syndromes. *J Neuroimmunol*. 2013;258:85–90.
16. Dalmau J, Graus F, Rosenblum MK, et al. Anti-Hu-associated paraoplastic encephalomyelitis/sensory neuronopathy: a clinical study of 71 patients. *Medicine*. 1992;71:59–72.
17. Graus F, Keime-Guibert F, Rene R, et al. Anti-Hu-associated paraneoplastic encephalomyelitis: analysis of 200 patients. *Brain*. 2001;124:1138–1148.
18. Sillevis Smitt P, Grefkens J, de Leeuw B, et al. Survival and outcome in 73 anti-Hu positive patients with paraneoplastic encephalomyelitis/sensory neuronopathy. *J Neurol*. 2002;249:745–753.
19. Lucchinetti CF, Kimmel DW, Lennon VA. Paraneoplastic and oncologic profiles of patients seropositive for type I antineuronal nuclear autoantibodies. *Neurology*. 1998;50:652–657.
20. Keime-Guibert F, Graus F, Broet P, et al. Clinical outcome of patients with anti-Hu-associated encephalomyelitis after treatment of the tumor. *Neurology*. 1999;53:1719–1723.
21. Yu Z, Kryzer TJ, Griesmann GE, et al. CRMP-5 neuronal antoantibody: marker of lung cancer and thymoma-related autoimmunity. *Ann Neurol*. 2001;49:146–154.
22. Dubey D, Lennon VA, Gadoth A, et al. Autoimmune CRMP5 neuropathy phenotype and outcome defined from 105 cases. *Neurology*. 2018;90:e104–e110.
23. Keime-Guibert F, Graus F, Fleury A, et al. Treatment of paraneoplastic neurological syndromes with antineuronal antibodies (anti-Hu, anti-Yo) with a combination of immunoglobulins, cyclophosphamide, and methylprednisolone. *J Neurol Neurosurg Psychiatr*. 2000;68:479–482.
24. Alamowitch S, Graus F, Uchuya M, et al. Limbic encephalitis and small cell lung cancer: clinical and immunological features. *Brain*. 1997;120:923–928.
25. Gultekin SH, Rosenfeld MR, Voltz R, et al. Paraneoplastic limbic encephalitis: neurological symptoms, immunological findings and tumour association in 50 patients. *Brain*. 2000;123:1481–1494.

26. Lawn ND, Westmoreland BF, Kiely MJ, et al. Clinical, magnetic resonance imaging, and electroencephalographic findings in paraneoplastic limbic encephalitis. *Mayo Clin Proc*. 2003;78:1363–1368.
27. Dalmau J, Graus F, Villarejo A, et al. Clinical analysis of anti-Ma2-associated encephalitis. *Brain*. 2004;127:1831–1844.
28. Haberlandt E, Bast T, Ebner A, et al. Limbic encephalitis in children and adolescents. *Arch Dis Child*. 2011;96:186–191.
29. Bataller L, Kleopa KA, Wu GF, et al. Autoimmune limbic encephalitis in 39 patients: immunophenotypes and outcomes. *J Neurol Neurosurg Psychiatr*. 2007;78:381–385.
30. Thieben MJ, Lennon VA, Boeve BF, et al. Potentially reversible autoimmune limbic encephalitis with neuronal potassium channel antibody. *Neurology*. 2004;62:1177–1182.
31. Blumenthal DT, Salzman KL, Digre KB, et al. Early pathologic findings and long-term improvement in anti-Ma2-associated encephalitis. *Neurology*. 2006;67:146–149.
32. Rojas-Marcos I, Graus F, Sanz G, et al. Hypersomnia as presenting symptom of anti-Ma2-associated encephalitis. *Neuro-Oncology*. 2007;9:75–77.
33. Lancaster E, Martinez-Hernandez E, Dalmau J. Encephalitis and antibodies to synaptic and neuronal cell surface proteins. *Neurology*. 2011;77:179–189.
34. Vernino S, Lennon VA. Autoantibody profiles and neurological correlations of thymoma. *Clin Cancer Res*. 2004;10:7270–7275.
35. Zuliani L, Saiz A, Tavolato B, et al. Paraneoplastic limbic encephalitis associated with potassium channel antibodies: value of anti-glial nuclear antibodies in identifying the tumour. *J Neurol Neurosurg Psychiatr*. 2007;78:204–205.
36. Vincent A, Buckley C, Schott J, et al. Potassium channel antibody-associated encephalopathy: a potentially immunotherapy-responsive form of limbic encephalitis. *Brain*. 2004;127:701–712.
37. Irani SR, Waters P, Kleopa KA, et al. Antibodies to Kv1 potassium channel-complex proteins leucine-rich, glioma inactivated 1 protein and contactin-associated protein-2 in limbic encephalitis, Morvan's syndrome and acquired neuromyotonia. *Brain*. 2010;133:2734–2748.
38. Lai M, Huijbers MG, Lancaster E, et al. Investigation of LGI1 as the antigen in limbic encephalitis previously attributed to potassium channels: a case series. *Lancet Neurol*. 2010;9:776–785.
39. van Sonderen A, Scheurs MW, Wirtz PW, et al. From VGKC to LGI1 and Caspr2 encephalitis: the evolution of a disease entity over time. *Autoimm Rev*. 2016;15:970–974.
40. van Sonderen A, Schreurs M, de Bruijn MA, et al. The relevance of VGKC positivity in the absence of LGI1 and Caspr2 antibodies. *Neurology*. 2016;86:1692–1699.
41. Lang B, Makuch M, Moloney T, et al. Intracellular and non-neuronal targets of voltage-gated potassium channel complex antibodies. *J Neurol Neurosurg Psychiatry*. 2017;88:353–361.
42. Tan KM, Lennon VA, Klein CJ, et al. Clinical spectrum of voltage-gated potassium channel autoimmunity. *Neurology*. 2008;70:1883–1890.
43. Irani SR, Michell AW, Lang B, et al. Faciobrachial dystonic seizures precede Lgi1 antibody limbic encephalitis. *Ann Neurol*. 2011;69:892–900.
44. Arino H, Armangue T, Petit-Pedrol M, et al. Anti-LGI1-associated cognitive impairment: presentation and long-term outcome. *Neurology*. 2016;87:759–765.
45. Navarro V, Kas A, Apartis E, et al. Motor cortex and hippocampus are the two main cortical targets in LGI1-antibody encephalitis. *Brain*. 2016;139:1079–1093.
46. Finke C, Pruss H, Heine J, et al. Evaluation of cognitive deficits and structural hippocampal damage in encephalitis with LGI1 antibodies. *JAMA Neurol*. 2017;74:50–59.
47. Irani SR, Pettingill P, Kleopa KA, et al. Morvan syndrome: clinical and serological observations in 29 cases. *Ann Neurol*. 2012;72:241–255.
48. van Sonderen A, Arino H, Petit-Pedrol M, et al. The clnical spectrum of Caspr2 antibody-associated disease. *Neurology*. 2016;87:521–528.
49. Joubert B, Saint-Martin M, Noraz N, et al. Characterization of a subtype of autoimmune encephalitis with anti-Caspr2 antibodies in the CSF, prominent limbic symptoms, and seizures. *JAMA Neurol*. 2016;73:1115–1124.
50. Liguori R, Vincent A, Clover L, et al. Morvan's syndrome: peripheral and central nervous system and cardiac involvement with antibodies to voltage-gated potassium channels. *Brain*. 2001;124:2417–2426.
51. Cornelius JR, Pittock SJ, McKeon A, et al. Sleep manifestations of voltage-gated potassium channel complex autoimmunity. *Arch Neurol*. 2011;68:733–738.
52. Lai M, Hughes EG, Peng X, et al. AMPA receptor antibodies in

limbic encephalitis alter synaptic receptor location. *Ann Neurol.* 2009;65:424–434.

53. Joubert B, Kerschen P, Zekeridou A, et al. Clinical spectrum of encephalitis associated with antibodies against the AMPA receptor: case series and review of the literature. *JAMA Neurol.* 2015;72:1163–1169.

54. Hoftberger R, van Sonderen A, Leypoldt F, et al. Encephalitis and AMPA receptor antibodies: novel findings in a case series of 22 patients. *Neurology.* 2015;84:2403–2412.

55. Lancaster E, Lai M, Peng X, et al. Antibodies to the GABA-B receptor in limbic encephalitis with seizures: case series and characterisation of the antigen. *Lancet Neurol.* 2010;9:67–76.

56. Boronat A, Sabater L, Saiz A, et al. GABAB receptor antibodies in limbic encephalitis and anti-GAD-associated neurologic disorders. *Neurology.* 2011;76:795–800.

57. Jeffery OJ, Lennon VA, Pittock SJ, et al. GABAB receptor autoantibody frequency in service serologic evaluation. *Neurology.* 2013;81:882–887.

58. KIm TJ, Lee ST, Shin JW, et al. Clinical manifestations and outcomes of the treatment of patients with GABAB encephalitis. *J Neuroimmunol.* 2014;270:45–50.

59. Pettingill P, Kramer HB, Coebergh JA, et al. Antibodies to GABAA receptor alpha1 and gamma2 subunits: clinical and serologic characterization. *Neurology.* 2015;84:1233–1241.

60. Spatola M, Petit-Pedrol M, Simabukuro M, et al. Investigations in GABAA receptor antibody-associated encephalitis. *Neurology.* 2017;88:1012–1020.

61. Arino H, Hoftberger R, Arribas N, et al. Paraneoplastic neurological syndromes and glutamic acid decarboxylase antibodies. *JAMA Neurol.* 2015;72:874–878.

62. McKeon A, Tracy JA. GAD65 neurological autoimmunity. *Muscle Nerve.* 2017;56:15–27.

63. Lancaster E, Martinez E, Titulaer MJ, et al. Antibodies to metabotropic glutamate receptor 5 in Ophelia syndrome. *Neurology.* 2011;77:1698–1701.

64. Boronat A, Gelfand JM, Gresa N, et al. Encephalitis and antibodies to dipeptidyl-peptidase-like protein-6, a subunit of Kv4.2 potassium channels. *Ann Neurol.* 2013;73:120–128.

65. Tobin WO, Lennon VA, Komorowski L, et al. DPPX potassium channel antibody: frequency, clinical accompaniments, and outcomes in 10 patients. *Neurology.* 2014;83:1797–1803.

66. Hara M, Arino H, Petit-Pedrol M, et al. DPPX antibody-associated encephalitis: main syndrome and antibody effects. *Neurology.* 2017;88:1340–1348.

67. van Sonderen A, Thijs RD, Coeders EC, et al. Anti-LGI1 encephalitis: clinical syndrome and long-term follow-up. *Neurology.* 2016;87:1449–1456.

68. Vitaliani R, Mason W, Ances B, et al. Paraneoplastic encephalitis, psychiatric symptoms, and hypoventilation in ovarian teratoma. *Ann Neurol.* 2005;58:594–604.

69. Tonomura Y, Kataoka H, Hara Y, et al. Clinical analysis of paraneoplastic encephalitis associated with ovarian teratoma. *J Neuro-Oncol.* 2007;84:287–292.

70. Iizuka T, Sakai F, Ide T, et al. Anti-HNDA receptor encephalitis in Japan: long-term outcome without tumor removal. *Neurology.* 2008;70:504–511.

71. Irani SR, Bera K, Waters P, et al. N-methyl-D-aspartate antibody encephalitis: temporal progression of clinical and paraclinical observations in a predominantly non-paraneoplastic disorder of both sexes. *Brain.* 2010;133:1655–1667.

72. Dalmau J, Lancaster E, Martinez-Hernandez E, et al. Clinical experience and laboratory investigations in patients with anti-NMDAR encephalitis. *Lancet Neurol.* 2011;10:63–74.

73. Titulaer MJ, McCracken L, Gabilondo I, et al. Treatment and prognostic factors for long-term outcome in patients with anti-NMDA receptor encephalitis: an obervational cohort study. *Lancet Neurol.* 2013;12:157–165.

74. Dalmau J. NMDA receptor encephalitis and other antibody-mediated disorders of the synapse. *Neurology.* 2016;87:2471–2482.

75. Dalmau J, Gleichman AJ, Hughes EG, et al. Anti-NMDA-receptor encephalitis: case series and analysis of the effects of antibodies. *Lancet Neurol.* 2008;7:1091–1098.

76. Hughes EG, Peng X, Gleichman AJ, et al. Cellular and synaptic mechanisms of anti-NMDA receptor encephalitis. *J Neurosci.* 2010;30:5866–5875.

77. Mikasova L, De Rossi P, Bouchet D, et al. Disrupted surface cross-talk between NMDA and Ephrin-B2 receptors in anti-NMDA encephalitis. *Brain.* 2012;135:1606–1621.

78. Kreye J, Wenke NK, Chayka M, et al. Human CSF monoclonal NMDA receptor autoantibodies are sufficient for encephalitis pathogenesis. *Brain.* 2016;139:2641–2652.

79. Schmitt SE, Pargeon K, Frechette ES, et al. Extreme delta brush: a unique EEG pattern in adults with anti-NMDA receptor encephalitis. *Neurology.* 2012;79:1094–1100.

80. Florance NR, Davis RL, Lam C, et al. Anti-N-methyl-D-aspartate receptor (NMDAR) encephalitis in children and adolescents. *Ann Neurol.* 2009;66:11–18.

81. Gabilondo I, Saiz A, Galan L, et al. Analysis of relapses in anti-NMDAR encephalitis. *Neurology.* 2011;77:996–999.

82. Finke C, Kopp UA, Pruss H, et al. Cognitive deficits following anti-NMDA receptor encephalitis. *J Neurol Neurosurg Psychiatr.* 2012;83:195–198.

83. Finke C, Kopp UA, Pajkert A, et al. Structural hippocampal damage following anti-NMDA receptor encephalitis. *Biol Psychiatr.* 2016;79:727-734.

84. Gable MS, Sheriff H, Dlamau J, et al. The frequency of autoimmune NMDA receptor encephalitis surpasses that of individual viral etiologies in young individuals enrolled in the California Encephalitis Project. *Clin Infect Dis.* 2012;54:899–904.

85. Armangue T, Moris G, Cantarin V, et al. Autoimmune post-herpes simplex encephalitis of adults and teenagers. *Neurology.* 2015;85:1736–1743.

86. Hammack JE, Kotanides H, Rosenblum MK, et al. Paraneoplastic cerebellar degeneration: clinical and immunologic findings in 21 patients with Hodgkin's disease. *Neurology.* 1992;42:1938–1943.

87. Peterson K, Rosenblum MK, Kotanides H, et al. Paraneoplastic cerebellar degeneration: a clinical analysis of 55 anti-Yo antibody-positive patients. *Neurology.* 1992;42:1931–1937.

88. Graus F, Arino H, Dalmau J. Paraneoplastic neurological syndromes in Hodgkin and non-Hodgkin lymphomas. *Blood.* 2014;123:3230–3238.

89. Ducray F, Demarquay G, Graus F, et al. Seronegative paraneoplastic cerebellar degeneration: the PNS Euronetwork experience. *Eur J Neurol.* 2014;21:731–735.

90. Rojas-Marcos I, Rousseau A, Keime-Guibert F, et al. Spectrum of paraneoplastic neurologic disorders in women with breast and gynecologic cancer. *Medicine.* 2003;82:216–223.

91. Shams'ili S, Grefkens J, de Leeuw B, et al. Paraneoplastic cerebellar degeneration associated with antineuronal antibodies: analysis of 50 patients. *Brain.* 2003;126:1409–1418.

92. Bernal F, Shams'ili S, Rojas I, et al. Anti-Tr antibodies as markers of paraneoplastic cerebellar degeneration and Hodgkin's disease. *Neurology.* 2003;60:230–234.

93. de Graaff E, Maat P, Hulsenboom E, et al. Identification of Delta/Notch-like epidermal growth factor-related receptor as the Tr antigen in paraneoplastic cerebellar degeneration. *Ann Neurol.* 2012;71:815–824.

94. Rojas I, Graus F, Keime-Guibert F, et al. Long-term clinical outcome of paraneoplastic cerebellar degeneration and anti-Yo antibodies. *Neurology.* 2000;55:713–715.

95. Martin-Garcia E, Mannara F, Gutierrez J, et al. Intrathecal injection of P/Q type voltage-gated calcium channel antibodies from paraneoplastic cerebellar degeneration cause ataxia in mice. *J Neuroimmunol.* 2013;261:53–59.

96. Coesmans M, Sillevis Smitt PA, Linden DJ, et al. Mechanisms underlying cerebellar motor deficits due to mGluR1-autoantibodies. *Ann Neurol.* 2003;53:325–336.

97. McKeon A, Tracy JA, Pittock SJ, et al. Prukinje cell cytoplasmic autoantibody type 1 accompaniments. *Arch Neurol.* 2011;68:1282–1289.

98. Sabater L, Höftberger R, Boronat A, et al. Antibody repertoire in paraneoplastic cerebellar degeneration and small cell lung cancer. *Plos One.* 2013;8:e60438.

99. Vernino S, O'Neill BP, Marks RS, et al. Immunomodulatory treatment trial for paraneoplastic neurological disorders. *Neuro-Oncology.* 2003;6:55–62.

100. Rudnick E, Khakoo Y, Antunes NL, et al. Opsoclonus-myoclonus-ataxia syndrome in neuroblastoma: clinical outcome and antineuronal antibodies: a report from the Children's Cancer Group. *Med Pediatr Oncol.* 2001;36:612–622.

101. Gambini C, Conte M, Bernini G, et al. Neuroblastic tumors associated with opsoclonus-myoclonus syndrome: histological, immunohistochemical and molecular features of 15 Italian cases. *Virchows Arch.* 2003;442:555–562.

102. Brunklaus A, Pohl K, Zuberi SM, et al. Investigating neuroblastoma

in childhood opsoclonus-myoclonus syndrome. *Arch Dis Child.* 2012;97:461–463.

103. Bataller L, Graus F, Saiz A, et al. Clinical outcome in adult onset idiopathic or paraneoplastic opsoclonus-myoclonus. *Brain.* 2001;124:437–443.

104. Jen JC, Lopez I, Baloh RW. Opsoclonus: clinical and immunological features. *J Neurol Sci.* 2012;320:61–65.

105. Klaas JP, Ahlskog JE, Pittock SJ, et al. Adult-onset opsoclonus-myoclonus syndrome. *Arch Neurol.* 2012;69:1598–1607.

106. Armangue T, Sabater L, Torres E, et al. Clinical and immunological features of opsoclonus-myoclonus syndrome in the era of neuronal cell surface antibodies. *JAMA Neurol.* 2016;73:417–424.

107. Wong AM, Musallam S, Tomlinson RD, et al. Opsoclonus in three dimensions: oculographic, neuropathologic and modelling correlates. *J Neurol Sci.* 2001;189:71–81.

108. Ridley A, Kennard C, Scholtz CL, et al. Omnipause neurons in two cases of opsoclonus associated with oat cell carcinoma of the lung. *Brain.* 1987;110:1699–1709.

109. Hayward K, Jeremy RJ, Jenkins S, et al. Long-term neurobehavioral outcome in children with neuroblastoma and opsoclonus-myoclonus-ataxia syndrome: relationship to MRI findings and anti-neuronal antibodies. *J Pediatr.* 2001;139:552–559.

110. Korfei M, Fuhlhuber V, Schmidt T, et al. Functional characterisation of autoantibodies from patients with pediatric opsoclonus-myoclonus syndrome. *J Neuroimmunol.* 2005;170:150–157.

111. Antunes NL, Khakoo Y, Matthay KK, et al. Antineuronal antibodies in patients with neuroblastoma and paraneoplastic opsoclonus-myoclonus. *J Pediatr Hematol/Oncol.* 2000;22:315–320.

112. Blaes F, Fuhlhuber V, Korfei M, et al. Surface-binding autoantibodies to cerebellar neurons in opsoclonus syndrome. *Ann Neurol.* 2005;58:313–317.

113. Fuhlhuber V, Bick S, Tschernatsch M, et al. Autoantibody-mediated cytotoxicity in paediatric opsoclonus-myoclonus syndrome is dependent on ERK-1/2 phosphorylation. *J Neuroimmunol.* 2015;289:182–186.

114. Bataller L, Rosenfeld MR, Graus F, et al. Autoantigen diversity in the opsoclonus-myoclonus syndrome. *Ann Neurol.* 2003;53:347–353.

115. Pittock SJ, Lucchinetti CF, Lennon VA. Anti-Neuronal nuclear autoantibody type 2: paraneoplastic accompaniments. *Ann Neurol.* 2003;53:580–587.

116. Tate ED, Pranzatelli MR, Verhulst SJ, et al. Active comparator-controlled, rater-blinded study of corticotropin-based immunotherapies for opsoclonus-myoclonus syndrome. *J Child Neurol.* 2012;27:875–884.

117. Brunklaus A, Pohl K, Zuberi SM, et al. Outcome and prognostic features in opsoclonus-myoclonus syndrome from infancy to adult life. *Pediatrics.* 2011;128:e388–e394.

118. Pranzatelli MR, Tate ED. Trends and tenets in relapsing and progressive opsoclonus-myoclonus syndrome. *Brain Devel.* 2016;38:439–448.

119. Mitchell WG, Brumm VL, Azen CG, et al. Longitudinal neurodevelopmental evaluation of children with opsoclonus-ataxia. *Pediatrics.* 2005;116:901–907.

120. Mitchell WG, Davalos Y, Brumm VL, et al. Opsoclonus-ataxia caused by childhood neuroblastoma: developmental and neurologic sequelae. *Pediatrics.* 2002;109:86–98.

121. Anand G, Bridge H, Rackstraw P, et al. Cerebellar and cortical abnormalities in paediatric opsoclonus-myoclonus syndrme. *Dev Med Child Neurol.* 2015;57:265–272.

122. Mitchell WG, Wooten AA, O'Neil SH, et al. Effect of increased immunosuppression on developmental outcome of opsoclonus myoclonus syndrome. *J Child Neurol.* 2015;30:976–982.

123. Pranzatelli MR, Tate ED. Dexamethasone, intravenous immunoglobulin, and rituximab combination immunotherapy for pediatric opsoclonus-myoclonus syndrome. *Pediatr Neurol.* 2017;73:48–56.

124. Croteau D, Owainati A, Dalmau J, et al. Response to cancer therapy in a patient with a paraneoplastic choreiform disorder. *Neurology.* 2001;57:719–722.

125. Vernino S, Tuite P, Adler CH, et al. Paraneoplastic chorea associated with CRMP-5 neuronal antibody and lung carcinoma. *Ann Neurol.* 2002;51:625–630.

126. Kinirons P, Fulton A, Keoghan M, et al. Paraneoplastic limbic encephalitis and chorea associated with CRMP-5 neuronal antibody. *Neurology.* 2003;61:1623–1624.

127. Sheorajpanday R, Slabbynck H, van de Sompel W, et al. Small cell lung carcinoma presenting as CRMP-5 paraneoplastic optic neuropathy. *J Neuro-Ophthalmol.* 2006;26:168–172.

128. Cross SA, Salomao DR, Parisi JE, et al. Paraneoplastic autoimmune

129. Antoine JC, Camdessanche JP, Absi L, et al. Devic disease and thymoma with anti-central nervous system and antithymus antibodies. *Neurology.* 2004;62:978–980.

130. Pittock SJ, Lucchinetti CF, Parisi JE, et al. Amphiphysin autoimmunity: paraneoplastic accompaniments. *Ann Neurol.* 2005;58: 96–107.

131. Ducray F, Weil R, Garcia PY, et al. Devic's syndrome-like phenotype associated with thymoma and anti-CV2 antibodies. *J Neurol Neurosurg Psychiatr.* 2007;78:325–327.

132. Flanagan EP, McKeon A, Lennon VA, et al. Paraneoplastic related myelopathy: clinical course and neuroimaging clues. *Neurology.* 2011;76:2089–2095.

133. Dansey RD, Hammond-Tooke GD, Lai, K, et al. Subacute myelopathy: an unusual paraneoplastic complication of Hodgkin's disease. *Med Pediatr Oncol.* 1988;16:284–286.

134. Hughes M, Ahern V, Kefford R, et al. Paraneoplastic myelopathy at diagnosis in a patient with pathologic stage IA Hodgkin disease. *Cancer.* 1992;70:1598–1600.

135. Wessig C, Klein R, Schneider MF, et al. Neuropathology and binding studies in anti-amphiphysin-associated stiff-person syndrome. *Neurology.* 2003;61:195–198.

136. Balint B, Bhatia KP. Stiff person syndrome and other immune-mediated movement disorders - new insights. *Curr Opin Neurol.* 2016;29:496–506.

137. Martinez E, Arino H, McKeon A, et al. Clinical and immunologic investigations in patients with stiff-person spectrum disorder. *JAMA Neurol.* 2016;73:714–720.

138. McKeon A, Martinez E, Lancaster E, et al. Glycine receptor autoimmune spectrum with stiff-man syndrome phenotype. *JAMA Neurol.* 2013;70:44–50.

139. Dropcho EJ. Antiamphiphysin antibodies with small cell lung carcinoma and paraneoplastic encephalomyelitis. *Ann Neurol.* 1996;39:659–667.

140. Murinson BB, Guarnaccia JB. Stiff-person syndrome with amphiphysin antibodies. *Neurology.* 2008;71:1955–1958.

141. Geis C, Weishaupt A, Hallermann S, et al. Stiff person syndrome-associated autoantibodies to amphiphysin mediate reduced GABAergic inhibition. *Brain.* 2010;133:3166–3180.

142. Werner C, Pauli M, Doose S, et al. Human autoantibodies to amphiphysin induce defective presynaptic vesicle dynamics and composition. *Brain.* 2016;139:365–379.

143. Balint B, Jarius S, Nagel S, et al. Progressive encephalomyelitis with rigidity and myoclonus: a new variant with DPPX antibodies. *Neurology.* 2014;82:1521–1528.

144. Carvajal-Gonzalez A, Leite MI, Waters P, et al. Glycine receptor antibodies in PERM and related syndromes: characteristics, clinical features and outcomes. *Brain.* 2014;137:2178–2192.

145. Verma A, Berger JR, Snodgrass S, et al. Motor neuron disease: a paraneoplastic process associated with anti-Hu antibody and small-cell lung carcinoma. *Ann Neurol.* 1996;40:112–116.

146. Rosenfeld MR, Posner JB. Paraneoplastic motor neuron disease. *Adv Neurol.* 1991;56:445–459.

147. Evans BK, Fagan C, Arnold T, et al. Paraneoplastic motor neuron disease and renal cell carcinoma: improvement after nephrectomy. *Neurology.* 1990;40:960–962.

148. Gordon PH, Rowland LP, Younger DS, et al. Lymphoprofliferative disorders and motor neuron disease: an update. *Neurology.* 1997;48:1671–1678.

149. Chalk CH, Windebank AJ, Kimmel DW, et al. The distinctive clinical features of paraneoplastic sensory neuronopathy. *Can J Neurol Sci.* 1992;19:346–351.

150. Eggers C, Hagel C, Pfeiffer G. Anti-Hu-associated paraneoplastic sensory neuropathy with peripheral nerve demyelination and microvasculitis. *J Neurol Sci.* 1998;155:178–181.

151. Antoine JC, Mosnier JF, Absi L, et al. Carcinoma associated paraneoplastic peripheral neuropathies in patients with and without anti-onconeural antibodies. *J Neurol Neurosurg Psychiatr.* 1999;67:7–14.

152. Camdessanche JP, Antoine JC, Honnorat J, et al. Paraneoplastic peripheral neuropathy associated with anti-Hu antibodies: a clinical and electrophysiological study of 20 patients. *Brain.* 2002;125: 166–175.

153. Oh SJ, Gurtekin Y, Dropcho EJ, et al. Anti-Hu antibody neuropathy: a clinical, electrophysiological, and pathological study. *Clin Neurophysiol.* 2005;116:28–34.

154. Molinuevo JL, Graus F, Serrano C, et al. Utility of anti-Hu antibodies in the diagnosis of paraneoplastic sensory neuropathy. *Ann Neurol.* 1998;44:976–980.

155. Graus F, Bonaventura I, Uchuya M, et al. Indolent anti-Hu-associated paraneoplastic sensory neuropathy. *Neurology.* 1994;44:2258–2261.

156. Byrne T, Mason WP, Posner JB, et al. Spontaneous neurological improvement in anti-Hu associated encephalomyelitis. *J Neurol Neurosurg Psychiatr.* 1997;62:276–278.

157. Oh SJ, Dropcho EJ, Claussen GC. Anti-Hu-associated paraneoplastic sensory neuronopathy responding to early aggressive immunotherapy: report of two cases and review of the literature. *Muscle Nerve.* 1997;20:1576–1582.

158. Hart IK, Maddison P, Newsom-Davis J, et al. Phenotypic variants of autoimmune peripheral nerve hyperexcitability. *Brain.* 2002;125:1887–1895.

159. Vernino S, Lennon VA. Ion channel and striational antibodies define a continuum of autoimmune neuromuscular hyperexcitability. *Muscle Nerve.* 2002;26:702–707.

160. Ahmed A, Simmons Z. Isaacs syndrome: a review. *Muscle Nerve.* 2015;52:5–12.

161. Tomimitsu H, Arimura K, Nagado T, et al. Mechanism of action of voltage-gated K+ channel antibodies in acquired neuromyotonia. *Ann Neurol.* 2004;56:440–444.

162. Vital C, Vital A, Julien J, et al. Peripheral neuropathies and lymphoma without monoclonal gammopathy: a new classification. *J Neurol.* 1990;237:177–185.

163. Vallat JM, De Mascarel HA, Bordessoule D, et al. Non-Hodgkin's malignant lymphomas and peripheral neuropathies-13 cases. *Brain.* 1995;118:1233–1245.

164. Kyle RA, Larson DR, Therneau TM, et al. Long-term follow-up of monoclonal gammopathy of undetermined significance. *N Engl J Med.* 2018;378:241–249.

165. Ponsford S, Willison H, Veitch J, et al. Long-term clinical and neurophysiological follow-up of patients with peripheral neuropathy associated with benign monoclonal gammopathy. *Muscle Nerve.* 2000;23:164–174.

166. Eurelings M, Moons KG, Notermans NC, et al. Neuropathy and IgM M-proteins: prognostic value of antibodies to MAG, SGPG, and sulfatide. *Neurology.* 2001;56:228–233.

167. Lupu VD, Mora CA, Dambrosia J, et al. Terminal latency index in neuropathy with antibodies against myelin-associated glycoprotein. *Muscle Nerve.* 2007;35:196–202.

168. Magy L, Kabore R, Mathis S, et al. Heterogeneity of polyneuropathy associated with anti-MAG antibodies. *J Immunol Res.* 2015;2015:1–9.

169. Lopate G, Kornberg AJ, Yue J, et al. Anti-MAG antibodies: variability in patterns of IgM binding to peripheral nerve. *J Neurol Sci.* 2001;188:67–72.

170. Monaco S, Ferrari S, Bonetti B, et al. Experimental induction of myelin changes by anti-MAG antibodies and terminal complement complex. *J Neuropathol Exp Neurol.* 1995;54:96–104.

171. Nobile-Orazio E, Meucci N, Baldini L, et al. Long-term prognosis of neuropathy associated with anti-MAG IgM M-proteins and its relationship to immune therapies. *Brain.* 2000;123:710–717.

172. Gorson KC, Ropper AH, Weinberg DH, et al. Treatment experience in patients with anti-myelin-associated glycoprotein neuropathy. *Muscle Nerve.* 2001;24:778–786.

173. Comi G, Roveri L, Swan A, et al. A randomised controlled trial of intravenous immunoglobulin in IgM paraprotein associated demyelinating neuropathy. *J Neurol.* 2002;249:1370–1377.

174. Leger JM, Viala K, Nicolas G, et al. Placebo–controlled trial of rituximab in IgM anti-MAG neuropathy. *Neurology.* 2013;80:2217–2225.

175. Dispenzieri A. POEMS syndrome: 2017 update o diagnosis, risk stratification, and management. *Am J Hematol.* 2017;92:814–829.

176. Naddaf E, Dispenzieri A, Mandrekar J, et al. Clinical spectrum of Castleman disease-associated neuropathy. *Neurology.* 2016;87:2457–2462.

177. Mauermann ML, Sorenson EJ, Dispernzieri A, et al. Uniform demyelination and more severe axonal loss distinguish POEMS syndrome from CIDP. *J Neurol Neurosurg Psychiatr.* 2012;83:480–486.

178. Karam C, Klein, CJ, Dispenzieri A, et al. Polyneuropathy improvement following autologous stem cell transplantation for POEMS syndrome. *Neurology.* 2015;84:1981–1987.

179. Eurelings M, Ang CW, Notermans NC, et al. Antiganglioside antibodies in polyneuropathy associated with monoclonal gammopathy. *Neurology.* 2001;57:1909–1912.

180. Willison HJ, O'Leary CP, Veitch J, et al. The clinical and laboratory features of chronic sensory ataxic neuropathy with anti-disialosyl IgM antibodies. *Brain.* 2001;124:1968–1977.

181. Yuki N, Uncini A. Acute and chronic ataxic neuropathies with disialosyl antibodies: a continuous clinical spectrum and a common pathyphysiological mechanism. *Muscle Nerve.* 2014;49:629–635.

182. Younger DS, Dalmau J, Inghirami G, et al. Anti-Hu-associated peripheral nerve and muscle microvasculitis. *Neurology.* 1994;44:181–183.

183. Oh SJ. Paraneoplastic vasculitis of the peripheral nervous system. *Neurol Clin.* 1997;15(4):849–863.

184. Antoine JC, Mosiner JF, Honnorat J, et al. Paraneoplastic demyelinating neuropathy, subacute sensory neuropathy, and anti-Hu antibodies: clinicopathological study of an autopsy case. *Muscle Nerve.* 1998;21:850–857.

185. Antoine JC, Honnorat J, Camdessanche JP, et al. Paraneoplastic anti-CV2 antibodies react with peripheral nerve and are associated with a mixed axonal and demyelinating peripheral neuropathy. *Ann Neurol.* 2001;49:214–221.

186. Gomm SA, Thatcher N, Barber PV, et al. A clinicopathological study of the paraneoplastic neuromuscular syndromes associated with lung cancer. *Quart J Med.* 1990;75:577–595.

187. Lee HR, Lennon VA, Camilleri M, et al. Paraneoplastic gastrointestinal motor dysfunction: clinical and laboratory characteristics. *Am J Gastroenterol.* 2001;96:373–379.

188. McKeon A, Lennon VA, Lachance DH, et al. Ganglionic acetylcholine receptor autoantibody: oncological, neurological, and serological accompaniments. *Arch Neurol.* 2009;66:735–741.

189. Li Y, Jammoui A, Mente K, et al. Clinical experience of seropositive ganglionic acetylcholine receptor antibody in a tertiary neurology referral center. *Muscle Nerve.* 2015;52:386–391.

190. O'Neill JH, Murray NM, Newsom-Davis J. The Lambert-Eaton myasthenic syndrome: a review of 50 cases. *Brain.* 1988;111:577–596.

191. Tim RW, Massey JM, Sanders DB. Lambert-Eaton myasthenic syndrome: electrodiagnostic findings and response to treatment. *Neurology.* 2000;54:2176–2178.

192. Wirtz PW, van Dijk JG, van Doorn PA, et al. The epidemiology of the Lambert-Eaton myasthenic syndrome in the Netherlands. *Neurology.* 2004;63:397–398.

193. Chalk CH, Murray NM, Newsom-Davis J, et al. Response of the Lambert-Eaton myasthenic syndrome to treatment of associated small cell lung carcinoma. *Neurology.* 1990;40:1552–1556.

194. Sanders DB. Lambert-Eaton myasthenic syndrome: diagnosis and treatment. *Ann NY Acad Sci.* 2003;998:500–508.

195. Wirtz PW, Smallegange TM, Wintzen AR, et al. Differences in clinical features between the Lambert-Eaton myasthenic syndrome with and without cancer: an analysis of 227 published cases. *Clin Neurol Neurosurg.* 2002;104:359–363.

196. Titulaer MJ, Wirtz PW, Kuks JB, et al. The Lambert-Eaton myasthenic syndrome 1988-2008: a clinical picture in 97 patients. *J Neuroimmunol.* 2008;201:153–158.

197. Maddison P, Gozzard P, Grainge MJ, et al. Long-term survival in paraneoplastic Lambert-Eaton myasthenic syndrome. *Neurology.* 2017;88:1334–1339.

198. Titulaer MJ, Maddison P, Sont JK, et al. Clinical Dutch-English Lambert-Eaton myasthenic syndrome tumor association prediction score accurately predicts small-cell lung cancer. *J Clin Oncol.* 2011;29:902–908.

199. O'Suilleabhain P, Low PA, Lennon VA. Autonomic dysfuncton in the Lambert-Eaton myasthenic syndrome: serologic and clinical correlates. *Neurology.* 1998;50:88–93.

200. Wirtz PW, Sotodeh M, Nijnuis M, et al. Difference in distribution of muscle weakness between myasthenia gravis and the Lambert-Eaton myasthenic syndrome. *J Neurol Neurosurg Psychiatr.* 2002;73:766–768.

201. Burns TM, Russell JA, LaChance DH, et al. Oculobulobar involvement is typical with Lambert-Eaton myasthenic syndrome. *Ann Neurol.* 2003;53:270–273.

202. Titulaer MJ, Lang B, Verschuuren JJ. Lambert-Eaton myasthenic syndrome: from clinical characteristics to therapeutic strategies. *Lancet Neurol.* 2011;10:1098–1107.

203. Mason WP, Graus F, Lang B, et al. Small-cell lung cancer, paraneoplastic cerebellar degeneration and the Lambert-Eaton myasthenic syndrome. *Brain.* 1997;120:1279–1300.

204. Graus F, Lang B, Pozo-Rosich P, et al. P/Q-type calcium-channel antibodies in paraneoplastic cerebellar degeneration with lung cancer. *Neurology.* 2002;59:764–766.

205. Oh SJ, Kurokawa K, Claussen GC, et al. Electrophysiological diagnostic criteria of Lambert-Eaton myasthenic syndrome. *Muscle*

Nerve. 2005;32:515–520.

206. Chiou-Tan FY, Gilchrist JM. Repetitive nerve stimulation and single-fiber electromyography in the evaluation of patients with suspected myasthenia gravis or Lambert-Eaton myasthenic syndrome: review of recent literature. *Muscle Nerve.* 2015;52: 455–462.

207. Wirtz PW, Wintzen AR, Verschuuren JJ. Lambert-Eaton myasthenic syndrome has a more progressive course in patients with lung cancer. *Muscle Nerve.* 2005;32:226–229.

208. Maddison P, Lang B. Paraneoplastic neurological autoimmunity and survival in small-cell lung cancer. *J Neuroimmunol.* 2008;201: 159–162.

209. Maddison P. Treatment in Lambert-Eaton myasthenic syndrome. *Ann NY Acad Sci.* 2012;1275:78–84.

210. Wirtz PW, Verschuuren JJ, van Dijk JG, et al. Efficacy of 3,4-diaminopyridine and pyridostigmine in the treatmen of Lambert-Eaton myasthenic syndrome: a randomized, double-blind, placebo-controlled, crossover study. *Clin Pharmacol Ther.* 2009;86:44–48.

211. Oh SJ, Shcherbakova N, Kostera A, et al. Amifampridine phosphate is effective and safe in a phase 3 clinical trial in LEMS. *Muscle Nerve.* 2016;53:717–725.

212. Buchbinder R, Forbes A, Hall S, et al. Incidence of malignant disease in biopsy-proven inflammatory myopathy: a population-based cohort study. *Ann Int Med.* 2001;134:1087–1095.

213. Hill CL, Zhang Y, Sigurgeirsson B, et al. Frequency of specific cancer types in dermatomyositis and polymyositis: a population-based study. *Lancet.* 2001;357:96–100.

214. Zahr ZA, Baer AN. Malignancy in myositis. *Curr Rheumatol Rep.* 2011;13:208–215.

215. Fiorentino DF, Chung LS, Christopher L, et al. Most patients with cancer-associated dermatomyositis have antibodies to nuclear matrix protein NXP-2 or transcription intermediary factor-1. *Arth Rheum.* 2013;65:2954–2962.

216. Hida a, Yamashita T, Hosono Y, et al. Anti-TIF1 antibody and cancer-associated myositis. *Neurology.* 2016;87:299–308.

217. Levin MI, Mozaffar T, Al-Lozi MT, et al. Paraneoplastic necrotizing myopathy: clinical and pathologic features. *Neurology.* 1998;50:764–767.

218. Kassardjian CD, Lennon VA, Alfugham NB, et al. Clinical features and treatment outcomes of necrotizing autoimmune myopathy. *JAMA Neurol.* 2015;72:996–1003.

219. Allenbach Y, Keraen J, Bouvier AM, et al. High risk of cancer in autoimmune necrotizing myopathies: usefulness of myositis specific antibody. *Brain.* 2016;139:2131–2135.

220. Titulaer MJ, Soffietti R, Dalmau J, et al. Screening for tumors in paraneoplastic syndromes: report of an EFNS task force. *Eur J Neurol.* 2011;18:19–27.

221. Mathew RM, Vandenberghe R, Garcia A, et al. Orchiectomy for suspected microscopic tumor in patients with anti-Ma2-associated encephalitis. *Neurology.* 2007;68:900–905.

222. Hadjivassiliou M, Alder SJ, Van Beek EJ, et al. PET scan in clinically suspected paraneoplastic neurological syndromes. *Acta Neurologica Scandinavica.* 2009;119:186–193.

223. McKeon A, Apiwattanakul M, Lachance DH, et al. Positron emission tomography-computed tomography in paraneoplastic neurologic disorders. *Arch Neurol.* 2010;67:322–329.

224. Matsuhisa A, Toriihara A, Kubota K, et al. Utility of F-18 FDG PET/CT in screening for paraneoplastic neurological syndromes. *Clin Nucl Med.* 2012;37:39–43.

225. Vedeler CA, Antoine JC, Giometto B, et al. Management of paraneoplastic neurological syndromes: report of an EFNS task force. *Eur J Neurol.* 2006;13:682–690.

226. Orange D, Frank M, Tian S, et al. Cellular immune suppression in paraneoplastic neurologic syndromes targeting intracellular antigens. *Arch Neurol.* 2012;69:1132–1140.

227. de Jongste AH, van Gelder T, Bromberg JE, et al. A prospective open–label study of sirolimus for the treatment of anti-Hu associated paraneoplastic neurological syndrome. *Neuro-Oncology.* 2015;17:145–150.

第三篇

第 38 章

肿瘤的皮肤并发症及其治疗

Monica Dhawan, Mischa P. M. Nagel, Raphael Lilker, Mario E. Lacouture

抗肿瘤药物对皮肤的副作用早有认识,随着分子靶向药物和化疗药物的出现,也出现了一系列皮肤相关副作用。尽管新的治疗方法已经显著的提高癌症的生存率和降低全身不良事件发生率,药物相关的皮肤和指甲的分布副作用,仍然是重要的影响患者生活质量的因素。为进一步了解抗癌疗法的皮肤毒性,本节重点介绍两种不良反应:手足综合征(hand-foot syndrome, HFS)和甲沟炎。

手足综合征

1974 年,Zuehlke 第一个将手掌和脚掌红斑与治疗肾上腺皮质癌的米托坦制剂联系起来[1]。HFS是指掌跖红斑及感觉障碍,肢端红斑,手掌和脚底中毒性红斑及伯格多夫反应的统称[2]。今天 HFS是许多化疗药物的可逆性副作用,引起各种各样的皮肤症状,包括红斑,感觉障碍,疼痛及手掌和脚底的脱落,以至影响日常工作[3,4]。虽然没有生命危险,但是因此带来的生活质量下降影响对这些抗肿瘤治疗药物的依从性,因此,医疗团队必须实施管理战略,以提高患者的总体机体功能和提高治疗依从性。

病因学

传统的细胞毒性化疗药物中,最常见的引起HFS 的是脂质体多柔比星、阿糖胞苷、卡培他滨和5- 氟尿嘧啶(5-FU)[5,6]。新型主要阻断血管生成(血管内皮生长因子[VEGF]抑制剂)的多靶点酪氨酸激酶抑制剂也会引起手足皮肤的反应;这些基于某些药物发现的手足皮肤毒性被称为手足皮肤反应(HFSR)[5,7,8]。最常见的 HFSR 的药物包括索拉非尼、舒尼替尼,帕唑帕尼、瑞戈非尼、阿昔替尼和凡德他尼[9]。

HFS 的发生率(表 38-1)与血清中或肿瘤中抗肿瘤药物的浓度水平相关[10-12]。如脂质体多柔比星,与多柔比星相比延长体内生物利用时间,HFS 的发病率为 40%~50%,而多柔比星为 22%~29%[5,13]。类似的情况还有卡培他滨,一种口服的 5-FU 前体药物,能够更长时间地维持组织药物浓度水平,但同时也增加 HFS 风险[14]。此外,持续保持高血清药物浓度水平的 5-FU 的给药方法,如持续泵入,比起静脉负荷剂量给药,肢端红斑的发生率更高[15]。手足皮肤反应的发病率(表 38-2)在治疗肾细胞癌的患者中明显增加,无论使用多激酶抑制剂[16,17]还是联合应用血管内皮生长因子受体阻滞剂,如贝伐珠单抗[18]。HFS 和 HFSR 在女性中发生率都有所增加[8]。

表 38-1　经典细胞毒性的发生率化疗药物通常导致手足综合征

细胞毒性化疗	HFS 发病率(所有分级)
聚乙二醇脂质体多柔比星	89%
多柔比星	22%~29%
卡培他滨	50%~60%
阿糖胞苷	14%~33%
5- 氟尿嘧啶:持续输注 / 推注	34%/6%~13%

HFS,手足综合征。

摘自 Degen A, Alter M, Schenck F, et al. The hand-foot-syndrome associated with medical tumor therapy classification and management. JDDG. 2010; 8: 652-661。

Nagore E, Insa A, Sanmartin O. Antineoplastic therapyinduced palmar plantar erythrodysesthesia('hand-foot')syndrome: incidence, recognition and management. JDDG. 2000; 1: 225-234。

Kim RJ, Peterson G, Kulp B, et al. Skin toxicity associated with pegylated liposomal doxorubicin(40mg/m²)in the treatment of gynecologic cancers. Gynecol Oncol. 2005; 97: 374。

表 38-2 多靶点酪氨酸激酶的发生率通常引起手足综合征的抑制剂

多靶点酪氨酸激酶抑制剂	HFSR 发病率（所有分级）
索拉非尼	79%
索拉非尼 + 贝伐珠单抗	10%～62%
舒尼替尼	10%～50%
帕唑帕尼	4.5%～29%
瑞戈非尼	47%
阿昔替尼	29%
凡德他尼	60%

HFSR，手足皮肤反应。

摘自 Degen A，Alter M，Schenck F，et al. The hand-foot-syndrome associated with medical tumor therapy classification and management. JDDG. 2010；8：652-661。

Nagore E，Insa A，Sanmartin O. Antineoplastic therapyinduced palmar plantar erythrodysesthesia（'hand-foot'）syndrome：incidence，recognition and management. JDDG. 2000；1：225-234。

Alley E，Green R，Schuchter L. Cutaneous toxicities of cancer therapy. Curr Opin Oncol. 2002；14：212-216。

Lipworth AD，Robert C，Zhu AX. Hand-foot syndrome（hand-foot skin reaction，palmar-plantar erythrodysesthesia）：focus on sorafenib and sunitinib. Oncology. 2009；77：257-271。

临床表现

手足综合征的临床特征可能最早出现在治疗的第二天，在维持血清和组织中高浓度的患者中的副作用可持续长达 10 个月[19-21]。患者最初的主诉通常是刺痛或手掌到足底的麻木感，在 2～4 日内常伴有疼痛、对称性红斑和水肿[2-3,9]（图 38-1）。然而，在疾病的早期阶段（1 级；表 38-3），皮肤

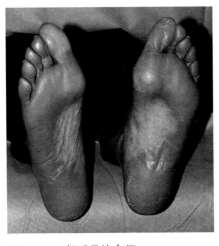

图 38-1 2 级手足综合征
摘自 Original image courtesy Dr. Lacouture

表 38-3 NCI-CTCAE v4.03 和 WHO 分级 HFS 的分类

等级	NCI	WHO 分级
1	最小皮肤变化或皮炎（即红斑，水肿或角化过度）没有症状	感觉障碍 / 手和脚感觉异常，刺痛
2	皮肤变化（即脱皮，水泡，出血，水肿或角化过度）有症状；限制性的工具性活动 不限制日常活动	不适影响持物，出现红斑或无痛肿胀
3	严重的皮肤变化（即脱皮，水泡，出血，水肿或角化过度）伴有疼痛；限制日常生活中的自我照顾活动	疼痛性红斑和肿胀手掌和脚底，甲周红斑和肿胀
4		脱皮，溃疡，起泡，严重疼痛

NCI-CTCAE v4.03：美国国家癌症研究所通用不良反应分级 4.03 版；HFS，手足综合征。

摘自 Chen AP，Setser A，Anadkat MJ，et al. Grading dermatologic adverse events of cancer treatments：the Common Terminology Criteria for Adverse Events Version 4.0. J Am Acad Dermatol. 2012；67：1025。

表现初期可能只有色素沉着，随后可能发展为红斑[19,22,23]。HFS 的病理生理学尚不清楚；然而，临床、电生理和活检数据表明神经症状可归因于小纤维神经病变，从而导致轻微触摸引起的灼烧感障碍，麻木，针扎感和温度感减弱或消失，并伴有力量、反射和位置感的减弱[22,24,25]。如果不及时调整剂量，上述症状可能发展为大疱、溃疡形成、缺血性坏死、脱皮和严重的疼痛，严重时会限制日常活动[2,21]。HFS 在远端脂肪垫、大鱼际和小鱼际隆起以及指骨外侧表现显著，可能延伸至四肢背表面，但不常累及不暴露在外或反复摩擦的区域，如腋窝和腹股沟[26,27]。

HFS 的损害，即使是最轻微的病例，也会影响简单的日常活动诸如行走和抓握物体[2,21,22,24,25]。HFS 的主要并发症是生活质量受损、剂量改变和停药。尽管 HFS 不是一种危及生命的疾病，很少导致住院治疗，但仍有一些病例因组织坏死[28]和假性重叠感染而需要截肢，导致细菌性脓毒症和死亡[29]。

HFSR 与 HFS 有一些区别，最显著的表现是在负重和易摩擦的区域，如指间隙出现局灶性病变且脚的侧面比手常见[2,30]。此外，大疱或水泡可能是最初的表现，逐渐发展成一个在红斑基础上过度角化，老茧样病变，是伴有疼痛的黄色斑块[2,31]。掌

跖感觉障碍类似于 HFS 表现,并发展到严重的疼痛症状[32-35]。

HFS 的临床表现严重程度存在着广泛的差异;美国国家癌症研究所不良事件通用术语标准 4.03版(NCI-CTCAE4.03 版)和世界卫生组织不良反应分级对 HFS 的分级情况相类似(表 38-3)。根据NCI-CTCAE4.03 版不良反应分级评估临床状况,可以促进皮肤科医生和肿瘤科医生之间的合作和制定治疗的策略和目标[14,36,37]。

组织病理学

HFS 的微观表现包括皮肤炎症水肿,淋巴细胞浸润,空泡伴有散在凋亡角质细胞形成的皮炎[6,8,38]。这些病理变化是非特异性的,需要与移植物抗宿主病和 Stevens-Johnson 综合征相鉴别,皮肤活检对鉴别诊断可能没有帮助[19,38]。组织病理学改变 HFSR与 HFS 的区别在于表皮内有一条水平的角质形成细胞带[8,39]。

疾病管理

管理的目标是努力降低 HFS 风险的同时保持有效的化疗剂量。目前,用于治疗 HFS 的标志方法是中断治疗或降低剂量,通常在 1~2 周内出现症状改善[21,29]。预防是指从治疗初期就实施的支持性护理(表 38-4),在出现 2 级以上不良反应时进行减量[29,40,41]。随着抗肿瘤治疗的开始,患者应了解HFS 的症状和体征,以帮助早期发现 HFS。此外,生活方式的改变(如避免手脚受力,热暴露,紧身鞋子)可以减少 HFS 症状的发展[42,43]。支持治疗措施包括(表 38-4)经常使用润肤剂,局部含尿素的角质溶解剂防止皮肤角化过度,局部使用皮质类固醇以减少炎症,和止痛药用于疼痛控制[42,44,45]。

目前关于 HFS 的预防和药物治疗措施的研究正在进行中,标准的治疗尚未确立。有少数证明有

表 38-4　HFS 治疗建议

分级	剂量调整	治疗建议
0	无	预防措施 ● 患者 - 医生随访和检查频率增加 ● 在前 4 周内尽量减少对手 / 脚造成压力的剧烈活动 (如跑步) ● 治疗先天性角化过度症 ● 避免热水、衣物或可能导致皮肤摩擦的活动 ● 涂保湿霜 ● 应佩戴带衬垫的手套和带衬垫鞋底的敞口鞋,以缓解压力点 ● 定期使用含尿素的保湿霜 ● 建议对化疗患者进行局部降温并缩短输液时间
1	无	● 持续预防策略 ● 使用冷敷或冷水浴 / 浸泡 ● 润肤剂:凡士林滋润肌肤 ● 保湿去角质霜(含尿素或水杨酸的局部护理)每日两次 ● 考虑其他局部制剂(尼古丁贴片、局部指甲花)
3	延迟,直到缓解至 0~1 级。考虑后续治疗中减量	● 继续预防和管理 ● 外用皮质类固醇,每日两次(用于伴有疼痛性红斑的严重炎症) ● 止痛药 ● 考虑预防性使用口服地塞米松而不调整剂量·考虑预防性使用塞来昔布 200mg BID 而无剂量改变
4	延迟,直到缓解至 0~1 级。减少剂量 25%	● 使用局部和全身治疗,如 2 级 ● 继续预防和管理战略

摘自 Gomez P, Lacouture ME. Clinical presentation and management of hand-foot skin reaction associated with sorafenib in combination with cytotoxic chemotherapy: experience in breast cancer. Oncologist. 2011; 16: 1508-1519。

Nikolaou V, Syrigos K, Saif MW. Incidence and implications of chemotherapy related hand-foot syndrome. Expert Opinion Drug Safety. 2016; 15: 1625-1633。

效的方法。局部使用冰袋、浸泡或冰冻手套冷却 / 袜子(表 38-4)可能具有很好的预防效果,机制可能是通过温度引起的血管收缩阻止毒性代谢产物进入四肢[5,29,46]。另一个选择是在手掌足底上使用止汗剂减少 HFS 的发生率[47]。几个已发表的病例报告中的治疗药物都具有血管收缩、抗炎或镇痛的性质,包括尼古丁贴剂[48]、西地那非[49]、二甲基亚砜[50]、海娜(散沫花属植物)[51,52]和抗氧化活性药物[53]。系统使用塞来昔布具有较好的 HFS 预防作用。卡培他滨可以诱导 HFS 的疗效,而维生素 E(局部用药)也对治疗有帮助[54-57]。此外,Macedo 等的研究发现,在 284 例塞来昔布作为唯一的药物进行预防的患者中,研究发现有统计学意义的改善,HFS 风险降低了 53%(OR=0.47,95%CI: 0.29-0.78,P=0.003)。但这个结论需要更广泛、多中心研究对这一研究结果进行验证[56]。

应尽量避免不必要的剂量调整,以免影响肿瘤治疗效果,同时提高生活质量对肿瘤患者管理来说同样重要。因此,应进一步开展前瞻性随机对照临床研究了解 HFS 的病理生理以及最佳的治疗选择。

甲沟炎

近侧和侧方指甲皱襞保持指甲的生长方向,保护指甲基质免受环境外界影响[58]。甲沟炎是指甲褶的炎症,危及指甲折叠屏障并可能暴露指甲基质受损[59]。咬指甲,长指甲以及糖尿病是甲沟炎的少数易感因素;然而,甲沟炎也是化疗药物的一种副作用[58-61]。

病因学

甲沟炎是细胞毒性化疗药物(即紫杉烷类、卡培他滨、甲氨蝶呤、多柔比星)和表皮生长因子受体(EGFR)抑制剂(即西妥昔单抗、厄洛替尼、帕尼单抗、拉帕替尼)[60,61]的副作用表现。可能会对部分或全部指甲造成损伤。在 2012 年的一项荟萃分析[61]中,约 17.2% 的使用 EGFR 抑制剂的患者出现不同程度的甲周病变,RR=76.94(95%CI: 40.76-145.22,P<0.001)。同时,与化疗药物相比,靶向药物发生甲沟炎的比例更高,但紫杉类化疗药物除外[58,62]。

临床表现

甲沟炎是指甲褶的疼痛性炎症,可能影响日常

生活自理[63]。通常甲周病变在开始治疗的 4～8 周后逐渐发展[58]。最初的表现是红斑,侧甲皱褶的肿胀和压痛,后续可能进展为化脓性肉芽肿样病变,伴有渗出和出血(图 38-2)[30]。病变可以影响任何手指,但拇指或大脚趾最常受累[30,64]。尽管甲襞最初是无菌的,甲沟炎较高的[65]继发性细菌重叠感染可能[60]。

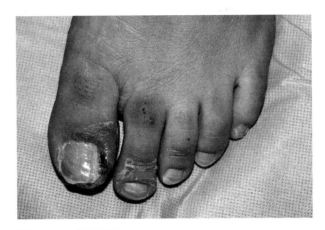

图 38-2　2 级甲沟炎
摘自 Original image courtesy Dr. Lacouture

在表皮生长因子受体抑制剂出现之前,急性甲沟炎常见的已知病因包括葡萄球菌、链球菌和假单胞菌的感染,而白色念珠菌常与慢性甲沟炎相关,糖尿病是一个易感因素[66]。Eames 等回顾性分析了 42 例西妥昔单抗相关甲沟炎患者的检测涂片。发现所有 42 例患者的涂片培养出大约 20 例的细菌或真菌;大多数是革兰氏阳性菌和革兰氏阴性菌,而很少发现真菌。抗生素治疗的重要性可以预防链球菌引起丹毒和深部动脉炎和腱鞘炎[66]。

不良事件的通用术语标准 4.0 版(表 38-5)基于症状严重程度对甲沟炎进行不良事件分级[67]并同时指导甲沟炎的管理和治疗。

表 38-5　CTCAE v4.0 甲沟炎分级

等级	
1	甲襞水肿或红斑;角质层破裂
2	甲襞水肿或伴有疼痛的红斑 与出院或甲板分离有关 限制了日常生活的工具性活动
3	限制日常生活自理活动

CTCAE v4.0: 通用不良反应分级 4.0 版。

摘自 Chen AP, Setser A, Anadkat MJ, et al. Grading dermatologic adverse events of cancer treatments: the Common Terminology Criteria for Adverse Events Version 4.0. J Am Acad Dermatol. 2012; 67: 1025.

组织病理学

镜下表现为非特异性,组织病理学检查可见炎症水肿间质内毛细血管的增殖以及弥漫性炎性细胞(中性粒细胞、浆细胞和淋巴细胞)浸润[68-70]。

发病机制

化疗药物皮肤毒性的机制仍不清楚;然而,细胞毒性的皮肤毒性机制甲沟炎的机制推测为 COX 介导的炎症途径以及对周围神经纤维完整性的影响[62,71,72]。相反,皮肤附件严重依赖 EGFR 信号;当 EGFR 被抑制(即使用 EGFR-TKI,译者按),角质形成细胞减少,细胞迁移和增殖受抑制,并最终刺激炎症反应[60,73],从而引起甲沟炎。

管理

甲沟炎的治疗根据 CTCAE 不良反应分级采取从保守治疗到相应的外科治疗等不同治疗措施(表 38-5)。然而,管理的目的是在不影响生活质量的情况下保持足够的化疗剂量。在治疗开始前,有必要对病人进行预防教育和甲沟炎的早期症状、体征识别,对甲沟炎进行早期发现及早期干预。鼓励患者保持手和足部干燥,避免指甲和周围皮肤受到伤害和刺激,定期使用润肤剂,避免穿小码的鞋子[73,65]。1 级甲沟炎毒性通常很快升级到 2 级,在这期间,经常需要改变剂量(表 38-6)[75]。但是,在早期发现的情况下,1 级可以用强效类固醇和抗真菌 / 抗生素以及皮肤科医生推荐的白醋浸泡或高锰酸钾预防性浸泡(表 38-6)[65,74,75]。对于 2 级的甲沟炎应联合局部硝酸银治疗,但如果症状进展到 3 级持续无改善,可能需要外科干预[65,74,75,76]。总之,甲沟炎的早期和持续治疗策略对患者的依从性和治疗结果至关重要。

表 38-6 服用 EGFR-TKI 患者甲沟炎的治疗建议

等级	剂量调整	治疗建议
0		预防:
		• 保持脚和手尽可能干燥
		• 不要将手和脚长时间浸泡在肥皂水中
		• 避免指甲损伤
		• 定期滋润手脚
		• 穿鞋前小心擦干脚
		• 剪指甲时要小心
		• 在清洗手套下面戴上棉手套以保护双手
		• 鞋子应该保护指甲,但不要太拘束
		• 避免皮肤刺激
1	不调整剂量	• 局部抗生素 / 防腐剂(克林霉素 1%,红霉素 1%,四环素 1% 或氯霉素 1%,碘软膏)
		• 局部类固醇(丙酸氯倍他索)
		• 温水或白醋每日浸泡 15 分钟
		• 请向皮肤科医生咨询进一步的评估和治疗,包括高锰酸盐预防性浸泡钾
2	降低剂量或停药直至恢复	• 同 1 级
		• 咨询皮肤科医生硝酸银使用
		• 如果没有改善,请咨询皮肤科医生
3	停药直至恢复至 2 级	• 同 2 级
		• 用棉签蘸取脓液培养,并适当联用抗生素
		• 全身抗生素(四环素类和抗生素)或静脉注射抗生素
		• 外科治疗如拔甲

EGFR-TKI,表皮生长因子受体酪氨酸激酶抑制剂。

摘自 Lacouture ME, Anadkat MJ, Bensadoun RJ, et al. Clinical practice guidelines for the prevention and treatment of EGFR inhibitor-associated dermatologic toxicities. Cancer. 2011; 19: 1079-1095。

Califano R, Tariq N, Compton S, et al. Expert consensus on the management of adverse events from EGFR tyrosine kinase inhibitors in the UK. Drugs. 2015; 75: 1335-1348。

Melosky B, Hirsh V. Management of common toxicities in metastatic NSCLC related to anti-lung cancer therapies with EGFR-TKIs. Front Oncol. 2014; 4: 238。

致谢

Mario E. Lacouture 的部分资金来自美国国家卫生研究所（NIH）/NCI 癌症中心支持批准号 P30 CA00874。

要点

- 皮肤毒性包括化疗及靶向治疗药物引起的手足皮肤翻译和甲沟炎。
- 这些皮肤毒性会对日常生活产生负面影响，并导致抗肿瘤治疗减量或中断。
- 预防和管理皮肤毒性的主要目标是减轻疼痛相关症状保证器官功能。

（仲佳 译 郏博 校）

参考文献

1. Zuehlke RL. Erythematous eruption of the palms and soles associated with mitotane therapy. *Dermatologica*. 1974;148:90–92.
2. Miller KK, Gorcey L, McLellan BN. Chemotherapy-induced hand-foot syndrome and nail changes: a review of clinical presentation, etiology, pathogenesis, and management. *J Am Acad Dermatol*. 2014;71:787.
3. Cohen PR. Acral erythema: a clinical review. *Cutis*. 1993;51:175.
4. Burgdorf WH, Gilmore WA, Ganick RG. Peculiar acral erythema secondary to high-dose chemotherapy for acute myelogenous leukemia. *Ann Intern Med*. 1982;97:61.
5. Degen A, Alter M, Schenck F, et al. The hand-foot-syndrome associated with medical tumor therapy classification and management. *JDDG*. 2010;8:652–661.
6. Nagore E, Insa A, Sanmartin O. Antineoplastic therapy-induced palmar plantar erythrodysesthesia ('hand-foot') syndrome: incidence, recognition and management. *JDDG*. 2000;1:225–234.
7. Alley E, Green R, Schuchter L. Cutaneous toxicities of cancer therapy. *Curr Opin Oncol*. 2002;14:212–216.
8. Lipworth AD, Robert C, Zhu AX. Hand-foot syndrome (hand-foot skin reaction, palmar-plantar erythrodysesthesia): focus on sorafenib and sunitinib. *Oncology*. 2009;77:257–271.
9. McLellan B, Kerr H. Cutaneous toxicities of the multikinase inhibitors sorafenib and sunitinib. *Dermat Ther*. 2011;24:396.
10. Boudou-Rouquette P, Narjoz C, Golmard JL, et al. Early sorafenib-induced toxicity is associated with drug exposure and UGTIA9 genetic polymorphism in patients with solid tumors: a preliminary study. *PLoS One*. 2012;7:e42875.
11. Dranitsaris G, Vincent MD, Yu J, et al. Development and validation of a prediction index for hand-foot skin reaction in cancer patients receiving sorafenib. *Anticancer Drugs*. 2012;23:2103.
12. Tsuchiya N, Narita S, Inoue T, et al. Risk factors for sorafenib-induced high-grade skin rash in Japanese patients with advanced renal cell carcinoma. *Anticancer Drugs*. 2013;24:310.
13. Kim RJ, Peterson G, Kulp B, et al. Skin toxicity associated with pegylated liposomal doxorubicin (40 mg/m²) in the treatment of gynecologic cancers. *Gynecol Oncol*. 2005;97:374.
14. Lotem M, Hubert A, Lyass O, et al. Skin toxic effects of polyethylene glycol-coated liposomal doxorubicin. *Arch Dermatol*. 2000;136:1475.
15. Blum JL, Jones SE, Buzdar AU, et al. Multicenter phase II study of capecitabine in paclitaxel-refractory metastatic breast cancer. *J Clin Oncol*. 1999;17:485.
16. Nagyiványi K, Budai B, Bíró K, et al. Synergistic survival: a new phenomenon connected to adverse events of first-line sunitinib treatment in advanced renal cell carcinoma. *Clin Genitour Can*. 2016;14:314.
17. Kucharz J, Dumnicka P, Kuzniewski M, et al. Co-occurring adverse events enable early prediction of progression-free survival in metastatic renal cell carcinoma patients treated with sunitinib: a hypothesis-generating study. *Tumori*. 2015;101:555.
18. Jain L, Sissung TM, Danesi R, et al. Hypertension and hand-foot skin reactions related to VEGFR2 genotype and improved clinical outcome following bevacizumab and sorafenib. *J Experimen Clin Can Res*. 2010; 29:95.
19. Baack BR, Burgdorf WH. Chemotherapy-induced acral erythema. *J Am Acad Dermatol*, 1991;24:457–461.
20. Bolognia JL, Cooper DL, Glusac EJ. Toxic erythema of chemotherapy: a useful clinical term. *J Am Acad Dermatol*. 2008;59:524–529.
21. Farr KP, Safwat A. Palmar-plantar erythrodysesthesia associated with chemotherapy and its treatment. *Case Rep Oncol*. 2011;4:229–235.
22. Stubblefield MD, Custodio CM, Kaufmann P, et al. Small-fiber neuropathy associated with capecitabine (Xeloda)-induced hand–foot syndrome: a case report. *J Clin Neuro Disease*. 2006;7:128–132.
23. Narasimhan P, Narasimhan S, Hitti IF, et al. Serious hand-and-foot syndrome in black patients treated with capecitabine: report of 3 cases and review of the literature. *Cutis*. 2004;73:101–106.
24. Al-Shekhlee A, Chelimsky TC, Preston DC. Review: small-fiber neuropathy. *Neurologist*. 2002;8:237–253.
25. Lacomis D. Small-fiber neuropathy. *Muscle Nerve*. 2002;26:173–188.
26. Vilalon G, Martin JM, Pinazon MI, et al. Focal acral hyperpigmentation in a patient undergoing chemotherapy with capecitabine. *JDDG*. 2009;10:261–263.
27. Lassere Y, Hoff P. Management of hand-foot syndrome in patients treated with capecitabine (XELODA). *European J Oncol Nur*. 2004;8(1):SS31–SS40.
28. Palaia I, Angioli R, Bellati F, et al. Distal phalange necrosis: a severe manifestation of palmar plantar erythrodysesthesia. *American J Obstet Gynecol*. 2006;195:1–2.
29. Hoesly FJ, Baker SG, Gunawardane ND, et al. Capecitabine induced hand-foot syndrome complicated by pseudomonal superinfection resulting in bacterial sepsis and death: case report and review of the literature. *Arch Dermatol*. 2011;147:1418–1423.
30. Robert C, Soria JC, Spatz A, et al. Cutaneous side-effects of kinase inhibitors and blocking antibodies. *Lancet Oncol*. 2005;6:491.
31. McLellan B, Ciardiello F, Lacouture ME, et al. Regorafenib-associated hand-foot skin reaction: practical advice on diagnosis, prevention, and management. *Ann Oncol*. 2015;26:2017.
32. Lacouture ME, Reilly LM, Gerami P, et al. Hand foot skin reaction in cancer patients treated with the multikinase inhibitors sorafenib and sunitinib. *Ann Oncol*. 2008;19:1955.
33. Boone SL, Jameson G, Von Hoff D, et al. Blackberry-induced hand-foot skin reaction to sunitinib. *Invest New Drugs*. 2009;27:389.
34. Tsai KY, Yang CH, Kuo TT, et al. Hand-foot syndrome and seborrheic dermatitis-like rash induced by sunitinib in a patient with advanced renal cell carcinoma. *J Clin Oncol*. 2006;24:5786.
35. Russell IJ, Perkins AT, Michalek JE, et al. Sodium oxybate relieves pain and improves function in fibromyalgia syndrome: a randomized, double-blind, placebo-controlled, multicenter clinical trial. *Arthritis and Rheumatology*, 2009; 60: 299.
36. Chen AP, Setser A, Anadkat MJ, et al. Grading dermatologic adverse events of cancer treatments: the Common Terminology Criteria for Adverse Events Version 4.0. *J Am Acad Dermatol*. 2012;67:1025.
37. Levine LE, Medenica MM, Lorincz AL, et al. Distinctive acral erythema occurring during therapy for severe myelogenous leukemia. *Arch Dermat*. 1985;121:102.
38. Tsuboi H, Yonemoto K, Katsuoka K. A case of bleomycin-induced acral erythema (AE) with eccrine squamous syringometaplasia (ESS) and summary of reports of AE with ESS in the literature. *J Dermat*. 2005;32:921.
39. Balagula Y, Rosen ST, Lacouture ME. The emergence of supportive oncodermatology: the study of dermatologic adverse events to cancer therapies. *J Am Acad Dermatol*. 2011;65:624–635.
40. Coleman RE, Biganzoli L, Canney P, et al. A randomised phase II study of two different schedules of pegylated liposomal doxorubicin in metastatic breast cancer (EORTC-10993). *European J Can*. 2006;42:882–887.
41. Al-Batran SE, Meerpohl HG, von Minckwitz G, et al. Reduced incidence of severe palmar–plantar erythrodysesthesia and mucositis in a prospective multicenter phase II trial with pegylated liposomal doxorubicin at 40 mg/m2 every 4 weeks in previously treated

第
三
篇

patients with metastatic breast cancer. *Oncology*. 2006;70:141–146.

42. Gomez P, Lacouture ME. Clinical presentation and management of hand-foot skin reaction associated with sorafenib in combination with cytotoxic chemotherapy: experience in breast cancer. *Oncologist*. 2011;16(11):1508–1519.

43. Gerbrecht BM. Current Canadian experience with capecitabine: partnering with patients to optimize therapy. *Can Nur*. 2003;26:161–167.

44. Pendharkar D, Goyal H. Novel & effective management of capecitabine induced hand foot syndrome. *J Clin Oncol*. 2004;22:3099–3103.

45. Chin SF, Chen NT, Oza AM, et al. Use of 'Bag Balm' as topical treatment of palmar-plantar erythrodysesthesia syndrome (PPES) in patients receiving selected chemotherapeutic agents. *American Soc Clin Oncol*. 2001;20:1632.

46. Mangili G, Petrone M, Gentile C, et al. Prevention strategies in palmar-plantar erythrodysesthesia onset: the role of regional cooling. *Gynecol Oncol*. 2008;108:332–335.

47. Ruhstaller T, Ribi K, Sun H, et al. Prevention of palmar-plantar erythrodysesthesia with an antiperspirant in breast cancer patients treated with pegylated liposomal doxorubicin (SAKK 92/08). *Breast*. 2014;23(3):244–249.

48. Kingsley EC. 5-Fluorouracil dermatitis prophylaxis with a nicotine patch. *Ann Inter Med*. 1994;120:813.

49. Meadows KL, Rushing C, Honeycutt W, et al. Treatment of palmar-plantar erythrodysesthesia (PPE) with topical sildenafil: a pilot study. *Suppor Care Can*. 2015;23:1311–1319.

50. Lopez AM, Wallace L, Dorr RT, et al. Topical DMSO treatment for pegylated liposomal doxorubicin-induced palmar-plantar erythrodysesthesia. *Can Chem Phar*. 1999;44:303–306.

51. Ilyas S, Wasif K, Saif MW. Topical henna ameliorated capecitabine-induced hand-foot syndrome. *Cutaneous Ocular Toxicol*. 2014;33: 253–255.

52. Yucel I, Guzin G. Topical henna for capecitabine induced hand-foot syndrome. *Investigat New Drug*, 2008;26:189–192.

53. Holfeinz RD, Gencer D, Schulz H, et al. Mapisal versus urea cream as prophylaxis for Capecitabine-associated hand-foot syndrome: a randomized phase III trial of the AIO quality of life working group. *J Clin Oncol*. 2015;33:2444–2449.

54. Drake RD, Lin WM, King M, et al. Oral dexamethasone attenuates Doxil-induced palmar– plantar erythrodysesthesias in patients with recurrent gynecologic malignancies. *Gynecol Oncol*. 2004;94: 320–324.

55. Huang XZ, Chen Y, Chen WJ, et al. Clinical evidence of prevention strategies for capecitabine-induced hand-foot syndrome. *Int J Cancer*. 2018;142(12):2567–2577.

56. Macedo LT, Lima JP, Dos Santos LV, et al. Prevention strategies for chemotherapy-induced hand-foot syndrome: a systematic review and meta-analysis of prospective randomized trials. *Supportive Care Cancer*. 2014;22:1585–1593.

57. Yamamoto D, Yamamoto C, Tanaka K. Novel and effective management of capecitabine induced hand foot syndrome. *J Clin Oncol*. 2008;26(13):2214–2215.

58. Piraccini BM, Alessandrini A. Drug-related nail disease. *Clin Dermat*. 2013;31:618–626.

59. Shafritz AB, Coppage JM. Acute and chronic paronychia of the hand. *J American Acad Orthopaedic Surg*. 2014;22:165.

60. Robert C, Sibaud V, Mateus C, et al. Nail toxicities induced by systemic anticancer treatments. *Lancet Oncol*. 2015;16:e181.

61. Garden BC, Wu S, Lacouture ME. The risk of nail changes with epidermal growth factor receptor inhibitors: a systematic review of the literature and meta-analysis. *J Am Acad Dermatol*. 2012;67: 400-408.

62. Minisini AM, Tosti A, Sobrero AF, et al. Taxane-induced nail changes: incidence, clinical presentation and outcome. *Ann Oncol*. 2003;14:333–337.

63. Osio A, Mateus C, Soria J-C, et al. Cutaneous side-effects in patients on long-term treatment with epidermal growth factor receptor. *British J Dermatol*. 2009;161(3):515–521.

64. Segaert S, Van Cutsem E. Clinical signs, pathophysiology and management of skin toxicity during therapy with epidermal growth factor receptor inhibitors. *Ann Oncol*. 2005;16(9):1425–1433.

65. Lacouture ME, Anadkat MJ, Bensadoun RJ, et al. Clinical practice guidelines for the prevention and treatment of EGFR inhibitor-associated dermatologic toxicities. *Cancer*. 2011;19:1079–1095.

66. Eames T, Grabein B, Kroth J, et al. Microbiological analysis of epidermal growth factorreceptor inhibitor therapy-associated paronychia. *J European Acad Dermatol Venereol*. 2010;24:958–960.

67. Chen AP, Setser A, Anadkat MJ, et al. Grading dermatologic adverse events of cancer Common Terminology Criteria for Adverse Events Version 4.0. *J Am Acad Dermatol*. 2012;67:1025.

68. Chang GC, Yang TY, Chen KC, et al. Complications of therapy in cancer patients: case 1. Paronychia and skin hyperpigmentation induced by gefitinib in advanced non-small-cell lung cancer. *J Clin Oncol*. 2004;22:4646–4648.

69. Nakano J, Nakamura M. Paronychia induced by gefitinib, an epidermal growth factor receptor tyrosine kinase inhibitor. *J Dermatol*. 2003;30:261–262.

70. Dainichi T, Tanaka M, Tsuruta, N, et al. Development of multiple paronychia and periungual granulation in patients treated with gefitinib, an inhibitor of epidermal growth factor receptor. *Dermatology*. 2003;207:324–325.

71. Childress J, Lokich J. Cutaneous hand and foot toxicity associated with cancer chemotherapy. *American J Clin Oncol*. 2003;26:435–436.

72. Winther D, Saunte DM, Knap M, et al. Nail changes due to docetaxelea neglected side effect and nuisance for the patient. *Support Care Cancer*. 2007;15:1191–1197.

73. Lacouture ME. Mechanisms of cutaneous toxicities to EGFR inhibitors. *Nature Reviews Cancer*. 2006;6:803–812.

74. Lacouture ME, Melosky BL. Cutaneous reactions to anticancer agents targeting the epidermal growth factor receptor: a dermatology-oncology perspective. *Skin Therapy Letter*. 2007;12(6):1–5.

75. Califano R, Tariq N, Compton S, et al. Expert consensus on the management of adverse events from EGFR tyrosine kinase inhibitors in the UK. *Drugs*. 2015;75:1335–1348.

76. Nikolaou V, Syrigos K, Saif MW. Incidence and implications of chemotherapy related hand-foot syndrome. *Expert Opinion Drug Safety*. 2016;15(12):1625–1633.

4

第四篇　癌症疼痛

第 39 章

癌症患者疼痛障碍的评估方法

Michael D. Stubblefield

癌症疼痛评价是临床康复医生面临的一项最重要和最具挑战性的任务。据估计,癌症疼痛的发生率介于 30%~50%,在晚期接受长期治疗的患者中受疼痛影响的患者超过 70%[1,2]。没有一定水平的生活质量,生命就失去了意义,疼痛显著降低癌症患者的生活质量[3]。医生对准确诊断疼痛障碍负有主要责任,然而康复团队的每一个成员,包括护士、治疗师、社工和其他人,对特定患者的疼痛原因应该提出自己的见解。团队成员的经验、观察和见解通常有助于做出正确的诊断。由于多种病因的存在以及疼痛障碍之间复杂的病理生理学的相互关系,癌症疼痛的充分评估和治疗通常变得更加复杂。

以下章节将讨论躯体性、内脏性和神经病理性疼痛的病理生理机制缓解疼痛的有效措施,包括非药物、药物、介入和互补模式。本章旨在为疼痛评价提供一个简明的概念框架。不能明确疼痛的病因,将会导致无效、不恰当甚至有害的治疗。

癌症人群的疼痛分为:①疾病引起的疼痛;②治疗引起的疼痛;③与疾病或治疗无关的疼痛[4]。据估计,约 10% 的患者存在与癌症无关的疼痛[4]。这几种疼痛可能同时出现在一位患者中。例如,一位原先就有脊柱退行性改变和神经根病的老年前列腺癌患者,当前列腺癌转移至腰椎或者接受局部放疗或神经毒性化疗后,会比没有这类合并症的患者表现出更严重的背痛、神经根病或神经症状(如:足下垂)[5]。

世界卫生组织(WHO)制定了三步"阶梯"法,用于指导癌症疼痛的镇痛药处方[6]。初级是非甾体抗炎药或对乙酰氨基酚等非阿片类药物,根据病情需要升级为可待因等温和的阿片类药物,最高级为吗啡等强效阿片类药物。疼痛阶梯治疗法已在晚期癌症疼痛中广泛使用,效果已得到验证,70% 以上的患者获得了满意的止痛效果[7]。虽然已经证明

WHO 的这种疼痛阶梯疗法可有效用于晚期广泛转移癌等情况,但它确实有其局限性。如果没有明确的诊断则不能很好地治疗疼痛的主要病因,随意增加镇痛药物的剂量常难以取得很好的疗效。典型例子为粘连性关节囊炎(冻结肩),当疼痛治疗是孤立的[即,单独使用阿片类药物而不采用治疗措施去恢复肩关节的活动范围(ROM)和功能],则可能治疗无效,并且可能使原发疾病恶化,导致患者功能变差。

病史

准确诊断疼痛,需要先从全面了解病史开始。疼痛评估过程中的关键病史特点见表 39-1。和医学的很多方面类似,准确阐明病史既是一种技能,也是一门艺术。病史最终应按一定逻辑结构和时间顺序全面、简洁、准确地叙述患者的相关疾病及其治疗。在详细讨论当前疼痛主诉的细节之前,建议临床医生了解该患者的疼痛背景。在诊断和治疗患者的当前癌症之前发生的事件通常比较重要,如创伤、手术或既往恶性肿瘤的治疗。同样地,既往的背痛、神经根病变、纤维肌痛、抑郁、焦虑和其他疾病病史均可能有助于理解和治疗当前的疼痛。

临床医生应努力充分理解患者癌症诊断的所有要素,包括诊断时间及方式、疾病的类型、分期和分级以及患者诊断时的健康状况。了解并记录初始治疗方法包括手术、化疗、免疫治疗和放疗,患者对治疗的耐受程度或耐受方式及主要肿瘤科医生或外科医生在进行每个治疗过程中的主要依据。对于已经接受过初步治疗的患者,应明确复查间隔、复查模式、复发以及预后的总体预期。如果存在转移性或复发疾病,应与家庭医生讨论受累器官情况、治疗计划和预后。

表 39-1　疼痛评估的关键病史特点

特征
　发病
　持续时间
　位置
　性质
　强度
　相关症状
　加重因素
　缓解因素
当前管理策略
既往管理策略
用药及诊治史
家族史
社会心理病史
功能影响
生活质量影响
期望和目标

由于癌症是一类异质性疾病，目前不断有新的治疗方法，因此康复医生可能不熟悉所有癌症的所有治疗方法。尽管如此，治疗医生和其他临床医生有责任了解在其治疗期间已经接受或者准备接受的治疗方法。很多时候可以通过互联网、教科书和其他参考文献快速、有效和全面地研究不熟悉的疾病和治疗方法。不要对不熟悉的疾病发表意见或提供治疗，那样做是很危险的。

准确的病史采集的一个常见问题是未能指导患者充分提供病史。有些患者在理解和分析病史方面非常精细。他们可能会详细记录症状发作的日期和严重程度以及影像学检查、实验室检查、药物和其他治疗。他们还可以就选择治疗的原因提供有用的信息。而有些患者甚至可能无法告诉你他们正在服用的药物的名字，更不用说复杂病史的显著特征。所以，在分析患者提供的病史时应格外小心，如果不能批判性分析患者的疼痛起源，则很容易被误导，而忽略那些本可以引导我们做出正确诊断的证据。

检查既往记录，以确认患者提供的信息。由于患者不一定能理解之前治疗过他们的临床医生的思维过程，所以通过与转诊医生、相关医生的沟通讨论可能会发现非常有价值的信息。通常情况下，最难获得的文件和信息往往是最重要的。例如，霍奇金淋巴瘤幸存者有关辐射剂量和照射野的详细记录可能被掩埋在其他机构已退休医生的 30 年档案中。尽管此类文件比较难获得，但可能与患者当前的神经肌肉疼痛、骨骼肌肉疼痛和功能性疾病相关。例如，对左肩胛上淋巴结额外增加的放射剂量可以解释为什么现在左臂更容易受到神经丛疾病、血管功能不全或淋巴水肿的影响。如果出现疼痛，临床医生应该怀疑放射线诱发的肿瘤的可能（如恶性周围神经鞘瘤），并及时进行检查。

体格检查

医学中有一句古老的格言："当所有的方法都无效时，请检查患者。"在这个日益复杂和强大的诊断检测已经成为患者诊疗不可分割的一部分的时代，体格检查很容易被遗忘。体格检查通常是临床医生获得正确诊断的最重要方式。临床医生应熟悉可能遇到的常见疾病的检查方法，尤其是那些对鉴别诊断有重要意义的检查方法。以下章节有助于阐明癌症中常见的疾病，并帮助检查者缩小体格检查的关注范围。

良好的体格检查的核心包括检查、触诊、ROM 评估、神经系统评估和专项检查。这些检查通常是同时进行的，但临床医生应努力保持检查方法的一致性。

视诊

简单的视诊可以获得大量的信息。有时候视诊就可以发现新发的神经根性症状的明显原因，如：带状疱疹。有时候轻微的肿胀、红斑或肌肉萎缩可以引导我们做出正确的诊断。未能坚持将全身视诊作为体格检查的重要部分是误诊的常见因素。

熟悉常见疾病的特征，视诊实践起来会更加有效。例如，由特定肌节、神经丛结构或周围神经支配的肌肉萎缩是常见的癌症症状。对神经解剖学的功能认识是定位此类病变的关键。例如，手部所有内在肌肉的萎缩可能提示躯干神经丛下部病变，而单纯的鱼际隆起萎缩可能是由正中神经病变引起的；保留鱼际隆起的手部萎缩可能是单由尺神经病变引起的。虽然这三种情况都可能与手部疼痛和功能障碍相关，但臂丛神经病变通常是由肿瘤或放射性纤维化引起的结果，而另外两种疾病更可能是良性的。针对这三种情况，有效的治疗方法可能是不同的。尽管止痛药物对于每种神经病理性疼痛均有效，但臂丛肿瘤导致的疼痛是需要手术、化疗或放疗的。腕管综合征或尺骨神经病变可能需要夹板固定、物理治疗、抗炎药物甚至手术松解。

第四篇

触诊

触诊是视诊的自然延伸,其重要性不言而喻。以下章节将详细讨论伤害性躯体疼痛和神经病理性疼痛。二者之间存在明显的病理生理学差异,这种差异对疼痛的诊断和治疗具有重要意义。临床上区分这两种疼痛的基本原则是:

1. 如果你触诊用力时疼痛出现或加重,很可能是躯体性疼痛。

2. 如果按压疼痛处不会引起疼痛,则很可能是神经病理性疼痛。

例如,主诉髋关节外侧疼痛的患者可能患有转子滑囊炎,通过触诊滑囊时引起压痛很容易诊断。牵涉神经根痛不会通过触诊而再现。该指导原则非常有助于区分来源不明确的神经病理性疼痛和躯体性疼痛。触诊再现的疼痛在部位、性质和强度上应与患者主诉的疼痛非常相似。此外,神经病理性疼痛和躯体性疼痛障碍常常同时存在,并且可能互为因果关系。例如:外侧髋关节疼痛的患者可能是神经根病变伴随外侧髋关节的放射性疼痛,也可能是因神经根病变引起无力和步态障碍导致的转子滑囊炎。由于这两种疾病的有效治疗方式不同,因此必须识别是否存在一种以上的疼痛,并给予相应处理。转子滑囊炎有效的治疗方法:诊断性及治疗性滑囊注射、抗炎药物和提高柔韧性和力量的物理治疗(如超声)。神经根病变可能需要硬膜外注射、神经稳定剂、抗炎药物、柔韧性增强核心稳定的物理治疗及诸如经皮神经电刺激(TENS)的方法或手术。对于硬膜外肿瘤患者,需要放射治疗。

警惕癌症复发或新转移是癌症康复专科医生的主要工作。当出现骨转移时,骨皮质明显受累、骨内压升高或者合并炎症,患者通常主诉转移部位及其周围疼痛[8]。深部触诊这些部位常引起压痛,应高度怀疑转移性疾病,特别是当疼痛部位远离退行性疾病的常见部位时(如肩关节或膝关节)。

ROM 评估

ROM 评估也是做好体格检查的重要组成部分。在某些情况下,ROM 异常的位置和范围具有诊断意义;例如,粘连性关节囊炎或肩关节囊紧张时,常常伴随着肩关节外旋时 ROM 受限[9]。虽然粘连性关节囊炎本身可能会引起疼痛和功能障碍,但它通常由其他疾病诱发,如颈神经根病变、肩周炎、腋窝手术和局部肿瘤转移,而这些疾病都应进行评估和治疗。

神经学评估

全面深入的神经病学评估对于准确评估和诊断疼痛具有非常重要的意义。做好神经系统检查通常比 MRI 和电诊断检查更敏感、更准确。临床医生应能够根据肌力分布、感觉和反射异常区分神经根病变、神经丛病变、各种单神经病变以及中枢神经病理性疼痛的典型表现。表 39-2 列出了癌症中常见的神经疼痛。读者应牢记的是,"教科书式"的临床表现在患者之间存在巨大差异,实际情况是多种疾病往往是并存的。

专项检查

体格检查中的专项检查旨在评估和鉴别特定疾病。虽然存在数十种检查(通常以发明者名字命名),但只有少数检查得到了有效验证。尽管这些检查均无 100% 的敏感性和特异性,但其中许多检查是非常有助于确定疼痛和功能障碍的原因。表 39-3 列出了几种最常用的用于癌症的检查。强烈建议所有读者阅读 Stanley Hoppenfeld 关于脊柱和四肢体格检查的经典著作,以更详细地复习全面神经肌肉和肌肉骨骼检查的关键要素[10]。

诊断性检查

诊断性检查通常由康复医生安排,以便确诊基于病史和体格检查怀疑的神经肌肉疾病或肌肉骨骼疾病,确定疾病的程度和病因,排除鉴别诊断中的其他可能性,并帮助判断预后。电生理学相关的诊断检查通常有助于鉴别周围神经系统功能障碍的疾病、确定是否存在多种疾病、评估疾病严重程度以及判断某些疾病的预后。电生理学相关的诊断检查也可以帮助确定某个患者出现的神经病理性体征和症状是由神经毒性化疗还是神经根病变引起的。例如,多发性骨髓瘤患者如果在接受沙利度胺治疗期间突然出现下肢疼痛加重,可能是患有脊柱压缩性骨折引起的神经根病,而不是化疗引起的神经病变。这些信息将有助于决定是否让患者继续接受对其有效并且可能延长寿命、改善功能的化疗。

对癌症而言,影像学检查对于确定或排除疼痛疾病的确切病因非常重要。进行哪项影像学检查取决于待检查区域和预期病变。必须记住的是,影像学检查并不是万无一失的,即使是最有经验的诊断医生也可能被误导。这也正是病史和体格检查为最重要的原因。例如,主诉腿部疼痛的患者可能

表 39-2 痛性神经系统疾病的检查

部位	疼痛 / 感觉异常	肌力下降	反射异常
中枢神经系统			
丘脑	病变对侧,差异很大(如:仅手臂,或整个单侧躯体)	无(除非累及其他结构)	无(除非累及其他结构)
脊髓			
上行脊髓丘脑束	如果是小病灶,对侧异常;如果为较大病灶,双侧异常,差异很大(如:仅手臂,或整个单侧躯体)	无(除非累及其他结构)	无(除非累及其他结构)
神经根			
C-5	肩部后外侧、上臂外侧、前臂外侧	肩袖、肩外展>肘屈曲	肱二头肌腱>肱桡肌腱
C-6	肩部后外侧、上臂外侧、前臂外侧、拇指、示指	肩袖、肩外展<肘屈曲、前臂旋前、腕背伸	肱二头肌腱<肱桡肌腱、旋前圆肌腱
C-7	上臂后侧、前臂后侧、示指 / 中指	肘伸展、腕背伸、手指伸展	肱三头肌腱
C-8	上臂后内侧、前臂后内侧、小指 / 无名指	指长伸肌、指长屈肌>手内在肌	指屈肌
T-1	上臂前内侧、前臂前内侧(小指 / 无名指通常不受累)	指长伸肌、指长屈肌<手内在肌	指屈肌
T-2 至 T-12	对应胸部皮节(即 T4 乳头、T10 脐部)	对应胸部肌节(临床罕见)	无
L-1	上腰部、髋关节外侧、腹股沟	无	无
L-2	上 / 中腰部、髋关节外侧、腹股沟、大腿前内侧高位	髋关节屈曲>膝关节伸展	髌腱
L-3	中腰部、髋关节外侧、大腿前内侧中位	髋关节屈曲<膝关节伸展,髋关节内收	髌腱
L-4	胸腰部、髋关节外侧、大腿外侧、膝关节、小腿内侧	膝关节伸展>踝关节背屈	髌腱
L-5	腰部、臀部、髋关节外侧、大腿后侧 / 外侧、小腿外侧、足背、大脚趾	髋关节外展、膝关节屈曲、踝关节和足趾背屈、足内翻和足外翻	内侧腘绳肌腱
S-1	腰部、臀部、髋关节外侧、大腿后区、小腿后区、足外侧和足底	髋关节伸展、膝关节屈曲、踝关节和足趾跖屈	跟腱、外侧腘绳肌腱
S-2 至 S-5	小腿后侧(S2),鞍区感觉缺失	无	无
马尾综合征	各不相同,所有腰椎神经根均有可能,常见鞍区感觉缺失	各不相同,所有腰椎神经根均有可能	各不相同,所有腰椎神经根均有可能
脊髓圆锥	各不相同,所有腰椎神经根均有可能,常见膀胱功能丧失	各不相同,所有腰椎神经根均有可能	各不相同,所有腰椎神经根均有可能
神经丛			
颈前区	颈前	无	无
臂丛上干	肩部、上臂外侧、前臂外侧、手外侧	肩袖、肩外展、肘屈曲、桡侧腕关节伸展(菱形肌和前锯肌不受累)	肱二头肌腱、肱桡肌腱

第四篇

部位	疼痛 / 感觉异常	肌力下降	反射异常
臂丛中干	上臂后侧和手	肘关节伸展(部分受累)、腕背伸、手指伸展(肱桡肌不受累)	肱三头肌腱
臂丛后束	上臂后侧和手	肩外展(超过前30度)、肘关节伸展、腕关节伸展、手指伸展	肱三头肌腱
臂丛下干	上臂内侧、前臂内侧、小指 / 无名指	指长伸肌、指长屈肌、手内在肌	指屈肌
腰丛	大腿前侧	屈髋肌群、伸膝肌群、大腿内收肌	髌腱
腰骶干	臀部、小腿外侧、足背	伸髋肌群(可变)、屈膝肌群(可变)、踝关节背屈肌群、踝关节内翻、趾屈曲	内侧腘绳肌腱
骶丛	臀部、髋关节外侧、大腿后侧、小腿后侧、足外侧和足底	肛门括约肌(可变)、伸髋肌群、屈膝肌群、踝关节跖屈肌群	跟腱

神经

部位	疼痛 / 感觉异常	肌力下降	反射异常
枕神经	头部后侧	无	无
三叉神经	面部	咀嚼肌(临床罕见)	无
肋间臂神经	腋窝、上臂内侧	无	无
腋神经	上臂外侧	肩外展、外旋	无
肌皮神经	前臂外侧	肘屈曲、旋后	肱二头肌腱
桡神经	上臂后侧远端、前臂后侧、手后外侧	肘关节伸展(如果病变位于桡神经沟下方,则不受累)、腕关节伸展、手指伸展、旋后	肱三头肌腱(如在桡神经沟上方),无(如在桡神经沟下方)
尺神经	手前内侧、手后内侧	手指屈曲(第四和第五指)、手指外展(拇指外展不受累)	指屈肌
正中神经	手前外侧	前臂旋前、腕关节屈曲、手指屈曲(第二和第三指)、拇指外展(手指外展不受累)	无
股外侧皮神经	大腿前外侧(大腿内侧不受累)	无	无
股神经	大腿前内侧(大腿外侧不受累)、小腿内侧、足内侧	髋关节屈曲(骨盆内病变,如果在腹股沟韧带,则不受累)、膝关节伸展	髌腱
坐骨神经	臀后侧、大腿后侧、小腿后外侧、足底	髋关节伸展<膝关节屈曲、踝关节背屈和跖屈、足外翻和足内翻、趾屈	跟腱、腘绳肌腱
腓神经	小腿前外侧、足背	背屈、足外翻	无
胫神经	足底	跖屈、足内翻	无
多发神经病	通常远端对称,呈"长筒袜和手套状"分布	一般分布在远端肌肉群中	因人而异,通常为远端肌腱反射
多发性单神经病	因受累神经而异	因受累神经而异	因受累神经而异
小纤维神经病变	通常远端对称,呈"长筒袜和手套状"分布(累及疼痛 / 针刺和温度感觉,但不累及轻触、振动和本体感觉)	无	无

表 39-3　癌症专项体格检查

部位	检测	目的	操作
肩			
	Neer 撞击试验	肩周炎	向下压迫肩胛，同时被动上举患臂，并同时向前屈曲向内旋转。疼痛提示肩周炎
	Hawkin 撞击试验	肩周炎	内旋肩关节，同时屈曲患者的肩部和肘关节 90°。疼痛提示肩周炎
	冈上肌试验（又名：空罐试验）	肩周炎	肩关节外展至 90°，中立旋转，然后向内侧旋转，向前成 30°，使患者拇指指向下方。由检查者施加外展抵抗力。疼痛和无力提示肩周炎
	垂臂试验	冈上肌/肌腱复合撕裂	要求患者充分外展手臂，然后缓慢放至侧边。手臂在约 90° 时突然向一侧下降提示冈上肌/肌腱复合撕裂
腕部	Finkelstein 试验	de Quervain 腱鞘炎	握拳夹住拇指，手偏向尺侧。拇短伸肌和拇长展肌腱的腕关节疼痛提示检查结果为阳性
髋部	FABER 试验	髋关节内在病变	患者仰卧位平躺，屈曲外展和外旋髋关节。腹股沟放射性疼痛提示髋关节内在病变

是丘脑或脊髓病变、神经根痛、腰骶神经丛病变、坐骨神经病变、小纤维神经病变或多种肌肉骨骼疾病引起的索状疼痛。因此，良好的临床评估包括准确的病史采集和全面的体格检查，将帮助缩小疾病的可能范围，从而提高影像学检查诊断的准确性。

总结

评估是准确评估、正确诊断和有效治疗疼痛疾病的关键。评估方法应具有逻辑性、一致性、全面性，并涵盖临床医生可用的所有工具。一名优秀的诊断医生应努力在患者的病史、体格检查和辅助检查中找到解剖学上的一致性。当这些要素不一致时，应积极寻求并排除其他的可能因素，直至明确诊断为止。诊断应尽可能具体，当存在平行诊断时，应阐明它们之间的相互关系，以便取得最佳的治疗效果。

要点

- 癌症疼痛评估是临床康复医生及团队面临的一项最重要和最具挑战性的任务。
- 癌症人群的疼痛分为：①疾病引起的疼痛；②治疗引起的疼痛；③与疾病或治疗无关的疼痛。可能同时存在这些疼痛种类。
- 在没有发现某种疼痛障碍的主要原因而做出准确诊断的情况下，任意调整镇痛药剂量，往往不能获得最佳结果。
- 疼痛的准确诊断起源于全面的病史采集；临床医生应努力充分理解患者癌症诊断的所有

要素。
- 体格检查通常是临床医生获得正确诊断的最重要的方式。
- 良好的体格检查的核心包括视诊、触诊、ROM 评估、神经系统评估和专项检查。
- 诊断性检查通常由康复医生安排，以便确诊基于病史和体格检查怀疑的神经肌肉疾病或肌肉骨骼疾病，确定病变范围和病因，并帮助预测预后。
- 一名优秀的诊断医生应努力在患者的病史、体格检查和辅助检查中寻求解剖学一致性。

（高强 译　周云枫 校）

参考文献

1. Marcus DA. Epidemiology of cancer pain. *Curr Pain Headache Rep.* 2011;15(4):231–234.
2. Goudas LC, Bloch R, Gialeli-Goudas M, et al. The epidemiology of cancer pain. *Cancer Invest.* 2005;23(2):182–190.
3. Mantyh PW. Cancer pain and its impact on diagnosis, survival and quality of life. *Nature reviews Neuroscience.* 2006;7(10):797–809.
4. Marcus NJ. Pain in cancer patients unrelated to the cancer or treatment. *Cancer Invest.* 2005;23(1):84–93.
5. Stubblefield MD, Slovin S, MacGregor-Cortelli B, et al. An electrodiagnostic evaluation of the effect of pre-existing peripheral nervous system disorders in patients treated with the novel proteasome inhibitor bortezomib. *Clin Oncol (R Coll Radiol).* 2006;18(5):410–418.
6. WHO's cancer pain ladder for adults. http://www.who.int/cancer/palliative/painladder/en. Published 2018.
7. Zech DF, Grond S, Lynch J, et al. Validation of World Health Organization Guidelines for cancer pain relief: a 10-year prospective study. *Pain.* 1995;63(1):65–76.
8. Chang VT, Janjan N, Jain S, et al. Update in cancer pain syndromes. *J Palliat Med.* 2006;9(6):1414–1434.
9. Stubblefield MD, Keole N. Upper body pain and functional disorders in patients with breast cancer. *PMR.* 2014;6(2):170–183.
10. Hoppenfeld S. *Physical Examination of the Spine and Extremities.* Norwalk: Appleton & Lange; 1976.

第四篇

第40章

癌症的躯体性疼痛

David J. Kohns

有报告显示，到2024年美国被诊断癌症后存活的患者人数预计将达到近1 900万[1]。随着癌症患病率的增加，癌症的检测和治疗手段不断进步，生存率也随之显著提高[2]。对于许多患者，疼痛是癌症的首发症状；然而，癌症性疼痛可在疾病过程中的任何时间出现。大多数患者将经历中度 - 重度疼痛，可持续整个存活期[3,4]。随着疾病进展至更晚期，62%～86%的患者会经历明显的癌症性疼痛[5]。乳腺癌或前列腺癌比其他重要器官（肺、肝、脑）癌症更容易出现骨转移。患者往往在初次诊断后存活相当长的时间。鉴于癌症患者寿命的延长，相关疼痛需要像慢性疾病一样进行管理。为了保持这些癌症患者和幸存者的正常功能、协调性及社会参与度，需要根据机制开发出新的疗法，以便更好地管理疼痛[6]。

直到最近，癌症疼痛的治疗仍主要是经验性的，并且是建立在非癌症性疼痛的科学研究基础之上的。癌症疼痛的原因是多方面，包括肿瘤直接浸润 / 受累、诊断性或治疗性手术操作（例如活检、切除）的意外损伤以及与癌症治疗（例如化疗、放疗）的相关副作用。例如，骨转移通常伴随骨骼相关事件（SRE），包括病理性骨折、脊髓压迫或需要骨放射 / 手术。

本章将探讨癌性骨痛（CIBP）的临床前研究和临床研究的最新进展。许多不同的机制参与CIBP的产生：神经性、伤害性和炎症性。肿瘤细胞生长损伤支配骨的远端神经纤维、感觉神经纤维和交感神经纤维，可引起神经病理性疼痛。这种外周感觉神经元异常可引起持续性疼痛。伤害性疼痛和炎症性疼痛的产生原因包括机械侵入和破坏、破骨细胞破骨时引起的酸性微环境和 / 或肿瘤基质细胞释放产生疼痛的物质[7,8]。

感觉神经元

初级传入神经元是将外周组织的感觉信息传递到脊髓和大脑的通路（图40-1）。这些感觉神经元分布于身体的每个器官，将感觉信息传递给大脑。分布于头和身体的感觉纤维胞体聚集在一起，分别形成三叉神经节和背根神经节（DRG）。感觉神经元按大小可分为两大类：①直径小的薄髓鞘的 Aδ 和无髓 C 纤维；②直径大的有髓 Aβ 纤维（图40-1）。

大多数直径小的感觉纤维都是伤害感受器。伤害感受器具有多种不同的受体和神经递质，有助于区分热、机械性和化学性有害刺激[9]。这些小感觉神经元参与将有害刺激转变为电信号，传递到中枢神经系统[10]。

与之相反，大直径有髓 Aβ 纤维通常从皮肤、关节和肌肉传导无害刺激（细触觉、振动和本体感觉）。在正常的非损伤状态下，这些大的感觉神经元不会传导有害刺激。然而，炎症时可引起的 Aβ 纤维表型转换，正常无害刺激可能在中枢产生过度反应[11]。

感觉神经元对肿瘤生长的反应

组织被肿瘤或肿瘤细胞损伤后，许多伤害感受器的神经递质、受体、生长因子表达以及反应能力都发生了改变（图40-1），所有这些变化促使了外周敏感性的变化。随着神经放电阈值的降低，轻度有害感觉刺激变成高度有害刺激（痛觉过敏），正常的无害感觉刺激现在变成有害刺激（异常性疼痛）。C纤维伤害感受器上的肿瘤占位效应或肿瘤细胞诱导性致敏作用，可导致 DRG 脊髓兴奋性发生长期

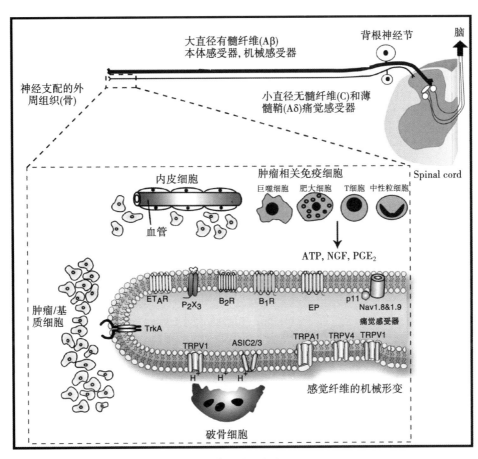

图 40-1　传入神经元躯体性癌症疼痛的病理生理机制

改变,继发痛觉过敏,对直接损伤部位之外的机械刺激反应增强。

为研究侵袭性肿瘤细胞与感觉神经纤维的相互作用,将成骨肉瘤细胞注入小鼠股骨髓腔内。这些肿瘤细胞侵袭、损伤,破坏分布于骨髓和骨骼的感觉纤维的远端突起。肿瘤诱导感觉纤维损伤后,激活转录因子 -3(ATF-3)表达,通过感觉神经元上调甘丙肽和胶质纤维酸性蛋白,同侧 DRG 内感觉神经元胞体周围的卫星细胞肥大,导致巨噬细胞浸润荷瘤股骨同侧的 DRG。在其他周围神经损伤后及在其他非癌性神经病理性疼痛中,也有类似的神经化学变化。这种损伤的净效应是持续运动诱发的疼痛行为,与 CIBP 患者所表现出的疼痛行为类似[12,13]。

在本研究中,给予神经元电压门控钙通道阻滞剂(加巴喷丁)减轻与骨癌相关疼痛的持续性和运动诱发的疼痛。而加巴喷丁并不影响肿瘤生长、肿瘤导致的骨质破坏及发生于感觉神经元或脊髓中的肿瘤诱导的神经化学重组。这项研究表明,肿瘤仅局限于骨内,骨癌性疼痛也可以起源于神经痛,因为肿瘤细胞明确会诱导感觉神经损伤或重构[14]。

研究发现,外周组织损伤后,脊髓和大脑中神经化学和细胞的改变可导致中枢敏感化。还观察到肿瘤诱导的交感神经纤维发芽。这些变化的最终结果是对有害和非有害感觉放大,导致疼痛感知发生改变[8,15]。

肿瘤生长的骨反应

骨痛通常是转移引起的,是晚期癌症患者最常见的疼痛主诉[16]。尽管骨骼系统并不被称为生命器官,但大多数常见癌症都具有显著的骨转移倾向。癌症的骨骼转移是导致发病和死亡的主要影响因素。生长在骨内的肿瘤导致疼痛、骨重建、骨折、贫血、易感染和关节灵活性减低,从而导致心血管功能障碍。这些副作用中的任何一个都会影响患者的生存期和生活质量[17]。一旦癌细胞转移到骨骼,CIBP 常常被描述为持续性钝痛,并随时间推移逐渐加重。随着骨重建的逐渐失衡,疼痛常常明显加重,让人很容易衰弱[16]。这种剧烈疼痛的间歇性发作可自然发生,更常见于癌症病变的骨在移动的时候[4]。

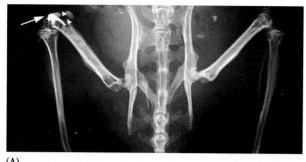

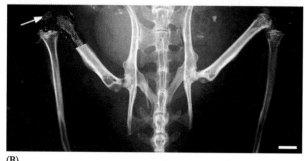

图 40-2　小鼠股骨髓腔内注射溶骨肉瘤或成骨性前列腺细胞后诱导的骨癌性疼痛

动物模型提高了对 CIBP 机制的认识。向小鼠股骨的髓腔内注射小鼠溶骨肉瘤或成骨性前列腺细胞诱导骨癌疼痛（图 40-2），癌细胞仅限于被注射股骨的骨髓腔内，相邻的软组织无癌细胞浸润。癌细胞增殖后，动物出现持续性和运动诱发性疼痛表现，严重程度随着时间而增加。这些疼痛表现与癌症诱导的进行性骨破坏或骨形成相关，并模拟原发或转移性骨癌患者。通过这些动物模型，可深入理解在不断变化的分子结构下产生和维持 CIBP 的机制。

破骨细胞在骨癌性疼痛中的作用

小鼠和人骨癌性疼痛的研究表明，破骨细胞在癌症诱导性骨质流失和 CIBP 中起重要作用[18,19]。破骨细胞是单核细胞系的终末分化型多核细胞。它们通过维持破骨细胞矿化后骨界面的酸性 pH（4.0～5.0）细胞外微环境来吸收骨[20]。溶骨性（骨破坏）和成骨性（骨形成）癌症均具有破骨细胞增殖和肥大的特点[21]。破骨细胞抑制剂（如双膦酸盐和地舒单抗）已被证明可减弱 CIBP，因此认为破骨细胞在 CIBP 的病理生理机制中具有关键作用[22]。

疼痛研究人员已经探索过骨酸性微环境是如何直接刺激传入神经元的（图 40-1）。研究表明，部分感觉神经元表达不同的酸敏感离子通道[9]。伤害感受器表达的两个酸敏感离子通道为瞬时受体电位香草酸 -1（TRPV1）和酸敏感离子通道 -3（ASIC3）[23,24]。pH 降低可导致这两种通道敏化和产生兴奋。在骨肿瘤时中，观察到肿瘤间质和肿瘤坏死区域的细胞外 pH 通常比周围正常组织低[25]。当炎性细胞和免疫细胞侵袭肿瘤间质时，它们也会释放氢离子，造成局部酸中毒。

研究表明，TRPV1 由小鼠的一部分支配股骨的感觉神经元纤维表达。在骨癌性疼痛的体内模型中，给予 TRPV1 拮抗剂或破坏 TRPV1 基因可显著减弱持续性和运动诱发的疼痛。在骨癌性疼痛的肉瘤模型中，在肿瘤生长的早期、中期和晚期给予 TRPV1 拮抗剂均有效[26]。这些结果表明，TRPV1 通道在严重疼痛的伤害性信号整合中起作用。同样地，TRPV1 拮抗剂还可有效减弱难治性混合慢性疼痛，如骨癌性疼痛。

CIBP 的另一个潜在原因与核因子 κB 受体活化素配体（RANKL）/RANK/ 骨保护素（OPG）系统有关。这种肿瘤坏死因子相关蛋白三联体表达的细胞因子影响着多种生理和病理过程，包括骨建模、骨重构及肿瘤细胞的发育和迁移。该系统与多种原发性和继发性肿瘤的发生有关，包括乳腺癌、前列腺癌、骨肿瘤和白血病。此外，RANK/RANKL/OPG 系统也与癌症骨转移有关。RANKL 可作为转移患者骨反应的潜在标志物。地舒单抗是一种人单克隆抗体，可作为 RANKL 抑制剂，阻止破骨细胞发育成熟。已经开发出几种靶向 RANK/RANKL/OPG 系统负效应的治疗药物，包括草药、RNA 干扰技术和蛋白水解酶[27]。

肿瘤源性产物

除癌细胞外，肿瘤基质由许多不同类型的细胞组成，包括各种免疫细胞（例如巨噬细胞、中性粒细胞和 T 淋巴细胞）。肿瘤可分泌以下多种因子，现已经证明这些因子可致敏或直接刺激初级传入神经元[10]。

前列腺素

在组织损伤中，前列腺素释放在炎症性和伤害性疼痛发生机制中起重要作用。前列腺素是由花生四烯酸通过环氧合酶（COX）同工酶 COX-1 和 COX-2 合成的脂质源性类花生酸类。在炎症介质存在的情况下，感觉神经的兴奋阈值较低。有研究证明,癌细胞和肿瘤相关巨噬细胞可表达高水平的 COX 同工酶,从而产生高水平的前列腺素[28,29]。此外,还证明前列腺素参与肿瘤生长、生存和新生血管生成[30-32]。

肉瘤骨癌性疼痛的小鼠模型中发现,COX-2 活性的长期抑制可显著减轻疼痛,导致外周敏化和中枢敏化的神经化学改变。虽然给予 COX-2 抑制剂短期可以减少激活感觉或脊髓神经元的前列腺素,但 COX-2 在长期抑制同时还减少破骨细胞生成、骨吸收和肿瘤负荷。选择性 COX-2 抑制剂短期和长期使用均可显著减弱持续性和运动诱发性疼痛[19]。使用选择性 COX-2 抑制剂抑制前列腺素的合成和释放可改善 CIBP 患者的生存期和生活质量[33]。

内皮素

内皮素(内皮素 -1、2 和 3)是属于血管活性肽家族,在一些类型的肿瘤(包括前列腺癌)中的表达水平较高[34]。前列腺癌患者的临床研究证明,疼痛的严重程度与其血浆内皮素水平之间存在关联[35]。内皮素可能通过外周伤害感受器(特别是内皮素 A 受体亚群)的直接敏化导致癌症疼痛[36]。此外,在外周神经上直接应用内皮素可诱导激活初级传入纤维和疼痛[37]。这些发现表明,内皮素拮抗剂可能有助于抑制 CIBP。在骨癌性疼痛的肉瘤模型中,使用内皮素 A 受体(ET$_A$R)选择性拮抗剂可显著减轻持续性和运动诱发性骨癌性疼痛。长期使用该药物还降低了外周敏化和中枢敏化的几个神经化学指标,但不影响肿瘤的生长或骨破坏[38]。最近的小鼠研究表明,外周 ET$_A$R 的拮抗作用通过调节内源性阿片类药物在肿瘤微环境中的释放来减轻癌症疼痛[39]。

激肽

组织损伤后会释放缓激肽和相关激肽,引起急性和慢性炎症性疼痛[40]。缓激肽由 B$_1$(诱导型)和 B$_2$(组成型)两种受体介导。B$_2$ 受体在感觉神经元高表达,B$_1$ 受体一般低水平表达,但在外周炎症和 / 或组织损伤后显著上调[41]。癌症骨转移引起明显骨重建,导致相关组织损伤,诱导释放缓激肽。使用药物阻断 B$_1$ 受体后,持续性和运动诱发性疼痛均被减弱。即使在晚期骨癌中,B$_1$ 受体抑制剂的治疗效果也可以保持[42]。B$_1$ 激肽受体拮抗剂的有效性还没有通过可靠的人体研究进行验证[43]。

神经生长因子

一个新的理念是神经生长因子(NGF)可直接激活感觉神经元并调节 TrkA 或 p75 受体的表达。这些分子和蛋白包括神经递质(P 物质和降钙素基因相关肽)、受体(缓激肽 R、P2X3)、离子通道(TRPV1、ASIC3、钠通道)、转录因子(ATF-3)和结构分子(神经丝和钠通道锚定分子 p11)[44]。此外,还证明 NGF 可调节钠通道(Nav1.8,TRPV1)在感觉神经元中的运输和插入。NGF 还可调节支持细胞在 DRG 和周围神经(例如雪旺细胞和巨噬细胞)中的表达谱[45]。

在溶骨肉瘤和成骨细胞前列腺癌的 CIBP 模型中,检验抗 NGF 治疗的效果。结果显示,在这两种模型中,抗 NGF 治疗均可有效减轻早期和晚期的疼痛症状。抗 TGF 治疗的镇痛效果优于给予 10 或 30mg/kg 硫酸吗啡[46,47]。由于骨主要由降钙素基因相关肽和 TrkA 受体支配,抗 NGF 治疗可能利用这一独特的机制以减轻骨痛,改善生活质量[10]。最近的小鼠研究提示,抗 NGF 治疗可能具有治疗神经病理性癌症疼痛的潜力[48]。

躯体性疼痛的治疗方案

转移性病灶通常并非发生于单个部位,因此外周局灶性干预具有其局限性。CIBP 的强度不尽相同,往往难以预测,因此管理难度大。理想情况下,应针对神经病理性、伤害性或炎症性疼痛的主要机制进行治疗,但这些机制往往混杂在一起。目前,CIBP 治疗涉及多种方法互补使用,包括放疗、化疗、手术、靶向治疗和镇痛药[16]。然而,骨癌性疼痛仍是所有持续性疼痛中最难缓解的。

CIBP 治疗最常用的镇痛药是非甾体抗炎药(NSAID)。阿片类药物的副作用明显,使用受到限制[16,49]。非选择性 NSAID 可引起肠道出血,对心血管安全性问题也引起担忧[50]。虽然选择性 COX-2 抑制剂的胃肠道风险较低,但也可能增加心血管事件的风险[51-54]。阿片类药物可有效减轻骨痛,但常有便秘、镇静、恶心、呕吐、呼吸抑制等副作用[55]。

双膦酸盐具有抗骨吸收和镇痛作用,因此被视为骨靶向镇痛治疗的标准治疗。双膦酸盐是焦磷酸类似物,它们对钙离子显示出高亲和力,可迅速作用于骨的矿化基质。它们的主要作用机制是对抗骨微环境中的破骨细胞[56]。这些药物可破坏三磷酸腺苷或胆固醇的合成,诱导细胞凋亡,从而直接作用于破骨细胞[56,57]。骨癌的临床和动物研究均报告了双膦酸盐的抗骨吸收作用[58-61]。有报道显示,双膦酸盐可减轻溶骨性(骨破坏)和成骨性(骨形成)骨转移患者的疼痛[58,59]。

在小鼠肉瘤模型中,双膦酸盐(阿仑膦酸钠)降低了破骨细胞的数量和活性,表现为肿瘤导致的骨吸收减少[62]。阿仑膦酸钠还可减少骨基底表面的破骨细胞数量,众所周知,这些细胞具有高破骨细胞活性。阿仑膦酸钠不仅能减轻持续性和运动诱发性骨癌性疼痛,还引起外周和中枢神经系统出现明显的神经化学重组。同时,阿仑膦酸钠还促进肿瘤生长和坏死。这些结果表明,在骨癌中,阿仑膦酸钠可同时调节疼痛、骨破坏、肿瘤生长和肿瘤坏死。此外,阿仑膦酸钠与破坏肿瘤的药物联合使用时,可协同改善骨癌性疼痛患者的生存期和生活质量。伊班膦酸钠是一种新型含氮双膦酸盐,其人体研究证明效果显著,能够快速诱导 CIBP 长期缓解[63]。

目前,双膦酸盐的减轻肿瘤诱导性骨破坏和 CIBP 作用,主要用于溶骨性和成骨细胞性肿瘤治疗中。最近的 Cochrane 综述表明,双膦酸盐可降低绝经前后乳腺癌患者的骨转移风险,延长总生存期[64]。双膦酸盐还可减少多发性骨髓瘤患者的病理性椎骨骨折、骨骼相关事件和疼痛[65]。值得注意的是,双膦酸盐可引起一些轻度不良反应和某些罕见严重不良反应,如颌骨坏死[66]。

2010 年,美国 FDA 批准将地舒单抗(一种人单克隆抗体)作为另一种骨靶向治疗药物,用于预防实体瘤骨转移患者发生 SRE。地舒单抗通过抑制 RANKL 系统起作用,该药物可减少破骨细胞成熟,从而减少肿瘤诱导性骨破坏[67]。2013 年的一项系统回顾和荟萃分析发现,地舒单抗在减少骨转移患者的 SRE 发病率方面优于唑来膦酸[68]。与双膦酸盐相似,使用地舒单抗也存在颌骨坏死、低钙血症和肾损害等风险[69]。

虽然双膦酸盐和地舒单抗现已成为姑息性骨靶向治疗的标准治疗,但针对各种发病机制仍在不断研发新的治疗药物。潜在靶点包括:组织蛋白酶 K、Src、mTOR、内皮素 -1、激活素 A、DKK-1、MET/VEGFR2 和骨矿物质[70]。

除药物治疗外,外科手术和其他介入治疗在 CIBP 治疗中也发挥作用。研究表明,引起骨痛的主要原因是骨膜的机械形变[16,71]。肿瘤诱导性骨重建导致骨折后,将骨和骨膜复位并固定至正常方向,可缓解部分疼痛[72]。其他干预措施包括放疗、椎骨成形术/后凸成形术、神经调节和消融术。

总结和展望

癌症检测和治疗的发展显著提高了癌症患者的生存率。随着生存率的提高,人们越来越需要关注癌症相关疼痛及其对整个生存期的影响。现在,癌性疼痛动物模型的使用使得协同转化研究成为可能,这不仅可以影响癌症的发展,对患者的整体健康、生活质量和生存期均造成明显影响。

要点

- 对于许多癌症患者,疼痛是首发症状,大多数患者在其疾病过程中甚至整个生存期都会经历中度至重度疼痛。
- 无髓 C 纤维和细髓 Aδ 纤维是感觉神经元,被称为伤害感受器。
- 骨癌性疼痛是神经病理性的,因为肿瘤细胞导致正常支配荷瘤股骨的初级传入神经纤维的损伤或重建。
- 组织损伤后,发生外周性致敏,其中伤害感受器改变其神经递质、受体、生长因子表达和反应特性,使得轻度有害刺激被感知为高度有害刺激(痛觉过敏),正常的无害感觉刺激变被感知为有害刺激(异常性疼痛)。
- 感觉神经元损伤后,参与体感信息处理的脊髓和中枢神经系统发生各种神经化学和细胞变化,统称为中枢性致敏。
- CIBP 通常被描述为持续性钝痛、强度随时间逐渐增加。
- 除癌细胞外,肿瘤基质含有各种免疫细胞,如巨噬细胞、中性粒细胞和 T 淋巴细胞,这些细胞会分泌多种因子,可有效致敏或直接刺激初级传入神经元。这些因子包括前列腺素、肿瘤坏死因子 α(TNFα)、内皮素、白细胞介素 -1 和白细胞介素 -6、表皮生长因子、转化生长因子 β 和血小板源生长因子。
- 骨转移疼痛的治疗涉及多种方法联合使用,包括放疗、化疗、外科手术、双膦酸盐和镇痛药。

- 双膦酸盐是一类诱导破骨细胞凋亡的抗吸收性化合物，研究显示还可减轻溶骨性（骨破坏）和成骨性（骨形成）骨转移患者的疼痛。地舒单抗可抑制 RANKL 系统，减少破骨细胞成熟，从而减少肿瘤导致的骨破坏。
- COX-2 抑制剂能够阻断癌症疼痛，延缓肿瘤在骨内生长。

（高强 译　周云枫 校）

参考文献

1. National Cancer Institute. https://www.cancer.gov/about-cancer/understanding/statistics.
2. Edwards BK, Brown ML, Wingo PA, et al. Annual report to the nation on the status of cancer, 1975-2002, featuring population-based trends in cancer treatment. *J Natl Cancer Inst.* 2005;97:1407–1427.
3. Portenoy RK, Payne D, Jacobsen P. Breakthrough pain: characteristics and impact in patients with cancer pain. *Pain.* 1999;81:129–134.
4. Mercadante S, Arcuri E. Breakthrough pain in cancer patients: pathophysiology and treatment. *Cancer Treat Rev.* 1998;24:425–432.
5. van den Beuken-van Everdingen MH, de Rijke JM, Kessels AG, et al. Prevalence of pain in patients with cancer: a systematic review of the past 40 years. *Ann Oncol.* 2007;18:1437–1449.
6. Aalto Y, Forsgren S, Kjorell U, et al. Enhanced expression of neuropeptides in human breast cancer cell lines following irradiation. *Peptides.* 1998;19:231–239.
7. Mantyh PW. Bone cancer pain: from mechanism to therapy. *Curr Opin Support Palliat Care.* 2014;8:83–90.
8. Mantyh P. Bone cancer pain: causes, consequences, and therapeutic opportunities. *Pain.* 2013;154(suppl 1):S54–S62.
9. Julius D, Basbaum AI. Molecular mechanisms of nociception. *Nature.* 2001;413:203–210.
10. Mantyh PW. Cancer pain and its impact on diagnosis, survival and quality of life. *Nat Rev Neurosci.* 2006;7:797–809.
11. Neumann S, Doubell TP, Leslie T, et al. Inflammatory pain hypersensitivity mediated by phenotypic switch in myelinated primary sensory neurons. *Nature.* 1996;384:360–364.
12. Woodham P, Anderson PN, Nadim W, et al. Satellite cells surrounding axotomised rat dorsal root ganglion cells increase expression of a GFAP-like protein. *Neurosci Lett.* 1989;98:8–12.
13. Hu P, McLachlan EM. Macrophage and lymphocyte invasion of dorsal root ganglia after peripheral nerve lesions in the rat. *Neuroscience.* 2002;112:23–38.
14. Peters CM, Ghilardi JR, Keyser CP, et al. Tumor-induced injury of primary afferent sensory nerve fibers in bone cancer pain. *Exp Neurol.* 2005;193:85–100.
15. Gordon-Williams RM, Dickenson AH. Central neuronal mechanisms in cancer-induced bone pain. *Curr Opin Support Palliat Care.* 2007;1:6–10.
16. Mercadante S. Malignant bone pain: pathophysiology and treatment. *Pain.* 1997;69:1–18.
17. Coleman RE. Metastatic bone disease: clinical features, pathophysiology and treatment strategies. *Cancer Treat Rev* 2001;27:165–176.
18. Honore P, Luger NM, Sabino MA, et al. Osteoprotegerin blocks bone cancer-induced skeletal destruction, skeletal pain and pain-related neurochemical reorganization of the spinal cord. *Nat Med.* 2000;6:521–528.
19. Sabino MA, Ghilardi JR, Jongen JL, et al. Simultaneous reduction in cancer pain, bone destruction, and tumor growth by selective inhibition of cyclooxygenase-2. *Cancer Res.* 2002;62:7343–7349.
20. Rifkin BG, ed. *Biology and Physiology of the Osteoclast.* Ann Arbor, MI: CRC Press; 1992.
21. Clohisy DR, Perkins SL, Ramnaraine ML. Review of cellular mechanisms of tumor osteolysis. *Clin Orthop Relat Res.* 2000:104–114.
22. Yoneda T, Hiasa M, Nagata Y, et al. Contribution of acidic extracellular microenvironment of cancer-colonized bone to bone pain. *Biochim Biophys Acta.* 2015;1848:2677–2684.
23. Tominaga M, Caterina MJ, Malmberg AB, et al. The cloned capsaicin receptor integrates multiple pain-producing stimuli. *Neuron.* 1998;21:531–543.
24. Alvarez de la Rosa D, Zhang P, Shao D, et al. Functional implications of the localization and activity of acid-sensitive channels in rat peripheral nervous system. *Proc Natl Acad Sci USA.* 2002;99:2326–2331.
25. Griffiths JR. Are cancer cells acidic? *Br J Cancer.* 1991;64:425–427.
26. Ghilardi JR, Rohrich H, Lindsay TH, et al. Selective blockade of the capsaicin receptor TRPV1 attenuates bone cancer pain. *J Neurosci.* 2005;25:3126–3131.
27. Sisay M, Mengistu G, Edessa D. The RANK/RANKL/OPG system in tumorigenesis and metastasis of cancer stem cell: potential targets for anticancer therapy. *Onco Targets Ther.* 2017;10:3801–3810.
28. Kundu N, Yang Q, Dorsey R, et al. Increased cyclooxygenase-2 (cox-2) expression and activity in a murine model of metastatic breast cancer. *Int J Cancer.* 2001;93:681–686.
29. Molina MA, Sitja-Arnau M, Lemoine MG, et al. Increased cyclooxygenase-2 expression in human pancreatic carcinomas and cell lines: growth inhibition by nonsteroidal anti-inflammatory drugs. *Cancer Res.* 1999;59:4356–4362.
30. Iniguez MA, Rodriguez A, Volpert OV, et al. Cyclooxygenase-2: a therapeutic target in angiogenesis. *Trends Mol Med.* 2003;9:73–78.
31. Williams CS, Tsujii M, Reese J, et al. Host cyclooxygenase-2 modulates carcinoma growth. *J Clin Invest.* 2000;105:1589–1594.
32. Masferrer JL, Leahy KM, Koki AT, et al. Antiangiogenic and antitumor activities of cyclooxygenase-2 inhibitors. *Cancer Res.* 2000;60:1306–1311.
33. Davar G. Endothelin-1 and metastatic cancer pain. *Pain Med.* 2001;2:24–27.
34. Nelson JB, Carducci MA. The role of endothelin-1 and endothelin receptor antagonists in prostate cancer. *BJU Int.* 2000;85(suppl 2):45–48.
35. Nelson JB, Hedican SP, George DJ, et al. Identification of endothelin-1 in the pathophysiology of metastatic adenocarcinoma of the prostate. *Nat Med.* 1995;1:944–949.
36. Pomonis JD, Rogers SD, Peters CM, et al. Expression and localization of endothelin receptors: implications for the involvement of peripheral glia in nociception. *J Neurosci.* 2001;21:999–1006.
37. Davar G, Hans G, Fareed MU, et al. Behavioral signs of acute pain produced by application of endothelin-1 to rat sciatic nerve. *Neuroreport.* 1998;9:2279–2283.
38. Peters CM, Lindsay TH, Pomonis JD, et al. Endothelin and the tumorigenic component of bone cancer pain. *Neuroscience.* 2004;126:1043–1052.
39. Quang PN, Schmidt BL. Endothelin-A receptor antagonism attenuates carcinoma-induced pain through opioids in mice. *J Pain.* 2010;11:663–671.
40. Couture R, Harrisson M, Vianna RM, et al. Kinin receptors in pain and inflammation. *Eur J Pharmacol.* 2001;429:161–176.
41. Fox A, Wotherspoon G, McNair K, et al. Regulation and function of spinal and peripheral neuronal B1 bradykinin receptors in inflammatory mechanical hyperalgesia. *Pain.* 2003;104:683–691.
42. Sevcik MA, Ghilardi JR, Halvorson KG, et al. Analgesic efficacy of bradykinin B1 antagonists in a murine bone cancer pain model. *J Pain.* 2005;6:771–775.
43. da Costa PL, Sirois P, Tannock IF, et al. The role of kinin receptors in cancer and therapeutic opportunities. *Cancer Lett.* 2014;345:27–38.
44. Pezet S, McMahon SB. Neurotrophins: mediators and modulators of pain. *Annu Rev Neurosci.* 2006;29:507–538.
45. Heumann R, Korsching S, Bandtlow C, et al. Changes of nerve growth factor synthesis in nonneuronal cells in response to sciatic nerve transection. *J Cell Biol.* 1987;104:1623–1631.
46. Halvorson KG, Kubota K, Sevcik MA, et al. A blocking antibody to nerve growth factor attenuates skeletal pain induced by prostate tumor cells growing in bone. *Cancer Res.* 2005;65:9426–9435.
47. Sevcik MA, Ghilardi JR, Peters CM, et al. Anti-NGF therapy profoundly reduces bone cancer pain and the accompanying increase in markers of peripheral and central sensitization. *Pain.* 2005;115:128–141.
48. Miyagi M, Ishikawa T, Kamoda H, et al. The efficacy of nerve growth factor antibody in a mouse model of neuropathic cancer pain. *Exp Anim.* 2016;65:337–343.
49. Portenoy RK, Lesage P. Management of cancer pain. *Lancet.* 1999;353:1695–1700.
50. Wongrakpanich S, Wongrakpanich A, Melhado K, et al. A Comprehensive review of non-steroidal anti-inflammatory drug use in the elderly. *Aging Dis.* 2018;9:143–150.

第四篇

51. Chan AT, Manson JE, Albert CM, et al. Nonsteroidal antiinflammatory drugs, acetaminophen, and the risk of cardiovascular events. *Circulation.* 2006;113:1578–1587.

52. Graham DJ, Campen D, Hui R, et al. Risk of acute myocardial infarction and sudden cardiac death in patients treated with cyclo-oxygenase 2 selective and non-selective non-steroidal anti-inflammatory drugs: nested case-control study. *Lancet.* 2005;365:475–481.

53. Hippisley-Cox J, Coupland C. Risk of myocardial infarction in patients taking cyclo-oxygenase-2 inhibitors or conventional non-steroidal anti-inflammatory drugs: population based nested case-control analysis. *BMJ.* 2005;330:1366.

54. Mukherjee D, Nissen SE, Topol EJ. Risk of cardiovascular events associated with selective COX-2 inhibitors. *JAMA.* 2001;286:954–959.

55. Mercadante S. Problems of long-term spinal opioid treatment in advanced cancer patients. *Pain.* 1999;79:1–13.

56. Rodan GA, Martin TJ. Therapeutic approaches to bone diseases. *Science.* 2000;289:1508–1514.

57. Rogers MJ, Gordon S, Benford HL, et al. Cellular and molecular mechanisms of action of bisphosphonates. *Cancer.* 2000;88:2961–2978.

58. Fulfaro F, Casuccio A, Ticozzi C, et al. The role of bisphosphonates in the treatment of painful metastatic bone disease: a review of phase III trials. *Pain.* 1998;78:157–169.

59. Major PP, Lipton A, Berenson J, et al. Oral bisphosphonates: a review of clinical use in patients with bone metastases. *Cancer.* 2000;88:6–14.

60. Hiraga T, Tanaka S, Yamamoto M, et al. Inhibitory effects of bisphosphonate (YM175) on bone resorption induced by a metastatic bone tumor. *Bone.* 1996;18:1–7.

61. Sasaki A, Boyce BF, Story B, et al. Bisphosphonate risedronate reduces metastatic human breast cancer burden in bone in nude mice. *Cancer Res.* 1995;55:3551–3557.

62. Sevcik MA, Luger NM, Mach DB, et al. Bone cancer pain: the effects of the bisphosphonate alendronate on pain, skeletal remodeling, tumor growth and tumor necrosis. *Pain.* 2004;111:169–180.

63. Tripathy D, Body JJ, Bergstrom B. Review of ibandronate in the treatment of metastatic bone disease: experience from phase III trials. *Clin Ther.* 2004;26:1947–1959.

64. O'Carrigan B, Wong MH, Willson ML, et al. Bisphosphonates and other bone agents for breast cancer. *Cochrane Database Syst Rev.* 2017;(10):CD003474.

65. Mhaskar R, Kumar A, Miladinovic B, et al. Bisphosphonates in multiple myeloma: an updated network meta-analysis. *Cochrane Database Syst Rev.* 2017;(12):CD003188.

66. Kennel KA, Drake MT. Adverse effects of bisphosphonates: implications for osteoporosis management. *Mayo Clin Proc.* 2009;84:632–637; quiz 8.

67. Hiraga T. Targeted agents in preclinical and early clinical development for the treatment of cancer bone metastases. *Expert Opin Investig Drugs.* 2016;25:319–334.

68. Sun L, Yu S. Efficacy and safety of denosumab versus zoledronic acid in patients with bone metastases: a systematic review and meta-analysis. *Am J Clin Oncol.* 2013;36:399–403.

69. LeVasseur N, Clemons M, Hutton B, et al. Bone-targeted therapy use in patients with bone metastases from lung cancer: a systematic review of randomized controlled trials. *Cancer Treat Rev.* 2016;50:183–193.

70. Clement-Demange L, Clezardin P. Emerging therapies in bone metastasis. *Curr Opin Pharmacol.* 2015;22:79–86.

71. Mundy GR. *Bone Remodelling and Its Disorders.* London: CRC Press; 1999.

72. Rubert MM. "Orthopedic Management of Skeletal Metastases." *Tumor Bone Diseases and Osteoporosis in Cancer Patients.* Body JJ, ed. New York, NY: Marcel Dekker; 1999. 305–356.

第41章

癌性内脏痛

Yan Cui Magram, Vinay Puttanniah

由于临床筛查、诊断策略和治疗方案的进步，目前癌症幸存者已达到数百万人。其中大多数人在生活中不仅要面对癌症，还要面对癌症相关疼痛。根据以往的数据估算，65%～90%的癌症患者经历疼痛[1-3]。最近的研究表明，接受积极抗癌治疗的患者癌症疼痛发病率为24%～60%，晚期癌症患者癌症疼痛发病率为62%～86%，表明癌症相关疼痛仍然是一个普遍存在的问题[4]。疼痛是最重要的癌症相关并发症之一[5,6]。

癌症疼痛可分为两大类：①伤害性疼痛即经身体组织损害或损伤引起的疼痛；②神经病理性疼痛即由神经损害或损伤引起的疼痛。伤害性疼痛可进一步细分为躯体痛和内脏痛，躯体痛通常容易确定组织损伤区域位置，内脏痛来自中空器官的拉伸或刺激，不容易确定位置[7,8]。各项研究癌症人群中内脏痛的患病率表明[9-12]，20%～33%的癌症相关疼痛属于内脏痛，某些癌症类型比其他类型更容易出现内脏痛[9,11]。例如，在肺癌患者中，内脏痛可能占疼痛主诉的42%[10]。然而，在乳腺癌患者中，仅发现15%的术后疼痛属于躯体痛或内脏痛[12]。

文献表明，医疗保健提供者通常低估了癌症相关疼痛的严重程度[13]。另外临床医生应该通过识别不同的疼痛来源进而诊断这些疼痛综合征，以便提供最佳的治疗。本章的目的是阐明与癌症患者相关的内脏痛的病理生理学和临床表现。

病理生理学

伤害感受器

传递疼痛刺激的伤害感受器存在于大多数身体部位和内脏中[14-16]。内脏伤害感受器的分布因内脏结构而异。一般来说，中空脏器（如食管、胃、肠、膀胱和子宫）含有伤害感受器，因此对疼痛有感觉。实质器官（如脾脏、肝脏、肾脏和胰腺）的腹膜、网膜和实质没有伤害感受器，对疼痛不敏感。这些器官的恶性肿瘤引起的疼痛是由于其含有伤害感受器的被膜膨胀或刺激所致，或由于邻近的疼痛敏感区域被癌症侵袭或受累，继而这些结构受到肿瘤负荷增加或治疗产生的组织损伤而产生疼痛[17]。

内脏伤害感受器的神经纤维由薄髓鞘的 A-δ 纤维（受刺激时有助于感知刺痛）或无髓 C 纤维（受刺激时导致钝痛和灼痛）组成[18,19]。在正常情况下这些伤害感受器通常无反应，可描述为"沉默的"伤害感受器[20]。发生炎症时，伤害感受器被敏感化并变得活跃；其他各种刺激，包括机械刺激（压迫、扩张和牵拉）和缺血都与伤害感受器敏感化有关。

伤害性信息通过交感和副交感神经系统的传入纤维传递到中枢神经系统。当内脏的传入纤维或一级神经元在脊髓Ⅰ层和Ⅱ层的背角水平进入脊髓时，开始进行内脏伤害性信息的中枢处理，在那里它们与二阶神经元发生突触作用，最显著的是Ⅴ层和Ⅹ层[14,21,22]。虽然内脏传入仅占脊髓所有传入输入的10%，但与其对应部位相比，这些内脏传入终末具有广泛的分化和椎管内分布[23]。此外，对内脏刺激有反应的背角神经元数量相当可观，估计占总神经元的50%～75%[24]。

神经递质

在背角中，内脏伤害性传入纤维的终末表达肽类神经递质，如 P 物质和降钙素基因相关肽（CGRP），它们都是疼痛传递的组成部分。与躯体系统相似，神经激肽和 N- 甲基 -D- 天冬氨酸（NMDA）受体也参与了内脏痛的传递。GABAB 受

521

体有抗伤害作用,使用最广泛的 GABAB 受体激动剂——巴氯芬已在许多动物模型研究中用于减轻内脏痛[25]。这些神经递质、细胞因子和肽的参与表明,应激在内脏痛的介导中起重要作用,特别是在易发生炎症、刺激和感染的癌症患者中[25]。最近,NK-1 和 NK-3 受体已被证明可介导内脏痛,特别是在结肠膨胀的情况下[20]。

通路

内脏感觉信息通过穿过中线的二阶神经元轴突传导,并通过位于对侧脊髓前外侧象限的脊髓丘脑束和脊髓网状束上升至高水平的神经轴突(图 41-1)[26]。这些伤害性投射神经元将信息传递到大脑的各个区域,包括丘脑、脑干、下丘脑、杏仁核和感觉皮层。研究表明,以前被认为参与无害外周刺激信息信号传递的背柱通路也可能在内脏感

觉疼痛处理中发挥作用(图 41-1)[27]。已证明高位胸髓水平的背柱脊髓切开术对一些顽固性、弥漫性内脏腹痛患者有效[28-30]。在动物研究中,背柱损伤减少了直接刺激输尿管、胰腺、胃和结肠引起的内脏痛[31]。在中枢处理后,信息通过下行通路进行调节,其中下行通路利用了导管周围灰质、蓝斑核、中缝大核、延髓形成和蓝斑下核等不同结构产生的神经递质,这些递质包括阿片类物质、5- 羟色胺和儿茶酚胺[24]。

内脏疼痛系统没有按照躯体疼痛的"上扬"机制来实现中枢敏感化。相反,内脏伤害感受系统通过增加神经递质的释放和各种神经网络反馈环路产生中枢敏感化或痛觉过敏。内脏系统中存在大量的这类反馈环路。可能是由于运动和自主神经反射增强的原因,例如,在胰腺癌时,这些增强的反射可能表现为恶心和出汗。

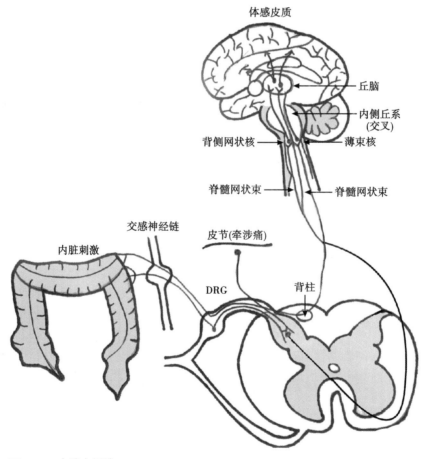

图 41-1　内脏痛通路

临床意义

内脏痛具有弥漫性和不容易确定位置的特点,伴有运动和自主神经反射;并不总是与内脏损伤相

关;并非所有内脏均由伤害感受器支配,且可以牵涉其他部位(内脏躯体会聚)[32]。内脏痛通常具有模糊、深部、弥漫性、烧灼、疼痛、痛苦、痉挛或压迫性质,可能表现在腹部的中线,而不局限于精确的

区域,如上腹部或脐周区域[21,33]。疼痛通常是难以忍受的,迫使内脏痛患者表现出不安,他们不断变换体位,试图达到舒适的姿势。由于自主神经反射增强,癌痛患者可表现为苍白、恶心、呕吐和多汗,而这些症状均不伴有躯体痛。

牵涉痛和内脏躯体反射模式

内脏痛也可定位于神经元分布的躯体皮节或肌节中,这些神经元由相同的髓节段投射或与受累内脏共享相同的脊髓节段[34],这被称为“内脏躯体会聚”现象,是牵涉内脏痛的神经基础[14,35-37]。这种机制可以解释为大脑中没有针对内脏的特定感觉通路。因此,一个器官的伤害性传入信息被传递给脊髓节段中的背角中继神经元,后者也从皮肤和肌肉接收感觉信息。同时处理这些信息,上行脊髓通路中的活动可能被误解为来源于相应的躯体结构(图41-2)[35-37]。这反过来产生内脏躯体反射,可能导致皮节痛觉过敏或肌节躯体改变。

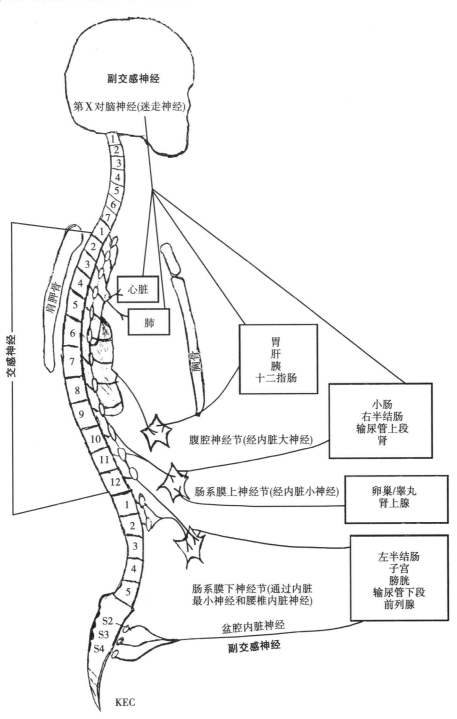

图 41-2　自主神经系统

例如，胰腺癌患者可能会出现肿块本身引起的腹痛或胸段中部区域的牵涉痛。来自胰腺的内脏伤害性信息与腹腔神经节内的内脏大神经和突触融合，最终在 T5-T9 达到脊髓水平。输入增加和延长刺激促进了相应脊髓节段的活化，并导致明显的胸段脊的组织变化和敏感性[26,36]。

内脏痛的表现和部位取决于癌症的类型和受累的内脏／器官。在胃肠癌症中，引起中空内脏阻塞的肿瘤浸润可能导致膨胀；膨胀通过周围平滑肌的强烈收缩导致疼痛，周围平滑肌可激活伤害感受器[38]。内脏痛难以定位，通常位于内脏脊髓节段的同一皮节区，并以各种方式出现。例如，食管癌常表现为烧心样症状，伴有胸骨下灼痛，进食或某些体位可使疼痛加重[38]。结肠癌可表现为下腹痛，可能与大肠形态的改变有关。在晚期病例中，腹胀可能导致内脏穿孔，引起腹腔炎症和感染。盆腔肿瘤（如卵巢癌）可通过侵犯骶前区域或直接累及大肠引起肛周痛，可能表现为压迫样不适，特别是在坐位时，并且可能与里急后重等症状相关[38,39]。在接受放疗的膀胱癌或其他盆腔肿瘤患者中，可能发生放射性膀胱炎，引起严重的内脏痛，这可能与膀胱收缩、膀胱功能障碍、尿急和尿频有关[40]。

治疗方案

疼痛的治疗管理涉及到后续的功能丧失和日常生活活动能力的下降。因此，临床医生需要熟悉疼痛控制和症状管理方案。对于患有癌症相关内脏痛的患者，治疗方案包括药理学、手法治疗、介入和补充／替代医学技术。心理社会支持也应成为每个治疗方案的组成部分。

内脏痛治疗的现有传统方法将在后续章节中讨论，包括药物治疗的联合方法，药物有非甾体抗炎药（NSAID）、阿片类药物和佐剂药物等。介入和外科手术可用于保守方法效果不佳的或受药物副作用限制的疼痛。这些干预措施包括鞘内麻醉剂输注、持续硬膜外麻醉剂输注、神经松解阻滞或消融性神经外科手术。

在治疗内脏癌痛患者时，应考虑补充与替代医疗（Complementary and Alternative Medicine，CAM）。有文献支持在普通肿瘤人群的疼痛管理中使用 CAM，但仅有很少的证据支持在明确患有内脏癌痛的患者中使用 CAM[41-44]。这些方案包括针灸、脊椎护理、按摩疗法、运动疗法和放松技

术[41-44]。由精通内脏整骨技术的整骨医生进行的整骨手法治疗也可能对内脏痛患者有益[45]。

未来的治疗方案可能包括受体调节。目前的研究表明，P 物质对内脏痛治疗具有潜在意义，P 受体敲除转基因小鼠在内脏炎症后似乎不会出现痛觉过敏[33]。P 物质也是 NK1 受体的天然配体，两者均与慢性腹痛相关[46]。研究表明，在一些慢性腹痛综合征患者中，皮层和皮层下网络区域的 NK-1R 结合电位降低[46]。

总结

急性和慢性疼痛都是癌症患者的常见问题。它不仅是晚期癌症最主要的症状，也可能是许多患者癌症治疗的限制因素。疼痛会严重影响一个人的活动能力。内脏痛占癌症相关疼痛综合征的很大比例，并且在不同癌症类型中普遍存在。临床医生应该能够识别和管理这种癌症相关疼痛。癌症患者疼痛管理的最终结果应该是减轻患者的痛苦，并使这些患者获得最佳的生活质量。

要点

- 超过一半的癌症患者会遭受癌症相关疼痛。内脏痛可占此类疼痛的三分之一。

- 痛觉感受器，即传递疼痛的感觉受体，在整个内脏的分布各不相同，但是有些器官并无类痛觉感受器。

- 伤害性信息主要通过脊髓丘脑束和脊髓网状束经由交感和副交感神经系统的传入纤维传递到中枢神经系统。

- 与躯体敏感化不同，内脏系统并不是通过"上扬"机制起作用，而是通过增加神经递质的释放和各种神经网络反馈环路实现中枢敏感化，这可能是运动和自主神经反射增强的原因。

- 真正的内脏痛是持续的，具有模糊、弥漫性、疼痛、痛苦、痉挛或压迫性质；伴有运动和自主神经反射；并不总是与内脏损伤有关、为内脏诱发的和牵涉其他部位。

- 牵涉内脏痛通过"内脏躯体会聚"产生内脏躯体反射，引起皮节痛觉过敏或肌节躯体改变。

- 内脏痛的位置和表现随不同癌症类型而各不相同。

- 内脏痛的治疗是多因素的，包括药理学、手法治疗、介入和 CAM 技术及心理社会支持，未来的治疗方案可能包括受体调节。

（高强　译　周云枫　校）

参考文献

1. Bonica JJ. Treatment of cancer pain: current status and future need. In: Fields ML, Dubner R, Cerrero F, Jones LE, eds. *Proceedings of the Fourth, World Congress on Pain – Advances in Pain Research and Therapy*. New York, NY: Raven Press Ltd; 1985.
2. Daut RL, Cleeland CS. The prevalence and severity of pain in cancer. *Cancer*. 1982;50(9):1913–1918.
3. Foley KM. The treatment of cancer pain. *N Engl J Med*. 1985;313(2):84–95.
4. van den Beuken-van Everdingen MH, de Rijke JM, Kessels AG, et al. Prevalence of pain in patients with cancer: a systematic review of the past 40 years. *Ann Oncol*. 2007;18(9):1437–1449.
5. Jacox A, Carr DB, Payne R. New clinical-practice guidelines for the management of pain in patients with cancer. *N Engl J Med*. 1994;330(9):651–655.
6. Greenhalgh T, Hurwitz B, eds. *Narrative Based Medicine. Dialogue and Discourse in Clinical Practice*. London, UK: BMJ Publishing Group; 1998.
7. Shaiova L. Difficult pain syndromes: bone pain, visceral pain and neuropathic pain. *Cancer J*. 2006;12(5):330–340.
8. Portenoy RK. Cancer pain: pathophysiology and syndromes. *Lancet*. 1992;339(8800):1026–1031.
9. Grond S, Zech D, Diefenbach C, et al. Assessment of cancer pain: a prospective evaluation in 2266 cancer patients referred to a pain service. *Pain*. 1996;64(1):107–114.
10. Mercadante S, Armata M, Salvaggio L. Pain characteristics of advanced lung cancer patients referred to a palliative care service. *Pain*. 1994;59(1):141–145.
11. Portenoy RK, Hagen NA. Breakthrough pain: definition, prevalence and characteristics. *Pain*. 1990;41(3):273–281.
12. Stevens PE, Dibble SL, Miaskowski C. Prevalence, characteristics, and impact of post-mastectomy pain syndrome: an investigation of women's experiences. *Pain*. 1995;61(1):61–68.
13. Cleeland CS, Gonin R, Hatfield AK, et al. Pain and its treatment in outpatients with metastatic cancer. *N Engl J Med*. 1994;330(9):592–596.
14. Cervero F. Sensory innervation of the viscera: peripheral basis of visceral pain. *Physiol Rev*. 1994;74(1):95–129.
15. Willis WD. Nociceptive pathways: anatomy and physiology of nociceptive ascending pathways. *Philos Trans R Soc Lond B Biol Sci*. 1985;308(1136):253–270.
16. Willis WD, Coggeshall RE. *Sensory Mechanisms of the Spinal Cord*. 2nd ed. New York, NY: Plenum Press; 1991.
17. Regan JM, Peng P. Neurophysiology of cancer pain. *Cancer Control*. 2000;7(2):111–119.
18. Konietzny F, Perl ER, Trevino D, et al. Sensory experiences in man evoked by intraneural electrical stimulation of intact cutaneous afferent fibers. *Exp Brain Res*. 1981;42(2):219–222.
19. Ochoa J, Torebjork E. Sensations evoked by intraneural microstimulation of C nociceptor fibers in human skin nerves. *J Physiol*. 1989;415:583–599.
20. Habler HJ, Janig W, Koltzenburg M. Activation of unmyelinated afferent fibers by mechanical stimuli and inflammation of the urinary bladder in the cat. *J Physiol*. 1990;425:545–562.
21. Al-Chaer ED, Traub RJ. Biological basis of visceral pain: recent developments. *Pain*. 2002;96(3):221–225.
22. Gebhart GF. Visceral pain mechanisms. In: Chapman CR, Foley K, eds. *Current and Emerging Concepts in Cancer Pain: Research and Practice*. Philadelphia, PA: Lippincott-Raven; 1993.
23. Sikandar S, Dickenson AH. Visceral pain—the ins and outs, the ups and downs. *Curr Opin Support Palliat Care*. 2012;12(1):17–26.
24. Cervero F, Tattersall JEH. Cutaneous receptive fields of somatic and viscerosomatic neurons in the thoracic spinal cord of the cat. *J Comp Neurol*. 1985;237(3):325–332
25. Moloney RD, O'Mahony SM, Dinan TG, et al. Stress-induced visceral pain: toward animal models of irritable-bowel syndrome and associated comorbidities. *Front Psychiatry*. 2015;6:15.
26. Willis WD, Westlund KN. Neuroanatomy of the pain system and of the pathways that modulate pain. *J Clin Neurophysiol*. 1997;14(1):2–31.
27. Palecek J. The role of dorsal columns pathway in visceral pain. *Physiol Res*. 2004;53(Suppl 1):S125–S130.
28. Kim YS. High thoracic midline dorsal column myelotomy for severe visceral pain due to advanced stomach cancer. *Neurosurgery*. 2000;46(1):85–90.
29. Willis WD. A novel visceral pain pathway in the posterior funiculus of the spinal cord. *J Med Sci*. 2008;1(1):33037.
30. Willis WD, Al-Chaer ED, Quast MJ, et al. A visceral pain pathway in the dorsal column of the spinal cord. *Proc Natl Acad Sci*. 1999;96(14):7675–7679.
31. Deer TR, Leong MS, Buvanendran A, et al. *Comprehensive Treatment of Chronic Pain by Medical, Interventional, and Integrative Approaches*. New York, NY: Springer; 2013.
32. Cervero F. Pathophysiology of visceral pain. *Revista Dor*. 2014;15(2):2.
33. Cervero F, Laird JM. Visceral pain. *Lancet*. 1999;353(9170):2145–2148.
34. Olden KW. Rational management of chronic abdominal pain. *Comp Ther*. 1998;24(4):180–186.
35. Fix J. Autonomic nervous system and pain. In: Fix J, ed. *Neuroanatomy*. 3rd ed. Philadelphia, PA: Lippincott Williams & Wilkins; 2002.
36. Giamberardino MA. Referred muscle pain/ hyperalgesia and central sensitization. *J Rehabil Med*. 2003;41(Suppl):85–88.
37. Kuchera ML, Kuchera WA. *Osteopathic Considerations and Systemic Dysfunction*. 2nd ed. Columbus, OH: Greyden Press; 1994.
38. Fitzgibbon DR, Loeser JD. *Cancer Pain: Assessment, Diagnosis, and Management*. Philadelphia, PA: Lippincott Williams & Wilkins; 2012.
39. Mishra K. Gynaecological malignancies from palliative care perspective. *Indian J Palliat Care*. 2011:17(Suppl):S45–S51.
40. Fishman S, Ballantyne J, Rathmell JP. *Bonica's Management of Pain*. 4th ed. Philadelphia, PA: Lippincott Williams & Wilkins; 2009.
41. Cassileth BR, Vickers AJ. Massage therapy for symptom control: outcome study at a major cancer center. *J Pain Symptom Manag*. 2004;28(3):244–249.
42. Cohen AJ, Menter A, Hale L. Acupuncture: role in comprehensive cancer care—a primer for the oncologist and review of the literature. *Integr Cancer Ther*. 2005;4(2):131–143.
43. Corbin L. Safety and efficacy of massage therapy for patients with cancer. *Cancer Control*. 2005;12(3):158–164.
44. Schneider J, Gilford S. The chiropractor's role in pain management for oncology patients. *J Manipulative Physiol Ther*. 2001;24(1):52–57.
45. DiGiovanna EL, Schiowitz S. *An Osteopathic Approach to Diagnosis and Treatment*. 2nd ed. Philadelphia, PA: Lippincott-Raven; 1997.
46. Jarcho JM, Feier NA, Bert A, et al. Diminished neurokinin-1 receptor availability in patient with two forms of chronic visceral pain. *Pain*. 2013;154(7):987–996.

第四篇

第42章

癌症神经病理性疼痛

Shawn Sikka, Neel Mehta, Amit Mehta, Amitabh Gulati

神经病理性疼痛定义

国际疼痛学会将神经病理性疼痛定义为"由神经系统的原发损害或功能障碍所引起或导致的疼痛"[1]。神经相关疼痛是发出疼痛信号的神经系统病变或疾病导致的直接结果，超过3%的人群受此影响，极大影响生活质量[2]。广义上说，神经病理性疼痛分为周围性神经病理性疼痛、中枢性（脑和脊髓）神经病理性疼痛、混合性（周围和中枢）神经病理性疼痛。不过目前正在尝试根据潜在机制进行分类，以进一步提高诊断的特异性[3]。

症状、体格检查和诊断

尽管神经病理性疼痛最常见的症状是机械性痛觉超敏（对正常非伤害性触觉刺激引起的疼痛），但患者常表现的症状是痛觉过敏（对伤害性刺激引起更加强烈的疼痛）。机械性痛觉过敏可分为毛刷诱发的痛觉过敏（动态）、压力诱发的痛觉过敏（静态）和针刺痛觉过敏，伴有感觉通道出现不同程度的感觉缺失，如轻触觉和疼痛。此外，患者可能有自发痛，如针刺样痛、切割样痛或烧灼痛，伴有运动能力减弱或增强。运动能力减弱包括虚弱、笨拙和疲劳，而运动能力增强包括震颤、运动障碍、共济失调和肌张力障碍。

根据患者对症状的描述和综合疼痛史可诊断疼痛是否伴有明显神经损伤。此外，交感神经维持性疼痛可通过交感神经阻滞缓解。利兹神经病理性疼痛症状和体征评价量表（LANSS）是可在床旁进行的数据分析量表，通过评估感觉测试和疼痛感觉障碍来区分伤害感受性疼痛和神经病理性疼痛[4]。该量表可以由医生也可自己进行问卷调查，其敏感性和特异性分别为89.9%和94.2%[5]。

体格检查应全面，包括神经、肌肉骨骼和精神状态的全面评估。体格检查包括轻触觉、压力觉和触诊、针刺觉、冷热觉和振动觉[6]。反应可分为正常、感觉减退或感觉过敏，以确定是否存在负向或正向感官现象[7]。当考虑有抑郁和焦虑等潜在疾病时，精神状态检查有助于完善诊断。

还有多种诊断方法可进一步明确病情。对于中枢性疼痛综合征，脑或脊髓病变可通过MRI和CT影像定位。神经传导检查可识别或确认神经根病变、神经丛病变或神经病变。此外，局部神经阻滞麻醉也有助于诊断，特别是对于不确定的传导通路检查。最后，受累区域的皮肤活检和神经末梢的组织学检查也有助于诊断。不过，神经活检特别是腓肠神经活检因很少改变疼痛处理方式，且有可能导致严重并发症，目前已不受欢迎。

免疫病理生理学

以前认为炎症和神经性综合征之间没有关联；但最近的证据表明炎症在神经性疼痛中起到关键作用。受损组织释放的多种炎性介质会迅速刺激周围神经系统的初级感觉神经元，产生异位放电，导致这些神经元的兴奋性持续增加。

肥大细胞是参与过敏反应和固有免疫发育的关键成分[8]。神经损伤后，周围神经附近的肥大细胞激活并脱粒，进而释放组胺、血清素、细胞因子和蛋白酶[9]。组胺使伤害性感受器敏感化[10]，作用于带状疱疹后神经痛患者的皮肤时，可引起严重烧灼感[11]。此外，坐骨神经挤压伤后，神经元组胺受体上调[12]。活化的肥大细胞可募集其他重要类型免疫细胞，进而释放伤害性前递质[13]。

中性粒细胞在正常神经组织中不存在，是最先浸润受损组织的炎性细胞，这在急性炎症阶段最为重要[14]。中性粒细胞起吞噬作用并释放促炎因子，包括细胞因子和趋化因子，然后激活并趋化其他类型的炎性细胞，主要作用于巨噬细胞[15]。中性粒细胞募集主要是为了吞噬外源性物质和微生物，以应对周围神经损伤（如炎症、轴突丢失、脱髓鞘，或兼而有之）。

组织损伤后观察到周围神经中的巨噬细胞群，由固有细胞和血源性巨噬细胞组成[16]。与其他组织相比，常驻巨噬细胞不需要激活前体细胞，并对神经损伤迅速作出反应[17]，而募集的巨噬细胞到达时间较晚，促进神经细胞的变性和随后的再生[18]。在挤压伤和神经结扎的模型中，证明减少募集到受损神经中的巨噬细胞数量可减轻神经病理性疼痛[19-21]。

在沃勒变性过程中，围绕变性轴突的施万细胞开始吞噬髓鞘碎片并合成其他分子，如神经生长因子（NGF）、肿瘤坏死因子 α（TNFα）、白细胞介素 -1β（IL-1β）、白细胞介素 -6（IL-6）和三磷酸腺苷[22-26]。在常伴有神经病理性疼痛的部分神经损伤中，损伤远端保留的完整轴突（称为备用轴突）常会接触新型施万细胞衍生因子。受损轴突远端也会接触损伤部位的一些衍生因子。间接证据表明，施万细胞可能导致一些神经病理性疼痛，例如与人类免疫缺陷病毒相关的疼痛状态[27]。

在神经损伤部位已识别出淋巴细胞，特别是 T 细胞（细胞免疫或自然杀伤细胞）[28]。T 细胞分为辅助性 T 细胞（CD4）和细胞毒性 T 细胞（CD8），根据细胞因子表达谱进一步分为 1 型和 2 型。挤压伤中 1 型辅助性 T 细胞的转移导致大鼠产生促炎细胞因子并增加了疼痛程度，而 2 型辅助性 T 细胞（产生抗炎细胞因子）的转移降低了疼痛敏感性[29]。

细胞因子主要通过两种方式引起神经病理性疼痛：①对初级传入神经元的直接促炎作用；②通过激活免疫细胞信号通路的间接作用。如前所述，这些细胞因子包括 TNFα、IL-6、白血病抑制因子（LIF）和趋化因子配体 2（CCL2）。

TNFα 可引发多种细胞因子和生长因子的级联反应。研究表明，损伤后 TNFα、mRNA、蛋白表达与痛觉异常和痛觉过敏之间存在相关性[30]。此外，挤压伤后引发了疼痛级联反应，在 TNFα 表达后，损伤神经元和邻近神经元的敏感性增加[31]。最后，在一些患者中，背根神经节中 TNFα 水平升高可能导致神经病理性疼痛[32]。

最新几项研究结果表明，作为一种促炎细胞因子，IL-6 参与了挤压性神经损伤和周围神经结扎后神经病理性疼痛的发展[33]。有人提出 IL-6 对伤害感受性神经元有直接兴奋作用，并引起肾上腺素能的神经元兴奋[34]。

研究证实坐骨神经切断后，损伤部位的施万细胞重新表达 LIF[35]，伤害感受性感觉纤维逆行转运并在细胞体中积累 LIF[36]。最后，证明 LIF 参与了挤压伤后受损神经对巨噬细胞和其他免疫细胞的募集[37]。

除了募集免疫细胞至周围神经损伤细胞外，CCL2 及其受体可能介导神经病理性疼痛[38]。CCL2 在施万细胞、巨噬细胞和神经元中表达，并通过上述趋化因子上调[39]。此外，有人提出激活这些受体的部位不止一个，包括神经干、背根神经节和脊髓背角[40]。

已知 NGF 可调节神经元的多种功能，包括神经元的存活和生长。NGF 的高亲和性受体——酪氨酸激酶 A（TrkA）发生突变，通过中断信号转导导致先天性无痛症[41]。通过改变受体和离子通道的基因表达和翻译后调控，尤其是瞬时受体电位香草酸亚型 1（TRPV1）[42]与河鲀毒素不敏感型钠通道[43]，NGF 还能使伤害感受器敏感化。NGF 还可增加 B 细胞和 T 细胞以及嗜酸性粒细胞的增殖[44]。神经损伤后，感觉神经元与其靶标断开，阻止 NGF 的逆行转运，并引起 NGF mRNA 的累积并在非神经元细胞中表达[45]。

细胞信号转导和受体病理生理学

作为一种先天性保护方法，有害刺激物被立即检测到可以有效防止危险情况发生，进而提高存活率。多细胞生物已经进化出伤害感受器作为区分无害刺激和有害刺激的工具。该系统很大程度上依赖于神经元及其通道 - 受体关系。

电压门控钠通道是神经元的重要组成部分。已有研究表明，9 个不同的基因（Nav1.1-Nav1.9）编码了不同的通道，并且这些基因的选择性表达提供了不同形式的钠通道。这些通道的病理改变主要发生于基础基因的突变，产生异常的通道蛋白，导致功能衰竭或异常。然而，通道的病理更常发生于创伤性事件，如周围神经损伤。

神经病理性疼痛的外周敏感化发生在初级传

第四篇

入伤害感受器中。痛觉通常由正常沉默的无髓鞘（C）纤维或薄髓鞘（Aδ）初级传入神经元的活动引起，在神经损伤后变得异常敏感。此外，由于分子和细胞水平的病理变化，痛觉可以产生自发活动。这些变化包括初级传入神经元中电压门控钠通道的 mRNA 表达增加和生成异位冲动，这可以降低动作电位阈值并引起机能亢进[46]。

周围神经损伤后，钠通道可在神经损伤部位和背根神经节积累。由于电压依赖性钠通道（河鲀毒素敏感型）和电压非依赖性钾通道[47]之间的改变，发生膜电位振荡并引起异位自发放电。值得注意的是，背根神经节缺乏血脑屏障，毛细血管密度高；因此，全身治疗时可能更容易实现靶向治疗[48]。神经病理性疼痛患者中已经显示出异位传入活动的间接证据，在这些患者中，有一种已知的钠通道阻滞剂——利多卡因贴膏可缓解疼痛[49]。

周围神经损伤不仅可引起钠通道功能异常，还会导致受体蛋白上调，其中一些受体蛋白在正常情况下是不存在的。这些变化发生在初级传入神经元的细胞膜上。例如位于伤害感受性传入纤维上的 TRPV1，已知这种纤维能检测大于 43℃的温度[50]。最近的研究也证明了 TRPV1 在中、大面积损伤的背根神经节（DRG）细胞中发生上调[51]，但 TRPV1 在未损伤的 C 纤维和 A 纤维上出现新的表达[52]。已被证明在低渗透压和大于 30℃的温度下进行检测，通常发现紫杉醇化疗由于 TRPV4 受体增加而引起机械性痛觉过敏[53]。此外，在 8～28℃范围内激活的冷敏感性和薄荷醇敏感性 TRP 通道（TRPM8）中[54]，周围神经损伤致敏后小直径 DRG 神经元[55]发生上调，引起冷痛觉过敏[56]。

在复杂性局部疼痛综合征（CRPS）患者中，神经损伤可能会触发皮肤传入纤维功能性 α_1- 和 α_2- 肾上腺素受体的表达。因此，这些神经元增加了肾上腺素能敏感性，对交感神经阻滞有反应[57]。此外，人伤害感受器的去甲肾上腺素能敏感性出现在部分或完全神经损伤后。在带状疱疹后神经痛、CRPS 和创伤后神经痛患者中，将生理剂量的去甲肾上腺素用于有症状的皮肤区域时，会引起或增加自发性疼痛和动态机械性痛觉过敏[58,59]。

在中枢敏感化过程中，周围神经亢进引起脊髓背角的继发性变化，特别是全身兴奋性增加。这些脊髓神经元可引起伤害感受性和非伤害感受性系统的兴奋，导致多个节段出现广泛的神经元兴奋。这些变化主要发生在释放谷氨酸的致敏 C 纤维中，

作用于突触后 N- 甲基 -D- 天冬氨酸（NMDA）受体和神经肽 P 物质。这些变化可能导致无害的触觉刺激会通过 Aδ 和 Aβ 低阈值机械感受器激活脊髓冷痛感觉神经元[60]。中枢神经元电压门控 N 型钙通道位于初级传入伤害性感受器末梢的突触前部位，通过促进谷氨酸和 P 物质的释放在中枢敏感化过程中起到重要作用。周围神经损伤后这些通道过度表达。此外，研究显示背角神经元的中枢敏感化增加，外周神经损伤后释放 γ- 氨基丁酸（GABA）的中间神经元的数量减少，可抑制中枢敏感化[61]。

神经病理性疼痛疾病

通常从患者各自的病因进行检查和做出神经病理性疼痛诊断。常见的病因包括：

- 损伤
- 压迫
- 炎症
- 缺血
- 感染
- 脱髓鞘
- 轴突病变
- 毒性 / 代谢性病因
- 肿瘤

下表可对各种疾病进行分类，进而对患者进行恰当的归类（表 42-1）。

- 周围局灶性和多灶性神经病变（创伤性、缺血性或炎症性）
- 周围全身多发性神经病变（毒性、代谢性、遗传性或炎症性）
- 中枢神经系统（CNS）病变（例如脑卒中、多发性硬化和脊髓损伤）
- 复杂神经病理性疾病（CRPS）[62]

糖尿病神经病变

神经病变是导致糖尿病患者发病率和死亡率的主要原因。糖尿病神经病变在全球的患病率为 20%，并且通常与每年 50% 的非创伤性截肢相关。糖尿病控制与并发症试验报道，通过严格控制血糖，糖尿病神经病变的年发病率可从 2% 降至 0.56%[63]。

糖尿病神经病变的症状包括四肢麻木和刺痛、感觉迟钝、烧灼感和电刺痛。胸腰段脊神经的单神经病变可导致类似心肌梗死、胆囊炎或阑尾炎的综

表 42-1 中枢和周围神经系统神经病理性疼痛的常见分类和原因

周围神经系统的局灶性或多灶性病变

卡压综合征

幻肢疼痛、残肢疼痛

创伤后神经痛

带状疱疹后神经痛

糖尿病单神经病变

缺血性神经病变

结节性多动脉炎

放射性损伤

癌性神经病理性疼痛

周围神经系统的全身性病变（多神经病变）

糖尿病

饮酒

淀粉样蛋白

浆细胞瘤

HIV 神经病变

甲状腺功能减退症

遗传性感觉神经病变

法布雷病

Bannwarth 综合征（神经疏螺旋体病）

维生素 B 缺乏症

中毒性神经病变（砷、铊、氯霉素、甲硝唑、呋喃妥因、异烟肼、长春花生物碱、紫杉烷、金）

中枢神经系统病变

脊髓损伤

脑梗死（特别是丘脑和脑干）

脊髓梗死

脊髓空洞症

多发性硬化

复杂性神经病理疾病

复杂性局部疼痛综合征 I 型和 II 型（又名反射性交感神经营养不良和灼痛）

摘自 Kennedy PG. Varicella-zoster virus latency in human ganglia. Rev Med Virol. 2002; 12(5): 327-334.Reprinted with permission of John Wiley and Sons。

合征。此外，糖尿病患者出现腕管综合征等神经卡压性病变的发生率较高。

导致这些情况的原因是糖尿病微血管损伤，引起了血管收缩和神经缺血。此外，葡萄糖引起蛋白质的非酶性结合和糖基化，导致蛋白质功能停滞或异常。葡萄糖水平升高引起细胞内甘油二酯增加，进而激活蛋白激酶 C，并导致缺血和神经元血流量减少[63]。

带状疱疹后神经病变

导致疼痛性周围神经病变的另一种常见代谢性疾病是带状疱疹病毒的再激活。通常称为带状疱疹，最初的感染表现为水痘。然而，水痘痊愈后，病毒可潜伏在神经细胞体中，在背根、脑神经或自主神经节细胞中潜伏较少，不会引起任何症状[64]。在免疫功能低下的个体中，水痘感染后的数年或数十年时间内，病毒可能突破神经细胞体并沿神经轴突向下移动，引起神经分布区皮肤感染[65]。病毒可沿着受累节段的神经从一个或多个神经节开始传播，并感染相应的皮肤组织，引起疼痛性皮疹[66]。尽管皮疹通常在 2～4 周内痊愈，但一些患者会出现数月或数年的残留神经痛，这种情况称为带状疱疹后神经痛（根据定义，疼痛持续 3 个月或更长时间）[67]。

带状疱疹后神经病变的早期症状包括非特异性头痛、发热和乏力，可能导致误诊[68]。这些症状常伴有灼痛感、瘙痒感、感觉过敏或感觉异常。受累皮肤区的疼痛可能非常剧烈，常被描述为刺痛、酸麻、疼痛、麻木或搏动，并伴有剧烈疼痛的快速刺痛。大多数情况下，在 1～2 日（但有时长达 3 周）后，初始阶段过后出现特征性皮疹[69]。疼痛和皮疹常见于躯干，但皮疹也可出现在面部、眼睛或身体其他部位。皮疹最初看起来与荨麻疹相似，但并不广泛，仅在皮区范围出现，导致条纹或带状样式，仅限于身体一侧，不越过中线[70]。随着时间的推移，皮疹变成水疱，形成充满浆液性渗出物的小水疱，同时发热和全身不适持续存在。因为疼痛的水疱充满了血液，所以最终变得浑浊或变黑。皮损通常在 7～10 日内结痂，之后结痂脱落，皮肤愈合。出现严重水疱后，可能遗留瘢痕和皮肤色素沉着。

放射性神经病变

放射性神经病变可由各种癌症（包括乳腺癌、头颈癌、肺癌、淋巴瘤和转移性癌症）治疗期间的放射治疗引起。症状包括感觉异常、感觉过敏、肌肉萎缩、无力、肌肉牵张反射减弱、疼痛和四肢水肿[71]。为了评估放射性神经病变程度，通常根据 LENT-SOMA 量表进行分类：

- 1 级：轻度感觉缺失、无疼痛
- 2 级：中度感觉缺失、可耐受的疼痛、手臂轻度无力
- 3 级：持续性感觉异常伴不完全运动性麻痹
- 4 级：完全性运动麻痹、疼痛剧烈、肌肉萎缩

放射性臂丛神经损伤是一个渐进的过程。1 级或 2 级病变的患者可在观察期间或最长 20 年内进展至 3 级或 4 级[72]。诊断依靠临床检查、肌电图、CT、MRI 以及超声检查。然而，放射性神经变病常与肿瘤引起的神经丛病变相混淆，尤其是臂丛神经病变。常见的风险因素包括辐射高剂量、重叠射野、腋窝剂量增加（因该点神经纤维间距较小）和同步放化疗[73]。治疗持续时间也可能是一个危险因素。

周围神经的放射性损伤可引起几种类型的变化，包括电和酶改变、微管组装异常、血管通透性降低和神经周围组织纤维化[73]。形态变化包括小动脉中膜坏死和透明化、神经纤维的纤维替代、神经外膜和神经束膜的脱髓鞘和增厚。在纤维变性结缔组织中发现浸润的炎性细胞、成纤维细胞和大量细胞外基质成分。作为缓慢病变过程的一部分，神经病变的发生率在放疗后随时间的推移而增加。据报道，放疗与发生臂丛神经病变之间的中位间隔时间为 1～4 年，一些神经病变在放疗结束许多年后才发生[74]。

化疗性神经病变

与接受放疗的癌症患者相似，接受化疗的患者可发生周围神经病变。常用的化疗药物如长春新碱、紫杉烷类（紫杉醇）、鬼臼毒素（依托泊苷）、沙利度胺、硼替佐米和干扰素可迅速引发症状，有时甚至是在首次给药后[75]。铂类化合物可能表现出"惯性"现象，即症状直到末次给药后数周才出现，并且可能进展数月。症状的严重程度通常是累积性的，在酗酒、糖尿病或营养不良情况下，既往存在神经病变的患者神经病变严重程度或持续时间的风险更大[76]，这称为"神经元易感性"。

中毒性神经病变的诊断主要基于病史、临床表现和电生理发现以及对特定药物相关的神经病变类型的了解。在大多数情况下，中毒性神经病变取决于治疗时间长短，其中感觉或感觉运动神经病变常伴有疼痛。目前化疗诱导神经病变的机制尚不完全清楚，但在长春新碱诱导大鼠周围神经病变的研究中发现动物对触摸出现痛觉过敏，感觉纤维的传导速度减慢[77]。在涉及长春新碱的其他研究中，大直径感觉神经元肿胀，胞体和轴突中的神经纤维细丝数量增加，提示顺行轴突运输受损[78]。铂类化合物在产生感觉神经节病变方面是独一无二的。随着更有效的多种药物组合的使用，患者将接受几种神经毒性药物的治疗，因此需要研究神经毒性的协同作用。

神经丛病变

与神经丛相关的神经病变通常称为神经丛病变。常见的神经丛病变发生在臂丛、颈丛和腰骶神经丛，导致感觉运动功能障碍和明显的疼痛综合征。虽然神经丛病变与许多病因有关，如糖尿病、放射和创伤（通常是出生时候的创伤），但常与癌症有关，超过 15% 的癌症确诊患者中会发生该病变。

腰骶丛神经病变通常由腹内肿瘤外周浸润引起，较少见于转移、淋巴结或骨性结构。在肿瘤中，结直肠癌最为常见，其次是肉瘤、乳腺肿瘤、淋巴瘤、宫颈肿瘤和多发性骨髓瘤[79]。单侧神经丛病变最为常见；然而，25% 神经丛病变病例是双侧的，通常来自乳腺癌转移。最常见的症状包括下腰、臀部、髋部和大腿疼痛。随着时间的推移，可出现自主神经症状，"干热足"综合征发生于受累神经丛的交感成分，最常见的是温度感觉变化[80]。

体格检查可发现肌肉无力、感觉缺失、反射受损和腿部水肿。常有步态异常、起床时无力或单侧感觉缺失。影像学检查有助于临床诊断。MRI 对软组织诊断最准确，而 CT 对腹部和盆腔骨性区域有帮助。正电子发射断层（PET）扫描可发现活跃、易扩散的恶性肿瘤，但存在敏感性和特异性的不确定性。

臂丛神经病见于 10% 的周围神经病变。臂丛神经病的一些特征如下：放射治疗后不到 6 个月开始出现肢体疼痛、病变进展迅速、霍纳综合征、重度疼痛（除放射引起的疼痛外）以及存在其他转移[81]。最常见的原因是乳腺或肺转移性病变，但也可从颈椎扩散。原发性肿瘤较少见，最常见的是神经鞘瘤[82]。臂丛神经病变也可由放射引起，总剂量超过 50Gy 时更易发生。这些神经损伤的诊断与腰骶丛神经病变的诊断相似。

复杂性局部疼痛综合征

CRPS 包括两种类型：I 型（以前称为反射性交感神经营养不良），其中外伤引起的神经损伤的明确原因未知；II 型，损伤原因已知。尽管尚无确切的机制，但普遍认为周围和中枢体感、自主神经和运动系统的变化伴随交感和传入系统病理一起发生。目前的理论包括自主神经功能障碍、受累肢体中存在 IgG、各种神经系统之间的正反馈环路异常、线粒体酶活性异常、自身抗体释放异常以及存在人淋巴细胞抗原 -DQ1（HLA-DQ1）[83，84]。

症状包括极度疼痛（最常见，通常与损伤的程度不成比例）、肿胀以及与交感神经（血流改变导致发热）和运动神经相关的症状。CRPS Ⅰ型和Ⅱ型有许多共同点，包括自发性或诱发性疼痛、痛觉异常、痛觉过敏、不成比例的疼痛以及不限于单个神经分布的疼痛。相较下肢，这些情况多发生于上肢[85]。CRPS 最常由创伤引起，也可由手术、带状疱疹感染、癌症、脑卒中、炎症、心肌梗死引起，不排除特发性 CRPS[86]。

如表 42-2 所示[87]，CRPS 诊断包括全面的病史和体格检查，特别是要明确创伤性质，是否存在痛觉异常、痛觉过敏、感觉减退、体温过低、本体感觉改变和痛性感觉缺失。体格检查包括皮肤颜色和温度的变化、水肿和活动范围受限。可发现营养不良性皮肤、指甲、毛发、肌肉或骨骼体征变化。诊断测试可以简单记录，如记录皮肤温度，针对自主神经功能障碍的汗液测试，对客观感觉的定量测试。可以对交感神经阻滞进行诊断，但不能排除其他疾病，并且所得结果可能不一致。影像学检查仅限于骨扫描，可发现弥漫性病变增加，延迟图像上显示关节旁强化摄取[88]。

中枢性疼痛综合征

中枢性疼痛综合征最初发现于丘脑卒中后；随后，在其他类型的卒中、脊髓损伤、多发性硬化、脑损伤、截肢或中枢神经系统创伤后的事件中也有发现。中枢性疼痛患病率差异很大，卒中患者发生率 1%～8%，而脊髓损伤患者发生率可高达 10%～30%[89]。

中枢性疼痛的特征包括损伤部位的超敏反应、痛觉异常、热痛觉过敏、自主神经失调以及与 CRPS 相关的运动现象。中枢性疼痛的两个病理生理学广义概念被理论化为中枢去抑制和 / 或中枢敏感化。这两者都会导致脊髓和脊髓上伤害感受性神经元的过度活跃和过度兴奋。此外，有人认为丘脑皮层传递障碍是主要的病理基础[90]。

中枢性疼痛综合征的疼痛可在损伤后数天内开始，也可延迟数年（尤其是卒中患者）。虽然中枢性疼痛综合征的具体症状可随时间而变化，但一旦开始出现一组特定症状，则基本上会持续存在。疼痛的程度通常为中至重度，可使人非常虚弱。许多情况可使症状加重，如温度变化（特别是暴露于寒冷中）、触摸疼痛区域、运动、情绪或压力。

尽管疼痛难以描述，但临床诊断通常基于既往有脊髓或脑损伤病史及随后慢性疼痛综合征的发展。脑、脊髓或受累区域的 CT 和 MRI 影像以及神经影像学检查可能有帮助。但在大多数情况下，这些检查对临床诊断没有太多帮助。

治疗方案简介

神经病理性疼痛的各种病因和机制涉及中枢神经系统（CNS）和周围神经系统之间的交织动态关系[91]。虽然尚未确定神经病理性疼痛的一个具体原因，但中枢敏感化、交感介导的疼痛、周围神经的异位冲动、去传入过度活跃、炎症以及特定神经纤维和中枢连接通路重组的概念已被作为神经病理性疼痛级联可能触发因素进行了研究[91-95]。治疗模式包括药物治疗、免疫治疗和介入治疗（包括鞘内药物输注和神经调节）。许多新的介入治疗模式即将出现，可能为数百万神经病理性疼痛患者带来希望和疼痛缓解[91-95]。

表 42-2　布达佩斯 CRPS 临床诊断标准

1. 持续性疼痛，与任何刺激事件不成比例

2. 必须报告以下 4 个类别中 3 个类别的至少 1 个症状：
- 感觉：感觉过敏和 / 或痛觉异常的报告
- 血管运动：温度不对称和 / 或皮肤颜色变化和 / 或皮肤颜色不对称的报告
- 催汗 / 水肿：水肿和 / 或出汗变化和 / 或出汗不对称的报告
- 运动 / 营养：运动范围缩小和 / 或运动功能障碍（无力、震颤、肌张力障碍）和 / 或营养性变化（毛发、指甲、皮肤）的报告

3. 评估时，必须显示以下类别中两个或两个以上类别的至少一个体征：
- 感觉：痛觉过敏（针刺）和 / 或痛觉异常（轻触和 / 或深躯体压力和 / 或关节运动）的证据
- 血管运动：温度不对称和 / 或皮肤颜色变化和 / 或皮肤颜色不对称的证据
- 催汗 / 水肿：水肿和 / 或出汗变化和 / 或出汗不对称的证据
- 运动 / 营养：运动范围缩小和 / 或运动功能障碍（无力、震颤、肌张力障碍）和 / 或营养性变化（毛发、指甲、皮肤）的证据

4. 没有其他诊断能更好地解释体征和症状

摘自 Harden RN, Bruehl S, Stanton-Hicks M, et al. Proposed new diagnostic criteria for complex regional pain syndrome. Pain Med. 2007; 8(4): 326-331.With permission of Oxford University Press。

第四篇

药物治疗

许多药物已被用于治疗神经病理性疼痛。常用药物包括三环类抗抑郁药、抗惊厥药、抗心律失常药、阿片类镇痛药、NMDA 拮抗剂、局部用药和某些类 GABA 受体的药物[92]。已在分子水平研究了离子通道与皮肤感觉纤维和神经组织异位放电之间的相互关系及钠通道和钙通道的增加和变化[91, 93-95]。早期研究表明，三环类抗抑郁药（TCA）因可以抑制单胺能递质的再摄取，所以是治疗神经病理性疼痛的对症药物[91-94]。具体来说，阿米替林可缓解糖尿病神经病变痛和带状疱疹后神经痛[96]。在过去的几年中，选择性 5- 羟色胺再摄取抑制剂（SSRI）和选择性 5- 羟色胺 / 去甲肾上腺素再摄取抑制剂（SSNRI）在神经病理性疼痛的治疗中越来越常见，因为它们的副作用相比 TCA 有所改善。最近的文献表明 SSRI 可能对神经病理性疼痛有一定疗效，但它们的疗效可能不如 TCA[97-99]。目前正进行 SSNRI 的研究，以确定与 TCA 相比的相对有效性。

卡马西平和苯妥英等抗惊厥药对特定的神经病理性疼痛患者有效。卡马西平对三叉神经痛有效，可缓解电刺痛症状；但对其他类型的神经病理性疼痛的缓解较小[96]。在最近的安慰剂对照试验中，加巴喷丁及其同类药物普瑞巴林（均可调节CNS 钙通道）在治疗糖尿病神经病变和带状疱疹后神经痛方面显示出疗效[100, 101]。托吡酯是治疗神经病理性疼痛和纤维肌痛的三线药物[102]。利多卡因、美西律和妥卡尼这些抗心律失常药物通过阻断电压依赖性钠通道对神经病理性疼痛起作用。在一些研究中观察到，输注利多卡因可减轻带状疱疹后神经痛和糖尿病神经病变引起的疼痛[103, 104]。1988 年和 1992 年的研究表明，美西律对糖尿病神经病变的疼痛有效，接受利多卡因静脉输注联合美西律治疗的患者疼痛缓解持续时间更长[105, 106]。虽然已观察到这些药物可减轻某些神经病理性疼痛综合征（如带状疱疹后神经痛和糖尿病神经病变）的疼痛，但由于这些药物的副作用，在开具这些药物时必须谨慎。

一些模拟抑制性递质 GABA 的药物，如巴氯芬和氯硝西泮，已被证明可以缓解一些疼痛症状。巴氯芬是 GABA-B 受体的激动剂，已被证明可阻止兴奋性神经递质的释放，以减轻三叉神经痛和肌肉痉挛的疼痛[100]。氯硝西泮已被证明通过调节

GABA 受体对某些神经病理性疼痛病例起到治疗效果[107]。

许多专业人员对于是否使用阿片类药物治疗神经病理性疼痛仍存在争议。快速输注芬太尼和吗啡分别对带状疱疹后神经痛以及某些神经病理性疼痛患者人群有帮助[108, 109]。此外，某些研究表明口服羟考酮和曲马多对某些神经病理性综合征有效[110, 111]。尽管某些患者人群可能从阿片类药物治疗中获益，但考虑到副作用和潜在的化学依赖性问题，必须始终谨慎使用。

某些 NMDA 受体阻滞剂，如氯胺酮、右美沙芬、美金刚和金刚烷胺，最近被广泛研究。小队列研究表明，氯胺酮和右美沙芬分别对带状疱疹后神经痛和糖尿病神经病变有效[112, 113]。金刚烷胺已被证明对癌症患者的某些手术神经病变有帮助[114]。

某些局部药物，如辣椒素和局部麻醉剂，在缓解某些类型的神经病理性疼痛方面显示出初步疗效。辣椒素对带状疱疹后神经痛以及乳房切除术后疼痛有效[115, 116]。然而，辣椒素的烧灼感限制了其疗效和总体有效性。近年来已使用了局部麻醉，但需要更多的证据来证明其在减轻神经病理性疼痛方面的有效性。

神经病理性疼痛的医学管理包括使用多种药物治疗。尽管其中一些方法比其他方法更有效，但每种药物都必须根据副作用进行剂量调整和评价。幸运的是，新的研究提高了我们对神经病理生理学的认识，可以更精确地靶向治疗神经病理性疼痛。

免疫治疗

慢性神经病理性疼痛与免疫系统激活、促炎细胞因子（IL-1β、IL-6、TNFα、IFN-γ）水平升高和抗炎细胞因子（IL-10）水平降低有关[117]。促炎细胞因子的拮抗作用可能降低神经病理性疼痛患者的超敏反应和炎症水平。TNFα 抑制剂，包括单克隆抗体英夫利西单抗和依那西普在内，在椎管狭窄和椎间盘突出症的临床试验中显示出好坏参半的结果[117]。IL-1β 抑制剂，如阿那白滞素和利纳西普，被批准用于痛风、类风湿性关节炎和其他炎症性疾病，并取得了很高的成功率。IL-6、IL-17 和 IL-10 调节剂也进行了试验，但对于神经病理性疼痛的疗效证据尚无定论[117]。

第四篇

鞘内药物输注

Wang 等于 1979 年首次成功地使用鞘内吗啡治疗顽固性癌痛[118]。1991 年，随着外部可编程的植入式鞘内泵的面世，实现了无创药物滴定[119]。药物鞘内输注的适应证包括慢性癌症疼痛、背部手术失败、痉挛、CRPS 和神经病变。患者全身副作用较少，包括认知障碍、恶心、呕吐、便秘和瘙痒。Smith 等还表明，采用这种疼痛控制方法时，患者可以接受更积极的放疗或化疗[119]。

美国 FDA 批准用于鞘内药物输注的药物仅包括吗啡、巴氯芬和齐考诺肽。此外，多学科疼痛专家共识会议（PACC）专家小组建议鞘内使用芬太尼、二氢吗啡酮、布比卡因和可乐定[120]。植入前，必须对患者进行精神疾病评估，并遵守定期补充药物的要求。

吗啡可抑制脊髓背角释放 P 物质和降钙素基因相关肽，从而使突触后神经元超极化[119]。巴氯芬是一种 γ- 氨基丁酸（GABA）-B 受体激动剂，作用于突触前和突触后位点。它能抑制对脊髓运动神经元的感觉输入，以治疗痉挛和神经病理性疼痛[119]。

齐考诺肽是一种非阿片类药物，可选择性阻断突触前 N 型钙通道，从而抑制脊髓背角释放促伤害的神经递质[119]。齐考诺肽来源于蜗牛毒素，可通过血脑屏障的能力有限，必须鞘内给药[121]。2004 年，在一项对 68 例癌症或艾滋病患者的研究中，使用齐考诺肽后疼痛评分平均降低了 53%，未产生耐药性[121]。2006 年，通过疼痛强度视觉模拟量表（VASPI）测量，169 例非恶性神经病理性疼痛患者使用该药后得到中等程度至完全性疼痛缓解[121]。2006 年另一项使用更低剂量齐考诺肽的研究显示，220 例患者的 VASPI 评分改善了 15%，阿片类药物使用减少了 24%[121]。认知和神经精神不良反应的发生率可能使治疗受限。

介入性神经调制治疗

许多神经病理性疼痛患者单独使用药物并不能获得满意的疼痛缓解。最近欧洲神经科学协会联盟（EFNS）发表的综述表明，只有 30%～40% 的患者从药物治疗中获得充分缓解[122, 123]。神经调制治疗领域不断扩大，用于药物治疗干预无效的各种神经病变，如帕金森病、肌张力障碍、强迫症、顽固性疼痛和 CRPS。相关技术包括经皮电神经刺激（TENS），还包括周围神经、脊髓、深部脑、硬膜外运动皮层和重复经颅磁刺激[124]。

深部脑刺激

早在公元 46 年，电刺激就被 Scribonius Largus 应用，其用活的电鳐鱼的射线冲击头痛患者头部，从而缓解疼痛[125]。最近，Fritsch 和 Hitzig 注意到头部电刺激可引起各种惊厥[126]。自 20 世纪 50 年代以来，已经开始在不同的大脑区域植入临时电极，以便通过刺激控制疼痛。深部脑刺激治疗药物管理难治性疼痛是在闸门控制理论之前开发的[127]。目前使用的深部脑靶点包括感觉（腹侧后部）丘脑和脑室周围灰质（PVG）。使用的靶点为疼痛点对侧（如为单侧疼痛），或疼痛点双侧（如有指征）。使用 MRI 和立体定向计算机断层扫描精确定位靶点后，将电极立体定向插入皮层下大脑。将植入式脉冲发生器（IPG）皮下置于胸部或腹部，并以适当的方式与上述电极连接[124]。

尽管深部脑刺激器已经研究多年，但其缓解疼痛的确切机制仍不清楚。动物研究表明，丘脑区域的刺激可能通过丘脑皮层下行通路抑制传入神经阻滞性疼痛[124]。目前的研究表明，腹侧 PVG 刺激可产生与应对行为相称的非阿片类镇痛，而背侧 PVG 刺激可能触发"战斗或逃跑"类镇痛[128]。20 世纪 70 年代已有深部脑刺激（DBS）植入丘脑用于治疗慢性疼痛的报道[129, 130]。1977 年，Cooper 对 200 多例患者进行了涉及小脑和丘脑核电极的多项研究。Cooper 的许多研究都因安慰剂效应和缺乏疗效而失败，但他表明 DBS 研究具有能够进行双盲、前瞻性随机试验的优势[131]。

1991 年，Blond 和 Siegfried 报道了丘脑 DBS 可用于治疗震颤的研究[132]。另一项研究表明，丘脑刺激比丘脑切开术更安全[133]。2002 年，Pollak 等评估了 DBS 的新位点，包括 Luys 丘脑底核（STN）[134]。2003 年，由于 DBS 治疗原发性肌张力障碍（primary dystonia, PD）的试验显示有效，DBS 已被批准用于全身性和节段性肌张力障碍[135]。自 1996 年以来，全世界超过 40 000 人接受了 DBS 系统植入，用于治疗 PD、特发性震颤和肌张力障碍[131]。

由于缺乏确凿证据，美国 FDA 于 1989 年撤回了 DBS 治疗疼痛的批准[136]。此外，1993 年和 1998 年完成的两项多中心、开放性试验显示仅有 20% 的

第四篇

缓解率[137]。DBS 可能对难治性帕金森病患者有帮助，前瞻性对照试验显示运动功能和生活质量均有改善，但 DBS 对帕金森病非运动方面的影响尚不清楚[138,139]。最后，难治性抑郁症也可能成为 DBS 的目标疾病[140]。

许多研究着眼于植入 DBS 以减轻神经病理性疼痛综合征患者疼痛的治疗。最近，米兰的一个小组在 PET 研究显示下丘脑后部过度活跃的基础上探索了下丘脑后部 DBS 治疗对丛集性头痛的效果[141]。DBS 可用于创伤性脑损伤、癫痫和卒中后中枢性疼痛[142]。在 47 例顽固性神经病理性疼痛患者中评价了 DBS 置入的疗效，包括卒中后、幻肢、带状疱疹后、臂丛损伤、痛性感觉缺失和神经损伤。幻肢疼痛、头痛和痛性感觉缺失方面显示疼痛缓解改善。仅患有 PVG 患者植入 DBS 后疼痛缓解程度最高（59%），卒中后疼痛的患者缓解达到 70%[143]。

不过，DBS 治疗神经病理性疼痛的长期有效性仍存在争议[144]。多项综述和一项荟萃分析证实，DBS 对伤害感受性疼痛的疗效优于对神经病理性疼痛的疗效（63%~47%）[145]。在周围病变患者中，如幻肢疼痛、神经根病、神经丛病变和神经病变，观察到 DBS 的成功率较高，平均长期成功率为 46%[124]。2005 年进行了一项荟萃分析，分析了 1977—1997 年的 6 项研究，结果发现 PVG 和/或中脑导水管周围灰质（PAG）植入 DBS 显示有长期疼痛缓解（79%）。

运动皮层刺激

以往的研究表明，电刺激可对神经系统产生强烈的抑制作用。神经元靶点包括大的外周传入纤维、脊髓背柱、丘脑感觉核或 PAG[146]。在过去的十年中，运动皮层刺激（MCS）已成为治疗耐药性神经病理性疼痛的主要方式。该技术包括通过额顶开颅术或局部麻醉下进行颅骨钻孔在运动区植入硬膜外电极。随后，在疼痛区域的运动表征区植入一个或两个四极电极，与中央沟形成对应关系。然后，与 DBS 类似，将电极与皮下 IPG 连接[124]。

MCS 似乎触发了外侧丘脑的快速激活，导致内侧丘脑、前扣带眶额皮层和 PAG 随后发生级联事件[147-149]。这些结构中相对于实际皮层神经刺激的活性在 MCS 后的几个小时内达到最大。目前有一个假设是，疼痛的情绪评估可能通过激活眶额区和膝部区来调节，自上而下的脑干 PAG 激活可能导致对脊髓的下行抑制，同时可能释放内源性阿片类药物[124,147-149]。

Tsubokawa 等首次报道了 MCS 的应用，他们发现 12 例患者中，有 8 例在植入运动皮层刺激治疗继发于中枢神经系统（CNS）病变的传入神经阻滞性疼痛一年后疼痛缓解良好[150]。2007 年，Lazorthes 等探讨了 MCS 作为卒中后疼痛、丘脑性疼痛、面部痛性感觉缺失或臂丛神经撕脱伤的首选治疗方法。他们得出的结论是，MCS 的疗效取决于电极在运动皮层是否准确植入以及对刺激参数的编程[151]。尽管尚未报告 MCS 的随机、对照研究，但超过 200 例患者的病例研究表明，50%~60% 的医学难治性神经病理性疼痛患者可能从植入手术中获益[147,151]。MCS 被提出用于治疗背柱刺激、中脑导水管周围或丘脑刺激治疗失败后丘脑和丘脑上病变引起的中枢神经病理性疼痛病例[150]。

自 20 世纪 90 年代首次报告以来，皮层 M1 区进行 MCS 已被用于治疗顽固性疼痛病症和各种运动障碍。Tsubokawa 和 Katayama 发现，59% 接受 DBS 或 MCS 治疗卒中后不自主运动的患者获益，而 19% 接受 MCS 主要用于疼痛控制的患者得到改善[152]。最近的一项随机、双盲实验观察了 11 例单侧神经病理性疼痛患者，其中 8 例患者报告 MCS 置入后长期疼痛缓解[148]。2006 年的一项回顾性研究评估了 17 例植入单侧 MCS 的慢性神经病理性疼痛（三叉神经病理性疼痛和卒中后疼痛）患者，显示长期疼痛缓解[149]。MCS 也可能对面部神经病理性疼痛和中枢性卒中后疼痛（CPSP）有益[153,154]。Katayama 等报道 CPSP 患者的成功率为 48%，Nuti 等报道 31 例各种神经病理性疼痛（主要是 CPSP）患者的成功率为 52%[155,156]。

周围神经刺激

自从 Melzack 与 Wall 提出闸门控制理论以来，已有许多缓解疼痛的电刺激方法[157]。TENS 激活 Aβ 纤维，在疼痛区域引起感觉异常，并抑制经过 Aδ 和 C 纤维的传递。为了提供更稳定、更有效的刺激，可以植入经皮电极以接触神经并在皮下与刺激单元连接。

1966 年和 1967 年提到了周围神经刺激（PNS），有 8 例患者应用刺激器就能达到疼痛缓解[158]。1976 年，Sweet 等报道 PNS 的总成功率为 25%，1982 年，Nashold 等报道 PNS 的成功率为 43%[159,160]。PNS 方法的重现可能归功于 Weiner 和 Reed，他们讨论了将电极插入枕神经附近以治疗枕神经痛的经皮技术[161]。此后，PNS 用于治疗与疝修补术相关的神经病理性疼痛、下背部痛、骶髂功能障碍、带状疱疹后神经痛、术后疼痛、偏头痛、枕骨疼痛、CRPS、纤维肌痛、尾骨痛和慢性腹痛[162]。

PNS 的确切作用机制仍不清楚。然而，某些动物研究提示，直接刺激中枢疼痛处理系统，兴奋性的增加及背侧桥脑和前扣带回皮质的刺激，都可产生对 PNS 的反应[162,163]。此外，TENS 可能抑制多种促炎蛋白的转录和破骨细胞活性[164]。

TENS 装置和神经病理性疼痛的研究包括 9 项对照试验，约 200 例神经病理性疼痛患者参与了试验[124,156]。与安慰剂相比，TENS 装置的疼痛缓解程度更大。TENS 常用于肿瘤人群。定义为大于50Hz 的高频刺激不会改变肌肉收缩，因此与血流变化无关[165]。

对于 PNS 进行了 6 项临床试验，共 202 例患有各种神经病变或混合性疼痛的患者参与了试验，报告显示疼痛症状缓解的平均成功率为 55%～65%[124,156]。Mobbs 等得出的结论是，超过 60% 的周围神经分布疼痛患者在植入 PNS 后，其生活方式和疼痛控制显著改善[166]。

脊髓刺激

脊髓刺激（SCS）已成为治疗顽固性疼痛综合征的一种公认治疗方法。SCS 是一种可调节的非破坏性神经调节程序，向脊髓递送治疗剂量的电流，用于管理神经病理性疼痛[167]。这种治疗模式背后的概念可追溯到 Melzack 和 Wall 的闸门控制理论概念以及对大直径有髓神经纤维的刺激[168]。SCS 治疗还可使脊髓背角的 GABA 水平恢复到正常，并影响 5- 羟色胺和腺苷的释放[169]。1967 年，Shealy 插入了第一个背柱刺激器，自那以后，该领域取得了重大进展[168,170]。

SCS 的交感神经作用是其最明显的治疗作用。治疗对一系列疾病有效，包括外周缺血、心脏缺血、CRPS、背部手术失败综合征、幻觉疼痛、断肢后残端疼痛、化疗诱导的周围神经病变、糖尿病神经病变、带状疱疹后神经痛和多发性硬化[171]。SCS 通过发电装置施加，该发电装置经由靶脊髓区域附近的硬膜外腔中植入的电极递送脉冲（图 42-1）。电极可以通过椎板切除术或经皮植入，并且可以是单极、双极或三极电极。相关参数（振幅、脉宽、电极选择）和导线数量可能随疼痛和神经根的强度而变

化。与 MRI 完全兼容和条件性兼容的 SCS 系统现已可用。以前，由于需要对疾病进行 MRI 监测限制了 SCS 在肿瘤学人群中的适用性。

Kumar 等对 SCS 用于 CRPS 进行了研究，报告纳入的全部 12 例永久植入导线患者在疼痛控制方面均表现了良好至非常好的结果[172]。在另一项研究中，Kemler 等观察了另外 23 例病例，其中 78% 的患者报告疼痛改善[173]。54 例患者随机分配到 SCS 联合理疗组或单纯理疗组，结果显示随访 5 年 SCS 组的疼痛缓解率为 67%[174]。总体而言，前瞻性研究证明成功率高达 84%[167-170,175]。此外，在 8 项回顾性研究中，192 例患者的总成功率为 84%[171]。

SCS 用于椎板切除术后疼痛综合征的方法已被广泛评估。文献的系统综述显示，一半的患者疼痛缓解超过 50%[173]。一项前瞻性、多中心研究也报告了一年随访后刺激成功率为 55%[174]。腹痛和内脏痛也在 SCS 的背景下进行了研究。Khan 等报道了 9 例难治性腹痛患者的疼痛评分显著改善，麻醉剂使用减少。此外，Nienke 等在心绞痛患者中进行了一项 SCS 的前瞻性研究，证明 SCS 放置 3 个月后生活质量和疼痛症状改善[175]。

背根神经节刺激

背根神经节（DRG）是由神经胶质细胞包围的感觉传入神经的假单极细胞体与 DRG 感觉细胞轴突的集合[176]。假单极形态在中枢神经系统中是独一无二的，含有一个轴突，可分裂到外周和脊髓。细胞体从 T 连接处分支[176]。2013 年的一项研究表明，刺激 T 连接可抑制动作电位的传播，最终用作低通滤波器和神经调节靶点[177]。

处于慢性疼痛状态时，DRG 细胞过度兴奋。正常放电阈值（135pA）可降低至一半以下（60pA），出现异位放电以及潜在的痛觉异常和感觉过敏[178]。

ACCURATE 研究对 152 例慢性顽固性下肢疼痛或 CRPS Ⅰ型和Ⅱ型患者进行了研究，比较了DRG 与传统 SCS，该研究证明了 12 个月时 DRG 刺激的有效性，74.2% 的受试者表现为缓解程度大于50%，而传统 SCS 受试者则为 53%。研究还显示情绪、身体和社会功能方面的改善更大[179]。

如图 42-2 所示，DRG 刺激于 2016 年获得美国FDA 批准，目前正在进行批准后研究。一些全国性会议病例报告表明有望用于治疗慢性胸廓切开术后疼痛综合征和不可手术髋关节骨关节炎。

第四篇

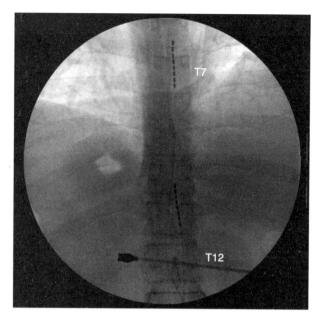

图 42-1 在透视引导下放置脊髓刺激器导线。将针头置于硬膜外腔 T7 处以覆盖治疗腹痛,置于 T11 处以覆盖睾丸疼痛

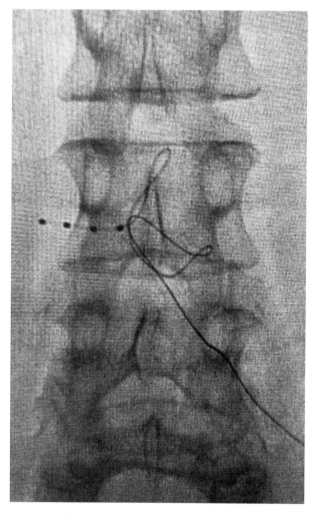

图 42-2 在透视引导下放置背根神经节刺激器导线。将针头置于硬膜外腔 L3 处以覆盖下肢疼痛

重复经颅磁刺激

慢性疼痛患者应用重复经颅磁刺激(rTMS)旨在通过无创性皮层刺激产生镇痛效果[180]。通过目标皮层区域所在头皮上方施加磁刺激器的线圈来进行刺激。须测量刺激强度,并要略低于运动阈值进行刺激。尽管频率和脉冲因患者而异,但一个疗程应持续 20 分钟和 1 000 次脉冲。普遍认为刺激可以激活运动皮层纤维并投射到神经病理性疼痛过程中的其他过程。rTMS 的综述包括 14 项对照研究,观察了 280 例明确神经病理性疼痛患者。从这些研究中,有中等证据表明,使用 8 字线圈和高频(5~20Hz)进行运动皮层的 rTMS,在 CPSP 和其他神经病理性疼痛条件下产生了显著的疼痛缓解[124, 156]。然而,由于结果不显著并且是短期结果,所以 rTMS 不应作为唯一的治疗方法。据观察,对高频 rTMS 的阳性反应很可能预示着随后 MCS 的阳性结果。

总结

神经病理性疼痛是指由神经系统原发性损害和功能障碍所激发或引起的疼痛。其病理生理学可通过各种免疫、细胞受体和细胞信号转导方式来解释。最常见的神经病变是由糖尿病、带状疱疹后病变、放疗、化疗、神经丛病、CRPS 和中枢疼痛综合征引起的神经病变。通常用于治疗神经病理性疼痛的药物包括三环类抗抑郁药、抗惊厥药、抗心律失常药物、阿片类镇痛药、NMDA 拮抗剂、局部用药和类 γ- 氨基丁酸(GABA)受体的药物。免疫治疗和药物鞘内输注也用于治疗神经病理性疼痛。神经调制干预已应用多年,包括外周、深部脑、运动、脊髓、背根神经节和重复经颅磁刺激。近年来,神经调制干预领域的设计和研究创新是前所未有的,这些可为患者提供更好的选择。随着病理生理学和治疗模式方面的进一步研究和发现,神经病理性疼痛的缓解将不断得到改善。

要点

- 国际疼痛学会将神经病理性疼痛定义为"由神经系统的原发损害或功能障碍所引起或导致的疼痛"。

- 广义上说，神经病理性疼痛可分为周围性神经系统、中枢性（脑和脊髓）神经病理性疼痛、混合性（周围和中枢）神经病理性疼痛。
- 最近的证据表明炎症在神经病理性疼痛中起到关键作用。
- 神经病理性疼痛的外周敏感化发生在初级传入伤害感受器中。
- 中枢性疼痛的两个病理生理学广义概念被理论化为中枢去抑制和/或中枢敏感化。
- 通常用于治疗神经病理性疼痛的药物包括三环类抗抑郁药、抗惊厥药、抗心律失常药物、阿片类镇痛药、NMDA 拮抗剂、局部用药和某些类 GABA 受体的药物。
- 神经调节治疗领域不断扩大，目前用于治疗药物治疗管理不佳的各种神经病理性疼痛疾病，包括帕金森病、肌张力障碍、强迫症、难治性疼痛和 CRPS。

（高强 译　周云枫 校）

参考文献

1. Merskey H, Bogduk N. *Classification of Chronic Pain*. Seattle: IASP Press; 1994.
2. Gilron I, Watson CP, Cahill CM, et al. Neuropathic pain: a practical guide for the clinician. *CMAJ*. 175(3):265–275.
3. Jensen TS, Gottrup H, Sindrup SH, et al. The clinical picture of neuropathic pain. *Eur J Pharmacol*. 2001;429(1–3):1–11.
4. Bennet M. The LANSS pain scale: the leeds assessment of neuropathic symptoms and signs. (St. Gemma's Hospice, Leeds, United Kingdom). *Pain*. 2004;92(1):147–157.
5. Yucel A. Results of the leeds assessment of neuropathic symptoms and signs pain scale in Turkey: a validation study. *J Pain*. 2003;5(8):427–432.
6. Bouhassira D, Attal N, Fermanian J, et al. Development and validation of the neuropathic pain symptom inventory. *Pain*. 2004;108(3):248–257.
7. Cruccu G, Anand P, Attal N. et al. EFNS guidelines on neuropathic pain assessment. *Eur J Neurol*. 2004;11(3):153–162.
8. Galli SJ, Nakae S, Tsai M. Mast cells in the development of adaptive immune responses. *Nat Immunol*. 2005;6(2):135–142.
9. Zuo Y, Perkins NM, Tracey DJ, et al. Inflammation and hyperalgesia induced by nerve injury in the rat: a key role of mast cells. *Pain*. 2003;105(3):467–479.
10. Mizumura K, Koda H, Kumazawa T. Possible contribution of protein kinase C in the effects of histamine on the visceral nociceptor activities in vitro. *Neurosci Res*. 2000;37(3):183–190.
11. Baron R, Schwarz K, Kleinert A, et al. Histamine-induced itch converts into pain in neuropathic hyperalgesia. *Neuroreport*. 2001;12(16):3475–3478.
12. Kashiba H, Fukui H, Morikawa Y, et al. Gene expression of histamine H1 receptor in guinea pig primary sensory neurons: a relationship between H1 receptor mRNA-expressing neurons and peptidergic neurons. *Brain Res Mol Brain Res*. 1999;66(1–2):24–34.
13. Thacker A, Clark AK, Marchand F, et al. Pathophysiology of peripheral neuropathic pain: immune cells and molecules. *Anasth Analg*. 2007;105(3):838–847.
14. Witko-Sarsat V, Rieu P, Scamps-Latscha B, et al. Neutrophils: molecules, functions and pathophysiological aspects. *Lab Invest*. 2000;80(5):617–653.
15. Faurschou M, Borregaard N. Neutrophil granules and secretory vesicles in inflammation. *Microbes Infect*. 2003;5(14):1317–1327.
16. Griffin JW, George R, Ho T. Macrophage systems in peripheral nerves. A review. *J Neuropathol Exp Neurol*. 1993;52(6):553–560.
17. Perry VH, Brown MC, Gordon S. The macrophage response to central and peripheral nerve injury. A possible role for macrophages in regeneration. *J Exp Med*. 1987;165(4):1218–1223.
18. Taskinen HS, Roytta M. The dynamics of macrophage recruitment after nerve transection. *Acta Neuropathol (Berl)*. 1997;93(3):252–259.
19. Myers RR, Heckman HM, Rodriguez M. Reduced hyperalgesia in nerve-injured WLD mice: relationship to nerve fiber phagocytosis, axonal degeneration, and regeneration in normal mice. *Exp Neurol*. 1996;141(1):94–101.
20. Liu T, van Rooijen N, Tracey DJ. Depletion of macrophages reduces axonal degeneration and hyperalgesia following nerve injury. *Pain*. 2000;86(1–2):25–32.
21. Rutkowski MD, Pahl JL, Sweitzer S, et al. Limited role of macrophages in generation of nerve injury-induced mechanical allodynia. *Physiol Behav*. 2000;71(3–4):225–235.
22. Heumann R, Lindholm D, Bandtlow C, et al. Differential regulation of mRNA encoding nerve growth factor and its receptor in rat sciatic nerve during development, degeneration, and regeneration: role of macrophages. *Proc Natl Acad Sci USA*. 1987;84(23):8735–8739.
23. Wagner R, Myers RR. Schwann cells produce tumor necrosis factor alpha: expression in injured and non-injured nerves. *Neuroscience*. 1996;73(3):625–629.
24. Shamash S, Reichert F, Rotshenker S. The cytokine network of Wallerian degeneration: tumor necrosis factor-alpha, interleukin-1alpha, and interleukin-1beta. *J Neurosci*. 2002;22(8):3052–3060.
25. Bolin LM, Verity AN, Silver JE, et al. Interleukin-6 production by Schwann cells and induction in sciatic nerve injury. *J Neurochem*. 1995;64(2):850–858.
26. Liu GJ, Werry EL, Bennett MR. Secretion of ATP from Schwann cells in response to uridine triphosphate. *Eur J Neurosci*. 2005;21(1):151–160.
27. Keswani SC, Polley M, Pardo CA, et al. Schwann cell chemokine receptors mediate HIV-1 gp120 toxicity to sensory neurons. *Ann Neurol*. 2003;54(3):287–296.
28. Cui JG, Holmin S, Mathiesen T, et al. Possible role of inflammatory mediators in tactile hypersensitivity in rat models of mononeuropathy. *Pain*. 2000;88(3):239–248.
29. Moalem G, Xu K, Yu L. T lymphocytes play a role in neuropathic pain following peripheral nerve injury in rats. *Neuroscience*. 2004;129(3):767–777.
30. George A, Schmidt C, Weishaupt A, et al. Serial determination of tumor necrosis factor-alpha content in rat sciatic nerve after chronic constriction injury. *Exp Neuro*. 1999;160(1):124–132.
31. Schafers M, Svensson CI, Sommer C, et al. Tumor necrosis factor-alpha induces mechanical allodynia after spinal nerve ligation by activation of p38 MAPK in primary sensory neurons. *J Neurosci*. 2003;23(7):2517–2521.
32. Lindenlaub T, Sommer C. Cytokines in sural nerve biopsies from inflammatory and non-inflammatory neuropathies. *Acta Neuropathol (Berl)*. 2003;105(6):593–602.
33. Banner LR, Patterson PH. Major changes in the expression of the mRNAs for cholinergic differentiation factor/leukemia inhibitory factor and its receptor after injury to adult peripheral nerves and ganglia. *Proc Natl Acad Sci USA*. 1994;91(15):7109–7113.
34. Thompson SW, Vernallis AB, Heath JK, et al. Leukaemia inhibitory factor is retrogradely transported by a distinct population of adult rat sensory neurons: co-localization with trkA and other neurochemical markers. *Eur J Neurosci*. 1997;9(6):1244–1251.
35. Sugiura S, Lahav R, Han J, et al. Leukaemia inhibitory factor is required for normal inflammatory responses to injury in the peripheral and central nervous systems in vivo and is chemotactic for macrophages in vitro. *Eur J Neurosci*. 2000;12(2):457–466.
36. Boddeke EW. Involvement of chemokines in pain. *Eur J Pharmacol*. 2001;429(1–3):115–119.
37. Tofaris GK, Patterson PH, Jessen KR, et al. Denervated Schwann cells attract macrophages by secretion of leukemia inhibitory factor (LIF) and monocyte chemoattractant protein-1 in a process regulated by interleukin-6 and LIF. *J Neurosci*. 2002;22(15):6696–6703.
38. Abbadie C, Lindia JA, Cumiskey AM, et al. Impaired neuropathic pain responses in mice lacking the chemokine receptor CCR2. *Proc Natl Acad Sci USA*. 2003;100(13):7947–7952.
39. Indo Y, Tsuruta M, Hayashida Y, et al. Mutations in the TRKA/NGF receptor gene in patients with congenital insensitivity to pain with anhidrosis. *Nat Genet*. 1996;13(4):485–488.
40. Bonnington JK, McNaughton PA. Signalling pathways involved in the sensitisation of mouse nociceptive neurones by nerve growth factor. *J Physiol*. 2003;551(Pt 2):433–446.

第四篇

41. Zhang YH, Vasko MR, Nicol GD. Ceramide, a putative second messenger for nerve growth factor, modulates the TTX resistant Na current and delayed rectifier K current in rat sensory neurons. *J Physiol*. 2002;544(Pt 2):385–402.

42. Otten U, Ehrhard P, Peck R. Nerve growth factor induces growth and differentiation of human B lymphocytes. *Proc Natl Acad Sci USA*. 1989;86(24):10059–10063.

43. Raivich G, Hellweg R, Kreutzberg GW. NGF receptormediated reduction in axonal NGF uptake and retrograde transport following sciatic nerve injury and during regeneration. *Neuron*. 1991;7(1):151–164.

44. Lai J, Hunter JC, Porreca F. The role of voltage-gated sodium channels in neuropathic pain. *Curr Opin Neurobiol*. 2003;13(3):291–297.

45. Amir R, Liu CN, Kocsis J, et al. Oscillatory mechanism in primary sensory neurones. *Brain*. 2002;125(Pt 2):421–435.

46. Jacobs JM, Macfarlane RM, Cavanagh JB. Vascular leakage in the dorsal root ganglia of the rat, studied with horseradish peroxidase. *J Neurol Sci*. 1976;29(1):95–107.

47. Meier T, Wasner G, Faust M, et al. Efficacy of lidocaine patch 5% in the treatment of focal peripheral neuropathic pain syndromes: a randomized, double-blind, placebocontrolled study. *Pain*. 2003;106(1–2):151–158.

48. Catarina MJ, Leffler A, Malmberg AB, et al. Impaired nociception and pain sensation in mice lacking the capsaicin receptor. *Science*. 2000;288(5464):306–313.

49. Hudson LJ, Bevan S, Wotherspoon G, et al. VR1 protein expression increases in undamaged DRG neurons after partial nerve injury. *Eur J Neurosci*. 2001;13(11):2105–2114.

50. Hong S, Wiley JW. Early painful diabetic neuropathy is associated with differential changes in the expression and function of vanilloid receptor 1. *J Biol Chem*. 2005;280(1):618–627.

51. Alessandri-Haber N, Dina OA, Yeh JJ, et al. Transient receptor potential vanilloid 4 is essential in chemotherapyinduced neuropathic pain in the rat. *J Neurosci*. 2004;24(18):4444–4452.

52. Patapoutian A, Peier AM, Story GM, et al. ThermoTRP channels and beyond: mechanisms of temperature sensation. *Nat Rev Neurosci*. 2003;4(7):529–539.

53. McKemy DD, Neuhausser WM, Julius D. Identification of a cold receptor reveals a general role for TRP channels in thermosensation. *Nature*. 2002;416(6876):52–58.

54. Wasner G, Schuttschneider J, Binder A, et al. Topical menthol—a human model for cold pain by activation and sensitization of C nociceptors. *Brain*. 2004;127(Pt 5):1159–1171.

55. Price DD, Long S, Wilsey B, et al. Analysis of peak magnitude and duration of analgesia produced by local anesthetics injected into sympathetic ganglia of complex regional pain syndrome patients. *Clin J Pain*. 1998;14(3):216–226.

56. Choi B, Rowbotham MC. Effect of adrenergic receptor activation on post-herpetic neuralgia pain and sensory disturbances. *Pain*. 1997;69(1–2):55–63.

57. Ali Z, Raja SN, Wesselmann U, et al. Intradermal injection of norepinephrine evokes pain in patients with sympathetically maintained pain. *Pain*. 2000;88(2):161–168.

58. Tal M, Bennett GJ. Extra-territorial pain in rats with a peripheral mononeuropathy: mechanohyperalgesia and mechano-allodynia in the territory of an uninjured nerve. *Pain*. 2004;57(3):375–382.

59. Moore KA, Kohno T, Karchewski LA, et al. Partial peripheral nerve injury promotes a selective loss of GABAergic inhibition in the superficial dorsal horn of the spinal cord. *J Neurosci*. 2002;22(15):6724–6731.

60. Baron R. Mechanisms of disease: neuropathic pain—a clinical perspective. *Nat Clin Pract*. 2006;2(2):95–106.

61. The Diabetes Control and Complications Trial Research Group. The effect of intensive diabetes therapy on the development and progression of neuropathy. *Ann Intern Med*. 1995;122(8):561–568.

62. Kennedy PG. Varicella-zoster virus latency in human ganglia. *Rev Med Virol*. 2002;12(5):327–334.

63. Gilden DH, Cohrs RJ, Mahalingam R. Clinical and molecular pathogenesis of varicella virus infection. *Viral Immunol*. 2003;16(3):243–258.

64. Peterslund NA. Herpes virus infection: an overview of the clinical manifestations. *Scand J Infect Dis Suppl*. 1999;80:15–20.

65. Johnson RW, Dworkin RH. Clinical review: treatment of herpes zoster and postherpetic neuralgia. *BMJ*. 2003;326(7392):748.

66. Dworkin RH, Johnson RW, Breuer J, et al. Recommendations for the management of herpes zoster. *Clin Infect Dis*. 2007;44(Suppl 1):S1–S26.

67. Katz J, Cooper EM, Walther RR, et al. Acute pain in herpes zoster and its impact on health-related quality of life. *Clin Infect Dis*. 2006;39(3):342–348.

68. Stankus SJ, Dlugopolski M, Packer D. Management of herpes zoster (shingles) and postherpetic neuralgia. *Am Fam Physician*. 2000;61(8):2437–2444, 2447–2448.

69. Wadd NJ, Lucraft HH. Brachial plexus neuropathy following mantle radiotherapy. *Clin Oncol*. 1998;10(6):399–400.

70. Bajrovic A, Rades D, Fehlauer F, et al. Is there a life-long risk of brachial plexopathy after radiotherapy of supraclavicular lymph nodes in breast cancer patients? *Radiother Oncol*. 2004;71(3):297–301.

71. Pierce SM, Recht A, Lingos TI, et al. Long term radiation complications following conservative surgery (CS) and radiation therapy (RT) in patients with early stage breast cancer. *Int J Radial Oncol Biol Phys*. 1992;23(5):915–923.

72. Nich C, Bonnin P, Laredo JD, et al. An uncommon form of delayed radio-induced brachial plexopathy. *Chir Main*. 2005;24(1):48–51.

73. Windebank A, Grisold W. Chemotherapy-induced neuropathy. *J Periph Nerv Syst*. 2006;13(1):27–46.

74. Chaudhry V, Chaudhry M, Crawford TO, et al. Toxic neuropathy in patients with pre-existing neuropathy. *Neurology*. 2003;60(2):337–340.

75. Tanner KD, Levine JD, Topp KS. Microtubule disorientation and axonal swelling in unmyelinated sensory axons during vincristine-induced pain neuropathy in rat. *J Comp Neurol*. 1998;395(4):481–492.

76. Topp KS, Tanner KD, Levine JD. Damage to the cytoskeleton of large diameter sensory neurons and myelinated axons in vincristine-induced painful peripheral neuropathy in the rat. *J Comp Neurol*. 2000;424(4):563–576.

77. Jaeckle KA. Neurological manifestations of neoplastic and radiation-induced plexopathies. *Semin Neurol*. 2004;24(4):385–393.

78. Dalmau J, Graus F, Marco M. "Hot and dry foot" as initial manifestation of neoplastic lumbosacral plexopathy. *Neurology*. 1989;39(6):871–872.

79. Harper CM Jr, Thomas JE, Cascino TL, et al. Distinction between neoplastic and radiation-induced brachial plexopathy, with emphasis on the role of EMG. *Neurology*. 1989;39(4):502–506.

80. Kori SH, Foley KM, Posner JB. Brachial plexus lesions in patients with cancer: 100 cases. *Neurology*. 1981;31(1):45–50.

81. Uceyler N, Eberle T, Rolke R, et al. Differential expression patterns of cytokines in complex regional pain syndrome. *Pain*. 2007;132(1–8):195–205.

82. Blaes F, Tschernatsch M, Braeu ME, et al. Autoimmunity in complex-regional pain syndrome. *Ann N Y Acad Sci*. 2007;1107:168–173.

83. Veldman PH, Reynen HM, Arntz IE, et al. Signs and symptoms of reflex sympathetic dystrophy: prospective study of 829 patients. *Lancet*. 1993;342(8878):1012–1016.

84. Maleki J, LeBel AA, Bennett GJ, et al. Patterns of spread in complex regional pain syndrome, type I (reflex sympathetic dystrophy). *Pain*. 2000;88(3):259–266.

85. Werner R, Davidoff G, Jackson MD, et al. Factors affecting the sensitivity and specificity of the three-phase technetium bone scan in the diagnosis of reflex sympathetic dystrophy syndrome in the upper extremity. *J Hand Surg*. 1989;14(3):520–523.

86. Schwartzman RJ, Maleki J. Postinjury neuropathic pain syndromes. *Med Clin North Am*. 1999;83(3):597–626.

87. Harden RN, Bruehl S, Stanton-Hicks M, et al. Proposed new diagnostic criteria for complex regional pain syndrome. *Pain Med*. 2007;8(4):326–331.

88. Canavero S, Bonicalzi V. Central pain syndrome: elucidation of genesis and treatment. *Expert Rev Neurother*. 2007;7(11):1485–1497.

89. Melzack R, Wall P. *Handbook of Pain Management*. New York, NY: Churchill Livingstone; 2003.

90. Janig W, Levine JD, Michaelis M. Interactions of sympathetic and primary afferent neurons following nerve injury and tissue trauma. *Prog Brain Res*. 1996;113:161–184.

91. Devor M, Rappaport ZH. Pain and pathophysiology of damaged nerves. In: Fields HL, ed., *Pain Syndromes in Neurology*. London, UK: Butterworth; 1990:47–84.

92. Wall PD, Gutnick M. Ongoing activity in peripheral nerves: the physiology and pharmacology of impulses originating from a neuroma. *Exp Neurol*. 1974;43(3):580–593.

93. Mollay B, Fishman S, Raja S, et al. *Essentials of Pain Medicine and Regional Anesthesia*. 2nd ed. New York, NY: Churchill Livingstone Inc; 2005.

94. McQuay H, Carroll D, Jadad A, et al. Anticonvulsant drugs for management of pain: a systematic review. *Br Med J*. 1995;311(7012):1047.

95. Max M, Lych S, Muir J, et al. Effects of desipramine, amitriptyline and fluoxetine on pain in diabetic neuropathy. *N Engl J Med*. 1992;326(19):1250.

96. McQuay HJ, Tramer M, Nye BA, et al. A systematic review of antidepressants in neuropathic pain. *Pain.* 1996;68(2–3):217–227.

97. Sindrup S, Jensen T. Efficacy of pharmacological treatments of neuropathic pain: an update and effect related to mechanism of drug action. *Pain.* 1999;83(3):389–400.

98. Backonja M, Beydoun A, Edwards K, et al. Gabapentin for the symptomatic treatment of painful neuropathy in patients with diabetes mellitus: a randomized controlled trial. *JAMA.* 1998;280(21):1831–1836.

99. Rowbotham M, Harden N, Stacey B, et al. Gabapentin for the treatment of postherpetic neuralgia: a randomized controlled trial. *JAMA.* 1998;280(21):1837–1842.

100. Rowbotham MC, Reisner-Keller LA, Fields HL. Both intravenous lidocaine and morphine reduce the pain of postherpetic neuralgia. *Ann Neurol.* 1991;37(2):246–253.

101. Kastrup J, Petersen P, Dejgard A, et al. Intravenous lidocaine infusion—a new treatment of chronic painful diabetic neuropathy? *Pain.* 1987;28(1):69–75.

102. Dworkin R, O'Connor AB, Backonja M, et al. Pharmacologic management of neuropathic pain: evidence-based recommendations. *Pain.* 2007;132(3):237–251.

103. Dejgard A, Petersen P, Kastrup J. Mexilitine for treatment of chronic painful diabetic neuropathy. *Lancet.* 1988;1(8575–8576):9.

104. Chabal C, Jacobson L, Mariano A, et al. The use of oral mexiletine for the treatment of pain after peripheral nerve injury. *Anesthesiology.* 1992;76(4):513–517.

105. Fields H. Treatment of trigeminal neuralgia. *New Engl J Med.* 1996;334(17):1125.

106. Bartusch S, Sanders B, Dalessio J, et al. Clonazepam for the treatment of lancinating phantom limb pain. *Clin J Pain.* 1996; 12(1):59–62.

107. Dellemijn P, Vanneste J. Randomized double blind active placebo controlled crossover trial of intravenous fentanyl in neuropathic pain. *Lancet.* 1997;349(9054):753–758.

108. Watson C, Babul N. Efficacy of oxycodone in neuropathic pain: a randomized trial in postherpetic neuralgia. *Neurology.* 1998;50(6):1837–1841.

109. Harati Y, Gooch C, Swenson M, et al. Maintenance of the long term effectiveness of tramadol in treatment of the pain of diabetic neuropathy. *J Diabetes Complications.* 2000;14(2):65–70.

110. Eide P, Stubhaug A, Stenehjam A. Central dysesthesia pain after traumatic spinal cord injury is dependant on N-methyl-D-aspartate activation. *Neurosurgery.* 1995;37(6):1080–1087.

111. Nelson K, Park K, Robinovitz E. High-dose oral dextromethorphan versus placebo in painful diabetic neuropathy and postherpetic neuralgia. *Neurology.* 1997;48(5):1212.

112. Pud D, Eisenberg E, Spitzer A, et al. The NMDA receptor antagonist amantadine reduces surgical neuropathic pain in cancer patients: a double blind, randomized placebo controlled trial. *Pain.* 1998;75(2–3):349–354.

113. Bernstein JE, Korman NJ, Bickers DR, et al. Topical capsaicin treatment of chronic postherpetic neuralgia. *J Am Acad Dermatol.* 1989;21:265–270.

114. Watson C, Tyler K, Bickers D. A randomized vehicle-controlled trial of topical capsaicin in the treatment of postherpetic neuralgia. *Clin Ther.* 1993;15(3):510.

115. Finnerup NB, Otto M, McQuay HJ, et al. Algorithm for neuropathic pain treatment: an evidence based proposal. *Pain.* 2005;118(3):289–305.

116. Attal N, Cruccu G, Haanpaa M, et al. EFNS guidelines on pharmacological treatment of neuropathic pain. *Eur J Neurol.* 2006;13(11):1153–1169.

117. Lees JG, Duffy SS, Moalem-Taylor G. Immunotherapy targeting cytokines in neuropathic pain. *Front Pharmacol.* 2013;4:142.

118. Wang JK, Nauss LA, Thomas JE. Pain relief by intrathecally applied morphine in man. *Anesthesiology.* 1979;50(2):149–151.

119. Bottros MM, Christo PJ. Current perspectives on intrathecal drug delivery. *J Pain Res.* 2014;7:615–626.

120. Deer TR, Hayek S, Pope J, et al. The Polyanalgesic Consensus Conference (PACC) guidelines for intrathecal drug delivery infusion system trialling. *Neuromodulation.* 2017;20(2):133–154.

121. McGivern JG. Ziconotide: a review of its pharmacology and use in the treatment of pain. *Neuropsychiatr Dis Treat.* 2007;3(1):69–85.

122. Cruccu G, Aziz TZ, Garcia-Larrea L, et al. EFNS guidelines on neurostimulation therapy for neuropathic pain. *Eur J Neurol.* 2007;14(9):952–970.

123. Rossi U. The history of electrical stimulation of the nervous system for the control of pain. In: Simpson BA, ed. *Electrical Stimulation and the Relief of Pain.* 1st ed. Amsterdam: Elsevier B.V.; 2003:5–16.

124. Fritsch G, Hitzig E. The electrical excitability of the cerebrum. In: Wilkins RW, ed. *Neurosurgical Classics.* 1st ed. New York, NY: Thieme Medical Pubishers, Inc. American Association of Neurological Surgeons; 1992:15–27.

125. Heath RG, Mickle WA. Evaluation of seven years' experience with depth electrode studies in human patient. In: Ramey ER, ODoherty DS, eds. *Electrical Studies on the Unanesthetized Brain.* New York, NY: Paul B. Hoeber; 1960:214–247.

126. Green AL, Wang S, Owen SL, et al. Stimulating the human midbrain to reveal the link between pain and blood pressure. *Pain.* 2006;124(3):349–359.

127. Hosobuchi Y, Adams JE, Rutkin B. Deep brain stimulation for chronic pain. In: Burchiel KJ, ed. *Surgical Management of Pain.* 1st ed. New York, NY: Thieme; 2002:565–576.

128. Mazars G, Merienne L, Cioloca C. Treatment of certain types of pain with implantable thalamic stimulators. *Neurochirurgie.* 1974;20(2):117–124.

129. Schwalb J, Hamani C. The history and future of deep brain stimulation. *Neurotherapeutics.* 2008;5(1):3–13.

130. Blond S, Siegfried J. Thalamic stimulation for the treatment of tremor and other movement disorders. *Acta Neurochir Suppl.* 1991;52:109–111.

131. Schwalb JM, Lozano AM. Surgical management of tremor. *Neurosurg Q.* 2004;14(1):60–68.

132. Pollak P, Benabid AL, Gross C, et al. Effects of the stimulation of the subthalamic nucleus in Parkinsons disease. *Rev Neurol.* 1993;149(3):175–176.

133. Kupsch A, Benecke R, Muller J, et al. Pallidal deep-brain stimulation in primary generalized or segmental dystonia. *N Engl J Med.* 2006;355(19):1978–1990.

134. Gildenberg PL. History of movement disorder surgery. In: Lozano AM, ed. *Movement Disorder Surgery.* 1st ed. Basel: Karger; 2000:1–20.

135. Coffey RJ. Deep brain stimulation for chronic pain: results of two multicenter trials and a structured review. *Pain Med.* 2001;2(3):183–192.

136. Yu H, Neimat JS. The treatment of movement disorders by neural deep brain stimulation. *Neurotherapeutics.* 2008;5(1):26–36.

137. Deuschl G, Schade-Brittinger C, Krack P, et al. A randomized trial of deep brain stimulation for Parkinsons disease. *N Engl J Med.* 2006;355(9):896–908.

138. Larson PS. Deep brain stimulation for psychiatric disorders. *Neurotherapeutics.* 2008;5(1):50–58.

139. Leone M, Franzini A, Felisati G, et al. Deep brain stimulation for treatment resistant depression. *Neuron.* 2005;45:651–660.

140. Schiff ND, Giacino JT, Kalmar K, et al. Behavioral improvements with thalamic stimulation after severe traumatic brain injury. *Nature.* 2007;448(7153):600–603.

141. Owen S, Green A, Nandi D, et al. Deep brain stimulation for neuropathic pain. *Acta Neurochirurgica.* 2007;97(Pt 2):111–116.

142. Hamani C, Schwalb JM, Rezai AR, et al. Deep brain stimulation for chronic neuropathic pain: long term outcome and the incidence of insertional effect. *Pain.* 2006;125(1–2):188–196.

143. Bittar RG, Kar-Purkayastha I, Owen SL, et al. Deep brain stimulation for pain relief: a meta analysis. *J Clin Neurosci.* 2005;12(5):515–519.

144. Garcia-Larrea L, Peyron R. Motor cortex stimulation for neuropathic pain: from phenomenology to mechanisms. *NeuroImage.* 2007;37(Suppl 1):S71–S79.

145. Arle J, Shils J. Motor cortex stimulation for pain and movement disorders. *Neurotherapeutics.* 2008;5(1):37–49.

146. Velasco F, Arguelles C, Carrillo-Ruiz JD, et al. Efficacy of motor cortex stimulation in the treatment of neuropathic pain:a randomized double blind trial. *J Neurosurg.* 2008;108(4):698–706.

147. Rasche D, Ruppolt M, Stippich C, et al. Motor cortex stimulation for long term relief of chronic neuropathic pain: a 10 year experience. *Pain.* 2006;121(1–2):43–52.

148. Tsubokawa T, Katayama Y, Yamamoto T, et al. Chronic motor cortex stimulation for the treatment of central pain. *Acta Neurochir Suppl.* 1991;52:137–139.

149. Lazorthes Y, Sol JC, Fowo S, et al. Motor cortex stimulation for neuropathic pain. *Acta Neurochir Suppl.* 2007;97(Pt 2):37–44.

150. Katayama Y, Fukaya C, Yamamoto T. Control of post stroke involuntary and voluntary movement disorders with deep brain or epidural cortical stimulation. *Stereotact Funct Neurosurg.* 1997;69(1–4 Pt 2):73–79.

151. Brown J, Pilitsis J. Motor cortex stimulation for central and neuropathic pain. *Neurosurgery.* 2005;56(2):290–297.

152. Katayama Y, Yamamoto T, Kobayashi K, et al. Motor cortex stimulation for post stroke pain: comparison of spinal cord and thalamic

第四篇

stimulation. *Stereotact Funct Neurosurg.* 2001;77(1–4):183–186.

153. Nuti C, Peyron R, Garcia-Larrea L, et al. Motor cortex stimulation for refractory neuropathic pain: four year outcome and predictors of efficacy. *Pain.* 2005;118(1–2):43–52.

154. Melzack R, Wall PD. Pain mechanisms: a new theory. *Science.* 1965;150(3699):971–979.

155. Wall PD, Sweet WH. Temporary abolition of pain in man. *Science.* 1967;155(3758):108–109.

156. Sweet WH. Control of pain by direct stimulation of peripheral nerves. *Clin Neurosurg.* 1976;23:103–111.

157. Nashold Jr BS, Goldner JL, Mullen JB, Bright DS. Long term pain control by direct peripheral nerve stimulation. *J Bone Joint Surg Br.* 1985;67:470–472.

158. Weiner RL, Reed KL. Peripheral neurostimulation for control of intractable occipital neuralgia. *Neuromodulation.* 1999;2(3):217–221.

159. Slavin K. Peripheral nerve stimulation for neuropathic pain. *Neurotherapeutics.* 2008;5(1):100–106.

160. Bartsch T, Goadsby PJ. Stimulation of the greater occipital nerve induces increased central excitability of dural afferent input. *Brain.* 2002;125(Pt 7):1496–1509.

161. Mobbs RJ, Nair S, Blum P. Peripheral nerve stimulation for the treatment of chronic pain. *J Clin Neurosci.* 2007;14(3):216–221.

162. Falowski S, Celii A, Sharan A. Spinal cord stimulation: an update. *Neurotherapeutics.* 2008;5(1):86–99.

163. Shealy CN, Cady RK. Historical perspective of pain management. In: Weiner S, ed. *Pain Management: A Practical Guide for Clinicians.* 5th ed. Boca Raton, FL: St. Lucie Press; 1998:7–15.165.

164. Long P, Liu F, Piesco NP, et al. Signaling by mechanical strain involves transcriptional regulation of proinflammatory genes in human periodontal ligament cells in vitro. *Bone.* 2002;30(4):547–552.

165. Sandberg ML, Sandberg MK, Dahl J. Blood flow changes in the trapezius muscle and overlying skin following transcutaneous electrical nerve stimulation. *Phys Ther.* 2007;87(8):1047–1055.

166. Shealy CN, Mortimer JT, Reswick JB. Electrical inhibition of pain by stimulation of the dorsal columns: preliminary clinical report. *Anesth Analg.* 1967;46(4):489–491.

167. Mailis-Gagnon A, Furlan AD, Sandoval JA, Taylor R. A spinal cord stimulation for chronic pain (review). *Cochrane Database Syst Rev.* 2004;3:CD003783.

168. Kumar K, Nath RK, Toth C. Spinal cord stimulation is effective in the management of reflex sympathetic dystrophy. *Neurosurgery.* 1997;40(3):503–508.

169. Oakley JC, Prager JP. Spinal cord stimulation: mechanisms of action. *Spine.* 2002;27(22):2574–2583.

170. Kemler MA, Barensde GA, Van Kleef M, et al. Electrical spinal cord stimulation in reflex sympathetic dystrophy: retrospective analysis of 23 patients. *J Neurosurg.* 1999;90(1 Suppl):79–83.

171. Kemler MA, Barendse GA, Van Kleef M, et al. Spinal cord stimulation in patients with chronic reflex sympathetic dystrophy. *N Engl J Med.* 2000;343(9):618–624.

172. Oakley JC, Weiner RL. Spinal cord stimulation for complex regional pain syndrome: a prospective study of 19 patients at two centers. *Neuromodulation.* 1999;2(1):47–50.

173. Turner JA, Loeser JD, Bell KG. Spinal cord stimulation for chronic low back pain: a systematic literature synthesis. *Neurosurgery.* 1995;37(6):1088–1095.

174. Burchiel KJ, Anderson VC, Brown FD, et al. Propsective multicenter study of spinal cord stimulation for relief of chronic back and extremity pain. *Spine.* 1996;21(23):2786–2794.

175. Vulink NC, Overgaauw DM, Jessurun GA, et al. The effects of spinal cord stimulation on quality of life in patients with therapeutically refractory angina pectoris. *Neuromodulation.* 1999;2(1):33–40.

176. Krames ES. The role of the dorsal root ganglion in the development of neuropathic pain. *Pain Med.* 2014;15(10):1669–1685.

177. Gemes G, Koopmeiners A, Rigaud M, et al. Failure of action potential propagation in sensory neurons: mechanisms and loss of afferent filtering in C-type units after painful injury. *J Physiol.* 2013;591(4):1111–1131.

178. Kovalsky Y, Amir R, Devor M. Simulation in sensory neurons reveals a key role for delayed na+ current in subthreshold oscillations and ectopic discharge: implications for neuropathic pain. *J Neurophysiology.* 2009;102(3):1430–1442.

179. Liem L, Russo M, Huygen FJ, et al. A multicenter, prospective trial to assess the safety and performance of the spinal modulation dorsal root ganglion neurostimulator system in the treatment of chronic pain. *Neuromodulation.* 2013;16(5):471–482.

180. Lefaucheur JP. The use of repetitive transcranial magnetic stimulation in chronic neuropathic pain. *Neurophysiol Clin.* 2006;36(3):117–124.

第43章

癌症患者的非药物性疼痛管理

Julie K. Silver

疼痛常被认为是癌症及其治疗的代名词。基本上所有癌症患者在诊断、治疗和治疗后阶段都会遭受疼痛。之前的章节已经定义了在癌症过程中遇到的各种类型的疼痛。我们可以将疼痛大致分为恶性疼痛（与肿瘤入侵或压迫有关）和非恶性疼痛（与治疗副作用或癌症无关性疾病有关）。

本章将讨论癌症患者的非药物性疼痛管理方法。有效的疼痛管理通常需要多种方法同时应用，包括非处方药或处方药、注射以及放疗和手术等更具入侵性的操作。从历史上看，药物和非药物治疗相结合一直是官方标准的治疗方法，如世界卫生组织指南所述[1]，并且仍然是一种广为认可的方法。多学科方法是疼痛管理的经典康复模式，包括来自各领域康复专家和心理健康专业人员提供的物理及作业治疗干预措施的应用。

一项评估医务人员对非药物治疗癌症疼痛策略熟悉程度的研究发现[2]，在 214 名接受调查的医务人员中（回答率为 67%；141/214）受访者对自主训练、操作性条件反射和认知疗法最不熟悉。他们最常推荐采用支持小组（67%）、图像（54%）、音乐或艺术疗法（49%）和冥想（43%）来管理癌症疼痛。受访者最感兴趣的是学习更多关于针灸、按摩疗法、催眠和生物反馈的知识。

癌症患者疼痛管理的一个重要方面是认识到那些疼痛可能是或不是疾病复发或进展的信号。对于临床医生而言，了解情况并开展相应的工作至关重要。医疗人员认识并承认疼痛对癌症患者来说是一种极具威胁性的症状也至关重要。即使疼痛不被认为是一种身体上的威胁，由于担心疾病复发和进展，疼痛常常在情感上造成巨大威胁。通过各种措施减轻患者的疼痛症状，但在心理方面可能

不如减轻疼痛症状那么有效。癌症患者原本不会抱怨或注意到他们所遭受的疼痛，现在却会对这种特殊症状表现出相当大的焦虑。

非药物性疼痛管理在癌症患者中的研究尚不充分。与癌症研究的许多其他方面一样，非药物性疼痛管理可能在乳腺癌患者中得到了很好的研究，而在其他人群尤其是在头颈癌人群中正在进行研究。一种癌症中研究结果可以合理地考虑用于其他类型的癌症。癌症患者疼痛的非药物治疗通常可分为以下几类：

- 物理医学和方法（例如运动和超声）
- 心理干预（例如支持小组和心理健康咨询）
- 补充与替代医学（例如催眠或生物反馈等认知行为疗法、按摩和针灸）

专门有单独的一章讨论补充与替代医学（CAM）；因此，本章的重点将是前两类治疗——物理医学和模式以及心理干预。值得注意的是，一些干预措施可能并不包括在这些类别之中，而且潜在非药物干预措施的种类会很多。因此，本章描述了那些最常使用的并且有一些证据表明有助于减轻癌症患者的疼痛症状的疗法。

物理医学和方法

运动疗法

运动疗法在控制多种肌肉骨骼疾病引起的疼痛中的作用已得到充分证实，类似的干预措施通常对肿瘤患者均有效。例如，最近对乳腺癌患者上肢损伤采用术后物理治疗的有效性进行了系统综述，不仅发现术后物理治疗对治疗术后疼痛和运动范围受损有效[3]，需要进一步地高质量研究，因为该

报告指出，被动运动、伸展运动和肌筋膜治疗的有效性不足以得出关于有效性的结论。有一项研究评估了物理治疗方案联合手动淋巴引流治疗乳腺癌腋窝网综合征患者的益处，发现这种方法改善了肩部疼痛和功能[4]。还发现运动疗法对采用芳香化酶抑制剂肿瘤导向治疗后出现关节痛的乳腺癌患者有益[5]。

对头颈癌患者的研究发现，为减轻肩痛和残疾进行的针对性运动有益[6]。研究评估了头颈癌患者对减轻肩痛和功能障碍的运动方案的依从性，其中研究人员发现尽管肿瘤导向治疗有关的后遗症较高，但患者对训练方案的依从性极好[7]。另一项随访研究发现，渐进式抗阻运动训练的益处维持在一年时间[8]。头颈癌患者也有发生牙关紧闭症的风险，而颌骨运动疗法改善了张口能力，并减少了与牙关紧闭症相关的症状[9]。

在肺癌患者中，即使是晚期患者，也提倡进行物理治疗，包括治疗疼痛[10]。在所有肿瘤人群中，应在患者目标、功能获益（甚至包括维持当前功能或减缓功能恶化）、生活质量和预测寿命的背景下评价运动疗法和相关实施模式的应用价值。

一项新研究是针对减轻癌症患者疼痛的远程运动疗法进行的。研究评估了 81 例完成辅助治疗（激素治疗除外）的乳腺癌患者（Ⅰ~ⅢA 期），这些患者被随机分配到基于互联网的定制运动方案组（n=40）或对照组（n=41）[11]。远程康复组在疼痛严重程度和疼痛干预评分方面与对照组相比有显著改善。另一项可行性研究评估了用于减少慢性疼痛的上肢远程康复治疗对术后乳腺癌患者的获益[12]。该报告发现疼痛强度下降了 20%。

除了治疗疼痛外，体力活动也可在预防癌症和降低癌症复发率方面发挥作用[13,14]。体力活动提高身体功能，可有助于改善患者的生活，如疲劳和生活质量[15]以及治疗后的身体意象[16]。有多项研究评估了癌症治疗期间和治疗后进行运动的益处，普遍得出的结论是，在有监督的环境中进行运动并采取适当的预防措施（例如监测血细胞计数和心肺状态）时，体力活动是安全的，并对健康和生活质量产生积极影响。体力活动的益处可持续整个癌症护理过程，包括康复过程[17]。

有一项研究评估了结构性锻炼对早期乳腺癌妇女的益处[18]，其中观察了 123 例Ⅰ期和Ⅱ期乳腺癌妇女。这些参与者被分为三组：常规护理（对照组）、自我导向运动组和监督运动组。在开始时和

26 周时监测生活质量、有氧能力和体重。在研究中发现，对照组的身体功能下降，而自我导向运动组和监督运动组的身体功能增加。研究结论是锻炼可以减弱癌症治疗的一些负面的副作用，如身体功能下降。鉴于已知癌症患者的体力活动减少以及运动对身体功能的积极影响，这一结果是在预料之中的[19]。

有一项研究证明了锻炼对临终患者有益，研究探索了运动方案对预期寿命较短的癌症患者的影响[20]。34 名患者参加了一个 50 分钟的小组运动方案，每周两次，持续六周。通过三个测试来测量体能：6 分钟步行测试、定时坐立重复测试和功能性前伸测试。生活质量通过欧洲癌症研究与治疗组织开发的生活质量测定量表进行评估。尽管没有对照组，但是研究人员仍得出结论，对于预期寿命短的姑息疗法患者，锻炼的干预可显著改善身体和情绪功能。

许多研究表明，集中于力量训练、心血管功能或两者兼有的运动方案具有积极的身心健康益处，监护下的锻炼可能比无监护的锻炼带来更多益处[21]。安全运动处方取决于患者的年龄、病前健康状况、当前身体状况和并存疾病。治疗并发症或副作用，如化疗或放疗引起的心脏发病率[22]，或继发于肺恶性肿瘤手术切除的肺部受限都是额外的考虑因素[23]。在物理或作业治疗师的监督下进行运动疗法并不是使癌症患者身体更活跃的唯一途径。多项研究调查了普拉提和太极等替代性传统运动（可能容易获得且价格低廉）的使用，尽管研究没有具体指出有疼痛缓解作用，仍报告了具有积极的身心健康益处[24]。

运动疗法可以包括全身调整，由于有些患者面临的问题较为特殊，通常进行局部的运动。例如，柔韧性运动可能有助于改善甲状腺手术后的活动度和术后颈痛[25]。对于肩部功能不全的头颈癌患者，局部运动可能有益处[26]。对于术后乳腺癌患者也是如此[27]。集中对特定的损伤进行运动可能有助于改善功能不全[28]。

物理因子疗法

许多物理因子疗法尚未在癌症患者中得到充分的研究[29]，部分原因可能是因为担心基础恶性肿瘤恶化。通常被认为安全且可能减轻疼痛的物理因子疗法包括冷冻疗法（例如使用冷敷）、生物反馈、离子电渗疗法和经皮神经电刺激疗法（TENS）

以及按摩[30]。物理因子疗法通常不直接在肿瘤部位上进行，包括但不限于电刺激、浅层热疗法和按摩[31]。按摩疗法和浅层热疗法也是如此。癌症患者通常禁用深层热疗法（如超声和声透疗法），通常是基于"标准治疗"的信念，但是缺乏支持这一点的证据。脊柱转移或明显骨质疏松症患者禁用脊柱牵引。

在 Ahmed 等进行的一项研究中，使用针灸式探针以 4～100Hz 的频率对 3 例晚期骨转移癌症患者进行 30 分钟的经皮神经电刺激（PENS），结果三例患者中有两例在每次治疗后都有持续 24～72 小时的较好到非常好的疼痛缓解[32]。当然，这项研究规模太小，无法得出 PENS 的有效性结论，但它确实表明，在某些情况下，PENS 可能是一种有效的治疗方法。

在 Robb 等进行的一项随机临床试验中，对 41 例乳腺癌治疗后出现慢性疼痛的女性进行了 TENS、经皮脊柱电镇痛（TSE）和安慰剂（假 TSE）评价[33]。所有干预措施均对疼痛和生活质量产生有益影响，尽管没有一项干预措施明显优于其他干预措施。该研究表明，治疗组 / 安慰剂组中产生的人际间交互可能会带来益处，而不是电刺激真正发挥疼痛缓解的效果。这说明尚没有充分的研究得出合理的确定性结论。

心理干预

绝大多数癌症病人都会经历心理痛苦，有些会发展成临床抑郁或焦虑。Zaza 和 Baine 对 19 项研究的综述表明，心理痛苦可加剧癌症疼痛[34]。患者普遍有不同程度的对疾病复发和进展恐惧的心理痛苦[35]。此外，身体疼痛和心理症状通常一起出现。例如，肩部疼痛的患者可能会报告不适、导致疲劳的失眠及与疼痛和睡眠不好有关的焦虑[36]。

Keefe 等指出了用于治疗癌症患者疼痛的三大类心理社会干预[37]，包括癌症教育、催眠和意象技能及应对技能的培训。教育干预包括帮助患者理解疼痛评估和克服疼痛治疗的障碍；教育工具可以包括视频、教程、辅导和讲解课程等；疼痛管理教育的有效性需要进一步研究，以确定其是否会成功。应对技能培训也是如此。互联网支持小组可能在应对技能方面提供一些益处[37]；然而，在如何影响癌症疼痛方面尚未得到充分的研究。

总结

总之，在癌症疼痛管理中，无论是由于恶性细胞生长还是治疗副作用导致的癌症疼痛，最好的方法通常是多模式和多学科的方法。药物管理具有重要作用，非药物措施也是如此。虽然有一定的证据表明本章讨论的非药物干预，特别是运动疗法对癌症患者非常有帮助，但以后需要对这些方法和其他方法进行更多的研究。

要点

- 如世界卫生组织指南所述，药物和非药物治疗相结合是标准治疗。
- 迄今为止，非药物性疼痛管理尚未在癌症患者中得到充分研究。
- 许多研究表明，集中于力量训练、心血管调节或两者兼有的运动方案对身心健康具有积极的益处。
- 由于担心基础恶性肿瘤恶化，大多数物理模式尚未在癌症患者中进行广泛研究。通常被认为安全的物理模式包括冷冻疗法（例如使用冷敷）、生物反馈、离子电渗疗法和 TENS 以及按摩。
- 教育干预包括帮助患者理解疼痛评估和克服疼痛治疗的障碍。

（周云枫 译 高强 校）

参考文献

1. Jadad AR, Browman GP. The WHO analgesic ladder for cancer pain management: stepping up the quality of its evaluation. *JAMA.* 1995;274:1870–1873.
2. Zaza C, Sellick S, Willan A, et al. Health care professionals' familiarity with nonpharmacological strategies for managing cancer pain. *Psychooncology.* 1999;8:99–111.
3. De Groef A, Van Kampen M, Dieltjens E, et al. Effectiveness of postoperative physical therapy for upper-limb impairments after breast cancer treatment: a systematic review. *Arch Phys Med Rehabil.* 2015;96(6):1140–1153.
4. Cho Y, Do J, Kwon O, et al. Effects of a physical therapy program combined with manual lymphtic drainage on shoulder function, quality of life, lymphedema incidence, and pain in breast cancer patients with axillary web syndrome following axillary dissection. *Support Care Cancer.* 2016;24(5):2047–2057.
5. Irwin ML, Cartmel B, Gross CP, et al. Randomized exercise trial of aromatase inhibitor-induced arthralgia in breast cancer survivors. *J Clin Oncol.* 2015;33(10):1104–1111.
6. McNeely ML, Parliament MB, Seikaly H, et al. Effect of exercise on upper extremity pain and dysfunction in head and neck cancer survivors: a randomized controlled trial. *Cancer.* 2008;113(1):214–222.

7. McNeely ML, Parliament MB, Seikaly H, et al. Predictos of adherence to an exercise program for shoulder pain and dysfunction in head and neck cancer survivors. *Support Care Cancer*. 2012;20(3):515–522.

8. McNeely ML, Parliament MB, Seikaly H, et al. Sustainability of outcomes after a randomized crossover trial of resistance exercise for shoulder dysfunction in survivors of head and neck cancer. *Physiother Can*. 2015;67(1):85–93.

9. Pauli N, Andrell P, Johansson M, et al. Treating trismus: a prospective study on effect and compliance to jaw exercise therapy in head and neck cancer. *Head Neck*. 2015;37(12):1738–1744.

10. Ozalevli S. Impact of physiotherapy on patients with advanced lung cancer. *Chron Respir Dis*. 2013;10(4):223–232.

11. Galiano-Castillo N, Cantarero-Villanueva I, Fernandez-Lao C, et al. Telehealth system: a randomized controlled trial evaluating the impact of an internet-based exercise intervention on quality of life, pain, muscle strength, and fatigue in breast cancer survivors. *Cancer*. 2016;122(20):3166–3174.

12. House G, Burdea G, Grampurohit N, et al. A feasibility study to determine the benefits of upper extremity virtual rehabilitation therapy for coping with chronic pain post-cancer surgery. *Br J Pain*. 2016;10(4):186–197.

13. Ashcraft KA, Peace RM, Betof AS, et al. Efficacy and mechanisms of aerobic exercise on cancer initiation, progressions, and metastasis: a crticial systematic review of in vivo preclinical data. *Cancer Res*. 2016;76(14):4032–4050.

14. Friedenreich CM, Neilson HK, Farris MS, et al. Physical acivity and cancer outcomes: a precision medicine approach. *Clin Cancer Res*. 2016;22(19):4766–4775.

15. Lipsett A, Barrett S, Haruna F, et al. The impact of exercise during adjuvant radiotherapy for breast cancer on fatigue and quality of life: a systematic review and meta-analysis. *Breast*. 32;144–155.

16. Pinto BM, Trunzo JJ. Body esteem and mood among sedentary and active breast cancer survivors. *Mayo Clin Proc*. 2004;79:181–186.

17. Carli F, Silver JK, Feldman LS, et al. Surgical prehabilitation in patients with cancer: state-of-the-science and recommendations for future research from a panel of subject matter experts. *Phys Med Rehabil Clin North Am*. 2017;28(1):49–64.

18. Segal R, Evans W, Johnson D, et al. Structured exercise improves physical functioning in women with stages I and II breast cancer: results of a randomized controlled trial. *J Clin Oncol*. 2001;19:657–665.

19. Irwin ML, McTiernan A, Bernstein L, et al. Physical activity levels among breast cancer survivors. *Med Sci Sports Exerc*. 2004;36:1484–1491.

20. Oldervoll LM, Loge JH, Paltiel H, et al. The effect of a physical exercise program in palliative care: a phase II study. *J Pain Symptom Manag*. 2006;31:421–430.

21. Buffart LM, Kalter J, Sweegers MG, et al. Effects and moderators of exercise on quality of life and physical function in patients with cancer: an indivual patient data meta-analysis of 34 RCTs. *Cancer Treat Rev*. 2017; 52:91–104.

22. Gaya AM, Ashford RFU. Cardiac complications of radiation therapy. *Clin Oncol*. 2005;17:153–159.

23. Win T, Groves AM, Ritchie AJ, et al. The effect of lung resection on pulmonary function and exercise capacity in lung cancer patients. *Respir Care*. 2007;52:720–726.

24. Ruddy KJ, Stan DL, Bhagra A, et al. Alternative exercise traditions in cancer rehabilitation. *Phys Med Rehabil Clin North Am*. 2017;28(1):181–192.

25. Takamura Y, Miyauchi A, Tomoda C, et al. Stretching exercises to reduce symptoms of postoperative neck discomfort after thyroid surgery: prospective randomized study. *World J Surg*. 2005;29:775–779.

26. McNeely ML, Parliament M, Courneya KS, et al. A pilot study of a randomized controlled trial to evaluate the effects of progressive resistance exercise on shoulder dysfunction caused by spinal accessory neurapraxia/neurectomy in head and neck cancer survivors. *Head Neck*. 2004;26:518–530.

27. Hase K, Kamisako M, Fujiwara T, et al. The effect of zaltoprofen on physiotherapy for limited shoulder movement in breast cancer patients: a single-blinded before-after trial. *Arch Phys Med Rehabil*. 2006;87:1618–1622.

28. Silver JK, Baima J, Mayer RS. Impairment-driven cancer rehabilitation: an essential component of quality care and survivorship. *CA Cancer J Clin*. 2013;63(5):295–317.

29. Cheville AL, Basford JR. Role of rehabilitation medicine and physical agents in the treatment of cancer-associate pain. *J Clin Oncol*. 2014;32(16):1691–1702.

30. Watkins T, Maxeiner A. Musculoskeletal effects of ovarian cancer and treatment: a physical therapy perspective. *Rehabil Oncol*. 2003;21:12–17.

31. Cristian A, Tran A, Patel K. Patient safety in cancer rehabilitation. *Phys Med Rehabil Clin North Am*. 2012;23(2):441–456.

32. Ahmed HE, Craig WF, White PF, et al. Percutaneous electrical nerve stimulation (PENS): a complementary theory for the management of pain secondary to bony metastasis. *Clin J Pain*. 1998;14:320–323.

33. Robb KA, Newham DJ, Williams JE. Transcutaneous electrical nerve stimulaton vs. transcutaneous spinal electroanalgesia for chronic pain associated with breast cancer treatments. *J Pain Symptom Manage*. 2007;33:410–419.

34. Zaza C, Baine N. Cancer pain and psychosocial factors: a critical review of the literature. *J Pain Symptom Manage*. 2002;24:526–542.

35. Brietbart W, Payne D, Passik SD. Psychological and psychiatric interventions in pain control. In: Doyle D, Hanks NC, eds. *Oxford Textbook of Palliative Medicine*. 3rd ed. New York, NY: Oxford University Press; 2004:424–438.

36. Keefe FJ, Abernethy AP, Campbell LC. Psychological approaches to understanding and treating disease-related pain. *Ann Rev Psychol*. 2005;56:601–630.

37. Hoybye MT, Johansen C, Tjornhoj-Thomsen T. Online interaction. Effects of storytelling in an internet breast cancer support group. *Psychooncology*. 2005;14:211–220.

第四篇

第44章

癌症患者疼痛的药物管理

Natalie Moryl，Rachel Hadler，Lauren Koranteng

癌症疼痛的药物管理需要以下技巧：①疼痛的诊断；②选择及滴定镇痛药剂量；③识别和解决镇痛药的副作用；④了解其他可选的镇痛药，包括阿片类药物的转换；⑤获取机构资源和程序以提升护理水平，并能获得额外的资源。

疼痛诊断

不受控制的疼痛需要立即干预；应在提供即刻镇痛的同时进行快速临床评估并确定疼痛诊断（表44-1）。

疼痛诊断以及鉴别进展性或难治性疼痛原因对于制定治疗方案是必不可少的。与医疗操作、骨折、尿潴留或其他原因相关的急性可逆性疼痛将需要不同于胰腺癌或腹膜后肿瘤相关的慢性进展性疼痛的治疗方法。可逆性疼痛需要在密切监测下给予口服、静脉注射（iv）或硬膜外短期、大剂量的镇痛药，而进展性慢性疼痛则需要综合性多学科合作，并合用不同镇痛药和/或连续镇痛试验性用药或者采取非药物的手段。症状缓解与药物副作用之间的平衡因患者而异。一旦明确了患者的病情、预后和优先事项，便需要将护理和治疗计划的目标传达给患者、护理人员和整个医疗团队。

镇痛药的选择和剂量滴定

镇痛药的选择取决于患者和药物因素，尤其是疼痛的性质、患者依从性、护理环境和药物的药理特性。世界卫生组织（WHO）癌症疼痛和姑息治疗计划推荐使用阿片类药物治疗中度-重度的疼痛，在许多情况下，阿片类药物是治疗癌症相关疼痛，尤其是内脏和躯体疼痛最有效和起效最快的药物。其他常用于癌症疼痛的辅助用药包括加巴喷丁类药物、非甾体抗炎药（NSAID）、类固醇类药物、三环类抗抑郁药和5-羟色胺-去甲肾上腺素再摄取抑制剂（表44-1和表44-2）。

疼痛危象

疼痛危象是患者叙述的重度、不受控制的疼痛，其导致患者、家属或两者严重痛苦的事件。疼痛可为急性发作，或逐渐进展至患者确定的不可耐受阈值，需要立即干预。美国国家癌症综合网疼痛管理指南将疼痛急性发作定义为患者出现重度疼痛（10分量表上的数字估计值至少为7）的事件，需要快速滴定阿片类药物镇痛。

表44-1　癌症疼痛综合征和常用药物

疼痛类型	机制	说明	示例	首选治疗药物
躯体疼痛	皮肤或肌肉骨骼组织中的伤害感受器激活	定位明确、锐痛、刺痛、酸痛	转移性骨病、软组织肿瘤	阿片类药物、NSAID、类固醇药物
内脏疼痛	内脏刺激（炎症或损伤）引起受体激活	非特异性、非局灶性	胰腺癌引起的腹痛	阿片类药物
神经病理性疼痛	PNS/CNS组织的直接损伤/功能障碍	烧灼感、刺痛感、放射痛	化疗诱导的周围神经病变	TCA、加巴喷丁类药物、阿片类药物（特别是美沙酮）

表 44-2　用于癌症疼痛的镇痛药概述

常用药物 / 药物类别	优点	缺点
对乙酰氨基酚	起效快 无认知副作用 / 成瘾性 无便秘	存在镇痛上限效应 可能"掩盖"感染 高剂量具有肝毒性
NSAID 类固醇类药物	起效快 抗炎作用(骨痛) 无身体依赖性 无认知副作用 / 成瘾性 起效快	存在镇痛上限效应 可能"掩盖"感染 胃肠道毒性 肾毒性 血栓前心血管效应 血液学效应 存在镇痛上限效应 在某些治疗(免疫治疗)和感染时效果不理想 CNS 功能障碍 对骨密度的影响
阿片类药物	起效快 无上限效应	便秘 恶心、呕吐、早饱 镇静、意识模糊、谵妄 不可逆性器官毒性(停药后副作用停止) 耐药性、成瘾性
联合镇痛药——加巴喷丁类药物	不会上瘾 副作用较轻 药物间相互作用极少 可能对神经病理性疼痛、放射性黏膜炎特别有帮助	非速效:达到治疗剂量后可能需要 3~7 日(加巴喷丁在每日 700~3 600mg 的剂量下通常需要数周才能达到镇痛效果) 对于肾功能不全患者,需要调整剂量
联合镇痛药——抗抑郁药 联合镇痛药——双膦酸盐类药物	不会上瘾 可能对神经病理性疼痛特别有帮助 可治疗骨转移、高钙血症和疼痛	非速效:达到治疗剂量后可能需要 3~7 日(通常需要数周才能达到镇痛效果,例如,阿米替林,剂量:每日 75~125mg) 存在潜在药物间相互作用,例如他莫昔芬与 SSRI(他莫昔芬的作用降低),芬太尼与 SSRI(存在 5- 羟色胺综合征风险) 起效不快 通常已用作癌症治疗的一部分,无法调整方案用于治疗新发疼痛

阿片类药物

美国国立综合癌症网络(NCCN)和美国疼痛学会(APS)[1-4]认可的一般原则指导了许多用于癌症疼痛的阿片类药物处方。阿片类药物剂量、给药途径和剂量滴定方案应根据患者的医疗需求、治疗目标和副作用特征进行调整。没有最低或最大剂量。需要滴定阿片类药物剂量,以维持患者在疼痛缓解和阿片类药物副作用之间的平衡(图 44-1)。

对于当前未服用阿片类药物的中度疼痛患者,可单独使用弱效阿片受体激动剂(氢可酮、羟考酮和曲马多)或与非甾体抗炎药(NSAID)/ 对乙酰氨基酚联合使用(WHO 阶梯性镇痛的第 2 阶梯)。对于重度疼痛的患者,WHO 推荐使用强效阿片类药物(吗啡、氢吗啡酮、芬太尼、美沙酮、羟考酮、氧化吗啡酮或左啡诺),单独使用或与辅助镇痛药联合使用(第 3 阶梯)。出现重度疼痛的患者应立即给予强效阿片类药物治疗。

短效阿片类药物用于阿片类药物滴定,根据需要(PRN)用于爆发性疼痛。在慢性疼痛中,持续补给长效阿片类药物优于 PRN 阿片类药物,因为它可以达到更平稳的血药水平,减少疼痛复发,改善依从性,并减少医源性依赖性。

阿片类药物在疼痛危象中的应用

对于已有家庭阿片类药物治疗方案的患者，如果患者对当前的阿片类药物耐受性良好但无镇痛作用，则将该阿片类药物剂量调至起镇痛效果。如果在提供足够的镇痛效果之前观察到剂量限制性副作用，则可以采用其他治疗副作用的药物（例如止吐药），或进行阿片类药物转换[41]。一般来说，在疼痛危象或疼痛急性发作管理期间选择阿片类药物时，需要制定长期的镇痛计划。例如，如果患者患有短肠综合征和明显吸收不良，则口服长效阿片类药物不是长期管理的合适选择，应首选从芬太尼患者自控镇痛（PCA）等方案过渡到经皮芬太尼（TD）方案。如果某些短效阿片类药物不可用（例如静脉注射 PCA 芬太尼），则可以使用其他短效阿片类药物来管理疼痛危象，并且当患者的疼痛得到充分控制后，该方案可以首选转为长效药物。

阿片类药物剂量滴定

一旦选择了适当的阿片类药物，应迅速滴定剂量，直至患者出现疼痛缓解或过度副作用（图 44-1）。由于阿片类药物剂量过大可能与副作用（如镇静、呼吸抑制，可能与死亡也有关）有关，因此需要熟悉阿片类药物副作用及其管理方法的临床医生进行阿片类药物快速剂量滴定。

基于吗啡、芬太尼和氢吗啡酮的药代动力学，NCCN 癌症疼痛指南建议患者静脉注射短效阿片类药物，给药频率为每 15 分钟一次，并根据耐受情况进行剂量调整（图 44-1）。

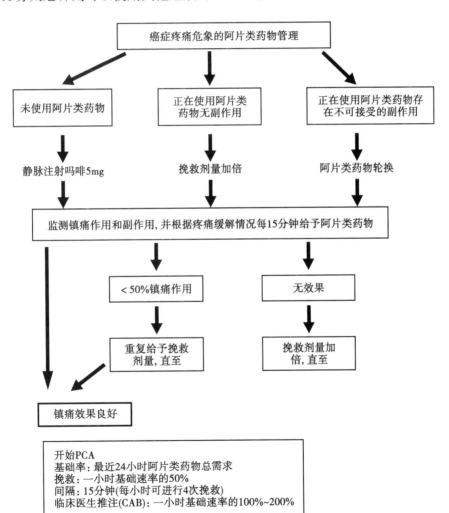

图 44-1　癌症疼痛危象的阿片类药物管理需要由熟悉阿片类药物副作用及其管理方法的临床医生管理，并进行阿片类药物剂量快速滴定。如果在选择药物或剂量时没有把握，请咨询疼痛或姑息治疗服务

特定药物

可待因被认为是一种弱效阿片类药物（约为吗啡镇痛效果的 1/6），镇痛效果有限。由于其代谢和疗效不可预测，因此不再推荐用于治疗癌症疼痛。

羟考酮可在镇痛阶的第 2 阶梯和第 3 阶梯使用。羟考酮可与对乙酰氨基酚（percocet, tylox）联合使用，或单独使用，剂型可为片剂或液体。羟考酮的生物利用度约为 50%。羟考酮的药效约比可待因高 10 倍；其与口服吗啡的药效比约为 3：2。目前市售羟考酮有 5、15 和 30mg 速释制剂以及缓释（ER）羟考酮。目前 ER 羟考酮的防篡改配方制剂现已上市，由于存在阿片类药物误用或分流问题，它成为优先选择的治疗药物。

吗啡仍然是治疗癌症疼痛的首选药物，因为它为医生所熟悉，容易得到，制剂多样（速释片剂、口服溶液、8、12 或 24 小时控释片，颊含片剂、直肠栓剂以及静脉、皮下、硬膜外和鞘内注射用溶液）。在肾功能和肝功能正常的年轻患者中，吗啡的口服生物利用度约为 35%，血浆半衰期为 2～3 小时。吗啡和吗啡 -6- 葡糖苷酸（M6G）（一种吗啡代谢产物和 μ 阿片受体激动剂）的半衰期可能在老年患者或显著肾功能不全或肝功能不全患者中从 4 小时增加至数天，并可能引起明显的镇静和其他副作用，这些作用超过其镇痛治疗作用。

氢吗啡酮是一种强效阿片类药物（静脉注射氢吗啡酮 1.5mg 与口服氢吗啡酮 7.5mg、静脉注射吗啡 10mg 或口服吗啡 30mg 等效），常用于中重度癌症疼痛的治疗。在吗啡类应用的情况下，如果芬太尼或美沙酮不可用或效果不理想，氢吗啡酮的副作用更少。氢吗啡酮 -3- 葡糖苷酸（H3G）是氢吗啡酮的一种活性代谢产物，与吗啡 -3- 葡糖苷酸（M3G）相似，在肾功能不全患者中可蓄积并引起肌阵挛。鉴于氢吗啡酮的水溶性好且有高效力制剂，它是长期皮下和鞘内给药的首选药物。

芬太尼是一种半衰期较短的阿片类药物，有多种剂型，包括独特的经皮（TD）给药系统。对于因吞咽困难、肠梗阻或吸收不良需要绕过胃肠道（GI）给药的肾功能不全或肝功能不全的患者、因健忘、其他认知问题或用药量大而不依从的患者，阿片类药物通常选用芬太尼。该药物有多种剂型，包括静脉注射用制剂、TD 贴剂、透黏膜锭剂、透黏膜、颊含片、舌下含片、鼻喷雾剂、舌下喷雾剂、离子导入给药装置。TD 芬太尼贴剂禁用于阿片类药物初治

患者。如果患者服用阿片类药物日剂量等效于或高于 60mg 口服吗啡、30mg 口服羟考酮、8mg 氢吗啡酮或 25mg 氧吗啡，持续 1 周或更长时间，则可开始使用 TD 芬太尼。患者开始使用芬太尼贴剂后，镇痛作用延迟 6～12 小时起效；因此，在该阶段，患者需要通过速释药物控制疼痛。TD 芬太尼贴剂必须每 72 小时更换一次。一小部分患者可能出现给药间期末疼痛，在第 3 日报告疼痛加剧。如果发生这种情况，应考虑每 48 小时增加剂量或更换芬太尼贴剂。芬太尼贴剂给药已经证实可改善疼痛控制并增加患者对镇痛效果的满意度，尽管在某些患者中并不消除甚至显著减少对 PRN 计划中短效阿片类药物的需求。

对于正在按惯例持续使用其他阿片类镇痛药治疗疼痛的成人癌症患者，可使用透黏膜芬太尼速释制剂（TIRF）治疗爆发性疼痛。目前美国已批准使用每剂含 100～1 600μg 的 TIRF 制剂。由于起效迅速，TIRF 具有快速镇痛的优点，但同时可能会增加副作用和滥用风险。开具任何 TIRF 处方前，医生必须入组美国 FDA 要求的安全性计划。透黏膜芬太尼速释制剂（TIRF）风险评估和减轻策略（REMS）是一个旨在确保在患者开始治疗前以及接受治疗期间做出风险 - 获益决策的计划，并使患者知情，以确保适当使用 TIRF 药物。医生需每 2 年重新入组一次。此外，医生必须重新告知患者，并每 2 年填写一份新的患者 - 处方者协议表。TIRF 药物仅由经 TIRF REMS 计划认证的药房分发。由于 Actiq（芬太尼黏膜制剂）具有较高的滥用和分流风险以及与蛀牙和牙齿蛀蚀相关的风险，Actiq 通常用于因生理原因无法耐受肠内阿片类药物的患者的暴发性疼痛。

左啡诺是一种二线药物，其潜在药物蓄积与其较长的半衰期（12～16 小时）相关。左啡诺的 D- 异构体（右美沙芬）被认为无阿片类药物作用，但对 N- 甲基 -D- 天冬氨酸（NMDA）受体有拮抗作用，在疼痛管理中可提供更多的应用价值。

美沙酮是一种较老的阿片类药物，在过去几年中越来越多地用于癌症疼痛管理[5,6]。它是一种独特的镇痛药，其作用被认为与 NMDA 受体拮抗作用有关，经证实对其他阿片类药物无法控制的疼痛患者可提供有效的镇痛效果。使用美沙酮治疗癌症疼痛的其他优点包括：生物利用度达 48%～96%、无活性代谢产物（对肾功能不全有益）、成本低、半衰期长（给药间隔可延长）以及改善患

者依从性[7]。然而，随着社区美沙酮处方数量增加，一般而言与阿片类药物和美沙酮相关的严重不良反应（包括急诊）和死亡率增加。因此，许多近期指南主张尽早给予具有疼痛管理专业知识的服务。当开始使用美沙酮、转用美沙酮或递增美沙酮剂量时，建议密切监测患者的副作用和镇痛效果。

当使用美沙酮时，临床医生必须清楚半衰期的高度可变性和不可预测性，半衰期可达17～24小时不等，据报告在某些患者中可长达190小时。美沙酮的生物利用度可相差两倍（46%～90%以上）（原书数字——译者注），进一步增加了滴定剂量的复杂性。更重要的是，当从另一种阿片类药物转换为美沙酮时，等效镇痛剂量比可能发生变化，取决于患者既往阿片类药物的使用情况（剂量、暴露时间和对既往阿片类药物的耐药程度）（表44-3）。从美沙酮转换到其他阿片类药物以及从其他阿片类药物转换到美沙酮均比较困难，因为美沙酮的半衰期不可预测性，生物利用度具有变异性及对NMDA受体有影响。这可能导致在以稳定剂量镇痛几天后出现药物蓄积。即使患者使用过量的美沙酮并表现为良好耐受1或

表44-3 根据既往阿片类药物剂量（起始剂量可能不是等效镇痛剂量），将口服吗啡、口服氢吗啡酮和芬太尼透皮贴剂转换为美沙酮时的剂量对比

吗啡剂量	吗啡→美沙酮比[6]
每日 30～90mg	4∶1
每日 91～300mg	9∶1
每日 300～800mg	12∶1
每日 800～1 000mg	15∶1
每日＞1 000mg	20∶1
	(http//paindr.com/wpcontent/uploads/2012/05/ayonrinde.pdf)
氢吗啡酮剂量	**氢吗啡酮→美沙酮比[8]**
每日＜330mg 氢吗啡酮	0.95∶1
每日≥330mg 氢吗啡酮	1.6∶1
芬太尼剂量	**芬太尼→美沙酮比[9]**
每小时 50～2 500μg	每小时 250μg∶每小时 1mg[10]

对于每日口服80mg吗啡的患者，从口服吗啡改为口服美沙酮，基于本研究的等效美沙酮剂量（比例为4∶1）将为每日口服美沙酮20mg，按12∶1转换率计算。对于每日口服800mg的吗啡患者，等效美沙酮剂量为每日67mg。

甚至2日时，该剂量仍可能使患者会出现镇静、意识模糊，甚至死亡。因此，应谨慎使用美沙酮，当考虑转换使用美沙酮或从美沙酮转换到其他阿片类药物时，强烈建议咨询疼痛管理或姑息治疗团队。

哌替啶是一种具有独特性质的阿片类药物。它在近期被证实可以阻断Na^+通道，并且具有局部麻醉的分子药理学特征。肾功能不全患者重复多次使用哌替啶可导致毒性代谢产物去甲哌替啶蓄积，从而导致中枢神经系统（CNS）过度兴奋。这种不良反应的特征为轻微的情绪变化，随后出现震颤、多灶性肌阵挛，且偶尔癫痫发作。有报告称，在肾功能正常的患者中，使用治疗剂量的哌替啶也会引发癫痫发作，建议在使用该药物时应非常谨慎。

阿片类激动剂／拮抗剂和部分激动剂

阿片类激动剂／拮抗剂的主要优点是较少引起呼吸抑制，滥用可能性较小。但是，这些药物在癌症疼痛管理中的临床应用受到镇痛上限效应的限制。喷他佐辛是κ阿片受体激动剂和弱效μ阿片受体拮抗剂。对阿片类药物耐受的患者使用喷他佐辛可能会诱发戒断症状。纳布啡和布托啡诺的激动／拮抗作用与喷他佐辛相似。丁丙诺啡是一种部分μ受体激动剂，是半合成的阿片类药物，其镇痛效力比吗啡高25～50倍。它在美国被批准作为阿片类药物成瘾的替代疗法，但在欧洲被广泛用于疼痛治疗。

阿片类药物的副作用

常见副作用

阿片类药物最常见的副作用是恶心、呕吐、镇静和便秘。每一种阿片类药物均有胃肠道副作用。幸运的是，通常在用药几天后即可耐受恶心，在此期间可能需要常规的抗恶心药物，如昂丹司琼或氯丙嗪。在极少数情况下，可能需要进行连续的阿片类药物试验，以明确患者对不同阿片类药物恶心感的敏感性。

便秘是最常见的阿片类药物相关副作用。出现便秘的患者应在使用阿片类药物的同时开始使用泻药，大多数患者只要使用阿片类药物就需要使

第四篇

用泻药。在一些情况下，便秘可能使患者虚弱到拒绝使用阿片类药物或需要阿片类药物转换[41]。在小型研究和一些病例报告中，与其他强效阿片类药物相比，经皮芬太尼和美沙酮引起的便秘较少。如果患者没有戒断风险（长期使用阿片类药物），混合型激动剂-拮抗剂在上述情况下可能有益。最新研究进展表明阿片类受体拮抗剂（如甲基纳曲酮和纳洛昔醇）对阿片类药物诱导的便秘患者特别有益，因为在大多数情况下，它们可用于替代肠道便秘治疗，且效果良好。但这些药物不应用于严重腹腔内疾病的患者。

镇静作用因药物和剂量而异，管理方法包括减少单次剂量，但更频繁地给予药物或转为血浆半衰期较短的阿片类药物。停用所有其他镇静药物可能有帮助。精神兴奋剂如咖啡因、安非他明和盐酸哌甲酯证实可抵消阿片类药物诱导的镇静作用。也有报告称，使用匹莫林、莫达非尼和多奈哌齐可改善镇静副作用。对于临终患者，必须将阿片类药物的镇静作用与相关副作用区分开来。

CNS 毒性

与 CNS 毒性发生率较高相关的阿片类药物包括丙氧酚、哌替啶和吗啡，所有这些药物均通过肾脏排泄活性代谢产物。吗啡经葡萄糖醛酸化形成 μ 阿片受体活性强效 M6G 和非 μ 受体活性 M3G，两者均会在肾功能不全患者体内蓄积。同样，氢吗啡酮经葡萄糖醛酸化形成 H3G，H3G 可引起焦虑、谵妄和其他 CNS 副作用，哌替啶代谢为去甲哌替啶，据报告，即使在肾功能正常的患者中，在治疗剂量下也可引起癫痫发作。据报告，丙氧酚也可引起癫痫发作。既往脑损伤、全脑放疗或萎缩而影响边缘皮质功能的患者对这些代谢产物的神经兴奋和镇静作用的耐受性尤其不佳。

呼吸抑制

尽管在长期阿片类药物使用者中，有临床意义的呼吸抑制非常少见，但在肺功能受损的患者中，阿片类药物的起始治疗或迅速增加其剂量可能会破坏代偿过程并引起呼吸抑制。呼吸抑制风险增加的患者包括慢性阻塞性或限制性肺疾病患者、近期接受过胸部手术的患者以及因肿瘤、先天性畸形或肥胖导致上气道受损或阻塞的患者。尽管阿片类药物相关呼吸抑制本身对纳洛酮等拮抗剂有反应，但如果快速滴定阿片类药物引起 CO_2 麻醉，则呼吸抑制对纳洛酮无反应，为了医疗的目的，在有指征时应立即插管。在肺损害风险增加的患者中，应使用最短效阿片类药物，如芬太尼或氢吗啡酮静推，直至达到稳态下稳定、安全和有效的剂量。

心脏毒性

近期已有与美沙酮相关的心脏毒性研究报道。多项研究表明，与美沙酮相关的 QTc 间期延长因具体情况而异，并且在给予高剂量美沙酮、合并给予 CYP3A4 抑制剂（可抑制美沙酮生物转化）、低钾血症、肝衰竭和给予其他 QTc 延长剂时更频繁发生。其他 QTc 延长剂包括三氯叔丁醇，它是注射用美沙酮制剂中的防腐剂。显然，需要权衡美沙酮在个体患者中的获益与心血管风险增加的可能性；对于既往出现过 QTc 间期延长的患者，必须非常谨慎地考虑开始美沙酮治疗。

阿片类药物转换

对于因剂量相关副作用而无法耐受当前阿片类药物剂量递增的患者，应考虑其他阿片类药物（阿片类药物转换）。在癌症患者中进行的研究表明，镇痛作用和副作用存在不同的个体间差异。这种差异性是由环境、心理和遗传因素引起的，这些因素对阿片类药物的药代动力学（转运蛋白和代谢酶）和药效学（受体和信号转导元素）具有调节作用。此外，不完全交叉耐药现象（表现为阿片类药物转换后，疼痛缓解情况改善或副作用减少）被认为部分与一系列个体间药物遗传学因素有关，包括 P-糖蛋白基因（*ABCB1*）、尿苷 5′-二磷酸（UDP）-葡萄糖醛酸转移酶基因（*UGT2B7*）、μ 阿片受体基因（*OPRM1*）和儿茶酚-O-甲基转移酶基因（*COMT*）的遗传多态性。

在一项前瞻性研究中，转诊至纪念斯隆-凯特琳癌症中心疼痛服务中心的 100 例患者中有 80 例需要改变阿片类药物或给药途径，以获得充分镇痛效果且副作用可耐受。80% 的患者需要转换一次阿片类药物，44% 的患者需要转换两次，20% 的患者需要转换三次或更多次。当本已病情稳定的患者出现新的不良反应时，临床医生应考虑到有其他原因可能导致这种变化。高钙血症、脓毒症、肾功能恶化和肝衰竭的部分合并症与阿片类药物相关副作用重叠且会使这些副作用恶化。其他镇静剂、抗胆碱能药物和中枢作用药物应予以重视。

除了临床医生对阿片类药物相关副作用的严重程度进行评估外，患者对不同药物副作用的可接受性也可能不同。尤其是患者对治疗相关副作用的可接受性可能随着疾病的变化而改变。不少患者积极配合治疗，为了获得良好的效果而忍受剧烈疼痛。然而，对于晚期疾病，当积极的抗肿瘤治疗不再有效时，患者及其家属通常会要求如果没有其他办法，至少应充分控制他们的疼痛。

除了镇痛效果不理想以及存在剂量相关的副作用外，阿片类药物转换的必要性还包括许多其他原因，包括：

- 改善有效性
- 避免毒性
- 认知功能障碍、镇静
- 幻觉、肌阵挛
- 瘙痒
- 尿潴留
- 改变给药途径
- 口服转换为注射用阿片类药物
- 改为 TD/ 透黏膜芬太尼
- 降低成本

阿片类药物转换的主要优点包括最大限度减少药物的治疗量以及改善镇痛效果。部分缺点包括：最终效果具有变异性且不可预测，可能需要连续的阿片类药物转换及可能最终需要一些辅助镇痛药。

新剂量计算

重复给药后，药物有效性降低与不完全交叉耐药有关。当试用另一种药物时，一种药物的有效性降低并不能可靠地预测相对耐药性。在对一种阿片类药物耐受的患者中，考虑到上述不完全交叉耐药性，需要将第二种阿片类药物的初始剂量减少 25%～50%。然后，根据 NCCN 或 APS 指南将剂量滴定至起镇痛效果。如果患者的镇痛效果不理想，并且由于剂量限制性副作用而需要转换阿片类药物，则无须从等效镇痛剂量开始降低剂量，并且可以根据现有单次和长期给药研究计算的剂量开始新的阿片类药物治疗（表 44-3）。然后，应根据 APS 和 NCCN 指南调整剂量滴定至起效（图 44-1）。

从美沙酮转换到其他阿片类药物以及从其他阿片类药物转换到美沙酮可能特别困难。转换使用美沙酮（或从美沙酮转换到其他阿片类药物）时需要经常监测患者是否治疗不足、出现戒断症状或镇静过度，并且应在美沙酮处方经验丰富的疼痛或姑息医学专家的指导下进行。

患者换用的阿片类药物剂量取决于既往阿片类药物的暴露时间和剂量。吗啡、氢吗啡酮和芬太尼 / 美沙酮剂量比取决于既往阿片类药物剂量。既往阿片类药物剂量越高，剂量比值越高（表 44-3），这可能是由于不完全交叉耐药所致。

在对美沙酮耐受的患者中，从美沙酮转换为其他阿片类药物可能更为困难。在以美沙酮作为三线或四线阿片类药物的 13 例患者中，12 例患者在转换至其他阿片类药物时，尽管已将替换的阿片类药物滴定至最高耐受剂量，但由于疼痛加剧而不得不重新开始美沙酮治疗。如果需要从高剂量美沙酮转为其他阿片类药物，采用逐步的方法有助于预防美沙酮戒断症状以及替换的阿片类药物剂量快速递增所引起的副作用。这种方法需要临床医生评估新的阿片类药物是否具有足够的镇痛效果。应考虑咨询疼痛或姑息治疗专科医生，以确定安全有效的美沙酮剂量调整计划。

阿片类药物分流和滥用

对阿片类药物成瘾和滥用增加的担忧最近引起了媒体的极大关注，并影响了各级阿片类药物处方政策。2016 年，美国临床肿瘤学会（ASCO）发布了一份政策声明，指出旨在遏制阿片类药物滥用和成瘾的措施应该"在很大程度上豁免癌症患者"，并指出癌症患者为"特殊人群"，并且由于"其疾病和治疗较为独特，因患癌症可能有终身不利健康影响"，广泛豁免限制阿片类处方药的获得或用药的法规是合理的。虽然 ASCO 表达了保护癌症患者获得适当的阿片类药物治疗的坚定承诺，但该组织也认识到需要"平衡有关滥用和误用阿片类处方药的公众健康担忧与确保癌症患者和存活者获得适当疼痛管理的必要性"。当向癌症患者开具阿片类药物时，至关重要是强调安全使用原则，包括正确使用、储存和处置处方镇痛药，在阿片类药物治疗之前和治疗期间对患者进行适当的筛选和评估。ASCO 还致力于让患者在阿片类药物误用、滥用或成瘾时获得评估、诊断和治疗（表 44-4）。

表 44-4　阿片类药物误用：预防和干预策略

阿片类药物 误用问题	预防措施	干预措施
方向	进行安全使用教育 进行安全储存教育 进行安全处置教育	停止处方 跨学科团队参与 患者代表 / 医院参与管理
成瘾	询问是否有成瘾、焦虑、抑郁方面的个人史或家族史 制定包括阿片类药物退出的治疗计划 进行安全使用教育(仅按指示进行) 教育告知成瘾的迹象 酌情与家属 / 护理者讨论	指明问题让成瘾专科医生参与确认和支持恢复方法，具有最大优化结构的癌症疼痛治疗： ● 确定治疗目标,包括阿片类药物退出 ● 频繁访视 ● 限制药物供应 ● 如果可能,避免使用 IR 阿片类药物 ● 尿毒理学 ● 优化非阿片类药物模式 ● 考虑使用防篡改的 ER
当需要长期使用阿片类药物时	询问是否有成瘾、焦虑、抑郁方面的个人史或家族史 制定包括阿片类药物退出的治疗计划 进行安全使用教育(仅按指示进行) 教育告知成瘾的迹象 酌情与家属 / 护理者讨论 仅使用一个处方者(如果是集体实践,则使用一个团队) 如果您所在国家有处方监测计划,请随时咨询 考虑使用防篡改阿片类药物	
当治疗成瘾患者的癌症疼痛时	倾听患者的意见：许多恢复期的患者对如何治疗疼痛有偏好 与患者的成瘾专科医生沟通 有时,患者更愿意由成瘾专科医生来控制疼痛 与成瘾专科医生协商考虑使用美沙酮、丁丙诺啡 确认和支持恢复方法 具有最大优化结构的癌症疼痛治疗： ● 确定治疗目标,包括阿片类药物退出 ● 频繁访视 ● 限制药物供应 ● 如果可能,避免使用 IR 阿片类药物 ● 尿毒理学 ● 优化非阿片类药物模式 MMP 支持是一个很好的资源,不应该停止 考虑使用防篡改的 ER 询问饮酒情况 询问是否参与恢复(治疗、12 步计划、赞助、家庭、其他资源) 请勿强迫患者使用药物 不要最小化药物复发的风险或恐惧复发和疼痛	疼痛和阿片类药物导致在没有疼痛或阿片类药物的情况下出现药物成瘾复发 有些患者使用阿片类药物一定会出现成瘾复发 成瘾和疼痛都需要由一个包括成瘾专科医生的跨学科团队进行治疗

ER, 缓释；IR, 速释；MMP, 美沙酮维持治疗计划。

联合镇痛药的选择和滴定

辅助药物作为联合镇痛药

表 44-5 列出了用于癌症疼痛的辅助镇痛药。

如前所述,世界卫生组织(WHO)、癌症疼痛和姑息治疗计划提倡三步法,主张单独和联合使用非阿片类、阿片类和辅助性镇痛药,并根据个体患者的需要剂量调整。对于轻度疼痛(WHO 第 1 步)或中重

表 44-5　疼痛危象管理中的辅助镇痛药

类别 / 药物	剂量	适应证	评论
对乙酰氨基酚	1 000mg,每日 4 次	骨痛	无耐药性或身体依赖性 与阿片类药物联合用药时的镇痛作用累加
NSAID 酮咯酸	15～30 iv,每 4 小时≤3 日	需要与静脉注射吗啡至镇痛时间同等水平药物的疼痛危象(如对骨痛、神经病理性疼痛、内脏疼痛和其他疼痛有效的吗啡)	胃肠道出血 / 肾衰竭对血栓形成的影响 注意事项:存在镇痛上限效应镇痛作用与布洛芬 600mg,每日 4 次的等效
外用镇痛药			
Lidoderm 贴剂	5%,每 24 小时≤3 次,贴 12 小时,停 12 小时	神经病理性疼痛	
曲马多	50～100mg,每 6 小时 PRN	神经病理性疼痛	NNT-3.4 平均有效剂量:每日 270mg 癫痫发作风险增加 ～
抗抑郁药			
阿米替林 / 去甲替林(po,液体)SSRI	起始剂量 10～25mg,有效剂量每日 75～125mg	神经性烧灼痛	达到镇痛效果通常需要 3～5 日,可能需要监测血药浓度 NNT-2.1～NNT-3.5 NNT 与阿米替林相似
度洛西汀	每日 30～90mg		51%(对比安慰剂组 31%)的患者报告了疼痛持续减轻 30%
抗惊厥药			
加巴喷丁(po,液体)普瑞巴林	起始剂量每日 300mg 有效剂量每日 2 700～3 600mg 起始剂量每日 50mg 有效剂量每日 300～600mg	神经病理性疼痛	NNT-3.2～NNT-3.7 达到镇痛～效果通常需要数天和滴定
苯妥英	起始剂量 100mg,iv,每 6 小时	锐痛、撕裂性神经病理性疼痛	
皮质类固醇			
地塞米松	高剂量方案:100mg iv/po,随后 24mg,每日 4 次	脊髓 / 神经压迫	上消化道出血 高血糖 精神病
	低剂量方案:10mg iv/po,每日 4 次;抗炎治疗:2～4mg,每 6 小时,然后逐渐减量	神经病理性疼痛骨转移	
抗焦虑药			
劳拉西泮	0.5～1mg,iv/po,用于不耐受患者	无法用其他方法控制的持续性疼痛危象	告知患者 / 护理者镇静作用很常见
咪达唑仑	1mg 静脉缓慢给药,每 2～3 分钟 1 次	持续性疼痛监测呼吸抑制情况	监测镇静和呼吸抑制情况
氯胺酮	0.02～0.05mg/(kg·h),每 4～6 小时滴定≤100%		当镇静 / 呼吸抑制 / 顽固性谵妄限制阿片类药物剂量递增时,使用阿片类药物辅助药

GI,胃肠道;iv,静脉注射;NNT,需要治疗以减少至少 50% 疼痛的患者例数。

度疼痛(WHO第2、3步),推荐使用NSAID和其他辅助药物。

值得注意的是,尽管阿片类药物首选用于内脏和躯体疼痛,但有些辅助药物单独使用或与阿片类药物联合治疗神经病理性疼痛特别有效,并且应被视为神经病理性病因明确的疼痛患者的一线治疗药物。

神经病理性药物

神经病理性疼痛对既往用于其他疾病的神经活性药物反应良好。这些药物包括抗癫痫药和几类抗抑郁药,包括三环类药物(TCA)和选择性5-羟色胺再摄取抑制剂(SSRI)。

三环类抗抑郁药:阿米替林和去甲替林

阿米替林是神经病理性疼痛治疗的主要药物。已发现其对糖尿病神经病变(NNT3.5)和带状疱疹后神经痛(NNT2.1)非常有效。平均有效剂量为每日75~150mg。在186项随机、对照试验(RCT)中,将阿米替林与其他三环类/杂环类药物和SSRI进行了比较。受试者使用阿米替林后疼痛缓解情况改善;但是,与接受SSRI治疗的患者相比,他们也更有可能出现副作用[11]。可能需要监测阿米替林和去甲替林的毒性水平。需要监测抗胆碱能副作用,尤其是老年人和良性前列腺增生患者。

5-羟色胺-去甲肾上腺素再摄取抑制剂

度洛西汀是一种非典型抗抑郁药,于2004年获批用于治疗重度抑郁症和糖尿病患者的神经病理性疼痛。在一项1 074例患者的研究中,51%(对比安慰剂组31%)的患者报告了疼痛持续减轻30%。一小部分研究受试者(0.4%)出现肝功能检查值升高;因此,度洛西汀不推荐用于肝功能不全、慢性肝功能不全或重度酒精滥用的患者。已发现当度洛西汀与SSRI/SNRI/曲坦类药物联合使用时,会发生5-羟色胺综合征。据报告,度洛西汀还会增加自杀风险。

抗惊厥药:加巴喷丁类

1994年,美国FDA批准加巴喷丁作为抗癫痫治疗的辅助药物;2002年,批准范围扩大至带状疱疹后神经痛和其他神经病变性疼痛的治疗。它也可用于各种偏头痛的预防和双相情感障碍的治疗。

在一项随机、双盲、安慰剂对照交叉研究(900mg)中,单次给予900mg加巴喷丁经证实可减少带状疱疹患者的急性疼痛和痛觉异常;加巴喷丁组疼痛严重程度降低66%,而安慰剂组为33%[12]。

普瑞巴林是一种新型抗惊厥药,也已被批准用于部分性癫痫和糖尿病周围神经病变相关神经病理性疼痛患者的辅助治疗。动物研究显示,它可通过血脑屏障和胎盘,并在母乳中分泌。与加巴喷丁一样,其主要消除途径是经肾脏排泄(90%~98%原型)。对于肾功能不全患者,需要降低剂量。在一项随机、双盲、安慰剂对照试验研究中,普瑞巴林组274例患者与安慰剂组65例患者相比,疼痛评分显著降低,疼痛相关睡眠改善[13]。最常见的不良反应有头晕和嗜睡。

其他辅助药物

对乙酰氨基酚和NSAID

对乙酰氨基酚和NSAID有多种益处,例如,它们不会产生耐药性或身体依赖,当与阿片类药物联用时,会产生叠加镇痛作用。不幸的是,它们对镇痛作用的影响受到剂量依赖性副作用的明显限制。易患胃病的患者应避免使用NSAID,因为它们可使上消化道出血的风险增加20倍(布洛芬、双氯芬酸和吲哚美辛最低,酮咯酸最高)。糖皮质激素与NSAID联合用药,即使是风险较低的环氧合酶(COX)-2抑制剂,也可能显著(可达4倍)增加上消化道出血的风险。米索前列醇是最有效的预防治疗方案(胃十二指肠溃疡的发生率分别为9%和39%)。非乙酰化水杨酸盐药物(水杨酸钠、三水杨酸胆碱镁)毒性较小,因为它们不干扰血小板聚集,很少会引起上消化道出血,且在哮喘患者中耐受性良好;但是,在实践中很少使用这类药物。

除了增加上消化道出血的风险外,2006年9月,美国FDA发布警告,布洛芬可能会与低剂量阿司匹林相互影响,降低药物对血小板聚集的拮抗作用及其心脏保护作用。为了避免布洛芬的促血栓形成作用,美国FDA建议仅偶尔服用布洛芬,或在服用ASA(乙酰水杨酸,即阿司匹林)前8小时或之后30分钟服用布洛芬。其他NSAID非处方药也应视为有可能干扰低剂量ASA的抗血小板聚集作用。COX-2特异性抑制剂不与COX-1结合,因此不抑制ASA的心脏保护作用。所有抗炎药,包括非特异性和 COX-2 选择性抑制剂，长期使用均有心脏毒性风险。尽管尚不清楚心脏毒性的机制，但可能对肾脏灌注有影响并与随后的血压升高有关。

酮咯酸是一种强效 NSAID，经证实在术后疼痛中与吗啡等效（1mg 酮咯酸 iv 与 1mg 吗啡 iv 等效），与吗啡相似的疼痛缓解时间，短期副作用特征显著优于吗啡组[14]。然而，由于存在潜在毒性，在肾功能正常且无上消化道禁忌证的患者中，这种强效 NSAID 应限用 3～5 日。

对乙酰氨基酚 1 000mg，每日 4 次相当于布洛芬 600mg，每日 4 次，但在牙痛模型中评价时劣于萘普生 500mg 每日 2 次或酮洛芬 75mg 每日 4 次[15-17]。

曲马多

曲马多是一种中枢活性镇痛药，可抑制去甲肾上腺素和 5-羟色胺的再摄取，且对 μ 阿片受体有轻度影响。对于曲马多而言，在需要治疗的病人中达到至少 50% 镇痛效果的患者数（number of patients needed to treat, NNT）为 3.5%。同时，发现曲马多对神经病理性疼痛中的感觉异常、痛觉异常和触刺激诱发疼痛具有显著的治疗效果[18]。

曲马多缓释制剂（Ultram ER）现已上市。曲马多缓释制剂的平均有效剂量为 270mg/日。速释曲马多的达峰时间为 1.5 小时，而缓释曲马多为 12 小时。曲马多即使在推荐剂量下也可能增加癫痫发作的风险，并可能引起呼吸抑制。当纳洛酮用于对抗呼吸抑制时，可能会增加癫痫发作的风险。头晕、恶心和便秘是曲马多的常见副作用（各 30%）。

利多卡因

5% 利多卡因贴剂 A 应在 24 小时内应用于皮肤疼痛区域达 12 小时（即用药 12 小时和停药 12 小时）。美国 FDA 批准了其用于带状疱疹后神经痛的治疗，但在其他神经病理性疼痛和肌肉骨骼疼痛中已有一些镇痛效果的报告。它只能应用于完好的皮肤，一次最多 3 片。

在一些机构，利多卡因输注被用作阿片类药物的辅助药物治疗急性术后疼痛。鉴于存在局部麻醉毒性的相关风险，这种做法应由经验丰富的疼痛专科医生进行。

氯胺酮

氯胺酮是一种强效镇痛药，不干扰呼吸驱动。认为它在低剂量下的镇痛作用是通过非竞争性阻断 NMDA 受体复合物实现的。当递增阿片类药物剂量会引起重度毒性（主要是镇静和呼吸抑制）时，静脉注射氯胺酮是治疗中重度疼痛的合适药物。使用双盲、安慰剂对照方法的多个病例系列和小型前瞻性研究表明，极低剂量氯胺酮可能会增强吗啡镇痛效果并减轻疼痛[19-22]，但需要进一步研究以制定关于癌症患者的循证指南[23]。

咨询

当直接处理患者的临床医生不熟悉相关药物或剂量时，应寻求适当的医疗资源和专家[24-26]。每个医疗机构都需要制定和调整自己的疼痛管理指南，并投入适当的资源来满足癌症疼痛患者的需求。机构指南对于工作人员时间的资源分配以及分配指定床位以持续监测阿片类药物输注非常重要。在癌症疼痛管理过程中，临床医疗专家提供的直接监督是高质量癌症护理的重要组成部分。NCCN 制定了癌症疼痛治疗指南，医院认证联合委员会将疼痛治疗作为提供高质量住院治疗的重要优先事项。

术语表

疼痛：与存在或潜在的组织损伤相关或用此类损伤来描述的不愉快感觉和情绪体验[27]。

急性疼痛："在身体受伤后出现且通常在愈合时消失的疼痛"[28]。

成瘾：通常定义为"发生和表现受遗传、心理社会和环境因素的影响的一种原发性、慢性、神经生物学疾病"[29]。美国成瘾医学会将成瘾定义为大脑奖赏、动机、记忆和相关回路的原发性慢性疾病。这些回路的功能障碍会导致独特的生物学、心理、社会和精神表现。这反映在个体为通过物质使用和其他行为而病理性地追求奖赏和/或舒适。成瘾的特征是无法持续戒断，出现行为控制障碍，有渴求感，对自己行为和人际关系的重大问题的认知减退及情绪反应失调。像其他慢性疾病一样，成瘾通常有复发和缓解的周期。如果不治疗或不参与恢复活动，成瘾会呈进行性发展，并可导致残疾或过早死亡。

生物利用度：药物到达作用部位的程度或药物到达可进入其作用部位的生物液体的程度[30]。

爆发性疼痛：在患有持续性疼痛但通常较为稳

第四篇

定、接受长期阿片类药物治疗的患者中发生的中重度疼痛短暂性加重或急性发作[31]。

颊内给药：将药物置于口腔两侧中一侧的给药途径。

慢性疼痛：持续存在且"在正常愈合时间后"发生的疼痛[27,32]。

药物间相互作用：当一种药物影响另一种药物的药代动力学和/或药效学时。

剂量终止失败：患者在预期用药治疗时间结束前出现疼痛的情况。

等效镇痛剂量：与另一种药物的剂量相比，一种药物的等效剂量。

缓释制剂：药物随时间缓慢释放的制剂。

速释制剂：给药后即刻溶解并被吸收的药物制剂[33]。

不完全交叉耐药："换用阿片类药物时对新阿片类药物的敏感性增加"[33]。所有阿片类药物在长期慢性给药后均会产生耐药，许多患者需要剂量递增以适应其对药物敏感性的降低。并非对所有阿片类药物作用的耐药性均以相同的速度发展，当不良反应随着剂量递增而变得越来越严重时，可通过从第一种阿片类药物转换为第二种阿片类药物进行阿片类药物转换。第二种药物的有效性极容易受不完全交叉耐药影响，在不完全交叉耐药中，对第二种药物的耐药程度低于第一种药物[34]。

遗传多态性："基因结构中自然发生的变异"[35]。

阿片类药物转换[41]：当患者未能获益或在达到足够镇痛效果前出现副作用时更换为其他阿片类药物的做法[33,36]。

阿片类药物不耐受：对阿片类药物不耐受（见下文）。

阿片类药物耐受：阿片类药物耐受患者是指每日至少服用 60mg 吗啡、口服 30mg 羟考酮、或至少口服 8mg 氢吗啡酮或等效镇痛剂量的其他阿片类药物[37]，且持续一周或更长时间。

药效学：给药后药物在体内的吸收、分布、代谢和排泄的研究[38]。

药代动力学：对"化合物在其作用部位的浓度，治疗靶点（例如受体，转运蛋白或酶）所在的位置与药理反应幅度之间的关系"的研究[38]。

身体依赖："由于反复使用药物而使稳态机制重置，所产生的适应或耐药而形成的状态"[36]。

美国国家处方监测计划：使临床医生能够直接访问他们的患者近期的受控药物处方记录[39]，旨在促进安全处方和预防滥用的计划。

耐药性：暴露于药物后引起的变化导致药物作用随时间的推移而降低的一种适应状态[40]。

戒断综合征：由于"停用依赖性药物或中枢神经系统过度兴奋以重新适应无依赖性药物情况"而发生的综合征[36]。

要点

- 不受控制的疼痛需要立即干预；快速临床评估和诊断不应延迟即刻镇痛效果（表 44-1）。
- 镇痛药的有效使用应该是每位医生在治疗癌症疼痛的实践中的主要部分。
- 了解所在机构的疼痛管理基础设施非常重要，包括：
  - 机构承诺、资源和专家可行性
  - 疼痛管理的机构指南和方案
  - 住院和门诊基本镇痛药的可用性
  - 所在国家处方药监测法规
- WHO 癌症疼痛和姑息治疗计划提倡三步法，包括单独和联合使用非阿片类、阿片类和辅助性镇痛药，并根据个体患者的需要滴定。
- 当为患者选择特定的阿片类药物时，应根据患者的镇痛史、药物蓄积和药物间相互作用的可能性、副作用、可用的给药途径和疼痛的严重程度进行选择。
- 恶心、呕吐、镇静和便秘是阿片类药物最常见的副作用，而镇静、呼吸抑制和成瘾是最危险的副作用。
- 对于因剂量限制性副作用而无法耐受当前阿片类药物剂量递增的患者，应考虑其他阿片类药物（阿片类药物转换）。
- 应筛查患者是否存在阿片类药物误用的风险因素，并对其进行安全用药和处置的教育。

（周云枫 译 高强 校）

参考文献

1. NCCN Clinical Practice Guidelines. Supportive Care Guidelines: cancer pain. http://www.nccn.org.
2. American Pain Society. *Principles of Analgesic Use in the Treatment of Acute Pain and Cancer Pain*. 5th ed. Glenview, IL: American Pain Society; 2007.
3. Moryl N, Carver A, Foley KM. Pain and palliation. In: Holland JF, Frei E, eds. *Cancer Medicine*. 6th ed. Hamilton, Ontario: BC Decker

Inc.; 2003:1113–1124.

4. American Academy of Hospice and Palliative Medicine, Center to Advance Palliative Care, Hospice and Palliative Nurses Association, et al. National Consensus Project for quality palliative care: clinical practice guidelines for quality palliative care, executive summary. *J Palliat Med.* 2004;7(5):611–627.

5. Manfredi PL, Foley KM, Payne R, et al. Parenteral methadone an essential medication for the treatment of pain. *J Pain Symptom Manage.* 2003;26(2):687–688.

6. Bruera E, Sweeney C. Methadone use in cancer patients with pain: a review. *J Palliat Med.* 2002;5:127–138.

7. Davis MP, Walsh D. Methadone for relief of cancer pain a review of pharmacokinetics, pharmacodynamics, drug interactions and protocols of administration. *Support Care Cancer.* 2001;9:73–83.

8. Ripamonti C, Zecca E, Bruera E. An update on the clinical use of methadone for cancer pain. *Pain.* 1997;70(2–3):109–115.

9. Santiago-Palma J, Khojainova N, Kornick C, et al. Intravenous methadone in the management of chronic cancer pain: safe and effective starting doses when substituting methadone for fentanyl. *Cancer.* 2001;92:1919–1925.

10. Mercadante S, Villari P, Ferrera P, et al. Opioid plasma concentrations during a switch from transdermal fentanyl to methadone. *J Palliat Med.* 2007;10(2):338–344.

11. Barbui C, Hotopf M. Amitriptyline v. the rest: still the leading antidepressant after 40 years of randomised controlled trials. *Br J Psychiatry.* 2001;178:129–144.

12. Tenser RB, Dworkin RH. Herpes zoster and the prevention of postherpetic neuralgia: beyond antiviral therapy. *Neurology.* 2005;65(3):349–350. (gabapentin).

13. Freynhagen R, Strojek K, Greising T, et al. Efficacy of pregabalin in neuropathic pain evaluated in a 12-week, randomised, double-blind, multicentre, placebo-controlled trial. *Pain.* 2005;115(3):254–263.

14. Lai MW, Kauffman RE, Uy HG, et al. A randomized comparison of ketorolac tromethamine and morphine for postoperative analgesia in critically ill children. *Crit Care Med.* 1999;27(12):2786–2791.

15. Bjornsson GA, Haanaes HR, Skoglund LA. Naproxen 500 mg bid versus acetaminophen 1000 mg qid: effect on swelling and other acute postoperative events after bilateral third molar surgery. *J Clin Pharmacol.* 2003;43(8):849–858.

16. Bjornsson GA, Haanaes HR, Skoglund LA. A randomized, double-blind crossover trial of paracetamol 1000 mg four times daily vs ibuprofen 600 mg: effect on swelling and other postoperative events after third molar surgery. *Br J Clin Pharmacol.* 2003;55(4):405–412.

17. Bjornsson GA, Haanaes HR, Skoglund LA. Ketoprofen 75 mg qid versus acetaminophen 1000 mg qid for 3 days on swelling, pain, and other postoperative events after third-molar surgery. *J Clin Pharmacol.* 2003;43(3):305–314.

18. Duhmke RM, Cornblath DD, Hollingshead JR. Tramadol for neuropathic pain. *Cochrane Database Syst Rev.* 2004;2:CD003726.

19. Visser E, Schug SA. The role of ketamine in pain management. *Biomed Pharmacother.* 2006;60(7):341–348.

20. Fine PG. Low dose ketamine in the management of opioid non-responsive terminal cancer pain. *J Pain Sympt Manage.* 2000;17:296–300.

21. Ben-Ari A, Lewis MC, Davidson E. Chronic administration of ketamine for analgesia. *J Pain Palliat Care Pharmacother.* 2007;21(1):7–14.

22. Mercandante S. Ketamine in cancer pain an update. *Palliat Med.* 1996;10(3):225–230.

23. Bell RF, Dahl JB, Moore RA, et al. Peri-operative ketamine for acute post-operative pain: a quantitative and qualitative systematic review (Cochrane review). *Acta Anaesthesiol Scand.* 2005;49(10):1405–1428.

24. Steinhauser KE, Christakis NA, Clipp EC, et al. Factors considered important at the end-of-life by patients, family, physicians and other care providers. *JAMA.* 2000;284(19):2476–2482.

25. Coyle N. The hard work of living in the face of death. *J Pain Symptom Manage.* 2006;32(3):266–274.

26. Cohen MZ, Easley MK, Ellis C, et al. Cancer pain management and the JCAHO's pain standards an institutional challenge. *J Pain Symptom Manage.* 2003;25(6):519–527.

27. International Association for the Study of Pain. Pain terms: a current list with definitions and rules on usage. *Pain.* 1986;3:S216–S221.

28. American Pain Society. *Principles of Analgesic Use in the Treatment of Acute Pain and Cancer Pain.* 6th ed. Glenview, IL: American Pain Society; 2008.

29. American Academy of Pain Medicine (AAPM), American Pain Society (APS), American Society of Addiction Medicine (ASAM). *Definitions Related to the Use of Opioids in the Treatment of Chronic Pain.* Glenview, IL: American Pain Society; 2001.

30. Rowland M, Tozer T. *Clinical Pharmacokinetics: Concepts and Applications.* 3rd ed. Philadelphia, PA: Lippincott Williams & Wilkins; 1995.

31. Portenoy RK, Hagen NA. Breakthrough pain: definition, prevalence and characteristics. *Pain.* 1990;41;273–281.

32. Chekka K, Benzon H, Jabri R. Taxonomy: definition of pain terms and chronic pain syndromes. In: H, Benson, SN, Raja, S, Liu, et al., eds. *Essentials of Pain Medicine.* 3rd ed. Philadelphia, PA: Elsevier Saunders; 2011.

33. McPherson ML. *Demystifying Opioid Conversion Calculations.* Bethesda, MD: ASHP; 2009:135–173. (Chapter 06).

34. Pasternak GW. Opiate pharmacology and relief of pain. *J Clin Oncol.* 2014;32(16):1655–1661.

35. Belle D, Singh H. Genetic factors in drug metabolism. *Am Fam Physician.* 2008;77(11):1553–1560.

36. Yaksh TL, Wallace MS, Yaksh TL, et al. Opioids, analgesia, and pain management. In: Brunton LL, Chabner BA, Knollmann BC, et al., eds. *Goodman & Gilman's: The Pharmacological Basis of Therapeutics.* 12th ed. New York, NY: McGraw-Hill; 2017. http://accessmedicine.mhmedical.com/content.aspx?bookid=1613&sectionid=102158872.

37. Information for Healthcare Professionals: Fentanyl Transdermal System (marketed as Duragesic and Generics). https://www.fda.gov/Drugs/DrugSafety/PostmarketDrugSafetyInformationforPatientsandProviders/DrugSafetyInformationforHeathcareProfessionals/ucm084307.htm.

38. Fan J, Lannoy I. Pharmacokinetics. *Biochem Pharmacol.* 2014;87:93–120.

39. NYS Prescription Monitoring Program Registry. https://www.health.ny.gov/professionals/narcotic/prescription_monitoring/docs/pmp_registry_faq.pdf.

40. Savage S, Covington E, Heit H, et al. *Definitions related to the use of opioids for the treatment of pain: A consensus document from the American Academy of Pain Medicine, the American Pain Society, and the American Society of Addiction Medicine.* Glenview; IL: AAPM; 2001.

41. Bruera E, Pereira J, Wantanabe S, et al. Opioid rotation in patients with cancer pain. A retrospective comparison of dose ratios between methadone, hydromorphone, and morphine. *Cancer.* 1996;78(4):852–871.

第四篇

第45章

癌症患者的介入性疼痛管理

Kenneth Cubert, Ashish Khanna

尽管许多患者由于癌症或癌症治疗而遭受弥漫性疼痛，但仍然有很多患者的疼痛有较明确的定位。对于这种类型的疼痛，可首选介入治疗而不是全身药物治疗，或将介入治疗作为全身药物治疗的辅助治疗。介入治疗可减少镇痛药的使用量，减少副作用，进而改善康复进程。研究表明，对疼痛介入性治疗手术的满意度约为90%，所以适用于慢性疼痛患者[1]。一项在英国进行的基于人群的前瞻性队列研究表明弥漫性疼痛的人中癌症发生率和死亡率增加，死亡率增加的主要原因是随后8年死于癌症。调查显示与那些最初报告无疼痛的患者相比，有弥漫性疼痛的患者生存率减低[2,3]。

肌肉疼痛的治疗

虽然肿瘤部位的疼痛可能是疼痛的主要原因，但癌症患者也可能由于解剖学或生物力学改变而出现非癌症相关疼痛，例如肌筋膜疼痛。此外，肿瘤释放的炎症介质或癌症治疗产生的炎症介质可能导致疼痛症状[4]。肌筋膜疼痛是指从肌肉、筋膜和肌腱的活性激痛点引起的疼痛或自主神经现象。它是区域性疼痛综合征的常见原因，如头痛、颈痛、盆腔疼痛和肩痛[5]。幸运的是，肌筋膜疼痛综合征（MPS）可以通过各种介入程序来治疗。

激痛点

缓解肌筋膜疼痛最简单的方法之一是治疗激痛点，肌肉可能有持续收缩的区域，这个区域紧绷的肌肉引起持续性疼痛，当受到刺激时，疼痛可沿肌肉放射。激痛点位于这些紧绷的骨骼肌带内，是不连续、局灶性、过度应激的点[5,6]。这些点压迫时疼痛，引起牵果药物治疗或物理治疗（如按摩疗法）

不能松弛紧绷肌带，则可使用针刺疗法。

将局部麻醉药、生理盐水和类固醇类药物（罕用）一同用22～30号针注射到紧绷肌带中。这方面技术已有相关的描述，这些技术旨在干扰肌肉痉挛并提供持久（长达3～4周）疼痛缓解。干针疗法和激痛点注射技术已被广泛接受。使用干针疗法和注射利多卡因治疗激痛点均可成功减轻肌筋膜疼痛。大多数专家认为治疗因素是针刺引起的机械破坏[7]。

术后瘢痕形成可引起肌筋膜疼痛。瘢痕部位的神经卡压或神经瘤可引起沿神经分布的疼痛感。沿着整个愈合的瘢痕进行注射可以减轻这种类型的疼痛。这些神经瘤的特征可能类似于激痛点，但它们同样可以通过注射局部麻醉药和类固醇干扰疼痛信号传递从而达到治疗目的[8]。

肉毒杆菌毒素

肉毒杆菌毒素注射可用于治疗痉挛状态、骨骼肌肉疼痛、肌痉挛、偏头痛、神经病理性疼痛和其他疾病[9]。肉毒杆菌毒素抑制运动终板神经元释放乙酰胆碱，导致神经支配的肌肉瘫痪。尽管肉毒杆菌毒素的这种特性多年来一直被用于治疗痉挛状态，治疗机制被认为是毒素阻滞外周炎症部位疼痛介质（例如谷氨酸、P物质和CGRP）释放从而抑制伤害感受器敏化进而抑制疼痛[10]。

对于继发于放疗、手术和痉挛状态的疼痛患者，肉毒杆菌毒素的潜在靶点已有相关描述。肌内注射可改善患有致残性慢性疼痛的晚期癌症患者的生活质量[11]。经证实，在乳房切除术和组织扩张器放置期间，肉毒杆菌毒素可减少胸大肌、前锯肌和腹直肌肌肉浸润后的术后疼痛和麻醉药使用量[12]。肉毒杆菌毒素也是与颈肌张力障碍（包括放疗引起的颈部张力障碍）相关的疼痛减轻和肌痉挛的公认治疗方法[13]。一项研究评估了 A 型肉毒杆菌毒素对头颈部癌患者中放疗引起的牙关紧闭、面痛和咬肌痉挛的疗效。共将 50 单位的 A 型肉毒杆菌毒素直接注射到双侧咬肌，在一个月随访时，疼痛和痉挛症状显著改善[14]。美国癌症协会已建议，向受影响的肌肉注射毒素以治疗颈部张力障碍等疾病，同时实现疼痛管理和痉挛控制[15]。A 型肉毒毒素已被用于治疗放疗引起的颈部张力障碍、三叉神经痛、颈丛神经痛、牙关紧闭、偏头痛和胸部疼痛，报告称有 87% 的患者获益[16]。

尽管尚未制定标准指南，但通常做法是每次治疗将在肌肉肌腹中应用低剂量肉毒杆菌毒素（100～300 单位，或毒性静脉注射剂量的 3%～10%）。在肌电图或神经刺激器引导下找出运动终板或病变肌肉的位置，以确定肉毒杆菌毒素应用部位（图 45-1）。缓解可持续 6～12 周[17]。

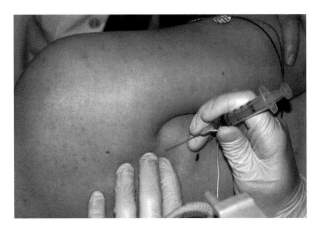

图 45-1　在肌电图引导下将肉毒杆菌毒素注射到肩胛下肌中通过肌电图引导，可在运动终板区域注射药物

针刺

针刺疗法作为一种治疗癌症疼痛和其他相关症状的方法在医学界已经得到认可。针刺一般通过针刺皮肤来刺激特定的离散的解剖学位点。一项研究发现针刺疗法改善癌症患者中许多常见症状，包括疼痛、疲乏、焦虑、躯体和情绪困扰以及总体生活质量[18]。尽管针刺治疗方案和技术多种多样，但在目前的文献中，短期疼痛缓解较为明显。由于缺乏随机对照试验，评估针刺在缓解癌症疼痛中作用的系统性综述一直没有明确结论[19]，但是针刺以及其他治疗方法作为癌症患者中疼痛控制的综合治疗的辅助治疗越来越多地被采用[18,20]。

外周神经介导疼痛的治疗

如前所述，癌症患者不仅可能出现肌筋膜疼痛，而且还可能出现涉及神经病理性因素的疼痛。疼痛可由肿瘤或与组织损伤对神经的物理压迫或宿主对相关的炎症介质防御反应产生的。神经病理性疼痛可由神经系统周围或中枢任何部位的异常疼痛信号处理引起。

局部阻滞

在松解神经之前应明确诊断哪条外周神经可能是疼痛来源。常用于麻醉神经的局部麻醉药包括布比卡因、罗哌卡因和利多卡因。正确诊断对准确应用局部麻醉药非常关键。用于识别神经的常用方法包括感觉异常技术、神经刺激和图像引导。在松解神经前应该评估到患者疼痛症状应该在手术后数小时内的减轻。

在癌症中常进行神经松解的神经包括肋间神经（开胸术后）、脊柱正中支神经（对于恶性和非恶性小关节相关疼痛）和皮肤感觉神经（如三叉神经和隐神经）。神经松解方法可通过冷冻、加热或用苯酚或乙醇制剂以化学技术进行。冷冻镇痛（冷冻）方法对神经元进行低温处理。目前用于神经松解的探针尺寸为 1.4～3mm，一些探针配有用于神经定位的内置神经刺激器和用于识别尖端温度的热敏电阻。神经冷冻可缓解长期疼痛是由于冰晶可损伤神经血管引起严重神经水肿。这可破坏神经结构并引起沃勒变性，但髓鞘和神经内膜仍保持完整。有研究表明冷冻镇痛可用于三叉神经痛引起的疼痛，在肋间神经以治疗开胸术后神经瘤引起的胸壁疼痛、肋骨骨折后持续性疼痛和带状疱疹后神经痛（图 45-2）。冷冻镇痛也被用于治疗多发性周围神经病、神经瘤和神经卡压[21]。

射频（radio frequency，RF）消融是一种通过 500 000Hz 频率的交流电将热能施加到神经上引起神经细胞死亡的技术。将针状电极引到靶神经上，除电极的 2～10mm 尖端暴露以外电极的其他部分均做绝缘处理。尖端的电流形成静电场，并向周围组织散出热量，通常为 80～90℃。射频消融已应用于治疗骶髂关节疼痛、三叉神经痛、胸椎关节突疼痛、交感神经介导的疼痛、肋间神经痛、颈源性头痛、枕神经痛、挥鞭样损伤和椎间盘源性疼痛[22,23]。对射频消融治疗腰部疼痛相关研究进行综述显示充分证据表明，与安慰剂组相比，关节突关节射频

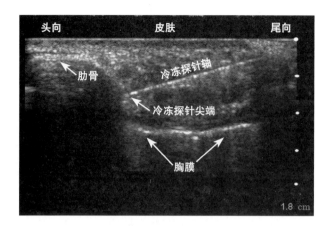

图 45-2 超声引导下肋间神经冷冻镇痛。图示为肋骨下部和胸膜。注意到肋间沟与胸膜之间的距离小于 5mm
摘自 Byas-Smith M, Gulati A. Ultrasound-guided intercostal nerve cryoablation. Aries Analog. 2006; 103(4): 1033-1035

消融是有效的,尤其是短期内缓解,但长期缓解发生率较低[24]。

脉冲射频(PRF)是对射频技术的改进。电极的尖端以短暂的脉冲向神经传递高密度电流,而不出现热凝固或组织学损伤。通常每秒以 20 毫秒脉冲爆发两次,有两个 420 毫秒无声相位可散热。由此产生的温度为 45℃,从而降低了永久性神经损伤的概率[25]。PRF 经证实可成功用于颈神经根性痛、面部痛(包括三叉神经痛)、骶髂关节疼痛、小关节病、肩部疼痛、术后疼痛、神经根性痛、腹股沟疼痛和肌筋膜疼痛综合征[26]。

超声引导手术

由于图像技术的进步,超声引导治疗疼痛手术变得越来越普遍。高频声波在传感器探头内产生并通过组织发送;超声波被组织反射并返回到传感器,然后以电子方式转换成图像。声阻抗高的组织表面(骨、神经和肠道;图 45-3)可反射大多数声波,呈白色或高回声。含水量高的组织(肌肉和脂肪),反射受限或声阻抗低,呈黑色或低回声[27]。

随着技术的进步,具有更高分辨率和深度的超声图像的探头探测神经和周围血管系统的实时影像。超声检查的优点是避免使用造影剂或辐射暴露。许多研究比较了超声引导与盲法注射的方法,大多数研究表明使用超声引导效果更好[28,29]。超声引导可提高治疗成功率,减少血管穿刺和血管内注射的可能性,并避免神经损伤。

目前许多外周神经可以进行麻醉,这在超声可视化技术出现之前难以实现或不可能进行。这对慢性疼痛患者有巨大的益处。例如,现在可以准确靶向股外侧皮神经,显示感觉异常性股痛患者的疼痛改善情况[30-32]。阻滞阴部神经治疗会阴部疼痛和使用超声检查缓解盆腔疼痛已显示出好的效果[33,34]。对于梨状肌综合征,超声引导下的梨状肌注射与荧光透视引导下的注射一样好。一项研究发现,超声引导在 95% 的病例中实现了准确地注射,而荧光透视仅为 30%[35,36]。已有有关描述疼痛缓解的患者病例的文献报告[37]。超声引导也被用于阻滞肋间神经、髂腹股沟神经和髂腹下神经[38-40]。这些神经可视化之后,可使用冷冻疗法、化学消融或 RF 消融进行更持久的阻滞[33]。

超声引导的使用范围已扩展至关节内和关节周围注射,而且准确度和疼痛缓解程度显著提高[41]。系统荟萃分析结果显示,超声引导明显比标记引导下注射更准确;另一项比较研究表明,患者更偏好于超声而非荧光透视引导[42,43]。超声引导下髋部注射也经尸检证实其准确性[44]。随着研究的进步以及仪器变得更便携和便宜,超声引导在介入性疼痛技术中的应用将不断扩大。

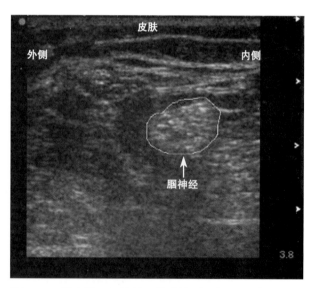

图 45-3 超声显示胫神经明显肿块,相对于周围组织呈高回声

交感神经阻滞

交感神经系统参与神经性、血管和内脏疼痛的产生。支配会阴、盆腔和腹部的痛觉纤维与交感神经系统同行。首先,用局部麻醉药进行诊断性阻滞以确定交感神经介导的疼痛程度。图像引导(荧光透视或 CT 引导)下永久性神经松解术可使用乙醇

或苯酚进行。但是，由于痛觉纤维在此过程中受损，相关区域也失去交感神经支配[45]。

不成对神经节是骶尾部交界处交感神经链的融合终末[46]。据报告，阻滞不成对神经节可缓解慢性会阴疼痛、尾骨疼痛、盆腔肿瘤引起的疼痛和骶骨带状疱疹后神经痛[47]。大多数神经松解术是使用苯酚进行的；冷冻消融和射频消融的使用也有报道[48,49]。

腹下上神经丛位于 L5 与 S1 交界处和椎间盘前方主动脉分叉处下方腹膜后腔[50,51]。Plancarte 等在 1990 年阐述了阻滞腹下上神经丛的经典后侧入路[52]。之后有文献报道了其他入路，包括经椎间盘入路；该入路经证实有效，且同时可避免诸如尿路损伤或血管内穿刺等并发症[52-55]。

腹腔神经丛是介入性疼痛技术的另一个常见靶点。该神经丛是一组神经节，位于紧邻主动脉的膈下，在 T12-L1 水平的腹腔干下方。腹腔神经丛含有支配从食管远端到横结肠的腹部内脏的自主传出神经。传入的内脏伤害性信号沿着内脏神经从腹腔神经丛返回脊髓[56]。腹腔神经丛阻滞已被用于腹部内脏至脾曲癌和慢性良性腹痛。永久性阻滞可能会引起一过性低血压和腹泻，较少的并发症包括气胸、出血、肠损伤、瘫痪、胰周脓肿形成和神经损伤[57]。已有使用荧光透视、CT、经皮超声和内窥镜超声引导的各种阻滞技术的介绍。Wong 等进行了一项大型随机、双盲研究，研究了 100 例不能经手术切除的胰腺癌患者，发现与优化的全身镇痛治疗相比，神经溶解性腹腔神经丛阻滞改善了疼痛缓解情况[58]。其他研究也表明胰腺癌的神经溶解性腹腔神经丛阻滞可改善疼痛控制情况，减少麻醉剂的使用和便秘[59]。

复杂性局部疼痛综合征

交感神经介导的疼痛、复杂性局部疼痛综合征 I 型和 II 型可表现为肢体肿胀、发红和体温变化。慢性改变包括毛发脱落、肌肉萎缩和废用以及皮肤变色。使用靶向上肢（C7-T1 星状神经节）和下肢（L3-L5 腰椎交感神经）交感纤维的局部麻醉剂的局部麻醉阻滞和神经损毁技术可用于治疗这些综合征[60]。

星状神经节呈星状，由颈下交感神经节和第一胸交感神经节融合而成。它位于第一肋骨颈 C7 椎体的前外侧。使用局部麻醉药和 / 或类固醇在其解

剖位置处或通过荧光透视引导在 C6 椎体的前结节处进行阻滞（图 45-4）。文献报道使用热、射频或脉冲射频或化学法（苯酚）进行神经松解术[61,62]。星状神经节阻滞已被用于减轻头颈部癌性症状，包括由涉及三叉神经及其分支的癌症引起的癌症疼痛及非癌症原因的疼痛，如不典型的口颌面疼痛、血管性头痛和疱疹性神经痛等[62,63]。

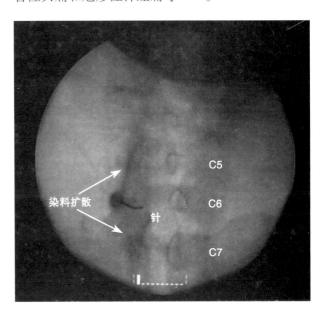

图 45-4　荧光透视引导下星状神经节阻滞。将脊椎针插入 C6 椎体的前外侧在正位和侧位片（未显示）中，染料扩散至椎体中线外侧，并向 C7-T1 间隙扩散

腰交感神经链位于腰椎体的前外侧缘。神经节椎体的大小、数量和位置存在解剖学差异[50,64]。尽管腰交感神经链阻滞最常用于复杂性局部疼痛综合征 I 型和 II 型，但也用于外周神经病理性疼痛和缺血相关疼痛[65,66]。这种神经松解可以通过射频消融或化学法（如苯酚）实现[67,68]。有证据表明神经溶解性交感神经松解术与交感神经切除术一样有效[69]。

脊髓手术

由于癌症患者的口服或静脉注射阿片类药物需要逐渐加量并且具有明显副作用，医生可以选择神经轴位给药[70,71]。由于阿片类药物副作用通常比较严重，医生开具的阿片类药物处方量不够，导致患者使用剂量不足而不能有效控制疼痛[72]。半永久性硬膜外系统和永久性鞘内泵均可将局部麻醉药、阿片类药物和辅助药物直接输送到脊髓，从而减少药物剂量。硬膜外装置系统有外部部件可能导致感染，阻止超过数月的长期使用。另一方

面,将植入式鞘内系统置于体内,从而降低感染风险,并将其寿命延长数年[73-75]。

在患者选择方面,绝对禁忌证包括手术部位或导管部位感染、患者拒绝和重度凝血功能障碍[76]。相对风险包括颅内压升高、脓毒症、重度低血容积和轻度凝血功能障碍[73,77]。可根据患者预后指导采取何种治疗策略。如果患者的预后大于3~6个月,许多专家建议使用鞘内植入泵而不是硬膜外装置系统[78,79]。

椎管内植入式药物递送系统由一个电池供电的可编程小泵组成,该泵置于皮下,通常位于前下腹壁,泵通道连接泵表面的端口。它与一个小导管相连,导管连通至椎管。一项前瞻性、多中心随机临床试验得出结论,植入式给药系统可提高疼痛控制的临床成功率,并显著减少常见药物毒性[80]。作为一线药物单独使用或与鞘内泵联合使用的多种镇痛药包括吗啡、氢吗啡酮和齐考诺肽。目前,临床医生将布比卡因、可乐定和芬太尼衍生物与上述药物联合使用[74,81,82]。

带鞘内泵患者的严重不良事件是导管尖端处鞘内肉芽肿形成。肉芽肿是一种炎性肿块,可压迫脊髓,引起神经损伤,并对脊髓产生永久性损伤。损伤的症状包括瘫痪、感知觉缺失、肠道和膀胱功能受损。虽然最初的报告中肉芽肿的发生率为0.1%,但新的数据表明,发生率至少为0.5%,而且仍可能被低估。最新共识建议进行密切随访和监测神经系统检查。由于高剂量和高浓度药物与肉芽肿形成相关[82-85],进行影像学检查时医生应维持低阈值,并尽可能使用低的药物剂量和浓度。其他并发症包括伤口或导管部位感染、出血、伤口血清肿、脊髓性头痛、脊髓导管漏、罕见的硬膜外血肿或脓肿、脑膜炎或横贯性脊髓炎。导管和泵相关的并发症包括导管闭塞、断裂、泵和电池故障以及泵填充/重编程错误[79,86]。

硬膜外类固醇注射

在癌症患者体内可能会因椎间盘突出或肿瘤或机械损伤(例如骨刺)压迫神经根而释放炎性介质。癌症患者急性椎间盘突出症状与邻近脊神经的硬膜外间隙内明显的炎症反应有关。糖皮质激素进入硬膜外间隙可缓解这种炎症反应(图45-5)[87-89]。评估硬膜外类固醇注射治疗髓核突出引起的急性神经根痛的多项研究显示出更快的缓解。硬膜外类固醇注射对于神经根痛的作用是促进疼

痛更早缓解和更早恢复功能。硬膜外类固醇的经椎间孔入路已被提倡作为一种将高浓度类固醇直接递送至外侧硬膜外间隙内脊神经附近炎症部位的方法(图45-6)[90-92]。硬膜外类固醇可作为治疗神经根痛的有用工具。然而在癌症患者中,如果放置类固醇可能将肿瘤细胞引入硬膜外或脊髓腔,该治疗手术则为禁忌。

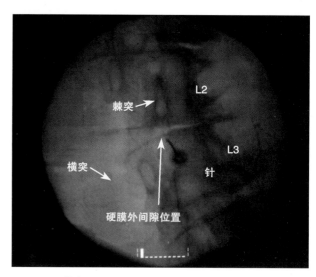

图 45-5　荧光透视引导下硬膜外类固醇注射。患者表现为L2-L3重度脊柱侧凸。通过荧光透视引导,可在棘突下方看到硬膜外间隙的入口

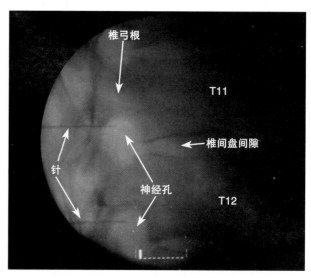

图 45-6　侧位片显示透视引导下经椎间孔硬膜外类固醇注射。针位于神经孔的上外侧,以尽量减少手术和注射期间对胸神经根的损伤

神经调节

电刺激技术可干扰传导至脊髓以及脊髓内的疼痛信号。经皮神经电刺激(TENS)、胸腰段脊髓

刺激器（SCS）以及丘脑或运动皮层的深部脑刺激器可中断疼痛信号转导至中枢神经系统以及在中枢神经系统传导。刺激大的运动神经纤维可抑制小神经纤维传导疼痛信号，并在多种疼痛综合征中显示出疗效。在美国使用脊髓刺激器的主要适应证包括腰椎神经根病、复杂性局部疼痛综合征和背部手术失败综合征。欧洲人已率先将其用于治疗不稳定型心绞痛以及继发于外周血管病的重度肢体缺血[93-96]。

不幸的是，对于携带脊髓刺激系统的患者进行核磁（MRI）检查存在争议。据报道，植入神经刺激器的患者接受 MRI 检查出现损伤，包括昏迷和永久性神经损伤。认为这些事件的机制涉及导线末端的电极的加热，导致周围组织的损伤。尽管这些报道仅涉及到深部脑和迷走神经刺激器，但认为这种机制可能发生在任何类型的植入式刺激器中。这导致将 SCS 植入经常需要核磁监测的癌症患者中的做法受到限制。已有多项研究表明，患者中进行 1.5teslain 磁场的核磁检测是安全的[97-99]。

椎体手术

背痛的一个原因可能是椎体肿瘤浸润。乳腺癌、多发性骨髓瘤和前列腺癌等肿瘤可浸润椎体，导致脊髓或神经根压迫和轴向负荷疼痛，从而导致多节段进行性和疼痛性椎体压缩骨折[100, 101]。后凸成形术和椎骨成形术均采用骨水泥支撑椎体，增加椎间盘高度，减轻疼痛。这些技术不仅在稳定骨质疏松性压缩性骨折方面进行了广泛的研究，而且还用于治疗溶骨性转移、骨髓瘤、椎骨坏死和血管瘤引起的骨折[102-104]。

尽管椎骨成形术通过经皮技术将骨水泥引入受损椎体时，但椎体后凸成形术在这个过程之前先进行球囊扩张[102-104]。这两项技术可以缓解 90% 患者疼痛，并改善功能和生活质量[107, 108]。在一项评价后凸成形术治疗多发性骨髓瘤患者溶骨性椎体压缩性骨折的研究中，椎体高度平均恢复 40%。该研究还显示疼痛和残疾出现显著临床改善[109]。

小关节病

另一个疼痛来源可能是两节椎骨之间的小关节。骨关节炎和肿瘤损伤均可通过弯曲或扭转等运动引起腰部疼痛。治疗方法包括关节内注射类固醇类药物或使关节失去神经支配。对支配关节的内侧支神经进行消融可使疼痛缓解数月[110, 111]。

总结

大多数癌症疼痛患者使用传统镇痛药和辅助药物可获得良好的镇痛效果。世界卫生组织制定了帮助医生管理癌症疼痛的指南，且临床试验表明，患有癌症相关疼痛综合征的大多数患者（85%～90%）可通过简单的口服、经皮或胃肠外给药途径使用阿片类药物和其他镇痛药而得到良好控制[112]。然而，仍有一些顽固性疼痛患者使用常规镇痛药不能达到充分的疼痛控制，还有一些患者由于不良副作用而无法耐受这些疼痛[113]。本章中讨论的介入技术是这类癌症疼痛患者可选择的重要治疗方法。

要点

- 介入性疼痛治疗是癌症疼痛药物治疗的辅助手段。
- 缓解肌筋膜疼痛最简单的方法之一是治疗激痛点。
- 肉毒杆菌毒素注射可用于治疗痉挛状态、肌骨疼痛、痉挛、偏头痛、神经病理性疼痛和其他疾病。
- 针刺疗法作为一种治疗癌症疼痛和其他相关症状的方法，在医学界已经得到认可。
- 神经松解可通过冷冻、加热或用苯酚或乙醇等化学技术进行。
- 由于图像技术进步，超声引导疼痛手术变得越来越普遍。
- 由于癌症患者的口服或静脉给予阿片类药物需要逐渐加量和 / 或具有显著的副作用，医生可以选择神经轴位给药。
- 硬膜外类固醇注射对于神经根痛的治疗作用是促进疼痛更早地缓解和恢复功能。
- 在美国使用脊髓刺激器的主要适应证包括腰椎神经根病、复杂性局部疼痛综合征和背部手术失败综合征。
- 后凸成形术和椎骨成形术不仅在稳定骨质疏松性压缩性骨折方面进行了广泛的研究，而且还用于治疗溶骨性转移、骨髓瘤、椎骨坏死和血管瘤引起的骨折。

（周云枫 译 高强 校）

第四篇

参考文献

1. Zhou Y, Furgang FA, Zhang Y. Quality assurance for interventional pain management procedures. *Pain Physician*. 2006;9(2):107.

2. Macfarlane GJ, McBeth J, Silman AJ, et al. Widespread body pain and mortality: prospective population based study commentary: an interesting finding, but what does it mean? *BMJ*. 2001;323(7314):662–662.

3. McBeth J, Silman AJ, Macfarlane GJ. Association of widespread body pain with an increased risk of cancer and reduced cancer survival: a prospective, population–based study. *Arthritis Rheum*. 2003;48(6):1686–1692.

4. Ji RR, Chamessian A, Zhang YQ. Pain regulation by non–neuronal cells and inflammation. *Science*. 2016;354(6312):572–577.

5. Supputitada A. Myofascial pain syndrome and sensitization. *Physical Medicine and Rehabilitation Research 1.5*. 2016;1–4.

6. Kancherla V, Ahmadian A. Trigger point injections for the treatment of pain in the rehabilitation patient. In: Carayannopoulos A, ed. *Comprehensive Pain Management in the Rehabilitation Patient*. Cham, Switzerland: Springer International; 2017:435–440.

7. Brennan KL, Allen BC, Maldonado YM. Dry needling versus cortisone injection in the treatment of greater trochanteric pain syndrome: a noninferiority randomized clinical trial. *J Orthop Sports Phys Ther*. 2017;47(4):232–239.

8. Lu C, Sun X, Wang C, et al. Mechanisms and treatment of painful neuromas. *Rev Neurosci*. 2018. PMID: 29306933

9. Jankovic J. Botulinum toxin: state of the art. *Mov Disord*. 2017;32(8):1131–1138.

10. Kim D–W, Lee S–K, Ahnn J. Botulinum toxin as a pain killer: players and actions in antinociception. *Toxins*. 2015;7(7):2435–2453.

11. Safarpour D, Jabbari B. The role of botulinum toxins in treatment of cancer–related issues: post–radiation and post–surgical pain and radiation–induced damage to the salivary glands. In: Jabbari B eds. *Botulinum Toxin Treatment in Clinical Medicine*. Cham, Switzerland: Springer; 2018:247–258.

12. Layeeque R, Hochberg J, Siegel E, et al. Botulinum toxin infiltration for pain control after mastectomy and expander reconstruction. *Ann Surg*. 2004;240(4):608.

13. Contarino MF, Van Den Dool J, Balash Y, et al. Clinical Practice: evidence-based recommendations for the treatment of cervical dystonia with botulinum toxin. *Front Neurol*. 2017;8:35.

14. Hartl DM, Cohen M, Julieron M, et al. Botulinum toxin for radiation-induced facial pain and trismus. *Otolaryngol Head Neck Surg*. 2008;138(4):459–463.

15. Cohen EEW, LaMonte SJ, Erb NL, et al. American Cancer Society head and neck cancer survivorship care guideline. *CA Cancer J Clin*. 2016;66(3):203–239.

16. Stubblefield MD, Levine A, Custodio CM, et al. The role of botulinum toxin type A in the radiation fibrosis syndrome: a preliminary report. *Arch Phys Med Rehabil*. 2008;89(3):417–421.

17. Lim EH, Seet RCS. Botulinum toxin: description of injection techniques and examination of controversies surrounding toxin diffusion. *Acta Neurol Scand*. 2008;117(2):73–84.

18. Thompson LMA, Osian SR, Jacobsen PB, et al. Patient–reported outcomes of acupuncture for symptom control in cancer. *J Acupunct Meridian Stud*. 2015;8(3):127–133.

19. Bardia A, Barton DL, Prokop LJ, et al. Efficacy of complementary and alternative medicine therapies in relieving cancer pain: a systematic review. *J Clin Oncol*. 2006;24(34):5457–5464.

20. Judson PL, Abdallah R, Xiong Y, et al. Complementary and alternative medicine use in individuals presenting for care at a comprehensive cancer center. *Integr Cancer Ther*. 2017;16(1):96–103.

21. Djebbar S, Rossi IM, Adler RS. Ultrasound-guided cryoanalgesia of peripheral nerve lesions. *Semin Musculoskelet Radiol*. 2016;20(5):461–471.

22. Lord SM, Bogduk N. Radiofrequency procedures in chronic pain. *Best Pract Res Clin Anaesthesiol*. 2002;16(4):597–617.

23. Vanneste T, Van Lantschoot A, Van Boxem K, et al. Pulsed radiofrequency in chronic pain. *Curr Opin Anesthesiol*. 2017;30(5):577–582.

24. Maas ET, Ostelo RWJG, Niemisto L, et al. Radiofrequency denervation for chronic low back pain. *The Cochrane Library*. 2015.

25. Chua NHL, Vissers KC, Sluijter ME. Pulsed radiofrequency treatment in interventional pain management: mechanisms and potential indications—a review. *Acta Neurochir*. 2011;153(4):763–771.

26. Cohen SP, Van Zundert J. Pulsed radiofrequency: rebel without cause. *Reg Anesth Pain Med*. 2010;35(1):8–10.

27. Brull R, Perlas A, Chan VWS. Ultrasound–guided peripheral nerve blockade. *Curr Pain Headache Rep*. 2007;11(1):25–32.

28. Aly A–R, Rajasekaran S, Ashworth N. Ultrasound–guided shoulder girdle injections are more accurate and more effective than landmark–guided injections: a systematic review and meta–analysis. *Br J Sports Med*. 2015;49(16):1042–1049.

29. Evers S, Bryan AJ, Sanders TL, et al. Effectiveness of ultrasound–guided compared to blind steroid injections in the treatment of carpal tunnel syndrome. *Arthritis Care Res*. 2017;69(7):1060–1065.

30. Nielsen TD, Moriggl B, Barckman J, et al. The lateral femoral cutaneous nerve: description of the sensory territory and a novel ultrasound–guided nerve block technique. *Reg Anesth Pain Med*. 2018;43(4):357–366.

31. Ahmed A, Arora D, Kochhar AK. Ultrasound–guided alcohol neurolysis of lateral femoral cutaneous nerve for intractable meralgia paresthetica: a case series. *Br J Pain*. 2016;10(4):232–237.

32. Onat SS, Ata AM, Ozcakar L. Ultrasound–guided diagnosis and treatment of meralgia paresthetica. *Pain Physician*. 2016;19:E667–E669.

33. Ozkan D, Akkaya T, Yildiz S, et al. Ultrasound–guided pulsed radiofrequency treatment of the pudendal nerve in chronic pelvic pain. *Anaesthesist*. 2016;65(2):134–136.

34. Hong M–J, Kim Y–D, Park J–K, et al. Management of pudendal neuralgia using ultrasound–guided pulsed radiofrequency: a report of two cases and discussion of pudendal nerve block techniques. *J Anesth*. 2016;30(2):356–359.

35. Fowler IM, Tucker AA, Weimerskirch BP, et al. A randomized comparison of the efficacy of 2 techniques for piriformis muscle injection: ultrasound–guided versus nerve stimulator with fluoroscopic guidance. *Reg Anesth Pain Med*. 2014;39(2):126–132.

36. Finnoff JT, Hurdle MFB, Smith J. Accuracy of ultrasound–guided versus fluoroscopically guided contrast–controlled piriformis injections. *J Ultrasound Med*. 2008;27(8):1157–1163.

37. Santamato A, Micello MF, Valeno G, et al. Ultrasound–guided injection of botulinum toxin type A for piriformis muscle syndrome: a case report and review of the literature. *Toxins*. 2015;7(8):3045–3056.

38. Friis DVX, Maurer K. Intercostal nerve block. In: Yong R, Nguyen M, Nelson E, Urman R, eds. *Pain Medicine*. Cham, Switzerland: Springer; 2017:319–320.

39. Luo M, Liu X, Ning L, et al. Comparison of ultrasonography–guided bilateral intercostal nerve blocks and conventional patient–controlled intravenous analgesia for pain control after the nuss procedure in children: a prospective randomized study. *Clin J Pain*. 2017;33(7):604.

40. Wang Y, Wu T, Terry MJ, et al. Improved perioperative analgesia with ultrasound–guided ilioinguinal/iliohypogastric nerve or transversus abdominis plane block for open inguinal surgery: a systematic review and meta–analysis of randomized controlled trials. *J Phys Ther Sci*. 2016;28(3):1055–1060.

41. Huang Z, Du S, Qi Y, et al. Effectiveness of ultrasound guidance on intraarticular and periarticular joint injections: systematic review and meta–analysis of randomized trials. *Am J Phys Med Rehabil*. 2015;94(10):775–783.

42. Hoeber S, Aly A–R, Ashworth N, et al. Ultrasound–guided hip joint injections are more accurate than landmark–guided injections: a systematic review and meta–analysis. *Br J Sports Med*. 2016;50(7):392–396.

43. Byrd JWT, Potts EA, Allison RK, et al. Ultrasound–guided hip injections: a comparative study with fluoroscopy–guided injections. *Arthroscopy*. 2014;30(1):42–46.

44. Perry JM, Colberg RE, Dault SL, et al. A cadaveric study assessing the accuracy of ultrasound–guided sacroiliac joint injections. *PM R*. 2016;8(12):1168–1172.

45. Vydyanathan A, Bryan G, Gritsenko K, et al. Cervical and thoracic sympathetic blocks. In: Manchikanti L, Kaye, AD, Falco, FJE, Hirsch, JA, eds. *Essentials of Interventional Techniques in Managing Chronic Pain*. Springer International; 2018:531–550.

46. Richmond G, Boshara P, Habib G, et al. Viewing the ganglion impar in vivo utilizing ultrasound: a feasibility study and literature review. In: American Association of Clinical Anatomists (AACA) 32nd Annual Meeting, 2015, Henderson, Nevada.

47. Chien GCC, Singh H, Vrooman BM. Ganglion impar block. In: Baheti DK, eds. *Interventional Pain Management: A Practical Approach*. New Delhi, Philadelphia: Jaypee, The Health Sciences Publisher; 2016:196.

48. Gritsenko K, Lubrano M, Patel VB. Ganglion impar blockade. In: Manchikanti L, Kaye AD, Falco, FJE, Hirsch JA, eds. *Essentials of Interventional Techniques in Managing Chronic Pain*. New York, NY: Springer; 2018:581–594.

49. Filippiadis D, Tutton S, Kelekis A. Pain management: the rising role of interventional oncology. *Diagn Interv Imaging*. 2017;98(9):627–634.

第四篇

50. Beveridge TS, Fournier DE, Groh AMR, et al. The anatomy of the infra-renal lumbar splanchnic nerves in human cadavers: implications for retroperitoneal nerve–sparing surgery. *J Anat.* 2018;232(1):124–133.

51. Gofeld M, Lee CW. Ultrasound–guided superior hypogastric plexus block: a cadaveric feasibility study with fluoroscopic confirmation. *Pain Pract.* 2017;17(2):192–196.

52. Plancarte R, Amescua C, Patt RB, et al. Superior hypogastric plexus block for pelvic cancer pain. *Anesthesiology.* 1990;73(2):236–239.

53. Ahmed DG, Mohamed MF, Mohamed SA. Superior hypogastric plexus combined with ganglion impar neurolytic blocks for pelvic and/or perineal cancer pain relief. *Pain Physician.* 2015;18(1):E49–E56.

54. Choi JW, Kim WH, Lee CJ, et al. The optimal approach for a superior hypogastric plexus block. *Pain Pract.* 2017;18(3):314–321.

55. Gamal G, Helaly M, Labib YM. Superior hypogastric block: transdis-cal versus classic posterior approach in pelvic cancer pain. *Clin J Pain.* 2006;22(6):544–547.

56. Noble M, Gress FG. Techniques and results of neurolysis for chronic pancreatitis and pancreatic cancer pain. *Curr Gastroenterol Rep.* 2006;8(2):99–103.

57. Carroll I. Celiac plexus block for visceral pain. *Curr Pain Headache Rep.* 2006;10(1):20–25.

58. Wong GY, Schroeder DR, Carns PE, et al. Effect of neurolytic celiac plexus block on pain relief, quality of life, and survival in patients with unresectable pancreatic cancer: a randomized controlled trial. *JAMA.* 2004;291(9):1092–1099.

59. Zhong W, Yu Z, Zeng JX, et al. Celiac plexus block for treatment of pain associated with pancreatic cancer: a meta–analysis. *Pain Pract.* 2014;14(1):43–51.

60. Cavazos J, Burnett C. Management of complex regional pain syn-drome. *Proc.* 2017;30(3):286.

61. Sekhadia M, Chekka KK, Benzon HT. Stellate ganglion blockade. In: Deer TR, Leong MS, Buvanendran A, et al., eds. *Comprehensive Treatment of Chronic Pain by Medical, Interventional, and Integrative Approaches.* New York, NY: Springer; 2013:349–357.

62. Ghai A, Kaushik T, Kumar R, et al. Chemical ablation of stellate ganglion for head and neck cancer pain. *Acta Anaesthesiol Belg.* 2016;67(1):6–8.

63. Dios PD, Lestón JS. Oral cancer pain. *Oral Oncol.* 2010;46(6):448–451.

64. Jain P, Raza K, Singh S, et al. Lumbar sympathetic chain: anatomical variation and clinical perspectives. *Clin Ter.* 2016;167(6):185–187.

65. Graham SK. Lumbar sympathetic block. In: Pope JE, Deer TR, eds. *Treatment of Chronic Pain Conditions.* New York, NY: Springer-Verlag; 2017:149–150.

66. Abramov R. Lumbar sympathetic treatment in the management of lower limb pain. *Curr Pain Headache Rep.* 2014;18(4):403.

67. Hillegass MG, Allen JD, Moran TJ. Lumbar Sympathetic Block. In: Yong R, Nguyen M, Nelson E, Urman R, eds. *Pain Medicine.* New York, NY: Springer-Verlag; 2017:293–296.

68. Candido KD, England B. Neurolytic injections for the treatment of pain in the rehabilitation patient. In: Carayannopoulos A, eds. *Comprehensive Pain Management in the Rehabilitation Patient.* New York, NY: Springer; 2017:511–527.

69. Datta S, Pai UT, Manchikanti L. Lumbar sympathetic block and neu-rolysis. In: Manchikanti L, Kaye AD, Falco FJE, Joshua A. Hirsch, eds. *Essentials of Interventional Techniques in Managing Chronic Pain.* Cham, Switzerland: Springer; 2018:551–571.

70. Weng M, Chen W, Hou W, et al. The effect of neuraxial anesthesia on cancer recurrence and survival after cancer surgery: an updated meta–analysis. *Oncotarget.* 2016;7(12):15262.

71. Byrne K, Levins KJ, Buggy DJ. Can anesthetic–analgesic technique during primary cancer surgery affect recurrence or metastasis? *Can J Anaesth.* 2016;63(2):184–192.

72. Kwon JH. Overcoming barriers in cancer pain management. *J Clin Oncol.* 2014;32(16):1727–1733.

73. Portenoy RK, Copenhaver DJ, Fishman S, et al. Cancer Pain Management: Interventional Therapies. https://www.uptodate.com/contents/cancer-pain-management-interventional-therapies.

74. Kim PS, Li S, Deer TR, et al. Intrathecal drug delivery systems. In: Manchikanti L, Kaye AD, Falco FJE, Joshua A. Hirsch, eds. *Essentials of Interventional Techniques in Managing Chronic Pain.* Cham, Switzerland: Springer; 2018:671–681.

75. Xing F, Yong RJ, Kaye AD, et al. Intrathecal drug delivery and spi-nal cord stimulation for the treatment of cancer pain. *Current Pain Headache Rep.* 2018;22(2):11.

76. Czernicki M, Sinovich G, Mihaylov I, et al. Intrathecal drug delivery for chronic pain management–scope, limitations and future. *J Clin Monit Comput.* 2015;29(2):241–249.

77. Sloan PA. Neuraxial pain relief for intractable cancer pain. *Curr Pain Headache Rep.* 2007;11(4):283–289.

78. Bottros MM, Christo PJ. Current perspectives on intrathecal drug delivery. *J Pain Res.* 2014;7:615.

79. Smith TJ, Coyne PJ. How to use implantable intrathecal drug deliv-ery systems for refractory cancer pain. *J Support Oncol.* 2003;1(1):73.

80. Smith TJ, Staats PS, Deer T, et al. Randomized clinical trial of an implantable drug delivery system compared with comprehensive medical management for refractory cancer pain: impact on pain, drug–related toxicity, and survival. *J Clin Oncol.* 2002;20(19):4040–4049.

81. Pope JE, Deer TR. Intrathecal drug delivery for pain: a clinical guide and future directions. *Pain Manage.* 2015;5(3):175–183.

82. Prager J, Deer T, Levy R, et al. Best practices for intrathecal drug delivery for pain. *Neuromodulation.* 2014;17(4):354–372.

83. Veizi IE, Hayek SM, Hanes M, et al. Primary hydromorphone–related intrathecal catheter tip granulomas: is there a role for dose and con-centration? *Neuromodulation.* 2016;19(7):760–769.

84. Eddinger KA, Rondon ES, Shubayev VI, et al. Intrathecal cath-eterization and drug delivery in guinea pigs: a small–animal model for morphine–evoked granuloma formation. *Anesthesiology.* 2016;125(2):378–394.

85. Deer T, Krames ES, Hassenbusch S, et al. Management of intrathecal catheter–tip inflammatory masses: an updated 2007 consensus state-ment from an expert panel. *Neuromodulation.* 2008;11(2):77–91.

86. Gritsenko K, Carullo V, Deer TR. Complications of intrathecal drug delivery. In: Deer T, Pope J, eds. *Atlas of Implantable Therapies for Pain Management.* New York, NY: Springer-Verlag; 2016:301–312.

87. Yin M, Mo W, Wu H, et al. The efficacy of cauda epidural steroid injections with targeted indwelling catheter and manipulation in managing patients with lumbar disc herniation with radiculopa-thy: a prospective, randomized, single–blind controlled trial. *World Neurosurg.* 2018;114:e29–e34.

88. Ekedahl H, Jönsson B, Annertz M, et al. Three week results of transfo-raminal epidural steroid injection in patients with chronic unilateral low back related leg pain: the relation to MRI findings and clinical features. *J Back Musculoskelet Rehabil.* 2016;29(4):693–702.

89. McLain RF, Kapural L, Mekhail NA. Epidural steroid therapy for back and leg pain: mechanisms of action and efficacy. *Spine J.* 2005;5(2):191–201.

90. Young IA, Hyman GS, Packia-Raj LN, et al. The use of lumbar epi-dural/transforaminal steroids for managing spinal disease. *J Am Acad Orthop Surg.* 2007;15(4):228–238.

91. Sitzman TB. Transforaminal epidural steroid injections. In: Deer TR, Leong MS, Buvanendran A, et al., eds. *Treatment of Chronic Pain by Interventional Approaches.* New York, NY: Springer-Verlag; 2015:159–161.

92. Candido KD. Transforaminal versus interlaminar approaches to epi-dural steroid injections: a systematic review of comparative studies for lumbosacral radicular pain. *Pain Physician.* 2014;17:E509–E524.

93. Geurts JW, Joosten EA, van Kleef M. Current status and future per-spectives of spinal cord stimulation in treatment of chronic pain. *Pain.* 2017;158(5):771–774.

94. Wolter T. Spinal cord stimulation for neuropathic pain: current per-spectives. *J Pain Res.* 2014;7:651.

95. Parekh RN. Clinical indications for spinal cord stimulation. *Semin Spine Surg.* 2017;29(3):147–149.

96. Akbas M, Yegin A, Yilmaz H, et al. Unstable angina pectoris and spi-nal cord stimulation. *Anaesth Pain Intensive Care.* 2015;19(3):383–385.

97. Walsh KM, Machado AG, Krishnaney AA. Spinal cord stimulation: a review of the safety literature and proposal for perioperative evalua-tion and management. *Spine J.* 2015;15(8):1864–1869.

98. Thornton JS. Technical challenges and safety of magnetic resonance imaging with in situ neuromodulation from spine to brain. *Eur J Paediatr Neurol.* 2017;21(1):232–241.

99. De Andres J, Valía JC, Cerda-Olmedo G, et al. Magnetic reso-nance imaging in patients with spinal neurostimulation systems. *Anesthesiology.* 2007;106(4):779–786.

100. Molloy S, Sewell MD, Platinum J, et al. Is balloon kyphoplasty safe and effective for cancer–related vertebral compression frac-tures with posterior vertebral body wall defects? *J Surg Oncol.* 2016;113(7):835–842.

101. Chih Y-P, Wu W-T, Lin C-L, et al. Vertebral compression fracture related to pancreatic cancer with osteoblastic metastasis: a case report and literature review. *Medicine.* 2016;95(5).

102. Yaltirik K, Ashour AM, Reis CR, et al. Vertebral augmentation by kyphoplasty and vertebroplasty: 8 years experience outcomes and complications. *J Craniovertebr Junction Spine.* 2016;7(3):153.

103. Laredo J-D, Chiras J, Kemel S, et al. Vertebroplasty and interven-

tional radiology procedures for bone metastases. *Joint Bone Spine*. 2017;85(2):191–199.

104. Filippiadis DK, Marcia S, Masala S, et al. Percutaneous vertebroplasty and kyphoplasty: current status, new developments and old controversies. *Cardiovasc Intervent Radiol*. 2017;40(12):1815–1823.

105. Muto M, Giurazza F, Guarnieri G, et al. Percutaneous Treatment of Vertebral Fractures. *Semin Musculoskelet Radiol*. 2017;21(3):349–356.

106. Wang H, Sribastav SS, Ye F, et al. Comparison of percutaneous vertebroplasty and balloon kyphoplasty for the treatment of single level vertebral compression fractures: a meta–analysis of the literature. *Pain Physician*. 2015;18(3):209–222.

107. Hulme PA, Krebs J, Ferguson SJ, et al. Vertebroplasty and kyphoplasty: a systematic review of 69 clinical studies. *Spine*. 2006;31(17):1983–2001.

108. Yuan W-H, Hsu H-C, Lai K-L. Vertebroplasty and balloon kyphoplasty versus conservative treatment for osteoporotic vertebral compression fractures: a meta–analysis. *Medicine*. 2016;95(31):e4491.

109. Debnath UK, Goel V. Outcome of kyphoplasty in vertebral compression fractures for multiple myeloma. *Global Spine Journal*. 2016;6(1_suppl):s–0036.

110. Garau JA. Radiofrequency denervation of the cervical and lumbar spine. *Phys Med Rehabil Clin N Am*. 2018;29(1):139–154.

111. Manchikanti L, Hirsch JA, Falco FJE, et al. Management of lumbar zygapophysial (facet) joint pain. *World J Orthop*. 2016;7(5):315.

112. Schug SA, Zech D, Dörr U. Cancer pain management according to WHO analgesic guidelines. *J Pain Symptom Manage*. 1990;5(1):27–32.

113. Vayne-Bossert P, Afsharimani B, Good P, et al. Interventional options for the management of refractory cancer pain—what is the evidence? *Support Care Cancer*. 2016;24(3):1429–1438.

第四篇

5

第五篇　肿瘤的神经和神经肌肉并发症

第46章

脑肿瘤患者的康复

Jack B. Fu, Ganesh Rao, Jennie L. Rexer

肿瘤患者可能会因原发性脑肿瘤、脑转移瘤、放射性脑损伤及软脑膜疾病而遭受脑部损伤。不同病因导致的神经系统损伤亦不相同。关于脑肿瘤的诊断和治疗的详述另见本书的其他章节。脑肿瘤患者也像其他脑损伤患者一样存在偏瘫、共济失调、视力障碍、认知障碍、失语症和吞咽困难等多种功能障碍。虽然许多适用于非脑肿瘤患者的治疗方法和理念也同样适用于脑肿瘤患者，但是康复治疗团队必须清楚两者之间存在的差异性。本章重点介绍脑肿瘤患者康复的特殊性。

医疗和手术注意事项

在过去的十年中，原发性和转移性脑肿瘤的临床管理已发生了重大变化。手术技术以及放化疗策略的进展不断改变着患者的管理方式。原发性与转移性脑肿瘤的管理方式有显著差异。在本章中，我们将就流行病学、治疗方法和治疗后护理展开介绍。

转移性脑肿瘤是成人中最常见的颅内肿瘤。最易发生脑转移的原发肿瘤包括肺癌、乳腺癌、黑色素瘤和肾细胞癌。随着这些肿瘤管理方法的发展（包括免疫疗法的应用），它们的全身性临床表现逐渐减少。然而，主要由于血脑/肿瘤屏障，在这一人群中脑转移的发病率正在增加，新增病例占所有癌症患者的 9%～17%[1]。而原发性脑肿瘤的发生率增速依然缓慢[2]。原发性脑肿瘤的发病率增加可能归因于影像技术的广泛应用，包括磁共振成像。源自脑组织或脑膜的原发性脑肿瘤呈现一定的异质性。也许最常见的原发性颅内肿瘤是脑膜瘤[2]。脑膜瘤源于脑膜的蛛网膜颗粒细胞，女性比男性更多见，由于生长缓慢，脑组织可移动并被压缩以适应瘤体的缓慢生长，所以被发现时瘤体体积通常较大（通常为数厘米）。绝大多数脑膜瘤是良性的，但部分可表现出包括有丝分裂活动、脑侵袭等组织学特征，提示为非典型或间变性肿瘤。世界卫生组织（World Health Organization, WHO）使用这些标准来诊断非典型性（WHO Ⅱ级）或低分化（WHO Ⅲ级）脑膜瘤，低分化脑膜瘤复发风险高、生存率低[3]。

另一类常见的原发性脑肿瘤为神经胶质瘤。神经胶质瘤源自神经胶质母细胞，可分化成星形胶质细胞或少突胶质细胞。因此，神经胶质瘤包括星形胶质细胞瘤或少突胶质细胞瘤。此外，它们可以通过分级系统来反映其侵袭性和生长/恶性潜能。WHO 根据组织学特征为神经病理学家提供了肿瘤分级标准。最近的标准包括分子学特征[4]。这些特征包括异柠檬酸脱氢酶 1（isocitrate dehydrogenase 1, IDH1）突变、1p 和 19q 染色体的缺失、α地中海贫血/精神发育迟缓综合征 X 连锁（alpha thalassemia/mental retardation syndrome X-linked, ATRX）基因的缺失等。IDH1 突变和 ATRX 基因缺失与更好的预后相关，后者与星形细胞谱系相关。1p 和 19q 的缺失（所谓的 co-del 肿瘤）则与少突神经胶质谱系相关。若胶质瘤缺乏微血管增生或坏死等组织学特征，则被定义为低级别肿瘤（通常为 WHO Ⅱ级）。若存在上述组织学特征则可能被定义为 WHO Ⅲ级（间变性）或 WHO Ⅳ级（胶质母细胞瘤）肿瘤。各种脑部肿瘤的磁共振成像如图 46-1 所示。

原发性和转移性脑肿瘤的治疗方法各不相同。通常采用的治疗方法包括手术切除、放射疗法，在某些情况下还包括化学疗法。如果转移瘤的体积过大（直径超过 1cm 至 2cm），由于占位效应引起神经功能损伤，或者尚未确诊，则可以考虑手术切除。单纯手术切除并不能获得良好的远期效果，局

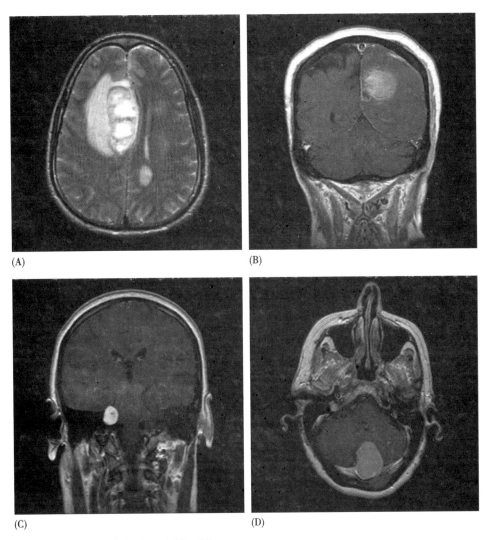

图46-1　各种脑肿瘤类型的磁共振图像
（A）多形性胶质母细胞瘤。（B）转移至脑部的结肠癌。（C）听神经鞘瘤。（D）脑膜瘤

部术后放射疗法已列入治疗标准[5]。对于较小的或多发病灶,可考虑采用立体定向放射手术治疗。放射外科手术通常是单次治疗,局部高剂量放射治疗（18～24Gy）,局部有效率大于80%。全脑放射疗法（whole brain radiation, WBRT）是多发性脑转移的主要治疗手段。WBRT虽然可以有效地控制脑部病灶,但可能会造成认知功能损害。对于病灶较小的脑转移瘤患者,WBRT已不再受到多数肿瘤学家的青睐[6,7]。小细胞肺癌是一个特例,鉴于其极易发生脑转移,可以采用预防性WBRT治疗。在靶向和免疫疗法时代,有证据表明,新型药物可能会穿透血-脑/肿瘤屏障。然而,这些治疗方法目前尚未取代手术和/或放射疗法成为治疗的主要手段。

条件允许的情况下,脑膜瘤等原发性脑肿瘤通常采用手术切除的方法。大多数良性脑膜瘤可通过外科手术切除,如果完全切除,则具有很高的

（90%）10年局部无复发生存率。具有较高侵蚀性的脑膜瘤（非典型和间变性）也常采用手术切除,但由于其复发性较高,因此常采用术后放射性治疗（特别是间变性脑膜瘤）。对于较小的脑膜瘤或小的复发灶,可考虑采用立体定向放射手术。胶质瘤经常通过外科手术切除治疗,多项回顾性研究证明了手术切除强化病灶有利于提高生存益处（即在钆增强MRI上显示的对比强化肿瘤部分）。对于造影无强化的低级别神经胶质瘤,对肿瘤进行完整的手术切除（根据MRI的T2加权或液体衰减倒置恢复序列）可明显提高生存益处,并且在排除其他风险因素的前提下,可能不需要额外的治疗。如果无法进行手术切除,则通常需要进行活检以明确诊断。无论对于低级别或高级别神经胶质瘤,放射疗法和化学疗法均可提高生存益处。在被认为具有高风险的低级别肿瘤（取决于患者的年龄和手术切除的程

第五篇

度）中，术后放射疗法联合丙卡巴肼、长春新碱和洛莫司汀的放射疗法方案具有显著优势（与仅放射疗法相比）[8]。同样地，对于高级别神经胶质瘤，放射疗法和化学疗法也显示出了适度的生存益处。在胶质母细胞瘤确诊早期开始联合应用替莫唑胺和放射疗法是目前的标准治疗方案[9]。在联合应用化学疗法和放射疗法6周后，患者可继续使用更高剂量的替莫唑胺，直到复发或满24个月。复发（高级别神经胶质瘤几乎难以避免）之后，患者常寻求二线治疗和临床试验。

对于拟接受手术治疗的原发性和转移性脑肿瘤患者，围手术期要考虑的因素包括术前抗生素应用、糖皮质激素（如地塞米松）减轻和预防脑水肿。择期开颅手术的感染率很低（不到1%），但在放疗后可能会升高。鉴于存在已知的免疫抑制作用，类固醇的使用虽然可减轻脑水肿改善症状，但可能会影响伤口的愈合。因肿瘤复发而重复开颅手术会导致更多的并发症，尤其之前接受过手术和放化疗的患者受到的损害会更大[10-11]。预防性的抗癫痫治疗仍存在争议。对于没有癫痫病史的患者，可能不建议使用预防性的抗癫痫药[12-13]。然而，对于有明确癫痫病史的患者，应使用抗癫痫药物。癫痫治疗的持续时间尚不明确，但一般而言，只要存在癫痫风险，就应继续使用，部分病例可能需要长期治疗。癫痫病史可能会影响患者的生活质量。

运动语言中枢附近的肿瘤的手术切除可能会导致重要神经功能受损。多项研究表明，术中采用皮质和皮质下测量与定位技术不仅可以降低神经系统损伤的风险，而且有了术中神经功能的即时反馈，神经外科医生可以在安全范围内继续进行切除，最终提高病灶切除范围[14]。但即使使用了这一方法，肿瘤长在功能脑区的患者术后仍可能会出现功能障碍，包括乏力、本体感觉障碍、言语障碍和其他功能障碍。

脑肿瘤康复阶段

Dietz在1980年描述了肿瘤康复的四个阶段[15]。Dietz的出版物发行虽已有30多年的历史了，但他所描述的阶段对于当今的肿瘤康复分类仍然有用。他将肿瘤康复分为预防、支持、恢复和姑息四个阶段。

预防性康复是指在进行预期治疗之前的康复。最近，出现了一些新术语，例如提前康复、预训练

基地、缓冲训练等。然而，他们所描述的本质依然是预防性肿瘤康复。就像新兵训练营为战斗准备新兵一样，预防性康复计划可以使肿瘤患者做好应对肿瘤治疗的准备。脑肿瘤患者可以在开颅手术之前进行预防性康复计划。预防性康复侧重于教育，从功能的角度调整患者对术后的期望值，并教授患者术后训练的方法，尽量减小对功能的影响。加强偏瘫侧的肌力和关节活动度的训练以及有氧运动都是有益的。营养素的补充可能有助于优化术前饮食方案，营养计划还应包括教育患者如何避免食用潜在的致炎性食物，并鼓励患者补充蛋白质和摄入抗炎性食物[16]。关于预防性康复治疗方案已经有了一些探索，包括认知性预康复和术前使用皮质电刺激预康复[17-19]。

脑肿瘤患者的预防性康复/预防肿瘤康复计划的潜在局限性在于，伴随神经系统症状的脑肿瘤患者通常会相对较快地接受手术治疗。因此，缺乏足够的时间进行预防性康复治疗。新近的大量肿瘤预康复实验主要是针对胃肠道肿瘤患者进行的研究[20-24]。在结直肠外科文献中，预康复对术后并发症的影响喜忧参半[16]。即便如此，人们对于预康复治疗对改善肿瘤患者预后的可能性（包括在造血干细胞移植和手术切除之前）仍充满兴趣。

Dietz的第二阶段是支持性肿瘤康复。肿瘤患者的康复是指预期会持续出现疾病和残疾的患者。这在脑肿瘤患者中非常常见。一个常见的例子是多形性胶质母细胞瘤患者，在完成了急性住院康复后，预计患者将接受Stupp疗法。这种疗法广泛使用于多形性胶质母细胞瘤（glioblastoma multiforme，GBM）初始治疗方案，包括在周一至周五每日给大脑2Gy共30次，总计60Gy的放射治疗，持续6周。在这六周内，患者同时接受口服替莫唑胺[75mg/(m²·d)]的化学疗法。放疗完成后，患者将进入6个28日的周期，包括服用替莫唑胺[150～200mg/(m²·d)]5日（化疗5日，停药23日）[25]。预期患者会出现与化学疗法和放射疗法有关的持续疲劳。同时患者的神经系统功能可能由于肿瘤进展或假性进展而降低。

Dietz的第三阶段是恢复性肿瘤康复。这种肿瘤康复模式与许多传统康复模式相类似。在预期患者将不再因持续疾病而遭受持续残疾的情况下，开展肿瘤患者的恢复性康复。恢复性脑肿瘤康复的一个例子是开颅手术且完全切除后，WHO I级良性脑膜瘤患者的康复。虽然有复发的可能性，但

预计多年内不会复发或完全不会复发。就像一位脑血管意外患者,预计康复后未来神经功能不会下降。

Dietz 的第四阶段是姑息性肿瘤康复。这是生命快要结束时的康复。在脑肿瘤患者中,这可能与持续的神经功能减退有关。胶质母细胞瘤始终是一种致命性疾病,它将导致最终的神经功能减退。尽管经过多次治疗尝试,包括再次切除或 Stupp 疗法以外的其他化学疗法,病情仍持续进展。预计患者的寿命不会更长。多形性胶质母细胞瘤(GBM;成人中最常见的原发性脑肿瘤)的平均寿命为 12~15 个月[26]。许多传统康复医师可能对这种康复不熟悉。因为 GBM 是最常见的成人原发性脑肿瘤,但长期预后较差,因此照顾这些患者的康复医师很可能会采取姑息康复。脑肿瘤人群的姑息康复重点在于家庭培训和使用补偿性耐用医疗设备,包括轮椅、医院病床,在某些情况下还包括升降机。以提高舒适性、缩短住院时间为康复目标。缩短患者住院康复时间通常是优先考虑的事项,以便在安全且可行的情况下,患者可以最大限度地利用与家人和朋友在院外的时间。目标应以院内向院外转移为中心,并经常强调转移培训。出院日期可能需要考虑到对患者有意义的事件,例如孩子的毕业典礼、即将举行的婚礼或家庭团聚。

住院康复的经验

与门诊相仿,在急诊住院期间,仍有一些中心对肿瘤康复的推荐不足[27,28]。在一项意大利研究中,在整个肿瘤治疗过程中,只有 12.8% 的脑肿瘤患者接受了住院康复,只有 14.9% 的患者接受了门诊康复[29]。

据报道,每年约一半的住院康复机构(inpatient rehabilitation facilities, IRF)收治的脑肿瘤患者少于 10 例[30]。最近对美国 2010 年 10 月至 2012 年 9 月 70% 以上的急性 IRF 的癌症数据分析显示,癌症患者仅占 IRF 入院患者的 2.4%[31]。然而到目前为止神经系统肿瘤患者也是 IRF 中所有癌症患者中最大的群体(占 52.9%),安德森癌症中心(17%)[32]和芝加哥 AbilityLab/ 康复研究所(27.9%)[33]。虽然包含预支付体系和 60% 常规支付的老年和残障健康保险条例可能是造成这种情况的原因,但传统上,神经系统疾病患者就占 IRF 患者很大的比例。

脑肿瘤患者表现出许多与脑卒中和脑外伤相似的神经系统损害,包括偏瘫、吞咽困难、失语、共济失调和认知障碍。由于这些相似的特征,传统的康复专业人员很可能可以胜任脑肿瘤患者的康复。癌症和失能(大部分癌症患者曾经历)达不到 IRF 机构所被要求的 60% 出院患者需符合的诊断标准,导致 IRF 不接受。而脑肿瘤被认为是脑损伤,符合 IRF 出院要求的诊断之一[34]。

开颅手术后出现神经系统损伤,可能由于多种原因引起,包括占位区域肿胀、肿瘤周围梗死或肿瘤手术切除引起的脑损伤[35]。多项回顾性研究均显示脑肿瘤患者的功能改善存在统计学意义。

在一些研究中已经比较了脑肿瘤患者的功能改善率(以功能独立性测量效率或 FIM 效率衡量)。其计算方式为:从康复入院到出院的 FIM 变化除以康复时间。据报道,平均 FIM 效率在 0.72~1.5 之间[36,37]。研究表明,与脑卒中[38,39]或颅脑损伤的患者[40]相比,FIM 效率无显著差异。尽管脑肿瘤患者的 FIM 改善率与其他脑损伤人群相似,但他们在 FIM 总变化值和总住院时间却较少。低级星形细胞瘤患者和高级星形细胞瘤患者的 FIM 改善率没有显著差异[41],也没有发现星形细胞瘤、脑膜瘤和转移性脑肿瘤患者的 FIM 改善率存在显著差异[37]。

住院康复后,患者通常会出院回家。65%~90%[41]的脑瘤患者已出院回家。也有患者出院后会去往亚急性康复设施中心或急性脑损伤后康复中心。医疗保险或医疗补助不承保急性脑损伤的后期康复。肿瘤和脑肿瘤是老年病,其中许多人正在接受医疗保险[42]。尽管有些患者可能会从急性脑损伤后康复中心中受益,但保险支付和后勤保障问题(例如持续迁延的放射疗法和化学疗法)成为了障碍。与普通 IRF 患者相比,肿瘤 IRF 患者返回基层急性医疗机构的风险更高。一项研究报告指出,肿瘤 IRF 患者的返回基层急性医疗机构的返回率为 21%,而非肿瘤对照者为 9.7%[43]。被认为是最脆弱的患者之一,血液恶性肿瘤向基层急性医疗机构的转诊率一直很高,据报道,介于 26% 和 38% 之间[44-47]。通常,脑肿瘤患者返回基层急性医疗机构的比率较低。据报道,有 7.5%~24% 的脑肿瘤 IRF 患者需要转回基层急性医疗机构[36,37,41]。研究中脑肿瘤患者组成的差异性可能是造成数值差异较大的原因。

第五篇

肿瘤性脑损伤与非肿瘤脑损伤康复的差异

与脑卒中和外伤性脑损伤患者相比，脑肿瘤患者可能具有相似的神经系统损害和功能改善率，但仍有许多差异值得讨论。首先，就住院康复环境而言，许多脑肿瘤患者在住院康复期间可能需要放射疗法和化学疗法，这可能同时导致经济的和后勤保障的问题。传统上，IRF 患者通常会接受诊断性或侵入性操作。然而，由于肿瘤患者的放射疗法和化学治疗通常仅持续数周，因此，放射疗法，口服化疗和许多静脉化疗通常在门诊进行。延长急诊住院时间也只能使患者接受通常是门诊病人的治疗服务，这显然不够合理。在经济上，根据"医疗保险预付款"体系，通常高昂的肿瘤治疗费用可能会导致整个医保系统利润下降，甚至殃及 IRF 住院病人。从逻辑上讲，某些机构可能不允许化学疗法。IRF 医院的政策或护理资质要求可能会阻止其使用。接收和运送患者接受放射治疗的时间可以缩短以满足 IRF 需要提供的三个小时的强制性康复时间。

第二，许多康复医师缺乏肿瘤相关的知识。在脑部肿块发现初期，患者通常已进行了开颅术或活检，造成神经系统损害和功能下降，需要住院康复。在手术室中，标本被送往病理检查以分析和确诊。病理分型通常需要等待一周以上的时间。病理报告完成时，许多新诊断的脑部肿块患者已经在接受住院康复。患者渴望知道自己是否患有肿瘤、何种类型以及预后如何的心情可以理解，但这可能会给康复医师带来潜在的不适，尤其是在独立的 IRF 中，肿瘤科医生通常无法亲自与患者交谈。由于当时的康复医师是主诊医生（也许是某些 IRF 中的唯一医生），因此患者经常求助于他们，询问有关肿瘤、未来治疗方法以及生存时间等问题。这些是康复医师无法回答的问题，同时可能也会造成患者的不满。通常，这些问题最好由熟悉最新疗法和研究的主治肿瘤医师回答。

第三，有趣的是，与脑卒中和 TBI 患者相比，开颅术后患者在最初几周内神经功能的恢复速度常常令人惊讶。据推测这与脑水肿的减轻有关。这些显著的神经系统改善通常发生在住院康复期间。将颅内压控制在阈值以下可引起显著的临床改善。

第四，脑肿瘤患者经常出现脑损伤的累积。例

如，多形性胶质母细胞瘤（GBM）患者可能因脑肿瘤和复发而遭受脑损伤，多次开颅手术切除（复发后），并在随后数月至数年出现放射线损伤。这些伤害是在治疗过程中累积的。每一个新的损伤发生后，患者可能都很难通过康复恢复到先前的功能水平，这可能会给患者带来沮丧，并可能导致抑郁，因为这些损伤的积累通常被解释为肿瘤在进展而患者的生存期在缩短。

最后，肿瘤，包括脑肿瘤，通常是动态的疾病过程。图 46-2[48]演示了许多传统康复人群的功能曲线图。患者遭受毁灭性事件，如脑血管意外，交通意外或其他创伤事件，导致功能急剧下降。随后，患者被转入住院康复度过功能快速改善期，然后在功能持续但缓慢改善期间转入门诊。在患者功能达到平台期之前，功能改善的斜率变小，甚至没有进一步改善。通常，这些患者可以在一段时间内维持或至少避免功能下降。诱发性脑损伤的功能状态相对稳定。图 46-3 展示了患有活动性疾病的肿瘤患者的功能曲线图。尽管这些患者的功能得到改善，甚至达到了传统肿瘤人群所见的稳态，但肿瘤的动态性质导致未来的功能必然进一步下降。肿瘤患者康复的战争是一场包含功能下降和

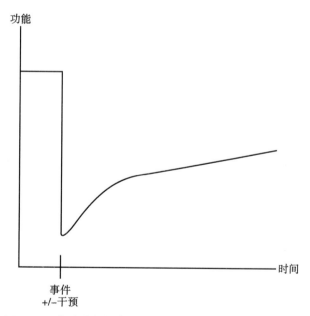

图 46-2　传统脑损伤康复模式：在许多传统的脑损伤康复患者中，灾难性事件（如创伤和卒中）会导致功能的严重丧失，随后是强化康复和相关的功能改善，随着时间的推移，这种改善会趋于平稳

摘自 Dhah SS，Fu JB，Shin KY. Rehabilitation. In：Kantarjian HM，Wolff RA，eds. The MD Anderson Manual of Medical Oncology. 3rd ed. New York，NY：McGraw-Hill Medical；2016

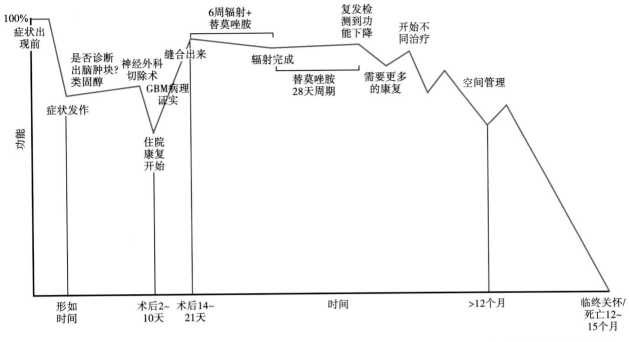

图 46-3 脑肿瘤康复模式：由于肿瘤具有动态性，可能需要多次康复。患者经历与复发、癌症治疗或复杂住院相关的功能下降，随后经治疗和康复有所改善，周而复始，导致功能衰退。许多患有难治性疾病的患者，尽管有一段时间的改善，但整体功能有下降的趋势

功能改善在内的混合性战争。与其他活动性肿瘤一样，脑肿瘤患者即使在平台期之后也应该继续接受门诊随访。未来，他们将很有可能会出现功能下降的情况。

由于许多原发性脑肿瘤会复发，包括高级别星形细胞瘤，因此通过影像学检查和监测神经系统症状来监测复发非常重要。复发患者可能经常抱怨局灶性神经功能缺损的复发。然而，神经系统症状的复发或加重并不总是由于肿瘤复发所致。接受 Stupp 放射治疗和替莫唑胺化疗的恶性神经胶质瘤患者中多达 50% 会出现伪进展[49]。伪进展是影像学提示进展，而非真正的肿瘤进展。它可以伴有或不伴有神经系统症状。放疗晚期效应或放射性坏死通常发生在放射治疗后数月至数年间。放射性坏死的发生似乎与肿瘤的进展相关。MRI 成像通常可以鉴别这两个过程。然而，有时候，影像学无法做出区分，需要神经外科医生进行病理活检或开颅手术才能鉴别。关于放射性坏死的治疗的文献十分有限，并且治疗困难。已有使用高压氧、贝伐珠单抗、己酮可可碱和皮质类固醇的报道[50-52]。脑肿瘤患者也可能出现痫样发作，导致肢体运动障碍的恶化，也称 Todd 瘫痪。复发性 GBM 的患者因癫痫发作和随后的 Todd 瘫痪需住院康复的情况并不少见。

常见的情况和损害

肿瘤患者可出现多种影响功能的症状。肿瘤康复医师的主要目标之一是使功能恢复最大化。要达到这一目标，经常需要康复医师在管理与肿瘤相关的症状中发挥积极作用。几项研究表明患者住院肿瘤康复期间都出现了肿瘤相关症状的改善[53,54]。症状的缓解有助于提高患者的功能、参与度和治疗效果。临床医生可以使用多种仪器来测量肿瘤相关的症状。常用的工具包括埃德蒙顿症状和评估量表，安德森症状量表和鹿特丹症状量表。还可以使用许多工具来更详细地查看特定症状。这些工具是帮助临床医生鉴别严重症状的有用方法。除了建议治疗方法，治疗流程和功能训练外，康复医师还可以开处方药和帮助调整生活方式，来提高患者的生活质量。肿瘤相关症状是由多种原因引起的，然而，过度炎症被认为是一项主要的病因。运动和体育活动可能是通过减少炎症反应来减轻癌症症状的最有效方法之一。

住院康复期间的病理结果

当患者被诊断出患有脑部肿块时，他们将接受开颅手术并进行肿瘤切除或脑部组织活检以明确肿瘤的类型。通常，这些患者需要急性住院康复。

第五篇

确定病理分型常需要一周以上的时间。通常,在拿到病理报告时,患者已不再需要神经外科手术,而是进行急性住院康复。患者及其家人想知道诊断以及预后的急切心情可以理解。鉴于专业所长,肿瘤科医生是回答这些问题的最合适的人选。许多 IRF 是独立的,肿瘤专家没有权限,或者肿瘤专家不方便访问病人。在独立的 IRF 中,康复医师常常是患者身边唯一的医生,他们可能会面临这些问题。如果康复医师不熟悉最新研究、治疗和预后信息,则可能是一种令人不舒服的情况[55]。

肿瘤相关的疲劳

肿瘤相关的疲劳被定义为与肿瘤或肿瘤治疗相关的对身体、情绪和 / 或认知疲倦或疲惫的持续的、主观的感觉,其疲劳程度与近期的活动不相符并且干扰了正常功能[56]。超过80%的脑肿瘤患者在治疗期间会出现与肿瘤相关的疲劳[57]。复发性恶性神经胶质瘤患者中有 89%~94%,低级别恶性神经胶质瘤中有 39% 具有与肿瘤相关的疲劳感[58, 59]。体力状态被认为是脑肿瘤患者肿瘤相关疲劳的最强预测因子[60, 61]。全脑和局部放射治疗均用于脑转移。放射患者可能经常在放射后出现疲劳,甚至会长期存在[62]。

康复医师用于缓解一般脑损伤患者相关疲劳的治疗方法同样适用于脑肿瘤患者。睡眠障碍在癌症患者中很常见。皮质类固醇常会导致失眠。认知行为疗法和减压疗法可能有益[63, 64]。应尽量减少使用易导致疲劳的药物,包括抗癫痫药物、肌松药、止吐药、抗精神病药物和阿片类药物。通常,由于医学目的而使用的这些药物不能擅自停用。在一般癌症和脑瘤患者中都研究过诸如哌甲酯之类的神经兴奋剂的作用。安慰剂对照试验产生了不同的结果,可能仅对重度疲劳者有益[65-68]。

痉挛

据报道,中枢神经系统损伤癌症患者的痉挛发生率(6%)相对于脑卒中(19%~39%)和脑外伤(34%)人群[69-75]要低。低发生率和痉挛发作延迟的原因尚不清楚。一种假设是脑肿瘤造成的脑损伤相对更局限。这与脑卒中或脑外伤动辄可影响整个血管供应区域或弥漫性轴索损伤不同。最初通过外科手术切除肿瘤,从而最大限度地减少了损害。手术切除后不久,许多人接受化疗和 / 或放疗。大约从放疗结束的一年,许多患者开始遭受放疗

的晚期并发症,包括放射性坏死。对于许多患者而言,直到一年后,手术、脑肿瘤复发和放射性坏死的累积脑损伤效应足以引起临床痉挛。多形胶质母细胞瘤(成人中最常见的原发性脑肿瘤)的中位生存期为 12~15 个月。因此,许多患者在开始表现出临床痉挛之前已经死亡[69]。未来的研究需要确定脑肿瘤患者痉挛的发生率以及较低发生率背后的病理生理学机制。

然而,对于许多脑肿瘤患者来说,痉挛会导致疼痛,影响卫生并限制功能。与一般的脑损伤患者相似,可以使用口服肌松药、拉伸运动、夹板、辅具、物理疗法、作业疗法、肉毒毒素注射、神经阻滞和鞘内注射巴氯芬。如前所述,与癌症相关的疲劳在脑瘤患者中非常常见,故口服肌松药的使用受到限制。据报道,肉毒杆菌毒素在化疗期间应用无并发症[69]。在脑肿瘤患者生命末期使用此类注射药物可能会减少对精神科药物的潜在需求。不幸的是,目前的临终关怀的报销和传统的临床实践不推荐终末期使用注射剂(如肉毒杆菌毒素或酚神经阻滞)[76]。

皮质类固醇相关的副作用

类固醇通常用于脑肿瘤患者以减轻脑水肿,特别是在诊断初期、开颅术后、放射治疗期间以及癌症复发 / 进展期间。使用类固醇和减轻水肿和压力有助于减少头痛和改善神经损伤。由于皮质类固醇相关副作用众多,因此需要及时停用类固醇。然而,过快地停药可能会加重神经损伤。皮质类固醇的副作用包括高血糖,此外还有类固醇肌病、失眠、精神病 / 躁动和体重增加。

脑损伤易并发睡眠障碍[77]。肿瘤患者由于肿瘤及其包括化学疗法和放射疗法在内的治疗所引发的高炎症状态增加了睡眠障碍的风险[78]。类固醇会加剧这个问题。类固醇相关的失眠症常发生在颅脑损伤后的急性住院康复期间。睡眠不足会加重疲劳,影响康复的耐受性和效果。如果可能的话,使用助眠剂并持续停用类固醇可以有助于睡眠。

长期使用皮质类固醇可导致类固醇肌病。常影响远端关节附近的近端肌肉组织。可表现为对称性臀部和肩部肌肉无力,患者仰卧位通常无法抬起脚后跟,但是,踝关节跖屈和背屈功能保留基本完好。这种对称性近端无力超过远端无力的模式与化疗引起的周围神经病患者相反。从功能上讲,人们可能会发现坐站转移以及上下楼梯都很困难。但是,患者一旦站立就可以相对轻松地在水平路面

上行走。升高床和椅子可能有助于从坐到站的转移。物理疗法可能有助于提高力量（强化训练、坐站转换训练和家庭训练）。但是，最有效的治疗方法是停用类固醇[79]。类固醇肌病的诊断无须肌电图检查，通常是临床诊断（长期服药史、近端肌无力重于远端、感觉障碍）。但是，在某些诊断不确定的情况下，可能需要进行肌电图或肌肉活检。由于并发症和长期住院治疗，一些肿瘤患者还可能会发生重症肌病。

放射治疗副作用

放射疗法是多形性胶质母细胞瘤标准 Stupp 疗法的一部分，还用于许多其他原发性和转移性脑肿瘤。虽然放射线可能会影响康复和功能恢复，但如果可以，仍应继续进行放射治疗。

许多肿瘤患者在接受放射治疗时仍在使用皮质类固醇。放射治疗会导致水肿和急性肿胀。在放射治疗期间，皮质类固醇应该逐渐减量。常见的症状是放疗期间神经系统症状加重，包括精神状态恶化、头痛或癫痫发作。脑部成像可能显示出肿瘤周围水肿增加的证据。在放射疗法完成之前，可能需要停止减量和恢复较高剂量的皮质类固醇。

放射治疗早期即出现疲劳是很常见的。数天到数周后，疲劳通常会进一步加重[80]。这种疲劳会降低患者的治疗依从性和耐受性。大多数放射治疗方案是每日放射治疗，周一至周五。放射治疗尽可能安排在早上和晚上，有助于提高康复耐受性，但这需要与肿瘤放射科人员协调。

与癌症相关的慢性症状会在癌症治疗多年后对癌症幸存者的生活质量产生负面影响。接受放射治疗的患者还可能出现与肿瘤相关的慢性疲劳和认知障碍。

恶病质（食欲缺乏）/营养

肿瘤相关恶病质是由于高分解代谢状态所致，与低体重指数和肌肉丢失（有或没有脂肪丢失）相关。它存在于高达 80% 的晚期癌症患者中，与癌症相关的慢性症状会在癌症治疗多年后对癌症幸存者的生活质量产生负面影响[81-84]。营养不足可导致恶病质。恶病质常可与其他肿瘤症状合并存在，包括疼痛、恶心和疲劳，可能与应激状态[85]和体能下降[86]有关。由于患者体能下降、疲劳和功能受限，康复治疗恰恰是为他们开的处方。

增加营养摄入量可以改善恶病质患者的功能

表现并减轻疲劳[87]。食欲兴奋剂，如屈大麻酚、孕激素（可能与高凝血症有关，应谨慎使用），可以使用米氮平。必要时可使用胃肠外营养和管饲。节省能量技术可能会有益处。

静脉血栓栓塞性疾病的预防

目前尚缺乏被广泛接受的应用在脑肿瘤人群中预防静脉血栓栓塞（venous thromboembolic，VTE）疾病的指南。脑肿瘤患者由于不活动和癌症本身可能导致的高凝状态，发展成血栓栓塞性疾病的风险增加。另一方面，他们出血的风险增加，特别是由于脑损伤（特别是转移性黑色素瘤和肾细胞癌）、开颅手术、某些化疗引起的血小板减少以及一些化疗药物（特别是贝伐珠单抗，是二线化疗药物）引起的颅内出血[88]。在术后不同时间，神经外科医生推荐的抗凝治疗可能仅基于个人经验。

在预防 VTE 方面，低分子量肝素可能优于华法林[89]。对于多形性胶质母细胞瘤患者，有 2.5% 的患者在预防性低分子量肝素治疗，服药期的中位数为 5 个月，期间出现了症状性中枢神经系统出血[90]。

在针对 VTE 疾病接受抗凝治疗的多形性胶质母细胞瘤患者的回顾性分析中，发现 93 例中有 16 例发生了并发症[91]。建议进行至少 3~6 个月的抗凝治疗；但是，只要患者患有活动性肿瘤，建议终生抗凝治疗。活动性肿瘤患者的 VTE 发生率为 10%~20%[92]。

接受康复治疗的脑肿瘤患者的出血倾向的危险因素应包括既往出血史、可能促进出血的药物、血小板计数和血液病。出血高风险患者中预防 VTE 可以考虑使用下腔静脉滤器。对新近的术后患者的情况与神经外科医生进行咨询可能会有所帮助。

抑郁与行为

一些脑肿瘤患者可能患有影响其行为的认知障碍，导致躁动和妄想。在急诊住院期间，可能需要 24 小时看护。常见的情况是在全身麻醉后或在服用其他潜在的精神药物（包括阿片类止痛药）后。如果可能，应戒断精神类药物。使用抗精神病药物和重新定向可能会有所帮助。

脑肿瘤患者患抑郁症的风险增加。脑损伤患者由于大脑结构变化和神经递质水平改变而有患抑郁症的风险。由于促炎细胞因子的作用，肿瘤患者的抑郁风险也增加。再加上肿瘤诊断，功能独立性降低以及预后不良的可能性，许多脑肿瘤患者情绪低落也就不足为奇了。系统评价和纵向研究表明，在诊断后的 8 个月内，有 15%～20% 的神经胶质瘤患者会出现临床重度抑郁[93-95]。选择性 5-HT 再摄取抑制剂(selective serotonin reuptake inhibitors, SSRI)可能有效[96]。如果患者同时患有抑郁症和恶病质，则可以考虑使用米氮平。

认知与重返工作

认知功能障碍在脑肿瘤患者中很常见，并且是确定患者是否能够重返工作的重要因素。然而，相对较少的研究检查了认知对脑肿瘤人群恢复工作的影响。2010 年，Tamminga 等对描述各种肿瘤患者重返工作的干预措施的文章进行了系统的审查，发现在 20 篇文章中，只有一篇主要关注脑肿瘤患者重返工作的情况[97]。考虑到脑肿瘤患者的生存率相对较低，在其他形式的肿瘤幸存者而非脑肿瘤患者中，可能已经对认知和其他与重返工作的能力相关的因素进行了更广泛的研究。脑胶质瘤（最常见的脑瘤形式）患者中生存期超过五年的不到 5%[26]。

在随访胶质母细胞瘤长期幸存者（定义为诊断后存活超过 2 年的患者）的新研究中，Gately 和同事发现只有 3 项定量研究检查了神经认知功能和其他因素对患者的生活质量的影响[98]。这 3 项研究中的 2 项包括就业状况。最早的研究始自于 2006 年，德国学者发现 10 名胶质母细胞瘤患者经确诊后存活超过 5 年，所有患者均表现出认知障碍，其中 60% 无法工作[99]。2009 年，美国学者随访了 39 名经确诊后生存期超 3 年的胶质母细胞瘤患者，有 38% 患有认知功能障碍，有 43%(17/39)失业[100]。这 39 名患者中有 12 名已经退休，只有 9 名全职工作(23%)。这些作者指出，幸存者遭受的神经系统后遗症是仅次于肿瘤原发症状和治疗副作用的第三大临床表现。他们建议对长期幸存者进行"积极监测"，以密切监测神经系统后遗症，增加干预措施，以最大限度地提高患者的神经功能。

很少有研究探讨特定认知能力对重返工作的作用。Nugent 等发现了各种认知缺陷，对颅底肿瘤患者的工作效率产生了负面影响，包括注意力和心理灵活性差，视觉空间能力差，学习和记忆力差以及抑郁症状加重[101]。

对于能够重返工作的患者，建议需要个性化。但是，减轻疲劳并逐渐增加耐力的策略在所有患者中都很常见。通常建议患者在可能的情况下逐渐恢复工作，首先是减少工作时间，然后逐渐增加工作时间。当患者疲劳时，认知功能总是会降低。鼓励患者制定一项"节省能量计划"，充分利用一天中精力最佳的时间，灵活地参加工作。此外，避免疲劳还需要保持良好的睡眠卫生。

鼓励患者使用诸如记笔记、定闹钟等补偿性辅助工具。有许多示例，可以最大限度地减少认知错误。鼓励患者在可能的情况下始终使用单个记忆辅助工具（例如日程安排器），而不要在各个地方进行多次记录。还建议患者避免尝试多任务，并在继续进行下一项之前完成一项任务。通常，通过关闭办公室门或在隔间中使用耳塞或隔音耳机，可以最大限度地减少干扰。在执行其他任务时，将传入的电话呼叫发送到语音邮件可能会很有帮助，并安排一天中的某个时间来回复消息。可以针对患者的个体认知需求量身定制补偿策略的建议，进行神经心理学评估以确定认知优势和劣势的价值。

脑肿瘤患者与驾驶

为了安全地驾驶汽车，需要利用几个相互依赖的认知，感觉和运动能力[102-107]。驾驶所需的核心能力包括基本的运动能力、视觉扫描和观察外部环境的能力及对预期和未预期的外部刺激做出反应的能力。已经发现这些能力与神经认知功能的几种测量指标的表现有关，包括注意力、反应速度、视觉感受能力和执行功能的测试[108-119]。但是，关于安全驾驶机动车特别需要哪些认知域的研究一直存在变数[107, 110, 113, 114]。

脑肿瘤患者表现出认知功能障碍，这可能会对驾驶能力产生不利影响。研究表明，在疾病过程中，超过 90% 的脑肿瘤患者曾表现出明显的认知障碍[120]。因此，这些损害中有许多会影响认知领域，从而影响到安全驾驶机动车的能力[120-123]。此外，驾驶似乎是脑肿瘤患者的重要问题。例如，Chin 等发现，在对 154 位神经外科医生，神经病专家和放射肿瘤专家进行的一项调查中，有 91% 的医生在 12 个月内至少一次被问及他们的脑肿瘤患者驾驶情况[124]。Thomas 等的另一项研究中发现，在美国的 1 157 家医疗服务提供者中，有 31% 的神经外科医师和肿瘤学家与所有患者讨论了驾驶限制，而 68% 的患者则"根据需要"讨论了驾驶限制[125]。值得注意的是，在接受调查的所有医疗服务提供者中，只有 25% 的人使用标准化措施正式评估了驾驶能力。这些发现凸显了评估脑肿瘤患者驾驶能力的重要性。

评估汽车安全操作能力的金标准是上车路考。

但是,几项涉及具有各种神经系统疾病的人群的研究已经检查了其他测试在评估驾驶能力方面的有效性。这些包括传统的神经心理学功能测试和计算机化驾驶评估[108-119, 126-131]。尽管各研究结果不完全一致,但神经心理学功能测试发现与驾驶安全相关的包括执行功能、注意力、处理速度、视觉感受能力和记忆力的度量[108-119]。

为了评估驾驶能力,还开发了驾驶专业测试方法。例如驾驶场景测试,它是神经心理学评估[130]的子测试。用驾驶场景测试评估视觉注意力的研究结果不完全一致,部分研究显示出其在预测行车安全性方面的效用[132],也有研究显示出阴性结果[117]。Rookwood 驾驶评估系列[131]包含各种子测验,旨在评估与驾驶相关的视觉感知,实践技能和执行功能。多项研究表明,该措施可用于预测行车安全性[116, 133]。作者发现 70 岁及以上的司机的预测准确性下降,因此建议老年人使用这种工具时需要格外谨慎[116]。

此外,还开发了几种计算机检测方法来评估安全驾驶机动车的能力。例如,SMCTests™ 是一种计算机化的度量,用于评估与驾驶相关的感觉运动和认知能力[127-129]。具体来说,感觉运动成分包括视觉感知,弹道运动和视觉运动追踪的量度,认知成分包括复杂注意力,视觉搜索和执行功能的测试。值得注意的是,该措施涉及使用方向盘,指示杆,油门,离合器和制动踏板,从而提高了其生态有效性。尽管涉及 SMCTests™ 的研究非常有限,但一些研究表明,它可用于预测神经系统疾病患者的驾驶能力[129]。认知行为驾驶员的清单(cognitive behavioral driver inventory, CBDI)[126]是另一种计算机化的指标,用于评估与安全驾驶机动车相关的认知能力。CBDI 由四个计算机任务和三个传统的纸笔铅笔神经心理学测试,旨在评估注意力,专注力,反应时间,快速决策,视觉扫描,视觉警觉,对细节的关注,视觉运动协调以及简单和复杂的测序。涉及 CBDI 的研究显示了不同的发现,一些研究表明该方法预测神经系统受损患者的驾驶安全性是有用的[126, 134],其他的研究表明预测准确性不太理想[134, 135]。

总的来说,安全驾驶汽车的能力要求使用几种相互依赖的认知、感觉和运动能力,这些能力与神经认知功能的几种测量方法有关。这些能力在脑肿瘤患者中容易受到损害。因此,对于许多脑肿瘤患者来说,恢复驾驶能力是一个重要的问题。评估驾驶能力的金标准是上车路考。但是,当这不可行或担心驾驶能力时,神经心理学测试和计算机化驾驶评估可能会在协助评估患者安全操作汽车的能力方面发挥作用。

总结

肿瘤性脑损伤康复治疗融合了传统非肿瘤性脑损伤人群中使用的许多概念和治疗方法。脑肿瘤患者可从康复中获益,临床改善率与非癌症脑损伤患者相似。然而,鉴于肿瘤动态发展的性质,许多康复专业人员对肿瘤相关的死亡率,与肿瘤相关的负担以及治疗效果方面的差异可能是陌生的。康复治疗有可能改善脑肿瘤患者的功能独立性和生活质量。

要点

- 虽然在美国,肿瘤患者仅占急性住院康复治疗的患者 2%,但其中神经肿瘤患者超过一半。管理因素和神经功能缺损的存在可能是造成这种情况的原因。

- 研究显示,在急性住院康复治疗中,脑肿瘤患者的功能改善率与脑卒中或外伤性脑损伤相仿。然而,由于住院时间较短,脑肿瘤患者整体功能改善幅度不大。

- 尽量减轻疲劳、失眠和营养摄入不足等肿瘤相关症状,可能会改善其他相关症状,如认知功能障碍、提高体能和治疗耐受性。

- 多形性胶质母细胞瘤是成人最常见的原发性肿瘤,中位生存期为 12~15 个月。由于疾病的动态性和进展性,患者在肿瘤康复干预的过程中仍可能复发或功能恶化。建议门诊持续随访。

- 包括放疗和化疗在内的癌症治疗会导致功能损害。联合放疗和替莫唑胺化疗的 Stupp 疗法是最常用的初期治疗。许多脑胶质瘤患者在接受康复治疗的同时也在接受 Stupp 疗法。

- 绝大多数脑肿瘤患者在发病期间的某个时候都会发生认知障碍,并影响到日常生活的活动能力、重返工作的能力、驾驶能力。

(沈海燕 陈真 译 王岩静 校)

参考文献

1. Lin J, Jandial R, Nesbit A, et al. Current and emerging treatments for brain metastases. *Oncology*. 2015;29(4):250–257.
2. Ostrom QT, Gittleman H, Fulop J, et al. CBTRUS statistical report: primary brain and central nervous system tumors diagnosed in the United States in 2008–2012. *Neuro Oncol*. 2015;17(Suppl 4):iv1–iv62. doi:10.1093/neuonc/nov189.
3. Louis DN, Perry A, Reifenberger G, et al. The 2016 World health organization classification of tumors of the central nervous system: a summary. *Acta neuropathologica*. 2016;131(6):803–820. doi:10.1007/s00401-016-1545-1.
4. Ceccarelli M, Barthel FP, Malta TM, et al. Molecular profiling reveals biologically discrete subsets and pathways of progression in diffuse glioma. *Cell*. 2016;164(3):550–563. doi:10.1016/j.cell.2015.12.028.
5. Mahajan A, Ahmed S, McAleer MF, et al. Post-operative stereotactic radiosurgery versus observation for completely resected brain metastases: a single-centre, randomised, controlled, phase 3 trial. *Lancet Oncol*. 2017;18(8):1040–1048. doi:10.1016/S1470-2045(17)30414-X.
6. Brown PD, Ballman KV, Cerhan JH, et al. Postoperative stereotactic radiosurgery compared with whole brain radiotherapy for resected metastatic brain disease (NCCTG N107C/CEC.3): a multicentre, randomised, controlled, phase 3 trial. *Lancet Oncol*. 2017;18(8):1049–1060. doi:10.1016/S1470-2045(17)30441-2.
7. Chang EL, Wefel JS, Hess KR, et al. Neurocognition in patients with brain metastases treated with radiosurgery or radiosurgery plus whole-brain irradiation: a randomised controlled trial. *Lancet Oncol*. 2009;10(11):1037–1044. doi:10.1016/S1470-2045(09)70263-3.
8. Buckner JC, Shaw EG, Pugh SL, et al. Radiation plus procarbazine, CCNU, and vincristine in low-grade glioma. *N Engl J Med*. 2016;374(14):1344–1355. doi:10.1056/NEJMoa1500925.
9. Hegi ME, Diserens AC, Gorlia T, et al. MGMT gene silencing and benefit from temozolomide in glioblastoma. *N Engl J Med*. 2005;352(10):997–1003. doi:10.1056/NEJMoa043331.
10. Hoover JM, Nwojo M, Puffer R, et al. Surgical outcomes in recurrent glioma: clinical article. *J Neurosurg*. 2013;118(6):1224–1231. doi:10.3171/2013.2.JNS121731.
11. Ringel F, Pape H, Sabel M, et al. Clinical benefit from resection of recurrent glioblastomas: results of a multicenter study including 503 patients with recurrent glioblastomas undergoing surgical resection. *Neuro Oncol*. 2016;18(1):96–104. doi:10.1093/neuonc/nov145.
12. Weston J, Greenhalgh J, Marson AG. Antiepileptic drugs as prophylaxis for post-craniotomy seizures. *Cochrane Database Syst Rev*. 2015;3:CD007286. doi:10.1002/14651858.CD007286.pub3.
13. Wu AS, Trinh VT, Suki D, et al. A prospective randomized trial of perioperative seizure prophylaxis in patients with intraparenchymal brain tumors. *J Neurosurg*. 2013;118(4):873–883. doi:10.3171/2012.12.JNS111970.
14. De Benedictis A, Moritz-Gasser S, Duffau H. Awake mapping optimizes the extent of resection for low-grade gliomas in eloquent areas. *Neurosurgery*. 2010;66(6):1074–1084; discussion 84. doi:10.1227/01.NEU.0000369514.74284.78.
15. Dietz JH Jr. Adaptive rehabilitation of the cancer patient. *Curr Probl Cancer*. 1980;5(5):1–56.
16. Minnella EM, Bousquet-Dion G, Awasthi R, et al. Multimodal prehabilitation improves functional capacity before and after colorectal surgery for cancer: a five-year research experience. *Acta Oncol*. 2017;56(2):295–300. doi:10.1080/0284186X.2016.1268268.
17. Culley DJ, Crosby G. Prehabilitation for prevention of postoperative cognitive dysfunction? *Anesthesiology*. 2015;123(1):7–9. doi:10.1097/ALN.0000000000000698.
18. Kawano T, Eguchi S, Iwata H, et al. Impact of preoperative environmental enrichment on prevention of development of cognitive impairment following abdominal surgery in a rat model. *Anesthesiology*. 2015;123(1):160–170. doi:10.1097/ALN.0000000000000697.
19. Rivera-Rivera PA, Rios-Lago M, Sanchez-Casarrubios S, et al. Cortical plasticity catalyzed by prehabilitation enables extensive resection of brain tumors in eloquent areas. *J Neurosurg*. 2017;126(4):1323–1333. doi:10.3171/2016.2.JNS152485.
20. Wong SG, Maida E, Harvey D, et al. Evaluation of a physiatrist-directed prehabilitation intervention in frail patients with colorectal cancer: a randomised pilot study protocol. *BMJ Open*. 2017;7(6):e015565. doi:10.1136/bmjopen-2016-015565.
21. Shaughness G, Howard R, Englesbe M. Patient-centered surgical prehabilitation. *Am J Surg*. 2017. doi:10.1016/j.amjsurg.2017.04.005.
22. Carli F, Scheede-Bergdahl C. Prehabilitation to enhance perioperative care. *Anesthesiol Clin*. 2015;33(1):17–33. doi:10.1016/j.anclin.2014.11.002.
23. Moorthy K, Wynter-Blyth V. Prehabilitation in perioperative care. *Br J Surg*. 2017;104(7):802–803. doi:10.1002/bjs.10516.
24. Looijaard SM, Slee-Valentijn MS, Otten RH, et al. Physical and nutritional prehabilitation in older patients with colorectal carcinoma: a systematic review. *J Geriatr Phys Ther*. 2017. doi:10.1519/JPT.0000000000000125.
25. Stupp R, Hegi ME, Mason WP, et al. Effects of radiotherapy with concomitant and adjuvant temozolomide versus radiotherapy alone on survival in glioblastoma in a randomised phase III study: 5-year analysis of the EORTC-NCIC trial. *Lancet Oncol*. 2009;10(5):459–466. doi:10.1016/S1470-2045(09)70025-7.
26. Ostrom QT, Gittleman H, Farah P, et al. CBTRUS statistical report: primary brain and central nervous system tumors diagnosed in the United States in 2006–2010. *Neuro Oncol*. 2013;15(Suppl 2):ii1–ii56. doi:10.1093/neuonc/not151.
27. Lin HF, Wu YT, Tsauo JY. Utilization of rehabilitation services for inpatient with cancer in Taiwan: a descriptive analysis from national health insurance database. *BMC Health Serv Res*. 2012;12:255. doi:10.1186/1472-6963-12-255.
28. Movsas SB, Chang VT, Tunkel RS, et al. Rehabilitation needs of an inpatient medical oncology unit. *Arch Phys Med Rehabil*. 2003;84(11):1642–1646.
29. Pace A, Villani V, Parisi C, et al. Rehabilitation pathways in adult brain tumor patients in the first 12 months of disease. A retrospective analysis of services utilization in 719 patients. *Support Care Cancer*. 2016;24(11):4801–4806. doi:10.1007/s00520-016-3333-9.
30. Boake C, Meyers CA. Brain tumor rehabilitation Survey of clinical practice. *Arch Phys Med Rehabil*. 1993;74:1247.
31. Mix JM, Granger CV, LaMonte MJ, et al. Characterization of cancer patients in inpatient rehabilitation facilities: a retrospective cohort study. *Arch Phys Med Rehabil*. 2017;98(5):971–980. doi:10.1016/j.apmr.2016.12.023.
32. Shin KY, Guo Y, Konzen B, et al. Inpatient cancer rehabilitation: the experience of a national comprehensive cancer center. *Am J Phys Med Rehabil*. 2011;90(5 Suppl 1):S63–S68. doi:10.1097/PHM.0b013e31820be1a4.
33. Sliwa JA, Shahpar S, Huang ME, et al. Cancer rehabilitation: do functional gains relate to 60 percent rule classification or to the presence of metastasis? *PM R*. 2016;8(2):131–137. doi:10.1016/j.pmrj.2015.06.440.
34. Fu JB, Raj VS, Guo Y. A guide to inpatient cancer rehabilitation: focusing on patient selection and evidence-based outcomes. *PM R*. 2017;9(9S2):S324–S334. doi:10.1016/j.pmrj.2017.04.017.
35. Ulmer S, Braga TA, Barker FG 2nd, et al. Clinical and radiographic features of peritumoral infarction following resection of glioblastoma. *Neurology*. 2006;67(9):1668–1670. doi:10.1212/01.wnl.0000242894.21705.3c.
36. O'Dell MW, Barr K, Spanier D, et al. Functional outcome of inpatient rehabilitation in persons with brain tumors. *Arch Phys Med Rehabil*. 1998;79(12):1530–1534.
37. Marciniak CM, Sliwa JA, Heinemann AW, et al. Functional outcomes of persons with brain tumors after inpatient rehabilitation. *Arch Phys Med Rehabil*. 2001;82(4):457–463. doi:10.1053/apmr.2001.21862.
38. Huang ME, Cifu DX, Keyser-Marcus L. Functional outcome after brain tumor and acute stroke: a comparative analysis. *Arch Phys Med Rehabil*. 1998;79(11):1386–1390.
39. Greenberg E, Treger I, Ring H. Rehabilitation outcomes in patients with brain tumors and acute stroke: comparative study of inpatient rehabilitation. *Am J Phys Med Rehabil*. 2006;85(7):568–573. doi:10.1097/01.phm.0000223218.38152.53.
40. Huang ME, Cifu DX, Keyser-Marcus L. Functional outcomes in patients with brain tumor after inpatient rehabilitation: comparison with traumatic brain injury. *Am J Phys Med Rehabil*. 2000;79(4):327–335.
41. Fu JB, Parsons HA, Shin KY, et al. Comparison of functional outcomes in low- and high-grade astrocytoma rehabilitation inpatients. *Am J Phys Med Rehabil*. 2010;89(3):205–212. doi:10.1097/PHM.0b013e3181ca2306.
42. Nayak L, Iwamoto FM. Primary brain tumors in the elderly. *Curr Neurol Neurosci Rep*. 2010;10(4):252–258. doi:10.1007/s11910-010-0110-x.
43. Alam E, Wilson RD, Vargo MM. Inpatient cancer rehabilitation: a retrospective comparison of transfer back to acute care between patients with neoplasm and other rehabilitation patients. *Arch Phys Med Rehabil*. 2008;89(7):1284–1289. doi:10.1016/j.apmr.2008.01.014.
44. Fu JB, Lee J, Shin BC, et al. Return to the primary acute care service among patients with multiple myeloma on an acute inpatient rehabilitation unit. *PM R*. 2017;9(6):571–578. doi:10.1016/j.pmrj.2016.12.007.

45. Fu JB, Lee J, Smith DW, et al. Frequency and reasons for return to the primary acute care service among patients with lymphoma undergoing inpatient rehabilitation. *PM R*. 2014;6(7):629–634. doi:10.1016/j.pmrj.2013.12.009.

46. Fu JB, Lee J, Smith DW, et al. Frequency and reasons for return to acute care in patients with leukemia undergoing inpatient rehabilitation: a preliminary report. *Am J Phys Med Rehabil*. 2013;92(3):215–222. doi:10.1097/PHM.0b013e3182744151.

47. Fu JB, Lee J, Smith DW, et al. Return to primary service among bone marrow transplant rehabilitation inpatients: an index for predicting outcomes. *Arch Phys Med Rehabil*. 2013;94(2):356–361. doi:10.1016/j.apmr.2012.08.219.

48. Dhah SS, Fu JB, Shin KY. Rehabilitation. In: Kantarjian HM, Wolff RA, eds. *The MD Anderson Manual of Medical Oncology*. 3rd ed. New York, NY: McGraw-Hill Medical; 2016.

49. Taal W, Brandsma D, de Bruin HG, et al. Incidence of early pseudo-progression in a cohort of malignant glioma patients treated with chemoirradiation with temozolomide. *Cancer*. 2008;113(2):405–410. doi:10.1002/cncr.23562.

50. Kuffler DP. Hyperbaric oxygen therapy: can it prevent irradiation-induced necrosis? *Exp Neurol*. 2012;235(2):517–527. doi:10.1016/j.expneurol.2012.03.011.

51. Chen J, Dassarath M, Yin Z, et al. Radiation induced temporal lobe necrosis in patients with nasopharyngeal carcinoma: a review of new avenues in its management. *Radiat Oncol*. 2011;6:128. doi:10.1186/1748-717X-6-128.

52. Delishaj D, Ursino S, Pasqualetti F, et al. Bevacizumab for the treatment of radiation-induced cerebral necrosis: a systematic review of the literature. *J Clin Med Res*. 2017;9(4):273–280. doi:10.14740/jocmr2936e.

53. Guo Y, Young BL, Hainley S, et al. Evaluation and pharmacologic management of symptoms in cancer patients undergoing acute rehabilitation in a comprehensive cancer center. *Arch Phys Med Rehabil*. 2007;88(7):891–895. doi:10.1016/j.apmr.2007.03.032.

54. Fu JB, Bianty JR, Wu J, et al. An analysis of inpatient rehabilitation approval among private insurance carriers at a cancer center. *PM R*. 2016;8(7):635–639. doi:10.1016/j.pmrj.2015.12.007.

55. Lie DA, Fu JB, Schmitt P, et al. Cultural factors in ethics consultations. *PM R*. 2017;9(10):1030–1037. doi:https://doi.org/10.1016/j.pmrj.2017.08.446.

56. Berger AM, Abernethy AP, Atkinson A, et al. NCCN Clinical Practice Guidelines in Oncology—Cancer-Related Fatigue. *J Natl Compr Canc Netw*. 2015;13(8):1012–1039.

57. Lovely MP, Miaskowski C, Dodd M. Relationship between fatigue and quality of life in patients with glioblastoma multiformae. *Oncol Nurs Forum*. 1999;26(5):921–925.

58. Osoba D, Brada M, Prados MD, et al. Effect of disease burden on health-related quality of life in patients with malignant gliomas. *Neuro Oncol*. 2000;2(4):221–228.

59. Cella D. Factors influencing quality of life in cancer patients: anemia and fatigue. *Semin Oncol*. 1998;25(3 Suppl 7):43–46.

60. Armstrong TS, Cron SG, Bolanos EV, et al. Risk factors for fatigue severity in primary brain tumor patients. *Cancer*. 2010;116(11):2707–2715. doi:10.1002/cncr.25018.

61. Asher A, Fu JB, Bailey C, et al. Fatigue among patients with brain tumors. *CNS Oncol*. 2016;5(2):91–100. doi:10.2217/cns-2015-0008.

62. Hofman M, Ryan JL, Figueroa-Moseley CD, et al. Cancer-related fatigue: the scale of the problem. *Oncologist*. 2007;12(Suppl 1):4–10. doi:10.1634/theoncologist.12-S1-4.

63. Garland SN, Carlson LE, Stephens AJ, et al. Mindfulness-based stress reduction compared with cognitive behavioral therapy for the treatment of insomnia comorbid with cancer: a randomized, partially blinded, noninferiority trial. *J Clin Oncol*. 2014;32(5):449–457. doi:10.1200/JCO.2012.47.7265.

64. Zee PC, Ancoli-Israel S, Workshop P. Does effective management of sleep disorders reduce cancer-related fatigue? *Drugs*. 2009;69(Suppl 2):29–41. doi:10.2165/11531140-000000000-00000.

65. Boele FW, Klein M, Reijneveld JC, et al. Symptom management and quality of life in glioma patients. *CNS Oncol*. 2014;3(1):37–47. doi:10.2217/cns.13.65.

66. Gehring K, Patwardhan SY, Collins R, et al. A randomized trial on the efficacy of methylphenidate and modafinil for improving cognitive functioning and symptoms in patients with a primary brain tumor. *J Neurooncol*. 2012;107(1):165–174. doi:10.1007/s11060-011-0723-1.

67. Kaleita TA, Wellisch DK, Graham CA, et al. Pilot study of modafinil for treatment of neurobehavioral dysfunction and fatigue in adult patients with brain tumors. *Proc Annu Meeting Am Soc Clin Oncol*. 2006;24(18S):A1503. doi:10.1200/jco.2006.24.18_suppl

68. Meyers CA, Weitzner MA, Valentine AD, et al. Methylphenidate therapy improves cognition, mood, and function of brain tumor patients. *J Clin Oncol*. 1998;16(7):2522–2527. doi:10.1200/JCO.1998.16.7.2522.

69. Fu J, Gutierrez C, Bruera E, et al. Use of injectable spasticity management agents in a cancer center. *Support Care Cancer*. 2013;21(5):1227–1232. doi:10.1007/s00520-012-1651-0.

70. Sommerfeld DK, Eek EU, Svensson AK, et al. Spasticity after stroke: its occurrence and association with motor impairments and activity limitations. *Stroke*. 2004;35(1):134–139. doi:10.1161/01.STR.0000105386.05173.5E.

71. Watkins CL, Leathley MJ, Gregson JM, et al. Prevalence of spasticity post stroke. *Clin Rehabil*. 2002;16(5):515–522. doi:10.1191/0269215502cr512oa.

72. Noreau L, Proulx P, Gagnon L, et al. Secondary impairments after spinal cord injury: a population-based study. *Am J Phys Med Rehabil*. 2000;79(6):526–535.

73. Walter JS, Sacks J, Othman R, et al. A database of self-reported secondary medical problems among VA spinal cord injury patients: its role in clinical care and management. *J Rehabil Res Dev*. 2002;39(1):53–61.

74. McGuire JR. Epidemiology of spasticity in the adult and child. In: Allison Brashear EE, eds. *Spasticity: Diagnosis and Management*. New York, NY: Demos Medical Publishing, LLC; 2011.

75. Wedekind C, Lippert-Gruner M. Long-term outcome in severe traumatic brain injury is significantly influenced by brainstem involvement. *Brain Inj*. 2005;19(9):681–684. doi:10.1080/02699050400025182.

76. Fu J, Ngo A, Shin K, et al. Botulinum toxin injection and phenol nerve block for reduction of end-of-life pain. *J Palliat Med*. 2013;16(12):1637–1640. doi:10.1089/jpm.2013.0182.

77. Viola-Saltzman M, Watson NF. Traumatic brain injury and sleep disorders. *Neurol Clin*. 2012;30(4):1299–1312. doi:10.1016/j.ncl.2012.08.008.

78. O'Donnell JF. Insomnia in cancer patients. *Clin Cornerstone*. 2004;6(Suppl 1D):S6–S14.

79. Morishita S, Kaida K, Yamauchi S, et al. Relationship between corticosteroid dose and declines in physical function among allogeneic hematopoietic stem cell transplantation patients. *Support Care Cancer*. 2013;21(8):2161–2169. doi:10.1007/s00520-013-1778-7.

80. Kobashi-Schoot JA, Hanewald GJ, van Dam FS, et al. Assessment of malaise in cancer patients treated with radiotherapy. *Cancer Nurs*. 1985;8(6):306–313.

81. Hopkinson JB, Wright DN, McDonald JW, et al. The prevalence of concern about weight loss and change in eating habits in people with advanced cancer. *J Pain Symptom Manage*. 2006;32(4):322–331. doi:10.1016/j.jpainsymman.2006.05.012.

82. Inui A. Cancer anorexia-cachexia syndrome: current issues in research and management. *CA Cancer J Clin*. 2002;52(2):72–91.

83. MacDonald N, Easson AM, Mazurak VC, et al. Understanding and managing cancer cachexia. *J Am Coll Surg*. 2003;197(1):143–161. doi:10.1016/S1072-7515(03)00382-X.

84. Gullett NP, Mazurak VC, Hebbar G, et al. Nutritional interventions for cancer-induced cachexia. *Curr Probl Cancer*. 2011;35(2):58–90. doi:10.1016/j.currproblcancer.2011.01.001.

85. Evans WJ, Morley JE, Argiles J, et al. Cachexia: a new definition. *Clin Nutr*. 2008;27(6):793–799. doi:10.1016/j.clnu.2008.06.013.

86. O'Gorman P, McMillan DC, McArdle CS. Longitudinal study of weight, appetite, performance status, and inflammation in advanced gastrointestinal cancer. *Nutr Cancer*. 1999;35(2):127–129. doi:10.1207/S15327914NC352_5.

87. Faber J, Uitdehaag MJ, Spaander M, et al. Improved body weight and performance status and reduced serum PGE2 levels after nutritional intervention with a specific medical food in newly diagnosed patients with esophageal cancer or adenocarcinoma of the gastro-esophageal junction. *J Cachexia Sarcopenia Muscle*. 2015;6(1):32–44. doi:10.1002/jcsm.12009.

88. Chinot OL, Wick W, Mason W, et al. Bevacizumab plus radiotherapy-temozolomide for newly diagnosed glioblastoma. *N Engl J Med*. 2014;370(8):709–722. doi:10.1056/NEJMoa1308345.

89. Lee AY, Levine MN, Baker RI, et al. Low-molecular-weight heparin versus a coumarin for the prevention of recurrent venous thromboembolism in patients with cancer. *N Engl J Med*. 2003;349(2):146–153. doi:10.1056/NEJMoa025313.

90. Perry SL, Bohlin C, Reardon DA, et al. Tinzaparin prophylaxis against venous thromboembolic complications in brain tumor patients. *J Neurooncol*. 2009;95(1):129–134. doi:10.1007/s11060-009-9911-7.

91. Yust-Katz S, Mandel JJ, Wu J, et al. Venous thromboembolism (VTE) and glioblastoma. *J Neurooncol*. 2015;124(1):87–94. doi:10.1007/

第五篇

s11060-015-1805-2.

92. Prandoni P, Lensing AW, Piccioli A, et al. Recurrent venous thromboembolism and bleeding complications during anticoagulant treatment in patients with cancer and venous thrombosis. *Blood*. 2002;100(10):3484–3488. doi:10.1182/blood-2002-01-0108.

93. Boele FW, Rooney AG, Grant R, et al. Psychiatric symptoms in glioma patients: from diagnosis to management. *Neuropsychiatr Dis Treat*. 2015;11:1413–1420. doi:10.2147/NDT.S65874.

94. Rooney AG, Carson A, Grant R. Depression in cerebral glioma patients: a systematic review of observational studies. *J Natl Cancer Inst*. 2011;103(1):61–76. doi:10.1093/jnci/djq458.

95. Rooney AG, McNamara S, Mackinnon M, et al. Frequency, clinical associations, and longitudinal course of major depressive disorder in adults with cerebral glioma. *J Clin Oncol*. 2011;29(32):4307–4312. doi:10.1200/JCO.2011.34.8466.

96. Caudill JS, Brown PD, Cerhan JH, et al. Selective serotonin reuptake inhibitors, glioblastoma multiforme, and impact on toxicities and overall survival: the mayo clinic experience. *Am J Clin Oncol*. 2011;34(4):385–387. doi:10.1097/COC.0b013e3181e8461a.

97. Tamminga SJ, de Boer AG, Verbeek JH, et al. Return-to-work interventions integrated into cancer care: a systematic review. *Occup Environ Med*. 2010;67(9):639–648. doi:10.1136/oem.2009.050070.

98. Gately L, McLachlan SA, Dowling A, et al. Life beyond a diagnosis of glioblastoma: a systematic review of the literature. *J Cancer Surviv*. 2017;11(4):447–452. doi:10.1007/s11764-017-0602-7.

99. Steinbach JP, Blaicher HP, Herrlinger U, et al. Surviving glioblastoma for more than 5 years: the patient's perspective. *Neurology*. 2006;66(2):239–242. doi:10.1212/01.wnl.0000194221.89948.a0.

100. Hottinger AF, Yoon H, DeAngelis LM, et al. Neurological outcome of long-term glioblastoma survivors. *J Neurooncol*. 2009;95(3):301–305. doi:10.1007/s11060-009-9946-9.

101. Nugent BD, Weimer J, Choi CJ, et al. Work productivity and neuropsychological function in persons with skull base tumors. *Neurooncol Pract*. 2014;1(3):106–113. doi:10.1093/nop/npu015.

102. Michon JA. Dealing with Danger. Technical Report VK 79-01. Traffic Research Centre of the University of Groningen, Groningen, The Netherlands; 1979.

103. McKenna P. Fitness to drive: a neuropsychological perspective. *J Ment Health*. 2009;7(1):9–18.

104. Meyers JE, Volbrecht M, Kaster-Bundgaard J. Driving is more than pedal pushing. *Appl Neuropsychol*. 1999;6(3):154–164. doi:10.1207/s15324826an0603_3.

105. Lundqvist A, Gerdle B, Rönnberg J. Neuropsychological aspects of driving after a stroke—in the simulator and on the road. *Appl Cogn Psychol*. 2000;14(2):135–150. doi:10.1002/(SICI)1099-0720(200003/04)14:2<135::AID-ACP628>3.0.CO;2-S.

106. Stutts JC, Wilkins JW. On-road driving evaluations: a potential tool for helping older adults drive safely longer. *J Safety Res*. 2003;34(4):431–439.

107. Anstey KJ, Wood J, Lord S, et al. Cognitive, sensory and physical factors enabling driving safety in older adults. *Clin Psychol Rev*. 2005;25(1):45–65. doi:10.1016/j.cpr.2004.07.008.

108. McKnight AJ, McKnight AS. Multivariate analysis of age-related driver ability and performance deficits. *Accid Anal Prev*. 1999;31(5):445–454.

109. De Raedt R, Ponjaert-Kristoffersen I. The relationship between cognitive/neuropsychological factors and car driving performance in older adults. *J Am Geriatr Soc*. 2000;48(12):1664–1668.

110. Mathias JL, Lucas LK. Cognitive predictors of unsafe driving in older drivers: a meta-analysis. *Int Psychogeriatr*. 2009;21(4):637–653. doi:10.1017/s1041610209009119.

111. Silva MT, Laks J, Engelhardt E. Neuropsychological tests and driving in dementia: a review of the recent literature. *Rev Assoc Med Bras (1992)*. 2009;55(4):484–488.

112. Lundqvist A, Alinder J. Driving after brain injury: self-awareness and coping at the tactical level of control. *Brain Inj*. 2007;21(11):1109–1117. doi:10.1080/02699050701651660.

113. Bennett JM, Chekaluk E, Batchelor J. Cognitive tests and determining fitness to drive in dementia: a systematic review. *J Am Geriatr Soc*. 2016;64(9):1904–1917. doi:10.1111/jgs.14180.

114. Wolfe PL, Lehockey KA. Neuropsychological assessment of driving capacity. *Arch Clin Neuropsychol*. 2016;31(6):517–529. doi:10.1093/arclin/acw050.

115. Schultheis MT, Whipple E. Driving after traumatic brain injury: evaluation and rehabilitation interventions. *Curr Phys Med Rehabil Rep*. 2014;2(3):176–183. doi:10.1007/s40141-014-0055-0.

116. McKenna P, Jefferies L, Dobson A, et al. The use of a cognitive battery to predict who will fail an on-road driving test. *Br J Clin Psychol*. 2004;43(Pt 3):325–336. doi:10.1348/0144665031752952.

117. Grace J, Amick MM, D'Abreu A, et al. Neuropsychological deficits associated with driving performance in Parkinson's and Alzheimer's disease. *J Int Neuropsychol Soc*. 2005;11(6):766–775. doi:10.1017/s1355617705050848.

118. Ott BR, Davis JD, Papandonatos GD, et al. Assessment of driving-related skills prediction of unsafe driving in older adults in the office setting. *J Am Geriatr Soc*. 2013;61(7):1164–1169. doi:10.1111/jgs.12306.

119. Aksan N, Anderson SW, Dawson J, et al. Cognitive functioning differentially predicts different dimensions of older drivers' on-road safety. *Accid Anal Prev*. 2015;75:236–244. doi:10.1016/j.aap.2014.12.007.

120. Taphoorn MJ, Klein M. Cognitive deficits in adult patients with brain tumours. *Lancet Neurol*. 2004;3(3):159–168. doi:10.1016/s1474-4422(04)00680-5.

121. Parsons MW, Hammeke TA. *Clinical Neuropsychology: A Pocket Handbook for Assessment*. 3rd ed. Washington, DC: American Psychological Association (APA); 2014.

122. Schagen SB, Klein M, Reijneveld JC, et al. Monitoring and optimising cognitive function in cancer patients: Present knowledge and future directions. *EJC Suppl*. 2014;12(1):29–40. doi:10.1016/j.ejcsup.2014.03.003.

123. Noll KR, Weinberg JS, Ziu M, et al. Neurocognitive changes associated with surgical resection of left and right temporal lobe glioma. *Neurosurgery*. 2015;77(5):777–785. doi:10.1227/neu.0000000000000987.

124. Chin YS, Jayamohan J, Clouston P, et al. Driving and patients with brain tumours: a postal survey of neurosurgeons, neurologists and radiation oncologists. *J Clin Neurosci*. 2004;11(5):471–474. doi:10.1016/j.jocn.2003.08.010.

125. Thomas S, Mehta MP, Kuo JS, et al. Current practices of driving restriction implementation for patients with brain tumors. *J Neurooncol*. 2011;103(3):641–647. doi:10.1007/s11060-010-0439-7.

126. Engum ES, Lambert EW. *Manual for the Cognitive Behavioral Driver's Inventory*. Version 2.0 ed. Indianapolis: Psychological Software Services, Inc; 1990.

127. Jones RD. Measurement of sensory-motor control performance capacities: tracking tasks. In: Bronzino JD, Peterson DR, eds. *The Biomedical Engineering Handbook-Biomedical Engineering Fundamentals*. Boca Raton, FL: CRC Press; 2006.

128. Jones RDS, Sharman NB, Watson RW, et al. A PC-based battery of tests for quantitative assessment of upper-limb sensory-motor function in brain disorders. Proceedings of the 15th Annual International Conference of the IEEE Engineering in Medicine and Biology Societ. 1993:1414–1415.

129. Innes CR, Jones RD, Dalrymple-Alford JC, et al. Sensory-motor and cognitive tests predict driving ability of persons with brain disorders. *J Neurol Sci*. 2007;260(1–2):188–198. doi:10.1016/j.jns.2007.04.052.

130. Stern RA, White T. *Neuropsychological Assessment Battery (NAB)*. Lutz, FL: Psychological Assessment Resources Inc.; 2003.

131. McKenna P. *Rookwood Driving Battery (RDB)*. London, UK: Pearson Assessment; 2009.

132. Brown LB, Stern RA, Cahn-Weiner DA, et al. Driving scenes test of the Neuropsychological Assessment Battery (NAB) and on-road driving performance in aging and very mild dementia. *Arch Clin Neuropsychol*. 2005;20(2):209–215. doi:10.1016/j.acn.2004.06.003.

133. McKenna P, Bell V. Fitness to drive following cerebral pathology: the Rookwood Driving Battery as a tool for predicting on-road driving performance. *J Neuropsychol*. 2007;1(Pt 1):85–100.

134. Bouillon L, Mazer B, Gelinas I. Validity of the Cognitive Behavioral Driver's Inventory in predicting driving outcome. *Am J Occup Ther*. 2006;60(4):420–427.

135. Duquette J, McKinley P, Mazer B, et al. Impact of partial administration of the Cognitive Behavioral Driver's Inventory on concurrent validity for people with brain injury. *Am J Occup Ther*. 2010;64(2):279–287.

第
五
篇

第47章

癌症患者脊髓功能障碍的康复

Peter Wayne New

癌症患者脊髓功能障碍（spinal cord dysfunction，SCDy）的康复可以定义为"一种缓解癌症或SCDy相关痛苦症状的过程"，该过程可帮助患者在SCDy、癌症的治疗和预后过程中最大限度地实现身体、功能、社交和心理能力的改善。肿瘤相关的SCDy可能是由于硬膜外、脊髓内或软脊膜肿瘤引起的脊髓压迫所致，也可能是放射治疗引起，或由于医源性原因（例如感染或血肿）及没有及时进行化学药物治疗所致（图47-1）。对导致SCDy的肿瘤进行综合诊断，对患者的康复及其家庭和参与治疗的医护人员提出了重大挑战：它涉及众多复杂的医学、功能和社会心理问题。这些身体上的损伤、功能的障碍和社会心理改变对患者的生活质量（quality of life，QOL）及重新融入社区提出了重大挑战。对该人群更好地了解将有助于他们的医疗管理、康复和长期随访。

因肿瘤而导致SCDy的康复患者比例很高。此外，这些患者的人口统计学和临床特征、临床表现和康复结果将他们与其他原因的SCDy以及外伤性脊髓损伤（traumatic spinal cord injury，SCI）区别开来。早期、全面的诊断和管理很重要，并且有几个因素与患者的生存率及神经和功能结局相关。目前已经提出了框架来指导康复团队管理由于肿瘤引起SCDy的患者，随后将进行详细讨论。利用跨学科团队方法进行的康复干预措施可以改善患者的活动能力、日常生活活动（activities of daily living，ADL）、心理调节能力以及重返社会的能力，并减少并发症。预防和治疗诸如疼痛、疲劳、痉挛、神经源性膀胱和肠道、压力性溃疡、感染和血栓栓塞等医学问题非常重要，我们也将进行讨论。最后，我们将阐述预防或降低由于肿瘤引起的SCDy严重程度的策略。

流行病学和人口统计学特征

据报道，在全身性癌症患者中，有15%~40%发生脊柱转移，并在5%~10%的情况下引起硬膜外脊髓受压[1-3]。一项基于癌症患者人群的队列研究发现，有2.5%的患者在其生命的最后5年出现有症状的转移性脊髓压迫，其发生率取决于原发肿瘤的类型和患者的年龄[4]。影响脊髓的原发性肿瘤比恶性肿瘤少得多，仅占中枢神经系统肿瘤的4%~8%，据报道发病率为每百万人7.4例[5]。

在任何原因导致的脊髓损伤（spinal cord damage，SCD）患者（包括外伤性SCI和非外伤性SCDy）中，由于癌症而导致SCDy的患者占接受康复治疗患者总数的比例很大。在许多国家，外伤性SCI（如机动车事故，跌倒和暴力行为）是导致SCD的最常见原因[6]，但据报道在一些发达国家，SCDy的发病率更高[7-9]。导致SCDy的原因很多[10,11]。最近在9个国家进行的一项大型国际研究发现，SCDy的最常见原因是脊柱的退行性疾病（31%），恶性肿瘤（16%，范围在0~26%），局部缺血（11%），良性肿瘤（9%，范围在3%~17%）和细菌感染（7%）[12]。由于肿瘤引起的SCDy与年龄增长之间存在关联，预计随着人口老龄化和肿瘤管理的改善，在未来的几十年中，与肿瘤相关的SCDy的发病率将急剧增加[8]。

一篇包括9篇出版物的文献综述[13]，报道了由于肿瘤导致SCDy患者的流行病学、功能情况和康复预后[14-22]。这些研究发现，患有肿瘤相关性SCDy的患者通常年龄在50或60岁，并且性别分布相当平均。良性肿瘤引起SCDy的患者往往更年轻，更有可能是女性，但恶性肿瘤引起SCDy的患者在年龄或性别上与其他原因的 SCDy 患者相比无显著差异。与外伤性 SCI 患者相比，恶性肿瘤引起 SCDy 的患者年龄更大，更可能是女性，而从事高薪酬工作的可能性更低[14-23]。表 47-1 总结了与肿瘤相关 SCDy 患者的主要流行病学调查结果和临床结局。

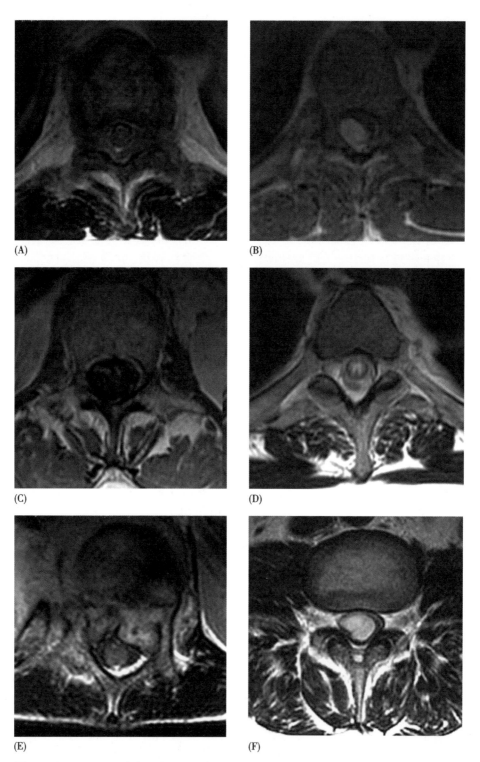

(A)　　　　　　　　　　　　　　　(B)

(C)　　　　　　　　　　　　　　　(D)

(E)　　　　　　　　　　　　　　　(F)

图 47-1　MRI 显示了在癌症条件下可能发生的脊髓损伤的常见原因
（A）转移性前列腺癌硬膜外肿瘤（T2）。（B）髓内室管膜瘤（T1 增强）。（C）转移性乳腺癌的软脊膜瘤（T1 增强）。（D）治疗前列腺癌的孤立性椎体转移所致的放射性脊髓病（T2）。（E）免疫缺陷患者的脊柱结核（T2）。（F）白血病患者的硬膜下出血（T2）

表 47-1　肿瘤所致脊髓功能障碍后康复的流行病学和临床结果综述

	Murray[14]	Hacking[24]	Mckinley[15]	Parsch[16]	Eriks[17]	Fattal[18]	Scivoletto[19]	Tan[20]	Fortin[21]	New[12]
出版年份	1985	1993	1996	2003	2004	2009	2011	2012	2015	2015
研究时长	12，NR	5，1985—1990	5，NR	1979—1995	1990—1999	2003—2007	1996—2007	1996—2008	2007—2011	2008—2010
n	27	74	32	68	97	26	63	108	143	238
年龄	55*	NR	61*	54.9*	59*	57*	50.9*	61.5†	66†	50+（良性），59+（恶性）
原发性 vs 继发性	19% vs 81%	NR	NR	0 vs 100%	0 vs 100%	4% vs 96%	76% vs 24%	34% vs 66%	0 vs 100%	NR
良性 vs 恶性	0 vs 100%	0 vs 100%	0 vs 100%	0 vs 100%	0 vs 100%	0 vs 100%	51% vs 49%	NR	0 vs 100%	65% vs 35%
男性	NR	65%	56%	44%	53%	81%	49%	62%	53%	43%（良性），68%（恶性）
有疼痛问题	NR	NR	66%	NR	NR	NR	NR	52%	NR	NR
康复住院时间（天）	57.6*	111*	27*	50†	103*	161*	89.9*	47.5†	26†	48+（良性），30+（恶性）
出院回家	81%	65%	84%	NR	68%	53%	79%	62%	65%	86%（良性），70%（恶性）
入院预后标准	＞3 个月	NR	NR	NR	NR	＞3 个月	NR	＞3 个月	NR	变量（3 个月至 1 年）[25]

* 平均水平。
† 中位数。
NR，待定。

第五篇

癌症相关脊髓功能障碍的病理生理学、分类和病因

导致 SCDy 的癌症因其损伤脊髓的方式不同而具有广泛的临床特征。病理生理学认为，肿瘤引起的 SCDy 包括直接压迫脊髓和局部缺血伴水肿、脱髓鞘、出血和囊性（或空腔形成）坏死[26]。也可能发生髓内侵犯和破坏脊髓组织。此外，动脉供血受压导致脊髓梗死也并不少见。

恶性肿瘤造成脊髓压迫的病理生理过程通常是恶性细胞通过 Batson 硬膜外静脉丛血行播散至椎体骨髓中[27,28]。这种无瓣膜的椎体静脉丛是一种低压系统，它从硬膜外和椎体周围静脉延伸到胸壁和腹壁静脉。当静脉回流受阻（包括肿瘤引起的）或胸腔内和腹腔内压力升高（例如 valsalva 试验），静脉血能够绕过门静脉、腔静脉和肺静脉，这导致了椎体静脉丛的血流逆转，因此远处器官的肿瘤可通过这一途径转移到脊髓。肿瘤还可以形成动脉栓子，通过脊柱的丰富血管和血液供应转移到脊髓和硬膜外腔。椎体具有更丰富的血管网络，因此更多地被累及[29]。肿瘤可在椎体前部或后部结构内生长或通过静脉系统扩散至硬膜外腔[30]。此外，转移到脊柱的病灶也可以通过椎旁区从神经孔直接延伸至神经根而扩散[31]。

根据来源部位，脊髓肿瘤可大致分为原发性或继发转移性，原发性产生于中枢神经系统（central nervous system，CNS）的组织，例如神经元、支持性神经胶质细胞和脑脊膜，继发转移性来自远离脊髓的部位[1,2,32]。根据侵袭性和转移趋势，影响脊髓的肿瘤也可分为良性（都属于原发性）或恶性（原发性或继发性）[11]。大部分脊髓肿瘤是转移到椎体或周围组织的病变，导致脊髓受压。大多数原发性脊髓肿瘤不会在体内扩散。脊髓压迫导致的神经系统损害既与 SCD 的程度有关，也与所涉及的脊髓神经水平有关，即截瘫或四肢瘫痪。

肿瘤引起的脊髓压迫，也可以根据肿瘤相对于脊髓及其周围脊膜的解剖位置进行分类[11,33]。硬膜内和硬膜外肿瘤是髓外肿瘤。据估计，脊髓肿瘤大约有 5% 为髓内，40% 为硬膜内和 55% 的硬膜外[34]。髓内肿瘤在儿童中较常见，而髓外肿瘤在成人中较常见。脊髓肿瘤最常见的部位是胸段，约占病例的 70%，而腰段和颈段分别占 20% 和 10%[35]。这种分布在很大程度上是由特定区域的骨骼体积决定的。神经鞘瘤在所有水平上均等分布。脑膜瘤在胸段水平更常见，室管膜瘤常见于骶尾段，星形细胞瘤常见于胸段或颈段。

导致脊髓转移的最常见癌症是乳腺癌（22%）、肺癌（18%）和前列腺癌（15%），占转移肿瘤的 50% 以上，其他较不常见的癌症是淋巴瘤、肾癌、肠癌和多发性骨髓瘤[1,36]。近 10% 的病例具有未知的原发肿瘤部位[35,37]。在儿童患者中，常见的主要转移性肿瘤包括淋巴瘤、肉瘤和神经母细胞瘤[38]。肺癌和乳腺癌更可能转移到胸椎，而胃肠道和盆腔恶性肿瘤更倾向于影响腰骶部，这可能是通过 Batson 神经丛的扩散所致。一些继发性恶性肿瘤，尤其是乳腺癌，可能转移到多个水平。

髓外压迫占脊髓肿瘤的 90% 以上，大多数是硬膜外的（主要从乳腺癌、肺癌或前列腺癌转移）；其余的属于硬膜内，通常是由原发性神经纤维瘤或脑膜瘤引起[39-41]。影响椎旁区域的肿瘤可能会通过增生而压迫脊髓，尤其是在椎间孔中。硬膜内继发性肿瘤通常是脑膜瘤或淋巴瘤。脑膜瘤约 85% 的是良性的，可以通过手术治愈，约 15% 是恶性或复发性的。在脊髓的某一节段中发现髓外转移应对整个脊柱进行成像检查，以排除多发性病变。软脑膜癌是大脑或脊髓周围组织的弥漫性转移癌，据估计在诊断为乳腺癌、肺癌和黑色素瘤的患者中，有多达 20% 发生这种情况[42]，如果没有及时治疗，预后较差。

髓内肿瘤压迫主要由神经胶质瘤引起，占脊髓肿瘤的比例不到 5%[43-45]。室管膜瘤（占髓内肿瘤的 60%）是一种主要涉及室管膜细胞的良性肿瘤，室管膜细胞主要分布在脊髓椎管和中枢神经系统的脑室内，室管膜瘤通常发生在脊髓圆锥。室管膜瘤可能会阻塞脑脊液（Cerebrospinal fluid，CSF）的流动，从而引起肿胀并压迫脊髓。星形细胞瘤是儿童中最常见的髓内脊髓肿瘤，在成人中约占 25%，通过它们未分化的特征，在细胞形态学上被分为 1~4 级[46]。1 级和 2 级的生长较慢，预后最好（五年生存率 >80%），并且更为常见。3 级和 4 级（增长更快）的星状细胞瘤的一年生存率很低，死亡通常在两年内发生。源自少突胶质细胞的少突胶质细胞瘤通常以与星形细胞瘤相似的方式通过 CSF（尽管很少在脊髓外）扩散。其他髓内肿瘤包括良性非神经胶质瘤、脂肪瘤、表皮样瘤、皮样瘤、畸胎瘤、血管瘤、血管母细胞瘤及极少发生的恶性转移瘤。

脊髓内转移很少见，但在患有肺癌、乳腺癌和

胃肠道癌以及恶性黑色素瘤，淋巴瘤、肾癌和肾上腺肿瘤的患者中可能见到[2]。由于转移瘤和原发肿瘤的处理方式不同，因此通常需要进行活检以明确病变的诊断[47]。髓内转移的患者经常有脑转移，可能是无症状的。因此，如果发现髓内转移，则应对整个中枢神经系统进行成像检查。

其他较少见的原发性脊髓肿瘤包括血管母细胞瘤、皮样瘤和脂肪瘤。血管母细胞瘤是血管的良性肿瘤，通常位于多个位置，并常伴有 von Hippel-Lindau 病[48-50]。它们通常是无症状的，常位于胸腔区域。切除病灶被认为是有效的治疗方式。发育性肿瘤，例如皮样、表皮样和畸胎瘤，发生率不到 5%，常见于胸腰椎区域，是生长缓慢的肿瘤。脂肪瘤是脂肪沉积，而不是真正的肿瘤，偶尔在生命的早期出现，可能与脊柱裂有关。发育性肿瘤和脂肪瘤与脊髓的纤维粘连使得手术切除变得困难。脂肪瘤也在成人中发生，但非常罕见。

临床诊断与表现

有癌症病史的患者出现背痛、下肢无力、下肢感觉改变和 / 或肠道、膀胱功能障碍（例如尿潴留、便秘和 / 或失禁），应立即关注潜在的脊髓受压可能。下肢无力和肠道或膀胱功能障碍通常是恶性肿瘤脊髓压迫的晚期表现。当髓内和硬膜外肿瘤压迫脊髓圆锥、马尾神经或骶骨时，可在早期发生肠道和膀胱功能障碍，并可能伴有鞍区麻木和下运动神经元瘫痪。由于肿瘤的硬膜外增长会首先损伤脊髓前角，所以无力通常发生在感觉改变之前。

如前一节所述，肿瘤破坏脊髓的不同病理生理机制是造成不同临床症状的原因。完全性 SCDy 更可能是由于快速生长的恶性肿瘤导致脊髓梗死和受压所致，而其他机制和生长缓慢的恶性肿瘤更可能导致不完全性 SCDy。

有症状的恶性肿瘤脊髓压迫的临床表现包括疼痛、无力、感觉丧失和膀胱和 / 或肠道失禁[31, 36, 51-53]。与癌症相关的脊髓压迫的鉴别诊断包括下腰痛、椎间盘疾病、压迫性骨折以及硬膜外血肿、感染、脊椎关节强直、脊髓空洞症或横贯性脊髓炎。

疼痛是约 90% 的恶性肿瘤 SCDy 的最初症状表现，通常先于与脊髓压迫有关的其他症状[2]。当癌症患者出现急性发作的局部背痛时，应考虑脊柱转移。疼痛最初局限于癌症相关区域，通常是隐匿

的，可能会在数周至数月内逐渐发展。胸痛在退行性原因中并不常见，一旦出现应考虑肿瘤或压缩性骨折的可能。

肿瘤导致的背痛在卧位时可能会加重，与此相反，肌肉骨骼的背痛通常会在该体位下得到改善。由于内源性皮质醇的昼夜节律，其夜间处于低值，从而导致肿瘤内压升高，Batson 神经丛充血增加以及肿瘤的轴向负荷降低，因此疼痛在夜间可能加重。椎间盘源性疼痛在夜间也可能加重，在初次出现时可能很难与肿瘤相关性疼痛区分开。继发于节段性神经根刺激可能出现根性疼痛，并可随着运动或紧张而加剧。根性疼痛在没有轴向疼痛的情况下很少出现，但这可能是即将发生的脊髓压迫的最初表现。伤害性疼痛和神经性疼痛均可发生，但伤害性疼痛在首发症状中更为普遍。

在"脊髓损伤与脊髓肿瘤相关的并发症"一节中对与肿瘤相关的 SCDy 引起的疼痛、尿失禁和无力以及其他并发症进行了更详细的讨论。活动能力、自我照顾和适应问题在"康复治疗"一节中进行了详细介绍。

体格检查对可疑脊髓肿瘤可能位置的临床评估以及脊髓损伤的程度方面是非常重要的。在癌变累及脊柱后部区域时可能出现局部触诊压痛。腱反射减弱可能是神经根受累（包括马尾神经和脊髓圆锥）、运动神经元损伤或脊髓休克的征象。腱反射亢进、阵挛或 Barbinski 征阳性表示上运动神经元受累，尽管在脊髓压迫过程的早期可能不存在这些异常。在早期可能会出现感觉减弱，针刺觉、温度觉、位置觉或振动觉丧失的情况。刺激性的体格检查操作（例如直腿抬高或 Lhermitte 征检查）可能会出现神经 / 脑膜刺激征阳性的发现。Valsalva 动作（由咳嗽或紧张引起）可能加剧脊髓压迫引起的神经根性背痛。

癌症相关 SCDy 患者的临床表现具有多种症状发作模式，通常起病较为隐匿。一项关于 SCDy 患者的大型国际研究，包括了 83 例良性肿瘤患者和 155 例恶性肿瘤患者，发现症状的表现如下：急性期（≤1 日），7% 良性和 19% 恶性出现症状；亚急性期（≤1 周），11% 良性和 15% 恶性出现症状；延长期（>1 周至 ≤1 个月），8% 良性和 13% 恶性出现症状；慢性期（>1 个月），68% 良性和 50% 恶性出现症状[22]。与外伤性 SCI 相比，恶性肿瘤相关 SCDy 患者更容易出现截瘫（vs 四肢瘫痪）和不完全性运动损伤（vs 完全性运动损伤）[22, 54]。这种截瘫的不

完全性损伤模式反映了肿瘤破坏脊髓的病理生理机制以及脊髓受累的典型位置。

大多数肿瘤导致脊髓受压的患者在神经受累水平以下的肌肉有一定程度的无力。在诊断时有20%的恶性肿瘤患者和10%的良性肿瘤患者完全瘫痪[22]。在大多数情况下，这些患者的不完全性无力和感觉障碍的模式可能会变化很大，这与外伤性脊髓损伤中常见的不完全性损伤综合征不符合。脊髓局部综合征，例如 Brown-Séquard 综合征（单侧运动和对侧感觉缺损），有可能由单侧脊髓受压引起。更常见的是，骶尾部脊髓损伤可能导致脊髓圆锥或马尾综合征，并伴有上、下运动神经元征象。选择性脊髓小脑束损伤的共济失调是脊髓肿瘤患者步态功能障碍的罕见原因[55]。

发现相关临床表现尽早进行全面而详细的神经系统检查，记录初步发现对于进行基线比较，协助预测神经系统和功能结局及监测疾病转归非常重要。评估的关键内容包括运动和感觉测试，这可以帮助确定神经损伤水平和 SCD 的完整性。检查的另一重要组成部分是直肠检查，以评估骶尾段的运动和感觉功能。神经损伤的水平定义为具有正常运动和感觉功能的脊髓的最高节段（即最低的正常节段）。通过手动测试关键肌肉群来确定运动功能水平，感觉功能是通过检查关键感觉点来确定，包括皮肤的轻触觉和针刺觉。当对肿瘤引起的 SCDy 患者进行全面的神经系统检查时，建议使用国际脊髓损伤神经系统分类标准（International Standards for Neurological Classification of Spinal Cord Injury，ISNCSCI）[56]。即使 ISNCSCI 尚未在癌症的 SCDy 患者中得到正式验证[57]，但已在脊髓损伤中常规使用，并且认为没有理由不使用这些标准来记录癌症患者 SCDy 的神经损伤[58]，同时也没有替代方案经过验证。以下网址可以免费获得 ISNCSCI 推荐的用于记录神经系统检查的工作表（http://asia-spinalinjury.org/wp-content/uploads/2016/02/international-stds-diagram-worksheet.pdf）。

诊断和早期管理

对于先前有癌症诊断且临床特征提示可能存在脊柱肿瘤，特别是严重背痛的患者，为了取得最佳预后，就需要即刻进行磁共振成像（magnetic resonance imaging，MRI）和其他诊断性检查。患有继发性恶性肿瘤的患者在症状发作的前48小时内需要紧急手术和／或放射治疗，以降低从骨性病变发展为症状性 SCDy 的风险和／或限制神经系统损伤的严重程度[59,60]。不幸的是，在许多情况下，这些患者的诊断和治疗开始的并不及时，随后即发展为 SCDy。

除 MRI 以外，在骨转移的检测和监测中也发挥作用的其他成像技术包括：常规 X 线摄影、骨扫描、计算机断层扫描（computerized tomography，CT）和正电子发射断层扫描（positron emission tomography，PET）。多年来，对转移性 SCDy 患者的治疗一直存在争议[61-64]。手术、放射治疗和化学药物治疗的相对优点是复杂的，并且有许多详细的研究[65-69]。放射治疗现已被确立为许多原发性和继发性脊髓肿瘤的常规治疗方法，并且通常与手术结合使用[70]。关于治疗干预水平的决定涉及到与患者预后相关的因素及脊柱疾病的程度。干预措施通常包括使用类固醇激素、放射疗法和手术。

检查

MRI 扫描是评估可疑脊髓肿瘤的首选影像学检查。它是可用于评估整个脊柱最准确、最无创的方法，根据检查结果可以开始适当的治疗。它提供了脊柱的多平面图像，其优势还在于可观察肿瘤是否累及椎旁软组织和骨髓[71]。MRI 可提供优于 CT 的软组织对比，并能更好地显示肿瘤病变、椎体、硬膜外间隙和脊髓。应该对整个脊柱进行影像学检查，因为 1/3 的脊柱硬膜外转移患者存在多发性脊柱转移[67]。MRI 提供了有关继发性脊柱肿瘤的位置以及相邻椎体完整性的重要信息，所有这些对于计划最佳治疗方案都是必不可少的。鉴定和评估软脊膜病变、髓内病变、感染、结节样病变、急性炎症性脱髓鞘性多发性神经根病、慢性炎症性脱髓鞘性多发性神经根病和术后脊柱肿瘤和瘢痕的鉴别，都需要使用造影剂进行增强 MRI 检查。

普通 X 线片仅能提供有限的脊髓压迫的信息，但可能显示骨质破坏，尽管约20%的病例会出现假阴性结果。大约50%的骨质破坏才能在平片上看到。转移性肿瘤通常是侵袭性的，表现为椎体的病理性受压。普通的 X 线片可显示出椎旁软组织阴影和病理性骨折脱位的征象。但是，在超过10%的病例中会发生假阴性的 X 线结果，并且一些转移性肿瘤（例如前列腺癌和乳腺癌）可能来源于成骨细胞，很难在 X 线片上识别。CT 扫描优于常规 X 线摄片,可以更清楚地显示出骨骼的变化,尤其是脊髓周围的变化以及软组织受累情况,从而有助于确定肿瘤的侵袭程度。CT 还可以帮助确定转移灶的合适放射治疗区域。在不易获得 MRI,有禁忌证或不能耐受 MRI 的患者中,建议进行 CT 脊髓造影。当怀疑有硬膜外压迫时,CT 对于评估椎管的通畅性也是非常有用的。但是如果先前手术放置了人工假体,则无法充分显示。

骨扫描比传统的射线成像可以更早地发现骨骼转移。大多数肿瘤(骨髓瘤除外)在骨扫描中均表现出活动增强。影响骨扫描结果的因素包括创伤、感染和先前存在的疾病(例如骨质疏松症或类风湿性关节炎)。骨扫描上的疑似损伤和病变提示需要进行其他评估,例如 MRI,因为在骨扫描上软组织受累不明显。然而,与骨扫描相比,PET 扫描在检测转移性骨性病变方面具有同等的敏感性和更好的准确性,是评估这些病变时的首选检查[72]。

早期管理

皮质类固醇可通过减少肿瘤周围血管源性脊髓水肿来帮助减轻急性疼痛,并可能改善或保留赘生性脊髓压迫患者的神经功能[73-75]。类固醇治疗通常在整个放射治疗期间持续给药,并逐渐减小剂量。对于没有组织病理学诊断的新发肿瘤患者,考虑给予皮质类固醇治疗时应格外谨慎。这是因为淋巴瘤(以及潜在的巨细胞瘤、浆细胞瘤和嗜酸性肉芽肿)会经历类固醇的显著降低,如使用类固醇将可能延误明确诊断以及最佳治疗和潜在治疗的时间。新发现的脊柱肿瘤且只有轻微症状(即轻度至中度背痛,无神经功能缺损)的患者应停用类固醇,直至获得最终活检。

在许多由于恶性肿瘤引起的脊髓压迫病例中,放射治疗已被确立为首选的初始治疗方法,据报道其缓解率接近 80%[76,77]。放射敏感性转移瘤(乳腺癌、前列腺癌、骨髓瘤和淋巴瘤)的患者比那些放射敏感性较低肿瘤(黑素瘤和肾细胞癌)的患者有更高的机会恢复或保持运动功能。放射治疗的主要目的是恢复功能并阻止肿瘤生长,同时也可以改善抗放射性肿瘤疼痛的管理[78,79]。神经系统受累程度和硬膜外肿块的范围影响对放射治疗的反应。与不完全性 SCDy 相比,具有完全性 SCDy 的患者在放射治疗后更有可能出现持续的神经系统损伤。放射治疗后骨质疏松会增加局部骨折的风险,尤其是在骨骼强度恢复的最初几个月中。放射

治疗有许多种方法,包括分次放射治疗、立体定向放射治疗和强度调节放射治疗。脊髓对辐射的耐受性限制了放射治疗的应用。脊髓对放线耐受性降低的因素包括:分次计量、累积剂量、年龄、既往的脊髓肿瘤病理学类型、化学疗法、免疫学状况和高血压[80]。放射范围通常包括脊髓受压区域及转移性肿瘤相关区域上下两个椎体水平的边缘[42,81]。尽管有多种放射治疗方案可以使用,但最常见的是 3 000cGy 施用于脊髓压迫区域,分 10 次治疗(每次治疗 300cGy)。

放射性脊髓病是放射疗法的罕见并发症,可能会发生在对多种肿瘤进行放射治疗的患者中,这里将简要讨论。它有两种表现形式,一种是早期的短暂性表现,另一种是迟发且渐进性的表现[82]。早期发作的放射性脊髓病通常在放射治疗后约 6 周至 6 个月开始,大多数情况下在 2~9 个月内有所改善。但是,有些人确实有持续的症状。迟发的放射性脊髓病通常从放射治疗后的 6 个月到 10 年开始,其危险因素是儿童、高龄、涉及胸椎或腰椎区域的较大转移瘤以及较高的放射剂量[82]。出现的白质的损害,有时甚至是背根神经节的损害,与弥漫性脱髓鞘、轴突肿胀和血管坏死有关。这进一步证明了放射治疗的位置和时机的重要性,从而提出了放射部位的建议及每日、每周和总放射量的推荐。

在转移性肿瘤导致的 SCDy 病例中,与单纯放射治疗相比,手术后放射治疗可改善预后[64]。手术适应证包括:先前累及的脊柱节段在接受放射治疗后仍进行性疼痛的神经根病、病理性骨折压迫脊髓、脊柱不稳和放射耐受性肿瘤。手术中还可以进行活检,以帮助明确诊断[83,84]。对已知原发肿瘤患者的转移性疾病和常规 X 线片或骨扫描所显示的病变,应考虑进行细针穿刺和细胞学检查来确诊。原发性良性肿瘤通常采用手术切除。

在某些与肿瘤相关的 SCDy 患者中,化学疗法是一种合适的治疗方法,其主要考虑因素是化学药物治疗的敏感程度。在化学疗法敏感性不确定或有限的肿瘤中,化学疗法被认为是放射治疗和/或手术切除的辅助治疗。过去有症状的对化学疗法敏感的转移性患者通常会接受化学疗法与其他治疗的结合。然而,仅使用化学疗法对化学敏感性肿瘤可表现出良好的神经学改善。这些对化学疗法敏感的肿瘤包括淋巴瘤和其他血液系统恶性肿瘤及生殖细胞肿瘤[85,86]。在某些情况下,对于曾经接受过放射治疗或手术且不适合进一步治疗的人,化

学药物治疗可以用作唯一的治疗方式[87]。

脊柱矫形器在胸椎和腰椎损伤中几乎没有必要,因为不稳定或脊髓受压的患者通常需要紧急外科减压和稳定治疗。在极少数情况下,通过外力来控制脊柱的位置,对与运动有关的脊柱疼痛的治疗有帮助,因此当由于合并症或预后而无法或不适宜手术时,脊柱矫形器可为脊柱节段运动提供一定的稳定性和限制性。根据规定,脊柱矫形器应固定在疼痛或不稳定的椎体上方和下方,并在至少三个点上施加压力,以便在直立时将部分重量转移到躯干上。开具处方、制作和装配/调整矫形器的时间和成本及独立穿脱的困难,是限制脊柱矫形器在与癌症相关的 SCDy 患者中实际使用的重要因素。矫形器更常用于进行放射治疗和需要固定、而不进行手术治疗的颈椎。尽管颈托对颈椎的结构稳定性提供的帮助非常有限,但颈椎术后的患者驾驶时建议使用颈托。

康复转诊

许多研究者已经指出康复对癌症患者的重要性[88-91],本书也证明了这一点。尽管有证据表明,SCDy 患者进入专业的脊髓康复治疗单元可以改善其预后[92],但许多脊髓康复机构仍对这些患者的入院有偏见[93-95]。这种偏见似乎对与癌症相关的 SCDy 的患者更为强烈[16,96,97],尽管许多脊髓损伤单元确实承认这些患者需要康复[15-20,22,25]。最近对脊柱康复部门工作人员进行的一项国际调查发现,几乎有 20% 的人不接受因良性肿瘤导致 SCDy 的患者,而 45% 的人拒绝接受恶性肿瘤的 SCDy 患者[97]。

仅有一项研究专门研究了与癌症相关的 SCDy 患者进行脊柱专科康复的益处,该研究涉及 12 名患者,与未接受康复治疗的历史对照组(n=30)进行比较[98]。脊柱康复样本具有更好的预后,一项后续研究发现,某些益处持续终生[96]。人们认为,由于存在伦理约束,无法通过前瞻性研究设计和改进的方法来对此问题进行更大规模的研究。

有证据表明,与那些在普通康复中心接受治疗的 SCDy 患者相比,接受住院脊髓康复治疗的 SCDy 患者的预后有所改善[92,94]。许多研究者指出,对于肿瘤相关的 SCDy 患者,在专业的脊柱康复部门接受康复治疗是最理想的环境[14,17,18,20],这一点在国际脊髓协会关于因肿瘤引起的 SCDy 患者管理的研讨会上,得到了专家小组的证实[97]。建议所有预后估计为 3 个月或更长时间的患者都应考虑进行康复治疗。某些预后估计少于 3 个月的患者也可能会从住院康复中受益[99]。该组通常更适合姑息治疗,除非有足够的资源让病人在很短的时间内入院接受康复治疗,从而有助于出院回归社区。

预后和生存

癌症 SCDy 患者的预后是决定肿瘤治疗方案和康复重点的关键。有许多因素影响继发于肿瘤的 SCDy 患者的神经系统和功能预后。其中包括脊髓压迫的早期识别[59]、肿瘤类型、外科手术时的神经系统状况、SCDy 的程度、神经系统症状的进展、患者的一般医疗状况、入院时的肠道控制和活动能力[24,100-102]。目前已经开发出一种工具,用于预测由于转移性肿瘤导致 SCDy 患者的生存,该工具包括以下六个因素:一般情况,脊柱外骨转移的数量,椎体内转移的数量,是否转移至主要内脏器官,原发肿瘤的部位和 SCDy 的严重程度[103]。该评分系统可能有助于评估预后。然而,寻求肿瘤治疗专家的意见也很重要。在某些情况下,可能有必要根据文献和医师的专业知识修正预后。如果肿瘤科医生不愿提供预后,建议要求他们提供时间表:少于 3 个月,3～6 个月,6～12 个月,1～2 年,超过 2 年。

脊髓压迫引起神经功能缺损恢复的预后与癌症治疗开始时损伤的持续时间和严重程度有关[104,105]。总体而言,不到 50% 的患者的功能得到了恢复。影响功能和生存预后最重要的因素是治疗前的运动功能,早期诊断和治疗也是非常重要的[59]。30% 的患者可以维持正常的膀胱功能,但是大约 50% 的患者需要在放射治疗之前和之后进行导尿。尽早考虑手术减压和放射治疗对保持和优化神经系统完整性很重要。放射治疗后,几乎 50% 的患者运动功能障碍得到改善,另外 30% 的患者功能稳定。在放射治疗开始时就进行步行训练的患者中,恢复步行能力的可能性为 80%;但如果他们不能走路,恢复步行的患者则不到 50%。对于转移性癌症引起的脊髓压迫患者,减压手术结合术后放射治疗优于单纯放射治疗[106]。放射治疗抵抗性肿瘤导致脊髓受压的患者通常应接受手术作为初始治疗[107,108]。

SCD 等级越高,越有可能在康复期间恢复神经系统功能[22]。患有良性肿瘤的患者在住院康复期间,其美国脊椎损伤协会(American Spinal Injury Association, ASIA)损伤量表等级往往有所改善,而患有恶性肿瘤的患者则不太可能得到改善。其中,12% 良性肿瘤得到改善,而恶性肿瘤患者中,4% 病情好转,5% 病情恶化[22]。

在最近几十年中,癌症患者以及患有 SCI 或 SCDy 患者的预期寿命都在增加。关于肿瘤导致 SCDy 患者生存率的研究很少,并且研究之间存在差异,但一致认为在发病后第一年的死亡率最高[21,109,110],如表 47-2 所示。不出所料,原发性肿瘤患者的生存率要高于转移性肿瘤患者。在一项针对 SCDy 患者(包括患有原发性和恶性肿瘤的患者)的研究中,年轻患者的存活率更高[109]。脊髓压迫接受放射治疗前后能够行走的患者中,有超过 40% 存活了一年,而该组中有 20% 的患者在放射治疗后可以存活 3 年。相反,只有 30% 发病时不能行走的患者和 7% 的卧床患者在治疗后一年仍存活。

表 47-2　肿瘤相关脊髓损伤患者康复后的生存率

	良性	恶性
中位生存期	10 个月[110]～8 年[109]	3 个月[110]～1.6 年[109]
1 年生存率	47%[110]	21%[110]～46%[21]
3 年生存率	NR	27%[21]
5 年生存率	11%[110]	4%[110]

NR,未报道。

导致 SCDy 患者死亡的主要原因尚未得到很好的研究。在癌症导致 SCDy 的患者中,大多数情况下的死亡原因与癌症直接相关。另一方面,癌症导致 SCDy 的情况变得越来越普遍,在这些幸存患者中,其死亡原因很可能与 SCI 相同。SCI 患者最常见的死亡原因是癌症(15%),其次是缺血性心脏病(13%)、肺炎和流感(13%),脑血管疾病(9%)、意外伤害(8%)和其他呼吸系统疾病(6%)[111]。

神经、功能和康复预后

患有肿瘤相关性 SCDy 的患者可能无法获得理想的预后。结局可能受多种因素影响,癌症进展;SCDy 相关的医学并发症,例如疼痛、疲劳、痉挛、挛缩;基础疾病情况;患者的动机;心理状况以及家庭 / 财务资源。癌症相关的 SCDy 患者由于正在进行的癌症治疗、疲劳、疼痛和其他问题,与其他

原因的 SCDy 相比,参与康复的能力可能会降低。制定康复治疗中的休息时间和精心安排癌症治疗方案对于提高参与治疗的潜力至关重要[58]。

在 SCDy 出现后的早期,神经系统恢复最快,然后开始稳定。通常,早期改善的可能性更大,并且在 SCDy 发作后的 1～3 个月最快,然后逐渐减慢。如果在该时间段没有任何变化,则 3 个月后,AIS 分级为 A 至 C 级患者的功能不太可能有明显改善。对于不完全性 SCDy 的患者,在发病一年后偶尔会有持续缓慢的改善。

引起 SCDy 的肿瘤倾向于累及胸椎和腰椎区域,而非颈椎区域。71% 的良性肿瘤患者和 81% 的恶性肿瘤患者有 SCD 的截瘫水平[22]。与良性肿瘤相关的 SCDy 患者入院接受专科康复治疗时,有 11% 为 AIS 等级的 A 级,2% 为 B 级,21% 为 C 级,64% 为 D 级,而他们出院时情况有较大改善的趋势较高,AIS 等级的 A 级的为 8%,B 级为 2%,C 级为 11%,D 级为 72%。相比之下,患有恶性肿瘤的患者在康复入院和出院之间没有明显变化:入院时(20% 为 AIS 等级的 A 级,5% 为 AIS 等级的 B 级,18% 为 AIS 等级的 C 级,53% 为 AIS 等级的 D 级)和出院时(19% 为 AIS 等级的 A 级,5% 为 AIS 等级 B 级,15% 为 AIS 等级 C 级,51% 为 AIS 等级 D 级)[22]。

大量研究报告了肿瘤相关的 SCDy 患者在住院康复过程中的显著的功能改善,通过功能独立性量表进行评估的结果[112]显示,改善包括轮椅活动能力、行走能力、自我照顾和转移能力[15,16,19-21]。据报道,因癌症导致 SCDy 的患者功能的改善程度显著小于外伤性 SCI[19,54],并且可能小于其他原因导致 SCDy 的患者[21,113]。据报道,当考虑住院康复过程中残疾改变的效率时,将肿瘤相关性 SCDy 患者与外伤性 SCI 患者[9,54]和其他原因导致的 SCDy 患者进行比较时,结果相似[21]。在这些结果中,大多数康复结局研究都集中于恶性肿瘤患者,只有一项研究单独报告了良性肿瘤患者[22]。

在不同研究中出院人数比例各不相同,恶性肿瘤患者比例从 53%～84% 不等(表 47-1)。实现出院回家的目标可能受到许多因素的影响,例如功能独立性,居家环境的障碍,家庭照顾者的支持以及可用于支付护理、设备和其他任何费用的经济来源及任何家庭改造。

与外伤性 SCI 患者[54]和其他原因引起的 SCDy 患者相比,恶性肿瘤相关的 SCDy 患者的住院时间

相对较短[22]（表 47-1）。影响该组较短住院康复时间的主要因素，是康复团队的重点目标是那些预后较差患者的短时间康复治疗。

康复框架

正如本书所讨论的，癌症患者的康复提出了独特的挑战。由于肿瘤的双重治疗以及有时不佳和不确定的预后，再加上 SCD 的多方面后果，所以这些挑战对于肿瘤相关的 SCDy 患者尤其如此[16, 20, 107, 114, 115]。

目前已经提出了一个框架，来指导康复团队管理肿瘤相关的 SCDy 患者，NOMPRS 是首字母缩写[13, 58, 97]，代表患者的神经系统状态（neurological）、肿瘤状态（oncologic）、医学情况（medical）、疼痛（pain）、康复（rehabilitation）和支持状态（support status），并且基于该领域以前的工作[68, 107, 114]，NOMPRS 的核心要素如下：

N：神经系统状态：完全性 SCDy 改善的可能性较低[22]。由于肿瘤相关的 SCDy 可能是进行性的，重要的是要意识到功能状态变化的趋势。

O：肿瘤状态：这决定了生存预后，并且在不同类型的肿瘤之间有所不同。在同一肿瘤组内，预后也存在很大差异。

M：医学情况：对患者参与康复治疗的能力有附加的影响，因此有必要进行优化管理[58]。

P：疼痛：是一种常见的并发症，本质上是多因素的，需要综合评估以诊断病因并制定管理计划。

R：康复团队和组织问题：根据先前的结果研究[15, 16, 18, 20, 97]和专家的意见[97]，建议对于预后较差的患者进行 4～6 周的住院康复治疗。应该为患有 SCDy 的患者和家人提供咨询，以在预后不良的情况下尽早出院。较短的住院时间使 SCDy 患者有更多的时间与家人和朋友在一起，从而提高生活质量。

S：社会支持：如果这些肿瘤相关 SCDy 患者希望出院，那么社会支持对出院计划的实施至关重要，特别是对于患者返回社区的可能性。这些支持可以是家庭提供的物质上的帮助，也可以是社会提供经济上的帮助来支付照顾者的费用。

表 47-3 列出了 NOMPRS 框架的内容，为康复小组管理肿瘤相关 SCDy 患者提出了实用建议。这些改编自较早的版本[13, 97]，并从最新出版物[58]中转载。

表 47-3　管理肿瘤所致的脊髓功能障碍患者的 NOMPRS 框架和实践考虑*

框架	实际考虑因素
神经病学	• AIS 初始评估的严重程度分级是神经预后的基础[22]。此外，还需要患者 / 临床医师报告或评估自 SCDy 发病以来的改善情况，以及肿瘤学预后 • 当临床医生向患者及其家人提供神经和功能预后时，需要平衡希望和现实，诚实但有同理心，尤其是在患者发病 4～6 周内
肿瘤学 预后	• 在接受患者住院康复之前，确定肿瘤预后是必要的，因为它对指导康复目标设定和确定预期住院时间是至关重要的 • 肿瘤预后应询问肿瘤科医师。康复医师的经验和文献回顾可以补充判断患者的预期寿命和功能预后。不愿给出预后的肿瘤科医师可以根据时间对预后进行估计（例如，<3 个月，3～6 个月，6～12 个月，1～2 年，大于 2 年） • 如果预后超过 3 个月，那么通常考虑住院康复入院是合适的。如果少于 3 个月，则考虑入住姑息治疗病房[99]。对于意识到自己的预期寿命有限且希望回家的患者，接受家庭 / 患者培训和设备处方的短期康复入院，出院后利用临终关怀服务可能是合适的 • 如果肿瘤复发或进展快于预期，肿瘤科医师应提供管理方案和指导
长骨转移瘤	• 鉴别是否有发生病理性骨折风险的骨转移瘤非常重要。就骨折风险和是否有负重的限制征求合适的专业建议，如果确定骨折风险高或需要限制负重，则应在住院康复入院前考虑预防性手术和 / 或放疗
癌症治疗 医学	• 康复医师是管理脊髓相关问题和住院患者康复期间的合并症的重要角色 • 康复医师在与其他专科医师和初级保健医师保持联系方面起着重要作用
疼痛	• 在患者接受住院康复之前，疼痛不需要完全控制 • 如果患者能够耐受升降机转运，并且能够舒适地离床坐 30～60 分钟，那么如果认为患者的疼痛在住院期间有可能进一步改善，则认为他或她适合转运到住院康复中心 • SRU 的康复医师以及相关的专职卫生人员应当具备一定的专业知识，以充分管理疼痛患者 • 疼痛管理，如有必要，应辅以姑息治疗、麻醉药和 / 或疼痛项目专业知识

框架	实际考虑因素
康复问题	
重建康复团队的心态	• 康复团队应该接受教育,重新认识到肿瘤性 SCDy 患者的目标与其他病因的 SCDy 患者的目标是不同的。这尤其适用于理想的独立功能和出院时实现的实际目标之间的折中。对于预后不佳的患者,最好通过非常短的住院时间来达到这一目的
	• 根据预后设定出院目的地、住院康复入院目标和估计的住院时间
	• 认识到死亡或从康复过渡到临终关怀或姑息治疗并非是康复治疗的失败
	• 为员工提供情感支持,以减轻工作倦怠和情绪困扰。策略包括向有经验的同事汇报情况,正式的外部心理支持服务,以及反复的教育课程,重点关注这些患者与其他原因的 SCD 患者有何不同
	• 扩大多学科团队,包括相关的放疗、肿瘤学、姑息治疗和外科手术。所有相关人员之间的良好沟通是必不可少的
	• 如果预后表明在不久的将来可能需要这些服务,建议在患者仍在康复期间通过姑息治疗和 / 或临终关怀进行评估。在这种情况下,最好尽早与姑息治疗团队建立关系
住院天数	• 考虑到肿瘤预后,恶性肿瘤引起的 SCDy 患者的住院康复住院时间应尽可能短,以优化他们在社区和出院的时间。我们的目标是"简洁、犀利、闪亮"地承认。应询问患者及其家人,他们希望在住院康复期间实现什么,以及实现最佳出院所需的条件。确定家人能做什么或提供什么很重要
	• 基于之前的研究[15,16,18,20,97]和专家的意见[97],对于预后不良的患者(如<6 个月),建议住院时长为 4～6 周。在美国,住院时间要短得多,通常是 1 到 2 周
	• 如果患者或家属表示希望将住院时间延长到 SRU 团队推荐的时间之外,建议的策略是解释出院后可以通过持续的社区或家庭康复来解决额外的目标
	• 患有恶性肿瘤并接受了预设有效的治疗的人和患有良性肿瘤的人不需要不必要地减少住院天数
	• 康复通常是在住院康复出院后进入社区进行的。对于预期寿命延长的人来说尤其如此。正在进行的正规治疗可能会解决持续的残疾、设备训练处方和对患者或照护者的教育,以及协助管理与脊髓损伤相关的问题,如痉挛、疼痛和失禁
目标设定	• 重要的是将住院患者的康复目标集中在家庭管理的实际方面
	• 膀胱:如果患者患有恶性肿瘤,预后不良,完全(或几乎完全)SCD,建议留置尿管
	• 大便失禁:管理取决于出院后可获得的帮助和出院目的地。如果预后较差,那么让仍大便失禁的患者出院是不合适的。除非患者在家里有条件可以处理,或他们要去疗养院。否则,控制失禁应该是住院康复的主要优先事项
	• 设备:如果预后不佳,可以选择租借或租用设备,而不是购买
	• 家庭改造:只关注那些对出院至关重要的改造。考虑临时或便携式坡道。对于无法独立进出家庭或无法进入家中所有区域的人,通常可以允许其出院
	• 护理人员培训至关重要
支持状态	
入院前	• 社会支持,包括直系亲属和家庭成员、家庭环境和经济资源。社会支持是影响及时出院重返社区是否可行的关键因素。它们将影响出院计划和康复住院时间。重要的是,在决定是否进入 SRU 之前,确定是否有足够的支持来促进出院进入社区是医院评估的一部分
	• 评估因肿瘤性 SCDy 的患者及其家人的期望是至关重要的,对他们进行宣教,并讨论进入 SRU 的目标和可能的时间框架
入院后	• 入院后 1 周内应召开会议,以重新确认总体康复目标、出院计划和估计的住院时间
	• 如果患者 / 家属需要根据肿瘤和功能预后阐明出院计划和住院时间,应定期与患者及其家属举行会议,包括康复医师和其他团队成员
	• 重要的是提供来自临床心理学工作人员和康复团队的支持,以帮助优化肿瘤性 SCDy 患者面临的挑战性调整[115-116]
出院后	• 需要对社会支持进行评估,以帮助维持离开 SRU 后的出院计划。如果患者患有恶性或良性进展性肿瘤,则应尽可能长时间留在社区医院

*改编自 previously versions[13,97] and reproduced[58] with permission from Thomasland publishers ©。AIS,American Spinal Injury Association (ASIA) Impairment Scale;SCDy,(nontraumatic)Spinal Cord Dysfunction;SRU,spinal rehabilitation unit。

AIS,美国脊髓损伤协会(ASIA)损伤量表;SCDy,(非创伤性)脊髓功能障碍;SRU,脊髓康复科。

第五篇

癌症相关脊髓损伤康复原则

肿瘤相关 SCDy 患者的康复目标是缓解与癌症或 SCDy 相关的令人痛苦的症状，并实现最大的身体、功能、社交和心理能力。正如前面详细介绍的框架中强调的那样，康复目标的具体重点需要考虑到癌症的预后及其治疗。康复方法需要将因 SCDy 引起的新发神经系统损伤的管理与癌症康复的一般原则结合起来。预防和管理 SCD 并发症以及对 SCDy 患者及其家人或护理人员进行有关的教育也很重要。SCDy 出现后，应尽快在肿瘤治疗重点范围内开始康复过程，最大限度地提高疗效并减少并发症。如果患者得到的支持使出院在最短的时间内可行，并且功能和护理负担水平可以接受且可控，则主要目标就是出院回归家庭。

无论在急诊医院、住院康复还是在社区环境中，有脊髓医学方面专业知识的物理治疗师来参与肿瘤相关 SCDy 患者的优化治疗是理想的选择。物理治疗师负责处理由 SCD 和癌症引起的问题（例如疼痛、痉挛、压疮、神经源性膀胱和肠道、疲劳、抑郁和适应性问题），并协调康复团队的工作，他们在与其他专家联络方面发挥着重要作用。其他可以参与的专业包括肿瘤学、放射肿瘤学、神经外科和姑息治疗及家庭医生的初级保健。SCDy 患者显然是康复过程中的核心，以患者为中心的治疗是康复过程中要遵循的重要原则。康复小组的其他主要成员是康复护士、物理治疗师、作业治疗师、心理治疗师、社会工作者和营养师。其他康复专业人员可能包括性健康护士、音乐治疗师、文体治疗师、职业康复疗师（如果预后良好）和矫正专家。多学科团队共同努力以优化预后。包括 SCDy 与残疾相关的结局：转移、活动、自我照顾和自制力；为有 SCDy 的患者及其家人提供重要的教育；并优化疼痛、痉挛和其他医疗并发症的管理。这些问题将进一步详细讨论。康复团队应使用 SMART（specific，特定；measurable，可衡量；achievable，可实现；relevant，相关；time-limited，有时间限制）原则设定目标。

老年人中更容易发生肿瘤相关的 SCDy，因此在他们的康复中一个重要的考虑因素是对可影响康复预后的合并疾病的管理[58]。这些合并症包括：心血管疾病、肺部疾病、糖尿病、关节炎或抑郁症，它们可能对康复产生不利影响，并导致功能预后降低。另外，需要密切监测药物的使用，包括在疼痛控制、痉挛、抑郁或焦虑症中使用的药物，以观察镇静性副作用，尤其是对于可能耐受力下降的老年患者。老年人对新事物的学习能力可能会下降，这可能会影响康复效率和功能改善程度。糖皮质激素常用于恶性肿瘤导致 SCDy 的患者，也可能对合并症产生不利影响，例如影响糖尿病血糖控制。物理治疗师在合并症的监测和管理中具有重要作用。

肿瘤相关性的 SCDy 患者的康复方法包括预防、修复、补偿、支持和缓解。预防性干预措施强调对患者进行教育、心理咨询、身体状况调节、疫苗接种和维持总体健康状况，以减轻预期残疾的影响。恢复性干预的目的是改善身体、心理、社交和职业能力。使用辅助工具和设备的补偿策略可以帮助减轻残疾的严重程度。如果肿瘤进展导致严重的功能衰退，康复具有辅助作用，其目标也根据患者的功能和限制进行调整。教育对于患者适应残疾，尽量减少潜在的并发症以及提供与适应相关的情感支持非常重要。对于晚期癌症，姑息治疗必须集中于最大限度地减少可能对生活质量（QOL）产生负面影响的并发症，例如疼痛、挛缩和压疮，并为 SCDy 患者及其家属提供舒适的心理支持和家庭支持。

从患者康复出院后，任何病因的 SCD 患者都可以从具有脊髓医学专业知识医生的定期随访中受益[117]。尤其是那些在普通（非脊髓）康复科住院治疗的肿瘤相关 SCDy 患者及从脊髓康复中心出院的 SCDy 患者，应接受具有脊髓医学专业知识的物理治疗师的临床评估。评估的频率取决于患者个体的需要。通常在早期提供更多的定期随访（例如出院后 1 个月，出院 3 个月和出院 6 个月），如存在需要更频繁评估的问题，根据病情调整。如果没有需要更频繁复查的问题，则可以将康复门诊的随访间隔逐步延长至每年 1 次。返回社区后，除了具有脊髓医学专业知识的物理治疗师参与，可能还需要多学科团队支持的持续康复治疗。这尤其适用于那些有良好预后的 SCDy 患者，尤其是那些经过治疗治愈的患者。这种康复治疗可以是家庭式的，也可以是门诊式的。基于社区的康复服务通常针对以下领域[13, 118, 119]：

- 康复治疗以解决长期的残疾
- 辅助设备的处方和调试
- 照顾者和 SCDy 患者的教育
- 对 SCDy 患者的并发症提供帮助和持续治

疗, 包括痉挛、疼痛、自制、性欲、适应和心理问题
- 帮助回归社会角色

康复治疗

对肿瘤相关 SCDy 患者进行多学科综合康复治疗的重点是解决其身体、功能和心理问题。那些自己不能独立生活的患者应该接受教育, 以便知道如何指导他人在转移、活动和自我照料方面提供安全和适当的帮助。

活动能力

下肢无力以及感觉缺陷(尤其是本体感觉)、疲劳、痉挛、共济失调和疼痛可以引起因癌症相关的 SCDy 患者的活动受限, 从而导致其功能独立性丧失。康复的主要目的是使患者最大限度地提高他们的活动能力, 包括床旁活动、坐位耐受力、站立、转移及在可能的情况下活动。保持活动能力对于 QOL 和预防与行动不便相关的并发症以及优化独立性都很重要。治疗策略必须提供代偿性移动技术, 以防止废用性萎缩并保持关节(和软组织)的活动范围。力量和耐力训练对于最大化恢复功能的也很重要。教导患者改变姿势和身体力学, 以利用保留的肌肉力量。最佳疗法整合了适合每个患者能力的运动和感觉再教育技术。在步行过程中, 提供适当的辅助设备(例如手杖或助行器)很重要, 以补偿无力和感觉减弱并增加稳定性。电动轮椅或手动轮椅对于那些 SCD 等级高的患者的出行及促进耐力有限人群的社区出行十分重要。

肌肉无力的严重程度和分布与神经损伤程度有关, 颈髓受压累及上肢和下肢, 而胸部、腰部和骶尾部脊髓受压仅累及下肢。下肢近端无力的患者可能会从椅子上站起困难, 这时可以通过加强训练或使用适应性设备(例如升高座椅)来辅助。手的内在肌无力导致抓握困难, 诸如开瓶器和大把手餐具等适应性辅具很有用。上下肢矫形器有助于将关节稳定在适当的位置, 以实现最佳功能。下肢矫形器可增强关节稳定性和肌肉功能, 保证安全行走。踝足矫形器(an ankle-foot orthosis, AFO)可以防止步态摆动阶段的足下垂。膝关节矫形器可以部分补偿股四头肌的力量减弱, 以防止膝关节过伸, 但这些在患者中不经常被使用。

癌症引起的高位胸段和颈段 SCDy 不常见, 但当这种情况发生时, 如果严重的话, 可能会导致呼吸肌无力和肺功能下降。呼吸肌肌力训练, 振动排痰和体位变换可以帮助增强呼吸功能。

疲劳在癌症相关的 SCDy 的患者中非常普遍, 需要提供节能活动策略和工作简化技术的教育, 以最大限度发挥躯体功能。

此外, 在允许患者上肢负重之前, 治疗师必须评估患者的上肢功能, 同时考虑是否存在上肢转移灶。针对骨转移患者的运动建议强调增加肌肉力量和耐力, 同时坚持骨关节保护策略, 应避免高强度的活动。

日常生活活动

治疗性运动通常与补偿策略和辅助设备的使用相结合, 以最大限度地提高 SCDy 患者进行日常生活活动的能力。作业治疗师专注于帮助改善上肢功能, 尤其是改善 ADL 的表现, 例如梳洗、进食、穿衣、卫生和洗澡。作业治疗师为患者提供了许多用于进行日常生活活动的改良用具。对于那些上肢近端无力的患者, 适应性用具(例如长柄触手和刷子)可能会有帮助。上肢矫形器可以帮助那些涉及远端肢体麻痹的人抓住和操纵物体。尽管手指屈指或内收力量不足, 通用袖套仍可让患者握住用于进食、梳洗和卫生的物品。矫形器也可以用于保持手腕伸展状态, 以便拇指和手指彼此相对以进行功能性抓握。具有平衡功能的前臂矫形器可用于上肢远端肢体肌力保留的患者, 从而补充肩外展和前屈的力量不足。穿衣、洗澡和梳洗辅助工具将这些自我护理活动所需的努力和协调减少到最低程度。如果提供了适当的浴缸或淋浴间座椅, 马桶上方的框架或马桶座圈, 则患者可以更轻松、更安全地洗澡和上厕所。有许多辅助工具可以帮助严重运动障碍的患者转移, 这些可以由一名护理人员操作使用; 但是, 一些有严重无力和平衡功能障碍的患者需要升降机, 并且需要两个看护人员帮助才能安全地进行转移。房屋改建对于增强安全性和独立性是必要的, 并且可能是患者返回家庭生活的关键。可以购买或租用临时或便携式坡道, 使那些依赖轮椅的患者可以独立进出自己的家。

预后良好的患者可以选择安装永久性斜坡。宣教和矫正运动可以帮助患者增强感觉缺失的肢体功能。手的定位强调视觉反馈而非触觉反馈。

如果本体感受缺陷严重,矫形器可以使受影响的关节保持功能性对齐,有利于进行行走或抓握。

心理调节与生活满意度

心理调节和适应是影响癌症相关 SCDy 康复的重要问题。心理调整应从心理(认知、行为和情感)和社会(家庭、社区、文化、环境和精神)两个角度进行。有许多相互作用的因素会影响肿瘤相关 SCDy 患者的适应过程。这些因素包括医疗,生理、心理、社会、环境、文化、精神和社区环境。区分适当的悲伤和失落反应患者之间的区别是非常重要的,例如,由于较严重的抑郁症、焦虑症或压力而引起的愤怒、悲伤或无助。心理状态筛查是治疗团队中任何人都可以执行的任务,但理想情况下,所有最近诊断出肿瘤相关 SCDy 患者都应常规咨询临床心理学家。可以考虑小组和个人形式的心理咨询,包括心理调整和疼痛管理的方法。对患有癌症相关 SCDy 患者及其家人提供咨询,对于应对策略,尤其是应对危机和恐惧至关重要。如果患者存在明确的心理障碍,则必须进行心理咨询,有时还需要精神科的干预。如果出现严重的抑郁症,则应适当考虑使用抗抑郁药。优化 SCD 患者的心理调整是具有挑战性的,并且已经制定了正式指南,以指导加强服务提供、员工培训和治疗流程[116]。

SCD 患者的 QOL 是 SCD 患者和康复团队的工作重点。但是,QOL 的概念并未明确定义将其作为主观还是客观的概念来衡量,并且没有统一接受的衡量工具[120,121]。SCI 和 SCDy 患者的 QOL 始终低于健康人群。与某些学者的看法相反,研究表明,生活质量与 SCD 的水平或等级或身体残疾的严重程度之间没有关系。关于 QOL 与年龄、SCDy 发病时间、性别和种族之间的关系存在争议[121]。研究发现,生活质量和活动能力、自我健康评价以及一系列社会及社会相关的变量之间存在关系,包括感知到的社会支持、社会功能、家庭和医疗服务的可及性、生活状况、有足够的收入、生活的自控力、婚姻状况、对人际关系的满意度、社区参与和就业的机会[121,122]。尽管仍有大量工作要做,但在过去的几十年中,社会和立法的变化(如:在美国的《美国残疾人法案》)促进了患者对无障碍设备的获取。身体和社会的障碍阻碍了 SCD 患者完全返回社区并发挥其潜在的积极工作的机会。当预后良好时,应考虑职业能力康复,并且以良好的功能预后出院返回社区是现实可行的。

与脊髓肿瘤相关的并发症

癌症相关 SCDy 患者的并发症可能是 SCDy 本身的结果,也可能与潜在的癌症有关。SCDy 的神经系统后遗症会导致无力、神经源性膀胱 / 肠道和性功能障碍。此外,SCDy 的继发性并发症在这些患者出院后的连续治疗中也起着重要作用,并可能导致重新住院和护理费用增加及 QOL 降低。继发性 SCDy 并发症可能包括疼痛、压疮、感染(最常见的是尿路感染和肺炎)、血栓栓塞、痉挛等[123-125]。与潜在癌症相关的继发性问题包括疼痛、疲劳、抑郁和焦虑,尽管这些也可能与 SCDy 独立相关。康复治疗的一个重要目标是预防和管理这些问题。

疼痛

对于肿瘤相关的 SCDy 患者来说,疼痛可能是一个重大问题[15,20],其中有 54%~90% 的肿瘤相关 SCDy 患者发生致残性疼痛。管理不当的致残性疼痛可能会严重阻碍康复进展,限制功能并影响 QOL。成功的疼痛管理对于这些患者的整体治疗至关重要[15,20,123,126-128]。肿瘤性 SCDy 的许多研究都强调类固醇、放射治疗和手术治疗可减轻疼痛和改善行走能力[52,55,102,126,127,129-132]。

疼痛本质上可以是伤害性的和 / 或神经性的。疼痛可能由原发性肿瘤或转移肿瘤导致 SCDy 引起。过度使用综合征是由于肌肉无力的补偿策略或肿瘤治疗而引起的。通常,如前所述,当与肿瘤相关的 SCDy 首次出现症状时,伤害性疼痛更为普遍。随着时间的流逝,在急性期和早期康复阶段,这通常是可以进行管理的。在急性期过后的康复阶段,神经性疼痛更加普遍。

对疼痛病因的准确评估和诊断对于优化疼痛管理非常重要[133]。与癌症相关的伤害性疼痛可能源自软组织、肌肉或骨骼。疼痛管理包括:皮质类固醇、手术减压、放射疗法、物理疗法及较不常见的脊柱矫形术。通常需要的镇痛药包括阿片类药物、非阿片类药物(抗炎药、对乙酰氨基酚或曲马多)。辅助药物包括抗抑郁药、抗惊厥药、苯二氮䓬类药物、抗精神病药、降钙素和 α 受体阻滞剂。

脊髓受压或神经损伤引起的神经性疼痛通常与肿瘤相关的 SCDy 有关。它可以位于 SCDy 水平或以下,通常被描述为感觉热 / 冷、灼热、刺痛、针刺或触电。有时会因外界的非疼痛刺激（痛觉异常）或因疼痛刺激而引起过度反应（痛觉过敏）而加剧。神经性疼痛的管理必须包括考虑潜在因素（例如感染），如果缓解，可能会减少疼痛刺激。宣教是至关重要的，这样 SCDy 患者可以了解这种痛苦的性质以及潜在的管理选择。尽管受到痛苦，仍应鼓励他们继续尽可能地保持活动。神经性疼痛的药理管理包括使用抗惊厥药（普瑞巴林、加巴喷丁、卡马西平），抗抑郁药（去甲替林、度洛西汀）和其他镇痛药。阿片类镇痛药在中小剂量时可能会有所帮助。必须告知患者，使用这些方法止痛可能不会立即生效。初始剂量通常需要滴度测定，如果疼痛剧烈，通常可以使用多种药物。诸如认知行为疗法之类的心理治疗以及包括注意分散、放松和冥想在内的其他策略也可能有益。尽管疼痛可能无法完全缓解，应鼓励这些患者尽可能在疼痛的伴随中享受生活。对于那些严重的致残性疼痛对生活质量产生重大负面影响的患者中，应考虑使用鞘内泵或脊髓刺激器。

癌症疲劳

肿瘤相关 SCDy 的患者常出现与癌症相关的疲劳。疲劳涉及一种持续的疲倦感，会干扰日常生活功能[134]。疲劳会降低活动执行的能力，例如活动和 ADL 任务。患有癌症相关 SCDy 患者的疲劳非常复杂，其影响因素多种多样。这些因素包括癌症及其相关治疗（例如放射治疗和化学药物治疗）及用于 SCD 相关问题（尤其是痉挛和疼痛）、贫血、营养不良、失调、疼痛、焦虑、抑郁和失眠治疗的相关药物。此外，疲劳也是 SCDy 随之而来的肌肉无力以及需要付出额外努力来弥补的结果。疲劳管理包括对可治疗因素的评估，这些通常导致疲劳的因素是可逆的。癌症患者的营养状况应最大可能地优化，但通常会因治疗的副作用（恶心 / 呕吐、腹泻、食欲缺乏、味觉减弱或吞咽困难）而变得复杂。营养补充剂以及止吐药或促进食欲的药物可能会有帮助。可能需要开展多样的康复治疗（例如物理疗法和作业疗法）及调整治疗频率以最大限度地减少疲劳。关于疲劳影响因素和节能的宣教是关键的管理策略。

骨骼肌肉

由于 SCD 和癌症等情况，体能减退导致的残疾可能会在活动水平受限的患者中迅速发生。研究指出，健康成年人完全卧床休息，肌肉力量每日降低 1%～2%，或每周降低约 10%[135]。卧床休息 5 周后，下肢肌肉的肌肉力量可能下降多达 20%。类固醇的使用在癌症相关的 SCDy 患者中较常见，可导致肌病[136]，加剧了 SCDy 引起的肌无力。类固醇也加速骨质流失。肌肉力量减弱，痉挛增加或水肿的患者可能会发生肌肉或软组织挛缩。患有 SCDy 的人还会因制动，类固醇和肝素类似物的长期使用而出现骨质疏松症。长骨骨折是另一种可能长期存在风险的继发性并发症，一旦发生，就需要排除转移性原因。

卧床休息 2～3 日尿钙排泄量将增加，并在头几个月持续存在[137]。有时钙从骨骼转移到血液循环会导致高钙血症。潜在的骨骼转移性疾病或副肿瘤综合征也可能使患者处于高钙血症的风险中。一些肿瘤释放体液因子，主要是甲状旁腺激素相关蛋白，会刺激骨吸收和 / 或肾小管钙重吸收，导致高钙血症[138]。

痉挛

痉挛可以定义为"由上运动神经元病变引起的感觉运动控制失调，表现为肌肉的间歇性或持续性不自主激活"[139]。它通常发作数周至数月，累及低于 SCD 水平的肌肉[140]。因此，在康复出院后，这可能会成为一个问题。它可以表现为肌肉的"紧绷感"，过度的肌肉拉伸（深部肌腱）会引起反射增强或肌肉群的不自主收缩。在某些情况下，痉挛会产生有益的影响，例如提高在转移过程中的能力。然而，痉挛常常会给 SCD 患者带来麻烦，例如增加照顾者负担，干扰诸如睡眠、站立、转移、行走或个人卫生等功能性活动，还会引起疼痛或增加并发症的风险，例如压疮或跌倒[140]。干预的决定必须兼顾痉挛整体的积极和消极方面，并确定其是否会造成其他影响。

如果痉挛导致功能障碍，则对痉挛性疾病的初步治疗包括对这种现象性质的解释，消除可能加剧痉挛的任何有害刺激（例如膀胱感染或压疮），并开始规律的肌肉拉伸和局部治疗。确定痉挛属于局灶性、节段性还是全身性也很重要。如果先前的局部治疗策略效果不佳，则应开始口服抗痉挛药物，例如巴氯芬、替扎尼定（如果没有替扎尼定，也可以考虑使用可乐定）、普瑞巴林或加巴喷丁。如果痉挛严重，则需要组合使用这些药物。地西泮和丹曲林具有不良的副作用，因此不常用。对于药物无反应或引起不良副作用的中度至重度广泛性或多段性痉挛，可通过皮下泵在鞘内给予巴氯芬治疗，通常，有效的[140]使用鞘内泵的患者可以改善活动能力、日常自理能力、自我控制力和生活质量，并减轻护理负担。对于局灶性功能障碍性痉挛，使用肉毒杆菌毒素或苯酚注射进行周围神经松解是有效的。如神经根切断术和脊髓切开术等中央松解术很少使用。一个康复医生的国际合作组织最近发表了一系列有关 SCD 患者痉挛的文章。他们对有效证据进行了全面审查，对缺乏证据的部分给出了专家建议。文章包括对 SCD 引起的痉挛的一般回顾[140]；有关痉挛临床评估的建议[141]；患者自评的痉挛结果报告；痉挛管理的临床治疗路径要考虑到痉挛对患者健康状况、患者的偏好、治疗目标和副作用耐受程度的影响及对完全依赖性 SCD 患者的照顾者所面临的负担等方面[142]。

肺 - 呼吸系统

SCDy 发病后的主要并发症是呼吸系统疾病。长时间的卧床休息和与癌症相关的状况可能会导致病情恶化、肺功能下降。肺炎是 SCI 患者发病后第一年的主要死亡原因[143]。肺部并发症受呼吸肌麻痹、限制性通气、无效咳嗽和肺不张的影响[144,145]。那些高龄、先前存在肺部疾病或保持完全性和较低 SCD 分级水平的患者最容易受到伤害。咳嗽或深吸气可能会对有肋骨转移或最近接受胸部或腹部外科手术的患者造成痛苦，从而进一步增加发生肺部并发症的风险。原发性肺部肿瘤、转移性疾病、恶性胸腔积液、化学药物治疗或放射治疗的并发症可能进一步导致呼吸系统损害。预防性治疗和临床管理对于维持最佳的呼吸功能非常重要，包括体位引流，诱发性肺量剂使用、加压呼吸、气道支气管扩张剂的使用、咳嗽技术、分泌物管理和增强抵抗力的锻炼。对于外伤性 SCI 患者的睡眠呼吸障碍有充分的文献报道，但 SCDy 却没有得到很好的研究。据推测，这些问题也发生在一些肿瘤相关 SCDy 患者中。除非有禁忌证，则建议鼓励人们接种肺炎疫苗，并每年接种流感疫苗。患有哮喘和其他先前存在的肺部疾病的患者，应定期与家庭医生和呼吸内科医师或哮喘专家一起更新其管理计划。毋庸置疑，应该向患有 SCDy 并吸烟的患者提供戒烟计划。

泌尿生殖系统

神经源性膀胱是 SCDy 的常见后遗症[124,125,146,147]。

控制膀胱的神经来自脊髓的最下部（骶区），通常将神经源性膀胱患者分为功能亢进（痉挛性或上运动神经元）或无反射（松弛或下运动神经元）膀胱功能模式。治疗选择包括膀胱导尿管插入术、液体摄入计划（通常每日 1.5～2L）、药物（针对逼尿肌过度活跃的抗胆碱能药或针对协同障碍的膀胱内肉毒杆菌毒素注射），有时还需要手术。功能性电刺激在膀胱治疗中也有一定效果，但仅在长期生存、预后良好的患者中才考虑使用。成功的膀胱管理计划目标是在可接受的膀胱压力和残余尿量（理想情况下，排尿后残留少于 200ml）的同时，最大限度地减少感染，优化尿失禁管理并实现适当的膀胱排空，同时提高 QOL，减轻护理负担。

肿瘤相关 SCDy 患者膀胱管理的优化受到许多因素的影响。这些因素包括癌症预后、上肢力量和手功能、平衡、视力、耐力、疲劳、疼痛和合并症，例如认知障碍、肌肉骨骼疾病、精神疾病和肥胖。这些因素影响膀胱管理的实际操作。在许多情况下，考虑到执行间歇性导尿术所需的努力，不作为优先推荐，留置导尿更为合适。在某些情况下，针对尿失禁应考虑使用尿垫（男性使用尿袋收集）更合适。如果合并症不是障碍，则那些预后较好且不能或不想进行间歇性导管的患者应考虑进行耻骨上造瘘，而不是留置导管。

因肿瘤导致 SCDy 的患者的神经源性膀胱管理计划可以显著降低肾脏疾病的发病率，而肾脏病是导致 SCDy 患者发病和死亡的主要原因。评估上、下尿路的解剖结构和功能的方案包括：X 线摄片、肾脏超声、肾核素扫描、计算机断层扫描、膀胱造影和尿流动力学检查[147]。长期定期监测尿路和肾功能对于良好预后（估计生存期超过一年的患者）患者早期发现潜在的并发症很重要。尿路感染很常见，症状包括发热、发冷、尿臭和不适。这些表现有时可能提示败血症。优化抗生素管理很重要。有些患者每年 3～6 次反复感染，少数患者非常频繁或反复感染。那些有轻度感染的非住院患者占大多数。

胃肠道

继发于 SCDy[124,125,146] 的神经源性肠道，可能包括排便意识降低和排便控制不佳的问题，也会出现便秘或排便不畅的情况。肠道管理不当会导致排便失禁，增加皮肤破裂的风险，导致患者无法融入社会，并对生活质量产生负面影响。大便失禁会增加出院去疗养院的可能性。某些用于疼痛治疗或用于 SCD 相关并发症的药物（例如麻醉剂、抗胆碱能药和抗生素）可能会导致副作用，可能会对肠道管理计划的实施产生不利影响。化学药物治疗或放射治疗也可能导致恶心、呕吐和厌食。

成功的肠道管理计划目标包括实现控制大便和规律大便。成功的肠道管理的重要策略包括药物改善大便性状（软化剂，如 Coloxyl 软化大便片）、加强肠道蠕动（如番泻叶）、饮食（高纤维含量），排便时机（利用胃结肠反射形成饭后排便的习惯），并在马桶或马桶上方放置如厕架（利用重力）。患者和家庭教育对于促进 SCDy 患者实现独立排便，这一最佳目标至关重要。这包括根据需要进行定期宣教以调整和完善计划，这种情况并不少见，在康复出院后，患者饮食通常会在返回家庭后发生变化。

神经系统评估，并检查球海绵体反射，可提示是否存在上或下运动神经元模式肠功能障碍，并可能有助于调整肠道管理策略。存在上运动神经元模式的 SCD 时，可通过手指刺激或栓剂触发排便。存在下运动神经元模式肠道功能障碍，可通过微灌肠、Valsalva 动作或手指移等方式来排便。一些运动神经元水平较低的肠道功能障碍患者需要每日排便两次。由于许多 SCDy 患者的脊髓损伤模式为不完全损伤，因此一些运动神经元功能障碍程度较低的患者对栓剂有良好的反应。长期大便失禁、对保守治疗无效且预后良好的患者应考虑进行结肠造瘘术，特别是如果造瘘有助于患者出院回归家庭。

心血管系统

SCDy 可能导致心血管调节的临床显著损害[148]。交感神经系统神经元（起源于胸腰神经水平的中间外侧柱）控制血管收缩和心脏收缩。患有高胸段和颈段的 SCDy 的患者对自主神经系统的控制能力受损，可能出现低血压、心动过缓和自主神经反射障碍等问题。对患者及其家人和照料人员的宣教，对于识别和管理心血管并发症很重要。

在胸椎中段以上的 SCDy 患者中，尤其是完全性损伤的患者中，通常会观察到与直立位相关的低血压。代偿性血管收缩的减少（继发于交感神经活动的改变），合并下肢静脉血液淤积，可导致静脉血液回流、心搏量和血压降低，产生头晕和晕厥。由于血管床、骨骼肌和肾素 - 血管紧张素醛固酮系统

发生代偿性变化，低血压通常会在 SCDy 后的几天到几周内改善。颈椎 SCDy 患者可耐受的收缩压范围为 80～100mmHg。最初的管理始于评估潜在的加剧因素，包括长期卧床、姿势快速变化、潜在的感染和脱水。应避免使用的药物包括降压药、利尿药、三环类抗抑郁药、抗胆碱药和麻醉性镇痛药。保守治疗的选择包括缓直立时缓慢改变姿势，使用腹带和大腿弹力袜，以减少腹部及下肢静脉血液。当症状性低血压持续存在且对保守治疗无效时，也可以考虑用盐片、米多君或氟氢可的松进行药物干预。

第六胸椎或以上的 SCD 患者有发生自主神经反射障碍的风险，这可能与潜在的危险性血压升高有关。病理生理学涉及对低于病变水平的有害刺激的未调节的交感反应。经典的表现是在血压升高的情况下出现剧烈的头痛、面部潮红、发汗和心动过缓。SCD 的患者血压高于正常基线，但对于没有 SCD 的患者，血压可以在正常范围内。最初的治疗包括让患者坐着（这会降低颅内压），在可能的情况下将双腿置于骨盆下方（增加下肢静脉血液），并检查是否有刺激性的有害刺激（例如膀胱或肠道膨胀、尿路感染、压疮或趾甲向内生长）。不受控制的自主神经反射异常是 SCD 患者的临床急症。如果初始治疗不能充分降低血压，则必须使用抗高血压药物，例如含服硝酸甘油、口服硝苯地平或卡托普利。对于神经反射异常的反复发作，可能需要使用 α- 受体阻滞剂进行预防。

血栓栓塞性疾病

由于高凝状态，癌症患者深静脉血栓形成（deep venous thrombosis，DVT）的风险增加。DVT 也是 SCDy 后的常见并发症，研究报告的患病率在 14%～90%，发病后 3～6 个月的风险最高。DVT 可能导致肺栓塞（pulmonary embolism，PE），通常由腿部近端静脉内的血栓形成引起[149]。SCDy 后 DVT 的危险因素包括瘫痪、静脉淤滞和高凝状态。

小腿压痛是 DVT 的一种症状，在有感觉丧失的 SCD 患者中经常没有这一症状。PE 的症状（例如呼吸急促）可能错误地归因于其他并发症的问题，例如肺不张或潜在的肺部恶性肿瘤。应考虑对高风险人群进行筛查评估。预防性管理包括气压治疗、下肢弹力袜、早期活动、皮下注射肝素类似物，这通常在 SCD 发作后 2～3 个月内使用[150]。对于具有多种危险因素的患者，预后良好的患者有时

应考虑放置下腔静脉滤器。

皮肤

压疮在 SCDy 患者中并不少见。与癌症相关的危险因素包括使用糖皮质激素、营养不良和皮肤脆弱，这些因素可能会增加伤口愈合不良的风险。SCDy 的后果也增加了压疮的风险，包括大小便失禁、感觉丧失和行动障碍。持续的压力，尤其是骨突出部位的压力，会导致缺血性组织损伤。因为肌肉和皮下组织对损伤比表皮更敏感，所以压疮的最初表现可能并不能反映皮下损伤的严重程度。导致皮肤破损的因素有很多。这些因素包括压力、同一位置受压的时间、剪切力、摩擦力、汗液、小便或大便失禁及存在潜在风险的合并症因素（例如低白蛋白、贫血、营养不良和肥胖）。老年患者由于与衰老相关的皮下组织减少和结缔组织弹性下降而处于发生压疮的高风险状态。SCDy 后最常见的压疮部位包括骶骨、坐骨、脚后跟、大转子和脚踝[151]。压疮会干扰康复计划的实施；患者的功能和社会生活能力会因其压疮管理所需的体位或卧床休息增加而降低。它们会导致败血症或骨髓炎等并发症。此外，随着住院时间的增加、专业护理需求的增加、专门用品以及可能的住院或手术，治疗费用的增加可能是惊人的[151]。重点需要注意的是压疮的发生（尤其是骨盆区域的严重溃疡，限制了仰卧或平卧）可能会对与肿瘤相关的 SCDy 患者的预后及出院时间产生严重的影响。

预防压疮涉及识别高危患者并进行干预，如安排体位改变时间表、使用减压支撑面（床和轮椅）、减少皮肤的潮湿、充足的营养，对易受损区域皮肤每日进行一至两次检查、缓解压力的策略以及对患者进行宣教。对已形成的溃疡治疗包括尽可能消除该部位的压力并进行积极的伤口护理。局部护理包括坏死组织的清创、伤口清洁、渗出液的处理以及适当的伤口敷料。适当的营养很重要，其中包括充足的热量、蛋白质和维生素。深部溃疡可以用真空敷料治疗，便携式设备可以促进患者参与康复。可以通过清创术并通过肌皮瓣修复来治疗更严重的深部压疮，但这最好推迟到营养状况适当时再考虑。预后是考虑这一选择时极为重要的因素。

性行为

性功能障碍涉及生理和心理因素，在包括癌症和 SCDy 在内的任何健康状况都是重要的问题。尽管患有与癌症相关的 SCDy 患者通常年龄较大，但性问题仍然是很重要和必要的考虑因素[152, 153]。患者的性欲可能是完好的，尽管在疲劳、疼痛或情绪不佳的情况下会减弱。但不合理的是，康复工作人员可能对解决 SCDy 患者的性问题存在偏见[153]。

SCDy 可导致男性和女性的许多性功能障碍[152]。这包括性反应的变化，尤其是男性的勃起和射精功能障碍或女性的润滑以及性高潮。女性月经经常受到干扰。如果处理不当，患者对性问题的看法也可能会发生变化，这将导致患者（和家庭）的焦虑。跨学科团队成员应接受适当的培训，以使他们能够识别和解决 SCDy 患者的性问题。康复工作者需要能够适当概述可能发生的潜在性性行为改变，并就管理方案提供适当的建议。四级 P-LI-SS-IT 模型是许可（permission），有限的信息（limited information），具体建议（specific suggestions），和强化治疗（intensive therapy）的首字母缩写，它提供了一个框架，这个框架可以促进提供以过程为中心的性咨询服务，从而允许治疗师信心和技能水平的个体差异[154]。P-LI-SS-IT 模型是整个跨学科康复团队与 SCD 患者一起开展治疗工作合适的框架[153]。

性健康护士（或类似的专家）是有价值的团队成员（如果有）。可以利用药物（口服和注射药物）和技术（真空泵）帮助恢复勃起功能。由于较高的并发症风险，可植入的阴茎假体不是勃起功能障碍的第一线考虑，而且不适合预后不佳的肿瘤相关 SCDy 患者。如果对男性生殖问题感兴趣，那么诸如振动或电刺激之类的技术创新将增强成功射精的能力，当与授精技术结合使用时，就可以成功怀孕。女性通常在 SCDy 后仍保持生育能力。在肿瘤相关 SCDy 的男性和女性患者中，任何有关怀孕的决定都是需要仔细考虑的问题。伴侣显然需要参与有关计划怀孕的讨论。此外，还应向治疗肿瘤的医生咨询预后，并就先前的癌症治疗可能引起的致畸作用以及是否需要推迟受孕时间寻求意见。

预防

如前所述，在"诊断和早期治疗"部分中，当癌症患者出现急性发作的局部背痛时，应始终考虑脊髓转移。如果有肿瘤病史的患者和首诊的医务人员了解脊髓压迫的典型早期症状和紧急 MRI 检查的必要性，就以预防 SCDy 并减轻神经损伤的严重程度[155]。

考虑到未来几十年人口老龄化以及预期 SCDy 患者数量的增加,再加上教育计划的成本相对较低,我们认为预防和降低与肿瘤相关 SCDy 的严重程度可能是最具成本效益的预防策略之一。继发性恶性肿瘤需要及时手术和 / 或放射治疗,尤其是在症状发作的前 48 小时内,以减少从骨性病变发展为有症状的 SCDy,并限制神经系统损害的严重程度[59]。不幸的是,在大多数情况下,患者在脊髓肿瘤的诊断和治疗方面存在延误。发达国家的卫生保健系统应优先解决此问题。

实现这些目标的知识转换方法应基于自我管理的模式,该模式使患者能够获得必要的信息,以便了解该何时进行紧急 MRI 扫描以排除潜在的骨或脊髓转移,从而为早期诊断创造最大机会[156-158]。改变医学实践需要多方面的知识转换策略,认识到启动紧急 MRI 扫描以迅速识别潜在的骨或脊髓病变的重要性。有证据表明,要改变卫生专业人员的行为,就需要在不同层次(医生、团队实践、医院、更广泛的环境)采取综合措施,并考虑到改变的障碍和促进因素,进行必要的调整[159]。

可能有助于预防肿瘤患者发生 SCDy 的另一种策略是在硬膜内、髓外或硬膜外转移性脊柱肿瘤切除的手术期间进行监测。理想情况下,应当同时监测运动诱发电位和体感诱发电位。对于无法行走且无法测量运动诱发电位的人,监测体感诱发电位仍然会有所帮助[160]。监测可发现潜在的低血压或脊髓受压的特征,从而及时解决这些问题,以最大限度地减少对脊髓的损害。

有脊髓损伤病史的癌症患者

随着 SCI 和 SCDy 患者生存率的增加,及他们年龄的增长,他们更容易患上癌症。正如生存部分所述,癌症是 SCI 患者最常见的死亡原因[111]。本节将重点强调关于有 SCD 病史的癌症患者的一些要点。

与神经系统未受损的同龄人相比,先前有 SCI 或 SCDy 病史患者的癌症诊断可能会延迟。出现这种情况可能有多种原因。首先,由于身体受影响的区域感觉受损,其次,SCD 的合作可能由于他们残疾相关的获取问题,或由于社区保健医生 / 全科医生认为这一人群中癌症检测优先级别不够高,而减少了他们获得癌症筛查的可能性。例如,对坐轮椅的女性进行乳房 X 线成像和宫颈癌筛查通常更具难度。

如果脊髓损伤后遗症的患者患上癌症,则他们对癌症治疗的耐受性将降低,并且在癌症治疗期间更容易出现病情恶化。此外,癌症治疗的潜在神经毒性、肌毒性或骨髓毒性[161-163]和癌症相关疲劳的后果可能会对这些患者的功能和护理负担产生重大不利影响。由于这两个潜在问题,这些患者的功能下降可能比脊髓功能完整的同龄人大得多,并且需要住院康复和 / 或增加照顾和支持才能回归家庭。

结论

与癌症相关的 SCDy 患者占接受康复治疗的脊髓损伤患者的很大一部分。这些患者往往年龄较大,不完全性 SCDy 和截瘫的可能性更高。康复治疗后,患者获得了相对较好的功能恢复。与患有其他原因的 SCDy 和 SCI 损伤的患者相比,他们的住院康复时间更短,但出院回归社区的比率较低。长期随访和协调一致的连续治疗仍然是癌症相关 SCDy 患者医疗管理的重要组成部分。SCDy 治疗费用的不断上涨以及相关的个人、家庭和社会影响,使对这些患者的进一步了解变得很重要。应该优先考虑旨在减少早期癌症患者 SCDy 发生的研究及康复和医疗管理的治疗策略。

要点

- 与癌症相关的 SCD 可能是由于硬膜外,髓内或软脊膜肿瘤引起的脊髓压迫所致;放射疗法的结果;或来自医源性原因,例如感染或血肿。
- 脊髓肿瘤可分为原发性(源于中枢神经系统组织,例如神经元、支持性神经胶质细胞和脑脊膜)或转移性的(从脊髓远部转移)。
- 就其侵袭性和转移趋势而言,原发性肿瘤可以分为良性或恶性。
- 在所有全身性癌症患者中,有 15%～40% 出现脊髓转移,其中 5% 导致脊髓硬膜外受压,约占新发非创伤性脊髓功能障碍患者的 16%。
- 乳腺癌、肺癌、前列腺癌和肾癌通常转移到脊髓,来自淋巴瘤和多发性骨髓瘤的脊髓转移

第五篇

- 约 90% 的脊髓肿瘤患者首次出现的症状是疼痛。
- 一旦由于肿瘤导致脊髓受压而出现除疼痛以外的神经系统症状，进展可能会变得更快，从而导致永久性神经损伤和功能缺陷。
- 当怀疑肿瘤引起脊髓压迫时，MRI 是首选检查方法。
- 影响功能预后和生存的最重要因素是治疗前的运动功能，强调早期诊断和治疗的重要性。
- 良性肿瘤约占新发脊髓功能障碍的 9%，与恶性肿瘤相比，他们具有更好的生存和恢复能力。
- 许多研究都指出，对于 SCD 的患者，包括那些癌症导致脊髓功能障碍的患者，进行住院康复治疗非常重要。
- 考虑到预后，调整肿瘤相关脊髓功能障碍患者的住院康复目标至关重要，目的是缩短预后较差患者的住院时间。
- 肿瘤所致脊髓功能障碍患者的康复目的是减轻与癌症或 SCD 相关的痛苦症状。并在考虑癌症预后和癌症治疗的范围内实现最大的身体、功能、社交和心理能力的恢复。
- 与癌症相关的脊髓功能障碍患者的医学并发症可能来自 SCD 本身或癌症的治疗，可能包括疼痛、神经源性肠道和膀胱、压疮、感染、血栓栓塞、痉挛、疲劳、抑郁和焦虑。
- 如果肿瘤患者和一线医务人员（急诊科和家庭医生）接受了有关脊髓压迫的潜在早期症状是紧急医疗情况，需要紧急 MRI 检查，以便迅速进行管理的教育，则可以预防 SCDy 发生并减轻神经损伤的严重程度。

（周哲 译　王岩静 校）

参考文献

1. Plotkin S, Wen P. Neurologic complication of cancer therapy. *Neurol Clin*. 2003;21:279–318.
2. Posner J. Spinal metastases. In: Davis F, ed. *Neurological Complications of Cancer*. Philadelphia, PA: FA Davis Company; 1995:111–141.
3. Bilsky MH, Shannon FJ, Sheppard SS, et al. Diagnosis and management of a metastatic tumor in the atlantoaxial spine. *Spine*. 2002;27:1062–1069.
4. Loblaw DA, Laperriere NJ, Mackillop WJ. A population-based study of malignant spinal cord compression in Ontario. *Clinical Oncology*. 2003;15:211–217.
5. Schellinger KA, Propp JM, Villano JL, et al. Descriptive epidemiology of primary spinal cord tumors. *J Neurooncol*. 2008;87(2):173–179.
6. Lee BB, Cripps RA, Fitzharris M, et al. The global map for traumatic spinal cord injury epidemiology: update 2011, global incidence rate. *Spinal Cord*. 2014;52:110–116.
7. Murray PK, Kusier M. Epidemiology of nontraumatic and traumatic spinal cord injury [abstract]. *Arch Phys Med Rehabil*. 1994;65:634.
8. New PW, Sundararajan V. Incidence of non-traumatic spinal cord injury in Victoria, Australia: a population-based study and literature review. *Spinal Cord*. 2008;46:406–411.
9. Noonan VK, Fingas M, Farry A, et al. The incidence and prevalence of SCI in Canada: a national perspective. *Neuroepidemiology*. 2012;38:219–226.
10. New PW, Cripps RA, Lee BB. A global map for non-traumatic spinal cord injury epidemiology: towards a living data repository. *Spinal Cord*. 2014;52:97–109.
11. New PW, Marshall R. International spinal cord injury data sets for non-traumatic spinal cord injury. *Spinal Cord*. 2014;52:123–132.
12. New PW, Reeves RK, Smith É, et al. International retrospective comparison of inpatient rehabilitation for patients with spinal cord dysfunction epidemiology and clinical outcomes. *Arch Phys Med Rehabil*. 2015;96:1080–1087.
13. New PW. Understanding the role of rehabilitation medicine in the care of patients with tumor causing spinal cord dysfunction. *Curr Phys Med Rehabil Rep*. 2017;5:40–45.
14. Murray PK. Functional outcome and survival in spinal cord injury secondary to neoplasia. *Cancer*. 1985;55:197–201.
15. McKinley WO, Conti-Wyneken AR, Vokac CW, et al. Rehabilitative functional outcome of patients with neoplastic spinal cord compressions. *Arch Phys Med Rehabil*. 1996;77(9):892–895.
16. Parsch D, Mikut R, Abel R. Postacute management of patients with spinal cord injury due to metastatic tumour disease: survival and efficacy of rehabilitation. *Spinal Cord*. 2003;41:205–210.
17. Eriks IE, Angenot EL, Lankhorst GJ. Epidural metastatic spinal cord compression: functional outcome and survival after inpatient rehabilitation. *Spinal Cord*. 2004;42:235–239.
18. Fattal C, Gault D, Leblond C, et al. Metastatic paraplegia: care management characteristics within a rehabilitation center. *Spinal Cord*. 2009;47:115–121.
19. Scivoletto G, Lapenna L, Di Donna V, et al. Neoplastic myelopathies and traumatic spinal cord lesions: an Italian comparison of functional and neurological outcomes. *Spinal Cord*. 2011;49:799–805.
20. Tan M, New PW. Retrospective study of rehabilitation outcomes following spinal cord injury due to tumour. *Spinal Cord*. 2012;50:127–131.
21. Fortin CD, Voth J, Jaglal SB, Craven BC. Inpatient rehabilitation outcomes in patients with malignant spinal cord compression compared to other non-traumatic spinal cord injury: a population based study. *J Spinal Cord Med*. 2015;38(6):754–764.
22. New PW, Reeves RK, Smith É, et al. International retrospective comparison of inpatient rehabilitation for patients with spinal cord dysfunction: differences according to etiology. *Arch Phys Med Rehabil*. 2016;97:380–385.
23. McKinley WO, Huang ME, Tewksbury MA. Neoplastic vs. traumatic spinal cord injury: an inpatient rehabilitation comparison. *Am J Phys Med Rehabil*. 2000;79(2):138–144.
24. Hacking HG, Van As HH, Lankhorst GJ. Factors related to the outcome of inpatient rehabilitation in patients with neoplastic epidural spinal cord compression. *Paraplegia*. 1993;31(6):367–374.
25. New PW, Townson A, Scivoletto G, et al. International comparison of the organisation of rehabilitation services and systems of care for patients with spinal cord injury. *Spinal Cord*. 2013;51:33–39.
26. Ushio Y, Posner R, Posner J. Experimental spinal cord compression by epidural neoplasms. *Neurology*. 1977;27:422–429.
27. Batson O. The function of the vertebral veins and their role in the spread of metastases. *Ann Surg*. 1940:112–138.
28. Coleman RE, Holen, I. Bone metastasis. In: Niederhuber JE, Armitage JO, Doroshow JH, et al. eds. *Abeloff's Clinical Oncology*. 5th ed. Philadelphia, PA: Churchill Livingstone; 2014:739–763.e3.
29. Barron KD, Hirano A, Araki S. Experiences with metastatic neoplasms involving the spinal cord. *Neurology*. 1959:9:91–106.
30. Arguello F, Baggs R, Duerst R. Pathogenesis of vertebral metastasis and epidural spinal cord compression. *Cancer*. 1990;65:98–106.
31. Schiff D. Spinal cord compression. *Neurol Clin*. 2003;21(1):67–86.
32. Abrahm J. Management of pain and spinal cord compression in patients with advanced cancer. ACP-ASIM End of Life Care Consensus Panel. *Ann Intern Med*. 1999;131:37–46.
33. McCormick P, Fetall M. Spinal tumors. In: Rowland L, ed. *Merritt's Textbook of Neurology*. New York, NY: Williams & Wilkins;

1995;405–416.

34. Ropper AH, Samuels MA, Klein JP. Diseases of the spinal cord. In: Ropper AH, Samuels MA, Klein JP, eds. *Adams and Victor's Principles of Neurology*. 10th ed. New York, NY: McGraw-Hill; 2014;1237–1287.

35. Gilbert R, Kim J, Posner J. Epidural spinal cord compression from metastatic tumor: diagnosis and treatment. *Ann Neurol*. 1978;3:40–51.

36. Posner J. Back pain and epidural spinal cord compression. *Med Clin North Am*. 1987;71(2):185–204.

37. Society AC. Cancer statistics 2000. *Cancer J Clin*. 2000;50:6–16.

38. Lewis D, Packer R, Raney B. Incidence, presentation, and outcome of spinal cord disease in children with systemic cancer. *Pediatrics*. 1986;78:438–442.

39. Alter M. Statistical aspects of spinal tumors. In: Vinken P, Bruyn G, eds. *Handbook of Clinical Neurology*, vol 19. Amsterdam: North Holland Publishing; 1975:1–22.

40. Levy W, Bay J, Dohn D. Spinal cord meningioma. *J Neurosurg*. 1982;57:804–812.

41. Stein B, McCormick P. Spinal intradural tumors. In: Wilkins R, Rengachary S, eds. *Neurosurgery*. New York, NY: McGraw-Hill; 1996:1769–1789.

42. Balm M, Hammack J. Leptomeningeal carcinomatosis. Presenting features and prognostic factors. *Arch Neurol*. 1996;53(7):626–632.

43. Epstein F, Farmer J, Freed D. Adult intramedullary astrocytomas of the spinal cord. *J Neurosurg*. 1992;77(3):355–359.

44. Levin V, Leibel S, Gutin P. Neoplasms of the central nervous system. In: Vincent T, Devita Jr V, Hellman S, eds. *Cancer: Principles & Practice of Oncology*. 6th ed. Philadelphia, PA: Lippincott Williams & Wilkins; 2001:2100–2160.

45. McCormick P, Torres R, Post K. Intramedullary ependymoma of the spinal cord. *J Neurosurg*. 1990;72(4):523–532.

46. Schwartz T, McCormick P. Intramedullary ependymomas: clinical presentation, surgical treatment strategies, and prognosis. *J Neurooncol*. 2000;47:211–218.

47. Bradley W, Daroff R, Fenichel G, et al. *Neurology in Clinical Practice: The Neurological Disorders*. 4th ed. Philadelphia, PA: Elsevier Inc; 2004.

48. Lee M, Rezai A, Abbott R. Intramedullary spinal cord lipomas. *J Neurosurg*. 1995;82(3):394–400.

49. Merenda J. Other primary benign tumors and tumor-like lesions of the spine. *Spine*. 1988;2(2):275–286.

50. Stein B, McCormick P. Intramedullary neoplasms and vascular malformations. *Clin Neurosurg*. 1992;39:361–387.

51. Bach F, Larsen B, Rohde K. Metastatic spinal cord compression: occurrence, symptoms, clinical presentations, and prognosis in 398 patients with spinal cord compression. *Acta Neurochir*. 1990;107:37–43.

52. Gilbert R, Minhas T. Epidural spinal cord compression and neoplastic meningitis. In: Johnson R, ed. *Current Therapy in Neurologic Disease*. Philadelphia, PA: Mosby; 1997:253–259.

53. Schiff D, O'Neill P, Suman J. Spinal epidural metastasis as the initial manifestation of malignancy: clinical features and diagnostic approach. *Neurology*. 1997;49(2):452–456.

54. McKinley WO, Huang ME, Brunsvold KT. Neoplastic versus traumatic spinal cord injury: an outcome comparison after inpatient rehabilitation. *Arch Phys Med Rehabil*. 1999;80(10):1253–1257.

55. Tatli Y, Stubblefield M, Custodio C. Spinal ataxia from Ewing's sarcoma: a case report. *Arch Phys Med Rehabil*. 2004;85:E49.

56. Kirshblum SC, Burns SB, Biering-Sorensen F, et al. International standards for neurological classification of spinal cord injury (Revised 2011). *J Spinal Cord Med*. 2011;34:535–546.

57. New P, Guilcher S, Jaglal S, et al. Trends, challenges and opportunities regarding research in non-traumatic spinal cord dysfunction. *Top Spinal Cord Inj Rehabil*. 2017;23:313–323.

58. New PW, Eriks-Hoogland I, Scivoletto G, et al. Important clinical rehabilitation principles unique to people with non-traumatic spinal cord dysfunction. *Top Spinal Cord Inj Rehabil*. 2017;23:299–312.

59. National Institute for Health and Clinical Excellence. *Metastatic Spinal Cord Compression: Diagnosis and Management of Patients at Risk of or with Metastatic Spinal Cord Compression*. (Clinical guideline 75). 2008.

60. Byrne T, Waxman S. *Spinal Cord Compression: Diagnosis and Principles of Treatment: Contemporary Neurology Series*. Philadelphia, PA: FA Davis; 1990.

61. Livingston K, Perrin R. The neurosurgical management of spinal metastases causing cord and cauda equina compression. *J Neurosurg*. 1978;49:839–843.

62. Young R, Post E, King G. Treatment of spinal epidural metastases. Randomized prospective comparison of laminectamy and radiotherapy. *J Neurosurg*. 1980;53:741–748.

63. Siegal T, Siegal T. Current considerations in the management of neoplastic spinal cord compression. *Spine*. 1989;14(2):223–228.

64. Patchell RA, Tibbs PA, Regine WF, et al. Direct decompressive surgical resection in the treatment of spinal cord compression caused by metastatic cancer: a randomized trial. *Lancet*. 2005;336:643–648.

65. Vaillant B, Loghin M. Treatment of spinal cord tumors. *Curr Treat Options Oncol*. 2009;11:315–324.

66. Chamberlain MC, Tredway TL. Adult primary intradural spinal cord tumors: a review. *Curr Neurol Neurosci Rep*. 2011;11(3):320–328.

67. Loblaw A, Mitera G, Ford M, et al. A 2011 updated systemic review and clinical practice guideline for the management of malignant extradural spinal cord compression. *Int J Radiat Oncol Biol Phys*. 2012;84:312.

68. Laufer I, Rubin DG, Lis E, et al. The NOMS framework: approach to the treatment of spinal metastatic tumors. *Oncologist*. 2013;18:744–751.

69. Juthani RG, Bilsky MH, Vogelbaum MA. Current management and treatment modalities for intramedullary spinal cord tumors. *Curr Treat Options Oncol*. 2015;16(8):39.

70. Bian C, Chen N, Li XL, et al. Surgery combined with radiotherapy to treat spinal tumors: a review of published reports. *Orthop Surg*. 2016;8:97–104.

71. Husband DJ, Grant KA, Romaniuk CS. MRI and the diagnosis and treatment of suspected malignant spinal cord compression. *Br J Radiol*. 2001;74:15–23.

72. Hsia TC, Shen YY, Yen RF, et al. Comparing whole body 18f-2-deoxyglucose positron emission tomography and technetium-99m methylene diophosphate bone scan to detect bone metastases in patients with non-small cell lung cancer. *Neoplasma*. 2002;49:267–271.

73. Black P. Spinal metastasis: current status and recommended guidelines for management. *Neurosurgery*. 1979;5(6):726–746.

74. Siegal T, Siegal T, Shapira Y, et al. Indomethacin and dexamethasone treatment in experimental spinal cord compression. Part 1. Effect on water content and specific gravity. *Neurosurgery*. 1988;22:328–333.

75. Siegel T, Shohami E, Shapira Y, et al. Indomethacin and dexamethasone treatment in experimental spinal cord compression. Part 2. Effect on edema and prostaglandin synthesis. *Neurosurgery*. 1988;22:334–339.

76. Rades D, Veninga T, Staplers LJA, et al. Prognostic factors predicting functional outcomes, recurrence-free survival, and overall survival after radiotherapy for metastatic spinal cord compression in breast cancer patients. *Int J Radiation Oncology Biol Phys*. 2006;64:182–188.

77. Sgouros S, Malluci C, Jackowski A. Spinal ependymomas—the value of postoperative radiotherapy for residual disease control. *Br J Neurosurg*. 1996;10(6):559–566.

78. Helweg-Larsen S, Sørensen PS, Kreiner S. Prognostic factors in metastatic spinal cord compression: a prospective study using multivariate analysis of variables influencing survival and gait function in 153 patients. *Int J Radiat Oncol Biol Phys*. 2000;46(5):1163–1169.

79. Helwig-Larsen S, Rasmussen B, Sorensen PS. Recovery of gait after radiotherapy in paralytic patients with metastatic epidural spinal cord compression. *Neurology*. 1990;40:1234–1236.

80. Schultheiss TE. Spinal cord radiation tolerance. *Int J Radiat Oncol Biol Phys*. 1994;30:735–736.

81. Fuller B, Heiss J, Oldfield E. Spinal cord compression. In: Devita VJ, Hellman S, Rosenberg S, eds. *Cancer Principles & Practice of Oncology*. 6th ed. Philadelphia, PA: Lippincott-Raven Publishing; 2001:2617–2633.

82. Rampling R SP. Radiation myelopathy. *Curr Opin Neurol*. 1998;11: 627–632.

83. Cristante L, Herrmann H. Surgical management of intramedullary spinal cord tumors: functional outcome and sources of morbidity. *Neurosurgery*. 1994;35(1):69–74.

84. Hoshimaru M, Koyama T, Hashimoto N. Results of microsurgical treatment for intramedullary spinal cord ependymomas: analysis of 36 cases. *Neurosurgery*. 1999;44(2):264–269.

85. Siegal T. Spinal epidural involvement in haematological tumors: clinical features and therapeutic options. *Leuk Lymphoma*. 1991;5:101–110.

86. Cooper K, Bajorin D, Shapiro W, et al. Decompression of epidural metastasis from germ cell tumors with chemotherapy. *J Neurooncol*. 1990;8:275–280.

87. Spinazzé S, Caraceni A, Schrijvers D. Epidural spinal cord compression. *Crit Rev Oncol Hematol*. 2005;56:397–506.

88. Yoshioka H. Rehabilitation for the terminal cancer patient. *Am Phys Med Rehabil*. 1994;73:199–206.

89. Marciniak C, Sliwa J, Spill G, et al. Functional outcome following rehabilitation of the cancer patient. *Arch Phys Med Rehabil*. 1996;77:54–57.

90. Vargo MM, Riutta JC, Franklin DJ. Rehabilitation for patients with cancer diagnoses. In: Frontera WR, ed. *DeLisa's Physical Medicine*

& Rehabilitation: Principles and Practice. 1. 5th ed. Philadelphia, PA: Lippincott Williams & Wilkins; 2010:1151–1178.

91. Silver JK, Baima J, Samuel-Mayer R. Impairment-driven cancer rehabilitation: an essential component of quality care and survivorship. CA Cancer J Clin. 2013;63:295–317.

92. New PW, Simmonds F, Stevermuer T. Comparison of patients managed in specialised spinal rehabilitation units with those managed in non-specialised rehabilitation units. Spinal Cord. 2011;49:909–916.

93. Celani MG, Spizzichino L, Ricci S, et al. Spinal cord injury in Italy: a multicenter retrospective study. Arch Phys Med Rehabil. 2001;82:589–596.

94. Smith M. Efficacy of specialist versus non-specialist management of spinal cord injury within the UK. Spinal Cord. 2002;40:11–16.

95. New PW, Simmonds F, Stevermuer T. A population-based study comparing traumatic spinal cord injury and non-traumatic spinal cord injury using a national rehabilitation database. Spinal Cord. 2011;49:397–403.

96. Ruff RL, Ruff SS, Wang X. Persistent benefits of rehabilitation on pain and life quality for nonambulatory patients with spinal epidural metastasis. J Rehabil Res Dev. 2007;44:271–278.

97. New PW, Marshall R, Stubblefield MD, et al. Rehabilitation of people with spinal cord damage due to tumor:literature review, international survey and practical recommendations for optimizing their rehabilitation. J Spinal Cord Med. 2017;40:213–221.

98. Ruff RL, Adamson VW, Ruff SS, et al. Directed rehabilitation reduces pain and depression while increasing independence and satisfaction with life for patients with paraplegia due to epidural metastatic spinal cord compression. J Rehabil Res Dev. 2007;44:1–10.

99. Temel JS, Greer JA, Muzikansky A, et al. Early palliative care for patients with metastatic non-small-cell lung cancer. N Engl J Med. 2010;363:733–742.

100. Barcena A, Lobato RD, Rivas JJ, et al. Spinal metastatic disease: analysis of factors determining functional prognosis and the choice of treatment. Neurosurgery. 1984;15(6):820–827.

101. Fundlay G. Adverse effects of the management of malignant spinal cord compression. J Neurol Neurosurg Psychiatry. 1984;47:761–768.

102. Greenburg H, Kim J, Posner J. Epidural spinal cord compression from metastatic tumor: results with a new treatment protocol. Ann Neurol. 1980;8:361–366.

103. Tokuhashi Y, Matsuzaki H, Oda H, et al. A revised scoring system for preoperative evaluation of metastatic spine tumor prognosis. Spine. 2005;30(19):2186–2191.

104. Cowap J, Hardy J, Ahern R. Outcome of malignant spinal cord compression at a cancer center: implications for palliative care services. J Pain Symptom Manage. 2000;19(4):257–264.

105. Guo Y, Young B, Palmer JL, et al. Prognostic factors for survival in metastatic spinal cord compression: a retrospective study in a rehabilitation setting. Am J Phys Med Rehabil. 2003;82(9):665–668.

106. Patchell R, Posner J. Neurologic complications of systemic cancer. Neurol Clin. 1985;3:729–750.

107. Stubblefield MD, Bilsky MH. Barriers to rehabilitaiton of the neurosurgical spine cancer patient. J Surg Oncol. 2007;95:419–426.

108. Wang J, Boland P, Mitra N, et al. Single-stage posterolateral transpedicular approach for resection of epidural metastatic spine tumors involving the vertebral body with circumferential reconstruction: results in 140 patients. J Neurosurg (Spine 1). 2004;3:287–298.

109. Hatch BB, Wood-Wentz CM, Therneau TM, et al. Factors predictive of survival and estimated years of life lost in the decade following nontraumatic and traumatic spinal cord injury. Spinal Cord. 2017;55:540–544.

110. Tan M, New PW. Survival after rehabilitation for spinal cord injury due to tumor: a twelve-year retrospective study. J Neurooncol. 2011;104:233–238.

111. Middleton J, Dayton A, Walsh J, et al. Life expectancy after spinal cord injury: a 50-year study. Spinal Cord. 2012;50:803–811.

112. Guide for the Uniform Data Set for Medical Rehabilitation (Including the FIM Instrument), Version 5.1. Buffalo, NY: State University of New York at Buffalo; 1997.

113. New PW. Functional outcomes and disability after nontraumatic spinal cord injury rehabilitation: Results from a retrospective study. Arch Phys Med Rehabil. 2005;86:250–261.

114. Stubblefield MD. Barriers to rehabilitation of the malignant spine. Top Spinal Cord Inj Rehabil. 2008;14(2):19–30.

115. Eva G, Paley J, Miller M, et al. Patients' constructions of disability in metastatic spinal cord compression. Palliat Med. 2009;23:132–140.

116. Middleton J, Perry KN, Craig A. A clinical perspective on the need for psychosocial care guidelines in spinal cord injury rehabilitation.

117. Hasnan N, Engkasan JP, Ramakrishnan K, et al. Follow-up after spinal cord injury. In: Chhabra HS, ed. ISCoS Textbook on Comprehensive Management of Spinal Cord Injuries. New Delhi, India: Wolters Kluwer; 2015:888–905.

118. Forchheimer M, Tate DG. Enhancing community re-integration following spinal cord injury. NeuroRehabilitation. 2004;19:103–113.

119. Cox RJ, Amsters DI, Pershouse KJ. The need for a multidisciplinary outreach service for people with spinal cord injury living in the community. Clin Rehabil. 2001;15:600–606.

120. Dijkers MP. Quality of life of individuals with spinal cord injury: a review of conceptualization, measurement, and research findings. J Rehabil Res Dev. 2005;42(Suppl 1):87–110.

121. Hammell KW. Exploring quality of life following high spinal cord injury: a review and critique. Spinal Cord. 2004;42:491–502.

122. Hammell KW. Quality of life after spinal cord injury: a meta-synthesis of qualitative findings. Spinal Cord. 2007;45:124–135.

123. McKinley W, Hardman J, Seel R. Nontraumatic spinal cord injury: incidence, epidemiology and functional outcome. Arch Phys Med Rehabil. 1998;79:1186–1187.

124. New PW, Rawicki HB, Bailey MJ. Nontraumatic spinal cord injury: demographic characteristics and complications. Arch Phys Med Rehabil. 2002;83:996–1001.

125. Gupta A, Taly AB, Srivastava A, et al. Non-traumatic spinal cord lesions: epidemiology, complications, neurological and functional outcome of rehabilitation. Spinal Cord. 2009;47:307–311.

126. Sundaresan N, Galicich J, Bains M, et al. Vertebral body resection in the treatment of cancer involving the spine. Cancer. 1984;53:1393–1396.

127. Kim R, Spencer S, Meredith R, et al. Extradural spinal cord compression: analysis of factors determining functional prognosis. Radiology. 1990;176:279–282.

128. Cheville A. Pain management in cancer rehabilitation. Arch Phys Med Rehabil. 2001;82:S84–S87.

129. Helweg-Larsen S. Clinical outcome in metastatic spinal cord compression. A prospective study of 153 patients. Acta Neurol Scand. 1996;95:269–275.

130. Leviov M, Dale J, Stein M, et al. The management of metastatic spinal cord compression: a radiotherapeutic success ceiling. Int J Radiat Oncol Biol Phys. 1993;27:231–234.

131. Maranzano E, Latini P. Effectiveness of radiation therapy without surgery in metastatic spinal cord compression: final results from a prospective trail. Int J Radiat Oncol Biol Phys. 1995;32:959–967.

132. Sundaresan N, Sachdev V, Holland J. Surgical treatment of spinal cord compression from epidural metastasis. J Clin Oncol. 1995;9:2330–2335.

133. Portenoy R, Lessage P. Management of cancer pain. Lancet. 1999;353:1695–1700.

134. Portenoy R, Itri L. Cancer-related fatigue: guidelines for evaluation and management. Oncologist. 1999;4:1–10.

135. Muller E. Influence of training and inactivity on muscle strength. Arch Phys Med Rehabil. 1970;51:449–462.

136. Batchelor TT, Yaylor LP, Thaler HT, et al. Steroid myopathy in cancer patients. Neurology. 1997;48:1234–1238.

137. Maynard F. Immobilization hypercalcemia following spinal cord injury. Arch Phys Med Rehabil. 1986;67:41–44.

138. Esbrit P. Hypercalcemia of malignancy, new insights into an old syndrome. Clin Lab. 2001;47(1–2):67–71.

139. Pandyan AD, Gregoric M, Barnes MP, et al. Spasticity: clinical perceptions, neurological realities and meaningful measurement. Disabil Rehabil. 2005;27:2–6.

140. Burns AS, Lanig I, Grabljevec K, et al. Optimizing the management of disabling spasticity following spinal cord damage – The Ability Network – an international initiative. Arch Phys Med Rehabil. 2016;97:2222–2228.

141. Nene AV, Campos AR, Grabljevec K, et al. The clinical assessment of spasticity in people with spinal cord damage: recommendations from the Ability Network, an international initiative. Arch Phys Med Rehabil. Accepted Feb 9, 2018. doi:10.1016/j.apmr.2018.01.018. [Epub ahead of print].

142. Lanig IS, New PW, Burns AS, et al. Optimizing the management of spasticity in people with spinal cord damage: a clinical care pathway for assessment and treatment decision making from the Ability Network, an international initiative. Arch Phys Med Rehabil. 2018;99(8):1681–1687. doi:10.1016/j.apmr.2018.01.017

143. Jackson A, Groomes T. Incidence of respiratory complications following spinal cord injury. Arch Phys Med Rehabil. 1994;75(3):270–275.

Int J Phys Med Rehabil. 2014;2:226.

144. Ledsome J, Sharp J. Pulmonary function in acute cervical cord injury. *Am Rev Respir Dis.* 1981;124:41–44.

145. McMichan J, Michel L, Westbrook P. Pulmonary dysfunction following traumatic quadriplegia. *JAMA.* 1980;243:528–531.

146. Citterio A, Franceschini M, Spizzichino L, et al. Nontraumatic spinal cord injury: an Italian survey. *Arch Phys Med Rehabil.* 2004;85:1483–1487.

147. New PW, Dillon L. Neurogenic bladder and urodynamic outcomes in patients with spinal cord myelopathy. *Top Spinal Cord Inj Rehabil.* 2015;21:250–256.

148. Furlan J, Fehlings M, Shannon P, et al. Descending vasomotor pathways in humans: correlation between axonal preservation and cardiovascular dysfunction after spinal cord injury. *J Neurotrauma.* 2003;20(12):1351–1364.

149. Merli GJ, Herbison GJ, Ditunno JF, et al. Deep vein thrombosis: prophylaxis in acute spinal cord injured subjects. *Arch Phys Med Rehabil.* 1988;69:661–664.

150. Green D, Rossi EC, Yao JS, et al. Deep vein thrombosis in spinal cord injury: effect of prophylaxis with calf compression, aspirin, and dipyridamole. *Paraplegia.* 1982;20:227–234.

151. New PW, Rawicki HB, Bailey MJ. Nontraumatic spinal cord injury rehabilitation: pressure ulcer patterns, prediction, and impact. *Arch Phys Med Rehabil.* 2004;85:87–93.

152. New PW, Currie KE. Development of a comprehensive survey of sexuality issues including a self-report version of the International Spinal Cord Injury sexual function basic datasets. *Spinal Cord.* 2016;54:584–591.

153. New PW, Seddon M, Redpath C, et al. Recommendations for spinal rehabilitation professionals regarding sexual education needs and preferences of people with spinal cord dysfunction: a mixed methods study. *Spinal Cord.* 2016;54:1203–1209.

154. Annon JS. *Behavioural Treatment of Sexual Problems: Brief Therapy.* Hagerstown, MD: Harper & Row; 1976.

155. New P, Reeves R, Marshall R. Prevention of nontraumatic spinal cord injury. Chapter 80. In: Chhabra HS, ed. *ISCoS Textbook on Comprehensive Management of Spinal Cord Injuries.* New Delhi, India: Walters Kluwer; 2015:1114–1118.

156. Howell D, Harth T, Brown J, et al. Self-management education interventions for patients with cancer: a systematic review. *Support Care Cancer.* 2017;25:1323–1355.

157. Hammer MJ, Ercolano EA, Wright F, et al. Self-management for adult patients with cancer: an integrative review. *Cancer Nurs.* 2015;38:E10–E26.

158. McCorkle R, Ercolano E, Lazenby M, et al. Self-management: enabling and empowering patients living with cancer as a chronic illness. *CA Cancer J Clin.* 2011;61:50–62.

159. Grol R, Grimshaw J. From best evidence to best practice: effective implementation of change in patients' care. *Lancet.* 2003;362:1225–1230.

160. Kang H, Gwak HS, Shin SH, et al. Monitoring rate and predictability of intraoperative monitoring in patients with intradural extramedullary and epidural metastatic spinal tumors. *Spinal Cord.* 2017;55:906–910.

161. Deutsch MB, DeAngelis LM. Neurologic complications of chemotherapy and readiation therapy. In: Aminoff MJ, Josephson SA, eds. *Aminoff's Neurology and General Medicine.* 5th ed. London, England: Academic Press; 2014.

162. Gilliam LAA, St Clair DK. Chemotherapy-induced weakness and fatigue in skeletal muscle: the role of oxidative stress. *Antioxid Redox Signal.* 2011;15:2543–2563.

163. Park SB, Goldstein D, Krishnan AV, et al. Chemotherapy-induced peripheral neurotoxicity: a critical analysis. *CA Cancer J Clin.* 2013;63:419–437.

第五篇

第 48 章

肿瘤相关性神经根病

Jeffrey L. Cole

神经根病是一个或多个脊神经根受损的疾病，可由多种直接和间接因素导致，包括外部机械性神经根受压、代谢、中毒、浸润及手术切除或减压等干预治疗，或是放疗的晚期副作用。神经根病可以

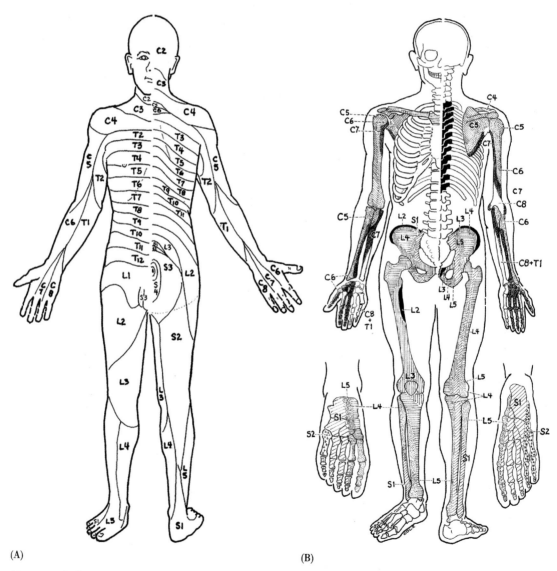

(A)　　　　　　　　　　　　　　　　　　　**(B)**

图 48-1　皮肤和骨骼神经支配

（A）颈（C），胸（T），腰（L），和骶骨（S）的皮节示意图。（B）神经根水平的骨骼神经支配。左视图为前视图，右视图为后视图。

发生在神经根从脊髓发出到进入神经丛的任何部位，因此可以在椎管内（包括马尾），也可以发生在椎管外周边区域。神经根损伤可导致疼痛、感觉异常和/或运动障碍。疼痛可能是局部的，也可能会沿皮节（或周围神经）模式分布，影响神经支配的感觉或运动功能，或出现深部的骨骼疼痛（图48-1），而被误诊为骨转移性疼痛。感觉变化一般包括从感觉缺失到感觉异常（针刺感、感觉知觉减弱、刺痛等）或痛觉障碍（灼热、严重瘙痒、异常性疼痛）。运动受累的范围一般包括从局部无力，到麻痹和肌肉痉挛。在一般人群中，神经根受压的常见原因是髓核膨出或突出、肥大的关节突关节、椎体、脊椎滑脱和/或椎弓根过度活动，这些都会单独或共同作用压迫神经根（图48-2，图48-3）[1]。长此以往，

这种退行性和肥大性改变使得中央孔和椎间孔缩小，从而增加了其他任何压迫性损伤引起症状的可能性（图48-4），也使神经根受压成为癌症疼痛和功能障碍的常见原因。除了退行性改变和侵袭性肿瘤会压迫神经根或脊髓外，邻近的软组织肿胀，脊柱的感染，副蛋白相关性血管炎，放疗和有神经毒性的化疗在诊治过程中，也会引起或加剧根性症状和体征[2,3]。当癌症患者出现这些症状时，要注意鉴别诊断。早期诊断至关重要，因为神经功能障碍治疗的预处理程度是一个预测结果好坏的有力指标[4-8]。

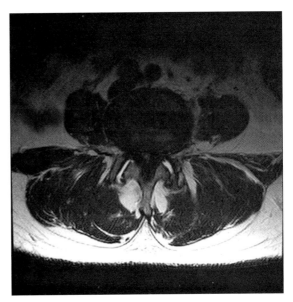

图48-4　轴向T2加权MRI证实L2-L3椎间盘突出髓核和黄韧带肥大，压缩背侧鞘囊，对双侧L3神经根产生明显影响

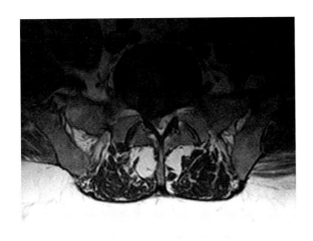

图48-2　轴向T2加权MRI显示右中央旁椎间盘髓核的中央和椎间孔狭窄在C5-C6水平

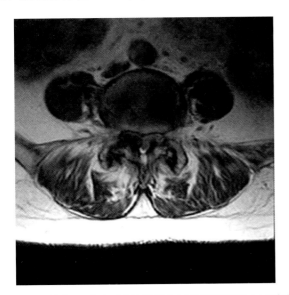

图48-3　轴向T2加权MRI显示L4-L5黄韧带肥大压迫背侧鞘囊对马尾神经和右L5神经根有明显影响

压迫性神经根病

硬膜外压迫，尤其是椎骨转移引起的压迫，可能发生在5%～10%的恶性肿瘤患者中[9,10]。胸椎是硬膜外压迫最常见的部位（59%～78%），其次是腰椎（16%～33%）、颈椎（4%～15%）和骶骨（5%～10%）[11-15]，这个分布情况主要依据脊柱的体积分布。在10%～38%的患者中发现多处转移[5,15]，但髓内压迫并不常见，且所有脊髓节段都有可能发生。许多患有髓内转移的人也有实质性脑转移（35%），约有25%伴有软脑膜癌变[12]。

造成脊柱和神经根受压的最常见转移性肿瘤是乳腺癌、前列腺癌和肺癌。其他恶性肿瘤包括淋巴瘤、肾细胞癌、骨髓瘤、结直肠癌、肉瘤和甲状腺癌。在淋巴瘤中，大多数周围神经并发症是由非霍

奇金淋巴瘤（non-Hodgkin lymphoma, NHL）引起的，它会浸润神经根和脑神经，引起轴突损伤，还可能与淋巴瘤性脑膜炎有关。非霍奇金淋巴瘤可浸润周围神经（神经淋巴瘤病）并引起神经丛病、单神经病或广泛性神经病，可能类似于不对称的多数性单神经病或广泛性疾病，例如慢性炎症性脱髓鞘性多发性神经根病。相反，霍奇金淋巴瘤（Hodgkin lymphoma, HL）很少浸润神经组织[16]。由于脊神经根在解剖结构上类似于远端周围神经，因此脊神经根因中毒和/或代谢性因素而受损时，会导致诊断困难。如果存在周围神经病，则需要进一步检查，例如影像学检查，以明确椎旁肌电图异常的病因[17]。

转移瘤是脊髓肿瘤和相关神经根受压最常见的病因。它也是继脑转移癌之后引起神经系统并发症的第二大最常见原因。随着癌症治疗方法的改进，患者生存率不断提高，因此脊柱转移瘤及其后遗症也变得越来越普遍。表48-1列出了肿瘤患者脊髓和神经根受累的常见原因[18]。硬膜外腔内的肿瘤压迫，脊髓实质的直接侵袭或软脑膜的侵袭都可能导致脊髓和神经根的损伤（图48-4，图48-5）。其中，转移性硬膜外压迫是最常见的[7,19]。

表48-1 癌症患者脊髓/神经根受累的常见原因

转移	非转移
Ⅰ.硬膜外病变	Ⅰ.原发性脊柱肿瘤
1.来自椎体	1.髓外
2.从硬膜外腔中出现	2.髓内
3.来自椎旁结构	Ⅱ.感染
Ⅱ.硬膜内病变	Ⅲ.血管疾病
1.髓内转移	1.出血
2.软脑膜转移	2.梗死
	Ⅳ.癌症治疗的副作用
	1.放射治疗
	2.化疗
	3.手术并发症

摘自 Posner JB. Neurologic Complications of Cancer. Philadelphia, PA: F. A. Davis; 1995。

硬膜外转移

高达14%的肿瘤患者会发生硬膜外转移[20]。大多数情况下，肿瘤是先转移到椎体，在硬膜外腔中形成占位压迫，然后对神经根造成不同程度的损伤（图48-4，图48-5）。少见的是（如淋巴瘤和神经母细胞瘤），椎旁肿瘤从后外侧经椎间孔进入椎管，压迫神经根[6,21]，然后进入硬膜外腔。

大多数转移是通过血行播散到椎体的。椎体富含骨髓，内部血流量很高，会导致硬膜外转移肿瘤更容易转移到这些区域。此外，肿瘤细胞产生黏附分子，它们与基质骨髓细胞和骨基质结合[22]。脊柱转移瘤倾向于在血管丰富的后椎体骨髓腔中生长。由于持续的肿瘤生长和骨髓间隙充盈及扩张的硬膜外间隙对前囊和周围静脉丛的挤压，可造成脊髓及相关结构受压。或者，由于肿瘤的生长而破坏皮质骨可导致椎体塌陷、前倾，随后硬膜外间隙的骨碎片向后移位，压迫鞘囊和硬膜外静脉丛。转移性神经弓受累也会对脊髓及相关结构造成后压迫，但比较少见[11]。

转移性硬膜外肿瘤通过直接压迫（伴有脱髓鞘和轴突损伤）和继发性血管损伤（引起局部缺血、水肿和梗死）而损害了脊髓和神经根[23,24]。直接压迫可导致神经结构水肿，或者硬膜外静脉丛压迫可造成静脉充血或两者兼有。椎间孔内肿瘤压迫根动脉可导致血管闭塞而发生梗死[18]。

硬膜内转移

硬脑膜内转移性疾病，比硬膜外转移瘤少见，包括软脑膜转移和硬膜内转移，占所有转移性脊髓肿瘤的比例不到5%[7]。硬膜内转移会通过压迫或直接侵入损害脊髓和神经根。转移性侵袭的机制包括肿瘤通过血液流动从蛛网膜下腔播散或通过脑脊液（cerebrospinal fluid, CSF）从脑肿瘤播散[25,26]，通过椎间孔沿神经根生长或通过硬膜外的硬脑膜直接侵袭扩散，或由于手术导致的直接侵袭扩散[27]（图48-6）。

在所有肿瘤患者中约有8%发生了软脑膜转移[18,23,24]。任何肿瘤均可扩散至软脑膜。与软脑膜转移相关的最常见肿瘤是血液恶性肿瘤（淋巴瘤、急性非淋巴细胞性白血病）。在实体瘤中，最常见的是乳腺癌、肺癌、黑色素瘤和胃肠道癌[28,29]。Herrlinger等[30]在61%的原发性脑肿瘤患者中发现了软脑膜癌，59%患有淋巴网状肿瘤，45%患有原发性肺癌，38%患有黑色素瘤，27%患有乳腺癌。软脑膜转移常伴有其他转移性中枢神经系统（central nervous system, CNS）肿瘤。它们通常是全身性肿瘤的晚期表现，尽管在初次或复发

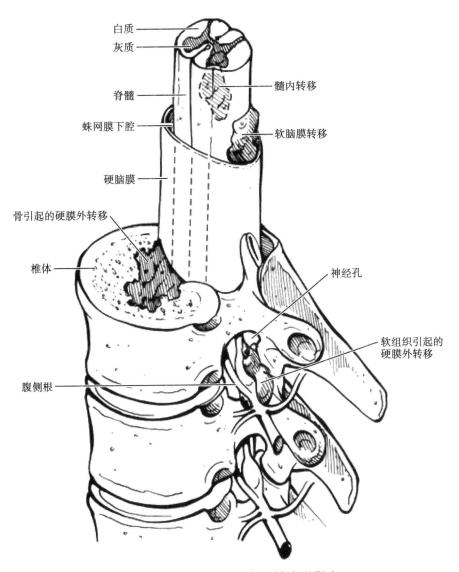

图 48-5　脊髓转移对脊髓和神经根的影响

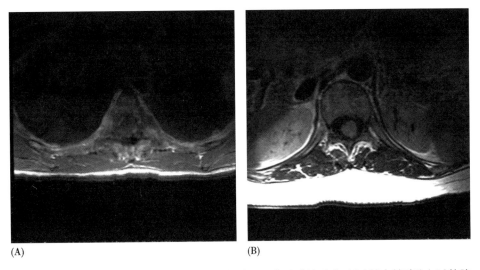

图 48-6　轴向 T1 加权增强 MRI 证实(A)脊髓受压的硬膜外肿瘤、(B)髓内转移和(C)软脑膜肿瘤(注意马尾神经根的增强)

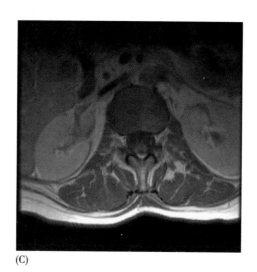

(C)

图 48-6（续）

性疾病中首次发现的概率要低得多。软脑膜肿瘤扩散的症状可能在初诊和原发肿瘤治疗多年后才显现。

肿瘤细胞通过何种方式侵入脑膜取决于原发肿瘤的组织学类型。血行播散在血液系统恶性肿瘤中更为常见。椎骨和椎旁转移瘤以及头颈癌可能会通过神经通路 / 神经旁路途径或淋巴管或静脉沿着周围或脑神经扩散，然后穿过硬脑膜和神经根的蛛网膜套管发生扩散。中枢神经系统转移灶的直接扩散也是可能的[18,29]。位于软脑膜的原发性肿瘤中有原发性淋巴瘤、黑色素瘤和横纹肌肉瘤[18]。蛛网膜下腔转移可能是多发的或者是单个肿块，导致神经受压。

与软脑膜转移灶相比，髓内转移的发生率要低得多。它们从蛛网膜下腔沿神经根直接扩散到脊髓中，或通过血行播散扩散到脊髓实质中。小细胞肺癌、非小细胞肺癌、乳腺癌、黑色素瘤和淋巴瘤是最常见的原发肿瘤，其次是胃肠道癌和肾肿瘤[12,18]。临床上通常很难区分髓内肿瘤扩散是来自其他硬膜内或硬膜外脊髓压迫。髓内肿瘤的预示症状包括早期出现的自主神经功能障碍（小便失禁，阳痿等），更常见的是骶骨节段功能得到保留。临床上，与压迫性病变相比，疼痛可能不那么常见。症状的快速发展可能有助于将髓内转移灶与原发性脊髓肿瘤（例如神经胶质瘤）区分开[12]。

脊柱和脊髓原发性肿瘤

与转移性肿瘤相比，原发性脊柱肿瘤比较少见。多发性骨髓瘤（multiple myeloma，MM）通常是由椎体骨髓内的浆细胞引起，症状有：骨痛、高钙血症和肾功能不全，它是最常影响脊柱的肿瘤，发生率约为 45%。椎旁和硬膜外生长也可能发生。根据骨骼检查的溶骨性病变定义，MM 中的骨累及仅显示了小梁骨损失超过 30% 的病变，并且在化疗后仍持续存在，从而限制了它在复发性疾病中的运用。CT 扫描显然更有利[13]。因此，对于复发性 MM，在电生理诊断无法清晰判断神经根改变是已有还是新发的情况下，PET/CT 应该可以提供更清晰的影像，因为它不受先前存在的骨骼缺陷的影响[14]。尤因肉瘤占所有原发性骨肿瘤的 10%，原发性脊柱病变不到 5%。在成骨肉瘤中，2% 的病变发生在脊柱，主要是在腰椎。50% 继发于先前的放疗或肉瘤变性。软骨肉瘤占所有恶性脊柱肿瘤的10%，最常见于腰椎，其次是胸椎。

原发性脊髓肿瘤的发病率占所有原发性中枢神经系统肿瘤的 10%～19%。虽然大多数脊柱肿瘤是硬膜外的，但大多数原发性脊髓肿瘤是硬膜内的，并且有可能沿着神经根进入硬膜外和椎间隙引起神经根症状。

在脊髓原发性肿瘤中，硬膜内髓外肿瘤占60%～75%。其中脑膜瘤最为常见（50%），它是一种由硬脑膜引起的良性肿瘤，其次是神经纤维瘤（35%）和肉瘤（10%）。髓内原发性脊髓肿瘤占所有原发性脊髓肿瘤的 20%～25%。其中最常见的是星形细胞瘤（50%）、室管膜瘤（30%）和血管母细胞瘤（5%～10%）[31]。原发性硬膜外脊柱肿瘤很少见，主要为良性肿瘤，可通过压迫邻近组织而引起症状。

感染

脊柱化脓性感染的发生率随着放化疗高危人

群的增加而增加,同时也是由于有了更先进的诊断方法可以明确诊断。硬膜外脓肿的发病率约为每 10 000 例住院病例中 1.2 例[32,33]。癌症患者易感染的因素包括 T 淋巴细胞的细胞免疫功能受损和单核吞噬细胞功能障碍(淋巴瘤、细胞毒性药物),中性粒细胞减少症(白血病、化学疗法)和免疫球蛋白合成受损[慢性淋巴细胞性白血病(chronic lymphocytic leukemia, CLL), MM]。疼痛介入治疗和脊柱外科手术增加了发生脊椎脓肿的风险,尤其是老年人和免疫力低下的人[33]。

单纯的神经根症状很少是脊柱感染的早期表现。硬膜外脓肿通常表现为背痛(71%)、局部压痛(17%)以及相关脊柱节段运动受限。发热的患者约占 2/3,通常与白细胞增多有关,约有 25% 的病例出现:肌无力、红细胞沉降率(erythrocyte sedimentation rate, ESR)升高,而 13% 的患者出现感觉缺陷[33]。需要正确识别病原体并迅速进行治疗。大多数病例为腰椎感染,并且与神经根症状相关的可能性更大[33,34]。

一般认为血行播散是最常见的脊柱感染机制,其次是局部组织或创伤直接播散。最常见的部位依次为腰椎、胸椎和颈椎,这与不同脊柱节段的血流比例有关[31]。感染通常开始于前纵韧带附近,然后蔓延至椎体,导致椎体逐渐破坏和变形,常常累及椎间盘,形成潜在不稳定性的椎间盘炎。单独的后椎受感染的情况很少见,但是会给手术带来很高的复杂性[31,33]。例如,在脊椎型颈椎病的治疗中,根据统计学上有公认的显著差异,相对于椎间孔切开术围手术期并发症更少和较短的平均手术时间,倾向于进行后路手术;然而,后椎手术在日后也需要进行更多的重复手术[35]。神经系统缺陷是由于脊柱不稳导致感染直接延伸到椎管或神经孔或神经组织受压所致。

在引起脊髓脓肿的许多感染性病原体中,金黄色葡萄球菌是最常见的。在免疫力低下和术后的患者中,革兰氏阴性杆菌是最常见的病原体。较少见的是,正常皮肤菌群的生物可能是病原体,尤其是在进行过脊柱手术的患者中。据报道,在某些情况下,结核分枝杆菌和真菌是致病菌。鉴于总体死亡率高达近 15%,因此在大多数病例中,快速诊断、手术引流和体内抗生素治疗至关重要。

血管疾病

神经根或脊髓受压的硬膜外和硬膜下血肿可被误认为是由肿瘤引起的压迫所致。腰椎穿刺后脊髓出血几乎总是与血小板功能障碍有关,但也可能是自发的。通常,血小板计数低于 10 000/mm³ 或血小板计数迅速下降的人会发生自发性出血。与硬膜外或硬膜下转移相比,血肿积聚的症状发展迅速。患者报告突然发作严重的背痛,通常伴有进行性感觉障碍和无力,可导致截瘫。与肿瘤压迫一样,症状可在数分钟至数小时内恶化,而不是数天至数周恶化。MRI 有助于鉴别诊断,它可显示硬膜外肿块(通常)遍布多个脊柱节段,血肿与任何椎骨肿瘤之间也存在着密度的差异。

最好的策略是在需要腰穿的人群中通过输注血小板预防血肿。一旦发生出血,就会出现疼痛和四肢无力,如果药物治疗失败,则需要进行针吸或去除血肿。由于某些神经系统缺陷甚至在手术治疗后仍可能永久存在,因此必须迅速对采用何种预防措施做出决定[36]。

非压迫性神经根病

放射

放疗会影响周围神经系统(peripheral nervous system, PNS),由于放射区域内的血管内皮受损和血管周围组织纤维化,可导致神经和肌肉损伤。因此可发生神经受损而无外在性压迫。放疗还会导致神经根、神经丛或周围神经中神经鞘瘤的进展。放疗诱发的肿瘤还可能在放疗数 10 年后发生,其中包括高度侵袭性和浸润性的恶性周围神经鞘瘤。放疗也会引起新的肿瘤(如肉瘤、脑膜瘤),还可能会压迫和破坏神经结构。

肿瘤局部放疗后出现的上肢神经根症状通常与神经根损伤及神经丛受累有关,这可能是放射性神经丛病或癌症复发的结果。有因霍奇金病和头颈癌而进行放疗的人而后患有放射神经丛病,包括神经根与神经丛都受累。即使放疗剂量低至 30Gy,放射神经丛疾病在放疗结束 30 年内仍有可能发生。

戈瑞(gray, Gy)是能量(吸收)的特定吸收剂量单位。这些能量通常与电离辐射(例如 X 射线或伽马粒子)相关。它被定义为 1 公斤物质吸收 1 焦耳的这种能量。与 1971 年前的伦琴不同,戈瑞始终是独立于任何目标材料而定义的。相同的 1 伦琴束对生物组织产生的 Gy 大于对空气产生的 Gy,

因此对于 X 射线和伽马射线,它们与西弗(sievert,Sv)的单位相同,但是对于 α 粒子,1Gy 大约等于 20Sv。

在臂丛神经中,臂丛上干比整个臂丛更易受累。臂丛下干对放疗的相对抵抗力可能与锁骨和胸椎的保护作用相关,还有就是只有一小部分躯干位于放射区域内[21]。人通常表现为进行性无痛性感觉障碍和手臂及手的无力,这可能与淋巴水肿有关。孤立的下臂丛受累强烈提示转移性神经丛疾病,常伴有霍纳综合征和严重疼痛[21,37]。星状神经节和颈交感神经末梢神经节,位于 C8 根附近。位于脊柱附近的下臂丛神经病变可能会侵入交感神经结构,导致同侧出汗受损,瞳孔缩小和面部和颈部血管舒缩反应(霍纳综合征)[28]。这是肿瘤侵犯下神经丛的重要临床标志。臂丛神经 MRI 增强检查有助于鉴别肿瘤性神经丛病和放射性神经病变[38]。

可通过电诊断测试准确定位病变,鉴别神经丛病与颈神经根病 / 周围神经病,从而辅助诊断。最初的电生理变化可能仅来源于神经丛受累部位的周围神经引起的低波幅的周围感觉神经电位。失神经的自发电活动,例如纤颤、正尖波、束颤、肌颤搐和复杂重复放电,可能需要数周乃至数月才会出现(图 45-7)。此外,对于中枢神经系统病变,系列研究已证实在许多近期受到严重伤害的患者中可以看到纤颤电位。与肿瘤性神经丛病相比,针极肌电图(electromyography,EMG)在放射性神经丛病的检测中更有优势,但不能排除肿瘤诊断。

腰骶丛病变常伴有神经根受累(神经丛病变),常表现为无痛性、单侧或不对称双侧下肢轻瘫。

L5-S1 分布中的远端肌肉受到的影响更大[39]。该疾病有进展的趋势,会导致严重的残疾。盆腔或腰骶 MRI 检查无肿瘤迹象,放疗后出现神经丛病或神经根病的电诊断迹象可支持该诊断。

体感诱发电位(somatosensory evoked potential,SSEP)研究可以被看作是周围神经动作电位研究中简单并且有用的一种诊断方式[40]。使用 SSEP 技术,电诊断学家将电刺激周围神经所产生的传入冲动作为传入电刺激刺激周围神经近端至脊髓的传入电刺激图,追踪到脑干和大脑[41]。下肢神经研究可通过腰椎和胸椎节段进行传导,而上肢神经的刺激可通过臂丛神经和颈脊髓进行传导。这可以研究脊柱病变,如果需要手术减压或稳定手术,则可在术中监测神经通路。

化学疗法

鉴于化疗药物对快速分裂的细胞有作用,但令人惊讶的是,许多化疗药物对周围神经系统都有不良影响[42-44]。对于有新发神经症状的癌症患者,应始终考虑抗肿瘤药物的潜在毒性反应(表 48-2)。在大多数病例中,没有检查可将医源性病因与其他病因区分开。

与化疗相关的神经毒性诊断是一种临床诊断,它基于给药和临床症状之间的时间关系、对化学治疗剂潜在副作用的了解以及排除其他可能的病因。由于化疗的副作用往往是缓慢可逆和剂量依赖性的,因此鉴别诊断对于功能恢复的预后更为重要。有症状的神经根病以及既往有糖尿病、酒精性或遗传性神经病的人更有可能在使用神经毒性化疗药物期间或之后发生急性恶化[45-47]。

表 48-2　常见神经毒性化学疗法的临床和电生理特征

代表药物	临床表现	电生理学特征
紫杉烷类(例如:紫杉醇,多西他赛)	对称感觉＞运动多发性神经病;自主神经病罕见	低波幅(以下都是)或没有 SNAP;正常到低振幅 CMAP;远端肌肉神经支配
长春生物碱(例如:长春新碱,长春碱)	对称感觉＞运动多发性神经病;自主神经病罕见;颅脑单神经病罕见;滑行现象少见	低振幅或没有 SNAP;正常到低振幅 CMAP;远端肌肉神经支配
铂类物(例如顺铂,卡铂,奥沙利铂)	对称性感觉性多发性神经病;感觉共济失调;勒米特征;滑行现象	低振幅或无 SNAP(在上肢可能更明显,因为神经节病与长度无关);CMAP 振幅和 EMG 正常;奥沙利铂可导致急性神经强直性放电
沙利度胺	对称感觉＞运动多发性神经病;严重情况下感觉共济失调和痉挛很少	低振幅或没有 SNAP;正常到低振幅 CMAP;远端肌肉神经支配

CMAP,复合肌肉动作电位;EMG,肌电图;SNAP,感觉神经动作电位。

副肿瘤综合征

副肿瘤神经综合征（paraneoplastic neurological syndromes，PnNS）是由癌症分泌的体液免疫、细胞因子或激素等因素引起的中枢神经和周围神经系统疾病（表 48-3）。它们不是由神经系统结构的原发性或转移性侵袭引起的[48]。小细胞肺癌是与副肿瘤综合征相关性最高的肿瘤。其他可能的癌症包括乳腺癌、卵巢癌、霍奇金淋巴瘤、生殖细胞肿瘤和胸腺瘤[49]。癌症患者中大多数副肿瘤综合征的发生率与普通人群相当。然而，兰伯特-伊顿肌无力综合征（Lambert-Eaton myasthenic syndrome，LEMS）、亚急性小脑变性、亚急性感觉神经病和皮肌炎的发生与恶性肿瘤相关性明显增加，需要特别注意[36,49]。对于确诊恶性肿瘤和疑似新副肿瘤综合征的患者，应首先排除转移性疾病和其他系统性癌症并发症。

对于肌肉快速疲劳的人，在电诊断检查时，可以使用重复性神经刺激（repetitive nerve stimulation，RNS），而常规的神经传导功能检查检测（nerve conduction studies，NCS）和肌电图（EMG）是非诊断性的。在某些疾病中，如重症肌无力（myasthenia gravis，MG），由于终板乙酰胆碱数量的减少（相对于肌无力综合征数量减少），常表现为早期的眼肌和延髓肌肉疲劳，每秒给予 3 次 RNS 可使运动神经最大限度地释放乙酰胆碱量子。在更快的刺激速度下，神经末梢乙酰胆碱的相对耗竭，可产生激活后反应，使反应的电压和持续时间增大。在较高的

刺激频率下，在某些正常肌肉中，这种增强称为"易化"现象，不涉及神经肌肉接头。在 MG 中，快速神经刺激过程中的神经肌肉易化程度通常比较适中，但与 LEMS（和肉毒杆菌中毒）一样，大约 60% 的 LEMS 患者患有潜在的恶性肿瘤，最常见的是小细胞肺癌，可能与副肿瘤综合征相关。PnNS 通过肿瘤产生的免疫反应影响中枢神经系统和周围神经系统（大脑、脊髓、周围神经和 / 或肌肉），因为免疫系统将肿瘤视为入侵。利用抗体和淋巴细胞的免疫系统反应产生的损害可能大于肿瘤造成的损害。PnNS 的最常见表现包括脑炎、共济失调、平衡功能障碍、周围神经性运动和感觉改变、肌阵挛、视交叉、精神障碍或抗体介导的神经肌肉疾病。此类症状可能会缓慢出现，也可能很快出现，大约 60% 的患者在确诊前出现（其他 40% 的患者确诊肿瘤后出现）。鉴于并发的和与年龄有关的问题，运动和感觉的变化可能会被误认为是神经根的问题，特别是在早期只有一个部位被侵袭的时候。或者，某些癌症治疗时神经系统副作用可能被误诊为 PnNS。

恶性肿瘤远隔效应的发病机制尚不清楚，但最被广泛接受的原因可能与 T 淋巴细胞介导的自身免疫机制有关。患者在确诊癌症前先出现副肿瘤综合征，将会使诊断变得困难。神经系统副肿瘤综合征也可以根据主要涉及的解剖结构的位置不同而进行分组（表 48-3）。神经根受累最常与亚急性运动神经病和吉兰-巴雷（aka Landry-Guillain-Barré-Strohl）综合征（GBS）相关。GBS 可表现为

表 48-3　癌旁肿瘤神经系统综合征 / 远端神经系统的影响

	中枢神经系统	周围神经系统	神经肌肉接头和肌肉
确定的 PnNS	脑脊髓炎（可能包括 PNS 的癌） 边缘性脑炎 脑干脑炎 亚急性小脑变性 眼球斜视痉挛综合征 僵人综合征	亚急性感觉神经病 吉兰-巴雷综合征：急性感觉运动神经病 亚急性 / 慢性感觉运动神经病 慢性假性肠梗阻：自主神经病变	
与已知的穿刺抗体无关的神经系统综合征	坏死性脊髓病 运动神经元疾病	臂神经炎：急性感觉运动神经病	兰伯特-伊顿综合征 与胸腺瘤相关的重症肌无力
可能的 PnNS：诊断并非一致推荐使用 PnNS	视神经炎 癌症相关性视网膜病 黑色素瘤相关性视网膜病	急性全自主神经神经病变	重症肌无力 多发性肌炎和皮肌炎 类癌性肌病

PnNS，副肿瘤神经综合征；PNS，周围神经系统。

摘自 Graus F, Delattre JY, Antoine JC, et al. Recommended diagnostic criteria for paraneoplastic neurological syndromes. J Neurol Neurosurg Psychiatry, 2004; 75: 1135-1140。

急性至亚急性进展性麻痹性疾病。周围神经的淋巴细胞和巨噬细胞浸润以及髓鞘质的破坏和急性多灶性（相对于弥散性）节段性脱髓鞘始于根部，并迅速延伸至整个神经。周围神经脱髓鞘可引起不同程度的神经传导阻滞和诱发运动反应的广泛时间离散。F波很早就消失了。早期的肌电图改变包括增加的插入活动和减少的运动单位募集以及继发的轴突丢失，其中可能包括延髓和呼吸肌（30%）。感觉NCS通常在易卡压部位，可能是正常的（25%）或缺乏（55%～60%）远端突触体相关蛋白（synaptosomal associated proteins, SNAP），但更多的只是显示时间离散度的波幅损失（75%）。如果轴突变性从近端开始，则可能还需要2～3周才能看到远端肌肉的纤颤电位。亚急性运动神经病可能涉及到前角细胞变性以及神经根和脊髓白质脱髓鞘。该病主要与HL有关，但也可以在其他淋巴瘤或胸腺瘤中看到。临床表现为下肢轻瘫逐渐发作而无明显的感觉丧失、疼痛或上运动神经元征，而肌电图表现为失神经支配。该综合征通常在肿瘤确诊后发展，并且不会引起明显的功能损害。尸检显示：前角细胞斑块状变性和丢失；偶有炎症浸润；继发性腹侧神经根变薄；以及脊根、臂丛和腰骶丛广泛的片状节段性脱髓鞘[49]。

非压迫性神经根病的其他原因

急性多发性神经根炎（acute polyradiculoneuritis, GBS）在癌症患者中发病率较高，在霍奇金病和其他淋巴瘤疾病中的发病率也更高。其表现为渐进性无力伴随着感觉的异常变化。该病会在2～4周内发展，并有30%的患者累及呼吸肌。电生理学结果取决于GBS的亚型，其中包括急性炎性脱髓鞘性多发性神经根病（acute inflammatory demyelinating polyradiculoneuropathy, AIDP）、急性运动轴索性神经病（acute motor axonal neuropathy, AMAN）、急性运动和感觉轴突神经病（acute motor and sensory axonal neuropathy, AMSAN）以及Miller Fisher变异型。AIDP的电生理特征通常包括远端和近端神经传导速度减慢或波形弥散。早期受累于近端节段和神经根，表现为早期F波异常或无反应。远段神经传导速度正常，肌电图与失神经支配相一致。临床上56%～66%的患者，无力症状会自发地改善。激素治疗或肿瘤切除可改善症状，但许多患者可自发缓解，而不受潜在肿瘤状态的影响[49]。

慢性炎症性脱髓鞘性多发性神经根病可能是特发性的，或存在于淋巴增生性疾病患者中：如淋巴瘤；不确定性单克隆丙种球蛋白病（monoclonal gammopathy of uncertain significance, MGUS）；Castleman病及多发性神经病，脏器肿大，内分泌病，M蛋白和皮肤变化（polyneuropathy, organomegaly, endocrinopathy, M-proteinand skin changes, POEMS）。它也与实体瘤（如小细胞肺癌、黑色素瘤、胃肠道恶性肿瘤）有关。该病表现为多发性肢体慢性复发、缓解或进行性无力和感觉丧失。节段性脱髓鞘和髓鞘再生是最突出的组织学发现，偶尔导致"洋葱头样"改变和肥大性神经病变。该过程可能涉及脊髓神经根，导致神经根粗大和神经根症状掩盖了原发远端神经脱髓鞘[50-52]。电诊断测试显示，远端运动潜伏期和F波潜伏期延长，神经传导速度减慢，传导阻滞伴随复合肌动作电位（compound muscle action potential, CMAP）波形分散。这些变化可发生在单神经病多重分布中。

即使没有任何系统性疾病的证据，全身淀粉样变在呼吸道、肺、心脏、皮肤、中枢神经系统和周围神经系统中存在局部沉积κ或λ轻链（淀粉样瘤）也很罕见[53-55]。其他情况可导致脊神经根浸润和肥大的疾病包括神经纤维瘤病和淋巴瘤。继发性淀粉样变性发生在各种炎症状态下，可导致血清淀粉样蛋白A（急性期反应物）沉积在周围神经、心脏等中。当脊神经根受到影响时，临床表现可能为：近端和远端感觉运动功能障碍。MRI检查显示强化的神经根将支持诊断。脑脊液检查蛋白质/IgG和细胞计数是一种重要的诊断工具，但通常需要反复进行，以找到肿瘤细胞[56]，以便开始相应的治疗。

结节病是一种病因不明的慢性多系统肉芽肿病，在年轻人中更为普遍，典型表现为双侧肺门淋巴结肿大和网状肺部阴影，可影响任何器官和肌肉骨骼系统，包括CNS和PNS。然而，很少有结节病仅在神经系统中发展（神经结节病），其确诊可能很难[57]。面神经麻痹是其最常见的表现。由于增强MRI的发现和CSF检查通常是非特异性的，因此脊神经根也可能受到影响，使得诊断过程变得困难。对于高度疑似患者，可能需要进行神经根活检[58,59]。

患有糖尿病的癌症患者由于糖尿病对周围神经和根的血管炎性作用，可能会增加非压迫性神经根病的风险。在其他疾病的鉴别诊断中，应考虑糖尿病腰骶神经丛神经病变（糖尿病性肌萎缩症）引起的下肢明显疼痛和轻瘫。在患病几年后，即使2

型糖尿病患者的血糖控制相对良好且没有视网膜病变或肾病的证据,也可能出现周围神经病变症状。可能的病理生理机制是免疫介导的由于营养缺乏及缺血性损伤导致的神经微血管炎[60]。神经近端和远端最终都会受到影响。电诊断结果包括 SNAP 和 CMAP 波幅降低,仅轻度神经传导速度减慢,针极肌电图出现神经病理性改变。传导速度减慢通常是在骨性突出的位置,那里的神经更容易受到重复性创伤。由于背侧神经在解剖学上等同于周围神经,在周围神经存在病变的情况下,椎旁肌受累会被误诊。因此,脊柱成像可明确神经根的发现与解剖学问题是否相关[60-62]。

临床表现

对出现腰痛、颈痛或神经根症状的个体进行综合评估对于明确诊断、鉴别诊断和及时、合适的治疗很重要。详细的病史、系统回顾、体格检查、EMG/NCS 和影像学检查有助于区分退行性脊柱关节炎和椎间盘疾病(它与脊柱受累有关)。

神经根病最常见的临床表现包括疼痛、皮肤感觉障碍和受影响神经根分布的肌麻痹。由于皮肤和肌层分布正常重叠,受影响的神经根分布中定义不清感觉异常和部分无力肌肉很常见。然而,肌肉伸展反射可能会因为一根脊髓神经根受累而减弱或消失。

癌症以及与治疗相关的 CNS 和 PNS 引起的 CNS 的副作用通常包括全身无力、头痛、疲劳和精神错乱。这些症状可与神经功能不全并存,使临床检查困难。

在硬膜外转移的情况下,神经根疼痛开始表现为局部疼痛、亚急性发作,并随着时间而日益加重。它可以是固定的,与活动无关,与休息也可能无关。疼痛严重程度与通常预期的机械性下腰痛不成比例,应引起对其他原因的关注。局部疼痛可由肿瘤侵犯骨膜、椎旁软组织、硬脑膜受压或浸润、椎骨病理性骨折以及脊髓受压本身引起。夜间或仰卧位疼痛加剧,坐或站立位疼痛缓解提示是恶性肿瘤。癌症疼痛可能与仰卧位时脊髓神经结构静脉血充盈增加有关,内源性皮质醇含量降低可能会增加肿瘤内毛细血管通透性,导致肿瘤内和骨内压力升高。当椎间盘上的负荷减少时,椎间盘源性疼痛通常(至少暂时)在仰卧位上减轻,但也可能在夜间恶化,因为昼夜分布节律的内源性皮质醇到达最

低点和减少的轴向负荷使椎间盘肿胀。

尽管没有可靠的临床发现能够将癌症疼痛与肌肉骨骼疼痛区分开,但疼痛的部位可能会对鉴别诊断有所帮助。例如,恶性硬膜外脊髓受累最常发生在胸椎,而退行性疾病主要影响颈椎和腰椎节段。无创伤性骨质疏松性压缩性骨折多见于胸椎。脊柱成像有助于鉴别恶性和退行性原因导致的轴向疼痛和神经根病。

软脑膜转移瘤可直接侵犯神经根,引起神经根性症状,通常是膀胱和肠功能障碍,因为马尾神经经常受累,或出现脑膜刺激的症状,包括颈椎痛,背痛和颈部僵硬。它会影响多个部位的中枢神经系统,同时也会引起不同解剖位置的神经症状:如脑、脑神经和脊髓[36]。伴有软脑膜转移的患者有 20% 会出现神经根分布的疼痛,50% 的患者会出现皮肤感觉丧失和 78% 的患者出现下运动神经元瘫痪[63]。

诊断

放射 / 成像

X 线平片对脊柱肿瘤的诊断敏感性不高。脊柱转移瘤和原发性恶性脊柱肿瘤常侵袭具有丰富血管和骨髓的椎前部分,而良性肿瘤则多见于椎后部分。平片可以识别溶骨性(如肺癌、乳腺癌、MM)和成骨性病变(如前列腺癌、乳腺癌、淋巴瘤),但不能很好地显示软组织疾病。只有当 30% 的椎体被肿瘤破坏时,影像学才会有明显的改变。脊柱转移瘤和 MM 常常累及多个椎骨,而脊柱原发性肿瘤通常累及单个椎骨。平片在区分感染和癌变过程方面有一定的实用价值;肿瘤常常避开椎间盘和终板,而感染往往涉及这些结构。骨骼显像在原发性骨骼或转移性疾病的早期诊断、分期、再分期和治疗监测中具有一定的作用[65]。

前后、侧面和斜视图可提供有关脊柱解剖结构及其完整性的信息,并且是评估脊柱状态的备选方法。屈伸视图有助于判断动态脊柱不稳。尽管肿瘤的类型和转移部位会影响椎体强度,但只有当 40%~80% 椎体受累时,骨折风险才会显著增加。受影响的椎体数量与骨折风险的增加有直接关系[66]。

磁共振成像

MRI 是诊断脊柱肿瘤最灵敏、最特异性的检查方法,也是评估神经脊髓结构和脊柱的首选检查方

式[12, 65, 67, 68]。在鉴别诊断髓内肿瘤或软脑膜转移瘤时及对瘢痕与肿瘤难以鉴别时，增强 MRI 是首选的成像检查。硬膜内肿瘤没有对比在 MRI 上通常看不到。在临床疑似软脑膜癌的患者中，若影像学检查中脑基底池、马尾或室管膜造影增强，即使腰椎穿刺未找到恶性细胞，也能为治疗提供充分的依据[19]。当存在交通性脑积水的放射学征象以及明确的临床疑似癌症扩散的迹象时，在没有基底脑膜增强的情况下，也可以怀疑脑膜肿瘤。增强还有助于将硬膜外转移与引起根端压迫的非强化椎间盘突出症相鉴别。与此同时，神经鞘瘤的鉴别诊断也有明显提高。需要注意的是，使用较高剂量的造影剂可导致正常显影的脊神经根轻度增强。在这些情况下，临床怀疑程度和其他诊断结果可以帮助医生进行判断。

电诊断检查

电诊断检查包括 EMG、NCS、F 波和 H 反射（图 48-7）、RNS 和 SSEP 测试是疑似神经根受压的良恶性诊断和排除鉴别诊断有价值的诊断工具。

电诊断检查可提供更准确的病变定位，并有助于区分神经丛病与颈椎病或周围神经病。肌电图最初仅表现为源于受累神经根或神经丛的周围神经的感觉神经波幅下降；出现自发活动可能需要数天至数周（图 48-8）。然而，在脊髓受损方面，一系列的检查表明，在最近发生脊髓完全损伤的患者中，多数可以看到失神经（纤颤和正尖波）电位。在针极 EMG 上存在肌纤维颤搐电位有利于诊断放射神经丛病，而不是肿瘤相关性神经丛病，但不排除其他部位的肿瘤或脑干病变。

通过影像学检查，大部分压迫性神经根病可以被确诊或疑似诊断。随着年龄的增长，脊柱退行性变日益普遍，并且常常是偶然发现的，也可无任何临床症状[69-71]。电诊断检查有助于识别神经系统结构的功能和 / 或涉及到的病理生理学，确定解剖结果的临床相关性，通过一系列检查提供了一个诊断依据。在真正的压迫性根部病变中，只有通过 EMG 才能确定轴索缺失的严重程度，并能提供一些运动功能恢复的预后信息。

非压迫性的神经根受累，尤其是软脑膜转移引起的病灶，普通 MRI 或脊髓造影成像可能会忽略。因为癌性病变最初发生在显微水平，所以影像学检查显示不出肿块。脑脊液细胞学检查是脑膜癌诊断的金标准，但即使反复进行脑脊液检查，其敏感

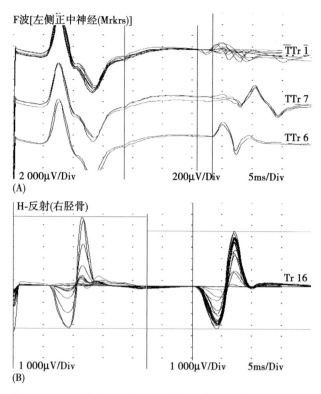

图 48-7 （A）带有 A 波的 F 波（上部曲线）（中部和底部曲线）表明慢性近端轴突芽生。（B）高振幅的 H 反射延迟（针对年龄和年龄），提示和上运动神经元病变一致的高张力

性也仅为 80%～90%[63, 72]。同样，非压迫性神经根病的其他原因也可能在影像学和脑脊液检查中被忽略。除非高度怀疑，否则神经根受累也可能会被漏诊，至少在神经生理学检查表明存在神经根病或其他变化之前是如此。从而导致治疗延迟，发病率提高，并影响预后。在这些病例中，如果发生运动性轴突缺失，电诊断检查可提供神经根受累的类型和严重程度。在 Kaplan 等的一项研究中[73]，在既往诊断癌症的 10 例患者中，3 例患者未怀疑脑膜转移。5 例患者行脊髓造影检查，其中 3 例正常，但 EMG 检查显示多水平累及。在任何情况下，脊髓造影都无法提高电诊断检查所能提供的解剖定位。

当神经根受累临床表现无法区分时，电诊断检查有助于鉴别神经根病变与神经丛状病变和 PNS 病变（表 48-4）。

运动神经根由位于脊髓腹侧灰质内的初级运动神经元的轴突形成。它们作为脊神经的一部分横向和向远侧延伸，成为周围神经运动纤维。感觉神经根由位于脊髓外侧椎间孔附近的背根神经节（dorsal root ganglia, DRG）中的神经元的轴突延伸形成（图 48-9）。感觉根进入脊髓后索，其轴突在后柱或突触中上升，感觉神经元位于后角。源自 DRG 的其他轴突作为混合脊神经的一部分向周围

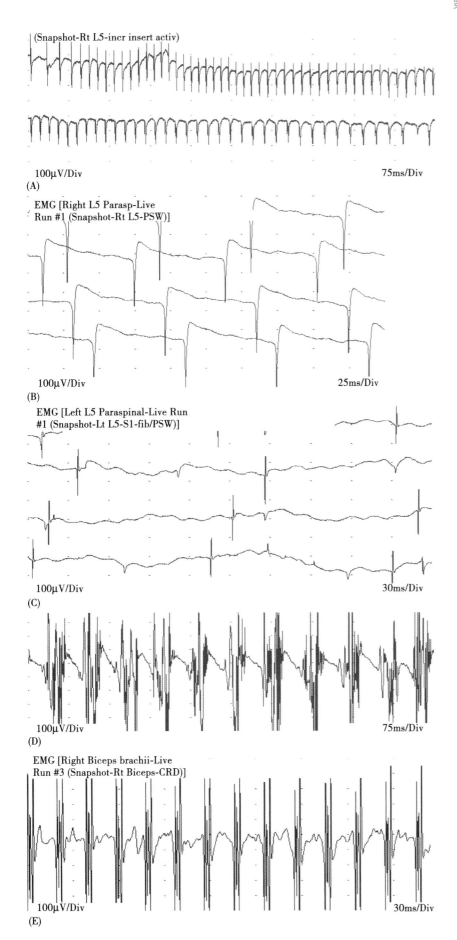

(Snapshot-Rt L5-incr insert activ)

100μV/Div　　　　　　　　　　　　　　75ms/Div

(A)

EMG [Right L5 Parasp-Live
Run #1 (Snapshot-Rt L5-PSW)]

100μV/Div　　　　　　　　　　　　　25ms/Div

(B)

EMG [Left L5 Paraspinal-Live Run
#1 (Snapshot-Lt L5-S1-fib/PSW)]

100μV/Div　　　　　　　　　　　　30ms/Div

(C)

100μV/Div　　　　　　　　　　　　75ms/Div

(D)

EMG [Right Biceps brachii-Live
Run #3 (Snapshot-Rt Biceps-CRD)]

100μV/Div　　　　　　　　　　　　30ms/Div

(E)

图 48-8 （A）增加插入活性。（B）正
尖波。（C）纤颤。（D）肌纤维颤搐。
（E）复杂重复放电的例子
EMG，肌电图

第五篇

表 48-4 具有不同恶性神经病学表现的患者的电诊断结果的典型模式

	SNAP	CMAP	EMG 椎旁肌肉	EMG 肢体肌肉
神经根病	正常	正常	常见失神经支配电位(纤颤,PSW)	由受累的脊神经支配的肌肉的纤颤,束颤,PSW 和 / 或神经病变
神经丛病	振幅降低或无响应	如果涉及大量的神经丛,振幅降低	正常	由受累的脊神经支配的肌肉的纤颤,束颤 PSW 和 / 或神经病变
周围神经病变	振幅降低或无响应。延迟或传导速度减慢	低振幅响应,时间分散;延迟或传导速度减慢	在广泛性多发性神经病中可以观察到纤颤和 PSW	轴突型多发性神经病的纤颤 / PSW 和神经病变;脱髓鞘性神经病初期正常

CMAP,复合肌肉动作电位;EMG,肌电图;PSW,正尖波;SNAP,突触体相关蛋白。

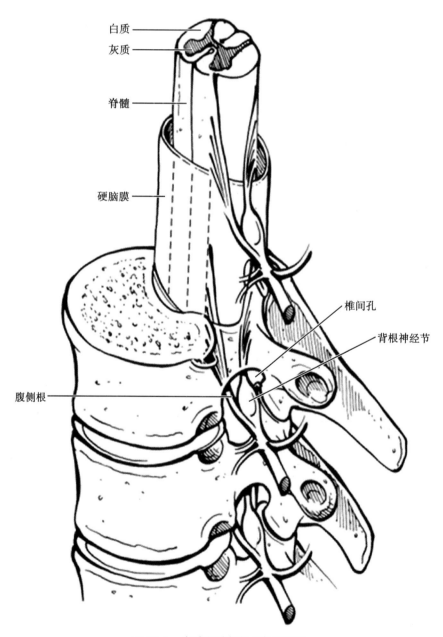

白质
灰质
脊髓
硬脑膜
椎间孔
背根神经节
腹侧根

图 48-9 脊髓和神经根的解剖结构

延伸,形成周围神经感觉纤维。每个脊神经分为腹侧和背侧,其中包含感觉和运动纤维。背侧支神经支配该水平的皮肤和椎旁肌,并覆盖相邻的节段。颈和腰骶部腹侧支形成神经丛,支配四肢和骨骼的感觉和运动。在胸部区域,腹支作为胸肋间或胸腹神经延续,支配躯干的感觉和运动。初级运动和感觉神经元解剖位置的不同导致了电诊断检查中运动和感觉神经异常模式的不同,这取决于病变是在根神经上还是在周围神经中或在 DRG 的近端。

尽管一些指南建议对疑似神经根病的最小电诊断评估是对一定数量的肌肉进行针极肌电图筛查,并且在患肢中至少应进行一项运动和一种感觉神经传导功能检查[73],但在癌症环境中还需要更广泛的传导研究来确定是否存在潜在或并发的问题,例如神经丛病变和非对称性多数性单神经病。

神经根病患者的神经传导功能检查(NCS)通常是正常的,因此需要进行 F 波和 H 反射检查来评估最近端的神经节段。对于疑似神经根病的患者,应先进行 NCS 检查,以排除神经病变、周围神经病变和神经卡压。在背根神经节(DRG)附近的神经根病变中,即使临床检查存在严重的感觉丧失,SNAP 也是正常的。相反,位于 DRG 远端(神经丛、周围神经)的病变可能由于轴突丢失而波幅减小,或由于继发性脱髓鞘而使远端潜伏期和传导速度延长(表 48-4)。

只有从受累神经根支配的肌肉中记录 CMAP 时,CMAP 才会异常。神经根或神经丛水平的近端轴突丢失可能导致 CMAP 幅度降低,传导速度和远端潜伏期也稍有减慢。而对于在根或丛水平的近端脱髓鞘,轴突本身保持完好,如果刺激并记录到病变远端,则表现为正常的潜伏期、传导速度和 CMAP 振幅。在这种情况下,异常的 F 反应将指向相应的根或神经丛水平的脱髓鞘过程,但它无法确定是因为疾病本身还是压迫性病变。

针极肌电图是评估神经根病最重要和最有用的方法。它应包括每个根水平的近端、远端和椎旁肌的采样。需要检查由相同神经根但由不同末梢神经支配的肌肉,以排除单神经病。对相同根源提供的近端和远端肌肉的评估有助于区分神经根病与周围神经病变。检查脊柱旁肌肉的重要性不可低估。椎旁肌中神经病变的存在强烈提示该根水平有病变。另一方面,在多种情况下,椎旁肌的肌电图检查结果可能是异常的,因此,必须充分、全面地考虑肌电图的检查结果,才能将神经根病与神经病变或多发性神经病完全区分开。

为了诊断颈椎和腰椎神经根病,需要检查代表所有根水平支配的最佳肌肉数,最好包括椎旁肌。这种方法显著提高了检查的灵敏度,并最大限度地减少了不适感[74]。如果在同一节神经根支配的两条或多条肌肉沿着不同的周围神经中发现肌电图异常,而相邻神经根支配的肌肉正常,则根据肌电图检查结果可诊断为神经根病[75]。这种直接的神经支配假设(从根到丛至周围神经对目标肌肉或感觉分布)并不总是准确的,因为存在许多解剖学变异(马丁 - 格鲁伯吻合,里奇 - 卡尼耶吻合,腓骨旁神经等),在普通人群中,许多外周肌肉和重叠的感觉皮层也需要由经验丰富的肌电图专家来评估[76]。

总结

神经根病是造成癌症患者颈部、手臂、胸部、腹部、背部和腿部疼痛的重要原因。神经根受损可导致骨与关节疼痛,或被误认为是骨转移性疼痛。它常与脊柱退行性病变有关,其发病率与普通人群相似。详细的病史和体格检查对于制定下一步的计划至关重要。为了能及时开始治疗,必须高度怀疑,以便能及时发现恶性肿瘤是神经根病的可能原因。影像学检查仍然是一种可选的诊断工具,它可以在神经根症状出现前发现疾病的病因,与电诊断检查互为补充。在影像学无法诊断的情况下,电诊断检查可以定位神经根病变,可以诊断弥漫性多发性神经病,并排除其他鉴别诊断。及时明确神经根病变的肿瘤病因至关重要,因为它决定了进一步的治疗情况并会影响患者的生活质量。

要点

- 神经根病是一种影响脊神经根的病理过程。
- 神经根病最常见的临床表现有:疼痛、轻瘫和受影响的神经根支配的感觉障碍。
- 神经根病的退变原因在癌症环境中与普通人群一样普遍,癌症患者在诊治中,暴露于放、化疗时,更易出现明显的体征和症状。
- 硬膜外腔内肿瘤压迫、脊髓实质直接浸润和 / 或软脑膜侵犯可导致脊髓和神经根损伤。

第五篇

- 硬膜外压迫，尤其是椎体转移引起的压迫，是癌症的一种相对常见的神经系统并发症，占所有恶性肿瘤的5%~12%。
- 硬膜外肿瘤因直接压迫会造成脊髓和神经根的损伤，导致脱髓鞘和轴索受损，还会因继发性血管损伤造成缺血、水肿和梗死。
- 放射治疗通过放疗区域血管内皮损伤和血管周围纤维坏死而影响包括神经根在内的周围神经系统，导致神经和肌肉损伤，并在放疗结束后数月出现。
- 硬膜外转移病例中，神经根痛常是局部疼痛，表现为亚急性发作，且随着时间而疼痛加剧。
- X线片可以显示骨质变化，但对软组织敏感性较差，难以鉴别脊柱肿瘤；但是，骨骼检查有时是有用的。
- 骨扫描和骨检查是一种有用的筛选方法，但通常被其他影像学及血清学检查所取代。
- MRI是诊断脊柱肿瘤病变最灵敏、最特异的方法，一旦明确了病灶，它也是评估脊柱和椎骨神经结构的首选工具。
- 对于疑似髓内肿瘤或软脑膜转移病灶，增强MRI是首选的检查方法，还可以用来鉴别诊断脊柱术后瘢痕与肿瘤。
- 针极EMG和NCS是一种有用的诊断工具，可以区分疑似神经根压迫的良恶性，还有助于区分神经根、神经丛病变与周围神经病变，两者临床表现通常无法区分。

（李梅 译）

参考文献

1. Greenberg JO, Schnell RG. Magnetic resonance imaging of the lumbar spine in asymptomatic adults. Cooperative study–American Society of Neuroimaging. *J Neuroimaging*. 1991;1(1):2–7.
2. O'Connor MI, Currier BL. Metastatic disease of the spine. *Orthopedics*. 1992;15:611–620.
3. Radhakrishnan K, Litchy WJ, O'Fallon WM, et al. Epidemiology of cervical radiculopathy. A population-based study from Rochester, Minnesota, 1976 through 1990. *Brain*. 1994;117(Pt 2):325–335.
4. Falicov A, Fisher CG, Sparkes J, et al. Impact of surgical intervention on quality of life in patients with spinal metastases. *Spine*. 2006;31:2849–2856.
5. Gilbert RW, Kim JH, Posner JB. Epidural spinal cord compression from metastatic tumor: diagnosis and treatment. *Ann Neurol*. 1978;3:40–51.
6. Katagiri H, Takahashi M, Wakai K, et al. Prognostic factors and a scoring system for patients with skeletal metastasis. *J Bone Joint Surg Br*. 2005;87:698–703.
7. Schick U, Marquardt G, Lorenz R. Intradural and extradural spinal metastases. *Neurosurg Rev*. 2001;24:1–5; discussion 6–7.
8. Wang JC, Boland P, Mitra N, et al. Single-stage posterolateral transpedicular approach for resection of epidural metastatic spine tumors involving the vertebral body with circumferential reconstruction: results in 140 patients. Invited submission from the joint section meeting on disorders of the spine and peripheral nerves, March 2004. *J Neurosurg Spine*. 2004;1:287–298.
9. Bach F, Larsen BH, Rohde K, et al. Metastatic spinal cord compression. Occurrence, symptoms, clinical presentations and prognosis in 398 patients with spinal cord compression. *Acta Neurochir*. 1990;107:37–43.
10. Kim RY. Extradural spinal cord compression from metastatic tumor. *Ala Med*. 1990;60:10–15.
11. DeVita V, Hellman S, Rosenberg SA. *Cancer: Principles and Practice of Oncology*. 6th ed. Philadelphia, PA: Lippincott Williams & Wilkins; 2001.
12. Mut M, Schiff D, Shaffrey ME. Metastasis to nervous system: spinal epidural and intramedullary metastases. *J Neurooncol*. 2005;75:43–56.
13. Princewill K, Kyere S, Awan O, et al. Multiple myeloma detection with whole body CT versus radiographic skeletal survey. *Cancer Invest*. 2013;31:206–211.
14. de Waal EG, Slart RH, Vellenga E. Is FDG PET a better imaging tool than somatostatin receptor scintigraphy in patients with relapsing multiple myeloma? *Clin Nucl Med*. 2012;37(10):939–942.
15. Schiff D. Spinal cord compression. *Neurol Clin North Am*. 2003;21:67–86.
16. Kelly JJ, Karcher DS. Lymphoma and peripheral neuropathy: a clinical review. *Muscle Nerve*. 2005;31(3):301–313.
17. Tzatha E, DeAngelis LM. Chemotherapy-induced peripheral neuropathy. *Oncology*. 2016;30:240–244.
18. Posner JB. *Neurologic Complications of Cancer*. Philadelphia, PA: F. A. Davis; 1995.
19. Clouston PD, DeAngelis LM, Posner JB. The spectrum of neurological disease in patients with systemic cancer. *Ann Neurol*. 1992;31:268–273.
20. Byrne TN, Benzel EC, Waxman SG. Epidural tumors. In: Byrne TN, Benzel EC, Waxman SG, eds. *Diseases of the Spine and Spinal Cord*. Oxford, England: Oxford University Press; 2000:166–205.
21. Kori SH, Foley KM, Posner JB. Brachial plexus lesions in patients with cancer: 100 cases. *Neurology*. 1981;31:45–50.
22. Roodman GD. Mechanisms of bone metastasis. *N Engl J Med*. 2004;350:1655–1664.
23. Patchell RA, Posner JB. Neurologic complications of systemic cancer. *Neurol Clin*. 1985;3:729–750.
24. Schiff D. Spinal cord compression. *Neurol Clin*. 2003;21:67–86, viii.
25. Mirimanoff RO, Choi NC. Intradural spinal metastases in patients with posterior fossa brain metastases from various primary cancers. *Oncology*. 1987;44:232–236.
26. Mirimanoff RO, Choi NC. The risk of intradural spinal metastases in patients with brain metastases from bronchogenic carcinomas. *Int J Radiat Oncol Biol Phys*. 1986;12:2131–2136.
27. Ahn JH, Lee SH, Kim S, et al. Riak of leptomeningeal seeding after resection for brain metastases: implication of tumor location with mode of resection. *J Neurosurg*. 2012;116(5):984–993.
28. Chad DA, Recht LD. Neuromuscular complications of systemic cancer. *Neurol Clin*. 1991;9:901–918.
29. Taillibert S, Laigle-Donadey F, Chodkiewicz C, et al. Leptomeningeal metastases from solid malignancy: a review. *J Neurooncol*. 2005;75:85–99.
30. Herrlinger U, Forschler H, Kuker W, et al. Leptomeningeal metastasis: survival and prognostic factors in 155 patients. *J Neurol Sci*. 2004;223(2):167–178.
31. Shelerud RA, Paynter KS. Rarer causes of radiculopathy: spinal tumors, infections, and other unusual causes. *Phys Med Rehabil Clin North Am*. 2002;13:645–696.
32. Johnston RA. Intraspine infection. In: Findlay G, Owen R, eds. *Surgery of the Spine*. St. Louis, MO: CV Mosby; 1997:621–627.
33. Reihsaus E, Waldbaur H, Seeling W. Spinal epidural abscess: a meta-analysis of 915 patients. *Neurosurg Rev*. 2000;23(4):175–204.
34. Shanahan MD, Ackroyd CE. Pyogenic infection of the sacroiliac joint. A report of 11 cases. *J Bone Joint Surg Br*. 1985;67:605–608.
35. Heary RF, et al. Cervical laminoforaminotomy for the treatment of cervical degenerative radiculopathy. *K Neurosurg Spine*. 2009;11:198–202.
36. Graus F, Delattre JY, Antoine JC, et al. Recommended diagnostic criteria for paraneoplastic neurological syndromes. *J Neurol Neurosurg Psychiatry* 2004;75:1135–1140. doi:10.1136/jnnp.2003.034447.
37. Jaeckle KA. Neurological manifestations of neoplastic and radiation-induced plexopathies. *Semin Neurol*. 2004;24:385–393.
38. Hoeller U, Bonacker M, Bajrovic A, et al. Radiation-induced plexopathy and fibrosis. Is magnetic resonance imaging the adequate diag-

nostic tool? *Strahlenther Onkol.* 2004;180:650–654.

39. Falah M, Schiff D, Burns TM. Neuromuscular complications of cancer diagnosis and treatment. *J Support Oncol.* 2005;3:271–282.

40. Cole JL, Goldberg G. Central nervous system electrodiagnostics. Chapter 4. In: DeLisa J. (ed.) *Rehabilitation Medicine: Principles and Practice.* 4th ed. Philadelphia: J. B. Lippincott; 2004.

41. Cole JL, Ducommon, EJ. Electrospinograms: a reliable clinical technique and standardized normal values. *Clin Evoked Potentials.* 1985;66(8):530–531.

42. Pisciotta AJ, Cole JL, TOKLUCU. Dapsone-induced peripheral neuropathy. *Arch PMR.* 1983;64(10):491.

43. Sommer C, Geber C, Young P, et al. Polyneuropathies. *Dtsch Arztebl Int.* 2018;115(6):83–90. doi:10.3238/arztebl.2018.0083.

44. Ma J, Kavelaars A, Dougherty PM, Heijnen CJ. Beyond symptomatic relief for chemotherapy-induced peripheral neuropathy: targeting the source. *Cancer.* 2018. doi:10.1002/cncr.31248.

45. Hildebrandt G, Holler E, Woenkhaus M, et al. Acute deterioration of Charcot-Marie-Tooth disease IA (CMT IA) following 2 mg of vincristine chemotherapy. *Ann Oncol.* 2000;11:743–747.

46. O'Connor OA, Wright J, Moskowitz C, et al. Phase II clinical experience with the novel proteasome inhibitor bortezomib in patients with indolent non-Hodgkin's lymphoma and mantle cell lymphoma. *J Clin Oncol.* 2005;23:676–684.

47. Stubblefield MD, Custodio CM. Upper-extremity pain disorders in breast cancer. *Arch Phys Med Rehabil.* 2006;87:S96–S99; quiz S100–S101.

48. Graus F, Delattre JY, Antoine JC, et al. Recommended diagnostic criteria for paraneoplastic neurological syndromes. *J Neurol Neurosurg Psychiatry.* 2004;75:1135–1140.

49. Dropcho EJ. Remote neurologic manifestations of cancer. *Neurol Clin.* 2002;20:85–122, vi.

50. Goldstein JM, Parks BJ, Mayer PL, et al. Nerve root hypertrophy as the cause of lumbar stenosis in chronic inflammatory demyelinating polyradiculoneuropathy. *Muscle Nerve.* 1996;19:892–896.

51. Pytel P, Rezania K, Soliven B, et al. Chronic inflammatory demyelinating polyradiculoneuropathy (CIDP) with hypertrophic spinal radiculopathy mimicking neurofibromatosis. *Acta Neuropathol.* 2003;105:185–188.

52. Schady W, Goulding PJ, Lecky BR, et al. Massive nerve root enlargement in chronic inflammatory demyelinating polyneuropathy. *J Neurol Neurosurg Psychiatry.* 1996;61:636–640.

53. Krishnan J, Chu WS, Elrod JP, et al. Tumoral presentation of amyloidosis (amyloidomas) in soft tissues. A report of 14 cases. *Am J Clin Pathol.* 1993;100:135–144.

54. Ladha SS, Dyck PJ, Spinner RJ, et al. Isolated amyloidosis presenting with lumbosacral radiculoplexopathy: description of two cases and pathogenic review. *J Peripher Nerv Syst.* 2006;11:346–352.

55. Laeng RH, Altermatt HJ, Scheithauer BW, et al. Amyloidomas of the nervous system: a monoclonal B-cell disorder with monotypic amyloid light chain lambda amyloid production. *Cancer.* 1998;82:362–374.

56. Viala K, Béhin A, Maisonobe T, et al. Neuropathy in lymphoma: a relationship between the pattern of neuropathy, type of lymphoma and prognosis? *J Neurol Neurosurg Psychiatry.* 2008;79(7):778–782.

57. Nozaki K, Scott TF, Sohn M, et al. Isolated neurosarcoidosis: case series in 2 sarcoidosis centers. *Neurologist.* 2012;18(6):373–377. doi:10.1097/NRL.0b013e3182704d04.

58. Burns TM, Dyck PJ, Aksamit AJ, et al. The natural history and long-term outcome of 57 limb sarcoidosis neuropathy cases. *J Neurol Sci.* 2006;244:77–87.

59. Moore FG, Andermann F, Richardson J, et al. The role of MRI and nerve root biopsy in the diagnosis of neurosarcoidosis. *Can J Neurol Sci.* 2001;28:349–353.

60. Dyck PJ, Windebank AJ. Diabetic and nondiabetic lumbosacral radiculoplexus neuropathies: New insights into pathophysiology and treatment. *Muscle Nerve.* 2002;25:477–491.

61. Dyck PJ, Norell JE, Dyck PJ. Non-diabetic lumbosacral radiculoplexus neuropathy: Natural history, outcome and comparison with the diabetic variety. *Brain.* 2001;124:1197–1207.

62. Upton AR, McComas AJ. The double crush in nerve entrapment syndromes. *Lancet.* 1973;2(7825):359–362.

63. Wasserstrom WR, Glass JP, Posner JB. Diagnosis and treatment of leptomeningeal metastases from solid tumors: experience with 90 patients. *Cancer.* 1982;49:759–772.

64. Montilla-Soler JL, Makanji R. Skeletal scintigraphy. *Cancer Control.* 2017;24(2):137–146.

65. Hamaoka T, Madewell JE, Podoloff DA, et al. Bone imaging of metastatic breast cancer. *J Clin Oncol.* 2004;22(14):2942–2953.

66. Shah AN, Pietrobon R, Richardson WJ, et al. Patterns of tumor spread and risk of fracture and epidural impingement in metastatic vertebrae. *J Spinal Disord Tech.* 2003;16:83–89.

67. Burns AS, Dillingham TR. Importance of gadolinium enhancement when using MRI to evaluate spinal cord pathology. *Am J Phys Med Rehabil.* 2000;79:399–403.

68. Harrington KD. Orthopedic surgical management of skeletal complications of malignancy. *Cancer.* 1997;80:1614–1627.

69. Hadjipavlou AG, Tzermiadianos MN, Bogduk N, et al. The pathophysiology of disc degeneration: a critical review. *J Bone Joint Surg Br.* 2008;90(10):1261–1270. doi:10.1302/0301-620X.90B10.20910.

70. Ract I, Meadeb JM, Mercy G, et al. A review of the value of MRI signs in low back pain. *Diagn Interv Imaging.* 2015;96(3):239–249. doi:10.1016/j.diii.2014.02.019.

71. Iorio JA, Jakoi AM, Singla A. Biomechanics of degenerative spinal disorders. *Asian Spine J.* 2016;10(2):377–384. doi:10.4184/asj.2016.10.2.377.

72. Van Oostenbrugge RJ, Twijnstra A. Presenting features and value of diagnostic procedures in leptomeningeal metastases. *Neurology.* 1999;53:382–385.

73. Kaplan JG, Portenoy RK, Pack DR, et al. Polyradiculopathy in leptomeningeal metastasis: The role of EMG and late response studies. *J Neurooncol.* 1990;9:219–224.

74. Dillingham TR. Electrodiagnostic approach to patients with suspected radiculopathy. *Phys Med Rehabil Clin North Am.* 2002;13:567–588.

75. Wilbourn AJ, Aminoff MJ. AAEM minimonograph 32: the electrodiagnostic examination in patients with radiculopathies. American Association of Electrodiagnostic Medicine. *Muscle Nerve.* 1998;21:1612–1631.

76. Gleissner B, Camberlain MC. Neoplastic meningitis. *Lancet Neurol.* 2006;5(5):443–452.

第五篇

第49章

肿瘤中的神经丛疾病

Mark A. Ferrante

周围神经系统（peripheral nervous system，PNS）包括颈、臂、腰、骶和尾椎神经；在这些神经丛中，腰丛和骶丛通常被作为一个整体来讨论，即腰骶神经丛（lumbosacral，LS）。神经纤维通过臂丛和腰骶神经丛，到达四肢、肩部和骨盆带。因此，患肿瘤性神经丛病的病人生活质量明显下降。

原发病灶、肿瘤类型、神经丛成分和严重程度决定了损伤的程度。然而，当出现的症状被误诊为良性病变、骨病或神经肌肉疾病时，可能会因诊断和治疗延迟而导致病情恶化。因此，为提高患者存活率和生活质量，医生需要对神经丛解剖和与每一种神经丛病相关的表现有一个完整的理解。将这些信息与详细的临床评估相结合，可以进行定位和适当的辅助研究，根据个人情况决定治疗方案。

大多数转移性神经丛病患者已经确诊恶性肿瘤，并且通常已经得到治疗。因此，当肿瘤累及神经丛纤维时，多数恶性肿瘤已经发展到疾病的晚期。因此这个阶段最重要的是缓解疼痛，预防神经肌肉并发症，最大限度地保留神经肌肉功能。这一章首先回顾了神经丛的解剖和病变分类，然后是各种类型肿瘤的分类，之后是观察到的临床特征，本章的其余部分介绍临床相关信息，包括肿瘤神经丛病的鉴别、诊断、评估和治疗以及预后，在这些部分中将讨论特定的肿瘤疾病和治疗并发症（例如放射神经丛），最后是预言和未来展望。

相关的神经丛解剖

基础的神经丛解剖结构对病灶定位（如：肿瘤性神经丛病与肿瘤性脑膜炎或硬膜外脊髓压迫）以及诊断和治疗很重要。每个脊髓段的背根和腹根融合形成一个混合脊髓神经（混合神经纤维，因为它包含感

觉和运动神经纤维）随后混合脊髓神经分裂成后向部分，即后主支（posterior primary ramus，PPR）和前向部分，即前主支（anterior primary ramus，APR）。PPR 为身体的后三分之一提供感觉运动神经支配，而 APR 为身体的前三分之二和四肢提供感觉运动神经支配。

颈神经丛

除去尾椎神经丛，颈神经丛是最小的 PNS 神经丛，由来源于 C1-C4 前初级支的纤维组成（图 49-1）。

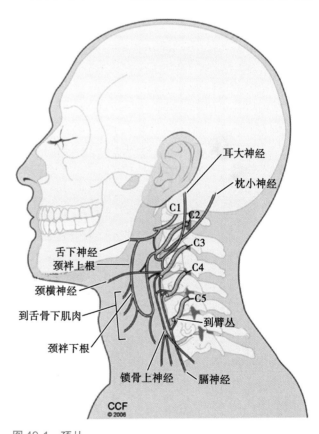

图 49-1 颈丛

经允许摘自 The Cleveland Clinic Center for Medical Art & Photography © 2007. All Rights Reserved

颈神经丛位于颈部的外侧，在胸锁乳突肌的深处。颈神经丛的感觉纤维构成枕小（主要是C2）、耳大（C2和C3）、颈皮神经（C2和C3）和锁骨上神经（C3和C4），这些神经为耳间线后的头部、颈部、下颌下、下颌角和岬区提供感觉。颈神经丛运动纤维支配上颈旁、中斜角肌和舌骨下肌，并为斜方肌（C2-C4）、肩胛提肌（C4）和膈肌（C3-C4）提供运动轴突。来自颈上神经节的节后交感神经纤维也穿过颈神经丛[1,2]。由颈部解剖能看出，当发生颈丛损伤时，出现面部和颈部感觉丧失和颈部疼痛是常见的。放射治疗也会损伤颈丛及其分支。保留颈丛后，感觉缺失减少，相关疼痛也减少，肩部活动范围变得更大，可以提高生活质量[3]。

臂神经丛

臂丛（brachial plexus，BP）是最大、最复杂的PNS结构，最易受恶性肿瘤影响（图49-2）。它由5个根（C5-T1）、3个干（上、中、下）、6个分区（3个前、3个后）、3个索（外侧、内侧、后）和5个终末神经（正中、尺、桡、肌皮和腋神经）组成。它发出许多末梢前神经，包括肩背神经、肩胛上神经、胸长神经和胸肌神经。虽然解剖学家认为C5-T1 APR是BP的根，但专门研究BP病变的临床医生将邻近APR的结构作为根的一部分[4]。臂丛局部分级方式对于肿瘤性臂丛病尤为有用，因为一些恶性肿瘤会影响特定的臂丛区域。例如，大多数神经鞘瘤（neural sheath tumors，NST）累及上、中神经丛的近端部分，多数肺顶部肿瘤浸润T1 APR或下干，转移至腋窝淋巴结的肿瘤通常浸润中间神经节或其邻近的神经——上臂内侧、前臂内侧、尺侧和正中神经[5]。

损伤的分类

由于不同的恶性肿瘤所侵犯的BP区域不同，因此BP病灶按区域分类具有较大的临床意义。按与锁骨的解剖关系，神经丛可分为锁骨上（根、干）、锁骨后（节）和锁骨下（索、终神经）丛。锁骨上神经丛病变更为常见，由于严重牵拉常使其加重，通常预后较差。锁骨下病变相比较而言更少见，多发生在创伤后，通常预后较好[6,7]。锁骨上丛又分为三部分：①上丛（上干；C5和C6根）；②中间丛（中干）；③下丛（下干；C8和T1的根）。上臂丛病较下臂丛病更为常见，预后较好，因为上臂丛病更靠近去神经肌纤维，其病理生理学上更可能存在脱髓鞘传导阻滞成分（图49-3）[8]。

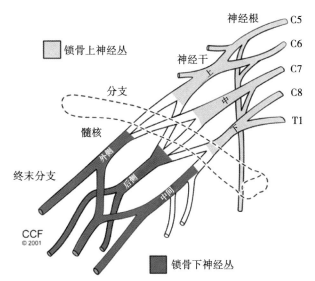

图 49-3 锁骨上和锁骨下神经丛

经允许摘自 The Cleveland Clinic Center for Medical Art & Photography © 2007. All Rights Reserved

腰骶神经丛

LS丛位于后腹膜，由两个较小的神经丛组成：腰丛和骶丛（图49-4）。后者有不同的起点和终点，并有独特的解剖关系。腰丛由腰1~4根形成；T12根也可能构成腰丛。一些L4-APR纤维与L5-APR纤维合并形成LS主干。LS干与S1-S4 APR连接形成骶神经丛。LS APR分为前区和后区，依次命名神经，包括髂腹下区（L1）、髂腹股沟区（L1）、外阴部（L1-L2）、闭孔区（L2-L4前区）、股区（L2-L4后

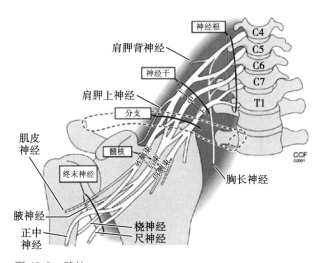

图 49-2 臂丛

经允许摘自 The Cleveland Clinic Center for Medical Art & Photography © 2007. All Rights Reserved

第五篇

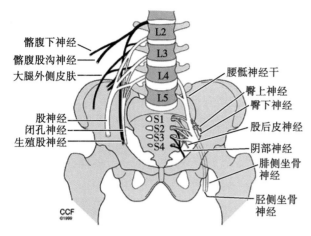

图 49-4　腰骶神经丛

经允许摘自 The Cleveland Clinic Center for Medical Art & Photography © 2007. All Rights Reserved

区）、股外侧皮区（L2-L3 后区）、腓总区（L4-S2 的后段），胫骨（L4-S3 的前段），臀上（L4-S1 的后段），臀下（L5-S2 的后段），阴部（S2-S4），股后皮神经（S1-S3 的后段）及各个运动支到腰方、腰大肌、腰小肌和髂肌。S4 APR 也为尾椎神经丛提供纤维。和其他的 PNS 神经丛一样，LS 神经丛传递节后交感神经纤维。腰丛位于腰大肌上三分之二的后部，在腰椎横突前方，在腰大肌筋膜内。髂腹下神经、髂腹股沟神经和股外神经沿髂腰肌前缘下行，在髂筋膜和腹主动脉旁、髂淋巴结后。这些淋巴结受肿瘤侵犯可累及相邻神经。骶神经丛位于梨状肌前表层的骨性骨盆内邻近直肠、结肠和同侧输尿管的肌肉。这些结构受肿瘤侵犯可能影响骶神经丛。腰丛和骶丛的血液供应分别来自腹主动脉和髂内动脉的腰动脉[2,9]。血管标志包括共同的髂动脉（向 LS 干的前内侧）、臀上动脉（在 LS 干和 S1 APR 之间或 S1-S2 APR 之间通过）和臀下动脉（在 S1-S2 或 S2-S3 APR 之间通过）[10]。

周围神经系统肿瘤的分类

2000 年，世界卫生组织（World Health Organization，WHO）将周围神经肿瘤（peripheral nerve tumors，PNT）分为四组：①神经纤维瘤、②神经鞘瘤、③神经周围瘤；④恶性 NST[11]。神经纤维瘤又分为离散型和丛状型（累及多个神经束）。最实用分类的方法是根据 PNT 的细胞来源和恶性程度对其进行分类：①良性 NST、②良性非 NST、③恶性 NST（神经肉瘤）；④恶性非 NST。后一类包括所有神经丛外起源的恶性肿瘤（表 49-1）。

表 49-1　神经丛起源肿瘤的分类

原发性神经鞘肿瘤（非 NSTS）		继发性肿瘤（非 NSTS）	
良性	恶性	良性	恶性
神经纤维瘤	纤维肉瘤	臀裂囊肿	顶端癌症
神经鞘瘤	神经源性肉瘤	硬纤维瘤	转移性疾病
		神经节	乳房
		错构瘤	肺
		血管瘤	甲状腺
		脂肪瘤	睾丸
		淋巴管瘤	膀胱
		肌母细胞瘤	胃肠道
		骨软骨瘤	淋巴瘤
			黑色素瘤
			肉瘤
			头部和颈部

肿瘤性神经丛病可以简单地分成四类，分类方法是根据：①原发部位——神经丛内（原发神经丛）或神经丛外（继发神经丛）；②恶性状态 - 良性或恶性：良性原发性肿瘤性神经丛病变、恶性原发性肿瘤性神经丛病变、良性继发性肿瘤性神经丛病变和恶性继发性肿瘤性神经丛病变。

流行病学及危险因素

虽然癌症很常见（人类死亡的第二大原因），但肿瘤性神经丛病并不多见。肿瘤性神经丛病的分布也不均匀。癌症患者中，LS 丛（0.71%）和 BP（0.43%）最常受累，而颈丛受累最少[12,13]。虽然大多数的肿瘤性神经丛病变都涉及 BP（由于其体积较大），但大多数的 BP 病变并不是肿瘤性的。相反，大多数的 LS 丛神经鞘是起源于肿瘤，而肿瘤的形成过程是引起颈丛病变的主要原因。在大多数病例中，良性病变多于恶性病变，NST 多于非 NST，占主导地位[14-16]。

大多数原发性 BP 肿瘤为 NST 类型。其中，神经鞘瘤和神经纤维瘤（图 49-5）是最常见的良性 NST，可以影响男性和女性，且不论任何年龄或种族[17]。神经鞘瘤发病在年龄 40～50 岁时达到高峰，女性发病更为常见[8,15,16]。然而，当疾病累及BP 时，男女发病比例分布就更加均匀[15,16,18]。在BP 神经鞘瘤通常累及上神经丛。神经纤维瘤多出现在 PNS 丛[19,20]。在非 NF1 患者中，神经纤维瘤一般是零星发病，孤立病灶多数出现在身体右侧，包括锁骨上神经丛，发病概率是近两倍于锁骨下神经丛（通常是上丛或中丛），且女性居多，并伴有低风险的恶性变性[8,14,15,16]。少数情况下，神经纤维瘤涉及一个身体区域（称为节段性神经纤维瘤病）。在 NF1 患者中，神经纤维瘤的发生率较高（因为缺少神经纤维瘤蛋白易诱发形成纤维神经瘤），并且神经纤维瘤更大更复杂，并且无论什么性别，也没有倾向于身体哪一侧，病变累及的 BP 更广泛，更容易恶变（15%），且出现较多的分支（NF1 特有的症状），并倾向于在年轻人群中高发[8,14]。在一项研究中，NF1 患者的平均发病年龄提前近 20 年（25.1岁对 41.7 岁）[15]。高达 44%NF1 患者中有 5% 发生丛状神经纤维瘤恶变。

比非 NF1 患者提前 10～20 年[26]。辐射是第二大危险因素，约占病例的 10%（图 49-6），潜伏期为 4～41 年（平均 15 年）[27,28]。NF2 和神经鞘瘤病是原发性肿瘤神经丛病的其他危险因素[29]。

以往报道的转移性神经丛病发生率偏低，因为不能有效地执行神经丛疾病评估（当评估的结果不影响疾病治疗或当病人病情严重不能配合评估或拒绝评估），或者新发的临床特征被误诊为神经丛外结构或被视为肿瘤恶化的原因。

常见的颈丛恶性肿瘤包括头颈部的鳞状细胞

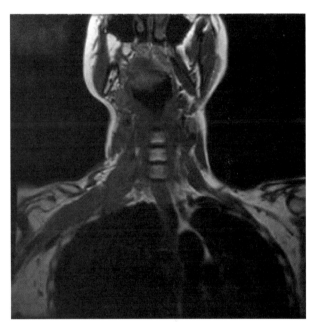

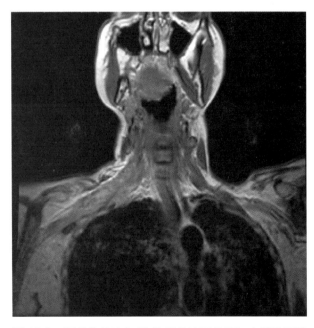

图 49-6　冠状位 T1（上）和钆后 T1（下）MRI：右臂丛恶性PNT、霍奇金淋巴瘤病人曾行覆盖放射治疗
PNT，周围神经肿瘤

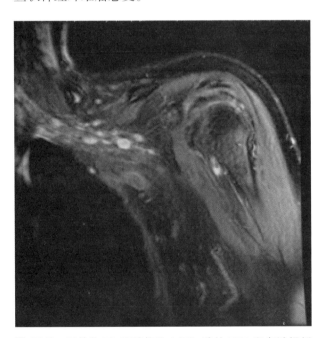

图 49-5　冠状位 T2 脂肪饱和 MRI：臂丛 NF1 和多神经纤维瘤病人

起源于施旺细胞或神经干细胞的恶性 NST 很少见，发病率为 1/100 000[21]。恶性 NST 没有性别或偏侧性倾向[19]。约 50% 的恶性 NST 发生在 NF1患者中，NF1 是恶性 NST 发生的最大危险因素。总的来说，NF1 患者恶变为恶性 NST 累积风险为4%～10%，预期寿命减少 10～15 年[21-25]。同神经纤维瘤一样，恶性 NST 在 NF1 患者中出现的时间

癌、肺腺癌、乳腺癌和淋巴瘤[13]。乳腺癌是最常见因转移而累及周围神经纤维的病变，最常见的是通过淋巴结侵犯 BP（图 49-7）。肿瘤性臂丛神经病变最多见于肺癌（37%）和乳腺癌（32%），少见于淋巴瘤（8%）和肉瘤（5%）[13]。由于与乳腺癌相关，多数肿瘤性 BP 病变发生在中老年女性。最常见的非转移性恶性肿瘤 BP 是直接浸润的肺上叶肺癌。淋巴瘤通过神经根浸润（脊髓受累）或侵犯神经纤维或压迫而累及 BP。与腰丛相比，骶丛病变更为常见，

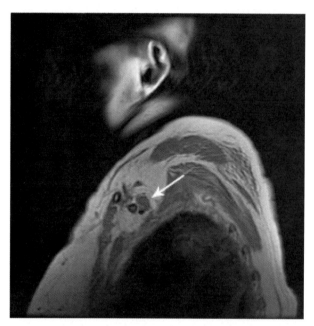

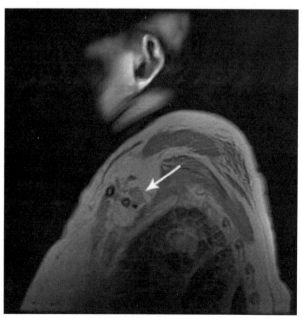

图 49-7　图示转移性乳腺癌合并臂丛受累患者臂丛矢状位 T1（上）和钆后 T1（下）MRI 表现。可见神经血管束内结节性增强

多与结直肠癌（20%）、肉瘤（16%）、乳腺癌（11%）、淋巴瘤（9%）和宫颈癌（7%）侵犯有关[13]。

发病机制和病理生理学

多数原发性神经丛肿瘤最常见的是神经鞘瘤及神经纤维瘤，原因是神经丛纤维生长不受控制，而继发性恶性肿瘤则表现为向神经丛外纤维侵犯。神经鞘瘤起源于施旺细胞，特别是在髓鞘化过渡区（即髓鞘形成区）。这就是为什么锁骨上神经鞘瘤比锁骨下神经鞘瘤更常见。神经鞘瘤通常是良性的，孤立神经旁病变生长较缓慢，导致轴突压迫[1,17]。神经鞘瘤多发，发生恶性转化，或发生在 NF1 患者中[17]是罕见的。孤立性神经纤维瘤可能起源于神经周围成纤维细胞，病变位于神经内，常累及整个神经截面[15,16,19,31]。神经纤维瘤蛋白是 NF1 患者突变基因的蛋白质产物，有抑制肿瘤的作用。神经纤维瘤蛋白功能障碍导致 p21 ras 活性增强，p21 ras 是细胞生长和分化的启动子，从而增加了肿瘤（主要是神经纤维瘤）的发生率[32,33]。由于丛状神经纤维瘤缺乏包膜，它们可以沿纤维组织表面生长（即纤维膜）。因此，纤维瘤可以长得很大，并会损害产生它们的神经。大多数恶性 NST 是新生的或是通过丛状神经纤维瘤的恶性转化而产生的。这些病变来自孤立性神经纤维瘤或神经节神经瘤比较少见。它们很少起源于神经鞘瘤[30]。大多数恶性 NST 缺乏 $p27$ 表达（抑制 G_1 期向 S 期过渡）[34]。由于神经纤维不含淋巴管，恶性 NST 的播散是通过直接侵犯或血性转移[16,35]来完成的。

继发性肿瘤性臂丛病是由臂丛外来源的病变侵袭后而产生的，例如邻近的原发病灶（如：肺尖性肺癌侵犯下臂丛）或转移病灶（如：转移性肺癌侵犯下臂丛）。肿瘤性神经丛病也很常见经邻近淋巴结转移（如乳癌或子宫颈癌）侵袭。此外，可通过血液（如血液系统恶性肿瘤）、脑脊液（脑脊液；血液系统恶性肿瘤和实体组织肿瘤，特别是乳腺癌、肺癌和黑色素瘤），或淋巴扩散及通过神经周围扩散（如：盆腔肿瘤沿自主神经蔓延至腰骶神经丛）[36]。副肿瘤现象、硬膜内转移或直接的神经周围扩散很少影响神经丛纤维[37]。恶性肿瘤进展过程可间接影响神经纤维丛，如通过压迫（如邻近的子宫肌瘤或淋巴结转移）、感染（如与免疫抑制相关的胸廓出口感染）或缺血（如白血病浸润）[38-43]。

虽然神经纤维丛可能会以不同方式受到损伤，但它们的病理和病理生理反应是有限的。瓦勒变性发生在局灶性轴突破坏之后，神经纤维不能传导脉冲，称为传导失效。传导失效是目前病理生理学上最常见的，其临床表现为神经发射的减弱或消失（如虚弱；感觉丧失）。当损伤局限于髓磷脂涂层时，可导致脱髓鞘传导阻滞或脱髓鞘传导减慢。

临床特征

与肿瘤多发性病变相关的临床表现反映了潜在病因、所涉及的神经丛区和神经纤维类型、病变的严重程度及病变的严重程度。与可触及的肿块相关的个体特征反映了其潜在的病因。由于生长缓慢，良性 NST 通常表现为无痛、可触及的肿块，常伴有运动或叩诊加重或相关感觉异常（例如蒂内尔征）。一项研究中，143 例原发性臂丛神经肿瘤中有 129 例存在可触及的肿块[44]。这些肿块的活动度在纵向上受到限制（即，与神经长度平行），横向上不受限制（即，垂直于神经）[14,45]。神经纤维瘤（硬膜内位置）比神经鞘瘤（硬膜外位置）更容易出现神经功能缺陷，尤其是在 NF1 患者中[16,30,45-47]。NF1 患者可出现浅褐色斑、腋窝或腹股沟雀斑、立舍瘤（虹膜错构瘤）、骨发育不良、视神经胶质瘤、多发性或丛状神经纤维瘤。丛状神经纤维瘤可导致软组织肥大或皮肤色素沉着。与良性 NST 患者不同，恶性 NST 患者典型的表现为疼痛、快速生长的肿块和进行性神经功能缺陷。很少注意到恶性转移的出现[8]。

虽然神经功能缺陷在转移性神经丛病患者中常见，但由于难以缓解的剧痛而影响睡眠，常常掩盖了神经功能缺陷[46]。全身检查可检测出淋巴结肿大。除了头颈癌、嗜神经性皮肤癌和淋巴瘤外，多数患有转移性神经丛病的患者已接受过已知恶性肿瘤的治疗，且伴有广泛转移。然而，在一个研究中，大约 35%（55 例中的 17 例）的转移性神经丛疾病患者没有潜在的恶性肿瘤病史[48]。

颈神经丛

肿瘤性颈丛病的主要症状是疼痛，当疼痛放射到头皮时，就可能是一种错误表征。肿瘤性颈丛病疼痛是连续性的，疼痛沿着颈丛的皮肤分布，并可能随着颈部运动或吞咽而恶化。疼痛经常发散到颈部、肩膀或喉咙[49]。常见感觉和运动障碍，但当受影响的肌肉由多种神经支配（如斜方肌和胸锁乳突肌），难以评估（如舌骨肌或颈深肌），或无症状（如半语性麻痹）时可能无法识别[2,49-51]。偏瘫时，平卧位（端坐呼吸）呼吸短促明显加重。当病变扩散到椎管内时，硬膜外脊髓压迫可引起呼吸麻痹，侵犯交感神经干引起霍纳综合征（上睑下垂、瞳孔缩小症和面部无汗症）。

臂丛

与其他转移性臂丛病一样，大多数患者出现疼痛，常累及肩膀和腋窝，并沿手臂、前臂和手的内侧放射[52]。恶性转移导致进行性神经功能缺陷，其分布反映受影响的神经丛区域。上臂丛受累（如头颈癌扩散），C5 和 C6 肌群（如前锯肌、肩胛提肌、菱形肌、棘突肌、三角肌、二头肌、肱肌、肱桡肌、内旋圆肌和桡腕屈肌）出现无力。严重时上肢可能会采取"服务员收小费"的姿势（比如，肩部内收和内旋、手臂和前臂伸展和内旋、手掌后外侧旋）。感觉障碍出现在手臂、前臂和手的外侧，肱二头肌和肱桡肌反射减弱。中丛受累时，肌无力涉及 C7 肌节的肌肉（例如肱三头肌、肘肌、桡侧腕伸肌、旋前圆肌和桡侧腕屈肌），感觉异常包括手臂的后外侧、前臂背侧和手的侧面，三头肌肌肉牵张反射可能会减少。下臂丛受累时，肌无力涉及 C8 和 T1 肌群的肌肉；感觉障碍出现在手臂、前臂和手的内侧；手指屈肌反射减弱。T1 APR 的受累可引起同侧霍纳综合征。同时发生在累及椎旁交感干时，提示肿瘤转移至硬膜外。侵犯至外侧束时，肌无力出现在肌皮神经控制肌肉区域（例如上肢肱二头肌）和外侧的正中神经（如：旋前肌圆肌和屈腕桡侧的），感觉障碍分布于前臂外侧肌皮神经和外侧正中神经，还可能累及肱二头肌肌肉牵张反射。后束受累时，肌无力出现在肩胛下神经、胸背神经、腋窝神经和桡神经的肌区；感觉障碍主要分布于上臂外侧皮肤、后臂外侧皮肤、前臂外侧皮肤和桡浅神经及肱三头肌肌肉伸展反射可能减弱。内侧束病变分布在尺神经肌区域、正中神经内侧头（如长屈肌、短展肌）、C8-桡神经纤维（如指伸肌、短伸肌）。内侧臂感觉障碍可能在内侧前臂和尺神经分布。手指屈肌反射可能减弱。当末梢神经受累时，感觉和运动功能的缺陷局限在受累神经支配的皮肤和肌肉区域。与每个 BP 成分相关的感觉异常分布反映了感觉神经纤维来源的背根神经节（dorsal root ganglia,

DRG)[53]。放疗(radiation therapy, XRT)后因淋巴水肿引起的上肢肿胀与转移性臂丛受累相比较更为常见[52]。

腰骶神经丛

虽然小于 1% 的癌症会侵犯 LS 丛[49,54],但在病因学上,LS 丛病的来源最有可能是恶性病变[12,55]。大约 15% 的 LS 神经丛恶性肿瘤患者存在未知的恶性肿瘤疾病[54]。疼痛是最常见和最典型的症状,通常比其他症状提前几个星期到几个月出现[49,54,56,57]。疼痛的部位随神经丛区域的不同而不同。躯干下部、臀部、大腿前外侧和小腿内侧是腰丛病常发生的部位,可由反向直腿试验引起或加重。骶神经丛侵犯时,大腿后外侧、腿的其余部分和足部部位多见;可由直腿试验引发或加重[54,58]。恶性腰大肌综合征的定义为顽固性大腿疼痛和阳性腰大肌肌肉拉伸试验,发生在晚期恶性肿瘤患者出现广泛的腹主动脉旁淋巴结病变和继发性腰大肌浸润时[59]。由于伸展髋关节加重疼痛,这些病人常常保持髋部弯曲,并不能仰卧。LS 神经丛受累区域影响而使感觉和运动异常。上腰丛的病变引起分布于髂腹下、髂腹股沟和生殖器的神经感觉障碍。更多的下肢病变与股骨(大腿前内侧感觉、髋屈肌和膝关节伸肌力量、股四头肌反射)、闭孔(大腿超内侧感觉、大腿内收肌力量、内收肌反射)和股外侧皮神经分布缺陷有关。当疾病侵犯穿过 LS 干的深腓神经纤维或骶神经丛时可发生足下垂。肌无力(大腿伸肌及外展肌、腿屈伸肌、所有足部运动)、感觉异常(大腿后侧;腿,内侧除外;足)或脚踝反射改变多发生在骶下神经丛受累。当病变经过 LS 神经丛的神经节后交感神经纤维时,就会发生足部高温症和少汗症,即热干足综合征。此综合征也与交感神经节受累有关,并与多汗症有关[60,61]。对于深部盆腔肿瘤(如宫颈癌和直肠乙状结肠肿瘤),会阴和肛周的感觉障碍可能早于下肢疼痛和下肢无力出现。坐骨切迹压痛,肛门括约肌肌张力异常,可触及肿块(下腹部,阴道,直肠)、膀胱增大、尿失禁、下肢或阴茎水肿(下腔静脉或淋巴系统压迫)、肝脾肿大、血栓性静脉炎、腹水和全身淋巴结病是盆腔恶性肿瘤的其他症状[49,56-58,62]。腹膜后淋巴结转移的常见症状是椎体破坏、下肢水肿、输尿管梗阻[63,64]。大约 25% 的患者的症状局限于一侧,但是实际上是双侧受累,尤其是失禁或阳痿[54]。

相关的肿瘤紊乱

颈神经丛

多数肿瘤性颈丛病来源于头颈部鳞状细胞癌、淋巴瘤或全身性癌症转移至邻近淋巴结或椎体,尤其是肺癌、乳腺癌和淋巴网状癌的局部浸润[39,49]。肿瘤性脑膜炎和恶性病变侵犯硬膜外腔颈神经根,均表现出类似颈部肿瘤性神经丛病的症状。由于乳腺癌或头颈癌根治性颈清扫或 XRT 导致的颈丛病变可模拟颈丛肿瘤复发[49,65]。

臂神经丛

原发臂丛神经肿瘤很少见,其中数量上 NST 多于非 NST[15,19]。多数 NST 为良性病变,而多数非 NST 是恶性病变(包括转移性和非转移性疾病)。最常见的良性 NST 是神经鞘瘤和神经纤维瘤,而最常见的良性非 NST 是硬纤维瘤和脂肪瘤。单发神经鞘瘤多发生在神经根周围,多累及感觉神经根,经神经孔生长,向两端浸润生长,呈哑铃状[30]。

继发恶性肿瘤数量远多于原发性恶性肿瘤。转移性臂丛神经病变多数为乳腺癌、肺癌、淋巴瘤和黑色素瘤转移形成[52]。非转移性恶性 BP 病变多来源于肺尖肺癌[66]。其他常见来源包括甲状腺、睾丸、膀胱、胃肠、食管、胰腺、肉瘤、横纹肌肉瘤和头颈癌(表 49-1)[15,16,46]。与原发性 BP 肿瘤不同的是,不是特定的臂丛区域易发生转移[52]。但是除了头颈、乳腺和肺尖型肺癌例外。由于头颈部肿瘤来源于 BP,所以倾向于浸润臂丛上干;乳腺癌转移到腋窝淋巴结外侧组时,倾向浸润锁骨下丛;而且,因为肺尖肺癌从下面浸润,肺尖肺癌倾向于侵犯臂丛下干。有报道称,类癌和血液系统恶性肿瘤(如白血病、淋巴瘤、神经胶质瘤病和血管内皮瘤病)发生转移[67-73]。

Pancoast 综合征

相比较其他肺癌,肺尖型肺癌生长缓慢,主要发生在肺外(胸椎旁沟内),局部侵袭性强,放射敏感的病灶较少发生转移(图 49-8)[74-76]。约 3% 的肺癌是这种类型。Hare 首先描述了这种肿瘤及其侵犯脊柱的倾向,Tobias 首先将其确定为肺原发[77,78]。Henry Pancoast 指出胸廓入口异常相关的临床特征的,引起人们的关注,因此出现了 Pancoast 综合征这一术语[79]。这些特征反映了所

第五篇

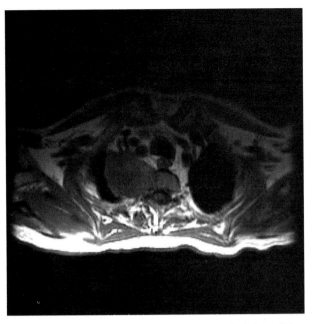

图 49-8 轴向 T1 MRI 显示一个非小细胞肺癌患者的肿瘤

涉及的结构。累及胸膜而出现严重持续性肩痛，通常延伸至腋窝和上肢内侧（C8-T2），夜间加重，影响睡眠。虽然一开始会感到疼痛或刺痛，但很快就变成感觉迟钝性疼痛[80]。随着上纵隔或后主支的扩张，肩胛间痛形成[81]。由于胸膜位于肺组织和 T1 APR 及 BP 下干之间，感觉运动障碍的初始分布于 T1 或 BP 下干。霍纳综合征累及 T1 根或星状神经节。当肿瘤累及 C8 或 T1 DRG 附近的 BP 时，其临床特征可提示神经根病变[66,82,83]。然而，肩部疼痛的严重程度通常与典型的神经根病疼痛不相称。锁骨上充盈、静脉扩张、上肢水肿和骨破坏（上胸骨和相邻的椎体，但较少）是该综合征的其他症状[84,85]。虽然此综合征最常见的原因是支气管肺癌 - 这一事实解释了该综合征的发病率在有大量吸烟史的中老年男性中要高得多 - 但它可能与任何胸部的疾病一起发生[5,12,40,43,84,86-90]。与大多数涉及 BP 的继发性肿瘤过程不同，Pancoast 综合征通常是恶性肿瘤的第一个表现，因此必须加以辨别，因为早期治疗能获得更高的生存率[91]。

腰骶神经丛

　　大多数 LS 丛病变是由肿瘤引起的[92]。多种恶性肿瘤和淋巴网性肿瘤侵犯 LS 神经丛，来自于原发肿瘤或邻近转移灶的局部转移是最常见的[54,58]。肿瘤侵犯可能局限于腰椎（31%）或骶神经丛（51%），也可能同时累及两者（18%）[54]。原发恶性肿瘤（如腹腔、盆腔或腹膜后肿瘤）直接侵袭导

致约 75% 的继发性病变发生，最常见的是结直肠癌[93,94]。转移性扩散不太常见，（通常是乳腺癌）是由邻近淋巴结或骨转移引起的[54]。腰丛受累常与腹腔内神经源的直接扩张相关，而骶丛受累与转移有关[54]。妇科癌、腹膜后肉瘤、淋巴瘤、黑色素瘤、骨髓瘤以及肺癌、睾丸癌、甲状腺癌、肾癌和膀胱癌为其他常见来源[12,16,49,54,93]。恶性腰大肌综合征常与晚期泌尿生殖道癌、前列腺癌和结直肠癌一起发生，这反映了它们的转移方式。血液或脑脊液的肿瘤也可 LS 丛浸润（如肺癌、乳腺癌、淋巴瘤和黑色素瘤）。最后，腰骶神经丛受累也同时伴有神经周围直接扩散[37]。神经纤维瘤和神经鞘瘤作为主要的良性肿瘤很少侵犯 LS 丛[8,93,95,96]，通常是当有感觉运动症状的人进行电诊断（EDX）测试时偶然发现的，并提供定位病变和指导神经成像。良性肿瘤（大网膜性皮样囊肿、子宫平滑肌瘤）引起的压力可能破坏 LS 丛纤维[93]。

鉴别诊断

颈神经丛

　　当可触及的颈部肿块与颈丛疼痛的分布或感觉异常相关时，不得不考虑原发性肿瘤性神经丛病。其他还可以考虑包括非癌性囊肿、神经错构瘤和创伤性神经瘤。NF1 的主要病理表现是多发性神经纤维瘤和丛状神经纤维瘤。继发性神经根受病症状可能类似于肿瘤性脑膜炎或肿瘤扩散至硬膜外间隙。因恶性肿瘤颈丛病行根治性颈清扫术时，症状与手术程序间的时间关系有助于把抗肿瘤治疗与肿瘤复发区分开。乳腺癌和头颈癌可能合并颈丛病[65]。

臂神经丛

　　原发神经丛肿瘤与继发性肿瘤和非肿瘤性多发性病变易发生混淆。在继发性恶性肿瘤中，这种差别更为广泛。在颈部或肩部有 XRT 病史的癌症患者中，臂丛病最常见的两种病因是转移性臂丛病和放射性臂丛病。转移性神经丛病，尤其是锁骨上受累，会发生严重干扰睡眠的持续性疼痛，而 XRT 臂丛病通常是无痛的，而且常常发生在锁骨下，尤其是外侧脊髓[97]。与颈神经丛病一样，与潜在癌症相关的疾病（如：硬膜外转移和肿瘤性脑膜炎）可以模拟肿瘤性神经丛病，特别是当多个神经根受

累时。脊髓硬膜外压迫常伴有脊髓压痛和脊髓病症状。在肿瘤性脑膜炎中多灶性中枢神经系统常受累。其他继发于 XRT 的丛状病变包括 XRT 诱发的肿瘤和 XRT 诱发的局部缺血（锁骨下动脉闭塞）。神经丛受累可能伴随化疗、手术创伤或与麻醉有关的创伤。严重的肩痛，肩袖撕裂和神经痛性肌肉萎缩都是可能的。神经痛性肌萎缩通常开始于严重的肩痛，7～10 日后出现近端前庭肌无力和肌肉萎缩。通常，一个触发点先于疼痛的发生（如：免疫、病毒感染和不习惯或过度活动）[5, 28, 52, 98-101]。这种疾病更多地涉及多种神经，很少影响臂丛神经[102]。肿瘤性臂丛神经病变可能表现为 C8 或 T1 神经根病变或尺神经病变。在这种情况下，EDX 研究往往能定位和沉淀成像研究，以确定潜在的肿瘤过程。

腰骶神经丛

　　通过仔细的强度评估，LS 丛状病变与涉及近端结构（例如下脊髓、马尾、腰骶神经根）和远端结构（如股骨、坐骨神经病）的病变最易鉴别。大腿筋膜张肌和臀肌不发生坐骨神经病变，髂腰肌也不发生股神经病变。转移性神经丛病和其他肿瘤并发症（如：硬膜外转移涉及马尾，肿瘤性脑膜炎）与已知的恶性肿瘤有关。出现重度单侧、局部或神经根性疼痛时，或直腿测试诱发或加重疼痛时，可考虑椎间盘突出。其他与重度腿部疼痛相关的疾病包括脉管炎和糖尿病性肌萎缩症。特别是当患者的糖尿病病情处在未知状态时，糖尿病性肌萎缩症的几个特征与恶性肿瘤的特征相重叠，包括体重显著下降（通常为 10～30 磅）、高龄、持续的下肢疼痛影响睡眠。之前经过盆腔区域放射治疗的（如淋巴系统、睾丸、卵巢、宫颈或子宫恶性肿瘤），存在另一种可能，即放射纤维化。当化疗药物被注射到髂内动脉时，可导致 LS 丛局部缺血或直接的神经毒性损伤。因此可能立即产生虚弱、感觉异常和疼痛，也可能会延迟发生（最长 48 小时），通常累及骶神经丛[12, 57, 103]。肌肉内注射镇痛药物会损伤 LS 神经丛且会伴有疼痛，还会出现骶神经丛的感觉运动障碍。病因可能是因为血管痉挛或血栓引起的缺血而影响骶神经丛的血供[12, 104]。病人后腹膜出血（如白血病和弥漫性血管内凝血）常伴有重度同侧下腹部或腹股沟疼痛，同时会放射至大腿前侧或大腿内侧。髋部活动后加重疼痛，因此髋部活动受限，并伴有大腿弯曲和外部旋转受限。孤立的股神

经病变是最常见的表现，通常出血局限于髂肌或髂腰肌之间[12]。大面积腰大肌出血导致出现腰丛病，而 LS 丛病较少出现腰大肌出血[93, 105, 106]。如前所述，糖尿病性肌营养不良患者表现为进行性体重下降、重度大腿前侧疼痛、腰或 LS 神经根所涉及区域肌无力和消瘦及髌反射缺失或减弱。糖尿病性肌萎缩症多见于老年男性（60～70 岁），并伴 2 型糖尿病[107]。下肢疼痛进展至腰背部。症状会向邻近的神经根上方、下方或对侧蔓延，直到最初出现病变的神经根（局部扩展）。当累及胸神经根时诊断就更容易（糖尿病胸神经根病）。一种类似神经痛性肌萎缩症的疾病已被描述并称为特发性 LS 神经丛病[108, 109]。布拉德利和他的同事描述了这种疾病的一个非糖尿病变体，伴有持续性或反复性疼痛、虚弱和感觉丧失及较高的加重作用[110]。血管炎很少累及 LS 丛[56]。它的一些特征如剧烈的疼痛和伴随的体重减轻，可能提示肿瘤侵犯。两者都有多焦点重合。感染性疾病（如莱姆病）和静脉注射掺假的海洛因也能引起 LS 丛状病变性疼痛[111-113]。

放射性神经丛病

　　虽然神经纤维可以对抗辐射，但 XRT 可损伤神经纤维丛。放射神经丛病一般根据发病时间分为三种类型：早期急变型、早期延迟型和延迟型（6 个月后）。辐射损伤可累及施旺细胞、神经内膜成纤维细胞或血管神经，分别导致脱髓鞘、纤维化和神经微梗死。这被称为放射性神经丛病。放射性神经丛病是放射纤维化综合征的一个组成部分，它与因 XRT 而诱导的血管病理学和纤维化相关，因放射而导致的神经肌肉、肌肉骨骼、内脏和其他晚期效应的集合[58, 101, 114-119]。这种疾病的第一例报告于 1964 年[120]。由于它的发病率随着高 XRT 剂量和放射面积、放射次数、三维立体定向技术的使用以及同步化疗而增加，因此放射技术的改进从而减少这些危险因素发生。在过去的几十年里，后者导致的并发症发生率在下降[121, 122]。放射性神经丛病通常在最后一次接受 XRT 治疗的 12～20 个月内开始出现，但发生的时间从几周到 30 多年不定[5, 39, 101]。患者伴有颈椎前角细胞或臂丛损伤时可出现颈肩肌无力，而导致头下垂综合征[123]。孤立的一侧或多侧感觉异常预示该疾病，并反映外侧脊髓脱髓鞘。虽然在发病时疼痛并不常见，但大约三分之二的患者最终会出现疼痛，其中一半患者认为疼痛是一主要问题[52]。当神经丛损伤发生在脊

柱接受高剂量、单部位立体定向放射治疗后,疼痛症状出现可能更早,发生率会更高[124]。感觉异常出现后很快出现感觉和运动障碍,有时伴肢体水肿。与大多数脱髓鞘病变不同的是,脱髓鞘病变通常在几个月内通过再脱髓鞘恢复,与 XRT 相关的脱髓鞘病变持续存在并可以无限期地进展[119]。最终,局灶性脱髓鞘转化为轴突损伤。随着神经丛和轴突的损伤,上肢出现活动受限、麻木、水肿,常伴有疼痛[5, 12, 58, 118, 125]。当 XRT 引起锁骨下动脉血栓形成、臂丛纤维缺血和永久性损伤时,少数情况会出现无痛性无力和感觉丧失。XRT 很少引起短暂性感觉异常,至少持续 6~12 个月[5]。其发病机制尚不清楚,但截至目前已提出多种机制,包括自身免疫反应、与施旺细胞相关的可逆性脱髓鞘和短暂的放射后水肿[126]。下运动神经元损伤很罕见,是和马尾区放射治疗后引起的并发症相关,目前没有有效的治疗方法。下运动神经元损伤出现在治疗后的 3~5 年,症状为无痛性下肢萎缩和肌纤维收缩[52, 127]。XRT 产生的 NST 更为罕见,多数为恶性,在治疗的 4~41 年后出现[28, 93]。

　　有恶性肿瘤病史的病人由于肿瘤复发而接受 XRT 治疗,放疗区域有臂丛纤维,就很难区分是放射性臂丛病还是肿瘤性臂丛病。预测肿瘤复发的症状包括中重度疼痛,疾病快速进展及转移到其他脏器的临床或放射学证据。下神经丛受累和重度的肩痛提示复发发生在 BP。提示放射神经丛病的特征包括无痛性感觉异常(通常为侧束分布)、病变进展缓慢及某些 EDX 表现,包括脱髓鞘、神经束、成组重复放电和肌动学放电[48, 52, 97, 127-129]。肿瘤复发出现椎旁肌纤维性颤动电位增加[48]。通常情况下,最初的 EDX 检查指标是正常的。随着病情的进展,可以记录到低度中位感觉异常。随后,在锁骨上窝和腋窝刺激部位之间出现脱髓鞘传导阻滞。最终出现轴突损失[97, 101, 118]。无论是霍纳综合征还是放疗与症状出现之间的时间延迟都不能区分这些病变[16]。当放射损伤累及 LS 神经丛时,可出现双侧、不对称、远端下肢无力,常伴有感觉障碍。值得注意的是,与辐射神经丛病相关的 EDX 异常可能存在(即,放射神经丛病并不排除伴随肿瘤复发)。MRI 检查提示结节性强化或肿块性病变明确告知肿瘤复发[20, 100]。同侧斜角肌及其他结构均增强或信号异常,未见结节,提示辐射性神经丛病(图 49-9)。即使是手术探查和活检也不能帮助明确诊断[52, 127]。

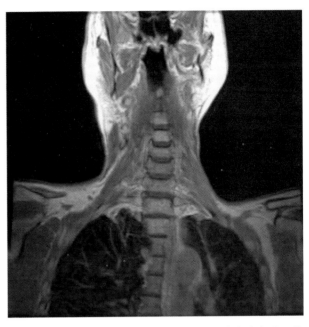

图 49-9　头颈癌合并放射治疗左臂丛神经病变患者的冠状位 T1 后钆磁共振成像。注意左斜角肌与右斜角肌的不对称强化

评价

总体评价

　　肿瘤神经丛病的准确诊断依靠详细的病史,包括任何肿块的生长速度;存在相关的疼痛、神经系统缺陷或体质症状;NF1 或癌症的个人或家族病史;以及疾病之前的治疗。在检查中,任何肿块的特征(大小、位置、压痛、Tinel 体征和活动度)及相关的神经缺陷和 NF1 的特征都应记录在案。一般来说,辅助研究特别是放射学和 EDX 检查是必要的。所使用的特定影像学研究反映了病变的位置、假定的病因、研究的急迫性和可用性。与肿瘤破坏(如椎间孔增大、椎体侵蚀、脊柱不稳)或辐射暴露(如脊柱损伤)相关的骨改变。平片和 CT 扫描可识别放射性骨炎,放射性核素骨扫描可识别神经丛外转移。CT 扫描的不足之处包括软组织对比度差,成像局限于轴向平面,束硬化伪影及电离辐射和碘造影剂副作用的风险。由于可以提供多平面成像、无骨降解、良好的软组织对比度和非侵袭性使其成为确定病变范围、与周围结构的关系以及其他相关异常(如淋巴结病),MRI 成为首选成像方式[130]。横断面 MRI 对锁骨上丛病变评估最佳,冠状面成像对锁骨下神经丛评估最佳;通常需要脂肪抑制。在 MRI 检查中,NST 表现为梭形或球形增大,常可见囊和起源神经[131-133]。NF1 是由多个神经纤维瘤

组成的,或丛状肿瘤的多灶性[14]。MRI 的其他作用包括计划手术安排和放射治疗规划,监测治疗反应和筛选(如:症状前 NF1 患者)。放射学研究不能用来区分神经纤维瘤与神经鞘瘤,也不能区分良性病变与恶性病变[17,134]。良性和恶性 NST 均表现为信号不均匀和骨侵蚀,丛状神经纤维瘤可出现不规则的浸润边缘[135-137]。因为 MRI 不能对恶性细胞的渗透成像,也不能对结缔组织鞘丛元素进行跟踪和成像,可能需要其他成像研究来协助,包括氟脱氧葡萄糖正电子发射断层扫描识别恶性变化与丛状的纤维瘤,磁共振神经学(MRN)区分神经内和神经旁质量,定义多血管肿瘤血管造影术和任何邻近血管(如:术前计划)。MRN 利用高磁场强度和优化的序列来显示神经纤维,有助于周围神经肿瘤的检测和鉴别肿瘤复发后的放射损伤[138]。超声检查通常不太有用,因为它不能鉴别各种各样的锁骨上的肿块(大多数是低回声的),也不能确定肿瘤与受累神经之间的关系[139,140]。怀疑患有肿瘤性脑膜炎时,进行脑脊液细胞学检查;最常发生在肺癌、乳腺癌、黑色素瘤和淋巴瘤的患者中。在 LP 之前,进行头部 CT 扫描以排除脑实质转移或脑积水。EDX 研究为临床决策提供了重要的诊断和预后信息,与临床检查相比具有若干优势,包括:①评估临床不可评估的肌肉(如肌肌)的能力;②确定亚临床肌肉受累;③确定病灶的位置;④确定病变的严重程度、慢性程度和进展速度;⑤区分肿瘤复发与放射纤维化综合征;⑥排除非神经实体,如骨科疾病[6]。由于恶性肿瘤经常从下方浸润 BP,因此必须对 T1 神经纤维进行 EDX 评估(即,前臂内侧皮神经感觉研究和正中神经运动研究)[6,53,141]。EDX 研究经常能发现放射学上不能确定的侵犯病变,包括双侧受累(如双侧骶丛受累)。通过这种方式,EDX 研究通常指导额外的影像学研究和放射治疗。并对肿瘤进展和治疗反应进行一系列研究评估。然而,EDX 研究必须存在感觉运动缺陷持续存在才能正常开展[14]。

一般来说,最准确的诊断信息来自肿块或肿大淋巴结的组织学研究。当良性臂丛肿瘤被误认为非神经病变,并经活组织切除或离体切除时,可能会导致严重的永久性神经功能缺损和疼痛,阻碍后续的切除,并可能降低预后和随后的生活质量[14-16,46]。因此,所有与神经学症状相关的神经丛区肿块都应被认为是神经源性的,并应立即咨询神经外科医生,这些神经外科医生具有评估和治疗此

类病变方面经验。当怀疑有恶性 NST 时,通常在手术时通过活检做出最终诊断,如果确诊,则进行包括胸部在内的转移性评估,对周围结构进行影像、骨骼扫描、胸部和腹部 CT 扫描以及磁共振成像[19]。当怀疑有恶性神经丛病变,MRI 正常时,可能需要手术探查和研究以寻找神经丛外病变;当结果为阴性时,应在 3～6 个月后再进行勘探。其他方面的评估是专门针对 PNS 丛研究进行的。

颈神经丛

对于颈丛病,必须对头部和颈部进行彻底检查(最好由耳鼻喉科医生进行检查)。由于颈丛神经与脊髓的距离很近,脊髓病的症状提示可能存在脊髓硬膜外压迫。颈部和胸部的平片和 CT 扫描可以发现颈椎不稳、骨侵蚀、肺包块和半语性瘫痪。半视交叉受累是继发于膈神经受累,而非颈丛受累,半视交叉受累可通过荧光检查来确定[12,14,139]。在 PNS 丛中,EDX 对颈丛评估效果欠佳,但由于颈丛纤维构成膈神经,所以可以通过膈神经传导研究和膈肌针肌电图来进行评估。不幸的是,这些研究很难解释,也没有结果[142]。当肿瘤浸润颈丛未见明显肿块(如鳞状细胞癌)时,可能需要重复扫描以寻找增大或进行手术探查的证据[49]。

臂神经丛

臂丛神经病变中,颈部、锁骨上窝、肩部和腋窝都有肿块。霍纳综合征的特征与硬膜外转移有关,有脊髓压迫的风险。在一研究中,25 例硬膜外转移患者均观察到霍纳综合征[39]。颈椎、锁骨、肩胛骨、肩部、肱部和胸部的平片有助于鉴别与恶性肿瘤和放射有关的肺部病变(如上沟肿块)和骨质改变。通过 MRI 使肺尖可视化,可确定病变与硬膜外间隙和脊髓的距离,可以直接(增强)或间接(如不规则边界和根尖肺脂肪闭塞)鉴别肿块[100,134]。MRI 采集时间比 CT 扫描要长,特别是需要多个切片和平面时[143]。一种新的 MRI 技术,磁共振脊髓造影术,在三维重建[12,143,144]后,可获得通过脑脊液的近端 BP 元素的 T2 加权髓样图像。最适合 EDX 评估的 PNS 丛是 BP。通常,所涉及的具体因素、严重程度和病理生理学很容易确定[53]。

腰骶神经丛

在 LS 丛状病变中,脊柱和骨盆的平片可显示骨侵蚀,也可显示腰大肌影清晰度下降,从而提

示腹膜后肿块的存在。下腹部和盆腔 CT 扫描可鉴别实体瘤、转移、钙化、骨侵蚀、脊柱不稳定、出血或放射性骨炎,高达 96% 的患者存在转移性疾病[12、54、58]。随着现代扫描仪灵敏度的提高,特别是口服、静脉注射和尿路造影剂的使用,使得 LS 丛神经的可视化成为可能。CT 扫描不提示肿瘤的病因,不识别非结构性病变(如脉管炎),可用于引导经皮穿刺获取组织,并可鉴别肿瘤侵犯马尾还是硬膜外间隙[145]。一项研究中,近一半的肿瘤性神经丛病患者有硬膜外肿瘤的受累[54]。尽管 CT 扫描检查方面有了进步,MRI 在识别这些病变方面仍然更敏感[94]。钆可以显示病变是来源于肿瘤神经丛侵犯、NSTS 和一些转移性病变。磁共振脊髓造影评估神经根套管末端附近的结构(脊髓圆锥;马尾)。其他有用的影像学技术包括骨扫描(转移)、超声检查(下腹部和盆腔肿块)、静脉肾盂造影和钡灌肠(膀胱、输尿管或肠的变形)。EDX 检测(前面已经讨论过)是另一种有效评估 LS 丛状病变的检测手段[92],EDX 检测能鉴别影像肿块区域以外的异常,包括双侧病变。由于在腰椎层面缺乏可靠的感觉神经传导研究,可能无法区分腰椎神经丛病和腰椎神经根病。一些研究人员认为只有腓肠和腓浅感觉的研究结果是可靠的,这两种研究都不能评估腰丛[92]。在放射神经丛病中,可能存在成组的重复放电、肌纤维颤搐或脱髓鞘传导阻滞[146、147]。再次,他们的存在并不能排除伴随的恶性肿瘤。可能需要对可触及肿块或肿大淋巴结的活检材料进行组织诊断。血清学检测可能有帮助,包括血清血沉、糖尿病检测和特异性抗原检测[如前列腺特异性抗原(PSA);癌胚抗原(CEA);CA-125]。

Pancoast 综合征

对于 Pancoast 综合征,脊柱前凸平面可显示为根尖肿块,其大小反映了疾病的阶段。颈部、胸部和上腹部的 CT 扫描和 MRI 有助于肿瘤分期,并决定最合适的手术治疗方案[89、148]。CT 扫描确定骨破坏,MRI 确定病变范围以及有无淋巴结累及、硬膜外播散和转移。评估是否存在骨、肝和脑转移[89]。在治疗前必须对肿瘤细胞类型进行活检[89]。当患者表现出明显的肘部疼痛或症状局限于 C8 或 T1 区域时,通常需要进行 EDX 检测,以确定病变的位置、特征和成像。通过 EDX 检测来识别肿瘤。

管理

介绍

肿瘤性神经丛病的多样性决定了患者治疗必须采用个体化治疗方案。肿瘤的特征(如病因、部位、侵袭性、对放疗和化疗的敏感性)、周围结构的侵犯程度以及患者的健康状况和意愿都必须考虑在内。治疗目标包括治愈、功能恢复、症状缓解、缓解痛苦和外形重塑。大多数非转移性的病变程度是通过手术来治疗的。病灶内(可见肿瘤残留)或边缘(包括周围包膜或反应区)切除通常用于良性肿瘤,而恶性病变通常需要广泛切除(包括正常组织的袖套)或根治性切除(整个解剖腔室)。化疗和 XRT 起辅助治疗作用。

良性神经鞘瘤

如无神经功能障碍、疼痛、外形损毁或怀疑为恶性肿瘤时良性 NSTS 可行保守治疗。否则,可采用手术切除,通常不会产生神经损伤[14、16]。神经鞘瘤有良好的包膜结构,不是来源于束状组织,通常切除后不会出现神经缺损或复发。新纤维瘤的治疗取决于它们是遗传产生的还是偶发性的。因为神经纤维瘤更倾向于持续进展,NF1 病推荐保守治疗和定期随访[29、149]。切除指征有生长迅速(如:恶性转化)、症状严重、臂丛纤维受压[14、16]。与无功能的病变束支不同,通过术中 EDX 研究能确定邻近的神经束支仍具有功能,允许切除整个肿瘤和所有无功能的神经束而不增加神经功能缺损[14、16]。NF1 患者术后出现神经功能缺损的发生率高于非 NF1 患者。其发生频率约为单发性新纤维瘤约 1/3,丛状瘤约 1/2[29]。由于存在恶变的风险,应尽可能切除所有的肿瘤碎片[19]。对于丛状神经纤维瘤,瘤体边缘不规则、新生血管的产生和浸润性降低了完全切除的可能性,即使行姑息性次全切除也增加了术后神经功能缺损的发生率[14、19、150]。当神经功能不能保留时就需要进行神经移植。当新纤维瘤不能切除长期存在,或已知的丛状神经纤维瘤出现肉瘤样恶化的症状(如顽固性疼痛、局部肿胀或新的缺陷)时,需要立即进行 MRI 检查以发现恶变的证据(不均匀钆强化)[32]。局部神经纤维瘤是一种由数百个较小的神经纤维瘤组成的疾病,它位于原发肿瘤的近端和远端(有时沿着同一肢体的其他神经),应采用姑息性治疗[19]。当良性非 NSTS 浸润到其原发神经束的外部（如：硬膜内脂肪瘤）时，应行神经外膜切开术和切除，切除手术通常不会造成进一步的神经损伤[151]。当病灶黏附于神经外膜时，手术切除就更加困难[8, 19, 23, 34]。

恶性神经鞘瘤

恶性 NSTS 具有侵袭性，早期积极的手术干预能提高无病生存期，其目标是扩大切除肿瘤边缘（或尽可能最宽的肿瘤边缘）或肢体截肢[148]。肿瘤直径小于 5cm、肿瘤全切除和患病年龄更轻预示着良好的预后[21]。可切除性主要提示肿瘤的位置，范围从大约 20% 的肿瘤在椎旁位置到大约 95% 的肢体肿瘤[21]。多数近端肿瘤倾向于向心发展并渗入脊髓或脑干。神经系统的损伤是不可避免的。由于大面积切除（所需的移植物长度太长）和术后放疗对移植组织的不良影响，神经移植通常不能被采用[26]。一份国际共识声明建议，辅助放疗用于边缘切除的低分化肿瘤和所有中、高分化肿瘤[152]。虽然这种方法可以局部控制肿瘤和延迟肿瘤的复发，特别是对不完全切除的患者，但不能增加患者的长期生存率。另外，XRT 本身是恶性 NSTS 发病的危险因素，潜伏期通常在 10 年以上[153, 154]。近距离放射治疗和术中电子束照射的作用尚不清楚。虽然这些肿瘤对化疗有一定的敏感，但荟萃分析显示尽管无进展生存期改善，10 年复发率降低，但没有生存差异性[155]。

未发生转移的患者在初始治疗时不推荐进行化学治疗，但无法进行完全切除、为避免截肢、作为放疗的替代方案治疗、或其他治疗失败时可行化学治疗[21, 26, 29]。截肢不能预防转移或提高生存率[20]。因此，近期接受扩大切除、放疗和化疗等保留肢体治疗的患者中，一部分患者获得了更高的存活率[19]。

转移性神经丛病

由于对 XRT 和化疗的耐药性及处于肿瘤晚期，多数转移性神经丛病是无法治愈的，只能采取姑息治疗。虽然不可能通过手术切除来治愈疾病，但行次全切除术来缓解疼痛可使患者受益[19, 49]。乳腺癌不会侵入外周神经以外的神经，而会致外周神经溶解所以应尽可能多地切除乳腺肿瘤。治疗黑色素瘤和淋巴瘤应切除黏附在神经外膜的肿块，然后行局部照射[19]。

疼痛

医生面临的最大挑战之一是因肿瘤性神经丛病变而引发的疼痛，但却常常得不到充分的治疗。为了提高患者的生活质量，最好采用多种治疗进行积极治疗。世卫组织的三阶梯止痛治疗是根据疼痛的严重程度推荐不同类型的止痛药物进行治疗，患者用药后的有效率能达到 70%～90%（世卫组织，1996；Vayne-Bossert 等，2016）。通常需要多种止痛药物，包括非甾体类、甾体类（如地塞米松）、神经性（如抗惊厥药和三环镇痛药）和阿片类镇痛药，并应使用足够的剂量以达到控制疼痛症状。其中，阿片类药物是最主要的镇痛药。随着用药时间的推移出现药物耐受，止痛药物的剂量必须不断调整增加。由于阿片类药物相关的副作用及及时阿片类药物升级后仍不能缓解的疼痛症状，就需要其他方法来辅助止痛治疗。其他方法包括化疗，XRT，经皮神经电刺激，局部麻醉（如椎旁神经阻滞）及通过植入硬膜外或鞘内导管进行神经轴性镇痛。鞘内给药可显著减少所需止痛药物的用药剂量。在难治性癌症疼痛的治疗中，有证据表明神经轴性镇痛有一定作用[156]。对于重度且止痛药物难以缓解的疼痛，需要手术干预治疗（例如背根入口区（DREZ）过程，脊髓索切开术，连续外围神经阻滞，和选择性神经根切断术）及腹腔神经丛神经松解术（上腹部癌症疼痛，特别是胰腺），上级下腹部的神经丛（下腹部癌症疼痛）和神经节不成对的（会阴疼痛）[39, 49, 52, 157]。截肢也不能缓解疼痛。骨水泥固定（如椎体成形术和后凸成形术）、触发点注射（局部麻醉药或皮质类固醇注射到疼痛的肌肉或关节）、椎旁阻滞和神经调节的有效性需待进一步研究[156]。除疼痛外，心理咨询、物理和职业治疗以及职业康复可改善因恶性肿瘤或其治疗而导致的功能丧失的病症。安装辅助装置后，可以最大限度地发挥残留的神经功能，从而提高生活质量。进行压迫治疗或抬高患肢可缓解肢体水肿。

Pancoast 综合征

20 世纪早期，患有 Pancoast 综合征的患者不能进行手术治疗，仅接受姑息放疗时，患者的平均存活时间约为一年。术前放疗后再行手术切除可使患者的五年生存率提高 30%～40%[76, 84, 158-162]。病情较轻的患者预后较好。术前放射治疗在许多方面改善了手术结果：①增强了可切除性（放射坏死产生了假包膜的功能）；②减少肿瘤体积；③它能暂时阻断淋巴管，从而在手术期间阻断这些血管吸收细胞；④减少术中播散（通过弱化任何"溢出"细胞）[89]。据报道，晚期疾病在术中行近距离放射治疗可使患者获益[163]。神经外科和影像学的进步使以往不能进行手术治疗的患者可以进行根治性切除术，如伴有广泛的 BP 或脊柱侵犯的患者[148, 162]。因此，目前治疗的目标是行完全手术切除[148]。全部切除包括切除任何累及的肺以及部分胸壁（如：前三根肋骨、上胸椎、肋间神经、下干、星状神经节、背交感神经链、上纵隔和下颈节的相邻部分）。姑息性手术可用于有手术禁忌证或严重无反应性疼痛的患者[89, 148]。除了手术切除外，控制疼痛通常是主要的目标。与疾病相关的神经痛可能是无法忍受的。联合使用非甾体抗炎药，阿片类药物，地塞米松，三环类抗抑郁药、抗癫痫药、氯胺酮和经皮神经电刺激也不能缓解神经痛。虽然放疗和化疗可以缓解疼痛，但效果短暂。一项研究中，持续给 6 名镇痛治疗无反应的患者的 BP 区注射局部麻醉剂获得成功[164]。经皮颈髓切开术可充分缓解疼痛。其他创伤性治疗，如斜角肌切开术、脊髓丘脑束切开术、脊髓切开术、扣带回切开术、背柱刺激器、蛛网膜下腔灌注苯酚或酒精等，这些治疗的成功率尚不清楚[164]。

放射神经丛病

放射神经丛病没有有效的治疗方法，因此只能采用支持治疗（物理治疗、对症支持和药物治疗）。采用物理疗法以防止挛缩、关节囊炎、肌肉萎缩和淋巴水肿的形成。疼痛的治疗方法与肿瘤性神经丛病相似。外部神经松解术是尽可能切除瘢痕组织，可以减轻止痛药物无效的重度疼痛，但大多数以这种方式治疗的患者会出现进展性神经功能损伤[16]。通过手术治疗恢复臂丛循环和阻止纤维化可使患者长期获益，如通过大网膜转移的神经松解术，还没有得到证实[5, 165-168]。抗凝的作用尚不清楚[169]。

预后

肿瘤神经丛病

预后的主要决定因素是潜在的恶性肿瘤。良性神经丛病变的病人通常情况下预后良好，特别是病变单发时。切除后，出现新的运动功能障碍和疼痛加剧并不常见，复发率低于 5%，除了硬纤维瘤外，硬纤维瘤往往在完全切除后还会复发[14, 16, 29, 170]。由于 NSTS 高度恶性，恶性 NSTS 患者的复发率和转移率相对较高，五年生存率较低。即使联合手术和 XRT 治疗，局部复发也达到 40%～65%，转移达 40%～68%[171, 172]。非 NF1 患者的五年生存率为 42%，而 NF1 患者仅为 21%[173]。由于肿瘤全切除导致功能丧失，次全切除不能限制肿瘤生长，神经丛纤维瘤病变过程与受累神经的神经功能丧失相关[14]。多数转移性神经丛病患者的预后都很差。通常，神经功能随着丛状病变的扩大、疼痛程度的加重以及重要器官侵犯而恶化[12, 49, 54]。

Pancoast 综合征

在 Pancoast 综合征患者中，局部浸润程度决定肿瘤的可切除性，从而决定了生存和治愈的可能性[148]。未出现转移性病变，纵隔或斜角淋巴结未受累都是 Pancoast 综合征有利的特征[162]。术前放疗后疼痛缓解也是一个良好的预后指标[74]。BP 多发侵犯、脊柱侵犯和脊髓压迫预示预后不良[162]。肿瘤细胞类型不影响患者的生存率[76]。T1 神经根切除后通过侧枝生成手无力症状可缓慢改善。采用下干切除或结合 C8 和 T1 神经根切除治疗后，由于无法进行神经移植，患者手无力症状会比较严重，且永久性存在（随后讨论）[148]。未来的研究将决定是否需要术后预防性的颅照射来减少脑转移的发生率。

放射神经丛病

由于疾病进展不可逆、神经丛内扩张以及从慢性脱髓鞘到轴突丧失的病变，放射神经丛病患者的预后较差[5, 49, 58, 106]。大多数患者没有有效的治疗，尤其是上肢受累的患者，最终会发展成肢体丧失功能而无用，并出现弥漫性肿胀、抽搐、麻木，而且常常伴有疼痛[5, 97]。即使不完整，感觉共济失调也会使肢体丧失功能[12]。

肌肉神经移植术

神经再生有两种机制：侧枝再生和近端轴突再生。侧枝再生是指未受影响的肌内运动轴突的远端再生出分支。因为侧枝再生不会出现在病变侵犯的轴突上，而是在未受病变侵犯的轴突。近端轴突再生是指轴突从近端残端再生。要实现轴突再生，病变必须位于失神经肌纤维周围约 20 英寸的范围内，因为失神经肌纤维以每月约 1 英寸的速度再生，在失神经状态约 20 个月后肌纤维会发生不可逆变性。结缔组织增生阻碍神经纤维在病变部位的生长。因此，运动功能恢复的预后反映了病情的严重程度（如：病灶的完整程度）、位置（即轴突断裂与去神经化肌纤维的距离）、结缔组织增生程度。部分轴突缺失损伤（可能发生侧枝再生），并靠近靶器官（可能发生轴突再生）且无结缔组织，神经再生效果最佳。

因为只有单一的神经移植机制可用，对于完全（或接近完全）或远处病灶神经再生的预后并无明显区别。最坏的结果是距离靶器官较远，且神经轴突完全损伤，不可能出现神经再生。由于感觉感受器变性不随失神经支配而发生，因此对其进行神经移植术不存在时间或距离上的障碍。

未来的方向

放射学、肿瘤学、遗传学和外科学的进步不断提高我们的诊断和治疗能力。在过去的几十年里，手术技术的进步，术中 EDX 的评估及 MRI 的广泛应用都显著改善了治疗结果。最近有报道称，容积 MRI 成为丛状神经纤维瘤生长的一个敏感的测量方法[174]，它的有效性在抗纤维化药物吡非尼酮一期试验中得到验证[175]。由于年轻患者的生长速率最快，因此使用该技术临床试验时必须按年龄分层[174]。在不久的将来，MRN 可能在肿瘤神经病变的诊断中发挥重要作用[176]。此外，随着我们对肿瘤基因作用机制和肿瘤生长的分子原理理解的加深，治疗干预的新目标无疑将会放在如何延长治疗和提高生活质量。例如，由于功能异常神经纤维瘤蛋白会过度产生 p21 ras，抗 ras 药物（如 farnesyl 转移酶抑制剂）的临床试验已经启动[29,32,152]。此外，基于阻断血管生成会减缓或阻止肿瘤生长的前提，干扰素 -2b 在 NF1 患者中进行了 I 期临床试验[29,177]。

要点

- 世卫组织将 PNT 分为四类：①神经纤维瘤②神经鞘瘤③神经周围瘤④恶性 NST。
- PNT 还可以根据细胞来源和恶性程度分为良性 NST、良性非 NST、恶性 NST 和恶性非

NST。
- 神经鞘瘤和神经纤维瘤是最常见的良性 NSTS，影响任何年龄或种族的男性和女性。
- 为了减少临床定位的要求，并在诊断检测前促进医师之间的交流，锁骨上神经丛分为三部分：①上丛（上干；C5 和 C6 神经根）；②中间丛（中干，C7 神经根）；③下丛（下干；C8 和 T1 神经根）。
- 转移性臂丛神经病的发病率尚不清楚，因为在其结果不会影响治疗或患者病情严重或拒绝治疗时，臂丛评估未常规进行。当新发现的与肿瘤累及神经丛相关的临床特征被认为是神经丛外的，或仅仅被当作肿瘤进展而不予考虑时，其发病率就被低估了。
- 肿瘤性神经丛病变的临床表现反映了肿瘤的恶性程度、所涉及的神经丛区域和神经纤维类型、病变的严重程度和生长速度。
- 一般来说，在转移性神经丛病变患者中，疼痛（通常是严重和无法缓解的），掩盖了所有其他的临床特征，而放射性丛状神经病变，通常开始于皮下，特别是外侧脊髓，是无痛的。
- 与其他肺癌相比，根尖型肺癌生长缓慢，主要发生在肺外（在胸廓入口的椎旁沟内），局部侵袭性强，对放射敏感，很少发生转移。
- 虽然周围神经纤维对辐射损伤有相对的抵抗力，但 XRT 可能导致神经丛纤维脱髓鞘（随后转化为轴突丢失）、循环受损和纤维化，这种情况被称为放射性神经丛病。
- 大多数转移性神经病由于对治疗的抵抗和发现时是晚期表现，因此无法治愈。相关的疼痛是主要的焦点，必须积极治疗。
- 任何因恶性肿瘤或其治疗而导致的功能丧失均可从心理咨询、物理治疗和作业治疗以及职业康复中获益。使用辅助设备可使剩余功能最大化，从而提高生活质量。气压装置或抬高对肢体水肿可能有益。

（葛春艳 译 周明成 校）

参考文献

1. Kleihues P, Cavenee WK. *World Health Organization Classification of Tumours: Pathology and Genetics of Tumours of the Nervous System*. Lyon, France: AZRC Press; 2000.

2. Brazis PW, Masdeu JC, Biller J. *Localization in Clinical Neurology.* 2nd ed. Boston, MA: Little, Brown; 1990.

3. Clemente CD. *Gray's Anatomy.* 30th ed. Baltimore, MD: Williams & Wilkins, 1985.

4. Garzaro M, Riva G, Raimondo L, et al. A study of neck and shoulder morbidity following neck dissectioin: the benefits of cervical plexus preservation. *Ear Nose Throat J.* 2015;94:330–344.

5. Wilbourn AJ. Brachial plexus lesions. In: Dyck PJ, Thomas PK, eds. *Peripheral Neuropathy.* 4th ed. Philadelphia, PA: Elsevier Saunders; 2005:1339–1373.

6. Ferrante MA. Brachial plexopathies: classification, causes, and consequences (Invited Review). *Muscle Nerve.* 2004;30:547–568.

7. Birch R, Bonney G, Wynn Parry CB. *Surgical Disorders of Peripheral Nerves.* London: Churchill-Livingstone; 1998.

8. Kline DG, Hudson AR. *Nerve Injuries.* Philadelphia, PA: Saunders; 1995.

9. Ferrante MA, Wilbourn AJ. Electrodiagnostic approach to the patient with suspected brachial plexopathy. *Neurol Clin North Am.* 2002;20:423–450.

10. Hollingshead WH. *Anatomy for Surgeons. The Back and Limbs.* New York: Harper & Row; 1969:2.

11. Gierada DS, Erickson SJ. MR imaging of the sacral plexus: abnormal findings. *Am J Roentgenol.* 1993;160:1067–1071.

12. Wilbourn AJ, Ferrante MA. Plexopathies. In: Pourmand R, ed. *Neuromuscular Diseases: Expert Clinicians' Views.* Boston, MA: Butterworth Heinemann; 2001:493–527.

13. Jaeckle KA. Neurologic manifestations of neoplastic and radiation-induced plexopathies. *Semin Neurol.* 2010;30:254–262.

14. Donner TR, Voorhies RM, Kline DG. Neural sheath tumors of major nerves. *J Neurosurg.* 1994;81:362–373.

15. Ganju A, Roosen N, Kline DG, Tiel RL. Outcomes in a consecutive series of 111 surgically treated plexal tumors: a review of the experience at the Louisiana State University Health Sciences Center. *J Neurosurg.* 2001;95:51–60.

16. Lusk MD, Kline DG, Garcia CA. Tumors of the brachial plexus. *Neurosurg.* 1987;21:439–453.

17. Katz AD, McAlpin C. Face and neck neurogenic neoplasms. *Am J Surg.* 1993;166:421–423.

18. Pilavaki M, Chourmouzi D, et al. Imaging of peripheral nerve sheath tumors with pathologic correlation: pictorial review. *Eur J Radiol.* 2004;52:229–239.

19. Chang SD, Kim DH, Hudson AR, et al. Peripheral nerve tumors. In: Katirji B, Kaminski HJ, Preston DC, et al., eds. *Neuromuscular Disorders in Clinical Practice.* Boston, MA: Butterworth Heinemann; 2002:828–837.

20. Park JK. Peripheral nerve tumors. In: Samuels MA, Feske SK, eds. *Office Practice of Neurology,* 2nd ed. Philadelphia, PA: Churchill-Livingstone; 2003:1118–1121.

21. Baehring JM, Betensky RA, Batchelor TT. Malignant peripheral nerve sheath tumor: the clinical spectrum and outcome of treatment. *Neurology.* 2003;61:696–698.

22. Collin C, Godbold J, Hajdu S, et al. Localized extremity soft tissue sarcoma: an analysis of factors affecting survival. *J Clin Oncol.* 1987;5:601–612.

23. Ducatman BS, Scheithauer BW, Piepgras DG, et al. Malignant peripheral nerve sheath tumors. A clinicopathologic study of 120 cases. *Cancer.* 1986;57:2006–2021.

24. Korf BR. Clinical features and pathobiology of neurofibromatosis 1. *J Child Neurol.* 2002;17:573–577.

25. Zoller M, Rembeck B, Akesson H, et al. Life expectancy, mortality and prognostic factors in neurofibromatosis type 1. A twelve-year follow-up of an epidemiological study in Goteborg, Sweden. *Acta Derm Venereol.* 1995;75:136–140.

26. Perrin RG, Guha A. Malignant peripheral nerve sheath tumors. *Neurosurg Clin North Am.* 2004;15:203–216.

27. Ducatman BS, Scheithauer BW. Postirradiation neurofibrosarcoma. *Cancer.* 1983;51:1028–1033.

28. Foley KM, Woodruff JM, Ellis FT, et al. Radiation-induced malignant and atypical peripheral nerve sheath tumors. *Ann Neurol.* 1980;7:311–318.

29. Huang JH, Johnson VE, Zager EL. Tumors of the peripheral nerves and plexuses. *Curr Treat Options Neurol.* 2006;8:299–308.

30. Harkin JC, Reed RJ. Tumors of the peripheral nervous system. In: *Atlas of Tumor Pathology,* 2nd series, fascicle 3. Washington, DC: Armed Forces Institute of Pathology; 1969.

31. Enzinger FM, Weiss SW. *Soft Tissue Tumors.* 2nd ed. St. Louis: CV Mosby; 1988.

32. Pacelli J, Whitaker CH. Brachial plexopathy due to malignant peripheral nerve sheath tumor in neurofibromatosis type 1: case report and subject review. *Muscle Nerve.* 2006;33:697–700.

33. Weiss B, Bollag G, Shannon K. Hyperactive ras as a therapeutic target in neurofibromatosis type 1. *Am J Med Genet.* 1999;89:31–37.

34. Woodruff JM. Pathology of tumors of the peripheral nerve sheath in type 1 neurofibromatosis. *Am J Med Genet.* 1999;89:23–30.

35. Russell DS, Rubenstein LJ. *Pathology of Tumors of the Nervous System.* Baltimore, MD: Williams & Wilkins; 1989.

36. Capek S, Howe BM, Amrami KK, et al. Perineural spread of pelvic malignancies to the lumbosacral plexus and beyond: clinical and imaging patterns. *Neurosurg Focus.* 2015;39:1–12.

37. Ladha SS, Spinner RJ, Suarez GA, et al. Neoplastic lumbosacral radiculoplexopathy in prostate cancer by direct perineural spread: an unusual entity. *Muscle Nerve.* 2006;34:659–665.

38. Felice KJ, Donaldson JO. Lumbosacral plexopathy due to benign uterine leiomyoma. *Neurology.* 1995;45:1943–1944.

39. Kori SH. Diagnosis and management of brachial plexus lesions in cancer patients. *Oncology.* 1995;9:756–765.

40. Shamji FM, Leduc JR, Bormanis J, et al. Acute Pancoast's syndrome caused by fungal infection. *CJS.* 1988;31:441–443.

41. Simpson FG, Morgan M, Cooke NJ. Pancoast's syndrome associated with invasive aspergillosis. *Thorax.* 1986;41:156–157.

42. Van Echo DA, Sickles EA, Wiernik PH. Thoracic outlet syndrome, supraclavicular adenopathy, Hodgkin's disease. *Ann Int Med.* 1973;78:608–609.

43. Winston DJ, Jordan MC, Rhodes J. *Allescheria boydii* infections in the immunosuppressed host. *Am J Med.* 1977;63:830–835.

44. Jia X, Yang J, Chen L, et al. Primary brachial plexus tumors: clinical experiences of 143 cases. *Clin Neurol Neurosurg.* 2016;148:91–95.

45. Dodge HW Jr, Craig, WM. Benign tumors of peripheral nerves and their masquerade. *Minn Med.* 1957;40:294–301.

46. Dart LH Jr, MacCarty CS, Love JG, et al. Neoplasms of the brachial plexus. *Minn Med.* 1970;53:959–964.

47. Fisher RG, Tate HB. Isolated neurilemmomas of the brachial plexus. *J Neurosurg.* 1970;32:463–467.

48. Harper CM, Thomas JE, Cascino TL, et al. Distinction between neoplastic and radiation-induced brachial plexopathy, with emphasis on the role of EMG. *Neurology.* 1989;39:502–506.

49. Jaeckle KA. Nerve plexus metastases. *Neurol Clin North Am.* 1991;9:857–866.

50. Haymaker W, Woodhall B. *Peripheral Nerve Injuries: Principles of Diagnosis.* Philadelphia, PA: Saunders; 1953.

51. Schaafsma SJ. Plexus injuries. In: PJ Vinken, GW Bruyn, eds. *Handbook of Clinical Neurology, vol 7, Diseases of Nerves, Part 1.* Amsterdam: Elsevier; 1987:402–429.

52. Kori SH, Foley KM, Posner JB: Brachial plexus lesions in patients with cancer: 100 cases. *Neurology.* 1981;31:45–50.

53. Ferrante MA, Wilbourn AJ. The utility of various sensory nerve conduction responses in assessing brachial plexopathies. *Muscle Nerve.* 1995;18:879–889.

54. Jaeckle KA, Young DF, Foley KM. The natural history of lumbosacral plexopathy in cancer. *Neurology.* 1985;35:8–15.

55. Mumenthaler M, Schliack H. *Peripheral Nerve Lesions: Diagnosis and Therapy.* New York, Thieme; 1991.

56. Chad DA, Bradley WG. Lumbosacral plexopathy. *Semin Neurol.* 1987;7:97–107.

57. Pettigrew LC, Glass JP, Moar M, et al. Diagnosis and treatment of lumbosacral plexopathies in patients with cancer. *Arch Neurol.* 1984;41:1282–1285.

58. Thomas JE, Cascino TL, Earle JD. Differential diagnosis between radiation and tumor plexopathy of the pelvis. *Neurology.* 1985;35:1–7.

59. Stevens MJ, Gonet YM. Malignant psoas syndrome: recognition of an oncologic entity. *Australas Radiol.* 1990;34:150–154.

60. Dalmau J, Graus F, Marco M. "Hot and dry foot" as initial manifestation of neoplastic lumbosacral plexopathy. *Neurology.* 1989;39: 871–872.

61. Gilchrist JM, Moore M. Lumbosacral plexopathy in cancer patients. *Neurology.* 1985;35:1392.

62. McKinney AS. Neurologic findings in retroperitoneal mass lesions. *South Med J.* 1973;66:862–864.

63. Saphner T, Gallion HH, Van Nagell JR, et al. Neurologic complications of cervical cancer. *Cancer.* 1989;64:1147–1151.

64. Van Nagell JR, Sprague AD, Roddick JW. The effect of intravenous pyelography and cystoscopy on the staging of cervical cancer. *Gynecol Oncol.* 1975;3:87–91.

第五篇

65. Westling P, Svensson H, Hele P. Cervical plexus lesions following post-operative radiation therapy of mammary carcinoma. *Acta Radiologica Therapy Physics Biology*. 1972;11:209–216.

66. Vargo MM, Flood KM. Pancoast tumor presenting as cervical radiculopathy. *Arch Phys Med Rehabil*. 1990;71:606–609.

67. Diaz-Arrastia R, Younger DS, Hair L, et al. Neurolymphomatosis: a clinicopathological syndrome reemerges. *Neurology*. 1992;42:1136–1141.

68. Glass J, Hochberg FH, Miller DC. Intravascular lymphomatosis: a systemic disease with neurologic manifestations. *Cancer*. 1993; 71:3156–3164.

69. Grisold W, Jellinger K, Lutz D. Human neurolymphomatosis in a patient with chronic lymphatic leukemia. *Clin Neuropathol*. 1990; 9:224–230.

70. Grisold W, Piza-Katzer H, Jahn R, et al. Intraneural nerve metastasis with multiple mononeuropathies. *J Peripher Nerv Syst*. 2000;5:163–167.

71. Levin KH, Lutz G. Angiotrophic large cell lymphoma with peripheral nerve and skeletal muscle involvement: early diagnosis and treatment. *Neurology*. 1996;47:1009–1011.

72. Liang R, Kay R, Maisey MN. Brachial plexus infiltration by non-Hodgkin's lymphoma. *Brit J Radiol*. 1985;58:1125–1127.

73. van den Bent MJ, de Bruin HG, Bos GM, et al. Negative sural nerve biopsy in neurolymphomatosis. *J Neurol*. 1999;246:1159–1163.

74. Kanner RM, Martini N, Foley KM. Incidence of pain and other clinical manifestations of superior pulmonary sulcus (Pancoast) tumors. In: Bonica JJ, Ventafridda V, Pagni CA, eds. *Advances in Pain Research and Therapy*. New York: Raven Press; 1982;4:27–39.

75. Komaki R, Roh J, Cox JD, et al. Superior sulcus tumors: results of irradiation in 36 patients. *Cancer*. 1981;48:1563–1568.

76. Ricci C, Rendina EA, Venuta F, et al. Superior pulmonary sulcus tumors: radical resection and palliative treatment. *Int Surg*. 1989;74:175–179.

77. Hare ES. Tumor involving certain nerves. *London Med Gazette*. 1838;23:16–18.

78. Tobias JW. Syndrome apico-costo-vertebral dolorosa por tumour, apexiamo: su valor diagnostico en el cancer primitivo pulmonar. *Rev Med Lat Am*. 1932;17:1522–1666.

79. Pancoast HK. Importance of careful roentgen-ray investigations of apical chest tumors. *JAMA*. 1924;83:1407–1411.

80. Yacoub M, Hupert C. Shoulder pain as an early symptom of Pancoast tumor. *J Med Soc N J*. 1980;77:583–586.

81. Hepper NGG, Herskovic T, Witten DM, et al. Thoracic inlet tumors. *Ann Int Med*. 1966;64:979–989.

82. Hughes RK, Katz RI. Late recognition of bronchogenic carcinoma in the thoracic inlet. *JAMA*. 1965;192:964–966.

83. Rubin DI, Schomberg PJ, Shepherd RFJ, et al. Arteritis and brachial plexus neuropathy as delayed complications of radiation therapy. *Mayo Clin Proc*. 2001;76:849–852.

84. Attar S, Miller JE, Satterfield J, et al. Pancoast's tumor: irradiation or surgery? *Ann Thor Surg*. 1979;28:578–586.

85. Pancoast HK. Superior pulmonary sulcus tumor. *JAMA*. 1932;99: 1391–1396.

86. Omenn GS. Pancoast syndrome due to metastatic carcinoma from the uterine cervix. *Chest*. 1971;60:268–270.

87. Silverman MS, MacLeod JP. Pancoast's syndrome due to staphylococcal pneumonia. *Can Med Assoc J*. 1990; 142:343–345.

88. Stathatos C, Kontaxis AN, Zafiracopoulos P. Pancoast's syndrome due to hydatid cysts of the thoracic outlet. *J Thorac Cardiovasc Surg*. 1969;58:764–768.

89. Urschel HC Jr. Superior pulmonary sulcus carcinoma. *Surg Clin*. 1988;68:497–509.

90. Wilson KS, Cunningham TA, Alexander S. Myeloma presenting with Pancoast's syndrome. *BMJ*. 1979;1:20.

91. Layzer RB. *Neuromuscular Manifestations of Systemic Disease*. Philadelphia, PA: F.A. Davis; 1985:434.

92. Ferrante MA, Wilbourn AJ. Plexopathies. In: Levin KH, Luders HO, eds. *Comprehensive Clinical Neurophysiology*. Philadelphia, PA: WB Saunders; 2000:201–214.

93. Donaghy, M. Lumbosacral plexus lesions. In: Dyck PJ, Thomas PK, eds. *Peripheral Neuropathy*, 4th ed. Philadelphia, PA: Elsevier Saunders; 2005:1375–1390.

94. Taylor BV, Kimmel DW, Krecke KN, et al. Magnetic resonance imaging in cancer-related lumbosacral plexopathy. *Mayo Clin Proc*. 1997;72:823–829.

95. Benzel EC, Morris DM, Fowler MR. Nerve sheath tumors of the sciatic nerve and sacral plexus. *J Surg Oncol*. 1988; 39:8–16.

96. Hunter VP, Burke TW, Crooks LA. Retroperitoneal nerve sheath tumors: an unusual cause of pelvic mass. *Obstet Gynecol*. 1988;71:1050–1052.

97. Wilbourn AJ, Levin KH, Lederman RJ. Radiation-induced brachial plexopathy: electrodiagnostic changes over 13 years (Abstract). *Muscle Nerve*. 1994;17:1108.

98. Jackson L, Keats AS. Mechanisms of brachial plexus palsy following anesthesia. *Anesthesiology*. 1965;26:190–194.

99. Pezzimenti JF, Bruckner HW, DeConti RC. Paralytic brachial neuritis in Hodgkin's disease. *Cancer*. 1973;31:626–629.

100. Thyagarajan D, Cascino T, Harms G. Magnetic resonance imaging in brachial plexopathy of cancer. *Neurology*. 1995;45:421–427.

101. Wilbourn AJ. Brachial plexopathies. In: Katirji B, Kaminski HJ, Preston DC, Ruff RL, Shapiro BE, eds. *Neuromuscular Disorders in Clinical Practice*. Boston, MA: Butterworth Heinemann; 2002:884–906.

102. Ferrante MA, Wilbourn AJ. The lesion distribution among 281 patients with sporadic neuralgic amyotrophy. *Muscle Nerve*. 2017;55: 858–861. doi: 10.1002/mus.25422.

103. Castellanos AM, Glass JP, Yung WKA. Regional nerve injury after intra-arterial chemotherapy. *Neurology*. 1987;37:834–837.

104. Stoehr M, Dichgans J, Dorstelmann D. Ischaemic neuropathy of the lumbosacral plexus following intragluteal injection. *J Neurol Neurosurg Psychiatry*. 1980;43:489–494.

105. Emery S, Ochoa J. Lumbar plexus neuropathy resulting from retroperitoneal hemorrhage. *Muscle Nerve*. 1978;1:330–334.

106. Stewart JD. *Focal Peripheral Neuropathies*. 3rd ed. Philadelphia, PA: Lippincott Williams & Wilkins; 2000.

107. Bastron J, Thomas J. Diabetic polyradiculopathy. *Mayo Clin Proc*. 1981;56:725–732.

108. Evans BA, Stevens JC, Dyck PJ. Lumbosacral plexus neuropathy. *Neurology*. 1981;31:1327–1330.

109. Sander JE, Sharp FR. Lumbosacral plexus neuritis. *Neurology*. 1981;31:470–473.

110. Bradley WG, Chad D, Verghese JP, et al. Adelman AS. Painful lumbosacral plexopathy with elevated erythrocyte sedimentation rate: a treatable inflammatory syndrome. *Ann Neurol*. 1984;15:457–464.

111. Challenor YB, Richter RW, Bruun B, Pearson J. Nontraumatic plexitis and heroin addiction. *JAMA*.1973;225:958–961.

112. Garcia-Monco JC, Gomez-Beldarrain M, Estrade L. Painful lumbosacral plexitis with increased ESR and *Borrelia burgdorferi* infection. *Neurology*. 1993;43:1269.

113. Stamboulis E, Psimaras A, Malliara-Loulakaki S. Brachial and lumbar plexitis as a reaction to heroin. *Drug Alcohol Depend*. 1988;22:205–207.

114. Burns RJ. Delayed radiation-induced damage to the brachial plexus. *Clin Exp Neurol*. 1978;15:221–227.

115. Greenfield MM, Stark FM. Post-irradiation neuropathy. *Am J Roentgenol Radium Ther*. 1948;60:617–622.

116. Johannson S, Svensson H, Larson LG, et al. Brachial plexopathy after postoperative radiotherapy of breast cancer patients. *Acta Oncol*. 2000;39:373–382.

117. Stoll BA, Andrews JT. Radiation-induced peripheral neuropathy. *BMJ*. 1966;1:834–837.

118. Wilbourn AJ, Ferrante MA. Clinical electromyography. In: Joynt RJ, Griggs RC, eds. *Baker's Clinical Neurology on CDROM*. Philadelphia, PA: Lippincott; 2003.

119. Stubblefield MD. Clinical evaluation and management of radiation fibrosis syndrome. *Phys Med Rehabil Clin North Am* 2017;28:89–100.

120. Mumenthaler M. Armplexusparesen im anschluss an rontgenbestrahlung. *Schweiz Med Wochenschr*. 1964;94:1069–1075.

121. Olsen NK, Pfeiffer P, Johanssen L, et al. Radiation-induced brachial plexopathy: neurological follow-up in 161 recurrence-free breast cancer patients. *Int J Radiat Oncol Biol Phys*. 1993;26:43–49.

122. Pierce SM, Recht A, Lingos TI, et al. Long-term radiation complications following conservative surgery (CS) and radiation therapy (RT) in patients with early stage breast cancer. *Int J Radiat Oncol Biol Phys*. 1992;23:915–923.

123. Rowin J, Cheng G, Lewis SL, et al. Late appearance of dropped head syndrome after radiotherapy for Hodgkin's disease. *Muscle Nerve*. 2006;34:666–669.

124. Stubblefield MD, Ibanez K, Riedel ER, et al. Peripheral nervous system injury after high-dose single-fraction image-guided stereotactic radiosurgery for spine tumors. *Neurosurg Focus*. 2017 42 (3):E12.

125. Thomas JE, Colby MY. Radiation-induced or metastatic brachial plexopathy. *JAMA*. 1972;222:1392–1395.

126. Metcalfe E, Etiz D. Early transient radiation-induced brachial plexopathy in locally advanced head and neck cancer. *Contemp Oncol*. (Pozn) 2016;20:67–72.

127. Lederman RJ, Wilbourn AJ. Brachial plexopathy: recurrent cancer or radiation? *Neurology*. 1984;34:1331–1335.

128. Allen AA, Albers JW, Bastron JA, et al. Myokymic discharges fol-

lowing radiotherapy for malignancy (Abstract). *Electroenceph Clin Neurophysiol.* 1977;43:148.

129. Esteban A, Traba A. Fasciculation-myokymic activity and prolonged nerve conduction block: a physiopathological relationship in radiation-induced brachial plexopathy. *Electroencephalogr Clin Neurophysiol.* 1993;89:382–391.

130. Rapoport S, Blair DN, McCarty SM, et al. Brachial plexus: correlation of MR imaging with CT and pathologic findings. *Radiology.* 1988;167:161–165.

131. Cerofolini E, Landi A, DeSantis G, et al. MR of benign peripheral nerve sheath tumors. *J Comput Assist Tomogr.* 1991;15:593–597.

132. Friedman DP. Segmental neurofibromatosis (NF-5): a rare form of neurofibromatosis. *Am J Neuroradiol.* 1991;12:971–972.

133. Smith W, Amis JA. Neurilemmoma of the tibial nerve: a case report. *J Bone Joint Surg (Am).* 1992;74:443–444.

134. Mukherji SK, Castillo M, Wagle AG. The BP. *Sem Ultrasound, CT, MRI.* 1996;17:519–538.

135. Kransdorf MJ, Jelinek JS, Moser RP, et al. Soft tissue masses: diagnosis using MR imaging. *Am J Roentgenol.* 1989;153:541–547.

136. Levine E, Huntrakoon M, Wetzel LH. Malignant nerve sheath neoplasms in neurofibromatosis: distinction from benign tumors by using imaging techniques. *Am J Roentgenol.* 1987;149:1059–1064.

137. Petasnick JP, Turner DA, Charters JR, et al. Soft tissue masses of the locomotor system: comparison of MRI with CT. *Radiology.* 1986;160:125–133.

138. Robbins NM, Shah V, Benedetti N, et al. Magnetic resonance neurography in the diagnosis of neuropathies of the lumbosacral plexus: a pictorial review. *Clin Imaging.* 2016;40:1118–1130.

139. Gyhra A, Israel J, Santander C, Acuna D. Schwannoma of the brachial plexus with intrathoracic extension. *Thorax.* 1980;35:703–704.

140. Hughes DG, Wilson DJ. Ultrasound appearances of peripheral nerve tumors. *Br J Radiol.* 1986;59:1041–1043.

141. Seror P. Brachial plexus neoplastic lesions assessed by conduction study of medial antebrachial cutaneous nerve. *Muscle Nerve.* 2001;24:1068–1070.

142. Wilbourn AJ. Assessment of the brachial plexus and the phrenic nerve. In: Johnson EW, Pease WS, eds. *Practical Electromyography,* 3rd ed. Baltimore: Williams & Wilkins; 1997:273–310.

143. Toshiyasu N, Yabe Y, Horiuchi Y, et al. Magnetic resonance myelography in brachial plexus injury. *J Bone Joint Surg (Br).* 1997;79B:764–769.

144. Krudy AG. MR myelography using heavily T2-weighted fast spin-echo pulse sequences with fat presaturation. *Am J Roentgenol.* 1992;159:1315–1320.

145. Gilbert RW, Kim JH, Posner JB. Epidural spinal cord compression from metastatic tumor: diagnosis and treatment. *Ann Neurol.* 1978;3:40–51.

146. Aho K, Sainio K. Late irradiation-induced lesions of the lumbosacral plexus. *Neurology.* 1983;33:953–955.

147. Albers JW, Allen AA Jr, Bastron JA, et al. Limb myokymia. *Muscle Nerve.* 1981;4:494–504.

148. Bilsky MH, Vitaz TW, Boland PJ, et al. Surgical treatment of superior sulcus tumors with spinal and brachial plexus involvement. *J Neurosurg (Spine 3).* 2002;97:301–309.

149. Brooks DG. The neurofibromatoses: hereditary predisposition to multiple peripheral nerve tumors. *Neurosurg Clin North Am.* 2004;15:145–155.

150. Tiel R, Kline D. Peripheral nerve tumors: surgical principles, approaches, and techniques. *Neurosurg Clin North Am.* 2004;15:167–175.

151. Louis DS. Peripheral nerve tumors in the upper extremity. *Hand Clin.* 1987;3:311–318.

152. Ferner RE, Gutmann DH. International consensus statement on malignant peripheral nerve sheath tumors in neurofibromatosis. *Cancer Res.* 2002;62:1573–1577.

153. Khanfir K, Alzieu L, Terrier P, et al. Does adjuvant radiation therapy increase locoregionals control after optimal resection of soft-tissue sarcoma of the extremities? *Eur J Cancer.* 2003;39:1872–1880.

154. Pollack A, Zagars GK, Goswitz MS, et al. Preoperative vs. postoperative radiotherapy in the treatment of soft tissue sarcomas: a matter of presentation. *Int J Radiat Oncol Biol Phys.* 1998;42:563–572.

155. Tierney JF, Stewart LA, Parmar MKB, et al. Adjuvant chemotherapy for localised resectable soft tissue sarcoma of adults: meta-analysis of individual data. Sarcoma Meta-Analysis Collaboration. *Lancet.* 1997;350:1647–1654.

156. Vayne-Bossert P, Afsharimani B, Good P, et al. Interventional options for the management of refractory cancer pain—what is the evidence? *Support Care Cancer.* 2016;24:1429–1438.

157. Sindt, Brogan. Interventional treatments of cancer pain. *Anesthesiol Clin.* 2016;34:317–339.

158. Binkley JS. Role of surgery and interstitial radon therapy in cancer of the superior sulcus of the lung. *Acta Un Int Cancer.* 1950;6:1200–1203.

159. Paulson DL. The importance of defining location and staging of superior pulmonary sulcus tumors (editorial). *Ann Thorac Surg.* 1973;15:549–551.

160. Paulson DL. Carcinomas in the superior pulmonary sulcus. *J Thorac Cardiovasc Surg.* 1975;70:1095–1104.

161. Shaw RR, Paulson DL, Kee JL Jr. Treatment of the superior sulcus tumor by irradiation followed by resection. *Ann Surg.* 1961;154:29–40.

162. Sundaresan N, Hilaris BS, Martini N. The combined neurosurgicalthoracic management of superior sulcus tumors. *J Clin Oncol.* 1987;5:1739–1745.

163. Hilaris BS, Martini N. Multimodality therapy of superior sulcus tumors. In: *Advances in Pain Research and Therapy.* New York: Raven; 1982;4:113–122.

164. Vranken JH, Zuurmond WWA, de Lange JJ. Continuous brachial plexus block as treatment for the Pancoast syndrome. *Clin J Pain.* 2000;16:327–333.

165. Brunelli G, Brunelli F. Surgical treatment of actinic brachial plexus lesions: free microvascular transfer of the greater omentum. *J Reconstr Microsurg.* 1985;1:197–200.

166. Killer HE, Hess K. Natural history of radiation-induced brachial plexopathy compared with surgically treated patients. *J Neurology.* 1990;237:247–250.

167. LeQuang C. Postirradiation lesions of the brachial plexus: results of surgical treatment. *Hand Clin.* 1989;5:23–32.

168. Narakas AO. Operative treatment of radiation induced and metastatic brachial plexopathy in 45 cases, 15 having an omentoplasty. *Bull Hosp Joint Dis.* 1984;44:354–375.

169. Glantz MJ, Burger PC, Friedman AH, et al. Treatment of radiation-induced nervous tissue injury with heparin and warfarin. *Neurology.* 1994;44:2020–2027.

170. Artico M, Cervoni L, Wierzbicki V, et al. Benign neural sheath tumours of major nerves: characteristics in 119 surgical cases. *Acta Neurochir.* 1997;139:1108–1116.

171. Bilgic B, Ates LE, Demiryont M, et al. Malignant peripheral nerve sheath tumors associated with neurofibromatosis type 1. *Pathol Oncol Res.* 2003;9:201–205.

172. Weiss SW, Goldblum JR, Enzinger FM. *Enzinger and Weiss's Soft Tissue Tumors.* 4th ed. St. Louis: Mosby; 2001:1632.

173. Evans DG, Baser ME, McGaughran J, et al. Malignant peripheral nerve sheath tumors in neurofibromatosis 1. *J Med Genet.* 2002; 39:311–314.

174. Dombi E, Solomon J, Gillespie AJ, et al. NF1 plexiform neurofibroma growth rate by volumetric MRI: Relationship to age and body weight. *Neurology.* 2007;68:643–647.

175. Babovic-Vuksanovic D, Widemann BC, Dombi E, et al. Phase I trial of pirfenidone in children with neurofibromatosis type 1 and plexiform neurofibromas. *Pediatr Neurol.* 2007; 36:293–300.

176. Maravilla KR, Bowen BC. Imaging of the peripheral nervous system: evaluation of peripheral neuropathy and plexopathy. *Am J Neuroradiol.* 1998;19:1011–1023.

177. NIH Clinical Research Studies (protocol number: 05-C-0232). A phase 1 trial of peginterferon Alfa-2b (Peg-Intron) for plexiform neurofibromas. http://clinicalstudies.info.nih.gov

第五篇

第50章

肿瘤中的周围神经病

Louis H. Weimer, Thomas H. Brannagan

神经肌肉并发症在癌症患者中很常见，它们对患者的功能和生活质量都有重要影响。识别其特定病程对于正确的诊断和干预十分必要。并发症是由潜在的恶性肿瘤、并发症的治疗、副肿瘤效应、慢性疾病的间接影响、感染或不相关的基础医疗状况的直接结果。恶性病变可以压迫周围神经结构，或者直接侵犯神经，这种情况比较少见。许多化疗药物对周围神经或肌肉具有毒性作用，通常呈剂量依赖性。放射治疗可能会对神经产生影响，但它们通常会延迟。其次，肿瘤免疫反应可能针对神经系统结构，称为副肿瘤综合征——最常见的是小细胞肺癌和胸腺瘤，本书其他章节也有讨论。这些综合征通常早于癌症的发现，从而常常促使患者对潜在的恶性肿瘤进行及时的诊断寻找。感染在肿瘤人群中发病率增加会造成神经功能障碍，偶尔会产生神经炎或神经根炎。其他器官系统的损害也可能导致或诱发神经病变，如肾衰竭或肝功能衰竭。体重迅速减轻的继发效应，尤其是与维生素缺乏相关的继发效应，具有潜在的神经毒性。最后，不相关的基础疾病，如糖尿病或酗酒，可以增强毒性和直接导致神经病变。

由于许多可能的神经系统并发症，症状和体征的特征对于解剖定位至关重要。只有这样才能汇编出一个有重点的可能性列表。单一神经病变影响单一命名的神经，最常见的神经压迫或卡压。多发性神经病，通常简称为周围神经病，通常是指一个更广泛的或全身性的过程。在大多数多发性神经病病例中，最长的神经最容易受到影响，主要或明显受到影响，即连接脚和小腿的神经。这个过程通常被称为远端轴突病，并产生一种临床表现为袜子和手套样的受累模式。其他重要的特征是发病形式的敏锐性、对称性和影响形式。最常见的是，小直径的感觉神经纤维受到影响，产生疼痛或温度觉丧失、感觉迟钝和温度错觉的症状。临床症状包括寒冷、脱毛、干燥和皮肤变薄。大直径感觉神经纤维受损会导致振动感觉或本体感觉丧失、麻木、触觉丧失、失衡，严重时会出现感觉共济失调。运动功能受到的影响通常较小，产生远端无力和萎缩。不典型的情况，如主要的运动或大直径感觉神经纤维障碍、快速进展和不对称都有助于诊断，有利于缩小诊断范围。除轴突缺失或变性外，相关过程还可直接影响神经节神经元（神经节病），尤其是某些毒素和副肿瘤过程，这些都可能发生在癌症患者身上。在这种情况下，神经长度是一个不太关键的参与因素。少数情况下会产生原发性脱髓鞘神经病变，这可能导致疲乏无力，并可能对治疗产生反应。多发性单神经病变（单神经炎）是多种正在发展的单神经疾病的独特形式，在本研究中讨论了几个过程。在大部分情况下，细致的临床检查，如电生理诊断性研究是确诊的关键。

癌症的直接并发症

神经淋巴瘤病

原发性肿瘤或转移性肿块可压迫局部周围神经，产生单神经病、神经根病或神经丛病变，但不会引起弥漫性多发性神经病变，少数情况除外。神经淋巴瘤病这一术语用于描述由恶性淋巴瘤细胞浸润引起的周围神经系统或脊髓根部疾病[1,2]。这种情况非常罕见，通常在尸体解剖前不被发现，通常早于淋巴瘤的发现。病变类型可以是周围神经病、单神经病变或神经根受累,有些病例可以发展为马尾综合征[3]。少数患者进展更快,类似吉兰-巴雷综合征[4]。

神经肿瘤

良性和极少数恶性肿瘤可以直接从神经组织或相关组织中产生。这些过程的特征是在特定的解剖部位诱导局灶性神经或根部病变,逐渐出现典型的恶化表现。良性肿瘤的例子包括神经鞘瘤及其变异体、神经纤维瘤、神经周围瘤和邻近组织的其他皮肤肿瘤。在目前的世界卫生组织分类中,以往用于描述神经鞘瘤的英文词 neuri-lemoma and neurinomas 已经不被鼓励使用[5]。恶性肿瘤很少起源于神经鞘成分,被称为恶性周围神经鞘肿瘤。肿瘤起源于附近的纤维母细胞、内皮细胞和周细胞,可以产生类似的结构,但分类不同。大约一半的恶性神经鞘肿瘤发生于神经纤维瘤病 1 型(neurofibromatosis type-1, NF-1)患者。然而,由于只有部分肿瘤显示施万细胞成分,因此不鼓励使用“恶性神经纤维瘤”这个旧术语。临床上,这些肿瘤表现为离散的纤维性肿块病变。非肿瘤性神经瘤出现在创伤性神经损伤后则更为常见。这些结构是由受损轴突试图再生的反应性神经芽组成的。这些部位经常产生疼痛感,当敲击时可诱发 Tinel 征。

继发性并发症传染病

癌症患者经常由于化疗或慢性病而受到免疫功能抑制,并且容易继发感染。有些情况可能引起神经病变。可能会有不同类型,如带状疱疹引起的神经根炎。肝脏的传染性疾病也与周围神经病变有关。病毒性肝炎,特别是丙型肝炎相关的混合性冷球蛋白血症和乙型肝炎相关的血管炎,将在后面详细讨论。其他问题,包括艾滋病感染、巨细胞病毒感染和传染性单核细胞增多症,可能与急性脱髓鞘神经病(吉兰-巴雷综合征)、慢性脱髓鞘神经病或多发性单神经病有关。然而,可能更相关的是癌症患者经常需要抗生素治疗。许多药物与中毒性神经病变有关,但大多数是在长期使用后发生的。这其中最相关的药物是利奈唑胺、甲硝唑和呋喃妥因的广泛使用[6]。

化疗引起的周围神经病

诱发因素

在治疗致命性的恶性肿瘤时,一定程度的诱发性神经病变是可以接受的。然而重度感觉异常、疼痛和无力对生活质量的影响不能低估[7]。化疗引起的周围神经病(chemotherapy-induced peripheral neuropathy, CIPN)的发生率是未知的,但无疑降低了成功康复的概率并使其复杂化。事实证明,CIPN 对生活质量有显著影响,使跌倒风险增加三倍[8]。大多数药物的神经毒性都具有剂量依赖性,无论是单次高剂量还是一段时间内的累积剂量。减少剂量可以减弱或降低毒性,但可能就要以牺牲治疗效果为代价[9,10]。此外,许多恶性肿瘤可以直接或通过相关的副肿瘤过程产生神经病变,使问题复杂化,在某些情况下,还会诱发神经毒性[11]。患有癌症和周围神经病的患者更容易受到其他潜在神经病变的影响,包括毒素、药物和局部神经压迫[11]。这些实例不胜枚举,但是一些重要的中毒性神经病变易感的危险因素包括肾功能或肝功能受损、年龄增长、药物代谢的遗传变异及潜在的无关神经病变。有些基因对某些病原体具有罕见的遗传倾向,例如长春新碱和腓骨肌萎缩症(charcot-marie-tooth, CMT)1 型,或神经保护作用例如在中毒性神经病或神经损伤后阻止沃勒变性的慢性沃勒变性基因(Wallerian degeneration gene, Wld^s)[12,13]。患者还经常有原发病,这增加了易感性,如糖尿病、酒精滥用、单克隆丙种球蛋白病、肾脏疾病以及许多其他问题。关于神经病变风险的争议仅来自潜在的癌症,与副肿瘤作用、感染、毒性或其他可衡量的原因无关。然而,周围神经病在癌症患者中普遍存在。患者也容易受到维生素缺乏和偶尔维生素过量的影响。吡哆醇(维生素 B_6)过量可引起明显的大直径纤维的感觉神经病变[14]。癌症患者可能因为各种原因导致肾衰竭,这些原因可能会引起或导致周围神经病。70% 的慢性肾衰竭患者存在一定程度的周围神经病,但大多数是亚临床的,只能通过神经传导研究来确定。

许多特异性化疗药物与 CIPN 相关,但我们只对临床上最重要的或最相关药物进行了讨论。进一步的细节,包括更深入的机制、临床表现和遗传风险等将另行讨论[15]。

第五篇

长春碱类

长春新碱是一种应用广泛使用的药物。一个主要的剂量限制性副作用是轴突性神经病变，它几乎在某种程度上影响所有接受治疗的患者。长春新碱与微管蛋白结合，破坏轴突微管，干扰轴突运输。远端疼痛和感觉异常以及踝反射消失可能伴随着无力，有时是严重的甚至是全身性的。有时候单次剂量即可导致上述症状。电生理学研究显示感觉运动轴索神经病变伴有复合运动动作电位（compound motor action potential，CMAP）幅值降低。停药后的恢复期可能长达两年，也会发生尽管停止药物治疗但仍在恶化的情况。已知或疑似遗传性感觉运动神经病（特别是CMT）的患者，即使没有症状，也必须注意避免使用长春新碱[16,17]。以往有过长春新碱治疗发生1型遗传性感觉运动神经病（hereditary sensory motor neuropathy type 1，HSMN1）的无症状和未知病例报道。部分学者提议化疗开始前对有可疑表型或可能有家族史的患者进行CMT筛查[17]。在某些情况下自主神经病变可能导致便秘、体位性低血压、尿潴留或阳痿。有可能发生脑神经病变，而影响眼球运动。

铂类化疗药物

顺铂、卡铂和奥沙利铂是用于治疗各种癌症的重要化疗药物。在顺铂引起的神经病变易感性方面存在显著差异；在开始化疗之前有明显或亚临床神经病变的患者，尤其是同时存在糖尿病或酒精中毒等并发神经病变危险因素的患者中具有较大的风险。临床上，患者通常每个治疗周期的远端肢体都有轻微的刺痛感，通常在下一次给药之前会减轻。然而随着累积剂量的增加，麻木、感觉异常和疼痛的亚急性症状会向近端扩散，情况会变得更加严重，甚至不可逆转。针刺和温度觉可能会避免受损，但本体感觉受损有时会很严重，导致严重的不协调和假性手足徐动症。进一步恶化可能会发生深腱反射消失。

神经毒性的主要部位是在背根神经节。因此，周围感觉神经轴突和上行脊柱通路都受到影响。主要的药物作用机制尚不清楚，但DNA结合导致细胞分裂停止，从而促进DNA修复[18]。如果损伤足够严重，则会在肿瘤细胞或背侧神经节神经元[19]中导致细胞死亡。缺乏DNA修复的动物模型显示神经病变的易感性增加。铂可以被血脑屏障阻断，

但在背根神经节和腓肠神经轴突[20]中可测量到高水平。神经传导研究通常显示感觉电位幅值严重降低和运动神经动作电位振幅正常。这种模式很难将副肿瘤性感觉神经病与本书中其他章节讨论的抗核神经元抗体（antinuclear neuronal antibodies，ANNA-1，Hu抗体）区别开来，这应该在适当的情况下进行分析。在许多情况下，触发细胞死亡的倾向支持预后不佳，这通常是有限的或不完整的。紫杉醇的神经毒性作用可能是累加性的，耳毒性也很常见。卡铂的毒性与顺铂相似。

奥沙利铂

奥沙利铂在结构上与顺铂相似，是一种较强的含铂复合化疗药物，对于转移性直肠癌的治疗中尤为重要。奥沙利铂可引起与顺铂相同的剂量限制性感觉神经病变，然而，通常观察到一种独特的急性可逆症状，从药物注入开始，并在24～48小时内达到峰值[21]。症状包括急性寒冷引起的感觉异常和感觉障碍，喉咙和下颌肌肉紧张及肢体痉挛，电生理检查可见周围神经过度兴奋的特征，包括重复性神经放电、多运动单位电位和神经强直性放电[21]。其他原因导致的获得性神经肌肉强直，如艾萨克斯综合征，有时与胸腺瘤有关，是由抗电压门控钾通道抗体引起的。奥沙利铂的影响更可能是由于钠通道效应[21]。

舒拉明

舒拉明仍然是一种实验性的，但研究充分的化疗药物，主要用于治疗难治性恶性肿瘤。它对恶性肿瘤的作用受到副作用的限制，包括癌症治疗剂量下的周围神经毒性[22,23]。在血浆峰值超过350g/ml[23]的患者中，外周神经毒性风险估计为15%～40%。

硼替佐米

蛋白酶体是普遍存在的多酶复合物，它与细胞存活、生长、迁移和耐药性相关的通路都与之相关[24]。硼替佐米（velcade）是美国FDA首次批准的一类新型抗癌药物——蛋白酶体抑制剂。硼替佐米获得难治性进展性骨髓瘤的治疗的加速批准[25]。周围神经病是其常见的一种不良反应。总的来说，在接受1.3mg/m²的药物治疗的228例淋巴瘤患者中，有37%的患者出现周围神经病变，其中超过1/3的患者病情严重。在另一个肾细胞癌

的试验中,47% 的患者发生了神经病变[25]。该表现形式呈长度依赖性,往往有疼痛的,主要是感觉轴突多发性神经病,主要累及小纤维。脱髓鞘或炎症性神经病是另一种公认的模式,可引起明显的无力[27-29]。这似乎与剂量有相关性,一半以上的神经病病例在停药后都得到了缓解。因此,有必要在硼替佐米治疗过程中监测神经病变的体征和症状。在其他原因引起的周围神经病或糖尿病患者中,神经病变的发生率有所增加,并且在一项研究中从沙利度胺转为来那度胺,令人惊讶的有帮助[26]。对34 项试验(6 492 例患者)进行的荟萃分析对接受硼替佐米治疗的患者发生神经病的风险进行了评估,结论认为 34% 的患者受影响(所有等级);淋巴瘤患者的死亡率较骨髓瘤患者更高[30]。最近的研究发现了特定的遗传位点,这些位点可能导致 CIPN 的发展,特别是 *PKNOX* 基因中的一个位点和 *CBS* 基因[31]附近的另一个位点。在选择性阻断神经元 NFκB 通路的转基因小鼠模型中,与野生型动物相比,NFκB 激活受损的动物发生神经病变的严重程度显著减轻[32]。另一项研究表明,低维生素 D 水平与骨髓瘤患者硼替佐米引起的神经病变严重程度高度相关,因此,如果维生素 D 水平低,就应该进行检测和补充[33]。

免疫调节药物

1957 年沙利度胺于作为镇静催眠类药物问世。这是该新类别药物中的第一个。除了其臭名昭著的致畸作用之外,在停药之前它还会引起普遍的感觉神经病变。由于它在治疗各种皮肤病、风湿病、艾滋病相关疾病和肿瘤病症方面具有有效的抗炎和抗血管生成特性,沙利度胺在过去 20 年里逐渐重新出现(1998 年获得美国 FDA 批准)。由于采取避孕措施可以避免胚胎病,神经病变已经成为主要的剂量限制副作用。它是一种长度依赖性的、严重的感觉轴突性神经病变,影响小纤维和大纤维,虽然可观察到轻微运动和后柱受累[34]。在许多研究中已经注意到恢复的程度不一或不完全,表明其对背根神经节神经元有毒性作用。最近的一些研究检查了神经病变在各种疾病中的发生率[35-37]。在一项前列腺癌研究中,几乎所有接受 6 个月以上治疗的患者都出现了神经病变临床症状或电生理改变,尽管大多数患者由于效果不佳而停用了该药(38 例)。Cavaletti 等报道了 65 例患者,主要是多发性骨髓瘤(multiple myeloma, MM)和系统性红斑

狼疮,在沙利度胺治疗前和治疗期间进行了研究。大多数患者,包括 10 名存在轻度神经病变的患者,都发展成神经病变或有神经病变进展[37]。神经毒性的风险和程度似乎与累积剂量相关[37,38],但在某些病例中并未发现相关性[35]。类似地,一项用沙利度胺治疗多发性骨髓瘤患者的前瞻性研究显示,虽然骨髓瘤有所改善但常常会出现感觉神经病变[39]。有人提出,20g 的累积剂量有显著影响;研究发现,与高于这一阈值的研究相比,低于这一阈值的患者没有剂量效应[37]。沙利度胺引起的神经病变的报道发生率从 25%～70% 不等;这个范围比较宽泛可能是因为不同的剂量水平和检测差异。一些个体似乎能够耐受高剂量和累积剂量而未出现问题,这提示药物代谢的遗传差异。由于与许多药物相比,停药后神经病变的改善较小,因此尚不清楚神经病变发作后减少剂量是否足够预防,或是否应在所有病例中停止使用该药物。另外,由于神经病变的发生率很高,建议应当仔细监测神经病变的早期症状。神经毒性的机制尚不清楚,但这种药物能抑制 NFκB 的激活,这对感觉神经元的存活很重要。来那度胺是一种新型药物类似物,其效力更强,神经毒性更小。这种药物已经在很多方面取代了沙利度胺。在许多患者中,由于同时进行其他神经毒性药物的治疗,使神经病变发病率的确定而变得复杂。一个意大利团队做了一项前瞻性研究,仔细追踪了 19 例 MM 患者。在这 19 名患者中有 7 名患者的基线神经病变与其他化疗有关。半数患者发生轻度感觉神经病变,在采用的神经病变量表上无显著差异,且与来那度胺暴露无关[40]。泊马多米是该类药物中最新的一种,于 2013 年获得美国 FDA 的加速批准,用于治疗难治性多发性骨髓瘤。据报道,其神经病发病率为 12%。

紫杉类

紫杉醇,更有效的多西他赛(紫杉特尔)和最新的卡巴他赛(jevtana)是广泛用于治疗实体瘤,尤其是乳腺肿瘤和卵巢癌的药物。紫杉醇可导致剂量限制的感觉性周围神经病。虽然已知大剂量造成的神经病变比较严重,但多西他赛诱发的神经病变与之类似,但通常较轻微[41]。低剂量(<200mg/m²)时症状明显,但通常不是限制性的。为达到最大疗效需要大剂量,但同时会增加神经病变进展的风险。顺铂神经病变通常是在一个很大的累积剂量之后发生的,而紫杉醇类药物的患者通常在治疗后

的几天内出现症状。随着个体和累积剂量的增加，更高的输注速率以及与其他神经毒性药物（如顺铂）共同的使用，神经毒性的风险也会增加[42]。手部和足部会发生典型的感觉异常和神经性疼痛，并且在治疗停止后仍持续存在。还可以看到自主神经和脑神经受累。除非使用大剂量，运动受累通常很少。与微管结合拆卸剂（秋水仙碱，长春新碱，鬼臼碱）相反，类紫杉醇主要导致背根神经节细胞，轴突和施万细胞的大型微管排列紊乱；电生理学研究显示主要是轴突神经病变的特征。其在神经毒性中的作用主要是干扰轴突转运，但其确切的机制甚至毒性部位（轴突或感觉神经元）仍然不清楚。白蛋白结合型紫杉醇（ABI-007）是一种与白蛋白结合的 130nm 粒子形式的紫杉醇，其过敏的发生率较低，但大小纤维都会受到影响。然而，其神经病变的发生率与原药相比类似或更高，可能是由于减少了全身毒性而使剂量增加[43]。在这些新型制剂中，神经病变的副作用仍然是剂量限制性的。最近的注意力集中在识别单个 CIPN 的危险因素上，鉴定出各种单核苷酸多态性（nucleotide polymorphisms，SNP）。同样，全基因组分析发现了某些易感基因。有些是已知的 CMT 基因的变化[44,45]。

米索硝唑

这种化合物被用作放射增敏剂来增强放射治疗疗效。这种药物的化学结构类似于甲硝唑，长期接触也会导致感觉神经病变。在超过 1/3 的患者中发现了与剂量相关的、累积性的、疼痛性的、全感觉神经病，当更频繁地给药时，这种病更为常见。研究表明其病变主要是大纤维轴突神经病变和继发性脱髓鞘。

埃坡霉素

埃坡霉素是一类新兴的微管稳定剂，对某些耐多药肿瘤具有活性[46]。伊沙匹隆常引起中毒性神经病变，部分轻微，但严重的比率高达 23%[47,48]，但大多数接受评估的患者同时接受了其他神经毒剂的治疗，这也使得神经病变的发病率的确定复杂化。另一种埃坡霉素，沙戈匹隆，已经上市并被证明会引起感觉神经病变，但目前未经美国 FDA 批准。

亚甲基二膦酸埃里布林

该药物于 2010 年被批准用于常规治疗失败的转移性乳腺癌患者，包括紫杉烷类药物。该药物是一种类似于紫杉醇的微管蛋白聚合剂，但其作用机制不同。该药物的临床前研究表明其神经病变比紫杉醇少，但在耐药细胞系中仍保留有效性[49]。虽然中毒性神经病变是一种公认的副作用，但几乎所有患者都接受过紫杉类药物治疗。一项大型研究发现，由于副作用而停止治疗最常见的原因是神经病变，在 503 名患者中有 24 名发生（5%）[49]。一项对 52 名女性最初转移性表皮生长因子受体 2 阳性乳腺癌患者进行的亚甲基二膦酸埃里布林和曲妥珠单抗一线治疗研究发现，66.7% 接受过曲妥珠单抗治疗的患者和 71.0% 未接受过曲妥珠单抗治疗的患者存在 1～3 级周围神经病变，尽管之前未接触过周围神经毒素，但仍支持了神经病变的发生率[50]。最近的一项大型研究（54 名肺癌患者）发现，埃里布林组中有 16% 的患者发生了明显的神经病变，而长春瑞滨和多西他赛组中只有 9% 的患者发生了神经病变。所有患者以前至少接受过两种治疗，包括铂类化合物[51]。

免疫靶点抑制剂

免疫靶点抑制剂是设计用于增强对癌细胞的免疫攻击的单克隆抗体的成功例子。目前的靶点是细胞毒性淋巴细胞相关蛋白 4（cytotoxic lymphocyte-associated protein 4，CTLA-4）、细胞程序性死亡配体 1（programmed cell death ligand 1，PDL-1）和细胞程序性死亡 -1（programmed cell death-1，PD-1）。毫不奇怪，主要是全身性的亲免疫反应的发生，各种神经肌肉形式已经建立。伊匹木单抗、纳武单抗和帕博利珠单抗被认为与包括局灶性或全身性神经病变在内的炎症反应有关；例如包括局灶性膈肌、面部、视神经、其他脑神经病变和全身性急性或亚急性神经病变[52]，其中大多数是个案报告。在发现的重症肌无力（Myasthenia gravis，MG）的案例中，至少已知有 23 例，大多数 MG 是新病例，但确诊病例可能会加重病情[53]。横断性脊髓炎、肌炎、慢性炎症性脱髓鞘神经病变、GBS 和脑炎很少见，但有报道。这些反应的发生率尚不得而知。

其他单克隆抗体

许多以单克隆抗体为基础的化疗药物已经获批或正在研究中。有些可能引起化疗导致的周围神经病，但是大多数患者都接受了化疗。帕妥珠单抗于 2012 年被批准用于难治性乳腺癌的治疗,怀疑它会引起 CIPN,但该药物通常与多希紫杉醇联合使用。西妥昔单抗于 2012 年获得批准,是治疗头颈部具有某些标志物癌症的首选药物。该药剂是表皮生长因子受体抑制剂。西妥昔单抗治疗的患者感觉神经病变发生率略高但不明显,大多数患者接受包括铂在内的常规化疗。2011 年,维布伦妥西单抗获得美国 FDA 加速批准,用于治疗难治性霍奇金淋巴瘤。有报道 67% 的不同级别的神经病变患者,其中许多已经解决,但 41% 仍受到残余神经病变的影响。许多患者前期接受了铂类药物治疗,但这种药物似乎会引起额外的神经病变。

其他药物

在其他药物中,通常超过传统治疗水平的大剂量可以引起神经病变,例如鬼臼毒素的半合成类似物依托泊苷和替尼泊苷,它们是一种成熟的微管拆卸剂。大剂量的细胞芥子苷偶尔与脱髓鞘性多发性神经病有关。吉西他滨很少与神经病变相关,但常与其他药物如铂类联合使用。异环磷酰胺,一种烷基化代谢物和环磷酰胺异构体,更常引起脑病,但可能产生其他形式的神经毒性,可能包括神经病变。用重金属作为治疗方案已成为历史,但三氧化二砷仍用于治疗复发性急性早幼粒细胞白血病。神经病变是一种公认的副作用。12 例患者中有 2 例发生 2 级或 3 级神经病变,另外十一例中有一例发生[54]。据报道有一例严重的病例描述了未知的硫胺素缺乏在环境暴露后导致不可逆轴突神经病[55]。

各种癌症治疗可以引发痛风。长期使用秋水仙素与肌神经病有关,后果可能相当严重。

化学保护剂

由于持续需要这些重要的治疗方法,因此人们的兴趣集中在通过预防手段消除或减少神经病变的发展。其中顺铂、硼替佐米和类毒素是主要焦点。迄今为止,氨磷汀是美国 FDA 批准的唯一具有减轻化疗毒性的药物,主要是通过减少顺铂肾毒性和提高药物清除率,但它很少被使用。相关药剂太多在此不一一列出,它们有望限制 CIPN。其中大多数是在动物模型或细胞系中进行的测试。人体试验中大多数是补充剂、抗氧化剂和已经被批准的良性药物。并没有观察到明显的获益,目前也没

有被广泛应用。我们仍然需要积极寻求一种有效的神经保护剂。

与单发性肾病和淋巴增生性疾病相关的神经病

单克隆蛋白(M 蛋白)

副蛋白血症

单克隆副蛋白血症(monoclonal paraproteinemia, MP),也称为单克隆丙种球蛋白病,存在于许多疾病中,从良性到恶性,并在慢性炎症和感染性疾病中非特异性发生[56]。产生抗体的细胞(B 细胞)的单个克隆增殖并产生过量的抗体。这些抗体,称为副蛋白或单克隆 M 蛋白,在重链和轻链类型、独特型和抗原特异性上是相同的[57]。

电泳法[58]首先检测到单克隆副蛋白血症,在 20 世纪 50 年代将滤纸引入作为支持介质后,这种情况就很容易获得。醋酸纤维素随后取代了滤纸[59],如今用琼脂糖凝胶电泳筛选血清。当怀疑淋巴增生性疾病时进行免疫电泳,并用免疫荧光电泳确定免疫球蛋白类型[60]。本周蛋白,或尿中游离免疫球蛋白轻链,可通过浓缩尿免疫电泳或免疫荧光显示。

正常成年人群单克隆蛋白血症发生率在 0.7%～1.2%[61-64],50 岁以下很少见,但发生率但随着年龄的增长而增加:50 岁以上 3.2%,80 岁 5.3%,95 岁以上 19%[62,65]。根据重链类别命名的 M 蛋白分别为 IgG 占 61%～73%,IgM 占 8%～24%,其余部分为 IgA[62,65]。恶性 IgG 和 IgA MP 通常与 MM 有关,而 IgM MP 则与瓦尔登斯特伦巨球蛋白血症(Waldenström macroglobulinemia, WM)、B 细胞白血病或淋巴瘤有关。患有 MP 的中枢神经系统疾病与潜在的恶性肿瘤或淀粉样蛋白有关。周围神经系统疾病常与非恶性血友病有关[57]。

低温球蛋白血症

在 1947 年,Lerner 等[66]用冷球蛋白这个术语来表示一组血清蛋白质,它们冷却时沉淀,加热时溶解,进一步将冷冻蛋白表示为 γ 球蛋白。此后,在慢性感染、狼疮、结节性多动脉炎、病毒性肝炎、类风湿关节炎、干燥综合征和血液系统恶性肿瘤(包括 MM)中发现了低温蛋白,WM、慢性淋巴细胞白血病(chronic lymphocytic leukemia, CLL)、恶性淋巴瘤和冷球蛋白可能在正常人中低水平出现[67]。

自身免疫性疾病是最常见的相关疾病[68]。混合型冷球蛋白血症具有遗传性[69]。如果冷球蛋白在没有潜在疾病的情况下发生，则称其为必不可少的。

混合性冷球蛋白血症有 3 种主要类型：1 型是单克隆免疫球蛋白。在 2 型或混合型中，冷冻球蛋白由多克隆（通常为 IgG）和单克隆（通常为 IgM）免疫球蛋白组成，后者对 IgG 具有类风湿因子活性。3 型，也称为混合型，包括多克隆冷球蛋白，它们始终是异质的；它们由一类或多类多克隆免疫球蛋白组成，有时是非免疫球蛋白分子，如 β-1、C3 或脂蛋白[68]。冷球蛋白在 1 型占 25%，2 型占 26%，3 型占 50%[70]。3 型冷球蛋白主要与感染和胶原血管疾病有关，而 1 型和 2 型则与淋巴增生性疾病有关，特别是多发性骨髓瘤（MM）和瓦尔登斯特伦巨球蛋白血症（WM）。

1 型冷球蛋白通常大量存在，甚至可能引起高黏滞综合征。主要表现为循环系统疾病。患者表现为紫癜、雷诺现象和手指受凉出血性梗死。免疫复合物会引起血管炎、关节炎和肾炎。肝病是一个常见的特征。2 型和 3 型混合性冷球蛋白血症的临床特征，不论是原发性还是继发性主要包括皮肤紫癜、关节痛、肝脾肿大、肾病和皮肤血管炎。外周神经病变在混合冷球蛋白血症患者中占 50%～70%[71,72]。

冷冻球蛋白的浓度直接通过离心（冷冻比容法）和放射免疫扩散法测量，或者通过比较冷冻沉淀前后的血清蛋白浓度间接测量。增加纯化的冷球蛋白的浓度会导致发生沉淀的温度升高[73]，而疾病中占主导地位的 IgM 通常以比 IgG 更低的浓度进行冷沉淀。静电（离子）相互作用是冷诱导不溶性的主要作用力[74]。

治疗包括皮质类固醇、血浆置换和免疫抑制药物[75]。与 C 型肝炎相关的血管性神经病可能会通过干扰素 α 来改善[76]。

混合性冷球蛋白血症的神经症状包括周围神经病变和罕见的脑血管事件。最常见的神经系统表现是感觉运动神经病变，发生在 7%～15% 的混合性冷球蛋白血症患者中[76,77]。冷球蛋白神经病变可能由免疫介导的脱髓鞘、微循环阻塞和血管神经的血管炎引起。与人类免疫缺陷（human immunodeficiency，HIV）感染相关的单神经炎可通过血浆置换改善[78]。神经系统受累在 3 型混合性冷球蛋白血症患者中更为常见。

浆细胞异常

浆细胞不典型增生包括一系列以骨髓中淋巴浆细胞单克隆增殖为特征的疾病。通常，这些细胞产生 M 蛋白。疾病包括多发性骨髓瘤、浆细胞瘤、WM、原发性淀粉样变和罕见的重链沉积性疾病。其他 LPD，如淋巴瘤和 CLL，很少产生 M 蛋白[79]。意义不明的单克隆抗体（monoclonal gammopathy of undetermined significance，MGUS）是一种实验室检查异常，并非恶性肿瘤的证据，有时演变为前面提到的疾病之一[80]。

不确定性单克隆免疫球蛋白病

非恶性 MGUS（不确定性单克隆免疫球蛋白病）是指在无潜在淋巴增生性疾病证据的患者中存在 MP。70 岁以上人口的 3% 和 50 岁以上人口的 1% 有 MP 存在[48,49,68]。在各种类别中，MGUS 占 MP 患者的 56%～99.5%[61,62,65,81-83]。较低的频率反映了疾病或已知恶性肿瘤患者转诊到三级转诊中心的经验，较高的频率来自非住院人群研究。重链型 IgG 占 69%，IgA 占 11%，IgM 占 17%，轻链型为 kappa 占 62%，lambda 占 38%[65]。据报道，恶变发生在 10 岁时为 15%～17%，20 岁时为 11%～33%[84-87]。恶变的风险可以根据 M 蛋白的种类、免疫球蛋白的类型和自由轻链比例来分级。高血清（15g/L）、非 IgG 单克隆蛋白和异常游离轻链（free light chain，FLC）三种异常危险因素的患者在 20 岁[88]时有 58% 的恶变风险。恶性转化导致 MM 占 56%～61%，原发性淀粉样变性占 7%～14%，WM 占 6%～12%，其他淋巴增生性疾病占 8%～25%[79,88]。没有单一因素可以预测哪些患者单克隆丙种球蛋白病会发展为恶性浆细胞疾病，因此应考虑定期临床评估和测量 M 蛋白。

骨髓瘤

多发性骨髓瘤

多发性骨髓瘤是最常见的血浆细胞恶性肿瘤，每年 100 000 美国人中大约有 4.3 例受影响。发病年龄的中位数是 60 岁，黑人受影响的频率是白人的两倍[89]。

多发性骨髓瘤是由单系浆细胞的肿瘤性增生引起的。最初的症状和体征是疲劳、虚弱、嗜睡、高钙血症、贫血、骨病、肾衰竭和免疫缺陷[90]。多数 MM 患者表现为骨髓浆细胞增多（通常＞15%）和骨病变（90%）[80]，溶骨性骨病变（60%）或全身性骨质疏松症（30%）[91]。脊柱的压迫性骨折很常见，会导致局部疼痛、根部压迫或脊髓压迫。弗兰克浆细胞白血病很少发生。

超过 95% 的患者的血清或尿液中含有 M 蛋白：IgG 占 55%，IgA 占 25%，IgD 占 1% 及 20% 仅有 kappa 或 lambda 轻链[91]。M 组分的浓度对肿瘤的预后有重要意义，因为它能粗略地反映肿瘤的质量[92]。未涉及的正常免疫球蛋白水平通常被抑制，这是导致感染易感性增加的原因[93]。

骨髓浆细胞瘤患者的五年相对存活率为 45.7%，MM 为 25.9%，浆细胞白血病为 13%[94]。总的中位生存期为 3 年[89,95]。

神经病变可能与代谢和中毒、化疗、MP 和淀粉样变性有关[96]。

浆细胞瘤

浆细胞瘤作为多发性骨髓瘤表现的一部分或作为一个单发肿块出现。孤立性浆细胞瘤占恶性浆细胞病的 5%[97]，是一种局部浆细胞肿瘤，最常见于上呼吸道，但也可发生于全身[98]。脊柱和骨盆的磁共振成像对于排除其他隐匿性骨或骨髓疾病很有必要。通常在诊断后的三年内，多达一半的骨孤立性浆细胞瘤患者会发生全身性骨髓瘤，大概是由于最初没有发现隐匿性疾病的结果[99]。髓外浆细胞瘤转化为骨髓瘤的发生率较低[100]。

82% 孤立性骨浆细胞瘤患者存在单克隆副蛋白血症[101]，无副蛋白血症或副蛋白在治疗后减少的患者进展为骨髓瘤的概率更小，而副蛋白在局部治疗后未能清除则提示隐匿性播散，并预测以后有明显的骨髓瘤的发展。这些病例中至少有 36% 进展为骨髓瘤。辅助化疗似乎并不影响转化的发生率[104]。

放射治疗有效率为 93%，完全有效率为 62%[99,102,103]，联合治疗可避免脊柱肿瘤对脊髓的放射性损伤。在局部复发或渐进性传播的情况下，使用全身化疗[104]。预后好于多发性骨髓瘤，中位生存期长于 10 年[98]。

骨硬化性骨髓瘤

骨硬化性骨髓瘤是以硬化性骨病变和进行性脱髓鞘性多发性神经病为特征的浆细胞异型增生[105]。骨髓瘤患者中占比不到 3%，并在骨骼中产生局灶性浆细胞瘤。浆细胞在骨髓提取物中含量少于 5%，而在典型骨髓瘤中大于 10%[105]。在神经传导和神经活检中看到脑脊液蛋白质水平升高、视盘水肿，轴突和脱髓鞘神经病变是常见的特征[106]。M 蛋白通常由 IgA 折叠体和 λ 轻链组成[105]。

骨硬化性骨髓瘤可能与其他全身性表现有关，大多数患者发生一种或多种 Crow-Fukase 综合征[107,108]，也称 POEMS（polyneuropathy，多发性神经病变；organomegaly，器官肿大；endocrinopathy，内分泌病；M-protein，M 蛋白和 skin changes，皮肤病变）综合征[109]。3% 的 MM 患者存在骨硬化，90% 的 POEMS 综合征患者存在骨硬化。皮肤的变化是多种多样的，包括多毛症、色素沉着、弥漫性皮肤增厚、血管瘤、腓骨腱鞘瘤和白色甲床[109,110]。内分泌疾病包括糖尿病、甲状腺功能减退、男性乳房发育、阳痿和女性闭经。器官肿大包括肝脾肿大和全身性淋巴结病[111]。

骨硬化性骨髓瘤的诊断依赖于硬化性病变活检中单克隆浆细胞的存在[111,112]。偶有 POEMS 综合征患者可能没有相关的骨硬化性骨髓瘤。可检测到白细胞介素 -6[113] 和肿瘤坏死因子 -α[114] 水平升高。POEMS 综合征与骨硬化性骨髓瘤之间的关系仍然无法解释[109]。

浆细胞瘤经手术切除、放疗和泼尼松治疗后，神经病变的临床改善与 M 蛋白水平的降低有关[106,111]。近 50% 患者的神经病变（109 例）对治疗有反应。

巨球蛋白血症

巨球蛋白血症是一种浆细胞性淋巴细胞淋巴瘤，占血液系统癌症的 2%[115]。确诊时的中位年龄为 60 岁[116]。起病症状和体征包括贫血、黏膜出血、MP 和淋巴细胞增多。最终发展成淋巴结病、脾肿大和肝肿大，并通过腹部的计算机断层扫描（CT）或磁共振成像（MRI）检出率为 40%[117]。在骨髓、淋巴结或脾脏的组织活检中均可见浆细胞样淋巴细胞增殖，在骨髓中常见到有肥大细胞。90% 以上的患者存在骨髓疾病[117]。

特异性单克隆 IgM 的产生是特征性的，循环中的巨球蛋白会导致高黏滞综合征、混合性冷球蛋白血症、淀粉样变性和溶血性贫血。高黏滞综合征发生在 15%～50% 的患者中[79,115]。在有明显 WM 症状的患者中，大约 15% 能检测到 1 型冷球蛋白，但只有不到 5% 的患者有症状[118,119]。5%～10% 的巨球蛋白血症患者发展成为慢性的主要是脱髓鞘的感觉运动周围神经病[120]。

慢性淋巴细胞性白血病

WM 和 CLL 处于类似淋巴增生性疾病谱的不同末端,白血病在 WM 和 MP 中不常见。慢性淋巴细胞性白血病,是美国最常见的人类白血病[121],是一种主要影响老年人的慢性疾病。发病率从 40 岁前比较罕见到 80 岁以上每 10 万人中有 30.4 例[122]。诊断的中位年龄为 60 岁[123]。男性居多,男女比例为 2∶1。

慢性淋巴细胞白血病的症状是多种多样的。一般通过在常规的全血细胞计数中检测到淋巴细胞增多来诊断。症状表现包括发热、盗汗、体重减轻、对病毒或细菌感染的易感性增加及自身免疫性溶血性贫血。同样,体检可从无异常到淋巴结病或器官肿大再到淋巴细胞感染。随着疾病的发展,淋巴细胞受累和淋巴结肿大范围变得广泛。在晚期病例中,还会发生非淋巴器官浸润。贫血和血小板计数降低是骨髓衰竭的证据,大多数发生在晚期。免疫球蛋白异常包括全低丙种球蛋白血症[124]和单克隆抗体,发生在 4%～31% 的 CLL 患者中[125]。诊断是通过检测绝对淋巴细胞计数升高,大于 30% 的骨髓细胞被肿瘤细胞替代或血液淋巴细胞克隆[122]。

95% 的 CLL 患者表现为血液、骨髓、淋巴结和脾脏中 B 淋巴细胞的克隆增生[126]。浸润性慢性淋巴细胞白血病可能导致周围神经病变或脑神经病变[127]。

单克隆丙种球蛋白病或淋巴增生综合征相关的神经病变

周围神经系统病变通常是由副蛋白本身引起的,而中枢神经系统疾病则更多是由潜在的恶性肿瘤的直接作用引起的。在现代检测 MP 之前,脊髓、根、马尾神经、脑神经和颅内压迫是已知的淋巴细胞增生性疾病的并发症[128]。在淋巴瘤和 CLL 中,软脑膜和神经根浸润可引起神经病变、脊髓病变、吉兰 - 巴雷综合征和脑神经病变[1]。周围神经病、嵌压性神经病、或神经系统受压都可能是由淀粉样变性引起的。典型自主神经紊乱会导致体位性低血压、阳痿和尿失禁。吉兰 - 巴雷综合征[129]早已被认识。治疗有其自身的并发症。长春花生

物碱引起的神经病变就是一个例子。

与单克隆抗体相关的神经病理综合征是异质性的。其他病因不明神经病患者中大约 10% 有单克隆免疫球蛋白病[130],60% 有 IgM M 蛋白占,30% 有 IgG M 蛋白占,20% 有 IgA M 蛋白[131-133]。IgM M 蛋白经常对周围神经的抗原有自身反应特异性,可分为几种不同的临床症状。轴突性神经病变与 IgG 或 IgA lambda M 蛋白或与成骨硬化性骨髓瘤有关,形成另一种独特的综合征。在其他病例中,单克隆免疫球蛋白病与淀粉样蛋白或冷球蛋白性神经病变或肿瘤细胞对神经的浸润有关。其他单克隆肝病患者有类似慢性炎症性脱髓鞘性神经病(chronic inflammatory demyelinating neuropathy, CIDP),其与单克隆免疫球蛋白病的关系尚不清楚。

IgM 单克隆抗体相关性神经病变

在患有神经病和 IgM M 蛋白的患者中,尽管有时与 WM 或 CLL 相关,但单克隆丙种球蛋白病通常是非恶性的。据报道,IgM 单克隆抗体患者的周围神经病变发生率在 5%～50% 之间[134-137]。在大多数情况下,IgM 蛋白具有自身抗体活性,与外周神经中富集的糖脂或糖蛋白(糖结合物)的寡糖决定簇反应。一些明显的综合征已经被发现,接下来将详细描述。患者偶尔会出现单神经炎或多神经丛单神经炎,这是由于肿瘤细胞侵犯神经引起的混合性冷球蛋白血症和血管炎或血管炎所致。然而在大多数情况下,M 蛋白没有可识别的免疫或生物活性。

抗 MAG 抗体相关的脱髓鞘神经病变

在 50%～60% 的神经病变和 IgM 单克隆丙种球蛋白病患者中,M 蛋白与髓鞘结合,并与一种寡糖决定簇结合,这种寡糖决定簇与髓鞘相关糖蛋白(myelin-associated glycoprotein, MAG)、Po 糖蛋白、髓鞘蛋白 PMP22、糖脂磺葡糖醛酸副糖苷(sulfoglucuronyl paragloboside, SGPG)和磺葡糖醛酸乳糖胺基旁糖苷(sulfoglucuronyl lactosaminyl paragloboside, SGLPG)共有[140-142]。这类神经病变的发生率估计为每 10 000 成年人口中有 1～5 人[142]。抗 -MAG 抗体患者有一种缓慢进展的远端交感神经系统脱髓鞘性神经病变主要影响到手臂和腿部。它通常是一种感觉共济失调性神经病变,震颤也很常见[143]。脑神经和自主神经功能通常会幸免。

脑脊液是无细胞的,蛋白质含量通常增加。特别是当抗体存在于脑脊液时视觉诱发反应可以提示视神经的亚临床受累[144]。

大多数患者都有 IgM 单克隆抗体,极少数患者却并没有单克隆蛋白。该单克隆可能处于低水平,建议重复测试和蛋白免疫电泳或免疫荧光检测。大多数患者患有 MGUS,但有些患者患有 WM、淋巴瘤或 CLL。

神经传导研究显示相当均匀的传导速度减慢,远端受累更为明显。根据严格的传导阻滞标准[134-147],未见传导阻滞或时间弥散。调查人员已经用不太严格的定义证明了可能的传导阻滞[134,148]。远端颞叶离散可由延长的远端脑电图持续时间来确定,但与 CIDP 患者相比比较罕见[149]。

病理研究通常显示脱髓鞘,单克隆抗体和补体在受影响的髓鞘上沉积[150]。在某些神经中,轻度致密线处的髓鞘薄层增宽,这种异常与抗 MAG 抗体存在密切相关[151-153]。

根据 Drachman 提出的标准,抗 MAG 神经病变是最典型的抗体介导的自身免疫性疾病之一[154]。这种疾病患者体内存在一种自身抗体。抗原已知,抗体与抗原结合。可以通过将人抗体注射到鸡中来重现神经病变,其典型的病理特征是在较小致密线处的髓磷脂片层分化,与人类疾病的病理特征相似[155]。用血浆置换或化疗去除抗体可改善病情[142]。

抗 MAG 抗体被认为是致病性的。髓鞘上有 IgM 和补体沉积[150]。该抗体还可能干扰 MAG 在神经纤维间距中的作用,从而干扰轴突运输并损害轴突存活[156]。

对于某些患者,抗 MAG 神经病变并不致残或进展,因而不需要治疗[157]。降低自身抗体浓度的治疗方法抗 MAG 抗体相关的神经病变常常有所改善。IgM 水平下降了 25%～50% 总体情况均有所改善[155,158]。血浆除去法、氯胺丁酸、环磷酰胺都有益处可获益[155,157,159-161]。氟达拉滨是一种化疗药物,也是有益处,可能比环磷酰胺更能耐受[162,163]。安慰剂对照试验显示静脉注射免疫球蛋白(intravenous immunoglobulin, IVIg)对大多数患者没有好处获益,尽管有部分患者受益[164]。另一项随机对照研究未能达到初步结果,但显示 4 周时残疾程度降低,多项其他次要结果指标也有所改善[165]。

目前使用较多的利妥昔单抗是一种单克隆嵌合抗 -CD20 抗体,耐受性良好[166-168]。在一项随机、双盲、安慰剂对照的临床试验[169]中显示出有效。受益期为 6～12 个月。

运动神经病变与 IgM 抗 -GM1 抗体

单克隆 IgM 抗 GM1 抗体在 IgM 单克隆免疫球蛋白病变和下运动神经元病综合征[170]和运动神经病及多灶性传导阻滞患者中首次报道[171]。其他单克隆或多克隆抗 IgM 抗 GM1 抗体滴度增高的患者和运动神经病变或运动神经元疾病的患者后来也被报道[172-177]。

患有多灶性运动神经病(multifocal motor neuropathy, MMN)的患者,不论抗 GM1 抗体滴度是否增高,若具有典型的进行性无力,肌肉萎缩和肌束萎缩表现,均与运动神经元疾病类似。它可以是全身性的,也可以包括一根或几根神经。与运动神经疾病不同其主要累及运动轴突或神经纤维,而运动神经疾病主要受累于核周或神经细胞体。MMN 通常是免疫介导的,它能对免疫抑制治疗产生反应,而运动神经元疾病则不能。

MMN 可以发生在任何年龄阶段,发病报告年龄在 15～79 岁之间。男性比女性更容易受到影响。手臂受累的概率高于腿部[178-180],与运动神经元疾病不同,延髓受累或呼吸衰竭极为罕见[179,181]。它通常是缓慢进展或进展,或有停止和开始过程,病程可能很长,往往超过 20 年[173,182,183]。尽管不存在巴宾斯基征象,但深腱反射可能不存在或减弱,但有时活动亢进[182]。一些患者患有轻度远端感觉异常以及手或脚的感觉丧失。

传导研究经常显示运动神经中非压迫部位的一个或多个传导阻滞区域。尽管在某些患者中,运动传导正常或弥漫性减慢。感觉传导通常是正常的,包括在运动传导阻滞的区域。脑脊液蛋白通常是正常偶有升高。抗 GM1 单克隆抗体的多克隆升高不如单克隆抗体的多克隆升高,14 例高滴度患者中有 4 例患有 IgM 蛋白[184]。血清 IgM 浓度可升高或正常。运动神经病和多焦点运动传导阻滞患者抗 GM1 抗体滴度增加的概率估计在 18%～84%[173]。

在对抗 GM1 抗体效价高的患者的综述中,14 例患者中有 5 例患有单一传导阻滞,4 例有多个传导阻滞,1 例有广泛的运动传导阻滞[185]。然而,在 14 例患者中,4 例没有出现脱髓鞘的迹象,如果不是因为抗 GM1 抗体滴度升高,就将无法诊断。这种疾病也不同于 CIDP,因为它纯粹或主要是运动性疾病,阻滞区域之间的神经传导速度通常是正常的,传导阻滞影响运动但不影响感觉功能,CSF蛋白升高不常见,典型的CIDP和感觉运动神经病患者抗GM1抗体的效价不高。

鞘糖脂是由长链脂肪酸鞘氨醇(酰化神经酰胺)与一种或多种糖相连而成。神经节苷脂是含唾液酸的复合鞘糖苷。唾液酸是N-酰基神经氨酸的通用化合物。神经节苷脂以神经节苷脂的G命名,后面是M、D、T或Q(对于单,二,三或四),指的是唾液酸的数量。阿拉伯数字和小写字母紧随其后,指的是薄层色谱的迁移序列[186,187]。

在大多数患者中,抗GM1抗体识别Gal(β1-3)GalNAc决定簇,该决定簇与神经节苷脂(asialo GM1,AGM1)和神经节苷脂GD1b共有。在一些糖蛋白上也存在同样的测定结果,并可由花生凝集素(peanut agglutinin,PNA)识别。然而,有些抗体是GM1的高度特异性抗体,或可识别GM2共有的内部决定簇[188-191]。

虽然GM1和其他Gal(β1-3)GalNAc结合物高度集中,广泛分布于中枢和外周神经系统,但它们大多是隐匿的,无法用于抗体。然而,抗GM1抗体只能在牛脊髓运动神经元表面结合脊髓灰质和GM1,而不能结合背根神经节神经元[185]。在周围神经中,神经节苷脂GM1和半乳糖苷(β1-3)GalNAc糖蛋白在Ranvier结节表达[192-195]。其中两种糖蛋白被鉴定为副结节髓鞘中的少突胶质-髓鞘糖蛋白(oligodendroglial-myelin glycoprotein,OMgp)及结间隙中的一种迷走样糖蛋白[195]。这些抗体也结合在骨骼肌运动终板的突触前终末上,在那里抗体也可能发挥作用[196]。

对死于运动神经病变和抗GM1抗体滴度升高患者死后的病理学研究显示,他的前根变性,髓鞘上的免疫球蛋白沉积及脊髓运动神经元的染色质变化[197]。在许多患者中,前根是主要受累部位而不是远端神经节,这可能解释了传导阻滞的存在与无力的分布或严重程度之间缺乏相关性。中央染色质溶解提示运动神经元损伤可能继发于前根。

目前还不清楚抗GM1抗体是否会导致疾病,或者它们是否仅仅是相关的异常。与运动神经元的结合而非感觉神经元结合与临床综合征相关,并且GM1在运动神经的髓鞘中高度丰富,并且与感觉神经相比其神经酰胺有所不同[198,199]。这可能会让前根更容易受自身抗体的影响。在一项研究中,用GM1或Gal[1-3]GalNAc-BSA免疫的家兔在

Ranvier节点出现了免疫球蛋白沉积物引起的传导异常[200]。在另一项研究中,将抗-GM1滴度升高患者血清在Ranvier结节中产生的抗体和免疫球蛋白沉积注射到大鼠坐骨神经后产生了脱髓鞘和传导阻滞[201]。人抗GM1抗体也被证明能与哺乳动物结合,破坏或杀死哺乳动物培养中的脊髓运动神经元[202]和阻断运动终板处的传导[203]。

尽管大多数多灶性运动神经病患者没有恶性疾病,但已有报道几个非霍奇金淋巴瘤患者[175,204,205]。这些患者中有些具有对GM1有反应性的IgM单克隆蛋白。

运动神经病变选择静脉注射免疫球蛋白(IVIg)的治疗方案,在与安慰剂对照的试验中已被证明是有效的[206,207]。67%～100%的患者[208,209]可见传导阻滞程度减轻或CMAP增加[206]。

静脉注射免疫球蛋白的疗效是短暂的,通常需要长期的治疗。然而,使用IVIg[210]后几乎未缓解或自发性缓解的案例也有报道[206]。长期获益的情况也已有报道[130]。

运动神经病变对化疗药物也有反应,如苯丁酸氮芥[171,211,212]、静脉注射环磷酰胺[162]或氟达拉滨[167],这些药物可降低自身抗体效价和血清IgM浓度,并减少对IVIg的依赖。使用一种针对B细胞标志CD20的单克隆抗体-美罗华(利妥昔单抗注射液)的患者也得到了改善[213,214]。口服环磷酰胺、口服和静脉注射皮质类固醇、血浆置换和免疫吸附一般无效[211,215-218]。此外,糖皮质激素和血浆分离与疾病的加重有关[206]。

抗GD1b和神经节苷脂抗体为主的感觉性神经病变

与GD1b和二唾液酸神经节苷脂起反应的单克隆IgM抗体首次在主要是感觉性脱髓鞘性神经病的患者中进行了描述[219]。该单克隆IgM与GD3和GT1b反应最好,与GD1b和GD2有较强的交叉反应。自有报道以来,已经报道了几例其他感觉性神经病和单克隆IgM抗体对同一系列的一种或多种糖苷类药物的治疗[213-220]。

CANOMAD综合征被认为是慢性共济失调神经病变伴眼肌麻痹性的典型代表,主要与眼肌麻痹性蛋白凝集素和二烯丙基有关。所有单克隆抗体均与GD1b反应强烈,部分抗体与GT1b、GD3、GD1a或GQ1b有较强的交叉反应,或表现出抗Pr2和冷凝集活性[219,221-224]。所有患者均有大纤维感觉

丢失和反射障碍，多数患者有步态共济失调和 CSF 蛋白升高。神经病变属于脱髓鞘型，直接免疫荧光活检神经组织中未检测到 IgM 沉积。在其中一项研究中，发现单克隆 IgM 与正常神经横切面的髓磷脂结合[225]。小鼠抗 GD1b 单克隆抗体与背根神经节结合[226]，可能解释了感觉神经病变发生的原因。其中一名患者在吉兰 - 巴雷综合征中发展为急性神经病变，但在初步改善后，疾病还是以逐步进展的方式加重[220]。虽然血浆置换、泼尼松、IVIg 和利妥昔单抗有所改善，但治疗反应普遍较差[221, 222]。该抗体可能与疾病有关，因为用 GD1b 免疫兔会诱发实验性感觉性共济失调性神经病[226]。

感觉神经病与抗硫脂抗体

已报道磺胺脂单克隆或多克隆 IgM 抗体主要与感觉性神经病相关[227-230]。在一些患者中，临床症状类似于神经节炎或小纤维感觉神经病变，其电生理或神经活检检查正常。用这些患者的抗硫脂脱抗体进行的免疫细胞化学研究表明，这些抗体结合在大鼠背根神经节神经元表面[228, 229]。在其他一些患者中，抗硫脂抗体与 MAG 交叉反应，患者有感觉神经病变，有些伴有脱髓鞘、髓鞘片层变宽和髓鞘上的 IgM 沉积[230-232]。抗硫脂抗体有时也会与硫酸软骨素 C 发生交叉反应[219]。

抗硫脂抗体在相关神经病变发病机制中的作用尚不清楚，尚未在实验系统中进行检测。在免疫荧光的研究中，脱髓鞘神经病患者的几种抗硫脂抗体结合在髓鞘周围神经的表面，但神经节神经炎患者的抗体结合在背根神经节神经元的表面而不是无纤维化的外周髓鞘。这可能是因为抗硫脂抗体的特异性和交叉反应不同，抗体可以结合到感觉神经元、髓鞘，或者两者均有，这取决于它们的特异性和硫脂分子在靶细胞表面的定位。

神经病变与硫酸软骨素抗体

已经描述了几例患有 IgM 硫酸软骨素单抗或多克隆抗体且主要是感觉或运动轴突神经病的患者[229, 233-238]，部分患者经免疫荧光显微镜观察到神经内膜有 IgM 沉积。部分软骨素 C 抗体与亚砜发生交叉反应[229]。

其他特异性或无特异性的神经病变和 IgM 单克隆抗体

也已经报道了与针对其他糖脂的单克隆 IgM

抗体相关的神经病。一名患者的单克隆 IgM 与唾液酸半乳糖胺旁糖苷结合[239, 240]。两例患者血清中的 IgM M 蛋白分别为 GM2，GM1β-GalNAc，GD1α-GalNAc[241]。一个患者有运动神经病，存在 GD1α 抗体[242]。来自患有 CLL 和神经病的患者的另一种单克隆 IgM 与髓磷脂结合，并与变性的 DNA 以及磷脂酸和神经节苷脂的构象表位交叉反应[236, 243]。还描述了几例神经病变和中间丝 IgM 抗体的患者[244]。

其他多发性神经病和 IgM 单克隆抗体患者未检测到明显的自身抗体活性。在这些病例中，抗体可能与神经病变无关，或者与某些尚未确认的神经成分发生反应。在某些情况下，单克隆 B 细胞可直接感染周围神经[138]。许多患者对免疫抑制疗法有反应，提示这些患者的神经病变也可能是免疫介导的[120]。

IgM 蛋白神经病变与冷球蛋白血症

IgM 蛋白也可以作为冷球蛋白，其可在低温下发生沉淀。在 1 型混合性冷球蛋白血症中，冷沉淀单独含有 M 蛋白，而在 2 型混合性冷球蛋白血症中，M 蛋白通常具有类风湿因子活性，并与多克隆 IgG 或 IgA 有关。3 型混合性冷球蛋白血症与胶原血管或慢性炎症相关，冷沉淀由多克隆免疫球蛋白组成[105]。混合性冷球蛋白血症的神经病变被认为是由血管炎引起的，并且皮肤经常受累，但并不总是如此。M 蛋白除了具有冷沉淀活性外，还具有自身抗体活性[245, 246]。

与骨髓和非恶性 IGG 或 IGA 单克隆球蛋白增多症相关的神经病

所有骨髓瘤患者神经病变发生率估计在 1%～13%[96, 109, 247]。与骨硬化性骨髓瘤有特殊的关系。在大约 50% 的硬骨化性骨髓瘤和 IgG 或 IgA 单克隆抗体患者中均发现周围神经病变。在没有骨髓瘤、POEMS 综合征、淀粉样变性或混合性冷球蛋白血症的情况下，IgG 或 IgA 单克隆抗体的敏感性是不确定的。

骨髓瘤神经病变

在所有的骨髓瘤中，只有不到 3% 的人有骨硬化症，但是大约 50% 的患者有周围神经病，这是常见的主诉[248]。

在其他多发性骨髓瘤患者中，神经病变可能

是由于骨折或浆细胞瘤压迫神经，或浆细胞侵袭神经，并表现为脑神经损伤、单神经炎或单神经炎多神经丛[128, 249]。感觉神经炎或 CIDP 患者也有描述[96, 248]。在多发性骨髓瘤的晚期，并发因素，如肾衰竭或软骨病变，可能会导致神经病或导致病情进展。

非恶性 IgG 或 IgA 单克隆免疫球蛋白血症的神经病变

在某些非恶性 IgG 或 IgA 单克隆抗体病例中，神经病变可能是由某些与骨髓瘤引起神经病变相同的机制引起的，因为非恶性单克隆抗体病变可能进展为显性骨髓瘤[56]，而良性单克隆丙种球蛋白病可能与 PEOMS 综合征相关，类似于骨髓瘤[109, 111]。

非恶性单克隆免疫球蛋白血症在其他病因不明的神经病变患者中发生率更高，但在正常成人中也有大约 1% 被发现。随着年龄的增长，或在慢性感染、细菌性疾病中的发生频率增加，因此神经病变的发生在某些人群中可能是巧合。在一项随机、双盲、假单采、对照试验中，血浆置换对 IgA 和 IgG MGUS 相关性神经病变患者有益[250]。

神经病变的其他原因尤其是免疫性疾病，例如 CIDP，也应该考虑。患者伴有 CIDP 样综合征，其相关性可能是巧合[79, 251-253]。

CIDP 与 IgG 和 IgA 单克隆抗体相关。这些通常是意义不明的单克隆抗体病，但也可能存在其他疾病，如慢性淋巴细胞白血病。

骨硬化性骨髓瘤的周围神经病变

骨硬化性骨髓瘤是以硬化性骨病变和进行性脱髓鞘神经病变为特征的浆细胞恶性病变。局灶性硬化性浆细胞瘤占骨髓瘤患者的不到 3%，在骨骼中产生局灶性浆细胞瘤[105, 254]。

与 MM 不同，患者很少主诉骨痛。50% 的骨硬化性骨髓瘤患者有周围神经病变，且通常有临床症状。通常存在带有 λ 轻链的 IgG 或 IgA 单克隆蛋白。单克隆蛋白的水平通常很低，只能在免疫蛋白电泳上检测到，而血清蛋白质电泳蛋白可能会漏检[254]。

电生理和病理学异常与脱髓鞘和轴突变性一致；患者经常被误诊为 CIDP。

骨硬化性骨髓瘤可能与其他全身表现有关，POEMS 综合征指的是多发性神经病、器官肿大、内分泌病、M 蛋白和皮肤病变。许多患者并不具备所

有这些特征，并经常发生水肿[254]。在某些患者中皮肤过度色素沉着、毛发过度生长、肝脾肿大、乳头水肿、脑脊液蛋白含量升高、性腺机能减退和甲状腺功能减退。POEMS 综合征有时与非骨硬化性骨髓瘤或非恶性单克隆抗体病相关。血管内皮生长因子（vasoactive endothelial growth factor, VEGF）可能在发病机制中发挥重要作用，可作为诊断指标[255-257]。成骨硬化可能难以检测。单克隆性骨髓病和脱髓鞘性神经病患者应进行骨骼检查，以发现骨硬化病变，该检查比骨扫描更敏感[105]。

传统免疫调节治疗 CIDP 疗效不佳。放疗、浆细胞瘤的手术切除或自体外周血干细胞移植可能会导致神经病变的改善[79, 258, 259]。

淀粉样神经病

淀粉样变性是指纤维蛋白或蛋白多糖复合物的积累[80]。淀粉样蛋白是一种不能溶解的细胞外蛋白聚合物，当几种蛋白质中的任何一种产生过量时，就会在神经或其他组织中形成。由于纤维被排列成不溶性的 β 折叠片，并随时间积累，淀粉沉积破坏了正常组织结构。引起神经病的淀粉样蛋白的两种主要形式是原发性淀粉样变性和浆细胞异常的患者的免疫球蛋白轻链及遗传性淀粉样变性的运甲状腺素蛋白。

大写字母 A 用来表示所有的淀粉样蛋白，后面跟着蛋白质形式的字母缩写。已经鉴定出至少 13 种不同的蛋白质。其类别包括免疫球蛋白淀粉样变性（AL）、继发性或反应性淀粉样变性（AA）、遗传性淀粉样变性和老年性系统性淀粉样变性。最近在接受长期血液透析的患者中 β-微球蛋白衍生的淀粉样变性被发现[80]。

继发性淀粉样变（AA）是由于淀粉样蛋白（一种急性期反应物）的沉积，发生在慢性感染和炎症性疾病中，不引起周围神经病变[260]。AA 原纤维来源于一种低分子蛋白前体-血清淀粉样蛋白 A 的蛋白裂解，它由肝细胞合成并与血浆高密度脂蛋白一起循环。在美国，类风湿性关节炎是最常见的原因[79]。在遗传性神经病性淀粉样蛋白中，异常的转甲状腺素蛋白（前白蛋白）沉积在神经中，引起自主神经和外周感觉神经病变。遗传是常染色体显性，除了家族性地中海热[261]。

原发性淀粉样变性（primary amyloidosis, AL）是由淀粉样蛋白的全身性沉积引起的，是浆细胞发

育不良的一部分。AL 淀粉样蛋白的来源始终是 B
淋巴细胞的单个克隆。原发性淀粉样变是特发性
或继发于 MM 或 WM，15% 的 MM 患者存在淀粉
样变[79]。AL 是全身性淀粉样蛋白沉积的最常见形
式[260]。原发性系统性淀粉样变性是与 MP 相关的
最常见的血液病。三级转诊中心有 M 蛋白患者中，
有 9% 患有原发性淀粉样变性[261]。这种形式的淀
粉样沉积物是抗体轻链的片段，可能是巨噬细胞处
理产生的[262]。发病年龄中位数为 65 岁[260]。

　　这种综合征通常是伴有疼痛的小纤维感觉神
经病变，伴有进行性的自主神经衰竭，疼痛、温度
觉、位置觉和振动觉的对称性丧失及腕管综合征，
或这些症状的某种组合。乏力和体重下降是原发
性淀粉样变最常见的症状[79]。患者通常表现为远
端手或脚麻木或疼痛性感觉异常的症状。神经病
变近似以对称的方式向近端发展，患者随后出现运
动无力和自主症状，如体位性低血压、肠道和膀胱
功能障碍及阳痿。在许多系统性淀粉样变病例中，
患者表现为神经病变症状，但也可以表现为全身
性疾病，如心肌病、肾病综合征或胃肠道症状。患
者还会出现巨舌症、紫癜、心肌病、肾病综合征、关
节炎、腕管综合征、周围神经病和自主神经体位性
低血压、胃轻瘫和阳痿[261,263,264]。80% 的患者有
MP[265]，15%～20% 的患者有远端对称性多发性神
经病[79]。超过 95% 的患者骨髓中有明显的浆细胞
克隆过剩[266]。对怀疑有这些症状而住院的患者应
明确诊断，可经刚果红染色神经活检或皮下脂肪针
吸检查确诊。直肠活检阳性率超过 70%[265]。蛋白
质在偏振光下呈现苹果绿色双折射[79]。淀粉样神
经病变的诊断可以通过组织学显示神经中淀粉样
蛋白来确定，随后可以使用免疫球蛋白轻链抗体或
转甲状腺素对沉积物进行免疫细胞化学特征分析。
然而免疫组织化学检测淀粉样蛋白类型不完善[267]。
对于免疫组织化学，检测转甲状腺素的敏感性为
88%，特异性为 47%，检测光链的敏感性为 43%，特
异性为 67%[268]。检测形成蛋白质的淀粉样蛋白的
表征最可靠方法是质谱法[269,270]。通过 DNA 分析
发现转甲状腺素蛋白基因的突变。其他遗传性淀
粉样变性病，如载脂蛋白 A1 和凝胶素，可导致神
经病变较轻且低概率的神经病变。

　　血清和尿液免疫电泳可以辅助诊断原发性淀
粉样神经病变。原发性系统性淀粉样变和神经病
患者常有相关的单克隆免疫球蛋白变性，估计单克
隆免疫球蛋白病和神经病变患者中有 25% 有淀粉

样变[261]。在几乎所有的病例中，可以在患者的血
清或血液中发现一种单克隆丙种球蛋白病。淀粉
样神经病在所有类型的单克隆免疫病中都有描述，
包括 MM、WM 和非恶性单克隆免疫病，但在 IgG
或 IgA M 蛋白中更为常见。这种疾病被认为是由
于免疫球蛋白轻链的片段沉积在周围神经和其他
组织中引起的。淀粉样蛋白形成中轻链沉积的机
制尚不清楚。

　　充血性心力衰竭[271]和血清 β-2- 微球蛋白升
高[272]预后较差，而周围神经病变为唯一表现则预
后较好[97,273]。总的来说，中位生存期为 18 个月，
心力衰竭为 6 个月，周围神经病为 50 个月[274]。

　　据报道，肝移植对遗传性转甲状腺素淀粉样
变性有益[275,276]。稳定运输甲状腺素四聚体的药
物，包括 tafamadis 和 diflunisal，已经被用来减缓
神经病变的进展[277,278]。使用小 RNA 干扰或反义
寡核苷酸方法阻断 mRNA 向运甲状腺素蛋白翻译
的药物，在神经病变方面也显示出一定的改善作
用[279,280]。大剂量化疗后加造血干细胞移植可治疗
某些原发性淀粉样变性患者[111]。由于广泛器官受
累而不能接受干细胞移植的患者可以联合使用美
法仑、环磷酰胺、硼替佐米或地塞米松[281]。

要点

- 癌症并发症可能是潜在恶性肿瘤、治疗并发
  症、副肿瘤效应、感染、慢性疾病的直接结果，
  或不相关的潜在基本医疗状况的间接影响。
- 仔细地临床检查和在许多病例中的电生理诊
  断研究是准确诊断神经病变和定性的关键。
- 单神经病影响单一的命名神经，最常见的原
  因是神经压迫或卡压。
- 多发性神经病，通常简称为周围神经病，通常
  是指一种更广泛的或全身性的疾病。
- 多发性单神经病变（单神经炎）是一种多发性
  单神经病变的独特模式，并由多个过程产生。
- 在大多数多发性神经病病例中，最长的神经
  最容易受到刺激过程的影响，主要或显著受
  到影响的为足部和小腿的神经。这一过程通
  常被称为远端轴突病变，并产生一种临床的
  手套 - 袜套样感觉。
- 除轴突受损或变性外，相关过程还可直接影
  响神经节神经元（神经节病），尤其是某些毒

素和副肿瘤作用，可能发生在癌症患者中。在这种情况下，神经长度是一个不太重要的参与因素。

- 在治疗危及生命的恶性肿瘤时，所诱发的一定程度的神经病变虽然可接受。然而不可低估严重感觉异常，疼痛和无力对生活质量的影响。

- 冷球蛋白血症的神经症状包括周围神经病和罕见的脑血管事件。

- 多发性骨髓瘤引起的神经病变可能与代谢和毒性损伤、化疗、单克隆蛋白和或淀粉样变性有关。

- 淀粉样蛋白是一种不能溶解的细胞外蛋白聚集体，当多种蛋白质中的任何一种过量产生时，它会在神经或其他组织中沉积。由于纤维被排列成不可溶的 β 褶状片状，并随时间积累，淀粉样沉积破坏了正常组织结构。

（周倩 译　王岩静 校）

参考文献

1. Diaz-Arrastia R, Younger DS, Hair L, et al. Neurolymphomatosis: a clinicopathologic syndrome re-emerges. *Neurology*. 1992;42(6):1136–1141.
2. Jellinger K, Grisold W. Unusual presentation of a primary spinal lymphoma. *J Neurol Neurosurg Psychiatry*. 2002;72:128–129.
3. Walk D, Handelsman A, Beckmann E, et al. Mononeuropathy multiplex due to infiltration of lymphoma in hematologic remission. *Muscle Nerve*. 1998;21(6):823–836.
4. Julien J, Vital C, Rivel J, et al. Primary meningeal B lymphoma presenting as a subacute ascending polyradiculoneuropathy. *J Neurol Neurosurg Psychiatry*. 1991;54(7):610–613.
5. Giannini C. Tumors and tumor-like conditions of peripheral nerve. In: Dyck PJ, Thomas PK, eds. *Peripheral Neuropathy*. 4th ed. Vol 1,2. Philadelphia, PA: Elsevier Saunders; 2005:2585–2606.
6. Pratt RW, Weimer LH. Medication and toxin-induced peripheral neuropathy. *Semin Neurol*. 2005;25(2):204–216.
7. Hershman DL, Weimer LH, Wang A, et al. Association between patient reported outcomes and quantitative sensory tests for measuring long-term neurotoxicity in breast cancer survivors treated with adjuvant paclitaxel chemotherapy. *Breast Cancer Res Treat* 2011;125(3):767–774.
8. Kolb NA, Smith AG, Singleton JR, et al. The association of chemotherapy-induced peripheral neuropathy symptoms and the risk of falling. *JAMA Neurol*. 2016;73(7):860–866.
9. Windebank AJ. Chemotherapeutic neuropathy. *Curr Opin Neurol*. 1999;12:565–571.
10. Quasthoff S, Hartung HP. Chemotherapy-induced peripheral neuropathy. *J Neurol*. 2002;249:9–17.
11. Chaudhry V, Chaudhry M, Crawford TO, et al. Toxic neuropathy in patients with pre-existing neuropathy. *Neurology*. 2003;60:337–340.
12. Watanabe M, Tsukiyama T, Hatakeyama S. Protection of vincristine-induced neuropathy by WldS expression and the independence of the activity of Nmnat1. *Neurosci Lett*. 2007;411:228–232.
13. Wang MS, Fang G, Culver DG, et al. The WldS protein protects against axonal degeneration: a model of gene therapy for peripheral neuropathy. *Ann Neurol*. 2001;50(6):773–779.
14. Weimer LH. Medication-induced peripheral neuropathy. *Curr Neurol Neurosci Rep*. 2003;3:86–92.
15. Cioroiu C, Weimer LH. Update on chemotherapy-induced peripheral neuropathy. *Curr Neurol Neurosci Rep*. 2017;17(6):47.
16. Weimer LH, Podwall D. Medication-induced exacerbation of neuropathy in Charcot Marie Tooth disease. *J Neurol Sci*. 2006;242:47–54.
17. Graf WD, Chance PF, Lensch MW, et al. Severe vincristine neuropathy in Charcot-Marie-Tooth disease type 1A. *Cancer*. 1996;77:1356–1362.
18. Gill JS, Windebank AJ. Cisplatin-induced apoptosis in rat dorsal root ganglion neurons is associated with attempted entry into the cell cycle. *J Clin Invest*. 1998;101:2842–2850.
19. Ta LE, Espeset L, Podratz J, et al. Neurotoxicity of oxaliplatin and cisplatin for dorsal root ganglion neurons correlates with platinum-DNA binding. *Neurotoxicology*. 2006;27(6):992–1002.
20. Krarup-Hansen A, Rietz B, Krarup C, et al. Histology and platinum content of sensory ganglia and sural nerves in patients treated with cisplatin and carboplatin: an autopsy study. *Neuropath Appl Neurobiol*. 1999;25:29–40.
21. Lehky TJ, Leonard GD, Wilson RH, et al. Oxaliplatin-induced neurotoxicity: acute hyperexcitability and chronic neuropathy. *Muscle Nerve*. 2004;29:387–392.
22. Chaudhry V, Eisenberger MA, Sinibaldi VJ, et al. A prospective study of suramin-induced peripheral neuropathy. *Brain*. 1996;119:2039–2052.
23. Soliven B, Dhand UK, Kobayashi K, et al. Evaluation of neuropathy in patients on suramin treatment. *Muscle Nerve*. 1997;20:83–91.
24. Kane RC, Bross PF, Farrell AT, et al. Velcade: U.S. FDA approval for the treatment of multiple myeloma progressing on prior therapy. *Oncologist*. 2003;8:508–513.
25. Davis NB, Taber DA, Ansari RH, et al. Phase II trial of PS-341 in patients with renal cell cancer: a University of Chicago phase II consortium study. *J Clin Oncol*. 2004;22:115–119.
26. Badros A, Goloubeva O, Dalal JS, et al. Neurotoxicity of bortezomib therapy in multiple myeloma: a single-center experience and review of the literature. *Cancer*. 2007;110(5):1042–1049.
27. Ravaglia S, Corso A, Piccolo G, et al. Immune-mediated neuropathies in myeloma patients treated with bortezomib. *Clin Neurophysiol*. 2008;119(11):2507–2512.
28. Saifee TA, Elliott KJ, Lunn MP, et al. Bortezomib-induced inflammatory neuropathy. *J Peripher Nerv Syst*. 2010;15(4):366–368.
29. Thawani SP, Tanji K, De Sousa EA, et al. Bortezomib-associated demyelinating neuropathy-clinical and pathologic features. *J Clin Neuromuscul Dis*. 2015;16(4):202–209.
30. Peng L, Ye X, Zhou Y, et al. Meta-analysis of incidence and risk of peripheral neuropathy associated with intravenous bortezomib. *Support Care Cancer*. 2015;23(9):2813–2824.
31. Magrangeas F, Kuiper R, Avet-Loiseau H, et al. A genome-wide association study identifies a novel locus for bortezomib-induced peripheral neuropathy in European patients with multiple myeloma. *Clin Cancer Res*. 2016;22(17):4350–4355.
32. Ale A, Bruna J, Calls A, et al. Inhibition of the neuronal NFκB pathway attenuates bortezomib-induced neuropathy in a mouse model. *Neurotoxicology*. 2016;55:58–64.
33. Wang J, Udd KA, Vidisheva A, et al. Low serum vitamin D occurs commonly among multiple myeloma patients treated with bortezomib and/or thalidomide and is associated with severe neuropathy. *Support Care Cancer*. 2016;24(7):3105–3110.
34. Giannini F, Volpi N, Rossi S, et al. Thalidomide-induced neuropathy: a ganglionopathy? *Neurology*. 2003;60:877–878.
35. Briani C, Zara G, Rondinone R, et al. Thalidomide neurotoxicity: prospective study in patients with lupus erythematosus. *Neurology*. 2004;62:2288–2290.
36. Chaudhry V, Cornblath DR, Corse A, et al. Thalidomide-induced neuropathy. *Neurology*. 2002;59:1872–1875
37. Cavaletti G, Beronio A, Reni L, et al. Thalidomide sensory neurotoxicity: a clinical and neurophysiologic study. *Neurology*. 2004;62:2291–2293.
38. Molloy FM, Floeter MK, Syed NA, et al. Thalidomide neuropathy in patients treated for metastatic prostate cancer. *Muscle Nerve*. 2001;24:1050–1057.
39. Plasmati R, Pastorelli F, Cavo M, et al. Neuropathy in multiple myeloma treated with thalidomide: a prospective study. *Neurology*. 2007;69(6):573–581.
40. Dalla Torre C, Zambello R, Cacciavillani M, et al. Lenalidomide long-term neurotoxicity: clinical and neurophysiologic prospective study. *Neurology*. 2016;87(11):1161–1166.
41. Hilkens PH, Verweij J, Stoter G, et al. Peripheral neurotoxicity induced by docetaxel. *Neurology*. 1996;46:104–108.
42. van Gerven JM, Moll JW, van den Bent MJ, et al. Paclitaxel

(Taxol) induces cumulative mild neurotoxicity. *Eur J Cancer.* 1994;30A:1074–1077.

43. Robinson DM, Keating GM. Albumin-bound Paclitaxel: in metastatic breast cancer. *Drugs.* 2006;66(7):941–948.

44. Boora GK, Kulkarni AA, Kanwar R, et al. Association of the Charcot-Marie-Tooth disease gene ARHGEF10 with paclitaxel induced peripheral neuropathy in NCCTG N08CA (Alliance). *J Neurol Sci.* 2015;357(1–2):35–40.

45. Beutler AS, Kulkarni AA, Kanwar R, et al. Sequencing of Charcot-Marie-Tooth disease genes in a toxic polyneuropathy. *Ann Neurol.* 2014;76(5):727–737.

46. Pronzato P. New therapeutic options for chemotherapy-resistant metastatic breast cancer: the epothilones. *Drugs.* 2008;68(2):139–146.

47. Denduluri N, Swain SM. Ixabepilone for the treatment of solid tumors: a review of clinical data. *Expert Opin Investig Drugs.* 2008;17(3):423–435.

48. Zhuang SH, Agrawal M, Edgerly M, et al. A Phase I clinical trial of ixabepilone (BMS-247550), an epothilone B analog, administered intravenously on a daily schedule for 3 days. *Cancer.* 2005;103(9):1932–1938.

49. Cortes J, O'Shaughnessy J, Loesch D, et al. EMBRACE (Eisai Metastatic Breast Cancer Study Assessing Physician's Choice Versus E7389) investigators. Eribulin monotherapy versus treatment of physician's choice in patients with metastatic breast cancer (EMBRACE): a phase 3 open-label randomised study. *Lancet.* 2011;377(9769):914–923.

50. Puhalla S, Wilks S, Brufsky AM, et al. Clinical effects of prior trastuzumab on combination eribulin mesylate plus trastuzumab as first-line treatment for human epidermal growth factor receptor 2 positive locally recurrent or metastatic breast cancer: results from a Phase II, single-arm, multicenter study. *Breast Cancer.* 2016;8:231–239.

51. Katakami N, Felip E, Spigel DR, et al. A randomized, open-label, multicenter, phase 3 study to compare the efficacy and safety of eribulin to treatment of physician's choice in patients with advanced non-small cell lung cancer. *Ann Oncol.* 2017;28(9):2241–2247.

52. Hottinger AF. Neurologic complications of immune checkpoint inhibitors. *Curr Opin Neurol.* 2016;29(6):806–812.

53. Makarious D, Horwood K, Coward JIG. Myasthenia gravis: an emerging toxicity of immune checkpoint inhibitors. *Eur J Cancer.* 2017;82:128–136.

54. George B, Mathews V, Poonkuzhali B, et al. Treatment of children with newly diagnosed acute promyelocytic leukemia with arsenic trioxide: a single center experience. *Leukemia.* 2004;18(10):1587–1590.

55. Kuhn M, Sammartin K, Nabergoj M, et al. Severe acute axonal neuropathy following treatment with arsenic trioxide for acute promyelocytic leukemia: a case report. *Mediterr J Hematol Infect Dis.* 2016; 8(1):e2016023.

56. Kyle RA. Monoclonal gammopathy of undetermined significance—natural-history in 241 cases. *Am J Med.* 1978;64:814–826.

57. Latov N. Pathogenesis and therapy of neuropathies associated with monoclonal gammopathies. *Ann Neurol.* 1995;37:S32–S42.

58. Longsworth LG, Shedlovsky T, MacInnes DA. Electrophoretic patterns of normal and pathological human blood serum and plasma. *J Exp Med.* 1939;70:399–413.

59. Kohn J. A Cellulose acetate supporting medium for zone electrophoresis. *Clin Chim Acta.* 1957;2:297–303.

60. Kyle RA, Rajkumar SV. Monoclonal gammopathy of undetermined significance. *Br J Haematol.* 2006;134:573–589.

61. Saleun JP, Vicariot M, Deroff P, et al. Monoclonal gammopathies in the adult-population of Finistere, France. *J Clin Pathol.* 1982;35:63–68.

62. Axelsson U, Bachmann R, Hallen J. Frequency of pathological proteins (M-Components) in 6,995 sera from an adult population. *Acta Med Scand.* 1966;179:235–247.

63. Vladutiu AO. Prevalence of M-proteins in serum of hospitalized-patients—physicians response to finding M-proteins in serum-protein electrophoresis. *Ann Clin Lab Sci.* 1987;17:157–161.

64. Malacrida V, Defrancesco D, Banfi G, et al. Laboratory investigation of monoclonal gammopathy during 10 years of screening in a General-Hospital. *J Clin Pathol.* 1987;40:793–797.

65. Kyle RA, Therneau TM, Rajkumar SV, et al. Prevalence of monoclonal gammopathy of undetermined significance. *N Engl J Med.* 2006;354:1362–1369.

66. Lerner AB, Barnum CP, Watson CJ. Studies of cryoglobulins .2. The spontaneous precipitation of protein from serum at 5-degrees-C in various disease states. *Am J Med Sci.* 1947;214:416–421.

67. Cream JJ. Cryoglobulins in vasculitis. *Clin Exp Immunol.* 1972;10:117–124.

68. Brouet JC, Danon F, Seligmann M. Immunochemical classification

of human cryoglobulins. In: Chenas F, ed. *Cryoproteins.* Grenoble: Colloque; 1978:13–19.

69. Nightingale SD, Pelley RP, Delaney NL, et al. Inheritance of mixed cryoglobulinemia. *Am J Hum Genet.* 1981;33:735–744.

70. Brouet JC, Clauvel JP, Danon F, et al. Biologic and clinical significance of cryoglobulins. A report of 86 cases. *Am J Med.* 1974;57:775–788.

71. Garcia-Bragado F, Fernandez JM, Navarro C, et al. Peripheral neuropathy in essential mixed cryoglobulinemia. *Arch Neurol.* 1988;45:1210–1214.

72. Ferri C, La Civita L, Cirafisi C, et al. Peripheral neuropathy in mixed cryoglobulinemia: clinical and electrophysiologic investigations. *J Rheumatol.* 1992;19:889–895.

73. Meltzer M, Franklin EC. Cryoglobulinemia—a study of twenty-nine patients. I. IgG and IgM cryoglobulins and factors affecting cryoprecipitability. *Am J Med.* 1966; 40:828–836.

74. Middaugh CR, Lawson EQ, Litman GW, et al. Thermodynamic basis for the abnormal solubility of monoclonal cryoimmunoglobulins. *J Biol Chem.* 1980;255:6532–6534.

75. Lippa CF, Chad DA, Smith TW, et al. Neuropathy associated with cryoglobulinemia. *Muscle Nerve.* 1986;9:626–631.

76. Khella SL, Frost S, Hermann GA, et al. Hepatitis C infection, cryoglobulinemia, and vasculitic neuropathy. Treatment with interferon alfa: case report and literature review. *Neurology.* 1995;45:407–411.

77. Abramsky O, Slavin S. Neurologic manifestations in patients with mixed cryoglobulinemia. *Neurology.* 1974;24:245–249.

78. Stricker RB, Sanders KA, Owen WF, et al. Mononeuritis multiplex associated with cryoglobulinemia in HIV infection. *Neurology.* 1992;42:2103–2105.

79. Gordon PH, Brannagan TH, Latov N. Neurological manifestations of paraproteinemia and cryoglobulinemia. In: Aminoff MJ, Goetz CG, eds. *Handbook of Clinical Neurology.* Amsterdam: Elsevier Science; 1998:431–459.

80. Barlogie B, Alexanian R, Jagannath S. Plasma-cell dyscrasias. *JAMA.* 1992;268:2946–2951.

81. Fine JM, Lambin P, Leroux P. Frequency of monoclonal gammapathy ('M components') in 13,400 sera from blood donors. *Vox Sang.* 1972;23:336–343.

82. Radl J. Benign monoclonal gammopathy. In: Melchers F, Potter M, eds. *Mechanisms in B-Cell Neoplasia.* Berlin: Springer; 1985:221–224.

83. Kahn SN, Riches PG, Kohn J. Paraproteinaemia in neurological disease: incidence, associations, and classification of monoclonal immunoglobulins. *J Clin Pathol.* 1980;33:617–621.

84. Fine JM, Lambin P, Muller JY. The evolution of asymptomatic monoclonal gammopathies. A follow-up of 20 cases over periods of 3–14 years. *Acta Med Scand.* 1979;205:339–341.

85. van de Poel MH, Coebergh JW, Hillen HF. Malignant transformation of monoclonal gammopathy of undetermined significance among out-patients of a community hospital in southeastern Netherlands. *Br J Haematol.* 1995;91:121–125.

86. Giraldo MP, Rubio-Felix D, Perella M, et al. Monoclonal gammopathies of undetermined significance. Clinical course and biological aspects of 397 cases. *Sangre (Barc).* 1991;36:377–382.

87. Axelsson U. A 20-year follow-up study of 64 subjects with M-components. *Acta Med Scand.* 1986;219:519–522.

88. Rajkumar SV, Kyle RA, Therneau TM, et al. Serum free light chain ratio is an independent risk factor for progression in monoclonal gammopathy of undetermined significance. *Blood.* 2005;106:812–817.

89. Rajkumar SV, Kyle RA. Multiple myeloma: diagnosis and treatment. *Mayo Clin Proc.* 2005;80:1371–1382.

90. Osserman EF. Plasma-cell myeloma. II. Clinical aspects. *N Engl J Med.* 1959;261:952–960.

91. Bataille R, Chappard D, Klein B. Mechanisms of bone lesions in multiple myeloma. *Hematol Oncol Clin North Am.* 1992;6:285–295.

92. Durie BG, Salmon SE. A clinical staging system for multiple myeloma. Correlation of measured myeloma cell mass with presenting clinical features, response to treatment, and survival. *Cancer.* 1975;36:842–854.

93. Jacobson DR, Zolla-Pazner S. Immunosuppression and infection in multiple myeloma. *Semin Oncol.* 1986;13:282–290.

94. Hernandez JA, Land KJ, McKenna RW. Leukemias, myeloma, and other lymphoreticular neoplasms. *Cancer.* 1995;75:381–394.

95. Greipp PR. Prognosis in myeloma. *Mayo Clin Proc.* 1994;69:895–902.

96. Kelly JJ, Jr., Kyle RA, Miles JM, et al. The spectrum of peripheral neuropathy in myeloma. *Neurology.* 1981;31:24–31.

97. Conklin R, Alexanian R. Clinical classification of plasma cell myeloma. *Arch Intern Med.* 1975;135:139–143.

98. Rajkumar SV, Dispenzieri A, Kyle RA. Monoclonal gammopathy of

undetermined significance, Waldenström macroglobulinemia, AL amyloidosis, and related plasma cell disorders: diagnosis and treatment. *Mayo Clin Proc.* 2006;81:693–703.

99. Dimopoulos MA, Goldstein J, Fuller L, et al. Curability of solitary bone plasmacytoma. *J Clin Oncol.* 1992;10:587–590.

100. Holland J, Trenkner DA, Wasserman TH, et al. Plasmacytoma. Treatment results and conversion to myeloma. *Cancer.* 1992;69:1513–1517.

101. Ellis PA, Colls BM. Solitary plasmacytoma of bone: clinical features, treatment and survival. *Hematol Oncol.* 1992;10:207–211.

102. Alexanian R. Localized and indolent myeloma. *Blood.* 1980;56:521–525.

103. Chak LY, Cox RS, Bostwick DG, Hoppe RT. Solitary plasmacytoma of bone: treatment, progression, and survival. *J Clin Oncol.* 1987;5:1811–1815.

104. Delauche-Cavallier MC, Laredo JD, Wybier M, et al. Solitary plasmacytoma of the spine. Long-term clinical course. *Cancer.* 1988;61:1707–1714.

105. Kelly JJ, Kyle RA, Miles JM, et al. Osteosclerotic myeloma and peripheral neuropathy. *Neurology.* 1983;33:202–210.

106. Soubrier MJ, Dubost JJ, Sauvezie BJ. POEMS syndrome: a study of 25 cases and a review of the literature. French Study Group on POEMS Syndrome. *Am J Med.* 1994;97:543–553.

107. Shimpo S. Solitary myeloma causing polyneuritis and endocrine disorders. *Nippon Rinsho.* 1968;26:2444–2456.

108. Crow RS. Peripheral neuritis in myelomatosis. *Br Med J.* 1956;2:802–804.

109. Miralles GD, O'Fallon JR, Talley NJ. Plasma-cell dyscrasia with polyneuropathy. The spectrum of POEMS syndrome. *N Engl J Med.* 1992;327:1919–1923.

110. Waldenstrom JG, Adner A, Gydell K, et al. Osteosclerotic "plasmocytoma" with polyneuropathy, hypertrichosis and diabetes. *Acta Med Scand.* 1978;203:297–303.

111. Nakanishi T, Sobue I, Toyokura Y, et al. The Crow-Fukase syndrome: a study of 102 cases in Japan. *Neurology.* 1984;34:712–720.

112. Takatsuki K, Sanada I. Plasma cell dyscrasia with polyneuropathy and endocrine disorder: clinical and laboratory features of 109 reported cases. *Jpn J Clin Oncol.* 1983;13:543–555.

113. Mandler RN, Kerrigan DP, Smart J, et al. Castlemans disease in POEMS syndrome with elevated interleukin-6. *Cancer.* 1992;69:2697–2703.

114. Gherardi RK, Belec L, Fromont G, et al. Elevated levels of interleukin-1 beta (IL-1 beta) and IL-6 in serum and increased production of IL-1 beta mRNA in lymph nodes of patients with polyneuropathy, organomegaly, endocrinopathy, M protein, and skin changes (POEMS) syndrome. *Blood.* 1994;83:2587–2593.

115. Dimopoulos MA, Alexanian R. Waldenstrom's macroglobulinemia. *Blood.* 1994;83:1452–1459.

116. Gertz MA, Kyle RA, Noel P. Primary systemic amyloidosis—a rare complication of immunoglobulin-M monoclonal gammopathies and Waldenstrom macroglobulinemia. *J Clin Oncol.* 1993;11:914–920.

117. Moulopoulos LA, Dimopoulos MA, Varma DG, et al. Waldenstrom macroglobulinemia: MR imaging of the spine and CT of the abdomen and pelvis. *Radiology.* 1993;188:669–673.

118. Facon T, Brouillard M, Duhamel A, et al. Prognostic factors in Waldenstrom macroglobulinemia: a report of 167 cases. *J Clin Oncol.* 1993;11:1553–1558.

119. MacKenzie MR, Fudenberg HH. Macroglobulinemia: an analysis for forty patients. *Blood.* 1972;39:874–889.

120. Kelly JJ, Adelman LS, Berkman E, et al. Polyneuropathies associated with IgM monoclonal gammopathies. *Arch Neurol.* 1988;45:1355–1359.

121. Tefferi A, Phyliky RL. A clinical update on chronic lymphocytic leukemia. I. Diagnosis and prognosis. *Mayo Clin Proc.* 1992;67:349–353.

122. Faguet GB. Chronic lymphocytic leukemia: an updated review. *J Clin Oncol.* 1994;12:1974–1990.

123. Gale RP, Foon KA. Chronic lymphocytic leukemia. Recent advances in biology and treatment. *Ann Intern Med.* 1985;103:101–120.

124. Faguet GB, Marti GE, Agee JF, et al. CD5 positive and negative B-CLL. Evidence supporting phenotypic heterogeneity in B-chronic lymphocytic leukemia (B-CLL). *Ann NY Acad Sci.* 1992;651:470–473.

125. Bernstein ZP, Fitzpatrick JE, O'Donnell A, et al. Clinical significance of monoclonal proteins in chronic lymphocytic leukemia. *Leukemia.* 1992;6:1243–1245.

126. Fialkow PJ, Najfeld V, Reddy AL, et al. Chronic lymphocytic leukaemia: clonal origin in a committed B-lymphocyte progenitor. *Lancet.* 1978;2:444–446.

127. Cramer SC, Glaspy JA, Efird JT, et al. Chronic lymphocytic leukemia and the central nervous system: a clinical and pathological study. *Neurology.* 1996;46:19–25.

128. Silverstein D, Doniger DE. Neurologic complications of myelomatosis. *Arch Neurol.* 1963;9:534–544.

129. Lisak RP, Mitchell M, Zweiman B, et al. Guillain-Barre syndrome and Hodgkin's disease: three cases with immunological studies. *Ann Neurol.* 1977;1:72–78.

130. Latov N, Hays AP, Sherman WH. Peripheral neuropathy and anti-Mag antibodies. *Crit Rev Neurobiol.* 1988;3:301–332.

131. Suarez GA, Kelly JJ, Jr. Polyneuropathy associated with monoclonal gammopathy of undetermined significance: further evidence that IgM-MGUS neuropathies are different than IgGMGUS. *Neurology.* 1993;43:1304–1308.

132. Gosselin S, Kyle RA, Dyck PJ. Neuropathy associated with monoclonal gammopathies of undetermined significance. *Ann Neurol.* 1991;30:54–61.

133. Yeung KB, Thomas PK, King RH, et al. The clinical spectrum of peripheral neuropathies associated with benign monoclonal IgM, IgG and IgA paraproteinaemia. Comparative clinical, immunological and nerve biopsy findings. *J Neurol.* 1991;238:383–391.

134. Nobileorazio E, Marmiroli P, Baldini L, et al. Peripheral neuropathy in macroglobulinemia—incidence and antigen-specificity of M-proteins. *Neurology.* 1987;37:1506–1514.

135. Logothetis J, Silverstein P, Coe J. Neurologic aspects of Waldenstrom's macroglobulinemia; report of a case. *Arch Neurol.* 1960;3:564–573.

136. Harbs H, Arfmann M, Frick E, et al. Reactivity of sera and isolated monoclonal IgM from patients with Waldenstrom's macroglobulinaemia with peripheral nerve myelin. *J Neurol.* 1985;232:43–48.

137. Kyle RA, Garton JP. The spectrum of IgM monoclonal gammopathy in 430 cases. *Mayo Clin Proc.* 1987;62:719–731.

138. Ince PG, Shaw PJ, Fawcett PR, et al. Demyelinating neuropathy due to primary IgM kappa B cell lymphoma of peripheral nerve. *Neurology.* 1987;37:1231–1235.

139. Arseth S, Ofstad E, Torvik A. Macroglobulinaemia Waldenstrom. A case with haemolytic syndrome and involvement of the nervous system. *Acta Med Scand.* 1961;169:691–699.

140. Nobileorazio E, Latov N, Hays AP, et al. Neuropathy and anti-Mag antibodies without detectable serum M-protein. *Neurology.* 1984;34:218–221.

141. Nobile-Orazio E, Francomano E, Daverio R, et al. Antimyelin-associated glycoprotein IgM antibody titers in neuropathy associated with macroglobulinemia. *Ann Neurol.* 1989;26:543–550.

142. Latov N, Hays AP, Donofrio PD, et al. Monoclonal IgM with unique specificity to gangliosides Gm1 and Gd1B and to lacto-N-tetraose associated with human motor neuron disease. *Neurology.* 1988;38:763–768.

143. Pedersen SF, Pullman SL, Latov N, et al. Physiological tremor analysis of patients with anti-myelin-associated glycoprotein associated neuropathy and tremor. *Muscle Nerve.* 1997;20:38–44.

144. Barbieri S, Nobile-Orazio E, Baldini L, et al. Visual evoked potentials in patients with neuropathy and macroglobulinemia. *Ann Neurol.* 1987;22:663–666.

145. Trojaborg W, Hays AP, Vandenberg L, et al. Motor conduction parameters in neuropathies associated with anti-Mag antibodies and other types of demyelinating and axonal neuropathies. *Muscle Nerve.* 1995;18:730–735.

146. Briani C, Brannagan TH, Trojaborg W, et al. Chronic inflammatory demyelinating polyneuropathy. *Neuromuscul Disord.* 1996;6:311–325.

147. Kaku DA, England JD, Sumner AJ. Distal accentuation of conduction slowing in polyneuropathy associated with antibodies to myelin-associated glycoprotein and sulfated glucuronyl paragloboside. *Brain.* 1994;117:941–947.

148. Kelly JJ. The electrodiagnostic findings in polyneuropathies associated with IgM monoclonal gammopathies. *Muscle Nerve.* 1990;13:1113–1117.

149. Gondim FA, De Sousa EA, Latov N, et al. Anti-MAG/SGPG associated neuropathy does not commonly cause distal nerve temporal dispersion. *J Neurol Neurosurg Psychiatry.* 2007;78:902–904.

150. Hays AP, Lee SSL, Latov N. Immune reactive C3D on the surface of myelin sheaths in neuropathy. *J Neuroimmunol.* 1988;18:231–244.

151. Takatsu M, Hays AP, Latov N, et al. Immunofluorescence study of patients with neuropathy and IgM M proteins. *Ann Neurol.* 1985;18:173–181.

152. Vital A, Vital C, Julien J, et al. Polyneuropathy associated with IgM monoclonal gammopathy. Immunological and pathological study

in 31 patients. *Acta Neuropathol.* 1989;79:160–167.

153. Monaco S, Bonetti B, Ferrari S, et al. Complement-mediated demyelination in patients with IgM monoclonal gammopathy and polyneuropathy. *N Engl J Med.* 1990;322:649–652.

154. Drachman DB. How to recognize an antibody-mediated autoimmune disease: criteria. *Res Publ Assoc Res Nerv Ment Dis.* 1990;68:183–186.

155. Tatum AH. Experimental paraprotein neuropathy, demyelination by passive transfer of human-IgM anti-myelin-associated glycoprotein. *Ann Neurol.* 1993;33:502–506.

156. Lunn MPT, Crawford TO, Hughes RAC, et al. Anti-myelin-associated glycoprotein antibodies alter neurofilament spacing. *Brain.* 2002;125:904–911.

157. Nobile-Orazio E, Meucci N, Baldini L, et al. Long-term prognosis of neuropathy associated with anti-MAG IgM M-proteins and its relationship to immune therapies. *Brain.* 2000;123:710–717.

158. Gorson KC, Ropper AH, Weinberg DH, et al. Treatment experience in patients with anti-myelin-associated glycoprotein neuropathy. *Muscle Nerve.* 2001;24:778–786.

159. Leger JM, Oksenhendler E, Bussel A, et al. Treatment by chlorambucil with without plasma exchanges of polyneuropathy associated with monoclonal IgM—a prospective randomized control study in 44 patients. *Neurology.* 1993;43:A215–A216.

160. Meier C, Roberts K, Steck A, et al. Polyneuropathy in Waldenstrom's macroglobulinaemia: reduction of endoneurial IgM-deposits after treatment with chlorambucil and plasmapheresis. *Acta Neuropathol.* 1984;64:297–307.

161. Haas DC, Tatum AH. Plasmapheresis alleviates neuropathy accompanying IgM anti-myelin-associated glycoprotein paraproteinemia. *Ann Neurol.* 1988;23:394–396.

162. Sherman WH, Latov N, Lange D, et al. Fludarabine for IgM antibody-mediated neuropathies. *Ann Neurol.* 1994;36:326–327.

163. Wilson HC, Lunn MPT, Schey S, et al. Successful treatment of IgM paraproteinaemic neuropathy with fludarabine. *J Neurol Neurosurg Psychiatry.* 1999;66:575–580.

164. Dalakas MC, Quarles RH, Farrer RG, et al. A controlled study of intravenous immunoglobulin in demyelinating neuropathy with IgM gammopathy. *Ann Neurol.* 1996;40:792–795.

165. Comi G, Roveri L, Swan A, et al. A randomised controlled trial of intravenous immunoglobulin in IgM paraprotein associated demyelinating neuropathy. *J Neurol.* 2002;249: 1370–1377.

166. Renaud S, Gregor M, Fuhr P, et al. Rituximab in the treatment of polyneuropathy associated with anti-MAG antibodies. *Muscle Nerve.* 2003;27:611–615.

167. Levine TD, Pestronk A. IgM antibody-related polyneuropathies: B-cell depletion chemotherapy using rituximab. *Neurology.* 1999;52:1701–1704.

168. Pestronk A, Florence J, Miller T, et al. Treatment of IgM antibody associated polyneuropathies using rituximab. *J Neurol Neurosurg Psychiatry.* 2003;74:485–489.

169. Dalakas MC, Rakocevic G, Salajegheh MK, et al. Placebo-controlled trial of rituximab in IgM anti-myelin –associated glycoprotein antibody demyelinating neuropathy. Ann Neurol. 2009;65:286–293.

170. Freddo L, Yu RK, Latov N, et al. Gangliosides Gm1 and Gd1B are antigens for IgM M-protein in a patient with motor-neuron disease. *Neurology.* 1986;36:454–458.

171. Pestronk A, Cornblath DR, Ilyas AA, et al. A treatable multifocal motor neuropathy with antibodies to Gm1 ganglioside. *Ann Neurol.* 1988;24:73–78.

172. Pestronk A, Chaudhry V, Feldman EL, et al. Lower motor-neuron syndromes defined by patterns of weakness, nerve-conduction abnormalities, and high titers of antiglycolipid antibodies. *Ann Neurol.* 1990;27:316–326.

173. Kinsella LJ, Lange DJ, Trojaborg W, et al. Clinical and electrophysiologic correlates of elevated anti-Gm(1) antibody-titers. *Neurology.* 1994;44:1278–1282.

174. Lange DJ, Trojaborg W, Latov N, et al. Multifocal motor neuropathy with conduction block—is it a distinct clinical entity? *Neurology.* 1992;42:497–505.

175. Azulay JP, Blin O, Pouget J, et al. Intravenous immunoglobulin treatment in patients with motor-neuron syndromes associated with Anti-Gm1 antibodies—a double-blind, placebo-controlled study. *Neurology.* 1994;44:429–432.

176. Adams D, Kuntzer T, Burger D, et al. Predictive value of anti-GM1 ganglioside antibodies in neuromuscular diseases: a study of 180 sera. *J Neuroimmunol.* 1991;32:223–230.

177. Apostolski S, Latov N. Clinical syndromes associated with anti-GM1 antibodies. *Semin Neurol.* 1993;13:264–268.

178. Kaji R, Shibasaki H, Kimura J. Multifocal demyelinating motor neuropathy—cranial nerve involvement and immunoglobulin therapy. *Neurology.* 1992;42:506–509.

179. Magistris M, Roth G. Motor neuropathy with multifocal persistent conduction blocks. *Muscle Nerve.* 1992;15:1056–1057.

180. Beydoun SR, Copeland D. Bilateral phrenic neuropathy as a presenting feature of multifocal motor neuropathy with conduction block. *Muscle Nerve.* 2000;23:556–559.

181. Parry GJ. Motor neuropathy with multifocal persistent conduction blocks (a reply). *Muscle Nerve.* 1992;15:1057.

182. Kaji R, Mezaki T, Hirota N, et al. Multifocal motor neuropathy with exaggerated deep tendon reflex. *Neurology.* 1994;44:A180.

183. Evangelista T, Carvalho M, Conceicao I, et al. Motor neuropathies mimicking amyotrophic lateral sclerosis motor neuron disease. *J Neurol Sci.* 1996;139:95–98.

184. Brannagan TH, III. Immune-mediated chronic demyelinating polyneuropathies. In: Kalman B, Brannagan TH, III, eds. *Neuroimmunology in Clinical Practice.* Oxford: Blackwell; 2008:123–138.

185. Corbo M, Quattrini A, Latov N, et al. Localization of Gm1 and Gal(Beta-1–3)Galnac antigenic determinants in peripheral-nerve. *Neurology.* 1993;43:809–814.

186. Willison HJ, Yuki N. Peripheral neuropathies and anti-glycolipid antibodies. *Brain.* 2002;125:2591–2625.

187. Svennerholm L. Designation and schematic structure of gangliosides and allied glycosphingolipids. *Prog Brain Res.* 1994;101: XI–XIV.

188. Ilyas AA, Willison HJ, Dalakas MC, et al. Identification and characterization of gangliosides reacting with IgM paraproteins in three patients with neuropathy associated with biclonal gammopathy. *J Neurochem.* 1988;51:851–858.

189. Sadiq SA, Thomas FP, Kilidireas K, et al. The spectrum of neurologic disease associated with anti-Gm1 antibodies. *Neurology.* 1990;40:1067–1072.

190. Baba H, Daune GC, Ilyas AA, et al. Anti-GM1 ganglioside antibodies with differing fine specificities in patients with multifocal motor neuropathy. *J Neuroimmunol.* 1989;25:143–150.

191. Kusunoki S, Shimizu T, Matsumura K, et al. Motor dominant neuropathy and IgM paraproteinemia: the IgM M-protein binds to specific gangliosides. *J Neuroimmunol.* 1989;21:177–181.

192. Noguchi M, Mori K, Yamazaki S, et al. Multifocal motor neuropathy caused by a B-cell lymphoma producing a monoclonal IgM autoantibody against peripheral nerve myelin glycolipids GM1 and GD1b. *Br J Haematol.* 2003;123:600–605.

193. Stern BV, Baehring JM, Kleopa KA, et al. Multifocal motor neuropathy with conduction block associated with metastatic lymphoma of the nervous system. *J Neurooncol.* 2006;78:81–84.

194. Garcia-Moreno JM, Castilla JM, Garcia-Escudero A, et al. Multifocal motor neuropathy with conduction blocks and prurigo nodularis. A paraneoplastic syndrome in a patient with non-Hodgkin B-cell lymphoma?. *Neurologia.* 2004;19:220–224.

195. Apostolski S, Sadiq SA, Hays A, et al. Identification of Gal(beta 1–3) GalNAc bearing glycoproteins at the nodes of Ranvier in peripheral nerve. *J Neurosci Res.* 1994;38:134–141.

196. Thomas FP, Adapon PH, Goldberg GP, et al. Localization of neural epitopes that bind to IgM monoclonal autoantibodies (M-proteins) from two patients with motor neuron disease. *J Neuroimmunol.* 1989;21:31–39.

197. Adams D, Kuntzer T, Steck AJ, et al. Motor conduction block and high titres of anti-GM1 ganglioside antibodies: pathological evidence of a motor neuropathy in a patient with lower motor neuron syndrome. *J Neurol Neurosurg Psychiatry.* 1993;56:982–987.

198. Ogawa-Goto K, Funamoto N, Ohta Y, et al. Myelin gangliosides of human peripheral nervous system: an enrichment of GM1 in the motor nerve myelin isolated from cauda equina. *J Neurochem.* 1992;59:1844–1849.

199. Ogawa-Goto K, Funamoto N, Abe T, et al. Different ceramide compositions of gangliosides between human motor and sensory nerves. *J Neurochem.* 1990;55:1486–1493.

200. Thomas FP, Trojaborg W, Nagy C, et al. Experimental autoimmune neuropathy with anti-GM1 antibodies and immunoglobulin deposits at the nodes of Ranvier. *Acta Neuropathol.* 1991;82: 378–383.

201. Santoro M, Uncini A, Corbo M, et al. Experimental conduction block induced by serum from a patient with anti-GM1 antibodies. *Ann Neurol.* 1992;31:385–390.

202. Heiman-Patterson T, Krupa T, Thompson P, et al. Anti-GM1/GD1b M-proteins damage human spinal cord neurons co-cultured with

第五篇

muscle. *J Neurol Sci*. 1993;120:38–45.

203. Roberts M, Willison HJ, Vincent A, et al. Multifocal motor neuropathy human sera block distal motor nerve conduction in mice. *Ann Neurol*. 1995;38:111–118.

204. Leger JM, Chassande B, Musset L, et al. Intravenous immunoglobulin therapy in multifocal motor neuropathy: a double-blind, placebo-controlled study. *Brain*. 2001;124:145–153.

205. vandenBerg LH, Kerkhoff H, Oey PL, et al. Treatment of multifocal motor neuropathy with high-dose intravenous immunoglobulins—A double-blind, placebo-controlled study. *J Neurol Neurosurg Psychiatry*. 1995;59:248–252.

206. Azulay JP, Rihet P, Pouget J, et al. Long term follow up of multifocal motor neuropathy with conduction block under treatment. *J Neurol Neurosurg Psychiatry*. 1997;62:391–394.

207. Chaudhry V, Corse AM, Cornblath DR, et al. multifocal motor neuropathy—response to human immune globulin. *Ann Neurol*. 1993;33:237–242.

208. Chaudhry V, Corse AM, Cornblath DR, et al. Multifocal motor neuropathy—electrodiagnostic features. *Muscle Nerve*. 1994;17:198–205.

209. Federico P, Zochodne DW, Hahn AF, et al. Multifocal motor neuropathy improved by IVIg—randomized, double-blind, placebo-controlled study. *Neurology*. 2000;55:1256–1262.

210. Chad DA, Hammer K, Sargent J. Slow resolution of multifocal weakness and fasciculation—a reversible motor-neuron syndrome. *Neurology*. 1986;36:1260–1263.

211. Feldman EL, Bromberg MB, Albers JW, et al. Immunosuppressive treatment in multifocal motor neuropathy. *Ann Neurol*. 1991;30:397–401.

212. Krarup C, Sethi RK. Idiopathic brachial-plexus lesion with conduction block of the ulnar nerve. *Electroencephalogr Clin Neurophysiol*. 1989;72:259–267.

213. Kaji R, Oka N, Tsuji T, et al. Pathological findings at the site of conduction block in multifocal motor neuropathy. *Ann Neurol*. 1993;33:152–158.

214. vandenBerg LH, Lokhorst H, Wokke JHJ. Pulsed high-dose dexamethasone is not effective in patients with multifocal motor neuropathy. *Neurology*. 1997;48:1135.

215. Donaghy M, Mills KR, Boniface SJ, et al. Pure motor demyelinating neuropathy—deterioration after steroid treatment and improvement with intravenous immunoglobulin. *J Neurol Neurosurg Psychiatry*. 1994;57:778–783.

216. Thomas PK, Claus D, Jaspert A, et al. Focal upper limb demyelinating neuropathy. *Brain*. 1996;119:765–774.

217. Carpo M, Cappellari A, Mora G, et al. Deterioration of multifocal motor neuropathy after plasma exchange. *Neurology*. 1998;50:1480–1482.

218. Finsterer J, Derfler K. Immunoadsorption in multifocal motor neuropathy. *J Immunother*. 1999;22:441–442.

219. Willison HJ, O'Leary CP, Veitch J, et al. The clinical and laboratory features of chronic sensory ataxic neuropathy with anti-disialosyl IgM antibodies. *Brain*. 2001;124:1968–1977.

220. Yuki N, Miyatani N, Sato S, et al. Acute relapsing sensory neuropathy associated with IgM antibody against B-series gangliosides containing a GalNAc beta 1–4(Gal3–2 alpha NeuAc8–2 alpha NeuAc) beta 1 configuration. *Neurology*. 1992;42:686–689.

221. Arai M, Yoshino H, Kusano Y, et al. Ataxic polyneuropathy and anti-Pr2 IgM kappa M proteinemia. *J Neurol*. 1992;239:147–151.

222. Obi T, Kusunoki S, Takatsu M, et al. IgM M-protein in a patient with sensory-dominant neuropathy binds preferentially to polysialogangliosides. *Acta Neurol Scand*. 1992;86:215–218.

223. Younes-Chennoufi AB, Leger JM, Hauw JJ, et al. Ganglioside GD1b is the target antigen for a biclonal IgM in a case of sensory-motor axonal polyneuropathy: involvement of N-acetylneuraminic acid in the epitope. *Ann Neurol*. 1992;32:18–23.

224. Willison HJ, Paterson G, Veitch J, et al. Peripheral neuropathy associated with monoclonal IgM anti-Pr2 cold agglutinins. *J Neurol Neurosurg Psychiatry*. 1993;56:1178–1183.

225. Kusunoki S, Chiba A, Tai T, Kanazawa I. Localization of GM1 and GD1b antigens in the human peripheral nervous system. *Muscle Nerve*. 1993;16:752–756.

226. Kusunoki S, Shimizu J, Chiba A, et al. Experimental sensory neuropathy induced by sensitization with ganglioside GD1b. *Ann Neurol*. 1996;39:424–431.

227. Pestronk A, Li F, Griffin J, et al. Polyneuropathy syndromes associated with serum antibodies to sulfatide and myelin-associated glycoprotein. *Neurology*. 1991;41:357–362.

228. Quattrini A, Corbo M, Dhaliwal SK, et al. Anti-sulfatide antibodies in neurological disease—binding to rat dorsal-root ganglia neurons.

J Neurol Sci. 1992;112:152–159.

229. Nemni R, Fazio R, Quattrini A, et al. Antibodies to sulfatide and to chondroitin sulfate C in patients with chronic sensory neuropathy. *J Neuroimmunol*. 1993;43:79–85.

230. van den Berg LH, Lankamp CL, de Jager AE, et al. Anti-sulphatide antibodies in peripheral neuropathy. *J Neurol Neurosurg Psychiatry*. 1993;56:1164–1168.

231. Ilyas AA, Cook SD, Dalakas MC, et al. Anti-MAG IgM paraproteins from some patients with polyneuropathy associated with IgM paraproteinemia also react with sulfatide. *J Neuroimmunol*. 1992;37:85–92.

232. Nobile-Orazio E, Manfredini E, Carpo M, et al. Frequency and clinical correlates of anti-neural IgM antibodies in neuropathy associated with IgM monoclonal gammopathy. *Ann Neurol*. 1994;36:416–424.

233. Kabat EA, Liao J, Sherman WH, et al. Immunochemical characterization of the specificities of two human monoclonal IgMs reacting with chondroitin sulfates. *Carbohydr Res*. 1984;130: 289–297.

234. Sherman WH, Latov N, Hays AP, et al. Monoclonal IgM kappa antibody precipitating with chondroitin sulfate C from patients with axonal polyneuropathy and epidermolysis. *Neurology*. 1983;33:192–201.

235. Freddo L, Hays AP, Sherman WH, et al. Axonal neuropathy in a patient with IgM M-protein reactive with nerve endoneurium. *Neurology*. 1985;35:1321–1325.

236. Freddo L, Sherman WH, Latov N. Glycosaminoglycan antigens in peripheral nerve. Studies with antibodies from a patient with neuropathy and monoclonal gammopathy. *J Neuroimmunol*. 1986;12:57–64.

237. Yee WC, Hahn AF, Hearn SA, et al. Neuropathy in IgM lambda paraproteinemia. Immunoreactivity to neural proteins and chondroitin sulfate. *Acta Neuropathol*. 1989;78:57–64.

238. Quattrini A, Nemni R, Fazio R, et al. Axonal neuropathy in a patient with monoclonal IgM kappa reactive with Schmidt-Lantermann incisures. *J Neuroimmunol*. 1991;33:73–79.

239. Baba H, Miyatani N, Sato S, et al. Antibody to glycolipid in a patient with IgM paraproteinemia and polyradiculoneuropathy. *Acta Neurol Scand*. 1985;72:218–221.

240. Miyatani N, Baba H, Sato S, et al. Antibody to sialosyllactosaminylparagloboside in a patient with IgM paraproteinemia and polyradiculoneuropathy. *J Neuroimmunol*. 1987;14:189–196.

241. Ilyas AA, Li SC, Chou DK, et al. Gangliosides GM2, IV4GalNAcGM1b, and IV4GalNAcGC1a as antigens for monoclonal immunoglobulin M in neuropathy associated with gammopathy. *J Biol Chem*. 1988;263:4369–4373.

242. Bollensen E, Schipper HI, Steck AJ. Motor neuropathy with activity of monoclonal IgM antibody to GD1a ganglioside. *J Neurol*. 1989;236:353–355.

243. Spatz LA, Wong KK, Williams M, et al. Cloning and sequence analysis of the VH and VL regions of an anti-myelin/DNA antibody from a patient with peripheral neuropathy and chronic lymphocytic leukemia. *J Immunol*. 1990;144:2821–2828.

244. Dellagi K, Brouet JC, Perreau J, et al. Human monoclonal IgM with autoantibody activity against intermediate filaments. *Proc Natl Acad Sci U S A*. 1982;79:446–450.

245. Chad D, Pariser K, Bradley WG, et al. The pathogenesis of cryoglobulinemic neuropathy. *Neurology*. 1982;32:725–729.

246. Thomas FP, Lovelace RE, Ding XS, et al. Vasculitic neuropathy in a patient with cryoglobulinemia and anti-MAG IGM monoclonal gammopathy. *Muscle Nerve*. 1992;15: 891–898.

247. Driedger H, Pruzanski W. Plasma cell neoplasia with peripheral polyneuropathy. A study of five cases and a review of the literature. *Medicine (Baltimore)*. 1980;59:301–310.

248. Kelly JJ, Kyle RA, Obrien PC, et al. Prevalence of monoclonal protein in peripheral neuropathy. *Neurology*. 1981;31:1480–1483.

249. Hesselvik M. Neuropathological studies on myelomatosis. *Acta Neurol Scand*. 1969;45:95–108.

250. Dyck PJ, Low PA, Windebank AJ, et al. Plasma-exchange in polyneuropathy associated with monoclonal gammopathy of undetermined significance. *N Engl J Med*. 1991;325:1482–1486.

251. Noring L, Kjellin KG, Siden A. Neuropathies associated with disorders of plasmocytes. *Eur Neurol*. 1980;19:224–230.

252. Read DJ, Vanhegan RI, Matthews WB. Peripheral neuropathy and benign IgG paraproteinaemia. *J Neurol Neurosurg Psychiatry*. 1978;41:215–219.

253. Simmons Z, Albers JW, Bromberg MB, et al. Presentation and initial clinical course in patients with chronic inflammatory demyelinating

polyradiculoneuropathy—comparison of patients without and with monoclonal gammopathy. *Neurology.* 1993;43:2202–2209.

254. Dispenzieri A, Kyle RA, Lacy MQ, et al. POEMS syndrome: definitions and long-term outcome. *Blood.* 2003;101:2496–2506.

255. Watanabe O, Maruyama I, Arimura K, et al. Overproduction of vascular endothelial growth factor—vascular permeability factor is causative in Crow-Fukase (POEMS) syndrome. *Muscle Nerve.* 1998;21:1390–1397.

256. Watanabe O, Arimura K, Kitajima I, et al. Greatly raised vascular endothelial growth factor (VEGF) in POEMS syndrome. *Lancet.* 1996;347:702.

257. Dyck PJ, Engelstad J, Dispenzieri A. Vascular endothelial growth factor and POEMS. *Neurology.* 2006;66:10–12.

258. Kuwabara S, Misawa S, Kanai K, et al. Autologous peripheral blood stem cell transplantation for POEMS syndrome (Reprinted). *Neurology.* 2006;66:105–107.

259. Dispenzieri A. POEMS syndrome: 2017 Update on diagnosis, risk stratification, and management. *Am J Hematol* 2017:92:814–829.

260. Kyle RA, Gertz MA. Systemic amyloidosis. *Crit Rev Oncol Hematol.* 1990;10:49–87.

261. Kyle RA, Greipp PR. Amyloidosis (AL). Clinical and laboratory features in 229 cases. *Mayo Clin Proc.* 1983;58:665–683.

262. Durie BG, Persky B, Soehnlen BJ, et al. Amyloid production in human myeloma stem-cell culture, with morphologic evidence of amyloid secretion by associated macrophages. *N Engl J Med.* 1982;307:1689–1692.

263. Trotter JL, Engel WK, Ignaczak FI. Amyloidosis with plasma cell dyscrasia. An overlooked caused of adult onset sensorimotor neuropathy. *Arch Neurol.* 1977;34:209–214.

264. Kelly JJ, Jr., Kyle RA, O'Brien PC, et al. The natural history of peripheral neuropathy in primary systemic amyloidosis. *Ann Neurol.* 1979;6:1–7.

265. Gertz MA, Kyle RA. Amyloidosis—prognosis and treatment. *Semin Arthritis Rheum.* 1994;24:124–138.

266. Gertz MA, Greipp PR, Kyle RA. Classification of amyloidosis by the detection of clonal excess of plasma cells in the bone marrow. *J Lab Clin Med.* 1991;118:33–39.

267. Linke RP, Oos R, Wiegel NM, et al. Classification of amyloidosis: misdiagnosing by way of incomplete immunohistochemistry and how to prevent it. *Acta Histochem.* 2006;108:197–208.

268. Satoskar AA, Efebera Y, Hasan A et al. Strong transthyretin immunostaining: potential pitfall in cardiac amyloid staining. *Am J Pathol.* 2011:35:1685–1690.

269. Klein CJ, Vrana JA, Theis JD et al. Mass spectrometric-based proteomic analysis of amyloid neuropathy type in nerve tissue. *Arch Neurol.* 2011;68:195–199.

270. Vrana JA, Theis JD, Dasari S et al. Clinical diagnosis and typing of systemic amyloidosis in subcutaneous fat aspirates by mass spectrometry-based proteomics. *Haematologica.* 2014;99:1239–1274.

271. Duston MA, Skinner M, Anderson J, et al. Peripheral neuropathy as an early marker of AL amyloidosis. *Arch Intern Med.* 1989;149:358–360.

272. Gertz MA, Kyle RA, Greipp PR, et al. Beta 2-microglobulin predicts survival in primary systemic amyloidosis. *Am J Med.* 1990;89:609–614.

273. Kyle RA, Greipp PR, O'Fallon WM. Primary systemic amyloidosis: multivariate analysis for prognostic factors in 168 cases. *Blood.* 1986;68:220–224.

274. Sharma P, Perri RE, Sirven JE, et al. Outcome of liver transplantation for familial amyloidotic polyneuropathy. *Liver Transplantation.* 2003;9:1273–1280.

275. Comenzo RL, Vosburgh E, Falk RH, et al. Dose-intensive melphalan with blood stem-cell support for the treatment of AL (amyloid light-chain) amyloidosis: Survival and responses in 25 patients. *Blood.* 1998;91:3662–3670.

276. Rajkumar SV, Gertz MA. Advances in the treatment of amyloidosis. *N Engl J Med.* 2007;356:2413–2415.

277. Coelho T, Maia LF, Martins da Silva A, et al. Tafamidis for transthyretin familial amyloid polyneuropathy: a randomized, controlled trial. *Neurology* 2012;79:785–792.

278. Berk JL, Suhr OB, Obici L, et al. Repurposing diflunisal for familial amyloid polyneuropathy: a randomized clinical trial. *JAMA* 2013;310:2658–2667.

279. Adams D, Gonzalez-Duarte A, O'Riordan W. et al. Patisiran, an investigational RNAi therapeutic for patients with hereditary transthyretin-mediated (hATTR) amyloidosis with polyneuropathy: results from the phase 3 apollo study. First European Meeting for ATTR amyloidosis. 2017.

280. Wang AK, Coelho T, Waddington Cruz M et al. Safety and efficacy of Inotersen in patients with hereditary transthyretin amyloidosis with polyneuropathy (NEURO-TTR). *Ann Neurol.* 2017;82 (suppl 21);S11.

281. Zumbo G, Sadeghi-Alavijeh O, Hawkins PN, et al. New and developing therapies for AL amyloidosis. *Expert Opin Pharmacother.* 2017;18:139–149.

第
五
篇

第51章

肿瘤中的神经肌肉接头功能障碍

Clifton L. Gooch，Rebecca Hurst

重症肌无力（myasthenia gravis，MG）和 Lambert-Eaton 肌无力综合征（Lambert-Eaton myasthenic syndrome，LEMS）是两个常见的神经肌肉接头的综合征，并且可以明显地影响患者的日常功能。MG 影响 15%～30% 或更多的胸腺瘤患者，而 LEMS 影响 3% 的小细胞肺癌（small cell lung cancer，SCLC）患者。相反，10% 的 MG 患者患有胸腺瘤，40% 的 LEMS 患者将最终发展为癌症[1-5]。由于这些明显的关联和这些疾病可能引起的重大功能障碍，所以参与癌症治疗的医生对这些功能障碍至少应该有一个基本的了解，这是至关重要的。

重症肌无力

病理生理学

重症肌无力是一种常见的免疫性疾病。它是由于自身抗体直接影响了神经肌肉接头突触后膜或其周围乙酰胆碱受体上的抗原表位。这些抗体可以阻断乙酰胆碱（acetylcholine，ACh）与其受体的结合，或通过其他机制引起受体功能障碍，并可能启动免疫介导的受体降解，减少受体数量，损伤突触后膜[6-9]。乙酰胆碱受体数量的减少和功能障碍导致微型终板电位（miniature end-plate potentials，MEPP）和较低的终板电位（end-plate potential，EPP）的减少，降低了达到肌肉收缩所需的去极化阈值的可能性。

流行病学

MG 在美国的患病率为万分之一，发生在所有种族群体中。女性发病率在 30 岁左右达到高峰，平均发病年龄为 28 岁；男性发病率在 60 或 70 岁达

到顶峰，平均发病年龄为 42 岁。在年轻的人群中，女性与男性的比例最初被描述为 6：4，但是随着该人群的年龄增长，男性和女性之间的发病率变得相等。重症患者的治疗和护理方面的进步已使死亡率显著降低，从自然病史发生率（在当前治疗之前）为 30% 降至目前的 3%～4%。MG 死亡的危险因素包括年龄大于 40 岁，发病时病情进展迅速以及患有恶性胸腺瘤[10,11]。

重症肌无力和胸腺瘤

患有 MG 的患者中 10%～15% 患有胸腺瘤，胸腺瘤患者中 30%～65% 将患有肌无力[1-3,5]。胸腺瘤患者的平均患病年龄为 50 岁，男女比例为 1：1。90% 的肿瘤是良性的，很容易切除，但 10% 是恶性的，会从胸腺囊扩散到局部组织、淋巴系统，或者血液。只有 1%～5% 的会发生远处转移[12,13]。

恶性胸腺瘤患者应由有经验的胸外科医生进行彻底的胸腺切除术，术后可能会行放射治疗，是否进行化疗，取决于肿瘤分级及浸润程度。抗横纹肌抗体与并发肌无力和胸腺瘤密切相关，在这些患者中有 90% 升高。因此，当抗横纹肌抗体测定为阳性时，胸腺瘤的可能性更大[14,15]。随着肿瘤治疗的成功，抗横纹肌抗体水平下降，并在初步治疗后，抗体滴度逐步增加则可能是肿瘤复发的首要指标。

良性肿瘤很少复发，恶性肿瘤尽管经过手术和放疗，但仍扩散到胸膜或其他部位的胸腺瘤的平均生存期为 5～10 年[12]。大部分患有 MG 和胸腺瘤的患者表现为严重的全身性肢端无力和延髓麻痹，而单纯性眼部肌无力是罕见的[1]。有些病人可能有心脏疾病（肌无力），引心律失常、束支传导阻滞或心力衰竭伴局灶性心肌炎[16]。当胸腺瘤被诊断为晚期时，通常有典型的肌无力症状，病情会迅速恶

化及有更高的死亡率。相比之下，早期诊断为胸腺瘤的肌无力患者预后稍优于单纯胸腺增生的 MG[17]。

胸腺瘤通常被归类为淋巴瘤。根据它们的细胞来源，可分为上皮细胞、类癌细胞或间叶性肿瘤。胸腺瘤通常被称为淋巴上皮肿瘤并根据淋巴细胞浸润分级，尽管肿瘤的成分是上皮细胞[1]。

临床特征

重症肌无力这个名称源于希腊文，意思是"严重的无力症状。"顾名思义，肌无力的主要表现是肌肉无力和易疲劳性，会不同程度地影响眼球，延髓以及呼吸和四肢肌肉。这种无力常随着运动而恶化，随着休息而改善，通常到一天结束时变得更加严重。控制眼球和眼睑运动，面部表情，咀嚼，说话，吞咽和呼吸的肌肉特别容易受到影响。

几乎所有的 MG 患者都会经历复视和 / 或上睑下垂。有 50%～60% 的患者早期会出现的主要特征是复视和上睑下垂，另外通常 30% 的人会随着疾病的发展而出现这些症状加重的情况。相反，50%～85% 有眼部症状的患者最终会发展成全身无力，而 90% 的患者在出现眼部症状后的两年内会发展成全身疾病[17]。肌无力患者也可能发展为面部表情肌肉的无力，导致面部表情呆滞沮丧，眼睑闭合不全，咬肌无力及由于后咽部和腭部肌肉虚弱无力导致的构音障碍和鼻音过重。他们经常会出现吞咽困难，并且可能会发展为呼吸肌无力。呼吸肌无力可导致呼吸抑制和衰竭，这是该种疾病最严重的潜在后果。

美国重症肌无力基金会（Myasthenia Gravis Foundation of America, MGFA）的医学科学顾问委员会已经建立了 MG 的临床分类方案，以协助研究和临床护理的严重性等级标准化（表 51-1）[18]。

神经科检查

心理状态测试和感觉检查正常，腱反射正常至轻度异常。常见的脑神经异常包括单侧或双侧上睑下垂。眼睑下垂较严重时，患者可能会皱眉以弥补眼睑下垂。如果静息时不存在上睑下垂，则通常在持续注视 30～60 秒时会引起上睑下垂。由于眼外肌无力，患者可能患有复视，类似许多眼科或神经眼科综合征，包括核间性眼肌麻痹。由于面部表情肌肉无力，患者经常会出现面肌瘫痪。由于腭肌无力，饮水时可能会产生鼻音和鼻腔反流。一些患者可能会因长时间咀嚼而使下颌无力，并且由于咬

表 51-1 重症肌无力的 MGFA 临床严重程度量表

I 级	眼肌无力或上睑下垂，无其他地方的肌肉无力
II 级	轻度无力影响其他肌肉，有或不伴眼肌无力
II A	主要是四肢或躯干肌无力
II B	主要是延髓和 / 或呼吸肌无力
III 级	其他肌肉中度无力，伴或不伴眼肌无力
III A	主要是四肢或躯干肌无力
III B	主要是延髓和 / 或呼吸肌无力
IV 级	重度无力影响其他肌肉，有或不伴眼肌无力
IV A	主要是四肢或躯干肌无力
IV B	主要是延髓和 / 或呼吸肌（也可以包括不带插管的饲管）
V 级	神经肌肉呼吸衰竭需要插管以维持气道

美国重症肌无力基金会（Myasthenia Gravis Foundation of America, MGFA）

摘自 Barohn, RM, Ernstoff, HJ, Kaminski, JC, et al. Task Force of the Medical Scientific Advisory Board of the Myasthenia Gravis Foundation of America 2000. Myasthenia Gravis: Recommendations for Clinical Research Standards. Neurology, 2000; 55: 16-23. http://n.neurology.org/content/55/1/16/tab-figures-data。

肌疲劳而长时间交谈后下颌可能会张开。四肢的肌肉力量测试通常显示主要是近端肌肉无力，通常在腿部更为严重。还必须通过病史（通常是肺功能检查）仔细评估呼吸功能，因为这可能导致潜在的致命的呼吸衰竭。住院期间，脉搏血氧测量不足以监测呼吸状况，因为在氧气含量明显下降之前由于通气无力可能会导致严重的二氧化碳潴留和昏迷。因此，在病情加重期间，必须连续跟踪 MG 患者的肺活量（vital capacity, VC）和 / 或负吸气力（negative inspiratory force, NIF）。

依酚氯铵（腾喜龙试验）

静脉注射乙酰胆碱酯酶抑制剂——依酚氯铵（tensilon）可通过暂时增加神经肌肉接头处的乙酰胆碱水平来暂时改善 MG 患者的体征和症状。该测试对于一般性 MG 敏感性可能高达 90%～95%，特异性高达 80%～95%，对于眼肌无力症的敏感性为 80%～95% 以及 80%～90% 的特异性[19-23]。但是，这些数字均假设测试是由经验丰富的检查员对肌肉明显无力的患者进行的，在使用依酚氯铵之前和之后均进行了准确的测试。由其他几种神经肌肉疾病（如：肌萎缩性侧索硬化）引起的无力也可能随依酚氯铵而暂时改善。尽管胆碱能过量在免疫

疗法时代的肌无力疗法中很少见，但依酚氯铵试验也可能有助于区分肌无力是由于肌无力危象引起的还是由于嗅吡斯的明过量导致胆碱能危象引起的，因为患有肌无力危象的患者可以用这种药物改善，而胆碱能危象的患者则会恶化。

在大多数患者中，可以轻松进行依酚氯铵测试，但是适当的准备至关重要。尽管静脉注射（intravenous，iv）依酚氯铵很少会导致突发的心律失常，但也应该在能立即提供救护车以及快速插管，机械通气和除颤的场所进行。明显无力的肌肉，必须在试验前和试验后明确评估。眼睑下垂或近端肌肉无力，例如三角肌和二头肌很容易观察和测试。如果有可能，在使用依酚氯铵之前和之后，可以在最大肺活量（forced vital capacity，FVC）或NIF检测后进行肺功能监测。

由于依酚氯铵会增加循环中的乙酰胆碱水平，在极少数情况下可能会导致心脏传导阻滞、心搏停止、心动过缓和晕厥，因此患者应使用心脏监护仪，用于心率和心律评估。应准备两个1ml注射器，一个包含1ml生理盐水以用作安慰剂注射，另一个1mg溶液含有10mg依酚氯铵注射液（1mg每0.1ml）。该测试可以单盲（仅患者盲）或双盲（患者和检查员盲，由第三位医疗专业人员担任非盲观察员）完成。给予初始测试剂量（1mg）的依酚氯铵以评估副作用。一些患者可能会对这种小剂量产生明显反应。1~2分钟后，如果没有不良反应，则另一剂量（4mg）的依酚氯铵应在1分钟内产生明显的肌肉力量改变。如果没有改变，可以再给予5mg的剂量（总剂量不应超过10mg）。有反应的患者通常显示出明显的肌肉力量改变。在病情加重程度较轻的患者中，依酚氯铵的剂量变化可能不明显。许多作者建议在这种情况下通过几个盲法评估患者的反应。如果应用安慰剂对照，应首先使用安慰剂注射剂，并使用与依酚氯铵注射剂相同的方案，然后再给予（如果先给予依酚氯铵注射，则残留依酚氯铵可能会在随后的安慰剂注射过程中影响肌肉功能）。但是，鉴于心律不齐的相关风险以及更特异性的抗体检测以及电生理检查的可用性，现在很少使用依酚氯铵。

抗体检测：抗乙酰胆碱抗体，抗肌肉特异性激酶抗体和其他抗体

可用于诊断MG的抗体检测方法包括乙酰胆碱受体结合、调节和阻断抗体[14,24-28]。尽管结合抗体对MG的特异性较高（高达99%），但对于仅患有胸腺瘤而无肌无力症状的患者，它可能是阳性的。仅1%的肌无力患者中发现无结合抗体的阻断抗体。当乙酰胆碱受体结合抗体测定为阴性时，阻断和调节抗体测定是最具价值的。在早期，轻度或纯眼病的患者中，调节抗体检测可能更敏感。这些指标的敏感性和特异性，随着疾病严重程度的提高，检测方法也有所不同。阳性的ACh受体抗体测定对重症肌无力的特异性高达99%，在一般疾病中的敏感性范围为59%（阻断）至90%（结合和调节），但在纯眼病中仅30%（阻断）至70%（结合和调节）[24]。尽管个别患者的绝对抗体滴度与疾病严重程度之间无显著相关性，但在大量肌无力患者中，平均抗体滴度随疾病严重程度的增加而升高[28]。然而，在免疫治疗后，通常会发现患者的滴度降低至初始基线以下，并且与症状改善相关[28]。在一些胸腺瘤和早发性MG患者中也可能会发现较高的抗体滴度。

近年来，已在MG患者中发现了新的抗体人群：针对肌肉特异性激酶（muscle-specifickinase，MuSK）的抗体。一组在47%没有ACh受体抗体的MG患者中发现了抗MuSK抗体[29]。MuSK是一种酪氨酸激酶，在调节和维持ACh受体（ACh receptors，AChR）及其在神经肌肉接头处的功能中起重要作用。它的缺失显著破坏突触后膜的结构和功能。抗MuSK抗体具有高亲和力，抗体与天然MuSK的胞外域结合，主要是IgG4亚类。被动转移实验表明，MG鼠模型中MEPP振幅的降低方式类似于抗乙酰胆碱受体IgG[30]。MuSK B细胞分析表明与对照组和AChR MG患者相比，B10细胞百分比降低。一些MuSK MG患者对利妥昔单抗治疗有反应，而那些有反应的患者往往表现出更高水平的B10。这些发现与Th1/Th17介导的炎症和自身抗体产生是MuSK MG的主要机制是一致的（与AChRAb介导的MG相反，CD4 T细胞起关键作用）[31,32]。

具有抗AChR抗体的患者几乎从不携带抗MuSK抗体，而单纯的眼肌型重症肌无力患者实际上也从未具有抗MuSK抗体，无论它们是否对抗AChR抗体呈阳性。抗MuSK抗体未出现在正常对照中。抗MuSK相关的MG出现的年龄比其他种类的MG要早，并且会对颈部、肩部和呼吸道肌肉产生不同程度的影响，四肢无力少，少眼球症状。一些研究表明，抗MuSK对妇女的影响不成比

例[29, 30]。但是，抗 AChR 和抗 MuSK 抗体阳性的肌无力药对乙酰胆碱酯酶抑制剂和免疫调节疗法的反应似乎相同。抗 MuSK 重症肌无力患者不太可能有胸腺增生，也很少有胸腺瘤[33]，MuSK MG 患者的胸腺切除在迄今完成的小系列研究中没有显示出任何益处，这与 MuSK MG 与 AChRAb MG 在免疫发病机制上的差异一致[29, 34-38]。

另一类针对横纹肌的抗体是 MG 中首次报道的自身抗体。这些抗体对胸腺类肌细胞和骨骼肌的收缩因子都有反应，在 27% 的患者中都有这种抗体，其水平很高，高达 90% 的 MG 合并胸腺瘤患者[14, 15]。肌样细胞是主要在胸腺的髓质中发现的肌肉样细胞，它们含有烟碱型乙酰胆碱受体，表明肌样细胞可能提供了参与 MG 自身免疫反应的主要抗原。抗纹状体抗体滴度逐渐升高可能是胸腺瘤切除后复发的第一迹象。当 AChR 抗体检测结果呈阴性时，它们也可能单独存在，这使它们成为一种有用的辅助检测方法。在大量 MG 患者中发现的其他抗体包括抗核（20%～40%）、甲状腺（15%～40%）、类风湿因子（10%～40%）、胃壁细胞（10%～20%）、淋巴细胞（40%～90%）和血小板（5%～50%）抗体及抗平滑肌、线粒体、红细胞和鳞状上皮抗体，通常无其他疾病。

与 MG 相关的另一种潜在抗体是低密度脂蛋白受体 LRP4 相关抗体。LRP4 受体是一种凝集素受体，对于 MuSK 激活，AChR 聚集和 NMJ 形成至关重要。在 AChR 和 MuSK 抗体血清反应阴性的患者中，有 2%～45% 检出了 LRP4 抗体，并且 LRP4 抗体向小鼠的被动转移会产生肌无力症状[39]。在 MG 患者中也已检测到抗 titin 和抗 agrin 抗体，但尚未显示出这些抗体具有明显的致病性[39]。

尽管进行了多种测定，但约 20% 的 MG 临床诊断患者可能没有可识别的自身抗体。这群人被称为"血清阴性"MG。然而，通过这些测定的血清阴性反应不能以任何方式排除该患者组中 MG 的免疫学原因，因为阴性测定可能是由于血清抗体水平异常低或测定技术上的错误所致。在某些患者中，高亲和力抗体可能在体内积极黏附其各自的抗原，由于游离抗体的血清水平极低，因此标准检测呈阴性。最重要的是，正如近年来的发现所表明的那样，很可能还有其他尚未发现的致病性 MG 致病性抗体[40]。当所有抗体测定均为阴性时，诊断可以通过电生理检查，双耳蜗检查或临床标准来确定。血清阴性患者也有免疫抑制，尽管（抑制程度）可能不

如具有可检测抗体的患者[40]。

电诊断测试：重复性神经电刺激和单纤维肌电图（EMG）

有两种主要的电诊断测试可评估神经肌肉接头功能：重复性神经电刺激（repetitive nerve stimulation, RNS）和单纤维肌电图（single-fiber EMG, SFEMG）。RNS 包括对选定周围神经的重复电刺激，同时记录其神经支配的肌肉产生的电反应（图 51-1）。在基线 RNS 后，在 30～60 秒的肌肉自主最大收缩后再次进行，然后在这个简短的锻炼后每隔几分钟进行一次。将第一个波形[复合肌肉动作电位（compound motor action potential, CMAP）]的形态参数（波幅或面积）与后一个波形进行比较评估每列内 CMAP 大小的减少（减量）或增加（增量）。

在 MG 中，CMAP 的波幅通常在基线序列中将减小（衰减）10%～15% 或更多（图 51-2）。相反，RNS 期间正常受试者的 CMAP 波幅保持稳定，并且不会下降[41]。

运动后，MG 患者的 CMAP 波幅可能会暂时改善 10%～50%（运动后促进）[41]，而减量可能会改善（减量修复）。随后 1～3 分钟内，CMAP 下降暂时加剧，降至基线水平以下（激活后衰竭）[42]。运动后 5 分钟内，神经肌肉接头重新平衡，所有参数通常恢复到基线水平。

SFEMG[43] 利用特定的针头来记录单个肌纤维的放电，并间接提供了神经肌肉连接功能的精确定量，称为"颤抖"。SFEMG 提供了一种高灵敏度的检测神经肌肉接头功能的方法。在肌无力患者中，与对照组相比，神经肌肉接头（neuromuscular junction, NMJ）传播时间（颤抖）的变异性显著增加。MG 还可引起神经肌肉接头传导的间歇性阻断，使肌肉纤维不能收缩；SFEMG 还可以量化这种现象及其频率。正常情况下不应发生阻断现象。

重复神经电刺激和单纤维肌电图的敏感性和特异性差异很大。对于由于 MG 而导致全身无力的患者，手部或肩部肌肉的重复神经电刺激的敏感性约为 75%，但在眼肌型 MG 患者中的敏感性低于 50%。相比之下，单纤维肌电图是 MG 中对无力肌肉最敏感的检测，在全身 MG 中灵敏度为 95% 或更高，在眼肌型 MG 中，灵敏度为 90% 或更高[41, 43]。由于其灵敏度高，单纤维肌电图在轻度全身型、眼

第五篇

肌型或血清反应阴性的 MG 中具有非常大的诊断价值。但是，由于在其他多种神经肌肉疾病中颤抖可能也会出现，因此该技术的特异性有限，在单纤维的电诊断测试前，必须常规排除其他情况。

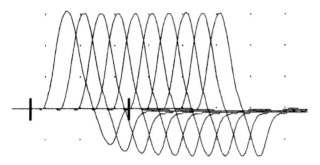

图 51-1　重复神经电刺激。在健康受试者中，使用低频（3Hz）刺激正中神经支配的大鱼际肌来记录正中神经的重复电刺激。给予 10 次刺激，生成了一个包含 10 个复合运动动作电位（CMAP）的序列，将其记录并按其刺激顺序显示在一行中（第一个生成的波形在左侧，最后一个在右侧）。这列波普中的每个 CMAP 都是正常的，并且在重复刺激过程中未观察到 CMAP 波幅或面积的显著变化，这是正常情况的反应

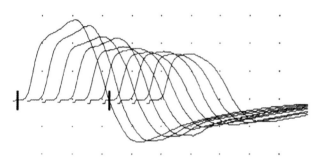

图 51-2　重症肌无力中重复神经电刺激时的递减。这段记录是用低频（3Hz）记录的。重复刺激手腕部的正中神经，同时记录一名活动性重症肌无力患者手部正中神经支配的大鱼际肌，使用与图 51-1 所描述的相同的方案。通过测量波幅和面积的损失，可以看到 CMAP 大小逐渐减小 40%～50%。这些损失是由于传输阻滞所致（在重复神经电刺激中神经肌肉连接阻滞越来越多，这与测试肌肉中显著的神经肌肉连接功能障碍一致）（见正文）。设置：扫描速度 5ms/格；灵敏度 5mv/格

对症治疗：乙酰胆碱酯酶抑制剂类

玛丽·沃克（Mary Walker）首次在 1934 年证明了乙酰胆碱酯酶抑制剂对 MG 的疗效[44]。最初使用的是子毒扁豆碱，在现代，MG 最常用的乙酰胆碱酯酶抑制剂是嗅吡斯的明。乙酰胆碱酯酶抑制剂可阻止 NMJ 乙酰胆碱的分解，因此增加了神经肌肉接头中乙酰胆碱的浓度，并促进了乙酰胆碱受体的活化以及后续的肌肉活化和收缩。这些药物

在口服后 20～30 分钟内生效，通常在 45 分钟内达到最大功效，持续 2～3 小时或更长时间。常用的起始剂量是每六小时 30～60mg，给药频率逐渐增加，直到达到足够的效果为止（如：从清醒时的每六小时到每四小时到每两到三小时一次）。嗅吡斯的明缓释制剂的剂量为 180mg，最有效的是在就寝前服用，以防止醒来时出现严重症状。乙酰胆碱酯酶抑制剂主要用于接受初级免疫调节治疗的患者的辅助治疗。然而，在轻微的、非进展性的情况下，如单纯性眼肌无力，这些药物可作为单药治疗。这些药物最常见的副作用是自主神经症状，是由于毒蕈碱受体的激活所致，包括肠蠕动亢进、腹泻、出汗和过多的呼吸道分泌物。心动过缓和其他心脏症状可能发生在已存在的心脏病患者，但严重的心律失常在正常患者中是罕见的。虽然临床意义不大，但许多患者在服用这些药物时也会出现弥漫性肌束炎，因此可能需要确认这种症状并不严重，也不意味着神经肌肉疾病恶化。

慢性期治疗：口服免疫抑制剂

对于大多数 MG 患者，免疫抑制治疗是首选的治疗方法，因为预防复发是管理的基石，应该成为医师管理的主要目标。类固醇仍然是 MG 最有效的慢性免疫治疗，经常被用作主要治疗手段[4]。每日高剂量泼尼松仍是美国最常见的初始治疗方案，通常以每日 60～80mg 的剂量开始。矛盾的是，在开始大剂量口服类固醇激素治疗后不久，多达 50% 的患者会出现 MG 症状加重，通常开始于 5 日之内，持续不到 4 日，尽管加重可能会延迟多达 17日[45]。开始口服类固醇治疗的患者中，有 10% 的患者可能出现更严重的病情。因此，在开始每日大剂量泼尼松治疗之前，对采用临时疗法的患者进行预处理通常是有用的（请参阅下一节）。有更严重症状的患者可能需要在类固醇治疗期间住院，适当监测呼吸系统症状的恶化直到建立一个明显的症状改善模式。口服泼尼松治疗通常在两周内开始生效，并在四周内对大多数患者明显有效，为大多数患者提供了显著的症状缓解。

自显著改善开始，类固醇开始每月一次减量。大多数患者可以在 6～12 个月内逐渐减少至合理的低剂量。开始类固醇治疗的另一种方法是从低剂量类固醇开始，每隔一天逐渐增加（如：每隔一天从 10～25mg 逐渐增加，每隔一天逐渐增加到 60～

80mg）。患有轻度疾病的患者可以从每日低剂量开始，然后以每月间隔逐渐增加，直到获得足够的治疗反应为止。

类固醇的副作用，尤其是在高剂量时，其副作用很多，包括糖尿病、体重增加、体液潴留、高血压、焦虑和失眠、精神病、青光眼和白内障、肌病、胃肠道出血和穿孔，对感染的敏感性增加以及股骨头坏死等等。每日服用大剂量泼尼松的患者通常应进行抗溃疡预防，并应评估其发生溃疡的风险。骨量减少及骨质疏松症，大多数需要补充维生素 D 和钙，可能还需要其他药物。内分泌学家或骨代谢专家可能对监测骨密度和制定适当的预防方案很有帮助。

还有很多其他免疫抑制疗法对于 MG 的治疗也是有效的。最常用的药物包括硫唑嘌呤，最近还有麦考酚酯。这些药物可以作为主要的有效药物治疗，但最常用于难治性患者，这些患者不能在不经历病情恶化的情况下，还可以逐渐减少至可接受的低剂量类固醇（激素减量剂）。在这些患者中，后续的治疗用其中一种，这些药物是在类固醇逐渐减少到低剂量或逐渐减少的情况下开始使用的。有效但具有明显毒性的三线药物包括环孢霉素 A 和环磷酰胺。

硫唑嘌呤为 6- 巯基嘌呤的衍生物，抑制 DNA 和 RNA 的合成并干扰 T 细胞功能。在 MG 患者中，该药物可能需要 4～12 周才能开始起作用，因此仅限于作为没有严重或快速进行性进展的患者的主要药物。它是用于 MG 的最常见的类固醇减量剂，并且在这方面的作用已得到充分研究[46,47]。它的副作用比较温和，包括罕见的骨髓抑制和肝毒性，这两种都是典型的、可逆的及急性流感样综合征，伴有不适、发热和肌肉酸痛。必须通过定期的血细胞计数和肝功能检查对患者进行监测。长期使用还会增加血液系统恶性肿瘤的风险。环磷酰胺也是有效的，但有很大的毒性，当环磷酰胺逐渐减少时，MG 症状通常会复发。副作用包括骨髓抑制，出血性膀胱炎，血液、膀胱及皮肤的恶性肿瘤，脱发以及恶心呕吐等症状。它也可以作为一种类固醇减量剂，但也有更好的耐受替代品[48]。环孢菌素可以抑制钙神经素信号转导和 T 细胞功能。它既可以作为主要疗法，也可以作为类固醇减量剂的疗法，但毒副反应大，并且许多患者的耐受性差，会导致高血压，肾功能不全，和越来越多的全身不适。因此，现如今它已不被广泛使用[4]。麦考酚酯是由麦考酚酸代谢而来，可逆性的单核苷酸脱氢酶抑制剂，对嘌呤合成至关重要，在 B 细胞和 T 细胞增殖中也起着关键作用[49,50]。麦考酚酯对 B 细胞和 T 细胞增殖的选择性与大多数其他药剂相比，具有更有利的一面，效果略好，但副作用也可能存在，包括有骨髓抑制，2% 的消化性溃疡发病率及长期使用可能会使恶性肿瘤，尤指黑色素瘤和血液癌症的风险增加。必须定期进行血细胞计数检测，尤其是在治疗的最初几周内。它在 MG 中的确切功效仍在积极研究中，但对于在大多数患者，一般到 6～12 周内才发挥作用，并且越来越多地用作类固醇减量制剂。

姑息治疗：血浆置换和 IVIg

那些表现出更严重的症状、快速的病程或呼吸困难的患者需要免疫疗法，其起效要比口服药物更快。更严重的病例还可能需要住院以进行呼吸监测和支持治疗。两种干预措施可以使大多数 MG 患者迅速缓解症状：血浆置换和静脉注射免疫球蛋白（intravenous immunoglobulin, IVIg）。这些方法也可以作为 MG 患者手术前处理的辅助手段（减少术后长期瘫痪和 / 或呼吸无力的风险），并在开始每日高剂量类固醇治疗前进行预处理，以减少短暂性类固醇恶化的风险。如果反复使用这些方法，也可以考虑用于口服药物治疗失败或有严重禁忌证的患者的长期治疗。

血浆交换去除了包括来自血液的乙酰胆碱受体抗体等许多大分子，它可以降低胸腺切除术围手术期的发病率，并可以成功对抗类固醇诱发的病情加重[51]。一般情况下，每次交换过程中要清除 2～4L 血浆。通常在两周的时间内每周进行三次交换（通常在隔日），总共进行六次交换。症状改善通常在几天内就会显现出来，通常会在交换完成后的一周达到顶峰。大多数患者的明显获益期为 4～6 周，但有些患者的获益期可能更长[52-57]。血浆交换的耐受性通常很好，但由于血管通路困难，特别是在需要中心静脉置管时（感染，局部血栓形成和血管穿孔），清除循环凝血因子时会引起并发症（出血），脱水（低血压和异常心率）以及短暂的电解质紊乱等。血浆置换是需要人员、设备并且价格昂贵，但是当重症肌无力患者需要快速的治疗时，血浆置换仍然非常有效。

大剂量静脉注射免疫球蛋白是从许多人类供体血清中提取得到的抗体。它通过多种可能的机制发挥作用，包括引入针对天然病原体的中和抗独特型抗体，调节 B 细胞和 T 细胞活性以及通过负反馈减少天然病原体抗体的产生。在大多数患者中，它的作用时间过程与血浆置换相似，并且在数天内就开始改善，并且同样有效。IVIg 的初始疗程通常为每日注射 400mg/kg 体重，连续注射 5 日，总剂量为 2g/Kg。大约 70% 的患者在开始治疗后 5 日内出现改善，最大作用效能在第 8～9 日，持续时间为 4～12 周[58]。副作用一般是比较轻微，可能包括头痛，寒颤，发热和恶心，通常是由于轻度的无菌性脑膜炎引起。用对乙酰氨基酚和苯海拉明进行预处理可以预防这些轻微的反应。这种药物的过敏性和 / 或血清病极少发生，发生急性不良事件的风险可能低于大多数静脉注射抗生素制剂。应通过定量免疫球蛋白筛查患者是否存在免疫球蛋白 A（IgA）缺乏症。尽管在一般人群当中 IgA 缺乏症通常在临床上无症状，但接受 IVIg 治疗的患者容易出现严重的过敏反应。急性肾衰竭也是一个重要的并发症，通常发生用药的数天内。所有患者应在输注前进行肾功能筛查。输注之前和期间的肾功能正常不能保证可以避免这种并发症。IVIg 引起的早期急性肾衰竭的病例多发生在已知有糖尿病的患者，并且涉及 IVIg 制剂含有蔗糖。患有糖尿病或肾功能不全的患者必须谨慎行事，应更仔细地考虑其他治疗方法（例如血浆置换）。在老年人中，输注期间和输注后几天可能会出现轻度白细胞减少和 / 或骨髓抑制，但是对于没有先天性血液病的患者，这几乎没有任何后果。IVIg 输注会带来大量液体负荷，可能是充血性心力衰竭患者的禁忌证。输注过程中的蛋白负荷也会增加血清渗透压，这与输注过程中血栓事件的报告相一致，推测 IVIg 可能会增加输注过程中的心脑血管风险。该说法的有效性尚有争议，但对于有高心血管风险的患者，应谨慎使用 IVIg。IVIg 也是一种昂贵的药物，但如果将每种疗法的设备和人员成本汇总起来，其成本可能与血浆置换相似。如果患者在有检测的条件下（例如医院或输液中心）能够很好地耐受初次输注，并且不需要住院监测 MG 症状，则可以在家中进行后续输注，从而大大降低了这种干预的成本。将 IVIg 与血浆置换进行对照的研究并没有显示其在治疗重症肌无力加重或术前治疗的疗效上有显著差异[59-61]。

数百种药物会使 MG 的病情症状恶化甚至可以诱发肌无力危象；这些化合物应尽量避免使用，或在绝对需要时慎用。这些药物包括氨基糖苷类抗生素及其他抗生素（例如环丙沙星和氨苄西林）、β- 肾上腺素能受体阻断剂（例如普萘洛尔）、维拉帕米、青霉素、普鲁卡因胺、锂、镁、奎尼丁、氯喹、抗胆碱能药（例如三己基苯甲酰基）和神经肌肉阻滞剂（例如维库溴铵和库拉雷）等。这些药物的合理全面和有用的参考清单可在 MGFA 网站上找到。网址为：www.myasthenia.org/hp_edmaterials_reference.cfm#table1。

手术疗法：胸腺切除术

近一个世纪以来，去除胸腺被认为是 MG 的标准疗法。在 21 世纪初期，胸腺肿瘤切除术在 MG 中产生了意想不到的疗效[62]，激发了许多后续研究，增加了患者的临床缓解的机会，不管有没有胸腺瘤[63]。由于 MG 胸腺切除术研究的荟萃分析所使用的评分方式和临床反应的定义存在明显差异而受到阻碍，因此完全缓解率的更严格标准（定义为无任何症状或没有其他疗法的患者）主要用于对照研究。在有效的医学免疫治疗或胸腺切除术之前的自然史研究已有报道自发缓解率在 6%～20% 之间。1960 年之前在无胸腺瘤的重症肌无力患者中进行的胸腺切除术的几项研究报道，其缓解率介于 11%～20% 之间，其中一项研究声称其缓解率为 52%。随着 20 世纪 60 年代和 70 年代重症监护技术的进步，缓解率有所提高从 27%～38% 不等[64,65]。在 20 世纪 80 年代，采用辅助免疫抑制疗法的患者的缓解率更高，从 54%～56% 不等[66,67]。

胸腺切除术有多种手术入路，包括经典的经胸骨入路（分离胸骨并切除界限清楚的纵隔叶）、扩大胸骨胸腺切除术（分离胸骨，胸膜外及颈部扩大探查），经颈胸骨胸腺全切除术（颈部及颈部扩大探查纵隔直接目视检查和切除所有可疑胸腺组织）及近年来的微创技术，包括经颈入路（一种更有限的方法）通过颈切口而不是胸骨切开术进行切除）和纵隔镜切除。报告的平均缓解率经颈是 20%～30%[68-72]，传统的经胸骨手术为 30%～40%[17,71,73,74]，扩大和全切手术的缓解率为 50%～60%[67,75,76]。较新的、侵入性较小的方法还没有广泛使用足够长的时间来评估其效果。经颈和全胸腺切除术的缓解率之间的差异，有统计学意义（$P=0.000\,1$）[75]，但是由于全胸腺切除术的并发症发生率显著增加，因此大多数中心都赞成采用扩大的胸骨后入路。当存在胸腺瘤时，切除后的肌无力改善不明显。

大量研究还证明,胸腺切除术后药物需求减少,总体症状改善[74,77]。通常情况下,临床改善至少会维持6~12个月,并且可能好几年都不会出现[17,78-80]。传统的胸骨和扩大胸腺切开术在实验中进行是安全的。拥有良好的术前和围手术期管理的中心,其并发症发生率接近单纯全身麻醉的发生率[6]。进行胸腺切除术的肌无力患者平均仅插管1.4日[81]。但是,如果准备充分,大多数MG患者术后并不需要插管。

明智地选择胸腺切除术的患者至关重要,而胸部计算机断层扫描(CT)或磁共振成像(MRI)是MG检查的必不可少的部分。所有单纯胸腺肿瘤患者应进行全切除。然而,具有广泛转移性疾病的患者可能无法从手术中受益,手术只能作为减少肿块的体积策略来延长生存期。多年来,由于缺乏对照的临床试验,非胸腺切除术的确切价值一直是争议的主题。然而,最近在AChR阳性MG患者中完成了一项大型随机对照胸腺切除术试验,可以改善3年的临床结局。患者年龄在18~65岁之间,胸腺切除术后的MG定量临床评分明显提高,疾病控制所需的泼尼松剂量降低,不太需要其他免疫调节疗法。然而,胸腺切除术对MuSk患者和血清阴性MG患者(不包括在本研究中)的作用仍不清楚[38]。

任何手术的充分准备都是非常重要的,包括肌无力患者的胸腺切除术。除其他常规术前检查外,还应进行术前肺功能检查(包括肺活量测量)。理想情况下,病人的病情应该足够稳定,使他们能够术前至少24小时停止乙酰胆碱酯酶抑制剂治疗。无论如何,应在手术当天早上停止乙酰胆碱酯酶抑制剂的治疗。应尽量避免使用肌肉松弛剂,特别是去极化剂,因为它们可能导致长期瘫痪。术后,可观察到短暂而明显的力量增强,可持续数天。接受乙酰胆碱酯酶抑制剂治疗的患者可能会报告在此期间剂量需求减少了25%[63]。

10%~15%的肌无力患者会出现胸腺瘤,40%的胸腺瘤患者会出现肌无力[1]。胸腺瘤患者的平均年龄为50岁,略高于单纯肌无力患者。这些肿瘤中大约90%可以很容易地被切除。其余的10%是恶性的,遍布纵隔,远处转移的发生率仅有1%~5%[12,13]。恶性胸腺瘤患者应进行彻底的手术切除,并在肿瘤科医生的指导下考虑术后肿瘤治疗。尽管进行了治疗,但已经扩散到胸膜或其他部位的恶性胸腺瘤患者的平均生存期为5~10年[14,64]。

抗横纹肌抗体与肌无力和胸腺瘤密切相关,常同时伴有,这些患者中有90%的抗体水平升高。在所有患有肌无力的患者中仅27%可见该抗体。他们的存在,要怀疑患有肿瘤的可能[14,15]。随着成功的肿瘤治疗,抗横纹肌抗体水平下降。因此,逐渐增加的滴度可作为肿瘤复发的第一证据。

胸腺切除术的作用机制仍有争议。具有免疫活性的组织在身体其他部位非常丰富,以至于免疫系统似乎无法解释所观察到的现象。切除胸腺确实会降低具有免疫活性的胸腺激素的水平,进而导致更为广泛的免疫抑制[82]。然而,胸腺中针对AChR的B淋巴细胞和T淋巴细胞自动敏化的最基本元素存在使其成为持续产生肌无力抗体的关键位置,使其能够有效地抑制特定的免疫反应[40]。鉴于MG的相对异质性和有限数量的对照治疗试验,专家小组最近发布了一项国际共识管理指南,为临床医生提供有关治疗方法的参考[83]。

Lambert-Eaton肌无力综合征

病理生理学和流行病学

现在被称为兰伯特-伊顿肌无力综合征(Lambert-Eaton myasthenic syndrome,LEMS)的疾病是Lambert和Eaton在1957年首次报道的[84]。85%~95%的LEMS患者血清中突触前膜中针对P/Q型电压门控钙通道(voltage-gated calcium channel,VGCC)的抗体为阳性[85,86]。抗VGCC抗体可减少运动神经末梢中VGCC的数量[87,88]。通过减少每个到达动作电位触发的钙离子流,抗VGCC抗体最终会破坏乙酰胆碱对神经肌肉接头的钙依赖性释放,从而导致临床肌肉无力。副交感,交感和肠神经元均受到影响。1989年,Lennon等开发了一种抗VGCC抗体的检测方法[89],发现这些抗体存在于100%(32/32例)的副肿瘤性LEMS患者和91%(30/33例)的非副肿瘤性LEMS患者的血清中[86]。

LEMS病例中近60%是副肿瘤性,最常与小细胞肺癌(small cell lung cancer,SCLC)相关。已经报道了许多其他与LEMS相关的癌症,包括非SCLC;淋巴肉瘤;恶性胸腺瘤以及乳腺癌,胃癌,结肠癌,前列腺癌,膀胱癌,肾癌和胆囊癌。只有淋巴增生性疾病(例如淋巴瘤)似乎在大量的LEMS患者中发生[4,90,91]。LEMS的诊断可能是癌症的表现特征，也可能在发生癌症之前。在这些情况下，癌症的诊断通常是诊断后 2 年内取得。但是，有 40% 的 LEMS 患者永远不会罹患癌症，并且两年后出现晚期恶性肿瘤的概率很小，但不为零。LEMS 罕见，精确流行病学估计很难计算，但它的患病率可能在 1/50 万到 1/100 之间。

临床表现

LEMS 患者通常表现为四肢近端无力，开始于腿部并扩散到上肢。一般来说，患者在运动（"热身"现象）后会有轻微的力量改善，但随着持续活动的增多，这种改善会减弱，尽管这可能不是一个重要的临床特征。除无力外，更明显的症状（如疲劳和肌痛）可能会突出，会被误诊为精神方面的问题。另外，轻度的自主神经症状，如口腔干燥（口干）和体位性低血压也很常见。尽管已经报道了罕见的严重呼吸衰竭病例，但与 MG 相反，其呼吸肌通常不受影响。眼肌无力，出现复视、上睑下垂等症状，不太会出现构音障碍及吞咽困难，这些在 LEMS 患者中较为常见，但这些症状通常被描述为短暂和轻微的，很少出现不适[4]。然而，在一个小的病例分析中，Burns 等[92]描述了 LEMS 的虚弱症状，在 78% 的患者中发现了明显的眼球体征和症状，其中 30% 的患者存在主诉。有趣的是，在该病例分析中 11 个复视患者，有 6 个存在共济失调，这是 LEMS 的非典型症状。无复视的患者均未发现共济失调。较多数量的患者表现共济失调和复视，这表明该病例分析中的一些患者可能同时患有 LEMS 和亚急性小脑变性（subacute cerebellar degeneration, SCD）的合并副肿瘤综合征。

神经科检查

在 LEMS 中，精神状态和感觉检查通常是正常的，尽管如果同时发生副肿瘤感觉神经病，则可能会出现袜子和手套样感觉异常的情况[93]。腱反射通常会减弱，但在短暂（15 秒）附着肌肉运动后可能会暂时恢复正常（这种现象称为"反射促进"或"反射增强"）。力量测试通常显示轻度的近端无力，最常见于独立影响髋屈肌。尽管眼球的症状可能很细微，但通过仔细的脑神经检查发现 25% 的患者通常有较轻的上睑下垂和 / 或复视。如果癌症患者在手术后使用神经肌肉阻断剂后出现长期瘫痪，应通过神经学诊断和适当的诊断检测，要对 LEMS 进行认真考虑和评估。如果报告了直立或晕厥症状，则应测量坐位和卧位的血压和脉搏。

电诊断测试：常规研究，重复电刺激和 SFEMG

神经传导研究显示由于神经肌肉阻滞出现运动波幅降低，而在 MG 患者中运动波幅通常是正常的。此外，在常规神经传导的重复电刺激过程中，运动神经波幅可能会剧烈波动。然而，感觉神经传导是正常，没有波动。针极肌电图检查可显示近端肌肉的运动单位不稳定性和细微的肌病性改变，但较 MG 少见。

在 LEMS 中，当使用低频刺激时，RNS 产生的衰减类似于 MG 中的衰减。然而，LEMS 患者的简短运动会导致 CMAP 波幅急剧增加（运动后促进），通常超过 100%，远大于 MG 所见。高频 RNS 通常代替运动，它还在 LEMS 中产生了显著的 CMAP 易化。超过 100% 的 CMAP 易化作用对 LEMS 相对特异，但不是 100% 敏感；因此，正常的 RNS 研究并不排除诊断。

单纤维肌电图测量的颤抖和阻滞在 LEMS 中显著增加，通常与无力的严重程度不成比例。在许多终板中，颤抖和阻滞随着放电频率的增加而降低。在所有终板或所有 LEMS 患者中均未观察到此模式。由于在某些 MG 患者中的终板中，较高的放电频率也会导致颤抖和阻滞减少，因此该模式不能确认 LEMS 的诊断。但是，如果这种形式明显，并且在大多数肌肉中都可见到，那么就很可能提示 LEMS 诊断[94]。

对症治疗

副肿瘤性 LEMS 通常对潜在癌症的成功治疗有反应，尽管症状可能会随着癌症的复发而出现。在 SCLC 中，化学疗法是首选，这将具有额外的免疫抑制作用[4,95]。SCLC 患者中 LEMS 的存在与癌症患者生存期的改善有关。关于其他副肿瘤综合征患者预后更好的报道表明，与没有副肿瘤综合征的组织学上相同的肿瘤患者相比，有副肿瘤综合征的患者预后更好，患者的生存期更长，但这一现象并不普遍[96-98]。

胆碱酯酶抑制剂，盐酸胍，3 - 氨基吡啶（3-aminopyridine, 3AP）和最近的 3,4- 二氨基吡啶（3,4-diaminopyridine, DAP）已被用作 LEMS 的对症治疗。其中，3,4 DAP 仅在美国由独立的制造商捐赠使用（Jacobus Pharmaceutical Co., Inc., Princeton, New Jersey；传真：609-799-1176）[4,99]。

在美国,通常需要研究协议才能在 LEMS 中使用该药物。3AP 是核糖核苷酸还原酶的有效抑制剂,是脱氧核苷酸供应中用于 DNA 合成的速率决定酶。它具有广谱抗肿瘤活性,并与靶向 DNA 的抗肿瘤药物有协同作用。3,4- 二氨基吡啶通过阻断钾离子而起作用,阻断神经末梢中的钾通道外流,从而使动作电位持续时间增加。Ca^{2+} 通道可以打开更长的时间,允许更大的乙酰胆碱释放,部分克服 VGCC 封锁。两项随机对照试验证明了 3,4 DAP 可以改善 LEMS 症状[100-103]。

免疫调节疗法

免疫调节疗法通常在 LEMS 中不如在 MG 中有效。血浆置换和 IVIg[104,105]似乎都在临床试验中提供了适度的改善强度,但通常没有明显的功能改善。泼尼松和硫唑嘌呤在临床试验中也显示出一定程度的疗效,但大多数患者并未发现其症状得到足够的改善,因此不值得使用这些药物[105]。其他免疫抑制剂,例如有时使用麦考酚酯,环磷酰胺和他克莫司,然而,这些药物的使用数据仅限于病例系列报告[4,106],疗效似乎有限。

癌症筛查

如果患者被诊断出患有 LEMS 并且尚未被诊断出患有任何恶性肿瘤,则必须开始对原发癌进行彻底检查。该评估可能包括全身 PET 扫描,该扫描可能会检测出无法通过标准成像技术检测到的肿瘤[107,108],并且应包括所有常规的癌症筛查及更多根据患者的病史和检查量身定制的密集型检查(如:吸烟者的支气管镜检查和有结肠癌家族史的年轻患者的结肠镜检查)。即使最初未发现肿瘤,也应每 6~12 个月持续进行肿瘤监测 2~5 年。

要点

- 两种最常见的神经肌肉接头综合征是 MG 和 LEMS。
- MG 会波及 15%~30% 的胸腺瘤患者或更多,而 LEMS 会波及 3% 的 SCLC 患者。相反,10% 的 MG 患者会患有胸腺瘤,40% 的 LEMS 患者最终会患上癌症。
- 重症肌无力是由自身抗体引起的针对突触后膜乙酰胆碱受体上抗原决定簇或周围表位的神经肌肉接头疾病。这些抗体可阻断乙酰胆碱与其受体的结合或通过其他机制引起受体功能障碍,还可能引发免疫介导的受体降解,减少受体数量和破坏突触后膜。
- MG 的主要表现是肌肉无力和易疲劳,会不同程度地影响眼、延髓和呼吸以及四肢肌肉。
- 可用于诊断 MG 的抗体检测包括乙酰胆碱受体结合、调节和阻断抗体。
- 当所有抗体测定均为阴性时,可以通过以下方法确诊 MG:电生理测试,依酚氯铵测试或根据临床标准。
- LEMS 患者由于神经肌肉接头处突触前末端释放的 ACh 减少而发展为波动性近端无力。
- 85%~95% 的 LEMS 患者在神经元突触前膜中可检测到 VGCC P/Q 型抗体。
- LEMS 的诊断可能是在癌症的症状表现、诊断之前 2 年或更长的时间;但是,有 40% 的 LEMS 患者将永远不会发展为癌症。
- LEMS 患者的肌无力通常表现为始于下肢并发展到上肢。相关症状,例如疲劳,肌痛,口干和体位性低血压也很常见。
- LEMS 患者可能表现为轻度运动后力量的改善("热身"现象)会随着连续活动的增加而减弱,尽管这可能不是重要的临床特征。
- LEMG 中的神经传导研究表明,由于神经肌肉阻滞,运动波幅较低,而 MG 则相反,后者的运动波幅通常是正常的。另外,在 LEMS 中运动神经的波幅可能在常规神经传导的重复刺激过程中剧烈波动。然而,在这两种疾病中感觉神经传导是正常的。针极肌电图检查可能显示运动单元不稳定和近端肌肉的细微肌病改变,但在 LEMS 中较少见于 MG。
- 副肿瘤 LEMS 通常对通过成功治疗潜在的癌症而有反应,尽管症状可能会随着癌症的复发而复发。

(王岩静 译 陈真 校)

参考文献

1. Aarli JA. Myasthenia gravis and thymoma. In: Lisak RP, ed. *Handbook of Myasthenia Gravis and Myasthenic Syndromes*. New York, NY: Marcel Dekker; 1994:207–249.
2. Evoli A, Minicuci GM, Vitaliani R, et al. Paraneoplastic diseases associated with thymoma. *J Neurol*. 2007;254:756–762.

第五篇

3. Morgenthaler TI, Brown LR, Colby TV, et al. Thymoma. *Mayo Clin Proc.* 1993;68(11):1110–1123.

4. Skeie GO, Apostolski S, Evoli A, et al. Guidelines for the treatment of autoimmune neuromuscular transmission disorders. *Eur J Neurol.* 2006;13:691–699.

5. Souadjian JV, Enriquez P, Silverstein MN, et al. The spectrum of diseases associated with thymoma. Coincidence or syndrome? *Arch Intern Med.* 1974;134:374–379.

6. Drachman DB. Myasthenia gravis. *N Engl J Med.* 1994;330:1797–1810.

7. Fambrough D, Drachman DB, Satyamurti S. Neuromuscular junction in myasthenia gravis. Decreased acetylcholine receptors. *Science.* 1973;182:293.

8. Wolf SM, Rowland LP, Schotland DL, et al. Myasthenia as an autoimmune disease; clinical aspects. *Ann NY Acad Sci.* 1966;135:517.

9. Zacks SI, Bauer WX, Blumberg JM. The fine structure of the myasthenic neuromuscular junction. *J Neuropathol Exp Neurol.* 1962;21:335–347.

10. Phillips LH, Torner JC. Has the natural history of myasthenia gravis changed over the past 40 years? A meta-analysis of the epidemiological literature. *Neurology.* 1993;43:A386.

11. Treves TA, Rocca WA, Meneghini F. Epidemiology of myasthenia gravis, In: Anderson DW, Schoenberg DG, eds. *Neuroepidemiology: A Tribute to Bruce Schoenberg.* Boston, MD: CRC Press; 1991:297.

12. Legolvan DP, Bell MR. Thymomas. *Cancer.* 1977;39:2142–2157.

13. Verley JM, Hollmann KH. Thymoma. A comparative study of clinical stages, histologic features, and survival in 200 cases. *Cancer.* 1985;55:1074–1086.

14. Limburg PC, Hummel-Tappel E, Oosterhuis HJ. Antiacetylcholine receptor antibodies in myasthenia gravis. Part I: their relation to the clinical state and the effect of therapy. *J Neurol Sci.* 1983;58:357.

15. Gilhus NE, Aarli JA, Christenson B, et al. Rabbit antisera to a citric extract of human skeletal muscle cross-reacts with thymomas from myasthenia gravis patients. *J Neuroimmunol.* 1984;7:55.

16. Rowland LP, Hoefer PF, Aranow H Jr, et al. Fatalities in myasthenia gravis. *Neurology.* 1956;6:307–326.

17. Oosterhuis HJ. Myasthenia gravis. A survey. *Clin Neurol Neurosurg.* 1981;83:105–135.

18. Task Force of the Medical Scientific Advisory Board of the Myasthenia Gravis Foundation of America 2000. Myasthenia Gravis: Recommendations for clinical research standards. *Neurology.* 2000;55:16–23.

19. Evoli A, Tonali P, Bartoccioni E, et al. Ocular myasthenia: diagnostic and therapeutic problems. *Acta Neurol Scand.* 1988;77:31.

20. Nicholson GA, McLeod JG, Griffiths LR. Comparison of diagnostic tests in myasthenia gravis. *Clin Exp Neurol.* 1983;19:45.

21. Osserman KE, Benkins G. Critical reappraisal of the use of edrophonium (Tensilon) chloride tests in myasthenia gravis and significance of clinical classification. *Ann NY Acad Sci.* 1966;135:212.

22. Phillips LH, Melnick PA. Diagnosis of myasthenia gravis in the 1990s. *Semin Neurol.* 1990;10:62–69.

23. Viets HR, Schwab RS. Problems in the diagnosis of myasthenia gravis, a 20-year report of the neostigmine test. *Trans Am Neurol Assoc.* 1955;80:36.

24. Howard FM, Lennon VA, Finley J, et al. Clinical correlations of antibodies than bind, block or modulate human acetylcholine receptors in myasthenia gravis. *Ann NY Acad Sci.* 1987;505:526–538.

25. Lennon VA, Jones G, Howard FM, et al. Autoantibodies to acetylcholine receptors in myasthenia gravis. *N Engl J Med.* 1983;308:402–403.

26. Lennon VA, Howard FM. Serologic diagnosis of myasthenia gravis. In: Nakamura RM, O'Sullivan MB, eds. *Clinical Laboratory Molecular Analysis: New Strategies in Autoimmunity, Cancer and Virology.* New York, NY: Brune and Stratton; 1985:29–44.

27. Lennon VA. Serological diagnosis of myasthenia gravis and the Lambert-Eaton myasthenic syndrome. In Lisak RP, ed. *Handbook of Myasthenia Gravis and Myasthenic Syndromes.* New York, NY: Marcel Dekker Inc; 1994:249.

28. Limburg PC, Hummel E, The TH, et al. Relationship between changes in anti-acetylcholine receptor antibody concentration and disease severity in myasthenia gravis. *Ann NY Acad Sci.* 1981;377:859.

29. Evoli A, Tonali PA, Padua L, et al. Clinical correlates with anti-MuSK antibodies in generalized seronegative myasthenia gravis. *Brain.* 2003;126:2304–2311.

30. Padua L, Tonali P, Aprile I, et al. Seronegative myasthenia gravis: comparison of neurophysiological picture in MuSK+ and MuSK-patients. *Eur J Neurol.* 2006;13:273–276.

31. Guptill JT, Yi JS, Sanders DB, et al. Characterization of B cells in muscle-specific kinase antibody myasthenia gravis. *Neurology.* 2015;2(2):e77.

32. Yi JS, Guidon A, Sparks S, et al. Characterization of CD4 and CD8 T cell response in MuSK myasthenia gravis. *J Autoimmun.* 2014;52:130–138.

33. Lauriola L, Ranelletti F, Maggiano N, et al. Thymus changes in anti-MuSK-positive and negative myasthenia gravis. *Neurology.* 2005;65:782–783.

34. Hoch W, McConville J, Helms S, et al. Auto-antibodies to the receptor tyrosine kinase MuSK in patients with myasthenia gravis without acetylcholine receptor antibodies. *Nat Med.* 2001;7:365–368.

35. Niks EH, Kuks JB, Verschuuren JJ. Epidemiology of myasthenia gravis with anti-muscle specific kinase antibodies in The Netherlands. *J Neurol Neurosurg Psychiatry.* 2007;78:417–418.

36. Sanders DB, El-Salem K, Massey JM, et al. Clinical aspects of MuSK antibody positive seronegative MG. *Neurology.* 2003;60:1978–1980.

37. Deymeer F, Gungor-Tuncer O, Yilmaz V, et al. Clinical comparison of anti-MuSK- vs anti-AChR-positive and seronegative myasthenia gravis. *Neurology.* 2007;68:609–611.

38. Wolfe GK, Kaminski IB, Aban G, et al. Randomized trial of thymectomy in myasthenia gravis. *N Engl J Med.* 2016;375(6):511–522.

39. Shen C, Lu Y, Zhang B, et al. Antibodies against low density lipoprotein receptor related protein 4 induce myasthenia gravis. *J Clin Invest.* 2013;123 (12):5190–5202.

40. Vincent A, Hart ZL, Barrett-Jolley R, et al. Seronegative myasthenia gravis. Evidence for plasma factors interfering with acetylcholine receptor function. *Ann NY Acad Sci.* 1993;681:529–538.

41. Howard JF, Sanders DB, Massey JM. The electrodiagnosis of myasthenia gravis and the Lambert-Eaton myasthenic syndrome. In: Sanders DB, ed. *Myasthenia Gravis and Myasthenic Syndromes. Neurologic Clinics of North America.* Vol. 12, No. 2. Philadelphia, PA: WB Saunders Company; 1994:305–329.

42. Sanders DB. Clinical neurophysiology of disorders of the neuromuscular junction. *J Clin Neurophysiol.* 1993;12:169.

43. Stalberg E, Eksted J, Broman A. Neuromuscular transmission in myasthenia gravis studied with single fibre electromyography. *J Neurol Neurosurg Psychiatry.* 1974;37:540–547.

44. Walker MB. Treatment of myasthenia gravis with physostigmine. *Lancet.* 1934;ii:1200–1201.

45. Pascuzzi RM, Coslett HB, Johns TR. Long-term corticosteroid treatment of myasthenia gravis. *Ann Neurol.* 1984;15:291.

46. Bromberg MB, Wald JJ, Forshew DA, et al. Randomized trial of azathioprine or prednisone for initial immunosuppressive treatment of myasthenia gravis. *J Neurol Sci.* 1997;150:59–62.

47. Palace J, Newsom-Davis J, Lecky B. A randomized double-blind trial of prednisolone alone or with azathioprine in myasthenia gravis. Myasthenia Gravis Study Group. *Neurology.* 1998;50:1778–1783.

48. Gladstone DE, Brannagan TH 3rd, Schwartzman RJ, et al. High dose cyclophosphamide for severe refractory myasthenia gravis. *J Neurol Neurosurg Psychiatry.* 2004;75:789–791.

49. García-Carrasco M, Escárcega RO, Fuentes-Alexandro S, et al. Therapeutic options in autoimmune myasthenia gravis. *Autoimmun Rev.* 2007;6:373–378.

50. Lim AK, Donnan G, Chambers B, et al. Mycophenolate mofetil substitution for cyclosporine-dependent myasthenia gravis and nephrotoxicity. *Intern Med J.* 2007;37:55–59.

51. Sanders DB, Howard JF Jr, Johns TR, et al. High dose daily prednisone in the treatment of myasthenia gravis. In: Dau PC, ed. *Plasmapheresis and the Immunobiology of Myasthenia Gravis.* Boston, MD: Houghton Mifflin; 1979:225,289–306.

52. Dau PC, Lindstrom JM, Cassel CK, et al. Plasmapheresis and immunosuppressive drug therapy in myasthenia gravis. *N Engl J Med.* 1977;297:1134.

53. Hawkey CJ, Newsom-Davis, Vincent A. Plasma exchange and immunosuppressive drug treatment in myasthenia gravis: no evidence of synergy. *J Neurol Neurosurg Psychiatry.* 1981;44:469.

54. Keesey J, Buffkin D, Kebo D, et al. Plasma exchange as therapy for myasthenia gravis. *Ann NY Acad Sci.* 1981;377:729.

55. Kornfeld P, Ambinder EP, Matta RJ, et al. Plasmapheresis in refractory generalized myasthenia gravis. *Arch Neurol.* 1981;38:478.

56. Newsom-Davis J, Wilson SG, Vincent A, et al. Long-term effects of repeated plasma exchange in myasthenia gravis. *Lancet.* 1979;1:464–468.

57. Pinching AJ, Peters DK, Newsom-Davis J. Remission of myasthenia gravis following plasma exchange. *Lancet.* 1976;2:1373.

58. Arsura EL. Experience with intravenous immunoglobulins in myasthenia gravis. *Clin Immunol Immunopathol.* 1989;53:S170.

59. Gajdos P, Chevret S, Clair B, et al. for the Myasthenia gravis clin-

ical study group. Clinical trial of plasma exchange and high-dose intravenous immunoglobulin in myasthenia gravis. *Ann Neurol.* 1997;41:789–796.

60. Gajdos P, Tranchant C, Clair B, et al. Treatment of myasthenia gravis exacerbation with intravenous immunoglobulin: a randomized double-blind clinical trial. *Arch Neurol.* 2005;62:1689–1693.

61. Pérez Nellar J, Domínguez AM, Llorens-Figueroa JA, et al. A comparative study of intravenous immunoglobulin and plasmapheresis preoperatively in myasthenia. *Rev Neurol.* 2001;33:413–416.

62. Blalock A, Mason MR, Morgan HJ, et al. Myasthenia gravis and tumors of the thymic region: report of a case in which the tumor was removed. *Ann Surg.* 1939;110:554–561.

63. Blalock A. Thymectomy in the treatment of myasthenia gravis: report of 20 cases. *J Thorac Surg.* 1944;13:316–339.

64. Perlo VP, Poskanzer DC, Schwab RS, et al. Myasthenia gravis: evaluation of treatment in 1,355 patients. *Neurology.* 1966;16:431–439.

65. Schwab RS. Thymectomy for myasthenia gravis. In: Viets HR, ed. *Myasthenia Gravis.* Chicago, Illinois: Charles C. Thomas; 1961.

66. Olanow CW, Lane RJ, Roses AD. Thymectomy in late onset myasthenia gravis. *Arch Neurol.* 1982;39:82–83.

67. Olanow CW, Wechsler AS, Roses AD. A prospective study of thymectomy and serum acetylcholine receptor antibodies in myasthenia gravis. *Ann Surg.* 1982;196:113–121.

68. Donnelly RJ, Laquaglia MP, Fabri B, et al. Cervical thymectomy in the treatment of myasthenia gravis. *Ann R Coll Surg Engl.* 1984;66: 305–308.

69. Klingen G, Johansson L, Westerholm CJ, et al. Transcervical thymectomy with the aid of mediastinoscopy for myasthenia gravis: eight years' experience. *Ann Thorac Surg.* 1977;23:342–347.

70. Masaoka A, Monden Y. Comparison of the results of transsternal simple, transcervical simple and extended thymectomy. *Ann NY Acad Sci.* 1981;377:755–764.

71. Matell G, Lebram G, Osterman PO, et al. Follow up comparison of suprasternal vs. transsternal method for thymectomy in myasthenia gravis. *Ann NY Acad Sci.* 1981;377:844–855.

72. Paletto AE, Maggi G. Thymectomy in the treatment of myasthenia gravis: results in 320 patients. *Int Surg.* 1982;67:13–16.

73. Emery KB, Strugalska MH. Evaluation of results of thymectomy in myasthenia gravis. *J Neurol.* 1976;211:155–168.

74. Mulder D, Graves M, Herrman C. Thymectomy for myasthenia gravis: recent observations and comparisons with past experience. *Ann Thorac Surg.* 1989;48:551–555.

75. Jaretzki A, Penn AS, Younger DS. "Maximal" thymectomy for myasthenia gravis: results. *J Thorac Cardiovasc Surg.* 1988;95:747–757.

76. Rubin JW, Ellison RG, Moore HV, et al. Factors affecting response to thymectomy for myasthenia gravis. *J Thorac Cardiovasc Surg.* 1981;82:720–728.

77. Frist WH, Shanti T, Doehring CB, et al. Thymectomy for the myasthenia gravis patient: factors influencing outcome. *Ann Thorac Surg.* 1994;57:334–338.

78. Kimura J, van Allen MW. Post-thymectomy myasthenia gravis. *Neurology.* 1967;17:413.

79. Lindberg C, Andersen O, Larsson S, et al. Remission rate after thymectomy in myasthenia gravis when the bias of immunosuppressive therapy is eliminated. *Acta Neurol Scand.* 1992;86:323–328.

80. Monden Y, Uyama T, Nakahara K, et al. Clinical characteristics and prognosis of myasthenia gravis with other autoimmune disease. *Ann Thorac Surg.* 1986;41:189.

81. Mier-Jedrzejowicz AK, Brophy C, Green M. Respiratory muscle function in myasthenia gravis. *Am Rev Respir Dis.* 1988;138: 867–873.

82. Twomey JJ, Lewis VM, Patten BM. Myasthenia gravis, thymectomy and serum thymic hormone activity. *Am J Med.* 1979;66:639.

83. Sanders DB, Wolfe Gil I, Benatar M, et al. International consensus guidance for management of myasthenia gravis. *Neurology.* 2016;87: 419–425.

84. Eaton LM, Lambert EH. Electromyography and electrical stimulation of nerves in diseases of the motor unit: observations on a myasthenic syndrome associated with malignant tumours. *JAMA.* 1957;163: 1117–1124.

85. Graus F, Lang B, Pozo-Rosich P, et al. P/Q type calcium-channel antibodies in paraneoplastic cerebellar degeneration with lung cancer. *Neurology.* 2002;59:784–766.

86. Lennon VA, Kryzer TJ, Griestmann GE, et al. Calcium channel antibodies in Lambert-Eaton myasthenic syndrome and other paraneoplastic syndromes. *N Engl J Med.* 1995;332:1467–1474.

87. Fukunaga H, Engel AG, Osame M, et al. Paucity and disorganization of presynaptic membrane active zones in the Lambert–Eaton myasthenic syndrome. *Muscle Nerve.* 1982;5:686–697.

88. Nagel A, Engel AG, Lang B, et al. Lambert-Eaton myasthenic syndrome IgG depletes presynaptic membrane active zone particles by antigenic modulation. *Ann Neurol.* 1988;24:552–558.

89. Lennon VA, Lambert EH. Autoantibodies bind solubilized calcium channel-omega-conotoxin complexes from small cell lung carcinoma: a diagnostic aid for Lambert-Eaton myasthenic syndrome. *Mayo Clin Proc.* 1989;64:1498–1504.

90. Argov Z, Shapira Y, Averbuch-Heller L, et al. Lambert-Eaton myasthenic syndrome (LEMS) in association with lymphoproliferative disorders. *Muscle Nerve.* 1995;18:715–719.

91. O'Neill JH, Murray NMF, Newsom-Davis J. The Lambert-Eaton myasthenic syndrome: a review of 50 cases. *Brain.* 1998;111: 577–596.

92. Burns TM, Russell JA, LaChance DH, et al. Oculobulbar involvement is typical with Lambert-Eaton myasthenic syndrome. *Ann Neurol.* 2003;53:270–273.

93. Tomiyasu K, Ito H, Kanazawa N, et al. Anti-Hu antibody in a patient with Lambert-Eaton myasthenic syndrome and early detection of small cell lung cancer. *Intern Med.* 1995;34:1082–1085.

94. AAEM Quality Assurance Committee. Literature review of the usefulness of repetitive nerve stimulation and single fiber EMG in the electrodiagnostic evaluation of patients with suspected myasthenia gravis or Lambert-Eaton myasthenic syndrome. American Association of Electrodiagnostic. *Muscle Nerve.* 2001;24:1239–1247.

95. Maddison P, Newsom-Davis J, Mills KR, et al. Favourable prognosis in Lambert-Eaton myasthenic syndrome and small-cell lung carcinoma. *Lancet.* 1999;353:117–118.

96. Altman AJ, Baehner RL. Favorable prognosis for survival in children with coincident opso-myoclonus and neuroblastoma. *Cancer.* 1976;37:846–852.

97. Hiyama E, Yokoyama T, Ichikawa T, et al. Poor outcome in patients with advanced stage neuroblastoma and coincident opsomyoclonus syndrome. *Cancer.* 1994;74:1821–1826.

98. Rojas I, Graus F, Keime-Guibert F, et al. Long-term clinical outcome of paraneoplastic cerebellar degeneration and anti-Yo antibodies. *Neurology.* 2000;55:713–715.

99. Verschuuren JJ, Wirtz PW, Titulaer MJ, et al. Available treatment options for the management of Lambert-Eaton myasthenic syndrome. *Expert Opin Pharmacother.* 2006;7:1323–1336.

100. Sanders DB, Howard JF Jr, Massey JM. 3,4-Diaminopyridine in Lambert-Eaton myasthenic syndrome and myasthenia gravis. *Ann N Y Acad Sci.* 1993;681:588–590.

101. Sanders DB. 3,4-Diaminopyridine (DAP) in the treatment of Lambert-Eaton myasthenic syndrome (LEMS). *Ann N Y Acad Sci.* 1998;841:811–816.

102. Sanders DB, Massey JM, Sanders LL, et al. A randomized trial of 3,4-diaminopyridine in Lambert-Eaton myasthenic syndrome. *Neurology.* 2000;54:603–607.

103. Sanders DB. Lambert Eaton myasthenic syndrome: diagnosis and treatment. *Ann NY Acad Sci* 2003;998:500–508.

104. Bain PG, Motomura M, Newsom-Davis J, et al. Effects of intravenous immunoglobulin on muscle weakness and calcium-channel autoantibodies in the Lambert-Eaton myasthenic syndrome. *Neurology.* 1996;47:678–683.

105. Newsom-Davis J. Therapy in myasthenia gravis and Lambert-Eaton myasthenic syndrome. *Semin Neurol.* 2003;23:191–198.

106. Maddison P, Lang B, Mills K, et al. Long term outcome in Lambert-Eaton myasthenic syndrome without lung cancer. *J Neurol Neurosurg Psychiatry.* 2001;70:212–217.

107. Antoine JC, Cinotti L, Tilikete C, et al. [¹⁸F]Fluorodeoxyglucose positron emission tomography in the diagnosis of cancer in patients with paraneoplastic neurological syndrome and anti-Hu antibodies. *Ann Neurol.* 2000;48:105–108.

108. Rees JH, Hain SF, Johnson MR, et al. The role of [18F]fluoro-2-deoxyglucose-PET scanning in the diagnosis of paraneoplastic neurological disorders. *Brain.* 2001;124:2223–2231.

第
五
篇

第52章

癌症肌病

Jeffrey L. Cole

当轻瘫与肌痛相关时，特别是使用一种新的药物后，患者出现肌酸激酶（creatine kinase, CK）升高或出现肌红蛋白尿时，我们应该高度怀疑是肌病。癌症患者，特别是那些接受积极的生命维持疗法的患者，其肌肉无力可能是由多种因素造成的[1]。虽然肌肉不是成人肿瘤影响的主要器官，但肿瘤直接侵犯肌肉或转移到肌肉的情况却并不少见，而这两种情况都可能是导致特定肌病的原因。副肿瘤病程、治疗的副作用或恶病质也可能引发广泛的肌病。

原发性肌肉肿瘤

肉瘤可以出现在任何结缔组织中，包括肌肉。虽然原发性肌肉肿瘤很少见，但常常是诊断难题[2,3]。横纹肌肉瘤（rhabdomyosarcoma, RMS）可以于妊娠的前三个月形成，由横纹母肌细胞，即肌肉干细胞系发展而来，因此横纹肌肉瘤最常见于儿童，但也可以见于成人。任何一种肌肉细胞类型（骨骼、心脏或内脏）都可能产生这种癌症。RMS 的好发部位包括：头部（眼部结构、咽喉和鼻窦），颈部（深层肌肉层），泌尿生殖系统（genitourinary, GU），肌肉（膀胱、前列腺、子宫等），胸部和腹部内脏肌肉及（不太常见的）四肢肌肉群[4]。

RMS 有两种主要类型和一些不太常见的类型。胚胎性横纹肌肉瘤（embryonal rhabdomyosarcoma, eRMS）是最常见的 RMS 类型，通常发生在儿童出生后的前 5 年，比较可能发生在头颈部（35%）和泌尿生殖系统（膀胱、阴道、前列腺和睾丸内或周围）区域[5,6]。与更常见的 eRMS 相比，葡萄形和梭形细胞 RMS 较不常见，但其预后通常优于 eRMS。腺泡状横纹肌肉瘤（alveolar rhabdomyosarcoma, aRMS）会影响所有年龄组，经常发生在躯干、手臂和腿部的大肌肉群[7]。由于 eRMS 在幼儿中最为常见，因此，一般情况下，在年龄较大的儿童和青少年中 aRMS 占 RMS 较大比例。随着年龄的增长，aRMS 往往需要更严格的管理，因为它往往增长得更快。间变性（多形性）RMS 是一种罕见的肉瘤，发生在成年人而罕见于儿童。由于难以进一步分类，未分化肉瘤有时被归为 RMS[8]。典型的间变性 RMS 和未分化肉瘤通常生长迅速，需要加强治疗。因此，成年人 RMS 可能生长更快，并且在 RMS 的区域可能会更难以得到有效治疗。

肿瘤侵袭与转移

虽然许多肿瘤类型都报道有单发和多发性肌肉转移，但骨骼肌转移比较罕见，有时可能是癌症的第一指征[9-14]。肌肉转移的症状可能包括局部肿胀、疼痛或肌肉难以发挥功能。虽然已有病例报告和小病例系列发表[15]，然而肌肉转移的发生率和患病率尚不清楚。原发性肿瘤部位包括肺、乳腺、黑色素瘤、甲状腺、肝脏等。肌肉 MRI 是诊断肌肉转移的首选工具[11-15]（图 52-1）[11]。孤立性肌肉转移的治疗取决于肿瘤类型，可能包括切除、化疗或放射治疗。

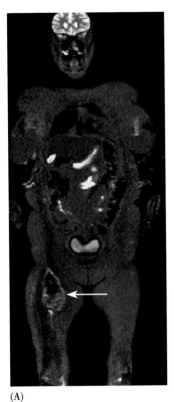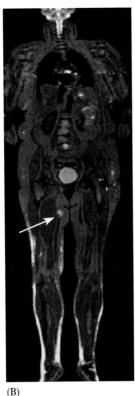

(A) **(B)**

图 52-1 全身冠状位 STIR 图像（ TR 2,800ms，TE 40ms ）显示右侧缝匠肌转移瘤

STIR，短时间反转恢复序列

摘自 O'Brien JM，Brennan DD，Taylor DH，et al.，Skeletal muscle metastasis from uterine leiomyosarcoma. Skeletal Radiology，2004；33(11)：655-659. doi：10.1007/s00256-004-0787-5

副肿瘤性肌病

坏死性肌病

由癌症引起的急性坏死性肌病的特征是快速发作和可持续数月地渐进性近端肌无力。坏死性肌病与乳腺癌、肺小细胞癌、胃肠道恶性肿瘤（胃、结肠、胰腺和胆囊）、泌尿生殖系统（GU ）癌（肾、膀胱、卵巢和前列腺）、黑色素瘤、多发性骨髓瘤和头颈癌有关。血清肌酸激酶水平通常显著升高至正常上限的 100 倍。肌电图（ electromyography，EMG ）通常显示在静息时的自发失神经电位（纤颤和 / 或正锐波 ）及正常运动或随意运动早期，位于正常波幅、正常或多相运动电位之间出现短时程的小幅多相运动电位（图 52-2 ）。肌肉组织学显示肌肉坏死、肌吞噬和淋巴细胞炎性细胞的缺乏（图 52-3 ）。免疫组化染色显示肌纤维膜上存在膜攻击复合物。除了治疗潜在的恶性肿瘤外，口服皮

质类固醇的剂量与特发性炎症性肌病相似，即每日 60mg 或 1mg/(kg·d)的泼尼松[16]。据报道，每月 3～5 日按照 2g/kg 的剂量静脉注射免疫球蛋白（ IVIg ）也有益处[17]。

炎症性肌病：多发性肌炎、皮肌炎和包涵体肌炎

多发性肌炎、皮肌炎和包涵体肌炎（ inclusion body myositis，IBM ）是以肌肉炎症和进行性肌无力为特征的肌肉原发性炎症性疾病[18]。多发性肌炎和皮肌炎在女性中更为常见（比例为 2：1 ），而 IBM 则相反，其总发病率为每百万例 2～5 例。皮肌炎是一种补体介导的微血管病，影响皮肤和肌肉。多发性肌炎和 IBM 是 T- 细胞介导的疾病，其中 CD8+ 细胞毒性 T 细胞侵入肌纤维导致纤维坏死。在 IBM，空泡形成与淀粉样蛋白沉积共同发生。每种疾病都有不同的临床表现型和独特的肌肉病理特征[16,19,20]。100 多年前[21]就发现了与癌症相关（ 炎症性 ）肌病病例[21]。随后，回顾性研究和病例系列证实了这种联系[22]。关于多发性肌炎和皮肌炎后的肿瘤发生率是否都增加，还是仅限于皮肌炎[23,24]在文献中存在争议。这种争议部分是由于多发性肌炎和皮肌炎的诊断标准不同。1975 年发表的 Bohan 和 Peter 标准不需要肌肉活检来确诊可能的多发性肌炎或皮肌炎[25,26]。没有肌肉病理学或其他诊断研究，可能高估多发性肌炎的发病率[27]。2001 年，Hill 等回顾了 Scandinavia 的医院数据[28]。应用 Bohan 和 Peter 标准诊断了 618 例皮肌炎和 918 例多发性肌炎。皮肌炎的癌症风险为 30%，多发性肌炎为 15%，皮肌炎的相对危险度为 3.0，多发性肌炎为 1.4。在 60% 的病例中，多发性肌炎或皮肌炎的诊断早于恶性肿瘤。尚未发现 IBM 患者癌症风险的增加[29]。

多发性肌炎是一种免疫介导的肌病，患者会逐渐发展为近端肌肉无力。涉及隐匿性肩部和骨盆带肌肉的对称性渐进性无力。可能存在肌肉疼痛。血清 CK、醛缩酶和天冬氨酸转氨酶（ aspartate aminotransferase，AST ）通常升高，但有时可能正常。肌电图显示大量小波幅、短时程的多相运动单位，可有早期募集、纤颤电位、正尖波和可能复杂的重复放电。肌肉活检显示 CD8+T 细胞包围并侵入貌似正常的肌纤维，这些肌纤维异常表达主要组织相容性复合物（ major histocompatibility complex，MHC ）1 类抗原标记物，而这类标记物是一种位于

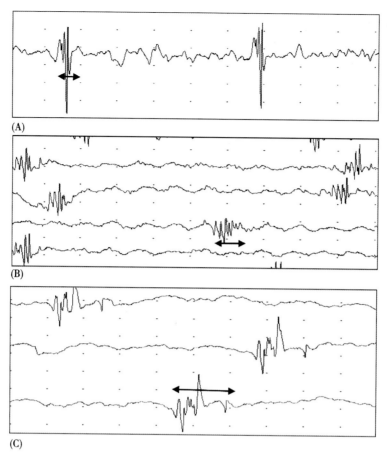

图 52-2 肌病电位：肌肉内肌电图记录实例

（A）4.5ms（每格 50mv/10ms）。（B）6.5ms（100mv/10ms/ 次 / 格）肌病（短时程，小幅度多相电位）运动单位电位。（C）长时程（17ms）新生神经性多相运动单位电位

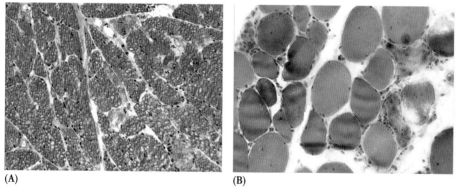

图 52-3 副肿瘤坏死性肌病：偶见散在的坏死性肌病，但没有伴发炎症性浸润（A）HE，×400。（B）三色，×400。HE，苏木精和伊红染色

肌纤维膜上细胞表面蛋白，它对免疫系统识别外来分子至关重要（图 52-4）。此外，两种纤维类型还有肌吞噬、坏死、细胞核内化和萎缩。多发性肌炎的治疗包括高剂量皮质类固醇［即泼尼松 60mg/d 或 1mg/（kg·d）］、其他免疫抑制药物［即硫唑嘌呤 2～3mg/（kg·d）］和静脉注射免疫球蛋白（2g/kg 体重，

每月分 3～5 日使用）。

皮肌炎患者可发生近端肌肉无力、肌痛和皮肤病变，可同时发生或相继发生[27]。典型的紫红色皮疹通常在眼睑上方，但也可发生在其他面部区域、颈部、肘部和膝盖。也可能会有 Gottron 的丘疹，一种出现在指间关节上的红色有鳞屑的皮疹。甲床扩张

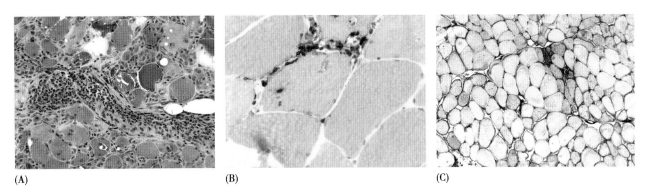

(A) **(B)** **(C)**

图 52-4 多发性肌炎

（A）肌肉纤维明显的慢性炎症、坏死和再生。HE，×400。（B）多发性肌炎的自体攻击性浸润。T 细胞攻击完整的肌肉纤维。CD3 免疫组化，×400。（C）肌纤维中弥漫性新生膜 MHC-1 的表达。MHC-1 免疫组化，×200；HE，苏木精和伊红；MHC，主要组织相容性复合体

的毛细血管环和角质层损伤也可能存在。更严重的患者可发生皮下钙化。此外，可能有系统性血管炎的症状和体征。血清肌酸激酶通常升高，可高达正常上限的 100 倍，但也可以保持正常。肌电图显示肌病的迹象，通常是易激惹的，包括在静息时插入电位增加和随意运动的小波幅、短时程多相运动单位。静止状态下可能存在纤颤电位和正锐波。

皮肌炎是一种免疫介导的疾病，在毛细血管内皮和肌膜上沉积有补体和膜攻击复合物。它导致毛细血管密度降低、肌肉坏死、肌肉缺血和肌肉纤维束周围萎缩（图 52-5）。MHC-1 类分子在肌纤维膜上上调。最近，皮肌炎患者肌肉中的基因表达谱显示干扰素（interferon，IFN）α/β 诱导型基因的上调[30]。树突状细胞存在并产生 IFNα/β。这些发现提示皮肌炎是一种免疫介导而不是缺血性的过程。

皮肌炎的治疗包括大剂量糖皮质激素治疗，泼尼松 60mg/d 或 1mg/（kg·d）；其他免疫抑制药物，如硫唑嘌呤 2～3mg/（kg·d）；每月 IVIg 按 2g/kg，分 3～5 日用完[31,32]。

IBM 是最常见的发生在 50 岁以上的获得性肌病。患者表现为手无力、股四头肌无力和吞咽困难。与多发性肌炎和皮肌炎相比，IBM 与恶性肿瘤的增加无关联性。血清肌酸激酶可能适度升高，但也可能正常。肌电图可显示纤颤电位和正锐波。动作电位可为大波幅、长时程或小波幅、短时程多相运动单位电位的混合。肌肉活检显示 CD8+ 淋巴细胞包围并侵入 MHC-1 类表达的肌肉纤维。此外，还有红边液泡、淀粉样蛋白沉积物、参差不齐的红色纤维和成角纤维。电子显微镜显示可能与液泡或细胞核内细丝相关。IBM 没有有效的药物疗法。

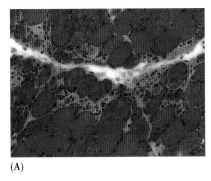
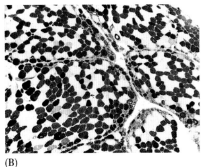
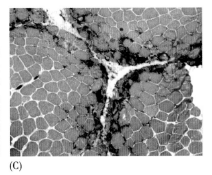

(A) **(B)** **(C)**

图 52-5 皮肌炎

（A）选择性肌肉束周肌纤维萎缩坏死，HE 染色，×400。（B）萎缩肌纤维束周分布明显。ATP 酶（9.4），×200。（C）束周肌纤维呈再生性改变，结缔组织呈黑色。碱性磷酸酶染色，×200。HE，苏木精和伊红

其他肌病

淀粉样肌病

淀粉样肌病是一种罕见的多发性骨髓瘤并发

症[33,34]。除非肌病是该疾病的表现症状[33,35,36]，否则诊断常常被忽视。患者表现为轻度近端无力和弥漫性的肌肉增大。血清 CK 通常是在正常范围内。肌电图可显示小波幅、短时程的多相运动电

位。在淀粉样肌病中,肌肉活检显示非特异性肌病改变,如萎缩、肌纤维坏死和再生[37]。淀粉样蛋白沉积可通过光学显微镜下的刚果红染色或荧光显微镜下的硫磺素 S 染色进行鉴定(图 52-6)。异常沉积物通常累及单个肌纤维周围的肌内膜,或在肌束膜血管内呈壁状沉积。电子显微镜也可以用来鉴别纤维状沉积物形式的淀粉样沉积。淀粉样肌病通常是一种渐进性疾病。治疗是针对潜在的多发性骨髓瘤。

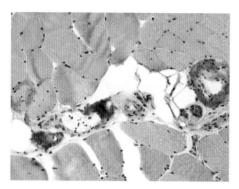

图 52-6　淀粉样肌病:肌纤维周围的淀粉样沉积及肌周纤维脂肪组织的壁内 / 血管周围沉积。刚果红染色,×400

抗核心蛋白抗体肌病

在 Waldenstrom 巨球蛋白血症中描述了一种肌病,这种病是缓慢进展的[38]。在这种肌病中,单克隆 IgM 抗体是针对装饰蛋白的。这种抗体在肌病发病机制中的作用尚不清楚。

胸腺瘤肉芽肿性肌炎

胸腺瘤是最常见的前纵隔肿瘤,也是上皮细胞肿瘤。大约一半胸腺瘤患者会有自身免疫性重症肌无力。肉芽肿性肌炎和心肌炎很少与胸腺瘤同时发生[39]。

诱导性疾病的治疗

类固醇肌病

长期糖皮质激素的使用可能会导致高达 60% 的癌症患者出现近端肌病[40]。女性似乎比男性更易患类固醇肌病。类固醇肌病发病隐匿。最初的症状包括爬楼梯或长时间举起手臂有困难。肌肉无力倾向于对称[41]。类固醇使用的累积剂量和持续时间似乎与肌病发展有关。血清 CK 通常正常。肌电图可能正常,也可能是非特异性的短时程运动电位。无自发电活动。肌肉活检显示Ⅱ型萎缩的模式,这在本质上不是特异的。随着时间的推移,Ⅰ型纤维中的脂质含量可能会增加(图 52-7)。治疗的目的是尽量减少或消除糖皮质激素的暴露。

其他药物

许多其他化疗药物都不同程度地与肌无力或肌病有关[42-44]。违禁药物可通过以下方式引起毒性作用:直接影响肌肉细胞器(线粒体、溶酶体、肌原纤维蛋白);诱导免疫或炎症反应(通过改变肌肉抗原);或通过诱发全身并发症(例如电解质或营养问题)[45]。这些可以包括烷基化药物,顺铂(线粒体肌病),抗代谢药(如氟尿嘧啶),蒽环类,拓扑异构酶抑制剂和亚硝基脲。此外,新的免疫检查点抑制剂可以对癌症产生显著的影响;然而,它们的使用与独特的免疫相关的副作用有关,如炎症性关节炎、肌炎、血管炎和干燥性综合征[46]。

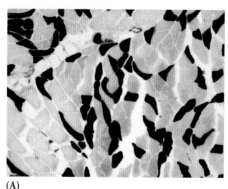

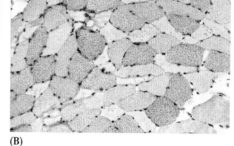

(A) 　　　　　　　　　　　　　(B)

图 52-7　类固醇肌病

(A)Ⅰ型纤维选择性萎缩,ATPase(9.4),×200。(B)Ⅰ型肌纤维脂肪含量增加。油红 O 染色,×400

恶病质性肌无力

高达 80% 的癌症患者[47-49]出现肌肉无力。这些患者出现近端肌肉力量降低，弥漫性肌肉体积减少。肌肉蛋白的丢失是由于肌肉分解代谢增加和肌肉合成代谢受损造成的[49-50]。肌肉分解代谢增加有三个已经被证实的过程：泛素 - 蛋白酶 - 蛋白水解系统上调[51]，肌营养不良糖蛋白复合物失调[52]及肿瘤表达蛋白水解酶诱导因子[53,54]。肌肉合成代谢受损是由于氨基酸合成失衡、肌球蛋白表达减少和肌生长抑制素上调所致。血清通畅 CK 正常或降低。限制脂肪的饮食会导致血清泛醌含量减少，这可以模拟他汀类药物引起的肌病。肌电图可能正常，也可能显示为短时程运动电位。缺乏自发活动。肌肉病理学显示 Ⅱ 型纤维萎缩伴肌球蛋白显著丢失（非特异性发现），可见于 50% 的机械通气或在重症监护病房住院 1 周后的患者。在危重病期间，有无数的原发性和继发性医学问题（由于疾病或药物导致的高糖血症、低蛋白血症、神经肌肉阻滞剂等）可导致肌纤维萎缩和再生，这在肌肉活检中经常出现。从慢纤维型到快纤维型的转变、肌肉收缩力的改变、有氧能力的降低以及神经 - 肌肉表面电特性的改变都易导致轻瘫的发生[55]。目前还没有专门的治疗方法来改善这种类型的肌病；但是，应尽早和积极地应用可耐受的康复服务。

结论

癌症引起的肌肉疾病并不罕见。副肿瘤性肌病多为坏死性肌病、皮肌炎和多发性肌炎。坏死性肌病可由他汀类药物、贝特类药物和氨基己酸引起。炎症性肌病可由他汀类药物、D- 青霉胺、α- 干扰素和肌肉的基因治疗引起。危重症神经肌病患者中可以看到粗丝丢失性肌病。Ⅱ 型纤维萎缩可继发于类固醇治疗和其他恶性肿瘤的全身性负面影响。氯喹可引起溶酶体蓄积性肌病。线粒体肌病可见于使用齐多夫定（zidovudine，AZT）、阿糖尿苷（不可逆的）和锗的患者。无力可归因于恶病质、术后疼痛和制动或作为治疗的副作用。新的免疫抑制剂可以对癌症产生显著的影响；然而，它们的使用与特殊的免疫相关的副作用有关。治疗始终包括针对潜在肿瘤的治疗，并应包括任何必要的支持性治疗，包括营养、癌症康复、物理治疗、职业治疗和心理护理，以提高生活质量。

要点

- 全身性肌病可能是由于副肿瘤病程、癌症治疗的非预期副作用或恶病质引起的。
- 骨骼肌转移很少见，尽管许多肿瘤类型都报告有单发和多发的肌肉转移。
- 淀粉样肌病是多发性骨髓瘤的罕见并发症。
- 慢性糖皮质激素的使用可能导致近 60% 的癌症患者出现近端肌病。
- 类固醇肌病的肌电图可能是正常的，或显示非特异性的短时程运动电位。
- 许多其他化疗药物均不同程度地与肌肉无力或肌病有关，包括烷基化剂、顺铂（线粒体肌病）、抗代谢药（如氟尿嘧啶）、蒽环类药物、拓扑异构酶抑制剂和亚硝基脲。

（刘爱红 译　周明成 校）

参考文献

1. Sliwa JA. Acute weakness syndromes in the critically ill patient. *Arch Phys Med Rehabil*. 2000;81(3 Suppl 1):S45–S52. doi:10.1016/s0003-9993(00)80010-6.
2. Mesko NW, Wilson RJ, Lawrenz JM, et al. Pre-operative evaluation prior to soft tissue sarcoma excision—Why can't we get it right? *Eur J Surg Oncol*. 2018;44(2):243–250. doi:10.1016/j.ejso.2017.11.001. Epub 2017 Nov 20.
3. Gosiengfiao Y, Reichek J, Walterhouse D. What is new in rhabdomyosarcoma management in children? *Pediatr Drugs*. 2012;14(6):389–400. doi:10.2165/11599440.
4. Parham DM. Pathologic classification of rhabdomyosarcomas and correlations with molecular studies. *Mod Pathol*. 2001;14(5):506–514. doi:10.1038/modpathol.3880339. Erratum in *Mod Pathol*. 2001;14(10):1068.
5. Tandon A, Sethi K, Pratap Singh A. Oral rhabdomyosarcoma: a review. *J Clinical Exp Dent*. 2012;4(5):e302–e308. doi:10.4317/jced.50926.
6. Schildhaus HU, Lokka S, Fenner W, et al. Spindle cell embryonal rhabdomyosarcoma of the prostate in an adult patient—case report and review. *Diagn Pathol*. 2016;11(1):56. doi:10.1186/s13000-016-0507-1.
7. van der Graaf WT, Orbach D, Judson IR, et al. Soft tissue sarcomas in adolescents and young adults: a comparison with their paediatric and adult counterparts. *Lancet Oncol*. 2017;18(3):e166–e175. doi:10.1016/S1470-2045(17)30099-2.
8. Gupta R, Astekar M, Dandriyal R, et al. Leiomyosarcoma of maxilla: a case report with review of literature. *J Exp Ther Oncol*. 2017;11(2):147–153.
9. Viswanathan N, Khanna A. Skeletal muscle metastasis from malignant melanoma. *Br J Plast Surg*. 2005;58(6):855–858. doi:10.1016/j.bjps.2004.12.001.
10. Nabi G, Gupta NP, Gandhi D. Skeletal muscle metastasis from transitional cell carcinoma of the urinary bladder: clinicoradiological features. *Clin Radiol*. 2003;58(11):883–885. doi:10.1016/S0009-9260(03)00234-4.
11. O'Brien JM, et al. Skeletal muscle metastasis from uterine leiomyosarcoma. *Skeletal Radiol*. 2004;33(11):655–659. doi:10.1007/s00256-004-0787-5.
12. Wu G, et al. PET detection of solitary distant skeletal muscle metastasis of esophageal adenocarcinoma. *Clin Nucl Med*. 2005;30(5):335–337. doi:10.1097/01.rlu.0000159678.98822.43.
13. Heyer CM, et al. Metastasis to skeletal muscle from esophageal adenocarcinoma. *Scand J Gastroenterol*. 2005;40(8):1000–1004. doi:10.1080/00365520510023143.

第五篇

14. Wu M-H, Wu Y-M, Lee P-H. The psoas muscle as an unusual site for metastasis of hepatocellular carcinoma: report of a case. *Surg Today.* 2006;36(3):280–282. doi:10.1007/s00595-005-3141-1.

15. Tuoheti Y. Skeletal muscle metastases of carcinoma: a clinicopathological study of 12 cases. *Jpn J Clin Oncol.* 2004;34(4):210–214. doi:10.1093/jjco/hyh036.

16. Dimachkie MM. Idiopathic inflammatory myopathies. *J Neuroimmunol.* 2011;231(1–2):32–42. doi:10.1016/j.jneuroim.2010.10.013. Epub 2010 Nov 18.

17. Sampson JB, Smith SM, Smith AG, et al. Paraneoplastic myopathy: response to intravenous immunoglobulin. *Neuromuscul Disord.* 2007;17(5):404–408. doi:10.1016/j.nmd.2007.01.004.

18. Atluri RB. Inflammatory Myopathies. *Mo Med.* 2016;113(2):127–130.

19. Greenberg SA, Amato AA. Uncertainties in the pathogenesis of adult dermatomyositis. *Curr Opin Neurol.* 2004;17(3):359–364. doi:10.1097/00019052-200406000-00018.

20. Greenberg SA, Sanoudou D, Haslett JN, et al. Molecular profiles of inflammatory myopathies. [see comment]. *Neurology.* 2002;59(8):1170–1182. doi:10.1212/WNL.59.8.1170.

21. Kankeleit. Uber primaire nichteitrige polymyositis. *Dtsch Arch Klin Med.* 1916;120:335–349.

22. Levine SM. Cancer and myositis: new insights into an old association. *Curr Opin Rheumatol.* 2006;18(6):620–624. doi:10.1097/01.bor.0000245721.02512.77.

23. Amato AA, Griggs RC. Unicorns, dragons, polymyositis, and other mythological beasts. [see comment]. *Neurology.* 2003;61(3):288–289. doi:10.1212/WNL.61.3.288.

24. van der Meulen MF, Bronner IM, Hoogendijk JE, et al. Polymyositis: an overdiagnosed entity. [see comment]. *Neurology.* 2003;61(3):316–321. doi:10.1212/WNL.61.3.316.

25. Bohan A, Peter JB. Polymyositis and dermatomyositis (first of two parts). *N Engl J Med.* 1975;292(7):344–347. doi:10.1056/NEJM197502132920706.

26. Bohan A, Peter JB. Polymyositis and dermatomyositis (second of two parts). *N Engl J Med.* 1975;292(8):403–407. doi:10.1056/NEJM197502202920807.

27. Dalakas MC, Hohlfeld R. Polymyositis and dermatomyositis. [see comment]. *Lancet.* 2003;362(9388):971–982. doi:10.1016/S0140-6736(03)14368-1.

28. Hill CL, Zhang Y, Sigurgeirsson B, et al. Frequency of specific cancer types in dermatomyositis and polymyositis: a population-based study. [see comment]. *Lancet.* 2001;357(9250):96–100. doi:10.1016/S0140-6736(00)03540-6.

29. Callen J. Relationship of cancer to inflammatory muscle diseases. Dermatomyositis, polymyositis, and inclusion body myositis. *Rheum Dis Clin North Am.* 1994;20(4):943–953.

30. Walsh RJ, Kong WK, Yao Y, et al. Type I interferon-inducible gene expression in blood is present and reflects disease activity in dermatomyositis and polymyositis. *Arthritis Rheum.* 2007;56(11):3784–3792. doi:10.1002/art.22928.

31. Amato AA, Griggs RC. Treatment of idiopathic inflammatory myopathies. *Curr Opin Neurol.* 2003;16(5):569–575. doi:10.1097/00019052-200310000-00002.

32. Dalakas MC. Controlled studies with high-dose intravenous immunoglobulin in the treatment of dermatomyositis, inclusion body myositis, and polymyositis. *Neurology.* 1998;51(6 Suppl 5):S37–S45. doi:10.1212/WNL.51.6_Suppl_5.S37.

33. Smestad C, Monstad P, Lindboe CF, et al. Amyloid myopathy presenting with distal atrophic weakness. *Muscle Nerve.* 2004;29(4):605–609. doi:10.1002/mus.10528.

34. Chapin JE, Kornfeld M, Harris A. Amyloid myopathy: characteristic features of a still underdiagnosed disease. *Muscle Nerve.* 2005;31(2):266–272. doi:10.1002/mus.20169.

35. Mandl LA, Folkerth RD, Pick MA, et al. Amyloid myopathy masquerading as polymyositis. *J Rheumatol.* 2000;27(4):949–952.

36. Spuler S, Emslie-Smith A, Engel AG. Amyloid myopathy: an underdiagnosed entity. *Ann Neurol.* 1998;43(6):719–728. doi:10.1002/

37. Thomas P, Carpenter S. (eds). Amyloid Myopathy (Ch 15). In: Karpati G, ed. *Structural and Molecular Basis of Skeletal Muscle Disease.* Hoboken, NJ: Wiley-Blackwell; 2002:284–286.

38. Al-Lozi MT, Pestronk A, Choksi R. A skeletal muscle-specific form of decorin is a target antigen for a serum IgM M-protein in a patient with a proximal myopathy. *Neurology.* 1997;49(6):1650–1654. doi:10.1212/WNL.49.6.1650.

39. Herrmann DN, Blaivas M, Wald JJ, et al. Granulomatous myositis, primary biliary cirrhosis, pancytopenia, and thymoma. *Muscle Nerve.* 2000;23(7):1133–1136. doi:10.1002/1097-4598(200007)23:7.<1133::AID-MUS20>3.0.CO;2-E

40. Batchelor TT, Taylor LP, Thaler HT, et al. Steroid myopathy in cancer patients. [see comment]. *Neurology.* 1997;48(5):1234–1238. doi:10.1212/WNL.48.5.1234

41. Kanda F, Okuda S, Matsushita T, et al. Steroid myopathy: pathogenesis and effects of growth hormone and insulin-like growth factor-I administration. *Horm Res.* 2001;56(Suppl 1):24–28. doi:10.1159/000048130

42. Baima JA, Silver JK, Most M. Neuromuscular dysfunction in the cancer patient: evaluation and treatment. *Muscle Nerve.* 2018. doi:10.1002/mus.26103. [Epub ahead of print]

43. Kao K-L, Hung G-Y, Hwang B. Pyomyositis during induction chemotherapy for acute lymphoblastic leukemia. *J Chin Med Assoc.* 2006;69(4):184–188. doi:10.1016/S1726-4901(09)70203-5.

44. van Oosterhout AG, van de Pol M, ten Velde GPM, et al. Neurologic disorders in 203 consecutive patients with small cell lung cancer. Results of a longitudinal study. *Cancer.* 1996;77(8):1434–1441. doi:10.1002/(SICI)1097-0142(19960415)77:8.>3.0.CO;2-C

45. Dalakas MC. Toxic and drug-induced myopathies. *J Neurol Neurosurg Psychiatry.* 2009;80:832–838. doi:10.1136/jnnp.2008.168294.

46. Tocut M, Brenner R, Zandman-Goddard G. Autoimmune phenomena and disease in cancer patients treated with immune checkpoint inhibitors. *Autoimmun Rev.* 2018;17(6):610–616. doi: 10.1016/j.autrev.2018.01.010. Epub 2018 Apr 7.

47. Marinho R, Alcântara PSM, Ottoch JP, et al. Role of exosomal MicroRNAs and myomiRs in the development of cancer cachexia-associated muscle wasting. *Front Nutr.* 2018;4:69. doi:10.3389/fnut.2017.00069. eCollection 2017.

48. Argiles JM, Busquets S, Felipe A, et al. Molecular mechanisms involved in muscle wasting in cancer and ageing: cachexia versus sarcopenia. *Int J Biochem Cell Biol.* 2005;37(5):1084–1104. doi:10.1016/j.biocel.2004.10.003.

49. Muscaritoli M, Bossola M, Aversa Z, et al. Prevention and treatment of cancer cachexia: new insights into an old problem. *Eur J Cancer.* 2006;42(1):31–41. doi:10.1016/j.ejca.2005.07.026.

50. Jackman RW, Kandarian SC. The molecular basis of skeletal muscle atrophy. *Am J Physiol Cell Physiol.* 2004;287(4):C834–C843. doi:10.1152/ajpcell.00579.2003.

51. Camps C, Iranzo V, Bremnes RM, et al. Anorexia-Cachexia syndrome in cancer: implications of the ubiquitin-proteasome pathway. *Support Care Cancer.* 2006;14(12):1173–1183. doi:10.1007/s00520-006-0097-7.

52. Acharyya S, Butchbach MER, Sahenk Z, et al. Dystrophin glycoprotein complex dysfunction: a regulatory link between muscular dystrophy and cancer cachexia [see comment]. *Cancer Cell.* 2005;8(5):421–432. doi:10.1016/j.ccr.2005.10.004.

53. Eley HL, Tisdale MJ. Skeletal muscle atrophy, a link between depression of protein synthesis and increase in degradation. *J Biol Chem.* 2007;282(10):7087–7097. doi:10.1074/jbc.M610378200.

54. Khal J, Hine AV, Fearon KCH, et al. Increased expression of proteasome subunits in skeletal muscle of cancer patients with weight loss. *Int. J Biochem Cell Biol.* 2005;37(10):2196–2206. doi:10.1016/j.biocel.2004.10.017.

55. Tocut M, Brenner R, Zandman-Goddard G. Autoimmune phenomena and disease in cancer patients treated with immune checkpoint inhibitors. *Autoimmun Rev.* 2018;17(6):610–616. doi:10.1016/j.autrev.2018.01.010. Epub 2018 Apr 7.

第53章

肿瘤中的运动神经元病

David S. Younger

从事于恶性肿瘤及康复医学相关专业的医生应该熟知运动神经元病（motor neuron disease，MND），因为 MND 的诊断和治疗需要综合考虑。大多数 MND 病例是肌萎缩性侧索硬化（amyotrophic lateral sclerosis，ALS），属于散发性；少数（10% 或更多）病例有明确的遗传性证据或为副肿瘤综合征表现。尽管尚无已知的治疗方法，但只有在经过系统的作业疗法、物理治疗、矫形器和其他辅助设备干预后，ALS 患者的身体缺陷才能得到改善。本章重点介绍作为典型 MND 疾病的散发性 ALS 和癌症。

专业术语

Charcot 和 Joffroy[1]认识到 ALS 具有独特的临床和神经病理学特征。临床上的下运动神经元（lower motor neuron，LMN）受损的表现，包括肌力减弱、肌萎缩和肉跳，是由于前角细胞变性和数量减少所致；反射亢进、痉挛、阵挛、霍夫曼征和巴宾斯基征阳性则是上运动神经元（upper motor neurons，UMN）受损的特征，由皮质脊髓束受损所致。

ALS 是一系列涉及运动神经元丢失疾病的一部分。累及 LMN 有脑干和四肢的表现，而没有累及 UMN 时的表现称为进行性脊髓性肌萎缩（progressive spinal muscular atrophy，PSMA），而单纯累及延髓的情况则称为进行性延髓麻痹（progressive bulbar paralysis，PBP）[2]。单纯累及 UMN 的情况常见于原发性侧索硬化症（primary lateral sclerosis，PLS）[3]。进行性肌萎缩症（progressive muscular atrophy，PMA），也称为 Duchenne-Aran 肌萎缩症，是一种罕见的 MND 亚型，仅影响 LMN。这一区别很重要，因为在尸检中，另一种纯粹的 LMN 疾病 SMA，更倾向于表现出皮质脊髓束变性（累及

UMN 的病理特征）。这是 MND 的一个方面，提示亚型是连续的，从而使 ALS 成为一个典型的疾病。那些累及单个肢体的病症被称为单肢肌萎缩症，而其他双手受累的情况被称为臂肌萎缩性双瘫，两者的病程通常都比 ALS 慢。

世界神经病学联合会提出的 El Escoria 诊断标准[4]为 ALS 提供了有效的临床分类方法。出于分类目的，LMN 的特征包括肌力减退、肌张力降低和肌纤维震颤。UMN 的特征包括腱反射亢进、肌张力增高、霍夫曼征和巴宾斯基征阳性以及假性延髓麻痹。ALS 将神经元变性的部位分为延髓、颈髓、胸髓和腰骶髓。ALS 的诊断与患者的临床表现及病灶数量有关，同时具有 UMN 和 LMN 表现且受累病灶包括三个脊髓节段或延髓加两个脊髓节段可确诊为 ALS，同时具有 UMN 和 LMN 表现且受累病灶仅有两处的很可能患有 ALS，同时具有 UMN 和 LMN 表现而仅一处受累病灶或虽有两处或两处以上病灶但仅表现出 UMN 表现的为疑似 ALS。虽然疾病的预后可与特定的临床综合征没有明确的关系，但是远期生存率最好的是 PSMA 或 PLS，其次是 ALS 和延髓麻痹，而 PBP 和以延髓起病的 ALS 的远期生存率最小。

本章探讨了癌症和 MND 的临床表现，这与参与癌症康复的医生有关，尤其是散发性 ALS 病例。此后，术语 ALS 将用于特指散发病例。家族性和散发性 ALS 在其他地方进行了综述[5,6]。

流行病学

Bhatt[7]最近回顾了散发性 ALS 的流行病学，指出 1985—1988 年，得克萨斯州哈里斯郡的发病率是 1.1 例 /10 万。患病率是 3.04/10 万[8]，

1998—2002 年，密苏里州杰斐逊郡的数据分别是 3.9 例 /10 万和 4.2 例 /10 万[9]。根据美国 CDC 的数据，在美国，2012 年 ALS 患病率为 4.7 例 /10 万，至 2013 年，患病率升至 5.0 例 /10 万[10]。总体而言，白人、男性和 60～69 岁的人群中，ALS 发病率更高。ALS 病例最少的年龄组是 18～39 岁和 80 岁及以上。在所有数据库中，男性 ALS 患病率均高于女性。据报道，通过使用捕获 - 重新捕获方法去评估 2001—2005 年[11]亚特兰大地区确诊病例的完整性，结果显示 ALS 的 5 年患病率是 38.5 例 /10 万。

相比之下，根据美国的侵袭性癌症事件监测评估（据美国 CDC 的国家癌症登记计划（National Program of Cancer Registries，NPCR）和美国国家癌症研究所（National Cancer Institute），流行病学和最终结果（Epidemiology, and End Results，SEER）计划截至 2014 年 11 月的报告］2012 年，每 100 000 人中有 440 例[12]。癌症发病率随年龄增长而增加，在 65 岁或 65 岁以上的人群中总体发生率为 54%。2012 年，以下四种癌症病例几乎占所有癌症病例的一半：乳腺癌、肺癌、前列腺癌和结肠直肠癌。

澳大利亚进行了一项病例对照研究，使用问卷调查法比较了 739 例 ALS 中曾诊断为癌症的患者和 622 例对照组患者，发现分别有 7.2% 的男性和和 9.5% 女性患有癌症，这表明癌症史和散发性 MND 之间无显著相关性，引用比值比 $OR=0.90$，$95\%CI$：0.62-1.32。虽然癌症和 ALS 的患病率都在增加（χ^2 趋势，$P=0.037$），而且病例组和年龄逐渐增加（χ^2 趋势，$P=0.19$）的对照组之间的癌症患病率也在变化，但是在任何 10 年的年龄分组（41～90 岁）中，癌症和 ALS 的病史之间均无明显关联。

临床表现

平均病程为 3～5 年，病程长短不一[13-15]，有些患者在确诊数月后死亡，另一些患者则存活了几十年。大多数患者抱怨肢体无力或由肌力减退引起某些功能障碍，例如书写困难，扣扣子或持物困难（表明手臂受累），频繁绊倒和偶尔跌倒（反映腿受累）。发病初期，肌无力通常是不对称的，从一侧肢体发展到对侧肢体，之后扩散到头部和其余肢体。

诊断试验

ALS 中进行测试的特有作用是明确诊断及鉴别诊断，鉴别出其他潜在的、严重的但可治疗的疾病，这将对治疗产生影响。临床上明显的或隐匿的霍奇金病、非霍奇金淋巴瘤或巨球蛋白血症可能是引起类似于 PSMA 或 ALS 的 MND 综合征的病因。在临床上，运动神经病与 PSMA 可能无法区分。对于有类似于 ALS 的上运动神经元征象的多灶性运动神经病患者，无论是否存在 GM1 抗体，尽管有肌无力，腱反射减弱和肉跳，但也可保留腱反射或反射亢进[16,17]，这些患者对免疫调节治疗的反应良好[18]。无论如何，目前尚无法评估其他典型 ALS 患者的 GM1 抗体滴度[19]。

尽管有关副肿瘤性 ALS 评估的文献有限，但对于 UMN 参与的非副肿瘤性 MND 治疗，目前存在有效的客观评估方法，包括单体素 MR 光谱法（MR spectroscopy，MRS）和经颅磁刺激（transcranial magnetic stimulation，TMS）。Kaufman 等[20]研究了 134 例具有 UMN 临床体征的患者，指出使用 MRS 评估患者，有 86% 为异常，而使用 TMS 去评估，则有 77% 的患者是异常，两者相结合为 70%。在 30 名仅表现为 LMN 征象（进行性肌萎缩）的患者中，UMN 阳性率在 MRS 和 TMS 评估中均为 63%，两者相结合为 46%。N- 乙酰天门冬氨酸 / 肌酸比率异常的程度与 UMN 体征之间存在显著相关性（$P=0.01$）。MRS 检测到 UMN 的敏感性为 0.86（指定城市为 0.37），TMS 为 0.77（TMS 指定城市为 0.38）。在 11 例病理性 UMN 异常患者的尸检中，有 4 例 MRS 显示正常，1 例 TMS 显示正常。

为了详述典型 ALS 的临床症状和尸检之间可能存在不一致的程度，Younger 和 Qian[21]描述了一名 MND 的患者，该患者有明显 LMN 体征但无已知癌症，病人在死亡前出现了 UMN 体征并且发展了数年，这表明该病例是典型的 ALS。尸检结果说明 PMA，前角细胞（anterior horn cells，AHC）严重丧失，皮质锥体锥状细胞得以保留，但没有证据证明皮质脊髓束变性（图 53-1）。反过来，这种情况也证明了其他非典型形式的 ALS，例如亚急性运动神经病（subacute motor neuropathy，SMN），一种有明显 LMN 损伤的，不同于 SMA 和 PMA 的疾病，因为 AHC 及其外周轴突是潜在自身抗体介导的发病机制的目标位点，而 AHC 是该机制的靶点。

Younger 等[22]描述了一名有乳腺癌的副肿瘤性 SMN 患者，表现为非典型 ALS 症状。该患者的结果显示锥孔抗体 Ri 高滴度，这种表现通常与副肿瘤综合征肌阵挛性共济失调（paraneoplastic

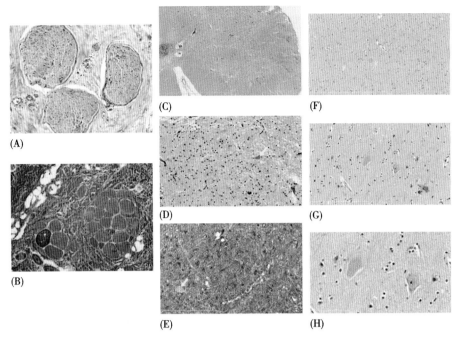

图 53-1 临床上非典型性 ALS 患者和进行性 PMA 患者尸检

（A）腓肠神经的石蜡切片显示轻度血管周围神经慢性炎症。半薄切片（未显示）显示出最小的局部轴突损失（苏木精和伊红染色［H&E］，×100）。（B）股外侧肌冷冻切片显示，股外侧肌明显萎缩，可分为大群和小群。（C）腰骶髓低倍镜显示前角神经元密度降低（HE；原始放大倍数，×2.5）。（D、E）高倍放大显示背景中的反应性星形胶质细胞。黄色箭头指向尚存的前角细胞神经元［HE（D）和胶质纤维酸性蛋白染色（E）；原始放大倍数，×20］。（F-H）中央前回切片显示完好的细胞结构、层状和柱状排列，未见神经元丢失或胶质增生。大锥体（Betz）细胞位于皮层深部，结构完整，含有 Nissel 物质和脂褐素［HE（F-H）；原始放大倍数，×10（F），×20（G），×40（H）］

opsoclonus myoclonus ataxia，POMA）相关，也与乳腺癌有关。患者的血清和脑脊液（cerebrospinal fluid，CSF）具有以下特征：患者的血清和脑脊液具有特异性肿瘤和中枢神经系统（central nervous system，CNS）神经元对上腔静脉运动系统抗原（Nova）的反应特征；而抗 ri 抗血清的特点是与胚胎小鼠脊髓神经元有限制性反应（图 53-2）。遗传测试可用于遗传性 ALS，包括常染色体显性遗传的家

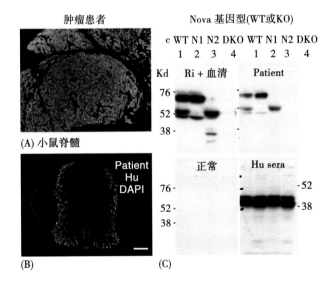

图 53-2 乳腺癌癌旁的携带 Ri 抗体的幸存运动神经元

（A）用抗肿瘤抗体（anti-Nova，anti-Ri）、兔抗肿瘤抗体（rabbit anti-Nova antisera，A）、小鼠抗肿瘤抗体（mouse anti-Elavl，Hu）或使用 DAPI 染色观察肿瘤细胞核的免疫活性（数据未显示）。肿瘤细胞的 Nova 呈斑点状核模式，Hu 反应阴性。Nova 和 Hu 对小鼠小脑神经元均有反应，对脾脏均无反应（数据未显示）。（B）11.5 日的小鼠胚胎脊髓被病人脑脊液、HuC/D 单克隆抗体或者是被 DAPI（4'，6- 二脒基 -2'- 苯基吲哚）染色（如文）。患者脑脊液稀释至 1∶100 时，与中枢神经系统（CNS）脊髓神经元发生限制性反应。与 Hu 和 CNS 及脊髓背根神经节相比，差异很明显；另外在脊髓中央仅有有丝分裂的祖细胞被 DAPI 染色。普通被 1∶100 稀释的脑脊液显示无反应（数据未显示）。（C）从 WT、Nova1、Nova2 或者 Nova1+Nova2（"DKO"）小鼠大脑（如文）中的提取物被探测出标记抗体（Ri+，患者和被稀释的负调控机制的脑脊液样本分别取不同浓度 1∶250，1∶100，和 1∶1 000；Hu+ 是患者抗血清以 1∶1 000 稀释）。患者抗血清和 Nova1、Nova2 均发生反应

摘自 Younger DS，Graber J，Hayakawa-Yano Y，et al. Ri/Nova gene-associated paraneoplastic subacute motor neuronopathy. Muscle Nerve 2013；47：617-618. Reprinted with permission of John Wiley and Sons

第五篇

族性肌萎缩侧索硬化症（family amyotropbic lateral sclerosis，FALS）[23]和肯尼迪病[24]。后者发生于男性，通常伴有肌颤，口周肌肉痉挛，缓慢进展为四肢无力和延髓支配的肌肉无力，深反射减退和男性乳腺发育。

预后

不能通过人群研究来估计单个 ALS 患者的预后。罕见的患者患有可逆综合征[25]。假定 50%～80% 的运动神经元丢失时，会出现 ALS 的症状。根据 Brooks 等[26]的研究，发病后 36～48 个月，ALS 患者的存活率是 50%。在这项研究中，生存率与肺活量、肢体功能、轴向运动功能测试及跌倒风险更加有关，而不是肌力、是否使用胃造瘘术、气管切开术或呼吸机。其他研究发现，生存率与发病年龄，首诊时间，Appel 评分[27]衡量的疾病进展的速度及呼吸衰竭的速度有关。高龄以及有延髓支配的肌肉无力的任何年龄段患者预后较差。

在 1994—1999 年间，对 14 例实体瘤癌症患者进行了一项关于 ALS 和癌症病程进展的研究，这 14 例患者接受了手术，化学疗法或放射疗法治疗，这些治疗针对潜在的肿瘤疾病，与没有肿瘤的 ALS 患者进行了对照试验[28]。使用 Kaplan-Meie 对经过治疗后的患者总体结果进行了分析，并与对数秩检验进行了比较，得出了生存曲线。在最大限度地治疗潜在癌症后，中位生存期为 18 个月，死亡率是基于 8 名进展性 ALS 病情加重而死亡引起的，这与纯 ALS 的生存率没有区别。作者[28]得出结论 ALS 和癌症的生存率并未因针对恶性肿瘤的治疗而发生变化，表明这种治疗不会阻止 ALS 的发展。

治疗

由于缺乏有力的副肿瘤病因证据，肿瘤经验性和免疫治疗包括细胞毒性治疗、免疫调节治疗（静脉注射免疫球蛋白或者血浆置换）似乎对 ALS 和癌症患者恢复神经功能无益，事实上甚至导致患者病情加重或者推迟了患者的康复进程的启动。而对症治疗，生活质量可获得明确改善（表 53-1）[29,30]。疲劳和失眠可以出现在疾病进程的任何时候，是致残的重要原因。晚间开启无创的通气模式和间歇性正压通气对致残性的疲劳、呼吸肌疲劳和二氧化

碳潴留患者来说，有明确的帮助。起效迅速的安眠药物亦能安全助眠。分泌物可以被抗胆碱能药物有效控制，特别是阿托品类。痛性痉挛和肌肉震颤可被奎宁硫酸盐和巴氯芬有效控制。临床上出现的情绪低落，无论症状是否明显均需治疗，包括那些延髓受损的患者，更易出现难以控制的抑郁发作。低浓度利鲁唑是首个也是唯一被承认的治疗 ALS 的药物。它的疗效在于阻断谷氨酸毒性从而延缓延髓发病（非脊髓）的 ALS[31]疾病进程，剂量为 50mg/ 次，口服，一日 2 次[32]。

在 ALS 疾病进程中，氧化应激参与运动神经元变性的机制[33]可能在于提高了高剂量维生素的需求，众所周知维生素具有抗氧化特性，特别是维生素 E（200U/d），维生素 C（2 000mg/d），β- 胡萝卜素（25 000U/d）。司来吉兰（咪多吡）、N- 乙酰基半胱氨酸和肌酸和所有的神经保护因子，均对 ALS

表 53-1　ALS 的症状治疗干预措施

疲劳	选择性五羟色胺再摄取抑制剂，抗胆碱酯酶药物，金刚烷胺，苯异妥因，休息，维生素
痛性痉挛	镁，硫酸奎宁，卡马西平，苯妥英钠，钙通道阻滞剂，加巴喷丁，苯二氮䓬类
痉挛状态	巴氯芬，替扎尼定，苯二氮䓬类，丹曲林，加巴喷丁，移动辅助设备
流涎、黏痰	阿米替林，苯海索，东莨菪碱贴剂，阿托品，格隆溴铵，溴丙胺太林，β- 受体阻滞药，肉毒素
口干	水合疗法，甘油拭子，糖果，加湿器
呼吸疗法	吸痰，雾化治疗，咳嗽训练，连续气道正压通气，双水平气道正压通气
失眠	唑吡坦，听奏鸣曲，避免肺通气不足，苯海拉明，阿米替林
抑郁 / 强哭强笑	阿米替林，SSRI，锂剂
进食	食物补充，经皮内镜胃造瘘术
言语	言语训练，计算机交流装置，字母表
皮肤护理	时常翻身 / 改变体位，保湿霜，医院病床，气垫床
尿急	奥昔布宁，阿米替林，溴丙胺太林，泌尿外科会诊
缓解症状的药物和家庭护理	在 ALS 诊所里，尽可能早的进行预防指导与讨论、参与

SSRI，选择性 5 羟色胺再吸收抑制剂。

无效[34-37]。辅酶 Q10 在 ALS 的动物模型实验提示可能有效[38]。

目前的研究展现了免疫机制和炎症介质在 ALS 中参与运动神经元损伤的发病机制的重要性[39, 40]。尽管没有证据支持全身免疫抑制剂对散发 ALS 的作用，但对同时存在淋巴组织增生疾病，浆细胞病或结缔组织病的适宜患者可考虑有选择的应用免疫抑制剂疗法。这些治疗包括硫唑嘌呤，环磷酰胺，免疫球蛋白针剂，泼尼松，环孢素或者血浆置换等。研究表明钙通道阻滞剂对于 ALS 无效[41]。米诺环素作为一种能减缓 ALS 疾病进程的抗生素，在老鼠模型上已被证实可以穿过血脑屏障并降低炎症介质的活性，目前已经在 ALS 患者中展开研究。

兴奋性毒性学说[42-44]促使了抗癫痫药物加巴喷丁、托吡酯[45]、谷氨酸拮抗剂瑞马西胺的使用，然而并没有被证明存在临床益处[46]。在 ALS 的研究中发现，针对睫状节神经细胞营养因子（ciliary ganglion nerve cell nutrient factor, CNF）[47]、脑源性神经营养因子（brain-derived neurotrophic factor, BDNF）、胰岛素样生长因子 1 型的研究得出的均为自相矛盾或消极的、阴性的结果[48-55]。

研究 ALS 最终如何导致运动神经元凋亡的发病机制必然会牵扯到程序性细胞凋亡的分子构成[56, 57]。在人类和大鼠模型上，发现了半胱天冬酶和相关联的半胱氨酸蛋白酶 Bcl、抑凋亡基因、兔 Bcl-2 相关 X 蛋白、双水杨酸双酚 A 酯和抗凋亡抑制基因 Bcl 通过酶促反应的方式导致运动神经元的程序性细胞凋亡，同时也发现了延长生存期限的潜在方法[58-62]。ALS 的基因治疗和干细胞治疗目前尚在探索中。

康复

ALS 患者通常在尚未长期卧床时已被确诊，可以参与物理、作业治疗和矫形使用等康复训练。康复目标的制定中应该鼓励患者在生活中完成独立的日间活动和安全的步行。那些下肢肌力和平衡受损的患者第一次训练时，应使用手杖或是助行器、拐杖配合矫形器的支撑，避免频繁的绊倒，当长距离步行时需坐轮椅。ALS 的患者几乎不出现挛缩，但仍需鼓励患者进行康复训练来避免肌腱的挛缩，并且保持日常生活范围内的被动关节活动；尽管训练对于肌肉萎缩的改善作用非常有限，坚持

康复训练可能在适度的范围内提高萎缩肌肉的功能输出。自主进食能力的缺乏、吞咽功能的受损、气促、食欲下降、气管切开术后、食欲缺乏和味觉的减弱都可以导致营养不良。由于消瘦患者骨骼四周缺乏相应的脂肪垫的保护，营养不良患者更易出现神经卡压症状，而更多的损害出现在肢体的功能。肺功能不全的患者由于虚弱的呼吸肌导致呼吸和咳嗽的不充分，应密切观察病情变化。在这之前，如果言语的能力受损严重，不易被他人理解，应该给予患者使用计算机语音增强设备的机会，有交流需求时能平缓过渡这段时期。ALS 晚期的患者几乎丧失了肢体运动的能力，要想保证患者身体舒适，通过眼球运动交流设备、发射信号或者是字母板保持与外界联系，康复医学就变得特别重要。通过生命支持设备来实现个体患者最长的预期寿命，医学团队面临巨大的挑战。

鸣谢

在这一章的准备工作中，作者感谢 Dhara Khadakia、Sarah Rock 和诊所协调员的协助。

要点

- 大多数 MND 的案例是 ALS，散发型，只有少数案例建立于一种已知的基因型或者副肿瘤的基础之上。
- 散发型 ALS 的发病率为（1～2）例 /10 万[范围，（0.5～2.4）例 /10 万]，平均发病年龄在 56 岁，男性较女性多发（1.5：1）。
- 在 MND 中，LMN 临床表现为虚弱、消瘦和肌束震颤，由于前角细胞的退化和丢失，实验中可以见到，皮质脊髓束的退行性变导致那些 UMN 功能失调，表现为反射亢进、痉挛状态、肌阵挛和霍夫曼征、巴宾斯基征的阳性表现。
- 脑干和四肢症状包含在内的不存在 UMN 症状的 LMN 被称为 PSMA，而出现孤立的延髓症状的那些被称为 PBP。孤立的 UMN 可见于 PLS 中。那些单个肢体上出现了肌萎缩的 MND 及其他出现了双上肢肌萎缩瘫痪的种类，同样的比 ALS 的疾病进程明显减慢。PMA 和 SMN 出现 LMN 综合征的情况很罕

第五篇

见，经常会与典型 ALS 病相混淆。

- 世界神经病学联合会的诊断标准提供了一个有用的 ALS 临床分类。

- 患者伴发癌症通常是巧合，但是同时发生的情形提示一个副肿瘤性的发病机制。第一，当 ALS 患者出现了一个明确的淋巴组织增生的肿瘤，常常伴随着脑脊液蛋白含量的增高和细胞的增多。第二，当特征性的副肿瘤抗体被发现时，譬如 Hu 抗体，在明确诊断的小细胞肺癌病例中，通常会伴发副肿瘤性的脑脊髓炎和感觉神经元病。

- 有临床症状或无症状的霍奇金病和非霍奇金淋巴瘤或巨球蛋白血症可能是运动神经元综合征的元凶，类似 PSMA 或 ALS。

- 通过人群研究无法了解个体 ALS 患者的预后。

- 尽管 ALS 目前无有效治疗，但对症处理仍能改变患者的生命质量。

- 利鲁唑是首个也是唯一获得批准的治疗 ALS 患者的药物。

（周筠佳 译 沈海燕 校）

参考文献

1. Williams DB, Windenbank AJ. Motor neuron disease (amyotrophic lateral sclerosis). *Mayo Clinic Proc.* 1991;66:54–82.
2. Younger DS, Rowland LP, Latov N, et al. Motor neuron disease and amyotrophic lateral sclerosis: relation of high CSF protein content to paraproteinemia and clinical syndromes. *Neurology.* 1990;40:595–599.
3. Younger DS, Chou S, Hays AP, et al. Primary lateral sclerosis: a clinical diagnosis reemerges. *Ann Neurol.* 1988;45:1304–1307.
4. Brooks BR. El Escorial Workshop 1994; World Federation of Neurology criteria for the diagnosis of amyotrophic lateral sclerosis. *J Neurol Sci.* 1994;124(suppl):96–107.
5. Gonzalez-Perez P, Brown RB Jr. Genetic basis of familial amyotrophic lateral sclerosis. Chapter 48. In, DS Younger, ed. *Motor Disorders*, 3rd edition. New York: David S. Younger MDPC; 2013:747–760.
6. Greene TS, Simpson EP, Appel SH. Amyotrophic lateral sclerosis. Chapter 49. In, DS Younger, ed. *Motor Disorders*, 3rd edition. New York: David S. Younger MDPC; 2013:761–772.
7. Bhatt JM. The epidemiology of neuromuscular diseases. *Neurol Clin.* 2016;34:999–1021.
8. Anegers JF, Appel HS, Bradshaw M, et al. Incidence and prevalence of amyotrophic lateral sclerosis in Harris County, Texas, 1985–1988. *Arch Neurol.* 1991;48:589–593.
9. Turabelidze G, Zhu BP, Schootman M, et al. An epidemiologic investigation of amyotrophic lateral sclerosis in Jefferson County, Missouri, 1998–2002. *Neurotoxicology.* 2008;29:81–86.
10. Mehta P, Antao V, Kaye W, et al. Prevalence of amyotrophic lateral sclerosis—United States, 2012–2013. *MMWR Surveill Summ.* 2016;65:1–12.
11. Wittie M, Nelson LM, Usher S, et al. Utility of capture-recapture methodology to assess completeness of amyotrophic lateral sclerosis case ascertainment. *Neuroepidemiology* 2013;40:133–141.
12. Singh SD, Henley SJ, Ryerson AB. Surveillance for cancer incidence and mortality—United States, 2012. *MMWR Morb Mortal Wkly Rep.* 2016;63:17–58.
13. Kurtzke JF. Risk factors in amyotrophic lateral sclerosis. *Adv Neurol.* 1991;56:245–270.
14. Ringel SP, Murphy JR, Alderson MK, et al. The natural history of amyotrophic lateral sclerosis. *Neurology.* 1993;43:1316–1322.
15. Haverkamp L, Appel V, Appel SH. Natural history of ALS in a database population: validation of a scoring system and a model for survival prediction. *Brain.* 1995;118:707–719.
16. Lange DJ, Trojaborg WT, Latov N, et al. Multifocal motor neuropathy with conduction block: a distinct clinical entity? *Neurology.* 1992;42:497–505.
17. Katz JS, Wolfe GI, Bryan WW, et al. Electrophysiologic findings in multifocal motor neuropathy. *Neurology.* 1997;48:700–707.
18. Nobile-Orazio E, Meucci N, Barbieri S, et al. High-dose intravenous immunoglobulin therapy in multifocal neuropathy. *Neurology.* 1993;43:537–544.
19. Kinsella LJ, Lange DJ, Trojaborg W, et al. The clinical and electrophysiological correlates of elevated ant-GM1 antibody titers. *Neurology.* 1994;44:1278–1282.
20. Kaufmann P, Pullman SL, Shungu DC, et al. Objective tests for upper motor neuron involvement in amyotrophic lateral sclerosis (ALS). *Neurology.* 2004;62(10):1753–1757.
21. Younger DS, Qian J. Progressive muscular atrophy: a patient with confirmatory postmortem findings. *Muscle Nerve* 2015;51:621–623.
22. Younger DS, Graber J, Hayakawa-Yano Y, et al. Ri/Nova gene-associated paraneoplastic subacute motor neuronopathy. *Muscle Nerve* 2013;47:617–618.
23. Younger DS, Brown RH Jr. Familial amyotrophic lateral sclerosis. In DS Younger, ed. *Motor Disorders.* 2nd ed. Philadelphia, PA: Lippincott, Williams and Wilkins; 2005:501–506.
24. Amato AA, Prior TW, Barohn RJ, et al. Kennedy's disease: a clinicopathologic correlation with mutations in the androgen receptor gene. *Neurology.* 1993;43:791–794.
25. Tucker T, Layzer RB, Miller RG, et al. Subacute reversible motor neuron disease. *Neurology.* 1991;41:1541–1544.
26. Brooks BR, Sanjak M, Belden D, et al. Natural history of amyotrophic lateral sclerosis—impairment, disability, handicap. In: Martin Dunitz, Brown RH, Meininger V, and Swash M, eds. *Amyotrophic Lateral Sclerosis.* London, England: Martin Dunitz Ltd; 2000:31–58.
27. Appel V, Stewart SS, Smith G, et al. A rating scale for amyotrophic lateral sclerosis: description and preliminary experience. *Ann Neurol.* 1987;22(3):328–333.
28. Vigliani MC, Polo P, Chio A, et al. Patients with amyotrophic lateral sclerosis and cancer do not differ clinically from patients with sporadic amyotrophic lateral sclerosis. *J Neurol.* 2000;247:778–782.
29. Forshew DA, Bromberg MB. A survey of clinicians' practice in the symptomatic treatment of ALS. *Amyotroph Lateral Scler Other Motor Neuron Disord.* 2003;4:258–263.
30. Lange DJ, Murphy PL, Maxfield RA, et al. Management of patients with amyotrophic lateral sclerosis. *J Neuro Rehab.* 1994;8:75–82.
31. Bensimmon G, Lacomblez L, Meininger V. ALS/Riluzole Study Group I. A controlled trial of riluzole in amyotrophic lateral sclerosis. *N Engl J Med.* 1994;330:585–591.
32. Lacomblez L, Bensimon G, Leigh PN, et al. Dose-ranging study of riluzole in amyotrophic lateral sclerosis/Riluzole Study Group II. *Lancet.* 1996;347:1425–1431.
33. Simpson EP, Yen AA, Appel SH. Oxidative stress: a common denominator in the pathogenesis of amyotrophic lateral sclerosis. *Curr Op Rheumat.* 2003;15:730–736.
34. Lange DJ, Murphy PS, Diamond B, et al. selegiline is ineffective in a collaborative double-blind, placebo-controlled trial for treatment of amyotrophic lateral sclerosis. *Arch Neurol.* 1998;55:93–96.
35. Louwerse ES, Weverling GJ, Bossuyt PM, et al. Randomized, double-blind, controlled trial of acetylcysteine in amyotrophic lateral sclerosis. *Arch Neurol.* 1995;52:559–564.
36. Mazzini L, Testa D, Balzarini C, et al. An open-randomized clinical trial of selegiline in amyotrophic lateral sclerosis. *J Neurol.* 1994;241:223–227.
37. Groeneveld GJ, Veldink JH, van der Tweel I, et al. A randomized sequential trial of creatine in amyotrophic lateral sclerosis. *Ann Neurol.* 2003;53(4):437–445.
38. Beal MF. Coenzyme Q10 as a possible treatment for neurodegenerative diseases. *Free Radic Res.* 2002;36(4):455–460.
39. Henkel JS, Engelhardt JI, Siklos L, et al. Presence of Dendritic Cells, MCP-1, and Activated Microglia/Macrophages in ALS Spinal Cord Tissue. *Ann. Neurol.* 2004;55:221–235.
40. Smith RG, Hamilton S, Hoffman F, et al. Serum antibodies to L-type calcium channels in patients with amyotrophic lateral sclerosis. *N*

Engl J Med. 1992;327:1721–1728.

41. Miller RG, Smith SA, Murphy JR, et al. Verapamil does not slow the progressive weakness of amyotrophic lateral sclerosis. *Muscle Nerve.* 1996;19:511–515.

42. Rothstein JD. Excitotoxicity and neurodegeneration in amyotrophic lateral sclerosis. *Clin Neurosci.* 1996;3:348–359.

43. Plaitakis A, Coroscio JT. Abnormal glutamate metabolism in amyotrophic lateral sclerosis. *Ann Neurol.* 1987;22:575–579.

44. Rothstein JD, Martin LJ, Kuncl RW. Decreased glutamate transport by the brain and spinal cord in amyotrophic lateral sclerosis. *N Engl J Med.* 1992;326:1464–1468.

45. Miller RG, Moore DH 2nd, Gelinas DF, et al. Phase III randomized trial of gabapentin in patients with amyotrophic lateral sclerosis. *Neurology.* 2001;56(7):843–848.

46. Cudkowicz ME, Shefner JM, Schoenfeld DA, et al. A randomized, placebo-controlled trial of topiramate in amyotrophic lateral sclerosis. *Neurology.* 2003;61(4):456–464.

47. Miller RG, Armon C, Barohn RJ, et al. A placebo controlled trial of recombinant human ciliary neurotrophic factor (rhCNTF) in amyotrophic lateral sclerosis. *Ann Neurol.* 1996;39:256–260.

48. Lai EC, Felice KJ, Festoff BW, et al. Effect of recombinant human insulin-like growth factor-I on progression of ALS. A placebo-controlled study. The North America ALS/IGF-I Study Group. *Neurology.* 1997;49:1621–1630.

49. Borasio GC, Lange DJ, Lai EC, et al. A double blind placebo-controlled therapeutic trial to assess the efficacy of recombinant human insulin-like growth factor in the treatment of ALS: a multi-center, double-blind, placebo-controlled clinical study [abstract]. Sixth International Symposium on ALS/MND, Dublin, Ireland; 1995.

50. Schwartzberger P, et al. Favorable effect of VEGF gene transfer on ischemic peripheral neuropathy. *Nat Med.* 2000;6: 405–413.

51. Jin KL, Mao XO, Greenberg DA. Vascular endothelial growth factor: direct neuroprotective effect in in vitro ischemia. *Proc Natl Acad Sci.* 2000;97:10242–10247.

52. Oosthuyse B, Storkebaum E, Morimoto M, et al. Deletion of the hypoxia-response element in the vascular endothelial growth factor promoter causes motor neuron degeneration. *Nat Genet.* 2001;28:131–138.

53. Lambrechts D, et al. VEGF is a modifier of amyotrophic lateral sclerosis in mice and humans and protects motoneurons against ischemic death. *Nat Genet.* 2003;34:383–394.

54. Azzouz M, Ralph SG, Storkenbaum E, et al. VEGF delivery retrogradely transported lentivector prolongs survival in a mouse ALS model. *Nature.* 2004;429:413–417.

55. Lambrechts D, Storkenbaum E, Carmeliet P. VEGF: necessary to prevent motoneuron degeneration, sufficient to treat ALS? *Trend Mol Med.* 2004;10(6):275–282.

56. Martin LJ. Neuronal death in amyotrophic lateral sclerosis is apoptosis: possible contribution of a programmed cell death mechanism. *J Neuropathol Exp Neurol.* 1999;58:459–471.

57. Guegan C, Przedborski S. Programmed cell death in amyotrophic lateral sclerosis. *J Clin Invest.* 2003;111:153–161.

58. Kostic V, Jackson-Lewis V, DeBilbao F, et al. Prolonging life in a transgenic mouse model of amyotrophic lateral sclerosis. *Science.* 1997;277:559–562.

59. Li M, Ona VO, Guegan C, et al. Functional role of caspase-1 and caspase-3 in ALS transgenic mouse model. *Science.* 2000;288:335–339.

60. Friedlander RM, Brown RH, Gagliardini V, et al. Inhibition of ICE slow ALS in mice. *Nature.* 1997;388:31.

61. Zhou S, Stavrovskaya I, Drozda M, et al. Minocycline inhibit cytochrome c release and delays progression of amyotrophic lateral sclerosis in mice. *Nature.* 2002;417:74–78.

62. Gordon PH, Miller RG, Moore DH, et al. Placebo controlled phase II studies of minocycline in amyotrophic lateral sclerosis. *Neurology.* 2003;60(suppl 1):A136.

第
五
篇

第54章

癌症中的自主神经功能障碍

David S. Younger

癌症可以通过多种方式影响自主神经系统（autonomic nervous system，ANS）：肿瘤直接压迫或浸润，治疗影响（放疗、化疗），间接影响（例如吸收不良、营养不良，器官衰竭和代谢异常）以及副肿瘤/自身免疫作用[1]。在大多数情况下，要么自主神经功能障碍不是癌症患者的主要临床表现，要么通过常规的评估很容易发现导致自主神经失调的主要原因。而治疗通常是对症治疗，通常侧重于预防症状性体位性低血压。本章主要着眼于合并有自主神经功能障碍的癌症患者的诊断和治疗方法，重点是免疫介导的自主神经功能障碍，这是一种罕见的但可能高度治愈的自主神经障碍。自主神经功能障碍在其他章节有详细综述[2]。

背景

ANS 的一个主要功能是控制循环。体位性低血压是自主神经功能减退的主要症状。简要回顾站立时体液的转移非常重要。在直立后的前几秒钟内，膈肌以下会有多达 1L 的血液被动地移入内脏和肌肉容量血管中。继续直立 5～10 分钟后，由于过滤进入间质性腔隙，中心血流量的血浆会损失 10%～20%，其结果是使静脉回心血量和心脏输出量减少多达 20%[3]。

通过下述机制可预防体位性低血压和晕厥：压力反射，骨骼肌泵和静脉动脉反射[3]。压力反射可控制血压的瞬间变化，并且是维持正常血压的最重要的组成部分。站立时，颈动脉窦的压力感受器感觉到收缩压（systolic blood pressure，SBP）下降后通过双侧的第Ⅸ对脑神经（cranial nerve，CN）将神经冲动上传至延髓背外侧的孤束核（nucleus tractus solitarius，NTS）。后者抑制 CN X（迷走神经）疑核

（nucleus ambiguus，NA）使心率加快。NTS 还刺激与维持交感神经紧张性有关的结构，即延髓头端腹外侧区（ventrolateral medulla，VLM）和下丘脑室旁核（paraventricular nucleus，PVN）。最终结果是内脏和肌肉小动脉的交感神经兴奋与心输出量增加，导致外周血管阻力增加和心跳加速[4]。

骨骼肌泵被认为是人体的"第二心脏"，可以部分代偿神经系统的功能障碍[5]。在直立姿势下，大约 80% 的腿部血液聚集在大腿和臀部肌肉中[3]。这些肌肉随意收缩即可有效地排出血液（如：一次最大收缩就可排出 30% 的腿部血液）。即使是健康人，其肌肉压力降低时也会出现体位性低血压。已有研究证实，利用肌肉泵原理将大腿和臀部血液排出的姿势策略可以有效地延迟或预防体位性低血压[3]。

静动脉反射发生在局部皮肤和皮下组织的脉管系统水平。腿部容量血管的压力增加到 25mmHg 以上后，局部小动脉的血管阻力会反射性增加，从而使下肢的血流减少多达 50%[6]。有一种动脉压力反射可以缓冲由于姿势、压力或其他行为变化所致的 SBP 剧烈波动[7]。当血压升高时，血管扩张会触发反射性副交感神经激活和交感神经抑制，从而降低心率（heart rate，HR）和血管阻力，以减轻 SBP 的升高。当 SBP 下降时，压力感受器的活性降低，可引起反射介导的 HR 和外周血管阻力增加。压力反射失调会导致高血压危象。如果这种情况没有得到及时地识别或治疗，则会诱发不稳定的高血压。压力反射传入性神经冲动的部分丢失会导致体位性心动过速或体位性不耐受。在一些不伴有迷走神经传出改变的患者中（例如放射损伤），压力反射失调则会导致恶性迷走神经性血管病，表现为严重的心动过缓、低血压以及窦性停搏[8]。因此，需将压力反射失调与肾血管性高血压和嗜铬

性细胞瘤相鉴别,以确保妥善处理。

交感肾上腺神经内分泌系统是典型的神经内分泌系统,可维持体内儿茶酚胺肾上腺素和去甲肾上腺素的正常和应激水平。肾上腺素是传统意义上的激素,由肾上腺所释放,而去甲肾上腺素是由交感神经节后神经元轴突末端释放的神经递质。两者都直接作用于其支配的靶细胞和器官,介导 ANS 和内脏器官的交感神经间的快速应答。他们会触发血流动力学和代谢过程,直接影响脂质,蛋白质和碳水化合物的代谢。

交感肾上腺活动的改变在常见疾病的病理生理学中起着重要作用。直立性(体位性)低血压是一种人体站立或倾斜时收缩压突然下降的疾病。这是因为由压力感受器触发的交感神经反射出现紊乱而无法增加周围血管阻力。这种反射紊乱的病理生理基础是不能从交感神经节后神经元中释放约两倍需要量的去甲肾上腺素入血。另一种称为姿势性体位性心动过速综合征(postural orthostatic tachycardia syndrome,POTS),其表现为倾斜或站立时患者会心跳加速,其定义为在交感神经控制下每分钟心率(beats per minute,bpm)增加 30 次,但不出现低血压,其原因尚不明确。越来越多的人认识到神经内分泌控制机体代谢与感染、炎症和组织损伤之间的关系。中枢神经系统(central nervous system,CNS)对外周免疫刺激作出反应是通过活化免疫功能细胞(如单核细胞,淋巴细胞和巨噬细胞)产生免疫反应,并透过血脑屏障(blood-brain barrier,BBB)停留在大脑中。它们在大脑分泌各种细胞因子和其他炎症介质,类似于活化的脑小胶质细胞、内皮细胞和平滑肌细胞。下丘脑 - 垂体 - 肾上腺(hypothalamic-pituitary-adrenal,HPA)轴的大多数刺激活动均会激活白细胞介素(interleukin,IL)-1,IL-6 和肿瘤坏死因子(tumor necrosis factor,TNF)-α,这三种细胞因子。HPA 轴作为周围应激系统的主要组成部分,与全身性肾上腺交感神经系统相一致,其主要功能是维持基础的和与应激相关的激素水平。其他有助于控制 SBP 和激素稳态的系统包括肾素 - 血管紧张素 - 醛固酮系统和血管升压素,它们会与主动脉弓压力感受器协同调节血容量减少体位性应激[5,9]。

诊断方法

自主神经功能障碍可分为非神经源性(医学原因)和神经源性(原发性和继发性)[10]。原发性神经源性自主神经失调包括 ANS 自身功能障碍的代表性疾病(如:Shy-Drager 综合征(Shy-Drager syndrome,SDS),继发性神经源性病因包括可能影响 ANS 的非自主神经系统疾病(例如帕金森病、脑肿瘤、多发性硬化、癫痫和糖尿病性神经病)。在非神经源性疾病中,全身性疾病也可导致 ANS 功能障碍(如:年龄 / 失调 / 恶病质、药物不良反应、血容量不足、贫血、嗜铬细胞瘤和肾上腺功能不全)。

自主控制在人体无处不在,其功能障碍谱并不局限于本章所列范围。为简单起见,我们可能会将注意力集中在那些最有可能引起患者关注且愿意接受医疗和便于客观检查的症状上,即与体位、胃肠道和泌汗功能有关的那些症状。体位性不耐受的症状包括头晕、晕厥前期或晕厥、认知和视觉障碍、心悸、无力以及颈肩肌肉酸痛(衣架综合征),这些症状会因位置变化、长时间站立、高温、运动或进食而加重[11]。出汗异常包括多汗症或少汗症和热耐受不良。胃肠道症状包括严重便秘、便秘腹泻交替、恶心和呕吐[11]。

自主神经测试包括促汗、血管舒缩和心迷走功能测试,它们能够客观地定义自主神经功能障碍的严重程度。促汗轴突反射定量测试(quantitative sudomotor axon reflex test,QSART)主要是通过离子电渗法将乙酰胆碱透过皮肤,引起轴突反射介导的泌汗反应[6,12],用于评估交感神经节后胆碱能纤维的功能。倾斜台和 Valsalva 试验用于评估交感主要功能。文献中描述了多种倾斜方案,采用多种倾斜角度和持续时间(5～60 分钟),有或没有合并用药。倾斜持续时间的增加和拟交感神经药或血管活性药物的使用不仅会导致试验的敏感性提高,而且还会增加假阳性率。最近的一项研究发现,不使用药物,仅倾斜 80° 持续 3～5 分钟即能够筛选出体位性功能障碍患者,并预测出可能发展为晕厥的患者[13]。该方案特别有用,因为它操作简单,同时既增加了患者的耐受性又减少了假阳性的可能。Valsalva 动作的 SBP 曲线是由患者通过连接到血压计的烟嘴吹口以 40mmHg 的呼气压力呼气 15 秒而产生。SBP 曲线有四个阶段,每个阶段都经过了药理学分析[14]。Ⅱ和Ⅳ期对临床指导意义更大,分别可以反映 α 和 β 肾上腺素的功能。第Ⅳ期的 SBP 急剧上升(过冲)会直接导致此期心动过缓。计算 Valsalva 比率(Ⅲ期末的最大 HR 除以Ⅳ期的最小 HR)可用于间接测量心脏迷走神经张

第五篇

力。还可评估第Ⅲ期后的血压恢复速度，这是 α-肾上腺素功能的另一种测量方法[15]。恢复时间超过 0.5ms 则提示异常。深呼吸时的心率反应（heart rate response to deep breathing，HRDB）可评估心脏的副交感神经（迷走神经）支配。有节奏的深呼吸会导致心率变异性，即随着接近最大吸气时而心率达到峰值，而在最大呼气末期心率最小。每个周期的最大和最小 HR 之间的差异可用于测量迷走神经的张力。这种反射的生理基础很复杂，并且涉及多个反射弧[16]。此外，还应该进行系统的评估，此部分内容将不再赘述[5, 16]。

副肿瘤综合征

在所有癌症患者中，副肿瘤综合征发生率为 1%～7%，并可分为皮肤病组，血液病组，内分泌组，风湿病组和神经病组[17]。自身免疫反应在神经系统副肿瘤综合征中起重要作用[17]。神经性肿瘤和自身免疫性脑炎（autoimmune encephalitis，AE）相关抗体非常容易获得，包括 1 型和 2 型抗神经元核抗体（antineuronal nuclear antibody，ANNA；Hu）；胶原蛋白反应介质蛋白 5（collapsin response-mediator protein 5，CRMP-5）；N 型和 P/Q 型电压门控钙通道（N-and P/Q-type voltage-gated calcium channel，VGCC）；神经节神经元乙酰胆碱受体（acetylcholine receptor，AChR）及浦肯野细胞 2 型胞浆抗体（Purkinje cell cyto-plasmic antibody-type 2，PCA-2）[18]，其中一些可预测自主神经功能障碍。有证据显示，副肿瘤抗体之间存在明显重叠，通常可以共存并预测潜在的癌症[最常见的是小细胞肺癌（small cell lung cancer，SCLC）和胸腺瘤]，而没有特定的综合征[11]。如果自主神经功能障碍呈亚急性发作，即使没有副肿瘤抗体，也应考虑副肿瘤的因素[19]。潜在恶性肿瘤的治疗方法和 / 或免疫疗法可以预防不可逆的神经系统损害[17]。

LAMBERT-EATON 肌无力综合征

Lambert-Eaton 重症肌无力综合征（Lambert-Eaton myasthenic syndrome，LEMS）是一种 IgG 介导的突触前疾病，它会影响神经肌肉接头和自主神经结合位点。亚急性无力是最常见的症状。最常见的自主神经症状是口干（77%）和阳痿（见于 45% 的男性）[20]。电诊断显示复合肌肉动作电位

（compound muscle action potentials，CMAP）波幅降低；重复刺激呈递减反应，如重症肌无力。CMAP 波幅增加到运动后基线的 100% 以上。95% 的患者中可发现 P/Q VGCC 抗体。自主性检查最常见的功能障碍是泌汗（83%）和心迷走反射（75%）异常，而肾上腺功能障碍的发生率较低（37%）。93% 的患者的复合自主神经评分量表（Composite Autonomic Scoring Scale，CASS）结果表现异常（严重：20%；中度：17%；轻度：63%）[20]。50%～60%LEMS 的患者中可检测到 SCLC[20, 21]。在神经元（N 和 P/Q）中发现 SCLC 表达三个主要的高压激活 Ca²⁺ 通道。据推测，机体对这些肿瘤蛋白产生免疫应答后会产生一些抗体，而这些抗体能够锚定到肌肉和自主神经突触的突触前 Ca²⁺ 通道上。

自身免疫性脑炎（AE）

癌症患者的抗体多为针对细胞内神经抗原的抗体（副肿瘤），而无癌患者的抗体多针对表面抗原。每种类型都会导致相应的 AE 临床症状，会不同程度地累及 CNS、周围神经系统（peripheral nervous system，PNS）和 ANS。

针对 Hu 抗体（antibodies directed at the Hu，ANNA-1）的抗原可与肿瘤细胞以及中枢、外周和肠道神经元产生的 RNA 相关蛋白发生交叉反应[11]。该抗体与 SCLC 高度相关（占癌症患者的 70%～90%）[14]。在 13% 的患者中，不相关的原发病与 SCLC 共存。大约 80% 的患者表现为亚急性（6 个月）。该综合征通常比癌症诊断早 8～11 个月[22]。最常见的神经系统表现为神经病变（占患者的 66%～80%），其次是小脑综合征（占患者的 3%～18%），边缘性脑炎（占患者的 7%～10%）和 LEMS（占患者的 5%）。脑神经病（尤其是 CN Ⅷ），臂丛神经病变，肌病，肌痛和失语症的发病率分别为 1%～2%。约有 12% 的患者最初表现为胃肠道运动障碍，最常见的是胃轻瘫[22]。虽然很少有患者一开始就出现自主神经功能障碍[23]，但最终会有多达 27% 的患者出现自主神经病变[22]。大多数患者的症状和体征为多灶性[19]。尽管烟酸神经节 AChR[23] 或其他抗体可能与病原体有关，但是目前尚不清楚抗 Hu 抗体本身是否具有致病性。

CRMP-5 抗原是一种神经细胞质蛋白，大小为 62kD，与 SCLC 高度相关（见于 77% 的患者），很少与胸腺瘤（占患者的 6%）或其他肿瘤（占患者的

8%）相关。抗体常与中枢神经系统和肠道神经元相结合。有一项研究显示，在有该抗体的患者中，31% 的患有自主神经功能异常（［其中 67% 的人患有胃肠道（gastrointestinal, GI）运动障碍］。其他临床表现包括皮质受累（痴呆、癫痫发作、意识模糊），占 40%；基底神经节（舞蹈症）受累，占 14%；小脑受累，占 26%；脑神经受累（尤其是视力和嗅觉 / 味觉），占 17%。大多数患者的症状和体征表现为多灶性的[18]。

在非感染性 AE 患者中，使用放射免疫测定（radioimmunoassay, RIA）即可确定抗电压门控钾通道（anti-voltage gated potassium channel, VGKC）复合抗体异常[24]。受影响的患者该抗体呈血清强阳性，脑部 MRI 显示颞内侧高信号，而脑脊液（cerebrospinal fluid, CSF）检查可见淋巴细胞增多。VGKC 复合抗体作用于跨突触骨架系统，靶向影响神经元细胞黏附分子。而这些分子对于正确的突触形成、黏附、可塑性和功能至关重要。在发育中和成熟的神经元中，这些分子可募集突触前和突触后蛋白和锚定到适当的突触位置，从而实现正常的突触传递。通过 RIA 在 AE 患者血清中检测到的针对 VGKC 复合物的自身抗体不会直接与 VGKC 复合物通道蛋白相结合，而是与去污剂溶解的 VGKC 共沉淀的突触和轴突神经元蛋白相结合[25]。

Younger[26] 描述了一例新发的合成鞘外 VGKC 复合抗体的患者，表现为双侧面部与臂的肌张力障碍样发作（faciobrachial dystonic seizures, FBDS）和记忆障碍伴发远端肢体增大和小纤维周围神经病变的疼痛及无系统性恶性自主神经功能障碍。表皮神经纤维研究证实了小纤维神经病变与自主神经实验室检查异常有关。

亚急性自主神经病

Vernino 等于 1998 年首次开发了一种检测 AChR 抗体的检测方法[27]。该受体与骨骼肌 AChR 不同，仅表达一个 α_3 亚基而不是 α_1 亚基。这种抗体见于 42%～50% 的亚急性自主神经病（subacute autonomic neuropathy, SAN）、12% 的 LEMS、50% 的 Isaacs 综合征和 3% 的其他副肿瘤性疾病的患者。在其他神经系统疾病、重症肌无力（myasthenia gravis, MG）、无 MG 胸腺瘤、其他自主神经疾病和健康对照者体内不存在该抗体[27]。在 33% 的 SAN 患者中，胃肠功能不全是患者的主要和初始症状[27]。癌症可见于 58% 的表达该抗体的患者体内（将近 60% 的患者患有 SCLC）。研究发现高水平的抗体与更严重的自主神经功能障碍相关，并且随着抗体水平降低或测不出后，患者症状会明显改善，表明该抗体具有致病性。典型的临床特征是亚急性发作，表现为严重的胃肠动力异常以及瞳孔对光反射和调节异常。有趣的是，这种瞳孔异常是预测抗体血清反应阳性的最可靠的临床特征。缺乏神经节乙酰胆碱受体 α_3 亚基的突变小鼠表现出明显散瞳，而这种瞳孔异常与其相一致[28]。考虑到病情的单相性，也有些患者可能表现为血清阴性，因此，可能会遗漏瞬间血清阳性患者，或者患者之间的神经元抗原可能不同；或在某些情况下可能是非免疫机制[22]。治疗方法包括静脉使用免疫球蛋白（intravenous immunoglobulin, IVIg）、血浆置换、免疫抑制疗法、乙酰胆碱酯酶抑制剂和肿瘤定向疗法[27]。

神经性肌强直（ISAACS 综合征）

称为 Morvan 综合征（Morvan syndrome, MoS）的疾病特征是周围神经起源的持续肌纤维活动[29]，可能与胸腺瘤、SCLC 或淋巴瘤有关[27,29]。随着年龄超过 40 岁，患癌风险增加[30]。与 VGKC 复合抗体相关的 PNS 疾病会导致运动神经过度兴奋、乙酰胆碱释放增加以及动作电位延长[30]。其临床表现为：肌肉纤颤或抽搐（90%），经常出现痛性痉挛（70%）、肌肉僵硬（通常严重到足以阻碍身体活动并影响呼吸）、肌肉肥大（例如小腿）、假性肌强直（如：握紧后放松不良，无叩击性肌强直）和轻度肌力[29]。相关的自主神经改变包括心律不齐、便秘、多汗和流涎[30]。VGKC 复合物的抗体在 40% 的 MoS 患者（见于 80% 的胸腺瘤患者）中表达，因此也是 MoS 的标志[30]。在 50% 的 MoS 患者中也发现了烟碱神经节 AChR 抗体[27]。治疗方法包括血浆置换、硫唑嘌呤或 IVIg 的免疫调节治疗及苯妥英钠、卡马西平、丙戊酸盐、拉莫三嗪或乙酰唑胺的对症治疗[30]。

假性肠梗阻

肠内神经系统可被视为"第二大脑"，估计有 1 亿个神经元，其数量与脊髓相似[31]。人体有两种神经丛：肌间神经丛（auerbach）和黏膜下层神经丛（meissner）。肌间神经丛参与肠外肌群的收缩，而黏膜下神经丛控制黏膜的分泌和吸收活动以及黏膜下小动脉的张力[31]。假性肠梗阻的特征是炎性淋巴细胞浸润肠肌间神经丛，其临床症状是运动功能异常：急性/亚急性进展性便秘、腹痛和呕吐。致病性抗体包括 Hu、烟碱神经节 AChR、N 型VGCC 和 PCA-2[11]。约有 12% 的表达抗 Hu 抗体的患者最初表现为胃肠道运动障碍[22]。实验室证据表明，抗 Hu 抗体可能具有致病性[11]。

体位性低血压的治疗

药物治疗

氟氢化可的松是一种合成的肾上腺皮质类固醇，具有强效的盐皮质激素和微量糖皮质激素活性[32]。它具有保钠排钾功能，进而增加细胞外液量和血压。起始剂量为 0.1mg，每日一次或两次（上午 7 点和下午 2 点），并可根据需要增加到 0.3mg，每日一次或两次。有严重的体位性低血压但心脏功能正常的患者，可以从 0.5～1.0mg、每日两次开始，持续 2～3 日，然后以 0.2mg 维持，每日一次或两次。该药物可在 45 分钟内达到血浆峰值水平，半衰期为 7小时[32]。要达到充分药效，需要摄入大量食盐和液体。应避免持续卧位血压高于 180/110mmHg，可采取头高脚低的睡姿和/或使用短效降压药（舌下硝酸甘油）。不良反应包括充血性心力衰竭、低血钾和严重的卧位高血压[10]。

米多君是一种纯 α-肾上腺素受体激动剂[10,33,34]，可收缩周围血管并增加总的外周阻力，但不增加心率。因为它不能穿过血脑屏障，所以不会产生中枢性不良反应[34]。一项药物安慰剂对照研究表明，它可以改善神经源性体位性低血压[34]，并且显著改善非最大量运动后的血压恢复，从而改善自主神经功能衰竭患者的运动耐受性（与对照组相比，单次剂量为 10mg 可使运动后 5 分钟血压下降小于 25mmHg）[33]。其作用时间为 4 小时。起始剂量从 2.5～5mg 开始，每 3 小时一到两片（每日最大计量为 40mg）。不良反应包括卧位高血压（25%）、竖毛（13%）、头皮瘙痒症（10%）、身体或头皮感觉异常（9%）、尿潴留（6%）[28]、体重减轻、快速耐药、尿Na+ 增加[10,32]。不能下午 6 点以后给药以免引起卧位高血压。

屈昔多巴是一种氨基酸合成前体，可作为肾上腺素的药物前体，但它能够穿过 BBB，因此当 HPA受到干扰时，它优于米多君。尽管屈昔多巴在市场上已有 20 多年的历史，但是研究证明它的副作用很少，如轻度头痛、头晕、恶心、高血压和疲劳。它可用于神经源性体位性低血压，尤其是继发于 CNS 疾病所致的体位性低血压，如多系统萎缩综合征（multiple system atrophy syndrome，MSA）、SDS和单纯自主神经功能衰竭[pure autonomic failure，PAF]（也称为 Bradbury-Eggleston 综合征或特发性体位性低血压]。PAF 是一种自主神经失调，首次发生在中年或年长的人群中。

溴吡斯的明是一种胆碱酯酶抑制剂，可增加交感神经节和副交感神经节处的乙酰胆碱的水平[35]。在一项双盲随机研究[35]中，以 60mg 的剂量可有效改善神经源性体位性低血压但没有增加卧位高血压的风险[35]，对神经节前和神经节后疾病具有相似的疗效。它对血压只有中等程度的影响（SBP 下降27.6mmHg，安慰剂下降 34mmHg），可以与小剂量米多君（5mg）联合使用，以产生更有效和更持久的反应[35]。

二羟基苯丝氨酸（dihydroxyphenylserine，L-DOPS）是一种合成的氨基酸。L- 芳族氨基酸脱羧酶（L-aromatic amino acid decar-boxylase，L-AADC）可将它转化为 L- 去甲肾上腺素，从而绕开了由多巴胺转化成正常去甲肾上腺素过程中的β- 羟基化限速步骤。它是治疗罕见的多巴胺 β- 羟化酶缺乏症的理想方法[36]，适用于体位性低血压患者和对米多君、氟可的松、促红细胞生成素、血管升压素以及盐和液体负荷治疗均无效的携带烟碱乙酰胆碱受体抗体的患者[36]。作用时间为 6 小时。有效剂量为 200～400mg，每日一次[10,32]。六项研究未报告其主要副作用[32]。

奥曲肽（sandostatin）是一种生长抑素类似物，可抑制胃肠道的多肽，也具有一定血管舒张特性。该药物为皮下给药，起始剂量从 25～50μg 开始。有研究显示，它对周围性和中枢性自主神经疾病中由体位、进食和劳累诱发的低血压均有效。它不会诱发卧位高血压[32]。

对于可疑的自身免疫性自主神经功能异常的患者，静脉注射 Ig 和血浆交换是有效的免疫调节疗法[37-39]。这些处理方法的详细说明不在此赘述。

非药物疗法

骨骼肌泵的激活：腿交叉可使自主神经功能障

碍患者的平均 SBP 持续增加 13mmHg,虽然这个血压增加幅度相对较轻,但与氟可的松,促红细胞生成素或米多君治疗效果相似[40]。肌肉泵主要是将汇集在下肢的血液移至胸腔[41],其治疗效果即可显现,可配合使用其他疗法。对于大多数患者而言它易于实施[40]。

调节运动:定期进行次最大量运动可增加血浆容量、肌肉质量和肌肉张力(改善骨骼肌泵功能)并降低整体心血管风险[33]。

增加水和盐的摄入量:在双盲,安慰剂对照研究中,补充盐和水会增加血浆和血容量,从而降低体位变化不耐性和压力感受器敏感性[42]。典型的方案是每日喝 2L 的水和服用 175~250mEq 的盐片[10]。对盐摄入量有反应的患者,其 24 小时尿 Na^+ 排泄量小于 170mmol[42]。

其他重要的干预措施包括抬高床头(床头垫高 15.2~30.4cm 或医院病床倾斜 45°),避免室温过高和摄入酒精(容易舒张血管)[10,32]、使用压力衣[10]、餐后低血压的患者可少食多餐[10,32],高纤维饮食可防止因便秘引起的晕厥[10]。

结论

对癌症和自主神经功能障碍的患者可能会比较难以明确诊断。除了常见的与癌症相关的系统性疾病和癌症治疗的影响外,还必须考虑自身免疫相关的自主神经功能障碍,尤其是亚急性发作时。正确的诊断可以指导定向治疗并改善患者的预后。

要点

- 癌症可通过多种方式影响 ANS:肿瘤直接压迫或浸润、治疗方式(放疗,化疗)、间接影响(例如吸收不良、营养不良、器官衰竭和代谢异常)以及副肿瘤/自身免疫效应。
- 可通过下列机制预防体位性低血压和晕厥:压力反射、骨骼肌泵和静脉动脉反射。
- 自主神经功能障碍可分为非神经源性(内科)和神经源性(原发或继发)原因。
- 直立性不耐受的症状包括头晕、晕厥前期、晕厥、认知和视觉障碍、心悸、无力以及肩颈肌肉酸痛(衣架综合征)。这些症状会因位置

变化、长时间站立、温度升高、运动或进食而加重。
- 癌症伴发的自主神经功能障碍相关性疾病包括 LEMS、抗 Hu 抗体综合征、CRMP-5(SAN)、神经性肌强直(Isaacs 综合征)和假性肠梗阻。
- 氟氢化可的松是一种合成的肾上腺皮质类固醇,具有强效的盐皮质激素和最小的糖皮质激素活性。它具有保钠排钾功能,可增加细胞外液量和 SBP。
- 米多君是一种纯 α- 肾上腺素能激动剂,可收缩外周血管增加总外周阻力,而不增加心率。
- 溴吡斯的明是一种胆碱酯酶抑制剂,可增加交感神经节和副交感神经节处的乙酰胆碱水平。已有研究证明它可有效改善神经源性体位性低血压。
- 腿交叉可使自主神经功能不全患者的平均 SBP 持续升高 13mmHg,虽然升高幅度相对较轻,但效果与氟氢化可的松、促红细胞生成素或米多君相似。
- 定期进行次最大量运动会增加血浆容量,肌肉质量和肌肉张力(改善骨骼肌泵血功能),并降低整体心血管风险。
- 在一项双盲,安慰剂对照研究中,补充水和盐会增加血浆和血容量,从而降低体位变化的耐受性和压力感受器的敏感性。
- 体位性低血压的其他重要干预措施包括抬高床头(床头垫高 15.2~30.4cm 或医院病床倾斜 45°),避免环境温度过高和摄入酒精(容易舒张血管)、使用压力衣、餐后低血压患者应少食多餐以及高纤维饮食,以防止因便秘而导致晕厥。

(张安静 译 周倩 校)

参考文献

1. Pourmand R. Paraneoplastic peripheral neuropathies. In: Brown WF, Bolton CF, Aminoff MJ, eds. *Neuromuscular Function and Disease.* Philadelphia, PA: W.B. Saunders Company; 2002:1221.
2. Gutierrez J. Autonomic electrophysiologic assessment. Chapter 7. In, DS Younger, Ed. *Motor Disorders*, 3rd Edition. New York: David S. Younger MD PC; 2013:117–128.
3. Smit A, Hallliwill JR, Low PA, et al. Pathophysiological basis of orthostatic hypotension in autonomic failure. *J Physiol.* 1999;519:1–10.
4. Benarroch E. The central autonomic network. In: Low PA, ed. *Clinical Autonomic Disorders.* Philadelphia, PA: Lippincott-Raven; 1997: 17–23.
5. Wieling W, van Lieshout JJ. Maintenance of postural normotension in

humans. In: Low PA, ed. *Clinical Autonomic Disorders*. Philadelphia, PA: Lippincott-Raven; 1997:73–82.

6. Roy F. Autonomic testing. In: *Neuromuscular Function and Disease*. Philadelphia, PA: W.B. Saunders Company; 2002:483–500.

7. Heusser K, Tank J, Luft FD, et al. Baroreflex failure. *Hypertension*. 2005;45:834–839.

8. Ketch T, Biaggioni I, Robertson RM, et al. Four faces of baroreflex failure. Hypertensive crisis, volatile hypertension, orthostatic tachycardia, and malignant vagotonia. *Circulation*. 2002;105:2518–2523.

9. Zochodne DW. Overview of the autonomic nervous system: anatomy and physiology. In: Brown WF, Bolton CF, Aminoff MJ, eds. *Neuromuscular Function and Disease*. Philadelphia, PA: W.B. Saunders Company; 2002:501–512.

10. Fealey RD, Robertson D. Management of orthostatic hypotension. In: Low PA, ed. *Clinical Autonomic Disorders*, 2nd ed. Philadelphia, PA: Lippincott-Raven Publishers; 1997:763–775.

11. Etienne M, Weimer LH. Immune-mediated autonomic neuropathies. *Curr Neurol Neurosci Rep*. 2006;6:57–64.

12. Gibbons C, Freeman R. The evaluation of small fiber function-autonomic and quantitative sensory testing. *Neurol Clin*. 2004;22:683–702.

13. Gehrking JA, Hines SM, Benrud-Larson L, et al. What is the minimum duration of head-up tilt necessary to detect orthostatic hypotension? *Clin Auton Res*. 2005;15:71–75.

14. Sandroni P, Benarroch EE, Low PA. Pharmacological dissection of components of the Valsalva maneuver in adrenergic failure. *J Appl Physiol*. 1991;71:1563–1567.

15. Vogel ER, Sandroni P, Low PA. Blood pressure recovery from Valsalva maneuver in patients with autonomic failure. *Neurology*. 2005;65:1533–1537.

16. Rees JH, Johnson MR, Hughes RA. The role of [(18) F] fluoro-2-deoxyglucose-PET scanning in the diagnosis of paraneoplastic neurological syndromes. *Brain*. 2004;127:2331.

17. Baijens LWJ, Manni JJ. Paraneoplastic syndromes in patients with primary malignancies of the head and neck. Four cases and a review of the literature. *Eur Arch Otorhinolaryngol*. 2006;263:32–36.

18. Yu Zhiya, Kryzer TJ, Griesmann GE, et al. CRMP-5 neuronal autoantibody: marker of lung cancer and thymoma-related autoimmunity. *Ann Neurol*. 2001;49:146–154.

19. Antoine J-C, Mosnier J-F, Absi L, et al. Carcinoma associated paraneoplastic peripheral neuropathies in patients with and without anti-onconeural antibodies. *Neurol Neurosurg Psych*. 1999;67:7–14.

20. O'Suilleabhain P, Low PA, Lennon VA. Autonomic dysfunction in the Lambert-Eaton myasthenic syndrome: serologic and clinical correlates. *Neurology*. 1998;50:88–93.

21. Nakao YK, Motomura M, Fukudome T, et al. Seronegative Lambert-Eaton myasthenic syndrome: study of 110 Japanese patients. *Neurology*. 2002;59:1773–1775.

22. Lucchinetti CF, Kimmel DW, Lennon VA. Paraneoplastic and oncologic profiles of patients seropositive for type 1 antineuronal nuclear autoantibodies. *Neurology*. 1998;50:652–657.

23. Winkler A-S, Dean A, Hu M, Gregson N, Chaudhuri KR. Phenotypic and neuropathologic heterogeneity of anti-Hu antibody-related paraneoplastic syndrome presenting with progressive dysautonomia: report of two cases. *Clin Auton Res*. 2001;11:115–118.

24. Vincent A, Buckley C, Schott JM, et al. Potassium channel antibody-associated encephalopathy: a potentially immunotherapy-responsive form of limbic encephalitis. *Brain*. 2004;127:701–712.

25. Lai M, Huijbers MG, Lancaster E, et al. Investigation of LGI1 as the antigen in limbic encephalitis previously attributed to potassium channels: a case series. *Lancet Neurol*. 2010;9:776–785.

26. Younger DS. Limbic encephalitis associated with voltage-gated potassium channel-complex antibodies: patient report and literature review. *World J Neurosci*. 2017;7:19–31.

27. Vernino S, Adamski J, Kryzer TJ, et al. Neuronal nicotinic ACH receptor antibody in subacute autonomic neuropathy and cancer-related syndromes. *Neurology*. 1998;50:1806–1813.

28. Vernino S, Low PA, Fealey RD, et al. Autoantibodies to ganglionic acetylcholine receptors in autoimmune autonomic neuropathies. *N Engl J Med*. 2000;343:847–855.

29. Maddison P. Neuromyotonia. *Clin Neurophys*. 2006;117:2118–2127.

30. Rudnicki SA, Dalmau J. Paraneoplastic syndromes of the peripheral nerves. *Curr Opin Neurol*. 2005;18:598–603.

31. Sharkey KA, Lomax AE. Structure and function of the enteric nervous system: neurological disease and its consequences for neuromuscular function in the gastrointestinal tract. In: Brown WF, Bolton CF, Aminoff MJ, eds. *Neuromuscular Function and Disease*. Philadelphia, PA: W.B. Saunders Company; 2002:527–555.

32. Lahrmann H, Cortelli P, Mathias CJ, et al. EFNS guidelines on the diagnosis and management of orthostatic hypotension. *Eur J Neurol*. 2006;13:930–936.

33. Schrage WG, Eisenach JH, Dinenno FA, et al. Effects of midodrine on exercise-induced hypotension and blood pressure recovery in autonomic failure. *J Appl Physiol*. 2004;97:1978–1984.

34. Low PA, Gilden JL, Freeman R, et al. Efficacy of midodrine in neurogenic orthostatic hypotension: a randomized, double-blind multicenter study. *JAMA*. 1997;277:1046–1051.

35. Singer W, Sandroni P, Opfer-Gehrking T, et al. Pyridostigmine treatment trial in neurogenic orthostatic hypotension. *Arch Neurol*. 2006;63: 513–518.

36. Gibbons CH, Vernino SA, Kaufmann H, et al. L-DOPS therapy for refractory orthostatic hypotension in autoimmune autonomic neuropathy. *Neurology*. 2005;65:1104–1106.

37. Adrianus S, Vermeulen M, Koelman J, et al. Unusual recovery from acute panautonomic neuropathy after immunoglobulin therapy. *Mayo Clin Proc*. 1997;72:333–335.

38. Heafield MTE, Gammage MD, Nightingale S, et al. Idiopathic dysautonomia treated with intravenous gammaglobulin. *Lancet*. 1996;347:28–29.

39. Schroeder C, Vernino S, Birkenfeld AL, et al. Brief report: plasma exchange for primary autoimmune autonomic failure. *N Engl J Med*. 2005;353:1585–1590.

40. Harkel TADJ, van Lieshout JJ, Wieling W. Effects of leg muscle pumping and tensing on orthostatic arterial pressure: a study in normal subjects and patients with autonomic failure. *Clin Sci*. 1994;87: 553–558.

41. Krediet PCT, van Dijk N, Linzer M, et al. Management of vasovagal syncope: controlling or aborting faints by leg crossing and muscle tensing. *Circulation*. 2002;106:1684–1689.

42. El-Sayed H, Hainsworth R. Salt supplement increases plasma volume and orthostatic tolerance in patients with unexplained syncope. *Heart*. 1996;75:134–140.

第五篇

第 55 章

癌症的电诊断

Katarzyna Ibanez and Christian M. Custodio

随着癌症早期检测方法的改进及治疗方式的逐步发展和更富成效,癌症患者的寿命得到了延长,幸存者的数量也不断增长。因此,越来越多的由癌症及其治疗所引起的并发症被发现。由于癌症本身或其相关的治疗,比如手术、化疗、免疫治疗、放疗所引起的神经肌肉方面的并发症虽然常见,却仍可能被低估。

通过电诊断研究发现,临床上 2.5%～5.5% 的肺癌或乳腺癌患者以及 28.5% 的各种肿瘤患者存在神经肌肉异常[1]。可以在解剖学水平或病因学上对这些异常进行分类。癌症可以通过多种机制在直接影响周围神经系统。这些包括直接压迫或浸润、血行播散、淋巴播散、脑膜转移或沿神经播散。外周神经系统损害也可由副肿瘤综合征或与癌症相关的常见继发效应引起,如营养不良、体重减轻或感染。最后,获得性神经病可由癌症治疗本身的副作用引起,包括手术、化疗、放疗、造血干细胞移植或免疫治疗。患者也可能先前就存在神经系统疾病,比如糖尿病多发性神经病,可因癌症或相关治疗而加重。患病个体通常可以出现多种病因的组合。

在癌症相关神经肌肉病诊断中,在解剖水平上进行分类是一种简便的方法。病变可累及周围神经系统各解剖水平,包括前角细胞、神经根、感觉神经节、臂丛或腰骶丛、单根或多根周围神经、神经肌肉接头和肌肉。通常多个部位均会受累。细胞水平的神经损伤可能发生在胞体、轴索、髓鞘或三者的组合上。

电诊断的工具,如神经传导功能检查(nerve conduction studies,NCS)和针极肌电图(electromyography,EMG),在评估癌症患者的周围神经系统功能方面是极具价值的。电诊断研究是临床检查的延伸,而预期的临床和电诊断结果取决于神经病变的位置、分布和病理生理改变。NCS 和针极 EMG 特别适合用于评估周围神经系统各组成部分的功能,包括感觉神经、下运动神经元、外周轴突、神经肌肉接头以及肌纤维。有许多症状适合进行电诊断检查。这些研究可以明确可疑的神经源性病变,并排除其他类似的可能性。其有助于病变的定位、确定病程和严重程度,并检测亚临床的神经源性或肌源性病变的进程。通过电诊断可以获得关于病理生理学和神经疾病预后评估的信息。对于一些不能配合的患者,比如重症监护室麻醉和插管的患者,电诊断可以得到他们周围神经系统功能的客观指标。最后,在癌症患者中使用 NCS 和针极 EMG 获得的信息通常有助化疗或放疗方案的制定。

神经传导功能检查

神经传导功能检查一般分为感觉神经传导检查和运动神经传导检查。广义的运动神经传导检查通常包括晚反应和重复电刺激。运动和感觉神经传导功能检查有助于评估周围神经远端的功能。神经传导功能检查的主要参数包括电位的波幅,运动神经电位的单位是 mV,感觉神经电位的单位是 μV;电位的潜伏期,单位是 ms;以及电位的传导速度,单位是 m/s。

对运动神经或混合神经进行顺向刺激,可在受神经支配的远端肌肉产生复合肌动作电位(compound muscle action potential,CMAP)(图 55-1)。通常将记录电极置于所要检查的肌肉上,而将参考电极置于电生理上的中性位置,如该肌肉远端的肌腱。接地电极通常放置在记录点和刺激点之间。沿神经的远端和近端进行超强刺激,产生 CMAP。

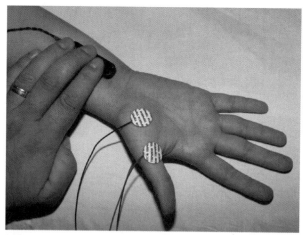

(A)

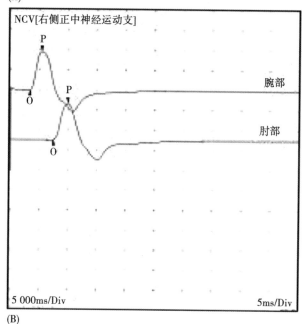

(B)

图 55-1 （A）正中神经运动传导检查，在腕部刺激，拇短展肌记录。（B）正中神经的复合肌动作电位

CMAP 的波幅和面积与肌群中肌纤维的数量和大小直接相关，与完整运动单元的数量间接相关。利用近端和远端刺激产生的 CMAP 参数的变化，可以识别和定位神经损伤的部位，区分神经损伤的病理生理学特征（比如失神经与轴索损伤的比较），并确定局灶性和弥漫性疾病的严重程度。

基于临床上对疾病的预判以及检查时技术方面的困难来选择检测的神经。虽然 CMAP 可以在任何肌肉上进行记录，但在手部和脚部小肌肉上的记录结果通常更为可靠，也更容易重复。这是由于这些部位容易刺激，同时刺激引起的肢体运动幅度较小。此外，这些运动神经（如正中神经、尺神经、腓总神经、胫神经）在多种神经系统疾病中容易受累。近端肌肉的记录应根据临床需要进行。对于

记录电极的推荐位置、刺激的位置以及刺激与记录电极之间的标准距离在不同机构是不一样的，这也超出了本章讨论的范围。

对外周感觉神经进行刺激，同时沿该神经在另一位点进行记录，会得到感觉神经动作电位（sensory nerve action potential, SNAP）（图 55-2）。不同于运动神经顺向刺激/记录，感觉神经可以进行顺向或逆向的刺激和记录，这使感觉神经检查具有更大可变性和测试多样性的特点。SNAP 代表单根神经纤维感觉电位的叠加。SNAP 波幅通常比 CMAP 波幅小得多，这使得对感觉神经传导检查的评估在技术上更具挑战性。然而，SNAP 在评估广泛性和局灶性周围神经系统疾病方面通常比 CMAP 更加敏感[2]。与运动神经传导功能检查一

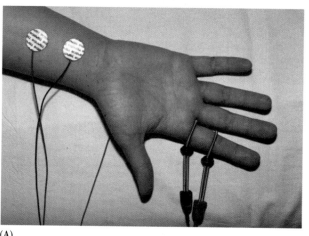

(A)

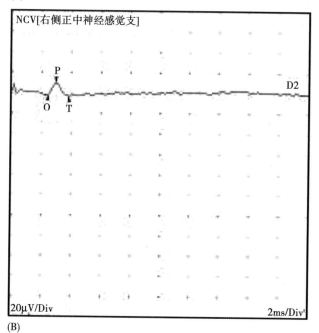

(B)

图 55-2 （A）右侧正中神经感觉传导检查，在第二指刺激，腕部正中神经记录。（B）正中神经感觉动作电位

样，如何选择检测的感觉神经取决于病史和体格检查时得到的临床假设。此外，任何预期的技术困难也决定了检测神经的选择。相对于运动神经传导检查，某些感觉神经更容易被刺激和检查，因此在日常研究中更可靠和实用。

刺激运动神经产生 CMAP 后常常会出现迟发电位。虽然运动和感觉神经传导功能检查提供周围神经远端的信息，但这些由 F 波、A 波和 H 反射组成的迟发电位有助于评估周围神经近端部分。F 波是远端运动神经刺激后在远端肌肉上记录到的小 CMAP。当神经受到刺激时，产生的动作电位沿神经顺向和逆向传播。顺向信号转导将得到一个标准的 CMAP。逆向传导的动作电位最终会到达前角细胞，从而导致相邻的前角细胞去极化。这些相邻的前角细胞产生的动作电位顺向传播到记录的肌肉，通常会产生一个波幅小得多的 CMAP。这个较小的 CMAP 就是 F 波（图 55-3）。因此，记录 F 波潜伏期包含了动作电位逆向运动至脊髓前角细胞和顺向返回至记录的肌肉所需的时间。F 波提供有关周围神经系统近端传导的信息。F 波的大小和潜伏期是可变的，可通过记录某根神经的 8~10 次反应来更可靠地检测 F 波。通常选择潜伏期最短的。在多发性神经根病变、神经丛病变和大多数的周围神经病中可出现 F 波潜伏期延长，在常规的运动和感觉神经传导功能检查正常时 F 波潜伏期有可能出现异常。

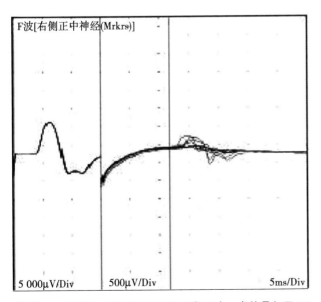

图 55-3　右侧正中神经记录到的正常 F 波。大约叠加了 10 个波形以便得到最短的 F 波潜伏期（右侧竖线）。要注意的是左边的竖线表示 5 000μV/Div 时记录的 M 波（该行左边）与在 500μV/Div 时记录的小得多的 F 波（该行右边）

与 F 波相比，A 波在潜伏期、波幅和形态上是恒定的（图 55-4）。A 波潜伏期介于远端 CMAP 潜伏期和 F 波潜伏期之间。A 波是由逆向传导引起的电位，但由初级轴突的侧枝产生。因此，A 波的存在是侧支形成或芽生的电生理证据，这在周围神经疾病的恢复过程中很常见。

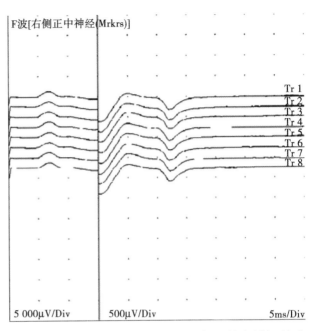

图 55-4　右侧正中神经记录到的 A 波（竖线右侧）。注意 A 波在形态上是相同的。在这个异常的记录中没有 F 波的存在

H 反射是 1A 肌梭传入纤维在电刺激时产生的单突触反射。尽管有人能够在刺激正中神经后在前臂屈肌记录到，但最常见的是通过刺激胫神经后在比目鱼肌上记录。在下肢，H 反射类似于跟腱反射。在许多周围神经疾病中会出现 H 反射的延迟，但其主要应用于识别出临床检查时跟腱反射正常的 S1 神经根病变患者，他们常存在亚临床慢性的运动或感觉神经轴突损害。本研究通常不用于癌症患者的电诊断评估，因为其在该疾病群体中相对缺乏临床应用价值。

重复电刺激是一种专门用于评估神经肌接头功能的技术。在正常受试者中，对周围运动神经的连续刺激会产生一系列相同的 CMAP。除外其他选择性神经和肌肉疾病外，在神经肌肉传导障碍的患者中，低频重复电刺激下 CMAP 的波幅和面积出现衰减。在高频重复电刺激或短时间的等长运动后立即进行低频重复电刺激，突触后膜病变将表现为 CMAP 波幅衰减的回升反应，而突触前膜病变将表现为 CMAP 波幅的显著增加或易化现象。

第五篇

针极肌电图检查

肌电图记录了运动单位中肌纤维的电活动。一个运动单位的定义为一个单独的运动神经元及其轴突和分支及它所支配的所有肌纤维。大量的神经肌肉疾病都可导致运动单位的改变。除了针极肌电图检查外,还有其他特殊形式的肌电图检查,如单纤维肌电图用于神经肌接头疾病更加精确的评估,或表面肌电图用于中枢神经系统运动障碍的评估。对这类肌电图检查的描述和解释超出了本章的范围。然而,使用同心针或单极针的标准针极肌电图检查是周围神经系统疾病电诊断评估的核心。

针极肌电图可用于区分下运动神经元、周围神经、神经肌接头和肌肉疾病。通过针极肌电图获得的信息可与通过神经传导功能检查收集到的数据形成互补,电生理诊断的检查通常是神经传导检查和针极肌电图检查同时进行,很少分开进行。虽然针极肌电图被认为是一种有点不舒服的检查,但它的耐受性一般都很好,一个熟练的肌电检查人员可以快速而有效地获得必要的电生理信息,同时将病人的不适感降到最低。

肌电图信号在肌肉处于静息状态及随意收缩时进行检查分析。针电极记录并产生可见的波形和声音信号。经过培训的肌电图检查者能够识别复杂的肌电信号,通过听觉识别,可以区分正常和异常的肌电描记的活动,并可以同时分析多个波形。

肌纤维通常在神经支配下自主运动时才会收缩。在放松时,肌纤维应在终板区域外保持电生理静息状态。插入电位是针电极插入肌肉的机械运动产生的短脉冲电活动。终板区周围的自发电位包括微终板电位和终板棘波。微终板电位也称为终板噪声,是随机发生的,具有典型的"海啸样"声响,与乙酰胆碱量子样释放到神经肌接头有关。终板棘波,不规则而快速地发放,听起来就像"油锅煎肉"时发出的声音。肌纤维的自发电位是由神经末梢的机械活动而激活的。

肌肉自发收缩时所记录的电位叫运动单位电位(motor unit potentials,MUP)。MUP是针电极记录区单个前角细胞所支配的肌纤维电位的总和。正常的运动单位电位具有典型的节律性发放模式和稳定的波形。电位发放模式的另一个特征是募集,即随着激活的MUP频率的增加,额外的运动单位开始发放。MUP的形态参数包括稳定性、时限、波幅、位相和转折。通常参数随着许多生理性和技术因素而变化,包括病人的年龄、所检查的肌肉、针在肌肉中的位置、肌肉的温度以及选用的记录针的类型。插入电位的变化、异常自发放电的存在、募集相的变化和MUP形态的变化都可以表明神经肌肉疾病的存在,并提供关于该疾病的严重程度、病程和病理生理学的信息。

临床和电生理检查是发现神经肌肉疾病类型和分布的最佳手段。神经病变的定位需要对周围神经系统解剖有深入的了解。针极肌电图可以检测到异常的自发放电、异常的MUP或两者同时存在。表55-1列出了正常和异常的自发放电。图55-5显示了两种最常见的异常自发电位类型——纤颤电位和正锐波。需要注意的是,有些电位发放在良性和病理状态下都可以看到,而某些电位与特定疾病相关。MUP募集相的改变是神经源性和肌源性疾病的早期变化。异常的MUP形态多样,存在时限或波幅的异常,或具有异常多相波和不规则波(图55-6)。神经传导功能和针极肌电图检查所发现的异常,是识别癌症患者中潜在周围神经系统疾病的关键。在对癌症患者进行电诊断研究时,需要重点关注的一点是,这些患者通常合并存在与癌症相关和非癌症相关的神经肌肉疾病,这通常会增加诊断的难度。

表55-1 针极肌电图中的自发电位

正常	接头松动
插入电位	异常
终板噪声	纤颤
终板棘波	正锐波
良性	束颤
束颤	复杂重复放电
痉挛	成对、三连
震颤	肌颤搐
伪差	肌强直
针电极涂层	神经性肌强直
心脏起搏	痉挛
经皮电刺激	震颤
60Hz	联动
腐蚀	

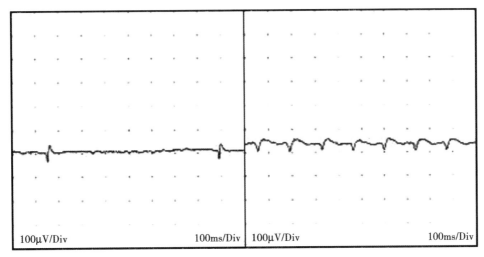

图 55-5　纤颤电位(左)和正锐波(右)是针极肌电图上最常见的异常自发电位。尽管它们也可以在某些肌病中见到,它们的存在通常与各种原因引起的失神经有关

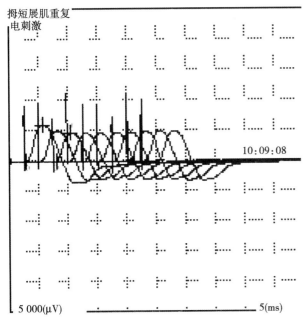

图 55-6　重症肌无力患者重复刺激时拇短展肌的典型衰减表现

病程和病理生理学相关电诊断检查

　　神经源性损伤可分为急性、亚急性或慢性。此外,神经疾病的病理学改变主要为轴索型、脱髓鞘或混合性。神经系统损伤和恢复的自然演变与神经传导功能检查和针极肌电图检查所选择的时机相关,并且与神经损伤发生的临床状况相关。

　　急性轴索损伤最初表现为针极肌电图募集相减少。由于瓦勒变性在 7～14 日内不会发生,因此失神经支配的肌肉在急性损伤时不会出现异常自发电位,比如纤颤电位或正锐波。因此,在可疑

的神经损伤中出现纤颤电位表明是亚急性或慢性损伤。损伤后的运动单位以轴突再生或侧枝芽生的形式进行重塑,这一过程在损伤后 2～3 个月才发生。在重塑过程中,MUP 变得不稳定,波幅和时限都会增加,并随着多相波和不规则波的增加而变得更加复杂。再生完成后 MUP 趋于稳定,纤颤电位消失,而 MUP 的增大仍然存在。

　　在急性局灶性轴索损伤中,损伤部位远端的节段在长达 5 日的时间内仍具有电生理功能。之后,随着瓦勒变性的发生,该节段停止传导。这种现象可以在连续的运动神经传导功能检查中,通过刺激病变的近端和远端得到证实。最初,对于局灶性轴索损伤,刺激损伤的远端部位仍会产生正常的 CMAP 反应,而在近端刺激由于轴索损伤以及动作电位无法通过损伤部位而导致波幅降低。5 日后,远端部分不再具有生理学活性。刺激远端将产生一个低波幅的电位。随着神经通过轴突再生和侧枝发芽逐渐恢复时,远端和近端 CMAP 波幅均在恢复并增高。在长期、慢性的轴索损伤中,可以看到 SNAP 和 CMAP 的广泛减少,同时在针极肌电图上可以看到 MUP 的慢性改变。远端、对称性周围神经病在电生理检查时表现为一种长度依赖性改变。而多发性单神经病在电生理检查时表现为非对称、弥漫性改变。

　　急性局灶性脱髓鞘病变的特征性电生理表现为传导阻滞。临床上,也更多表现为肌无力而不是萎缩。在损伤发生后立即刺激病灶的近端和远端神经将出现类似于急性轴索损伤的结果,即近端 CMAP 波幅降低,而远端 CMAP 波幅正常。而在 5

日后除了脱髓鞘损伤外轴索的结构和功能仍然是完整的。因此,当再次进行运动神经传导功能检查时,远端 CMAP 波幅不会下降。局灶性脱髓鞘神经病变的另一个表现是病损部位局灶性的传导速度减慢。如果病变发生在远端,如腕管综合征的腕部,则表现为远端潜伏期延长。多灶性脱髓鞘性神经病,如吉兰 - 巴雷综合征,表现为多个部位局灶性速度减慢和传导阻滞,通常有不典型的神经卡压症状。均匀的脱髓鞘神经病,如遗传性感觉运动神经病 I 型(腓骨肌萎缩症),将表现为普遍的传导速度减慢和远端潜伏期延长,而没有局灶性减慢或传导阻滞。慢性脱髓鞘神经病,无论是均一的还是多灶的,都会表现出明显的传导速度减慢和远端潜伏期延长。

神经病变的定位需要对周围神经解剖有深入的了解。掌握某一肌肉的神经支配,并通过其在神经根、神经丛和单根神经中的作用来追溯它,这将使肌电图检查者挑选出神经和肌肉的最优组合来进行检查,以便更适当地验证临床假说。表 55-2 至表 55-5 提供了解剖学参考。

表 55-2　上肢部分肌肉的神经支配

肌肉	神经	根	干	索
肩胛提肌	C3、C4,肩胛背神经	C3、C4、C5		
菱形肌	肩胛背神经	C4、C5		
岗上肌	肩胛上神经	C5、C6	上干	
岗下肌	肩胛上神经	C5、C6	上干	
三角肌	腋神经	C5、C6	上干	后索
肱二头肌	肌皮神经	C5、C6	上干	侧索
肱桡肌	桡神经	C5、C6	上干	后索
旋后肌	桡神经	C5、C6	上干	后索
桡侧腕屈肌	正中神经	C6、C7	上干 / 中干	侧索
旋前圆肌	正中神经	C6、C7	上干 / 中干	侧索
前锯肌	胸长神经	C5、C6、C7		
背阔肌	胸背神经	C6、C7、C8	上干 / 中干 / 下干	后索
胸大肌	胸外侧神经	C5、C6、C7	上干 / 中干	
胸小肌	胸内侧神经	C6、C7、C8;T1	中干 / 下干	
肱三头肌	桡神经	C6、C7、C8	上干 / 中干 / 下干	后索
桡侧腕伸肌	桡神经	C6、C7	上干 / 中干	后索
示指伸肌	桡神经	C7、C8	中干 / 下干	后索
伸指总肌	桡神经	C7、C8	中干 / 下干	后索
尺侧腕伸肌	桡神经	C7、C8	中干 / 下干	后索
掌长肌	正中神经	C7、C8;T1	中干 / 下干	内索
拇长屈肌	正中神经	C7、C8;T1	中干 / 下干	内索
尺侧腕屈肌	尺神经	C7、C8;T1	中干 / 下干	内索
指浅屈肌	正中神经	C7、C8	中干 / 下干	内索
指深曲肌	正中神经 / 尺神经	C7、C8;T1	中干 / 下干	内索
拇短展肌	正中神经	C8;T1	下干	内索
第一背侧骨间肌	尺神经	C8;T1	下干	内索
小鱼际肌	尺神经	C8;T1	下干	内索
肘后肌	桡神经	C7、C8	中干 / 下干	后索

表 55-3 下肢部分肌肉的神经支配

肌肉	神经	根
髂腰肌	股神经	L2、L3、L4
长收肌	闭孔神经	L2、L3、L4
股薄肌	闭孔神经	L2、L3、L4
股直肌	股神经	L2、L3、L4
胫前肌	腓深神经	L4、L5
蹬长伸肌	腓深神经	L4、L5
趾短伸肌	腓深神经	L4、L5；S1
腓骨长肌	腓浅神经	L5；S1
腓骨短肌	腓深神经	L5；S1
半腱肌，半膜肌	坐骨神经	L4、L5、S1
股二头肌短头	坐骨神经腓侧	L5
股二头肌长头	坐骨神经胫侧	L5；S1
臀中肌	臀上神经	L4、L5、S1
阔筋膜张肌	臀上神经	L4、L5、S1
臀大肌	臀下神经	L5、S1、S2
胫后肌	胫神经	L5；S1
趾长屈肌	胫神经	L5；S1
蹬展肌	胫内神经	L5；S1、S2
小趾展肌	胫外神经	S1、S2
腓肠肌外侧头	胫神经	L5；S1、S2
腓肠肌内侧头	胫神经	S1、S2
比目鱼肌	胫神经	S2

表 55-4 上肢感觉神经的选择

神经	根	干	索
前臂外侧皮神经（肌皮神经分支）	C5、C6	上干	侧索
正中神经（第一指）	C6	上干	侧索
正中神经（第二指）	C6、C7	上干 / 中干	侧索
正中神经（第三指）	C7	中干	侧索
桡神经	C6、C7	上干 / 中干	后索
尺神经	C8	下干	内索
尺神经背侧支	C8	下干	内索
前臂内侧皮神经	C8、T1	下干	内索

表 55-5 下肢感觉神经的选择

神经	根	丛
股外侧皮神经	L2、L3	腰丛
隐神经	L4	腰丛
腓浅神经	L5	腰骶丛
腓肠神经	S1	骶丛

癌症的电诊断检查

神经根病变

单节段神经根病被认为是影响单神经根发出的神经纤维轴索或髓鞘的病变。多节段神经根病影响多个神经根。神经根病可由压迫性和非压迫性病因引起（表 55-6）。除了椎间盘突出症和椎管狭窄外，神经根疾病最常见的原因是肿瘤侵犯椎体和脊髓[3]。需要重视的是，任何有癌症病史的患者，一旦出现持续的背部疼痛的根性症状和体征就需要进一步进行磁共振成像（MRI）检查以排除恶性病因。应进行全脊柱而不仅仅是受累区域的磁共振检查，确定肿瘤相关性神经根病的范围。原发

表 55-6 压迫性及非压迫性神经根病的原因

压迫性	造影剂
退行性	血性脑脊液
椎间盘突出	麻药及类固醇激素
关节面增生	脊髓手术
黄韧带肥厚	化疗药物
术后纤维化	自身免疫
肿瘤	吉兰 - 巴雷综合征
硬膜外	AIDP
硬膜内	AMAN/AMSAN
软脑膜病	CIDP
脊髓内	感染
硬膜下出血	结核分枝杆菌
感染	新型隐球菌
硬膜外积液	莱姆病
非压迫性	梅毒
中毒 / 代谢	HIV
糖尿病	缺血
糖尿病性肌萎缩	软脑膜病
蛛网膜炎	结节病

第五篇

性恶性肿瘤或硬膜外转移瘤引起的单或多节段神经根病能够扩展到椎间孔。所有类型的恶性肿瘤都可以转移到脊柱,其中最常见的为乳腺癌、肺癌、前列腺癌、结肠癌、甲状腺癌和肾癌。常见的原发性恶性脊柱肿瘤包括多发性骨髓瘤、浆细胞瘤、尤因肉瘤和骨肉瘤。

在临床检查中,神经根病患者常表现为相应节段的颈部或背部疼痛、肢体疼痛、感觉障碍和肢体无力。在神经传导功能检查方面,感觉传导一般是正常的,因为损伤的位置在背根神经节的近端,被检测的神经节段完整性得以保留。根据神经根病变的严重程度和所涉及的肌节,运动传导的波幅多为正常或降低。针极肌电图是评价神经根病变最敏感的电生理检查手段。一般认为,至少有两块由不同的周围神经及相同神经根支配的肌肉会出现异常,包括插入电位的增加、纤颤电位、募集相减少和宽大的多相 MUP。由于支配椎旁肌的运动神经直接从前根发出,椎旁肌的异常肌电图结果进一步支持神经根病的诊断。

脑膜转移

软脑膜癌病(leptomeningeal, LM)是由于癌细胞浸润转移至脑膜引起的。由于可能存在临床上的漏诊,脑膜转移的真实发生率尚不清楚。它可以在实体瘤、血液系统肿瘤和原发性脑肿瘤中发现。5%~8% 的实体肿瘤患者可发现软脑膜癌病,在白血病患者中这一比例为 5%~15%[4]。据估计大约每 100 000 人有超过 400 人发生[5]。尸检发现有神经系统症状的癌症患者约 20% 的存在脑膜转移[6]。与其相关的最常见的原发性肿瘤是乳腺癌、肺癌、胃癌、黑色素瘤、淋巴瘤[7]。在白血病中急性淋巴细胞白血病最常见[8]。软脑膜癌病的发病率可能在逐渐增高,特别是在乳腺癌患者中[9,10]。由于多条神经根受累,患者会出现一系列不对称的症状,包括局灶性和根性疼痛、腱反射消失、感觉异常和下运动神经元瘫痪。特别是在大脑同时受累时,可能存在颈项强直及上运动神经元体征。脑神经也常受累,最常累及的是动眼神经、面神经和听神经。

对所有可疑病例应首先进行脊柱和大脑的 MRI 增强检查。软脑膜结节样强化是其典型特征。70%~80% 的软脑膜癌病患者在影像上有阳性发现[11,12]。根据影像学和临床上的特征性表现,即使脑脊液呈阴性,也可以考虑为软脑膜癌病,但确诊是通过脑脊液细胞学检查中发现恶性细胞。初次 CSF 检查的假阴性率高达 40%~50%[10]。在最初的阴性结果后重复 CSF 检查可将诊断率提高到 90%[12,13]。电生理检查与多神经根病变一样。然而由于之前的化疗,可能会发现一些容易让人混淆的潜在的轴突病变或感觉运动性多神经病。神经传导检查时 F 波消失或延迟往往被认为是神经根受累的早期指征,但对软脑膜癌病却不是特异的[14]。

神经丛病变

肿瘤相关的臂丛病变通常是转移造成的,最常见的是来源于乳腺和肺[15]。在癌症患者中,肿瘤性臂丛病的发生率为 0.43%[16]。如果患者既往有腋窝或锁骨上淋巴结的放疗史,也应考虑继发性放疗相关的肿瘤,如肉瘤。症状包括疼痛、感觉异常、麻木和神经丛受累区无力。臂丛的任何部位都可能受到影响,但通常累及下干,因为它接近腋窝淋巴结和肺上沟。

运动和感觉神经传导异常在臂丛和腰骶神经丛病变的定位中具有重要意义。对感觉神经的检查和评估尤为重要,因为每条感觉神经在神经丛分布上是相对应的,一旦出现异常有助于确定神经丛受累的具体部位(表 55-4,表 55-5)。比如,臂丛下干的病变神经传导表现为正中神经 SNAP 波幅正常,尺神经 SNAP 波幅降低,正中神经和尺神经 CMAP 波幅降低的特征性改变。同时在前臂内侧皮神经的 SNAP 也会出现异常。在病变区域针极肌电图会出现纤颤电位、募集减少,和宽大的多相运动单位电位。使用针极肌电图对 C8-T1 支配肌进行检查是必要的,这有助于指导下一步的影像学检查[17]。在臂丛神经病中脊旁肌的针极肌电图通常是正常的。Pancoast 综合征是一种独特的临床表型,由肺上沟肿瘤引起,表现为臂丛下干病变和单侧 Horner 综合征[18]。

肿瘤相关腰骶神经丛病变可由转移性疾病引起,但更常见的是由局部肿瘤直接浸润或沿神经扩散引起[19]。常见的肿瘤包括结肠肿瘤、妇科肿瘤、淋巴瘤和肉瘤。与臂丛疾病一样,受累区域也会出现神经系统症状和异常的肌电图表现。神经传导功能检查可以发现腓肠神经和腓浅神经的感觉电位异常,腰骶神经丛 MRI 检查有助于诊断。

周围神经病

如前所述,周围神经病可分为单发性或多发

性。与癌症直接相关的单神经病最常见的原因是肿瘤的压迫或浸润，如原发性骨肉瘤或骨转移瘤引起的单纯的桡神经损伤。恶性神经鞘瘤较少见，多发生在神经纤维瘤中[17]，与 I 型神经纤维瘤病有很高的相关性。其临床表现取决于所累及的神经，伴严重的疼痛和快速生长的肿瘤常提示恶性转归[20]。先前经放疗的肉瘤在压迫或浸润神经后造成的损伤可通过神经传导检查和针极肌电图检查来评估神经支配区域的异常。

癌症相关的多发性周围神经病，无论是多发性对称性神经病还是多发性单神经病都是罕见的，但在血液系统恶性肿瘤中亦有报道，如非霍奇金淋巴瘤和慢性淋巴细胞白血病[21]。系统性淀粉样变和多发性骨髓瘤中的淀粉样蛋白沉积也可导致多发性周围神经病[22]。

肌肉疾病

因肿瘤侵犯而导致的局部肌肉病变非常少见，通常是由于骨转移或局部淋巴结转移后直接浸润所致，而非由血行播散引起。近端肌病伴巨舌和假性肌肥大是一种少见的原发性淀粉样变性的症状。其诊断依据是通过肌肉活检在肌纤维和血管周围发现淀粉样物质沉积来确诊。神经传导检查在肌病中通常是正常的。肌肉淀粉样变性的针极肌电图表现为短时限、低幅度、多相 MUP 或大小 MUP 混杂存在，纤颤电位主要见于近端肌肉[23]。可根据电生理结果来确定肌肉活检的部位。由于担心肌电图检查时的针刺损伤可能对活检结果造成干扰，肌电图检查通常局限在一侧，电生理诊断报告也更大程度反映了肌肉活检对侧的情况。

副肿瘤综合征

神经肌肉副肿瘤综合征是恶性肿瘤或其转移灶的远隔效应引起的周围神经系统损害[24]。尽管罕见（影响<1% 的癌症患者），但识别这些症状是非常重要的。这些临床表现通常比非肿瘤源性发展更快、更严重。它们通常发生在癌症诊断之前，早期识别可以提高生存率。治疗潜在的恶性肿瘤通常会改善其神经症状。在某些疾病中，肿瘤表达的神经抗原会引起自身免疫反应，同时攻击肿瘤和正常的神经组织，鉴别出这些标记物有助于原发肿瘤的诊断。尽管某些症状与可识别的副肿瘤抗体密切相关，却常常不能检测到此类标记物。

几乎所有类型的肿瘤都与副肿瘤综合征有关，神经系统的任何部位都可能受到影响。然而，某些肿瘤与副肿瘤综合征有较高的相关性，其中神经母细胞瘤最常见于儿童，小细胞肺癌（small cell lung cancer, SCLC）最常见于成人。2%～3% 的儿童神经母细胞瘤会出现副肿瘤性眼肌阵挛。1%～3% 的 SCLC 患者会发展为 Lambert-Eaton 综合征（Lambert-Eaton myasthenic syndrome, LEMS）或其他副肿瘤综合征[25]。

感觉神经元病

副肿瘤性感觉神经元病或神经节病表现为急性或隐匿性的疼痛和感觉缺失。感觉性共济失调和假性共济失调的临床表现的有着不同的严重程度。临床和电生理检查发现病变是多发的，通常上肢更严重，可以是不对称的，通常没有运动功能障碍；然而，感觉神经元病有时可伴随出现其他副肿瘤综合征表现，包括有脑脊髓炎、自主神经病变和运动神经元病[24]。在神经传导功能检查中，与下肢相比，上肢的感觉异常更为严重，这有助于将其与长度依赖性感觉神经病区分开来。由于严重的感觉异常，记录下的 MUP 较差，但针极肌电图检查通常是正常的。感觉神经元病中最常见的肿瘤是 SCLC（70%～80% 的病例）；然而，在乳腺、肾脏、软骨肉瘤和淋巴瘤中也有报道。抗 Hu 抗体的存在有助于副肿瘤感觉神经元病的诊断。抗 phyphisin 或 CV2/CRMP5 抗体可伴或不伴抗 Hu 抗体一起出现。约 10% 的患者体内没有发现此类抗体[26]。

运动感觉性多发神经病

确诊一个真正的副肿瘤相关的远端、对称性运动感觉性多发神经病是困难的，因为有许多更常见的已知病因可导致这种类型的疾病，如糖尿病、营养不良、化疗等有毒物质暴露。因此，副肿瘤综合征相关的亚急性运动感觉性多发神经病是一个排除性诊断的疾病。其症状包括套式样分布的疼痛、感觉异常、麻木及无力，并伴有腱反射减退。更快速的进展过程可能是区分副肿瘤综合征与特发性或糖尿病性的唯一要素。电生理检查为轴索变性，而不是脱髓鞘。这类综合征与肺癌和乳腺癌有关[27]。轴索变性和脱髓鞘性运动感觉神经病可出现在 SCLC 和胸腺瘤患者中，并与 CV2/CRMP5 抗体相关。很少能在上皮癌和非霍奇金淋巴瘤中发现脱髓鞘性运动感觉神经病,后者可诊断为神经淋巴瘤病[26]。

轻链淀粉样变和骨髓瘤可引起疼痛性轴索性周围神经病。华氏巨球蛋白血症(与抗 MAG IgM kappa 相关)和非霍奇金淋巴瘤(与抗神经节苷脂 IgM 相关)可出现脱髓鞘性周围神经病[26]。

血管炎性周围神经病

临床和电生理的受累情况类似于多发性单神经病,可能表现为副肿瘤性血管炎性周围神经病。该综合征最常见于小细胞肺癌和淋巴瘤[28]。血管炎的支持诊断包括红细胞沉降率升高和脑脊液蛋白水平升高。抗 Hu 抗体也与该综合征相关[29]。腓肠神经活检可证实微血管受累。除了治疗潜在的恶性肿瘤外,针对血管炎的免疫抑制治疗可能改善神经系统症状。

Lambert-Eaton 综合征

LEMS 是一种神经肌肉传递的突触前膜病变,可能是最容易理解的副肿瘤性神经肌肉综合征。临床表现为疲劳、近端无力、腱反射减退和自主神经功能障碍。疲劳试验可能会揭示出一种"热身"现象,在这种现象中,一个人可以通过重复运动而最终使肌肉疲劳。延髓支配的肌肉很少受累。LEMS 多出现在 40 岁以上的成年人中,以男性为主。它可以独立于癌症发生,但高达 40%~60% 的病例已被证明与 SCLC 有关[15]。据报道,LEMS 还与淋巴瘤、乳腺、卵巢、胰腺和肾脏的恶性肿瘤有关。

电生理检查在诊断 LEMS 方面是极具价值的。运动电位的波幅降低至基线附近,感觉电位正常。运动神经的低频(2~3Hz)重复电刺激,可见波幅进一步降低。在短暂的肌肉等长运动后,可发生易化,CMAP 波幅至少增加 100%[30]。这种现象几乎是 LEMS 特有的表现。除了出现多变、不稳定的 MUP 外,针极肌电图通常是正常的。针对 P/Q 型电压门控钙离子通道的抗体在 LEMS 患者中出现的比例高达 92%,而针对 N 型 VGCC 的抗体在 30%~40% 的病例中出现[15]。处理包括使用 3,4- 二氨基吡啶和治疗潜在的恶性肿瘤。

重症肌无力

重症肌无力(myasthenia gravis,MG)是一种神经肌肉传递的突触后膜病变,其与良性胸腺瘤的关系已被广泛认识。30% 的胸腺瘤患者合并 MG,15% 的 MG 患者经进一步的放射学检查发现有胸腺瘤[27]。患者表现为疲劳和近端肌无力,最明显的是眼部和延髓支配的肌肉。电生理检查表明,2~3Hz 重复电刺激时,CMAP 波幅逐渐衰减(图 55-7)。与 LEMS 不同,除非是严重的病例,MG 患者的 CMAP 波幅基线是正常的。在短暂的运动后即刻记录会观察到已下降的动作电位出现回升。随着衰减的恢复,在运动后 2~4 分钟会记录到激活后衰竭。年龄在 60 岁以下伴全身无力或有胸腺瘤病史的患者可行胸腺切除术[31]。治疗也包括使用胆碱酯酶抑制剂或免疫抑制剂。表 55-7 列出了 LEMS 和 MG 的主要的临床和电生理差异[32]。

表 55-7 重症肌无力与 Lambert-Eaton 综合征的鉴别

特征	MG	LEMS
临床表现		
肢体无力	近端	近端,广泛
延髓麻痹	常见	少见
疲劳试验	减弱	增强
感觉	正常	可能异常
腱反射	正常	减弱
自主神经功能障碍	无	明显
病理生理		
部位	突触后膜	突触前膜
抗体	乙酰胆碱受体	P/Q 型电压门控钙通道
重复电刺激		
基础 CMAP	正常	波幅下降
放松	中重度下降或轻度下降	下降
短时运动(10 秒)	回升(若放松时下降)	易化
延时运动(1 分钟)	回升(若放松时下降)	可能不出现易化
运动 2~5 分钟后	活动后耗竭	活动后耗竭
针极肌电图		
纤颤电位	罕见	罕见
MUP	多变,偶见肌源性	多变,偶见肌源性

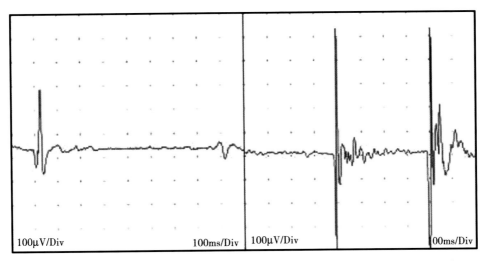

图 55-7　正常(左)和异常(右)运动单位。注意,右侧的异常运动单位均表现为波幅增大、时限增宽和明显的多相波,所有这些都表明继发的运动单位重构的病理性过程

神经肌肉兴奋性综合征

兴奋性综合征在临床上罕见,如僵人综合征或神经性肌强直(Isaac 综合征),常与恶性肿瘤相关,包括 SCLC,乳腺癌,淋巴瘤和侵袭性胸腺瘤[33-35]。"僵人综合征"是一种以肌肉僵硬为特征的疾病,受到某些刺激时(如巨大的噪声或受到惊吓)会使症状加重。针极肌电图上可见特征性的强直电位。高达 60% 的患者体内存在谷氨酸脱羧酶抗体,在某些情况下,这种抗体与抗突触前膜蛋白的抗体有关。Isaac 综合征是一种自身免疫性离子通道病,报道发现与霍奇金淋巴瘤和浆细胞瘤有关[36,37],其中 50% 的患者存在电压门控钾离子通道抗体。同样在针极肌电图可见强直电位发放;然而与僵人综合征不同,其症状和神经紧张性放电在睡眠状态下依旧持续存在。

肌肉疾病

临床检查和电生理检查时发现的近端对称性肌病,可能会发现未诊断的癌症。肌病在针极肌电图检查时表现纤颤电位、早募集及低波幅、短时程的多相 MUP。相对于远端肌肉,近端肌肉这一现象更加显著。神经传导检查通常是正常的。尽管将它们归类为副肿瘤综合征依旧存在争议,但多发性肌炎,特别是皮肌炎患者,与普通人群相比,其恶性肿瘤的发病率明显增加[38],最常见的为乳腺癌、肺癌和妇科恶性肿瘤。副肿瘤性坏死性肌病[39]和类癌性肌病是不同于多发性肌炎 / 皮肌炎的综合征。类癌综合征发生数年后可能会引起一种进展性肌肉疾病[27]。

运动神经元病

运动神经元病患者的感觉神经检查通常是正常的。运动电位可以表现为正常或者波幅下降。针极肌电图可见纤颤、束颤、募集减少以及宽大的多相 MUP。关于运动神经元综合征,如前所述,抗 Hu 相关的副肿瘤性脑脊髓炎 / 感觉神经元病 / 运动神经元综合征都与小细胞肺癌密切相关。亚急性运动神经元病和原发性侧索硬化分别与淋巴瘤和乳腺癌相关[40]。就目前研究来说癌症和肌萎缩侧索硬化之间没有明确相关性;然而,对于新诊断的运动神经元病,癌症筛查通常是排除性诊断的一部分。

癌症对神经肌肉的间接影响

免疫缺陷患者存在多重感染的危险,但对外周神经系统来说,主要病原体是带状疱疹病毒。据报道,多达 34% 的白血病患者[41]出现带状疱疹感染后症状,伴随根痛和潜在的疱疹后神经痛。脓毒症合并多器官功能衰竭是癌症的严重并发症,也是收治入重症监护的重要原因。在这种情况下,常会出现危重症相关的多发性神经病和肌病[42]。同时需要排除急性肌无力综合征,如 MG、LEMS 和类固醇肌病。

体重下降是恶性肿瘤的常见症状,且存在较高的神经压迫的风险,尤其是在腓骨头附近走行的腓总神经。这是因为神经不再受到软组织的保护,更容易受到骨性结构的压迫。在腓骨头部位出现传导阻滞是腓总神经运动功能检查的一种特征性的

第五篇

表现。习惯跷二郎腿的患者有时也会有这种表现。在下一章我们将讨论在接受具有神经毒性的化疗药物治疗后出现的额外损伤。除了这些并发症之外，营养不良还可能导致维生素 B_{12} 缺乏而引起感觉神经病变。因骨髓瘤或淀粉样变引起的肾衰竭可导致以轴索损伤为特点的尿毒症性周围神经神经病。也可以看到恶病质和主要影响 2 型肌纤维的近端代谢性肌病。

肿瘤治疗后神经肌肉并发症的电诊断

手术

虽然不常见，但在癌症和非癌症患者的围手术期都可能发生周围神经损害。由于癌症患者的手术相对比较复杂，因此出现并发症的概率较大。然而，目前还没有相关研究去比较癌症患者与普通人群术后神经损伤发生率的差异。此外，肿瘤患者的手术有时会主动毁损周围神经以求获得局部疾病控制。手术后神经系统受累的类型和程度取决于肿瘤的位置、患者整个围手术期的状态和神经损伤的预估[43]。例如，通过前面提到的机制，癌症患者在治疗前体重严重下降，在整个围手术期可能更容易在腓骨头造成神经损伤。

围手术期因为周围神经受压而造成的神经损伤是公认的现象。我们认为这些损伤是由于患者在麻醉期间或术后恢复期间体位摆放不良造成的[44]。常见的损伤部位是与外科手术方式相关的，比如开胸手术或乳腺切除术时上肢的外展位下引起的臂丛损伤。麻醉时上肢外展大于 90° 可导致肩关节半脱位，从而压迫和牵拉臂丛。麻醉苏醒后，病人常主诉上、下躯干部有不同程度的疼痛、无力和麻木。即使是严重的瘫痪，通常在几周内会自行好转。在胸外科手术后，还会发现肘部的尺神经病变，这是由于用于固定静脉导管的臂板压迫造成的，同时长时间的侧卧位会造成桡神经病变。

骨盆手术时的牵拉可能导致股神经或腰丛受压。行髋关节置换术或髋臼重建的患者容易发生损伤，其中最常见的损伤部位是坐骨神经外侧分支。臀上神经、闭孔神经和股神经的损伤也有报道[45]。尸检发现，在截石位，即下肢外展大于 30°，会引起闭孔神经过度牵拉。然而随着髋部的屈曲，这种牵拉得到了缓解[46]。最后，所有术后 24～48 小时出现新发神经系统症状的患者都应排除术后

迟发性出血和血肿。

在头颈部肿瘤根治术或改良根治术以及选择性 V 级淋巴结清扫手术中，副神经常常受损。支配斜方肌的分支通常比支配胸锁乳突肌的分支受到更大的影响。由此产生的肩下垂和翼状肩会导致慢性肩痛。对副神经进行运动传导检查可在斜方肌上记录到低波幅的 CMAP。斜方肌的针极肌电图检查可发现纤颤电位、募集减少、宽大的多相运动单位电位，而胸锁乳突肌未见损伤。

下肢神经损伤在腹部或盆腔手术中并不常见，除非肿瘤已经影响了神经解剖结构。在肉瘤的保肢手术中，由于手术切缘需要没有肿瘤浸润，导致无意或有计划的神经损伤发生率较高。术后即刻及术后 2～3 周进行的电生理检查有助于评估神经功能的预后[47]。

化疗

周围神经病变是药物治疗常见的副作用；然而，当这些药物被用于治疗危及生命的疾病（比如癌症）时，让人们难以在功能受损的有限副作用与化疗的明显获益之间做出取舍。药物治疗的副作用通常是剂量依赖性的，识别先前存在的亚临床神经病变或神经疾病家族史（如遗传性运动感觉神经病）是重要的。化疗对这些患者的神经毒性作用可能在治疗过程中比预期出现得更早，这些症状可能是致残和致死性的[48-50]。虽然几乎所有的药物都与神经病变有关，但一些特定的化疗药物特别容易引起神经损害。化疗引起的神经病变特点是瓦勒变性后的轴索丢失，表现为亚急性、长度依赖、感觉重于运动的多发性周围神经病。神经传导检查显示 CMAP 波幅正常或降低以及 SNAP 波幅下降或消失。针极肌电图可以发现肢体远端肌肉存在纤颤电位、募集减少和宽大的多相 MUP。停药后神经损伤的预后一般良好，但也要取决于症状的严重程度。

目前广泛使用的两类化疗药物是长春生物碱和紫杉醇类。长春生物碱，如长春新碱、长春碱和长春瑞滨，用于治疗实体瘤、淋巴瘤和白血病。它们通常与其他化疗药物联合使用。长春生物碱的作用机制是通过结合微管蛋白以阻止其聚合成微管来抑制分裂中期的细胞。这也可能是引起神经病变的机制——通过抑制顺行和逆行轴浆运输，造成轴索变性。临床特征是远端、对称、感觉运动轴索性多发性周围神经病，同时影响大纤维和小纤

维。紫杉醇类药物，如紫杉醇和多西他赛，也用于治疗实体瘤，如乳腺癌和卵巢癌。与长春生物碱一样，紫杉醇诱导的神经病变是一种长度依赖性的感觉运动多发性神经病，由轴突微管系统受损引起[45]。类似的药物，包括沙利度胺和硼替佐米，两者都用于多发性骨髓瘤的治疗，通常导致长度依赖性轴索性神经病，感觉神经损害重于运动神经。

以铂为基础的化合物用于治疗实体瘤，如卵巢癌、睾丸癌和膀胱癌。这些药物包括顺铂、卡铂和奥沙利铂。与铂类药物相关的神经损伤最常见的是感觉神经病变，这主要是由于背根神经节容易较早受累。临床和电诊断的特点包括感觉性共济失调以及上肢感觉神经动作电位（SNAP）受损比下肢更加严重。少数铂中毒可导致感觉神经为主的远端对称性轴索性多发性神经病。一种"惯性现象"可能会被注意到，即症状可能会在停药后持续数月。感觉神经节病预后较差。

阿糖胞苷常用于治疗血液系统肿瘤。有报道称，服用高剂量的阿糖胞苷会导致严重的感觉运动多发性周围神经病，类似于吉兰 - 巴雷综合征（Guillain-Barre syndrome）[51]。电生理检查提示为轴索变性和多灶性脱髓鞘的混合性损害。

手足综合征是多种化疗药物引起的罕见的并发症，包括 5- 氟尿嘧啶，卡培他滨，多柔比星，多西他赛和阿糖胞苷。临床特征包括手掌和脚掌的疼痛、蜕皮和色素沉着。这种疼痛常被描述为特征性的灼烧感。临床体征包括痛温觉减弱，而腱反射、本体感觉和肌力正常。电生理检查通常是正常的，因为电诊断测试仅限于大纤维的评估。表皮内神经纤维密度评估显示小纤维数量减少，包括近端和远端，提示为伴疼痛的小纤维神经病[52]。

糖皮质激素可能是肿瘤患者最常用的药物。糖皮质激素在癌症患者中的主要作用是控制脑和脊髓水肿，但它们也用于治疗癌症，如淋巴瘤。它们还有助于减轻疼痛，改善食欲，控制由其他化疗药物引起的恶心和呕吐。与皮质类固醇使用相关的主要神经肌肉并发症是类固醇肌病。临床表现为近端肌无力和肌痛，无感觉异常。肌肉活检显示 2 型肌纤维萎缩。由于肌电图检查反应 I 型肌纤维，因此针极肌电图检查一般无异常。长期高剂量使用糖皮质激素可导致类固醇诱导的糖尿病，这可引起糖尿病所有相关的并发症，包括远端对称性轴索性周围神经病或糖尿病神经丛病变。

检查点免疫治疗（如伊匹木单抗、纳武单抗和帕博利珠单抗），被用于许多癌症（包括黑色素瘤、肺癌、肾癌、膀胱癌和头颈部癌症），可导致抗肿瘤免疫效应上调。这种治疗的一个不太常见的副作用是免疫介导的神经病变。报道的大多数病例表现为急性感觉运动神经病。有一些严重的病例表现为"吉兰 - 巴雷综合征样"、慢性炎性脱髓鞘性多发性神经病、重症肌无力、肌炎和横贯性脊髓炎[53-55]。

放疗

大约 50% 的癌症患者在其疾病进展的某个时刻将需要接受放射治疗，大约 25% 的癌症都会涉及放射治疗[56]。随着癌症治疗后患者寿命的延长，医生逐渐意识到由治疗特别是放射治疗带来的神经肌肉并发症。其副作用基本上都与照射剂量和接受照射的组织范围有关[57]。尽管在剂量分级表、光束构造技术方面取得了许多进步，同时强度调节/影像引导放射治疗也已问世，但仍有必要将正常组织纳入治疗区域，就像成功的手术需要足够的阴性手术切缘以达到局部疾病控制一样。

辐射导致组织损伤主要是通过游离辐射介导的 DNA 损伤诱导细胞凋亡。分裂活跃的细胞，如肿瘤细胞，特别容易受到这种影响。正常细胞也会受到影响，但程度较轻。此外，辐射会导致由趋化因子、细胞因子和其他生长因子联合介导的直接和间接组织损伤，包括凝血系统的激活、炎症、上皮再生和组织重构。尽管确切的病理生理学机制尚未完全了解，但可以认为这种对血管内皮系统的损伤导致血管周围和细胞外基质中异常胶原蛋白沉积和纤维化，是引起潜在的神经肌肉结构损伤的主要途径[56]。

临床上辐射对周围神经的影响已被证实。中枢和外周神经系统的任何部位都容易受到辐射的影响，包括大脑、脊髓和神经根。然而，在辐射引起的周围神经系统损伤中，大多数的研究和文献都集中在辐射引起的神经丛病变上，尤其是臂丛神经病。

臂丛神经病的癌症患者首先要区分是肿瘤原因还是辐射引起了该病的发生，偶尔，这两种情况会同时存在。一般情况下，辐射诱发的神经丛病变发生比较迟，疼痛不如肿瘤性神经丛病变常见，无力和感觉异常症状通常是逐渐加重的[58,59]。受累的肢体更有可能伴有淋巴水肿。据报道，肿瘤性神经丛病变更易影响神经丛的下干，而放射引起的神经丛病变倾向于影响神经丛的上干;然而,进一步的研究表明,神经丛受累可能更为广泛,并且这两种病因的重叠比以前估计的要多[60]。肌颤搐和束颤电位的存在强烈表明辐射诱发的神经丛损伤[59]。然而,缺乏肌颤搐并不能排除辐射损伤。即使在经典肌电图检查的情况下,臂丛神经的 MRI 随访也表明,排除了伴随的压迫或浸润性病变,这可能是由于局部复发、新发转移灶或放射诱导的继发性肿瘤如肉瘤引起的。

骨骼肌最初被认为是相对抗辐射的,现在发现它也容易受到放射治疗的迟发性的影响。辐射对肌肉的直接影响是导致其纤维化和挛缩[61]。有多个报道称,在很久以前接受过放射治疗的一部分的霍奇金淋巴瘤患者中,出现了迟发性头下垂综合征[62,63]。临床特征为颈部和肩带肌肉缓慢进行性萎缩。颈部屈肌和伸肌的肌力明显减弱,肩带和上肢的运动功能则保留。受影响的肌肉在触诊时呈坚实的纤维化特征。由于颈椎前肌挛缩,头部向前弯曲、脊柱呈继发性后凸的姿势。继发性肌肉骨骼并发症与异常姿势有关,如肩袖撞击综合征。针极肌电图显示受影响的肌肉呈波幅低、时限短的多相运动单位电位,插入电位正常或减少,极少量(如果有的话)纤颤电位。也可能伴发臂丛神经病[64]。肌酸激酶水平和炎症指标正常。一名患者的肌肉活检显示受累肌肉中存在线粒体沉积,而未受影响的肌肉结果正常[64]。

对脊柱进行高剂量、单次分割剂量(single-fraction,SF)、影像引导立体定向放射外科治疗(image-guided stereotactic radiosurgery,SRS)都可造成周围神经系统(peripheral nervous system,PNS)损伤。回顾性分析了 447 名患者的 557 次 SF-SRS 治疗,发现了 13 例患者的 14 处 PNS 损伤。从临床和 / 或电生理学上来看,神经丛(颈、臂和 / 或腰骶)受到影响的有 12 例(86%),神经根受到影响的有 2 例(14%),两者都受到影响的有 6 例(43%)。SF-SRS 后症状出现的中位时间为 10 个月[65]。

造血干细胞移植

造血干细胞移植常作为血液系统恶性肿瘤(如白血病、淋巴瘤和多发性骨髓瘤)以及某些实体瘤和非恶性疾病治疗的一部分。如前所述,这些患者将经常接受额外的化疗和 / 或放疗作为其治疗的补充,从而容易受到相关神经毒性的影响。干细胞移植中常用的神经毒性化疗药物包括顺铂、紫杉醇、多西他赛、依托泊苷、沙利度胺和阿糖胞苷。这些患者的慢性免疫抑制状态也使他们更容易受到机会性感染和继发性周围神经疾病,如水痘带状疱疹。代谢紊乱,如类固醇诱导的糖尿病和吸收障碍综合征,在移植后也很常见,这同样会导致继发性周围神经功能障碍。

慢性移植物抗宿主病(chronic graft-versus-host disease,GVHD)是移植相关的主要晚期并发症。含有免疫活性细胞的移植物对宿主组织抗原产生反应,使接受移植者出现自身免疫反应。在移植后存活超过 100 日的患者中,40% 会出现 GVHD[66]。慢性 GVHD 和自身免疫性神经肌肉疾病(包括炎性肌病、重症肌无力以及急性和慢性多发性神经病)有很高的相关性。

多发性肌炎以及程度较轻的皮肌炎,是公认但不常见的慢性 GVHD 并发症。GVHD 人群中多发性肌炎的发病率高于普通人群[67]。GVHD 相关多发性肌炎的临床表现、电诊断结果和病理结果与特发性肌炎相同。在临床上区分炎症性肌病和类固醇肌病是非常重要的。在慢性移植物抗宿主病的情况下,重症肌无力通常发生在移植后免疫抑制药物使用逐渐减少的两至五年间[68]。在临床和电生理学上的发现与典型的自身免疫性重症肌无力相似,治疗方案相似,疗效也相同。乙酰胆碱受体抗体可能存在,也可能不存在。还没有关于 GVHD 相关重症肌无力患者与胸腺瘤相关的报道。

自身免疫性神经病变也与 GVHD 有关,既可以表现为具有特征性电诊断检查的远端对称性多发性运动感觉神经病,也可以表现为与吉兰 - 巴雷综合征有类似症状的综合征[69,70]。

结论

随着在早期检测和多模式治疗方面取得的诸多进步,癌症已成为一种慢性病。随着癌症幸存者人数的不断增加,康复医师和其他神经肌肉疾病专家更有可能遇到因癌症或相关治疗而导致的功能缺损、残障和 / 或残疾。癌症患者特别容易受到针对周围神经系统的不同层面的损伤。肿瘤可以直接压迫或浸润重要的神经组织,可以通过副肿瘤综合征引起严重的神经肌肉疾病。免疫功能低下的癌症患者容易受到间接的神经损伤,例如感染或代谢紊乱。癌症治疗本身,包括手术、化疗、放疗和造血干细胞移植,可能会导致灾难性的神经肌肉并发症。由于潜在的病因种类繁多,而且在同一患者中经常出现多种病因叠加的情况,这对癌症和癌症治疗引起的神经肌肉并发症的识别提出了挑战。电诊断检查,包括神经传导功能检查和针极肌电图检查,是评估这类患者神经肌肉疾病的一个非常有价值的工具。检测和识别这些与癌症和非癌症相关的疾病是非常重要的,这有助于为肿瘤患者和幸存者制定专门的个体化康复治疗方案。

要点

- 癌症可以通过直接压迫或侵犯、血行播散、淋巴播散、脑膜转移或沿神经播散直接影响周围神经系统。间接作用可来自副肿瘤综合征或继发效应,如营养不良,体重减轻或感染等。
- 周围神经系统的任何层面都可能受到影响,包括前角细胞、神经根、感觉神经节、臂丛或腰骶丛、单根或多根周围神经、神经肌肉接头和肌肉。
- 进行电诊断检查的适应证包括疑似神经变性病变的确诊、排除其他可能性疾病、病变的定位、确定病程和严重程度以及检测亚临床神经病/肌病的进程。关于病理生理学和神经预后评估的信息可以通过电诊断获得。
- 癌症患者使用神经传导和针极肌电图检查获得的信息通常有助于化疗或放疗方案的制定。
- 在对癌症患者进行电诊断检查时,需要重点关注的一点是,这些患者常常同时伴有神经肌肉疾病,包括癌症相关和非癌症相关的,这通常额外增加了诊断的难度。
- 神经性损伤可分为急性、亚急性或慢性。此外,神经病变潜在的病理生理学改变主要是轴索损害、脱髓鞘或是两者皆有。
- 神经根病变时感觉神经传导检查一般是正常的,因为损伤的位置在背根神经节的近端,因此被检查的神经节段保持了功能的完整性。
- 多数单神经病的临床和电生理受累模式代表了副肿瘤性或血管炎性神经病变的表现。
- 与铂类药物相关的神经毒性最常见的表现为感觉神经元病,这是由于背根神经节最先受损。临床和电诊断的特征表现包括感觉性共

济失调和上肢 SNAP 比下肢受累更严重。还有一种少见的类型是,铂中毒导致远端对称性感觉神经轴索损害重于多发性运动性神经损害。

- 肌颤搐和束颤电位的存在高度提示了辐射对臂丛神经造成的损害。然而,肌颤搐电位的缺失并不能排除辐射损害。

(刘 伟 译 周 哲 校)

参考文献

1. Hughes R, Sharrack B, Rubens R. Carcinoma and the peripheral nervous system. *J Neurol*. 1996;243(5):371–376.
2. Sorenson EJ. Nerve action potentials. In: Daube JR, ed. *Clinical Neurophysiology*. 2002, New York, NY: Oxford University Press; 2002:169–180.
3. Shelerud RA, Paynter KS. Rarer causes of radiculopathy: spinal tumors, infections, and other unusual causes. *Phys Med Rehabil Clin North Am*. 2002;13(3):645–696.
4. Beauchesne P. Intrathecal chemotherapy for treatment of leptomeningeal dissemination of metastatic tumours. *Lancet Oncol*. 2010;11(9):871–879.
5. Groves MD. Leptomeningeal disease. *Neurosurg Clin North Am*. 2011;22(1):67–78, vii.
6. Kaplan JG, DeSouza TG, Farkash A, et al. Leptomeningeal metastases: comparison of clinical features and laboratory data of solid tumors, lymphomas and leukemias. *J Neurooncol*. 1990;9(3):225–229.
7. Stübgen J-P. Neuromuscular disorders in systemic malignancy and its treatment. *Muscle & Nerve*. 1995;18(6):636–648.
8. Demopoulos A, DeAngelis LM. Neurologic complications of leukemia. *Curr Opin Neurol*. 2002;15(6):691–699.
9. Bendell JC, Domchek, SM, Burstein HJ, et al. Central nervous system metastases in women who receive trastuzumab-based therapy for metastatic breast carcinoma. *Cancer*. 2003;97(12):2972–2977.
10. Taillibert S, Laigle-Donadey F, Chodkiewicz C, et al. Leptomeningeal metastases from solid malignancy: a review. *J Neurooncol*. 2005;75(1):85–99.
11. Herrlinger U, Förschler H, Küker W, et al. Leptomeningeal metastasis: survival and prognostic factors in 155 patients. *J Neurol Sci*.2004;223(2):167–178.
12. Prömmel P, Pilgram-Pastor S, Sitter H, et al. Neoplastic meningitis: How MRI and CSF cytology are influenced by CSF cell count and tumor type. *Scientific World Journal*. 2013;2013:248072.
13. Wasserstrom WR, Glass JP, Posner JB. Diagnosis and treatment of leptomeningeal metastases from solid tumors: experience with 90 patients. *Cancer*. 1982;49(4):759–772.
14. Argov Z, Siegal T. Leptomeningeal metastases: Peripheral nerve and root involvement?clinical and electrophysiological study. *Ann Neurol*. 1985;17(6):93–596.
15. Briemberg HR, Amato AA. Neuromuscular complications of cancer. *Neurol Clin*. 2003;21(1):141–165.
16. Jaeckle KA. Neurological manifestations of neoplastic and radiation-induced plexopathies. *Semin Neurol*. 2004;24(04):385–393.
17. Ferrante MA. Brachial plexopathies: classification, causes, and consequences. *Muscle & Nerve*. 2004;30(5):547–568.
18. Pancoast HK. Superior pulmonary sulcus tumor. *JAMA*. 1932;99(17):1391.
19. Ladha SS, Spinner RJ, Suarez GA, et al. Neoplastic lumbosacral radiculoplexopathy in prostate cancer by direct perineural spread: an unusual entity. *Muscle & Nerve*. 2006;34(5):659–665.
20. Antoine J-C, Camdessanché J-P. Peripheral nervous system involvement in patients with cancer. *Lancet Neurol*. 2007;6(1):75–86.
21. Kelly JJ, Karcher DS. Lymphoma and peripheral neuropathy: a clinical review. *Muscle & Nerve*. 2005;31(3):301–313.
22. Kelly JJ, Kyle RA, Miles JM, et al. The spectrum of peripheral neurop-

第五篇

athy in myeloma. *Neurology*. 1981;31(1):24–31.

23. Rubin DI, Hermann RC. Electrophysiologic findings in amyloid myopathy. *Muscle & Nerve*. 1999;22(3):355–359.

24. Darnell RB, Posner JB. Paraneoplastic syndromes involving the nervous system. *N Engl J Med*. 2003;349(16):1543–1554.

25. Dropcho EJ. Neurologic paraneoplastic syndromes. *Curr Oncol Rep*. 2004;6(1):26–31.

26. Antoine JC, Camdessanche JP. Paraneoplastic neuropathies. *Curr Opin Neurol*. 2017;30(5):513–520.

27. Posner JB. Paraneoplastic syndromes. In: Posner JB, ed. *Neurologic Complications of Cancer*. Philadelphia, PA: F.A. Davis; 1995:353–385.

28. Oh SJ. Paraneoplastic vasculitis of the peripheral nervous system. *Neurol Clin*. 1997;15(4):849–863.

29. Younger DS, Dalmau J, Inghirami G, et al. Anti-Hu-associated peripheral nerve and muscle microvasculitis. *Neurology*. 1994;44(1):181–181.

30. Stubblefield MD, Custodio CM, Franklin DJ. Cardiopulmonary Rehabilitation and cancer rehabilitation. 3. cancer rehabilitation. *Arch Phys Med Rehabil*. 2006;87(3):65–71.

31. Keesey JC. Clinical evaluation and management of myasthenia gravis. *Muscle & Nerve*. 2004;29(4):484–505.

32. Strommen JA, Johns JS, Kim CT, et al. Neuromuscular rehabilitation and electrodiagnosis. 3. Diseases of muscles and neuromuscular junction. *Arch Phys Med Rehabil*. 2005;86:18–27.

33. Bateman DE, Weller RO, Kennedy P. Stiffman syndrome: a rare paraneoplastic disorder? *J Neurol Neurosurg Psychiatry*. 1990;53(8):695–696.

34. Rosin L, DeCamilli P, Butler M, et al. Stiff-man syndrome in a woman with breast cancer: An uncommon central nervous system paraneoplastic syndrome. *Neurology*. 1998;50(1):94–98.

35. Hagiwara H, Enomoto-Nakatani S, Sakai K, et al. Stiff-person syndrome associated with invasive thymoma: a case report. *Neurol Sci*. 2001;193(1):59–62.

36. Caress JB, Abend WK, Preston DC, et al. A case of Hodgkin's lymphoma producing neuromyotonia. *Neurology*. 1997;49(1):258–259.

37. Zifko U, Drlicek M, Machacek E, et al. Syndrome of continuous muscle fiber activity and plasmacytoma with IgM paraproteinemia. *Neurology*. 1994;44(3, Part 1):560–560.

38. Yazici Y, Kagen LJ. The association of malignancy with myositis. *Curr Opin Rheumatol*. 2000;12(6):498–500.

39. Levin MI, Mozaffar T, Al-Lozi MT, Pestronk A. Paraneoplastic necrotizing myopathy: Clinical and pathologic features. *Neurology*. 1998;50(3):764–767.

40. Younger DS. Motor neuron disease and malignancy. *Muscle & Nerve*. 2000;23(5):658–660.

41. Poulsen A, Schmiegelow K, Yssing M. Varicella zoster infections in children with acute lymphoblastic leukemia. *Pediatr Blood Cancer*. 1996;13(3):231–238.

42. Sliwa JA. Acute weakness syndromes in the critically ill patient. *Arch Phys Med Rehabil*. 2000;81(3):S45–S52.

43. Posner JB. Neurotoxicity of surgical and diagnostic procedures. In: Posner JB, ed. *Neurologic Complications of Cancer*. Philadelphia, PA: F.A. Davis; 1995:338–352.

44. Dawson DM, Krarup C. Perioperative nerve lesions. *Arch Neurol*. 1989;46(12):1355–1360.

45. DeHart MM, Riley LH. Nerve injuries in total hip arthroplasty. *J Am Acad Orthop Surg*. 1999;7(2):101–111.

46. Litwiller JP, Wells RE, Halliwill JR, et al. Effect of lithotomy positions on strain of the obturator and lateral femoral cutaneous nerves. *Clin Anat*. 2003;17(1):45–49.

47. Custodio CM. Barriers to rehabilitation of patients with extremity sarcomas. *J. Surg. Oncol*. 2007;95(5):393–399.

48. Graf WD, Chance PF, Lensch MW, et al. Severe vincristine neuropathy in charcot-marie-tooth disease type 1A. *Cancer*. 1996;77(7):1356–1362.

49. Chauvenet AR, Shashi V, Selsky C, et al. Vincristine-induced neuropathy as the initial presentation of charcot-marie-tooth disease in acute lymphoblastic leukemia: a pediatric oncology group study. *Pediatr Blood Cancer*. 2003;25(4):316–320.

50. Chaudhry V, Chaudhry M, Crawford TO, et al. Toxic neuropathy in patients with pre-existing neuropathy. *Neurology*. 2003;60(2):337–340.

51. Openshaw H, Slatkin NE, Stein AS, et al. Acute polyneuropathy after high dose cytosine arabinoside in patients with leukemia. *Cancer*. 1996;78(9):1899–1905.

52. Stubblefield MD, Custodio CM, Kaufmann P, et al. Small-fiber neuropathy associated with capecitabine (xeloda)-induced hand-foot syndrome: a case report. *J Clin Neuromuscul Dis*. 2006;7(3):128–132.

53. Voskens CJ, Goldinger SM, Loquai C, et al. The price of tumor control: an analysis of rare side effects of anti-CTLA-4 therapy in metastatic melanoma from the ipilimumab network. *PLoS One*. 2013;8(1):e53745.

54. Liao B, Shroff S, Kamiya-Matsuoka C, et al. Atypical neurological complications of ipilimumab therapy in patients with metastatic melanoma. *Neuro Oncol*. 2014;16(4):589–593.

55. Gu Y, Menzies AM, Long GV, et al. Immune mediated neuropathy following checkpoint immunotherapy. *J Clin Neurosci*. 2017;45:14–17.

56. Hauer-Jensen M, Fink LM, Wang J. Radiation injury and the protein C pathway. *Crit Care Med*. 2004;32(supplement):S325–S330.

57. Pan CC, Hayman JA. Recent advances in radiation oncology. *J Neuroophthalmol*. 2004;24(3):251–257.

58. Kori SH, Foley KM, Posner JB. Brachial plexus lesions in patients with cancer=100 cases. *Neurology*. 1981;31(1):45–50.

59. Harper CM, Thomas JE, Cascino TL, et al. Distinction between neoplastic and radiation-induced brachial plexopathy, with emphasis on the role of EMG. *Neurology*. 1989;39(4):502–506.

60. Boyacıyan A. Electrophysiological findings in patients who received radiation therapy over the brachial plexus: a magnetic stimulation study. *Electroencephalogr Clin Neurophysiol*. 1996;101(6):483–490.

61. Vissink A, Jansma J, Spijkervet FK, et al. Oral sequelae of head and neck radiotherapy. *Crit Rev Oral BiolMed*. 2003;14(3):199–212.

62. Portlock CS, Boland P, Hays AP, et al. Nemaline myopathy: a possible late complication of Hodgkin's disease therapy. *Hum Pathol*. 2003;34(8):816–818.

63. Rowin J, Cheng G, Lewis SL, et al. Late appearance of dropped head syndrome after radiotherapy for Hodgkin's disease. *Muscle & Nerve*. 2006;34(5):666–669.

64. LI O, Custodio C, Stubblefield MD. Poster 75 bilateral lower-trunk brachial plexopathy and proximal myopathy 19 years after mantle field radiation for hodgkin's disease: a case report. *Arch Phys Med Rehabil*. 2004;85(9):e23–e24.

65. Stubblefield MD, Ibanez K, Riedel ER. Peripheral nervous system injury after high-dose single-fraction image-guided stereotactic radiosurgery for spine tumors. *Neurosurg Focus*. 2017;42(3):E12.

66. Beredjiklian PK, Drummond DS, Dormans JP. Orthopaedic manifestations of chronic graft-versus-host disease. *J Pediatr Orthop*. 1998;18(5):572–575.

67. Stevens AM, Polymyositis as a manifestation of chronic graft-versus-host disease. *Rheumatology*. 2003;42(1):34–39.

68. Krouwer HGJ, Wijdicks EFM. Neurologic complications of bone marrow transplantation. *Neurol Clin*. 2003;21(1):319–352.

69. Amato AA, Barohn RJ, Sahenk Z. Polyneuropathy complicating bone marrow and solid organ transplantation. *Neurology*. 1993;43(8):1513–1518.

70. Wen PY, Alyea EP, Simon D, et al. Guillain-Barre syndrome following allogeneic bone marrow transplantation. *Neurology*. 1997;49(6):1711–1714.

第五篇

6

第六篇　癌症患者肌肉骨骼并发症

第56章

癌症患者脊柱功能障碍

Sarah R. Money，Sean R. Smith

背痛是癌症和非癌症患者的常见症状。每年高达 25% 的人会发生背痛，终生患病率则高达 85%，导致了严重的残疾和高额的费用支出[1,2,3]。绝大多数背痛是由于脊柱的退行性改变，但是少数背痛患者会有更严重的潜在病理改变；约有 1% 的背痛患者初次就诊时被发现是恶性原因所致[4,5]。通过保守治疗，高达 90% 的患者会在四周内好转[6]。

脊柱退行性疾病如椎间盘病变、关节突关节炎、椎管狭窄，肿瘤和脊髓感染是背痛和神经根病最常见的原因[7]。尽管恶性肿瘤或感染等罕见病因可引起严重的背痛，但对其临床影响不能过分夸大。在大约 10% 的癌症患者中，脊柱转移的症状可能是最初的表现[8]。90% 的脊柱肿瘤或转移性疾病以及脊柱感染患者的主要症状是背痛[9,10,11]。脊柱转移瘤及相关的神经根和脊髓压迫是一种公认的癌症并发症，在全身性疾病患者中的发生率是 5%～10%[12]。

骨转移最常见的部位是脊柱，最有可能转移到脊柱的恶性肿瘤包括乳腺癌、肺癌、前列腺癌、结肠癌、甲状腺癌和肾癌。大多数转移发生在胸椎，这可能是由于血管因素和胸椎体积大于其他节段的原因。常见的原发性脊柱良性肿瘤包括血管瘤、骨样骨瘤、成骨细胞瘤、骨软骨瘤和骨巨细胞瘤。常见的原发性脊柱恶性肿瘤包括多发性骨髓瘤、尤因肉瘤、骨肉瘤、软骨肉瘤和脊索瘤。这些疾病的早期诊断对于改善发病率、死亡率和保留神经功能至关重要。虽然许多肿瘤的存活率有所提高，但手术、化疗、放疗等治疗方法及其相关并发症可能会对存在背痛的癌症患者的功能预后产生额外的影响。

评估

病史

仔细且全面的病史和体格检查是患者评估的基本要素。可预测、可控制和可再现的背痛或"偶发"疼痛，例如屈曲时疼痛，提示疼痛可能为机械性，来源于关节突关节、椎间盘、肌肉或韧带等结构[13]。无法预测和难以控制的疼痛可能来自其他原因。记录患者病史时，应重点关注症状，及其持续时间、严重程度、疼痛部位、对其他区域的放射性以及加重和减轻因素。同样重要的还有确定休息时是否存在疼痛，是否有突发性疼痛发作，如果有，多久发作一次[14]。在许多情况下，无法确定患者脊柱疼痛的具体原因。因此，应该将病史和体格检查的重点放在确定患者的背部疼痛是否由全身疾病引起或是否存在神经系统损伤，这对于明确病因通常是有效的，也有助于选择相应的干预手段如脊柱介入治疗、疼痛药物治疗、神经外科手术或肿瘤放疗等。

良性的机械性背痛通常被描述为某种性质的疼痛，严重程度起起伏伏，疼痛常因活动而加重，如腰部弯曲、维持姿势（如由坐姿引起），提举或增加椎间盘内/腹内压力的动作，如咳嗽、紧张或打喷嚏等。疼痛局限于背部中轴，大多发生在腰骶部，通常不放射。体重增加是由于不活动而引起的良性背痛的一个常见特征。疼痛通常可以通过休息、平卧、非甾体抗炎药和物理疗法缓解。良性神经根疼痛，或"坐骨神经痛"，通常由椎间盘突出引起，常急性发病，与损伤如举重、扭转或外伤有关。神经根疼痛也可能由其他机械因素引起，如关节突关节肥大（可导致神经根撞击）和椎间盘退行性疾病（可导致相同的神经根症状，但发病过程较慢）。

　　另一方面，癌症相关的背痛通常不能通过休息或卧床缓解。由于胸椎的相对体积较大，胸椎转移比腰骶椎更常见。疼痛常夜间加重，患者可能会在夜间疼醒。造成这种情况的原因是多方面的，包括巴特森静脉丛（椎管内静脉丛）充血所致局部水肿，体内皮质醇水平在夜间随内源性类固醇减少而发生的自然波动及可能导致仰卧位疼痛的机械因素，如椎管狭窄或关节突关节病变。疼痛通常为钝痛，随着转移灶的增大，疼痛持续时间逐渐增加[15]。出现疼痛加重和进行性神经功能缺损，如无损伤或外伤史的神经根疼痛加重，提示需要进一步检查。评估恶性脊柱疾病的其他重要因素还包括患者年龄、恶性肿瘤病史及当前诊断。有癌症病史的患者应被视为肿瘤复发进行治疗，直到得到其他诊断为止[4]。脊柱转移瘤和多发性骨髓瘤的发病年龄高峰在 50～60 岁[7]。脊柱感染如脓肿，可伴有发热、寒战、体重减轻和盗汗，这些症状会逐渐加重。有感染史也应引起关注，因可能会播散到脊柱。与脊柱椎间盘炎 / 骨髓炎相关的疼痛通常很严重，并会使患者感到很虚弱。免疫功能低下或近期有脊柱手术史的患者也应怀疑是否存在感染。确定患者是否有肠道、膀胱或性功能障碍也很重要，因为这可能提示存在远端脊髓受损或马尾综合征。

体格检查

　　体格检查应重点检查脊柱，肌肉骨骼系统和神经系统。对脊柱生理曲度、站立姿势以及髋和肩部进行视诊，如果存在任何不对称，可能提示压缩性骨折所致脊柱侧凸或后凸。关节活动范围的问题仅次于疼痛，尤其是屈曲和 / 或伸展。触诊脊柱时有时会发现肿块。令人惊讶的是，70% 的脊柱肿瘤患者没有脊椎压痛[9]。

　　与脊柱转移相关的疼痛有多种表现方式。疼痛的正确分类对治疗方法的选择（包括药物和注射）具有预后判断和治疗意义。疼痛可以分为伤害性疼痛和非伤害性疼痛，即神经性疼痛。伤害性疼痛是由伤害感受器受到伤害性刺激和激活引起的，由快速传导的 A_δ 纤维以及较慢的无髓鞘的 C 纤维介导。脊柱的伤害性躯体疼痛来源于脊柱的躯体组织，如骨骼、关节、椎间盘、韧带或肌肉的伤害感受器刺激。伤害性内脏痛起源于内脏器官，有时涉及背部。导致背痛的伤害性内脏疼痛包括与盆腔疾病（前列腺炎、子宫内膜异位症）、肾脏

疾病（肾结石、肾盂肾炎）、血管疾病（腹主动脉瘤）或消化系统疾病（胰腺炎、胆囊炎、肠穿孔）相关的疼痛。

　　神经性疼痛，与躯体或伤害性疼痛相反，是由 A_δ 和 C 纤维的病理性外周致敏引起的，不管机械刺激如何，都会引起持续疼痛。神经性疼痛发展的确切机制尚不完全清楚，可能是由外周神经损伤或刺激引起的级联反应，导致外周神经敏感性和激活增加，最终导致中枢致敏和慢性疼痛[16]。神经性疼痛是由于肿瘤或退行性改变、与先前手术或放射相关的纤维化、副肿瘤效应或化疗引起的周围神经病变等直接导致神经系统结构受压所致[17]。神经性疼痛通常被描述为烧灼感、刺痛感、枪击感或过电样疼痛。患者通常同时存在伤害性疼痛和神经性疼痛。

　　评估背痛时，重要的是要认识到脊柱内的各种结构都可能会导致疼痛。脊柱内的疼痛敏感结构包括骨膜、椎间盘、棘突间韧带、关节突关节、神经、肌肉和筋膜。值得注意的是，椎体的髓质通常对疼痛不敏感，因此局限于椎体髓质内的转移性或原发性病变不会产生疼痛（图 56-1）。5%～36% 的脊柱肿瘤患者不会出现背痛，此类患者的肿瘤通常局限于椎体髓质内[7]。

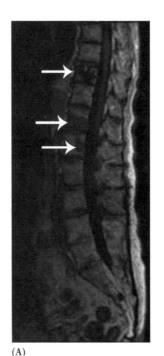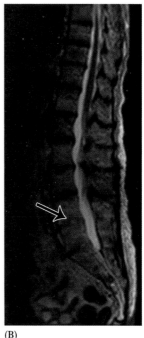

(A)　　　　　　　　　　**(B)**

图 56-1　矢状面 T1（A）和 T2（B）磁共振成像显示胸椎多处乳腺癌转移（白色箭头）。注意之前手术中明显的退行性改变和 L4/L5 椎间盘间隙的部分融合（黑色箭头）。该患者的转移无症状，不会导致慢性腰痛和神经根病

恶性肿瘤患者轴向疼痛的位置和性质有助于指导治疗。转移性疾病引起的局部非辐射性疼痛可能是肿瘤本身的弥散效应造成的，由于肿瘤尺寸扩大和从骨髓向骨膜感受器蔓延，疼痛可能会随着时间推移而恶化。这种疼痛可以用皮质类固醇[18]或姑息性放射疗法治疗。神经根疼痛可能由脊神经根的肿瘤压迫引起，导致皮肤分布处的神经性疼痛。神经根疼痛可能伴有感觉异常、无力或肌牵张反射改变等神经症状。当脊柱运动节段受损时会导致机械不稳定性疼痛。运动和活动会加剧疼痛，尤其是导致轴向负荷增加的运动，如坐或站。机械性疼痛通常对皮质类固醇无反应。

临床上，脊柱病变患者可能会出现与脊柱无关的症状。颈神经根病可能主要表现为肩或臂部疼痛，腰神经根病可能表现为臀或腿部疼痛。由于神经根压迫引起的肌肉失神经支配可能表现为肌节分布区肌力的减弱。是否存在感觉障碍可能有助于将检查范围缩小到神经系统或肌肉骨骼系统，但并不是绝对的。

在评估癌症患者的背痛时，全面的神经学检查是非常重要的，可以发现可能存在的硬膜外脊髓压迫或神经根压迫。医生必须了解硬膜外脊髓压迫的一般进程。患者通常首先表现为背痛，然后是神经根痛、下肢无力、感觉丧失，最后是括约肌失控[19]。由于肠道和膀胱本质上是由较低位的运动神经元控制，如果脊髓的灰质被破坏，会导致功能障碍[20]。脊髓压迫的早期诊断有助于及时干预和改善预后，以恢复或保存功能。

脊柱转移瘤患者第二常见的症状是无力。据统计，这些患者中有60%~85%在初次就诊时就存在身体乏力[21]。神经根病引起的无力，例如肿瘤压迫前角细胞远端神经根，将影响肌节分布区的肌力，而前角细胞水平以上的脊髓压迫引起的无力则表现为上运动神经元体征，如锥体系瘫痪，或上肢伸肌/下肢屈肌的无力。

神经根病变和脊髓病变通常同时存在，可能涉及多个层面（图56-2）。在硬膜外脊髓压迫的患者中，那些出现严重损伤或损伤进展迅速的患者，其功能恢复的预后较差。那些早期确诊并保持步行能力的患者在治疗后更有可能保留步行功能[22]。

对于有疼痛症状的患者应接受全面的感觉检查，以帮助确定病因；对疼痛、温度觉、本体感觉、轻触觉和针刺觉的评估可能有助于诊断并确定损伤平面。关节位置觉的评估也很重要，因为在癌症患者中，由于硬膜外脊髓压迫而引起的下肢本体感觉丧失并不少见（图56-3）。同样，脊髓小脑上行纤维束的损伤会导致顽固性的共济失调。虽然可以保持正常的下肢力量，但这种缺陷可能是阻碍癌症患者康复的一个重要因素。

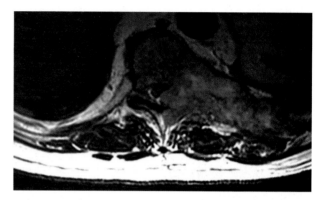

图 56-2　轴位 T2 磁共振成像显示转移性肾细胞癌患者脊髓和神经根受压

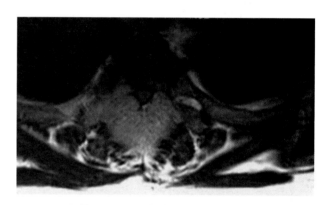

图 56-3　轴位 T2 磁共振成像显示转移性前列腺癌患者 T3 水平后硬膜外脊髓受压。该患者本体感觉严重丧失（可能是由于成对的脊髓后动脉受损），尽管保留一定运动能力，但步行困难

诊断性测试

诊断性测试对于完成检查和进一步缩小诊断范围非常重要，它可以作为完整病史和体格检查的补充。早期诊断和治疗可以改善疼痛，预防或延缓并发症，提高生活质量。许多临床指南使用"红旗征"模型作为诊断标准，存在"红旗征"提示引起疼痛的病因更有可能来自于严重的病理损害。但这在文献中也存在争议，有一些文献指出，"红旗征并没有考虑到所有同样重要的因素"。美国医师学会将"癌症病史"归类为主要的"红旗征"，而次要危险因素没有明显特异性，包括高龄、体重减轻和治疗1个月后未能改善[23]。

如果在初级医疗机构中怀疑患有癌症，初始检查应包括全血细胞计数、红细胞沉降率(erythrocyte sedimentation rate, ESR)、C 反应蛋白(C-reactive protein, CRP)、尿液分析、前列腺特异性抗原和粪便潜血试验。结果正常表明隐匿性癌症的可能性较低。全身性恶性肿瘤患者 ESR 和 CRP 水平普遍升高。虽然通常将普通 X 线作为首选的影像学检查,但脊柱肿瘤 X 线检出率并不高,除非脊柱出现明显破坏[24]。由于在 MRI 或 CT 上无法显示脊柱整体形态,因此 X 线可用于患者的脊柱整体评估(图 56-4)。

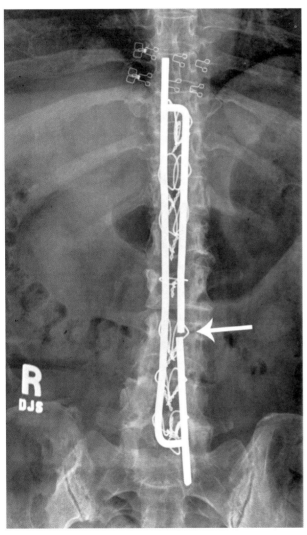

图 56-4　患者在几年前因甲状腺乳头状癌转移接受了脊柱减压内固定术,X 线显示脊柱内固定物断裂。该患者因脊柱不稳而出现剧烈背痛,经手术修复后完全缓解。类似问题在 MRI 或常规 CT 上可能不易识别

除了纯粹的溶骨性病变,核素显像或骨扫描在检测肿瘤方面比普通 X 线更好,如骨髓瘤等。然而,骨扫描的特异性较低,骨扫描阳性可见于多种活跃的代谢过程,如炎症、感染或多发性骨关节炎。

此外,骨扫描的分辨率较差,通常需要进行后续的影像学检查,如 CT 扫描或 MRI,以排除良性病变或明确病变和局部解剖,以便更好地规划手术和 / 或放射治疗等干预措施[25]。

MRI 被认为是脊柱肿瘤成像方式的金标准,当治疗失败或考虑采用更积极的治疗方法时也需要进行 MRI 成像检查[2,8]。MRI 可以很好地显示骨髓的状态,在软组织中有良好的对比分辨率。肿瘤浸润的骨髓在 T1 加权成像上显示低信号,在 T2 加权成像上显示高信号。注射钆后的增强作用可进一步将肿瘤组织与正常组织区分开,在描述肿瘤的特征和对肿瘤进行分级方面具有重要意义[26]。CT 扫描可以清晰显示骨的解剖结构,怀疑有骨折时应首选 CT 扫描。与脊髓造影检查联合应用时,CT 可以精确显示神经结构受压。CT 扫描也适用于那些无法进行 MRI 检查的患者,例如有金属植入物、心脏起搏器或为幽闭恐惧症的患者。

尽管 MRI 是评估脊柱病理改变最具体的成像方式,但是由于成本和可用资源的限制,不可能或不建议对每位需要评估的患者都进行 MRI 检查[27]。过度的影像检查会产生直接和后续的成本消耗,如果使用适当的筛查标准,这些成本是可以避免的,如果检查结果没有临床意义,反而可能给患者带来不必要的压力和焦虑。此外,连续成像并没有显示出改善预后的效果,而且可能由于不必要的操作而导致并发症[28]。脊柱成像在诊断和外科手术的计划制定中起着至关重要的作用,但临床病史和体格检查应在患者的诊断检查中发挥更大的作用[29]。MRI 应在临床体格检查的基础上选择使用;例如,在无症状者的影像学检查中经常可以看到椎间盘突出和椎管狭窄,而存在明显非恶性疼痛的患者,其影像学检查可以相对正常[30-33]。诊断的准确性和特异性对于成功鉴别和治疗脊柱恶性肿瘤患者的疼痛非常重要。全面的临床评估,尤其是病史和体格检查的重要性怎么强调都不为过。临床医生不应该仅仅依靠影像学检查来确定疼痛的原因,因为它常常是有误导性的。患者的病史、体格检查和影像学检查应该是一致的。例如,一名患有肩外侧疼痛且在 T2 节段有硬膜外肿瘤的患者不太可能通过治疗肿瘤来缓解肩痛,因为二者在解剖学上不一致,而且可能彼此没有关系。然而,C5 存在硬膜外病变的肩痛患者,很可能通过治疗颈部转移瘤获益,因为病变恰好位于可能

会引起肩外侧神经痛及潜在的肩胛带功能障碍的位置。

病因

表 56-1 列出了部分引起背痛的非恶性因素,但本章不涉及对非恶性脊柱和背部疼痛的广泛的鉴别诊断和讨论。背部疼痛的非恶性原因比恶性原因更常见,即使是有癌症病史的患者也是如此。尽管表中列出的并不是背痛的恶性原因,但仍有必要对这些原因所致背痛患者进行神经系统损害的排查。表 56-2 列出了导致脊柱疼痛的肿瘤和更严重的全身原因。

表 56-1 背痛的鉴别诊断(非恶性)

肌肉拉伤
韧带扭伤
退行性疾病
退行性椎间盘疾病
退行性关节突关节炎
背部手术失败综合征
骨折
创伤
骨质疏松
腰椎峡部裂(峡部关节间骨折)
脊椎滑脱
椎管狭窄
脊柱侧弯
肌筋膜疼痛
纤维肌痛综合征
内脏牵涉痛
血管源性(腹主动脉瘤)
实体器官牵涉痛
良性肿瘤
血管瘤
成骨细胞瘤
骨样骨瘤
骨软骨瘤
巨细胞瘤
动脉瘤样骨囊肿
脊柱内固定物断裂

表 56-2 背痛的鉴别诊断(恶性和全身性)

原发性脊柱肿瘤
多发性骨髓瘤 / 浆细胞瘤
尤因肉瘤
骨肉瘤
脊索瘤
淋巴瘤
神经母细胞瘤
生殖细胞瘤
脊柱转移瘤
辐射诱发性脊柱肿瘤(即肉瘤)
恶性外周神经鞘瘤
感染
骨髓炎
椎间盘炎
硬膜外 / 椎旁脓肿
结核病
带状疱疹
炎性关节炎
强直性脊柱炎
银屑病性关节炎
Reiter 综合征
炎性肠病
硬膜外血肿

原发性良性肿瘤

脊柱原发性良性肿瘤很少见,约占所有原发性骨骼肿瘤的 1%[34]。脊柱肿瘤包括血管瘤、巨细胞瘤、动脉瘤样骨囊肿、嗜酸性肉芽肿、神经纤维瘤、成骨细胞瘤、骨样骨瘤和骨软骨瘤。这些肿瘤大多数是无症状的,生长缓慢,一旦开始压迫痛觉敏感结构,可能会引起疼痛。脊柱原发性良性肿瘤通常见于儿童和青年人,在某些情况下可能导致疼痛和 / 或椎体塌陷[35]。一般而言,良性肿瘤往往在出现疼痛或进行性神经功能缺损时才会发现。成骨细胞瘤是一个例外,它占所有骨肿瘤的 3%。成骨细胞瘤的疼痛开始是隐匿的,随着时间的推移疼痛会迅速加重。成骨细胞瘤最常见于腰骶部,进而累及脊柱后方,由于肿瘤面积较大,容易出现脊髓压迫;33% 的患者存在神经根性疼痛[36]。原发性良性肿瘤所致神经受压患者的康复效果优于恶性脊髓压迫患者,因为通常不需要辅助放疗和化疗,而且肿瘤不会转移[37]。

巨细胞瘤最常见于骶骨,占骨良性肿瘤的五分之一,其中 10% 涉及脊柱,最常见的是骶骨。巨细胞瘤可能有局部侵袭性,但一般不会转移,尽管有恶变的报道。其症状常与骶神经根病变的表现类似[38]。

原发性恶性肿瘤

原发性恶性肿瘤虽然比良性肿瘤更常见,但是与转移性肿瘤相比仍较少见。较常见的原发性恶性肿瘤包括多发性骨髓瘤、尤因肉瘤、软骨肉瘤和脊索瘤。有关多发性骨髓瘤、肉瘤和经常转移至骨骼的原发性恶性肿瘤的详细信息,请参照相关章节。如果脊柱曾经进行过放射治疗,要警惕有可能出现放疗继发的肉瘤,尽管这种情况非常少见。总体而言,原发性恶性肿瘤死亡率较低,多由于诊断延误、缺乏有效的辅助治疗或者病变较大难以切除所致[39]。恶性外周神经鞘瘤是一种起源于外周神经的肉瘤,有时位于脊柱附近的神经根部,与原发性脊柱恶性肿瘤类似,需要密切监测和持续的康复护理[40]。原发性恶性肿瘤治疗方案的选择往往是有限的,因为肿瘤多对化疗不敏感,手术切除也具有造成神经损伤的高风险。对化疗敏感的原发性脊柱恶性肿瘤包括淋巴瘤、胶质母细胞瘤、神经母细胞瘤和生殖细胞瘤[41]。对于髓内疾病或接近脊髓的肿瘤,通常选择椎板切除术减压。

感染

脊柱感染通常表现为背痛,可能由直接的脊柱处理或损伤引起,如手术或外伤、相邻椎骨的邻近扩散或其他感染区域的血源性扩散(尿路感染、肺炎、心肌炎或蜂窝织炎)。几乎三分之一的血源性脊柱感染患者也患有心内膜炎[42],金黄色葡萄球菌是最常见的病原微生物[43]。感染可表现为缓慢或迅速进展,导致严重的椎体破坏(图 56-5)[44]。诊断时应该高度警惕,以避免漏诊那些可能造成神经系统损害的潜在严重感染。早期感染与非特异性腰痛的症状很相似,因此诊断具有一定的挑战性。感染风险较高的人群包括:老年人、营养不良患者、免疫功能低下患者、糖尿病患者、静脉吸毒者、艾滋病毒携带者 / 艾滋病患者、恶性肿瘤患者、近期有感染史的患者以及最近接受过侵入性手术的患者。

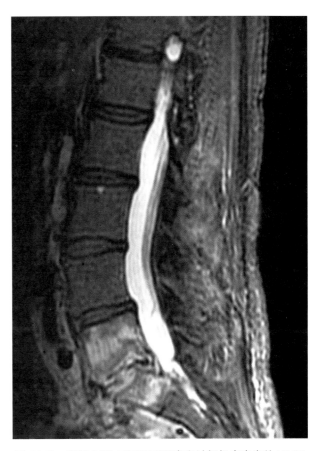

图 56-5 STIR MRI 显示严重腰痛和神经根病患者的 L5-S1 椎间盘炎 / 骨髓炎伴骨质破坏
STIR,矢状面短时反转恢复序列

脊柱感染患者的诊断通常很困难,最常见的主诉是背部或颈部疼痛,不易定位,其他主诉包括多种全身症状,如发热、恶心或嗜睡[42]。大约三分之一的患者有发热症状[45]。实验室检查结果可能显示 ESR 或 CRP 升高,如果高度怀疑感染,则应进行血液培养,40% 的患者白细胞计数正常[46]。随着感染的加剧,脓肿可能会扩大并对脊髓和神经功能缺损造成巨大影响,可能需要手术清除。硬膜外脓肿占脊柱感染的 10%,有一半的患者在最初的评估中被误诊[47]。然而,没有近期椎体骨髓炎病史的原发性硬膜外脓肿并不常见[48]。MRI 有助于区分感染和肿瘤,而 CT 扫描可以更好地反映骨受累的程度。

骨折

癌症患者的脊柱骨折可能是由于肿瘤、骨质疏松、创伤、感染或潜在的代谢紊乱所致。癌症或其症状的治疗也可能导致压缩性骨折。例如,糖皮质激素通常用于治疗癌症的疼痛症状,这使患者发生椎体压缩性骨折的风险增加,所以接受糖皮质激素治疗的脊柱疼痛患者需要做相应的检查[4]。放射治疗,特别是单节段放射外科治疗,如立体定向体部放射治疗(stereotactic body radiation therapy, SBRT),也可能由于肿瘤破坏了椎体结构而导致压缩性骨折。在应用 SBRT 治疗的病例中,放疗诱发的椎体压缩性骨折的发生率达 14%,其危险因素包括剂量大于 20Gy、存在骨溶解以及存在压缩性骨折和/或脊柱畸形[49]。

椎体压缩性骨折通常无症状;有时骨折处可出现偶发的、非放射性的、轴向的触痛或叩击痛。体格检查时,因脊柱力学改变,可能表现为脊柱后凸,或视诊时患者有"富贵包"。这些患者的神经系统检查通常是正常的,但是如果患者确实表现出神经功能缺陷、束带样疼痛或任何肠道或膀胱控制功能丧失的体征或症状,则提示可能存在脊髓压迫,需要进行影像学检查并紧急转诊进行神经外科干预。X 线平片可表现为椎体高度下降和胸椎后凸增加;然而,急性骨折或仅有轻微高度丢失的骨折在 X 线片上可能是正常的。MRI 成像可以更好地显示椎体急性骨折中的新鲜水肿(图 56-6)。

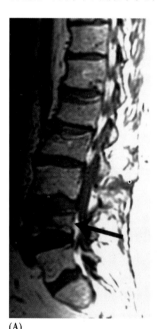 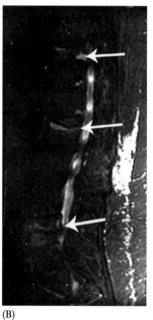

(A)　　　　**(B)**

图 56-6　矢状位 T1(A)和红外(B)磁共振成像显示 T10、L1、L2 和 L4 处急性至亚急性骨质疏松性压缩性骨折。L4 椎体受影响最严重(黑色箭头),至少有 50% 的椎体中心高度丢失。还要注意 IR 序列信号增强,提示存在水肿,骨折处于急性至亚急性期

IR,反转恢复序列

治疗方法可能包括内侧支神经阻滞和射频消融,以解决压缩性骨折引起的机械性改变所致慢性疼痛。对于口服药物难以治疗的急性骨折,椎体扩大术如经皮椎体成形术或椎体后凸成形术也可用

于稳定脊柱和治疗疼痛[50]。如果压缩性骨折由肿瘤转移所致,也可以选择姑息性放疗,尽管神经系统严重受损的患者通常需要神经外科干预。评估应以脊柱的稳定性为基础,根据椎体破坏的程度、病变的位置、是否存在疼痛和/或神经缺陷、脊柱畸形以及恶性病变的性质(如溶解性或增殖性)进行评估[51]。对于不能进行骨水泥增强和手术的患者,如血小板减少症患者或一般状态较差的患者,脊柱支具是提供稳定性和减轻疼痛的一种选择[52]。

总结

背痛的潜在原因通常是良性的,但对于临床医生来说,识别更严重的病因,如恶性肿瘤、感染和骨折[53]是非常重要的。全面的病史收集和体格检查对于识别"危险信号"或对进一步检查的需求非常重要。早期的识别和适当的诊断有助于减少患者的疼痛和痛苦。

要点

- 背痛是普通人群的常见症状。大多数患者,无论有无癌症病史,脊柱疼痛的潜在原因是良性的。
- 疼痛是脊柱恶性肿瘤和感染的主要症状。
- 既往有恶性肿瘤病史的疼痛患者应排除肿瘤复发。
- MRI 被认为是脊柱影像学评估的金标准,对于有恶性肿瘤和背痛的患者应考虑使用MRI。

(郝淑燕 译　公维军 校)

参考文献

1. Atlas SJ, Nardin RA. Evaluation and treatment of low back pain: an evidenced-based approach to clinical care. *Muscle Nerve.* 2003;27:265–284.
2. Joud A, Petersson IF. Englund low back pain: epidemiology of consultations. *Arthritis Care Res.* 2012:64;1084–1088.
3. Vincent Y, Chan L. Incidence, prevalence, and impact on disability of common conditions requiring rehabilitation in the United States: stroke, spinal cord injury, traumatic brain injury, multiple sclerosis, osteoarthritis, rheumatoid arthritis, limb loss, and back pain. *Arch Phys Med Rehabil.* 2014;95:986–995.
4. Deyo RA, Rainville J, Kent DL. What can the history and physical examination tell us about low back pain? *JAMA.* 1992;268:760–765.
5. Enthoven WT, Geuze J, Scheele J, et al. Prevalence and "red flags" regarding specified causes of back pain in older adults presenting in general practice. *Physical Therapy.* 2016;96:305–312.

6. Pengel LH, Herbert RD, Maher CG, et al. Acute back pain: systematic review of its prognosis. *BMJ.* 2003;327:323–325.

7. Shelerud RA, Paynter KS. Rarer causes of radiculopathy: spinal tumors, infections, and other unusual causes. *Phys Med Rehabil Clin North Am.* 2002;13:645–696.

8. Sciubba DM, Gokaslan ZL. Diagnosis and management of metastatic spine disease. *Surg Oncol.* 2006;15:141–151.

9. Gilbert RW, Kim JH, Posner JB. Epidural spinal cord compression from metastatic tumor: diagnosis and treatment. *Ann Neurol.* 1978;3:40–51.

10. Helweg-Larsen S, Sørensen PS. Symptoms and signs in metastatic spinal cord compression: a study of progression from first symptom until diagnosis in 153 patients. *Eur J Cancer.* 1994;30(3):396–398.

11. Bach F, Larsen BH, Rohde K, et al. Metastatic spinal cord compression. *Acta Neuropathol.* 1990;107(1):37–43.

12. Plotkin SR, Wen PY. Neurologic complications of cancer therapy. *Neurol Clin.* 2003;21:279–318.

13. Smith TJ, Saiki CB. Cancer pain management. *Symp Pain Med.* 2015;90(10):1428–1439.

14. Ripamonti CI, Santini D, Maranzano E, et al. Management of cancer pain: ESMO clinical practice guidelines. *Ann Oncol.* 2012;139–154.

15. Jimenez-Andrade JM, Mantyh WG, Bloom AP, et al. Bone cancer pain. *Ann N Y Acad Sci.* 2010;173–181.

16. Boland EG, Mulvey MR, Bennett MI. Classification of neuropathic pain in cancer patients. *Curr Opin Support Palliat Care.* 2015;9(2):112–115.

17. Stubblefield MD, Bilsky MH. Barriers to rehabilitation of the neurosurgical spine cancer patient. *J Surg Oncol.* 2007;95:419–426.

18. Gokaslan ZL. Spine surgery for cancer. *Curr Op Oncol.* 1996;8:178–181.

19. O'Connor MI, Currier BL. Metastatic disease of the spine. *Orthop.* 1992;15:611–620.

20. Kirshblum S, O'Dell MW, Ho C, et al. Rehabilitation of persons with central nervous system tumors. *Cancer.* 2001;92(S4):1029–1038.

21. Helweg-Larsen S, Sorensen PS. Symptoms and signs in metastatic spinal cord compression: a study from first symptom until diagnosis in 153 patients. *Eur J Cancer.* 1994;30A:396–398.

22. Portnoy RK, Lipton RB, Foley KM. Back pain in the cancer patient: an algorithm for evaluation and management. *Neurology.* 1987;37:134–138.

23. Downie A, Williams CM, Henschke N, et al. Red flags to screen for malignancy and fracture in patients with low back pain: systematic review. *BMJ.* 2013;347:f7095.

24. Edelstyn GA, Gillespie PJ, Grebbel FS. The radiological demonstration of osseous metastases. Experimental observations. *Clin Radiol.* 1967;18:158–162.

25. Moore KR. Radiology of metastatic spine cancer. *Neurosurg Clin North Am.* 2004;15:381–389.

26. Runge VM, Lee C, Iten AL, et al. Contrast-enhanced magnetic resonance imaging in a spinal epidural tumor model. *Invest Radiol.* 1997;32:589–595.

27. Chou R, Qaseem A, Owens DK, Shekelle P. Clinical guideline diagnostic imaging for low back pain: advice for high-value health care from the American College of Physicians. *Ann Intern Med.* 2011;154:181–189.

28. Chou R, Qaseem A, Owens DK, et al. Diagnostic imaging for low back pain: advice for high-value health care from the American College of Physicians. *Ann Internal Med.* 2011;154(3):181–189.

29. Deyo RA. Real help and red herrings in spinal imaging. *N Engl J Med.* 2013;368:1056–1058.

30. Boden SD, Wiesel SW. Lumbar spine imaging: role in clinical decision making. *J Am Acad Orthop Surg.* 1996;4(5):238–248.

31. Savage RA, Whitehouse GH, Roberts N. The relationship between the magnetic resonance imaging appearance of the lumbar spine and low back pain, age and occupation in males. *Eur Spine J.* 1997;6(2):106–114.

32. Haig AJ, Tong HC, Yamakawa KS, et al. Spinal stenosis, back pain, or no symptoms at all? A masked study comparing radiologic and electrodiagnostic diagnoses to the clinical impression. *Arch Phys Med Rehabil.* 2006;87(7):897–903.

33. Haig AJ, Geisser ME, Tong HC, et al. Electromyographic and magnetic resonance imaging to predict lumbar stenosis, low-back pain, and no back symptoms. *J Bone Joint Surg.* 2007;89(2):358–366.

34. Thakur NA. Benign tumors of the spine. *J Am Acad Orthop Surg.* 2012;11:715–724.

35. Mohan V, Gupta SK, Tuli SM. Symptomatic vertebral hemangiomas. *Clin Radiol.* 1980;31:575–579.

36. Nemoto O, Moser RP, Van Dam BE. Osteoblastoma of the spine: a review of 75 cases. *Spine.* 1990;15:1272–1280.

37. Catz A, Goldin D, Fishel B, et al. Recovery of neurologic function following nontraumatic spinal cord lesions in Israel. *Spine.* 2004;29(20):2278–2282.

38. Keplinger JE, Bucy PC. Giant-cell tumors of the spine. *Ann Surg.* 1961;154:648–660.

39. Smith J. Radiation-induced sarcoma of bone: clinical and radiographic findings in 43 patients irradiated for soft-tissue neoplasms. *Clin Radiol.* 1982;33:205–221.

40. Smith SR. Rehabilitation strategies and outcomes of the sarcoma patient. *Phys Med Rehabil Clin North Am.* 2017;28;171–180.

41. Raj VS, Lofton L. Rehabilitation and treatment of spinal cord tumors. *J Spinal Cord Med.* 2013;36(1):11–14.

42. Cornett CA, Vincent SA, Crow J, Hewlett A. Bacterial spine infections in adults: evaluation and management. *J Am Acad Orthop Surg.* 2016;24:11–18.

43. Eismont FJ, Bohlman HH, Soni PL. Pyogenic and fungal osteomyelitis with paralysis. *Clin Orthop.* 1991;269:142–150.

44. Carragee EJ. Pyogenic vertebral osteomyelitis. *J Bone Joint Surg Am.* 1997;79:874–880.

45. Malawski SK, Lukawski S. Pyogenic infection of the spine. *Clin Orthop.* 1991;272:58–66.

46. Digby JM, Kersley JB. Pyogenic non-tuberculous spinal infection: an analysis of thirty cases. *J Bone Joint Surg Br.* 1979;61:47–55.

47. Kaufman DM, Kaplan JG, Litman N. Infectious agents in spinal epidural abscesses. *Neurology.* 1980;30:844–850.

48. Siemionow K, Steinmetz M, Bell G, et al. Identifying serious causes of back pain: cancer, infection, fracture. *Cleve Clin J Med.* 2008;75:557–565.

49. Sahgal A, Atenafu EG, Chao S, et al. Vertebral compression fracture after spine stereotactic body radiotherapy: a multi-institutional analysis with a focus on radiation dose and the spinal instability neoplastic score. *J Clin Oncol.* 2013;31(27):3426–3431.

50. Solberg J, Copenhaver D, Fishman S. Medial branch nerve block and ablation as a novel approach to pain related to vertebral compression fracture. *Curr Opin Anesthesiol.* 2016;29:596–599.

51. Fisher CG, DiPaola CP, Ryken TC, et al. A novel classification system for spinal instability in neoplastic disease: an evidence-based approach and expert consensus from the Spine Oncology Study Group. *Spine.* 2010;35(22):E1221–E1229.

52. Ruppert LM. Malignant spinal cord compression: adapting conventional rehabilitation approaches. *Phys Med Rehabil Clin North Am.* 2017;28(1):101–114.

53. Joines JD, McNutt RA, Carey TS, et al. Finding cancer in primary care outpatients with low back pain: a comparison of diagnostic strategies. *J Gen Intern Med.* 2001;16:14–23.

第57章

癌症患者上肢功能障碍

Eric M. Wisotzky，Ashish Khanna

上肢疼痛是困扰癌症患者的一个主要问题，并导致严重的功能障碍。一项研究表明，每八名乳腺癌患者中就有七名在诊断后出现上肢疼痛综合征[1]。上肢疼痛可能与癌症及其治疗方法，或非癌症性病因有关。康复医师的职责就是确定引起上肢疼痛的原因，并阐明与良性、恶性及相关病因治疗之间的关系。本章主要阐述癌症患者中常见的上肢疼痛障碍，应用系统的方法为全面评估和精确诊断提供依据，从而有助于开展针对功能恢复的全面有效的治疗。

评估

上肢功能障碍的评估包括癌症病史、疼痛史和功能评估。了解癌症患者的病史是很有必要的，具体包括如下内容：

1. 诊断日期和方法。

2. 肿瘤的分期分级：有助于我们了解转移性疾病的现状和预后，这些因素将影响康复目标及预期功能恢复。

3. 手术流程及并发症。

4. 其他治疗包括辅助或新辅助化疗、放疗、激素治疗、免疫治疗。有关化疗药物、剂量和治疗次数的详细信息可以帮助确定神经病变的风险。放疗的部位和剂量有助于确定淋巴水肿、神经损伤、放射纤维病的风险。激素治疗可能和关节疼痛、肌腱病有关。

5. 全身症状，这可能是癌症复发的红旗征。

6. 应强调坚持肿瘤监测。监测筛查应从最初的治疗开始坚持，不遵从可能导致癌症复发的风险增加。

了解患者的疼痛史有助于确定疼痛的根源。

面诊时首先应该询问疼痛开始的时间和疼痛的部位。了解疼痛严重程度、持续时间、间隔时间有助于推测疼痛的发展趋势。牵涉痛和潜在的神经功能障碍可能提示神经性疼痛。有关疼痛性质的描述，如烧灼痛、刺痛、隐痛、撕裂痛、阵痛，有助于确定疼痛的解剖学原因。了解既往病史有助于诊断，并指导可能需要的进一步检查。对先前的治疗进行的询问将有助于诊断并提高治疗效果。

功能评估是病史采集的最后部分。功能评估的重点在于确定因疼痛导致的日常生活活动障碍。通常来讲，这些障碍是症状控制和治疗的重点。睡眠障碍、日常生活活动能力、肩关节功能、抓握功能以及精细运动协调性都可以影响患者的功能状态。在疼痛允许的范围内通过有效的治疗及辅助设备可以改善这些功能障碍。

上肢疼痛综合征的体格检查重点在于确定是否存在癌症复发、神经系统损伤及对肌肉骨骼系统进行评估。肿瘤复发时可有明显的淋巴结肿大、恶性的皮肤病变及骨性压痛。神经系统检查应首先鉴别是中枢性还是周围性神经症状。然后对疼痛的发生部位进行定位，明确是大脑、脊髓、神经根、神经丛还是末梢神经的病变，这样有助于简化检查过程，并最终作出诊断。肌肉骨骼的检查应从中线开始，首先检查颈椎和胸椎；棘突压痛和活动度异常提示有局部病理变化。硬脊膜征（Spurling征）可以鉴别神经根受压。触诊有助于识别肌筋膜激痛点或局部肌腱病变。应评估肩关节活动范围和撞击征，检查肘关节内侧和外侧上髁处是否存在异常的力学改变和肌腱病变。腕和手部检查应确定是否有触痛和活动度减少。一些特殊检查，如Finkelstein 征，Phalen 征及 Tinel 征，可以确定常见的腕手部疼痛原因,如桡骨茎突狭窄性腱鞘炎(或称 DeQuervain 腱鞘炎)和腕管综合征。上肢检查的最后一部分是功能评估,包括对手的握力和精细运动功能的评估。功能检查的关键是确定影响功能障碍的因素,如疼痛,活动范围受限或神经系统损害。

在肿瘤康复中开展诊断研究通常基于两个原因:确定诊断和排除癌症。普通 X 线价格便宜、方便快捷、容易获得,但仅能提供有限的骨异常的信息,并且识别骨转移的敏感性较低。鉴别骨转移时,首选的检查为三相骨扫描,因为它可以评估全身骨骼情况而且灵敏度较高。必要时,也可以应用 CT 进行骨骼病变的局部定位并协助制定手术方案。磁共振成像(MRI)也是常用的方法,尤其在特定的解剖位置(如肩或颈椎),可以同时对软组织和骨骼进行评估。钆增强 MRI 可用于区分肿瘤(与正常组织相比,肿瘤组织有明显血管增生)和瘢痕或具有类似信号的组织(如大脑和脊髓)。MRI 通常用于颈椎、臂丛神经、肩和上肢的软组织成像,以识别与临床症状相关的解剖病理问题,从而帮助明确诊断。双功能超声检查是一种非侵入性血管检查方法,可鉴别动脉或静脉阻塞性疾病。电诊断用于确定周围神经系统病变,最常见的是颈神经根病、臂丛神经病、单神经病和多发性神经病。

治疗

上肢疼痛的治疗包括诊断、疼痛控制、恢复功能和活动。已在前文概述的诊断方法是确定治疗的最关键步骤。疼痛治疗是基于特定诊断的,但可以遵循如下一般原则。对于急性疼痛患者,可适时使用抗炎药以减轻炎症。如果疼痛较重,可考虑应用短效阿片类药物。当短效阿片类药物需 24 小时持续使用才能控制疼痛时,可以考虑过渡到用长效阿片类药物,但应谨慎用药,在用药前应仔细筛查是否存在阿片类药物滥用风险,与患者签署阿片类止痛药物协议并定期进行尿液药物筛查。对于神经源性疼痛患者,可以使用抗惊厥药,5- 羟色胺去甲肾上腺素再摄取抑制剂和三环类抗抑郁药以减轻症状。介入治疗可用于确定诊断、减轻局部疼痛和降低炎症反应。对于那些伴有严重持续疼痛的患者,可以鞘内注射阿片类药物,必要时使用脊髓刺激。上肢疼痛障碍功能恢复的重点主要是重获正常的关节运动,然后进行力量训练,耐力训练和活动能力的恢复性训练。此阶段的康复通常需要专业的物理治疗师或作业治疗师参与。

肌肉骨骼疼痛

恶性骨病

恶性骨病是癌症患者最令人担忧的上肢疼痛原因之一。转移性骨病常与乳腺癌、前列腺癌、甲状腺癌、肺癌和肾细胞癌有关(表 57-1)。尸检中,约 70% 的乳腺癌和前列腺癌患者有骨转移[2]。考虑到乳腺癌和前列腺癌患者较长的生存期,必须尽早进行治疗以避免功能丧失[3,4]。一些较少见的肿瘤,如多发性骨髓瘤和淋巴瘤,与原发性溶骨性病变的高发病率相关。虽然仅有 10%～15% 会转移到上肢,但疼痛和功能丧失的发生率很高[5]。绝大多数上肢骨转移发生在肱骨,也可见到肩胛骨和锁骨的转移。肺癌和肾细胞癌也会转移到前臂和手(上肢远端骨转移),但很少见[6,7]。

表 57-1 尸检时原发肿瘤和骨转移的发生率

乳腺,73%	
前列腺,68%	
甲状腺,42%	
肺,36%	
肾细胞,35%	
胃肠道,5%	

疼痛是上肢骨转移患者常见的症状。尽管并不是所有的上肢骨转移都会出现疼痛,但一旦出现疼痛,通常是局部、严重、隐匿和持久的[8],且在活动和夜间时疼痛加重。疼痛本身会限制肢体活动,从而导致肢体力量下降、粘连性关节囊炎和其他障碍。有 25% 的上肢骨转移患者可能没有症状,只能通过常规影像学检查发现[8]。

癌症引起的骨痛是很复杂的,机制尚不清楚,几乎涉及我们已知的所有疼痛路径,包括由肿瘤本身造成的持续性外周组织损伤所致神经性和炎性疼痛,脊髓水平的神经化学调节以及中枢敏化等因素。

评估转移性骨病时,应进行详细的病史采集,包括全身症状、功能受限程度、恶性肿瘤病史、危险因素和家族病史。实验室检查包括全血细胞计数、钙、血清蛋白电泳、尿液分析和综合代谢检测以排除全身性疾病。影像学检查可确定病变位置并对疾病进行系统评估。三相骨扫描灵敏度高,10%的皮质破坏即可确定转移性疾病,是全身筛查的好方法[9,10]。进行骨扫描时,有一点需要注意,原发的溶解性病变(如骨髓瘤和淋巴瘤)可能由于缺乏骨扫描识别所需的活性成骨细胞而无法识别[10]。不推荐 X 线检查,因为必须有 40%~50% 的皮质破坏才能发现异常[9]。CT 或 MRI 可用于外科手术或放射治疗,并且有助于进一步了解已知的骨转移是否是疼痛障碍的原因。Mirels 评分可对骨转移累及的部位、性质、大小和症状进行评估,并指导临床医生进行必要的外科转诊。Mirels 评分是基于肿瘤位置、疼痛程度、大小和影像学表现(溶解性、增生性或混合性)的综合加权评分体系[11]。由于上肢是骨骼的非承重部分,因此即使是高达 75% 的皮质破坏,也不会有骨折的风险[12]。

治疗转移性骨病时,需要对原发肿瘤进行明确诊断,因此应首先由肿瘤科医生针对原发肿瘤进行系统的癌症筛查,此外,对恶性肿瘤的活检也很必要。

大多数骨折风险低的患者可通过局部放疗缓解疼痛[12]。放疗已被证实可缩小肿瘤并减少致痛的化学因子[10]。放疗对大多数患者有效,但只有50% 的患者可完全缓解疼痛症状[13]。应用激素疗法的全身性治疗对乳腺癌、前列腺癌和子宫内膜癌是有效的[10]。全身化疗并不能明显降低疼痛和骨转移的发病率[10]。

此外,大多数转移性骨病需要转诊给骨科医生来评估骨折风险并治疗已有的骨折。对于原发性溶解性肿瘤(骨髓瘤,淋巴瘤)患者,常需要手术来评估骨折的风险。根据肿瘤的位置,手术治疗包括局部固定、假体植入和肱骨头置换。局部固定常用于骨干骨折,90% 的患者可以减轻疼痛,恢复功能[12]。假体植入常用于原发性肿瘤和骨干病变[12]。肱骨头置换治疗上肢近端病变是一种很好的控制疼痛的方法,但会导致如上举过头等活动受限[12]。骨折预防手术可消除疼痛、减少失血、避免后期更复杂的手术、减少因突发骨折导致的更长的恢复时间。

转移性骨病所致疼痛的药物治疗包括止痛药和双膦酸盐药物。参照世界卫生组织疼痛管理金字塔,止痛药主要由非甾体抗炎药(nonsteroidal anti-inflammatory drug, NSAID)和阿片类药物组成。NSAID 可有效控制局部水肿并减少骨膜反应[10],应作为一线用药,与阿片类药物协同治疗疼痛。应合理使用阿片类药物,选择用药剂量时要考虑其作用及副作用。对于药物治疗无效的患者,也可以应用如神经阻滞和放置吗啡泵等干预措施来控制疼痛。在恶性骨病中,已证实使用双膦酸盐可降低破骨细胞活性,降低骨病发病率和骨折发生[10]。每月一次静脉注射双膦酸盐,可预防和治疗骨病。放射性同位素也可用于降低晚期的骨病发病率,但可能会引起骨髓抑制。

上肢转移性骨病的康复原则包括疼痛控制、预防保护、活动范围和功能恢复。康复治疗的首要原则是控制疼痛。使用矫形器和调整活动方式可以控制疼痛和保护肢体。对于有溶解性肿瘤和高骨折风险的患者应限制进行负重和举重物等活动,特别是引起肱骨旋转的活动。一旦骨骼获得稳定,无论是放疗、全身疗法还是手术治疗,保持和扩大活动范围就成为当务之急。首先应该进行无痛范围内的主动关节活动,并明确是盂肱关节还是肩胛肱骨关节受限,以便更好地指导治疗。功能恢复包括对工作、职业和娱乐活动的康复,制定治疗目标有助于更好地恢复发病前状态。功能恢复的主要目标是获得独立完成简单和复杂的日常生活事宜的能力。在制定康复目标时,应注意综合考虑肿瘤的状态和当前的治疗方法及可能影响功能恢复的其他因素。

软组织转移

软组织转移很少发生,每 37 例原发性软组织肉瘤中仅有 1 例[14]。即使肌肉附着在骨骼上,但肌肉转移性疾病很罕见,这是由很多原因导致的。最常见的原因是营养物质输送到肌肉的方式不同,这取决于肌肉群的代谢活动[15]。隐匿性恶性肿瘤是软组织转移的最常见表现[15]。累及软组织的最常见的肿瘤是肺、肾和结肠肿瘤[15]。与腰大肌、腹内肌群和椎旁肌群相比,上肢转移较低[16]。临床上,与典型的无痛性软组织肉瘤不同,软组织转移患者表现为痛性软组织肿块[15]。此外,患者的肿瘤部位经常会发红和发热。确诊通常需要进行活检,但软组织成像(MRI)可以帮助诊断恶性特征和肿瘤累及程度。

软组织转移的治疗很具有挑战性,其预后通常较差。治疗包括观察、局部放疗、全身化疗和手术切除[15]。治疗目标通常以减轻疼痛为主。发生转移的位置和原发性肿瘤的类型决定了整体的治疗方案。康复治疗包括控制疼痛、改变活动方式以及在适合的情况下使用矫形器和进行功能恢复性训练。

肩袖肌群功能障碍

肩袖肌群功能障碍在普通人群中也很常见，每50名成人中就有1名肩袖肌群功能障碍的患者[17]。它也常见于胸壁手术的癌症患者（如乳腺癌，黑色素瘤和开胸术后）。肩袖是盂肱关节的动态稳定结构，在维持肩关节活动时保持肱骨头与关节盂活动的一致性[18]。肩袖的功能取决于肩胛胸壁关节和盂肱关节的正常运动范围和协调性。当肩关节力学异常时，肌腱复合体负荷过大，并最终导致相关的临床症状。肩袖功能障碍常归因于外在或内在两个因素[19]。内在原因与肌腱变性或撕裂有关，外在因素则为肌腱复合体受到撞击，这是由于肩峰下间隙骨质改变所致。其他可导致肩袖肌群功能障碍的原因包括：肩袖肌腱的过度拉伸，肌腱血供不足，盂肱关节不稳以及肩胛骨的活动性丧失或异常。

在经历胸壁或腋窝手术（例如乳房手术或胸腔镜切开术）的患者中，患有肩袖肌群功能障碍的风险会随之增加。肩部的制动和异常的运动模式可能是导致肩袖肌群功能障碍的主要问题。当患者肩关节制动直至手术部位愈合时，将会导致肌肉张力降低和肌腱复合体承受过多的负荷；此外，胸壁和腋窝的疼痛也会导致异常的运动模式和过多的肩袖负荷。乳腺癌患者胸大肌和胸小肌的紧张也可能导致肩胛胸廓关节的异常运动；在开胸手术后患者中，前锯肌和背阔肌横切可能会导致肩胛动力学异常和盂肱关节不稳定，放疗的影响（周围肌肉的纤维化和紧缩）可进一步显著影响正常的肩部功能。

C5 或 C6 神经根或臂丛神经所致的肩袖肌肉无力也可能会导致癌症患者的肩袖功能障碍。这些神经结构可能因放射线、化疗、局部复发或退行性改变而受损，并导致肩袖肌肉无力和上臂外侧神经痛。肩袖肌群无力会影响盂肱关节的运动，在胸肌相对较强的情况下，可能会导致肱骨在盂肱关节内向前移动，继而使肩袖肌腱在肩峰下方重复撞击，反过来导致肩袖肌腱损伤。

肩袖肌群功能障碍的患者表现为肩部三角肌止点处疼痛[18,20]。疼痛在进行手臂高举过头的活动时加重，尤其是肩关节外展或前屈时疼痛更明显，此时疼痛因盂肱关节过度受压而引发。查体可发现患者主动和被动肩关节活动范围减小，但这种被动关节活动范围的减小是由于疼痛所致，仍可以继续向上活动，这有助于区分肩袖肌腱损伤和肩周炎。主动关节活动范围的评估应包括肩胛胸廓关节和盂肱关节，以确定受限情况和异常的动力障碍。此外，可通过 Hawkins 试验或 Neer 撞击测试评估冈上肌腱损伤[21]。肩袖无力最常见的原因是冈上肌损伤，可以通过在肩胛骨平面内进行外展时抵抗阻力的程度来识别（"空罐"试验）。其他肩袖肌群可通过内旋和外旋检查进行评估。落臂试验可用于识别冈上肌全层撕裂，影像检查可帮助进一步确诊[21]。进行完整的神经系统检查有助于排除导致肩袖病理变化的并发神经损害，完整的上肢神经系统检查应包括对颈椎神经根病变、臂丛上干病变、肩胛上神经损伤和胸长神经损伤引起的前锯肌功能障碍的评估。临床检查的最后一步是确定与肩袖肌群功能障碍有关的功能受限。

对于症状严重、明显无力或保守治疗无效的患者可能需要进行诊断性检查。其中影像学检查包括 X 线平片，可用于确定退行性改变、骨皮质改变和其他外在原因；很多医生也选择超声检查诊断肩袖损伤或撕裂程度；MRI 是公认的识别肩袖撕裂的金标准；如果怀疑神经损伤，电诊断可以作为补充检查。

肩袖肌群功能障碍的治疗首先需要进行活动的调整，以减少肩部进一步损伤的风险。局部注射和全身抗炎药可用于控制疼痛或治疗真正的炎症（影像学表现的急性损伤或炎症）[18]。热疗、冷疗或超声波对减轻疼痛是有效的，并且可以帮助改善关节活动。康复的第一步是获得无痛的关节活动范围[18]，需要针对盂肱关节、肩胛胸廓关节、胸肌和背阔肌进行。当患者获得无痛的运动范围后，就可以开始肩肱节律的正常化训练，其中肩胛骨的训练可能需要治疗师来协助完成。康复治疗的最后阶段包括加强肩袖肌肉的力量和进行有针对性的活动训练[22]。对于难治的肌腱疾病，可以考虑采用其他介入治疗，例如经皮穿刺肌腱切开术，富血小板血浆治疗（PRP 疗法）和增生注射治疗，但是，在癌症患者中使用 PRP 疗法的安全性目前还存在一些争议。

第六篇

粘连性肩关节囊炎

冻结肩（粘连性肩关节囊炎）是癌症患者的常见病，在乳腺癌、黑色素瘤和开胸术后人群中很常见。最近的一项研究表明，有10%的乳腺癌幸存者会在某个时期患有粘连性肩关节囊炎。患冻结肩时，肩关节所有平面的运动范围都会减少，其中外展、前屈和外旋的活动范围减少最为显著[23,24]。冻结肩的危险因素包括糖尿病、颈椎病、长期制动和甲状腺疾病[24]。冻结肩分为三个阶段：疼痛冻结期，无痛粘连期和解冻期[24]。患者因疼痛导致关节活动受限，从而影响所有方向的运动。活动末端和患侧卧位时疼痛加重。冻结肩临床评估时需要确定活动范围受限情况。另外，确定影响因素也很重要，诸如肩袖功能障碍、固定和潜在的神经系统损伤等。影像学检查包括骨扫描、关节造影和MRI，但如果临床症状典型时很少需要这些检查。对患者进行宣教是治疗的重要内容，大多数患者可以恢复肩关节全部功能，但是通常需要很长的恢复期[25]。冻结肩的药物治疗包括使用非甾体抗炎药（NSAID）控制疼痛和适当地应用盂肱关节注射治疗[24]。有研究表明，肩胛上神经阻滞联合肩关节腔注射可以提高疗效。另外，可以尝试用大量的注射液（通常是无菌生理盐水）进行肩关节腔注射，这样可以扩大关节囊以改善关节活动范围。开始时应在无痛范围内缓慢增加活动度，一旦疼痛缓解，可以考虑更积极的手段，包括麻醉下粘连松解（通常作为最后的手段）。一旦患者可以在完整、无痛的范围内运动，那么最后的康复过程则是进行力量训练和特定任务训练[26]。

肌筋膜疼痛

肌筋膜疼痛是指具有触发点和特定牵涉痛的局部肌肉疼痛[27]。触发点包括小面积的压痛点和明显可触及的紧绷带。最常见受影响的上肢肌肉包括斜方肌、肩胛提肌和冈下肌[27]。癌症患者经常发生肌筋膜疼痛，这与上述肌群的制动和疲劳有关。确诊肌筋膜疼痛时，对相关肌群进行局部深层触诊，表现为相同部位的疼痛再现和牵涉痛。临床检查应确定任何导致肌群超负荷的潜在病理因素，如局部肌肉或肌腱病变，退行性病变（颈部或肩部）或神经源性原因。治疗包括对受累肌群进行有规律的牵伸，此外，力学矫正可以减少肌筋膜疼痛的复发。局部麻药或肉毒杆菌毒素局部注射已证实有效[28,29]，物理因子治疗和肌筋膜释放手法可能有助于症状控制和恢复适当的力学。

肱骨外上髁炎

肱骨外上髁炎通常也称为网球肘，症状是在肘部伸肌群处产生疼痛。这种疼痛常见于重复性手部作业和肩部功能受限的人群。鉴于肩部功能障碍在癌症患者中很常见，因此在肿瘤患者中肱骨外上髁炎的发病也很常见。肱骨外上髁炎比肱骨内上髁炎的发病率要高10倍，并且在75%的病例中患侧为优势臂[30]。尽管被称为网球肘，但95%的肱骨外上髁炎发生在非网球运动员中。其发病机制是腕部伸肌群处重复负荷过大，导致肌腱负荷过重和肌腱炎。最常见的累及肌腱是桡侧腕短伸肌，桡侧腕长伸肌和指总伸肌。尽管被称为外上髁炎，但事实上很少表现为真正的炎症，往往是肌腱炎[21]。肱骨外上髁炎临床表现为肘外侧局部疼痛，抓握和抗阻腕背伸时加重[21]。诊断需要根据临床表现，并对运动链异常进行评估，包括颈神经根病、肩关节活动受限（特别是外旋）、肩袖肌群无力和肘关节活动范围异常。找出是什么动作或运动导致了患者肱骨外上髁炎的发生对于改善症状是很重要的，这就需要了解患者的工作场所或娱乐活动。肱骨外上髁炎的护理包括相对的休息制动，以避免症状加重，也可以使用反向支具或伸展位的手腕夹板。口服和局部抗炎药短期和长期应用均有效。短期内进行糖皮质激素注射也是有效的，但可能会导致早期复发和长期的损害[31]，因此，较为安全的方法（如经皮穿刺肌腱切开术，PRP疗法或放疗）可能更适合。肱骨外上髁炎的康复治疗第一阶段包括改善肩、肘和腕关节在所有平面内的活动范围，第二阶段应包括等长抗阻肌力训练，然后进行向心和离心性抗阻训练。康复的最后阶段则应恢复正常活动并进行错误动作的纠正，以降低复发风险。

肱骨内上髁炎

肱骨内上髁炎是指前臂屈肌群起源的疼痛，通常被称为高尔夫球肘。这种疼痛最常与反复的腕关节屈伸和旋前活动有关[21]。肱骨内上髁炎所累及的肌群为旋前圆肌和桡侧腕屈肌。临床鉴别诊断时需要排除上肢近端的疾病，如颈神经根病、臂丛神经下干或内侧束病，尺神经病变和肩关节活动受限。对于肱骨内上髁炎的治疗包括相关部位的休息制动和抗炎治疗,已证实口服和局部抗炎药是有效的,也可以考虑进行局部注射缓解疼痛。康复治疗包括恢复运动链内诸关节正常活动范围及在达到无痛运动范围后,进行渐进阻力练习(向心和离心)增强腕伸肌、旋前肌和旋后肌的肌力。疼痛改善后可以进行功能恢复性训练,也可能需要改变活动方式。

桡骨茎突狭窄性腱鞘炎(De Quervain 腱鞘炎)

桡骨茎突狭窄性腱鞘炎是腕部第一间室的炎症,主要累及的肌腱为拇短伸肌腱和拇长展肌腱,症状表现为腕关节桡侧局部疼痛,主要由腕关节反复桡偏引起肌腱超负荷所致。临床检查时,患者拇指屈曲至手掌并握拳,腕部向尺侧偏时出现腕桡侧局灶性压痛,称为 Finkelstein 试验。在临床检查中,必须排除并发的神经功能缺损,如浅表性桡神经病或 C_8 神经根病。治疗包括调整活动、使用拇指夹板及休息。冷冻疗法、局部使用或口服NSAID 也有效。局部皮质类固醇注射可用于顽固性病例。康复治疗包括评估和解决导致肌腱超负荷的动力链异常(肩部功能障碍、肱骨外上髁炎)。训练有素的治疗师可以对患者进行热疗和动力链的关节活动训练。康复过程的最后一步是进行恢复性活动训练。

偏瘫肩

肩痛是偏瘫患者的常见并发症,常见于原发性中枢神经系统(CNS)恶性肿瘤、脑转移瘤和癌症治疗继发的脑血管疾病。72% 的患者在神经功能受损 11 个月后出现偏瘫[32]。偏瘫肩痛的病因通常与肩部肌肉力量薄弱/肩关节半脱位、痉挛、粘连性关节囊炎、肩袖损伤或复杂性区域疼痛综合征(CRPS)有关[33]。鉴别诊断时必须始终考虑其他牵涉性疼痛,包括颈神经根痛、神经丛病、腹腔牵涉痛和中枢性丘脑痛[34]。

偏瘫肩痛的临床表现与原发病因一致,肩关节半脱位是由于肩胛带支持肌群无力所致。当肘和肩部失去支撑时出现疼痛,用肩吊带或支具支持肩关节或者使肱骨头位于关节盂内的正确位置可以减轻疼痛。肩部痉挛性疼痛也很常见,发生在高达85% 的脑卒中幸存者中[32]。痉挛表现为对被动牵伸的速度依赖性抵抗,在运动的末端更为显著[33]。

对于痉挛的治疗包括每日的牵伸,正确的体位和药物治疗。其中最常用的药物是巴氯芬、替扎尼定和丹曲林钠。瘫痪、痉挛、复杂性区域疼痛综合征和协同运动模式都被认为是导致偏瘫性冻结肩的原因。偏瘫患者由于肩周肌群无力和肩峰下冈上肌腱撞击率增加,容易出现肩袖肌群功能障碍。复杂性区域疼痛综合征会导致超敏反应、痛觉异常和四肢血管舒缩障碍,患者常有肩痛、关节活动范围下降以及手部疼痛。偏瘫肩痛的临床诊断可以通过骨扫描结果异常来证实,治疗方案包括口服皮质类固醇、阿片类神经止痛药、关节活动度训练、脱敏技术和交感神经阻滞。当患者的疼痛反馈和评估与前面叙述的不相关或治疗没有改善时,应当考虑是否为转移性疼痛。

神经源性上肢疼痛障碍

中枢性疼痛

中枢性疼痛与中枢神经系统病变有关,以前也被称为丘脑疼痛综合征,但也可由脊髓和其他大脑区域的病变引起[35]。外伤性脊髓损伤和脑血管病变是中枢性疼痛最常见的原因。肿瘤性病变也可导致中枢性疼痛,因此,在鉴别上肢疼痛时应该予以考虑。目前认为中枢疼痛的病理机制是继发于中枢伤害性感受器的过度兴奋[35],这种中枢敏化是由无髓鞘的 C 纤维持续放电引起的,可导致中枢神经系统过度反应[36],介导此种变化的神经递质为N-甲基-D-天冬氨酸(NMDA)受体[36]。已证实丘脑的病变在中枢性超敏反应中起作用。上行性脊髓丘脑束的异位电活动也可能是导致癌症患者中枢性疼痛的常见原因。

中枢性疼痛很难诊断和治疗,患者的临床症状表现每日都会发生变化。典型的症状为局部疼痛,伴有感觉减退、感觉过敏、痛觉异常和撕裂痛[35]。临床评估首先应确定导致疼痛反应发作或扩大的原因是由外周伤害感受器还是中枢神经系统损伤所致。体格检查应包括完整的神经肌肉系统评估,并对怀疑有中枢性疼痛的患者进行脑部和颈椎的磁共振检查;电诊断可能会加剧患者感觉过敏的症状,应谨慎使用。

中枢性疼痛的治疗同样具有挑战性。最有效的药物,如静脉注射利多卡因和吗啡,临床使用受到限制[35]。口服美西律、阿米替林、拉莫三嗪和加巴喷丁的疗效不一,目前没有任何一种药物被明确证实具有很好的治疗效果,并且这些药物可能还会对人体产生一些副作用[35,36]。口服阿片类药物也具有一定疗效,但会受到副作用和潜在依赖性的限制。一些较新的治疗方法,比如鞘内给药、脑深部刺激和伽马刀手术,是未来可能会常用的有效治疗方法[35]。

颈神经根病

颈神经根病是由颈神经根受到刺激而引起的神经系统疾病,通常会累及上肢,并导致肌节支配区的肌肉无力。颈神经根病是普通人群和癌症人群的常见疼痛原因。在癌症人群中,颈神经根病的症状更可能是由变性原因引起的,而不是恶性肿瘤,但应始终考虑并排除肿瘤性因素。当颈神经根病与恶性肿瘤有关时,大多数患者已经有广泛性转移。然而,影响神经孔的孤立性转移瘤也可能引起严重的疼痛和功能障碍。除此之外,先前的化疗、放疗以及与血管炎相关的疾病,如多发性骨髓瘤和淋巴瘤,可引起非压迫性神经根病或导致压迫性神经根病更严重的功能障碍。如果神经根在放射野内,则放疗会引起或加重神经根病。由于全身性神经病变的影响,化疗可能会使疾病恶化。

引起神经根病最常见的原因是关节突关节和钩椎关节退行性改变,导致神经根在椎间孔出口受到卡压[37,38]。椎间盘突出症和其所致炎症过程也被认为是刺激神经根的直接原因。90%的颈神经根病与C6和C7神经根有关,其中C7占主导地位。C8、T1神经根病变相对罕见,需要考虑其他诊断,例如转移性疾病和臂丛神经下干病变。

大多数神经根病患者表现为手臂疼痛伴神经功能障碍,如无力和感觉异常。将头部倾斜远离受累手臂或将受累侧的手高举过头可以缓解症状。患者表现为皮区相关的感觉丧失或疼痛的特定分布。临床检查包括评估颈椎椎旁肌痉挛、颈椎活动范围和诱发试验,如压头试验、神经牵拉试验。神经系统检查应包括肌力、反射和感觉测试,以辨别神经根分布。必须进行全面的神经系统评估以排除中枢神经系统病变,如脊髓和颅内病变。MRI是确定颈椎解剖结构的首选检查方法。电诊断检查对神经根功能障碍非常敏感且具有特异性,有助于排除神经症状的其他外周原因

(如神经丛病,单神经病和多发性神经病)。颈神经根病的治疗是多模式的,包括抗炎药、神经性止痛药、物理疗法、介入治疗以及对于顽固性病例或进行性/严重神经系统损害患者进行手术治疗。对于转移性疾病患者,放疗可能是症状控制的保守疗法。

臂丛神经损伤

癌症患者的臂丛神经最常受到肿瘤直接浸润或放疗影响。每种病因都有独特的临床表现,但有部分重叠(表57-2)。放疗造成的臂丛神经损伤最常见于乳腺癌患者,但也发生在其他恶性肿瘤的局部治疗中。目前对乳腺癌人群的研究较多,研究表明总剂量和每次放疗的剂量会影响放疗的风险。单次剂量小于2.5Gy和总剂量小于40Gy的患者要比高于此水平的患者风险小得多[39]。单次高达4Gy和总量超过44Gy的高剂量钴放射导致臂丛神经损伤的发生率达92%[40]。总体而言,目前乳腺癌患者中放射神经丛病比20~30年前要少见得多。

表57-2 癌症相关的臂丛神经病变

	肿瘤性	放疗所致
发病	急性	延迟/逐渐出现
疼痛	严重	几乎没有
累及神经干	下干	上干
电诊断	去神经支配	去神经支配/肌电电位

放射性臂丛神经损伤患者表现为无痛性肌肉无力,通常先累及上干[41],多发于放疗六个月后,但也可能出现急性短暂性臂丛神经病,在放疗期间主要表现为感觉症状,常可消除,往往无后遗症。放疗对神经丛的影响通常是在不知不觉中出现的,并可能累及整个神经丛。放射性臂丛神经损伤的特征是上肢无力、功能下降,并伴有严重的淋巴水肿,其临床诊断常基于并发的淋巴水肿发生、发展和确诊。体检时最初表现为肩胛带周围肌群无力,随着疾病进展可能会累及整个神经丛,MRI和肌电图检查可以辅助确诊。据报道,肌电图检查中的肌放电与放射性臂丛神经损伤之间存在明确的关联[41],值得注意的是,出现肌纤维颤搐虽然很可能是放射损伤造成的,但并不排除肿瘤复发。另外,没有肌纤维颤搐也不能排除放射性神经丛病。放射性臂丛神经损伤的治疗主要为支持疗法。淋巴水肿的

治疗和控制对患者有很大益处。开始治疗时,重点是稳定和维持肩胛带功能,如果肩部功能丧失,前臂矫形器可用于辅助日常生活活动,避免半脱位和肩胛带超负荷的肩部支具可能对患者有益。失去手功能的患者可以使用矫形器或改造用具来维持手功能。也有一些关于己酮可可碱和维生素 E 联合治疗放射纤维化的研究。高压氧也是一种可以考虑的治疗方法,尽管其用于神经损伤的证据很少。

臂丛神经的恶性病变很独特,最常见的是与乳腺癌、肺癌(肺上沟癌)、黑色素瘤和肉瘤相关。临床表现为感觉丧失,随后是疼痛,最初一般累及下干,并可能累及整个神经丛。与放射性神经丛病不同,恶性神经丛病往往更痛苦,这些患者也可能出现淋巴水肿,尤其是癌细胞扩散到淋巴管时,这被称为恶性淋巴水肿。感觉丧失是最早的症状并且通常在上臂内侧、前臂内侧以及第四、五指处可见。早期的鉴别诊断包括颈神经根病,肋间神经痛和尺神经病。随着症状的进展,可出现疼痛加重和手内在肌无力,交感神经节受累时同侧可出现霍纳综合征(Horner)(上睑下垂,瞳孔缩小,同侧额部无汗)。臂丛神经下干病变患者的评估应包括胸部 X 线、MRI 和电诊断检查。治疗主要针对恶性肿瘤、放疗和化疗可能有助于缓解疼痛症状,也可使用神经性止痛药或阿片类药物控制疼痛。严重致残性疼痛可采用介入手术如臂丛神经阻滞、鞘内止痛泵和背根神经切开术,作为缓解疼痛的姑息疗法。康复原则主要是维持手功能,早期可以在尺侧用夹板支撑来稳定掌指关节,当桡神经受累限制腕部伸展时,可使用动态腕部夹板。随着手功能的进一步下降,对用具进行改造可能有助于维持生活独立性。总体而言,无有效治疗的肿瘤预后较差,重点是减轻疼痛。

化疗诱发的多发性神经病

化疗诱发的多发性神经病(chemotherapy-induced polyneuropathy, CIPN)在癌症患者中普遍存在,常在应用紫杉烷、长春花生物碱和铂化合物时出现。在接受这些药物治疗的患者中,几乎 100% 会出现神经功能障碍的症状[42],多达 33% 的患者会因为治疗而导致功能丧失[42]。许多具有神经毒性的新药已在临床上得到广泛使用,而较早的药物如沙利度胺,正在寻找新的适应证。

关于本病的详细讨论请见本书其他章节。

副肿瘤性神经病

副肿瘤综合征是与原发肿瘤产生的抗体相关的、具有癌症远隔效应、可导致神经肌肉功能障碍的疾病。副肿瘤的发生是罕见的,可能早于癌症的诊断多年。与副肿瘤综合征相关的最常见的原发性恶性肿瘤是小细胞肺癌,占 50%~75%[43]。副肿瘤的鉴别很重要,因为它可以提高生存率并影响后续的治疗。与上肢疼痛障碍相关的副肿瘤综合征包括亚急性感觉神经病、感觉运动神经病和脱髓鞘神经病。

亚急性感觉神经病是一种痛觉异常和麻木综合征,常发生在上肢,并在短时间内(数天至数周)快速进展[43-45]。在 67% 的患者中,神经病变与小细胞肺癌有关,并可通过存在抗 Hu 抗体来确诊[45]。在 71%~88% 的患者中,症状的发作先于原发性恶性肿瘤的诊断[43]。本病的临床表现包括本体感觉、触觉、温度觉和疼痛觉的丧失及反射消失而无运动障碍[43,44]。疾病的特点是发病迅速,可以通过抗 Hu 抗体和电诊断检查协助诊断。电诊断常检查表现为感觉神经传导异常,而无运动异常。原发肿瘤的治疗是主要的治疗手段;支持性治疗,包括教育和症状控制,是次要的治疗手段。

亚急性感觉运动副肿瘤综合征是一种涉及感觉和运动系统的快速发作的(几天到几周)综合征。小细胞肺癌是最常见的原发性恶性肿瘤,并且在 25% 的病例中可发现抗 Hu 抗体。患者表现为感觉和运动障碍迅速发作,可能是不对称性的或单一性的[43]。可以通过排除其他可能的原因来确诊,包括糖尿病、酒精性神经病、维生素 B_{12} 缺乏,营养缺乏和长春新碱神经病[45]。本病的治疗主要为支持性的。脱髓鞘性副肿瘤综合征很少见,常与淋巴瘤有关。临床表现与急性炎症性脱髓鞘多发性神经病相似,但在电诊断检查中表现为快速发作的无力、反射消失和脱髓鞘迹象。

单神经病

上肢单神经病是由周围神经的局灶性损伤所致。在癌症人群中诊断是否存在单神经病非常重要,不仅因为它很常见,而且还可避免由于怀疑 CIPN 而不必要地终止化疗。本病可能单独发生,也可能作为多发性局灶性神经损伤(多发性单神经病)的一部分出现。临床诊断可通过单个外周神经分布区功能障碍来确定,电诊断检查中的神经传导检查如为单根神经病变可进一步确诊。

最常见的上肢单神经病相关神经包括正中神经、尺神经和桡神经。正中神经可能会在其神经走行中的任意区域受到影响，但最常见的是腕管处（腕管综合征/CTS）。CTS影响外侧三个半手指的感觉，患者会出现麻木和刺痛，通常夜间和重复手部动作时加重，伴有手掌感觉减退。腕管处神经传导检查异常可以辅助诊断。正中神经也可能在肘部上方、旋前圆肌的两个头间和指浅屈肌内受压。每一个受压区域都有独特的临床表现，并可通过电诊断加以证实。

尺神经一般在肘部受到影响，所产生的临床症状包括第四、五指和前臂、手掌尺侧面麻木、尺神经支配的手内在肌无力。尺神经也可能在手腕和手掌处受压，表现为前臂背侧皮神经支配区域特定的神经功能缺损和感觉丧失。在癌症患者中，必须排除臂丛神经下干病变和具有尺神经支配区症状的颈神经根病变。

桡神经常在前臂近端螺旋沟内和腕关节处受损。螺旋沟内受压会导致典型的"星期六夜麻痹"，出现腕下垂和肘关节不能伸展。肘部水平的病变可导致骨间后神经卡压综合征，无感觉丧失、腕背伸无力和伸指无力。桡浅神经可能会在手腕桡侧受到卡压，从而导致手掌桡侧感觉丧失。本病的诊断依据临床表现和电诊断检查，该检查可以通过局部振幅减慢或丧失确定病变节段。单神经病变的治疗主要包括宣教、夹板固定以及物理或作业治疗，严重时需要手术修复。本病的诊断对患者是有益的，可以减少由于怀疑CIPN而停止化疗的情况。

循环障碍

动脉缺血性跛行

动脉缺血性跛行与恶性肿瘤有关，常继发于肿瘤患者血流动力学改变和肿瘤的治疗。临床表现为劳累性疼痛和疲劳，疼痛通常是弥漫性的，并伴有苍白、感觉异常、怕冷、脉搏减弱。在癌症患者中，最常累及腋动脉上方的近端血管，可能的病因包括肿瘤直接浸润、血栓形成、放射诱发的动脉疾病和特发性病因，症状高度可疑时才能考虑此诊断，查体时患侧应出现脉搏或血压降低，触诊触及肿块和静脉充血可鉴别是否有肿瘤侵犯。对体温、神经功能和不适程度进行评估可以提醒临床医生

病情的紧急程度。疑似缺血的患者应尽快请外科会诊。动脉双超声检查和磁共振血管造影有助于诊断，外科手术可以协助恢复正常血供。

静脉血栓栓塞性疾病

静脉血栓栓塞性疾病是癌症患者疼痛和肿胀的常见原因。在癌症患者中，深静脉血栓形成（deep venous thrombosis，DVT）的发生率是一般人群的4.1倍[46]。最常与DVT相关的恶性肿瘤为分泌黏液的肿瘤，如胰腺癌、肺癌、胃癌和一些腺癌。恶性肿瘤的治疗也可能导致DVT，与激素治疗（尤其是他莫昔芬）、化疗、抗血管生成剂和导管/输液港留置有关[47]。对于那些初次出现DVT且无恶性肿瘤病史的患者，胸片、血液检查和临床检查将可以排除90%的恶性肿瘤的情况[48]。

上肢DVT的典型表现是急性肿胀，伴有红斑和发热。临床检查可发现凹陷性水肿、静脉侧支肿大，抬高手臂时肿胀和红斑可改善。诊断性检查包括对可疑病例或怀疑近端DVT的患者进行静脉双超声和磁共振静脉成像。对于那些没有活动性恶性肿瘤和无明确病因的患者，可能需要检查是否有高凝血状态。DVT的治疗包括持续抗凝治疗，标准的治疗方法是长期使用华法林。低分子量肝素可以减少并发症和降低复发率[49]。对于较大的近端血栓，可能需要进行支架置入术或血栓清除术。

应当指出的是，由于淋巴水肿通常在外科淋巴结清扫术后数月出现，因此在手术后不久出现新发肢体水肿的情况下，应高度怀疑DVT。

淋巴水肿

有关此症状的更多详细信息，请参见本书专门讨论淋巴水肿的章节。淋巴系统是循环系统的一个组成部分，旨在动员脂肪球、蛋白质、感染性复合物和分解新陈代谢的产物[50]。其目的是将这些颗粒运输到局部和区域淋巴结进行降解，然后将液体返回到中心血管。周围淋巴系统分为浅淋巴管和深淋巴管[50]。浅淋巴管呈网状，直接在皮肤下走行。较深的淋巴管与血管相吻合。在上肢，淋巴系统通过肌肉收缩和呼吸缓慢地将液体转移到腋窝和锁骨上区域的中央淋巴结。在外科手术中，淋巴结被分为三级和锁骨上区。淋巴结处理后，液体将排至淋巴管和中心血管[51]。

淋巴水肿是淋巴液积聚导致肿胀的一种疾病，通常发生在四肢。与淋巴水肿相关的最常见的恶

性肿瘤包括乳腺癌、黑色素瘤和妇科癌症。随着淋巴水肿的进展，由于软组织结构收缩和肩部支持结构过度负荷，可能会继发疼痛[52]。

腋网综合征

腋网综合征，是腋窝淋巴结清扫或前哨淋巴结活检的常见副作用。它起始于腋中线，并可延伸至上肢内侧、肘前窝、甚至拇指[53]。在极少数情况下，腋窝淋巴索可以延伸回乳房区域或乳房下方（称为 Mondor 征）。淋巴索在皮肤下像一根钢琴线，可以由多条淋巴线组成，像一张网一样绑在一起。腋下淋巴索通常在术后一周以上延迟发作，与淋巴结清扫有关，在广泛的清扫中更为普遍[54]。此外，对腋窝进行放疗后，腋下淋巴条索更明显。对条索进行组织活检表明，其成分为硬化和血栓形成的淋巴管。

腋网综合征的主要临床表现为同侧肩关节前屈和外展受限[53]伴疼痛。症状通常为自限性的，在 2～3 个月内就可恢复[55]。腋网综合征的主要评估包括：对上肢淋巴回流区域进行整体评估以排除并发的淋巴管炎，此外，排除继发于神经损害的痛觉异常也很重要。治疗包括树立自信、宣教、对条索组织进行软组织松动和柔和的肩关节被动活动。我们可以告知患者，淋巴索实际上可以发出响声，从而立即解除肩关节受限的问题。久而久之，患者可以确信淋巴索能够恢复，他们的关节活动度在前文所提的技术辅助下可以逐步恢复。对于难治的、复发的，或者长期的腋网综合征仍需进一步地研究。

皮肤病

感染

上肢感染是恶性肿瘤的常见后遗症，在淋巴病原体清除不足并行腋窝淋巴结清扫的患者中有很高的发病率。最常见的感染类型包括蜂窝织炎和淋巴管炎。蜂窝织炎是真皮和皮下组织的急性化脓性炎症[56]，常表现为上肢疼痛、发热、红斑和肿胀，感染区域分界不良[56]。淋巴管炎是淋巴回流区的一种感染，患者前臂掌侧和上肢内侧可出现条纹和压痛。感染的主要病因包括创伤、皮肤破损、静脉淤滞和淋巴淤滞，主要病原体为革兰氏阳性球菌，特别是 B 群链球菌。对于淋巴淤滞的患者，感染不仅增加了淋巴液的产生，而且可导致继发于病

原体浸润的浅表淋巴管损伤[57]。因此，有淋巴水肿感染风险的患者需要及时治疗，减少复发感染的风险并防止淋巴水肿恶化。

临床评估需要确定全身症状，如发热、寒战或全身不适，并通过生命体征检查排除全身感染的迹象，同时评估血流动力学稳定性。临床检查的目的是尽可能确定感染的来源和程度，需要对患者进行基本的实验室检查，包括完整的血液计数。治疗措施取决于致病风险因素和感染程度。对于全身感染、感染传播速度快和免疫功能低下的患者，静脉注射抗生素是最合适的治疗方法，常用的药物包括克林霉素、头孢唑林、头孢曲松钠、纳夫西林、左氧氟沙星，还有对耐甲氧西林金黄色葡萄球菌（methicillin-resistant staphylococcus aureus，MRSA）患者使用的万古霉素[56]。对于不复杂的感染，可口服阿莫西林、阿莫西林 / 克拉维酸、头孢呋辛、头孢羟氨苄和左氧氟沙星。服用降酸药物的患者应慎用头孢氨苄，因为这可能会减少胃吸收并降低根除率[58]。并发真菌感染的患者需应用局部抗真菌药物，以降低皮肤损害和复发感染的风险。其他治疗措施包括抬高患肢、使用支撑袜和保持患肢的卫生清洁[56]。

疾病特异性功能障碍

乳腺切除术后疼痛综合征

乳腺切除术后疼痛综合征（postmastectomy pain syndrome，PMPS）是指乳房手术后可能出现的慢性疼痛症状[59]。PMPS 可发生在任何乳房手术中，包括乳房切除术、肿块切除术、腋窝淋巴结清扫术、重建术和丰胸术。PMPS 对约 40% 的患者具有长期影响，在年轻患者中更常见。患者的术后疼痛增加，手术范围越广泛，其焦虑程度越高[60-63]。

PMPS 的病因包括肌肉骨骼疼痛、腋网综合征、幻乳痛、切口痛、肋间臂神经痛、神经瘤疼痛[64]。约 23% 的患者有乳房切除区域的幻觉性疼痛[65]。切口疼痛可由切口处局部与胸壁粘连或过敏引起，典型的临床表现为过敏和切口处活动度下降。肋间臂神经是 T2 神经根的外侧皮神经，沿腋静脉走行，支配上肢内侧和后部、腋窝和胸壁外侧的感觉。肋间臂神经常受腋窝淋巴结清扫的影响，可能是引起 PMPS 的常见原因。肋间臂神经痛的症状包括感觉缺失、感觉异常和痛觉过敏。神经瘤疼痛的特征性表现是局部区域的超敏反应，最常见于切口边缘、

乳房下方或侧胸壁,这必须与胸壁手术后可见的切口过敏反应区别开。如果发现软组织肿块,在开始神经瘤治疗前排除复发是很重要的。

PMPS 的临床检查,应侧重于确定疼痛的病因,排除其他病因(表 57-3)。应常规对肌肉萎缩情况、不对称和总质量进行评估。肌肉骨骼系统检查应侧重于肩关节活动度、肩部触诊和排除肌腱病变的特殊检查。切口评估包括粘连、纤维化、神经瘤、感染和局部复发。神经系统检查应侧重于运动测试,重点检查可能受乳腺手术影响的神经(胸背神经、胸长神经、胸内侧和胸外侧神经)支配的肩周肌肉。感觉测试应包括胸壁和上肢的所有皮肤,应特别注意后胸区,此区域感觉丧失可能提示脊髓病变。腋窝感觉检查应确定感觉异常的分布、严重程度和类型。诊断性检查可用于明确诊断并排除引起疼痛的其他原因。乳房 X 线检查、MRI 和 PET 扫描可以用于排除肿瘤复发。对可疑的肩关节内病变可考虑进行肩关节影像学检查。如果颈神经根痛的可能性很大,可以考虑颈椎影像学检查。胸椎的 MRI 成像,可以排除导致乳腺皮肤神经病理性疼痛的其他原因,如神经根病。电诊断有助于排除运动神经异常和神经丛病。

表 57-3　术后疼痛综合征的鉴别诊断

肿瘤复发
切口痛
肌肉骨骼疼痛
神经丛病
肋骨骨折
肋间臂神经疼痛综合征
胸神经根卡压
肋间神经痛
带状疱疹/疱疹后神经痛
神经瘤

PMPS 的治疗从围手术期开始,包括尽可能减少手术,考虑神经保留方法及尽早控制疼痛。术后早期疼痛控制是必要的,因为严重的早期疼痛是导致 PMPS 最主要的因素之一[63],可使用止痛泵、非甾体抗炎药和类阿片药止痛。手术过程中使用局部麻醉也可以减少术后疼痛。早期脱敏技术也可以控制神经性疼痛症状,一旦切口愈合即可开始。也可采用柔和的切口按摩和从腋窝到胸

壁的软组织按摩技术,必要时考虑应用神经性疼痛药物。PMPS 患者的康复需要首先明确功能受限情况,肩关节受限是 PMPS 功能丧失的主要因素,应在康复处方中予以解决。物理治疗包括改善主被动关节活动范围、控制疼痛、牵伸胸大肌、胸小肌和背阔肌。一旦肩关节恢复正常的肩胘运动节律以及完全的、无痛的关节活动范围,接下来的康复目标就是增强力量和实现特定任务的功能活动。

开胸术后疼痛综合征

开胸术后疼痛综合征(慢性开胸术后疼痛或开胸术后神经痛, postthoracotomy pain syndrome, PTPS)是指开胸术后反复或持续两个月以上的疼痛[66]。开胸手术最常见的是肿瘤切除。经典的开胸手术一般从胸廓后外侧做切口,将背阔肌和前锯肌切开,分离肋骨,肋椎关节脱位,切断肋间神经,并切开胸膜。此手术被认为是最痛苦的手术之一,对术后镇痛需求很大[67],因为患者呼吸时,切口处的组织会不断拉伸。即使是胸廓前外侧切口或保留肌肉的切口方式也不能减轻手术疼痛,可视胸腔镜手术和更多微创技术有望使疼痛轻微减轻[68]。研究表明,50% 的患者在术后的 6 个月至 1 年[66]会有慢性术后疼痛,50% 的患者长期失去日常工作的能力,5%~30% 的患者出现睡眠中断。幸运的是,只有3%~5% 的患者出现严重的致残性疼痛[68]。PTPS的预测因素包括术后 24 小时疼痛程度、女性原发性疼痛、术前使用阿片类药物和放射治疗[68,69]。特别是那些在术后即刻出现具有神经病变特征疼痛的患者更容易发生 PTPS[67]。

PTPS 具有肌筋膜性和神经性特征。神经性疼痛更常见(高达 66%[66]),特别是肋间神经痛,典型表现为肋间神经支配区的痛觉过敏、感觉迟钝和刺痛[66,68],直接撞击胸廓或肩关节活动末端症状加重。背阔肌和前锯肌的破坏易导致肌肉疼痛和肩胘力学异常。因此,肩关节功能障碍和肌筋膜疼痛是 PTPS 患者常见的症状,也是开胸术后功能丧失的主要病因[70]。超过 75% 的开胸患者手术后同侧肩有严重疼痛。部分肩痛也可能来自膈神经,从而进一步使治疗复杂化[68]。由此产生的肩关节功能障碍也会导致疼痛和肩关节活动受限,并可能导致粘连性关节囊炎。肌筋膜性质的疼痛表现为受累肌肉的压痛。其他疼痛包括胸膜痛,疼痛为尖锐、

定位不明确,深呼吸时加重。另外,肋软骨脱位和肋软骨炎可表现为局部肌肉骨骼疼痛,随着胸廓的压迫和运动而加重。进行性、难治性疼痛是肿瘤复发的早期征兆,并伴有胸廓和胸腔内的恶性侵袭[68]。脊柱疼痛应该考虑到从背部引起的疼痛,典型的病因包括胸椎神经根病和椎体塌陷。胸内病变,如心脏缺血、主动脉夹层、肺炎和胸腔积液,也是引起胸壁疼痛的原因。

　　临床上需要对 PTPS 进行评估以排除其他疼痛原因(表 57-4)。应检查胸壁和切口部位,观察患者深呼吸有助于识别异常的胸壁运动,并可能重现胸膜痛。对切口进行触诊可以识别瘢痕粘连、过敏或肋间神经痛。应对胸廓进行整体评估,以排除骨折、肋软骨撕脱伤和肋软骨炎。术后局部肌肉组织的破坏、萎缩和肌筋膜疼痛的评估也非常重要。可以通过主动和被动肩关节活动范围检查以及肩胛功能障碍的特殊动作检查(如识别翼状肩胛的墙壁俯卧撑)对粘连性关节囊炎和肩带功能障碍进行评估。神经系统检查包括四肢的运动测试、所有胸部皮肤的评估及翼状肩胛的评估。步态和功能评估包括运动模式、日常生活的活动能力、上肢抬举能力、精细的运动协调和平衡能力等评估。PTPS 的诊断性检查应包括胸廓或胸壁的 X 线,以确定骨破坏、骨折或胸内病变;在诊断不明确的病例中,CT扫描可以更好地确定骨和胸内结构;MRI 可用于疑似胸神经根病的诊断;肋间神经阻滞也可用于诊断或治疗。

表 57-4　开胸术后疼痛的相关因素

肋间神经瘤
肋骨骨折
粘连性关节囊炎
感染
胸膜炎
肋软骨脱位
肋软骨炎
局部肿瘤复发
肌筋膜痛
椎体塌陷

　　PTPS 的治疗包括早期积极的镇痛治疗。术前超前镇痛可减轻术后疼痛,可以通过胸段硬膜外麻醉、胸段椎体旁阻滞、肋间神经阻滞、经皮神经电刺激、阿片类药物和 NSAID 在术前阻断疼痛通路。术后疼痛最好通过局部麻醉、阿片类药物、加巴喷丁、普瑞巴林和 NSAID 联合应用来控制[67]。一旦伤口愈合,早期的瘢痕松动、对切口和肋间神经支配区进行柔和刺激可以减轻长期疼痛。持续性疼痛的药物治疗包括肋间神经阻滞、局部利多卡因、神经性疼痛药物、口服阿片类药物等,重度疼痛患者可以鞘内应用阿片类药物[67,71]。

　　PTPS 的康复包括物理因子治疗、物理疗法、作业疗法、言语治疗、肺康复和营养评估。由呼吸技术、能量节约技术、分泌物管理、辅助咳嗽训练和有氧运动组成的肺康复,可以减少术后呼吸受限、分泌物潴留、肺不张和肺炎[72]。伤口愈合后,应通过软组织按摩进行瘢痕松动,以减轻疼痛,增加胸壁活动度。为预防肩关节功能障碍,康复的重点应放在恢复正常的肩关节运动力学上。由于前锯肌断裂,肩胛骨的稳定性下降,肩外展机制破坏,如果患者在站立时外展受限,但当仰卧位胸部固定在硬的平面上时外展活动改善,可以确定患者肩胛骨稳定性下降。可以应用贴布、肩吊带固定肩胛骨或者通过物理治疗使肩胛力学正常化;少数情况下可能需要手术固定。背阔肌断裂可导致肩内收无力,更常见的是,由于背阔肌紧张导致前屈和外展受限。软组织技术和爬墙可以解决背阔肌紧张的问题。一旦达到正常的活动范围和肩肱运动,应进行肩关节强化训练。对于肩关节功能障碍患者,扩大并恢复肩关节正常活动范围可能需要长达一年的时间。在某些情况下,物理治疗有利于恢复患者的肩胛稳定。康复的最后阶段是恢复职业和娱乐活动,这应该在关注疾病过程和状态的同时予以考虑。证据显示,在有明显潜在肺功能障碍的患者中,同时进行肺康复是有益的。

结论

　　癌症人群中的上肢疼痛障碍是很痛苦的,并会导致严重的功能丧失。了解潜在的恶性肿瘤和癌症治疗可以帮助我们确定癌性疼痛的常见病因。对于病因不明的患者,需要用系统的方法排除复发性恶性肿瘤,建立明确的诊断。明确的诊断可以极大缓解患者的痛苦,避免对癌症治疗和疼痛治疗造成不必要的延误。一旦确诊,疼痛控制和功能恢复就会成为治疗的重点。

要点

- 癌症患者的上肢疼痛障碍可能由原发性恶性肿瘤、治疗（包括手术、化疗和放疗）或良性退行性病变引起。
- 物理治疗师的作用之一是确定疼痛是否与癌症有关。
- 上肢疼痛障碍的评估包括癌症史、疼痛史和功能评估。
- 上肢疼痛障碍的治疗包括诊断、疼痛控制、功能恢复以及恢复先前的活动水平。
- 虽然并非所有上肢骨转移都会出现疼痛，但当疼痛出现时，疼痛通常是局限性的、严重的、隐匿的和持续的。
- 肩袖功能障碍常见于胸壁手术的癌症患者，如乳腺癌、黑色素瘤和开胸术后患者。
- 冻结肩在癌症人群中是很常见的，患者肩关节所有运动平面的活动都受限，其中外展、前屈和外旋受影响最大。
- 神经根病最常见的病因是退行性改变所致神经根在神经孔出口处受压。另外，之前的化疗、放疗和与血管炎相关的病症也可导致非压迫性神经根病。
- 在癌症患者中，臂丛神经最常受到肿瘤直接浸润或放疗影响。
- 上肢单神经病变是周围神经的局灶性病变。判断癌症患者是否存在此病变是很重要的，不仅因为它常见，也可避免不必要地停用可能具有神经毒性的化疗药物。

（王丛笑 译　郄淑燕　公维军 校）

参考文献

1. McCredie MR, Dite GS, Porter L, et al. Prevalence of self-reported arm morbidity following treatment for breast cancer in the Australian Breast Cancer Family Study. *Breast.* 2001;10:515–522
2. Buckwalter JA, Brandser EA. Metastatic disease of the skeleton. *Am Fam Physician.* 1997;55:1761–1768.
3. Coleman RE. Clinical features of metastatic bone disease and risk of skeletal morbidity. *Clin Cancer Res.* 2006;12(20 Suppl):6243s–6249s.
4. Fang K, Peng C. Predicting the probability of bone metastases through histological grading of prostate carcinoma: a retrospective correlative analysis of 81 autopsy cases with ante-mortem transurethral resection specimens. *J Urol.* 1983;57:715–720.
5. Abrams HL. Metastases in carcinoma. *Cancer.* 1950;3:74–85.
6. Healey JH, Turnbull AD, Miedema B, et al. Acrometastases: a study of 29 patients with osseous involvement of the hands and feet. *J Bone Joint Surg Am.* 1986;68:743–746.
7. Libson E, Bloom RA, Husband JE, et al. Metastatic tumors of the bones of the hand and foot: A comparative review of and report of 43 additional cases. *Skeletal Rad.* 1987;16:387.
8. Hage WD, Aboulafia AJ, Aboulafia DM. Orthopedic management of metastatic disease. Incidence, location, and diagnostic evaluation of metastatic bone disease. *Orthop Clin North Am.* 2000;31(4):515–528.
9. Brage ME, Simon MA. Metastatic bone disease. Evaluation, prognosis and medical treatment considerations of metastatic bone tumors. *Orthopedics.* 1992;15:589–596.
10. Mercadante S. Malignant bone pain: pathophysiology and treatment. *Pain.* 1997;69:1–18.
11. Mirels H. Metastatic disease in the long bones. A proposed scoring system for diagnosing impending pathological fractures. *Clin Orthopedics.* 1989;249:256–264.
12. Frassica FJ, Frassica DA. Evaluation and treatment of metastases to the humerus. *Clin Orthop.* 2003;415S:S212–S218.
13. Needham PR, Hoskin PJ. Radiotherapy for painful bone metastases. *Palliat Med.* 1994;8:95–104.
14. Sudo A, et al. Intramuscular metastases of carcinoma. *Clin Orthop.* 1993;296:213–217.
15. Damron TA, Heiner J. Management of metastatic disease to soft tissue. *Orthop Clin North Am.* 2000;31:661–673.
16. Willis RA. *The Spread of Tumours in the Body.* 3rd ed. London, UK: Butterworth-Heinemann; 1973:282–300.
17. Van der Windt DA, Koes BW, de Jong BA, et al. Shoulder disorders in general practice. Incidence, patient characteristics and management. *Ann Rheum Dis.* 1995;54:959–964.
18. Gomoll AH, Katz JN, Warner JJP, et al. Rotator cuff disorders. Recognition and management among patients with shoulder pain. *Arthritis Rheum.* 2004;50(12):3751–3761.
19. Uhthoff HK. Classification and definition of tendonopathies. *Clin Sports Med.* 1991;10:693–705.
20. Nadler SF, Schuler S, Nadler JS. Cumulative trauma disorders. In: DeLisa JA, Gans BM, Walsh NE, eds. *Physical Medicine and Rehabilitation Principles and Practice.* 4th ed. Philadelphia, PA: Lippincott Williams & Wilkins; 2005:620–621.
21. Wilson JJ, Best TM. Common overuse tendon problems. A review and recommendations for treatment. *Am Fam Physician.* 2005;72:811–818.
22. Barr KP. Rotator cuff disorders. *Phys Med Rehabil Clin North Am.* 2004;15:475–491.
23. Klaiman MD, Fink K. Upper extremity soft tissue injuries. In: DeLisa JA, Gans BM, Walsh NE, eds. *Physical Medicine and Rehabilitation Principles and Practice.* 4th ed. Philadelphia, PA: Lippincott Williams & Wilkins; 2005:835.
24. Dias R, Cutts S, Massoud S. Frozen shoulder. *BMJ.* 2005;331:1453–1456.
25. Reeves B. The natural history of frozen shoulder. *Scand J Rheumatism.* 1976;4:193–196.
26. Harrast MA, Rao AG. The stiff shoulder. *Phys Med Rehabil Clin North Am.* 2004;15:557–573.
27. Walsh NE, Dumitru D, Schoenfeld L, et al. Treatment of the patient with chronic pain. In: DeLisa JA, Gans BM, Walsh NE, eds. *Physical Medicine and Rehabilitation Principles and Practice.* 4th ed. Philadelphia, PA: Lippincott Williams & Wilkins; 2005:519–520.
28. Ready LB, Kozody R, Barsa JE, et al. Trigger point injection versus jet injection in the treatment of myofascial pain. *Pain.* 1983;15:201–206.
29. Chesire WP, Abashian SW, Mann DJ. Botulinum toxin in the treatment of chronic myofascial pain. *Pain.* 1994;59:65–69.
30. Leach RE, Miller JK. Lateral and medial epicondylitis of the elbow. *Clin Sports Med.* 1987;6:259–272.
31. Bissett L, Beller E, Jull G, et al. Mobilization with movement and exercise, corticosteroid injection, or wait and see for tennis elbow. A randomized controlled trial. *BMJ.* 2006;333:939–945.
32. Van Ouwenaller C, Laplace PM, Chantraine A. Painful shoulder in hemiplegia. *Arch Phys Med Rehabil.* 1986;67:23–26.
33. Yu D. Hemiplegic shoulder. *Phys Med Rehabil Clin North Am.* 2004;15(3):683–697.
34. Snels IAK, Dekker JHM, van der Lee JH, et al. Treating patients with hemiplegic shoulder pain. *Am J Phys Med Rehabil.* 2002;81:150–160.
35. Nicholson BD. Evaluation and treatment of central pain syndromes. *Neurology.* 2004;62(supp 2):S30–S36.
36. Schwartzman RJ. Neuropathic central pain epidemiology, etiology and treatment. *Arch Neurol.* 2001;58(10):1547–1550.
37. Carette S, Phil M, Fehlings MG. Cervical radiculopathy. *N Engl J Med.* 2005;353:392–399.
38. Rao R. Neck pain, cervical radiculopathy and cervical myelopathy. Pathophysiology, natural history and clinical evaluation. *J Bone Joint Surg Am.* 2002;84:1872–1884.
39. Galecki J, Hicer-Grzenkowicz J, Grudzien-Kowalska M, et al.

Radiation induced brachial plexopathy and hypofractionated regimens in adjuvant irradiation of patients with breast cancer. A review. *Acta Oncologica.* 2006;45:280–284.

40. Johannson S. Radiation induced brachial plexopathies. *Acta Oncologica.* 2006;45:253–257.

41. DeAngelis LM, Posner JB. Neurologic complications of cancer. Oxford University Press; 2008:302–306.

42. Hausheer FH, Schilsky RL, Bain S, et al. Diagnosis, management and evaluation of chemotherapy-induced peripheral neuropathy. *Semin Oncol.* 2005;33:15–49.

43. Spies JM, Macleod JG. Paraneoplastic neuropathy. In: Dyck PJ, Thomas PK, eds. *Peripheral Neuropathy.* Vol. 4. Philadelphia, PA: Elsevier Saunders; 2005:2471–2485.

44. Amato AA, Dumitru D. Acquired neuropathies. Neuropathies associated with malignancy. In: Amato AA, Dumitru D, ed. *Electrodiagnostic Medicine.* 2nd ed. Philadelphia, PA: Elsevier Health Sciences; 2002:989–990.

45. Posner JB. Neurologic complications of cancer. *Contemp Neurol Ser.* 45:353–385.

46. Heit JA, Heit JA, Mohr DN, et al. Risk factors for deep vein thrombosis and pulmonary embolism. A 25-year population based study. *Arch Intern Med.* 1998;158:585–593.

47. Lee AYY, Levine MN. Venous thromboembolism and cancer: risks and outcomes. *Circulation.* 2003;107:I17–I21.

48. Cormuz J. Importance of the initial evaluation for cancer in patients with symptomatic idiopathic deep venous thrombosis. *Ann Intern Med.* 1996;125:785–793.

49. Lee AY, Levine MN, Baker RI, et al. Low molecular weight heparin versus Coumadin for the prevention of venous thromboembolism in cancer. *N Engl J Med.* 2003;349:146–153.

50. Morrell RM, et al. Breast cancer-related lymphedema. *Mayo Clin Proc.* 2005;80(11):1480–1484.

51. Herd-Smith A, Russo A, Muraca MG, et al. Prognostic factors for lymphedema after primary treatment of breast carcinoma. *Cancer.* 2001;92:1783–1787.

52. Stubblefield MD, Custodio CM. Rotator cuff tendonitis in lymphedema: a retrospective case series. *Arch Phys Med Rehabil.* 2004;85(12):1939–1942.

53. Moskovitz AH. Axillary web syndrome after axillary dissection. *Am J Surg.* 2001;181:434–439.

54. Leidenius M. Motion restriction and axillary web syndrome after sentinel node biopsy and axillary clearance in breast cancer. *Am J Surg.* 2003;185(2):127–130.

55. Rezende LF, Franco RL, Gugel MSC. Axillary web syndrome practical implications. *Breast J.* 2005;11(6):531.

56. Swartz MN. Cellulitis. *N Engl J Med.* 2004;350:904–912.

57. Woo PCY. Cellulitis complicating lymphedema. *Eur J Clin Microbiol Infect Dis.* 2000;19:294–297.

58. Madaras-Kelly KJ, Arbogast R. Increased therapeutic failure of cephalexin versus comparator antibiotics in the treatment of uncomplicated outpatient cellulitis. *Pharmacotherapy.* 2000;20(2):199–205.

59. Macdonald L, Bruce J, Scott NW, et al. Long-term follow-up of breast cancer survivors with post-mastectomy pain syndrome. *Br J Cancer.* 2005;92(2):225–230.

60. Schulze T, et al. Long-term morbidity of patients with early breast cancer after sentinel lymph node biopsy compared to axillary lymph node dissection. *J Surg Oncol.* 2006;93(2):109–119.

61. Smith WC, Bourne D, Squair J, et al. A retrospective cohort study of post-mastectomy pain syndrome. *Pain.* 1999;83:91–95.

62. Tasmuth, Smitten K, Hietanen P, et al. Pain and other symptoms after different treatment modalities of breast cancer. *Ann Oncol.* 1995;6:453–459.

63. Katz J, Poleshuck EL, Andrus CH, et al. Risk factors for acute pain and its persistence following breast cancer surgery. *Pain.* 2005;119(1–3):16–25.

64. Jung BF, Ahrendt GM, Oaklander AL, et al. Neuropathic pain following breast cancer surgery: proposed classification and research update. *Pain.* 2003;104(1–2):1–13.

65. Rothenmund Y, Grüsser SM, Liebeskind U, et al. Phantom phenomena in mastectomized patients and their relation to chronic and acute pre-mastectomy syndrome. *Pain.* 2004;107(1–2):140–146.

66. Hetmann F, Kongsgaard UE, Sandvik L, et al. Post-thoracotomy pain syndrome and sensory disturbances following thoracotomy at 6-and 12-month follow-ups. *J Pain Res.* 2017;10:663.

67. Rodriguez-Aldrete D, Candiotti KA, Janakiraman R, et al. Trends and new evidence in the management of acute and chronic post-thoracotomy pain—an overview of the literature from 2005 to 2015. *J Cardiothor Vascul Anesth.* 2016;30:762–772.

68. Gerner P. Postthoracotomy pain management problems. *Anesthesiology Clin.* 2008;26(2):355–367.

69. Gotoba Y, Kambara N, Sakai T, et al. The morbidity, time course and predictive factors for persistent post-thoracotomy pain. *Eur J Pain.* 2001;5:89–96.

70. Li W, Lee T, Yim A. Shoulder function after thoracic surgery. *Thoracic Surg Clin.* 2004;14(3):331–343.

71. Richardson J. Post-thoracotomy neuralgia. *Pain Clin.* 1994;7(2):87–97.

72. Yegin A. Early post-operative pain after thoracic surgery: pre- and post-operative versus post-operative analgesia: a randomized study. *Eur J Cardiothoracic Surg.* 2003;24(3):420–424.

第 58 章

癌症患者下肢功能障碍

Robert W. DePompolo, Andrea L. Cheville, Kenley D. Schmidt, David M. Strick

癌症及其治疗可导致多种下肢肌肉骨骼并发症,从而对患者的功能产生不良影响。原因可能是由于潜在的骨骼并发症,也可能是肌肉、血管、神经性或全身性原因。如骨关节炎这类非癌症引起的关节问题,也可发生在癌症患者身上。此外,许多其他的肌肉骨骼症状可能在癌症患者中同时存在。癌症患者的医疗人员有必要熟悉这些可能出现的并发症以及常见表现。通过对这些问题的及时诊断和有效治疗,我们可以控制下肢疼痛继续发展,避免对患者日常生活能力和独立性的影响,从而提高患者的整体生活质量。本章将讨论癌症患者常见的下肢肌肉骨骼并发症及其可能的原因、评估和治疗方法。

病因

疼痛在癌症患者中很常见。在最近关于癌症患者疼痛的系统性回顾中,Van den Beukenvan Everdingen 等发现疼痛的发生率变化较大,有效治疗后发生率较低,约为 33%,积极抗癌治疗患者中发生率为 59%,疾病晚期/转移性/末期患者为 64%[1]。癌症患者下肢疼痛的原因很多,可能来自肌肉、关节或骨骼疾病;此外,还应考虑神经、血管和全身原因。疼痛可能由肿瘤的直接作用引起,也可能与手术、化疗或放疗等治疗有关。需要注意的是疼痛往往与癌症或其治疗无关。当癌症患者出现下肢疼痛时,必须深思熟虑找到病因,以便提供最佳治疗。

肌肉骨骼原因

骨转移瘤

普通人群的下肢疼痛通常是由肌肉骨骼问题

引起的。在癌症患者中,非恶性(退行性或外伤性)肌肉和骨骼疾病也是引起下肢疼痛的常见原因。但恶性肿瘤的原因也需要考虑,如果疼痛具有机械特性,有可能是骨转移,需要进一步检查来排除。机械特性包括负重时疼痛增加及由于关节活动、肌肉测试时的阻力,和/或其他机械负荷如旋转、弯曲或轴向负荷引起的疼痛加剧。乳腺癌、前列腺癌和肺癌可能会转移到骨,特别是骨盆、脊柱和近端长骨[2]。疼痛部位的普通 X 线片检查是排除肿瘤转移所致疼痛的第一步,费用低廉、方便易行。然而,只有骨皮质出现严重破坏时 X 线才能显示明显异常。如果临床中发现任何异常,或高度怀疑骨转移,MRI 或 CT 可以更好地对所关注区域进行诊断。

不完全性骨折

除了肿瘤对骨骼的直接影响外,癌症及其治疗也可能间接影响骨密度,并可能导致不完全性骨折。长时间生病、不能活动、厌食症引起的营养不良都会导致骨质减少。化疗药物如甲氨蝶呤和多柔比星,可能直接或间接导致骨质流失。常用于癌症治疗的类固醇可能是肿瘤患者骨密度恶化最常见的药理学原因。放疗也与骨质减少有关,可引起放射性骨坏死[3,4]。除了可能的不全骨折外,使用类固醇和/或放疗还可能导致股骨头和其他骨骼的缺血性坏死。因此,癌症患者下肢疼痛的原因需要考虑骨病理学因素。

软组织肿瘤

软组织转移是引起下肢疼痛的一种较少见的原因,但癌症患者表现为下肢、盆腔或臀部疼痛时应考虑予以鉴别。癌症、淋巴瘤、肉瘤、神经鞘瘤、多发性骨髓瘤和黑色素瘤是一类对肢体周围结构有影响、可引起肢体疼痛的肿瘤。这些软组织肿瘤常表现为疼痛性肿块，患者无癌症病史[5,6]。然而，非肿瘤性疾病如骨化性肌炎、神经节囊肿、脓肿和滑囊炎，也可表现为腿部疼痛性软组织肿块[7]。

滑囊炎

负重时下肢和髋部疼痛可能提示骨癌，而骨盆和髋部的触痛可能提示滑囊炎。在癌症患者中坐骨结节滑囊炎可引起背部和腿部疼痛，症状与软组织转移类似[8,9]。同样，股骨粗隆滑囊炎和膝内侧鹅足滑囊炎可能会导致癌症患者的肢体疼痛。这些情况可以通过肾上腺皮质激素注射、物理因子治疗和强调纠正姿势、提高肌力和改善步态的物理治疗得到缓解。因此，在排除转移性疾病后，需要考虑这些软组织疼痛，因为疼痛可以很容易地控制，使患者有更好的活动和功能。

肌筋膜疼痛

臀部和腿部疼痛也可能来自肌筋膜疼痛综合征。潜在的骨骼或神经系统疾病可能导致肌肉紧张和痉挛，继发软组织缩短、挛缩、缺血和炎症，所有这些都会导致肌筋膜疼痛。臀肌和梨状肌的疼痛可因背部和根性疼痛，或因潜在的骨骼病变或髋关节疼痛而引起。由于疾病或肿瘤引起的骨痛所致的长期制动，会使腘绳肌和比目鱼肌短缩。无论是原发的还是继发的肌筋膜疼痛，应用热疗、冷疗、电疗、按摩、牵伸、肌力增强训练都有作用。还可应用 NSAID、肌松药和神经安定剂（普瑞巴林、加巴喷丁、度洛西汀、去甲替林）缓解疼痛。局麻药（利多卡因、布比卡因）触发点注射也可以显著缓解部分患者的疼痛，疗效长达四周或更长时间。因此，确认是否存在肌筋膜疼痛对于疼痛控制和改善患者功能是有益的。即使引起肌筋膜疼痛的基础疾病是无法治愈的，肌筋膜疼痛也可以得到很好的控制，缓解疼痛，并减少步行或坐位障碍。值得注意的是，在普通人群中普遍存在的广泛和局部的身体疼痛似乎与癌症风险的增加和确诊癌症后生存期的降低有关[10]。

关节炎

如果下肢疼痛仅限于关节，如髋关节、膝关节、踝关节或足部，则可能是由于炎症性或非炎症性关节炎所致。考虑到许多癌症患者免疫抑制和血小板减少，如果关节出现炎症迹象，如发热、红斑和／或明显肿胀，应考虑关节败血症或关节血肿。其他可能导致单关节炎症性关节炎的原因包括痛风和假性痛风，这两者都可以在癌症治疗时诱发。抽取关节液可能有助于诊断。

大多数癌症患者的关节炎是由骨关节炎引起的。癌症患者的治疗与普通人群相似，包括适当的宣教、减重、物理治疗、步行辅助具、NSAID 和其他止痛药及注射皮质类固醇或黏性补充剂。需要注意的是，对于整体预后较差的患者，如果患有单关节或少关节型关节炎限制了他们的功能和生活质量，可以比其他患者更频繁注射类固醇，因为关节长期的完整性不是主要考虑的问题。然而，应权衡感染和肾上腺抑制的风险与功能进一步下降的风险。

足底筋膜炎

下肢疼痛仅限于足部的疾病可能是足底筋膜炎。癌症引起的失调和虚弱可能会导致患者的足踝负荷不当，从而对足底筋膜产生压力。此外，在治疗期间或疾病发作时，足底筋膜可因长期不活动而紧张，当患者再次活动时，可能会使足底筋膜炎加重，引起足底炎症和疼痛。研究发现休息、热疗、冷疗会减轻步行时足底疼痛。触诊足底时由于牵伸到足底筋膜会感到疼痛。足底筋膜炎可以通过热疗、冷疗、牵伸、合适的矫形鞋垫来支撑足弓及非甾体抗炎药物来治疗。改善异常的步态生物力学可以有效地维持治疗效果、防止足底筋膜炎复发。

扭伤

全身无力会导致步态力学、转移能力及关节负荷异常，跌倒风险增加，这些都可能导致关节扭伤。无力所致的制动会进一步引起挛缩和起支撑作用的软组织紧张，缺乏灵活性和柔韧性使得关节在遭受外伤时更容易受伤。在住院或虚弱的肿瘤患者中，扭伤并不罕见，但可能不容易被发现，因为患者可能不会提及伤害性事件和创伤迹象如损伤后数小时出现的疼痛、肿胀、红斑和发热，而是以其他疾病就诊，如血栓栓塞或蜂窝组织炎。

急性损伤后，可能需要支具或关节免负荷来保护受伤关节。冷敷、加压、抬高和非甾体抗炎药有助于缓解疼痛。一旦疼痛得到控制，康复的重要目标是恢复关节活动范围和加强相关肌群肌力。最

第六篇

后，有必要对异常的步态或转移力学进行纠正，以避免关节进一步损伤或其他软组织或骨骼损伤。

神经性原因

神经源性下肢疼痛可发生于神经及其轴突的任何部位，包括丘脑、上行的脊髓丘脑束、神经根、腰骶丛和周围神经。周围神经损伤可能是广泛性大纤维神经病、小纤维神经病、多发性单神经病或单神经病的一部分。

中枢性疼痛

原发性脊柱肿瘤根据部位可分为硬膜内肿瘤和硬膜外肿瘤。硬膜内肿瘤可以发生在脊髓内（髓内）或脊髓外（髓外）。大约70%的硬膜内肿瘤是髓外肿瘤，30%是髓内肿瘤。在原发性硬膜内肿瘤中，髓外神经鞘瘤（神经鞘瘤）和脑膜瘤最常见，分别附着于感觉神经根和硬脑膜。在髓内肿瘤中，40%为室管膜瘤，其次是星形细胞瘤[11]。

脊柱肿瘤可因骨质破坏后不稳定、压迫脊髓束或发出的神经根而引起疼痛。大多数临床医生都知道根性疼痛的皮节分布，但可能欠缺对中枢性疼痛（也称为轴性疼痛）的理解，中枢性疼痛是由上行的脊髓丘脑束或后柱的破坏引起的，一般与其他神经性疼痛障碍的表现相同，为深层的、不明确的疼痛，伴有痛性感觉障碍，疼痛性质为灼烧感或刺痛，Lhermitte征（颈部屈曲时背部有闪电样的感觉）可能阳性。中枢性疼痛可能影响身体的任何部位，包括面部、躯干和四肢，但不遵循神经根分布，难以进行病灶定位。

神经根病

脊神经根可能受到各种癌症软脑膜浸润的影响。大脑和脊髓周围有三层膜：硬脑膜、蛛网膜和软脑膜。硬脑膜也称为硬脊膜（pachymeninges），内层称为软脑膜（leptomeninges）。蛛网膜下腔位于蛛网膜和软脑膜之间，含有脑脊液。软脑膜的肿瘤侵犯与恶性细胞在蛛网膜下腔的扩散有关。大约5%的转移性癌症患者被诊断为软脑膜转移[12-14]。

引起软脑膜转移最常见的实体瘤为乳腺癌（12%～35%）、肺癌（10%～26%）、黑色素瘤（5%～25%）、胃肠道恶性肿瘤（4%～14%）和不明原因的原发肿瘤（1%～7%）[12-15]。

在女性乳腺癌患者中，浸润性小叶癌转移到软脑膜的发生率很高[16-18]。软脑膜癌可压迫或刺激单个神经根（单神经根病），但常累及多个神经根，特别是供应下肢、肠道和膀胱的马尾神经根。临床症状在数天或数周内急剧发展，包括持续或间歇的根性疼痛、酸痛或刺痛，或感觉障碍（如灼伤或电击）。另外，皮节感觉丧失、反射消失和肌无力等均可在所涉及水平的解剖支配区中发生。

原发性脊神经根肿瘤很罕见，包括神经纤维瘤和神经鞘瘤。这些肿瘤起病隐匿，表现为渐进性神经根病和/或脊髓神经根病。最常见的症状是在受影响神经根相应的皮节区出现渐进性疼痛，也常伴有感觉障碍、针刺感、麻木和灼烧感。无力是第二常见的症状，可能与脊髓病或下运动神经元疾病的肌无力有关[19]。

神经丛病

转移性

腰丛和骶丛组成了腰骶神经丛，由L1的前支（腹侧）至S4神经根组成。前支在神经丛内分为前、后两部分，形成独立的外周神经。

一般而言，腰骶神经丛病常表现为不对称的局灶性无力、麻木、感觉异常和/或周围腰骶神经根支配区的感觉异常。肿瘤侵犯腰骶神经丛时，症状表现为严重的疼痛、灼烧感，或刺痛，伴有或不伴有神经根症状；患者可出现体位性或机械性疼痛，仰卧（如牵伸髂腰肌）、负重或用力排便时症状加重，并在数周至数月内出现进行性麻木、感觉异常和无力。

不同区域的神经丛病变可表现出特征性的疼痛和肌肉无力模式。

- L1-L4神经丛病往往会导致腹股沟、大腿前外侧或前内侧及臀部疼痛[20, 21]，髂腰肌、内收肌、股四头肌和胫前肌无力。
- L4/L5-S4腰骶干和骶丛上段病变往往导致臀部、会阴、大腿后外侧、小腿和足背疼痛[20-22]。臀肌、外展肌、腘绳肌、胫前肌、腓骨肌及腓肠肌无力。

腰骶丛与骨、腹腔内淋巴结和多个腹腔器官毗邻，容易受邻近恶性肿瘤的侵袭[23-24]。腰骶神经丛病最常见的机制是肿瘤直接扩张。然而，腹腔外肿瘤也可发生转移性神经丛病[23, 25-28]。引起腰骶神经丛病最常见的原发肿瘤是结肠直肠癌、宫颈癌、乳腺癌、肉瘤和淋巴瘤。盆腹腔内肿瘤直接侵袭的发生率为 73%，其余情况为腹腔外肿瘤转移[23]。

腹腔内或骨盆内肿块直接扩张更容易影响上神经丛，而转移性病变更容易影响下神经丛。大约 20% 的受影响患者患有继发于巨大肿瘤的神经丛病。三分之一的患者在原发性肿瘤诊断后一年内出现神经丛病，三分之二的患者在三年内出现神经丛病。腰骶神经丛病的症状可以先于原发性肿瘤发现[23]。

辐射性

腰骶神经丛与骨盆内常见的辐射区域距离较近，容易受到放疗影响。然而，随着放疗技术的改进，辐射诱发的腰骶神经丛病并不常见。但在高剂量、单次、视频引导立体定向放射治疗脊柱肿瘤时，损伤腰骶丛和神经根的风险接近 5%[29]。盆腔放疗或下腹部癌症放疗的神经并发症比臂丛神经病少见[30]。放射性神经丛病的早期症状包括骨盆疼痛和双侧下肢无力。迟发性腰骶神经丛病可能在放疗后几个月出现，表现为双下肢远端感觉异常，症状可在 3~6 个月内改善。迟发性腰骶神经丛病也可发生于放疗后 1~30 年[21,22,31-33]，最初很少或不伴疼痛，但随着时间的推移可能会发展或恶化[33]。多达 30% 的患者会出现刺痛、瘙痒、灼痛或麻木感[20,22]。临床表现为缓慢的、进行性的双侧运动障碍，伴有轻微的感觉减退[33]。对于超过 60% 的放射性腰骶丛神经病患者，下肢无力是最早的表现。下神经丛的上部（L4-S1）最常受累[20,33]。

辐射引起的疼痛往往比肿瘤侵袭引起的疼痛轻得多[21,22]。由于辐射对神经滋养血管的影响，会导致神经干回缩、神经纤维变性和神经轴突的微梗塞[34]，这种组织纤维化是放射性神经丛病的主要原因。

神经病

周围神经病变有三种主要机制：①神经元变性（神经病变），其中神经细胞体是恶性肿瘤的主要部位；②轴突变性（轴突病变），其中远端轴突的破坏通常是由于全身性代谢紊乱或毒性所致。该过程可延伸至受影响轴突的髓鞘，从远端开始，逐渐向近端发展并影响神经细胞体（"逆行性神经病"）。这种类型的神经病变在临床上表现为一种从腿部开始的、对称的远端感觉和运动功能的丧失[35]。这是最常见的神经病变；③免疫介导的节段性脱髓鞘，伴随周围神经轴突相对正常[36]。

压迫性

当原发性盆腔肿瘤（结肠、膀胱、前列腺或子宫颈）向后生长离开腰丛或骶丛时，可发生下肢周围神经受压。肿瘤转移至邻近软组织或骨内也可导致压迫[29]。压迫部位多发生在骨盆而不是四肢[21]。

神经压迫会引起疼痛，这种疼痛是根性的，并伴有严重的局部疼痛。压迫导致神经功能障碍的机制尚不完全清楚，但直接压迫和缺血可能都参与其中。最初的病理改变是脱髓鞘伴有轴突的相对保留。局灶性脱髓鞘病变的症状常为不对称的，伴有腱反射抑制和轻度肌萎缩[21]。随后，轴突逐渐受损，提示神经缺血[21,37]。多发性轴索性神经病是一种发生于肢体远端的、对称的感觉运动性神经病，表现为远端腱反射受损和肌肉萎缩[20]。

与癌症相关的神经病可以通过其时间进程、受影响的形态和潜在的病理学加以鉴别。所有癌症患者在体重下降 15%~40% 时都存在周围神经病变，其严重程度与体重下降百分比的增加有关[38]。

单神经病常发生于广泛扩散的转移性肿瘤，神经病变的急性发作常暗示炎性、免疫性或血管性病因[20]。然而，也有报道称，在某些患病个体中，单神经病变是恶性肿瘤的表现征象。有报道闭孔神经病变提示盆腔癌[39]，闭孔神经和生殖股神经的病变提示宫颈癌[40]，臀下神经和股后皮神经病变提示结直肠癌[41]，坐骨神经病变提示臀部肿瘤转移。

化疗

神经毒性抗肿瘤药的使用是引起癌症相关神经病变的最常见的原因。化疗药物导致的疼痛通常是由周围神经损伤引起的，损伤部位多变，包括背根神经节、微血管、神经供血血管和神经末梢。

化疗引起的周围神经病常表现为烧灼和刺痛感，从足趾开始，随后可出现肌肉无力[19]。在许多情况下，神经病变具有剂量依赖性[42]，如果减少药物剂量或停药，神经症状可以改善[19,20]。神经病变可以在化疗结束后持续存在甚至恶化，并降低生活质量。对于多种化疗药物联合应用所致的严重周围神经病，之前存在的神经病变可能会成为使其加重的危险因素[43-45]，辅助镇痛药可以缓解神经性疼痛症状[19]。

与神经病变相关的非铂类化疗药物包括长春花生物碱（长春新碱）和紫杉类（紫杉醇和多烯紫杉醇）。这两类细胞毒性药物都通过破坏轴突中的微管，导致轴突运输改变和轴突变性，从而发挥抗肿瘤作用。这些效应可导致始于足趾的感觉异常、感觉障碍和痛觉过敏，足趾是由最长的感觉神经元支配的区域，可能对紊乱的轴突运输最敏感[46]。

大多数接受长春新碱治疗的患者都有一定程度的神经病变。长春新碱所致的神经病变既波及感觉纤维也波及运动纤维，但细小的感觉纤维所受影响最大。症状常在治疗剂量累积数周后出现，但也可能在第一次给药后出现[47]，甚至可能在停药之后出现，或者在症状好转之前出现为期数月的加重[48]。改善是渐进的，可能需要几个月的时间[46,49]。

紫杉烷紫杉醇和多烯紫杉醇主要与感觉神经病变有关。紫杉醇比多烯紫杉醇[50-53]更具神经毒性，更常伴有严重的感觉神经病变，其特征是足部异常灼烧感和反射丧失。运动神经病变在两种药物中不常见，如果出现，主要影响近端肌肉[49]。神经病变的发展与累积剂量有关[54]。

顺铂和奥沙利铂是广泛应用的铂类抗癌药物，常与周围神经病变有关。这些药物主要通过破坏背根神经节来影响大的有髓感觉神经纤维[55-58]，它们与神经节细胞核和/或线粒体 DNA 结合，导致细胞凋亡[59]。周围神经也可能受到影响。神经病变主要表现为呈手套、长筒袜状分布的感觉缺失，也可能表现为痛觉异常[36]，症状具有对称性和累积剂量依赖性。即使停止应用顺铂或奥沙利铂后，30%的患者的神经病变仍会持续恶化数月[55,56,60]，这种现象称为"惯性滑行（coasting）"。尽管恢复不完全，但大多数患者的病情最终会好转[61]。慢性神经病变症状包括疼痛的改善，可通过使用度洛西汀等抗抑郁药来实现。

副肿瘤性神经病

副肿瘤性神经病的发病机制尚不完全清楚，但被认为与免疫因素有关。免疫反应针对的抗原通常不仅仅由神经系统表达，也由肿瘤表达。免疫系统将神经系统抗原识别为外来抗原并攻击它们。抗体针对细胞内神经元蛋白，或神经细胞表面，或突触蛋白进行攻击[62,63]。与周围神经病变相关的

副肿瘤抗体为抗 HU（ANNA-1）、抗 CV2/CRMP5，其检测阳性表明有潜在肿瘤存在。

副肿瘤性运动神经元综合征包括由副肿瘤性脊髓炎、亚急性运动神经病变和类似于原发性侧索硬化和肌萎缩性侧索硬化的其他综合征引起的运动神经元功能障碍[64]。亚急性运动神经病变的特征是亚急性、进行性、无痛且通常对称的下运动神经元无力，无明显感觉障碍。病理发现包括前角细胞的严重神经元变性和伴有脊髓后柱轻度轴突减少的脱髓鞘[65,66]。

副肿瘤性亚急性感觉神经病

副肿瘤性亚急性感觉神经病通常与小细胞肺癌有关，但也可能与乳腺癌、妇科癌症和胃肠癌有关[20,67-72]。神经病变通常在数周或数月后发展。患者可能会有"如坐针毡"的异常感觉。感觉缺陷可能始于振动觉和关节位置觉的丧失[64]。这些感觉缺陷常导致严重的共济失调，闭眼以及四肢模仿手足徐动时会使其加剧[31,37]。尽管有轻微肌肉萎缩，但肌肉力量往往得以保持。自主神经功能障碍是常见的，同时也可以是致命的[20]。

副肿瘤性感觉运动神经病

副肿瘤性感觉运动神经病在癌症患者中比单纯感觉神经病更常见[20]，在实体瘤患者中发病率为10%～15%[74,75]。感觉运动神经病最常见于肺癌，但也可出现于胃、乳房、结肠、直肠、胰腺、子宫、子宫颈、甲状腺、肾脏、前列腺或睾丸的肿瘤[76]。这种类型的神经病可能是急性或慢性缓解。

急性感觉运动神经病曾称为急性炎性脱髓鞘多神经病（acute inflammatory demyelinating polyradiculoneuropathy，AIDP）或吉兰-巴雷综合征（Guillain-Barré syndrome，GBS），但现在也包括急性运动轴突神经病（acute motor axonal neuropathy，AMAN）和急性运动感觉轴突神经病（acute motor sensory axonal neuropathy，AMSAN）[77]。霍奇金淋巴瘤是最常与 GBS 相关的恶性肿瘤[78,79]。神经病变可能是脱髓鞘，但轴突特征更常见。慢性复发性和缓解性感觉运动神经病与肺癌的相关性较低[66]，这种神经病变是进行性的，开始时呈不对称且有疼痛。但患有慢性感觉运动性神经病的患者并不会因为这种神经症状的存在而表现得很虚弱，其表现通常为轻度至中度的远端对称性感觉运动障碍。

单神经病 / 多神经病

单神经病可能发生，如腓总神经病变，是由于神经受到腓骨头的压迫造成的。这种压迫性神经病变已在系统性癌症患者中有所描述，并归因于体重减轻[80]。多发性单神经病是指各种疾病过程中以单个周围神经或多个、单个周围神经受累为特征的综合征。最初可能是单个神经受累，随后其他神经相继受累，或者在发病时就可能同时有多个神经受累。多发性神经受累最初常表现为不对称；然而，随着越来越多的神经受累，神经病变可能显得更加对称。感觉神经和运动神经通常都受累[81]。对于恶性肿瘤而言，神经病变可由实体瘤、神经内浸润[20,40,82]或副肿瘤占位所致神经压迫引起。副肿瘤性多发性单神经病通常是局灶性血管病变的结果[83]。继发于微血管病的周围神经缺血可导致感觉神经元和运动神经元轴突变性。副肿瘤血管炎性神经病常发生在小细胞肺癌患者中[83]。该病主要的治疗方法是对潜在的恶性肿瘤进行治疗。

血管疾病

静脉

静脉血栓栓塞是常见于癌症患者下肢的血管疾病。癌症患者静脉血栓形成的风险比非癌症患者高 4~7 倍，约 10% 的特发性深静脉血栓患者会有隐匿性恶性肿瘤。除去癌症本身导致的死亡外，与癌症相关的血栓形成是导致患者死亡的主要原因[84]。

Armand Trousseau 在 1865 年首次描述恶性肿瘤病程中的游走性血栓性静脉炎；具有讽刺意味的是，他后来在被诊断出胃癌并死于胃癌之前亲身经历了这种情况。恶性肿瘤病程中的高凝状态后来被称为"Trousseau 综合征"，其定义涵盖的范围已从他对恶性肿瘤游走性血栓性静脉炎的描述扩展到包括弥散性血管内凝血、血栓性微血管病、非细菌性血栓性心内膜炎、动脉血栓形成和深静脉血栓形成[85]。

癌症高凝状态的发病机制尚不完全清楚，可能是由于肿瘤细胞促凝血活性表达。此外，正常组织细胞在受到癌细胞刺激后也可能会表达促凝活性。

导致癌症患者静脉血栓形成风险增加的因素有很多。这些因素包括活动性下降引起的血管性淤滞、留置中心静脉导管、血小板增多、白细胞增多以及肿瘤本身造成的直接压迫或肿瘤本身对于静脉系统的侵犯。此外，一些化疗药物的使用会增加癌症患者血栓形成的风险。

癌症患者静脉血栓栓塞症的一线预防和治疗是应用低分子量肝素，其在预防疾病复发方面的作用明显优于口服抗凝剂华法林。新型口服抗凝剂已显示出良好的应用前景，但目前还没有足够的证据支持其在患有静脉血栓栓塞症的癌症患者中应用[86]。

动脉

与恶性肿瘤相关的高凝状态也可导致下肢动脉血栓栓塞，尽管这比静脉血栓栓塞要少见得多。因此，有关动脉血栓形成的病理生理、预后和治疗尚未进行深入的研究。总的来说，癌症患者动脉血栓形成的预后比单纯动脉粥样硬化所致动脉血栓形成的预后要严重得多[87]。

与静脉恶性肿瘤相关的血栓栓塞疾病一样，动脉血栓形成的高凝状态的产生也很复杂，目前机制还不完全清楚，可能与抗磷脂抗体综合征（antiphospholipid antibody syndrome，APLS）有关，APLS 中产生抗体是一种对肿瘤抗原的反应。下肢动脉栓塞事件也可由非细菌性血栓性内膜炎引发，这通常与癌症有关。其他可能导致下肢动脉血栓栓塞的原因包括放射或动脉插管造成的内皮损伤、肿瘤造成的直接压迫或肿瘤对动脉的侵犯、输血或血小板输注及与某些化疗药物相关的高凝状态[88]。

恶性肿瘤患者动脉血栓栓塞的治疗包括紧急手术干预、导管溶栓、带或不带支架的血管成形术、全身抗凝和抗血小板治疗。治疗措施的选择可根据恶性肿瘤的类型和预后而定。总的来说预后通常较差，尤其对于有实体瘤的情况而言，无论采取何种干预措施，预后都比较差。

淋巴

下肢淋巴系统经常受到恶性肿瘤本身或其治疗的影响。淋巴管损伤可导致皮下富含蛋白质的液体在受影响的下肢积聚，产生淋巴水肿。这会使四肢容易感染，如蜂窝织炎、皮肤中的浆液性液体外渗、皮肤破裂、慢性皮肤纤维化改变以及软组织中的脂肪沉积。淋巴水肿的皮肤纤维化和疣状增生性改变在下肢比上肢更常见。

恶性肿瘤常通过淋巴系统转移，或累及淋巴系统本身，从而影响淋巴液在淋巴系统内的流动，导致患肢肿胀。当一侧下肢出现原因不明的肿胀时,应该考虑恶性肿瘤存在的可能,从而进行适当的影像学检查。恶性梗阻引起的淋巴水肿在癌症本身没有得到成功治疗的情况下,治疗起来尤其困难。

手术切除腹部、盆腔或腹股沟淋巴结是癌症患者下肢淋巴水肿的常见原因。腹股沟淋巴结清扫后淋巴水肿的发生率特别高,据报道,术后 3 个月淋巴水肿的发生率高达 45%[89]。腹部、骨盆或下肢的放疗也会对淋巴系统造成损害,导致淋巴水肿。此外,据报道,化疗是导致淋巴水肿加重的危险因素,然而这一发现存在争议。下肢淋巴水肿的治疗与上肢类似。综合消肿疗法(complex decongestive therapy, CDT)是公认的标准治疗方法,包括手法淋巴引流、加压、运动和皮肤护理等。加压对于淋巴水肿的减轻和维持至关重要,有多种加压的方式可以选择,包括绷带包扎、弹力袜、尼龙搭扣加压设备和气动压缩泵。也有报道可以进行显微外科手术,如淋巴静脉吻合术和淋巴结转移术。

皮肤疾病

与恶性肿瘤相关的下肢皮肤疾病有很多。这些病症包括恶性肿瘤的皮肤表现及转移性疾病或原发性皮肤癌的皮肤浸润。恶性肿瘤患者,特别是淋巴水肿的患者,由于免疫功能低下,可能存在皮肤感染的风险。此外,癌症的治疗也可能引发皮肤疾病,例如放疗导致的皮肤变化和化疗引起的皮肤不良反应。

副肿瘤性皮肤病是一种与恶性肿瘤相关的皮肤病。如果确诊患有副肿瘤性皮肤病,应该考虑相关恶性肿瘤存在的可能,并进行进一步的检查。黑棘皮病就是一个典型的例子,其典型表现是在皮肤皱襞处色素过度沉着、天鹅绒状增厚、疣状斑块增殖。虽然大多数情况下该疾病与肥胖和胰岛素抵抗有关,但其发生也与多种恶性肿瘤有关。

感染 / 炎性疾病

恶性肿瘤本身可导致免疫功能受累。然而,恶性肿瘤的治疗,特别是使用多种化疗药物的治疗,会导致患者免疫功能不全,使患者面临并发感染的风险,包括许多涉及下肢的并发症。某些微生物可能具有传染性,如细菌、病毒、真菌和结核。

与恶性肿瘤相关的全身炎症性疾病也会影响下肢肌肉。多肌炎和皮肌炎是最常见的例子,已知其与若干类型的恶性肿瘤有关。这两种疾病都是自身免疫性疾病,主要影响近端肌肉。皮肌炎也会引起皮疹。

下肢评估

癌症相关的下肢疾病通常表现为疼痛、神经功能障碍和 / 或血管功能障碍。评估的目的是方便而准确地识别可治疗的病因,以便为疾病指导和姑息治疗提供信息。评价重点应集中在三个最常见的病理来源:癌症、癌症治疗和过度使用,并结合临床信息进行鉴别诊断。最需要着重考虑的因素是患者癌症的类型和分期、已知转移部位、目前和过去的抗肿瘤治疗。对于肿瘤转移至骨(乳腺、肾脏、前列腺、肺和甲状腺)和 / 或神经组织(肺癌、黑色素瘤、乳腺癌)的患者来说,应密切关注这些组织类型的潜在疼痛起因。

直接的肿瘤效应可能发生在下肢,如股骨骨转移、近端骨转移及腰骶神经丛病。近端的病理改变所产生的牵涉痛使得确诊更加具有挑战性。因此,应谨慎考虑进出下肢的神经和血管及可能导致下肢疼痛的骨盆和下腹部结构,以保证诊断的可靠性。

随着免疫调节和靶向治疗在所有癌症类型中应用的快速增加,确定治疗效果变得越来越有挑战性[90]。对于常规化疗而言,周围神经病变仍然是下肢的主要病变形式[91]。当化疗所致的周围神经病变(chemotherapy-induced peripheral neuropathy, CIPN)与其他下肢损伤同时发生时,会使患者非常虚弱[92]。多重的、潜在的轻度损伤会加重患者的残疾程度,因此,有必要时刻注意并保持这种认知。影响下肢的免疫调节毒副作用多种多样,随着这些药物在新的人群和癌症类型中的应用,新的问题也随之出现。已知的毒性反应包括局部或全身性的神经以及肌肉损伤[93]。

过度使用是一种常见的、但却经常被忽视的下肢损伤的原因,常被癌症相关的影响所掩盖。然而重要的是要记住,大多数癌症患者的肌肉已经有很大程度的萎缩,且许多人伴有疼痛[94]。这些问题使得在进行运动和日常生活活动时肌肉骨骼系统过度负荷,促使患者通过改变力学来适应运动和日常生活活动。其后果可能会造成各种滑囊炎、肌腱炎和肌肉疾病。

除了这些与癌症相关的下肢损伤的常见病因外,临床医生还应牢记癌症伴有的很多潜在的、间接的不良影响及癌症治疗时对下肢的处理。这些影响包括但不限于血栓形成、伴有感染风险的中性粒细胞减少、副肿瘤神经病变、淋巴堵塞和伴血管闭塞的肿瘤栓塞。这些不良影响因素涉及面非常广泛，因为没有任何身体系统可以免于下肢肿瘤或肿瘤治疗的影响，或免于因癌症存在而触发的宿主效应如凝血病。因此，不同癌症、治疗和并存病的复杂风险状况所反映出的广泛差异将很好地为临床医生服务。

病史，系统回顾，诊断性测试

严格的临床数据收集对于指导患者评估至关重要。除了癌症的类型和状态外，还应搜集有关当前和先前治疗的信息，并应细心关注所有放射结构、最新的影像学变化、近期的治疗调整以及患者的治疗依从性。随着抗癌药物成本的飞涨和口服药物使用量的增加，越来越多的报告显示，患者为降低花费而服用少于处方剂量的药物[94]。

病史应全面并重点突出患者的体征和/或症状。采用结构化的方式可以很好地记录疼痛史，即使对于非疼痛性的主诉也是如此。推荐的要素包括起病的性质和病因（如：创伤和手术）；暂时相关的体征或症状；疼痛分布；日变化趋势；加剧和缓解因素；强度（平均/最差/最低）；对于工作、情绪、睡眠、社交能力和其他相关生活领域的影响；必要时还应包括症状的性质。后者更适用于评估疼痛，因为疼痛特征和病理生理、伤害性、神经性、中枢/外周敏化之间存在关联。使用经过验证的评估工具，如简明疼痛量表（the Brief Pain Inventory，BPI）或患者报告结局测量系统（Patient Reporter Outcome Measurement System，PROMIS）中的疼痛条目，可能有助于使患者主诉量化和客观化[95,96]。

体格检查

全面的体格检查可以为临床医生提供宝贵的信息，因为癌症进展的征象往往很明显。黄疸、恶病质、淋巴水肿、腹水和库欣综合征可能提示患者处于疾病的晚期以及其繁杂的既往治疗史，这些特征有助于明确鉴别诊断。

应对患者进行详细的肌肉骨骼系统和神经系统检查。另外，对其他可能导致或加重下肢损伤的

身体系统评估也可能提供有价值的信息。例如，心血管系统的评估包括组织充盈、脉搏、凹陷、毛细血管充盈和斑点。淋巴结评估包括受累区域的淋巴结是否有增大、肿块或压痛；皮肤评估包括是否有渗液、破裂和皮疹，腹部评估包括是否伴有腹胀，移动性浊音和反跳痛等。

由于检查的区域内可能存在脓肿、骨性病变或易碎的肿瘤，因此，过于用力的触诊和操作都是不合适的。肌肉骨骼检查的关键要素包括：

- 肢体检查以评估萎缩及不对称性
- 关节活动度检查主动活动度和被动活动度均应检查
- 触诊以确定疼痛的结构，评估时出现细微的组织不一致性可能提示存在肿瘤或其他病理学改变
- 激发动作应用负荷、募集或以其他方式对涉及的肌肉骨骼结构施加压力
- 步态检查仔细观察有无肌肉弱化导致的异常特征

有些常见的癌症，如乳腺癌和肺癌，可能会转移到神经组织，因此也应对患者进行全面的神经系统检查。肿瘤颅内和脊柱转移时由于牵涉或动力链传导可能出现下肢体征和症状。此外，软脑膜疾病常为多发性的，解剖学上表现为分离性神经功能障碍[97]。因此，除了要对下肢进行全面评价之外，还应对患者的精神状态和脑神经进行评价。下肢神经系统检查的关键要素包括：

- 对所有主要肌群进行徒手肌力测试，特别注意病史所涉及到的肌肉群。反复下蹲或从坐到站可以发现持续运动能力的不足
- 反射
- 感觉测试，并密切关注轻度 CIPN 的可能性
- 平衡/协调进行单足站立测试，可能的情况下也可以进行前后脚串联、脚跟行走和脚趾行走。另外也应测试 Romberg 征。

由于评估环境、评估设施和辅助工具的限制，可能无法进行全面的功能评估。然而，不及时借助设备，也可以对患者进行转移能力和步态的评估。对于住院的患者，也可以进行床上活动能力的评估。

治疗

下肢疼痛和功能障碍的治疗取决于通过病史、体格检查和影像学确定的病因及患者癌症的类型

和分期。病情平稳的患者可能比处于疾病晚期并接受姑息治疗的患者参与训练的积极性更高。除药物治疗外,其他治疗方案也可能有益,特别是针对与过度使用相关的问题,往往可以减少药物使用量。如果癌症的直接影响被认为是主因,那么,即便是处于疾病晚期的患者,也应考虑应用靶向治疗,如放疗,因为这些疗法可能是最有效的缓解症状的方法。

理疗与运动

非药物疗法可以减少癌症患者对止痛药和应用于其他症状的药物需求,从而使患者受益。经皮神经电刺激的证据基础较弱,但可能减轻部分类型的癌性疼痛如神经性疼痛、内脏疼痛、肌肉骨骼疼痛和术后疼痛[98]。最近,Scarmbler 疗法应运而生,这种疗法对 CIPN 和其他癌症相关的神经性疼痛有着积极的治疗作用[99]。神经肌肉电刺激已被证实可以改善肌肉无力的客观测试结果[100]。热疗可能同样有益。应用冰袋或者冰敷按摩可以缓解肌肉骨骼疼痛,表浅热敷可以减轻肌肉痉挛并促进肌肉放松。

解决下肢功能障碍的治疗性运动包括柔韧性、力量、协调以及有氧运动,具体形式的选择取决于治疗目标。多数情况下,对于癌症患者过度使用所致肌肉骨骼疼痛综合征的治疗效果与普通人群无显著差异。但是必须考虑癌症患者特有的弱点。对于正在接受化疗或放疗、有血小板减少症的患者,应考虑到伴随的出血风险,其训练方式推荐采用非等长的、亚极量的力量强化训练。对于已知存在骨转移的患者而言,在减轻疼痛或四肢无力的程度之前,应先进行仔细评估以确保负重部分骨性结构的完整性。

下肢支具

支具可以用于增强步态稳定性和安全性,并能预防跌倒的发生。只要患者的感觉功能良好且支具形状合适,非定制的踝足矫形器也可以应用于短期治疗中。当非定制的矫形器不能满足患者需求时,可以定制特定的矫形器具,以更好地保护关节,减轻压力,改善步态动力学和稳定性。选择下肢矫形器时应考虑预后、腿部浮肿和皮肤脆弱等因素。

长期使用的医疗设备

助行器可以减轻受累下肢的负重,从而缓解疼痛。助行器可以帮助提高转移和步行时的稳定性和安全性。最佳辅助器具的选择要基于以下几个因素:患者的年龄、跌倒史、负重时的疼痛或负重受限、肌力、感觉、本体感觉和 / 或耐力。可供选择的支具包括单点手杖、四点手杖 / 半自动助行器、前轮助行器、带手刹和座椅的四轮助行器、腋拐、前臂拐杖、如果上肢是受累的,可以配备平台式附件。

浴室辅助工具,例如升高的马桶座、淋浴椅、浴缸长椅和扶手,可以使患者独立安全地完成马桶或浴缸的转移。医用病床有助于患者体位变换,从而保护皮肤的完整性并减轻疼痛。为最大化提升患者的功能和独立性,有许多辅助器械可供选择。ACS 是癌症患者获得本地可用资源的绝佳参考,ACS 提供的服务包括咨询、协助、信息和转诊服务及医疗设备和用品、假肢及其附件、小组支持和转运等。

目标

确立康复目标应考虑一系列因素,包括患者的年龄、癌症的类型和分期以及合并症,并且应该与患者及其家属共同确定,因为他们的“参与”至关重要。与肿瘤相关的经历和其他功能的丧失可能会影响他们的信心和康复过程中的参与程度。情绪失控和情感障碍会影响患者恢复独立的积极性。家庭成员可以依据患者能力范围,允许或阻止他完成各种活动,来促进或阻碍目标的实现。

结论

“据统计,目前有超过 1 550 万美国人有癌症病史,我们预计长期带癌生存的人数将继续增加[101]。”这些数据迫使所有参与癌症治疗的临床医生要考虑患者在急性诊断和治疗阶段之外,可能有哪些需求。在过去的几年里,这一话题备受关注,医学研究所在 2006 年发表的题为《从癌症患者到癌症幸存者》(From Cancer Patient to Cancer Survivor)[102]的报告为这一倡议增加了动力,报告对于那些以癌症康复为中心的医务工作者有许多具体的建议。举例来说,作者提出了生存护理的四个基本组成部分，涵盖"癌症后果的干预及癌症治疗，如：淋巴水肿和性功能障碍等医学问题；疼痛和疲劳等症状；癌症幸存者及其护理人员所经历的心理困扰；以及与就业、保险、残疾有关的问题。"该报告内容广泛、全面，提出的建议涉及方方面面，从对医护人员的教育到开发基于循证医学的医疗体系和模式，再到对癌症治疗各阶段的费用报销。贯穿始终并引人注目的是，从多方面解决和改善护理问题是存在巨大潜力的，而这些方面通常是物理医学和康复从业者关注的焦点，包括减轻活动障碍，如下肢功能障碍。

要点

- 除了癌症及其治疗如手术、化疗和放疗的影响之外，患者的下肢疼痛也可能由肌肉、关节或骨骼问题以及神经、血管和全身因素引起。
- 如果下肢疼痛具有力学特征，除非有其他证据，否则应考虑存在骨转移。
- 全身骨密度可能会受到肿瘤及其治疗的间接影响，并大大增加不完全性骨折的风险。
- 髋关节外侧（大转子滑囊）、膝关节内侧（鹅足滑囊）的压痛可能提示滑囊炎，类固醇皮质激素注射和/或物理疗法可能有效。
- 癌症患者的关节炎大多数是骨性关节炎。
- 在住院或虚弱的癌症患者中，扭伤并不罕见，但可能不容易被发现，因为患者可能不会提及伤害性事件和创伤迹象如损伤后数小时出现的疼痛、肿胀、红斑和发热，而是以其他疾病就诊，如血栓栓塞或蜂窝组织炎。
- 软脑膜癌可能累及单个神经根（单神经根病），但累及多个神经根的情况更常见，它会导致多发性神经根性综合征，通常类似于感觉运动性多发性神经病。
- 神经毒性抗癌药物的使用是导致与癌症相关的神经病变的最常见原因。
- 人们早就发现，癌症人群患DVT的风险更高
- 详细而有针对性的病史、确定患者疼痛的特征、位置、发病和持续时间，对于癌症患者下肢疼痛的鉴别诊断十分重要。

（郄淑燕 译 公维军 校）

参考文献

1. van den Beuken-van Everdingen MHJ, de Rijke JM, Kessels AG, et al. Prevalence of pain in patients with cancer: a systematic review of the past 40 years. *Ann Oncol*. 2007;18:1437–1449.
2. Catala E, Martinez J. Bisphosphonates. In: de Leon-Casasola OA, ed. *Cancer Pain: Pharmacologic, Interventional, and Palliative Approaches*, 1st ed. Philadelphia, PA: Saunders Elsevier; 2006:337–347.
3. Croarkin E. Osteopenia in the patient with cancer. *Phys Ther*. 1999;79:196–201.
4. Hamilton SA, Pecaut MJ, Gridley DS, et al. A murine model for bone loss from therapeutic and space-relevant sources of radiation. *J Appl Physiol*. 2006;101:789–793.
5. Damron TA, Heiner J. Distant soft tissue metastases: a series of 30 new patients and 91 cases from the literature. *Ann Surg Oncol*. 2000;7(7):526–534.
6. Ball AB, Serpell JW, Fisher C, et al. Primary soft tissue tumors of the pelvis causing referred pain in the leg. *J Surg Oncol*. 1991;47(1):17–20.
7. Crundwell N, O'Donnell P, Saifuddin A. Non-neoplastic conditions presenting as soft-tissue tumours. *Clin Radiol*. 2007;62(1):18–27.
8. Mill GM, Baethge BA. Ischiogluteal bursitis in cancer patients: an infrequently recognized cause of pain. *Am J Clin Oncol*. 1993;16(3):229–231.
9. Volk M, Gmeinwieser J, Hanika H, et al. Ischiogluteal bursitis mimicking soft-tissue metastasis from a renal cell carcinoma. *Eur Radiol*. 1998;8(7):1140–1141.
10. McBeth J, Silman AJ, Macfarlane GJ. Association of widespread body pain with an increased risk of cancer and reduced cancer survival. *Arthritis Rheumatol*. 2003;48(6):1686–1692.
11. Stieber VW, Tatter SB, Shaffrey ME, et al. Primary spinal tumors. In: Schiff D, O'Neill BP, eds. *Principles of Neuro-Oncology*. New York, NY: McGraw-Hill; 2005:501–531.
12. Kaplan JG, DeSouza TG, Farkash A, et al. Leptomeningeal metastases: comparison of clinical features and laboratory data of solid tumors, lymphomas and leukemias. *J Neurooncol*. 1990;9:225.
13. Posner JB. Leptomeningeal Metastases. In: Reinhardt RW, ed. *Neurologic Complications of Cancer*. Philadelphia, PA: F. A. Davis; 1995:143–171.
14. Kesari S, Batchelor TT. Leptomeningeal metastases. *Neurol Clin*. 2003;21:25.
15. Clarke JL, Perez HR, Jacks LM, et al. Leptomeningeal metastases in the MRI era. *Neurology*. 2010;74:1449.
16. Lamovec J, Zidar A. Association of leptomeningeal carcinomatosis in carcinoma of the breast with infiltrating lobular carcinoma. An autopsy study. *Arch Pathol Lab Med*. 1991;115:507.
17. Lamovec J, Bracko M. Metastatic pattern of infiltrating lobular carcinoma of the breast: an autopsy study. *J Surg Oncol*. 1991;48:28.
18. Altundag K, Bondy ML, Mirza NQ, et al. Clinicopathologic characteristics and prognostic factors in 420 metastatic breast cancer patients with central nervous system metastasis. *Cancer*. 2007;110:2640.
19. Bhattacharyya AK, Guha A. Spinal root and peripheral nerve tumors. In: Schiff D, O'Neill BP, eds. *Principles of Neuro-Oncology*. New York, NY: McGraw-Hill; 2005:533–549.
20. Selim M, Chad DA, Recht LD. Neuromuscular disease and its complications. In: Schiff D, Wen PY, eds. *Cancer Neurology in Clinical Practice*. Totowa, NJ: Humana Press; 2003:121–134.
21. Sripathi N, Rogers LR. Cancer metastasis to the peripheral nervous system. In: Schiff D, O'Neill BP, eds. *Principles of Neuro-Oncology*. New York, NY: McGraw-Hill; 2005:629–646.
22. Hammack JE. Cancer and cancer treatment-related neuromuscular disease. In: Schiff D, Wen PY, eds. *Cancer Neurology in Clinical Practice*. Totowa, NJ: Humana Press; 2003:57–70.
23. Jaeckle KA, Young DF, Foley, KM. The natural history of lumbosacral plexopathy in cancer. *Neurology*. 1985;35(1):8–15.
24. Taylor BV, Kimmel DW, Krecke KN, et al. Magnetic resonance imaging in cancer-related lumbosacral plexopathy. *Mayo Clin Proc*. 1997;72(9):823–829.
25. Ladha SS, Spinner RJ, Suarez GA, et al. Neoplastic lumbosacral radiculoplexopathy in prostate cancer by direct perineural spread: an unusual entity. *Muscle Nerve*. 2006; 34:659.
26. Rigor BMSr. Pelvic cancer pain. *J Surg Oncol*. 2000;75:280.
27. Planner AC, Donaghy M, Moore NR. Causes of lumbosacral plexopathy. *Clin Radiol*. 2006;61:987.

第六篇

28. Capek S, Howe BM, Tracy JA, et al. Prostate cancer with perineural spread and dural extension causing bilateral lumbosacral plexopathy: case report. *J Neurosurg.* 2015;122:778.

29. Stubblefield MD, Ibanez K, Riedel ER, et al. Peripheral nervous system injury after high-dose single-fraction image-guided stereotactic radiosurgery for spine tumors. *Neurosurg Focus.* 2017;42(3):1–8.

30. Schiodt AV, Kristensen O. Neurologic complications after irradiation of malignant tumor of the testis. *Acta Radiol Oncol Radiat Phys Biol.* 1978;17(5):369–378.

31. Béhin A, Delattre J-Y. Neurologic sequelae of radiotherapy on the nervous system. In: Schiff D, Wen PY, eds. *Cancer Neurology in Clinical Practice.* Totowa, NJ: Humana Press; 2003:173–191.

32. Glass JP, Pettigrew LC, Maor M. Plexopathy induced by radiation therapy. *Neurology.* 1985;35(8):1261.

33. Thomas JE, Cascino TL, Earle JD. Differential diagnosis between radiation and tumor plexopathy of the pelvis. *Neurology.* 1985;35(1):1–7.

34. Levin VA. *Cancer in the Nervous System.* New York, NY: Oxford University Press; 2002.

35. Redmond JM, McKenna MJ. Quantitative sensory testing. *Muscle Nerve.* 1996;19(3):403–404.

36. Balmaceda C, Korkin E. Cancer and cancer treatment-related neuromuscular disease. In: Schiff D, Wen PY, eds. *Cancer Neurology in Clinical Practice.* Totowa, NJ: Humana Press; 2003:193–213.

37. Posner JB. Pathophysiology of metastases to the nervous system. In: DeAngelis LM, Posner JB eds. *Neurologic Complications of Cancer.* Philadelphia, PA: F. A. Davis; 1995:15–36.

38. Hawley R, Cohen M, Saini N, et al. The carcinomatous neuromyopathy of oat cell lung cancer. *Ann Neurol.* 1980;7(1):65–72.

39. Rogers LR, Borkowski GP, Albers JW, et al. Obturator mononeuropathy caused by pelvic cancer: six cases. *Neurology.* 1993;43(8):1489–1492.

40. Saphner T, Gallion HH, Van Nagell JR, et al. Neurologic complications of cervical cancer. A review of 2261 cases. *Cancer.* 1989;64(5):1147–1151.

41. LaBan MM, Meerschaert JR, Taylor RS. Electromyographic evidence of isolated inferior gluteal nerve compromise: an early representation of recurrent colon carcinoma. *Arch Phys Med Rehabil.* 1982;63(1):33–35.

42. Diouf B, Crews KR, Lew G, et al. Association of an inherited genetic variant with vincristine-related peripheral neuropathy in children with acute lymphoblastic leukemia. *JAMA.* 2015;313:815.

43. Chaudhry V, Chaudhry M, Crawford TO, et al. Toxic neuropathy in patients with pre-existing neuropathy. *Neurology.* 2003;60:337.

44. Trobaugh-Lotrario AD, Smith AA, et al. Vincristine neurotoxicity in the presence of hereditary neuropathy. *Med Pediatr Oncol.* 2003;40:39.

45. Kalfakis N, Panas M, Karadima G, et al. Hereditary neuropathy with liability to pressure palsies emerging during vincristine treatment. *Neurology.* 2002;59:1470.

46. Tanner KD, Reichling DB, Levine JD. Nociceptor hyperresponsiveness during vincristine-induced painful peripheral neuropathy in the rat. *J Neurosci.* 1998;18(6):6480–6491.

47. Postma TJ, Benard BA, Huijgens PC, et al. Long-term effects of vincristine on the peripheral nervous system. *J Neurooncol.* 1993;15:23.

48. Verstappen CC, Koeppen S, Heimans JJ, et al. Dose-related vincristine-induced peripheral neuropathy with unexpected off-therapy worsening. *Neurology.* 2005;64:1076.

49. Legha SS. Vincristine neurotoxicity. Pathophysiology and management. *Med Toxicol.* 1986;1:421.

50. Freilich RJ, Balmaceda C, Seidman AD, et al. Motor neuropathy due to docetaxel and paclitaxel. *Neurology.* 1996;47:115.

51. Lee JJ, Swain SM. Peripheral neuropathy induced by microtubule-stabilizing agents. *J Clin Oncol.* 2006;24:1633.

52. Krzakowski M, Ramlau R, Jassem J, et al. Phase III trial comparing vinflunine with docetaxel in second-line advanced non-small-cell lung cancer previously treated with platinum-containing chemotherapy. *J Clin Oncol.* 2010;28:2167.

53. Argyriou AA, Polychronopoulos P, Iconomou G, et al. Paclitaxel plus carboplatin-induced peripheral neuropathy. A prospective clinical and electrophysiological study in patients suffering from solid malignancies. *J Neurol.* 2005;252:1459.

54. Grisold W, Cavaletti G, Windebank AJ. Peripheral neuropathies from chemotherapeutics and targeted agents: diagnosis, treatment, and prevention. *Neuro-Oncol.* 2012;14(suppl 4):iv45.

55. Van der Hoop RG, Vecht CJ, van der Burg ME, et al. Prevention of cisplatin neurotoxicity with an ACTH(4–9) analogue in patients with ovarian cancer. *N Engl J Med.* 1990;322:89.

56. Siegal T, Haim N. Cisplatin-induced peripheral neuropathy. Frequent off-therapy deterioration, demyelinating syndromes, and muscle cramps. *Cancer.* 1990;66:1117.

57. von Schlippe M, Fowler CJ, Harland SJ. Cisplatin neurotoxicity in the treatment of metastatic germ cell tumour: time course and prognosis. *Br J Cancer.* 2001;85:823.

58. Argyriou AA, Bruna J, Marmiroli P, et al. Chemotherapy-induced peripheral neurotoxicity (CIPN): an update. *Crit Rev Oncol Hematol.* 2012;82:51.

59. Krarup-Hansen A, Helweg-Larsen S, Schmalbruch H, et al. Neuronal involvement in cisplatin neuropathy: prospective clinical and neurophysiological studies. *Brain.* 2007;130:1076.

60. Mollman JE, Hogan WM, Glover DJ, et al. Unusual presentation of cis-platinum neuropathy. *Neurology.* 1988;38(3):488–490.

61. Glendenning JL, Barbachano Y, Norman AR, et al. Long-term neurologic and peripheral vascular toxicity after chemotherapy treatment of testicular cancer. *Cancer.* 2010;116:2322.

62. Dalmau J, Gultekin HS, Posner JB. Paraneoplastic neurologic syndromes: pathogenesis and physiopathology. *Brain Pathol.* 1999;9:275–284.

63. Dalmau J, Furneaux HM, Cordon-Cardo C, et al. The expression of the Hu (paraneoplastic encephalomyelitis/sensory neuronopathy) antigen in human normal and tumor tissues. *Am J Pathol.* 1992;141:881–886.

64. Forsyth PA, Dalmau J, Graus F, et al. Motor neuron syndromes in cancer patients. *Ann Neurol.* 1997;41:722–730.

65. Schold SC, Cho ES, Somasundaram M, et al. Subacute motor neuronopathy: a remote effect of lymphoma. *Ann Neurol.* 1979;5:271–287.

66. Plante-Bordeneuve V, Baudrimont M, Gorin NC, et al. Subacute sensory neuropathy associated with Hodgkin's disease. *J Neurol Sci.* 1994;121:155–158.

67. Pourmand R, Maybury BG. AAEM case report #31: paraneoplastic sensory neuronopathy. *Muscle Nerve.* 1996;19(12):1517–1522.

68. Stübgen JP. Neuromuscular disorders in systemic malignancy and its treatment. *Muscle Nerve.* 1995;18(6):636–648.

69. Hughes R, Sharrack B, Rubens R. Carcinoma and the peripheral nervous system. *J Neurol.* 1996;243(5):371–376.

70. Amato AA, Collins MP. Neuropathies associated with malignancy. *Semin Neurol.* 1998;18(1):125–144.

71. Croft PB, Wilkinson M. Carcinomatous neuromyopathy: its incidence in patients with carcinoma of the lung and carcinoma of the breast. *Lancet.* 1963;1:184–188.

72. Riva M, Brioschi AM, Marazzi R, et al. Immunological and endocrinological abnormalities in paraneoplastic disorders with involvement of the autonomic system. *Ital J Neuro Sci.* 1997;18(3):157–161.

73. Sterman AB, Schaumburg HH, Ashbury AK. The acute sensory neuropathy syndrome: a distinct clinical entity. *Ann Neurol.* 1980;7(4):354–358.

74. Trojaborg W, Frantzen E, Andersen I. Peripheral neuropathy and myopathy associated with carcinoma of the lung. *Brain.* 1969;92:71.

75. Gomm SA, Thatcher N, Barber PV, et al. A clinicopathological study of the paraneoplastic neuromuscular syndromes associated with lung cancer. *Q J Med.* 1990;75:577.

76. Fisher CM, Williams HW, Wing ES Jr. Combined encephalopathy and neuropathy with carcinoma. *J Neuropathol Exp Neurol.* 1961;20:535–547.

77. Asbury AK. New concepts of Guillain-Barré syndrome. *J Child Neurol.* 2000;15:183.

78. Lunn MP, Nobile-Orazio E. Immunotherapy for IgM anti-myelin-associated glycoprotein paraprotein-associated peripheral neuropathies. *Cochrane Database Syst Rev.* 2003;CD002827.

79. Julien J, Vital C, Aupy G, et al. Guillain-Barré syndrome and Hodgkin's disease—ultrastructural study of a peripheral nerve. *J Neurol Sci.* 1980;45:23.

80. Rubin DI, Kimmel DW, Cascino TL. Outcome of peroneal neuropathies in patients with systemic malignant disease. *Cancer.* 1998;83(8):1602–1606.

81. Muley SA, Parry GJ. Approach to the evaluation of mononeuropathy multiplex. In: Donofrio PD, ed. *Textbook of Peripheral Neuropathy.* New York: Demos Medical Publishing; 2012:41–55

82. Grisold W, Piza-Katzer H, Jahn R, et al. Intraneural nerve metastasis with multiple mononeuropathies. *J Peripher Nerv Syst.* 2000;5(3):163–167.

83. Johnson PC, Rolak LA, Hamilton RH, et al. Paraneoplastic vasculitis of nerve: a remote effect of cancer. *Ann Neurology.* 1979;5(5):437–444.

84. Ikushima S, Ono R, Fukuda K, et al. Trousseau's syndrome: cancer-associated thrombosis. *Japanese J Clin Oncol.* 2016;46(3):201–208.

85. Varki A. Trousseau's syndrome: multiple definitions and multiple mechanisms. *Blood.* 2007;110:1723–1729.

86. Piazza G. Venous thromboembolism and cancer. *Circulation.* 2013;128: 2614–2618.

87. Javid M, Magee TR, Galland RB. Arterial thrombosis associated with malignant disease. *Eur J Vasc Endovasc Surg.* 2008;35:84–87.

88. Sanon S, Lenihan DJ, Mouhayar E. Peripheral arterial ischemic events in cancer patients. *Vascular Medicine.* 2010;16(2):119–130.

89. Chang SB, Askew RL, Sing Y, et al. Prospective assessment of postoperative complications and associated costs following inguinal lymph node dissection (ILND) in melanoma patients. *Ann Surg Oncol.* 2010;17(10):2764–2772.

90. Vanneman M, Dranoff G. Combining immunotherapy and targeted therapies in cancer treatment. *Nat Rev Cancer.* 2012;12:237–351.

91. Seretny M, Currie GL, Sena ES, et al. Incidence, prevalence, and predictors of chemotherapy-induced peripheral neuropathy: A systematic review and meta-analysis. *Pain.* 2014;155:2461–2470.

92. Yang L, Yu H, Dong S, et al. Recognizing and managing on toxicities in cancer immunotherapy. *Tumour Biol.* 2017;39:1010428317694542.

93. Ryan AM, Power DG, Daly L, et al. Cancer-associated malnutrition, cachexia and sarcopenia: the skeleton in the hospital closet 40 years later. *Proc Nutr Soc.* 2016;75:199–211.

94. Altice CK, Banegas MP, Tucker-Seeley RD, et al. Financial hardships experienced by cancer survivors: a systematic review. *J Natl Cancer Inst.* 2017;109.

95. Burton AW, Chai T, Smith LS. Cancer pain assessment. *Curr Opin Support Palliat Care.* 2014;8:112–116.

96. Garcia SF, Cella D, Clauser SB, et al. Standardizing patient-reported outcomes assessment in cancer clinical trials: a patient-reported outcomes measurement information system initiative. *J Clin Oncol.* 2007;25:5106–5112.

97. Clarke JL. Leptomeningeal metastasis from systemic cancer. *Continuum.* 2012;18:328–342.

98. Loh J, Gulati A. The use of transcutaneous electrical nerve stimulation (TENS) in a major cancer center for the treatment of severe cancer-related pain and associated disability. *Pain Med.* 2015;16: 1204–1210.

99. Pachman DR, Watson JC, Loprinzi CL. Therapeutic strategies for cancer treatment related peripheral neuropathies. *Curr Treat Options Oncol.* 2014;15:567–580.

100. Jones S, Man WD, Gao W, et al. Neuromuscular electrical stimulation for muscle weakness in adults with advanced disease. *Cochrane Database Syst Rev.* 2016;10:CD009419.

101. Cancer Facts and Figures 2017. *Page 1. American Cancer Society.* Atlanta: American Cancer Society; 2017.

102. Institute of Medicine and National Research Council of the National Academies. *From Cancer Patient to Cancer Survivor Lost in Transition.* Washington DC: National Academies Press; 2006.

第
六
篇

第59章

癌症患者骨质疏松

Azeez Farooki, Jenny Ukena

本章旨在提供相关临床信息,并探讨癌症患者骨质疏松的诊断评估和治疗。尽管这些临床信息与所有骨质疏松患者均相关,但本章主要强调与肿瘤患者具体相关的问题。

病理生理学和定义

骨组织中含有 5% 的细胞、25% 的有机蛋白(90% 的 I 型胶原蛋白)和 70% 的无机矿物成分(羟基磷灰石)。许多骨转换的生化指标(可在尿液和/或血清中检测)是 I 型胶原蛋白(氨基和羧基末端肽)的分解产物。骨转换或骨重塑是指较老的骨被较新的骨取代的生理过程,在此过程中,骨吸收(通过破骨细胞产生的蛋白酶和破骨细胞介导的酸脱钙以及蛋白水解消化去除骨)与即刻骨形成(骨基质的生成

和随后的钙化)同时进行。在成人中,每年约有 3% 的骨皮质和 25% 的骨松质被重新吸收和替换。骨矿物质密度的净损失是因为骨转换过程中骨质流失占优势而导致的不平衡。水平骨小梁或"支柱"的显微结构退化(图 59-1)[1]、皮质厚度减少、皮质孔隙率增加,均可导致骨质流失和骨折倾向。

骨质疏松症是一种以骨骼强度受损为特征的疾病,可导致骨骼脆弱,增加骨折的风险,尤其是髋部、脊柱和腕部的骨折[2]。骨骼强度既反映了骨骼密度也反映了"骨骼质量"。骨骼质量的决定因素包括骨微结构、骨转换、损伤累积(微骨折)和矿化[2]。目前,测量骨质量的非侵入性工具有限,但一些更新的技术正在被应用。双能 X 射线吸收法(dual-energy x-ray absorptiometry, DXA)是测量骨密度的金标准。骨密度是由峰值骨量减去在此期

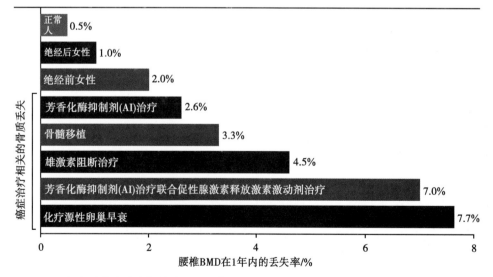

图 59-1　与各种癌症治疗相关的骨质丢失

摘自 Guise TA, et al. Bone loss and fracture risk associated with cancer therapy. Oncologist, 2006; 11: 1121-1131(经 Guise TA 许可转载)

间的骨质流失量决定的。因此，骨质疏松症可能是由于较低的峰值骨量，随后的骨质流失，或者两种因素共同导致的。一般来说，人类的骨量大约在 30 岁左右才会停止增加，然后在一段时间内趋于稳定，随后每年有 0.5%～1.0% 的轻度骨质流失，直到 50 岁（更年期）左右。此后，它以每年 1%～2% 的速度流失，可能会持续 5～10 年的"加速期"，然后是与年龄相关性较小的骨质流失。对于男性来说，如果性腺功能正常，则不存在加速期。

临床表现

骨质疏松症在骨折之前没有临床表现或症状，类似于无症状的高血压增加了继发心肌梗死或脑卒中的风险。大多数骨质疏松性骨折的患者没有接受骨质疏松症的评估或治疗。

椎体骨折

椎体骨折是骨质疏松症最常见的临床表现。这些骨折中有三分之二是无症状的，因此许多仍未确诊；诊断这种具有特征性形态的骨折需要能显示脊柱侧位的成像技术（图 59-2）。美国国家骨质疏松基金会（The National Osteoporosis Foundation）建议患者在诊断出临床上明显的和不明显的"真性"骨折后开始服用骨质疏松药物。体检结果表明，椎体骨折伴脊柱后凸的表现为枕骨不能触及到墙壁，

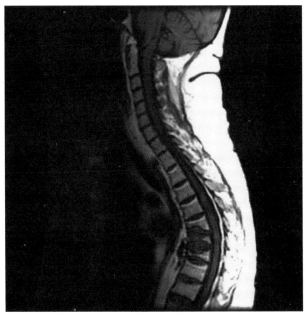

图 59-2 骨质疏松患者椎体压缩性骨折（T6，T7，T8）的矢状位 MRI（T1）

肋缘与髂嵴之间的间隙不足 3 指宽[3]。当有上述体检发现和 / 或身高下降大于 2cm（0.75 英寸）时，应及时检查是否存在隐匿性椎体骨折。既往存在椎体、腕部或髋部骨折史的患者，这三个最常见脆性骨折部位的后续骨折风险大大增加[4]。

椎体骨折可由正常的前屈活动引起，而无外伤。严重的急性背痛可向两侧和前方放射。多发骨折会导致身高下降和背部过度后凸，出现"老妪驼背"。部分因椎体骨折而导致严重胸椎后凸的患者会有很多相关的主诉，比如向前看时颈椎持续伸展而导致的颈部疼痛，由于腹腔内容物压迫而导致过早的饱腹感及由于限制性肺部疾病而导致的呼吸困难。T7 以上椎体骨质疏松引起的椎体骨折是罕见的，如果出现应怀疑存在恶性肿瘤[5]。

髋部骨折

髋部骨折是骨质疏松症的一种可能导致死亡的临床表现，到 80 岁时会影响 15% 的女性和 5% 的男性。据报道，根据研究人群的不同，髋部骨折后一年的死亡率为 24%～33%[6,7]。患者的生活质量会受到严重影响，骨折后六个月，只有 15% 的髋部骨折患者能够在无人帮助的情况下独自室内行走。20%（之前非卧床）的患者需要长期护理，并伴有相关的经济和心理负担。在一项研究中，参与者认为长期护理生不如死[8]。骨质疏松性髋部骨折通常发生在低能量跌倒后，并引起疼痛和承重不能，患肢常出现短缩外旋。髋部骨折后不能对骨质疏松症进行诊断和治疗的情况仍然很常见。

心理问题

身体状态的改变如身高下降和驼背，可能会导致自尊心的丧失和抑郁[9]。脊柱后凸侧弯可能会限制灵活性和独立性。椎体压缩性骨折（vertebral compression fractures，VCF）引起的顽固性慢性疼痛也可导致抑郁。

流行病学及重要性

美国有 1 000 万人患有骨质疏松症，3 400 万人骨量下降，或骨质减少。美国每年有 150 万例骨质疏松性骨折[10]。相比之下，每年乳腺癌病例不足 20 万例，心脏病发作约为 51.3 万例。一位 50 岁的白人妇女一生中有 18% 的机会患髋部骨折[11]。

2001 年, 大约 31.5 万名 45 岁及以上的美国人因髋部骨折住院。骨质减少的女性人数(大约占成年女性人口的一半)远远超过骨质疏松的女性人数,超过半数的脆性骨折发生在骨密度值和全髋关节 T 值不符合骨质疏松症标准的女性中[12]。据估计,每年用于治疗骨质疏松性骨折的美国直接医疗支出超过 180 亿美元。

评价

骨密度测定

骨密度计算公式为[骨矿物质含量(g)/骨面积(cm²)]。因此,骨密度测量的是二维区域,而不是真实的体积骨密度。DXA 是测量中轴骨骼(脊柱、髋关节,有时还有桡骨)骨密度、跟踪治疗、帮助评估骨折风险的金标准。需要注意的是,由于骨基质中钙和磷这两种矿物质的缺乏而引起的骨软化症等疾病可能会将骨密度降低至"骨质疏松"范围。由于骨软化症的治疗与骨质疏松症的治疗不同,因此具有很重大的临床意义。DXA 另外两个局限性是:①椎体压缩骨折可能会增加受累椎骨的骨密度(因为测量的是单位面积骨密度而不是体积骨密度),可能给当前的治疗提供错误的信息;②X 线路径中的外源性钙化(主动脉等)可能会导致测量伪影。腰椎值一般表示为第一至第四(L1-L4)椎体的平均值;结果分析中不应包括变形的椎骨,并且需要在 T 值范围内至少两个连续的椎骨来计算数值。

世界卫生组织(World Health Organization, WHO)将骨质疏松定义为 T 值≤-2.5[13]。骨密度相应的 T 值即 25～30 岁之间同性别的健康年轻成人平均骨密度的标准差。一个年轻成人正常值在 1SD 范围内,或大于 -1SD。低骨量或骨质减少定义为 T 值介于 -1.0 和 -2.5 之间(表 59-1)[14]。Z 值表示的是来自相同年龄、性别和种族的正常受试者的标准差数值。对于绝经前的女性(尤其是那些还没有达到骨量峰值的 30 岁以下的女性)和 50 岁以下的男性,应该使用 Z 值,而不是 T 值。

表 59-1　WHO 骨密度分类

分类	T 值
正常	-1.0 或以上
骨量减少	<-1.0 但 >-2.5
骨质疏松	-2.5 或以下
严重骨质疏松	-2.5 或以下,伴有脆性骨折

筛查骨质疏松症患者的目的是在首次骨折发生前进行临床干预。无论骨密度如何,有脆性骨折史(定义为从站立高度摔倒导致的骨折或无创伤性骨折)便可诊断为骨质疏松症。椎体骨折评估(vertebral fracture assessment, VFA)大多可以通过 DXA 设备上的软件获得的脊柱侧位图进行,该图像也可显示其他隐匿性脊椎骨折;胸腰椎侧位 X 线片也有同样的作用。

WHO 推出了一款名为"FRAX"的 10 年绝对骨折风险计算软件,可以在线使用,以帮助确定哪些骨质疏松患者需要治疗。FRAX 考虑了临床危险因素和骨密度;它会生成对应每一位患者的在未来 10 年内发生骨折的风险百分比。当重大骨质疏松性骨折的风险≥20%,或髋部骨折的风险≥3% 时,即提示应该开始抗骨折治疗。需要注意的是,无论骨密度如何,有严重骨质疏松性脆性骨折(髋部或脊柱骨折)的病史,都可以诊断为骨质疏松症并进行后续治疗。

骨小梁分数

DXA 无法评估的骨折风险因素是骨微结构。骨小梁分数(trabecular bone score, TBS)是最近开发的一种工具,它利用腰椎 DXA 成像来提供有关骨小梁微结构的信息。在一项对 29 407 名绝经后妇女的研究中发现,TBS 与骨折风险独立相关[15]。随后的其他研究表明,TBS 在某些特定人群中能够更好地评估骨质量。例如,在一项针对 1 229 名男性和 1 529 名 50 岁以上绝经后妇女的研究中,男性糖尿病患者的腰椎 TBS 值低于未患糖尿病的男性((1.287±0.005) vs (1.316±0.003), $P<0.001$),然而患有糖尿病的男性的腰椎骨密度却是较高的[(1.135±0.010)g/cm² vs (1.088±0.006)g/cm²]。然而,对于女性而言,患有糖尿病的女性的腰椎 TBS 仅在未经调整的模型中低于不患糖尿病的女性((1.333±0.004) vs (1.353±0.003))。即使在校正协变量后,65 岁以下患糖尿病的女性($n=707$)的 TBS 依然低于未患糖尿病的女性($P<0.001$)[16]。低 TBS 是骨折的一个独立危险因素,因为它通常与骨密度无关。TBS 值与 BMD 值相结合,可用于预测骨折。

监测治疗反应

由于校准的差异,来自不同制造商的 DXA 数值不能直接进行比较。因此,应使用指定型号的设备在同一中心进行连续测量。连续比较应该使用 BMD，而不是 T 值。对在指定中心完成的连续 DXA 数值进行比较时，考虑测量的精度误差是十分重要的。在指定的测试中心，应该计算每个解剖位置的测量精度误差，然后确定每个解剖位置"最小显著变化"所需的 BMD 值。前后脊柱的精度错误率估计不到 1%，髋关节的精度错误率估计在 1%～2% 之间[17]。最小显著变化的计算方式为以给定中心的精度误差乘以 2.77。然后，可以根据 BMD 的显著变化和非显著变化来解释连续测量结果。例如，如果脊柱上最小显著变化是 3%，而一个人在两年内"丢失"了其 BMD 的 1.5%，那么实际上，并没有显著的变化发生。当预期的 BMD 变化等于或超过最小显著变化时，应进行重复测试。如存在容易导致骨密度快速下降的因素，如使用糖皮质激素，DXA 可以每六个月重复一次，而考虑到每年 1% 的"年龄相关"性骨质流失，每 2～3 年进行一次检查也是可行的。

过度频繁地使用 DXA 监测 BMD，可能会导致患者对测试结果产生不必要的混淆和焦虑。使用 DXA 对 BMD 频繁监测，可能会导致一种被称为回归均值的统计现象出现。一项对至少有一个椎体骨折的绝经后女性应用阿仑膦酸盐的试验分析发现，治疗一年后，她们的 BMD 呈现出高度的变异性。实验第一年后产生的这种变化会在第二年恢复正常（回归均值）[18]。第二种分析显示，当女性被分为 8 组时，第一年骨密度增幅最大（10.4%）的组在第二年下降幅度最大（1.0%）。相反，第一年骨密度降幅最大（6.6%）的组在第二年上升幅度最大（4.8%）。这八组患者第一年的变异性范围大约为 17%（-6.6%～10.4%），而第二年则缩小至 6%[19, 20]。

有证据表明，即便患者不能在治疗中提升骨密度，仍能够获得一定程度的骨折保护。然而，统计学上有骨密度的显著下降是不应该的，应该及时评估继发性骨质疏松的原因。另一个相关的观点是骨密度的变化仅解释了不到半数的抗吸收药物的抗椎体骨折的作用；而更早发生、且在时间上与骨折保护相关的骨转换过程，似乎对其余大半的抗吸收药物的作用做出了解释。在大型临床试验中，阿仑膦酸钠和利塞膦酸钠的应用均能使椎体骨折发生率降低 50%。虽然阿仑膦酸钠能带来更大程度的骨密度增加，但这种骨密度的增加并没有提升抗骨折的疗效。抗吸收治疗通常会使全身骨吸收标记物［血清 1 型胶原 C- 末端肽（CTx）和 1 型胶原 N- 末端肽（NTx）］减少 40%～70%，还会使骨形成标记物［骨特异性碱性磷酸酶、骨钙蛋白和血清 1 型胶原氨基端前肽（P1NP）］减少 30%～50%。这些市面上可见的测试方法（commericially available tests）提供了一种早期的确认抗吸收治疗生物效应和药物依从性的方法。

骨折危险因素

应该进行全面的病史和体格检查，以确定脆性骨折的危险因素。可干预的危险因素包括维生素 D 和钙摄入量不足、吸烟、超过两杯的每日饮酒量、缺乏负重锻炼、久坐的生活方式及家中的跌倒隐患如地毯松动等。WHO 任务组不久后将编制一个绝对骨折风险方程，该方程会在每一份骨密度测定报告中提供未来 10 年骨折风险的预测；每个国家都需要明确需要开始介入治疗的风险阈值。

低骨密度与绝经后妇女骨折风险增加相关。根据评估的部位，每降低一个骨密度标准差（一个 T 评分单位），骨折风险增加 1.5～3.0 倍[21-23]。之所以选择低于平均峰值骨密度 2.5 个标准差（-2.5）作为 T 评分临界值，是因为它导致了 17% 的股骨颈骨质疏松症患病率，该概率与美国 50 岁白人女性预计髋部骨折终生风险概率（15%）近似[24]。在确定整体骨折风险时，必须考虑许多因素。对患者进行治疗不应仅仅基于骨密度；年龄是骨折风险的独立预测因素[25]。一位无其他脆性骨折危险因素的、T 评分为 -2.5 的 50 岁女性，10 年骨折风险概率为 5%，而 65 岁时该风险高达 20%[26]。这可能是由于微结构退化（骨小梁缺失）和随年龄增加的跌倒风险所致。与骨密度无关的另一个极其重要的骨折风险因素是先前的脆性骨折史；一个部位的脆性骨折会增加所有部位在未来发生脆性骨折的风险[27]。因此，通过侧位胸腰段 X 线或 VFA 中应用的 DXA（见上一节"骨密度测定"）检测椎体骨折可能是确定治疗的关键。脊柱和髋部骨折的一些独立危险因素见表 59-2。

研究已证实，骨吸收和形成的生化标志物水平高于绝经前是骨折的独立危险因素，并与低 BMD 共同被用来预测骨折风险[28]。然而，通过评估这些标志物来预测患者骨质丢失的研究却有着不同的结果，这可能是由于明显的昼夜变化和大量患者群体内部的变异性导致的[29]。可能有一部分骨转换标志物升高的骨量减少患者，可以选择经济有效的治疗方式，但目前还不能得出明确的结论[30]。

第六篇

表59-2　绝经后女性除低 BMD 外其他增加骨折风险的危
险因素

相对风险（髋部/椎骨骨折）	风险因素
2～4	正在应用皮质类固醇
2～3	白人 VS 黑人或西班牙裔
2～2.5	健康状况不佳（衰弱）
1.5～2/1.5	成人脆性骨折
1.5～2/4	脊柱 X 线显示的椎体骨折
2/1.5	高龄（每增加 10 岁）
2/2～2.5	类风湿性关节炎
2/1.5	父母有髋部骨折史
1.5～2/1.5～2	目前吸烟（与从不吸烟或过去曾吸烟相比较）
2.0/?	骨转换增加（N- 末端肽）
1.7/?	身体摆动增加

摘自 Cummings SR. A 55-year-old woman with osteopenia. JAMA, 2006; 296: 2601-2610。

病史和体检

　　最初的病史和体格检查应寻找与骨丢失相关的疾病（次要原因）存在的证据及导致骨折风险增加的病情和/或用药等非骨性原因，如平衡功能不良。有抗胆碱能副作用的药物和镇静催眠类药物可能会导致平衡不良和跌倒。开始询问病史时应关注与最小显著统计变化相关的 BMD 变化率和慢性疾病，BMD 的急剧下降可能提示继发性原因所占比重更大。应评估现在和先前的膳食钙摄入量。在癌症患者中极为常见的体重下降，也是骨质丢失和骨折的危险因素。也应询问生育史，包括初潮年龄，闭经、绝经年龄，因为低雌激素血症会影响骨密度。对于男性而言，应询问是否存在性腺机能减退的症状（疲劳、性欲减退）。另外，也需要记录运动史，因为久坐的生活方式会导致骨质丢失。还应寻找甲状腺疾病、库欣综合征、肝脏或胃肠道疾病以及易导致平衡不良的疾病的症状或体征。应询问患者是否吸烟、是否摄入咖啡因以及过量饮酒（每日超过两杯）。同时也应准确记录身高，身高减少 3.8cm（1.5 英寸）或之前曾有记录显示身高下降 1.9cm（0.75 英寸）均应怀疑椎体骨折。所有有头晕症状的患者均应进行直立性生命体征检查，因为可能增加跌倒风

险。考虑到步态和平衡对髋部骨折风险的显著影响，步态和平衡的神经系统检查也很重要。有关更详细的防跌倒策略，请参阅"防跌倒措施"一节。

骨质丢失的继发性原因

实验室检查

　　临床系统促进学会（Institute for Clinical Systems Improvement, ICSI）已经发布了对新诊断的骨质疏松症患者进行实验室检查的建议（表 59-3）。需要注意的是，如果 Z 值低于 −1.0 或有早发性骨质疏松性骨折的病史，提示患者有较高的继发性骨质疏松的风险，应建议其补充其他检查。尽管 ICSI 指南中并未推荐进行骨转换标志物检查，但在使用抗吸收药物的患者中，这一检查可以帮助有效地评价治疗依从性，或判断是否有未被诊断的影响治疗效果的继发因素，因为抗吸收药物可能会抑制骨转换标志物的表达。交联 N- 末端肽（NTX）尿检应取第二日晨尿或 24 小时尿样；血清学标记物检查应在禁食状态下进行。在肾功能不全时，血清标志物检查是首选。

　　30%～60% 的男性患者存在导致骨质疏松的继发性原因（最常见的是性腺功能减退、应用糖皮质激素以及酒精中毒）[31]。Tannenbaum 等发现，绝经后的女性中，未被发现的骨和矿物质代谢紊乱伴骨质疏松的患病率为 32%；然而，本研究中使用的维生素 D 缺乏症的标准为 12.5ng/ml，按照目前的实践标准来看是过于保守的[32]。在随后的一项研究中，Holick 等以 30ng/ml 为标准，对 1 536 例绝经后骨质疏松症患者进行研究，发现其中 52% 的患者血清 25- 羟基维生素 D（25-OHD）水平不足[33]。25-OHD 是衡量维生素 D 水平的最好的指标，其最佳值仍有待商榷，可能在 30～80ng/ml 之间。25-OHD 超过 30ng/ml 可消除继发性甲状旁腺功能亢进并优化钙的吸收[34,35]。根据这一定义，维生素 D 缺乏可能是导致骨丢失的最常见继发性因素。关于继发性甲状旁腺功能亢进，需注意，年龄小于 45 岁的人甲状旁腺激素参考范围的上限大约为 45pg/ml，而年龄在 45 岁以上时可以使用实验室参考范围上限。对于维生素 D 水平充足，但仍有持续性甲状旁腺功能亢进的患者，应计算肾小球滤过率（glomerular filtration rate, GFR），以排除慢性肾病（chronic kidney disease, CKD），因

表 59-3 新诊断骨质疏松症的患者 ICSI 实验室检查指南

实验室检查	基本原理
Z 评分高于 –1.0（患者不太可能有继发性骨质疏松症）	
血清肌酐和 GFR	肾衰竭（GFR＜60）可能与继发性甲状旁腺功能亢进有关
肝功能检查	内源性肝病和胆汁淤积性疾病与骨质疏松症的多因素病因相关
血清钙	甲状旁腺功能亢进患者增加,吸收不良或维生素 D 缺乏患者减少
碱性磷酸酶	Paget 病、长时间制动、急性骨折和其他骨病患者增加 低磷酸酶症（一种经常引起骨软化和疼痛的遗传性疾病）患者降低
血清磷	骨软化症患者减少,慢性肾衰患者增加
甲状腺功能（TSH 和游离甲状腺素）	甲亢相关性骨质丢失
红细胞沉降率或骨质丢失	可能提示与 C 反应蛋白相关的炎症过程或单克隆丙球蛋白病
全血细胞计数	评估骨髓恶性肿瘤、浸润（贫血、低白细胞或低血小板）或吸收不良（贫血、小红细胞增多症,或大红细胞增多症）
尿钙排泄	最佳钙摄入量饮食下的 24 小时尿钙排泄检查用于筛查: （1）吸收不良（24 小时尿钙排泄量低提示维生素 D 缺乏、骨软化症或因小肠疾病如乳糜泻引起的吸收不良）或 （2）高钙尿症（可纠正的骨质丢失原因）
血清 25-OHD （用以识别维生素 D 不足或缺乏）	
血清全段（全分子）PTH Z 值低于 –1.0 或早发的骨质疏松性骨折（有较高继发性骨质疏松发病风险的患者）	原发性或继发性甲状旁腺功能亢进筛查
所有上述检查,加上以下附加检查:	
血清睾酮（总的和游离的）	男性性腺机能减退筛查;如果异常,可通过测量 LH、FSH 和催乳素来确定性腺机能减退原因
血清雌二醇	绝经前或围绝经期女性性腺功能减退筛查,如果异常,LH、FSH 和催乳素的测定可能有助于确定性腺功能减退的原因
组织谷氨酰胺转移酶抗体	如果临床怀疑有麦胶性肠病（乳糜泻）
24 小时尿游离皮质醇和 / 或 1mg 地塞米松抑制试验	如果怀疑高肾上腺皮质醇血症
血清和尿液蛋白电泳	如果怀疑单克隆丙球蛋白病或骨髓瘤（免疫电泳所示）

FSH,卵泡刺激素;GFR,肾小球滤过率;ICSI,临床系统促进协会;LH,黄体生成素;PTH,甲状旁腺激素;25-OHD,血清 25- 羟基 - 维生素 D;TSH,促甲状腺激素。

摘自 De Smet AA, Robinson RG, Johnson BE, et al. Spinal compression fractures in osteoporotic women: patterns and relationship to hyperkyphosis. Radiology, 1988; 166: 497-500。

为 CKD 患者在 GFR 低于 $60ml/(min \cdot 1.73m^2)$ 时,甲状旁腺激素会升高。肾性骨营养不良或新术语 "CKD 矿物质和骨紊乱",可能通过多种机制增加骨折风险并导致骨质丢失,应制定适当的应对措施[36]。

如果怀疑骨质丢失为继发性,可以进行 24 小时钙收集。在钙吸收不良如维生素 D 缺乏的情况下,钙的排泄量很低。乳糜泻可引起钙和维生素

D 吸收不良。骨密度低和体重减轻的患者即使没有胃肠道症状,也应进行乳糜泻的筛查[37]。无器质性原因的体重减轻（在癌症患者中很常见）需要咨询营养学家以改善热量摄入。如果有肾结石病史,应进行 24 小时尿钙测定。特发性高钙尿和原发性甲状旁腺功能亢进可导致骨质丢失、高钙尿和甲状旁腺激素水平升高。在特发性高钙尿症中,血清钙常低于正常水平,可以应用噻嗪类利尿剂

治疗。

多发性骨髓瘤和其他淋巴增生性恶性肿瘤可导致弥漫性骨质丢失或类似骨质疏松症的 VCF，作者建议以较低阈值作为开始进行实验室评估的标准，以排除这些疾病。

药物

药物是另一种常见的引起骨质丢失的继发性原因，如糖皮质激素、抗癫痫药物（主要由于维生素 D 代谢紊乱）、免疫抑制剂、长期使用肝素、全胃肠外营养、细胞毒性药物、质子泵抑制剂及可致性腺功能减退的药物（芳香酶抑制剂和促黄体激素释放激素激动剂）都可能造成骨质丢失。

治疗

非药物疗法

钙和维生素 D

目前推荐的每日所有来源的钙总摄入量为 1 200mg，分次摄入[6]。柠檬酸钙是胃酸偏低患者的首选钙制剂，如服用质子泵抑制剂（proton pump inhibitors, PPI）的患者。最近一项研究将 PPI 的使用与髋部骨折风险增加联系起来，并再次强调了这一点[38]。美国推荐的每日摄入量（daily allowance, RDA）中维生素 D 的标准似乎不足以保证最佳的骨骼健康程度[39]。较新的前瞻性随机数据显示，与先前的预期相反，积极的间歇性补充维生素 D 可导致"更高"的维生素 D 水平（一项试验的平均 25-OHD 水平为 45ng/ml），可以预防跌倒并改善肌肉功能[40,41]。据此我们假设，优化维生素 D 摄入可以激活抗增殖和促凋亡作用，从而对癌症患者有益[42]。如前所述，治疗时需常规监测血清 25-OHD 水平并补充维生素 D 至超过 30ng/ml，当 25-OHD 介于 10～20ng/ml 之间时，要求患者服用麦角钙化醇（维生素 D$_2$），用量为每周 50 000IU，持续 8 周，然后进行后续治疗方案（表 59-4）。如果没有肉芽肿性疾病的证据，如结节病，也没有原发性甲状旁腺功能亢进伴血钙升高的证据，那么使用药物补充维生素 D 是安全的。如果维生素 D 水平低于 10ng/ml 且与继发性甲状旁腺激素和碱性磷酸酶升高相关，提示存在骨软化，应在内分泌评估的同时，长期服用钙和高剂量维生素 D 治疗。

表 59-4 以 25-OHD 水平为基础的维生素 D 补充量，目标值大于 30ng/ml

当前血清 25-OHD 水平	治疗
<10ng/ml	长期，每周应用麦角钙化醇 50 000IU
10～20ng/ml	每周麦角钙化醇 50 000IU，8 周，之后应用非处方维生素 D$_3$，每日维持 1 000～2 000IU
20～30ng/ml	［30-（当前水平）］×100= 每日非处方维生素 D$_3$ 补充剂量
>30ng/ml	继续目前疗法

IU，国际单位；25-OHD，25-羟基-维生素 D。

物理治疗干预

尽管骨量减少和骨质疏松在普通人群和肿瘤人群中普遍存在，但康复专业人员和公众对安全有效的治疗干预措施仍缺乏了解。全面的物理治疗计划应包括负重和抗阻训练以保持或增加骨强度；也应包括平衡训练以及涉及多学科的防跌倒策略，从而使跌倒和骨折的风险降至最低；还应强调姿势再训练，以纠正或防止脊柱过度后凸以及其他姿势异常如头部前伸。为骨质疏松症患者量身定制的身体力学、体位和活动建议对于防止日常生活活动（ADL）期间椎体出现重复、过度的负荷同样重要。推荐的相关优秀资源包括 NOF 出版的《骨质疏松症患者康复专业指导》（Health Professional Guide to Rehabilitation of the Patient with Osteoporosis）和《预防骨质疏松症》（Boning Up on Osteoporosis）及物理治疗师 Sara Meeks 所著的《昂首行走》（Walk Tall），这本书也适合患者阅读[43-45]。

负重和抗阻训练

负重训练可以通过改善 BMD[46]和降低跌倒风险[47]来降低骨折风险。运动干预后骨矿物质含量的增加，在青春期早期或月经初潮前最明显（腰椎和股骨颈每年 2%～5%）[48,49]。因此，在儿童时期，应鼓励跳跃活动[50]和其他多种碰撞类运动，如足球、球拍类运动、排球、体操和健美操[48,51]，以优化峰值骨量。在绝经妇女中，运动似乎更多的是维持而不是显著增加 BMD，运动带来的 BMD 净增加仅为 1%～3%[52,53]，这一方面可能是由于雌激素受体[54]减少，另外是由于在高强度负荷[55]下进行锻炼而不增加受累骨骼负荷的能力下降。令人鼓舞的是，动物研究表明，在机械载荷作用下随着骨骼结构特性的大幅改善，同时也出现适度的 BMD 增加[56]。这些特性占骨强度优化的 20%～30%，因此有助于降低骨折风险[55, 57]。

最佳的骨负荷应该是动态的，且负重的应力直接通过易发生骨折的部位（即中轴骨和髋部）。因此，对于癌症患者和幸存者来说，步行是一种很好的负重锻炼方式。与肌肉不同，骨骼对运动的反应似乎不是线性的。动物研究表明，间歇性的短时间动态锻炼（中间间隔几小时休息），比一次持续的锻炼更能有效刺激成骨，这是由于机械感受器的快速脱敏所致[54, 56]。因此，低骨密度患者的负重运动处方应包括每日或隔天进行 30 分钟的步行，分 1～3 次完成[52]。考虑到习惯性的机械负荷可使骨细胞对常规负荷的反应减弱，负重锻炼应不断变化应力分布的形式，以更好地改善骨密度和骨的结构[54]，如可以通过在不同的地形上以不同的速度、不同的步长和不同的模式（侧向、向后）行走或跳舞来"给骨骼一个惊喜"[44]。

应用北欧式行走手杖（改良越野手杖），对骨质疏松患者来说有切实的好处。它可以促进更直立的姿势，减少脊柱和膝关节的压力[58]。与使用助行器或拐杖行走相比，使用行走手杖作为辅助具也改善了步态力学。由于上肢的积极参与，甚至可以在不增加主观努力程度的前提下，增加心血管系统的做功[59]。

骨骼最大的生理负荷来源于肌肉收缩，因此步行计划应辅以每周 2～3 次的渐进抗阻性训练[60, 61]。研究证实，抗阻训练可以增加 BMD，特别是髋周和桡骨，阻力的施加可以通过体重（如靠墙俯卧撑）、自由重量、弹性管或健身器材[46]来完成。抗阻训练方式应为向心和离心训练，中 - 高强度负荷，低重复次数（3～8 次重复）[6, 43]。训练开始前需要对患者进行指导以保持正确的力线并学会渐进施加阻力[43]。

全身震动训练

高强度的负重和力量训练往往导致较低的依从性及体弱者和老年人的损伤风险上升，因此有必要探索安全的替代策略，以增强这一人群的 BMD 并降低骨折风险。动物研究表明，应用全身震动训练（whole-body vibration，WBV）后承重骨小梁显著增加，也有越来越多的随机对照试验开始研究 WBV 对人类的影响[62]，应用振动平台进行 WBV 的研究显示了积极的结果，包括髋部骨密度增加、平衡[63]功能改善和肌肉力量增加[64]。在护理院住院人群的研究中，较高的依从率降低了跌倒风险，提高了健康相关生活质量[65]。在有运动障碍的儿童中，与对照组[66]相比，低幅、高频 WBV 使胫骨近端骨小梁体积骨密度（volumetric trabecular BMD）净增 17%。一项随机双盲对照试验对 7～17 岁的癌症幸存者进行了低幅、高频机械刺激治疗，以安慰剂治疗作为对照。研究发现，试验组全身 BMD Z 评分提高了 0.25 且无明显的不良反应，而对照组全身 BMD Z 评分下降了 0.19[67]。一篇综述回顾了 WBV 对脑瘫患者预后的影响，其中有 4 项研究表明 WBV 可显著提高患者肌肉强度和力量，1 项研究发现膝关节伸肌痉挛下降，4 项研究显示步行速度得到改善（提高 0.11m/s），但未发现 WBV 对 BMD 有明确的积极影响[68]。到目前为止，在正确的姿势下使用 WBV 治疗后，还没有与振动相关的副作用如背部疾病的报道。遗憾的是，大多数研究的样本量较小，并且研究参与者多为健康的年轻人，因此老年人群长期副作用的可能性仍然值得进一步研究[69]。另外，作为一种具有较好应用前景的治疗方法，WBV 临床应用的最佳剂量和频率及震动和抗阻训练联合应用的最佳参数，还需要进一步的研究来确定[69]。在加拿大，应用 Juvent 振动仪进行 WBV 或动态运动疗法（dynamic motion therapy，DMT）已获批用于骨量减少和骨质疏松症的临床治疗，而在美国则未获批准[62]。

跌倒预防措施

跌倒具有复杂的病因，并且往往在大多数髋关节和其他四肢骨骨折及很大比重的椎体压缩性骨折发生前出现[70]。因此，要明确任何可能使人跌倒的疾病或药物，并及时转诊至相关的部门如理疗、神经学、物理治疗和作业治疗等科室。正如职业家庭评估所示，结合环境改造可以有效降低反复跌倒的风险[43]。物理治疗干预可以有效对抗年龄相关性肌少症和平衡障碍造成的后果[71-73]。防跌倒的干预措施包括转移和步态训练、辅助器具处方的开具、本体感觉性动态姿势训练及渐进性髋周、股四头肌和踝关节肌肉力量强化训练[74]。许多研究证实，太极可以改善老年人的平衡能力，减少高达 40% 的跌倒[75-77]。此外，医护人员应鼓励患者建立积极的生活方式，因为缺乏运动是老年人跌倒的危险因素之一。Gregg 和他的同事进行的一项前瞻性队列研究显示，那些每周至少从事一个小时步行、园艺或交际舞的老年女性（＞65 岁），与那些不参加活动的老年女性相比，髋部骨折的发生率明显下降；每日坐位时间<6小时的女性相比每日坐位时间超过9小时的女性髋部骨折的发生率也要低得多[78]。髋关节保护器是对有跌倒倾向的住院老人的另一种预防措施，但由于依从性问题，关于其有效性的研究有限[79,80]。

姿势再训练

过度的胸椎后凸在骨质疏松人群中很常见，需要治疗，原因如下：①椎体屈曲力矩增加[81]，VCF风险增大[82]，而VCF反过来又可能进一步加重脊柱后凸[83]；②竖脊肌处于不利的力学位置，对抗增加的胸椎屈曲力矩的能力下降；身体力线改变，常易导致姿态性疼痛；④重心前移，增加跌倒倾向[84]。

有部分研究表明，脊柱后凸畸形的后遗症可以通过物理治疗干预来缓解。Sinaki等发现，随着竖脊肌力量的增加，即便没有脊柱骨密度的增加，VCF的发生率也是显著降低的[85]。鉴于大多数VCF发生在下胸椎和上腰椎，研究推荐在仰卧位和俯卧位下进行竖脊肌相应部分的训练[85,86]。运动后躯干力量的改善在老年妇女中也得到了证实[87]，Katzman等对患有脊柱后凸的社区女性进行了为期三个月的小组训练，重点强调渐进性脊柱伸展、肩胛强化及核心稳定性和姿势力线调整，结果发现脊柱后凸角度和脊柱伸展力量显著改善[88]。此外，Katzman等开发了一个为期四周的以家庭为基础的锻炼计划，发现使用配重式脊柱后凸矫形器（weighted kypho-orthosis，WKO）或姿态训练支持矫形器（postural training support，PTS）可以有效改善中度脊柱后凸患者的平衡、步态和跌倒风险，同时这种经济、方便的脊柱矫形器也改善了患者主观的背痛症状和背部伸肌力量；研究要求受试者在每日上午和下午的步行活动时穿戴90分钟的WKO，同时每日进行一次脊柱伸展训练（重复10次），此外，每日进行两次10分钟的本体感觉平衡训练[89]。有证据表明，治疗性贴扎可以减少脊柱后凸的角度，但躯干肌电图（EMG）检查未显示其对躯干肌群有激活作用[90]。有一个案例研究报道，使用神经发育技术（neurodevelopmental techniques，NDT）显著改善了脊柱后凸的角度、平衡和姿势[91]。

预防措施

尽管加强竖脊肌力量很重要，但如存在脊柱滑脱和椎管狭窄等合并症时，必须仔细检查脊柱伸展的范围。在许多病例中，附着于腰椎椎体前方的腰大肌短缩，致使腰椎过度前凸，从而造成上述病变。这种情况下，最好是在侧卧位下行腰大肌的松动，这

样可以获得一定程度的、安全无症状的脊柱伸展[86]。

此外，脊柱骨密度低的人应避免脊柱屈曲运动，尤其是多次仰卧起坐，因为这项运动增加了椎体的压力。

这一建议是基于生物力学方面的考虑，即脊柱屈曲对椎体前部施加了更大的压力。

此外，仰卧起坐主要针对腹直肌，而腹直肌对下腰背部的稳定性和腰背痛的改善作用不大。相反，重点应该是在脊柱中立位下加强下腹部肌肉（腹横肌和腹内/外斜肌）训练[92]。应尽量避免健身、瑜伽或普拉提等涉及脊柱屈曲的运动，或在熟悉上述预防措施的教练指导下，在脊柱伸长位谨慎地完成[43]。

患者教育

VCF也可能是由日常生活活动中反复出现的压力造成的[93,94]，因此，应指导患者在坐姿、睡姿及转移动作（如从椅子上站起或上下床）中保持正常的腰椎前凸。同样重要的是，在日常生活活动中，需要弯腰抬重物时，要训练患者使用髋关节，而不是采用身体的前屈来完成动作，因为后者可使脊柱的压缩载荷增加多达8倍[95,96]。对于髋关节或膝关节严重受限的患者，可以使用合适的辅助器具，如长柄够物器、鞋拔和浴刷，以避免日常活动中脊柱反复的屈曲。

对患者进行安全和不安全的骨负荷活动原则的教育是同样重要的。高强度运动，如高强度有氧运动和跳跃活动，对绝经前健康人群的骨生成是有益的，但这些活动可能会使骨质减少或骨质疏松的脊柱负担过重，容易发生VCF[97]。出于同样的原因，对于脊柱骨密度较低的个体来说，应该避免强调脊柱前屈、负重旋转和侧屈（如高尔夫和保龄球）活动[86,98]。相比之下，游泳（蛙泳和仰泳）应该是安全的，而且有利于姿势和疼痛的控制，因为游泳可以促进胸椎伸展。改良的瑜伽训练也可能有益[99]。

急性压缩性骨折物理治疗注意事项

正如需对严重疼痛的患者尽早进行疼痛管理一样，急性VCF患者也应在早期行物理治疗，以尽可能保留功能。众所周知，长期卧床休息会造成一系列不利影响，包括每周丢失约1%的骨量，因此推荐卧床患者穿插周期性的步行训练[100]。滚轮助行器可以帮助安全的移动和保持更直立的姿势，而用标准助行器行走时需要将其抬起来才能向前行进，所以更推荐使用前者[101]。急性期应避免久坐，尤其是弯腰驼背的姿势，以免给正在愈合的椎

体增加过大的负荷[96]。作者建议用毛巾卷作为腰部支撑物以支撑直立或斜靠的坐姿（如斜靠在轮椅上）[102]。躺在床上时，应鼓励患者尽可能充分的仰卧，每日屈曲膝关节数次，每次 15 分钟，并开始练习 Meeks 所述的"重新对线程序"[44,86]，这种摆位和等长训练可以释放椎体的负荷，并促进 VCF 愈合[86]。其他可替换的休息体位包括侧卧位 30° 或半卧位 30°，后者强调床的弯曲以髋部为轴而不是脊柱[103]。由于 VCF 患者发生进一步压缩骨折的风险增加[104]，应注意对各项日常生活活动进行安全指导（详细的说明和指导见参考文献[57]），包括上举负荷不应超过 4.5kg（约 10 磅）。这种在急性期开展的支持体位下的缓慢渐进性运动锻炼，避免了椎体负荷的增加，因此多数患者会从中受益[43]。对于保守治疗无效的顽固性疼痛，可以考虑椎体成形术或后凸成形术，然而，这些手术不能代替骨折后的康复措施，因为骨折复发的风险依然存在。

出于职业需要，不能避免弯腰或抬举动作（如照顾幼儿）的骨质疏松患者可以考虑使用支具。但硬性支具在 VCF 患者中的使用是受到限制的，患者的依从率较低，原因在于佩戴硬性支具后会出现运动和呼吸受限，身材与支具的不匹配、不美观以及躯干肌肉萎缩等不适[105,106]。最近开发的一种脊柱矫形器（Spinomed）可以替代硬性支具，它由可塑铝制背部部件和腹垫组成，可以像背包一样穿在衣服里面，而且由于背侧的铝片柔韧性较好，很适合轻到中度脊柱侧弯的人群，其支撑作用是通过生物反馈原理实现的。最近的一项前瞻性随机对照试验观察了这种矫形器在患有骨质疏松性 VCF 的社区绝经后女性中的有效性。试验要求受试者每日佩戴支具 2 小时，连续 6 个月，结果发现受试者依从率达 90%，且疼痛和功能均显著改善，脊柱背伸肌力提高了 73%，脊柱后凸角度下降 11%。另外，研究还观察到受试者身体摇摆幅度下降了 25%，这也可能降低跌倒的风险[107]。尽管研究的样本量较小（n=62），但结果是很有前景的。

癌症患者特殊治疗的注意事项

肿瘤患者由于药物（详见"肿瘤患者特有的情况"）、运动能力下降和体重减轻而面临骨流失的风险。即使患者患有活动性疾病，适量的物理治疗干预仍可能有助于提高生活质量，防止与低体力活动量或癌症治疗相关的快速骨质丢失，如干细胞移植、化疗引起的卵巢功能衰竭、长期使用糖皮质激素、芳香化酶抑制剂和促性腺激素释放激素激动

剂治疗。书面指南中提倡积极的生活方式、预防跌倒，同时推荐进行促进成骨的负重、抗阻和姿势锻炼。

患有骨质减少和骨质疏松的非卧床癌症幸存者可能会因参加多学科骨质疏松症小组而受益，该项目包括每周的物理治疗性运动，并辅以每周的教育，主要包括理疗、物理治疗、内分泌和营养等与癌症预防相关的内容。根据作者的经验，五周的项目可能是提高疾病管理技能、运动依从性、平衡、体态和身体力学的一种经济有效的方法。在入组前，建议进行一次物理治疗检查，以评估姿势改变、功能状态和认知状态的严重程度，以确保适合于小组治疗。同样，对癌症的合并症也应进行彻底的检查，如椎管狭窄、椎体滑脱、全髋关节置换术、淋巴水肿、骨转移、放疗后缺血性坏死及有误吸风险的食管切除术（排除完全仰卧位）等常见合并症，以确保将运动调整至适合患者的肌肉骨骼功能，同时有利于癌症特异性的预防。

药物治疗

美国 FDA 批准的绝经后骨质疏松症治疗方法的临床相关信息见表 59-5。

双膦酸盐

双膦酸盐被认为是一种抗吸收剂，可通过二次矿化作用抑制破骨细胞骨吸收，增加 BMD，其生物利用度很低，因此必须在禁食状态下与 236ml（约 8 盎司）的非矿物质水（无其他液体）一起服用，且随后至少 30 分钟内不能进食（伊班膦酸钠需要 60 分钟）才能被吸收。为避免口服药物导致的食管炎，患者至少应在这段时间内保持直立。利塞膦酸钠和阿仑膦酸钠是口服双膦酸盐，每周给药一次，已被证实可以降低椎体和非椎体骨折的风险。给予利塞膦酸钠和阿仑膦酸钠约三年后，腰椎 BMD 增加 5%~7%，髋部 BMD 增加 3%~6%[108,109]。阿仑膦酸钠的配方中含有额外的维生素 D（含相当于每日 400 和 800IU 的维生素 D_3）；伊班膦酸钠是一种按月口服的双膦酸盐，已被证实可以预防脊柱骨折，但至今仍无证据表明其能预防髋部骨折。唑来膦酸是一种静脉注射的强效双膦酸盐，最近美国 FDA 批准其用来治疗绝经后妇女骨质疏松症的剂量为每年 5mg。双膦酸盐在骨骼中有很长的半衰期，因此，除了那些有高度骨折风险的患者外，其他长期使用者（静脉注射三年或口服五年）应该要

表 59-5 绝经后骨质疏松症的主要治疗方案

	剂量	机制 / 类别	抗骨折疗效	部分注意事项
利塞膦酸钠	每周 35mg 或每月 150mg 口服	抗吸收 / 双膦酸盐类	椎体和非椎体	为了获得最佳的疗效和安全性,必须严格遵守给药说明
阿仑膦酸钠	每周 70mg 口服	抗吸收 / 双膦酸盐类	椎体和非椎体	为了获得最佳的疗效和安全性,必须严格遵守给药说明
伊班膦酸钠	每月 150mg 口服,或每 3 个月 3mg 静脉推注	抗吸收 / 双膦酸盐类	椎体	为了获得最佳的疗效和安全性,必须严格遵守给药说明
唑来膦酸钠	每年 5mg 静脉注射(超过 15 分钟)	抗吸收 / 双膦酸盐类	椎体和非椎体	(1)进行基线和后续牙科检查 (2) 首次给药后常见的自限性"类似流感"反应高达 44%
地舒单抗	每 6 个月 60mg 皮下注射	抗吸收 /RANK 配体抑制剂	椎体和非椎体	基线和后续牙科检查,停药后可能有一段骨骼脆弱期
雷洛昔芬	每日 60mg 口服	抗吸收 / 选择性雌激素受体调节剂	椎体	避免以下情况: (1) 有静脉血栓形成病史 (2) 近 5 年服用他莫昔芬 (3) 目前正在服用芳香化酶抑制剂
特立帕肽(重组甲状旁腺激素)	每日 20mg 皮下注射	合成代谢 / 刺激成骨细胞骨形成	椎体和非椎体	(1)黑框警告 (2) 有放疗史者禁忌证 (3) 有癌症史者尽量避免使用
阿巴帕肽(重组甲状旁腺激素相关肽)	每日 80mg 皮下注射	合成代谢 / 刺激成骨细胞骨形成	椎体和非椎体	等同于特立帕肽

考虑用药的"假期"[110]。

　　双膦酸盐使用的禁忌证包括怀孕、过敏、无法在服用后 30 分钟内保持站立或坐直、低钙血症、可造成食管排空延迟的疾病如食管狭窄或失弛缓症(因为长期接触药物会刺激食管)以及伴有动力缺失性骨病的终末期肾病。预防措施包括治疗慢性肾衰竭和既往严重的上消化道疾病。在开始服用这些药物之前,应确保充足的维生素 D 和钙的摄入,使维生素 D 储备充足。如果出现食道反应(如吞咽障碍、咽痛、胸骨后疼痛、烧心感加重),应停止使用该药。

不良事件

　　静脉注射双膦酸盐后可能出现一过性流感样症状。研究应用事后比较分析法(posthoc analysis)发现,口服双膦酸盐对肾小球滤过率(glomerular filtration rates, GFR)低至 15ml/min 的慢性肾衰竭患者是安全的(没有肾功能恶化),并可有效预防骨折[111]。曾有报道称,在静脉注射唑来膦酸钠治疗骨质疏松症后出现了急性肾衰竭的病例,所有 GFR 小于 35ml/min 的患者都不应服用该药。动力缺失性骨病几乎

全部都发生在终末期肾病(GFR＜15ml/min)患者中,因此是双膦酸盐使用的禁忌证。

　　据报道,口服双膦酸盐治疗骨质疏松症的患者中出现了颌骨坏死的病例,粗略估计发病率为 1/100 000,但目前尚不清楚背景人群的发病率[112]。由于三分之二的病例与侵入性牙科手术有关,因此谨慎的治疗方法是在开始使用药物之前,先进行牙科问题的检查和治疗。这种并发症在每月接受静脉注射双膦酸盐或降钙素的骨转移瘤或多发骨髓瘤患者中更常见。

　　在大型临床试验中,接受阿仑膦酸钠或利塞膦酸钠治疗的女性,其上消化道问题的发生率与接受安慰剂治疗的女性没有区别。

地舒单抗

　　地舒单抗(denosumab)是一种人 IgG2 单克隆抗体,与 RANK 配体具有高度亲和力和特异性,是破骨细胞活性和骨吸收的重要介质。一项研究纳入了 7 808 名腰椎或全髋 BMDT 评分 -4～-2.5、年龄 60～90 岁的绝经后女性,将受试者随机分为安

慰剂组和试验组，试验组每 6 个月注射地舒单抗 60mg，对照组接受安慰剂治疗，持续 3 年，治疗后影像学检查显示试验组椎体骨折的发生率为 2.3%，相较于安慰剂组的 7.2%，骨折概率下降了 68%。研究还发现，地舒单抗可降低髋部骨折的风险，试验组髋部骨折的发生率为 0.7%，安慰剂组为 1.2%；地舒单抗也可减少非椎体骨折的风险，试验组的骨折发生率为 6.5%，安慰剂组为 8%，骨折几率相对降低 20%。

地舒单抗的禁忌证包括怀孕，肌酐清除率低于 30 者应慎用。在长期使用双磷酸钠治疗的病例中，据报道出现了颌骨坏死和非典型股骨骨折[113]。在有明显成骨性骨转移的患者中，应用地舒单抗可出现严重的低钙血症[114]。另外，有报道在不能每六个月及时给予地舒单抗的患者中出现脆性骨折，可能是在此期间骨吸收"反弹"增加造成的[115]。

雷洛昔芬

雷洛昔芬（raloxifene）是一种选择性雌激素受体调节剂（selective estrogen receptor modulator，SERM），在某些组织（骨、肝脏）中起雌激素激动剂的作用，在乳腺组织中起雌激素拮抗剂的作用。和雌激素一样，它也是一种抗吸收药物，已证实在绝经后骨质疏松的女性中可以预防椎体骨折，但不能预防髋部骨折，这可能是由于其对骨转换的有效抑制作用不如双膦酸盐所致。

当考虑使用 SERM 治疗伴有激素受体阳性、早期乳腺癌或骨质丢失的绝经后患者时，需要注意几点。对于雌激素受体阳性的乳腺癌患者，他莫昔芬（第一代 SERM）或选择性芳香化酶抑制剂是辅助激素治疗的临床推荐标准，已证实作为佐剂的芳香化酶抑制剂相较于他莫昔芬具有一定的优越性，在考虑二者的骨保护作用（他莫昔芬）和有害作用（芳香化酶抑制剂）时这种优越性也常作为权衡的参考。在使用芳香化酶抑制剂时，雷洛昔芬是否应该作为骨预防用药？研究发现，他莫昔芬与芳香化酶抑制剂阿那曲唑联合使用，没有显示出肿瘤学方面的益处[116]，而他莫昔芬 - 来曲唑联用可以使来曲唑用药量减少。由于雷洛昔芬的抗吸收作用不如双膦酸盐，作者建议对于接受芳香化酶抑制剂治疗的患者，应仅在不能选择口服或静脉注射双膦酸盐的情况下才应用雷洛昔芬。我们在临床实践中，停止应用芳香化酶抑制剂后，如果肿瘤学家同意，有时会给骨质疏松症患者开具雷洛昔芬。

一项关于雷洛昔芬对心脏的作用（raloxifene use for the heart，RUTH）的试验研究纳入了有冠状动脉病史和危险因素的绝经后女性作为受试者，结果表明雷洛昔芬与受试者脑卒中风险的增加［风险比（hazard ratio，HR）1.49；绝对风险增加 0.7/1 000］和静脉血栓栓塞风险的增加（HR1.44；绝对风险增加 1.3/1 000）是相关的[117]。RUTH 试验结果显示浸润性乳腺癌的风险降低，这证实了先前的骨质疏松症治疗试验[118]和绝经后乳腺癌高风险女性的试验结果[119]。后一项试验表明，雷洛昔芬降低了浸润性乳腺癌的发病率，其疗效与他莫昔芬相当，而且相比于他莫昔芬，雷洛昔芬降低了深静脉血栓形成、肺栓塞和白内障的风险。与安慰剂相比，应用雷洛昔芬更容易出现潮热、下肢痉挛、周围水肿和胆囊疾病。

特立帕肽

重组甲状旁腺激素是第一个被批准用于治疗绝经后骨质疏松症的合成代谢剂。特立帕肽（teriparatide）已被证明可以降低脊柱和非椎体骨折的发生率，其疗效与口服双膦酸盐相似，但增加脊柱 BMD 的作用更大。这种方法在所有治疗选择中是费用最高的，需要每日皮下注射，持续两年，之后必须及时给予双膦酸盐治疗以巩固新形成的骨骼。另外，此药还存在一个黑框警告（译者注：是比较罕见的美国 FDA 发出的警告，表示有潜在风险和严重副作用及安全问题），应用此药物的大鼠可出现剂量和时间依赖性的骨肉瘤发病率增加。对于骨肉瘤基线风险增加的患者，如患有 Paget 病（Paget disease of bone）、开放性骨骺或先前接受过骨骼放射治疗的患者，禁用本品。

尽管没有癌症患者的数据存在，特立帕肽最好不要在有恶性肿瘤骨转移倾向病史的患者中应用。该药具有促进骨形成和显著增加骨转换的作用 - 高骨转换率可能会有利于微小的骨转移增殖。此外，癌症骨转移的病理生理学涉及肿瘤产生的甲状旁腺激素相关肽（parathyroid hormone-related peptide，PTHrP）和导致骨源性细胞因子释放的骨转换的恶性循环。然而，在双膦酸盐治疗严重骨质疏松伴骨折的病例中，其益处可能超过这些理论风险。在病史较长的癌症患者中，可以考虑使用特立帕肽。

阿巴帕肽

阿巴帕肽（abaloparatide）是人类甲状旁腺激

素相关肽（PTHrP（1-34））类似物，适用于治疗有高骨折风险的绝经后骨质疏松女性。它选择性地与甲状旁腺激素 I 型受体的 G 蛋白依赖性受体（G protein-dependent receptor, RG）构型相结合，因此被认为对骨具有合成代谢作用。在 ACTIVE 试验中纳入了 1 901 名绝经后妇女，随机分为安慰剂组和阿巴帕肽组，研究结果发现，与安慰剂组相比，阿巴帕肽组新发椎体骨折发生率较低，同时非椎体骨折发生率也较低，BMD 增加幅度较大（P＜0.001）[120]。对骨组织学的进一步评估显示，骨骼的微结构正常，无须担心骨骼安全性[121]。在扩展试验中，受试者先进行 18 个月皮下阿巴帕肽或安慰剂注射治疗，然后再接受 6 个月的阿仑磷酸钠治疗，结果显示，与安慰剂组相比，阿巴帕肽组的 BMD 改善，骨折风险降低[122]。

阿巴帕肽的禁忌证包括 Paget 病，原因不明的碱性磷酸酶升高，骨转移或骨骼恶性肿瘤，易患骨肉瘤的遗传性疾病以及曾有涉及骨骼的外部射线或植入物辐射。此药的黑框警告提示，应用本品的大鼠患骨肉瘤的风险会增加，但在人类身上未见，特立帕肽也有同样的黑框警告。

癌症患者特有的情况

许多癌症治疗可能导致快速和严重的骨质丢失（图 59-1）。这种骨质丢失通常是由医源性诱导的性腺功能减退（前列腺癌和乳腺癌）引起的，慢性阿片治疗也可能诱发性腺功能减退，需要分别对男性和女性进行适当的性腺激素替代治疗。其他可能导致癌症患者骨质丢失的情况有骨髓移植[123]、慢性糖皮质激素治疗、超生理性甲状腺激素抑制疗法以及化疗引起的骨细胞毒性反应。所有这些患者均应进行实验室检查以寻找继发性原因（参见"骨质丢失的继发性原因"），并应接受关于适当营养和运动的咨询。酪氨酸激酶抑制剂（tyrosine kinase inhibitor, TKI）伊马替尼（及其他 TKI）可引起磷酸盐尿和骨转换标志物的变化。伊马替尼对 BMD 的影响较小，对骨折风险的影响尚不清楚。本文主要讨论乳腺癌和前列腺癌患者的骨质丢失问题。

乳腺癌

淋巴结阴性的乳腺癌患者 15 年生存率在 60%～70% 之间。因此，努力优化骨骼健康并降低因骨质丢失所致的发病率和死亡率越来越重要。在没有骨转移临床证据的新诊断的乳腺癌女性中，

未来三年内新发椎体骨折的发生率约为正常人群的 5 倍；在复发性乳腺癌且没有骨转移迹象的女性中，骨折的风险是正常人群的 20 倍[124]。因此，临床对乳腺癌患者隐匿性椎体骨折的怀疑应该是很高的。在乳腺癌患者中，常易引起快速骨丢失的两种临床情况是化疗引起的卵巢功能衰竭和芳香化酶抑制剂治疗。关于前者，Shapiro 等报道，化疗引起卵巢功能衰竭后一年，脊柱 BMD 显著下降 7.7%，股骨颈 BMD 下降 4.6%[125]。一项针对乳腺癌女性（化疗致绝经长达 8 年）的、为期一年的试验显示，与安慰剂相比，每周使用利塞膦酸钠可使 BMD 略有增加，骨转换指标降低 20%～30%[126]。与之前报道的化疗致绝经一年后的女性 BMD 显著下降不同的是，安慰剂组的女性在一年内的脊柱 BMD 没有显著变化，全髋 BMD 有轻微但显著的下降（0.8%±0.3%）（图 59-3）。

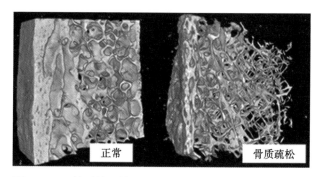

| 正常 | 骨质疏松 |

图 59-3　人体髂嵴活检

芳香化酶抑制剂在雌激素受体阳性早期乳腺癌的治疗中，已成为优于他莫昔芬的一线辅助用药。他莫昔芬对骨骼具有活性雌激素激动剂的作用，而芳香化酶抑制剂可将雌激素降低至极低水平。不论是与他莫昔芬直接比较还是在使用他莫昔芬后再比较，芳香化酶抑制剂都可提高骨转换指标，引起骨质丢失并增加骨折风险[127]。早期的数据表明依西美坦（exemestane）对骨骼的伤害最小，但这一点尚未得到证实。一项前瞻性的随机研究做了如下比较，根据经验每 6 个月口服唑来膦酸 4mg（前期组），相比于当 T 值降至低于 −2 标准差时再开始治疗（延迟组），是否会对 BMD 产生不同的影响。结果证明，经验性治疗策略的应用，会带来腰椎和全髋关节 BMD 的明显改善[128, 129]。与前期组相比，延迟组中更多的患者［延迟组 12 例（14.8%），前期组 1 例（1.4%）］从轻或中度骨质减少进展为重度骨质减少。在延迟组中，存在基线骨质减少的 8 名患者在第 12 个月时恢复到正常的腰椎

BMD，这些患者中只有 2 例在第 6 个月接受了唑来膦酸治疗。本试验中未发现颌骨坏死的病例。同样，在绝经前妇女中，由于使用阿那曲唑 / 戈舍瑞林导致的 BMD 急剧下降（平均 T 值减少 –2.6）或由于使用他莫昔芬 / 戈舍瑞林引起的 BMD 较少下降（平均 T 值减少 –1.1），应用唑来膦酸治疗均可得到有效的预防（BMD 维持稳定）[128, 129]。

作者对于使用双膦酸盐治疗最近 3 年内过早绝经的乳腺癌患者的门槛很低。接受 GnRH 激动剂加芳香化酶抑制剂（卵巢抑制药物）的患者有骨质大量丢失的风险。但是，当停用这些药物时，年轻的患者可能会恢复月经和 BMD。

最近有研究表明，双膦酸盐和地舒单抗对乳腺癌的治疗效果较好，研究显示患者复发率降低、存活率提高。并推测循环的肿瘤细胞可以进入骨组织，并从休眠中醒来导致转移，而减少骨转换的药物可以通过改变骨微环境来防止这种转移。

一项针对 3 425 名接受芳香化酶抑制剂治疗的绝经后早期激素受体阳性乳腺癌患者的研究，观察了地舒单抗作为辅助药物对骨折和其他骨骼健康参数的影响。结果表明，与安慰剂相比，使用地舒单抗的患者不仅骨折发生率降低，而且疾病复发率也降低，无病生存率提高。地舒单抗组的患者发生首次临床骨折的时间明显延迟（HR=0.5，95%CI：0.39-0.65，P＜0.000 1）。36 个月时，地舒单抗组[65]患者的骨折发生率为 5%，而安慰剂组为 9.6%[129]。有趣的是，在 T 值小于 –1 的患者和 T 值大于 –1 的患者中均可以见到骨折发生率的下降。进一步的结果显示，地舒单抗组患者的疾病复发风险降低了 18%，无病生存率提高了 3.1%[130]。

一项双膦酸盐辅助治疗早期乳腺癌的荟萃分析显示，绝经后女性的复发率和乳腺癌死亡率显著降低。这些数据来自于 26 个早期乳腺癌试验，试验将患者随机分为双膦酸盐组和对照组，共纳入 18 766 名女性，平均随访 5.6 年。在接受双膦酸盐治疗的绝经后女性中，无论雌激素受体状态如何，10 年后的复发率[相对风险率（Relative Risk，RR）0.86]、远隔复发率（RR 0.82）、骨骼复发率（RR 0.72）和乳腺癌死亡率（RR 0.82）均显著下降[131]。这些试验表明在绝经后乳腺癌人群中使用双膦酸盐或地舒单抗是有益的。

甲状腺癌

甲状腺癌患者是另一个患骨质疏松症风险较高的人群。众所周知，甲状腺功能亢进症和医源性促甲状腺激素（TSH）的抑制会对骨骼产生负面影响。甲状腺激素参与骨重建周期的调节，甲状腺功能亢进可增加骨转换，导致 BMD 下降和骨折风险增加。最近的一项研究观察了 TSH 抑制治疗对 DXA 和 TBS 的影响。这项回顾性研究评估了 273 名接受 TSH 抑制治疗的患有分化型甲状腺癌的绝经后女性。血清游离 T4 和 TSH 与腰椎 BMD 或 TBS 水平无独立相关性；TSH 抑制时间与 TBS 呈负相关，与 DXA 无关；较长的 TSH 抑制持续时间与 TBS 独立相关，而与 DXA 无关；与抑制时间少于 3 年的患者相比，TSH 抑制治疗 5 年或 5 年以上的患者 TBS 显著降低[132]。

前列腺癌

局部晚期前列腺癌通常用促性腺激素释放激素（gonadotropin-releasing hormone，GnRH）激动剂治疗，此处讨论的是没有骨转移的患者。GnRH 激动剂可诱导性腺功能减退，导致 BMD 丢失，并增加骨折风险[133]。本文对双膦酸盐、SERM 和地舒单抗进行了研究，与安慰剂相比，唑来膦酸每 3 个月给药可引起显著的 BMD 增加，但作者建议减少给药频次（每 6 个月至 1 年给药 1 次），因为减少给药次数同样可以达到有效抑制骨转换的效果，并且对于骨转移的肿瘤患者，静脉双膦酸盐的频繁（每月）给药似乎与颌骨坏死的高风险相关。关于雷洛昔芬，一项小规模前瞻性研究显示，可致 BMD 增加，骨转换指标减少[134]。考虑到雌激素不仅对女性很重要，对男性骨骼健康也有重要作用，所以我们对雌激素也进行了研究，地舒单抗和托瑞米芬（一种未获美国 FDA 批准的 SERM）在雄激素剥夺治疗（androgen deprivation therapy，ADT）中均被证实可减少骨折发生率[135]。

糖皮质激素的使用

生理或替代剂量的糖皮质激素也可能导致骨质流失。任何接受泼尼松（或等效剂量的其他类固醇）≥5mg、至少持续 3 个月治疗的患者都存在剂量依赖性骨质丢失的风险。我们赞同已发表的预防糖皮质激素引起的骨质丢失和骨折的指南[136]，要点包括：①钙和维生素 D 的补充（分别为 1 500mg/d 和 800IU/d）；②双膦酸盐疗法（绝经前女性应接受避孕咨询）；③缺乏性腺类固醇的男性应予以替代治疗。另外，我们建议启动每日 30 分钟的负重运动锻炼计划（参考之前治疗部分中列出的指南）。此外，近端肌肉的加强有助于预防类固醇引起的肌病以及伴随肌病的跌倒和骨折风险。应测量 24 小时尿钙排泄量，因为糖皮质激素会引起高钙尿症。尿中钙含量超过 300mg/d 的患者应使用噻嗪类利尿剂和低钠饮食治疗。

监测治疗反应

建议每年对骨质丢失高危风险的癌症患者进行 DXA 检查，其他患者可以每两年或更长时间间隔进行[137]。如上所述，我们还希望借助骨转换的生化标志物来监测某些肿瘤患者的治疗效果。鉴于缺乏这些有高危骨质丢失概率的患者人群的数据，因此，确认抗吸收治疗的疗效时应谨慎。一般来说，在进行双膦酸盐治疗时，骨转换标志物接近检测下限（接近零）时可能需要停止治疗，直至指标升高。

要点

- 骨质疏松症是一种以骨强度受损为特征的疾病，可导致骨骼脆弱和骨折风险增加，尤其是髋部、脊柱和腕部。
- DXA 是测量 BMD 的金标准。
- 骨质疏松症在骨折发生之前没有临床表现或症状。
- 在美国，有 1 000 万人患有骨质疏松症，3 400 万人患有低骨量或骨质减少。
- 目前被广泛接受的 WHO 对骨质疏松性 BMD 的定义是 T 值在 −2.5 或以下。
- 对患者进行骨质疏松症筛查的目的是能够在首次骨折发生之前进行临床干预。
- 骨质疏松性骨折的危险因素包括低维生素 D 和钙的摄入，吸烟，每日喝超过两杯酒精饮料，缺乏负重运动的静坐少动生活方式及如地毯松动等家庭跌倒的危险。
- 目前建议所有来源的总钙摄入量为每日 1 200mg，分次服用。
- 一个全面的物理治疗计划应包括负重和阻力练习以保持或增加骨强度及平衡训练和多学科跌倒预防策略，以最大限度地减少跌倒和骨折的风险。

（王丛笑 译 郝淑燕 公维军 校）

参考文献

1. Guise TA. Bone loss and fracture risk associated with cancer therapy. *Oncologist.* 2006;11:1121–1131.
2. Nih Consensus Development Panel on Osteoporosis Prevention Therapy. Osteoporosis prevention, diagnosis, and therapy. *JAMA.* 2001;285:785–795.
3. Green AD, Colon-Emeric CS, et al. Does this woman have osteoporosis? *JAMA.* 2004;292:2890–2900.
4. Klotzbuecher CM, Ross PD, Landsman PB, et al. Patients with prior fractures have an increased risk of future fractures: a summary of the literature and statistical synthesis. *J Bone Miner Res.* 2000;15:721–739.
5. De Smet AA, Robinson RG, Johnson BE, et al. Spinal compression fractures in osteoporotic women: patterns and relationship to hyperkyphosis. *Radiology.* 1988;166:497–500.
6. National Osteoporosis Foundation, American Academy of Orthopaedic Surgeons. *Physician's Guide to Prevention and Treatment of Osteoporosis.* Washington, DC: National Osteoporosis Foundation; 2003.
7. Keene GS, Parker MJ, Pryor GA. Mortality and morbidity after hip fractures. *BMJ.* 1993;307:1248–1250.
8. Salkeld G, Cameron ID, Cumming RG, et al. Quality of life related to fear of falling and hip fracture in older women: a time trade off study. *BMJ.* 2000;320:341–346.
9. Silverman SL, Shen W, Minshall ME, et al. Prevalence of depressive symptoms in postmenopausal women with low bone mineral density and/or prevalent vertebral fracture: results from the Multiple Outcomes of Raloxifene Evaluation (MORE) study. *J Rheumatol.* 2007;34:140–144.
10. Riggs BL, Melton LJ 3rd. The worldwide problem of osteoporosis: insights afforded by epidemiology. *Bone.* 1995;17:505S–511S.
11. Kanis JA. *Osteoporosis.* London, UK: Blackwell Healthcare Communications; 1997.
12. Wainwright SA, Marshall LM, Ensrud KE, et al. Hip fracture in women without osteoporosis. *J Clin Endocrinol Metab.* 2005;90:2787–2793.
13. Kanis JA, Melton LJ 3rd, Christiansen C, et al. The diagnosis of osteoporosis. *J Bone Miner Res.* 1994;9:1137–1141.
14. Assessment of fracture risk and its application to screening for postmenopausal osteoporosis. Report of a WHO Study Group. *World Health Organ Tech Rep Ser.* 1994;843:1–129.
15. Hans D, Goertzen AL, Krieg MA, et al. Bone microarchitecture assessed by TBS predicts osteoporotic fractures independent of bone density: the Manitoba study. *J Bone Miner Res.* 2011;26:2762–2769.
16. Kim JH, Choi HJ, Ku EJ, et al. Trabecular bone score as an indicator for skeletal deterioration in diabetes. *J Clin Endocrinol Metab.* 2015;100:475–482.
17. Mazess R, Chesnut CH 3rd, McClung M, et al. Enhanced precision with dual-energy X-ray absorptiometry. *Calcif Tissue Int.* 1992;51:14–17.
18. Bonnick SL. Monitoring osteoporosis therapy with bone densitometry: a vital tool or regression toward mediocrity? *J Clin Endocrinol Metab.* 2000;85:3493–3495.
19. Cummings SR, Palermo L, Browner W, et al. Monitoring osteoporosis therapy with bone densitometry: misleading changes and regression to the mean. Fracture Intervention Trial Research Group. *JAMA.* 2000;283:1318–1321.
20. Hochberg MC, Ross PD, Black D, et al. Larger increases in bone mineral density during alendronate therapy are associated with a lower risk of new vertebral fractures in women with postmenopausal osteoporosis. Fracture Intervention Trial Research Group. *Arthritis Rheum.* 1999;42:1246–1254.
21. Cummings SR, Nevitt MC, Browner WS, et al. Risk factors for hip fracture in white women. Study of Osteoporotic Fractures Research Group. *N Engl J Med.* 1995;332:767–773.
22. Schuit SC, van der Klift M, Weel AE, et al. Fracture incidence and association with bone mineral density in elderly men and women: the Rotterdam Study. *Bone.* 2004;34:195–202.
23. Silman AJ. Risk factors for Colles' fracture in men and women: results from the European Prospective Osteoporosis Study. *Osteoporos Int.* 2003;14:213–218.
24. Cummings SR. A 55-year-old woman with osteopenia. *JAMA.* 2006; 296:2601–2610.
25. Cummings SR, Bates D, Black DM. Clinical use of bone densitometry: scientific review. *JAMA.* 2002;288:1889–1897.
26. Raisz LG. Clinical practice. Screening for osteoporosis. *N Engl J Med.*

2005;353:164–171.

27. Sambrook P, Cooper C. Osteoporosis. *Lancet.* 2006;367:2010–2018.

28. Garnero P, Hausherr E, Chapuy MC, et al. Markers of bone resorption predict hip fracture in elderly women: the EPIDOS prospective study. *J Bone Miner Res.* 1996;11:1531–1538.

29. Garnero P, Mulleman D, Munoz F, et al. Long-term variability of markers of bone turnover in postmenopausal women and implications for their clinical use: the OFELY study. *J Bone Miner Res.* 2003;18:1789–1794.

30. Schousboe JT, Bauer DC, Nyman JA, et al. Potential for bone turnover markers to cost-effectively identify and select post-menopausal osteopenic women at high risk of fracture for bisphosphonate therapy. *Osteoporos Int.* 2007;18:201–210.

31. Mauck KF, Clarke BL. Diagnosis, screening, prevention, and treatment of osteoporosis. *Mayo Clin Proc.* 2006;81:662–672.

32. Tannenbaum C, Clark J, Schwartzman K, et al. Yield of laboratory testing to identify secondary contributors to osteoporosis in otherwise healthy women. *J Clin Endocrinol Metab.* 2002;87:4431–4437.

33. Holick MF, Siris ES, Binkley N, et al. Prevalence of Vitamin D inadequacy among postmenopausal North American women receiving osteoporosis therapy. *J Clin Endocrinol Metab.* 2005;90:3215–3224.

34. Chapuy MC, Preziosi P, Maamer M, et al. Prevalence of vitamin D insufficiency in an adult normal population. *Osteoporosis Int.* 1997;7:439–443.

35. Heaney RP, Dowell MS, Hale CA, et al. Calcium absorption varies within the reference range for serum 25-hydroxyvitamin D. *J Am Coll Nutr.* 2003;22:142–146.

36. Sprague SM. Renal function and risk of hip and vertebral fractures in older women: is it always osteoporosis? *Arch Intern Med.* 2007;167:115–116.

37. Stenson WF, Newberry R, Lorenz R, et al. Increased prevalence of celiac disease and need for routine screening among patients with osteoporosis. *Arch Intern Med.* 2005;165:393–399.

38. Yang YX, Lewis JD, Epstein S, et al. Long-term proton pump inhibitor therapy and risk of hip fracture. *JAMA.* 2006;296:2947–2953.

39. Vieth R, Bischoff-Ferrari H, Boucher BJ, et al. The urgent need to recommend an intake of vitamin D that is effective. *Am J Clin Nutr.* 2007;85:649–650.

40. Bischoff-Ferrari HA, Dawson-Hughes B, Orav EJ, et al. Monthly high-dose vitamin D treatment for the prevention of functional decline: a randomized clinical trial. *JAMA Intern Med.* 2016;176:175–183.

41. Janssen HC, Samson MM, Verhaar HJ. Vitamin D deficiency, muscle function, and falls in elderly people. *Am J Clin Nutr.* 2002;75:611–615.

42. Beer TM, Myrthue A. Calcitriol in the treatment of prostate cancer. *Anticancer Res.* 2006;26:2647–2651.

43. Bonner FJ, Sinaki M, Grabois M, et al. Health professional's guide to rehabilitation of the patient with osteoporosis. *Osteoporosis Int.* 2003;14:S1–S22.

44. Meeks S. *Walk tall! An Exercise Program for the Prevention and Treatment of Osteoporosis.* Gainesville, FL: Triad Publishing Company; 1999.

45. National Osteoporosis Foundation. *Boning Up on Osteoporosis: A Guide to Prevention and Treatment.* Washington, DC: National Osteoporosis Foundation; 2005.

46. Kerr D, Ackland T, Maslen B, et al. Resistance training over 2 years increases bone mass in calcium-replete postmenopausal women. *J Bone Miner Res.* 2001;16:175–181.

47. Feskanich D, Willett W, Colditz G. Walking and leisure-time activity and risk of hip fracture in postmenopausal women. *JAMA.* 2002;288:2300–2306.

48. Fuchs RK, Bauer JJ, Snow CM. Jumping improves hip and lumbar spine bone mass in prepubescent children: a randomized controlled trial. *J Bone Miner Res.* 2001;16:148–156.

49. Linden C, Ahlborg HG, Besjakov J, et al. A school curriculum-based exercise program increases bone mineral accrual and bone size in prepubertal girls: two-year data from the pediatric osteoporosis prevention (POP) study. *J Bone Miner Res.* 2006;21:829–835.

50. MacKelvie KJ, Khan KM, Petit MA, et al. A school-based exercise intervention elicits substantial bone health benefits: a 2-year randomized controlled trial in girls. *Pediatrics.* 2003;112:e447.

51. Nikander R, Sievanen H, Heinonen A, et al. Femoral neck structure in adult female athletes subjected to different loading modalities. *J Bone Miner Res.* 2005;20:520–528.

52. Asikainen TM, Kukkonen-Harjula K, Miilunpalo S. Exercise for health for early postmenopausal women: a systematic review of randomised controlled trials. *Sports Med.* 2004;34:753–778.

53. Bonaiuti D, Shea B, Iovine R, et al. Exercise for preventing and treating osteoporosis in postmenopausal women. *Cochrane Database Syst Rev.* 2002:CD000333.

54. Lanyon L, Skerry T. Postmenopausal osteoporosis as a failure of bone's adaptation to functional loading: a hypothesis. *J Bone Miner*

Res. 2001;16:1937–1947.

55. Jiang Y, Zhao J, Rosen C, et al. Perspectives on bone mechanical properties and adaptive response to mechanical challenge. *J Clin Densitom.* 1999;2:423–433.

56. Robling AG, Hinant FM, Burr DB, et al. Improved bone structure and strength after long-term mechanical loading is greatest if loading is separated into short bouts. *J Bone Miner Res.* 2002;17:1545–1554.

57. Felsenberg D, Boonen S. The bone quality framework: determinants of bone strength and their interrelationships, and implications for osteoporosis management. *Clin Ther.* 2005;27:1–11.

58. Bohne M, Abendroth-Smith J. Effects of hiking downhill using trekking poles while carrying external loads. *Med Sci Sports Exerc.* 2007;39:177–183.

59. Rodgers CD, VanHeest JL, Schachter CL. Energy expenditure during submaximal walking with Exerstriders. *Med Sci Sports Exerc.* 1995;27:607–611.

60. Bassey EJ, Littlewood JJ, Taylor SJ. Relations between compressive axial forces in an instrumented massive femoral implant, ground reaction forces, and integrated electromyographs from vastus lateralis during various 'osteogenic' exercises. *J Biomech.* 1997;30:213–223.

61. Lu TW, Taylor SJ, O'Connor JJ, et al. Influence of muscle activity on the forces in the femur: an in vivo study. *J Biomech.* 1997;30:1101–1106.

62. Rubin C, Turner AS, Bain S, et al. Anabolism. Low mechanical signals strengthen long bones. *Nature.* 2001;412:603–604.

63. Gusi N, Raimundo A, Leal A. Low-frequency vibratory exercise reduces the risk of bone fracture more than walking: a randomized controlled trial. *BMC Musculoskelet Disord.* 2006;7:92.

64. Verschueren SM, Roelants M, Delecluse C, et al. Effect of 6-month whole body vibration training on hip density, muscle strength, and postural control in postmenopausal women: a randomized controlled pilot study. *J Bone Miner Res.* 2004;19:352–359.

65. Bruyere O, Wuidart MA, Di Palma E, et al. Controlled whole body vibration to decrease fall risk and improve health-related quality of life of nursing home residents. *Arch Phys Med Rehabil.* 2005;86:303–307.

66. Ward K, Alsop C, Caulton J, et al. Low magnitude mechanical loading is osteogenic in children with disabling conditions. *J Bone Miner Res.* 2004;19:360–369.

67. Mogil RJ, Kaste SC, Ferry RJ Jr, et al. Effect of low-magnitude, high-frequency mechanical stimulation on BMD among young childhood cancer survivors: a randomized clinical trial. *JAMA Oncol.* 2016;2:908–914.

68. Duquette SA, Guiliano AM, Starmer DJ. Whole body vibration and cerebral palsy: a systematic review. *J Can Chiropr Assoc.* 2015;59:245–252.

69. Cardinale M, Rittweger J. Vibration exercise makes your muscles and bones stronger: fact or fiction? *J Br Menopause Soc.* 2006;12:12–18.

70. Bouxsein ML, Myers ER, Hayes WC. Biomechanics of age-related fractures. In: Marcus R, Feldman D, Kelsey J, eds. *Osteoporosis.* New York, NY: Academic Press; 1996:373–393.

71. Buchner DM, Cress ME, de Lateur BJ, et al. The effect of strength and endurance training on gait, balance, fall risk, and health services use in community-living older adults. *J Gerontol A Biol Sci Med Sci.* 1997;52:M218–M224.

72. Fiatarone MA, Marks EC, Ryan ND, et al. High-intensity strength training in nonagenarians. Effects on skeletal muscle. *JAMA.* 1990;263:3029–3034.

73. Frontera WR, Hughes VA, Fielding RA, et al. Aging of skeletal muscle: a 12-yr longitudinal study. *J Appl Physiol.* (1985). 2000;88:1321–1326.

74. Sinaki M, Lynn SG. Reducing the risk of falls through proprioceptive dynamic posture training in osteoporotic women with kyphotic posturing: a randomized pilot study. *Am J Phys Med Rehabil.* 2002;81:241–246.

75. Li F, Harmer P, Fisher KJ, McAuley E. Tai Chi: improving functional balance and predicting subsequent falls in older persons. *Med Sci Sports Exerc.* 2004;36:2046–2052.

76. Li F, Harmer P, Fisher KJ, et al. Tai Chi and fall reductions in older adults: a randomized controlled trial. *J Gerontol A Biol Sci Med Sci.* 2005;60:187–194.

77. Wolf SL, Barnhart HX, Kutner NG, et al. Reducing frailty and falls in older persons: an investigation of Tai Chi and computerized balance training. Atlanta FICSIT Group. Frailty and Injuries: Cooperative Studies of Intervention Techniques. *J Am Geriatr Soc.* 1996;44:489–497.

78. Gregg EW, Cauley JA, Seeley DG, et al. Physical activity and osteoporotic fracture risk in older women. Study of Osteoporotic Fractures Research Group. *Ann Intern Med.* 1998;129:81–88.

79. Parker MJ, Gillespie WJ, Gillespie LD. Effectiveness of hip protectors for preventing hip fractures in elderly people: systematic review. *BMJ.* 2006;332:571–574.

80. van Schoor NM, Smit JH, Bouter LM, et al. Maximum potential preventive effect of hip protectors. *J Am Geriatr Soc.* 2007;55:507–510.

81. Briggs AM, van Dieen JH, Wrigley TV, et al. Thoracic kyphosis affects spinal loads and trunk muscle force. *Phys Ther.* 2007;87:595–607.

第六篇

82. Huang MH, Barrett-Connor E, Greendale GA, et al. Hyperkyphotic posture and risk of future osteoporotic fractures: the Rancho Bernardo study. *J Bone Miner Res.* 2006;21:419–423.

83. White AA, Panjabi MM. *Clinical Biomechanics of the Spine.* 2nd ed. Philadelphia, PA: J.B. Lippincott; 1990.

84. Lynn SG, Sinaki M, Westerlind KC. Balance characteristics of persons with osteoporosis. *Arch Phys Med Rehabil.* 1997;78:273–277.

85. Sinaki M, Itoi E, Wahner HW, et al. Stronger back muscles reduce the incidence of vertebral fractures: a prospective 10 year follow-up of postmenopausal women. *Bone.* 2002;30:836–341.

86. Meeks SM. The role of the physical therapist in the recognition, assessment, and exercise intervention in persons with, or at risk for, osteoporosis. *Top Geriatr Rehabil.* 2005;21:42–56.

87. Gold DT, Shipp KM, Pieper CF, et al. Group treatment improves trunk strength and psychological status in older women with vertebral fractures: results of a randomized, clinical trial. *J Am Geriatr Soc.* 2004;52:1471–1478.

88. Katzman WB, Sellmeyer DE, Stewart AL, et al. Changes in flexed posture, musculoskeletal impairments, and physical performance after group exercise in community-dwelling older women. *Arch Phys Med Rehabil.* 2007;88:192–199.

89. Sinaki M, Brey RH, Hughes CA, et al. Significant reduction in risk of falls and back pain in osteoporotic-kyphotic women through a Spinal Proprioceptive Extension Exercise Dynamic (SPEED) program. *Mayo Clin Proc.* 2005;80:849–855.

90. Greig AM, Bennell KL, Briggs AM, et al. Postural taping decreases thoracic kyphosis but does not influence trunk muscle electromyographic activity or balance in women with osteoporosis. *Man Ther.* 2008;13:249–257.

91. Roehrig SM. Use of neurodevelopmental treatment techniques in a client with kyphosis: a case report. *Physiother Theory Pract.* 2006;22:337–343.

92. Richardson C, Toppenberg R, Jull G. An initial evaluation of eight abdominal exercises for their ability to provide stabilisation for the lumbar spine. *Aust J Physiother.* 1990;36:6–11.

93. Cummings SR, Melton LJ. Epidemiology and outcomes of osteoporotic fractures. *Lancet.* 2002;359:1761–1767.

94. Keller TS, Harrison DE, Colloca CJ, et al. Prediction of osteoporotic spinal deformity. *Spine.* 2003;28:455–462.

95. Bouxsein ML, Melton LJ 3rd, Riggs BL, et al. Age- and sex-specific differences in the factor of risk for vertebral fracture: a population-based study using QCT. *J Bone Miner Res.* 2006;21:1475–1482.

96. Nachemson A, Morris JM. In vivo measurements of intradiscal pressure. Discometry, a method for the determination of pressure in the lower lumbar discs. *J Bone Joint Surg Am.* 1964;46:1077–1092.

97. Vainionpaa A, Korpelainen R, Leppaluoto J, et al. Effects of high-impact exercise on bone mineral density: a randomized controlled trial in premenopausal women. *Osteoporos Int.* 2005;16:191–197.

98. Schultz AB, Andersson GB, Haderspeck K, et al. Analysis and measurement of lumbar trunk loads in tasks involving bends and twists. *J Biomech.* 1982;15:669–675.

99. Greendale GA, McDivit A, Carpenter A, et al. Yoga for women with hyperkyphosis: results of a pilot study. *Am J Public Health.* 2002;92:1611–1614.

100. Krolner B, Toft B. Vertebral bone loss: an unheeded side effect of therapeutic bed rest. *Clin Sci (Lond).* 1983;64:537–540.

101. Wu SS, Lachmann E, Nagler W. Current medical, rehabilitation, and surgical management of vertebral compression fractures. *J Womens Health (Larchmt).* 2003;12:17–26.

102. Nachemson A. Towards a better understanding of low-back pain: a review of the mechanics of the lumbar disc. *Rheumatol Rehabil.* 1975;14:129–143.

103. Defloor T. The effect of position and mattress on interface pressure. *Appl Nurs Res.* 2000;13:2–11.

104. Lindsay R, Silverman SL, Cooper C, et al. Risk of new vertebral fracture in the year following a fracture. *JAMA.* 2001;285:320–323.

105. Kaplan RS, Sinaki M. Posture training support: preliminary report on a series of patients with diminished symptomatic complications of osteoporosis. *Mayo Clin Proc.* 1993;68:1171–1176.

106. Patwardhan AG, Li SP, Gavin T, et al. Orthotic stabilization of thoracolumbar injuries. A biomechanical analysis of the Jewett hyperextension orthosis. *Spine.* 1990;15:654–661.

107. Pfeifer M, Begerow B, Minne HW. Effects of a new spinal orthosis on posture, trunk strength, and quality of life in women with postmenopausal osteoporosis: a randomized trial. *Am J Phys Med Rehabil.* 2004;83:177–186.

108. Cranney A, Tugwell P, Adachi J, et al. Meta-analyses of therapies for postmenopausal osteoporosis. III. Meta-analysis of risedronate for the treatment of postmenopausal osteoporosis. *Endocr Rev.* 2002;23:517–523.

109. Cranney A, Wells G, Willan A, et al. Meta-analyses of therapies for postmenopausal osteoporosis. II. Meta-analysis of alendronate for the treatment of postmenopausal women. *Endocr Rev.* 2002;23:508–516.

110. Black DM, Schwartz AV, Ensrud KE, et al. Effects of continuing or stopping alendronate after 5 years of treatment: the Fracture Intervention Trial Long-term Extension (FLEX): a randomized trial. *JAMA.* 2006;296:2927–2938.

111. Miller PD. Efficacy and safety of long-term bisphosphonates in postmenopausal osteoporosis. *Expert Opin Pharmacother.* 2003;4:2253–2258.

112. Bilezikian JP. Osteonecrosis of the jaw—do bisphosphonates pose a risk? *N Engl J Med.* 2006;355:2278–2281.

113. Cummings SR, San Martin J, McClung MR, et al. Denosumab for prevention of fractures in postmenopausal women with osteoporosis. *N Engl J Med.* 2009;361:756–765.

114. Autio KA, Farooki A, Glezerman IG, et al. Severe hypocalcemia associated with denosumab in metastatic castration-resistant prostate cancer: risk factors and precautions for treating physicians. *Clin Genitourin Cancer.* 2015;13:e305–e309.

115. Anastasilakis AD, Polyzos SA, Makras P, et al. Clinical features of 24 patients with rebound-associated vertebral fractures after denosumab discontinuation: systematic review and additional cases. *J Bone Miner Res.* 2017;32:1291–1296.

116. Baum M, Buzdar A, Cuzick J, et al. Anastrozole alone or in combination with tamoxifen versus tamoxifen alone for adjuvant treatment of postmenopausal women with early-stage breast cancer: results of the ATAC (Arimidex, Tamoxifen Alone or in Combination) trial efficacy and safety update analyses. *Cancer.* 2003;98:1802–1810.

117. Barrett-Connor E, Mosca L, Collins P, et al. Effects of raloxifene on cardiovascular events and breast cancer in postmenopausal women. *N Engl J Med.* 2006;355:125–137.

118. Martino S, Cauley JA, Barrett-Connor E, et al. Continuing outcomes relevant to Evista: breast cancer incidence in postmenopausal osteoporotic women in a randomized trial of raloxifene. *J Natl Cancer Inst.* 2004;96:1751–1761.

119. Vogel VG, Costantino JP, Wickerham DL, et al. Effects of tamoxifen vs raloxifene on the risk of developing invasive breast cancer and other disease outcomes: the NSABP Study of Tamoxifen and Raloxifene (STAR) P-2 trial. *JAMA.* 2006;295:2727–2741.

120. Miller PD, Hattersley G, Riis BJ, et al. Effect of abaloparatide vs placebo on new vertebral fractures in postmenopausal women with osteoporosis: a randomized clinical trial. *JAMA.* 2016;316:722–733.

121. Moreira CA, Fitzpatrick LA, Wang Y, Recker RR. Effects of abaloparatide-SC (BA058) on bone histology and histomorphometry: the ACTIVE phase 3 trial. *Bone.* 2017;97:314–319.

122. Cosman F, Miller PD, Williams GC, et al. Eighteen months of treatment with subcutaneous abaloparatide followed by 6 months of treatment with alendronate in postmenopausal women with osteoporosis: results of the ACTIVExtend trial. *Mayo Clin Proc.* 2017;92:200–210.

123. Tauchmanova L, Colao A, Lombardi G, et al. Bone loss and its management in long-term survivors from allogeneic stem cell transplantation. *J Clin Endocrinol Metab.* 2007;92:4536–4545.

124. Kanis JA, McCloskey EV, Powles T, et al. A high incidence of vertebral fracture in women with breast cancer. *Br J Cancer.* 1999;79:1179–1181.

125. Shapiro CL, Manola J, Leboff M. Ovarian failure after adjuvant chemotherapy is associated with rapid bone loss in women with early-stage breast cancer. *J Clin Oncol.* 2001;19:3306–3311.

126. Greenspan SL, Bhattacharya RK, Sereika SM, et al. Prevention of bone loss in survivors of breast cancer: a randomized, double-blind, placebo-controlled clinical trial. *J Clin Endocrinol Metab.* 2007;92:131–136.

127. Chien AJ, Goss PE. Aromatase inhibitors and bone health in women with breast cancer. *J Clin Oncol.* 2006;24:5305–5312.

128. Brufsky A, Harker WG, Beck JT, et al. Zoledronic acid inhibits adjuvant letrozole-induced bone loss in postmenopausal women with early breast cancer. *J Clin Oncol.* 2007;25:829–836.

129. Gnant MF, Mlineritsch B, Luschin-Ebengreuth G, et al. Zoledronic acid prevents cancer treatment-induced bone loss in premenopausal

women receiving adjuvant endocrine therapy for hormone-responsive breast cancer: a report from the Austrian Breast and Colorectal Cancer Study Group. *J Clin Oncol.* 2007;25:820–828.

130. Gnant M, Pfeiler G, Dubsky PC, et al. Adjuvant denosumab in breast cancer (ABCSG-18): a multicentre, randomised, double-blind, placebo-controlled trial. *Lancet.* 2015;386:433–443.

131. Early Breast Cancer Trialists' Collaborative. Adjuvant bisphosphonate treatment in early breast cancer: meta-analyses of individual patient data from randomised trials. *Lancet.* 2015;386:1353–1361.

132. Moon JH, Kim KM, Oh TJ, et al. The effect of TSH suppression on vertebral trabecular bone scores in patients with differentiated thyroid carcinoma. *J Clin Endocrinol Metab.* 2017;102:78–85.

133. Smith MR. Treatment-related osteoporosis in men with prostate can-

cer. *Clin Cancer Res.* 2006;12:6315s–6319s.

134. Smith MR, Fallon MA, Lee H, Finkelstein JS. Raloxifene to prevent gonadotropin-releasing hormone agonist-induced bone loss in men with prostate cancer: a randomized controlled trial. *J Clin Endocrinol Metab.* 2004;89:3841–3846.

135. Farooki A, Scher HI. Maintaining bone health during hormonal therapy for prostate cancer. *Ann Intern Med.* 2017;167:357-358.

136. Buckley L, Guyatt G, Fink HA, et al. 2017 American College of Rheumatology Guideline for the prevention and treatment of glucocorticoid-induced osteoporosis. *Arthritis Rheumatol.* 2017;69:1521–1537.

137. Gralow JR, Biermann JS, Farooki A, et al. NCCN task force report: bone health in cancer care. *J Natl Compr Canc Netw.* 2013;11(suppl 3):S1–50;quiz S1.

第六篇

第60章

骨转移

Jonathan Morris, Ana Cecilia Belzarena, Patrick Boland

根据美国国家卫生研究院监测、流行病学和最终结果(SEER)数据库(不包括皮肤癌),2017年估计有170万名癌症患者,平均5年总生存率为67%。在这些患者中,估计约有25万人发生骨转移,骨骼成为仅次于肺脏和肝脏的第三大最常见的癌症转移部位,其中约80%的骨转移来自乳房、前列腺、肺、肾和甲状腺的肿瘤[1]。与2017年诊断的约3 200例原发性骨恶性肿瘤相比,转移性骨病的发病率要高得多。这些数字强调了在转移性疾病过程中进行适当的识别、调查、管理和干预的重要性,其目的是保持功能和生活质量,同时最大限度地减少并发症的发生。

肿瘤侵犯骨骼是癌症疼痛最常见的原因[1],因此,在有已知癌症史且伴有局部骨痛患者的鉴别诊断中,必须考虑骨转移的可能性[2]。骨转移最常见的部位是中轴骨[3-5],其他常见部位包括股骨、骨盆、肱骨、肋骨和颅骨[2, 6, 7]。

"转移"一词最早是由法国妇科医生 Joseph Recamier 提出的,用以描述癌症的传播,它起源于希腊语,意思是"疾病所在地的变化"。骨转移的最早证据可追溯到公元前400年[2];19世纪,Paget 提出了"种子和土壤"理论,认为接受肿瘤细胞的组织可能是友好的也可能是敌对的[8]。其他研究者则基于随机学解释了转移[3]。现在人们认为这两种方式均可以发生,根据血液和/或淋巴引流的走行可以预测大约60%的转移部位,其余可归因于肿瘤与宿主位点在细胞和分子水平上的复杂的相互作用。

骨转移的发展很复杂,需要一系列协调的步骤。血液学上的转移是由于细胞从原发部位释放进入血液循环中引起的,进入血液循环要求肿瘤细胞必须具有促进这一过程的内在特性。肿瘤必须分泌血管内皮生长因子(vascular endothelial growth factor, VEGF)诱导新生血管形成,并分泌基质金属蛋白酶(matrix metalloproteinases, MMP)以侵入基膜。细胞黏附分子(cell adhesion molecules, CAM)的调节,包括细胞间黏附分子(intercellular adhesion molecules, ICAM),选择素和钙黏着蛋白,可使肿瘤细胞脱离原发部位并最终积聚在转移部位[9-11]。

一旦进入循环,肿瘤细胞通过分别与血小板和白细胞上的 P- 和 L- 选择素黏附促进栓塞形成,并通过 E- 选择素介导与转移组织内皮细胞的黏附。黏附后,整合素信号通路启动,其最终结果是在微环境中通过 MMP 上调抗凋亡机制和蛋白水解机制,这使得肿瘤细胞可以从循环中渗出并侵入宿主组织[11, 12]。

转移细胞对哪些组织类型特别偏好仍然是不可预测的。众所周知,这一过程涉及到促进转移的分子之间的相互平衡,如趋化生长因子(骨涎蛋白等),局部生长因子(表皮生长因子受体等),旁分泌激素[甲状腺激素相关蛋白(parathyroid hormone-related protein, PTHrP)]等及转移性抑制的影响(如组织 MMP 抑制剂和抑制基因)[13-16]。肿瘤细胞可能对骨具有成骨作用,如前列腺癌或乳腺癌,或对骨有溶解作用如肾癌、肺癌和甲状腺癌。成骨性病变是通过激活成骨细胞中的 WNT 通路产生的[17, 18],溶骨性病变是由生长因子[包括 PTHrP 和 NF-κB 受体激活蛋白配体(receptor activator of nuclear factor Kappa- B ligand, RANKL)][10]的分泌引起的。我们对转移分子机制的认识在不断提高,然而,关于复杂的反馈机制和黏附分子上调和下调的时机,使骨生长的溶骨作用以及导致囊状病变的成骨作用之间的平衡,还有很多有待发现。

临床特征

骨转移通常无症状。然而，大多数患者会在发病过程中出现症状，临床特征包括疼痛、功能丧失、高钙血症和抑郁，这些都会大大降低生活质量和体力状况。维持患者的体力状态是必要的，因为肿瘤专家在评估患者是否适合接受化疗时需要考虑这个因素。

具有癌症病史的患者的骨痛，应考虑并鉴别继发于转移的可能性。疼痛可能很严重，是癌症患者最害怕的并发症[19]。引起疼痛的原因有很多，骨内肿瘤患者疼痛的产生机制很复杂，包括机械和化学因素。骨髓压力增加使骨膜和骨髓血管扭曲，转移过程中可以产生细胞因子、组胺和 P 物质，这些都会引起疼痛。治疗疼痛时，确定疼痛的根本原因是必要的，这样才能够适当地进行处理。

骨质破坏可导致机械强度改变，从而刺激骨膜受体。骨折的风险增加。非手术治疗的目的是阻止转移病变的进展并预防骨折。当发生完全骨折时，通常会引起剧烈的疼痛，需要固定骨折部位。病理性骨折是严重的并发症，常需要住院和手术治疗。对于那些在进入手术室之前没有得到治疗的患者来说，手术是需要紧急进行的。如果患者病理性骨折的风险较高，可以进行预防性手术固定。这个过程比骨折造成的创伤要小，而且是在半选择性的基础上进行的，这可以使患者能够积极地面对手术。

即将发生的病理性骨折

对即将发生在附肢骨骼中的骨折做出诊断是困难的。一些作者基于回顾性研究[20-24]创建了指南。影响因素既包括临床因素也包括影像学因素，如受累的解剖部位、疼痛的严重程度、原发肿瘤的来源、骨质破坏程度以及病变是成骨性还是溶解性的等。Sim 建议，当肱骨存在直径为 3cm 的溶解性病变，或当 50% 的皮质被破坏，或放疗后存在持续性疼痛时，可行肱骨内固定治疗[21]。Harrington 建议，当股骨存在直径大于 2.5cm 的溶解性病变，或溶解性病变累及皮质的 50% 以上，或小转子出现病理性撕脱，或负重时有持续性疼痛时，可行股骨内固定治疗[22]。Nazarian 等提出使用 CT 扫描来分析骨密度并进行计算以预测骨对轴向载荷、弯曲和扭转力的抵抗能力[24]。

Mires 提出了一种加权评分系统，其目的是量化发生骨折的风险，相关参数包括：病变解剖位置、疼痛严重程度、相对于骨直径的病变大小以及病变是否为溶解性、混合性或成骨性[23]。每项参数得分为 1~3 分，最大可能得分为 12 分。得分越高，骨折风险越大。得分≥9 分，意味着骨折发生的概率为 33%，得分≤7 分，骨折发生概率为 4%。作者同时为骨骼病变的处理提供了指南：得分≤7 分的患者建议非手术治疗、得分为 8 分时建议根据临床判断确定治疗方式，得分≥9 分时建议预防性手术固定。该方法已经过研究验证，其特异性为 35%，灵敏度为 91%[25,26]。

将这些特性作为预测特征是存在一些问题的。破坏性病变并不是静止的，如果不治疗，病灶可能会增大[27]。施加在骨头上的应力类型会增加骨折的风险[28]。如爬楼梯会增加髋部和股骨近端的压力。物理治疗师应该注重对骨骼的减压，以防止骨折的发生。在一项对 54 例住院康复的骨转移患者的前瞻性研究中，所有患者在骨骼检查中都没有发现有骨折即将发生的迹象，在康复治疗期间，共计 12 位患者发生了 16 处骨折，骨折发生在康复期间和卧床休息期间。这项研究表明，较年轻的患者和骨受累部位最多的患者骨折的发生率最高。因此，卧床休息并不能预防病理性骨折的发生[29]。

骨转移患者的评价

在首次遇到有（或没有）转移性疾病的肿瘤患者时，进行详细的病史和体格检查是很重要的。除非被特别询问，患者可能无法说出其原发性癌症的病史，这种情况尤见于，初次诊断至今间隔时间过长，且期间患者并无其他病史时。一旦需要接受治疗，一般情况的评估以及使用工具预测存活率是很重要的。大多数患者都会出现疼痛，研究表明，高达 75%~90% 的晚期癌症患者会出现某种形式的疼痛[30]。肿瘤及其周围细胞释放的物质会刺激相邻的疼痛感受器，疼痛可以是躯体性或炎症性的；当肿瘤侵入或压迫神经或起源于骨骼本身时，可以引起神经性疼痛[31]。了解各种疼痛类型的特征以及使疼痛加重或减轻的因素，可能有助于确定疼痛的确切原因。由于腹股沟疼痛无法主动进行直腿抬高可能提示髋关节即将发生病理性骨折。功能性疼痛是由病灶周围的肌肉收缩引起的。与神经根病相关的背痛可能提示继发于硬膜外肿瘤扩张的神经根受压,而因运动加重的背痛则可能提示椎体骨折和脊柱不稳定。肠道和膀胱功能紊乱可能代表为马尾综合征。

评估骨转移时需要对受累的骨骼以及胸部进行影像学检查。病变如果在 X 片上看到,提示至少 30%~50% 的骨被破坏,80% 的患者在发病时可见骨质破坏。病变的影像学表现有助于诊断。男性发生硬化性病变提示前列腺癌,多发性穿孔病变高度提示多发性骨髓瘤。病变的位置以及范围通常可以一定程度的在 X 线片上显示出来。

锝标记亚甲基二磷酸盐骨扫描有助于骨肿瘤的评估,出现多个吸收区域提示转移性疾病,单一的吸收区域则提示原发性骨病变。亚甲基二磷酸盐以成骨细胞作为靶细胞,其高浓集区是骨生成的标志。溶骨性的病变,如多发性骨髓瘤、肺和肾转移,检查结果可能呈现假阴性。骨骼检查有助于确认多发性骨髓瘤的骨质受累程度。

检查皮质骨完整性时,CT 扫描比 MRI 更有用。胸部的 CT 扫描也是检测肺转移病变最敏感的检查,在这些患者中最常看到的模式是多发性病变、边缘光滑,沿着肺周围弥散性分布;只有肿瘤生长时,边缘才会变得不规则[32]。有无对比剂的 MRI 是分析脊柱肿瘤的最佳选择,有助于评估骨受累程度以及与脊髓和邻近结构的关系。既往手术中的脊柱螺钉和杆并不妨碍 MRI 的使用。

有些机构也在对骨转移患者的评价中加入了正电子发射断层扫描(positron emission tomography,PET)。已有证据表明该检查可用于乳腺癌、小细胞肺癌、淋巴瘤和多发性骨髓瘤[33,34]转移性病灶检测和反应评估。在检查转移病灶时,这种检查方式可能比骨扫描更加敏感[35]。

除了影像学检查外,血液学或血清学检查也很有帮助,包括全血细胞计数、电解质、肝功能和血清钙水平的测定。溶骨性病变患者应进行血清蛋白电泳及血清、尿液免疫固定。活检的适应证包括在已知患有癌症的患者中出现可能的转移灶、无癌症病史患者中出现的任何可疑的病变,或有超过一个的原发肿瘤病史的患者。

原发癌不明的转移性骨疾病

对于大多数有转移性骨病的患者来说,原发肿瘤很容易被发现,但是对于一小部分患者来说,原发癌是未知的[36]。进行详细的病史采集、体格

检查、血液检测、X 射线、骨扫描以及胸部、腹部和骨盆 CT 扫描,可以发现 85% 的原发肿瘤[37]。在 25%~30% 的患者中,骨病变是其他来源的原发性肿瘤的最初表现[38]。在原发肿瘤不明的患者中,最常见的诊断是肺癌,其次是肾细胞癌。对于存在溶解性病变尤其是发生在手足部的病变及有吸烟史的患者来说,应当高度怀疑肺癌的可能性。乳腺癌和前列腺癌是骨转移最常见的来源,但原发诊断不明的病变更有可能起源于肺或肾脏。在完成所有建议的检查后,一些患者的原发癌仍然是不确定的[39]。

在取得临床病史并进行体格检查后,进一步的检查应包括胸部 X 线检查,胸、腹部和骨盆 CT 扫描,骨扫描,血清蛋白电泳,血清和尿液免疫固定及前列腺特异性抗原(男性)。PET/CT 在这种情况下也是有帮助的。最后,应进行活检。最易触及的病变应进行活检。如果活检导致负重骨皮质出现明显缺损,则在负重状态下应给予保护以防止骨折。如果活检时仍不清楚原发病变,那么活检的结果能够诊断原发癌的概率只有 60%[37]。

转移性骨病患者的治疗

转移性病变的存在提示癌症晚期,想要治愈是很不现实的,因此治疗通常是姑息性的。治疗的目的应是减轻疼痛、预防骨折、维持或恢复功能、延长生存期以及提高生活质量。为给患者提供最好的医疗服务,需要一套多学科参与的治疗方案,包括疼痛管理、康复医学、肿瘤学家、放射肿瘤学家、骨科医生和神经外科医生的参与。对患者而言,最重要的治疗方法是全身治疗,可以是化疗、靶向治疗,也可以是免疫治疗。乳腺癌和淋巴瘤的骨转移易受全身治疗的影响,可能只需化疗即可达到治疗目的。在这些情况下,必须考虑到负重的预防措施。任何对局部疾病的治疗都会延误全身性疾病的治疗。

出现骨转移时,疼痛会使患者非常虚弱,减轻疼痛是提高生活质量的基础。这些患者大多通过应用 WHO 在 1986 年提出的"止痛阶梯"(包括非甾体抗炎药和阿片类药物)来缓解疼痛,10%~15% 的患者会出现难治性疼痛,当疼痛来自于脊柱病变时,可以应用以下替代措施,如神经传导阻滞、脊髓导管、脊髓刺激器,甚至手术,如后凸成形术或椎体成形术[40]。这些患者所表现出的疼痛类型在起源和机制上是非常特殊的,因此,如果患者对常

规治疗没有反应，不应仅仅增加阿片类药物的剂量，这只会造成更不利的影响，而不会减轻疼痛。相反，应该将患者转诊至疼痛专家处[31]。当存在周围神经病变时，神经稳定剂如抗惊厥药或 γ- 氨基丁酸类似物可用于控制疼痛。皮质类固醇也有帮助，尤其是疼痛来源于脊髓和神经根受压时。机械性疼痛可能需要手术治疗。

双膦酸盐也能起到降低疼痛的作用，已证实它们通过减少血管生成、减少肿瘤细胞迁移以及抑制破骨细胞释放肿瘤细胞生长因子，而对肿瘤细胞造成直接和间接的影响[41]。众所周知，骨肿瘤释放的物质会激活破骨细胞，导致骨吸收增加，破骨细胞使骨骼弱化，从而引起疼痛。在破骨细胞代谢过程中还存在一种次要机制，通过这种机制，破骨细胞降低了周围环境的 pH 值。低 pH 对肿瘤附近的疼痛感受器有刺激作用[42]。患有骨病变的患者可能存在高钙血症，表现为意识错乱、精神激动、恶心、呕吐等症状。可以选择补水和双膦酸盐作为治疗方法。高钙血症是服用双膦酸盐的不良预后指标。地舒单抗这种单克隆抗体可以与 RANKL 竞争性的结合并将其中和，对于不能耐受双膦酸盐毒性的患者而言，可考虑将其作为替代治疗[43]。

放疗

放疗仍然是大多数症状性骨转移的首选治疗方法。Gainor 证实，通过制动和低于 3 000cGy 的放射剂量，病理性骨折可以愈合。骨折愈合取决于原发癌对放疗的敏感度和患者的生存时间[44]。多发性骨髓瘤患者的骨折愈合率最高，而肺癌患者的 X 线未显示有骨折愈合。大于 6 个月的预期寿命也与骨折愈合有关[45]。在机械稳定性受到溶解性病变影响的情况下，可以考虑放疗。然而，当骨骼呈现机械性的不稳定时，应首先进行手术治疗。治疗的目的是减轻疼痛，改善行走，恢复功能，预防病理性骨折。骨转移放疗利用了肿瘤细胞的放射敏感性特征即显著的血管化、高度增殖、无分化[46]。

外束辐射是最常用的照射方式，然而在最佳治疗方案、剂量和给药机制上仍存在分歧。传统的观点认为，剂量分割可以允许使肿瘤细胞进入细胞分裂的放射敏感性阶段。然而，放疗肿瘤组（radiotherapy oncology group，RTOG）的随机对照试验显示，1 周以上、剂量为 2 000cGy 的放疗疼痛缓解效果与超过 3 周、剂量为 4 050cGy 的放疗疼痛缓解效果相似[47]。有人提出了不同的超分割剂量（每日一个剂量以上）或单剂量放疗方案，研究表明，治疗效果似乎与方案无关，不论是应用哪种方案，患者都能够缓解疼痛、增加食欲、改善睡眠以及提升总体生活质量[48]。目前普遍认为，如患者预期寿命较短，或当患者由于社会因素不能每日接受放疗时，加速方案可能是合适的。而患有无痛性疾病、有良好功能和较长预期寿命的患者，可能更适合长疗程方案[49]。

现代技术如立体定向放射治疗（stereotactic body radiation therapy，SBRT）、影像引导放射治疗（image-guided radiation therapy，IGRT）和全身放射性同位素已经越来越多地用于在保留邻近组织的同时给予肿瘤更大剂量的辐射。这使得之前被认为具有抗辐射特性的肿瘤（如肾细胞癌）现在可以接受放射治疗。邻近硬膜外腔和脊髓的脊柱肿瘤，现在也可以应用放射治疗[50]。全身放射性同位素可有助于某些癌症治疗，如碘 -131 在甲状腺癌中的使用及锶 -89 或钐 -153 在前列腺癌中的使用。

非手术骨科治疗

骨转移的非手术治疗目的是通过保守治疗减轻疼痛、预防骨折，并维持或恢复活动能力，可以伴有或不伴有放疗。并不是所有的病变和骨折都需要手术，骨折可以用非手术方法治愈[45]。此外，并不是所有的患者都适合手术。体弱的或有广泛骨盆病变的患者可能不适合手术，在这种情况下，临床医生需要用外固定处理病变直到骨折愈合或用其来达到控制疼痛的目的。对于肱骨近端或锁骨的病变，吊带可以提供帮助。肱骨干中段病变可以应用支具固定。有肘部或前臂转移的患者可以选择铰链式支具。对于同时存在上肢和下肢病变的患者，需要仔细考虑患者的行走方式。如果下肢病变需要手术，或病变导致患者需要辅助装置才能行走，那么患者就会通过上肢负重，因此，上肢的病变也应考虑手术。

盆腔病变及骶骨、髂骨或耻骨的广泛病变通常需要接受放疗，用助行器提供负重保护，甚至使用轮椅；髋周骨折或溶解性病变最好接受手术治疗，如果患者身体虚弱无法手术，可以考虑外展枕或支具进行保守治疗；股骨远端或胫骨近端病变可以使用长铰链支具；胫骨骨干病变可应用骨折支架；足部病理性骨折建议穿戴木制的有弧形鞋底的鞋子；

脊柱病变可以用不同类型的软或硬质的颈托和支具来稳定,应特别注意避免对下颌或枕部施加压力。使用支具时一定要考虑到支具的舒适性和方便性,尤其是应用在体弱患者中时。

手术

骨转移患者最常见的手术指征是即将发生的骨折、已经发生的骨折或顽固性骨疼痛。外科治疗的目的是减轻疼痛,不需要支具就能达到立即负重的稳定状态及保持或恢复功能[51]。少数情况下,如某些原发肿瘤的单发性病变,也可以作为一种治疗方法[52]。

是否对患者采取手术治疗取决于患者预期生存时间。目前已经开发了多种评分系统,这取决于患者的合并症、原发肿瘤的组织学、骨和内脏转移的程度等因素[53]。患者的存活时间应大于手术后恢复的时间。迄今为止尚无准确的方法能够评估预期生存时间[54]。

手术固定不应依赖于骨愈合,可以应用刚性棒、板和聚甲基丙烯酸甲酯(图 60-1A、B)获得稳定。靠近关节处的病变更倾向于切除和用内假体替代(图 60-1C、D),这种情况适用于上肢和下肢。脊柱骨折的刚性固定可以使患者不需要支具就能立即行走[55,56]。边缘阴性的病变一般在手术固定后很少切除,应考虑使用放疗[57]。在单发转移中,有时切除和重建可以为治愈或至少延长生存期提供机会。对于低转移性和多转移性疾病,手术范围应以患者预后为依据。随着免疫治疗和靶向治疗对患者寿命的延长以及三代和四代药物的研发,可能会为转移性疾病患者提供更强有力的手术治疗方案。

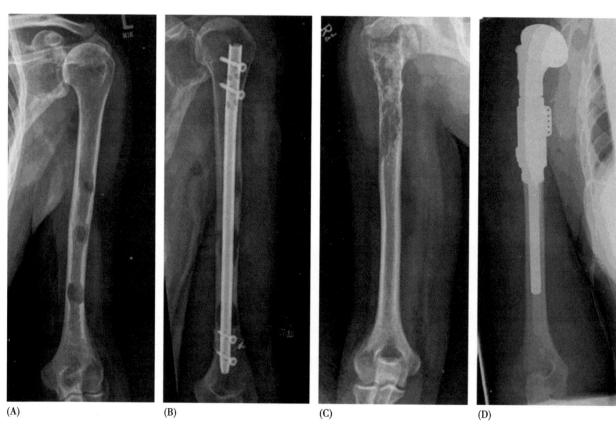

(A) (B) (C) (D)

图 60-1 肱骨病变的固定方法

(A)71 岁男性肾细胞癌继发疼痛性溶解性转移病灶患者的术前影像学检查。(B)交锁髓内钉与预防性钢丝环扎术后影像学状态。(C)40 岁女性因转移性乳腺癌致肱骨近端破坏性病变的术前影像学检查。(D)切除转移性病灶,用骨水泥假体重建肱骨近端。摘自 Mirels H. Metastatic Disease in Long Bones: A Proposed Scoring System for Diagnosing Impending Pathologic Fractures. Clinical Orthopaedics and Related Research, 249, 256-264. https://journals.lww.com/clinorthop/abstract/1989/12000/metastatic_disease_in_long_bones_a_proposed.27.aspx

治疗的影响

从确诊到围手术期康复,再到姑息治疗以及放射干预,物理治疗师在癌症患者的整体治疗过程中起着重要的作用。治疗的目的是减轻疼痛,获得不需要支具的情况下直接承重的稳定状态及保持或恢复功能[51]。方法上应注重优化残余功能,结合代偿技术,对患者进行宣教及建设患者的支持网络,以帮助他们适应生活方式的改变。另外,需要持续关注患者安全,预防疾病进一步的合并症[27]。

治疗师必须意识到骨转移患者发生病理性骨折的风险。癌症患者治疗中的红旗征包括渐进的、间歇性的疼痛发作,伴有夜间疼痛加剧以及活动时减轻。在仰卧位时加重的持续性的背痛,且不能通过休息和保守治疗缓解,要考虑结构性病变的可能[58]。物理治疗评估可以在常规基础上根据患者个人的病史或病情进行调整。徒手肌力评定不应在受累的肢体上进行,也不应是对被动关节活动范围(range of motion, ROM)的评估,而是对主动运动的评估[27]。必须考虑骨转移的进一步发展,应及时将主观和客观发现报告给治疗医师,以便进行迅速诊断和处理。

负重状态和 ROM 限制程度由患者的医生决定。预防措施包括承重限制、ROM 限制、避免抗阻练习、体位建议和使用辅助装置。有些因素可以指导这一决定。

如果没有手术指征,应该将减轻负重作为患者新的生活方式。治疗的基本目标是保持活动性并预防骨折,制定负重预防措施有助于实现这些目标。对于下肢病变患者,有必要在转移和行走过程中使用辅助器械,应该教会患者使用拐杖或扶手爬楼梯的技巧。在某些情况下,轮椅行走可能是患者辅助维持生活质量的唯一选择。当上肢存在病变时,需要明确负重的状态,特别是在需要使用辅助器械的情况下。

对于接受手术固定的患者,负重和早期活动通常可以在手术后立即开始。辅助装置可用于缓解疼痛,并使患者恢复对受累肢体的信心[27]。

转移对所有患者都很重要,重点是护理人员和患者的安全。护理人员必须接受指导,学会如何在预防病理性骨折的同时辅助患者。对于胸腔病变的患者,不应在胸部附近给予防护和帮助;脊柱病变患者必须遵循脊柱预防措施;完全依赖或接近完全依赖的患者必须要慎重考虑转移方式,有些完全

性提升装置可能并不合适。虽然移动骨转移的患者有内在的风险,但制动也不是更好的选择,卧床会导致肌肉挛缩、无力、肌肉萎缩、骨质疏松、直立性低血压、压疮、肺炎、意识错乱、谵妄和血栓栓塞事件的风险增加[27]。

在急性期治疗时,必须仔细考虑出院计划。对于独居或家中有楼梯的患者来说,新诊断的骨转移会妨碍他们回到原来的环境。尽早与出院计划人员沟通对于设置适当辅助措施、转诊至住院康复机构、疗养院或临终关怀机构是非常重要的。

对骨转移患者的治疗应该是多学科参与的,在整个医疗过程中,需要患者、医生、护士、治疗师、病例管理者、社会工作者和主要护理人员之间的沟通。

要点

- 有癌症病史的患者出现骨痛,应考虑继发骨转移的可能,并及时鉴别排除。
- 中轴骨是最常见的骨转移部位,其他常见部位包括肱骨、股骨、颅骨、肋骨和骨盆。
- 骨转移通常是无症状的。
- 骨转移会影响骨骼的机械强度,并刺激骨膜引发疼痛。
- 非手术治疗的目的是阻止转移性病变的进展及预防骨折。可选择的方法包括双膦酸盐、激素、化疗、放疗和保护下负重。
- 对于大多数有症状的骨转移来说,放疗是首选的治疗方法。
- 应对即将发生的骨折进行预防性的手术固定。
- 物理治疗师的责任是帮助并确保骨转移患者维持其功能性活动。
- 治疗师必须意识到病理性骨折的风险,被动的 ROM 训练应谨慎使用。
- 物理治疗中的预防措施包括:限制负重、限制活动范围、避免抗阻运动、体位建议以及使用辅助装置。
- 转移性病变通常提示癌症晚期,这种情况无法治愈,干预措施常为姑息性的。治疗目标应该是减轻疼痛、预防骨折、维持或恢复功能、延长生存期以及提高生活质量。

（王丛笑　译　郝淑燕　校）

参考文献

1. Buckwalter JA, Brandser EA. Metastatic disease of the skeleton. *Am Fam Physician*. 1997;55:1761–1768.
2. Urteaga O, Pack GT. On the antiquity of melanoma. *Cancer*. 1966;19:607–610.
3. Batson OV. The function of the vertebral veins and their role in the spread of metastases. *Ann Surg*. 1940;112:138–149.
4. Klimo P Jr, Schmidt MH. Surgical management of spinal metastases. *Oncologist*. 2004;9:188–196.
5. Shimada H, Setoguchi T, Yokouchi M, et al. Metastatic bone tumors: analysis of factors affecting prognosis and efficacy of CT and (18)F-FDG PET-CT in identifying primary lesions. *Mol Clin Oncol*. 2014;2:875–881.
6. Wang C, Shen Y, Zhu S. Distribution features of skeletal metastases: a comparative study between pulmonary and prostate cancers. *PLoS One*. 2015;10:e0143437.
7. Coleman RE. Clinical features of metastatic bone disease and risk of skeletal morbidity. *Clin Cancer Res*. 2006;12:6243s–6249s.
8. Paget S. The distribution of secondary growths in cancer of the breast. 1889. *Cancer Metastasis Rev*. 1989;8:98–101.
9. Liotta LA, Kohn E. Cancer invasion and metastases. *JAMA*. 1990;263:1123–1126.
10. Mundy GR. Mechanisms of bone metastasis. *Cancer*. 1997;80:1546–1556.
11. Mareel MM, Behrens J, Birchmeier W, et al. Down-regulation of E-cadherin expression in Madin Darby canine kidney (MDCK) cells inside tumors of nude mice. *Int J Cancer*. 1991;47:922–928.
12. Orr FW, Wang HH, Lafrenie RM, et al. Interactions between cancer cells and the endothelium in metastasis. *J Pathol*. 2000;190:310–329.
13. Radinsky R. Paracrine growth regulation of human colon carcinoma organ-specific metastasis. *Cancer Metastasis Rev*. 1993;12:345–361.
14. Iguchi H, Tanaka S, Ozawa Y, et al. An experimental model of bone metastasis by human lung cancer cells: the role of parathyroid hormone-related protein in bone metastasis. *Cancer Res*. 1996;56:4040–4043.
15. Bar-Yehuda S, Barer F, Volfsson L, et al. Resistance of muscle to tumor metastases: a role for A3 adenosine receptor agonists. *Neoplasia*. 2001;3:125–131.
16. Yoshida BA, Sokoloff MM, Welch DR, et al. Metastasis-suppressor genes: a review and perspective on an emerging field. *J Natl Cancer Inst*. 2000;92:1717–1730.
17. Hall CL, Kang S, MacDougald OA, etal. Role of Wnts in prostate cancer bone metastases. *J Cell Biochem*. 2006;97:661–672.
18. Hall CL, Keller ET. The role of Wnts in bone metastases. *Cancer Metastasis Rev*. 2006;25:551–558.
19. Levin DN, Cleeland CS, Dar R. Public attitudes toward cancer pain. *Cancer*. 1985;56:2337–2339.
20. Beals RK, Lawton GD, Snell WE. Prophylactic internal fixation of the femur in metastatic breast cancer. *Cancer*. 1971;28:1350–1354.
21. Sim FH, Pritchard DJ. Metastatic disease in the upper extremity. *Clin Orthop Relat Res*. 1982:83–94.
22. Harrington KD. Impending pathologic fractures from metastatic malignancy: evaluation and management. *Instr Course Lect*. 1986;35:357–381.
23. Mirels H. Metastatic disease in long bones. A proposed scoring system for diagnosing impending pathologic fractures. *Clin Orthop Relat Res*. 1989:256–264.
24. Nazarian A, Entezari V, Zurakowski D, et al. Treatment planning and fracture prediction in patients with skeletal metastasis with CT-based rigidity analysis. *Clin Cancer Res*. 2015;21:2514–2519.
25. Jawad MU, Scully SP. In brief: classifications in brief: Mirels' classification: metastatic disease in long bones and impending pathologic fracture. *Clin Orthop Relat Res*. 2010;468:2825–2827.
26. Damron TA, Morgan H, Prakash D, et al. Critical evaluation of Mirels' rating system for impending pathologic fractures. *Clin Orthop Relat Res*. 2003;415:S201–S206.
27. Bunting RW, Shea B. Bone metastasis and rehabilitation. *Cancer*. 2001;92:1020–1028.
28. Hipp JA, Springfield DS, Hayes WC. Predicting pathologic fracture risk in the management of metastatic bone defects. *Clin Orthop Relat Res*. 1995;312:120–135.
29. Bunting R, Lamont-Havers W, Schweon D, et al. Pathologic fracture risk in rehabilitation of patients with bony metastases. *Clin Orthop Relat Res*. 1985;192:222–227.
30. Costantini M, Ripamonti C, Beccaro M, et al. Prevalence, distress, management, and relief of pain during the last 3 months of cancer patients' life. Results of an Italian mortality follow-back survey. *Ann Oncol*. 2009;20:729–735.
31. Shaiova L. Difficult pain syndromes: bone pain, visceral pain, and neuropathic pain. *Cancer J*. 2006;12:330–340.
32. Gross BH, Glazer GM, Bookstein FL. Multiple pulmonary nodules detected by computed tomography: diagnostic implications. *J Comput Assist Tomogr*. 1985;9:880–885.
33. Cook GJ, Houston S, Rubens R, et al. Detection of bone metastases in breast cancer by 18FDG PET: differing metabolic activity in osteoblastic and osteolytic lesions. *J Clin Oncol*. 1998;16:3375–3379.
34. Bury T, Barreto A, Daenen F, et al. Fluorine–18 deoxyglucose positron emission tomography for the detection of bone metastases in patients with non-small cell lung cancer. *Eur J Nucl Med*. 1998;25:1244–1247.
35. Nakamoto Y, Osman M, Wahl RL. Prevalence and patterns of bone metastases detected with positron emission tomography using F–18 FDG. *Clin Nucl Med*. 2003;28:302–307.
36. Rougraff BT. Evaluation of the patient with carcinoma of unknown origin metastatic to bone. *Clin Orthop Relat Res*. 2003:S105–S109.
37. Rougraff BT, Kneisl JS, Simon MA. Skeletal metastases of unknown origin. A prospective study of a diagnostic strategy. *J Bone Joint Surg Am*. 1993;75:1276–1281.
38. Katagiri H, Takahashi M, Inagaki J, et al. Determining the site of the primary cancer in patients with skeletal metastasis of unknown origin: a retrospective study. *Cancer*. 1999;86:533–537.
39. Piccioli A, Maccauro G, Spinelli MS, et al. Bone metastases of unknown origin: epidemiology and principles of management. *J Orthop Traumatol*. 2015;16:81–86.
40. Schug SA, Zech D, Dorr U. Cancer pain management according to WHO analgesic guidelines. *J Pain Symptom Manage*. 1990;5:27–32.
41. Costa L, Harper P, Coleman RE, et al. Anticancer evidence for zoledronic acid across the cancer continuum. *Crit Rev Oncol Hematol*. 2011;77(Suppl 1):S31–S37.
42. Mantyh P. Bone cancer pain: causes, consequences, and therapeutic opportunities. *Pain*. 2013;154(Suppl 1):S54–S62.
43. Henry DH, Costa L, Goldwasser F, et al. Randomized, double-blind study of denosumab versus zoledronic acid in the treatment of bone metastases in patients with advanced cancer (excluding breast and prostate cancer) or multiple myeloma. *J Clin Oncol*. 2011;29:1125–1132.
44. Fertil B, Malaise EP. Intrinsic radiosensitivity of human cell lines is correlated with radioresponsiveness of human tumors: analysis of 101 published survival curves. *Int J Radiat Oncol Biol Phys*. 1985;11:1699–1707.
45. Gainor BJ, Buchert P. Fracture healing in metastatic bone disease. *Clin Orthop Relat Res*. 1983:297–302.
46. Goblirsch M, Lynch C, Mathews W, et al. Radiation treatment decreases bone cancer pain through direct effect on tumor cells. *Radiat Res*. 2005;164:400–408.
47. Tong D, Gillick L, Hendrickson FR. The palliation of symptomatic osseous metastases: final results of the Study by the Radiation Therapy Oncology Group. *Cancer*. 1982;50:893–899.
48. Arias F, Arraras JI, Asin G, et al. To what extent does radiotherapy improve the quality of life of patients with bone metastasis? A prospective, single-institutional study. *Am J Clin Oncol*. 2018;41(2):163–166.
49. Jeremic B, Shibamoto Y, Acimovic L, et al. A randomized trial of three single-dose radiation therapy regimens in the treatment of metastatic bone pain. *Int J Radiat Oncol Biol Phys*. 1998;42:161–167.
50. Yamada Y, Lovelock DM, Yenice KM, et al. Multifractionated image-guided and stereotactic intensity-modulated radiotherapy of paraspinal tumors: a preliminary report. *Int J Radiat Oncol Biol Phys*. 2005;62:53–61.
51. Kinnane N. Burden of bone disease. *Eur J Oncol Nurs*. 2007;11(Suppl 2):S28–S31.
52. Lin PP, Mirza AN, Lewis VO, et al. Patient survival after surgery for osseous metastases from renal cell carcinoma. *J Bone Joint Surg Am*. 2007;89:1794–1801.
53. Katagiri H, Okada R, Takagi T, et al. New prognostic factors and scoring system for patients with skeletal metastasis. *Cancer Med*. 2014;3:1359–1367.
54. Nathan SS, Healey JH, Mellano D, et al. Survival in patients operated on for pathologic fracture: implications for end-of-life orthopedic care. *J Clin Oncol*. 2005;23:6072–6082.
55. Boland PJ, Lane JM, Sundaresan N. Metastatic disease of the spine. *Clin Orthop Relat Res*. 1982:95–102.
56. Bilsky MH, Lis E, Raizer J, et al. The diagnosis and treatment of metastatic spinal tumor. *Oncologist*. 1999;4:459–469.
57. Damron TA, Sim FH. Surgical treatment for metastatic disease of the pelvis and the proximal end of the femur. *Instr Course Lect*. 2000;49:461–470.
58. Posner JB. Back pain and epidural spinal cord compression. *Med Clin North Am*. 1987;71:185–205.

第六篇

7

第七篇　癌症康复的一般主题

第61章

癌症康复中的预防措施

Mary M. Vargo

预防是癌症康复中的一个重要领域,是癌症康复医学的精华所在。它需要关注肿瘤所带来的一系列功能紊乱,而这些功能紊乱又会引发许多康复医学领域常见的损伤和功能受限,因此癌症康复的预防不能仅仅关注癌症康复中的特定问题。一直以来,预防都是癌症康复医学理论框架中的重要组成部分。

大部分预防措施是从经验中总结出来的,有一些甚至来自过去某个治疗相对激进的时期,这就导致了目前的一些预防措施受到质疑。从事癌症康复医学的医务人员会遇到各种临床情况,尤其当现有理论知识不足以支撑某些康复方案的制定时,就会面临更多的困难,甚至还会导致患者潜在康复成效受损。因此需要特别强调的是,"不伤害"精神应得到尊重,尤其是当主要问题涉及肿瘤转移等严重伤害时。正如 Asdourian[1]所说的,当缺少高级别证据时,"预防指南应在合理的生理学基础上制定"。另外,Ahn 和 Port[2]也认为,"严格执行那些未被科学研究充分证实的措施,会给患者带来身心负担,并且成效未知"。但是,许多学者指出,设计合乎伦理的试验十分困难[3,4]。幸运的是,有些预防措施已经出现了一批新证据为他们提供循证医学基础,我们将会在这一章详细讲解这些证据。综上所述,合理实施癌症康复预防措施的挑战在于在临床证据(有时是有限的)和经验性推荐之间找到平衡。

乳腺癌及淋巴水肿

术后肩关节管理

众所周知乳腺癌治疗会增加肩部疾病的发生

率,如关节挛缩,因此术后甚至整个围手术期都需要关节活动度训练。但是腋窝淋巴结清扫术后的早期康复还是有许多疑问,比如,全关节活动范围的训练是应该在术后立即开始,还是应该延后或逐级开始。目前证据都支持术后早期开始肩关节活动度训练,但不应立即开始全关节活动范围的训练。过早开始全关节活动范围训练会增加术后早期并发症的发生,包括增加术后伤口淋巴引流量和引流天数[5],延长住院时间[5],增加血清肿发生率[6]和手术伤口相关并发症[5]。还有报告指出,早期活动会增加术后一年内肢体肿胀和淋巴水肿的发生(相对危险度 2.7)[7]。DeGroef 等在一篇关于乳腺癌术后物理治疗的综述中,虽然[8]引用了一些自相矛盾的证据,还参考了各类研究,它们在乳腺癌治疗中采用不同的运动形式和持续时间,随访时间和评估方法也不同,但总体上建议从低强度的"腕肘关节主动活动和泵式运动"开始,术后 7~10 日再加入肩关节训练和增加强度。在一篇临床实践指南的总结中,Harris 等[9]建议术后第 1 日开始物理治疗,鼓励 1 周内行"温和的关节活动度训练",1 周后再开始"主动牵伸训练",或者在引流时就开始,然后 4~6 周进行渐进式抗阻训练,阻力 0.5~1kg。建议患者术后 1 年内规律(定期)复查。这些指南虽然提及患者可早期行肩关节轻柔活动,但没有明确推荐。McNeeley[10]指出,尽管反复强调极早期,但是对于远期预后(包括肩关节活动范围),分阶段渐进式的持续监督下的运动更为重要且有益。

乳房重建术后预防措施的相关研究很少,但是 Sclafani 等[11]主张术后 1 周内限定关节活动范围。乳房重建术后 1~2 日可开始肩关节活动,其中与胸背血管吻合的游离横行腹直肌肌皮瓣(transverse rectus abdominis myocutaneous, TRAM)术后活动范围应该限制在 45°，背阔肌肌皮瓣联合组织扩张器术后应限制在 60°。其他手术后，如单纯组织扩张器置入术、带蒂 TRAM 术及与内乳血管吻合的游离 TRAM 术，肩关节活动范围可以从 90° 开始。术后 7～10 日进行第 1 次随访，之后就可以解除限制了。乳房重建术与淋巴水肿的发生（概率较高）无关[12]。

淋巴水肿

关于淋巴水肿已经有许多注意事项和预防措施了。近期的研究总体表明淋巴水肿的传统预防措施也许是过度的，但是另一方面这其中的个别研究是有局限性的，比如研究时间相对较短、检测技术可能不够灵敏。Nudelman[13] 在谈到淋巴水肿时反问"这种不治之症值得在治疗中做一些小的改变吗？"他甚至提出了这样一个问题：采取预防措施对患者来说是否真的更好，而这对临床医生来说可能仅仅是一种权宜之计。

许多预防措施本文并未涉及，比如防止皮肤破损（戴园艺手套、使用电动剃须刀、每日涂保湿霜、不要剪角质、涂防晒霜），避免穿太紧的衣物，也不要在患处使用加热垫（Sclafani）。近期的证据表明血压测量是引起淋巴水肿的重要危险因素[14, 15]。

尽管肥胖和淋巴水肿之间的生理关系尚不明确[3]，但有循证医学证据表明它是淋巴水肿发生和加重的主要潜在危险因素，所以以要强调体重管理的重要性[3, 12, 15, 16]。尽管存在相互矛盾的研究数据，肥胖仍可能是延长乳腺癌术后疼痛的危险因素[17]。蜂窝织炎也是加重淋巴水肿的危险因素[15]，美国国家淋巴水肿网 2012（National Lymphedema Networks, 2012）发表的关于降低淋巴水肿风险的立场声明中建议，1 年内发生 3 次以上蜂窝织炎的患者应考虑预防性使用抗生素[18]。

针刺

这一部分的重点是细菌的感染途径、蜂窝织炎或淋巴管炎的诱因，还有炎症反应导致间质纤维化和淋巴水肿发生的风险[1, 3, 16]。在回顾证据时，Asdourian 等发现 2 项早期的回顾性研究、2 个个案报道和 1 篇前瞻性研究中有针刺后出现淋巴水肿的报道。但是这篇唯一的前瞻性研究存在局限性，包括可能有回忆偏倚和时间线模糊。其他多项研究都没有显示出针刺甚至手术与淋巴水肿的发生

有关系[1, 15]。Asdourian[1] 提出了以下可能：与严格的无菌操作相比，更加偶然的皮肤破损、感染和突发上肢肿胀更容易增加淋巴水肿风险。在前文提到的那篇综述中，Harris 等[9] 指出，一般而言，禁止在腋窝淋巴结清扫术侧的上肢进行注射、接种、静脉穿刺和建立静脉通路，但也有些证据（Ⅴ级）表明可以不用严格遵守这些限制。美国神经肌肉和电生理诊断医学协会（AANEM）2014 年发表的声明也指出："没有关于淋巴水肿或淋巴结清扫术后行 EMG 检查会增加蜂窝织炎、感染或其他相关并发症发生率的报道。然而，AANEM 认为，鉴于淋巴水肿后发生蜂窝织炎的风险未知，在淋巴水肿区域进行针刺检查时应慎重，以避免并发症的发生"，并且在行针刺检查之前，医生应权衡检查操作的潜在风险和这项检查的必要性[19]。

一篇文献中，19 名接受了电生理检查（共检查 38 侧肢体）的患腕管综合征的乳腺癌患者，其中 8 名使用了针刺，并没有发生感染或淋巴水肿恶化[20]。

2001 年的一项调查是关于癌症康复医师在淋巴水肿风险下使用针刺诊疗操作的情况，结果差异很大，有的随意使用，有的却从未使用过[21]。值得注意的是，电生理诊断研究应尽可能避免针刺肌肉，加强消毒预防措施，并告知患者需行数天常规淋巴水肿治疗、监测高危肢体。

Asdourian 等[1] 推荐了危险分层，中低危患者在遵守预防措施方面有更大的灵活性。而高危患者应严格遵守预防措施，这类患者包括腋窝淋巴结清扫术后（有或没有局部淋巴结放疗）、体重指数（BMI）大于或等于 30kg/m²、曾有水肿但已痊愈（不管有没有得到治疗）。

淋巴水肿泵

关于气压泵疗法主要有两个问题。第一个问题是会带来潜在的局部软组织损伤，比如气压泵的重复挤压，特别是压力过大的时候，会损伤下方的外周淋巴系统，进一步加重淋巴水肿，并将液体转移至肢体的近端，形成纤维硬化环[22]。第二个问题发生的风险更高，会引起严重的全身并发症，如局部肿瘤转移、血栓栓塞、感染扩散。充血性心力衰竭、动脉供血不足及有伤口和皮肤脆弱患者使用气压泵时也需谨慎[22]。

目前还没有证据证明淋巴水肿泵会引起严重不良反应。一篇系统回顾（综述）通过审阅同行评议文献（2004—2011）评价了间歇性气压泵疗法在

淋巴水肿中的应用[23]。尽管这篇文章主要关注的是临床疗效，但是它也提到了不良反应。在总共13项的研究中，并没有出现严重不良事件，但是的确有几例患者感到不适（特别是压力比较大时，如60mmHg）或皮肤刺激。

尽管目前没有证据表明气压泵会导致全身并发症，但从经验上看，还是应该避免在新鲜血栓或者局部感染区域使用。但是存在一些模棱两可的问题，无论是文献或经验均未给出确切答案。急性深静脉血栓形成开始治疗后，什么时候可以开始使用气压泵？慢性深静脉血栓形成经多种治疗后仍存在时，气压泵能否使用呢？可疑或确诊局部有新生物的患者是否可以使用气压泵的问题是最难回答的，特别是当患者已经充分使用其他治疗方法了。恶性淋巴水肿患者在积极持续的治疗后仍有严重水肿和疼痛，使用气压泵可能会缓解症状。晚期肿瘤患者仍有一段生存期，其所担忧的气压泵导致的"全身扩散"已经不是首要关注点了。但是，对气压泵的反驳观点在于它重复挤压的动作是否真的比日常活动中的主动活动，或其他常见治疗方式（如绷带加压和运动训练）对肢体的压力更大。

另一个有争议的领域是气压泵的压力。根据美国国家淋巴水肿网（NLN）关于淋巴水肿诊断和治疗的立场声明，压力范围常在30～60mmHg，并且传递到淋巴管的压力程度变化很大。通常认为较低的压力（<60mmHg）是比较安全的，压力过高会损伤浅表淋巴结构[22]。但是，有研究使用较高的压力治疗淋巴水肿却没有出现不良反应[24,25]，而且可能效果更好[26]。然而，现有文献尚未对这一问题进行深入的探讨。

因目前的研究结论有争议，因此需要更多的研究来证实这些淋巴水肿泵的观点，尤其是临床研究。同时患者决策也很重要。（总之，这些淋巴水肿泵问题应该予以评估和重视，但应放在权衡风险的整体临床环境中，与争议较少的气压泵的潜在效益相比，虽然缺乏证据基础，但在某些情况下仍然具有说服力。同时患者也应参与决策。）NLN2011立场声明提到个别临床情况可灵活掌握禁忌证，"医师或其他医疗人员必须评估气压治疗对病情的影响，通常要考虑到禁忌证（此处所有斜体都不是引用的原文），包括急性感染、严重的外周动脉疾病、急性（浅或深）静脉炎（感染性或血栓性）、患处有复发的肿瘤、或失代偿的充血性心力衰竭。"

航空旅行

有些轶闻曾报道大气压的降低会加重淋巴水肿，因此引发了这类患者航空旅行安全性的关注。近年来，关于这个问题的研究，大部分（总体）研究结果证明这类患者航空旅行是安全的。Kilbreath等[27]在72名乳腺癌患者国际航空旅行前1～2周测量其上肢，6周后再次测量。只有少数人（21%）在飞行途中穿戴压力衣。95%的乳腺癌患者在航空旅行后上肢的测量结果没有增加。然而，这项研究中的所有受试者都是运动员，研究结果的推广受到质疑。Ferguson等用Perometer仪间断测量乳腺癌患者（n=760，其中63人诊断为淋巴水肿）的术前和术后的肢体体积，通过二者之间的对比，也发现淋巴水肿与飞行持续时间没有显著关联[15]。然而，淋巴水肿被定义为相对体积变化要大于或等于10%，对小的变化可能无法定义。

NLN在2012年就这一问题发表的最新立场声明承认存在争议，也缺乏证据；然而，由于理论上的风险，NLN仍然推荐患有淋巴水肿的个体适当穿戴压力衣。那些没有淋巴水肿但是有危险的患者，如果他们选择在航空旅行中穿戴压力衣，那么必须确保衣物是合格的，而且应在旅行前试穿几次。还建议在旅行中适量饮水和尽可能地走动来降低深静脉血栓形成的风险[18]。

患侧/高危肢体的力量训练

过去10～15年中的研究均表明不抬高患肢（或高危肢体）会带来负面影响，建议以正规的抗阻运动形式进行渐进性活动，最初需要在监督下进行[28-30]。

2006年，Ahmed等[28]开展了一项乳腺癌患者腋下淋巴结清扫术后进行抗阻训练的随机对照研究（RCT），每组23名受试者，淋巴水肿的发生率和严重程度组间无差异，发现运动组淋巴水肿加重的风险更低。研究方法为使用多种抗阻训练器械和自由重物，由监督训练逐渐过渡到无监督训练，从0.25kg的腕部负重开始逐级进行并在耐受后逐渐过渡到下一级。

2009年，Schmitz等[29]研究了141名稳定的淋巴水肿患者，他们是1年的社区健身中心会员，每周进行2次渐进式抗阻运动，穿戴压力衣。试验组在最初的13周进行监督下的运动，先增加重复次数，再以最小增量开始增加重量。通过体积测量，试验组中 11% 的受试者和对照组中 12% 的受试者上肢围度增加大于 5%。运动组自身报告的淋巴水肿严重程度有改善，淋巴水肿加重的发生率更低，而且没有严重不良事件的发生。Kim[30] 在 2010 年也得出相似的结论，即增加力量不会导致上肢肿胀的加重。但是在另一个对照研究中，结果却是运动组的上肢围度增加多于对照组，这项研究的试验组是让确诊淋巴水肿或淋巴水肿高危的患者进行规律举重训练，但却仅有 20.9% 的受试者的运动训练有医疗人员参与评估是否需要终止或调整（试验组是让确诊淋巴水肿或淋巴水肿高危的患者进行举重训练，结果发现 20.9% 的受试者需要医务人员进行评估，决定终止或调整运动训练，发生率明显高于对照组），因此应该有肌骨医学专家参与运动训练的监督[31]。

NLN 2011 立场声明指出，淋巴水肿患者可以进行抗阻运动，但要逐渐进行（从低重量、低重复次数，逐级开始）（从低重量、少重复次数开始，逐步升级）。推荐还包括组间休息（建议运动间期要休息）、避免紧身的衣物、运动中穿戴压力衣（尽管这项缺少循证医学证据支持）、适量饮水、避免过热、1 次运动中以循环训练法让身体各部位都进行运动[22]。美国运动医学学会（American College of Sports Medicine，ACSM）对肿瘤患者的建议包括：在运动前评估和治疗上肢和肩部的疾病，如果有淋巴水肿则应穿带袖衣物，最开始的 16 组抗阻运动要在监督下进行，负荷需少量增加且无上限，应监测上肢症状[32]。

运动和体力活动

最近一项有关肿瘤患者运动训练的综述认为，运动测试和训练的安全性缺少大量理论基础，今后需要更多有关研究通过使用标准化结局评价和监测、报告不良事件来评估运动所带来的危害和益处[33]。而运动造成损伤的报道几乎没有。因此，目前大多数肿瘤患者的运动预防措施是经验性的，或是参考其他人群的运动预防措施。对大多数肿瘤患者来说，步行训练是一项安全的活动[34]。

在一项早期回顾研究中，Winningham 等[35] 列出了许多运动禁忌证，包括胸痛、异常疲劳或虚弱、心律不齐、运动中突发恶心、定向障碍 / 意识混乱、苍白 / 发绀、随着运动负荷增加而出现心率下降或血压升高、突发呼吸困难、头晕 / 视力模糊 / 昏厥、

24～36 小时内的严重腹泻。ACSM 指南强调肿瘤患者行运动训练时要评估运动相关并发症（评估肿瘤治疗相关并发症），如周围神经病变、肢体活动受限、骨折风险和心血管事件[32,34]。造口患者应避免水上运动和增加腹内压的运动[32,34]。老年肿瘤患者在运动训练前应进行系统评估，尽早处理对运动训练有影响的并发症，这一点十分重要[36]。

ACSM 指南指出，出现极度疲劳（自觉疲劳量表 7～10 分）或贫血、手术伤口愈合初期、心肺疾病、有新发或加重的肢体肿胀（未治愈前）时，应禁止运动[34]。然而对于疲劳和心血管疾病，运动训练也是一种治疗方法。因此，对于运动的禁忌证不可一概而论，而应该具体情况具体分析。

心脏问题

心肌病可见于使用蒽环类药物（不可逆，剂量相关）、曲妥珠单抗、舒尼替尼和索拉非尼的患者及左侧乳腺、纵隔接受放射治疗（尤其是较老的技术）的患者[37,38]。健康的生活方式可以保护心肌，包括均衡饮食、适度运动和戒烟[9]。心脏康复中的运动训练要用量表监测运动强度，如 Borg 自觉疲劳量表，或目标心率量表[36,39]。为确保安全，运动前后应监测生命体征[36]。

2010 年的 ACSM 圆桌会议建议，肿瘤患者在步行、柔韧性或阻力训练前不用运动测试，而中等至剧烈强度有氧训练之前应遵 ACSM 指南建议行运动测试检查[32]。中等强度运动定义为能引起心率和呼吸频率明显增加的运动，在 3～6MET 之间，而剧烈运动≥6MET，心率和呼吸频率显著增加[40]。根据 ACSM 的标准，两个及以上心血管危险因素的无症状患者，运动前的正式运动测试是非必要的，但是剧烈运动前必须进行体格检查，而中等强度则没有严格要求。心血管危险因素包括年龄、家族史、吸烟、静坐少动的生活方式、肥胖、高血压、血脂异常和糖尿病前期[40]。对高危、有症状、或有心血管、呼吸、肾脏或代谢系统疾病的患者，建议在进行中等或剧烈运动之前进行体格检查和运动测试[40]。其中包括症状控制不佳的心血管疾病、终末期肾病、有呼吸系统症状或呼吸系统疾病诊断明确（包括慢性阻塞性肺疾病、哮喘、间质性肺病或囊性纤维化）的患者及特定年龄、病程、家族史或并发症的糖尿病患者。

因肿瘤治疗导致心脏毒性损伤的患者所需的心脏预防措施和非肿瘤患者是相同的。运动强度

第七篇

可以用目标心率量表(如 Karvonen 法),或更实际且常用的 Borg 自觉疲劳量表来衡量,如功能衰退或老年患者初始运动强度在 11~13 分之间(最大 20 分);次极量运动测试的运动强度最高不超过 17 分[36]。一般状况差的患者(除从低强度运动开始外,)运动持续时间要短,应先逐渐增加运动时间,再逐渐增加运动强度,并且要有整理活动来让心率恢复到静息水平,但低强度运动不用遵守此原则[36]。间歇运动(运动间隙注意休息)也可以提高运动耐力[36]。使用 β 受体拮抗剂的患者,目标心率应高于静息心率 10~20bpm[41]。

有一项小规模研究,对象是使用过蒽环类药物的有儿童期肿瘤病史的成年患者,方法是让试验对象行居家有氧和抗阻训练,运动强度为 70% 最大心率,结果表明运动安全性和效果都很理想,包括体重减轻,射血分数和峰值耗氧量提高,尽管最大心率没有明显改变。然而,所有患者的初始射血分数都在 40%~55% 之间,且均没有接受过胸部放射治疗[42]。

近年来,出现了一个肿瘤心脏病学的分支,它是通过持续监测(包括连续超声心动图检查)和早期使用血管紧张素转换酶抑制剂和 / 或 β 受体拮抗剂来减轻蒽环类药物所致的心脏毒性。这个治疗方法发现可使 82% 的患者左室射血分数(LVEF)完全或部分恢复[43]。

血细胞计数

血小板减少

正在接受积极化学治疗或有再生障碍性贫血的患者容易发生血小板减少。此时,运动训练需要注意的是其引起出血的危险性,包括脑或关节出血。运动引起的血流动力学反应包括,有氧运动引起的收缩压和心率的增加,抗阻运动中的静力性收缩引起的外周血管阻力增加以及对血压(同时影响收缩压和舒张压)有更明显的升高作用(有氧运动引起的血流动力学变化能够增高收缩压和心率,而静态阻抗运动则与外周血管阻力增加有关,具有明显的升压作用,同时影响收缩压和舒张压)[44]。高强度的运动可能会导致关节出血。虚弱或患有神经系统并发症的患者由于跌倒风险高,如果合并血小板减少,其跌倒后更容易出血。

尽管有这些严重的问题,相关研究却很少。Gaydos[45]发现血小板计数低于 20×10^9/L 的急性白

血病患者有自发性出血的风险,因此该水平常被用作需要采取预防措施的标准。但是,目前尚不清楚应该如何用这个标准衡量血小板较少所致的运动风险(如果有的话),也不清楚如何用其衡量具体临床情况。有证据表明,某些情况如当血小板计数快速下降或患者"发病",比相对稳定的血小板减少症更令人担忧[46],因此该标准应当个体化[47]。最近,对46 名血小板计数减少至 $\leq 50 \times 10^9$/L 的接受物理或作业治疗的儿童进行回顾分析发现,血小板计数与康复干预强度之间没有相关性,也没有大出血事件。346 组治疗中只有 5 次(1.5%)轻微出血事件[48]。

根据经验,通常按下述方案进行运动训练[49]:

- 血小板计数 $> 50 \times 10^9$/L:活动不受限制。
- 血小板计数为 30×10^9/L 至 50×10^9/L:关节活动范围(ROM)训练,有氧运动训练,低负荷运动训练(0.5~1KG;不可大阻力 / 等速运动);离床活动。
- 血小板计数为 20×10^9/L 至 30×10^9/L:自理活动,温和的被动 / 主动 ROM 训练,有氧运动训练;离床活动。
- 血小板计数小于 10×10^9/L 至 20×10^9/L:确保安全的前提下在辅助下离床活动和自理活动;最低量 / 安全活动;仅必需的日常生活活动(ADL)。

然而,仍需个体化选定活动方案,不可教条的使用上述方案。Elter 等[50]研究了 12 名正在接受积极化学治疗的血液系统恶性肿瘤患者,其中有 8 名完成了一整个周期的运动方案,有 2 名因严重感染而退出,另 2 名因缺乏动机退出。血小板计数低不影响运动的完成。此研究中的血小板计数中位数为 27×10^9/L,最低计数为 8×10^9/L。在这项研究中,直到血小板计数降到 10×10^9/L 才进行血小板输注,而只要没有明显的出血症状并且血压不超过170/100mmHg,即使血小板计数低于 20×10^9/L,患者仍可继续完成运动计划。

中性粒细胞减少

中性粒细胞减少症定义为中性粒细胞绝对计数低于 1.5×10^9/L[51],此时可能需要采取包括保护性隔离在内的感染预防措施,但如果患者在接受特殊治疗,那么就不能参照这个标准采取预防措施(然而,需要采取感染预防措施的精确阈值依据治疗的情况发生改变)。针对体力活动安全性的中性粒细胞计数临界值尚未明确;但是如果同时出现发热,则应采取合理预防措施并仅可行轻度功能

活动[52]。

免疫功能受损的肿瘤患者应参考美国临床肿瘤学会制定的一些常规预防措施,例如在白细胞计数恢复到安全水平之前避免去公共健身房和公共游泳池,而骨髓移植后 1 年内都应避免暴露在这种环境中。留置有静脉导管或鼻饲管的患者应谨慎或避免到泳池、湖泊或大海等微生物较多的环境中去,以免发生感染[53]。

贫血

一般来说,血红蛋白水平低于 80g/L 时,运动训练应该慎重[41]。然而,不同患者对贫血的耐受性不同,特别是慢性贫血患者,因此对运动训练安全性的把控不能完全按照上述血红蛋白水平进行[46,52]。但是,如果患者有临床症状,包括呼吸困难、头晕和 / 或胸痛,则应酌情调整运动方案并考虑输血。

骨转移

在康复治疗中,最大的问题是识别患者是否发生骨转移及骨转移后稳定性是否受到影响和是否需要积极的预防措施。

识别骨转移主要基于临床经验。某些恶性肿瘤(乳腺癌、前列腺癌、肺癌、黑色素瘤和肾癌)发生骨转移和骨折风险最高,还有血液系统恶性肿瘤如多发性骨髓瘤以及某些类型的白血病和淋巴瘤也有骨折风险[52,54]。对于发现骨转移,疼痛是一个重要的警告信号,但这也不是绝对的,因为病理性骨折之前有时无疼痛[55]。骨转移的侵袭很少是孤立的;因此,一旦发现一个病灶,临床上应考虑是否其他部位也发生了转移。当临床上高度怀疑骨转移时,应行骨扫描检查,但严重溶骨性破坏时可能漏诊,而且还需要进一步的影像学检查来评估病理性骨折风险。

美国临床肿瘤学会(ASCO)指南建议以下患者应行骨密度筛查:乳腺癌和有乳腺癌危险因素的女性,这些危险因素包括骨折家族史、体重低于 70kg和非创伤性骨折病史;接受芳香化酶抑制剂治疗的绝经后女性;治疗导致卵巢功能衰竭的绝经前女性[34]。然而,对于骨质疏松的程度、骨折风险分层和运动安全性没有明确的指导。在激素治疗的晚期前列腺癌患者中有骨完整性丢失和骨折的风险。多发性骨髓瘤患者应作为骨质疏松患者对待。

有各种方式评估骨折风险,大部分基于肿瘤大小。对于长骨,当骨皮质破坏大于其厚度的 50% 或

病灶大于总骨宽度的 60%、病变累及股骨颈时大于1.3cm、累及下肢时大于 2.5cm 或累及上肢时大于3cm,则认为病理性骨折的风险增加[56]。然而,在不规则或渗透性病变中,大小可能难以测量。溶骨性损害被认为比成骨性具有更高的骨折风险。顽固性疼痛也可能是即将发生骨折的征兆。

Mirels[57]开发了一套评分系统来评估骨折风险(表 61-1),该系统综合考虑了肿瘤的大小、部位、成骨性和溶骨性损害及疼痛等因素,得分大于或等于9 分时可作为预防性固定手术的指征。最近,Van der Linden 等[55]评价了 Mirels 标准,认为其特异性不够,高估了股骨骨折的风险。只有当中轴骨皮质受累大于 30mm 和外周骨皮质受累大于 50% 时,才可视为能预测骨折。在他们的研究中,疼痛对预测病理性骨折既不敏感也不特异。对于脊柱,有各种评估方式,最新的脊柱肿瘤不稳定性评分(SINS)是通过将肿瘤位置、疼痛、骨损害类型、脊柱力线的影像学表现、椎体塌陷程度和脊柱后外侧受累情况这六个单独项目的得分相加来评估的(表 61-2)。分值为 0～18 分,7～12 分表示中度骨折风险,13～18 分表示高度骨折风险,大于 7 分时建议手术干预[58]。

表 61-1 用于评估骨转移长骨稳定性的 Mirels 评分标准

部位:	
股骨大转子	3
下肢	2
上肢	1
疼痛程度	
重度	3
中度	2
轻度	1
骨病变	
溶骨性	3
混合性	2
成骨性	1
大小 (骨皮质)	
>2/3	3
1/3～2/3	2
<1/3	1

注:得分小于或等于 7 分时提示骨折风险低,无须固定即可安全接受放疗。8 分对应有 15% 的风险,9 分对应 33% 的风险,≥10分对应 50% 的风险。数据基于一项 78 例接受放疗的骨转移患者的回顾性研究。

第七篇

表61-2 脊柱肿瘤不稳定性评分

位置	
接合部(枕骨-C2,C7-T2,T11-L1,L5-S1)	3
活动椎(C3-C6,L2-L4)	2
半固定椎(T3-T10)	1
固定椎(S2-S5)	0
疼痛	
有	3
偶尔,但非机械性	1
无	0
骨病变	
溶骨性	2
混合性	1
成骨性	0
脊柱力线的影像学	
半脱位/脱位	4
新出现的畸形(后凸或侧凸畸形)	2
序列正常	0
椎体塌陷	
>50% 塌陷	3
<50% 塌陷	2
无塌陷,但超过 50% 椎体受累	1
以上都不是	0
脊柱后外侧结构受累	
双侧	3
单侧	1
无	0

注:总分 0~6 分是稳定,7~12 分是潜在不稳定,13~18 分是高骨折风险。7 分及以上建议手术干预。

摘自 Fourney DR, Frangou EM, Ryken TC, et al. Spinal instability neoplastic score: an analysis of reliability and validity from the spine oncology study group. J Clin Oncol, 2011; 29: 3072-3077。

关于活动中的骨转移疼痛问题,除了要评估手术稳定性(无论有无放疗)外,还可能要评估以下问题:其他重要部位的转移、对辅助设备的需求(使用助行器或腋拐来避免负重,只有当疼痛控制的时候才用手杖)、等长肌力训练、低冲击体能活动、最小曲度的自助具、规避高冲击力动作、高扭矩工作(比如建议上楼梯时两步一阶,而不是一步一阶,以尽量减少单腿支撑时间)及预防跌倒策略[56]。Reif 等[59]发现,骨转移的患者在放疗期间进行抗阻训练后骨

密度比常规治疗组的患者有显著改善,骨折风险下降不显著。

运动中的其他问题

结肠癌患者以低强度开始,缓慢进行抗阻运动,以避免过高的腹内压。对于结肠造瘘的患者,有关特定运动的问题,比如游泳或接触性运动,目前的研究还不足[33]。成人干细胞移植患者可能有严重的功能衰退,他们的运动方案强度要更低、进程要更缓慢。抗阻训练要能维持肌容积[32]。对于妇科恶性肿瘤,病态肥胖的女性可能需要更多的监督和改进方案。妇科恶性肿瘤患者还应在剧烈运动或抗阻训练前评估下肢淋巴水肿,并应在运动期间穿戴压力衣[32]。近期做过放疗的患者应注意含氯泳池[53]。那些有神经病变、虚弱和共济失调的患者需要格外注意平衡和安全,以避免受伤[53]。

物理因子疗法:超声和电疗

常引起担忧的是那些直接在肿瘤上使用的物理因子疗法(理疗),如超声、热疗、电疗、激光和按摩,因为这类治疗会对局部血流或细胞活性产生作用。这些治疗的潜在风险包括,加快肿瘤生长或扩散、血流增快导致抗肿瘤药物的给药量增多、增加软组织损伤[4]。理疗的强度、持续时间等的不同所产生的潜在生理效应也不同。2012 年的一篇综述中,Harris 等[9]认为“由于缺乏足够的证据支持,目前不推荐肿瘤患者使用激光、电刺激、微波和热疗,而针对有新生物的患者,这些疗法有明确的预防措施和禁忌证。对于有乳腺癌病史的女性,不可在有肿瘤转移风险的部位使用超声治疗。”Pfalzer[4]制定了一种危险分层方法,根据患者是在理疗后(根据理疗的程度和范围进一步细分为低和中度风险,但除了敏感(无感觉)或血管异常的组织,如果没有肿瘤复发的迹象或症状,通常没有任何限制),理疗期间(避免在放射或化学治疗前后),还是肿瘤晚期(避免在可疑或确诊肿瘤的部位使用导热剂)制定的。然而,这些治疗方法用于人的风险还没有得到证实。

超声

人们对超声的担忧在于,由于超声治疗会增加血流速度,而这可能导致肿瘤增大或增殖。有一项研究将小鼠分为三组,连续低功率超声组、脉冲超声组(两个超声治疗组给予的超声总能量相同)及对

照组（无超声），治疗时直接作用于横纹肌肉瘤上，结果发现，超声组的肿瘤重量和体积略有增加[60]。虽然这项发现反对将超声治疗用于人类的可疑或确诊肿瘤部位，但实际上高强度聚焦超声是一种新兴的肿瘤治疗方式，用于前列腺、肾脏、肝脏、胰腺肿瘤和继发性骨恶性肿瘤的消融治疗，还可用经颅聚焦超声治疗慢性神经病理性疼痛[61]。当聚焦超声束接近诊断性超声的能量范围时，也被用于（增强）药物的局部导入。

电疗

对于电疗的担忧，主要是电有刺激 DNA 合成和细胞复制的作用；然而这一作用的证据等级都很低[62]，而且实际上许多证据显示电疗对肿瘤有抑制作用。因此，Houghton 等[62]认为，当获益大于担忧时，在肿瘤的姑息治疗中可应用经皮神经电刺激（TENS）和神经肌肉电刺激，甚至可以将它们直接用在肿瘤部位上。在一项研究中，给仓鼠接种无黑色素性黑色素瘤，然后给试验组仓鼠予不同强度的低水平直流电，结果与对照组相比，肿瘤的体积减小了，并且肿瘤大小与所施加的电流量成反比[63]。人类胶质母细胞瘤的治疗方法中，专用于肿瘤治疗的电疗法（NovoTTF-100A）和标准化学疗法的疗效相当，并且电疗法最近已被美国 FDA 批准用于治疗复发或恶化的胶质母细胞瘤。中频交变电磁场被认为能干扰有丝分裂纺锤体的形成并在末期影响极性分子，从而阻止细胞分裂[64,65]。

按摩

按摩通常被认为是安全的，没有证据表明按摩疗法可以使肿瘤扩散。然而，根据 Corbin[66]的说法，"通常不鼓励直接对肿瘤施加压力。"有些情况如凝血障碍（如血小板减少、药物作用）和骨转移，可以使用较轻的压力进行按摩。避免在开放性伤口或放射性皮炎部位进行按摩[66]。Ernst 等[67]对肿瘤患者的按摩疗法进行了一项系统回顾，包含了 14

项 RCT 研究，共有 1 123 名肿瘤患者进行了按摩疗法，未发现任何不良反应。

药物

在接受他莫昔芬治疗的患者中，那些同时服用了某些 5- 羟色胺选择性重摄取抑制剂（SSRI）——如帕罗西汀或氟西汀这类抑制 CYP2D6 酶活性的药物的患者，其活性代谢物内昔芬的浓度降低了。因此更倾向于使用 SSRI 和 5- 羟色胺去甲肾上腺素再摄取抑制剂（SNRI）这类对 CYP2D6 活性（细胞色素 P450 系统的一部分）没有或仅有很小影响的药物，如西酞普兰和文拉法辛。其他对 CYP2D6 活性几乎没有或仅有极小抑制作用的抗抑郁药包括舍曲林、艾司西酞普兰和氟尿嘧啶。加巴喷丁对 CYP2D6 的抑制作用也很小或没有[68,69]。为了解决这一问题，已经有基于人群的临床试验开始研究他莫昔芬联用 SSRI 的治疗方法[70,71]。

结论

大多数预防措施都是经验性的，尽管那些没有确切证据支持的预防措施很难轻易舍弃，但总的来说，目前的证据还是支持应该更灵活地运用这些预防措施[13]。目前的文献不是一味地应用预防措施，而是开始强调用替代方法或有细微差别的方法，如持续监测（早期干预）和 / 或危险分层模型。有趣的是，关于放弃预防措施带来的风险与获益，几乎没有文献让患者作为知情者参与到方案的制定，由于临床情况高度个体化，这是一个很大的缺口。为了能在避免伤害的同时让患者有更好的预后，作者希望传达以下观点，在临床决策中，除非有证据反对，应重视基于生理学原理制定的预防措施的应用，但没有必要完全恪守（表 61-3）。预防措施只是众多因素中的其中一部分。由于预防措施在癌症康复方面拥有如此强大的历史影响力，因此这是进一步研究的关键主题。

表 61-3　根据危险程度的癌症康复预防措施总结

干预	临床问题	建议
高风险 / 关注——严格遵守预防措施，例外情况很少见		
用来提高稳定性或保护承重性的预防性手术	不符合稳定性标准的骨转移	承重骨的不稳定病变应行手术增加稳定性，除非整体临床情况无法耐受
淋巴水肿泵	急性深静脉血栓形成	经验上避免使用

第七篇

续表

干预	临床问题	建议
淋巴水肿泵	局部化脓或活动性蜂窝织炎	经验上避免使用
超声疗法	直接在肿瘤上	在动物研究中有增加肿瘤生长的证据 警告:超声也被用于治疗有些肿瘤
运动	心肌病	通常锻炼有益,但是要把控强度,例如自觉费力量表。大部分证据是从心力衰竭文献中推断出来的
运动	中性粒细胞减少症	根据经验,中性粒细胞减少时应避免公开的"脏"的场所,如公共健身房,游泳池,湖泊
运动	严重运动障碍(神经病变、中枢神经系统效应)、骨质疏松、或虚弱	从经验上看,应注意跌倒风险,并相应调整方案

中风险——认真考虑预防措施,根据具体情况做出决定

干预	临床问题	建议
淋巴水肿泵	局部恶性肿瘤	经验性避免使用,尽管在某些临床情况下,缓解的益处可能超过未记录的风险
运动	血小板减少症	基本上是经验性的。密切关注个体患者对血小板计数的耐受性和不稳定性
运动	贫血	在过去,当 Hb<80g/L 时,才被关注,但在现代,治疗方法更加个体化,当还没有明显症状时,就开始解决贫血
针刺(清洁):肌电图、治疗性注射、抽血等	已患淋巴水肿或有风险	很少有伤害的证据,但通常鼓励尽量避免。可能会根据肿瘤治疗相关危险因素(淋巴结清扫程度、腋窝放疗史)选择不同方法
淋巴按摩	局部肿瘤	对肿瘤的危害尚未得到证实,但通常避免直接在肿瘤处使用

低风险——在大多数情况下,风险可能可以忽略不计 / 不存在

干预	临床问题	建议
在空中旅行时穿戴压力衣	已患淋巴水肿或有风险	最近的研究在很大程度上解除了这种担忧,尽管人们对数据的普遍性和敏感性提出了质疑
运动	已患淋巴水肿或有风险	有证据表明,运动是有益的,不会加重淋巴水肿,但对于抗阻运动,推荐最开始需要监督,并应逐渐增加运动量
电刺激疗法	直接在肿瘤上(不考虑其他部位)	普遍缺乏伤害的证据。动物实验中有肿瘤缩小的证据。电疗正被用于辅助治疗肿瘤(胶质母细胞瘤)
淋巴水肿泵	淋巴水肿的一般情况(即:无潜在肿瘤、感染、血栓、心力衰竭、脆弱性皮肤,或动脉供血不足)	没有显示出实质性的风险。可能导致纤维硬化环或局部不适
按摩	一般情况	没有发现特定的风险,但应避免直接接触肿瘤。如果有血小板减少、按摩处有血管支架、脆弱性皮肤,则应避免大力

2015;96:1140–1153.

9. Harris SR, Schmitz KH, Campbell KL, et al. Clinical practice guidelines for breast cancer rehabilitation: syntheses of guideline recommendations and qualitative appraisals. *Cancer.* 2012;118(8 suppl):2312–2324.

10. McNeeley ML, Binkley JM, Pusic AL, et al. A prospective model for breast cancer rehabilitation: postoperative and postreconstruction issues. *Cancer.* 2012;118(8 suppl):2226–2236.

11. Sclafani LM, Baron RH. Sentinel lymph node biopsy and axillary dissection: added morbidity of the arm, shoulder and chest wall after mastectomy and reconstruction. *Cancer J.* 2008;14(4):216–222.

12. Sayegh HE, Asdourian MS, Swaroop MN, et al. Diagnostic methods, risk factors, prevention, and management of breast cancer-related lymphedema: past, present and future directions. *Curr Breast Cancer Rep.* 2017;9:111–121.

13. Nudelman J. Debunking lymphedema risk-reduction behaviors: risky conclusions. *Lymphat Res Biol.* 2016;14(3):124–126.

14. Bryant JR, Hajjar RT, Lumley C, et al. Clinical inquiry—in women who have undergone breast cancer surgery, including lymph node removal, do blood pressure measurements taken in the ipsilateral arm increase the risk of lymphedema? *J Okla State Med Assoc.* 2016;109(11):529–531.

15. Ferguson CM, Swaroop MN, Horick N, et al. Impact of ipsilateral blood draws, injections, blood pressure measurements, and air travel on the risk of lymphedema for patients treated for breast cancer. *J Clin Oncol.* 2016;34(7):691–698.

16. Ahn S, Port ER. Lymphedema precautions: time to abandon old practices? *J Clin Oncol.* 2016;34(7):655–658.

17. Andersen KG, Kehlet H. Persistent pain after breast cancer treatment: a critical review of risk factors and strategies for prevention. *J Pain.* 2011;12(7):725–746.

18. Lymphedema Risk Reduction Strategies. Position Statement of the National Lymphedema Network. NLN Medical Advisory Committee. https://www.lymphnet.org/pdfDocs/position.papers/Risk.Reduction.pdf.

19. AANEM Position Statement 2014. Risks in Electrodiagnostic Medicine. https://www.aanem.org/getmedia/653e87b3-f930-4951-9bd8-dde95c291ce2/risksinEDX.pdf.

20. Stubblefield MD, Kim A, Riedel ER, et al. Carpal tunnel syndrome in breast cancer survivors with upper extremity lymphedema. *Muscle Nerve.* 2015;51:864–869.

21. Armstrong M, Vargo M. safety of diagnostic or therapeutic needle interventions in individuals with lymphedema. *Arch Phys Med Rehabil.* 2001;82:1305.

22. The Diagnosis and Treatment of Lymphedema. Position Statement of the National Lymphedema Network. NLN Medical Advisory Committee. https://www.lymphnet.org/pdfDocs/nlntreatment.pdf.

23. Feldman JL, Stout NL, Wanchai A, et al. Intermittent pneumatic compression therapy: a systematic review. *Lymphology.* 2012;45:13–25.

24. McLeod A, Brooks D, Hale J, et al. A clinical report on the use of three external pneumatic compression devices in the management of lymphedema in a paediatric population. *Physiother Can.* 1991;43(3):28–32.

25. Hassell A, Graveline C, Hilliard P. A retrospective study of the effects of the lymphapress pump on lymphedema in a pediatric population. *Lymphology.* 2001;34:156–165.

26. Comerota AJ, Aziz F. The case for intermittent pneumatic compression. *J Lymphoedema.* 2009;4(2):57–64.

27. Kilbreath SL, Ward LC, Lane K, et al. Effect of air travel on lymphedema risk in women with history of breast cancer. *Breast Cancer Res Treat.* 2010;120(3):649–654.

28. Ahmed RL, Thomas W, Yee D, Schmitz KH. Randomized controlled trial of weight training and lymphedema in breast cancer survivors. *J Clin Oncol.* 2006;24:2765–2772.

29. Schmitz KH, Ahmed RL, Troxel A, et al. Weight lifting in women with breast-cancer-related lymphedema. *N Engl J Med.* 2009;361:664–673.

30. Kim DS, Sim Y-J, Jeong HJ, Kim GC. Effect of active resistive exercise on breast cancer–related lymphedema: a randomized controlled trial. *Arch Phys Med Rehabil.* 2010;91:1844–1848.

31. Brown JC, Troxel AB, Schmitz KH. Safety of weightlifting among women with or at risk for breast cancer-related lymphedema: musculoskeletal injuries and health care use in a weightlifting rehabilitation trial. *Oncologist.* 2012;17(8):1120–1128.

32. Schmitz KH, Courneya KS, Matthews C, et al. American college of sports medicine roundtable on exercise guidelines for cancer survivors. *Med Sci Sports Exerc.* 2010;42(7):1409–1426.

33. Jones LW, Alfano CM. Exercise-oncology research: past, present and

要点

- 尽管预防措施在癌症康复中仍有重要作用，但是替代或并行方法（例如系统监测和／或危险分层模型）也正在发展。
- 临床医生必须具有预防措施的意识，并在个体化的临床环境中权衡这些措施，以免造成伤害，并且应为患者带来最大化获益。
- 除了直接与治疗相关的危险因素（如淋巴结清扫的程度或放射线的位置），保持健康的体重和避免肥胖已成为减少淋巴水肿风险最受肯定的方法。
- 关于淋巴水肿的风险，有证据表明，在航空旅行或运动中无须采取广泛的预防措施。
- 在受压的临床情况下，例如血细胞极度减少或骨转移时，有关运动和活动的预防措施缺乏证据。
- 对于直接在肿瘤上使用热疗（包括超声）和电疗，历史上一直有针对它们的预防措施，但证据是相互矛盾的，实际上，这些疗法已被肿瘤学专家越来越多地用于治疗肿瘤。尤为缺乏电疗法危险性的相关证据。
- 鉴于预防措施在癌症康复中的普遍性，还需要进行更多的研究，尽管有必要考虑是否符合伦理。

（张晨曦 译 姜宏英 校）

参考文献

1. Asdourian MS, Skolny MK, Brunelle C, et al. Precautions for breast cancer-related lymphoedema: risk from air travel, ipsilateral arm blood pressure measurements, skin puncture, extreme temperatures, and cellulitis. *Lancet Oncol.* 2016;17:e392–e405.

2. Ahn S, Port ER. Reply to A. Gomberawalla et al and J. Nudelman. *J Clin Oncol.* 2016;34(25):3110–3111.

3. Cemal Y, Pusic A, Mehrara BJ. Preventative measures for lymphedema: separating fact from fiction. *J Am Coll Surg.* 2011;213(4):543–551.

4. Pfalzer L. Physical agents/modalities for survivors of cancer. *Rehabil Oncol.* 2001;19(2):12–24.

5. Lotze MT, Duncan MA, Gerber LH, et al. Early versus delayed shoulder motion following axillary dissection. *Ann Surg.* 1981;193:288–295.

6. Shamley DR. Delayed versus immediate exercises following surgery for breast cancer: a systematic review. *Breast Cancer Res Treat.* 2005;90(3):263–271.

7. Todd J. A randomised controlled trial of two programmes of shoulder exercise following axillary node dissection for invasive breast cancer. *Physiother.* 2008;94:265–273.

8. DeGroef A, Van Kampen M, Dieltjens E, et al. Effectiveness of postoperative physical therapy for upper-limb impairments after breast cancer treatment: a systematic review. *Arch Phys Med Rehabil.*

第七篇

future. *Acta Oncol.* 2013;52:195–215.

34.   Wolin KY, Schwartz A, Matthews CE, et al. Implementing the exercise guidelines for cancer survivors. *J Support Oncol.* 2012;10(5):171–177.

35.   Winningham ML, MacVicar MG. Exercise for cancer patients: guidelines and precautions. *Phys Sportsmed.* 1986;14(10):125–134.

36.   Drouin J. Exercise in older individuals with cancer. *Top Geriatr Rehabil.* 2004;20(2):81–97.

37.   Yeh ETH, Tong AT, Lenihan DJ, et al. Cardiovascular complications of cancer therapy: diagnosis, pathogenesis and management. *Circulation.* 2004;109:3122–3131.

38.   Schmitz KH, Prosnitz RG, Schwartz AL, et al. Prospective surveillance and management of cardiac toxicity and health in breast cancer survivors. *Cancer.* 2012; 118(8 suppl):2270–2276.

39.   Stefani L, Galanti G, Klika R. Clinical implementation of exercise guidelines for cancer patients: adaptation of ACSM's guidelines to the Italian model. *J Funct Morphol Kinesiol.* 2017;2:4. doi:10.3390/jfmk2010004.

40.   Pescatello LS, Arena R, Riebe D, et al. *ACSM's Guidelines for Exercise Testing and Prescription.* 9th ed. Philadelphia, PA: Thompson Wolters Kluwer/Lippincott Williams & Wilkins; 2014.

41.   Brathwaite D, Aziz F, Eakins C, et al. Safety precautions in the rehabilitation medicine prescription. *Phys Med Rehabil Clin North Am.* 2012;23(2): 231–239.

42.   Smith WA, Ness KK, Joshi V, et al. Exercise training in childhood cancer survivors with subclinical cardiomyopathy who were treated with anthracyclines. *Pediatr Blood Cancer.* 2014;61(5):942–945.

43.   Rhea IB, Oliveira GH. Illuminating anthracycline cardiotoxicity: the renaissance of evidence-based onco-cardiology. *J Thorac Dis.* 2015;7(7):1111–1112.

44.   Plowman SA, Smith DL. *Exercise Physiology for Health, Fitness, and Performance.* 2nd ed. Philadelphia, PA: Lippincott Williams & Wilkins; 2007:351–382.

45.   Gaydos LA. The quantitative relation between platelet count and hemorrhage in patients with acute leukemia. *N Engl J Med.* 1962;226:905–909.

46.   Gillis TA, Donovan ES. Rehabilitation following bone marrow transplantation. *Cancer.* 2001;92(4 suppl):998–1007.

47.   Polastri M, Vianelli N. Active exercise in critically ill adults affected by thrombocytopaenia. *Int J Ther Rehabil.* 2014;21(1):41–45.

48.   Ibanez K, Espiritu N, Souverain RL, et al. Safety and feasibility of rehabilitation interventions in children undergoing hematopoietic stem cell transplant with thrombocytopenia. *Arch Phys Med Rehabil.* 2017. doi:10.1016/j.apmr.2017.06.034. (accepted manuscript, in press).

49.   Vargo M, Smith R, Stubblefield M. Rehabilitation for patients with cancer diagnoses. In: DeVita VT, Hellman S, Rosenberg SA, eds. *Cancer: Principles and Practice of Oncology.* 8th ed. Philadelphia, PA: Lippincott-Raven Publishers; 2008.

50.   Elter T, Stipanov M, Heuser E, et al. Is physical exercise possible in patients with critical cytopenia undergoing intensive chemotherapy for acute leukaemia or aggressive lymphoma? *Int J Hematol.* 2009;90:199–204.

51.   Newburger PE, Dale DC. Evaluation and management of patients with isolated neutropenia. *Semin Hematol.* 2013;50(3):198–206.

52.   Paul KL. Rehabilitation and exercise considerations in hematologic malignancies. *Am J Phys Med Rehabil.* 2011;90(Suppl):S76–S82.

53.   ACS Guidelines. http://onlinelibrary.wiley.com/doi/10.3322/caac.21142/full.

54.   Coleman RE. Clinical features of metastatic bone disease and risk of skeletal morbidity. *Clin Cancer Res.* 2006:12(20 Suppl):6243s–6249s.

55.   Van der Linden YM, Dijkstra PDS, Kroon HM, et al. Comparative analysis of risk factors for pathological fracture with femoral metastases. *J Bone Joint Surg Br.* 2004;86:566–573.

56.   Vargo, M. Orthopedic Management of Malignant Bone Lesions. *State Art Rev PM R.* 1994;8(2):363–391.

57.   Mirels, H. Metastatic disease in long bones a proposed scoring system for diagnosing impending pathologic fractures. *Clin Orthop Relat Res.* 1989;249:256–264.

58.   Fourney DR, Frangou EM, Ryken TC, et al. Spinal instability neoplastic score: an analysis of reliability and validity from the spine oncology study group. *J Clin Oncol.* 2011;29:3072–3077.

59.   Rief H, Petersen LC, Omlor G, et al. The effect of resistance training during radiotherapy on spinal bone metastases in cancer patients–a randomized trial. *Radiother Oncol.* 2014;112(1):133–139.

60.   Sicard-Rosenbaum L, Danoff JV, Guthrie JA, et al. Effects of energy-matched pulsed and continuous ultrasound on tumor growth in mice. *Phys Ther.* 1998;78(3):271–277.

61.   Al-Bataineh O, Jenne J, Huber P. Clinical and future application of high intensity focused ultrasound in cancer. *Cancer Treat Rev.* 2012;38:346–353.

62.   Houghton PE, Nussbaum EL, Hoens AM. Electrophysical agents—contraindications and precautions: an evidence-based approach to clinical decision making in physical therapy. *Physiother Can.* 2010;62(5):1–80. Special issue, ISSN-0300-0508 E-ISSN-1708-8313.

63.   David SL, Absolom DR, Smith CR, et al. Effect of low level direct current on in vivo tumor growth in hamsters. *Cancer Res.* 1985;45: 5625–5631.

64.   Turner SG, Gergel T, Wu H, et al. The effect of field strength on glioblastoma multiforme response in patients treated with the Novo TTF™-100A system. *World J Surg Oncol.* 2014;12:162.

65.   Hottinger AF, Pacheco P, Stupp R. Tumor treating fields: a novel treatment modality and its use in brain tumors. *Neuro Oncol.* 2016;18(10): 1338–1349.

66.   Corbin, L. Safety and efficacy of massage therapy for patients with cancer. *Cancer Control.* 2005;12(3):158–164.

67.   Ernst E. Massage therapy for cancer palliation and supportive care: a systematic review of randomised clinical trials. *Support Care Cancer.* 2009;17:333–337.

68.   Henry NL, Stearns V, Flockhart DA, et al. Drug interactions and pharmacogenomics in the treatment for breast cancer and depression. *Am J Psychiatry.* 2008;165(10):1251–1255.

69.   Breitbart W. Do antidepressants reduce the effectiveness of tamoxifen? *Psychooncology.* 2011;20:1–4.

70.   Kelly CM, Juurlink DN, Gomes T, et al. Selective serotonin reuptake inhibitors and breast cancer mortality in women receiving tamoxifen: a population based cohort study. *BMJ.* 2010;340:c693.

71.   Dezentjé VO, van Bligderveen NJC, Gelderblom H, et al. Effect of concomitant CYP2D6 inhibitor use and tamoxifen adherence on breast cancer recurrence in early-stage breast cancer. *J Clin Oncol.* 2010:28:2423–2429.

第62章

肿瘤(癌症)的物理治疗和作业治疗原则

Margaret McNeely and Naomi Dolgoy

目前美国有超过1 550万人诊断或曾诊断为肿瘤[1]。尽管能够延长生存,但肿瘤治疗仍然是侵略性的,肿瘤存活患者可能发生影响身体多系统的不良反应[2]。证据表明,患者并没有准备好处理在抗肿瘤治疗后出现和持续存在的不良反应[3,4]。虽然康复干预对这些肿瘤治疗相关副作用有效,但是很多并没有被接受,一部分原因是医疗从业者和肿瘤患者本身缺乏对康复干预获益的认识[2,5]。正是因为康复治疗大大提高了肿瘤患者的生活质量,越来越多的患者对康复治疗产生了浓厚的兴趣。这种从关注生命数量到生活质量的思维模式的转变,导致了对肿瘤康复领域临床兴趣和研究产率的提升,同时也迫切需要整合康复治疗到患者整体医疗计划中的行动[6-8]。

肿瘤患者的康复治疗所有年龄段均可进行,康复领域覆盖广泛,包括:肌肉骨骼系统,神经病学,心肺系统以及慢性疼痛。有效的肿瘤康复需要包括物理治疗和作业治疗师在内的医护专业人员组成的跨学科团队。康复治疗需要对肿瘤患者伴有的身体和认知功能的损伤以及可能对身体功能和生活质量产生影响的消极因素进行干预处理[2,5,6]。

物理治疗

物理治疗是以运动科学为基础的专业,目标是提高、恢复或者是优化肌肉骨骼系统、神经系统、心肺系统及多系统的功能[9]。物理治疗师通过物理和生理治疗手段来促进个体的健康,例如手法治疗、电物理疗法、肌肉强化技术、治疗性训练以及平衡和协调的再训练。在肿瘤康复环境中,物理治疗师参与症状管理(例如:疼痛和疲劳),并且对伴有上肢不健全(如乳腺肿瘤和头颈肿瘤)、淋巴水肿

和尿失禁(如妇科和泌尿生殖系统的肿瘤)的患者给予专业治疗[4,10]。

作业治疗

作业治疗是是一个植根于科学的职业,它使用个性化的手段帮助患者处理身体、认知和/或了解功能上的问题。"作业"是指个体去安排他或她时间的方式;本质上,是指个人想要、需要或预期要做的与社会、生产和休闲相关的任务和活动[11]。作业治疗师参与康复照护的各个方面,从急性期到社区康复再到姑息治疗,包括重返工作岗位,学校教育,高级支持和环境适应及项目建设[11]。伴随着以委托人或病人为中心的照顾,作业治疗师可以通过改变职业或环境来帮助患者参与社会活动,并且通过这样的形式优化患者的舒适度和参与度。

物理和作业治疗师都是高技能的医疗保健专业人员,在健康照护过程中有特殊地位,能够帮助肿瘤患者在疾病和健康搭建桥梁以获取更好的生活。物理和作业治疗师与跨学科康复团队一起,通过对肿瘤患者中与肿瘤相关的物理损伤、功能受限和生活参与受限因素进行早期鉴别和治疗来优化预后,减少残疾。重要的是,有研究证据支持及时的物理和作业治疗干预可以改善肿瘤患者的功能和生活质量[2,12-14]。

物理和作业治疗的康复目标包括:

• 提供以患者为中心的综合性的肿瘤康复干预,要考虑到之前存在的以及和治疗相关的并发症。

• 治疗干预急性和与肿瘤相关的慢性损伤、活动及参与受限。

• 同时进行监督策略、教育和康复治疗来预防

或减轻迟发效应。

• 提供干预措施,促进肿瘤治疗的及时进行并优化肿瘤治疗的完成率。

• 帮助进行自我管理和生活方式策略的指导,使功能和健康最优化,同时预防其他(继发性)疾病发生。

物理和作业治疗的原则

肿瘤照护统一体(肿瘤治疗的一体化)

美国国家癌症幸存者联盟是一个肿瘤宣传组织,成立于 1986 年。该组织将肿瘤幸存者定义为"与肿瘤共存、经历肿瘤、并超越肿瘤的经历"[15]。一旦被诊断患有肿瘤,我们通常认为要在肿瘤与生活维持平衡下存活(一旦诊断患有癌症,自诊断开始至生命平衡称为幸存者)。美国国家癌症研究所已经将存活者的定义不断扩大,不仅包括被诊断患有肿瘤的人本身,还包括其家庭成员,朋友及看护人[16](美国国家癌症研究所扩大了存活的含义,不仅只限于癌症患者,还应包括家庭成员、朋友和看护人)。为了帮助定义和描述肿瘤本身和治疗的影响,帮助制定康复目标和方向,将存活期分为三个阶段。急性生存期,从肿瘤确诊到积极治疗的间期[15]。延长生存期,从完成对原发性肿瘤治疗之后到被认为处于缓解的阶段。最后,长期生存期,是指当肿瘤复发率在低水平时的无病长期生存[15]。

在急性生存期,在肿瘤治疗开始前实施物理和作业治疗可提高身体功能,而在治疗过程中实施可以预防或减缓功能减退。在肿瘤治疗期间,康复治疗的获益包括:减轻疲劳、提高功能、缓解呼吸困难、增强力量和扩大关节活动范围以减轻疼痛[17,18]。由于肿瘤多好发于老年人,肿瘤的治疗一般来说会加剧与年龄相关的功能下降,从而导致独立性的迅速下降。急性期的康复治疗可以减缓下降趋势并改善肿瘤存活者的整体功能和独立性。例如,物理治疗师在术后早期进行早期的活动(干预)可以减少急性期的并发症,减轻术后疼痛,缩短住院时间,促进患者更快早日回归到日常生活活动中[18-20]。早期的作业治疗干预可以加强对日常生活活动的管理,减轻住院期间的情绪干扰,使活动更有意义,减少急性期的并发症,减轻护理人员的负担,并提升生活质量[12,13]。

延长生存期阶段,一般是肿瘤患者在身体、功能和情感上受损伤最多的时期。康复干预可以将重点由疾病逐渐转为恢复,并解决现有损伤。尽管患者此阶段在严密监测肿瘤复发,但与第一阶段肿瘤积极治疗阶段相比,肿瘤治疗团队出现频率较低,因此,集中将重点放在康复上不仅可以提供特定的治疗干预,还可以减轻患者因与医疗团队接触(减少而)产生的焦虑状态。

在长期生存期,肿瘤复发的可能性降低,持续的物理和作业治疗应该用于提供监测和长期治疗效果上,并且在肿瘤和其他的疾病的二级预防上起到促进作用。这一阶段,生存者需要面对长期治疗效应的挑战,诸如就业和社会生活参与等。康复干预可以使患者继续向恢复过渡并形成常态化,可参与意义丰富的生产性活动,并且重建生活结构。

提供物理和作业治疗

物理和作业治疗旨在促进患者独立性,使能力最大化并且提高生活质量。在肿瘤存活的三个阶段,这些治疗包括了预康复、康复训练和适应性策略[21,22]。

预康复

预康复是指患者肿瘤确诊至肿瘤治疗开始前这段时间内进行的康复干预[23]。预康复旨在解决患者在身体机能或总体健康状况方面现有的问题。目的是使患者从之后的肿瘤治疗中更快的恢复和预后更佳。预康复还可以在肿瘤治疗中进行,使得患者在身体和功能上更好地承受将要开始的或重复的肿瘤治疗过程[23,24]。在预康复期间,治疗师能够建立基线,评估风险,并且制定相应的康复策略,以便在计划的肿瘤治疗前后进行。例如,现有证据表明肺癌和直肠癌患者术前进行改善心肺适应性的运动训练,可以减少术后并发症和改善预后[25,26]。另一个例子是关于认知功能预训练的,证据显示治疗前进行的干预手段,包括干预策略和告知患者肿瘤和肿瘤治疗可能继发的认知问题,这些均有积极的结果。

康复

康复被定义为帮助患者在损伤、疾病或残疾状况(例如癌症)之后尽快恢复或重新学习技能[27]。由 J. Herbert Dietz. Jr. 提出的肿瘤康复原则是贯穿整个肿瘤连续体的重要部分,包括肿瘤康复的治疗和目标, 本质是可被预防的, 可恢复健康, 能给予帮助和支持或者是保守治疗的方法[28, 29]。

预防性康复

预防性康复应尽可能在肿瘤治疗开始前进行, 并且通过干预支持帮助患者的功能下降最小化[29]。预防性策略的基本原则是通过保护身体器官和避免可能会加重组织损伤的恶化或不安全的活动从而实现更好的恢复。在预防方面, 主要的关注点是在对患者的宣教上, 要使他们对肿瘤治疗可能出现的影响有一定的准备, 同时对一些可能需要医疗处理的不良反应和症状更好的识别。还可以为患者提供风险降低策略上的建议, 比如进行早期活动。这些可以防止不良反应、损伤和功能受限的发生。预防性干预措施还包括防止功能减退的规律性运动, 也会被要求减少饮食来降低预期风险的发生(用来降低或较少预期风险的发生)[30]。

恢复性康复

恢复性治疗是指解决与肿瘤治疗相关的问题, 旨在使患者的身体、心理、社会和职业功能恢复到治疗前水平[29]。女性进行乳腺癌手术的术后肩部运动范围锻炼是恢复性干预的实例, 其目标(目的)是通过治疗使手术造成的肩关节或软组织的限制得到矫正, 并使肩关节的运动恢复。恢复治疗的另一个例子是职业培训, 在职业培训中, 作业治疗师为患者提供的支持是特定的, 他们通过个性化的作业治疗训练减轻患者重返工作岗位的障碍。

支持性康复

支持性康复的目标和治疗目的是在当功能不可能恢复时维持现有水平或适应新的情况[29]。支持性康复的重点是帮助患者适应或弥补目前的功能水平和不足, 并防止功能进一步减退。我们将举例说明支持性康复, 包括为经历截肢术后的骨肉瘤患者提供假肢装置后的步行训练, 或在为头颈部肿瘤行根治性颈淋巴结清除术后患者提高肩部支撑及在涉及上肢功能性任务时使肩部疼痛的最小化。支持性干预也包括提供工具和帮助来使自我照护和功能性独立能力最优化。除此之外, 肿瘤治疗后出现功能或认知改变, 而且会随年龄增长和合并疾病恶化加重, 这时也需要给予支持性康复。例如, 对于持续存在的认知障碍患者, 如何管理其日常生活活动, 干预策略包括提醒用药时间, 提供视觉或形象化的指令而非书面信息及建立强制性规则, 有助于最大限度地发挥自主性和最低限度地减少独立性丧失。

姑息治疗

姑息治疗的努力方向应该是为了提高生活质量、教育水平、控制症状和自我管理[29]。在姑息治疗阶段, 肿瘤晚期会出现进行性功能障碍, 此时干预的手段和目标主要是优化活动和提高活动水平, 减少或缓解并发症, 并对患者、家庭和护理人员提供心理支持。姑息治疗的干预手段包括: 指导体位管理使疼痛最小化并防止褥疮, 使用站床或轮椅改善患者舒适感并且鼓励患者即使在活动能力最弱时, 也要进行活动参与和社交。

适应性训练

肿瘤治疗后患者功能性活动能力可能会发生巨大改变。而进行适应性训练可以使其更好地适应现在的活动参与水平。与康复不同, 康复是指通过治疗帮助患者恢复癌症治疗受损的技能或能力, 而适应性训练干预的目的是帮助生存者学习新的技能或提高现有的技能或策略, 以改善功能和最大限度地提高能力。适应性训练包括指导患者淋巴水肿时进行自我管理, 向之前久坐的患者介绍锻炼方法, 或向有焦虑症状患者教授放松技术[22]。

肿瘤对患者功能及活动急性期、后期及长期的影响

癌症有 100 多种, 每一种的疾病过程和治疗策略都不相同。每一种特定的肿瘤及其后续治疗都可能对身体产生明显的影响(例如截肢、喉切除术)、造成损伤(例如疼痛、疲劳)、引起功能受限(例如移动限制、颈部旋转限制)和残疾(例如不能重返工作或驾驶车辆)。因此, 每种类型的癌症都具有各自的特性和康复挑战。此外, 随着新治疗方法的快速出现, 显著改变了癌症患者的生存结果和损伤情况[10]。

为了更好地识别肿瘤带来的不良影响, 基于持续时间的不同, 将生存者所经历的效应分为急性期、后期和长期影响[15]。急性期影响是指在肿瘤治疗期间存在的症状和不适。这些症状包括: 如化疗引起的恶心、术后疼痛或放疗引起的局部皮肤反应。通常情况下, 这些急性效应会在治疗结束后随着时间而逐渐消退, 生存者可完全恢复到诊断前水平。

大多数患者会经历急性期影响, 之后大约 70% 患者可会有持续的和 / 或延迟出现的影响, 最终导致功能障碍[15, 31]。后期影响是指从治疗开始持续至治疗结束期间的并发症或治疗相关毒性反应。

癌症治疗的长期效应可能会对已进入疾病缓解期的患者产生负面影响，这些效应包括疼痛、认知问题、尿失禁、周围神经病变或疲劳。物理和作业治疗干预的关注点应该是通过以患者为中心的方法而不是固定的治疗模式来解决问题。也就是说，尽管损伤需要密集和长期的康复干预，但更应该关注的是生存者所认为的生活质量问题。与适应性训练策略一致，患者需要学习维持功能的新技能和提高短期或长期生活参与[6]。

后期影是指在治疗结束时没有出现或还处于亚临床的不良反应或毒性反应，例如淋巴水肿，在治疗结束后数月或数年才变得明显[15]。肿瘤治疗带来的后期影响除了与对肿瘤本身进行的医疗行为相关外，还与若干个体和环境因素有关。

肿瘤的确诊，特别是不能被治愈的肿瘤，通常是患者痛苦的重要原因[2]。功能减退又是患者情绪障碍的主要原因，因独立性及自理能力的丧失患者认为自己是家庭、朋友和看护者负担[22]。此外，依赖性增加可能会导致抑郁；不可控制的身体症状如疼痛和疲劳也会引起患者抑郁（据报道，生存者身体症状诸如疼痛和疲劳等得不到控制，其抑郁的发生率较高）[2,32]。在许多情况下，需要与肿瘤治疗相关的身体、心理上的影响及其他并发症进行斗争，所有的这些是康复需要解决的问题。物理和作业治疗师作为医疗专业人员，利用专业技术帮助患者更好的管理肿瘤后期和长期的影响，同时也包括合并症和并发症的管理[15]。

物理和作业治疗评估

检查

物理和作业治疗，初次评估或检查包括病史采集、系统回顾及采集测试和评估的数据[33]。病史采集包括一般病史及与肿瘤相关特异性病史。一般病史包括一般资料（如年龄、性别）、社会背景（如婚姻状况、经济状况）、居住地及环境、职业及用药史和手术史。肿瘤相关特异性病史包括疾病和治疗相关信息。引用 Cristian 等列出的肿瘤相关特异性病史如表 62-1 所示[33]。

肿瘤相关损伤史

为了更客观地给予身体和功能评估，应收集需进行康复治疗的具体肿瘤相关问题的信息。这些信

表 62-1 肿瘤特异病史的主要组成

1. 肿瘤诊断：
   肿瘤的类型及分期，及任何代谢相关的转移性疾病的程度
2. 肿瘤治疗（包括所有过去、目前或计划的肿瘤治疗）：
   a. 手术史：
   　ⅰ. 手术类型
   　ⅱ. 切除或损伤的肿瘤和其他组织：
   　　● 包括淋巴结、骨骼、肌肉和外周神经
   　　● 术后并发症的发生
   　ⅲ. 与运动、功能及锻炼相关的术后预防措施和指导
   b. 化疗：
   　ⅰ. 目前正在使用的化疗药物及使用过的药物
   　ⅱ. 周期数及化疗周期日期
   　ⅲ. 化疗相关并发症
   　ⅳ. 可能受化疗影响的重要脏器的诊断报告（如：周围神经病变患者的神经传导功能检查）
   c. 放射治疗：
   　ⅰ. 放射治疗的位置和被照射的结构
   　ⅱ. 治疗部位的辐射总量和治疗日期
   　ⅲ. 任何与放射治疗相关的急性或长期影响
3. 当前药物治疗列表
4. 相关实验室检查结果——血红蛋白、白细胞和血小板计数
5. 影像学检查结果和日期

息包括有损伤或功能受限的发生和潜在原因、形式（例如症状、与身体其他系统的关系／相互作用）和症状的自然病程（如：稳定、改善或逐渐恶化）及加重和缓解因素、对生活参与的影响等信息，还有任何关于该病先前已进行的治疗干预或家庭管理的细节。

客观的身体评估

任何肿瘤康复评估的推荐起点是评估基本的静息生理参数，即生命体征[34]。包括心率、血压、呼吸频率和氧饱和度；对于有体位性低血压或化疗诱导的周围神经病（CIPN）症状的患者，需测量仰卧位、坐位或站立位的心率和血压。

肿瘤治疗通常会导致一些常见的损伤，包括疼痛、疲劳和全身性虚弱，这些应该被例行纳入幸存者的身体评估中[35]。可以使用视觉模拟量表来评估疼痛和疲劳是否存在和其严重性。如果存在，这些症状可以通过特定的患者评分结果测量进行定量分析以及通过与患者交流进行定性分析。为了评估肌肉力量，可以对主要肌肉群进行测试，或者集中关注特定的身体区域。测试的方法有徒手肌

肉测试、手持式测力仪、等速测力仪、一次或八次重复最大测试或基于活动的功能性握力测试(例如举重任务或书写用具任务)。

由于体重的增加或减少可能影响康复治疗的成功与否,因此患者临床就诊时应测量体重和身高。例如,乳腺癌治疗相关的体重增加和肥胖可导致激素治疗引起的疲劳、淋巴水肿以及关节相关症状的风险和严重性增加[36]。相反,头颈部肿瘤患者可能经历严重的体重和肌肉质量下降,会导致恢复时间延长、生活质量降低和身体机能受损[37]。在所有肿瘤类型中,体重和组成的负面变化增加了患者康复治疗和总体恢复的复杂性[36]。

基于个体关注或呈现出的损伤的不同,身体测试包括对身体区域的关节活动性、活动范围和肌肉长度测试的评估。治疗师可以进一步确定运动受限的原因是关节受限(粘连性关节囊炎)、肌肉痉挛(如:与疼痛有关)、肌筋膜受限(如:术后)还是软组织挛缩[例如,放射性纤维化综合征(RFS)]。测试还包括以下类型的评估:外周神经病变或外周神经损伤的感觉运动测试;姿势评估;步态和步行评估;必要时,需进行皮肤评估用以排除例如感染 /蜂窝织炎、放疗相关皮肤改变和手足综合征等皮肤并发症。

功能性评估

作业治疗师要收集关于患者如何管理日常生活的基本信息。作业治疗师通过公开访谈、标准化访谈、讨论或正式测试来了解患者面临的挑战和优势及如何应用这些挑战和优势制定个性化的方案,最终实现康复目标。作业治疗基本评估应包括日常活动的生理部分和管理这些任务的认知方面的内容。例如,乳腺癌患者可能会说,早晨穿衣服,特别是穿鞋,是一种挑战,这是由于短期记忆丧失和运动范围受限而难以使用其优势臂而带来的问题。作业治疗师通过检查着装、将活动分解为较小的子任务所需的身体和认知成分,以便更好地确定如何提供最有效、个性化的干预。包括之前独立功能时的病史采集有利于制定后续的有效和有意义的康复目标。

调查结果的解释

在进行初次身体和功能评估和功能障碍诊断之后,就可以确定康复的预后。包括患者整体状况、治疗计划、预期治疗结果和重要阶段时以及时间安排。由于患者陈述(的表现)常常是复杂的,因此在治疗开始时难以准确预测个体治疗后可能的功能水平[35]。影响康复结果的因素包括损伤的严重程度、慢性程度和预期的损伤临床过程及患者一般健康状况以及肿瘤的预后、个人目标、积极性和现有支持系统。

红旗征

在医疗设置中(在健康体系中),红旗征是一个用于表示紧急风险、需立即治疗或迫切医疗需要的术语[35]。识别潜在的红旗征需要治疗师在评估中识别任何非预期的或不典型的症状和体征。提示可能存在严重病理状况的系统症状和体征包括:疼痛、全身不适、无法解释的或不明原因的体重减轻(即 2 周或更短时间内体重下降 4.5~7kg);食欲缺乏;日常活动过度疲劳(通常不会导致极度疲劳);以及突然出现的肌无力。尽管一些与治疗相关的原因和非恶性肿瘤原因可以解释这些症状,当出现症状严重或表现为症状群时,治疗师应该警惕可能会发生更严重病变的可能性,及时需要医疗介入。在临床推理策略中(包括考虑患者肿瘤类型、既往史和评估结果)显示患者的状态超出了目前情况或损伤情况时,需立即与主治医师联系。通过使用问卷调查和 / 或评估表,预约面谈等方式对危险因素进行定期评估,这样对肿瘤患者状态进行了更全面地分析,提示治疗师警惕红旗征的出现。

跨学科方法

最新的证据显示跨学科团队在处理患者身体、心理、社会和职业等方面损伤的益处[38]。在肿瘤学环境中,跨学科团队方法使多个学科能够同时满足患者特定需要,具体来说由肿瘤学家和护士提供医疗和症状支持,由物理治疗师提供物理支持及由作业治疗师提供适应性或功能性支持。例如,存在周围神经病变患者可能需要缓解神经病理性疼痛的治疗、用于辅助姿势和平衡的物理治疗及用于感觉再训练的作业治疗。基本上(在本质上),医疗、生理和功能干预相互补充和支持[38]。

物理治疗方面的思考

物理治疗干预通常从恢复的角度解决损伤和功能受限以及参与限制。物理治疗师确定干预的主要目标,并确定如何更好地解决患者所关心的问题(建立解决生存者所关心问题的最佳方案)。例如，头颈部肿瘤患者放疗后有牙关紧闭症的，可选择手法治疗、关节活动范围训练和居家延伸训练等物理治疗方法以改善张口功能。经过物理治疗后，患者张口程度得到了改善，使得咀嚼和吞咽功能更加有效，这会进一步提高在公共场合吃饭的舒适度，从而增加了社会活动的参与度。

作业治疗方面的思考

作业治疗干预是一种侧重于具体的个性化问题，进行评估并解决功能障碍的方法。具体的评估和观察结果被用来决定治疗干预的进行。一些干预方法用于改变或适应环境，而另一些则用于改良活动本身以便于参与[22]。在前面提到的例子中，牙关紧闭症患者难以使用杯子饮水，作业治疗干预就要采取联合的方法，先改变杯子的形状，可用带吸管的盖子，而后训练患者用嘴适应改进过的盖子表面。

实践模型 / 方法

乳腺癌前瞻性监测模式

前瞻性康复监测模式促进了对乳腺癌治疗相关的常见身体损伤和功能受限的监测[39]。虽然是专门针对乳腺癌开发的，但该模型的基本前提与其他肿瘤相关。该模型的目标与肿瘤康复的原则完全契合：①教育以降低风险或预防副作用出现（预防性）；②早期识别身体损伤和功能障碍（预防性）；③身体损伤时加入康复治疗和运动干预（恢复性、支持性）。该模式按照肿瘤治疗轨迹确定关键时间点，监测急性期、后期和长期的影响以及早期的康复干预可以证明对患者有益，并且可促成保健系统的成本效益。重要的是，从慢性病模型改变而来，该模式在与长期肿瘤和总体生存结果相关的整个肿瘤连续性中，促进并支持身体活动、锻炼和体重管理行为。

以患者为中心的实践模式

作业治疗是以患者为中心模式高度协作的学科[40]。以患者为中心基于以下概念：个体自主性和选择、协作伙伴关系、治疗师和患者角色、赋能、前后一致性、可及性和允许多样性。近年来，康复的结果显示，越来越多的人对参加有社会价值的并能将之作为康复结果的活动而感兴趣。以患者为中心模型的使用将关注点从损伤（如：运动的强度和范围）和功能受限（如：活动受限和认知障碍）转移到与过去、现在和未来生活参与有关的患者需求

上[40]。以患者为中心的实践可以应用于急性期照护、社区或门诊。该模型便于临床实践，治疗师评估患者的需求和在整个照护过程中的关键转变点及可能遇到的任何潜在的障碍时均需使用该模型，例如当患者结束急性期治疗后需要回到其生活的社区时。以患者为中心的模型是基于所提供的个人需求和关注来定制的干预[40]。

生物心理社会模型

国际功能、残疾和健康分类（ICF）是由世界卫生组织在 2001 年提出的生物心理社会框架，以识别卫生保健专业人员和患者之间的通用功能语言[41]。ICF 根据健康相关问题及职能对个人参与的影响进行分类。ICF 分为两部分：第一部分基于功能，包括身体和身体结构（如：活动和认知）及活动和参与（如：职业或社会参与）；第二部分由背景因素组成，包括环境（如：社会支持网络）和个人（如：遗传倾向）因素考虑[42]。ICF 是一个渐进的模式，因为它将重点从更传统的生物医学模式转移到考虑个人作为一个整体，并且它促进个人参与到医疗决策中。ICF 可以在肿瘤学环境中使用，根据以患者为中心的照护模型，在充分考虑医疗和有意义的活动情况下，基于能力和参与来进行干预[43]。

目标制定和治疗计划

协作性的目标设定是任何康复干预的一个重要方面。过去十年的研究结果建议通过"以患者为中心"和合作目标制定来提高康复效果[44]。在协作性的目标制定中，患者及其家庭和护理者以及治疗师之间建立伙伴关系，确保康复治疗过程中每个"伙伴"的积极参与是非常必要的。需考虑每个伙伴目标设定时的观点，并且需认可和重视每个伙伴对治疗的贡献。在所有伙伴之间就目标达成共识可增加实现目标的可能性[45]。

作业和物理治疗学科内的目标设定对于医疗照护是独特的，因为期望的结果通常是以患者为中心的，可采用特定的、可测量的、可积极实现的、现实的和及时得出结论的 SMART 量表来呈现。建立 SMART，设定连续目标可以为个体获得积极和可持续结果建立更好的基础[46]。

分级活动

实现一个目标需要制定若干步骤或临时目标

方向,最终实现短期或长期目标。作业治疗师经常对活动进行分级或调整,从而实现成功的干预。评定一项活动的等级涉及增加或减少一项任务的难度,以实现"正确的挑战"。在肿瘤患者群体中,有许多复杂的因素影响着活动的参与,制定适当的挑战任务对于最终的成功非常重要。当个人分配的任务太多或面临的挑战不够多均可能导致干预的积极结果下降。将任务或活动分解为可实现的部分,这样患者将获得朝着最终目标前进的阶段性成功的动力[22,35]。

禁忌证和治疗预防措施

在为患者设计和实施治疗干预方案时,必须优先考虑安全问题。强调物理和作业治疗的禁忌证和预防措施实施到位,以确保患者的安全,并且在干预实施期间和康复计划的规划阶段都必须考虑到这些禁忌证和预防措施。许多预防措施和禁忌证是基于卫生保健专业人员和专家的意见、经验总结而来的,因此可能是有争议的。推荐采用以证据为基础的治疗方法,结合以患者为中心的照护方法,具体来说就是结合患者的背景、需要和目标,医疗专业人员和患者之间就风险和益处进行讨论来制定[22,33,35]。

正在接受治疗或处于疾病晚期的肿瘤患者需要在治疗期间监测出现的副作用。在每次预约前对肿瘤患者的临床评估可以帮助排除和 / 或识别临床状态的改变或恶化。例如,一个乳腺癌患者放疗后可能在腋部出现皮肤破裂,全关节活动范围的训练可能对皮肤的完整性产生影响并且加重放疗反应。在这种情况下,预防措施包括在训练期间限制肩部的活动范围或在皮肤愈合前停止特定的训练。若患者正在进行积极的肿瘤治疗时,建议在治疗前、治疗中和治疗后监测生命体征和症状以及时发现问题。表 62-2 列出了物理和作业治疗干预时的禁忌证和预防措施[47]。

宣教和自我管理策略

患者宣教包括告知患者、家属和护理人员关于病情、病因、影响因素以及损伤和功能受限的处理。原因是知情程度越高的患者和家属,对治疗的积极参与度越高。在宣教之前,治疗师首先评估患者的接受程度及现有的知识和理解水平。宣教策略包括决定提供合适数量的信息,提供与患者有关和适用的信息,并使用合适的术语(表 62-3)。例如,治

表 62-2　治疗的禁忌证和预防措施的考虑

考虑的问题	康复干预前需要考虑和 / 或医疗确认的禁忌证 / 预防措施
肿瘤治疗需要考虑点	• 化疗 　○ 血小板计数<50×10⁹/L 　○ 白细胞计数<3×10⁹/L 　○ 血红蛋白<100g/L • 放射治疗引起的急性皮肤反应 • 术后早期组织愈合情况
肌肉骨骼系统	• 疼痛:新发疼痛 • 骨、背部或颈部疼痛:新发疼痛,不缓解,承重能力下降 • 异常或突然出现的肌肉无力 • 严重恶病质
系统性症状	• 异常 / 极度疲劳 • 全身不适
胃肠道系统	• 严重恶心 • 脱水:在之前 24～36 小时之内呕吐或腹泻 • 营养不良:液体和 / 或食物摄入不足 • 不明原因或非故意的体重减轻 • 治疗引起的体重减轻>体重的 10%
心血管系统	• 胸痛 • 静息心率>100bmp 或<50bmp • 静息血压:收缩压>145mmHg 和舒张压>95mmHg • 静息血压:收缩压<85mmHg • 心律失常 • 突然出现踝关节水肿 / 肿胀
呼吸系统	• 严重呼吸困难 • 深呼吸时胸痛加剧
神经系统	• 周围神经病变 • 认知状况显著下降 • 头晕 / 头晕目眩 • 定向障碍 • 视力模糊 • 共济失调
皮肤	• 开放性伤口 • 局部蜂窝织炎 / 感染 • 局部皮肤反应 • 手足综合征
物理疗法的特殊治疗	• 未经事先影像学检查和确认,不得进行关节或脊柱操作 • 肿瘤局部电刺激疗法,例如,禁止超声治疗 • 在辐射区、淋巴结清扫区或感觉损伤区进行热和冷的应用 • 腋窝淋巴结清扫对上肢血压的影响 • 进行髂腹股沟或骨盆区域淋巴结清扫需检测踝臂指数

表 62-3　治疗师与存活者的交流——知识转化和信息共享策略

存活者交流形式	会话内容	优点	挑战	治疗师提出的策略
口头/交谈	治疗会话可能涉及大量的讨论或对话。例如，在初次治疗评估交谈中，治疗师可以以面试方式提出开放式问题以了解更多关于个人历史的信息。这些治疗相互作用通常是久坐不动的，需要高水平的直接和持续对话	对话可以是建立融洽关系、了解个体观点的一种方式。发展治疗关系可以为成功干预结果提供有效策略。有机会愿意聆听，他们会感到更舒适	对于头颈肿瘤的存活者来说，由于手术、疾病或医疗并发症，交谈可能具有挑战性。另外，口干也是一种症状。许多形式的化疗治疗，需要存活者经常消耗液体，特别是如果他们有计划进行交谈	• 在交谈期间提供水可能是非常有帮助的 • 治疗师提出的开放式问题应该是明确而直接的，这样存活者才能有效地运用有限的语言技能 • 重要的口头交谈应该在没有其他挑战性活动的情况下进行。例如，在完成锻炼循环的同时，存活者也不应该回答有关他们日常生活方式的复杂问题 • 可能要增强的通信辅助设备 • 记录或提取信息的方法可能对有交谈困难的存活者有帮助
听觉/倾听	听口头指示和信息是传递信息的一种方式。许多交流，特别是与小组的交流，包括（需要）治疗师向听众提供信息	信息可以在不需要存活者阅读或记忆的情况下传递。体育活动中的口头指导可以非常有效地指导存活者遵循锻炼线路和常规（运动规律和程序）。即使是电话随访也可以成为与存活者沟通的有效方式，而不必对他们来说可能是非常消耗能的	当计划交谈时，考虑神经肿瘤以及头颈肿瘤患者对听觉处理的影响是相关的。对一些存活者来说倾听是一种有效的保留信息的方式，因为他们很难保持注意力集中在非触觉或看不见的线索上	• 一些存活者可能需要配对多个感觉线索，如听觉、书写和触觉线索 • 让存活者在口头复习指导的同时提供图示指导，并要求个人在听的同时写笔记，这可能会引起更有效的听觉保持 • 口头指示应始终清晰、简洁 • 重复关键信息会鼓励信息保留和召回回忆 • 配对感觉可激发言语表达
运动觉/运动	康复交流提供了一个机会可以帮助存活者增加移动性、减少疼痛、减少疲劳，并增加整体健康（帮助存活者运动、减轻疼痛、减少疲劳和增加整体健康的机会）。在这些治疗中，治疗师会鼓励存活者运动、学习和参与活动	对于希望进行更加活跃和移动（运动）的存活者，运动交流和动手机会将为知识转化提供积极的机会。例如，物理治疗交流可以包括瑜伽、牵伸，或有意识的运动活动。作业治疗课程可包括练习从椅子到站立的转换，或者完成一个任务，例如做一顿简单的饭菜	肌肉无力或萎缩、疼痛导致步态改变，或存活者下肢周围神经病态会对活动造成障碍。坚持忍受以完成基于活动的交流可能是非常具有挑战性的。此外，随着人口老龄化，跌倒的风险增加，因此确保建立站立活动安全有效的实施是建立任何干预措施的一个组成部分	• 进行基线评估，以确定公差（耐受度）和进度 • 确保跌倒风险不高，如果有，应首先进行跌倒预防教育 • 确保有休息的机会，并根据需要鼓励短期休息 • 设计休息时间的一部分，作为回路循环训练或团体活动的一部分，以便一个人可以轻松休息 • 适当时使用心脏和呼吸监测器 • 确保交流活动转化为个人康复交流之外参加的活动水平

存活者交流形式	会话内容	优点	挑战	治疗师提出的策略
 视觉 / 观察	提供可视化演示是一种实时合成和传递信息的方法。观看是信息共享的一个典型部分；在交流中，手势、点头是用来表示理解的。人们把视觉暗示当作看是一种自然的手段以此来进行信息共享	具有视觉支持所解释的信息是非常有帮助的。例如，治疗师可以在患者尝试之前演示特定的练习	视觉并发症既可以是肿瘤的并发症，也可以是肿瘤和肿瘤治疗的继发问题，例如睡眠困难和眼睛干燥。对个人来说，持续注视和专注于跟踪快速节奏的信息较为困难	• 在可能的情况下，确保演示信息能够补充书面或图片信息 • 在顺序演示中，确保在移动到下一程序之前，对每一步骤都能了解。在提供顺序的视觉提示时，请在演示结束时查看整套说明 • 确保眼睛接触是适当的，并注意那些观看者正在进行视觉展示的迹象 • 向小组鼓励，并提供短暂的运动间歇，这可能是在演示过程中保持注意力集中的一种方式
 阅读书面信息	书面信息是一种提供共享信息便携拷贝的方式。例如，在交谈(预约)之后，为即将到来的交谈时间提供书面提醒	当信息清楚、容易理解并且补充其他形式的知识转化时，提供用于阅读的书面信息是特别有益的。存活者可以遵循的书面信息是为正在实施的项目和 / 或交流中提供的教育提供线索。治疗师可以使用彩色标志，如箭头、未指导回路训练组，这可能是一种提醒参与者以何种方法进行旋转的有效方式	在基础阶段，存活者可能没有阅读材料的能力，或者英语可能不是他们的第一语言。受疾病的影响，视觉聚焦可能具有挑战性。患有神经肿瘤的存活者可能会看到认知功能的变化，如阅读和保留信息。此外，肿瘤治疗的结果可能存在记忆力挑战和混乱，被称为脑雾。这将增加遵循书面信息的难度	• 保持文字的简洁性和直观性 • 使用对比鲜明的阴影和颜色，例如在浅色和中性背景上使用深色和深色文字 • 使用颜色突出显示的文本来强调信息 • 口头审阅会议中的书面信息，以确保其清晰 • 允许个人在讲义旁边写自己的笔记或画自己的图像，以确保他们能用自己的话理解它
 查看图片信息	图像信息提供了一种在会话期间进行交流的方式。图片通常是补充密集书面对话。信息的一种方式。在康复治疗中，通常使用流程图形来描绘逐步指南以及姿势及定位信息	图像信息可以支持将注意力集中在密集对话上有困难的一组人的信息共享。另外，拥有关于可以带回家的纸张的信息可能是有效的。会话信息提醒。理解身体系统，例如在淋巴治疗中，具有视觉信息可以非常有助于对复杂的解剖学进行教育	某些肿瘤会影响视觉系统，因此对图片跟随着查看是一种挑战。此外，对于任何神经变化或记忆困难，在遵循甚至简单的顺序方面可能存在挑战	• 将视觉信息与任何其他形式的知识共享配对，以增强知识保留的机会 • 使用简单清晰的图像 • 避免没有原因的使用图片，例如需要认知注意的多余图片 • 使用对比鲜明的阴影和颜色，如在浅色和中性背景上的深色和深色线条 • 使用颜色或高亮区域来强调信息 • 口头审阅会议中的图片信息，以确保其清晰 • 允许个人将笔记或图片添加到讲义中

续表

存活者交流形式	会话内容	优点	挑战	治疗师提出的策略
思考/解决问题	问题解决技能培养和独立的重要方面。复杂的认知会话将主要关注最大化执行推理的策略,以最好地支持活动的参与。即使在理治疗过程中,复杂的认知过程也在起作用;例如,左右区分需要空间感知,集中注意力执行的每一项任务。重要的是考虑患人在执行的每一项任务中发生的看不见却经过非常完整的神经处理所付出的努力	思考和解决问题可以融入到许多不同类型的课程中;这些课程将有特别关注大脑,然后将解决认知问题作为其他身体或功能性任务的一部分的课程。存活者希望有一些的课程。存活者的认知过程,复杂的认知过程也在区分和区别。重要的是策略可通过管理肿瘤及肿瘤治疗带来的如疲劳、注意力集中的些策略可通过管理肿瘤治疗来的影响,将从关注于认知的问题的影响,对完成认知或解决问题康复,对完成认知或解决问题大脑游戏或活动分解,以找出如何最有效地执行任务	由于挑战与来自肿瘤和肿瘤治疗的思维相关,对于存活者而言,关注复杂认知解决问题的课程可能会很疲劳或任务受阻。那一些报告疲劳的人在尝试复杂的多步骤或多重任务时的多步骤后或多重任务时可能会退缩。解决问题的多步骤后可能会退缩。另外,神经肿瘤可能在特定脑区产生影响,对完成认知或解决问题的任务具有挑战性。周围神经病变和上肢活动范围的限制将增加任何书写任务的难度	考虑所有(所用)的语言(所用)的语言及任何复杂任务使用的语言的难度:有多少步骤?这项任务的挑战是什么?确定其任务难度适当并符合个人技能水平。通常称为"恰到好处的挑战"。确定基线身体要求是可管理的,例如握笔或站立平衡 • 通过将任务分解为小的版块,然后部分地完成任务,来适应这些复杂的任务
回忆和记忆	众所周知,化疗与短期记忆问题有关,并且一般情况下,与疾病相关的任何有原因所引起的压力,都会对回忆产生影响。康复课程通常直接关注记忆和管理日常记忆障碍的策略或通过对患者记忆中的指令,模式或练习进行间接的改善。利用通过最小的压力和难度将原有认知最大程度的恢复,是一种确保原有认知翻译有效的手段	在治疗中专注于记忆是非常有效的。记忆评估将为回忆的变化提供基线和进度标记。重要回忆对个人的目的及其对个人的重要程度	肿瘤和肿瘤治疗对短期记忆的影响,使得一些生活着更难参加任何记忆强化课程。此外,年龄相关因素也会影响患者短期记忆的细节。一些患者也可能选择回避他们治疗中的痛苦或困难时期,因此在治疗中尊重他们的意愿是很重要的	采用图片或面部提醒,闹钟,日记和日历等多种方法使用回忆有助于帮助患者回忆 • 确定回忆对个人的重要程度将决定如何采用专注于保存记忆或管理日常活动这两种策略种策略中之一的其中之一 • 重复重要细节三次,以帮助记忆该信息

疗师在第一次谈话时可能会对重要信息的宣教有所保留，而会在随后的访问中逐渐建立这个框架。关键信息需要重复，方法有咨询、提供宣教文件和电子信息查询。

当制定和实施康复计划时，考虑如何与患者及其支持成员的沟通是很重要的，可能需要个体化的方案以满足个人的需要。肿瘤诊断、治疗和持续效果的不同可能影响信息的共享、解释和记忆的方式。虽然言语问题的某些情况可转介到言语病理学，或通过言语病理学家指导进行治疗，但是知识翻译策略可以以动态的方式融入到物理治疗课程中。表 62-3 回顾了在计划和制定治疗性干预措施时需要考虑的一些临床策略。

由于很多肿瘤治疗的影响是慢性的，近年来的实践中已经发生了从传统的提供者 - 患者亲属到自我管理策略的转变，在自我管理策略中，患者与治疗师合作，并在其康复治疗中起关键作用[48]。除了共同制定目标外，自我管理使患者通过自我控制症状并负责管理自身状况从而获得自信。自我管理包括以患者为中心的方法及有效管理症状和改善结果的技能[48]。例如，为了促进认知相关问题的自我管理，如短期记忆困难，可以教导患者像使用写待办事项列表、用每周日历管理约会和日常工作和 / 或设置服药提醒等记忆提示策略。患者可以应用这些策略，以便其可以在记忆困难时进行自我管理，而不必依赖于治疗师或患者家属[48]。

基于证据的物理 / 作业疗法对常见损伤的干预

疼痛

肿瘤相关疼痛是最常见的症状之一，高达 50% 的患者会出现[49]。疼痛可以与手术(如：乳房切除术后综合征、根治性颈综合征)、化疗(如：周围神经病变)、放疗(如：放射性纤维化、放射性骨坏死)相关，或者肿瘤本身也可以引起疼痛。神经性疼痛很常见，由神经或神经根的损伤引起，损伤是由长时间的神经压迫、神经的外科手术切除或化疗和 / 或放疗的损伤引起的。

疼痛的全面评估包括收集关于疼痛的位置(及辐射范围)、持续时间、性质和强度的信息，同时包括任何加重和缓解因素、接受的治疗(包括药物治疗和手术)及其有效性。关键是要意识到疼痛可能

提示存在进一步的组织损伤、红旗征或肿瘤紧急情况的出现(如：骨痛和可能发生病理性骨折)。

疼痛处理的第一个目标是查明原因并在可行的情况下进行治疗[50]。物理和作业治疗经常与疼痛的药理学干预同时进行。应向患者及其护理者提供有关疼痛的信息、疼痛处理技术的指导，并鼓励其在疼痛的管理中发挥积极作用[50]。缓解疼痛及改善功能的基本策略，如：提供设备(床、浴缸和助行器)；指导合适位置；能量节省和活动节奏的教育。研究证据所支持的干预，例如：头颈部肿瘤患者治疗性锻炼以缓解疼痛[51]，电生理理疗包括经皮电神经刺激(TENS)在 CIPN 中的应用[52]及针对乳腺癌治疗引起肩痛的活动范围的干预[53]。

肿瘤相关疲劳

肿瘤患者中，肿瘤相关疲劳是肿瘤治疗中最负面的影响，化疗和放疗之后均可出现，发生率高达 80%[54]。疲劳的描述为缺少能量、肌肉无力、嗜睡、烦躁不安或认知障碍。与疲劳有关的因素包括疼痛、睡眠问题、感染、营养不良、药物治疗副作用和贫血[54, 55]。活动减少带来的去适应作用是增加患者疲劳程度的第二位原因。焦虑、抑郁和难以应对肿瘤或其治疗可进一步导致疲劳[54]。

着重于关注病史以确定：疲劳的发生、形式和持续时间；物理治疗及作业治疗潜在的影响因素(如活动水平、睡眠习惯)；工作和生活活动的影响。另外，可以使用例如加拿大作业表现测量(COPM)等半结构式问卷来进一步评估患者的需要[56]。这样可以获得更多的信息，从而以更好地理解患者的需要和其个人疲劳情况[22]。图 62-1 提供了作业治疗师将能量节省为目标设置的决策示例。

重要的是，荟萃分析有力证据支持身体活动和锻炼在多种肿瘤类型的肿瘤相关疲劳管理中的益处[55]。患者可能由于运动或日常活动造成疲劳加重的经验而产生对运动的抵抗；因此，应向他们提供有关疲劳的宣教及说明在肿瘤治疗期间尽可能保持活动的理由。对有规律的活动计划的理解和基于症状负荷的改善可以减轻对运动训练的忧虑。此外，为了促进进行训练或增加身体活动，患者管理计划应包括关于运动停止的教育(何时避免或减少训练)，并尽可能应用个性化运动处方。

低水平的体力活动，例如步行，可作为伴有肿瘤相关疲劳的患者的处方，并且已经证明在肿瘤治疗期间可有效缓解症状[54, 57]。在延长生存期间，目

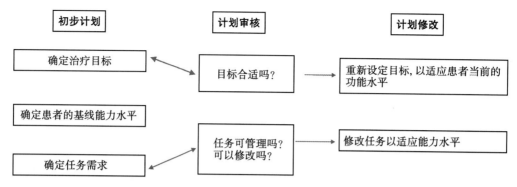

图 62-1 目标设定:常规干预计划遵循的能量节省/最大化策略

标是通过进行训练和身体活动以恢复身体功能和健康[58]。值得注意的是,患有乳腺癌、结直肠癌或前列腺癌的年轻并相对健康的患者在治疗后的阶段,应保证其中高强度的合理运动方案的有效性和安全性。当为老年人、有并发症、其他肿瘤类型的患者,特别是在积极肿瘤治疗期间制定运动计划时应更加谨慎。

进展期肿瘤和/或严重贫血患者,功能状态可能受损,以至于即使是日常生活的基本活动,也可能导致筋疲力尽。虽然还没有研究评估出引起肿瘤相关疲劳症状恶化的运动或活动水平,但应鼓励通过尝试日常有节奏的活动并避免用力过度。建议患者的运动可以在较好耐受且不易加剧疲劳症状的支撑体位,由进行关节活动和/或较轻重量的抗阻训练开始。运动中和运动后以及日常活动的反馈可以提供处方参数,并允许调整和适当控制干预计划的进度[59]。

淋巴水肿

淋巴水肿仍然是肿瘤治疗中常见且令人担忧的晚期效应[60,61]。淋巴水肿是由于手术切除或损伤该区域的淋巴结而导致的身体的局部肿胀[61,62]。主要见于乳腺癌(5%～30%)、黑色素瘤(6%～29%)、妇科肿瘤(18%)、肉瘤(30%)和晚期前列腺癌(25%～66%)[62-67]。淋巴水肿通常是慢性的,会引起疼痛、活动范围受限、沉重和紧绷感、力量下降、功能受限,生活质量下降[61,68]。淋巴水肿对生活质量影响巨大,因此这种情况需要长期关注及管理[62,69,70]。

一般来说,淋巴水肿管理需要包括肿瘤专家/主诊医师、肿瘤科护士、物理和作业治疗师、营养师和心理学家在内的跨学科团队。肿瘤专家通过临床评估和影像学检查以排除肿瘤复发、深静脉血栓形成(DVT)和肢体感染。物理或作业治疗师通过病史采集和交流访谈以了解淋巴水肿的发生、持续时间、严重程度和造成的影响。表 62-4 包括关于慢性淋巴水肿的解释及管理。客观测量包括:皮肤完整性、肢体形状和尺寸(大小);身高和体重;肢体围度或体积;身体局部的活动范围;触诊凹陷及组织张力。评估还应包括淋巴水肿对患者生活质量、日常活动、职业和生活参与的影响,这些都需要跨学科团队的干预。

回溯近期关于淋巴水肿预防和治疗的保守干预措施,均建议对患者进行淋巴水肿早期症状监测并在症状出现时及时咨询健康专业人员的宣教[71]。肥胖和缺乏运动是淋巴水肿发生的已知危险因素,因此体重管理和运动训练的宣教可以减少淋巴水肿发生的风险。根据国际最佳实践建议[72],密集治疗应包括压力治疗(短拉伸弹力绷带)和在开始时进行运动锻炼。在维持阶段,使用压力衣防止肿胀复发。考虑到淋巴水肿的慢性特性,优化自我管理方法如给予夜间加压,对于淋巴水肿的长期管理是必不可少的[73]。

放射性纤维化综合征(RFS)

RFS 是放疗结束后数周或数月发生的放疗晚期并发症,并随时间推移可恶化[74,75]。RFS 特征为放疗区域的软组织进行性纤维硬化。组织损伤因放疗区域不同而有所差异(例如肌病、神经丛病变、淋巴水肿和牙关紧闭)[74,75]。通常受累组织血管去适应性下降,且组织的弹性和柔韧性降低。

由于辐射剂量较大,RFS 是霍奇金淋巴瘤以及头颈部肿瘤治疗后常见的放疗并发症。RFS 尚无治疗方法,可以通过物理和作业治疗来帮助改善患者功能和提高生活质量[74,75]。头颈部肿瘤患者的预防性干预包括放疗期间及放疗后进行颈部活动度的训练。虽然这些训练不能预防 RFS 的发生,但其可在放疗后的恢复过程中改善组织延展性。在这种情况下,则以支持为目标,目的是通过维持组

第七篇

表 62-4 肿瘤特异性病史解释示例：淋巴水肿

重点病史	发现	√	×	？	对于评估解释的意见
淋巴结切除 /# 阳性	腋窝淋巴结切除术 淋巴结转移阳性		×		对该区域潜在更大损害
区域淋巴结放疗(如腋窝 / 腹股沟)	腋窝、髂腹股沟或盆腔的淋巴结 放疗,会引起胸部 / 上肢、下肢淋 巴水肿		×		对该区域肯定存在更大伤害
术后并发症 / 暂时性水肿	增加引流液 / 皮下积液或术后感 染可能		×		对该区域潜在更大损害
目前或最近的化疗给药	化疗药物导致液体潴留,例如紫 杉类、赫赛汀 与足、脚踝或身体其他部位肿胀 有关	√			药物是局部肿胀的可能原因。 化疗期间和之后的早期干预和 管理可帮助防止局部淋巴系 统的继发性损伤
发病类型	突然,隐匿			？	潜在红旗征
	增强 / 减弱	√			早期干预可能产生较好的缓解
	慢性水肿近期恶化			？	潜在红旗征
肿胀原因	肿瘤局部复发,低蛋白血症		×		控制症状的持续管理
	DVT		×		DVT 状态,药物治疗
	感染		×		感染史:肢体反复感染
	损伤 / 急性超负荷	√			淋巴系统可能已经达到了损伤 点,导致了平衡"打破"
急性与慢性	急性<3 个月	√			早期:治疗后可有较好的缓解
	慢性>3 个月		×		缓解取决于肿胀的严重程度 / 组织纤维化的程度
近端与远端	包括手在内的远端受累		×		可能需较长时间来缓解手部水 肿,加压衣和手套的适合至关 重要
缓解因素	例如:抬高、游泳 / 水疗、不穿贴 身内衣	√			纳入治疗计划
加重因素	例如:倚靠体位(下垂位置)、居家 活动、高温或炎热天气加重、航 空旅行		×		管理宣教:改变或避免加重因素
早上和晚上	早上更佳	√			提示:大多慢性淋巴水肿不会 随着休息 / 抬高或减重体位而 改善
对运动训练的反应	运动训练后更佳	√			将运动纳入治疗以增强肌肉泵 对淋巴系统的益处
体重变化	体重增加 肥胖		×		可能是一个促发和加重的因素 表明需要涉及营养干预和运动 训练

注:√,预后良好;×,增加了慢性病的可能性,更复杂的管理以及对跨学科团队的需求;？,潜在的红旗征,表示需要与医疗团队沟通。
DVT,深静脉血栓形成。

第七篇

织延展位置而不是缩短位置而使功能最大化。

对于 RFS，可使用手法治疗、筋膜松解和关节松动术来改善活动和功能。由于放疗后组织更易损伤并且脆弱，应该避免对于软组织的暴力手法。使用原则为低强度、长时间且多重复的手法及牵伸训练。肌肉萎缩、姿势改变以及平衡和协调障碍可以通过治疗性训练的策略改善。自我管理和可适应技术包括矫形肢具（如：颈圈）和辅助具（如：用于牙关紧闭的 Dynasplint 动力性夹板）来支持和改善受累区域的运动。

化疗致周围神经病变

化疗致周围神经病变（CIPN）被定义为外周神经纤维的炎症、损伤或变性，为神经毒性化疗药物如长春新碱、沙利度胺、奥沙利铂和紫杉醇的常见副作用[76]。CIPN 的发生率从 18%～70% 不等（介于 18～70%），早期症状有手指和脚趾的刺痛、麻木及烧灼感[76]。感觉症状可呈阳性或阴性[77]。阳性症状是指额外出现的不舒适感，如刺痛、烧灼感、搔痒和异常疼痛（对非疼痛刺激的疼痛感受增加）[77]。阴性症状包括麻木、感觉及本体感觉减退[77]。感觉丧失可导致平衡障碍、共济失调及由于足部麻木及本体感觉输入减弱所致的跌倒[78]。这些症状与功能障碍、跌倒风险增加和残疾显著相关[79]。

CIPN 的康复评估包括收集相关医学数据，包括有人口统计学信息、肿瘤类型和分期、化疗方案、其他肿瘤治疗（手术、放疗）、合并症及使用药物情况。神经运动和感觉测试可包括轻触觉、保护性感觉、针刺觉、振动觉、温度觉、本体感觉、深压觉和平衡的评估[76]。

目前还没有药物或疗法可以治疗 CIPN[80]。CIPN 物理和作业治疗管理背后的关键康复目标包括症状管理及优化功能的适应性策略[76]。CIPN 保守的症状管理可包括干预，如治疗性锻炼、电疗、运动和平衡训练以及针灸[81]。管理策略可以包括提供可适应的厨房用具和饮食用具、书写用具、辅助穿衣，并且指导用于修饰和梳洗、移动和转移的模拟技术，将活动独立性最大化，并支持独立生活[81]。

化疗诱发的认知问题："脑雾"

化疗引起的认知问题可能影响患者参与日常活动，甚至影响治疗性干预的管理和理解。对于化疗引起的认知问题的影响是大量研究的主题，

并于 2011 年促成了国际认知及癌症特别委员会的成立[82]。癌症治疗引起的认知功能改变或降低这一影响，需要考虑其传递治疗信息的方式以及个体的接受程度。此外，这些认知变化可能影响身体功能、平衡和移动能力，因此可能需要康复干预措施，以维持患者特有的和当前的技能水平。化疗引起的认知改变可能会在停止化疗后缓解，至少部分缓解；然而，多数患者反应，他们的思维过程正在发生长期的改变。因此，当治疗师设计康复干预措施时必须认识到认知是具有复合功能区和单功能区的复杂处理系统。记忆只是认知的一个方面，它包括短期和长期过程。认知还包括：专注性，它又可以进一步分为选择性、交替性、分裂性和持续性注意；加工，它包括诸如阅读和写作的动作；执行能力，它包括计划、工作记忆、注意力、推理和问题解决、改变和行为监控、启动及多任务[83]。虽然在肿瘤人群中广泛使用非肿瘤专业的认知筛查，但近期研究建议功能性评估与书面筛查相结合，以更好地发现需要标准的认知干预的部分[84]。

作业治疗干预的认知康复通过功能性策略及有助于管理日常活动的运动训练来帮助患者。目标通常是以患者为导向，可以通过个体化评估进行衡量，例如 COPM，通过访谈和量表来获得个性化的基线和结局[85-87]。

康复预后评估

康复预后评估是对物理和作业治疗干预的进展进行持续监测的手段，在癌症康复领域仍然处于发展阶段，还存在一些挑战。为了更恰当地评估干预，结果评估必须考虑到肿瘤对患者的影响及一些与肿瘤本身无关的因素，包括环境、合并症和社会角色[35]。患者生存率的提高也产生了一些新的评估方法、工具和癌症幸存者的结果评估方法[22]。此外，随着治疗方法的进步，一些肿瘤可以获得长期生存，被认为是慢性疾病[22]。而评估物理和作业治疗干预效果可能是具有挑战性的；尽管有许多评估工具可用于跟踪变化，但很少是专门针对肿瘤的，而在肿瘤人群中经过测试和有证据支持的评估手段就更少了。因此，想要评价物理和作业治疗的干预效果具有一定的挑战性。[88]。

癌症康复的范围和实践均不断取得进展。然而，除了乳腺癌研究之外，很少有被肿瘤学的医疗人员一致采用的护理途径、指南或结果评估工具[50]。

基于活动能力的结果、功能性成果和患者报告结果均为衡量进展和干预成功的可行手段[89]。

基于活动表现的评估是指可量化的特定干预结果,如关节活动范围或屈膝。这种评估通常用于物理治疗法和职业疗法来评价干预措施对损伤的疗效。使用基于能力的评估好处在于可以复制结果,确定使用的程序,(测量结果具有可重复性,操作程序规范化,)并减少主观偏差[88]。然而,肿瘤康复领域中使用的许多围绕心理和临床的,基于活动表现的评估方法的研究仍在进行。

功能性成果是指确定和衡量活动参与障碍的变化。作业治疗师通常采用以患者为导向的功能性成果的方法进行评估。举例来说,功能性成果可包括在家里可以爬楼梯。功能性成果的好处是,不但测量结果具有可重复性,操作程序规范化,且更容易个性化,并可用来衡量对患者有意义的结果[90]。

患者报告结果用于在康复干预之前确定患者的个体问题,并用于监测康复干预的结果。患者报告结果测量信息系统(PROMIS)是(计算机适应的)从患者角度评价疾病干预后有关疲劳、疼痛和精神健康状况等方面的症状疗效的测量方法[91]。因为许多结果没有显示下限或上限效应,所以将患者报告结果应用于癌症康复,对监测预后具有重要的价值[92]。

由于肿瘤存活涉及患者诊断后生活的许多方面,可以推测,患者的治疗需求会随着时间的推移而改变,部分原因是长期效应和衰老过程的相互作用。癌症康复的结果评估方法需要对这些变化做出响应,能够获得与生存者环境和日常生活影响治疗效果有关的各方面信息。

特别考虑因素

呼吸困难

呼吸困难是自诉呼吸急促或呼吸困难的主观感觉,是一种令人苦恼并沮丧的症状,通常与原发性肺癌或肺转移癌有关[93]。呼吸困难的间接原因包括放疗相关的副作用例如放射性肺纤维化、放射性肺炎或化疗相关的副作用例如肺毒性、心肌病或与肿瘤治疗相关的次级效应,例如贫血、恶病质、肺栓塞(PE)和焦虑有关。此外,高剂量类固醇激素会对呼吸肌功能产生负面影响,并且对于患有肺

癌或现有肺部疾病的患者可能是不适当的。尽管呼吸困难很常见,而且对身体和心理功能均产生不利影响,干扰日常生活,但仍未被重视且依旧是一个严重的问题[93, 94]。患者对运动和身体活动会加重呼吸困难的担心,已成为康复干预的障碍[95]。

应密切监测肺受累患者的生命体征,包括心率、呼吸频率和氧饱和度;治疗之前、治疗期间和治疗之后均应该评估呼吸困难[96]。缓解呼吸困难的简单干预方法包括抬高床头以增加肺部扩张及打开窗户或提供小风扇以改善通气[97]。胸部物理治疗用于帮助肺部堵塞患者开放气道[97]。呼吸练习和改善通气训练可优化肺功能,包括膈式呼吸、节段式呼吸、抗阻呼吸训练和缩唇呼吸[98]。此外,当患者因用力会出现呼吸困难时,可以指导患者使用逃生体位来改善通气能力。逃生体位包括在坐位下向前倾斜躯干并通过前臂支撑在椅子上或膝盖上的姿势来支撑胸廓,或者在站立时向后倚靠在墙壁上处于类似的支撑体位[98]。踱步是指患者在其呼吸能力范围内进行的功能性活动,如爬楼梯。如果患者变得轻微气喘,则指示他们停止活动,应用逃生体位,并在控制下使用缩唇呼吸(以增加呼气末压力和改善氧合),直到症状消失[98]。

运动训练在肺癌患者术前作为预康复干预和术后早期康复干预,已显示出治疗呼吸困难的效果[95, 96]。一项包括 15 项研究的系统回顾中,发现预康复的运动训练可缩短住院时间,减少术后并发症,6 分钟步行测试距离增加;术后早期运动干预措施被发现可改善患者的 6 分钟步行试验距离和呼吸困难评分[99]。

深静脉血栓形成

活动性肿瘤和接受治疗的肿瘤患者发生 DVT 和 PE 的风险较高。治疗师应警惕 DVT 的潜在症状和体征,如钝痛或剧烈疼痛、炎症和皮肤变化(如皮温升高、皮肤变色或发红)。提示 PE 的症状和体征包括突然出现的呼吸困难、快速、浅快呼吸及胸壁外侧的胸痛,深呼吸和咳嗽时加重。当患者出现潜在 DVT 或 PE 的症状和体征时,需要立即进行医疗救治[100]。

在有上肢或下肢 DVT 患者中,抗凝治疗后才可进行抗阻训练、加压治疗和早期离床活动[35]。安全引入这些治疗的时间取决于抗凝治疗的方法和同时进行的其他治疗;因此,在任何治疗开始之前需要与主治医师进行讨论[35]。

骨受累及转移

肿瘤及其治疗可以影响骨和关节的完整性。侵及骨皮质的肿瘤会牵拉骨膜，引起不适，并可导致承重减少和随后出现的骨软化。前列腺癌、肺癌和乳腺癌是已知发生骨转移风险高的肿瘤[101]。血液学恶性肿瘤，如多发性骨髓瘤，在疾病早期可表现为严重的骨破坏。放疗对骨的影响包括功能受限、骨坏死、骨质疏松、骨折易感性增加和愈合不良。单独化疗或联合放疗也会导致骨量减少和骨质疏松症。此外，常用于治疗乳腺癌的芳香化酶抑制剂可引起关节痛，并且增加骨转换进而引发骨密度降低[102]。

干预可包括提供步态辅助以稳定行走；增加受累骨骼周围肌群肌力；以及对患者进行关于承重限制和适当的身体力学以保护骨骼避免损伤的宣教[103]。这些干预可能有益于改善主要肌群肌力并减少骨量流失，降低跌倒风险，进而降低潜在的骨折风险。

在患有涉及骨骼疾病的患者中，可能需要设定限制以指导安全负重、移动和整体活动。在下肢承重骨皮质缺失 25%～50%（平片确定）的患者中，推荐减少负重步行及避免扭转动作和拉伸运动。在骨皮质缺失超过 50% 的患者中，骨折的风险明显增加；因此，下地活动建议轻触地或者不负重行走，对于行走、使用助行器或者在需要使用轮椅以及进行正式训练时需考虑骨骼相关禁忌证[104]。适应日常活动是进行这些任务管理时所必需的；以前的站立活动最好调整到坐位，完成长时间站立的任务时可以间断坐位或支撑性休息。强烈建议穿戴有支撑性的鞋。根据家庭环境可提供浴室及转运设备，例如带扶手的可升降马桶或支持性床栏杆[104]。

神经肿瘤

脑和神经系统肿瘤包括了一些最具挑战的肿瘤，症状难以恢复，并对支持治疗的要求很高[35]。神经系统肿瘤及相关治疗可引起认知和身体功能的障碍，这取决于肿瘤的位置和受累系统，患者可能会产生记忆及注意力问题、情感及行为问题、言语及吞咽困难、肌肉无力或肢体麻木以及平衡和协调功能障碍。

随着医疗技术的进步，神经系统肿瘤的康复治疗是一个不断发展的领域。当为神经肿瘤患者进行康复干预时，需要考虑包括身体功能、疲劳、疼痛、性功能、认知功能、抑郁、就业和活动参与的相关问题[105]。激素引起的肌病尽管问题比过去减少了，但在神经系统肿瘤患者中还是非常常见的。这种情况见于接受高剂量皮质类固醇激素治疗的患者，特征是四肢近端肌群和颈部屈肌无力[106]。肌肉无力可能在数周内发生，导致体力活动减少以及相关功能的快速减退[106]。类固醇激素可能导致体重增加、向心性肥胖、水牛背（颈部和背部上部脂肪沉积）及骨质疏松等身体成分的变化[107]。

针对近端和伸肌群的干预可以帮助减少肌力下降并保持功能。为了在日常活动中最大限度的提高身体独立性，例如从坐姿转换为站姿和自行穿衣的管理，功能干预是肌群持续使用和维持功能的日常方式。

神经系统肿瘤所继发的认知和功能改变的变化很大，并且可能不是直接呈现的[108]。例如，灵活性问题可能是由神经病变引起的；然而，这些问题也可能是由其他神经系统问题、肌肉萎缩或是两者结合引起的。治疗师需要进行完整的评估，以区别根本原因或主要表现的问题。同样，对于急性或长期影响的康复治疗将因患者诊断、治疗方案和合并疾病的不同而存在差异。例如，疲劳是患者常见的症状；持续性疲劳将会影响对身体和功能干预的效果，并且如疲劳和肌肉无力等症状可能是患者和照护者参加康复治疗的障碍。

作业及物理治疗的一个主要的挑战就是在患者人群中创造希望[109]。神经系统肿瘤的患者多有较严重的抑郁，因此，治疗的意义在于对日常活动参与的管理及症状自我管理的主动性持续提高[110]。认知障碍通常在注意力、执行力和记忆方面最为明显[111]。治疗师所面临的挑战在于识别出患者神经系统状态的变化，并识别这些变化对功能性参与的影响，为患者制定策略以改善生活参与度。

肌肉消耗：恶病质和少肌症

接近一半的肿瘤患者都伴随体重减轻。化疗或放疗引起的黏膜炎会影响经口进食、水，并可导致脱水、营养不良和体重减轻[112,113]。口干可影响吞咽及口腔健康，导致经口进食困难[114,115]。消化道肿瘤可导致消化、吸收和营养代谢能力降低，并导致营养不良[116]。

肿瘤恶病质，即由于肿瘤和 / 或其治疗导致的严重体重减轻，是以虚弱、疲劳、厌食、脂肪和骨骼肌流失、代谢异常和免疫功能受损为特征的综合征[116]。众所周知,恶病质对骨骼肌代谢会产生负面影响,导致肌肉萎缩和无力[116]。

对恶病质的干预包括支持和优化目前身体功能的活动,应考虑跌倒及与活动相关的疲劳风险。干预措施包括对患者宣教及关注平衡、能量节省 / 最大化技术及提供步行辅助器及支持设备。根据症状的严重程度,干预措施还需要康复小组和其他医疗专业人员(如营养师)之间的合作。也许有必要放松或减少治疗的干预,在这些情况下,应咨询治疗医生。

认知改变

继发于肿瘤诊断和肿瘤预防治疗的认知变化的病理学及临床表现还没有完全明确;患者自诉的症状通常将决定如何发展康复干预措施以解决思维过程中的变化。此外,患者合并的疾病也会影响认知,这是制定任何干预措施背景的一部分[8]。

一般人群使用的认知筛查在评估肿瘤人群中的复杂认知表现时有时是不合适的。简易精神状态评价量表(MMSE)在肿瘤人群中不够灵敏,而蒙特利尔认知评估量表(MOCA)已广泛用于轻度认知功能障碍,且有充分的证据证明(引用脑文章)[117]。患者报告工具,例如癌症治疗功能评估 - 认知功能量表(FACT-Cog),可用于症状识别。但其中包含很少的认知特定问题[118]。功能结果和特定任务结果可用作调整干预和评估的方法。

结论

物理和作业治疗师作为癌症康复项目发展的主导者,能够很好地协作。这些专业人员面临的挑战是实施基于证据的肿瘤康复干预,满足患者从急性期到长期生存的需求改变,并且还随着肿瘤治疗对患者的表现变化保持敏感并积极调整[15]。物理和作业治疗师了解肿瘤康复的复杂性,并且能够设计并实施以患者为中心的干预措施以优化康复和生活参与,能够对患者的生活质量和癌症结局产生重大影响。

要点

- 物理和作业治疗可以帮助缓解肿瘤和肿瘤治疗所引起的急性、后期和长期的影响。

- 物理和作业治疗的原则包括预防性、恢复性、支持性和姑息性目标。干预措施包括预康复、康复和适应性服务。

- 与物理和作业治疗实践一致,初次评估或检查包括获得一般病史和肿瘤特异性病史、进行相关系统回顾及进行测试及测量以获取数据。

- 以患者为中心的照护除了对损伤的干预之外,还要考虑患者的需求、能力、独立性和生活质量。

- 治疗师必须能够识别提示潜在严重病理状态和需要转诊到医疗团队的症状和体征。红旗征包括严重或持续的疼痛、全身不适、不明原因或非故意的体重减轻、食欲缺乏、过度疲劳和突然出现的肌肉无力。

- 患者及其家人和护理人员以及治疗师积极协作共同制定康复方案。

- 由于肿瘤的影响通常是长期性的,因此教育和自我管理是减少花费并优化结果的关键策略。

- 为了确定康复计划,治疗师必须充分解读患者的初次评估,确定治疗计划及结果,并确定关键阶段和目标实现的时间框架。

(牛光宇 李伊 译 姜宏英 校)

参考文献

1. Office of Cancer Survivorship. Statistics: Number of Cancer Survivors: National Cancer Institute; 2017. https://cancercontrol.cancer.gov/ocs/statistics/statistics.html.
2. Silver JK, Baima J, Mayer RS. Impairment-driven cancer rehabilitation: an essential component of quality care and survivorship. CA Cancer J Clin. 2013;63(5):295–317.
3. Aziz NM. Cancer survivorship research: challenge and opportunity. J Nutr. 2002;132(11 Suppl):3494S–3503S.
4. Alfano CM, Rowland JH. Recovery issues in cancer survivorship: a new challenge for supportive care. Cancer J. 2006;12(5):432–443.
5. Cheville AL. Cancer rehabilitation: forging consensus. Phys Med Rehabil Clin North Am. 2017;28(1):xv–xvi.
6. Cheville AL, Mustian K, Winters-Stone K, et al. Cancer rehabilitation: an overview of current need, delivery models, and levels of care. Phys Med Rehabil Clin North Am. 2017;28(1):1–17.
7. Ugolini D, Neri M, Cesario A, et al. Scientific production in cancer rehabilitation grows higher: a bibliometric analysis. Support Care Cancer. 2012;20(8):1629–1638.
8. Stout NL, Silver JK, Raj VS, et al. Toward a national initiative in cancer rehabilitation: recommendations from a subject matter expert group. Arch Phys Med Rehabil. 2016;97(11):2006–2015.
9. Physiopedia. Physiotherapy/Physical Therapy; 2017. http://www.physio-pedia.com/Physiotherapy_/_Physical_Therapy.
10. Alfano CM, Cheville AL, Mustian K. Developing high-quality cancer rehabilitation programs: a timely need. Am Soc Clin Oncol Educ Book. 2016;35:241–249.
11. World Federation of Occupational Therapists. Definition of Occupational Therapy; 2016; http://www.wfot.org/AboutUs/About

第七篇

OccupationalTherapy/DefinitionofOccupationalTherapy.aspx.

12. Hunter EG, Gibson RW, Arbesman M, et al. Systematic review of occupational therapy and adult cancer rehabilitation: part 1. impact of physical activity and symptom management interventions. *Am J Occup Ther*. 2017;71(2):7102100030p1–p11.

13. Hunter EG, Gibson RW, Arbesman M, et al. Systematic review of occupational therapy and adult cancer rehabilitation: Part 2. Impact of multidisciplinary rehabilitation and psychosocial, sexuality, and return-to-work interventions. *Am J Occup Ther*. 2017;71(2):7102100040p1–710 2100040p8.

14. Silver JK, Baima J, Newman R, et al. Cancer rehabilitation may improve function in survivors and decrease the economic burden of cancer to individuals and society. *Work*. 2013;46(4):455–472.

15. Hewitt M, Greenfield S, Stovall E, eds. *From Cancer Patient to Cancer Survivor: Lost in Transition*. Washington, DC: National Academies Press; 2006.

16. Office of Cancer Survivorship. Survivorship Definition: National Cancer Institute; 2014 https://cancercontrol.cancer.gov/ocs/statistics/definitions.html.

17. Buffart LM, Kalter J, Sweegers MG, et al. Effects and moderators of exercise on quality of life and physical function in patients with cancer: An individual patient data meta-analysis of 34 RCTs. *Cancer Treat Rev*. 2017;52:91–104.

18. De Groef A, Van Kampen M, Dieltjens E, et al. Effectiveness of postoperative physical therapy for upper-limb impairments after breast cancer treatment: a systematic review. *Arch Phys Med Rehabil*. 2015;96(6):1140–1153.

19. Kalisch BJ, Lee S, Dabney BW. Outcomes of inpatient mobilization: a literature review. *J Clin Nurs*. 2014;23(11–12):1486–1501.

20. Guinan EM, Dowds J, Donohoe C, et al. The physiotherapist and the esophageal cancer patient: from prehabilitation to rehabilitation. *Dis Esophagus*. 2017;30(1):1–12.

21. Silver JK. Cancer rehabilitation and prehabilitation may reduce disability and early retirement. *Cancer*. 2014;120(14):2072–2076.

22. Baxter MF, Newman R, Longpre SM, et al. Occupational therapy's role in cancer survivorship as a chronic condition. *Am J Occup Ther*. 2017;71(3):7103090010p1–p7.

23. Silver JK. Cancer prehabilitation and its role in improving health outcomes and reducing health care costs. *Semin Oncol Nurs*. 2015;31(1):13–30.

24. Carli F, Silver JK, Feldman LS, et al. Surgical prehabilitation in patients with cancer: state-of-the-science and recommendations for future research from a panel of subject matter experts. *Phys Med Rehabil Clin North Am*. 2017;28(1):49–64.

25. Chen BP, Awasthi R, Sweet SN, et al. Four-week prehabilitation program is sufficient to modify exercise behaviors and improve preoperative functional walking capacity in patients with colorectal cancer. *Support Care Cancer*. 2017;25(1):33–40.

26. Driessen EJ, Peeters ME, Bongers BC, et al. Effects of prehabilitation and rehabilitation including a home-based component on physical fitness, adherence, treatment tolerance, and recovery in patients with non-small cell lung cancer: a systematic review. *Crit Rev Oncol Hematol*. 2017;114:63–76.

27. Sleight AG, Duker LI. Toward a broader role for occupational therapy in supportive oncology care. *Am J Occup Ther*. 2016;70(4):7004360030p1–p8.

28. Dietz JH. Rehabilitation of the cancer patient: its role in the scheme of comprehensive care. *Clin Bull*. 1974;(4):104–107.

29. Dietz JHJ. *Rehabilitation Oncology*. New York: John Wiley & Sons; 1981.

30. Shin KY. Cancer rehabilitation: basic ideas and principles. In: Shin KY, Buschbacher RM, eds. *Cancer: Rehabilitation Medicine Quick Reference*. New York: Demos Medical Publishing; 2014.

31. Support MC. *Throwing Light on the Consequences of Cancer and Its Treatment*. London, UK: Macmillan; 2015. http://www.macmillan.org.uk/documents/be_macmillan/mac15485-cot-throwing-the-light-report-pages-2015-full.pdf.

32. Courneya KS, Vallance JK, McNeely ML, et al. Exercise issues in older cancer survivors. *Crit Rev Oncol Hematol*. 2004;51(3):249–261.

33. Cristian A, Tran A, Patel K. Patient safety in cancer rehabilitation. *Phys Med Rehabil Clin North Am*. 2012;23(2):441–456.

34. McNeely ML, Peddle CJ, Courneya K. Cancer rehabilitation: recommendations for integrating exercise programming in the clinical practice setting. *Curr Cancer Ther Rev*. 2006;2(4):351–360.

35. Fitzpatrick TW. Principles of physical and occupational therapy in cancer. In: Stubblefield MD, Odell MW, eds. *Cancer Rehabilitation, Principles and Practice*. New York: Demos Medical; 2009:785–796.

36. Demark-Wahnefried W, Campbell KL, Hayes SC. Weight management and its role in breast cancer rehabilitation. *Cancer*. 2012;118(8 Suppl):2277–2287.

37. Capozzi LC, Lau H, Reimer RA, et al. Exercise and nutrition for head and neck cancer patients: a patient oriented, clinic-supported randomized controlled trial. *BMC Cancer*. 2012;12:446.

38. D'Egidio V, Sestili C, Mancino M, et al. Counseling interventions delivered in women with breast cancer to improve health-related quality of life: a systematic review. *Qual Life Res*. 2017;26(10): 2573–2592.

39. Stout NL, Binkley JM, Schmitz KH, et al. A prospective surveillance model for rehabilitation for women with breast cancer. *Cancer*. 2012;118(8 Suppl):2191–2200.

40. Law M, Baptiste S, Mills J. Client-centred practice: what does it mean and does it make a difference? *Can J Occup Ther*. 1995;62(5):250–257.

41. World Health Organization. International classification of functioning, disability and health – ICF. *J Audiol Med*. 2001;10(3):vii–x.

42. Cieza A, Bickenbach J, Chatterji S. The ICF as a conceptual platform to specify and discuss health and health-related concepts. *Gesundheitswesen*. 2008;70:47–56. doi:10.1055/s-2008-1080933

43. Pettersson I, Pettersson V, Frisk M. ICF from an occupational therapy perspective in adult care: an integrative literature review. *Scand J Occup Ther*. 2012;19(3):260–273.

44. Schmidt SG. Recognizing potential barriers to setting and achieving effective rehabilitation goals for patients with persistent pain. *Physiother Theory Pract*. 2016;32(5):415–426.

45. Harty M, Griesel M, van der Merwe A. The ICF as a common language for rehabilitation goal-setting: comparing client and professional priorities. *Health Qual Life Outcomes*. 2011;9:87.

46. Braveman B. *Leading & Managing Occupational Therapy Services: An Evidence-Based Approach*. Philadelphia: F.A. Davis; 2006.

47. Gilchrist LS, Galantino ML, Wampler M, et al. A framework for assessment in oncology rehabilitation. *Phys Ther*. 2009;89(3):286–306.

48. Grady PA, Gough LL. Self-management: a comprehensive approach to management of chronic conditions. *Am J Public Health*. 2014;104(8):e25–e31.

49. Cheville AL. Pain management in cancer rehabilitation. *Arch Phys Med Rehabil*. 2001;82(3 Suppl 1):S84–S87.

50. Harris SR, Schmitz KH, Campbell KL, et al. Clinical practice guidelines for breast cancer rehabilitation: syntheses of guideline recommendations and qualitative appraisals. *Cancer*. 2012;118(8 Suppl):2312–2324.

51. McNeely ML, Parliament MB, Seikaly H, et al. Effect of exercise on upper extremity pain and dysfunction in head and neck cancer survivors: a randomized controlled trial. *Cancer*. 2008;113(1):214–222.

52. Wong R, Major P, Sagar S. Phase 2 study of acupuncture-like transcutaneous nerve stimulation for chemotherapy-induced peripheral neuropathy. *Integr Cancer Ther*. 2016;15(2):153–164.

53. De Groef A, Meeus M, De Vrieze T, et al. Pain characteristics as important contributing factors to upper limb dysfunctions in breast cancer survivors at long term. *Musculoskeletal Sci Pract*. 2017;29:52–59.

54. Berger AM, Mooney K, Alvarez-Perez A, et al. Cancer-related fatigue, version 2.2015. *J Natl Compr Cancer Netw*. 2015;13(8):1012–1039.

55. Cramp F, Byron-Daniel J. Exercise for the management of cancer-related fatigue in adults. *Cochrane Database Syst Rev*. 2012;11:CD006145.

56. Enemark Larsen A, Rasmussen B. Perceptions of the Canadian occupational performance measure in enhancing the client-centered approach in the rehabilitation process: a systematic review protocol. *JBI Database System Rev Implement Rep*. 2016;14(11):3–10.

57. Howell D, Keller-Olaman S, Oliver TK, et al. A pan-Canadian practice guideline and algorithm: screening, assessment, and supportive care of adults with cancer-related fatigue. *Curr Oncol*. 2013; 20(3):e233–e246.

58. McNeely ML, Courneya KS. Exercise programs for cancer-related fatigue: evidence and clinical guidelines. *J Natl Compr Cancer Netw*. 2010;8(8):945–953.

59. McNeely ML, Dolgoy N, Onazi M, et al. The interdisciplinary rehabilitation care team and the role of physical therapy in survivor exercise. *Clin J Oncol Nurs*. 2016;20(6):S8–S16.

60. Hayes SC, Johansson K, Stout NL, et al. Upper-body morbidity after breast cancer: incidence and evidence for evaluation, prevention, and management within a prospective surveillance model of care. *Cancer*. 2012;118(8 Suppl):2237–2249.

61. Paskett ED, Dean JA, Oliveri JM, et al. Cancer-related lymphedema risk factors, diagnosis, treatment, and impact: a review. *J Clin Oncol*. 2012;30(30):3726–3733.

62. Norman SA, Localio AR, Potashnik SL, et al. Lymphedema in breast cancer survivors: incidence, degree, time course, treatment, and symptoms. *J Clin Oncol*. 2009;27(3):390–397.

63. Sclafani LM, Baron RH. Sentinel lymph node biopsy and axillary dis-

section: added morbidity of the arm, shoulder and chest wall after mastectomy and reconstruction. *Cancer J.* 2008;14(4):216–222.

64. Frid M, Strang P, Friedrichsen MJ, et al. Lower limb lymphedema: experiences and perceptions of cancer patients in the late palliative stage. *J Palliat Care.* 2006;22(1):5–11.

65. Hayes SC, Janda M, Cornish B, et al. Lymphedema after breast cancer: incidence, risk factors, and effect on upper body function. *J Clin Oncol.* 2008;26(21):3536–3542.

66. DiSipio T, Rye S, Newman B, et al. Incidence of unilateral arm lymphoedema after breast cancer: a systematic review and meta-analysis. *Lancet Oncol.* 2013;14(6):500–515.

67. Cormier JN, Askew RL, Mungovan KS, et al. Lymphedema beyond breast cancer: a systematic review and meta-analysis of cancer-related secondary lymphedema. *Cancer.* 2010;116(22):5138–5149.

68. Singh B, Disipio T, Peake J, et al. Systematic review and meta-analysis of the effects of exercise for those with cancer-related lymphedema. *Arch Phys Med Rehabil.* 2016;97(2):302–315.e13.

69. Singer M. Lymphedema in breast cancer: dilemmas and challenges. *Clin J Oncol Nurs.* 2009;13(3):350–352.

70. Lawenda BD, Mondry TE, Johnstone PA. Lymphedema: a primer on the identification and management of a chronic condition in oncologic treatment. *CA Cancer J Clin.* 2009;59(1):8–24.

71. Stuiver MM, Ten Tusscher MR, McNeely ML. Which are the best conservative interventions for lymphoedema after breast cancer surgery? *BMJ.* 2017;357:j2330.

72. International Society of Lymphology. The diagnosis and treatment of peripheral lymphedema. 2009 Concensus document of the international society of lymphology. *Lymphology.* 2009;42(2):51–60.

73. Douglass J, Graves P, Gordon S. Self-care for management of secondary lymphedema: a systematic review. *PLoS Negl Trop Dis.* 2016;10(6):e0004740.

74. Stubblefield MD. Radiation fibrosis syndrome: neuromuscular and musculoskeletal complications in cancer survivors. *PM R.* 2011;3(11):1041–1054.

75. Stubblefield MD. Clinical evaluation and management of radiation fibrosis syndrome. *Phys Med Rehabil Clin North Am.* 2017;28(1):89–100.

76. Stubblefield MD, Burstein HJ, Burton AW, et al. NCCN task force report: management of neuropathy in cancer. *J Natl Compr Cancer Netw.* 2009;7(Suppl 5):S1–S26; quiz S7-8.

77. Wickham R. Chemotherapy-induced peripheral neuropathy: a review and implications for oncology nursing practice. *Clin J Oncol Nurs.* 2007;11(3):361–376.

78. Windebank AJ, Grisold W. Chemotherapy-induced neuropathy. *J Peripher Nerv Syst.* 2008;13(1):27–46.

79. Park SB, Goldstein D, Krishnan AV, et al. Chemotherapy-induced peripheral neurotoxicity: a critical analysis. *CA Cancer J Clin.* 2013;63(6):419–437.

80. Visovsky C, Collins M, Abbott L, et al. Putting evidence into practice: evidence-based interventions for chemotherapy-induced peripheral neuropathy. *Clin J Oncol Nurs.* 2007;11(6):901–913.

81. Stubblefield MD, McNeely ML, Alfano CM, et al. A prospective surveillance model for physical rehabilitation of women with breast cancer: chemotherapy-induced peripheral neuropathy. *Cancer.* 2012;118(8 Suppl):2250–2260.

82. Joly F, Giffard B, Rigal O, et al. Impact of cancer and its treatments on cognitive function: advances in research from the Paris International Cognition and Cancer Task Force symposium and update since 2012. *J Pain Symptom Manage.* 2015;50(6):830–841.

83. Jean-Pierre P, Johnson-Greene D, Burish TG. Neuropsychological care and rehabilitation of cancer patients with chemobrain: strategies for evaluation and intervention development. *Support Care Cancer.* 2014;22(8):2251–2260.

84. Isenberg-Grzeda E, Huband H, Lam H. A review of cognitive screening tools in cancer. *Curr Opin Support Palliat Care.* 2017;11(1):24–31.

85. Carswell A, McColl MA, Baptiste S, et al. The Canadian occupational performance measure: a research and clinical literature review. *Can J Occup Ther.* 2004;71(4):210–222.

86. Law M, Polatajko H, Pollock N, et al. Pilot testing of the Canadian Occupational Performance Measure: clinical and measurement issues. *Can J Occup Ther.* 1994;61(4):191–197.

87. McColl MA, Law M, Baptiste S, et al. Targeted applications of the Canadian Occupational Performance Measure. *Can J Occup Ther.* 2005;72(5):298–300.

88. Franklin D, Delengowski AM, Yeo TP. Facing forward: meeting the rehabilitation needs of cancer survivors. *Oncology (Williston Park).* 2010;24(10 Suppl):21–23, 9–32.

89. Halpern MT, Argenbright KE. Evaluation of effectiveness of survivorship programmes: how to measure success? *Lancet Oncol.* 2017;18(1):e51–e59.

90. Strong S, Baptiste S, Cole D, et al. Functional assessment of injured workers: a profile of assessor practices. *Can J Occup Ther.* 2004;71(1):13–23.

91. Reeve BB, Hays RD, Bjorner JB, et al. Psychometric evaluation and calibration of health-related quality of life item banks: plans for the Patient-Reported Outcomes Measurement Information System (PROMIS). *Med Care.* 2007;45(5 Suppl 1):S22–S31.

92. Luckett T, King MT. Choosing patient-reported outcome measures for cancer clinical research—practical principles and an algorithm to assist non-specialist researchers. *Eur J Cancer.* 2010;46(18):3149–3157.

93. Smith EL, Hann DM, Ahles TA, et al. Dyspnea, anxiety, body consciousness, and quality of life in patients with lung cancer. *J Pain Symptom Manage.* 2001;21(4):323–329.

94. Mancini I, Body JJ. Assessment of dyspnea in advanced cancer patients. *Supportive Care Cancer Journal Translated Name Supportive Care in Cancer.* 1999;7(4):229–232.

95. Michaels C. The importance of exercise in lung cancer treatment. *Transl Lung Cancer Res.* 2016;5(3):235–238.

96. Koelwyn GJ, Jones LW, Hornsby W, et al. Exercise therapy in the management of dyspnea in patients with cancer. *Curr Opin Support Palliat Care.* 2012;6(2):129–137.

97. Pardi DA, Widawaski GB, Hottensen D, et al. Palliative care of the cancer patient. In: Stubblefield MD, O'Dell MW, eds. *Cancer Rehabilitation: Principles and Practices.* New York: Demos Medical; 2009:881–906.

98. Kisner C, Colby LA. Management of pulmonary conditions. In: *Therapeutic Exercise: Foundations and Techniques.* 5th ed. Philadelphia: F.A. Davis; 2007:851–882.

99. Ni HJ, Pudasaini B, Yuan XT, et al. Exercise training for patients pre- and postsurgically treated for non-small cell lung cancer: a systematic review and meta-analysis. *Integr Cancer Ther.* 2017;16(1):63–73.

100. Kisner C, Colby LA. Management of vascular disorders of the extremities. In: *Therapeutic Exercise: Foundations and Techniques.* 5th ed. Philadelphia: F.A. Davis; 2007:831–833.

101. Milgrom DP, Lad NL, Koniaris LG, et al. Bone pain and muscle weakness in cancer patients. *Curr Osteoporos Rep.* 2017;15(2):76–87.

102. Khachidze N, Giorgadze E, Tsagareli M. Adjuvant (hormonal) therapy as a cause of bone loss in patients with breast cancer (review of literature). *Georgian Med News.* 2017;(262):39–42.

103. Kisner C, Colby LA, eds. Joint, connective tissue, and bone disorders and management. In: *Therapeutic Exercise: Foundations and Techniques.* 5th ed. Philadelphia: F.A. Davis; 2007:318–320.

104. Smith RG, Vargo MM. Rehabilitation medicine. In: Berger AM, Shuster JL, Von Roenn JH, eds. *Principles and Practice of Palliative Care and Supportive Oncology.* 3rd ed. Chicago: Lippincott Williams and Wilkins; 2007.

105. Egan MY, McEwen S, Sikora L, et al. Rehabilitation following cancer treatment. *Disabil Rehabil.* 2013;35(26):2245–2258.

106. Batchelor TT, Taylor LP, Thaler HT, et al. Steroid myopathy in cancer patients. *Neurology.* 1997;48(5):1234–1238.

107. Dietrich J, Rao K, Pastorino S, et al. Corticosteroids in brain cancer patients: benefits and pitfalls. *Expert Rev Clin Pharmacol.* 2011;4(2):233–242.

108. Taphoorn MJ, Sizoo EM, Bottomley A. Review on quality of life issues in patients with primary brain tumors. *Oncologist.* 2010;15(6):618–626.

109. Salander P, Bergenheim T, Henriksson R. The creation of protection and hope in patients with malignant brain tumours. *Soc Sci Med.* 1996;42(7):985–996.

110. Shahpar S, Mhatre PV, Huang ME. Update on brain tumors: new developments in neuro-oncologic diagnosis and treatment, and impact on rehabilitation strategies. *PM R.* 2016;8(7):678–689.

111. Langenbahn DM, Ashman T, Cantor J, et al. An evidence-based review of cognitive rehabilitation in medical conditions affecting cognitive function. *Arch Phys Med Rehabil.* 2013;94(2):271–286.

112. Balducci L. Management of cancer in the elderly. *Oncology (Williston Park).* 2006;20(2):135–143; discussion 44, 46, 51–52.

113. Balducci L, Carreca I. Supportive care of the older cancer patient. *Crit Rev Oncol Hematol.* 2003;48(Suppl):S65–S70.

114. Jiang N, Zhao Y, Jansson H, et al. Experiences of xerostomia after radiotherapy in patients with head and neck cancer: a qualitative study. *J Clin Nurs.* 2017;27(1–2):e100–e108.

第七篇

115. Memtsa PT, Tolia M, Tzitzikas I, et al. Assessment of xerostomia and its impact on quality of life in head and neck cancer patients undergoing radiation therapy. *Mol Clin Oncol.* 2017;6(5):789–793.

116. Ardies CM. Exercise, cachexia, and cancer therapy: a molecular rationale. *Nutr Cancer.* 2002;42(2):143–157.

117. Magnuson A, Mohile S, Janelsins, M. Cognition and Cognitive Impairment in Older Adults with Cancer. *Curr Geriatr Rep.* 2016;5(3):213–219. doi:10.1007/s13670-016-0182-9

118. Cheung YT, Foo YL, Shwe M, et al. Minimal clinically important difference (MCID) for the functional assessment of cancer therapy: cognitive function (FACT-Cog) in breast cancer patients. *J Clin Epidemiol.* 2014;67(7):811–820.

第63章

癌症康复的治疗模式

Noel G. Espiritu and Melissa J. Thess

一个成功的癌症康复计划需要考虑到以下多个因素,(成功的癌症康复计划需要统筹兼顾,考虑诸多因素)如:病人的舒适性、安全级别、人格尊严、功能改善、生活质量以及最终回归社会中所能"扮演"的角色。康复治疗的主要目标包括:①预防或减少潜在人体机能丧失的持续时间或严重程度;②恢复其他人体机能至(将人体机能恢复到)患病前的水平,避免重要功能缺陷,并能从事有经济收入回报的工作;③在有已知的残余疾患和机能缺陷情况下,进行支持性训练和照护;④对疾病发展过程中出现的症状、并发症和残疾进行姑息治疗[1]。实现这些目标的关键性康复治疗手段包括:运动疗法、手法治疗、神经肌肉再教育技术、日常生活能力(ADL)训练以及步态和平衡训练。

治疗模式是治疗技术的重要辅助手段,适用于各种不同的康复环境,也适用于各种不同的医疗条件。物理因子治疗(如:热疗和冷疗)的应用是医学中一种传统的治疗手段,现已广泛应用在不同文化背景的国家中。

定义、目的和一般原则

《物理治疗实践指南》使用术语"生物物理因子"来描述使用"各种形式的治疗模式(如物理、机械和电疗),这些方法(应用各种形式的能量)旨在帮助肌肉力量的产生和收缩,减少不必要的肌肉活动,提高开放性伤口和软组织的愈合率,在创伤或手术后保持体力,调节或减轻疼痛,减轻或消除水肿,改善血液循环,减轻炎症反应,减少连接结缔组织延展性,减轻与肌肉骨骼损伤导致的活动限制或循环障碍(降低炎症反应、结缔组织的延展性或与肌肉骨骼损伤相关的活动限制或循环障碍),从而增加关节活动度,改善肌肉功能和神经肌肉功能(增加关节活动度、肌肉功能和神经肌肉功能),并增加组织灌注,重塑瘢痕组织,改善皮肤状态"[2]。

只要临床医生执行全面细致的病情评估,排除存在治疗禁忌证的患者,治疗模式可以在整个连续的肿瘤治疗期间安全地应用于患者。其中包括获得全面、详细的肿瘤治疗病史和对病人身体进行系统全面的检查。了解过去和现在所使用的药物及其副作用、熟悉辅助化验和检查结果和了解疾病所处的阶段也很重要。临床医生应时刻警惕肿瘤复发或进展的症状。目前由于缺乏关于这种癌症康复治疗模式的适应证和禁忌证的操作指南和指导,因此即使可能会对病人有益,但医生经常也会避免使用该治疗模式(表63-1)。

表63-1　肿瘤适应证、禁忌证和预防措施

治疗方法	肿瘤适应证	癌症(肿瘤)禁忌证 / 预防措施(一般禁忌证适用)
浅 / 深热疗	镇痛	感觉减退
	减轻肌肉痉挛	CIPN,神经损伤
	改善局部血液循环	近期接受放疗的部位,开放性伤口
	增加胶原蛋白弹性	避免在肿瘤活动期(除非是晚期或经 MD 允许使用)
冷冻疗法	镇痛	冷超敏反应
	水肿控制	雷诺综合征

续表

治疗方法	肿瘤适应证	癌症(肿瘤)禁忌证 / 预防措施(一般禁忌证适用)
TENS (经皮电刺激神经疗法)	镇痛	避免在肿瘤活动期(除非是晚期或经 MD 允许使用) 敏感个体皮肤过敏反应
NMES/ 生物反馈	肌肉力量下降 大便失禁	敏感个体皮肤过敏反应
弱激光治疗	减少与乳腺癌相关的淋巴水肿	避开过度照射组织、开放性伤口

CIPN,化疗性周围神经病变;NMES,神经肌肉电刺激;TENS,经皮神经电刺激疗法。

类型

物理因子治疗包括冷冻疗法(冰袋、冰按摩、蒸气冷却剂喷雾、冷压装置)、热疗法(干热、热敷、石蜡)、水疗法(漩涡浴、对比浴)、光疗法(红外线、激光、紫外线)和声疗法(超声波、超声药透)。物理因子治疗可用于以下情况:增加组织延展性、促进伤口愈合、缓解疼痛、减少或消除软组织肿胀或炎症、瘢痕组织重塑或改善皮肤状况。

机械治疗模式进一步分为子类,包括加压疗法(加压绷带、压力衣、绑带、气压式血液循环驱动器)、重力辅助加压装置(站立式机架、倾斜台)、连续被动运动装置(CPM)和牵引装置(间歇、定位、持续)。机械治疗模式可适用于以下情况:改善血液循环、提高运动能力、缓解疼痛、减轻水肿和控制或增加需要临时支持区域的稳定性。在本章中,我们将矫形器和定制的吊索和支具归为此类别中。

电疗模式包括生物反馈、离子电渗疗法和电刺激,例如电肌肉刺激(EMS)、功能性电刺激(FES)、神经肌肉电刺激(NMES)和经皮电神经刺激(TENS)[2]。电疗模式可适用于以下情况:辅助功能训练、肌肉力量产生和收缩辅助、减少不必要的肌肉活动、利于开放伤口和软组织的愈合、在外伤或手术后保持体力、调节或减轻疼痛、减轻或消除软组织肿胀、炎症或限制。

癌症康复的适应证

疼痛是肿瘤中最令人恐惧和衰弱的并发症之一。它具有异质性和复杂性,并且影响病人生活的大部分领域(认知、情感、心理、社会和身体功能)。其发病率很高,正在接受治疗的患者中有 55% 存在疼痛,已经完成治疗的患者中有 39.3% 存在疼痛[3]。肿瘤晚期、转移或终末期的患者中 66.4% 存在疼痛[3]。38% 的患者存在中度至重度疼痛[3]。尤

其令人不安的是爆发性疼痛,其与功能受损和心理困扰有关[4]。疼痛可能与疾病本身相关(如肿瘤浸润、病理性骨折等),也可继发于肿瘤治疗(如手术、放疗、神经病变等),或是可能与肿瘤相关,也可能由肿瘤无关的其他原因引起(如腰痛、关节炎等)。

处理疼痛的方法可分为以下几类:①调节伤害感受(热能介导:热和冷,TENS);②稳定或减轻疼痛的装置(矫形器、辅助装置);③干预那些间接影响痛感的生理过程(激光疗法);④减少手术后肌肉和结缔组织超负荷引起的疼痛(深部热疗)[5];⑤减少红肿或敏感的身体部位受牵拉或牵引(吊索,阴囊支具)。

局部热疗(例如热湿包、热包裹、电加热垫)和冷疗法(例如低温疗法、冰、冷敷包)应用广泛,价格便宜且易于使用。它们应用的原理基于其已知的生理效应。冷疗优选用于急性肌肉骨骼损伤,可以诱导血管收缩并降低局部组织代谢率、减轻水肿和疼痛。热疗用于慢性损伤,以减轻肌肉痉挛、改善血液循环、增加胶原蛋白弹性和镇痛。

TENS 通过引入传入活动以抑制伤害性信息向中枢神经系统(CNS)的传递,从而减轻疼痛。一对电极分别放置于疼痛部位的近端和远端,电极与一个小型便携式机器相连,可输送高达 100mA 的电流。有很多关于 TENS 缓解疼痛功效的研究结果(TENS 缓解疼痛功效的研究结果报道不一)。Cochrane 最近的一篇综述总结到:TENS 可以降低一些患者急性疼痛的程度(尽管在所回顾的 RCT 中证据质量较低),并建议考虑 TENS 作为一种治疗选择,它既可单独使用,也能与其他治疗技术相结合使用[6]。一项可行性研究发现,相对于休息时而言,TENS 在减轻运动时癌性骨痛方面更具优势[7,8]。另一项关于开胸术后患者的研究报告发现:在麻醉下使用 TENS 治疗一小时,能迅速降低病人术后第二天静息疼痛的程度[9]。在缓解与乳腺癌治疗相关的慢性疼痛方面,TENS 并不比安慰剂

更加有效[9]。临床医生可能会发现临床研究中缺乏支持 TENS 疗效的证据或证据不确定,这与他们在实际临床工作中成功应用 TENS 的经验不一致。Sluka 等认为,在评价疗效时需要考虑一些与 TENS 应用相关的因素,它们导致了这些混乱结果,因此当我们阅读和分析现有文献时需要注意:剂量、长期使用阿片类药物的负面相互作用、评估的人群和结果、结果测量的时机以及对照组人群[10]。

肌肉骨骼疾病、姿势失调、关节不稳定以及肿瘤引起的炎症及其治疗都会导致疼痛。头颅下垂综合征是头颈部放疗后的一种并发症,其表现为颈部伸展无力,同时伴有颈、胸部疼痛[11]。支持头部的颈椎矫形器可以帮助减少疲劳、痉挛和疼痛[11]。机械性疼痛是一种局部尖锐性疼痛,并且与脊柱转移过程中的不稳定性相关[12]。诸如 Jewett 或 CASH 之类的脊椎伸展支具可限制脊椎前移(屈曲),可在椎体前柱受到影响时提供支撑。助行器、拐杖、膝助行器和手杖,借助上述这些辅助装置,能发挥协助下肢骨转移、稳定骨折段、减轻疼痛以及加速术后恢复的功效。可以使用前足减压鞋(例如 Darco OrthoWedge™)来减轻手术后脚前掌的重力负荷,有利于伤口的愈合。定制吊索可以为疼痛、疲乏和肿胀的部位提供支撑。对于男性外生殖器水肿的患者,可以制作阴囊支架,以缓解步行和站立时的牵拉痛,并改善坐姿[13]。

功能障碍在肿瘤患者中普遍存在[14]。肿瘤恶病质的特征是骨骼肌的消耗,这是由复杂的代谢因素所导致的。化疗引起的周围神经病变(CIPN)与跌倒和功能障碍有关[15,16]。康复干预,如抗阻和有氧运动,仍然是增加肿瘤患者肌力和改善其功能的主要康复技术。在严重虚弱的患者中,可能需要使用诸如站立架或起立床的方式来促进负重,并改善姿势控制肌的肌力。NMES 通过表面电极引起可控和舒适的肌肉收缩,而不需要患者付出任何的努力。Cochrane 一个 18 项临床研究循证医学回顾分析,发现 NMES 似乎比对照组更能有效地改善大腿肌肉力量,并得出结论:"NMES 可能是治疗成人进行性肌肉力量下降的有效方法"[17]。用于 CIPN 患者的踝足矫形器(AFO)通过在行走期间提供支撑,将脚保持在中立位,以起到防止跌倒的作用。

淋巴水肿是由于引流不充分,而导致富含蛋白质的液体异常积聚在组织间隙中。使用短伸缩性绷带压迫包扎以减少组织间液形成并防止液体回流,包括人工手法淋巴引流在内,它们都属于复杂的减轻局部充血疗法,是目前淋巴水肿的标准治疗。弱激光疗法(LLLT)使用电磁光能和光子来传递能量,以实现促进伤口愈合的功效[18],并且已经发现其对大鼠骨骼肌修复的整个过程中的炎症介质、胶原组织具有有利的影响[19]。Smoot 等进行了系统回顾,发现证据支持使用 LLLT 来减少患有乳腺癌相关淋巴水肿的成年人的上肢水肿[20]。研究还发现,使用 NMES 和生物反馈可以改善直肠癌手术后的大便失禁[21,22]。

一般禁忌证

使用物理因子方法的禁忌证包括:急性炎症、活动性出血、局部缺血、血液分流、液性囊肿、发热、妊娠、外周血管疾病、植入起搏器或存在其他可植入的电子设备及感觉或精神状态受损和恶性肿瘤,这些将更详细地讨论[23,24]。使用机械治疗方法的禁忌证包括:急性感染、急性深静脉血栓形成、未治疗的心源性水肿、动脉供血不足、椎间盘突出(脊髓受压)、骨质疏松、近期骨折和类风湿性关节炎[23]。使用电疗方法的禁忌证包括:起搏器依赖或植入了除颤器、怀孕、活动性出血以及精神状态改变和局部恶性肿瘤的存在[23]。

特定的肿瘤禁忌证

当有出血或出血高风险的情况时,不应使用物理因子治疗和机械治疗方法。进行静脉血栓栓塞(VTE)抗凝治疗的肿瘤活动期患者的出血风险要高于无恶性肿瘤的患者[25]。左旋门冬酰胺酶是用于治疗与凝血异常有关的急性淋巴细胞白血病(急性淋巴细胞白血病合并凝血功能障碍)(血栓形成也是一个需要关注的问题)的重要化疗药物[26]。对于那些正接受放射治疗的患者,不应选用物理因子治疗。接受化疗的病人使用物理因子治疗时,应考虑适当的评估和预防措施。在许多情况下,治疗的潜在益处可能超过了风险,例如在远离原发肿瘤部位的区域或在晚期肿瘤的患者。这些情况需要精通使用专业评估技能,如果有疑问,康复专业人员应与肿瘤科医生或转诊医师保持联系,寻求指导。

由于存在烧伤、皮肤刺激和损伤的风险,皮肤感觉受损情况下不应使用物理和电疗。神经毒性化疗药物如紫杉烷类、长春花生物碱、含铂药物以及蛋白酶和血管生成抑制剂均与 CIPN 有关。放射性神经损伤可在初始放射治疗后数年出现，且通常是不可逆的[27]。

康复模式指导手册和康复训练流程计划应指导康复治疗不应在以下情况应用，如：活动性恶性肿瘤的部位、外科修复区域、骨科支具部位和植入装置区域（如：皮下囊袋、吗啡止痛泵）。不推荐在肿瘤骨转移、脊柱肿瘤或病理性骨折高风险的区域应用康复治疗的机械治疗方法。避免在恶性活动性肿瘤区域使用深度热疗的建议，已得到康复界的广泛认同，但是该建议（仍然）是基于体外肿瘤生长的研究，研究中实验小鼠所接受的超声波的强度要远大于目前医用超声设备所能产生的强度[28-31]。另外有证据表明，使用超声波具有潜在的抗肿瘤作用[29]。这些前后矛盾、低级别的证据表明，当需要在肿瘤的人群中进行康复治疗时，我们有必要对治疗的风险与获益进行合理的讨论和适当的评估，而不应该完全排除了这种治疗方法。

注意事项

当存在禁忌证时，特别是在诊断、急性期和亚急性期（当治疗、治愈以及机体功能和活动性的优化很重要性时），不推荐进行该治疗方法。如果对所采用的治疗方法的安全性有疑问，应采取更为保守的方法，并应与医生进行讨论。必须注意不要因使用不当而对患者造成额外伤害。

在没有复发迹象的生存期间，在提供治疗方法时，必须要遵守一般指南、注意事项和禁忌证。重要的是要持续保持警惕，注意肿瘤治疗的迟发副作用（如放疗），并了解这些副作用如何影响肿瘤治疗方法的选用（如进展期的感觉神经病变）。临床医生应持续对身体系统进行全面的评估，并注意观察肿瘤复发的症状。如有疑问，癌症康复专业医务人员应随时与转诊医生联系。

在临终阶段或优先考虑姑息治疗时，在仔细评估其对患者的益处之后，可以在有禁忌证的情况下，仍考虑提供治疗方法。需要讨论潜在的风险和后果，并且做一个明确的决定，将症状的缓解放在首位，优先于医疗的其他各个方面。

总结

治疗方法是必不可少的康复工具，其与诸如运动疗法、手法治疗以及日常生活活动、功能活动、步态和平衡训练等干预手段结合使用，以实现康复治疗目标。肿瘤的不同情况需要不同的治疗方法，但是由于对某些治疗方法的疗效缺乏共识，也缺乏有关于适应证和禁忌证的适当的指南和指导建议，往往适合使用时却没有使用。因此需要进行更多、更好的设计研究，以便对某些治疗方法的有效性达成共识。

要点

- 治疗方法是治疗技术的重要辅助手段，可用于多种康复环境中，而且适用于多种医疗条件。
- 只要临床医生执行全面的患者评估，排除了治疗禁忌证的存在，治疗方法可以在整个肿瘤治疗期间安全地应用于患者。
- 当怀疑治疗方法的安全性时，癌症康复临床医师应随时与转诊医生联系。
- 当治疗的目的是增加组织延展性、促进伤口愈合、缓解疼痛、减轻或消除软组织肿胀或炎症、促进瘢痕组织重塑或改善皮肤状况时，可使用物理因子治疗。
- 当治疗的目的是循环改善、运动能力提升、缓解疼痛、减轻和控制水肿或稳定局部组织时，使用临时支具稳定局部组织时，可使用机械性治疗方法。
- 当治疗目标包括辅助下功能训练、辅助肌肉收缩并产生肌力、减少不必要的肌肉活动、促进开放伤口和软组织的愈合、在外伤或手术后维持正常肌力、调节或减轻疼痛、减轻或消除软组织肿胀、炎症或制动时，可以使用电疗方法。
- 恶性肿瘤患者使用物理因子治疗方法时，必须要考虑几个生理因素。
- 在试验小鼠上发现超声波会增加血流和肿瘤扩散，这使超声治疗受到了大家的密切关注；但目前还没有来自人类的试验证据支持使用热疗或电疗方式会加重肿瘤微转移的风险。
- 物理因子治疗，包括浅表和深层热疗，均不应直接应用于活动性肿瘤区域，除非是治疗的获益大于风险，而且已获得转诊医生批准的终末期肿瘤患者。

（张斌 译　姜宏英 校）

参考文献

1. Dietz J. *Rehabilitation Oncology*. 1st ed. New York, NY: John Wiley & Sons Inc.; 1981.
2. Guide to Physical Therapy Practice, 3rd ed. http://guidetoptpractice.apta.org
3. van den Beuken-van Everdingen MH, Hochstenbach LM, Joosten EA, et al. Update on prevalence of pain in patients with cancer: systematic review and meta-analysis. *J Pain Symptom Manage*. 2016;51(6):1070–1090.e9.
4. Portenoy RK, Payne D, Jacobsen P. Breakthrough pain: characteristics and impact in patients with cancer pain. *Pain*. 1999;81(1–2):129–134.
5. Cheville AL, Basford JR. Role of rehabilitation medicine and physical agents in the treatment of cancer-associated pain. *J Clin Oncol*. 2014;32(16):1691–1702.
6. Walsh DM, Howe TE, Johnson MI, et al. Transcutaneous electrical nerve stimulation for acute pain. *Cochrane Database Syst Rev*. 2009(2):CD006142.
7. Bennett MI, Johnson MI, Brown SR, et al. Feasibility study of Transcutaneous Electrical Nerve Stimulation (TENS) for cancer bone pain. *J Pain*. 2009;11(4):351–359.
8. Hurlow A, Bennett MI, Robb KA, et al. Transcutaneous electric nerve stimulation (TENS) for cancer pain in adults. *Cochrane Database Syst Rev*. 2012;3:CD006276.
9. Ferreira FC, Issy AM, Sakata RK. Assessing the effects of transcutaneous electrical nerve stimulation (TENS) in post-thoracotomy analgesia. *Rev Bras Anesthesiol*. 2011;61(5):561–567, 308–510.
10. Sluka KA, Bjordal JM, Marchand S, et al. What makes transcutaneous electrical nerve stimulation work? Making sense of the mixed results in the clinical literature. *Phys Ther*. 2013;93(10):1397–1402.
11. Stubblefield MD. Clinical evaluation and management of radiation fibrosis syndrome. *Phys Med Rehabil Clin North Am*. 2017; 28(1):89–100.
12. Guzik G. Oncological and functional results of the surgical treatment of vertebral metastases in patients with multiple myeloma. *BMC Surg*. 2017;17(1):92.
13. Kotkiewicz JM EN, McFarlane-Guich K, Lagunilla J, et al. The acute care management of scrotal edema status post external hemipelvectomy: a case report. *Rehabil Oncol*. 2013;31(3):24–29.
14. van Deudekom FJ, Schimberg AS, Kallenberg MH, et al. Functional and cognitive impairment, social environment, frailty and adverse health outcomes in older patients with head and neck cancer, a systematic review. *Oral Oncol*. 2017;64:27–36.
15. Gewandter JS, Fan L, Magnuson A, et al. Falls and functional impairments in cancer survivors with chemotherapy-induced peripheral neuropathy (CIPN): a University of Rochester CCOP study. *Support Care Cancer*. 2013;21(7):2059–2066.
16. Winters-Stone KM, Horak F, Jacobs PG, et al. Falls, Functioning, and disability among women with persistent symptoms of chemotherapy-induced peripheral neuropathy. *J Clin Oncol*. 2017;35(23):2604–2612.
17. Jones S, Man WD, Gao W, et al. Neuromuscular electrical stimulation for muscle weakness in adults with advanced disease. *Cochrane Database Syst Rev*. 2016;10:CD009419.
18. Lee P. Modalities. In: Sackheim K, ed. *Rehab Clinical Pocket Guide*. New York, NY: Springer; 2013.
19. Alves AN, Fernandes KP, Melo CA, et al. Modulating effect of low level-laser therapy on fibrosis in the repair process of the tibialis anterior muscle in rats. *Lasers Med Sci*. 2014;29(2):813–821.
20. Smoot B, Chiavola-Larson L, Lee J, et al. Effect of low-level laser therapy on pain and swelling in women with breast cancer-related lymphedema: a systematic review and meta-analysis. *J Cancer Surviv*. 2015;9(2):287–304.
21. Kim KH, Yu CS, Yoon YS, et al. Effectiveness of biofeedback therapy in the treatment of anterior resection syndrome after rectal cancer surgery. *Dis Colon Rectum*. 2011;54(9):1107–1113.
22. Kuo LJ, Lin YC, Lai CH, et al. Improvement of fecal incontinence and quality of life by electrical stimulation and biofeedback for patients with low rectal cancer after intersphincteric resection. *Arch Phys Med Rehabil*. 2015;96(8):1442–1447.
23. Cameron MH. *Physical Agents in Rehabilitation from Research to Practice*. 4th ed. Philadephia, PA: WB Saunders; 2012.
24. Coveleski P. Therapeutic modalities. In: Maitin I, ed. *Current Diagnosis & Treatment: Physical Medicine & Rehabilitation*. New York, NY: McGraw-Hill; 2015.
25. Prandoni P, Trujillo-Santos J, Surico T, et al. Recurrent thromboembolism and major bleeding during oral anticoagulant therapy in patients with solid cancer: findings from the RIETE registry. *Haematologica*. 2008;93(9):1432–1434.
26. DeLoughery TG. Management of acquired bleeding problems in cancer patients. *Hematol Oncol Clin North Am*. 2010;24(3):603–624.
27. Delanian S, Lefaix JL, Pradat PF. Radiation-induced neuropathy in cancer survivors. *Radiother Oncol*. 2012;105(3):273–282.
28. Sicard-Rosenbaum L, Danoff J. Cancer and ultrasound: a warning. *Phys Ther*. 1993;73(6):404.
29. Loprinzi CL, Kugler JW, Sloan JA, et al. Lack of effect of coumarin in women with lymphedema after treatment for breast cancer. *N Engl J Med*. 1999;340(5):346–350.
30. Pecking AP, Fevrier B, Wargon C, et al. Efficacy of Daflon 500 mg in the treatment of lymphedema (secondary to conventional therapy of breast cancer). *Angiology*. 1997;48(1):93–98.
31. Robertson VJ, Ward AR. Dangers in extrapolating in vitro uses of therapeutic ultrasound. *Phys Ther*. 1996;76(1):78.

第七篇

第64章

肿瘤的运动疗法

Xiaochen Zhang, Joachim Wiskemann, and Kathryn H. Schmitz

从历史的视角看肿瘤确诊后的运动

肿瘤筛查、检测和先进治疗方案的进步使得肿瘤患者存活数量日益增加[1]。据估算,2012年全球拥有3 260万的5年生存的肿瘤患者[2]。在美国,估算有超过1 500万肿瘤患者[3]。癌症生存者数量增加,需要关注的两个主要健康问题是肿瘤的复发和死亡以及肿瘤治疗带来的持续性的不良反应。观察性研究和干预性研究表明,运动训练可改善与肿瘤复发和死亡以及肿瘤治疗产生的持续不良反应相关的结局[4]。

过去,肿瘤学家建议肿瘤患者休息并避免进行活动[5]。1983年Maryl Winningham在其博士学位论文中首次发表关于运动对肿瘤患者的影响[6]。随后,20世纪90年代中后期,北美和欧洲的多个研究小组发表了关于肿瘤患者进行运动的研究,并确定了在辅助治疗期间进行运动的安全性和可行性[7]。从那时起,此领域命名为运动肿瘤学,影响得到了扩大,证明锻炼对肿瘤患者有多种好处。

美国运动医学学会、美国癌症协会和美国国家癌症综合网建议所有肿瘤患者应避免不进行活动的状态,并在完成初步恢复后尽快参与到(每周)150分钟的中等强度锻炼,或75分钟的高强度的有氧运动,每周进行2次或3次肌肉力量训练,并在锻炼的当天进行柔韧性的活动[5,8,9]。

肿瘤确诊后体育锻炼的好处

进行体育锻炼可以显著改善肿瘤特异性的死亡率、存活率、疲劳、疼痛、淋巴水肿、肌肉力量、有氧运动能力、身体机能、心理困扰、抑郁、焦虑和生活质量[10-13]。肿瘤患者进行身体活动的益处随肿瘤和相关治疗过程而变化。本文中,我们根据肿瘤的持续状态(图64-1)详细介绍身体活动的影响,从预康复开始,到肿瘤辅助治疗、辅助治疗过程中、治疗后、长期生存以及姑息治疗直至生命的终止。

预康复

预康复的定义是"在肿瘤确诊到开始治疗之间进行的肿瘤持续医疗照护过程,包括身体及心理评估来建立基线功能水平、识别问题(损伤)和心理

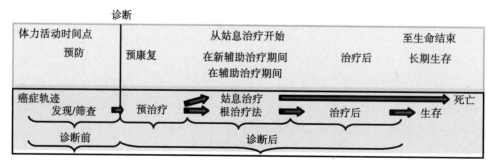

图64-1 跨癌症轨迹进行体力活动干预的概念模式

摘自 Courneya KS, Friedenreich CM. Framework PEACE: an organizationalmodel for examining physical exercise across the cancer experience. Ann Behav Med, 2001; 23(4): 263-272

健康干预，以减少损伤的发生和 / 或严重程度"[14]。常用于癌症诊断到手术之间的 4 周时间内[15]。

对大多数肿瘤来说，手术切除是疾病控制并延长生存的主要治疗选择。但是，手术可能导致严重的并发症并延长住院时间[16-18]。肿瘤手术后患者的恢复通常缓慢。在结直肠癌中，只有不到 50% 的患者在 6 个月后能恢复到基线身体机能水平，并且只有不到 20% 的患者能够进行与手术前状态相同的日常生活活动[19]。身体状况不佳和日常生活活动减少与术后并发症风险的增加有关[20-22]。超过 50% 的肺癌患者在肺切除后出现不良反应，并且经常需要再次住院治疗[17]。为了在手术后恢复到独立或在辅助下的家庭生活，所有身体和认知方面需要达到最低的功能水平。但是，外科手术会降低患者的功能性能力。对于功能丧失风险极高的外科肿瘤患者，预康复作为有效的干预措施可改善基线功能储备。从理论上讲，预康复可以使术后患者更快地达到其最低功能水平[23,24]。

一个成功为肿瘤患者制定的康复计划需要评估术前损伤，并制定次数及具有足够数量和强度的有效刺激措施，以便在短时间内改善功能能力[25]。已有证据表明，术前期是改善患者身体状况的理想时间段[26]。

预康复已被证明可改善体质[27-30]、呼吸功能[28,31-33]、生活质量[27,29]并减少术后并发症[34]。术前锻炼可使食管癌[35]、肺癌[36]、结直肠癌[25,37]、结肠癌[31,38]、直肠癌[39-41]和前列腺癌[42]患者受益。具体而言，有证据显示心肺功能、肌肉力量、峰值功率输出、心率、氧摄取量和呼吸肌耐力都得到显著改善[31,38,41]，这表明，进行康复训练可对晚期肿瘤患者的生理学结局产生有利影响。

新辅助治疗

近十年来，新辅助治疗在肿瘤的治疗中起着越来越重要的作用。用于缩小肿瘤大小并改善手术效果。新辅助治疗可以改善对肿瘤的局部和远处的控制、直接评估疗效、帮助尽可能保留器官，改善生存，但同时存在毒性增加和延误有效治疗的潜在风险[43-45]。新辅助治疗还会降低体能和肌肉力量[46,47]，上述两种情况与手术预后差和生活质量低有关；还可能引起其他急性副作用，例如疲劳、腹泻、放射性皮炎、血液学毒性、手足综合征和心脏毒性[48,49]。

系统综述和随机临床试验均表明，在新辅助治疗过程中对肿瘤患者进行运动训练是安全可行的。它可刺激骨骼肌适应并提高摄氧量，从而改善患者的身体自主能力，减少肿瘤相关治疗的不良反应，并改善手术结局[42,50]。ⅡB-ⅢC 期乳腺癌患者在新辅助化疗期间进行为期 12 周的监护下有氧运动，可显著改善身体素质：运动组的 VO_2 峰值升高（2.6 ± 3.5）ml/（kg·min），而对照组的 VO_2 峰值降低（1.5 ± 2.2）ml/（kg·min）（$P<0.001$）[51,52]。在直肠癌患者中，进行为期 6 周的监护下有氧运动干预可以改善体质：运动组的 VO_2 峰值升高 2.65ml/（kg·min），而对照组降低 1.25ml/（kg·min）[53]。一项荟萃分析检查了肿瘤患者在新辅助治疗过程中进行抗阻训练的效果，结果显示下肢肌肉力量整体提高了 23.43kg[54]。合计进行了 7 项研究，处方规定前列腺癌患者在新辅助治疗过程中每周进行 2 次或 3 次抗阻运动，结果显示肌肉力量从 7.1kg 升高到 44.00kg[55-61]。在肿瘤患者中，尤其是正在接受新辅助治疗的患者中，维持和 / 或提高肌肉力量至关重要。肌肉的力量和质量都是评判治疗耐受性和生存时间的指标[7,62]。在卵巢癌患者中，与体重降低的患者相比，在新辅助化疗过程中能够保持体重的患者其整体生存时间更长[62]。

辅助治疗期间

辅助治疗通常用于在原发手术后预防肿瘤复发，包括放射治疗、化学治疗、免疫治疗和内分泌治疗[63]。在上述治疗过程中，肿瘤患者可能会在开始治疗后立即出现生理和社会心理症状，并且随着时间的推移而缓解，或者在辅助治疗完成后消失[63]。一些症状也可能在治疗完成后持续数月和数年的时间。化学治疗、放射治疗、内分泌治疗和靶向疗法可能导致心血管毒性（如：心肌病和潜在的心力衰竭、局部缺血、因血管内皮功能障碍引起的高血压或低血压、血栓栓塞、心动过缓和神经毒性）、内分泌系统并发症、肌肉骨骼丢失（例如：骨骼和肌肉质量降低、肌肉力量下降）、认知能力下降和引起胃肠道症状（例如恶心、腹泻）[64-66]。

已经证明辅助治疗过程中进行运动训练，可对整体生存时间和预防肿瘤治疗相关副作用有益。肿瘤患者能够在辅助治疗过程中参加中等强度的有氧运动和抗阻运动。与对照组相比，每周进行两次或三次运动训练可以降低肿瘤的复发[危险比（HR）=0.68～0.71，P=0.21～0.31]，并降低全因死亡率（HR=0.60～0.67，P=0.11～0.21）[67-69]。一项观察性研究表明，辅助化疗过程中进行锻炼可以改善乳腺癌的无疾病生存期。与不参加运动的人相比，参加常规运动的乳腺癌患者，8 年无疾病生存率更高（82.7% vs 75.6%，$P<0.05$）[67]。

与化学治疗过程中不参加运动的乳腺癌患者相比，化学治疗过程中参加运动的乳腺癌患者的内分泌症状和乳腺癌症状均得到了显著改善[70, 71]。其中的一项研究规定每日步行 10 000 步，在运动组中观察到的乳腺癌症状降低了一半[70]。另一项研究对比了低强度运动与高强度运动的效果，发现只有从事较高强度的有氧运动或有氧运动和阻抗运动相结合的较高强度运动的女性，症状显著减低[71]。运动对芳香化酶抑制剂治疗的乳腺癌患者关节疼痛的影响，经过 12 个月的随机对照研究表明，运动疗法对改善严重疼痛、疼痛严重程度和疼痛干扰均具有显著的效果[72]。此外，在乳腺癌患者中进行的随机对照研究表明，与常规护理组相比，在化疗过程中进行监护下抗阻运动的乳腺癌患者可显著提高化疗完成率（$P=0.033$）[73]。与常规治疗组相比，参加任意类型的运动训练均可以降低乳腺癌患者化疗剂量降低率（9.8% vs 25.2%）[74]。

在接受雄激素去势治疗的同时进行抗阻训练的前列腺癌患者可显著改善骨骼健康（骨密度；$P=0.03$）[75]、性功能（$P=0.028$）[59]和性活动（$P=0.045$）[51]。在发生脊柱骨转移的患者中，与被动的物理治疗相比，放疗过程中进行 5 个月的抗阻训练可以显著改善脊柱骨密度（$\sigma=62.9$，$P<0.001$）[76]。在一项包括多种肿瘤类型患者参与的研究中，化疗过程中进行为期 6 周的高强度抗阻训练，显著改善了贫血状况（$\sigma=5.4$，$P=0.05$）[77]。

有证据表明，鼓励肿瘤患者在肿瘤治疗过程中开始并保持身体活动对促进积极的健康结果很重要，还包括避免治疗期间身体活动水平的下降以及避免患者无法恢复到诊断前的活动水平[78]。

治疗后和长期生存期

运动可以帮助患有慢性疾病的患者从疾病中恢复，改善因疾病和治疗而出现的副作用和症状，在控制病情进展的同时降低死亡率[79]。同样，肿瘤治疗后的运动可逆转因治疗而加剧的去适应状态，管理治疗相关的长期副作用，并改善长期生存患者的身体机能、健康状况和生存率。

肿瘤治疗后的规律运动可以维持甚至逆转与治疗有关的毒性。大多数治疗后的运动试验是在乳腺癌患者中进行的。大多数结果包括疲劳、生活质量、沮丧、焦虑、抑郁、压力、身体形象、睡眠障碍、身体机能、淋巴水肿和疼痛[4]。有氧训练和抗阻训练都可以提高有氧运动的能力[59, 80-83]。肿瘤治疗后的运动训练对肌肉骨骼系统有利。进行或不进行有氧运动的抗阻训练都可以保持或增加肌肉质量和骨密度。研究显示，为期 12 个月的运动干预可使脊柱骨密度升高 0.41%，而对照组则降低了 2.27%[84]。一项四肢运动干预对监护下每周 90 分钟的放松运动、每周 150 分钟的居家身体锻炼、两种方式联合与常规治疗四组人员进行了对比，表明监护条件下的任何放松运动组对潮热症状和性快感方面有显著改善[85]。一项为期 12 个月的有氧运动和循环训练计划表明，认知功能获得显著改善（$P=0.048$）[86]。在为期 8 周的水上运动干预中观察到了相似的结果[87]。此外，与有氧运动相比，6 周的瑜伽锻炼可以改善便秘症状（（−26.31±23.77）与（−9.52±15.43），$P<0.05$）[88]。

姑息治疗和生命终结

在过去，姑息治疗的目的是确保患者在临终时的舒适[89]。如今，人们逐渐开始认识到姑息治疗对症状管理的价值，因此在无法治愈阶段或带癌长期生存阶段，姑息疗法可以与先进的治疗方式联用，并可以延长生存期[90]。上述进步使进展期肿瘤患者有良好的生活，进而优化其身体能力和功能[91]。因此，运动训练已被纳入姑息治疗方法中[92, 93]，希望其可以使疾病晚期的患者受益，改善其身心功能和生活质量[94, 95]。

晚期肿瘤患者由于肿瘤以及肿瘤治疗造成的功能缺失会出现许多症状。他们也常感到功能的迅速下降[96]。为接受姑息治疗的晚期肿瘤患者制定个性化的治疗性运动训练处方，并为他们带来益处。多项定性研究调查了患者在姑息治疗时进行运动训练的看法。接受小组锻炼的姑息治疗患者认为身体有所改善，包括身体状况、认知功能的改善和维持、力量的增加以及睡眠和生活质量的改善[96-98]。

此外，姑息治疗中进行运动训练的获益不仅限于生理结果。研究还表明，可帮助患者控制疾病，并带来充满希望和积极的感觉，可使他们恢复某些正常状态[99]。根据进展性疾病的性质，罹患晚期肿瘤的患者可能会因为肿瘤的损害而难以改善体质。因此，在接受姑息治疗的患者中，运动训练的组成部分应根据患者的情况进行个性化的调整。应根据患者有限的体能和功能能力对参加训练的潜在获益和局限性进行评估[100]。研究还表明,生理改善并不是上述患者参加运动训练的唯一原因。尽管有时面临病情恶化,但患者仍然自觉整体获益。关于患者在姑息治疗时进行运动训练的典型表达是"我真正在做一些保持身体健康的事情。感觉真的很好"[96]。因此,"尽管运动但降低强度"的概念对于姑息康复治疗的认识和理解非常重要[96]。

运动处方可改善与治疗相关的症状

用于肿瘤相关的疲劳的步行训练

肿瘤相关疲劳是肿瘤患者最常见的症状。可以在治疗完成后持续存在数年[101, 102]。它被定义为"与肿瘤或肿瘤治疗相关但与近期的活动不成比例关系且干扰正常功能的身体、情绪和/或认知上疲劳或力竭,令人沮丧的、持续性的主观感觉"[103]。在乳腺癌中,超过 70% 的患者受到全身疲劳的影响和/或报告有全身疲劳的经历[104, 105]。肿瘤相关疲劳导致与体能下降相关的体力活动减少。疲劳增加多数肿瘤患者的经济负担。疲劳是常见的计划外住院原因之一,占 6 个月内接受化疗的肿瘤患者计划外住院总数的 2%~23%[106-108]。45%~75% 的肿瘤患者因疲劳而转变工作状态,而这些患者在肿瘤治疗开始时都是全职工作[109, 110]。也有超过 20% 的肿瘤患者由于疲劳而完全辞职或逐渐丧失能力[110]。

在过去,对与肿瘤相关疲劳的建议是增加时间休息并避免体力活动[111]。最近的研究表明,体力活动实际上可以预防和减轻疲劳症状[112]。美国国家癌症综合网(NCCN)和肿瘤护理学会(ONS)已发布运动训练指南,用于管理与肿瘤相关的疲劳[103, 113]。NCCN 指南建议从低强度和持续性的运动开始,并随着身体状况的变化逐渐增加训练计划。另外还建议从运动时间为 20 分钟至 30 分钟,每周 3~5 次开始[103]。ONS 指南建议运动训练是管理肿瘤相关疲劳的唯一策略,并推荐"用于临床实践"[113]。

大量的研究来验证运动干预对肿瘤相关疲劳的益处。根据最近研究结果的回顾,24 项荟萃分析对效果进行了评价,只有两项分析观察到了显著的统计学意义[4]。3 项荟萃分析是关于化疗期间运动训练的效果和患者报告的作用(报告显示具有显著的效果)[114-116]。一项荟萃分析包含在治疗后肿瘤患者中进行的 27 项运动干预(一项荟萃分析包括了 27 项癌症治疗后患者的运动干预),证实与肿瘤相关疲劳获得明显改善,估算的效果为 0.38(95%CI:0.21~0.54)[116]。有氧运动,特别是步行运动,显示对减少肿瘤相关疲劳有持续效果。在胰腺癌和壶腹周围癌患者中,步行组患者在研究完成时 FACIT 疲劳量表的得分显著提高(研究之前:27,后期:36,P<0.05)[117]。与对照组相比,在早期乳腺癌患者中,进行为期 6 周的步行锻炼计划可减少与肿瘤相关疲劳(FACIT-疲劳评分 5.3 和 -0.1,P=0.003)[118]。对前列腺癌,乳腺癌和其他实体肿瘤患者进行的居家步行干预,观察到一个对疲劳影响的剂量效应模型:更多地参与有氧运动(步行)可以使疲劳减少 11%(P<0.001)[119]。上述发现与以前的研究结果一致,即快走是一种可承受的、有效的干预措施,可用于对抗与肿瘤相关疲劳[120-123]。近期,一项包含 113 项独立试验的荟萃分析将运动干预与药物和行为干预进行了比较,结论是运动和行为干预比药物干预更加有效[13]。

用于乳腺癌相关淋巴水肿的渐进式举重训练

乳腺癌相关淋巴水肿(BCRL)是乳腺癌治疗中最常见的副作用[124]。BCRL 的发生率介于 5%~54%,具体取决于所用的测量方法、诊断阈值、随访时间和接受研究的人群[125]。发生 BCRL 的患者可能会感到疼痛,上肢活动和功能受损,体力运动减少,疲劳以及生活质量下降[126-129]。另外,BCRL 可能会导致经济方面后果。例如,与没有出现淋巴水肿的患者相比,出现淋巴水肿的患者住院的可能性更高(OR:5.2,P<0.001),每人的医疗费用明显更高(58 088 美元和 31 819 美元,P<0.001)[130]。

为期 12 个月的缓慢渐进式举重训练可以增加上下肢的肌肉力量,减少 BCRL 症状出现的次数和严重程度(平均降低:0.29 分,P=0.03),并降低 BCRL 恶化的发生率(发生率:0.47),P=0.04)[5, 131-133]。尽管四肢的体积没有明显变化,但缓慢渐进式举重训练改善了手臂的组织成分:患肢中的肌肉质量(71.2g;P=0.01)和体重指数(BMD:14kg/m²;P=0.02)升高,手臂脂肪百分比降低(-1.5%;P=0.003);在未受影响的手臂中,肌肉质量改善(65.2g;P=0.04),而 BMD 或手臂脂肪百分比没有发生变化[134]。此外,手臂组织成分的变化可以预测症状负荷的改变[134]。对于下肢淋巴水肿的肿瘤患者,运动训练的安全性和疗效还知之甚少[135]。

渐进性抗阻训练可改善肿瘤后的肌肉力量和身体功能

与相同年龄未患肿瘤的人群相比，由于肿瘤和与肿瘤相关的治疗常常会加速肿瘤患者身体机能的恶化和肌肉的丢失[136]。因此，肿瘤患者出现功能受限的可能性比正常人高九倍[137,138]。客观测量的身体功能（例如：步态速度）可以预测肿瘤患者的生存期[139,140]。患者报告的功能限制也与生存期相关，每增加一个功能限制都会增加19%的死亡风险（$P<0.001$）[141]。此外，身体肌肉质量低与治疗毒性增加、肿瘤进展加快以及肿瘤患者的整体死亡率相关[142-144]。

以往的研究已经证实了运动训练对化疗完成率或防止剂量减量的影响。在乳腺癌中，随机临床试验表明，与常规治疗组相比，在化疗过程中进行监护下抗阻运动的患者化疗完成率明显提高（$P=0.033$）[73]。参加任意类型运动训练的患者与常规治疗组相比化疗剂量需减量的比例降低（9.8%和25.2%）[74]。在最近的研究中，与对照组相比，参与监护下抗阻运动和有氧运动训练的乳腺癌患者所需的化疗剂量调整较少（$P=0.002$），恶心和呕吐发生较少（$P=0.031$）[142]。一项针对大肠癌患者的小型研究也得到了相似的结果[145]；小样本量研究无法得出确定性结论。一项关于卵巢癌患者研究中，化疗期间进行了为期12周监护下居家运动干预，结果显示完成运动干预的患者与没有完成运动干预的患者相比，化疗剂量更高[146,147]。

临床机构中的运动训练

当前存在的障碍

尽管三个组织已经发布了针对肿瘤患者运动处方的临床指南，但是在肿瘤患者中进行体力活动仍然面临着多重挑战。首先，肿瘤患者更有可能不进行体力活动。根据行为风险因素监测系统和美国国家健康与营养调查数据，33.5%的肿瘤患者不进行体力活动。报告显示与没有肿瘤史的人相比，肿瘤患者每日久坐行为超过8小时的可能性更高[148,149]。自我报告调查问卷显示，有22%~41%的肿瘤患者报告参加了规律锻炼；但是，在进行客观测量时，只有18%~20%的人符合体力运动指南[150-152]。其次，很少有肿瘤学家将体力活动的临床建议付诸实践[153]。来自North Carolina大学的乳腺癌、前列腺

癌和结直肠肿瘤学家的一项研究发现，35%的临床病例讨论了体力活动，只有7%的患者的访视总结中包括了体力活动的陈述[154]。临床肿瘤学家的顾虑包括肿瘤患者运动训练的安全性问题。实际上，一些观察性研究表明，由于合并症的负荷高和其他健康问题，大多数肿瘤患者无法参加非监护下的运动训练计划。21%~42%的大肠癌、14.2%~20.5%的子宫内膜癌以及39.3%的头颈癌患者能够参加非监督下的运动计划[155-157]。但是，上述情况并不意味着肿瘤患者不应进行体力活动。上述研究建议，（这些结果提示）有必要对肿瘤患者进行进一步评估并可进行基于医学的监护下的运动训练，可以是物理疗法，用于管理和控制患者的健康问题，以便于能够进行居家护理中基于无监护下的运动训练计划[155]。

但是，肿瘤患者以及肿瘤治疗提供者在转介到基于医学监护下的运动训练方面遇到的巨大障碍[158-160]（表64-1）。

表64-1　对于基于医学监督状态下的运动训练项目肿瘤患者和转介提供者存在的难点

肿瘤患者	转介提供者
• 缺乏时间/其他任务	• 在诊所会见时间不足
• 缺乏安全的训练设施	• 缺乏用于协调的基础设施
• 花费	
• 保险覆盖范围不足	• 推荐的选项有限
• 缺乏来自提供者的推荐	• 缺少对干预策略的认识
• 不现实的要求	• 服务的报销/资金
• 一次提供过多的建议	• 文件方面的负担
• 治疗副作用的负担	• 缺少专业知识
• 缺乏动力	• 很少接受关于如何进行上述操作的培训
• 对获益存在怀疑	• 不现实的建议
	• 担忧存在的患者风险
	• 缺乏将运动训练添加到临床工作中的动力
	• 对患者改变其行为能力存在怀疑/对获益缺乏了解

可能的解决方案

肿瘤治疗提供者在帮助肿瘤患者在治疗过程中和治疗后进行运动训练发挥着重要作用。在一项新确诊乳腺癌患者中进行的随机临床试验表明，与没有得到临床医生建议的患者相比，接受医生建

议每周进行 30 分钟规律日常体力活动来提高体力活动水平的患者其体力活动水平有所提高，其中 11% 的体力活动水平达到临床指南的建议[161]。

可以将肿瘤患者转介至物理治疗中心，进行基于医学监护状态下的运动训练计划。乳腺癌患者出现与健康状况相关的淋巴水肿，关节痛和肌肉无力）的物理治疗可通过第三方付款人报销上述健康状况也是其他肿瘤患者中常见的健康问题，因此，第三方付款人报销其他肿瘤患者的康复费用也是合理的。（乳腺癌患者出现淋巴水肿、关节疼痛和肌无力（分别使用国际疾病分类 10 代码 189.0，M25.50 和 M62.81）[162]的健康问题时，物理治疗的费用可由第三方支付。这些健康问题在其他肿瘤也很常见，因此，其他肿瘤的康复费用由第三方支付也是合理的）。

另一种可提供基于医学监护状态下运动训练计划的场所是运动康复中心。在美国因为人们通常将"康复"用于酒精或药物成瘾的管理，所以"康复"一词可能令人存在顾虑，但是运动康复中心拥有物理治疗师和运动生理学家，可以为肿瘤患者提供个性化运动处方并可监护患者在其健康状况基础上进行运动训练。运动康复机构的地理分布广泛，可以确保肿瘤患者获得基于医学监护下的锻炼计划。

美国现行的癌症患者运动康复计划：乳腺癌治疗后的肌力、YMCA 的 LIVESTRONG、FSFL 项目和向日葵健康生活计划

现有很多运动训练计划是专门为肿瘤患者设计的[163]。因机构不同分为门诊康复、社区康复和居家家庭（康复）。接下来，将详述四个类似（这样的）项目。

乳腺癌后力量加强（SABC）项目是基于一项随机分组临床试验的基础上的（基于随机临床试验），研究设计是对乳腺癌伴淋巴水肿患者或者存在淋巴水肿高风险的患者进行缓慢举重干预，即体力活动和淋巴水肿（PAL）试验[5,133]。由于（此试验）对淋巴水肿产生了积极影响，Schmitz 等花费了 7 年（多）的时间将 PAL 试验的干预措施转化为有利于在乳腺癌临床实践中传播和实施的形式。SABC 项目采纳了 PAL 干预措施，在运动康复中心为乳腺癌患者教授该计划。乳腺癌患者由其肿瘤科医生转介至物理治疗师并对患者进行评估（肿瘤科医生将乳腺癌患者转诊到物理治疗师，由后者对患者进

行评估），（乳腺癌患者）参加宣教课程，并参加四组物理治疗课程学习运动训练方案。他们可以选择使用自己的家用器械锻炼身体，或获得基督教青年会（YMCA）的会员资格。共有两种付款方式：优惠自费及保险共付。SABC 与 Klose 培训咨询公司合作，为物理治疗师提供在线课程，学习如何指导乳腺癌患者运动训练。还培训肿瘤临床医生建立电子病历，以便于转诊。实施情况的定性评价，将 SABC 计划与临床 PAL 试验进行了比较，并建议在转诊到运动康复诊所后，维持安全性和有效性[164]。在评价过程中已经识别（认识到）了一些问题。从患者的角度来看，患者并不把运动训练视为医学，他们关注上述计划的花费和实施地点（他们不把运动训练看作是药物治疗，关注的是这个项目的费用和地点）。从临床医生的角度来看，肿瘤科医生很难找到时间进行转诊，并对转诊流程感到困惑。因为由私人保险公司以及 Medicare 和 Medicaid 支付费用，SABC 被认为是在乳腺癌患者中成功实施的基于医学监护状态下的运动训练项目，并可以在多个地点实施。最重要的是，上述计划保持了临床研究中的效果。

YMCA 的 LIVESTRONG 项目是一项当地 YMAC 为肿瘤患者提供服务并帮助患者恢复健康的项目。在过去的 9 年中，已经向所有肿瘤患者免费提供上述计划（所有癌症患者都免费获得了这一项目）。在美国 39 个州中，合计 56 976 名参与者完成了上述计划，并开设了 691 个授课地点。每周提供两次小组形式的运动训练。一项随机临床试验显示，LIVESTRONG 可（有效）改善肿瘤患者的体力活动、健身、生活质量和疲劳的有效性[165]。训练（运动）组每周增加了 127 分钟的身体活动，而对照组则减少 5.8 分钟（组间：$P < 0.001$）；通过 6 分钟步行测试测得的健康状态，在训练组中增加了 33.8m，在对照组中增加了 4.9m（运动组通过 6 分钟步行测试测得的体能增加了 33.8m，而对照组增加了 4.9m）（组间：$P = 0.004$）；与参加较少课程的人相比，参加 20 节以上课程的患者的生活质量和疲劳度都有显著改善。成本效益分析表明，与未参加项目的类似的受益人相比，Medicare 估算 YMCA 计划中的每名参与者在 15 个月内节省了 2 650 美元，其足以支付该计划的费用[166]。2016 年 YMCA 的 LIVESTRONG 项目获得了美国 CDC 的第一笔联合支持，并与社区密切合作，以扩大其他患者的获益。

第七篇

FSFL 项目是一项基于证据的肿瘤康复项目，是免费的并以社区为患者提供从诊断到治疗后的服务。医学博士 Gary Kimmel 于 2001 年开发了该项目，并设计用于帮助肿瘤患者在肿瘤的经历中实现并保持尽可能多的功能性活动能力和耐力[167]。项目由非营利性的肿瘤生命基金会（CFFL）资助。FSFL 项目包含个体化训练计划（包括有氧运动、力量训练、柔韧性训练和核心训练）和营养计划。运动训练项目是以理论为基础的（社会认知理论[168]）。

FSFL 项目由获得美国运动医学学会（ACSM）认证的肿瘤运动训练资质的人员管理，并且可以在得克萨斯州达拉斯附近 321.8km 范围内的得克萨斯州（得克萨斯州泰勒的总部）应用。需要医生转介是因为观察到医生是最有说服力并调动患者参与生活方式改变积极性的人[161]。转介后，安排患者进行初次访视，检查其个人、医疗和运动史，并通过首次监护下的训练课程（包括活动计划的制定）来设定短期和长期目标。然后，鼓励参与者每周在相关的健身中心和家里进行至少 3 次训练。运动强度或持续时间应每周增加 10%～15%。出现的任何不良事件均应立即报告给转诊医师。未能参加活动超过 1 周，将通过电话联系，用于保持较高的依从性和尽可能低的脱离率。

自开展以来，FSFL 项目已收到 14 000 例转诊（第一年 15 例），患者在 13 个社区共参加了 350 000 次以上的运动训练课程。已经证明该项目是安全有效的，随着时间的推移持续获益[169,170]。在更大规模的试验中仍在进行评估[170]。

向日葵健康生活通过肿瘤运动训练使肿瘤患者能够通过运动找到力量和支持。2003 年由 ACE、ACSM 的 Christopher Goad 创立，他是一名完成认证的私人教练，他在 2002 年接受化疗后撰写了一份肿瘤与运动训练手册。他的经验促使他运用自身的培训背景开发此项目，用于扩大罹患肿瘤的人员获得个人训练和训练培训的可及性，并能够克服肿瘤治疗的副作用。在他所工作的健身中心的赞助下，Chris Goad 和资深认证培训师 Regan Fedric 及加州大学旧金山分校医学中心的肿瘤学家 Garrett Smith 博士开发了 IMPACT（整合医学专业人员和认证培训师）的计划，提供了向日葵健康生活计划的基础。2004 年 Chris Goad 去世，他的朋友、家人、客户和同事在 2004 年 10 月成立了总部位于旧金山的向日葵花健康（Sunflower Wellness）这一非营利性公司，用来表彰他的努力和真知灼

见。向日葵健康生活计划的目标是与肿瘤学家合作，缩短医学治疗和身体活动之间的距离，并将运动训练直接交给患者。

为了实现上述目标，向日葵健康生活计划在旧金山湾区提供了一个临床合作伙伴和运动训练项目/课程的网站。上述计划，还可以通过人工客服、在线或电话方式提供免费的运动训练咨询，并通过其网页提供各种需要的材料。

截至 2015 年底，向日葵健康生活计划共计举办了 2 200 多次运动训练咨询课程；健身俱乐部正在开展 28 项健身课程，向旧金山湾区的肿瘤患者提供了稳定的训练和体能训练资源。向日葵健康生活计划合作的健身中心、教练和运动顾问接受了特定计划的培训，并且需要作为运动专业人员获得美国的认证，尤其是 ACSM 肿瘤运动训练教练证书。向日葵健康生活计划致力于利用最新的肿瘤和健康研究向肿瘤患者提供最佳支持。

结论

运动可以使患者从诊断到整个生存期的生命持续阶段获得收益具有令人信服的证据基础。在将上述证据基础不断转化的背景下，总有一个领头人致力于向患者和生存者提供上述项目。在未来十年中，运动肿瘤学领域的挑战将更多集中在开具处方的专业性方面（如：指定结局或患者条件下方式、持续时间、频率和强度）以及如何转化为医疗保健标准。康复和运动专业人士的共同努力，进一步提高了实现上述目标的可能性。

要点

- 美国运动医学学会、美国癌症协会和美国国家癌症综合网均建议所有肿瘤患者应避免不活动的情况，并在初步恢复后尽快开始运动。
- 对肿瘤患者的建议是（建议肿瘤患者）每周进行 150 分钟中等强度的有氧运动或 75 分钟高强度的有氧运动，每周进行 2～3 次肌肉强化练习，并在运动的当天进行柔韧性活动。
- 进行体力活动可以显著改善肿瘤的死亡率、生存期、疲劳、疼痛、淋巴水肿、肌肉力量、有氧运动能力、社会心理功能的困扰、抑郁、焦虑和生活质量等。

- 运动训练可以帮助患有慢性肿瘤疾病的患者从肿瘤中康复、改善因肿瘤和肿瘤治疗所产生的副作用和症状，控制疾病进展并降低死亡率。
- 运动训练是肿瘤相关疲劳的主要治疗方式。
- 渐进性举重训练是安全的，并且可以减少与乳腺癌有关的淋巴水肿症状出现的次数和严重程度。

（张丽华 译　米立新 校）

参考文献

1. O'Sullivan B, Brierley J, D'Cruz A, et al. *UICC Manual of Clinical Oncology*. Philadelphia, PA: John Wiley & Sons; 2015.
2. Ferlay J, Soerjomataram I, Ervik M, et al. Cancer Incidence and Mortality Worldwide: IARC CancerBase No. 11. Lyon, France: International Agency for Research on Cancer. GLOBOCAN 2012 v1. 0, 2013. 2013.
3. American Cancer Society. *Cancer Facts & Figures 2016*. Atlanta: American Cancer Society.
4. Cormie P, Zopf EM, Zhang X, et al. The impact of exercise on cancer mortality, recurrence, and treatment-related adverse effects. *Epidemiol Rev*. 2017;39(1):71–92.
5. Schmitz KH, Ahmed RL, Troxel AB, et al. Weight lifting for women at risk for breast cancer–related lymphedema: a randomized trial. *JAMA*. 2010;304(24):2699–2705.
6. Winningham ML. *Effects of a Bicycle Ergometry Program on Functional Capacity and Feelings of Control in Women with Breast Cancer*. The Ohio State University; 1983.
7. Courneya KS. Exercise in cancer survivors: an overview of research. *Med Sci Sports Exerc*. 2003;35(11):1846–1852.
8. Rock CL, Doyle C, Demark-Wahnefried W, et al. Nutrition and physical activity guidelines for cancer survivors. *CA Cancer J Clin*. 2012;62(4):242–274.
9. Ligibel JA, Denlinger CS. New NCCN guidelines® for survivorship care. *J Natl Compr Cancer Netw*. 2013;11(5S):640–644.
10. Mishra SI, Scherer RW, Geigle PM, et al. Exercise interventions on health-related quality of life for cancer survivors. *Cochrane Database Syst Rev*. 2012;8:CD007566.
11. Mishra SI, Scherer RW, Snyder C, et al. Exercise interventions on health-related quality of life for people with cancer during active treatment. *Cochrane Database Syst Rev*. 2012;8:CD008465.
12. Lakoski SG, Eves ND, Douglas PS, et al. Exercise rehabilitation in patients with cancer. *Nat Rev Clin Oncol*. 2012;9(5):288–296.
13. Mustian KM, Alfano CM, Heckler C, et al. Comparison of pharmaceutical, psychological, and exercise treatments for cancer-related fatigue: a meta-analysis. *JAMA Oncol*. 2017;3(7):961–968
14. Silver JK, Baima J, Mayer RS. Impairment-driven cancer rehabilitation: an essential component of quality care and survivorship. *CA Cancer J Clin*. 2013;63(5):295–317.
15. Gillis A, Dixon M, Smith A, et al. A patient-centred approach toward surgical wait times for colon cancer: a population-based analysis. *Can J Surg*. 2014;57(2):94.
16. Schild SE, Stella PJ, Geyer SM, et al. The outcome of combined-modality therapy for stage III non–small-cell lung cancer in the elderly. *J Clin Oncol*. 2003;21(17):3201–3206.
17. Janssen-Heijnen ML, Smulders S, Lemmens V, et al. Effect of comorbidity on the treatment and prognosis of elderly patients with non-small cell lung cancer. *Thorax*. 2004;59(7):602–607.
18. Schilling PL, Dimick JB, Birkmeyer JD. Prioritizing quality improvement in general surgery. *J Am Coll Surg*. 2008;207(5):698–704.
19. Lawrence VA, Hazuda HP, Cornell JE, et al. Functional independence after major abdominal surgery in the elderly. *J Am Coll Surg*. 2004;199(5):762–772.
20. Audisio RA, Gennari R, Sunouchi K, et al. Preoperative assessment of cancer in elderly patients: a pilot study. *Support Cancer Ther*. 2003;1(1):55–60.
21. Reilly DF, McNeely MJ, Doerner D, et al. Self-reported exercise tolerance and the risk of serious perioperative complications. *Arch Intern Med*. 1999;159(18):2185–2192.
22. Girish M, Trayner E, Dammann O, et al. Symptom-limited stair climbing as a predictor of postoperative cardiopulmonary complications after high-risk surgery. *CHEST J*. 2001;120(4):1147–1151.
23. Carli F, Scheede-Bergdahl C. Prehabilitation to enhance perioperative care. *Anesthesiol Clin*. 2015;33(1):17–33.
24. Wong SG, Maida E, Harvey D, et al. Evaluation of a physiatrist-directed prehabilitation intervention in frail patients with colorectal cancer: a randomised pilot study protocol. *BMJ Open*. 2017;7(6):e015565.
25. Chen BP, Awasthi R, Sweet SN, et al. Four-week prehabilitation program is sufficient to modify exercise behaviors and improve preoperative functional walking capacity in patients with colorectal cancer. *Support Care Cancer*. 2017;25(1):33–40.
26. Rooijen SJ, Engelen MA, Scheede-Bergdahl C, et al. Systematic review of exercise training in colorectal cancer patients during treatment. *Scand J Med Sci Sports*. 2017;28(2):360–370.
27. Baillot A, Mampuya W, Comeau E, et al. Feasibility and impacts of supervised exercise training in subjects with obesity awaiting bariatric surgery: a pilot study. *Obes Surg*. 2013;23(7):882.
28. Soares SMdTP, Nucci LB, da Silva MMdC, et al. Pulmonary function and physical performance outcomes with preoperative physical therapy in upper abdominal surgery: a randomized controlled trial. *Clin Rehabil*. 2013;27(7):616–627.
29. Dunne D, Jack S, Jones R, et al. Randomized clinical trial of prehabilitation before planned liver resection. *Br J Surg*. 2016;103(5):504–512.
30. Li C, Carli F, Lee L, et al. Impact of a trimodal prehabilitation program on functional recovery after colorectal cancer surgery: a pilot study. *Surg Endosc*. 2013;27(4):1072–1082.
31. Dronkers J, Lamberts H, Reutelingsperger I, et al. Preoperative therapeutic programme for elderly patients scheduled for elective abdominal oncological surgery: a randomized controlled pilot study. *Clin Rehabil*. 2010;24(7):614–622.
32. Barbalho-Moulim MC, Miguel GPS, Forti EMP, et al. Effects of preoperative inspiratory muscle training in obese women undergoing open bariatric surgery: respiratory muscle strength, lung volumes, and diaphragmatic excursion. *Clinics*. 2011;66(10):1721–1727.
33. Kaibori M, Ishizaki M, Matsui K, et al. Perioperative exercise for chronic liver injury patients with hepatocellular carcinoma undergoing hepatectomy. *Am J Surg*. 2013;206(2):202–209.
34. Shirai J, Aoyama T, Hayashi T, et al. Matched pair analysis to examine the effects of a planned preoperative exercise program in early gastric cancer patients with metabolic syndrome to reduce operative risk: the Adjuvant Exercise for General Elective Surgery (AEGES) study group. *Ann Surg Oncol*. 2014;21(6):2044.
35. Guinan E, Dowds J, Donohoe C, et al. The physiotherapist and the esophageal cancer patient: from prehabilitation to rehabilitation. *Dis Esophagus*. 2017;30(1):1–12.
36. Driessen EJ, Peeters ME, Bongers BC, et al. Effects of prehabilitation and rehabilitation including a home-based component on physical fitness, adherence, treatment tolerance, and recovery in patients with non-small cell lung cancer: a systematic review. *Crit Rev Oncol Hematol*. 2017;114:63–76.
37. Carli F, Charlebois P, Stein B, et al. Randomized clinical trial of prehabilitation in colorectal surgery. *Br J Surg*. 2010;97(8):1187–1197.
38. Kim DJ, Mayo NE, Carli F, et al. Responsive measures to prehabilitation in patients undergoing bowel resection surgery. *Tohoku J Exp Med*. 2009;217(2):109–115.
39. Brunet J, Burke S, Grocott MP, et al. The effects of exercise on pain, fatigue, insomnia, and health perceptions in patients with operable advanced stage rectal cancer prior to surgery: a pilot trial. *BMC Cancer*. 2017;17(1):153.
40. Timmerman H, de Groot J, Hulzebos H, et al. Feasibility and preliminary effectiveness of preoperative therapeutic exercise in patients with cancer: a pragmatic study. *Physiother Theory Pract*. 2011;27(2):117–124.
41. Singh F, Newton RU, Baker MK, et al. Feasibility and efficacy of presurgical exercise in survivors of rectal cancer scheduled to receive curative resection. *Clin Colorectal Cancer*. 2017;16(4):358–365.
42. Singh F, Newton RU, Baker MK, et al. Feasibility of presurgical exercise in men with prostate cancer undergoing prostatectomy. *Integr Cancer Ther*. 2016;16(3):290–299. doi:10.1177/1534735416666373.
43. Trimble E, Ungerleider R, Abrams J, et al. Neoadjuvant therapy in cancer treatment. *Cancer*. 1993;72(Suppl 11):3515–1324.
44. Bhindi B, Frank I, Mason RJ, et al. Oncologic outcomes for patients with residual cancer at cystectomy following neoadjuvant chemother-

第七篇

apy: a pathologic stage-matched analysis. *Eur Urol.* 2017;72(5):660–664

45. Lim MC, Yoo HJ, Song YJ, et al. Survival outcomes after extensive cytoreductive surgery and selective neoadjuvant chemotherapy according to institutional criteria in bulky stage IIIC and IV epithelial ovarian cancer. *J Gynecol Oncol.* 2017;28(4):e48.

46. Klassen O, Schmidt M, Scharhag-Rosenberger F, et al. Muscle strength in breast cancer patients receiving different treatment regimes. *J Cachexia Sarcopenia Muscle.* 2017;8(2):305–316.

47. Klassen O, Schmidt M, Scharhag-Rosenberger F, et al. Cardiorespiratory fitness in breast cancer patients undergoing adjuvant therapy. *Acta Oncologica.* 2014;53(10):1356–1365.

48. Swellengrebel H, Marijnen C, Verwaal V, et al. Toxicity and complications of preoperative chemoradiotherapy for locally advanced rectal cancer. *Br J Surg.* 2011;98(3):418–426.

49. Loughney L, West M, Kemp G, et al. Exercise intervention in people with cancer undergoing neoadjuvant cancer treatment and surgery: a systematic review. *Eur J Surg Oncol.* 2016;42(1):28–38.

50. Singh F, Newton RU, Galvão DA, et al. A systematic review of pre-surgical exercise intervention studies with cancer patients. *Surg Oncol.* 2013;22(2):92–104.

51. Cormie P, Newton RU, Taaffe DR, et al. Exercise maintains sexual activity in men undergoing androgen suppression for prostate cancer: a randomized controlled trial. *Prostate Cancer Prostatic Dis.* 2013;16(2):170–175.

52. Jones LW, Fels DR, West M, et al. Modulation of circulating angiogenic factors and tumor biology by aerobic training in breast cancer patients receiving neoadjuvant chemotherapy. *Cancer Prev Res.* 2013;6(9):925–937.

53. West M, Loughney L, Lythgoe D, et al. Effect of prehabilitation on objectively measured physical fitness after neoadjuvant treatment in preoperative rectal cancer patients: a blinded interventional pilot study. *Br J Anaesth.* 2014;114(2):244–251.

54. Padilha CS, Marinello PC, Galvão DA, et al. Evaluation of resistance training to improve muscular strength and body composition in cancer patients undergoing neoadjuvant and adjuvant therapy: a meta-analysis. *J Cancer Surviv.* 2017;11(3):339–349.

55. Segal RJ, Reid RD, Courneya KS, et al. Randomized controlled trial of resistance or aerobic exercise in men receiving radiation therapy for prostate cancer. *J Clin Oncol.* 2009;27(3):344–351.

56. Winters-Stone KM, Dobek JC, Bennett JA, et al. Resistance training reduces disability in prostate cancer survivors on androgen deprivation therapy: evidence from a randomized controlled trial. *Arch Phys Med Rehabil.* 2015;96(1):7–14.

57. Nilsen T, Thorsen L, Fosså S, et al. Effects of strength training on muscle cellular outcomes in prostate cancer patients on androgen deprivation therapy. *Scand J Med Sci Sports.* 2016;26(9):1026–1035.

58. Galvao DA, Taaffe DR, Spry N, et al. Combined resistance and aerobic exercise program reverses muscle loss in men undergoing androgen suppression therapy for prostate cancer without bone metastases: a randomized controlled trial. *J Clin Oncol.* 2009;28(2):340–347.

59. Cormie P, Galvao DA, Spry N, et al. Can supervised exercise prevent treatment toxicity in patients with prostate cancer initiating androgen-deprivation therapy: a randomised controlled trial. *BJU Int.* 2015;115(2):256–266.

60. Cormie P, Newton RU, Spry N, et al. Safety and efficacy of resistance exercise in prostate cancer patients with bone metastases. *Prostate Cancer Prostatic Dis.* 2013;16(4):328–335.

61. Alberga AS, Segal RJ, Reid RD, et al. Age and androgen-deprivation therapy on exercise outcomes in men with prostate cancer. *Support Care Cancer.* 2012;20(5):971–981.

62. von Haehling S, Morley JE, Anker SD. An overview of sarcopenia: facts and numbers on prevalence and clinical impact. *J Cachexia, Sarcopenia Muscle.* 2010;1(2):129–133.

63. Mallick S, Benson R, Haresh K, Rath G. Neoadjuvant treatment intensification or adjuvant chemotherapy for locally advanced carcinoma rectum: The optimum treatment approach remains unresolved. *J Egypt Natl Cancer Inst.* 2015;27(4):179–185.

64. Carver JR, Shapiro CL, Ng A, et al. American Society of Clinical Oncology clinical evidence review on the ongoing care of adult cancer survivors: cardiac and pulmonary late effects. *J Clin Oncol.* 2007;25(25):3991–4008.

65. Shapiro CL, Recht A. Side effects of adjuvant treatment of breast cancer. *N Engl J Med.* 2001;344(26):1997–2008.

66. Yeh ET, Bickford CL. Cardiovascular complications of cancer therapy: incidence, pathogenesis, diagnosis, and management. *J Am Coll Cardiol.* 2009;53(24):2231–2247.

67. Courneya KS, Segal RJ, McKenzie DC, et al. Effects of exercise during adjuvant chemotherapy on breast cancer outcomes. *Med Sci Sports Exerc.* 2014;46(9):1744–1751.

68. Courneya KS, Friedenreich CM, Franco-Villalobos C, et al. Effects of supervised exercise on progression-free survival in lymphoma patients: an exploratory follow-up of the HELP Trial. *Cancer Causes Control.* 2015;26(2):269–276.

69. Wiskemann J, Kleindienst N, Kuehl R, et al. Effects of physical exercise on survival after allogeneic stem cell transplantation. *Int J Cancer.* 2015;137(11):2749–2756.

70. Backman M, Wengstrom Y, Johansson B, et al. A randomized pilot study with daily walking during adjuvant chemotherapy for patients with breast and colorectal cancer. *Acta Oncol.* 2014;53(4):510–520.

71. Courneya KS, McKenzie DC, Mackey JR, et al. Effects of exercise dose and type during breast cancer chemotherapy: multicenter randomized trial. *J Natl Cancer Inst.* 2013;105(23):1821–1832.

72. Irwin ML, Cartmel B, Gross CP, et al. Randomized exercise trial of aromatase inhibitor–induced arthralgia in breast cancer survivors. *J Clin Oncol.* 2014;33(10):1104–1111.

73. Courneya KS, Segal RJ, Mackey JR, et al. Effects of aerobic and resistance exercise in breast cancer patients receiving adjuvant chemotherapy: a multicenter randomized controlled trial. *J Clin Oncol.* 2007;25(28):4396–4404.

74. van Waart H, Stuiver MM, van Harten WH, et al. Effect of low-intensity physical activity and moderate- to high-intensity physical exercise during adjuvant chemotherapy on physical fitness, fatigue, and chemotherapy completion rates: results of the PACES randomized clinical trial. *J Clin Oncol.* 2015;33(17):1918–1927.

75. Winters-Stone KM, Laudermilk M, Woo K, et al. Influence of weight training on skeletal health of breast cancer survivors with or at risk for breast cancer-related lymphedema. *J Cancer Surviv.* 2014;8(2):260–268.

76. Rief H, Petersen LC, Omlor G, et al. The effect of resistance training during radiotherapy on spinal bone metastases in cancer patients – a randomized trial. *Radiother Oncol.* 2014;112(1):133–139.

77. Andersen C, Rorth M, Ejlertsen B, et al. The effects of a six-week supervised multimodal exercise intervention during chemotherapy on cancer-related fatigue. *Eur J Oncol Nurs.* 2013;17(3):331–339.

78. Strasser B, Steindorf K, Wiskemann J, et al. Impact of resistance training in cancer survivors: a meta-analysis. *Med Sci Sports Exerc.* 2013;45(11):2080–2090.

79. Irwin ML, Crumley D, McTiernan A, et al. Physical activity levels before and after a diagnosis of breast carcinoma. *Cancer.* 2003;97(7):1746–1757.

80. Galvao DA, Nosaka K, Taaffe DR, et al. Resistance training and reduction of treatment side effects in prostate cancer patients. *Med Sci Sports Exerc.* 2006;38(12):2045–2052.

81. Culos-Reed SN, Robinson JW, Lau H, et al. Physical activity for men receiving androgen deprivation therapy for prostate cancer: benefits from a 16-week intervention. *Support Care Cancer.* 2010;18(5):591–599.

82. Wall BA, Galvão DA, Fatehee N, et al. Exercise improves VO2 max and body composition in ADT-treated prostate cancer patients. *Med Sci Sports Exerc.* 2017;49(8):1503–1510.

83. Jones LW, Hornsby WE, Freedland SJ, et al. Effects of nonlinear aerobic training on erectile dysfunction and cardiovascular function following radical prostatectomy for clinically localized prostate cancer. *Eur Urol.* 2014;65(5):852–855.

84. Winters-Stone KM, Leo MC, Schwartz A. Exercise effects on hip bone mineral density in older, post-menopausal breast cancer survivors are age dependent. *Arch Osteoporos.* 2012;7:301–306.

85. Duijts SF, van Beurden M, Oldenburg HS, et al. Efficacy of cognitive behavioral therapy and physical exercise in alleviating treatment-induced menopausal symptoms in patients with breast cancer: results of a randomized, controlled, multicenter trial. *J Clin Oncol.* 2012;30(33):4124–4133.

86. Saarto T, Penttinen HM, Sievanen H, et al. Effectiveness of a 12-month exercise program on physical performance and quality of life of breast cancer survivors. *Anticancer Res.* 2012;32(9):3875–3884.

87. Cantarero-Villanueva I, Fernandez-Lao C, Cuesta-Vargas AI, et al. The effectiveness of a deep water aquatic exercise program in cancer-related fatigue in breast cancer survivors: a randomized controlled trial. *Arch Phys Med Rehabil.* 2013;94(2):221–230.

88. Vardar Yagli N, Sener G, Arikan H, et al. Do yoga and aerobic exercise training have impact on functional capacity, fatigue, peripheral muscle strength, and quality of life in breast cancer survivors? *Integr Cancer Ther.* 2015;14(2):125–132.

89. Twycross RG. *Introducing Palliative Care.* London, UK: Radcliffe Publishing; 2003.

90. Oldervoll LM, Loge JH, Lydersen S, et al. Physical exercise for cancer patients with advanced disease: a randomized controlled trial. *Oncologist.* 2011;16(11):1649–1657.

91. Graeff AD, Dean M. Palliative sedation therapy in the last weeks of

life: a literature review and recommendations for standards. *J Palliat Med*. 2007;10(1):67–85.

92. Javier NS, Montagnini ML. Rehabilitation of the hospice and palliative care patient. *J Palliat Med*. 2011;14(5):638–648.

93. Paltiel H, Solvoll E, Loge JH, et al. "The healthy me appears": Palliative cancer patients' experiences of participation in a physical group exercise program. *Palliat Support Care*. 2009;7(4):459–467.

94. Sepúlveda C, Marlin A, Yoshida T, et al. Palliative care: the World Health Organization's global perspective. *J Pain Symptom Manage*. 2002;24(2):91–96.

95. Temel JS, Greer JA, Muzikansky A, et al. Early palliative care for patients with metastatic non–small-cell lung cancer. *N Engl J Med*. 2010;363(8):733–742.

96. Turner K, Tookman A, Bristowe K, et al. 'I am actually doing something to keep well. That feels really good': experiences of exercise within hospice care. *Prog Palliat Care*. 2016;24(4):204–212.

97. Eva G, Wee B. Rehabilitation in end-of-life management. *Curr Opin Support Palliat Care*. 2010;4(3):158–162.

98. Maddocks M, Murton AJ, Wilcock A. Improving muscle mass and function in cachexia: non-drug approaches. *Curr Opin Support Palliat Care*. 2011;5(4):361–364.

99. Jones L, FitzGerald G, Leurent B, et al. Rehabilitation in advanced, progressive, recurrent cancer: a randomized controlled trial. *J Pain Symptom Manage*. 2013;46(3):315–325.e3.

100. Blaney J, Lowe-Strong A, Rankin J, et al. The cancer rehabilitation journey: barriers to and facilitators of exercise among patients with cancer-related fatigue. *Phys Ther*. 2016;90(8):1135–1147.

101. Bower J. Cancer-related fatigue—mechanisms, risk factors, and treatments [published online August 12, 2014]. *Nat Rev Clin Oncol*. 11(10):597–609

102. Pirl WF. Evidence report on the occurrence, assessment, and treatment of depression in cancer patients. *JNCI Monogr*. 2004;2004(32):32–39.

103. Mock V, Abernathy A, Atkinson A, et al. NCCN clinical practice guidelines in oncology™. Cancer-related fatigue. 2015. www.nccn.org

104. Oh HS, Seo WS. Systematic review and meta-analysis of the correlates of cancer-related fatigue. *Worldviews Evid Based Nurs*. 2011;8(4):191–201.

105. Montazeri A. Health-related quality of life in breast cancer patients: a bibliographic review of the literature from 1974 to 2007. *J Exp Clin Cancer Res*. 2008;27(1):32.

106. Aprile G, Pisa F, Follador A, et al. Unplanned presentations of cancer outpatients: a retrospective cohort study. *Support Care Cancer*. 2013;21(2):397–404.

107. Hassett MJ, O'Malley AJ, Pakes JR, et al. Frequency and cost of chemotherapy-related serious adverse effects in a population sample of women with breast cancer. *J Natl Cancer Inst*. 2006;98(16):1108–1117.

108. McKenzie H, Hayes L, White K, et al. Chemotherapy outpatients' unplanned presentations to hospital: a retrospective study. *Support Care Cancer*. 2011;19(7):963–969.

109. Poirier P, ed. Factors affecting performance of usual activities during radiation therapy. *Oncol Nurs Forum*. 2007;34(4):827–834.

110. Curt GA, Breitbart W, Cella D, et al. Impact of cancer-related fatigue on the lives of patients: new findings from the Fatigue Coalition. *Oncologist*. 2000;5(5):353–360.

111. Watson T, Mock V. Exercise as an intervention for cancer-related fatigue. *Phys Ther*. 2004;84(8):736–743.

112. Lipsett A, Barrett S, Haruna F, et al. The impact of exercise during adjuvant radiotherapy for breast cancer on fatigue and quality of life: a systematic review and meta-analysis. *Breast*. 2017;32:144–155.

113. Mitchell S, Friese C. Oncology Nursing Society PEP (putting evidence into practice). Weight of evidence classification schema. Decision rules for summative evaluation of a body of evidence. Accessed December. 2014;14.

114. van Vulpen JK, Peeters PH, Velthuis MJ, et al. Effects of physical exercise during adjuvant breast cancer treatment on physical and psychosocial dimensions of cancer-related fatigue: a meta-analysis. *Maturitas*. 2016;85:104–111.

115. Zou LY, Yang L, He XL, et al. Effects of aerobic exercise on cancer-related fatigue in breast cancer patients receiving chemotherapy: a meta-analysis. *Tumour Biol*. 2014;35(6):5659–5667.

116. Puetz TW, Herring MP. Differential effects of exercise on cancer-related fatigue during and following treatment: a meta-analysis. *Am J Prev Med*. 2012;43(2):e1–e24.

117. Yeo TP, Burrell SA, Sauter PK, et al. A progressive postresection walking program significantly improves fatigue and health-related quality of life in pancreas and periampullary cancer patients. *J Am Coll Surg*. 2012;214(4):463–475.

118. Wang Y-J, Boehmke M, Wu Y-WB, et al. Effects of a 6-week walking program on Taiwanese women newly diagnosed with early-stage breast cancer. *Cancer Nurs*. 2011;34(2):E1–E13.

119. Wenzel JA, Griffith KA, Shang J, et al. Impact of a home-based walking intervention on outcomes of sleep quality, emotional distress, and fatigue in patients undergoing treatment for solid tumors. *Oncologist*. 2013;18(4):476–484.

120. Lowe SS, Watanabe SM, Courneya KS. Physical activity as a supportive care intervention in palliative cancer patients: a systematic review. *J Support Oncol*. 2008;7(1):27–34.

121. Lowe SS, Watanabe SM, Baracos VE, et al. Physical activity interests and preferences in palliative cancer patients. *Support Care Cancer*. 2010;18(11):1469–1475.

122. Dimeo FC. Effects of exercise on cancer-related fatigue. *Cancer*. 2001;92(S6):1689–1693.

123. Mock V, Dow KH, Meares CJ, et al. eds. Effects of exercise on fatigue, physical functioning, and emotional distress during radiation therapy for breast cancer. *Oncol Nurs Forum*; 1997;24(6):991–1000.

124. Armer JM, Stewart BR. Post-breast cancer lymphedema: incidence increases from 12 to 30 to 60 months. *Lymphology*. 2010;43(3):118.

125. Goker M, Devoogdt N, Van de Putte G, et al. Systematic review of breast cancer related lymphoedema: making a balanced decision to perform an axillary clearance. *Facts, Views Vision ObGyn*. 2013;5(2):106.

126. Ahmed RL, Prizment A, Lazovich D, et al. Lymphedema and quality of life in breast cancer survivors: the Iowa Women's Health Study. *J Clin Oncol*. 2008;26(35):5689.

127. Heiney SP, McWayne J, Cunningham JE, et al. Quality of life and lymphedema following breast cancer. *Lymphology*. 2007;40(4):177.

128. Paskett ED, Dean JA, Oliveri JM, et al. Cancer-related lymphedema risk factors, diagnosis, treatment, and impact: a review. *J Clin Oncol*. 2012;30(30):3726.

129. Shih YC, Xu Y, Cormier JN, et al. Incidence, treatment costs, and complications of lymphedema after breast cancer among women of working age: a 2-year follow-up study. *J Clin Oncol*. 2009;27(12):2007.

130. Basta MN, Fox JP, Kanchwala SK, et al. Complicated breast cancer–related lymphedema: evaluating health care resource utilization and associated costs of management. *Am J Surg*. 2016;211(1):133–141.

131. Brown JC, Schmitz KH. Weight lifting and appendicular skeletal muscle mass among breast cancer survivors: a randomized controlled trial. *Breast Cancer Res Treat*. 2015;151(2):385.

132. Cheema B, Gaul CA, Lane K, Singh MAF. Progressive resistance training in breast cancer: a systematic review of clinical trials. *Breast Cancer Res Treat*. 2008;109(1):9.

133. Schmitz KH, Ahmed RL, Troxel A, et al. Weight lifting in women with breast-cancer–related lymphedema. *N Eng J Med*. 2009;361(7):664–673.

134. Zhang X, Brown JC, Paskett ED, et al. Changes in arm tissue composition with slowly-progressive weight-lifting among women with breast cancer-related lymphedema. *Am Soc Clin Oncol*. 2017;164(1):79–88.

135. Katz E, Dugan NL, Cohn JC, et al. Weight lifting in patients with lower-extremity lymphedema secondary to cancer: a pilot and feasibility study. *Arch Phys Med Rehabil*. 2010;91(7):1070–1076.

136. Petrick JL, Foraker RE, Kucharska-Newton AM, et al. Trajectory of overall health from self-report and factors contributing to health declines among cancer survivors. *Cancer Causes Control*. 2014;25(9):1179.

137. Hewitt M, Rowland JH, Yancik R. Cancer survivors in the United States: age, health, and disability. *J Gerontol A Biol Sci Med Sci*. 2003;58(1):M82–M91.

138. Schootman M, Aft R, Jeffe DB. An evaluation of lower-body functional limitations among long-term survivors of 11 different types of cancers. *Cancer*. 2009;115(22):5329–2338.

139. Studenski S, Perera S, Patel K, et al. Gait speed and survival in older adults. *JAMA*. 2011;305(1):50–58. Epub 2011/01/06.

140. Brown J, Harhay M, Harhay M. Physical function as a prognostic biomarker among cancer survivors. *Br J Cancer*. 2015;112(1):194–198.

141. Brown JC, Harhay MO, Harhay MN. Patient-reported versus objectively-measured physical function and mortality risk among cancer survivors. *J Geriatric Oncol*. 2016;7(2):108–115.

142. Tan BH, Birdsell LA, Martin L, et al. Sarcopenia in an overweight or obese patient is an adverse prognostic factor in pancreatic cancer. *Clin Cancer Res*. 2009;15(22):6973–6979.

143. Dodson RM, Firoozmand A, Hyder O, et al. Impact of sarcopenia on outcomes following intra-arterial therapy of hepatic malignancies. *J Gastrointest Surg*. 2013;17(12):2123.

144. Villaseñor A, Ballard-Barbash R, Baumgartner K, et al. Prevalence

第七篇

and prognostic effect of sarcopenia in breast cancer survivors: the HEAL Study. *J Cancer Surviv*. 2012;6(4):398–406.

145. Nies AT, Magdy T, Schwab M, et al. Chapter eight-role of ABC transporters in fluoropyrimidine-based chemotherapy response. *Adv Cancer Res*. 2015;125:217–243.

146. Graham MA, Lockwood GF, Greenslade D, et al. Clinical pharmacokinetics of oxaliplatin: a critical review. *Clin Cancer Res*. 2000;6(4):1205–1218.

147. Gusella M, Toso S, Ferrazzi E, et al. Relationships between body composition parameters and fluorouracil pharmacokinetics. *Br J Clin Pharmacol*. 2002;54(2):131–139.

148. Mowls DS, Brame LS, Martinez SA, et al. Lifestyle behaviors among US cancer survivors. *J Cancer Surviv*. 2016;10(4):692–698.

149. Kim RB, Phillips A, Herrick K, et al. Physical activity and sedentary behavior of cancer survivors and non-cancer individuals: results from a national survey. *PloS One*. 2013;8(3):e57598.

150. Beesley VL, Eakin EG, Janda M, et al. Gynecological cancer survivors' health behaviors and their associations with quality of life. *Cancer Causes Control*. 2008;19(7):775–782.

151. Lukowski J, Gil KM, Jenison E, et al. Endometrial cancer survivors' assessment of the benefits of exercise. *Gynecol Oncol*. 2012;124(3):426–430.

152. Loprinzi PD, Lee H, Cardinal BJ. Objectively measured physical activity among US cancer survivors: considerations by weight status. *J Cancer Surviv*. 2013;7(3):493–499.

153. Kenzik K, Pisu M, Fouad MN, et al. Are long-term cancer survivors and physicians discussing health promotion and healthy behaviors? *J Cancer Surviv*. 2016;10(2):271–279.

154. Nyrop KA, Deal AM, Williams GR, et al. Physical activity communication between oncology providers and patients with early-stage breast, colon, or prostate cancer. *Cancer*. 2016;122(3):470–476.

155. Zhang X, Haggerty AF, Brown JC, et al. The prescription or proscription of exercise in endometrial cancer care. *Gynecol Oncol*. 2015;139(1):155–159.

156. Brown JC, Schmitz KH. The prescription or proscription of exercise in colorectal cancer care. *Med Sci Sports Exerc*. 2014;46(12):2202.

157. Bauml J, Kim J, Zhang X, et al. Unsupervised exercise in survivors of human papillomavirus related head and neck cancer: how many can go it alone? *J Cancer Surviv*. 2017;11(4):462–468.

158. Baker AM, Smith KC, Coa KI, et al. Clinical care providers' perspectives on body size and weight management among long-term cancer survivors. *Integr Cancer Ther*. 2015;14(3):240–248.

159. Beehler GP, Rodrigues AE, Kay MA, et al. Perceptions of barriers and facilitators to health behavior change among veteran cancer survivors. *Mil Med*. 2014;179(9):998–1005.

160. Puhringer PG, Olsen A, Climstein M, et al. Current nutrition promotion, beliefs and barriers among cancer nurses in Australia and New Zealand. *Peer J*. 2015;10(3):e1396. doi:10.7717/peerj.1396. eCollection 2015.

161. Jones LW, Courneya KS, Fairey AS, et al. Effects of an oncologist's recommendation to exercise on self-reported exercise behavior in newly diagnosed breast cancer survivors: a single-blind, randomized controlled trial. *Ann Behav Med*. 2004;28(2):105–113.

162. Brown JC, Schmitz KH. Weight lifting and physical function among survivors of breast cancer: a post hoc analysis of a randomized controlled trial. *J Clin Oncol*. 2015;33(19):2184–2189.

163. Santa Mina D, Sabiston CM, Au D. Connecting people with cancer to physical activity and exercise programs: a pathway to create accessibility and engagement. *Curr Oncol*. 2018;25(2):149–162. doi:10.3747/co.25.3977

164. Beidas RS, Paciotti B, Barg F, et al. A hybrid effectiveness-implementation trial of an evidence-based exercise intervention for breast cancer survivors. *J Natl Cancer Inst Monogr*. 2014;2014(50):338.

165. Irwin ML, Cartmel B, Harrigan M, et al. Effect of the LIVESTRONG at the YMCA exercise program on physical activity, fitness, quality of life, and fatigue in cancer survivors. *Cancer*. 2017;123(7):1249–1258.

166. Washington K. YMCA of the USA Community Integrated Health Efforts Support U.S. Department Of Health and Human Services in Historic Diabetes Prevention Program Certification by Medicare; 2016.

167. Kimmel GT, Haas BK, Hermanns M. The role of exercise in cancer treatment: bridging the gap. *Curr Sports Med Rep*. 2014;13(4):246–252.

168. Bandura, A. Social cognitive theory of self-regulation. *Organ Behav Hum Decis Process*. 1991;50:248–287.

169. Haas BK, Kimmel G. Model for a community-based exercise program for cancer survivors: taking patient care to the next level. *J Oncol Pract*. 2011;7(4):252–256.

170. Haas BK, Kimmel G, Hermanns M, et al. Community-based FitSTEPS for life exercise program for persons with cancer: 5-year evaluation. *J Oncol Pract*. 2012;8(6):320–324, 2 p following 4.

第65章

癌症术后康复

Alexander Penny, Donna Kelly, Asfia M. Mohammed, Brent Braveman

本章重点讨论手术后肿瘤患者如何进行作业疗法和物理疗法康复。不同的外科术式会对患者功能和生活质量产生不同影响。本章讨论的手术包括乳腺、头颈部、整形以及儿科手术。术后康复的目的是帮助患者在日常活动出行达到最大可能独立性,提高生活质量。而实现这些目标的主要方法是遵从术后预防措施并防止术后并发症发生。

乳腺癌手术

康复治疗团队在乳腺癌术后患者恢复中发挥了重要作用。乳腺癌手术具体包括节段性乳房切除术、细针穿刺定位或粒子定位、全乳房切除术、乳腺癌切除术、前哨淋巴结淋巴定位术、腋窝淋巴结清扫术、改良根治术和重建术[1]。乳腺癌术后康复重点包括患者教育、进行肩部活动防止功能下降、对身体损伤部位的康复(例如淋巴水肿的管理)、改善生活质量、预防术后各种并发症。下面依次介绍这些康复重点。

乳腺癌术后的患者教育

术后第一天就应尽早告知患者术后可能出现的感觉异常现象。感觉异常是因人而异的,而且在患者恢复的每一个阶段感觉异常也是不同的。具体来说常见的感觉异常包括胳膊下方或切口部位的疼痛、麻木感或刺痛、乳房区域的牵拉或收紧感、乳房沉重感、牵涉性痛和乳房切除术后切除侧乳房区域幻觉疼痛。牵涉性痛和幻觉痛等感觉异常通常在6个月内消失,但也有部分患者可持续长达1年或更长时间[1]。压力和疲劳会加重感觉异常。治疗从业者需要做的是将这些感觉异常最小化。方

法包括指导患者膈式呼吸、引导冥想、疲劳管理和日常生活调整。

因乳腺癌手术的原因,术后应避免一些活动,因此在治疗的开始阶段就应该告知患者术后应注意限制活动(包括之后也应注意)。限制时间通常为4~6周,具体取决于术式的选择和外科手术过程。乳腺癌手术后尽量避免的活动有:

- 当引流管保留时,肩关节前屈和外展低于肩部高度(90°)
- 手术侧负重不超过4.5kg
- 手术侧尽量减少撞击(避免跑步、跳舞、激烈的性行为)
- 引流管保留时不能驾驶车辆

乳腺癌术后运动训练

应从术后第一天开始就为所有患者提供和指导居家运动训练,以避免关节活动度(range of motion, ROM)受限。肘部以下不限制ROM,应鼓励积极完成日常自理活动。上肢运动训练应包括肩关节钟摆运动(顺时针和逆时针)、扇翼样动作、低于肩部高度的手臂环绕(顺时针和逆时针)和肩关节各向等长收缩训练。姿势训练的教育和指导(如肩胛骨后缩、颈后伸、耸肩和牵伸胸大肌)可以防止瘢痕组织形成、姿势异常和代偿动作。只有当患者诉疼痛明显增加或牵拉到手术伤口时才停止上述训练。鼓励步行训练和膈式呼吸,以促进肺部廓清和预防血栓形成。

淋巴水肿的管理

西方国家最常见的淋巴水肿类型就是乳腺癌治疗后出现的淋巴水肿[2]。除前哨淋巴结手术取样外,所有乳腺癌都要切除腋窝淋巴结进行取样,而

且术后放疗并不少见,这将进一步增加发生淋巴水肿的风险。通常在手术治疗后会出现急性淋巴水肿,急性水肿可能会消退或发展为慢性淋巴水肿。在手术后的急性期出现短暂的淋巴水肿并不是肯定会发展为慢性淋巴水肿[3]。正如核医学研究人员 Pecking 所述在临床实践中术后是否出现暂时性急性淋巴水肿的问题并不重要[4]。乳腺癌术后 3 年,96% 的术后病例中都可以证明局部淋巴管有严重的功能损害[4],这些患者应被视为处在淋巴水肿的潜伏期。基于这些研究发现,慢性淋巴水肿可以在任何时间出现,平均时间为乳腺癌术后 9.5 年。40% 的病例在改良根治术后发生淋巴水肿,30% 的病例在肿块或象限切除术后发生淋巴水肿[3]。

由于淋巴水肿的发生可能发生在手术后数年,因此,非常有必要向患者告知淋巴水肿的预防措施和如何识别早期症状,得以尽快开始治疗。淋巴水肿通常发展得非常缓慢,最初的变化发生在组织内,因此没有明显的肿胀征象。早期淋巴水肿是可逆的;然而,一旦进展到第二阶段,淋巴水肿不再自发逆转,这一阶段的特征是纤维化过程和脂肪沉积[5]。在乳腺癌治疗后,也已经显示在高达 30% 的患者会出现对侧手臂肿胀。这会使徒手淋巴引流(MLD)或大多数患者所称的"按摩"复杂化。对侧臂的肿胀显示该象限中淋巴管的功能紊乱[3]它对治疗的实际意义在于,当将液体引流入躯干的相邻象限时,应采取进一步的预防措施。

术后关于淋巴水肿的教育应包括以下几个方面。

淋巴水肿症状和体征如下:
- 肢体沉重或肢体体积变化
- 衣服合身与否
- 全身肢体不适或疼痛
- 肢体颜色和/或温度的变化

预防步骤如下:
- 皮肤护理:使用防晒霜和驱虫剂以减少感染的可能性,修指甲时注意保持清洁,经常进行皮肤检查,并避免皮肤温度的显著变化(如:热水浴缸/桑拿浴)
- 避免对肢体的限制:避免穿戴过紧的衣物或珠宝,在空中旅行时不可穿戴加压弹力带,因为这可能会产生止血带效应
- 运动:术后进行运动,帮助预防淋巴水肿

头颈部肿瘤手术

手术介绍(手术适应证)

目前西方国家头颈部肿瘤位居常见的恶性肿瘤第八位,其中鳞状细胞癌是最常见的病理类型[6]。头颈部肿瘤虽然少见,但因邻近许多重要结构,如:脑神经、咀嚼肌、颈动脉等,因此会出现严重的并发症,另外因头颈部手术切除会导致身体畸形、运动和感觉异常以及诸如语言、吞咽、张嘴和肩部功能等功能受损。因此术后需要重建以闭合伤口和改善外观和功能。

手术过程

头颈部肿瘤术后重建通常包括使用游离皮瓣来闭合和保护重要结构,保留功能和恢复外观[7]。可使用多种皮瓣(所用的皮瓣有许多类型),包括股前外侧(anteroLateral thigh, ALT)皮瓣、腓骨骨皮瓣和筋膜上制备的桡侧前臂游离筋膜皮瓣(前臂桡侧筋膜上游离皮瓣)[7]。选择皮瓣的类型基于许多标准,最重要的依据是缺损病灶的位置。每种手术都有其自身的术后活动限制和康复方案。非常肯定的是手术患者的术后早期活动可以减少住院时间,并且能够最大限度地恢复功能[8]。

术后限制活动

住院时间多在 3 日到 9 日[9]。术后活动限制可能不同,应在开始活动前与外科团队详细沟通。颈部淋巴结清扫术和游离皮瓣重建手术常见的术后限制活动包括:
- 颈部不可剧烈(过度)旋转
- 颈部不可前屈或后伸
- 不可负重
- 床头高度应在 30° 或以上

游离皮瓣重建手术将有额外的限制活动,包括:
- 不可对皮瓣施加压力
- 肩关节前屈不可超过 90° 腓骨骨皮瓣供腿穿戴步行靴进行可耐受性负重
- ALT 皮瓣供腿进行可耐受性负重
- 桡侧游离皮瓣供体臂不可旋前/旋后或腕关节掌屈
- 桡侧游离皮瓣供体臂不可负重

术后并发症

颈部手术术后并发症包括颈部淋巴结清扫后

导致淋巴水肿的风险、支配胸锁乳突肌和斜方肌的脊髓副神经损伤导致的疼痛、力量丧失或活动性下降、和姿势畸形，也称为颈部清扫术后综合征[8]。并发症还包括：

- 颈部伤口感染，通常是颈部伤口持续暴露和口腔感染的结果。若术前进行化放疗会增加伤口感染的风险[7]
- 伤口裂开或瘘（瘘管形成）
- 皮瓣脱落
- 动脉和/或静脉血栓形成
- 手术部位的内部压力增高可产生局部血肿，通常与张力过高和患者上肢负重过大相关

康复治疗

颈部肿瘤手术后康复的目标是安全回归家庭，可以自我照顾，日常活动，在遵守限制活动和居家训练计划以促进淋巴水肿管理的同时，增加肌肉力量和改善活动能力。其他康复需求包括适应交流方式改变，身体形象的变化（改进交流方式、注重身体形象），更好地融入社区和工作环境中。Baggi 等[9]发现早期的康复训练对于减轻疼痛和最大限度恢复活动能力是有益的，尤其是对于可以活动的患者来说更推荐尽早活动。患者进行适当的活动训练可以最大限度地提高患者社区和居家康复的安全性，并可以最大限度地减少疼痛和姿势畸形。在遵守限制活动的同时，尽可能通过使用辅助具和代偿策略来促进日常生活活动（activities of daily living, ADL）的参与。心理社会干预对于患者逐渐适应术后身体形象的改变，恢复性生活，重新融入社会非常有帮助。同时还要重视头颈部淋巴水肿的管理和言语、吞咽功能的恢复。

骨科手术

保肢手术

手术介绍（手术适应证）

随着外科手术技术和医疗技术的进步，原发性骨和软组织肿瘤的手术方式由截肢手术转为保肢手术[10]。保肢手术的方法是切除原发性肿瘤，然后用内置假体、金属内固定和/或同种异体骨对切除后的骨和软组织缺损进行重建。这是一个非常复杂的过程，需要多学科共同参与内、外科治疗和康复治疗。保肢手术的患者通常有更好的功能预后

和更高的生活质量。

康复治疗

保肢手术后的康复重点是疼痛的控制、患者及照护者的教育（包括术后预防措施和限制活动）（对患者和照护者进行术后预防和活动限制的教育）、关节保护、早期功能活动、ADL、训练和教育、步态训练和台阶训练等。康复计划包括综合性和渐进性的辅助下主动 ROM 训练（AAROM）以及牵伸和力量训练。除了患侧肢体，健侧肢体也应行力量训练及腰椎、骨盆的稳定性训练。

股骨近端肿瘤切除重建术

手术适应证

原发性骨与软组织肿瘤和股骨转移性肿瘤可能需要切除股骨近端并重建股骨、髋关节和相关软组织（图 65-1）。

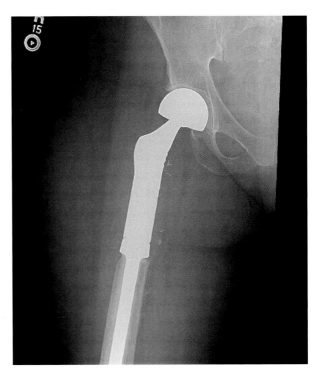

图 65-1　股骨近端假体重建术后前后位 X 线

术后限制活动（表 65-1）

常见的术后限制活动包括：

1. 髋关节术后预防措施；前路和后路

（1）6 周内屈曲不超过 75°，无限期（之后）不超过 90°。

（2）内旋不可过中线。

表 65-1 术后急性期负重限制、支具推荐、和 ROM 限制

手术切除 / 重建	负重限制	支具	髋关节预防措施	ROM 限制
股骨近端	WBAT	髋外展支具	是 前 / 后路	髋关节 根据术式
股骨远端	WBAT	铰链式护膝	否	否
全股骨	WBAT	髋外展支具 铰链式护膝	是 前 / 后路	髋关节 根据术式
胫骨近端	WBAT	铰链式护膝	否	膝关节固定于 0° 伸直位 （6 周）
肱骨近端	NWB	肩关节固定带	不明确	保持中立位 （6 周）
APC 1. 股骨近端 2. 股骨远端 3. 胫骨近端	NWB	1. 髋外展支具 2. 铰链式护膝 3. 铰链式护膝	1. 是 　前 / 后路 2. 否 3. 否	1. 髋关节 2. 否 3. 胫骨远端 膝关节固定于 0° 伸直位 （6 周）
节段型假体 1. 金属假体 2. 骨移植	1. WBAT 2. NWB	根据术式	根据术式	根据术式
内骨盆切除术 未重建 1. Ⅰ型（髂骨区） 2. Ⅲ型（耻骨坐骨区（闭孔）） 3. Ⅱ型（髋臼区）	1. WBAT 2. WBAT 3. TDWB （6 周）	1. 根据术式 2. 根据术式 3. 髋外展支具	是 前 / 后路	髋关节
内骨盆切除术 重建 1. 1 型（髂骨区） 2. 2 型（髋臼区）	1. NWB 2. NWB	1. 髋外展支具 2. 髋外展支具	是 前 / 后路	髋关节
可延长假体 1. 股骨近端 2. 股骨远端 3. 胫骨近端	WBAT	1. 髋外展支具 2. 铰链式护膝 3. 铰链式护膝	1. 是 　前 / 后路 2. 否 3. 否	1. 髋关节 2. 否 3. 胫骨远端 膝关节固定于 0° 伸直位 （6 周）
旋转成形术	NWB	根据术式推荐休息位夹板	不可活动至 ROM 终末端	保持术侧膝踝中立位（6 周）

APC，同种异体骨 - 假体复合物；NWB，不可负重；ROM，关节活动度；TDWB，轻触地负重；WBAT，可耐受性负重。

（3）内收不可过中线。

2. 6 周内使用髋关节外展支具

角度参数：屈曲 75°，外展 20°，后伸 10°。

3. 设备辅助下行可耐受性负重（weightbearing as tolerated，WBAT）训练

4. 6 周内髋关节不可主动外展运动

术后护理与康复

康复注意要点[11]：

1. 通常使用后外侧或前外侧入路。手术入路将决定髋关节不稳定的部位和程度。

2. 必须重视对股骨近端肌肉附着点的保护，特别是对金属假体外展动力的保护，因此须慎重考虑骨和软组织切除和重建的范围。

3. 股骨近端金属假体重建术后可早期负重，而同种异体骨复合假体重建术后须在充分骨愈合且手术团队确认后方可负重。

4. 用骨水泥固定假体柄的手术可术后早期负

重,而用非骨水泥材料固定假体柄的手术在充分骨愈合且手术团队确认前不可负重或仅可轻触地。

5. 在某些情况下需要复杂的手术伤口缝合,此时须注意对手术伤口和切口的保护。

术后须随时注意预防髋关节脱位,特别是床面上活动,如翻滚、转移动作、过渡动作及 ADL 训练时。术后 6 周内推荐使用髋关节外展支具以减少术后发生脱位的风险。

股骨近端肿瘤切除重建术后早期运动训练的目标应是稳定术后髋关节,主要是加强臀部后外侧肌群肌力。在前文所述预防髋关节脱位的限制活动前提下,所有的术后早期运动训练须从床面上活动开始,包括等长收缩和辅助下主动活动训练。为了让金属假体或同种异体骨上的外展肌腱附着点能充分愈合,术后 6 周内应避免髋关节主动外展运动。一旦愈合后,髋关节外展肌群训练目标是减少步态偏差和增加步态效率。力量训练应包括腰椎骨盆稳定性训练及所有下肢肌群的力量训练,尤其是股四头肌和腘绳肌。在助行器辅助下开始步态训练;患者可逐渐进步,脱离双拐、手杖,最终实现无须辅助的独立步行且几乎没有步态偏差。髋关节外展肌群无力时可能会出现 Trendelenburg 步态。

股骨远端肿瘤切除重建术

手术适应证

股骨原发性骨与软组织肿瘤以及转移性肿瘤可能需要切除股骨远端并重建股骨、膝关节和相关软组织(图 65-2,图 65-3)。

术后限制活动(表 65-1)

常见的术后限制活动包括:

1. 关节保护

(1)保持髋关节中立位以防膝关节僵硬和腓神经麻痹,髋关节外旋时膝关节外侧髁直接受压可引起腓神经麻痹。

(2)休息时不可在腘窝下放置枕头,以免膝关节屈曲挛缩。

(3)铰链式护膝;股四头肌萎缩时,应在离床活动时将膝关节固定在伸直位。

2. 可耐受性负重

(1)仅金属假体可负重。

(2)在能完成直腿抬高(SLR)动作之前,离床活动时须佩戴铰链式护膝。

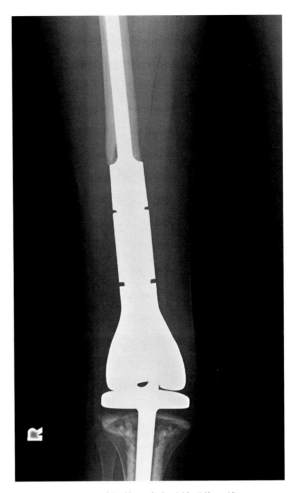

图 65-2 股骨远端假体重建术后前后位 X 线

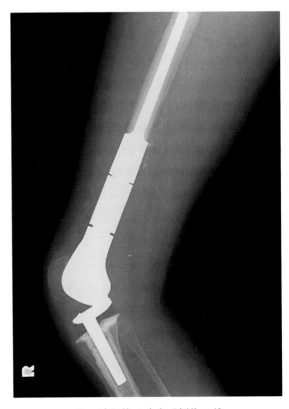

图 65-3 股骨远端假体重建术后侧位 X 线

3. 不可行被动的终末端 ROM 训练(无终点被动 ROM 训练)

仅进行 AAROM 和主动 ROM(AROM)训练。

术后护理与康复

康复注意要点:

1. 通常采用前入路。手术入路将决定软组织损伤的程度,而这与肌肉功能的恢复有关。

2. 切除和重建的范围。切除和重建的范围越大,所带来的软组织创伤也越大,还会延长恢复时间,康复治疗也会趋于保守。

3. 股骨远端金属假体重建术后可早期负重,而同种异体骨复合假体重建术后须在充分骨愈合且手术团队确认后方可负重。

4. 所用的假体常为一种旋转铰链式膝关节假体,可以旋转、屈曲和伸直;受重力影响,仰卧位下肢体远端会外旋。

5. 当需要复杂的手术伤口缝合时,须注意手术伤口和切口的保护。

股骨远端肿瘤切除重建术后的运动应以膝关节 ROM 和股四头肌的神经肌肉再教育训练为主。术后立即给膝关节使用持续被动活动(continuous passive motion,CPM)训练器,在耐受情况下(先将活动范围角度)角度范围设定为 0°~60°,如可耐受则逐渐增加 5°~10°,每日两次。训练方案应包括髋、膝、踝的 AAROM 和主动力量训练。力量训练的重点是,股四头肌的神经肌肉再教育和臀部肌群力量训练,以提高髋膝关节的稳定性及动态膝关节控制训练以减少步态偏差。步态训练最开始可以在助行器或双拐的辅助下进行。建议在离床活动时穿戴铰链式护膝并固定于伸直位,以减少因股四头肌萎缩导致的膝关节屈曲和跌倒风险。一旦患者有了足够强的股四头肌力量,就可以在物理治疗师的监督下,解锁支架进行步态训练。患者应逐渐进步然后减少步行辅助至单拐或手杖,最终实现无须辅助的独立步行且几乎没有步态偏差。

胫骨近端肿瘤切除重建术

手术适应证

胫骨原发性骨与软组织肿瘤以及转移性肿瘤需要切除胫骨近端并重建胫骨、膝关节和软组织(图 65-4)。

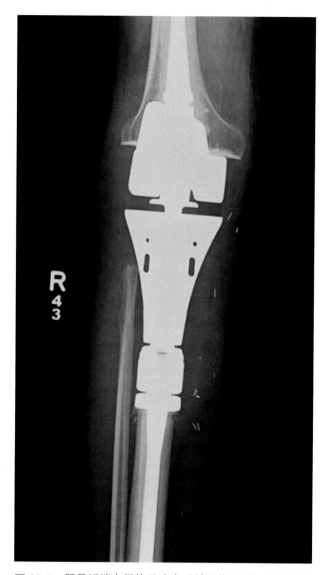

图 65-4 胫骨近端大假体重建术后前后位 X 线。缝合在金属植入物上的伸膝装置至少 6 周内都需要用支具固定在伸直位

术后限制活动(表 65-1)

常见的术后限制活动包括:

1. 6 周内严格禁止膝关节屈曲

2. 铰链式护膝

(1)6 周内持续固定在伸直位。

3. 设备辅助下可耐受性负重

4. 关节保护

(1)休息时不可在腘窝下放置枕头。

(2)保持肢体中立位。

5. 不可在皮瓣上直接施压

术后护理与康复

康复注意要点:

1. 通常采用前入路,因此需要复杂的软组织皮瓣来闭合伤口。

2. 骨和软组织的切除和重建范围越大,所致的局部创面就越大,由此需要更进一步的肌皮瓣覆盖以及对重建的保护。

3. 股骨近端金属假体重建术后可早期负重,而同种异体骨复合假体重建术后须在充分骨愈合且手术团队确认后方可负重。

4. 用骨水泥固定假体柄的手术可术后早期负重,而用非骨水泥材料固定假体柄的手术在充分骨愈合且手术团队确认前不可负重或仅可轻触地。

5. 金属假体或同种异体骨复合假体需要重建伸膝装置,这会导致恢复时间延长并且需要更长时间的休息以达到肌腱修复,因此 6 周内膝关节不可屈曲,股四头肌不可大力收缩。

6. 通常用旋转腓肠肌皮瓣、游离皮瓣或替代物来覆盖假体和填充软组织缺损。必须特别注意保护皮瓣,避免直接受压,过程中需严格遵守整形外科团队的建议。

手术后应立即使用膝关节伸直支具以保持肢体在伸直位。在皮瓣覆盖的情况下,应避免直接在游离皮瓣或胫骨近端施加压力。为保护假体或同种异体骨肌腱附着处重建的伸膝装置,患肢在术后至少 6 周内应严格保持在伸直位。早期运动训练应从各个平面的踝关节主动 ROM 训练开始;足、踝和腘绳肌腱的牵伸训练;铰链式护膝保护下股四头肌等长收缩;以及各个平面的髋关节主动运动训练。保持严格伸直位 6 周并且手术团队确认恢复后,可以打开铰链式护膝的角度限制开始渐进性的 AAROM 训练。若在 SLR 时出现股四头肌迟滞则表明有股四头肌萎缩,此时离床活动时应穿戴铰链式护膝并固定于伸直位,以防止膝关节屈曲和潜在的跌倒风险。保持股四头肌肌力和长度之间的长度-张力关系是很重要的;过度牵伸股四头肌可能导致伸膝装置失效,进而导致膝关节不稳和站立时膝关节控制的缺失。

在复杂的成形重建术中可能会有特殊情况,例如用游离皮瓣覆盖胫骨近端假体。游离皮瓣一般需要密切观察和监测,并且考虑到胫骨的血流重力依赖性区域,在离床和下地活动之前建议予肢体悬吊。制定一个悬吊方案,首先用动脉血流多普勒检查对应用下垂悬吊前后的皮瓣进行评估。悬吊方案通常始于让处于重力依赖位(即低于心脏位置)的患肢悬吊 5 分钟;如果皮瓣反应良好,则每

日四组,每两次重力依赖位之间患肢抬高至少 2 小时。随着皮瓣的耐受性改善,每日逐渐增加悬吊时长,从 5 分钟延长到 10～20 分钟;悬吊进行顺利,由手术团队确认恢复后,可进行离床活动和步态训练,并可与重力依赖位的患肢进行悬吊练习时同时进行。

骨盆手术

手术适应证

骨盆原发性骨肿瘤通常需要部分或完全切除髋骨进行治疗,称为半骨盆切除术。

手术过程

保留同侧肢体的骨盆切除术被称为内侧半骨盆切除术,而传统的骨盆切除术会进行后肢截肢,被称为外侧半骨盆切除术。Enneking[12]根据肿瘤位置对保肢的半骨盆切除术进行了分类:Ⅰ型切除范围包括髂骨,Ⅱ型切除范围包括髋臼周围和髋关节,Ⅲ型切除范围包括耻骨区。肿瘤切除后需要对骨盆进行重建。部分Ⅰ型和Ⅲ型切除术后不需要重建骨盆;若Ⅰ型切除术后需重建骨盆,通常使用带血管蒂双排腓骨移植物来进行重建。Ⅱ型切除术后可以选用同种异体骨、同种异体骨复合假体或定制的骨盆假体来重建。另外,Ⅱ型切除术后也可不重建,而保持连枷髋状态,随着时间的推移将会形成"假髋关节"(图 65-5)。

术后限制活动(表 65-1)

术后限制活动可能包括以下:

未进行重建的内(半)骨盆切除术

1. 肢体保护

(1)"髋关节"保持中立位(不可过度外旋、不可内收、屈髋不可>75°)

1)可使用减压踝足矫形器(pressure relieving ankle foot orthosis, PRAFO)。

2)髋关节外展支具。

(2)休息时不可在腘窝下放置枕头

1)保持肢体伸直位抬高肢体,远端高于近端

2. 6 周内避免触地或负重

3. 若有皮瓣重建,不可在皮瓣上施压

进行重建的内侧半骨盆切除术

1. 肢体保护

(1)髋关节保持中立位(不可过度外旋、不可

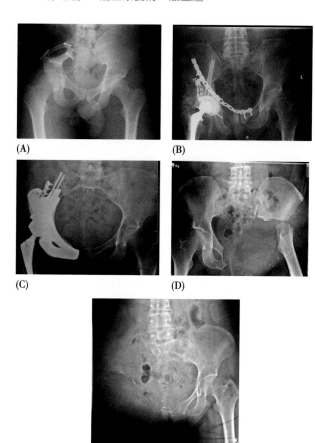

(A)   (B)

(C)   (D)

(E)

图 65-5 （A）Ⅰ型半骨盆切除术使用带血管蒂双排腓骨移植物进行重建。（B）Ⅱ～Ⅲ型半骨盆切除术使用同种异体骨和金属假体进行重建。（C）Ⅱ～Ⅲ型半骨盆切除术使用定制型肿瘤假体进行重建。（D）未进行重建并保持连枷髋的Ⅱ～Ⅲ型内骨盆切除术。（E）后肢截肢的外半骨盆切除术

内收、屈髋不可＞75°）

　　1）PRAFO。

　　2）髋关节外展支具。

　　（2）休息时不可在腘窝下放置枕头

　　保持肢体伸直位抬高肢体，远端高于近端。

　　2. 预防髋关节脱位；后入路或前入路

　　（1）屈髋不可＞75°

　　（2）内旋不可过中线

　　（3）内收不可过中线

　　3. 严格无负重（根据假体重建的类型，金属假体或同种异体骨）

　　4. 若有皮瓣重建，不可在皮瓣上施压

外侧半骨盆切除术

　　1. 根据成形与重建手术（plastic and reconstructive surgery，PRS）团队的要求，不可在手术伤口和/或皮瓣上施压

　　根据 PRS 的要求，可能会限制坐位。

　　2. 不可负重

术后护理与康复

　　骨盆肿瘤切除手术是非常复杂，具有高度挑战性的手术，这需要全面的、经验丰富的、多学科的临床、康复团队共同完成。手术团队也是多方面的，需要包括骨肿瘤科、美容整形外科、泌尿生殖外科、胃肠外科、血管外科、肿瘤外科等共同协作。

术前预康复

　　"预康复是增强患者个体功能能力的过程，经过预康复增强患者对手术过程的适应性"[13]。预康复在确定要手术治疗时就应该开始，通过预康复，患者对即将进行的手术、物理治疗和作业治疗的作用有所了解。患者教育包括术后预防措施和限制活动、支具、康复设备、术后可能面临的问题、功能受限以及一般活动和功能进步。预康复还需要关注患者短期和长期的功能和预后，制定合乎实际的康复目标，使患者术后能更好地回归家庭、工作和娱乐活动。

关节和肢体的保护

　　大部分骨盆肿瘤手术住院时间为 3～4 周，包括 2 周的急性期治疗和 10～14 日的住院康复时间。术后第 1 日即可进行术后康复，康复的初步评估和干预重点是肢体和关节保护，为确保术后正确的肢体摆放应使用髋关节外展支具 PRAFO。医生、护士包括患者都应该了解术后应预防髋关节脱位的发生。在未进行重建的髋臼周围切除术后，髋关节的预防措施可降低残存股骨错位的风险。例如，患肢内收过中线可能会导致股骨向上和向侧面移动，进而导致双下肢不等长、步态异常和功能下降。当髋关节外展 20° 时，"髋"、膝、踝和足应处在中立位，可将小腿垫高于枕上，但不可垫于腘窝下以防膝关节屈曲挛缩，并注意足跟部皮肤保护，以防发生压疮。在床面上平移和翻身时应注意维持髋关节外展位，可在双腿间放置枕头，严格遵守术后髋关节预防措施。

急性期活动和早期运动训练

　　半骨盆切除术后患者多需要在 ICU 进行监护和观察。患者在 ICU 时多为气管插管、镇静、心电监护、动脉置管、中心静脉置管、Foley 导管、输尿管支架、用于管理疼痛的硬膜外和/或镇痛泵、多

根术后引流管[2-4]。如果稳定,患者术后第 1 日就可以拔管,此时要鼓励患者进行早期活动。具体是佩戴髋关节外展支具,若疼痛可以耐受,鼓励患者早期床上活动、体位摆放(改变体位)以及从仰卧位到床边坐位的功能转移。如条件允许,可使用骨科牵引床帮助患者实现床面上活动。在早期活动时,应遵循髋关节预防措施,特别是对患肢的保护。同时要鼓励患者进行踝关节 ROM 和股四头肌、腘绳肌、臀肌和腹部肌肉的等长收缩训练。除了对患肢进行早期的辅助下主动活动和等长收缩训练外,还应进行健侧肢体的主动活动和双上肢的弹力带抗阻运动。术后第 2～3 日可以从床上活动逐渐过渡为轮椅转移。未进行重建的半骨盆切除术后不可负重或仅可触地负重(touch-down weight-bearing, TDWB);而行重建后则绝对不能负重。物理治疗师或作业治疗师会通过站立旋转移位或辅助装置帮助患者转移至轮椅上。然后在高背轮椅上进行坐位训练,可放置软垫保证舒适的同时防止皮肤破裂、手术位置减负及根据患者的耐受程度鼓励和调整好的姿势。此外,手术肢体应抬高以防止肿胀。作业治疗师的工作重点是让患者学会自我照料和使用合适的自助具,以更好地回归家庭和社会。为了帮助患者恢复术前的功能水平,应尽快开始 ADL 训练、参与学习和工作及兴趣爱好的训练。

步态训练

理想状态下,术后第 3～5 日就应该开始步态前和早期步态的训练。半骨盆切除术患者通常由于继发性肌肉萎缩、术后肿胀和手术牵拉导致暂时性神经麻痹,后者可出现足下垂、膝关节屈曲和 / 或伸直无力,因此,在没有辅助的情况下,手术肢体活动困难。另外,未进行重建的内半骨盆切除术后,由于髋关节稳定性差,缺乏骨连接,手术肢体通常要比健侧肢体长[14]。因此步态训练要缓慢开始,并且通常在使用助行器辅助之前应先在平衡杠里进行步态训练。帮助患肢加速向前摆动的策略包括:通过增高鞋垫增加对侧肢体长度;教导代偿模式,如抬高对侧足跟以促进患侧摆动,或者激活腹部和腰 - 骨盆肌群促进骨盆前旋和环转运动,从而在步态的摆动相中让患肢加速向前摆动。一旦患者能够在最小辅助下在平衡杆内安全且有效地移动,物理治疗师就可以使用辅助装置,如助行器;患者可以在适当的情况下逐渐进步到使用腋窝或前臂拐杖。对于未进行重建的半骨盆切除术,至少

6 周内应注意无负重或仅轻触地负重的预防措施,此时物理治疗师可以使用适当的辅助装置,然后逐渐进行负重步态训练。而对于重建了的半骨盆切除术,需要 6～12 个月的严格无负重。随着患者逐渐增加负重,患侧肢体会缩短,就需要增高鞋垫或鞋底以最小化步态偏差,防止由于步态力学和代偿模式引起的机械性下背痛。双下肢长度可在 1～2 年的过程中出现 2.5～5cm 的差异。

水肿和淋巴水肿的处理

内侧半骨盆切除术后静脉和淋巴回流会受到影响,水肿和淋巴水肿是非常常见的并发症。严重程度取决于切除和重建的范围,因此早期处理水肿和潜在的淋巴水肿是至关重要的。具体治疗措施包括患肢抬高、促进循环的肌肉动作、穿弹力袜、给予温和的加压包裹,必要时根据手术团队建议给予淋巴水肿包裹、专门的紧身衣和 MLD。另外强调要尽早给予干预以防形成慢性水肿 / 淋巴水肿。

盆底功能和性功能康复

因半骨盆切除手术的复杂性和为保证手术切缘阴性切除范围较大,这将导致急、慢性盆底、膀胱和性功能障碍。而盆底康复可以改善手术对患者的影响,包括盆底肌肉紧张、肌肉无力、肌肉协调不良、神经源性膀胱、尿失禁和骨盆疼痛。

儿科手术

小儿骨科手术

原发性骨肿瘤,如尤因肉瘤和骨肉瘤,最常发生在儿童和青少年[2, 15]。因儿科患者的特殊性,对整形外科手术管理和术后康复均更有挑战。当切除不成熟骨骼中的原发性骨肿瘤时,外科医生在肢体保留方面面临挑战。手术需考虑儿童长骨的长短(小)、评估健侧肢体的生长潜力、解决患肢与健肢的长度差别、可能的步态偏差以及可能需要持续重建[15]。骨骼不成熟患者的手术选择包括截肢、保肢手术和旋转成形术。

可延长的保肢手术

手术适应证

如前所述,传统的成人假体重建术并不适合成

长中的儿童,而应选择可延长的假体来重建。

手术过程

早期的可延长的内置假体包括模块化节段,随着儿童的成长可手术延长多次[15]。由于结构重建的复杂性和需要开放式扩张,并发症发生率高,包括感染、延长装置失效、无菌性松动和假体柄移位。随着医疗技术的进步,出现了可以不需要切开的可延长假体,可在体外用电磁延长。常见的包括使用储能弹簧的 Repiphysis 和使用电磁感应延长假体的 Stanmore 植入物[15]。

术后护理与康复

除了成人切除术和重建术需要注意的要点外,同时需要考虑儿科患者的特殊性,并结合手术部位来制定康复方案。

延长前和延长后的康复

随着患儿成长和成熟,可膨胀性假体也随时间适当地延长。手术团队可通过 X 线准确地确定真实的肢体长度和随后的生长差异。近年来发明的无创可扩张性假体可在规定的时间内达到预期计划的长度。随着软组织和神经系统的拉伸,患儿肢体延长后会出现疼痛和 / 或肢体麻木或刺痛。同时由于相关软组织拉伸,肢体延长后会出现关节僵硬和 / 或肌肉萎缩。因此术后应尽早恢复监督下的物理治疗或制定运动训练计划,以应对新增关节 ROM 和肌肉力量不足。在进行下一次延长手术之前,患儿应具备功能性膝关节屈曲、完全伸直和良好的股四头肌力量,如可进行无伸膝迟滞的 SLR。

旋转成形术

手术适应证

对于肢体长度差异大于 10cm 或者股骨太小而不能容纳假体的儿童,不建议使用可扩张性假体,推荐采用旋转成形术[16]。

手术过程

旋转成形术是指切除原发性肿瘤,然后将胫骨近端或股骨远端、剩余的胫骨远端、足和踝旋转 180°,并用钢板和螺钉固定到股骨近端,而神经血管束保持完整,最终给儿童置入功能膝关节,该功能膝关节可达到正常的步态力学以及可恢复到该

年龄段可进行的娱乐和体育活动,而这在假体重建术后是不可能的[16]。

术后限制活动(表 65-1)

术后限制活动包括:

1. 术后肢体保护
(1)术后足 / 踝保持中立位。
(2)术后持续抬高患肢。
(3)避免皮瓣和切口受压。
2. 术后 6 周避免足踝主动或被动活动
(1)术后可给予髋部 AROM/AAROM 训练。
(2)6～12 周可给予足和踝 AAROM 和 AROM 锻炼。
(3)12 周后可给予轻柔的被动 ROM 训练。
3. 严格无负重。
4. 手术团队决定何时可以进行肢体悬吊。

术后护理与康复

康复注意要点如下。

肢体保护

术后早期护理重点是保护手术肢体。在不压迫手术切口和周围软组织的情况下应抬高肢体以控制术后水肿。旋转的足和踝应保持在中立的足底位置。最好使用毛巾卷或枕头置于小腿或踝下,确保不要有直接受压点,以防皮肤破溃。

ROM 和力量训练

术后早期 ROM 和牵伸、力量训练应限于对侧肢体和同侧髋关节。物理治疗师应反复强调至少 6 周内严格禁止主动或被动 ROM、牵伸或术侧足踝的力量训练,或听从手术小组的建议。髋关节训练应为轻柔的 ROM、辅助下主动活动或可耐受的、能在各个平面的主动活动。注意避免髋关节过度拉伸,以防止肌肉、肌腱吻合口和神经血管束受到张力性损伤。此外,过度拉伸可导致髋关节不稳定及破坏保持膝关节肌肉功能性收缩的长度和张力平衡关系。伸展和 ROM 练习应使患者逐渐耐受俯卧位,以防止髋关节屈曲挛缩的风险,每日至少 4 次,每次 20 分钟。外科医生决定何时可以行膝、踝、足在各个平面上的活动训练,一定要注意避免大力收缩和疼痛。3 个月后可以进行被动膝关节牵伸,跖屈和背屈都应轻柔,并可在能耐受情况下增加一定阻力。关键是患者的膝关节可以达到全 ROM 或过伸,让假体达到最佳功能和有效步态。跖屈是铸造假体插槽的关键,它可以最小化旋转足的影响,并

且使插槽流线化,类似于膝关节下截肢。跖屈肌力在站立期间膝关节的伸直和步态摆动相中膝关节的屈曲都起重要作用。

假肢和步态训练

与传统的截肢术后康复一样,早期的假肢装配前步态训练的重点是中线意识和足踝的神经肌肉再教育使其在步态的支撑相和摆动相中起到膝关节的作用。一旦患者 X 线显示骨桥形成,将可以开始假肢步态训练。一般负重从 30% 开始并逐渐增加至 50%,直到完全负重,随访影像学显示骨愈合和骨桥形成。若患者需要进行化疗,愈合至完全负重可能需要长达 12～18 个月。若患者达到步态偏差不明显,髋部和膝部强度和稳定性均好,能够建立良好的动态平衡和本体感觉的假肢步态时,就可以恢复运动和娱乐活动了(图 65-6,图 65-7;表 65-1)。

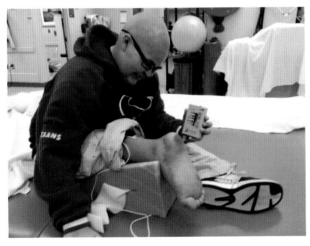

图 65-6 小男孩,旋转成形术后 8 周,假肢装配前采用生物反馈来训练足和踝关节的跖屈,促使膝关节伸直

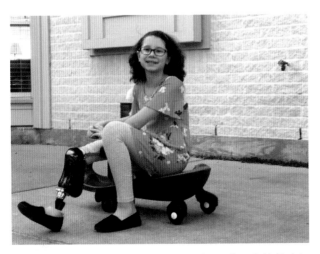

图 65-7 一个配置了假肢的小女孩;旋转成形术使其功能得到了提高并让其恢复适龄的娱乐活动和体育活动

神经外科 / 脊柱外科手术

脊柱肿瘤外科手术要达到两个目标,即切除肿瘤和重建脊柱承载能力。手术方式选择由肿瘤病理学、形态学和转移状态来决定[17]。完整切除包括肿瘤和可能受到影响的任何其他结构,这将导致运动或感觉功能的障碍。通过前固定或后固定可以使原发肿瘤和转移灶压力减低从而达到手术的稳定性[18]。一些患者可能由于脊柱转移性疾病引起脊柱不稳定,这时就需要重建脊柱稳定性。方法有后凸成形术、椎板切除术或椎体成形术,同时可以加入放疗,也可以不加放疗[19]。每个脊柱手术都有并发症,需要保护手术部位以改善愈合效果。并发症可包括但不限于以下几个方面:

- 伤口感染
- 神经功能恶化
- 结构性或机械性损伤
- 脑脊液(CSF)漏
- 内固定物移位[20]

术后限制活动

为了确保积极的治疗结果,任何对脊柱手术干预都会受到术后限制活动的影响。肿瘤切除和重建手术都有一些共同的和不常见的局限性。整块切除、闭合和重建手术可伴以游离皮瓣的使用。使用自由皮瓣关闭将影响患者的活动和限制活动。部分常见的术后限制活动包括:

- 保证脊柱稳定性的预防措施(不可举重物,髋部不可扭转或弯曲,不可推拉)
- 密切监测血压如体位性低血压和可能的 CSF 漏引起的低血压
- 避免对皮瓣施压(如适用)

康复治疗

脊柱手术后的康复重点是早期活动、术后限制活动的教育和训练、ADL 训练和功能活动。患者通过作业治疗和物理治疗可以增加出院前的安全性,并最大限度地达到自我照顾和功能活动的独立性。居家康复锻炼的益处包括增加血供、柔韧性、力量、脊柱稳定性和活动性。为了保证洗澡和上厕所安全性需要进行家庭结构的改造。患者适合使用长柄用具,例如长柄牵引器、袜子辅助器和长柄沐浴海绵,以最大化 ADL 的独立性并遵循保证脊柱稳定性的预防措施。

第七篇

腹腔热灌注化疗（HIPEC）

纤维瘤样小圆细胞肿瘤（DSRCT）是一种罕见的侵袭性强的软组织肉瘤，通常发生在腹部。该病诊断时肿瘤负荷大，特征性表现为腹腔内多发直径2mm肿块，可出现在腹腔任何部位，最常见的是右膈、骨盆、网膜和肠表面[21]。

DSRCT 的治疗包括细胞减灭术和腹腔热灌注化疗。得克萨斯大学安德森癌症中心的 Andrea Hayes-Jordan 博士率先将此应用于儿科患者。细胞减灭术是指手术切除所有被癌细胞侵袭的腹膜表面和脏器，并尽可能多地保留健康器官；然而，每个患者切除的范围有很大的差异。切除后用加热的高剂量化疗药物填充腹腔以消灭残余的微小的肿瘤细胞。手术切口从剑突到耻骨，术后需要留置大量引流管[22]。

在 HIPEC 之后，大部分患者被转移到外科急性护理单元或 ICU。术后注意事项包括负重不能超过 2.3kg 和膈肌不可抗阻（咳嗽）。术后可以进行腹部屈曲，而且还应鼓励患者做，这样可以防止瘢痕组织形成和异常姿势出现。HIPEC 术后康复对患者的制约因素包括疼痛、焦虑和对身体形象的担忧。早期关注这些异常对患者康复目标的达成至关重要。术后第一天主要是从床上转移到椅子上，然后可以长时间坐位。关于呼吸康复的教育，包括膈式呼吸、肺量测定法和排痰性咳嗽。留置胸管患者，仍要鼓励其活动双侧上肢，以促进功能独立性并防止肩部关节活动度受限。鼓励患者每日进行移动以更快地恢复日常生活和自我照顾。

结论

肿瘤术后康复很复杂，良好的预后取决于紧密合作的专业康复团队。肿瘤患者的术后康复包括本章所讨论的术后的并发症。对这些复杂患者的物理治疗和作业治疗干预需要高水平的临床推理。物理治疗和作业治疗的合作目标是使患者的日常生活和活动能力恢复到最大限度的独立性，从而提高生活质量。具体的物理治疗是教育患者注意术后应该避免哪些活动，并通过锻炼以提高力量、耐力和活动能力。而作业治疗是关注在保持术后限制活动的同时提高患者 ADL 的参与程度，使用的方法包括手法和仪器辅助。

术后康复的主要目标是使患者恢复到最佳的力量、功能和活动性，同时防止或最小化并发症的发生。本章的主要目的一方面是介绍肿瘤患者术后康复的复杂性。另外关于各种手术和活动时注意避免的动作，这些均限制患者参与 ADL，本章给予治疗师和康复专业人员专业的指导。康复的最终目标就是帮助患者达到其最佳状态。

要点

- 癌症患者术后康复的管理非常复杂，需要先进的知识、技能和临床分析。癌症术后患者高质量和有效康复的实施有赖于专业团队所有成员的密切合作。
- 乳腺癌术后患者的康复重点包括术后教育、肩部活动和肩部的管理以防止功能下降、帮助患者逐渐适应身体形象的改变、淋巴水肿的管理和改善生活质量。
- 头颈部肿瘤尽管很罕见，但因临近重要结构，如脑神经、咀嚼肌、颈动脉等，可能伴随严重的并发症。
- 由于外科技术和医疗技术的进步，原发性骨和软组织肿瘤可以进行保肢手术，而不再需要截肢。
- 预康复越来越普及，作用是提高患者的功能状态使其能更好地耐受与外科手术相关的应激。

（姜宏英 译）

参考文献

1. The University of Texas MD Anderson Cancer Center. *Breast Surgery (BrS10)*. Revised 12/2016, Patient Education.
2. American Cancer Society. Cancer facts & figures. https://www.cancer.org/content/dam/cancer-org/research/cancer-facts-and-statistics/annual-cancer-facts-and-figures/2014/special-section-cancer-in-children-and-adolescents-cancer-facts-and-figures-2014.pdf. 2014.
3. Foldi E, Foldi M. *Foldi's Textbook of Lymphology for Physicians and Lymphedema Therapists*. Munich, Germany: Elsevier GmbH; 2006: 229–275.
4. Pecking A. Lecture at the 21st GEL congress. Rome. 23–25 May 1996.
5. National Lymphedema Network. Signs and symptoms of lymphedemal. https://www.lymphnet.org/le-faqs/what-is-lymphedema/signs-and-symptoms. 2017.
6. Ward EC, van As-Brooks, CJ. *Head and neck cancer: Treatment, rehabilitation, and outcomes*. San Diego, CA: Plural Publishing; 2014:2.
7. Hanasono MM. Reconstructive surgery for head and neck cancer patients. *Adv Med*. 2014;1–28.
8. Epstein NE. A review article on the benefits of early mobilization following spinal surgery and other medical/surgical procedures. *Surg Neurol Int*. 2014;5(Suppl 3):S66–S73. doi:10.4103/2152-7806.130674.
9. Baggi F, Santoro L, Grosso E, et al. Motor and functional recovery after neck dissection: comparison of two early physical rehabilitation programmes. *Acta Otorhinolaryngol Ital*. 2014;34:230–240.

第七篇

10. Hwang JS, Mehta AD, Yoon RS, et al. From amputation to limb salvage reconstruction: evolution and role of the endoprosthesis in musculoskeletal oncology. *J Orthop Traumatol*. 2014;15: 81–86.

11. Zagury OR, Katizir A, Kollender Y, et al. Principles and rehabilitation after limb-sparing surgery. In: Malawer MM, Sugarbaker PH, eds. *Musculoskeletal Cancer Surgery: Treatment of Sarcomas and Allied Diseases*. New York, NY: Kluwer Academic Press; 2001: 581–591.

12. Enneking WF, Dunham WK. Resection and reconstruction for primary neoplasms involving the innominate bone. *J Bone Joint Surg*. 1978;60(6):731–746.

13. Ditmyer MM, Topp R, Pifer M. Prehabilitation in preparation for orthopaedic surgery. *Orthop Nurs*. 2002;21:43–54.

14. Robinson KM, Lackman RD, Donthineni-Rao R. Rehabilitation after Hemipelvectomy. *Univ Pa Orthop J*. 2001;14:61–69.

15. Lewis VO, Chang DW. Bone sarcomas in the growing child. In: Lin PP, Patel S, eds. *Bone Sarcoma*. New York, NY: Springer; 2013: 191–201.

16. Lewis VO. Limb salvage in the skeletal immature patient. *Curr Oncol Rep*. 2005;7(4):285–292.

17. Clarke MJ, Mendel E, Vrionis FD. Primary spine tumors: diagnosis and treatment. *Cancer Control*. 2014;21(2):114–123.

18. Zadnik PL, Sciubba DM. Clearance, cervical spine. *Encyclopedia Trauma Care*. 2015:322–325.

19. Kaloostian PE, Yurter A, Zadnik PL, et al. Current paradigms for metastatic spinal disease: an evidence-based review. *Ann Surg Oncol*. 2014;21(1):248–262.

20. Versteeg AL, Verlaan JJ, Baat P, et al. Complications after percutaneous pedicle screw fixation for the treatment of unstable spinal metastases. *Ann Surg Oncol*. 2016;23(7):2343–2349.

21. Hayes-Jordan A. Cytoreductive surgery followed by hyperthermic intraperitoneal chemotherapy in DSRCT: progress and pitfalls. *Curr Oncol Rep*. 2015;17:38.

22. Hayes-Jordan A, Green H, Lin H, et al. Complete cytoreduction and HIPEC improves survival in desmoplastic small round cell tumor. *Ann Surg Oncol*. 2014;21, 220–224.

第七篇

第66章

肿瘤患者的营养支持

Veronica McLymont

营养支持是肿瘤患者治疗方案中必要的元素[1]。肿瘤患者营养状况受到肿瘤、抗肿瘤治疗及相关并发症的影响[2]。包括手术、化疗和放疗在内的治疗方法均会引起食欲不佳或进食障碍[3]。

肿瘤治疗对营养的影响

化疗

化疗的副作用诸如恶心、呕吐、厌食、黏膜炎、食管炎、乏力、味觉和嗅觉改变、口干、吞咽困难和胃肠道改变(如便秘、腹胀或腹泻)等都可改变患者的营养状况。正常肠道功能也会因胃肠道细胞损伤出现肠道功能障碍。这会影响消化吸收,进而影响营养状况[2,4]。顺铂、多柔比星和氟尿嘧啶等抗肿瘤药物会引起严重的胃肠道症状(例如恶心、呕吐、厌食、腹痛、腹泻、发热、口腔炎、黏膜炎和厌食),从而间接影响进食或营养吸收[5]。

放疗

患者进行头颈部、胸部、腹部和盆腔放疗会增加营养不良风险[6]。例如,头颈部放疗的患者,照射区域通常在治疗的第2周开始出现黏膜炎,且持续于整个治疗过程,停止放疗后逐渐消失。大多数头颈部肿瘤患者会在治疗的第2~3周出现口干症(口干),吞咽痛(吞咽时有烧灼感)和味觉丧失(没有味觉)[7-10]。此外,口腔放疗会导致唾液生成减少,进而出现口干、味觉减退以及吞咽功能障碍。

手术

手术后,许多患者会出现疲乏、疼痛和食欲缺乏,并且无法正常进食。另外手术造成的机械性和生理性障碍,使患者无法摄入足够的营养。例如,肠切除患者会出现营养吸收不良[11]。

营养评估

肿瘤患者的营养支持需遵循个人化[12]。明确是否有营养不良风险必须进行营养筛查[13]。营养筛查后要进行营养评估。营养评估是营养支持治疗的第一步,进而得出营养诊断、确定合适的治疗方案,并监测和评估营养支持治疗的结果[12]。注册营养师应获得以下患者/服务对象信息,获得与营养相关的体征、症状和发病病因。包括以下方面:

- 食物/营养史:食物与营养的摄入,患者/服务对象对营养知识的了解。
- 生化数据、医学检验和肿瘤相关问题:实验室检查(如电解质、血脂和炎症指标,如C反应蛋白、白细胞计数及血糖),肿瘤预后、肿瘤分期,治疗方法,既往手术史和治疗耐受度。
- 身体测量:身高、体重、既往体重/体重变化、体重指数。
- 营养状况相关体格检查:口腔卫生、体型、肌肉和脂肪萎缩(消耗)情况、体液潴留情况。

服务对象/患者个人史:用药及营养品情况、医学及社会家族史[12,14,15]。患者主观整体评估(PG-SGA)是一个快速、经济、非侵入性(创伤性)的评价方法,可用于优先安排患者进行营养干预、转诊和评估营养状况[16]。PG-SGA是由患者自行完成,涵盖了体重变化、食物摄入、症状、功能能力问题。每一个问题,患者按0~4分进行打分,然后将分数相加得出总和。总分越高,代表营养不良状况越严重[11]。

营养治疗

肿瘤患者的营养支持治疗包含经口服营养补充(饮食)疗法、肠内营养和肠外营养[17]。

口服营养补充(饮食)疗法

口服营养补充(饮食)疗法能够帮助那些可以进食但由于胃肠道功能受损需要特殊饮食的患者改善营养状况[2]。住院肿瘤患者食物摄入不足原因包括食欲缺乏,药物引起的味觉变化以及进餐时间改变。虽然传统的送餐系统会在每餐之前 24 小时内提供菜单进行选择,但是,"病房送餐服务"的送餐系统提供的按需送餐可以更好地增加食物摄入总量并提高患者满意度[18]。此外,改变食物形态和其他选择,如液体膳食补充剂,可以增加卡路里的消耗[2]。

肠内营养

肠内营养治疗是预防及治疗肿瘤相关营养不良的重要方法。留置胃管或肠管可以解决一些最常见的摄食受限的问题。例如,肠内营养可以为咽、食管、胃或十二指肠有梗阻或缺损的患者提供更好的营养供给[17]。

肠外营养

肠外营养是通过静脉输注方式提供蛋白、碳水化合物、脂肪、维生素、矿物质和其他营养素。肠外营养的适应证是肠内营养禁忌、留置胃肠管失败或肠内营养无法达到身体目标需要量的替代方法[19]。例如,肠外营养适用于胃肠道功能紊乱的患者[20]。当对全肠外营养(TPN)进行随机研究时,发现仅一个接受癌症治疗的"选择亚组"从中获得了益处[17]。

针对症状的营养管理

吞咽困难

中至重度吞咽困难或咀嚼功能差的患者需进行进食监测。推荐泥状及果冻样食物,不建议进食粗糙的食物、生水果 / 蔬菜和坚果。一旦咀嚼功能恢复,可以在泥状食物中增加更硬的、经机器加工过的(比如切块或磨碎)食物[21,22]。

厌食和恶病质

厌食和恶病质是肿瘤患者产生营养不良的常见原因。厌食(食欲缺乏)是肿瘤患者常见症状。恶病质是一种会引起乏力、体重减轻、脂肪消耗、肌肉萎缩的消耗综合征[23]。肿瘤及其各种治疗方式均可导致恶病质[2]。食欲促进剂,如糖皮质激素、前列腺素制剂,可以改善肿瘤引起的厌食、体重下降症状。但是如果患者拒绝应用,则不能使用食欲促进剂[24]。缓解厌食的其他方法包括提少量、多次、高热量餐食,还要考虑患者偏爱的食物,提供口服营养品来增加热量摄入[25]。

便秘

便秘是肿瘤患者常见问题,被列入肿瘤药物十大不良反应之一[26]。造成便秘的因素包含止痛药、体力活动减少、营养不良(如液体或含纤维食物摄入不足)[27]。虽然常会发生便秘,但预防及避免便秘发生的方法是因人而异的[26]。有些患者可以通过每日摄入 25～35g 纤维素,补充充足的液体,来避免或减轻便秘[25]。

腹泻

腹泻、腹部绞痛引起的不适可导致经口进食大量减少。造成腹泻的部分因素有:抗生素使用、压力或焦虑[28]。如果腹泻没有得到解决或丢失的成分没有得到补充,就会导致脱水、电解质失衡和体重下降[29]。BRAT 饮食,即香蕉、米饭、苹果酱、吐司饮食,可以减少腹泻的发生,同时还须补充充足的液体以防脱水[25]。

恶心和呕吐

患者可以仅有恶心而没有呕吐症状,或有呕吐但没有出现恶心。止吐药有很多种。饮食管理虽然不能消除患者恶心、呕吐症状,但可以通过控制经口摄入量来缓解症状[6],这包括少量、多次进食,限制有强烈气味的食物和注意餐前餐后的口腔卫生[25]。

患者教育

注册营养师需要和患者沟通他们遇到的营养方面问题,如厌食、味觉变化、疲乏、口干和恶心。鼓励患者在用餐时放松。应向患者宣教选择可耐受的或喜欢的食物[11]。

表 66-1 列出了与营养有关的不良反应和对患者的建议。

表 66-1 营养相关问题

营养相关的不良反应	对患者的营养建议
味觉改变 / 丧失	选择味道浓郁的食物 可食用酸或辛辣食物。口腔或咽喉痛时应避免 使用塑料餐具减少金属味 提高具有视觉诱惑的食物
唾液黏稠 / 口干	在饭前、零食前和日间用盐和苏打水漱口（配制方法：1 茶匙盐和 1 茶匙小苏打加 950ml 水） 大米、面条、面包和土豆等淀粉类食物中可加入肉汁。还可将面包、饼干泡进咖啡、牛奶或汤里，使其变软。食用酸味食物，如柠檬或酸橙，增加唾液分泌，口腔或咽喉痛时不要尝试。要经常饮水。可食用冰棍，冰块或水分充足的水果，来保持口腔湿润
腹泻	少食多餐 避免食用高纤维食物，如全麦面包、麦片、生蔬菜、豆类、坚果、种子、果干以及生水果（瓜和香蕉除外） 避免油炸、油腻或辛辣食物 如果牛奶及乳制品会造成腹泻，避免食用，用不含乳糖的产品代替。 饮足量比较温和的液体，如苹果汁、水、淡茶、清汤或姜汁 轻度腹泻，可尝试 BRAT 饮食有助于减少排便
恶心和呕吐	少食多餐 餐前或餐后至少一小时再饮水，餐中不要饮水 细嚼慢咽 拒绝高糖、油炸或高脂肪食物 进食冷食或常温食品，缓冲饭菜的气味 避免强烈气味，如烹饪味道、烟味、香水 如晨起有恶心感，请在起床前尝试吃固体食物，如麦片、吐司、饼干。口腔或咽喉痛时应避免 如需要，医生可酌情开止吐药
便秘	多喝温水 多食高纤维食物，如全麦面包、麦片、生蔬菜、豆类、坚果和水果。 增加体育锻炼
口腔炎及口腔食管黏膜炎	食用非酸性，清淡或经过适度调味的食物，如蛋奶冻、布丁、奶油汤、冰淇淋和奶昔 膳食合理，饮食均匀。改变饮食以最大限度地减少味觉疲劳。丰富食物口感，减少味觉疲劳。保持良好口腔卫生 避免食用过热或过冷的食物
吞咽困难	食物中可添加肉汁或调味料增加水分 食用混合或商业精制的婴儿食品 包括商业精制的营养品和奶昔，从而获得更多的卡路里和蛋白质 根据言语吞咽评估可增加食物稠度[10]
疲乏	食用富含铁的食物 每 2～3 小时进食少量多次的餐点 / 点心，从而确保摄入的热量和蛋白质充足 包括商业精制的营养品、冰沙和奶昔，从而获得更多的卡路里和蛋白质 为了方便，可食用罐装、冷冻或其他形式商业制备的即食食品，例如冷冻食品 餐厅点餐 备好预处理过的食材
乳糜液渗出	尝试含中链甘油三酯和多种维生素 / 矿物质补充剂的低脂饮食 如经口进食不能满足能量需求，则可能需肠外营养
中性粒细胞减少	宣教手卫生和食品安全。不鼓励摄入高风险食物，如生食果蔬、鸡蛋、生的或未烹饪过的肉类，及未经巴氏消毒的乳制品
体重增加	如果能耐受，鼓励患者持续摄入足够的卡路里和蛋白质，同时耐受情况下进行轻体力活动
厌食及恶病质	少量、多次、高热量食物。条件允许情况下放宽饮食限制。补充口服营养制剂

BRAT，香蕉、米饭、苹果酱和吐司。

营养补充剂和草药

肿瘤患者中普遍使用基于生物学的补充疗法和替代疗法，如草药和其他营养补充剂[30-32]。

由于药物的相互作用，在化疗或放疗期间，同时使用营养补充剂，尤其是大剂量的抗氧化剂或成分复杂的草药可能会引发问题[2,33]。在肿瘤积极治疗阶段建议停止使用草药，因为某些草药会与化疗药物发生反应、可能会增加皮肤对放疗的敏感性、增加血压不稳定的风险，还可能会在手术过程中与麻醉药发生不良反应[34]。

结论

对于许多患者来说，肿瘤及肿瘤治疗的副作用使其很难摄取足够的营养来维持体重、避免组织成分分解、重建组织和抵抗感染[23]。影响进食的因素有厌食、恶心、呕吐、腹泻、便秘、口疮、吞咽困难和疼痛。食欲、味觉／嗅觉及从食物中摄入或吸收充足营养的能力都可被影响[24]。营养不良会导致生活质量下降、功能状况恶化和治疗效果降低。对肿瘤患者进行营养筛查和营养评估可以明确有无营养不良风险。以特定的饮食，口服营养补充剂和管饲的方式进行营养干预均可改善患者的预后[24]。

要点

- 营养支持是肿瘤患者管理中重要的组成部分。
- 肿瘤、肿瘤相关治疗及其并发症均可影响肿瘤患者营养状况。
- 手术、化疗、放疗，这些肿瘤治疗常会使肿瘤患者出现进食障碍和食欲减退。
- 可以改变患者营养状况的化疗不良反应有：恶心、呕吐、厌食、黏膜炎、食管炎、疲乏、味觉和嗅觉改变、口干、吞咽困难和肠胃功能改变（便秘，腹胀或腹泻）。正常肠道功能也会因胃肠道细胞损伤出现肠道功能障碍。
- 患者进行头颈部、胸部、腹部和盆腔放疗会增加营养不良风险。
- 手术后，许多患者会出现疲乏、疼痛、食欲减退，并且无法正常进食。
- 营养筛查是发现营养不良的基础，随后要进

行营养评估。营养评估可以得出营养诊断、确定合适的干预方法，并监测和评估营养支持治疗的结果。

- 肿瘤患者的营养支持治疗包括口服营养补充疗法、肠内营养、肠外营养。
- 注册营养师需要和患者沟通他们遇到的营养方面问题，如厌食、变化、乏力、口干及恶心，并协商治疗方案的选择。
- 由于药物的相互作用，在化疗或放疗期间，同时使用营养补充剂，尤其是大剂量的抗氧化剂或成分复杂的草药可能会引发相关问题。

（吴晓瑞 译 姜宏英 校）

参考文献

1. Cimino JE, McLymont V. Nutrition and cancer across the continuum. In: *Topics in Clinical Nutrition*. ASPEN Publishers, Inc; 2000:1.
2. Hamilton KK, Grant BL. Medical nutrition therapy for cancer prevention, treatment, and survivorship. In: Mahan LK, Raymond JL, eds. *Krause's Food & The Nutrition Care Process*. 14th ed. St. Louis, MO: Elsevier; 2017:729–752.
3. Santarpia L, Contaldo F, Pasanisi F. Nutritional screening and early treatment of malnutrition in cancer patients. *J Cachexia Sarcopenia Muscle*. 2011;2(1):27–35.
4. Chemotherapy and nutrition implications. In: Elliott L, Molseed LL, McCallum PD, Grant B, eds. *The Clinical Guide to Oncology Nutrition*. 2nd ed. Chicago, IL: American Dietetic Association; 2006:75.
5. Farrell C, Brearley S, Pilling M, et al. The impact of chemotherapy-related nausea on patients' nutritional status, psychological distress and quality of life. *Support Care Cancer*. 2013;21(1):59–66.
6. *The Current Role of Nutrition in Patients with Cancer*. Minneapolis, MN: Novartis Nutrition Corporation; 2003:9.
7. *Xerostomia*. Chicago, IL: Academy of Nutrition & Dietetics Nutrition Care Manual, 2016. https://www.nutritioncaremanual.org/topic.cfm?ncm_category_id=1&ncm_toc_id=145155.
8. *Swallowing Pain or Burning*. Bethesda, MD: *Medline Plus*; 2006. http://www.nlm.nih.gov/medlineplus/ency/article/003116.htm.
9. *Taste and Smell Alterations*. Chicago, IL: American Dietetic Association Nutrition Care Manual; 2016. at https://www.nutritioncaremanual.org/topic.cfm?ncm_category_id=1&ncm_toc_id=145152.
10. Manikantan K, Khode S, Sayed SI, et al. Dysphagia in head and neck cancer. *Cancer Treat Rev*. 2009;35:724–732.
11. Capra S, Ferguson M, Reid K. Cancer: impact of nutrition intervention outcome—nutrition issues for patients. *Nutrition*. 2001;17:769–772.
12. American Dietetic Association. *International Dietetics and Nutrition Terminology (IDNT) Reference Manual: Standardized Language for the Nutrition Care Process*. Chicago, IL: American Dietetic Association; 2007:8.
13. Erskine J, Perrett J. Prevalence of nutrition screening in ambulatory cancer patients and its relationship to nutrition intervention: a pilot study. *Oncol Nutr Conn*. 2006;14:1–6.
14. *Oncology General Guidance*. Chicago, IL: Academy of Nutrition & Dietetics Nutrition Care Manual; 2016. at https://www.nutritioncaremanual.org/topic.cfm?ncm_category_id=1&ncm_toc_id=255467.
15. Lacey K, Pritchett E. Nutrition care process and model: ADA adopts road map to quality care and outcome management. *J Am Diet Assoc*. 2003;103:1061–1072.
16. Thoresen L, Fjeldstad I, Krogstad K, et al. Nutritional status of patients with advanced cancer: the value of using the subjective global assessment of nutritional status as a screening tool. *Palliat Med*.

2002;16:33–42.

17. Shils ME, Shike M, Ross AC, et al. *Modern Nutrition in Health and Disease*. 10th ed. Philadelphia, PA: Lippincott Williams and Wilkins; 2006:1297–1299.

18. McLymont V, Cox S, Stell F. Improving patient meal satisfaction with room service meal delivery. *J Nurs Care Qual*. 2003;18:27–37.

19. Escott-Stump S. *Nutrition and Diagnosis–Related Care*. 5th ed. Philadelphia, PA: Lippincott Williams & Wilkins; 2002:691.

20. Doig GS, Simpson F, Sweetman EA, et al. Early parenteral nutrition in critically ill patients with short-term relative contraindications to early enteral nutrition: a randomized controlled trial. *JAMA*. 2013;309(20):2130–2138.

21. American Dietetic Association. National dysphagia diet: standardization for optimal care. In: *National Dysphagia Diet Task Force*. Chicago, IL: American Dietetic Association; 2002:10–19.

22. *Dysphagia*. Chicago, IL: American Dietetic Association Nutrition Care Manual; 2008. http://www.nutritioncaremanual.org/index.cfm?Page=Nutritional_Therapy&topic=17381&headingid=17415#17415.

23. National Cancer Institute Overview of Nutrition in Cancer Care. *Nutrition in Cancer Care (PDQ®)*. Bethesda, MD: National Cancer Institute; 2007. http://www.cancer.gov/cancertopics/pdq/supportivecare/nutrition/Patient.

24. Jatoi A. Pharmacologic therapy for the cancer anorexia/weight loss syndrome: a data-driven, practical approach. *J Support Oncol*. 2006;4:499–502.

25. Lavdaniti M. A nursing perspective of nutrition in cancer patients undergoing chemotherapy. *Prog Health Sci*. 2014;4(2):131.

26. Lau PM, Stewart K, Dooley M. The ten most common adverse drug reactions (ADR's) in oncology patients: do they matter to you? *Support Care Cancer*. 2004;12:626–633.

27. *Constipation*. American Cancer Society; 2007. http://www.cancer.org/docroot/MBC/content/MBC_2_3X_Constipation.asp.

28. *Gastrointestinal Complications: Diarrhea*. Bethesda, MD: National Cancer Institute; 2006. http://www.cancer.gov/cancertopics/pdq/supportivecare/gastrointestinalcomplications/Patient/page6/print.

29. Shield J, Mullen MC. Patient education materials. In: *Supplement to the Manual of Clinical Dietetics*. 3rd ed. Chicago, IL: American Dietetic Association; 2001:9.

30. Hyodo I, Amano N, Egushi K, et al. Nationwide survey on complementary and alternative medicine in cancer patients in Japan. *J Clin Oncol*. 2005;23:2645–2654.

31. Molassiotis A, Fernandez-Ortega P, Pud D, et al. Use of complementary and alternative medicine in cancer patients: a European survey. *Ann Oncol*. 2005;16:655–663.

32. Kumar NB, Hopkins K, Allen K, et al. Use of complementary/integrative nutritional therapies during cancer treatment: implications in clinical practice. *Cancer Control*. 2002;9:236–243.

33. Seifried HE, McDonald SS, Anderson DE, et al. The antioxidant conundrum in cancer. *Cancer Res*. 2003;63:4295–4298.

34. Cheng B, Hung CT, Chiu W. Herbal medicine and anaesthesia. *Hong Kong Med J*. 2002;8:123–130.

第67章

癌症康复中的性欲问题

Sandy J. Falk and Don S. Dizon

据美国癌症协会统计,每年新诊断癌症患者超过 160 万,几乎每日新诊断 5 000 例[1]。幸运的是,随着医学的进步以及治疗和诊断手段的突破,肿瘤患者的存活率在不断提高。截至 2012 年,在美国约有 1 400 万患者"带瘤生存",预计到 2022 年将增至 1 800 万[2]。因此,认识到治疗结束后诊治后遗症将持续较长时间,激发了对癌症患者生存的新研究和治疗兴趣。曾经认为病人可以恢复到"正常"的癌前状态,这一观点不再提倡。虽然许多病人在治疗后,有一种"重生"的感觉,但仍存在许多问题,其中性欲减退和性功能障碍是一个突出的问题,其通常表现为对外界性刺激反应下降和性快感的障碍[3]。

虽然在任何肿瘤的诊断和 / 或治疗的过程中,性欲均容易受到不利的影响,但我们对肿瘤病人性功能障碍的了解,仅局限对男性前列腺和膀胱肿瘤以及女性乳腺和妇科肿瘤所做的研究。本章节,我们回顾肿瘤患者的性功能障碍的问题,并讨论其评估策略、治疗方案和性功能康复。

人类性欲简介

为了讨论性功能障碍,首先要了解人类性行为的定义。人类性行为不是一个静态的概念,而是一个动态的、多维的概念。它是人际关系、生物学、心理学和文化氛围相结合的产物,这导致了个人性观点的形成,Anderson 和他的同事称之为性爱自我模式,这是他或她自己对于性的个人理解和辨认[4,5]。由于每个人都有自己独特的性爱模式,因此不可能对不同种族,性别和年龄的人群采用统一的方法和观点。

许多关于性功能的描述都是基于 Masters 和 Johnson 的研究成果,他们描述的性反应周期分为以下几个阶段:唤醒、持续、高潮和消退[6]。另一种模型将欲望作为性欲激发的前奏,以构建一个同时适用于男性和女性的模型,但这种模式目前仍存在争议,因为并非所有女性都会经历性反应的所有阶段[7]。Basson 的模型强调各阶段可能重叠并以不同的顺序出现;例如,欲望可能是由"唤醒"引起的[8]。

那么谁会有性功能障碍的风险呢?在美国国民健康和社会生活调查的子研究中,Laumann 等发现情感沮丧、社会地位和不愉快性经历是性功能障碍的主要高危因素,性功能障碍在这项研究中被定义为低欲望、性交疼痛或唤醒障碍[9],虽然我们经常认为性功能障碍是肿瘤治疗的副作用,但重要的是要认识到:性功能障碍通常在确定诊断时已存在了。通过对完成局部晚期前列腺癌治疗的男性患者的邮寄问卷调查,Schover 发现多达 36% 的男性在确定诊断时就患有勃起功能障碍[10]。在女性肿瘤患者中,这个比例甚至更高;Anderson 报告说,高达 90% 的女性肿瘤患者会出现令人痛苦的性不满[11]。问卷调查报告显示,在普通人群中,全球约 40% 的女性曾发生性不满[12]。

手术治疗与性功能障碍

虽然男女性功能障碍的病因差异很大,但无论男性还是女性,手术都会直接影响性功能。

已证明根治性前列腺癌切除术能够有效地长期控制肿瘤,但也有研究表明,在男性前列腺癌患者中,手术会导致尿失禁和勃起功能障碍的发病率增高;据报道,接受这种手术的男性中有 30%～98% 会出现勃起功能障碍[13-15]。其发生的病理生理学基础是神经血管束的直接或间接损伤和 / 或阴部内动脉和副动脉的损伤。此外,根治性前列腺癌切除术也会引起长期后遗症,例如:阴茎平滑肌萎缩和纤维化以及神经退行性变,从而导致或加剧了性困难。在这些情况下,勃起功能障碍是由于重要的解剖和神经血管结构的破坏。幸运的是,"保留"前列腺或涉及后膀胱剥离(不涉及精囊平面)的外科手术成功地保留了性功能[16-18]。不过,这种手术只适用于局限于膀胱的早期肿瘤患者。

对于女性来说,盆腔器官的切除可能会造成生理和心理的双重伤害,直接影响性功能。接受双侧卵巢切除术的绝经前妇女也会突然进入更年期(绝经期)。雌激素的突然减少会引起更年期症状,包括血管舒缩症状、情绪变化、关节和其他部位疼痛及更年期的泌尿生殖系统综合征(外阴阴道萎缩),所有这些都会影响性功能。此外,摘除妇科器官可能会对一些女性的身体形象造成负面影响[19]。研究表明,荷尔蒙环境的改变会同时影响雌激素和睾酮,这可能是女性性欲下降的病因之一[20]。随访了2年的早期卵巢癌患者,统计数据显示:超过50%的患者认为她们的性生活受到了负面影响,而高达75%的患者对她们的性生活"不满意"[21]。更令人担忧的是,在失去性行为后,有超过三分之一的人出现中等或强烈的失落感。类似的结果也发生在行子宫切除术的女性身上。因宫颈肿瘤、阴道肿瘤或外阴肿瘤行手术治疗的女性,会出现解剖学上的改变,如:阴道长度缩短或术后瘢痕和纤维化会导致性交困难(性交疼痛),影响性交活动。因为找到一个舒适的性交姿势可能会变得困难和具有挑战性,所以患者会抵触性交。

乳腺癌手术也会导致性功能障碍,乳腺肿块切除术和乳房切除术都会导致性行为的改变。其原因包括心理上的、解剖学上的,其病因有心理上的,如自身形象和自尊心的显著变化,或也有解剖上的,手术区域感觉丧失或感觉异常。手术的并发症淋巴水肿也会影响性生活的舒适度,并可能使性亲密变得困难甚至痛苦。Gass 等提出了乳房特异性性诱惑力的概念[22],他们对 268 名患者进行了连续性调查研究,发现乳腺肿块切除术患者的残留乳房或胸壁组织使得性亲密行为显著下降(从术前的 83% 下降到术后的 74%,$P=0.000\ 6$),乳房切除术后未行乳房重建的患者性亲密行为自 95% 下降到 47%($P=0.003$),乳房切除术后进行乳房重建的患者自 93% 下降到 77%($P=0.002$),这说明手术造成

乳腺癌患者的诱惑力大大降低。综上所述,乳腺癌手术引起的问题已超出了性功能范畴,也会影响性伴侣关系。

放射治疗

放射治疗对性本身的影响已予详尽的叙述。接受放射治疗的男性前列腺癌患者,大约高达 70% 发生勃起功能障碍。不过,个性化的局部治疗如近距离放射治疗,有可能使严重的副作用减少。对于患有乳腺癌的女性来说,放疗会引起皮肤改变,出现增厚、挛缩、皮肤纹理和颜色的改变,在某些情况下,一些患者还会出现慢性乳房疼痛。乳房放射治疗也会导致纤维化、皮肤增厚,有时还会出现乳房疼痛,这些都会影响女性享受性功能的欲望或能力。对于接受盆腔放疗的女性,阴道直接照射引起阴道纤维化,使得阴道穹隆缩短和僵硬,严重影响女性的渗透性交能力以及性交过程中生殖盆腔和阴蒂的敏感性[23, 24]。在一项关于子宫内膜癌患者的研究中,未接受放射治疗的女性性功能评分较高[25]。此外,盆腔放疗可能导致膀胱疼痛或尿失禁,这可能对性行为产生不利影响[26]。这些变化往往会持续存在,在对宫颈癌患者随访中发现 5 年后仍有性功能障碍[27]。最后,性感觉或性高潮可能会减弱或不如以前那么强烈,导致性活动的强度减弱,从而需要更长的时间才能达到同样程度的激动和兴奋。

化学治疗

男性和女性都容易受到化疗的影响,几乎任何一种药物都会引起恶心、腹泻、疲乏或虚弱,所有这些都会导致对性失去兴趣和性欲缺失。对于经前妇女来说,化疗有诱导卵巢功能衰竭的可能,从而导致卵巢雌激素分泌的突然减少。这进而会产生多种影响,包括阴道黏膜变薄,随之而来的是干燥和弹性丧失,从而导致性交困难。系统性影响可能包括性欲下降、情绪不稳定、失眠和关节疼痛,所有这些都可能影响性健康。如蒽环类药物和紫杉类药物会导致接近完全的脱发,这会影响一个人对性吸引力的感知。我们甚至发表了一例与脂质体多柔比星相关的阴道红细胞感觉异常,证明化疗对皮肤的副作用也会影响黏膜,包括阴道黏膜和直肠黏膜[28]。较新的全身治疗方法(如单克隆抗体、

抗体 - 药物偶联物或免疫治疗）是否也会导致肿瘤患者不同程度的性功能障碍，仍然未知。

内分泌治疗

乳腺癌和前列腺癌的治疗通常是通过内分泌治疗干扰激素的分泌。化学或手术方式消除雄激素在前列腺癌治疗中非常重要。遗憾的是，这种治疗基本上都可引起性行为发生显著变化，出现阳痿和性欲减退。一项研究表明，80% 以上男性雄激素阻断 1 年后都会出现这些问题[14]。

雌激素受体阳性的乳腺癌患者通常会接受内分泌治疗。他莫昔芬是一种选择性雌激素受体调节剂，在乳腺中起雌激素拮抗剂的作用，主要用于绝经前妇女。他莫昔芬在绝经后妇女的阴道中起雌激素激动剂的作用，但绝经前和绝经后的许多妇女，在服用此药物时出现性交困难[29]。乳腺癌预防试验表明，服用他莫昔芬的患者与未服用该药的患者在性功能方面存在细微差异[30]。

芳香化酶抑制剂（来曲唑、阿那曲唑和依西美坦）阻断睾酮向雌激素的转化，显著降低循环中的雌二醇水平。这通常是乳腺癌治疗的目标；但会加重更年期症状，并会引起骨质减少和骨质疏松症。关于他莫昔芬对女性性功能影响的研究相互矛盾，也没有定论。Baumgart 和他的同事发布的数据显示，同时进行或不进行雌激素治疗的女性和正进行他莫昔芬治疗的女性相比，芳香化酶抑制剂对性功能的负面影响更为显著，并且对性爱和性行为的影响更为广泛；导致性交困难，并导致对性生活的整体不满[29]。

造血细胞移植

造血细胞移植的幸存者面临着各种挑战，主要包括免疫抑制和移植物抗宿主病（GVHD）。慢性生殖道的 GVHD 可能影响女性或男性。外阴阴道 GVHD 可导致阴道瘢痕（从薄层粘连到阴道狭窄）、外阴阴道溃疡、黏膜压痛或阴道壁肌肉僵硬[31]。外阴阴道 GVHD 的病程可能是缓慢的或侵袭性的，有些女性在 4～8 周内发展为全阴道狭窄。因为粘连的形成可能是无症状的，所以如果女性有其他部位的慢性 GVHD，应定期进行盆腔检查或阴道自检。外阴阴道 GVHD 可局部用长效类固醇和 / 或钙调神经抑制剂治疗，类似于全身 GVHD[32]。男性也可能罹患生殖器 GVHD，并可能发展成包茎和Peyronie 病（阴茎硬结症）[33-34]。

治疗后的性欲

即使肿瘤得到成功治疗且无病生存时，患者仍可能出现与身体形象有关的悲伤、忧郁或抑郁症状、对复发的恐惧以及性欲问题。

调查显示，经前列腺癌治疗的男性的性相关症状增加，而这些患者很少寻求帮助或进一步评估[35]。据估计，在前列腺癌治疗后的男性中，性功能障碍的发生率超过 60%，而在手术治疗的患者中发生率高达 80%[36]。

Andersen 对妇科肿瘤幸存者的性问题发生率进行了一项纵向研究[37]。她对 47 名患早期肿瘤的女性患者进行了系统性随访，并将她们与 18 名既往诊断为良性疾病的女性和 57 名作为对照的健康女性进行了比较。在一年的随访中，大约 50% 的女性肿瘤患者至少有一个性欲问题，并且所有的性欲问题（性欲抑制、兴奋问题、缺乏性高潮或性交困难）在这一组中明显高于其他两组。另一些人报道，治疗后性功能障碍的发生率从 30%～100% 不等，大多数女性存在性欲降低和性交疼痛（性交困难）。近四分之一的白血病或霍奇金淋巴瘤患者有严重的性功能障碍。对早期宫颈癌患者的一项调查研究显示，与性伴侣的关系是性功能障碍的重要预测因素之一[38]。

在任何性康复计划中，性伴侣的重要性不可低估。一般情况下，当一个人被诊断患有癌症时，性伴侣之间的关系就会出现波动。伴侣的角色可能会发生改变——他或她可能成为照顾者或主要的经济来源——那个人可能很难适应这种家庭角色的改变。婚姻和经济上的紧张也可能是巨大压力的来源。其他的担忧，如疾病复发的威胁、早逝和身体缺陷及经济、就业和保险方面的担忧，甚至在肿瘤治疗期间，也都持续存在。此外，临床医生也应该关注目前没有伴侣的患者的担忧。肿瘤治疗后的性或其他问题可能会阻止患者恢复亲密的性关系。

患者的性功能障碍评估

解决性问题应以患者的目标为指导，并进行适当的评估、咨询和讨论。许多医护人员错误地认为他们的肿瘤患者是异性恋。关于性欲的讨论和临床性问题的讨论必须避免对病人性取向或性别的假设[39-40]。在与患者讨论性问题时，了解可能的性

第七篇

创伤史也很重要。官方表格的形式应该是通用且不张扬的。医护人员还应该具有文化意识，并接受具有不同性取向或性别认同的男性和女性。

解决性功能障碍的困难之一是缺乏对这个问题的认识。通常情况下，治愈和控制是肿瘤专家的唯一目标，而在繁忙的医疗工作中，其他问题（如性欲、生育和常规医疗随访），则被转交给其他工作人员，如社会义工或初级医疗保健人员。由于没有清楚理解癌症幸存者如何协调管理，性行为等问题常常被忽视。对 500 名 25 岁以上的成年人进行了一项民意调查显示，以评估患者不愿向医生提出性问题的频率和原因[41]。其中 71% 的患者害怕他们的性问题得不到重视，68% 的患者发现他们的医生不愿意谈论这些问题，76% 的患者得不到有针对性治疗方案。Bachmann 等报道说，若不直接询问，只有 3% 的患者会自发地诉说性问题[42]，这进一步证实了医护人员和患者之间"不问，不说"的沟通方式。相比之下，直接询问时，这个比例能接近 20%。对于医疗从业人员来说，工作实践的需要常常使他们只关注那些与肿瘤直接相关或与副作用直接相关的症状（即与化疗药物有关的症状）。在一项对新英格兰的妇科肿瘤专家的调查中，只有不到一半的医生在实际工作中将记录新病人的性史，80%的医生认为没有足够的时间来探索性问题[43]。只有 20% 的人认为他们有足够的时间和病人谈论这些问题，这是 85% 男性和 73% 女性受访者共同的观点。

评估性功能障碍的方法必须因人而异，但首先要有详细的病史，包括心理和性史及全面的体格检查，包括生殖器 / 盆腔的检查。询问病人是否有性功能障碍史是很重要的。临床医生也应该询问病人的性伴侣是否有性功能问题。

许多患者往往有其他潜在的医学状况和疾病，这些会直接影响性健康和性反应周期。慢性疾病，如无法控制的高血压、高胆固醇血症、贫血或潜在的甲状腺功能障碍，都应该被识别和治疗。控制不佳的糖尿病可能会损害生殖器盆腔区域的神经和 / 或血管功能，并可能影响血流量，导致血管堵塞，减少盆腔充血或兴奋。许多药物种类会影响性反应周期并导致性问题。许多抗抑郁药和降压药可以改变性欲、性唤醒和性高潮。关节炎或其他肌肉骨骼问题可能会影响活动能力并限制舒适的性姿势。潜在的生殖器感染，如念珠菌（酵母菌）、细菌性阴道炎和滴虫病，都应该得到治疗。

几个筛查问题的结合将使患者感到安全，并保护个人隐私，避免了可能感到尴尬的信息。开放式问题是一种很好的策略，可以引发出对性的叙述，比如："你还有什么想说的吗？"或者更具体的性问题，比如："你在性生活时有疼痛感吗？"或"你在性唤醒、性欲望或性高潮方面有什么问题吗？"以上这些都是适当的。将问题包含在普通的答卷中，是为患者提供讨论这些话题的机会的另一种方式。

如果发现有性方面的问题，且临床医生不确定该怎么办，应考虑转诊到性医学诊所，将由有性功能障碍诊治经验的妇科医生或内科医生、性心理医生或心理学家、盆腔理疗师或其他专业人士进行初步评估和随访监测。由于性功能障碍的病因往往是复杂多样的，因此治疗方案应采用多模式的方法，性伴侣往往要参与进来。

性功能障碍的治疗方法

许多肿瘤患者在治疗结束时都对身体变化和外在形象感到担忧。治疗结束时，患者的外观可能与首次诊断时大不相同。脱发、消瘦或肥胖、手术后遗症都会影响病人对自己的看法。这可能会对一个人的性观念产生负面影响，并可能导致戒断或抑郁，这可能对病人以及性伴侣都造成伤害。对于女性来说，"Look good…Feel better"是一个为女性肿瘤患者提供免费服务的项目，通过这个项目，她们可以学习新颖的方法来恢复外在形象，并学会应对肿瘤可能导致的外貌变化。该项目是由美国癌症协会、美容化妆品和香水基金协会以及美国国家美容协会共同发起的。尽管男性对外在形象的关注度要少得多，但外貌可能也是一个问题，也需要引起医护人员的注意。

对于造口术患者来说，造口袋的存在以及需要对恶臭和溢出物的关注可能会让他们感到痛苦，影响他们的自尊心和内在精神世界，并限制他们寻求新的友谊和性伴侣。接受永久性造口是他们克服这些挑战的第一步。通过频繁更换造口袋来为社交活动做准备，可能会减轻病人对意外溢出的恐惧，将特殊设计的气味控制药片放在袋子里，有助于减少难闻的气味。亲密接触时，可以用袋子盖来遮盖袋子本身。饮食调整可能有助于减少排气和气味（表 67-1）。最后，建议选择舒适且对造口袋压力最小的性交体位。

表 67-1 造瘘术患者的饮食调整

问题	与风险增加有关的食物
梗阻 / 肠梗阻	芹菜,椰子,玉米,凉拌卷心菜,干果,柚子,坚果,豌豆,爆米花,大米
产气 / 异味	豆类,卷心菜,甘蓝,鳄梨,洋蓟,芦笋,西蓝花,菠菜,甜瓜,苹果,李子,奶酪,鱼,鸡蛋,碳酸饮料
腹泻	卷心菜,绿豆,脱脂牛奶,苹果酱,木薯粉,熟米饭,牛奶,酸奶

对性不满的患者,要经常鼓励他们改变生活方式和改变他们的行为,以提高和改善生活质量。鼓励以下行为:包括均衡、营养的饮食、积极的有氧运动计划、戒烟草和非法药物、最大限度控制饮酒量。如果疲乏是一个影响因素,应该首先寻找原因,并在得到良好休息的时候安排性亲密。

男性的勃起功能障碍

对根治性前列腺切除术的男性来说,的确存在勃起功能障碍。不幸的是,人们普遍认为依从性很差,几乎 50% 的患者会在 1 年后停止治疗[44]。宣教范围包括患者教育和讲解阴茎假体。也许患者接受的最重要信息是不期待勃起功能障碍能立即恢复。研究表明,根治性前列腺癌切除术后患者,直到术后约 18 个月才能见到最大限度的恢复[45]。进行阴茎康复计划以帮助恢复勃起功能,治疗的主要方法是使用血管活性药物,如口服磷酸二酯酶 -5 (PDE5)抑制剂(表 67-2),同时合用或不合用其他静脉血管扩张药物。术后早期开始治疗,需要维持治疗 9 个月[46-47]。

表 67-2 PDE5 抑制剂

	西地那非	伐地那非	他拉那非
初始剂量	50mg	10mg	10mg
频次	每日一次	每日一次	每日一次
半衰期	4h	4h	17.5h
作用时间	最长 4h	最长 4h	最长 36h

机制:抑制 PDE5 诱导的阴茎海绵体血管平滑肌细胞对环 GMP 的降解。

GMP,磷酸鸟苷;PDE5,5 型磷酸二酯酶。

有足够的数据来支持这些康复项目的使用。Mulhall 对接受根治性前列腺癌切除术的男性进行了口服西地那非的研究[48]。然后给无反应者进行海绵体内注射,两组均与安慰剂组进行比较。药物治疗被证明可以改善结果,包括恢复自发勃起的比例。真空勃起装置为男性勃起功能障碍患者提供了另一种非药物治疗的选择,在符合治疗的患者中,有效性超过 50%。使用 PDE5 抑制剂可以将性满意度提高到 77%[49]。Stephenson 等使用监测、流行病学和最终结果(SEER)数据,还报告了其使用和治疗的结果[50]。在他们对 1 900 多名接受手术或放疗治疗局限性前列腺癌的男性进行了调查中,超过 50% 的受访者使用了勃起功能障碍治疗。阴茎假体很少使用,但对于那些使用假体的病人来说,超过 50% 的病人认为对他们有帮助。相比之下,调查发现服用西地那非的患者中只有 12% 得到了显著改善。

女性的性欲低下(女性:性欲低下综合征)

获得性健康教育对女性来说,是提高自我认识的重要手段,其中许多带回家的物品,如小册子、书籍、视频和其他视觉教具,它们可以加强教育工作,并为将来做参考。肿瘤引起的性欲低下或缺乏往往是多因素的,可能与更年期有关,或继发于其他问题(如性交困难),或是改变的外在形象的负面后果。为此,强调亲密而不是性活动,可能是有用的,例如使用感官焦点[51]。应该鼓励女性肿瘤患者表达自己的目标(她想要更活跃的性生活吗?),并处理可治疗的病因(例如:性交困难)。药物治疗女性性欲减退的疗效和安全性有一定的限度。氟班色林获批用于治疗普通人的性欲低下,对女性肿瘤患者是否有效或安全,目前尚不清楚。已发现睾酮对健康的绝经后妇女的治疗有效[52],但尚未在肿瘤患者中进行研究,而且由于睾酮代谢为雌激素,可能禁用对雌激素敏感的恶性肿瘤。

女性的:外生殖器盆腔疼痛 / 插入综合征

外阴阴道接触或插入引起的疼痛可能是由多种原因引起的,包括更年期泌尿生殖系统综合征(阴道萎缩)、外阴疼痛、与盆腔放射或 GVHD 相关的黏膜疾病或阴道痉挛。为了更好地阐明病因,需要详细询问病史和盆腔检查。主诉性交疼痛是女性性功能障碍的主要关注点之一[53]。

对于有泌尿生殖系统综合征的更年期妇女,一线治疗是使用阴道润滑剂和保湿剂。局部使用非激素性阴道保湿剂可以缓解阴道萎缩的症状。每周常规使用两到三次。很多保湿剂都可以在柜台上买到，有些已经被证明和阴道雌激素疗法一样有效[54]。维生素 E 油或椰子油也可以用作阴道保湿剂。病人应该在一小块皮肤上测试几天保湿剂，以避免过敏反应。此外，在性交时鼓励使用水性阴道润滑剂。不应使用含有杀菌剂、香水、着色剂和香料的润滑剂，因为这些添加剂可能会腐蚀已经敏感的阴道黏膜。许多女性在选择非激素治疗时并没有完全改善。阴道雌激素治疗是有效的，可用于没有禁忌证的妇女[55]。阴道雌激素治疗应该是低剂量的，雌二醇或结合雌激素霜或雌二醇片或环均可使用。阴道雌激素治疗确实会导致血清雌二醇的少量增加，但采用维持治疗时，该激素水平通常不高于典型的绝经期水平。阴道脱氢表雄酮（DHEA）是另一种选择，但这也可能导致循环中的 DHEA、睾酮和雌二醇水平轻微升高[56]。建议使用芳香化酶抑制剂的女性进行阴道睾酮激素治疗，但尚未确定其安全性或有效性[57-58]。另外，还可选用 Ospemifene，它是一种雌激素受体选择性调节剂，主要作用是兴奋阴道，由于它是口服药，可能会引起潮热或增加静脉血栓形成的风险，其在乳腺癌中的安全性尚不确定，因此该药物尚未在临床广泛使用[59-60]。

在开始治疗前，应回顾病人的病史，并与他的主管医生讨论她的治疗。对于乳腺癌的患者，应根据预后和内分泌治疗情况来决定是否使用阴道雌激素。如前所述，许多肿瘤专家避免阴道雌激素联合芳香化酶抑制剂治疗，因为血清雌激素的少量增加与治疗目标背道而驰[58]。对于患有乳腺癌的女性，美国妇产科医师学会建议首选非激素疗法，但对于此类疗法无效的患者，可以考虑使用阴道雌激素治疗[61]。同样，美国国家癌症综合网建议，是否使用局部激素时应强调个体化，进行的风险和益处的评估，转介到肿瘤专家[62]。

同样处于更年期的 GVHD 患者或盆腔放疗后遗症患者可能与其他患者一样从治疗中受益（更年期的 GVHD 或盆腔放疗患者与其他患者一样，采用相同的治疗方式，获取同样的疗效。）[63]。初始选择针对绝经期外阴阴道改变的疗法，可部分缓解症状。然后可以针对患者症状的肿瘤相关病因进行治疗，包括 GVHD 的局部类固醇或钙调神经磷酸酶抑制剂。对于性交困难本身，除了粘连性疾病外，可尝试维生素 E 和己酮可可碱（pentoxifylline）或苄达明（benzydamine），但这些药物需要进一步的研究[64-65]。短疗程（如 4～6 周）的中效局部类固

醇可能对某些患者有帮助。

对于拒绝或不适合阴道激素治疗的女性，可以自主或在盆腔物理治疗师指导下持续进行阴道保湿剂和阴道扩张器治疗[66]。对于因萎缩而导致性交困难的患者，这种方法可能需要 6～10 个月才能恢复阴道性交。

阴道痉挛是阴道肌肉张力增加的结果；这通常发生在拟行阴道性交或盆腔检查时。肌肉紧张是阴道梗阻和性交疼痛的根源。通常情况下，女性在经历了痛苦的性经历后会出现阴道痉挛。在许多没有得到治疗的性交困难的肿瘤患者存在这个问题，但他们仍然继续性交。阴道痉挛的患者检查并非总能看到肌肉张力增加，所以对于没有解剖性阴道阻塞的患者，诊断是要基于病人的病史，例如，"我紧张"或"我的性伴侣说什么都进不去"。阴道痉挛的患者应该转介到盆腔物理治疗师。

对于前庭疼痛而无阴道痉挛的女性，4% 的利多卡因注射液是一种有效的治疗方法。Goetsch 等对 46 名乳腺癌患者进行了一项研究，随机分为利多卡因组和安慰剂组[67]。盲期试验发现使用利多卡因治疗的患者诉性交疼痛有显著改善，而揭盲后，90% 的患者报告说性交过程中的疼痛得到了缓解，性困扰减少，性功能显著改善。对于那些有阴道痉挛的患者，常常推荐使用阴道扩张器，但其有效性缺乏证据支持，从我们的集体经验来说，这是与依从性差相关。

女人的阴道狭窄

接受盆腔放疗或患有慢性 GVHD 的女性肿瘤患者可能会出现阴道狭窄[31,68]。盆腔放疗后，会出现组织炎症和纤维化。最好的方法是作为一种预防手段在盆腔放射治疗期间使用阴道扩张器。因此，临床医生应确保患者了解放疗的风险，并指导使用阴道扩张器。不幸的是，如果放射后已出现阴道纤维化，就很难修复梗阻了。由于放疗后骨盆内的组织层面不清晰，对阴道进行再通手术时有很高的损伤肠道或膀胱的风险；然而，确实存在上述风险。对于患 GVHD 的女性，狭窄的病理生理学是不同的。在这些患者中，首先形成薄膜粘连，阴道梗阻通常是指阴道壁之间相互"皱缩"，但仍保留了解剖结构。因此，扩张器治疗或手术修复通常是有效的。如果狭窄不能修复，应该向患者建议替代性行为，比如用大腿或手来模拟更长的阴道长度。

性健康专家的作用

由于男性和女性的性不满的病因是很复杂的，而情境问题是诊断的基础，因此，综合治疗方案应该包括适当的性咨询和治疗，否则是不完整的。因此，根据需要和具体的不满，患者会从性健康专家以及转介到关于婚姻、个人、夫妻和团体治疗中获益。一般来说，大多数患者可以从简短的性心理干预中获益，包括教育、咨询/帮助和症状管理。临床医生和性心理治疗师应该密切监督并与患者接触，有助于提高依从性和改善性症状。例如，如果精神病药物影响性功能时，而还要达到治疗精神病的目的，很可能就要调整药物。

特定的临床情况时需要转诊。医疗顾问包括肿瘤专家、社会义工、营养学专家、运动治疗师和精神病学专家。需要给参加性康复项目的患者提供性问题专业的临床医生和辅助人员的名单。即使在生命的尽头，应让患者和他们的伴侣安心，若性交不可行时，给予肢体和情感上的亲密接触。采用感官按摩、口和手指按摩以及温柔爱抚的非性交刺激，来给予和接受性快感。

地方和国家支持组织，美国性教育工作者、咨询师和治疗师协会（the American Association of Sexuality Educators, Counselors and Therapists, AASECT; www.aasect.org）及生殖健康专业人员协会（the Association of Reproductive Health Professionals, ARHP），可以提供信息和支持手段来帮助患者和其情侣、家庭以及他们自己内心更好地适应这些问题。

性和单身患者（存活者）

肿瘤患者希望与异性或同性伴侣建立积极健康的关系，并建立亲密的情感联系。单身肿瘤患者面临的最困难的问题之一是：什么时候与可能的配偶讨论自己的疾病是合适的？什么时候是"正确的时间"来提及你只有一个乳房，什么时候应该讨论可能的不孕或寿命缩短？如何告诉你的可能的配偶有关自己身体解剖变化或疼痛的问题？重要的是对于讨论这个问题的时间没有对或错，通常取决于个人和自己与这个伴侣的合适程度。更重要的是要明白，不是所有可能成为你配偶的人都会支持和理解你；有些人可能无法承受这样的问题，也可能会拒绝更亲密的关系，但决不应该失去信心和放弃努力。

随着越来越多的癌症幸存者约会，有关安全性行为的问题仍然需要关注。通常较为重要的是节育和性传播疾病。节育可以有多种选择，包括激素避孕、宫内节育器、避孕套和杀精药剂以及子宫帽等措施。在保护自己免受其他疾病的侵害时，包括降低感染丙型肝炎、艾滋病毒和其他性传播感染（STI）的风险，底线是要有良好的感觉。

结论

性健康是人类不可或缺的基本组成部分。癌症诊断不能忽视这一点，不应该让患者认为维持性生活不再是他们现实生活的构成部分。患者考虑和关注生存固然重要，但性生活不应该视为他们的奢侈品，而是一种正常的权利。性是一种复杂的、多维的现象，需要由知识丰富的性保健工作者进行详细的综合评估，并制定治疗计划；治疗通常包括生物和心理干预，这可以成功地提高肿瘤患者的生活质量。

要点

- 人类的性行为不是一个静态的概念，而是一个动态的、多维的，是人际、生物学、心理和文化机制的产物，这些有助个人形成对性的看法。
- 尽管我们经常认为性功能障碍是肿瘤治疗的一个副作用，重要的是要认识到它诊断之前往往就已存在。
- 卵巢切除术、化疗或盆腔放疗均可导致雌激素突然减少会引发更年期症状、阴道黏膜变薄和干涩，从心理上讲，还会因丧失生育能力而自我感觉变差（干扰自我观）。
- 根治性前列腺癌切除术后，30%～98% 的男性会出现尿失禁和勃起功能障碍，而前列腺癌放疗可导致多达 70% 的男性勃起功能障碍。
- 男性和女性都容易受到化疗的影响，几乎任何一种药物都能引起恶心、腹泻、疲乏或虚弱，所有这些都会导致对性欲缺乏性兴趣，甚至丧失性欲。
- 即使成功治愈、无瘤生存，患者也会因为身体形象改变、恐惧复发和性问题而出现悲伤、忧郁或抑郁症状。

- 许多医疗保健工作者错误地认为他们的肿瘤患者是异性恋。双性恋和同性关系同样会受到肿瘤的影响，因此对这类人群性行为的关注与传统性伴侣一样重要。

- 不要认为评估性行为是"其他人的责任"。我们也不能想当然地认为，一个有性问题的患者会毫不顾忌地把这个问题告诉他或她的医生。

- 如果发现有性方面的问题，而医生不确定该怎么办，应考虑转诊到性医学诊所、有性功能障碍诊治经验的妇科医生或内科医生、性心理医生或心理学家，或考虑由另一名专业人士进行初步评估和后续的监测。

- 评估性功能障碍的方法必须因人而异，但首先要有详细的病史，全面的身体和生殖器检查及心理和性心理检查评估。

- 鼓励有性不满的患者改变生活方式，改变其行为，从而改善生活质量。

- 对于单身肿瘤幸存者来说，重要的是要明白：并不是可能的配偶会支持和理解你，有些人可能无法承受这样的问题，可能会拒绝更亲密的关系，但决不应该失去信心和放弃努力。

（杨等 译 姜宏英 校）

参考文献

1. Siegel RL, Miller KD, Jemal A. Cancer statistics, 2017. *CA Cancer J Clin.* 2017;67:7–30.
2. Siegel RL, DeSantis C, Virgo K, et al. Cancer treatment and survivorship statistics, 2012. *CA Cancer J Clin.* 2012; 62:220–241.
3. American Psychiatric Association. *Diagnostic and Statistical Manual of Mental Disorders.* 5th ed. Arlington, VA: American Psychiatric Association; 2013.
4. Hordern A. Intimacy and sexuality for the woman with breast cancer. *Cancer Nurs.* 2000;23(3):230–236.
5. Andersen BL. Surviving cancer: the importance of sexual self-concept. *Med Pediatr Oncol.* 1999;33(1):15–23.
6. Masters WH, Johnson VE. *Human Sexual Response.* Boston, MA: Little Brown & Co.; 1966.
7. Kaplan HS. *Disorders of Sexual Desire and Other New Concepts and Techniques in Sex Therapy.* New York, NY: Brunner/Mazel Publications; 1979.
8. Basson R. Human sexual response. *Handb Clin Neurol.* 2015;130: 11–18.
9. Laumann EO, Paik A, Rosen RC. Sexual dysfunction in the United States: prevalence and predictors. *JAMA.* 1999;281(6):537–544.
10. Schover LR, Fouladi RT, Warneke CL, et al. Defining sexual outcomes after treatment for localized prostate carcinoma. *Cancer.* 2002; 95(8):1773–1785.
11. Andersen BL. Sexual functioning morbidity among cancer survivors. Current status and future research directions. *Cancer.* 1985;55(8): 1835–1842.
12. Laumann EO, Nicolosi A, Glasser DB, et al. GSSAB Investigators' Group. Sexual problems among women and men aged 40–80 y: prevalence and correlates identified in the Global Study of Sexual Attitudes and Behaviors. *Int J Impot Res.* 2005;17(1):39–57.
13. Bianco Jr FJ, Scardino PT, Eastham JA. Radical prostatectomy: long-term cancer control and recovery of sexual and urinary function ("trifecta"). *Urology.* 2005;66(5 Suppl):83–94.
14. Katz A. What happened? Sexual consequences of prostate cancer and its treatment. *Can Fam Physician.* 2005;51:977–982.
15. Schover LR, Fouladi RT, Warneke CL, et al. The use of treatments for erectile dysfunction among survivors of prostate carcinoma. *Cancer.* 2002;95(11):2397–2407.
16. Colombo R, Bertini R, Salonia A, et al. Overall clinical outcomes after nerve and seminal sparing radical cystectomy for the treatment of organ confined bladder cancer. *J Urol.* 2004;171(5):1819–1822; discussion 1822.
17. Muto G, Bardari F, D'Urso L, et al. Seminal sparing cystectomy and ileocapsuloplasty: long-term followup results. *J Urol.* 2004;172(1):76–80.
18. Rozet F, Harmon J, Arroyo C, et al. Benefits of laparoscopic prostate-sparing radical cystectomy. *Expert Rev Anticancer Ther.* 2006; 6(1):21–26.
19. Liavaag AH, Dørum A, Bjøro T, et al. A controlled study of sexual activity and functioning in epithelial ovarian cancer survivors. A therapeutic approach. *Gynecol Oncol.* 2008;108(2):348–354.
20. Judd HL, Judd GE, Lucas WE, et al. Endocrine function of the postmenopausal ovary: concentration of androgens and estrogens in ovarian and peripheral vein blood. *J Clin Endocrinol Metab.* 1974;39(6):1020–1024.
21. Stewart DE, Wong F, Duff S, et al. What doesn't kill you makes you stronger: an ovarian cancer survivor survey. *Gynecol Oncol.* 2001; 83(3):537–542.
22. Gass JS, Onstad M, Pesek S, et al. Breast-specific sensuality and sexual function in cancer survivorship: does surgical modality matter? *Ann Surg Oncol.* 2017;24(11):3133–3140. Epub Jun 12.
23. Schroder M, Mell LK, Hurteau JA, et al. Clitoral therapy device for treatment of sexual dysfunction in irradiated cervical cancer patients. *Int J Radiat Oncol Biol Phys.* 2005; 61(4):1078–1086.
24. Kirchheiner K, Nout RA, Tanderup K, et al. Manifestation pattern of early-late vaginal morbidity after definitive radiation (chemo)therapy and image-guided adaptive brachytherapy for locally advanced cervical cancer: an analysis from the EMBRACE study. *Int J Radiat Oncol Biol Phys.* 2014;89(1):88–95.
25. Segal S, John G, Sammel M, et al. Urinary incontinence and other pelvic floor disorders after radiation therapy in endometrial cancer survivors. *Maturitas.* 2017;105:83–88.
26. Caruso S, Brescia R, Matarazzo MG, et al. Effects of urinary incontinence subtypes on Women's sexual function and quality of life. *Urology.* 2017;108:59–64. [Epub ahead of print].
27. Bergmark K, Avall-Lundqvist E, Dickman PW, et al. Vaginal changes and sexuality in women with a history of cervical cancer. *N Engl J Med.* 1999;340(18):1383–1389.
28. Krychman ML, Carter J, Aghajanian CA, et al. Chemotherapy-induced dyspareunia: a case study of vaginal mucositis and pegylated liposomal doxorubicin injection in advanced stage ovarian carcinoma. *Gynecol Oncol.* 2004;93(2):561–563.
29. Baumgart J, Nillson K, Evers AS, et al. Sexual dysfunction in women on adjuvant endocrine therapy after breast cancer. *Menopause.* 2013;20:162–168.
30. Day R, Ganz PA, Costantino JP, et al. Health-related quality of life and tamoxifen in breast cancer prevention: a report from the National Surgical Adjuvant Breast and Bowel Project P-1 Study. *J Clin Oncol.* 1999;17(9):2659–2669.
31. Chung CP, Sargent RE, Chung NT, et al. Graft-versus-host disease-associated vulvovaginal symptoms after bone marrow transplantation. *Biol Blood Marrow Transplant.* 2016;22(2):378–379.
32. Frey Tirri B, Häusermann P, Bertz H, et al. Clinical guidelines for gynecologic care after hematopoietic SCT. Report from the international consensus project on clinical practice in chronic GVHD. *Bone Marrow Transplant.* 2015;50(1):3–9.
33. Mueller SM, Haeusermann P, Rovó A, et al. Genital chronic GVHD in men after hematopoietic stem cell transplantation: a single-center cross-sectional analysis of 155 patients. *Biol Blood Marrow Transplant.* 2013;19(11):1574–1580.
34. Jain NA, Venkatesan K, Anandi P, et al. A rare consequence of chronic graft versus host disease – peyronie's disease. *Arch Cancer Res.* 2015;3(2):18.
35. Galbraith ME, Arechiga A, Ramirez J, et al. Prostate cancer survivors'

and partners' self-reports of health-related quality of life, treatment symptoms, and marital satisfaction 2.5–5.5 years after treatment. *Oncol Nurs Forum*. 2005;32(2):E30–E41.

36. Heinrhich-Rynning T. Prostate cancer treatments and their effects on sexual functioning. *Oncol Nurs Forum*. 1987;14(6):37–41.

37. Andersen BL, Anderson B, deProsse C. Controlled prospective longitudinal study of women with cancer: I. Sexual functioning outcomes. *J Consult Clin Psychol*. 1989;57(6):683–691.

38. Donovan KA, Taliaferro LA, Alvarez EM, et al. Sexual health in women treated for cervical cancer: characteristics and correlates. *Gynecol Oncol*. 2007;104(2):428–434.

39. Jabson JM, Kamen CS. Sexual minority cancer survivors' satisfaction with care. *J Psychosoc Oncol*. 2016;34(1–2):28–38.

40. Kamen C, Mustian KM, Dozier A, et al. Disparities in psychological distress impacting lesbian, gay, bisexual and transgender cancer survivors. *Psychooncology*. 2015;24(11):1384–1391.

41. Marwick C. Survey says patients expect little physician help on sex. *JAMA*. 1999;281(23):2173–2174.

42. Bachmann GA, Leiblum SR, Grill J. Brief sexual inquiry in gynecologic practice. *Obstet Gynecol*. 1989;73(3 Pt 1):425–427.

43. Wiggins DL, Wood R, Granai CO, et al. Intimacy and the gynecologic oncologist: survey results of the New England Association of Gynecologic Oncologists (NEAGO). *J Psychosoc Oncol*. 2007;25(4):61–70.

44. Zippe CD, Raina R, Thukral M, et al. Management of erectile dysfunction following radical prostatectomy. *Curr Urol Rep*. 2001;2(6):495–503.

45. Walsh PC. Nerve grafts are rarely necessary and are unlikely to improve sexual function in men undergoing anatomic radical prostatectomy. *Urology*. 2001;57(6):1020–1024.

46. Montorsi F, Althof SE, Sweeney M, et al. Treatment satisfaction in patients with erectile dysfunction switching from prostaglandin E(1) intracavernosal injection therapy to oral sildenafil citrate. *Int J Impot Res*. 2003;15(6):444–449.

47. Padma-Nathan H, McCullough AR, Giuliano F, et al. Postoperative nightly administration of sildenafil citrate significantly improves the return of normal spontaneous erectile function after bilateral nerve-sparing radical prostatectomy. *J Urol*. 2003;169(Suppl):75; abstract 1,402.

48. Mulhall J, Land S, Parker M, et al. The use of an erectogenic pharmacotherapy regimen following radical prostatectomy improves recovery of spontaneous erectile function. *J Sex Med*. 2005;2(4):532–540; discussion 40–42.

49. Raina R, Lakin MM, Agarwal A, et al. Long-term intracavernous therapy responders can potentially switch to sildenafil citrate after radical prostatectomy. *Urology*. 2004;63(3):532–537; discussion 8.

50. Stephenson RA, Mori M, Hsieh YC, et al. Treatment of erectile dysfunction following therapy for clinically localized prostate cancer: patient reported use and outcomes from the Surveillance, Epidemiology, and End Results Prostate Cancer Outcomes Study. *J Urol*. 2005;174(2):646–650; discussion 50.

51. Albaugh J, Kellogg-Spadt S. Sensate focus and its role in treating sexual dysfunction. *Urol Nurs*. 2002;22:402–403.

52. Caan B, LaCroix AZ, Joffe H, et al. Effects of estrogen and venlafaxine on menopause-related quality of life in healthy postmenopausal women with hot flashes: a placebo-controlled randomized trial. *Menopause*. 2015;22(6):607–615.

53. Dizon DS, Suzin D, McIlvenna S. Sexual health as a survivorship issue for female cancer survivors. *Oncologist*. 2014;19:202–210.

54. Nachtigall LE. Comparative study: replens versus local estrogen in menopausal women. *Fertil Steril*. 1994;61(1):178–180.

55. Cardozo L, Bachmann G, McClish D, et al. Meta-analysis of estrogen therapy in the management of urogenital atrophy in postmenopausal women: second report of the Hormones and Urogenital Therapy Committee. *Obstet Gynecol*. 1998;92(4 Pt 2):722–727.

56. Martel C, Labrie F, Archer DF, et al. Serum steroid concentrations remain within normal postmenopausal values in women receiving daily 6.5 mg intravaginal prasterone for 12 weeks. *J Steroid Biochem Mol Biol*. 2016;159:142–153.

57. Witherby S, Johnson J, Demers L, et al. Topical testosterone for breast cancer patients with vaginal atrophy related to aromatase inhibitors: a phase I/II study. *Oncologist*. 2011;16(4):424–431. doi:10.1634/theoncologist.2010-0435. Epub 2011 Mar 8.

58. Melisko ME, Goldman ME, Hwang J, et al. Vaginal testosterone cream vs estradiol vaginal ring for vaginal dryness or decreased libido in women receiving aromatase inhibitors for early-stage breast cancer: a randomized clinical trial. *JAMA Oncol*. 2017;3(3):313–319.

59. Bachmann GA, Komi JO, Ospemifene Study Group. Ospemifene effectively treats vulvovaginal atrophy in postmenopausal women: results from a pivotal phase 3 study. *Menopause*. 2010;17(3):480–486.

60. Portman DJ, Bachmann GA, Simon JA, Ospemifene Study Group. Ospemifene, a novel selective estrogen receptor modulator for treating dyspareunia associated with postmenopausal vulvar and vaginal atrophy. *Menopause*. 2013;20(6):623–630.

61. Committee on Practice Bulletins-Gynecology. ACOG Practice Bulletin No. 126: Management of gynecologic issues in women with breast cancer. *Obstet Gynecol*. 2012;119(3):666–682.

62. National Comprehensive Cancer Network. Survivorship (Version 1.2017). https://www.nccn.org/professionals/physician_gls/f_guidelines.asp?button=I+Agree#site.

63. Fraunholz IB, Schopohl B, Falk S, et al. Cytohormonal status and acute radiation vaginitis. *Front Radiat Ther Oncol*. 2002;37:112–120.

64. Volterrani F, Tana S, Trenti N. Topical benzydamine in the treatment of vaginal radiomucositis. *Int J Tissue React*. 1987;9(2):169–171.

65. Gothard L, Cornes P, Brooker S, et al. Phase II study of vitamin E and pentoxifylline in patients with late side effects of pelvic radiotherapy. *Radiother Oncol*. 2005;75(3):334–341.

66. Huffman LB, Hartenbach EM, Carter J, et al. Maintaining sexual health throughout gynecologic cancer survivorship: a comprehensive review and clinical guide. *Gynecol Oncol*. 2016;140(2):359–368.

67. Goetsch MF, Lim JY, Caughey AB. A practical solution for dyspareunia in breast cancer survivors: a randomized controlled trial. *J Clin Oncol*. 2015;33:3394–3400.

68. Morris L, Do V, Chard J, et al. Radiation-induced vaginal stenosis: current perspectives. *Int J Womens Health*. 2017;9:273–279.

第七篇

第68章

癌症康复中的心理痛苦及其他精神问题

Erik H. Bengtsen and Jimmie C. Holland

癌症康复的精神问题

肿瘤患者的精神病学及社会心理学发展史

对肿瘤患者而言,最关注的问题是他们确诊后如何"恢复如初"。这种恢复是包含:身体,心理,工作,社交和性生活多方面的。随着目前的治疗越来越以患者为中心,也更加推崇有质量的健康生活,肿瘤患者的精神康复变得更加重要。然而目前,肿瘤心理康复学的发展缓慢,也让肿瘤患者得到心理和精神康复的意愿更加迫切。直到大约30年前,肿瘤患者心理及精神治疗成为肿瘤治疗的重要部分时,才使得肿瘤心理康复学被重视[1]。这段发展史部分地反映了这样一个事实:诊断肿瘤等于宣判死刑,因此关于癌症康复并不需要被重视。也相当于告诉我们,基本所有肿瘤患者都会快速死亡,几乎没有长期存活者。在20世纪中叶,在肢体截肢后经过治疗能存活1年的患者,才被准许接受假肢安装。肿瘤患者的心理与精神治疗同样被歧视,肿瘤患者不该咨询关于肿瘤诊断和预后的问题,寻求心理咨询与帮助更是被认为是懦弱。而现如今,这些问题得到了更好地解决。但是虽然癌症康复与心理疏导对患者和他们的家庭都是至关重要,但从治疗角度上都是不被重视的"弱姐妹",因此未来更需要得到关注与资金支持。

康复肿瘤学是当今不断发展和扩展的学科。可能没有哪个治疗领域像肿瘤治疗一样更依赖于患者的动力和配合。心理精神疾病和社会问题是导致患者未能完全康复,无法"恢复正常"的常见原因。当今的物理治疗师必须意识到焦虑和抑郁的广泛发生,如何管理这些问题以及何时转介至更专业的帮助[2,3]。本章介绍了《NCCN临床实践指南》,该指南旨在更好地将心理精神照护与相关社会问题纳入肿瘤的常规临床治疗中[4]。在指南中,第一个原则是使用简短的筛查手段,以快速识别需要心理干预的患者。在筛查时使用评估方法来确定何时需要转介到心理医师(或社会工作人员)。本章还概述了对于焦虑、抑郁、及心理功能障碍管理的临床实践指南及特点,这些问题与每个人的特质不同,且会使肿瘤治疗的各个方面变得复杂,尤其是康复治疗。

如何生存 - 创伤后应激综合征(PTSD)和对复发的恐惧

许多肿瘤患者难以从积极治疗过渡到良好生存。当他们结束医院内的肿瘤监察与治疗,返回到家中或在社区医院治疗时,对疾病复发的恐惧和焦虑往往会增加。因此肿瘤医生应该向社区保健医生提供患者生存计划并帮助简化过渡过程,包括如何开始以及继续康复。离开院内的治疗可能会为患者提供一个机会,让他们思考对他们更有意义的事情:包括家庭和社会关系的重要性;他们最引以为傲的东西;以及如果患者仍处于工作年龄,那么如何重新参与或改变职业计划等。肿瘤相关的创伤后成长,或因肿瘤经历而导致生活的积极变化,可能会让一些肿瘤患者有更积极的自我评价,增加与他人的亲密和欣赏度,更坚定对生活的欣赏以及精神信仰。易实现创伤后成长的特征主要是年轻的、女性、拥有宗教信仰,并具有强大的社会支持[5,6]。由肿瘤造成的威胁可能为PTSD症状和创伤后成长的发生奠定了基础。

由于肿瘤诊断会给患者造成压力,肿瘤治疗也具有潜在的创伤性,与肿瘤相关的PTSD已经被研究了很多年[7]。除了得知肿瘤后的一些基本反应(可能包括突如其来的恐惧,悲伤和愤怒)外,患者可能还会出现创伤后应激症状,包括伤害性的想法、对于提醒的反应、过度兴奋以及逃避。患有某些症状而并非全部症状的患者可能患有的是亚临床型 PTSD,即使经过多年的治疗和监测,身体仍可能过度警惕,并出现复发性焦虑。肿瘤患者的痛苦最初从发现肿瘤开始,随后伴随进行复杂医疗治疗时焦虑会增加,这些治疗包括可能危及生命的治疗方法,肿瘤本身和治疗方法都会导致身体上的损伤和认知障碍。

心理痛苦的筛查

对于每日有着繁忙工作的康复医生而言,常见的问题就是需要快速确定:"该患者的精神状态是'正常'还是'不正常',是否需要治疗?"一项对近 5 000 名肿瘤患者的大规模调查显示,有 20%~47% 的患者正经历严重的焦虑与精神压力。在患有颅脑肿瘤,胰腺癌和肺癌的患者中,该比例会更高。然而在既往的治疗中,在大多数肿瘤治疗中心,只有不到 10% 的门诊病人接受了对于心理痛苦的评估和治疗。

为了辅助康复医生常规筛查到患者的焦虑症和抑郁症,并给予治疗,美国国家癌症综合网于 1997 年成立了一个多学科小组来管理肿瘤患者的心理痛苦。该小组发布了共识及基于证据的临床实践指南,并会经常更新。制定指南的目的在于提供一种快速筛查方法,以便忙碌的肿瘤及康复医生应用,从而确保将心理痛苦筛查视为例行问诊的一部分,并由肿瘤科医生进行管理,当需要更广泛地评估和治疗时,应根据适当的社会心理学科对患者进行分类或建议。

选择"心理痛苦"一词,而不是其他精神病学或者心理学术语,因为可以更好地被患者和医生接受,减少尴尬,并且可以通过自我描述来定义和衡量。许多患者担心被贴上"精神病"的标签,"心理痛苦"一词涵盖了患者在应对危及生命的疾病时遇到的心理,社会和精神问题。范围从普通的、正常的脆弱感,悲伤感和恐惧感到可能得知患有疾病的心理改变,包括抑郁,焦虑,恐慌,社会隔离等精神危机。心理痛苦感觉可使治疗中断,并可能导致其他的一些问题,包括难以作出关于治疗的决定,这可能会导致更多的人去看医生和急诊、生活质量降低、活动减少、戒烟可能性降低。对痛苦进行早期的评估和筛查,并根据患者个体情况转诊至心理专

科,治疗 3 个月后痛苦症状就可以得到控制,患者的生存状况也会得到改善。

康复团队,尤其是物理治疗师和康复护士,是对患者进行心理治疗的"第一线",是良好心理治疗的基础。在美国,大多数诊所都有一名社工,但并非能照顾到每个患者。为了尽可能第一时间识别患者的症状,康复医生必须能够快速识别出患者痛苦的常见症状,对患者的功能障碍抱有同情心,并能够建立信任关系同时表达关心与关怀。图 68-1(NCCN DIS-5)概述了常见的困扰症状以及康复团队应该了解的评估手段与进一步的干预措施,明确患者是否在下次就诊时进行重新评估,明确何时转介至更专业的心理康复机构[8]。图 68-2(NCCN DIS-B)[9]概述了肿瘤患者容易出现精神心理异常的风险评估和患者最容易出现心理精神异常的一些情况。

NCCN 指南强烈认同使用"心理痛苦温度计"来筛查所有新患者心理痛苦的水平,其为具有 0~10 标度图形的"测定表",可询问患者"您的痛苦水平处于 0~10 中的哪一档?"它可以用触摸屏展示,或用纸和笔在候诊室展示给患者(图 68-3,NCCN DIS-A)[9]。如果患者测定得分为 4 分或以上,则该单项量表可以作为"制定进一步治疗策略"的标志,护士可随后准备更具体的问题。肿瘤科的护士通常负责对患者进行提问。在美国心理社会肿瘤学会(APOS)的网站上(www.apos-society.org),有一系列针对护士的免费在线讲座,内容主要涉及如何对病情进行筛查。

问题列表与心理痛苦测定表通常在同一页面上,要求患者核对身体与心理困扰原因(例如实际问题,家庭,情感,精神或宗教问题)。身体症状的列表有助于补充患者可能未向医生提及的问题。通过问题列表上的问题,医生可以明确患者是否应该转介到的是社会工作处(出于实际和社会心理需要),精神健康(对于严重的精神病,尤其是需要药物治疗),或牧师(当存在精神危机时,许多患者希望神职人员提供关键的心理支持)。图 68-4(NCCN DIS-4)[9]给出了如何使用评估工具进行诊断的方法,明确诊断的临界值是否≥4,来确定患者是否应该转诊,以进行更专业的心理评估及进行心理评估的患者是否继续由康复团队和社区资源管理。

这些指南确保从最初的就诊开始,医生可以对患者进行基线筛查,并在随后的治疗中或在治疗方面有转变时(如:从治愈到姑息)将心理社会问题作

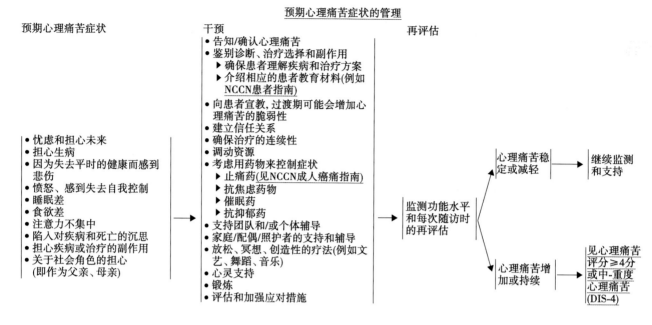

预期心理痛苦症状的管理

预期心理痛苦症状　　　　　干预　　　　　再评估

- 忧虑和担心未来
- 担心生病
- 因为失去平时的健康而感到悲伤
- 愤怒、感到失去自我控制
- 睡眠差
- 食欲差
- 注意力不集中
- 陷入对疾病和死亡的沉思
- 担心疾病或治疗的副作用
- 关于社会角色的担心（即作为父亲、母亲）

- 告知/确认心理痛苦
- 鉴别诊断、治疗选择和副作用
  - ▶ 确保患者理解疾病和治疗方案
  - ▶ 介绍相应的患者教育材料（例如NCCN患者指南）
- 向患者宣教，过渡期可能会增加心理痛苦的脆弱性
- 建立信任关系
- 确保治疗的连续性
- 调动资源
- 考虑用药物来控制症状
  - ▶ 止痛药（见NCCN成人癌痛指南）
  - ▶ 抗焦虑药物
  - ▶ 催眠药
  - ▶ 抗抑郁药
- 支持团队和/或个体辅导
- 家庭/配偶/照护者的支持和辅导
- 放松、冥想、创造性的疗法（例如文艺、舞蹈、音乐）
- 心灵支持
- 锻炼
- 评估和加强应对措施

监测功能水平和每次随访时的再评估

心理痛苦稳定或减轻 → 继续监测和支持

心理痛苦增加或持续 → 见心理痛苦评分≥4分或中-重度心理痛苦（DIS-4）

*见社会心理障碍患者的特征(DIS-B)

注：除非特别说明，所有建议均为2A类
临床试验：NCCN认为对任何肿瘤患者的最佳管理基于临床试验。特别鼓励参加临床试验。

图68-1 （NCCN DIS-5）预期心理痛苦症状的管理

摘自 the NCCN Clinical Practice Guidelines in Oncology(NCCN Guidelines®)for Distress Management V. 2. 2018. © 2018 National Comprehensive Cancer Network, Inc. All rights reserved. The NCCN Guidelines® and illustrations herein may not be reproduced in any form for any purpose without the express written permission of NCCN. To view the most recent and complete version of the NCCN Guidelines, go online to NCCN.org. The NCCN Guide-lines are awork in progress that may be refined as often as new significant data becomes available

社会心理障碍患者的特征

心理痛苦风险增加的患者[†]	心理脆弱性增加的时期
• 有精神障碍或药物使用障碍史	• 发现可疑症状时
• 抑郁症障碍/自杀倾向	• 诊断性检查期间
• 认知障碍	• 诊断结果出来时
• 沟通障碍[‡]	• 了解到有遗传/家族性癌症风险时
• 严重的伴发病	• 等待治疗期间
• 社会问题	• 改变治疗方式时
▶ 家庭冲突/与照护者的冲突	• 出现重大的治疗相关并发症时
▶ 社会支持不足	• 积极治疗结束时
▶ 独自生活	• 入院/出院时
▶ 经济问题	• 过渡到"癌症生存者"角色期间
▶ 获得医疗服务的机会有限	• 医疗随访和监测
▶ 年幼或需要服用的子女	• 治疗失败时
▶ 年龄较轻	• 复发/进展
▶ 女性	• 诊断为晚期癌症
▶ 虐待史（身体、性）	• 过渡到临终关怀时
▶ 其他压力	
• 精神/宗教问题	
• 无法控制的症状	

图68-2 （NCCN DIS-B）社会心理障碍患者的特征

* 对于伴重大心理社会后果的部位特异性症状参见 Hol-land, J C, Greenberg, DB, Hughes, MD, et al. Quick Reference for Oncology Clinicians：The Psychiatric and Psychological Dimensions of Cancer Symptom Management.(Based on the NCCN Guidelines for Distress Management). IPOS Press, 2006. Available at www.apos-society.org

† 来自 NCCN 姑息治疗指南

‡ 沟通障碍包括语言、文化和躯体障碍

摘自 the NCCN Clinical Practice Guide-lines in Oncology (NCCN Guidelines®)for Distress Management V. 2. 2018. © 2018 National Comprehensive Cancer Network, Inc. All rights reserved. The NCCN Guidelines® and illustrations herein may not be reproduced in any form for any purpose without the express written permission of NCCN. To view the most recent and complete version of the NCCN Guidelines, go online to NCCN.org. The NCCN Guidelines are awork in progress that may be refined as often as new significant data becomes available

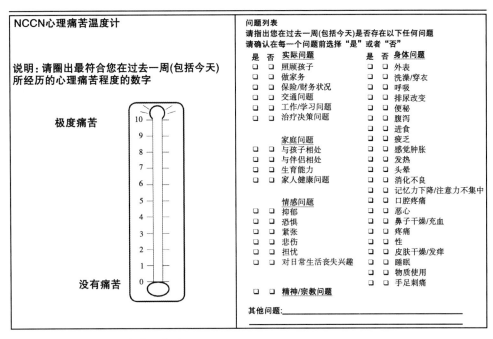

图 68-3 （NCCN DIS-A）NCCN 心理痛苦温度计

摘自 the NCCN Clinical Practice Guidelines in Oncology（NCCN Guidelines®）for Distress Management V. 2. 2018. © 2018 National Comprehensive Cancer Network, Inc. All rights reserved. The NCCN Guidelines® and illustrations herein may not be reproduced in any form for any purpose without the express written permission of NCCN. To view the most recent and complete version of the NCCN Guidelines, go online to NCCN.org. The NCCN Guide-lines are a work in progress that may be refined as often as new significant data becomes available

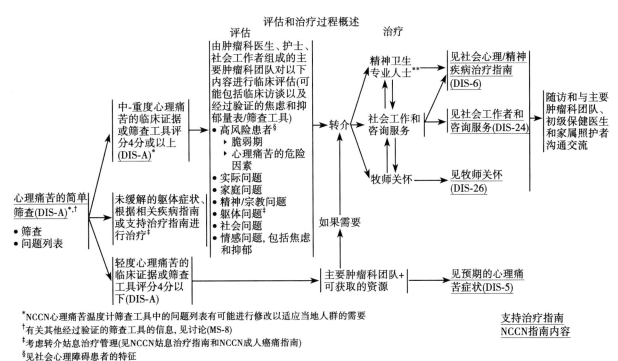

图 68-4 （NCCN DIS-4）评估和治疗过程概述

摘自 the NCCN Clinical Practice Guidelines in Oncology（NCCN Guidelines®）for Distress Management V. 2. 2018. © 2018 National Comprehensive Cancer Network, Inc. All rights reserved. The NCCN Guidelines® and illustrations herein may not be reproduced in any form for any purpose without the express written permission of NCCN. To view the most recent and complete version of the NCCN Guidelines, go online to NCCN.org. The NCCN Guide-lines are a work in progress that may be refined as often as new significant data becomes available

第七篇

为整体治疗的一部分。当患者由于心理因素而无法遵循康复建议时，关键是确定造成这种情况的原因并加以纠正，因为实现充分的功能恢复可能取决于此。康复医生最常遇见的心理痛苦症状是焦虑和抑郁，这些均可能干扰治疗，因此接下来我们将尝试阐明其病理生理学的改变和治疗方法。

焦虑，抑郁和自杀风险评估

焦虑是最常见的心理问题，可以在疾病各个阶段出现。通常是轻度的，可以通过安慰来管理，但严重时仍需进一步评估以明确病因和制定治疗方法。NCCN 焦虑管理指南提供了一个实用的框架，可根据该框架制定识别、鉴别诊断和治疗的方法（图 68-5，NCCN DIS-16）[9]。它概述了出现焦虑症的一些常见征兆，焦虑症可能来源于患者对疾病的担心，原因也可能来自治疗或药物。

症状可能主要是身体上的（心动过速，盗汗，躁动不安，踱步，震颤，失眠，口干），也有心理上的（恐惧，担忧关于疾病、治疗或即将进行的程序相关问题）。当患者的症状来源于疾病，且通常与患

者所处状况相关，则被称为焦虑症适应障碍。值得注意的是，要认识到医疗问题或药物也可能引起或加重患者的焦虑感，不要一开始就假设它是"心理的"，一定要排除其他所有的医源性因素。

疼痛是最常见导致患者焦虑的原因。一般可以通过适当的镇痛治疗而减弱焦虑感。表 68-1[10]概述了可能引起焦虑的常见医源性问题和相关药物。同样，酒精或阿片类药物戒断的早期可能出现急性焦虑和颤抖症状。此外，还应该确定患病前是否存在焦虑症，例如可能是：广泛性焦虑障碍，惊恐或恐惧症；PTSD；强迫症（OCD）。患有慢性焦虑症的患者在患病时常常会出现症状加重。OCD 患者也有可能由于无法作出决定或无法配合治疗而在康复中受到损害，而且他们对新的治疗方法或药物通常会感到焦虑和恐惧。

对于最初要评估患者是否需要康复的康复医师而言，面临的挑战是确定是因肿瘤等危及生命的疾病的正常悲伤水平还是达到了需要全面精神病学评估和治疗的阶段。与焦虑症相似，有些医源性因素和药物可能会导致患者抑郁。在鉴别诊断中，

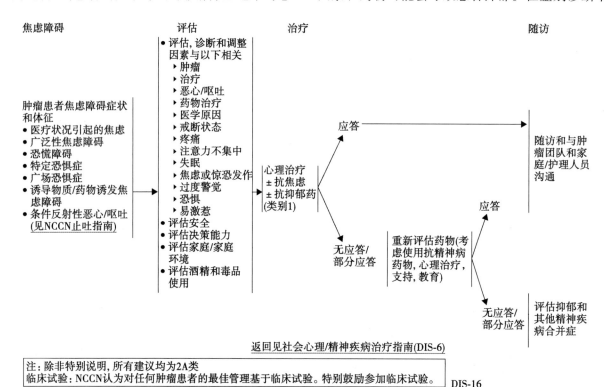

注：除非特别说明，所有建议均为2A类
临床试验：NCCN认为对任何肿瘤患者的最佳管理基于临床试验。特别鼓励参加临床试验。　　DIS-16

图 68-5 （NCCN DIS-16）焦虑障碍

摘自 the NCCN Clinical Practice Guidelines in Oncology(NCCN Guidelines®)for Distress Management V. 2. 2018. © 2018 National Comprehensive Cancer Network, Inc. All rights reserved. The NCCN Guidelines® and illustrations herein may not be reproduced in any form for any purpose without the express written permission of NCCN. To view the most recent and complete version of the NCCN Guidelines, go online to NCCN.org. The NCCN Guide-lines are a work in progress that may be refined as often as new significant data becomes available

表68-1 焦虑的病因（医源性和药物治疗）

与疾病和治疗有关：可能随时显现。考虑可能随着医疗疾病的敏锐度增加"器官性"焦虑也增加	• 充血性心力衰竭／肺水肿 • 肺栓塞 • 心肌梗死分泌激素的肿瘤（嗜铬细胞瘤） • 癫痫发作 • 无法缓解的疼痛
疾病并发症：电解质异常，尤其是在脑损伤患者（如痴呆）；由于任何原因引起的谵妄；脓毒症发展的早期迹象；癫痫发作	• 高钙血症 • 甲状腺功能亢进 • 低血糖 • 低钠血症 • 缺氧 - 任何肺部疾病或贫血患者应首先考虑
药物：有证据表明肿瘤治疗中的几种药物可能与焦虑症有关	• 抗胆碱能药，例如苄索平，苯海拉明（benadryl） • 兴奋剂，例如哌甲酯（利他林） • 拟交感神经药，例如沙丁胺醇吸入器 • 类固醇 - 情绪不稳定和激动 • 免疫抑制剂，例如环孢霉素 • 苯二氮䓬类药物撤药，酒精，麻醉品，巴比妥类药物 • 老的止吐药，包括异丙嗪，甲氧氯普胺和氯丙嗪，可引起静坐，这是一种严重的内在焦虑感和与运动性躁动相关的躁动不安 • 氟哌啶醇（haldol），利培酮（risperdal）和奥氮平（zyprexa）等抗精神病药也会引起静坐症 • 阿片类镇痛药和苯二氮䓬类抗焦虑药可能会导致认知障碍患者的精神错乱或谵妄

摘自 Table 5.2 in Psycho-Oncology: A Quick Reference on the Psychosocial Dimensions of Cancer Symptom Management, APOS Institute for Research and Education. Oxford University Press, 2015: pp. 46-47.

还是必须要考虑到其他广泛的、潜在的、可被纠正的原因。重要的是，不要认为患者出现的反应是正常的，进而忽略其明显的抑郁症状。而且由于肿瘤所引起的身体症状和抑郁导致的身体症状相似（如：失眠，疲劳，注意力不集中，食欲和体重改变），因此会使这种判断变得同样困难。当出现明显的沮丧情绪并产生影响，或者当失眠，疲劳或困扰变得明显时，这均提示抑郁症出现：即情境抑郁，或通常称为具有抑郁症状的适应性障碍。大多数患者都得到了康复小组的妥善处理，包括针对其特定症状（例如失眠，疲劳）给予安慰和用药治疗。

但是，由于许多抑郁症状来源于医源性因素，因此，对于患者出现持续且更严重的症状时，康复医生需要进行进一步的检查。这些处于中等水平的抑郁症状被称为抑郁的亚综合征，表明这种症状使患者痛苦，但未达到严重抑郁症的标准（以烦躁不安，快感缺乏，没有希望，内疚，睡眠习惯改变，食欲减退，注意力不集中，对生活无望为特征，甚至有自杀念头）。重症抑郁症的发生率低于抑郁亚综合征，但它是造成患者自杀行为的最大因素。躁

狂症在肿瘤患者中不常见，但很多药物可造成患者发生躁狂，例如大剂量类固醇，此外在既往有躁狂症或家族史有躁狂症的患者容易发生躁狂。

NCCN 对于识别和管理情绪障碍的指南［图68-6（DIS-10），图 68-7（DIS-12）］[9]概述了常见的情绪障碍以及可能导致抑郁的症状和相关因素的评估方法。在确定相关原因后，需尽可能地消除医源性原因或停止相关药物治疗。通常，肿瘤这种疾病无法去除，因此只能对抑郁症进行治疗。有自杀风险的患者应立即转诊到专业心理治疗机构。持续的，不缓解的疼痛通常最容易让患者产生自杀念头，因此一定要重视。

对任何患有严重抑郁症的患者，都应询问其是否有自杀念头。不要觉得这个无法询问，与此相反，这种询问不仅不会增加患者的自杀风险，反而可以降低风险。可以这样询问，"您是否曾经认为生活没有意义？"，如果回答是肯定的，可以提出更直接的问题。大多数患者可能会承认"对此进行了思考"，并表示"如果情况变得足够糟糕，我会这样做。"但是，在肿瘤患者中自杀未遂和自杀相对少

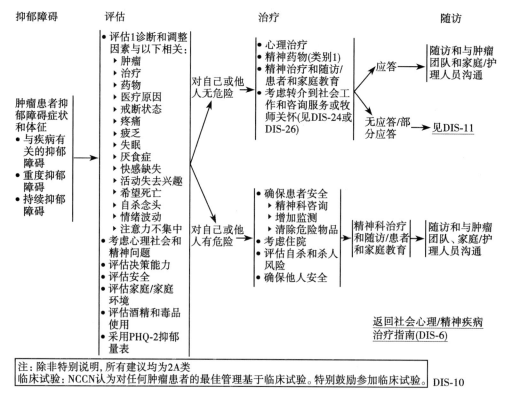

图 68-6 （NCCN DIS-10）抑郁障碍

摘自 the NCCN Clinical Practice Guidelines in Oncology（NCCN Guidelines®）for Distress Management V. 2. 2018. © 2018 National Comprehensive Cancer Network, Inc. All rights reserved. The NCCN Guidelines® and illustrations herein may not be reproduced in any form for any purpose without the express written permission of NCCN. To view the most recent and complete version of the NCCN Guidelines, go online to NCCN.org. The NCCN Guide-lines are awork in progress that may be refined as often as new significant data becomes available

见。然而，那些处于较高风险的患者（如疼痛持续，无法缓解，疾病进展，先前患有抑郁症、酗酒或滥用药物的患者）需要更仔细地监测。另外，谵妄的患者在情绪低落的情况下更有可能产生冲动，进行计划不周的自杀尝试。

肿瘤的病理生理学和与治疗有关的精神后遗症

目前有很多的神经生物学机制尝试阐明肿瘤本身与某些治疗可以导致抑郁，焦虑和疲乏。表 68-2[10] 概述了引起抑郁的常见医源性原因。疲乏与贫血、疼痛、失眠、抑郁和体重指数（BMI）相关。肿瘤相关的炎症反应与焦虑和抑郁呈正相关，这已经在焦虑、抑郁量表与细胞因子 IL-1，IL-6，IL-8，肿瘤坏死因子（TNF）和干扰素相关性的研究中得到证实[11,12]。细胞因子假说认为，细胞产生的促炎细胞因子可以影响大脑，从而导致疾病的发生与进展[13]。尽管健康的血脑屏障可以防止细胞因子

直接接触，但转运蛋白仍会向大脑发出外周的炎症信号。这种炎症信号可能会导致焦虑，并通过皮质区域引起觉醒改变，进而在皮质下区域造成动机困难，活动减慢。肿瘤患者的抑郁症与额叶皮层的葡萄糖代谢降低有关，这可能会影响计划能力、注意力维持、情绪调节和自主行为等。额叶还通过多巴胺能来调节奖励系统，而这在成瘾形成中很重要。IFN 疗法与多巴胺释放的减少有关。因此，如安非他酮这类具有多巴胺能活性的抗抑郁药，和多巴胺能兴奋剂可能在炎症引起的疲劳和缺乏动力方面起作用。

不同的肿瘤类型可引起不同的精神症状[14]。肺癌可能会由于呼吸急促而引起严重的焦虑，缺氧可能导致谵妄。小细胞肺癌合并副肿瘤综合征，引起抗利尿激素分泌不足（SIADH）综合征、低钠血症及 Cushing 综合征，而后者会导致认知障碍和非典型抑郁症，并伴有食欲亢进和失眠。类癌综合征，尤其是累及支气管病变的肿瘤，可能会因血清素过

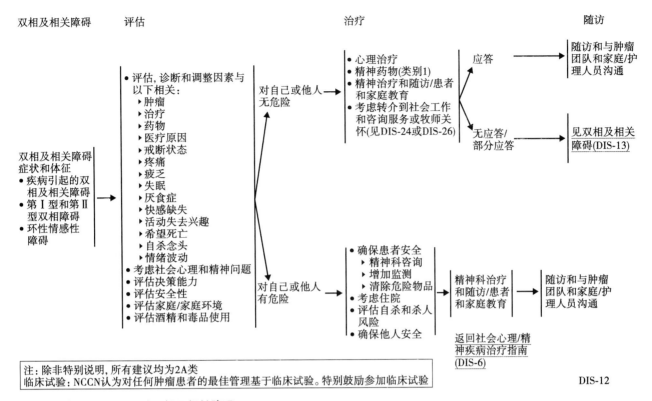

图 68-7 （NCCN DIS-12）双相及相关障碍

摘自 the NCCN Clinical Practice Guidelines in Oncology（NCCN Guidelines®）for Distress Management V. 2. 2018. © 2018 National Comprehensive Cancer Network，Inc. All rights reserved. The NCCN Guidelines® and illustrations herein may not be reproduced in any form for any purpose without the express written permission of NCCN. To view the most recent and complete version of the NCCN Guidelines，go online to NCCN.org. The NCCN Guide-lines are awork in progress that may be refined as often as new significant data becomes available

多而引起潮红和腹泻。5- 羟色胺激增时，前体色氨酸被耗尽，导致中枢神经系统（CNS）中 5- 羟色胺的水平降低，从而导致烦躁和烦躁不安。色氨酸的这种消耗也会导致糙皮病。胰腺癌患者在诊断前可能就存在严重的抑郁，与 20% 的年龄和性别匹配的胃肠道（GI）肿瘤患者对照相比，大约 70% 的胰腺癌患者患有抑郁症[15]。

下丘脑 - 垂体 - 肾上腺轴有助于调节应激反应，但胰腺癌患者该轴功能异常，此外这些患者中存在促炎级联反应，尤其是 IL-6 水平升高明显，进而导致恶病质和色氨酸耗竭。颅脑肿瘤，包括神经胶质瘤，可能会增加颅内压，导致执行功能障碍、思维减慢和记忆力障碍。如果垂体瘤过大，则可能引起垂体功能减退，并伴有情绪淡漠和嗜睡。脑转移瘤多来自小细胞肺癌、恶性黑色素瘤或乳腺癌，根据其位置可能会出现多种精神病表现。额叶受累可能表现为社交能力下降，自制力下降，判断力受损或情绪冷漠。顶叶受累可能导致失用症或执行力下降。卵巢肿瘤会由于抗 N- 甲基 -D- 天冬氨酸（NMDA）受体抗体而引起边缘性脑炎，并伴有情绪不稳和精神病。多种肿瘤都可能引起骨转移，最常引起骨转移的是原发性前列腺癌，乳癌和肺癌。转移性前列腺癌的成骨细胞病变会导致血钙过低，从而使情绪不稳定和焦虑感增加。转移性肺癌的溶骨性病变导致高钙血症，可能导致抑郁，便秘和思维混乱。

各种肿瘤治疗方法也可能引起多种精神上的副作用[14]。上消化道、脑、卵巢或甲状腺的手术最有可能通过直接的生物学机制引发精神障碍。上消化道手术可导致维生素 B_{12} 缺乏症，导致记忆力减退和抑郁。随着时间的流逝，由于雌激素会增加血清素的合成并改善额叶前皮质的神经可塑性，双侧卵巢切除术后雌激素的缺乏会导致焦虑，抑郁症状和认知障碍。大约 3% 的甲状腺手术患者可能患有甲状旁腺功能低下，从而导致低钙血症，而这与相关的抑郁、焦虑、思维混乱与增加癫痫发作的风险相同。头颈部肿瘤的放射疗法可导致约 40% 的患者甲状腺功能减退，并伴有抑郁症状和疲劳感[16]。全

第七篇

表 68-2　抑郁症的原因

药物	<ul><li>皮质类固醇,尤其是长期使用的皮质类固醇,可能会导致抑郁综合征,并可能引起与躁狂症相符的症状</li><li>中枢神经系统抑制药物,包括阿片类镇痛药,苯二氮䓬类药物和巴比妥类药物,可能会导致特发性脆弱或认知障碍患者的抑郁</li></ul>
抗肿瘤药	抑郁综合征可能是以下药物副作用:<ul><li>长春花生物碱</li><li>L- 天冬酰胺酶</li><li>丙卡巴嗪</li><li>更令人关注的是生物反应修饰剂,包括干扰素 -α 和白介素 -2(IL-2)。干扰素尤其与抑郁有关,并可能偶尔引起躁狂</li></ul>
代谢异常	<ul><li>电解质(尤其是钠)</li><li>钙</li><li>B-12 和叶酸</li><li>甲状旁腺功能</li><li>特别是甲状腺功能</li></ul>
肿瘤	一些原发性恶性肿瘤与抑郁症有关<ul><li>胰腺隐匿性癌</li><li>中枢神经系统淋巴瘤</li><li>原发性脑肿瘤</li></ul>
无法缓解的疼痛	<ul><li>癌症患者抑郁的重要原因</li><li>抑郁症也可能改变患者对疼痛的含义和严重程度的认识。疼痛或对无法缓解疼痛的恐惧是要求医生协助自杀的关键因素</li></ul>

摘自 Table 6.2 in Psycho-Oncology: A Quick Reference on the Psychosocial Dimensions of Cancer Symptom Management, APOS Institute for Research and Education. Oxford University Press, 2015: p. 55。

脑或部分脑部放射治疗可导致严重的认知功能障碍,尤其是会影响颞叶及其记忆功能。

传统的化疗药物也可影响精神疾病的病理生理[14]。甲氨蝶呤和 5- 氟尿嘧啶(5-FU)等抗叶酸药物可导致长期认知缺陷和脑白质脱髓鞘,并明显空间记忆损害。依托泊苷和紫杉醇可以通过增加 IL-6 来增加抑郁程度。长春新碱与神经毒性有关,可以抑制多巴胺的代谢,进而导致抑郁,增加易怒感。丙卡巴肼可通过抑制单胺氧化酶来增加去甲肾上腺素、5- 羟色胺和多巴胺的水平,此外丙卡巴肼与其他抗抑郁药类似,可在少数患者中引发躁狂,并可在 10%～30% 的患者中引起患者失眠或噩梦。前列腺癌雄激素去势治疗的患者中有 47%～69%,至少在 1 个认知功能领域下降,最常见的是视觉空间能力和执行功能下降[17]。糖皮质激素,例如地塞米松和泼尼松龙,可引起严重的精神病理学症状,例如多动性谵妄,还有一些为躁狂样症状,包括妄想或幻觉。每日接受超过 10mg 地塞米松治疗的患者中,有 18% 的患者会产生严重的精神症

状,有 30%～57% 的患者会出现轻度的症状,如躁动不安,失眠及流泪和情绪不佳[18]。长期服用低剂量的类固醇会产生抑郁症状。迄今为止,新型药物,例如分子药物或靶向药物,如伊马替尼和单克隆抗体还没有发现相关精神疾病的副作用。但是随着研究进一步得深入,也需关注新型药物对精神状态的影响。

心理和心理药物治疗

焦虑症的治疗主要依赖心理精神相关药物和心理治疗。通常使用的药物是苯二氮䓬类,血清素再摄取抑制剂(SSRI)和低剂量抗精神病药。苯二氮䓬类药物优点是立刻缓解症状,SSRI 会比较慢(长达 2～4 周)产生抗焦虑作用,通常苯二氮䓬类药物会联合 SSRI 共同使用。表 68-3[10] 概述了常用药物及其剂量。患者通常担心苯二氮䓬类药物成瘾,尽管对于没有既往成瘾史的患者来说这种可能性很小,但还要和患者解释劝说使用苯二氮䓬类药物,同时帮助他们进行监测并预防成瘾性。虽然减

表68-3　治疗肿瘤患者焦虑症的药物

药物	起始剂量	维持剂量
选择性 5- 羟色胺再摄取抑制剂		
艾司西酞普兰（lexapro）	10～20mg	10～20mg/d po
氟西汀（百忧解）	10～20mg qAM	20～60mg/d po
帕罗西汀（paxil）	20mg/d qAM	20～60mg/d po
舍曲林（zoloft）	25～50mg qAM	50～150mg/d po
苯二氮䓬类		
阿普唑仑（xanax）	0.25～1mg	po q6～24h
氯硝西泮（可洛平）	0.5～2mg	po q6～24h
地西泮（安定）	2～10mg	po/iv 6～24h
劳拉西泮（ativan）	0.5～2mg	po/im/IVP/IVPB q4～12h

im，肌内注射；iv 静脉注射；IVP，静脉推注；IVPB，iv 双通路；po，口服。

摘自 Table 5.4 in Psycho-Oncology: A Quick Reference on the Psychosocial Dimensions of Cancer Symptom Management, APOS Institute for Research and Education. Oxford University Press, 2015：p. 50。

轻患者的痛苦很重要，但要知道，高剂量苯二氮䓬类药物会增加跌倒的风险，长期服用可能会导致药物耐受，突然停药会发生反跳，而且长年服用可能会导致认知后遗症。

在非药物干预方面，有几种心理治疗和咨询的方法非常有用：

- 在康复团队的支持和帮助下控制不适症状（例如失眠）
- 单独或成组地转至社会工作或心理咨询中心，以进行进一步的心理治疗
- 认知行为疗法（CBT）可以帮助患者认知重塑，影像引导，放松和冥想
- 互联网、聊天室和虚拟群组有助于患者积极交流，但要注意这一部分较难监管
- 辅助疗法（见第 74 章）

疾病的所有阶段都进行了行为支持与干预的随机对照试验。荟萃分析为基础的证据支持将心理治疗作为干预措施，纳入临床实践指南中[19,20]。虽然康复团队可以很好地治疗大多数情境焦虑症，但当是既往存在焦虑症时，转诊至心理治疗专业人员对患者会更好。OCD 和广泛焦虑症往往对治疗的反应性差，并且使肿瘤治疗和康复更困难。

在患有与肿瘤相关的 PTSD 症状的患者中，具有开放和鼓励表达的 CBT 是一种有效的方法。眼动脱敏和再加工疗法（EMDR）对 PTSD 和慢性疼痛具有积极的影响。尽管 EMDR 的机制尚不清楚，但它们涉及双侧眼球运动，这可能使患者回想起创伤性记忆时的不适感降低，因此可以改善情绪并将注意力转移到更适应的思维方式上。神经影像学研究表明，在追踪急性、亚急性和慢性背痛患者的研究中，涉及的大脑通路主要从急性疼痛区域转移到情感网络，如杏仁核和内侧前额叶皮层，而 PTSD 患者的神经影像学表现为杏仁核过度活化和前额叶皮层受累[21]。

动机访谈或动机增强方法也可以应用于康复训练。病人的动机水平会影响功能，并有缓解疼痛的效果，动机咨询的主要目的是通过让患者表达准确的同情心，发现患者的矛盾性，避免争论以及主观认知。动机访谈的目的是帮助患者从主观认知上进行改变，而不是被动接受医生的告知要做什么，因为被动接受可能会增加患者反感度。动机访谈的第一阶段涉及增强改变的动力，第二阶段则增加改变的承诺。已有几项研究表明[22]，与常规治疗相比，增加动机访谈明显有助于患者康复。

接受与承诺治疗（ACT）是对焦虑患者或患有慢性身体障碍患者的另一种较好的治疗方法。接受当前状态，心态向上，承诺改变并有行动力，可以增加心理灵活性。ACT 可以避免，并且不会对痛苦的感受作出过度的反应，它主要是指导患者面对生活，并朝着更好的方向迈进。ACT 并没有尝试教人们更好地控制患者的思想、感觉或记忆，而是教患者注意、接受和包容他们不愿意面对的人或事。而体验式回避会导致患者心理僵化，从而无法采取必要的行动，导致产生关键的错误行为[23]。

抑郁症需要通过心理疏导和药物干预来治疗。来自康复团队的心理支持至关重要。临床试验的荟萃分析也推荐进行支持性或认知行为的心理治疗[24]。在澳大利亚和美国，与其他医学治疗一样，心理治疗干预措施也是基于证据并写入临床实践指南的[20,24]。

有情绪障碍的患者在很大程度上可以通过抗抑郁药进行治疗，同时也接受精神刺激药物治疗，这些药物可以迅速提高身体敏感性并减轻疲劳。表 68-4 列出了常用药物。尽管精神药物在肿瘤治疗中的对照试验很少，但在荟萃分析中进行回顾时，已经完成的少数试验支持其疗效并将其纳入指南中[20,24]。

第七篇

表68-4 肿瘤患者使用的抗抑郁药

药物	起始剂量	维持剂量	备注
选择性5-羟色胺再摄取抑制剂			
西酞普兰	10mg/d	20~40mgd	可用的SolTab
依他普仑	5~10mg/d	10~20mg/d	可能出现恶心,性功能障碍
氟西汀	10~20mg/d	20~60mg/d	半衰期长;可能出现恶心,性功能障碍;强效CYP450-2D6抑制剂
帕罗西汀	20mg/d	20~60mg/d	可能的恶心,镇静作用,强效CYP450-2D6抑制剂
舍曲林	25~50mg/d	50~150mg/d	可能出现恶心
三环类抗抑郁药			
阿米替林	25~50mg qhs	50~200mg/d	最大的镇静作用;抗胆碱作用;对神经性疼痛有用
地昔帕明	25~50mg/d	50~200mg/d	适度的镇静;抗胆碱能
去甲替林	25~50mg qhs	50~200mg/d	中度镇静;对神经性疼痛有用
其他制剂			
安非他酮	100mg/d	100~400mg/d SR 150~450mg/d XL	激活;没有导致性功能障碍的报道;易感患者癫痫发作的风险
度洛西汀	20~40mg/d	60mg/d	可能出现恶心,口干;可能对神经性疼痛有用
哌甲酯	5mg(2.5mg)	10~60mg/d qAM,中午	激活;快速的效果可能;监测血压
米氮平	15mg qhs	1~45mg,qhs	镇静,食欲缺乏,止吐作用
地文拉法辛	50mg/d	50~100mg/d	恶心
文拉法辛	18.75~37.5mg/d	75~225mg/d	XR是每日使用;可能对神经性疼痛有用,潮热有恶心

摘自 Table 6.4 in Psycho-Oncology: A Quick Reference on the Psychosocial Dimensions of Cancer Symptom Management, APOS Institute for Research and Education. Oxford University Press, 2015: pp. 60-61。

治疗依从性的重要性

精神病学和生理学都认为患者努力克服脆弱性以改善功能。精神科医生可能会探索与他人的关系模式,或者缓慢而谨慎地讨论患者过往的创伤,并且,精神医生或康复医生有必要去到患者,因为过早的干预措施可能会使患者遭受心理或身体上的痛苦,从而影响他们进一步治疗。在医生办公室沟通时,患者可能会如坐针毡,难以交流,因此创建安全,舒适的治疗空间至关重要,患者在舒适的环境中会更好地发现问题,并与临床医生一起进行治疗。

治疗依从性已有多种定义。今天,它意味着增强协作的热情、支持和能动感。要对患者有同情心、最大限度地积极关心、信任和目标一致,希望患者能够接受,遵循并相信治疗。主动聆听,尽可能使用病人叙述中的话,相信患者,有支持性眼神交流和语调,有同情心的陈述等都有助于建立治疗依从性。治疗依从性重要性已在精神病学和康复治疗领域中得到证实,在慢性下腰背痛的患者中,通过康复治疗师与患者之间的治疗依从性对患者临床结局的预测比通过疼痛评估预测患者临床结局更有效[25]。有关乳腺癌康复的定性研究中,询问患者治疗中最有效的措施是什么,治疗依从性被很多患者认定是有作用的,此外还有情感讨论与适当运动[26]。

人格障碍

心理社会功能障碍中较为棘手的是人格障碍。与焦虑和抑郁(这两者有明确的干预措施和治疗方法)相比,人格障碍代表了患者对变化具有长期的高度抵抗力和应对方式。人格障碍的类型及其严重度决定了管理原则与治疗方式。过度焦虑,善于操纵的,愤怒或有可疑偏执狂的患者会给康复医生带来极大困扰。对于这样一个困难的病人,确保所有团队成员都知道这种患者的问题,并且团队需要分享对患者有用的治疗方式。

《精神障碍诊断和统计手册》(第 5 版;DSM-5;美国精神病学协会,2013 年)对主要人格障碍进行了分类(类型和关键组成见表 68-5)[10]。

Kahana 和 Bibring 是第一个描述在医疗环境中如何处理这些人格障碍的人。这种患者存在严重困扰,抑郁,焦虑或创伤的情况下很难被诊断。但是这种症状通常会显著影响患者治疗,降低患者治疗的依从性,甚至无法获得治疗与康复的最佳效果[27]。人格障碍患者通常缺乏康复所需要的控制力和坚持力。他们经常做出一些举动惹恼医生,而这些医生对这些难以相处和不合作的病人感到恼火和生气是可以理解的。重要的是一定要意识到这些感受,并与团队(与你感觉相同的人)分享。有些边缘患者可能会因为医生的行为举止而格外沮丧(如:自杀、对工作人员的猛烈抨击以及间歇性药物滥用)。表 68-6 概述了如何识别和评估人格障碍[10]。

图 68-8(NCCN DIS-23)概述了治疗人格障碍患者的 NCCN 指南[9]。治疗原则包括:限制患者行为,并告知团队成员患者难以治疗或控制的特性。这些患者经常试图通过操纵手段"离间"团队成员:"你很棒,但 X 医生很糟糕。"制定这类患者的治疗计划时,团队成员均须对此表示同意。此外,可能有必要与患者签订行为合同,以便当患者未能遵守其中约定时,可以成为拒绝继续为其治疗的依据[28]。

我们对疼痛和人格的潜在关联越来越感兴趣,因为两者都可能影响患者对治疗和康复的依从性。内源性阿片类药物失调和 μ 阿片类药物受体的差异可能与边缘性人格障碍有关,也可能与反社会人格障碍有关,大量使用阿片类药物以及与边界有关的自我伤害行为(如切割)可能是患者自我纠正的尝试,并且通过阿片类药物减轻情绪痛苦。因此,在这些患者中,人际关系困扰,疼痛耐受性差异可能会重叠,并影响调节。我们需要进行更多的研究以更好地了解这些相互作用和潜在的治疗方法,目前对于存在边缘性人格障碍的成年人,仅有小样本的阿片类拮抗剂纳曲酮增强剂试验,结果显示这部分患者自残行为的频率降低,但内在心理困扰并未减少[29]。

表 68-5　人格障碍的类型及其主要组成部分

偏执型	怀疑他人 快速与他人攻击 将人归为敌人或朋友 很少向他人倾诉 不宽容
分裂性	情感淡漠 在本质上倾向于孤立 对批评和称赞漠不关心 没有亲密朋友或伴侣
分裂型	爱幻想或奇异信念 在社交场合表现出焦虑 偏执 不寻常的看法
反社会型	违法 忽视义务 易冲动 易激惹和有攻击性
边缘型	对遗弃的恐惧 自杀行为 情绪不稳定 长期空虚感
表演型	易受影响 情绪易变 戏剧性情绪 挑衅或性行为
自恋型	相信自己是"特殊" 缺乏同情心 傲慢自大 权利感
回避型	自卑 不建立新的关系 避免尴尬害怕 社交中害怕被拒绝
依赖型	害怕独自一人 缺乏自信 作出决定时需要被肯定 害怕被拒绝从不提出异议
强迫型	专注细节 追求完美主义 僵化而顽固 过分节俭,甚至吝啬
人格障碍 NOS	不适合任何其他类别的疾病 还可以描述表现出几种人格障碍特征 而又不符合任何一种障碍的完整标准的人

NOS,没有特别说明。

摘自 Table 9.1 in Psycho-Oncology: A Quick Reference on the Psychosocial Dimensions of Cancer Symptom Management, APOS Institute for Research and Education. Oxford University Press, 2015: p. 82.

表68-6　人格障碍筛查和评估

记录心理史	• 在评估禁忌话题时要直截了当
	• 那些曾经有过心理困扰或人格障碍病史的人更容易遭受这两种情况的困扰
	• 人格障碍很难诊断
	• 人格障碍中存在明显的合并症
	• 合并症导致难以识别主要的人格诊断
	• 情绪和焦虑症会使人格障碍的识别复杂化[5,6]
医师的观点	• 临床医生对人格障碍患者确切诊断有时很难,但必须能够识别行为异常并作出反应
	• 避免模式化诊治患者
	• 注意自己对患者的感觉,尤其是那些使您产生情绪反应的患者
转介给心理健康提供者:社会工作者,心理学家或精神科医生,具体取决于在您的社区/组织配置*	• 癌症患者比一般公众更需要心理治疗(7.2% vs 5.7%)[7]
	• 当患者质疑医生的资源时和工作人员,建议转介至心理健康专业人士

*在实践中与精神卫生提供者建立联系总是有用的。他们应该理解并尊重在治疗肿瘤患者时所面临的挑战,这些肿瘤患者也有并存的人格障碍。经常反馈和讨论患者的状态对所有相关人员都有帮助。

摘自 Table 9.2 in Psycho-Oncology: A Quick Reference on the Psychosocial Dimensions of Cancer Symptom Management, APOS Institute for Research and Education. Oxford University Press, 2015: p. 83。

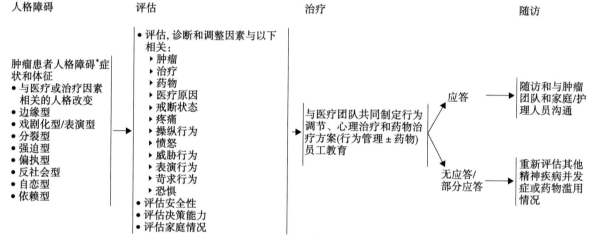

图68-8 (NCCN DIS-23)人格障碍

摘自 the NCCN Clinical Practice Guidelines in Oncology(NCCN Guidelines®) for Distress Management V. 2. 2018. © 2018 National Comprehensive Cancer Network, Inc. All rights reserved. The NCCN Guidelines® and illustrations herein may not be reproduced in any form for any purpose without the express written permission of NCCN. To view the most recent and complete version of the NCCN Guidelines, go online to NCCN.org. The NCCN Guide-lines are awork in progress that may be refined as often as new significant data becomes available

肿瘤患者的认知障碍

许多因素可以导致肿瘤患者认知功能障碍 - 肿瘤本身,因炎症级联反应和营养途径的潜在转变,或由肿瘤相关的治疗引起,如化疗,具有神经毒性并引起氧化损伤;放疗,激素和外科治疗等也可引起认知障碍。化疗前多达30%的患者发现了与肿瘤相关的认知障碍,在治疗过程中多达75%的患者出现了某种形式的认知障碍,并且在完成治疗后的许多年中,多达35%的患者仍存在功能障碍[30]。有谵妄的病史,尤其是长期或多次发生谵妄,可能会导致新的,不太稳定的认知基线。患有血管病危险因素的老年患者尤其容易出现谵妄,而使用抗胆碱能药和苯二氮䓬类药物可能会使认知障碍加重。

目前,康复医生或其团队正努力通过治疗提高患者注意力、空间组织力,执行力和精神灵活性来改善患者认知功能,可以包括小组或个性化干预。帮助患者使用补偿策略参与到日常工作生活中,例如持续使用日程安排表或活动时间表,可以募集健康或未受损的神经结构,并帮助患者实现损伤前的工作表现。值得注意的是,运动和锻炼在对抗认知能力下降中发挥很重要作用。此外,诸如海马神经发生等机制也被认为是对记忆很重要的途径,与运动有关的多巴胺释放改善了额叶任务,包括注意力,计划,反应抑制以及抗炎作用[31]。因此,对于肿瘤的康复计划来说,康复医师与治疗师参与认知功能恢复是必不可少的。

总结

精神与心理方面的干预越来越多地纳入常规的肿瘤治疗和康复中。这是康复过程中必不可少的步骤,可以通过使用 NCCN 指南来进行规范。减少肿瘤患者心理痛苦对患者来说非常重要,也利于患者与他人进行交流,回归正常家庭生活以及完成治疗并实现全面的康复。严重和急性的心理痛苦(常常是抑郁症和焦虑症同时发生)和人格障碍会干扰肿瘤的治疗和康复;它们可能成为患者无法坚持治疗的重要原因。如上所述,如今基于证据的临床实践指南的可用性已经向前迈进一大步。目前正在制定评估社会心理治疗质量的指标,这将首次建立问责制,关注康复中心或服务机构如何遵照指南管理患者社会心理问题。

致谢

作者将本章献给心理肿瘤学的先驱 Jimmie Holland 博士。他们感谢 Dr. Jonas Sokolof(纪念斯隆 - 凯特琳癌症中心)的生理学家 Jonas Sokolof 博士所做的对话有助于塑造本章。NCCN 对它们的内容,使用或应用不做任何形式的保证,并且对它们的应用或使用不承担任何责任。

要点

- 对肿瘤患者而言,最关注的问题是他们确诊后如何"恢复如初"。包括重要的生活领域:

身体,心理,工作,社交和性生活方面,这意味着要尽可能多地恢复正常功能。

- 精神疾病和心理及社会问题是导致患者未能达到完全康复的目标,即"恢复正常"的常见原因。

- 为了帮助康复医师常规诊疗时考虑到焦虑和抑郁这两个常见症状,并是真正在治疗"整个患者",NCCN 成立了多学科小组来管理肿瘤患者心理痛苦,该小组已制定了共识和基于证据的临床实践指南。

- 对于繁忙的门诊康复医生来说,关键的问题是迅速判断:"此患者的心理及精神水平'正常'或'不正常',需要进行治疗吗?"

- 一项近 5 000 名肿瘤患者参与的大规模调查显示,总体而言,35% 的患者遭受严重的精神痛苦。

- 当患者由于心理因素而无法遵循康复建议时,至关重要的是确定原因并加以纠正,因为患者是否有良好的治疗效果可能取决于它。

- 焦虑是肿瘤患者各个阶段中最常见的心理问题。

- 重要的是要认识到医源性因素或药物会引起患者的焦虑。在排除所有医源性原因之前就认为它是"心理问题"是不正确的。

- 疼痛是引起焦虑最常见的原因。

- 对于最初要评估患者是否需要康复的康复医师而言,面临的挑战是确定是因肿瘤等危及生命的疾病的正常悲伤还是达到了需要全面精神病学评估和治疗的阶段。

- 与焦虑和抑郁有明确的干预措施和治疗方法相反,人格障碍(例如愤怒,戏剧化,焦虑,依赖)意味着患者有长期对抗的经验以及形成了坚决不变应对方式。

(赵卫国 译　姜宏英 校)

参考文献

1. Holland JC. History of psycho-oncology: overcoming attitudinal and conceptual barriers. *Psychosom Med*. 2002;64:206–221.
2. Holland JC, Boettger S. Depression and anxiety. In: Berger A, ed. *Handbook of Supportive Care in Oncology*. Manhasset, NY: CMP Healthcare Media, Oncology Publishing Group; 2005.
3. Zabora J, Brintzenhofeszoc K, Curbow B, et al. The prevalence of psychological distress by cancer site. *Psychooncology*. 2001;10:9–28.
4. Holland JC, Andersen B, Breitbart WS, et al. The NCCN distress management clinical practice guidelines in oncology. *J Natl Compr Cancer Netw*. 2013;11(2):190–209.

第七篇

5. Costanzo ES, Ryff CD, Singer BH. Psychosocial adjustment among cancer survivors: findings from a national survey of health and well-being. *Health Psychol.* 2009;28:147.

6. Smith SK, Samsa G, Ganz PA, et al. Is there a relationship between posttraumatic stress and growth after a lymphoma diagnosis? *Psychooncology.* 2014;23:315.

7. Abbey G, Thompson SB, Hickish T, et al. A meta-analysis of prevalence rates and moderating factors for cancer-related post-traumatic stress disorder. *Psychooncology.* 2015;24:371.

8. Management of Expected Distress Symptoms (DIS-5). Reproduced with permission from the NCCN. v.2.2017. *The Complete Library of NCCN Clinical Practice Guidelines in Oncology,* v.2.2017 Distress Management. Jenkintown, PA: National Comprehensive Cancer Network.

9. Holland, J., et. al., NCCN Clinical Practice Guidelines in Oncology (NCCN Guidelines) Distress Management V.2.2018. © 2018 National Comprehensive Cancer Network, Inc. Available at NCCN.org.

10. APOS Institute for Research and Education. *Psycho-Oncology: A Quick Reference on the Psychosocial Dimensions of Cancer Symptom Management.* Oxford, UK: Oxford University Press; 2015.

11. Li M, Kouzmina E, McCusker M, et al. Pro- and anti-inflammatory cytokine associations with major depression in cancer patients. *Psychooncology.* 2017;26(12):2149–2156.

12. Breitbart W, Rosenfeld B, Tobias K, et al. Depression, cytokines, and pancreatic cancer. *Psychooncology.* 2014;23(3):339–345.

13. Miller AH, Ancoli-Israel S, Bower JE, et al. Neuroendocrine-immune mechanisms of behavioral comorbidities in patients with cancer. *J Clin Oncol.* 2008;26(6):971–982.

14. Hodgkiss A. *Biological Psychiatry of Cancer and Cancer Treatment.* Oxford, UK: Oxford University Press; 2016.

15. Fras I, Litin EM, Pearson JS. Comparison of psychiatric symptoms in carcinoma of the pancreas with those in some other intra-abdominal neoplasms. *Am J Psychiatry.* 1967;123(12):1553–1562.

16. Miller MC, Agrawal A. Hypothyroidism in postradiation head and neck cancer patients: incidence, complications, and management. *Curr Opin Otolaryngol Head Neck Surg.* 2009;17(2):111–115.

17. Nelson CJ, Lee JS, Gamboa MC, et al. Cognitive effects of hormone therapy in men with prostate cancer: a review. *Cancer.* 2008;113:1097–1106.

18. Kershner P, Cheng RW. Psychiatric side effects of steroid therapy. *Psychosomatics.* 1989;30:135–139.

19. Fricchione G. Clinical practice. Generalized anxiety disorder. *N Engl J Med.* 2004;351(7):675–682.

20. National Breast Cancer Centre and National Cancer Control Initiative. *Clinical Practice Guidelines for the Psychosocial Care of Adults with Cancer.* Camperdown, Australia: National Breast Cancer Centre; 2003.

21. Hashmi JA, Baliki MN, Huang L, et al. Shape shifting pain: chronification of back pain shifts brain representation from nociceptive to emotional circuits. *Brain.* 2013;136(Pt 9):2751–2768.

22. Spencer JC, Wheeler SB. A systematic review of Motivational Interviewing interventions in cancer patients and survivors. *Patient Educ Couns.* 2016;99(7):1099–1105.

23. Hayes SC, Strosahl KD, Wilson KG. *Acceptance and Commitment Therapy: The Process and Practice of Mindful Change.* 2nd ed. New York, NY: Guilford Press; 2012:240.

24. Jacobsen P, Donovan Z, Swaine Z, et al. Management of anxiety and depression in adult cancer patients: toward an evidence-based approach. In: Chang AE, Ganz PA, Hayes DF, et al., eds. *Oncology: An Evidence-based Approach.* New York, NY: Springer; 2006.

25. Ferreira PH, Ferreira ML, Maher CG, et al. The therapeutic alliance between clinicians and patients predicts outcome in chronic low back pain. *Phys Ther.* 2013;93(4):470–478.

26. Pidlyskyj K, Roddam H, Rawlinson G, et al. Exploring aspects of physiotherapy care valued by breast cancer patients. *Physiotherapy.* 2014;100(2):156–161.

27. Feinstein RE. Personality traits and disorders. In: Blumenfield M, Strain J, eds. *Psychosomatic Medicine.* Philadelphia, PA: Lippincott Williams & Wilkins; 2006:843–865.

28. Muskin P. Personality disorders. In: Holland J, ed. *Psychooncology.* New York, NY: Oxford University Press; 1998:619–629.

29. Sonne S, Rubey R, Brady K, et al. Naltrexone treatment of self-injurious thoughts and behaviors. *J Nerv Ment Dis.* 1996;184(3):192–195.

30. Janelsins MC, Kesler SR, Ahles TA, et al. Prevalence, mechanisms, and management of cancer-related cognitive impairment. *Int Rev Psychiatry.* 2014;26(1):102–113.

31. Zimmer P, Baumann FT, Oberste M, et al. Effects of exercise interventions and physical activity behavior on cancer related cognitive impairments: a systematic review. *Biomed Res Int.* 2016;2016:13. Article ID 1820954.

第七篇

第69章

癌症术前康复

Julie K. Silver, Diana M. Molinares

　　手术是肿瘤直接治疗的主要组成部分, 尽管微创技术的进步, 但手术仍伴随高并发症和功能障碍[1]。手术并发症和预后不良常发生于年老体弱者[2]。Wilson 等发现, 无氧阈值摄氧量低、通气效率差的患者在大手术后更容易死亡或出现严重并发症[2]。大手术如膀胱、胰腺、肺或食管肿瘤切除术后的死亡率为 4%~9%[3], 但即使是较低风险的手术仍有高并发症发病率。例如, 结直肠肿瘤切除术后并发症发病率为 25%~50% 不等[1]。有文献表明, 术后并发症可延长住院时间, 增加非预期外再入院率, 并对患者的机体功能和生活质量产生显著影响[4]。基于这些手术带来的挑战, 使人们越来越重视术前为改善手术结果能做些什么。

　　预康复, 应用于外科手术但不仅限于外科手术, 是在肿瘤治疗中需特别关注且有潜在应用前景的手段。预康复的定义是: 在肿瘤确诊到治疗开始之间的治疗过程, 包括生理和心理的评估, 确定基线功能水平, 识别障碍, 并提供干预措施来促进生理和心理健康, 以减少未来并发症的发生和 / 或降低并发症的严重程度[5]。

　　术前重视优化生理储备以增强身体素质和提高功能是很有意义的。尽管肿瘤患者的存活率稳步提高, 但许多肿瘤患者的平均年龄也提高了[6]。预期寿命的增加导致老年人肿瘤发病率增高。87%的被诊断为肿瘤的患者年龄在 50 岁及以上[6]。因此患者高龄且同时合并多种其他疾病, 行手术治疗风险大。尽管预康复仍是研究和临床治疗中不断发展的领域, 但其可以改善康复结局, 并通过减少住院时间或非预期再住院进而具有成本效益。

术前预康复的科学现状

　　加速康复路径(Enhanced recovery pathways, ERP)是整合多种以循证医学为基础的围手术期干预的多学科合作的临床路径[7]。ERP 旨在降低大手术引起的生理应激[7]。围手术期治疗虽有所进展, 但手术仍有巨大风险。术前预康复是一个相对新兴的、尚在发展的领域, 理想情况应是 ERP 和术后康复相结合的治疗模式(图 69-1)。对肿瘤确诊到术前的各个方面进行评估, 有助于指导临床医生了解在术前、围手术期和术后可以采取哪些措施来改善结局。例如, 外科术前预康复研究倾向把运动作为唯一或主要的康复方式。但是在 2016 年, 一个由美国和加拿大专家组成的小组在加拿大蒙特

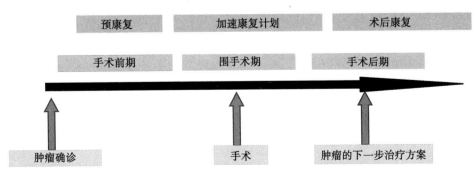

图 69-1　手术治疗环节中预康复

注: 预康复干预措施需与其他外科照护相结合, 包括但仅不限于加速康复和术后康复

利尔召开的主题会议,对单一方案和综合方案进行了评估[8]。最初的单一方案指一般适应性训练,该小组将其他四个术前预康复方法加入其中,形成了综合方案。这四个方法是:营养支持、戒烟、减压和有针对性地特定锻炼(图69-2)。虽然单一方案和综合方案都有效,但需要注意的是若运动训练作为唯一方法,有可能减少患者生理储备,甚至对患者不利[8-10]。这在瘦弱的人中尤其要特别注意[9,10]。例如,一项关于结直肠肿瘤患者的研究,在术前预康复时采用单一运动训练,发现在术前增加功能的能力方面没有效果,而另一项研究采用综合方案得出的结论相反[11,12]。

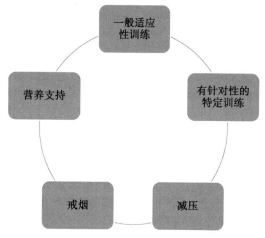

图69-2　预康复综合方案内容举例
注:研究不同肿瘤人群后得出的预康复内容

运动训练是肿瘤术前预康复最重要的部分。许多临床医生根据美国癌症协会的建议指导运动[8]。这些建议包括每周至少75或150分钟的中高强度的运动[13]。但是没有针对个体因素,如体能的基线水平、合并症、功能障碍、肿瘤类型和治疗后遗症给出具体的指导建议[8]。近期一些研究表明有针对性的运动训练对肿瘤患者功能结局影响的重要性[14-16];但是这方面还需做更多的研究。

营养也是术前预康复综合方案的一部分(图69-2),是影响手术成功与否的关键因素。北美外科共识建议不仅仅是在存在营养不良时对患者进行营养干预,还要对所有高危患者进行预防性术前营养治疗[17]。运动医学文献和有关建议表明马拉松训练是一项需要优化生理储备的高强度运动。而营养支持,尤其是蛋白质补充,是运动方案的重要组成部分[18]。

图69-2介绍的术前预康复综合方案的其余方法还包括戒烟和心理减压,这些都是可以改善外科手术预后的干预措施。术前戒烟可以降低术后并发症的风险,改善功能状态,提高生活质量;而在肿瘤治疗期间及之后仍然吸烟会增加术后并发症的风险,导致伤口愈合不良,延误辅助化疗,增加肿瘤复发风险和第二原发肿瘤的发生率[19]。同样地,降低术前心理压力的策略也会得到更好的预后[20]。诸如抑郁之类的心理因素与住院时间延长和对药物治疗的依从性差有关[21-22],而音乐疗法已被认为是一种可以缓解术后患者焦虑、疼痛、交感兴奋的干预措施[23]。

美国和加拿大专家小组总结了三个特定患者人群(肺癌、乳腺癌和结直肠癌)术前预康复的科学现状(表69-1)。尽管也有其他肿瘤如前列腺癌和

表69-1　肺癌、结直肠癌和乳腺癌患者预康复研究现状

肺癌

- 几项关于开展肺癌术前标准呼吸康复(物理治疗、戒烟)的研究证实可以改善呼吸困难评分和功能活动能力(6分钟步行试验),降低术后并发症发生率,减少留置胸引管天数。而术后肺康复治疗收效甚微[24-26]
- 术前中等或高强度运动可以提高肺癌手术患者的有氧能力和体能,改善生活质量[24]
- 肺癌患者行手术治疗时,如有重度抑郁会增加住院时长,死亡率升高[21]

结直肠癌

- 已经充分证明结直肠癌手术患者进行ERP可以缩短住院时长,但未降低术后并发症发生率[27]
- 结直肠癌外科专家对术前运动训练的潜在益处达成共识[28]
- 关于术前进行运动训练并评估其对术后功能状态影响的随机对照试验研究很少[11,12,29,30]
- 已经开始关于预康复综合方案的研究,目前需要更多的研究来验证早期的积极结果[11]

乳腺癌

- 许多研究证实术后治疗性运动训练可以减少乳腺癌手术相关的功能障碍[31-34]
- 尚未有针对预防与乳腺癌治疗相关的发病率和残疾的结构化全身性康复计划[8]

摘自 the report: Carli F, Silver JK, Feldman LS, et al. Surgical prehabilitation in patients with cancer: state-of-the-science and recommendations for future research from apanel of subject matter experts. Phys Med Rehabil Clin North Am. 2017; 28(1): 57-59。

Finks JF, Osborne NH, Birkmeyer JD. Trends in hospital volume and operative mortality for high-risk surgery. N Engl J Med, 2011; 364（22）: 2128-2137。

头颈部恶性肿瘤方面的相关研究[9]，但关于这三个人群的与预康复干预措施对未来开展相关研究和临床工作提供了一些见解。

表 69-1 清晰地指出，对于术前预康复领域的研究还存在很多空白。因此，美国和加拿大相关领域专家将重点放在为推动该领域的未来研究而提出的评估建议上。这些建议总结见表 69-2。

表 69-2　术前预康复研究建议

1. 术前确定影响
   ①哪些患者最有可能受益
   ②如何优化患者的依从性
   ③预康复是否可提高高风险患者的可操作性

2. 确定围手术期及术后的影响
   ①住院治疗包括在院、非预期再入院和急诊就诊
   ②围手术期并发症
   ③手术的代谢反应
   ④短期损伤、长期损伤、晚期影响以及相关的功能障碍
   ⑤术后肿瘤治疗计划推迟
   ⑥术后肿瘤治疗计划维持不变

3. 确定评估基线状态和有效性的指标
   ①临床转归
   ②功能转归
   ③质量结果
   ④安全结果
   ⑤患者报告转归

4. 针对不同患者群体，制定预康复能力特定评估方法和干预措施
   ①运动处方（频率、强度、时间、类型）
   ②营养咨询和补充
   ③缓解焦虑（包括坚持治疗）
   ④戒烟（时间、方法）

注：示例的目的是提供更多的信息，但不是建议必须包括研究中对康复能力评估的全部内容。

摘自 the report: Carli F, Silver JK, Feldman LS, et al. Surgical prehabilitation in patients with cancer: state-of-the-science and recommendations for future research from apanel of subject matter experts. Phys Med Rehabil Clin North Am. 2017; 28(1): 59。

Finks JF, Osborne NH, Birkmeyer JD. Trends in hospital volume and operative mortality for high-risk surgery. N Engl J Med, 2011; 364 (22): 2128-2137。

预康复的临床实施

预康复操作方案可能比研究结果和循证指南更好。因此，为那些提供康复方案并进行康复操作的康复医生提供的最佳实践指导需要慎重。如前所述，预康复是康复治疗连续体中的一部分，但因在肿瘤确诊后不久就要进行，因此与肿瘤团队的协调与合作是必不可少的。通过多学科的方法进行最佳的康复训练，使患者为即将到来的肿瘤手术治疗做好准备。即使手术是第一位的，但还需考虑其他问题。例如，对患者来说，缩短术后恢复至其能够进行下一项治疗的时间段可能影响生存。

多学科团队包括物理治疗师、物理/作业/言语治疗师、心理健康专业人士、营养师、护士以及视患者特定情况的其他人员如呼吸治疗师组成。尽管吸引许多医疗专业人员共同参与可能很诱人，但重要的是要认识到应该简化操作的必要性在肿瘤确诊至手术前是患者及家属最焦虑的时间段，他们可能在寻找一个又一个治疗建议，而且患者正在接受多项检查。肿瘤科护士可引导患者，简化护理流程和辅助进行预康复。

在制定康复治疗计划时，重要的是要认识到研究在不断发展，并且可能会有新的研究来指导临床干预措施，即使这些干预措施尚未正式纳入指南中。成功的关键是了解和识别出每个肿瘤患者群体中常见的和预期的身体和功能损伤。了解了这一点，就可以反向工作，设计康复治疗计划或方案，旨在作用于已知的肿瘤治疗相关损伤或其他问题，防止进一步发展或减轻严重程度。例如；乳腺癌治疗后可能有治疗后肩痛和功能障碍[35]。对于那些计划接受手术的人来说，鼓励他们运动来提高心血管储备和增强肌肉力量是合理的；对患者制定更有针对性的康复计划是非常重要的[36]。例如，盆底肌训练对前列腺癌患者有益。而头颈部恶性肿瘤患者可从吞咽康复和颈椎活动度训练中获益[8, 15, 16, 37]。

接下来，需要确定康复方案是单一方案还是综合方案，要考虑每种方案的风险和获益情况。选择的方案应与康复计划保持一致，旨在预防或减轻任何损伤或其他问题。术前预康复干预措施实施的时间非常重要。预康复治疗计划应恰当安排在肿瘤确诊到开始治疗（如手术、化疗、放疗等）的这段时间。预康复治疗的延误会严重影响整个治疗计划的最终结果。制定方案时需仔细考虑各种，并应得到当前机构和个体肿瘤学数据的支持（肺癌患者从确诊到手术通常需要多长时间）如。即使进行预康复的时间窗很短，也是可以进行的。例如，头颈部肿瘤患者可在术前向言语治疗师进行咨询，锻炼吞咽功能。从技术上讲，这就是所谓的预康复，即使患者在确诊肿瘤后不久就需进行手术，手术前即

开始吞咽功能训练和营养支持治疗也比术后再进行，对患者的结果更有益[15]。

肿瘤预康复的重要性

有很多原因可以解释为什么医护人员和患者都对肿瘤预康复很感兴趣，并去实践。从患者的角度来看，可以立即开始术前预康复很诱人，此项治疗还会对其生理状态产生积极影响，同时减轻患者在接受检查和等待手术时的焦虑。这些因素也是临床工作者所需要考虑的，另外临床医师还关心如何减少术后并发症，进而缩短住院时长和降低非预期再住院率。实施预康复是非常有价值的，其可以改善治疗结局，提高患者满意度，而与此同时，可以降低医疗机构成本花费和其他关键指标。

结论

肿瘤预康复是一个不断发展的研究领域，其可改善某些患者身体和功能结局。尽管预康复也适用于非手术患者，但目前为止的研究主要集中在术前预康复上。理想情况下，康复结局应考虑患者从确诊到积极治疗结束及以后的全程。手对于可以手术治疗的肿瘤人群，术前预康复策略，应与 ERP 计划和术后康复共同实施。最后，与其他康复医学的所有进展一样，预康复不仅要考虑患者的身体和功能结果，还要考虑患者的满意度及治疗成本。

要点

- 肿瘤术前预康复是一个不断发展的学科，有越来越多的相关研究。
- 整个肿瘤治疗需重视术前康复干预，其包括但不仅限于加强康复计划。
- 美国和加拿大相关领域专家组对将来预康复研究提供了建议。
- 临床预康复干预措施可能比循证研究更先进一步，但是了解现在的研究进展并实施最佳实践是很重要的。
- 未来的预康复研究会证实肿瘤领域预康复的价值。

（陈济超 译　姜宏英 校）

参考文献

1. Lucas DJ, Pawlik TM. Quality improvement in gastrointestinal surgical oncology with American College of Surgeons National Surgical Quality Improvement Program. *Surgery*. 2014;155(4):593–601.
2. Wilson RJ, Davies S, Yates D, et al. Impaired functional capacity is associated with all-cause mortality after major elective intra-abdominal surgery. *Br J Anaesth*. 2010;105(3):297–303.
3. Finks JF, Osborne NH, Birkmeyer JD. Trends in hospital volume and operative mortality for high-risk surgery. *N Engl J Med*. 2011;364(22):2128–2137.
4. Khuri SF, Henderson WG, DePalma RG, et al. Determinants of long-term survival after major surgery and the adverse effect of postoperative complications. *Ann Surg*. 2005;242(3):326–341; discussion 341–323.
5. Silver JK, Baima J, Mayer RS. Impairment-driven cancer rehabilitation: an essential component of quality care and survivorship. *CA Cancer J Clin*. 2013;63(5):295–317.
6. American Cancer Society. *Cancer Facts & Figures 2017*. Atlanta: American Cancer Society; 2017.
7. Lassen K, Soop M, Nygren J, et al. Consensus review of optimal perioperative care in colorectal surgery: Enhanced Recovery After Surgery (ERAS) Group recommendations. *Arch Surg*. 2009;144(10):961–969.
8. Carli F, Silver JK, Feldman LS, et al. Surgical prehabilitation in patients with cancer: state-of-the-science and recommendations for future research from a panel of subject matter experts. *Phys Med Rehabil Clin North Am*. 2017;28(1):49–64.
9. Silver JK, Baima J. Cancer prehabilitation: an opportunity to decrease treatment-related morbidity, increase cancer treatment options and improve physical and psychological health outcomes. *Am J Phys Med Rehabil*. 2013;92(8):715–727.
10. Jack S, West M, Grocott MP. Perioperative exercise training in elderly subjects. *Best Pract Res Clin Anaesthesiol*. 2011;25:461–472.
11. Gillis C, Li C, Lee L, et al. Prehabilitation versus rehabilitation: a randomized control trial in patients undergoing colorectal resection for cancer. *Anesthesiology*. 2014;121(5):937–947.
12. Carli F, Charlebois P, Stein B, et al. Randomized clinical trial of prehabilitation in colorectal surgery. *Br J Surg*. 2010;97(8):1187–1197.
13. Kushi LH, Doyle C, McCullough M, et al. American Cancer Society guidelines on nutrition and physical activity for cancer prevention: reducing the risk of cancer with healthy food choices and physical activity. *CA Cancer J Clin*. 2012;62(1):30–67.
14. Sasso JP, Eves ND, Christensen JF, et al. A framework for prescription in exercise-oncology research. *J Cachexia Sarcopenia Muscle*. 2015; 6(2):115–124.
15. Kraaijenga SA, van der Molen L, Jacobi I, et al. Prospective clinical study on longterm swallowing function and voice quality in advanced head and neck cancer patients treated with concurrent chemoradiotherapy and preventive swallowing exercises. *Eur Arch Otorhinolaryngol*. 2015;272(11):3521–3531.
16. Wang W, Huang QM, Liu FP, et al. Effectiveness of preoperative pelvic floor muscle. *BMC Urol*. 2014;14:99.
17. McClave SA, Kozar R, Martindale RG, et al. Summary points and consensus recommendations from the North American Surgical Nutrition Summit. *JPEN J Parenter Enteral Nutr*. 2013;37(5 Suppl): 99s–105s.
18. Phillips SM, Chevalier S, Leidy HJ. Protein "requirements" beyond the RDA: implications for optimizing health. *Appl Physiol Nutr Metab*. 2016;41(5):565–572. doi:10.1139/apnm-2015-0550. Epub 2016 Feb 9.
19. Sorensen LT. Wound healing and infection in surgery: the pathophysiological impact of smoking, smoking cessation, and nicotine replacement therapy: a systematic review. *Ann Surg*. 2012;255(6): 1069–1079.
20. Tsimopoulou I, Pasquali S, Howard R, et al. Psychological prehabilitation before cancer surgery: a systematic review. *Ann Surg Oncol*. 2015;22(13):4117–4123.
21. Kitagawa R, Yasui-Furukori N, Tsushima T, et al. Depression increases the length of hospitalization for patients undergoing thoracic surgery: a preliminary study. *Psychosomatics*. 2011;52(5):428–432.
22. DiMatteo MR, Lepper HS, Croghan TW. Depression is a risk factor for noncompliance with medical treatment: meta-analysis of the effects of anxiety and depression on patient adherence. *Arch Intern Med*. 2000;160(14):2101–2107.
23. Bradt J, Dileo C, Shim M. Music interventions for preoperative anxiety. *Cochrane Database Syst Rev*. 2013;(6):CD006908. doi:10.1002/14651858. CD006908.pub2

第七篇

24. Pouwels S, Fiddelaers J, Teijink JA, et al. Preoperative exercise therapy in lung surgery patients: a systematic review. *Respir Med.* 2015;109(12):1495–1504.

25. Morano M, Araujo AS, Nascimento F, et al. Preoperative pulmonary rehabilitation versus chest physical therapy in patients undergoing lung cancer resection: a pilot randomized controlled trial. *Arch Phys Med Rehabil.* 2013;94:53–58.

26. Rodriguez-Larrad A, Lascurain-Aguirrebena I, Abecia-Inchaurregui LC, et al. Perioperative physiotherapy in patients undergoing lung cancer resection. *Interact Cardiovasc Thorac Surg.* 2014;19(2):269–281.

27. Zhuang CL, Ye XZ, Zhang XD, et al. Enhanced recovery after surgery programs versus traditional care for colorectal surgery: a meta-analysis of randomized controlled trials. *Dis Colon Rectum.* 2013;56(5): 667–678.

28. Boereboom CL, Williams JP, Leighton P, et al. Forming a consensus opinion on exercise prehabilitation in elderly colorectal cancer patients: a Delphi study. *Tech Coloproctol.* 2015;19(6):347–354.

29. Courneya KS, Booth CM, Gill S, et al. The colon health and life-long exercise change trial: a randomized trial of the National Cancer Institute of Canada Clinical Trials Group. *Curr Oncol.* 2008;15(6):279–285.

30. Gillis C, Loiselle SE, Fiore Jr JF, et al. Prehabilitation with whey protein supplementation on perioperative functional exercise capacity in patients undergoing colorectal resection for cancer: a pilot double-blinded randomized controlled trial. *J Acad Nutr Diet.*

31. 2016;116(5):802–812.

31. Ewertz M, Jensen AB. Late effects of breast cancer treatment and potentials for rehabilitation. *Acta Oncol.* 2011;50:187–193.

32. Stout NL, Binkley JM, Schmitz KH, et al. A prospective surveillance model for rehabilitation for women with breast cancer. *Cancer.* 2012;118(8 Suppl):2191–2200.

33. Campbell A, Mutrie N, White F, et al. A pilot study of a supervised group exercise program as a rehabilitation treatment for women with breast cancer receiving adjuvant treatment. *Eur J Oncol Nurs.* 2005;9:56–63.

34. Courneya KS, Mackey JR, Bell GJ, et al. Randomized controlled trial of exercise training in postmenopausal breast cancer survivors: cardiopulmonary and quality of life outcomes. *J Clin Oncol.* 2003;21(9):1660–1668.

35. Springer BA, Levy E, McGarvey C, et al. Pre-operative assessment enables early diagnosis and recovery of shoulder function in patients with breast cancer. *Breast Cancer Res Treat.* 2010;120(1):135–147.

36. McNeely ML, Campbell KL, Rowe BH, et al. Effects of exercise on breast cancer patients and survivors: a systematic review and meta-analysis. *CMAJ.* 2006;175:34–41.

37. Lemanne D, Cassileth B, Gubili J. The role of physical activity in cancer prevention, treatment, recovery, and survivorship. *Oncology (Williston Park).* 2013;27(6):580–585.

第七篇

第 70 章

肿瘤患者住院康复

Vishwa S. Raj, Terrence M. Pugh

随着肿瘤生存率的提高，肿瘤患者的长期管理也越来越重要。据估计，2017 年新诊断癌症数量将达到 1 688 780[1]。当患者被诊断出肿瘤并开始治疗后，其机体功能下降和其他的持续性损害将表现得越来越明显。这些影响导致患者不能从急性期医疗机构中出院回家。Shin 等表明，来寻求康复咨询的肿瘤患者中，大约 39% 需要急性期住院康复，而这些患者中有 76% 可回归家庭[2]。

Dietz 模式（预防、恢复、支持和姑息）[3]指出患者可以选择多个时间点来接受康复治疗。对于肿瘤患者来说，肿瘤康复是其高质量康复治疗的关键组成部分[4]，因此了解合适的机构设置可以增进治疗的连续性和改善患者的临床结局。住院康复应贯穿于肿瘤患者整个病程的始终。

急性后期医疗（PostAcute Care，PAC）和门诊医疗

在 PAC 部门可提供大多数的康复治疗。根据美国医疗保险（Medicare）的定义，PAC 由若干临床部门组成，包括住院康复机构（Inpatient Rehabilitation Facilities，IRF）、专业护理机构（Skilled Nursing Facilities，SNF）、长期照护医院（Long-Term Care Hospitals，LTCH）［也称为长期急性期照护医院（Long-Term Acute Care hospitals，LTAC）］和家庭医疗（Home Health，HH）代理[5]。虽然这些康复机构都可以提供康复治疗，但是住院康复治疗主要还是在 IRF、SNF 或 LTCH 进行，而 HH 提供的是家庭康复。美国医疗保险与医疗救助服务中心（Centers for Medicare & Medicaid Services，CMS）没有将门诊治疗划归 PAC，但门诊治疗仍然可以作为康复治疗的一个选择。

由于在医疗环境中疗效和治疗价值是重点，所以了解身体机能情况对医疗保险费用的影响是很重要的。功能受损程度越大，PAC 的 Medicare 花费越大。对于没有功能受损的患者，出院后进行 1 年期康复的 Medicare 费用是 25 931 美元。有一项日常生活活动进行困难的患者，费用升到 32 501 美元。有一项日常生活活动完全依赖的患者，费用达到 39 928 美元，而两项或两项以上日常生活活动完全依赖（Activities of Daily Living，ADL）的患者，费用为 45 895 美元[6]。将这些患者分配到适合的康复机构是提高治疗效率的重要因素。了解 PAC 相关费用可决定康复的治疗类型和康复机构，这一点是很重要的，因为它涉及肿瘤患者的医疗保险准入条件。

住院康复机构

根据 CMS，于 IRF 住院需是合理的，且应符合住院标准（表 70-1）。入院记录包括入院前筛查、入

表 70-1　IRF 住院准入标准

- 需要多学科（包括 PT、OT、SLP、假肢和矫形学）积极持续的干预治疗
- 强化康复计划包括以下两者之一
  - 每日 3 小时的治疗，每周至少 5 日
  - 从入院当日开始连续 7 日之内进行共 15 小时的强化康复治疗（须有充分病历记录）
- 对于患者的情况和功能状态的强化康复治疗计划允许患者在规定的时间内作出合理的预期和可评估的改善，这对于提高患者的机体功能或适应功能障碍具有实际价值
- 康复医生每周至少 3 日的面对面就诊，以满足医疗和功能性需要，并根据其需要修改治疗课程
- 紧密协作的跨学科团队方法

IRF，住院康复机构；OT，作业治疗；PT，物理治疗；SLP，言语病理学。

院后医生评估和个性化的整体治疗计划[7]。60%规定是指 IRF 收住患者必须有不少于 60% 是 13种特定病种之一[8]。尽管没有明确说明肿瘤在这60% 规定中，但是有几种肿瘤的诊断可能与下面所列出的条件一致（表 70-2）[9]。

专业护理机构

患者通常需要接受至少 3 日的住院治疗，才可以从 Medicare 中获得 SNF 康复福利。A 类 Medicare将涵盖 SNF 康复的前 20 日的所有专业护理费用，从第 21 日到第 100 日的费用将部分涵盖[11]。患者需要一套与其护理相关的特定服务（表 70-3）[12]。根据 Medicare 收集的数据，51% 的极高康复类别和 65% 的超高康复类别每周分别提供 500～510 分钟、720～730 分钟的护理服务[13]。中等康复类别每日支付额为 463 美元，每次住院支付额为 18 361美元；目前，20% 的享受 Medicare 的住院患者会从医院出院到 SNF 接受护理[14]。

表 70-2　IRF "60% 规则"的依从条件

脑卒中	脊髓损伤
先天性畸形	截肢
严重多发伤	股骨（髋部）骨折
脑损伤	烧伤 • 有证据表明，入院 IRF 之前尝试了强度较低的治疗，但未能改善患者的状况
致步行障碍和 ADL 功能障碍的关节病，包括： • 活动性多关节类风湿性关节炎 • 银屑病关节炎 • 血清阴性关节病	系统性血管炎伴关节炎症导致步行和 ADL 功能障碍
严重或晚期骨关节炎，有以下情况： • 涉及两个或两个以上承重关节畸形* • 关节周围肌肉萎缩 • 严重的步行和 ADL 功能障碍	神经系统疾病包括： • 多发性硬化 • 运动神经元病 • 多发性神经病 • 肌营养不良 • 帕金森病

在 IRF 治疗之前的急性住院治疗期间进行膝关节或髋关节置换（或同时进行），需满足以下标准之一：
- 患者在急性住院治疗期间进行了双侧髋关节或双侧膝关节置换手术，且出院后立即至 IRF 接受治疗
- 患者极度肥胖，IRF 入院时体重指数至少为 50kg/m²
- 患者在 IRF 入院时年龄达到 85 岁或 85 岁以上

*如果有假肢，关节则无法计入。ADL，日常生活活动；IRF，住院康复中心。

2015 年，IRF 每个病例的平均支付金额为19 116 美元；但是比较 IRF 的床位总数、床位使用率，医院与独立诊所、城市与农村地区、营利与非营利模式，其支付金额存在显著差异。通过风险校正公式得出，2015 年从 IRF 出院回到社区的患者均值为 76.0%，其中 2.4% 的患者在 IRF 治疗期间避免了潜在的再住院风险，4.2% 的患者在从 IRF 出院后30 日避免了潜在的再住院风险。2015 年在 IRF 的平均治疗时间为 12.7 日[10]。

表 70-3　向 SNF 患者提供的项目和服务

- 提供由注册专业护士提供或在其监督下的护理
  - 提供此类护理相关的食宿
- 由专业护理中心或由该中心安排的其他人提供的物理或作业治疗和／或言语病理学服务
- 医疗社会服务
- 专业护理中心提供专业护理中心使用的药物、生物制品、用品、器械和设备，用于护理和治疗患者
- 提供的医疗服务实习医生或住院医生在培训医院根据医院批准的教学计划进行，且该医院与专业护理中心已签订有效的转录协议。其他医院与专业护理中心签订了有效协议后才可提供的其他诊断或治疗服务
- 患者健康所需的其他服务，通常由专业护理中心提供，或由其他机构提供

SNF，专业护理机构。

长期照护医院

LTCH 对有复杂疾病状况（包括肿瘤）的患者能够提供专业照护[15]。根据 CMS 定义，LTCH 的作用是对于平均住院时长超过 25 日的患者提供急性期照护服务[16]。根据患者的参与度，LTCH 为患者提供一系列常规服务（表 70-4）[17]。2015 年每个病例的平均支付额为 40 718 美元，平均住院时长为26.6 日[18]。患者通常接受常规治疗，但是 IRF 要求每日的治疗时间要少于 3 小时[19]。

家庭医疗

进行 HH 时，首要的康复重点包括维持身心功能和生活质量（Quality Of Life，QOL），来减缓功能衰退速度并保证患者可以留在家中。典型的康复干预包括物理治疗（physical therapy，PT）、作业

表 70-4　LTCH 的依从条件

不包括网络中立支付的依从条件:

- 上一医院出院主要诊断不应归入 15 个"精神和康复"诊断相关组之一
- 必须是从医院立即出院的(LTCH 入院时间应在出院后 1 日内)
- 患者必须在急性治疗期间在 ICU 中治疗 3 日,或者在 LTCH 治疗期间接受至少 96 小时的呼吸机械通气治疗

对位于在所住医院内或在距离该医院约 225m 内的 LTCH,适用特殊的地理限制

- 如果超过 25% 的 LTCH 患者来自同一地区,急性治疗机构对于 LTCH 的付款可能会进行负向调整

LTCH,长期照护医院。

治疗(occupational therapy,OT)和言语语言病理学(speech and language pathology,SLP)治疗[20]。接受 HH 服务的个人必须由持有专业技术证书的医生给予指导。Medicare 规定患者必须满足若干要求之一(表 70-5)。从技术上讲,患者必须获得住院治疗才能获得这些服务[21]。Medicare 提供 60 日的照护服务。2015 年,37% 的就诊以治疗为主。每名患者的总就诊次数(所有项目)为 33 次。而利用率方面,2015 年享受 Medicare 的人中有 9.1% 接受了 HH 服务。2014 年,所有 HH 机构每次患者就诊的总体中值成本(工资标准化)为 143 美元[22]。

表 70-5　参加家庭医疗项目的法规要求

美国医疗保险(medicare)受益人必须满足以下要求之一:

- 在合理且通常可预测的时间内预期状况会改善
- 需要专业的治疗师安全有效地为个体制定治疗计划
- 需要专业的治疗师安全有效地为个体执行治疗计划

门诊医疗

门诊康复(outpatient rehabilitation,OP)由三种不同类型的组织组成:康复机构、诊所和公共卫生机构[23]。虽然 B 类 Medicare 基本覆盖,但 OP 存在"治疗上限"限制。具体而言,2017 年 PT 和 SLP 服务按人缴费的付费合计为 1 980 美元。还有例外政策,即对于需要额外治疗的个体,PT 和 SLP 支付费用门槛合计为 3 700 美元,OT 的支付费用门槛为 3 700 美元。治疗提供者需要记录下医学上合理且必要的治疗服务,并要在索赔表上填写这些信息[24]。如果 OP 治疗服务超过支付门槛,则 Medicare 专员可以检查医疗必要性的记录[25]。

肿瘤人群 PAC 和 OP 医疗的证据基础

IRF 允许患者最高的康复治疗频次是每周就诊 5~6 日。IRF 住院的益处很明确,功能独立性评定(Functional Independence Measure,FIM)量表得分的改善有显著的统计学差异,并且患者可以感到 ADL 独立性、身体功能以及身体独立性有改善。患者还注意到希望、情绪、焦虑和精神的改善[26]。有趣的是,根据 2017 年公布的一项研究,只有 2.4% 的患者接受了住院康复治疗。许多诊断为肿瘤的疾病是可以纳入急性 IRF 的,包括:脑和中枢神经系统(central nervous system,CNS)、消化、骨和关节、血液、淋巴和肺部[27]。

SNF 中心的肿瘤康复也没有得到充分研究。照护提供的报销通常受到巨大阻碍。尽管近年来 SNF 利用率增加了 17%,与回归家庭相比,每位患者的再住院花费超过 10 000 美元。然而,SNF 利用率预期仍会高达 40%[28]。很难预测哪些患者在急性住院后将被送入 LTCH[29],但早期识别有助于明确康复预期。对于接受了高级别医疗条件的 LTCH 患者和无法耐受康复治疗的 LTCH 患者,其功能结局的试验数据仍然缺乏。对于没有资格纳入 IRF 报销但又想降低花费的患者,HH 常常可以为其提供帮助。患者也可以在急性住院后直接出院回家。在一项评估结直肠癌患者的研究中,接受 PAC 治疗的患者 5 年存活率为 36%,而出院回家患者的 5 年存活率为 51%[30]。然而,这种差异可能是由于 HH 或 OP 不能处理的并发症和合并症所致[31]。

一旦患者离开急性治疗医院或 PAC,可通过 OP 康复服务可以进一步提高功能并改善 QOL。OP 可以治疗许多肿瘤相关的损伤,包括但不限于放射性纤维化、肌筋膜 / 瘢痕疼痛、淋巴水肿、化疗引起的周围神经病变以及步态和平衡障碍[32](图 70-1)。为了让肿瘤患者继续接受治疗,需维持其体力状况,而 OP 康复计划在其中起着重要作用。在乳腺癌治疗的早期阶段,随着治疗的进行,患者表现出平衡能力下降和行走速度减慢[33]。早期的研究表明康复干预可以改善平衡功能的结局[34]。参与 OP 治疗的脑恶性肿瘤患者在疼痛、抑郁或健康相关的生活质量上没有恶化。那些疼痛和抑郁较轻的人也有更好的健康相关生活质量[35]。然而,与创伤性脑损伤(traumatic brain injury,TBI)和脑卒中[脑血管意外(cerebrovascular accident,CVA)]的传统康复评价相比,恶性脑肿瘤 OP 计划的花费较低(表 70-6),说明

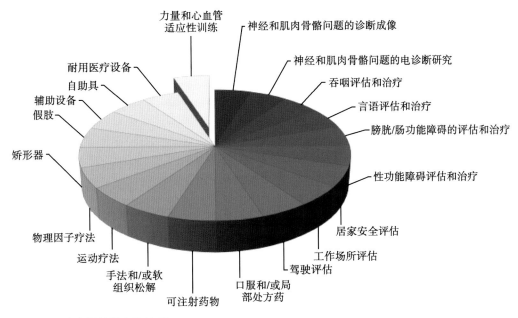

图 70-1　肿瘤相关损害和治疗

摘自 Silver JK, Baima J, Mayer RS. Impairment-driven cancer rehabilitation: an essential component of quality care and survivorship. CA Cancer J Clin, 2013; 63(5): 295-317, p. 299. 转载需经 John Wiley 与 Sons 的准许

表 70-6　脑部疾病门诊治疗服务比较

门诊治疗	脑肿瘤(n=46)	TBI(n=50)	CVA(n=50)
性别	28 男,18 名女性	31 名男性,19 名女性	24 名男性,26 名女性
平均年龄 / 年	55(18～92)	46(12～84)	62(16～88)
随访 / 月	26.4(8～37)	35.9(2～154)	35.4(2～129)
总费用(医保) / 美元	6 606	10 726	9 679
每日费用 / 美元	242.83	298.92	264.89

CVA,脑血管意外;OP,门诊康复;TBI,创伤性脑损伤。

了费用不应成为患者参加 OP 治疗计划的障碍[36]。

医疗支付的比较

随着 PAC 的发展,报销方法和结果衡量方法也在发展。根据美国医疗保险支付咨询委员会(Medicare Payment Advisory Commission, MedPAC)的数据,2015 年 PAC 的服务支出总额为 600 亿美元。患者进行 PAC 治疗,某些变量会影响费用交付,包括:在规定报销范围内的适用性;受益人的家庭的距离、患者和家庭的倾向选择;以及医院与 PAC 提供者之间的财务关系[37]。2013 年,PAC 的主要支付来源是 Medicare,占 PAC 的 73.4%(580 万欧元),也是 PAC 所有部门(SNF84.9%、LTCH76.2%、IRF68.7% 和 HH64.6%)的主要支付来源[38]。由于这些原因,CMS 已将重点放在标准化的结果措施和项目成本上,以确保不断增加的费用用于高效而有效的护理。

医疗事件出发点和医疗服务过程捆绑式支付

捆绑支付的引入始于 1983 年,当时 CMS 实施了依据疾病严重性诊断相关组(Medicare Severity-Diagnosis Related Group, MS-DRG)的预付费系统(Prospective Payment System, PPS)。利用该模式,预计将所有住院服务捆绑为每个病例一次性付款,将激励医院有效地利用资源。包含 PAC 的捆绑支付可以增加财务激励并提高效率和质量,可以更好地协调急性住院治疗和 PAC[39]。为了顺利实施捆绑式支付,提供者需要理解捆绑的价值主张,并且调整治疗交付以减少临床差异并且通过实时性能

第七篇

监测来提高预后[40]。

　　为了控制成本，CMS 创建了 PPS，作为 PAC 部门内不同组织分部，提供报销策略。但是，支付给 PAC 的医疗保险服务费用总额从 2001 年的 266 亿美元增加到 2011 年的 635 亿美元。在支付结构、资格要求和绩效衡量方面发生了若干差异。为了使 PAC 相关衡量方法标准化，CMS 正在探索医疗服务过程的概念。它为在特定时间段内进行的根据一个计划或机构提供的服务进行单次支付[41]。它为指定时间段内围绕程序或条件提供的服务提供单次付款 CMS 已经建立了几个阶段来定义医疗服务过程，这使得对 PAC 不同中心的利用得到更详细分析，最终目标是提供最佳的疗效和最恰当的治疗费用。特别的是，这些模型可应用于肿瘤治疗模型，解决肿瘤治疗产生的费用和疗效的问题。

2014 年 IMPACT 法案

　　2014 年，美国国会通过了改善医疗保险急性后期医疗改革（Improving Medicare Post-Acute Care Transformation，IMPACT）法案。IMPACT 法案提出的目的是让所有 PAC 提供者（LTCH、IRF、SNF 和 HH）在质量测量域、资源利用、患者类别评估和其他测量领域方面都标准化且具有互操作性[42]。这些指标的实例包括但不限于：①身体和认知功能；②重大跌倒的发生率；③每个受益人的 Medicare 支出总额；④可预防的医院再住院率；⑤出院回归社区[43]。预计该标准化为在 PAC 不同部门治疗的患者在疗效和治疗费用交付方面都得到更公平的比较。

康复医疗支付的注意事项

　　住院康复允许对肿瘤患者进行全面的、跨医院的康复护理。肿瘤及抗癌治疗会使患者功能及表现状态变差。但是，通过适当的医疗和治疗性干预，可以改善功能能力和 QOL。与各种肿瘤疾病相关的医学合并症仍然很复杂，但是这种复杂性需要密切的医生和护理监护。合适的医疗是与治疗和护理服务共同实行的，且只能在住院环境中提供。通过这种多学科的护理，患者可以得到个体所需的特殊护理，从而感受到疗效的提高。一些肿瘤疾病通常在住院康复中心进行治疗，从中得出实体肿瘤和血液学方面适于住院康复的合并症。

实体瘤

神经系统：大脑和脊髓

　　神经胶质瘤是一组始于神经胶质前体细胞的恶性肿瘤，通常生长更快且更具侵袭性。约占所有脑肿瘤的 30%。组织学特征包括胶质母细胞瘤（多形性胶质母细胞瘤）、星形细胞瘤、少突胶质细胞瘤和室管膜瘤。星形细胞瘤（包括胶质母细胞瘤）可能由于快速扩散和侵袭性生长而难以切除，但不易转移到脑或脊髓以外。室管膜瘤虽然很容易沿着脑脊液（CerebroSpinal Fluid，CSF）通路转移，但它一般不会侵袭正常脑组织，更易于行外科治疗[44]。脑膜瘤大多是良性的，原发于脑脊髓膜。它们约占原发性脑和脊髓肿瘤的三分之一。脑肿瘤还有其他几种病理类型，包括髓母细胞瘤、神经节瘤、神经鞘瘤和颅咽管瘤。其他不常见的原发性中枢神经系统（CNS）肿瘤是脊索瘤、非霍奇金淋巴瘤（Non-Hodgkin Lymphomas，NHL）和垂体肿瘤[45]。

　　脊髓肿瘤也可以是原发性的，分为髓内、硬膜内-髓外和硬膜外。髓内肿瘤原发于脊髓本身，表现为星形细胞瘤或室管膜瘤。硬膜内-髓外肿瘤原发于硬膜，但在脊髓外，是最常见的脑膜瘤。硬膜外肿瘤通常是转移性的，并出现在椎体内。转移性疾病占成人脑脊髓肿瘤的 10%～30%[46]。大多数非创伤性脊髓损伤（nontraumatic spinal cord injuries，NTSCI）是由骨转移性疾病的硬膜外脊髓压迫所致[45]。

　　除了原发性恶性肿瘤的治疗之外，转移性脑肿瘤的主要治疗选择包括手术、立体定向放射手术（Stereotactic RadioSurgery，SRS）和全脑放射治疗（whole brain radiation therapy，WBRT）。虽然 SRS 治疗后行 WBRT 可以改善肿瘤病灶的控制，但 WBRT 对认知的影响可能使其效果不如单独行 SRS 治疗[47]。单独的脑转移患者行瘤灶病区立体定向放疗（SRT-TB）或 WBRT 治疗，神经认知功能无明显差异。然而，与接受 SRT-TB 的患者相比，接受 WBRT 治疗患者具有更好的全面健康状况、身体机能和未来确定性。WBRT 患者出现更多的食欲缺乏和嗜睡[48]。脑转移疾病存活关键预测因子是 Karnofsky 功能状态（Karnofsky performance status，KPS）、颅外疾病的严重程度和年龄。脑转移瘤姑息治疗后预后组疗效通过递归分区分析进行了验证（表 70-7）[49]。在康复机构中，症状管理是通过用类固醇控制瘤周水肿、癫痫治疗

表 70-7 脑转移瘤姑息治疗后预后结果

分级	预后因素	中位生存期
I	KPS≥70,年龄<65 岁,原发灶可控,无颅外疾病	7.1 个月
II	所有其他	4.2 个月
III	KPS<70	2.3 个月

KPS,Karnofsky 功能状态。

和处理血栓栓塞事件来提高生存率。糖皮质激素(glucocorticoids, GC),通常是地塞米松,用于肿瘤相关性血管源性水肿[50]。有时来自肿瘤类型、近期的神经外科手术或治疗的出血风险,使得静脉血栓栓塞(venous thromboembolism, VTE)的处理具有挑战性。例如,贝伐珠单抗,其结合血管内皮生长因子,用于治疗恶性神经胶质瘤,但可增加出血和 VTE 的风险[51]。必须仔细考虑风险与收益[52]。

对于颅内胶质瘤的治疗,手术、放疗(radiation therapy, RT)和化疗都是治疗的关键组成部分。虽然对于低级别胶质瘤的手术时机或手术范围还没有达成共识[53,54],但高级别胶质瘤,最好是最大限度切除并保留功能[55]。佐剂放疗增加存活率[56]。推荐口服烷化剂替莫唑胺与放疗联合应用以提高生存率[57-59]。手术切除仍然是治疗脑膜瘤和其他良性脑肿瘤、低级别胶质瘤和世界卫生组织(WHO)I 级肿瘤的选择[60,61]。辛普森评分系统用于描述手术切除的程度(表 70-8)[62]。对于更高级别的脑膜瘤以及 WHO II 级和 III 级的肿瘤,辅助放疗可能是必要的。

表 70-8 辛普森评分系统

I 级	完全切除,包括硬膜附件和任何异常骨骼
II 级	完全切除,硬膜附件凝固
III 级	完全切除,不切除或凝固硬膜附件
IV 级	次全切除术
V 级	仅肿瘤减压

脊髓肿瘤的治疗取决于肿瘤的位置和类型。对于髓内室管膜瘤,推荐手术切除并进行术后放疗[63]。对于星形细胞瘤、毛细胞型的和浸润性的,也建议手术切除和放疗联合治疗,但也要取决于肿瘤类型[64]。对于脑膜瘤,推荐手术切除,但是放疗或放射外科治疗也可能是有益的[65]。对于转移性疾病,建议在几乎所有患者中进行 GC 治疗[66],同时进行侵袭性手术切除,随后进行脊柱稳定和

放疗[67]。涉及上运动神经元(upper motor neuron, UMN)的任何损伤可导致 UMN 功能障碍。这可以表现为反射亢进或痉挛。肿瘤患者不仅由于疾病本身,还会由于肿瘤治疗而患有痉挛和肌张力障碍。针对痉挛和肌张力障碍的处理包括治疗、锻炼、支撑、口服抗痉挛药物、肉毒杆菌毒素注射、神经毒剂(例如苯酚)和鞘内巴氯芬[68]。

继发 NTSCI 的肿瘤患者存在神经源性肠和膀胱、VTE、限制性肺疾病、压疮和疼痛的风险。这些合并症的仔细处理必须由康复小组评估[69]。如前所述,瘤周水肿是通过 GC 治疗来控制的;然而,这并非没有风险。GCS 是发生骨坏死的主要因素[70]。通过影响骨形成和骨吸收之间的平衡,接受长期 GC 治疗的患者中高达 50% 会发生糖皮质激素继发的骨质疏松(glucocorticoid-induced osteoporosis, GIO)[71]。GC 治疗会出现全身不良反应,涉及肌肉骨骼、胃肠、心血管、内分泌、神经精神病学、皮肤病学、眼科和免疫系统。为了使副作用最小化,需要仔细地监护[72]。

肺癌:非小细胞和小细胞癌

非小细胞肺癌(Non-Small Cell Lung Cancer, NSCLC)或小细胞肺癌(Small Cell Lung Cancer, SCLC)需要根据病理学来确诊,从而制定治疗计划。肿瘤、淋巴结和转移(TNM)分期系统用于 NSCLC 的治疗和预后。TNM 分期系统也可用于 SCLC 的分期;但是 SCLC 大多数都不是独立实体[73]。退伍军人管理局肺部研究小组(The Veterans Administration Lung Study Group)将 SCLC 患者分为患有局限性疾病(局限于单侧胸腔),或广泛性疾病(单侧胸外也累及)[74]。

在美国近 15% 的 NSCLC 患者中,发现有表皮生长因子受体(EGFR)酪氨酸激酶突变,且在非吸烟者中更多见[75]。这种突变使肿瘤对酪氨酸激酶抑制剂(TKI)更敏感,如厄洛替尼、阿法替尼、吉非替尼和奥希替尼。约 5% 的 NSCLC 中发现有间变性淋巴瘤激酶(ALK)基因中突变[76]。对 ALK 阳性 NSCLC 患者的一线治疗是克唑替尼,克唑替尼已被证明可延长无进展存活时间,并改善 QOL[77]。ROS1 是 1%~2% 的 NSCLC 的肺癌驱动基因[78],并且克唑替尼对此类患者的治疗也是有效的[79]。晚期 NSCLC 癌患者应行手术切除,可以行或不行术后化疗[80]。顺铂已被证明是对这些病例有效的化疗药物[81]。铂类化疗药物奥沙利铂已被证明对

肺癌有效,但可在 85%~95% 的患者中引起袜套征型周围神经病变[82]。对于可完全切除的Ⅱ期和ⅢA期患者,还应按照美国国家癌症综合网(National Comprehensive Cancer Network, NCCN)指南使用顺铂方案[83]。手术通常不适用于ⅢB 和Ⅳ期疾病;有丝分裂抑制剂铂类化疗和放疗联用用于治疗ⅢB期疾病[84]。对于Ⅳ期疾病切除,全身治疗和/或放疗可证明是有益的[85]。SCLC 通常对化疗有反应。对于局限性 SCLC 患者,化疗(顺铂加依托泊苷)和放疗治疗的应答率为 80%~90%[86]。进展性小细胞肺癌患者预后很差,但与维持疗法相比,化疗可延长生存期[87]。在对肺内孤立性病变(转移性或原发性)进行根治性 SRS 的患者中,30% 发生气胸,17% 需要行胸腔穿刺术,8% 的患者出现Ⅲ级肺炎。1 秒用力呼气量(FEV1)与 6 个月、12 个月的肺总量没有变化,但一氧化碳扩散容量在同一时间段内出现下降[88]。

头颈癌

对疑似头颈癌(head and neck cancer, HNC)患者的检查应包括检查、触诊、镜检和/或直接喉镜检查。有时在麻醉下进行检查以寻找其他肿瘤并取活检。检查通常包括喉镜、支气管镜和食管镜检查[89]。对患者行转移检查以确定是否存在局部淋巴结受累。PET 扫描可用于辅助诊断其他原发性肿瘤[90]。细针吸取(FNA)活检是诊断中敏感性和特异性最高的方法[91]。HNC 的分期依据是美国肿瘤联合委员会(American Joint Committee on Cancer, AJCC)的 TNM 分期系统,但是分期根据位置而略有不同。

对于患有Ⅰ期或Ⅱ期口腔癌的患者,手术是首选,放疗治疗用于不能耐受手术的患者或手术会引起包括软组织坏死的可能显著致残的并发症患者[92]。放疗是局部和晚期鼻咽癌的一线治疗[93]。在口咽癌中,放疗和微创手术均被证明是有效的[94]。在早期下咽癌患者中,根治性放疗和全喉切除术的无疾病生存期是同等的[95]。放疗在早期喉癌中是首选,可使不利结果达到最小化,例如与外科手术相关的声音嘶哑[96]。有一半以上接受 HNC 治疗的患者经历吞咽困难,这可导致营养不良、脱水和吸入性肺炎[97]。牙关紧闭症是一种会影响接受牙科手术、口腔手术和 RT 治疗 HNC 患者咀嚼肌的疾病。活动缺乏可导致肌肉挛缩和退化[98]。HNC 患者营养不良风险较高,其中超过 50% 的疾病晚期患者出现体重减轻和恶病质情况。除解剖结构改变外,治疗及其后续的毒性可影响吞咽,进而影响热量摄入。在美国,58% 的 HNC 患者在治疗前或治疗过程中接受鼻饲。对于那些需要长期(超过 30 日)肠内营养支持的患者,经皮内镜下胃造瘘术(percutaneous endoscopic gastrostomy, PEG)是首选措施。有高达 20% 的 HNC 患者中,严重的恶性狭窄和牙关紧闭症可妨碍内窥镜的通过[99]。在接受放疗的患者中,牙关紧闭症的进展可能缓慢,也可能以高达每月 2.4% 的速度快速进展。RT. Dynamic 夹板可用于减少牙关紧闭症患者的挛缩[98]。

泌尿外科肿瘤:膀胱癌和肾癌

膀胱癌主要是指尿路上皮癌,75% 的患者表现为未侵入肌层,25% 表现为侵入肌层或发生转移。基于其风险,非肌层浸润性膀胱癌的治疗包括经尿道切除、膀胱内化疗或免疫治疗,和/或膀胱切除术。对于肌层侵袭性和转移性膀胱癌,根治性膀胱切除和盆腔淋巴结切除,联合新辅助化疗被认为是最佳治疗的金标准;还可以行放疗和基于临床分期的全身治疗方案[100]。对于非肌层侵袭性膀胱癌,老年人可以接受膀胱内灌注卡介苗(bacillus Calmette-Guérin, BCG)治疗,卡介苗是一种减毒结核杆菌活菌疫苗。然而,如果患者患有血管、心脏、免疫或肺相关合并症,其能耐受卡介苗的能力可能是有限的。具体来说,BCG 可引起低血压、肺损害、败血症和/或心血管衰竭[101]。在回顾性研究中,在新膀胱组和回肠导管组之间,根治性膀胱切除术的并发症发生率仍然相对较高(分别为 74% 和 72%),包括感染(分别为 43% 和 31%)和伤口相关并发症(分别为 14% 和 24%)也很常见[102]。此外,对于女性或体重指数较高的患者,造口旁疝仍然是根治性膀胱切除术后造口形成的常见并发症[103]。高达 30% 的造口旁疝患者由于疼痛、渗漏、造口术器具问题、尿路梗阻和肠道梗阻或绞窄而需要手术治疗。[104]。对于 80 岁左右的患者,根治性膀胱切除术后可能发生的其他并发症包括心脏的、出血、血栓栓塞、肺和神经系统的并发症[105]。手术和全身麻醉时长还会产生药物暴露,这些药物通过作用于血压、呼吸功能、心脏功能和肠道功能而改变认知,影响代谢过程[101]。

透明细胞癌、乳头状癌和嫌色细胞癌是最常见的实性肾细胞癌,占所有肾恶性肿瘤的 85%~90%。根治性肾切除术历来是治疗标准,但保留肾单位手术、主动监测和微创技术正在被引入，从而减少肾功能损害、侵袭性和过度治疗。肾上腺切除术，淋巴结清扫术和静脉血栓切除术均可根据肿瘤情况进行。免疫治疗、外科手术和靶向治疗均可适用于转移性疾病[106]。肾细胞癌患者具有高钙血症、红细胞增多症、肝功能障碍、炎症反应综合征、转移性疾病（包括肺、骨、肝、脑、肾上腺和甲状腺）、化疗副作用和术后肾损害的高风险[107]。与开放手术相比，微创肾切除术可以改善围手术期发病率。但是深静脉血栓形成、呼吸系统并发症、感染并发症、急性肾损伤和败血症仍可能发生[108]。肾部分切除术最常见的并发症包括漏尿、围手术期出血、动静脉瘘畸形、邻近器官损伤和假性动脉瘤畸形[109]。通过 Clavien-Dindo 分类系统统计，所有患者的肾部分切除术，小部分与大部分手术切除术相比，并发症发生率分别为 26.7% 和 11.5%。增加的肿瘤复杂性会导致更严重的主要并发症[110]。

胃肠癌：结直肠癌和食管癌

直肠癌的标准治疗方法包括手术切除和全直肠系膜切除。对于结肠肿瘤，需要切除癌灶和相应的淋巴结。尽管开腹手术是结肠肿瘤切除术的首要方法，腹腔镜技术在长期效果方面与开腹手术相同，尽管手术时间较长，但减少了输血，肠道功能恢复相对更快，并且住院时间更短。有较高复发风险或诊断时癌灶扩散较多的患者受益于包括化疗和放疗的新辅助治疗。对于所有Ⅲ期结肠癌行根治性切除术后的患者及Ⅱ期复发风险高的患者，在无禁忌证情况下均推荐使用辅助化疗。发生转移的患者应行手术切除转移病灶，并在适当且可耐受的情况下行姑息性化疗[111]。尽管自 20 世纪 60 年代以来，结直肠癌所有分期的存活率都显著提高[112]，但发病率的显著升高仍然与诊断相关。对于 4 年长期结直肠癌肿瘤患者，最常表现出的症状是疲劳。大部分的受访者将身体不适和活动受限等健康影响归因于肿瘤或其治疗[113]。将进行完结肠手术后的老年患者与年轻患者比较发现，老年患者遭受了更多的局部术后并发症，包括手术伤口感染及一般并发症，如尿路感染和呼吸道感染。其心血管和呼吸系统合并症在老年患者中也有更高的发生率[114]。长期尿失禁（38.1%）和膀胱排空（30.6%）是直肠癌患者常见的并发症，并且可能与手术造成的神经损伤有关[115]。奥沙利铂化疗后常见的并发症是外周神经病变，表现为呈袜套感分布的感觉受损。这可能会影响精细运动，并可导致尿潴留和可沿脊柱放射的异常电击样感觉（Lhermitte 征）。肠道功能障碍可能较常见，表现为腹泻，且相比于结肠癌，更多见于直肠癌。术前放疗可导致小肠梗阻、腹痛和肠蠕动活跃。术后放疗可导致频繁排便、夜间排便、失禁、需要穿戴尿垫及排便无法控制[116]。与未接受放疗的女性相比，接受骨盆放疗的女性也更容易发生骨盆骨折（累计 5 年骨折率：11.2%，而患有直肠癌的女性为 8.7%）[117]。

对于食管原位癌（T_{is}）和侵犯黏膜层及黏膜下层（T1）或侵犯肌层（T2）的肿瘤，确切的治疗是手术切除。食管切除术通常采用经食管或经胸廓入路，但两者都需要进行淋巴结清扫来确定分期和预防肿瘤扩散。化疗和 RT 可以作为手术后的新辅助治疗（对于肿瘤侵犯食管外膜的 T3 或具有区域淋巴结转移的 N_1）或辅助治疗[118]。与单纯手术相比，接受术后辅助化疗的患者存在部分生存优势[119]。食管切除术后最常见的外科并发症是吻合口瘘。但是在手术后还可发生若干其他合并症，包括需要扩张的吻合口狭窄、肺炎、暂时性或永久性声带麻痹和倾倒综合征[120]。虽然放疗方式存在差异，但新辅助放疗都可能发生肺、心脏和伤口并发症[121]。放疗的急性并发症包括吞咽困难、黏膜炎、Lhermitte 征、声音嘶哑、大血管瘘和 / 或糜烂以及食管穿孔。慢性并发症发生更多，包括食管狭窄、肺纤维化、脊髓病和慢性肠炎[122]。新辅助放化疗与单独的新辅助放化疗相比，增加了心肺毒性，尤其与术后肺炎和心脏舒张功能指标密切相关[123]。

皮肤癌：黑色素瘤、鳞状细胞和基底细胞癌

小病灶的最初诊断是依据活组织切除检查。对于较大的病灶，切开活检有助于准确评估肿瘤范围。与其他肿瘤一样，AJCC 使用 TNM 分期系统来分期和分类黑色素瘤；T 指肿瘤的范围，N 指受累的淋巴结数量，M 指转移的部位[124]。在Ⅰ期或ⅡA 期患者中，手术切除通常是预防性的[125]。对于较高风险阶段ⅢA 期，推荐在切除后行伊匹木单抗治疗[126]。BRAF 和 MEK 基因突变肿瘤可选择维莫非尼靶向治疗，从而抑制这些途径[127]。放疗在肺、肝、骨或其他腹部或骨盆组织发生转移的患者中更有效[128]。

鳞状细胞癌（SCC）约占非黑色素瘤皮肤癌的 20%[129]。确定具体病灶一般比较困难，因为报告中常提示 SCC 通常与基底细胞癌相融合。风险因

素包括年龄^[130]、与肤色较黑的人相比肤色较白的人^[131]以及紫外线暴露^[132]。SCC 可发生在任何皮肤表面，最常见于头部和颈部（55%），其次是手和前臂（18%），然后是腿（13%）^[133]。尽管病变的体格检查可能高度怀疑肿瘤，但仍需要组织活检来确诊并确定预后和治疗方法^[134]。AJCC 使用 TNM 分期系统，但是根据新的推荐，仅对头部和颈部的病变进行分期^[135]。对于低危病变，推荐手术切除、放疗、光动力学疗法和其他形式的局部切除。高危病变的初始治疗是 Mohs 手术^[136]。化疗和放疗在区域性肿瘤中也有作用^[137]。尽管恶性黑色素瘤是最不常见的皮肤癌，但死亡率最高^[138]。它仍然是最具侵袭性的人类恶性肿瘤之一^[139]。转移病灶可以放疗或全身治疗；但转移病灶可受累几个不同的器官系统，包括胃肠道、肝、脑、肺和骨^[140]。这些器官系统的受累可导致若干医学合并症和功能损害，包括神经功能受损、疲倦、营养不足和骨损害。

骨癌：肉瘤

原发性骨癌最常见的有骨肉瘤、软骨肉瘤和尤文肉瘤^[141]。

骨肉瘤是最常见的原发性骨恶性肿瘤。它具有年龄双峰分布，第一个峰值年龄在 10～14 岁之间，第二个峰值年龄在 65 岁以上的老年人中。男性（每百万）的发病率为 5.4，而女性相比为 4.0，最常见的部位是四肢干骺端生长板附近，特别是股骨、胫骨和肱骨^[142]。手术切口仍然是管理的重要组成部分。截肢是治疗的主要手段，但保肢技术对患者的生存没有不良影响。保留肢体的考虑因素包括向残肢提供较大范围和预期功能的能力。若干禁忌证需进行截肢，放弃保肢。基于病理学和临床表现，也可能需要新辅助和辅助化疗^[143]。对于不可切除的肿瘤、病灶内切除术后，或者为了缓解转移病灶的症状，放疗是一个重要的局部治疗方法^[144]。

软骨肉瘤约占所有骨肿瘤的 25%^[145]。全部手术切除是非转移性软骨肉瘤的唯一治疗方案。因为扩大切除可导致发病率显著提高、可能需要行重建术。低级别软骨肉瘤可行病灶内刮除，然后进行局部辅助治疗以获得良好的控制。软骨源性肿瘤对放疗效果有一定抵抗性，但是当不适宜切除或将导致不能接受的并发症时，可用于不完全切除或姑息治疗。化疗通常是无效的，可能是由于软骨肉瘤生长缓慢^[146]。

尤文肉瘤是儿童和青年中第二常见的恶性肿瘤，并最常见于二三十岁^[147]。术前化疗用于尤文肉瘤的治疗，来消除诊断时发现的微小转移，缩小术前准备切除的肿瘤体积，并为协助术后化疗选择提供信息。该肿瘤对放疗特别敏感，放疗用于杀灭所有存活的肿瘤细胞或用于治疗位于中心部位的病变。对局部复发风险高的病灶也可以在手术前后均进行放疗。推荐手术治疗是因为可提高对局部的控制力。有必要在重建术中预防感染，以便于更快地进行术后化疗^[148]。

在治疗骨肿瘤时必须考虑几个因素。术后或放疗后可能发生组织坏死，其继发于伴随放射性纤维化或切除后皮瓣的广泛坏死肢体的严重缺血。由于局部复发、放射性癌灶感染和假肢失败，保肢手术患者仍可能最终发生截肢。在一些血肿、伤口坏死和开裂的情况下，手术治疗可能是必要的。异位骨化可能发生在大面积肌肉切除术后。放疗可能导致急性和慢性肌肉骨骼问题、浅表烧伤、创伤、皮下水肿、纤维变性和挛缩、血管损伤或周围神经损伤；还可导致早期骨吸收和炎症的增加以及慢性血管减少继发的局部缺血。病理性骨裂和骨质流失会导致骨骼空隙、无力、弯曲强度的丧失、修复和重塑能力降低以及对感染的总体易感性增加。假肢失效也可因无菌性松动而发生^[149]。

血液恶性肿瘤

淋巴瘤

霍奇金淋巴瘤（HL）会累及外周淋巴结，但也可累及器官系统，例如肝、肺和骨髓。早期 HL 采用先行化疗之后联合累及部位进行放疗。更密集的联合化疗可用于晚期 HL。治疗也可选择巩固性放疗。对于复发的患者，复发后的治疗受到先前治疗和先前反应持续时间的强烈影响。异基因干细胞移植适用于早期复发或难治性 HL^[150]。

HL 占所有淋巴瘤的 10%，其余 90% 为非霍奇金淋巴瘤（NHL）。公认的 NHL 危险因素包括免疫抑制、器官移植、既往化疗联合干细胞移植、遗传性免疫缺陷综合征或自身免疫性疾病。放疗是早期惰性 NHL 的首要治疗方法。不过，无放疗的化疗方案可具有降低毒性的有利结果。对于局部侵袭性淋巴瘤，全身化疗序贯巩固性放疗是必要的^[151]。系统治疗对诱导反应起主要作用，而放疗主要进行巩固性治疗[152]。

HL 的长期并发症包括继发性恶性肿瘤(白血病、NHL 和实体瘤:乳腺、肺和胃肠道)和心血管疾病。患者还会有非冠状动脉粥样硬化疾病、肺部疾病和内分泌功能障碍。NHL 患者的预期寿命相比 HL 较长,因此易患与此病和治疗相关的慢性疾病。NHL 会发生若干继发性肿瘤,包括骨髓发育不良、急性髓性白血病(AML)和实体瘤(膀胱、肺、胃肠、HNC、甲状腺、中枢神经系统、肉瘤、皮肤黑色素瘤、皮肤非黑色素瘤和间皮瘤)。其他与 NHL 相关的疾病包括心血管疾病、不孕、神经病变、肾功能不全、胃肠道毒性和肺纤维化[153]。

白血病

急性淋巴细胞白血病(ALL)是一种 B 淋巴细胞、T 淋巴细胞或自然杀伤细胞失调的疾病。疗程跨越 2～2.5 年,有三个阶段:①诱导缓解治疗,消除最初的白血病细胞,大多数患者恢复正常造血;②强化(巩固),根除残留的白血病细胞;③持续(维持)治疗,这一阶段持续 2 年或更长时间。联合化疗的剂量和给药时间表已根据细胞学特征、对治疗的反应、药效学和药物经济学发现进行了优化。可直接进行中枢神经系统治疗来预防高危患者在早期缓解和诱导期间复发。对于高危患者也可考虑行同种异体干细胞移植[154]。

急性粒细胞白血病(AML)是由于骨髓和外周血中髓系祖细胞(髓母细胞)的克隆性扩增致病。诱导和巩固(有或没有造血干细胞移植)后进行化疗。对 AML 最有效的长期治疗是异基因造血干细胞移植。推荐对复发的患者进行临床试验,因为仅有小部分患者使用挽救性化疗和随后的异基因干细胞移植成功地获得第二次缓解[155]。

慢性淋巴细胞白血病(CLL)是西方最常见的白血病。一线治疗推荐联合免疫化疗联合治疗,但在 CLL 有症状或疾病进展之前,不推荐治疗。烷化剂和嘌呤类似物的联合疗法有更高的总应答率、完全应答和无进展生存期。对于具有低风险疾病的患者支持异基因造血干细胞移植[156]。

慢性粒细胞白血病(chronic myeloid leukemia,CML)是一种以 9 号和 22 号染色体长臂相互易位为特征的克隆性造血干细胞疾病。呈现三种形式:慢性期,表现为症状可控;加速期,在没有干预的情况下发生,不稳定性增加;然后转变为终末期,也称为急变期,其细胞表型可以是淋巴母细胞型、髓母细胞型、双表型或未分化型[157]。酪氨酸激酶抑制剂(TKI)是新诊断的慢性期患者的一线治疗方法。二线治疗将包括替代性 TKI。如果有两种不同的 TKI 都失败了,那么剩下的任何 TKI 都是合适的。如果患者在 TKI 治疗后进展到急变期(假设已经诱导缓解);一线 TKI 治疗后为达到最佳应答,进展到加速期;慢性期患者在两次 TKI 治疗失败后没有从第三次 TKI 获得最佳应答及慢性期患者一线 TKI 治疗失败,二线 TKI 治疗没有获得最佳应答,则建议进行异基因干细胞移植[158]。

肿瘤溶解综合征可发生在白血病的治疗中。随着细胞的破坏,随着细胞的破坏,血液化学异常继发于细胞破裂,钾,亚磷酸,尿酸和血尿素氮水平失调。需要积极的医疗来避免肾衰竭的发生。化疗或白血病本身的免疫抑制可导致严重感染,伴有中性粒细胞减少的发热患者需要立即进行检查并使用广谱抗生素进行治疗。肿瘤患者还会出现一些长期的临床问题。患者由于先前的化疗和放射剂量而增加了继发肿瘤的风险。肿瘤患儿,尤其是 ALL 患儿,增加了各关节的骨坏死风险。心脏的射血分数和电导率也会受到影响。也可能发生与代谢综合征、甲状腺功能和性腺功能衰竭有关内分泌异常[159]。

多发性骨髓瘤

多发性骨髓瘤(MM)占所有血液恶性肿瘤的 10%,是一种克隆性浆细胞恶性肿瘤。治疗的最重要阶段是初始治疗,自体干细胞移植、巩固/维持治疗和复发的治疗[160]。自体干细胞移植前的诱导期间行新试剂治疗可改善应答。在干细胞移植或高剂量治疗之后使用巩固治疗,并允许在有限的时间段内以最小的毒性高效结合各种药物联合应用。但是可使用来那度胺和硼替佐米长期维持治疗,以达到以最小毒性并提高反应应答持续时长[161]。MM 复发时的治疗是复杂的,导致治疗方式有巨大的异质性[162]。

MM 患者并发症需要支持性治疗。双膦酸盐通常用于预防骨疾病的发展并治疗高钙血症,但也可引起肾毒性和颌骨骨坏死。考虑到出血风险,患者应接受血栓形成的预防性治疗。对卡氏肺孢子虫和带状疱疹通常行预防性抗生素治疗。根据临床表现,真菌和细菌的预防可能也是必要的。其他潜在的并发症包括贫血、脊髓压迫、周围神经病变、高黏滞综合征、高尿酸血症和肿瘤溶解综合征[163]。

第七篇

干细胞移植并发症

干细胞移植可导致血液病患者的若干并发症。首先关注的是骨髓移植的排斥反应或恶性肿瘤的复发。细胞减少性化疗使患者处于感染的高危状态。感染是移植后导致显著合并症的原因，必须在三个阶段进行监测：移植前（0～30日）、移植后早期（30～100日）和移植后末期（>100日）。大剂量放疗和移植后给予抗代谢药物可导致黏膜炎。心脏毒性、周围神经病变和吉兰-巴雷综合征也可能发生。调节毒性可能会限制可使用的细胞还原疗法。移植物抗宿主病（GVHD）可以是急性，也可以是慢性的，可导致纤维化和胶原血管疾病样症状。肝窦阻塞综合征也可能与移植相关，并可导致显著的发病率和死亡率[164]。

住院康复照护的具体考虑事项

住院康复提供了一个同一环境中协调临床、治疗和护理服务的特殊机会，从而提高患者身体功能并改善 QOL。对于一些情况，住院康复是唯一能够进行这种协作的临床机构。接下来的一节讨论适合进行住院康复的器官系统常见损伤及关于护理服务的考虑事项。

肠道和膀胱

肿瘤患者的肠道功能经常受损。在确诊为结直肠癌患者中，有 23% 需要进行 Hartmann 手术造瘘[165]。住院时医疗、治疗和护理团队间的协同合作涵盖了康复和伤口护理以及造口管理，以提高身体功能，并进行适当的家庭训练。癌痛住院患者中有 70%～100% 存在阿片类所致的便秘（OIC），医生主观评估的发病率为 86%。OIC 对总体健康和 QOL 是显著有害的[166]。通过适当的医疗干预，患者可以保持正常的肠道功能。神经源性肠道功能紊乱也很常见，特别是中枢神经系统受累的病例。干预措施包括使用口服大便软化药剂和轻泻剂排便及使用栓剂或灌泻剂促进条件反射性排空。然而，对于白血病或血小板减少症患者须谨慎，以避免直肠操作引起的感染或出血。

膀胱功能障碍也是住院康复中心经常需帮助患者解决的问题。在接受宫颈癌放疗的患者中，高达 25% 的患者在治疗 2 年后主诉尿频[167]。定时排尿和药物治疗（如抗胆碱能药物和 α-受体阻滞剂）等策略可以在住院康复环境中应用和监测。据估算，每年有 10 000 人接受膀胱切除术和回肠膀胱术，这些常见于肿瘤诊断后的治疗[168]，住院康复可提供多学科方法来进行术后伤口护理和训练。尽管留置导管患者具有更高的感染风险，但可应用于病情复杂住院患者，或在舒适并症状控制优先的情况下使用。对于神经源性膀胱（常见于脊柱肿瘤），考虑到白细胞减少和血小板减少，间歇导尿可能是更合适的方案。

心肺

对于胸腔受累的患者以及一般情况较差的患者，必须对心肺状态进行监测。住院康复是一个适合进行详细心肺评估的场所。对于原发性胸部恶性肿瘤，如肺癌和乳腺癌，心脏和肺的损害可能继发于肿瘤或肿瘤治疗的副作用。左侧乳腺放疗会增加左前降支冠状动脉疾病风险。化疗药物如蒽环类药物可发生心脏毒性，但是积极的呼吸协调可使这些副作用的发生最小化[169]。使用免疫治疗的患者中高达 15% 发生了非感染性药物性肺炎[170]。此外，喉切除术后由于解剖学改变，包括颈部的造口，可显著影响正常呼吸。由于缺乏上呼吸道的过滤，造口会使例如灰尘的刺激物直接进入呼吸系统。热湿交换（HME）的应用可能有助于改善敏感患者气道干燥的情况[171]。对于 95.2% 的声门癌患者，经过干预后可拔除气切套管[172]。许多这样的情况需要住院医疗、治疗和护理团队的密切监护，通过相互协调的方法来改善患者身体功能，使患者的个体化问题得到解决，并达到最大限度的功能性改善。所有护理人员需要仔细监测生命体征，包括血压和心率、患者活动情况、胸廓位置的起伏和胸廓限制情况，以确保对患者的伤害降低到最小化的同时达到最佳结果。

胃肠

胃肠功能障碍在一些肿瘤中很常见。肠道功能障碍的原因可能是多因素的，但一些情况可导致肠道功能障碍。喉切除术后患者会出现吞咽困难。尽管新的外科技术已被证实可以使该风险最小化，但仍有高达 38% 的患者出现吞咽困难[173]。还可能出现诸如狭窄、口干和咽部皮肤瘘等并发症。对于这些患者，康复目标可着重于吞咽及补充营养来源方面，如肠内喂养。SLP、护理和医疗团队之间的临床服务协作可改善吞咽功能，解决对管饲的耐受性，解决与肠饲干预相关的伤口问题。临床医生应保持警惕,进行仔细的评估和检查。SLP 可以提供多种练习和技术来帮助 HNC 肿瘤患者实现语言和吞咽目标。SLP 还可以为适合的喉切除术患者应用语音修复术来进行交流[171]。一些化疗通常会引起化疗导致的恶心和呕吐(CINV),如果不加以控制,可能会不利于营养及机体含水量,并且影响 QOL。从临床和治疗花费的角度来看,已经证实阿瑞吡坦、格雷司琼、地塞米松的医疗干预在这些病例中是有效的[174]。

血液学

血液学并发症在肿瘤患者中很常见。由于潜在的恶性肿瘤或治疗,在此类人群中会发生全血细胞减少。化疗引起的全血细胞减少(CIP)是许多药物的副作用所致。中性粒细胞减少性败血症是一种具有高发病率和高死亡率的并发症。当存在或预测有全血细胞减少症时,需要仔细监测患者的实验室数值。应与血液学小组讨论粒细胞集落刺激因子(GCSF)的给药和输血指征,以最大限度地减少这种情况的影响[175]。

血小板减少症可能跟患者活动或跌倒引起的出血风险增加有关。贫血可导致有症状的患者出现疲劳。早前运动疗法的禁忌证是血小板计数低于 50 000,血红蛋白水平低于 100g/L,绝对中性粒细胞计数低于 0.5×10^9/L[176]。美国物理治疗协会最近的指南指出当血红蛋白低于 80g/L;血小板计数低于 60 000 情况下进行抗阻运动;血小板计数低于 20×10^9/L,白细胞计数低于 5×10^9/L 时进行一定范围的活动或行走均需采取防护措施[177]。但是,在康复和血液学临床医师的密切医疗监护下及在治疗和护理的观察和治疗下,可以建立更积极的参考数值,来预防去适应性并改善总体体力状态。所有护理人员之间在住院康复环境中的协调护理可为易感人群(尤其是血液异常人群)进行适当的运动干预。

传染性

白细胞减少症患者感染的风险高于一般人群。白细胞异常可继发于肿瘤及其治疗。中性粒细胞减少症患者应采取预防措施,以尽量减少潜在的感染风险。必须执行严格的手卫生以及机构人员使用的个人防护设备。这些患者会经常给予预防性 GCSF、抗生素联合使用应用。但是对于哪种治疗在预防感染方面更好还未经证实或达成共识[178]。然而干预措施的花费昂贵[179]成为在 PAC 机构应用被限制的原因。免疫低下患者患肺炎的主要病因是耶氏肺孢子虫和巨细胞病毒感染,可能由于进行糖皮质激素治疗、白细胞减少和干细胞移植引起[178]。当患者在住院机构中接受积极的治疗服务时,医疗和护理团队应进行仔细监测,连同上述干预措施,可有助于将感染风险最小化。如怀疑感染,应进行全面检查,包括微生物培养和胸部 X 线检查,并尽快开始广谱抗生素治疗。在继续接受同步康复服务的同时,可以为患者提供许多此类干预措施,这可以帮助降低发病率和急性护理资源利用率。

情绪、情感和疲劳

在确诊和治疗肿瘤之后,患者经常会经历情绪变化。常见的病因包括疼痛、功能衰退、疲劳或意识丧失。这些会直接影响身体功能和体力状态。已证明认知行为疗法能帮助患者管理疼痛[180]。在肿瘤患者中,运动可以改善心血管健康、肌肉力量、身体成分、疲劳、焦虑、抑郁和 QOL 方面的部分问题[181]。它还可以改善前列腺癌患者接受雄激素剥夺治疗后的 QOL[182]。诸如瑜伽或太极的补充锻炼可以改善肿瘤患者的心理情绪健康[183]。60%~90% 的肿瘤患者有疲劳症状[184]。多巴胺激动剂药物如哌甲酯,可改善阿片类物质诱导的镇静、认知下降和疲劳[185]。氟西汀是肿瘤患者中最常用的抗抑郁药之一。除了它的抗抑郁作用外,它还可以用来治疗慢性疼痛。它的使用与降低结肠癌风险有关,它可在多种肿瘤中具有抗肿瘤作用。近期还发现它与替莫唑胺协同作用可增加神经胶质瘤细胞死亡[186]。医疗、治疗和护理团队之间协作解决情绪和不良反应的方法可直接缓解疲劳,也可改善与体力状态和身体功能相关的其他合并症。

其他治疗相关并发症

深受放射性纤维化综合征(RFS)不良反应影响的患者有疼痛和功能丧失症状。RFS 可分为 3 个不同的病理组织学阶段:纤维化前阶段、组织重构阶段和晚期纤维萎缩阶段[187]。早期干预可防止病情恶化。有各种矫形器适用于头颈部患者和患有上、下肢 RFS 的患者。神经肌肉电刺激(NMES)可改善 HNC 患者的 RFS[188]。靶点注射[189]和肉毒杆菌毒素注射也同样显示出益处[190]。在住院环境中医疗和治疗服务的协作可提供更积极的方法。

尽管化疗引起的周围神经病变是化疗的常见副作用,但很少使用神经传导研究、神经兴奋性研

第七篇

究或定量感觉测试来确定诊断。手足感觉症状受累的患者表现为麻木、刺痛、感觉异常和感觉障碍。这种疼痛可被形容为电灼烧痛感。运动症状包括远端无力、步态和平衡障碍以及损伤。运动损伤可导致严重的功能丧失。治疗通常包括抗惊厥药如加巴喷丁、卡马西平、奥卡西平、拉莫三嗪和托吡酯；被证明是有效的还包括抗抑郁药如阿米替林、去甲替林、文拉法辛和度洛西汀[191]。功能受损后，干预治疗可解决平衡、感觉和力量问题。通过多学科团队间的协同合作，可以改善住院患者的身体功能和QOL。

结论

住院康复为治疗服务提供了一个可行的环境。具有癌症较高的敏锐度和继发合并症风险的患者可能会从更严格的医疗监测及治疗和护理干预措施中受益。在有跨学科团队的情况下，住院康复可以在一个照护机构中提供这些服务，从而提供全面而统一的照护方法。多种肿瘤需要进行短期或长期的康复护理，但肿瘤相关损伤康复治疗方面需要考虑其康复具体内容。为了能提供最佳照护水平，有必要了解其照护存在的障碍，包括治疗花费和制定具体法规等问题。相较于高花费的机构（如急性治疗住院）或较低监护水平的机构（如家庭医疗照护），为花费低且有能力提供医疗复杂护理的住院康复的价值主张提供了依据。

要点

- PAC 是提供住院康复服务的主要场所。
- 住院康复可以在 IRF、SNF 和 LTCH 中进行。
- 监管可能会影响住院照护的设置。
- 康复服务是通过治疗花费、效力和护理效率来评估的。
- 以功能需求为重点的住院康复准入标准及与肿瘤及其治疗相关的医疗复杂性、合并症和并发症。
- 实体瘤和血液学疾病适合住院康复干预。
- 在为血液学和肿瘤患者制定康复计划时，需根据其具体情况进行具体考虑。

（李勃 译 姜宏英 校）

参考文献

1. National Cancer Institute. Surveillance, Epidemiology, and End Results Program. https://seer.cancer.gov/statfacts/html/all.html.
2. Shin KY, Guo Y, Konzen B, et al. Inpatient cancer rehabilitation: the experience of a national comprehensive cancer center. *Am J Phys Med Rehabil.* 2011;90(5 Suppl 1):S63–S68.
3. Dietz JH Jr. *Rehabilitation Oncology.* New York: John Wiley & Sons Inc; 1981.
4. Silver JK, Raj VS, Fu JB, et al. Cancer rehabilitation and palliative care: critical components in the delivery of high-quality oncology services. *Support Care Cancer.* 2015;23(12):3633–3643.
5. Mechanic R. Post-acute care–the next frontier for controlling Medicare spending. *N Engl J Med.* 2014;370(8):692–694.
6. Greysen SR, Stijacic Cenzer I, Boscardin WJ, et al. Functional impairment: An unmeasured marker of Medicare costs for post-acute care of older adults. *J Am Geriatr Soc.* 2017;65(9):1996–2002. [Epub ahead of print].
7. Department of Health and Human Services. Centers for Medicare & Medicaid Services. Inpatient rehabilitation therapy services: complying with documentation requirements. https://www.cms.gov/Outreach-and-Education/Medicare-Learning-Network-MLN/MLNProducts/downloads/inpatient_rehab_fact_sheet_icn905643.pdf. Published July 2012.
8. Shay PD, Ozcan YA. Freestanding inpatient rehabilitation facility performance following the 60 percent rule: a matter of fit. *Med Care Res Rev.* 2013;70(1):46–67.
9. Department of Health and Human Services. Centers for Medicare & Medicaid Services. Inpatient rehabilitation facility prospective payment system. https://www.cms.gov/Outreach-and-Education/Medicare-Learning-Network-MLN/MLNProducts/downloads/InpatRehabPaymtfctsht09-508.pdf. Published January 2017.
10. Medicare Payment Advisory Commission. Chapter 10: Inpatient rehabilitation facility services. http://www.medpac.gov/docs/default-source/reports/mar17_medpac_ch10.pdf?sfvrsn=0.PublishedMarch 2017.
11. Goldberg TH. The long-term and post-acute care continuum. *W Va Med J.* 2014;110(6):24–38.
12. Centers for Medicare & Medicaid Services. Chapter 8-Coverage of extended care (SNF) services under hospital insurance. Medicare Benefit Policy Manual. Rev. 228, October 13, 2016. https://www.cms.gov/Regulations-and-Guidance/Guidance/Manuals/downloads/bp102c08.pdf.
13. Centers for Medicare & Medicaid Services. Medicare skilled nursing facility (SNF) transparency data (CY2013). https://www.cms.gov/Newsroom/MediaReleaseDatabase/Fact-sheets/2016-Fact-sheets-items/2016-03-09.html.
14. Medicare Payment Advisory Commission. Chapter 8: Skilled nursing facility services. http://www.medpac.gov/docs/default-source/reports/mar17_medpac_ch8.pdf?sfvrsn=0. Published March 2017.
15. Eskildsen MA. Long-term acute care: a review of the literature. *J Am Geriatr Soc.* 2007;55(5):775–779.
16. Kahn JM, Werner RM, David G, et al. Effectiveness of long-term acute care hospitalization in elderly patients with chronic critical illness. *Med Care.* 2013;51(1):4–10.
17. Department of Health and Human Services. Centers for Medicare & Medicaid Services. Long Term Care Hospital Prospective Payment System. https://www.cms.gov/Outreach-and-Education/Medicare-Learning-Network-MLN/MLNProducts/Downloads/Long-Term-Care-Hospital-PPS-Fact-Sheet-ICN006956.pdf. Published October 2016.
18. Medicare Payment Advisory Commission. Chapter 11: Long-term care hospital services. http://www.medpac.gov/docs/default-source/reports/mar17_medpac_ch11.pdf?sfvrsn=0. Published March 2017.
19. Gage B, Pilkauskas N, Dalton K, et al. Centers for Medicare & Medicaid Services. Long-term care hospital (LTCH) payment system monitoring and evaluation: phase II report final. https://www.cms.gov/medicare/medicare-fee-for-service-payment/longtermcarehospitalpps/downloads/rti_ltchpps_final_rpt.pdf. Published January 2007.
20. Ellenbecker CH, Samia L, Cushman MJ, et al. Patient safety and quality in home health care. In: Hughes, RG ed. *Patient Safety and Quality: An Evidence-Based Handbook for Nurses.* Rockville, MD: Agency for Healthcare Research and Quality (US); 2008.
21. Medicare.gov. Your Medicare Coverage: Home Health Services. https://www.medicare.gov/coverage/home-health-services.html.

Accessed April 26, 2017.

22. Medicare Payment Advisory Commission. Chapter 9: Home health care services. http://www.medpac.gov/docs/default-source/reports/mar17_medpac_ch9.pdf?sfvrsn=0. Published March 2017.

23. Centers for Medicare & Medicaid Services. Outpatient Rehabilitation Providers. https://www.cms.gov/Medicare/Provider-Enrollment-and-Certification/CertificationandComplianc/OutpatientRehab.html. Published April 2013.

24. Centers for Medicare & Medicaid Services. Your Medicare Coverage. https://www.medicare.gov/coverage/pt-and-ot-and-speech-language-pathology.html.

25. Centers for Medicare & Medicaid Services. Medicare Limits on Therapy Services. https://www.medicare.gov/Pubs/pdf/10988-Medicare-Limits-Therapy-Services.pdf. Published January 2017.

26. Ng AH, Gupta E, Fontillas RC, et al. Patient reported usefulness of acute cancer rehabilitation. PM R. 2017;9(11):1135–1143. [Epub ahead of print].

27. Mix JM, Granger CV, LaMonte MJ, et al. Characteristics of cancer patients in inpatient rehabilitation facilities: a retrospective cohort study. Arch Phys Med Rehabil. 2017;98(5):971–980.

28. Cholankeril G, Hu M, Tanner E, et al. Skilled nursing facility placement in hospitalized elderly patients with colon cancer. Eur J Surg Oncol. 2016;42(11):1660–1666.

29. Harrison JK, Walesby KE, Hamilton L, et al. Predicting discharge to institutional long-term care following acute hospitalization: a systematic review and meta-analysis. Age Ageing. 2017;46(4):547–558. [Epub ahead of print].

30. Balentine CJ, Richardson PA, Mason MC, et al. Postacute care and recovery after cancer surgery: still a long way to go. Ann Surg. 2017; 265(5):993–999.

31. Brandt A, Pilgaard MS, Oestergaard LG, et al. Effectiveness of the "cancer home-life intervention" on everyday activities and quality of life in people with advanced cancer living at home: a randomised control trial and an economic evaluation. BMC Palliat Care. 2016;15:10.

32. Silver JK, Baima J, Mayer RS. Impairment-driven cancer rehabilitation: an essential component of quality care and survivorship. CA Cancer J Clin. 2013;63(5):295–317.

33. Montfort SM, Pan X, Patrick R, et al. Gait, balance, and patient-reported outcomes during taxane-based chemotherapy in early stage breast cancer patients. Breast Cancer Res Treat. 2017;164(1):69–77.

34. Cammisuli S, Cavazzi E, Baldissarro E, et al. Rehabilitation of balance disturbances due to chemotherapy-induced peripheral neuropathy: a pilot study. Eur J Phys Rehabil Med. 2016;52(4):479–488.

35. McCarty S, Eickmeyer SM, Kocherginsky M, et al. Health-related quality of life and cancer-related symptoms during interdisciplinary outpatient rehabilitation for malignant brain tumor. Am J Phys Med Rehabil. 2017;96(12):852–860. [Epub ahead of print].

36. McCarty S, Keeshin S, Eickmeyer SM, et al. Evaluation of the cost of comprehensive outpatient therapies in patients with malignant brain tumors. Am J Phys Med Rehabil. 2017;96(5):341–346.

37. Medicare Payment Advisory Commission. Chapter 7: Post-acute care: the Congress and CMS must act to implement recommended changes to PAC payments. http://www.medpac.gov/docs/default-source/reports/mar17_medpac_ch7.pdf?sfvrsn=0. Published March 2017.

38. Tian W. Agency for Healthcare Research and Quality. An All-Payer View to Post-Acute Care, 2013. https://www.hcup-us.ahrq.gov/reports/statbriefs/sb205-Hospital-Discharge-Postacute-Care.pdf. Published May 2016.

39. Vertrees JC, Averill RF, Eisenhandler J, et al. Bundling post-acute care services into MS-DRG payments. Medicare Medicaid Res Rev. 2013;3(3):E1–E19.

40. Baggot D, Edeburn A. Mandated bundled payments compel hospitals to rethink post-acute care. Healthc Financ Manage. 2015;69(10): 64–69.

41. Morley M, Bogasky S, Gage B, et al. Medicare post-acute care episodes and payment bundling. Medicare Medicaid Res Rev. 2014;4(1): E1–E14.

42. Centers for Medicare & Medicaid Services. IMPACT Act of 2014 Data Standardization and Cross Setting Measures. https://www.cms.gov/Medicare/Quality-Initiatives-Patient-Assessment-Instruments/Post-Acute-Care-Quality-Initiatives/IMPACT-Act-of-2014/IMPACT-Act-of-2014-Data-Standardization-and-Cross-Setting-MeasuresMeasures.html. Published September 2016.

43. DeJong G. Coming to terms with the IMPACT Act of 2014. Am J Occup Ther. 2016;70(3):1–6.

44. American Cancer Society. Types of Brain and Spinal Cord Tumors in Adults. https://www.cancer.org/cancer/brain-spinal-cord-tumors-adults/about/types-of-brain-tumors.html.

45. Mak KS, Lee LK, Mak RH, et al. Incidence and treatment patterns in hospitalizations for malignant spinal cord compression in the United States, 1998–2006. Int J Radiat Oncol Biol Phys. 2011;80(3):824–831.

46. Johnson JD, Young B. Demographics of brain metastasis. Neurosurg Clin N Am. 1996;7(3):337–344.

47. Brown PD, Jaeckle K, Ballman KV, et al. Effect of radiosurgery alone vs radiosurgery with whole brain radiation therapy on cognitive function in patients with 1 to 3 brain metastases: a randomized clinical trial. JAMA. 2016;316(4):401–409.

48. Kepka L, Tyc-Szczepaniak D, Osowiecka K, et al. Quality of life after whole brain radiotherapy compared with radiosurgery of the tumor bed: results from a randomised trial. Clin Transl Oncol. 2018;20(2): 150–159. [Epub ahead of print].

49. Gaspar LE, Scott C, Murray K, et al. Validation of the RTOG recursive partitioning analysis (RPA) classification for brain metastases. Int J Radiat Oncol Biol and Phys. 2000;47(4):1001–1006.

50. Koehler PJ. Use of corticosteroids in neuro-oncology. Anticancer Drugs. 1995;6(1):19–33.

51. Misch M, Czabanka M, Dengler J, et al. D-dimer elevation and paresis predict thromboembolic events during bevacizumad therapy for recurrent malignant glioma. Anticancer Res. 2013;33(5):2093–2098.

52. Lee AY, Levine MN, Baker RI, et al. Low-molecular-weight heparin versus a coumarin for the prevention of recurrent venous thromboembolism in patients with cancer. N Engl J Med. 2003;349(2):146–153.

53. Whittle IR. What is the place of conservative management for adult supratentorial low-grade glioma? Adv Tech Stand Neurosurg. 2010;35:65–79.

54. Smith JS, Chang EF, Lamborn KR, et al. Role of extent of resection in the long-term outcome of low-grade hemispheric gliomas. J Clin Oncol. 2008;26(8):1338–1345.

55. Fadul C, Wood J, Thaler H, et al. Morbidity and mortality of craniotomy for excision of supratentorial gliomas. Neurology. 1988;38(9): 1374–1379.

56. Coffey RJ, Lunsford LD, Taylor FH. Survival after stereotactic biopsy of malignant gliomas. Neurosurgery. 1988;22(3):465–473.

57. Stupp R, Mason WP, van den Bent MJ, et al. Radiotherapy plus concomitant and adjuvant temozolomide for glioblastoma. N Engl J Med. 2005;352(10):987–996.

58. Stupp R, Hegi ME, Mason WP, et al. Effects of radiotherapy with concomitant and adjuvant temozolomide versus radiotherapy alone on survival in glioblastoma in a randomised phase III study: 5-year analysis of the EORTC-NCIC trial. Lancet Oncol. 2009;10(5): 459–466.

59. Hart MG, Garside R, Rogers G, et al. Temozolomide for high grade glioma. Cochrane Database Syst Rev. 2013;(4):CD007415.

60. Nanda A, Bir SC, Maiti TK, et al. Relevance of Simpson grading system and recurrence-free survival after surgery for World Health Organization grade I meningioma. J Neurosurg. 2017;126(1):201–211.

61. Marciscano AE, Stemmer-Rachamimov AO, Niemierko A, et al. Benign meningiomas (WHO Grade I) with atypical histological features: correlation of histopathological features with clinical outcomes. J Neurosurg. 2016;124(1):106–114.

62. Simpson D. The recurrence of intracranial meningiomas after surgical treatment. J Neurol Neurosurg Psychiatry. 1957;20(1):22–39.

63. Abdel-Wahab M, Etuk B, Palermo J, et al. Spinal cord gliomas: a multi-institutional retrospective analysis. Int J Radiat Oncol Biol and Phy. 2006;64(4):1060–1071.

64. Minehan KJ, Brown PD, Scheithauer BW, et al. Prognosis and treatment of spinal cord astrocytoma. Int J Radiat Oncol Biol Phys, 2009;73(3):727–733.

65. Sachdev S, Dodd RL, Chang SD, et al. Stereotactic radiosurgery yields long-term control for benign intradural, extramedullary spinal tumors. Neurosurgery. 2011;69(3):533–539.

66. Loblaw DA, Mitera G, Ford M, et al. A 2011 updated systematic review and clinical practice guideline for the management of the malignant extradural spinal cord compression. Int J Radiat Oncol Biol Phys. 2012;84(2):312–317.

67. van den Bent MJ. Surgical resection improves outcome in metastatic epidural spinal cord compression. Lancet. 2005;366(9486):609–610.

68. Fu J, Gutiérrez C, Bruera E, et al. Use of injectable spasticity management in a cancer center. Support Care Cancer. 2013;21(5):1227–1232.

69. Paralyzed Veterans of America. Consortium for Spinal Cord Injury Medicine. Clinical practice guidelines. http://www.pva.org/publications/clinical-practice-guidelines.

70. Kunstreich M, Kummer S, Laws HJ, et al. Osteonecrosis in children with acute lymphoblastic leukemia. Haematologica. 2016;101(11):

第
七
篇

1295–1305.

71. Liu P, Baumgart M, Groth M, et al. Dicer ablation in osteoblasts by Runx2 driven cre-loxP recombination affects bone integrity, but not glucocorticoid-induced suppression of bone formation. *Sci Rep.* 2016;6:32112.

72. Oray M, Abu Samara K, Ebrahimiadib N, et al. Long-term side effects of glucocorticoids. *Expert Opin Drug Saf.* 2016;15(4):457–465.

73. Bepler G, Neumann K, Holle R, et al. Clinical relevance of histologic subtyping in small cell lung cancer. *Cancer.* 1989;64(1):74–79.

74. Micke P, Faldum A, Metz T, et al. Staging small cell lung cancer: Veterans Administration Lung Study Group versus International Association for the Study of Lung Cancer–what limits limited disease? *Lung Cancer.* 2002;37(3):271–276.

75. Kawaguchi T, Koh Y, Ando M, et al. Prospective analysis of oncogenic driver mutations and environmental factors: Japan Molecular Epidemiology for Lung Cancer Study. *J Clin Oncol.* 2016;34(19):2247–2257.

76. Pikor LA, Rumnairine VR, Lam S, et al. Genetic alterations defining NSCLC subtypes and their therapeutic implications. *Lung Cancer.* 2013;82(2):179–189.

77. Solomon BJ, Mok T, Kim DW, et al. First-line crizotinib versus chemotherapy in ALK-positive lung cancer. *N Engl J Med.* 2014;371(23):2167–2177.

78. Bergethon K, Shaw AT, Ou SH, et al. ROS1 rearrangments define a unique molecular class of lung cancers. *J Clin Oncol.* 2012;30(8):863–870.

79. Shaw AT, Ou SH, Bang YJ, et al. Crizotinib in ROS1-rearranged non-small-cell lung cancer. *N Engl J Med.* 2014;37(21):1963–1971.

80. Lüchtenborg M, Riaz SP, Coupland VH, et al. High procedure volume is strongly associated with improved survival after lung cancer surgery. *J Clin Oncol.* 2013;31(25):3141–3146.

81. Butts CA, Ding K, Seymour L, et al. Randomized phase III trial of vinorelbine plus cisplatin compared with observation in completely resected stage IB and II non-small-cell lung cancer: updated survival analysis of JBR-10. *J Clin Oncol.* 2010;28(1):29–34.

82. Cheng X, Huo J, Wang D, et al. Herbal medicine AC591 prevents oxaliplatin-induced peripheral neuropathy in animal model and cancer patients. *Front Pharmacol.* 2017;8:344.

83. National Comprehensive Cancer Network. NCCN Clinical Practice Guidelines in Oncology. https://www.nccn.org/professionals/default.aspx.

84. Liang J, Bi N, Wu S, et al. Etoposide and cisplatin versus paclitaxel and carboplatin with concurrent thoracic radiotherapy in unresectable stage III non-small cell lung cancer: a multicenter randomized phase III trial. *Ann Oncol.* 2017;28(4):777–783.

85. Chun SG, Hu C, Choy H, et al. Impact of intensity-modulated radiation therapy technique for locally advanced non-small-cell lung cancer: a secondary analysis of the NRG oncology RTOG 0617 randomized clinical trial. *J Clin Oncol.* 2017;35(1):56–62.

86. Gaspar LE, Gay EG, Crawford J, et al. Limited-stage small-cell lung cancer (stages I-III): observations from the National Cancer Data Base. *Clin Lung Cancer.* 2005;6(6):355–360.

87. Agra Y, Pelayo M, Sacristan M, et al. Chemotherapy versus best supportive care for extensive small cell lung cancer. *Cochrane Database Syst Rev.* 2003;(4):CD001990.

88. Collins BT, Erickson K, Reichner CA, et al. Radical stereotactic radiosurgery with real-time tumor motion tracking in the treatment of small peripheral lung tumors. *Radiat Oncol.* 2007;2:39.

89. Rennemo E, Zätterström U, Boysen M. Synchronous second primary tumors in 2,016 head and neck cancer patients: role of symptom-directed panendoscopy. *Laryngoscope.* 2011;121(2):304–309.

90. Haerle SK, Strobel K, Hany TF, et al. (18)F-FDG-PET/CT versus panendoscopy for the detection of synchronous second primary tumors in patients with head and neck squamous cell carcinoma. *Head Neck.* 2010;32(3):319–325.

91. Tandon S, Shahab R, Benton JI, et al. Fine-needle aspiration cytology in a regional head and neck cancer center: comparison with a systematic review and meta-analysis. *Head Neck.* 2008;30(9):1246–1252.

92. Sykes AJ, Allan E, Irwin C. Squamous cell carcinoma of the lip: the role of electron treatment. *Clin Oncol.* 1996;8(6):384–386.

93. Chua ML, Wee JT, Hui EP, et al. Nasopharyngeal carcinoma. *Lancet.* 2016;387(10022):1012–1024.

94. Genden EM, Kotz T, Tong CC, et al. Transoral robotic resection and reconstruction for head and neck cancer. *Laryngoscope.* 2011;121(8):1668–1674.

95. Takes RP, Strojan P, Silver CE, et al. Current trends in initial management of hypopharyngeal cancer: the declining use of open surgery. *Head Neck.* 2012;34(2):270–281.

96. Aaltonen LM, Rautiainen N, Sellman J, et al. Voice quality after treatment of early vocal cord cancer: a randomized trial comparing laser surgery with radiation therapy. *Int J Radiat Oncol Biol Phys.* 2014;90(2):255–260.

97. Constantinescu G, Loewen I, King B, et al. Designing a mobile health app for patients with dysphagia following head and neck cancer: a qualitative study. *JMIR Rehabil Assist Technol.* 2017;4(1):e3.

98. Shulman DH, Shipman B, Willis FB. Treating trismus with dynamic splinting: a case report. *J Oral Sci.* 2009;51(1):141–144.

99. Retes FA, Kawaguti FS, de Lima MS, et al. Comparison of the pull and introducer percutaneous endoscopic gastrostomy techniques in patients with head and neck cancer. *United Eur Gastroenterol J.* 2017;5(3):365–373.

100. Kamat AM, Hahn NM, Efstathiou JA, et al. Bladder cancer. *Lancet.* 2016;388(10061):2796–2810.

101. Shariat SF, Milowsky M, Droller MJ. Bladder cancer in the elderly. *Urol Oncol.* 2009;27(6):653–667.

102. Abe T, Takada N, Shinohara N, et al. Comparison of 90-day complications between ileal conduit and neobladder reconstruction after radical cystectomy: a retrospective multi-institutional study in Japan. *Int J Urol.* 2014;21(6):554–559.

103. Donahue TF, Bochner BH, Sfakianos JP, et al. Risk factors for the development of parastomal hernia after radical cystectomy. *J Urol.* 2014;191(6):1708–1713.

104. Donahue TF, Bochner BH. Parastomal hernias after radical cystectomy and ileal conduit diversion. *Invest Clin Urol.* 2016;57(4):240–248.

105. Donat SM, Siegrist T, Cronin A, et al. Radical cystectomy in octogenarians–does morbidity outweigh the potential survival benefits? *J Urol.* 2010;183(6):2171–2177.

106. Capitanio U, Montorsi F. Renal cancer. *Lancet.* 2016;387(10021):894–906.

107. Flavin K, Vasdev N, Ashead J, et al. Perioperative considerations in metastatic renal cell carcinoma. *Rev Urol.* 2016;18(3):133–142.

108. Golombos DM, Chughtai B, Trinh QD, et al. Minimally invasive vs open nephrectomy in the modern era: does approach matter? *World J Urol.* 2017;35(10):1557–1568. [Epub ahead of print].

109. Berg WT, Tomaszewski JJ, Yang H, et al. Complications of Renal Surgery. *Urol Clin North Am.* 2017;44(2):275–288.

110. Simhan J, Smaldone MC, Tsai KJ, et al. Objective measures of renal mass anatomic complexity predict rates of major complications following partial nephrectomy. *Eur Urol.* 2011;60(4):724–730.

111. Brenner H, Kloor M, Pox CP. Colorectal cancer. *Lancet.* 2014;383(9927):1490–1502.

112. Jemal A, Clegg LX, Ward E, et al. Annual report to the nation on the status of cancer, 1975–2001, with a special feature regarding survival. *Cancer.* 2004;101(1):3–27.

113. Schneider EC, Malin JL, Kahn KL, et al. Surviving colorectal cancer: patient-reported symptoms 4 years after diagnosis. *Cancer.* 2007;110(9):2075–2082.

114. Grosso G, Biondi A, Marventano S, et al. Major postoperative complications and survival for colon cancer elderly patients. *BMC Surgery.* 2012;23(Suppl 1):S1–S20.

115. Lange MM, Maas CP, Marijnen CA, et al. Urinary dysfunction after rectal cancer treatment is mainly caused by surgery. *Br J Surg.* 2008;95(8):1020–1028.

116. Denlinger CS, Barsevick AM. The challenges of colorectal cancer survivorship. *J Natl Compr Cancer Netw.* 2009;7(8):883–894.

117. Baxter NN, Habermann EB, Tepper JE, et al. Risk of pelvic fractures in older women following pelvic irradiation. *JAMA.* 2005;294(20):2587–2593.

118. Napier KJ, Scheerer M, Misra S. Esophageal cancer: a Review of epidemiology, pathogenesis, staging workup and treatment modalities. *World J Gastrointest Oncol.* 2014;6(5):112–120.

119. Kaklamanos IG, Walker GR, Ferry K, et al. Neoadjuvant treatment for resectable cancer of the esophagus and the gastroesophageal junction: a meta-analysis of randomized clinical trials. *Ann. Surg Oncol.* 2003;10(7):754–761.

120. D'Amico TA. Outcomes after surgery for esophageal cancer. *Gastrointest Cancer Res.* 2007;1(5):188–196.

121. Lin SH, Merrell KW, Shen J, et al. Multi-institutional analysis of radiation modality use and postoperative outcomes of neoadjuvant chemoradiation for esophageal cancer. *Radiother Oncol.* 2017;123(3):376–381.

122. Tai P, Yu E. Esophageal cancer management controversies: radiation oncology point of view. *World J Gastrointest Oncol.* 2014;6(8):263–274.

123. Zhang Z, Zhang H. Impact of neoadjuvant chemotherapy and

第
七
篇

chemoradiotherapy on postoperative cardiopulmonary complications in patients with esophageal cancer. *Dis Esophagus*. 2017:30(4): 1–7.

124. Balch CM, Gershenwald JE, Soong SJ, et al. Final version of 2009 AJCC melanoma staging and classification. *J Clin Oncol*. 2009;27(36): 6199–6206.

125. Kaufman HL, Kirkwood JM, Hodi FS, et al. The Society for Immunotherapy of Cancer consensus statement on tumor immunotherapy for the treatment of cutaneous melanoma. *Nat Rev Clin Oncol*. 2013;10(10):588–598.

126. Eggermont AM, Chiarion-Sileni V, Grob JJ, et al. Adjuvant ipilimumab versus placebo after complete resection of high-risk stage III melanoma (EORTC 18071): a randomised, double-blind, phase 3 trial. *Lancet Oncol*. 2015;16(5):522–530.

127. Chapman PB, Hauschild A, Robert C, et al. BRIM-3 Study Group. Improved survival with vemurafenib in melanoma with BRAF V600E mutation. *N Eng J Med*. 2011;364(26):2507–2516.

128. Konefal JB, Emami B, Pilepich MV. Analysis of dose fractionation in the palliation of metastases from malignant melanoma. *Cancer*. 1988;61(2):243–246.

129. Alam M, Ratner D. Cutaneous squamous-cell carcinoma. *N Engl J Med*. 2001;344(13):975–983.

130. Karagas MR, Greenberg ER, Spencer SK, et al. Increase in incidence rates of basal cell and squamous cell skin cancer in New Hampshire, USA. New Hampshire Skin Cancer Study Group. *Intl J Cancer*. 1999;81(4):555–559.

131. Armstrong BK, Kricker A. The epidemiology of UV induced skin cancer. *J Photochem Photobiol*. 2001;63(1–3):8–18.

132. Tsai KY, Tsao H. The genetics of skin cancer. *Am J Med Genet C Semin Med Genet*. 2004;131C(1):82–92.

133. English DR, Armstrong BK, Kricker A, et al. Demographic characteristics, pigmentary and cutaneous risk factors for squamous cell carcinoma of the skin: a case control study. *Int J Cancer*. 1998;76(5): 628–634.

134. Petter G, Haustein UF. Histologic subtyping and malignancy assessment of cutaneous squamous cell carcinoma. *Dermatol Surg*. 2000;26(6):521–530.

135. Amid MB. Part II head and neck. In: Amin MB, Edge S, Greene F, et al., eds. *AJCC Cancer Staging Manual*. 8th ed. New York, NY: Springer; 2017:53.

136. Lansbury L, Bath-Hextall F, Perkins W, et al. Interventions for non-metastatic squamous cell carcinoma of the skin: systematic review and pooled analysis of observational studies. *BMJ*. 2013;347:f6153.

137. Nottage MK, Lin C, Hughes BG, et al. Prospective study of the definitive chemoradiation in locally or regionally advanced squamous cell carcinoma of the skin. *Head Neck*. 2017;39(4):679–683.

138. McCourt C, Dolan O, Gormley G. Malignant melanoma: a pictorial review. *Ulster Med J*. 2014;83(2):103–110.

139. Bandarchi B, Ma L, Navab R. From melanocyte to metastatic malignant melanoma. *Dermatol Res Pract*. 2010;2010. pii: 583748.

140. Bhatia S, Tykodi SS, Thompson JA. Treatment of metastatic melanoma: an overview. *Oncology*. 2009;23(6):488–496.

141. Dai X, Ma W, He X, et al. Review of therapeutic strategies for osteosarcoma, chondrosarcoma, and Ewing's sarcoma. *Med Sci Monit*. 2011;17(8):RA177–RA190.

142. Ottaviani G, Jaffe N. The epidemiology of osteosarcoma. *Cancer Treat Res*. 2009;152:3–13.

143. Tiwari A. Current concepts in surgical treatment of osteosarcoma. *J Clin Orthop Trauma*. 2012;3(1):4–9.

144. Schwarz R, Bruland O, Cassoni A, et al. The role of radiotherapy in oseosarcoma. *Cancer Treat Res*. 2009;152:147–164.

145. Andreou D, Ruppin S, Fehlberg S, et al. Survival and prognostic factors in chondrosarcoma: results in 115 patients with long-term follow-up. *Acta Orthop*. 2011;82(6):749–755.

146. Gelderblom H, Hogendoorn PC, Dijkstra SD, et al. The clinical approach towards chondrosarcoma. *Oncologist*. 2008;13(3):320–329.

147. Vidya Rani PS, Shyamala K, Girish HC, et al. Pathogenesis of Ewing's sarcoma: a review. *J Adv Clin Res Insights*. 2015;2:164–168.

148. Ozaki T. Diagnosis and treatment of Ewing sarcoma of the bone: a review article. *J Orthop Sci*. 2015;20(2):250–263.

149. Shapeero LG, Poffyn B, De Visschere PJ, et al. Complications of bone tumors after multimodal therapy. *Eur J Radiol*. 2011;77(1):51–67.

150. Gobbi PG, Ferreri AJ, Ponzoni M, et al. Hodgkin lymphoma. *Crit Rev Oncol Hematol*. 2013;85(2):216–237.

151. Zimmermann M, Oehler C, Mey U, et al. Radiotherapy for Non-Hodgkin's lymphoma: still standard practice and not an outdated treatment option. *Radiat Oncol*. 2016;11(1):110.

152. Specht L. Does radiation have a role in advanced stage Hodgkin's or Non-Hodgkin Lymphoma? *Curr Treat Options Oncol*. 2016;17(1):4.

153. Ng AK, LaCasce A, Travis LB. Long-term complications of lymphoma and its treatment. *J Clin Oncol*. 2011;29(14):1885–1892.

154. Inaba H, Greaves M, Mullighan CG. Acute lymphoblastic leukaemia. *Lancet*. 2013;381(9881):1943–1955.

155. Saultz JN, Garzon R. Acute Myeloid leukemia: a concise review. *J Clin Med*. 2016;5(3). pii: E33.

156. Nabhan C, Rosen ST. Chronic lymphocytic leukemia: a clinical review. *JAMA*. 2014;312(21):2265–2276.

157. Apperley JF. Chronic myeloid leukaemia. *Lancet*. 2015;385(9976): 1447–1459.

158. Baccarani M, Castagnetti F, Gugliotta G, et al. Treatment recommendations for chronic myeloid leukemia. *Mediterr J Hematol Infect Dis*. 2014;6(1):e2014005.

159. Davis AS, Viera AJ, Mead MD. Leukemia: an overview for primary care. *Am Fam Physician*. 2014;89(9):731–738.

160. Rajkumar SV, Kumar S. Multiple myeloma: diagnosis and treatment. *Mayo Clin Proc*. 2016;91(1):101–119.

161. Moreau P, Attal M, Facon T. Frontline therapy of multiple myeloma. *Blood*. 2015;125(20):3076–3084.

162. Nooka AK, Kastritis E, Dimopoulos MA, et al. Treatment options for relapsed and refractory multiple myeloma. *Blood*. 2015;125(20): 3085–3099.

163. Al-Farsi K. Multiple myeloma: an update. *Oman Med J*. 2013;28(1): 3–11.

164. Jaing T.-H. Complications of haematopoietic stem cell transplant. *Int Soc Blood Transfusion Sci Ser*. 2011;6:332–336.

165. Öistämö E, Hjern F, Blomqvist L, et al. Emergency management with resection versus proximal stoma or stent treatment and planned resection in malignant left-sided colon obstruction. *World J Surg Oncol*. 2016;14(1):232.

166. Coyne KS, Sexton C, LoCasale RJ, et al. Opioid-induced constipation among a convenience sample of patients with cancer pain. *Front Oncol*. 2016;6:131.

167. Klee M, Thranov I, Machin Prof D. The patients' perspective on physical symptoms after radiotherapy for cervical cancer. *Gynecol Oncol*. 2000;76(1):14–23.

168. Sherman B, Taylor F. Adenocarcinoma in a Koff urinary ileal diversion. *Urol Case Rep*. 2017;13:126–127.

169. Kunheri B, Kotne S, Nair SS, et al. A dosimetric analysis of cardiac dose with or without active breath coordinator moderate deep inspiratory breath hold in left sided breast cancer radiotherapy. *J Cancer Res Ther*. 2017;13(1):56–61.

170. Kroschinsky F, Stölzel F, von Bonin S, et al. New drugs, new toxicities: severe side effects of modern targeted and immunotherapy of cancer and their management. *Crit Care*. 2017;21(1):89.

171. Clarke P, Radford K, Coffey M, et al. Speech and swallow rehabilitation in head and neck cancer: United Kingdom National Multidisciplinary Guidelines. *J Laryngol Otol*. 2016;130(S2):S176–S180.

172. Allegra E, Franco T, Trapasso S, et al. Modified suprcricoid laryngectomy: oncological and functional outcomes in the elderly. *Clin Interv Aging*. 2012;7:475–480.

173. Nguyen S, Thuot F. Functional outcomes of fasciocutaneous free flap and pectoralis major flap for salvage total laryngectomy. *Head Neck*. 2017;39(9):1797–1805. [Epub ahead of print].

174. Toda H, Kawazoe H, Yano A, et al. Antiemetic effectiveness and cost-saving of aprepitant plus granisetron is superior to palonosetron in gastrointestinal cancer patients who received moderately emetogenic chemotherapy. *J Cancer*. 2017;8(8):1371–1377.

175. Suarez Martinez-Falero B, Gillmore R. A rare cause of susceptibility to neutropenic sepsis in a patient with metastatic pancreas cancer. *BMJ Case Rep*. 2014;2014. pii: bcr2013202040.

176. Stefani L, Galanti G, Klika R. Clinical implementation of exercise guidelines for cancer patients: adaptation of ACSM's guidelines to the Italian model. *J Funct Morphol Kinesiol*. 2017;2(4):1–17.

177. American Physical Therapy Association. Lab Values-Limitations for Exercise and Physical Activity. http://www.apta.org/uploadedFiles/APTAorg/Practice_and_Patient_Care/Patient_Care/Physical_Fitness/Members_Only/PocketGuide_PostStroke.pdf. Published October 2006.

178. Skoetz N, Bohlius J, Engert A, et al. Prophylactic antibiotics or G(M)-CSF for the prevention of infections and improvement of survival in cancer patients receiving myelotoxic chemotherapy. *Cochrane Database Syst Rev*. 2015;(12):CD007107.

179. Sosa R, Li S, Molony JT, et al. Use of prophylactic growth factors and antimicrobials in elderly patients with cancer: a review of the

第
七
篇

Medicare database. *Support Care Cancer*. 2017;25(10):3123–3132. [Epub ahead of print].

180. Sheinfeld Gorin S, Krebs P, Badr H, et al. Meta-analysis of psychosocial interventions to reduce pain in patients with cancer. *J Clin Oncol*. 2012;30(5):539–547.

181. Rock CL, Doyle C, Denmark-Wahnefried W, et al. Nutrition and physical activity guidelines for cancer survivors. *CA Cancer J Clin*. 2012;62(4):243–274.

182. Teleni L, Chan RJ, Chan A, et al. Exercise improves quality of life in androgen deprivation therapy-treated prostate cancer: systematic review of randomized controlled trials. *Endocr Relat Cancer*. 2016;23(2):101–112.

183. Ruddy KJ, Stan DL, Bhagra A, et al. Alternative exercise traditions in cancer rehabilitation. *Phys. Med. Rehabil Clin North Am*. 2017;28(1): 181–192.

184. Qu D, Zhang Z, Yu X, et al. Psychotropic drugs for the management of cancer-related fatigue: a systematic review and meta-analysis. *Eur J Cancer Care*. 2016;25(6):970–979.

185. Andrew BN, Guan NC, Jaafar NRN. The Use of Methylphenidate for Physical and Psychological Symptoms in Cancer Patients: A Review. *Curr Drug Targets*. 2018;19(8):877–887. [Epub ahead of print].

186. Ma J, Yang YR, Chen W, et al. Fluoxetine synergizes with temozolomide to induce the CHOP-dependent endoplasmic reticulum stress-related apoptosis pathway in glioma cells. *Oncol Rep*. 2016;36(2):676–684.

187. Hojan K, Milecki P. Opportunities for rehabilitation of patients with radiation fibrosis syndrome. *Rep Pract Oncol Radiother*. 2013; 19(1):1–6.

188. Peng G, Masood K, Gantz O, et al. Neuromuscular electrical stimulation improves radiation-induced fibrosis through TGF-β1/MyoD homeostasis in head and neck cancer. *J Surg Oncol*. 2016;114(1):27–31.

189. Stubblefield MD. Radiation fibrosis syndrome: neuromuscular and musculoskeletal complications in cancer survivors. *PM R*. 2011;3(11): 1041–1054.

190. Royal MA. Botulinum toxins in pain management. *Phys Med Rehabil Clin N Am*. 2003;14(4):805–820.

191. Starobova H, Vetter I. Pathophysiology of chemotherapy-induced peripheral neuropathy. *Front Mol Neurosci*. 201;10:1744.

第71章

儿童肿瘤患者的康复治疗

David William Pruitt, Priya Bolikal

肿瘤儿童的全面康复需要在整个治疗过程中采用跨学科团队的方法。肿瘤诊断和治疗干预措施的进步显著提高了儿童生存率。随着生存率的提高，又将带来新的挑战，这是基于肿瘤本身或试图治疗肿瘤的干预措施引起的并发症。患儿身体、心理和社交能力都将受到影响。最大限度地减少这些后遗症对未来生活质量（QOL）的影响是康复的总体目标。

每年，儿童肿瘤约占美国诊断出的所有肿瘤的1%。尽管儿童肿瘤的发病率低，但在美国，每年大约有 16 400 名儿童和 20 岁以下青少年的新发肿瘤病例。其中包括 12 000 例 0～14 岁儿童和 4 400 例 15～19 岁青少年[1]。儿童特定肿瘤的发生率因年龄而异。在 15 岁以下的儿童中，急性淋巴细胞白血病（ALL）和急性髓细胞性白血病（AML）占所有肿瘤的 30.4%，其次是中枢神经系统（CNS）肿瘤，占 20.6%[2]。15 岁以下的儿童中，白血病和 CNS 肿瘤占所有肿瘤诊断的一半。15～19 岁的青少年中，肿瘤诊断的分布存在显著差异，其中淋巴瘤（24%）以及生殖细胞和性腺肿瘤（13.7%）是最常见的肿瘤类型[2]。

自 20 世纪 60 年代以来，0～14 岁儿童的生存率有了明显提高，总体 5 年存活率约为 28%[2]。目前存活率仍在继续提高，在 21 世纪患有肿瘤的儿童和青少年的 3 年和 5 年总生存率为 80%[2]。据估计，目前有 45 000 名长期幸存者；每 1 000 个人中就有一个是肿瘤幸存者[3,4]。然而，尽管有了这些改善，儿童期肿瘤仍然是儿童死亡的首要病因[2]。

基于肿瘤病理学、遗传学和分期在内的诸多因素，儿童期肿瘤的治疗方法包括化疗、手术、放疗和生物疗法的任意组合。肿瘤和治疗方法相关问题将会引起损伤，影响活动和参与性。而儿童康复是针对儿童和青少年肿瘤人群，最大限度减少这些不利影响，并最大限度恢复患者独立性的和功能。不同类型肿瘤及其治疗方法造成的损伤会影响儿童的适龄活动、活动能力、自我照顾、沟通、认知和 / 或心理和社会功能（表 71-1）[5-7]。儿科残疾管理的目标是尽量减少损伤和在学校、娱乐和工作中活动能力最大化。尽管存在障碍，但致力于实现最大限度的独立性，主要通过六类干预措施来帮助减轻残疾[8]。这些措施包括：①预防或纠正其他继发性残疾；②增强受影响系统的功能；③增强未受影响系统的功能；④使用合适的设备来提高功能；⑤改变社会和职业环境；⑥使用心理技巧来提高患者的表现和患者 / 家庭教育。在儿童康复治疗中，治疗方案、合适的设备、矫形器和假体的处方必须与儿童的年龄和生长发育相适应，并应考虑与持续生长和发育有关的注意事项。

表 71-1　抗癌治疗对功能的影响

治疗	病理生理学	损伤	残疾	限定词
手术切除		取决于手术的部位和范围，年龄和肿瘤类型	与缺陷区域有关的功能受限	
后颅窝手术	不清楚	小脑性缄默症高级的语言和认知缺陷	限制言语交流；影响社交技能和学校表现	

续表

治疗	病理生理学	损伤	残疾	限定词
颅脑放疗	神经/神经胶质变性 胶质增生 增生/硬化性血管病 脱髓鞘	认知功能障碍 学习障碍 ↓记忆力 注意力问题 语言缺陷 ↓执行功能 ↓语言IQ和操作IQ	↓学术潜力↓沟通技巧 语言障碍/延迟影响行为,社交能力和职业潜力	与中枢神经系统照射的剂量和体积有关的影响与暴露时儿童的年龄成反比。IT或大剂量静脉输入甲氨蝶呤,增加副作用
	与脑血管病相关的缺血性事件		与缺血部位和程度相关的功能缺陷	像脑卒中一样的康复治疗
	进行性坏死性脑白质病		受影响的区域明显功能障碍,包括痴呆、构音障碍、共济失调和/或痉挛	常见于含甲氨蝶呤的治疗
	后颅窝受累减少GHRH释放	身材矮小	影响形象,社交能力	美容问题被列入青少年的问题清单中
脊髓放疗	引起放射性脊髓炎	痉挛性四肢瘫痪或截瘫	运动能力和ADL功能障碍取决于受伤平面	
		神经源性肠道和神经源膀胱	需要特殊的膀胱和肠道的排空方案	脊髓损伤的管理
	椎骨发育不全	身材矮小,脊柱侧弯或后凸畸形的风险增加	潜在的自我形象改变和社交能力下降	美容问题对青少年产生的社会心理影响
纵隔放疗	血管损伤,纤维化	肺纤维化 肺炎	残疾取决于限制性肺变化的程度,严重时可显著限制ADL、运动耐力	过去十年中,由于放射治疗的改进,放疗诱发的肺毒性有所下降
	低龄,影响肺和胸壁的生长	肺活量减少,顺应性和二氧化碳扩散能力下降		
	壁层心包纤维化(最常见)、肌纤维母细胞内膜增生,胶原蛋白和脂质积聚	缩窄性心包炎、心肌损伤(罕见)、传导系统缺陷、冠状动脉疾病	与心功能不全程度有关的功能限制	
甲氨蝶呤	神经毒性包括急性、卒中样脑病、慢性脑白质病(进行性脱髓鞘脑病)	认知障碍、发育迟缓、学习问题、运动能力障碍,表现为缺乏协调能力和高级技能	影响在学校的表现,↓适龄ADL独立性,参加体育运动、团体运动受限,影响自尊和社交能力	颅脑照射增强神经毒性
		鞘内给药,引起脊髓神经根病变,类似GBS*	运动功能丧失,随之而来的活动能力和ADL受限,取决于虚弱程度	当需要独立性和效率增加时,提醒父母注意高年级校园问题
	骨病	骨质疏松症/↑发生病理性骨折的风险,骨痛	受影响领域活动能力和日常生活能力受限	累积毒性
皮质类固醇	Ⅱ型肌纤维选择性萎缩	肌病	近端肌肉无力相关的活动能力下降	停药或减少剂量时可逆
		骨质疏松症	↑病理性骨折的风险	
		缺血性坏死	髋部疼痛,步态异常	使用剂量↑时,儿童承重关节骨坏死的风险↑
		生长受影响	影响自尊和社交能力	

治疗	病理生理学	损伤	残疾	限定词
长春新碱 / 长春碱	感觉运动轴突性多发性 神经病		感觉异常,神经痛,远端 肌无力,损害手的功能, 导致足下垂和行走困难	存在 CMT 时神经毒性更 加显著 * 通常在治疗结束或剂量 ↓后恢复 长春碱对神经的毒性一 般较小
	骶髓传出和传入通路受 损,自主神经病变	直肠排空障碍	便秘,可能会改变 ADL, 舒适度	
蒽环类 (多柔比星, 柔红霉素)		心律不齐,传导异常,↓ 左心室功能,慢性心肌病	执行适龄 ADL 的能力下 降,↓耐力,运动↓耐力, 参与体育活动的能力有 限,影响自尊和社会能力	增加放疗副作用,低龄会 增加毒性
顺铂	Corti 器毛细胞损伤	高频感觉神经性耳聋 耳鸣	影响幼儿的沟通能力和 言语 / 语言发育;可能影 响社交能力	耳毒性和神经毒性作用 是累积性的
		可逆性感觉周围神经 病变	感觉异常 / 神经痛可能 会干扰 ADL,舒适性	停药后症状仍会加重
卡铂	Corti 器毛细胞减少或 凋亡	高频感觉神经性耳聋	影响幼儿的沟通能力和 言语 / 语言发育;影响社 交能力	影响是累积的 耳毒性和神经毒性比顺 铂轻
环磷酰胺 / 异环磷酰胺		可逆性神经毒性伴嗜睡、 定向障碍、嗜睡、幻觉	执行适龄的 ADL 的能力 下降	预先使用大剂量顺铂↑ 引起神经毒性的风险。 通过使用亚甲基蓝可预 防或治疗
		缺血性坏死	疼痛可能会限制 ADL, 移动能力	
	继发于其体内代谢物如 丙烯醛对膀胱上皮细胞 毒性导致出血性膀胱炎	导致肾功能丧失		使用 MESNA 降低发病率

ADL,日常生活活动;CMT,腓骨肌萎缩症,Charcot-Marie-Toth 病;GBS,吉兰 - 巴雷综合征;GHRH,生长激素释放激素;IT,鞘内注射。
摘自 Pruitt D, McMahon M, Apkon S. Rehabilitation of the child with cancer. In: Pizzo P, Poplack D, eds. Principles and Practice of Pediatric Oncology. 7th ed. Philadelphia, PA: Wolters Kluwer; 2016: 1108-1123。

具体的儿童肿瘤及康复问题

白血病

 儿童白血病是儿童期最常见的恶性肿瘤,占比接近 30%。两种类型的白血病,ALL 和 AML,ALL 更为常见(占 72%)[9]。儿科 ALL 通常被认为是现代医学的真正成功案例之一,治愈率从 20 世纪 50 年代现代化疗出现之前的几乎为零到目前该病的无事件生存率接近 90%[9]。ALL 与多种神经 - 肌肉和肌肉 - 骨骼并发症相关,例如疼痛、感觉异常、肌肉力量下降、运动范围受限、总体运动和精细运动功能受损、能量消耗降低、缺血性坏死(AVN)、骨量减少、骨质疏松以及学习障碍[10]。此外,ALL 还具有潜在缓解和恶化的可能,对于康复专科治疗作用的认识和重视程度正在与日俱增。

 越来越多的证据表明许多运动障碍与 ALL 有关。许多治疗的手段可能会对运动能力产生负面影响,包括化疗药物、皮质类固醇和颅脑放疗。此外,这些患儿的身体活动通常因为以下因素受到限制，如：频繁住院、与蒽环类药物相关的心脏毒性和父母的过度保护。运动障碍还可能导致自信心下降，疲乏和参加活动的意愿下降，这进一步导致了活动减少，并失去了改善运动性能的机会。

ALL 中运动障碍的患病率尚不清楚。许多研究表明，与年龄相匹配的对照组相比，患者的力量[11,12]、平衡[13,14]和运动能力[15,16]降低。更高累积剂量的长春新碱和/或鞘内注射（IT）甲氨蝶呤与成年后神经-肌肉损伤的风险增加有关[17]。ALL 患儿[18]和成年幸存者[20]的评估体适能的峰值摄氧量（VO_{2peak}）均下降[18,19]。运动能力和体适能的受损是 ALL 幸存者中肥胖发生率高的重要因素[21]。最近的研究证据表明，患者的每日总能量消耗减少与参加体力活动较少有关，从而增加了患肥胖症的风险[22-25]。其他可能导致体重增加的因素包括：颅脑照射后下丘脑垂体功能障碍、类固醇治疗引起的体重增加以及与蒽环类药物引起的心肌病相关的活动受限。

ALL 患者若出现进行性肌肉力量下降时，需要考虑是否合并周围神经病或肌病。肌病是皮质类固醇的常见并发症，也是长春新碱的罕见并发症。在 ALL 的整个治疗过程中皮质类固醇治疗很常用，在治疗的某些时间段，会使用很长时间（诱导和延迟强化），而在其他治疗期间，患者会接受冲击量的类固醇激素。类固醇引起的肌病通常表现为近端无痛对称性肌无力。常见的主诉包括：由于下肢无力而难以从椅子上坐起或上楼梯及由于上肢无力而难以进行头颈活动。由于肌电图检查无法评估 II 型肌纤维选择性萎缩，因此电生理检查很少发现异常[26]。停药或减少剂量时肌病通常是可逆的[27]。现在人们认为，在初始治疗（诱导）阶段进行早期康复计划是有益的，因为新诊断为 ALL 的儿童即使在接受治疗的最初几周内也会出现近端肌肉力量下降和耐力差[28]。除了加强力量和耐力外，运动训练还应强调被动拉伸和近端肌肉关节的正确姿势，以减少发生挛缩的可能性。康复计划还包括被动拉伸以及髋部、膝关节和肩部的正确姿势，尤其要注意髋屈肌、腘绳肌、髂胫束、肩关节内收肌和内旋肌群。加强力量和耐力训练可以减轻，但不能完全消除糖皮质激素引起的肌肉萎缩和无力[29]。

长春新碱，也是 ALL 许多治疗方案常用药物，通常会引起感觉运动轴突多发性神经病。踝关节反射丧失以及足部和/或手部出现麻木和刺痛的症状多发生在远端肌无力之前。肌无力可能会累及四肢近端，但如果停用药物或减少用药剂量，症状通常会很快恢复[27]。在某些情况下，减少剂量或停药也不会改善症状，这被称为是滑行效应造成的。治疗应侧重于腕部和手指的屈肌以及腓肠肌-比目鱼肌复合体的被动拉伸。如果肌无力很严重，则可以晚上佩戴腕托夹板，并且在白天定期佩戴，以保持活动范围。还可以在踝关节处使用夹板以在背屈中至少保持中性位置（0°）。如果肌无力导致在行走过程中足下垂，则还应考虑定制踝足矫形器。诊断类固醇诱发的肌病和长春新碱神经病变必须进行系统的肌肉骨骼和神经系统检查，另外有必要与儿科肿瘤学专家联系来确定是否需要调整剂量。

在 ALL 的治疗过程中，血液系统异常是常见的，并且会影响患者的运动能力和耐力。全血细胞减少症通常在治疗过程中或治疗结束不久发生；因此，在治疗过程中需监测指标。血小板计数在 $30×10^9/L$ 至 $50×10^9/L$ 时，可以进行中等强度的运动；计数在为 $10×10^9/L$ 至 $20×10^9/L$ 时，可进行低强度的有氧运动，而进行抗阻运动[30]。血小板计数少于 $10×10^9/L$ 时，不建议运动[31]。一项回顾性研究表明，对于血小板计数低于 $50×10^9/L$ 的接受造血干细胞移植的儿童，在物理和作业治疗期间，进行活动和监督下运动训练期间或之后，出血并发症少，且相对罕见[32]。同时建议当血红蛋白水平低于 75g/L，白细胞计数低于 $3×10^9/L$ 时停止运动[33]。另外治疗时必须注意由于白血病和治疗引起的白细胞减少症会增加患者感染的概率。

与抗肿瘤药（如蒽环类药物）和心脏照射有关的心脏毒性也会损害功能表现并影响康复计划。急性心脏毒性很少见。大多数心脏毒性是晚期才出现，并且取决于多种因素，例如暴露时的年龄和暴露量。接受心脏毒性治疗的儿童应常规进行基线超声心动图检查，并定期进行心脏功能随访。任何心脏问题对于推荐安全的运动预防措施都是很重要的[34]。

儿童 ALL 治疗对骨骼系统有短期和长期影响，包括骨质减少、骨质疏松、AVN 和脊柱畸形。相关因素有类固醇、化疗药物的副作用、骨的白血病浸润、营养障碍、缺乏体力活动以及颅脑脊髓照射。一些数据表明，在 ALL 治疗 1 年后，骨密度可能会增加，但骨折的风险仍然很高，这表明不能通过双能 X 线骨密度仪（DEXA）扫描来获得骨结构的变化[35,36]。AVN 在儿童期 ALL 中的发生率为 5%，是骨密度降低的原因之一，在治疗过程中出现，但治疗后的潜伏期可长达 13 年。导致 AVN 的治疗危险因素包括皮质激素治疗和放射治疗。年龄较大的儿童（10～20 岁）和女性的发病率较高[37-39]。地塞米松似乎比同等剂量的泼尼松具有更高的骨毒性，并且随着累积暴露量增加的发生，骨毒性风险也相应增加[40]。AVN 最常累及股骨头，伴有股骨头骨骺滑脱，但也可发生在许多关节中，常是多灶性的。AVN 的治疗需儿童整形外科医生参与，因为很有可能出现股骨头塌陷，这时需要进行手术干预。非手术治疗方法有非甾体抗炎药和物理治疗[41]。

ALL 治疗后肥胖的患病率为 16%～56%，可能与颅脑照射，类固醇使用，缺乏运动和饮食摄入增加有关[42]。其他危险因素包括治疗时年龄小于 4 岁、女性和相关的医疗情况，如甲状腺功能减退症和家族性血脂异常[43]。在儿童患 ALL 的成年幸存者中，大于 20Gy 的颅脑照射与肥胖有关，特别是在 0～4 岁接受治疗的女孩中[44]。而未接受类固醇治疗或颅脑照射的 ALL 的幸存者的肥胖发生率也高于一般人群[45,46]。青春期或年轻成年期间发生的肥胖症与几种常见的成人健康问题密切相关，包括成人糖尿病、高血压、血脂异常和心血管疾病[43]。在整个治疗过程中和治疗后开始和保持参加以活动为基础的运动，将有助于防止体重增加和减少相关并发症。

抗白血病治疗中，接受中枢神经系统放疗或 IT 化疗的儿童发生神经认知晚期并发症的风险最高。尽管有早期报道中枢神经系统预防性治疗，包括较低剂量的颅脑照射和 IT 化疗，没有明显的副作用，但大量证据表明该治疗可能会导致脑部扫描异常，智力和精神运动功能受损以及神经内分泌异常[47-49]。这些异常的发生率与中枢神经系统预防性治疗的强度有关[49]。因为 CT 扫描发现的病变可能在治疗开始后的 7～9 年才出现，因此长期随访是关键。随访检查应包括神经心理学测试，以便及早发现认知缺陷并进行治疗性干预。语言和语言病理学家以及作业治疗师协助儿童或青少年制定改善认知功能的策略。此外，还应配备帮助重返学校的人员协助儿童、父母和教育工作者协调个性化教育计划，以提供最佳的教育环境。

中枢神经系统肿瘤

颅内肿瘤是儿童肿瘤的第二大常见类型，也是儿童早期发病率最高的实体肿瘤[50]。患有脑肿瘤的儿童会因原发肿瘤和治疗结果导致的重大功能缺陷。儿童期脑肿瘤是一组异质性肿瘤，其病理特征，肿瘤生物学，对治疗的反应，解剖位置和发病年龄均有所不同。在过去 30 年中，随着诊断方法，神经外科技术和合作治疗试验的进步，现在超过 60% 的患有这些肿瘤的儿童存活下来[50]。随着存活率的提高，人们越来越重视肿瘤长期后遗症，治疗方法以及功能缺陷对生活质量的影响。

2 岁前，幕上肿瘤较为常见，而在 2～10 岁，幕下肿瘤更常见。随后在青春期后期和成年期以幕上肿瘤为主。某些胚胎组织学肿瘤，包括髓母细胞瘤和幕上原始神经外胚层肿瘤（sPNET），几乎只发生在儿童和年轻人中。高级别神经胶质瘤，包括多形胶质母细胞瘤，儿童比成人少见[51]。

对于大多数儿童期脑肿瘤，治疗模式通常包括手术切除，然后根据手术切除肿瘤的诊断和范围进行放疗和 / 或化疗。每种治疗方式都可能有短暂或长期的副作用，影响生存和功能结局、生活质量（表 71-1）[52]。尽管手术、麻醉和术后照护等方面的进步显著降低了术后并发症发生率，但并发症发生与严重神经系统疾病有关，后者又与患儿的年龄、术前状况、肿瘤类型以及切除位置和范围相关[53]。

虽然放射治疗的引入使许多中枢神经系统肿瘤的生存有了显著的改善，但其并发症发生率高。放疗引起的损伤或脑白质病的程度与放疗的中枢神经系统的部位、剂量和体积以及儿童的年龄直接相关。颅脑放疗后大脑的组织学变化包括神经元脱落、胶质增生、增生性和硬化性血管病变[54]。与年龄较大的儿童相比，在 4 岁或 5 岁之前接受治疗的儿童有更高的认知障碍风险[55]。因此，在 3 岁及以下的儿童中避免放射治疗[56]。放疗副作用严重影响患儿智力和学习成绩、社会能力、行为和职业潜力。7 岁以下的儿童在进行颅脑放疗 2 年后，再评估时平均 IQ 下降了 27 分，而 7 岁以上儿童的表现没有显著差异[57]。与接受颅脑放疗的儿童相比，接受颅脑放疗的儿童的言语 IQ 和操作 IQ，感知运动技能，语言发育以及注意力 / 执行能力均明显受损[58]。包括质子治疗和重离子束治疗在内的较新的放疗技术减少了施加至正常组织的放射的总剂量，因此引起神经认知障碍发病率减低[56]。但还需要更多的研究来证实。

此外，脊髓放疗可引起伴有痉挛性截瘫或四肢瘫痪的放射性脊髓炎。年幼儿童脊柱放疗还可导致脊柱侧弯和后凸畸形。化疗除引起脑白质病外，延迟效应包括周围神经病、肌病和听力丧失，都是儿童康复需要关注的领域。

接受放疗和/或化疗患儿康复时必须注意如疼痛、恶心、厌食、便秘、嗜睡和耐力差等与治疗相关的症状，因为这些症状与康复处方的制定有关，同时也与预后相关。可以通过康复专家的关于药物，咨询和放松技巧的建议来改善这些症状。

由于肿瘤的位置和医疗干预，也会出现感觉缺陷，包括视觉障碍和听力障碍。在开始治疗之前，应完成全面的眼科评估，并将视觉功能监测作为康复计划的一部分进行。视力丧失、视野缺损、视线麻痹和无意识的眼球运动都可能损害视力并导致功能受损。颅内压升高也可能影响视觉功能，因此视觉变化可能是中枢神经系统肿瘤疾病进展的表现。除了解决视觉-运动障碍和视觉-知觉缺陷外，作业治疗师还可以解决视觉缺陷的补偿策略。当视力受损影响功能时，应咨询低视力专家，将其作为康复计划的一部分。我们需要实施学校服务，包括个性化教育计划的规定，以确保顺利的学习能力。

康复团队还必须对化学治疗药物（最常见的是顺铂和卡铂）引起的听力损失进行监测。与顺铂毒性风险较高相关的因素包括既往或伴随的颅脑照射、既往听力丧失、肾功能下降、输注速率较快、同时使用其他耳毒性药物、低龄、累积剂量较高和个体易感性[59]。在剂量大于50～54Gy后，10%～15%的儿童会出现相对晚的、明显的、典型的单侧感觉神经听力损失[51]。在化疗开始前需评估基线听力，并且应在治疗计划确定的时间间隔内，定期进行重新评估。包括助听器、人工耳蜗、使用听觉训练师或手语指导在内的干预措施可以帮助改善独立功能。

口腔运动功能障碍见于后颅窝肿瘤，是下脑神经受累所导致的。建议通过床旁吞咽检查或经语言病理学家的许可下进行透视检查对吞咽功能做临床评估，以确保儿童可以安全进食。必须要认识到，隐形误吸是延髓功能异常的常见表现，特别是在咽部感觉障碍的情况下[7]。

作为康复计划的一部分，特别是在半球和幕上中线肿瘤中，还必须监测与颅脑照射和肿瘤位置有关的认知功能障碍。设立神经心理学测试以及干预学校专家，以便制定最佳的教育计划。3岁以下的儿童尽早参加早期干预计划，以通过适当的治疗和父母教育来评估和鼓励取得里程碑式的成就。拼写和阅读能力的进步与教育干预有关，特别是向

父母和学校提供书面反馈时，甚至在治疗数年后[60]。旨在协助过渡到继续教育或就业的职业康复也是一项重要的干预措施。

脑肿瘤患儿可能会遇到与原发灶或治疗并发症相关的广泛功能缺陷。包括运动和感觉缺陷、言语和语言功能障碍、认知障碍和心理情绪障碍。损伤的性质和程度取决于诊断时儿童的年龄和发育水平、病变的位置以及神经系统损害的程度。除了认知之外，文献中关于康复问题的信息很少。神经康复的基本原则是损伤驱动，其目的是使功能最大化并使照护者和社会的负担最小化[61]。接受康复治疗的脑肿瘤患者的常见障碍包括肌肉力量下降（偏瘫和全身无力）、认知和视觉-感知缺陷、共济失调、脑神经功能障碍、肠和膀胱问题、失语症、吞咽困难和构音障碍[62,63]。重叠的损伤特征表明，康复团队可以像对待病因为后天性脑损伤的患者一样理解脑肿瘤患者[61]。为优化功能独立性而制定的康复计划，需要确定合适的目标和康复护理阶段，并明确与患者及其家人关于现实目标的沟通。

骨肉瘤

0～14岁儿童肿瘤中，骨肉瘤占3%～5%，15～19岁青少年肿瘤中，其占比为7%～8%[64]。尽管恶性骨肿瘤包括20多种不同的亚型，但在儿童和年轻人中主要的类型是骨肉瘤（52%）和尤因肉瘤（32%）[64]。骨肉瘤多在青春期发病，峰值年龄为15岁。好发部位为股骨远端、胫骨近端和肱骨近端。三分之二的患者原发于下肢和骨盆[65,66]。

骨肉瘤的治疗多样，取决于骨肉瘤的类型和分期，因此建立准确的诊断非常重要。通常是通过骨活检获得诊断。一旦确定诊断并完成分期，就可以开始治疗。对于儿童中最常见的骨肉瘤类型，使用新辅助化疗2～3个月，然后通过切除原发灶进行局部根治手术。手术后给予术后化疗。根据疾病的诊断和部位，如果还有其他部位的病灶，则需要额外的手术且有时还需要放疗[65,67]。

局部根治手术是骨肉瘤治疗中最重要的部分，但它同时也会对患者产生重大影响。过去，截肢是首选的治疗方法，因为大多数肿瘤最常发生在下肢。若其他部位也存在肿瘤，切除范围更要广泛。随着时间的推移，保肢手术的发展是基于患者的功能和生活质量可以得到提高的前提下发展起来的。因此，截肢目前仅占所有病例的5%～15%。保肢手术的技术取决于临床情况、外科医生的专业技

术、重建的大小和部位以及患者的年龄。术式包括假体重建、同种异体骨重建、复合内假体同种异体骨重建和关节融合术[65]。身体成熟度是决定外科手术类型的重要因素,特别是在肉瘤侵袭生长板的情况下。如果有显著的生长潜力,则手术选择包括扩大内假体、旋转成形术重建、或截肢。

手术后存在活动限制,这些限制根据外科手术以及重建的类型和大小而有所不同。术后,对于患者而言,重要的是开始适当的康复和物理治疗(骨科同意后),以开始并维持功能、力量和活动范围。康复需要干预的方面包括肌肉力量不足、挛缩可能、废用以及运动能力受损。同时还需要关注疼痛控制(包括急性和慢性),因为疼痛会阻碍患者参与和遵守治疗计划。

截肢后的康复管理包括最初的皮肤管理和最终的软敷,以促进伤口愈合和水肿的控制。治疗最初着眼于假肢训练,目标是维持截肢近端关节的活动范围,增强臀中肌和臀大肌力量及在进行假肢修复之前使用活动装置进行移动和转移训练。在假体装配后,必须在各个表面上用假肢进行步态和平衡训练,并进行适当的假体穿脱和皮肤护理训练。康复团队的重要职责是监测截肢并发症,包括骨过度生长、腿长差异、假肢装置故障以及与假体磨损有关的皮肤破裂。

几乎有 50% 的患有原发性骨肿瘤切除术后使用可扩张内假体置换的儿童不需要使用矫形器或步态辅助设备[68]。如果保留股四头肌的机制,则在可扩张内假体置换术后或股骨远端骨肿瘤切除术后假体膝关节置换后,更可能进行无辅助行走[68,69]。接受保肢手术或截肢的儿童的康复需求包括早期活动、步态训练和持续监测以确保积极参与。

保肢手术后的并发症容易出现,且影响较大。并发症分为早期和晚期两个阶段。早期并发症通常与伤口愈合有关,并且在截肢和保肢手术后均可出现。晚期并发症与截肢手术不同,后者常见有残肢假体问题、幻痛、骨增生等。保肢手术因不同的手术类型而不同,常见有骨不愈合、假体断裂、感染等。并发症可导致化疗延迟、多次手术修正或替换以及慢性疼痛。据报道,保肢手术后并发症的发生频率较高,尤其是晚期并发症,但随着技术和材料的改进,并发症的发生频率可能会降低。鉴于儿童肿瘤幸存者的预期寿命较长及在保肢手术后并发症的发生率,对手术后出现的并发症给予合适的康复治疗非常重要。

骨肉瘤的化疗方法繁多,同样对肿瘤幸存者具有长期副作用。包括心功能不全、继发性恶性肿瘤和生育问题(表 71-1)。这些后期副作用的发生通常是可变的,并且取决于多种因素,包括治疗相关因素(化疗的类型和周期)、疾病相关因素(肉瘤的部位和大小)和宿主的遗传易感性(例如患者如何代谢化疗)。急性并发症有恶心、疲劳、神经麻痹、贫血等,也会导致体力活动减少。这些与手术后的卧床休息或非负重要求共同导致日常生活活动的快速失调和损伤。因此,儿童的临床医生必须警惕是否有机会进行干预以改善患者状况、力量和增加关节活动范围。

儿童肿瘤幸存者研究(CCSS)的多项研究着眼于儿童肿瘤患者的长期结果,是针对儿童期肿瘤幸存者的最大队列研究,其存活者超过 11 000 人(其中骨肉瘤患者超过 1 000 人),是在 1970—1986 年间,在 26 个合作机构之一诊断的,并且至少是诊断后存活五年的人。特别是,一项研究根据《不良事件通用术语标准》(第 3 版)着眼于对慢性健康状况进行了分级。62% 的幸存者至少患有一种慢性疾病,27% 患有严重或危及生命的疾病,37% 至少患有两种慢性疾病。总体而言,骨肿瘤幸存者是患慢性健康疾病,严重疾病和多种疾病风险最高的人群之一(包括脑瘤和霍奇金淋巴瘤的幸存者)[67]。CCSS 的另一项研究评估了儿童肿瘤幸存者的健康状况,包括总体健康、心理健康、功能损害、活动受限、疼痛和焦虑。与白血病存活者相比,骨肉瘤存活者在除精神健康以外的所有领域更可能报告不良健康状况。肿瘤或其治疗导致的功能限制、活动状态和疼痛是受影响最大的[70]。第三项研究主要关注了身体表现和日常活动,发现 1/3 的骨肉瘤幸存者报告了身体受限性,11% 报告健康状况不佳,限制了他们工作或上学的能力。总之,骨肉瘤幸存者也是最有可能报告其表现受限、日常活动能力受限和上班或上学能力受到限制的人群[43]。尽管骨肉瘤幸存者的治疗时间较早,可能不能反映当前的治疗方法和外科技术,但是这些研究在证明需要长期评估以帮助最大化功能结果方面具有重要意义。

要点

- 儿童肿瘤幸存率的提高导致对康复治疗和服务的需求不断增加,以优化幸存者的身体、心理和社会功能。

- 为儿童康复患者提供治疗的康复医生在开具治疗方案、假肢和矫形器以及辅助设备等干预措施时，必须考虑到患者的年龄和发育水平。

- 白血病是最常见的儿童恶性肿瘤。白血病及其治疗的常见后遗症包括肌病、周围神经病、肥胖症、心脏功能下降、骨密度下降和神经认知功能障碍。

- 放疗技术的进步，例如质子束和重离子束，可以减少辐照到健康组织的总剂量，并可减少与常规放射治疗相关的长期神经认知缺陷。

- 在规划针对儿童骨肿瘤的外科手术治疗时，必须考虑到患者的骨骼成熟水平，因为手术技术基于每个患者预期的生长量而异。

（姜宏英 译）

参考文献

1. Bleyer A, O'Leary M, Barr R, et al. *Cancer Epidemiology in Older Adolescents and Young Adults 15 to 29 Years of Age, Including SEER Incidence and Survival: 1975–2000*. Bethesda, MD: National Institute Cancer; 2006.
2. Scheurer M, Lupo P, Bondy M. Epidemiology of childhood cancer. In: Pizzo P, Poplack D, eds. *Principles and Practice of Pediatric Oncology*. 7th ed. Philadelphia, PA: Wolters Kluwer; 2016:1–12.
3. Herold AH, Roetzheim RG. Cancer survivors. *Prim Care*. 1992;19: 779–791.
4. Peckham VC. Learning disabilities in long-term survivors of childhood cancer: concerns for parents and teachers. *Int Disabil Stud*. 1991;13:141–145.
5. Adamson P, Blaney S, Bagatell R, et al. General principles of chemotherapy. In: Pizzo P, Poplack D, eds. *Principles and Practice of Pediatric Oncology*. 7th ed. Philadelphia, PA: Wolters Kluwer; 2016: 239–315.
6. Ermoian R, Fogh S, Braunstein S, et al. General principles of radiation oncology. In: Pizzo P, Poplack D, eds. *Principles and Practice of Pediatric Oncology*. 7th ed. Philadelphia, PA: Wolters Kluwer; 2016:348–361.
7. Pruitt D, McMahon M, Apkon S. Rehabilitation of the child with cancer. In: Pizzo P, Poplack D, eds. *Principles and Practice of Pediatric Oncology*. 7th ed. Philadelphia, PA: Wolters Kluwer; 2016:1108–1123.
8. Delisa J, Currie D, Martin G. Rehabilitation medicine: past, present, and future. In: Delisa J, Gans B, eds. *Rehabilitation Medicine: Principles and Practice*. Philadelphia, PA: Lippincott-Raven; 1998:3–32.
9. Rabin K, Gramatges M, Margolin J, et al. Acute lymphoblastic leukemia. In: Pizzo P, Poplack D, eds. *Principles and Practice of Pediatric Oncology*. 7th ed. Philadelphia, PA: Wolters Kluwer; 2016: 463–497.
10. Marchese VG, Chiarello LA, Lange BJ. Effects of physical therapy intervention for children with acute lymphoblastic leukemia. *Pediatr Blood Cancer*. 2004;42:127–133.
11. Ness KK, Baker KS, Dengel DR, et al. Body composition, muscle strength deficits and mobility limitations in adult survivors of childhood acute lymphoblastic leukemia. *Pediatr Blood Cancer*. 2007;49:975–981.
12. Hovi L, Era P, Rautonen J, et al. Impaired muscle strength in female adolescents and young adults surviving leukemia in childhood. *Cancer*. 1993;72:276–281.
13. Wright MJ, Galea V, Barr RD. Proficiency of balance in children and youth who have had acute lymphoblastic leukemia. *Phys Ther*. 2005;85:782–790.
14. Galea V, Wright MJ, Barr RD. Measurement of balance in survivors of acute lymphoblastic leukemia in childhood. *Gait Posture*. 2004;19:1–10.
15. Reinders-Messelink HA, Schoemaker MM, Hofte M, et al. Fine motor and handwriting problems after treatment for childhood acute lymphoblastic leukemia. *Med Pediatr Oncol*. 1996;27:551–555.
16. Wright MJ, Halton JM, Martin RF, et al. Long-term gross motor performance following treatment for acute lymphoblastic leukemia. *Med Pediatr Oncol*. 1998;31:86–90.
17. Ness KK, Hudson MM, Pui CH, et al. Neuromuscular impairments in adult survivors of childhood acute lymphoblastic leukemia: associations with physical performance and chemotherapy doses. *Cancer*. 2012;118:828–838.
18. San Juan AF, Chamorro-Vina C, Mate-Munoz JL, et al. Functional capacity of children with leukemia. *Int J Sports Med*. 2008;29:163–167.
19. van Brussel M, Takken T, van der Net J, et al. Physical function and fitness in long-term survivors of childhood leukaemia. *Pediatr Rehabil*. 2006;9:267–274.
20. Tonorezos ES, Snell PG, Moskowitz CS, et al. Reduced cardiorespiratory fitness in adult survivors of childhood acute lymphoblastic leukemia. *Pediatr Blood Cancer*. 2013;60:1358–1364.
21. Hudson MM, Mertens AC, Yasui Y, et al. Health status of adult long-term survivors of childhood cancer: a report from the Childhood Cancer Survivor Study. *JAMA*. 2003;290:1583–1592.
22. Warner JT. Body composition, exercise and energy expenditure in survivors of acute lymphoblastic leukaemia. *Pediatr Blood Cancer*. 2008;50:456–461; discussion 68.
23. Tan SY, Poh BK, Chong HX, et al. Physical activity of pediatric patients with acute leukemia undergoing induction or consolidation chemotherapy. *Leuk Res*. 2013;37:14–20.
24. Fuemmeler BF, Pendzich MK, Clark K, et al. Diet, physical activity, and body composition changes during the first year of treatment for childhood acute leukemia and lymphoma. *J Pediatr Hematol Oncol*. 2013;35:437–443.
25. Esbenshade AJ, Simmons JH, Koyama T, et al. Body mass index and blood pressure changes over the course of treatment of pediatric acute lymphoblastic leukemia. *Pediatr Blood Cancer*. 2011;56:372–378.
26. Dumitru D. *Electrodiagnostic Medicine*. Philadelphia, PA: Hanley & Belfus; 1995.
27. Stubgen JP. Neuromuscular disorders in systemic malignancy and its treatment. *Muscle Nerve*. 1995;18:636–648.
28. Ness KK, Kaste SC, Zhu L, et al. Skeletal, neuromuscular and fitness impairments among children with newly diagnosed acute lymphoblastic leukemia. *Leuk Lymphoma*. 2015;56:1004–1011.
29. Sliwa JA. Acute weakness syndromes in the critically ill patient. *Arch Phys Med Rehabil*. 2000;81:S45–S52, quiz S3–S4.
30. Gerber LH, Vargo M. Rehabilitation for patients with cancer diagnoses. In: Delisa JA, Gans BM, ed. *Rehabilitation Medicine: Principles and Practice*. 3rd ed. Philadelphia, PA: Lippincott-Raven; 1998:1293–1317.
31. James MC. Physical therapy for patients after bone marrow transplantation. *Phys Ther*. 1987;67:946–952.
32. Ibanez K, Espiritu N, Souverain R, et al. Safety and feasibility of rehabilitation interventions in children undergoing hematopoietic stem cell transplant with thrombocytopenia. *Arch Phys Med Rehabil*. 2018;99:226–233.
33. Pui CH. Childhood leukemias. *N Engl J Med*. 1995;332:1618–1630.
34. Dickerman JD. The late effects of childhood cancer therapy. *Pediatrics*. 2007;119:554–568.
35. van der Sluis IM, de Muinck Keizer-Schrama SM, van den Heuvel-Eibrink MM. Bone mineral density in childhood acute lymphoblastic leukemia (ALL) during and after treatment. *Pediatr Blood Cancer*. 2004;43:182–183; discussion 4.
36. Jain S, Jain S, Kapoor G, et al. No impact of disease and its treatment on bone mineral density in survivors of childhood acute lymphoblastic leukemia. *Pediatr Blood Cancer*. 2017;64:e26271.
37. Arico M, Boccalatte MF, Silvestri D, et al. Osteonecrosis: an emerging complication of intensive chemotherapy for childhood acute lymphoblastic leukemia. *Haematologica*. 2003;88:747–753.
38. Burger B, Beier R, Zimmermann M, et al. Osteonecrosis: a treatment related toxicity in childhood acute lymphoblastic leukemia (ALL)–experiences from trial ALL-BFM 95. *Pediatr Blood Cancer*. 2005;44: 220–225.
39. Mattano Jr LA, Sather HN, Trigg ME, et al. Osteonecrosis as a complication of treating acute lymphoblastic leukemia in children: a report from the Children's Cancer Group. *J Clin Oncol*. 2000;18:3262–3272.
40. Halton JM, Wu B, Atkinson SA, et al. Comparative skeletal toxicity

of dexamethasone and prednisone in childhood acute lymphoblastic leukemia. *J Pediatr Hematol Oncol*. 2000;22:369.

41. Crawford A. Orthopedics. In: Rudolph CD, Rudolph AM, Hostetter MK, et al., eds. *Rudolph's Pediatrics*. 21st ed. New York, NY: McGraw-Hill; 2003:2419–2458.

42. Gregory JW, Reilly JJ. Body composition and obesity. In: Wallace HB, Green DM, eds. *Late Effects of Childhood Cancer*. London, UK: Arnold; 2004:147–161.

43. Bhatia S LW, Robison L. Late effects of childhood cancer therapy. In: DeVita V HS, Rosenberg S, ed. *Progress in Oncology 2002*. Sudbury, MA: Jone and Barlett Publications; 2003:171–201.

44. Oeffinger KC, Mertens AC, Sklar CA, et al. Obesity in adult survivors of childhood acute lymphoblastic leukemia: a report from the Childhood Cancer Survivor Study. *J Clin Oncol*. 2003;21:1359–1365.

45. Zhang FF, Liu S, Chung M, et al. Growth patterns during and after treatment in patients with pediatric ALL: a meta-analysis. *Pediatr Blood Cancer*. 2015;62:1452–1460.

46. Touyz LM, Cohen J, Neville KA, et al. Changes in body mass index in long-term survivors of childhood acute lymphoblastic leukemia treated without cranial radiation and with reduced glucocorticoid therapy. *Pediatr Blood Cancer*. 2017;64:e26344.

47. Brouwers P, Riccardi R, Fedio P, et al. Long-term neuropsychologic sequelae of childhood leukemia: correlation with CT brain scan abnormalities. *J Pediatr*. 1985;106:723–728.

48. Ochs J. Neurotoxicity due to central nervous system therapy for childhood leukemia. *Am J Pediatr Hematol Oncol*. 1989;11:93–105.

49. Ochs J, Mulhem R, Fairclough D, et al. Comparison of neuropsychological functioning and clinical indicators of neurotoxicity in long-term survivors of childhood leukemia given cranial radiation or parenteral methotrexate: a prospective study. *J Clin Oncol*. 1991;9:145–151.

50. Kaatsch P. Epidemiology of childhood cancer. *Cancer Treat Rev*. 2010;36:277–285.

51. Blaney SM, Kun LE, Hunter J, et al. Tumors of the central nervous system. In: Pizzo P, Poplack D, eds. *Principles and Practice of Pediatric Oncology*. 5th ed. Philadelphia, PA: Lippincott Williams & Wilkins; 2006:786–864.

52. Siffert J, Greenleaf M, Mannis R, et al. Pediatric brain tumors. *Child Adolesc Psychiatr Clin North Am*. 1999;8:879–903, x.

53. Packer RJ. Childhood medulloblastoma: progress and future challenges. *Brain Dev*. 1999;21:75–81.

54. Poussaint TY, Siffert J, Barnes PD, et al. Hemorrhagic vasculopathy after treatment of central nervous system neoplasia in childhood: diagnosis and follow-up. *AJNR Am J Neuroradiol*. 1995;16:693–699.

55. Duffner PK, Cohen ME, Anderson SW, et al. Long-term effects of treatment on endocrine function in children with brain tumors. *Ann Neurol*. 1983;14:528–532.

56. Ajithkumar T, Price S, Horan G, et al. Prevention of radiotherapy-induced neurocognitive dysfunction in survivors of paediatric brain tumours: the potential role of modern imaging and radiotherapy techniques. *Lancet Oncol*. 2017;18:e91–e100.

57. Radcliffe J, Packer RJ, Atkins TE, et al. Three- and four-year cognitive outcome in children with noncortical brain tumors treated with whole-brain radiotherapy. *Ann Neurol*. 1992;32:551–554.

58. Copeland DR, deMoor C, Moore 3rd BD, et al. Neurocognitive development of children after a cerebellar tumor in infancy: a longitudinal study. *J Clin Oncol*. 1999;17:3476–3486.

59. Freilich RJ, Kraus DH, Budnick AS, et al. Hearing loss in children with brain tumors treated with cisplatin and carboplatin-based high-dose chemotherapy with autologous bone marrow rescue. *Med Pediatr Oncol*. 1996;26:95–100.

60. Anderson VA, Godber T, Smibert E, et al. Cognitive and academic outcome following cranial irradiation and chemotherapy in children: a longitudinal study. *Br J Cancer*. 2000;82:255–262.

61. O'Dell M, Lin C, Schwabe E, et al. Rehabilitation of patients with brain tumors. In: Stubblefield M, O'Dell M, eds. *Cancer Rehabilitation: Principles and Practice*. New York, NY: Demos Medical Publishing; 2009:517–532.

62. Marciniak CM, Sliwa JA, Heinemann AW, et al. Functional outcomes of persons with brain tumors after inpatient rehabilitation. *Arch Phys Med Rehabil*. 2001;82:457–463.

63. Mukand JA, Blackinton DD, Crincoli MG, et al. Incidence of neurologic deficits and rehabilitation of patients with brain tumors. *Am J Phys Med Rehabil*. 2001;80:346–350.

64. Eyre R, Feltbower R, Mubwandarikwa E, et al. Epidemiology of bone tumors in children and young adults. *Pediatric Blood Cancer*. 2009;53:941–952.

65. Link MP, Gebhardt MC, Meyers PA. Osteosarcoma. In: Pizzo PA, Poplack D, eds. *Principles and Practice of Pediatric Oncology*. 4th ed. Philadelphia, PA: Lipincott Williams & Wilkins; 2002:1051–1089.

66. Ries LAG, Smith MA, Gurney JG, et al., eds. *Cancer Incidence and Survival Among Children and Adolescents: United States SEER Program 1975–1995*. Bethesda, MD: National Cancer Institute, SEER Program, NIH; 1999.

67. Ginsberg S, Woo S, Johnson M, et al. Ewing's sarcoma family of tumors: Ewing's sarcoma of bone and soft tissue and the peripheral primitive neuroectodermal tumors. In: Pizzo PA, Poplack D, eds. *Principles and Practice of Pediatric Oncology*. 4th ed. Philadelphia, PA: Lipincott Williams & Wilkins; 2002:973–1016.

68. Frieden RA, Ryniker D, Kenan S, et al. Assessment of patient function after limb-sparing surgery. *Arch Phys Med Rehabil*. 1993;74:38–43.

69. Kawai A, Muschler GF, Lane JM, et al. Prosthetic knee replacement after resection of a malignant tumor of the distal part of the femur. Medium to long-term results. *J Bone Joint Surg Am*. 1998;80:636–647.

70. Nagarajan R, Neglia J, Clohisy DR, et al. Limb Salvage and amputation in survivors of pediatric lower-extremity bone tumors: what are the long-term implications? *J Clin Oncol*. 2002;20:4493–4501.

第
七
篇

第72章

老年肿瘤患者的康复需求

Mackenzi Pergolotti, Grant R. Williams

预计到 2030 年, 65 岁以上的人口将从 3 600 万增加到 7 200 万, 占美国人口的 20%[1,2]。据估计, 85 岁以上的成年人数量将增加一倍以上, 到 2050 年将增加两倍以上。肿瘤发病率随着年龄的增加而升高, 10 年内, 70% 的肿瘤患者年龄将超过 65 岁[3]。许多老年人伴随多种疾病和复杂的身体情况, 比如身体机能下降, 跌倒风险增加, 独立日常生活活动能力的减退(activities of daily living, ADL), 这些使他们在准备或需要从各种肿瘤治疗方案中恢复时, 需要面临的康复风险变大。伴随至少一项并发症就会使老年肿瘤患者功能下降的风险增加[4]。另外, 与健康人相比, 肿瘤患者身体健康情况更差, 存在一项甚至多项日常活动能力限制(例如:洗澡、穿衣、打扮、饮食)和工具性日常生活活动能力受限(instrumental ADL, IADL, 例如:货币管理、购物、洗衣服、刷碗等)[5]。但无论患者是否正在接受治疗或姑息治疗, 对老年肿瘤患者进行康复治疗都已被证明可以改善其生理、身体和心理健康[6-8]。

衰老是一个复杂的过程, 使肿瘤患者的护理更加复杂化。老年评估包括对老年人的身体情况、认知、社会心理和功能状态的评估。这项评估已经应用于评估化疗毒副性、疗效和护理服务的需求[9-13]。在老年医学和康复医学中, 都强调跨学科团队治疗方法, 以最大限度地提高患者的功能状态为主要目标。

本章重点介绍了一些可能影响老年肿瘤患者康复的常见问题及解决这些特定问题的一些方法。

衰老

衰老伴随着生理变化, 包括新陈代谢受损、肾功能下降、脂肪储备增加、白蛋白水平下降和肌肉减少[14]。这些改变可能减少老年患者的整体身体储备, 而它可以在器官系统受到损伤时维持内环境稳定。社会和经济资源的减少也增加了老年肿瘤患者面对任何生活压力时的风险。风险性较高的老年肿瘤患者通常超过 85 岁, 至少有一项日常生活活动需要帮助, 有严重的合并症, 或表现出至少一种老年人综合征, 如痴呆、谵妄或抑郁[14]。评估要素还应包括合并症数量、合并症的严重程度(合并症指数)、照护人员的能力、认知、情绪因素、药物数量、营养评估和跌倒史[15]。认知能力可以通过 Folstein 精神状态(Folstein Mental Status)检查、简易精神状态检查表(Mini-Mental State Exam)、蒙特利尔认知评估量表(Montreal Cognitive Assessment)、Blessed 定向力-记忆力-注意力检查量表(Blessed Orientation Memory Concentration test)等评估。ADL 可以通过 Katz ADL 量表或老年人资源(Older Adult Resource, OAR)ADL 量表进行评估[16]。IADL 应该通过与临床推理相结合的非正式问诊来解决(例如:谁负责驾驶;你能用手机给别人打电话吗? 您如何管理您的药物?)或通过调查量表, 如 OARS IADL 量表。通过起立行走测试和简易体能状况量表(Short Physical Performance Battery, SPPB)可以进一步评估身体健康和跌倒风险。评估老年患者的衰老状况有许多关键因素, 已经有两种形式的衰老评估方法发表了[17-19]。

痴呆

痴呆症被定义为获得性记忆丧失, 是一种以社会、身体和职业功能受损为表现的临床综合征[20]。发病率随年龄增长而增加。在 85 岁以上的人群中，有 50% 的人可能存在认知障碍[19]。Flood 等指出，27% 的老年肿瘤患者被发现存在记忆障碍[21]。Balducci 和 Extermann（2000）指出，很难确定认知障碍的发病是否是预先存在的，并且随肿瘤或其治疗而加重，或者认知障碍是否由肿瘤和肿瘤治疗引起。认知障碍对老年人是有害的，它会增加死亡率、摔倒的风险、照顾者的负担和经济成本，从而降低生活质量[22]。

记忆丧失最常见的原因是老年痴呆症。然而，血管性痴呆是常见的，患者通常可能同时患有阿尔茨海默病和血管性痴呆[23]。Folstein 简易精神状态检查表通常用于筛查记忆障碍[24]。小于或等于 24 分提示存在记忆问题，但这只是一种粗略的评估方法，只用于筛查，不能诊断痴呆症。此外，根据个人的受教育水平、年龄和种族，判定分数线可能有所不同[25]。神经心理学家可以通过更深入的测试进一步评估认知障碍。作业治疗师也能很好地评估和干预老年肿瘤患者轻度至重度认知障碍[26]。

目前还没有治愈痴呆症的方法。可以尝试使用多奈哌齐等乙酰胆碱酯酶抑制剂[15]。这些药物可能引起胃肠道副作用。另一种药物，美金刚，一种非竞争性 N- 甲基 -D 天门冬氨酸受体拮抗剂，也被开发用于中度至重度痴呆患者[16]。然而这两种药物都不能逆转记忆丧失。这些药物充其量只能防止记忆恶化，并可能可以控制一些伴随痴呆症的行为问题，如躁动等[17]。

因为患者必须遵照治疗方案，无论是服药、化疗或放疗，还是遵循手术后出院指导，因此记忆缺陷会影响护理。记忆缺陷还可能影响个人的整体生活质量。即使在痴呆症十分严重的情况下康复训练也可以改善他们的日常生活能力，减少照顾者的负担[27]。对于严重精神错乱的患者，家属可能选择放弃具有高风险性的激进治疗方案，选择姑息疗法，甚至临终关怀。

谵妄

谵妄的定义是意识、注意力和认知的紊乱，在短时间内以潜在的波动模式发展。由于年龄、疾病进展、合并症和潜在的认知障碍，老年人特别容易发生谵妄[28]。有 14%～55% 的肿瘤住院患者都存在此问题[28,29]，是成人肿瘤患者中最常见的一种精神疾病，与肿瘤的发病率和死亡率呈显著正相关[30,31]。在老年肿瘤患者中患病率约为 38%，在肿瘤晚期患者中，患病率可以上升到 85%[29]。未被发现的认知障碍会增加手术或化疗后谵妄的风险[32]。谵妄患者可能无法进行正常的物理及作业治疗，因此这类患者从疾病中恢复的时间可能会更长[28]。

患者精神状态的改变可能是出现急性应激反应的信号，如感染、心肌梗死、尿潴留、粪便阻塞、出血或其他代谢紊乱。在肿瘤患者中，与急性精神错乱相关的疾病进展可能包括肝或肾衰竭、缺氧、副肿瘤综合征、高钙血症、高 / 低钠血症和颅脑放疗[33]。

任何新药物的使用都可能会导致谵妄。由于肠道吸收功能的变化，药物在老年人体内可能有不同的药代动力学特征、分布、代谢和排泄能力[34]。在肿瘤患者中，干扰素、白细胞介素 -2、甲氨蝶呤、氟尿嘧啶、博来霉素、卡莫司汀、顺铂、异环磷酰胺、类固醇、止吐药、苯二氮平和阿片类等药物的使用都可能引起谵妄[29]。长期服用的药物（如苯二氮平类药物、酒精、阿片类药物、类固醇等）不能继续服用，或未给予足够剂量的药物（如止痛药）也可能导致谵妄。此外多药或药物之间的相互作用可能导致谵妄。

谵妄很难诊断，特别是当它以更常见的活动减退形式出现时[31]。嗜睡或安静的患者不太可能引起注意，也不太可能引起专业人员的注意，特别是在工作人员不熟悉他们的情况下。声音大、激动的患者拔下导尿管和脱去氧气时更容易引起注意。Inouye 等[35]研发的 Confusion Assessment Method（CAM）量表或护理谵妄筛查量表[36]可用于谵妄的检测。肿瘤谵妄患者的发病率、死亡率更高，住院时间和养老院停留时间更长[31]。应尽一切努力来确定是否有其他新的疾病进展。即使潜在的医学问题能被发现并得到解决，谵妄也可能需要数周到数月才能得到解决[37]。

尽可能使用非药物手段来处理谵妄[28]。让一个人留在患者身边进行持续的一对一观察，以确保安全，而不是使用药物或制动约束，因为这可能会导致不必要的不良后果。应尽量减少来自大噪声的进一步刺激。侵入性操作，如导尿管或静脉导管的使用，如果不是必须的，应停止。通过眼镜、助听器或放大器对感觉缺失进行优化，以减少谵妄发生的机会[38]。一个有窗户的房间和一个时钟或日历可以帮助患者重新定位时间。有规律的、有组织的活动，如放射治疗、物理治疗、和文体治疗，每日在固定的时间进行，将有助于减少谵妄[27,39]。鼓励经常去拜访患者的家人和朋友，将有助于消除患者的疑虑，并重新评估患者患谵妄的风险。最后，预防是降低谵妄风险及其不良预后的最有效策略[40]。

虽然非药物治疗对于瞻望患者来说是首要治疗手段，但在调查谵妄的潜在原因时，可能急需控制瞻望患者的躁动并进行必要的检查和治疗。对于症状比较重或可能危及生命安全或妨碍基本医疗治疗的患者，可以使用一些必要的药物去控制。可以尝试低剂量的抗精神病药物（如氟哌啶醇0.5mg，奥氮平2.5mg，利培酮0.25mg）[41]。奥氮平作为一种晶片配方，很容易在嘴中溶解。在帕金森综合征患者中，富马酸喹硫平片产生锥体外系副作用的可能性较小[42]。低剂量的苯二氮䓬类药物的使用（劳拉西泮0.5mg，口服或静脉注射）对于那些不能耐受抗精神病药物的患者可能是必要的[41]。然而仍应尽量减少化学镇静剂和物理约束的使用，因为它们会加重患者的焦虑和困惑。

疼痛管理

疼痛是许多肿瘤患者常见的症状，影响患者实现最佳功能的能力。对于患有肿瘤的老年人，应该积极治疗疼痛。但在有记忆障碍的患者中，疼痛可能很难评估。对这些患者进行全面的体格检查尤为重要，有助于发现潜在的疼痛源。在晚期痴呆患者中，行为线索，如面部扮鬼脸、呻吟、躲避、哭泣、拒绝进食、好斗、身体僵硬和意识模糊，可以为患者可能经历的疼痛提供线索[43-45]。家庭成员和护理人员可以提供过去进行过哪些治疗有助于减轻疼痛的重要病史。视觉模拟评分（面部表情）或疼痛数字评分（"从0～10，0代表没有痛苦、10代表能想象到的最严重的疼痛，你现在有多痛？"）可以用来对没有达到痴呆晚期的患者进行评估[46]。

对于轻度至中度疼痛（且无明显肝功能障碍）的患者，对乙酰氨基酚是首选药物。只要剂量不超过每日3 000～4 000mg，这种药物治疗对老年人就是安全的。非甾体抗炎药（NSAID）应避免用于存在充血性心力衰竭、消化性溃疡疾病、出血倾向或肾功能不全的患者。曲马多（片剂），为非阿片类中枢性镇痛药，能抑制神经元突触对去甲肾上腺素的再摄取。并可增加神经元外5-羟色胺的浓度，影响疼痛传递而产生阵痛作用，其在控制肿瘤疼痛方面的作用有限[47]。对于肌肉骨骼或神经性疼痛，可以使用局部麻醉贴，如利多德，以尽量减少全身性

口服药物的使用。皮质类固醇可能有精神方面的不良反应，应尽量减少使用。老年人使用治疗神经性疼痛的三环类抗抑郁药物时应谨慎，因为它们会引起意识混乱、体位性低血压、尿潴留和心律失常。抗癫痫药物，如加巴喷丁和普瑞巴林，也可能导致老年人过度镇静或意识混乱。

通常来讲只要对每个患者适当的滴定阿片类药物，每个患者都能够很好地耐受麻醉药物。在开始使用阿片类药物时，应知道这些药物可能会延长老年患者的半衰期，因此他们比年轻患者更敏感[48]，这类药物有很多副作用，如呼吸抑制、嗜睡、幻觉等，特别是在开始使用或剂量增加太快的时候。几天后，患者对这些不良反应的耐受性逐渐增强[48]。但是，对便秘的耐受性不会提高，因此应积极治疗该副作用。如果可能的话，应增加液体入量并鼓励患者多活动。吃西梅干或喝西梅汁等食物疗法可能会有所帮助。在使用更强的泻药之前应评估患者肠道梗阻的可能性。如无禁忌证，在使用口服药物缓解便秘之前，最好先进行人工辅助排便或灌肠。一个常规的肠道治疗计划，包括大便软化剂和兴奋剂（开塞露，比沙可啶）或渗透泻药（山梨醇，乳果糖）应始终与阿片类药物同时使用。在一些患者中可能需要定期使用灌肠剂，以确保有效的排便。

丙氧芬（Darvocet）不如对乙酰氨基酚有效，且其半衰期长，产生的代谢物会导致共济失调和头晕[49]。可待因也是一种弱阿片类药物，对缺乏这种药物代谢酶的个体无效[19]。哌替啶（杜冷丁）具有较强的代谢活性，剂量可以在体内累积（尤其是在肾衰竭患者中）并引起焦虑、震颤和癫痫[48]。具有阿片受体激动和拮抗混合活性的药物，例如喷他佐辛（Talwin），用于已经使用阿片受体完全激动剂（例如吗啡）的患者，会逆转其镇痛作用和导致戒断症状。由于美沙酮的半衰期很长，所以在老年人中应谨慎使用[49]。芬太尼透皮贴剂不应用于阿片类药物过敏患者或刚开始使用阿片类药物治疗的患者。因为芬太尼透皮贴的药物储库是皮肤，而不是贴剂，所以半衰期至少为72小时，并且移除贴剂无法阻止进一步的药物释放[48]。这种药物应只用于那些已经服用大剂量麻醉剂（至少口服吗啡60mg/d或同等剂量）的患者，而且他们已经在几天内都能够耐受这种剂量。

尽管老年人对阿片类药物的敏感性可能增加，但如果使用得当，吗啡、氢吗啡酮、羟考酮和芬太

尼的耐受性还是很好的。因为神经毒素可能会累积，所以对于肾衰竭的患者，不建议使用吗啡类药物。与其他经历严重疼痛的肿瘤患者一样，一旦患有肿瘤的老年人已长期服用足够剂量的阿片类药物，剂量可以适当增加以控制疼痛。然而对阿片类药物比较敏感的老年患者，建议短期、小剂量使用以减少副作用。

抑郁

抑郁症在老年人群中普遍存在，在患有肿瘤的老年人群中可能高达 40%～50%，并与死亡风险增加相关[21,50,51]。抑郁症的诊断和治疗很重要，因为抑郁会影响患者参与康复治疗的有效性。化疗药物，如干扰素、白细胞介素-2、长春新碱、长春碱、丙卡巴肼和天冬酰胺酶，都可引起抑郁症[52]。甲状腺功能减退、疼痛控制不佳以及肿瘤本身都可能导致患者抑郁。老年抑郁量表（图 72-1）、Beck 抑郁量表和患者健康问卷是潜在的抑郁筛查者[53,54]，或是问一些关于抑郁情绪的"入门"问题，比如"你是否经常感到悲伤，或者失去兴趣？"可能是检测抑郁症状更快的方法[53]。

根据过去一周的感受选择最佳答案

1. 你对自己的生活基本满意吗？ 是/**否**
2. 你是否放弃了很多活动和兴趣？ **是**/否
3. 你觉得你的生活空虚吗？ **是**/否
4. 你经常感到无聊吗？ **是**/否
5. 你大部分时间的精神状态都很好吗？ 是/**否**
6. 你是否害怕一些不好的事情会发生在你身上？ **是**/否
7. 你大部分时间都感到快乐吗？ 是/**否**
8. 你经常感到无助吗？ **是**/否
9. 你更喜欢待在家里，而不是出去做新的事物吗？ **是**/否
10. 你是否觉得自己的记忆力比大多数人都差？ **是**/否
11. 你认为生活美妙吗？ 是/**否**
12. 你觉得自己现在这样很没用吗？ **是**/否
13. 你觉得精力充沛吗？ 是/**否**
14. 你是否觉得自己的处境很绝望？ **是**/否
15. 你认为大多数人都比你过得好吗？ **是**/否

每一个"是"答案得1分，得分高于5分表示为抑郁症

图 72-1 老年抑郁量表（简表）

摘自 Mercadante S, Arcuri E. Pharmacological management of cancer pain in the elderly. Drugs Aging, 2007；24(9)：761-776 Inouye SK, van Dyck CH, Alessi CA, et al. Clarifying confusion：the confusion assessment method. Anew method for detection of delirium. Ann Intern Med, 1990；113(12)：941-948, with permission

通常采用心理治疗和认知行为疗法来控制抑郁[55]。当增加药物时，通常在开始和滴定剂量时遵循"小剂量开始，逐渐加量"的建议。对患者来说 5-羟色胺再摄取抑制剂通常是安全的。最常见的不良反应可能包括胃肠道副作用。不常用的药物包括米氮平、安非他酮和文拉法辛[56]。米氮平可能会因其镇静作用并能刺激患者食欲而被选择。安非他酮具有刺激性，癫痫患者应避免使用。文拉法辛可能引起高血压。抗抑郁药度洛西汀可能对治疗肿瘤相关的神经性疼痛有效[57]。三环类抗抑郁药可引起心律失常和抗胆碱能副作用（口干、便秘、尿潴留、镇静、精神错乱和体位性低血压）。这类药物中最受欢迎的是去甲阿米替林，因为它的副作用较小。由于其潜在的不良反应和药物相互作用，单胺氧化酶抑制剂只能在那些由精神病医生密切随访的患者中使用。对于没有颅内肿瘤证据的重度抑郁症患者，可以考虑电休克疗法。它的主要副作用是短期记忆丧失。

睡眠

睡眠障碍在老年人中很普遍，在康复过程中会影响患者体能水平。如果存在情绪障碍，简单地治疗精神疾病可以改善睡眠，而不需要额外的镇静药物。睡眠不好可能是由于药物、疼痛、气促和尿频等引起的。所以应努力解决这些可能导致睡眠障碍的诱因。非药物治疗的方法，如热饮料，睡前淋浴，呼吸和冥想，放音乐或按摩，可以尝试，特别是有谵妄倾向的患者[38,58]。如果患者已经服用了有效且没有任何不良反应的镇静剂，可以谨慎地继续服用。不幸的是，所有的安眠药都会引起意识混乱、过度镇静、白天嗜睡和潜在依赖性。在那些需要安眠药的患者中，抗抑郁药曲唑酮在低剂量（25～100mg）可以尝试作为一种治疗睡眠障碍的非成瘾性药物[56]。

联合用药

应审查药物治疗方案，并尽量减少多药联合用药和可能的药物相关不良事件，如跌倒。抗胆碱能药，如苯海拉明，因为它们会引起昏睡应尽量避免使用。使用苯二氮䓬类药物时应谨慎。如果需要治疗焦虑、恶心或躁动，应尝试尽可能小剂量的短效药物（如劳拉西泮）[56]。如果患者正在服用地高

辛,应监测药物水平(尤其是肾功能不全的患者),以确保不会产生毒性。所有的药物都应根据肾功能清除率计算用量,尤其是抗生素。开具任何新药处方都要谨慎。尽量一次只开始一种新药,以便一旦发生不良反应就可以立即停药。不能联合用药的药物更适合使用单独剂量的滴注。应在计划开展活动前 30 分钟服用止痛药,以尽量减少疼痛副作用,使患者的治疗获益最大化。

营养

营养不良可能是由于潜在的恶性肿瘤、食欲缺乏、痴呆(忘记进食)、经济困难、因身体或环境因素而无法获得食物、无法吞咽、齿列不全、药物作用导致的味觉改变、抑郁和疼痛等原因引起的[19]。营养不良会影响手术和治疗后的恢复能力。因为它对老年人的整体功能状态有影响,所以同时也影响后续治疗方案的选择。迷你营养评估工具或患者产生的主观整体评估(The Patient-Generated Subjective Global, PG-SGA)可用于筛选营养不良状况[59,60]。肠道黏膜炎和疼痛应积极治疗。接受过吞咽评估训练的治疗师(即,作业和/或言语治疗师)可协助进行吞咽功能障碍的诊断及治疗。应该放开饮食,鼓励家属用患者喜欢的食物来补充膳食。可以提供维生素和营养补剂。应对药物进行检查,适当时可通过一定的药物来刺激患者的食欲,增加食物摄入量。有时患者可能需要必要的辅助帮助进食。必要时可以使用假牙或将食物做成流食。

合并症

合并症在老年患者中非常常见,尤其是在老年肿瘤患者中更为普遍[61]。超过一半的老年肿瘤患者至少有一种合并症,可能会影响他们的肿瘤治疗[62]。合并症可能会以多种方式影响肿瘤,包括影响肿瘤诊断并使治疗复杂化,影响肿瘤的发病率和死亡率及影响肿瘤的治疗效果[63]。由于合并症的严重程度和数量会有不同,所以其对老年肿瘤患者的影响也可大不相同。而合并症的多种影响使老年人本已复杂的肿瘤治疗和决策变得更加复杂[64]。合并症多和/或重的患者,生存风险、低生活质量和治疗相关不良事件的风险增加[62,64,65]。虽然目前在临床工作中几乎没有明确的标准去评估合并

症,但有几种经过临床验证的方法有助于临床对合并症的评估[66]。尽管伴有合并症的老年肿瘤患者的最佳治疗需要进一步研究来确定,但是,从那些有临床严重合并症的老年患者中识别哪些是预后不良的患者,有助于制定针对性的干预措施,如康复治疗方案,以改善其预后。

移动和跌倒

预防老年人跌倒是医务工作者非常关心的问题。美国 CDC 的报告称,跌倒是导致受伤、死亡和住院的主要原因。跌倒和摔伤是导致人们生活自理能力、社会参与能力和运动能力下降的最常见原因,会削弱自信心[67-69]。不幸的是,肿瘤患者比健康成年人更容易跌倒[70]。在有或没有肿瘤的老年人中,身体虚弱、平衡障碍和神经系统病变是常见的跌倒风险因素。

虚弱和平衡障碍是肿瘤后常见的并发症,它继发于疾病过程和肿瘤治疗。虚弱与化疗药物毒性反应有关,它本身也是老年肿瘤患者全因死亡率的预测因子[17,71]。虚弱和平衡障碍都和以下因素相关:每日服用的药物较多;合并症数量大于 1;生理机能减退;IADL(烹饪、清洁、杂货店购物、做家务等)中至少有一项受限[72]。总的来说,上述这些因素,再加上视力障碍,与老年肿瘤患者跌倒率的增加呈正相关($P<0.001$)[72]。此外在肿瘤患者中,视觉平衡障碍或对跌倒的恐惧与生活质量下降有关[73-75]。此外在需要进行康复治疗的老年肿瘤患者中,45% 的人在过去 6 个月里生活质量持续下降,且生活质量较差[76]。

另一种肿瘤特异性跌倒危险因素是化疗引起的周围神经病变(Chemotherapy-Induced Peripheral Neuropathy, CIPN)。接受化疗的肿瘤患者中,多达 70%~90% 的人出现了 CIPN,在某些情况下,仅进行化疗 1 周期后就会发生 CIPN。CIPN 是停止化疗的首要原因[77],它增加了患者跌倒的风险[74,78]。神经性病变可导致感觉和运动功能障碍,包括:疼痛、刺痛、麻木、肌肉萎缩和虚弱[79]。神经性症状会导致平衡受损、本体感觉减弱、功能障碍和生活质量下降[80]。

以下介绍的测试方法可以在任何环境下进行,除了秒表和直尺不需要其他特殊的设备。老年患者通常采用基于表现的、客观的、具体的测量方法来获得身体功能基线水平,常用的有起立

行走测试（TUG）、SPPB 和 6 分钟步行（6MW）测试。美国 CDC 还推荐了跌倒风险问卷（Fall Risk Questionnaire）[81]、四阶段平衡测试和 30 秒坐站测试[82]。四阶段平衡测试要求患者睁着眼睛，以四种不同的姿势站立，包括：双脚并拢、双脚分开、一前一后和单脚站立。如果老年人单脚站立持续不了 10 秒，那么他们就存在摔倒的风险[82]。

起立行走测试（TUG）

1991 年 Podsiadlo 首先提出了起立行走测试（TUG），并用于评估患有类风湿性关节炎、骨关节炎和老年人功能衰退患者的移动、平衡和运动表现能力[83]。患者从标准扶手椅上站起来（座位距地面 46cm），以舒适的速度步行 3 米，转身走回椅子坐下。测试需要 2～3 分钟完成。评定者信度、效标和结构效度都很高，与步态及平衡的实验室和临床指标密切相关。平均分为 9.6，且用时超过 11 秒就提示患者存在移动和跌倒风险[83,84]。

6 分钟步行试验

6 分钟步行试验最初是用来评估慢性阻塞性肺疾病和心脏病患者的运动耐受性的[85]。其内容、效标和结构效度已在社区居住的老年人、纤维肌痛患者、行全髋关节置换术的患者和晚期非小细胞肺癌患者中确立[86]。该试验被用来测试一个人在 6 分钟内能行走的最大距离。Enright 报告的 6 分钟步行试验的标准数据为男性 576 米（中位年龄 59.5 岁）和女性 494 米（中位年龄 62 岁）[87]。

住院期间制定出院训练计划

住院期间，老年肿瘤患者有多种出院选择。如果他们在医学上、身体上和功能上都恢复得很好，他们出院后可能不需要任何帮助。如果出院后仍需帮助，那么他们还需要居家照护。如果出院后回家不安全，可以去有专业照护的机构，如疗养院，进行短期康复或长期监护。如果经评估可行康复治疗，那么出院后可转诊急性康复机构。另外，还有一种情况是出院后接受临终关怀计划，可以是在医疗机构，也可以是居家临终关怀照料。

如果患者符合标准，医疗保险可将康复中心的治疗也纳入其中。对于急性期住院的康复患者，至少要有一个符合的诊断，并且患者必须能接受每日最少 3 小时的物理 / 作业 / 言语综合康复治疗。如果患者已经住院 3 日，但仍需要进行康复治疗，医疗保险也会支付给患者短期住院费用（前 20 日的 100%，接下来 80 日的 80%）。在最初的 100 日之后，如果患者仍需要继续在疗养院接受照护，患者将要自己负担治疗费用。如果患者有长期治疗保险，其中的一些费用可能会被支付。如果患者还有医疗补助险，剩余的疗养院住宿费用也将由保险支付。

医疗保险还包括家庭护理服务，它将提供一名家庭护士和物理治疗、作业治疗、言语治疗服务及每周有几天可提供几个小时的家庭服务援助。家庭照护服务可从门诊和住院时开始。但是，这些服务只是暂时的，当患者所需要的帮助不再是必要的时候就会自动停止。

患者可以通过每周几次的门诊，继续物理治疗、作业治疗和言语治疗。同样，只要患者病情仍需继续接受治疗，医疗保险将覆盖由医生开具的门诊康复治疗处方。医疗服务也受到治疗上限的限制，治疗上限是指一个人在接受门诊康复治疗时所能获得的治疗金额上限。2017 年，治疗上限包括 1 980 美元的作业治疗费用及相同数额的物理和言语治疗费用的总和。

临终关怀患者也享受医疗保险，只要他们需要成熟的服务，这些患者可以继续接受康复训练，无论他们是在家还是住院。但如果患者已经有了医疗保险，保险公司可能会限制任何上述出院康复方案的保险金额。

家访评估

对于在家接受治疗的患者，家访评估能够为医疗专业人员提供经济、身体和环境障碍对医疗和功能恢复的信息资源。这通常被称为家庭安全评估，可以由护士或物理 / 作业治疗师进行。

检查厨房和冰箱、浴室、卧室设置、药瓶、地板覆盖物和家庭的整体整洁程度，可以提供关于患者如何生活、参与日常活动和他 / 她可能的潜在需求的信息。家庭的安全性评估可能会建议患者增加生活适应性设备，如：扶手、升高的马桶座圈、淋浴凳、Hoyer 升降机和床边便桶。

转介给社区医疗服务机构也许能改善对患者的帮助，推荐的项目包括"上门送餐服务""友好访客计划""社区援助机构服务"和"家庭医生"。可以发起救护车转运的服务申请，并且可以在财务和长期护理规划方面得到咨询和帮助。

治疗的影响

进行物理和作业治疗评估后,可以对患者治疗前后数据进行比较,并制定相应的治疗计划。与治疗相关的物理治疗计划是以残疾模型为基础的,该模型涉及病理、损伤、功能限制和残疾(表 72-1)[88]。作业治疗计划是建立在提高患者生活幸福感,参与生活活动的能力及维持或提高生活质量的基础上的[89]。作业治疗和物理治疗一起优化了老年肿瘤患者回家后的安全性和独立性。每个患者的治疗方案是个体化的,可以通过多种治疗手段来完成,如运动疗法、物理因子疗法、功能活动和患者教育等。

表 72-1 残疾模型

病理学	损伤	功能受限	残疾
肿瘤	疼痛增加	床上移动	休闲活动
	功能性力量受损	转移	
	运动功能	步行	
	耐受性	爬楼梯	工作
		日常生活活动	社会活动
		工具性日常生活活动	

当描述物理治疗对老年肿瘤患者的影响时,对这些患者的物理治疗管理主要分为两类:①物理治疗的本质是一种恢复性的治疗方法,在短期和可预测的时间内会有显著的改善;②物理治疗主要是用来维持功能,不太可能出现改善。这两类的治疗目标是相同的,即在进行任何治疗干预期间为患者提供最高质量的康复。针对作业治疗的影响,患者的管理可分为以下几类:①环境适应;②职业改变;③优化肿瘤患者的生活技能/模式[89]。我们的目标是在改善生活质量的同时,提高老年肿瘤患者需要或想要完成日常活动时的安全性和独立性。

对于康复预后差,功能和健康状况很难有改善的患者,治疗方案以姑息性治疗为主,为保证患者的舒适度和生活质量而进行适当的干预。包括指导患者选择合适的轮椅(标准轮椅、可平躺轮椅、可斜卧轮椅)及指导坐姿和体位。椅子的类型取决于患者的躯干稳定性,这可以通过作业治疗或物理

治疗来评估。对于卧床的患者,主要的治疗方法可能是不同类型的姿势和体位摆放,以防止压疮的发生。不管患者是卧床还是坐在轮椅上,康复管理的一个重要目的就是进行运动疗法和意义活动疗法。维持关节活动范围的主要目的是防止肌肉挛缩和关节僵硬。关节越灵活,患者和/或护理人员就越容易进行日常生活活动,如卫生、洗澡和如厕。在保持关节活动范围的同时,应强调即使快到生命的尽头,保持运动训练也是非常重要的[90-92]。

对于病情会有显著进步的患者,随着其病情的好转,康复治疗计划也会不断变化,而这对物理和作业治疗师来说是项挑战。随着力量的增加,运动训练应逐渐提高强度;辅助设备也需要降级,例如从助行器过渡到手杖。

以上两类患者,治疗师对老年肿瘤患者的预后有一个预判。随着患者病情的恶化或改善,治疗计划和方法(康复/适应和/或姑息治疗)也需要不断调整,还要同时保持尽可能高的生活质量。以上调整适用于所有患者,包括其他年龄段和疾病的患者。在肿瘤的整个治疗过程中,患者的转移、离床活动和 ADL 能力常有波动。

理疗师(PM & R 医师)、物理治疗师、作业治疗师、医师、社工和护理人员必须作为一个有凝聚力的跨学科团队一起工作,根据患者的功能状态和身体功能的改善或下降来调整患者的康复护理计划,这是势在必行的。

结论

因为老年肿瘤患者的护理是复杂的,而且每个老年人都是独特的,所以社工、医生、护士和治疗师在他们的护理中应该共同努力,去发现、预防、维持和改善每个患者的个体化问题。高达 65% 的老年肿瘤患者需要康复治疗,然而获得这些治疗的途径却非常有限[11]。尽管这一领域正在发展,但却鲜有关于老年肿瘤患者康复治疗研究的文献。因此照顾老年肿瘤患者的方法必须是个体化的,不仅要考虑到患者的医疗和功能状况,还要考虑到经济、社会心理和环境状况。

精神性鼓励以及预期康复目标有助于康复护理最终目标的确定。有时患者可能被社会孤立,因为他或她的大多数朋友都已经去世了。或者当有多个亲戚想要介入治疗时,可能会出现激烈的家庭纠纷。通常只需要一两个主要照顾者(配偶或成年

子女）承担直接照顾患者的大部分责任。除了关注老年患者的舒适外，还必须关注患者的照护人员，特别是在临终照料期间。

当患者的预期寿命缩短时，必须仔细制定康复目标，以确保治疗的益处大于负担。针对老年肿瘤患者的治疗计划是多样的，根据药物治疗、恶性肿瘤的性质、潜在的认知障碍、合并症和患者的社会经济地位而有所不同。患者的社会支持网络可能决定了患者所能接受的治疗水平和能从治疗中获益的程度。老年肿瘤患者康复治疗管理的目标包括提供老年人细微护理、症状管理、最大限度地提高功能活动能力和舒适度以提高生活质量，同时保证患者和护理人员的安全。

要点

- 预计到 2030 年，65 岁以上的人口将从 3 600 万增加到 7 200 万，并且占美国总人口的 20%。
- 在社区居住的医疗保险患者中，27% 的 65 岁以上和 35% 的 80 岁以上的人至少有一项日常生活基本能力受限，如上厕所、移动、喂食、梳洗、洗澡和穿衣。
- 肿瘤可能与其他慢性病共存，增加了老年患者护理的复杂性。
- 衰老伴随着生理变化，包括新陈代谢受损、肾功能下降、脂肪储备增加、白蛋白水平下降和肌肉数量下降，这可能导致老年患者在器官系统遭受损伤时，维持体内平衡的整体生理储备减少。
- 在 85 岁以上的人群中，50% 的人可能有认知障碍。
- 14%～55% 的肿瘤住院患者存在谵妄并且38% 的老年肿瘤患者也存在谵妄。
- 对于老年肿瘤患者，应该积极治疗癌性疼痛。
- 抑郁症在老年人群中普遍存在，老年肿瘤人群中可能高达 50%。
- 睡眠障碍在老年患者中普遍存在，在康复治疗过程中会影响患者机体的能量水平。
- 老年肿瘤患者的药物治疗方案应慎重，尽量减少多药联合治疗和可能的药物相关不良事件，如联用药效降低。
- 老年肿瘤患者的营养状况很复杂，可能存在

潜在的恶性肿瘤、食欲缺乏、痴呆（忘记进食）、经济困难、由于身体或环境受限而无法获得食物、无法吞咽、齿列不全、药物作用导致味觉改变、抑郁和疼痛。

- 客观评估工具用于获得老年肿瘤患者身体机能的客观数据，包括步态和平衡测试，SPPB、起立行走测试（TUG）和 6 分钟步行（6MW）测试。
- 患者身体评估报告是确定康复需求和耐受肿瘤治疗能力的有效工具。
- 老年肿瘤治疗方法必须根据个人情况进行调整，不仅要考虑患者的医疗和功能状况，还要考虑其经济、社会心理和环境状况。

（赵卫国 译　姜宏英 校）

参考文献

1. Rao A, Cohen HJ. Symptom management in the elderly cancer patient: fatigue, pain, and depression. *J Natl Cancer Inst Monogr*. 2004; 2004(32):150–157.
2. Ortman JM, Velkoff VA, Hogan H. *An Aging Nation: The Older Population in the United States*. Washington, DC: US Census Bureau; 2014:25–1140.
3. Bluethmann SM, Mariotto AB, Rowland JH. Anticipating the "Silver Tsunami": prevalence trajectories and comorbidity burden among older cancer survivors in the United States. *Cancer Epidemiol Biomarkers Prev*. 2016;25(7):1029–1036.
4. Dunlop DD, Manheim LM, Sohn M-W, et al. Incidence of functional limitation in older adults: the impact of gender, race, and chronic conditions. *Arch Phys Med Rehabil*. 2002;83(7):964–971.
5. Hewitt M, Rowland JH, Yancik R. Cancer survivors in the United States: age, health, and disability. *J Gerontol A Biol Sci Med Sci*. 2003;58(1):M82–M91.
6. Oldervoll LM, Loge JH, Paltiel H, et al. The effect of a physical exercise program in palliative care: a phase II study. *J Pain Symptom Manage*. 2006;31(5):421–430.
7. Oldervoll LM, Loge JH, Lydersen S, et al. Physical exercise for cancer patients with advanced disease: a randomized controlled trial. *Oncologist*. 2011;16(11):1649–1657.
8. Dennett AM, Peiris CL, Shields N, et al. Moderate-intensity exercise reduces fatigue and improves mobility in cancer survivors: a systematic review and meta-regression. *J Physiother*. 2016;62(2):68–82.
9. Cohen HJ, Smith D, Sun CL, et al. Frailty as determined by a comprehensive geriatric assessment-derived deficit-accumulation index in older patients with cancer who receive chemotherapy. *Cancer*. 2016;122(24):3865–3872.
10. Decoster L, Van Puyvelde K, Mohile S, et al. Screening tools for multidimensional health problems warranting a geriatric assessment in older cancer patients: an update on SIOG recommendations. *Ann Oncol*. 2015;26(2):288–300.
11. Pergolotti M, Deal AM, Lavery J, et al. The prevalence of potentially modifiable functional deficits and the subsequent use of occupational and physical therapy by older adults with cancer. *J Geriatr Oncol*. 2015;6(3):194–201.
12. Hurria A, Mohile S, Gajra A, et al. Validation of a prediction tool for chemotherapy toxicity in older adults with cancer. *J Clin Oncol*. 2016;34(20):2366–2371.
13. Hurria A, Togawa K, Mohile SG, et al. Predicting chemotherapy toxicity in older adults with cancer: a prospective multicenter study. *J Clin Oncol*. 2011;29(25):3457–3465.
14. Balducci L, Beghe C. The application of the principles of geriatrics to the management of the older person with cancer. *Crit Rev Oncol*

第七篇

Hematol. 2000;35(3):147–154.

15. Vallet-Regi M, Manzano M, Rodriguez-Manas L, et al. Management of cancer in the older age person: an approach to complex medical decisions. *Oncologist.* 2017;22(3):335–342.

16. Hurria A, Gupta S, Zauderer M, et al. Developing a cancer-specific geriatric assessment: a feasibility study. *Cancer.* 2005;104(9):1998–2005.

17. Guerard EJ, Deal AM, Chang YK, et al. Frailty index developed from a cancer-specific geriatric assessment and association with mortality among older adults with cancer. *J Natl Compr Canc Netw.* 2017;15(7):894–902.

18. Cohen HJ, Smith D, Sun C-L, et al. Frailty as determined by a comprehensive geriatric assessment-derived deficit-accumulation index in older patients with cancer who receive chemotherapy. *Cancer.* 2016;122(24):3865–3872.

19. Balducci L, Beghe C. The application of the principles of geriatrics to the management of the older person with cancer. *Crit Rev Oncol Hematol.* 2000;35(3):147–154.

20. Chertkow H, Feldman HH, Jacova C, et al. Definitions of dementia and predementia states in Alzheimer's disease and vascular cognitive impairment: consensus from the Canadian conference on diagnosis of dementia. *Alzheimers Res Ther.* 2013;5(suppl 1):S2.

21. Flood KL, Carroll MB, Le CV, et al. Geriatric syndromes in elderly patients admitted to an oncology–acute care for elders unit. *J Clin Oncol.* 2006;24(15):2298–2303.

22. Porter KE. "Chemo brain"–is cancer survivorship related to later-life cognition? Findings from the health and retirement study. *J Aging Health.* 2013;25(6):960–981.

23. Chertkow H, Bergman H, Schipper HM, et al. Assessment of suspected dementia. *Can J Neurol Sci.* 2001;28(suppl 1):S28–S41.

24. Folstein MF, Folstein SE, McHugh PR. "Mini-mental state." A practical method for grading the cognitive state of patients for the clinician. *J Psychiatr Res.* 1975;12(3):189–198.

25. Mungas D, Marshall SC, Weldon M, et al. Age and education correction of Mini-Mental State Examination for English and Spanish-speaking elderly. *Neurology.* 1996;46(3):700–706.

26. Sleight A. Coping with cancer-related cognitive dysfunction: a scoping review of the literature. *Disabil Rehabil.* 2016;38(4):400–408.

27. Graff MJL, Vernooij-Dassen MJM, Thijssen M, et al. Community-based occupational therapy for patients with dementia and their care givers: randomised controlled trial. *BMJ.* 2006;333(7580):1196.

28. Weinrich S, Sarna L. Delirium in the older person with cancer. *Cancer.* 1994;74(7 Suppl):2079–2091.

29. Bond SM, Neelon VJ, Belyea MJ. Delirium in hospitalized older patients with cancer. *Oncol Nurs Forum.* 2006;33(6):1075–1083.

30. Breitbart W, Gibson C, Tremblay A. The delirium experience: delirium recall and delirium-related distress in hospitalized patients with cancer, their spouses/caregivers, and their nurses. *Psychosomatics.* 2002;43(3):183–194.

31. Inouye SK. Delirium in older persons. *N Engl J Med.* 2006;354(11):1157–1165.

32. Sattar S, Alibhai SM, Wildiers H, et al. How to implement a geriatric assessment in your clinical practice. *Oncologist.* 2014;19(10):1056–1068.

33. Boyle DA. Delirium in older adults with cancer: implications for practice and research. *Oncol Nurs Forum.* 2006;33(1):61–78.

34. Mercadante S, Arcuri E. Pharmacological management of cancer pain in the elderly. *Drugs Aging.* 2007;24(9):761–776.

35. Inouye SK, van Dyck CH, Alessi CA, et al. Clarifying confusion: the confusion assessment method. A new method for detection of delirium. *Ann Intern Med.* 1990;113(12):941–948.

36. Gaudreau JD, Gagnon P, Harel F, Roy MA. Impact on delirium detection of using a sensitive instrument integrated into clinical practice. *Gen Hosp Psychiatry.* 2005;27(3):194–199.

37. Gleason OC. Delirium. *Am Fam Physician.* 2003;67(5):1027–1034.

38. Inouye SK, Bogardus Jr ST, Charpentier PA, et al. A multicomponent intervention to prevent delirium in hospitalized older patients. *N Engl J Med.* 1999;340(9):669–676.

39. Gray KF. Managing agitation and difficult behavior in dementia. *Clin Geriatr Med.* 2004;20(1):69–82.

40. Fong TG, Tulebaev SR, Inouye SK. Delirium in elderly adults: diagnosis, prevention and treatment. *Nat Rev Neurol.* 2009;5(4):210–220.

41. Kindermann SS, Dolder CR, Bailey A, et al. Pharmacological treatment of psychosis and agitation in elderly patients with dementia: four decades of experience. *Drugs Aging.* 2002;19(4):257–276.

42. Alexopoulos GS, Streim J, Carpenter D, et al. Using antipsychotic agents in older patients. *J Clin Psychiatry.* 2004;65(suppl 2):5–99; discussion 100–102; quiz 3–4.

43. The management of persistent pain in older persons. *J Am Geriatr Soc.* 2002;50(6 Suppl):S205–S224.

44. Bjoro K, Herr K. Assessment of pain in the nonverbal or cognitively impaired older adult. *Clin Geriatr Med.* 2008;24(2):237–262, vi.

45. Bernabei R, Gambassi G, Lapane K, et al. Management of pain in elderly patients with cancer. *JAMA.* 1998;279(23):1877–1882.

46. Herr K. Pain assessment in cognitively impaired older adults. *Am J Nurs.* 2002;102(12):65–67.

47. Wiffen PJ, Derry S, Moore RA. Tramadol with or without paracetamol (acetaminophen) for cancer pain. *Cochrane Database Syst Rev.* 2017;5.

48. Gloth 3rd FM. Pain management in older adults: prevention and treatment. *J Am Geriatr Soc.* 2001;49(2):188–199.

49. Guidelines abstracted from the American Academy of Neurology's dementia guidelines for early detection, diagnosis, and management of dementia. *J Am Geriatr Soc.* 2003;51(6):869–873.

50. Extermann M, Hurria A. Comprehensive geriatric assessment for older patients with cancer. *J Clin Oncol.* 2007;25(14):1824–1831.

51. Pinquart M, Duberstein P. Depression and cancer mortality: a meta-analysis. *Psychol Med.* 2010;40(11):1797–1810.

52. Winell J, Roth AJ. Psychiatric assessment and symptom management in elderly cancer patients. *Oncology.* 2005;19(11):1479–1490; discussion 92, 97, 501–507.

53. Weinberger MI, Roth AJ, Nelson CJ. Untangling the complexities of depression diagnosis in older cancer patients. *Oncologist.* 2009;14(1):60–66.

54. Lowe B, Grafe K, Zipfel S, et al. Diagnosing ICD-10 depressive episodes: superior criterion validity of the Patient Health Questionnaire. *Psychother Psychosom.* 2004;73(6):386–390.

55. Steinman LE, Frederick JT, Prohaska T, et al. Recommendations for treating depression in community-based older adults. *Am J Prev Med.* 2007;33(3):175–181.

56. Roth AJ, Modi R. Psychiatric issues in older cancer patients. *Crit Rev Oncol Hematol.* 2003;48(2):185–197.

57. Schloss J, Colosimo M, Vitetta L. New insights into potential prevention and management options for chemotherapy-induced peripheral neuropathy. *Asia Pac J Oncol Nurs.* 2016;3(1):73–85.

58. Absolon NA, Balneaves L, Truant TL, et al. A self-administered sleep intervention for patients with cancer experiencing insomnia. *Clin J Oncol Nurs.* 2016;20(3):289–297.

59. Jager-Wittenaar H, Ottery FD. Assessing nutritional status in cancer: role of the Patient-Generated Subjective Global Assessment. *Curr Opin Clin Nutr Metab Care.* 2017;20(5):322–329.

60. Scheirlinckx K, Nicolas A, Nourashemi F, et al. The MNA score in successfully aging persons. *Mini Nutr Assess.* 1998;75(80.1):12.

61. Jorgensen TL, Hallas J, Friis S, et al. Comorbidity in elderly cancer patients in relation to overall and cancer-specific mortality. *Br J Cancer.* 2012;106(7):1353–1360.

62. Koroukian SM, Murray P, Madigan E. Comorbidity, disability, and geriatric syndromes in elderly cancer patients receiving home health care. *J Clin Oncol.* 2006;24(15):2304–2310.

63. Ritchie CS, Kvale E, Fisch MJ. Multimorbidity: an issue of growing importance for oncologists. *J Oncol Pract.* 2011;7(6):371–374.

64. Williams GR, Mackenzie A, Magnuson A, et al. Comorbidity in older adults with cancer. *J Geriatr Oncol.* 2016;7(4):249–257.

65. Pergolotti M, Deal AM, Williams GR, et al. Activities, function, and health-related quality of life (HRQOL) of older adults with cancer. *J Geriatr Oncol.* 2017;8(4):249–254.

66. Sarfati D. Review of methods used to measure comorbidity in cancer populations: no gold standard exists. *J Clin Epidemiol.* 2012;65(9):924–933.

67. Gillespie LD, Robertson MC, Gillespie WJ, et al. Interventions for preventing falls in older people living in the community. *Cochrane Database Syst Rev.* 2009;(2):CD007146.

68. Gill TM, Desai MM, Gahbauer EA, et al. Restricted activity among community-living older persons: incidence, precipitants, and health care utilization. *Ann Intern Med.* 2001;135(5):313–321.

69. Tinetti ME, Williams CS. The effect of falls and fall injuries on functioning in community-dwelling older persons. *J Gerontol A Biol Sci Med Sci.* 1998;53(2):M112–M119.

70. Sattar S, Alibhai SM, Spoelstra SL, et al. Falls in older adults with cancer: a systematic review of prevalence, injurious falls, and impact on cancer treatment. *Support Care Cancer.* 2016;24(10):4459–4469.

71. Hurria A, Togawa K, Mohile SG, et al. Predicting chemotherapy toxicity in older adults with cancer: a prospective multicenter study. *J Clin Oncol.* 2011;29(25):3457–3465.

72. Williams GR, Deal AM, Nyrop KA, et al. Geriatric assessment as an aide to understanding falls in older adults with cancer. *Support Care Cancer.* 2015;23(8):2273–2280.

73. Wildes TM, Depp B, Colditz G, et al. Fall-risk prediction in older adults with cancer: an unmet need. *Support Care Cancer*. 2016;24(9): 3681–3684.

74. Huang MH, Lytle T, Miller KA, et al. History of falls, balance performance, and quality of life in older cancer survivors. *Gait Posture*. 2014;40(3):451–456.

75. Pandya C, Magnuson A, Dale W, et al. Association of falls with health-related quality of life (HRQOL) in older cancer survivors: a population based study. *J Geriatr Oncol*. 2016;7(3):201–210.

76. Pergolotti M, A.A. S. Decreased quality of life is associated with falls rates in older adults with cancer. In draft.

77. Ocean AJ, Vahdat LT. Chemotherapy-induced peripheral neuropathy: pathogenesis and emerging therapies. *Support Care Cancer*. 2004;12(9):619–625.

78. Gewandter JS, Fan L, Magnuson A, et al. Falls and functional impairments in cancer survivors with chemotherapy-induced peripheral neuropathy (CIPN): a University of Rochester CCOP study. *Support Care Cancer*. 2013;21(7):2059–2066.

79. Windebank AJ, Grisold W. Chemotherapy-induced neuropathy. *J Peripher Nerv Syst*. 2008;13(1):27–46.

80. Benbow SJ, Cossins L, MacFarlane IA. Painful diabetic neuropathy. *Diabet Med*. 1999;16(8):632–644.

81. Rubenstein LZ, Vivrette R, Harker JO, et al. Validating an evidence-based, self-rated fall risk questionnaire (FRQ) for older adults. *J Safety Res*. 2011;42(6):493–499.

82. Centers for Disease Control and Prevention NCfIPaC, Division of Unintentional Injury Prevention. STEADI Materials for Health Care Providers: CDC; 2017 https://www.cdc.gov/steadi/materials.html.

83. Podsiadlo D, Richardson S. The timed "Up & Go": a test of basic functional mobility for frail elderly persons. *J Am Geriatr Soc*. 1991;39(2):142–148.

84. Bohannon RW. Reference values for the Timed Up and Go test: a descriptive meta-analysis. *J Geriatr Phys Ther*. 2006;29(2):64–68.

85. Guyatt GH, Sullivan MJ, Thompson PJ, et al. The 6-minute walk: a new measure of exercise capacity in patients with chronic heart failure. *Can Med Assoc J*. 1985;132(8):919–923.

86. Kasymjanova G, Correa JA, Kreisman H, et al. Prognostic value of the six-minute walk in advanced non-small cell lung cancer. *J Thorac Oncol*. 2009;4(5):602–607.

87. Enright PL. The six-minute walk test. *Respir Care*. 2003;48(8):783–785.

88. Gardner K. *Guide to Physical Therapist Practice 3.0*. Alexandria, VA: American Physical Therapy Association; 2014. http://guidetoptpractice.apta.org/

89. Occupational therapy practice framework: Domain and process (3rd Edition). *Am J Occup Ther*. 2014;68(suppl 1):S1–S48.

90. Sleight A, Clark F. Unlocking the core self: mindful occupation for cancer survivorship. *J Occup Sci*. 2015;22(4):477–487.

91. la Cour K, Johannessen H, Josephsson S. Activity and meaning making in the everyday lives of people with advanced cancer. *Palliat Support Care*. 2009;7(04):469–479.

92. La Cour K, Josephsson S, Tishelman C, Nygård L. Experiences of engagement in creative activity at a palliative care facility. *Palliat Support Care*. 2007;5(03):241–250.

第七篇

第73章

康复在姑息治疗中的作用

Arash Asher

"专业团队的所有工作……是让濒临死亡的人能够存活直至死亡,并尽可能让其发挥最大的潜能来展示自己的身心能力、控制力及独立性。"

——女爵茜西莉·桑德斯(*Cicely Saunders*)[178]

姑息治疗是提前干预及减轻痛苦的多学科治疗,最大限度上保证了患者的生活质量。姑息治疗的重点是对身体症状、功能、社会心理问题及精神健康的专业管理。是在任何严重疾病的整体过程中,不论是否存在"绝症"诊断,给患者及其家属提供所有的适当的医学治疗。正如高质量姑息治疗的临床实践指南所述,"姑息治疗超越了传统的疾病医疗管理模式,其目标包括提高患者和家属的生活质量、优化机能、指导决策和个体化时机"[1]。姑息治疗涵盖了生物 - 社会 - 心理模式的本质,它既是一种人文关怀,也是为患者和家属提供的一种系统的解救治疗。

专业的姑息治疗可以提高患者对治疗的耐受性,减少住院时间,增加患者和家属的满意度[2]。多项高级别的试验和大规模的回顾性研究也表明,姑息治疗使不适症状、生活质量、精神压力和医疗健康利用得到了改善[3,4]。此外,随机临床试验发现姑息治疗对降低家庭照护人员的抑郁症的发生具有统计学意义,这个结果不仅对患者而且对整个家庭都具有重要意义,因为严重的疾病也会给整个家庭带来更大的痛苦[5]。更值得注意的是,最近的一项随机对照试验也证明了姑息治疗可以给晚期肿瘤患者带来生存的获益[5-7]。现在包括美国临床肿瘤学会(American Society of Clinical Oncology,ASCO)在内的指南已建议,对于任何患有转移性肿瘤或症状明显的病人,在病程初期姑息治疗就应该介入,而不是等到终末期[8]。

姑息治疗专家做什么?

症状管理

● 处理复杂或难治性症状(如疼痛、呼吸困难、疲劳、谵妄)

协助解决沟通 / 争论:

● 讨论护理过渡
● 讨论复杂的行业准则
● 道德困境
● 讨论复杂或不断发展的护理目标

社会心理困扰评估和管理

精神评估与支持

家庭和照顾者的护理

临终护理(包括临终关怀)

康复和姑息治疗

乍一看,人们可能会认为姑息治疗和康复处于临床领域的相反端。但是,经过深度的调查发现这两个学科是可以互补的。姑息的药物治疗和康复治疗均以症状为导向,并采用多学科方法进行治疗,以改善患者的生活质量[9]。正如定义和解释的一样,姑息治疗能帮助患者保持生活质量的独立性,这也正是我们作为医护人员在患者病程中所能提供的最好的帮助。的确,在疾病无法治愈、无法逆转疾病进展或恢复到先前的身体机能,逐渐走向生命尽头的时,康复可以通过不同的形式来增加维系生命的意义。在姑息治疗中,康复的重点是尊重每个患者,并以保持信心,保有尊严和自理能力为基础。最近,肿瘤康复领域的权威们将姑息康复定义为:"与其他学科合作,并提供具有功能导向型的治疗,保持与那些患有严重且往往无法治愈疾病的患者的价值观相一致,这些患者往往以具有强烈和

898

多变的症状、心理压力和复杂的疾病为标志，以实现所谓的时限目标。"[10]

进行性虚弱和对他人产生的负担已被列为肿瘤患者希望死亡的主要原因[11]。尽管独立功能对保证生活质量至关重要，但独立功能的丧失却未得到公认和充分的重视，反映了在姑息治疗中掌握肿瘤康复原则的重要性[12,13]。终末期康复的总体目标是帮助患者和家人充分利用好疾病进程中的每一天[14]。

运动在晚期肿瘤中的地位

在本书中已充分讨论了运动在肿瘤环境中的作用（见第64章）。疲劳和身体机能受损是晚期肿瘤最常见的情况，并且常常是患者对肿瘤进展最大的恐惧之一[15]。鉴于运动干预对早期肿瘤患者非常有益，最近有更多研究评估了运动疗法在晚期和转移性肿瘤中的治疗作用[16]。临床研究结果表明在加入运动干预后，生活质量和身体状况（力量、有氧体能、降低脂肪百分比）均有所改善[17]。但是，在有些研究中，中途放弃运动治疗的比例相对较高，这说明选择合适的患者来进行运动的重要性，并且要经常评估和制定运动方案的安全性和适当性。这项研究的结果至关重要，因为从既往的理念来看，许多晚期肿瘤患者被劝告不要进行运动，并认为运动可能会消耗更多或造成伤害。当然，对于需要临终照料的患者，在制定的运动计划时，应仔细考虑诸如是否存在血小板减少、骨转移、贫血、周围神经病等会引起保持身体平衡障碍等医学因素。尽管运动在肿瘤患者治疗理念中的地位有改善的趋势，但最近一项中度运动干预的转移性乳腺癌患者的随机临床试验似乎并未达到统计学意义上的改善[18]。总的来说，许多临床试验表明，对接受化疗的患者加入运动治疗是可行的，甚至病情较重的肿瘤患者也可以从运动中受益[19,20]。比如通过适当的保护措施，运动已被证实对晚期前列腺癌伴骨转移的患者是安全、可行和有效的[21]。

通过不同的运动方式和不同的运动强度可积极改变肿瘤的生物学行为。具体而言，运动在表观遗传上调节肿瘤细胞增殖的同时又调节免疫系统功能、胰岛反应、肿瘤的血管形成和端粒长度[22]。前期数据表明，在转移性前列腺癌的患者中，通过运动可能会抑制肿瘤的形成并协同增加化疗和放疗的效力[23]。还有许多研究表明，经常运动的早期乳腺癌患者的复发风险和相关死亡率的风险较

低[24]。在总生存期中，又发现与体能水平（通过峰值耗氧量衡量）相关[25]。已发现体能水平是转移性乳腺癌[25]和其他多种肿瘤[26]的女性患者生存的独立预测指标，这一点可能至关重要。但仍然需要进行前瞻性研究来确定运动是否可以改善这种情况下患者的健康状况和提高其生存率。肿瘤运动医学领域正在迅速发展，也许有很大的可能会直接改善晚期肿瘤患者的预后。必须将临床前期研究转化为人体临床试验，来观察运动对总体生存的直接影响。目前一项大型、多中心的国际随机试验正在进行中，来评估在转移性前列腺癌男性患者中运动对生存的影响。

在本章中，我们将以 T 先生为例，介绍他在肿瘤各个阶段的过程，来说明姑息治疗团队如何结合康复来为患者提供最佳治疗。

T 先生的病例

T 先生，44 岁，体健，2 年前行背部小黑色素瘤切除。两个月前，发现腰痛，保守治疗无效后经相关检查发现在腰椎、肝和肺中发现了多处黑色素瘤转移灶。确诊后开始进行化疗。但是，化疗期间发生了严重的恶心症状，并导致了多次的延期。同时恶心也导致了厌食和明显的体重下降。此外，作为家庭中唯一的经济来源者，他一直在尝试继续工作，但由于严重的疲乏，经常在化疗和工作之间做出选择，又进一步延误了治疗。鉴于 T 先生难以忍受化疗的多种继发症状，肿瘤科医生将他转诊至门诊姑息治疗小组。

病例讨论

症状评估

常规进行症状评估已被证明可以发现那些被忽视或不明显的症状，从而可以更有效地进行治疗[27]。专业的症状管理与患者和家属更高的满意度以及患者的生活质量相关[28]。最近一项随机临床试验评估了通过进行常规症状评估对接受门诊化疗的晚期实体肿瘤患者的日常护理的影响[29]。在接受常规症状评估筛查的患者中，生活质量指标得到了显著改善。此外，接受干预的患者一般不太可能去急诊或需要住院治疗，而且能够接受更长时间的化疗。此外，接受常规症状监测的患者的生存

率显著提高。这是因为对症状的早期反应管理，减轻了并发症，可以连续进行肿瘤治疗。这项近期的研究强调了症状管理的重要性，不仅可以改善生活质量，而且对改善生存也很重要。

良好的症状管理显然已成为临床康复医生治疗晚期肿瘤患者的关键。如果患者感到恶心、睡眠不足、剧烈疼痛或与肿瘤及其治疗有关的引起的严重疲乏，完全实现康复目标将是极富挑战性的，或者根本就不可能。理想情况下，拥有一名具有姑息治疗专业知识的康复医师非常必要，作为一名临床医生既可以指导症状管理，又可以与康复团队协作制定功能目标。然而，截至 2017 年，美国内科委员会在临终关怀和姑息医学认证的医师中只有 1% 是康复医师。因此，在某些情况下，与能够提供理想症状管理的姑息治疗团队的合作至关重要。

对于 T 先生的情况，首先与姑息治疗小组的执业护士会面，使用了改良的埃德蒙顿症状评估量表（Modified Edmonton Symptom Assessment Scale, MESAS）[30]。该量表是姑息治疗中常用的量表，已在肿瘤人群中得到验证，并且已显示出对细小、敏感变化的发现，并且易于自我完成，即使到生命的终末期也不会给患者带来沉重负担[30]。当前，多个网站提供有用的评估工具以及与姑息治疗有关的其他工具和信息。这些网站之一就是高级姑息治疗中心（www.capc.org）。

生物 - 心理 - 社会评估

在姑息治疗方面进行全面的、人文的社会工作评估，包括影响患者和家庭的过去和现在的包括疼痛、抑郁、焦虑和行动不便的相关健康问题。评估的一部分也可以包括了解经济来源、保险范围、家庭结构和角色及沟通的方式，这也是生物 - 社会 - 心理评估的重要组成部分[31]。

案例续上

在与姑息治疗护士和社会工作者会面之后，T 先生会见了姑息治疗医生。在与 T 先生交谈并进行检查之后，医生确定，尽管 T 先生的痛苦是由于化疗的副作用产生，但他的主要苦恼根源是在于他无法按计划继续接受肿瘤科医生规定的治疗。姑息治疗医生向 T 先生解释说，很明显，T 先生的当前目标是继续进行化疗，所以姑息治疗计划的主要目标将是帮助他提高对化疗的耐受性的能力。然

后，医生会见护士和社会工作者，来制定适当的姑息治疗计划，该计划根据 T 先生当前的治疗目标纳入了物理疗法。

案例讨论

恶心和呕吐

无论是与化疗急性相关的还是慢性的恶心和呕吐，都可能是造成痛苦和生活质量低下的主要原因。的确，许多患者说他们宁愿忍受慢性疼痛，也不愿忍受慢性恶心[32]。与 T 先生的情况一样，严重的恶心和呕吐可能会产生很多的身体不适[33]，导致脱水和严重的恶病质，进而会影响生命，并且还会导致严重的心理痛苦[34]。

原因

呕吐中枢

在催吐作用中，所有控制都来源于呕吐中枢。呕吐中枢位于被称为孤束核的延髓区域，是呕吐的最终常见途径，接收来自胃肠道系统、化学感受器触发区（CTZ）和皮质。呕吐中枢富含组胺（H1），多巴胺（D2）和神经激肽 1（NK1）受体[35, 36]。

胃肠道

胃肠道所致的途径可能来自多种机制。胃肠道黏膜刺激或发炎，例如食管返流，非甾体抗炎药（NSAID），放疗和感染引起的肠胃刺激或发炎，可能会引起恶心和呕吐。在"胃部挤压综合征"（如：由于肿瘤导致内脏肿大，从而"挤压"胃部），胃肠控制不佳或阿片类药物（和其他药物）引起的胃肠道痉挛也可能导致恶心和呕吐。胃肠道梗阻通常来自原发性肿瘤或腹膜转移，可引起严重的恶心和呕吐。与这些机制有关的呕吐涉及乙酰胆碱，组胺，5- 羟色胺和 P 物质的作用，它们通过副交感神经和交感神经系统的激活而引发恶心和呕吐。除了乙酰胆碱和组胺受体外，在胃肠道中还发现多种 5- 羟色胺受体亚型[37]。除导致恶心外，乙酰胆碱还参与了胃肠道的分泌和运动功能。P 物质对呕吐中枢的 NK1 受体具有激动作用[38]。

前庭器官

组胺在前庭诱导的呕吐中的作用被认为是由中枢胆碱能作用引起的，前庭器官富含乙酰胆碱和

组胺受体[39]。前庭器官参与运动和本体感觉，由于该系统的刺激，人们会在晕船时俯向船边呕吐，在初次使用吗啡和发生颅内转移时，也可能会发生前庭器官刺激或功能障碍。

化学感受器触发区

化学感受器触发区（Chemoreceptor Trigger Zone，CTZ）位于第四脑室底部的视网膜区域，包含大量的血清素（5HT3）和多巴胺（D2）受体及毒蕈碱乙酰胆碱（mACh）和伽马氨基丁酸（GABA）受体[40]。毒素、药物和代谢紊乱（例如高钙血症和尿毒症）会刺激CTZ[35,36]。

皮质

目前尚不清楚皮质因素在恶心和呕吐中的作用机制。然而，除了由于脑水肿引起的恶心和呕吐外，皮质在条件性反射引起的恶心和呕吐中也很重要，就像预期的恶心和呕吐一样。

恶心和呕吐的管理

合理的治疗需要了解呕吐途径及其相关的神经递质受体，并结合相关机制的知识。在姑息治疗中，原因通常是多因素的。但是，了解详细的病史、体格检查以及在治疗过程中的摸索，通常可以得出对最主要机制的假设。通常，管理需要采用多模式方法。药物治疗应针对所有导致恶心的可能介质（例如多巴胺，5-羟色胺，组胺，胆碱能途径）。近年来，在恶心的药理管理方面已取得了长足的进步，药物治疗选择的细节不在本章范围之内。但是，应该强调的是，预防和控制恶心对于优化康复过程至关重要，因为在经历这种令人痛苦的症状时，专注于康复显然是让人烦恼的。因此，预期内的预防性治疗和规律的足量给药方案最有可能为患者带来最大获益。

简单的非药物干预通常也可能会有所帮助，特别是与药物治疗相结合时。如果不能通过停止药物来减轻药物导致的症状，那么通常仅让患者随食物服用药物可能会改善问题。肠胃外用药还会刺激恶心和呕吐，可通过让患者在服药前进食来缓解。经常少食多餐，避免极端的腹部胀气和空腹，这是有帮助的。轻淡饮食、避免辛辣食物或强烈气味的食物也可以。辅助疗法，例如按摩[41]、放松疗法、催眠和针灸/指压在某些情况下也可能会有所

禆益[42,43]。经皮胃造口术，分流结肠造口术，肠旁路术和剖腹术等外科手术干预可能有助于缓解机械性阻塞引起的恶心和呕吐。鉴于在姑息治疗中缺乏足够的证据支持对机械性阻塞的外科手术干预[44]，因此有必要在针对每个患者的总体治疗目标框架内考虑风险和获益[45]。对于那些不愿或不适合手术的人来说，侵入性较小的手术，例如将支架内窥镜放置在阻塞部位[46]，也许是可行的选择。

厌食症和恶病质综合征

厌食症或食欲缺乏是接受姑息治疗的肿瘤患者最常见的症状之一[47,48]。在伴随恶病质或体重减轻的患者中，多达80%患有晚期肿瘤且预后较差[49,50]，常常使厌食症引起的痛苦程度加重[51]。目前缺乏有效的治疗方法，即使是姑息治疗专家也无法控制这些症状。肿瘤恶病质的病理生理机制很复杂，包括影响热量摄入、慢性炎症、代谢亢进和激素变化的症状[52]。促分解代谢的促炎细胞因子的存在可能解释了人工喂养技术无法改善与绝症相关的恶病质[53]。

在评估厌食症和恶病质时，首先要评估厌食症的可逆原因或者可能会影响食欲、进食能力的因素（表73-1）。在生命末期，重要的是确定食欲的缺乏是否会带来问题。通常，患者不关心这些，而家属却极度痛苦[51]。实际上，这种症状的最大焦虑根源是在患者对家属的行为和反应[54,55]。发现与该症状有关的痛苦的真正根源可以通过对患者和家属进行教育，从而极大地改善生活质量。家属应放心，患者的口服摄入量减少和体重减轻不会对他们营养状态产生不良影响。强迫患者进食超出其期望或忍耐的食物，实际上会增加痛苦，并且通常不会带来任何临床益处。仅需对部分可逆原因进行治疗，厌食和恶病质需要采用多模式方法进行管理。一些专家小组建议所有患有厌食症/恶病质综合征的肿瘤患者咨询营养师[52]。不幸的是，对肿瘤患者进行大量营养干预的研究显示出好坏参半[56,57]。尽管缺乏营养咨询功效的证据[57]，但对大多数患者而言，应将评估作为初始检查的一部分，即使仅就评估可能对减轻患者和/或家属的焦虑的影响而言也应包括在内。对患者和/或家属再评估的重要性不容低估[58]。与任何评估或治疗一样，应彻底讨论风险和获益。尽管在肿瘤人群中大多数缺乏通过肠外或肠内途径补充营养的证据，但在某些患者中应考虑对这种疗法的适当性进行评估[59,60]。

表73-1　厌食症的可逆原因

原因	病史和体格检查	治疗
无法缓解的疼痛	疼痛 视觉模拟量表分数	积极治疗疼痛
恶心呕吐		积极处理恶心和呕吐
吞咽困难	食物被"卡住" 反流 吞咽时咳嗽和/或哽噎 吞咽疼痛 鹅口疮	对引起吞咽困难的特殊原因进行检查和治疗 浓汤饮食 言语语言病理学
假牙安装不当	大量减肥 口腔溃疡或牙龈线的擦伤	新的假牙 浓汤饮食
味觉障碍	食物有金属味 食物"不再美味" 血清低锌水平	评估鼻窦炎 锌置换
抑郁症	快感缺乏 情绪低落 绝望 无助	治疗抑郁症(请参阅"抑郁症管理"部分)
口腔干燥	患者服用引起口干症的药物 头部及颈部有辐射史 嘴唇和黏膜干燥	尽可能减少或停止用药 尽可能更换替代药物 毛果芸香碱 唾液替代品 无糖口香糖或酸硬糖果 尽可能增加口服液的摄入量 细致的口腔卫生 避免使用甘油棉签或柠檬汁
便秘/胃肠道运输过慢	服用已知的会导致便秘/胃肠道运输缓慢的药物的患者 大便稀少 早期的饱腹感 恶心	治疗便秘(请参阅"便秘管理"部分) 促动力药(如甲氧氯普胺)
口腔念珠菌病	吞咽痛苦 鹅口疮	制霉菌素悬浮液 克霉唑片剂 酮康唑 地氟康
压力与紧张	家属不断表达对患者饮食或体重减轻的关注 家属试图强迫病人进食	患者及家属教育 让病人参与膳食计划 提供安静的环境

摘自 Storey P, Knight CF. UNIPAC Four: Management of selected non-pain symptoms in the terminally ill. New York, NY: Mary Ann Liebert, Inc.; 2003: 22-28。

　　由于厌食症状可能会在一整天内发生波动,因此可能要根据患者的食欲来计划进餐,而不是设定进餐时间。安排患者在一天中最不容易疲劳的早些时候吃一顿大餐也可能会有帮助。此外,与其强行喂养病人,不如提供其喜欢的食物或具有多种质地的食物可能是有益的。对于那些因厌食导致令人不安的症状时,使用营养补充剂或药物是可取的。

第七篇

言语语言病理学家还可以为晚期肿瘤患者的治疗做出有意义的贡献。例如，如果患者有吞咽困难，语言病理学家可以制定相应的弥补方案，以帮助患者尽可能长时间地进食。还可能要求治疗师参与有关使用替代营养的小组方案[61]。

目前，表 73-2 概述了最常用于厌食 - 恶病质综合征的药物选择。Anamorelin 也已经完成了针对肿瘤恶病质的第三阶段临床试验。人们发现它可以改善食欲和非脂肪组织，但不能改善功能性（握力）[62]。Anamorelin 目前在美国还未批准用于临床。

表 73-2 厌食症的药理管理

药物	推荐剂量	副作用	重要注意事项
皮质类固醇[63-66]	例：地塞米松（或同等剂量）2～4mg	短期：焦虑、震颤、失眠、情绪波动、水肿、高血压、胃炎或消化性溃疡、血糖升高、感染风险增加 长期：肌病、骨质疏松、肾上腺抑制	改善食欲、情绪、幸福感和生活质量 对体重没有影响 对死亡率没有影响；4～8 周后效果减弱 应先观察 1 周的，再继续对症处理
醋酸甲地孕酮[64,65,67-70]	开始 160mg/d，滴定到最大 800mg/d 分剂量 最优：480～800mg/d	转氨酶增加，血栓栓塞风险增加，肾上腺抑制	改善食欲，疲劳和生活质量，导致体重增加（主要是脂肪）；可能需要几个星期才能看到体重增加 对死亡率无影响 作为致呕物，相当于皮质类固醇 如果以最大剂量服用 2 周后对食欲没有影响，则通过逐渐减量终止治疗
屈大麻酚[71,72]	2.5～5mg/d	镇静，谵妄，心动过速	提高食欲 对体重没有影响 对死亡率没有影响 不如醋酸甲地孕酮有效

总之，目前厌食和恶病质的药物选择非常有限，并且通常最多只能带来适度的获益。患者和家庭宣教可能是一种有价值的工具，但是尚未被充分利用。由于患者和家属认为肿瘤导致的恶病质使生命终止与卡路里摄取相关，这有助于解释厌食症和恶病质通常是疾病进展的自然部分，是一个不可逆的生理过程，并且患者不会因此而"饿死"[73]。因此，患者的卡路里摄入量增加与否不会改变死亡的时间或最终结果[60]。此外，应该解释的是，研究表明，患绝症的患者很少诉饥饿或口渴。的确，即使他们这样说了，提供少量食物或喝水通常也足以缓解症状[74]。

癌因性疲乏

癌因性疲乏（Cancer-Related Fatigue，CRF）是肿瘤患者最常见的症状。美国国家癌症综合网（National Comprehensive Cancer Network，NCCN）将其定义为"与肿瘤或肿瘤治疗相关的、令人困扰的、持续的、主观的疲倦或疲惫感，与近期活动不成比例，并且会干扰正常的功能"[75]。据报道，它影响了 70% 以上的肿瘤患者，并归因于该疾病本身及其治疗方法[76,77]。CRF 会在治疗（化疗、放疗和/或手术）中影响患者，在治疗完成后也可能会持续存在[78-80]。

CRF 被认为是一种主观状态，可能会影响一个人生活的许多方面，包括进行日常生活（Activities of Daily Living，ADL）的能力，从而影响生活质量[77]。CRF 的症状可能包括身体、心理和认知症状[81]。引起疲乏的因素包括疼痛、情绪困扰（抑郁和/或焦虑）、睡眠障碍、贫血、营养减少、营养不良以及营养失调和合并症[78,82]。注意疲劳会影响注意力集中、记忆力和信息处理能力，这也是导致 CRF 的一个因素[81,83]。

NCCN 建议在每次接待病人时都要对 CRF 进行筛查。筛查最好由肿瘤治疗团队为患者进行，应评估疲劳的存在和严重程度[75,76,78]。由于 CRF 是一种主观状态，最好通过患者的自我报告和全面的评估来进行，该评估包括对系统、药物、合并症、营养状况以及功能/活动状况的全面审查[75,76,78,80]。有许多评估

第七篇

工具可用于评估 CRF,包括线性模拟量表评估[76,78]。有关更多讨论和管理选项,请参见第 76 章。

抑郁症

　　事实上,终末期患者普遍存在着心理困扰。在严重的疾病过程和临终前,患者会经常地感到沮丧或焦虑,但是持续的焦虑或过度的沮丧并不是死亡过程的必然部分[84]。Block 认为痛苦是一个连续的过程,它有很多根源:对当前和预期得失的悲痛、对未来的恐惧和不确定性、过去未解决的问题以及对亲人的依恋等[85]。诸如抑郁之类的既往和新的精神疾病只会加剧痛苦。为了减轻与抑郁症相关的心理痛苦,医护人员必须对临终患者熟练地进行评估、管理和治疗这种痛苦的根源。任何患者都不应患有诸如抑郁症等这种可能会治愈的症状(见第 68 章)。应该注意的是,运动对抑郁症的治疗也可能是有效的,应在适当和可行的情况下将其纳入治疗计划,尤其是考虑到与运动相关的多种其他益处(疲劳、身体状况、生存预期等);有关更多详细信息,请参见第 64 章。

案例续上

　　通过姑息治疗团队和物理疗法的干预,T 先生的病情大大改善。他的情绪和食欲开始改善,现在他能够更好地耐受化疗。T 先生的症状已得到控制,姑息治疗小组会见了 T 先生和他的妻子,讨论他的治疗目标。

案例讨论

治疗目标讨论

　　了解患者对治疗的目标期望值,可以为其他医疗手段的制定(包括康复目标)提供参考。例如,如果一名患者表达的是不想进一步手术或其他有创性治疗,平静地死去的愿望,但他却因急性肠梗阻而入院,那么就不需要打电话给外科医生进行评估,而是对疼痛和症状进行有效的管理。由于治疗目标往往是动态的[86],因此应在诊断任何慢性或终末期疾病时考虑这些目标,然后在疾病的整个过程中多次考虑这些目标,特别是在患者的健康状态发生变化时,治疗的目标也是已经确定的[87]。

　　重要的是要先了解患者对他或她的疾病及其

病程的理解程度。这通常可能与医疗团队的理解大不相同。例如,许多接受姑息化疗的肿瘤患者认为他们正在接受治愈性治疗[88]。可以想象,如果患者认为自己不太可能死于疾病,那么很难讨论诸如患者对临终关怀的想法之类的问题。的确,过高估计自己的生存期或长期治疗能力的患者,更有可能选择延长生存的治疗,而不是舒适治疗[89]。

　　在告知任何信息之前,了解病人是否想要知道这些信息是很重要的。当被问及这个问题时,大多数患者(但不是所有患者)都想知道自己的预后[90],尽管他们可能并不总是希望完全公开[91]。因此,让病人意识到他们可以通过举手示意临床医生随时停止,这可以为许多患者提供舒适感和控制感。对于那些不希望知道预后的患者,要询问是否有他们希望与医疗团队谈话的人。同样重要的是要弄清楚病人是否希望这个人为他们做医疗决定,尽管病人有能力自己决定治疗方案。这些信息必须记录在医疗记录中。

　　在告知信息的过程中,要全面和一目了然,这样就可以引出、讨论和决定现实的目标。确定了现实的目标之后,就可以确定适当的治疗方法和先进的指导方针(包括对心肺复苏的偏好)[92],这在晚期肿瘤中尤为重要,因为此时的治疗更有可能带来负担而非益处[28]。的确,虽然有些患者不惜一切代价延长生命,但大多数重病患者更喜欢以控制疼痛为目的的治疗和姑息性的治疗(表 73-3)[93]。

表 73-3　治疗目标讨论

患者对自己的疾病了解多少	你能告诉我你了解你现在的健康状况吗?
病人被告知了什么	医生对你的病情说了什么
病人想知道什么	我有一些信息想告诉你,但是我想问你,你想知道多少? 还想让其他人知道吗?
告知信息	1. 目前患者的病情 2. 预后(从现在开始可能如此)
情绪反应	我知道您一定很难听到 我不得不告诉患者/家人这种信息
根据上述信息探究患者未来的目标	未来您最担心的是什么 您最大的恐惧是什么 未来您最想做什么 在疾病中过程中对您来说最重要的是什么

　　摘自 Weeks JC, Cook EF, O'Day SJ, et al. Relationship between cancer patients' predictions of prognosis and their treatment preferences. JAMA, 1998; 279(21): 1709-1714.

案例续上

自 T 先生被诊断以来已经一年了。不幸的是，他开始因下肢无力而继发行走困难，并且右下肢有些感觉异常与下背部疼痛加重。他被送进医院进行检查和对症治疗。检查发现 T 先生在 L3，L4 和 L5 处肿瘤转移导致脊髓受压，为此他接受了阿片类药物及激素治疗，并接受了放射治疗来控制疼痛并帮助减轻脊髓压迫。医疗团队希望这些治疗方法能使一些神经系统症状得到改善。尽管疼痛得到了控制，但阿片类药物使他出现了严重的便秘。在医疗团队解决他的疼痛和其他医疗问题时，他被转到物理和职业治疗以评估其当前的功能状况，启动康复计划并提出出院建议。

鉴于 T 先生的医疗状况较之前讨论已经发生了变化，主要医疗团队和姑息治疗团队与 T 先生和他的妻子会面，重新确定治疗目标。T 先生选择接受紧急康复治疗，然后肿瘤实验性治疗的试验，而不是现在的临终关怀。鉴于他的症状有所改善，T 先生、他的妻子和他的医疗团队同意这个计划，并将他转介到康复医学部门。T 先生转到医院的康复部门，并在那里完成了放射治疗，开始一个更积极的康复计划。在康复中心出院后，T 先生接受家庭物理和职业治疗，然后继续接受门诊康复治疗，继续康复。

案例讨论

疼痛的评估和管理

鉴于大约 80% 的肿瘤患者会感到疼痛，因此可以看到为什么整本教科书都专门讨论肿瘤疼痛的治疗方法。由于本教科书中其他章节已经介绍了疼痛的类型，评估和处理方法，因此，除与疼痛管理的康复干预措施有关的方面外，我们在这里不复述疼痛管理的各个方面。取而代之的是，我们简要地讨论心理上的疼痛，因为这种类型的疼痛通常未被发现，因此得不到治疗[94,95]。准确发现和治疗心理疼痛的重要性不应被低估，因为它会影响患者的健康、对其他症状的感知、所使用的医疗服务的数量、住院时间、医疗服务的成本，甚至可能影响生存[96,97]。

心理疼痛被定义为对有害心理刺激的反应疼痛，可以认为类似于对有害物理刺激的身体疼痛[98]。

另一些人则把心理痛苦描述为一个人在面对特定的压力或要求时所经历的一种独特的、令人不安的情绪状态，这种情绪会对人造成暂时或永久的伤害[99]。这些有害的心理刺激或压力可能包括严重的疾病，如肿瘤。使用功能性磁共振成像，已经表明心理上的疼痛可以激活中枢神经系统（CNS）中的许多疼痛通路，就像身体上的疼痛一样[39]。心理上的痛苦被认为是一个连续的过程，正常的短暂的恐惧、忧虑、担忧和抑郁情绪，到临床上显著的持续的恐惧、绝望、精神上的忧虑、生活无意义和自杀的想法，干扰了日常的功能[96,98]。

心理疼痛在许多肿瘤患者中表现为不同程度，在姑息治疗中尤为突出[96,100]。心理上的痛苦可以表现为身体或精神上的痛苦[101]、焦虑或抑郁[102]。存在的痛苦表现为生活无意义、绝望、失去控制或尊严[103]，也可以被表达为心理痛苦，并与晚期肿瘤患者加速死亡的愿望相关[104]。

鉴于许多肿瘤患者存在一定程度的心理疼痛，无论是否表现为身体疼痛，疼痛评估应包括心理疼痛是否存在。这一点尤其重要，因为只有不到 25% 的肿瘤患者愿意独立提供这些信息，尽管 100% 的患者愿意讨论这些问题[105]。一般来说，心理疼痛的一个原因是，尽管有最佳的治疗，但身体疼痛似乎未完全缓解[106]。其他的原因包括非语言行为，如缺乏或过度的运动、情绪激动、语调紧张或悲伤、沮丧或蓬头散发[107]。直接评估抑郁、快感缺乏、绝望、尊严、无意义、内疚、宗教或精神问题、恐惧、社会功能障碍和应对问题的能力等结果，可能会为确定心理痛苦的存在提供可靠的证据。使用自我完成的生活质量问卷[108]或患者问题/疑虑激励表[109]在检测心理疼痛的存在方面也是有价值的。此外，由 NCCN 开发的一种单项筛查工具，一种用于评估生理、心理、社会和精神关注的痛苦程度，已经在肿瘤流行病学中得到了验证[110,111]。

与身体疼痛一样，临床上严重的心理疼痛往往需要积极地治疗，包括精神和心理咨询[112]，通常需要结合药物治疗。NCCN 制定了临床指南，旨在解决姑息治疗患者中观察到的心理困扰的各种组成部分，该指南可在网站（www.nccn.org）上获得。也有其他人提出了各种策略，以帮助管理痛苦存在的具体方面[113]。重要的是要向患者强调，治疗他们的心理痛苦只是他们整体治疗的一个方面，并不意味着是全部[114]。

姑息治疗中疼痛的康复管理

除了使用药物外，康复专业人员、物理治疗师以及物理和职业治疗师都可以协助管理患者的疼痛。康复医师可以通过细致的神经肌肉诊断技能识别出先前无法识别的导致疼痛的原因，而这项技能在姑息治疗中可能一般不容易达到[10]。非药物技术可包括支具、辅助设备和自助具的使用、运动训练、物理因子治疗（包括冷疗和热疗）的应用、分散注意力、放松训练、按摩（正向心理）、表象训练、各种形式的皮肤刺激[如，经皮神经电刺激（TENS）或按摩]及其他辅助干预措施[115-117]。疼痛管理的康复方法往往既关注疼痛的根本原因，又关注与疼痛相关的功能障碍[118]。

因为患者可从肢体或脊柱的支具获益，所以必须让一位矫形技师来为患者配备最合适的支具，然后为患者正确地佩戴。支具可用于减轻关节疼痛，提供外部稳定性以代偿无力的肌肉[118]。同样，需要为每位患者订购和调整辅助设备，包括助步器和轮椅。在姑息治疗中，选择矫形器时，舒适度至关重要。此外，要对患者的未来状态有一个预期。例如，如果预计患者的肢体会发生水肿等变化，定制的踝足矫形器可能无法使用。

已经发现许多方法也有助于辅助治疗疼痛。浅表热疗和冷疗可用于减轻术后疼痛、炎性疼痛、并减轻因疼痛和不活动引起的僵硬[115]。通常禁止使用深层热疗，例如超声波。TENS 可对患处进行轻微电刺激，据认为可通过刺激感觉神经干扰疼痛传导通路。尽管将 TENS 用于肿瘤患者不是禁忌，但一直存在争议[119]。它有以下禁忌：装有起搏器的患者、颈前/颈动脉窦处、体内、有心脏问题患者的前胸壁、无法正确使用设备的认知障碍患者[117, 119]。按摩可以通过产生温热感和帮助放松而有助于降低肌肉的紧张/僵硬[115, 116]。

各种辅助疗法/技术也已被证明在治疗疼痛和与肿瘤相关的疼痛方面是有用的。这些包括身心技巧（例如放松、冥想、引导性表象训练、催眠、生物反馈）、认知行为疗法和心理教育方法（即心理支持小组疗法）。除了协助疼痛管理外，这些干预措施可能还有助于改善情绪、生活质量和应对能力[116, 120]。针灸、治疗性抚触和气功等干预措施及其他传统中医技术、灵气疗法和瑜伽疗法，在治疗与肿瘤相关的疼痛方面也很有价值[115]。

神经症状的康复管理

对于患有神经系统症状的肿瘤患者，整合康复专业通常是最重要的。全面评估患者先前和当前的功能水平。这包括获得详尽的病史并完整评估转移动作、离床活动和步态、ADL、坐立位平衡、关节活动范围、力量、姿势、认知状态及精细运动技能，另外如果有需要还应进行特殊检查（即前庭功能评估）。治疗师会考虑疾病的部位，包括转移部位（尤其是骨转移）、疾病的阶段及患者/家庭/照护人员的目标[121, 122]。重要的是要尝试在未来几周到几个月内预测患者的状况，因为该患者的功能状态在晚期肿瘤的情况下可能会动态变化。所有这些信息都经过汇总以建立针对患者的个性化治疗方案。患有神经系统症状的患者，无论是如 T 先生的脊髓受压，软脑膜疾病，脑转移瘤或肿瘤，都可以在急诊医疗机构、住院康复医疗机构、居家或门诊由康复专业人员进行治疗。

尽管需要考虑患者的疾病和总体状况，但该患者群体所采用的康复干预措施与那些有脊髓损伤（创伤性或非创伤性）、脑卒中或任何其他诊断非癌性神经系统疾病的康复干预措施类似[121]。通过标准的治疗技术解决患者的功能障碍，包括转移动作训练、身体力学训练（患者和家属）、运动疗法、步态训练、轮椅技能/管理训练（如果有需要）、家属教育、ADL 训练，如有需要还应有辅助设备和其他自助具评估[121]。

便秘

便秘在终末期治疗中很普遍，涉及解剖学、神经学和医源性因素之间复杂的相互作用[123]。通常，便秘会有不适感，应迅速积极地治疗。

肿瘤有许多导致便秘的原因。便秘可能是由与肿瘤相关的并发症引起的，例如高钙血症、腹腔或盆腔疾病、脊髓压迫、马尾综合征或抑郁症[124, 125]。虚弱经常与便秘有关。残疾导致的后果可能包括虚弱、不活动或卧床休息、营养不良和液体摄入不足、精神错乱以及无法上厕所[124, 125]。其他疾病的药物治疗也可能引起便秘，包括阿片类药物、止吐药、抗胆碱能药、铝盐和非甾体抗炎药[125, 126]。其他可能导致便秘的并发疾病包括痔疮，肛裂，粪石和内分泌功能障碍[125]。

便秘是根据患者排便频次少或缺乏而确定的；排便量减少；排便困难或疼痛；排便不完全；腹胀；

粪便渗出；或大便干硬[127,128]。此外，患者还可能出现以下相关症状：腹痛、腹胀或胃气滞、恶心、呕吐、直肠充盈或压迫、精神错乱、躁动不安、焦虑或尿潴留[127,128]。在所有情况下，对于临床医生而言，确定患者的便秘类型和正常的排便习惯都非常重要。病史和体格检查应包括以下内容：一般评估、与便秘相关的病史、胃肠道评估、直肠检查和心理情绪评估。残存粪便的快速排出，可能会减轻患者的症状，并避免同时使用药物。在采取任何进一步的处理之前，必须排除肠梗阻。

通常，尽管使用了预防性干预措施，但患有绝症的患者仍需要泻药来治疗和预防便秘[126]。便秘的干预和治疗不仅限于通便治疗。应特别注意患者的症状（尤其是疼痛）、饮食、液体摄入、活动能力和如厕情况，因为所有这些项目都有助于取得有效的效果。

但是，泻药仍然是治疗选择的主体。泻药治疗的目的是获得舒适的排便体验，而不是排便的特定频率。泻药的选择取决于便秘的原因，粪便的性质以及患者的可接受性[124]。泻药可分为三类。第一组主要包含软化剂：表面活性剂例如，多糖（钠），渗透性泻药（如：乳果糖），膨胀剂（如：甲基纤维素），盐水泻剂（如：硫酸镁）和润滑剂（如：液体石蜡）。第二类主要包括蠕动刺激剂：苯酚（例如番泻叶）和多酚类（例如比沙可啶）。最后一组包括前两个的组合[124]。当选择合适的泻药时，了解主要的作用机制是有帮助的。

治疗不应仅限于药物，而应侧重于便秘的病因。当患者在生命末期治疗时，结肠或直肠扩张可能是引起躁动和疼痛的主要原因。重要的是要尝试缓解便秘，这可以完全缓解疼痛和躁动。使用阿片类药物治疗便秘的疼痛可能只会使便秘加重，最终使疼痛加剧，从而造成恶性循环。

案例续上

从康复机构出院后，T 先生返回姑息治疗诊所进行随访。自从出院以来，T 先生一直在接受实验性化学疗法的治疗，他耐受良好，几乎没有副作用。但是，姑息治疗护士医生了解到，他的疼痛在过去一周中再次开始增加，并且前一天进行的 MRI 检查显示他的脊椎病情进一步进展。医护讨论了进入临终关怀的好处，并建议他再次与临终关怀社工会面，以评估不同的选择。

姑息治疗社会工作者与 T 先生和他的妻子交谈，并解释了临终关怀的理念。如果 T 先生选择不再寻求治疗，则临终关怀是治疗的选择。临终关怀提供积极的症状管理，专注于舒适和减轻痛苦。这种痛苦可以是身体上的、情感上的或精神上的。一支由护士、社会工作者和牧师组成的多学科团队将可以满足 T 先生及其妻子和孩子的需求。临终关怀计划包括为 T 先生及其妻子和孩子提供咨询及牧师的探望。家庭临终关怀计划每周提供 20 个小时的家庭保健助手，以帮助他进行个人照护。大多数家庭临终关怀计划都可以灵活地分配这些时间。物理治疗和其他康复服务也可以成为临终关怀治疗计划的一部分。临终关怀可以在家中或住院单元中提供。虽然临终关怀是一项家庭计划，但有时患者和家属都需要住院临终关怀。如果采用家庭临终关怀计划的患者需要更深入的症状管理，则可以将患者转移到住院临终关怀部门。必要时，临终关怀医院可以提供输血、静脉营养和患者控制的镇痛泵，来优化症状管理。住院设施可供家庭计划中可能需要临时护理的患者家庭成员使用。大多数住院病人的病房在必要时允许家庭一天 24 小时探视，并且经常为家庭提供住宿和便利设施。一些熟练的照料和其他长期照料机构提供临终关怀照料。

社会工作者还解释说，尽管临终关怀计划无法治愈，但有时可以姑息化疗和放疗以最大限度地控制症状。某些临终关怀计划不要求患者同意不接受复苏（DNR）命令，这意味着如果 T 先生决定要接受复苏，则家人可以拨打 911，然后将他转送到医院。T 先生重申，他希望在家中下达 DNR 命令，以确保不进行复苏尝试。T 先生将进入家庭临终关怀计划，以帮助确保在时机成熟时实现他在没有机器的情况下在家中安静死亡的目标。

案例讨论

临终关怀的物理治疗

如果目标明确且符合患者的临床状况，则在患者进入临终关怀时让物理（和/或作业）治疗师参与是有益的。随着患者身体和功能状态的下降，治疗师可能会向照护人员提供以下教育：身体力学、防护技术、最舒适和利于呼吸的体位[126]。对于其他自助器具的建议，例如医院病床、床旁马桶、高架马桶座、浴缸凳、床边扶手、坐垫等，也可能有助于在家中照顾患者。

尽管临终关怀中可用的财政资源有限，但在这种情况下，物理疗法已被证明是有效的，可以最大限度地提高患者在疾病过程中制动的功能状态，并改善生活质量。最近，一项随机对照试验表明，接受物理疗法和常规护理的临终关怀医院居民的生活质量得到了改善，包括更少的疲劳[129]。

案例续上

在接下来的 3 个月中，T 先生在临终关怀中度过，能够前往他一直希望去的该国的许多地区，并与家人度过了很多时光。他曾与临终关怀的社工一起工作，以厘清财务状况，并确信自己去世时不会给妻子带来负担。他在牧师那里度过了很长时间，与上帝沟通，即便即将死去也感到安宁，甚至还组织了自己的追悼会，其中包括在幸福的日子里亲自制作自己和家人的幻灯片。他花了几个小时来撰写信件和视频消息，供他的妻子和孩子阅读和播放生活中的各种事件。

案例讨论

精神问题与意义探索

接受临终照料的患者通常会面临情绪低落、对生活和精神上的问题，这些问题可能会对生活质量和医疗效果产生不利影响。生存和精神困扰是高级别护理患者所经历的最使人苦恼的原因，但通常是肿瘤治疗中被忽视的领域。世界卫生组织强调了姑息治疗给患者的心理和精神方面提供了帮助，使患者尽可能积极地生活直至面对死亡[130]。医学研究所（Institute of Medicine, IOM）最近的报道《死在美国》还强调，应该处理晚期疾病患者对生存和精神困扰的需求[131]。患有晚期疾病时，与上帝亲近感仅略低于缓解身体疼痛的愿望[132]。在生命的尽头，患者可能会因早年参加过宗教或发展出一套新的价值观，从而带给他们一种存在感。

如何能更好地干预这情况来缓解精神痛苦，寻求特定的问题很重要。首先，确定患者的信仰或信念很重要。第二，必须评估这种信念的重要性。这种信念在决定生命的终结和对来世的信念中起什么作用？确定患者是否得到信仰组织的支持以及该组织在提供精神和情感支持方面的作用也很重

要。最后，确定医疗团队如何支持患者的精神状态非常重要[133]。医院或临终关怀牧师可用于宗教仪式和对神学有疑问的患者。患者的需求范围可能从宗教仪式（如祈祷，涂油，阅读经文或使用安息日蜡烛）到讨论更多存在的问题。

Breitbart 等证明了以存在意义为中心的心理治疗小组，可以减少肿瘤晚期诊断患者的生存困扰[134]。同样，Chochinov 等大量的工作表明，重新定义存在意义对于在晚期疾病中增强适应力和尊严具有重要意义[135]。

灵性可以表示为与上帝的关系，但也可以更广泛地定义。精神也可以是关于艺术、音乐、家庭、自然或任何使人具有意义和获得感的价值观和信念[133]。干预措施可以包括倾听和鼓励患者阐明自己的故事和困惑。患者对生活中重要的事物表达新的感觉并不少见。生命末期患者普遍存在的问题可能包括绝望、徒劳、无意义、失望、后悔，死亡焦虑和个人否定[136]。像身体上的疼痛一样，精神上的疼痛也是变化的，需要不断的评估[137]。那些垂死的人们必须专心于营造一个可以阐明、探讨和肯定这些问题的环境。对于那些提供精神关怀的人来说，重要的是要适应自己的精神修行，以营造一种开放而无对错的氛围[138]。

寻找存在意义可能意味着将遗产留给孩子或其他亲人。有时，信件、视频或其他通信方式可以为垂死的患者提供舒适与祥和。其他人生活中的阅历，可以为病人提供希望并确保生活的连续性[139]。

案例总结

T 先生的疼痛开始明显增加，并且他的阿片类药物剂量迅速增加，才能较好地控制疼痛。T 先生已停止进食和饮水，整天大部分时间都在睡觉。临终关怀护士向 T 先生解释说，他即将进入死亡阶段，并向家属说明他们在未来几天至几周内可能遇到的情况。他的疼痛似乎得到了很好的控制，他的家人可以接受 T 先生用冰片和少量水缓解口干的问题。

随着时间的流逝，T 先生的呼吸变得越来越短，临终关怀护士为此订购氧气和阿片类药物，并在 T 先生脸部附近的桌子上放置风扇。他也变得越来越混乱，经常会说在床上看到天使或死去的家人。临终关怀护士向家人解释，她认为 T 先生快到了尽头。她告诉家属继续与他说话并抚摸他，因为

临终前,触觉和听觉是最后失去的两种感觉。临终关怀社工与T先生的妻子和孩子共同经过这段时光,以提供支持。两天后,T先生失去了知觉,并在几个小时后在家中有家人的陪伴下安息地去世。临终关怀的社工可以帮助家属处理丧事。临终关怀计划由临终关怀组织实施,并在患者死亡后继续进行13个月,这是因为认识到家庭成员通常在亲人死亡的第一周年纪念日上很难过。T先生的家人写信给肿瘤科医生、姑息治疗团队、物理和职业治疗师以及临终关怀团队,感谢大家为确保T先生在自己所能过的尽可能充实的生活中所付出的辛勤工作。T先生在世时生活得尽可能充实,临走前尽享安逸。

案例讨论

死亡过程

医生高估了患者的生存期[91],他们通常不认为的一些症状和体征会和即将死亡相关,或者可能将其归因于相同或另一种疾病过程[140]。医生方面对晚期阶段判断的缺乏或延迟,可能会错过把这重要情况告知给患者和家属的机会。

通常,死亡即将到来的最早迹象之一是社交降低[141]。随着对新闻/报纸,电视和/或广播的兴趣逐渐减少,病人首先对周围的世界变得不那么感兴趣。同样在这段时间中,由于人体开始对营养的需求减少,因此患者和/或家人对食物的兴趣降低了。实际上,这可能会改善患者的健康状况,因为有人认为食物摄取减低所导致的酮症可以减轻不适感[142]。酮酸的这种作用甚至导致建议患者使用β-羟基丁酸酯(形成的主要酮酸)作为临终治疗中的治疗剂[143]。患者和家人经常会诉病人的饮水减少,甚至可能完全不喝水。家庭和医护人员都可能担心患者会脱水并因此而感到着急。但是,许多专家认为,由于内啡肽的增加,脱水也可能促进舒适感,这有助于提高患者的体感[144]。还可能担心患者会口渴,因此会从静脉输液中受益。但是,有证据反复证明,临终患者的口渴感与液体平衡无关,静脉注射液体并不能缓解口渴[142,145,146]。确实,最近的一项随机临床试验表明,与安慰剂相比,每日1L的水分补充不能改善症状,生活质量或存活率[147]相反,在大多数情况下,口渴与口腔干燥感有关,可以通过局部措施来控制,例如冰片,一小口水(家庭可以用滴药器滴几滴水或用一个小喷雾瓶喷出薄雾),将用凡士林湿润的海绵涂抹在嘴唇上及严格的口腔卫生护理[142,148]。此外,医护人员需要意识到,濒死患者的脉搏或血压下降是生命终止过程的一部分,而不是由于脱水引起的,因此不是静脉输液治疗的指征[142]。向家人解释,失去营养或喝水是死亡过程中自然的一部分,而不是让患者饿死或渴死,在这个困难时期,可以为患者和家人提供安慰。

由于人体新陈代谢随疾病的发展而变化,濒死的人也将开始花费更多的时间睡觉[149]。最终,大多数患者完全失去知觉[142]。由于听力是五种感觉最后丧失的,因此可以鼓励家人继续与患者说话,就好像他们仍然有意识一样。鼓励家庭成员利用这段时间把患者希望知道的事情在死亡前告诉他,例如再见,我原谅你,我爱你,这可以为家人提供极大的安慰。

随着意识下降和神经功能下降,吞咽能力也会受到损害。一旦发生这种情况,应警告家人继续经口服用可能导致误吸。吞咽反射的降低导致正常的鼻咽部分泌物在咽后壁处积聚,这可能导致呼吸过程中发出声音,有时被称为死亡声。在大多数患者中,这种症状的出现与48小时之内的死亡有关[150]。虽然这种分泌物堆积对死者来说并不构成困扰,但对家属而言却可能带来急迫。不建议在这种情况下进行口咽抽吸,认为这种方法无效且不舒服。在这种情况下,使用抗毒蕈碱药物可以减少分泌,虽然对已积累的分泌物没有影响,但可以有效治疗分泌物产生[53]。迄今为止,人们可能会失去时间概念和忘记周围的人,特别是随着死亡的临近。垂死的人可能会说看到已经死去的天使、家人和朋友,或者出现其他幻觉。这可能会使家庭成员感到不安,应该向他们解释,只要这些情况与患者无关,最好不要与患者争论或纠正患者,也许这就是病人的愿望[149]。有时,意识丧失可能与躁动和躁动的急性发作有关,患者试图下床或在床单上拉动或捡拾床单。这可能表明存在终期谵妄(见谵妄部分)。

特定的身体变化与死亡过程有关。生命体征的变化包括血压降低,心动过速或心动过缓以及体温波动[149]。发热很普遍,应使用对乙酰氨基酚和冷敷对症治疗。一般认为代表严重的神经系统损害的呼吸方式可能会发生变化,可能发生呼吸暂停或潮式呼吸。可能引起窒息或呼吸困难。应确保家人注意,失去知觉的患者自身不会有这些感觉。

第七篇

适当时,可使用阿片类药物或苯二氮䓬类药物来缓解呼吸困难的感觉[142]。由于心排血量减少和周围血流灌注减少,四肢会变凉。随着肾脏灌注的减少,少尿或无尿的情况也将发生。

谵妄

《精神障碍诊断和统计手册》(第4版;DSM-Ⅳ;美国精神病学协会,1994年)根据注意力不集中(听觉)和认知障碍定义谵妄[151]。如果没有仔细的临床评估,谵妄很容易被误认为其他原发性精神病,因为它的神经精神症状在其他疾病中也很常见,例如痴呆,抑郁和精神病[152,153]。不幸的是,谵妄是患有晚期疾病患者的一种常见且经常令人痛苦的医学并发症[154,155]。根据所研究的人群和使用的标准,预计谵妄在濒死患者中的发生率占28%~85%[154,156,157]。在住院的成年患者中,它的发病率和死亡率与长期住院和在疗养院明显相关[158]。

临床评估

谵妄不是疾病,而是复杂的综合征,通常具有急性发作(通常数小时至数天)和病程波动[152,159]。谵妄的临床特征可能包括前驱症状(躁动、焦虑、睡眠干扰、易激惹);快速波动性变化;注意力下降;改变觉醒;心理活动的增加或减少;睡眠-觉醒周期的干扰;情感症状(情绪不稳定、悲伤、愤怒、欣快感)、改变知觉(误解、幻觉、思维混乱、言语不连贯);时间、地点或人物定向力紊乱;以及记忆力受损[153]。谵妄期间可能存在的神经系统特征包括运动异常(震颤、扑翼样震颤、肌阵挛、反射或音调变化)和皮质异常(书写障碍、结构性失用、运动障碍)[153]。

谵妄有三种临床描述的亚型,可根据唤醒障碍和精神运动行为进行分类[160]。活动过度型、机能减退型和混合型[151]。过度活跃的亚型患者可能会感到烦躁,迷失方向,妄想并可能出现幻觉[151]。这种表现可被误认为是躁动性痴呆,精神分裂症或精神病[151,158]。在谵妄活动减退的亚型患者中,他们通常表现为昏睡、昏迷、迷失方向和无动于衷[151]。机能减退性谵妄会与抑郁症或痴呆症混淆[159,161]。谵妄的混合亚型的特征是表现亢进和减退的亚型之间波动[159]。

谵妄经常被误诊,治疗不足或治疗不当,特别

是在患有晚期疾病和绝症的患者中[162]。在最近的系统性评价中,约90%的患者的生命最后几天中被发现伴有谵妄[163]。患者濒死前的躁动可能会给家庭和医护人员带来极大的困扰,通常家庭和医护人员会以为患者身体上的疼痛所致,但实际上这可能就是谵妄。实际上,如果以前没有疼痛的问题,痛苦不会在生命的尽头突然出现[142]。吗啡可能会使谵妄加重,因为这些代谢物会因患者的肾清除率低而积累。如果不能缓解或躁动加重,可以尝试使用阿片类药物,但需要进行谵妄治疗。如果谵妄治疗不当或得不到控制,则家庭可能会认为这是一场可怕的死亡,所爱之人死于痛苦,不论以前所有治疗有多出色[142]。

特别是在晚期疾病的情况下,临床医生评估意识、认知和发作的障碍是很重要的。在鉴别和区分谵妄与其他疾病时,筛查和诊断工具对临床医生的评估很有价值。许多筛查工具可用来帮助临床医生识别谵妄。最常用和熟悉的工具是简易智力状态检查量表(Mini-Mental State Exam,MMSE)[164]。MMSE是一种认知障碍筛查工具,可帮助临床医生识别谵妄症状,但不能用于诊断。它也可以用于监测患者认知功能的改善或下降[165]。记忆谵妄评定量表(Memorial Delirium Assessment Scale,MDAS)是评估晚期疾病患者谵妄严重程度的有用工具[161]。

谵妄的管理

管理包括识别和治疗潜在的原因,并在可能的情况下更正已明确的因素及采用非药物和药物干预(表73-4)进行对症治疗。

谵妄可能有许多潜在原因,这些原因可能同时导致谵妄状态。谵妄最常见的已知原因包括药物、代谢异常、感染、中枢神经系统病理以及药物/酒精戒断[153,162]。需要进行全面的临床诊断检查和体格检查,以评估谵妄的潜在可逆原因。

对于在生命的最后几天发展为谵妄的绝症或垂死患者(晚期谵妄),医疗管理是独特的,可能给临床医生、参与护理的其他医疗服务提供者、患者和家庭带来许多难题。对于濒死的谵妄患者应进行的诊断评估和检查的适当程度仍在继续争论[155,175]。最终,临床方案可能会因死亡的自然过程而改变。大多数姑息治疗,临床医生都是根据了解疾病的轨迹和既定的治疗目标来确定检查的程度。通常包

表 73-4　谵妄的药物管理

药物 / 类(建议剂量)	副作用(不详尽)	重要注意事项
丁苯酮:氟哌啶醇[166,167](每 30 分钟口服 1~5mg,口服 /iv/SQ 直至镇定。最大剂量 30mg/24 小时)	锥体外系 肌张力障碍反应 运动障碍 QT 间期延长	一线药物,除戒酒和抗胆碱能过多外 可以降低癫痫发作阈值 镇静作用不佳与苯二氮䓬合用以增加镇静作用 禁忌帕金森病
吩噻嗪:氯丙嗪[168,169](25mg,iv/SQ/每 1~2 小时口服一次,直至镇定。此剂量每 6 小时分配一次,最大剂量 300mg,24 小时)	低血压(静脉快速给药) 锥体束外的影响 镇静 运动障碍 感觉障碍 粒细胞减少症	最镇静的 在躁狂 / 末期谵妄中有用 降低癫痫发作阈值的可能性更高 禁忌帕金森病
非典型抗精神病药[170,171]:奥氮平、喹硫平、利培酮	不良脑血管事件、镇静作用、锥体外系效应(比丁苯酮和吩噻嗪类药物的可能性要小得多)的风险可能小得多	有助于混乱的状态 不被视为谵妄的一线治疗 可用于帕金森病 奥氮平和喹硫平有镇静作用,可用于激动性谵妄 昂贵
巴比妥类[172]:苯巴比妥(每 4 小时 30mg)	镇静、低血压、粒细胞缺乏症、呼吸抑制(快速血管内给药)	在激动性谵妄中有用 癫痫发作阈值未降低 可用于帕金森病和路易体病
苯二氮䓬类药物[173,174]:氯西泮 咪达唑仑	镇静、呼吸抑制	避免单药治疗,除非饮酒或服用镇静药 可能加剧躁动不安和 / 或认知障碍 咪达唑仑的半衰期短

iv,静脉注射;SQ,皮下注射。

括干预措施,以减轻负担或引发进一步的困扰和痛苦的风险。近期一项随机临床试验发现,氟哌啶醇中加入劳拉西泮能更好地控制持续性谵妄和晚期肿瘤患者的症状[176]。

非药物干预措施可帮助管理谵妄,并通常有助于其预防。关键是提供舒适的环境并长时间地保持在环境中[177]。有助于减轻焦虑和迷离感的措施包括:安静、光线充足的房间、里面摆满熟悉的物体、可见的时钟或日历以及有家人和朋友在场。重要的是,要通过适当的监督保证患者的安全,并尽可能避免强制方法的使用。谵妄可能对患者和家人来说都是令人恐惧的经历。重要的是要利用好宣教,以确保患者不会发疯,谵妄是可逆和可控的[178]。

结论

姑息治疗是一种快速发展的医学专科。姑息治疗适用于严重疾病的任何阶段,姑息治疗的早期介入正成为临终照料患者的新治疗标准[179]。尽早提供姑息治疗可改善生活质量、降低花费并有助于明确晚期肿瘤患者的治疗选择和治疗目标[180]。在最佳的实践中,姑息治疗将由专业团队为患者及其家人提供全面的整体治疗,他们可以专业地解决疑难杂症和多种症状,以最大限度地减少痛苦,同时富有同情心,可以提高人们的幸福感。面对最具挑战性的危及生命的医学疾病和死亡,康复的首要目标是最大限度地发挥功能并改善生活质量,它与姑息治疗在理论和应用上是相协调的。

第七篇

要点

- 姑息治疗和康复具有协同目标，以减轻痛苦并给予患者最佳生活质量。晚期肿瘤患者的康复治疗需求日益增长，仍未得到充分解决。

- 高级别的证据表明，积极的肿瘤治疗的同时，姑息治疗的早期介入，包括积极的症状管理，可以改善生活质量，并可能带来明确的生存获益。

- 在姑息治疗工作环境中，康复临床医生通常面临着严重的心理疾病困扰，因多种医学并发症、肿瘤治疗副作用以及不断调整的康复目标，为晚期癌症患者提供康复治疗，这充满着挑战，还要与患者的目标和价值观保持一致。

- 规范及标准的症状评估对于发现经常被忽视或未报告的症状至关重要，从而可以更有效地管理疾病并改善生活质量。出色的症状管理对于康复团队在给患者提供最佳的治疗方面也至关重要。

- 运动对晚期和转移性肿瘤患者的生活质量有积极影响。在这种情况下，需要进行更多研究来确定适当的运动方案。尽管尚缺乏人体的随机临床试验，但高级别的研究表明，锻炼对肿瘤生物学行为有积极的影响，心血管更健康的肿瘤患者的生存率更高。

- 姑息治疗可以帮助患者及家属解决严重疾病和心理影响。康复团队的所有成员通过建立患者、家属及临床团队之间的良好沟通、信任以及支持来给患者提供更多的帮助。

（高红军 译 姜宏英 校）

参考文献

1. American Academy of Hospice and Palliative Medicine, Center to Advance Palliative Care, Hospice and Palliative Nurses Association, et al. National Consensus Project for Quality Palliative Care: Clinical Practice Guidelines for quality palliative care, executive summary. *J Palliat Med.* 2004;7(5):611–627.
2. Hearn J, Higginson IJ. Do specialist palliative care teams improve outcomes for cancer patients? A systematic literature review. *Palliat Med.* 1998;12(5):317–332.
3. Zimmermann C, Swami N, Krzyzanowska M, et al. Early palliative care for patients with advanced cancer: a cluster-randomised con-trolled trial. *Lancet.* 2014;383(9930):1721–1730.
4. Bakitas M, Lyons KD, Hegel MT, et al. Effects of a palliative care intervention on clinical outcomes in patients with advanced can-cer: the Project ENABLE II randomized controlled trial. *JAMA.* 2009;302(7):741–749.
5. Bakitas MA, Tosteson TD, Li Z, et al. Early versus delayed initiation of concurrent palliative oncology care: patient outcomes in the ENABLE III randomized controlled trial. *J Clin Oncol.* 2015;33(13):1438–1445.
6. Temel JS, Greer JA, Muzikansky A, et al. Early palliative care for patients with metastatic non-small-cell lung cancer. *N Engl J Med.* 2010;363(8):733–742.
7. Dionne-Odom JN, Azuero A, Lyons KD, et al. Benefits of early ver-sus delayed palliative care to informal family caregivers of patients with advanced cancer: outcomes from the enable III randomized con-trolled trial. *J Clin Oncol.* 2015;33(13):1446–1452.
8. Smith TJ, Temin S, Alesi ER, et al. American Society of Clinical Oncology provisional clinical opinion: the integration of palliative care into standard oncology care. *J Clin Oncol.* 2012;30(8):880–887.
9. Cheville AL. Cancer rehabilitation and palliative care. In: *Handbook from CME Course June 4–5, 1999: Cancer Rehabilitation in the New Millennium: Opportunities and Challenges.* New York, NY: Memorial Sloan Kettering Cancer Center. 1999:125–128.
10. Cheville AL, Morrow M, Smith SR, et al. Integrating function-di-rected treatments into palliative care. *PM R.* 2017;9(9S2):S335–S346.
11. Morita T, Sakaguchi Y, Hirai K, et al. Desire for death and requests to hasten death of Japanese terminally ill cancer patients receiving special-ized inpatient palliative care. *J Pain Symptom Manage.* 2004;27(1):44–52.
12. Silver JK, Raj VS, Fu JB, et al. Cancer rehabilitation and palliative care: critical components in the delivery of high-quality oncology services. *Support Care Cancer.* 2015;23(12):3633–3643.
13. Cheville AL, Kornblith AB, Basford JR. An examination of the causes for the underutilization of rehabilitation services among people with advanced cancer. *Am J Phys Med Rehabil.* 2011;90(5 Suppl 1):S27–S37.
14. Michael K. A case for rehabilitation in palliative care. *Rehabil Nurs.* 2001;26(3):84:113.
15. Oldervoll LM, Loge JH, Paltiel H, et al. The effect of a physical exer-cise program in palliative care: A phase II study. *J Pain Symptom Manage.* 2006;31(5):421–430.
16. Beaton R, Pagdin-Friesen W, Robertson C, et al. Effects of exercise intervention on persons with metastatic cancer: a systematic review. *Physiother Can.* 2009;61(3):141–153.
17. van den Dungen IA, Verhagen CA, van der Graaf WT, et al. Feasibility and impact of a physical exercise program in patients with advanced cancer: a pilot study. *J Palliat Med.* 2014;17(10):1091–1098.
18. Ligibel JA, Giobbie-Hurder A, Shockro L, et al. Randomized trial of a physical activity intervention in women with metastatic breast can-cer. *Cancer.* 2016;122(8):1169–1177.
19. Oechsle K, Jensen W, Schmidt T, et al. Physical activity, quality of life, and the interest in physical exercise programs in patients undergoing palliative chemotherapy. *Support Care Cancer.* 2011;19(5):613–619.
20. Dimeo FC, Tilmann MH, Bertz H, et al. Aerobic exercise in the rehabili-tation of cancer patients after high dose chemotherapy and autologous peripheral stem cell transplantation. *Cancer.* 1997;79(9):1717–1722.
21. Hart NH, Newton RU, Spry NA, et al. Can exercise suppress tumour growth in advanced prostate cancer patients with sclerotic bone metastases? A randomised, controlled study protocol examining fea-sibility, safety and efficacy. *BMJ Open.* 2017;7(5):e014458.
22. Jones LW, Dewhirst MW. Therapeutic properties of aerobic training after a cancer diagnosis: more than a one-trick pony? *J Natl Cancer Inst.* 2014;106(4):dju042.
23. Hart NH, Galvao DA, Newton RU. Exercise medicine for advanced prostate cancer. *Curr Opin Support Palliat Care.* 2017;11(3):247–257.
24. Ballard-Barbash R, Friedenreich CM, Courneya KS, et al. Physical activity, biomarkers, and disease outcomes in cancer survivors: a sys-tematic review. *J Natl Cancer Inst.* 2012;104(11):815–840.
25. Jones LW, Courneya KS, Mackey JR, et al. Cardiopulmonary function and age-related decline across the breast cancer survivorship contin-uum. *J Clin Oncol.* 2012;30(20):2530–2537.
26. Schmid D, Leitzmann MF. Association between physical activity and mortality among breast cancer and colorectal cancer survivors: a sys-tematic review and meta-analysis. *Ann Oncol.* 2014;25(7):1293–1311.
27. Manfredi PL, Morrison RS, Morris J, et al. Palliative care consulta-tions: how do they impact the care of hospitalized patients? *J Pain Symptom Manage.* 2000;20(3):166–173.
28. Morrison RS, Meier DE. Clinical practice. Palliative care. *N Engl J Med.* 2004;350(25):2582–2590.

29. Ferrell BR, Temel JS, Temin S, et al. Integration of palliative care into standard oncology care: American society of clinical oncology clinical practice guideline update. *J Clin Oncol*. 2017;35(1):96–112.

30. Chang VT, Hwang SS, Feuerman M. Validation of the edmonton symptom assessment scale. *Cancer*. 2000;88(9):2164–2171.

31. Workers NAoS. *NASW Standards for Palliative and End of Life Care*. Washington, DC; 2004.

32. Griffin AM, Butow PN, Coates AS, et al. On the receiving end. V: patient perceptions of the side effects of cancer chemotherapy in 1993. *Ann Oncol*. 1996;7(2):189–195.

33. Schwartzberg LS. Chemotherapy-induced nausea and vomiting: clinician and patient perspectives. *J Support Oncol*. 2007;5(2 Suppl 1):5–12.

34. Bergkvist K, Wengstrom Y. Symptom experiences during chemotherapy treatment–with focus on nausea and vomiting. *Eur J Oncol Nurs*. 2006;10(1):21–29.

35. Andrews PL. Physiology of nausea and vomiting. *Br J Anaesth*. 1992;69(7 Suppl 1):2S–19S.

36. Clayton BD, Frye CB. Nausea and vomiting. In: Herfinal Herfinal ET, Gourley DR, eds., *Textbook of Therapeutics: Drug and Disease Management*. Baltimore, MD: Williams and Wilkins; 1996:503–515.

37. Neal KB, Bornstein JC. Serotonergic receptors in therapeutic approaches to gastrointestinal disorders. *Curr Opin Pharmacol*. 2006;6(6):547–552.

38. Prommer E. Aprepitant (EMEND): the role of substance P in nausea and vomiting. *J Pain Palliat Care Pharmacother*. 2005;19(3):31–39.

39. Zajonc TP, Roland PS. Vertigo and motion sickness. Part II: Pharmacologic treatment. *Ear Nose Throat J*. 2006;85(1):25–35.

40. Hornby PJ. Central neurocircuitry associated with emesis. *Am J Med*. 2001;111 Suppl 8A:106S–112S.

41. Billhult A, Bergbom I, Stener-Victorin E. Massage relieves nausea in women with breast cancer who are undergoing chemotherapy. *J Altern Complement Med*. 2007;13(1):53–57.

42. Molassiotis A, Helin AM, Dabbour R, et al. The effects of P6 acupressure in the prophylaxis of chemotherapy-related nausea and vomiting in breast cancer patients. *Complement Ther Med*. 2007;15(1):3–12.

43. Mansky PJ, Wallerstedt DB. Complementary medicine in palliative care and cancer symptom management. *Cancer J*. 2006;12(5):425–431.

44. Dalal S, Del Fabbro E, Bruera E. Symptom control in palliative care–Part I: oncology as a paradigmatic example. *J Palliat Med*. 2006;9(2):391–408.

45. Cousins SE, Tempest E, Feuer DJ. Surgery for the resolution of symptoms in malignant bowel obstruction in advanced gynaecological and gastrointestinal cancer. *Cochrane Database Syst Rev*. 2016;(1):CD002764. doi:10.1002/14651858.CD002764.pub2

46. Kaw M, Singh S, Gagneja H, et al. Role of self-expandable metal stents in the palliation of malignant duodenal obstruction. *Surg Endosc*. 2003;17(4):646–650.

47. Donnelly S, Walsh D. The symptoms of advanced cancer. *Semin Oncol*. 1995;22(2 Suppl 3):67–72.

48. Shragge JE, Wismer WV, Olson KL, et al. The management of anorexia by patients with advanced cancer: a critical review of the literature. *Palliat Med*. 2006;20(6):623–629.

49. Dewys WD, Begg C, Lavin PT, et al. Prognostic effect of weight loss prior to chemotherapy in cancer patients. Eastern Cooperative Oncology Group. *Am J Med*. 1980;69(4):491–497.

50. Ma G, Alexander HR. Prevalence and pathophysiology of cancer cachexia. In Bruera E, Portenoy RK, eds. *Topics in Palliative Care*. New York, NY: Oxford University Press; 1998:91–129.

51. Poole K, Froggatt K. Loss of weight and loss of appetite in advanced cancer: a problem for the patient, the carer, or the health professional? *Palliat Med*. 2002;16(6):499–506.

52. Dev R, Wong A, Hui D, et al. The evolving approach to management of cancer cachexia. *Oncology*. 2017;31(1):23–32.

53. Plonk Jr WM, Arnold RM. Terminal care: the last weeks of life. *J Palliat Med*. 2005;8(5):1042–1054.

54. Strasser F, Binswanger J, Cerny T, et al. Fighting a losing battle: eating-related distress of men with advanced cancer and their female partners. A mixed-methods study. *Palliat Med*. 2007;21(2):129–137.

55. McClement SE, Degner LF, Harlos M. Family responses to declining intake and weight loss in a terminally ill relative. Part 1: fighting back. *J Palliat Care*. 2004;20(2):93–100.

56. Ravasco P, Monteiro-Grillo I, Vidal PM, et al. Dietary counseling improves patient outcomes: a prospective, randomized, controlled trial in colorectal cancer patients undergoing radiotherapy. *J Clin Oncol*. 2005;23(7):1431–1438.

57. Ovesen L, Allingstrup L, Hannibal J, et al. Effect of dietary counseling on food intake, body weight, response rate, survival, and quality of life in cancer patients undergoing chemotherapy: a prospective, randomized study. *J Clin Oncol*. 1993;11(10):2043–2049.

58. Marin Caro MM, Laviano A, Pichard C. Nutritional intervention and quality of life in adult oncology patients. *Clin Nutr*. 2007;26(3):289–301.

59. Mirhosseini N, Fainsinger RL, Baracos V. Parenteral nutrition in advanced cancer: indications and clinical practice guidelines. *J Palliat Med*. 2005;8(5):914–918.

60. Fast facts and concepts #11 To feed or not to feed [Internet]. August, 2005.

61. Landes TL. Ethical issues involved in patients' rights to refuse artificially administered nutrition and hydration and implications for the speech-language pathologist. *Am J Speech-Lang Pathol*. 1999;8:109.

62. Temel JS, Abernethy AP, Currow DC, et al. Anamorelin in patients with non-small-cell lung cancer and cachexia (ROMANA 1 and ROMANA 2): results from two randomised, double-blind, phase 3 trials. *Lancet Oncol*. 2016;17(4):519–531.

63. Popiela T, Lucchi R, Giongo F. Methylprednisolone as palliative therapy for female terminal cancer patients. The Methylprednisolone Female Preterminal Cancer Study Group. *Eur J Cancer Clin Oncol*. 1989;25(12):1823–1829.

64. Yavuzsen T, Davis MP, Walsh D, et al. Systematic review of the treatment of cancer-associated anorexia and weight loss. *J Clin Oncol*. 2005;23(33):8500–8511.

65. Elamin EM, Glass M, Camporesi E. Pharmacological approaches to ameliorating catabolic conditions. *Curr Opin Clin Nutr Metab Care*. 2006;9(4):449–454.

66. Moertel CG, Schutt AJ, Reitemeier RJ, et al. Corticosteroid therapy of preterminal gastrointestinal cancer. *Cancer*. 1974;33(6):1607–1609.

67. Kornblith AB, Hollis DR, Zuckerman E, et al. Effect of megestrol acetate on quality of life in a dose-response trial in women with advanced breast cancer. The Cancer and Leukemia Group B. *J Clin Oncol*. 1993;11(11):2081–2089.

68. Loprinzi CL, Kugler JW, Sloan JA, et al. Randomized comparison of megestrol acetate versus dexamethasone versus fluoxymesterone for the treatment of cancer anorexia/cachexia. *J Clin Oncol*. 1999;17(10):3299–3306.

69. Del Fabbro E, Dalal S, Bruera E. Symptom control in palliative care–Part II: cachexia/anorexia and fatigue. *J Palliat Med*. 2006;9(2):409–421.

70. Lopez AP, Figuls MR, Cuchi GU, et al. Systematic review of megestrol acetate in the treatment of anorexia-cachexia syndrome. *J Pain Symptom Manage*. 2004;27:360–369.

71. Walsh D, Nelson KA, Mahmoud FA. Established and potential therapeutic applications of cannabinoids in oncology. *Support Care Cancer*. 2003;11(3):137–143.

72. Jatoi A, Windschitl HE, Loprinzi CL, et al. Dronabinol versus megestrol acetate versus combination therapy for cancer-associated anorexia: a North Central Cancer Treatment Group study. *J Clin Oncol*. 2002;20(2):567–573.

73. MacDonald N, Easson AM, Mazurak VC, et al. Understanding and managing cancer cachexia. *J Am Coll Surg*. 2003;197(1):143–161.

74. McCann RM, Hall WJ, Groth-Juncker A. Comfort care for terminally ill patients. The appropriate use of nutrition and hydration. *JAMA*. 1994;272(16):1263–1266.

75. National Comprehensive Cancer Network Practice Guidelines in Oncology. Cancer-Related Fatigue, v.2.2007. National Comprehensive Cancer Network. http://www.nccn.org/professionals/physician_gls/PDF/fatigue.pdf or http://www.nccn.org.

76. Fatigue Section from Cancer Symptoms. http://www.cancersymptoms.org/fatigue/index/shtml or http://www.cancersymptoms.org.

77. Packel L, Claghorn KVB, Dekerlegand J. Cancer-related fatigue and deconditioning: a program evaluation. *Rehabil Oncol*. 2006;24(2):3–8.

78. Madden J, Newton S. Why am I so tired all the time? Understanding cancer-related fatigue. *Clin J Oncol Nurs*. 2006;10(5):659–661.

79. Graydon JE, Bubela N, Irvine D, et al. Fatigue-reducing strategies used by patients receiving treatment for cancer. *Cancer Nurs*. 1995;18(1):23–28.

80. Manzullo EF, Escalante CP. Research into fatigue. *Hematol Oncol Clin North Am*. 2002;16(3):619–628.

81. Nail LM, Winningham ML. Fatigue and weakness in cancer patients: the symptoms experience. *Semin Oncol Nurs*. 1995;11(4):272–278.

82. Mock V. Evidence-based treatment for cancer-related fatigue. *J Natl Cancer Inst Monogr*. 2004(32):112–118.

83. Winningham ML. Strategies for managing cancer-related fatigue syn-

drome: a rehabilitation approach. *Cancer*. 2001;92(4 Suppl):988–997.

84. Price A, Hotopf M. The treatment of depression in patients with advanced cancer undergoing palliative care. *Curr Opin Support Palliat Care*. 2009;3(1):61–66.

85. Block SD. Psychological issues in end-of-life care. *J Palliat Med*. 2006;9(3):751–772.

86. Burns CM, Broom DH, Smith WT, et al. Fluctuating awareness of treatment goals among patients and their caregivers: a longitudinal study of a dynamic process. *Support Care Cancer*. 2007;15(2):187–196.

87. The EPEC Project: Education on palliative and end-of-life care. http://www.epec.net112.

88. Craft PS, Burns CM, Smith WT, et al. Knowledge of treatment intent among patients with advanced cancer: a longitudinal study. *Eur J Cancer Care*. 2005;14(5):417–425.

89. Weeks JC, Cook EF, O'Day SJ, et al. Relationship between cancer patients' predictions of prognosis and their treatment preferences. *JAMA*. 1998;279(21):1709–1714.

90. Gaston CM, Mitchell G. Information giving and decision-making in patients with advanced cancer: a systematic review. *Soc Sci Med*. 2005;61(10):2252–2264.

91. Christakis NA, Lamont EB. Extent and determinants of error in doctors' prognoses in terminally ill patients: prospective cohort study. *BMJ*. 2000;320(7233):469–472.

92. Phillips RS, Wenger NS, Teno J, et al. Choices of seriously ill patients about cardiopulmonary resuscitation: correlates and outcomes. SUPPORT Investigators. Study to Understand Prognoses and Preferences for Outcomes and Risks of Treatments. *Am J Med*. 1996;100(2):128–137.

93. Steinhauser KE, Christakis NA, Clipp EC, et al. Factors considered important at the end of life by patients, family, physicians, and other care providers. *JAMA*. 2000;284(19):2476–2482.

94. Fallowfield L, Ratcliffe D, Jenkins V, et al. Psychiatric morbidity and its recognition by doctors in patients with cancer. *Br J Cancer*. 2001;84(8):1011–1015.

95. Sanson-Fisher R, Girgis A, Boyes A, et al. The unmet supportive care needs of patients with cancer. Supportive Care Review Group. *Cancer*. 2000;88(1):226–237.

96. Ryan H, Schofield P, Cockburn J, et al. How to recognize and manage psychological distress in cancer patients. *Eur J Cancer Care*. 2005;14(1):7–15.

97. Spiegel D, Bloom JR, Kraemer HC, et al. Effect of psychosocial treatment on survival of patients with metastatic breast cancer. *Lancet*. 1989;2(8668):888–891.

98. Mee S, Bunney BG, Reist C, et al. Psychological pain: a review of evidence. *J Psychiatr Res*. 2006;40(8):680–690.

99. Ridner SH. Psychological distress: concept analysis. *J Adv Nurs*. 2004;45(5):536–545.

100. Kelly B, McClement S, Chochinov HM. Measurement of psychological distress in palliative care. *Palliat Med*. 2006;20(8):779–789.

101. Satterly L. Guilt, shame, and religious and spiritual pain. *Holist Nurs Pract*. 2001;15(2):30–39.

102. Mystakidou K, Tsilika E, Parpa E, et al. Psychological distress of patients with advanced cancer: influence and contribution of pain severity and pain interference. *Cancer Nurs*. 2006;29(5):400–405.

103. Bolmsjo I. Existential issues in palliative care–interviews with cancer patients. *J Palliat Care*. 2000;16(2):20–24.

104. Breitbart W, Rosenfeld B, Pessin H, et al. Depression, hopelessness, and desire for hastened death in terminally ill patients with cancer. *JAMA*. 2000;284(22):2907–2911.

105. Maguire P. Improving the detection of psychiatric problems in cancer patients. *Soc Sci Med*. 1985;20(8):819–823.

106. Strasser F, Walker P, Bruera E. Palliative pain management: when both pain and suffering hurt. *J Palliat Care*. 2005;21(2):69–79.

107. Davenport S, Goldberg D, Millar T. How psychiatric disorders are missed during medical consultations. *Lancet*. 1987;2(8556):439–441.

108. Detmar SB, Aaronson NK. Quality of life assessment in daily clinical oncology practice: a feasibility study. *Eur J Cancer*. 1998;34(8):1181–1186.

109. Brown RF, Butow PN, Dunn SM, et al. Promoting patient participation and shortening cancer consultations: a randomised trial. *Br J Cancer*. 2001;85(9):1273–1279.

110. Ransom S, Jacobsen PB, Booth-Jones M. Validation of the Distress Thermometer with bone marrow transplant patients. *Psychooncology*. 2006;15(7):604–612.

111. Holland J. NCCN practical guidelines for the management of psychosocial distress. *Oncology*. 1999;13:113–147.

112. Moorey S, Greer S. *Cognitive Behaviour Therapy for People with Cancer.*

Oxford, UK: Oxford University Press; 2002.

113. Morita T, Kawa M, Honke Y, et al. Existential concerns of terminally ill cancer patients receiving specialized palliative care in Japan. *Support Care Cancer*. 2004;12(2):137–140.

114. Cathcart F. Psychological distress in patients with advanced cancer. *Clin Med*. 2006;6(2):148–150.

115. Menefee LA, Monti DA. Nonpharmacologic and complementary approaches to cancer pain management. *J Am Osteopath Assoc*. 2005;105(11 Suppl 5):S15–S20.

116. U.S. Department of Health and Human Services. *Clinical Practice Guideline (Number 9): Management of Cancer Pain* (AHCPR Publication No. 94-0592). Rockville, MD: 1994:75–87.

117. Mannheimer JS, Lampe GN. *Clinical Transcutaneous Electrical Nerve Stimulation*. Philadelphia, PA: F.A. Davis Company; 1984:57–58, 456–457.

118. Bloch R. Rehabilitation medicine approach to cancer pain. *Cancer Invest*. 2004;22(6):944–948.

119. Watson T. Lecture posted online: The Use of TENS in Cancer and Palliative Care—ACPOCP; May 2003.

120. Astin JA, Shapiro SL, Eisenberg DM, et al. Mind-body medicine: state of the science, implications for practice. *J Am Board Fam Pract*. 2003;16(2):131–147.

121. Kirshblum S. Neurorehabilitation in spinal cord cancer. In: *Handbook from CME Course June 4–5, 1999: Cancer Rehabilitation In the New Millennium: Opportunities and Challenges*. New York, NY: Sponsored by Memorial Sloan Kettering Cancer Center. 83–86.

122. Gerber LH, Hicks JE. *Functional Preservation Throughout the Trajectory of Malignant Disease. From Lecture Notes and Handbook from CME Course June 4–5, 1999: Cancer Rehabilitation In the New Millennium: Opportunities and Challenges*. New York, NY: Sponsored by Memorial Sloan Kettering Cancer Center. 161–162.

123. Sykes NP. The pathogenesis of constipation. *J Support Oncol*. 2006;4(5):213–218.

124. Fallon M, O'Neill B. ABC of palliative care. Constipation and diarrhoea. *BMJ*. 1997;315(7118):1293–1296.

125. Sykes NP. Constipation and diarrhea. In: Doyle D, Hanks GWC, MacDonald N, eds. *Oxford Textbook of Palliative Medicine*. 2nd ed. New York, NY: Oxford University Press; 1998:513–526.

126. Santiago-Palma J, Payne R. Palliative care and rehabilitation. *Cancer*. 2001;92(4 Suppl):1049–1052.

127. Conill C, Verger E, Henriquez I, et al. Symptom prevalence in the last week of life. *J Pain Symptom Manage*. 1997;14(6):328–331.

128. Heidrich DE. Constipation. In: Kuebler KK, Berry PH, Heidrich DE, eds. *End of Life Care: Clinical Practice Guidelines*. Philadelphia, PA: Saunders; 2002:221–233.

129. Pyszora A, Budzynski J, Wojcik A, et al. Physiotherapy programme reduces fatigue in patients with advanced cancer receiving palliative care: randomized controlled trial. *Support Care Cancer*. 2017;25(9):2899–2908.

130. Vitillo R, Puchalski C. World Health Organization Authorities Promote Greater Attention and Action on Palliative Care. *J Palliat Med*. 2014;17(9):988–989. doi:10.1089/jpm.2014.9411

131. Dying in America: improving quality and honoring individual preferences near the end of life. *Mil Med*. 2015;180(4):365–367. doi:10.7205/MILMED-D-15-00005

132. Szabo L. Health system struggles with spiritual care. *USA Today*. 2/15/07.

133. Puchalski C, Romer AL. Taking a spiritual history allows clinicians to understand patients more fully. *J Palliat Med*. 2000;3(1):129–137.

134. Breitbart W, Rosenfeld B, Gibson C, et al. Meaning-centered group psychotherapy for patients with advanced cancer: a pilot randomized controlled trial. *Psychooncology*. 2010;19(1):21–28.

135. Chochinov HM, Stienstra D. Vulnerability and palliative care. *Palliative Support Care*. 2012;10(1):1–2.

136. Brown WJ, Ford JH, Burton NW, et al. Prospective study of physical activity and depressive symptoms in middle-aged women. *Am J Prev Med*. 2005;29(4):265–272.

137. O'Connor P. The role of spiritual care in hospice. Are we meeting patients' needs? *Am J Hosp Care*. 1988;5(4):31–37.

138. Carr EW, Morris T. Spirituality and patients with advanced cancer: a social work response. *J Psychosoc Oncol*. 1996;14(1):71–81.

139. Erikson EH. *Identity and the Life Cycle*. New York, NY: WW Norton; 1991.

140. Glare P, Virik K, Jones M, et al. A systematic review of physicians' survival predictions in terminally ill cancer patients. *BMJ*. 2003;327(7408):195–198.

141. von Gunten CF. Fast fact and concept #149 Teaching the family what to expect when the patient is dying. End-of-life physician education resource center; 2006. www.eperc.mcw.edu.

142. Ferris FD, von Gunten CF, Emanuel LL. Competency in end-of-life care: last hours of life. *J Palliat Med*. 2003;6(4):605–613.

143. Cahill Jr GF, Veech RL. Ketoacids? Good medicine? *Trans Am Clin Climatol Assoc*. 2003;114:149–461; discussion 62–63.

144. Musgrave CF. Terminal dehydration. To give or not to give intravenous fluids? *Cancer Nurs*. 1990;13(1):62–66.

145. Ellershaw JE, Sutcliffe JM, Saunders CM. Dehydration and the dying patient. *J Pain Symptom Manage*. 1995;10(3):192–197.

146. Musgrave CF, Bartal N, Opstad J. The sensation of thirst in dying patients receiving i.v. hydration. *J Palliat Care*. 1995;11(4):17–21.

147. Bruera E, Hui D, Dalal S, et al. Parenteral hydration in patients with advanced cancer: a multicenter, double-blind, placebo-controlled randomized trial. *J Clin Oncol*. 2013;31(1):111–118.

148. Billings JA. Comfort measures for the terminally ill. Is dehydration painful? *J Am Geriatr Soc*. 1985;33(11):808–810.

149. Clinical Practice Guidelines for Quality Palliative Care, National Consensus Project on Quality Palliative Care; 2004. www.national-concensusproject.org.

150. Wildiers H, Menten J. Death rattle: prevalence, prevention and treatment. *J Pain Symptom Manage*. 2002;23(4):310–317.

151. American Psychiatric Association. *Diagnostic and Statistical Manual of Mental Disorders*. 4th ed. Washington, DC: Author; 1994.

152. Del Fabbro E, Dalal S, Bruera E. Symptom control in palliative care–Part III: dyspnea and delirium. *J Palliat Med*. 2006;9(2):422–436.

153. Friedlander MM, Brayman Y, Breitbart WS. Delirium in palliative care. *Oncology*. 2004;18(12):1541–1550; discussion 51–53.

154. Bruera E, Miller L, McCallion J, et al. Cognitive failure in patients with terminal cancer: a prospective study. *J Pain Symptom Manage*. 1992;7(4):192–195.

155. Breitbart W, Bruera E, Chochinov H, et al. Neuropsychiatric syndromes and psychological symptoms in patients with advanced cancer. *J Pain Symptom Manage*. 1995;10(2):131–141.

156. Breitbart W, Marotta R, Platt MM, et al. A double-blind trial of haloperidol, chlorpromazine, and lorazepam in the treatment of delirium in hospitalized AIDS patients. *Am J Psychiatry*. 1996;153(2):231–237.

157. Fainsinger R, Young C. Cognitive failure in a terminally ill patient. *J Pain Symptom Manage*. 1991;6(8):492–494.

158. Samuels SC, Evers MM. Delirium. Pragmatic guidance for managing a common, confounding, and sometimes lethal condition. *Geriatrics*. 2002;57(6):33–38; quiz 40.

159. Gleason OC. Delirium. *Am Fam Physician*. 2003;67(5):1027–1034.

160. Lawlor PG, Fainsinger RL, Bruera ED. Delirium at the end of life: critical issues in clinical practice and research. *JAMA*. 2000;284(19):2427–2429.

161. Breitbart W, Rosenfeld B, Roth A, et al. The memorial delirium assessment scale. *J Pain Symptom Manage*. 1997;13(3):128–137.

162. Breitbart W, Strout D. Delirium in the terminally ill. *Clin Geriatr Med*. 2000;16(2):357–372.

163. Hosie A, Davidson PM, Agar M, et al. Delirium prevalence, incidence, and implications for screening in specialist palliative care inpatient settings: a systematic review. *Palliat Med*. 2013;27(6):486–498.

164. Folstein MF, Folstein SE, McHugh PR. "Mini-mental state". A practical method for grading the cognitive state of patients for the clinician. *J Psychiatr Res*. 1975;12(3):189–198.

165. Chan D, Brennan NJ. Delirium: making the diagnosis, improving the prognosis. *Geriatrics*. 1999;54(3):28–30, 6, 9–42.

166. McIver B, Walsh D, Nelson K. The use of chlorpromazine for symptom control in dying cancer patients. *J Pain Symptom Manage*. 1994;9(5):341–345.

167. Breitbart W, Cohen KR. Delirium. In: Holland JC, ed. *Psychooncology*. New York, NY: Oxford University Press; 1998:564–575.

168. Sipahimalani A, Masand PS. Olanzapine in the treatment of delirium. *Psychosomatics*. 1998;39(5):422–430.

169. Twycross R. *Symptom Management in Advanced Cancer*. 2nd ed. Oxon, UK: Radcliffe Medical Press; 1997.

170. Cheng C, Roemer-Becuwe C, Pereira J. When midazolam fails. *J Pain Symptom Manage*. 2002;23(3):256–265.

171. Sipahimalani A, Sime RM, Massand PS. Treatment of delirium with risperidone. *Int J Geriatr Psychopharmacol*. 1997;1:24–26.

172. American Psychiatric Association. Practice guidelines for the treatment of patients with delirium. *Am J Psychiatry*. 1999;156(Suppl 5):1–20.

173. Meagher DJ. Delirium: optimising management. *BMJ*. 2001;322(7279):144–149.

174. Waller A, Caroline NL. *Handbook of Palliative Care in Cancer*. 2nd ed. Boston, MA: Butterworth-Heinemann; 2000.

175. Vainio A, Auvinen A. Prevalence of symptoms among patients with advanced cancer: an international collaborative study. Symptom Prevalence Group. *J Pain Symptom Manage*. 1996;12(1):3–10.

176. Hui D, Frisbee-Hume S, Wilson A, et al. Effect of lorazepam with haloperidol vs haloperidol alone on agitated delirium in patients with advanced cancer receiving palliative care: a randomized clinical trial. *JAMA*. 2017;318(11):1047–1056.

177. Kuebler KK, Heidrich DE. Constipation. In: Kuebler KK, Berry PH, Heidrich DE, eds. *End of Life Care: Clinical Practice Guidelines*. Philadelphia, PA: Saunders; 2002:253–267.

178. Saunders C. Foreword. In: Doyle D, Hanks G, MacDonald N, eds. *Oxford Textbook of Palliative Medicine*. New York, NY: Oxford University Press; 1998:v–ix.

179. Strand JJ, Kamdar MM, Carey EC. Top 10 things palliative care clinicians wished everyone knew about palliative care. *Mayo Clin Proc*. 2013;88(8):859–865.

180. Parikh RB, Kirch RA, Smith TJ, Temel JS. Early specialty palliative care–translating data in oncology into practice. *N Engl J Med*. 2013;369(24):2347–2351.

第七篇

第74章

辅助疗法在癌症康复和症状管理中的应用

Gabriel Lopez，Carolina Gutierrez

患者在诊断肿瘤后的治疗期间和存活期中都会经历一系列诸如疼痛、疲倦、情感障碍、失眠等症状。越来越多的肿瘤患者会通过辅助治疗来缓解和控制其症状。在过去的十年中，有越来越多的科研方法被用来评估辅助医疗方法的有效性。

这些疗法通常用术语"辅助和替代疗法"来描述。这个术语包括两个不同的概念。替代疗法是指使用非传统方法代替传统的医学方法进行治疗，这种方法可能会对患者产生伤害，在没有证据支持的情况下使用，可能会延误患者潜在的治愈性治疗。辅助治疗是指同时使用非传统以及传统的医疗方法；然而，联合应用对患者有益的证据相对有限。整合医学是指使用现有最佳证据将常规和非常规医疗方法结合在一起的做法，目的是改善预后结局和确保安全性。辅助与整合医学（complementary and integrative medicine，CIM）一词使用日益增多，它强调遵循循证医学方法将辅助医疗方法纳入患者管理的重要性。

美国国家辅助与综合健康中心（National Center for Complementary and Integrative Health，NCCIH）将辅助医疗分为三大领域：天然产品（如草药、维生素和矿物质、益生菌）、身心练习（如瑜伽、冥想、按摩、针灸）和其他系统护理（如顺势疗法、自然疗法、传统中医疗法）（表74-1）。在2012年对美国成年人的一项全国性调查中显示，使用辅助医疗方法的比例为33.2%，非维生素、非矿物质膳食补充剂（17.7%）、深呼吸训练（10.9%）、瑜伽、太极和气功（10.1%）的比例最高[1]。在对门诊肿瘤患者的调查中显示，辅助医疗方法使用率高达68.7%，其中晚期肿瘤患者使用率最高[2]。

使用辅助医疗方法的整合方法可以给那些受肿瘤等疾病影响着其生理、心理和社会方面健康的

患者提供支持。本章重点介绍作为常规肿瘤治疗和康复辅助手段的辅助医疗方法。以下是对主要辅助医疗方法的概述和简要说明，本章根据肿瘤患者的健康目标和常见症状，注明了如何正确使用这些方法（表74-2）。

表74-1 辅助医疗分类——美国国家辅助与综合健康中心

天然产品	膳食补充剂： 草药（植物性治疗药物） 维生素、矿物质 益生菌
身心练习	• 冥想 • 瑜伽 • 针灸 • 太极拳和气功 • 按摩疗法 • 放松技巧（呼吸训练、引导性想象法、渐进式肌肉放松法） • 运动疗法（费登奎斯、普拉提） • 脊柱推拿术（脊椎按摩疗法、整骨疗法、物理治疗） • 能量疗法（治疗之触、灵气疗法、磁疗） • 催眠疗法
其他辅助治疗方法	完整医学体系（传统治疗师、印度式草药疗法、传统中药、顺势疗法、物理疗法）

表74-2 辅助医疗方法和临床应用

- 运动训练：
  - 疲劳
  - 失眠
  - 情感障碍
  - 生活质量

续表

- 针灸：
  - 恶心
  - 疼痛（关节酸痛 / 游走性关节疼痛 / 神经病变）
  - 口腔干燥
  - 潮热
  - 疲劳
- 肿瘤按摩：
  - 疼痛
  - 便秘
  - 情感障碍
  - 生活质量
- 身心练习（冥想，瑜伽，太极拳 / 气功）：
  - 失眠
  - 情感障碍
  - 生活质量
- 表达艺术（音乐疗法，艺术疗法，舞蹈）：
  - 情感障碍
  - 生活质量

常用的辅助治疗方法

肿瘤按摩

肿瘤按摩是为了满足肿瘤患者群体的特殊需求而对按摩技术进行改进的一种按摩手法[3]。它会根据以下因素进行改进：根据手术、肿瘤生长、或放疗部位而限制按摩部位；为了舒适而予悬吊和支撑垫；因考虑到血小板和中性粒细胞计数以及抗凝剂的使用而改变按摩力度和按摩深度。按摩疗法包括各种各样的手法技巧，例如对肌肉和软组织的敲打、摩擦和不同的力度变化；按摩疗法还包括许多不同形式的按摩，如瑞典式、深层组织按摩和推拿按摩。它是针对每个患者的临床情况而定的。按摩治疗能有效缓解肿瘤相关的疼痛、疲劳、恶心、焦虑和抑郁。

在一项对 1 290 名纪念斯隆 - 凯特琳癌症中心患者的分析中，患者按摩治疗前后症状严重程度、疼痛、疲劳、焦虑、恶心、抑郁和其他症状的评分大约下降了 50%，甚至在报告高基线分数的患者中也是如此[4]。一项 288 例涉及芳香疗法按摩患者的随机对照试验（Randomized Controlled Trial，RCT）中发现自我报告的焦虑症状得到改善[5]。一组患者每周接受 4 次按摩治疗，另一组接受标准治疗，与对照组相比，在干预结束后的两周内，接受按摩的人的焦虑水平明显降低。香薰按摩是一些患者的首选，但也有一些人会因为香味而感到恶心，因此在将芳香添加到按摩疗法之前，应经常询问患者。

针灸疗法

另一种对肿瘤患者有益的辅助疗法是针灸。针灸最初是传统中医的组成部分，它基于古老的概念，即人体的能量或"气"通过假设的通道（经络）流动。针灸穴位位于这些通道的特定点，该理论认为当一个人的能量被阻断时，疾病就会随之而来。人们相信，用针或压力刺激穴位可恢复生命能量的流动，并随之恢复健康。

目前还没有可证实经络存在的解剖学或组织学基础。但已有证据表明周围神经参与了针刺镇痛特性的调节。研究发现，针灸可以成功地减轻恶心和呕吐，并且有助于治疗疼痛、焦虑 / 情绪障碍、烫伤、疲劳、放射线引起的口腔干燥症、周围神经病以及其他与肿瘤及其治疗相关的症状[6,7]。

身心练习（冥想、瑜伽、太极拳 / 气功，艺术展示）

身心练习有助于改善生理、心理和社会方面的健康问题[8]，包括可以减轻压力、焦虑，还有抑郁。身心方法可以是基于运动的（如：瑜伽，太极拳，气功），也可以在坐姿中进行（如：冥想）。根据患者的生理和心理需求，综合管理计划可以包括参与一种或多种身心方法的建议。参加体育锻炼（例如瑜伽）需进行个性化评估后，制定运动处方，以帮助最大限度地提高安全性和获益。研究表明，太极拳和瑜伽对失眠有益，冥想对认知功能障碍有益[9-11]。

身心练习还包括音乐，舞蹈和艺术疗法等艺术展示。作为肿瘤治疗的一部分，人们为患者提供这些服务的意愿日益强烈。研究表明，艺术展示有助于减轻焦虑和改善生活质量[12-14]。

营养与运动

饮食和运动是肿瘤患者康复和提高预后的基础。与肥胖和缺乏运动相关的健康问题是有据可查的。缺乏体力活动可以使早死率增加 9%，并对冠心病、2 型糖尿病以及乳腺癌、结肠癌等发病率有直接影响[15]。已知与超重相关的癌症包括乳腺癌、胃癌、食管癌、子宫内膜癌、卵巢癌、前列腺癌、肾癌、胆囊癌、肝癌和胰腺癌。据观察，肥胖的乳腺癌患者治疗效果更差[16]，但对于那些拥有健康生活方式（包括水果和蔬菜占比高的饮食结构以及中

第七篇

等强度体力活动)的人来说,无论胖瘦与否,生存率都有所提高[17]。

运动训练已被证实能提高肿瘤患者生活质量和诊断后的生存率[18,19]。体力活动可以改善与肿瘤有关的症状,包括缓解疲劳,减轻焦虑和抑郁,改善睡眠质量并帮助保持和 / 或达到健康的体重[20]。运动对于肿瘤患者在治疗期间的身心健康具有积极影响,中等或高强度运动比低强度运动的益处更大[21]。为避免运动损伤,肿瘤患者运动的强度和类型应该按照个人身体条件及客观要求制定。

在接受放射治疗的患者中,已经发现抗阻运动和有氧运动都可以改善生活质量并减少疲劳[22,23]。

美国国家癌症研究所、美国癌症协会[24]、美国癌症研究所(American Institute for Cancer Research, AICR)和美国运动医学学会等组织的指南为肿瘤患者提供了有关体力活动和饮食的建议。

ACSM 建议为保持健康每周应进行 150 分钟中等强度的有氧运动;AICR 建议每日进行 30 分钟的中等强度体力活动。饮食建议多样化并以植物性食物为主,同时注意避免加工肉类、含糖饮料的摄入,限制红肉及高热量食品的摄入;建议禁酒。通过具有肿瘤以及营养领域专业知识的营养师指导可以帮助患者在整个治疗过程中实现其营养目标。

辅助疗法是疼痛管理综合方法中的一部分

很多肿瘤患者伴随有疼痛,它可能和既往 / 不相关的健康状况,治疗手段或肿瘤本身有关[25]。据统计,接受治疗的肿瘤患者中有超过 50% 的患者有疼痛感,晚期肿瘤患者更是高达 90% 以上[26,27]。肿瘤相关的疼痛可以是由肿瘤或某些治疗引起的慢性疼痛,也可以是在手术或其他医疗操作后出现的急性疼痛。

尽管肿瘤患者普遍存在疼痛,但这一问题并没有得到充分的认识或适当的处理。患者报告的结局指标作为常规临床治疗的一部分可为缓解疼痛和症状管理提供指导。通常,作为多学科方法的一部分,解决肿瘤患者疼痛的有效方法可以向姑息治疗、癌症康复、整合医学及最初的肿瘤治疗小组寻求专业建议。建立评估疼痛病因的综合方法,包括病史、查体和影像学,可以帮助指导何时使用药物和非药物方法进行疼痛管理。美国医师学会最近发布的系统评价和临床实践指南建议,将非药物疗法用于背部疼痛症状的初步治疗[28],建议包括对急性或亚急性下背痛进行浅表加热、按摩、针刺或脊椎手术治疗,对慢性下背痛实施例如康复、运动训练、自我减压、针灸、太极拳和瑜伽等治疗。最近的一项研究将瑜伽、物理疗法和对慢性下背痛的改善进行了比较,结果表明瑜伽与物理疗法在控制疼痛和改善机能方面显示出不错的疗效[29]。

安全注意事项及预防措施

安全性是将辅助疗法纳入肿瘤治疗计划的重要组成部分。对于接受诸如按摩,针灸,瑜伽和太极拳 / 气功之类的身心疗法的患者,重要的是要考虑患者既往的健康状况以及根据其疾病的治疗计划来调整辅助疗法治疗计划。例如,对于放疗、手术或转移病变的部位,肿瘤按摩或针灸时要采取部位相关预防措施。其他预防措施包括禁忌证筛查或低血球计数(例如中性粒细胞减少症,血小板减少症),深静脉血栓形成或使用抗凝剂等。如果有近期手术、转移性疾病 / 骨转移 / 骨折风险和 / 或跌倒风险,那么进行瑜伽或太极 / 气功等锻炼的患者可能需要限制或调整运动方案。

天然产物和补品作为一部分肿瘤患者辅助治疗,引起了极大的兴趣。在最近的一项研究中,询问患者在中心寻求综合医学咨询的最大兴趣,有 34% 的患者对讨论草药和补品感兴趣[30]。患者可能会选择天然产品和补品来帮助预防肿瘤,减少与治疗有关的副作用,帮助传统疗法更好地发挥作用,或者替代传统疗法。对使用这些不明用途产品的担忧包括草药与药物之间的潜在相互作用可能会对治疗结果产生负面影响,包括降低治疗效果或导致出血风险或器官毒性增加[31-33]。在最近对患有可治愈疾病的肿瘤患者中寻求替代药物(未经证实的肿瘤治疗方法)的分析中,未进行常规抗肿瘤治疗的患者死亡风险更高[34]。

与患者就辅助疗法的使用进行沟通

与患者有效沟通他们对辅助疗法的兴趣对于他们在肿瘤治疗期间和之后的正确使用至关重要。同样重要的是要为患者提供表达机会,表达他们对辅助疗法感兴趣的原因。很多时候,患者可能通过一些不可靠的资源方式将辅助疗法纳入其肿瘤治疗计划[35,36]。一些没有接受过整合医学培训的医生可能会为患者提供无证据或不安全的治疗建议。在探索使用辅助疗法时，我们要采取开放的批判性思维技能，为患者提供更多有关基于运动的练习（例如瑜伽）或草药或补品的知识。获取和了解与 CIM 相关的可靠资源对患者和卫生保健提供者都很重要（表 74-3）。越来越多的学术中心正在以整合医学的名义，为患者提供关于辅助疗法的应用安全证据和专家的咨询指导[30, 37]。

表 74-3 整合医学网络资源

得克萨斯大学安德森癌症中心综合医学项目	www.mdanderson.org/integrativemedcenter
纪念斯隆 - 凯特琳癌症中心	www.mskcc.org/cancer-care/treatments/symptom-management/integrative-medicine/herbs
美国国家辅助与综合健康中心	www.nccih.nih.gov
美国国家癌症研究所癌症补充 / 替代医学办公室	cam.cancer.gov
NCI PDQ 癌症信息摘要：综合疗法、替代疗法和补充疗法	www.cancer.gov/publications/pdq/information-summaries/cam
美国国家癌症研究所	www.aicr.org
美国综合肿瘤学会	www.integrativeonc.org
天然药物	www.naturalmedicines.com

结论

目前或既往有肿瘤病史的患者会面临一系列生理和心理问题，可通过使用辅助疗法缓解这些症状。对这些症状进行全面评估对于制定成功的综合管理计划至关重要，该计划可让患者积极参与到自己的治疗和康复过程中。与接受过安全且有据可证的辅助疗法培训的医务人员合作，可以帮助患者在肿瘤治疗期间和后续生活中得到健康保障。

要点

- 肿瘤患者通过寻求辅助疗法：①在肿瘤治疗期间和后续得到健康保障；②减轻与肿瘤本身相关或与肿瘤治疗相关的症状。
- CIM 利用现有的最佳证据指导治疗决策，将非传统方法引入传统医疗保健。
- 通过病史和患者的检查结果对症状进行全面评估对成功开发综合管理计划至关重要，它使患者能够积极参与自己的治疗和康复。
- 身心锻炼可以为健康的生理、心理和社会方面提供支持。
- 体力活动可以改善肿瘤相关症状，包括缓解疲劳，减少焦虑和抑郁，提高睡眠质量，帮助

保持和 / 或达到健康的体重。

- 越来越多的学术中心正在以整合医学的名义，为患者提供关于辅助疗法的应用安全证据和专家的咨询指导。

（杨绍兴 译 姜宏英 校）

参考文献

1. Clarke TC, Black LI, Stussman BJ, et al. Trends in the use of complementary health approaches among adults: United States, 2002–2012. *Natl Health Stat Rep*. 2015;79:1–16.
2. Richardson MA, Sanders T, Palmer JL, et al. Complementary/alternative medicine use in a comprehensive cancer center and the implications for oncology. *J Clin Oncol*. 2000;18:2505–2514.
3. Collinge W, MacDonald G, Walton T. Massage in supportive cancer care. *Semin Oncol Nurs*. 2012;28(1):45–54.
4. Cassileth BR, Vickers AJ. Massage therapy for symptom control: outcome study at a major cancer center. *J Pain Symptom Manage*. 2004;28(3):244–249.
5. Wilkinson SM, Love SB, Westcombe AM, et al. Effectiveness of aromatherapy massage in the management of anxiety and depression in patients with cancer: a multicenter randomized controlled trial. *J Clin Oncol*. 2007;25(5):532–539.
6. Garcia MK, McQuade J, Haddad R, et al. Systematic review of acupuncture in cancer care: a synthesis of the evidence. *J Clin Oncol*. 2013;31(7):952–960.
7. Walker EM, Rodriguez AI, Kohn B, et al. Acupuncture versus venlafaxine for the management of vasomotor symptoms in patients with hormone receptor-positive breast cancer: a randomized controlled trial. *J Clin Oncol*. 2010;28(4):634–640.
8. Chaoul A, Milbury K, Sood A, et al. Mind-body practices in cancer care. *Curr Oncol Rep*. 2014;16(12):417.
9. Biegler KA, Chaoul MA, Cohen L. Cancer, cognitive impairment, and meditation. *Acta Oncol*. 2009;8:18–26.
10. Milbury K, Mallaiah S, Mahajan A, et al. Yoga program for high-

grade glioma patients undergoing radiotherapy and their family caregivers. *Integr Cancer Ther*. 2018;17(2):332–336.

11. Irwin MR, Olmstead R, Carrillo C, et al. Tai chi chih compared with cognitive behavioral therapy for the treatment of insomnia in survivors of breast cancer: a randomized, partially blinded, noninferiority trial. *J Clin Oncol*. 2017;35(23):2656–2665. Epub 2017 May 10.

12. Archie P, Bruera E, Cohen L. Music-based interventions in palliative cancer care: a review of quantitative studies and neurobiological literature. *Support Care Cancer*. 2013;21(9):2609–2624.

13. Bradt J, Dileo C, Magill L, et al. Music interventions for improving psychological and physical outcomes in cancer patients. *Cochrane Database Syst Rev*. 2016;(8):CD006911.

14. Archer S, Buxton S, Sheffield D. The effect of creative psychological interventions on psychological outcomes for adult cancer patients: a systematic review of randomised controlled trials. *Psychooncology*. 2015;24(1):1–10. doi:10.1002/pon.3607. Epub 2014 Jun 21.

15. Lee I, Shiroma EJ, Lobelo F, et al. Effect of physical inactivity on major non-communicable diseases worldwide: an analysis of burden of disease and life expectancy. *Lancet*. 2012;380:219–229.

16. Sestak I, Distler W, Forbes JF, et al. Effect of body mass index on recurrences in tamoxifen and anastrozole treated women: an exploratory analysis from the ATAC trial. *J Clin Oncol*. 2010;28(21):3411–3415.

17. Pierce JP, Stefanick ML, Flatt SW, et al. Greater survival after breast cancer in physically active women with high vegetable-fruit intake regardless of obesity. *J Clin Oncol*. 2007;25(17):2345–2351.

18. Meyerhardt JA, Heseltine D, Niedzwiecki D, et al. Impact of physical activity on cancer recurrence and survival in patients with stage III colon cancer: findings from CALGB 89803. *J Clin Oncol*. 2006;24(22):3535–3541.

19. Jeon J, Sato K, Niedzwiecki D, et al. Impact of physical activity after cancer diagnosis on survival in patients with recurrent colon cancer: Findings from CALGB 89803/Alliance. *Clin Colorectal Cancer*. 2013;12(4):233–238.

20. Mustian KM, Alfano CM, Heckler C, et al. Comparison of pharmaceutical, psychological, and exercise treatments for cancer-related fatigue: a meta-analysis. *JAMA Oncol*. 2017;3(7):961–968.

21. Mishra SI, Scherer RW, Snyder C, et al. Exercise interventions on health-related quality of life for people with cancer during active treatment. *Cochrane Database Syst Rev*. 2012;(8):CD008465.

22. Segal RJ, Reid RD, Courneya KS, et al. Randomized controlled trial of resistance or aerobic exercise in men receiving radiation therapy for prostate cancer. *J Clin Oncol*. 2009;27(3):344–351.

23. Lipsett A, Barrett S, Haruna F, et al. The impact of exercise during adjuvant radiotherapy for breast cancer on fatigue and quality of life: a systematic review and meta-analysis. *Breast*. 2017;32:144–155.

24. Kushi LH, Doyle C, McCullough M, et al. American Cancer Society guidelines on nutrition and physical activity for cancer prevention: reducing the risk of cancer with healthy food choices and physical activity. *CA Cancer J Clin*. 2012;62:30–67.

25. Hui D, Bruera E. A personalized approach to assessing and managing pain in patients with cancer. *J Clin Oncol*. 2014;32(16):1640–1646.

26. Fischer DJ, Villines D, Kim YO, et al. Anxiety, depression, and pain: differences by primary cancer. *Support Care Cancer*. 2010;18(7):801–810.

27. Bruera E, Kim HN. Cancer pain. *JAMA*. 2003;290(18):2476–2479.

28. Chou R, Deyo R, Friedly J, et al. Nonpharmacologic therapies for low back pain: a systematic review for an American College of Physicians Clinical Practice Guideline. *Ann Intern Med*. 2017;166:493–505.

29. Saper RB, Lemaster C, Delitto A, et al. Yoga, physical therapy, or education for chronic low back pain: a randomized noninferiority trial. *Ann Intern Med*. 2017;167(2):85–94. [Epub ahead of print 20 June 2017].

30. Lopez G, McQuade J, Cohen L, et al. Integrative oncology physician consultations at a comprehensive cancer center: analysis of demographic, clinical and patient reported outcomes. *J Cancer*. 2017;8(3):395–402.

31. Palmer ME, Haller C, McKinney PE, et al. Adverse events associated with dietary supplements: an observational study. *Lancet*. 2003;361:101–106.

32. Bairati I, Meyer F, Gélinas M, et al. Randomized trial of antioxidant vitamins to prevent acute adverse effects of radiation therapy in head and neck cancer patients. *J Clin Oncol*. 2005;23:5805–5813.

33. Lawenda BD, Kelly KM, Ladas EJ, et al. Should supplemental antioxidant administration be avoided during chemotherapy and radiation therapy? *J Natl Cancer Inst*. 2008;100:773–783.

34. Johnson SB, Park HS, Gross CP, et al. Use of alternative medicine for cancer and its impact on survival. *J Natl Cancer Inst*. 2018;110(1).

35. Verhoef, MJ, Mulkins A, Carslon LE, et al. Assessing the role of evidence in patients' evaluation of complementary therapies: a quality study. *Integr Cancer Ther*. 2007;6(4):345–353.

36. Mao JJ, Palmer SC, Straton JB, et al. Cancer survivors with unmet needs were more likely to use complementary and alternative medicine. *J Cancer Surviv*. 2008;2(2):116–124.

37. Brauer JA, Sehamy AE, Metz J, et al. Complementary and alternative medicine (CAM) and supportive care at leading cancer centers: a systematic analysis of websites. *J Altern Complement Med*. 2010;16(2):183–186.

8

第八篇　癌症康复中的具体诊断

第 75 章

癌症患者的平衡及步态功能障碍

Tiffany D. Kendig, Emil Berengut

美国大约有 1 550 万癌症幸存者。预计到 2026 年，该人口数量将接近 2 030 万[1]。早期诊断和治疗进展使所有部位的癌症患者的五年生存率达到了令人印象深刻的 67%[1,2]。2016 年，44% 的幸存者在确诊后至少存活了 10 年，17% 的幸存者在确诊后至少存活了 20 年[2]。癌症发病率增加、积极治疗以及平均生存时间延长意味着与疾病和治疗相关的各种功能损害，包括平衡和步态障碍的患者人数不断增加[3-14]。跌倒和步态问题在老年人群中很常见，而癌症诊断的中位数年龄为 66 岁，62% 的癌症幸存者年龄在 65 岁以上[1,2,10,12,15]，因此，平衡和步态功能障碍是肿瘤人群的相关问题。然而，人们越来越意识到与治疗相关的影响以及对多系统加速老化的影响（包括姿势控制）的扩大和增加了幸存者问题的范围和复杂性[10,12,16]。鉴于患病率、长期性、对行动的影响以及康复干预措施改善功能的潜力，癌症幸存者的平衡和步态功能障碍问题值得康复专业人员的关注[5,8,10-14,17-20,21]。本章旨在定义成年癌症幸存者的平衡和步态功能障碍问题，回顾正常的平衡和步态功能，确定癌症人群中平衡和步态障碍的常见原因，重点介绍评定和诊断功能障碍的方法，并对一般康复管理予以基本概述。

背景与意义

平衡和步态功能障碍在老年癌症幸存者中很常见[8,10,12,13,22]。Huang 等在 2017 年的一项研究中报告，基于经人口统计学校正的监测、流行病学和终末结果 - 医疗保险健康结局调查（Surveillance, Epidemiology and End Results-Medicare Health Outcomes Survey, SEER-MOHS）数据集，在确诊后的 1～4 年间，Medicare 受益人中平衡或行

走问题的发生率估计在八类肿瘤中介于 28%～52%[8]。值得注意的是，与诊断前的 1～2 年参考估计值相比，在诊断前后特定时间内，乳腺癌、肺癌、前列腺癌和非霍奇金淋巴瘤（NHL）幸存者中障碍的校正发生率明显更高。具体来说，在 NHL 诊断后的 1～2 年内，障碍发生率从 26% 增至 45%，乳腺癌诊断后 3～4 年内，发生率从 32% 增至 41%，前列腺癌诊断后的 1～4 年内发生率从 22% 增至 28%～29%。在肺癌患者中，诊断前 0～1 年（40%）和诊断后 1～2 年（46%）的校正发生率明显高于诊断前 1～2 年的参考估计（33%）[8]。作者[8]提出，平衡或移动问题不仅常见于幸存者中，其发生率在某些肿瘤类型的患者存续过程中也随时间而变化[8]。鉴于乳腺癌、肺癌、前列腺癌是美国最常见的三种恶性肿瘤[1,2,8]，故与乳腺癌、肺癌和前列腺癌诊断相关的、在特定时间范围内发生平衡和步态问题的频率的增加尤其令人担忧。

有证据表明，这些问题也影响到了 65 岁以下的幸存者[10,12]。关于平衡，研究表明，与年龄相匹配的对照组[23,24]、老年对照组[25]以及在启动化疗剂之前的基线测量[26,27]相比，接受神经毒性化学治疗剂治疗的中年乳腺癌患者存在姿势不稳。Kokkonen 等[28]还报告了 62 名 60 岁或 60 岁以下接受了积极治疗的女性转移性乳腺癌的患者中，静态（62%）和动态（73%）平衡障碍的发生率惊人。包括年轻人在内的短期和长期幸存者中也存在平衡障碍和行走困难的证据[11,18,19,26,29]。Alappattu 等[29]报告，在平均年龄为 57.9 岁的 418 名幸存者中，14% 的患者转介到物理治疗门诊接受物理治疗师的治疗时发现存在步态障碍[29]。在另一项针对 244 名平均年龄为 60.8 岁，接受门诊肿瘤治疗的患者

的研究[13]发现,17.8% 存在平衡问题,22% 存在步行困难。这些障碍是参与研究者在所报告的 15 种不同功能障碍中最常见的两种[13]。在一项基于人口的大型研究中也曾报道过类似的估计,研究包括 20 岁以上的幸存者,其中 8% 的短期幸存者和 9% 的长期幸存者报告在没有辅助装置的情况下行走困难,而未患癌症者仅有 3.1%。此外,21.9% 的短期幸存者和 22.7% 的长期幸存者步行距离难以超过约 400 米,没有癌症的人则仅 8.7% 的会有此困难[11]。

癌症人群的平衡和步态障碍与健康的负面结局如跌倒[18,30-34]、生活质量下降[34,35]、移动受限[18,21,34]和死亡率[36-38]相关。虽然老年癌症患者的跌倒及相关损伤发生率在不同环境中和不同环境之间差异很大,但很常见[39]。最近的系统评价得出结论,癌症幸存者在治疗过程中和治疗后均比普通人群更容易跌倒[30,31]。跌倒发生率也因诊断和相对于诊断的时间而异[8]。具体而言,根据 Huang 等[8]报告,在诊断后的 1~2 年和 1~4 年中,与诊断前的参考估计相比,患有前列腺癌和肺癌的幸存者的跌倒发生率显著增加[8]。在老年幸存者中,与跌倒相关的因素包括日常生活活动受限、功能性移动能力受损、自我感知的"减慢"、抑郁、多种药物、药物治疗及合并症[40]。前庭性的平衡障碍和视觉障碍与中年妇女接受紫杉烷类药物治疗肿瘤后的跌倒有关[41]。

跌倒可导致包括骨折[10,33,42]以及癌症治疗中断[33,43]在内的损伤[39]。此外,幸存者跌倒与健康相关的生活质量下降、功能下降、对出门的恐惧增加、化学疗法毒性增加和死亡有关[35,44,45]。一项研究显示,平衡信心被确定为感知活动受限的预测因子[21],而感知平衡困难则可预测癌症幸存者随后的跌倒[33]。患者报告的行走约 400 米的困难[37]和步态缓慢也与幸存者死亡的风险有关[36-38]。

平衡及步态功能

回顾正常的平衡和步态参数有助于很好地了解癌症及相关治疗如何影响这些功能。平衡是一项复杂的技能[46],涉及"相对于支撑面,或在更大范围的稳定极限范围内,保持、到达或恢复身体重心"[47]。平衡系统的功能是维持姿势对线、促进运动并在受到挑战时恢复平衡[47]。需要有效的平衡控制以得到并保持不同体位的稳定性,优化功能性

活动包括床上活动、转移和行走[47,48]。平衡是基于特定条件,即个体、个体正在执行的任务以及执行该任务的特定环境之间相互作用的结果[46,49]。

从生理学角度来看,由于姿势控制需要感觉运动功能的相互作用,因此神经和肌肉骨骼系统在平衡中起着关键作用[46,47]。最佳的平衡需要多感觉输入、中枢加工以及运动计划和执行。视觉、前庭和躯体感觉系统提供空间方位的感觉输入[46]。姿势控制和平衡是中枢系统对多感觉输入的整合并作出适当的运动反应[46-48]的结果。足够的支撑面、肌力、关节活动范围和协调的肌肉反应是产生有效的运动反应并保持平衡必不可少的条件[46,48]。

姿势控制系统框架[46]从理论角度定义了有助于平衡的姿势系统的各个组成部分[46,50],包括生物力学限制、运动策略、感觉策略、空间定位、动态控制和认知加工[46,50]。每个部分的来源举例如图 75-1 所示。完好无损的系统及各组成部分保障平衡功能正常化。但是,当姿势控制所必需的神经或肌肉骨骼系统结构等出现损伤时会导致各种不同的平衡障碍、活动受限及潜在的跌倒风险[16,46]。年龄和跌倒频率之间的关系是最好的例子。如 Horak[46](图 75-1)所述,与年龄相关的变化如关节活动范围、软组织特性、肌肉力量、姿势晃动、反应时间、视敏度或深度知觉的变化会限制平衡所需的资源并导致随年龄增长的跌倒风险的增加[46,51]。平衡障碍的表现取决于受限制的资源以及与特定任务和特定环境相关的因素[46]。通常与平衡障碍有关的症状包括眩晕、头晕、共济失调、失用以及协调障碍[47]。

平衡功能与活动能力存在内在联系,尤其是与以下方面的能力有关:①改变和保持身体姿势;②行走或移动[21]。步态和平衡一样,是神经肌肉和肌肉骨骼系统的协调反应。步态或步行可以定义为一系列的平衡被打破与再恢复的过程[52]。有效而安全的步态需要协调肌肉收缩、关节运动和感觉性知觉。步行的基本单位是一个步行周期或一个跨步[53]。一个步行周期是指一侧足部首次接触地面到该足再次接触地面的下肢序列动作。步行周期分为两个时期:下肢与地面接触的时期(站立相),约占周期的 60%;下肢腾空前移的时期(迈步相),约占步态周期的 40%[53-55]。图 75-2 展示了典型的步态周期。

步态速度即步行速度。跨步和步频决定步行的速度[55,56]。步行速度已成为一种有力的评定和

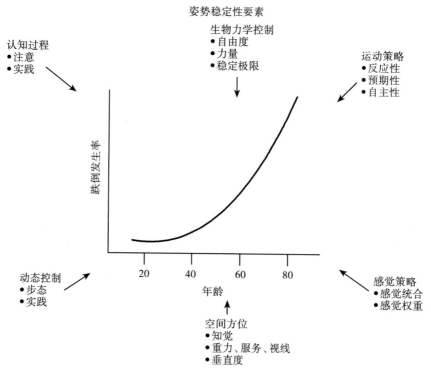

图 75-1　姿势稳定性和移动性所需的各组成成分。这些组成成分中任何一个问题的出现都可能是导致平衡障碍和跌倒发生率增加的原因。例如，与年龄有关的生理变化削弱了姿势控制系统的组成成分，导致与衰老相关的跌倒频率增加。该框架表明，跌倒是由于姿势控制系统特定组成成分功能受限所引起的

摘自 Horak FB. Postural orientation and equilibrium: what do we need to know about neural control of balance to prevent falls?. Age Ageing. 2006; 35(suppl_2): ii7-ii11. doi: 10.1093/ageing/afl077, by permission of Oxford University Press. Age & Ageing is the journal of the British Geriatrics Society

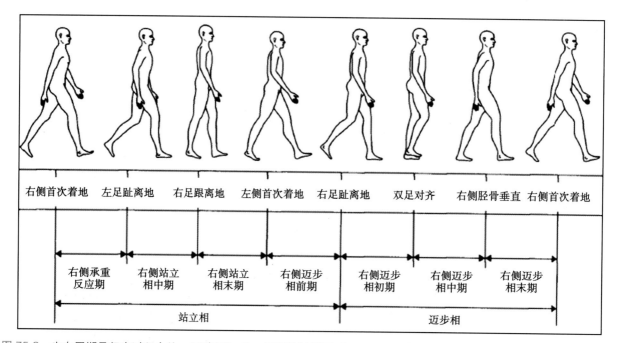

图 75-2　步态周期是行走过程中的一系列事件，从一只脚接触地面到同一只脚再次接触地面结束。周期包括两个阶段：站立相——脚在地面上（通常占步行周期的 60% ）和迈步相——脚在地面上时（通常占步行周期的 40% ）

摘自 Reproduced with permission from Patel K. Gait and Gait Aids. In: Shatzer M, Choi H, eds. Physical Medicine and Rehabilitation Pocketpedia. 3rd ed. New York, NY: Demos Medical Publishing; 2018: 6. Copyright Springer Publishing Company, LLC

结局测量指标[55,57-59]。既可以在给定时间内测量短距离步行，也可以根据随时间推移所行走的距离进行测量，并已用于预测疾病活动、心肺功能以及移动能力。在康复机构中，步行速度也被认为是一种有用的结局指标[57-60]。步频，以每分钟步数为单位，定义为步行节奏[55,61]。正常步频为 90～120 步/min[61]。每个人都有自己的步频，它与腿长有关，通常体现的是身体结构中最节能的节奏[62]。

双腿站立是步态周期中双足着地的阶段，也称为双支撑[61]。在正常步态中，双支撑在步态周期中出现两次，约占步行周期的 25%。已发现，随着年龄的增长，双支撑的比例从年轻人的 18% 增加到健康老人的 26% 以上[62]。老人因害怕跌倒会增加双支撑的时间。双支撑时间是步速和步长的有力预测指标[62]。步长或步态长度是指双足相继接触地面点之间的距离[55,61]。步长、跨步长和步宽是步态的重要空间特征，而重要的时间特征包括站立相时间、单支撑时间、双支撑时间、迈步相时间、步频和步速[55,61]。

癌症患者平衡与步态功能障碍的原因

癌症人群中导致平衡和步态障碍的原因是多方面的[7,10]。癌症的直接、间接或治疗相关的影响可能会导致多个器官和系统严重受损。为平衡和运动提供支持的神经系统和肌肉骨骼系统特别脆弱[47]。由于多系统损伤的数量、种类和发生率不同，在幸存者当中也存在着许多影响平衡及步态问题的多种潜在原因，因而也将会有多种平衡与步态问题的表现[3,7-9,13,16]。在此，我们简要介绍与肿瘤人群平衡和步态功能受损相关的健康状况和因素，重点介绍较常见的因素。熟悉健康状况并与可能的结构和功能障碍相联系，将有助于临床医生确定每种因素如何影响平衡所必需的资源并导致功能障碍。例如，仔细考虑任一健康状况如何与潜在的因素（例如疼痛、认知、跌倒、保持自信、头昏、疲劳、身体活动、神经肌肉骨骼功能和步态）有关，可指导临床评定和干预措施，以使疗效最大化[8,10]。

直接并发症

神经系统的直接并发症可以通过在任何水平上压迫或浸润神经系统结构来影响中枢和周围神经系统[63,64]。神经系统损害的分布和严重程度取决于其受影响的结构以及受影响的程度[3,65,66]。通常与神经系统并发症有关的癌症包括肺癌、乳腺癌、结肠癌、直肠癌、前列腺癌以及头颈部白血病和淋巴瘤[67]。除了颅脑和周围神经病变外，神经系统的直接侵犯通常包括原发性或转移性脑肿瘤、硬膜外脊髓压迫、髓内脊髓转移和软脑膜转移[63,64]。

脑转移是癌症最常见的神经系统直接并发症。其最有可能来自原发性癌症，包括肺癌、乳腺癌和黑色素瘤，大约 80% 会影响大脑半球[63]。体征和症状可能包括认知改变、视力障碍、局灶性无力、感觉障碍、协调障碍、脑神经麻痹和步态障碍，所有这些都会影响姿势控制和步态的基础系统[65]。影响运动皮层的肿瘤可导致偏瘫步态，而后颅窝和小脑的肿瘤可导致共济失调步态[65]。听神经瘤导致第Ⅷ脑神经的结构损伤并经常延伸到桥小脑角，由于它们对前庭系统的直接影响，通常表现为眩晕、不平衡和步态不稳[65]。

脊柱肿瘤可引起下行运动通路、上行感觉通路和神经根的结构损伤[3,66,68]。转移性脊柱肿瘤比原发性脊柱肿瘤更常见，影响多达 40% 的系统性癌症患者，占肿瘤性脊髓损伤（SCI）的 85%[68-70]。转移性硬膜外脊髓压迫（metastatic epidural spinal cord compression, MESCC）是癌症最常见的神经系统并发症之一[66,68-70]。诊断时，多达 85% 的患者可能会出现无力的症状，并通常发生在疼痛之前[65,68,71]。胸腔受累的可能性很高，MESCC 在胸部受累的情况对屈肌的影响会大于伸肌，通常会产生下肢对称性的上运动神经元损害表现，而在累及腰骶部区域时则会出现下运动神经损害表现[65,66,68,71]。感觉障碍的发生率比运动障碍的发生率低，发生的时间也晚于运动障碍，感觉障碍最初的表现可能是麻木感和感觉异常的袜套样分布上升以及本体感觉障碍[65,66,68,70]。

主要影响躯干和下肢力量、张力和感觉的功能障碍，会对人体整合感觉信息并产生维持平衡所需的适当姿势反应造成负面影响。力量、协调性和感觉接收障碍可以导致步态异常，在运动障碍为主时通常表现为痉挛、截瘫步态，而在背索或脊髓小脑束受到影响时则表现为共济失调步态[66,72]。背部疼痛的癌症患者存在共济失调步态时会增加硬膜外脊髓受压的可能性[3,68,73]。脊髓受压后的步行能力似乎与最初表现时的能力直接相关[66,70,74-76]。在没有医疗干预的情况下，与 MESCC 相关的肢体

第八篇

无力可以迅速进展为完全瘫痪,而干预前的神经学和活动分级是影响患者干预后行走能力的重要因素[66,70,74-76]。因此,脊髓压迫的早期识别和治疗对整体功能预后至关重要[66,68,77,72]。

软脑膜疾病影响中枢神经系统的多个部位,会引起多灶性体征和症状[64,65]。它的特征是腱反射消失(DTR)以及马尾综合征,马尾综合征表现为腿部无力、足部麻木以及二便功能障碍[64,65,68,70,78]。导致的步态异常可能与颅内压升高、步态失用或小脑功能障碍以及下运动神经元神经根受累有关[64,65,78]。脑神经病变最常见于蛛网膜下腔内的软脑膜转移瘤及鼻咽癌、前庭神经鞘瘤和其他颅底肿瘤[63,64,67,79]。脑神经损伤导致的视觉和前庭功能障碍会影响姿势控制,从而影响平衡和步态。影响下肢感觉运动功能的腰骶神经丛病变可能是结直肠癌、宫颈癌和前列腺癌引起的局部肿瘤的直接蔓延所致[63,64]。

对于肌肉骨骼而言,任何实体或软组织肿瘤都可能直接影响到肌肉、韧带、肌腱和骨骼。在癌症晚期,癌症恶病质也会导致肌肉萎缩[9]。受转移灶影响的部位(如股骨、肱骨或椎骨)常发生病理变化从而导致骨质改变,也可引起明显的疼痛,影响功能性活动,并增加骨折的风险[3,77]。

间接并发症

癌症的间接并发症可能包括血管疾病、感染、代谢异常和副肿瘤综合征。一般而言,患有系统性癌症的神经系统并发症的患者可能会出现无力、痴呆、癫痫发作、步行能力丧失、疼痛和大小便失禁,这些疾病的单独或组合出现均会导致严重的活动障碍。肌肉骨骼的问题经常交叉、共存或由相关的神经功能障碍引起[63,64]。

副肿瘤神经综合征可以影响任何神经系统的结构,包括小脑、大脑和周围神经,并可能造成破坏性后果[64]。与副肿瘤综合征相关的肌病通常在癌症诊断之前就存在。Lambert-Eaton 肌无力综合征(Lambert-Eaton myasthenic syndrome,LEMS)与抗 HU 抗体相关,表现为近端肌肉无力的蹒跚步态[55,63,64]。该综合征最先影响感觉神经节,随着病情加重,会影响前角细胞的运动细胞体和自主神经元,继而引起感觉性共济失调、肌无力、反射减弱和自主神经功能障碍[63,64]。靶向小脑浦肯野细胞的副肿瘤综合征可导致严重的小脑变性和共济失调。

治疗相关效应

多种治疗相关效应可能会导致癌症幸存者的平衡和步态功能障碍。表 75-1 汇总了 Hile[10] 所概述的可能与平衡障碍和跌倒相关的一些不良反应,包括但不限于:周围神经病变、心脏毒性、低血压、骨质损害、肌痛/关节痛、肌肉减少症、前庭病变和视觉变化[10]。疼痛、无力、肌肉减少症、前庭功能障碍和视觉障碍都与非癌症、老年人群的跌倒风险有关[10,40]。总体的骨质健康需引起重视,因为骨完整性受损会导致疼痛、运动障碍、跌倒相关损伤以及骨折风险的增加[9,10]。影响视觉、前庭或躯体感觉功能的神经毒性药物会损害平衡功能,而且这些治疗有可能会加速姿势控制系统的老化,并使幸存者的跌倒风险增加[10,12]。年龄匹配的对照研究显示,接受紫杉烷类治疗的中年幸存者的姿势稳定性受损,这一研究进一步支持了神经毒性药物加速衰老的观点[10,12,24]。

与治疗有关的最常见的间接、非转移性神经并发症是化疗引起的周围神经病变(chemotherapy-induced peripheral neuropathy,CIPN)[43,64,65,80]。考虑到 CIPN 的普遍性以及与平衡功能障碍、步态障碍及跌倒的紧密相关性,CIPN 值得特别关注。CIPN 在接受神经毒性药物(包括紫杉烷、长春花生物碱和铂化合物)治疗的幸存者中很常见[43,64]。然而估计值各不相同,2014 年的一项对 31 项研究,4 100 多名患者进行的荟萃分析发现[81],化疗 1 个月内 CIPN 患病率为 68.1%,3 个月时为 60.0%,6 个月以上为 30.0%[81]。CIPN 的发病机制和临床表现可能因药物而异[10,43,82]。相对于长度依赖性的远端对称分布的运动轴突神经病,微管蛋白抑制剂[例如长春新碱和紫杉醇(Taxol)]更易引起感觉障碍。铂基化合物通常直接影响感觉神经节中的细胞体,但由于它们被隔离在血脑屏障的后面,因此在脊髓前角保留了运动神经元的功能。临床上,铂的化合物会导致疼痛性的感觉神经病变,并伴有感觉性共济失调,且该疾病在停药后可能会继续发展(coast)。滑行效应(coasting effect)是由感觉神经节内的进行性 DNA 损伤引起的。CIPN 相关的自主神经功能障碍很少见,但可导致体位性低血压和心律不齐[43,83]。体征和症状通常在随后的周期中逐步恶化,而更严重的 CIPN 也与平衡、步态功能障碍以及跌倒风险相关[18,20]。

表 75-1　与平衡障碍和跌倒有关的癌症治疗的不良反应[*]

不良反应	具有潜在毒性的药物或治疗
心脏毒性	抗肿瘤抗生素（多柔比星，柔红霉素） 单克隆抗体（曲妥单抗） 纵隔内的放射治疗
低血压	免疫调节剂（沙利度胺，来那度胺） 蛋白酶抑制剂（硼替佐米）
骨密度下降	芳香酶抑制剂（阿那曲唑，依西美坦，来曲唑） 抗雄激素（氟他胺，比卡鲁胺，尼鲁米特，恩扎鲁胺） LHRH 类似物（亮丙瑞林，戈舍瑞林，曲普瑞林，组蛋白，阿比特龙） 放射治疗
肌痛 / 关节痛	抗代谢药（甲氨蝶呤，阿糖胞苷） 芳香酶抑制剂（阿那曲唑，依西美坦，来曲唑） 激酶抑制剂（伊马替尼） 单克隆抗体（贝伐珠单抗，地舒单抗，利妥昔单抗，曲妥珠单抗） 蛋白酶体抑制剂（硼替佐米） SERM（雷洛昔芬，他莫昔芬） 紫杉烷类生物碱（紫杉醇，多西他赛） 长春花生物碱（长春新碱，长春瑞滨，长春碱）
周围神经病变	抗代谢药物（甲氨蝶呤，卡培他滨，阿糖胞苷，尿嘧啶） 依匹洛酮（依沙贝比隆） 单克隆抗体（贝伐珠单抗） 氮芥末烷化剂（奥沙利铂，顺铂，卡铂） 铂基烷基化剂（奥沙利铂，顺铂，卡铂） 鬼臼毒素（依托泊苷，替尼泊苷） 蛋白酶体抑制剂（硼替佐米） 基于紫杉烷的植物生物碱（紫杉醇，多西他赛，纳布紫杉醇） TNF 免疫调节剂（沙利度胺，来那度胺） 长春花生物碱（长春新碱，长春瑞滨，长春碱）
肌肉减少症	抗雄激素药（氟他胺，比卡鲁胺，尼鲁米特，恩扎鲁胺） 皮质类固醇（地塞米松，泼尼松） LHRH 类似物（亮丙瑞林，戈舍瑞林，曲普瑞林，组蛋白，阿比特龙）
脑血管毒性	铂基烷基化剂（顺铂） 长春花生物碱（长春新碱，长春碱，蒽环类）
视觉改变	抗代谢药（甲氨蝶呤，卡培他滨） 激酶抑制剂（伊马替尼） 单克隆抗体（利妥昔单抗） 氮芥末烷化剂（环磷酰胺，异环磷酰胺） 铂基烷基化剂（奥沙利铂，顺铂，卡铂） 蛋白酶体抑制剂（硼替佐米） SERMS（他莫昔芬） 紫杉烷类生物碱（紫杉醇）

LHRH，促黄体激素释放激素；SERM，选择性雌激素受体调节剂。

[*]以上所列并非全面，而是癌症康复中一些最常见药物指南。同一类别的药物在毒性方面可能有所不同。大多数癌症治疗的毒性因给药时间表和给药方式而异。

摘自 Hile ES. Imbalance and falls in older cancer survivors: an evidence-informed model for clinical assessment. Top Geriatr Rehabil. 2015; 31（4）: E1-E19。doi: 10.1097/TGR.0000000000000079. https://journals.lww.com/topicsingeriatricrehabilitation/pages/default.aspx。

大多数化疗药物在停止治疗后，其中一些损伤可能会很快消失，而其他一些损伤则发展为持续性、有症状的周围性多发性神经病变，因而可能会影响后续多年的平衡、步态、躯体功能和跌倒风险[17,18,43,84,85]。CIPN与姿势不稳、神经肌肉变化和以步速减慢、步长变短、步数增加和站立相时间增加为特征的"保守"步态模式有关[18,23,27,86]。运动神经病变患者可能表现为承重反应控制欠佳而表现为足拍击地面、行走过程中足趾拖曳或代偿性跨阈步态[10]。感觉症状、运动神经病变、平衡丧失、肌无力、步态异常、行走或驾驶中的功能障碍均与CIPN患者的跌倒有关[18,84,87,88]。

其他神经系统的治疗作用也可能会损害平衡和步态。例如，在放射治疗过程中放射到脊椎或其附近结构之后会出现放射性脊髓病。早期迟发性放射性脊髓病通常在放射治疗后12~20周开始，通常以感觉异常或Lhermitte征象为特征。晚期迟发性放射性脊髓病可表现为截瘫或四肢瘫痪的进行性脊髓病变，或运动神经元功能障碍或出血性脊髓病变，表现为腿部无力而导致步态和平衡功能障碍[63,64,89]。放射到大脑或化学疗法可能会导致认知功能障碍，从而限制姿势控制的认知加工过程。腰骶神经丛病变通常是由放射或手术造成的进行性纤维化所致。放射线可引起趋向于缓慢而隐匿发展的神经丛病变，并且与肿瘤引起者具有许多相似的临床特征。腹膜后淋巴结清扫术可引起纤维化并导致腰骶神经丛病变[63,64]。

临床经常遇到的与治疗相关的肌肉骨骼病变包括因长期不活动而引起的挛缩，或手术或放疗后引起的瘢痕组织形成、纤维化以及关节活动度损害。手术期间肌肉或神经的结构损伤也可能导致步态功能受损。例如，需要牺牲股神经和伸膝肌的股四头肌肉瘤切除术可能由于屈曲或代偿性"后膝"步态模式而导致膝关节不稳定[90]。类固醇、化学疗法和放射线等治疗可能会损害肌肉，导致肌病，继而出现肌肉萎缩和肌力下降[91]。在癌症人群中看到的大多数肌病通常是类固醇药物或严重疾病的结果。移植物抗宿主病尤其会破坏软组织，从而引起顽固的挛缩[64]。

癌症患者平衡和步态的评定

评定和管理癌症人群中的活动障碍取决于癌症的阶段、疾病的发展轨迹、患者正在接受或已经接受的治疗类型以及合并症。在癌症和癌症治疗的整个过程中，患者的功能状态可能会有所不同。癌症和癌症治疗会产生急性和慢性的影响，对于医护人员和患者而言，需密切监控患者的功能变化，因为尽早识别功能变化有利于康复转诊及获得更成功的康复结果[4,3,7,8,92]。

筛查跌倒、潜在的活动受限和治疗的神经毒性作用对于确定高危幸存者非常重要[15,21,34,43,93]。由于平衡和步行问题随时都会出现，并且在幸存者中也普遍存在，因此建议进行前瞻性的监测，从而教育患者、发现问题并促进干预，以期在整个癌症治疗过程中优化功能和结局[4,8,25,34,80,126]。就像针对乳腺癌和CIPN提出的前瞻性监测模型一样，临床医生应将感觉运动、平衡和步态功能的基线评定与整个癌症过程中的再评定纳入到所有面临这些问题风险的幸存者的护理中[8,10,25,34,80]。对于新出现的、进行性的或尚未解决的平衡或步态功能障碍的幸存者，应进行综合评定[10]。

综合评定

对患有急性或慢性进行性平衡和步态障碍的患者的评定包括四个步骤：病史、访谈、体格检查和功能评估。如有指征，医生可考虑将血液检查、影像检查或电诊断检查等作为综合评定的一部分并指导诊断。

病史

仔细的病史和系统回顾能够发现导致步态和平衡功能障碍的因素。因此，了解患者的并发症、治疗药物、相关的实验室数据、癌症的类型和阶段以及过去或当前的治疗方法很重要。从统计学角度，癌症更常见于已患有多种并发症的老年患者[94]。鉴于有报道提出肿瘤人群中并发症与功能状态之间存在关联，不能低估并发症对癌症患者的影响[10,21,95]。对诊断日期、癌症部位、阶段以及出现体征或症状的了解有助于深入了解医疗管理、总体预后以及诊断时所存在障碍或功能受限情况。与治疗有关的信息有助于确定预防措施以及潜在的结构障碍或与治疗相关的影响，供评估时考虑。总之，这些信息将指导评定及干预[10]。

访谈

除了有关社会历史、家庭环境、以前和当前的功能水平、日常活动水平以及社会支持的常见问题外,临床医生还应询问可能导致平衡能力下降和跌倒的因素。访谈人员应明确常见的促成因素,包括疼痛、认知、头晕、疲劳、跌倒史、平衡稳定性以及在有指征时出现的神经病变症状[10]。必要时应进一步探究问题以获取更多的详细信息。例如,应询问报告跌倒或几乎跌倒的患者有关这些事件的情况,以识别可以指导检查、预后和干预的特定情境因素[10,96,97]。

直接询问 CIPN 患者的跌倒、平衡困难和症状的严重程度[8,15,34,93,98]。建议使用直接询问的方法,以便于报告症状、指导选择检查方法以及寻找潜在的问题[10,43,80]。应询问所有在过去一年中有跌倒史的癌症幸存者[8,10,96]。该建议与已制定的实践指南即至少每年询问一次老年人的跌倒史相一致[8,34,98]。既往的跌倒史预示着后续的跌倒概率,事实证明,该问题在区分老年肿瘤患者中是否具有跌倒风险方面具有敏感性(74%)和特异性(69%)[10,15,34]。此外,还应询问幸存者出现平衡问题的频率[10,33]。报告存在平衡问题的幸存者不仅具有更高的跌倒风险,而且比没有报告平衡问题的幸存者经历反复跌倒的可能性要高出 1.8 倍[33]。最后,考虑到患者自我报告的症状严重程度与功能活动性和跌倒风险之间的密切关系,还应询问具有 CIPN 病史的患者都有哪些症状[88,93]。这些问题可能对筛查和促进康复干预转诊有一定的帮助[8,33,34,93]。

患者报告的结局指标(Patient-reported outcome measures, PROM)是全面评估的组成部分,它从患者的角度提供有关结局的信息,例如症状、功能和生活质量[4,10]。有许多与症状、平衡、步行和活动性结局相关的通用 PROM 可供使用,并且已有证据支持,在肿瘤亚人群中可以使用某些措施[4,7,82,99,100]。Huang 等[21]发现,包含 6 个项目的活动专用平衡信心量表(Activities-specific Balance Confidence Scale, ABC-6)可以作为社区居住的老年幸存者自我感知活动性问题的重要预测指标。作者[21]认为 ABC-6 是评估该人群自我感知平衡自信心及确定该人群活动受限有关潜在因素的有用工具[21]。美国物理疗法协会(American Physical Therapy Association, APTA)肿瘤指导疗效评估数据库(Evaluation Database to Guide Effectiveness, EDGE)专责小组建议将癌症疗法 / 妇科肿瘤学小组神经毒性(functional assessment of cancer therapy/ gynecologic oncology group-neurotoxicity scale,

FACT/GOG-Ntx12)的功能评定量表,作为筛查或评估乳腺癌人群中 CIPN 的临床措施[82]。这是一份患者自我报告问卷,除了关注的症状之外,还包括躯体、社会、情感和功能方面的健康。该工具易于实施,可以解释引起不适的重要因素,并且可以检测到 CIPN 的恶化[82]。PROM(包括 ABC 和 FACT/ GOG-Ntx12)在适当的亚人群中非常有用,但应与其他客观的和基于表现的测试结合使用[4,10,82]。

体格检查(physical examination)

体格检查至少应包括神经系统检查、肌肉骨骼检查和认知状态评定[10,58]。体格检查的要点包括评估与姿势控制、平衡和步态的神经和肌肉骨骼功能,尤其是那些可能受到并发症、癌症或癌症治疗影响的功能[10,47,58,97]。临床医生可以将健康状况、平衡和步态功能的知识与患者自我报告的信息相结合,以指导选择相应损伤水平的治疗措施[10]。表 75-2[10]中显示了相关表现测试的示例。

由于感觉、视觉和前庭功能在平衡功能中的作用,对它们的评定尤为重要[10]。感觉功能检查的常用方法包括使用 Semmes-Weinsten 单丝检查定量评定触觉,通过检查关节位置觉评定本体感觉及使用音叉或生物震感阈测量器(如果有的话)(图 75-3)

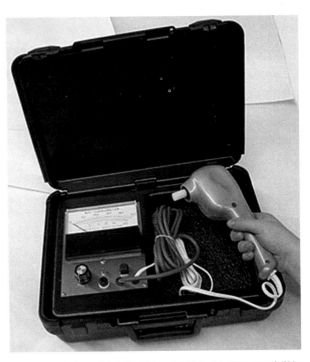

图 75-3 生物震感阈测量器是一种用于客观测量震动觉阈值的设备

摘自 Slava Ostrovsky[CC BY-SA 3.0(https://creativecommons. org/licenses/by-sa/3.0)], from Wikimedia Commons

第八篇

定量评定震动觉阈值[10,101]。震动觉阈值的评定对轻微损伤可能比标准的本体感觉测试更为敏感，因此建议对使用神经毒性药物治疗的患者进行 CIPN 体征的评估[10]。表 75-2[10]列出了评估前庭和视觉功能的有效方法。最后，还应进行体位评估[10]。

至于肌肉骨骼功能，临床上对肌肉力量的有效测量方法包括徒手肌力检查、肌力测量仪（myometry）和功能性肌力测试[101]。建议临床医生侧重于检查参与平衡和步行功能的肌肉群，包括髋关节、膝关节、踝关节和足趾的肌肉群[10]。功能性肌力测试（如：计时重复椅站立评估近端下肢力量或脚跟/脚趾走路评估腿部远端肌肉）可以补充徒手肌力检查[10,97,101]。鉴于下肢在平衡和步态功能中的重要作用，还应检查下肢深反射、关节活动度和灵活性[10,97]。

功能评定

平衡需要静态和动态评定。对于患有神经系统疾病的患者，已有各种测试方法对姿势控制的各个方面进行检查[7,47,97]。这些测试是通过观察在患者安静站立、主动站立和应用感觉策略的过程中的表现来判断影响患者平衡障碍的原因。安静站立（静态平衡）测试的目的是测试患者在站立姿势时保持不动的能力。还可以在患者站立时进行主动运动（动态平衡）测试，但是被测试的运动是体重随意转移的能力。经典 Romberg 试验，加强 Romberg 测试（tandem Romberg）和单腿站立测试都是静态平衡功能测试；而摆动和维持测试位置的能力则可

表 75-2　失衡和跌倒的老年癌症幸存者：影响因素、症状和评估方法

影响因素	患者报告	表现
周围神经（躯体感觉神经，运动神经，自主神经）	• 感觉丧失或改变（刺痛，嘶嘶声，紧缩感） • 走路时脚步声音"变大"（擦伤，绊倒，拍击地面） • 起立时会头晕目眩 • 比发病的时候要更好、一样或者更差（与化学治疗相关）	• 评估双侧脚跟/脚趾的振动阈值（音叉半定量，生物震感阈测量器 biothesiometer） • 进行双侧脚踝/脚/臀肌的力量测试（最大握力测试以及反复的疲劳度测试）；如果要随访跟踪，可以考虑使用测力计 • 评估体位性低血压
肌肉骨骼	• 日常活动或工作/休闲的功能障碍	• MMT：LE 筛查（髋、膝、踝、足趾）；或者考虑使用测力计，一次重复最大值 1-rep max） • 功能性强度测试（定时座椅站立，爬楼梯） • 躯干和下肢 ROM/灵活性测试，尤其是髋、膝、踝 • 站立和行走姿势
视觉	• 缺陷史以及目前或过去计划的手术或非手术矫正	• 对比敏感度，低对比精确度
前庭	• 有异常史，但未采取治疗或治疗不完整 • 眩晕	• SOT/MCTSIB 前庭情况 • VOR、头脉冲试验、动态视敏度 • 头部或身体运动引起的前庭症状（眩晕）或体征（眼球震颤）
平衡	• 自测目前的平衡功能或因癌症治疗而变化的平衡功能 • 跌倒，几乎跌倒或平衡障碍 • 平衡信心量表（特定活动的平衡信心量表）	• 定时平衡站立（MCTSIB 条件、自由站立、单腿站立） • 简易机体功能评估 • 根据访谈发现以及预测障碍对测试进行个性化测试，但需要测试管理标准化
步态	• 自我报告的变化 • 跌倒，滑倒，徒步 • 自我限制（活动或环境）	• 自主选择步态速度；在应对挑战时改变速度（继发性运动或认知任务） • 时空参数（一步时长、步长、步宽、双支撑相时间）和可变性 • 观察六分钟步行测试中从开始到结束的步态变化

LE，下肢；MCTSIB，改良的感觉相互作用和平衡临床测试；MMT，徒手肌力检查；ROM，关节运动度；SOT，感觉组织测试；VOR，前庭眼反射；生物震感阈测量器（美国 Biothesiometer；biothesiometerusa@gmail.com）。

摘自 Hile ES. Imbalance and falls in older cancer survivors：an evidence-informed model for clinical assessment. Top Geriatr Rehabil, 2015；31（4）：E1-19. doi：10.1097/tgr.0000000000000079。

https：//journals.lww.com/topicsingeriatricrehabilitation/abstract/2015/10000/imbalance_and_falls_in_older_cancer_survivors__an.8.aspx。

第八篇

以提供动态平衡功能的有用信息[47, 97]。如果可以的话,可以使用测力板或计算机姿势描记图作为客观手段来评定非随意运动反应功能和姿势控制能力[49, 97, 101]。由于幸存者中曾有轻微姿势控制障碍报告的证据[7, 23, 27, 41]及在基于 CDP 的感觉组织测试(SOT)中观察到乳腺癌幸存者具有前庭功能障碍的表现,表明这些工具是非常有用的[41, 101]。

功能性平衡、移动和步态量表用于评定静态平衡、动态平衡和 / 或全身运动任务表现(如由坐到站、步行以及跨越障碍物)。这些量表用于发现平衡障碍,可识别该人群中轻微的平衡问题[12]。Berg 平衡量表(The Berg Balance Scale, BBS)、计时起立 - 步行测验(Timed Get Up and Go, TUG)、感觉组织检查(Sensory Organization Test, SOT)、感觉相互作用及平衡临床测试(Clinical Test of Sensory Interaction and Balance, CTSIB)、功能性前伸(Functional Reach)、动态步行指数(Dynamic Gait Index, DGI)和 Tinneti 表现导向移动评定(Performance Oriented Mobility Assessment, POMA)是普通人群中较常用的一些功能评定量表[7, 47]。已有证据进一步支持了在肿瘤亚群中可以使用这些测评工具[7, 102]。例如,Liljult 等[102]认为 BBS 在预测胶质母细胞瘤住院患者的行走障碍方面具有一定的潜力。这些作者[102]报告了 BBS 评分与入院后4~8 个月内随即出现的步行功能丧失之间具有相关性,同时 4~8 个月内步行障碍患者的死亡风险也显著增加。他们认为 BBS 评分可以帮助识别需要康复治疗的患者及时优化其干预措施和治疗效果[102]。APTA 肿瘤 EDGE 工作组[7]推荐 Fullerton 平衡评定(Fullerton Assessment of Balance, FAB)量表和 TUG 测试两种功能性测试方法用于乳腺癌人群临床平衡评定。FAB 包含 10 个项目,用于测量活跃老年人在各种条件下的静态和动态平衡功能,具体项目包括前伸、抬腿跨越、行走时转头以及反应性姿势控制。TUG 是一种广泛使用的基于平衡和功能性移动任务的测量方法[7, 102]。它需要患者在计时下从标准的椅子上站起来,走 3 米,转身,再回到椅子,坐下[7, 47, 58]。值得注意的是,FAB 和 TUG 得分均与幸存者的 SOT 得分相关[7, 24]。通常在平衡评定中使用多种测试组合,通过多角度评定而获得对幸存者平衡功能更全面的了解。尚缺乏可确定幸存者跌倒风险的测评工具[7, 10, 34]。

系统评定对于找出导致平衡功能障碍的潜在损害非常有用[47, 103]。平衡评估系统测试(The Balance Evaluation Systems Test, BESTest)由 36 个项目组成,包括了许多其他常用的功能测评方法,系统地评估了六个姿势控制系统,包括:生物力学限制、稳定性极限 / 垂直范围、预期姿势调整、姿势反应、感觉方向和步态稳定性[16, 103, 104]。最近的一项以居住在社区中的老年幸存者为样本的研究,建立了 BESTest 和简化版 BESTest(Mini-BESTest, Brief-BEST)的信度、效度和最小变异率[16, 104]。因此,这些测试对于识别导致平衡问题的系统性损伤,制定有针对性的干预措施以及评估干预措施效果方面尤其有用[16, 104]。值得注意的是,通过 Bestest 评估的平衡功能与幸存者躯体功能相关的健康相关生活质量之间存在相关性[105]。

定性步态评估是功能性检查的关键组成部分,因为其有助于了解该人群中可能出现的异常步态模式。步态分析可能很复杂,因为步行需要许多系统以最佳的水平工作。像平衡一样,对步态的全面评估包括对有助于姿势控制的感觉、运动和认知系统进行检查。步态分析的目的是通过步行检查,寻找出功能障碍的原因并制定补偿策略。损伤的方面可能包括肌无力、关节活动范围缩小、协调性差或姿势控制不佳。表 75-3 描述了可能影响步态并应进行评估的躯体损害[56]。

表 75-3 影响步态的躯体功能损害

肌肉骨骼	神经学	心血管
姿势	感知觉、感觉解释	有氧能力
关节结构	运动计划	耐力
关节对线	运动编排	能量代谢
关节运动范围	时间安排与协调	血管完整性
肌肉长度和柔韧性	感觉和运动整合	
肌肉力量和耐力	疼痛	

摘自 Masdau JC, Sudarsky L, Wolfson L, eds. Gait Disorders of Aging: Falls and Therapeutic Strategies. Philadelphia, PA: Lippincott-Raven Publishers; 1997: 1-443.

步态评定包括从在最基本的室内步态偏差观察到计算机化步态分析实验室基于力台和表面肌电图的复杂数据[57, 58]。在简单的步态评估中,可以在站立(静态测试)和步行(动态测试)期间观察患者。首先,在站立姿势下检查患者,以评估患者的躯干姿势以及骨骼和软组织的对称性。临床医生检查站立位时的足踝以评估后脚和前脚的偏差。然后,临床医生要求患者在地板上行走以评估患者

第八篇

的步行周期(图 75-2),在时间、空间方面以及整体效率方面对患者进行评估。临床医生进一步检查各关节的活动范围、步行质量及上下肢各关节的协同性。可通过使用秒表和固定距离[55,58,97]来测量步行速度。还应观察患者的步行情况,注意步长、步宽、跨步长,步态对称性、步频、上肢交替运动以及步态偏差[55,58]。还应评估患者赤脚行走以及穿普通鞋行走时的区别。临床医生应从背面、正面和侧面观察步态,并在使用移动设备和/或矫形器状态下评估步态。在不同的地面、不同的环境中进行具有挑战性任务如令患者转弯或进行双重任务的评估也很重要[58]。

步态与平衡一样,应进行系统性和功能性的评定[58,97]。EDGE 工作组强烈推荐对乳腺癌和前列腺癌幸存者的活动能力进行基于任务的临床步行测试,其中包括 6 分钟步行测试(the 6-minute walk test, 6MWT)和 TUG[99,100]。在乳房和前列腺检查中推荐使用的测评方法包括:两分钟步行测试(Two Minute Walk Test),十米步行测试(Ten Meter Walk Test),简易机体功能评估(Short Performance Physical Battery, SPPB)和癌症患者躯体功能表现成套测验(Physical Performance Battery for Patients with Cancer, PPB)[99,100]。临床医生应从策略上选择能够评定该患者结构功能的最好的方法[4,101]。

采用所选评定方法连续地评定平衡和步态对于识别可能随距离或时间而变得明显的损伤很重要。例如,在 2 分钟或 6 分钟的步行测试中踝背屈肌易疲劳,或在执行不同任务如 TUG 测试中做转弯的动作时不稳定性明显。

诊断步态障碍

在完成病史采集和功能检查(包括特定检查)后,临床医生需要确定患者是否存功能障碍,并分析其最可能的原因,以确定最有效的治疗方案。步态障碍可以定义为步行速度减慢或身体运动的平滑性、对称性或同步性出现异常[58,62]。步态障碍可根据解剖部位、感觉运动或描述性步态模式进行分类。从解剖学的角度来看,步态障碍可大致分为以下九类:①额叶步态障碍;②皮质-皮质下步态障碍;③皮质下运动减少;④皮质下运动增多;⑤皮质下共济失调;⑥锥体束步态障碍;⑦小脑步态障碍;⑧神经性障碍;⑨肌病性步态障碍[106]。另一种步态障碍的分类方法是根据感觉运动水平,将其分为低、中和高功能障碍。由于可通过神经系统感觉或运动水平加以识别,这种分类对癌症患者尤其有用。表 75-4 列出了感觉运动水平和相关的步态障碍[58]。

表 75-4 步态障碍根据感觉运动损害水平而变化

水平	损害/状况	步态特征
低	周围感觉共济失调:后索、周围神经、前庭和视觉共济失调	不稳定、不协调(尤其是在没有视觉输入的情况下),试探性的、"醉酒状"
	关节炎引起的周围运动障碍(疼痛步态、关节畸形)	避免在患侧承重;站立相时间缩短;髋关节疼痛可能会导致 Trendelenburg 步态(躯干向患侧转移) 疼痛的膝关节屈曲 疼痛的脊柱导致短而缓慢的步伐,并减少腰椎前凸 非止痛功能包括挛缩、畸形受限运动,包括 Trendelenburg 步态
	肌病和神经病变引起的周围运动障碍(无力)	骨盆无力导致腰椎过度前凸和躯干侧弯(Trendelenburg 步态和"蹒跚"步态) 近端运动神经病会产生蹒跚步态和脚掌拍击地面 远端运动神经病会导致远端无力,特别是踝背屈无力以及"足下垂",可导致髋关节过度屈曲、膝过伸、足抬高(跨阈步态)和脚掌拍击地面
中	偏瘫,偏瘫引起的痉挛	下肢经髋关节外展外旋摆动半圈(划圈步态);膝关节过度伸展(或保护性屈曲);踝关节过度跖屈内翻(马蹄内翻足);轻瘫的患者,或许只是失去手臂的摆动,或者只能走路时拖曳或摩擦地面
	截瘫,截瘫引起的痉挛	双腿绕行;步长很短、拖拉且存在摩擦;严重时,髋关节过度内收,使膝关节交叉(剪刀步态)
	帕金森病	小而碎的步伐、迟疑、加速(慌张),身体前倾(前冲),身体后倾(后仰),转弯时移动整个身体(整块转向),无上肢的自然摆动
	小脑性共济失调	步基宽,躯干摇晃,步伐不规则,摇摆(尤其是转弯时)

续表

水平	损害/状况	步态特征
高	谨慎步态	害怕跌倒,但具有适当的姿势反应,步基正常或稍宽,步幅缩短,步速减慢,整体转向
	额叶相关性或白质病变:脑血管病变,常压性脑积水	额叶步态障碍:启动困难;细碎步态,如帕金森综合征,但步基相对更宽,身体直立、手臂摆动,腿部失用,在转弯或转移注意力时呈"冻结"状态,同时还可能有认知、锥体束、排尿障碍

摘自 Alexander NB, Goldberg A. Gait disorders: search for multiple causes. Cleve Clin J Med, 2005; 72: 586-600. doi: 10.3949/ccjm.72.7.586。

在癌症患者中,低水平损害的原因包括前庭功能障碍、周围神经病变、后索缺陷或视觉共济失调。周围运动障碍可由关节炎、肌病或神经病变引起。如果步态障碍仅限于低水平的感觉运动障碍而中枢神经系统完整,则适应性通常良好,因为患者可以有代偿策略。中等水平的障碍通常是由于脊髓病或小脑性共济失调引起的痉挛所致。步态的启动可能正常,但迈步模式异常。这种水平的功能障碍常出现画圈和宽步基步态。高水平功能障碍的特征是认知功能受损和行为方面的异常,例如害怕跌倒。由于患者缺乏代偿策略,这些障碍通常更难以纠正。大多数患者存在不止一个水平的功能障碍,但确定主要的功能障碍水平有助于更具体地指导治疗[58]。

康复管理

幸存者的平衡和步态障碍的管理应针对患者个体,多学科医疗和康复干预相结合。医疗干预可以包括药物审查和潜在健康状况或对可能影响平衡和步态的潜在损伤因素的管理[58, 96]。对于积极治疗的患者,如果治疗效应是其促成的主要因素,则可以通过调整治疗进行干预,如限制化疗,更改化疗,修改放射剂量,或调整被照射区域。康复干预措施可包括物理医学(康复医学),物理疗法和/或作业疗法、矫形器使用、适应性设备、移动设备和环境改造。

除了了解患者的健康状况、治疗后的预后因素、平衡和步态功能以及癌症康复的原则外,对检查结果的细致评估也可以指导选择适当的干预措施、目标和针对患者特定的治疗计划。临床医生应强调人为限制最小化,解决关键障碍,并优化运动策略以使功能性能力、平衡和步态或移动替代方案功能最大化。尽管相关证据不断涌现,但仍需要对

肿瘤人群的平衡和步态干预方法进行进一步研究。一般而言,建议采取神经肌肉再教育、治疗性功能锻炼、步态训练、预防跌倒和患者宣教的多学科干预措施[18, 43, 55, 96, 97, 107, 108]。总体而言,应尽可能保持身体功能及独立性,以改善患者的生活质量,并减轻护理人员的护理负担[109]。

平衡具有多个维度,旨在改善平衡功能的干预措施必须能够解决造成姿势控制系统障碍或者平衡组成成分损害的原因。促进针对性的感觉系统训练(图 75-4A、B),包括渐进、针对特定情境、挑战平衡的神经运动训练,是平衡训练的重要组成部分[18, 46-48]。感觉运动训练,如站在不同顺应性的表面上进行本体感觉训练,在其他人群已被证明可影响神经肌肉机制,改善平衡并减少跌倒次数[23, 110]。为患者量身定制的感觉运动训练策略是有益的,并推荐给 CIPN 患者[23, 107, 108, 111, 112]。针对 CIPN 人群的研究表明,视觉计算机反馈平衡训练(VCFBT)和基于传感器的平衡训练也与良好的平衡结果相关[113, 114]。对于有姿势控制障碍的肿瘤患者,应考虑进行神经运动训练,并对进行系统并安全的策略性训练予以仔细注意。个体化和特定任务恰到好处地挑战多方面平衡的干预也很重要(例如静态、动态、预期和反应性的)[46, 48]。系统的平衡评定工具可用于指导选择适当的方法[46, 47, 103]。为确保技能改善,需要反复进行特定姿势和平衡活动训练[46]。

研究支持多模式的平衡训练、有氧运动和强化锻炼作为平衡功能障碍幸存者康复计划的组成部分,尤其是那些患有 CIPN 的幸存者[108, 112, 115-117]。Lee 等[115]发现,在社区居住的乳腺癌幸存者中,有氧运动、强化运动与平衡运动相结合对跌倒风险相关的功能结局具有积极的影响[115]。Tofthagen 等[116]在患有 CIPN 的大肠癌幸存者中进行了一项试验性研究,参与者每周两次进行监督下的强化

第八篇

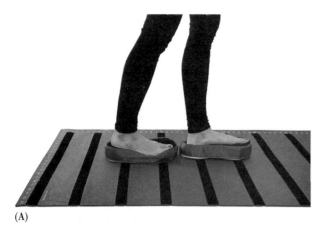

(A)

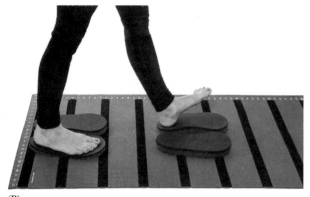

(B)

图 75-4　结合使用不同硬度泡沫的静态（A）和动态（B）感觉运动训练练习的示例。建议根据患者的具体情况设定平衡挑战任务，以策略性地训练 CIPN 患者姿势控制的感觉系统

摘自 Photos courtesy of Erica DeMarch, Step and Connect, LLC

锻炼、特定环境平衡训练、伸展运动和功能性平衡训练[116]。在为期 12 周基于小组干预之后，参与者在 TUG 和 DGI 测试中的表现证实了平衡功能的改善[116]。

　　关于肌力和有氧运动，Almstedt 等[118]在一个小样本的癌症幸存者的研究中发现，为期 13 周的多模式的有氧和阻力训练使受试者的下肢肌力和姿势控制得到了改善并得出结论，由等长和动态元素组成的运动计划可以降低跌倒风险及其相关损伤[118]。同样，在另一项研究中发现，紫杉烷类化学疗法的乳腺癌幸存者在进行了为期 12 周的力量和有氧运动计划后，其平衡、步态功能和生活质量在干预 24 周后均得到了改善[119]。这些元素的结合对于最大限度地利用影响平衡和步态的肌肉骨骼和心肺资源非常重要。

　　在 CIPN 人群中，与运动有关的症状改善可能有助于改善平衡功能并降低跌倒风险[108,112,120,121]。2014 年的一项研究结果表明，平衡训练、肌力训练

及有氧锻炼相结合可以获得良好的治疗效果，表现在化疗后淋巴瘤幸存者的症状减轻和生活质量提高[112]。在其他研究中也报告了类似的发现，在这些研究中，积极接受有氧运动和强化训练的幸存者的症状均获得了改善[120,121]。鉴于症状的存在与跌倒风险之间的关系，以上这些发现值得注意[93]。在另一项研究中，幸存者在进行了 3 周的下肢闭链运动后，除了其症状改善外，BBS 的平衡功能得分也提高了[122]。公认的假设是，通过上述锻炼可能有助于减轻神经疾病的不适症状，并通过提高下肢的肌力改善平衡功能[108,122]。总体而言，应鼓励癌症患者参与锻炼计划，通过适当的指导和预防措施最大限度地改善因癌症、癌症治疗或合并症导致的损伤[123]。

　　Fasano 和 Bloem[55]概述了步态功能障碍的管理步骤，包括：①创造补偿策略所需的条件；②管理已有的功能障碍和造成功能障碍的因素；③主要病因的医疗管理；④康复干预以解决关键的障碍，预防并发症并获得躯体活动最大化；⑤患者及护理人员宣教[55]。大多数的步态训练计划都包括提高肌力、耐力或灵活性。加强步态训练应通过等长或抗阻训练提高躯干及近端肌群力量。耐力训练可以采用有氧运动。通过扩大关节活动度的训练尤其是针对踝关节及髋关节以提高灵活性。使用身体支持在跑台上进行特定任务的步态训练可能有益[58,97]。针对不同的损伤，旨在改善步态在空间及时间方面的障碍的个体化训练方法结合不同的条件包括不同的环境、不同的地形以及任务限制进行步态训练[58,58,97]。

　　可以使用各种矫形器和助行器来改善行走力学和安全性[58,97]。下肢矫形器用于稳定、保护和支撑肢体关节，并有助于治疗性站立和功能性步行。矫形器的类型取决于肌无力的严重程度和部位。下肢矫形器包括髋 - 膝 - 踝 - 足矫形器（HKAFO）用于胸椎或高位腰椎脊髓损伤患者或有明显髋关节屈曲无力的患者。股四头肌无力但大腿屈膝肌群正常的患者使用膝 - 踝 - 足矫形器（KAFO）。踝足矫形器（AFO）用于那些由于周围神经受伤、周围神经病变或下肢远端无力的患者，此类患者臀部和大腿肌力正常，但踝背 / 跖屈肌无力。脊柱矫形器还可用于稳定躯干并控制躯干运动[124]。物理疗法可以帮助患者选择最适宜的辅助设备并用该设备训练患者[97]。

　　在一些癌症患者中，因药物剂量副作用，其步

态异常可能只是短暂、可逆的。在这种情况下,治疗干预的目的可以是为患者提供恢复性治疗以及提供适当的移动装置以确保患者的安全,直到患者步态恢复或接近于治疗前的水平。而另一种情况是,癌症患者原发性或转移性中枢神经病变的症状会随着时间的进展而逐渐恶化。治疗干预的目的仍是以安全性以及功能改善为主,但康复治疗的频率、强度以及持续时间不同于短期损害的患者。总体目标始终是最大限度地提高安全行走及活动的能力,包括稳定性、速度、耐力以及患者对目前生活方式的适应[55,56]。

在平衡功能康复的所有阶段中,患者及护理人员的宣教均必不可少。对患者进行评估后,临床医生需要针对患者制定个性化的预防跌倒计划。建议包括环境改造,如改善家庭照明、安装扶手和扶梯,拆除地毯或使用浴盆凳。需要进行有关安全和跌倒预防策略的教育。例如,使用合适的鞋类、行走辅助装置或从地板上取回物品的拾物器。还应考虑并提供针对可能的合并症的特定策略的教育。例如,躯体感觉丧失的直立管理或视觉代偿[43,80,96,97]。

成功的康复管理需要整合针对肿瘤康复的知识和原则。在制定治疗计划时,重要的是要考虑几个独特的因素以便为癌症相关平衡和步态障碍患者的临床决策和管理提供信息。借鉴癌症相关的脊髓损伤的文献,这些因素包括神经、肿瘤、医学、疼痛以及支持状态。全面的神经系统评估可揭示可能影响平衡、步态、预后和康复需求的治疗相关的效果。

肿瘤状态,包括疾病的阶段、治疗状态、治疗反应、预后以及预期寿命,也可以使医生对患者的康复潜力有所了解。医疗状况可决定适合患者的治疗方案,并影响患者的功能潜力,而针对合并症也可能需要采取某些预防措施或修改护理计划。疼痛会显著影响参与治疗的能力并引发危险信号。

最后,社会支持和资源会影响获得服务的机会以及让护理人员参与护理的能力[66,72]。该框架强调了多学科努力在步态和平衡障碍患者整体管理中的重要性及临床医生在制定治疗计划时需要了解护理的多个方面[66,72]。这些信息有助于临床医生将预防、恢复、支持或保守治疗的方法和目标概念纳入到最佳康复策略当中[66,72,80]。此外,由于在肿瘤诊断及治疗过程中患者存在潜在的功能状态波动,故在整个康复过程中需要经常再评定患者的平衡和步态功能,以便及时评估患者对康复治疗的反应[3-5,10]。

结论

平衡和步态功能障碍在癌症患者中很常见。因此,跨不同的实践环境工作的从业者很可能会遇到出现这些功能障碍的幸存者,特别是随着癌症生存率的提高,越来越多的人会生活在治疗的持久影响中[3-5]。癌症患者的功能受限和康复需求与诊断和癌症治疗时的疾病程度直接相关[125]。这些问题受多因素影响,是癌症和/或姿势控制和运动系统治疗的综合结果[10]。平衡和步态相互关联,很难区分二者对功能性活动能力和日常生活活动的独立贡献[55]。平衡和移动受限的策略性筛查和前瞻性监测可以识别潜在问题并及时干预,以使治疗效果最大化[4,7,8,43,80]。

需要进行综合评定以确定存在的损害并制定适当的干预措施。除了对导致该问题的健康状况和结构性损伤进行医学管理外,针对性的康复干预可以显著改善平衡和步态[55,108]。临床医生可以整合健康状况知识、综合的临床评估结果和肿瘤康复原则,确定最合适的康复策略并指导成功的康复管理。然而,未来仍有必要关注平衡和步态功能障碍的癌症康复研究,从而为有关该人群的综合评估和规范管理提供实践指南[10]。

要点

- 平衡和步态障碍在癌症人群中很常见[8,10,12,13,22],并且可能会导致负面的健康后果,例如跌倒[18,30-34]、生活质量下降[34-35]、移动受限[18,21,34]和死亡[36-38]。
- 熟悉与癌症和治疗相关的健康状况及与结构和功能障碍的相关性,有助于临床医生明确各因素是如何影响平衡和步态功能所需的资源。
- 癌症和癌症治疗会产生急性和慢性的影响,因而医护人员和患者要时刻注意监控平衡和步态的功能变化,因为尽早识别其功能障碍有利于及时转诊康复,从而达到更好的康复效果[4,3,7,8,92]。

第八篇

- 平衡障碍的表现取决于患者哪种姿势控制组成成分受到限制以及任务和环境特定因素。

- CIPN 与姿势不稳、神经肌肉改变和"保守"步态有关，其特征是速度减慢、步长缩短、步频增加以及站立相时间延长[18, 23, 27, 86]。

- 直接询问 CIPN 患者跌倒、感知到的平衡困难和症状严重程度是必要的[8, 34, 93, 98]。

- 体格检查的关键要素包括参与姿势控制、平衡和步态的神经学及肌肉骨骼功能评估，尤其是那些可能受到并发症、癌症或癌症治疗影响的一些功能[10, 47, 58, 97]。

- 步态障碍可根据解剖部位、感觉运动水平或描述性步态模式进行分类。

- 建议对平衡或步态功能障碍的幸存者进行多学科干预，包括医疗管理、有针对性的神经肌肉再教育、治疗性运动、步态训练、跌倒预防和患者教育。对于平衡功能障碍患者，治疗计划应包括感觉运动训练、有氧运动和适当的力量训练[18, 43, 55, 96, 97, 107, 108]。

- Fasano 和 Bloem[55]概述的步态功能障碍管理步骤包括：①创造有助于代偿策略所需的条件；②管理功能障碍和导致功能障碍的因素；③主要病因的医疗管理；④进行有效的康复干预以解决关键障碍，预防并发症并使机体活动最大化；⑤患者/护理人员教育。

（恽晓萍 译 张慧丽 校）

参考文献

1. American Cancer Society. *Cancer Facts & Figures 2018*. Atlanta, GA: American Cancer Society; 2018.

2. Surveillance Epidemiology and End Results (SEER). *Cancer Stat Facts: cancer at any site*. Bethesda, MD: National Cancer Institute. http://seer.cancer.gov/statfacts/html/all.html

3. Silver JK, Baima J, Mayer RS. Impairment-driven cancer rehabilitation: an essential component of quality care and survivorship. *CA Cancer J Clin*. 2013;63(5):295–317. doi:10.3322/caac.21186

4. Stout NL, Silver JK, Raj VS, et al. Toward a national initiative in cancer rehabilitation: recommendations from a subject matter expert group. *Archives of Physical Medicine and Rehabilitation*. (2016);97(11):2006–2015. doi:10.1016/j.apmr.2016.05.002

5. Silver JK, Gilchrist LS. Cancer rehabilitation with a focus on evidence-based outpatient physical and occupational therapy interventions. *Am J Phys Med Rehabil*. 2011;90(5 Suppl 1):S5–S15. doi:10.1097/PHM.0b013e31820be4ae

6. Cheville AL, Mustian K, Winters-Stone K, et al. Cancer rehabilitation: an overview of current need, delivery models, and levels of care. *Phys Med Rehabil Clin North Am*. 2017;28(1):1–17. doi:10.1016/j.pmr.2016.08.001

7. Huang MH, Blackwood J, Croarkin E, et al. Oncology Section Task Force on Breast Cancer Outcomes: clinical measures of balance—a systematic review. *Rehabil Oncol*. 2015;33(1):18-27.

8. Huang MH, Blackwood J, Godoshian M, et al. Prevalence of self-reported falls, balance or walking problems in older cancer survivors from Surveillance, Epidemiology and End Results-Medicare Health Outcomes Survey. *J Geriatr Oncol*. 2017;8(4):255–261. doi:10.1016/j.jgo.2017.05.008

9. Baima JA, Silver JK, Most M. Neuromuscular dysfunction in the cancer patient: evaluation and treatment. *Muscle nerve*. 2018. Accepted Article. doi:10.1002/mus.26103

10. Hile ES. Imbalance and falls in older cancer survivors: an evidence-informed model for clinical assessment. *Top Geriatr Rehabil*. 2015;31(4):E1–E19. doi:10.1097/TGR.0000000000000079

11. Ness KK, Wall MM, Oakes JM, et al. Physical performance limitations and participation restrictions among cancer survivors: a population-based study. *Ann Epidemiol*. 2006;16(3):197–205. doi:10.1016/j.annepidem.2005.01.009

12. Hile E. Research Round-up from the Research Committee. *Rehabil Oncol*. 2014;32(2):42–43.

13. Cheville AL, Beck LA, Petersen TL, et al. The detection and treatment of cancer-related functional problems in an outpatient setting. *Support Care Cancer*. 2009;17(1):61–67. doi:10.1007/s00520-008-0461-x

14. Guerard EJ, Deal AM, Williams GR, et al. Falls in older adults with cancer: evaluation by oncology providers. *J Oncol Pract*. 2015;11(6):470–474. doi:10.1200/JOP.2014.003517

15. Huang MH, Shilling T, Miller KA, et al. History of falls, gait, balance, and fall risks in older cancer survivors living in the community. *Clinical Intervent Aging*. 2015;10:1497–1503. doi:10.2147/CIA.S89067

16. Huang MH, Miller K, Smith K, et al. Reliability, validity, and minimal detectable change of Balance Evaluation Systems Test and its short versions in older cancer survivors: a pilot study. *J Geriatr Phys Ther*. 2016;39(2):58–63. doi:10.1519/JPT.0000000000000047

17. Hile ES, Fitzgerald GK, Studenski SA. Persistent mobility disability after neurotoxic chemotherapy. *Phys Ther*. 2010;90(11):1649–1657. doi:10.2522/ptj.20090405

18. Winters-Stone KM, Horak F, Jacobs PG, et al. Falls, functioning, and disability among women with persistent symptoms of chemotherapy-induced peripheral neuropathy. *J Clin Oncol*. 2017;35(23):2604–2612. doi:10.1200/JCO.2016.71.3552

19. Schootman M, Aft R, Jeffe DB. An evaluation of lower-body functional limitations among long-term survivors of 11 different types of cancers. *Cancer*. 2009;115(22):5329–5338. doi:10.1002/cncr.24606

20. Bao T, Basal C, Seluzicki C, et al. Long-term chemotherapy-induced peripheral neuropathy among breast cancer survivors: prevalence, risk factors, and fall risk. *Breast Cancer Research and Treatment*. 2016;159(2):327–333. doi:10.1007/s10549-016-3939-0

21. Huang MH, Righter A, Shilling T. Self-reported balance confidence relates to perceived mobility limitations in older cancer survivors. *Rehabil Oncol*. 2016;34(2):64–71.

22. Bylow K, Dale W, Mustian K, et al. Falls and physical performance deficits in older patients with prostate cancer undergoing androgen deprivation therapy. *Urology*. 2008;72(2):422–427. doi:10.1016/j.urology.2008.03.032

23. Kneis S, Wehrle A, Freyler K, et al. Balance impairments and neuromuscular changes in breast cancer patients with chemotherapy-induced peripheral neuropathy. *Clin Neurophysiol*. 2016;127(2):1481–1490. doi:10.1016/j.clinph.2015.07.022

24. Wampler MA, Topp KS, Miaskowski C, et al. Quantitative and clinical description of postural instability in women with breast cancer treated with taxane chemotherapy. *Arch Phys Med Rehabil*. 2007;88(8):1002–1008. doi:10.1016/j.apmr.2007.05.007

25. Niederer D, Schmidt K, Vogt L, et al. Functional capacity and fear of falling in cancer patients undergoing chemotherapy. *Gait Posture*. 2014;39(3):865–869. doi:10.1016/j.gaitpost.2013.11.014

26. Monfort SM, Pan X, Patrick R, et al. Gait, balance, and patient-reported outcomes during taxane-based chemotherapy in early-stage breast cancer patients. *Breast Cancer Res Treat*. 2017;164(1):69–77. doi:10.1007/s10549-017-4230-8

27. Monfort SM, Pan X, Patrick R, et al. Natural history of postural instability in breast cancer patients treated with taxane-based chemotherapy: a pilot study. *Gait Posture*. 2016;48:237–242. doi:10.1016/j.gaitpost.2016.06.011

28. Kokkonen K, Saarto T, Mäkinen T, et al. The functional capacity and quality of life of women with advanced breast cancer. *Breast Cancer*. 2017;24(1):128–136. doi:10.1007/s12282-016-0687-2

29. Alappattu MJ, Coronado RA, Lee D, et al. Clinical characteristics of patients with cancer referred for outpatient physical therapy. *Phys Ther*. 2015;95(4):526–538. doi:10.2522/ptj.20140106

30. Bird ML, Cheney MJ, Williams AD. Accidental fall rates in com-

munity-dwelling adults compared to cancer survivors during and post-treatment: a systematic review with meta-analysis. *Oncol Nurs Forum*. 2016;43(2):E64–E72. doi:10.1188/16.ONF.E64-E72

31. Wildes TM, Dua P, Fowler SA, et al. Systematic review of falls in older adults with cancer. *J Geriatr Oncol*. 2015;6(1):70–83. doi:10.1016/j.jgo.2014.10.003

32. Wildes TM, Fiala MA. Falls in older adults with multiple myeloma. *Eur J Haematol*. 2018;100(3):273–278. doi:10.1111/ejh.13009

33. Chen T-Y, Janke MC. Predictors of falls among community-dwelling older adults with cancer: results from the health and retirement study. *Support Care Cancer*. 2014;22(2):479–485. doi:10.1007/s00520-013-2000-7

34. Huang MH, Lytle T, Miller KA, et al. History of falls, balance performance, and quality of life in older cancer survivors. *Gait Posture*. 2014;40(3):451–456. doi:10.1016/j.gaitpost.2014.05.015

35. Pandya C, Magnuson A, Dale W, et al. Association of falls with health-related quality of life (HRQOL) in older cancer survivors: a population based study. *J Geriatr Oncol*. 2016;7(3):201–210. doi:10.1016/j.jgo.2016.01.007

36. Brown JC, Harhay MO, Harhay MN. Self-reported major mobility disability and mortality among cancer survivors. *J Geriatr Oncol*. 2018. doi:10.1016/j.jgo.2018.03.004

37. Brown JC, Harhay MO, Harhay MN. Patient-reported versus objectively-measured physical function and mortality risk among cancer survivors. *J Geriatr Oncol*. 2016;7(2):108–115. doi:10.1016/j.jgo.2016.01.009

38. Klepin HD, Geiger AM, Tooze JA, et al. Health, Aging and Body Composition Study. Physical performance and subsequent disability and survival in older adults with malignancy: results from the health, aging and body composition study. *J Am Geriatr Soc*. 2010;58(1):76–82. doi:10.1111/j.1532-5415.2009.02620.x

39. Sattar S, Alibhai SM, Spoelstra SL, et al. Falls in older adults with cancer: a systematic review of prevalence, injurious falls, and impact on cancer treatment. *Support Care Cancer*. 2016;24(10):4459–4469. doi:10.1007/s00520-016-3342-8

40. Wildes, T.M., Maggiore, R.J., Tew, W.P. et al. Factors associated with falls in older adults with cancer: a validated model from the Cancer and Aging Research Group. *Support Care Cancer*. 2018:1–8. doi:10.1007/s00520-018-4212-3

41. Winters-Stone KM, Torgrimson B, Horak F, et al. Identifying factors associated with falls in postmenopausal breast cancer survivors: a multi-disciplinary approach. *Arch Phys Med Rehabil*. 2011;92(4):646–652. doi:10.1016/j.apmr.2010.10.039

42. Williams GR, Deal AM, Nyrop KA, et al. Geriatric assessment as an aide to understanding falls in older adults with cancer. *Support Care Cancer*. 2015;23(8):2273–2280. doi:10.1007/s00520-014-2598-0

43. Stubblefield MD, Burstein HJ, Burton AW, et al. NCCN task force report: management of neuropathy in cancer. *J Natl Compr Canc Netw*. 2009;7(Suppl 5):S1–S26. doi:10.6004/jnccn.2009.0078

44. Hurria A, Togawa K, Mohile SG, et al. Predicting chemotherapy toxicity in older adults with Cancer: a prospective multicenter study. *J Clin Oncol*. 2011;29:3457–3465. doi:10.1200/JCO.2011.34.7625

45. Wildes TM, Ruwe, AP, Fournier C, et al. Geriatric assessment is associated with completion of chemotherapy, toxicity, and survival in older adults with cancer. *J Geriatr Oncol*. 2013;4(3):227–234. doi:10.1016/j.jgo.2013.02.002

46. Horak FB. Postural orientation and equilibrium: what do we need to know about neural control of balance to prevent falls? *Age Ageing*. 2006;35(suppl 2):ii7–ii11. doi:10.1093/ageing/afl077

47. Mancini M, Horak FB. The relevance of clinical balance assessment tools to differentiate balance deficits. *Eur J Phys Rehabil Med*. 2010;46(2):239–248.

48. Noohu MM, Dey AB, Hussain ME. Relevance of balance measurement tools and balance training for fall prevention in older adults. *J Clin Gerontol Geriatr*. 2014;5(2):31–35. doi:10.1016/j.jcgg.2013.05.002

49. Woollacott MH, Shumway-Cook A. Concepts and methods for assessing postural instability. *J Aging Phys Act*. 1996;4(3):214–233. doi:10.1123/japa.4.3.214

50. Sibley KM, Beauchamp MK, Van Ooteghem K, et al. Using the systems framework for postural control to analyze the components of balance evaluated in standardized balance measures: a scoping review. *Arch Phys Med Rehabil*. 2015;96(1):122–132. doi:10.1016/j.apmr.2014.06.021

51. Buckwalter JA, Woo SL, Goldberg VM, et al. Current concepts review, soft-tissue aging and musculoskeletal function. *J Bone Joint Surg*. 1993;75:1533–1548. doi:10.2106/00004623-199310000-00015

52. Simoneau GG. Kinesiology of walking. In: Neumann DA, ed. *Kinesiology of the Musculoskeletal System: Foundations for Physical Rehabilitation*. St. Louis, MO: Mosby, Inc.; 2002:523–569.

53. Esquenazi A, Talaty M. Gait analysis: technology and clinical applications. In: Braddom RL, ed. *Physical Medicine and Rehabilitation*, 2nd ed. Philadelphia, PA: Saunders; 2000:93–108.

54. Perry J. *Gait Analysis: Normal and Pathological Function*. New York, NY: McGraw-Hill, Inc.; 1992:3–16.

55. Fasano A, Bloem BR. Gait disorders. *Continuum*. 2013;19(5 Movement Disorders):1344–1382. doi:10.1212/01.CON.0000436159.33447.69

56. Masdau JC, Sudarsky L, Wolfson L, eds. *Gait Disorders of Aging: Falls and Therapeutic Strategies*. Philadelphia, PA: Lippincott-Raven Publishers; 1997:1–443.

57. Hausdorff JM, Alexander MB, eds. *Gait Disorders: Evaluation and Management*. Boca Raton, FL: Taylor and Francis Group; 2005:1–408.

58. Alexander NB, Goldberg A. Gait disorders: search for multiple causes. *Cleve Clin J Med*. 2005;72:586–600. doi:10.3949/ccjm.72.7.586

59. Fritz S, Lusardi M. White paper: "walking speed: the sixth vital sign." *J Geriatr Phys Ther*. 2009;32(2):2–5. doi:10.1519/00139143-200932020-00002

60. Guyatt GH, Sullivan MJ, Thompson PJ, et al. The 6 minute walk: a new measure of exercise capacity in patients with chronic heart failure. *Can Med Assoc J*. 1985;132:919–923.

61. Magee DJ. *Orthopedic Physical Assessment*, 4th ed. St. Louis, MO: Saunders Elsevier; 2006:847–872.

62. Beers MH, ed. *The Merck Manual of Geriatrics*, 3rd ed. Whitehouse Station, NJ: Merck Research Laboratories; 2000: 203–211.

63. Giglio P, Gilbert MR. Neurologic complications of cancer and its treatment. *Curr Oncol Rep*. 2010;12(1):50–59. doi:10.1007/s11912-009-0071-x

64. Custodio CM. Neuromuscular complications of cancer and cancer treatments. *Phys Med Rehabil Clin North Am*. 2008;19(1):27–45. doi:10.1016/j.pmr.2007.10.001

65. Gudas SA. Central nervous system neoplasms. In: Goodman CC, Fuller KS, eds. *Pathology: Implications for the Physical Therapist*. Elsevier Saunders; 2015:1420–1454.

66. Stubblefield M. Barriers to rehabilitation of the malignant spine. *Top Spinal Cord Inj Rehabil*. 2008;14(2):19–30. doi:10.1310/sci1402-19

67. Newton HB. Neurologic complications of systemic cancer. *Am F Phys*. 1999;59:878–886.

68. Hammack JE. Spinal cord disease in patients with cancer. *Continuum*. 2012;18(2):312–327. doi:10.1212/01.CON.0000413660.58045.ae

69. Raj VS, Lofton L. Rehabilitation and treatment of spinal cord tumors. *J Spinal Cord Med*. 2013;36(1):4–11. doi:10.1179/20457723 12Y.0000000015

70. McKinley W. Rehabilitation of patients with spinal cord dysfunction. In: Stubblefield MD, O'Dell MW, eds. *Cancer Rehabilitation: Principles and Practice*. New York, NY: Demos Medical Publishing, LLC; 2009:533–550.

71. Helweg-Larsen S, Sorensen PS. Symptom and signs of metastatic spinal cord compression: a study of progression from first symptom until diagnosis in 153 patients. *Eur J Cancer*. 1994;30A:396–398. doi:10.1016/0959-8049(94)90263-1

72. Stubblefield MD, Bilsky MH. Barriers to rehabilitation of the neurosurgical spine cancer patient. *J Surg Oncol*. 2007;95:415–426. doi:10.1002/jso.20783

73. Hainline B, Tuszynski MH, Posner JB. Ataxia in epidural spinal cord compression. *Neurology*. 1992;42:2193–2195. doi:10.1212/WNL.42.11.2193

74. Fattal C, Fabbro M, Rouays-Mabit H, et al. Metastatic paraplegia and functional outcomes: perspectives and limitations for rehabilitation care. Part 2. *Arch Phys Med Rehabil*. 2011;92(1):134–145. doi:10.1016/j.apmr.2010.09.016

75. Helweg-Larsen S, Sørensen PS, Kreiner S. Prognostic factors in metastatic spinal cord compression: a prospective study using multivariate analysis of variables influencing survival and gait function in 153 patients. *Int J Radiat Oncol Biol Phys*. 2000;46(5):1163–1169. doi:10.1016/S0360-3016(99)00333-8

76. New PW, Marshall R, Stubblefield MD, et al. Rehabilitation of people with spinal cord damage due to tumor: literature review, international survey and practical recommendations for optimizing their rehabilitation. *J Spinal Cord Med*. 2016;40:213–221. doi:10.1080/10790 268.2016.1173321

77. Heary RF, Filart R. Tumors of the spine and spinal cord. In: Kirshblum S, Campagnolo DI, Delisa JA, eds. *Spinal Cord Medicine*. Philadelphia, PA; Lippincott Williams and Wilkins; 2002:480–497.

78. Mason WP. Leptomeningeal metastases. In: Schiff D, Wen PY, eds.

第八篇

Cancer Neurology in Clinical Practice. Tottowa, New Jersey: Humana Press Inc; 2003:107–118.

79. Stillwagon GB, Lee DJ, Moses H, et al. Response of cranial nerve abnormalities in nasopharyngeal carcinoma to radiation therapy. *Cancer*. 1986;57:2272–2274. doi:10.1002/1097-0142(19860615)57:12<2272::AID-CNCR2820571206>3.0.CO;2-N

80. Stubblefield MD, McNeely ML, Alfano CM, et al. A prospective surveillance model for physical rehabilitation of women with breast cancer: chemotherapy-induced peripheral neuropathy. *Cancer*. 2012;118(8 Suppl):2250–2260. doi:10.1002/cncr.27463

81. Seretny M, Currie GL, Sena ES, et al. Incidence, prevalence, and predictors of chemotherapy-induced peripheral neuropathy: a systematic review and meta-analysis. *Pain*. 2014;155(12):2461–2470. doi:10.1016/j.pain.2014.09.020

82. Hile E, Levangie P, Ryans K, et al. Oncology Section Task Force on Breast Cancer Outcomes: Clinical Measures of Chemotherapy-induced Peripheral Neuropathy—A Systematic Review. *Rehabil Oncol*. 2015;33(3):32–41.

83. Marchese VG, Morris GS, Gilchrist L, et al. Screening for chemotherapy adverse late effects. *Topics in Geriatric Rehabilitation*. 2011;27(3):234–243. doi:10.1097/TGR.0b013e318219912a

84. Marshall TF, Zipp GP, Battaglia F, et al. Chemotherapy-induced-peripheral neuropathy, gait and fall risk in older adults following cancer treatment. *J Cancer Res Pract*. 2017;4(4):134–138. doi:10.1016/j.jcrpr.2017.03.005

85. Ness KK, Jones KE, Smith WA, et al. Chemotherapy-related neuropathic symptoms and functional impairment in adult survivors of extracranial solid tumors of childhood: results from the St. Jude Lifetime Cohort Study. *Arch Phys Med Rehabil*. 2013;94(8):1451–1457. doi:10.1016/j.apmr.2013.03.009

86. Marshall T, Zipp G, Battaglia F, et al. Effect of chemotherapy-induced-peripheral-neuropathy on spatial-temporal gait parameters in cancer patients post-chemotherapy. *Arch Phys Med Rehabil*. 2015;96(10):e64. doi:10.1016/j.apmr.2015.08.215

87. Gewandter J, Fan L, Magnuson A, et al. Falls and functional impairments in cancer survivors with chemotherapy-induced peripheral neuropathy (CIPN): a University of Rochester CCOP study. *Support Care Cancer*. 2013;21(7):2059–2066. doi:10.1007/s00520-013-1766-y

88. Tofthagen C, Overcash J, Kip K. Falls in persons with chemotherapy-induced peripheral neuropathy. *Support Care Cancer*. 2012;20(3):583–589. doi:10.1007/s00520-011-1127-7

89. Schiff D. Spinal metastases. In: Schiff D, Wenn PY, eds. *Cancer Neurology in Clinical Practice*. Tottowa, New Jersey: Humana Press Inc.; 2003:93–106.

90. Parsons JA, Davis AM. Rehabilitation and quality-of-life issues in patients with extremity soft tissue sarcoma. *Curr Treat Options Oncol*. 2004;5(6):477–488. doi:10.1007/s11864-004-0036-0

91. Galantino ML, Machese V, Ness K, et al. Oncology physical therapy research: a need for collaboration and the quest for quality of life in cancer survivors. *Rehabil Oncol*. 2005;23:10–16.

92. Schwartz AL. Cancer. In: Durstine JL, Moore GE, eds. *ASCM's Exercise Management for Persons with Chronic Disabilities*, 2nd ed. Champaign, IL: Human Kinetics; 2003:166–172.

93. Kolb NA, Smith AG, Singleton JR, et al. The association of chemotherapy-induced peripheral neuropathy symptoms and the risk of falling. *JAMA Neurol*. 2016;73(7):860–866. doi:10.1001/jamaneurol.2016.0383

94. Nusbaum NJ. Rehabilitation of the older cancer patient. *Am J Med Sci*. 2004;327:86–90. doi:10.1097/00000441-200402000-00006

95. Garman KS, Pieper CF, Seo P, et al. Function in elderly cancer survivors depends on comorbidities. *J Gerentol A Biol Sci Med Sci*. 2003;58:M119–M1124. doi:10.1093/gerona/58.12.m1119

96. Ungar A, Rafanelli M. My older patient with cancer reports falls: What should I do? *J Geriatr Oncol*. 2015;6(6):419–423. doi:10.1016/j.jgo.2015.09.002

97. Zackowski KM. Gait and Balance Assessment. *Semin Neurol*. 2016;36(5):474-478. doi:10.1055/s-0036-1584949

98. Panel on Prevention of Falls in Older Persons, American Geriatrics Society and British Geriatrics Society. Summary of the updated American Geriatrics Society/British Geriatrics Society clinical practice guideline for prevention of falls in older persons. *J Am Geriatr Soc*. 2011;59(1):148–157. doi:10.1111/j.1532-5415.2010.03234.x

99. Davies CC, Colon G, Geyer H, et al. Oncology EDGE Task Force on Prostate Cancer Outcomes: a systematic review of outcome measures for functional mobility. *Rehabil Oncol*. 2016;34(3):82–96.

100. Fisher MI, Lee J, Davies CC, et al. Oncology Section EDGE Task Force on Breast Cancer Outcomes: a systematic review of outcome measures for functional mobility. *Rehabil Oncol*. 2015;33(3):19–31.

101. Gilchrist LS, Galantino ML, Wampler M, et al. A framework for assessment in oncology rehabilitation. *Phys Ther*. 2009;89(3):286–306. doi:10.2522/ptj.20070309

102. Liljehult MM, Buus L, Liljehult J, et al. Walking ability in patients with glioblastoma: prognostic value of the Berg Balance Scale and the 10 meter walk test. *J Neuro-Oncol*. 2017;135(2):335–342. doi:10.1007/s11060-017-2579-5

103. Horak FB, Wrisley DM, Frank J. The balance evaluation systems test (BESTest) to differentiate balance deficits. *Phys Ther*. 2009;89(5):484–498. doi:10.2522/ptj.20080071

104. Huang MH, Timmes S. Preliminary validation of a short version of the balance evaluation systems test in cancer survivors living in the community. *Rehabil Oncol*. 2016;34(2):57–63.

105. Lytle T, Sweeney TA, Houston T, et al. Health-related quality of life is associated with performance of systems-based balance outcome measures in older cancer survivors. *Rehabil Oncol*. 2014;32(2):36–37.

106. Manek S, Lew M. Gait and balance dysfunction in adults. *Curr Treat Options Neur*. 2003;5:177–185. doi:10.1007/s11940-003-0008-x

107. Stout NL. Expanding the perspective on chemotherapy-induced peripheral neuropathy management. *J Clin Oncol*. 2017;35(23):2593–2594. doi:10.1200/JCO.2017.73.6207

108. Brayall P, Donlon E, Doyle L, et al. Physical therapy–based interventions improve balance, function, symptoms, and quality of life in patients with chemotherapy-induced peripheral neuropathy: a systematic review. *Rehabil Oncol*. 2018;36(3):161–166.

109. Santiago-Palma J, Payne R. Palliative care and rehabilitation. *Cancer*. 2001;92:1049–1052. doi:10.1002/1097-0142(20010815)92:4+<1049::AID-CNCR1418>3.0.CO;2-H

110. Streckmann F, Zopf EM, Lehmann HC, et al. Exercise intervention studies in patients with peripheral neuropathy: a systematic review. *Sports Med*. 2014;44(9):1289–1304. doi:10.1007/s40279-014-0207-5

111. Streckmann F, Balke M, Lehmann HC, et al. The preventive effect of sensorimotor-and vibration exercises on the onset of Oxaliplatin-or vinca-alkaloid induced peripheral neuropathies-STOP. *BMC Cancer*. 2018;18(1):62. doi:10.1186/s12885-017-3866-4

112. Streckmann F, Kneis S, Leifert JA, et al. Exercise program improves therapy-related side-effects and quality of life in lymphoma patients undergoing therapy. *Ann Oncol*. 2014;25(2):493–499. doi:10.1093/annonc/mdt568

113. Cammisuli S, Cavazzi E, Baldissarro E, et al. Rehabilitation of balance disturbances due to chemotherapy-induced peripheral neuropathy: a pilot study. *Eur J Phys Rehabil Med*. 2016;52(4):479–488.

114. Schwenk M, Grewal GS, Holloway D, et al. Interactive sensor-based balance training in older cancer patients with chemotherapy-induced peripheral neuropathy: a randomized controlled trial. *Gerontology*. 2016;62(5):553–563. doi:10.1159/000442253

115. Lee CE, Warden SJ, Szuck B, et al. A preliminary study on the efficacy of a community-based physical activity intervention on physical function-related risk factors for falls among breast cancer survivors. *Am J Phys Med Rehabil*. 2016;95(8):561. doi:10.1097/PHM.0000000000000440

116. Tofthagen C, Visovsky C, Beckstead J, et al. Results of a strength and balance training pilot study for colorectal cancer survivors with peripheral neuropathy caused by oxaliplatin. *Rehabil Oncol*. 2014;32(4):38–44.

117. Federica D, Barbara V, Valentina B, et al. Effects of exercise on cancer patients suffering chemotherapy-induced peripheral neuropathy undergoing treatment: A systematic review. *Crit Rev Oncol Hematol*. 2017;121:90–100.

118. Almstedt HC, Grote S, Perez SE, et al. Training-related improvements in musculoskeletal health and balance: a 13-week pilot study of female cancer survivors. *Eur J Cancer Care*. 2017;26(2). doi:10.1111/ecc.12442

119. Visovsky C, Bovaird JA, Tofthagen C, et al. Heading off peripheral neuropathy with exercise: the hope study. *Nurs Health*. 2014;2(6):115–121.

120. Wonders KY. The effect of supervised exercise training on symptoms of chemotherapy-induced peripheral neuropathy. *Int J Phys Med Rehabil*. 2014;2(4):1–5. doi:10.4172/2329-9096.1000210

121. Kleckner IR, Kamen C, Gewandter JS, et al. Effects of exercise during chemotherapy on chemotherapy-induced peripheral neuropathy: a multicenter, randomized controlled trial. *Support Care Cancer*. 2018;26(4):1019–1028. doi:10.1007/s00520-017-4013-0

122. Fernandes J, Kumar S. Effect of lower limb closed kinematic chain exercises on balance in patients with chemotherapy-induced peripheral neuropathy: a pilot study. *Int J Rehabil Res*. 2016;4(39):368–371. doi:10.1097/MRR.0000000000000196

第八篇

123. Stout NL, Baima J, Swisher AK, et al. A systematic review of exercise systematic reviews in the cancer literature (2005-2017). *PM&R*. 2017;9(9):S347–S384. doi:10.1016/j.pmrj.2017.07.074

124. Smith RG, Vargo MM. Rehabilitative medicine. In: Berger AM, Shuster JL, Von Roenn JH, eds. *Palliative Care and Supportive Oncology*, 3rd ed. Philadelphia, PA: Lippincott Williams and Wilkins; 2007:765–776.

125. Van Weert E, Hoekstra-Weebers JE, et al. Physical functioning and quality of life after cancer rehabilitation. *Int J Rehabil Res*. 2004;27(1):27–35. doi:10.1097/00004356-200403000-00004

第八篇

第76章

癌症相关疲劳的评定与管理

Lynn H. Gerber, Ali A. Weinstein

美国国家癌症综合网（NCCN）将癌症相关疲劳（CRF）定义为"一种与癌症或癌症治疗相关的异常的、持续的、主观的疲劳感，并妨碍正常功能"[1]。CRF被认为是病理性的，意味着没有明显的躯体原因可以解释它，并与劳力不成比例。普遍认为，CRF妨碍日常活动，它不是一种精神疾病，可能是疾病本身或疾病治疗的多种原因导致的结果。但对CRF诊断标准的改进仍然存在较多困惑。CRF的诊断包括四个公认的标准：①在前一个月内有2周或更长时间，每日或几乎每日都出现明显CRF或活力降低以及其他与CRF相关的症状；②上述经历造成明显痛苦或功能障碍；③有临床证据表明CRF是癌症或癌症治疗的结果；④CRF并不是主要由并发的精神疾病（例如重度抑郁症）引起的[2]。许多人支持这样一种观点，即定义特征之一是，CRF通常与痛苦有关，干扰正常生活活动[3]。

CRF已被收录为"国际疾病分类第10版"诊断之一[4]。之所以被收录，是因为它的普遍性、诊断标准的共识度以及对功能和幸福感的影响。

了解癌症疲劳需要一些有关疲劳的背景信息及一般人群对它的认知。报告表明，在世界范围内，一般患者的CRF患病率有很大差异，其中一些可归因于人口统计学和共患疾病。患病率从11.4%的患者在寻求医疗护理时报告有持续6个月或更长时间的严重疲劳[5]，到高达33%的普通诊所就诊的老年妇女[6]。解释这些数据需要谨慎，因为存在许多与疲劳相关的重要变量。其中一些变量可能会影响疲劳的体验及其对人们的意义。其他变量可能决定是因疲劳而就医还是在寻求医疗建议和护理时仅是"顺便"或作为"偶然症状"。疲劳感可能受许多因素影响。据报道，社会人口学因素、慢性病的存在以及是否有人报告新的症状可能会影响疲劳感[7]。但是，在整个病程及其治疗过程中，癌症患者的疲劳患病率比一般人群要高得多。据报道，其患病率在化疗和/或放疗期间几乎100%，甚至在治疗后也高达30%[8-11]。

除了常见之外，一般性疲劳和尤其是CRF既复杂又难以治疗。对此有几种解释。一个是疲劳是人们体验到的一种症状并以多种方式表达所体验的症状。人们根据环境和先前的经验对症状赋予不同的含义。另一个是使用自我报告来测定疲劳。这些测定是可靠的，但有时是不精确的，并且对变化缺乏敏感性[12,13]。该领域的研究人员已经注意到，存在多种多样的常用评估方法，这些评估方法通常采用独特的评分方法，缺乏一种通用的衡量疲劳严重性及不同疲劳维度的方法。通用度量是提供可概括结果的一种方法。Lai等的研究，提议使用更新的技术，以将评估工具中的项目减少为反映常用短语和问题的项目，并设计表格以比较每个项目的特异性、敏感性和区分关键特征的能力[14]。这项技术已被用来尝试使测定疲劳的项目变得更具选择性，减少每个问卷的项目数量以及所使用的问卷数量。理想的结果之一是平衡评分，同时继续测定疲劳对功能的影响。项目反应理论允许在许多感兴趣的项目中进行选择，以进行更具个性化的数据收集，而无须显著改变心理测量学特性，因此即使使用不同的项目也可以可靠地进行分析。

美国国立卫生研究院（NIH）启动了一个名为"患者报告的结果测量信息系统"项目，以实现这些目标[15]。疲劳项目库（Fatigue bank）包括从常用工具中选择的95个项目；其中包括慢性疾病治疗相关疲乏的功能评估量表（Functional

Assessment of Chronic Illness Therapy-Fatigue，FACIT-F）[16]和 36 项简明健康调查问卷（SF-36）的活力子量表[17]。计算机化的自适应测试或"简短量表"尽管较简短，但可以提供与标准评测相当的度量[18]。

CRF 的另一个重要组成部分是身体受限的测量以及此感知对功能和活动的影响。由于 CRF 同时具有主观和客观两种成分，因此它需要多维度的评估，包括功能表现和自我报告。疲劳可能与身体机能障碍（身体虚弱或疲倦）、情绪障碍（抑郁、焦虑）、动机（缺乏主动性）、认知障碍（思维过程减慢、注意力分散、记忆力减退）以及社会和职业功能障碍（维持社会关系或工作 / 生活角色活动的能力下降）有关。使用适当的仪器评估 CRF 时，应考虑所有成分。

尽管问卷的长度有了显著的改善，并且调查结果更普遍适用，但这些工具并不能确定疲劳原因，也不能确定导致疲劳的主要因素[19-21]。因此，通常难以推进该领域的研究并证明治疗效果。尽管如此，CRF 被广泛认为是一种独特的临床实体，需要进行适当的评估，包括客观发现和经验性、描述性的自我报告，以便进行合理的治疗。

早期的 CRF 文献报道，在癌症患者治疗的所有阶段，包括从预治疗贯穿到存活，都会引起疲劳[22-24]。最近的研究证实了这些早期的报告结果，提高了人们对疲劳在这组患者中重要性的认识，并将其称为"病理性"疲劳[25, 26]。也就是说，这种疲劳是持续性的，休息后不易缓解。据此是否确立了 CRF 的独特性？它的独特性源于它与癌症诊断的关系。由于尚未完全了解其病因和发病机制，因此无法正确解释其独特性。

CRF 是如何发生的

"我似乎一直都很疲倦，不管怎么休息都没用。""这真令人沮丧，因为我经常无法完成我开始做的工作，或者没有动力开始我需要或想要做的事。"患者需要以一种让医疗保健提供者能够量化疲劳的频率和强度并确定可能影响疲劳的因素的方式来描述他们的经历。由于医疗条件可能会影响疲劳的强度和质量，因此全面评估患者的医疗状况是合理的。需要确定可治疗的合并症及这些合并症是否继发于癌症及其治疗或由其他病症引起。这些相关的合并症实际上可能是癌症患

表 76-1　与癌症相关疲劳相关的常见诊断和病症

诊断	可能促成疲劳的病症
代谢性疾病（DM）	去适应作用 / 不活动
贫血	肥胖
甲状腺功能亢进 / 减退	失眠症 / 睡眠呼吸暂停
房颤	压力（躯体的或情绪的）
感染	脱水
药物（例如：催眠药、阿片类药物）	营养缺乏
抑郁 / 焦虑	
充血性心力衰竭	

DM，糖尿病。

者疲劳的原因（表 76-1）。其他病症可能被视为 CRF 发生的危险因素（表 76-2）。当患者出现其他疾病所特有的疲劳症状和体征时，应进行全面的检查。

数据还表明，偏头痛、使用止痛药、外周动脉阻塞性疾病和关节炎与长期疲劳有关。肥胖且久坐不动的患者发生 CRF 的风险较高。此外，医生应确定疲劳发作与癌症诊断或其治疗之间是否存在关系。疲劳与癌症治疗同时发生的患者不太可能受累于持续性 CRF。长期 CRF 的预测因素可能包括病前抑郁和疲劳、缺乏体育活动以及体重指数（BMI）升高[27]。其他研究也显示了类似的发现，并将疼痛作为预测因素[28, 29]。

一些人认为，患者的适应力（与应对技能密切相关）可以缓解 CRF。在一项研究中，适应力可以预测患者在接受放疗早期的疲劳程度[30]。该结果与其他研究结果相似，表明适应力可以预测癌症患者的生活质量和应对能力[31, 32]，但似乎对接受放疗患者的治疗相关性疲劳几乎没有影响[30]。CRF 患者可能会伴有自限性的疲劳疾病，如全身性病毒感染。患者可能出现感染并伴有长时间的疲劳。在癌症诊断的过程中，这种相互作用可能会加剧或增加 CRF，但是一旦感染清除，这种疲劳就成为自限性的，其缓解的可能性就很高。CRF 不同于这种情况，因为它不太可能自发缓解[33]。

CRF 患者可能正在接受肿瘤治疗。其中一些是经典的化疗药物，其作用机制是细胞毒性。众所周知，其中许多药物与疲劳有关（表 76-3）。然而，这些药物导致 CRF 的机制正在研究中。当前的理论包括线粒体功能障碍、代谢变化、厌氧环境和睡

第八篇

表 76-2　与癌症相关疲劳相关的危险因素和其他发现

危险因素	其他发现
晚期 / 转移性疾病或肿瘤复发	促炎性细胞因子表达 / 全身性炎症
癌症治疗(化疗、放疗、手术、生物制剂、激素制剂、分子靶向制剂)	镇静药物副作用(例如:麻醉药、抗焦虑药、止吐药、抗抑郁药),或疲劳作为副作用的一部分(例如:β- 受体阻滞剂)
贫血	并发症状(疼痛、呼吸困难、恶心、腹泻)
中性粒细胞减少症	睡眠质量受损
甲状腺功能减退	心理困扰(抑郁、焦虑)
肾上腺功能不全	越来越多的证据也表明基因多态性
性腺功能减退	生物节律改变,免疫功能异常,皮质醇分泌异常,体重指数升高以及代谢综合征的作用
感染	
营养不良	
电解质紊乱(钙、镁、磷)	多种生理和心理行为机制的相互作用
维生素缺乏(维生素 B_1、B_6 和 B_{12})	
心肺、肝或肾功能紊乱	
肌少症,无力,去适应作用	

表 76-3　与癌症相关疲劳相关的药物

药物	发生率	恢复时间
铂化合物		
顺铂	28%～100%	数月
卡铂	6%～42%	数月
奥沙利铂(急性的)	85%～95%	周
奥沙利铂(持续的 / 慢性的)	10%～18%(重度)	
数月;可能长期持续存在		
长春花生物碱		
长春新碱、长春碱、长春瑞滨、长春地辛	30%～47%	数月
紫杉烷		
紫杉醇	57%～83%	数月
白蛋白结合型紫杉醇	73%	数周
多西他赛	11%～64%	数月
其他	10%～67%	数月

眠周期紊乱。生物制剂、激素、佐剂和疫苗的使用可能会在很大程度上影响代谢途径,将有氧代谢转变为效率较低的无氧代谢[34]。

与劳力不成比例的疲劳是病理性疲劳的特征之一。如果疲劳与劳力水平成正比,则可能是躯体或外周因素的结果,并且可能是心肺或神经肌肉骨骼起源,因此不一定是继发于癌症诊断或治疗。这种类型的疲劳通常被称为躯体或外周疲劳(peripheral fatigue),并认为其起源于器官系统而非中枢神经系统。不伴有身体机能、局部肌肉耐力或肌力下降的疲劳被认为是中枢疲劳(central fatigue)[35,36]。这种疲劳不被认为是外周疲劳。在这种情况下,肌肉尚未疲劳到无法再收缩的程度,这表明除了局部肌肉疲劳以外的其他机制正在影响功能表现。这种归因于中枢机制的解释几乎是被默认的。CRF 通常被归类为中枢疲劳,这与其他中枢神经系统发现有关,包括睡眠中断、与活动无关的疲惫、动机不足和情绪变化[37]。中枢疲劳有时等同于无法像平常一样"清晰"地思考或快速思考。需要注意的是,中枢疲劳和认知功能障碍之间的区别,本章将对此进一步讨论。它们可能会同时出现,但后者需要进行记忆、回忆和执行功能的评估,以判断是否满足认知功能障碍的标准。

尽管许多人支持疲劳的症状可以被准确测量的观点,但外周和中枢疲劳之间的区别并未得到普遍接受[36]。为了有效地区分这两种症状,需要证明存在外周疲劳导致身体机能下降的情况,否则,就诊断为中枢疲劳。心肺功能的附加评测将被视为外周疲劳的支持证据,但不一定是诊断性证据。最近对脑成像的兴趣已推动其应用于疲劳患者。初步试验数据显示,持续性疲劳患者可能存在神经网络通信异常[38]。

术语"化疗脑"(chemobrain)或"化疗雾"(chemo fog)已被用于将抗癌治疗与"模糊"的思维联系起来。乳腺癌幸存者尤其受到轻度认知功能损害的影响[39,40]。此外,人们注意到记忆力和回忆能力障碍,最近报道与海马神经发生异常有关[41,42]。它可能与疲劳、情绪、情感或抑郁症状相关,也可能不相关。

一些临床观察可能有助于确定患者经历的疲劳类型(表76-4)。几位研究人员建议,评估患者的自感运动水平可能有助于识别实际上工作负荷很小的自感运动水平是否很高[43]。在没有明显心肺或神经肌肉骨骼异常合并症的情况下,这可能会有所帮助,因为它是评估尽管工作负荷很小但是否需要付出大量努力的工具。识别外周疲劳和中枢疲劳有助于选择适当的治疗方法。

表76-4 外周疲劳与中枢疲劳的临床差异

	外周疲劳	中枢疲劳
身体机能表现缺陷	+++	±
耐力下降	+++	±
肌肉疲劳 / 无力	+++	−
反应时间 / 运动控制	++	±
和活动 / 运动不相关的疲劳	+	+++
认知功能下降	−	+++
动机缺乏 / 烦躁不安	±	+++

+++,高度相关;++,中度相关;+,可见相关;±,可能相关;−,罕见相关。

人们普遍认为,运动和活动对健康有益,包括改善情绪,睡眠,心血管和代谢健康。处方运动应保留用于寻求特定心肺和 / 或肌肉骨骼结局的适应证。同样,对于通常伴随中枢疲劳的情绪障碍,应该在其出现时特别提出管理建议。情绪障碍并非疲劳的代名词,应予以诊断和治疗。由于中枢疲劳经常与抑郁症状相关,因此必须将其视为独立的生理过程,并且不一定对抗抑郁药有反应[44]。

如何测定疲劳

NCCN 已确定疲劳是癌症幸存者一生中最常见的——因此也是最关键的,需要评估、监测和治疗的症状。他们已经针对这一类癌症诊断患者的症状发布了实践指南[45]。

持续性 CRF 的危险因素包括诊断为乳腺癌、肺癌、转移性结肠癌以及前列腺癌和胰腺癌,这些是最常与持续性疲劳相关的疾病。乳腺癌、前列腺癌和肺癌是高度流行的疾病,已成为研究最多的癌症,因此可能会使这一结论产生偏差。最近的荟萃分析确定了以下重度 CRF 的危险因素:疾病高发阶段;化疗;接受手术、放疗和化疗的联合治疗[20,21]。

研究人员和临床医生在评估疲劳方面存在重大的方法学和便利性问题。一个问题是,疲劳测定是自我报告式的,尽管可靠、有效,但没有客观测定的精度。多种评测工具都被认为对 CRF 测定有用,但是最近对常用于晚期癌症患者疲劳的评估量表的综述发现,许多量表很烦冗,因此倾向于那些不太复杂且题目数量较少的量表[12,21]。他们推荐简易疲劳量表(Brief Fatigue Inventory)和欧洲癌症研究与治疗组织生活质量核心问卷 30(European Organisation for Research and Treatment of Cancer Quality of Life Questionnaire Core 30,EORTC QLQ-C30)的三个疲劳项目,用于评估晚期癌症患者[12]。

这些发现和项目反应理论的进展有助于减少一些疲劳度量的方法学问题。PROMIS 的成果为疲劳和其他症状测定提供了选择。使用 PROMIS 的一种方法是采用简短表格,这些表格包含基于与研究概念之间的联系预先选择的问题。或者,可以从较大的项目库中选择自己需要的项目库(成人疲劳项目库中有 95 个项目,儿童疲劳项目库中有 23 个项目)。最近的一项研究表明,PROMIS 疲劳测定对包括癌症在内的六种不同慢性病的变化有反应[46]。最重要的是,该技术允许灵活地选择要测量的特定项目,从而可以在不改变心理测量学特性的情况下针对特定肿瘤定制问题。这种方法成功地确定了疲劳测定的三个主要领域:躯体、心理和社会健康。临床上,需要将疲劳与抑郁和嗜睡区分开。测定工具还必须对变化敏感,以便可以准确地监测治疗反应,并且提供给患者选择的项目必须与可能被认为与疲劳个体的经历相关的短语 / 单词一致。我们的研究小组的一份最新报告,确定了一些用于表达慢性丙型肝炎患者的疲劳的常见术语。这对于癌症患者的个体化疲劳报告也可能是一种有用的方法[47]。

疲劳测定的另一个重要特征是能够确定临床显著性疲劳和临床有意义的差异。关于临床有意义的疲劳的界定已经达成共识。一些量表已经针对临床显著性进行了评估。SF-36 活力子量表得分大于 45，并且疲劳症状量表（Fatigue Symptom Inventory）（译者注：原文误为"Fatigue Severity Index"）≥3，则已显示出临床显著性疲劳[48]。然而，这些量表没有提供足够的判别力以成功地用于癌症疲劳，部分原因是疲劳是一个多维的结构，这一概念[45]。

医师通常专注于解决他们评估和治疗的患者的身体机能需求，并且在评估这方面非常熟练。基于机能的指标包括力量、局部肌肉耐力和运动耐量的心脏 / 呼吸指标，例如最大摄氧量。可以使用自我报告来评测机能，并已证明机能与这些测定相关。人类活动概况量表（Human Activity Profile）是 94 项等级问题的自我报告，记录了一个人可以做什么，不能做什么及从未做过什么[49]。第一个问题是询问受试者从椅子上站起来的能力（2 个代谢当量的能量），第 94 个问题是询问受试者是否可以在 30 分钟内跑 4.8 千米（10 个代谢当量）。最近对自我报告的身体活动测量结果和客观测量结果之间相关性的综述，表明包括加速度计、能量消耗和有氧指标在内的客观活动测量所测定的因素与自我报告不同。但是，两种类型的测量都可以转换为代谢当量进行比较[50]。总之，最好同时使用客观和自我报告的方法来评估疲劳。

表 76-5 总结了常用的疲劳测量量表及其特点。

表 76-5 评估癌症相关疲劳的常用疲劳量表

量表名称	评估维度	CSF* 得分	参考文献
1 疲劳症状量表 **	疲劳的频率、严重程度和对日常生活的干扰程度	≥3	Donovan
2 疲劳严重度量表	9 个问题；没有清晰的维度区分	≥40	Krupp
3 视觉模拟评分	一维的；易于使用	4	N/A
4 医学结局研究 SF-36	活力子量表	>45	Ware
5 FACIT-F/FACIT-A	多维的；包括评估疲劳的 F 和 A 两个量表		Cella
6 EORTC QLQ-C30	生活质量评估，包括疲劳的多维评估		Knobel
7 PROMIS	多维的，可以从项目库中自定义问题		N/A

* 临床显著性疲劳（clinically significant fatigue）。

** 译者注：原文误为"Fatigue Inventory Scale"，参考文献中为"Fatigue Symptom Inventory"。

EORTC QLQ-C30，欧洲癌症研究和治疗组织生活质量核心问卷 30；FACIT-F，慢性疾病治疗的疲乏功能评估量表；PROMIS，患者报告的结果测量信息系统；SF-36，36 项简明健康调查问卷。

CRF 的主要影响因素是什么

CRF 是一个复杂的症状。大多数研究人员都支持多因素的观点（图 76-1）。

化疗药物是导致疲劳的重要因素。最近的研究为 CRF 患者中炎症和细胞异常的可能作用提供了线索。将癌症幸存者的疲劳和炎症联系起来的证据特别有力，从对乳腺癌幸存者进行的大规模、严格对照的研究中可以得到一致的发现。但是，缺点之一是大多数已发表的文献都来自乳腺癌人群。最近的综述充分讨论了这个令人兴奋的新领域[51, 52]。尽管有来自人类和动物研究的数据，但临床管理仍然是经验性的。目前尚无推荐用于控制炎症的药物治疗。

长期以来，神经内分泌控制机制可调节炎症、神经肽和儿茶酚胺，并与睡眠 / 觉醒周期相关，作为引起 CRF 的潜在因素，也受到了广泛关注[51]。在一篇详细的综述中可以找到相关报道异常的概要[53]。

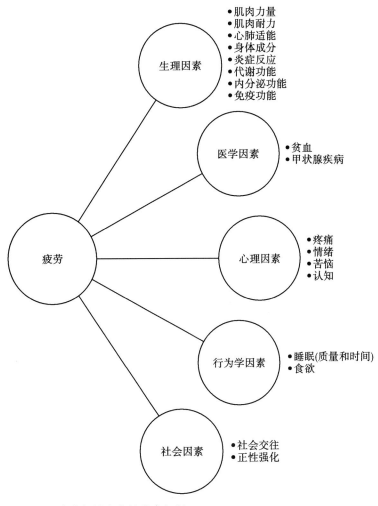

图 76-1 癌症相关疲劳的发病机制

如何管理 GRF

下面讨论几种 CRF 管理的方法。有力的证据支持采用有氧和无氧运动。活动建议也被证明有助于缓解 CRF。已有研究表明，药物治疗及认知和行为干预也是有益的。文献报道了各种身心干预的应用，包括太极、瑜伽和正念疗法及草药和补品的使用。这些推荐的干预方法没有严格对照研究的支持。

药物干预

CRF 治疗的近期综述包括了药物干预，建议大家注意[52,54]。新的 NCCN 指南（2016）可供回顾。需要注意的是，有关药物干预的参考文献自发表以来已有 7～10 年的时间，已有更多最新数据可用[45]。

已发表的文献介绍了几种治疗 CRF 的药物：造血刺激物，主要用于贫血患者；激素治疗，包括合成代谢类固醇和皮质类固醇以及激素替代（如甲状腺替代）；精神兴奋药或安眠药。一些试验报告指出，当诊断试验结果处于"边界"或正常范围内时，可使用 CRF 药物。

造血刺激物

已经进行的大量试验，试图确定红细胞生成刺激对 CRF 患者疲劳的有效性。一般而言，这些试验已显示出红细胞生成刺激可有效治疗癌症患者的贫血，并且随着血红蛋白的增加，患者报告 CRF 有所改善。但是，CRF 的改善并未达到临床显著水平，同时，虽然减少了对输血的需求，但血栓栓塞事件的增加成为整体风险状况的一部分[55]。另一项长期癌症幸存者的随机对照试验中，一组为预防癌症所致贫血而接受红细胞生成刺激治疗，另一组为安慰剂组，该试验于 2007 年提前终止，但仍处于生物学监测之下。在随后的十年中，共对 630 名受试者进行了评估。正在接受晚期癌症化疗的混合肿瘤类型患者的血红蛋白中位数水平显著提高。对于非转移性病变患者亚组尤其如此（双边 $P<0.01$ ）。接受治疗的患者的疲劳水平也存在显著差异（所有肿瘤分级：$P<0.001$；3～4 级：$P=0.055$ ）。研究指出，治疗组中所有血栓相关事件的发生率更高（所有肿瘤分级：$P=0.043$，3～4 级：$P=0.099$ ）[56]。最近的另一项研究报道的结果略有不同。在接受化疗的癌症患者中，红细胞生成刺激对贫血相关症状（FACT-An）的改善很小，但具有临床意义，而一般的疲劳相关症状却没有改善[57]。

激素

几乎所有已发表的涉及皮质类固醇的研究都已将其用于合并症或继发症的治疗，如用于颅内水肿、姑息治疗或作为食欲促进剂。尽管治疗的目的是改善营养，使用醋酸甲地孕酮治疗厌食 / 恶病质综合征可改善疲劳和能量水平[58]。2010 年的一篇 Cochrane 综述报告称，尚无以疲劳为主要结局的皮质类固醇研究[59]。但是，针对姑息治疗的多中心医生调查报告显示，皮质类固醇在"治疗食欲缺乏、恶心、疲劳或健康不良时反应率高"[60]。2013 年，Yennurajalingam 等发表了以疲劳为主要终点的皮质类固醇随机安慰剂对照试验，受试者为晚期癌症门诊患者[61]。该研究表明，地塞米松治疗组的疲劳症状出现临床显著性改善，其 FACIT-F 分量表平均改善了 5.9 分[61]。此后，几项以疼痛为主要结局的研究显示，与接受安慰剂的患者相比，尽管对疼痛或镇痛药的使用没有显著影响，治疗组的疲劳和食欲以及患者满意度均取得了显著的具有临床意义的改善[62]。其他研究证实了皮质类固醇对晚期癌症的益处[63]。

各种其他激素（孕激素、促甲状腺激素释放激素）尚未显示出明显的效应值或一致的可靠效益[64]。

精神兴奋药和抗抑郁药

2010 年 Cochrane 综述指出了精神兴奋药缓解 CRF 的益处[65]。与中度和轻度疲劳患者相比，重度疲劳患者最可能获益。与安慰剂组相比，治疗组疲劳程度出现小但有统计学意义的改善。然而，在 Cochrane 综述发表后的多项试验没有显示出优于安慰剂的获益[66]。哌甲酯是一种中枢神经系统兴奋剂，它是 CRF 治疗研究最多的药物。在八项随机临床试验中[67-74]，只有两项显示出哌甲酯及其相关产物（右哌甲酯和盐酸右哌甲酯缓释剂）优于安

慰剂的益处[68,73]。荟萃分析支持哌甲酯缓解疲劳的疗效[75]。目前未见明显的副作用报道。

莫达非尼是另一种被充分研究的精神兴奋药。有关莫达非尼治疗 CRF 的有效性的文献报道不一[76-78]。最大规模的试验表明，在缓解 CRF 方面，莫达非尼与安慰剂无差异[79]。

一项 Cochrane 综述和三项安慰剂对照 - 随机临床试验均未证明服用抗抑郁药（帕罗西汀、舍曲林）的患者其疲劳有所改善[65,80-82]。但当患者同时存在疲劳和抑郁时，抗抑郁药可能会有所帮助[82]。

最后，乙酰胆碱酯酶抑制剂已在临床试验中用于减轻疲劳症状，但没有取得成功[83]。

总之，只有有限的数据支持使用精神兴奋药和抗抑郁药治疗 CRF。

非药物干预

运动康复治疗

最近的文献中强调了幸存者锻炼和活动的重要性[84,85]。运动和锻炼都具有明显的健康益处，包括改善功能和生活质量。证据明确地支持了锻炼的有效性。

MacVicar 和 Winningham 的研究观察了运动对乳腺癌女性患者疲劳的积极影响[86]。这是一项为期 10 周的功率自行车干预试验。他们采用了没有随机化的准实验设计。尽管研究对象的样本量很少，但设计了一个小的对照组。主要结局是症状限制的耗氧量运动测试，次要结局包括情绪和疲劳的测量。经过 10 周的干预，患者和对照组的情绪和疲劳症状及功能性有氧代谢能力均得到了改善。这项开创性的研究改变了人们对癌症治疗运动的效用和安全性的看法。这项研究为研究者进一步探索运动的潜在益处，完善干预的性质，尝试研究做什么、如何做以及在哪里做，能够在确保患者安全的同时，实现利益最大化等方面开辟了道路。

临床研究人员迅速开始系统地评估运动的作用机制以及效益最大的处方。关于运动还有其他临床问题需要回答，例如在治疗期间何时应开运动处方？应该是有氧运动？有氧和抗阻运动？活动而不是运动是否也有用？一般而言，运动可改善心肺功能，耐受性良好，并缓解疲劳[87-90]。即使在医院，患者也可以在初级治疗期间安全地运动[91]。有氧运动已被证明对前列腺癌患者有效[92]。数据表

明,运动不会增加癌症幸存者的死亡风险,甚至可以使用分级方法开具中等强度到高强度的运动处方,其好处包括改善生活质量,尤其是身体功能、抑郁和疲劳[93]。

抗阻运动是一种有效且安全的干预措施,可以改善乳腺癌、前列腺癌[94]、结肠直肠癌[95]、肺癌[96]和干细胞移植患者的肌肉力量和机能、疲劳以及生活质量[97],结果都与乳腺癌患者相似。

有证据表明,多模式干预将运动与其他干预相结合,例如监督下运动,包括高强度心血管训练和高阻力训练;放松、身体意识训练和按摩可使疲劳评分降低 3 分[98];或放松、身体意识训练和按摩可以缓解疲劳并改善活力、有氧能力、肌肉力量、身体和功能活动以及情绪健康[99]。

已有许多系统评价评估了运动对缓解 CRF 患者疲劳的益处。在过去的 5 年中,相关研究报道不断涌现[100-102]。根据这些已发表的研究,运动是治疗 CRF 的最有效方法。

美国癌症协会建议的运动注意事项包括:贫血,血小板减少症,白细胞减少症,发烧,电解质失衡,无法控制的疼痛,恶心,呕吐,呼吸困难,胸痛和出血[103]。

坚持是运动和活动干预的一个主要问题。典型的运动参与模式需要监督、强化和接近。许多人坚持参与了 12 周的时间,几乎不足以获得明显的生理获益。很少见普通人成为终身的锻炼者。了解谁最有可能不能坚持及其原因是很有必要的。此外,最重要的是确定最有可能从这种运动干预(现在被认为是药物)中受益的患者,需要适当的处方和监督。

总而言之,强有力的证据支持运动(有氧运动、抗阻运动、多模式运动)对治疗 CRF 的有效性,强度越高的运动越有可能缓解 CRF。运动地点似乎并不是关键因素,研究支持住院、门诊、居家和社区运动[104]。血压、上 / 下身力量、六分钟步行试验和疲劳度均有显著改善($P < 0.001$)。运动的时机虽然尚未完全确定,但已显示出在治疗中、治疗后和存活期的安全性和有效性。而运动处方的细节已经被探索过了,根据美国运动医学会的指南,运动强度的一般原则是最大心率的 60%～85%,每次至少 30 分钟,每周 3 次[105, 106]。营养和活动指南也可从 2012 年版的《美国癌症协会癌症预防的营养与运动指南》(ACS Guidelines on Nutrition and Physical Activity for Cancer Prevention 2012)[107-109]

中获得。"成人每周至少应进行 150 分钟中等强度的运动或 75 分钟高强度的运动,或者将两者进行等效的组合,最好在一周内分散进行。"

认知和行为干预

在癌症治疗过程中和治疗完成后,多种认知行为和社会心理干预可以有效改善患者的 CRF[110-113]。

针对各种状况(疲劳、抑郁、疼痛)的认知行为疗法(Cognitive behavioral therapy, CBT)干预均已显示出改善 CRF 的前景。有 7 项 CBT 随机临床试验和一项单臂试验以疲劳作为结局指标之一[114-121]。这些研究表明,CBT 是缓解 CRF 的有效策略。

CBT 是心理治疗的一般分类,它强调一个人对某种情境的感知与其对该情境的反应的联系比与情境本身的联系更加紧密。CBT 的常见组成部分包括认知重构(无益思维的改变)、行为矫正和 / 或培养其他应对技能[122]。可以合理地认为专门为解决疲劳问题而设计的 CBT 比针对其他因素(抑郁、疼痛)设计的 CBT 更有效。一项专门将 CBT 用于治疗疲劳的长期随访研究表明,CBT 完成两年后 CRF 减轻[123]。

专为疲劳而设计的 CBT 解决了与疲劳有关的促发和维持因素。对于许多患者而言,似乎在治疗阶段会引起疲劳,但是在治疗完成后,持续疲劳与初始疾病和癌症治疗变量之间没有明确的关系[124]。于是,对于 CBT 的假设是,癌症本身和 / 或癌症治疗可能已经触发了 CRF(促发因素),但其他因素导致疲劳持续(维持因素)[123]。针对 CRF 的 CBT 的重点就变成发现并处理那些维持因素(如:应对癌症的经验不足,对疾病复发的恐惧,疲劳相关的认知功能障碍,睡眠失调,活动失调以及低社会支持 / 消极的社会交往)[8, 124-128]。未来针对 CRF 的 CBT 研究应采用专门针对疲劳的 CBT 治疗策略。

心理社会干预

对旨在减轻压力和增加社会心理支持的干预措施进行的研究表明,相应的感知疲劳水平有所降低[66]。社会心理干预包括支持干预(个人或小组)、压力管理、应对策略培训以及行为干预等,旨在帮助患者管理症状等活动。

已有许多随机对照试验研究了针对治疗中和治疗后 CRF 的各种社会心理干预[129-141]。这些研究的结果表明,心理社会支持疗法有助于降低正在接受治疗患者或患有各种不同类型癌症的癌症幸存者的 CRF 水平[129-141]。此外，研究表明，不同形式的社会心理干预可以有效地帮助管理 CRF：①个人或小组形式；②口头或书面表达；③由认证专业人员或经过培训的非专业人员提供。另外，干预结束后，获益会持续数月[132]。但重要的是要考虑到干预时间太长，并且在癌症治疗期间需要占用患者太多的时间，这可能会加重 CRF[142]。

不幸的是，种类繁多的社会心理干预以及缺乏对干预措施的详细描述，限制了对社会心理干预的有效成分进行差异化或全面评估的能力[143]。需要进一步研究以确定针对管理 CRF 的社会心理干预的最佳提供方式和内容。

心理教育干预

在许多研究中，心理教育干预已显示出缓解疲劳的效果[144-148]。心理教育干预通常包含有关典型疲劳模式的信息以及对疲劳进行自我管理的建议（即增加活动 / 锻炼，鼓励自我护理，设定目标，提高自我效能）。许多最有效的心理教育干预都包括节能（energy conservation）和日常活动管理的成分，并且一项有效性试验将这项技术作为干预的唯一组成部分[137]。

总之，有力且一致的证据表明认知行为和社会心理干预可有效缓解 CRF。但是，没有数据可以帮助临床医生将患者纳入各种类型的干预中，也没有证据表明这些干预中的哪一种对患者最有效。因此，从业人员所面临的挑战是仅通过临床判断将患者的个体特征与最有用、最具成本效益的干预相匹配。未来的研究需要聚焦于确定如何将个体与最佳的认知行为和社会心理干预相匹配。

支持 CRF 有效治疗的证据是什么

1. 有充分的证据表明，通过运动可以有效地管理 CRF：有氧运动、抗阻运动、多模式运动都可以很好地发挥作用。可以针对团体或个人、社区和家庭环境开具有效的运动处方。

关于如何吸引并鼓励患者参与运动的证据很少。

2. 晚期癌症患者在短期内使用皮质类固醇可有效缓解 CRF。

3. 当认知行为疗法包括对疲劳性质的深入了解以及识别和处理疲劳的技术时，文献确实支持了它们的有效性。

4. 许多研究报道了使用哌甲酯后的结果，并且最近有相关综述和荟萃分析。试验设计、样本量以及样本的异质性阻碍了其基于高证据水平的批准应用。

5. 使用红细胞生成疗法可有效治疗贫血，但不能有效缓解 CRF。

总结

CRF 是一种独特的实体，已被定义为"与癌症或癌症治疗相关的持续的、主观的疲劳感，并妨碍正常功能。"这是常见且难于治疗的。专业团体强烈建议医生对这种情况的患者进行常规评估。

在临床上，CRF 方式表现多样并且可能是隐匿的。患者经常会发现自己无法采用习以为常的方式维持日常活动。患者也可能出现更普遍的疲劳，即缺乏动机和他们所经历的全部能量不足。

一些公认的癌症幸存者疲劳评估已经被证实有效。其中包括对身体和认知表现的客观测量和自我报告。自我报告包括自己正在做的事情以及对有关整体活动和功能的困难、情绪和满意度的感知。

导致 CRF 的因素包括化疗、放疗、合并症（如心力衰竭，代谢综合征，肥胖症，贫血和内分泌功能障碍）。正常睡眠 / 觉醒周期的紊乱和疼痛是疲劳的危险因素，通常会导致疲劳的发生。近期研究发现，出现疲劳的癌症幸存者可能具有炎性细胞因子水平升高的情况。

大量研究和综述支持运动和认知行为疗法缓解 CRF 的有效性。

要点

- CRF 是常见、复杂且难以治疗的。
- 即使没有疾病活动，CRF 也可能在治疗终止后持续存在。
- CRF 通常会妨碍日常活动，可能与缺乏动机和情绪变化有关。
- CRF 的危险因素包括多种医学合并症、肥胖、疼痛和睡眠障碍。
- 有效的治疗方法包括有氧运动和抗阻运动、增加体力活动和认知行为疗法。

（张璞 译 廖利民 校）

参考文献

1. Mock V, Atkinson A, Barsevick A, et al. NCCN practice guidelines for cancer-related fatigue. *Oncology.* 2000;14(11A):151–161.
2. Smets EM, Garssen B, Bonke B, et al. The Multidimensional Fatigue Inventory (MFI) psychometric qualities of an instrument to assess fatigue. *J Psychosom Res.* 1995;39(3):315–325.
3. Curt GA. Impact of fatigue on quality of life in oncology patients. *Semin Hematol.* 2000;37(4 Suppl 6):14–17.
4. World Health Organization. International Statistical Classification of Diseases and Related Health Problems, 10th Revision. http://www.who.int/classifications/icf/en
5. Loge JH, Ekeberg O, Kaasa S. Fatigue in the general Norwegian population: normative data and associations. *J Psychosom Res.* 1998;45(1):53–65.
6. Ingham JG, Miller PM. Symptom prevalence and severity in a general practice population. *J Epidemiol Community Health.* 1979;33(3):191–198.
7. Watt T, Groenvold M, Bjorner JB, et al. Fatigue in the Danish general population. Influence of sociodemographic factors and disease. *J Epidemiol Community Health.* 2000;54(11):827–833.
8. Servaes P, Verhagen S, Bleijenberg G. Determinants of chronic fatigue in disease-free breast cancer patients: a cross-sectional study. *Ann Oncol.* 2002;13(4):589–598.
9. Cella D, Lai JS, Chang CH, et al. Fatigue in cancer patients compared with fatigue in the general United States population. *Cancer.* 2002;94(2):528–538.
10. Minton O, Stone P. How common is fatigue in disease-free breast cancer survivors? A systematic review of the literature. *Breast Canc Res Treat.* 2008;112(1):5–13.
11. Glaus A. *Fatigue in Patients with Cancer. Analysis and Assessment.* Berlin, Heidelberg, Germany: Springer; 1998. *Recent Results in Cancer Research;* vol 145.
12. Seyidova-Khoshknabi D, Davis MP, Walsh D. Review article: a systematic review of cancer-related fatigue measurement questionnaires. *Am J Hosp Palliat Care.* 2011;28(2):119–129.
13. Nordin A, Taft C, Lundgren-Nilsson A, et al. Minimal important differences for fatigue patient reported outcome measures—a systematic review. *BMC Med Res Methodol.* 2016;16:62.
14. Lai JS, Cella D, Yanez B, et al. Linking fatigue measures on a common reporting metric. *J Pain Symptom Manage.* 2014;48(4):639–648.
15. Cella D, Riley W, Stone A, et al. Initial adult health item banks and first wave testing of the Patient-Reported Outcomes Measurement Information System (PROMIS™) network: 2005–2008. *J Clin Epidemiol.* 2010;63(11):1179–1194.
16. Yellen SB, Cella DF, Webster K, et al. Measuring fatigue and other anemia-related symptoms with the Functional Assessment of Cancer Therapy (FACT) measurement system. *J Pain Symptom Manage.* 1997;13(2):63–74.
17. Ware Jr JE, Sherbourne CD. The MOS 36-item short-form health survey (SF-36). I. Conceptual framework and item selection. *Med Care.* 1992;30(6):473–483.
18. Lai JS, Cella D, Choi S, et al. How item banks and their application can influence measurement practice in rehabilitation medicine: a PROMIS fatigue item bank example. *Arch Phys Med Rehabil.* 2011;92(10 Suppl):S20–S27.
19. Minton O, Stone P. A systematic review of the scales used for the measurement of cancer-related fatigue (CRF). *Ann Oncol.* 2009;20:17–25.
20. Abrahams HJG, Gielissen MFM, Schmits IC, et al. Risk factors, prevalence, and course of severe fatigue after breast cancer treatment: a meta-analysis involving 12,327 breast cancer survivors. *Ann Oncol.* 2016;27(6):965–974.
21. Whitehead L. The measurement of fatigue in chronic illness: a systematic review of unidimensional and multidimensional fatigue measures. *J Pain Symptom Manage.* 2009;37(1):107–128.
22. Haylock PJ, Hart LK. Fatigue in patients receiving localized radiation. *Cancer Nurs.* 1979;2:461–467.
23. Winningham ML, Nail LM, Burke MB, et al. Fatigue and the cancer experience: the state of the knowledge. *Oncol Nurs Forum.* 1994;21(1):23–36.
24. Portenoy RK, Thaler HT, Kornblith AB, et al. Symptom prevalence, characteristics, and distress in a cancer population. *Qual Life Res.* 1994;3(3):183–189.
25. Wang XS, Woodruff JF. Cancer-related and treatment-related fatigue. *Gynecol Oncol.* 2015;136(3):446–452.
26. Wang XS, Zhao F, Fisch MJ, et al. Prevalence and characteristics of moderate to severe fatigue: a multicenter study in cancer patients and survivors. *Cancer.* 2014;120(3):425–432.
27. Schmidt ME, Chang-Claude J, Seibold P, et al. Determinants of long-term fatigue in breast cancer survivors: results of a prospective patient cohort study. *Psychooncology.* 2015;24(1):40–46.
28. Bower JE, Ganz PA, Desmond KA, et al. Fatigue in long-term breast carcinoma survivors: a longitudinal study. *Cancer.* 2006;106(4):751–758.
29. Reinertsen KV, Cvancarova M, Loge JH, et al. Predictors and course of chronic fatigue in long-term breast cancer survivors. *J Cancer Surviv.* 2010;4(4):405–414.
30. Strauss B, Brix C, Fischer B, et al. The influence of resilience on fatigue in cancer patients undergoing radiation therapy (RT). *J Cancer Res Clin Oncol.* 2007;133(8):511–518.
31. Costanzo ES, Lutgendorf SK, Rothrock NE, et al. Coping and quality of life among women extensively treated for gynecologic cancer. Psychooncology. 2006;15(2):132–142.
32. Manne SL, Myers-Virtue S, Kashy D, et al. Resilience, positive coping and quality of life among women newly diagnosed with gynecological cancers. *Cancer Nurs.* 2015;38(5):375–382.
33. Morrow GR. Cancer-related fatigue: causes, consequences and management. *Oncologist.* 2007;12(Suppl 1):1–3.
34. Fantin VR, St-Pierre J, Leder P. Attenuation of LDH-A expression uncovers a link between glycolysis, mitochondrial physiology, and tumor maintenance. *Cancer Cell.* 2006;9(6):425–434.
35. Meeusen R, Piacentini MF. Exercise, fatigue, neurotransmission and the influence of the neuroendocrine axis. *Adv Exp Med Biol.* 2003;527:521–525.
36. Wessely S, Powell R. Fatigue syndromes: a comparison of chronic "postviral" fatigue with neuromuscular and affective disorders. *J Neurol Neurosurg Psychiatry.* 1989;52(8):940–948.
37. Kirk J, Douglass R, Nelson E, et al. Chief complaint of fatigue: a prospective study. *J Fam Prac.* 1990;30(1):33–41.
38. Askren MK, Jung M, Berman MG, et al. Neuromarkers of fatigue- and cognitive complaints following chemotherapy for breast cancer: a prospective fMRI investigation. *Breast* Cancer *Res Treat.* 2014;147(2):445–455.
39. Matsuda T, Takayama T, Tashiro M, et al. Mild cognitive impairment after adjuvant chemotherapy in breast cancer patients—evaluation of appropriate research design and methodology to measure symptoms. Breast Cancer. 2005;12(4):279–287.
40. Raffa RB, Duong PV, Finney J, et al. Is 'chemo-fog'/'chemobrain' caused by cancer chemotherapy? J Clin Pharm Ther. 2006;31(2):129–138.
41. Christie LA, Acharya MM, Parihar VK, et al. Impaired cognitive function and hippocampal neurogenesis following cancer chemotherapy. Clin Cancer Res. 2012;18(7):1954–1965.
42. Nelson CJ, Nandy N, Roth AJ. Chemotherapy and cognitive deficits: mechanisms, findings, and potential interventions. Palliat Support Care. 2007;5(3):273–280.
43. Borg G. Perceived exertion as an indicator of somatic stress. *Scand J Rehabil Med.* 1970;2(2):92–98.
44. Marin H, Menza MA. Specific treatment of residual fatigue in depressed patients. *Psychiatry.* 2004;1(2):12–18.
45. National Comprehensive Cancer Network (NCCN). *NCCN Clinical Practice Guidelines in Oncology: Cancer-Related Fatigue.* Fort Washington, PA: NCCN; 2011.
46. Cella D, Lai JS, Jensen SE, et al. PROMIS fatigue item bank had clinical validity across diverse chronic conditions. *J Clin Epidemiol.* 2016;73:128–134.
47. Spataro C, Afdhal S, Weinstein AA, et al. Fatigue and hepatitis C: a focus group study. *Qual Res Med Health Care.* 2017;1(2):73–79.
48. Donovan KA, Jacobsen PB, Small BJ, et al. Identifying clinically meaningful fatigue with the fatigue symptom inventory. *J Pain Symptom Manage.* 2008;36(5):480–487.
49. Daughton DM, Fix AJ, Kass I, et al. Maximum oxygen consumption and the ADAPT quality-of-life scale. *Arch Phys Med Rehabil.* 1982;63(12):620–622.
50. Haskell WL. Physical activity by self-report: a brief history and future issues. *J Phys Act Health.* 2012;9 Suppl 1:S5–S10.
51. Gerber LH. Cancer-related fatigue: persistent, pervasive, problematic. *Phys Med Rehabil Clin N Am.* 2017;28(1):65–88.
52. Bower JE. Cancer-related fatigue—mechanisms, risk factors, and treatments. *Nat. Rev. Clin Oncol.* 2014;11(10):597–609.
53. Saligan LN, Kim HS. A systematic review of the association between immunogenic markers and cancer-related fatigue. *Brain Behav Immun.* 2012;26(6):830–848.

54. Berger AM, Mitchell SA, Jacobsen PB, et al. Screening, evaluation, and management of cancer-related fatigue: ready for implementation to practice? *CA Cancer J Clin.* 2015;65(3):190–211.

55. Grant MD, Piper M, Bohlius J, et al. Epoetin and darbepoetin for managing anemia in patients undergoing cancer treatment: comparative effectiveness update. AHRQ Comparative Effectiveness Reviews, No. 113. Rockville, MD: Agency for Healthcare Research and Quality (US); 2013.

56. Mountzios G, Aravantinos G, Alexopoulou Z, et al. Lessons from the past: long-term safety and survival outcomes of a prematurely terminated randomized controlled trial on prophylactic vs. hemoglobin-based administration of erythropoiesis-stimulating agents in patients with chemotherapy-induced anemia. *Mol Clin Oncol.* 2016;4(2):211–220.

57. Bohlius J, Tonia T, Nüesch E, et al. Effects of erythropoiesis-stimulating agents on fatigue- and anaemia-related symptoms in cancer patients: systematic review and meta-analyses of published and unpublished data. *Br J Cancer.*2014;111(1):33–45.

58. Bruera E, Macmillan K, Kuehn N, et al. A controlled trial of megestrol acetate on appetite, caloric intake, nutritional status, and other symptoms in patients with advanced cancer. *Cancer.* 1990;66(6):1279–1282.

59. Peuckmann V, Elsner F, Krumm N, et al. Pharmacological treatments for fatigue associated with palliative care. *Cochrane Database Syst Rev.* 2010;(11):CD006788.

60. Lundström SH, Fürst CJ. The use of corticosteroids in Swedish palliative care. *Acta Oncol.* 2006;45(4):430–437.

61. Yennurajalingam S, Williams JL, Chisholm G, et al. Effects of dexamethasone and placebo on symptom clusters in advanced cancer patients: a preliminary report. *Oncologist.* 2016;21(3):384–390.

62. Begley S, Rose K, O'Connor M. The use of corticosteroids in reducing cancer-related fatigue: assessing the evidence for clinical practice. *Int J Palliat Nurs.* 2016;22(1):5–9.

63. Haywood A, Good P, Khan S, et al. Corticosteroids for the management of cancer-related pain in adults. *Cochrane Database Syst Rev.* 2015;(4):CD010756.

64. Kamath J. Cancer-related fatigue, inflammation and thyrotropin-releasing hormone. *Curr Aging Sci.* 2012;5(3):195–202.

65. Minton O, Richardson A, Sharpe M, et al. Drug therapy for the management of cancer-related fatigue. *Cochrane Database Syst Rev.* 2010;(7):CD006704.

66. Escalante CP. Cancer-related fatigue: treatment. In: Hesketh PJ, Ganz PA, Vora SR, eds. *UptoDate.* 2017. https://www.uptodate.com/contents/cancer-related-fatigue-treatment.

67. Bruera E, Yennurajalingam S, Palmer JL, et al. Methylphenidate and/or a nursing telephone intervention for fatigue in patients with advanced cancer: a randomized, placebo-controlled, phase II trial. *J Clin Oncol.* 2013;31(19):2421–2427.

68. Lower EE, Fleishman S, Cooper A, et al. Efficacy of dexmethylphenidate for the treatment of fatigue after cancer chemotherapy: a randomized clinical trial. *J Pain Symptom Manage.* 2009;38(5):650–662.

69. Mar Fan HG, Clemons M, Xu W, et al. A randomised, placebo-controlled, double-blind trial of the effects of d-methylphenidate on fatigue and cognitive dysfunction in women undergoing adjuvant chemotherapy for breast cancer. *Support Care Cancer.* 2008;16(6):577–583.

70. Butler Jr JM, Case LD, Atkins J, et al. A phase III, double-blind, placebo-controlled prospective randomized clinical trial of d-threo-methylphenidate HCl in brain tumor patients receiving radiation therapy. *Int J Radiat Oncol Biol Phys.* 2007;69(5):1496–1501.

71. Moraska AR, Sood A, Dakhil SR, et al. Phase III, randomized, double-blind, placebo-controlled study of long-acting methylphenidate for cancer-related fatigue: North Central Cancer Treatment Group NCCTG-N05C7 trial. *J Clin Oncol.* 2010;28(23):3673–3679.

72. Bruera E, Valero V, Driver L, et al. Patient-controlled methylphenidate for cancer fatigue: a double-blind, randomized, placebo-controlled trial. *J Clin Oncol.* 2006;24(13):2073–2078.

73. Kerr CW, Drake J, Milch RA, et al. Effects of methylphenidate on fatigue and depression: a randomized, double-blind, placebo-controlled trial. *J Pain Symptom Manage.* 2012;43(1):68–77.

74. Escalante CP, Meyers C, Reuben JM, et al. A randomized, double-blind, 2-period, placebo-controlled crossover trial of a sustained-release methylphenidate in the treatment of fatigue in cancer patients. *Cancer J.* 2014;20(1):8–14.

75. Mücke M, Mochamat, Cuhls H, et al. Pharmacological treatments for fatigue associated with palliative care. *Cochrane Database Syst Rev.* 2015;(5):CD006788.

76. Spathis A, Dhillan R, Booden D, et al. Modafinil for the treatment of fatigue in lung cancer: a pilot study. *Palliat Med.* 2009;23(4):325–331.

77. Blackhall L, Petroni G, Shu J, et al. A pilot study evaluating the safety and efficacy of modafinal for cancer-related fatigue. *J Palliat Med.* 2009;12(5):433–439.

78. Jean-Pierre P, Morrow GR, Roscoe JA, et al. A phase 3 randomized, placebo-controlled, double-blind, clinical trial of the effect of modafinil on cancer-related fatigue among 631 patients receiving chemotherapy: a University of Rochester Cancer Center Community Clinical Oncology Program Research base study. *Cancer.* 2010;116(14):3513–3520.

79. Spathis A, Fife K, Blackhall F, et al. Modafinil for the treatment of fatigue in lung cancer: results of a placebo-controlled, double-blind, randomized trial. *J Clin Oncol.* 2014;32(18):1882–1888.

80. Morrow GR, Hickok JT, Roscoe JA, et al. Differential effects of paroxetine on fatigue and depression: a randomized, double-blind trial from the University of Rochester Cancer Center Community Clinical Oncology Program. *J Clin Oncol.* 2003;21(24):4635–4641.

81. Stockler MR, O'Connell R, Nowak AK, et al. Effect of sertraline on symptoms and survival in patients with advanced cancer, but without major depression: a placebo-controlled double-blind randomised trial. *Lancet Oncol.* 2007;8(7):603–612.

82. Palesh OG, Mustian KM, Peppone LJ, et al. Impact of paroxetine on sleep problems in 426 cancer patients receiving chemotherapy: a trial from the University of Rochester Cancer Center Community Clinical Oncology Program. *Sleep Med.* 2012;13(9):1184–1190.

83. Breitbart W, Alici Y. Pharmacologic treatment options for cancer-related fatigue: current state of clinical research. *Clin J Onc Nurs.* 2008;12(5 Suppl):27–36.

84. Fong DY, Ho JW, Hui BP, et al. Physical activity for cancer survivors: meta-analysis of randomised controlled trials. *BMJ.* 2012;344:e70.

85. Mishra SI, Scherer RW, Snyder C, et al. Exercise interventions on health-related quality of life for people with cancer during active treatment. *Cochrane Database Syst Rev.* 2012;(8):CD008465.

86. MacVicar MG, Winningham ML. Promoting the functional capacity of cancer patients. *Cancer Bull.* 1986;38:235–239.

87. Mock V. Evidence-based treatment for cancer-related fatigue. *J Natl Canc Inst Monogr.* 2004;(32):112–118.

88. Tomlinson D, Diorio C, Beyene J, et al. Effect of exercise on cancer-related fatigue: a meta-analysis. *Am J Phys Med Rehabil.* 2014;93(8):675–686.

89. Cramp F, Byron-Daniel J. Exercise for the management of cancer-related fatigue in adults. *Cochrane Database Syst Rev.* 2012;11:CD006145.

90. Eickmeyer SM, Gamble GL, Shahpar S, et al. The role and efficacy of exercise in persons with cancer. *PM R.* 2012;4(11):874–881.

91. Dimeo FC, Tilmann MH, Bertz H, et al. Aerobic exercise in the rehabilitation of cancer patients after high dose chemotherapy and autologous peripheral stem cell transplantation. *Cancer.* 1997;79(9):1717–1722.

92. Segal RJ, Reid RD, Courneya KS, et al. Resistance exercise in men receiving androgen deprivation therapy for prostate cancer. *J Clin Oncol.* 2003;21(9):1653–1659.

93. Courneya KS, McKenzie DC, Mackey JR, et al. Effects of exercise dose and type during breast cancer chemotherapy: multicenter randomized trial. *J Natl Cancer Inst.* 2013;105(23):1821–1832.

94. Hasenoehrl T, Keilani M, Sedghi Komanadj T, et al. The effects of resistance exercise on physical performance and health-related quality of life in prostate cancer patients: a systematic review. *Support Care Cancer.* 2015;23(8):2479–2497.

95. Cramer H, Lauche R, Klose P, et al. A systematic review and meta-analysis of exercise interventions for colorectal cancer patients. *Eur J Cancer Care.* 2014;23(1):3–14.

96. Paramanandam VS, Dunn V. Exercise for the management of cancer-related fatigue in lung cancer: a systematic review. *Eur J Cancer Care.* 2014;24(1):4–14.

97. van Haren IE, Timmerman H, Potting CM, et al. Physical exercise for patients undergoing hematopoietic stem cell transplantation: systematic review and meta-analyses of randomized controlled trials. *Phys Ther.* 2013;93(4):514–528.

98. Andersen C, Rørth M, Ejlertsen B, et al. The effects of a six-week supervised multimodal exercise intervention during chemotherapy on cancer-related fatigue. *Eur J Oncol Nurs.* 2013;17(3):331–339.

99. Adamsen L, Quist M, Andersen C, et al. Effect of a multimodal high intensity exercise intervention in cancer patients undergoing chemotherapy: randomised controlled trial. *BMJ.* 2009;339:b3410.

100. Gracey JH, Watson M, Payne C, et al. Translation research: 'Back on Track', a multiprofessional rehabilitation service for cancer-related fatigue. *BMJ Support Palliat Care.* 2016;6(1):94–96.

101. Velthuis MJ, Agasi-Idenburg SC, Aufdemkampe G, et al. The effect of

physical exercise on cancer-related fatigue during cancer treatment: a meta-analysis of randomised controlled trials. *Clin Oncol (R Coll Radiol)*. 2010;22(3):208–221.

102. Larkin D, Lopez V, Aromataris E. Managing cancer-related fatigue in men with prostate cancer: a systematic review of non-pharmacological interventions. *Int J Nurs Pract*. 2014;20(5):549–560.

103. American Cancer Society. Physical activity and the cancer patient. https://www.cancer.org/treatment/survivorship-during-and-after-treatment/staying-active/physical-activity-and-the-cancer-patient.html.

104. Rajotte EJ, Yi JC, Baker KS, et al. Community-based exercise program effectiveness and safety for cancer survivors. *J Cancer Surviv*. 2012;6(2):219–228.

105. American College of Sports Medicine. *ACSM's Guidelines for Exercise Testing and Prescription*. 9th ed. Philadelphia, PA: Wolters Kluwer/Lippincott Williams and Wilkens; 2014.

106. Schmitz KH, Courneya KS, Matthews C, et al. American College of Sports Medicine roundtable on exercise guidelines for cancer survivors. *Med Sci Sports Exerc*. 2010;42(7):1409–1426.

107. Rock CL, Doyle C, Demark-Wahnefried W, et al. Nutrition and activity for cancer survivors. *CA Cancer J Clin*. 2012;62(4):243–274.

108. Liu RD, Chinapaw MJ, Huijgens PC, van Mechelen W. Physical exercise interventions in haematological cancer patients, feasible to conduct but effectiveness to be established: a systematic literature review. *Cancer Treat Rev*. 2009;35(2):185–192.

109. Thorsen L, Courneya KS, Stevinson C, et al. A systematic review of physical activity in prostate cancer survivors: outcomes, prevalence, and determinants. *Support Care Cancer*. 2008;16(9):987–997.

110. Goedendorp MM, Gielissen MF, Verhagen CA, et al. Psychosocial interventions for reducing fatigue during cancer treatment in adults. *Cochrane Database Syst Rev*. 2009;(1):CD006953.

111. Lotfi-Jam K, Carey M, Jefford M, et al. Nonpharmacologic strategies for managing common chemotherapy adverse effects: a systematic review. *J Clin Oncol*. 2008;26(34):5618–5629.

112. Kangas M, Bovbjerg DH, Montgomery GH. Cancer-related fatigue: a systematic and meta-analytic review of non-pharmacological therapies for cancer patients. *Psychol Bull*. 2008;134(5):700–741.

113. Jacobsen PB, Donovan KA, Vadaparampil ST, et al. Systematic review and meta-analysis of psychological and activity-based interventions for cancer-related fatigue. *Health Psychol*. 2007;26(6):660–667.

114. Strong V, Waters R, Hibberd C, et al. Management of depression for people with cancer (SMaRT oncology 1): a randomised trial. *Lancet Lond Engl*. 2008;372(9632):40–48.

115. Savard J, Simard S, Giguère I, et al. Randomized clinical trial on cognitive therapy for depression in women with metastatic breast cancer: psychological and immunological effects. *Palliat Support Care*. 2006;4(3):219–237.

116. Brothers BM, Yang H-C, Strunk DR, et al. Cancer patients with major depressive disorder: testing a biobehavioral/cognitive behavior intervention. *J Consult Clin Psychol*. 2011;79(2):253–260.

117. Gielissen MF, Wiborg JF, Verhagen CA, et al. Examining the role of physical activity in reducing postcancer fatigue. *Support Care Cancer*. 2012;20(7):1441–1447.

118. Gielissen MF, Verhagen S, Witjes F, et al. Effects of cognitive behavior therapy in severely fatigued disease-free cancer patients compared with patients waiting for cognitive behavior therapy: a randomized controlled trial. *J Clin Oncol*. 2006;24(30):4882–4887.

119. Prinsen H, Bleijenberg G, Heijmen L, et al. The role of physical activity and physical fitness in postcancer fatigue: a randomized controlled trial. *Support Care Cancer*. 2013;21(8):2279–2288.

120. Montgomery GH, Kangas M, David D, et al. Fatigue during breast cancer radiotherapy: an initial randomized study of cognitive-behavioral therapy plus hypnosis. *Health Psychol*. 2009;28(3):317–322.

121. Montgomery GH, David D, Kangas M, et al. Randomized controlled trial of a cognitive-behavioral therapy plus hypnosis intervention to control fatigue in patients undergoing radiotherapy for breast cancer. *J Clin Oncol*. 2014;32(6):557–563.

122. Beck JS. *Cognitive Behavior Therapy. Basics and Beyond*. 2nd ed. New York, NY: Guilford Press; 2011.

123. Gielissen MF, Verhagen CA, Bleijenberg G. Cognitive behaviour therapy for fatigued cancer survivors: long-term follow-up. *Br J Cancer*. 2007;97(5):612–618.

124. Young KE, White CA. The prevalence and moderators of fatigue in people who have been successfully treated for cancer. *J Psychosom Res*. 2006;60(1):29–38.

125. Servaes P, Verhagen C, Bleijenberg G. Fatigue in cancer patients during and after treatment: prevalence, correlates and interventions. *Eur J Cancer*. 2002;38(1):27–43.

126. Servaes P, Verhagen S, Schreuder HWB, et al. Fatigue after treatment for malignant and benign bone and soft tissue tumors. *J Pain Symptom Manage*. 2003;26(6):1113–1122.

127. Prue G, Rankin J, Allen J, et al. Cancer-related fatigue: a critical appraisal. *Eur J Cancer*. 2006;42(7):846–863.

128. Broeckel JA, Jacobsen PB, Horton J, et al. Characteristics and correlates of fatigue after adjuvant chemotherapy for breast cancer. *J Clin Oncol*. 1998;16(5):1689–1696.

129. Spiegel D, Bloom JR, Yalom I. Group support for patients with metastatic cancer. A randomized outcome study. *Arch Gen Psychiatry*. 1981;38(5):527–533.

130. Forester B, Kornfeld DS, Fleiss JL. Psychotherapy during radiotherapy: effects on emotional and physical distress. *Am J Psychiatry*. 1985;142(1):22–27.

131. Fawzy NW. A psychoeducational nursing intervention to enhance coping and affective state in newly diagnosed malignant melanoma patients. *Cancer Nurs*. 1995;18(6):427–438.

132. Fawzy FI, Cousins N, Fawzy NW, et al. A structured psychiatric intervention for cancer patients. I. Changes over time in methods of coping and affective disturbance. *Arch Gen Psychiatry*. 1990;47(8):720–725.

133. Given B, Given CW, McCorkle R, et al. Pain and fatigue management: results of a nursing randomized clinical trial. *Oncol Nurs Forum*. 2002;29(6):949–956.

134. Jacobsen PB, Meade CD, Stein KD, et al. Efficacy and costs of two forms of stress management training for cancer patients undergoing chemotherapy. *J Clin Oncol*. 2002;20(12):2851–2862.

135. Given C, Given B, Rahbar M, et al. Effect of a cognitive behavioral intervention on reducing symptom severity during chemotherapy. *J Clin Oncol*. 2004;22(3):507–516.

136. Barsevick AM, Dudley W, Beck S, et al. A randomized clinical trial of energy conservation for patients with cancer-related fatigue. *Cancer*. 2004;100(6):1302–1310.

137. Sherwood P, Given BA, Given CW, et al. A cognitive behavioral intervention for symptom management in patients with advanced cancer. *Oncol Nurs Forum*. 2005;32(6):1190–1198.

138. Given BA, Given CW, Jeon S, et al. Effect of neutropenia on the impact of a cognitive-behavioral intervention for symptom management. *Cancer*. 2005;104(4):869–878.

139. Stanton AL, Ganz PA, Kwan L, et al. Outcomes from the Moving Beyond Cancer psychoeducational, randomized, controlled trial with breast cancer patients. *J Clin Oncol*. 2005;23(25):6009–6018.

140. Boesen EH, Ross L, Frederiksen K, et al. Psychoeducational intervention for patients with cutaneous malignant melanoma: a replication study. *J Clin Oncol*. 2005;23(6):1270–1277.

141. Williams SA, Schreier AM. The role of education in managing fatigue, anxiety, and sleep disorders in women undergoing chemotherapy for breast cancer. *Appl Nurs Res*. 2005;18(3):138–147.

142. Brown P, Clark MM, Atherton P, et al. Will improvement in quality of life (QOL) impact fatigue in patients receiving radiation therapy for advanced cancer? *Am J Clin Oncol*. 2006;29(1):52–58.

143. Mustian KM, Morrow GR, Carroll JK, et al. Integrative nonpharmacologic behavioral interventions for the management of cancer-related fatigue. *Oncologist*. 2007;12(Suppl 1):52–67.

144. Yun YH, Lee KS, Kim Y-W, et al. Web-based tailored education program for disease-free cancer survivors with cancer-related fatigue: a randomized controlled trial. *J Clin Oncol*. 2012;30(12):1296–1303.

145. Reif K, de Vries U, Petermann F, et al. A patient education program is effective in reducing cancer-related fatigue: a multi-centre randomised two-group waiting-list controlled intervention trial. *Eur J Oncol Nurs*. 2013;17(2):204–213.

146. Schjolberg TK, Dodd M, Henriksen N, et al. Effects of an educational intervention for managing fatigue in women with early stage breast cancer. *Eur J Oncol Nurs*. 2014;18(3):286–294.

147. Allison PJ, Edgar L, Nicolau B, et al. Results of a feasibility study for a psycho-educational intervention in head and neck cancer. *Psychooncology*. 2004;13(7):482–485.

148. Chan CWH, Richardson A, Richardson J. Managing symptoms in patients with advanced lung cancer during radiotherapy: results of a psychoeducational randomized controlled trial. *J Pain Symptom Manage*. 2011;41(2):347–357.

第
八
篇

第77章

芳香化酶抑制剂诱发的肌肉骨骼症状

Eric M. Wisotzky, Katherine Power

芳香化酶抑制剂

芳香化酶抑制剂是一类通常用于雌激素受体阳性(ER$^+$)的乳腺癌患者辅助内分泌治疗的药物。内源性和外源性雌激素均刺激乳腺上皮细胞有丝分裂。因此，激素暴露的增加会导致更多的细胞分裂，从而增高随机遗传错误的概率[1]。这是雌激素的存在可以促进癌变的机制之一。此外，部分由几种 P-450 酶介导的雌激素代谢会导致大量氧化代谢产物的产生[2]。据推测，这些代谢物具有遗传毒性和诱变潜力，可能启动或引发进一步的癌变发展[2]。尽管进行了大量研究，但关于过量雌激素导致乳腺癌发生和扩散的确切机制仍存在争议。

雌激素累积暴露的增加一直以来与乳腺癌发生的风险增加有关。此原则已经解释了几个风险因素。排卵周期数增多的患者(如未经产妇、初潮提前或绝经迟发)，患乳腺癌的风险更高[1]。这可以解释为什么排卵周期数减少的患者(如多产患者、哺乳期延长史或体育锻炼增加)患乳腺癌的风险较低。额外因素包括酗酒史或肥胖，两者都会导致雌激素产生增加，从而增大乳腺癌风险。

根据美国 CDC 的数据，2013 年，超过 23 万人(男性和女性)被诊断出患有乳腺癌，结果导致 4 万余人死亡[3]。据估计，所有乳腺癌病例中有 60%～75% 可归为雌激素受体阳性[4,5]。三重阴性(ER、孕激素受体和人类表皮生长因子受体 2 型)亚型占病例的 15%～20%。激素受体阴性肿瘤对内分泌治疗无反应。三重阴性乳腺癌的五年生存率低于激素受体阳性类型。

芳香化酶抑制剂的作用机制涉及芳香化酶的阻断。芳香化酶起催化雄激素转化为雌激素的作用。该酶的阻断几乎完全抑制外周组织产生血浆雌激素[6]。因此，这类药物适用于绝经后患者。由于芳香化酶抑制剂不能抑制卵巢雌激素的产生，因此，仅在与卵巢功能抑制联合使用时，它们才可用于绝经前患者。

目前，在美国使用三种芳香化酶抑制剂：阿那曲唑、依西美坦和来曲唑。依西美坦是类固醇抑制剂，而阿那曲唑和来曲唑是非类固醇抑制剂。所有三种药物剂量均为每日服用一片。

内分泌治疗被证实可显著降低 ER$^+$ 乳腺癌患者的复发率。ER$^+$ 乳腺癌患者在确诊后 5 年以上仍有复发风险[7]。传统上，给这些患者提供内分泌治疗作为辅助治疗，总共持续 5 年。已经进行了一些较大规模的研究，以考察长期内分泌治疗的有效性[8,9]。因此，一些肿瘤学家建议长疗程使用芳香化酶抑制剂 5 年以上。与安慰剂相比，使用来曲唑辅助治疗 5 年，淋巴结阴性的患者复发相对风险降低 39%[10]。不利的一面是副作用经常被报道，因此目标是在副作用和可耐受药物的持续时间之间取得平衡。

当前的指南根据美国临床肿瘤学会(ASCO)权衡药物使用利弊而制订。ASCO 基于数项临床试验数据，依据癌症分期提出了建议。例如，在治疗 I 期(A 和 B 亚型)患者时，ASCO 建议使用他莫昔芬治疗 5 年后，可以再继续他莫昔芬治疗 5 年，或者如果确认患者已绝经，则改用芳香化酶抑制剂治疗 5 年[7]。

芳香化酶抑制剂的不良反应并不少见。这也是女性选择过早停止使用内分泌疗法的原因之一。研究表明，有 25%～68% 的女性可能由于肌肉骨骼症状而停止使用芳香化酶抑制剂[11,12]。包括关节痛和肌痛在内的肌肉骨骼症状是最常见的副作用之一[13]。由于雌激素耗竭与其作用机制有关，绝经样症状包括潮热、阴道干涩和夜间盗汗也很普遍。已报道的其他副作用包括：认知功能障碍、脱发和干眼症[14,15]。

芳香化酶抑制剂诱发的肌肉骨骼症状（AIMSS）

发病率、时间进程和症状

AIMSS 的发生可能很常见。虽然较早的研究指出 AIMSS 发病率较低[16]，但最近的研究显示其发病率高达 50%～82%[12,17,18]。这可能是终止芳香化酶抑制剂的常见原因。考虑到癌症患者的副作用可能比文献报道中提到的更为频繁[19]，这些副作用有可能更为常见。应该注意的是，尽管他莫昔芬与肌肉骨骼相关的副作用不常见，但该药仍可产生副作用。在一项研究中，使用他莫昔芬的患者中有 37% 报告了肌肉骨骼副作用[20]。

AIMSS 通常发生于开始芳香化酶抑制剂治疗的前 6～8 周内[20]。在第一年，症状可能会恶化，但通常在一年后趋于稳定[18]。肌肉骨骼症状通常包括关节痛和肌腱病。关节痛可影响身体任何部位，但最常见于腕、手、膝、髋、下背部、踝和足[21]。在一项研究中，有 25% 的患者表现为手或足的腱鞘炎[20]。通常认为 De Quervain 腱鞘炎（腕背第一肌间室腱鞘炎）、扳机指和腕管综合征（可能源于腕管中肌腱的腱鞘炎）很常见。据报道，使用芳香化酶抑制剂的患者新发腕管综合征的发病率在 3%～4% 之间[22]。腱鞘炎和关节积液已通过影像学研究证实[20]。

发生 AIMSS 的风险因素已经过研究，详见表 77-1。

表 77-1　AIMSS 的风险因素

- 焦虑
- 抑郁
- 高 BMI
- 先前接受过激素替代治疗
- 骨关节炎或关节痛史
- 开始治疗时生活质量变差
- 更年期延长

Niravath 提出了 AIMSS 的诊断标准[23]，见表 77-2。应该注意的是，这些标准由一位作者制订，尚未得到任何团体或组织的验证。

表 77-2　Niravath 提出的 AIMSS 诊断标准

主要标准

- 目前正在服用芳香化酶抑制剂
- 自从开始服用芳香化酶抑制剂以来，关节疼痛已发展或恶化
- 停止芳香化酶抑制剂后 2 周内，关节疼痛改善或缓解
- 恢复芳香化酶抑制剂后，关节疼痛复发

次要标准

- 对称性关节痛
- 手和 / 或腕疼痛
- 腕管综合征
- 握力减弱
- 晨僵
- 可用运动改善关节不适

患者必须符合所有的主要标准和至少三个次要标准，才能被诊断为 AIMSS

鉴别诊断

尽管 AIMSS 很常见，但考虑其他诊断病因也很重要。在芳香化酶抑制剂治疗的情况下，骨关节炎可能会恶化。但是，如果患者以前没有报告过类似症状，则芳香化酶抑制剂可能会掩盖以前无症状的骨关节炎。肌腱病的症状也存在同样的情况。临床可适时考虑其他全身性疾病，包括类风湿性关节炎、多发性肌炎、风湿性多肌痛、纤维肌痛、紫杉烷急性疼痛综合征等。一些研究指出了 AIMSS 与类风湿关节炎之间的关系。一项研究发现一部分 AIMSS 患者的类风湿因子呈阳性，这些患者先前并不知情[24]。最初认为这是由于先前未诊断的类风湿关节炎引起的。但最近的一篇摘要表明，当停用芳香化酶抑制剂后，类风湿因子的阳性反应消失[25]。这表明芳香化酶抑制剂可引起自身免疫反应。该信息可能提供对 AIMSS 病因之一的重要见解。通常用于治疗类风湿关节炎的药物可能会有效治疗类风湿因子阳性的 AIMSS，但尚未对此进行研究。如果诊断不明确，患者可以考虑在肿瘤科医生的指导下短暂休药。如果停用芳香化酶抑制剂后症状改善，则患者很有可能患上了 AIMSS。表 77-3 总结了 AIMSS 的鉴别诊断。

表77-3　AIMSS 的鉴别诊断

- AIMSS
- 骨关节炎
- 类风湿关节炎
- 纤维肌痛
- 多发性肌炎
- 风湿性多肌痛
- 紫杉烷急性疼痛综合征或全身性癌症治疗所致的关节痛
- 转移性疾病

AIMSS 的机制

AIMSS 的机制和病理生理学仍未完全明确。AIMSS 的一种可能机制是雌激素剥夺引起的软骨毒性。已知雌激素具有软骨保护作用,这可能是在一般人群中,绝经后妇女肌肉骨骼症状更常见的原因[26]。使用芳香化酶抑制剂的女性雌激素被剥夺,可能会缓慢导致软骨损失。雌激素也可能具有镇痛作用[27],因此,芳香化酶抑制剂产生的雌激素剥夺可能会降低疼痛阈值。雌激素剥夺也可能增加循环炎性细胞因子[28]。这可以解释影像学研究中发现的腱鞘滑膜炎和关节积液增多等炎症表现。最后,可能存在遗传因素导致某些妇女易患 AIMSS[29]。

病史

在采集疑似 AIMSS 患者的病史时,除了常规病史部分外,还需关注以下特定信息:

- 疼痛的时程
- 疼痛的位置(局灶性或弥漫性)
- 活动后症状缓解或加重(活动通常可以缓解 AIMSS)
- 先前的肌肉骨骼和/或风湿病史
- 全面的癌症诊断史,先前和当前的癌症治疗方法
- 睡眠、认知、情绪障碍和疲劳(纤维肌痛筛查)
- 风湿病史

体格检查和结局评价

对 AIMSS 患者进行的体格检查将根据特定的主诉而有所不同。对于弥漫性关节痛患者,姿势、不对称性、畸形(尺侧偏移)、萎缩和步态的总体评估至关重要。不同关节(尤其是手和足)的关节触诊和关节活动度检查至关重要。对于局灶症状的患者,适合进行关节或肌腱的特殊检查。

在选取经过验证的结局评价量表时,Swenson 等已经给出了建议[30]。适用量表包括:

- 乳腺癌预防试验 - 肌肉骨骼症状(Breast Cancer Prevention Trial-Musculoskeletal Symptom,BCPT-MS)量表:评估疼痛和肌肉僵硬。
- 澳大利亚/加拿大骨关节炎手指数(Australian/ Canadian Osteoarthritis Hand Index, AUSCAN):评估手的疼痛、僵硬和功能的 15 项问卷。
- 西安大略和麦克马斯特大学骨关节炎指数(Western Ontario and McMaster Osteoarthritis Index,WOMAC):评估下肢、膝和髋关节的疼痛、僵硬和功能。

AIMSS 的诊断检查

除了病史和体格检查外,还可考虑进行其他检查。拍摄平片以寻找创伤、骨关节炎或类风湿关节炎。如有转移性病变,可考虑 CT 或骨扫描。使用 MRI 确定软组织诊断以及进行转移性病变检查。可以采用床旁肌肉骨骼超声进行评估。对于腕管综合征的患者,可以考虑进行电诊断检查。

AIMSS 的治疗

在选取治疗方案时,考虑患者是否出现局灶性或弥漫性症状通常会很有帮助。由于手部症状在 AIMSS 患者中非常普遍,因此下面将重点介绍手部肌肉骨骼症状的常用治疗方法。这些方法适用于 AIMSS 手部症状患者或出现这些常见症状的普通人群患者。

手部症状的治疗

De Quervain 腱鞘炎是一种常见病症,是发于腕背第一肌间室(拇长展肌和拇短伸肌)的腱鞘炎。保守治疗通常包括消炎、拇指夹板和由认证手部治疗师进行康复治疗。封闭注射也被认为是非常有效的手段[31]。对于难治性病例,手术可能是最后的手段。

扳机指也很常见,是一种严重影响手功能的痛苦、无力性疾病。扳机手指通常变现为手指屈曲固定,需要被动伸展打开。这是由于腱鞘炎导致腱

鞘无法在 A1 滑车下滑动。常用的治疗方法包括消炎、扳机指夹板、作业治疗和封闭注射[32]。在难治性病例中，可能需要对扳机指进行手术。这是一种微创且成功高的手术，通常可以在局部麻醉下进行。

如本章先前所述，腕管综合征可以被视为 AIMSS 的一部分。重要的是要避免在描述这些症状时出现偶尔的错误表述。芳香化酶抑制剂不会引起"神经病"。如果患者出现正中神经支配区的麻木和刺痛时，最好不要表述患者患有"芳香化酶抑制剂诱发的神经病"。当腕管综合征产生神经病变表现时，很可能是由腕管中的指屈肌腱鞘炎引起的正中神经单一神经病。称其为神经病会使临床医生和患者感到困惑，因为他们可能认为自己患有多发性神经病，就像某些继发于化疗的神经病一样。腕管综合征的治疗包括抗炎、夹板、锻炼、手部治疗、神经稳定药物、封闭注射剂以及经电诊断确诊的中、重度患者进行手术。

许多手部受累的 AIMSS 患者，以主诉手部关节痛为主，可以采取手部治疗，通常包括关节保护技术。关节保护技术包括[33]：

- 在关节运动和制动之间保持平衡
- 在尽可能多的关节之间分配压力
- 使用更大、更强健的关节
- 在关节最稳定的平面中使用每个关节以减轻关节压力
- 避免关节始终维持一个位置
- 进行特定的日常生活活动训练

手部治疗师通常会教授家庭锻炼方法，包括：

- 握拳
- 仅屈曲近节指间关节（PIP）和远节指间关节（DIP）
- 保持 PIP 和 DIP 关节伸展时，屈曲掌指关节（MCP）
- 拇指尖与其余四指逐一对指
- 尽可能充分地伸开手指
- 将手平放在桌子上，朝着拇指的方向推动每个手指
- 用拇指尖触摸第五掌指关节

手部治疗师也可采用理疗治疗患者。超声、微波透热疗法、石蜡和红外线照射已证明可以减轻疼痛和关节僵硬。此外，冷疗法（冷冻疗法）可减轻疼痛和炎症[34]。夹板也是手/腕关节痛的合理考虑对策，包括用于腕部疼痛的腕部夹板，

用于手指关节疼痛的 PIP/DIP 夹板及用于腕掌关节疼痛的腕掌关节夹板（尤其是在第一腕掌关节处）。

AIMSS 局灶症状的治疗

对于在其他特定区域出现局灶症状的患者，适用常规的康复治疗原则。每种关节或肌腱病症的治疗方法与没有 AIMSS 的患者相同。可以采用治疗性锻炼和/或支具，也可适时给予抗炎药。另外，可以考虑皮质类固醇注射。对于肌腱病，可以考虑经皮穿刺腱切术（Percutaneous needle tenotomy）。有趣的是，AIMSS 关节症状通常伴有正常的影像学评估，因为这些女性患者相对年轻，没有明显的退行性疾病。她们的关节症状通常是真正的炎症性关节痛，不伴有退变。因此，一经观察发现，与退行性关节病变相比，皮质类固醇注射通常对上述非退变性关节症状缓解作用更明显，缓解时间更长。也可以考虑透明质酸注射治疗膝关节疼痛。对于保守治疗难治的严重病例，可以考虑手术。

弥漫性 AIMSS 的治疗

患有弥漫性关节痛的患者应采取不同的治疗方法，需采用有助于"全身"症状的疗法。运动锻炼是其中的一种方法。遵照美国运动医学会（ACSM）的运动指南，与常规治疗相比，每周进行 150 分钟中等强度的有氧运动和每周两次力量运动，在第 12 个月时疼痛评分明显降低[35]。在一项小规模对照试验中，瑜伽也可以降低疼痛评分[36]。与常规治疗相比，水上运动提高了疼痛阈值[37]。步行和太极拳的研究并未显示出 AIMSS 疼痛评分的改善[38]。

弥漫性 AIMSS 的药物选择

不幸的是，当讨论 AIMSS 患者的药物选择时，缺乏此类治疗的高质量证据支持。通常给予患者非处方止痛药，例如对乙酰氨基酚或非甾体抗炎药（NSAID）。这些药物都是合理的选择，但长期使用仍存在问题，尤其是非甾体抗炎药潜在的胃肠道和肾脏毒性。尽管使用此类药物治疗 AIMSS 的证据很少，但一项回顾性研究显示 73% 的 AIMSS 患者服用抗炎药，有 62% 的患者报告有效[12]。同一项研究中，33% 的 AIMSS 患者服用对乙酰氨基酚，有 37% 的患者报告有效。

一些处方药也已经被研究用于治疗 AIMSS。

在一项单臂（无对照组）试验中，对 5- 羟色胺 - 去甲肾上腺素再摄取抑制剂（SNRI）度洛西汀进行了研究，其剂量高达 60mg，每日两次[39]。在该试验中，29 名女性服用度洛西汀 8 周后，72% 的女性的平均疼痛评分至少降低了 30%。在另一项研究中研究了全身性糖皮质激素。在该短期疗程小剂量泼尼松龙（5mg×7 日）的单臂试验中，52% 的患者在治疗 2 个月后视觉模拟量表（VAS）疼痛评分仍明显改善[40]。虽然没有对照组的这项小规模研究存在缺陷，但试验结果令人惊讶，因为患者在服药后长时间内都能维持疼痛缓解。尚无大剂量口服糖皮质激素的研究。回顾性研究发现，服用双膦酸盐类药物和利尿剂均能减轻服用芳香化酶抑制剂后的疼痛[41, 42]。研究结果显示，每日服用 80mg 睾酮可使 3 个月时的 VAS 降低 70%[43]，而不会影响芳香化酶抑制剂的疗效。与安慰剂相比，服用 COX-2 抑制剂依托昔布（在美国不可用），肌肉骨骼疼痛明显减轻[44]。降钙素（200U/d）较安慰剂也可明显改善疼痛评分[45]。一项小规模单臂研究表明，胸腺素可显著降低服用芳香化酶抑制剂的女性的疼痛评分[46]。

弥漫性 AIMSS 的维生素和补剂

已有针对 AIMSS 的非处方维生素和补剂研究。低水平维生素 D 的影响研究，结果不尽相同。一项回顾性研究表明，基线 25- 羟基维生素 D 水平低于 40ng/ml 的患者更有可能发生 AIMSS[47]。另一项研究采用健康调查问卷Ⅱ（Health Assessment Questions Ⅱ，HAQⅡ）评估功能状态，发现维生素 D 补充水平高于 66ng/ml 的女性与较低水平的女性相比，关节痛所致的失能更少[48]。但其他研究表明维生素 D 水平对 AIMSS 没有影响[49]。一项单臂试验研究结果表明，维生素 E（150mg/d）可显著改善疼痛评分[50]。另一项单臂试验中，使用氨基葡萄糖（1 500mg/d）和硫酸软骨素（1 200mg/d）的补剂，在 24 周时，46% 的患者疼痛得到了中度改善[51]。重要的是，对贝类过敏的患者应服用不含贝类的补剂。一项针对 omega-3 脂肪酸的大规模研究表明，与安慰剂相比，疼痛评分没有差异[52]。一项随机对照试验显示，草药补剂 blue citrus herbal 可改善 VAS 疼痛评分，但是尚不清楚这些结果是否具有统计学意义[53]。

弥漫性 AIMSS 的其他治疗方法

针对针灸在 AIMSS 治疗中的作用进行了数项研究。五项高质量试验的荟萃分析显示，针灸治疗 6~8 周后可显著降低疼痛评分[54]。分析结果表明针灸是一种安全有效的 AIMSS 治疗方案。

对于功能和生活质量明显受损的难治性患者，可以考虑改用或甚至停用芳香化酶抑制剂治疗。此考虑应仅在肿瘤科医生的密切指导下进行。从一种芳香化酶抑制剂转换为另一种芳香化酶抑制剂的研究表明，某些患者的疼痛评分得到改善[55]。

为患者提供有关 AIMSS 的咨询和保证是护理的关键环节。一项沟通相关的研究表明，患者有兴趣获得更多 AIMSS 的相关信息[56]。在被告知药物的副作用后，他们如释重负地发现这些症状并非如他们所想的那样。患者表示，如果他们的肿瘤医生建议，他们将有动力去尝试针对 AIMSS 的步行治疗计划。可以加强咨询的另一个原因是，一些数据支持 AIMSS 患者可以从芳香化酶抑制剂中获得更高的生存获益这一事实[57]。

治疗方案

关于 AIMSS 的治疗方案尚无统一共识。尚无主要组织发布针对这些症状的特定治疗方案。一位作者提出并公布了一种治疗方案，如图 77-1 所示[23]。

该方案有几个缺陷：

1. 由于度洛西汀是针对 AIMSS 进行研究的药物，因此"SSRI 治疗"应替换为"SNRI 治疗"。

2. 对于轻度、中度或重度关节痛，可以考虑以下几种治疗方法，包括：①运动 / 减肥；②SNRI；③补充维生素 D；④非甾体抗炎药；⑤针灸。

3. 未包括其他已经过研究的治疗方法。

4. 在该方案中缺乏关于康复治疗的讨论。

总之，临床医生应将症状分为局灶或全身症状，具体诊断，然后再分类为轻度、中度或重度。在图 77-2 中，提出了针对 AIMSS 局灶症状的新分类方案。

表 77-4 总结了弥漫性 AIMSS 的治疗方案。它没有细分为针对轻度、中度和重度症状的治疗方案，其原因是决策可能会高度依赖于患者，并考虑诸如合并症、当前用药、经济能力和患者偏好等因素。与患者讨论所有方案是最重要的。由于大多数这些方案的总体证据基础不强，所以很难明确推荐一种治疗方案。因此，相互决策是最明智的。

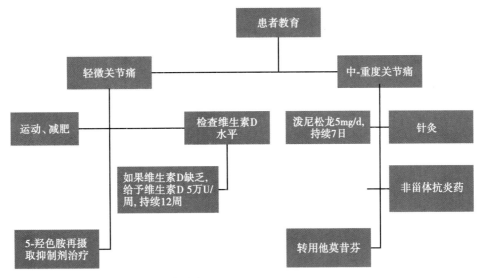

图 77-1 AIMSS 的 Niravath 治疗方案

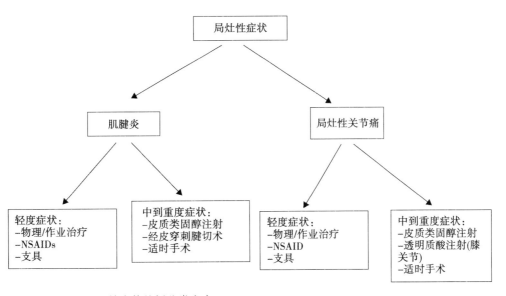

图 77-2 AIMSS 局灶症状的新分类方案

表 77-4 弥漫性 AIMSS 的治疗方案

分类	方案选择	考虑因素
运动	有氧运动 力量训练	财力 运动能力 合并症
维生素 / 补剂	氨基葡萄糖 / 硫酸软骨素 维生素 E 维生素 D	贝类软骨素过敏 维生素 D 是否缺乏 患者偏好
非处方药	NSAID 对乙酰氨基酚	胃肠 / 肾 / 肝毒性 高血压 平衡长期治疗风险与缓解症状获益
补充 / 替代医学	针灸	财力 / 保险
处方药	COX-2 抗炎药 度洛西汀 泼尼松龙 降钙素	给予 COX-2 药物时的心血管风险因素 给予皮质类固醇时高血压 / 糖尿病 副作用 与其他药物相互作用 更严重疼痛时考虑泼尼松龙

第八篇

结论

　　AIMSS 严重影响患者的生活质量，并且具有治疗难度。当治疗方案失败时，一些患者会考虑中断内分泌治疗。这是一个非常情绪化的决定，因为患者明白中断治疗会增加其癌症复发的风险。不幸的是，正如本章所述，目前缺乏针对 AIMSS 的循证治疗方案。但是，作者可以证明，通过传统康复方法以及前面介绍的研究知识，可以成功地对许多患者的 AIMSS 进行治疗。帮助患者治疗这些症状并让他们坚持激素治疗是非常有益的。在这种情况下，康复专家不仅会提高患者的生活质量，甚至有可能延长患者的寿命。

要点

- 大多数乳腺癌患者接受芳香化酶抑制剂治疗，其中一半以上的患者可能会出现肌肉骨骼副作用。
- 评估应着重于确定患者症状的特定解剖学原因，包括评估局灶性关节痛、局灶性肌腱病和弥散性关节痛。
- 治疗应着重于潜在的解剖原因上。可以使用常规的康复原则治疗局灶性症状。弥漫性关节痛的治疗方法证据很少，但可考虑的方案包括：运动、针灸、对乙酰氨基酚、非甾体抗炎药、氨基葡萄糖/硫酸软骨素、度洛西汀、泼尼松龙等。

（张璞 译　宋飞 校）

参考文献

1. Henderson BE, Ross RK, Bernstein L. Estrogens as a cause of human cancer: the Richard and Hinda Rosenthal Foundation award lecture. *Cancer Res.* 1988;48:246.
2. Yager J, Davidson N. Estrogen carcinogenesis in breast cancer. *N Engl J Med.* 2006;354:270–282.
3. Breast Cancer Statistics. Center for Disease Control and Prevention. https://www.cdc.gov/cancer/breast/statistics/index.htm.
4. Hefti MM, Hu R, Knoblauch NW, et al. Estrogen receptor negative/progesterone receptor positive breast cancer is not a reproducible subtype. *Breast Cancer Res.* 2013;15(4):R68.
5. Anderson WF, Chatterjee N, Ershler WB, et al. Estrogen receptor breast cancer phenotypes in the Surveillance, Epidemiology, and End Results database. *Breast Cancer Res Treat.* 2002;76:27–36. doi:10.1023/A:1020299707510.
6. Rossi L, Pagani O. Adjuvant endocrine therapy in breast cancer: evolving paradigms in premenopausal women. *Curr Treat Options Oncol.* 2017;18(5):28.
7. Saphner T, Tormey DC. Gray R. Annual hazard rates of recurrence for breast cancer after primary therapy. *J Clin Oncol.* 1996;14(10)2738–2746.
8. Ribnikar D, Sousa B, Cufer T, et al. Extended adjuvant endocrine therapy—Aastandard for all or some? *Breast.* 2017;32:112–118.
9. Jakesz R, Greil R, Gnant M, et al. Extended adjuvant therapy with anastrozole among postmenopausal breast cancer patients: results from the randomized Austrian Breast and Colorectal Cancer Study Group Trial 6a. *J Natl Cancer Inst.* 2007;99(24):1845–1853.
10. Goss PE, Ingle JN, Martino S, et al. Randomized trial of letrozole following tamoxifen as extended therapy in receptor-positive breast cancer. Updated findings from NCIC CTG MA.17. *J Natl Cancer Inst.* 2005;97:1262–1271.
11. Henry NL, Azzouz F, Desta Z, et al. Predictors of aromatase inhibitor discontinuation as a result of treatment-emergent symptoms in early-stage breast cancer. *J Clin Oncol.* 2012;30(9):936–942.
12. Lombard JM, Zdenkowski N, Wells K, et al. Aromatase inhibitor induced musculoskeletal syndrome: a significant problem with limited treatment options. *Support Care Cancer.* 2016;24(5):2139–2146.
13. Gallicchio L, Calhoun C, Helzlsouer K. A prospective study of aromatase inhibitor therapy initiation and self reported side effects. *Support Care Cancer.* 2017;25(9):2697–2705.
14. Jenkins VA, Ambroisine LM, Atkins L, et al. Effects of anastrozole on cognitive performance in postmenopausal women: a randomised, double-blind chemoprevention trial (IBIS II). *Lancet Oncol.* 2008;9(10):953–961.
15. Ganz PA, Petersen L, Castellon SA, et al. Cognitive function after the initiation of adjuvant endocrine therapy in early-stage breast cancer: an observational cohort study. *J Clin Oncol.* 2014;32(31):3559–3567.
16. Buzdar A, Howell A, Cuzick J, et al. Comprehensive side-effect profile of anastrozole and tamoxifen as adjuvant treatment for early-stage breast cancer: long-term safety analysis of the ATAC trial. *Lancet Oncol.* 2006;7:633–643.
17. Crew KD, Greenlee H, Capodice J, et al. Prevalence of joint symptoms in postmenopausal women taking aromatase inhibitors for early-stage breast cancer. *J Clin Oncol.* 2007;25(25):3877–3883.
18. Lintermans A, Van Asten K, Wildiers H, et al. A prospective assessment of musculoskeletal toxicity and loss of grip strength in breast cancer patients receiving adjuvant aromatase inhibitors and tamoxifen, and relation with BMI. *Breast Cancer Res Treat.* 2014;146(1):109–116.
19. Di Maio M, Gallo C, Leighl NB, et al. Symptomatic toxicities experienced during anticancer treatment: agreement between patient and physician reporting in three randomized trials. *J Clin Oncol.* 2015;33(8):910–915.
20. Lintermans A, Laenen A, Van Calster B, et al. Prospective study to assess fluid accumulation and tenosynovial changes in the aromatase inhibitor-induced musculoskeletal syndrome: 2-year follow-up data. *Ann Oncol.* 2012;24(2):350–355.
21. Mao JJ, Stricker C, Bruner D, et al. Patterns and risk factors associated with aromatase inhibitor related arthralgia among breast cancer survivors. *Cancer.* 2009;115:3631–3639.
22. Spagnolo F, Sestak I, Howell A, et al. Anastrozole-induced carpal tunnel syndrome: results from the international breast cancer intervention study II prevention trial. *J Clin Oncol.* 2016;34(2):139–143.
23. Niravath P. Aromatase inhibitor-induced arthralgia: a review. *Ann Oncol.* 2013;24(6):1443–1449.
24. Shanmugam VK, McCloskey J, Elston B, et al. The CIRAS study: a case control study to define the clinical, immunologic, and radiographic features of aromatase inhibitor-induced musculoskeletal symptoms. *Breast Cancer Res Treat.* 2012;131(2):699–708.
25. Laroche M, Seniow M, Roche H, et al. Arthralgia associated with autoimmune abnormalities under aromatase inhibitor therapy: outcome after cessation of treatment. *J Rheumatol.* 2016;43(10):1945–1946.
26. Zhang Y, McAlindon TE, Hannan MT, et al. Estrogen replacement therapy and worsening of radiographic knee OA: the Framingham Study. *Arthritis Rheum.* 1998;41:1867–1873.
27. Felson DT, Cummings SR. Aromatase inhibitors and the syndrome of arthralgias with estrogen deprivation. *Arthritis Rheum.* 2005;52:2594–2598.
28. Gallicchio L, MacDonald R, Helzlsouer KJ. Insulin-like growth factor 1 and musculoskeletal pain among breast cancer patients on aromatase inhibitor therapy and women without a history of cancer. *J Cancer Res Clin Oncol.* 2013;139(5):837–843.
29. Henry NL, Skaar TC, Dantzer J, et al. Genetic associations with toxicity-related discontinuation of aromatase inhibitor therapy for breast cancer. *Breast Cancer Res Treat.* 2013;138(3):807–816.
30. Swenson K, Nissen MJ, Henly SJ, et al. Identification of tools to measure changes in musculoskeletal symptoms and physical functioning

in women with breast cancer receiving aromatase inhibitors. *Oncol Nurs Forum*. 2013;40(6):549–557.

31. Mardani-Kivi M, Mobarakeh MK, Bahrami F, et al. Corticosteroid injection with or without thumb spica cast for de Quervain tenosynovitis. *J Hand Surg Am*. 2014;39(1):37–41.

32. Amirfeyz R, McNinch R, Watts A, et al. Evidence-based management of adult trigger digits. *J Hand Surg Eur Vol*. 2017;42(5):473–480.

33. Stamm TA, Machold KP, Smolen JS, et al. Joint protection and home hand exercises improve hand function in patients with hand osteoarthritis: a randomized controlled trial. *Arthritis Care Res*. 2002;47(1):44–49.

34. Hochberg MC, Altman RD, April KT, et al. American College of Rheumatology 2012 recommendations for the use of nonpharmacologic and pharmacologic therapies in osteoarthritis of the hand, hip, and knee. *Arthritis Care Res*. 2012;64(4):465–474.

35. Irwin ML, Cartmel B, Gross CP, et al. Randomized exercise trial of aromatase inhibitor–induced arthralgia in breast cancer survivors. *J Clin Oncol*. 2015;33(10):1104–1111.

36. Galantino ML, Desai K, Greene L, et al. Impact of yoga on functional outcomes in breast cancer survivors with aromatase inhibitor-associated arthralgias. *Integr Cancer Ther*. 2012;11(4):313–320.

37. Cantarero-Villanueva I, Fernández-Lao C, Caro-Morán E, et al. Aquatic exercise in a chest-high pool for hormone therapy-induced arthralgia in breast cancer survivors: a pragmatic controlled trial. *Clin Rehabil*. 2013;27(2):123–132.

38. Roberts K, Rickett K, Greer R, et al. Management of aromatase inhibitor induced musculoskeletal symptoms in postmenopausal early breast cancer: A systematic review and meta-analysis. *Crit Rev Oncol Hematol*. 2017;111:66–80.

39. Henry NL, Banerjee M, Wicha M, et al. Pilot study of duloxetine for treatment of aromatase inhibitor-associated musculoskeletal symptoms. *Cancer*. 2011;117(24):5469–5475.

40. Kubo M, Onishi H, Kuroki S, et al. Short-term and low-dose prednisolone administration reduces aromatase inhibitor-induced arthralgia in patients with breast cancer. *Anticancer Res*. 2012;32(6):2331–2336.

41. Muslimani A, Spiro T, Chaudhry A, et al. Aromatase inhibitor related musculoskeletal symptoms: is preventing osteoporosis the key to eliminating these symptoms? *Clin Breast Cancer*. 2009;9:34–38.

42. Xepapadakis G, Ntasiou P, Koronarchis D, et al. New views on treatment of aromatase inhibitors induced arthralgia. *Breast*. 2010;19(3):249–250.

43. Birrell S, Tilley W. Testosterone undecanoate treatment reduces joint morbidities induced by anastrozole therapy in postmenopausal women with breast cancer: results of a double-blind, randomized Phase II trial. *Cancer Res*. 2009;69(24 suppl):804. doi:10.1158/0008-5472.sabcs-09-804

44. Rosati MS, Di Seri M, Baciarello G, et al. Etoricoxib and anastrozole in adjuvant early breast cancer: ETAN trial (phase III). *J. Clin Oncol*. 2011;29(15):533.

45. Liu P, Yang DQ, Xie F, et al. Effect of calcitonin on anastrozole-induced bone pain during aromatase inhibitor therapy for breast cancer. *Genet Mol Res*. 2014;13(3):5285–5291.

46. Zhang Q, Tang D, Zhao H. Immunological therapies can relieve aromatase inhibitor-related joint symptoms in breast cancer survivors. *Am J Clin Oncol*. 2010;33(6):557–560.

47. Singer O, Cigler T, Moore AB, et al. Hypovitaminosis D is a predictor of aromatase inhibitor musculoskeletal symptoms. *Breast J*. 2014;20(2):174–179.

48. Khan QJ, Reddy PS, Kimler BF, et al. Effect of vitamin D supplementation on serum 25-hydroxy vitamin D levels, joint pain, and fatigue in women starting adjuvant letrozole treatment for breast cancer. *Breast Cancer Res Treat*. 2010;119(1):111.

49. Shapiro AC, Adlis SA, Robien K, et al. Randomized, blinded trial of vitamin D3 for treating aromatase inhibitor-associated musculoskeletal symptoms (AIMSS). *Breast Cancer Res Treat*. 2016;155(3):501–512.

50. Kiyomi A, Makita M, Iwase T, et al. Clinical significance of female-hormones and cytokines in breast cancer patients complicated with aromatase inhibitor-related osteoarthropathy-efficacy of vitamin E. *J Cancer*. 2015;6(4):367.

51. Greenlee H, Crew KD, Shao T, et al. Phase II study of glucosamine with chondroitin on aromatase inhibitor-associated joint symptoms in women with breast cancer. *Support Care Cancer*. 2013;21(4):1077–1087.

52. Hershman DL, Unger JM, Crew KD, et al. Randomized multicenter placebo-controlled trial of omega-3 fatty acids for the control of aromatase inhibitor-Induced musculoskeletal pain: SWOG S0927. *J Clin Oncol*. 2015;33(17):1910–1917.

53. Massimino K, Glissmeyer M, Wagie T, et al. Use of Blue Citrus, a Chinese herbal remedy, to reduce side effects of aromatase inhibitors. *J Clin. Oncol*. 2011;29(27):170.

54. Chen L, Lin CC, Huang TW, et al. Effect of acupuncture on aromatase inhibitor-induced arthralgia in patients with breast cancer: a meta-analysis of randomized controlled trials. *Breast*. 2017;33:132–138.

55. Kadakia KC, Kidwell KM, Seewald NJ, et al. (eds). 2016. Crossover from one aromatase inhibitor (AI) to another in the Exemestane and Letrozole Pharmacogenetics (ELPh) Trial. ASCO Annual Meeting Proceedings.

56. Nyrop KA, Callahan LF, Rini C, et al. Aromatase inhibitor associated arthralgia: the importance of oncology provider-patient communication about side effects and potential management through physical activity. *Support Care Cancer*. 2016:1–8.

57. Henry NL, Stearns V. Treatment-emergent effects may predict benefit from endocrine therapy. *J Clin Oncol*. 2013;31(18):2233–2235.

第八篇

第78章

移植物抗宿主病

Cody C. Andrews, Sean R. Smith

移植物抗宿主病（GVHD）是异体造血干细胞移植（HSCT）的并发症，会对许多器官系统造成影响。移植物抗宿主病有急性和慢性两种。它被认为是 T 细胞介导的炎症过程，在这一过程中，移植的免疫细胞会攻击宿主组织。最易受影响的是皮肤和黏膜等高有丝分裂的组织[1]。由于这一综合征的影响范围广泛并且破坏功能，患者的功能和生活质量（QOL）受到损害，但多数人会从康复干预中受益。

流行病学和病理生理学

在 HSCT 后的几个月内（通常在 100 日内）会出现急性 GVHD，通常会影响皮肤、肝脏和胃肠道[2,3]。这种疾病通常从 I 级（轻度）到 IV 级（最严重）。进行人类白细胞抗原（HLA）匹配是为了减少急性 GVHD 发展的风险。尽管如此，仍有近三分之一接受亲缘供体细胞 HLA 的患者和大多数接受其他来源供体细胞的患者将出现 II 级或更高级别的急性 GVHD，但风险会因供体匹配、患者年龄和身体情况等因素而有所不同[4]。

慢性 GVHD（cGVHD）通常在移植三个月后发生，会对 35%～70% 的 HSCT 患者造成影响，在 5 年存活患者的死亡人数中占 11%[5-7]。虽然急性 GVHD 是一种独特的临床和病理综合征，但许多急性 GVHD 患者会发展为 cGVHD[3]。任何器官系统都可能受到影响。患者可能由于疾病过程中的肢体挛缩，累及肺部而导致出现供氧能力受限，胃肠道吸收障碍导致营养不良等原因而出现衰弱性功能障碍。GVHD/cGVHD 的治疗也可能损害患者的功能，其中包括作为一线治疗药物的大剂量糖皮质激素免疫抑制，此类药物可能导致类固醇肌病、缺血性坏死、压缩性骨折和骨质疏松等[8,9]。

药物治疗

免疫调节剂是急性和慢性 GVHD 治疗的主要手段。HSCT 患者通常会接受某种形式的免疫抑制，通常是环孢霉素或他克莫司，可能还会有短疗程的甲氨蝶呤来预防 GVHD。高风险患者（如高龄、无匹配供体）可能需要更严格的治疗方案[3]。

急性 GVHD 一旦发生，就要使用大剂量的皮质类固醇进行治疗，随后几个月逐渐减量。难治性病例没有特定的治疗方案，治疗可能涉及钙调神经磷酸酶抑制剂、单克隆抗体治疗、抗胸腺细胞球蛋白、体外光透（ECP）和其他强免疫抑制方案[2,3]。

cGVHD 的成功治疗高度取决于一些被认为与死亡率相关的因素。一系列研究表明，这些因素通常包括 cGVHD 临床表现的进行性加重、弥漫性皮肤受累、血小板计数低、一般状况差和高胆红素血症[10,11]。广泛或严重 cGVHD 的治疗方法是对移植物进行长期免疫抑制，以皮质类固醇作为一线治疗，二线治疗通常使用环孢霉素和白介素-2 抑制剂（他克莫司或西罗莫司）的组合[12,13]。其他有不同成功率的药物包括沙利度胺[14]、补骨脂素紫外线治疗（PUVA）和 ECP（嗜酸细胞阳离子蛋白），ECP 使用紫外线来分解 T 细胞复合物，给治疗带来更多的希望，并且提供了非药物治疗选择[15]。

GVHD 的测评

在一项早期对 cGVHD 的研究描述[16]了最有

可能涉及的器官系统,其中提到用 Karnofsky 功能状态量表观察,这是对患者独立功能能力的描述性评分[17],是衡量疾病整体严重程度的最佳指标。这表明了肿瘤学家对 GVHD 的持续担忧,包括行为和功能方面。

2005 年,美国国家卫生研究院(NIH)就慢性移植物抗宿主病标准的共识发展项目发表了一系列论文,商定了一系列标准来帮助定义,诊断,评估和研究该疾病[18-23]。2014 年更新了一系列后续论文来描述正在进行的研究结果[24-29]。与会者同意使用一套核心评估工具来完成这项艰巨任务。特别是辅助治疗和支持治疗标准的确认,以利于急性和慢性 GVHD 患者康复。这些努力的合作正在使人们能够对这种疾病及其自然病程有更好的了解。这一新知识使人们了解了导致这一疾病和功能异常的早期预警信号,并确定治疗目标。

一些其他的评估工具也可以使用,特别是针对 cGVHD 的。李氏症状负荷量表是主观的自我评估表,共有 30 个项目,涉及 cGVHD 可能造成损伤的7 个领域[7]。采用患者健康问卷 9(PHQ9)等措施进行心理筛查,这对于监测和管理治疗期间抑郁症的潜在影响非常重要[30]。美国国家卫生研究院共识项目还建议采用两分钟步行测试等工具进行生理筛查,以便直接评估患者的功能[31]。过去曾经提倡进行握力测量,但目前不再是基于 NIH 共识的研究结果[31]。

慢性 GVHD 和康复干预

针对 cGVHD 的多变性、多系统受累以及可行的治疗方法进行了良好的讨论[32]。在本文中,Vogelsang 提到了物理和职业治疗在保持和增加力量、活动范围(ROM)和灵活性以及最大功能方面的价值,cGVHD 可能会使以上功能受损。cGVHD 及其治疗的影响对于康复团队来说是一个挑战,因为它会使许多器官系统表现出慢性、复杂和不断变化的一系列损伤、功能限制和残疾,对功能和生活质量产生不同的影响(表 78-1)。此外,这一过程是动态的,康复和血液学方面需要保持警惕以监测症状的变化。

将康复模式应用于这一过程可以作为评估和治疗此类慢性问题的方法。康复模型为分析cGVHD 中遇到的问题提供了一种有用的、系统的方案。世界卫生组织(WHO)对此表示支持,努力将健康的概念扩大为不仅仅是没有疾病[33]。它主张健康包括整个人良好的身体、精神和社交,我们必须努力控制疾病及其后果。康复模型试图将这些想法纳入其中,并提供了可对三个领域进行评估的模式:①损伤,身体层面上解剖结构和生理学的异常;②个人的体力活动和功能状况(残疾),用以衡量一个人能从事日常活动的程度;③不受限制地参与选定的社会角色。每个领域还可以根据机构 / 系统、整体人或社会级别进行分类,每个领域

表 78-1　GVHD 的受累部位、症状和影响

器官 / 系统	临床结果	症状 / 影响
表皮	皮疹、硬化、甲剥离、脱发	瘙痒、疼痛、美观、活动范围丧失
眼睛	干燥、充血、磨损	疼痛,灼热
嘴 / 牙齿	干燥、溃疡、真菌感染、龋齿	疼痛、进食和咀嚼困难
窦道	感染、排液	鼻窦炎性头痛
肺	支气管炎、EV1 和 D_{LCO} 异常	呼吸困难,咳嗽
胃肠	运动能力下降,腹泻,抽筋	体重减轻、恶心、营养不足
肝脏	转氨酶升高	疲劳、水肿、恶心
肌肉骨骼神经	肌炎、筋膜炎、关节炎、关节挛缩、肢体水肿、肌肉纤维化 神经压迫、虚弱、感觉减弱	虚弱、活动范围丧失、活动性问题、疼痛、耐力下降、自理依赖、疲劳疼痛、活动性下降、灵活性下降
造血	贫血、血小板减少	疲劳、出血
免疫状态	自身免疫、免疫缺陷	反复感染
代谢状态	高血糖、抗胰岛素性、肥胖	疲劳、肌肉萎缩、神经病理性疼痛、耐力下降

D_{LCO},肺一氧化碳弥散量异常;FEV1,1 秒用力呼气量;GVHD,移植物抗宿主病。

第八篇

都有自己的评估和结果度量。在世界卫生组织的功能、残疾和健康国际分类术语中（www.who.int/classifications/icf/en），包括损伤、活动和参与。持续使用这一方法，可能有助于管理这一特别复杂的慢性过程（表 78-2）。cGVHD 患者的管理通常在家庭和门诊进行。虽然坚持有组织的康复课程可以实现目标，但对这些患者来说，强调家庭锻炼计划（HEP）对于获得最高水平功能是很重要的。鉴于症状的可变性和疾病过程的复杂性，并导致功能受损，下面将基于受累器官系统的康复干预措施进行讨论。

表 78-2　康复模式领域

损害（身体）	活动（个人）	参与（社会）
生理	功能	参与
解剖	活动	社会限制
结构	功能	环境因素
	残疾	

皮肤、筋膜和肌肉骨骼的 cGVHD

表皮系统症状是 cGVHD 最常见的表现形式，会对绝大多数患者造成影响[8,33,34]。其影响范围非常广泛，由于炎症，会对不同层次的皮肤系统造成影响并使其出现不同程度的纤维化[35]。皮肤的临床表现有两种形式，地衣样和硬皮样。地衣样通常会对表皮造成影响，造成皮疹并影响美观，但也有可能导致皮肤破裂和潜在的感染[8,18]。

另一方面，硬皮变化可以导致皮肤紧缩、溃疡和关节挛缩。这通常被称为筋膜 cGVHD，过程与嗜酸性筋膜炎相似，会对包括筋膜线在内的深层皮肤系统造成影响，并可能延伸至肌肉[8,36]。充血性水肿是筋膜 cGVHD 的第一个迹象，如果不加治疗，可能会加重纤维化[9,18]。筋膜 cGVHD 的症状包括挛缩、抽筋和无力。可以使用多种治疗方法来预防或恢复皮肤的完整性，目的是让患者尽可能保留功能。由于功能性损伤通常是由筋膜 cGVHD 引起的，而不是地衣样 cGVHD 所引起的皮肤表面的改变，因此本节重点介绍前者的康复干预措施。

大范围活动和拉伸技术可用于促进全面功能恢复，并预防或减少挛缩，应考虑作为一线治疗方法。物理或职业治疗师可以提供手动拉伸或被动活动范围（PROM）。患者可以更多地参与主动或主动辅助运动范围（AROM 或 AAROM）或其他伸展

技术，如收缩 - 放松 - 收缩[8]。

作为伸展辅助治疗的夹板或支撑非常重要，可以防止或恢复受影响关节活动范围的并发症，在数目不多的 cGVHD 病例系列中有一定的前景[37,38]。为了预防目的，可以佩戴夹板或支撑来维持关节处现有的活动范围（如：用中性腕夹板来预防屈曲挛缩，多足靴来预防足底屈曲挛缩）。一旦发生活动范围丧失并且患者功能受到限制，可能需要采取更加积极的夹板或支撑措施。在功能受限情况下恢复活动范围可能会需要动态夹板或石膏矫正法[39]。并没有证据表明手术缓解是有益的，事实上可能会加重症状[38]。

筋膜周围的炎症常常会引起水肿，并可能导致淋巴管纤维化，使问题恶化。这通常是筋膜 cGVHD 首先出现的迹象[18]。不受控制的水肿会导致皮肤纤维化情况的恶化，所以一旦发现肿胀，就应该通过减少充血式按摩以及压缩绷带和衣物来积极地控制水肿[8,9]。尚未进行过针对水肿管理的临床试验。

尚未在人群中进行过离子透入法、地塞米松透入法、石蜡浴等用于硬皮病和筋膜炎治疗方法的研究，但这些方法可能会有作用[8,9]。这些治疗应与前面提到的治疗措施相配合，使效果达到最大。还需要进一步地研究来确定这些干预措施的有效性和对人群的理想治疗策略，重要的是要注意，硬皮病代表了一种独特的自身免疫过程，在这个过程中，造成直接损伤的是真皮而不是筋膜。

这些患者有皮肤破损的危险，而且经常会行动不便，感觉迟钝。应监测皮肤是否有早期破损的迹象。预防措施（例如含有麦素宁的紫外线隔离霜）和去除骨突是最重要的。如果发生皮肤溃疡，应使用敷料，以提供一个潮湿的保护环境。由于免疫功能低下，患者的感染风险会有所增加。对于Ⅲ期和Ⅳ期伤口，建议咨询整形手术[9]。

涉及皮肤完整性康复工作的关键组成部分之一是患者和家庭教育。患者必须表现出对 ROM、拉伸、矫正使用和 HEP 的良好理解并坚持到底。应教育患者进行皮肤检查，以评估皮肤完整性，特别是佩戴夹板或背带的患者。最后，皮肤完整性下降或不能活动的患者应接受有关减压计划和重心转移的宣教。无论是独立的或在协助下，患者都应能够每 2 小时变换一次卧床姿势，或者坐在床上转移重心，以避免对身体一个部位造成持续的压力或摩擦。如果患者不能坚持，可能需要提供专门的床

垫或垫子。

骨科问题

虽然 cGVHD 不会对骨骼造成直接的炎症影响，但许多 cGVHD 患者的骨科问题会对功能造成影响。病人经常需要长时间的固定和卧床休息。除了增加皮肤破损的风险外，固定还会导致体力下降、耐力下降，甚至是情绪和精神状态的变化。由于皮质类固醇的治疗，骨强度也会降低，从而导致骨质疏松症和压迫性骨折等并发症[9,40-42]。骨质疏松患者应补充维生素 D 和钙。也可以考虑使用双膦酸盐[43]。负重活动（如短时间步行 20~30 分钟）已被证明可以改善骨密度，应鼓励可承受的患者进行此类活动[44]。

长期使用皮质类固醇还会导致股骨头缺血性坏死[45,46]。任何突然的关节疼痛或是活动能力严重下降都应怀疑到这一情况，如果无法确定，应立即对受影响的关节进行平片检查，然后进行 MRI 检查。在晚期，需要考虑骨科转诊进行关节置换。在早期阶段，需要进行相应的休息、使用支具、加强周围肌肉和止痛剂，这些都应该成为康复计划的一部分[9]。

神经肌肉并发症

抑制 GVHD 的慢性类固醇需求及其炎症后遗症会产生代谢变化，通常与葡萄糖摄取、脂肪代谢和能量产生异常有关。长期的固定和营养不良会使这些情况恶化。不使用的肌肉会出现萎缩，这一概率约为每卧床一天增加 1%[47]。

此外，长期使用皮质类固醇会导致类固醇诱导的肌病，尽管并未得到充分诊断，但至少有 40% 的 cGVHD 患者中出现过这种并发症[48]。虽然整个身体都会出现变化，但近端肌肉和体位肌肉往往是受影响最大的[39,49]。类固醇肌病可使人明显衰弱，患者可能会出现从坐姿起身困难，尤其是从较低的表面。通常没有疼痛，除非是急性疾病[9]。

类固醇肌病的发病机制尚不完全清楚，但类固醇肌病主要会影响 Ⅱ 型骨骼肌纤维[50]。虽然它通常与氟化糖皮质激素（如地塞米松和曲安奈德）有关，但患者每日服用 10mg 泼尼松（一种非氟化糖皮质激素）也会发生这种情况[51]。类固醇肌病的风险会随着皮质类固醇的剂量和使用时间的增加而增加[9]。

可作临床诊断。如果诊断性检查是必要的，肌肉活检显示选择性 Ⅱ 型肌纤维丢失或 MRI 显示近端肌肉脂肪改变可能是有帮助的[50]。实验室检查通常显示肌酶正常或轻度[9]。类固醇诱导的肌病经电诊断检测为阴性，除非怀疑有叠加性神经病变或炎性肌病，否则不推荐使用电诊断检测。

患者通常会出现与近端肌无力相关的症状，如坐立困难和通过楼梯困难。由于通常不会选择停用皮质类固醇，因此难以处理[8]，当肌肉无力时，康复应该强调近端肌肉强化、间隔训练、日常生活活动功能培训（ADL）以及臀肌和股四头肌肌肉的偏心强化，以便应对病变疼痛[8]。由于臀肌和股四头肌在预防跌倒中起着重要作用，因此有必要进行步态训练和患者跌倒宣教。应根据需要提供 ADL 和可移动的适应设备。患者也可以从姿势支持中受益，以支持他们的核心，并提供更多的功能定位。

虽然并不常见，但 cGVHD 还会导致肌炎，这通常是由免疫抑制剂逐渐减少而造成的[52]。与类固醇肌病相反，这一过程通常很痛苦。会优先对称地影响近端肌肉。实验室评估通常会显示醛缩酶和磷酸肌酸酶升高，电诊断测试将显示包括脊旁肌等近端肌肉的肌病变化。活检结果可能显示多肌炎或皮肌炎，可采用免疫抑制治疗，其方法与未出现 cGVHD 的患者相同[18]。cGVHD 患者的肌炎治疗仍未有专门的研究，但钙调神经磷酸酶抑制剂已被证明对其他人群有效[53]。

患者还面临着各种神经病变的风险。在 HSCT 之前使用的化疗药物可能会导致远端感觉运动多神经病[9]。此外，由于体重快速下降和 / 或筋膜炎症，患者局部压迫性神经病变的风险也有所增加，尤其是在手腕、肘部和腓骨处。使用糖皮质激素导致的糖代谢异常也会使患者易患糖尿病等多神经病。慢性 GVHD 一般不会引起直接的自身免疫性周围神经病变。

神经功能障碍的治疗方法因神经功能损害的表现而异。出现神经病的病人可能会感到疼痛、感觉衰退和体力不支。神经稳定剂如加巴喷丁和普瑞巴林，作用于中枢的去甲肾上腺素调节抗抑郁药，如三环类抗抑郁药（如去甲替林、阿米替林）及 5- 羟色胺去甲肾上腺素再摄取抑制剂（如度洛西汀），都对神经性疼痛有效[9]。应提供物理和职业疗法转诊，以提高强度，活动性和精细运动，重点针对肌无力或下肢远端感觉明显受损者进行平衡训练。可以采用夹板、支撑和矫形器来提供足够的和功能定位和增强本体感受反馈。也可以使用辅助设备和适应性设备来提高患者的安全性和功能。

心肺 cGVHD

有高达 60% 的异体移植患者会出现肺并发症，这可能与 cGVHD 直接或间接相关。肺部 cGVHD 和免疫抑制都可能会引起肺炎、肺水肿和闭塞性细支气管炎等并发症，而长时间静止反过来又会使肺功能恶化并导致自我强化循环[54]。肺部 cGVHD 是一个独特的病理生理过程，肺组织被 T 细胞介导的炎症破坏。闭塞性细支气管炎是这种病的病因；然而，由于叠加的病毒和细菌感染（如巨细胞病毒）会混淆病理标本，因此很难进行诊断[54]。这导致许多病人被诊断为"疑似"肺 cGVHD。类固醇肌病和筋膜 cGVHD 硬化有可能削弱和限制呼吸肌肉，进一步损害肺功能[55]。

发生这些并发症的患者可以通过肺部护理得到改善，包括通气性肌肉强化（如激励性肺活量测定）、咳嗽和呼吸道清除，通常包括抽吸、胸椎活动和叩击/振动技术[56]。在治疗期间，应始终通过监测生命体征来检查呼吸状态。

正如前文所讨论的，应鼓励能够承受的患者进行有氧运动。运动项目已被证明有益于 HSCT 患者，可以改善肌肉力量、有氧能力和功能状态[57,58]，但尚未研究对 cGVHD 患者的影响。充血性心力衰竭或心律失常的患者应考虑进行心脏康复治疗。闭塞性细支气管炎患者应进行肺康复，运动时最大耗氧量不超过 75%，1 秒用力呼气量（FEV）小于 2 000ml，或是 FEV 与用力肺活量的比率小于 60%[59]。此外，在肺部 cGVHD 患者中，肺康复已被证明可以改善身体功能、主观呼吸困难、6 分钟步行测试次数和运动耐受性[56,60]。

抑郁、疲劳和认知影响

显示接受 HSCT 的患者抑郁的风险更高[61,62]。由于上述并发症，患者也可能出现深度疲劳，这一直被认为是癌症患者所经历的最严重的问题，甚至比疼痛更严重。阿片类药物等止痛药和神经稳定剂可能会加重疲劳和认知障碍。

除了心理症状外，患者因疾病和药物治疗而出现神经认知症状的风险也有所增加。免疫抑制患者可能会出现中枢神经系统感染和病毒再激活。此外，钙调神经磷酸酶抑制剂（如他克莫司和西罗莫司）可以引发可逆性后部脑病综合征（PRES）[42]。出现精神状态改变、头痛和视觉障碍等脑病症状的

患者应立即进行 MRI 脑成像评估。

最近人们也越来越认识到患者生活质量的重要性[63]。长期以来，cGVHD 的存在被认为与 HSCT 后患者的低生活质量有关[64-68]。Pidala 等使用来自美国国立卫生研究院的数据证明了 cGVHD 症状的严重程度也与生活质量有关[69]。年龄也被认为与较差的身体功能和生活质量有关。除生活质量外，cGVHD 患者与年龄匹配对照组相比，在多项测评中表现更差，包括疼痛、身体功能、社会参与和一般健康[69,70]。值得注意的是，关节和筋膜 cGVHD 的存在和运动耐受性的降低（通过 2 分钟步行试验测量）已被证明对生活质量有不利影响[70]。有多种筛查问卷可供使用，包括一般癌症功能评估（FACT-G）[71]、FACT-BMT[71]、短期健康调查（SF-36）[72]、人类活动概况（HAP）[73]和李氏 cGVHD 症状量表[7]。这些工具可以用来识别高危患者和指导适当的护理，以减轻 cGVHD 对患者生命质量的有害影响。

任何有限制功能障碍的病人都应在家中或外面进行神经心理测试。职业治疗和对话以及语言病理学转诊有助于记忆和适应策略。认知再训练活动，如记忆辅助、列表，视觉和听觉提示、排序、解决问题的练习，可被用来帮助病人达到最高水平的认知。无论是否有物理治疗师的指导，运动计划都被证明可以减轻癌症患者的神经认知障碍（缺乏 cGVHD 特异性研究），并应作为一线干预措施[74]。在一般癌症人群[75,76]中，兴奋剂药物的效果各有好坏，但对于有难治性症状或无法承受重体力活动的患者，可以考虑使用兴奋剂。对于认知障碍中有明显抑郁或焦虑成分的患者，应考虑使用抗抑郁药物，并可选择协同作用以对抗其他症状（如神经性疼痛）。还应提供心理健康专家转诊。

cGVHD 还可能导致患者出现性功能障碍，这是由黏膜病变和性欲减退引起的。所有患者术后均应进行性功能筛查。性腺功能减退在男性和女性中都很常见，应根据需要，提供内分泌学咨询[42]。应教育患者正确使用润滑剂，以防止出现溃疡和膜破裂。如有的话，可以向患者提供性健康咨询服务。

急性 GVHD 的康复

急性 GVHD 一般首先在住院患者中使用大剂量糖皮质激素治疗。症状通常与皮疹（即硬化性挛

缩发生前)和/或痉挛、水样腹泻伴恶心有关[2,3]。后一种情况尤为有害,因为患者可能大部分时间都躺在床上且体力活动减少,而此时他们特别容易受到类固醇肌病的影响。如果患者出现类固醇性肌病,并由此导致近端肌肉无力,从而影响其下床、不时上厕所的能力,就会加重这种症状。在这种情况下,有功能障碍的患者可以从住院康复中获益,重点是恢复体能和症状管理。积极强化也可以减缓与高剂量皮质激素相关肌肉无力的下降。应提供门诊随访和治疗,以减轻出院后持续的功能恢复问题。如有必要,希望重返工作岗位的患者根据需要接受物理治疗,进行功能能力评估和工作方面的强化。职业咨询师的参与可能是有益的,特别是对于那些出现了明显功能变化的患者。当这些患者离开医院时,对于提前制定出院计划来说,家庭改造和家庭支持来说是成功的关键。

没有或只有轻微缺陷的患者也可以从康复服务中获益,可以为他们提供建议和方案来预防未来全身并发症和损伤。甚至在进行移植前就向患者和家属介绍这样的项目也是有益的,这样可以使他们能了解预期的影响程度[47]。

康复的障碍

很明显,GVHD患者经历了无数的并发症,要想提供安全,有效的康复,必须要制定谨慎的计划。患者在进行异体移植后可能会出现造血问题。移植、GVHD或免疫抑制治疗可能引起贫血、血小板减少症和中性粒细胞减少症等并发症[42]。在治疗前、治疗中和治疗后都应密切监测患者的实验室指标、生命体征和症状。为了防止康复过程中出现其他的并发症,可能需要相应地改变强度、持续时间和耐药水平。

血小板减少症会对体力活动造成影响,因为血小板水平低于 20 000/μL 会增加出血的风险[9]。无论是功能性的还是在运动过程中,都应该限制举抬重物,以防止出现瓦氏窦和颅内压升高,这会导致蛛网膜下腔出血和视网膜病变[77,78]。

由于患者在住院环境中面临更高的感染风险,因此中性粒细胞减少症和药理学免疫功能受损也会使康复过程复杂化。任何时候都应采取适当的预防措施,以预防感染性并发症。任何提示感染的迹象都应尽快进行实验室检查、血液和尿液培养以及经验性抗生素来解决,特别是住院的患者。

多学科康复的一般方法

如前所述,治疗性运动是帮助患者保持并建立力量和耐力的重要组成部分。有证据表明,在这一阶段的运动可以加快出院速度和血液指标的迅速恢复[79-81]。一项研究表明,在使用糖皮质激素的 HSCT 患者中,有 54% 符合结构化的物理治疗方案[82]。cGVHD 患者的运动数据有限,但一些研究确实表明 HSCT 后立即运动可以减轻症状负担[57,58]。在一项关于接受 HSCT 患者的研究中,力量、有氧能力和爬楼梯能力有所增加,腹泻和肠外营养天数减少(尽管对 cGVHD 患者的影响没有进一步探讨)[57]。

在开始运动计划之前,重要的是要考虑病人的年龄、之前的活动水平、当前的状况和 cGVHD 临床表现,以确定适当的强度、持续时间和运动频率,并制定适当的康复计划。应鼓励病人经常走动。对于因免疫抑制而采取预防性隔离措施的患者,可能需要他们在离开房间之前穿着隔离衣、手套和口罩。对于因严重免疫抑制而不能离开房间的患者,必须使用替代方法。必须待在病房里的病人可以根据指示使用室内能量测定仪或小型固定自行车(如有的话)[79]。最后,还应指导患者进行渐进式阻力练习[9]。患者最初可能难以进行有阻力的运动,但可以通过使用重力阻力体位或阻力带调整至低阻力水平。

随着力量和耐力的下降,患者的功能活动可能会下降,并可从功能训练中获益良多[8,9]。患者可能需要帮助和再培训,以进行自我护理、床上活动、转移和移动等活动。在进行功能训练的同时,疲劳患者还可受益于节能技术。功能水平较高的患者也许能够独立完成活动,但可能很快会疲劳。这些患者可以受益于学习节能技术、维护每日能量日志、利用辅助设备和自适应设备,以尽量减少能源消耗。

类固醇肌病、闭塞性细支气管炎引起的肺部病变及免疫抑制治疗导致的活动受限,这些因素的结合往往会导致病情恶化。此类患者必须进行身体锻炼。有氧调节对功能有显著影响。不活动和依赖激素的患者容易超重、高血糖、脂代谢异常,并可能发展为心脏疾病。这种情况需要在日常治疗计划中特别注意保持身体健康。应鼓励所有患者参加体育活动,并尽可能重返工作岗位[83]。患者及其家属对 HEP 的良好理解是非常重要的。

虽然对 cGVHD 患者住院康复的研究有限，但 cGVHD 患者在功能上的风险使其无法安全地出院回家。一项研究确实表明，cGVHD 患者能够在功能独立测量（FIM）方面取得明显的进步并出院回家[84]。对于有发展成为 cGVHD 危险的患者，也应考虑进行预康复训练，以减少功能的丧失。

总结

GVHD 患者可从康复训练中获益良多，并可以采用多种干预策略来对抗出现的许多并发症和功能损伤。考虑到这些患者发生并发症的高风险，需要进行密切监测，因此通常需要理疗医生的介入。在对这些患者进行治疗时，重要的是要记住，可能需要对治疗过程和目标进行许多调整。在移植的所有阶段和 GVHD 的各个阶段，都应该鼓励患者进行最大的功能锻炼。

要点

- GVHD 是 HSCT 的并发症，可能通过供体组织对宿主的广泛免疫反应而对多个器官系统造成影响，这被认为是由 T 细胞介导的。
- GVHD 的康复模式涉及三个领域的评估：
  （1）损伤；
  （2）体力活动和功能状况；
  （3）参与社会角色。
- 与 cGVHD 相关的康复问题通常是肌肉骨骼和神经肌肉，包括因不使用导致的肌肉萎缩、类固醇诱导的肌病、肌炎、神经病、肢体水肿、骨质减少和缺血性坏死。
- 由于 GVHD 及其治疗，患者通常会长时间的固定和卧床，导致力量下降，耐力下降，甚至情绪和精神状态发生变化。
- 在进行同种异体移植后，有多达 40%～60% 的患者会出现肺部并发症，包括肺炎、肺水肿和闭塞性细支气管炎，这会导致功能能力和耐力下降。
- GVHD 患者可从康复服务中获益良多，并可以采用多种干预策略来对抗出现的许多并发症和缺陷。

（王巍 译 宋飞 校）

参考文献

1. Lee SJ, Flowers MED. Recognizing and managing chronic graft-versus-host disease. *Hematology Am Soc Hematol Educ Program.* 2008; 134–141.
2. Hu SW, Cotliar J. Acute graft-versus-host disease following hematopoietic stem-cell transplantation. *Dermatol Ther.* 2011;24:411–423.
3. Pidala J. Graft-vs-host disease following allogeneic hematopoietic cell transplantation. *Cancer Control.* 2011;18(4).268–276.
4. Couriel D, Caldera H, Champlin R, et al. Acute graft-versus-host disease: pathophysiology, clinical manifestations, and management. *Cancer.* 2004;101(9):1936–1946.
5. Martin PJ, Counts GW Jr, Appelbaum FR, et al. Life expectancy in patients surviving more than 5 years after hematopoietic cell transplantation. *J Clin Oncol.* 2010;28(6):1011–1016.
6. Flowers ME, Parker PM, Johnston LJ, et al. Comparison of chronic graft-versus-host disease after transplantation of peripheral blood stem cells versus bone marrow in allogeneic recipients: long-term follow-up of a randomized trial. *Blood.* 2002;100(2), 415–419.
7. Lee S, Cook EF, Soiffer R, et al. Development and validation of a scale to measure symptoms of chronic graft-versus-host disease. *Biol Blood Marrow Transplant.* 2002;8(8):444–452.
8. Smith SR, Asher A. Rehabilitation in chronic graft-versus-host disease. *Phys Med Rehabil Clin North Am.* 2017;28:143–151.
9. Smith SR, Haig AJ, Couriel DR. Musculoskeletal, neurologic, and cardiopulmonary aspects of physical rehabilitation in patients with chronic graft-versus-host disease. *Biol Blood Marrow Transplant.* 2015;21(5):799–808.
10. Lee SJ, Vogelsang G, Flowers ME. Chronic graft-versus-host disease. *Biol Blood Marrow Transplant.* 2003;9:215–233.
11. Wingard J, Piantadosi S, Vogelsang G, et al. Predictors of death from chronic graft versus host disease after bone marrow transplantation. *Blood.* 1989;74:1428–1435.
12. Lonnquist N, Aschan J, Ljungman P, et al. Long-term cyclosporine therapy may decrease the risk of chronic graft-versus-host disease. *Br J Hematol.* 1990;74:547–548.
13. Tzakis AG, Abu-Elmagd K, Fung JJ, et al. FK 506 rescue in chronic graft-versus-host disease after bone marrow transplantation. *Transplant Proc.* 1991;23(6):3225–3227.
14. Vogelsang GB, Farmer ER, Hess AD, et al. Thalidomide for the treatment of chronic graft-versus-host disease. *N Engl J Med.* 1992;326(16):1055–1058.
15. Greinix HT, Volc-Platzer B, Rabitsch W, et al. Successful use of extracorporeal photochemotherapy in the treatment of severe acute and chronic graft-versus-host disease. *Blood.* 1998;92(9):3098–3104.
16. Shulman HM, Sullivan KM, Weiden PL, et al. Chronic graft-versus-host syndrome in man: a long term clinico-pathological study of 20 Seattle patients. *Am J Med.* 1980;69:204–217.
17. Karnofsky D, Burchenal J. The clinical evaluation of chemotherapeutic agents in cancer. In: MacLeod C, ed. *Evaluation of Chemotherapeutic Agents.* New York, NY: Columbia University Press; 1949:199–205.
18. Filipovich AH, Weisdorf D, Pavletic S, et al. National Institutes of Health consensus development project on criteria for clinical trials in chronic graft-versus-host disease: I. Diagnosis and staging working group report. *Biol Blood Marrow Transplant.* 2005;11(12):945–956.
19. Shulman HM, Kleiner D, Lee SJ, et al. Histopathologic diagnosis of chronic graft-versus-host disease: National Institutes of Health Consensus Development Project on Criteria for Clinical Trials in Chronic Graft-versus-Host Disease: II. Pathology Working Group Report. *Biol Blood Marrow Transplant.* 2006;12(1):31–47.
20. Schultz KR, Miklos DB, Dowler D, et al. Toward biomarkers for chronic graft-versus-host disease: National Institutes of Health consensus development project on criteria for clinical trials in chronic graft-versus-host disease: III. Biomarker Working Group Report. *Biol Blood Marrow Transplant.* 2006;12(2):126–137.
21. Pavletic SZ, Martin P, Lee SJ, et al. Measuring therapeutic response in chronic graft-versus-host disease: National Institutes of Health Consensus Development Project on Criteria for Clinical Trials in Chronic Graft-versus-Host Disease: IV. Response Criteria Working Group Report. *Biol Blood Marrow Transplant.* 2006;12(3):252–266.
22. Couriel D, Caprenter PA, Cutler C, et al. Ancillary therapy and supportive care of chronic graft-versus-host disease: National Institutes of Health concsensus development project on criteria for clinical trials in chronic graft-versus-host disease: V. Ancillary Therapy and

第八篇

Supportive Care Working Group Report. *Biol Blood Marrow Transplant.* 2006;12(4):375–396.

23. Martin PJ, Weisdorf D, Przepiorka D, et al. National Institutes of Health consensus development project on criteria for clinical trials in chronic graft-versus-host disease: VI. Design of Clinical Trials Working Group report. *Biol Blood Marrow Transplant.* 2006;12(5):491–505.

24. Jagasia MH, Greinix HT, Arora M, et al. National Institutes of Health consensus development project on criteria for clinical trials in chronic graft-versus-host disease: I. The 2014 diagnosis and staging working group report. *Biol Blood Marrow Transplant.* 2015;21(3):389–401.

25. Shulman HM, Cardona DM, Greenson JK, et al. National Institutes of Health consensus development project on criteria for clinical trials in chronic graft-versus-host disease: II. The 2014 pathology working group report. *Biol Blood Marrow Transplant.* 2015;21(4):589–603.

26. Paczesny S, Hakim FT, Pidala J, et al. National Institutes of Health consensus development project on criteria for clinical trials in chronic graft-versus-host disease: III. The 2014 biomarker working group report. *Biol Blood Marrow Transplant.* 2015;21(5):780–792.

27. Lee SJ, Wolff D, Kitko C, et al. National Institutes of Health consensus development project on criteria for clinical trials in chronic graft-versus-host disease: IV. The 2014 response criteria working group report. *Biol Blood Marrow Transplant.* 2015;21(6):984–999.

28. Carpenter PA, Kitko CL, Elad S, et al. National Institutes of Health consensus development project on criteria for clinical trials in chronic graft-versus-host disease: V. The 2014 ancillary therapy and supportive care working group report. *Biol Blood Marrow Transplant.* 2015;21(7):1167–1187.

29. Martin PJ, Le SJ, Przepiorka D, et al. National Institutes of Health consensus development project on criteria for clinical trials in chronic graft-versus-host disease VI. The 2014 clinical trial design working group report. *Biol Blood Marrow Trnasplant.* 2015;21(8):1343–1359.

30. Kroenke K, Spitzer RL. The PHQ-9: a new depression diagnostic and severity measure. *Psychiatr Ann.* 2002;32(9):509–515.

31. Pidala J, Chai X, Martin P, et al. Hand grip strength and 2-minute walk test in chronic graft-versus-host disease assessment: analysis from the Chronic GVHD Consortium. *Biol Blood Marrow Transplant.* 2013;19(6):967–972.

32. Vogelsang G. How I treat chronic graft-versus-host disease. *Blood.* 2001;97:1196–1201.

33. Johnson ML, Farmer ER. Graft-versus-host reactions in dermatology. *J Am Acad Dermatol.* 1998;38(3):369–392.

34. Ballester-Sanchez R, Navarro-Mira M, Sanz-Caballer J, et al. Review of cutaneous graft-versus-host disease. *Actas Dermosifiliogr.* 2016;107(3):183–193.

35. Kohler S, Hendrickson MR, Chao NJ, et al. Value of skin biopsies in assessing prognosis and progression of acute graft-versus-host disease. *Am J Surg Pathol.* 1997;21:988–996.

36. Janin A. Fasciitis in chronic graft-versus-host disease: a clinicopathologic study of 14 cases. *Ann Intern Med.* 2005;11(12):993–998.

37. Choi I-S, Jang I-S, Han J-Y, et al. Therapeutic experience on multiple contractures in sclerodermoid chronic graft versus host disease. *Support Care Cancer.* 2009; 17(7), 851–855.

38. Beredjiklian PK, Drummond DS, Dormans JP, et al. Orthopaedic manifestations of chronic graft-versus-host disease. *J Pediatr Orthop.* 1998;18(5):572–575.

39. Grant J, Young MA, Pidcock FS, et al. Physical medicine & rehabilitation management of chronic graft vs. host disease. *Rehabil Oncol.* 1997;15:13–15.

40. McClune BL, Polgreen LE, Burmeister LA, et al. Screening, prevention and management of osteoporosis and bone loss in adult and pediatric hematopoietic cell transplant recipients. *Bone Marrow Transplant.* 2011;46:1–9.

41. Schimmer AD, Mah K, Bordeleau L, et al. Decreased bone mineral density is common after autologous blood or marrow transplantation. *Bone Marrow Transplant.* 2001;28:387–391.

42. Inamoto Y, Lee SJ. Late effects of blood and marrow transplantation. *Haematologica.* 2017;102(4):614–625.

43. NIH Consensus Development Panel on Osteoporosis Prevention, Diagnosis, and Therapy. Osteoporosis prevention, diagnosis, and therapy. *JAMA.* 2001;285(6):785–795.

44. Asikainen TM, Kukkonen-Harjula K, Miilunpalo S. Exercise for health for early postmenopausal women. *Sports Med.* 2004;34:753–778.

45. Enright H, Haake R, Wisdorf D. Avascular necrosis of bone: a common serious complication of allogeneic bone marrow transplantation. *Am J Med.* 1990;89:733–738.

46. McAvoy S, Baker KS, Mulrooney D, et al. Corticosteroid dose as a risk factor for avascular necrosis of the bone after hematopoietic cell transplantation. *Biol Blood Marrow Transplant.* 2010;16(9):1231–1236.

47. Deitrick JE, Whedon GD, Shorr E. Effectos of immobilization upon various metabolic and physiologic functions of normal men. *Am J Med.* 1948;4:3–36.

48. Lee HJ, Oran B, Saliba RM, et al. Steroid myopathy in patients with acute graft-versus-host disease treated with high-dose steroid therapy. *Bone Marrow Transplant.* 2006;38(4):299–303.

49. Gillis TA, Donovan ES. Rehabilitation following bone marrow transplantation. *Cancer Suppl.* 2001;92:998–1007.

50. Gupta A, Gupta Y. Glucocorticoid-induced myopathy: pathophysiology, diagnosis, and treatment. *Indian J Endocrinol Metab.* 2013;17:913.

51. Pereira RMR, Carvalho JFD. Glucoroticoid-induced myopathy. *Joint Bone Spine.* 2011;78(1):41–44.

52. Couriel DR, Beguelin GZ, Giralt S, et al. Chronic graft-versus-host diseasemanifesting as polymyositits: an uncommon presentation. *Bone Marrow Transplant.* 2002;30:543–546.

53. Mimura T, Kanda H, Kubo K. Treatment of steroid-resistant polymyositis and dermatomyositis. *Nihon Rinsho.* 2001;59:2062–2070.

54. Gazourian L, Rogers AJ, Ibanga R, et al. Factors associated with bronchiolitis obliterans sundrome and chronic graft-versus-host disease after allogeneic hematopoietic cell transplantation. *Am J Hematol.* 2014;89(4):404–409.

55. White AC, Terrin N, Miller KB, et al. Impaired respiratory and skeletal muscle strength in patients prior to hematopoietic stem-cell transplantation. *Chest.* 2005;128(1):145–152.

56. Epler GR. Bronchiolitis obliterans and airways obstruction associated with graft-versus-host disease. *Clin Chest Med.* 1988;9:551–556.

57. Jarden M, Baadsgaard MT, Hovgaard DJ, et al. A randomized trial on the effect of a multimodal intervention on physical capacity, functional performance and quality of life in adult patients undergoing allogeneic SCT. *Bone Marrow Transplant.* 2009;43:725–737.

58. Wiskemann J, Dreger P, Schwerdtfeger R, et al. Effects of a partly self-administered exercise program before, during, and after allogeneic stem cell transplantation. *Blood.* 2011;117:2604–2613.

59. Cuccurullo S. *Physical Medicine and Rehabilitation Board Review,* 2nd ed. New York, NY: Demos; 2010.

60. Tran J, Norder EE, Diaz PT, et al. Pulmonary rehabilitation for bronchiolitis obliterans syndrome after hematopoietic stem cell transplantation. *Biol Blood Marrow Transplant.* 2012;18(8):1250–1254.

61. Syrjala KL, Chapko MK, Vitaliano PP, et al. Recovery after allogeneic marrow transplantation: prospective study of predictors of long-term physical and psychosocial functioning. *Bone Marrow Transplant.* 1993;11(4):319–327.

62. Bevans M, El-Jawahri A, Tierney DK, et al. National institutes of health hematopoietic cell transplantation late effects initiative: the patient-centered outcomes working group report. *Biol Blood Marrow Transplant.* 2017;4:538–551.

63. Krupski C, Jagasia M. Quality of life in the chronic GVHD consortium cohort: lessons learned and the long road ahead. *Curr Hematol Malig Rep.* 2015;10:183–191.

64. Kiss TL, Abdolell M, Jamal N, et al. Long-term medical outcomes and quality-of-life assessments of patients with chronic myeloid leukemia followed at least 10 years after allogeneic bone marrow transplantation. *J Clin Oncol.* 2002;20(9):2334–2343.

65. Duell T, vanLint MT, Ljungman P, et al. Health and functional status of long-term survivors of bone marrow transplantation. *Ann Intern Med.* 1997;126(3):184–192.

66. Sutherland HJ, Fyles GM, Adams G, et al. Quality of life following bone marrow tranplantatino: a comparison of patient reports with population norms. *Bone Marrow Transplant.* 1997;19(11):1129–1136.

67. Baker F, Wingard JR, Curbow B, et al. Quality of life of bone marrow transplant long-term survivors. *Bone Marrow Transplant.* 1994;13(5):589–596.

68. Kurosawa S, Oshima K, Yamaguchi T, et al. Quality of life after allogeneic hematopoietic cell transplantation according to affected organ and severity of chronic graft-versus-host disease. *Biol Blood Marrow Transplant.* 2017;23(10):1749–1758.

69. Pidala J, Kurland B, Chai X, et al. Patient-reported quality of life is associated with severity of chronic graft-verus-host disease as measured by NIH criteria: report on baseline data from the chronic GVHD consortium. *Blood.* 2011;117(17):4651–4657.

70. Inamoto Y, Pidala J, Chai X, et al. Assessment of joint and fascia manifestations in chronic graft-versus-host disease. *Arthritis Rheumatol.* 2014;66(4):1044–1052.

71. http://www.facit.org/FACITOrg/Questionnaires; last accessed

8/31/2017.

72. https://www.rand.org/health/surveys_tools/mos/36-item-short-form.html; last accessed 8/31/2017.

73. Davidson M, de Morton N. A systematic review of the human activity profile. *Clin Rehabil.* 2007;21(2):151–162.

74. Gehrig K, Sitskoorn MM, Gundy CM, et al. Cognitive rehabilitation in patients with gliomas: a randomized, controlled trial. *J Clin Oncol.* 2009;27(22):3712–3722.

75. Meyers CA, Weitzner MA, Valentine AD, et al. Methylphenidate therapy improves cognition, mood, and function of brain tumor patients. *J Clin Oncol.* 1998;16(7):2522–2527.

76. Lundorff LE, Jonsson BH, Sjogren P. Modafinil for attentional and psychomotor dysfunction in advanced cancer: a double-blind, randomized, cross-over trial. *Palliat Med.* 2009;23(8):731–738.

77. Matsuda M, Watanabe K, Saito A, et al. Circumstances, activities, and events precipitating aneurysmal subarachnoid hemorrhage. *J Stroke Cerebrovasc Dis.* 2007;16:25–29.

78. Gibran SK, Kenawy N, Wong D, et al. Changes in the retinal inner limiting membrane associated with Valsalva retinopathy. *Br J Ophthalmol.* 2007;91:701–702.

79. Dimeo FC, Stieglitz RD, Novelli-Fischer U, et al. Effects of physical activity on the fatigue and psychologic status of cancer patients during chemotherapy. *Cancer.* 1999;85(10):2273–2277.

80. Dimeo F, Bertz H, Finke J, et al. An aerobic exercise program for patients with haematological malignancies after bone marrow transplantation. *Bone Marrow Transplant.* 1996;18(6):1157–1160.

81. Mello M, Tanaka C, Dulley FL. Effects of an exercise program on muscle performance in patients undergoing allogeneic bone marrow transplantation. *Bone Marrow Transplant.* 2003;32(7):723–728.

82. Morris GS, Brueilly KE, Scheetz JS, et al. Adherence of stem cell transplant recipients receiving glucocorticoid therapy to an exercise-based rehabilitation program. *Support Care Cancer.* 2012;20:2391–2398.

83. Hunt JL. Organ transplantation. In: Paz JC, West MP, eds. *Acute Care Handbook for Physical Therapists.* 2nd ed. Boston, MA: Butterworth-Heinemann; 2002:733–743.

84. Leung J, Smith S. Acute inpatient rehabilitation performance in chronic graft-versus-host disease. *Arch Phys Med Rehabil.* 2015;96(10):e90–e91.

第
八
篇

第79章

放射性纤维化综合征

Michael D.Stubblefield

癌症相关的发病率不仅由疾病的直接和间接影响引起，而且同样重要的由诸如外科手术、放射治疗（radiation therapy，RT）、化学治疗、免疫治疗和激素治疗等疗法引起。尽管放疗对于许多癌症幸存者而言是治愈或缓解症状的关键，但它可以引起或导致多种神经肌肉、肌肉骨骼、疼痛、内脏和功能的并发症。这些并发症可以在治疗过程中表现出来，并且可以解决或转化为慢性疾病。此外，在放疗完成后数月或数年内可出现远后效应（late effects）。内脏功能障碍会影响心脏、肺、泌尿生殖器和胃肠道或其他任何器官[1-4]。神经肌肉损害可影响任何神经结构，包括大脑、脊髓、神经根、神经丛、周围神经和肌肉[5]。

放射性纤维化（radiation fibrosis，RF）是用于描述因放射而发生的进行性组织硬化和功能障碍的术语。放射性纤维化综合征（radiation fibrosis syndrome，RFS）定义了放疗引起的进行性纤维硬化的无数临床表现[6-8]。本章讨论了由放疗引起的神经肌肉和肌肉骨骼损害。第46章和第47章分别详细讨论了大脑和脊髓的放射性纤维化综合征。包括心血管、肺、胃肠道、肾脏在内的内脏系统、内分泌系统和皮肤系统并发症，在"癌症的医学并发症"部分及其他章节中均作了详细讨论。尽管本章主要关注放射的远后效应，但读者应该注意，癌症治疗患者很少单独接受放疗，手术、化疗以及与衰老和其他过程相关的退行性疾病也可能显著增加患者的发病率[6-8]。

病理生理

辐射是指包含光子或质子、中子和电子等粒子的能量包。这些能量包对组织的穿透会产生电离（束缚电子的移位），通过生成活性氧（reactive oxygen species，ROS）引起DNA直接或组织间接损伤。放疗的抗肿瘤策略是杀死快速增殖的肿瘤细胞，同时保留代谢通常较低的正常人体细胞。

放射肿瘤学中使用的基本单位是戈瑞（Gy），其定义为每1kg物质吸收1焦耳（J）的辐射能。具有放疗既往史的患者，其剂量常用辐射吸收剂量（absorbed radiation dose）或拉德（rad）表示，1rad=0.1J/kg=0.01 Gy=1cGy。如果患者的辐射吸收总剂量为5 000rad，则相当于5 000cGy或50Gy的辐射量[5]。

递送放射治疗的两种基本模式包括：外照射放射治疗（external beam radiation therapy，EBRT）和近距离放射治疗（brachytherapy）；前者的辐射是从人体外部递送的，而后者是从人体内部递送的。从传统的AP-PA到极其复杂的图像引导适形方法（image-guided conformal methods），可以使用多种技术来递送EBRT。尽管对这些方法的详细介绍不在本章范围之内，但读者应意识到这些方法的可变性，并努力理解影响RFS发生的这些常用技术（见第7章和第22章）。

RF的机制尚不完全清楚，但已被描述为与"任何慢性伤口愈合过程"相似[9]。DNA的破坏以及活性氧和氮物质的产生会导致照射野（radiation field）内的炎症。炎症逐渐演变为纤维化过程，其特征在于异常的胶原蛋白沉积，不良的血管供应和瘢痕形成。肿瘤生长因子β（TGF-β）是与多种其他细胞因子和生长因子协同作用的主要反应介导因子。最终，纤维蛋白在血管内和血管外的异常积聚是造成进行性纤维化组织硬化的原因，这是RF的特征，也是RFS的发病基础[10]（图79-1）。

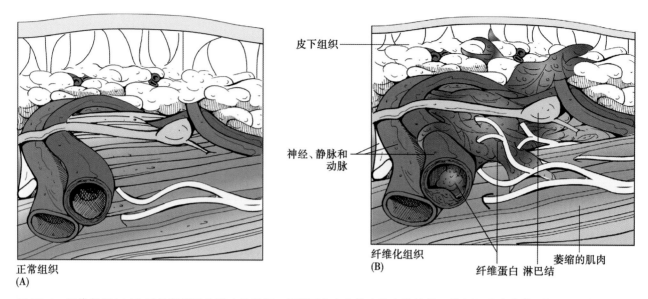

图 79-1 正常组织（A）和受放射纤维化影响的组织。纤维蛋白在血管内和血管外的异常积聚是造成进行性纤维化组织硬化的原因，这是 RF 的特征，也是 RFS 的发病基础

许多因素与 RF 相关并增加了其风险[9]。与治疗相关的主要因素包括总辐射剂量和分次剂量。治疗组织的总体积和组织类型及治疗递送的时程也很重要。RF 与辐射剂量增加、分次剂量增加、照射野范围增大和治疗时间延长直接相关。此外，在放疗之前或之后同时使用化疗和手术会增加 RF 的风险。先前患有结缔组织疾病，例如系统性硬皮病、系统性红斑狼疮或马方综合征的患者更容易发生 RF。许多遗传因素也容易导致 RF 的发生。

RF 对皮肤、肌肉、韧带、肌腱、神经、内脏和骨骼的影响是 RFS 神经肌肉和肌肉骨骼并发症的基础（表 79-1）[6]。辐射的影响可以是急性的（在治疗期间或之后立即发生），早期延迟（在治疗完成后最多 3 个月内）或晚期延迟的（在治疗完成后超过 3 个月后发生）[11]。RF 通常是放疗的晚期并发症，在治疗完成后的数年内可能不会在临床上显现出来。但当它确实表现出来时，它可能会隐匿地或迅速地发展并且是不可逆的。它通常被称为"不断赠予的礼物"。RFS 的进展是一个"移动靶"，可以逐日、逐月、逐年甚至每十年一变。诸如剧烈的疼痛之类的问题需要花费大量的时间和精力来控制，但可能突然莫名其妙地解决，只由无力或其他意想不到的症状所替代。不幸的是，这种现象更可能是由于受累的神经肌肉结构的消亡而非治愈过程造成的[6]。

表 79-1 组织选择的辐射远后效应

组织	远后效应	组织	远后效应
皮肤	皮炎	脊髓	坏死
	溃疡		梗死
	感染		脊髓病
脂肪	坏死	神经根	神经根病
肌肉	肌病	神经丛	神经丛病
肌腱	断裂	周围神经	神经病
韧带	断裂	血管	动脉粥样硬化
骨骼	放射性骨坏死		血栓栓塞
大脑	坏死		闭塞性动脉内膜炎
	梗死		闭塞
	脑病	淋巴管	淋巴水肿

续表

组织	远后效应	组织	远后效应
淋巴管	淋巴管炎	心脏	心脏瓣膜疾病
肺	肺炎		传导异常
	闭塞性细支气管炎伴机化性肺炎	胃肠道	恶心
	纤维化		呕吐
	气胸		胃肠炎
口腔	口腔炎		穿孔
	牙关紧闭		动力障碍
	溃疡		吸收不良
	念珠菌病		肠扭转
	放射性骨坏死		肠套叠
	口干燥症	膀胱	膀胱炎
心脏	心包炎		瘘
	心包积液	生殖器官	卵巢功能衰竭
	冠状动脉疾病		性腺衰竭
	缩窄性心包炎		阴道炎
	心肌病		阴道狭窄

照射野

RFS 可由身体任何部位的局部放疗引起[12]。照射野的大小、组织类型及其对辐射的敏感性以及患者对辐射作用的个体抵抗力在很大程度上决定了 RFS 的潜在发病率[13]。一些照射野非常广泛，例如用于治疗霍奇金淋巴瘤（Hodgkin lymphoma，HL）的照射野。其中最常见的是斗篷野（mantle field, MF），包括纵隔、颈部、锁骨上、锁骨下和腋窝区域的所有淋巴结（图 79-2）。如此宽阔的照射野可导致广泛的 RFS 后遗症[14]。当治疗孤立的脊柱转移瘤时，照射野也可以相对较小并受到限制。头颈部肿瘤的放疗患者很可能会发生 RFS，这是由于控制肿瘤所需的高剂量辐射以及紧邻许多重要的组织（图 79-3）[5,6,8]。了解用于治疗特定患者的照射野可能有助于确定他们的体征、症状和功能障碍是否可归因于辐射（图 79-4）。一般而言，对于拟考虑受累于 RFS 的结构，它要么必须位于照射野内，要么，更重要的是，必须接受穿过该照射野的神经或血管的支配[5,6,8]。同样，照射野内的淋巴管或静脉阻断会导致淋巴水肿和/或静脉功能不全所致的肿胀。

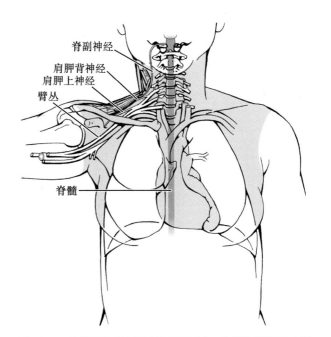

图 79-2　斗篷野照射区域（阴影部分）。注意在照射野中有许多重要的和辐射敏感的结构

脊副神经
肩胛背神经
肩胛上神经
臂丛
脊髓

第八篇

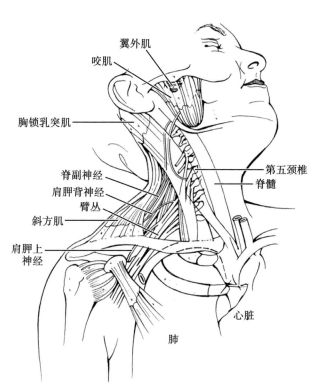

图79-3 头颈部肿瘤放疗的患者由于头、颈部紧邻多个重要的结构导致其发生 RFS 的风险尤其高

神经肌肉和肌肉骨骼的放射后遗症

RFS 的神经肌肉和骨骼肌肉并发症源于进行性纤维化对神经、肌肉、肌腱、韧带、骨骼、皮肤、淋巴管、血管和其他组织的直接和间接影响。

神经

RFS 会影响神经系统的任何水平(图79-5)[5,15]。周围神经系统功能障碍可能缘于滋养血管的纤维化和狭窄引起的局部缺血,软组织的外部压迫性纤维化或两者兼有[15,16]。RFS 诱发的神经功能障碍的主要临床表现为疼痛、感觉缺失和无力,其中任何一种均可导致功能缺陷和生活质量下降。由自主神经损伤引起的后遗症虽然很少见,但可能会导致严重失能,包括体位性低血压、压力反射失效、肠和膀胱或性功能障碍[17,18]。

神经性疼痛在 RFS 中非常常见。神经性疼痛的基本病生理学机制是在神经结构中产生异常的异位电活动,随后这些信号传递到脊髓、丘脑,最终送达大脑的疼痛中枢[19]。因为神经性疼痛不是

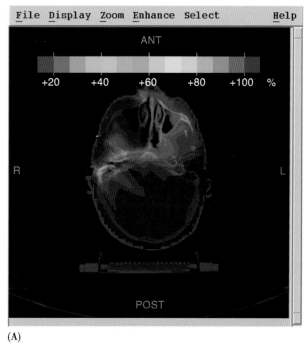

(A)

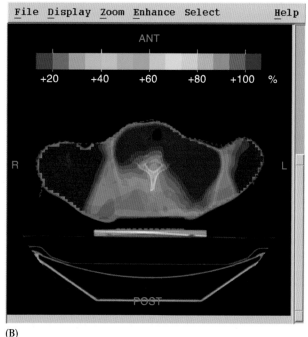

(B)

图79-4 将放疗计划的 100% 等剂量曲线叠加绘制在 CT 扫描上。图(A)描述了腮腺恶性肿瘤的计划治疗,图(B)描述了鼻咽癌的治疗计划。请注意,这些只是计划照射野的一个水平,该照射野将尾侧和喙侧延伸到所显示的图像。在图(A)中给患者递送的照射野预计会影响右侧三叉神经、面神经、咬肌和翼状肌等重要结构。在图(B)中给患者递送的照射野预计会影响左侧颈神经根、臂丛、肩胛背神经和肩胛上神经以及气管、食管等重要结构

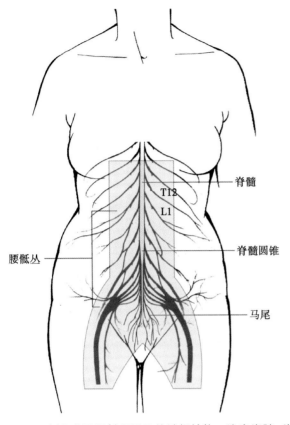

图 79-5 倒 "Y" 野照射所累及的神经结构。注意脊髓、脊髓圆锥、马尾、神经根、神经丛和周围神经都在野内,可能受到损伤

生理上产生的,所以疼痛的体验可能很严重,并且与观察到的病理明显不成比例。辐射诱发的异位电活动可在任何受累神经结构中发生,包括大脑、脊髓、神经根、神经丛和周围神经。产生信号的损伤可能是压迫性和 / 或缺血性的,继而发生脱髓鞘和 / 或轴突损伤。脱髓鞘神经元之间的假突触性串扰(ephaptic crosstalk)也可能导致自增长的疼痛信号,同时也是肌纤维颤搐的基础[20, 21]。

当脊髓中上行的脊髓丘脑束是疼痛信号的主要产生者时,由此产生的疼痛被认为既痛苦又模糊,称为索性疼痛(funicular pain)[22-24]。索性疼痛可能很难诊断,因为它不遵循大多数临床医生所熟悉的神经痛牵涉的皮节模式。例如,颈脊髓索的辐射损伤会导致在病灶尾部的任何身体部位感觉到疼痛。这可能会导致胸部、腹部或下肢疼痛,类似于神经根病、神经丛病、多发性神经病、多发性单神经病或单神经病的疼痛。身体单侧或双侧,不止一个部位可能会受累。无法根据索性疼痛患者的症状来定位原发病灶。由于大多数临床医生很少认识到或诊断出索性疼痛,因此尚不知道 RFS 患者

的索性疼痛发生率。

由神经根、神经丛和 / 或周围神经损伤引起的 RFS 神经性疼痛更为常见[6-8, 15, 16]。受累的神经结构在很大程度上取决于照射的位置和剂量。但是,既有或突发的疾病,例如糖尿病或脊柱退变会影响神经根,使其更容易受到 RFS 的损害。多个神经结构可能同时受累。例如,鼻咽癌放疗的患者临床上可能会表现出 C5 和 C6 神经根、臂丛上干以及脊副神经的明显损害。类似地,上肢肉瘤的患者可能会受到正中神经、尺神经和 / 或桡神经的损害。

重要的是,通常认为神经性疼痛是病灶远端的疼痛。在索性疼痛的病例中,除了疼痛位于病灶尾部,在临床上没有发现其牵涉模式与病灶位置的关系。但在周围神经系统病变中,疼痛牵涉的模式对于解剖定位极为有用。深入了解这些感觉分布至关重要,临床医生可以以此确定给定的疼痛主诉在解剖学上是否与已知的照射区域一致,从而符合 RFS 表现。读者应熟悉各皮节、神经丛和周围神经的感觉分布,这些内容在第 39 章对相关疼痛障碍的评估方法进行了广泛讨论。

神经性疼痛通常伴随着感觉形态缺失。但是, RFS 造成的感觉缺失可以毫无痛苦地存在。受累的主要形态包括轻触觉、痛知觉、温度觉、振动觉和本体感觉。感觉缺失可能会使患者更容易受到伤害,并对步态和完成日常基本活动(如扣衬衫纽扣)的能力产生深远影响。

像 RFS 神经性疼痛一样,无力可以由包括脊髓、神经根、神经丛或周围神经在内的任何结构的损伤引起。对肌肉的辐射直接作用也是导致无力的重要原因。

当辐射累及脊髓时,脊髓病就成为潜在的并发症[25]。脊髓病患者根据所照射的脊髓水平,表现为进行性痉挛性轻截瘫或四肢轻瘫。尽管症状会隐匿性进展,但可能会被快速进展期打断,并可能导致完全性瘫痪。

神经根的损害会导致相应肌节的无力。通常多个神经根受累。在头颈部肿瘤放疗的患者中,上颈神经根(C1 至 C6)通常受累,由于 C5 和 C6 神经根支配肩胛带(菱形肌、肩袖肌、三角肌和肱二头肌),因此具有重要的临床意义[6-8]。接受脊髓圆锥和 / 或马尾神经放疗的患者可出现一种多发性神经根病——马尾综合征。此类病症通常与海绵状血管瘤有关,呈 MRI 钆增强,并与癌性脑膜炎类似[26-30]。

臂丛和腰骶丛损伤可能是既往辐射导致无力的最被熟知的原因[15,31,32]。臂丛神经损伤是最常见的，并可能导致严重的无力和疼痛。上臂丛可能更容易受到损伤，因为其位置靠上，位于许多头颈部照射野内，同时胸部的金字塔形状在上臂丛周围提供的保护性组织较少[31,32]。与 C5 或 C6 神经根病一样，臂丛上干的损伤会使肩袖、肱二头肌和三角肌无力，而菱形肌保留（由于所支配神经在臂丛上干形成之前）。在许多 RFS 病例中，很难在临床上和电生理学上将臂丛上干神经病与上颈神经根病区分开来，因为它们经常一起出现。

当辐射累及长有肉瘤的肢体时，周围神经功能障碍可能很明显。当它与其他多种周围神经疾病相伴时，它可能不太明显。例如，HL 幸存者可能合并影响照射野内神经的神经根病、神经丛病和单神经病[6-8]。常见的受累神经包括支配菱形肌的肩胛背神经（臂丛上干前的 C5）和支配冈上肌和冈下肌的肩胛上神经（C5、C6、臂丛上干）。在这些周围神经发出之前，多处神经通路（C5、C6、臂丛）的辐射损伤总和极大地加重了单神经病本身的临床影响，并且可能是造成 HL 幸存者上述肌肉严重无力和萎缩的重要原因。

虽然之前提到过，但应明确说明神经元易感性（neuronal predisposition）的概念，因为它在 RFS 患者中具有深远的临床影响。从大脑到远端肢体的任何神经轴水平上的任何既有或突发的神经疾病，当在同一条神经通路上遭受另一次神经损伤的打击时，会使患者容易产生神经功能障碍的体征和症状[33]。例如，需要神经毒性化学治疗的臂丛神经病患者进展为糖尿病性神经病，或者在与神经丛病变同一解剖水平上发生颈椎间盘突出症，其病征和症状可能比病变不同时出现得更多。

肌肉

照射野内肌纤维进行性纤维化可引起局灶性肌病，这与线状肌杆（nemaline rods）的形成有关[34]。这些肌病性肌肉相对于正常肌肉较弱，容易出现痛性痉挛（painful spasms）。颈椎旁肌的进行性损伤与神经结构（神经根和脊神经后支）的损伤相结合，可能导致进行性颈肌无力和头颅低垂，这在 HL 和头颈部肿瘤幸存者中很常见[6-8]。

在 RFS 中所见的肌肉痉挛也可能是辐射直接损伤肌肉造成的。然而，正如神经性疼痛是由痛性神经活动传入大脑引起的，肌肉痉挛来自于运动神

经的自发放电，使大量神经活动传向并通过神经肌肉接头[21]。根据受累神经的不同，该过程具有巨大的临床意义。例如，脊副神经的异位电活动可能与胸锁乳突肌和斜方肌的痉挛有因果关系，这些痉挛常表现为放射性颈肌张力障碍[6-8]。脊副神经在许多头颈部肿瘤患者的照射野中受累，因为它从上颈神经根和颈丛中接收了大量的纤维[35]。同样，辐射对神经根的损害会引起局灶性椎旁或四肢肌肉痉挛。

与肌肉痉挛相关的疼痛可能在许多方面与肌筋膜触发点（myofascial trigger points，MTP）相关，并且二者经常发生在相似的解剖区域，例如中斜方肌和菱形肌[36]。在运动终板上的活动增加（由于运动神经中的异位电活动）导致局部过量的乙酰胆碱产生和肌节缩短。持续的局部肌肉收缩需要高水平的能量和氧气来维持，从而导致局部 pH 值降低。这种持续的肌肉收缩还导致局部血液供应的减少，引起组织缺氧。局部组织缺氧和酸化导致炎性介质、神经肽、儿茶酚胺和细胞因子的释放，继而引起伤害感受神经纤维敏化。这些局部疼痛神经元的敏化最终导致局部肌肉疼痛的产生[37]。

如前所述，RFS 患者通常在神经肌肉轴的许多水平都有功能障碍。重要的是在临床上识别 RFS 的这一组成部分并对其进行适当描述。RFS 的神经肌肉功能障碍应根据已知受累的结构来命名[6-8]。例如，接受斗篷野照射并表现出下肢痉挛（源自脊髓病）和照射野内神经根、神经丛和神经受累的周围神经表现以及局部肌病的 HL 幸存者将被诊断为患有"脊髓 - 神经根 - 神经丛 - 神经 - 肌病"。同样，如果未见临床上明显的脊髓病，但所有其他水平的神经肌肉轴均受累，则该患者将被视为患有"神经根 - 神经丛 - 神经 - 肌病"。

肌腱和韧带

辐射对肌腱和韧带的临床影响之一是进行性纤维化，随后失去弹性、缩短和挛缩。当照射野累及某个活动关节时，这一点最为明显。辐射累及颈、肩、肘、腕、髋、膝、踝或手指关节时，可以导致进行性、明显的活动范围和功能的丧失。辐射对肌腱和韧带的影响可能不会直接发生。由于神经肌肉结构的损害，可能发生间接作用。例如，由于辐射累及颈部，导致 C5、C6 和 / 或上干神经受损，引起的肩袖无力可能会阻碍正常的肩关节活

动,这与肩袖肌腱炎和粘连性关节囊炎的发展有因果关系[38]。

骨骼

辐射可导致生长异常、脊柱侧弯、骨质疏松加速和骨坏死(包括放射性骨坏死、缺血性坏死和无菌性骨坏死)。对于接受长骨或脊柱肉瘤或其他恶性肿瘤放疗的儿童,骨骼生长异常是一个潜在的问题,因为如果骨骺板受到影响,骨骼可能无法正常发育成熟[39]。骨骼生长异常可能是由于辐射对骨骼的直接作用以及内分泌异常共同造成的,尤其是辐射累及头颅时[40]。骨质疏松症无临床症状,但可能会使患者在以后的生活中更易于发生骨质疏松性骨折,应予以监测。儿童癌症幸存者的骨坏死最常见于髋、肩、膝、踝、下颌、肘和脊柱[41]。

皮肤

急性放射性皮炎是放疗的主要急性并发症,往往随着时间的推移而改善[42]。慢性放射性皮炎的临床表现包括皮肤外观的变化、伤口、溃疡、坏死、纤维化和继发性癌症[43]。放射性纤维化是放疗的最严重并发症,可表现为皮肤硬结和硬化,伴有回缩、淋巴水肿和关节活动范围受限。慢性放射性皮炎的诊断通常通过临床检查进行。皮肤溃疡和瘘管形成是一种特别不幸的并发症,最常见于因恶性肿瘤复发而接受组织耐受水平或以上的放疗患者。无论如何治疗,此类溃疡都可能无法治愈(图 79-6)。

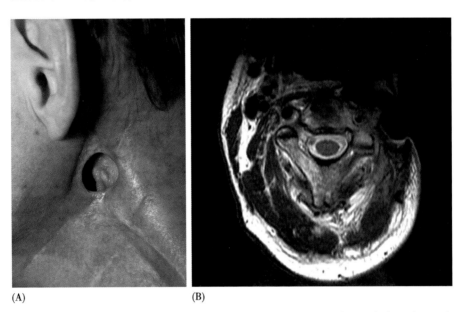

(A)　　　　　　　　(B)

图 79-6 照片(A)和 T2 加权 MRI(B)显示一名头颈部癌症患者接受了多次切除和三个疗程的放疗后,出现了严重的放射性溃疡伴瘘管

淋巴管

淋巴水肿是癌症的常见并发症,可能是由辐射、手术或进行性疾病引起(见第 85 章)。尽管淋巴管非常脆弱并且容易受到辐射损伤,但由于放疗常常伴有外科清扫术和/或进行性癌症,因此通常难以确定放疗对淋巴水肿发展的相对贡献。淋巴水肿可影响身体的任何部位,包括面部、颈部、躯干、乳房、腹部、生殖器和四肢。

血管

微血管内血栓形成在 RFS 中是致病性的。这种血栓形成会影响动脉、毛细血管和静脉。大、中血管也可能受累[44]。在与斗篷野和其他影响心脏的照射方式相关的心脏病中,动脉阻塞可能是动脉粥样硬化加速或闭塞性动脉内膜炎的结果。同样,在腹主动脉旁或倒"Y"野照射的受累动脉中,可发生周围血管病。静脉闭塞性疾病和血栓栓塞也是 RFS 的潜在并发症。放射诱发的静脉功能不全可能导致肿胀和静脉炎后综合征。

危险因素

RFS 的风险取决于照射野中累及的结构、给定的辐射剂量和类型及重要的是,既有病史等患者

第八篇

的自身因素[9]。例如，与接受斗篷野放疗的患者相比，接受放疗的鼻咽癌患者其症状可能相对局限。尽管局限于相对较小的区域，但鼻咽癌患者的头颈部辐射表现可能比 HL 的斗篷野照射进展得更快，这是因为所用的辐射剂量更高且照射野内组织结构接近。患者的年龄和合并症也可能产生巨大影响。与头颈部肿瘤相比，年轻患者更易患 HL。这些年轻患者至少在年轻时更能抵御辐射的影响。随着这些患者的年龄增长，不仅放射性纤维化组织变化趋于发展，而且退化过程和疾病（例如糖尿病）可能会出现，并加速症状的发展，至少部分与其既往辐射史有关。同样，属于头颈部肿瘤高危人群的老年患者在治疗前可能已有颈椎退行性改变，这会使他们容易受到辐射的影响。

辐射的影响是累积性的，因复发性疾病在同一位置接受多次辐射的患者预计会出现更严重的放射性纤维化。接受高于正常辐射剂量的患者更有可能发生并发症。基于各种遗传、环境和其他尚未表征的因素，某些患者很可能更容易受到辐射的影响[45]。

特殊后遗症的诊断

霍奇金淋巴瘤

接受放疗的 HL 幸存者比其他类型癌症幸存者发生长期放射并发症的可能性更高。对导致 HL 疼痛和功能缺陷的病理生理学的深入了解，将使读者理解在其他恶性肿瘤放疗幸存者中遇到的疾病。霍奇金淋巴瘤以托马斯·霍奇金（Thomas Hodgkin）的名字命名，他首先报道了 6 名淋巴结和脾明显肿大的患者的临床病史和尸检结果[46]。在 20 世纪初期，首次报道 X 射线可缩小与 HL 相关的肿大淋巴结[47]。随着放射技术的继续发展，Peters 于 1950 年提出了大剂量分次放射治疗（high-dose fractionated radiation therapy）可治愈局限期 HL 的第一个证据，其报道的 5 年和 10 年生存率分别为 88% 和 79%[48]。早期 HL 可以通过放疗治愈的观点直到 20 世纪 60 年代才被普遍接受。在此之前，大多数局限期 HL 患者要么根本不接受治疗，要么只接受小剂量放疗。直到 20 世纪 90 年代，常规将放疗作为 HL 患者的一种单一方式进行治疗，但其照射野、剂量和技术现在已经淘汰了。这种方法被称为"根治性放疗"或"全淋巴照射"（total lymphoid irradiation），可将所有受累和未受累的淋

巴结和脾脏辐射剂量达到 4 400cGy，此剂量接近许多组织的急性耐受水平。化疗和放疗相结合的治疗方法的出现，使更具有针对性的"受累野照射"（involved-field RT）和"累及淋巴结照射"（involved-node RT）成为可能，随后的辐射剂量从 4 400cGy 降低至 3 000cGy 甚至 2 000cGy[49]。这种方法可以降低发病率而又不影响生存率。HL 常用照射野如图 79-7 所示。

HL 与年龄有关并且是双峰分布发病率，在 30 岁时出现最大峰值，而在 50 岁之后出现较小的峰值[50]。这意味着大多数患者在 20 多岁时出现 HL，其最初幸存者在 20 世纪 60 年代和 70 年代得到了治疗。1963 年开发了称为 MOMP（环磷酰胺、长春新碱、甲氨蝶呤和泼尼松）的化疗药物组合[51]。直到 20 世纪 80 年代初，才开始广泛采用化疗治疗 HL。

这些长期的 HL 幸存者中有许多人过着充实的生活。但是，大多数患者都有与其治疗史直接相关的医学问题，包括心血管、内分泌和肺部疾病[14, 52]。第二原发恶性肿瘤和心血管疾病是 HL 幸存者死亡的主要原因[52]。在 HL 幸存者中，社会心理障碍也非常普遍[52]。此外，很多幸存者对医学界表达出极大的不满，并描述他们经常遇到临床医生要么没有认识到或否认他们的医学疾病与其久远的放射史有关。互联网使在线支持小组发展和链接来自全球各地的癌症幸存者成为可能。例如，癌症在线资源协会（Association of Cancer Online Recourses; www.acor.org）拥有一个出色的电子论坛，专门针对长期癌症幸存者，其中许多人幸免于 HL。这样的资源不仅允许分享个人故事，其中许多故事涉及到与医学界令人失望的交流，而且提供关于并发症及熟练诊断并治疗这些疾病的医生的重要基本医疗信息。

HL 幸存者所经历的晚期并发症是很多、很复杂且相互关联的。尽管大多数是辐射的结果，但许多是由毒性化疗药物引起的，如多柔比星可导致心肌病。近年来，已经开发出毒性较小的化疗方案。HL 治疗的内脏并发症包括但绝不限于心脏病（心肌病、缩窄性心包炎、心包积液、心脏瓣膜疾病、加速冠状动脉疾病、传导异常），肺部疾病（肺纤维化、肺动脉高压），血管疾病（颈动脉狭窄，颈动脉 Barrow 受体功能障碍），内分泌功能障碍（甲状腺功能减退）以及各种胃肠道、泌尿生殖系统和性功能障碍（不孕、阳痿）。除心脏病外，继发性恶性肿瘤可能是 HL 最不祥的晚期并发症，并且是造成死亡的重要原因（图 79-8）[52]。评估和治疗放射

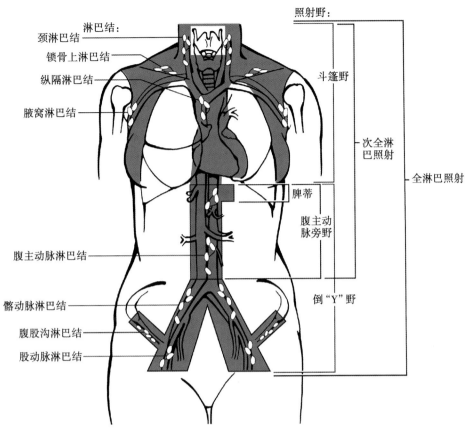

图 79-7　治疗 HL 常用的照射野包括斗篷野、腹主动脉旁野和倒 "Y" 野。当所有这些照射野都被辐射时，称为 "全淋巴结照射"

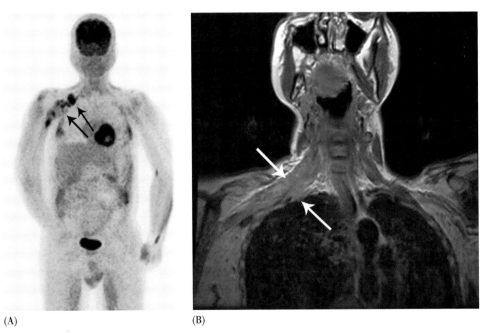

图 79-8　（A）PET 扫描显示一名斗篷野照射治疗的 HL 幸存者右臂丛的梭形细胞肉瘤（箭头所指）。（B）钆增强 T1 加权 MRI 显示另一名斗篷野照射治疗的 HL 幸存者右侧臂丛的恶性周围神经鞘膜瘤（箭头所指）。不幸的是，这些辐射诱发的继发性恶性肿瘤在 HL 幸存者中很常见，是发病率和死亡率的重要原因

并发症的临床医生应清楚地认识到 HL 幸存者出现的症状和潜在的疾病病理生理学可能存在巨大的个体差异。在我们的诊所中,经常遇到令人惊讶且未见报道的 RFS 并发症。例如,在我们的几个 HL 幸存者中检查出逼尿肌 - 括约肌协同失调(detrusor sphincter dyssynergia, DSD)。DSD 在多发性硬化症或脊髓损伤患者中很常见,但发生在 HL 幸存者中可能与亚急性脱髓鞘性脊髓病有关[53]。我们还遇到了几位电生理学记录的马尾综合征患者,这些患者接受腹主动脉旁和倒 "Y" 野远距离照射。电诊断检查证实了所预见的马尾神经多发性神经根病,而没有腰骶神经丛病变的证据。在肌电图(EMG)[54]上常见混合性肌病(在照射野内)和神经病(在照射野内和在照射野外,穿过照射野的周围神经支配区)。他们的脊柱 MRI 没有显示出中央型椎管狭窄、椎间盘突出或其他异常,以解释临床和电生理检查结果的严重程度和分布。

脊髓病

据估计,多达 15% 的斗篷野照射治疗 HL 患者会发生亚急性脊髓病[55]。根据我们的经验,HL 幸存者的脊髓病很少导致完全性截瘫或四肢瘫痪。脊髓功能障碍通常比较细微,难以完全描述。上述 DSD 是一种表现。其他临床表现可能包括肠功能紊乱、下肢痉挛、无力、感觉异常、共济失调、步态异常和索性疼痛。下肢内收肌腱反射活跃和阵挛也很常见。脊髓病可能是导致许多 HL 幸存者出现疲劳的因素之一。

HL 中的脊髓病很少孤立发生,通常是脊髓 - 神经根 - 神经丛 - 神经 - 肌病的一部分。尽管在老年患者中经常会出现退行性改变,但脊髓 MRI 很少显示实质性异常。虽然尚无确定的检查来证实 HL 幸存者存在脊髓病,但下肢诱发的体感诱发电位(SSEP)可能对仅接受斗篷野照射的患者有用。SSEP 不能可靠地评估严重周围神经系统功能障碍的患者,例如周围神经病或放射性马尾综合征,因为周围神经系统的损害会妨碍中枢神经系统缺陷的分离。

神经根病

HL 幸存者的神经根病通常是脊髓 - 神经根 - 神经丛 - 神经 - 肌病的一部分。既有的或突发的脊柱退行性疾病的神经元易感性可能是某些患者发生神经根病的原因。接受斗篷野照射治疗的患者通常会在较高水平(C5, C6)患上神经根病,受累范围可能更广。经腹主动脉旁或倒 "Y" 野照射治疗的患者可能在腰骶部任何水平发生神经根病,但最常累及 L5 或 S1 水平,这可能是由于其与退行性改变并存,例如椎间盘突出症和中央型或神经根孔椎管狭窄。海绵状血管瘤可能与神经根损伤有关[56]。可见弥漫性多发性神经根病。如前所述,当无退行性或其他变化(由 MRI 证实)来解释临床记录的和电生理学检查所见的神经根功能障碍时,多发性神经根病符合放射性马尾综合征的表现。

辐射相关的神经根病与其他病因所见的电生理学模式不尽相同,却也相似。在马尾综合征中,这些发现广泛存在,且涉及更多神经根的分布。神经传导检查的典型模式是一种低振幅复合肌肉动作电位(CMAP)伴随正常感觉神经动作电位(SNAP)。但是,由于测试方法的固有局限性,该模式仅用于评估上肢 C8 或 T1 和下肢 L5 或 S1 的神经根病。EMG 可能在远端、近端和椎旁肌肉中均表现出广泛的自发活动及运动单位重建的证据。肌纤维颤搐可能存在,也可能不存在,其缺失并不能排除放射作为病因之一。当神经根病与周围神经系统的其他疾病并存时,特别是在接受放疗的 HL 幸存者中常见的神经丛病、神经病和肌病,电生理评估就变得非常复杂。

神经丛病

HL 幸存者的神经丛病的发病率未知。斗篷野照射引起的神经丛病比腹主动脉旁或倒 "Y" 野照射引起的神经丛病更为常见。在没有神经根病、照射野内神经病和局部性肌病的情况下,臂丛神经病很少见。神经丛病比神经根病少见的一个可能原因是,退行性改变不会直接影响神经丛。通常,斗篷野照射引起的神经丛病对臂丛上干的影响比对其余神经丛更严重,但可见全丛神经病变。胸部的金字塔形状提供的臂丛上干保护组织较少,这可能是臂丛上干选择性受累的一部分原因。由腹主动脉旁和倒 "Y" 野照射引起的腰骶神经丛病相对罕见,但通常可与马尾综合征的多发性神经病相伴出现。神经根病、局灶性单神经病和肌病的存在通常会使 HL 放射性神经丛病的电生理评估变得复杂。

神经病

与斗篷野照射相关的神经病变仅影响局限在照射野内的近端神经。可能存在神经毒性化疗或其他原因（例如糖尿病）等既往治疗引起的多发性神经病，但根据病史通常很明确。这些多发性神经病不是由于辐射引起的，但可能使患者容易遭受由辐射引起的周围神经系统功能障碍。斗篷野照射引起的放射性单神经病会影响直接起源于臂丛的神经。起源于臂丛近端和上干的神经最常受累，包括支配菱形肌的肩胛背神经和支配冈上肌和冈下肌的肩胛上神经。其他近端神经，包括支配前锯肌的胸长神经，肋间神经，甚至膈神经都可能受到影响[57]。起源于臂丛较远端的神经，如胸神经，在临床上受累的可能性较小。起源于腰骶丛的神经（例如股神经、股外侧皮神经）会受到局部照射的影响。与臂丛神经病一样，经斗篷野照射治疗的 HL 幸存者中局灶性单神经病的电生理评估通常因并存的神经病变（如神经根病、神经丛病和局灶性肌病）而复杂化。

肌病

　　肌病是斗篷野照射的常见并发症，并且是导致这些患者残疾（尤其是头颅下垂）的主要原因。如前所述，这种线状体肌病（nemaline rod myopathy）是局部性的，仅影响照射野内的肌肉纤维，例如颈椎和胸椎旁肌、菱形肌、冈上肌和冈下肌（图 79-9）[34,58]。接受肌病活检的患者，其照射野外肌肉（即股四头肌）应显示为正常的肌肉组织。照射野有时会累及三角肌和肱二头肌，具体取决于患者双臂是放在身体两侧还是头顶上方进行照射。HL 幸存者并不常规进行肌肉活检。电生理检查更

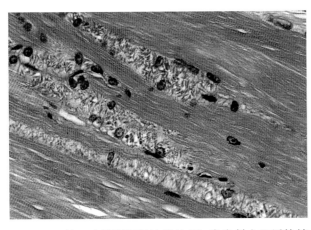

图 79-9　某一斗篷野照射治疗的 HL 患者斜方肌活检结果。注意肌肉纤维中的许多线状肌杆。（*Source*: Reprinted with permission from Portlock CS, Boland P, Hays AP, et al. Nemaline myopathy: a possible late complication of Hodgkin's disease therapy. Human Pathology, 2003; 34: 816-818.）

为常用，针极肌电图通常显示受累肌肉中明显的肌病性运动单位（图 79-10）[58]。这些肌病性运动单位常与神经病理性运动单位穿插，反映了 RFS 患者神经肌肉功能障碍的多因素和多水平性（图 79-11）。

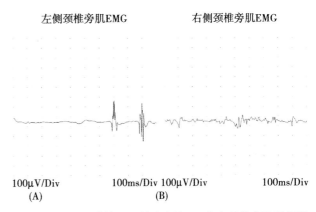

图 79-10　某一斗篷野照射治疗的 HL 患者颈椎旁肌针极肌电图所见的肌病性运动单位

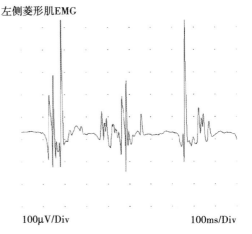

图 79-11　图 79-10 中（译者注：原位误为"图 79-7"）同一患者的左侧菱形肌神经病理性运动单位。注意，这些运动单位是神经病理性的，而不是肌病性的。肌病性运动单位也可见于斗篷野照射治疗患者的菱形肌内

头颅下垂综合征（Dropped Head Syndrome）

　　HL 幸存者最常见、明显的致残性障碍之一是颈部肌肉的萎缩和无力，继而出现颈部伸展无力或"头颅下垂综合征"（图 79-12）[58,59]。最糟糕的是，通常这种痛苦的状况会进展为头部完全地下垂，而无法保持头部处于正常的直立姿势。在斗篷野照射治疗的 HL 幸存者中，先于颈部无力出现的颈部肌肉萎缩基本上是普遍存在的。潜在的病理生理学是先前描述的脊髓 - 神经根 - 神经丛 - 神经 - 肌病。这些患者的颈部受到如此严重影响的原因尚不完全清楚，但可能与先前的斗篷野照射方式有

第八篇

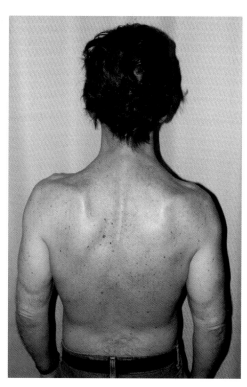

图 79-12　一位曾接受斗篷野照射治疗的 HL 患者的肌肉萎缩。注意从颈部延续到中背部的棘突突出及肩袖肌肉和菱形肌的凹陷外观。三角肌、肱三头肌和其他上肢远端肌肉得以保留

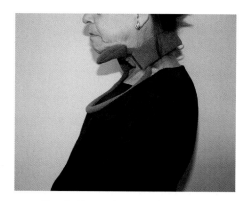

图 79-13　一位颈部伸肌无力的 HL 幸存者佩戴 Headmaster 颈托™，其设计通常比其他品牌颈托更小、更轻且更易调节，使其使用更舒适，更为大多数头颅下垂的长期癌症幸存者所接受

关。颈部的金字塔形状可能导致覆盖组织较少的上方神经根和神经丛的辐射剂量相对于覆盖组织较多的下方神经根和神经丛更高。

　　虽然无法逆转由斗篷野照射引起的颈部肌肉萎缩，但通过物理疗法来改善核心和颈部力量、姿势、身体机能和耐力，可以显著改善患者的功能和生活质量。如果想要持久获益，那么重视终身家庭锻炼计划至关重要。在更严重的病例中，建议使用颈托帮助下巴抬高。我们发现大多数患者更喜欢由不列颠哥伦比亚省盐泉岛的 Symmetric Designs 生产的 Headmaster 颈托™，因为它通常比其他品牌颈托更小、更轻且更易调节（图 79-13）。但是，有些患者确实更喜欢其他的颈托设计（例如 Miami J），应尽可能满足他们的喜好。通常并不打算一直使用颈托，只是用它作为省力的装置。我们鼓励那些因肌肉超负荷而感到疼痛，或出现疲劳，随着时间的推移无法抬起头的患者，尽可能方便地使用颈托。适合使用颈托的活动可能包括做家务、进餐、使用计算机、看电视、读书等。在这些活动中使用颈托可以使患者颈部肌肉得到休息，从而不使用颈托也可以耐受并享受在当天晚些时候进行的活动。例如，在工作时使用颈托可以使患者在下班后舒服地与朋友共进晚餐而无须颈托的帮助。应该注意的是，颈托不能替代前述的终身家庭锻炼计划。

肩痛及功能障碍

　　肩痛和功能障碍是 HL 幸存者的常见症状，通常与他们的放射治疗有因果关系。尽管肩部大部分不在照射野的直接作用范围内，但许多驱动肩关节的神经和肌肉却处在照射野内。直接照射的结构包括颈神经根、臂丛、肩袖肌和支配肩袖的周围神经。C5 或 C6 神经根（或臂丛上干）的任何损伤都会导致肩袖肌进一步无力；并引起肩部和手臂外侧的神经性疼痛。如果肩袖无力阻碍肩关节运动，允许肱骨在关节盂内向前平移，继而发生肩袖肌腱的撞击并引起继发性肩袖肌腱炎，并可能由于肩关节囊内的局部炎症导致三级粘连性关节囊炎[60,61]。

　　肩袖肌腱炎可能会导致休息时疼痛，活动后加重。它的诊断通常基于临床检查。检查方法包括 Hawkin 撞击试验、Neer 撞击试验和冈上肌试验（又称"空罐头试验"）。Hawkin 撞击试验是通过将患者的肩关节向前屈曲 90°，肘关节屈曲 90°，并用力内旋肩关节来进行的。该动作将冈上肌腱推向喙肩韧带前缘，疼痛表明肩袖肌腱炎测试阳性。该测试预测肩袖病变的敏感性为 87%～89%，特异性为 60%[62,63]。进行 Neer 撞击试验则是在压住肩胛骨的同时，被动前屈抬高患者内旋的手臂。这会导致肱骨大结节撞击肩峰前下方，出现不适感表明测试结果阳性。该检查对肩袖损伤的敏感性为 89%[63]。进行冈上肌试验时，先让患者以中立位外展肩关节至 90°，同时施以对抗外展的阻力，然后肩关节内收 30° 并内旋，拇指指向地面，检查者施以向下的

阻力,出现无力或疼痛表示试验阳性。该试验对肩袖肌腱炎的诊断敏感性为 84%～89%,特异性为 50%～58%[62]。经常会出现不同角度的肩袖撕裂,可以通过落臂试验进行评估。要求患者充分外展肩关节,然后缓慢放下手臂。如果存在肩袖撕裂,则肩关节在外展约 90° 时会迅速跌落到患者体侧。临床上肩关节主动和被动关节活动度(尤其是外旋)受限表明粘连性关节囊炎。

只有当包括体格检查在内的临床评估与预期结果不一致时,才进行肩袖影像学检查。例如,如果存在可触及的肿块或引起的疼痛是非典型的(即位于肩胛冈的锐痛,提示恶性肿瘤或骨折),则进行 MRI 检查。或者,如果患者对最初的治疗措施没有反应,并考虑手术干预,则可能需要进行影像学检查。一般情况下,应避免在 RFS 患者中进行肩部手术,因为肩部手术不太可能对引起 RFS 的明显的进行性神经肌肉疾病产生作用,还将继续推动肩部病变进程。保守措施是治疗肩部病变的主要手段。物理疗法是主要的,也是唯一可以带来持久获益的治疗方法。除其他病变外,治疗应解决肩袖肌无力和肩带紧张的问题,目的是恢复肩关节的正常解剖

对位,从而修复喙肩弓内的肩袖肌腱。通常会使用抗炎和 / 或神经调节药物。肩峰下注射虽然不能治愈肩部病变,但有助于物理治疗。

头颈部肿瘤

在可预期的与放射有关的疾病中,头颈部肿瘤仅次于 HL[64,65]。正如所料,其后遗症主要影响头、颈部区域和 / 或,如在 HL 中那样,影响穿过照射野的神经、血管和淋巴管。照射野外的内脏结构,例如心脏和肺部通常不受影响,但颈动脉、甲状腺等会受到严重影响[66,67]。特定患者的临床表现在很大程度上取决于照射野的位置和大小以及照射剂量和次数(因为许多复发患者需要重复照射)。临床表现还将取决于既有疾病和患者自身可能从亚临床到危及生命的因素。

先前所述的 HL 幸存者病变,包括脊髓病、神经根病、神经丛病(颈丛和臂丛)、神经病(脑神经、膈神经、颈丛分支)、肌病、头颅下垂综合征和肩痛 / 功能障碍,在头颈部肿瘤幸存者中也很常见,并且有着相同的基本病理生理和治疗方法(图 79-14)[6-8,68-70]。在头颈部肿瘤中,神经肌肉

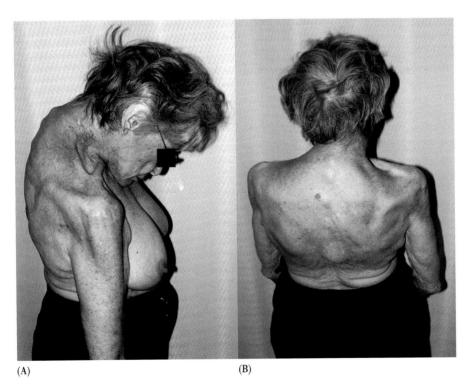

图 79-14 一名老年妇女在右侧鼻咽癌外照射放疗后 5 年发生 RFS。(A)可见严重的头颅下垂。(B)由于神经根 - 神经丛 - 神经 - 肌导致右侧肩袖肌肉、斜方肌和菱形肌的明显萎缩及肩关节明显的功能障碍和疼痛。尽管是一个极端的案例,但这些图片所示是 RFS 典型、代表性的临床表现。该患者可能接受了类似于图 79-4(B)所示的照射野放疗,但此例更偏向右侧

和肌肉骨骼疾病比 HL 患者更常见,包括放射性颈部肌张力障碍(cervical dystonia)和牙关紧闭(trismus)。其他言语和吞咽治疗专家更善于处理并且影响该类人群的病变,如吞咽困难、构音障碍、食管狭窄、口干燥症等,将在第 80 章中进行讨论。

颈部肌张力障碍

颈部肌张力障碍是 RFS 的常见表现,当被视为放射并发症时,称为放射性颈部肌张力障碍。颈部肌张力障碍不仅可由头颈部肿瘤的治疗引起,而且还可由任何累及枕骨、颈椎或上胸椎的肿瘤放疗引起[71],包括来自任何癌症类型的转移病变、肉瘤、HL、甲状腺癌等。

特发性颈部肌张力障碍广泛地定义为一种运动障碍,其特征是头部和肩部的不自主收缩,可能会扭曲成畸形的姿势,包括转颈(torticollis)、侧颈(laterocollis)、伸颈(retrocollis)和屈颈(anterocollis)[72]。在放射性颈部肌张力障碍中,进行性放射性纤维化可能会导致脊副神经、颈神经根和颈丛神经异位电活动,随后出现斜方肌、胸锁乳突肌、斜角肌和其他颈部肌肉的痉挛。对肌肉的辐射直接作用也可能导致肌肉痉挛。无法控制的颈肌痉挛会导致头、颈部的对称或不对称性固定。

随着放射性纤维化的进展,会形成固定性挛缩。挛缩可能是辐射对肌肉、神经和所有受累结缔组织多因素作用的结果。肌肉痉挛使头部和 / 或颈部处于肌腱和韧带短缩的姿势。对结缔组织的辐射作用还会引起进行性纤维化,继而引起硬结、弹性丧失和透过受累组织的短缩。其最终结果是进行性且可能严重的颈部紧张和疼痛。由于进行性纤维化而无法将头部定位,会对吞咽、发声以及日常生活活动(例如驾驶和与工作有关的活动)产生不利影响。

牙关紧闭

牙关紧闭是指无法完全张开嘴巴[64]。放射性牙关紧闭是 RFS 的并发症之一,可能与放射性三叉神经痛、颈部肌张力障碍或其他障碍如吞咽困难或构音障碍并存[6,8,73,74]。辐射诱发的三叉神经运动纤维异位电活动导致肌肉(特别是咬肌和翼状肌)的痉挛和疼痛。对肌肉的辐射直接作用也可能导致痉挛。不受控制的咬肌持续痉挛可引起固定性挛缩,最终导致无法张开下颌。这一现象几乎可以肯定是由辐射对包括颞下颌关节、韧带和肌腱在内的局部结缔组织的不利影响造成的[75]。严重牙关紧闭和下颌挛缩的患者可能在说话、进食、饮水、保持口腔卫生等方面有困难。此外,缺乏张口能力也可能影响其他社交活动和亲密行为[64]。

预防和早期识别牙关紧闭很重要,因为一旦发生就会非常难以治疗。建议使用图 79-15 中的方案以帮助早期识别和治疗存在牙关紧闭风险的头颈部肿瘤患者。虽然物理治疗师或言语治疗师的手法治疗通常作为牙关紧闭的一线治疗方法,但有关此类干预效果的数据很少[64,76]。已有多项研究探索了将颌骨张开装置应用到牙关紧闭的预防和管理中。可以使用多种颌骨牵张装置来治疗牙关紧闭。TB 通常采用"7-7-7"方案,即以接近最大耐受量完成 7 组,每组重复 7 次,每日进行 7 次治疗。这是一种高负荷、短持续的拉伸方法,可能会导致受辐射影响的肌肉出现反弹性痉挛。在各种临床情境中对 DTS 进行了研究,总体达到积极效果(图 79-16)[77-84]。DTS 通过设备内的弹簧机制实现了动态牵张,实现了低负荷 - 持续牵伸,每日 3 次,每次最多 30 分钟(图 79-17~图 79-19)。这种方法可能是一种更具生理性和有效性的辐射受累组织牵伸方法[85]。该装置的功效也已在多项试验中得到证实(图 79-20)[73,86-88]。

康复医学会诊对于评估和治疗疼痛、痉挛以及其他任何会妨碍放射性牙关紧闭患者成功康复的疾病非常有用。肉毒素注射通常用于减轻咀嚼肌的疼痛和痉挛,但尚未显示出改善张口的作用[89]。

神经痛

辐射引起的三叉神经(V_2、V_3)和颈丛发出的感觉神经分支(耳大神经、颈横神经、枕小神经、锁骨上神经)损害通常是由于头颈部肿瘤的颈清扫术和 / 或放疗所致。症状通常位于肿瘤同侧,但也可能是双侧的。其病理生理可能是由于放射和 / 或术后瘢痕所致的受损感觉神经产生异位电活动。一些患者经历的神经痛可能非常严重并且具有致残性。治疗通常包括神经稳定剂、阿片类药物,有时还可注射肉毒素。

乳腺癌

通常采用局部放疗治疗乳腺癌,而与 HL 或头颈部肿瘤长期幸存者相比,乳腺癌患者神经肌肉和肌肉骨骼后遗症相对较少。淋巴水肿是原发性乳腺癌治疗中最常见的远期并发症,不仅可以由放射

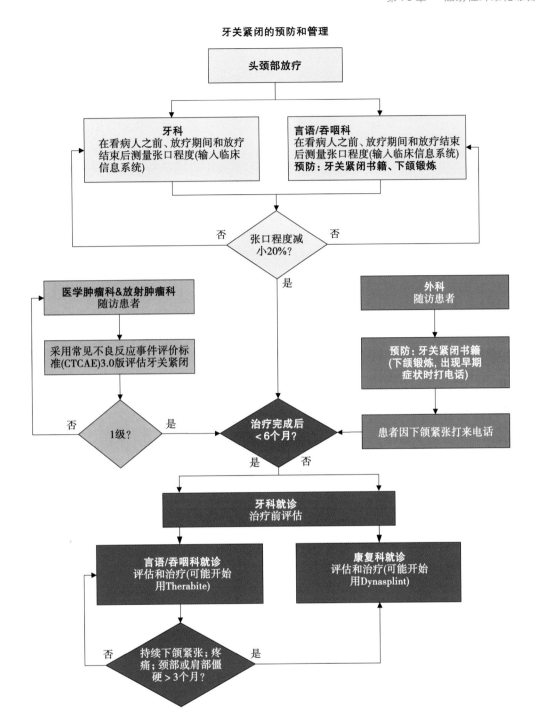

牙关紧闭的预防和管理

头颈部放疗

牙科
在看病人之前、放疗期间和放疗结束后测量张口程度(输入临床信息系统)

言语/吞咽科
在看病人之前、放疗期间和放疗结束后测量张口程度(输入临床信息系统)
预防：牙关紧闭书籍、下颌锻炼

张口程度减小20%？ 否 否

是

医学肿瘤科&放射肿瘤科
随访患者

采用常见不良反应事件评价标准(CTCAE)3.0版评估牙关紧闭

1级？ 否 是

外科
随访患者

预防：牙关紧闭书籍
(下颌锻炼, 出现早期症状时打电话)

患者因下颌紧张打来电话

治疗完成后<6个月？ 是 否

牙科就诊
治疗前评估

言语/吞咽科就诊
评估和治疗(可能开始用Therabite)

康复科就诊
评估和治疗(可能开始用Dynasplint)

持续下颌紧张；疼痛；颈部或肩部僵硬＞3个月？ 否 是

图 79-15 牙关紧闭预防和治疗方案

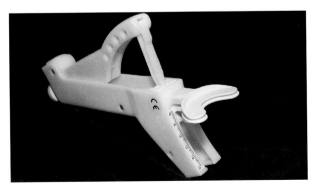

图 79-16 下颌运动康复系统

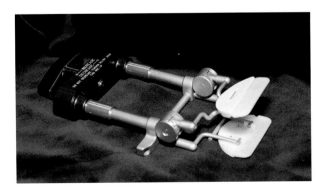

图 79-17 牙关紧闭治疗系统

第八篇

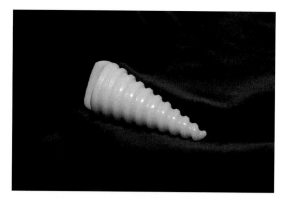

图 79-18　螺旋形牙关紧闭装置

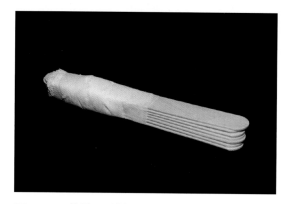

图 79-19　堆叠压舌板

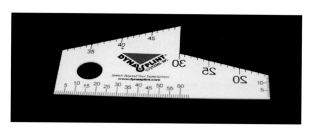

图 79-20　张口测量器。这种简单廉价的塑料工具是一种客观测量和跟踪患者下颌张开度和牙关紧闭治疗反应的有效方法

引起，而且可由手术引起，并且如果同时使用两种方式，更容易出现淋巴水肿[90]。

乳腺癌的腋窝照射可引起肩关节功能障碍，包括肩袖病变和粘连性关节囊炎[60]。粘连性关节囊炎更可能是与皮肤和软组织的局部疼痛和炎症相关的急性现象，伴随不愿主动活动手臂。在此情况下，不太可能出现严重的神经肌肉损伤。然而，因局部（胸壁或腋窝）乳腺癌复发而接受放疗的患者可能会出现明显的神经肌肉和肌肉骨骼功能障碍。此时，放射性纤维化可能起一定作用，但局部进展性肿瘤对臂丛和其他神经结构的影响是或更可能是功能障碍的原因。

四肢肿瘤

包括肉瘤或转移性病变在内的四肢肿瘤通常采用放射治疗，随后可发生 RFS[91]。在四肢肿瘤患者中，放疗和手术治疗常见的神经肌肉和肌肉骨骼并发症包括单神经病和挛缩（图 79-21）。伴随身体其他部位照射的局灶性肌病和软组织纤维化在四肢肿瘤中也同样是个问题。

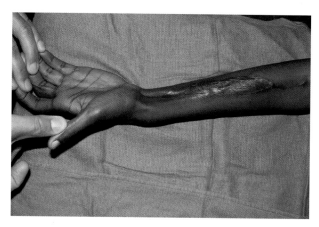

图 79-21　由上肢肉瘤切除和放疗引起的腕关节屈曲挛缩伴正中神经和尺神经病

单神经病可以发生在照射野内的任何神经中[15]。当神经位于手臂的正中神经、尺神经和桡神经或小腿的腓总神经和胫神经附近时，多条神经通常会受累。放射性单神经病，尤其是坐骨神经的单神经病，通常会非常痛苦，并伴有明显的神经性疼痛，这是由受累神经异位电活动引起的。同样，受累神经支配的肌肉痉挛很常见。累及运动纤维时会发生进行性肌无力，并可能进展为完全性瘫痪，继而在损伤部位远端出现肌肉萎缩。

当辐射累及关节或驱动关节的肌肉时，会导致挛缩和关节活动受限。这可能导致无法伸展肘关节或膝关节、屈曲腕关节或握拳。大多数情况下，挛缩是不必要的并发症，必须积极应对。我们也看到了放射性腓总神经病引起的足下垂的"解决方案"。这可能是由于进行性纤维化和足背屈肌的短缩以及踝关节几乎固定挛缩所致，从而在没有恢复肌力或功能的情况下无须踝 - 足矫形器（AFO）的辅助。

脊柱肿瘤

通常采用手术切除和稳定、放疗或联合这两种方式来治疗影响脊柱轴的肿瘤[92,93]。脊柱立体定向放射治疗（spinal stereotactic body radiation therapy, SBRT)已成为一种常见的治疗方式[94]。SBRT 将照射分为 1～5 次,总剂量为 14～32Gy。这些治疗大多数以单次照射(38%,又称"放射外科手术")或三次(26%)或五次(25%)的大分割方案进行[94]。SBRT 尤其是大剂量(24Gy)单次照射方案的并发症,包括椎体压缩性骨折、肌炎和神经根-神经丛病[93,95,96]。这些神经肌肉骨骼损伤可导致显著的发病率。

临床评估

病史

RFS 的诊断并不总是那么简单。症状应参考既往放疗史并在解剖学上与既往放疗史保持一致。完整的病史应包括所有先前存在的疾病,尤其是神经肌肉和肌肉骨骼疾病,例如肩袖肌腱炎、颈神经根病、神经病等。不应低估已存在或正在出现的神经肌肉和肌肉骨骼疾病的重要性,因为它们会严重影响放疗中症状的发展。

完整的肿瘤病史应从诊断到临床表现详细记录。患者接受的所有肿瘤治疗方法,例如手术、化疗和放疗均应记录在案,并包括类型、剂量、持续时间和位置等细节。应理解并仔细记录症状发展的时间进程,因为它们可能为导致症状和功能障碍的合并症提供线索,并且可能对预后具有重要意义。

放射性纤维化的症状可能在放疗期间或几年后显露。一般来说,病情进展越快,预后就较差。在某些情况下,放射性纤维化是相对静态的,症状的发展是由于一种新的、其他无关疾病的影响,例如由椎间盘突出引起的急性颈神经根病。排除叠加的疾病非常重要,因为它们很可能会改变治疗策略。

患者的疼痛、紧张、痉挛的详细信息以及他们用来描述症状的语言非常重要。患者经常描述在照射野内或照射野外的肌肉出现持续或频繁的痉挛。症状可能是不明确的,通常被描述为"紧绷""拉扯"或"抽搐"。诸如"灼烧痛""刺痛""灼热痛"等神经病性术语可用于描述与神经损伤相关的疼痛。专业人员应尽力将肌肉痉挛相关症状与神经性疼痛相关症状区分开。

患者对症状的描述应在解剖学上与照射野范围一致。换言之,这些症状应该直接发生在照射野内,或者发生在相应的肌节、皮节内,或者野内周围神经、血管或淋巴管的分布区内。如果患者的症状在解剖学上不一致,则应强烈考虑 RFS 以外的诊断可能性。

体格检查

体格检查对于理解、评估和治疗 RFS 的临床症状至关重要。对神经肌肉和骨骼肌肉进行全面检查的完整介绍不在本章范围之内,推荐读者阅读第 39 章《肿瘤患者疼痛障碍的评估方法》(译者注:原文误为"第 35 章")和 Stanley Hoppenfeld 关于脊柱和四肢体格检查的著作[97]。

鉴别诊断

如前所述,RFS 的诊断需要注意与疾病相关的体征和症状应出现在照射野内或穿过照射野的神经、血管或淋巴结构的分布区内。重要的是要认识到,在接受放疗并罹患 RFS 的特定患者中,叠加的退行性疾病和其他疾病对体征和症状的影响。尽管 RFS 中许多神经肌肉和肌肉骨骼病症的病理生理学不同于引起此类病症的其他原因,但它们的评估大体相同。

辅助检查

影像学检查

影像学检查通常在评估 RFS 方面很有用。通常只有在可能改变患者治疗方式的情况下,才应进行影像学检查。通常在初次就诊时就对 HL 治疗的 RFS 患者全脊柱和头颈部肿瘤患者的颈椎进行基线 MRI 检查,以排除脊柱的退行性变化或继发性恶性肿瘤。

MRI 是评估脊柱、头部软组织以及肩关节等关节的首选检查方法。当可能诊断脑转移、髓内肿瘤或软脑膜病变时,需要进行钆增强成像。当评估术后或既往照射部位时,钆增强成像有助于肿瘤与瘢痕或纤维化组织背景的区分。CT 对比增强检查通常是评估胸腔、腹腔和盆腔脏器是否有转移或进行性病变的首选测试。患者有 MRI 禁忌证(起搏器、动脉瘤夹、乳房组织扩张器)时也可以使用 CT。当金属硬物(例如脊柱内固定器)造成过多的伪影而妨碍椎管的充分观察时,可选用 CT 脊髓造影。骨扫描可用于识别大多数的骨转移,但由于软组织不可见,因此通常无法提供足够的解剖信息。在评估脊柱稳定装置或关节置换假体是否松动或失效时，可选用 X 射线检查。

电诊断检查

电诊断检查可用于识别、定位、确认和鉴别 RFS 患者的神经根病、神经丛病、神经病或肌病。针极肌电图可以确认肌肉的失神经支配，鉴别肌纤维颤搐、肌束震颤和肌肉痉挛。理解和澄清 RFS 电诊断检查中出现的多重重叠性病症是最困难的。强烈建议转诊患者要经美国电诊断医学委员会（American Board of Electrodiagnostic Medicine）认证，并在复杂神经肌肉疾病评估方面具有丰富经验的肌电图专家处进行相应的电诊断检查。可以在第 55 章中找到有关癌症电诊断的详尽介绍。

治疗

由于放疗导致的进行性纤维化硬化目前没有治愈的方法，因此 RFS 也没有治愈的方法。包括己酮可可碱和生育酚（维生素 E）以及高压氧（HBO）在内的多种医学手段被夸大为具有稳定或逆转 RF 的作用。根据我们的临床经验，己酮可可碱和生育酚在治疗慢性 RFS 方面令人失望，但可能在伤口愈合、颌骨坏死和其他一些病变的治疗中起作用[98]。HBO 常被用于治疗急性放射性病变，但最近的综述表明，没有确凿的证据显示 HBO 可改善头颈部肿瘤患者的种植体存活率，预防骨坏死或改善唾液腺功能[99]。HBO 对于慢性放射性后遗症的疗效令人怀疑。干细胞疗法在治疗包括 RFS 在内的许多疾病方面具有巨大的潜力[100]。该技术在治疗 RFS 方面仍处于起步阶段，需要克服许多问题，例如畸胎瘤形成、疾病进展的风险和基因组稳定性以及影响疾病靶向、免疫排斥和临床推广的技术问题[101]。

RFS 微血管进行性纤维化硬化目前无法得到有效治疗的事实，并不意味着没有治疗 RFS 的方法。相反，我们在缓解 RFS 癌症幸存者的疼痛，改善其功能和生活质量方面取得了巨大的成功。这些成功并不是凭空而来的。康复医学中所有其他类似病症的康复治疗基本原则适用于 RFS 癌症幸存者并对其有效。

教育

对于患有 RFS 的癌症幸存者而言，教育至关重要。这些患者常常被迫妥协于一个不理解其特殊需求且对此毫无反应的医疗体系。患者通常会被劝告，他们应该为自己的癌症被治愈而心存感激，他们当前的问题与其癌症治疗无关，更糟糕的是，他们得不到任何帮助。我们发现，一般而言，当患者遇到愿意倾听并试图理解其抱怨的医生时，他们会非常感激。当他们对疾病的基本病理生理学和相互关系得到理解和解释时，他们就会变得充满希望。正是这种临床医生和患者双方的理解构成了成功治疗的基础。

尽管无法逆转 RFS 的进行性纤维化硬化，但个体疾病，例如颈部肌张力障碍产生的疼痛，冻结肩引起的虚弱无力以及严重的头颅下垂导致的社会隔离，往往可以通过治疗改善。人们已经认识到可以识别和优化对 RFS 相关病症的特定诊断，成功治疗常常被认为无法治愈的 RFS 患者。

物理与作业治疗

在成功治疗 RFS 方面，没有其他任何一种方式比物理和作业治疗更重要。在本书的其他章节中，广泛讨论了癌症中物理和职业治疗的原则、治疗方式的应用以及治疗性锻炼的应用。尽管 RFS 成功治疗的基本原则与其他癌症疾病相似，但仍应强调几个重要观念。

坚持不懈对于成功治疗 RFS 至关重要。RFS 将在患者的余生中继续发展，并且与衰老一样无法逆转。同时，丧失功能比获得功能要容易得多。因此，应该明确地告知患者，他们的锻炼计划应视为终身努力的一部分。治疗师的职责是设计、启动和继续一个针对特定患者的神经肌肉、肌肉骨骼、疼痛和功能障碍的个体化治疗方案。最终，患者将结束治疗并出院；他们应该将这些活动融入他们的生活，以减少 RFS 的渐进性影响。

通常可以牵伸纤维化组织，但不如牵伸正常组织那么容易。采用低负荷、持续牵伸，以最大限度地延长关节活动范围末端总的牵伸时间，这一原则对治疗 RFS 非常重要。坚韧是患者坚持不懈的能力，而不是他们忍受不适（过度拉伸）的能力，前者更可能取得功能改善。

一个强大而稳定的核心，其作用不可低估。核心力量对于患有 RFS 和牙关紧闭的患者以及头颅下垂的 HL 幸存者同样重要。无法达到治疗目标可能是由于未能认识到核心力量的重要性，以至于直接和完全地进展为更明显的障碍。

矫形器

矫形器在治疗 RFS 中的作用与其在其他神经肌肉和肌肉骨骼疾病中的基本原则相同。上文已经讨论了用于控制颈部伸肌无力的多种颈椎矫形器设计。很少使用上肢矫形器，但在某些情况下可能适合用于改善严重神经根病或神经丛病患者的功能。

通常，下肢矫形器（例如 AFO）可用于因任何原因引起的踝背屈无力的患者，包括脊髓病、神经根病（通常为 L5）、神经丛病（腰骶干）或神经病（坐骨神经、腓总神经、腓深神经）。我们通常更喜欢采用后置弹性（posterior leaf spring，PLS）型 AFO，因为它们体积小，重量轻，并且在大多数情况下可提供良好的功能效益。当现成的 AFO 不稳定或适配不良时，可以定制个性化的模塑 AFO。如果存在跖屈肌无力和无法控制脚踝的情况，则可以使用改良的 AFO 或铰链式 AFO（hinged AFO）。只有出现必须控制的严重痉挛时，才使用固定式 AFO（solid AFO），这种情况在 RFS 幸存者中很少见，因为 RFS 以周围神经系统损害最常见。有时需要控制膝关节以防止突然屈膝。大部分膝关节伸肌力量较弱但具有适当体力的患者可以通过代偿来行走，他们将身体的重心放在髌骨的前方，从而在膝关节处产生一个向后的力，迫使膝关节向后伸展。但是，这种方式会导致膝关节疼痛和退化。使用膝关节固定支具对老年患者和多关节无力的患者有益。有几种设计可供选择，但总的来说，我们更喜欢采用定制的带有落锁或其他锁定装置的支具，这可以让患者轻松地屈膝坐下[102]。如果同时存在膝关节伸展无力和踝关节背屈困难，通常可以将膝关节固定支具以模块化的方式安装在 AFO 上。我们发现，与膝 - 踝 - 足矫形器（KAFO）相比，这种方法通常更容易被患者接受和穿脱。

药物治疗

通常需要药物来控制 RFS 产生的疼痛和肌肉痉挛。虽然在本书的其他部分介绍了癌症幸存者疼痛的评估和治疗方法，但是对于 RFS 患者来说，有一些重要因素需要考虑。有效的疼痛管理的最重要决策是将神经性疼痛与肌肉骨骼（躯体）疼痛区分开。许多患者同时存在着神经性疼痛和躯体性疼痛。

神经稳定剂治疗被认为是神经性疼痛的一线治疗方法[103]。我们首选普瑞巴林（pregabalin）作为大多数患者的一线药物，因为该药对神经性疼痛和一定程度上的肌肉痉挛非常有效，起效快，并且药物间相互作用的可能性较低[103]。加巴喷丁（gabapentin）具有与普瑞巴林相同的作用机制，但通常功效较差，吸收差，并且在大多数情况下需要更长的滴定时间。度洛西汀（duloxetine）是普瑞巴林和加巴喷丁的绝佳替代品，但可能没有抗痉挛作用[103]。它具有不同的作用机制（5- 羟色胺和去甲肾上腺素再摄取抑制），可以与普瑞巴林联合使用。服用他莫昔芬（tamoxifen）的患者禁忌使用度洛西汀以及其他已知可抑制 CYP2D6 的抗抑郁药，包括氟西汀（fluoxetine）、安非他酮（bupropion），尤其是帕罗西汀（paroxetine），因为担心上述药物会降低抗肿瘤药的疗效[104]。临床医生应注意度洛西汀会与其他影响 5- 羟色胺再摄取的药物产生不利的相互作用，包括三环类抗抑郁药（TCA）、曲马多（tramadol）和曲普坦（triptans）。TCA 可以用于某些患者，但是其潜在的心律失常、体位性低血压和其他抗胆碱能副作用（如尿潴留和便秘）限制了它们在 RFS 中的用途。阿片类药物（opioids）通常可在需要时添加到普瑞巴林或 / 和度洛西汀中。

RFS 中经常会出现因肩袖炎症、粘连性关节囊炎和潜在的退行性变化引起的躯体性疼痛，并且对神经稳定剂反应不佳。当诊断出由退行性改变引起的炎症或疼痛时，通常需要进行非甾体抗炎药（NSAID）试验。通常在使用几天之内就可以看到积极的效果。如果 NSAID 有效，则可能仅部分控制患者的疼痛综合征。例如，患者的肩部疼痛可能会缓解，但神经根痛会持续存在。在这种情况下，应将 NSAID 与神经稳定剂联合使用。如果 NSAID 无效，则应停止服用，以免引起长期副作用，例如胃肠道溃疡或血压升高，继而增加心血管梗死的风险[105]。在患者服用 NSAID 期间，应密切监测其既往放射或其他原因导致的心脏问题或肾功能不全。当 NSAID 无效或禁忌使用时，通常使用阿片类药物控制躯体性疼痛。

肌肉松弛剂包括巴氯芬（baclofen）、替扎尼定（tizanidine）和各种苯二氮䓬类药物可能有助于缓解与肌肉痉挛有关的疼痛，通常可以进行短暂的试用。如果无效，则应停止使用。

注射

第 45 章《癌症患者的介入性疼痛管理》中讨

论了治疗性注射在癌症患者疼痛管理中的作用。触发点注射（trigger-point injections）和肉毒素注射（botulinum toxin injections）两种类型值得特别关注，因为它们在与 RFS 相关的特定条件下特别有用。

　　触发点注射就是将局部麻醉剂注射到疼痛的肌肉痉挛区域[106]。对于缓解斜方肌、菱形肌、颈椎旁肌和其他肌肉的疼痛性肌肉痉挛，效果明显。有经验的专业人员进行注射，可将并发症和气胸的风险降至最低。通常每个注射点注射 0.25% 布比卡因（bupivacaine）2～5ml，最多 20ml，分为 1～8 个注射点。注射会暂时抑制运动终板响应运动神经中异常异位电活动的能力，从而产生局部的肌肉松弛、再灌注和疼痛减轻。注射效果持续时间从几个小时到几天不等，通常每月重复注射一次。

　　肉毒素注射已成为肌肉骨骼疼痛、肌肉痉挛、痉挛状态、偏头痛、神经性疼痛和多种其他疾病的主要和辅助治疗方法[107-111]。我们发现肉毒素注射对 RFS 的几种特殊并发症具有潜在的疗效，包括放射性颈部肌张力障碍、牙关紧闭、脊柱旁肌疼痛性痉挛和局灶性神经性疼痛[112]。只有熟练掌握肉毒素注射技术的专业人员才能尝试将其用于癌症患者，因为这类人群头颅下垂、吞咽困难等并发症加重的可能性相对较高。

随访和监测

　　RFS 是一种严重的终身疾病。尽管 RFS 的各种并发症通常是可以治疗的，但需要临床医生和患者都保持警惕。这不仅是因为疾病在早期发现后更容易治疗，而且还因为它们常常伴随着继发性恶性肿瘤、心血管功能障碍和其他直接相关医学问题的危险。对放疗导致的进行性纤维化组织硬化的基本病理生理学及其临床表现的理解，将使临床医生能够有效地评估和治疗 RFS 的各种并发症。

要点

- 放射性纤维化综合征是用于描述放射治疗可能导致进行性纤维化硬化的无数临床表现的术语。
- 纤维蛋白在血管内和血管外腔室中的异常蓄积最终导致进行性纤维化组织硬化，这是放

射性纤维化的特征，也是 RFS 的基础。
- 放射性纤维化可影响任何组织类型，包括皮肤、肌肉、韧带、肌腱、神经、内脏和骨骼。
- 照射野的大小、组织类型及其对辐射的敏感性以及患者对辐射作用的个体抵抗力在很大程度上决定了 RFS 的潜在发病率。
- 用于治疗 HL 的斗篷野，包括纵隔、颈部、锁骨上、锁骨下和腋窝区域的所有淋巴结。
- 导致 RFS 的潜在神经肌肉功能障碍是根据已知受累的结构来命名。例如，接受斗篷野照射并表现出下肢痉挛（缘自脊髓病）和照射野内神经根、神经丛和神经受累的周围神经表现以及局部肌病的 HL 幸存者将被诊断为患有"脊髓 - 神经根 - 神经丛 - 神经 - 肌病"。
- 接受放疗的 HL 幸存者比其他类型癌症幸存者发生长期放射并发症的可能性更高。
- 包括己酮可可碱和生育酚以及高压氧在内的多种医学手段被夸大为具有稳定或逆转 RF 的作用。根据我们的临床经验，这些治疗方法的疗效令人失望。
- RFS 微血管进行性纤维化硬化目前无法得到有效治疗的事实，并不意味着没有治疗 RFS 的方法。
- 康复医学中所有其他类似病症的康复治疗基本原则适用于 RFS 癌症幸存者并对其有效。
- 在成功治疗 RFS 方面，没有其他任何一种方式比物理和作业治疗更重要。
- 我们发现肉毒素注射对 RFS 的几种特殊并发症具有潜在的疗效，包括放射性颈部肌张力障碍、牙关紧闭、脊柱旁肌疼痛性痉挛和局灶性神经性疼痛。

（张璞 译　宋飞 校）

参考文献

1. Nielsen KM, Offersen BV, Nielsen HM, et al. Short and long term radiation induced cardiovascular disease in patients with cancer. *Clin Cardiol*. 2017;40:255–261.
2. Huang Y, Zhang W, Yu F, Gao F. The cellular and molecular mechanism of radiation-induced lung injury. *Med Sci Monit*. 2017;23:3446–3450.
3. Fernandes A, Bhuva NJ, Taylor A. Management of toxicities following pelvic irradiation for gynaecological cancers. *Curr Opin Oncol*. 2015;27:405–411.
4. Tabibian N, Umbreen A, Swehli E, et al. Radiation therapy: managing GI tract complications. *J Fam Pract*. 2017;66:E1–E7.
5. Stubblefield MD. Neuromuscular complications of radiation therapy. *Muscle Nerve*. 2017;56(6):1031–1040.
6. Stubblefield MD. Clinical evaluation and management of radiation fibrosis syndrome. *Phys Med Rehabil Clin North Am*. 2017;28:89–100.

7. Stubblefield MD. Neuromuscular complications of radiation therapy. *Muscle Nerve.* 2017;56:1031–1040.

8. Stubblefield MD. Radiation fibrosis syndrome: neuromuscular and musculoskeletal complications in cancer survivors. *PM R.* 2011;3:1041–1054.

9. Straub JM, New J, Hamilton CD, et al. Radiation-induced fibrosis: mechanisms and implications for therapy. *J Cancer Res Clin Oncol.* 2015;141:1985–1994.

10. Hauer-Jensen M, Fink LM, Wang J. Radiation injury and the protein C pathway. *Crit Care Med.* 2004;32:S325–S330.

11. New P. Radiation injury to the nervous system. *Curr Opin Neurol.* 2001;14:725–734.

12. Stone HB, Coleman CN, Anscher MS, et al. Effects of radiation on normal tissue: consequences and mechanisms. *Lancet Oncol.* 2003;4:529–536.

13. Popanda O, Marquardt JU, Chang-Claude J, et al. Genetic variation in normal tissue toxicity induced by ionizing radiation. *Mutat Res.* 2009;667:58–69.

14. Ng AK, van Leeuwen FE. Hodgkin lymphoma: Late effects of treatment and guidelines for surveillance. *Semin Hematol.* 2016;53:209–215.

15. Pradat PF, Delanian S. Late radiation injury to peripheral nerves. *Handb Clin Neurol.* 2013;115:743–58.

16. Delanian S, Lefaix JL, Pradat PF. Radiation-induced neuropathy in cancer survivors. *Radiother Oncol.* 2012;105:273–282.

17. Huang CC, Huang TL, Hsu HC, et al. Long-term effects of neck irradiation on cardiovascular autonomic function: a study in nasopharyngeal carcinoma patients after radiotherapy. *Muscle Nerve.* 2013;47:344–350.

18. Schlussel Markovic E, Buckstein M, Stone NN, Stock RG. Outcomes and toxicities in intermediate-risk prostate cancer patients treated with brachytherapy alone or brachytherapy and supplemental external beam radiation therapy. *BJU Int.* 2018;121(5):774–780.

19. Zimmermann M. Pathobiology of neuropathic pain. *Eur J Pharmacol.* 2001;429:23–37.

20. Gutmann L, Gutmann L. Myokymia and neuromyotonia 2004. *J Neurol.* 2004;251:138–142.

21. Miller TM, Layzer RB. Muscle cramps. *Muscle Nerve.* 2005;32:431–442.

22. Posner JB. *Neurologic Complications of Cancer.* Philadelphia: F.A. Davis Co.; 1995.

23. Watson JC, Sandroni P. Central neuropathic pain syndromes. *Mayo Clin Proc.* 2016;91:372–385.

24. Felix ER. Chronic neuropathic pain in SCI: evaluation and treatment. *Phys Med Rehabil Clin North Am.* 2014;25:545–571, viii.

25. Rogers LR. Neurologic complications of radiation. *Continuum.* 2012;18:343–354.

26. Jabbour P, Gault J, Murk SE, Awad IA. Multiple spinal cavernous malformations with atypical phenotype after prior irradiation: case report. *Neurosurgery.* 2004;55:1431.

27. Labauge P, Lefloch A, Chapon F, et al. Postirradiation spinal root cavernoma. *Eur Neurol.* 2006;56:256–257.

28. Ducray F, Guillevin R, Psimaras D, et al. Postradiation lumbosacral radiculopathy with spinal root cavernomas mimicking carcinomatous meningitis. *Neuro-Oncology.* 2008;10:1035–1039.

29. Drazin D, Kappel A, Withrow S, et al. Post-irradiation lumbosacral radiculopathy associated with multiple cavernous malformations of the cauda equina: case report and review of the literature. *Surg Neurol Int.* 2017;8:26.

30. Matsuda N, Kobayashi S, Matsumoto H, et al. Cauda equina involvement in post-radiation lower motor neuron syndrome. *Intern Med.* 2015;54:1415–1419.

31. Jaeckle KA. Neurologic manifestations of neoplastic and radiation-induced plexopathies. *Semin Neurol.* 2010;30:254–262.

32. Jaeckle KA. Neurological manifestations of neoplastic and radiation-induced plexopathies. *Semin Neurol.* 2004;24:385–393.

33. Stubblefield MD, Slovin S, MacGregor-Cortelli B, et al. An electrodiagnostic evaluation of the effect of pre-existing peripheral nervous system disorders in patients treated with the novel proteasome inhibitor bortezomib. *Clin Oncol (R Coll Radiol).* 2006;18:410–418.

34. Portlock CS, Boland P, Hays AP, et al. Nemaline myopathy: a possible late complication of Hodgkin's disease therapy. *Hum Pathol.* 2003;34:816–818.

35. Tubbs RS, Shoja MM, Loukas M, et al. Study of the cervical plexus innervation of the trapezius muscle. *J Neurosurg Spine.* 2011;14:626–629.

36. Shah JP, Thaker N, Heimur J, et al. Myofascial trigger points then and now: a historical and scientific perspective. *PM R.* 2015;7:746–761.

37. Shah JP, Danoff JV, Desai MJ, et al. Biochemicals associated with pain and inflammation are elevated in sites near to and remote from active myofascial trigger points. *Arch Phys Med Rehabil.* 2008;89:16–23.

38. Karas V, Wang VM, Dhawan A, et al. Biomechanical factors in rotator cuff pathology. *Sports Med Arthrosc Rev.* 2011;19:202–206.

39. Weyl-Ben-Arush M. The price of the successful treatment of pediatric malignancies. *Curr Pediatr Rev.* 2017;13:4–7.

40. Rose SR, Horne VE, Howell J, et al. Late endocrine effects of childhood cancer. *Nat Rev Endocrinol.* 2016;12:319–336.

41. Kadan-Lottick NS, Dinu I, Wasilewski-Masker K, et al. Osteonecrosis in adult survivors of childhood cancer: a report from the childhood cancer survivor study. *J Clin Oncol.* 2008;26:3038–3045.

42. Iacovelli NA, Galaverni M, Cavallo A, et al. Prevention and treatment of radiation-induced acute dermatitis in head and neck cancer patients: a systematic review. *Future Oncol.* 2018;14:291–305.

43. Spalek M. Chronic radiation-induced dermatitis: challenges and solutions. *Clin Cosmet Investig Dermatol.* 2016;9:473–482.

44. Yusuf SW, Venkatesulu BP, Mahadevan LS, et al. Radiation-induced cardiovascular disease: a clinical perspective. *Front Cardiovasc Med.* 2017;4:66.

45. Travis EL. Genetic susceptibility to late normal tissue injury. *Semin Radiat Oncol.* 2007;17:149–155.

46. Hodgkin. On some morbid appearances of the absorbent glands and spleen. *Med Chir Trans.* 1832;17:68–114.

47. Pusey W. Cases of sarcoma and of Hodgkin's disease treated by exposures to X-rays – a preliminary report. *JAMA.* 1902;38:166–169.

48. Peters MV. A study of survivals in Hodgkin's disease treated radiologically. *Am J Roentgenol.* 1950;63:299–311.

49. Brennan S, Hann LE, Yahalom J, et al. Imaging of late complications from mantle field radiation in lymphoma patients. *Radiol Clin N Am.* 2008;46:419–430.

50. Macmahon B. Epidemiological evidence on the nature of Hodgkin's disease. *Cancer.* 1957;10:1045–1054.

51. Scott JL. The effect of nitrogen mustard and maintenance chlorambucil in the treatment of advanced Hodgkin's disease. *Cancer Chemother Rep.* 1963;27:27–32.

52. Matasar MJ, Ford JS, Riedel ER, et al. Late morbidity and mortality in patients with Hodgkin's lymphoma treated during adulthood. *J Natl Cancer Inst.* 2015;107(4).

53. Sakakibara R, Hattori T, Tojo M, et al. Micturitional disturbance in radiation myelopathy. *J Spinal Disord.* 1993;6:402–405.

54. Furby A, Behin A, Lefaucheur JP, et al. Late-onset cervicoscapular muscle atrophy and weakness after radiotherapy for Hodgkin disease: a case series. *J Neurol Neurosurg Psychiatry.* 2010;81:101–104.

55. Cross NE, Glantz MJ. Neurologic complications of radiation therapy. *Neurol Clin.* 2003;21:249–277.

56. Farid N, Zyroff J, Uchiyama CM, et al. Radiation-induced cavernous malformations of the cauda equina mimicking carcinomatous or infectious meningitis. A case report. *J Neuroimaging.* 2014;24:92–94.

57. Avila EK, Goenka A, Fontenla S. Bilateral phrenic nerve dysfunction: a late complication of mantle radiation. *J Neurooncol.* 2011;103(2):393–395.

58. van Leeuwen-Segarceanu EM, Dorresteijn LD, Pillen S, et al. Progressive muscle atrophy and weakness after treatment by mantle field radiotherapy in Hodgkin lymphoma survivors. *Int J Radiat Oncol Biol Phys.* 2012;82:612–618.

59. Rowin J, Cheng G, Lewis SL, et al. Late appearance of dropped head syndrome after radiotherapy for Hodgkin's disease. *Muscle Nerve.* 2006;34:666–669.

60. Stubblefield MD, Keole N. Upper body pain and functional disorders in patients with breast cancer. *PM R.* 2014;6:170–83.

61. Herrera JE, Stubblefield MD. Rotator cuff tendonitis in lymphedema: a retrospective case series. *Arch Phys Med Rehabil.* 2004;85:1939–1942.

62. Itoi E, Kido T, Sano A, et al. Which is more useful, the "full can test" or the "empty can test," in detecting the torn supraspinatus tendon? *Am J Sports Med.* 1999;27:65–68.

63. MacDonald PB, Clark P, Sutherland K. An analysis of the diagnostic accuracy of the Hawkins and Neer subacromial impingement signs. *J Shoulder Elbow Surg.* 2000;9:299–301.

64. Cohen EE, LaMonte SJ, Erb NL, et al. American Cancer Society head and neck cancer survivorship care guideline. *CA Cancer J Clin.* 2016;66:203–239.

65. Siddiqui F, Movsas B. Management of radiation toxicity in head and neck cancers. *Semin Radiat Oncol.* 2017;27:340–349.

66. Thalhammer C, Husmann M, Glanzmann C, et al. Carotid artery disease after head and neck radiotherapy. *Vasa.* 2015;44:23–30.

67. Miller MC, Agrawal A. Hypothyroidism in postradiation head and neck cancer patients: incidence, complications, and management.

第八篇

Curr Opin Otolaryngol Head Neck Surg. 2009;17:111–115.

68. Lin YS, Jen YM, Lin JC. Radiation-related cranial nerve palsy in patients with nasopharyngeal carcinoma. *Cancer.* 2002;95:404–409.

69. Cai Z, Li Y, Hu Z, et al. Radiation-induced brachial plexopathy in patients with nasopharyngeal carcinoma: a retrospective study. *Oncotarget.* 2016;7:18887–18895.

70. Chen AM, Hall WH, Li J, et al. Brachial plexus-associated neuropathy after high-dose radiation therapy for head-and-neck cancer. *Int J Radiat Oncol Biol Phys.* 2012;84:165–169.

71. Astudillo L, Hollington L, Game X, et al. Cervical dystonia mimicking dropped-head syndrome after radiotherapy for laryngeal carcinoma. *Clin Neurol Neurosurg.* 2003;106:41–43.

72. Costa J, Espirito-Santo C, Borges A, et al. Botulinum toxin type A therapy for cervical dystonia. *Cochrane Database Syst Rev.* 2005;(1): CD003633.

73. Stubblefield MD, Manfield L, Riedel ER. A preliminary report on the efficacy of a dynamic jaw opening device (dynasplint trismus system) as part of the multimodal treatment of trismus in patients with head and neck cancer. *Arch Phys Med Rehabil.* 2010;91:1278–1282.

74. van der Geer SJ, Kamstra JI, Roodenburg JL, et al. Predictors for trismus in patients receiving radiotherapy. *Acta Oncol.* 2016;55:1318–1323.

75. Wu VW, Ying MT, Kwong DL. A study on the post-radiotherapy changes of temporomandibular joint in nasopharyngeal carcinoma patients. *Br J Radiol.* 2017;90:20170375.

76. Dijkstra PU, Sterken MW, Pater R, et al. Exercise therapy for trismus in head and neck cancer. *Oral Oncol.* 2007;43:389–394.

77. Heres Diddens A, Kraaijenga S, Coupe V, et al. The cost-effectiveness of TheraBite(R) as treatment for acute myogenic temporomandibular disorder. *Cranio.* 2017;35:290–297.

78. Kamstra JI, Roodenburg JL, Beurskens CH, et al. TheraBite exercises to treat trismus secondary to head and neck cancer. *Support Care Cancer.* 2013;21:951–957.

79. Loorents V, Rosell J, Karlsson C, et al. Prophylactic training for the prevention of radiotherapy-induced trismus – a randomised study. *Acta Oncol.* 2014;53:530–538.

80. Melchers LJ, Van Weert E, Beurskens CH, et al. Exercise adherence in patients with trismus due to head and neck oncology: a qualitative study into the use of the Therabite. *Int J Oral Maxillofac Surg.* 2009;38:947–954.

81. Montalvo C, Finizia C, Pauli N, et al. Impact of exercise with TheraBite device on trismus and health-related quality of life: a prospective study. *Ear Nose Throat J.* 2017;96:E1–E6.

82. Pauli N, Andrell P, Johansson M, et al. Treating trismus: A prospective study on effect and compliance to jaw exercise therapy in head and neck cancer. *Head Neck.* 2015;37:1738–1744.

83. Pauli N, Svensson U, Karlsson T, et al. Exercise intervention for the treatment of trismus in head and neck cancer – a prospective two-year follow-up study. *Acta Oncol.* 2016;55:686–692.

84. Retel VP, van der Molen L, Steuten LM, et al. A cost-effectiveness analysis of using TheraBite in a preventive exercise program for patients with advanced head and neck cancer treated with concomitant chemo-radiotherapy. *Eur Arch Otorhinolaryngol.* 2016;273:709–718.

85. Flowers KR, LaStayo P. Effect of total end range time on improving passive range of motion. *J Hand Ther.* 1994;7:150–157.

86. Shulman DH, Shipman B, Willis FB. Treating trismus with dynamic splinting: a case report. *J Oral Sci.* 2009;51:141–144.

87. Baranano CF, Rosenthal EL, Morgan BA, et al. Dynasplint for the management of trismus after treatment of upper aerodigestive tract cancer: a retrospective study. *Ear Nose Throat J.* 2011;90:584–590.

88. Kamstra JI, Reintsema H, Roodenburg JL, et al. Dynasplint Trismus System exercises for trismus secondary to head and neck cancer: a prospective explorative study. *Support Care Cancer.* 2016;24:3315–3323.

89. Hartl DM, Cohen M, Julieron M, et al. Botulinum toxin for radi-ation-induced facial pain and trismus. *Otolaryngol Head Neck Surg.* 2008;138:459–463.

90. Smile TD, Tendulkar R, Schwarz G, et al. A review of treatment for breast cancer-related lymphedema: paradigms for clinical practice. *Am J Clin Oncol.* 2018;41:178–190.

91. Custodio CM. Barriers to rehabilitation of patients with extremity sarcomas. *J Surg Oncol.* 2007;95:393–399.

92. Laufer I, Rubin DG, Lis E, et al. The NOMS framework: approach to the treatment of spinal metastatic tumors. *Oncologist.* 2013;18:744–751.

93. Lockney DT, Jia AY, Lis E, et al. Myositis following spine radiosurgery for metastatic disease: a case series. *J Neurosurg Spine.* 2018;28(4): 416–421.

94. McClelland 3rd S, Kim E, Passias PG, et al. Spinal stereotactic body radiotherapy in the United States: a decade-long nationwide analysis of patient demographics, practice patterns, and trends over time. *J Clin Neurosci.* 2017;46:109–112.

95. Virk MS, Han JE, Reiner AS, et al. Frequency of symptomatic vertebral body compression fractures requiring intervention following single-fraction stereotactic radiosurgery for spinal metastases. *Neurosurg Focus.* 2017;42:E8.

96. Stubblefield MD, Ibanez K, Riedel ER, et al. Peripheral nervous system injury after high-dose single-fraction image-guided stereotactic radiosurgery for spine tumors. *Neurosurg Focus.* 2017;42:E12.

97. Hoppenfeld S. *Physical examination of the spine & extremities.* Norwalk: Appleton & Lange; 1976.

98. Patel V, McGurk M. Use of pentoxifylline and tocopherol in radiation-induced fibrosis and fibroatrophy. *Br J Oral Maxillofac Surg.* 2017;55:235–241.

99. Ravi P, Vaishnavi D, Gnanam A, et al. The role of hyperbaric oxygen therapy in the prevention and management of radiation-induced complications of the head and neck – a systematic review of literature. *J Stomatol Oral Maxillofac Surg.* 2017;118:359–362.

100. Coppes RP, van der Goot A, Lombaert IM. Stem cell therapy to reduce radiation-induced normal tissue damage. *Semin Radiat Oncol.* 2009;19:112–121.

101. Benderitter M, Caviggioli F, Chapel A, et al. Stem cell therapies for the treatment of radiation-induced normal tissue side effects. *Antioxid Redox Signal.* 2014;21:338–355.

102. Jones VA, Stubblefield MD. The role of knee immobilizers in cancer patients with femoral neuropathy. *Arch Phys Med Rehabil.* 2004;85:303–307.

103. Fornasari D. Pharmacotherapy for neuropathic pain: a review. *Pain Ther.* 2017;6:25–33.

104. Juurlink D. Revisiting the drug interaction between tamoxifen and SSRI antidepressants. *BMJ.* 2016;354:i5309.

105. Walker C, Biasucci LM. Cardiovascular safety of non-steroidal anti-inflammatory drugs revisited. *Postgrad Med.* 2018;130:55–71.

106. Singh V, Trescot A, Nishio I. Injections for chronic pain. *Phys Med Rehabil Clin North Am.* 2015;26:249–261.

107. Finkel AG. Botulinum toxin and the treatment of headache: a clinical review. *Headache.* 2011;51:1565–1572.

108. Gerwin R. Botulinum toxin treatment of myofascial pain: a critical review of the literature. *Curr Pain Headache Rep.* 2012;16:413–422.

109. Kermen R. Botulinum toxin for chronic pain conditions. *Dis Mon.* 2016;62:353–357.

110. Qerama E, Fuglsang-Frederiksen A, Jensen TS. The role of botulinum toxin in management of pain: an evidence-based review. *Curr Opin Anaesthesiol.* 2010;23:602–610.

111. Godoy IR, Donahue DM, Torriani M. Botulinum toxin injections in musculoskeletal disorders. *Semin Musculoskelet Radiol.* 2016;20:441–452.

112. Stubblefield MD, Levine A, Custodio CM, et al. The role of botulinum toxin type a in the radiation fibrosis syndrome: a preliminary report. *Arch Phys Med Rehab.* 89:417–421.

第八篇

第 80 章

癌症患者的沟通与吞咽功能障碍

Margaret L. Ho，Brad G. Smith

沟通和吞咽活动不仅有重要的生理功能，而且有助于个体的情绪健康。当医生和病人考虑癌症治疗的方案时，现在更多的关注是考虑到各种治疗手段对吞咽，言语，声音，语言和听觉功能的影响。这些功能以及其他生活质量指标越来越被认为是癌症幸存者生存的不可分割的部分。本章描述癌症和癌症治疗患者吞咽与沟通功能发生的变化以及目前评估和康复这些功能的方法。

正常沟通

沟通是由言语和语言组成的过程。言语涉及沟通的运动方面，而语言包含对听觉或书面语言刺激的认知处理并把思想转化为单词和句子。当一个听觉语言刺激被传递时，个体需要先接收和听到刺激，然后将其视为环境或语音输入。一旦接受和感知过程被执行后，听觉信号就可以在大脑中被分析为语言元素，然后信息就解释了它的含义[1]。语音、语义、句法和语篇层面上的言语加工似乎涉及颞叶的两侧区域，包括颞上和颞中区、颞极、韦尼克区（Wernicke area）和缘上回，顶叶上部和额叶部分也参与了言语加工[2]。语言表达被认为发生在额叶的各个部分，包括布罗卡区（Broca area）和辅助运动皮层[2]，顶下小叶的角回及左颞叶韦尼克区的反馈也参与其过程[3-5]。越来越多的文献表明小脑不仅参与运动协调，而且也参与了语言表达[2,6-10]。然而，小脑在命名和其他语言功能中的作用尚未被很好地理解，可能与其对执行的功能有关，如记忆和抑制[11]大脑小脑信号通路[6,10]或其他假说[12]。在顶叶编码成语言信息后，它被发送到左额叶布罗卡区，在那里产生运动语言指令并发送到相应的语言肌肉。此时，通过呼吸、发声、共鸣和发音肌肉的协调和神经支配，信息被生成可听见的语音[1]。

正常吞咽

中枢神经系统和脑神经的感觉和运动功能是正常吞咽过程的组成部分[13]。吞咽通常分为四个时期：口腔准备期、口腔期、咽期和食管期[14]。

在口腔准备期，主要任务是在口腔内接受，容纳，操作食物或液体食团，并最终将其收集成一个单位，为下一阶段做好准备。

在这一阶段的活动包括在前至唇部后至软腭形成的密闭空间内，通过品尝味道操纵食团，将食团与唾液混合，咀嚼，并绷紧颊肌组织以防止食团溢出进入外侧口腔沟[14]。在这一阶段，感觉输入对于激活面部、嘴唇、脸颊、舌头、下颌和软腭的肌肉进行协调运动非常重要。

当这些食团聚集在一起后，口腔期阶段开始，包括将食团转移到口腔后部和口咽。舌头在这一阶段起主要作用，因为它在前后运动中挤压硬腭和牙槽嵴来推动食团。同时，嘴唇和颊部肌肉的收缩也发挥了作用[14]。

一旦食团的"头部"（前缘）进入口咽，咽期开始启动。当食团到达舌根区，即下颌骨下缘的水平面，咽期被引出。在这个阶段，需要进行一些运动，才能成功地将食团通过咽部输送到食管食管。包括腭咽腔闭合，舌根与咽后壁接触，气道闭合，舌骨和喉部的上、前运动，会厌反转，最后，食管食管上括约肌（UES）开放[14]。舌根在口咽吞咽中的关键作用怎么强调都不为过。它不仅在将食团推进咽部方面很重要，而且有助于创造足够的食团驱动压力。这个压力是维持适当的 UES[15,16]开放及口咽部食团清除[16,17]的主要机制之一。UES 由三块肌肉组成：环咽肌、下咽缩肌和上食管食管肌[18]。一旦舌根和咽后壁接触时，咽缩肌按自上而下顺序收缩[19]，缩小咽腔[13]，并进一步增加对食团的压力[14]。这些行为高度协调，互相依赖。例如，如果没有足够的喉部抬高、UES 松弛或食团压力，UES 的开放将受到连累[15,20]。在气道关闭期间，杓状突在声带内收[21]之前居中，导致呼吸暂时停止[19,22]。同时杓状软骨前移和室带相接近。呼吸暂停的时间发生在喉部抬高启动之前[22]，而 UES 松弛发生在喉部抬高期间，紧随其后的是 UES 的开放[20]。

食管期本质上是不自主的，因此不适于治疗性操作[14]。在食管食管期，经一系列蠕动波将食团通过食管食管输送至食管食管下括约肌（LES），食管食管下括约肌松弛允许食团进入胃[23]。

尽管有证据表明皮层及皮层下可能影响吞咽功能，但具体机制尚未明确。许多证据是基于脑卒中或脑瘫后吞咽功能障碍的观察及对动物皮层刺激的研究，这些研究结果差异较大[24]。最近，研究人员利用功能磁共振成像（fMRI）技术，补充了与脑功能和吞咽功能有关的重要新发现。大多数研究者认为，初级运动（中央前）皮质似乎在吞咽所需的口腔运动中起着至关重要的作用[13,24,25]。也有证据表明其他皮质区域的重要性，如运动皮质之前的运动前皮质［也称为中央前外侧皮质，包括布罗德曼（Brodmann areas）的 4 区和 6 区］[13,24,26]。在吞咽过程中，后两个区域可能对吞咽过程中的咽肌有一定的控制。也有人提出吞咽可能存在半球优势的假说[27,28]，虽然已报道双侧优势表现[29]。此外，感觉输入的皮层处理被认为是正常吞咽功能的关键，并且可能继续通过神经纤维发送到脑干和皮层[13]。功能磁共振成像显示，在正常吞咽活动中，初级躯体感觉皮层被激活，提示其通过与初级运动皮层[25,29,30]的连接起整合作用。在吞咽活动中岛叶，丘脑[25]，小脑，基底节[31,32]也被激活。

癌症对听力、言语、声音、语言和吞咽的影响

头颈部、肺部、食管食管、中枢神经系统和外周神经系统癌症的后遗症，都可能对人体的听力、言语、声音、语言和吞咽功能造成损害。先于肿瘤治疗前，肿瘤本身就会破坏这些功能。但肿物的大小和位置至关重要，并且与所观察到的缺陷有直接相关性。显然，肿物越大，它影响功能的潜能就越大。例如，鼻咽癌患者中，肿瘤侵犯破坏腭帆张肌，咽鼓管移位，导致中耳及乳突腔积液[33,34]，破坏听力。但是随着肿瘤进展，肿瘤对脑神经以及脑干压迫可导致构音障碍、发音困难和 / 或吞咽困难[35]。

口腔和口咽的肿瘤在很小时，产生的影响很小，但在成长过程中会变得很有破坏性。虽然舌体的肿物（前 2/3）会损害发音和咀嚼功能，但舌根的肿瘤更可能干扰食团驱动和吞咽。除吞咽困难外，口咽部或鼻咽部的大肿块可引起呼吸障碍、共振障碍或鼻排出，这仅仅是因为腭咽闭合不全导致。然而，如前所述，这些症状也可能是神经源性的，此时肿瘤可能非常小，但生长在一个不好的位置。喉癌患者可能会有声音嘶哑、呼吸困难、失音和 / 或误吸，可能需要气管切开术或喉切除术[36]。咽部或食管食管肿块可造成吞咽疼痛和吞咽困难，因为通过咽部或食管食管的食团通道被物理性阻塞。通常，固体食物吞咽困难在这些病例中更为常见，因为肿瘤缩小了通道，但稀液体通常可以滑过肿块。但是，在出现完全或接近完全的阻塞时，其阻止液体通过需要使用鼻饲管。食管癌患者可能自诉早饱、嗳气和胃食管反流。在一小部分胸段食管癌患者中，会出现声带麻痹，通常是由于肿物对喉返神经的影响[37]。

食管期吞咽困难可能与压迫在食管食管上的肺或纵隔肿块有关。然而，它也可能与食管运动障碍或转移性脑损伤有关，转移性脑损伤在肺癌中比较常见[38]。肺癌的另一个常见并发症是单侧声带麻痹，由肿瘤压迫迷走神经的喉返神经分支引起。

当单侧声带麻痹发生时，声门不完全闭合，导致呼吸困难，声音嘶哑。误吸和呛咳也很常见。其他可能导致声带麻痹或轻瘫（有时是双侧）的癌症部位包括颅底、中枢神经系统、软脑膜、颈动脉体、喉部、咽部、颈部、甲状腺、气管和食管食管，因此必须仔细鉴别诊断[39]。

大脑皮质、皮质下区域、小脑和脑干的脑肿瘤均可导致构音障碍、失语症和吞咽困难，也可造成认知障碍、平衡协调障碍、视力丧失或改变以及失用症。与脑肿瘤相关的癫痫发作可能会加重言语、语言或吞咽障碍[40]。言语、语言和吞咽功能障碍的另一个病因是癌症向软脑膜的扩散，最常见的是乳腺和肺的原发性腺癌、非霍奇金淋巴瘤和恶性黑色素瘤[41]。软脑膜转移对言语、语言和吞咽功能影响的病理生理学研究与脑积水、颅内压、脑神经病变、局灶性脑功能障碍和肿瘤侵袭引起的脑膜炎症相

关[41]。副肿瘤性小脑变性，是某些癌症(肺、妇科、霍奇金病)的罕见并发症[42]，这似乎是一种免疫反应，常常导致严重的构音障碍和吞咽困难[43]。颅底肿瘤也可以导致脑神经病变，影响语言和吞咽功能。然而，因为脑神经病变进展的渐进性，患者通常在手术前代偿较好[44]。

治疗对听力、言语、声音、语言和吞咽功能的影响

手术

　　头颈、肺、纵隔、食管食管、气管、颈椎、颅底和颅脑肿瘤的外科治疗都会影响言语、语言、听力、声音和吞咽功能。头颈部手术包括部分喉或全喉切除术、舌体切除术(全切或部分切)、下颌骨切除术、上颌骨切除术和涉及口腔、口咽和下咽的软组织切除术。扩大根治性手术涉及多个结构(复合切除)，例如单次手术包括部分舌切除术，部分咽切除术和部分下颌骨切除术通常导致缺损太大，无法关闭创口。这些缺损需要重建，可以通过局部组织重排、带蒂皮瓣或游离组织(游离皮瓣)转移来实现。

　　可能最引人注目的功能改变是与全喉切除相关的改变，由于切除喉部，不能产生声音，致使患者失声[45]。然而，在大多数情况下，熟练的临床医生可以协助喉切除患者术后的康复，患者可以利用某种形式的无喉语言。气管重新定向到前颈部，形成气管造口，消除了通过鼻子的呼吸，导致味觉和嗅觉下降，并且降低肺部空气的湿度和温度。当咽部闭合完全时，全喉切除术后出现吞咽困难并不常见；吞咽困难在喉咽切除和皮瓣重建术后更为常见，其原因是多方面的，包括舌根无力、新咽通道直径缩小、食管狭窄和皮瓣在重建新咽腔的运动障碍。食物"黏滞"和鼻腔或口腔反流等症状通常表明狭窄，或假沟，这可能导致过多的食团积聚[44]，尽管这些症状也可能是肿瘤复发的迹象。精确的影像学评估是确定病因和适当治疗的必要条件

　　部分喉切除术是指切除一部分喉为了保持声音和吞咽功能，避免永久性气管造口，尽管至少在恢复的早期阶段可能需要气管造口管。有几种类型的部分喉切除术，包括声带切除术，声门上喉切除术，半喉切除术(垂直型)，环状软骨上喉切除术。根据切除范围的不同，术后语音和吞咽功能可从正常到严重受损进行分度(图80-1)。误吸可能是这

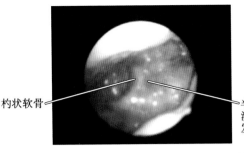

构状软骨　　　　　　　半流质食团渗透入喉部发生误吸

图 80-1　环状软骨上喉切除术后患者的 FEES 检查。半流质食团渗透入喉部发生误吸如图所示
FEES，柔性内镜评估吞咽功能

些患者的常见问题，通常需要在解决气道保护，吞咽安全[14]及提高发声能力方面加强康复。这些病人也可能表现出舌根回缩和喉部抬高的减弱。这也是吞咽困难的原因[46]。

　　头颈部其他部位癌症的切除，包括唇、牙槽嵴、硬腭、颊黏膜、磨牙后三角、口底、舌体、舌根或扁桃体，常影响吞咽和言语表达的准确性。任何口腔切除术后都可能出现咬合缺陷，但最常见的是舌切除术，舌根切除术，口底切除术，颊黏膜切除术，下颌骨切除术。正如预期的那样，疾病的严重程度取决于切除的组织多少，较小的切除会导致较轻的言语和吞咽困难。例如，全舌切除术或次全舌切除术会导致语音非常难以理解，但通过适当的皮瓣重建和假体修复，语音通常可以得到显著改善。然而，在没有合适的游离皮瓣重建和/或假体人工干预的情况下，全舌切除术后的语言可能是非常难理解的。相比之下，许多患者在小范围的部分舌癌切除术后，甚至在经过适当重建的半舌癌切除术后，都能取得很好的语音效果。口腔期和口咽期吞咽困难都可能发生在口腔和/或口咽切除后，可能包括口腔对食团的控制减弱、口咽部食团转移受损、吞咽开始延迟和舌根回缩减弱[14]。与包括口咽结构(如舌根或软腭)的手术相比，仅限于舌或口底的手术往往会导致较轻的咽期吞咽困难[47]。在口腔和口咽中植入游离皮瓣对患者的功能有益或有害是根据皮瓣的形状和大小决定的。良好的重建可以大幅度改善病人的语言和吞咽功能的整体康复，当然可以帮助达到合理的吞咽量以及经口摄入量[47]。

　　经口机器人手术(TOR)对于口咽鳞状细胞癌患者而言，与传统的"开放"手术相比，是一种更新且更微创的手术选择。因为它是在内镜下进行的，避免了咽切开或下颌骨切开的需要[48]。它也正在与近年来使用的非手术放化疗方法进行比较。

第八篇

已经发表了的系统综述中的其中两篇表明需要进一步的研究来更好地比较治疗方法[48,49]。尽管 Hutcheson 报道说在 TOR 术后很少误吸，但他还指出，已发表的研究通常不包括仪器对吞咽功能评估［视频透视吞咽研究（VFSS），纤维内镜评估］，而这些检查是鉴别误吸所需的。Dawe 也发现，在已发表的 TOR 研究报告中，与 50% 例口咽癌接受放化疗的患者相比，缺乏工具性吞咽功能评估。

许多口腔癌是通过单独手术治疗的，而侵犯下颌骨或上颌骨的较大肿瘤需要手术和放射联合治疗。有微小骨侵犯的肿瘤需行下颌缘切除术。节段或半下颌切除术对于骨受累较大的肿瘤可能需要，此时使用骨及游离皮瓣重建下颌骨时疗效最好[39]。下颌骨切除术，无论是否进行口底切除，都可能导致言语和吞咽困难，其中大部分与双侧密封不充分、舌活动度降低、咀嚼功能受损、喉部抬高和感觉降低有关[50]。对感觉神经和下颌骨肌肉附着的破坏是导致这些功能障碍的原因[44]。下颌骨游离皮瓣重建术后，尤其是术后放疗后，牙关紧闭症是另一个值得关注的问题。

上颌骨切除术后，手术缺损可能需要游离皮瓣重建或使用腭闭孔器。使用这两种方法中的任何一种方法后，这些病人通常在语言和吞咽方面均表现良好，尽管游离皮瓣最初会很大而且很笨重，但他会随着时间的推移和放疗的介入而减少。这些患者会经历鼻音和大量鼻涕，但上颌骨缺损常常可以用腭闭孔器很好改善，大大减少了这些不适[51]。当软腭有缺陷时，闭孔更加困难，特别是如果剩余的软腭是活动的[52]。软腭缺损有时可导致腭咽闭合不全，也可导致因腭咽闭合不全引起的鼻反流。重建工作可利用前臂桡侧或大腿前外侧游离皮瓣组织转移，而重建后的腭咽闭合功能从差到接近正常变化很大[53]。

甲状腺切除术后，4%～8% 的患者可能出现声带麻痹，且恶性比良性疾病的损害风险更高。50%以上患者术后 3～4 个月声带功能恢复[54,55]。

颅底肿瘤切除可涉及牺牲脑神经，损伤脑干或与吞咽相关解剖结构[56]。吞咽缺陷包括鼻反流、咽下延迟[66]、口咽功能障碍、舌咽抬高降低、咽部食团残留明显和误吸[57]。声带麻痹也可能发生，导致声音嘶哑和误吸风险增加[58]。如果上颌骨切除手术涉及前颅窝[59]，可能会出现发声和吞咽困难。如果选择中颅窝[44]入路术后面部无力。但是，据报道，在那些需要腭部重建的患者中使用微血管游离组织移植技术，能减少说话和吞咽问题的发生[59]。

肺或纵隔疾病患者手术中切除喉返神经可导致单侧声带麻痹。这通常表现为声音嘶哑和液体误吸[60-63]。

食管癌患者食管切除术后可出现咽期吞咽困难，伴有误吸。误吸发生在大约 47% 的食管切除患者中[64]。临床表现常伴有胃肠排空延迟、反流、狭窄和声带麻痹，这些与血管吻合外科技术、切除迷走神经、纤维化以及喉返神经损伤等有关[65,66]。除了咽部吞咽障碍，在食管切除术后的患者中也发现了舌骨上、前偏移的减少以及 UES 开放的减少[67]。而且，吻合口重建的方法被认为是造成咽部缺损的原因之一。然而，有证据表明这些咽的吞咽障碍可能是短暂的，并随着时间的推移而消失[68]。

治疗最常见的原发性脑癌，多形性胶质母细胞瘤（GBM），经典治疗方案是切除和辅助性同步放化疗，或者是辅助性替莫唑胺[69]。近年来，人们对交流电场技术的应用进行了研究，发现交流电场技术在处理高级别 GBM 方面具有广阔的应用前景。这种治疗使用低强度，中频率（100～300khz）交变电场治疗 GBM 肿瘤[70]。据报道，这种疗法的毒性很低。

开颅手术的脑肿瘤患者，肿瘤切除可能会或也可能不会经历言语、语言或吞咽的变化，这取决于疾病的位置和程度以及手术切除方式[40]。大面积或多次手术切除通常会导致言语、语言、吞咽和/或认知功能障碍。

许多文献报道集中在儿童群体，他们在后颅窝的小脑手术后出现吞咽困难[71,72]和短暂性小脑缄默，随后出现构音障碍[73,74]。成人后颅窝切除术也表现出构音障碍和吞咽障碍[75,76]。新的外科技术利用皮质定位在许多情况下改善了这些功能结果[77,78]。

转移性脑肿瘤比原发性中枢神经系统恶性肿瘤更常见[79]。脑转移瘤患者接受手术切除、全脑放射治疗（WBRT）、立体定向放射外科（SRS）等综合治疗。

最近开发了一种称为分级预后评估（GPA）[80]的工具，用于按原发肿瘤预后对患者进行分层。那些预后差的人仅建议接受 WBRT，而那些预后好的人则建议手术或 SRS，有时加上 WBRT[69]。

化疗和放疗

头颈部癌症越来越多地采用多种治疗方案，包括化疗和放疗，联合或者不联合手术。然而，对于一些较小的口腔癌，单独手术切除通常是被推荐的。关于是采用单一或多种方式综合治疗的治疗决定是基于既往运用各种治疗方法后患者生存率和治愈率的研究数据。治疗选择通常基于肿瘤类型、位置、大小以及是否存在转移性疾病。虽然放化疗治疗在器官保存和控制局部、区域和远处转移疾病方面取得了成功[81]，但患者后期往往会出现明显的功能损害[82-84]。急性期副作用包括口干、黏膜炎和相关的吞咽疼痛、味觉改变（食欲缺乏）、吞咽困难、恶心和水肿。在治疗过程中，患者通常会将他们的食物的稠度调整为湿润、柔软的质地，并逐渐将饮食调整为半流食，甚至是流食。食欲可能是个问题，因为严重的食欲缺乏和 / 或恶心。清淡的食物和营养补充剂通常是建议继续口服，但有时患者无法耐受足够的口服量。为了防止体重减轻、脱水和营养不良，治疗前或治疗期间可能需要另一种喂养源，如经皮内镜胃造口（PEG）管或其他类型的喂养管。而根据肿瘤的位置，可能还有更多的慢性放疗后言语、声音、吞咽和听力功能损伤。例如，将脑干和 / 或低位脑神经包含在口咽癌或鼻咽癌患者的放疗范围内可能导致迟发性构音障碍、鼻音亢进和严重吞咽困难[85]。

由于耳蜗和其他听觉结构邻近放疗范围[86]，鼻咽癌患者放疗后也会发生听力损失。然而，照射外耳道、耳、颞骨、乳突等部位也可导致感觉神经性耳聋、慢性耳部感染和放射性骨坏死[87]。

耳毒性是某些高剂量的化疗药物的后遗症，最常见的是铂类药物、如顺铂和卡铂。顺铂被广泛用于治疗各种软组织恶性肿瘤，包括发生在头颈部的肿瘤。研究表明，内耳耳蜗毛细胞的损伤是由活性化合物引起的，特别是顺铂进入体内时产生的活性氧[88]。

感觉神经性耳聋是耳毒性的临床表现，有时伴有耳鸣。它从高频开始发生，通常是双侧的，永久的。用药的剂量以及是否有累积剂量似乎会影响听力损失的严重程度[89]。耳毒性的高危因素包括患者年龄（儿童和老年人受影响更大），肾功能不全，噪声暴露史及预先存在的听力损失[90]。先前或同时存在的颅脊髓放疗可加重耳毒性[89,91]。据报道，在患有髓母细胞瘤、神经母细胞瘤和骨肉瘤应用铂类药物化疗的患儿中，听力损伤的发病率及严重程度会更高[91]。

听力损失的影响对于言语 / 语言学习年龄段的儿童尤其有害。正常言语的发展依赖于听觉刺激和反馈。研究表明，早期有感音神经性听力损失的儿童在言语和语言发育方面都有延迟，如果不接受适当的语言治疗[92-95]，12 岁时会延迟 4～5 年。除了高频听力损失对高频语音（如 s、f、sh、th、h、k）的感知和发声的影响之外[91]，语法语素的发展，特别是那些涉及高频音素 /s/（所有格 -s 和复数 -s）的发展，在中度听力损失的儿童中也被发现是受损的[96]。语音差异也有报道，有听力障碍的个体表现出比同年龄和同性别正常听力的个体更高的基础频率[97]。

除了化疗药物，众所周知，氨基糖苷类药物也是耳毒性的。在接受癌症治疗的免疫抑制患者中，使用氨基糖苷类药物作为抗感染的抗菌治疗是常见的[98]。氨基糖苷药物如庆大霉素，链霉素和新霉素对听力和前庭系统的影响可能是严重和永久性的，这些在文献中有详细的记录[99-101]。

有研究调查了减少或逆转癌症患者化疗引起的听力损失的治疗方法，但目前还没有很多研究发表，而且其中有些是动物研究[101,102]。然而，文献回顾表明，抗氧化剂应用于癌症治疗期间[103]接受顺铂和氨基糖苷类抗生素的患者中显示了保护听力的一些希望。作者还指出，新的方式提供保护剂可能有助于耳部保护，而且不干扰有效的癌症治疗和抗生素治疗。最近的一项回顾性研究报告了 SLC16A5 基因变异与顺铂引起的生殖细胞睾丸癌患者耳毒性的相关性[104]。作者提出，以前的动物研究表明，使用 SLC16A5 抑制剂（西咪替丁）能预防顺铂引起的耳毒性，结合他们的结果，为人类开发耳保护剂提供了非常重要的方法。最近的离体和活体动物研究[105]报告了 p53 基因或者药物敲除增加了顺铂中毒 corti 器官中的外毛细胞和内毛细胞的存活，而且与 p53 野生型小鼠相比，p53 基因敲除小鼠的听性脑干反应（ABR）阈值被保留下来。他们还研究了药物抑制 p53 是否会干扰顺铂的抗癌作用。在三阴性乳腺癌的小鼠中，他们发现全身注射顺铂加吡非特林 -α（p53 介导的凋亡可逆抑制剂）可以维持 ABR 阈值和外毛细胞（OHC）存活率。

吞咽困难经常发生在放疗期间和放疗后，通常伴或不伴化疗。在食管癌或肺癌患者中，吞咽困难可能与食管炎、运动障碍、残余肿瘤或食管狭窄有关[38,106]。在脑瘤或其他涉及中枢神经系统的癌症患者中，与放射治疗相关的脑水肿可导致昏睡并使语言和吞咽问题恶化[40]。

第八篇

头颈部肿瘤患者，放化疗后，常发生误吸，通常比较隐匿，发展成肺炎[107-109]，图 80-2 展示了放化疗后误吸的示例。

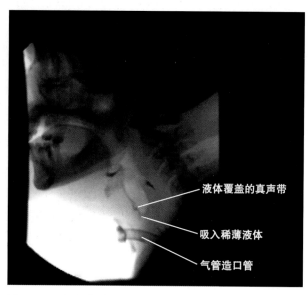

图 80-2　喉癌化疗和放疗患者的电视透视检查。如图所示：稀薄液体的误吸，液体覆盖真声带，气管造口管识别

　　这种人群中，多种因素促成了误吸的发生，在喉癌和口咽癌的病例中，放疗后组织的改变减少了舌咽复合体的抬高和前移并且减少舌根后缩。这会导致将食团推进到咽部的驱动力减弱，会通过减少会厌反转降低对气道保护。并且减少 UES 的开放，其开放能让食团更容易进入食管。鼻咽或下咽部的癌症的治疗后期会影响到咽缩肌，可能会由于咽部收缩差而使食团传输减弱，并导致随后的咽部淤滞。误吸可发生在吞咽前、吞咽中或吞咽后，根据患者对进入气道的食团的敏感性，其可能察觉到或可能察觉不到（无声误吸）。在放疗期间，有时会试图阻断咽缩肌和喉部以保持吞咽功能，这些都被证明是有益的。当发生无声误吸时，尽管有喉和 UES 的保护作用，也可能有缺乏感觉意识的神经病因学参与[110]。

　　头颈部癌症放疗的主要慢性副作用是口干（口内干燥）。唾液量的变化在吞咽过程中会破坏对口腔内食团的操作和转移。它也会影响咽部的润滑，进而导致吞咽干固体的困难。尽管有些患者声称部分受益于市面上可买到的人工唾液替代品，口干症的有效缓解仍难以实现，而且许多病人发现携带一个便携式的普通水喷雾瓶同样有帮助。研究表明毛果芸香碱在缓解口干症状方面有可观的疗效。毛果芸香碱是一种胆碱能受体激动剂，能刺激唾液

分泌[111]。在一些口服毛果芸香碱的研究中发现唾液分泌增加，但受试者仍然抱怨口干和过度出汗的副作用[111]。一项针对各种治疗口干症的综述和荟萃分析表明毛果芸香碱和 cevimeline 应该是头颈部肿瘤放疗后口干的一线治疗用药。

　　还有其他对针灸治疗口干症的研究，显示有不同的结果。一篇综述指出针灸治疗口干症的有效性尚未得到精心设计的研究的支持，需要更多高质量的随机对照试验[113]。然而，至少有两项研究将受试者随机分为真针灸组和假针灸组，结果显示真针灸组的未刺激唾液流速增加[114, 115]。尽管有这些积极的发现，但其他研究表明，这种改善可能只是暂时的，也可能没有反映在改善生活质量措施中[111]。Mercadante 的综述报告说，由于随机化和盲目性的设计不足，一些针灸研究有很高的偏倚风险。而且研究发现，治疗 6～12 周后，假针刺组与真针刺组唾液流量变化无统计学意义[112]。比较针灸研究的困难源于目前针灸治疗放疗所致口干症的方法各不相同，这包括用于治疗针灸点的不同、穿刺点的位置及术语表达的不同，针的操作技术方面的参数（例如插入深度、针感和留针时间）及治疗的总持续时间（从 4 周到 9 个月）[116]等不同。

　　随着强调放射治疗的出现（IMRT），有可能限制或减少口干和吞咽问题的发生，并且获得更高的局部控制率。这是通过保留正常的周围组织，同时将剂量增加到目标体积来实现的。然而，IMRT 的成功依赖于仔细地设置、靶体积的划定以及临床和物理因素的质量控制[117]。使用氨磷汀可以限制放疗[118, 119]、口干以及味觉改变[120, 121]对组织的损害。研究发现每日在放射治疗前服用氨磷汀，能够有效地增加唾液分泌并且减少急性和慢性期的口干[111, 191, 121]。

　　放化疗期间和放化疗后立即发生的黏膜炎和水肿，影响在上呼吸道，上消化道各种解剖结构的感觉和运动[14, 122]。黏膜炎是指在口腔、咽部和食管的黏膜上出现疼痛性溃疡。从技术上讲，患者在口腔和咽部肌肉的正常运动范围内仍有吞咽能力，但往往表现为吞咽时剧烈疼痛引起的活动度减弱。黏膜炎似乎与口干密切相关，因为唾液成分有助于保护黏膜表面的完整性[110]。黏膜炎的消退通常在放疗后约 4 周完成[123, 124]，尽管在一些个体中可能需要持续几个月。据报道，使用氨磷汀治疗可减轻头颈部肿瘤化疗后黏膜炎的严重性[119]。

放疗的晚期副作用包括放疗组织的纤维化以及神经病变,导致相关肌肉的活动性降低。虽然纤维化通常被认为是放疗的晚期效应,但这一过程何时开始尚不清楚。鉴于在基线检查(治疗前)和完成放疗[82]后 12 个月之间发现舌根部和口腔舌运动范围的缺陷有所增加,推断纤维化可能比之前想象得更早开始。放疗后舌根回缩减弱的例子如图 80-3 所示。

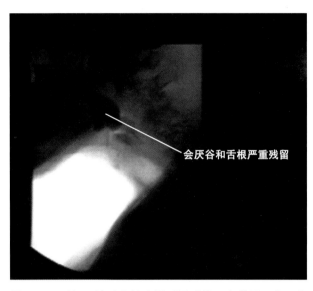

图 80-3 舌根回缩减少的电视透视成像。白线显示会厌谷以及舌根的严重残留,溢到咽的其余部分

头颈部癌症患者经常需要对颈部淋巴结进行放疗[125-128]。这意味着即使原发性肿瘤不在这些区域,舌根、会厌、下咽、喉部和 UES 也可能处于放疗范围内。

这种情况下除了可能出现的声音变化[128],研究还报告了在吞咽恢复后很长时间内出现的严重吞咽障碍[129,130]。这种迟发性症状的发病模式被称为"晚期放射性相关吞咽困难(RAD)"。患者的典型主诉是吞咽困难的发作是突然的,但在进一步的询问中,他们承认问题是逐渐发展的,这种情况下需要改变饮食的一致性,直到患者可能只能忍受流食。这种情况甚至可能发生在放疗结束后数年[84,131]。在严重的情况下,病人会不断地咳出分泌物。通常有这样的描述:吞咽时喉咙或食管食管"关闭"或阻塞食物的通道。事实上,如前所述,当进行影像学评估时,可能存在舌咽复合体的抬高受限,此能限制 UES 的开放。然而,也有可能是颈部食管食管狭窄而不是 UES 开放功能障碍,导致食管食管扩张[132]。狭窄与 UES 功能障碍密切相关很难区分彼

此。重要的是要记住,环咽肌开口的机制不仅限于环咽肌的松弛,还包括舌根水平产生的食团内压力和舌咽偏移[15,20]。由经验丰富的放射科医生和语言病理学家对这类人群进行改良钡剂吞咽的仔细评估是非常推荐的。

牙关紧闭是放疗诱发纤维化的另一个后果,可在治疗后早期或晚期发生,有时也可在治疗期间发生。作为伤口修复的一部分,仅在手术后也可能出现张口受限[133]。纤维化组织由炎性细胞、非典型成纤维细胞和细胞外基质成分组成[134]。在张口功能中起关键作用的结构是咬肌、翼肌和颞肌及下颌骨的冠状突和髁状突[134]。牙关紧闭对吞咽和说话的影响是显著的,因为病人不能充分张开嘴吃各种固体食物或说话。这种缺陷限制了食欲、口腔摄入和口腔卫生[135],反过来又会导致口干和分泌物增多而增加口腔不适。有充分的证据表明口腔卫生不良与肺炎的发病率密切相关[136-140]。

头颈肿瘤手术和 / 或放疗后的另一并发症是淋巴水肿。淋巴水肿是皮肤间质中淋巴液的慢性聚集,是淋巴系统损伤的结果。手术瘢痕和放疗造成的弥漫性组织损伤会阻碍淋巴液通过皮肤浅淋巴管的运输。液体无法通过这些组织被淋巴结过滤并最终返回血液导致淋巴回流。这会增加毛细血管内的压力,导致淋巴溢出到组织间隙,造成水肿。当淋巴液不能充分从这些组织中排出时,就会发生纤维化改变,并且随着时间的推移,组织变得更加纤维化。皮肤中高蛋白淋巴液的集合称为淋巴水肿,它会随着时间的推移而改变质地和大小[141]。

头颈淋巴水肿最开始可能只是会引起外观的不适,但随着时间的推移,随着组织变得更加坚硬和纤维化,它除了会造成不舒服,还会影响言语,吞咽、颈部活动范围和视力等功能变化。因此,建议在组织变硬之前进行早期干预,因为对于严重纤维化的组织,水肿的逆转更为困难[142,143]。

听觉、言语、语言、声音和吞咽的评估

第一次铂类化疗前的基线听力评估以及治疗期间和治疗后的一系列评估共同组成了耳毒性听力监测的推荐方法[144,145]。基线听力检查应在首次铂类药物为基础的治疗前 1 周内进行,且不迟于治疗后 24 小时。对于接受氨基糖苷类抗生素治疗的患者,应在首次给药后 72 小时内完成基线听力检查[144]。传统的纯音测听相对于扩展的高频测听

第八篇

EHF 和耳声发射，在对耳蜗损伤的敏感性方面受到了越来越多的挑战。传统的测听测试频率范围为 0.5~8kHz，而 EHF 测试为 9~16kHz。研究报告称，当进行 EHF 和畸变产物耳声发射时，早期能检测到听觉功能的变化[145-147]。在长期随访（治疗结束后 5 年）中密切监测儿童的听力尤其重要，因为有证据表明，在化疗结束后 10 年内听力可能会下降[148]。理想情况下，在完成以铂类药物为基础的化疗后，应在以下时间点进行听力评估：3 个月、6 个月，然后每年 1 次，一共进行 5 年。

言语和语言评价对于神经功能受损的病人非常重要，不仅包括脑肿瘤患者也包括癌症治疗后脑卒中或癫痫患者。儿科患者也应该接受这样的评估，尤其是如果他们已经发生听力损失或肿瘤治疗有耳毒性风险。声音评估，包括电视频闪喉镜检查，通常是为那些表现出声音嘶哑的人进行的，尤其是当诊断结果高度怀疑声带麻痹。术前评估和问诊为接受全喉切除术的患者提供了有价值的信息。这些患者应该自动转诊进行这些评估，因为可以强调无喉声音获得的积极方面，并且对促进术后功能和情绪恢复方面具有意义重大。家庭成员也应参加这些会议[145]。语言病理学家可以深入了解患者的认知和情绪状态，患者从家人或朋友那里获得的支持的数量和类型及患者在手术前可能已经存在的任何言语或语言缺陷。这些因素都将有助于患者学习新的语言方法。在这个术前会诊中，应该花时间提供有关三种无喉语言方法的信息及与语言、吞咽和呼吸有关的解剖及生理学上的改变。简单解剖图和无喉演讲者的视频有助于在这些讨论中使用。

关于全喉切除术后患者的沟通问题，病人和亲属通常有很多担忧。这是术前访视需要回答的重要问题。此外，与喉切除术患者志愿者当面拜访或打电话通常是有帮助的，应该提供给患者和家属。根据患者的意愿，可以在手术前或手术后安排。手术后几天内，如果可能的话，喉切除术后的患者应该接受电子喉的评估，即使要进行食管发音或气管食管穿刺（TEP）。

术前评估对其他大的口腔切除术也是至关重要的，如半舌切除或全舌切除术，下颌骨切除术，上颌骨切除术以及其他会对沟通和吞咽产生重大影响的手术操作。

吞咽评估，以临床评估的形式，VFSS[14]，柔性内镜吞咽评估（FEES）或柔性内镜吞咽评估感觉测试（FEESST）[149]，对许多癌症患者来说是必不可少的。对于接受化疗和放疗的头颈部癌症患者，在开始治疗前的基线评估和咨询为临床医生和患者提供了促进吞咽康复所需的框架。也建议进行治疗后评估，VFSS、FEES 或 FEESST 可用于确定是否存在无声误吸及导致吞咽困难的特定时间或运动障碍[150]。考虑到无声误吸常发生在神经功能受损患者身上，仪器评估（VFSS、FEES 或 FEESST）对这些患者也很重要。对于气管切开术后的患者，食用有颜色的食物作为初步评估可能有用，以观察通过或围绕气管切开术管的任何明显误吸[151]。然而，即使没有观察到任何东西通过气管造口管逸出，患者仍可能会误吸。尽管咳嗽、声音变化或呼吸变化都表明误吸，即使气管造口术中未发现误吸，这些症状也可能不会出现。气管切开术患者的无声误吸很普遍，内镜或视频透视内镜检查评估能确定[151-153]。

在评估食管癌患者时，VFSS 通常是吞咽评估的类型，因为可能有重叠的咽期和颈段食管期吞咽缺陷发生，而内镜评估可能无法捕捉到这些缺陷[149]。通过食管造影评估食管通常也是完全解决吞咽问题所必须的。

全喉切除术后吞咽评估，根据手术的广泛性，需要延迟可接受的时间。过早地将液体或食物引入手术床可能会造成脓肿，并最终导致瘘，所以在评估这个人群的吞咽情况之前，必须得到医生的许可。然而，外科医生和机构的偏好不同，在评估方法和全喉切除术后开始口服的时间框架方面的政策也不同。例如，在某些机构中，一个未放疗直接行全喉切除并且直接闭合创口不需重建的病人。可以在术后 3~5 日进行吞咽评估，但只能用葡萄汁或其他有色液体进行临床评估。当手术引流管中出现有色液体时，可推定为吻合口漏。在另一个机构中，同一类型的病人可能需等待 5~7 日，接受改良的钡剂吞咽以评估愈合情况。在先前接受过放疗并且一期封闭治疗的患者中，口服可延迟 10~14 日。然而，如果放置了咽部重建皮瓣，需要更长的恢复时间，以确保充分愈合和防止瘘形成。一些外科医生建议如果患者接受了术前放疗以及游离皮瓣重建术，则延迟 2 周，而其他医生建议可能需要延迟 4~6 周。

使用食管造影或 VFSS 作为仪器评估是重要的工具，不仅可以排除吻合口瘘，而且有助于鉴别其他生理问题，如假沟、狭窄或食管运动障碍，这些均可能导致喉切除术后吞咽困难。一些医疗机构甚至在术前进行 VFSS 以评估气管和食管的排列，以确定任何可能干扰 TEP 的放置。在患者顺利通过 VFSS 检查和 / 或允许进食之前，也应延迟使用语音假体。在喉切除术人群中术后随访使用 VFSS 检查通常是为了评估与狭窄、变窄或其他原因（可能包括复发性肿块）相关的固体食物吞咽困难。一个改良的钡吞咽检查也有助于咽食管痉挛患者的临床评价，当无法达到流利的气管食管发音时，可以通过标记注射肉毒杆菌毒素的位置来控制痉挛[154-156]。

听觉、言语、声音、语言和吞咽功能的康复

对于部分肿瘤治疗后听力下降患者，助听器是一种可能的改善方法。人工耳蜗的植入通常不推荐给肿瘤患者，尽管有鼻咽癌或颞骨癌放疗后患者取得成功的报道[157, 158]。然而，伤口愈合的问题会妨碍助听器和人工耳蜗的植入。电极插入困难[158]以及咽鼓管功能障碍导致的中耳问题[157]也减少了肿瘤患者耳蜗植入的适应证。

在儿童癌症人群中，言语和语言治疗对听障儿童和非听障儿童都很重要。后者常因肿瘤相关的神经功能缺陷而出现语言延迟[159]。喂食和吞咽治疗也可能是必须的，有时与长期非口服喂养方法后的口腔刺激和感觉变化以及化疗后的黏膜炎有关。治疗能增加口腔的运动和感觉功能，有时利用非食物活动。食物厌恶与姿势支持的行为管理通常是合并的[160-162]。

成人脑肿瘤患者的言语及语言治疗是必须的，因为肿瘤患者常表现为失语症、构音障碍、失用症或认知 - 语言障碍。脑卒中患者的治疗方法也可用于脑肿瘤患者，尽管一些预后差且改善期望有限。重点往往是家庭教育，代偿策略及随着时间的推移，患者身体条件恶化的修改策略。吞咽治疗，特别是代偿治疗，在这一类人群中可以导致继续成功地经口进食。在这些患者中，疾病复发或进展，意味着需要进行监测和重新评估，以充分管理吞咽和沟通功能[40]。言语或声音治疗也可能适用于经历了发音或发声障碍的头颈部癌症患者。尽管在言语治疗中经常使用非言语锻炼来增加运动的范围和力量，但没有证据表明这种锻炼可以改善言语的产生[163, 164]。传统的发音治疗可能在改善这些患者的语言能力方面是有效的，但切除的广泛性和需要的重建程度有时会阻碍显著的改善，直到游离瓣被去除或假体置入的干预。

无论通过甲状腺成形术[61]或注射[60, 63]使声带中间化，都能成功地恢复单侧声带麻痹患者的声音和气道保护。声带注射可在门诊开展，对于身患重病的癌症患者，这往往比再次到手术室治疗更好[165]。其他癌症患者也可以选择无围手术期并发症的甲状腺成形术[62]。

食管切除术患者似乎受益于吞咽操作，比如下颌整形技术[166]。

接受全喉切除术的病人应该接受语言治疗，使他们能够获得一个或多个主要的无喉语言方法：包括电子喉，食管发音和 TEP。对于大多数喉切除术后患者来说，第一种可听到的交流方式是术后几天安装口内导管适应而引入的电子喉。这个由电池供电的装置通过装置内的振动声源发出声音。产生的声音通过颈部或脸颊皮肤传播，其取决于颈部瘢痕或硬结的程度，或通过放置在口腔内口腔适配器传播。

言语治疗应在手术后尽快开始，为患者在住院期间或出院后尽快开始交流提供尽可能多的指导。即使在那些可能采用其他无喉语言方法的患者中，也鼓励使用电子喉[167]。颈部伤口愈合后，由语言病理学家对电子喉的放置行颈部评估。

在充分愈合后，也可以学习食管语言，掌握这一方法通常需要广泛地训练和实践。有几种方法可以将空气注入食管以启动食管发声过程。由语言病理学家撰写的大量的指导意见，是非常有必要的。病人通常在家据此练习[168]。

自 20 世纪 80 年代初以来，TEP 作为喉切除术时的主要手术[169]以及喉切除术后 3 个月或更长时间的二次手术的情况[170]越来越多。图 80-4 显示了一个带有非留置语音假体的 TEP。

产品开发的进步导致发声和假体使用寿命的提高。虽然最初的语音假体设计经常更换，许多患者学会了自我插入，但随着新产品的出现，练习模式也发生了变化。此外，在保险范围、产品成本以及医疗机构的库存和供应账单能力方面也发生了许多变化，使得现在更多的患者在拥有专业头颈癌项目的医院就诊。许多患者接受 TEP，佩戴留置式语音假体数月后，可以回到医疗机构进行假体置换，这就避免了他们自己学习插入假体[171]。对于视觉、精细运动或认知能力下降的患者，使用不需

第八篇

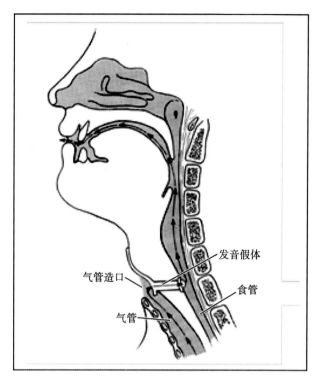

图 80-4　气管食管穿刺示意图。这幅图描绘了气管食管穿刺后发音假体的位置，并显示气管造口、气管、食管

要太多自我护理的留置假体的能力对于这种语言方法取得成功的结果至关重要。对于其他人，患者管理（非留置）型假体可能更可取，特别是如果患者居住在没有合格的语言师或耳鼻喉科医生可以为他们管理假体的区域。此外，一些患者经历了慢性假体早衰，尽管进行了多次干预[172-176]和各种留置不同假体类型的实验[177,178]，但很短的时间内仍有渗漏通过假体或者假体周围。在这些患者中，留置式假体的成本增加可能会令人望而却步，因此，如果患者或护理者能够学习放置设备，无论是在成本上还是便利性方面，他们可能都会从非留置式假体中获益。作为 TEP 患者言语康复过程的一部分，言语病理学家还应根据患者口腔和口周[182,183]的具体情况，通过口周黏着罩或腔内装置，协助患者使用免提式发声阀和热湿交换滤盒[179-181]。

同时接受全喉切除术和全舌切除术的患者通常需要对交流系统作替代性 / 增强性评估而不是对电子喉。由于失去舌头，这些患者不再具备通过电子喉发出语音的能力。他们可能也无法获得食管语音，这种传统的技术，要求舌头"注射"空气到食管。然而，一些患者在手术后通过吸入法学习了食管语言，尽管发音严重受损。TEP 可能用于发音，但由于没有用于发音的舌头，除了与熟悉的听众面对面交流之外，言语的可懂度可能无法发挥作用。

然而，可以通过定制的口内假体提高发音，改善语音清晰度。可用于智能手机、平板电脑或其他个人电子设备的具有合成语音输出、软件程序和适配器的语音生成设备，通常适合这种人群。

吞咽治疗有时在全喉切除术喉是必须的。喉切除术患者需要通过增加舌头的推进力来补偿咽部对食团的阻力增加[184]。这些患者还受益于降低他们的摄取率，利用在两次给药之间的轻微停顿来补偿咽转运时间的减慢及液体摄入来促进固体和半固体食物的咽清除。如果这些措施不能改善吞咽困难，进一步的评估可能显示食管狭窄，而这通常需要扩张。在喉咽切除术患者中，手术和言语病理干预相结合可以导致吞咽困难的成功解决。外科医生可以进行良性狭窄的扩张或激光切除多余的组织，再进行吞咽治疗。吞咽练习，增加舌根与咽壁接触的动作、改变食团的质地和大小、用液体冲洗清除残余物都是这些患者的适当干预措施[185]。

对于 TEP 患者，咽期和食管期吞咽困难，包括反流，会对 TEP 语音假体的使用和生存能力产生负面影响，导致通过假体或假体周围的频繁误吸。改良的钡剂吞咽评估和特殊语音假体的开发是正确处理这些渗漏问题的关键。

吞咽治疗，更常见的是接受过非全喉切除术治疗的患者。外科病人的吞咽治疗应在头颈外科医师或整形外科医师批准其进口进食后开始。手术患者通常受益于代偿策略，如改变头部位置、在未切除侧放置药丸、设计用于保护气道的吞咽动作、改善舌根回缩的运动和动作以及饮食一致性的调整[14,46,186-188]。补偿性策略能清除残留在口腔某一区域的食团，该区域已无法再通过舌头到达。防止食物从口腔溢出及其他功能性策略，能恢复更正常的吞咽口腔期，这对手术患者无明显损害地恢复社交饮食往往是极其重要的。

与口腔颌面修复师的合作对一些口腔或口咽外科手术的管理很重要。对于大面积舌切除的患者，腭隆凸假体可以促进舌腭接触，改善患者的舌辅音语音清晰度[14]。在软腭切除术后，一个带有后球部的闭孔器可能有助于腭咽闭合并且改善声带共振[189]。缺损的闭合可以改善功能，但软腭外侧部分的缺损比中线部分的缺损更难改善[44]。

如果病人有气管造口管，吞咽治疗的最初目标是：在开始评估何时开始进食食物或液体之前，重点可能是管理气管分泌物和 / 或拔管。使用气管造口说话阀(如 Passy-Muir 阀)进行评估通常有助于实现这一目标[190-192]。一旦分泌物得到控制,患者通常就可以用食物或液体食物进行吞咽评估。

接受部分喉切除术的患者可能会出现多种缺陷,这取决于手术切除的类型。康复可能包括使用声门上型吞咽技巧,头部转动以补偿声带缺失或无力、液体变稠或其他策略,取决于他们手术的性质。今天,一种更为彻底但不常进行的手术是环状软骨上喉切除术,其中大部分喉结构被切除,但至少保留一个杓状软骨和环状软骨,伴或不伴会厌的保留[192]。剩下的结构然后缝合在一起,这样他们既能通过振动,创造声音;也能通过新声门括约肌的运动,保护气道。成功的患者可以通过强化治疗获得功能性的声音和吞咽技能,尽管刚手术完会发生严重的误吸和发音困难。一些患者在强化康复治疗后[193, 194]最终会恢复完全的经口进食以及功能性嗓音。反复练习和吞咽动作,以改善舌根的回缩,杓状软骨的活动性,和舌咽的高度是实现新声门括约肌关闭和减少误吸的关键[193-195]。

头颈部肿瘤放化疗患者应定期、频繁地接受随访:放疗前、放疗中、放疗后。

每个机构的干预时间表各不相同,一些治疗师选择每周、每 2 周或每 3 周治疗一次。后续评估可在放疗完成后的 2、4、6 或 8 周进行,具体取决于各医疗机构的政策。一般来说,建议至少在放射治疗(RT)的中点和结束时对患者进行基线评估。在初次随访后,应每 4~12 周安排一次后续预约,为期 6~12 个月,以确保充分履行职责。在一些医院,每年都会对患者进行不确定的数年的临床吞咽评估,因为患者可能不遵守他们的家庭锻炼计划,而且吞咽下降在放疗后数年内并不少见。一些机构在基线评估时实施 VFSS 检查,然后在完成后的 3~6 个月实施 VFSS 检查,之后在 12 个月内再次实施 VFSS 检查,以跟踪吞咽功能随时间的变化。这些建议是根据有关机构的需要和能力而单独提出的。如果治疗期间吞咽困难,有些患者可能需要更频繁地就诊(每周)。多学科团队方法是这些患者的理想选择,包括内科肿瘤学、放射肿瘤学、胃肠病学和外科学的医生和护士及营养师和语言/吞咽专家。治疗目标不仅应包括吞咽,还应包括营养/水化作用和充分的肺功能(即避免吸入性肺炎)。

治疗前访视不仅能记录基线吞咽性能,并且在保持肺功能和足够营养的情况下,患者能获得关于预期吞咽缺陷的重要信息,并接受与吞咽运动、操作和食物稠度调整相关的指导。治疗期间的定期监测同样重要,因为接受放化疗的患者经常发现很难继续吞咽或进行运动范围的锻炼。治疗中期访视有助于加强锻炼的重要性,并评估其吞咽和其他功能的表现。治疗前的运动可以改善治疗后与生活质量相关的吞咽困难[196]以及治疗后的吞咽功能[197]。在这些研究中,运动包括以下几个方面:持舌(Masako 动作)、抗舌、摇动运动、轻松吞咽和门德尔松动作。

有些病人也使用假声。要求患者进行 10 次重复的运动(除了摇动运动),每日 5 次。对于持续的摇动运动,患者被告知每日进行 3 次,每次做一遍。较短的、重复性的摇动运动需要 30 次重复,每日 5 次。这些运动在相关文献[187, 198-203]有详细描述,旨在提高舌根、咽壁和喉部的运动范围和强度。其他的声带练习可能包括音高滑动以改变声带长度及屏住呼吸以改善气道关闭。下颌运动范围练习对保持下颌运动范围也很重要。如果出现牙关紧闭,可能需要辅助运动或拉伸装置,如 TheraBite 颌骨活动装置或 Dynasplint,以便充分恢复张口[204-206],同时对颌骨进行手动物理治疗。如果牙关紧闭严重并伴有剧烈疼痛,转诊物理疗法进行手动治疗是非常有益的。如果出现肌肉痉挛,肉毒杆菌素治疗可能有助于至少改善疼痛并帮助患者恢复对牙关紧闭的锻炼[207],可能对活动性有一定影响[208]。

这些病人是否应该在术前接受 PEG 管植入治疗的话题是很复杂的。在作出这一决定时,应考虑患者的一般健康状况、其他医疗情况、年龄和体重等因素。一些接受放化疗并有显著的体重减轻和肺炎风险的头颈肿瘤患者,在治疗前行 PEG 管的补充会受益,特别是如果它们有先前存在的吞咽困难。预防性放置 PEG 管的支持者认为,放置 PEG 管的人群体重减轻、营养不良和脱水情况发生更少。有人认为,预防性的 PEG 植入可以让患者更容易接受治疗[209, 210]。

然而,临床医生也担心预防性放置 PEG 管可能在治疗过程中或治疗后妨碍患者的吞咽功能。在放疗期间可发生明显的黏膜炎、吞咽疼痛、味觉改变和反胃。一些研究报告称,长期的非口服状态(NPO)导致吞咽功能恢复时间更长,长期预后更差[211, 212]。

为了对抗这些影响,往往实施饮食调整和积极的吞咽康复方案以保持功能性吞咽技能[213, 214]。

不幸的是,这些方案的依从性和耐受性可能是一个问题,原因有很多,有些患者仍然需要一个喂养管,尽管他们试图积极吞咽治疗[213, 215]。

关于最佳做法的研究正在进行中。由语言/吞咽专家进行早期咨询,然后进行密切监测是成功维持、改善和恢复吞咽的关键,语言/吞咽专家可以指导和监督患者利用吞咽技术进行符合吞咽相关的运动范围练习以及持续吞咽安全一致性练习。团队方法是实现营养、肺部和吞咽目标的关键,虽然可能有特定的机构偏好[216],但应考虑到每个患者的特殊需要,决定是否放置喂食管。

神经肌肉电刺激(NMES)作为一种治疗工具,越来越受到临床医生的欢迎,其可用于一系列患者群体,包括放疗后的头颈癌患者[217]。尽管它很受欢迎,但关于支持这种治疗方式有效性的证据的质疑仍然存在[218]。这类疗法的研究在改善吞咽功能方面取得了不同的结果。有几篇文章回顾发表了在混合人群吞咽康复关于 NMES 的研究。研究设计各不相同,有的研究了 NMES 对吞咽的即时对比长期影响,有的研究了健康人群对比患病人群的影响,有的研究采用了前瞻性对比回顾性设计。这些不同导致研究数据比较的困难[218],有多个方法学上的缺陷,包括缺乏随机化和对照组、受试者人数少、观察者和受试者没有被双盲[219]等。使用不同的电极放置(舌骨上和舌骨下放置;表面经皮电极和肌肉内电极)也妨碍了结果的比较[218, 220]。一些研究者已经开始检测伴随口腔和口咽癌的晚期头颈癌患者放疗后颈带状肌的生物学变化[221]。虽然他们发现与未接受吞咽疗法的患者相比,接受某种形式的吞咽康复(传统吞咽疗法 +NMES)的患者中,在接受 RT 后,组织改变导致纤维化减少,但他们没有将传统吞咽疗法与 NMES 进行比较,仅在 RT 前(而非 RT 后)进行视频透视吞咽评估。然而,这项研究有助于对 RT 后肌肉的特殊生物学变化进行检查,并且为吞咽康复对组织损伤的可能改善提供思路。

Langmore 等发表了一项 NMES 在头颈癌患者中的重要研究[222],这是迄今为止研究特定干预措施对放疗后头颈癌患者吞咽功能影响的最大试验。作者对 170 例头颈部恶性肿瘤患者进行了随机双盲临床试验,随机分为主动 NMES+ 吞咽运动组和假 NMES+ 吞咽运动组,观察 12 周。他们使用电视透视吞咽评估检查和穿透误吸量表(PAS)对各组进行了比较。他们发现主动 NMES 组的 PAS 积分没有变化,而假 NMES 的 PAS 积分有所提高。两组舌骨偏移均加重。此外,两组都显著改善了饮食和生活质量。作者的结论是,NMES 并没有给传统的吞咽练习带来好处,而且传统的吞咽练习也没有效果,目前原因不明。也许他们的长期随访时间不够长。他们检查的最长时间间隔是放疗后大约 3 个月的时间间隔。他们的纵向分析基于在基线、7 周和 13 周收集的数据。研究吞咽康复即使在肿瘤治疗结束很长时间以后,其有效性也是很有益处的,因为放疗数年后的患者发展成严重吞咽困难是很常见的[213]。

总之,仍然需要进一步精心设计的研究以确定 NMES 后吞咽功能的变化,这些变化与吞咽康复中常用的其他吞咽运动之间的差异及哪些人群更能从中受益。当关于什么时候和如何使用 NMES 在吞咽治疗中可能有效或可能无效的问题得到回答时,那研究的改进是如何发生的(如果发现改进)将是有帮助的。这将包括研究 NMES 和其他更传统的吞咽运动引起的特定生物学变化。

头颈癌淋巴水肿的治疗效果有时很差,他必须依靠在患者所在地接受过头颈淋巴水肿(HNL)管理培训并取得合格的淋巴水肿治疗师的帮助。淋巴水肿治疗的主要组成部分包括:①手动淋巴引流,这是一种缓慢、有节奏的皮肤伸展按摩,旨在调动淋巴液;②使用压缩服和垫子软化点状水肿,防止手动淋巴引流(MLD)后组织再充盈;③皮肤和伤口护理;④旨在促进改善淋巴流动的补救运动。当患者表现为颈部、面部、口腔等肿胀及有时被认为是"高危"人群时,这时就需要评估及处理头颈淋巴水肿(HNL)。HNL 发病的一般时间是术后和放疗后 8~12 周。评估应包括视觉和触觉评估、完整的病例记录、使用照片和录像带测量记录肿胀随时间的变化。可以在放疗的早期进行术后干预和人工淋巴引流,但一旦皮肤变得过于敏感,治疗通常会停止。在放疗期间不使用压缩服,因为它能使组织隔热,也需要避免使用紧身衣,避免对组织造成过度刺激。一旦患者的皮肤已经愈合,灵敏度减少到最低时,在大多数情况下我们都能启动 MLD 并将其设计成特定的顺序,让流动淋巴液从充血的头颈部区域流向腋窝淋巴结。压迫可以应用于水肿的区域,以软化实施 MLD 前的硬组织并且防止实施 MLD 后的组织再灌注。根据水肿和其他合并症的严重程度、患者的身体状态和认知技能、动机、护理人员的支持和许多其他因素,治疗可能主要是在有或无护理人员帮助的情况下自行进行，或者患者可能需要更密集的门诊淋巴水肿康复和一个治疗师，再加上一个家庭项目。根据水肿和其他合并症的严重程度、患者的身体状态和认知技能、动机、护理支持和许多其他因素，治疗可能主要是在有或无护理人员帮助的情况下自行进行，或者患者可能需要在治疗师的帮助下，结合家庭计划，进行更为强化的门诊淋巴水肿康复。根据严重程度，轻度水肿的家庭治疗时间可能从 1～3 个月不等，严重水肿的家庭治疗时间可能在 6 个月或更长。与肿胀时间更长的严重病例相比，轻度病例在发病后会很快得到治疗，逆转和消除 HNL 的可能性最好。淋巴水肿的治疗的研究仍在继续，每年都有新的评估和治疗策略被发现[223]。

结论

癌症的诊断不可避免地影响个人的生活质量。根据疾病的类型和发生部位，听力、言语、声音、语言，或吞咽功能障碍通常会接踵而至。近年来，临床医生在提高对这些重要功能的管理水平方面取得了很大进展。需要进一步的研究来帮助患者在更长的时间内继续维持这些功能。随着癌症治疗越来越成功，患者生存时间越来越长，我们对沟通和吞咽功能的干预就更有必要。

要点

- 由于肿瘤的质量效应，肿瘤患者在治疗前就可能出现沟通和吞咽障碍，而在接受放疗、手术、化疗或综合治疗后也会出现沟通障碍和吞咽障碍。
- 肿瘤患者沟通障碍的康复可能涉及传统的语言病理干预，以解决在咬合、发音、语言或认知方面的缺陷。当简单地写作或发短信等策略还不够时，可能需要专门的技术，例如，扩音器、人工喉、气管食管语音假体、面部、口内和气孔假体，甚至是恢复功能性通信的语音生成设备。
- 与癌症治疗相关的吞咽功能障碍的康复可能需要对结构、患者姿势或一些简单的吞咽疗法进行基本的修正，但某些患者的吞咽困难可能非常严重，可能需要使用密集的肌肉力

量和呼吸训练计划及旨在提供生物反馈信息的复杂的电子设备和软件程序。头颈部癌症治疗后出现长期吞咽困难的患者需要以上所有这些方法的结合。

- 在头颈部癌症患者中，诸如牙关紧闭、淋巴水肿、颈肩部功能障碍等损伤是很常见的，在沟通和吞咽方面会造成明显的障碍，并且降低日常生活活动的独立性和整体生活水平。应提供多学科管理以取得最佳治疗效果。
- 耳毒性是某些高剂量的化疗药物的后遗症，最常见的是铂类药物如顺铂和卡铂。它也可以由氨基糖苷类抗菌药物引起，包括庆大霉素、链霉素和新霉素。对听力和前庭系统的损害可能是严重和永久的。预处理和持续的听力学评估对监测化疗期间的听力至关重要。
- 虽然许多是动物实验，但目前仍在进行减少或逆转化疗所致听力损失的治疗方法的研究。在不干扰癌症治疗或抗生素治疗的情况下提供保护剂的也是我们进一步研究所面临的挑战。
- 放疗对吞咽功能的长期慢性影响怎么强调都不为过。随着时间的推移，即使是过去了很多年，肌肉的运动和力量所受到的影响会显著恶化。患者生命周期内的日常锻炼方案似乎是有益的，但需要进一步研究以确定最有效的特定锻炼方式和锻炼频率。
- 语言病理学家对接受癌症治疗的患者，特别是头颈部癌症患者的早期干预（预处理）和长期随访，对患者的语言和吞咽障碍的成功康复非常重要。
- 接受全喉切除术的患者受益于吞咽功能评估，包括 VFSS 检查。那些也有 TEP 的患者通常需要结合电视透视吞咽检查评估并且结合 TEP 假体的管理，才能成功解决 TEP 的渗漏问题。

（刘穹 译　王江飞 校）

参考文献

1. Nation JE, Aram DM. *Diagnosis of Speech and Language Disorders*. St. Louis, MO: CV Mosby; 1977.
2. Gernsbacher MA, Kaschak MP. Neuroimaging studies of language production and comprehension. *Annu Rev Psychol*. 2003;54:91–114.
3. Geschwind N. Disconnexion syndromes in animals and man. I. *Brain*.

第八篇

1965;88(2):237–294.

4. Geschwind N. Disconnexion syndromes in animals and man. II. *Brain.* 1965;88(3):585–644.

5. Luria AR. *Higher Cortical Functions in Man.* New York, NY: Basic Books; 1966.

6. Murdoch BE, Whelan BM. Language disorders subsequent to left cerebellar lesions: a case for bilateral cerebellar involvement in language? *Folia Phoniatr Logop.* 2007;59(4):184–189.

7. Gebhart AL, Petersen SE, Thach WT. Role of the posterolateral cerebellum in language. *Ann NY Acad Sci.* 2002;978:318–333.

8. Marien P, Engelborghs S, Fabbro F, et al. The lateralized linguistic cerebellum: a review and a new hypothesis. *Brain Lang.* 2001;79(3):580–600.

9. Gasparini M, Di Piero V, Ciccarelli O, et al. Linguistic impairment after right cerebellar stroke: a case report. *Eur J Neurol.* 1999;6(3):353–356.

10. Leiner HC, Leiner AL, Dow RS. The human cerebro-cerebellar system: its computing, cognitive, and language skills. *Behav Brain Res.* 1991;44(2):113–128.

11. Bellebaum C, Daum I. Cerebellar involvement in executive control. *Cerebellum.* 2007;6(3):184–192.

12. DeSmet HJ, Baillieux H, DeDeyn PP, et al. The cerebellum and language: the story so far. *Folia Phoniatr Logop.* 2007;59(3):165–179.

13. Miller AJ. *The Neuroscientific Principles of Swallowing and Dysphagia.* San Diego, CA: Singular Publishing Group, Inc.; 1999.

14. Logemann JA. *Evaluation and Treatment of Swallowing Disorders.* 2nd ed. Austin, TX: PRO-ED, Inc.; 1998.

15. Cook IJ, Dodds WJ, Dantas RO, et al. Opening mechanisms of the human upper esophageal sphincter. *Am J Physiol.* 1989;257(5 Pt 1):G748–G759.

16. Pauloski BR, Logemann JA. Impact of tongue base and posterior pharyngeal wall biomechanics on pharyngeal clearance in irradiated postsurgical oral and oropharyngeal cancer patients. *Head Neck.* 2000;22(2):120–131.

17. Lazarus C. Tongue strength and exercise in healthy individuals and in head and neck cancer patients. *Semin Speech Lang.* 2006;27(4):260–267.

18. Mu L, Sanders I. Neuromuscular organization of the human upper esophageal sphincter. *Ann Otol Rhinol Laryngol.* 1998;107(5 Pt 1):370–377.

19. Aviv JE. The normal swallow. In: RL Carrau, T Murray, eds. *Comprehensive Management of Swallowing Disorders.* San Diego, CA: Singular Publishing Group, Inc.; 1999:23–29.

20. Jacob P, Kahrilas PJ, Logemann JA, et al. Upper esophageal sphincter opening and modulation during swallowing. *Gastroenterology.* 1989;97(6):1469–1478.

21. Van Daele DJ, McCulloch TM, Palmer PM, et al. Timing of glottic closure during swallowing: a combined electromyographic and endoscopic analysis. *Ann Otol Rhinol Laryngol.* 2005;114(6):478–487.

22. Martin BJ, Logemann JA, Shaker R, et al. Coordination between respiration and swallowing: respiratory phase relationships and temporal integration. *J Appl Physiol.* 1994;76(2):714–723.

23. Levy B, Young MA. Pathophysiology of swallowing and gastroesophageal reflux. In: RL Carrau, T Murray, eds. *Comprehensive Management of Swallowing Disorders.* San Diego, CA: Singular Publishing Group, Inc.; 1999:175–186.

24. Martin RE, Sessle BJ. The role of the cerebral cortex in swallowing. *Dysphagia.* 1993;8(3):195–202.

25. Mosier K, Patel R, Liu WC, et al. Cortical representation of swallowing in normal adults: functional implications. *Laryngoscope.* 1999;109(9):1417–1423.

26. Hamdy S, Aziz Q, Rothwell JC, et al. The cortical topography of human swallowing musculature in health and disease. *Nat Med.* 1996;2(11):1190–1191.

27. Hamdy S, Aziz Q, Rothwell JC, et al. Explaining oropharyngeal dysphagia after unilateral hemispheric stroke. *Lancet.* 1997;350(9079):686–692.

28. Mosier KM, Liu WC, Maldjian JA, et al. Lateralization of cortical function in swallowing: a functional MR imaging study. *Am J Neuroradiol.* 1999;20:1520–1526.

29. Kern MK, Jaradeh S. Arndorfer RC, et al. Cerebral cortical representation of reflexive and volitional swallowing in humans. *Am J Physiol Gastrointest Liver Physiol.* 2001;280(3):G354–G360.

30. Hamdy S, Mikulis DJ, Crawley A, et al. Cortical activation during human volitional swallowing: an event-related fMRI study. *Am J Physiol.* 1999;277(1 Pt 1):G219–G225.

31. Suzuki M, Asada Y, Ito J, et al. Activation of cerebellum and basal ganglia on volitional swallowing detected by functional magnetic resonance imaging. *Dysphagia.* 2003;18(2):71–77.

32. Mosier K, Bereznaya I. Parallel cortical networks for volitional con-

33. King AD, Kew J, Tong M, et al. Magnetic resonance imaging of the Eustachian tube in nasopharyngeal carcinoma: correlation of patterns of spread with middle ear effusion. *Am J Otol.* 1999;20(1):69–73.

34. Low WK, Lim TA, Fan YF, et al. Pathogenesis of middle-ear effusion in nasopharyngeal carcinoma: a new perspective. *J Laryngol Otol.* 1997;111(5):431–434.

35. Bebin J. Pathophysiology of acoustic tumors. In: House W, Luetje C, eds. *Acoustic Tumors. Vol. 1: Diagnosis.* Baltimore, MD: University Park Press; 1979:45–83.

36. Stenson KM, McCracken E, List M, et al. Swallowing function in patients with head and neck cancer prior to treatment. *Arch Otolaryngol Head Neck Surg.* 2000;126:371–377.

37. Tachimori Y, Kato H, Watanabe H, et al. Vocal cord paralysis in patients with thoracic esophageal carcinoma. *J Surg Oncol.* 1995;59(4):230–232.

38. Mackey CS, Ruckdeschel JC. Lung cancer. In: Sullivan PA, Guilford AM, eds. *Swallowing Intervention in Oncology.* San Diego, CA: Singular Publishing Group, Inc.; 1999:117–133.

39. Ridley MB. Effects of surgery for head and neck cancer. In: Sullivan PA, Guilford AM, eds. *Swallowing Intervention in Oncology.* San Diego, CA: Singular Publishing Group, Inc.; 1999:77–97.

40. Gaziano JE, Kumar R. Primary brain tumors. In: Sullivan PA, Guilford AM, eds. *Swallowing Intervention in Oncology.* San Diego, CA: Singular Publishing Group, Inc.; 1999:65–76.

41. Patchell RA. Brain metastases and carcinomatous meningitis. In Abeloff MD, Armitage JO, Lichter AS, Niederhuber JE, eds. *Clinical Oncology.* 2nd ed. Philadelphia, PA: Churchill Livingstone; 2000:820–835.

42. Posner JB. Paraneoplastic cerebellar degeneration. *Can J Neurol Sci.* 1993;20(Suppl 3):S117–S122.

43. Paslawski T, Duffy JR, Vernino S. Speech and language findings associated with paraneoplastic cerebellar degeneration. *Am J Speech Lang Pathol.* 2005;14(3):200–207.

44. Kronenberger MB, Meyers AD. Dysphagia following head and neck cancer surgery. *Dysphagia.* 1994;9:236–244.

45. Casper JK, Colton RH. Medical/surgical examination, diagnosis, and treatment. In Casper JK, Colton RH, eds. *Clinical Manual for Laryngectomy and Head/Neck Cancer Rehabilitation.* 2nd ed. San Diego, CA: Singular Publishing Group, Inc.; 1998:11–34.

46. Logemann JA, Gibbons P, Rademaker AW, et al. Mechanisms of recovery of swallow after supraglottic laryngectomy. *J Speech Hear Res.* 1994;37(5):965–974.

47. Borggreven PA, Verdonck-de Leeuw I, Rinkel RN, et al. Swallowing after major surgery of the oral cavity or oropharynx: a prospective and longitudinal assessment of patients treated by microvascular soft tissue reconstruction. *Head Neck.* 2007;29(7):638–647.

48. Hutcheson KA, Holsinger C, Kupferman ME, et al. Functional outcomes after TORS for oropharyngeal cancer: asystematic review. *Eur Arch Otorhinolaryngol.* 2015;272(2):463–171.

49. Dawe N, Patterson J, O'Hara J. Functional swallowing outcomes following treatment for oropharyngeal carcinoma: a systematic review of the evidence comparing trans-oral surgery versus non-surgical management. *Clin Otolaryngol.* 2016;41(4):371–385.

50. Schrag C, Chang YM, Tsai CY, et al. Complete rehabilitation of the mandible following segmental resection. *J Surg Oncol.* 2006;94(6):538–545.

51. Seikaly H, Rieger J, Wolfaardt J, et al. Functional outcomes after primary oropharyngeal cancer resection and reconstruction with the radial forearm free flap. *Laryngoscope.* 2003;113(5):897–904.

52. Rieger J, Wolfaardt J, Seikaly H, et al. Speech outcomes in patients rehabilitated with maxillary obturator prostheses after maxillectomy: a prospective study. *Int J Prosthodont.* 2002;15(2):139–144.

53. McCombe D, Lyons B, Winkler R, et al. Speech and swallowing following radial forearm flap reconstruction of major soft palate defects. *Br J Plast Surg.* 2005;58:306–311.

54. Chan WF, Lo CY. Pitfalls of intraoperative neuromonitoring for predicting postoperative recurrent laryngeal nerve function during thyroidectomy. *World J Surg.* 2006;30(5):806–812.

55. Netto Ide P, Vartarian JG, Ferraz PR, et al. Vocal fold immobility alter thyroidectomy with intraoperative recurrent laryngeal nerve monitoring. *Sao Paulo Med J.* 2007;125(3):186–190.

56. Levine TM. Swallowing disorders following skull base surgery. *Otolaryngol Clin North Am.* 1988;21(4):751–759.

57. Jennings KS, Siroky D, Jackson CG. Swallowing problems after excision of tumors of the skull base: diagnosis and management in 12 patients. *Dysphagia.* 1992;7(1):40–44.

58. Bielamowicz S, Gupta A, Sehar LN. Early artyenoid adduction for

trol of swallowing in humans. *Exp Brain Res.* 2001;140(3):280–289.

vagal paralysis after skull base surgery. *Laryngoscope*. 2000;110(3 Pt 1):346–351.

59. Chiu ES, Kraus D, Bui DT, et al. Anterior and middle cranial fossa skull base reconstruction using microvascular free tissue techniques: surgical complications and functional outcomes. *Ann Plast Surg*. 2008;60(5):514–520.

60. Kraus DH, Ali MK, Ginsberg RJ, et al. Vocal cord medialization for unilateral paralysis associated with intrathoracic malignancies. *J Thorac Cardiovasc Surg*. 1996;111(2):334–339.

61. Abraham MT, Bains MS, Downey RJ, et al. Type I thyroplasty for acute unilateral vocal fold paralysis following intrathoracic surgery. *Ann Otol Rhinol Laryngol*. 2002;111(8):667–671.

62. Lam PK, Ho WK, Ng ML, et al. Medialization thyroplasty for cancer-related unilateral vocal fold paralysis. *Otolaryngol Head Neck Surg*. 2007;136(3):440–444.

63. Fang TJ, Hsin LJ, Chung HF, et al. Office-based intracordal hyaluronate injections improve quality of life in thoracic-surgery-related unilateral vocal fold paralysis. *Medicine*. 2015;94(40):1787.

64. Heitmiller RF, Jones B. Transient diminished airway protection after transhiatal esophagectomy. *Am J Surg*.1991;162:442–446.

65. Lerut TE, van Lanschot JJ. Chronic symptoms alter subtotal or partial oesophagectomy: diagnosis and treatment. *Best Pract Res Clin Gastroenterol*. 2004;18(5):901–915.

66. Donington JS. Functional conduit disorders after esophagectomy. *Thorac Surg Clin*. 2006;53–62.

67. Kato H, Miyazaki T, Sakai M, et al. Videofluoroscopic evaluation in oropharyngeal swallowing after radical esophagectomy with lymphadenectomy for esophageal cancer. *Anticancer Res*. 2007;27(6C):4249–4254.

68. Easterling CS, Bousamra M, Lang IM, et al. Pharyngeal dysphagia in postesophagectomy patients: correlation with deglutitive biomechanics. *Ann Thoracic Surg*. 2000;69(4):989–992.

69. Kemmerer E, Shah S. Update on radiotherapy for central nervous system malignancies. *Surg Oncol Clin North Am Jul*. 26(3):347–355.

70. Mittal S, Klinger NV, Michelhaugh SK, et al. Alternating electric tumor treating fields for treatment of glioblastoma: rationale, preclinical, and clinical studies. *J Neurosurg*. 2018;128(2):414–421.

71. Morgan AT, Sell D, Ryan M, et al. Pre and post-surgical dysphagia outcome associated with posterior fossa tumour in children. *J Neurooncol*. 2008;87(3):347–354.

72. Newman LA, Boop FA, Sanford RA, et al. Postoperative swallowing function after posterior fossa tumor resection in pediatric patients. *Childs Nerv Syst*. 2006;22(10):1296–1300.

73. Catsman-Berrevoets CE, Van Dongen HR, Mulder PG, et al. Tumour type and size are high risk factors for the syndrome of "cerebellar" mutism and subsequent dysarthria. *J Neurol Neurosurg Psychiatry*. 1999;67(6):755–757.

74. Huber JF, Bradley K, Spiegler BJ, et al. Long-term effects of transient cerebellar mutism after cerebellar astrocytoma or medulloblastoma tumor resection in childhood. *Childs Nerv Syst*. 2006;22(2):132–138.

75. Sherman JH, Sheehan JP, Elias WJ, et al. Cerebellar mutism in adults after posterior fossa surgery: a report of 2 cases. *Surg Neurol*. 2005;63(5):476–479.

76. Akhaddar A, Belhachmi A, Elasri A, et al. Cerebellar mutism after removal of a vermian medulloblastoma in an adult. *Neurochirurgie*. 2008;54(4):548–550.

77. Vitaz TW, Marx W, Victor JD, et al. Comparison of conscious sedation and general anesthesia for motor mapping and resection of tumors located near motor cortex. *Neurosurg Focus*. 2003;15(1):E8.

78. Hirsch J, Ruge MI, Kim KH, et al. An integrated functional magnetic resonance imaging procedure for preoperative mapping of cortical areas associated with tactile, motor, language, and visual functions. *Neurosurgery*. 2000;47(3):711–721; discussion 721–722.

79. Nyack L, Lee EQ, Wen PY. Epidemiology of brain metastases. *Curr Oncol Rep*. 2012;14(1):48–54.

80. Sperduto PW, Chao ST, Sneed PK, et al. Diagnosis-specific prognostic factors, indexes, and treatment outcomes for patients with newly diagnosed brain metastases: a multi-institutional analysis of 4,259 patients. *Int J Radiat Oncol Biol Phys*. 2010;77(3):655–661.

81. Lee NY, O'Meara W, Chan K, et al. Concurrent chemotherapy and intensity-modulated radiotherapy for locoregionally advanced laryngeal and hypopharyngeal cancers. *Int J Radiat Oncol Biol Phys*. 2007;69(2):459–468.

82. Logemann JA, Pauloski BR, Rademaker AW, et al. Swallowing disorders in the first year after radiation and chemoradiation. *Head Neck*. 2008;30(2):148–158.

83. Kotz T, Costello R, Li Y, et al. Swallowing dysfunction after chemora-

diation for advanced squamous cell carcinoma of the head and neck. *Head Neck*. 2004;26:365–372.

84. Lazarus CL, Logemann JA, Pauloski BR, et al. Swallowing disorders in head and neck cancer patients treated with radiotherapy and adjuvant chemotherapy. *Laryngoscope*. 1996;106(9 Pt 1):1157–1166.

85. Hutcheson KA, Huk M, Hubbard R, et al. Delayed lower cranial neuropathy after oropharyngeal intensity-modulated radiotherapy: a cohort analysis and literature review. *Head Neck*. 2017;39(8):1516–1523.

86. Chan JW, Parvathaneni U, Yom SS. Reducing radiation-related morbidity in the treatment of nasopharyngeal carcinoma. *Future Oncol*. 2017;13(4):425–431.

87. Lambert EM, Gunn GB, Gidley PW. Effects of radiation on the temporal bone in patients with head and neck cancer. *Head Neck*. 2016;38(9):1428–1435.

88. Rybak LP. Mechanisms of cisplatin ototoxicity and progress in otoprotection. *Curr Opin Otolaryngol Head Neck Surg*. 2007;15(5):364–369.

89. Weatherly RA, Owens JJ, Catlin FI, et al. cis-platinum ototoxicity in children. *Laryngoscope*. 1991;101(9):917–924.

90. Rybak LP. Ototoxicity and antineoplastic drugs. *Curr Opin Otolaryngol Head Neck Surg*. 1999;7:239–243.

91. Knight KR, Kraemer DF, Neuwelt EA. Ototoxicity in children receiving platinum chemotherapy: underestimating a commonly occurring toxicity that may influence academic and social development. *J Clin Oncol*. 2005;23(34):8588–8596.

92. Borg E, Edquist G, Reinholdson AC, et al. Speech and language development in a population of Swedish hearing-impaired preschool children, a cross-sectional study. *Int J Pediatr Otorhinolaryngol*. 2007;71(7):1061–1077.

93. Blamey PJ, Sarant JZ, Paatsch LE, et al. Relationships among speech perception, production, language, hearing loss, and age in children with impaired hearing. *J Speech Lang Hear Res*. 2001;44(2):264–285.

94. Moeller MP, Hoover B, Putman C, et al. Vocalizations of infants with hearing loss compared with infants with normal hearing: Part I–phonetic development. *Ear Hear*. 2007;28(5):605–627.

95. Moeller MP, Hoover B, Putman C, et al. Vocalizations of infants with hearing loss compared with infants with normal hearing: Part II–transition to words. *Ear Hear*. 2007;28(5):628–642.

96. McGuckian M, Henry A. The grammatical morpheme deficit in moderate hearing impairment. *Int J Lang Commun Disord*. 2007;42(Suppl 1):17–36.

97. Gilbert HR, Campbell MI. Speaking fundamental frequency in three groups of hearing-impaired individuals. *J Commun Disord*. 1980;13(3):195–205.

98. Jagarlamudi R, Kumar L, Kochupillai V, et al. Infections in acute leukemia: an analysis of 240 febrile episodes. *Med Oncol*. 2000;17(2):111–116.

99. Buszman E, Wrześniok D, Matusiński B. Ototoxic drugs. I. Aminoglycoside antibiotics. *Wiad Lek*. 2003;56(5–6):254–259.

100. Selimoglu E. Aminoglycoside-induced ototoxicity. *Curr Pharm Des*. 2007;13(1):119–126.

101. Sinswat P, Wu WJ, Sha SH, et al. Protection from ototoxicity of intraperitoneal gentamicin in guinea pig. *Kidney Int*. 2000;58(6):2525–2532.

102. Doolittle ND, Muldoon LL, Brummett RE, et al. Delayed sodium thiosulfate as an otoprotectant against carboplatin-induced hearing loss in patients with malignant brain tumors. *Clin Cancer Res*. 2001;7(3):493–500.

103. Schacht J, Talaska AE, Rybak LP. Cisplatin and aminoglycoside antibiotics: hearing loss and its prevention. *Anat Rec*. 2012;295(11):1837–1850.

104. Drogemoller BI, Monzon JG, Bhavsar AP, et al. Association between SLC16A5 genetic variation and cisplatin-induced ototoxic effects in adult patients with testicular cancer. *JAMA Oncol*. 2017;3(11):1558–1565.

105. Benkafadar N, Menardo J, Bourien J, et al. Reversible p53 inhibition prevents cisplatin ototoxicity without blocking chemotherapeutic efficacy. *EMBO Mol Med*. 2017;9(1):7–26.

106. Choudry U. Esophageal carcinoma. In: Sullivan PA, Guilford AM, eds. *Swallowing Intervention in Oncology*. San Diego, CA: Singular Publishing Group, Inc.; 1999:99–115.

107. Eisbruch A, Lyden T, Bradford CR, et al. Objective assessment of swallowing dysfunction and aspiration after radiation concurrent with chemotherapy for head-and-neck cancer. *Int J Radiat Oncol Biol Phys*. 2002;53(1):23–38.

108. Nguyen NP, Frank C, Moltz CC, et al. Aspiration rate following chemoradiation for head and neck cancer: an underreported occurrence. *Radiother Oncol*. 2006;80(3):302–306.

第
八
篇

109. Langerman A, MacCracken E, Kasza K, et al. Aspiration in chemo-radiated patients with head and neck cancer. *Arch Otolaryngol Head Neck Surg.* 2007;133(12):1289–1295.

110. Rosenthal DI, Lewin JS, Eisbruch A. Prevention and treatment of dysphagia and aspiration after chemoradiation for head and neck cancer. *J Clin Oncol.* 2006;24(17):2636–2643.

111. Berk LB, Shivnani AT, Small W. Pathophysiology and management of radiation-induced xerostomia. *J Supportive Oncol.* 2005;3(3):191–200.

112. Mercadante V, Al Hamad A, Lodi G, et al. Interventions for the management of radiotherapy-induced xerostomia and hyposalivation: a systematic review and meta-analysis. *Oral Oncol.* 2017;66:64–74.

113. Jedel E. Acupuncture in xerostomia—a systematic review. *J Oral Rehabil.* 2005;32(6):392–396.

114. Cho JH, Chung WK, Kang W, et al. Manual acupuncture improved quality of life in cancer patients with radiation-induced xerostomia. *J Altern Complement Med.* 2008;14(5):523–526.

115. Meng Z, Kay Garcia M, Hu C, et al. Sham-controlled, randomized, feasibility trial of acupuncture for prevention of radiation-induced xerostomia among patients with nasopharyngeal carcinoma. *Eur J Cancer.* 2012;48(11):1692–1699.

116. Li LX, Tian G, He J. The standardization of acupuncture treatment for radiation-induced xerostomia: a literature review. *Chin J Integr Med.* 2016;22(7):549–554.

117. Grégoire V, De Neve W, Eisbruch A, et al. Intensity-modulated radiation therapy for head and neck carcinoma. *Oncologist.* 2007;12(5):555–564.

118. Nguyen NP, Moltz CC, Frank C, et al. Impact of swallowing therapy on aspiration rate following treatment for locally advanced head and neck cancer. *Oral Oncol.* 2007;43(4):352–357.

119. Antonadou D, Pepelassi M, Synodinou M, et al. Prophylactic use of amifostine to prevent radiochemotherapy-induced mucositis and xerostomia in head-and-neck cancer. *Int J Radiat Oncol Biol Phys.* 2002;52(3):739–747.

120. Büntzel J, Glatzel M, Mücke R, et al. Influence of amifostine on late radiation-toxicity in head and neck cancer—a follow-up study. *Anticancer Res.* 2007;27(4A):1953–1956.

121. Wasserman TH, Brizel DM, Henke M, et al. Influence of intravenous amifostine on xerostomia, tumor control, and survival after radiotherapy for head-and-neck cancer: 2-year follow-up of a prospective, randomized, phase III trial. *Int J Radiat Oncol Biol Phys.* 2005;63(4):985–990.

122. Agarwala SS, Sbeitan I. Iatrogenic swallowing disorders: chemotherapy. In: Carrau RT, Murray T, eds. *Comprehensive Management of Swallowing Disorders.* San Diego, CA: Singular Publishing Group, Inc.; 1999:125–129.

123. Abitbol AA, Friedland JL, Lewin AA, et al. Radiation therapy in oncologic management with special emphasis on head and neck carcinoma. In: Sullivan PA, Guilford AM, eds. *Swallowing Intervention in Oncology.* San Diego, CA: Singular Publishing Group, Inc.; 1999:47–63.

124. Bahri S, Cano E. Iatrogenic swallowing disorders: radiotherapy. In: Carrau RL, Murray T, eds. *Comprehensive Management of Swallowing Disorders.* San Diego, CA: Singular Publishing Group, Inc.; 1999:131–134.

125. Jang WI, Wu HG, Park CI, et al. Treatment of patients with clinically lymph node-negative squamous cell carcinoma of the oral cavity. *Jpn J Clin Oncol.* 2008;38(6):395–401.

126. Garden AS, Asper JA, Morrison WH, et al. Is concurrent chemoradiation the treatment of choice for all patients with Stage III or IV head and neck carcinoma? *Cancer.* 2004;100(6):1171–1178.

127. Lim YC, Koo BS, Lee JS, et al. Distributions of cervical lymph node metastases in oropharyngeal carcinoma: therapeutic implications for the N0 neck. *Laryngoscope.* 2006;116(7):1148–1152.

128. Fung K, Yoo J, Leeper HA, et al. Vocal function following radiation for non-laryngeal versus laryngeal tumors of the head and neck. *Laryngoscope.* 2001;111(11 Pt 1):1920–1924.

129. Lazarus CL. Effects of radiation therapy and voluntary maneuvers on swallow function in head and neck cancer patients. *Clin Commun Disord.* 1993;3:11–20.

130. Smith R, Kotz T, Beitler J, et al. Long-term swallowing problems after organ preservation therapy with concomitant radiation therapy and intravenous hydroxyurea: Initial results. *Arch Otolaryngol Head Neck Surg.* 2000;126:384–389.

131. Eisele DW, Koch DG, Tarazi AE, et al. Aspiration from delayed radiation fibrosis of the neck. *Dysphagia.* 1991;6:120–122.

132. Mittal BB, Pauloski BR, Haraf DJ, et al. Swallowing dysfunction—preventative and rehabilitation strategies in patients with head-and-neck cancer treated with surgery, radiotherapy, and chemotherapy: a critical review. *Int J Radiat Oncol Biol Phys.* 2003;57(5):1219–1230.

133. Gurtner GC, Werner S, Barrandon Y, et al. Wound repair and regeneration. *Nature.* 2008;453(7193):314–321.

134. Teguh DN, Levendag PC, Voet P, et al. Trismus in patients with oropharyngeal cancer: relationship with dose in structures of mastication apparatus. *Head Neck.* 2008;30(5):622–630.

135. Kent ML, Brennan MT, Noll JL, et al. Radiation-induced trismus in head and neck cancer patients. *Support Care Cancer.* 2008;16(3):305–309.

136. Terpenning M. Geriatric oral health and pneumonia risk. *Clin Infect Dis.* 2005;40(12):1807–1810.

137. Azarpazhooh A, Leake JL. Systematic review of the association between respiratory diseases and oral health. *J Periodontol.* 2006;77(9):1465–1482.

138. Paju S, Scannapieco FA. Oral biofilms, periodontitis, and pulmonary infections. *Oral Dis.* 2007;13(6):508–512.

139. Scannapieco FA. Pneumonia in nonambulatory patients. The role of oral bacteria and oral hygiene. *J Am Dent Assoc.* 2006;137(Suppl):21S–25S. Review. Erratum in: *J Am Dent Assoc.* 2008;139(2):252.

140. Abe S, Ishihara K, Adachi M, et al. Tongue-coating as risk indicator for aspiration pneumonia in edentate elderly. *Arch Gerontol Geriatr.* 2008;47(2):267–275.

141. Foldi M, Foldi E. Lymphostatic diseases. In: Strossenruther RH, Kubic S, eds. *Foldi's Textbook of Lymphology for Physicians and Lymphedema Therapists.* 2nd ed. Munich, Germany: Urban and Fischer; 2006:224–240.

142. Smith BG, Lewin JS. Lymphedema management in head and neck cancer. *Curr Opin Otolaryngol Head Neck Surg.* 2010;18(3):153–158.

143. Smith BG, Hutcheson KA, Little LG, et al. Lymphedema outcomes in patients with head and neck cancer. *Otolaryngol Head Neck Surg.* 2015;152(2):284–291.

144. American Speech-Language-Hearing Association: Guidelines for the audiologic management of individuals receiving cochleotoxic drug therapy. *ASHA.* 1994;36(suppl 12):11–19.

145. Knight KR, Kraemer DF, Winter C, et al. Early changes in auditory function as a result of platinum chemotherapy: use of extended high-frequency audiometry and evoked distortion product otoacoustic emissions. *J Clin Oncol.* 2007;25(10):1190–1195.

146. Stavroulaki P, Apostolopoulos N, Segas J, et al. Evoked otoacoustic emissions—an approach for monitoring cisplatin induced ototoxicity in children. *Int J Pediatr Otorhinolaryngol.* 2001;59(1):47–57.

147. Coradini PP, Cigana L, Selistre SG, et al. *J Pediatr Hematol Oncol.* 2007;29(6):355–360.

148. Bertolini P, Lassalle M, Mercier G, et al. Platinum compound-related ototoxicity in children: long-term follow-up reveals continuous worsening of hearing loss. *J Pediatr Hematol Oncol.* 2004;26(10):649–655.

149. Langmore SE, Aviv JE. Endoscopic procedures to evaluate oropharyngeal swallowing. In: Langmore SE, ed. *Endoscopic Evaluation and Treatment of Swallowing Disorders.* New York, NY: Thieme Medical Publishers, Inc.; 2001:73–100.

150. Langmore SE. Interpretation of findings: a model of disordered swallowing. In: Langmore SE, ed. *Endoscopic Evaluation and Treatment of Swallowing Disorders.* New York, NY: Thieme Medical Publishers, Inc.; 2001:144–155.

151. Donzelli J, Brady S, Wesling M, et al. Simultaneous modified Evans blue dye procedure and video nasal endoscopic evaluation of the swallow. *Laryngoscope.* 2001;111(10):1746–1750.

152. O'Neil-Pirozzi TM, Lisiecki DJ, Jack Momose K, et al. Simultaneous modified barium swallow and blue dye tests: a determination of the accuracy of blue dye test aspiration findings. *Dysphagia.* 2003;18(1):32–38.

153. Leder SB, Sasaki CT. Use of FEES to assess and manage patients with tracheotomy. In: Langmore SE, ed. *Endoscopic Evaluation and Treatment of Swallowing Disorders.* New York, NY: Thieme Medical Publishers, Inc.; 2001:188–200.

154. Chao SS, Graham SM, Hoffman HT. Management of pharyngoesophageal spasm with Botox. *Otolaryngol Clin North Am.* 2004;37(3):559–566.

155. Hamaker RC, Blom ED. Botulinum neurotoxin for pharyngeal constrictor muscle spasm in tracheoesophageal voice restoration. *Laryngoscope.* 2003;113(9):1479–1482.

156. Lewin JS, Bishop-Leone JK, Forman AD, et al. Further experience with Botox injection for tracheoesophageal speech failure. *Head Neck.* 2001;23(6):456–460.

157. Low WK, Gopal K, Goh LK, et al. Cochlear implantation in postirradiated ears: outcomes and challenges. *Laryngoscope.* 2006;116(7):1258–1262.

158. Adunka OF, Buchman CA. Cochlear implantation in the irradiated temporal bone. *J Laryngol Otol*. 2007;121(1):83–86.

159. Wells-Friedman M. Care for the child with early onset of cancer. In: Sullivan PA, Guilford AM, eds. *Swallowing Intervention in Oncology*. San Diego, CA: Singular Publishing Group, Inc.; 1999:257–267.

160. Arvedson JC, Rodgers BT. Pediatric swallowing and feeding disorders. *J Med Speech Lang Pathol*. 1993;1:203–221.

161. Arvedson JC. Management of swallowing problems. In: Arvedson JC, Brodsky L, eds. *Pediatric Swallowing and Feeding: Assessment and Management*. San Diego, CA: Singular Publishing Group; 1993:327–387.

162. Morris SE. Development of oral-motor skills in the neurologically impaired child receiving non-oral feedings. *Dysphagia*. 1989;3:135–154.

163. Lundy DS, Casiano RR. Rehabilitation of speech and voice deficits following cancer treatments. In: Sullivan PA, Guilford AM, eds. *Swallowing Intervention in Oncology*. San Diego, CA: Singular Publishing Group, Inc.; 1999:291–306.

164. Lof GL, Watson MM. A nationwide survey of nonspeech motor exercise use: implications for evidence-based practice. *Lang Speech Hear Serv Sch*. 2008;39(3):392–407.

165. Bove MJ, Jabbour N, Krishna P, et al. Operating room versus office-based injection laryngoplasty: a comparative analysis of reimbursement. *Laryngoscope*. 2007;117(2):226–230.

166. Lewin JS, Heber TM, Putnam JB Jr, et al. Experience with the chin tuck maneuver in postesophagectomy aspirators. *Dysphagia*. 2001;16(3):216–219.

167. Lerman JW. The artificial larynx. In: Salmon SJ, Mount KH, eds. *Alaryngeal Speech Rehabilitation for Clinicians by Clinicians*. Austin, TX: Pro-Ed; 1991:27–45.

168. Duguay MJ. Esophageal speech training: the intitial phase. In: Salmon SJ, Mount KH, eds. *Alaryngeal Speech Rehabilitation for Clinicians by Clinicians*. Austin, TX: Pro-Ed; 1991:47–78.

169. Freeman SB, Hamaker RC. Tracheoesophageal voice restoration at time of laryngectomy. In: Blom ED, Singer MI, Hamaker RC, eds. *Tracheoesophageal Voice Restoration Following Total Laryngectomy*. San Diego, CA: Singular Publishing Group, Inc.; 1998:19–25.

170. Singer MI, Gress CD. Secondary tracheoesophageal voice restoration. In: Blom ED, Singer MI, Hamaker RC, eds. *Tracheoesophageal Voice Restoration Following Total Laryngectomy*. San Diego, CA: Singular Publishing Group, Inc.; 1998:27–32.

171. Leder SB, Blom ED. Tracheoesophageal voice prosthesis fitting and training. In: Blom ED, Singer MI, Hamaker RC, eds. *Tracheoesophageal Voice Restoration Following Total Laryngectomy*. San Diego, CA: Singular Publishing Group, Inc.; 1998:57–65.

172. Cheng E, Ho M, Ganz C, et al. Outcomes of primary and secondary tracheoesophageal puncture: a 16-year retrospective analysis. *Ear Nose Throat J*. 2006;85(4):262–267.

173. Blom ED, Remacle M. Tracheoesophageal voice restoration problems and solutions. In: Blom ED, Singer MI, Hamaker RC, eds. *Tracheoesophageal Voice Restoration Following Total Laryngectomy*. San Diego, CA: Singular Publishing Group, Inc.; 1998:73–82.

174. Ameye D, Honraet K, Loose D, et al. Effect of a buccal bioadhesive nystatin tablet on the lifetime of a Provox silicone tracheoesophageal voice prosthesis. *Acta Otolaryngol*. 2005;125(3):304–306.

175. Seshamani M, Ruiz C, Kasper Schwartz S, et al. Cymetra injections to treat leakage around a tracheoesophageal puncture. *ORL J Otorhinolaryngol Relat Spec*. 2006;68(3):146–148.

176. Mullan GP, Lee MT, Clarke PM. Botulinum neurotoxin for management of intractable central leakage through a voice prosthesis in surgical voice restoration. *J Laryngol Otol*. 2006;120(9):789–792.

177. Leder SB, Acton LM, Kmiecik J, et al. Voice restoration with the advantage tracheoesophageal voice prosthesis. *Otolaryngol Head Neck Surg*. 2005;133(5):681–684.

178. Soolsma J, van den Brekel MW, Ackerstaff AH, et al. Long-term results of Provox ActiValve, solving the problem of frequent candida- and "underpressure"-related voice prosthesis replacements. *Laryngoscope*. 2008;118(2):252–257.

179. Blom ED, Singer MI, Hamaker RC. Tracheostoma valve for post-laryngectomy voice rehabilitation. *Ann Otol Rhinol Laryngol*. 1982;91:576–578.

180. Hilgers FJ, Ackerstaff AH, Balm AJ, et al. A new heat and moisture exchanger with speech valve (Provox Stomafilter). *Clin Otolaryngol*. 1996;21:414–418.

181. Ackerstaff AH, Hilger FJ, Aaronson NK, et al. Improvements in respiratory and psychosocial functioning following total laryngectomy by the use of a heat and moisture exchanger. *Ann Otol Rhinol Laryngol*. 1993;102:878–883.

182. Hilgers FJ, Ackerstaff AH. Development and evaluation of a novel tracheostoma button and fixation system (Provox LaryButton and LaryClip adhesive) to facilitate hands-free tracheoesophageal speech. *Acta Otolaryngol*. 2006;126(11):1218–1224.

183. Blom ED. Tracheostoma valve fitting and instruction. In: Blom ED, Singer MI, Hamaker RC, eds. *Tracheoesophageal Voice Restoration Following Total Laryngectomy*. San Diego, CA: Singular Publishing Group, Inc.; 1998:103–108.

184. McConnel FM, Mendelsohn MS, Logemann JA. Examination of swallowing after total laryngectomy using manofluorography. *Head Neck Surg*. 1986;9(1):3–12.

185. Ward EC, Frisby J, O'Connor D. Assessment and management of dysphagia following pharyngolaryngectomy with free jejunal interposition: a series of eight case studies. *J Med Speech-Lang Pathol*. 2001;9(1):89–105.

186. Logemann JA, Kahrilas PJ, Kobara M, et al. The benefit of head rotation on pharyngeoesophageal dysphagia. *Arch Phys Med Rehabil*. 1989;70(10):767–771.

187. Lazarus C, Logemann JA, Song CW, et al. Effects of voluntary maneuvers on tongue base function for swallowing. *Folia Phoniatr Logop*. 2002;54(4):171–176.

188. Ohmae Y, Logemann JA, Kaiser P, et al. Timing of glottic closure during normal swallow. *Head Neck*. 1995;17:394–402.

189. Bohle G, Rieger J, Huryn J, et al. Efficacy of speech aid prostheses for acquired defects of the soft palate and velopharyngeal inadequacy—clinical assessments and cephalometric analysis: a Memorial Sloan-Kettering study. *Head Neck*. 2005;27(3):195–207.

190. Dettelbach MA, Gross RD, Mahlmann J, et al. Effect of the Passy-Muir Valve on aspiration in patients with tracheostomy. *Head Neck*. 1995;17(4):297–302.

191. Mason MF. Vocal treatment strategies. In: Mason MF, ed. *Speech Pathology for Tracheostomized and Ventilator Dependent Patients*. Newport Beach, CA: Voicing; 1993:336–381.

192. Laccourreye H, Laccourreye O, Weinstein G, et al. Supracricoid laryngectomy with cricohyoidopexy: a partial laryngeal procedure for selected supraglottic and transglottic carcinomas. *Laryngoscope*. 1990;100(7):735–741.

193. Dworkin JP, Meleca RJ, Zacharek MA, et al. Voice and deglutition functions after the supracricoid and total laryngectomy procedures for advanced stage laryngeal carcinoma. *Otolaryngol Head Neck Surg*. 2003;129(4):311–320.

194. Lewin JS, Hutcheson KA, Barringer DA, et al. Functional analysis of swallowing outcomes after supracricoid partial laryngectomy. *Head Neck*. 2008;30(5):559–566.

195. Zacharek MA, Pasha R, Meleca RJ, et al. Functional outcomes after supracricoid laryngectomy. *Laryngoscope*. 2001;111:1558–1564.

196. Kulbersh BD, Rosenthal EL, McGrew BM, et al. Pretreatment, preoperative swallowing exercises may improve dysphagia quality of life. *Laryngoscope*. 2006;116(6):883–886.

197. Carroll WR, Locher JL, Canon CL, et al. Pretreatment swallowing exercises improve swallow function after chemoradiation. *Laryngoscope*. 2008;118(1):39–43.

198. Fujiiu M, Logemann JA. Effect of a tongue holding maneuver on posterior pharyngeal wall movement during deglutition. *Am J Speech-Lang Pathol*. 1996;5:23–30.

199. Jordan K. Rehabilitation of the patients with dysphagia. *Ear Nose Throat J*. 1979;58:86–87.

200. Shaker R, Easterling C, Kern M, et al. Rehabilitation of swallowing by exercise in tube-fed patients with pharyngeal dysphagia secondary to abnormal UES opening. *Gastroenterology*. 2002;122(5):1314–1321.

201. Pouderoux P, Kahrilas PJ. Deglutitive tongue force modulation by volition, volume and viscosity. *Gastroenterology*. 1995;108:1418–1426.

202. Lazarus C, Logemann JA, Gibbons P. Effects of maneuvers on swallow function in a dysphagic oral cancer patient. *Head Neck*. 1993;15:419–424.

203. Sullivan PA. Clinical dysphagia intervention. In: Sullivan PA, Guilford AM, eds. *Swallowing Intervention in Oncology*. San Diego, CA: Singular Publishing Group, Inc.; 1999:307–327.

204. Cohen EG, Deschler DG, Walsh K, et al. Early use of a mechanical stretching device to improve mandibular mobility after composite resection: a pilot study. *Arch Phys Med Rehabil*. 2005;86(7):1416–1419.

205. Shulman DH, Shipman B, Willis FB. Treating trismus with dynamic splinting: a cohort, case series. *Adv Ther*. 2008;25(1):9–16.

206. Montalvo C, Finizia C, Pauli N, et al. Impact of exercise with TheraBite device on trismus and health-related quality of life: a prospective study. *Ear Nose Throat J*. 2017;96(1):E1–E6.

207. Hartl DM, Cohen M, Julieron M, et al. Botulinum toxin for radiation-induced facial pain and trismus. *OTL Head Neck Surg*.

2008;138(4):459–463.

208. Stubblefield MD, Levine A, Custodio CM, et al. The role of botulinum toxin type A in the radiation fibrosis syndrome: a preliminary report. *Arch Phys Med Rehabil*. 2008;89(3):417–421.

209. Locher JL, Bonner JA, Carroll WR, et al. Patterns of prophylactic gastrostomy tube placement in head and neck cancer patients: a consideration of the significance of social support and practice variation. *Laryngoscope*. 2013;123(8):1918–1925.

210. Xu Y, Guo Q, Lin J, et al. Benefit of percutaneous endoscopic gastrostomy in patients undergoing definitive chemoradiotherapy for locally advanced nasopharyngeal carcinoma. *Onco Targets Ther*. 2016;9:6835–6841.

211. Hutcheson KA, Bhayani MK, Beadle BM, et al. Eat and exercise during radiotherapy or chemoradiotherapy for pharyngeal cancers: use it or lose it. *JAMA Otolaryngol Head Neck Surg*. 2013;139(11):1127–1134.

212. Langmore S, Krisciunas GP, Miloro KV, et al. Does PEG use cause dysphagia in head and neck cancer patients? *Dysphagia*. 2012;27(2):251–259.

213. Hutcheson KA, Lewin JS. Functional assessment and rehabilitation: how to maximize outcomes. *Otolaryngol Clin North Am*. 2013;46(4):657–670.

214. Hutcheson KA, Lewin JS, Barringer DA, et al. Late dysphagia after radiotherapy-based treatment of head and neck cancer. *Cancer*. 2012;118(23):5793–5799).

215. Shinn EH, Basen-Engquist K, Baum G, et al. Adherence to preventive exercises and self-reported swallowing outcomes in post-radiation head and neck cancer patients. *Head Neck*. 2013;35(12):1707–1712.

216. Setton J, Lee NY, Riaz N, et al. A multi-institution pooled analysis of gastrostomy tube dependence in patients with oropharyngeal cancer treated with definitive intensity-modulated radiotherapy. *Cancer*. 2015;121(2): 294–301.

217. Crary MA, Carnaby-Mann GD, Faunce A. Electrical stimulation therapy for dysphagia: descriptive results of two surveys. *Dysphagia*. 2007;22(3):165–173.

218. Humbert IA, Michou E, MacRae PR, et al. Electrical stimulation and swallowing: how much do we know? *Semin Speech Lang*. 2012;33(3):203–216.

219. Carnaby-Mann GD, Crary MA. Examining the evidence on neuromuscular electrical stimulation for swallowing. *Arch OTL Head Neck Surg*. 2007;133(6):564–571.

220. Miller S, Jungheim M, Kuhn D, et al. Electrical stimulation in treatment of pharyngolaryngeal dysfunctions. *Folia Phoniatr Logop*. 2013;65:154–168.

221. Peng G, Masood K, Gantz O, et al. Neuromuscular electrical stimulation improves radiation-induced fibrosis through Tgf-B1/MyoD homeostasis in head and neck cancer. *J Surg Oncol*. 2016;114(1):27–31.

222. Langmore SE, McCulloch TM, Krisciunas GP, et al. Efficacy of electrical stimulation and exercise for dysphagia in patients with head and neck cancer: a randomized clinical trial. *Head Neck*. 2016;38(Suppl 1):E1221–E1231.

223. Smith BG. Head and neck lymphedema. In: Zuther J, Norton S, eds. *Lymphedema Management: The Comprehensive Guide for Practitioners*. 3rd ed. New York, NY: Thieme; 2013:191–208.

第81章

癌症患者的膀胱功能障碍

Todd A. Linsenmeyer，Georgi Guruli

随着癌症诊断和治疗水平的提高，癌症总体存活率得到提高[1]。癌症相关问题及治疗使个体可能罹患各种原因导致的尿潴留或尿失禁。产生诸如皮肤刺激或破裂等医学问题，社交困窘，或使生活质量普遍下降。疾病的进展和治疗带来的长期后遗症可能会导致患者在癌症确诊后的几个月或几年内出现排尿改变。因此，准确识别排尿功能障碍，进行后续评估和讨论相关治疗方案都很重要。患者、家属和癌症诊疗团队的密切合作将有助于确定改变膀胱管理方案的必要性。

本章节有两个目的：一是回顾可能有助于癌症患者或癌症治疗所致排尿障碍的膀胱管理策略。

二是简要介绍膀胱癌，回顾膀胱癌手术和尿流改道的术后护理。

患癌后出现排尿障碍的原因

罹患癌症后出现排尿功能障碍的原因多种多样。有必要首先确定患者的问题是尿失禁、尿潴留还是两者都有。这有助于进一步确定问题存在于膀胱、流出道/括约肌、流出道和括约肌，或者是否与膀胱或括约肌无关。以便后续的治疗可以准确地针对特定原因。表81-1、表81-2列出了尿失禁和尿潴留的常见原因。

表81-1　引起尿失禁的可能原因

膀胱	泌尿生殖系统癌（膀胱癌、前列腺癌）、盆腔肿瘤压迫（子宫癌、GI 癌）、神经源性因素（脊柱转移）、膀胱壁炎症（尿路感染、放射性膀胱炎、环磷酰胺）、尿瘘
排出口/括约肌	治疗前或治疗后盆腔神经的局部神经损伤（根治性子宫切除术、根治性前列腺切除术）、括约肌局部肿瘤（前列腺癌和膀胱癌）、化疗（抗雌激素）
其他	认知问题；利尿剂（水丸剂）、安眠药或肌肉松弛剂；麻醉剂如吗啡、抗组胺药、抗抑郁药、抗精神病药物或钙通道阻滞剂；活动能力差；粪便嵌塞（由于饮食不良、活动能力下降或药物治疗）；严重疼痛

GI：胃肠道。

表81-2　引起尿潴留的可能原因

膀胱	GU 和 GI 癌，脊柱转移（神经源性膀胱），治疗前或治疗后盆腔神经的局部损伤
排出口	局部癌症，压缩效应
其他	认知问题，药物如利尿剂（水丸剂）、安眠药或肌肉松弛剂；麻醉剂如吗啡、抗组胺药、抗抑郁药、抗精神病药物或钙通道阻滞剂；活动能力差、大便嵌塞（由于饮食不良、活动能力下降或药物治疗），严重疼痛

GI，胃肠道；GU，泌尿生殖系统。

排尿障碍的评估

概述

应对可能存在排尿功能障碍的患者进行个体化的泌尿学评估。病史、用药情况、体格检查、尿液检查和膀胱排空后残余尿（PVR）都有助于评估疾病程度。如排尿障碍是不是神经损伤所致，而是由可逆性原因造成，应首先尝试纠正可逆性的原因和进行性行为治疗。如患者可逆性原因未能纠正和 / 或是由神经疾病或脊髓损伤（SCI）等神经原因导致的排尿功能障碍，建议更为全面地进行评估。对于神经损伤的患者，除了进行下尿路评估，通常还应进行上尿路评估，因为膀胱壁顺应性差、膀胱不自主收缩和 / 或逼尿肌括约肌协同失调导致的高膀胱压力可能会影响肾脏，导致肾积水、肾盂肾炎、肾结石和 / 或肾功能恶化等问题。

泌尿疾病史

泌尿疾病史和肿瘤史对制定治疗方案有重要作用。应注意，病史不可确定问题是由膀胱还是括约肌引起，因为二者出现功能障碍可导致相似的症状。但尿动力学检查（UDS 可以客观评价膀胱和括约肌功能。

一些导致尿潴留或尿失禁的"可逆性原因"是可以被识别和确定的。"DIAPPERS"是一种筛查的工具[2]。修订版见表 81-3。虽然该筛查表并非专门为癌症患者开发的，但它仍可适用，因为一些癌症治疗方法及癌症本身可能会导致所列的"可逆性原因"。

表 81-3　尿失禁或尿潴留的潜在可逆原因

D	精神错乱或其他认知原因
I	尿路感染 / 炎症
A	萎缩性阴道炎（老年妇女和雌激素拮抗剂的老年妇女）
P	生物制药
P	疼痛
E	内分泌（糖尿病）
R	移动性受限
S	粪便嵌塞

摘自 Resnick NM. Geriatric incontinence. Urol Clin North Am. 1996; 23（1）: 55-74。

精神病史对评估排尿功能障碍尤为重要。躯体功能情况也是如此。临床医生应询问病患的手功能、穿衣能力、坐位平衡能力、转移能力和行走能力。因为这些因素是制定膀胱管理方案时所要考虑的重要因素。

病史中另一重要部分是排尿障碍患者的液体摄入量和排出量（I & O）。许多尿失禁患者就诊时已学会限制液体摄入量。但必须注意他们是否出现脱水，应特别注意正在接受化疗的癌症患者，因为患者可能会使用肾毒性药物。准确地评估液体的摄入量和排出量最好采用 48～72 小时的 I & O 量表。

泌尿系统体格检查

神经泌尿学体格检查应重点检查腹部、外生殖器和会阴皮肤。在进行直肠检查时，需着重注意前列腺不是前列腺整体的大小，而是前列腺向流出道内生长可引起尿流受阻。因此，需要以 UDS 而不是直肠检查来客观诊断流出道梗阻。对于女性，还应该检查尿道口的位置及是否有膀胱膨出或直肠脱出。此外，还应对肛门括约肌张力进行评估。张力降低或消失提示骶髓或周围神经病变，而张力升高则提示骶髓以上病变。肛门括约肌的自主收缩可检查骶神经、骶上神经系统的完整性及患者理解指令的能力。据报道，在神经完好的人群中，球海绵体肌反射有 15%～30% 的时间是不存在的[3]。假阴性通常是由于被检查者精神紧张，并且在检查时其肛门括约肌也紧张。

实验室检查

最好能对基线尿液进行培养和药敏（C & S）实验。应注意，很多神经源性膀胱患者都有细菌定植，但这并不是真正需要治疗的尿路感染。检测一次血清肌酐清除率不如进行 24 小时肌酐清除率检查。这是因为很多情况下，肾脏损害是发生于血清肌酐出现变化之前。此外，尽管晚期癌症患者的肾功能不佳，但由于肌肉质量的显著减少，血清肌酐水平可能看起来正常。血清肌酐有助于监测基线变化，特别是血清肌酐水平升高时。

下尿路评估

评估下尿路的检查包括 UDS、膀胱造影和膀胱镜检查。因为每一项检查都需进行器械操作，所以最好在检查前获得尿液 C & S，如果结果为阳性则给予抗生素。对于有排尿障碍的患者，膀胱镜检查的适应证包括血尿、反复发作的症状性尿路感染、反复发作的无症状性细菌尿伴结石形成有关的微生物（即奇异变形杆菌）存在、泌尿生殖道败血症、尿潴留、尿失禁、冲洗导尿管时可见细小结石以及长期留置导尿管。永久移除已放置 2～4 周的 Foley 导管前，为确认膀胱内无结石残留时，也需进行膀胱镜检查。更换导管期间，如果导管内有结石，也应进行膀胱镜检查，因为此时膀胱内有结石存留的可能性为 86%[4]。

尿动力学评估

UDS 对于客观地描述一个人的膀胱和括约肌功能是很重要的。一项研究发现，体格检查不足以预测自主排尿的恢复，也不能预测是否存在逼尿肌反射亢进和括约肌协同失调。因此，UDS 仍然是 SCI 后泌尿系早期评估的重要组成部分[5]。另一项前瞻性研究对 31 名（24 名男性）脊髓病患者（23 名非创伤性和 8 名创伤性），在早期康复期间和住院后至少 12 个月后的 UDS 进行了追踪随访[5]。结果未见膀胱行为与神经[使用美国脊髓损伤评分（ASIA）]及功能恢复（使用 Barthel 指数（BI）评分）之间存在显著相关性（$P > 0.05$）。脊髓病损伤后的逼尿肌行为是动态变化的，不依赖于神经和功能的恢复情况。规律地进行 UDS 对于有效治疗神经源性膀胱和防治泌尿系并发症是必要的[6]。由医生指导进行的 UDS 很重要。医生可决定向膀胱内灌注多少水，是否重复检查，是否需重现患者的症状及是否让患者呈坐位或立位排尿。在 UDS 期间，密切观察患者的反应有助于发现影响检查结果的因素，例如患者在焦虑或在当被告知排尿时，无法理解指令。

膀胱充盈期的评估（储尿期）

最简单的 UDS 方法是床旁膀胱测压。包括经尿道或耻骨上的 Foley 导管向膀胱内注水。通常用 Y 形接头将 Foley 导管连接到压力计上，以测量水压的升高。该检查可用来评估膀胱感觉、稳定性和容量。床旁膀胱测压的主要局限性包括难以确定水柱的微小上升是由于腹压（即紧张）还是膀胱收缩所导致的，从而使其难以准确评估排尿期功能。

膀胱排空期的评估（排尿期）

在开始 UDS 之前，需排空膀胱。排空后，测量 PVR。这可以用膀胱测定仪或导尿管来实现。

PVR 是评估膀胱排空功能的最简单的筛查试验之一，但不能用它来明确排尿功能障碍的具体类型。健康年轻人应没有 PVR，但没有排尿症状的老年人可能会有 100～150ml 的 PVR。而 PVR 正常不能除外存在排尿问题。例如，虽然存在明显的流出道梗阻（例如良性前列腺肥大、逼尿肌协同失调），但由于逼尿肌收缩强度的代偿性增加或腹压增加（例如 Valsalva 法、Crede 法）使 PVR 可能是正常的。虽然 PVR 较大可能提示尿潴留，但也可能是由于排尿后没有立即进行测试、患者理解不良或异常排尿情况（如：凌晨 3 点使用便盆排尿）所导致。

膀胱充盈和排空的评估

为了客观地检测充盈和排空两个阶段，需用膀胱灌注压力 - 流率 UDS。第一阶段是充盈（储尿）阶段，水在此阶段被注入膀胱。检测的第二阶段是排空阶段。当受检查者被告知排尿时，是排尿期的开始。更复杂的 UDS 还可以结合尿道压力记录、尿道括约肌或肛门括约肌肌电图和影像透视。

尿动力学研究/术语

膀胱活动可被描述为过度活动、活动低下或正常。在 UDS 充盈期，如果膀胱有不自主收缩（由于括约肌活动程度的不同，可能会或也可能不会导致尿失禁），则将膀胱描述为过度活动。如果是由神经源性原因引起，则称之为神经源性逼尿肌过度活动（neurogenic detrusor overactivity，NDO）。如果原因不明，称为特发性逼尿肌过度活动（idiopathic detrusor overactivity，IDO）[7]。在排尿期，膀胱可能是正常的，也可能是异常的。膀胱功能异常可进一步细分为逼尿肌活动低下（收缩力弱导致排空不良）或无收缩逼尿肌收缩（无膀胱收缩）[7]。在充盈阶段，括约肌参与正常尿道闭合机制或异常尿道闭合机制（膀胱无收缩的情况下，出现漏尿）。漏尿时的压力被称为逼尿肌漏尿点压[7]。尿道闭合机制异常可能是由解剖学尿道过度活动、固有括约肌损伤（如放射所致的纤维化、长期使用 Foley 使尿道被过度牵拉）或脊髓（下运动神经元）损伤所致。

排尿期的括约肌功能可被描述为正常或异常。正常括约肌功能是指膀胱收缩前括约肌松弛，排尿时保持开放。括约肌功能异常是指括约肌没有适

第八篇

时地松弛。在骶髓上损伤的患者中，逼尿肌括约肌协同失调是指逼尿肌收缩同时伴有尿道和/或尿道周围横纹肌的非自主收缩。对下运动神经损伤的患者及处于疼痛或紧张状态的患者来说，他们的括约肌也可能不放松。

上尿路的评估

用来评估上尿路（肾脏和输尿管）的方法有多种。有些检查在评估肾脏功能方面较好，有些则在评估肾脏解剖结构方面较好。评估肾脏结构的方法包括腹部 X 线和肾脏超声。更详细的影像可通过腹部和盆腔 CT 或 MRI 扫描获得。评估肾脏功能的检查主要包括 24 小时尿肌酐清除率和测定有效肾血浆流量（effective renal plasma flow，ERPF）的 ^{99m}Tc 巯基乙酰甘氨酸（MAG3）肾脏扫描[8-10]。MAG3 肾脏扫描对筛查上尿路功能问题（肾功能和尿液引流）非常有帮助，肾脏超声有助于评估解剖学问题（如肾积水和肾结石）。

排尿生理 - 排尿中枢

促进和抑制排尿的中枢主要有三个，即骶髓排尿中枢、脑桥排尿中枢和高级中枢（大脑皮质，尤其是前扣带回）。骶髓排尿中枢（S2-S4）是初级反射中枢。传入骶髓排尿中枢的冲动产生膀胱充盈的反馈信号，并向膀胱传出副交感冲动引起膀胱收缩。骶髓或骶神经根的损伤常可导致高顺应性的无收缩膀胱。在部分神经受损的个体中，反射消失可能同时伴有膀胱顺应性下降，导致充盈时膀胱内压升高。同时，副交感神经不受中枢调控使顺应性降低，其确切机制尚不清楚[10]。

脑桥排尿中枢主要负责协调膀胱收缩时尿道括约肌的松弛。骶上脊髓损伤（脑桥以下）干扰了来自脑桥排尿中枢的信号，使骶上脊髓损伤患者普遍存在逼尿肌括约肌协同失调。大脑皮质对排尿的净作用是抑制骶髓排尿中枢。由于骶上脊髓损伤也会扰乱大脑皮质的抑制冲动的传递，使骶上脊髓损伤患者的膀胱容量通常较小，且伴有不自主（无抑制）的膀胱收缩。在脑桥以上的骶上损伤（更高级中枢）的个体中，抑制性冲动的丧失会导致逼尿肌过度活动；而脑桥传送的信号允许在不自主的膀胱收缩的同时允许括约肌的松弛[10]。由此可见，脊髓损伤后可能发生多种排尿功能障碍（表81-4）。

表81-4 基于受伤程度的预测排尿模式

上脑肽（来自脑血管疾病、脑积水、颅内肿瘤、创伤性脑损伤、帕金森病和多发性硬化症）	
膀胱	逼尿肌过度反应
括约肌	括约肌协同作用
骶上脊髓损伤（来自颈椎脊髓损伤、颈椎转移）	
膀胱	逼尿肌过度反应
括约肌	括约肌协同失调
骶椎脊髓损伤	
膀胱	逼尿肌低活跃度或无收缩（有时表现为膀胱壁顺应性差）
括约肌	低活跃。但有时括约肌不放松。

SCI，脊髓损伤。

排尿障碍的管理

概述

在制定膀胱管理方案时，应牢记三个重要目标：①预防上尿路并发症（如肾功能恶化、肾积水、肾结石、肾盂肾炎）；②预防下尿路并发症（如膀胱炎、膀胱结石、膀胱输尿管反流）；③该方案最适合个人生活方式并尽可能地让患者能独立完成膀胱管理。癌症患者管理排尿功能障碍的第一步是识别和治疗"可逆转"的原因。对于纠正"可逆"原因，行为策略与行为管理相结合常能有效地治疗部分患者的症状。也可以采用间歇性导尿、尿片或留置导尿管等辅助措施来避免这类问题。对于疑似神经源性膀胱（即脊髓转移癌）或考虑进行药物和手术干预的患者，通过尿动力学检查来确定排尿功能障碍的类型十分重要。经验性药物治疗有潜在副作用，这些药物可能对治疗没有好处或使问题变得更糟。即使是通过间歇性导尿、尿片或留置尿管来解决问题的患者，后续的尿动力学评估也有助于确定是否仍需要留置导尿管。如果患者能忍受，最好在进行尿动力学随访评估前观察等待至少 1 个月。

尿失禁或尿潴留的行为治疗

行为改变常可用来管理由膀胱或括约肌引起的尿失禁。行为改变包括限制液体摄入，"定时"排尿，有或没有生物反馈的盆底"Kegel"运动以及电刺激治疗。在老年人中，上述方式可使尿失禁平均减少 80% 以上[11]。且常可以通过配合药物治疗提高治疗效果。

液体限制

最简单的行为干预是改变液体摄入量。基线 I & O 排尿日记对建议改变液体摄入量非常有帮助。对于液体摄入量超过 2 000ml 的患者,应考虑限制液体摄入量。评估个体何时摄入液体也很重要。液体经常聚集在腿部,尤其是那些需坐轮椅的患者。随后,液体由腿部被重新吸收,致使夜间利尿。白天抬高下肢,下午 5 点后限制液体摄入对减少夜尿和尿失禁非常有帮助。

计划(定时)排尿

对于认知能力差、失语、行动不便或由于剧烈疼痛而尿失禁的癌症患者,如果膀胱功能正常,通常可以通过使其安坐在马桶上或按设定的时间间隔(即定时排尿)进行排尿。膀胱不自主收缩的患者也可以通过定时排尿来减少尿失禁,而不是等充盈感到来再排尿。当患者感受到膀胱充盈时,通常已来不及阻止尿失禁了。对于尿道括约肌功能不全但膀胱正常的患者,定时排尿则可以防止发生充溢性尿失禁。

一般来说,定时排尿本身对无膀胱收缩的患者没有帮助。定时排尿与人工增加膀胱内压力(即 Crede 动作)或增加腹腔内压力(即 Valsalva 排尿)相结合,可能有助于防止膀胱过度扩张。但 Crede 和 Valsalva 的动作可能使痔疮,直肠脱垂或疝气加重。因此,除了尿道括约肌活动减弱或消失的个体(例如老年妇女或下运动神经元损伤和括约肌切开术后的 SCI 男性患者),不应建议采取上述措施。尚未有报道指出定时排尿可成功治疗神经源性括约肌逼尿肌功能障碍。对于括约肌逼尿肌协同失调的患者,腹腔内压力增高可使协同失调加重[12]。在膀胱非自主收缩较弱的个体中,叩击耻骨上膀胱区可触发膀胱收缩。

Kegel 运动与生物反馈

对于认知和活动能力良好,由膀胱或括约肌因素导致的轻到中度尿失禁患者来说,Kegel 运动和生物反馈往往有效[13]。这些方法可通过收紧括约肌,反射性地抑制膀胱收缩。通常先会让患者尝试进行为期两周的 Kegel 运动。但不同的作者描述的运动组数和重复次数差异很大[14]。如果这种方法无效,则可进行生物反馈治疗。每位接受治疗的患者须有很高的积极性,因为这种疗法需 4~8 周才可能改善症状。未有报道指出生物反馈对神经源

性逼尿肌协同失调患者有效。

尿失禁和尿潴留的支持治疗

支持性治疗通常是与行为治疗或进一步评估药物或外科干预措施同时进行的。支持治疗包括尿片、男性外用集尿器和间歇导尿或留置导尿管。

对于膀胱过度活动或膀胱功能正常的患者来说,活动或认知因素都可导致失禁,使用尿片无论是作为主要治疗方式还是作为其他治疗的辅助,通常都有用。主要缺点包括费用问题(因为保险公司经常不支付尿片费用),病人尴尬,穿脱尿片不便,如果在湿润后的 2~4 小时内不更换尿片,可能会导致皮肤破裂。对于男性来说,外用集尿器通常是一个很好的选择。与尿片相比,集尿器每日只需要更换一次。主要缺点包括需佩戴腿袋、可能导致阴茎皮肤破裂、集尿器脱落,尤其是阴茎回缩的患者及可能增加膀胱感染的可能。尿 PVR 升高的患者膀胱感染的风险也增加。

间歇导尿是治疗尿潴留或逼尿肌过度活动及尿失禁的另一种有效方法。逼尿肌过度活动的患者通常需要药物治疗来抑制膀胱,以防止两次导尿之间发生尿失禁。清洁间歇导尿术(CIC)由 Lapide 推广使用。他强调,预防尿路感染和上尿路问题的关键是防止膀胱过度扩张。由于 CIC 比无菌操作技术更容易操作,患者更容易进行自我导尿管并防止膀胱过度扩张[15]。自我导尿系统使得进行无菌间歇导尿变得容易。

间歇性导尿的重要条件是有足够的膀胱容量(大于 200ml),有足够的手功能、穿衣技能和解剖知识以进行自我导尿,并且患者有动力将每日摄入液体限制在 2L 以内,导尿频次足够防止膀胱过度扩张(小于 500ml)[16]。同时,在某些情况下(表 81-5)

表 81-5 不考虑间歇性导管插入术的原因

不能自行插入或被插入导管
尿道解剖异常,如尿道假道、尿道括约肌痉挛
感到不适或不愿自我导尿
认知能力差、动机差,或不愿意坚持导尿管时间表或有任何限制
需要摄入大量液体
尽管接受了治疗后仍有持续的尿失禁

摘自 Consortium S. Bladder management for adults with spinal cord injury: a clinical practice guideline for health-care providers. J Spinal Cord Med. 2006; 29: 527-573.

第八篇

不宜进行间歇性导尿。

对于不愿意或不能进行间歇导尿的尿潴留患者，留置导尿管（经尿道或耻骨上）是一种有效的膀胱管理方法。对于不愿意接受或不能耐受药物或手术治疗的患者来说，留置尿管也是一个很好的选择。留置导管的原则见表81-6。

表81-6 Foley 导尿管管理原理

男性平躺时，将导管粘在腹部，以防止尿道拉伸（尿道下裂）

尽量将导尿管尺寸限制在 16Fr，以避免拉伸尿道（尤其是女性）

每天用肥皂和水清洗两次

防止引流袋充盈超过一半，有良好的引流效果

不要将引流袋抬高到膀胱以上，防止尿液进入膀胱

对膀胱过度活跃的患者使用抗胆碱能药物

每 2~4 周更换一次 Foley 导管

由于没有令人满意的女性外用集尿器，如果不能定期更换尿片且无法进行间歇导尿，留置导尿管也是一个不错的选择。对于无法使用外用集尿器或有间歇性导尿禁忌的男性，留置尿管也是一种选择。

由于留置尿管会刺激膀胱，导致膀胱不自主收缩增加，膀胱内压力增高和尿路引流减少，因此，强烈建议考虑采取抑制膀胱活动的干预措施，例如使用抗胆碱能药物，尤其是对于尿动力学证据表明存在逼尿肌过度活动的患者。

因为排尿障碍可能会导致膀胱过度扩张，所以在永久拔除留置导尿管之前，要进行尿液 C & S 检查，并对定植的细菌适当地进行抗菌治疗。膀胱过度扩张会导致膀胱壁缺血和潜在的黏膜破坏，从而可能导致尿路感染和菌血症与败血症。如果留置尿管已经放置了 2~4 周，或者在改用间歇导尿之前曾有导管堵塞、沉淀物结痂或创伤性导尿史，建议进行膀胱镜检查。这是为了清除聚集在膀胱中的结石和沉渣，这些结石和沉渣有可能形成大的膀胱结石，并可同时排除尿道内的解剖异常。对于留置导尿管的患者，不推荐预防性使用抗生素，因为存在产生耐药性微生物的风险。留置导尿管的常见并发症包括膀胱结石形成、血尿、菌血症 /UTI（尤其是在导尿管堵塞和膀胱过度扩张的情况下）及侵蚀尿道（尿道下裂）。阴茎阴囊瘘和附睾炎少见。与留置导尿管相比，耻骨上导尿更舒适，更方便更换。因为这种方法不需要脱衣服，方便清洗和保持生殖器与会阴周围的卫生，而且无阴茎糜烂、形成瘘管和罹患附睾炎的风险。应该注意的是，虽然与间歇性导尿相比，耻骨上留置尿管的泌尿系感染的发生率有所增加，但与间歇性导尿的风险大致相同。

依据尿动力学评估结果进行干预

如行为治疗无明显效果，需考虑药物或手术治疗，UDS 可确定膀胱和括约肌功能，为确定治疗重点提供指导。各种干预措施可按照由膀胱或括约肌引起的尿失禁或尿潴留进行分类。在制定手术方案时，必须仔细评估癌症患者的一般健康状况和疾病的预期进展情况。尿失禁和尿潴留的各种药物和治疗方案选择见表 81-7、表 81-8。

表81-7 尿失禁的药物以及手术治疗选择的例子

膀胱所致的尿失禁（膀胱过度活动）

药物治疗方案

抗胆碱能药物

膀胱内局部麻醉剂，如利多卡因和布比卡因

Beta-3 激动剂（米拉贝隆）

A 型肉毒杆菌毒素注射剂

手术治疗方案

膀胱扩大成形术

经皮胫骨后侧刺激[17]

InterStim™ 装置（非神经源性膀胱）

骶神经调节[18]

由于排出口或括约肌而引起的尿失禁

药物治疗方案

肾上腺素能激动剂

尿道周围膨胀剂

由于排出口或括约肌而引起的尿失禁

手术治疗方案

人工尿道括约肌

膀胱颈系带

用可插入导管的腹部造口分流尿路

膀胱问题导致的尿失禁

药物治疗

对于膀胱过度活动引起的尿失禁患者,除了定时排尿外,通常还需要药物治疗。NDO 的主要治疗手段之一是使用抗胆碱能(也称为抗毒蕈碱)药物。许多抗胆碱能药物的主要作用是竞争性地阻断神经节后自主神经的乙酰胆碱受体。这类药物有不同的剂型,口服或与贴剂一起使用。现已发现膀胱内灌注奥昔布宁有效,它可显著减少全身副作用。这是因为奥昔布宁不仅在分布有胆碱能受体的平滑肌有局部解痉作用,而且对膀胱壁也有局部麻醉作用。膀胱内灌注的主要缺点是需要插管才能灌注药物。患者或家属需将药物溶解在水或生理盐水中,然后进行灌注。因此,对于间歇导尿或留置尿管的患者来说,这是一种理想的治疗方式。常用剂量为 10mg 的奥昔布宁溶于 15~30ml 的生理盐水,经间歇性导尿管或留置尿尿管进行灌注,每日 3 次[19-21]。

已报道或正在进行研究的一些制剂,也可改善储尿能力。膀胱内局部麻醉剂,如利多卡因和布比卡,可阻断无髓 C 纤维的传导功能,从而导致功能性膀胱容量的增加。米拉贝隆是一种 β-3 肾上腺素能受体激动剂,近期已被批准用于非 NDO。尽管已有多种针对膀胱过度活动症的抗毒蕈碱药物,但仍然需要制定不同的方案来治疗。米拉贝隆在三期试验中已经证明其长达 12 周的有效性和耐受性[22]。A 型肉毒毒素(onabotulum 毒素)注入逼尿肌则可以增加膀胱容量,减少逼尿肌过度活动。虽然肉毒毒素注射治疗可以让患者停用口服药物,但它需要大约每 6 个月重复一次。感觉差或有自主神经反射障碍风险的患者,需要在麻醉下进行[23,24]。

手术治疗

对于癌症患者来说,增大膀胱容量的手术并非常用,因为患者往往比较虚弱,远期预后可能有限。

手术干预的指征往往是逼尿肌过度活动严重或膀胱壁顺应性差,或经积极的药物治疗和其他治疗后上尿路恶化持续存在。膀胱扩大成形术是一种增加膀胱容量和降低膀胱内压力的方式,即切除一部分膀胱后将大片肠补片吻合到剩余膀胱[10,25]上。这类治疗方式和其他类型的尿流改道术将在本章末尾部分讨论。

神经刺激疗法则用于减少不自主的膀胱收缩。通过增加括约肌张力反过来抑制逼尿肌的活动或抑制逼尿肌。常用的两种方法是经皮胫神经刺激和骶神经调控[26]。

流出道或括约肌问题导致的尿失禁

药物治疗

α 肾上腺素能激动剂可能有助于改善由括约肌引起的轻度到中度压力性尿失禁。Wyndaele 指出这类药物可有效减少不完全性脊髓损伤伴尿道扩张的女性患者的 Foley 导管周围漏尿[27]。在使用 α 肾上腺素能激动剂之前,尿毒症患者需先除外逼尿肌过度活动或膀胱顺应性差。否则,增加尿道括约肌张力可能会使膀胱内压力升高,从而导致上尿路引流不佳。

尿道周围注射药物可增加尿道对抗尿流的阻力。Appell 报告说,用这种方法治疗的女性患者中,80% 在两次治疗后可控尿(28 例)。但这种方法不应用在膀胱非自主收缩严重的患者身上,因为阻塞尿道可能会引起对肾脏的反向压力。

尿道周围药物注射可增加尿道阻止尿液流出的阻力。据 Appell 报道,接受这种治疗方法的女性患者中,80% 在两次治疗后明显改善尿失禁[28]。这

第八篇

种治疗方法不宜用于有强烈的不自主膀胱收缩的患者,因为增加尿道阻力可能反向增加作用于肾脏的压力。

手术治疗

对于仅括约肌功能受损的患者,例如前列腺切除术后,可以考虑手术植入人工尿道括约肌。手术应在损伤后至少6个月至1年后进行,以确保括约肌功能不会恢复。专科医生很少给成年神经源性膀胱的患者植入人工括约肌,是因为对于逼尿肌过度活动和高膀胱内压的患者,植入人工括约肌可能会导致上尿路损伤。此外,由于频繁出现菌尿,SCI患者假体感染或袖套侵蚀的风险增加[29]。

目前已有多种手术可从解剖学上改善尿道功能,以治疗由括约肌以及诸如长期留置导管造成的括约肌损伤而引起的体位性压力性尿失禁。这些手术通常经皮或经阴道即可操作。应该注意的是,按照报道,虽然这些手术早期的成功率很高,但5年随访成功率仅为31%～69%[30,31]。

有一个潜在的问题是手术效果太好,反而导致尿潴留。患者应该认识到术后有需要进行间歇导尿的可能。对于固有括约肌受损的患者,还有其他术式可选择,包括手术闭合膀胱颈,然后经腹壁造口进行尿流改道,可以插管导尿,或者留置耻骨上导尿管。

膀胱问题导致的尿潴留

药物治疗

氯化苯乙二酚可选择性地刺激膀胱和肠道,又不易被乙酰胆碱酯酶快速水解,常用于增强膀胱收缩。文献回顾显示,苯妥英钠对膀胱收缩功能低下,而括约肌功能协调的患者最有用[32]。据Light和Scott报道,在脊髓损伤伴逼尿肌无反射的患者中,该药不能诱使膀胱收缩[33]。Sporer和他的同事们发现,苯甲醇可使SCI患者的尿道外括约肌压力增加$10\sim20cmH_2O$[34]。因此,不应将其用于逼尿肌协同功能障碍的患者,也禁用于膀胱出口梗阻患者。当使用药物改善膀胱排空时,必须权衡药物潜在的副作用和禁忌证与潜在益处。

手术治疗

研究人员继而尝试使用神经电刺激来改善排尿。方法包括放置电极直接刺激膀胱、盆腔神经、

脊髓圆锥、骶神经和骶前根。经验最丰富的手术是Finetech-Brindley骶神经刺激器植入术。据估计,在过去的15年里[35],已经有800例患者植入。骶神经刺激成功的前提条件包括骶反射弧完整和逼尿肌可收缩。刺激骶传入神经可通过传出神经反射性激活括约肌,使括约肌松弛。括约肌产生的压力为膀胱收缩的压力所抵消,从而使尿液易于排出。脊神经后根切断术通常与骶神经植入物同时进行。目的是抑制不自主的膀胱收缩和括约肌收缩,改善膀胱壁的顺应性。后根切断术的缺点是反射性勃起和反射性射精不能,会阴感觉消失,反射性膀胱收缩也消失。Kerrebroeck和他的同事回顾了Finetech-Brindley骶神经电刺激的全球治疗经验。在184例(其中170例植入刺激器)患者中,95%的患者术后残余尿量(PVR)少于60ml。未见尿路功能恶化。2/3的男性经刺激后勃起;然而,仅1/3的男性可进行性生活[36]。

流出道与括约肌问题所致尿潴留的治疗

药物治疗

安慰剂对照研究显示,服用α肾上腺素能阻滞剂可在临床和统计学上显著改善受试者排尿障碍。现已被证明,此类药物可有效改善出口梗阻以及骶上脊髓损伤伴逼尿肌协同失调患者的膀胱排空障碍[37,38]。目前已有巴氯芬、地西泮和丹曲林三种药物用于松弛横纹外括约肌。根据作者的经验,这些药物不如α-阻滞剂有效,因此不应作为松弛外括约肌的首选药物。巴氯芬是抑制性神经递质γ-氨基丁酸(GABA)的激动剂,GABA可以阻断兴奋性突触传递,松弛外括约肌。地西泮通过增加脊髓中GABA的抑制性信号传递来松弛外括约肌。丹曲林通过减少肌浆网钙的释放,从而抑制横纹肌纤维的兴奋收缩来发挥作用。在应用药物改善排尿时,必须权衡其潜在的副作用和禁忌证以及潜在的益处[39,40]。

手术治疗

对前列腺疾病引起的膀胱出口梗阻的男性患者,有多种外科治疗方法可供选择。而且许多方法都是微创的。外科治疗方法多样,患者在接受治疗前需咨询泌尿外科医生,了解各种手术方法及其预期收益、风险和其他治疗选择。出口梗阻的另一种治疗方法是置入网状不锈钢支架(如:UroLume

Endourethral Wallstent, American Medical Systems), 它可以支撑前列腺开放尿道。近年对依赖导尿的男性患者进行的回顾性研究中指出, 84% 的患者在置入 UroLume 支架后可自主排尿, 症状的改善情况与经尿道前列腺电切术后相似。然而, 6 例男性患者中有 1 例因并发症需在一年内取出 UroLume。对 606 例置入支架的患者于 1 年后进行评估, 共有 104 例治疗失败(16%)。移位是最常见的失败原因(38 个支架或 37%)。大多数患者在支架置入后的早期, 有会阴疼痛或刺激性排尿症状。随访结果与支架可持续应用 1 年以上相悖。这项研究仅建议给高危患者置入支架[41]。经尿道括约肌切开术是治疗脊髓损伤合并逼尿肌括约肌协同失调的有效方法。Perkash 报道指出, 对于肾积水患者, 该治疗方法可缓解异常反射症状、减少残余尿量、减少泌尿系感染, 泌尿系放射性影像显著改善的成功率可超 90%[42]。多数 SCI 患者主要担心这种不可逆的外科手术, 将使患者不得不戴上尿袋。纵向研究表明, 括约肌切开术的长期失败率在 25%～50%[43]。

另一种降低尿道括约肌压力的方法是肉毒毒素注射。据 Dykstra 等报道, 在 11 例骶上脊髓损伤患者中, 有 10 例在接受括约肌 A 型肉毒毒素(Onabotulum 毒素)注射后逼尿肌协同障碍减轻[44]。肉毒毒素最初用于男性脊髓损伤患者, 现肉毒毒素的使用范围已扩大, 可用于治疗盆底痉挛和女性患者。研究者对年龄 34～74 岁的 8 例男性和 13 例女性排尿功能障碍患者进行了一项前瞻性治疗研究。排尿功能障碍的原因包括神经源性逼尿肌括约肌协同障碍 12 例, 盆底痉挛 8 例, 因多发性硬化逼尿肌无收缩并通过 Valsalva 法排尿的患者 1 例。在 21 例患者中, 14 例(67%)报告主观排尿有明显的改善。该研究随访时间 3～16 个月不等, 部分患者最多接受了 3 次 A 型肉毒毒素注射[45]。

泌尿系评估: 随访

出院后 2 周左右对泌尿系功能障碍患者进行随访是有帮助的。随访的主要目的是确保膀胱管理计划实施无误, 对药物耐受, 所需材料充足(导尿管, 尿袋等)。对于留置导尿管的患者来说, 出院后随访最好还应进行 UDS。按照作者的经验, 如患者入院时有尿潴留, 住院期间一次或多次排尿试验均未见排尿, 在进行 UDS 或另一次排尿试验之前, 还需再观察等待 4～6 周, 使膀胱恢复其膀胱张力(膀

胱不过度扩张)。UDS 推荐用于急性脊髓损伤(转移癌、局部浸润或原发肿瘤)患者, 患者从脊髓休克中恢复并开始排尿大约需要 3 个月(以最首次排尿为准)。在首次尿动力学检查后 3～6 个月, 需再次进行评估。如果可以, 建议每年对患者的下尿路进行评估。此外, 还可进行基线肾脏扫描, 随后每年扫描一次, 以监测肾功能。根据需要(取决于肿瘤的类型)可进行肾脏超声、腹部 CT 扫描或 MRI 检查, 以评估肾脏解剖结构。

癌症患者的手术及术后护理

概述

浸润性膀胱癌患者通常需进行根治性膀胱切除术和尿流改道。对于非尿路上皮癌膀胱功能障碍的患者, 疾病本身或治疗的副作用(放射、多种复杂手术的干预)可能会使患者的膀胱受损以致功能无法恢复, 并使患者的生活质量显著降低。放射所致的尿瘘不愈合, 癌症对邻近器官的浸润, 或继发于化疗的顽固性出血性膀胱炎都包括在内。在这些病例中, 切除受损的(非癌性)膀胱(简单的膀胱切除术), 膀胱以上尿流改道可能是提高患者生活质量的必要手段。膀胱癌的评估和治疗以及尿流改道的方法和影响将在本章的后续节段中进行讨论。

膀胱癌患者

膀胱癌是最常见的泌尿系统肿瘤之一。预计 2017 年将有超过 7.9 万例新发膀胱癌病例, 其中近 1.7 万名患者死于该病[46]。膀胱癌占男性新发肿瘤病例的 7.2%, 占女性的 2.2%[46]。2014 年初, 美国有超过 69.6 万人被诊断患有膀胱癌[47]。

尽管过去了几十年, 膀胱癌确诊手段依然是膀胱镜检查和活检, 但尸检中几乎未偶然发现过膀胱癌[48,49]。因此, 人们不能将膀胱癌的发病率增长归因于技术创新或医疗实践的变化。这也意味着, 患者几乎总有明显症状可被发现和诊断膀胱癌, 而且其临床潜伏期(从疾病发生到症状出现的时间)相对较短。

据报道, 许多物质都与膀胱癌的发生有关, 但进一步研究后发现, 并不是所有的物质被证实是致癌物(咖啡、人工甜味剂)[50]。职业致癌物包括苯

胺染料、某些燃烧气体和燃煤产生的烟尘及一些醛类,如用做化学染料的丙烯醛[51]。据估计,职业性接触约占美国膀胱癌病例的20%[52],且潜伏期通常较长(30~50年)。

吸烟者的膀胱癌发病率比从不吸烟的人高4倍[50,53]。据估计,1/3的膀胱癌病例可能与吸烟有关[54]。有报道称,对于脊髓损伤的患者,留置导尿管、慢性膀胱炎和膀胱结石会增加罹患膀胱癌的风险[55]。然而,最近的一项研究发现,仅有50%的膀胱癌患者有留置尿管的病史,这表明神经源性膀胱可能是膀胱癌的危险因素,而不是留置尿管。作者指出,泌尿科医生应该考虑对所有SCI患者进行长期规律的膀胱癌筛查,而不仅仅是针对留置尿管的患者。SCI患者中最常见的膀胱癌类型是鳞状细胞癌[56]。血吸虫性膀胱炎可能也是膀胱癌的病因之一。各种原因引起的膀胱炎导致的膀胱癌通常与严重的长期感染有关,其致癌机制目前尚不完全清楚。

接受环磷酰胺治疗的患者罹患膀胱癌的风险可增加9倍。丙烯醛作为环磷酰胺的尿液代谢物,被认为是出血性膀胱炎和膀胱癌的病因[57]。研究表明,泌尿系保护剂MESNA(2-巯基乙磺酸)可能会降低膀胱癌的风险[58]。与仅接受手术治疗的女性[59,60]相比,女性宫颈癌或卵巢癌的放射治疗会使发生膀胱癌的风险增加2~4倍。

尿路上皮癌占美国原发性膀胱肿瘤的90%。鳞状细胞癌占3%~7%(而在埃及等国家,鳞状细胞癌占所有膀胱癌的75%),腺癌占2%。也可以根据分化程度对膀胱肿瘤进行分类。分为恶性低的乳头状尿路上皮肿瘤(分化良好)、低级别的尿路上皮癌(中度分化)和高度分化的尿路上皮癌[61]。在美国,55%~60%新诊断的膀胱癌是局限于尿路上皮或固有层的高度或中等分化的尿路上皮癌[62]。新诊断的肿瘤患者中有40%~45%是高级别病变,其中一半通常在诊断时已经浸润肌层[63]。新诊断的患者中有5%有转移病灶。

膀胱镜检查和肿瘤活检是膀胱癌的主要诊断方法。通常,无痛性血尿(镜检或肉眼)是最常见的进行膀胱镜检查的先兆症状。下一步通常是经尿道膀胱肿块电切术,以确定浸润深度(仅局限于尿路上皮或固有层的患者也可以进行治疗)。为了分期,还需进行CT扫描、胸部X线和其他检查(即MRI、PET扫描、骨扫描-如果需要)。

对于膀胱癌患者,护理相关的费用问题也应提

一下。据报道,所有癌症中膀胱癌是从诊断到死亡的总医疗保险支付费用最高的(1995年估计为每年57 629美元;2013年估计为每年102 700美元)[64]。在美国,按2013年的标准计算,2010年全国膀胱癌护理的年费用估计为42.5亿美元[65]。虽然膀胱癌的发病率一直保持稳定[66],但近年来护理费用的增长将超过通货膨胀速度,预计2020年将上升到52.5亿美元[65]。因此,预计膀胱癌将继续成为每个患者一生中花费最高的癌症[67]。

除了医疗费用,更难衡量的是膀胱癌对经济的影响。每年与膀胱癌护理相关的非医疗费用超过1亿美元[68],其中包含因接受治疗及治疗后恢复而造成的生产力损失等。这些费用由患者、患者家属及其雇主承担。膀胱癌导致的过早死亡相关的费用(生命损失的"价值")每年甚至接近170亿美元[69]。Kamel等基于监测结果、流行病学和死亡结果调查(SEER)的癌症死亡率数据,估算了1972—2006年膀胱癌损失的潜在寿命。经估算,膀胱癌使男性和女性总共损失了1 570 775岁[70]。

浅表性膀胱肿瘤的治疗

浅表性膀胱癌和浸润性膀胱癌的治疗方法截然不同。低级别肿瘤仅限于尿路上皮和固有层,可进行根治性经尿道切除术,但如果是高级别的肌肉浸润性肿瘤,膀胱切除术仍然是治疗的金标准。

经尿道膀胱肿瘤电切术(TURBT)是浅表性膀胱癌的主要治疗方式。TURBT虽然保留了膀胱,但复发率高(高达70%)[71]和肿瘤残存率高[72]。为了降低复发率,人们研究出更多的治疗方法,术后使用BCG(减毒活结核菌)膀胱内灌注治疗已成为治疗浅表性膀胱癌的标准。卡介苗(BCG)灌注治疗可降低30%~40%的复发率[73-75]。但后续的研究表明,其作用可能会随着时间的推移而减弱[76,77]。

虽然大多数患者对BCG治疗耐受良好,但可能会有一些副作用,需要采取额外的治疗措施。膀胱内BCG治疗的主要副作用是尿频和排尿时烧灼感可随着治疗频率的增加而显著增加,在治疗结束后,60%的患者报告有副作用[78]。一般情况下,尽管有副作用,但患者治疗后对生活状态表示满意,他们的生活质量评分与普通人群[78]差别不大。而且上述副作用通常可以用水合药剂、吡啶类和抗胆碱能药物治疗。如出现感染,应停用BCG,并使用

抗生素治疗。严重症状(发热、发冷、排尿困难)持续超过 48 小时,可能需要应用抗结核药物。

浸润性膀胱癌的治疗

强烈建议对近乎所有肌肉浸润性局限性膀胱癌患者及高级别病变侵犯固有层的患者行膀胱切除术。膀胱切除术是这类患者的最佳治疗方式[79]。在常见的泌尿外科手术中,根治性膀胱切除术在技术上最具有挑战性,并且与极高的发病率和死亡率有关。在 1998—2002 年的 6 577 例膀胱切除术患者中,有并发症的 1 869 例(28.4%),死亡率 2.6%[80]。死亡率近几年从 2.2% 下降到 1.6%[81,82]。但主要的问题不是手术本身,而是手术的结果及如何处理它们。切除膀胱需要考虑尿流改道及尿流改道带来的问题,需要患者在诸多方面进行改变,以便能显著改变他或她的生活质量。尿流改道对膀胱癌根治术后患者的康复有重要影响,性功能减退也是需要考虑的问题。

尿流改道

一旦切除膀胱,肾脏所产生的尿液则必须引流至其他部位。尿液可通过肛门括约肌(输尿管乙状结肠吻合术、直肠袋等)、皮肤或尿道(原位新膀胱术)进入肠道。输尿管乙状结肠吻合术是最早的尿流改道方法[83],早期被广泛使用,尤其是应用于儿童。但在根治性膀胱切除术后很少使用。输尿管肠吻合口出现尿便混合物与感染和肾盂肾炎的风险增加有关。术后 10～20 年,输尿管乙状结肠吻合术与吻合部位 6%～29% 癌症发生率有关。

尿流改道中的代谢变化

在描述各种尿流改道方式之前,需讨论要吻合到尿路中的肠段的选择。肠段的选择几乎都基于这一目的(回盲肠或盲肠、乙状结肠、回肠、胃)[84]。采用任何肠段都可能导致代谢紊乱,因为肠段与膀胱壁不同,对尿液具有渗透性。采用胃补片的好处是,胃补片对尿液的渗透性较低,可酸化尿液,产生的黏液也较少。胃分泌氯化物和氢质子,应用后可能会导致低氯、低钾、代谢性碱中毒,通常不严重,除非患者有肾衰竭,碳酸氢盐排泄减少。出现上述情况后,可以尝试奥美拉唑和酸化血浆,但效果常不佳,需要替换尿路中使用的胃补片。空肠可分泌钠和氯化物,重新吸收钾和氢离子,导致高钾、低钠、低氯性代谢性酸中毒(27% 的病例)可用氯化

钠补液治疗。利尿剂(对高钾血症)也有帮助。当空肠吻合到尿路中时,代谢障碍则相对严重和常见,因此通常在没有其他补片用的情况下使用空肠。即使这样,也应尽可能短地使用空肠。采用回肠和结肠则可导致氯化铵吸收置换碳酸根,导致高氯性代谢性酸中毒。在多数情况下为轻度,可以用碱化剂或氯离子阻滞剂来治疗。有时可能也需要补钾[85]。

回肠膀胱术

回肠膀胱尿流改道是最常见的经皮引流尿液方法,直到最近还被认为是根治性膀胱切除术后尿流改道的“金标准”。分离 15cm 左右的回肠段后,将回肠两端吻合[86]恢复肠道的连续性。分离的回肠近端则进行双侧输尿管回肠吻合术。肠管的远端经腹直肌和筋膜吻合至右侧腹壁造瘘口。术前标记患者于立位和坐位下造瘘的位置,使造瘘口位于衣服下面,患者容易接触的位置(图 81-1A)。

恰当的永久性造瘘是膀胱癌患者膀胱切除术

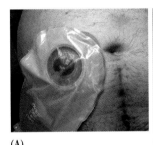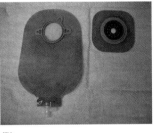

(A) **(B)**

图 81-1　造瘘口:(A)造瘘口尿袋,(B)两件式尿袋

后康复的重要环节。有效地控制尿液和保护造瘘口周皮肤对于让患者获得可接受的生活质量至关重要。有一体式或两件式(图 81-1B)、柔软或质硬、扁平或凸起[87]多种尿袋可供选择。患者术后的管理重点是保持足够的液体摄入量,夜间管理造瘘口及尽量减少身上的尿味,因为大多数尿袋可防异味,所以不用特意驱除异味。

回肠膀胱及造瘘口的管理可能是一个挑战。患者要么需夜间多次起床排空造瘘袋,要么需将造瘘袋连接到尿液引流装置上。患者需在指导下学会每日排空夜间尿液引流装置。

尿造瘘术护理必须包括造瘘口周围和造口并发症的处理。常见的造瘘口周围并发症包括上皮剥脱、真菌性皮炎和过敏性皮炎。处理上皮剥脱,需要调整造瘘袋,尽可能消除皮肤和引流物的接

触。真菌性酵母菌皮炎通常使用抗真菌药(耐丝菌素)治疗。也可以使用氟康唑全身治疗。过敏性皮炎的治疗主要取决于有害物质的清除[87]。

常见的造口并发症包括造瘘口回缩、疝气形成、脱垂和狭窄。也可能发生大出血。造瘘口回缩的处理包括调整造瘘袋与造瘘口的贴合度。腹壁疝通常采用保守治疗,除非发生嵌顿或绞窄(两者都很罕见)进行手术干预。吻合口脱垂的保守治疗包括应用高渗液,可以缓解吻合口水肿。持续性或反复性脱垂通常需手术治疗。吻合口狭窄,如果较轻微,可以通过扩张吻合口来治疗。但大多数患者都需要手术治疗[87]。

可控性造瘘

为了避免尿液和集尿装置持续渗漏,可以进行可控性尿流改道,重建集尿的肠袋,防止自发性漏尿。这样患者无须长期佩戴尿袋,通过可控性尿造瘘口(即"干燥"造瘘口)插管导尿,定期排空尿液(图81-2)。可以用天然的"瓣膜"[如回盲瓣(ICV)、输尿管膀胱连接部(UVJ)或阑尾]建立可控机制,这些瓣膜通常经过处理后可强化其瓣膜的作用。或者可以通过压迫局部组织、肠蠕动、平衡压力和人工瓣膜来构建这种可控机制。当尿道存在恶性或良性病变(即狭窄)无法继续使用时,常采用这类尿道分流术。

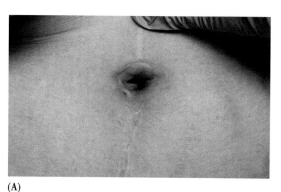
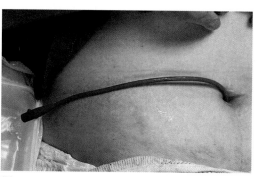

(A) **(B)**

图 81-2　造瘘口:(A)尿造瘘口,(B)导尿

ICV 是一种可用于重建尿控机制的天然瓣膜。可控性取决于回盲瓣、回肠逆向蠕动的长度和吻合口的大小。早期的研究[88]称它的可控率为94%。后续的研究没有如此高的可控率。术中 ICV 检查显示只有27%的患者完全可控,这表明大多数情况下需要强化 ICV 的作用[89]。外科医生采用不同的方法加强回盲瓣的可控性——回盲瓣折叠缝合[90,91],回盲瓣切除折叠[92],回盲瓣套叠(图81-3)。这些改进将日间可控率从90%提高到了100%[93,94]。

切除回盲瓣可能会干扰脂肪和胆盐的吸收,脂肪和胆盐进入结肠可导致腹泻。正因如此,有些外科医生不使用 ICV 进行尿流改道,而选择使用回肠来重建尿控机制。回肠可以通过套叠[95,96]形成瓣膜[97],或者通过折叠并嵌入回肠[89]形成可控机制。通过上述操作,可控率可以达到90%以上。

阑尾也可用于构建尿控机制[98];见图81-4。可控率接近100%[99,100]。吻合口狭窄是最常见的晚期并发症(10%～17%)。如果无阑尾可使用,输尿管[101]或回肠输尿管吻合术[102]也是一种可行的选择[103]。

综上所述,阑尾造瘘吻合似乎是结肠储尿囊的

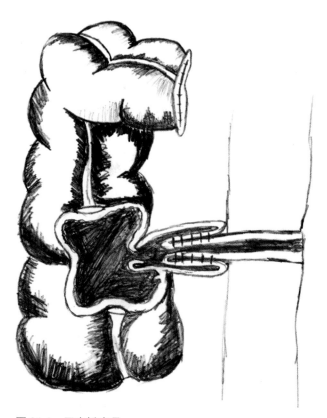

图 81-3　回盲瓣套叠

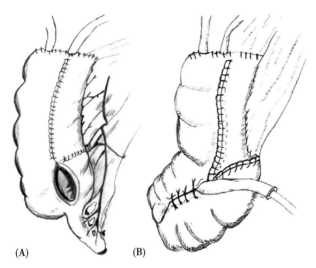

(A)　　　　**(B)**

图 81-4　阑尾作为可控性尿造瘘口：(A)结肠处形成黏膜下间隙、阑尾肠系膜孔，(B)阑尾旋转 180°，嵌入黏膜下形成的结肠袋，形成可插导管的造瘘口。阑尾直径小，受尿控蓄水池的压迫，阑尾蠕动和瓣膜都有助于控制

摘自 Duckett JW, Snyder 3rd HM. The Mitrofanoff principle in continent urinary reservoirs. Semin Urol. 1987；5(1)：55-62

最佳选择。如果没有阑尾，可回肠储尿囊，锥形或折叠的回肠也是绝佳的选择。但施行可控回肠造瘘术需慎重选择。

原位尿流改道(原位新膀胱)

多数浸润性膀胱癌患者切除膀胱后可以保留尿道，储尿囊与尿道吻合，形成新膀胱，或称原位尿流改道。从技术上讲，如尿道无病变，患者在根治性膀胱切除术后几乎都可以重建新膀胱。10% 的膀胱癌病例复发于尿道。如果术中冰冻切片为阴性且无尿道疾病，则没有进行原位尿流改道的绝对禁忌证。但术后应密切监测这些患者是否有尿道肿瘤生长。

新膀胱几乎可以用任何肠段(空肠除外)重建，回肠和结肠储尿囊最为常见[104-108]。图 81-5 示(Hautmann)新膀胱的详细细节。新膀胱应有足够的容量，以避免储尿囊内高压而导致和尿失禁。由于回肠和结肠容易获取，低压储尿囊重建不是问题。回肠和结肠新膀胱术的可控率为 75%~80%，乙状结肠新膀胱术的可控率约为 50%，胃新膀胱术

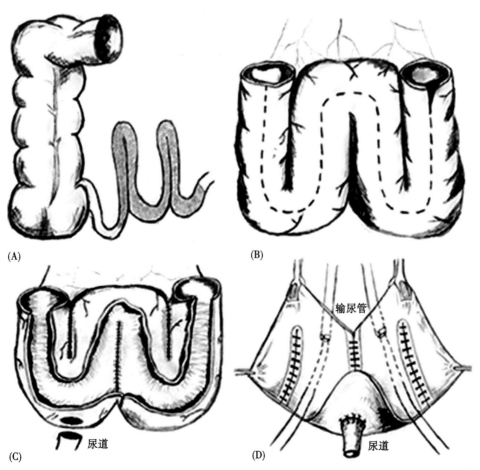

(A)

(B)

(C) 尿道

(D) 输尿管　尿道

图 81-5　回肠新膀胱的构建：(A)最常用的回肠段(阴影)，45~60cm，(B)节段被隔离，并准备好进行去管化，(C)回肠部分去管化，后壁缝合，(D)回肠新膀胱的最终视图

第八篇

的可控率为 33%[109]。与其他储尿囊相比，胃和乙状结肠重建的储尿囊容量最小，顺应性最差，可收缩性最大。与原位新膀胱术相比，可控储尿囊的可控率最高（91%～100%）。日间与夜间尿失禁的发生率几乎相同。

与非可控尿流改道相比，可控性尿流改道需要更大的肠段（45～60cm）。谨慎为患者进行可控性尿流改道十分重要。患者必须终生接受定期随访，进行自我导尿。不应为犹豫或不愿意接受定期随访和自我导尿的患者进行尿流改道[110]。

定时排尿是原位尿流改道术患者康复的重要环节之一。患者在住院期间，需由受过专门培训的护士教授排尿方法。建议患者日间可控排尿训练进行 3 个月左右，夜间可控排尿训练进行 9 个月左右。这一过程需要患者的积极参与，患者的教育和培训应该在手术之前进行。指导患者白天每隔 2 小时排一次尿，夜间每 3 小时排一次尿。护士应告知患者，储尿囊与大脑之间不再有正常反馈机制，不要期待恢复正常的排尿。排尿是通过放松盆底和增加腹部张力完成，这可能是由于下腹部受到手的轻微压迫和尿道向前弯曲走行造成的。患者应每晚进行自我导尿，监测储尿囊的排空情况。患者在计划时间内可控制尿液不漏出，并且没有酸中毒（由血清碳酸氢盐水平确定）的情况下，排尿间隔可以以半小时为单位逐渐延长。目标是形成一个容量为 500ml 低压的储尿囊，至少 4 小时内不出现尿失禁。原位尿流改道术的效果取决于重建储尿囊的方法、患者的年龄和对排尿指导的依从性[111]。这一过程中，需与 Kegel 运动[112,113]结合进行盆底肌康复。括约肌训练的方法是在进行直肠指诊同时，仅收缩肛门括约肌。患者学会如何进行训练后，建议于清醒时每小时至少做 10 次，每次维持收缩 5～6 秒，直到达到控制尿液无漏出的效果。

拔除尿管后，患者出现代谢紊乱的风险增加。由于多数原位采用回肠和结肠重建原位新膀胱，患者可出现代谢性酸中毒，尤其是有残余尿或泌尿系感染的情况下。高氯性代谢性酸中毒的机制是氯化铵通过原位新膀胱的肠壁吸收进入血，置换血浆中的碳酸（即二氧化碳和水）[84,88]。其症状有疲劳、虚弱、乏力、食欲缺乏、恶心、呕吐、上腹部灼热和胃灼热。厌食和脱水可使体重快速下降。因此，须对这些患者进行体重监测。建议患者每日摄入 2～3L 液体，口服碳酸氢钠（4g/d）[110]。也可使用柠檬酸钾、柠檬酸钠和柠檬酸溶液[84]。应仔细监测肿瘤

及功能，及时发现和预防长期并发症。若使用的回肠较长可能会导致维生素 B_{12} 缺乏，因此需要监测维生素 B_{12} 水平，并在需要时予以补充[84]。若患者无感染、尿失禁、酸中毒、明显 PVR 尿，表示原位尿流改道治疗成功。

生活质量

膀胱切除尿流改道是一种改变体像的手术。术前需对接受尿流改道的患者的生活方式进行全面的评估，以确定哪种尿流改道方法对患者的生活方式影响最小。根治性膀胱切除术肯定会影响患者的性功能[114,115]。年轻男性患者的阴茎假体植入[99]，或女性的阴道重建[116]可使患者恢复较好的性功能。如果可能，可采取保留神经的膀胱切除术[115]。但仅有 52% 的勃起功能障碍患者在接受根治性膀胱切除术后寻求治疗[115]。

就总体生活质量而言，普遍认为可控性尿流改道比非可控尿流改道更能提供好的生活质量。在一项研究中指出，只有 25% 的"湿"造瘘口患者恢复了术前生活，三分之一的患者愿意再一次接受手术以摘掉相关辅助排尿器具，而绝大多数可控性尿道分流的患者术后恢复了手术前的生活质量[117]。其他研究也证实，与肠代膀胱术相比，可控尿流改道术可改善患者的总体满意度[118-121]。Yoneda[122]还表示，在年龄匹配的新膀胱术患者和对照人群中，生活质量基本上没有差异。然而，上述几项研究均未证明可控性尿流改道术优于非可控尿流改道术[114,123-126]。Ali 等进行了一项荟萃分析，21 项研究（2 285 名患者）被纳入分析，所有研究都至少使用了一种评价工具。该研究不包括随机研究，有 4 项是前瞻性研究。有 16 项研究报告指出两种尿流改道术后患者的生活质量没有差异，4 项研究报告指出原位新膀胱术后患者的生活质量更好，其中 2 项研究患者较为年轻健康。只有一项研究报告回肠膀胱术后患者的生活质量较好。作者得出结论，与回肠膀胱尿流改道术相比，原位新膀胱术后患者生活质量评分较好，尤其是在较为年轻和健康的患者中[127]。总体而言，患者适应了所接受的尿流改道手术，并对术后生活状态满意。正如预期的那样，膀胱癌的长期生存者生活质量较好[114]。

由于机器人技术的进步，也有一些机器人膀胱切除术和开腹根治性膀胱切除术的研究结果。虽然有大量的文献比较了这两种方法，但我们主要关注的是这两种手术对膀胱切除术后患者生活质量 /

康复的影响。Tan 等[128]和 Attalla 等[129]进行了文献回顾和随机试验，几乎所有文献的结论都报告手术方法对患者术后生活质量没有影响。这些研究中的大多数患者还进行了体内尿流改道手术（在机器人膀胱切除术后以开放方式进行）。关于体外尿流改道（也是机器人进行尿流改道）的报道很多，但还需更多的研究和时间来证实其对患者生活质量的影响。手术的方法（机器人 VS 开放手术）似乎对患者的长期生活质量没有影响。

结论

总之，癌症患者可由各种原因导致尿失禁或尿潴留，如脊髓受累、癌症相关问题、癌症治疗或其长期后遗症。排尿功能障碍可能会导致许多医疗问题，如皮肤红肿或破裂，尴尬，或生活质量的普遍下降。因此，明确诊断和治疗排尿功能障碍非常重要。对于癌症患者，疾病本身或治疗的副作用都可能会导致严重的膀胱损伤，从而使患者的生活质量明显恶化。在这些情况下，可能需要切除受损的（但非癌的）膀胱（简单的膀胱切除术加上尿路尿流改道）。在接受了根治性膀胱切除和尿流改道的患者中，多数在膀胱切除术后能够完全康复，尤其是在膀胱癌得到长期控制的情况下。术前与术后的教育和随访对于接受尿流改道的患者是必不可少的。与尿流改道术相比，可控性尿流改道具有更好的身体形象，更好地控制尿液，是患者充分康复和恢复病前活动的最好选择。

要点

- 患者病史对排尿功能障碍的评估尤为重要。手功能、穿衣技能、坐位平衡、移乘能力和行走能力都是制定膀胱管理策略的重要因素。
- 在制定膀胱管理策略时，应牢记三个重要目标：预防上尿路并发症，预防下尿路并发症及建立一个最适合患者个人生活方式并尽可能地使其能够独立完成。
- 许多行为治疗方法已被用于管理膀胱或括约肌导致的尿失禁，包括限制液体摄入量、定时排尿和盆底"Kegel"训练（进行或不进行生物反馈和电刺激）。管理策略可通过辅助药物治疗得以优化。

- A 型肉毒毒素（onabotulinum）的逼尿肌注射可增加膀胱容量，减少逼尿肌过度活动。虽然肉毒毒素注射治疗可使患者停用口服药物，但需要大约每 6 个月在麻醉下重复注射一次。
- 切除膀胱后，尿液可流入肠道（输尿管乙状结肠吻合术，直肠代膀胱术）经皮肤（如回肠尿道分流术）流出或经尿道（原位新膀胱术）流出。
- 对于多数浸润性膀胱癌患者，膀胱切除后尿道可被分离并吻合到肠管上，形成新膀胱，即原位膀胱尿流改道术。

（廖利民 译　张璞 校）

参考文献

1. National Cancer Institute. *Cancer Statistics.* 2017. https://www.cancer.gov/about-cancer/understanding/statistics.
2. Resnick NM. Geriatric incontinence. *Urol Clin North Am.* 1996;23(1):55–74.
3. Blaivas JG, Zayed AA, Labib KB. The bulbocavernosus reflex in urology: a prospective study of 299 patients. *J Urol.* 1981;126(2):197–199.
4. Linsenmeyer MA, Linsenmeyer TA. Accuracy of predicting bladder stones based on catheter encrustation in individuals with spinal cord injury. *J Spinal Cord Med.* 2006;29(4):402–405.
5. Shenot PJ, Rivas DA, Watanabe T, et al. Early predictors of bladder recovery and urodynamics after spinal cord injury. *Neurourol Urodyn.* 1998;17(1):25–29.
6. Gupta A, Taly AB. Long term assessment of neurogenic bladder following myelopathies by repeat urodynamic study and correlation with neurological and functional recovery. *IJPMR.* 2012;23(1):5–9.
7. Abrams P, Cardozo L, Fall M, et al. The standardisation of terminology of lower urinary tract function: report from the Standardisation Sub-committee of the International Continence Society. *Neurourol Urodyn.* 2002;21(2):167–178.
8. Rao KG, Hackler RH, Woodlief RM, et al. Real-time renal sonography in spinal cord injury patients: prospective comparison with excretory urography. *J Urol.* 1986;135(1):72–77.
9. Bih LI, Changlai SP, Ho CC, et al. Application of radioisotope renography with technetium-99m mercaptoacetyltriglycine on patients with spinal cord injuries. *Arch Phys Med Rehabil.* 1994;75(9):982–986.
10. Linsenmeyer TA, Stone JM, Stein S. Neurogenic bladder and bowel dysfunction. In: Frontera WR, DeLisa J, eds. *Rehabilitation Medicine Principles and Practice.* Philadelphia, PA: Lippincott-Raven; 2010.
11. McDowell BJ, Burgio KL, Dombrowski M, et al. An interdisciplinary approach to the assessment and behavioral treatment of urinary incontinence in geriatric outpatients. *J Am Geriatr Soc.* 1992;40(4):370–374.
12. Barbalias GA, Klauber GT, Blaivas JG. Critical evaluation of the Crede maneuver: a urodynamic study of 207 patients. *J Urol.* 1983;130(4):720–723.
13. Vickers D, Davila GW. Kegel exercises and biofeedback. In: Davila GW, Ghoniem GM, Wexner SD, eds. *Pelvic Floor Dysfunction.* London, UK: Springer; 2008:303–310.
14. Wells TJ, Brink CA, Diokno AC, et al. Pelvic muscle exercise for stress urinary incontinence in elderly women. *J Am Geriatr Soc.* 1991;39(8):785–791.
15. Lapides J, Diokno AC, Silber SJ, et al. Clean, intermittent self-catheterization in the treatment of urinary tract disease. *J Urol.* 1972;107(3):458–461.
16. Consortium S. Bladder management for adults with spinal cord injury: a clinical practice guideline for health-care providers. *J Spinal Cord Med.* 2006;29:527–573.
17. Haferkamp A, Staehler G, Gerner HJ, Dorsam J. Dosage escalation of intravesical oxybutynin in the treatment of neurogenic bladder patients. *Spinal Cord.* 2000;38(4):250–254.
18. Evans RJ. Intravesical therapy for overactive bladder. *Curr Urol Rep.* 2005;6(6):429–433.
19. Guerrero K, Emery S, Owen L, et al. Intravesical oxybutynin: practi-

第八篇

calities of clinical use. *J Obstet Gynaecol.* 2006;26(2):141–143.

20. Peters KM, Carrico DJ, Perez-Marrero RA, et al. Randomized trial of percutaneous tibial nerve stimulation versus Sham efficacy in the treatment of overactive bladder syndrome: results from the SUmiT trial. *J Urol.* 2010;183(4):1438–1443.

21. Groen J, Blok BF, Bosch JL. Sacral neuromodulation as treatment for refractory idiopathic urge urinary incontinence: 5-year results of a longitudinal study in 60 women. *J Urol.* 2011;186(3):954–959.

22. Chapple CR, Kaplan SA, Mitcheson D, et al. Randomized double-blind, active-controlled phase 3 study to assess 12-month safety and efficacy of mirabegron, a beta(3)-adrenoceptor agonist, in overactive bladder. *Eur Urol.* 2013;63(2):296–305.

23. Schurch B. Botulinum toxin for the management of bladder dysfunction. *Drugs.* 2006;66(10):1301–1318.

24. Linsenmeyer TA. Use of botulinum toxin in individuals with neurogenic detrusor overactivity: state of the art review. *J Spinal Cord Med.* 2013;36(5):402–419.

25. Chartier-Kastler EJ, Mongiat-Artus P, Bitker MO, et al. Long-term results of augmentation cystoplasty in spinal cord injury patients. *Spinal Cord.* 2000;38(8):490–494.

26. Hussain Z, Harrison SC. Neuromodulation for lower urinary tract dysfunction–an update. *Sci World J.* 2007;7:1036–1045.

27. Wyndaele JJ. Pharmacotherapy for urinary bladder dysfunction in spinal cord injury patients. *Paraplegia.* 1990;28:146–150.

28. Appell RA. Periurethral collagen injection for female incontinence. *Probl Urol.* 1991;5:134–140.

29. Light JK, Scott FB. Use of the artificial urinary sphincter in spinal cord injury patients. *J Urol.* 1983;130(6):1127–1129.

30. Reid SV, Parys BT. Long-term 5-year followup of the results of the vesica procedure. *J Urol.* 2005;173(4):1234–1236.

31. Gilja I. Tansvaginal needle suspension operation: the way we do it. Clinical and urodynamic study: long-term results. *Eur Urol.* 2000;37(3):325–330.

32. Finkbeiner AE. Is bethanechol chloride clinically effective in promoting bladder emptying? A literature review. *J Urol.* 1985;134(3):443–449.

33. Light JK, Scott FB. Bethanechol chloride and the traumatic cord bladder. *J Urol.* 1982;128(1):85–87.

34. Sporer A, Leyson JF, Martin BF. Effects of bethanechol chloride on the external urethral sphincter in spinal cord injury patients. *J Urol.* 1978;120(1):62–66.

35. Creasey GH, Bodner DR. Review of sacral electrical stimulation in the management of the neurogenic bladder. *Neuro Rehabil.* 1994;4(3):266–274.

36. Van Kerrebroeck PE, Koldewijn EL, Debruyne FM. Worldwide experience with the Finetech-Brindley sacral anterior root stimulator. *Neurourol Urodyn.* 1993;12(5):497–503.

37. Lepor H. Alpha blockers for the treatment of benign prostatic hypertrophy. *Probl Urol.* 1991;5:419–429.

38. Scott MB, Morrow JW. Phenoxybenzamine in neurogenic bladder dysfunction after spinal cord injury. I. Voiding dysfunction. *J Urol.* 1978;119(4):480–482.

39. Hoffman BB, Lefkowitz RJ. Adrenergic receptor antagonists. In: Gilman AG, Rall TW, Nies AS, Taylor J, eds. *Goodman and Gilman's The Pharmacological Basis of Therapeutics.* New York, NY: Pergamon Press; 1990:221–243.

40. Cedarbaum JM, Schleifer LS. Drugs for Parkinson's disease, spasticity and acute muscle spasms. In: Gilman AG, Rall TW, Nies AS, Taylor J, eds. *Goodman and Gilman's The Pharmacological Basis of Therapeutics.* New York, NY: Pergamon Press; 1990:463–484.

41. Armitage JN, Cathcart PJ, Rashidian A, et al. Epithelializing stent for benign prostatic hyperplasia: a systematic review of the literature. *J Urol.* 2007;177(5):1619–1624.

42. Perkash I. Modified approach to sphincterotomy in spinal cord injury patients. Indications, technique and results in 32 patients. *Paraplegia.* 1976;13(4):247–260.

43. Yang CC, Mayo ME. External urethral sphincterotomy: long-term follow-up. *Neurourol Urodyn.* 1995;14(1):25–31.

44. Dykstra DD, Sidi AA, Scott AB, et al. Effects of botulinum A toxin on detrusor-sphincter dyssynergia in spinal cord injury patients. *J Urol.* 1988;139(5):919–922.

45. Phelan MW, Franks M, Somogyi GT, et al. Botulinum toxin urethral sphincter injection to restore bladder emptying in men and women with voiding dysfunction. *J Urol.* 2001;165(4):1107–1110.

46. Siegel RL, Miller KD, Jemal A. Cancer statistics, 2017. *CA Cancer J Clin.* 2017;67(1):7–30.

47. Surveillance Epidemiology and End Results. SEER stat fact sheets:

48. Resseguie LJ, Nobrega FT, Farrow GM, et al. Epidemiology of renal and ureteral cancer in Rochester, Minnesota, 1950–1974, with special reference to clinical and pathologic features. *Mayo Clin Proc.* 1978;53(8):503–510.

bladder. National Cancer Institute; 2017. http://seer.cancer.gov/statfacts/html/urinb.html.

49. Kishi K, Hirota T, Matsumoto K, et al. Carcinoma of the bladder: a clinical and pathological analysis of 87 autopsy cases. *J Urol.* 1981;125(1):36–39.

50. Morrison AS. Advances in the etiology of urothelial cancer. *Urol Clin North Am.* 1984;11(4):557–566.

51. Wood DPJ. Tumors of the bladder. In: Wein AJ, Kavoussi LR, Partin AW, Peters CA, eds. *Campbell-Walsh Urology.* Philadelphia, PA: Elsevier; 2015:2184–2204, 19103–2899.

52. Cole P, Hoover R, Friedell GH. Occupation and cancer of the lower urinary tract. *Cancer.* 1972;29(5):1250–1260.

53. Burch JD, Rohan TE, Howe GR, et al. Risk of bladder cancer by source and type of tobacco exposure: a case-control study. *Int J Cancer.* 1989;44(4):622–628.

54. Howe GR, Burch JD, Miller AB, et al. Tobacco use, occupation, coffee, various nutrients, and bladder cancer. *J Natl Cancer Inst.* 1980;64(4):701–713.

55. Locke JR, Hill DE, Walzer Y. Incidence of squamous cell carcinoma in patients with long-term catheter drainage. *J Urol.* 1985;133(6):1034–1035.

56. Kalisvaart JF, Katsumi HK, Ronningen LD, et al. Bladder cancer in spinal cord injury patients. *Spinal Cord.* 2010;48:257–261.

57. Cohen SM, Garland EM, St John M, et al. Acrolein initiates rat urinary bladder carcinogenesis. *Cancer Res.* 1992;52(13):3577–3581.

58. Habs MR, Schmahl D. Prevention of urinary bladder tumors in cyclophosphamide-treated rats by additional medication with the uroprotectors sodium 2-mercaptoethane sulfonate (mesna) and disodium 2,2'-dithio-bis-ethane sulfonate (dimesna). *Cancer.* 1983;51(4):606–609.

59. Duncan RE, Bennett DW, Evans AT, et al. Radiation-induced bladder tumors. *J Urol.* 1977;118(1 Pt 1):43–45.

60. Kaldor JM, Day NE, Kittelmann B, et al. Bladder tumours following chemotherapy and radiotherapy for ovarian cancer: a case-control study. *Int J Cancer.* 1995;63(1):1–6.

61. Epstein JI, Amin MB, Reuter VR, et al. The World Health Organization/International Society of Urological Pathology consensus classification of urothelial (transitional cell) neoplasms of the urinary bladder. Bladder Consensus Conference Committee. *Am J Surg Pathol.* 1998;22(12):1435–1448.

62. Messing EM, Young TB, Hunt VB, et al. Comparison of bladder cancer outcome in men undergoing hematuria home screening versus those with standard clinical presentations. *Urology.* 1995;45(3):387–396.

63. Lutzeyer W, Rubben H, Dahm H. Prognostic parameters in superficial bladder cancer: an analysis of 315 cases. *J Urol.* 1982;127(2):250–252.

64. Riley GF, Potosky AL, Lubitz JD, et al. Medicare payments from diagnosis to death for elderly cancer patients by stage at diagnosis. *Med Care.* 1995;33(8):828–841.

65. Mariotto AB, Yabroff KR, Shao Y, et al. Projections of the cost of cancer care in the United States: 2010-2020. *J Natl Cancer Inst.* 2011;103(2):117–128.

66. Konety BR, Joyce GF, Wise M. Bladder and upper tract urothelial cancer. *J Urol.* 2007;177(5):1636–1645.

67. Yeung C, Dinh T, Lee J. The health economics of bladder cancer: an updated review of the published literature. *Pharmacoeconomics.* 2014;32(11):1093–1104.

68. Yabroff KR, Davis WW, Lamont EB, et al. Patient time costs associated with cancer care. *J Natl Cancer Inst.* 2007;99(1):14–23.

69. Yabroff KR, Bradley CJ, Mariotto AB, et al. Estimates and projections of value of life lost from cancer deaths in the United States. *J Natl Cancer Inst.* 2008;100(24):1755–1762.

70. Kamel MH, Moore PC, Bissada NK, et al. Potential years of life lost due to urogenital cancer in the United States: trends from 1972 to 2006 based on data from the SEER database. *J Urol.* 2012;187(3):868–871.

71. Kondylis FI, Demirci S, Ladaga L, et al. Outcomes after intravesical bacillus Calmette-Guerin are not affected by substaging of high grade T1 transitional cell carcinoma. *J Urol.* 2000;163(4):1120–1123.

72. Herr HW, Donat SM, Dalbagni G. Can restaging transurethral resection of T1 bladder cancer select patients for immediate cystectomy? *J Urol.* 2007;177(1):75–79.

73. Brosman SA. Experience with bacillus Calmette-Guerin in patients with superficial bladder carcinoma. *J Urol.* 1982;128(1):27–30.

74. Pagano F, Bassi P, Galetti TP, et al. Results of contemporary radical

cystectomy for invasive bladder cancer: a clinicopathological study with an emphasis on the inadequacy of the tumor, nodes and metastases classification. *J Urol.* 1991;145(1):45–50.

75. Morales A, Nickel JC, Wilson JW. Dose-response of bacillus Calmette-Guerin in the treatment of superficial bladder cancer. *J Urol.* 1992;147(5):1256–1258.

76. Cookson MS, Herr HW, Zhang ZF, et al. The treated natural history of high risk superficial bladder cancer: 15-year outcome. *J Urol.* 1997;158(1):62–67.

77. Lerner SP, Tangen CM, Sucharew H, et al. Patterns of recurrence and outcomes following induction bacillus Calmette-Guerin for high risk Ta, T1 bladder cancer. *J Urol.* 2007;177(5):1727–1731.

78. Bohle A, Balck F, von Weitersheim J, et al. The quality of life during intravesical bacillus Calmette-Guerin therapy. *J Urol.* 1996;155(4):1221–1226.

79. Rivera I, Wajsman Z. Bladder-sparing treatment of invasive bladder cancer. *Cancer Control.* 2000;7(4):340–346.

80. Konety BR, Allareddy V. Influence of post-cystectomy complications on cost and subsequent outcome. *J Urol.* 2007;177(1):280–287.

81. Udovicich C, Perera M, Huq M, et al. Hospital volume and perioperative outcomes for radical cystectomy: a population study. *BJU Int.* 2017;119(Suppl 5):26–32.

82. Waingankar N, Mallin K, Smaldone M, et al. Assessing the relative influence of hospital and surgeon volume on short-term mortality after radical cystectomy. *BJU Int.* 2017;120(2):239–245.

83. Simon J. Ectopia vesicae (absence of the anterior walls of the bladder and pubic abdominal parietes); operation for directing the orifices of the ureters into the rectum; temporary success; subsequent death; autopsy. *Lancet.* 1852;2:568.

84. Dahl DM. Use of intestinal segments in urinary diversion. In: Wein AJ, Kavoussi LR, Partin AW, Peters CA, eds. *Campbell-Walsh Urology.* Philadelphia, PA: Elsevier; 2015: 2281–2316, 19103–2899.

85. Mills RD, Studer UE. Metabolic consequences of continent urinary diversion. *J Urol.* 1999;161(4):1057–1066.

86. Bricker EM. Bladder substitution after pelvic evisceration. *Surg Clin North Am.* 1950;30(5):1511–1521.

87. Doughty D. Principles of ostomy management in the oncology patient. *J Support Oncol.* 2005;3(1):59–69.

88. Sullivan H, Gilchrist RK, Merricks JW. Ileocecal substitute bladder. Long-term followup. *J Urol.* 1973;109(1):43–45.

89. Gotsadze D, Pirtskhalaishvili G. Abdominal reservoirs for continent urinary diversion. *J Urol.* 1995;154(3):985–988.

90. Rowland RG. The plicated or tapered ileal outlet—Indiana pouch. *Scand J Urol Nephrol Suppl.* 1992;142:70–72.

91. Mannel RS, Manetta A, Buller RE, et al. Use of ileocecal continent urinary reservoir in patients with previous pelvic irradiation. *Gynecol Oncol,* 1995;59(3):376–378.

92. Smith AY, Borden T. Excisional plication of the ileocecal valve: a useful adjunct for the construction of continent urinary diversions. *J Urol.* 1996;156(3):1118–1119.

93. Thuroff JW, Alken P, Riedmiller H, et al. The Mainz pouch (mixed augmentation ileum and cecum) for bladder augmentation and continent diversion. *J Urol.* 1986;136(1):17–26.

94. Rowland RG, Kropp BP. Evolution of the Indiana continent urinary reservoir. *J Urol.* 1994;152(6 Pt 2):2247–2251.

95. Kock NG. Intussuscepted ileal nipple valve–early experience. *Scand J Urol Nephrol Suppl.* 1992;142:59–63.

96. Boyd SD, Lieskovsky G, Skinner DG. Kock pouch bladder replacement. *Urol Clin North Am.* 1991;18(4):641–648.

97. Benchekroun A. Hydraulic valve for continence and antireflux. A 17-year experience of 210 cases. *Scand J Urol Nephrol Suppl.* 1992; 142:66–70.

98. Mitrofanoff P. Trans-appendicular continent cystostomy in the management of the neurogenic bladder. *Chir Pediatr.* 1980;21(4):297–305.

99. Duckett JW, Lotfi AH. Appendicovesicostomy (and variations) in bladder reconstruction. *J Urol.* 1993;149(3):567–569.

100. Benge BN, Winslow BH. Use of the appendix in urologic reconstructive operation. *Surg Gynecol Obstet.* 1993;177(6):601–603.

101. Watson HS, Bauer SB, Peters CA, et al. Comparative urodynamics of appendiceal and ureteral Mitrofanoff conduits in children. *J Urol.* 1995;154(2 Pt 2):878–882.

102. Monti PR, Lara RC, Dutra MA, et al. New techniques for construction of efferent conduits based on the Mitrofanoff principle. *Urology.* 1997;49(1):112–115.

103. Duckett JW, Snyder 3rd HM. The Mitrofanoff principle in continent urinary reservoirs. *Semin Urol.* 1987;5(1):55–62.

104. Lilien OM, Camey M. 25-year experience with replacement of the human bladder (Camey procedure). *J Urol.* 1984;132(5):886–891.

105. Light JK, Engelmann UH. Le bag: total replacement of the bladder using an ileocolonic pouch. *J Urol.* 1986;136(1):27–31.

106. Hautmann RE, Egghart G, Frohneberg D, et al. The ileal neobladder. *J Urol.* 1988;139(1):39–42.

107. Studer UE, Danuser H, Merz VW, et al. Experience in 100 patients with an ileal low pressure bladder substitute combined with an afferent tubular isoperistaltic segment. *J Urol.* 1995;154(1):49–56.

108. Skinner EC, Daneshmand S. Orthotopic urinary diversion. In: Wein AJ, Kavoussi LR, Partin AW, Peters CA, eds. *Campbell-Walsh Urology.* Philadelphia, PA: Elsevier; 2015: 2344–2368, 19103–2899.

109. Santucci RA, Park CH, Mayo ME, et al. Continence and urodynamic parameters of continent urinary reservoirs: comparison of gastric, ileal, ileocolic, right colon, and sigmoid segments. *Urology.* 1999;54(2):252–257.

110. Perimenis P, Koliopanou E. Postoperative management and rehabilitation of patients receiving an ileal orthotopic bladder substitution. *Urol Nurs.* 2004;24(5):383–386.

111. Madersbacher S, Mohrle K, Burkhard F, et al. Long-term voiding pattern of patients with ileal orthotopic bladder substitutes. *J Urol.* 2002;167(5):2052–2057.

112. Moul JW. Pelvic muscle rehabilitation in males following prostatectomy. *Urol Nurs.* 1998;18(4):296–301.

113. Kolcaba K, Dowd T, Winslow EH, et al. Kegel exercises. Strengthening the weak pelvic floor muscles that cause urinary incontinence. *Am J Nurs.* 2000;100(11):59.

114. Hart S, Skinner EC, Meyerowitz BE, et al. Quality of life after radical cystectomy for bladder cancer in patients with an ileal conduit, cutaneous or urethral kock pouch. *J Urol.* 1999;162(1):77–81.

115. Zippe CD, Raina R, Massanyi EZ, et al. Sexual function after male radical cystectomy in a sexually active population. *Urology.* 2004;64(4):682–685.

116. Gotsadze D, Charkviani L, Nemsadze G, et al. Continent urinary diversion (Gotsadze Pouch) after pelvic exenteration for gynaecological malignancies. *Eur J Gynaecol Oncol.* 1994;15(5):369–371.

117. Gotsadze DT, Pirtskhalaishvili GG. The quality of life of patients after cystectomy for cancer. *Vopr Onkol.* 1992;38(4):489–493.

118. Yoneda T, Igawa M, Shiina H, et al. Postoperative morbidity, functional results and quality of life of patients following orthotopic neobladder reconstruction. *Int J Urol.* 2003;10(3):119–125.

119. Protogerou V, Moschou M, Antoniou N, et al. Modified S-pouch neobladder vs ileal conduit and a matched control population: a quality-of-life survey. *BJU Int.* 2004;94(3):350–354.

120. Burkhard FC, Kessler TM, Mills R, et al. Continent urinary diversion. *Crit Rev Oncol Hematol.* 2006;57(3):255–264.

121. Henningsohn L. Quality of life after therapy for muscle-invasive bladder cancer. *Curr Opin Urol.* 2006;16(5):356–360.

122. Yoneda T, Adachi H, Urakami S, et al. Health related quality of life after orthotopic neobladder construction and its comparison with normative values in the Japanese population. *J Urol.* 2005;174(5):1944–1947.

123. Kitamura H, Miyao N, Yanase M, et al. Quality of life in patients having an ileal conduit, continent reservoir or orthotopic neobladder after cystectomy for bladder carcinoma. *Int J Urol.* 1999;6(8):393–399.

124. Gerharz EW, Mansson A, Hunt S, et al. Quality of life after cystectomy and urinary diversion: an evidence based analysis. *J Urol.* 2005;174(5):1729–1736.

125. Allareddy V, Kennedy J, West MM, Konety BR. Quality of life in long-term survivors of bladder cancer. *Cancer.* 2006;106(11): 2355–2362.

126. Autorino R, Quarto G, Di Lorenzo G, et al. Health related quality of life after radical cystectomy: comparison of ileal conduit to continent orthotopic neobladder. *Eur J Surg Oncol.* 2009;35(8): 858–864.

127. Ali AS, Hayes MC, Birch B, et al. Health related quality of life (HRQoL) after cystectomy: comparison between orthotopic neobladder and ileal conduit diversion. *Eur J Surg Oncol.* 2015;41(3): 295–299.

128. Tan WS, Khetrapal P, Tan WP, et al. Robotic assisted radical cystectomy with extracorporeal urinary diversion does not show a benefit over open radical cystectomy: a systematic review and meta-analysis of randomised controlled trials. *PLoS One.* 2016; 11(11):e0166221.

129. Attalla K, Kent M, Waingankar N, Mehrazin R. Robotic-assisted radical cystectomy versus open radical cystectomy for management of bladder cancer: review of literature and randomized trials. *Future Oncol.* 2017;13(13):1195–1204.

第 82 章

癌症患者的肠道功能障碍

Susan V. Garstan , Amitabh Jha

癌症患者经常抱怨与胃肠道（gastrointestinal，GI）相关的不良症状。高达 58% 的晚期癌症患者经历便秘这一最为常见的胃肠道症状[1]。然而，其他胃肠道症状如口干、体重减轻、早饱、味觉改变、厌食、腹胀、恶心、腹痛和呕吐也经常发生。总体而言，便秘发生在 25%～50% 的癌症患者中，它是长期阿片类药物治疗晚期癌症最常见的不良反应[2,3]。

便秘有许多不同的定义。一个共识小组确定了便秘的定义标准，称为罗马标准。根据罗马标准，在过去三个月里，便秘患者应出现排便费力、大便干结、排便不全、肛门直肠堵塞需要疏通及每周排便次数少于三次[4]。1999 年，该共识小组对此标准进行了修订，纳入了新知识，现在将其称为罗马Ⅱ标准[5]。罗马Ⅱ诊断慢性便秘的标准包括两个新的症状，以此来鉴别排便障碍：肛门堵塞和需要人工方法辅助排便。此外，新标准还排除了稀便和肠易激综合征患者。值得注意的是，这些标准尚未应用于癌症患者。

癌症患者的便秘可能与患者的病情及合并症有关，也可能与药物治疗有关（表 82-1）。可能会导致癌症患者便秘的状态包括缺乏运动、脱水或饮食改变。诸如脊髓或马尾受压（原发性或转移性）、放射性脊髓病或自主神经病变等也可能导致肠道功能障碍从而引起便秘。最后，药物可能会导致便秘。不仅是阿片类药物，还包括抗抑郁药、抗酸剂、抗胆碱能药和利尿剂[6]。缺乏状态，例如维生素 B_{12} 缺乏也可能导致脊髓病，并导致肠道功能障碍。

便秘的症状不仅包括排便次数减少，而且还包括腹胀、饱腹感、恶心、呕吐、腹泻和腹痛。最初的病史回顾应包括排便方式、合并症和用药情况（既往和现在）。体格检查应以腹部触诊和直肠检查为重点，看是否有粪便堵塞。初始检查还应包括腹部 X 线片和常规电解质检查。可以使用放射性不透明标记物或可摄入的放射性物质分别进行普通平片或闪烁扫描来客观地测量通过时间。可以根据指征添加其他针对潜在状态的检查[4]。

表 82-1　癌症患者便秘的原因

神经性	代谢性	药物	其他
脊髓病 / 马尾综合征：硬膜外脊髓压迫、软脑膜疾病、髓内肿瘤、放射	高钙血症	抗高血压药	饮食改变：口服液体摄入不足或脱水，低纤维饮食
	低钾血症	抗惊厥药	
	糖尿病	抗组胺药	
	甲状腺功能减退	抗胆碱能药（包括抗抑郁药、抗痉挛药、抗精神病药）	无法上厕所（行动不便）
自主神经病变：副肿瘤性神经病变或化疗毒性	库欣综合征	阿片类药物	
	尿毒症	抗酸剂	肠道活动不规律或活性低
	B_{12} 缺乏	利尿剂	痔疮或肛裂
		止吐药	由局部晚期腹部或盆腔肿瘤引起的梗阻
		造影剂	

便秘的初始治疗应包括增加液体摄入、增加活动和更换药物以减少常见的致病因素。安排患者进行常规肠道治疗是有用的，对于神经源性肠道功能障碍患者，这是肠道管理的关键步骤。大多数癌症患者需要积极治疗便秘，同时针对潜在的恶化因素进行治疗。除了缺乏活动、便秘药物和液体摄入减少等常见问题外，导致癌症患者严重便秘的问题还包括使用阿片类药物、脊髓或马尾肿瘤引起的神经源性肠道以及与肿瘤相关的动力障碍综合征。本章回顾了正常的肠道功能，讨论了神经源性肠道功能障碍的病理生理和治疗，并回顾了阿片类药物引起的肠功能障碍（opioid-induced bowel dysfunction，OBD）和肿瘤动力障碍综合征。便秘的一般治疗方案和针对每种情况的具体方案将单独讨论。

正常肠功能

大肠和盆底的正常神经支配包括躯体神经系统、自主神经系统（交感神经和副交感神经）以及肠神经系统（图 82-1）[7]。肠神经系统包括称为 Auerbach 神经丛的肌内神经丛和称为 Meissner 神经丛的黏膜下神经丛[8]。Auerbach 神经丛由节后副交感神经细胞体和协调蠕动的无髓纤维组成。黏膜下层的 Meissner 神经丛将局部感觉和运动反应传递给 Auerbach 神经丛，Auerbach 神经丛又将这些信号传递至椎前神经节和脊髓[8]。虽然肠神经系统在交感神经系统和副交感神经系统的控制下起作用，但在缺乏中枢神经系统（central nervous system，CNS）的正常支配的情况下，其也可以自主发挥功能[8]。所产生的结肠运动依赖于拉伸或扩张触发的肌肉收缩，从而引起蠕动。副交感神经系统通过迷走神经支配小肠和大肠，直至结肠脾曲。降结肠和直肠通过盆神经（也称为勃起神经或内脏下神经）接受来自脊髓 S2-S4 节段的副交感神经支配[9]。交感神经系统从 T5-L3 脊髓节段向结肠提供神经支配。肠系膜神经（T5-L2）通过肠系膜上神经节支配小肠和近端结肠，而腹下神经（T12-L3）通过

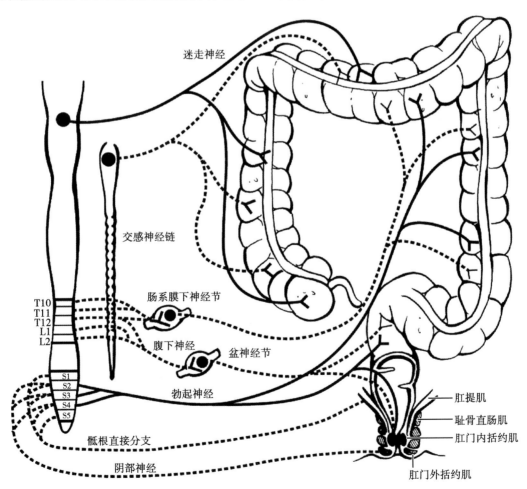

图 82-1　大肠和盆腔内的神经支配包括躯体神经系统、自主神经系统（包括交感神经和副交感神经）和肠神经系统

肠系膜下神经节对远端结肠进行神经支配。

肛门外括约肌和盆底肌是通过阴部神经受躯体神经系统支配的自主横纹肌,阴部神经也起源于 S2-S4 脊髓节段。内括约肌是结肠平滑肌的增厚部,通过脊髓 L1-L2 水平的兴奋性交感放电维持紧张性闭合。

正常排便是反射和自主活动结合的结果。通过自主神经系统的作用,大便通过肠道。当直肠扩张时,内括约肌感觉到直肠的扩张并松弛,从而触发有意识排便的冲动。肛门外括约肌和盆底收缩以保持大便(保持反射)[9]。肛门扩张会抑制内括约肌的张力(这被称为直肠肛门抑制反射),与手指刺激肛门同理[8]。排便主要是由于肛门外括约肌和盆底松弛,肛提肌和腹肌的收缩以及通过 Valsalva 引起的腹内压升高将大便排出的自主过程。

神经源性肠道功能障碍

概述

神经源性肠道功能障碍是由于支配肠道、括约肌或盆底肌的脊髓、马尾神经或周围神经受到损害导致的结肠功能障碍。虽然神经源性肠道在癌症患者中并不常见,但其治疗需要专业知识才能恰当地解决这个独特的问题。任何肿瘤累及到患者脊髓或马尾神经都可能发展为神经源性肠道功能障碍。此外,辐射可能会影响脊髓或周围神经并引起神经源性肠道功能障碍。最后,一些化疗药物会对脊髓、周围神经或自主神经系统中的任一通路造成损伤,再次导致肠道功能障碍。

脊髓肿瘤

神经源性肠道主要发生在肿瘤累及脊髓或马尾的癌症患者中。肿瘤可能是原发性脊髓肿瘤或转移性肿瘤。无论是原发性还是继发性肿瘤,累及脊髓的肿瘤可以按位置进行分类(表 82-2)。影响脊髓的肿瘤中有将近 70% 是脊髓转移瘤,通常是

硬膜外肿瘤压迫导致脊髓损伤[10]。原发性脊柱肿瘤(如脊索瘤)引起的硬膜外疾病也会引起脊髓受压[11]。导致脊髓压迫的转移性硬膜外肿瘤常见于乳腺癌、肺癌、前列腺癌、肾癌和胃肠道癌及网状淋巴系统的恶性肿瘤、肉瘤和黑色素瘤。在癌症患者中,有 5%～30% 的患者会发生脊柱转移,其中约 20% 会出现症状[12]。

软脑膜肿瘤是位于髓外硬膜内肿瘤,占脊柱肿瘤的 20%[10]。这一类别包括原发性肿瘤和所谓的"滴状转移瘤",在这个部位比原发性肿瘤更常见。髓内肿瘤发生在 10% 的脊髓受累的癌症患者中[13]。这包括原发性脊髓肿瘤,如星形细胞瘤和室管膜瘤及继发性转移肿瘤。硬膜外肿瘤最适合手术治疗,而髓内肿瘤最难切除[13]。

放射性脊髓病

辐射也会造成脊髓损伤,并导致神经源性肠道。放射性脊髓病可以是暂时性的,也可以是进行性和永久性的。暂时性的放射性脊髓病通常以感觉症状为特征,在颈椎受照射情况下可出现 Lhermitte 征[14]。发病机制被认为是脊髓神经元的暂时性脱髓鞘。放疗后 1～6 个月出现这种综合征,并在接下来的 2～6 个月内逐渐消退[15]。

迟发性的放射性脊髓病发生于先前照射的脊髓节段,表现为与脊髓有关的神经症状,但没有其他理由解释这些症状[15]。迟发性的放射性脊髓病往往是进行性和永久性的。其导致的神经系统症状类似于其他原因引起的脊髓损伤,包括神经源性肠道功能障碍。因此,肠道管理的原则与其他病因引起的神经源性肠道并无不同。

化疗药物

化疗药物可损伤周围神经或引起自主神经病变,导致肠道功能障碍,也可直接损伤脊髓而引起脊髓病。长春花生物碱类包括长春新碱,长春瑞滨和长春碱,会导致三分之一的患者出现自主神经功能障碍,其中包括肠梗阻、便秘、阳痿、体位性低血

表 82-2　影响脊髓肿瘤的位置及病因

定位	硬脑膜(硬膜外、髓外)	软脑膜(硬膜内、髓外)	髓内(硬膜内、髓内)
频率	70%	20%	10%
原发性脊柱肿瘤示例	脊索瘤、肉瘤	脑膜瘤,神经鞘瘤,神经纤维瘤	星形细胞瘤、室管膜瘤
转移性肿瘤示例	乳腺癌、肺癌、前列腺癌、胃肠道癌、肾癌、淋巴瘤	黑色素瘤、乳腺癌和肺癌、白血病、淋巴瘤	肺癌、乳腺癌、胃肠道癌、黑色素瘤、淋巴瘤

压和尿潴留[16,17]。紫杉烷类药物,包括紫杉醇和多西他赛可引起肠道自主神经以及中枢神经系统病变,主要见于多西他赛[13]。肠神经系统损伤在化疗引起的肠功能障碍中的作用才刚刚被阐明,并且可能在将来成为治疗干预的另一个目标[18]。化疗引起的神经源性肠功能障碍最有可能与下运动神经元有关,应进行相应处理。

脊髓病作为鞘内化疗的并发症很少见于成人,文献报道中大多数病例发生于儿童[19]。鞘内注射后可引起脊髓病的药物包括甲氨蝶呤、阿糖胞苷和奈拉滨。甲氨蝶呤和阿糖胞苷常鞘内给药,以预防和治疗血液系统恶性肿瘤[20,21]。在化疗导致的脊髓病患者中,肠道功能障碍常与上运动神经元损伤有关,因此应遵循此类神经源性肠道的标准治疗建议。

神经源性肠道功能障碍

根据神经系统损伤的位置,神经源性肠道功能障碍可分为上运动神经元功能障碍和下运动神经元功能障碍。上运动神经元肠功能障碍是由于脊髓圆锥上方的肠神经支配的中断所致。它的特征是结肠痉挛,结肠和肛门壁张力增加,结肠的节段性蠕动增加,但推进性蠕动减少[8]。结肠通过时间减少,餐后降结肠对食物的反应减弱[22]。此外,肛门外括约肌和盆底的痉挛会引起过度活动的保持反射[23]。因此,脊髓损伤导致上运动神经元损伤的患者通常需要化学或机械刺激来触发排便。

下运动神经元肠功能障碍是由于圆锥、马尾或盆神经的损害所致。表现为肠蠕动减慢,肛门括约肌张力降低。盆底和肛门外括约肌功能丧失、松弛,导致存在大便失禁的风险。在这两种类型的神经源性肠道中,对排便的自主控制均已消失。神经源性肠道功能障碍的治疗包括控制排便时间,改善排便速度和排尽大便以及减少失禁的发作频率。

神经源性肠道功能障碍的治疗依赖于正确诊断上运动神经元或下运动神经元肠道功能障碍的类型,然后基于功能障碍的类型和治疗结果选用适当的策略[8,24]。神经系统查体可用于确定患者是上运动神经元功能障碍还是下运动神经元功能障碍[25]。在神经系统检查中与上运动神经元损伤相一致的检查结果包括反射亢进、肌肉痉挛、肌肉无萎缩以及肛门括约肌痉挛和反射性收缩存在(甚

至增强)。相反,下运动神经元综合征的特征是反射减弱、肌张力降低、肌肉萎缩、肛门括约肌张力降低以及骶反射消失或减弱(例如球海绵体或肛门反射)[26]。

如果体格检查不能明确,则影像学和病史(例如既往对脊髓进行放疗或已知转移到脊髓的肿瘤)将有助于明确诊断。自主神经功能障碍通常会导致下运动神经元型肠道功能障碍,并伴有自主神经系统异常的临床症状。

神经源性肠功能障碍的治疗

在《成人脊髓损伤的神经源性肠道管理临床实践指南》(脊髓医学联合会,1998)中明确概述了神经源性肠道功能障碍患者的肠道管理(脊髓医学联盟,1998)[24]。这些建议包括:损伤和残疾评估,功能评估,制定肠道管理计划,营养,家庭或社区神经源性肠道管理,监测管理计划的有效性,管理神经源性肠道并发症,外科手术和非手术治疗以及对神经源性肠道的教育。我们鼓励读者完整阅读该指南,这里对其进行了总结。

病史应包含在评估范围内,包括既往的排便习惯、当前的症状、药物应用情况及当前的排便管理方式。体格检查应包括腹部、直肠、肛门括约肌张力和反射的完整性。对功能状态的评估应包括认知、肌力、平衡、活动能力、痉挛、保留的功能以及家庭环境和设备需求。

肠道管理方案应预计可有效消除和减少与排便相关的问题。还应考虑到护理人员的看护,排便时间,护理人员与患者的责任以及患者的生活质量。反射功能可指导对上运动神经元或下运动神经元肠道功能障碍的管理。病前排便模式可用于指导制定最佳肠道管理策略。

为上运动神经元肠道功能障碍的患者制定肠道管理方案,请遵循以下几步(根据临床实践指南)[24]:

1. 适当的摄入液体、饮食和运动。
2. 选择合适的直肠兴奋剂。
3. 开始时给予直肠刺激以触发每日排便。
4. 选择最佳时间和体位。
5. 选择适当的辅助排便技术。
6. 对促进或抑制肠道功能的药物进行评估。

用手指刺激直肠(戴手套的手指)可通过增加骶反射完整的患者(在刺激期间和之后)的肠蠕动频率促进一侧结肠活动[27]。但是,下运动神经元

肠道功能障碍患者与骶反射完整和括约肌节律正常的人相比,可能需要保持大便较硬以避免大便失禁。由于缺乏完整的反射通路,上述指南的第 2 和 3 条情况下通常不会使下运动神经元肠道功能障碍的患者排便。这些患者可能需要手指或其他器械辅助排便,例如大剂量灌肠剂或经肛门灌肠。脉冲式灌肠已被证明对许多慢性脊髓损伤患者安全有效,可作为常规肠道护理的辅助手段[28]。

排便方案一旦实施,应监测该方案的有效性,包括排便的频率和持续时间以及整体的排便护理情况。应注意并纠正不良反应和计划外的排便。如果肠道管理方案无效,则应对整个过程重新评估,包括饮食、液体摄入、活动水平、肠道护理频率、体位及辅助排便技术、直肠刺激剂的类型和口服药物,且应评估患者对治疗建议的依从性。如果需要变更肠道管理方案,则应一次变更一个,并且在进行任何其他变更之前,应进行三到五个肠道护理周期[24]。

阿片类药物引起的肠道功能障碍

阿片类药物通常用于治疗与癌症相关的严重疼痛,尽管其有效地减轻了疼痛,但使用阿片类药物通常会引起肠功能障碍(OBD)。患者可能对阿片类药物的镇痛作用产生耐受性,但胃肠道却没有产生耐受性,尤其是这些药物可引起胃肠道运动功能下降[29]。OBD 的症状包括胃胀、恶心、呕吐、呃逆、便秘(和大量腹泻)和堵塞感[30]。尽管接受了适当的通便治疗,但仍有超过 50% 的接受阿片类药物治疗的患者出现便秘[31]。阿片类药物可通过多种机制引起 OBD,包括降低肠道蠕动、增加回盲部和肛门括约肌的张力[29]。此外,还有液体和电解质的吸收增加,肠道细胞分泌减少[3]。胃排空的减少是由于阿片类药物作用于胃 mu 受体[32]。抑制分泌的作用是由于阿片类药物作用于 mu 受体而导致肌间神经丛神经元释放 5- 羟色胺。

对接受慢性阿片类药物治疗的患者的评估应包括排便频率,既往通便药的使用情况,是否应用可能影响肠道功能的药物,液体摄入以及合并症[33]。体格检查包括腹部触诊、直肠检查并评估括约肌张力。放射学评估可以通过使用已有的便秘评分来确定便秘的水平,便秘评分是基于腹部每个象限的大便百分比得出的[34]。

OBD 的主要治疗方法是使用通便药,其中包

括大便软化剂和刺激剂。患有 OBD 的患者可能需要联合使用多种药物才能产生作用,并且超过一半的接受慢性阿片类药物治疗的患者需要两种以上的便秘治疗方法[29]。近三分之一的 OBD 患者需要直肠给药治疗[29]。何种通便药最佳,目前还没有共识,但应该考虑到临床效果以及成本效益。OBD 通常用大便软化剂和刺激性通便药联合治疗,这些药物将在本章的后面部分详细讨论。使用阿片类药物拮抗剂适用于更为严重的便秘。这些药物的生物利用度较差,因此从理论上讲对 CNS 受体的拮抗作用较小[29]。最终,可以将疼痛和阿片类药物戒断症状降到最低,同时减少便秘和其他阿片类药物的胃肠道副作用。这些药物包括纳洛酮,甲基纳曲酮,爱维莫潘,纳洛塞醇和尚在研究中的药物 TD-1211。请综合参考上述讨论的药剂在 OBD 中的使用情况[35,36]。

纳洛酮是第一个用于 OBD 治疗的阿片类药物拮抗剂。它是一种特异性 mu 受体药物,首先通过肝脏代谢分解为葡萄糖苷酸,因此只有不到 2% 的生物利用度,且葡萄糖苷酸无活性[35]。尽管某些患者在服用更高剂量的纳洛酮后可能会出现戒断症状,但纳洛酮已被证明具有缓泻作用,并且对疼痛控制方面的影响很小[37]。纳洛酮还可减少需使用通便药的天数[38]。这些研究还表明,纳洛酮治疗 OBD 是有效的,但在患者出现疼痛或阿片类药物戒断之前,治疗窗口非常狭窄。这是因为尽管纳洛酮的全身生物利用度较低,但它确实能穿过血脑屏障,因此可以逆转镇痛作用。纳洛塞醇是一种口服的纳洛酮结合物,可阻断肠道外周 mu 阿片受体。纳洛酮的 PEG 化改变了其分布,降低了中枢神经系统的渗透性和代谢,同时在外围保留了其阿片样物质的拮抗特性[36]。

甲基纳曲酮和爱维莫潘是两种不能穿透血脑屏障的新型外周阿片样受体拮抗剂。这两种阿片类拮抗剂具有相对较大的极性和较小的脂质溶解性,导致对血脑屏障的通透性很小[35]。甲基纳曲酮对外周 mu 受体具有很高的亲和力,即使皮下或静脉内给药也不会引起阿片类药物的戒断反应或干扰其镇痛作用[29]。多项研究表明,静脉内注射甲基纳曲酮可显著增加口腔至盲肠的通过时间,而未观察到阿片类药物戒断反应[39,40]。此外,口服甲基纳曲酮可减少与阿片类药物相关的主观不良反应,同时可阻止吗啡引起的口腔 - 盲肠通过时间的增加[41,42]。皮下注射甲基纳曲酮也可以拮抗吗啡引

起的口腔 - 大便通过时间的延迟[43]。

皮下注射甲基纳曲酮已获得美国 FDA、加拿大卫生部和欧洲药品管理局的批准[44]。批准的适应证是接受姑息治疗的晚期患者出现阿片类药物导致的便秘，且应用通便药治疗失败。通常根据需要每隔一天服用一剂，但在 24 小时内不超过 1 剂。

爱维莫潘是一种 mu 阿片受体选择性拮抗剂，作用局限于外周且吸收极少[45]。与Ⅱ/Ⅲ期临床试验中的安慰剂相比，该药已被证明可加快胃肠道恢复的时间，缩短Ⅲ期肠梗阻术后的住院时间，改善 OBD 症状[46,47]。由于严重的心血管不良反应，爱维莫潘目前仅住院患者可短期使用（15 剂），并且只能在注册且具有处方权的医院使用[36,48]。

其他新型治疗 OBD 的药物正在研发中。盐酸他喷他多是一种 mu 阿片类受体激动剂，也可以抑制去甲肾上腺素的再摄取[49]。后者主要通过刺激 α-2 肾上腺素能受体来增加阿片类激动剂的镇痛作用，并且还可能降低结肠或直肠对扩张的感觉，达到缓解便秘症状的效果[36,50]。鲁比前列酮，利那洛肽和普卡那肽是可能会逆转阿片类激动剂对肠道的抗分泌作用的肠道促分泌剂。鲁比前列酮被认为不能直接影响肠道神经元，而是通过直接打开黏膜上皮中的氯离子通道，从而避开吗啡所致神经源性便秘作用[51]。它已被证实在非癌性疼痛患者的 OIC 人体临床试验中有效[52]。利那洛肽和普卡那肽是新近开发的肠道促分泌素，可作用于鸟苷酸环化酶 C，其可开放囊性纤维化的跨膜调节氯通道，从而将离子和水分泌到肠腔中。迄今为止，这些药物主要用于慢性特发性便秘和肠易激综合征的研究，但在 OBD 中也可能有效。最后，普芦卡必利是一种高亲和力的血清素 4 受体激动剂，已被证明可刺激胃肠道运动。尽管该药物已在欧洲广泛使用，但尚未被批准在美国使用[53,54]。

除了口服药物来抵消阿片类药物对肠功能的影响外，一些作者还建议将轮替使用阿片类药物作为减少便秘发作的一种方法。患者服用美沙酮而不是吗啡或氢吗啡酮的剂量比阿片类药物的比例更低，这意味着用美沙酮镇痛的患者服用的通便药的剂量更少[55]。另一项研究还发现，转用美沙酮治疗的患者可减少便秘和通便药的使用[7]。由吗啡转为使用芬太尼贴剂的患者使用通便药的次数明显减少（尽管交替使用阿片类药物后排便次数没有变化）[56]。

肠功能障碍的其他病因

肿瘤相关运动障碍

癌症患者还可能由于副肿瘤性神经病变而导致肠道功能发生改变，此外，癌症患者由于使用阿片类药物或脊髓受累引起的神经源性肠道而出现胃肠道运动障碍。副肿瘤综合征通常与肺、胃、食管、胰腺和淋巴瘤的恶性肿瘤有关[57]。这些副肿瘤综合征可导致自主神经病变或内脏神经病变[58]。副肿瘤内脏神经病变主要与小细胞肺癌有关，但在其他癌症如乳腺癌或支气管类癌中也可以看到。患者可能会出现多种与肠运动障碍有关的症状，而且这些症状通常在诊断出癌症之前就已出现[59]。组织学上，可以看到肌间神经丛中神经元数量的减少，其中神经元被施万细胞和胶原蛋白所替代，并可见浆细胞和淋巴细胞浸润。平滑肌细胞不受影响。现已发现抗肠神经元抗体以及肌间质神经丛退行性变，因此作出以下假设：原发性异常是自身免疫性的[60,61]。这个过程会影响整个胃肠道，并可能包括胃动力不足[62]。也有报告称，运动神经元疾病（motor neuron disease, MND）与全身性癌症有关，其中一些患者具有抗 Hu 抗体；因此，对于出现 MND 的患者，有必要仔细寻找潜在的癌症[63]。可参考与肿瘤有关的运动障碍综合征的其他病因和更多讨论[64]。在大多数情况下，根据神经源性肠道的管理，需参照肠道存留的基本反射功能进行肠道管理。

肠功能障碍的药物治疗

不论是何种病因，有多种药物可用于治疗肠功能障碍。这些药物主要通过直肠和 / 或口服给药，如前所述，某些药物也可通过静脉和皮下给药。不管采用何种给药途径，其目的都是为了改变大便的稠度，改善肠道运动和排便能力[8]。这些药物的主要类别包括成形剂、缓泻剂、刺激性泻剂、润滑剂与其他药物等（表 82-3）[65]。

成形剂经口给药，难消化，可增加肠道内水分和大便的量。结肠内容物的增加刺激了蠕动[33]。最常见的成形剂包括洋车前子、聚卡波非碳酸钙和甲基纤维素，目前有许多商业制剂可用。车前子是一种天然纤维，会被肠中的细菌降解，从而增加该药引起的腹胀和排气。其他的成形剂是合成的或

表82-3　治疗便秘的药物种类

成型剂	渗透性	兴奋剂	润滑剂	其他
纤维(麸皮)	生理盐水泻药:氢氧化镁、柠檬酸镁、磷酸钠	活性剂:蒽醌类(塞纳、卡斯卡拉);二苯基甲烷(二硫酰、小核糖硫酸钠)	石蜡油 矿物油	软化剂/表面活性剂(多库酯钠)
甲基纤维素(柠檬酸)	糖吸收不良:糖精(乳果糖)	接触刺激物(蓖麻油、甘油)		直肠药物(除局部拉伸外可分为几
欧车前(欧车前亲水胶散剂)	糖醇:山梨醇、甘露醇	促动力药(苯乙醇、秋水仙碱、普卡必利、替加色罗)		类)阿片拮抗剂分泌剂卢比丙酮、利
聚卡波非(聚卡波非钙片)	聚乙二醇(米拉克斯、聚乙二醇)			那洛肽、普利那肽

半合成的,并且由于它们可抵抗细菌降解(减少腹胀和排气),因此这些试剂的耐受性更好。服用成形剂的同时必须摄入足够的水。一些人不赞同癌症患者使用这些药物,因为这些患者很难消耗足够的水以使成形剂发挥功效。

缓泻剂的作用是使水分沿渗透梯度进入肠道[33]。此类别包括盐类泻剂,不易吸收的糖和糖醇。盐类泻剂包括镁盐,钠盐或钾盐,例如:氢氧化镁(镁乳),柠檬酸镁和磷酸钠/磷酸二氢钠。口服盐类泻剂可使液体吸收入小肠,从而促进结肠运动。氢氧化镁还会引起胆囊收缩素释放,这可能会进一步刺激肠道活动[8]。部分镁可在小肠中被吸收;因此,肾病患者应格外注意[33]。磷酸钠是结肠镜检查之前肠准备的常用试剂,但肾功能不全的患者可能会发生高磷酸盐血症。

不易吸收的糖类包括乳果糖、山梨糖醇和聚乙二醇(Golytely 或 Miralax),也是高渗性泻剂。这些药物在结肠中转化为短链氨基酸,通过渗透作用使液体进入肠腔,但不会引起电解质失衡或黏膜刺激。乳果糖是由半乳糖和果糖组成的合成二糖,不易吸收,但可在结肠中被细菌发酵,最常见的副作用是产气和腹胀[33]。诸如山梨糖醇和甘露糖醇的糖醇也难以被吸收,同样可以参与细菌发酵。聚乙二醇含有可不被结肠细菌发酵的有机聚合物。Miralax 与 Golytely 的不同之处在于,前者常规使用,并且不包含电解质。

刺激性泻剂包括蠕动刺激剂、接触刺激剂和大便软化剂。蠕动刺激剂包括含蒽醌的物质,如番泻叶。蒽醌可获自番泻叶、药鼠李、芦荟或大黄。番泻叶通过肠道细菌的作用转化为蒽醌的糖苷。然后通过改变电解质的运输和增加肠腔内的液体来促进肠内容物的推进,并直接刺激肌间神经丛,从而增加肠蠕动[8]。口服番泻叶需要 6～12 个小时

才能起作用,通常与直肠刺激(化学或机械刺激)协同使用,促进肠道排空。蒽醌可引起结肠黑色素沉着,这是一种良性结肠色素沉着疾病,通常在停止用药后的 12 个月内恢复,并且与结肠癌或肌层神经损伤无关[33]。其他刺激性轻泻剂包括比沙可啶(Dulcolax),可以口服或以直肠给药,比考硫酸钠和蓖麻油,这些都是多酚衍生物。在精细设计的随机临床试验中,有令人信服的证据证实比沙可啶和甲基吡啶硫酸钠(欧洲有售)的疗效[66,67]。而且,没有证据支持刺激性泻剂对动物或人类结肠有害[68,69]。适当使用刺激性泻剂似乎安全有效,而且不会成瘾。

大便软化剂包括多库酯钠和多库酯钾。通过降低大便表面的张力并允许水和脂质进入肠道而发挥作用。还可能通过刺激黏液、水和电解质的分泌而对黏膜产生刺激作用[70]。多库酯类可能会增加其他药物的摄取,从而增加其药物毒性。其他大便软化剂包括液体石蜡、矿物油和植物油(例如亚麻籽,巴豆或花生油)。这些药物有润滑作用,但会导致脂溶性维生素的吸收减少。

临床实践中有许多不同类型的直肠药物,包括成分和剂量不同的灌肠剂。通常,灌肠会在 2～6 个小时内起作用,但起效时间不规律且不可预测,并可能导致腹部绞痛[7]。甘油栓剂通过直接刺激结肠黏膜和高渗作用来刺激直肠收缩。甘油(肥皂水)灌肠的作用类似,由于结肠中液体的增加而促使结肠运动。盐水灌肠直接作用于结肠黏膜,导致水和电解质的流入,可刺激远端结肠和直肠。Therevac 微小灌肠剂是小剂型(4ml)液体灌肠剂,在甘油和聚乙二醇的基础上添加了多库酯钠。它们与苯佐卡因一起使用,它可以麻醉直肠黏膜,并可以减少俯卧者的自主神经反射不良。Therevac 微小灌肠剂在 15 分钟内起作用,其作用机制是由

灌肠剂中的药物所决定的。比沙可啶也可以以栓剂的形式给药,保持其刺激肠蠕动的特性。大便软化剂的应用(即聚乙二醇或植物油)会影响经口药物的药理特性。

总结

癌症患者通常患有胃肠道并发症,其中便秘是该人群中胃肠道最常见的不良症状。便秘的原因包括神经系统受累、新陈代谢变化或全身性疾病,药物以及其他因素,例如饮食变化或运动不便。癌症患者的神经源性肠功能障碍应分类为上运动神经元或下运动神经元肠道功能障碍,并依据分类进行相应治疗。这种功能障碍可能是受原发性或转移性肿瘤,或者是放射线或化学疗法的影响。肿瘤相关的运动障碍综合征也可通过影响自主神经或肠神经系统而引起肠道功能障碍。OBD 是使用阿片类药物治疗的癌症患者发生便秘的常见原因。治疗方法包括使用泻剂以及阿片类药物拮抗剂及开发用于治疗 OIC 的其他新药。总之,癌症患者肠道功能障碍的原因很多,这些病因都可以通过使用药物和肠道护理方案得到有效控制。

要点

- 尽管有适当的通便治疗,但高达 58% 的晚期癌症患者患有便秘,而接受阿片类药物治疗的患者中有 50% 以上患有便秘。
- 癌症患者的便秘可能与患者的病情、并发症有关,也可能与药物有关。
- 便秘的初始治疗应包括增加体液摄入、增加体力活动和更换药物和减少常见的成因。
- 治疗 OBD 的策略包括给予通便药、阿片类激动剂和更替使用阿片类药物。
- 神经源性肠功能障碍是结肠功能障碍,是由于支配肠、括约肌或盆底神经相关的脊髓、马尾神经或周围神经受到损害。
- 患者发生神经源性肠道,主要是由于肿瘤累及脊髓或马尾神经。
- 放射线也会导致脊髓损伤并导致神经源性肠道。
- 化疗药物可引起肠道功能障碍,通常是由于周围神经损伤或药物引起的自主神经病变而

不是脊髓损伤所致。

- 根据神经系统损伤的位置,神经源性肠道功能障碍可分为上运动神经元功能障碍和下运动神经元功能障碍。
- 《成人脊髓损伤神经源性肠道管理的临床实践指南》(脊髓医学联盟,1998 年)中明确概述了为患有神经源性肠道功能障碍的患者制定肠道管理方案的流程。
- 不论病因如何,多种药物可用于治疗肠道功能障碍。主要包括成形剂、缓泻剂、刺激性泻剂、肠道润滑剂等。

(廖利民 译 张璞 校)

参考文献

1. Komurcu S, Nelson KA, Walsh D, et al. Gastrointestinal symptoms among inpatients with advanced cancer. *Am J Hosp Palliat Care.* 2002;19(5):351–355.
2. Fallon M, O'Neill B. ABC of palliative care. Constipation and diarrhoea. *BMJ.* 1997;315(7118):1293–1296.
3. Mancini I, Bruera E. Constipation in advanced cancer patients. *Support Care Cancer.* 1998;6(4):356–364.
4. Lagman RL, Davis MP, LeGrand SB, et al. Common symptoms in advanced cancer. *Surg Clin North Am.* 2005;85(2):237–255.
5. Drossman DA. The functional gastrointestinal disorders and the Rome II process. *Gut.* 1999;45(Suppl 2):II1–II5.
6. McNicol E, Horowicz-Mehler N, Fisk RA, et al. Management of opioid side effects in cancer-related and chronic noncancer pain: a systematic review. *J Pain.* 2003;4(5):231–256.
7. Daeninck PJ, Bruera E. Reduction in constipation and laxative requirements following opioid rotation to methadone: a report of four cases. *J Pain Symptom Manage.* 1999;18(4):303–309.
8. Stiens SA, Bergman SB, Goetz LL. Neurogenic bowel dysfunction after spinal cord injury: clinical evaluation and rehabilitative management. *Arch Phys Med Rehabil.* 1997;78(3 Suppl):S86–S102.
9. Craggs MD. Pelvic somato-visceral reflexes after spinal cord injury: measures of functional loss and partial preservation. *Prog Brain Res.* 2006;152:205–219.
10. Jacobs WB, Perrin RG. Evaluation and treatment of spinal metastases: an overview. *Neurosurg Focus.* 2001;11(6):e10.
11. Newton HB, Newton CL, Gatens C, et al. Spinal cord tumors: review of etiology, diagnosis, and multidisciplinary approach to treatment. *Cancer Pract.* 1995;3(4):207–218.
12. Gabriel K, Schiff D. Metastatic spinal cord compression by solid tumors. *Semin Neurol.* 2004;24(4):375–383.
13. St Clair WH, Arnold SM, Sloan AE, et al. Spinal cord and peripheral nerve injury: current management and investigations. *Semin Radiat Oncol.* 2003;13(3):322–332.
14. Thornton AF, Zimberg SH, Greenberg HS, et al. Protracted Lhermitte's sign following head and neck irradiation. *Arch Otolaryngol Head Neck Surg.* 1991;117(11):1300–1303.
15. Rampling R, Symonds P. Radiation myelopathy. *Curr Opin Neurol.* 1998;11(6):627–632.
16. Miller BR. Neurotoxicity and vincristine. *JAMA.* 1985;253(14):2045.
17. Pace A, Bove L, Nistico C, et al. Vinorelbine neurotoxicity: clinical and neurophysiological findings in 23 patients. *J Neurol Neurosurg Psychiatry.* 1996;61(4):409–411.
18. Escalante J, McQuade RM, Stojanovska V, et al. Impact of chemotherapy on gastrointestinal functions and the enteric nervous system. *Maturitas.* 2017;105:23–29.
19. Cachia D, Kamiya-Matsuoka C, Pinnix CC, et al. Myelopathy following intrathecal chemotherapy in adults: a single institution experience. *J Neurooncol.* 2015;122(2):391–398.

第八篇

20. Pinnix CC, Chi L, Jabbour EJ, et al. Dorsal column myelopathy after intrathecal chemotherapy for leukemia. *Am J Hematol.* 2017;92(2):155–160.

21. Joseph PJ, Reyes MR. Dorsal column myelopathy following intrathecal chemotherapy for acute lymphoblastic leukemia. *J Spinal Cord Med.* 2014;37(1):107–113.

22. Fajardo NR, Pasiliao RV, Modeste-Duncan R, et al. Decreased colonic motility in persons with chronic spinal cord injury. *Am J Gastroenterol.* 2003;98(1):128–134.

23. Holmes GM, Rogers RC, Bresnahan JC, et al. External anal sphincter hyperreflexia following spinal transection in the rat. *J Neurotrauma.* 1998;15(6):451–457.

24. Clinical practice guidelines: Neurogenic bowel management in adults with spinal cord injury. Spinal Cord Medicine Consortium. *J Spinal Cord Med.* 1998;21(3):248–293.

25. Mayer NH, Esquenazi A, Childers MK. Common patterns of clinical motor dysfunction. *Muscle Nerve Suppl.* 1997;6:S21–S35.

26. Sheean G. The pathophysiology of spasticity. *Eur J Neurol.* 2002;9(Suppl 1):3–9; discussion 53–61.

27. Korsten MA, Singal AK, Monga A, et al. Anorectal stimulation causes increased colonic motor activity in subjects with spinal cord injury. *J Spinal Cord Med.* 2007;30(1):31–35.

28. Puet TA, Jackson H, Amy S. Use of pulsed irrigation evacuation in the management of the neuropathic bowel. *Spinal Cord.* 1997;35(10):694–699.

29. Tamayo AC, Diaz-Zuluaga PA. Management of opioid-induced bowel dysfunction in cancer patients. *Support Care Cancer.* 2004;12(9):613–618.

30. Pappagallo M. Incidence, prevalence, and management of opioid bowel dysfunction. *Am J Surg.* 2001;182(5A Suppl):11S–18S.

31. Vanegas G, Ripamonti C, Sbanotto A, et al. Side effects of morphine administration in cancer patients. *Cancer Nurs.* 1998;21(4):289–297.

32. De Luca A, Coupar IM. Insights into opioid action in the intestinal tract. *Pharmacol Ther.* 1996;69(2):103–115.

33. Lembo A, Camilleri M. Chronic constipation. *N Engl J Med.* 2003;349(14):1360–1368.

34. Starreveld JS, Pols MA, Van Wijk HJ, et al. The plain abdominal radiograph in the assessment of constipation. *Z Gastroenterol.* 1990;28(7):335–338.

35. Becker G, Galandi D, Blum HE. Peripherally acting opioid antagonists in the treatment of opiate-related constipation: a systematic review. *J Pain Symptom Manage.* 2007;34(5):547–565.

36. Camilleri M. Opioid-induced constipation: challenges and therapeutic opportunities. *Am J Gastroenterol.* 2011;106(5).835–842.

37. Latasch L, Zimmermann M, Eberhardt B, et al. Treatment of morphine-induced constipation with oral naloxone. *Anaesthesist.* 1997;46(3):191–194.

38. Meissner W, Schmidt U, Hartmann M, et al. Oral naloxone reverses opioid-associated constipation. *Pain.* 2000;84(1):105–109.

39. Yuan CS, Foss JF, O'Connor M, et al. Methylnaltrexone for reversal of constipation due to chronic methadone use: a randomized controlled trial. *JAMA.* 2000;283(3):367–372.

40. Yuan CS, Foss JF, O'Connor M, et al. Effects of intravenous methylnaltrexone on opioid-induced gut motility and transit time changes in subjects receiving chronic methadone therapy: a pilot study. *Pain.* 1999;83(3):631–635.

41. Yuan CS, Foss JF, O'Connor M, et al. Efficacy of orally administered methylnaltrexone in decreasing subjective effects after intravenous morphine. *Drug Alcohol Depend.* 1998;52(2):161–165.

42. Yuan CS, Foss JF, Osinski J, et al. The safety and efficacy of oral methylnaltrexone in preventing morphine-induced delay in oral-cecal transit time. *Clin Pharmacol Ther.* 1997;61(4):467–475.

43. Yuan CS, Wei G, Foss JF, et al. Effects of subcutaneous methylnaltrexone on morphine-induced peripherally mediated side effects: a double-blind randomized placebo-controlled trial. *J Pharmacol Exp Ther.* 2002;300(1):118–123.

44. Lang L. The food and drug administration approves methylnaltrexone bromide for opioid-induced constipation. *Gastroenterology.* 2008;135:6.

45. Holzer P. Treatment of opioid-induced gut dysfunction. *Expert Opin Invest Drugs.* 2007;16(2):181–194.

46. Leslie JB. Alvimopan: a peripherally acting mu-opioid receptor antagonist. *Drugs Today.* 2007;43(9):611–625.

47. Paulson DM, Kennedy DT, Donovick RA, et al. Alvimopan: an oral, peripherally acting, mu-opioid receptor antagonist for the treatment of opioid-induced bowel dysfunction—a 21-day treatment-randomized clinical trial. *J Pain.* 2005;6(3):184–192.

48. Wald A. Constipation; advances in diagnosis and treatment. *JAMA.* 2016;315(2):185–191.

49. Kress HG. Tapentadol and its two mechanisms of action: is there a new pharmacological class of centrally-acting analgesics on the horizon? *Eur J Pain.* 2010;14:781–783.

50. Bee LA, Bannister K, Rahman W, et al. Mu-opioid and noradrenergic α (2)-adrenoceptor contributions to the eff ects of tapentadol on spinal electrophysiological measures of nociception in nerve-injured rats. *Pain.* 201;152:131–139.

51. Fei G, Raehal K, Liu S, et al. Lubiprostone reverses the inhibitory action of morphine on intestinal secretion in guinea pig and mouse. *J Pharmacol Exp Ther.* 2010;334:333–340.

52. Cryer B, Katz S, Vallejo R, et al. A randomized study of lubiprostone for opioid-induced constipation in patients with chronic noncancer pain. *Pain Med.* 2014;15(11):1825–1834.

53. Shin A, Camilleri M, Kolar G, et al. Systematic review with meta-analysis: highly selective 5HT4 agonists (prucalopride, velusetrag, or naronapride) in chronic constipation. *Aliment Pharmacol Ther.* 2014;39(3):239–253.

54. Yiannakou Y, Piessevaux H, Bouchoucha M, et al. A randomized, double blind, placebo controlled, phase 3 trial to evaluate the efficacy, safety and tolerability of prucalopride in men with chronic constipation. *Am J Gastroenterol.* 2015;110(5):741–748.

55. Mancini IL, Hanson J, Neumann CM, et al. Opioid type and other clinical predictors of laxative dose in advanced cancer patients: a retrospective study. *J Palliat Med.* 2000;3(1):49–56.

56. Radbruch L, Sabatowski R, Loick G, et al. Constipation and the use of laxatives: a comparison between transdermal fentanyl and oral morphine. *Palliat Med.* 2000;14(2):111–119.

57. Stolinsky DC. Paraneoplastic syndromes. *West J Med.* 1980;132(3):189–208.

58. Chinn JS, Schuffler MD. Paraneoplastic visceral neuropathy as a cause of severe gastrointestinal motor dysfunction. *Gastroenterology.* 1988;95(5):1279–1286.

59. Schuffler MD, Baird HW, Fleming CR, et al. Intestinal pseudo-obstruction as the presenting manifestation of small-cell carcinoma of the lung. A paraneoplastic neuropathy of the gastrointestinal tract. *Ann Intern Med.* 1983;98(2):129–134.

60. Lennon VA, Sas DF, Busk MF, et al. Enteric neuronal autoantibodies in pseudoobstruction with small-cell lung carcinoma. *Gastroenterology.* 1991;100(1):137–142.

61. Condom E, Vidal A, Rota R, et al. Paraneoplastic intestinal pseudo-obstruction associated with high titres of Hu autoantibodies. *Virchows Arch A Pathol Anat Histopathol.* 1993;423(6):507–511.

62. Berghmans T, Musch W, Brenez D, Malarme M. Paraneoplastic gastroparesis. *Rev Med Brux.* 1993;14(9–10):275–278.

63. Forsyth PA, Dalmau J, Graus F, et al. Motor neuron syndromes in cancer patients. *Ann Neurol.* 1997;41(6):722–730.

64. DiBaise JK, Quigley EM. Tumor-related dysmotility: gastrointestinal dysmotility syndromes associated with tumors. *Dig Dis Sci.* July 1998;43(7):1369–1401.

65. Klaschik E, Nauck F, Ostgathe C. Constipation—modern laxative therapy. *Support Care Cancer.* 2003;11(11):679–685.

66. Mueller-Lissner S, Kamm MA, Wald A, et al. Multicenter, 4-week, double-blind, randomized, placebo-controlled trial of sodium picosulfate in patients with chronic constipation. *Am J Gastroenterol.* 2010;105(4):897–903.

67. Kamm MA, Mueller-Lissner S, Wald A, et al. Oral bisacodyl is effective and well-tolerated in patients with chronic constipation. *Clin Gastroenterol Hepatol.* 2011;9(7):577–583.

68. Müller-Lissner SA, Kamm MA, Scarpignato C, Wald A. Myths and misconceptions about chronic constipation. *Am J Gastroenterol.* 2005;100(1):232–242.

69. Wald A. Is chronic use of stimulant laxatives harmful to the colon? *J Clin Gastroenterol.* 2003;36(5):386–389.

70. Thomas J. Opioid-Induced Bowel Dysfunction. *J Pain Symptom Manage.* 2008;35(1):103–113.

第83章

癌症患者的神经认知功能障碍

Jennie L. Rexer，Eduardo Estevis

目前，肿瘤相关认知损害（cancer-related cognitive impairment，CRCI）作为肿瘤和肿瘤治疗的潜在后果已经被广泛认识。本章重点阐述成年神经胶质瘤以及非中枢神经系统癌症患者的认知损害，并对选择性治疗所引起的相关变化进行讨论。

神经胶质瘤患者普遍存在认知损害，其中90%以上至少在一个认知领域存在明显的缺陷[1]。事实上，认知改变如记忆异常，通常是脑肿瘤的症状[2]。除了脑肿瘤，CRCI还可出现在任何直接累及脑部的癌症患者，如原发性中枢神经系统淋巴瘤或脑转移，包括软脑膜病。CRCI也可出现在与脑肿瘤相关的各种神经并发症，包括癫痫发作、颅内压增高、脑积水和脑卒中。在没有侵犯脑部的癌症患者中，由于远隔或间接神经效应，神经认知改变也并非罕见，比如神经系统副肿瘤综合征就是很好的例证[3]。

许多形式的肿瘤治疗可能导致认知改变。在非中枢神经系统（central nervous system，CNS）肿瘤幸存者（包括乳腺癌、前列腺癌、宫颈癌和结直肠癌）中，CRCI的总体发生率变化很大，从17%～75%不等[4]。以往人们认为化疗药物不能通过血脑屏障，通常将化疗后非CNS癌症患者的认知障碍主诉归因于心理压力或者治疗的副作用，如疲劳。近30年来，包含治疗前评定纵向调查的系统研究，控制心理因素和副作用的研究及最近功能性神经成像研究已经发现，在化疗和其他形式的肿瘤治疗之后存在持续的认知改变[5]。肿瘤治疗相关认知变化的概念已经超越了单一的"药物毒理学视角"，其涵盖着复杂、交互的治疗相关改变，认知衰退易感性的个体危险因素（衰老和遗传学）及对肿瘤生物学的深入理解[6]。

由于诊断和治疗水平的提高，肿瘤幸存者的人数正在增加，因此对神经认知评定和建议的需求也更大。认知损害对患者的功能、独立性和生活质量（quality of life，QOL）有着重要的影响。患者和照顾者经常认为，相对于身体或其他神经症状，神经认知障碍对生活质量的不利影响最大。因此，认知功能已经成为了临床实践和研究中越来越重要的结果[7]。

神经认知功能障碍的原因、评定和模式

神经认知功能障碍的原因

癌症患者神经认知功能障碍的原因是多因素的，是患者个体特征、肿瘤和肿瘤治疗的直接效应、肿瘤和肿瘤治疗的副作用及用于管理或控制并发症的药物交互作用的结果[8]。

脑肿瘤

脑癌症患者认知功能障碍的主要原因是肿瘤对大脑本身的直接影响（对脑组织和神经元的损害）、可能出现的神经系统副作用（癫痫和脑积水）的影响及手术切除和放疗等治疗的直接作用。

患者的一些个体特征，例如遗传，也可能在脑肿瘤治疗所致认知功能障碍的发展和严重程度中发挥作用。例如，个体 *ApoEε4* 等位基因遗传多态性与脑癌症患者神经认知障碍的风险和程度以及乳腺癌化疗后神经认知缺陷的发生有关[9]。

非中枢神经系统肿瘤

在非CNS癌症患者中可出现CRCI，且与是否接受了肿瘤治疗无关[10]。例如，大约三分之一的乳腺癌妇女在开始治疗前即出现认知障碍[11]。随着

对生物学在神经认知功能影响上的进一步理解，在对动物和人类的研究中已探索出了一些认知改变的潜在机制。免疫激活、促炎性细胞的增多、神经生物学途径的改变，可能是非 CNS 癌症患者治疗前认知功能改变的一个潜在的病因[12-13]。在啮齿动物的研究中发现，在单独存在的非 CNS 肿瘤中，海马神经发生率会降低[14]。

肿瘤治疗后的认知改变可能归因于治疗效果的复杂相互作用，如毒性、肿瘤生物学以及影响个体风险的因素，包括年龄和遗传。许多患者经历了多种不同的治疗方式，导致对治疗相关认知变化原因的调查变得棘手。在他们最近的综述中，Ahles 和 Root 指出，因为癌症患者可能经历过多种形式的治疗，包括手术、放疗、化疗、内分泌治疗、类固醇治疗及治疗疼痛、呕吐、焦虑的赛达地治疗，研究人员认为自己在"研究化疗的效果，即在现实中检查整个治疗方案对认知功能的影响"[6]。

对肿瘤治疗相关认知功能障碍潜在原因的全面回顾已超出了本章的范围。然而，近年来，通过对癌症患者进行客观的认知测试、神经影像检查（包括 MRI、功能性 MRI 和 PET）以及动物研究等，肿瘤的神经毒性作用机制得到了更好的阐明。大多数研究的对象主要是乳腺癌妇女。然而，也有一些研究对象是睾丸癌、前列腺癌、卵巢癌、结肠直肠癌、淋巴瘤和多发性骨髓瘤的患者[14]。已经发现化疗药物可导致神经细胞死亡、海马神经发生率降低、DNA 损伤（包括端粒缩短）及与细胞因子失控和炎症有关的神经毒性效应[5]。

神经心理障碍的模式和演变

脑部肿瘤

脑癌症患者在认知缺陷的模式和过程中表现出巨大的变化。原发性脑癌具有不同的组织学和位置[15]。尽管认知变化在这一患者群体中无处不在，但认知缺陷的模式和严重性存在明显的异质性。位置、大小以及影响病变动量的因素，包括组织学和脑肿瘤遗传学，都可能影响认知缺陷的性质和程度。

成人的脑肿瘤最常见于额叶和颞叶[16]。认知行为症状的出现基于相应的典型神经解剖分布，此情况在其他局部神经的损伤中可以看到。例如，左半球肿瘤的右利手患者与右半球癌症患者相比，可能会表现出更严重的语言障碍。然而，长期以来人

们已经认识到，脑肿瘤实际上可能并不基于其神经解剖学位置而表现出传统的"局部"或"局灶性"神经认知缺陷，正如在经历了脑血管事件的患者中常见的那些。随着病情的进展，肿瘤倾向于浸润和置换脑组织，从而使一些神经元得以存活并具有重组的潜力，而并非引起突发而严重的特征性的脑血管事件，突发的脑血管事件往往更快地导致神经元死亡[17]。因此，与经历脑血管意外的患者相比，脑癌症患者的神经心理学症状通常趋于多样化且不是非常严重。

在预测认知症状方面，偏侧半球可能不像其他神经系统疾病那样突出。在一项对术前有左或右颞叶病变的神经胶质瘤患者的研究中，左颞部肿瘤的患者更容易出现整体的神经认知障碍，并且与右颞部癌症患者相比，其损伤更为严重。另外，传统上与左颞叶功能相关的言语记忆功能在单侧右颞叶损伤的患者中也常易受损[18]。

与肿瘤的大小或位置相比，与肿瘤等级相关的病灶侵袭程度（组织学和遗传学）可能对认知症状的存在和严重程度影响更大。有时发现肿瘤很大但生长缓慢的患者认知功能障碍相对较少[19]。一些研究表明，在手术前，与低级癌症患者相比，高级癌症患者具有更频繁、更严重的认知变化，而与病变的大小无关。例如，研究发现，在左颞叶肿瘤的术前患者中，Ⅳ级神经胶质瘤的患者在言语学习、语言和执行功能方面（如处理速度）的损害程度要比Ⅱ级或Ⅲ级肿瘤的患者更大[20]。据推测，诸如胶质母细胞瘤，更高级别的肿瘤更具侵略性地发展限制了神经元重组的机会。另外，胶质母细胞瘤的微增殖速率增加和坏死的特征可能也起一定作用[21, 22]。

与病变侵袭程度有关的肿瘤，其遗传变异也会影响认知。例如，*Idh1* 野生型肿瘤比 *Idh1* 突变型肿瘤表现出更具侵略性的病变侵袭程度。已发现 *Idh1* 野生型癌症患者比 *Idh1* 突变型癌症患者具有更差的神经认知功能[23]，并且在大规模的 fMRI 结构连接研究中发现，野生型癌症患者的功能性脑网络连通性降低[24]。

因此，脑癌症患者认知功能障碍的预期表现是由多种因素介导的，尤其是病变侵袭程度，此外还取决于肿瘤的大小和位置，并不一定与仅基于行为神经解剖学预期的认知功能障碍相对应。因此，有了这样的警示，脑癌症患者中最常见的神经认知功能障碍总体上倾向于记忆以及广泛的执行功能，包

括注意力分散、认知转移和处理速度[12]。

脑肿瘤的自然进展和给予的一般治疗影响脑癌症患者认知损害的过程。脑癌症患者最初经常出现急性神经系统和神经认知方面的变化，并且最初会进行激素治疗以减轻脑水肿。这样可能会显著改善患者最初的认知损害。但是，激素也可能会对正常的认知功能产生负面影响（对此的综述不在本章范围之内）。

神经胶质瘤的治疗通常包括神经外科手术治疗。对于肿瘤切除后对认知影响的系统研究相对较少。但是，一些研究发现术后患者的认知水平下降。Noll 等发现，左右颞部神经胶质瘤患者在术后亚急性期普遍存在神经认知水平的下降[25]。Wu 等也发现岛状神经胶质瘤患者术后的神经认知水平下降[26]。

胶质瘤的治疗还可能包括放射治疗。人们针对放射疗法的益处和不依赖疾病后果的神经认知后遗症的潜在风险进行了激烈的讨论。尽管老年患者似乎更容易出现认知变化，但目前尚不清楚，为什么一些患者在放疗后出现了认知改变，而另一些患者则没有出现。除了患者的特征外，还有一些放射治疗可变因素可能会影响神经认知功能，包括放射治疗的类型、总放射治疗剂量和每次剂量、脑部放射量以及治疗后的时间[27]。

放射治疗可能会引起长期的认知变化。一些作者认为，虽然有证据表明神经胶质瘤放疗后认知能力下降，但这些证据主要基于较旧的研究，那些研究中使用了过时的技术，其中有大面积的脑组织接受了高剂量和／或高总放射剂量的治疗。McAleer 和 Brown 指出："在严格的对照研究中，采用基于基线、全面的认知功能评定，并且采用了更适形的 RT 技术，RT 对神经认知的影响范围可以从无下降达到改善甚至高于治疗前的水平"[28]。然而，在一项对被诊断为低恶度神经胶质瘤的幸存者（平均生存 12 年）中发现，尽管接受了通常认为是安全剂量的小剂量治疗，接受放射治疗的患者的注意力和神经影像学表现均呈逐渐下降的趋势[29]。

Laack 和 Brown 定义了放射治疗后反应的三个阶段：急性效应、早期延迟效应和晚期延迟效应。通常，辐射的急性影响是轻微的，通常与疲劳有关，并且是可逆的。早期延迟效应可能会出现在放疗后数周至数月。这些效应通常包括认知功能降低，并经常伴有严重的嗜睡。例如之前描述过的逐渐烦躁和食欲缺乏等行为改变。早期的延迟效应

是可逆的，通常是短暂的，持续数周至数月，然后消失。早期的延迟效应与髓鞘磷脂合成的中断有关。迟发延迟效应通常在放疗后 6 个月或更长时间出现，通常认为是不可逆的，并且经常是进行性加重的。在神经影像学上可以看到白质损伤，其变化归因于脱髓鞘、血管损伤和坏死。神经系统症状表现多变，可能包括癫痫发作和颅内压升高其他表现等。

因此，放射治疗后的认知损害程度是可变的，其范围可从"轻微的淡漠到丧失行为能力的痴呆"[30]。重要的是，许多患者认知并没有受到任何影响。Hilverda 等发现，接受放疗加替莫唑胺治疗的无进展的胶质母细胞瘤患者的认知功能通常没有下降[31]。Laack 和 Brown 得出结论："有足够的证据支持使用分馏法中的现代技术对通常规定的剂量（45～60Gy）进行聚焦放射治疗的安全性"[30]。

总而言之，尽管很大程度是个例，但在脑癌症患者中看到的认知变化过程表现出了一些普遍的相似之处。疾病诊断时通常会出现认知变化，激素治疗后有所改善，并且在手术后可能出现最初的下降。随后，认知症状可能会稳定下来，或者在放射期间和之后可能会出现新的认知症状，其程度可能因患者而异。神经胶质瘤症状最终加重，并且神经心理学评定对肿瘤进展很敏感。认知功能下降通常预示着疾病进展加重，甚至先于放射学进展[32]。多项研究还指出，患者生命最后阶段认知功能障碍的加重早于脑癌症患者的死亡[33,34]。

非中枢神经系统肿瘤

化疗引起的认知变化通常较轻。关于自我报告测评，患者经常反映找词困难，注意力集中困难（包括集中注意力在问题上，关注困难，注意力分散和多任务处理困难）以及健忘。患者可能会描述日常活动时需要更努力的思考过程，尤其是在重返工作岗位时。但是，需要注意的是，在患者自我报告测评中出现的主观认知疾病的严重程度可能存在很大差异。

自我报告的认知问题与客观测试表现不佳之间的关系尚不完全清楚。在一项研究中，接受辅助治疗的大多数乳腺癌患者报告了她们的日常生活中记忆力和注意力的变化。这些变化通常被描述为轻微的"疏漏和过失"。但是，这些变化与客观测试中的认知障碍无关，而与悲伤情绪的程度相关。作者推测这可能是由于以下事实：标准的神经心

理学测试对于发现如每日的疏漏和过失等不明显的认知改变可能不够灵敏，并且在"日常生活中"，情绪对认知功能障碍患者的主观经验有着更大的影响[35]。

基于表现测试的研究发现，癌症患者通常会存在着轻度到中度的变化，通常定义为比平均值低 −1.5 至 −2 的标准偏差。通常在学习和记忆以及执行能力（包括注意力和处理速度）上可以观察到这些变化。这种表现有时被描述为"额叶皮层下模式"的认知缺陷[36]。

非中枢神经系统癌症患者中，与癌症治疗相关的认知困难是可变的。大多数接受化疗的患者可能会发生认知变化。然后，与治疗有关的认知变化在停止治疗后的一到两年内可以逐渐改善。然而，在一项研究中，有 29% 的乳腺癌患者在化疗后 1 年的认知评定中出现了新的延迟性认知功能减退[37]。其他研究表明，在亚组患者的神经心理学测试中发现，其认知改变可以持续 20 年以上[38]。一些研究表明，癌症患者可能存在长期的神经生物学改变，包括化疗 20 年后在扩散张量成像（DTI）上白质完整性的减少以及治疗 21 年后在结构 MRI 上脑容量的减少[39,40]。目前，尚无明确证据表明化学疗法会增加生命后期痴呆的风险[41]。但是，一些研究推测肿瘤和肿瘤治疗会导致神经衰老加速。

神经认知功能障碍的评定

神经心理学评定有助于确定 CRCI 是否存在以及 CRCI 的程度，并且能更好地描述各种病因的分布，从而使患者获得更有效的治疗。

神经认知评定主要是针对转诊的原因，其原因多种多样。如果患者及其家人或治疗团队关注认知功能下降的问题时，通常需要进行神经认知评定。认知测试可以评定老年癌症患者中痴呆的存在，确定患者有能力重返学校或工作，决定患者有能力开车或决定医疗治疗以及许多其他事情。在大多数神经肿瘤学领域，神经心理学的评定可被认为是护理的标准。脑肿瘤和脑转移患者通常在术前和术后、和 / 或放疗前后，并随时间进行间断评定，以动态观察认知的变化并更新治疗方法和安全性建议[42]。通常先对脑癌症患者进行评定，再进行术前功能磁共振成像，以进行语音测绘。部分原因是为了剔除那些无法完成功能磁共振成像的失语患者。术中神经认知评定也越来越普遍[43]，目的是保留其语言功能。

认知评定非常复杂，至少需要全面了解认知的神经基础，影响认知的许多非神经因素，用于测量认知、情绪和行为特点的神经测量仪器及感觉或运动缺陷对测试成绩的影响（以及如何更好地对存在感觉 / 运动缺陷患者进行各种认知评定），语言和文化背景差异对测试成绩的影响，测试环境的潜在影响，个人采取的方式对测试的影响以及其他因素。虽然并没有单一的评定组合适用于所有癌症患者，但通常会使用灵活的、可重复的而且具有心理测量核心特性的测试。重要的是要评定主要的认知范畴，例如记忆（包括学习、记忆力、对单词和空间信息的回忆），语言表达和语言再提取功能，注意力 / 处理速度，执行功能（注意力分配、注意转移等），视觉空间能力和运用能力。用于评定病前智力 / 认知功能的方法很重要，用以判断患者能力下降的可能性和 / 或下降程度。此外，通常还包括情绪、肿瘤症状和 QQL 的测量。常在心理测验之前进行临床访谈，以更好地确定患者认知障碍的类型、当前的认知功能水平以及可能影响测试的一些背景信息（包括教育、职业、任何潜在的语言和 / 或文化差异等）。由于疲劳在癌症患者中非常常见，因此应十分谨慎地选择最有效而且比较稳定的心理测量方法，以便将评定限制在必要的最短时间内，从而使患者可以更好地忍受。

通常每隔一段时间对脑肿瘤的患者进行评定，以便评定其认知变化并更新建议。例如，可以在手术前、手术后、放疗前、放疗后测评患者，然后间隔一段时间再监测认知下降的进展。应使用有关测试 - 再测试的知识来指导测试的选择和结果的临床解释。

如前所述，在某些情况下，与癌症治疗相关的认知变化通常是细微的。对于细微的变化，要考虑使用敏感的测量方法。值得注意的是，诸如 MMSE 之类的全球认知筛查方法对于有细微认知变化的癌症患者是不敏感的[44]。

神经认知症状对功能和生活质量的影响

认知和性格改变可能是与癌症和癌症治疗有关的最令人恐惧的症状[45]。认知变化、情感变化和失去独立感可能会产生令人悲伤的自我丧失感。过去的十年，在临床护理和临床研究中 QOL 一直被认为是非常可靠的测评方法。监测患者健康相关的生活质量（HRQOL）是临床护理的重要方面。

相对于身体症状，认知症状可能对患者的

QOL 影响最大[46]。例如,众所周知,认知障碍不仅是身体上的障碍,更可能使患者无法重返工作岗位[45,47]。胶质瘤患者的认知障碍、抑郁以及 HRQOL 均与较差的预后具有独立相关性[48,49]。

认知、情绪和 QOL 之间的关系可能是多方面的。Noll 等试图进一步研究颞叶神经胶质瘤患者中的这种关系。他们的发现表明神经认知功能下降是很常见的,其中近 75% 的患者在至少一个领域中具有显著的临床损伤。认知领域最常见的损害包括文字学习、记忆以及执行功能。与较差的 HRQOL 相关的几个认知领域的损害包括学习、记忆、执行功能、语言和上肢力量等。临床上很少有抑郁症的发生,但是在大约一半的患者中发现了焦虑的早期症状。抑郁症状与 HRQOL 的多个方面密切相关,但与认知功能无关。要重视胶质瘤患者的认知功能、情绪功能和 QOL 的"多模式评定"的重要性[50]。

基于证据的神经认知干预策略:中枢神经系统和非中枢神经系统的恶性癌症患者

认知功能障碍会严重破坏脑和脑外恶性癌症患者的日常功能和 QOL[51-53]。认知障碍意味着主要功能缺陷,这些缺陷增加脑癌症患者及其护理人员的压力。据报道,认知障碍引起的压力比身体上的缺陷更大,也会导致患者无法维持有酬的工作[53]。这凸显了对患有认知障碍的癌症患者有效干预的重要性。

研究表明,多达 80% 的脑部恶性癌症患者会遭受某种类型的认知损害,这些损害有可能通过干预项目得以恢复[54]。这些干预包括进行住院或门诊的康复项目,该项目旨在缓解对患者的日常功能产生负面影响的认知障碍[55]。这些项目的其他潜在收益包括患者功能性能力的提高[56]、QOL[55]和心理功能[57]。研究表明,癌症患者的神经认知功能可由于参加某种形式的认知康复计划而得到改善[58]。此外,已证明参加急性期住院康复计划的脑癌症患者与后天性脑损伤(例如脑卒中和脑外伤)患者表现出相似的功能改善[59-62]。与创伤性脑损伤和脑卒中患者相比,脑癌症患者在康复项目中有相近或较短治疗时间的[63],其出院率更高[64]。但是,参加康复项目的患有脑部或脑外恶性肿瘤的患者也比患有后天性脑损伤的患者具有更高的间断住院率,例如被转移回急诊室[65-66]。考虑到从某种形式的干预中潜在地获益,建议为神经胶质瘤患者提供参加某种类型的多学科康复项目的机会,以纠正神经认知功能障碍[67-68]。该建议应扩展到其他认知功能受损的癌症患者,以便所有患有认知功能障碍的癌症患者都可以在治疗期间和治疗后进行某种类型的认知康复干预,以改善因其癌症或相关治疗而引起的功能受损。

全面的康复计划

认知康复项目的主要目标是增强患者的神经认知功能[69]。具体而言,这些计划旨在提高患者的记忆力、注意力、语言、视空间或执行功能。鉴于癌症患者(尤其是脑癌症患者)与后天性脑损伤(例如脑卒中、脑外伤和痴呆)患者之间的认知障碍具有相似性,许多认知康复计划采用了类似的方法,研究证明这些方法对后天性脑损伤患者有效[64,70-72]。参加认知康复项目的患者可学习增强大脑神经可塑性的技能和策略,这可能改善其认知功能[59]。认知康复计划中使用的两种常见技术包括补偿方法和再培训策略方法。补偿策略包括使用残留的认知功能并创建一个系统来帮助受损的认知功能。例如,有记忆障碍的患者可利用纸质日历或智能手机、平板电脑上的提醒功能来帮助他们记住重要的信息。通过再培训的方法,患者可以重复特定的活动或方法,目的是提高受损的认知功能[59]。

康复项目通常包括来自各个学科的提供者,包括物理治疗师、康复护士、物理和职业治疗师、言语治疗师、康复心理学家和社会工作者。住院或门诊患者可能需要进行康复。住院康复往往侧重于患者功能的各个方面,而门诊康复往往针对特定的功能障碍[64]。神经认知康复训练可能涉及实施心理教育方案、计算机训练方案、虚拟现实计划或在线计划[59,73-74]。

近年来,一些研究试图调查认知康复方案对脑肿瘤和脑外癌症患者的有效性。例如,Bergo 等发表的文章[59]研究了脑胶质瘤和其他脑瘤患者的住院和门诊认知康复方案的有效性。作者确定了七项合格的研究,其中包括虚拟现实和计算机辅助程序[75]、基于计算机的认知训练程序[76]、心理教育程序[77]、补偿性策略和解决问题的程序[52]、整体记忆训练计划[78]、计算机培训程序[79]和功能独立程序[56]。这些康复计划针对认知功能的不同方面,包括记忆力、注意力、处理速度、空间定向、执行功能、语言、视空间以及重新融入社区。尽管研究缺乏方法论的方法,包括缺乏对照组或安慰组,缺

第八篇

特异的脑瘤诊断,缺乏住院患者在康复期间不同时间段的康复计划的实施及缺乏提供认知测试和可利用认知康复训练方案的一致性,但作者还是发现了该人群参与的康复计划的价值证据。发现参加这些项目的患者在认知功能的各个方面都有改善,包括记忆、处理速度,注意力和语言能力。此外,患者表现出功能独立性和QOL的改善,并且护理人员的负担也相应减少。

2015年的《Cochrane评论》[80]还研究了对原发性脑癌症患者门诊康复计划治疗后的效果。与标准门诊项目相比,该评论发现在这一人群中,高强度门诊多学科康复计划的"低水平"的证据。发现患者的活动能力、自理能力、大小便自控力和认知能力均有改善。值得注意的是,治疗后病人的大小便自控力、沟通和社会心理技巧仍可持续改善6个月。但作者在QOL及社会关系方面没有发现任何改善。

几项研究还发现了认知康复项目对脑外恶性癌症患者的益处。2016年的《Cochrane评论》[81]研究了非药物干预对改善或维持接受系统治疗的乳腺癌幸存者认知功能的实用性。该评价的合适研究包括涉及计算机辅助的认知训练[82,83]、制定补救策略[82,84]、冥想[85]等康复项目及有氧运动/锻炼项目[86]。发现认知和补救培训有助于改善认知功能的多个领域,包括记忆、处理速度、执行功能和语言。还发现这些项目可改善患者的QOL、心理健康和认知功能。

这项研究无法确定冥想和有氧运动项目是否有助于改善认知功能。总的来说,该《Cochrane评论》发现了旨在改善乳腺癌幸存者认知功能的康复计划方案的低水平证据。但是,审阅者指出,这些方案有可能改善这一人群的认知障碍和生活质量。

一项荟萃分析[87]研究了心理社会康复计划对接受过化学疗法治疗的认知障碍癌症患者的有效性。Hines等[87]确定了六项合适的研究[84,88-92]。这些研究都利用认知行为方法来纠正认知障碍,重点放在记忆和注意力领域。荟萃分析表明,这些干预措施短期内是有益的,但没有证据表明32周后有长期受益。研究还表明,认知行为康复方案有助于改善患者的生活质量。

还研究了基于家庭的在线认知康复计划的有效性。例如,布雷等[73]在一组242名有化学疗法、免疫疗法、放射疗法和/或激素疗法史的非CNS癌症幸存者中,研究了为期15周的基于网络的

认知康复方案的有效性。研究参与者被随机分配到干预组或对照组。在线程序(Insight from Posit Science)包括旨在提高参与者的视觉精度、注意力、工作记忆、视野和处理速度的能力等干预措施。因此,结果发现两组之间在干预后或6个月的随访中认知功能没有明显改善。作者的确发现,干预组的患者有所改善。干预后和6个月随访时患者认知功能有所改善,干预后心理和疲劳症状有所改善及6个月随访的病人QOL有所改善。

Damholdt等[74]对157名具有手术、化疗、放疗和/或激素疗法的乳腺癌幸存者进行了为期6周、30个疗程的基于家庭网络的(HappyNeuron Pro™)的认知训练方案的研究,证实了其有效性。所有数据收集都是通过电话进行的。研究参与者被随机分配到干预组或对照组。该程序包括一些难度逐渐提高的计算机游戏方案,旨在提高注意力、处理速度、学习能力、记忆力、工作记忆力和解决问题的能力。与对照组相比,干预组的言语学习和工作记忆得到了改善。值得注意的是,这些改善可持续在干预后的5个月内。

前述研究表明,患有脑部和脑外恶性肿瘤的患者有可能受益于一些类型的认知康复计划,以改善认知功能障碍。尽管取得了这些让人看到希望的结果,但患者并不经常参加这些项目。在脑癌症患者中,认知康复计划的使用率很低[93,94]。降低这些项目实用性的潜在因素包括:提供者对这些方案的了解不足,缺少可用的程序或错误地认为预后差的患者并不会从这些方案中受益[64]。对于后者,已发现,患有恶性肿瘤的患者可从康复服务中受益[95]。此外,重要的是,越来越多的患者正在成为长期幸存者[96],因此其可能能够参加康复计划并从中受益。此外,预后较差的患者可能仍希望参加康复方案,因为它不是治愈性疗法,而是通过参与某种有意义的活动来提高其生活质量的疗法[97]。在这方面,神经认知康复方案不仅可以帮助改善癌症患者的认知功能,而且还可以帮助患者保持自我管理和自主性。

神经认知障碍的药物治疗

几项研究调查了有助于改善癌症患者认知障碍的药物治疗有效性。根据一项Ⅲ期研究,N-甲基-D-天门冬氨酸(NMDA)受体拮抗剂(盐酸美金刚)已被证明可延缓认知障碍的发生以及延缓接受全脑放射治疗患者的记忆减退、执行功能和处理速

度的进展[98]。一项Ⅱ期研究,研究了一组乙酰胆碱酯酶(AChE)抑制剂(多奈哌齐)对接受全脑照射的脑癌症患者的有效性,发现经过持续治疗24周后,病人的注意力、集中力、言语记忆和形象记忆能力得到了改善[99]。患者的QOL也得到了改善,而且也减少了他们的困惑。因此,后续的Ⅲ期研究发现在治疗组和安慰组之间的总体认知功能的综合指标上没有任何显著差异[100]。但是,对单个认知域的分析显示,在言语记忆和精细运动速度/敏捷度方面,已有一些改善。此外,作者发现,入组时认知功能障碍较大的患者从治疗中受益更多。

研究还调查了使用精神兴奋剂改善脑癌症患者的认知功能。这些药物的使用结果发现还是有希望的,但并不一致。例如,Gehring等的一项研究[101]发现,哌甲酯和莫达非尼改善了一组原发性脑癌症患者的执行功能和处理速度能力。这与以前的研究结果一致,后者显示使用哌甲酯改善了原发性脑癌症患者的记忆、处理速度、词汇流畅性以及精细运动速度和敏捷能力[102]。相反,Boele等[103]对一组原发性脑癌症患者使用莫达非尼以改善认知功能,但未发现任何获益。

心理问题和疲劳

常常见到许多癌症患者在日常生活中会遇到与他们的诊断和相关变化(例如生物学、人际关系、职业相关)有关的重大心理问题。据报道,癌症患者在诊断时以及治疗和治疗后会出现抑郁和焦虑症状[104,105]。此外,癌症及其相关的治疗带来的影响有可能加重潜在的心理症状和认知损害[106]。在使用临床访谈为标准的研究中,发现癌症患者抑郁症的发生率为15%,而在使用评分量表作为衡量抑郁症的方法中,抑郁症的发生率为27%[107]。此外,已经发现神经认知障碍是抑郁症的核心特征[58]。研究表明,抑郁症患者容易损伤记忆、执行功能、精神运动功能、处理速度、工作记忆和语言流利性等。还发现合并焦虑会加重抑郁症的认知功能障碍[108]。

心理疗法和抗抑郁药是治疗抑郁症的常用方法[109]。在开始精神药物治疗方案之前,需要考虑加剧任何与癌症相关症状的可能性。例如,对于某些脑癌症患者(例如神经胶质瘤),不建议使用安非他酮和氯米帕明等药物,因为它们有增加该人群癫痫发作的可能性[110]。其他药物,如哌甲酯,已显示可改善脑癌症患者的抑郁状态[101,102]。尽管对包括

预后较差的癌症患者在内的抑郁症进行了有效的治疗,但很多个人仍未接受任何类型的情绪症状的治疗[111,112]。这突出了识别抑郁症患者并为其提供治疗以帮助他们解决心理问题的重要性。

据报道,疲劳是癌症的常见表现及其相关治疗的常见不良反应[113]。癌症相关的疲劳涉及与癌症或癌症治疗引起的令人痛苦的、持续的、主观的疲劳感或疲惫感,与最近的活动量不成比例,并且会严重影响患者的日常功能[114]。患病率根据所使用的标准方法而异,但据报道癌症幸存者中发生率在17%~53%[115,116]。与癌症相关的疲劳也可能在治疗过程中发生,并且一旦完成治疗就会延迟发作[117-122]。尽管尚不清楚癌症疲劳的具体病因,但据称,它与几种生物学和社会心理因素有关[123,124]。包括涉及心脏、肺、血液、骨骼功能以及营养作用的平衡状态变化。与疲劳相关的其他因素包括压力和某些内分泌功能的变化,例如下丘脑-垂体轴、昼夜节律、5-羟色胺调节、迷走神经传入神经激活和细胞因子调节。在接受放射治疗的脑癌症患者中,怀疑治疗引起的炎症反应可能是导致疲劳的中介因素[123,124]。

癌症相关的疲劳治疗涉及多种模式。其中包括一项初评,初评考虑了合并症情况(例如内分泌-代谢异常、疼痛、贫血、肾功能不全)、当前用药方案、心理因素(例如抑郁)、睡眠、进食习惯以及患者的癌症及治疗史[125]。针对其治疗效果,Mustian等最近进行了一个荟萃分析[126],比较了药物、心理和运动干预及其在治疗癌症相关疲劳中的效果。有113项符合条件的研究,作者统计了127种效果,包括69种运动干预,34种心理干预,10种运动与心理联合干预以及14种药物干预。药物干预措施包括盐酸帕罗西汀、莫达非尼或阿莫达非、盐酸哌甲酯或右旋哌甲酯、右苯丙胺和甲泼尼龙的测试研究。运动干预包括有氧运动、无氧运动以及有氧和无氧运动的组合进行的检测研究。心理干预包括检查认知行为、心理教育和选择方法的研究。荟萃分析的结果表明,运动干预、心理干预以及运动与心理干预相结合可以显著改善与癌症相关的疲劳。这些改善效果在整个癌症治疗期间及治疗后的时间中都是持续一致的。值得注意的是,药物干预措施对改善癌症相关的疲劳无益。此外发现,相对于药物干预,运动和心理干预在缓解与癌症相关的疲劳方面更为有效。

还研究了治疗癌症相关疲劳的替代疗法,包

第八篇

括营养疗法、补充左旋肉碱或人参、针灸、催眠、瑜伽、睡眠疗法、灵气、按摩和基正念干预[64,127]。Finnegan-John 等的评论文章[128]研究了几种与癌症相关疲劳的替代疗法的有效性。尽管评论中所包括的大多数研究存在方法学问题，作者也仅发现了有限的证据支持应用催眠和人参可以帮助减轻癌症治疗患者的疲劳感。作者还发现，针灸和生物领域的康复可能有助于减少癌症治疗后相关的疲劳。

结论

　　CRCI 被广泛认可，并且是由患者因素、癌症和癌症治疗之间复杂的相互影响引起的。认知障碍发生在 90% 的神经胶质瘤患者中，并随疾病的自然发展及疾病的治疗而变。除肿瘤大小和位置外，肿瘤生长速度对神经胶质瘤患者认知功能障碍具有很大的影响。在非中枢神经系统患者中，CRCI 的概念已经超越了化疗药物的神经毒理，从而涵盖了肿瘤危险因素、癌症生物学和治疗效果三者在大脑结构、神经元和遗传水平上的相互作用。来自人类和动物研究的大量证据表明，癌症和癌症治疗会对大脑产生重大影响，其中一些变化可能是长期存在的。

　　总体而言，认知康复方案有可能通过教他们认知代偿和再培训策略来提高脑部和脑外疾病患者的认知功能。还发现药物在改善脑癌症患者的认知方面具有一定的效用，包括盐酸美金刚、哌甲酯和莫达非尼。但是，有关莫达非尼的使用结果一直不一致。除传统的精神药物外，哌甲酯可用于减轻脑癌症患者心理抑郁的症状，这些症状在该人群以及在其他癌症患者中经常发生。疲劳是癌症患者在治疗期间和/或治疗后经常发生的另一种表现。可以有效减轻疲劳的治疗方法包括运动和心理干预。值得注意的是，行为疗法比药物疗法更有效。

要点

- 超过 90% 的胶质瘤患者至少在一个认知领域表现出认知障碍，这通常是最初出现的症状。
- 影响认知功能的因素不仅包括肿瘤的位置、大小，也包括病灶的扩张速度。
- 化疗相关的认知损害一般是轻微的，而且通常会在肿瘤治疗后的 1～2 年的时间内逐渐改善。

- 延迟的认知损害可以在化疗的 1 年后出现。
- 在过去的 30 年，治疗相关的认知改变概念已经经过演变，超越了仅是考虑药物毒理，而是涵盖复杂并相互影响的因素，比如个体差异增加认知损害的易损性，比如老龄化和基因，及逐渐理解的肿瘤生物学。
- 潜在的认知疾病对患者的生活有更深的影响，包括独立性和 QOL，因此，在临床实践和研究中，认知功能十分重要。
- 参与急性期院内康复项目的脑肿瘤患者表现了和脑损伤的患者相似的改善。
- 使用精神兴奋药物改善认知功能的研究结果不一致；发现用运动和行为干预比药物治疗更有效。

（张慧丽 译　恽晓萍 校）

参考文献

1. Tucha O, Smely C, Preier M, et al. Cognitive deficits before treatment among patients with brain tumors. *Neurosurgery.* 2000;47(2):324–334. doi:10.1097/00006123-200008000-00011
2. Ozawa M, Brennan PM, Zienius K, et al. Symptoms in primary care with time to diagnosis of brain tumours. *Fam Pract.* 2018. doi:10.1093/fampra/cmx139
3. Bentea G, Sculier C, Girgoriu B, et al. Autoimmune paraneoplastic syndromes associated to lung cancer: A systematic review of the literature: Part 3: Neurological paraneoplastic syndromes, involving the central nervous system. *Lung Cancer.* 2017;106:83–92. doi:10.1016/j.lungcan.2017.01.017
4. Jean-Pierre P, McDonald BC. Neuroepidemiology of cancer and treatment-related neurocognitive dysfunction in adult-onset cancer patients and survivors. *Handb Clin Neurol.* 2016;138:297–309. doi:10.1016/B978-0-12-802973-2.00017-3
5. Ahles TA, Saykin AJ. Candidate mechanisms for chemotherapy-induced cognitive changes. *Nature.* 2007;7(3):192–201. doi:10.1038/nrc2073
6. Ahles TA, Root JC. Cognitive effects of cancer and cancer treatments. *Annu Rev Clin Psychol.* 2018;14:5.1–5.27.
7. Blakeley JO, Coons SJ, Corboy JR, et al. Clinical outcome assessment in malignant glioma trials: measuring signs, symptoms, and functional limitations. *Neuro Oncol.* 2016;18(Suppl 2):ii13–ii20. doi:10.1093/neuonc/nov291
8. Wefel JS, Kayl AE, Meyers CA. Neuropsychological dysfunction associated with cancer and cancer therapies: a conceptual review of an emerging target. *Br J Cancer.* 2004;90:1691–1696. doi:10.1038/sj.bjc.6601772
9. Wefel JS, Noll KR, Scheurer ME. Neurocognitive functioning and genetic variation in patients with primary brain tumours. *Lancet Oncol.* 2016;17:e97–e108. doi:10.1016/S1470-2045(15)00380-0
10. Meyers CA, Albitar M, Estey E. Cognitive impairment, fatigue, and cytokine levels in patients with acute myelogenous leukemia or myelodysplastic syndrome. *Cancer.* 2005;104(4):788–793. doi:10.1002/cncr.21234
11. Wefel JS, Lenzi R, Theriault RL, et al. The cognitive sequelae of standard-dose adjuvant chemotherapy in women with breast carcinoma: results of a prospective, randomized, longitudinal trial. *Cancer.* 2004;100(11):2292–2299. doi:10.1002/cncr.20272
12. Patel SK, Wong AL, Wong FL, et al. Inflammatory biomarkers, comorbidity, and neurocognition in women with newly diagnosed breast cancer. *J Natl Cancer Inst.* 2015;107(8):djv131. doi:10.1093/

jnci/djv131

13. Schrepf A, Lutgendorf SK, Pyter LM. Pre-treatment effects of peripheral tumors on brain and behavior: Neuroinflammatory mechanisms in humans and rodents. *Brain Behav Immunol.* 2015;49:1–17. doi:10.1016/j.bbi.2015.04.010

14. Wefel JS, Kesler SR, Noll KR, et al. Clinical characteristics, pathophysiology, and management of noncentral nervous system cancer-related cognitive impairment in adults. *CA Cancer J Clin.* 2015;65:123–138. doi:10.3322/caac.21258

15. Grimm SA, DeAngelis LM. Evaluation and treatment of primary central nervous system tumors. In: Stubblefield MD, O'Dell MW, eds. *Cancer Rehabilitation: Principles and Practice.* New York, NY: Demos Medical Publishing; 2009:267–277.

16. Ostrom QT, Gittleman H, Liao P, et al. CBTRUS statistical report: primary brain and central nervous system tumors diagnosed in the United States in 2007-2011. *Neuro Oncol.* 2014;16(suppl 4):iv1–iv63. doi:10.1093/neuonc/nou223

17. Anderson SW, Damasio H, Tranel D. Neuropsychological impairments associated with lesions caused by tumor or stroke. *Arch Neurol.* 1990;47:397–405. doi:10.1001/archneur.1990.00530040039017

18. Noll KR, Ziu M, Weinberg JS, et al. Neurocognitive functioning in patients with glioma of the left and right temporal lobes. *J Neurooncol.* 2016;128(2):323–331. doi:10.1007/s11060-016-2114-0

19. Meyers CA, Berman SA, Hayman A, et al. Pathological left-handedness and preserved function associated with a slowly evolving brain tumor. *Dev Med Child Neurol.* 1992;24(12):1110–1116.

20. Noll KR, Sullaway C, Ziu M, et al. Relationship between tumor grade and neurocognitive functioning in patients with glioma of the left temporal lobe prior to surgical resection. *Neuro Oncol.* 2014;17(4):580–587. doi:10.1093/neuonc/nou233

21. Kane JR. From histology to neurocognition: the influence of tumor grade in glioma of the left temporal lobe on neurocognitive function. *Neuro Oncol.* 2015;17(10):1420–1421. doi:10.1093/neuonc/nov150

22. Noll KR, Wefel JS. Response to "From histology to neurocognition: the influence of tumor grade in glioma of the left temporal lobe on neurocognitive function." *Neuro Oncol.* 2015;17(10):1421–1422. doi:10.1093/neuonc/nov176

23. Wefel JS, Noll KR, Rao G, et al. Neurocognitive function varies by IDH1 genetic mutation status in patients with malignant glioma prior to surgical resection. *Neuro Oncol.* 2016;18(12):1656–1663. doi:10.1093/neuonc/now165

24. Kessler SR, Noll KR, Cahill DP, et al. The effect of IDH1 mutation on the structural connectome in malignant astrocytoma. *Neuro Oncol.* 2017;131(3):565–574. doi:10.1007/s11060-016-2328-1

25. Noll KR, Weinberg JS, Ziu M, et al. Neurocognitive changes associated with surgical resection of left and right temporal lobe glioma. *Neurosurgery.* 2015;77(5):777–785. doi:10.1227/NEU.0000000000000987

26. Wu A, Witgert ME, Lang FF, et al. Neurocognitive function before and after surgery for insular gliomas. *J Neurosurg.* 2011;115:1115–1125. doi:10.3171/2011.8.JNS11488

27. Armstrong CL, Kunsang G, Awadalla A, et al. A critical review of the clinical effects of therapeutic irradiation damage to the brain: The roots of controversy. *Neuropsychol Rev.* 2004;14(1):65–86. doi:10.1023/B:NERV.0000026649.68781.8e

28. McAleer MF, Brown PD. Neurocognitive function following therapy for low-grade gliomas. *Semin Radiat Oncol.* 2015;25(3):210–218. doi:10.1016/j.semradonc.2015.02.005

29. Douw L, Klein M, Fagel S, et al. Cognitive and radiological effects of radiotherapy in patients with low-grade glioma: long-term follow-up. *Lancet Neurol.* 2009;8(9):810–818. doi:10.1016/S1474-4422(09)70204-2

30. Laack NN, Brown PD. Cognitive sequelae of brain radiation in adults. *Semin Oncol.* 2004;31(5):702–713. doi:10.1053/j.seminoncol.2004.07.013

31. Hilverda K, Ingeborg B, Heimans JJ, et al. Cognitive functioning in glioblastoma patients during radiotherapy and temozolomide treatment: initial findings. *J Neurooncol.* 2010;97:89–94. doi:10.1007/s11060-009-9993-2

32. Meyers CA, Hess KR. Multifaceted end points in brain tumor clinical trials: Cognitive deterioration precedes MRI progression. *Neuro Oncol.* 2003;5:89–95. doi:10.1093/neuonc/5.2.89

33. Sizoo EM, Braam L, Postma TJ, et al. Symptoms and problems in the end-of-life phase of high-grade glioma patients, *Neuro Oncol,* 2010;12(11):1162–1166. doi:10.1093/neuonc/nop045

34. Faithfull S, Cook K, Lucas C. Palliative care of patients with a primary malignant brain tumour: case review of service use and support provided. *Palliat Med.* 2005;19(7):545–550. doi:10.1191/

0269216305pm1068oa

35. Shilling V, Jenkins V. Self-reported cognitive problems in women receiving adjuvant therapy for breast cancer. *Eur J Oncol Nurs.* 2007;11(1):6–15. doi:10.1016/j.ejon.2006.02.005

36. Schagen SB, Wefel JS. Chemotherapy-related changes in cognitive functioning. *EJC Suppl.* 2013;11(2):225–232. doi:10.1016/j.ejcsup.2013.07.007

37. Wefel JS, Saleeba AK, Buzdar AU, et al. Acute and late onset cognitive dysfunction associated with chemotherapy in women with breast cancer. *Cancer.* 2010;100:2291–2299. Doi:10.1002/cncr.25098

38. Koppelmans V, Breteler MM, Boogerd W, et al. Neuropsychological performance in survivors of breast cancer more than 20 years after adjuvant chemotherapy. *J Clin Oncol.* 2012;30(10):1080–1086. doi:10.1200/JCO.2011.37.0189

39. Koppelmans V, de Groot M, de Ruiter MB, et al. Global and focal white matter integrity in breast cancer survivors 20 years after adjuvant chemotherapy. *Hum Brain Mapp.* 2014;35(3):888–899. doi:10.1002/hbm.22221

40. Kopelmans V, de Ruiter MB, van der Lijn F, et al. Global and focal brain volume in long-term breast cancer survivors exposed to adjuvant chemotherapy. *Breast Cancer Res Treat.* 2012;132(3):1099–1106. doi:10.1007/s10549-011-1888-1

41. Koppelmans V, Breteler MM, Booogerd W, et al. Late effects of adjuvant chemotherapy for adult onset non-CNS cancer; cognitive impairment, brain structure and risk of dementia. *Crit Rev Oncol Hematol.* 2013;88(1):87–101. doi:10.1016/j.critrevonc.2013.04.002

42. Noll KR, Bradshaw ME, Rexer J, et al. Neuropsychological Practice in the Oncology Setting. *Arch Clin Neuropsychol.* 2018;33(3):344–353. doi:10.1093/arclin/acx131

43. Weng HH, Noll DR, Johnson JM, et al. Accuracy of presurgical functional MR imaging for language mapping of brain tumors: a systematic review and meta-analysis. *Radiology.* 2018;286(2):512–523. doi:10.1148/radiol.2017162971

44. Meyers CA, Wefel JS. The use of the Mini-Mental State Examination to assess cognitive functioning in cancer trials: no ifs, ands, buts, or sensitivity. *J Clin Oncol.* 2003;21:3557–3558. doi:10.1200/JCO.2003.07.080

45. Veramonti TL, Meyers CA. Cognitive dysfunction in the cancer patient. In: Stubblefield MD, O'Dell MW, eds. *Cancer Rehabilitation: Principles and Practice.* New York, NY: Demos Medical Publishing; 2009:989–1000.

46. Henriksson R, Asklund T, Poulson HS, et al. Impact of therapy on quality of life, neurocognitive function and their correlates in glioblastoma: a review. *J Neurooncol.* 2011;104:639–646. doi:10.1007/s11060-011-0565-x

47. Meyers C, Boake C. Neurobehavioral disorders in patients with brain tumors: rehabilitation strategies. *Cancer Bulletin.* 1993;45:362–364.

48. Johnson DR, Sawyer AM, Meyers CA, et al. Early measures of cognitive function predict survival in patients with newly diagnosed glioblastoma. *Neuro Oncol.* 2012;14:808–816. doi:10.1093/neuonc/nos082

49. Mainio A, Tuunanen S, Hakko H, et al. Decreased quality of life and depression as predictors for shorter survival among patients with low-grade gliomas: a follow-up from 1990 to 2003. *Eur Arch Psychiatry Clin Neurosci.* 2006;256:516–521. doi:10.1007/s00406-006-0674-2

50. Noll KR, Bradshaw MB, Weinberg JS, et al. Relationship between neurocognitive functioning, mood, and quality of life in patients with temporal lobe glioma. *Psychooncol.* 2017;26:617–624. doi:10.1002/pon.4046

51. Cavanna L, Ambroggi M, Stroppa E, et al. Return to work after treatment for breast cancer. *Breast Cancer Res Treat.* 2011;128:287–288. doi:10.1007/s10549-011-1388-3

52. Locke DEC, Cerhan JH, Wu W, et al. Cognitive rehabilitation and problem-solving to improve quality of life of patients with primary brain tumors: a pilot study. *J Support Oncol.* 2008;6:383–391. PMID: 19149323

53. Meyers CA. Neuropsychological deficits in brain tumor patients: effects of location, chronicity, and treatment. *Cancer Bull.* 1986;38:30–32.

54. Lehmann J, DeLisa JA, Warren CG, et al. Cancer rehabilitation: assessment of need, development, and evaluation model of care. *Arch Phys Med Rehabil.* 1978;59(9):410–419. PMID: 687056

55. Bergo E, Lombardi G, Guglieri I, et al. Neurocognitive functions and health-related quality of life in glioblastoma patients: a concise review of the literature. *Eur J Cancer Care.* 2015. doi:10.1111/ecc.12410

56. Sherer M, Meyers CA, Bergloff P. Efficacy of postacute brain injury rehabilitation for patients with primary malignant brain tumors. *Cancer.* 1997;80(2):250–257. doi:10.1002/(SICI)1097-0142(19970715)80:2<250::AID-CNCR13>3.0.CO;2-T

57. Piil K, Juhler M, Jakobsen J, et al. Controlled rehabilitative and supportive care intervention trials in patients with high-grade gliomas

and their caregivers: a systematic review. *BMJ Supp Palliative Care.* 2016;6:27–34. doi:10.1136/bmjspcare-2013-000593

58. Rajeswaran J. *Neuropsychological Rehabilitation: Principles and Applications.* 1st ed. Waltham, MA: Elsevier; 2013.

59. Bergo E, Lombardi G, Pambuku A, et al. Cognitive rehabilitation in patients with gliomas and other brain tumors: state of the art. *Bio Med Res Inter.* 2016;1–11. doi:10.1155/2016/3041824

60. O'Dell MW, Barr K, Spanier D, et al. Functional outcome of inpatient rehabilitation in persons with brain tumors. *Arch Phys Med Rehabil.* 1998;79(12):1530–1534. doi:10.1016/S0003-9993(98)90414-2

61. Huang ME, Cifu DX, Keyser-Marcus L. Functional outcome after brain tumor and acute stroke: a comparative analysis. *Arch Phys Med Rehabil.* 1998;79:1386–1390. doi:10.1016/S0003-9993(98)90232-5

62. Greenberg E, Treger I, Ring H. Rehabilitation outcomes in patients with brain tumors and acute stroke: comparative study of inpatient rehabilitation. *Am J Phys Med Rehabil.* 2006;85:568–573. doi:10.1097/01.phm.0000223218.38152.53

63. Geler-Kulcu D, Gulsen G, Buyukbaba E, et al. Functional recovery of patients with brain tumor or acute stroke after rehabilitation: a comparative study. *J Clin Neurosci.* 2009;16:74–78. doi:10.1016/j.jocn.2008.04.014

64. Vargo M, Henriksson R, Salander P. Rehabilitation of patients with glioma. In: Bergr MS, Weller M, eds. *Handb Clin Neurol.* Vol. 134 (3rd series). Elsevier B.V.; 2016:287–304. doi:10.1016/B978-0-12-802997-8.00017-7

65. Kirshblum S, O'Dell MW, Ho C, et al. Rehabilitation of persons with central nervous system tumors. *Cancer.* 2001;92:1029–1038. doi:10.1002/1097-0142(20010815)92:4+<1029::AID-CNCR1416>3.0.CO;2-P

66. Marciniak CM, Sliwa JA, Spill G, et al. Functional outcome following rehabilitation of the cancer patient. *Arch Phys Med Rehabil.* 1996;77:54–57. doi:10.1016/S0003-9993(96)90220-8

67. Alam E, Wilson RD, Vargo M. Inpatient cancer rehabilitation: a retrospective comparison of transfer back to acute care between patients with neoplasm and other rehabilitation patients. *Arch Phys Med Rehabil.* 2008;89(suppl):1284–1289. doi:10.1016/j.apmr.2008.01.014

68. Party Australian Cancer Network Adult Brain Tumour Guidelines Working. Clinical practice guidelines for the management of adult gliomas: astrocytomas and oligodendrogliomas. Cancer Council Australia, Australia Cancer Network, Clinical Oncology Society of Australia, Sydney; 2009.

69. Weller M, van den Bent M, Hopkins K, et al. EANO guideline for the diagnosis and treatment of anaplastic gliomas and glioblastoma. *Lancet Oncol.* 2014;15(9):e395–e403. doi:10.1016/S1470-2045(14)70011-7

70. Cicerone KD, Dahlberg C, Kalmar K, et al. Evidence-based cognitive rehabilitation: recommendations for clinical practice. *Arch Phys Med Rehabil.* 2000;81:1596–1615. doi:10.1053/apmr.2000.19240

71. Cicerone KD, Dahlberg C, Malec JF, et al. Evidence-based cognitive rehabilitation: updated review of the literature from 1982-2002. *Arch Phys Med Rehabil.* 2005;86:1681–1692. doi:10.1016/j.apmr.2005.03.024

72. Sitzer DI, Twamley EW, Jeste DV. Cognitive training in Alzheimer's disease: a meta-analysis of the literature. *Acta Psychiatr Scand.* 2006;114:75–90. doi:10.1111/j.1600-0447.2006.00789.x

73. Bray VJ, Dhillon HM, Bell ML, et al. Evaluation of a web-based cognitive rehabilitation program in cancer survivors reporting cognitive symptoms after chemotherapy. *J Clin Oncol.* 2017;35(2):217–225. doi:10.1200/JCO.2016.67.8201

74. Damholdt MF, Mehlsen M, O'Toole MS. Web-based cognitive training for breast cancer survivors with cognitive complaints—a randomized controlled trial. *Psychooncol.* 2016;25:1293–1300. doi:10.1002/pon.4058

75. Yang S, Chun MH, Son YR. Effect of virtual reality on cognitive dysfunction in patients with brain tumor. *Ann Rehabil Med.* 2014;38(6):726–733. doi:10.5535/arm.2014.38.6.726

76. Zucchella C, Capone A, Codella V, et al. Cognitive rehabilitation for early post-surgery inpatients affected by primary brain tumor: a randomized, controlled trial. *J Neuro Oncol.* 2013;114(1):93–100. doi:10.1007/s11060-013-1153-z

77. Gehring K, Sitskoorn MM, Gundy CM, et al. Cognitive rehabilitation in patients with gliomas: a randomized, controlled trial. *Clin Oncol.* 2009;27(22):3712–3722. doi:10.1200/JCO.2008.20.5765

78. Hassler MR, Elandt K, Preusser M, et al. Neurocognitive training in patients with high-grade glioma: a pilot study. *J Neuro Oncol.* 2010;97(1):109–115.doi:10.1007/s11060-009-0006-2

79. Maschio M, Dinapoli A, Fabi D, et al. Cognitive rehabilitation training in patients with brain tumor-related epilepsy and cognitive defi-

cits: a pilot study. *J Neuro Oncol.* 2015;125(2):419–426. doi:10.1007/s11060-015-1933-8

80. Khan F, Amatya B, Ng L, et al. Multidisciplinary rehabilitation after primary brain tumour treatment. Cochrane Database of Systematic Reviews, Art. No. 8; 2015. doi:10.1002/14651858.CD009509.pub3

81. Treanor C, McMenamin U, O'Neil RF, et al. Non-pharmacological interventions for cognitive impairment due to systemic cancer treatment. Cochrane Database of Systematic Reviews. Art. No. 8; 2016; CD011325. doi:10.1002/14651858.CD011325.pub2

82. Von Ah D, Carpenter JS, Saykin A, et al. Advanced cognitive training for breast cancer survivors: a randomized controlled trial. *Breast Cancer Res Treat.* 2012;135:799–809. doi:10.1007/s10549-012-2210-6

83. Kesler S, Hadi-Hosseini SM, Heckler C, et al. Cognitive training for improving executive function in chemotherapy-treated breast cancer survivors. *Clin Breast Cancer.* 2013;13(4):299–306. doi:10.1016/j.clbc.2013.02.004

84. Ferguson RJ, Ahles TA, Saykin AJ, et al. Cognitive-behavioral management of chemotherapy-related cognitive change. *Psychooncol.* 2007;16(8):772–777. doi:10.1002/pon.1133

85. Milbury K, Chaoul A, Biegler K, et al. Tibetan sound meditation for cognitive dysfunction: results of a randomized controlled pilot trial. *Psychooncol.* 2013;22:2354–2363. doi:10.1002/pon.3296

86. Campbell KL, Kam JWY, Boyd LA, et al. Effect of exercise on cancer-associated cognitive dysfunction: a proof of concept RCT. *Psychooncology.* 2018;27(1):53–60. doi:10.1002/pon.4370

87. Hines S, Ramis MA, Pike S, et al. The effectiveness of psychosocial interventions for cognitive dysfunction in cancer patients who have received chemotherapy: a systematic review. *Worldviews Evi-Based Nursing.* 2014;11(3):187–193. doi:10.1111/wvn.12042

88. Doorenbos A, Given B, Given C, et al. Reducing symptom limitations: a cognitive behavioral intervention randomized trial. *Psychooncol.* 2005;14(7):574–584. doi:10.1002/pon.874

89. Ferguson R, McDonald B, Rocque M, et al. Development of CBT for chemotherapy related cognitive changes: results of a waitlist control trial. *Psychooncol.* 2012;21(2):176–186. doi:10.1002/pon.1878

90. Given C, Given B, Rahbar M, et al. Effect of a cognitive behavioral intervention on reducing symptom severity during chemotherapy. *J Clin Oncol.* 2004;22(3):507–516. doi:10.1200/JCO.2004.01.241

91. Given CW, Sikorskii A, Tamkus D, et al. Managing symptoms among patients with breast cancer during chemotherapy: results of a two-arm behavioral trial. *J Clin Oncol.* 2008;26(36):5855–5862. doi:10.1200/JCO.2008.16.8872

92. Poppelreuter M, Weis J, Bartsch HH. Effects of specific neuropsychological training programs for breast cancer patients after adjuvant chemotherapy. *J Psychosoc Oncol.* 2009;27(2):274–296. doi:10.1080/07347330902776044

93. Bartolo M, Zucchella C, Pace A, et al. Improving neuro-oncological patients care: basic and practical concepts for nurse specialist in neuro-rehabilitation. *J Exp Clin Cancer Res.* 2012;31:82. doi:10.1186/1756-9966-31-82

94. McCartney A, Butler C, Acreman S. Exploring access to rehabilitation services from allied health professionals for patients with primary high-grade tumours. *Palliat Med.* 2011;25(8):788–796. doi:10.1177/0269216311398699

95. Marciniak CM, Sliwa JA, Heinemann AW, et al. Functional outcomes of persons with brain tumors after inpatient rehabilitation. *Arch Phys Med Rehabil.* 2001;82:457–463. doi:10.1053/apmr.2001.21862

96. Asklund T, Malmström A, Bergqvist M, et al. Brain tumors in Sweden: data from a population based registry 1999-2012. *Acta Oncol.* 2015;54(3):377–384. doi:10.3109/0284186X.2014.975369

97. Salander P, Bergenheim T, Henriksson R. How was life after treatment of a malignant brain tumour? *Soc Sci Med.* 2000;51(4):589–598. doi:10.1016/S0277-9536(00)00002-2

98. Brown PD, Pugh S, Laack NN, et al. Memantine for the prevention of cognitive dysfunction in patients receiving whole-brain radiotherapy: a randomized, double-blind, placebo-controlled trial. *Neuro Oncol.* 2013;15(10):1429–1437. doi:10.1093/neuonc/not114

99. Shaw EG, Rosdhal R, D'Agostino J, et al. Phase II study of donepezil in irradiated brain tumor patients: effects on cognitive function, mood, and quality of life. *J Clin Oncol.* 2006;24(9):1415–1420. doi:10.1200/JCO.2005.03.3001

100. Rapp SR, Case LD, Peiffer A, et al. Donepezil for irradiated brain tumor survivors: a phase III randomized placebo-controlled clinical trial. *J Clin Oncol.* 2015;33:1–10. doi:10.1200/JCO.2014.58.4508

101. Gehring K, Patwardhan SY, Collins R, et al. A randomized trial on the efficacy of methylphenidate and modafinil for improving cognitive functioning and symptoms in patients with a primary brain tumor. *J*

Neurooncol. 2012;107:165–174. doi:10.1007/s11060-011-0723-1

102. Meyers CA, Weitzner MA, Valentine AD, et al. Methylphenidate therapy improves cognitive, mood, and function of brain tumor patinets. *J Clin Oncol.* 1998;16(7):2522–2527. doi:10.1200/JCO.1998.16.7.2522

103. Boele FW, Douw L, de Groot M, et al. The effect of modafinil on fatigue, cognitive functioning, and mood in primary brain tumor patients: a multicenter randomized controlled trial. *Neuro Oncol.* 2013;15(10):1420–1428. doi:10.1093/neuonc/not102

104. Alcalar N, Ozkan S, Kucucuk S, et al. Association of coping style, cognitive errrors, and cancer-related variables with depression in women treated for breast cancer. *Jpn J Clin Oncol.* 2012;42(10):940–947. doi:10.1093/jjco/hys119

105. Iconomou G, Mega V, Koutras A, et al. Prospective assessment of emotional distress, cognitive function, and quality of life in patients with cancer treated with chemotherapy. *Cancer.* 2004;101:404–411. doi:10.1002/cncr.20385

106. Jean-Pierre P, Johnson-Greene D, Burish TG. Neuropsychological care and rehabilitation of cancer patients with chemobrain: strategies for evaluation and intervention development. *Supp Care Cancer.* 2014;22:2251–2260.doi:10.1007/s00520-014-2162-y

107. Rooney AG, Brown PD, Reijneveld JC, et al. Depression in glioma: a primer for clinicians and researchers. *J Neurol Neurosurg Psychiatr.* 2014;85:230–235.doi:10.1136/jnnp-2013-306497

108. Basso MR, Miller A, Estevis E, et al. Neuropsychological deficits in major depressive disorder: correlates and conundrums. In: Arnett PA, ed. *Secondary Influence on Neuropsychological Test Performance.* New York, NY: Oxford; 2013:39–66.

109. National Institute for Clinical Excellence. *Depression: The Treatment and Management of Depression in Adults.* London: National Institute for Health and Clinical Excellence; 2009.

110. Alper K, Schwartz KA, Kolts RL, et al. Seizure incidence in psychopharmacological clinical trials: an analysis of Food and Drug Administration (FDA). Summary basis of approved reports. *Biol Psychiatr.* 2007;62:345–354. doi:10.1016/j.biopsych.2006.09.023

111. Walker J, Hansen CH, Martin P, et al. Integrated collaborative care for major depression comorbid with a poor prognosis (SMaRT Oncology-3): a multicentre randomised controlled trial in patients with lung cancer. *Lancet Oncol.* 2014;15(10):1168–1176. doi:10.1016/S1470-2045(14)70343-2

112. Sharpe M, Walker J, Holm-Hansen C, et al. Integrated collaborative care for comorbid major depression in patients with cancer (SMaRT Oncology-2): a multicentre randomised controlled effectiveness trial. *Lancet.* 2014;384(9948):1099–1108. doi:10.1016/S0140-6736(14)61231-9

113. National Comprehensive Cancer Network. (2013). Clinical practice guidelines in oncology: cancer related fatigue, Version 2. http://www.nccn.org/professionals/physcian_gls_guidelines.asp

114. Mock V, Atkinson A, Barsevick A, et al. NCCN Practice guide-

lines for cancer related fatigue. *Oncology.* 2000;14:151–161. PMID: 11195408

115. Cella D, Davis K, Breitbart W, et al. Cancer-related fatigue: prevalence of proposed diagnostic criteria in a United States sample of cancer survivors. *J Clin Oncol.* 2001;19:3385–2291. doi:10.1200/JCO.2001.19.14.3385

116. Knobel H, Havard-Loge J, Brit-Lund M, et al. Late medical complications and fatigue in Hodgkin's disease survivors. *J Clin Oncol.* 2001;19(13):3226–3233. doi:10.1200/JCO.2001.19.13.3226

117. Patrick DL, Ferketich SL, Frame PS, et al. National Institute of Health State-of-the-Science Panel. National Institute of Health State-of-the-Science Conference Statement: symptom management in cancer: pain, depression, and fatigue, July 15-17, 2002. *J Natl Cancer Inst.* 2003;95(15):1110–1117. doi:10.1093/jnci/djg014

118. Henry DH, Viswanathan HN, Elkin EP, et al. Symptoms and treatment burden associated with cancer treatment. *Support Care Cancer.* 2008;16(7):791–801. doi:10.1007/s00520-007-0380-2

119. Kuhnt S, Ernst J, Singer S, et al. Fatigue in cancer survivors-prevalence and correlates. *Onkologie.* 2009;32(6):312–317. doi:10.1159/000215943

120. Servaes P, Verhagen C, Bleijenberg G. Fatigue in cancer patients during and after treatment: prevalence, correlates, and after interventions. *Eur J Cancer.* 2002;38(1):27–43. doi:10.1016/S0959-8049(01)00332-X

121. Lawrence DP, Kupelnick B, Miller K, et al. Evidence report on the occurrence, assessment, and treatment of fatigue in caner patients. *J Natl Cancer Inst Monogr.* 2004;32:40–50. doi:10.1093/jncimonographs/lgh027

122. Hofman M, Ryan JL, Figueroa-Moseley CD, et al. Cancer-related fatigue. *Oncologist.* 2007;12(suppl1):4–10. doi:10.1634/theoncologist.12-S1-4

123. Wang XS. Pathophysiology of cancer-related fatigue. *Clin J Oncol Nurs.* 2008;12(5 suppl):11–20. doi:10.1188/08.CJON.S2.11-20

124. Mitchell SA. Cancer-related fatigue: state of the science. *PM&R.* 2010;2:364–383. doi:10.1016/j.pmrj.2010.03.024

125. Franklin DJ, Packel L. Cancer-related fatigue. *Arch Phys Med Rehabil.* 2006;87:91–93. doi:10.1016/j.apmr.2005.12.015

126. Mustian KM, Alfano CM, Heckler C, et al. Comparison of pharmaceutical, psychological, and exercise treatments for cancer-related fatigue: a meta-analysis. *JAMA Oncol.* 2017;3(7):961–968. doi:10.1001/jamaoncol.2016.6914

127. Mustian KM, Morrow GR, Carroll JK, et al. Integrative nonpharmacologic behavioral interventions for the management of cancer-related fatigue. *Oncologist.* 2007;12(suppl 1):52–67. doi:10.1634/theoncologist.12-S1-52

128. Finnegan-John J, Molassiotis A, Richardson A, et al. A systematic review of complementary and alternative medicine interventions for the management of cancer-related fatigue. *Integ Cancer Therap.* 2013;12(4):276–290. doi:10.1177/1534735413485816

第84章

癌症幸存者的日常生活活动表现

Claudine L. Campbell, Mackenzi Pergolotti

日常生活活动(activities of daily living, ADL)包括个人日常从事的基本任务,以完成个人,社会和工作相关的角色。自理活动是 ADL 的核心,包括全部的功能性移动能力,上下床、从一个表面移动或转移到另一个表面(床,椅子,厕所,马桶,淋浴间或浴缸)及修饰,进食,穿衣,洗澡,如厕和个人卫生[1]。自理活动是作业治疗师治疗癌症患者的重要工作内容[2]。此外,作业治疗师还解决工具性日常生活活动(IADL)的问题,其中包括要求个人与身体和社会环境互动的活动。这些活动包括写支票和支付账单,杂货店购物,准备膳食,药物管理,轻松的家务和家庭管理,洗衣服,使用交通工具,照看孩子或较年长的家庭成员以及参加休闲活动。

由于身体健康和功能状态的缓慢下降,患有癌症的成年人通常参与有意义的活动受限[3,4]。这是由于癌症本身引起的,也可能是继发于多种医疗并发症和反复住院治疗[5]。被诊断出患有癌症并接受后续治疗的过程会通过影响患者的身体情感,社交,财务和认知能力而造成各种活动限制[4,6]。作业治疗师可以提供恢复性干预或补偿策略,以帮助癌症患者在被动承受疾病及其治疗的影响下获得最大的身体,社会和心理功能,并从根本上最大限度地提高患者对 ADL 的参与度[7]。

癌症患者保持积极参与 ADL 的重要性不可忽视。常见的与癌症相关的问题,例如疲劳,疼痛,认知功能障碍,周围神经病变和社会心理困扰,可能会限制患者在癌症治疗完成期间和之后成功完成 ADL 的能力[8]。通过鼓励患者及其家庭成员提倡患者独立,并鼓励成年人在整个癌症历程中尽其所能照顾自己,患者可以保持控制感和成就感。通过学习什么对于癌症患者最有意义以能够实现并确定有价值的角色和责任,可以带来鼓励。许多正在经历癌症治疗过程的患者有强烈的意愿通过基础性和工具性日常活动来保持独立性。通过使用不同的技术,改变身体力学,花费更多时间或使用适应性设备以减少患者的疼痛,疲劳和紧张,可以改进 ADL/IADL 以提高患者的独立性[8]。本章介绍在所有环境中包括急诊医院,住院急性期康复,门诊或家庭场所治疗患者时如何解决和/或改进其自我护理的每个组成部分以保持参与。可以在患者卧床,坐在床边或从床上坐起/站起时提供作业治疗的原则和适应方法。

治疗原则

修饰

修饰任务包括口腔护理(刷牙/义齿),梳洗头发,剃须,化妆和修饰指甲。患者可以在许多参与水平上参与修饰。具有较高技能水平的成年人可以从水槽上方的橱柜中重拾必要的修饰物品,打开/关闭电灯开关或在修饰前后打开和关闭壁橱和房间的门。如果患者在任务期间需要更多帮助或感到疲劳,则可以提供一系列材料。一旦设置了完成这些任务所需的物品(例如牙刷,牙膏,洗脸盆等),患者就可以坐着、躺在床上或躺在床头升起的床上,在分级辅助下执行任务。在浴室,患者可能需要帮助以保持站立平衡,或者需要椅子来交替坐站在水槽边以完成剃须或口腔护理。在床边,患者可能需要分级辅助,以在化妆或完成口腔护理时保持坐位平衡。适应性设备,例如通用袖带或用于刷牙或梳头的组合泡沫手柄,可以帮助抓握力弱患者改善修饰任务。

进食

进食包括打开容器,抓握器具,将食物送到嘴里,切食物和从杯子里喝水。卧床时的分级任务涉及设置患者托盘上的所有物品并使患者保持适当姿势。患者可能需要适应性或组合器具的帮助,双手交替协助或口头提示才能成功完成进食活动。患者可能需要口头提示来完成吞咽,咀嚼或咬食物。坐在床边时,患者可能需要帮助才能将食物放在托盘上,切食物,打开容器,管理用手指取食物的食物或在无支撑的体位下进食时保持姿势。坐在与桌子同高的椅子上时,患者可能只需要指导或分级辅助他们就餐或适应性装置的设置,以便于设置或进食,如防滑垫,通用袖带,宽柄叉子,摇臂刀或铲勺。如果一只手较弱,则患者可能需要提示才能功能性地使用双手进食,或者学习如何使用单手技术。

上身穿着

在站立位下,患者应具有足够的动态站立平衡,以便穿上和脱下外套或长袍及充分的躯干旋转和肩部运动范围(ROM;内外旋)以完成穿着。坐在床边时,患者可能需要分级辅助穿脱多种类型的衣服及在此动态任务期间保持坐位平衡。患者将需要足够的躯干力量和耐力及双侧上肢的协调能力,以能够穿脱套头衫或带纽扣或全拉链的衣服,胸罩和 / 或其他内衣,紧身胸衣和 / 或支具,助听器和 / 或眼镜。卧床时,患者可能需要帮助来穿上医院的病号服或衬衫。患者可能需要帮助,以将他或她的手臂转动并放置在适当的袖筒中。在急性照护肿瘤环境中的患者可能需要辅助穿脱上肢或躯干的特殊支具。这些患者在 ROM 或负重限制方面可能有限制。在这些情况下,患者将需要学习上身穿着的补偿策略,这可能需要患者使用单手技术或将一只手臂的使用限制在某些范围之内[8]。患者可能还需要特殊的设备以最大限度地提高上身穿着的独立性,例如长柄及物器或纽扣钩,或者他们可能从服装改制中获益[6]。

下身穿着

当患者由于活动受限 / 卧床休息而可能卧床不起或无法下床时,他们仍可能在被提供适应性设备和特殊限制的指导下在床上完成下身穿着。患者还可以抬高床头以更好地触及下肢,或在长坐位练

习穿着。坐在床边时,患者将需要动态的坐位平衡以成功地穿脱袜子和鞋子,并使体重前移。坐在床边时,患者可能需要分级辅助,以穿脱内衣,裤子,裙子,袜子或长筒袜,鞋子,任何支具或假体以及随附的任何紧固件。患者在穿着下身衣物时,可以采用坐站相结合的方式,或者用凳子将脚放在离身体较近的地方,以节省能量和保持安全。患者可能会从适应性设备如长柄及物器,带鞋拔的穿衣棍,穿袜辅助具或纽扣钩 / 拉链钩中获益,以使躯干屈曲角度最小并在即使有身体或耐力受限的情况下改善下身穿着的独立性[8]。

上身洗浴

躺在床上时,抬起床头,患者可能需要设置以能够使用水盆,毛巾和肥皂,对他们的脸,手,手臂和躯干进行上身洗浴。如果一只手臂较弱,患者可能需要双手交替协作,或者需要一定程度的身体帮助才能在双臂下沐浴,如果耐力水平低,则需要休息。坐着时,患者可能需要帮助以坐在床边或椅子上使用水盆,毛巾和肥皂。还可以在浴室盥洗池前面的椅子上为患者提供设置,以完成在浴室中的上身海绵洗浴。当患者有进步,并且具有进出淋浴间的能力和耐力时,可以使用适应性设备(包括长柄海绵,淋浴椅和手持淋浴喷头)对任务进行分级。这项任务要求患者可以用手持淋浴喷头冲洗他或她的脸,手臂,手和躯干,并具有使用毛巾在肥皂上起泡然后在使用后将肥皂冲洗掉的能力。患者可能会从绑在患者手上的沐浴手套中获益。沐浴手套对于无法抓紧毛巾并且不能充分利用双手的患者是有益的。患者可能会受到与淋浴有关的某些限制,特别是如果他们刚刚接受了手术并且有 U 形钉或缝线固定时。由于呼吸或心脏并发症,患者可能还会受到淋浴中蒸汽 / 热的影响。热和湿会增加呼吸短促并降低患者的有氧运动能力。此外,由于完成淋浴任务需要能量,患者可能会感到极度疲劳。患者可能需要适应性设备,可能需要频繁地休息间歇,并交替坐站,或者需要调整到一天中能量水平最高的时间如早晨来完成淋浴活动。

下身洗浴

下身洗浴包括洗浴腹股沟区域,大腿和小腿,脚和臀部。在床头抬高仰卧的情况下,患者可以通过适当的体位和适应性镜子或设备进行下身洗浴。患者可能只能清洗他们最容易触及的区域,并且可

第八篇

能需要身体帮助以清洗他们的腿和脚。坐在床边或椅子上时，患者可以使用脚凳，以更大程度地够到他们的小腿和脚。与下身穿着一样，除了使用适应性设备（例如及物器或长柄沐浴海绵）之外，患者还可以从坐和站的组合中受益，以完成下身洗浴。与上身洗浴一样，当患者可以耐受转移到淋浴间时，他们可以使用淋浴座椅在淋浴间交替坐站，以洗浴下身并保存能量。

如厕

卧床不起的患者可能无法起身使用马桶，因此可能需要辅助翻身才能使用便盆。在这一阶段，患者可能需要很多如厕方面的帮助，但可以通过翻身、改变在床上的姿势或管理衣物来鼓励他们获得帮助。一旦患者可以在辅助下转移到床边便桶或进入浴室，由于抓握力弱，同时要保持安全的功能性动态平衡，患者可能需要帮助来管理如厕期间的衣物。患者可能需要使用适应性装置，例如长柄及物器或观察镜[1]。患者可能还需要交替坐和站几次，以便安全地完成如厕任务，并在几个阶段管理衣物（拉起内衣和裤子）。

如厕转移

一旦患者能够在辅助下转移下床，他们就可以开始练习马桶转移。患者可以在帮助下学习站立旋转转移到马桶，向其较强或较弱的一侧移动。最终，患者可以学会独立地向较强侧和较弱侧双侧转移。如果有下肢瘫痪或力弱，患者可能需要使用垂臂式马桶或连接马桶的滑板，在这种情况下，患者将获益于最初在家庭成员帮助下向较强的一侧转移，以最大限度保证患者的安全性，然后在治疗师帮助下或借助家庭房间设置练习向较弱的一侧转移。如果患者正在使用一项移动设备，如滚轮或标准助行器，患者可以使用该设备练习马桶转移。一旦患者有力量和耐力步行到浴室，他们就可以练习功能性转移进出浴室，以便打开 / 关闭标准或升高的厕所。可以指导患者如何在浴室中使用扶手杆，或将马桶架放置在厕所上方以提供支持，提高患者安全性，并使厕所转移对患者来说更容易。

淋浴转移

当患者有耐力完成功能性转移进入浴室时，他们就可以开始练习进出淋浴间。患者可能需要使用移动设备，如滚轮助行器、标准助行器、拐杖或手杖，以协助功能性移动。一旦患者进入浴室，可能需要指导他们如何安全地跨过淋浴间或浴缸转移进入淋浴。患者可以从淋浴座椅和扶手中获益，以确保淋浴转移的安全性。患者可能需要先坐在淋浴椅上，然后将身体和腿旋转进入淋浴，而不是踏入。患者可以从家庭成员接受如何最好地帮助患者的培训中获益，这样可以在家庭环境中安全地进行淋浴转移。

床上活动

在床边翻身和坐下的能力是大多数自理活动的先决条件。患者可能需要练习使用床边的扶手和 / 或抬起的床头来练习改良的翻身技术。患者可能还需要使用头上方的秋千将他或她拉到坐位，并从仰卧位移动到长坐位。脊柱手术或其他与运动有关的预防性手术，或丧失移行能力的患者可能需要学习如何在一个平稳的运动中翻身或从完全仰卧到侧卧到坐在床边。有些手术要求患者不要坐着和对骶骨施加压力。在这些情况下，患者需要学习如何在床上始终保持侧卧姿势，然后从侧卧到平稳地站立，根本不坐在床边。

能量守恒与人体力学

大多数癌症患者在治疗过程中的某个阶段会出现疲劳和活动耐力受损[7]。应经常鼓励患者活动与休息交替，以便最大限度地提高活动耐力，而不是促使他们陷入极度疲劳的状态[8]。运用能量守恒原理和适当的身体力学来调整 ADL，可以帮助那些在治疗后出现短期或慢性疲劳和耐力低的患者。一些活动需要更高的能量水平，因此，癌症患者的治疗师必须监测他们的生命体征和氧饱和度水平。对癌症患者有用的节能原则包括：通过使用长柄设备，穿便鞋代替需要系鞋带的鞋子以尽量减少穿着和洗澡时的身体弯曲程度，尽量减少过度劳累和频繁地进行休息，在剧烈活动中交替坐或站，组织环境使活动所需的所有物品都在可触及的范围内，并使用轻巧的器具或工具来防止额外的紧张[8]。此外，患者可以学习深呼吸训练、调节呼吸和活动起搏原理。

特别注意事项

接受隔离预防 / 接触隔离的患者

接受骨髓移植（异基因、同基因或患者自身采集的骨髓/外周血)的患者通常会采取隔离预防。在移植手术之前,这些患者被给予高剂量的抗癌药物和/或放疗来破坏癌细胞,在这个过程中健康细胞也会被杀死。在这个治疗阶段和骨髓移植后,这些患者很容易受到感染。患者被置于保护性隔离状态,在一定时间内不能离开病房。此外,他们被置于限制性饮食中,限制新鲜水果/蔬菜的摄入,包括彻底煮熟的杀菌食品。这些患者通常数月中要在医院里住 4 周以上。由于癌症治疗和长时间不活动而变得不适应。

正在隔离预防的患者应尽可能多地参与 ADL,并保持早晨起床的习惯,以完成晨间的自我的常规护理。这些患者可能需要适应性设备,以使完成 ADL 更容易,他们可能受益于学习如何采用节能技术的步调活动。提供有关在长期住院期间维持正常角色和常规的重要性的教育,并确定可以在病房以改良或适应的方式完成的 ADL 或休闲活动,是作业治疗师可以提供的重要干预。鼓励参与日常的自我护理活动、体力活动和休闲任务,最终有助于维持力量、活动耐力和耐力水平以及患者的心理社会健康。

头颈外科/面部重建

头颈部癌症患者通常要进行面部重建,包括切除已识别的病灶、受累的周围结构,有时还要切除面部/颈部淋巴结。在这些手术过程中,这些患者可能必须要插管进行手术,并暂时放置气管切开或鼻胃管,直到他们充分痊愈到能够独立呼吸和吞咽食物。这些患者可能必须改变他们完成 ADL 的方式,这可能涉及与能量守恒原理的结合,或以简单的方式进行活动。他们可能需要使用长手柄的适应性设备来穿衣和洗澡,他们可能需要改良如何沐浴/洗澡。同样,由于淋浴的限制,他们可能需要临时用到海绵浴或者淋浴椅,这对于改善淋浴时的能量消耗可能是有益的。此外,解决这些患者术后的心理健康问题是作业治疗计划的重要组成部分。利用作业方案,让患者参与有意义的角色和常规的对话及如何在康复过程中改进活动以提高参与度,对这些患者来说是很重要的。

头颈部癌症患者通常需要进行游离皮瓣的微血管重建,即从前臂或下肢取一块健康组织的皮瓣,将健康组织移植到头颈部的受累区域。当供体部位或健康组织部位取自前臂桡侧或尺侧时,通常需要制作定制的手矫形器,如静止位手夹板或腕关节背伸夹板。

Tikhoff-Linberg 手术

Tikhoff-Linberg 手术包括全部或部分肩胛骨切除,其中一部分肱骨切除并保留手臂的神经血管蒂。这种手术保留了肘部和手部的功能,并作为一种保肢手术而不是前四分之一截肢。治疗这类手术患者的治疗师需要知道哪些肌肉被切除,哪些肌肉被重新连接并连接到新的位置。这些患者术后将需要学习如何采用单手技术穿衣、洗澡、修饰和如厕,同时术侧臂正在康复和恢复某些功能。他们可能会从术侧有尼龙搭扣或按扣的修改后的衣服中获益,或者他们可能需要穿有纽扣领的衬衫和有尼龙搭扣扣件的鞋子,以保持穿着的舒适和独立性。由于手术臂功能丧失,这些患者必须学习完成自我护理活动的改良技术。

腋窝和前哨淋巴结切除术

腋窝淋巴结切除术或前哨淋巴结切除术后的患者在手术后将会有一些 ROM 或运动受限[9]。关于 ADL,这些患者可能需要接受能量守恒和改良人体力学技术的指导。如果需要的话,他们可以通过花费额外的时间来完成任务或使用适应性设备,独立地穿衣、洗澡和修饰。这些患者可能已经解除了他们的外科医生给予的限制,所以一旦他们从医院回到家,他们将需要指导如何安全地进行 ADL。在家庭管理或膳食准备任务中,患者教育可以集中在使用非手术侧手臂举起和携带物品,并限制术侧手臂上施加的拉力,直到外科医生[9]同意。最近的一项研究也表明了通过远程保健为乳腺癌女性提供的问题解决技术的应用。这种干预措施在减少他们参与 IADL 活动的限制方面是有效的[10]。

内半骨盆切除术

当进行内半骨盆切除术时,腿被保存下来。有必要回顾一下外科医生的报告,看看哪些肌肉和神经被切除了,哪些同样被保留了下来,因为基于外科医生和患者的肿瘤特征,它是不同的。接受过这项手术的患者正在等待瘢痕组织的形成,以达到关节稳定。在肌肉结疤的过程中,患者的 ROM 可能有很多限制,尤其是髋关节伸展和外展。通常,患者在术后使用髋外展支具。髋外展支具允许外科医生将患者的髋关节固定在一个保护位,这样患者就不能自由屈伸、外展或内收髋关节。这些限制使得下身护理、转移和如厕更加困难。

洗澡和穿衣需要仰卧在床上完成。需要长柄及物器、穿衣棒、穿袜辅助具和长柄沐浴海绵来保持预防措施。长柄镜子可用于如厕和外周护理。请记住,佩戴髋外展支具的患者可能会想在支具外穿上衣服,以便正常如厕。如果患者想在衣服外面戴上支具,他们需要在衣服中央有一个洞的特殊裤子和内衣(如:底部有扣子的紧身衣)。治疗也将会增加患者在尽可能少的辅助下戴上支具的能力。为了如厕,这些患者必须使用升高的马桶座,以保持他们髋部的预防措施。此外,马桶座可能需要覆盖额外的衬垫或坐垫,以增加坐位时的舒适度。

外半骨盆切除术

外半骨盆切除术包括腿和半侧骨盆的切除。最初,使用及物器、穿衣棒、长柄海绵和穿袜辅助具在床上完成穿衣和洗澡。长柄镜子也有助于如厕。术后立即进行伤口护理是必要的,以实现最佳愈合。在愈合过程中,可以使用特殊的适应性垫子来允许长时间坐着。可以使用划伤的 scored 缓冲垫来释放压力。最初,缓冲垫可以放在手术一侧,以便在手术侧有更多的支撑,而在非手术侧较少。然后,一旦伤口愈合,坐垫可以反转,以促进改善坐姿。对于因有划痕的坐垫而不能提供足够舒适度的患者,可以使用凝胶插入泡沫坐垫。也推荐使用马桶坐垫。

骶骨切除术

骶骨切除术是指切除骶骨。在术后初期,大多数患者被保持在 Clinitron Rite Hite 空气流态化治疗床(或类似的床)上,以便伤口愈合[11]。一旦允许患者下床,下床时要从侧卧到站立,以避免任何坐着的时间,然后再从站到侧卧以回到床上。使用及物器、穿衣棒、穿袜辅助具和长柄沐浴海绵来增加穿衣和洗澡的独立性,这首先是在床上完成的。一旦站立耐力提高,可以在盥洗池前完成洗澡和穿衣。站立耐力活动应逐步进行,以提高患者在站立时的 ADL 和 IADL 的耐力。可以在站立下完成的其他活动包括从冰箱和橱柜中取回物品及执行一个小的用餐任务(如:沏一杯茶或做一个三明治)。这些任务需要执行和练习,以便在出院回家前增加

对功能性任务的信心。

开颅术

开颅手术是打开颅骨以切除脑损伤或肿瘤的一种手术。术后应立即鼓励患者参与 ADL。功能和认知评估可以提供有关患者参与活动能力的信息,这些活动需要在新的神经或生理缺陷发病时在家完成。在评估的第一天,执行诸如床上活动、卧室活动(从壁橱、抽屉取回物品)和浴室活动等任务。ADL 任务包括在盥洗池边修饰,如厕以及上下身穿着。所有的任务都应完成,但不进行任何过度前屈(头部低于心脏)或保持床头至少 30°。如果患者对基本的自我护理活动完成较好,就可以增加更多复杂的任务和多步骤的命令(如:煮一杯咖啡、做一个三明治、在套房内找到食品储藏柜,然后回到患者的房间)。在 ADL 治疗过程中,认知障碍或活动障碍患者可能需要简化的提示或详细的指导才能成功完成任务。认知功能筛查方法包括蒙特利尔认知评估(MoCA)、时钟绘制和/或圣路易斯大学心理状态测试(SLUMS),以筛选参与 IADL 和 ADL[12-14]所需的重度至轻度认知障碍。

脑肿瘤患者可能需要与创伤后脑损伤、脑卒中、动脉瘤或硬膜下血肿患者进行相似的治疗。神经肌肉再教育、转移训练、功能性活动训练、ADL 训练、IADL 训练和治疗性活动等治疗方法均适用于该患者群体[15-18]。这些患者可能从参与新任务确定当前解决问题的能力,并通过任务排序的挑战中获益(如:制作食谱所需的成分列表,写出食谱步骤,然后识别可在医院食品储藏柜或自助餐厅找到的成分)。或者,患者可能需要参与一项他们熟悉的有难度分级(如:以坐位涂抹化妆品或刮胡子,然后在有支撑的站立位或分级口头提示下完成活动)的活动。由于术后易疲劳,这些患者可能还需要保存精力方面的指导。然而,在短暂的住院治疗之后,患有脑肿瘤的成年人通常会获得功能改善的结果,并且通常能够比那些脑卒中或创伤性脑损伤的成年人更快回家[15, 16]。

近端截肢

这个手术需要切除整个肩膀和同侧手臂。术后即刻的目标包括下床和完成浴室活动。由于截肢,患者的重心发生改变,平衡受到挑战。患者需要练习基本的 ADL,以确保穿衣和洗澡的独立

性,包括获得如何用单手技术完成这些任务的教育。也应该通过如何单手完成这些任务来解决问题以训练 IADL。可提供摇臂刀、单手切割板或开口盘等适应性设备,以增加无须帮助即可切割食物和进食的独立性。如果患者感兴趣的话,可以为其提供人工肩矫形器来改善外观。这是通过将对侧肩的模型放在一种吊带中,并附着在臀部以在衬衫下创建一个肩的外观(具体见后续有关假体的完整描述)。

脊髓压迫 / 损伤

患者可能由于脊柱或原发性中枢神经系统淋巴瘤的转移性病变而导致脊髓受压。与外伤性脊髓损伤患者相比,这些患者的寿命可能更短。在诊断时,康复应该包括与外伤性损伤相似的基本 ADL,但采用康复和姑息相结合的方法。大多数时候,专注于转移和优化患者在有或无家庭辅助 / 培训的情况下完成基本自理活动的能力是首要目标。这些患者也可能每日接受放射治疗,可能需要能够转移上下车。他们可能会受益于使用长柄及物器,穿衣棒,穿袜辅助具,长柄沐浴海绵来穿衣和洗澡,以便能够为自己做得更多。应为这些患者提供可升降式马桶、浴室设备和适当的轮椅建议,以最大限度地提高他们在家庭环境中的安全性。

特殊设备 / 矫形器 / 适配器

使用定制的设备和矫形器有助于减少功能障碍,保持功能性位置,并为各种身体部位提供保护[1]。因此,无论有无辅助,患者都能恢复正常的日常活动,独立掌握生活功能。作业治疗师可以对设备和装置进行修改或改装,以增强患者参与日常活动的能力,并改善他们的体貌和身体形象[8]。

适配吊带

可以为癌症患者改装吊带,这样他们的上肢可以更舒适,或者根据医疗团队的特殊需求进行定位。现成的肩部固定器可以通过在肩带上添加尼龙搭扣、添加腰带或在患者手腕和 / 或手无力或无功能的情况下添加手部支撑器来进行改装。吊带也可以定制,用尼龙搭扣和捆扎材料为臂丛神经病变的患者模拟肩 / 臂支撑,为那些需要姿势支撑、模拟肩膀和手部支撑的手臂和 / 或手无功能的患者提供帮助。

适配手套

臂丛神经病变或肿瘤进展压迫臂丛神经的患者可能会出现萎缩和严重的手无力。手套可以调整,以便这些患者可以用这种改进的技术来拿东西。手套经过改良,使患者可以挥动高尔夫球杆,持重物以加强前臂和肘部肌肉组织或抓握工具。将尼龙搭扣带和手指延长件缝在运动手套上,以增加患者功能性抓握 / 复合拳的安全性来进行日常活动(图 84-1)。

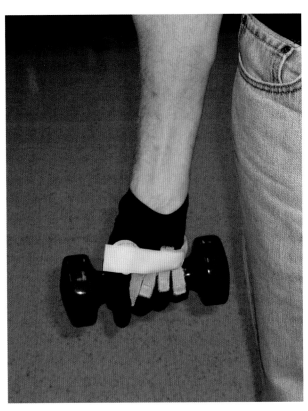

图 84-1 为诊断 Pancoast 肿瘤和晚期臂丛神经病变的男子制作的适配手套。注意手套是如何让他牢牢地抓住重物的。这只手套让此男子又能打高尔夫球了

胸板

儿童胸部保护具是专为那些接受了胸部手术或在上胸壁放置了 Medi-Port 植入式输液港的儿童设计的。当这些孩子恢复上学和游戏活动时,他们需要保护,以防止胸部、躯干或 Medi-Port 植入式输液港部位受伤。夹板材料塑模在患者胸部,使最终产品既能贴合病人的身体,同时还能让上肢自由运动。前胸片用弹力织物和尼龙搭扣带制成的铆接带固定到位。胸部护具使儿童能够安全地恢复正常的日常活动,包括参加体育课、与朋友玩耍或参加课外运动(图 84-2)。

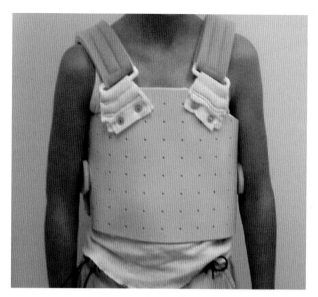

图 84-2　为一名男孩制作的儿童胸板的前面观，以便在体力活动中保护其胸部的 Medi-Port 植入式输液港

肘部沟形夹板

肘沟夹板常用于有肘关节挛缩，不能完全伸直肘部的患者。这种情况常见于移植物抗宿主病患者。肘沟夹板可以作为一种系列的夹板治疗技术，为患者提供一个长时间的肘关节伸展牵伸。每 1～2 周，可以制作一个新的夹板，或者改造和调整原来的夹板，以进一步增加患者的肘关节伸展。这种夹板有助于在一天中坚持完成自我 ROM 运动有困难的患者。最终目的是使患者的肘关节 ROM 最大化，以恢复 ADL 和功能性活动的全部功能。

坐便器改装

坐便器通常必须改装以适于接受过髋部手术、半骨盆切除术或骶骨切除术的患者。可在坐便器座椅上使用厚垫或泡沫垫，并用卫生罩或内衬包裹，以缓冲座椅或增加高度。如果患者必须保持一定程度的臀部 ROM，并且必须在弯曲不能超过一定程度的髋屈曲角度的情况下坐着，可以在坐便器座的一侧增加更多的衬垫，以适应这种限制。

阴囊支具

阴囊支具是为患有阴囊水肿的男性患者定制的，阴囊水肿可能会疼痛、引起发炎、使行动不便和困难（图 84-3）。这种肿胀可能是多种癌症或癌症相关治疗的结果。阴囊支具的功能就像一个骑士带，以提高和给予阴囊温和的压力，并最终减少疼痛和肿胀。这些支具用弹力织物做腰带并用

Tubigrip 做袋子。测量患者腰围。大多数患者也有腹部肿胀，他们以前的腰围尺寸可能不准确。测量腰围后，测量阴囊以确定深度和宽度。通过这些测量，一个袋子被用 Tubigrip 材料切割和缝合在一起，然后缝合到腰带上。将尼龙搭扣缝在腰带上，以便患者可以很容易地穿脱支具。有些患者可能需要辅助穿脱支具。

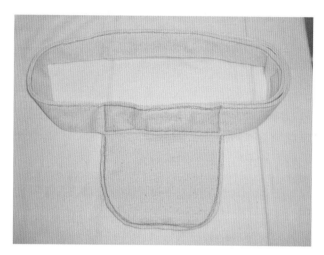

图 84-3　用弹力织物腰带和 Tubigrip 袋制作的阴囊支具示例

头颈前臂皮瓣夹板

当患者接受头颈部手术时，外科医生偶尔会使用前臂组织 / 肌肉组织作游离皮瓣。一旦取了这个皮瓣，外科医生就要求定制前臂 / 手夹板。前臂夹板的作用通常是固定腕部和掌指关节（MCP），以便皮瓣部位能够适当愈合。手指和拇指偶尔固定在 MCP 和近端指间关节（PIP）处。外科医生通常对手的位置有特殊要求，这取决于前臂的哪些结构受到皮瓣部位的影响。通常，夹板是定制的，需要用打开的剪下的图样部分制作，以防止压力直接作用到该部位，或让外科医生可以监测该部位和完成静脉超声。

颅骨假体

行复杂颅骨切开术切除脑肿瘤的患者偶尔会发生感染。为了使感染痊愈，可能需要切除一部分颅骨。也有些情况，由于脑肿胀加剧，必须切除一块颅骨以降低颅内压。在这些情况下，外科医生要求患者戴上头盔，以便安全地下床活动，保护不被颅骨覆盖的大脑结构。作业治疗师可以定制头盔。这些头盔通常是由薄夹板材料制成，并塑模和成形到患者的头部，为大脑提供一个耐用的护罩。定制头盔可以戴在棒球帽或针织帽内，让患者戴着更美观的头

盔进入社区，同时保持足够的保护，免受伤害。

近端截肢假体

如果有兴趣的话，可以给接受前四分之一截肢的患者提供一个人工肩矫形器。这种矫形器是为了创造一种两侧对称的肩的外观。用保留肩的塑料夹板材料制作塑模。用棉织物覆盖塑模，并在塑模下放置棉垫。从肩胛骨的残余部分测量一个长的带子，在此处将假体放置在患者的手术侧，对侧的躯干和残存手臂的腋下。这条带子做成一个类似钟形的曲线，以允许填充塑膜的充分覆盖，并实现假体固定到位。在长条带的两端添加尼龙搭扣，用于将假肢固定在残存手臂下面。假体被应用到患者肩关节以前的位置，并穿在衬衫下面，以创造对称性和一个完整的圆形肩膀的效果。

腕管夹板 / 休息位手夹板

有些患者可能会因为神经病、过度使用或腕管症状而导致手和腕部疼痛。针对此种情况的治疗方法包括使用预制腕支撑器或由作业治疗师制作的定制腕夹板。有神经病变或腕管症状的患者可以从白天和 / 或晚上的腕部制动中获益，以尽量减少其症状并优化手 ADL 功能。

适配 T 恤

接受肩胛骨或肩部手术的患者可能需要使用肩部制动器或吊带限制其肩部运动一段时间。为了让患者安全地穿脱 T 恤、背心或套头衫，这些衬衫可能要修改。套头衫可以通过在术侧沿着接缝剪一条狭长的口子，向上穿过袖子来修改。然后将尼龙搭扣缝在两侧，以便于闭合。衬衫修改可以通过先将未受累的手臂在该侧放入袖子，将衬衫拉过头顶，然后将袖子固定在术侧腋下，并排列尼龙搭扣带在支具 / 吊带上。

结论

本章回顾了与癌症患者相关的 ADL 和 IADL。在癌症康复的所有阶段，患者在执行 ADL/IADL 时的独立性可能会因无力、疲劳或功能丧失而受损。作业治疗师在癌症康复中的作用是提高患者 ADL/IADL 的表现，提供维持或增加日常生活技能的教育，并对环境或装备进行必要的改良，以最大限度地提高安全性或美化性，或减少参与限制，提高整体生活质量[8]。

要点

- ADL 包括个人每日完成的执行个人、社交和工作相关角色的任务。
- 自我护理活动是 ADL 的核心，包括整体活动能力、在床边就座、上下床，从一个表面移动或转移到另一个表面（床、椅子、厕所、马桶、淋浴间或浴缸）及修饰、进食、穿衣、洗澡、如厕和个人卫生。
- 作业治疗师还解决参与 IADL 的问题，IADL 包括要求个人与身体和社会环境互动的活动，如写支票和付账单、杂货店购物、膳食准备，药物管理，轻松的家务和家庭管理，洗衣服，使用交通工具，照顾孩子和休闲活动。
- 癌症患者往往容易因多种医疗并发症和反复住院治疗而导致活动全面减少。
- 常见的癌症相关问题，如疲劳、疼痛、认知功能障碍、周围神经病变和心理社会困扰，可能会限制患者在癌症治疗期间和之后成功完成 ADL 的能力。
- 许多正在经历癌症治疗的患者强烈希望保持自己的独立性，通过基本的和工具性的日常活动。ADL/IADL 可以通过使用不同的技术、改变人体力学、花费额外的时间或使用适应性设备以减轻疼痛、疲劳和紧张感来改进，以增加患者的独立性。

（刘颖 译　郝淑燕 校）

参考文献

1. Yadav R. Rehabilitation of surgical cancer patients at University of Texas MD Anderson Cancer Center. *J Surg Oncol.* 2007;95(5):361–369.
2. Söderback I, Paulsson EH. A needs assessment for referral to occupational therapy: nurses' judgment in acute cancer care. *Cancer Nurs.* 1997;20(4):267–273.
3. Cheville AL, Beck LA, Petersen TL, et al. The detection and treatment of cancer-related functional problems in an outpatient setting. *Support Care Cancer.* 2009;17(1):61–67.
4. Cheville AL, Troxel AB, Basford JR, et al. Prevalence and treatment patterns of physical impairments in patients with metastatic breast cancer. *J Clin Oncol.* 2008;26(16):2621–2629.
5. Hwang EJ, Lokietz NC, Lozano RL, et al. Functional deficits and quality of life among cancer survivors: implications for occupational therapy in cancer survivorship care. *Am J Occup Ther.* 2015;69(6):6906290010.
6. Strong J. Occupational therapy and cancer rehabilitation. *Br J Occup Ther.* 1987;50(1):4–6.

第八篇

7. Fialka-Moser V, Crevenna R, Korpan M, et al. Cancer rehabilitation. *J Rehabil Med.* 2003;35(4):153–162.

8. Pergolotti M, Williams GR, Campbell C, et al. Occupational therapy for adults with cancer: why it matters. *Oncologist.* 2016;21(3):314–319.

9. Vockins H. Occupational therapy intervention with patients with breast cancer: a survey. *Eur J Cancer Care.* 2004;13(1):45–52.

10. Hegel MT, Lyons KD, Hull JG, et al. Feasibility study of a randomized controlled trial of a telephone-delivered problem-solving–occupational therapy intervention to reduce participation restrictions in rural breast cancer survivors undergoing chemotherapy. *Psychooncology.* 2011;20(10):1092–1101.

11. Bauer KA, Ghazinouri R. Rehabilitation after total sacrectomy. *Rehabil Oncol.* 2005;23(2):9–13.

12. Stewart S, O'Riley A, Edelstein B, et al. A preliminary comparison of three cognitive screening instruments in long term care: the MMSE, SLUMS, and MoCA. *Clin Gerontol.* 2012;35(1):57–75.

13. Petersen RC. Mild cognitive impairment. *N Engl J Med.* 2011; 364(23):2227–2234.

14. Olson RA, Chhanabhai T, McKenzie M. Feasibility study of the Montreal Cognitive Assessment (MoCA) in patients with brain metastases. *Support Care Cancer.* 2008;16(11):1273–1278.

15. Greenberg E, Treger I, Ring H. Rehabilitation outcomes in patients with brain tumors and acute stroke: comparative study of inpatient rehabilitation. *Am J Phys Med Rehabil.* 2006;85(7): 568–573.

16. Huang ME, Cifu DX, Keyser-Marcus L. Functional outcomes in patients with brain tumor: comparison with traumatic brain injury. *Am J Phys Med Rehabil.* 2000;79(4):327–335.

17. Mukand JA, Blackinton DD, Crincoli MG, et al. Incidence of neurologic deficits and rehabilitation of patients with brain tumors. *Am J Phys Med Rehabil.* 2001;80(5):346–350.

18. Khan F, Amatya B, Drummond K, Galea M. Effectiveness of integrated multidisciplinary rehabilitation in primary brain cancer survivors in an Australian community cohort: A controlled clinical trial. *J Rehabil Med.* 2014;46:754–760.

第八篇

第85章

癌症患者水肿和淋巴水肿的评估与治疗

Nancy Ash Hutchison

概述

淋巴水肿是淋巴系统异常引起的水肿。原发性淋巴水肿是淋巴系统发育异常所致。继发性淋巴水肿是由以前正常的淋巴系统受到创伤、损伤或破坏而引起的。在发达国家，继发性淋巴水肿最常见的原因是淋巴结切除、手术横切淋巴管以及淋巴结和淋巴管放疗的癌症治疗。为了癌症患者的适当治疗，必须区分其他形式的水肿与真正的淋巴水肿。水肿是一个通用术语，指的是无论病因如何，由于液体充盈而导致的身体部位的增大。接受癌症治疗的患者有许多潜在的水肿原因，这些水肿可以形似淋巴水肿，在诊断淋巴水肿之前必须对其进行评估。此外，癌症患者可能有组织肿大，该肿大实际上不是水肿，而是来自实体瘤或恶性肿瘤（无论是原发性或转移性），或是来自骨转移的末端以及该区域周围的局部炎症。治疗癌症患者的临床医生必须对身体部位肿大的所有潜在原因进行彻底评估，始终高度怀疑肿瘤可能是导致肿大的主要原因性的，并在假定淋巴水肿是唯一原因或原因之一以前，治疗所有严重的、危及生命的水肿。

淋巴液平衡：淋巴系统的作用和淋巴水肿的病理生理学

淋巴系统是管道系统的一部分。淋巴管系统和心血管系统共同发挥作用，以产生体内体液调节的平衡。心血管系统是一个由通向和离开心脏的血管形成的闭合回路。心脏是一个肌肉泵，通过导管血管系统，动脉和静脉输送血液。淋巴系统是一个开放的管道系统，在组织中的微血管循环处吸收液体，通过淋巴管的节段作用将液体泵回心脏。淋

巴管道被称为淋巴管，由淋巴瓣膜包围，以确保单向流动。淋巴管壁有独特的肌肉，具有血管平滑肌和心肌骨骼肌的特点[1,2]。淋巴管收缩以推动淋巴液通过系统，因此不同于动脉和静脉，因为淋巴管必须同时充当导管和泵[3]。淋巴泵的调节是由内在的收缩，外在的压力和旁分泌因子作用于位于淋巴管瓣膜附近的起搏器而实现的。在正常淋巴管中，有效的淋巴收缩不需要外骨骼肌泵，但随着进行性淋巴管泵衰竭，外骨骼肌收缩成为淋巴泵的一个必要因素[4]。正常皮肤淋巴管的压力为 $4\sim8mmHg$[5]。过度组织压致淋巴管损伤、炎症、神经病变对收缩力的影响、炎症和放疗所致淋巴管纤维化的有害影响是癌症患者除了淋巴结切除外淋巴管损伤的潜在原因。淋巴管损伤导致淋巴瓣膜功能不全和伴随淋巴管肌肉进行性过度扩张损伤的淋巴反流。病变、扩张的皮肤淋巴管中的压力可增加至 $15\sim18mmHg$[5]，称为淋巴管高压。淋巴管输送淋巴液、大分子物质、免疫细胞、脂类（乳糜）从间质到淋巴器官包括淋巴结，以处理和破坏异物，并通过淋巴输出干和导管将净化过的液体送回心血管系统，在呼吸的帮助下进入心脏底部。淋巴的阻塞、逆流或渗漏导致组织中的淋巴静止状态，临床上可观察到皮肤真皮中的进行性炎症以及增厚的纤维脂肪组织积聚[6]，伴或不伴由于淋巴的蛋白质性和刺激性成分所致的红斑。健康的淋巴管可以在组织液过多的状态下增加收缩率，但过度扩张、受损的淋巴管和包裹在纤维脂肪组织积聚中的淋巴管不能有效地将淋巴推进淋巴器官并最终进入心血管系统[4]。因此，淋巴淤滞和淋巴炎症引起的组织损伤，导致淋巴管内皮和淋巴管肌层变性，引起进行性淋巴管泵衰竭。随着脂肪组织的增加[7,8]，受累身体部位逐渐和不可逆转地变得更加

肿胀、沉重、发炎和纤维化。在淋巴水肿晚期，浅表淋巴管消失。皮下和筋膜周围组织中积聚的液体通过皮下增厚的胶原基质从结构变形中开辟出通道[9]。从组织学上来说，这些通道不受淋巴内皮细胞的限制，也不代表淋巴管生成[10]。在健康方面，淋巴和心血管系统与其他器官系统（包括肾脏、内分泌、肝脏和脂肪）共同作用，以调节体液平衡。

癌症淋巴功能障碍的病理生理机制与原发性淋巴水肿不同。淋巴系统对癌症状态下恶性细胞的出现有复杂的反应。此外，手术切除淋巴管和淋巴结的结果会产生显著的炎症反应。肿瘤的存在和手术损伤改变了淋巴管生成以及局部血管、大分子、神经病理学和炎症反应。许多作者的研究已经表明，乳腺癌腋窝清扫带来的血管反应、神经损伤和间质液体组成的改变，导致受累侧手臂中血液和淋巴液的实际增加，同时伴有组织中蛋白质含量降低。这些发现导致了一种理论，即出现淋巴水肿的患者是那些在基线时淋巴流量过大或血管血流动力学改变的患者，他们容易因对损伤的过度体积反应而导致淋巴泵衰竭[11-13]。Newman 等的研究[14]表明由于某些血管内皮生长因子基因的变异，存在着癌症相关淋巴水肿的遗传倾向。

淋巴系统在细胞免疫中起主要作用。淋巴细胞在淋巴结中制造，并根据需要通过淋巴液中的淋巴管进行配置。淋巴液由间质液组成，间质液被淋巴管吸收，与淋巴细胞和大分子异物结合并破坏[15]。众所周知，癌症和炎症状态可改变淋巴系统的功能[16,17]。炎性细胞因子对淋巴管肌肉泵有直接的抑制作用[2,18]。由于炎性细胞因子对淋巴结切除术后毛细血管通透性增加的影响，血流动力学改变和炎症可能有关[19]。淋巴结切除时淋巴管横断产生大量的炎症反应[20]。Avraham 等[21]用一个诱导性淋巴水肿的小鼠模型显示淋巴淤滞导致 CD4+T 细胞炎症和辅助性 T 细胞 2（Th2）分化增加，这是纤维化进展和淋巴功能衰竭的必要因素。白介素 -4 和白介素 -13 可阻断这一反应，使纤维化减轻并伴有淋巴功能改善。Leung 等的研究[22]显示特异性促炎基因和抗炎基因的表达可鉴别 BCRL 患者与无淋巴水肿的乳腺癌患者。慢性炎症促进脂肪组织在长期淋巴淤滞状态下的进行性沉积[23]。另一个易患淋巴水肿的因素是肥胖[24,25]。

遗传倾向、身体成分倾向和炎症反应是继发性淋巴水肿发生的危险因素。炎症可对淋巴泵功能[26]产生不利影响，导致组织纤维化和脂肪沉积[27,28]。在癌症相关淋巴水肿[21,29]的发生、发展和改善中，炎症的确切作用尚未阐明，但已在组织学上得到证实[9,30]。淋巴水肿的病理生理学现在已被理解为具有遗传性的、炎性的、增殖性的和液体失调的机制。淋巴引流受损的部位易患蜂窝织炎和淋巴管炎，炎症继而导致淋巴管进一步闭塞并伴有脂肪组织增生。

一般来说，淋巴肿胀是局灶性或区域性的，特别限定于通向一组特定淋巴结的淋巴管区域。弥漫性肿胀不是淋巴水肿。同时多个区域的弥漫性肿胀是由心脏、肾脏、肝脏、药理学、内分泌和蛋白质代谢改变等因素引起的全身水肿。对于癌症患者或癌症治疗后的患者，这些因素中的一些或全部可能起作用。淋巴管主要在身体内层、皮肤真皮外以及身体黏膜内层内走行。因此，淋巴结或淋巴管损伤或切除后，淋巴水肿可发生在内层和外层。

锁骨上淋巴结或淋巴管的切除或损伤可能导致口腔、喉部和咽部内部以及面部、头部和颈部外层的淋巴水肿。腋窝淋巴结从前后方引流腰以上锁骨以下淋巴结盆同侧胸、臂和躯干的皮肤。腋窝分布区淋巴结的切除和淋巴管的损伤可导致胸部、上背部和手臂任何结构的淋巴水肿。盆腔和主动脉旁淋巴结的切除以及放疗对腹部和盆腔淋巴管的损伤，可能导致下腹、外生殖器、臀部和腿部以及包括膀胱和阴道在内的盆腔器官内层的淋巴水肿。腹股沟淋巴结的切除可导致同侧腿肿胀。

在一些癌症患者中，有一种手术"双重打击"现象，增加了手术部位远端发生淋巴水肿的风险。这种现象发生在当肿瘤切除作为损伤的一种机制横切淋巴管时，第二种损伤是在同一引流途径中切除淋巴结。常见的双击综合征发生在同一象限进行肿块和淋巴结切除的乳腺癌、广泛局部切除和腹股沟淋巴切除的头颈癌（HNC），此时原发性肿瘤切除横断淋巴管并伴随颈部淋巴结清扫。

当接受放疗的组织发生淋巴水肿时，会出现另一种独特的现象。这种形式的淋巴水肿最常见于肿块切除并行淋巴结清扫术后的乳房、接受过颈部淋巴结切除术和放疗的 HNC 患者的颈部，或既往淋巴结切除的同侧肢体后来又接受长骨转移放疗的患者肢体。在这些患者中，放疗后纤维化综合征影响淋巴管[27]、淋巴结[31]和它们穿过的组织。放疗后纤维化和萎缩[32]的特点与淋巴水肿并存，使诊断具有挑战性。这一独特问题的管理需要同时治疗纤维化和淋巴水肿。

癌症患者水肿和淋巴水肿的诊断

淋巴水肿的诊断没有临床标准或阈值。淋巴损伤的病理生理反应转变为慢性不可逆性淋巴水肿的阈值尚未确定。乳腺癌淋巴结清扫术后患侧（有时非患侧）血管和淋巴管反应动力学的改变可导致肿胀[13,36,37]。乳腺癌相关淋巴水肿的发展可能是节段性的，以至于整个肢体体积检测技术会错过受累手臂节段的早期体积变化[36,37]。这些早期的液体波动可能是暂时性的[38,39]，所以它们可能不会导致长期的淋巴水肿。慢性淋巴水肿的诊断取决于病程、液体体积、测量方法、遗传学和受累身体部位[22,40-46]的组织特征。根据目前的科学状况，淋巴水肿前期或亚临床淋巴水肿应与慢性、可见的淋巴水肿区别开来，与淋巴水肿相关的软组织变化应与液体变化一起量化[47]。

淋巴水肿的诊断主要是通过病史，并通过确诊性诊断试验和影像学检查来分期。在接受癌症治疗或有癌症治疗史的患者中，新出现的水肿应促使对复发或转移性疾病的调查。

病史

收集病史时，首先需要对患者的癌症治疗进行全面的回顾，包括诊断时的分期、目前分期、手术干预、淋巴结切除的范围和部位、放疗的部位和类型、过去和现在使用的所有化疗药物、并发症的治疗包括静脉血栓栓塞（和干预措施，如血栓切除或溶栓）、手术感染和血清肿（和干预措施，如硬化治疗或引流管置换）。必须评估和记录干预和并发症引起水肿的时间。必须评估和记录试图控制水肿的干预措施的有效性，包括利尿剂、抗凝剂、血清肿或血肿的外科减压以及压力衣和袜子/袖套的使用（表 85-1）。

肿胀的类型和时间在癌症相关水肿的鉴别诊断中很重要。淋巴水肿是局限性的，通常发生在单侧的面部，颈部，肢体甚至生殖器。淋巴水肿在病史上被注意到从远端开始并向近端发展。目前，更有限的手术和放疗技术导致面部，颈部，肢体，躯干或腹部更加局限化的、近端的或节段性淋巴水肿的进展。淋巴水肿进展通常是缓慢的和惰性的。淋巴水肿可能引起不适和沉重的症状。淋巴水肿不表现为剧烈的急性疼痛或突发症状。主诉明显疼痛或突发肢体、乳房/胸部或生殖器肿胀的患者应根据受累部位的位置评估中心或外周静脉血栓

表 85-1 癌症患者水肿的潜在原因

淋巴水肿：放疗或手术切除对淋巴结和/或淋巴管的损伤
药物：紫杉醇[33,34]、皮质类固醇、钙通道阻滞剂、唑来膦酸和加巴喷丁[35]
肿瘤：引起组织肿大的实体瘤或骨转移，或浸润淋巴管的肿瘤
静脉：身体任何部位血栓形成或下肢静脉瓣膜功能不全
低蛋白血症
心衰
甲状腺功能衰竭
风湿病/骨科疾病，包括芳香化酶抑制剂或化疗引起的关节病和肌腱炎，既往退行性关节病的恶化或包括病理性骨折在内的损伤
肝病
肾脏疾病
恶病质

栓塞。由于癌症导致高凝状态，血栓栓塞也可以发生而不疼痛，可能是慢性的，并且在最初闭塞时可能被忽略，尤其是在腹部和骨盆，因此深静脉血栓（DVT）必须纳入癌症患者任何新的肿胀的鉴别诊断中。伴随肿胀的疼痛也可能是蜂窝织炎、复发性实体瘤或浸润性肿瘤或病理性骨折引起肿胀的信号。伴或不伴有放疗的术前部位的疼痛和肿胀可能代表神经性疼痛。风湿病或退行性关节炎突然发作引起的疼痛可表现为全身或局部水肿。当局部退行性关节炎或肌腱炎发生在淋巴缺失的区域时，应评估和治疗关节炎，因为炎症增加淋巴负荷，从而引发淋巴水肿恶化，而在适当治疗炎症条件下，淋巴水肿恶化可能会消退。吉西他滨引起的类似低度感染或假蜂窝织炎[48]可发现淋巴缺失，可随着病情的治疗而消退。

左胸口（如血肿）的一个罕见并发症是当胸导管进入静脉角时受到压迫，可能导致左上肢并双下肢及左面部淋巴水肿。然而，在大多数情况下，全身性肿胀或身体多个部位的肿胀不是淋巴水肿，应寻求和治疗全身性原因。全身水肿和体重的波动不是淋巴水肿，这一事实在患有非淋巴水肿的癌症患者中造成了巨大的挫折和不必要的花费，因为没有考虑水肿的潜在原因，随着水肿的波动，不适当的压力衣会缩窄或变得不可接受。混合型水肿在有癌症治疗史的患者中很常见。任何病因的液体体积增加引起的全身肿胀都是淋巴功能降低区域

淋巴负荷超载的潜在的可逆原因,必须对癌症患者进行评估。例如:在化疗期间(从类固醇或紫杉类),左、右心功能不全,低蛋白血症和恶病质,肝胆功能障碍,肾脏,风湿性,感染和内分泌功能障碍。这些都可以与局部淋巴水肿共存。对于单侧或局部肿胀合并全身肿胀的患者,两者必须分开评估和治疗。

体检: 分期

淋巴水肿是由临床医生根据组织纤维化(通过体格检查或软组织成分测定法)和体积计算来分期的。前者在淋巴水肿的管理中极为重要,因为淋巴不能通过无功能的淋巴管,淋巴水肿的进展涉及皮肤和皮下纤维脂肪的积聚,而这来自于慢性炎症及蛋白间质液体的淤滞。淋巴水肿的临床分期还应伴有适当的影像学检查。分期和影像学在淋巴水肿的管理中比以往任何时候都重要,因为保守治疗和手术治疗依赖于癌症相关淋巴水肿的正确诊断和量化。

最常用的淋巴水肿临床分期包括三个阶段[49]。I期为可逆性水肿,轻度或无可凹性水肿。II期是不可逆性水肿,以可凹性水肿和伴有结构变形和标志物消失的皮下纤维脂肪沉积为特征。III期的特征是进行性真皮增生伴乳头状瘤和疣状真皮生长及随着疾病进展,越来越多的纤维脂肪组织变得僵硬和不可凹。IV期有时被添加为0期,指的是潜在的或亚临床淋巴水肿。分期仅仅是描述进行性淋巴水肿软组织特征的严重程度。体积测量是分期的一部分,体积严重性指数应与软组织分期一起使用(见体积测量部分)。最小体积增加通常被认为是5%~20%,中等体积增加是20%~40%,严重体积增加是40%以上。然而,随着淋巴水肿早期检测的最新进展,一些专家主张划分最小类别以5%~10%增加为最低,10%~20%增加为轻度[49]。淋巴显像被认为是淋巴水肿诊断的必要组成部分,临床分期是最低要求,但对诊断和治疗计划没有决定性意义[49]。由于淋巴水肿是一种淋巴管和软组织疾病,各期相关的功能性疾病应由康复专业人员进行评估和治疗。淋巴水肿被认为是癌症后影响身体功能的许多软组织疾病之一,需要综合治疗以优化患者功能[50,51]。

头颈淋巴水肿分期

目前已开发出几种与HNC相关的头颈淋巴水肿(HNL)分期量表。然而,HNC相关淋巴水肿的分期仍然很复杂[52,53]。安德森癌症中心HNL量表将0期描述为无明显水肿伴组织沉重症状,1a期描述为无可凹性水肿的可逆性柔软的水肿,1b期描述为可逆性柔软的可凹性水肿,2期描述为无组织改变的不可逆性僵硬的可凹性水肿,3期为不可逆性组织改变(过度角化或乳头状瘤)[54]。体积测量和软组织成分方法的评估应在实验室和淋巴显像之前进行。

体积测量

体积测量可用于手臂和腿部淋巴水肿的诊断和治疗结果。体积是淋巴水肿可接受的CRO。然而,由于淋巴水肿的软组织改变,体积并不是一个独立的淋巴水肿分期和诊断方法。躯干、头部和颈部以及生殖器淋巴水肿通常是通过明显的解剖结构和组织特征的改变来评估的。临床实践中使用的大多数体积测量都是通过测量肢体大小并通过数学公式将大小换算成体积来计算间接体积。受累部位的大小不能决定肿大肢体的生物含量或淋巴系统的功能能力。通过间接体积测量,当肢体任何一点有2cm的差异,肢体之间有200ml的体积差异,或用于计算整肢体积的肢体之间有10%的差异时,淋巴水肿被认为是存在的。当有术前基数时,肢体可以在术后测量时与自身相比较,而不是与未受累的一侧相比较。然而,当使用间接体积追踪淋巴水肿时,两侧肢体在每个基准点上都要测量。研究表明,对侧肢体在淋巴结切除术后未受累侧的体积发生变化,并可能随着时间而继续变化。此外,体重的增加或减少会影响肢体体积的测量。当处理淋巴水肿的临床医生未能在每个基准点测量双肢时,对于疾病的恢复或进展[46],肢体间体积参考会变得不准确。

肢体周径之和

用皮尺测量的肢体周径总和与用截锥公式计算的臂或腿的总体积近似[118]。该公式基于截锥的几何概念。患者肢体近似于一个圆锥,分为多个截肢。治疗师在选定的间隔内用卷尺测量周径,并计算两个周径测量之间的截锥体积。全截锥体积总和是肢体的近似体积。手和足的体积不是截锥公式的一部分。有手足体积的卷尺测量方法,可用于临床增加计算的肢体体积[119,120]。用卷尺测量肢体周径之和是淋巴水肿治疗诊所最常用的技术。

研究表明，在正确使用的情况下，这种技术是准确的[121]。当采用肢体周径总和时，应使用准确的间隔[118]，并对工作人员进行适当的一致性培训和评估评价者之间的可靠性[122,123]。测量间隔不是标准化的，但应该足够窄，以计算准确的体积。在没有国际标准的卷尺测量间隔的情况下，每个诊所应采用一个标准，使结果是可重复的。乳腺癌相关淋巴水肿的最新研究指出，淋巴水肿可能是节段性的，因此通常的肢体总体积公式忽略了可治疗的重要淋巴水肿[37]。根据目前对 BCRL 病理生理学的认识，在临床条件适宜时，应随访节段性肢体周径。相对于可接受的标准误差和最小可检测的变化标准，对肢体周径的总和进行了大量的研究，以帮助临床医生确定正确的治疗方法，评估治疗的成功率及何时开始和停止治疗，特别是与乳腺癌相关的淋巴水肿[41,122-126]。一项研究评估了黑色素瘤患者腹股沟淋巴结清扫术后，下肢淋巴水肿的体积阈值[127]。肢体体积的总和仍然是测量临床可检测的肢体淋巴水肿以及对治疗和外科治疗的反应的选择结果。由于卷尺测量的准确度可能会有所不同，并且要根据这些值作出重要的临床决定，因此诊所应定期验证其测量方案的准确度。在一个疗程中，体积的稳定性决定了治疗的时长和何时订购压力衣。因此，淋巴水肿临床中，评价者内部和评价者之间，手臂和腿部的标准测量误差（SEM）均应定期进行重新校准。按比例缩放的 SEM 是 SEM 对百分比的转换。单个临床医生对上肢测量的平均 SEM（一个 PT 在一个肢体上 3 次测量的标准偏差）应为 23～30ml[123,128]，下肢的平均 SEM 约为 84ml[123]。诊所中治疗师之间的测量值应为组间信度加减 5%[123]。个体临床医生的 SEM 比例被建议为 1%，以满足当前检测早期淋巴水肿的建议[123]。

光电测量法

光电测量法是一种间接测量肢体体积的光电方法，已被证实可用于淋巴水肿[129]。它基于与卷尺周径之和相同的原理，但由于测量间隔非常小，而且可用计算机计算，因而比卷尺测量更准确。该方法使用具有多个垂直光束的框架，该框架沿肢体移动。每个间隔的横截面积通过计算机计算和相加，并换算成体积。手和足不包括在内。特定的可重复的定位对这种技术的准确性至关重要。仪器必须经常校准。设备很贵，而且不普及。这种方法被提倡用于乳腺癌相关淋巴水肿的早期检测[130]，

但这仅在大型中心（通常是学术或研究机构）可行。

水置换法

这种技术曾被认为是间接肢体体积测量的金标准，它是准确的，但由于卫生、设备和空间的原因，临床上很少使用。作为其他方法准确性评估的标准，这项技术仍然是有价值的[118]。水置换测量是一种体积描记术，它使用的是测量肢体浸入水箱时的水置换量。这种方法包括手和足。

生物阻抗法（BIS）

生物电阻抗分析（BIA）测量通过人体组织的电流的阻抗。BIA 是指在单一频率下的阻抗。电流通过的路径与频率有关。阻抗与液体体积成反比。BIS 测量通过特定长度的生物组织多个频率的阻抗[131]。用计算机建模确定受累部位细胞外含水量与未受累部位细胞外含水量的阻抗比。由于组织细胞外液含量的变化，不能用单侧肢体的绝对阻抗值来判断是否存在过多的细胞外液。在临床 BIS 中，受累肢体的阻抗与未受累肢体的阻抗进行比较，并报告为两者之间的比率[132,133]。优势臂阻抗小于非优势臂阻抗。在进行测试之前，临床医生将优势侧和受累侧的数据输入到仪器中，允许计算机格式化以准确地报告患者与标准的比率。BIS 通常被称为直接体积的测量，因为它评估肢体中的实际细胞外液。但 BIS 不是一个实际的体积测量；它是受累肢体细胞外液与对侧正常肢体细胞外液的比率。因此，当患者有双侧腋窝淋巴结清扫时，不应使用 BIS。如果受累臂是优势臂，则高于比值 1.139 的 3 个标准差时认为 BIS 读数异常，如果受累臂为非优势臂，则高于比值 1.066 的 3 个标准差时为异常[132]。BIS 被认为是一种准确可靠的上肢淋巴水肿定量分析工具[44,134]。对亚临床或早期淋巴水肿的治疗有指导意义[135]。BIS 与上肢淋巴水肿[133,136]的光电测量法有很好的一致性。节段性或局灶性 BIS 可以通过一些可用的设备来计算[137]。BIS 还可以计算腿部水肿。阈值已经确定用于单侧腿部水肿[132]。然而，BIS 不能区分腿部（即淋巴管或静脉）积液增多的潜在病因[135]。

至少有一项研究试图在没有术前基数但结果没有达到统计学意义的情况下，确定乳腺癌相关手臂淋巴水肿的 BIS 比率阈值[138]。在没有术前基数筛查亚临床淋巴水肿的情况下，还没有足够的研究来验证 BIS 比率的临床意义。BIS 比率不能很好地

转换成间接体积测量。

BIS 比率最大的临床用途是它是一种敏感的早期检测受累肢体细胞外液含量上升的方法,通常在淋巴水肿临床可测量或有症状之前使用。乳腺癌腋窝清扫术后手臂 BIS 的临床应用研究证实了其在早期发现和早期治疗乳腺癌相关淋巴水肿中的作用[139-142]。一项研究表明,BIS 可用于预测临床上可检测到的淋巴水肿[143]综合消肿治疗(CDT)的结果。当经外周静脉穿刺中心静脉置管(PICC)用于术前(新辅助)化疗时,BIS 的准确性引起了关注[39]。需要进一步研究以确定 BIS 在上象限有输液港或深静脉血栓患者中的准确性。

软组织成分分析法

淋巴水肿被认为是影响癌症患者的软组织疾病中的一种[50]。评估软组织的状态和组成是评估可疑淋巴水肿患者的重要部分[47]。肿胀身体部位组织的组成决定了临床治疗的正确性。

组织介电常数(TDC)

TDC 是利用生物电场中通过组织的电能的相对导电性原理来测量身体部位的水分含量[144]。电介质是储存或传输电能而不导电的物质。电介质也被认为是绝缘体。介电常数可用于量化组织的电存储容量。放置在皮肤上的探头充当同轴发射器,通过该发射器发送 300MHz 信号。组织体积和探测深度由与皮肤接触的探头的表面积决定。一些信号被吸收,一些信号被重新反射回来。在 300MHz 时,TDC 与组织的含水量相关。TDC 随组织含水量的增加而增加,随组织含水量的减少而减少。绝对 TDC 值随组织在体内的位置和测量深度而变化。TDC 通常随着深度的增加而减小,因此必须指定测量的深度。在测量对侧的绝对 TDC 值时及为了将来进行比较测量时,应使用相同的深度。

TDC 是部位特异性的。通常当 TDC 在手臂上完成时,要测量多个点。TDC 也可以在身体其他部位如躯干或乳房上测量。就淋巴水肿的阈值而言,还没有最后确定。然而,初步研究表明 TDC 对乳腺癌患者组织水分的早期变化是敏感的[145,146]。因此,可用前臂和上臂的 TDC 比值(受累者与未受累者)分别为 1.45 和 1.30 来鉴别受累侧淋巴水肿。TDC 在乳腺癌亚临床淋巴水肿的筛查中显示出潜力[146]。TDC 与定点 BIS[147]相比具有

优势。它也显示出在 HNC[148]中检测淋巴水肿的前景。

超声波

超声在淋巴水肿中的临床应用,近年来已发展成为评价淋巴水肿相关软组织病理学的一项更有前途的技术。在淋巴水肿的超声评估中,主要应用于皮肤厚度的评估。然而,与 BIS 和 TDC 相比,超声的一个优点是,超声可以评估淋巴结切除术后肢体的肌肉、脂肪和水分,更好地描述受累侧相对于非受累侧的实际组织成分和相对比例。最常用于淋巴水肿的标准超声设备的频率为 7～15MHz,可提供有关皮肤和皮下组织厚度的信息。20～50MHz 的高频超声波可以更详细地检查真皮和表皮,但需要更低的频率来成像整个皮下层。新型的皮肤科用仪器合并包含高频和低频。用于淋巴水肿皮肤结构超声评价的参数包括表皮下低回声带、皮下组织厚度、皮下回声增强和皮下无回声间隙。由于皮肤和皮下组织的回声变化并非淋巴水肿所独有,各种水肿和皮肤病的特异性超声特征尚待分类和标准化。Mellor[149]使用双频超声(20MHz 和 7.5MHz)确定乳腺癌相关淋巴水肿患者受累侧和非受累侧手臂的显著声像图差异。Suehiro[150]的研究显示,在 BCRL 患者中,使用 7～12MHz 换能器的超声异常以前臂内侧最为明显。Johnson[45]比较了使用 15MHz 换能器的超声波和临床医生对皮肤和皮下组织纤维化的触诊。超声异常显示了良好的评分者间信度,而临床医生触诊是不可靠的。Uzkeser[151]使用 7.5MHz 换能器,显示在乳腺癌相关淋巴水肿消肿治疗后皮肤厚度明显减小。Suehiro[59]利用一个 7～12MHz 的换能器来区分坠积性水肿和下肢淋巴水肿。在另一项通过超声比较生物电阻抗和皮下无回声空间的研究中,超声与大腿淋巴水肿存在相关性,但不能区分小腿的静脉水肿和淋巴水肿,因为下肢的静脉水肿比淋巴水肿的重力效应更显著[152]。Niimi[153]的研究显示,采用 7.5～10MHz 换能器的超声可以预测对消肿治疗的反应。皮下组织含水量较高的患者与真皮中有更多纤维化改变的患者相比,消肿治疗后体积缩小有所改善。Devoogdt[154]用 12MHz 超声和臂围的总和对腋窝淋巴结清扫术后乳腺癌患者随访 12 个月。通过皮肤和皮下组织的测量,并比较受累侧与非受累侧,超声发现通过卷尺测量进展为临床淋巴水肿患者的受累侧和非受累侧皮肤厚

度之间的差异增大。对于超声，如果受累侧比非受累侧大 0.3mm，则认为皮肤增加是显著的。如果受累侧与非受累侧之间差异超过 20%，则认为皮下组织增加是显著的。作者承认，标准尚未建立。Choi[155] 比较应用 BIA、周径测量和 7.5MHz 换能器超声对通过卷尺测量和淋巴核素显像证实为乳腺癌相关淋巴水肿患者的手臂进行评估。比较双臂淋巴水肿时，超声对淋巴水肿的鉴别准确。Tassenoy[156] 使用一个 10MHz 的换能器，识别出不同于脂肪沉积的皮下组织液，目的是预测将对 CDT 有反应的候选者。与组织介电常数（TDC）相似，超声具有显示节段性或局灶性淋巴水肿的优点。

随着高频超声的引入及其在皮肤病中的应用，对皮肤各层回声的评估更加精确，有助于了解淋巴水肿对皮肤真皮中胶原蛋白和弹性蛋白的影响。Dai[157] 用高频（20MHz）超声显示乳腺癌相关淋巴水肿患者皮肤淋巴管炎急性发作后真皮乳头层胶原沉积增加。高频超声有助于淋巴水肿、放疗后纤维化、炎症性皮炎和硬皮病等皮肤病的鉴别或共存。以这种方式使用超声将使临床医生能够更好地选择治疗淋巴水肿相关的皮肤纤维化和皮肤淋巴管炎的方法是，将皮肤科疗法与传统的基于淋巴水肿体积的技术和肌筋膜技术相结合。

软组织超声在淋巴水肿研究中的另一个用途是淋巴水肿对肌肉萎缩的影响[158]。超声弹性成像[159] 是一种很有前途的淋巴水肿患者康复技术，因为淋巴水肿的纤维脂肪沉积可影响肌肉、肌腱和韧带，导致疼痛和活动受限。弹性成像评估任何软组织在外力作用下的硬度。应变弹性成像测量组织对外加压力的反应。横波弹性成像测量对超声波脉冲的反应。Lim[160] 描述了一种更简单地确定组织硬度的方法，即使用 7.5MHz 的换能器，并在换能器的最小压缩和最大压缩期间比较皮肤厚度。

超声有望作为一个工具以确定早期亚临床淋巴水肿，评估纤维化的进展及对治疗干预的反应。确定阈值、最小临床变化标准和淋巴水肿特异性的回声模式需要技术标准化。

双能 X 线吸收测定

双能 X 射线吸收测定（DXA）是测定骨密度的常用方法。它还可用于评估软组织和计算肢体体积。两束不同能量水平的 X 射线射向被扫描的身体部位。对于骨密度的研究，要减去软组织的吸收。骨矿物质、非骨瘦肉组织和脂肪具有不同的 X 射线衰减特性。对于使用 DXA 进行的身体成分测量，计算每种组织类型的每 cm^2 的密度，可获得总体积。肢体体积和软组织特征 DXA 评估的临床参考价值已发表[161]。研究已发现 DXA 手臂体积计算与周径测量和体积置换法相关，因此 DXA 是一种可靠的癌症相关淋巴水肿的体积测量方法[57]。DXA 在淋巴水肿的分期中也很有用，因为随着疾病的进展，软组织的变化也在进展[47, 58, 162]。DXA 可帮助鉴别主要由脂肪组织构成的淋巴水肿，这些脂肪组织对保守的消肿治疗无进一步反应，并且在没有进行抽吸辅助下的蛋白脂肪切除术（即淋巴吸脂）的情况下，不会进一步缩小体积[28]。DXA 在评估干预措施（如力量练习对肌肉的构建）对淋巴水肿受累肢体组织成分的影响方面也有应用前景[163]。

实验室检查和影像学检查

应进行先前的相关实验室检查回顾和影像学评估，特别是甲状腺、肝肾功能检查、超声心动图和最近的 CT 或 PET 扫描。应该订制相关缺失的实验室检查和影像检查。请注意，PET 扫描排除了肢体的长骨，因此已知转移性疾病、多发性骨髓瘤或原发性骨肿瘤患者的肢体肿胀应提示对肿瘤增大或病理性骨折的肢体进行额外的影像检查。应进行上下肢的多普勒超声研究，但对肢体静脉血栓栓塞的研究通常不包括中心静脉结构。通过对比增强 MR、CT 或静脉造影的中心静脉造影可显示中心静脉闭塞，可行血栓切除、溶栓或支架置入术。当发现中心静脉闭塞时，应进行隐匿性肺栓塞的检查，并考虑放置下腔静脉滤器（IVC）。应采取适当的抗凝措施。减少静脉高压可以消除淋巴系统的压力，并且本身可以减少或逆转相关的淋巴水肿。针对静脉血栓栓塞的仰卧位多普勒超声可能没有发现静脉瓣膜功能不全。在单侧或双侧下肢水肿的患者中，直立位多普勒超声可显示出明显的功能不全，可能适合于成功的静脉闭合[55]。对于合并淋巴水肿和静脉功能不全的患者，静脉闭合可以减少淋巴负荷，从而改善淋巴水肿。在上胸部放置输液港的患者，可能需要进一步的锁骨下静脉影像检查。当肿瘤有可能复发时用 CT、MR 和 / 或超声对肿胀部分进行显像是必要的。MRI[56]、双能 X 射线吸收测定（DXA）[57,58]和皮下超声[59]有助于鉴别淋巴水肿和其他类型的水肿以及区分淋巴水肿的软组织和液体成分[47]。淋巴水肿主要是筋膜上的,当发现筋膜下水肿时,应进行其他诊断。淋巴显像、软组织显像和血管显像的结合通常是成功治疗癌症患者水肿所必需的。

淋巴核素显像

淋巴核素显像是淋巴功能障碍的标准显像技术[60-63]。淋巴核素显像也可用于鉴别外科前哨淋巴结,但该技术不同于外周淋巴管显像的淋巴核素显像。淋巴水肿的淋巴核素显像使用锝[99mTc]硫胶体代替[99mTc]人血清白蛋白。其他放射性标记剂,如[99mTc]tilmanocept[64,65]或[99mTc]右旋糖酐[66]可用于淋巴核素显像,但主要研究用于外科前哨淋巴结的识别,不应假定其对周围淋巴管显像具有同等的准确性。锝硫胶体是诊断外周淋巴水肿的首选试剂。由于水肿可能是一种暂时性或可治疗的征象,而癌症患者水肿的鉴别诊断是复杂的,因此淋巴核素显像对淋巴功能的评估非常重要。确定淋巴水肿的诊断对身体形象、功能、花费和终身强化自我管理有负面影响,应避免误诊。淋巴核素显像用于肢体淋巴水肿的显像。它对临床诊断的躯干、头部和颈部淋巴水肿是无用的。淋巴水肿的治疗,无论是保守治疗还是手术治疗,最好是以淋巴核素显像进行实际淋巴损伤和残留功能的客观测量为指导。不幸的是,许多癌症患者接受了多个疗程的淋巴水肿治疗,忍受了淋巴水肿诊断的心理创伤,结果却发现他们肿胀的原因不同。淋巴核素显像在有核医学放射科医生和癌症治疗的机构中广泛应用,因为该技术使用的设备与用于外科前哨淋巴结识别的设备相同。放射性同位素标记的锝注入胶体颗粒的大小、注射位置和显像时间对于淋巴管显像和前哨淋巴结显像是不同的[67]。淋巴核素显像提供了淋巴泵、淤滞和梗阻的功能评估,可指导治疗,并确定治疗预期结果的预后[68-73]。在临床实践中使用淋巴核素显像的研究表明了图像模式分析的相关性,特别是与以下阻塞性特征有关:残留淋巴结摄取减少、缺乏深部淋巴通道和真皮反流。腘窝淋巴结摄取的存在、缓慢的流量和侧支循环形成信号不强,可能是正常的,特别是在肥胖患者[74]中,但结合其他提示性发现,则可能是淋巴功能障碍的信号[74,75]（图 85-1～图 85-3）。

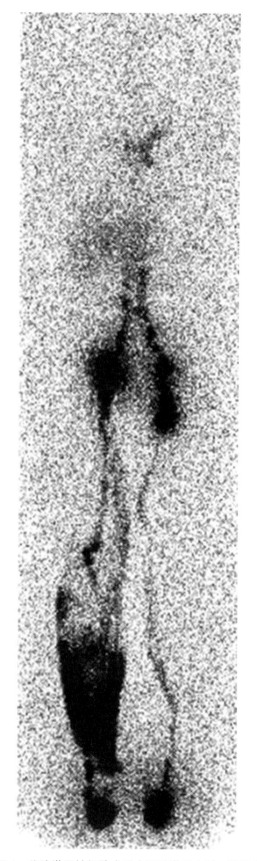

图 85-1　盆腔淋巴结切除术后右下肢淋巴水肿。淋巴核素显像显示大腿深部收集管保持正常,腹股沟淋巴结摄取良好,但侧支循环异常,小腿异常真皮反流。右侧腘窝淋巴结的摄取不强,很可能是有意义的,因为在正常的左腿不存在

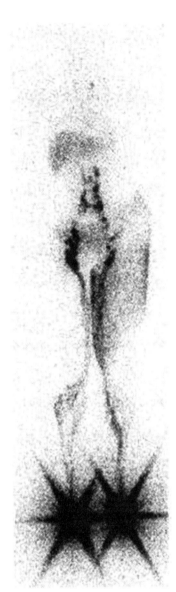

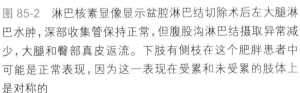

图 85-2 淋巴核素显像显示盆腔淋巴结切除术后左大腿淋巴水肿，深部收集管保持正常，但腹股沟淋巴结摄取异常减少，大腿和臀部真皮返流。下肢有侧枝在这个肥胖患者中可能是正常表现，因为这一表现在受累和未受累的肢体上是对称的

磁共振淋巴造影

皮内注射钆，然后对患肢进行磁共振追踪，可提供整个淋巴管轨迹的详细影像。这项技术为淋巴管结构和功能的特殊显像显示了希望[76]。在美国，钆不被批准用于皮下注射。MR 淋巴管造影在其他一些国家[77]或在美国的研究机构中有应用。

近红外荧光显像

NIRF 加吲哚菁绿（ICG）是一种在淋巴核素显像[78,79]中不可见的皮肤淋巴管的显像方法。这种与夜视光学类似的近红外光学显像装置，可以用来

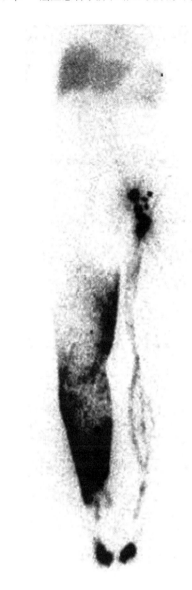

图 85-3 淋巴核素显像显示盆腔淋巴结切除术后右下肢严重淋巴水肿的异常发现，深部收集管缺失，腹股沟淋巴结无摄取，整个腿部严重真皮反流。临床上未受累的腿部出现侧支循环可能是正常的，也可能表明轻度淋巴功能紊乱，因为盆腔淋巴结切除可导致双侧淋巴功能紊乱

观察皮下注射 ICG 后的皮肤淋巴管。ICG-NIRF 可实时评估淋巴功能，包括淋巴速度和推进速度，是衡量淋巴收缩功能的指标。目前，ICG-NIRF 在美国的临床应用主要是在淋巴静脉吻合手术（LVA）中，用于识别旁路淋巴管[80]。ICG-NIRF 有望用于淋巴水肿的诊断和疗效的评估[81,82]。已经发现了几种与淋巴功能异常进展相关的 ICG-NIRF 异常模式[83,84]。最初，淋巴管呈线性模式，然后是飞溅模式，最后随着与疾病进展相关的淋巴破坏的进展呈现弥散模式[85]。在一项对接受淋巴 - 静脉吻合手术[86]的 I 期 BCRL 患者的研究中，在 NIRF、MRI、

第八篇

淋巴核素显像和组织学之间做了比较。NIRF 和 MRI 对早期淋巴水肿的诊断较淋巴核素显像更为敏感。NIRF 可能对亚临床淋巴水肿的检测有一定作用[87]。组织学检查显示 ICG-NIRF 呈线性模式的患者无异常。但在飞溅模式区的淋巴管有淋巴内皮细胞扁平和毛细淋巴管增生。淋巴水肿和 ICG-NIRF 弥散模式更为严重的区域显示了淋巴管内皮细胞分离和胶原过度积聚的组织学证据。ICG-NIRF 显示，BCRL 患者受累侧[88]经手法淋巴引流（MLD）后，受累侧和非受累侧肢体的淋巴收缩功能和淋巴推进功能增强。ICG-NIRF 也显示了 HNC 相关淋巴水肿[89]和生殖器淋巴水肿[90]的淋巴功能障碍。

患者报告测量工具

淋巴水肿对健康相关生活质量有重大影响[91-93]。然而，对报告淋巴水肿症状的乳腺癌患者的研究表明，其他类型的疼痛，尤其是神经性疼痛，可能被误认为淋巴水肿。因此，重要的是治疗患者报告的症状，这可能是多因素的。肿胀本身可能是次要的或根本不存在的。关注淋巴水肿的管理是很重要的，但有必要评估和治疗所有症状。对淋巴水肿的恐惧导致癌症患者焦虑不安，通过治疗其他被误诊为淋巴水肿的疼痛源而会减轻这种感觉，并确保其他诊断如静脉血栓栓塞或癌症复发是鉴别诊断的一部分。患者报告症状和患者报告结果（patient-reported outcomes，PRO）是诊断和管理癌症相关淋巴水肿的重要组成部分。通过自我报告诊断淋巴水肿的准确性主要在乳腺癌人群中进行评估。在乳腺癌人群中，患者自我报告的僵硬、麻木、无力、刺痛和活动范围丧失与手臂肿胀的客观测量呈正相关[94]。临床报告结果（clinically reported outcome，CRO）是临床医生对特定客观损害的测量。淋巴水肿的 CRO 是体积。需要 PRO 工具来处理患者的功能和痛苦。一些工具将 CRO 与 PRO[国际功能、残疾和健康分类（ICF）]结合起来，这种工具被称为自我报告结果（SRO），其中有症状和体征的测量[95]。大量乳腺癌研究的一致结论是，由于淋巴水肿对健康相关生活质量的影响与测量的肢体体积不直接相关[96-99]，因此乳腺癌相关的手臂淋巴水肿应该用 PRO 和 CRO 进行测量和评估。淋巴水肿对患者生活的影响取决于患者的职业和日常活动。研究表明，患者的症状往往会使淋巴水肿的情况引起医疗关注。美国国立综合癌症网络（NCCN）生存指南（版本 1. 2016）[100]依赖于患者自我报告的疼痛症状，以转介淋巴水肿

康复服务。疼痛较水肿体积与功能的关系更大[101]。研究表明，应在一段较长的时间内，即在原发性癌症治疗完成后的 2～6 年内[102]，以基准值对 PRO 进行评估。早期症状更为严重的，症状负担往往随着时间的推移而减轻[103,104]。那些有长期症状负担的患者有失去工作、抑郁、医疗费用增加、丧失执行日常生活任务和娱乐能力的风险[105]。

世界卫生组织应用 ICF 评估有障碍个体的活动受限和参与局限[106]。为乳腺癌相关淋巴水肿构建了淋巴 ICF，包括 5 个维度：生理功能、心理功能、家庭活动、活动能力和生活 / 社会活动[51]。乳腺癌的 ICF 系列也已经开发出来[107]，再次重申乳腺癌上肢发病的症状复杂度包括上象限同时出现的各种治疗后病症，它们共同对健康相关生活质量产生功能和社会 / 情感影响。已经开发了许多用于 BCRL 的 PRO，这样临床医生可以选择一个最适合他们的环境和患者群体[96,108-110]。一些工具也已开发用于下肢癌症相关淋巴水肿[111-113]。由于没有针对乳腺、生殖器或头颈淋巴水肿的 CRO，因此必须使用 PRO 来识别和随访这些实体的患者[52,53,114-117]。

高危癌症患者淋巴水肿的筛查

与乳腺癌有关的癌症相关淋巴水肿的筛查已初步发展起来。乳腺癌相关淋巴水肿与显著的发病率和医疗花费有关[164]。因黑色素瘤、妇科癌症和 HNC 行淋巴结切除术的患者也有明显的淋巴水肿发病率和痛苦，因此这些群体的早期诊断和治疗也越来越受到重视[116,127,148,165,166]。

对于 BCRL，NCCN 要求接受浸润性乳腺癌治疗的患者必须接受随访以"教育、监测和参照淋巴水肿的管理"[167]。因此，癌症康复提供者应与肿瘤治疗提供者合作，确定机构角色和资源，以确保依从性和护理指导乳腺癌患者获得淋巴水肿筛查和早期治疗。无论使用何种测量工具，乳腺癌相关淋巴水肿的筛查都需要术前基数测量以获得最大准确度[168]。一般认为，BCRL 发生的最高风险是在接受腋窝手术的患者中，最高发的时间是在手术后 2 年内[42]。对 BCRL[39,169]的筛选方法没有统一的意见。通过 BIS 进行早期单侧淋巴水肿筛查的阈值已经建立[170]。TDC、超声和 NIRF 也显示出可用于早期检测的前景，并且作为一个因素不具有偏侧性[146,154,171]。光电测量法已在一些较大的中心中用于筛选，具有明显的准确性，但并不广泛可用，

因此通常不推荐[121,172,173]。由于 BCRL 存在过度治疗[174]和治疗不足的风险，因此前淋巴水肿、亚临床淋巴水肿和临床上明显淋巴水肿的术语对于正在进行的研究至关重要。淋巴水肿保持可逆性的阈值尚不清楚；然而多年的临床经验表明，I期早期和亚临床淋巴水肿具有最大的可逆性机会。间接体积测量的研究表明，在 5% 肢体体积增加[173,175]时考虑早期 BCRL 阈值是合理的。早期低体积 BCRL 有进展趋势[176,177]。体积增加最小时[178]逆转或减少 BCRL 的机会最大。前臂体积与早发性淋巴水肿相关的事实形成了术后 2 年筛查方案的理疗基础，以获得最佳结果和成本效益[179,180]。由于大多数机构目前依赖于卷尺测量手臂周径来诊断和治疗 BCRL，因此在没有其他方法或患者不符合其他方法的标准时，利用这种方法来早期检测临床上明显的淋巴水肿是合理的。卷尺测量不能检测亚临床淋巴水肿。然而，早期临床淋巴水肿的发现是一项值得努力的工作，因为早期临床淋巴水肿的治疗已表明可以减轻或消除病情的进展。对于有下肢、生殖器、乳腺或头颈淋巴水肿风险的患者筛查淋巴水肿尚无共识。在这些人群中，早期教育和在肿瘤学环境中 PRO 工具的实施是关键。肿瘤康复专业人员应与肿瘤治疗团队密切合作，为所有高危人群实施早期教育、PRO 工具和早期转诊至淋巴水肿临床医生。无论肿瘤类型如何，任何一个做过淋巴结切除术或淋巴结构放疗的患者都可能发生淋巴水肿。淋巴水肿在术后癌症幸存者中很常见。所有癌症淋巴水肿的总发病率估计为 15%[181]。在一项研究中，黑色素瘤腹股沟淋巴结清扫术所致淋巴并发症的风险为 41.9%[182]。高危人群，如乳腺癌、黑色素瘤、HNC、妇科癌症和前列腺癌患者，应具有特殊的临床教育途径和淋巴水肿的早期转诊。目前对下肢、乳腺、生殖器或头颈部癌症相关淋巴水肿的筛查尚无共识。预防性干预尚未成功[183]，所以早期发现早期转诊至关重要。一般来说，通常被理解为在 I 期或 II 期早期，即纤维化发生前的早期治疗，在逆转发病率方面更为有效。

淋巴水肿筛查项目为淋巴水肿教育和生活方式管理提供了机会，包括体重管理和运动。这个话题在治疗、运动和风险降低的章节中有进一步的讨论。

淋巴水肿的管理

在回顾淋巴水肿治疗的研究时，重要的是要注意该研究如何评估组织分期和体积增大（受累侧与未受累侧的体积差异百分比），以便比较治疗技术、针对不同严重程度的治疗分层以及干预结果。一些研究并没有说明淋巴水肿分期[184]，而是通过描述来提示它，并且可能仅指明了体积增大。然而，淋巴水肿的治疗因癌症分期、淋巴水肿组织分期和体积增大而不同，因此在研究和治疗中记录所有这些参数非常重要。由于肢体体积自然的影响[185]，淋巴水肿治疗的研究应明确干预的时间、干预的依从性和随访的时间。由于美国对 CDT 的最初研究采用了相同的治疗时间和频率而没有考虑严重程度，因此迫切需要对治疗阈值进行进一步的研究[186,187]。随着目前对早期甚至亚临床干预的重视，一刀切的治疗方法已不再被接受。

早期亚临床淋巴水肿的管理

对于亚临床或 I 期淋巴水肿，使用一级压力袖套进行早期干预，可逆转乳腺癌患者的早期体积增大[142,172,188]。已知在腋窝淋巴结清扫后可自然发生体积波动，有些会自发地逆转[38]，但术后手臂肿胀的早期增大与手臂淋巴水肿的后期发展相关[177]，因此当检测到亚临床或早期淋巴水肿时应进行治疗。

在这个早期发现水肿的新时期，需要更好的术语来描述淋巴功能的降低，因为对于不熟悉淋巴功能不全的患者和医学专业人员来说，淋巴水肿一词都是意味着临床淋巴水肿（II 期及以上）。早期亚临床体积增加应该被视为后期淋巴水肿发展的一个风险，但可以理解为只用最少的干预如袖套，就有可能逆转。早期亚临床体积增加是临床淋巴水肿的一个错误标记，会在患者中产生显著的不必要的焦虑和由不必要的消肿治疗所带来的昂贵的过度治疗。淋巴水肿早期筛查的目的是通过识别更多的高危个体并通过关键期随访来减少焦虑。乳腺癌治疗后患者对淋巴水肿的恐惧感很高[189]，因此诊断、分期和治疗分层的精确性既经济又以患者为中心。当前在对淋巴功能不全进行准确分期和分层方面缺乏严谨性，风险是相对的，对较严重（即 I 期以上）淋巴水肿的患者，不利于临床预后。不熟悉淋巴功能不全连续体的临床医生可能会错误地得出结论，压力衣或其他干预措施等同于 II 期及以上淋巴水肿患者的消肿治疗。I 期以上淋巴水肿的患者应接受标准的 CDT[183]治疗。

第八篇

临床显著淋巴水肿的管理

综合消肿治疗

　　Ⅱ期肢体淋巴水肿的标准治疗方法是 CDT。CDT 包括Ⅰ阶段，临床缓解期和Ⅱ阶段，维持期或自我管理期[190]。CDT 作为一种多模式疗法，在治疗持续/维持到Ⅱ阶段[186,192-194]时，已经显示了减少肢体体积[191]的有效性。大多数研究没有对照组，因此不能将自发回归因素纳入比较，许多研究没有足够长的时间随访患者，以确定持续自我维持和其他患者变量的效果[195]。标准的Ⅰ阶段 CDT 使用短拉伸（非弹性）压力绷带和治疗师施行的 MLD。标准的Ⅱ阶段 CDT 用平针织（非弹性）高压力（压力等级为Ⅱ级或更高）维护衣。CDT 应由经过认证淋巴水肿治疗师（CLT）培训的合格治疗师执行，以便应用有效的短拉伸绷带技术和正确的 MLD 方法，这两种方法都有特定的有效技术，需要培训和实践。MLD，最常见的是 Vodder（也有 Casley-Smith，Leduc，Chikly），既然轻抚有一种不同于平常的按摩治疗技术的独特压力，因此必须在一个实践性的实验室环境中被教授。淋巴学领域的专家[北美淋巴协会（LANA）]制定了淋巴水肿治疗和淋巴水肿治疗高级认证的合格医师培训标准。

　　Ⅰ阶段 CDT 在疾病进展早期开始[196,197]最有效。标准 CDT 所带来的更多体积减小与治疗时肢体的大小有关[196]。在Ⅰ阶段使用压力绷带的依从性是 CDT 成功的预测因素[197]。Ⅰ阶段 CDT 的最大体积变化出现在最初几天内，而在一周[85]结束时处于平稳状态。但是一些患者需要额外的时间在Ⅰ阶段 CDT 中获得最大的体积减小[198]。CDT 的有效性在于非弹性压力的能力，通过手法淋巴技术刺激残存的淋巴管，产生内在的淋巴收缩来推动淋巴，从而抵抗肢体肌肉的收缩。当淋巴管尚未完全被纤维化的淋巴水肿毁掉时，这种机制仍然有效。在Ⅲ期淋巴水肿中，淋巴管不收缩[4]，以致 CDT 在显著减小体积方面逐渐失效。在Ⅲ期淋巴水肿中，需要更高的压力才能通过非淋巴管道驱动液体。研究表明，根据分期、严重程度和时间进程进行分层治疗是淋巴水肿管理的一个重要领域，需要更多的研究来开发循证治疗方案。CDT 又称 CDP，CDP（综合消肿物理治疗）是指采用压力手段结合手法消肿方法以及运动和皮肤护理，是治疗Ⅱ期淋巴水肿的首选方法。当各组成部分单独使用时，不应使用 CDT 的术语。"淋巴水肿疗法"这个词不正确。医嘱提供者或执业临床医生应具体说明所采用的治疗方法和组成部分。

　　虽然 CDT 主要用于研究上肢和下肢淋巴水肿，但在有面颈部淋巴水肿的 HNC 患者中也有研究。在一项 733 例 HNC 淋巴水肿患者的研究中，CDT 显示对 60%[54]的 HNC 患者有效。HNC 的定位和分期是多种多样的，大部分已经接受了多种癌症治疗，其中大约有一半包括淋巴结清扫。大多数患者有Ⅱ期淋巴水肿，主要影响颈部和颏下区。CDT 包括 MLD、压力垫或压力衣、面部和颈部运动。治疗主要是在 69 日的中位数再评估下治疗指导后的家庭计划。坚持是取得效果的关键。那些每日或每周多次进行自我治疗的患者往往有最好的结果。

手法淋巴引流

　　MLD 通常指的是 Vodder 方法，它采用几种非常轻的皮肤牵伸和放松轻抚来刺激淋巴管的充盈-排空推进，并将淤滞的淋巴液引导到未阻塞的区域。Tan 等[88]采用近红外射频荧光显像显示健康手臂和Ⅰ-Ⅱ期乳腺癌相关淋巴水肿的手臂在 MLD 后淋巴收缩功能改善。NIRF 显示，在连续的推进事件之间，推进淋巴速度增加，淋巴传递期缩短。其他 MLD 的技术包括类似于 Vodder 的 Casley-Smith 法，淋巴泵技术（LPT），一种增加淋巴流动和动员炎症介质进入淋巴循环的骨科技术[199]及利用触诊识别淋巴淤滞区域并用手法去清理它的 Chikly 法。

　　所有这些技术都需要技巧和训练才能有效。MLD 在淋巴水肿早期（Ⅰ-Ⅱ期）最有效，此时仍有淋巴管的残存收缩功能。随着Ⅱ期后期和Ⅲ期纤维化的进展，MLD 变得不太有效，而要采用纤维化松解技术。用于Ⅱ期后期和Ⅲ期淋巴水肿的纤维化松解按摩技术可改善活动范围（ROM）并松解受限的肌腱和关节。有关 MLD 诱发肿瘤转移已经引起了人们的关注。但尚无病理生理学或证据上的理论基础认为 MLD 能够促进或扩散癌症[200-202]。

压力衣和绷带

　　压力袖套和袜套是必须由合格的医疗专业人员根据患者的诊断和水肿严重程度来开具处方的医用装置[203,204]。施于淋巴水肿组织的实际压力对于正确的压力衣和绷带处方是非常重要的[205]。不同织物的压力差别很大。治疗效果不佳通常与应用无效的压力绷带或压力衣治疗上肢和下肢淋巴水肿有关。在减轻和维持Ⅱ期淋巴水肿方面，短拉伸（非弹性）绷带优于长拉伸（弹性）绷带。平针织（非弹性）压力衣与圆针织（弹性）压力衣相比，能够对淋巴水肿的僵硬区施加压力，而圆针织（弹性）压力衣则可以压缩较软的水肿，但平针织压力衣可能会缩小可变形的肢体或较硬的淋巴水肿。在一项压力效果的研究中，应用静态硬度指数[206]来确定被治疗组织的实际压力。在肌肉收缩期间，必须在直立（重力）位评估静态硬度，以评估压力衣的实际工作压力。对于淋巴水肿患者来说，理想的压力衣是在卧床休息时压力低，在直立和移动时压力高。这种动力最好是通过静态硬度指数大于10的非弹性材料来实现，以使肌肉收缩的作用将淤滞的间质液体推向中央循环，取代无效的淋巴管的作用。目前，加压级别和加压压力的术语尚不标准。一般来说，圆针织压力衣采用以下分类：压力等级Ⅰ为8～20mmHg，压力等级Ⅱ为20～30mmHg，压力等级Ⅲ为30～40mmHg，压力等级Ⅳ为40～50mmHg[205]。但在美国，通常认为Ⅰ级为20～30mmHg，Ⅱ级为30～40mmHg，Ⅲ级为40～50mmHg。平针织压力衣通常采用德国RAL-GZ系统：Ⅰ级为18.4～21.2mmHg，Ⅱ级为25.1～32.1mmHg，Ⅲ级为36.4～46.5mmHg，Ⅳ级大于59mmHg[207]。然而平针织分级也不规范。由于压力衣的压力分级缺乏标准化，临床医生必须阅读标签或包装盒上注明的特定服装的压力分级，并检查压力衣对患者是否合身，以确保其有效。对于大多数上肢淋巴水肿的患者，一件Ⅱ级压力衣足以控制。对于下肢淋巴水肿，可能需要Ⅲ级压力衣。重要的是要注意圆针织压力衣向肢体远端和较窄部位提供更多的压力，而平针织压力衣提供更均匀的梯度，以便需要较高压力等级压力衣的患者可以通过平针织压力衣获得更好的效果，因为平针织压力衣在肢体较窄部位收缩较少。

CDT 的组成和联合应用

单用或联合应用 CDT 不同成分的有效性仍不确定[191]。有关 CDT 的研究通常是针对Ⅱ期或Ⅲ期淋巴水肿患者进行的，完整 CDT 已被证明是有效的。一些研究表明，CDT 实际上是采用联合疗法或成分疗法。在联合 CDT 或成分疗法的研究中，通常可以看到改善，但由于分期、测量和治疗方案的

差异，可能等同于或不等同于完整 CDT。体积增加20%或更少的早期Ⅱ期淋巴水肿，可通过Ⅰ级或Ⅱ级压力袖套，而不用绷带，合并进行或不进行 MLD 的情况下在数周内实现体积减小[188,208]。Maher[209]研究表明，单次 MLD 和采用压力袖套的压力治疗不能减小体积。由于确定Ⅰ期晚期和Ⅱ期早期的阈值是非特异性的，因此仅当 BCRL 患者出现早期非纤维化的淋巴水肿时，才应考虑单独使用袖套干预的益处。当Ⅱ期开始出现纤维化和可凹性水肿时，标准 CDT 更好。不加 MLD 的压力绷带已显示出对减轻淋巴水肿的有效性[210,211]，但是压力绷带外加 MLD 的完整 CDT 比单用压力绷带更有优势[212]。在一项研究[213]中，使用压力袖套2周，然后采用空气压力或手法淋巴引流的消肿技术，显示有利于治疗Ⅰ期晚期和Ⅱ期早期 BCRL。单用 MLD治疗通常不如完整 CDT 有效，但确实有益处。然而，在一项研究中，在治疗科室和家庭治疗中，采用空气压力和自我淋巴引流（由认证治疗师来教授）的标准 CDT 在Ⅰ阶段治疗结束时产生了等量的体积减小。Buragadda[214]研究显示，MLD 结合6周的压力袖套可产生体积缩小。由于研究设计的差异和试验的规模小以及非标准的测量技术和阈值，对CDT 的研究并没有为任何方案的优越性、CDT 模式的组合或治疗时间的长短提供决定性的证据[190]。

考虑到保险限制以及治疗不及时的实际情况，治疗失败可能是由于医生开具了不当的压力衣或由没有充分培训的从业者施行了不适当的治疗。在评估对淋巴水肿治疗没有充分反应的患者时，临床医生应确保需要 CDT 的患者实际接受了由 CLT 施行的推荐疗法，并从经验丰富的定制压力衣店获得了正确的维持压力衣。对治疗缺乏反应可能不是因为这种情况是难治的，而是治疗方案不是最佳的。

空气压力

目前可用的空气压力装置分为单腔、无手动控制的多腔、分段标定的多腔和高级空气压力装置[5]。膨胀的充气袖套必须克服组织阻力和扩张淋巴管的压力升高。在没有纤维化的情况下，充气压力的治疗峰值为30～60mmHg，且耐受性良好[5]。空气压力装置最初是用一个单腔压力套向肢体提供均匀的压力。空气压力治疗的改进是通过序贯的空气压力袖套的发展而来的，它从远端到近端依次地充气和放气，并且远端压力高于近端压力，产生梯度以使液体向着中心循环移动。序贯空

气压力治疗装置比单腔治疗装置有更好的疗效,在序贯装置治疗中,不同的充气/放气周期组合被证明是有效的[215]。空气压力技术的进一步发展是引入高级空气压力装置。高级压力设备有空气压力衣治疗躯干和邻近肢体。高级设备被编程来提供可以模拟MLD的治疗。标准序贯空气压力装置与高级空气压力装置相比,减少肢体体积的作用机制在生理上可能有所不同。在一项采用标准序贯空气压力疗法继以淋巴核素显像的研究中,治疗肢体体积缩小,但淋巴管或淋巴结的吸收没有增加,表明体积缩小的机制是通过淋巴管以外的其他组织吸收的。与淋巴淤滞相关的大分子可能留在被去除水分的组织中[216]。使用NIRF[217],高级空气压力治疗已经被证明可以增加BCRL受累的以及对侧未经治疗手臂的淋巴管和淋巴结吸收,以类似于MLD[88]的方式,来去除组织水分和淋巴液中的大分子。然而,使用标准和高级序贯压力装置的研究已经显示出改善,但是还没有开发出标准化的方案或选择过程。空气压力装置建议用于减小体积的I阶段治疗或维持性的II阶段家庭治疗。

有人担心,单纯肢体的空气压力治疗不能清除整个同侧象限的淋巴,从而使液体向近端驱动以致产生或增加生殖器或乳腺的淋巴水肿。这一问题已导致建议将MLD作为一种空气压力前治疗,以提供协同淋巴引流效果。Szolnoky[218]比较了联合空气压力治疗和手法淋巴引流与单纯空气压力治疗。联合治疗在BCRL患者至少12个月后减小肢体体积方面更为有效,但两种方法均未造成不良副作用。Ridner[219]的一项研究表明,使用低压空气压力装置对BCRL II期患者进行为期30日的家庭治疗,无论是用躯干加手臂清除循环还是单独使用手臂循环,在没有躯干水肿的情况下,症状和手臂体积的改善在统计学上都是显著的。

Johanssen[213]将空气压力疗法与标准序贯装置进行了比较,在袖套干预产生稳定的体积缩小后,MLD持续2周。MLD和空气压力都提供了额外的好处。MLD似乎优于标准的序贯空气压力治疗,但由于数字较小以至于无法产生统计学意义的显著结果。Fife[220]评估了BCRL患者,他们已经完成了I阶段CDT,并继续每日用30mmHg的标准序贯装置或标准MLD模拟压力和躯干序列的高级装置进行12周的维持治疗。两种装置都能进一步减少手臂体积和通过TDC检测的组织水分,但高级装置较标准序贯装置在这两种指标上都有统计学上

的显著优势。通过TDC将研究组在患肢组织水分方面进行匹配。但淋巴水肿分期并没有明确说明。

对于CDT难治的患者,标准序贯低压空气压力疗法或高级空气压力疗法,高压序贯空气压力疗法可能是必要的。Zaleska[10]的研究表明,当按顺序使用50~125mmHg的压力,并在整个肢体过程中逐渐降低压力时,较高的空气压力是有效的并能被晚期纤维性梗阻的淋巴水肿耐受。在24~36个月期间,每日进行的高压序贯空气压力治疗与压力衣相结合,增强了通过纤维脂肪组织的液体通道的形成,并减少了肢体体积。考虑到III期淋巴水肿时组织抗变形能力的可变性,小腿体积描记法可用于确定有效治疗所需的实际有效空气压力水平[221]。

用于减轻或维持淋巴水肿的空气压力疗法,作为采用压力的多模式治疗方法的一部分似乎是有效的并有良好的耐受性,但作为一个独立的治疗其有效性是值得怀疑的[5]。序贯疗法与高级疗法的生理机制可能不同,效果也不同。开处方和提供治疗的临床医生必须详细说明空气压力疗法的类型及患者如何使用压力衣进行空气压力治疗,以达到临床效益。

补充和替代治疗

激光

低强度激光疗法(low-level laser therapy, LLLT)用于BCRL患者的纤维化区,有助于减少肢体体积,但研究没有使用标准化的治疗方案,也没有与同时进行的其他淋巴水肿疗法进行对照。淋巴水肿最常用的波长是904nm,使用手持设备传送1~4J/cm² 的能量。大多数治疗方案的频率为每周3次,持续数周[222]。由于数量少,技术和选择的多样性,没有足够的证据推荐激光治疗淋巴水肿[223]。

体外冲击波治疗(ESWT)

小鼠和大鼠继发性淋巴水肿模型显示,单独或联合应用ESWT和血管内皮生长因子[224-226]可致治疗性淋巴管生成,减少胶原沉积。Cebicci[227]和Bae[228]在BCRL患者中使用ESWT。Bae用ESWT治疗了几例对CDT无反应的III期、重度纤维化淋巴水肿患者。采用对纤维化区域进行4次ESWT的治疗方案。其中一些患者还穿了压力衣。无论是有或无压力治疗的患者,均有手臂体积减小,纤维化变软的情况。Cebicci对11例通过体积变化确诊BCRL的患者进行了12次ESWT治疗,治疗过

程中未使用压力。手臂体积显著改善，功能状态维持在 ESWT 治疗后 6 个月。虽然这些结果是有希望的，但还没有充分的、有足够数量的随机对照试验推荐 ESWT 治疗淋巴水肿[223]。

星状神经节阻滞

交感神经损伤被认为是乳腺癌相关淋巴水肿的可能原因[229]。小型研究[230,231]显示，星状神经节阻滞对 BCRL 有改善作用。然而，还没有足够的循证试验推荐星状神经节阻滞用于淋巴水肿的常规治疗[223]。

其他补充治疗

针灸、振动、碎脂、肌内效贴和补充剂在治疗淋巴水肿方面尚无充分证据[223,232]。

外科干预

治疗临床淋巴水肿的手术种类分为去除纤维脂肪增生组织或血管重建以改善淋巴引流[233]。从历史上看，减容手术是一种激进的切除手术，将所有皮肤和软组织切除到筋膜，再用植皮覆盖。这些手术有严重并发症和较差的美容效果，已基本被放弃。对于非可凹性纤维脂肪淋巴水肿的减容，切除技术已被一种特殊形式的淋巴水肿吸脂术［称为环吸辅助脂肪切除术（CSAL））或抽吸辅助蛋白质脂肪切除术（SAPL）］所取代。这项技术需要一个多学科的外科团队与一个综合性淋巴水肿治疗团队一起工作。有专门的外科手术指南，因为它不同于美容吸脂[234,235]。这项技术与平针织非弹性压力衣的使用相结合，在几个月内逐步缩小尺寸，然后终身穿着进行维护。CSAL（SAPL）加非弹性压力作为多学科淋巴水肿方案的一部分，对保守治疗方法无反应的晚期非可凹性淋巴水肿是一种有效的体积减小方法[28,235,236]。在淋巴水肿的这个阶段，淋巴管已经无功能。影像学已经表明，当 CSAL（SAPL）用于合适的候选者时，不会导致进一步的淋巴功能障碍[234]。

使用淋巴 - 静脉吻合（LVA）或血管化淋巴结移植（VLNT）进行外科血管重建在淋巴水肿长期有效管理[237,238]方面的作用尚不清楚且未经证实。淋巴血管重建的基本原理是增加淋巴系统从淋巴水肿的肢体排出淋巴的能力。19 世纪 60～80 年代首创的 LVA 手术的长期效果令人失望，这被认为是由于几个因素造成的，包括淋巴收集器和静脉之间的压差、移植物血栓形成和吻合口瘢痕形成[239-241]。使

用更小血管的超显微外科技术很有吸引力，因为它们消除了压差。手术室的 ICG-NIRF 显像允许选择功能良好的皮肤淋巴管进行旁路移植[238]。深部淋巴管的通畅性、收缩性和瓣膜功能未被评估，可能导致一些病人的临床疗效不佳，这些病人有大量的病变淋巴管，而一些旁路手术无法弥补。此外，损坏，纤维化，发炎的软组织基质对于吻合口生长是一个不健康的环境。吻合口长期通畅没有得到充分的评估。在淋巴水肿早期[238]，LVA 的临床反应似乎更好，但这也是保守治疗有效的时候。自体血管化淋巴结移植（VLNT）是通过将含有健康淋巴结的组织放入淋巴水肿的肢体来完成的。来自淋巴结蒂的动脉和静脉与局部血管吻合，推测血管内皮生长因子可致淋巴血管生长到移植物中，或移植物中的局部淋巴 - 静脉连接引流移植物周围区域[242,243]。但是，移植淋巴结的实际作用机制，甚或它们是否真有作用，并不清楚。对移植物的淋巴连接缺乏研究。大多数公开发表的文章描述了肢体体积的变化，这些变化是可变的，但是没有进行淋巴核素显像来评估淋巴管进入移植物的通畅性。在一个系列中，只有 31%（16 个中的 5 个）的移植物淋巴结通过淋巴核素显像有吸收[244]。血管重建手术的研究主要是观察性的，没有对照组。需要随机对照试验来消除选择偏差。这些手术并非没有潜在的并发症。血管化淋巴结移植（VLNT）和淋巴 - 静脉吻合术（LVA）被认为是治疗早期淋巴水肿最有效的方法，但尚未被证明优于经证实的早期淋巴水肿保守治疗方法。不能认为 VLNT 和 LVA 可以消除对压力衣的需求，应告知合适的候选者，术后可能需要终身压力治疗[245]。到目前为止，淋巴水肿血管重建手术的作用还没有完全发展到可以常规推荐治疗，但更多的研究将有助于在多模式淋巴水肿管理中确定手术的作用[246]。

全身和局部治疗

迄今为止，尚未发现治疗淋巴水肿的有效全身药物疗法。有一段时间，苯并吡喃酮和生物类黄酮被认为可能是有益的，但并未被证明有益[247]。利尿剂对单纯性淋巴水肿没有益处，但对其他形式的水肿可能有益，包括可能与淋巴水肿同时发生的水潴留。淋巴水肿是由于间质中大分子细胞积聚，使组织胶体渗透压升高，这样一来利尿剂就没有生理作用。由于淋巴水肿是一个重要的炎性成分，抗炎药物和抗生素改善淋巴水肿的前景已被考虑。目

前对可用的全身抗炎药物的使用还没有明确的指南[248]。慢性淋巴水肿患者蜂窝织炎的风险增加，通常是由 β- 链球菌引起的[249]。每年有 2～3 次蜂窝织炎发作的患者是讨论有关抑制性抗菌药物预防治疗的候选人，通常是口服青霉素 V 或青霉素过敏时使用替代品[249]。皮肤护理是慢性淋巴水肿患者必不可少的。皮肤病是淋巴水肿的常见病，应治疗以减少细菌和真菌感染，并减少水疱和乳头状瘤。伴有皮肤皱褶的肿胀或压力衣未定期清洗会产生残留的汗液和皮肤浸渍，导致真菌或细菌感染。在慢性淋巴水肿的区域，皮肤可能会变得充血和干燥，或发展为乳头状瘤和水疱。对于慢性淋巴水肿相关的皮肤病，转介熟悉淋巴水肿的皮肤科医生是非常必要的，这样才能制定正确的局部治疗方案。病人应该学会使用温和的清洁剂，冲洗干净，彻底拍干，并在淋巴水肿的区域使用乳液。一些压力衣含有被某些保湿乳液损坏的纤维。患者应向制造商或服装定制师咨询特殊信息。一般来说，一般来说，在给患处穿上压力衣之前，任何局部药物应彻底吸收。

癌症相关淋巴水肿的自我护理与运动

接受治疗的淋巴水肿患者通常会被给予一些自我护理策略来维持或改善他们的淋巴水肿。除了保养压力衣外，没有什么证据可以支持持续的自我护理策略。分配给患者的自我护理策略可能包括加压包扎、抗阻或有氧运动、自我施行的 MLD、空气压力装置、抬高患肢和体重管理。淋巴水肿的自我护理量可能是繁重和昂贵的。Brown 评估了参加举重干预的 BCRL 患者在 12 个月内对自我护理干预的依从性[195]。只有 28% 的受试者严格遵守预先规定的自我护理干预措施，但这对 12 个月时的淋巴水肿体积没有明显影响。然而，每周进行 2 次举重的受试者对调节淋巴水肿治疗的需求减少了 53%。为病人开具自我护理干预处方的康复专业人员应注意时间、精力和对病人的财务影响，尤其是在许多干预措施证据不足的情况下。由于淋巴水肿是一种慢性疾病，定期随访淋巴水肿临床医生对评估进展是很重要的。控制能力的提高可能会使人们从不必要的自我护理实践中解脱出来。虽然运动和饮食不是临床淋巴水肿的独立治疗，但它们应该是所有长期自我管理计划的一部分。淋巴水肿的自我护理模式应该只限于那些被证明有效的方式，让患者有更多的时间专注于运动，体重管理和健康。

建议淋巴水肿患者进行运动。大量研究表明，运动不会导致易感人群的淋巴水肿，也不会加重确诊为淋巴水肿患者的淋巴水肿[250-259]。Schmitz 对有淋巴水肿风险的患者进行了举重干预，结果显示，那些参与举重的患者淋巴水肿的发生率较低[251]。一项小型的、有关越野行走的研究表明其对预防淋巴水肿有一定的益处[260]。其他关于运动预防淋巴水肿的研究没有显示出明显的益处[261, 262]。关于运动类型、强度和干预时间的特殊运动处方需要进一步研究，以得出运动对预防淋巴水肿作用的结论。有些病人穿着压力衣进行艰难的运动[263]。不舒服的衣服，那些滑动或缩紧的衣服及穿在敏感皮肤上或有胸部淋巴水肿上的胸罩，不能让患者享受运动和遵守推荐的癌症后指南[264]。人们认为在运动中穿压力衣是最好的。然而，有些病人可能可以脱掉他们的衣服锻炼，只要他们能在其他时间规律穿着压力衣，并很好地管理淋巴水肿。关于淋巴水肿患者是否应该在运动时穿着压力衣的研究尚无定论[257]。没有证据表明在运动中穿压力衣可以预防高危患者的淋巴水肿。对于因淋巴水肿而难以进行锻炼的患者，应向特定的淋巴水肿治疗师和服装定制师咨询，以帮助他们找到舒适的且符合淋巴水肿管理要求的个人运动服[265]。

与癌症相关的淋巴水肿患者在开始一项新的无监督运动计划时，可能是未受过训练的，肌肉少或骨密度低，从而造成肌肉骨骼损伤的风险。21% 的乳腺癌患者在进行举重干预时，必须改变干预措施或停止医疗活动[266]。NCCN 生存指南对从事体力活动的癌症患者制定了低、中或高风险的分类[267]。低风险个体可以在没有医疗许可或监督的情况下遵循推荐的癌症后锻炼指南。NCCN 指南将淋巴水肿列为中等风险状态，建议患者寻求医学评估和运动预警。康复临床医生非常适合指导淋巴水肿患者进行运动预警和调整，以便恢复推荐的癌症后体力活动。许多研究表明，高体重指数（BMI）是继发性淋巴水肿[268-270]的危险因素，但这并不一致[94]。由于 BMI 升高也是继发性癌症的已知危险因素，建议患者采取措施减少体脂，特别是饮食和运动是有意义的。对淋巴水肿的恐惧不应成为减肥运动的障碍。康复专家能够准确地回答问题，以减轻患者对运动加剧淋巴水肿的恐惧，并确保患者能够从运动中获益。

淋巴水肿风险降低(预防)及预防措施

减少淋巴水肿风险的做法是基于这样一种理念：生活方式因素和可控的身体因素在易感个体继发性淋巴水肿的发病中起一定的作用。在与患者讨论减少淋巴水肿风险的做法时，重要的是要将旨在预防淋巴水肿的降低风险方法与旨在尽量减少已患淋巴水肿患者的创伤和蜂窝织炎的淋巴水肿预防措施区分开来。然而，已证实有淋巴水肿的患者有理由采取预防措施，以防止淋巴水肿的肢体出现过多的液体积聚、感染或创伤。

对于淋巴水肿的预防，在降低淋巴水肿风险方面最重要的进展是限制分期淋巴结清扫[271]。研究表明，淋巴结切除数和术后感染[272-274]是后期淋巴水肿发生的最重要的危险因素。前哨淋巴结活检患者手臂淋巴水肿的发生率明显低于标准腋窝淋巴结清扫的患者。另一个有前景的发展是在淋巴结清扫时使用腋窝反向映射(ARM)[275,276]。这项技术绘制了胸部和手臂的淋巴管图，使外科医生能够避免移除引流手臂的淋巴结，除非临床需要。腋窝淋巴结清扫术的另一个有希望的进展是，淋巴显微外科预防性治疗方法(LYMPHA)[277]。LYMPHA 是一种手术技术，将横断的淋巴管与瓣膜远端腋静脉的侧枝吻合。这项技术可作为一种即时的、预防性的 LVA。一些研究表明，使用这些技术可以减少淋巴水肿的发生。在方法学、技术和淋巴水肿诊断阈值方面缺乏一致性，也没有随机对照临床试验；因此，这些技术目前没有得到广泛应用。

手法淋巴治疗和手臂运动预防淋巴水肿

没有明确的证据支持预防性 MLD 或手臂运动能预防淋巴水肿。在一项研究中，计划乳房切除术的患者接受了 MLD 和 ROM 训练或单独训练，并连续 6 个月每日进行这些训练。与单独运动相比，在运动的同时进行 MLD 的患者在 1 年时肢体体积、瘢痕挛缩和肩关节活动度的减少有所改善[278]。在这项研究中，每一组中约有一半的患者患有 I～II 期乳腺癌，约有一半患有 III 期乳腺癌。在另一项研究中，在 6 个月时进行早期 MLD 与不进行早期 MLD 的患者相比可预防淋巴水肿[279]。在这项研究中，大多数患者有 I-II 期乳腺癌伴前哨淋巴结或局限性腋窝淋巴结清扫。Freire De Oliveira[280]对乳腺癌患者进行乳腺癌切除术前和术

后 60 日的淋巴核素显像研究，其中大多数患者有 III～IV 期乳腺癌，几乎所有患者都有 2～3 级腋窝淋巴结清扫。术后即刻开始 MLD 或手臂关节活动度训练，每周 2 次物理治疗，疗程 30 日。两组均在 60 日时通过淋巴核素显像，显示淋巴功能减退，但不同干预方式组间无显著性差异。Lacomba[281]将腋窝淋巴结清扫术后乳腺癌患者随机分为两组，其中一组仅接受教育，另一组接受 Leduc 方法 MLD、腋索治疗和肩关节锻炼。12 个月后，干预组的淋巴水肿发生率为 7%，而单纯教育组的淋巴水肿发生率为 25%，以两个水平的 2cm 周径增加作为淋巴水肿的标准。由于缺乏测量、癌症分期和治疗方案的一致性，因此无法得知预防性康复技术是否能减少淋巴水肿的发生。

淋巴水肿风险降低措施

乳腺癌相关淋巴水肿预防措施的使用是有争议的。最具争议的做法是空中旅行、针刺、静脉穿刺和血压计。几项研究表明，空中旅行并不是 BCRL 发展的危险因素[270,282-285]，因此在飞机上常规使用压力袖套防止腋窝淋巴结清扫后淋巴水肿通常被认为是不可预防的。同样，淋巴水肿的发生与在腋窝淋巴结切除侧进行针刺、静脉穿刺[270,283]或量血压[44,270,283,285]也没有确定的关联。然而，有传闻报道淋巴水肿在这些事件发生后在临床上表现出来，这使得很难向患者保证没有风险。此外，包括美国国家癌症研究所[286]和美国癌症协会[287]在内的主要权威组织在其网站上都发布了降低风险的指南。这一趋势是避免制定综合的活动清单，以避免或采取措施来防止淋巴水肿[49]。几乎没有证据表明这些降低风险措施的清单减少了淋巴水肿的发生。因此，需要将机构政策和个体患者咨询作为两个独立的问题来处理。

当咨询个体患者有关采用风险减少措施预防淋巴水肿时，临床医师应努力将风险分层和减少低风险人群的不必要的焦虑[189]。向患者提供正确的信息，使他们选择他们希望在日常生活中承担多大的风险。当淋巴水肿的风险较低时，对于淋巴水肿的恐惧，身体形象的关注以及穿着压力衣的财务费用，应当个别地被确定，而不是全部推进。研究表明，行前哨淋巴结活检的患者可以放心，他们应该免于遵循标准的风险减少措施[189]。风险减少实践的研究表明，空中旅行、静脉注射以及血压计袖套的使用对淋巴结清扫后诱发淋巴水肿的概率较低。

由于持续的不确定性，如果一个患者有未受累侧，大多数临床医生建议患者使用该侧进行静脉穿刺和量血压，或者在可能的情况下使用淋巴结切除数量最少的一侧来接受上述操作。如果患者希望在飞机上穿压力袖套或压力袜来预防水肿，他们就应该在行程前尽早地买到压力衣，并试穿几次，以确保压力衣不受限制。如果在飞机上穿袖套预防，如果在低舱压过程中袖套在腕部变紧，则建议用一个防护手套来预防手肿。

关于减少患者风险的做法普遍缺乏共识，这一议题在这一问题的双方支持者中引起了极大的反响。事实上，目前尚缺乏特定的风险降低措施的证据。临床淋巴水肿的发生和进展似乎具有随机性，这可能与该病的表型和基因型倾向有关。当淋巴系统已经处于炎症和纤维化的病理生理因素的应激状态，环境触发可能会增加淋巴负荷，并引发一个不可避免的过程。随着早期发现和生理预防的科学性越来越高，重点应放在改变病理生理环境和阻止病情发展上。临床医生应根据患者的状况和对这些措施的可用研究，为患者提供有关风险降低措施的个性化建议。

淋巴水肿诊治的未来思考

癌症相关淋巴水肿具有复杂的病理生理学特征，其发现阈值和干预的起止时间尚未完全确定。希望研究能建立针对根本的病理生理学的生物标记物和分子、药理学及免疫系统治疗。有一点很明显，健康的淋巴管的增殖性和炎性破坏，导致疾病的不可逆性和进展。对临床上明显的淋巴水肿的研究清楚地表明，在早期发现最小体积时的水肿可改善长期预后。关于亚临床淋巴水肿必须治疗的时间点和治疗力度，尚需要进一步的研究来制定循证治疗指南。有充分的证据表明，在排除和治疗共病水肿后，由受过适当训练的专业人员使用公认的技术治疗临床淋巴水肿，可改善癌症相关淋巴水肿患者的预后和生活质量。

由于淋巴水肿的复杂性和多模态治疗，团队照护方法是对理想的患者护理最重要的。淋巴水肿的治疗最好采用团队合作的方法，包括非外科医生和延伸医生专家、经过认证的淋巴水肿治疗师、对淋巴水肿感兴趣的肿瘤学或康复护士、癌症运动专家和淋巴外科医生，他们在淋巴水肿临床医生的既定框架内工作[288]。

要点

- 接受癌症治疗的患者有许多身体部位肿胀或增大的病因。从事癌症康复治疗的临床医生必须彻底检查水肿的所有原因，以确保正确地诊断和治疗。
- 淋巴水肿的病理生理学包括遗传的、炎性的、增殖性的和体液失调机制的复杂的相互作用。
- 淋巴水肿的诊断不仅包括病史和体格检查，还包括适当的确诊试验和影像学检查，其中最重要的影像学技术是淋巴核素显像。
- 由于淋巴水肿既是一种软组织疾病，也是一种体液紊乱，分期和治疗取决于临床医生同时利用体积测量和软组织分析方法。
- 筛查和早期诊断是改善淋巴水肿治疗效果的关键因素。
- 淋巴水肿治疗应根据疾病分期和病理生理表现而分层，而不是一种单一的治疗方法或一系列导致自我护理依从性差的干预措施的混合。
- 除了压力外，运动也是淋巴水肿患者一种重要的自我护理方法。
- 风险降低措施的教育应针对患者的特殊风险进行个性化，并以证据为基础。
- 淋巴水肿的最佳管理方法是团队合作，包括非外科医师和延伸医生专家、CLT、对淋巴水肿感兴趣的肿瘤学或康复护士、癌症运动专家和淋巴外科医生，他们在淋巴水肿临床医生的既定框架内工作。

（刘颖 译　郇淑燕 校）

参考文献

1. Zhang R, Taucer AI, Gashev AA, et al. Maximum shortening velocity of lymphatic muscle approaches that of striated muscle. *Am J Physiol Heart Circ Physiol.* 2013;305(10):H1494–1507.
2. von der Weid PY, Muthuchamy M. Regulatory mechanisms in lymphatic vessel contraction under normal and inflammatory conditions. *Pathophysiology.* 2010;17(4):263–276.
3. Zawieja DC. Contractile physiology of lymphatics. *Lymphat Res Biol.* 2009;7(2):87–96.
4. Olszewski WL. Contractility patterns of human leg lymphatics in various stages of obstructive lymphedema. *Ann N Y Acad Sci.* 2008;1131:110–118.
5. Feldman JL, Stout NL, Wanchai A, et al. Intermittent pneumatic compression therapy: a systematic review. *Lymphology.* 2012;45(1):13–25.
6. Di S, Ziyou Y, Liu NF. Pathological changes of lymphedematous skin: increased mast cells, related proteases, and activated transforming growth factor-β1. *Lymphat Res Biol.* 2016;14(3):162–171.
7. Ryan TJ. Lymphatics and adipose tissue. *Clin Dermatol.* 1995;13(5):493–498.

8. Harvey NL. The link between lymphatic function and adipose biology. *Ann N Y Acad Sci.* 2008;1131:82–88.

9. Olszewski WL, Jain P, Ambujam G, et al. Topography of accumulation of stagnant lymph and tissue fluid in soft tissues of human lymphedematous lower limbs. *Lymphat Res Biol.* 2009;7(4):239–245.

10. Zaleska M, Olszewski WL, Cakala M, et al. Intermittent pneumatic compression enhances formation of edema tissue fluid channels in lymphedema of lower limbs. *Lymphat Res Biol.* 2015;13(2):146–153.

11. Bains SK, Stanton AW, Cintolesi V, et al. A constitutional predisposition to breast cancer-related lymphoedema and effect of axillary lymph node surgery on forearm muscle lymph flow. *Breast.* 2015;24(1):68–74.

12. Stanton AW, Mellor RH, Cook GJ, et al. Impairment of lymph drainage in subfascial compartment of forearm in breast cancer-related lymphedema. *Lymphat Res Biol.* 2003;1(2):121–132.

13. Montgomery LD, Dietrich MS, Armer JM, et al. Segmental blood flow and hemodynamic state of lymphedematous and nonlymphedematous arms. *Lymphat Res Biol.* 2011;9(1):31-42.

14. Newman B, Lose F, Kedda MA, et al. Possible genetic predisposition to lymphedema after breast cancer. *Lymphat Res Biol.* 2012;10(1):2–13.

15. Olszewski WL. The innate reaction of the human skin lymphatic system to foreign and self-antigens. *Lymphat Res Biol.* 2005;3(2):50–57.

16. Angeli V, Randolph GJ. Inflammation, lymphatic function, and dendritic cell migration. *Lymphat Res Biol.* 2006;4(4):217–228.

17. Liao S, von der Weid PY. Inflammation-induced lymphangiogenesis and lymphatic dysfunction. *Angiogenesis.* 2014;17(2):325–334.

18. Aldrich MB, Sevick-Muraca EM. Cytokines are systemic effectors of lymphatic function in acute inflammation. *Cytokine.* 2013;64(1):362–369.

19. Jensen MR, Simonsen L, Karlsmark T, Bülow J. Microvascular filtration is increased in the forearms of patients with breast cancer-related lymphedema. *J Appl Physiol.* 2013;114(1):19–27.

20. Tabibiazar R, Cheung L, Han J, et al. Inflammatory manifestations of experimental lymphatic insufficiency. *PLoS Med.* 2006;3(7):e254.

21. Avraham T, Zampell JC, Yan A, et al. The differentiation is necessary for soft tissue fibrosis and lymphatic dysfunction resulting from lymphedema. *FASEB J.* 2013;27(3):1114–1126.

22. Leung G, Baggott C, West C, et al. Cytokine candidate genes predict the development of secondary lymphedema following breast cancer surgery. *Lymphat Res Biol.* 2014;12(1):10–22.

23. Sadler D, Mattacks CA, Pond CM. Changes in adipocytes and dendritic cells in lymph node containing adipose depots during and after many weeks of mild inflammation. *J Anat.* 2005;207(6):769–781.

24. Soran A, D'Angelo G, Begovic M, et al. Breast cancer-related lymphedema—what are the significant predictors and how they affect the severity of lymphedema? *Breast J.* 2006;12(6):536–543.

25. Dominick SA, Madlensky L, Natarajan L, Pierce JP. Risk factors associated with breast cancer-related lymphedema in the WHEL Study. *J Cancer Surviv.* 2013;7(1):115–123.

26. Lachance PA, Hazen A, Sevick-Muraca EM. Lymphatic vascular response to acute inflammation. *PLoS One.* 2013;8(9):e76078.

27. Avraham T, Yan A, Zampell JC, et al. Radiation therapy causes loss of dermal lymphatic vessels and interferes with lymphatic function by TGF-beta1-mediated tissue fibrosis. *Am J Physiol Cell Physiol.* 2010;299(3):C589–C605.

28. Brorson H, Ohlin K, Olsson G, Karlsson MK. Breast cancer-related chronic arm lymphedema is associated with excess adipose and muscle tissue. *Lymphat Res Biol.* 2009;7(1):3–10.

29. Gousopoulos E, Proulx ST, Bachmann SB, et al. Regulatory T cell transfer ameliorates lymphedema and promotes lymphatic vessel function. *JCI Insight.* 2016;1(16):e89081.

30. Hara H, Mihara M, Anan T, et al. Pathological investigation of acquired lymphangiectasia accompanied by lower limb lymphedema: lymphocyte infiltration in the dermis and epidermis. *Lymphat Res Biol.* 2016;14(3):172–180.

31. Baker A, Semple JL, Moore S, Johnston M. Lymphatic function is impaired following irradiation of a single lymph node. *Lymphat Res Biol.* 2014;12(2):76–88.

32. Delanian S, Lefaix JL. The radiation-induced fibroatrophic process: therapeutic perspective via the antioxidant pathway. *Radiother Oncol.* 2004;73(2):119–131.

33. Park SI, Jeon WH, Jeung HJ, et al. Clinical features of docetaxel chemotherapy-related lymphedema. *Lymphat Res Biol.* 2014;12(3):197–202.

34. Lee MJ, Beith J, Ward L, et al. Lymphedema following taxane-based chemotherapy in women with early breast cancer. *Lymphat Res Biol.* 2014;12(4):282–288.

35. Keeley V. Drugs and lymphoedema: those which may cause oedema or make lymphoedema worse. *LymphLink.* 2012;24(4):1–3.

36. Stanton AW, Modi S, Bennett Britton TM, et al. Lymphatic drainage in the muscle and subcutis of the arm after breast cancer treatment. *Breast Cancer Res Treat.* 2009;117(3):549–557.

37. Stout NL, Pfalzer LA, Levy E, et al. Segmental limb volume change as a predictor of the onset of lymphedema in women with early breast cancer. *PMR.* 2011;3(12):1098–1105.

38. Kilbreath SL, Lee MJ, Refshauge KM, et al. Transient swelling versus lymphoedema in the first year following surgery for breast cancer. *Support Care Cancer.* 2013;21(8):2207–2215.

39. Blaney JM, McCollum G, Lorimer J, et al. Prospective surveillance of breast cancer-related lymphoedema in the first-year post-surgery: feasibility and comparison of screening measures. *Support Care Cancer.* 2015;23(6):1549–1559.

40. Armer JM. The problem of post-breast cancer lymphedema: impact and measurement issues. *Cancer Invest.* 2005;23(1):76–83.

41. Armer JM, Stewart BR. A comparison of four diagnostic criteria for lymphedema in a post-breast cancer population. *Lymphat Res Biol.* 2005;3(4):208–217.

42. Armer JM, Stewart BR, Shook RP. 30-month post-breast cancer treatment lymphoedema. *J Lymphoedema.* 2009;4(1):14–18.

43. Hayes S, Janda M, Cornish B, et al. Lymphedema secondary to breast cancer: how choice of measure influences diagnosis, prevalence, and identifiable risk factors. *Lymphology.* 2008;41(1):18–28.

44. Hayes S, Cornish B, Newman B. Comparison of methods to diagnose lymphoedema among breast cancer survivors: 6-month follow-up. *Breast Cancer Res Treat.* 2005;89(3):221–226.

45. Johnson KC, DeSarno M, Ashikaga T, et al. Ultrasound and clinical measures for lymphedema. *Lymphat Res Biol.* 2016;14(1):8–17.

46. Mayrovitz HN, Macdonald J, Davey S, et al. Measurement decisions for clinical assessment of limb volume changes in patients with bilateral and unilateral limb edema. *Phys Ther.* 2007;87(10):1362–1368.

47. Tassenoy A, De Strijcker D, Adriaenssens N, et al. The use of noninvasive imaging techniques in the assessment of secondary lymphedema tissue changes as part of staging lymphedema. *Lymphat Res Biol.* 2016;14(3):127–133.

48. Curtis S, Hong S, Gucalp R, et al. Gemcitabine-induced pseudocellulitis in a patient with recurrent lymphedema: a case report and review of the current literature. *Am J Ther.* 2016;23(1):e321–323.

49. International Society of Lymphology. The diagnosis and treatment of peripheral lymphedema: 2016 consensus document of the International Society of Lymphology. *Lymphology.* 2016;49:170–184.

50. Hayes SC, Johansson K, Stout NL, et al. Upper-body morbidity after breast cancer: incidence and evidence for evaluation, prevention, and management within a prospective surveillance model of care. *Cancer.* 2012;118(8, suppl):2237–2249.

51. Devoogdt N, Van Kampen M, Geraerts I, et al. Lymphoedema Functioning, Disability and Health questionnaire (Lymph-ICF): reliability and validity. *Phys Ther.* 2011;91(6):944–957.

52. Deng J, Ridner SH, Aulino JM, et al. Assessment and measurement of head and neck lymphedema: state-of-the-science and future directions. *Oral Oncol.* 2015;51(5):431–437.

53. Flores A SB, Eden M, Galantino M. Edge task force on head and neck cancer outcomes: a systematic review of outcome measures for quantifying external lymphedema. *Rehabilitation Oncology.* 2015;33(2):15–23.

54. Smith BG, Hutcheson KA, Little LG, et al. Lymphedema outcomes in patients with head and neck cancer. *Otolaryngol Head Neck Surg.* 2015;152(2):284–291.

55. Coleridge-Smith P, Labropoulos N, Partsch H, et al. Duplex ultrasound investigation of the veins in chronic venous disease of the lower limbs—UIP consensus document. Part I. Basic principles. *Eur J Vasc Endovasc Surg.* 2006;31(1):83–92.

56. Gardner GC, Nickerson JP, Watts R, et al. Quantitative and morphologic change associated with breast cancer-related lymphedema. Comparison of 3.0T MRI to external measures. *Lymphat Res Biol.* 2014;12(2):95–102.

57. Gjorup C, Zerahn B, Hendel HW. Assessment of volume measurement of breast cancer-related lymphedema by three methods: circumference measurement, water displacement, and dual energy X-ray absorptiometry. *Lymphat Res Biol.* 2010;8(2):111–119.

58. Czerniec SA, Ward LC, Meerkin JD, et al. Assessment of segmental arm soft tissue composition in breast cancer-related lymphedema: a pilot study using dual energy X-ray absorptiometry and bioimpedance spectroscopy. *Lymphat Res Biol.* 2015;13(1):33–39.

59. Suehiro K, Morikage N, Murakami M, et al. Subcutaneous tissue ultrasonography in legs with dependent edema and secondary lymphedema. *Ann Vasc Dis.* 2014;7(1):21–27.

60. Szuba A, Shin WS, Strauss HW, et al. The third circulation: radionu-

clide lymphoscintigraphy in the evaluation of lymphedema. *J Nucl Med.* 2003;44(1):43–57.

61. Ter SE, Alavi A, Kim CK, et al. Lymphoscintigraphy. A reliable test for the diagnosis of lymphedema. *Clin Nucl Med.* 1993;18(8):646–654.

62. Gloviczki P, Calcagno D, Schirger A, et al. Noninvasive evaluation of the swollen extremity: experiences with 190 lymphoscintigraphic examinations. *J Vasc Surg.* 1989;9(5):683–689; discussion 690.

63. Yuan Z, Chen L, Luo Q, et al. The role of radionuclide lymphoscintigraphy in extremity lymphedema. *Ann Nucl Med.* 2006;20(5):341-344.

64. Baker JL, Pù M, Tokin CA, et al. Comparison of [(99m)Tc]tilmanocept and filtered [(99m)Tc]sulfur colloid for identification of SLNs in breast cancer patients. *Ann Surg Oncol.* 2015;22(1):40–45.

65. Wallace AM, Hoh CK, Limmer KK, et al. Sentinel lymph node accumulation of Lymphoseek and Tc-99m-sulfur colloid using a "2-day" protocol. *Nucl Med Biol.* 2009;36(6):687–692.

66. Wei L, Chen F, Zhang X, et al. (99m)Tc-dextran lymphoscintigraphy can detect sentinel lymph node in breast cancer patients. *Exp Ther Med.* 2015;9(1):112–116.

67. Kramer EL. Lymphoscintigraphy: defining a clinical role. *Lymphat Res Biol.* 2004;2(1):32–37.

68. Hwang JH, Choi JY, Lee JY, et al. Lymphscintigraphy predicts response to complex physical therapy in patients with early stage extremity lymphedema. *Lymphology.* 2007;40(4):172–176.

69. Lee BB, Laredo J, Neville R. Combined Clinical and Laboratory (Lymphoscintigraphic) Staging. In: Lee BB, Bergan J, Rockson S, eds. *Lymphedema: A Concise Compendium of Theory and Practice.* London, UK: Springer-Verlag; 2011:97–104.

70. Lee BB, Laredo J. Contemporary role of lymphoscintigraphy: we can no longer afford to ignore! *Phlebology.* 2011;26(5):177–178.

71. Pecking AP, Albérini JL, Wartski M, et al. Relationship between lymphoscintigraphy and clinical findings in lower limb lymphedema (LO): toward a comprehensive staging. *Lymphology.* 2008;41(1):1–10.

72. Suehiro K, Morikage N, Murakami M, et al. Re-evaluation of qualitative lymphangioscintigraphic findings in secondary lower extremity lymphedema. *Surg Today.* 2014;44(6):1048–1055.

73. Yoo JN, Cheong YS, Min YS, et al. Validity of quantitative lymphoscintigraphy as a lymphedema assessment tool for patients with breast cancer. *Ann Rehabil Med.* 2015;39(6):931–940.

74. Vasileiou AM, Bull R, Kitou D, et al. Oedema in obesity; role of structural lymphatic abnormalities. *Int J Obes (Lond).* 2011;35(9):1247–1250.

75. Burnand KM, Glass DM, Sundaraiya S, et al. Popliteal node visualization during standard pedal lymphoscintigraphy for a swollen limb indicates impaired lymph drainage. *AJR Am J Roentgenol.* 2011;197(6):1443–1448.

76. White RD, Weir-McCall JR, Budak MJ, et al. Contrast-enhanced magnetic resonance lymphography in the assessment of lower limb lymphoedema. *Clin Radiol.* 2014;69(11):e435–e444.

77. Lohrmann C, Foeldi E, Speck O, et al. High-resolution MR lymphangiography in patients with primary and secondary lymphedema. *AJR Am J Roentgenol.* 2006;187(2):556–561.

78. Rasmussen JC, Tan IC, Marshall MV, et al. Lymphatic imaging in humans with near-infrared fluorescence. *Curr Opin Biotechnol.* 2009;20(1):74–82.

79. O'Donnell TF, Rasmussen JC, Sevick-Muraca EM. New diagnostic modalities in the evaluation of lymphedema. *J Vasc Surg Venous Lymphat Disord.* 2017;5(2):261–273.

80. Ogata F, Narushima M, Mihara M, et al. Intraoperative lymphography using indocyanine green dye for near-infrared fluorescence labeling in lymphedema. *Ann Plast Surg.* 2007;59(2):180–184.

81. Akita S, Mitsukawa N, Rikihisa N, et al. Early diagnosis and risk factors for lymphedema following lymph node dissection for gynecologic cancer. *Plast Reconstr Surg.* 2013;131(2):283–290.

82. Yamamoto T, Matsuda N, Todokoro T, et al. Lower extremity lymphedema index: a simple method for severity evaluation of lower extremity lymphedema. *Ann Plast Surg.* 2011;67(6):637–640.

83. Yamamoto T, Narushima M, Doi K, et al. Characteristic indocyanine green lymphography findings in lower extremity lymphedema: the generation of a novel lymphedema severity staging system using dermal backflow patterns. *Plast Reconstr Surg.* 2011;127(5):1979–1986.

84. Yamamoto T, Yamamoto N, Doi K, et al. Indocyanine green-enhanced lymphography for upper extremity lymphedema: a novel severity staging system using dermal backflow patterns. *Plast Reconstr Surg.* 2011;128(4):941–947.

85. Yamamoto T, Todo Y, Kaneuchi M, et al. Study of edema reduction patterns during the treatment phase of complex decongestive physiotherapy for extremity lymphedema. *Lymphology.* 2008;41(2):80–86.

86. Mihara M, Hara H, Araki J, et al. Indocyanine green (ICG) lymphography is superior to lymphoscintigraphy for diagnostic imaging of early lymphedema of the upper limbs. *PLoS One.* 2012;7(6):e38182.

87. Yamamoto T, Matsuda N, Doi K, et al. The earliest finding of indocyanine green lymphography in asymptomatic limbs of lower extremity lymphedema patients secondary to cancer treatment: the modified dermal backflow stage and concept of subclinical lymphedema. *Plast Reconstr Surg.* 2011;128(4):314e–321e.

88. Tan IC, Maus EA, Rasmussen JC, et al. Assessment of lymphatic contractile function after manual lymphatic drainage using near-infrared fluorescence imaging. *Arch Phys Med Rehabil.* 2011;92(5):756–764.e751.

89. Maus EA, Tan IC, Rasmussen JC, et al. Near-infrared fluorescence imaging of lymphatics in head and neck lymphedema. *Head Neck.* 2012;34(3):448–453.

90. Yamamoto T, Yamamoto N, Yoshimatsu H, et al. Indocyanine green lymphography for evaluation of genital lymphedema in secondary lower extremity lymphedema patients. *J Vasc Surg Venous Lymphat Disord.* 2013;1(4):400–405.e401.

91. Ahmed RL, Prizment A, Lazovich D, et al. Lymphedema and quality of life in breast cancer survivors: the Iowa Women's Health Study. *J Clin Oncol.* 2008;26(35):5689–5696.

92. Hormes JM, Bryan C, Lytle LA, et al. Impact of lymphedema and arm symptoms on quality of life in breast cancer survivors. *Lymphology.* 2010;43(1):1–13.

93. Morgan PA, Franks PJ, Moffatt CJ. Health-related quality of life with lymphoedema: a review of the literature. *Int Wound J.* 2005;2(1):47–62.

94. Hayes SC, Janda M, Cornish B, et al. Lymphedema after breast cancer: incidence, risk factors, and effect on upper body function. *J Clin Oncol.* 2008;26(21):3536–3542.

95. Letellier ME, Mayo N. Assessment of breast cancer disability: agreement between expert assessment and patient reports. *Disabil Rehabil.* 2017;39(8):798–808.

96. Bulley C, Coutts F, Blyth C, et al. A Morbidity Screening Tool for identifying fatigue, pain, upper limb dysfunction and lymphedema after breast cancer treatment: a validity study. *Eur J Oncol Nurs.* 2014;18(2):218–227.

97. Sackey H, Johansson H, Sandelin K, et al. Self-perceived, but not objective lymphoedema is associated with decreased long-term health-related quality of life after breast cancer surgery. *Eur J Surg Oncol.* 2015;41(4):577–584.

98. Czerniec SA, Ward LC, Refshauge KM, et al. Assessment of breast cancer-related arm lymphedema—comparison of physical measurement methods and self-report. *Cancer Invest.* 2010;28(1):54–62.

99. Bulley C, Gaal S, Coutts F, et al. Comparison of breast cancer-related lymphedema (upper limb swelling) prevalence estimated using objective and subjective criteria and relationship with quality of life. *Biomed Res Int.* 2013;2013:807569.

100. Network NCC. Clinical practice guidelines in oncology. In. *Survivorship.* Vol. 1. Section S: Pain-9, SPA-A: National Comprehensive Cancer Network; 2016.

101. Tsauo JY, Hung HC, Tsai HJ, et al. Can ICF model for patients with breast-cancer-related lymphedema predict quality of life? *Support Care Cancer.* 2011;19(5):599–604.

102. Hayes SC, Rye S, Battistutta D, et al. Upper-body morbidity following breast cancer treatment is common, may persist longer-term and adversely influences quality of life. *Health Qual Life Outcomes.* 2010;8:92.

103. Gärtner R, Jensen MB, Kronborg L, et al. Self-reported arm-lymphedema and functional impairment after breast cancer treatment—a nationwide study of prevalence and associated factors. *Breast.* 2010;19(6):506–515.

104. Kopec JA, Colangelo LH, Land SR, et al. Relationship between arm morbidity and patient-reported outcomes following surgery in women with node-negative breast cancer: NSABP protocol B-32. *J Support Oncol.* 2013;11(1):22–30.

105. Teo I, Novy DM, Chang DW, et al. Examining pain, body image, and depressive symptoms in patients with lymphedema secondary to breast cancer. *Psychooncology.* 2015;24(11):1377–1383.

106. World Health Organization. *International Classification of Functioning, Disability and Health: ICF.* Geneva, Switzerland: World Health Organization; 2001.

107. Brach M, Cieza A, Stucki G, et al. ICF Core Sets for breast cancer.

J Rehabil Med. 2004(44, suppl):121–127.

108. Coster S, Poole K, Fallowfield LJ. The validation of a quality of life scale to assess the impact of arm morbidity in breast cancer patients post-operatively. *Breast Cancer Res Treat.* 2001;68(3):273–282.

109. Ridner SH, Dietrich MS. Development and validation of the Lymphedema Symptom and Intensity Survey-Arm. *Support Care Cancer.* 2015;23(10):3103–3112.

110. Pusic AL, Cemal Y, Albornoz C, et al. Quality of life among breast cancer patients with lymphedema: a systematic review of patient-reported outcome instruments and outcomes. *J Cancer Surviv.* 2013;7(1):83–92.

111. Carter J, Raviv L, Appollo K, et al. A pilot study using the Gynecologic Cancer Lymphedema Questionnaire (GCLQ) as a clinical care tool to identify lower extremity lymphedema in gynecologic cancer survivors. *Gynecol Oncol.* 2010;117(2):317–323.

112. Weiss J, Daniel T. Validation of the Lymphedema Life Impact Scale (LLIS): a condition-specific measurement tool for persons with lymphedema. *Lymphology.* 2015;48(3):128–138.

113. Keeley V CS, Locke J, Veigas D. A Quality of Life Measure for Limb Lymphoedema (LYMQOL). *J Lymphoedema.* 2010;5(1):26–37.

114. Degnim AC, Miller J, Hoskin TL, et al. A prospective study of breast lymphedema: frequency, symptoms, and quality of life. *Breast Cancer Res Treat.* 2012;134(3):915–922.

115. Deng J, Ridner SH, Murphy BA, et al. Preliminary development of a lymphedema symptom assessment scale for patients with head and neck cancer. *Support Care Cancer.* 2012;20(8):1911–1918.

116. Deng J, Murphy BA, Dietrich MS, et al. Impact of secondary lymphedema after head and neck cancer treatment on symptoms, functional status, and quality of life. *Head Neck.* 2013;35(7):1026–1035.

117. Deng J, Murphy BA, Dietrich MS, et al. Differences of symptoms in head and neck cancer patients with and without lymphedema. *Support Care Cancer.* 2016;24(3):1305–1316.

118. Sander AP, Hajer NM, Hemenway K, Miller AC. Upper-extremity volume measurements in women with lymphedema: a comparison of measurements obtained via water displacement with geometrically determined volume. *Phys Ther.* 2002;82(12):1201–1212.

119. Mayrovitz HN, Sims N, Hill CJ, et al. Hand volume estimates based on a geometric algorithm in comparison to water displacement. *Lymphology.* 2006;39(2):95–103.

120. Mayrovitz HN, Sims N, Litwin B, et al. Foot volume estimates based on a geometric algorithm in comparison to water displacement. *Lymphology.* 2005;38(1):20–27.

121. Perdomo M DC, Levenhagen K, Ryans K. Breast cancer EDGE task force outcomes: assessment measures of secondary lymphedema in breast cancer survivors. *Lymphat Res Biol.* 2014;32(1):22–35.

122. Taylor R, Jayasinghe UW, Koelmeyer L, et al. Reliability and validity of arm volume measurements for assessment of lymphedema. *Phys Ther.* 2006;86(2):205–214.

123. Tidhar D, Armer JM, Deutscher D, et al. Measurement Issues in anthropometric measures of limb volume change in persons at risk for and living with lymphedema: a reliability study. *J Pers Med.* 2015;5(4):341–353.

124. Deltombe T, Jamart J, Recloux S, et al. Reliability and limits of agreement of circumferential, water displacement, and optoelectronic volumetry in the measurement of upper limb lymphedema. *Lymphology.* 2007;40(1):26–34.

125. Katz-Leurer M BJ. Test-retest reliability of arm volume measurement in women with breast cancer-related lymphoedema. *J Lymphoed.* 2013;7(2):8–13.

126. Ridner SH, Montgomery LD, Hepworth JT, et al. Comparison of upper limb volume measurement techniques and arm symptoms between healthy volunteers and individuals with known lymphedema. *Lymphology.* 2007;40(1):35–46.

127. Spillane AJ, Saw RP, Tucker M, et al. Defining lower limb lymphedema after inguinal or ilio-inguinal dissection in patients with melanoma using classification and regression tree analysis. *Ann Surg.* 2008;248(2):286–293.

128. Bracha J. The immediate effect of upper arm exercise compared with lower or combined upper and lower exercise on arm volume reduction in women with breast cancer-related lymphedema. *Rehabil Oncol.* 2012;30:3–8.

129. Stanton AW, Northfield JW, Holroyd B, et al. Validation of an optoelectronic limb volumeter (Perometer). *Lymphology.* 1997;30(2):77–97.

130. Brunelle C, Skolny M, Ferguson C, et al. Establishing and sustaining a prospective screening program for breast cancer-related lymphedema at the Massachusetts General Hospital: lessons learned. *J Pers Med.* 2015;5(2):153–164.

131. York SL, Ward LC, Czerniec S, et al. Single frequency versus bioimpedance spectroscopy for the assessment of lymphedema. *Breast Cancer Res Treat.* 2009;117(1):177–182.

132. Ward LC, Dylke E, Czerniec S, et al. Reference ranges for assessment of unilateral lymphedema in legs by bioelectrical impedance spectroscopy. *Lymphat Res Biol.* 2011;9(1):43–46.

133. Ward LC, Czerniec S, Kilbreath SL. Operational equivalence of bioimpedance indices and perometry for the assessment of unilateral arm lymphedema. *Lymphat Res Biol.* 2009;7(2):81–85.

134. Smoot BJ, Wong JF, Dodd MJ. Comparison of diagnostic accuracy of clinical measures of breast cancer-related lymphedema: area under the curve. *Arch Phys Med Rehabil.* 2011;92(4):603–610.

135. Rockson SG. Current concepts and future directions in the diagnosis and management of lymphatic vascular disease. *Vasc Med.* 2010;15(3):223–231.

136. Jain MS, Danoff JV, Paul SM. Correlation between bioelectrical spectroscopy and perometry in assessment of upper extremity swelling. *Lymphology.* 2010;43(2):85–94.

137. Czerniec SA, Ward LC, Lee MJ, et al. Segmental measurement of breast cancer-related arm lymphoedema using perometry and bioimpedance spectroscopy. *Support Care Cancer.* 2011;19(5):703–710.

138. Fu MR, Cleland CM, Guth AA, et al. L-dex ratio in detecting breast cancer-related lymphedema: reliability, sensitivity, and specificity. *Lymphology.* 2013;46(2):85–96.

139. Shah C, Vicini F, Beitsch P, et al. The use of bioimpedance spectroscopy to monitor therapeutic intervention in patients treated for breast cancer related lymphedema. *Lymphology.* 2013;46(4):184–192.

140. Shah C, Arthur DW, Wazer D, et al. The impact of early detection and intervention of breast cancer-related lymphedema: a systematic review. *Cancer Med.* 2016;5(6):1154–1162.

141. Erdogan Iyigun Z, Selamoglu D, Alco G, et al. Bioelectrical impedance for detecting and monitoring lymphedema in patients with breast cancer. Preliminary results of the Florence Nightingale Breast Study Group. *Lymphat Res Biol.* 2015;13(1):40–45.

142. Soran A, Ozmen T, McGuire KP, et al. The importance of detection of subclinical lymphedema for the prevention of breast cancer-related clinical lymphedema after axillary lymph node dissection; a prospective observational study. *Lymphat Res Biol.* 2014;12(4):289–294.

143. Kim L, Jeon JY, Sung IY, et al. Prediction of treatment outcome with bioimpedance measurements in breast cancer related lymphedema patients. *Ann Rehabil Med.* 2011;35(5):687–693.

144. Nuutinen J, Ikäheimo R, Lahtinen T. Validation of a new dielectric device to assess changes of tissue water in skin and subcutaneous fat. *Physiol Meas.* 2004;25(2):447–454.

145. Mayrovitz HN, Weingrad DN, Lopez L. Patterns of temporal changes in tissue dielectric constant as indices of localized skin water changes in women treated for breast cancer: a pilot study. *Lymphat Res Biol.* 2015;13(1):20–32.

146. Lahtinen T, Seppälä J, Viren T, et al. Experimental and Analytical Comparisons of Tissue Dielectric Constant (TDC) and Bioimpedance Spectroscopy (BIS) in assessment of early arm lymphedema in breast cancer patients after axillary surgery and radiotherapy. *Lymphat Res Biol.* 2015;13(3):176–185.

147. Czerniec SA, Ward LC, Kilbreath SL. Assessment of breast cancer-related lymphedema: a comparison of moisture meter and spot bioimpedance measurement. *Lymphat Res Biol.* 2015;13(1):10–19.

148. Purcell A, Nixon J, Fleming J, et al. Measuring head and neck lymphedema: The "ALOHA" trial. *Head Neck.* 2016;38(1):79–84.

149. Mellor RH, Bush NL, Stanton AW, et al. Dual-frequency ultrasound examination of skin and subcutis thickness in breast cancer-related lymphedema. *Breast J.* 2004;10(6):496–503.

150. Suehiro K, Morikage N, Yamashita O, et al. Skin and subcutaneous tissue ultrasonography features in breast cancer-related lymphedema. *Ann Vasc Dis.* 2016;9(4):312–316.

151. Uzkeser H, Karatay S, Erdemci B, et al. Efficacy of manual lymphatic drainage and intermittent pneumatic compression pump use in the treatment of lymphedema after mastectomy: a randomized controlled trial. *Breast Cancer.* 2015;22(3):300–307.

152. Suehiro K, Morikage N, Yamashita O, et al. Correlation between the severity of subcutaneous echo-free space and the amount of extracellular fluid determined by bioelectrical impedance analysis of leg edema. *Lymphat Res Biol.* 2017;15(2):172–176.

153. Niimi K, Hirai M, Iwata H, et al. Ultrasonographic findings and the clinical results of treatment for lymphedema. *Ann Vasc Dis.* 2014;7(4):369–375.

第
八
篇

154. Devoogdt N, Pans S, De Groef A, et al. Postoperative evolution of thickness and echogenicity of cutis and subcutis of patients with and without breast cancer-related lymphedema. *Lymphat Res Biol.* 2014;12(1):23–31.

155. Choi YH, Seo KS. Correlation among bioimpedance analysis, sonographic and circumferential measurement in assessment of breast cancer-related arm lymphedema. *Lymphology.* 2014;47(3):123–133.

156. Tassenoy A, Vermeiren K, van der Veen P, et al. Demonstration of tissue alterations by ultrasonography, magnetic resonance imaging and spectroscopy, and histology in breast cancer patients without lymphedema after axillary node dissection. *Lymphology.* 2006;39(3):118–126.

157. Dai M, Sato A, Maeba H, et al. Dermal structure in lymphedema patients with history of acute dermatolymphangioadenitis evaluated by histogram analysis of ultrasonography findings: a case-control study. *Lymphat Res Biol.* 2016;14(1):2–7.

158. Bok SK, Jeon Y, Hwang PS. Ultrasonographic evaluation of the effects of progressive resistive exercise in breast cancer-related lymphedema. *Lymphat Res Biol.* 2016;14(1):18–24.

159. Winn N, Lalam R, Cassar-Pullicino V. Sonoelastography in the musculoskeletal system: current role and future directions. *World J Radiol.* 2016;8(11):868–879.

160. Lim CY, Seo HG, Kim K, et al. Measurement of lymphedema using ultrasonography with the compression method. *Lymphology.* 2011;44(2):72–81.

161. Gjorup CA, Hendel HW, Klausen TW, et al. Reference values for assessment of unilateral limb lymphedema with dual-energy x-xay absorptiometry. *Lymphat Res Biol.* 2018;16(1):75–84.

162. Dylke ES, Ward LC, Meerkin JD, et al. Tissue composition changes and secondary lymphedema. *Lymphat Res Biol.* 2013;11(4):211–218.

163. Zhang X, Brown JC, Paskett ED, et al. Changes in arm tissue composition with slowly progressive weight-lifting among women with breast cancer-related lymphedema. *Breast Cancer Res Treat.* 2017;164(1):79–88.

164. Shih YC, Xu Y, Cormier JN, et al. Incidence, treatment costs, and complications of lymphedema after breast cancer among women of working age: a 2-year follow-up study. *J Clin Oncol.* 2009;27(12):2007–2014.

165. Deng J, Ridner SH, Dietrich MS, et al. Prevalence of secondary lymphedema in patients with head and neck cancer. *J Pain Symptom Manage.* 2012;43(2):244–252.

166. Beesley V, Janda M, Eakin E, et al. Lymphedema after gynecological cancer treatment : prevalence, correlates, and supportive care needs. *Cancer.* 2007;109(12):2607–2614.

167. NCCN. Clinical practice guideline. In *Breast Cancer.* BINV-16 Surveillance and Follow Up: National Comprehensive Cancer Network; 2017.

168. Sun F, Skolny MN, Swaroop MN, et al. The need for preoperative baseline arm measurement to accurately quantify breast cancer-related lymphedema. *Breast Cancer Res Treat.* 2016;157(2):229–240.

169. Armer JM, Hulett JM, Bernas M, et al. Best practice guidelines in assessment, risk reduction, management, and surveillance for post-breast cancer lymphedema. *Curr Breast Cancer Rep.* 2013;5(2):134–144.

170. Ward LC, Dylke E, Czerniec S, et al. Confirmation of the reference impedance ratios used for assessment of breast cancer-related lymphedema by bioelectrical impedance spectroscopy. *Lymphat Res Biol.* 2011;9(1):47–51.

171. Sevick-Muraca EM. Translation of near-infrared fluorescence imaging technologies: emerging clinical applications. *Annu Rev Med.* 2012;63:217–231.

172. Stout Gergich NL, Pfalzer LA, McGarvey C, et al. Preoperative assessment enables the early diagnosis and successful treatment of lymphedema. *Cancer.* 2008;112(12):2809–2819.

173. Specht MC, Miller CL, Russell TA, et al. Defining a threshold for intervention in breast cancer-related lymphedema: what level of arm volume increase predicts progression? *Breast Cancer Res Treat.* 2013;140(3):485–494.

174. Seward C, Skolny M, Brunelle C, et al. A comprehensive review of bioimpedance spectroscopy as a diagnostic tool for the detection and measurement of breast cancer-related lymphedema. *J Surg Oncol.* 2016;114(5):537–542.

175. Cormier JN, Xing Y, Zaniletti I, et al. Minimal limb volume change has a significant impact on breast cancer survivors. *Lymphology.* 2009;42(4):161–175.

176. Bar Ad V, Dutta PR, Solin LJ, et al. Time-course of arm lymphedema and potential risk factors for progression of lymphedema after breast conservation treatment for early stage breast cancer. *Breast J.* 2012;18(3):219–225.

177. Mahamaneerat WK, Shyu CR, Stewart BR, et al. Breast cancer treatment, BMI, post-op swelling/lymphoedema. *J Lymphoedema.* 2008;3(2):38–44.

178. Johansson K, Branje E. Arm lymphoedema in a cohort of breast cancer survivors 10 years after diagnosis. *Acta Oncol.* 2010;49(2):166–173.

179. Chance-Hetzler J, Armer J, Van Loo M, et al. Prospective lymphedema surveillance in a clinic setting. *J Pers Med.* 2015;5(3):311–325.

180. Bilir SP, DeKoven MP, Munakata J. Economic benefits of BIS-aided assessment of post-BC lymphedema in the United States. *Am J Manag Care.* 2012;18(5):234–241.

181. Cormier JN, Askew RL, Mungovan KS, et al. Lymphedema beyond breast cancer: a systematic review and meta-analysis of cancer-related secondary lymphedema. *Cancer.* 2010;116(22):5138–5149.

182. Renner P, Torzewski M, Zeman F, et al. Increasing morbidity with extent of lymphadenectomy for primary malignant melanoma. *Lymphat Res Biol.* 2017;15(2):146–152.

183. Stuiver MM, de Rooij JD, Lucas C, et al. No evidence of benefit from class-II compression stockings in the prevention of lower-limb lymphedema after inguinal lymph node dissection: results of a randomized controlled trial. *Lymphology.* 2013;46(3):120–131.

184. Ramos SM, O'Donnell LS, Knight G. Edema volume, not timing, is the key to success in lymphedema treatment. *Am J Surg.* 1999;178(4):311–315.

185. Swedborg I. Voluminometric estimation of the degree of lymphedema and its therapy by pneumatic compression. *Scand J Rehabil Med.* 1977;9(3):131–135.

186. Ko DS, Lerner R, Klose G, et al. Effective treatment of lymphedema of the extremities. *Arch Surg.* 1998;133(4):452–458.

187. Boris M, Weindorf S, Lasinski B, et al. Lymphedema reduction by noninvasive complex lymphedema therapy. *Oncology (Williston Park).* 1994;8(9):95–106; discussion 109–110.

188. Dayes IS, Whelan TJ, Julian JA, et al. Randomized trial of decongestive lymphatic therapy for the treatment of lymphedema in women with breast cancer. *J Clin Oncol.* 2013;31(30):3758–3763.

189. McLaughlin SA, Bagaria S, Gibson T, et al. Trends in risk reduction practices for the prevention of lymphedema in the first 12 months after breast cancer surgery. *J Am Coll Surg.* 2013;216(3):380–389; quiz 511–383.

190. Lasinski BB, McKillip Thrift K, Squire D, et al. A systematic review of the evidence for complete decongestive therapy in the treatment of lymphedema from 2004 to 2011. *PM R.* 2012;4(8):580–601.

191. Devoogdt N, Van Kampen M, Geraerts I, et al. Different physical treatment modalities for lymphoedema developing after axillary lymph node dissection for breast cancer: a review. *Eur J Obstet Gynecol Reprod Biol.* 2010;149(1):3–9.

192. Finnane A, Janda M, Hayes SC. Review of the evidence of lymphedema treatment effect. *Am J Phys Med Rehabil.* 2015;94(6):483–498.

193. Ochalek K, Gradalski T, Szygula Z. Five-year assessment of maintenance combined physical therapy in postmastectomy lymphedema. *Lymphat Res Biol.* 2015;13(1):54–58.

194. Koul R, Dufan T, Russell C, et al. Efficacy of complete decongestive therapy and manual lymphatic drainage on treatment-related lymphedema in breast cancer. *Int J Radiat Oncol Biol Phys.* 2007;67(3):841–846.

195. Brown JC, Kumar A, Cheville AL, et al. Association between lymphedema self-care adherence and lymphedema outcomes among women with breast cancer-related lymphedema. *Am J Phys Med Rehabil.* 2015;94(4):288–296.

196. Haghighat S L-TM, Kadem-Mahboudi A, Karami M, et al. Predictive factors of response to Phase I complete decongestive therapy in upper extremity lymphedema following breast carcinoma in Iran. *Lymphology.* 2013;46:97–104.

197. Forner-Cordero I, Muñoz-Langa J, Forner-Cordero A, et al. Predictive factors of response to decongestive therapy in patients with breast-cancer-related lymphedema. *Ann Surg Oncol.* 2010;17(3):744–751.

198. Vignes S, Porcher R, Champagne A, et al. Predictive factors of response to intensive decongestive physiotherapy in upper limb lymphedema after breast cancer treatment: a cohort study. *Breast Cancer Res Treat.* 2006;98(1):1–6.

199. Schander A, Padro D, King HH, et al. Lymphatic pump treatment repeatedly enhances the lymphatic and immune systems. *Lymphat Res Biol.* 2013;11(4):219–226.

200. Pinell XA, Kirkpatrick SH, Hawkins K, et al. Manipulative therapy of secondary lymphedema in the presence of locoregional tumors. *Cancer.* 2008;112(4):950–954.

201. Flor EM. Manual lymphatic drainage in patients with tumoral activity. *J Phlebol Lymphol.* 2009;2:13–18.

202. Godette K, Mondry TE, Johnstone PA. Can manual treatment of lymphedema promote metastasis? *J Soc Integr Oncol.* 2006;4(1):8–12.

203. Moffatt C, Krimmel G, Carati C, et al. *Template for Practice: Compression Hosiery in Upper Body Lymphoedema.* Aberdeen: HealthComm UK Ltd; 2009.

204. Moffatt C. *Template for Practice: Compression Hosiery in Lymphoedema.* London, UK: Medical Education Partnership; 2006.

205. Partsch H. Evidence based compression therapy. *VASA.* 2003;32(suppl 63):1–41.

206. Partsch H. The static stiffness index: a simple method to assess the elastic property of compression material in vivo. *Dermatol Surg.* 2005;31(6):625–630.

207. Calne S. *Position Document of the European Wound Management Association: Understanding Compression Therapy.* London, UK, Medical Education Partnership; 2003:1–17.

208. Andersen L, Højris I, Erlandsen M, et al. Treatment of breast-cancer-related lymphedema with or without manual lymphatic drainage—a randomized study. *Acta Oncol.* 2000;39(3):399–405.

209. Maher J, Refshauge K, Ward L, et al. Change in extracellular fluid and arm volumes as a consequence of a single session of lymphatic massage followed by rest with or without compression. *Support Care Cancer.* 2012;20(12):3079–3086.

210. McNeely ML, Magee DJ, Lees AW, et al. The addition of manual lymph drainage to compression therapy for breast cancer related lymphedema: a randomized controlled trial. *Breast Cancer Res Treat.* 2004;86(2):95–106.

211. Bergmann A, da Costa Leite Ferreira MG, de Aguiar SS, et al. Physiotherapy in upper limb lymphedema after breast cancer treatment: a randomized study. *Lymphology.* 2014;47(2):82–91.

212. Didem K, Ufuk YS, Serdar S, et al. The comparison of two different physiotherapy methods in treatment of lymphedema after breast surgery. *Breast Cancer Res Treat.* 2005;93(1):49–54.

213. Johansson K LE, Ekdahl C, Lindfeldt J. A randomized study comparing manual lymphatic drainage with sequential pneumatic compression for treatment of post-operative arm lymphedema. *Lymphology.* 1998;31:56–64.

214. Buragadda S, Alhusaini AA, Melam GR, et al. Effect of complete decongestive therapy and a home program for patients with post mastectomy lymphedema. *J Phys Ther Sci.* 2015;27(9):2743–2748.

215. Pilch U, Wozniewski M, Szuba A. Influence of compression cycle time and number of sleeve chambers on upper extremity lymphedema volume reduction during intermittent pneumatic compression. *Lymphology.* 2009;42(1):26–35.

216. Miranda F, Perez MC, Castiglioni ML, et al. Effect of sequential intermittent pneumatic compression on both leg lymphedema volume and on lymph transport as semi-quantitatively evaluated by lymphoscintigraphy. *Lymphology.* 2001;34(3):135–141.

217. Adams KE, Rasmussen JC, Darne C, et al. Direct evidence of lymphatic function improvement after advanced pneumatic compression device treatment of lymphedema. *Biomed Opt Express.* 2010;1(1):114–125.

218. Szolnoky G, Lakatos B, Keskeny T, et al. Intermittent pneumatic compression acts synergistically with manual lymphatic drainage in complex decongestive physiotherapy for breast cancer treatment-related lymphedema. *Lymphology.* 2009;42(4):188–194.

219. Ridner SH, Murphy B, Deng J, et al. A randomized clinical trial comparing advanced pneumatic truncal, chest, and arm treatment to arm treatment only in self-care of arm lymphedema. *Breast Cancer Res Treat.* 2012;131(1):147–158.

220. Fife CE, Davey S, Maus EA, et al. A randomized controlled trial comparing two types of pneumatic compression for breast cancer-related lymphedema treatment in the home. *Support Care Cancer.* 2012;20(12):3279–3286.

221. Zaleska M, Olszewski WL, Durlik M, et al. A novel clinical test for setting intermittent pneumatic compression parameters based on edema fluid hydromechanics in the lymphedematous calf. *Lymphat Res Biol.* 2015;13(3):208–214.

222. Omar MT, Shaheen AA, Zafar H. A systematic review of the effect of low-level laser therapy in the management of breast cancer-related lymphedema. *Support Care Cancer.* 2012;20(11):2977–2984.

223. Rodrick JR, Poage E, Wanchai A, et al. Complementary, alternative, and other noncomplete decongestive therapy treatment methods in the management of lymphedema: a systematic search and review. *PMR.* 2014;6(3):250–274; quiz 274.

224. Kubo M, Li TS, Kamota T, et al. Extracorporeal shock wave therapy ameliorates secondary lymphedema by promoting lymphangiogenesis. *J Vasc Surg.* 2010;52(2):429–434.

225. Kim IG, Lee JY, Lee DS, et al. Extracorporeal shock wave therapy combined with vascular endothelial growth factor-C hydrogel for lymphangiogenesis. *J Vasc Res.* 2013;50(2):124–133.

226. Serizawa F, Ito K, Matsubara M, et al. Extracorporeal shock wave therapy induces therapeutic lymphangiogenesis in a rat model of secondary lymphoedema. *Eur J Vasc Endovasc Surg.* 2011;42(2):254–260.

227. Cebicci MA, Sutbeyaz ST, Goksu SS, et al. Extracorporeal shock wave therapy for breast cancer-related lymphedema: a pilot study. *Arch Phys Med Rehabil.* 2016;97(9):1520–1525.

228. Bae H, Kim HJ. Clinical outcomes of extracorporeal shock wave therapy in patients with secondary lymphedema: a pilot study. *Ann Rehabil Med.* 2013;37(2):229–234.

229. Bennett Britton TM, Wallace SM, Wilkinson IB, et al. Sympathetic nerve damage as a potential cause of lymphoedema after axillary dissection for breast cancer. *Br J Surg.* 2009;96(8):865–869.

230. Kim JG, Bae SO, Seo KS. A comparison of the effectiveness of complex decongestive physiotherapy and stellate ganglion block with triamcinolone administration in breast cancer-related lymphedema patients. *Support Care Cancer.* 2015;23(8):2305–2310.

231. Park JH, Min YS, Chun SM, et al. Effects of stellate ganglion block on breast cancer-related lymphedema: comparison of various injectates. *Pain Physician.* 2015;18(1):93–99.

232. Poage EG, Rodrick JR, Wanchai A, et al. Exploring the usefulness of botanicals as an adjunctive treatment for lymphedema: a systematic search and review. *PMR.* 2015;7(3):296–310.

233. Cormier J. The evidence base for surgery. In: Moffat C, ed. *Surgical Intervention: A Position Document on Surgical Intervention for Lymphoedema in Best Practice for the Management of Lymphoedema.* 2nd ed. London, UK: International Lymphoedema Framework; 2012.

234. Brorson H, Svensson H. Liposuction combined with controlled compression therapy reduces arm lymphedema more effectively than controlled compression therapy alone. *Plast Reconstr Surg.* 1998;102(4):1058–1067; discussion 1068.

235. Brorson H. From lymph to fat: liposuction as a treatment for complete reduction of lymphedema. *Int J Low Extrem Wounds.* 2012;11(1):10–19.

236. Brorson H, Damstra R. The role of circumferential suction assisted lipectomy (liposuction) and compression in limb lymphoedema. In Moffat C, ed. *Lymphedema Framework: Best Practice for the Management of Lymphoedema. Surgical Intervention. A Position Document on Surgery for Lymphedema.* 2nd ed. Saint Étienne: The International Lymphoedema Framework and World Alliance for Wound and Lymphedema Care; 2012:22–33.

237. Raju A, Chang DW. Vascularized lymph node transfer for treatment of lymphedema: a comprehensive literature review. *Ann Surg.* 2015;261(5):1013–1023.

238. Chang DW, Suami H, Skoracki R. A prospective analysis of 100 consecutive lymphovenous bypass cases for treatment of extremity lymphedema. *Plast Reconstr Surg.* 2013;132(5):1305–1314.

239. Damstra RJ, Voesten HG, van Schelven WD, et al. Lymphatic venous anastomosis (LVA) for treatment of secondary arm lymphedema. A prospective study of 11 LVA procedures in 10 patients with breast cancer related lymphedema and a critical review of the literature. *Breast Cancer Res Treat.* 2009;113(2):199–206.

240. Clodius L, Piller NB, Casley-Smith JR. The problems of lymphatic microsurgery for lymphedema. *Lymphology.* 1981;14(2):69–76.

241. Puckett CL, Jacobs GR, Hurvitz JS, et al. Evaluation of lymphovenous anastomoses in obstructive lymphedema. *Plast Reconstr Surg.* 1980;66(1):116–120.

242. Viitanen TP, Visuri MT, Hartiala P, et al. Lymphatic vessel function and lymphatic growth factor secretion after microvascular lymph node transfer in lymphedema patients. *Plast Reconstr Surg Glob Open.* 2013;1(2):1–9.

243. Cheng MH, Huang JJ, Wu CW, et al. The mechanism of vascularized lymph node transfer for lymphedema: natural lymphaticovenous drainage. *Plast Reconstr Surg.* 2014;133(2):192e–198e.

244. Becker C, Assouad J, Riquet M, et al. Postmastectomy lymphedema: long-term results following microsurgical lymph node transplantation. *Ann Surg.* 2006;243(3):313–315.

第
八
篇

245. Chang CJ, Cormier JN. Lymphedema interventions: exercise, surgery, and compression devices. *Semin Oncol Nurs*. 2013;29(1):28–40.

246. Suami H CD. New developments in microsurgery. In *Best Practice for Management of Lymphoedema*. 2nd ed. International Lymphedema Framework; 2012.

247. Badger C, Preston N, Seers K, Mortimer P. Benzo-pyrones for reducing and controlling lymphoedema of the limbs. *Cochrane Database Syst Rev*. 2004(2):CD003140.

248. Badger C, Seers K, Preston N, et al. Antibiotics/anti-inflammatories for reducing acute inflammatory episodes in lymphoedema of the limbs. *Cochrane Database Syst Rev*. 2004(2):CD003143.

249. Enzler MJ, Berbari E, Osmon DR. Antimicrobial prophylaxis in adults. *Mayo Clin Proc*. 2011;86(7):686–701.

250. Schmitz KH, Ahmed RL, Troxel A, et al. Weight lifting in women with breast-cancer-related lymphedema. *N Engl J Med*. 2009;361(7):664–673.

251. Schmitz KH, Ahmed RL, Troxel AB, et al. Weight lifting for women at risk for breast cancer-related lymphedema: a randomized trial. *JAMA*. 2010;304(24):2699–2705.

252. Cormie P, Pumpa K, Galvão DA, et al. Is it safe and efficacious for women with lymphedema secondary to breast cancer to lift heavy weights during exercise: a randomised controlled trial. *J Cancer Surviv*. 2013;7(3):413–424.

253. Cormie P, Galvão DA, Spry N, et al. Neither heavy nor light load resistance exercise acutely exacerbates lymphedema in breast cancer survivor. *Integr Cancer Ther*. 2013;12(5):423–432.

254. Keilani M, Hasenoehrl T, Neubauer M, et al. Resistance exercise and secondary lymphedema in breast cancer survivors—a systematic review. *Support Care Cancer*. 2016;24(4):1907–1916.

255. McKenzie DC, Kalda AL. Effect of upper extremity exercise on secondary lymphedema in breast cancer patients: a pilot study. *J Clin Oncol*. 2003;21(3):463–466.

256. Buchan J, Janda M, Box R, et al. A randomized trial on the effect of exercise mode on breast cancer-related lymphedema. *Med Sci Sports Exerc*. 2016;48(10):1866–1874.

257. Singh B, Disipio T, Peake J, et al. Systematic review and meta-analysis of the effects of exercise for those with cancer-related lymphedema. *Arch Phys Med Rehabil*. 2016;97(2):302–315.e313.

258. Kwan ML, Cohn JC, Armer JM, et al. Exercise in patients with lymphedema: a systematic review of the contemporary literature. *J Cancer Surviv*. 2011;5(4):320–336.

259. Brown JC, John GM, Segal S, et al. Physical activity and lower limb lymphedema among uterine cancer survivors. *Med Sci Sports Exerc*. 2013;45(11):2091–2097.

260. Di Blasio A, Morano T, Bucci I, et al. Physical exercises for breast cancer survivors: effects of 10 weeks of training on upper limb circumferences. *J Phys Ther Sci*. 2016;28(10):2778–2784.

261. Paskett E, Le-Rademacher J, Oliveri J, et al. Prevention of Lymphedema in Women With Breast Cancer (BC): Results of CALGB (Alliance) 70305. *J Clin Oncol*. 2017;35(5_suppl):104.

262. Cavanaugh KM. Effects of early exercise on the development of lymphedema in patients with breast cancer treated with axillary lymph node dissection. *J Oncol Pract*. 2011;7(2):89–93.

263. Singh B, Newton RU, Cormie P, et al. Effects of compression on lymphedema during resistance exercise in women with breast cancer-related lymphedema: a randomized, cross-over trial. *Lymphology*. 2015;48(2):80–92.

264. Gho SA, Munro BJ, Jones SC, et al. Exercise bra discomfort is associated with insufficient exercise levels among Australian women treated for breast cancer. *Support Care Cancer*. 2014;22(3):721–729.

265. Gho SA, Munro BJ, Jones SC, et al. Evidence-based recommendations for building better bras for women treated for breast cancer. *Ergonomics*. 2014;57(5):774–786.

266. Brown JC, Troxel AB, Schmitz KH. Safety of weightlifting among women with or at risk for breast cancer-related lymphedema: musculoskeletal injuries and health care use in a weightlifting rehabilitation trial. *Oncologist*. 2012;17(8):1120–1128.

267. NCCN (National Comprehensive Cancer Network). Clinical Practice Guideline V.1. *Survivorship*. Physical Activity. Risk Assessment for Physical Activity Induced Adverse Effects. SPA-3; 2017.

268. Clark B, Sitzia J, Harlow W. Incidence and risk of arm oedema following treatment for breast cancer: a three-year follow-up study. *QJM*. 2005;98(5):343–348.

269. Swenson KK, Nissen MJ, Leach JW, et al. Case-control study to evaluate predictors of lymphedema after breast cancer surgery. *Oncol Nurs Forum*. 2009;36(2):185–193.

270. Ferguson CM, Swaroop MN, Horick N, et al. Impact of ipsilateral blood draws, injections, blood pressure measurements, and air travel on the risk of lymphedema for patients treated for breast cancer. *J Clin Oncol*. 2016;34(7):691–698.

271. McLaughlin SA, Wright MJ, Morris KT, et al. Prevalence of lymphedema in women with breast cancer 5 years after sentinel lymph node biopsy or axillary dissection: objective measurements. *J Clin Oncol*. 2008;26(32):5213–5219.

272. Bevilacqua JL, Kattan MW, Changhong Y, et al. Nomograms for predicting the risk of arm lymphedema after axillary dissection in breast cancer. *Ann Surg Oncol*. 2012;19(8):2580–2589.

273. Ugur S, Arıcı C, Yaprak M, et al. Risk factors of breast cancer-related lymphedema. *Lymphat Res Biol*. 2013;11(2):72–75.

274. Tsai RJ, Dennis LK, Lynch CF, et al. The risk of developing arm lymphedema among breast cancer survivors: a meta-analysis of treatment factors. *Ann Surg Oncol*. 2009;16(7):1959–1972.

275. Gebruers N, Tjalma WA. Clinical feasibility of Axillary Reverse Mapping and its influence on breast cancer related lymphedema: a systematic review. *Eur J Obstet Gynecol Reprod Biol*. 2016;200:117–122.

276. Han JW, Seo YJ, Choi JE, et al. The efficacy of arm node preserving surgery using axillary reverse mapping for preventing lymphedema in patients with breast cancer. *J Breast Cancer*. 2012;15(1):91–97.

277. Boccardo F, Casabona F, De Cian F, et al. Lymphatic microsurgical preventing healing approach (LYMPHA) for primary surgical prevention of breast cancer-related lymphedema: over 4 years follow-up. *Microsurgery*. 2014;34(6):421–424.

278. Zhang L, Fan A, Yan J, et al. Combining manual lymph drainage with physical exercise after modified radical mastectomy effectively prevents upper limb lymphedema. *Lymphat Res Biol*. 2016;14(2):104–108.

279. Zimmermann A, Wozniewski M, Szklarska A, et al. Efficacy of manual lymphatic drainage in preventing secondary lymphedema after breast cancer surgery. *Lymphology*. 2012;45(3):103–112.

280. Freire de Oliveira MM, Costa Gurgel MS, Pace do Amaral MT, et al. Manual lymphatic drainage and active exercise effects on lymphatic function do not translate into morbidities in women who underwent breast cancer surgery. *Arch Phys Med Rehabil*. 2017;98(2):256–263.

281. Torres Lacomba M, Yuste Sánchez MJ, Zapico Goñi A, et al. Effectiveness of early physiotherapy to prevent lymphoedema after surgery for breast cancer: randomised, single blinded, clinical trial. *BMJ*. 2010;340:b5396.

282. Kilbreath SL, Ward LC, Lane K, et al. Effect of air travel on lymphedema risk in women with history of breast cancer. *Breast Cancer Res Treat*. 2010;120(3):649–654.

283. Showalter SL, Brown JC, Cheville AL, et al. Lifestyle risk factors associated with arm swelling among women with breast cancer. *Ann Surg Oncol*. 2013;20(3):842–849.

284. Graham PH. Compression prophylaxis may increase the potential for flight-associated lymphoedema after breast cancer treatment. *Breast*. 2002;11(1):66–71.

285. Mak SS, Yeo W, Lee YM, et al. Risk factors for the initiation and aggravation of lymphoedema after axillary lymph node dissection for breast cancer. *Hong Kong Med J*. 2009;15(3, suppl 4):8–12.

286. National Cancer Institute. About cancer treatment side effects: lymphedema. https://www.cancer.gov/about-cancer/treatment/side-effects/lymphedema.

287. American Cancer Society. What every woman with breast cancer should know. www.cancer.org/treatment/treatmentsandside effects/physicalsideeffects/lymphedema/whateverywomanwith breastcancershouldknow/lymphedema-with-breast-cancer-if-at-risk-for-lymphedema.

288. Damstra R. How surgery complements a lymphoedema service. In: Moffatt C, ed. *Surgical Intervention: A Position Document on Surgery for Lymphedema in Best Practice for the Management of Lymphoedema*. 2nd ed. London, UK: International Lymphedema Framework; 2012:16.

9

第86章

制订一套癌症康复方案

Sean R. Smith

癌症康复服务正愈加深入地与癌症治疗相整合,这对医学康复专业人员和专家来说是一个巨大的机遇。尽管如此,在启动并维持癌症康复方案时,如何向癌症患者这一复杂群体提供高质量的康复治疗,专业人员仍面临着许多障碍。在癌症康复和癌症治疗两方面都存在挑战,而知道如何克服这些潜在的障碍则对于制定癌症康复方案至关重要。癌症康复是物理治疗学和康复学领域中一个令人振奋且正在成长的领域,能够对患者的生活和医学领域都真正地产生重大影响。只有康复专家才能为肿瘤患者提供独一无二和不可或缺的治疗,若要促进此领域的发展,项目负责人必须建立有效的治疗运作模式、针对复杂病情患者的团队协作路径,并且要与肿瘤科密切合作。虽然癌症康复治疗正在迅速发展,但癌症中心可能根深蒂固地存在着对康复的误解,因此,要想切入本已繁忙的临床工作之中并非易事。尽管如此,制订癌症康复方案仍有相当可能且极具价值。

不同类型的医疗机构

医疗机构的类型可能是制定癌症康复方案的最重要的决定因素。方案的风格、重点和范围主要取决于康复专业人员是在社区环境中工作还是在大型教学医院工作及康复治疗和肿瘤治疗的整合程度。例如,如果物理治疗与康复科能够进入癌症中心的临床领域,那么康复服务的可见度就会增加,进而就会得到更多的转诊患者。尽管在两种环境之中都有可能产生精湛的癌症康复临床实践,但同时也必须考虑两种环境下的独特挑战(表86-1)。

在美国国家癌症法案(National Cancer Act)的推动下,最早的肿瘤康复方案始于20世纪70、80

表86-1 学术型和基于社区的肿瘤康复项目的特点

学术中心	以社区为基础
规模较大,来自地区或全国特定疾病的肿瘤专家	规模较小,服务社区
	肿瘤医生可能要看多种类型的肿瘤
每周有多个肿瘤委员会会议,有时达20个以上	肿瘤委员会数量较少
基于学术成果的提升	接诊患者的财务压力较大
可能隶属于有康复治疗需求的综合性癌症中	癌症中心可能没有康复需求

年代,在大型学术性医疗中心进行,包括安德森癌症中心、纪念斯隆-凯特琳癌症中心和Mayo医院[1],并惠及较多数量的肿瘤患者。自此开始,由于日益增多的癌症幸存者[2]及物理治疗与康复领域对此类人群的关注[3],其他大型教学中心也制订了大量的方案。

在大型教学医疗中心,制订方案有其自身优势,但也有独特的挑战。大型教学医疗中心方案制订的最重要的方面之一是,了解医院、附属医学院的架构及与医生和其他专业人员相关的临床实践计划。这三个部分可能各自独立存在,可能完全整合成为一体,也可能是某种形式的部分整合(图86-1)。理解这一架构的重要性不可低估;如果教学医院与临床实践计划没有产生直接的关联,那么康复专业人员和肿瘤专业人员的机构就会完全各自为战,并且在财务利益分配方面互相竞争,进而在相互沟通和患者治疗方面产生更大的困难。例如,在财务模式、地理位置、患者预约系统、电子病历和治疗的其他关键组成部分上,如果医学院的附属癌症中心与物理治疗与康复科都不相同,那么要想协调两者之间的服务就很困难。相反,如果将这些组成部分进行

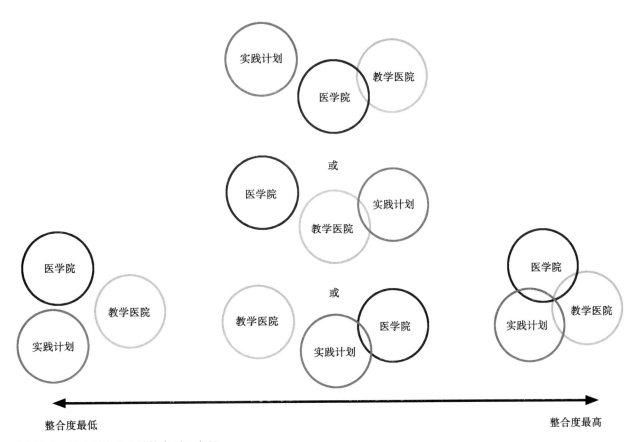

图 86-1 学术医疗中心结构类型示意图

摘自 Levine JK. Considering alternative organizational models for academic medical centers. Acad Clin Pract, 2002; 14(2): 2-5

了整合,并且电子病历上患者的各种信息都易于获取,就可以将患者的肿瘤事项和康复事项预约在同一天进行,以免使其为了康复事项而多跑一趟。此外,康复专业人员在癌症中心就能进行康复治疗操作,而不必历经艰辛去获取资质。

在教学医院和 / 或三级治疗中心,通常有大量患者需要康复治疗,如果医疗中心具有某些肿瘤的地区或国家项目,或者附属于综合性癌症中心,就更是如此。相反,这会给与肿瘤治疗专业人员建立联系带来重大挑战。通常,康复专业人员必须与特定的肿瘤治疗团队建立联系,以达成转诊的一致性。在病种多样规模庞大的癌症中心能见到的许多肿瘤治疗专业人员,在较小的社区项目则难以见到。例如,小型医院可能每周举行一次肿瘤研讨会,而教学医疗中心往往有 25 个或更多的肿瘤研讨会,每种疾病类型都有专门的每周或每月研讨会,以讨论多学科治疗。康复专业人员要想方设法在肿瘤学家的讨论会上露上一面,则面临诸多难处。一般来说,大型教学中心的医学肿瘤专家倾向于关注一种疾病类型,而社区肿瘤学家可能会看到多种癌症患者,因此需要与众多肿瘤专家建立联系。

除了有大量患者就诊外,大型三级治疗中心还经常获得研究资金和基础设施,进而促进研究提升。与肿瘤学相比,癌症康复领域的研究相对缺乏支持,因而为康复专业人员提供了独特的机会以对个人学术履历和该领域进行支持。我们必须考虑到,临床工作较为繁忙,看病人和行政工作都会占用大量的时间。可能只会留下一小部分时间用于研究,因此必须明智地选择项目。与肿瘤学家合作研究,是发表文章的良好途径,因为这些团队通常都有基础设施,以组织临床试验或高效地回顾分析数据。

最后,在很大程度上,学术中心独有的优势是拥有住院医生和其他受训人员。这样一来,就有更多的专业人员将方案应用于患者,从而扩大了其应用范围,而且也为受训人员提供了接受癌症康复教育的机会。如果受训人员最终担任教职或参加工作,那么扩展康复实践就比较容易。

基于社区的学术项目有其固有优势和潜在劣势,其使命与大型学术中心不同。基于社区的项目应以服务当地居民为首要任务,而非通过研究和大型临床试验来推动本领域的发展。他们也可能选择进行研究和临床试验,和/或持续推动培训项目。与大型教学中心不同的是,这些项目倾向于将所有医院和医生团队进行整合,并且通常不隶属于某个医学院。尽管这使得交流和使用电子病历相对容易,但由于医生可能属于不同的执业团体(即,一个肿瘤执业团体和一个单独的康复专业团体),这意味着每个专业人员首先必须保证其患者的治疗并满足团队的财务需求。

与学术项目相比,私人诊所或基于医院的团体,财政压力较大,因此会看诊大量的患者。这样的好处是专业人员可以有更高的薪水,但执业团体可能不想将专业人员的时间投入新的肿瘤康复项目中,因为在这些项目的初始阶段肯定会造成日程上的空闲。这就是说,康复专业人员必须花费时间管理非肿瘤患者,在耗时费力地处理行政事务的同时与肿瘤科医生建立必要的外部联系,以成功地创建肿瘤康复项目。此外,如果社区本身的患者数量不足,以致物理治疗师或其他专业人员不必将所有的看诊时间投入在肿瘤患者身上,那么康复专业人员就必须分心于其他患者群体,这样一来就可能使肿瘤类项目无法发挥其潜能。另一方面,有些物理治疗师原本并非只关注肿瘤患者,但当其寻求扩展业务时,可能会发现肿瘤患者是一类有待于开发的患者群体,他们具有治疗价值并且能扩大门诊量。

基于社区的专业人员具有接触患者的独特机会,而这些医院也强调社区外展是其使命之一。如果基于社区的医院足够大,其肿瘤专业很强(如:放射肿瘤科、肿瘤内科、肿瘤外科和其他专业的业务量都很大),那么几乎必然会有一些社区组织致力于帮助患者应对肿瘤。这类组织可能是植根于社区的全国性组织,如基督教青年会(YMCA)或LIVESTRONG项目,也可能是本地的非营利组织。无论如何,专业人员与这些组织进行合作,都有助于接触肿瘤患者,而他们对癌症康复尚不熟悉。

肿瘤康复实践模式

在癌症康复治疗方面,没有国家标准,这导致在识别有康复需求的肿瘤患者和进行癌症康复治疗方面,各机构之间的方法会大不相同。现有项目有的由康复医师、物理治疗师或作业治疗师主导,有的由非康复专业人员(例如对保持和提高患者生活质量感兴趣的外科医生)主导。不同项目可能着重于患者治疗的不同方面;例如,一种定位是临终

及心理社会问题,而另一种定位则侧重于肿瘤及其治疗相关的肌肉骨骼疾病,许多其他的做法在这两个极端之间。每个项目的住院和门诊治疗重点也可能在不同的项目之间存在显著差异,有些项目明显或完全偏向其中一个重点。不同的实践模式在产生机会的同时也产生不确定性,因此项目选择的重点可能是项目开发最重要的组成部分,而项目所提供的服务是肿瘤临床医生转诊患者的动因。

启动高质量肿瘤康复治疗最简单的方法是关注患者评估以及达到患者最舒适状态的治疗。对于许多康复医师来说,这可能是一种神经肌肉骨骼的治疗模式,治疗各种特定的损伤,如关节功能障碍、痉挛、虚弱和神经病理性疼痛。在所有这些领域,康复医师——实际上所有的康复专业人员——都具备专业知识。由此就产生了一种方式,使专业人员能够相对容易地完成转型,使之由较普遍性的、非基于肿瘤实践的,转型为可以为肿瘤患者提供独特而重要服务的实践。

能够为肿瘤患者提供独特的价值必不可少——这类患者在最初的肿瘤治疗时就经常要看至少四个医生,因此增加一次看诊、付费和治疗似乎很困难。患者可能会觉得看诊负担过重,但事实上,Cheville等发现,在有功能需求的晚期肿瘤患者中,初始阶段就接受康复服务者相对较少[4]。因此,与其把重点放在达成健康的一般方法上,比如运动处方,倒不如着重于能够快速帮助患者的领域,在这些领域康复医师和其他康复专业人员能够为患者提供特有的帮助,而这会非常有效地支持项目。美国癌症协会提倡将"损伤驱动的康复"作为肿瘤治疗的重要组成部分[5],这主要是基于Silver等的工作。在这项工作中,她和她的合著者在国际功能分类框架内描述了癌症康复的方法,并认为患者应接受特定损伤(如肩痛)的筛查和治疗[6]。这为肿瘤学家和患者提供了一个易于理解的框架,让他们能够关注并理解为何转诊到康复专业人员那里会有帮助。例如,我们不足以说一个有肩痛的乳腺癌幸存者会得以"康复",但康复医师的治疗可能会减轻疼痛和改善运动范围,从而使患者能够与孙子一起扔棒球玩。癌症康复的方法还可以着力于治疗的诸多方面,如淋巴水肿、疲劳、生命末期问题以及通过锻炼促进身体健康,在这些方面,与其他医疗专业人员的方法形成了对照。例如,淋巴水肿通常由医院的作业治疗师和外科医生管理,而没有专门的肿瘤康复医师参与,那么当基础设施已经

到位并且已经由其他护理人员组织实施时,将其作为新项目的重点就显得毫无必要了,甚至可能难以具有吸引力。

最后,在构建住院病人康复计划时,你要进行特别的考量,这是要点所在。现已证实,对于众多不同种类的肿瘤患者,无论其病情处于何种阶段[7],都可以从康复治疗中获益,尽管如此,在美国急性住院康复病区中,绝大多数肿瘤患者都是原发性脑肿瘤或恶性脊髓压迫症的患者[8]。这表明,更多的其他不同种类的肿瘤患者并未接受适当的筛查以发现其康复需求。这可能与医疗保险中心和医疗补助"60%规则"有关,该规则要求住院康复机构的60%患者符合特定的诊断组。虽然表面上许多肿瘤患者可能被认定为虚弱,而不符合这些诊断,但应用符合"60%规则"的诊断并不困难,例如血液系统恶性肿瘤中的类固醇肌病,骨肉瘤中的截肢,化疗所致的周围神经病变及若干副肿瘤神经系统疾病。毫无疑问,现有的康复单元有能力为具有此类损伤的患者提供康复治疗。在建立门诊部过程中,对肿瘤科医生进行宣教,使其知晓多学科住院康复团队所提供服务的重要性,这很有必要。强大的咨询服务有助于实现这一点,现已证明其可以改善患者的表现[9]。

非医疗专业人员的项目开发

由于包括缺乏经验丰富的癌症康复医师在内的诸多原因,项目开发可以、而且经常由非医师专业人员主导,包括物理治疗师、作业治疗师、言语-语言治疗师、康复心理学家和其他专业人员。鉴于康复是以基于团队的患者治疗方式,非医疗专业人员的参与对于构建肿瘤康复项目至关重要。尽管非医疗专业人员不能开具诊断性检查、不能开具处方,也不能进行转诊以对各类专业人员治疗进行协调,但它们代表了多学科团队的极有价值的方面之一,而多学科团队所带来的独特的患者治疗,是医生无法提供的。

由于肿瘤康复的范围很广,因此不难找到方法使物理治疗师或作业治疗师参与或主导项目开发。淋巴水肿即是例子之一,作业治疗师和物理治疗师获得亚专科认证以治疗这种疾病。许多肿瘤幸存者要么已经出现淋巴水肿,要么有出现淋巴水肿的风险,而且往往需要当面宣教和治疗师亲手予以消肿治疗。通常,这些患者的问题虽然有潜在的

严重性,但不需要康复医师进行评估,而是可以直接转给治疗师进行治疗。因此,这就产生了一种项目机会,使治疗师得以和肿瘤外科医师共同确保分诊机制,让患者迅速而有效地就诊。除淋巴水肿外,化疗所致周围神经病变的平衡障碍、失用和类固醇肌病、乳腺切除术后肩部活动受限、面部和颈部功能障碍等情况下的治疗方案,在这些领域,物理治疗师和作业治疗师都能发挥主导作用以构建治疗路径。当然,在某些情况下,肿瘤康复医师应该参与其中,并且最好让康复医师也参与制定患者治疗方案。代表物理治疗师和作业治疗师的大型专业组织越来越重视肿瘤治疗,如美国物理治疗协会(APTA)和美国作业治疗协会(AOTA)。事实上,APTA有一个肿瘤部门[10],而AOTA一直在国家层面上努力推动,以增加患者接触作业治疗师的服务机会。此外,癌症中心往往有领导委员会,其成员包括但不限于医生,而且向物理治疗师和作业治疗师开放,这就在构建项目时为其提供了与癌症中心领导层面对面交流的机会。非医师专业人员的投入为患者的治疗提供了全新的视角,并在很大程度上受到欢迎。

言语-语言病理学家在许多肿瘤患者的康复过程中也起着至关重要的作用,并且会在特定诊断中发挥主导作用,如张口受限、吞咽困难和认知障碍。与物理治疗师和作业治疗师一样,言语-语言病理学家也应该与康复医师合作,以确保跨学科的治疗合作。肿瘤学团队可能并不知道言语-语言病理学家在诊断和治疗认知障碍中所扮演的角色,因此提醒他们注意到这一点,可能有助于增加患者的治疗机会。

最后,康复心理学家和神经心理学家是康复团队中必不可少的成员,尽管肿瘤专业人员可能并不了解这些医生所提供服务的宝贵之处。鉴于肿瘤可能既造成功能障碍,又造成社会心理压力和生存困境,强大的心理支持对于确保良好的患者治疗是必不可少的。康复心理学家不仅应与癌症康复医师随时保持密切合作,还应为肿瘤专业人员提供帮助,他们面对的患者往往有认知障碍以及功能下降所致的心理压力,例如接受治疗的原发性和转移性脑肿瘤患者、截肢患者、恶性脊髓肿瘤压迫患者和长期化疗的患者。此外,肿瘤学医生可能不了解康复心理学家/神经心理学家的全部工作范围,例如神经心理学测试,因此项目负责癌应使癌症中心专业人员了解此项服务。

与肿瘤学家合作成立项目

只有与肿瘤学团队密切合作,肿瘤康复项目才能得以发展。肿瘤学团队包括众多专业人员,如医生、护士、社会工作者、护理员和管理人员,所涉及的领域包括内科肿瘤学、放射肿瘤学、外科肿瘤学、矫形外科学、神经-肿瘤学、姑息治疗医学、家庭医学/初级保健、肿瘤社会工作等,由于需要与这些专业人员都建立起牢固的专业联系,所以在项目开始阶段可能会任务艰巨,需要持久不懈地努力。许多癌症中心的专家都只针对特定种类疾病,(即某个肿瘤内科医师只治疗肉瘤患者),这意味着康复医师在项目开始时要与跨专业和跨疾病组的肿瘤科医师们建立工作关系,这是一项艰巨的任务。接触尽可能多的专业人员特别重要,因为肿瘤学家的康复转诊对于项目是至关重要的,也因为肿瘤学家对康复的理解程度决定了他们是否有意愿送患者接受康复治疗。不幸的是,肿瘤学提供者对肿瘤康复的理解可能还不够深入。

实际上,对康复治疗本质的错误认知在很大程度上阻碍了将康复治疗推广到肿瘤患者。一项研究调查了从事姑息治疗医学的肿瘤学家,发现尽管其多数认可康复的重要性,但又担心康复的目标可能不切实际并使患者对长期预后产生虚假的预期[11]。另一项研究发现,尽管肿瘤医生对肿瘤康复持积极看法,但如果患者只有6~12个月的生命[12],他们会犹豫是否为患者设定功能性目标并转介到康复服务机构。尽管对预后的预测往往并不准确[14],但在决定将肿瘤患者转介去接受康复服务时,预后似乎仍然起着很大的作用[13]。

然而,对临终问题更为熟悉的肿瘤学家似乎更愿意转介晚期肿瘤患者以接受康复服务[15]。姑息治疗医学与康复医学之间有相当多重叠的区域,在构建项目时必须对此加以考虑。康复医学的许多领域都着重于心理社会支持和幸福感,但许多姑息治疗医学项目已经在这一领域得到了充分发展,因此,新的肿瘤康复项目必须展示出独特的患者治疗服务,而这种服务只有多学科团队才能提供,例如制定介入性疼痛处理流程以及协调涉及多个团队成员的治疗[5]。这并不是说肿瘤康复提供者不应同时解决心理社会压力,而是说在姑息治疗医学已经涉及该领域的情况下,通过解决其他需求可能会令康复专业人员"迈出成功的第一步",并为进一步的干预创造机会。

为了纠正对康复的错误观念,必须尽可能多地与肿瘤专业人员进行面对面交流。好在有很多方法可以做到这一点,而在这方面没有一种可以包打天下的方法。最重要的考量是,不要浪费与肿瘤科医生当面沟通的时间,你要去讲解你的项目。在大型机构中,附属于癌症中心的临床专业人员可能轻松过百。因此,应采取的策略是,尽可能频繁地与尽可能多的人见面。召开会议、主持讲座和参加讲座及参加肿瘤委员会的讨论,都是与肿瘤专业人员当面交流的方式。

另一要点是,与肿瘤科医生当面沟通的时间可能很短,可能只有几分钟时间来讨论癌症康复项目,毕竟双方都很忙。因此,在这些会议之前就应想定简洁有效的"电梯交流"内容,这样一方就可以在与对方共乘电梯的时限内表达自己的想法。我们必须记住,癌症康复项目的全貌不能也不必向每个人都解释一遍,而随着时间的推移,肿瘤团队会在向患者提供治疗的过程中更好地理解相关康复服务。相反,电梯交流应该聚焦于所会面的肿瘤专业人员身上,包括未来的策略和活动事项。例如,当与一位专门治疗淋巴瘤的血液科医生面谈时,康复医师可以很简短地解释说,他们能够以最专业的态度处理由放射纤维化综合征、化疗诱发的周围神经病变以及"化疗脑"所导致的功能障碍,而且一经转诊,这些患者就会迅速分诊到诊所。康复医师可以提供高获益相关的临床信息(如:"有时我在颈部肌肉中注射肉毒杆菌毒素,以控制放射诱发的颈肌张力障碍"),并讨论两个团队合作进行研究的方式。总的来说,重点在于,讨论物理治疗与康复领域时,要突出康复领域有别于其他患者治疗领域之处。例如,通过超声引导的诊室快速疼痛治疗,肿瘤内科学、放射肿瘤学、精神病学,甚至姑息治疗医学通常并不提供。讨论更广泛的话题(例如运动和疲劳管理)可能好处不大,即使其对患者有益,因为肿瘤团队可能已经具有相关机制为患者提供适当治疗。

除了临床合作外,研究也可以创造机会来扩展肿瘤康复项目的适用范围。即使康复医师或治疗师并不精于研究,也不擅长制订计划以获取资助来开展独立研究,仍然可以以简单的合作形式参与由肿瘤专业人员所主导的研究,例如招募患者。对于学术型癌症中心的任何癌症康复医生来说,对研究项目的合作意愿都必不可少,而这种意愿能为癌症康复项目带来更多的曝光度,同时又不会显著增加康复团队的工作量。

除了当面开会和研究之外，还有其他几种途径可以使肿瘤专业人员获得对康复的直观认知。出席肿瘤委员会讨论有时有效，特别是在社区环境下，待评估的患者人数较少，可能会有较多的时间对患者及其症状进行开放式讨论。学术型肿瘤委员会往往比较严格而高效，留给康复方面的时间较少。尽管如此，康复医师仍然可以在肉瘤肿瘤委员会上提供有价值的信息，例如，在衡量截肢与保肢的方式治疗骨肉瘤时，在功能方面的预后如何[16]。此外，可能会有关于诊断的多学科会议，例如关于癌转移性脊柱疾病，其中康复医师可以提供有关非手术或非放射治疗干预措施的重要信息，如硬膜外注射类固醇以缓解疼痛或支撑稳定。

此外，以演示形式提供宣讲也极有价值。主动要求给癌症中心或特定疾病专业组（如：如果乳腺癌专业人员定期开会）做病例研讨是个好办法，既能够推进又能为康复团队带来忠实听众。使用高获益、数据驱动型的康复服务信息及解释为何康复服务在癌症中心是不可或缺且强制存在的，对推进项目大有帮助（请参阅"国家指南：你需要知道的"部分）。类似的讨论也可以提供给住院医生和研究员，为血液病学/肿瘤学研究员提供机会，使其在肿瘤康复诊所待上哪怕一天都是有益的。

最后，参与其中的重要性无论怎么强调也不为过，不仅对于肿瘤科医生如此，对于护士和其他专业人员也是如此。肿瘤科护士、执业护士、医生助理和肿瘤科社会工作者在诊所与患者见面的时间往往比医生还多，并且通常有动力对需要较多帮助的患者进行症状评估。例如，执业护士往往会对患者进行系统回顾，如果这些专业人员了解某种可以帮助该患者的康复手段，他们就有可能协助患者转诊到康复诊所。通常，护士和其他专业人员会在癌症中心定期举行教学会议，这是康复专业人员宣讲其服务的另一种机会。综合癌症中心使用患者导诊员，以帮助患者及时地获得所需服务。与护理员一同工作可以帮助康复团队更好地了解在发起转诊过程中机构所面临的挑战，也能够帮助患者治疗团队的重要成员更好地理解康复。

国家指南：你需要知道的

对于癌症康复项目的需求和获益，虽然肿瘤科专业人员在很大程度上仍未表现出赞同，但毫无疑问的是，如果你在将患者转诊到康复服务机构过程中有任何犹豫不决时，要知道国家级组织支持癌症康复，并且发布了建议和标准，清晰地阐述了康复治疗的必要性（表86-2）。在这些指南中，肿瘤委员会居于首位，这是美国外科医师协会下属的一个组织，负责认证综合癌症中心。肿瘤委员会指出患者有权获得康复服务，并大力鼓励康复专业人员参加癌症中心的领导委员会，尽管并未明确要求该成员一定是康复医师[17]。然而不幸的是，术语"康复"颇为广义，并未明确为医疗康复，而该标准将"按摩疗法"和"反射疗法"也列为了康复服务，但在功能重建方面它们的支持性证据有限。肿瘤康复专业人员必须强调康复机构应提供高质量的、循证的医学康复，并且康复团队应由康复医师、物理治疗师和作业治疗师等专业人员组成。

表 86-2　肿瘤组织和肿瘤康复标准与指南

肿瘤委员会
- 康复代表应参加癌症中心的领导委员会
- 患者有权获得康复服务

美国国立综合癌症网络
- 各种诊断/症状应接受相应的康复治疗，作为肿瘤治疗的一部分而存在（疲劳、疼痛等）

美国癌症协会
- 生存治疗应包括损伤驱动型康复

美国临床肿瘤学会
- 对于任何有疼痛和其他相关症状的患者，康复应成为其生存计划的组成部分之一

医学研究所
- 生存治疗计划必须包括对肿瘤治疗的早期和晚期影响的描述及如何针对这些问题寻求医疗服务

此外，如前所述，美国癌症协会倡导患者接受损伤驱动型康复服务，将康复服务描述为"聚焦于特定的认知与躯体问题的诊断和治疗，由经认证的康复保健专业人员进行最佳实践"[4]。癌症中心经常参与美国癌症协会的地方分支机构，因此与这些代表接洽，有助于确保该机构遵守这些建议。

美国国立综合癌症网络（NCCN）是另一个为康复服务提供结构化支持的组织，尽管其支持是间接的。NCCN 帮助倡导了"生存治疗计划"，患者在完成最初的肿瘤治疗（化疗、手术、放疗等）后，都会收到这份文件。生存治疗计划为康复干预提供了独特的机会，因其指出患者有权了解肿瘤治疗所可能存在的早期和晚期影响及如何获得相关症状的支持性治疗[3]。不幸的是，生存计划并未对康复服

务进行充分地描述或解释,这样一来,为了确保患者在其治疗计划中获得足够的信息,康复专业人员就有机会对肿瘤团队进行宣教并改进系统质量[18]。

除了了解这些肿瘤康复的组织性支持外,康复医师及其他康复专业人员还应考虑加入特定肿瘤组织并与之合作,例如美国临床肿瘤学会(ASCO),它是世界上最大的肿瘤组织,历史上一直在支持康复治疗。ASCO举办了许多会议,集中讨论特定疾病问题和患者治疗问题,例如生存和姑息治疗,这些会议为康复专业人员提供了和同道之间学习与宣讲的机会。

总结

癌症康复服务对患者而言极具价值,但肿瘤团队对此常有误解且未能充分使用。在制订项目时,重要之处在于,癌症康复专业人员要与许多不同专业的肿瘤团队合作,利用一切机会提升癌症康复项目的服务及其发展前景。尽管这乍看起来似乎任务艰巨,但是一旦了解到患者有权获得康复治疗,并且康复团队所提供的治疗是其他服务所不能替代的,就会有助于表达该项目的重要性。鉴于肿瘤患者的数量不断增加,并且重新推动患者获得康复和癌症治疗的服务,该项目很快就会具有良好的发展势头。

要点

- 对癌症康复治疗的性质和效果的误解是制订项目时康复团队必须克服的障碍。
- 学术型医疗中心和基于社区的医院项目在制订项目时都有其独特的挑战和优势。
- 了解医院的行政架构及康复治疗与癌症治疗如何协作,至关重要。
- 关注由康复团队(而非肿瘤团队)所提供的易于理解的患者治疗,对于传达癌症康复的获益很重要。
- 住院癌症康复重要且有效,在制订癌症康复项目时应予以考虑。
- 康复医师之外的康复团队成员在项目开发中可以发挥重要作用,并且可以担任癌症中心的领导职务。

- 通过讲座、参加肿瘤委员会、与住院医生和研究员合作等方式,康复团队可以传播癌症康复治疗的相关信息。
- 必须与肿瘤团队中的中级专业人员和医师辅助人员合作,以促进患者转诊。
- 数个国家级组织要求将癌症康复服务纳入肿瘤治疗中,康复专业人员必须熟悉这些规定。

(郝淑燕　译　公维军　宋鲁平　校)

参考文献

1. Alfano CM, Ganz PA, Rowland JH, et al. Cancer survivorship and cancer rehabilitation: revitalizing the link. *J Clin Oncol*. 2012; 30(9):904–906.
2. Miller KD, Siegel RL, Lin CC, et al. Cancer treatment and survivorship statistics, 2016. *CA Can J Clin*. 2016;66(4):271–289.
3. Smith SR, Reish AG, Andrews C. Cancer survivorship: a growing role for physiatric care. *PM&R*. 2015;7(5):527–531.
4. Cheville AL, Rhudy L, Basford JR, et al. How receptive are patients with late stage cancer to rehabilitation services and what are the sources of their resistance? *Arch Phys Med Rehabil*. 2017;98(2):203–210.
5. American Cancer Society. *Cancer Treatment & Survivorship Facts & Figures 2016–2017*. Atlanta, GA: American Cancer Society; 2016.
6. Silver JK, Baima J, Mayer RS. Impairment-driven cancer rehabilitation: An essential component of quality care and survivorship. *CA Can J Clin*. 2013;63(5):295–317.
7. Sliwa JA, Shahpar S, Huang ME, et al. Cancer rehabilitation: Do functional gains relate to 60 percent rule classification or to the presence of metastasis? *PM&R*. 2016;8(2):131–137.
8. Mix JM, Granger CV, LaMonte MJ, et al. Characterization of cancer patients in inpatient rehabilitation facilities: a retrospective cohort study. *Arch Phys Med Rehabil*. 2017;98(5):971–980.
9. Sabers SR, Kokal JE, Girardi JC, et al. Evaluation of consultation-based rehabilitation for hospitalized cancer patients with functional impairment. *Mayo Clin Proc*. 1999;74:855–861.
10. Levangie PK, Fisher MI. Oncology Section Task Force on Breast Cancer Outcomes: an introduction to the EDGE Task Force and clinical measures of upper extremity function. *Rehabil Oncol*. 2013;31(1):6–10.
11. Runacres F, Gregory H, Ugalde A. 'The horse has bolted I suspect': A qualitative study of clinicians' attitudes and perceptions regarding palliative rehabilitation. *Palliat Med*. 2017;31(7):642–650.
12. Spill GR, Hlubocky FJ, Daugherty CK. Oncologists' and physiatrists' attitudes regarding rehabilitation for patients with advanced cancer. *PM&R*. 2012;4(2):96–108.
13. Smith SR, Zheng JY. The intersection of oncology prognosis and cancer rehabilitation. *Curr Phys Med Rehabil Rep*. 2017;5(1):46–54.
14. Jarlbaek L, Christensen L, Bruera E, et al. The epidemiology of long- and short-term cancer survivors. A population-based cohort study exploring denominators for rehabilitation and palliative care programs. *Acta Oncologica*. 2014;53(4):493–501.
15. Hui D, Cerana MA, Park M, et al. Impact of oncologists' attitudes toward end-of-life care on patients' access to palliative care. *Oncologist*. 2016;21(9):1149–1155.
16. Siegel GW, Biermann JS, Chugh R, et al. The multidisciplinary management of bone and soft tissue sarcoma: an essential organizational framework. *J Multidis Healthcare*. 2015;8:109.
17. Cancer Program Standards: Ensuring Patient-Centered Care. Chicago, IL: American College of Surgeons Commission on Cancer; 2016:26. https://www.facs.org/~/media/files/quality%20programs/cancer/coc/2016%20coc%20standards%20manual_interactive%20pdf.ashx
18. Silver JK, Raj VS, Fu JB, et al. Most national cancer institute-designated cancer center websites do not provide survivors with information about cancer rehabilitation services. *J Cancer Educ*. 2017:1–7. doi:10.1007/s13187-016-1157-4

第87章

癌症患者的功能测试

Andrea L. Cheville, Kathleen D. Lyons, Melissa Morrow

不论患者的肿瘤类型、分期或治疗阶段如何，患者的功能总是非常重要的。在疾病的整个发展过程中，患者都期望保留并行使其自主权[1]。功能状态下降和依赖性增加都会逐渐损害患者的心理健康和生活质量（QOL）[2]。此外，患者的功能状态会影响其对医疗资源的利用，也会影响其照料者的健康和情绪[3]。不同利益相关群体已日益重视功能的重要性，医学研究所、第三方付款人和联邦资助机构都将功能单列为一项主要临床疗效[4]。考虑到基于绩效而报销的政策引导日益增加，可以稳定地预期对功能疗效的重视也会日益增强。

康复医学强调功能导向的评估和治疗，这是其显著特点。使用准确而有鉴别力的测量手段会增强决策能力，而这些决策都与患者的功能预后、需求和治疗反应性有关。不论是在临床医生的孤立实践中，还是在研究者主导的重大试验中，其测量选择都可能存在不良现象，只不过前者的影响范围比后者也许要小一些罢了。但如今人们的安全意识和质量意识日益增强，所以两者都要优先考虑如何消除测量误差。所有的测量都是要努力发现具有一致性的变异模式，而这些模式都与临床利益现象存在确实的关联。同样地，最简单和最复杂的测量技术都具有共性，即必须尽量减少误差。

许多研究人员和临床医生把测量工具看作是一种器具，只是期望工具能够满足他们的需求，而毫不关心其内在工作原理或使用条件。常见的期望包括指标的患者易懂性、具有无可争议的临床相关性、易于管理性、对测量目标的敏感性、对非测量目标的不敏感性以及对变化的反应性。当测量结果产生不同的得分时，可以预计其反映了对患者特征的"真正"区分。此外，研究人员期望指标是可

信、准确、精确且有效的。表87-1所示的这些术语在测量方面具有明确的意义。简而言之，大多数临床医生和研究人员都依赖于测量工具，以期在很高的水平上对研究目标的指标和现象进行区分，但通常都未进行严格审核。

所有的测量方法都有局限性，但其缺陷却不总是显而易见的，对此，若一旦忽略则可能导致错误的研究结论和临床治疗。各位读者也许并不打算成为心理测量学家，但对测量理论的略知一二可能会有鉴别地阅读医学文献、进行有效的研究和做出精明的临床判断。完美的测量方法并不存在。因此，测量方式的选择是对得失反复权衡的结果，也许有时这种权衡并未被明显觉察到。本章旨在阐明测量功能所固有的一些重大困难，特别是与癌症患者相关的困难，以便读者能够更好地准备，从而训练有素地进行有意识的得失权衡，同时也能够对他人所做的权衡进行评价。

表87-1 描述度量的常用词汇定义

术语	定义
	测量工具应做到
效度[5]	使测量者对测量对象做出自信的推断
信度[5]	在不同条件下产生可重复的结果
精确度[6]	无偏差地表达出想要表达的东西
准确度[7]	每次在相同条件下生成完全相同的结果
灵敏度[7]	当条件存在时产生阳性结果（结果分类为存在或不存在）
特异性[7]	当条件不存在时产生阴性结果（结果分类为存在或不存在）
反应性[5]	出现变化时能够检测到

测量目标

开始功能测量时，一个关键的初始步骤是精确地确定对研究目标群体应该测量哪些参数。表87-2列出了测量的常见原因和每种方法需要说明的问题。

表87-2　功能相关测量的常见原因

评价治疗效果
移植后有氧训练是否改善移动能力？

描述一个群体特征
老年肿瘤幸存者的 IADL 表现如何？

描述随时间变化的特征
晚期肺癌致残的轨迹是什么

为了预测和治疗的决策，确定个体在较大人群中所处之位置

患者 X 的情绪功能是否比相似肿瘤类型和阶段的其他患者更差

估算需求
超过 30% 的骨转移肿瘤髋关节置换术后患者需要手动轮椅吗

描述特定损伤的影响特征
放射性臂丛神经病变逐渐损害 ADL 到了何种程度

确定患者是否已超过临界阈值（高或低）
患者 Y 张口程度是否足以正常进食

ADL，日常生活活动；IADL，日常生活工具活动。

确定测量的目标有助于将可用的测量方式根据其特性明确其优先次序。例如，为了评估治疗干预的效果，应选择一种既对研究目标的临床参数敏感（如：肩部运动范围、步态稳定性），又能对变化产生反应的指标，后一点甚至更为重要。如果某种测量方法具有高反应性，那么其他的特性可能就变得不太重要，甚至一些不良特性（如：在研究目标群体中缺乏验证）都可以得到容忍。另一方面，为了描述随时间变化的功能曲线，需要重复进行评估；因此，尽量减少调查对象的负担和花费也许就比较重要。在这种情况下，短时评估工具就会成为首选，综合性较低的评估的不足之处也可以接受。

准确识别一个指标的性能参数或"心理测量特征"是必不可少的第一步。权威性医学文献是个良好的切入点。有许多期刊致力于，或者说至少部分致力于临床测量。多数广泛使用的健康相关生活质量（HRQOL）测量工具都会出现在大量的出版物上，涉及这些测量工具在不同临床环境和研究方案

中的心理测量性能。通常，论文的"方法"部分会涉及特定的研究问题（如：宫颈癌治疗后的性功能），这部分会相当详细地描述测量方法。这些描述可以提供潜在测量工具的重要信息以及关键的参考资料。另一种方法是询问在目标领域富有经验的临床医生或研究人员。资深教职人员可能对某种测量工具具有超出文献的深刻见解。最后，试用仪器或测量技术是无法替代的。无论说起来指标的使用范围有多么广泛，在新而不同的环境中，其表现永远无法完全预料。

测量功能的方法

功能测量有四种基本方法，每种都有其自身特点。包括自我报告、临床医生报告、客观测试和活动监测。每种方法都有其优势和不足，所以应当仔细考虑每种方法的成本和患者自主参与性。临床医生的报告和客观测试通常需要基于临床评定，需要让患者/参与者进行运动，而这可能是一种不利因素。

自我报告可能是临床研究中最常见的测量方法，这反映在许多与健康相关的跨领域工具开发中。自我报告测量的基础是确信"患者熟知自身的 HRQOL"。这种方法具有很大争议，也有许多益处，都列举在表87-3之中，当然这也显示了其普及程度。

肿瘤人群功能测量的自我报告有四种基本选项：①来自 HRQOL 工具的功能导向问题；②通用型功能工具；③活动记录；④特定区域或领域工具。HRQOL 工具可以是通用型的［例如，健康调查简表 -36（SF-36）］[8]，也可以是肿瘤特异性的［例如，Functional Assessment of Cancer Therapy（FACT）］[9]，Functional Living Index-Cancer（FLIC）[10]，European Organisation for Research and Treatment of Cancer Quality of Life Questionnaire（EORTC-QLQ）[11]及 Cancer Rehabilitation Evaluation System（CARES）[12]。这些工具在肿瘤临床研究中使用的频率并不一致[13]。现已将几个肿瘤特异性工具进行了修订，以符合特定肿瘤人群（如 FACT-Breast）的特征。由于认为功能是生活质量的关键方面，所以每种工具都会包括功能特异性项目。例如，SF-36 包含 10 个功能项，这些功能项已经独立验证，称为生理功能 -10（PF-10）[14]；见表87-4。因为功能项是更广泛的 HRQOL 工具的一部分，所以有必要对其范围和长度进行限制。

表 87-3　不同的常用功能测量方法的优缺点

	自我报告	自我报告	临床医生报告	客观测试
优点	广泛的可用测量工具	√		√
	切实反映患者的"真实"体验("信息可靠")	√		
	相对便宜	√		
	多种管理方式(当面、电话、信件、互联网)	√		
	能涵盖患者的全部体验	√		
	其他研究者易于重复结果	√		√
	使用先进的评估技术		√	√
	训练有素、经验丰富、能够分辨细微差别的眼力		√	
	功能评估的通用语言		√	
	能够量化评分者之间可信度		√	√
	研究样本的测量员数量有限		√	√
缺点	可能受到患者因素(如情绪、疼痛)的影响	√		
	受反应偏差的制约	√		
	临床医生评估偏差		√	
	患者可能缺乏某些问题的参考框架(患者没有工作、没有照护者等)	√		
	患者对自身存在无意的曲解	√		
	昂贵		√	√
	活动仅限于在测试现场进行		√	√
	患者必须前往测试现场		√	√
	目标活动的代表性		√	√
	产生参数化数据			√
	评分者间的不一致性最小化			√

表 87-4　身体功能问卷 -10

下面的问题是有关你通常在一天中可能进行的活动。你现在的健康状况是否限制了你参加这些活动？如果是，是什么程度的限制？（每行请圈出一个数字。）

活动	是, 限制很多	是, 限制很少	没有限制
3(a)剧烈活动, 如跑步、举重、参与激烈运动	1	2	3
3(b)中等活动, 如移动桌子、推吸尘器、打保龄球或打高尔夫球	1	2	3
3(c)提起或搬运杂物	1	2	3
3(d)爬数层楼梯	1	2	3
3(e)爬一层楼梯	1	2	3
3(f)弯腰、跪下或蹲下	1	2	3
3(g)步行超过 1.6 千米	1	2	3
3(h)步行数个街区	1	2	3
3(i)步行一个街区	1	2	3
3(j)自己洗澡或穿衣	1	2	3

因此，功能项不能覆盖研究目标的所有的次级领域，甚至以粗略的方式进行也不行。这些工具都具有一个显著优点，就是在不同肿瘤人群中它们的心理测量结果通常表现出良好的特征性。例如，PF-10，作为 SF-36 的一部分，已经在许多临床人群中以及许多语言版本中得到验证。

基于项目反应理论（IRT）的新一代 HRQOL 评估工具（其包括功能领域）是通过 Patient-Reported Outcomes Measurement Information System（PROMIS）方案产生的。高绩效的 PROMIS 生理功能项被聚合成不同长度和项目选区的简短版本。这些工具可用于评估不同类型和阶段的癌症患者、涵盖了不同的社会人口统计学亚组，相关研究报告验证了其效度和信度。此外，PROMIS-29 作为一项全面 QOL 评估，已被证明在评估造血细胞移植（HCT）幸存者中是有效的[15]。尽管 PROMIS 方案对癌症患者特有的项目库进行了单独的细化和校准，但这些评估工具已被证明与更普遍应用的 PROMIS 版本相似，而且几乎没有证据支持对肿瘤人群使用特定项目库的必要性。

当需要进行更细致的评估时，特定功能的工具可能更合适。但这些工具数量比较有限。工具一般包括移动、日常生活能力（ADL）和工具性 ADL（IADL）。Older Americans Resource Study[16]中有一个例子：共有 14 个条目以完成 ADL 和 IADL 评估。这些工具的主要局限在于其出发点是对老年人和残疾人的评估。这些项目通常侧重于基础性活动，而并未充分评估许多职业和生活角色所需要的更高级的能力。

活动概况能够统计不同强度的体力活动上所花费的时间，询问患者进行活动的频率，评估涉及休闲和职业爱好的复杂活动。Baecke Physical Activity Questionnaire[17]和 Godin Leisure-Time Exercise Questionnaire[18]就是例子。在对癌症患者进行"高水平"活动的评估时，这些工具在效能上就可能是不利因素，因为许多患者可能已经停止了此类活动，而活动概况可能无法提供高水平的区分度。例如，Baecke Physical Activity Questionnaire 包括询问受访者有关主要和次要体育活动的问题。这些问题可能适用于健康的年轻人，其与那些参与初步验证研究的年轻人具有相似性，但在许多肿瘤人群中，问题所能提供的信息量则比较有限。

特定区域或活动的功能工具，在许多专业领域都丰富而常见。这些工具重点在于对患者相关

特定活动或孤立身体部位的运用情况进行审视和询问。吞咽、排泄和性功能问卷是前者的例子，而 Disability of Shoulder, Armand Hand（DASH）[19]是后者的例子。这种特定测量方法具有检测异常表现的潜力，而如果测量方法的范围更宽泛时反而难以检测到这些异常表现。

自我报告的首要问题是，由于许多原因，患者的回应可能会系统地偏离患者的"真实"功能状态。患者可能会无意地曲解或故意地掩饰其功能状态，这在害怕被剥夺自主权的老年群体中已有报道[20]。癌症患者情况类似，他们会担心如果自己的功能评估低于某个阈值水平，就会被认为没有资格接受有价值的治疗。患者也可以"满意"。满意是指在没有充分考虑问题的情况下快速完成问卷调查的做法，这样的回答无法反映被调查者的"真实"状态或体验。相反，也有许多患者试图准确真诚地表现自己，他们的努力可能会因受到其他因素的影响而削弱，包括抑郁、否认和未能充分认识到对照料者援助的依赖。最近没有进行过活动的患者，可能会根据最后一次的活动做出回答，这不能准确反映他们的当前状态。同时收集临床医生报告测量信息就是考虑到这些来源的不准确性所致，事实证明这也是对自我报告措施的补充。

临床医生报告有可能避免基于患者的测量的局限性。虽然临床医生并非毫无偏见，但理想情况下，他们拥有训练有素、经验丰富的观察能力，能够做出准确的评估。在经验丰富的专业人员进行评估时，必须将获益与其可观成本相权衡。临床医生报告的另一个缺点是需要患者前往评估地点，而随着肿瘤的进展并致使患者残疾程度日渐增加时，就可能成为挑战。评价必须受限于评价地点所能进行的活动，这就形成了相关的限制。对于基本的移动和自理活动来说，这并不成问题；但是如果没有专门的设备，则无法评估许多更高级别的活动。

大多数临床医生报告工具是综合工具，包括多个项目，涵盖一个或多个功能领域。典型例子包括功能独立性评定（FIM）（表 87-5）[21]、Barthel Mobility Index[22]和 Tinetti Balance Scale[23]。所有这些量表都要求临床医生观察患者的各个活动，训练有素地进行评估，并对其表现进行评分，一般按顺序尺度进行评分。然后对各个项目进行统计，得出一个汇总分数。这种方法的一个缺点是，多个功能领域（如：移动、自我护理）本身的数据会遭到破坏，而仅生成一个分数。重要信息却可能因此丢失。

表 87-5　功能独立性评定

	入院	出院	随访
自理			
A. 进食			
B. 梳洗修饰			
C. 洗澡			
D. 穿上衣			
E. 穿裤子			
F. 如厕			
括约肌控制			
G. 膀胱管理			
H. 直肠管理			
转移			
I. 床、椅子、轮椅			
J. 如厕			
K. 盆浴、淋浴			
行走			
L. 步行 / 轮椅			
M. 楼梯			
运动功能评分			
交流			
N. 理解			
O. 表达			
社会认知			
P. 社会交往			
Q. 解决问题			
R. 记忆			
认知功能评分			
FIM 总分			

功能水平	独立	没有帮手
	7 完全独立(适时、安全)	
	6 有条件的独立性(辅助设备)	
	有条件的依赖	**需要帮手**
	5 监护(受试者 =100%+)	
	4 最小辅助(受试者 =75%+)	
	3 中等辅助(受试者 =50%+)	
	完全依赖	
	2 最大辅助(受试者 =25%+)	
	1 全面辅助(受试者 =25% 以下)	

注意:不要留空。如果患者因风险而不能接受测试,则输入 1 分。
FIM,功能独立性评定。

临床医生评定量表在肿瘤学实践中很常见。Karnofsky 功能状态量表[24]和 Eastern Cooperative Oncology Group(ECOG)量表[25]都是由临床医生评定的、对患者整体表现状况进行评分的顺序量表。临床医生评估工具通常在康复环境中应用,与之相比,Karnofsky 功能状态量表和 ECOG 量表不需要临床医生对特定功能任务进行直接观察。相反,其评估是基于临床医生对患者整体表现的总体印象,而非结构化的观察。由于肿瘤科医生知道患者的血清学检查、影像学检查和肿瘤治疗史,因而对患者疾病状况的了解有其独特性,因此造成评估偏差的可能性相当大。

即使在康复环境中,也要重点考虑到,临床医生评估工具实际上是对代表性活动的有限观察。也就是说,临床医生观察患者进行一次或最多几次活动。从这个有限的样本中,临床医生归纳出患者在所有环境中执行活动的“真实”能力。观察到的活动(如从坐位到站立的转换)成为在不同的条件和不同程度伴随状况(疼痛、疲劳和支持)下所有相关活动的代表。从有限的样本中进行归纳可能是危险的。如果错误的后果很小,并且对患者不会造成风险,那么这种危险是可以接受的。然而,功能评估并不总是这样。临床医生的判断决定了保险公司将支付何种设备的费用,患者在服用潜在毒性药物情况下的驾驶安全性,等等。因为重要的决定以临床医生评估结果为依据,所以评估分数要能够反映出患者功能性能力的充足性和代表性,这至关重要。

客观测试能够将临床医生的主观性最小化。客观测试以时间、失误次数、距离等形式产生间隔或比率数据。它们包括 6 分钟步行试验[26]、“起立 - 行走”计时测试[27]、坐立试验[28]以及箱块试验[29]等指标。在理想状态下,任何人都可以进行客观测量,并产生相同的结果。这种特性建立了其相对于临床医生评价而言的两个主要优势。第一,它们的使用不必局限于训练有素和经验丰富的人员。第二,评估者之间和内部的信度可以最大化且易于量化。由于评测的主要目标就是减少误差,所以客观测试极具吸引力。一个不利因素是其对专业设备的潜在需求,这些设备可能价格昂贵且购买受限。此外,客观测试要求患者前往评估地点。如下文所述,代表性评估的局限性可能产生特别的问题。

临床医生的评估方法中会完整地观察诸如爬楼梯或如厕之类的活动,与之相对的是,客观测量通常评估一项活动的单个参数（如所需时间、步行距离）。此参数则成为患者执行整个活动能力的代表性评估。由于只从复杂任务中提取单个或有限数量的属性，关键信息可能会丢失。例如，一个患者可能在"起立 - 行走"计时测试中，表现为走得很快，但全程表现出严重的不稳定。患者的评分，仅仅是步行完成的时间，不能完全地反映其安全移动能力。一些测试的评分中，如果执行活动中有失误或其他缺陷，则分数就会降低，以此来解决这个问题。

代表性评估的局限性强调了验证过程的必要性。正如 Landy 所说，"验证过程……的目标是推断的完整性……而推断形成于产生测试分数……之人的属性"[30]。如果一个患者在"起立 - 行走"计时测试中表现良好，那么临床医生如何确定该患者几乎没有移动受限？测验的内容、标准和结构效度的建立程度将决定我们对目标活动所做推断的可信程度。科学报告通常引用先前的验证研究来衡量结果。已经被广泛验证的测试很受欢迎，因为研究人员可以根据大量的先前经验来判断其推断。

活动监视仪可以佩戴在身上，测量自由生活的身体功能和活动，被认为是有效和可靠的测量工具。自我报告身体活动依赖于受试者的回忆和对活动的感知，这是其局限性，而活动监视仪可以克服这种局限性[31]，并且能够提供实时客观的数据以反映患者在现实世界中的功能水平。活动监视可以评估步数、活动水平和身体姿势[32]。在肿瘤研究中，在治疗期间、运动期间和行为研究中都可以使用活动监视仪，其应用正不断增加[33]，目前在肿瘤活动期和治疗后都可使用活动监视仪。虽然活动监视仪通常很容易佩戴，但与临床医生和自我报告评测相比，自由生活的活动测量需要患者具有较高的依从性水平，而患者可能认为活动监测仪是一种负担。患者必须每日将活动监视仪佩戴于特定身体部位（如手腕、腰部、脚踝），需要每日至少监测10小时，进行3～5日，以可靠地估算活动监测的结果变量[34]。

测量误区

区分度不一致

测量指标通常在整个测量范围内不是同样敏感的，这种情况称为异方差性。一种测量工具在面对低水平功能时具有很好的区分度，但在高水平功能时区分度却很差，反之亦然。出现区分度不一致时，通常会导致分数聚集在区分程度较低的区域。这在一定程度上解释了"地板"和"天花板"效应，即其分数分别聚集于数值范围的顶部和底部。图87-1 显示了转移性乳腺癌患者人群[35]的 PF-10 和 FIM 移动分量表得分的散点图。即使在 PF-10 得分低于20分的患者中，FIM 移动分量表得分也在35分以下形成了不成比例的聚集。出现了明显的天花板效应。理论上，聚集可以发生在测量连续体的任何一点上。重要的是要记得，聚集可能是所研究人群的一种功能性体现。

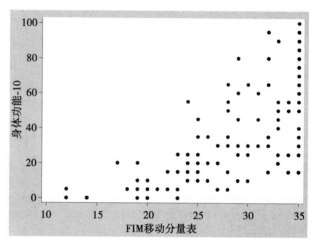

图 87-1　PF-10 和 FIM 移动分量表得分的散点图，显示了 FIM 移动分量表最高得分35分处的"天花板效应"
FIM，功能独立性评定；PF-10，身体功能 -10

目标参数的低敏感度或低区分度

临床测量致力于区分异常与干扰。变量几乎不会仅是干扰或仅是异常，对于一个研究者来说是干扰而对于另一个研究者来说可能就是异常。当干扰最小化时，检测出异常的可能性就会增加。一种降低干扰的方法是消除与目的无关的测量信息。例如，如果目标是测量功能，那么包含多个分量表的 HRQOL 工具总分将产生"污染性"数据，出现涉及目标测量异常的明显干扰。研究者的目标应该是在没有干扰的情况下，尽可能分离地测量出主要和次要的结果。统计修正很少能弥补测量的不足。

对变化的低反应性

不幸的是，不是所有有效和可信的测量方法都具有对变化的反应性。在进行横断研究时，工具可能有良好的区分度，但在纵向研究中重复使用时却不能检测到变化。对于一些最广泛使用的 HRQOL 工具[36]，都有这类失效的记录。简单询问患者是否已经改变（例如"与六个月前相比，你上楼梯的能力程度如何？"）的解决方案并未被广泛采用，因为患者对事件和状态的记忆可能不可靠。一项研究发现，42% 的患者在事件发生一年后没有回忆起他们的住院经历[37]。为什么具有良好区分度的测量工具却有很差的反应性，如果对此展开全面讨论，那就超出了本章的范围。读者可以参考 David Streiner 和 Geoffrey Norman 在《Health Measurement Scales，a Practical Guide to Their Development and Use》中对这一主题的论述[5]。可以说，如果一个研究的目标是检测变化，特别是当效果不易察觉时，通过文献回顾和理想情况下的预实验数据收集，来确保测量方法的反应性是必不可少的。

其他因素对得分的影响

自我报告指标的一个关注点是，患者对其能力的回忆和评估可能会受到其他因素的影响，如疼痛、焦虑和抑郁[38]。很容易想象，当患者抑郁时，他会认为功能性任务更难完成。患者心理情绪状态的影响是肿瘤人群的一个重要考虑因素。大约三分之二的患者在知晓肿瘤诊断后出现反应性抑郁症，其中半数患者会经历持续性的临床抑郁[39]。此外，疼痛和其他症状会影响患者感知自身功能状态的方式。在一项研究中，患者的 PF-10 得分的 11% 变异可由其视觉模拟疼痛得分[35]而得以解释。

在患者的"真实"功能状态之外，其他因素对自我报告的影响是不可避免的，尽管影响程度因研究人群和工具的不同而有明显差异。在某些临床人群中，研究者发现自我报告和临床医生报告的评分之间几乎没有差异[40]。常规方法是测量疑似"污染"功能得分的因素，并对其进行统计修正。这一选项在常规临床实践中不会使用，而临床医生有责任去评估症状、情绪及相关概念是否会影响患者表现和自我报告。

新颖而优势明显的功能测量方法

功能是一个广泛而多维的概念[41]，然而大多数功能测量方法所涵盖的特征范围都是有限的，要么是有意为之，要么是异方差性所致。例如，ADL 表现通常只有在个体出现早期残疾之后才会下降；因

此，ADL 指标在较低功能范围中有很好的区分度，而在较高功能范围中则没有[35，42-44]。为了避免这类局限性，患者报告结果（PRO）工具使用了冗长的自我报告问卷以覆盖广泛的特征范围；然而，对于研究对象而言，这会形成相应的负担，在纵向评估甚至是横向评估中，难以实现。客观测试也可以缓解这一需求，但如前所述，在财务和后勤上通常难以实现[45]。

在过去的十年里，基于项目反应理论（IRT）的工具的发展推动了 PRO 方法论的转化，为这个问题提供了一个潜在的解决方案。IRT 背离了经典测试理论（即传统工具的基础，如 SF-36 和 FACT 等），IRT 有显著的优势，美国国立卫生研究院在 PROMES 和神经 QOL 项目库上进行了相关投资，包含大量的基于 IRT 的公共评估工具。基于 IRT 测量的优势包括：以相对较少的项目在整个特征连续体上实现获取；保证效度，尽管包含的项目数量不同（如：从单个项目到整个项目库）；当 IRT 校准项目库的不同项目所应用的人群不同时，也能产生可比较的得分；以及通过计算机自适应测试（CAT）平台进行项目管理。总的来说，这些合乎要求的特性推动了对基于 IRT 的 PRO 的接受。

CAT 测量方法的应用日益广泛，它可以对患者结果进行全面而精确的测量，而同时应答者负担[46-48]较小。这种方法是"适应性"的，因为每个测试都是个性化的，个性化的依据就是应答者先前的答案，进而动态地调整到每个患者的特质水平，从而避免了大量潜在的无信息性项目的管理需求。有报道确定性地表明，使用 CAT 可以减少应答者的负担和测量误差，尤其是在特质范围的末端时[47，48]。这一优点已得到认可，临床 CAT 管理平台的可用性也日益增加。值得注意的是，目前 CAT 已经可以管理电子健康记录[49]。

IRT 模型校准项目组（称为项目库）是 CAT 的基础。这些项目组的规模从几个项目到包含几千个项目的项目库都有。目前的 IRT 模型功能评估方法仅限于 PROMIS、Neuro-QOL 和 Activity Measure for Post-Acute Care（AM-PAC）项目库。虽然 PROMIS 项目库最初只涵盖单一的身体功能领域，也没有区分移动能力和 ADL 表现，但是新开发的 PROMIS 项目库包含了康复临床医生在实际评估中常用的领域，例如上肢功能。此外，一些额外的 PROMIS 项目库（评估高级能力水平、职业相关的工具性 ADL 活动）已经接受了心理测量学审

查。其中包括对参与社会角色的满意度、对参与自主社会活动的满意度、社会角色和活动参与能力的项目库[50]。后面提及的这些项目库尚未在肿瘤人群中进行测试；然而，它们在混合患者样本中的心理测量表现令人鼓舞。Neuro-QOL、PROMIS 认知功能和 PROMIS 认知功能能力项目库现在可用于评估患者与认证任务相关的认知功能能力，包括与注意力、记忆、交流等方面有关的认知能力的感知。PROMIS 和 Neuro-QOL 功能相关项目库的规模是可变的。并且与经典测试理论工具相比，IRT 工具有更多的优势，不仅与上下文相关，而且取决于项目的数量和质量，因此考虑上下文的基础，在功能评估中原则上应该使用 IRT 工具而不是传统工具。

AM-PAC-CAT 是目前 CAT 平台上唯一可用的功能测量工具，该工具已经过验证，并显示出在急性期后护理环境中，对广泛的功能能力都具有区分度。它已经在神经疾病科、骨科和内科的复杂疾病中进行了测试[51]。这项测量包括三个领域（应用认知、个人护理与工具活动及身体活动与运动性活动），每个领域都需要以 CAT 形式进行、用时少于 2 分钟，然后评分。AM-PAC-CAT 源于传统的固定长度测量 AM-PAC。AM-PAC 在多种疾病状态（包括肿瘤在内）中显示了一致的有效性。有报道，当使用 CAT 形式执行 AM-PAC 时，具有可比较的有效性[52]。

AM-PAC-CAT 对功能状态随时间而出现的细微变化非常敏感。1 815 名接受康复服务的患者，在方便抽样样本中未检测到地板效应和最低限度的天花板效应[53]。在晚期肺癌患者人群中，AM-PAC-CAT 基本移动能力项目库的表现得到了严密的特性测量[54]。经证实，这种评估策略不仅有效，而且对患者功能能力的细微变化反应灵敏。此外，评估仅需不超过 1~2 分钟的时间即可完成，这使其应用于纵向评估成为可能。

生活空间的测量是评估患者在家庭和社区中移动功能的另一种新兴方法。生活空间是指一个人在日常生活中移动的空间区域[55]，可以根据给定时间范围内所移动的距离和经过的区域来描述[56]。生活空间的减少预示着社区老年人的住院事件、急诊事件甚至死亡事件[57,58]。

最初，生活空间的构建是通过活动日记或自我报告的方式来测量，测量内容包括在家庭和社区不同层面上花费的时间频率以及达到目的地所需的帮助程度[56]。随着技术的发展，研究人员已经可以在家中使用可穿戴传感器和信号标识来生成地理空间数据，这些数据反映了一个人移动的时间长度及其一天中所移动的速度和范围[56,59-61]。生活空间评估也可以通过定性方法进一步增强，定性方法有助于阐明社区移动的动机和体验[62]。虽然生活空间的测量有望对功能的某个方面进行客观而不受干扰的测量，但与其他测量方法一样，在实施过程中，需要在服务人员的费用与管理患者隐私之间进行权衡并加以管理[62]。

结论

癌症患者的功能测量具有挑战性，但同时也是高回报的，因为患者普遍且高度地认可自主功能的价值。用 Cecily Saunders 的话说，癌症患者希望"以其最大潜能…生活，直至身体能力的极限…尽可能地实现自控和独立"[63]。如果不能测量患者的功能能力，临床医生将难以实现患者的全部潜能。

要点

- 医学研究所和其他主要利益相关者已将功能单独作为临床效果的衡量标准。
- 功能评估工具必须对相关参数（如：肩部活动范围、步态稳定性）敏感，如果用于跟踪随时间变化的功能轨迹，则应具有反应性，并且能合理地控制时间和费用。
- 功能测量主要有三种方法：自我报告、临床医生报告和客观测试，每种方法在优点、缺点和成本方面都有其自身特点。
- 临床医生在向标准工具中添加新的问题时应谨慎行事，因为这可能会在实质上使工具的有效性发生改变。
- 临床医生功能报告的缺点包括代表性活动的观察的有限性及与在家中相比，诊所的测试环境是人为的。
- 一种基于 IRT 的新评估方法包括 CAT，其中每个测试都是根据患者对先前项目的反应而进行的个体化呈现，因此根据每个患者的水平进行调整，从而避免对大量无信息性问题进行管理的潜在需求。

（邵淑燕 译　公维军　宋鲁平 校）

参考文献

1. Yoshioka H. Rehabilitation for the terminal cancer patient. *Am J Phys Med Rehabil*. 1994;73:199–206.
2. Stanton AL, Krishnan L, Collins CA. Form or function? Part 1. Subjective cosmetic and functional correlates of quality of life in women treated with breast-conserving surgical procedures and radiotherapy. *Cancer*. 2001;91:2273–2281.
3. Rabow MW, Hauser JM, Adams J. Supporting family caregivers at the end of life: "they don't know what they don't know." *JAMA*. 2004;291:483–491.
4. Berwick DM. A user's manual for the IOM's 'Quality Chasm' report. *Health Aff (Millwood)*. 2002;21:80–90.
5. Streiner DN. *Health Measurement Scales, A Practical Guide To Their Development and Use*. 2nd ed. New York, NY: Oxford University Press; 1995.
6. Hulley SBC. *Designing Clinical Research*. Baltimore, MA: Williams & Wilkins; 1988.
7. Hennekens CHB. *Epidemiology in Medicine*. 1st ed. Boston, MA: Little, Brown and Company; 1987.
8. Reulen RC, Zeegers MP, Jenkinson C, et al. The use of the SF-36 questionnaire in adult survivors of childhood cancer: evaluation of data quality, score reliability, and scaling assumptions. *Health Qual Life Outcomes*. 2006;4:77.
9. Cella DF, Tulsky DS, Gray G, et al. The Functional Assessment of Cancer Therapy scale: development and validation of the general measure. *J Clin Oncol*. 1993;11:570–579.
10. Schipper H, Clinch J, McMurray A, et al. Measuring the quality of life of cancer patients: the Functional Living Index-Cancer: development and validation. *J Clin Oncol*. 1984;2:472–483.
11. Osoba D, Zee B, Pater J, et al. Psychometric properties and responsiveness of the EORTC quality of Life Questionnaire (QLQ-C30) in patients with breast, ovarian and lung cancer. *Qual Life Res*. 1994;3:353–364.
12. Ganz PA, Schag CA, Lee JJ, et al. The CARES: a generic measure of health-related quality of life for patients with cancer. *Qual Life Res*. 1992;1:19–29.
13. Atkinson TM, Stover AM, Storfer DF, et al. Patient-reported physical function measures in cancer clinical trials. *Epidemiol Rev*. 2017;39:59–70.
14. Haley SM, McHorney CA, Ware JE Jr. Evaluation of the MOS SF-36 physical functioning scale (PF-10): I. Unidimensionality and reproducibility of the Rasch item scale. *J Clin Epidemiol*. 1994;47:671–684.
15. Shaw BE, Syrjala KL, Onstad LE, et al. PROMIS measures can be used to assess symptoms and function in long-term hematopoietic cell transplantation survivors. *Can Am Cancer Soc*. 2018;124:841–849.
16. Fillenbaum GG, Smyer MA. The development, validity, and reliability of the OARS multidimensional functional assessment questionnaire. *J Gerontol*. 1981;36:428–434.
17. Baecke JA, Burema J, Frijters JE. A short questionnaire for the measurement of habitual physical activity in epidemiological studies. *Am J Clin Nutr*. 1982;36:936–942.
18. Godin G, Shephard RJ. A simple method to assess exercise behavior in the community. *Can J Appl Sport Sci*. 1985;10:141–146.
19. Hudak PL, Amadio PC, Bombardier C. Development of an upper extremity outcome measure: the DASH (disabilities of the arm, shoulder and hand) [corrected]. The Upper Extremity Collaborative Group (UECG). *Am J Ind Med*. 1996;29:602–608.
20. Smith WA, Ness KK, Joshi V, et al. Exercise training in childhood cancer survivors with subclinical cardiomyopathy who were treated with anthracyclines. *Pediatr Blood & Cancer*. 2013;61(5):942–945. doi:10.1002/pbc.24850
21. Granger CV, Keith RA, Zielesny M, et al. Advances in functional assessment for medical rehabilitation. *Top Geriatr Rehabil*. 1986;1:59–74.
22. Mahoney FI, Barthel DW. Functional evaluation: the barthel index. *Md State Med J*. 1965;14:61–65.
23. Lachs MS, Feinstein AR, Cooney LM Jr., et al. A simple procedure for general screening for functional disability in elderly patients. *Ann Intern Med*. 1990;112:699–706.
24. Crooks V, Waller S, Smith T, et al. The use of the Karnofsky Performance Scale in determining outcomes and risk in geriatric outpatients. *J Gerontol*. 1991;46:M139–M144.
25. Conill C, Verger E, Salamero M. Performance status assessment in cancer patients. *Cancer*. 1990;65:1864–1866.
26. Guyatt GH, Sullivan MJ, Thompson PJ, et al. The 6-minute walk: a new measure of exercise capacity in patients with chronic heart failure. *Can Med Assoc J*. 1985;132:919–923.
27. Podsiadlo D, Richardson S. The timed "Up & Go": a test of basic functional mobility for frail elderly persons. *J Am Geriatr Soc*. 1991;39:142–148.
28. Csuka M, McCarty DJ. Simple method for measurement of lower extremity muscle strength. *Am J Med*. 1985;78:77–81.
29. Mathiowetz VD, Weber K. Adult norms for the box and blocks test of manual dexterity. *Am J Occup Ther*. 1985;39:386.
30. Landy FJ. Stamp collecting versus science. *American Psychol*. 1986;41:1183–1192.
31. Ward DS, Evenson KR, Vaughn A, et al. Accelerometer use in physical activity: best practices and research recommendations. *Med Sci Sports Exerc*. 2005;37:S582–S588.
32. Lugade V, Fortune E, Morrow M, et al. Validity of using tri-axial accelerometers to measure human movement—Part I: posture and movement detection. *Med Eng Phys*. 2014;36:169–176.
33. Gresham G, Schrack J, Gresham LM, et al. Wearable activity monitors in oncology trials: Current use of an emerging technology. *Contemp Clin Trials*. 2018;64:13–21.
34. Trost SG, McIver KL, Pate RR. Conducting accelerometer-based activity assessments in field-based research. *Med Sci Sports Exerc*. 2005;37:S531–S543.
35. Cheville AL, Basford JR, Troxel AB, Kornblith AB. Performance of common clinician- and self-report measures in assessing the function of community-dwelling people with metastatic breast cancer. *Arch Phys Med Rehabil*. 2009;90(12):2116–2124. doi:10.1016/j.apmr.2009.06.020
36. Haywood KL, Garratt AM, Fitzpatrick R. Quality of life in older people: a structured review of generic self-assessed health instruments. *Qual Life Res*. 2005;14:1651–1668.
37. National Health Interview Survey. Reporting of hospitalization in the health interview survey. *Health Statistics*. 1965;3(6). https://www.cdc.gov/nchs/data/public_health/SeriesD_04.pdf
38. Watson D, Pennebaker JW. Health complaints, stress, and distress: exploring the central role of negative affectivity. *Psychol Rev*. 1989;96:234–254.
39. Massie MJ, Holland JC. Depression and the cancer patient. *J Clin Psychiatry*. 1990;51(suppl):12–17; discussion 8–9.
40. Steultjens MP, Roorda LD, Dekker J, et al. Responsiveness of observational and self-report methods for assessing disability in mobility in patients with osteoarthritis. *Arthritis Rheum*. 2001;45:56–61.
41. Jette AM. Toward a common language for function, disability, and health. *Phys Ther*. 2006;86:726–734.
42. Hollen PJ, Gralla RJ, Kris MG, et al. Normative data and trends in quality of life from the Lung Cancer Symptom Scale (LCSS). *Support Care Cancer*. 1999;7:140–148.
43. Fried LP, Young Y, Rubin G, et al. Self-reported preclinical disability identifies older women with early declines in performance and early disease. *J Clin Epidemiol*. 2001;54:889–901.
44. Wicklund AH, Johnson N, Rademaker A, et al. Profiles of decline in activities of daily living in non-Alzheimer dementia. *Alzheimer Dis Assoc Disord*. 2007;21:8–13.
45. Jette AM, Haley SM, Ni P. Comparison of functional status tools used in post-acute care. *Health Care Financ Rev*. 2003;24:13–24.
46. Gardner W, Kelleher KJ, Pajer KA. Multidimensional adaptive testing for mental health problems in primary care. *Med Care*. 2002;40:812–823.
47. McHorney CA, Haley SM, Ware JE Jr. Evaluation of the MOS SF-36 Physical Functioning Scale (PF-10): II. Comparison of relative precision using Likert and Rasch scoring methods. *J Clin Epidemiol*. 1997;50:451–461.
48. Hays RD, Morales LS, Reise SP. Item response theory and health outcomes measurement in the 21st century. *Med Care*. 2000;38: II28–II42.
49. Wagner LI, Schink J, Bass M, et al. Bringing PROMIS to practice: brief and precise symptom screening in ambulatory cancer care. *Can Am Cancer Soc*. 2015;121:927–934.
50. Hahn EA, Beaumont JL, Pilkonis PA, et al. The PROMIS satisfaction with social participation measures demonstrated responsiveness in diverse clinical populations. *J Clin Epidemiol*. 2016;73:135–141.
51. Haley SM, Siebens H, Coster WJ, et al. Computerized adaptive testing for follow-up after discharge from inpatient rehabilitation: I. Activity outcomes. *Arch Phys Med Rehabil*. 2006;87:1033–1042.
52. Haley SM, Fragala-Pinkham M, Ni P. Sensitivity of a computer adaptive assessment for measuring functional mobility changes in children enrolled in a community fitness programme. *Clin Rehabil*. 2006;20:616–622.
53. Jette AM, Haley SM, Tao W, et al. Prospective evaluation of the

AM-PAC-CAT in outpatient rehabilitation settings. *Phys Ther.* 2007;87: 385–398.

54. Cheville AL, Yost KJ, Larson DR, et al. Performance of an item response theory-based computer adaptive test in identifying functional decline. *Arch Phys Med Rehabil.* 2012;93:1153–1160.

55. Peel C, Sawyer Baker P, Roth DL, et al. Assessing mobility in older adults: the UAB Study of Aging Life-Space Assessment. *Phys Ther.* 2005;85:1008–1119.

56. Boissy P, Briere S, Hamel M, et al. Wireless inertial measurement unit with GPS (WIMU-GPS)—wearable monitoring platform for ecological assessment of lifespace and mobility in aging and disease. *Conf Proc IEEE Eng Med Biol Soc.* 2011;2011:5815–5819.

57. Kennedy RE, Williams CP, Sawyer P, et al. Life-space predicts health care utilization in community-dwelling older adults. *J Aging Health.* 2017:898264317730487. doi:10.1177/0898264317730487

58. Kennedy RE, Sawyer P, Williams CP, et al. Life-space mobility change predicts 6-month mortality. *J Am Geriatr Soc.* 2017;65:833–838.

59. Portegijs E, Tsai LT, Rantanen T, et al. Moving through life-space areas and objectively measured physical activity of older people. *PLoS One.* 2015;10:e0135308.

60. Schenk AK, Witbrodt BC, Hoarty CA, et al. Cellular telephones measure activity and lifespace in community-dwelling adults: proof of principle. *J Am Geriatr Soc.* 2011;59:345–352.

61. Zylstra B, Netscher G, Jacquemot J, et al. Extended, continuous measures of functional status in community dwelling persons with Alzheimer's and related dementia: Infrastructure, performance, tradeoffs, preliminary data, and promise. *J Neurosci Methods.* 2017. doi:10.1016/j.jneumeth.2017.08.034

62. Hand C, Huot S, Laliberte Rudman D, et al. Qualitative-geospatial methods of exploring person-place transactions in aging adults: a scoping review. *Gerontologist.* 2017;57:e47–e61.

63. Saunders CM. *Cicely Saunders: Selected Writings 1958–2004.* New York, NY: Oxford University Press; 2006.

第88章

癌症康复的研究问题和资助的优先顺序

Nicole L. Stout, Alison Cernich, Ralph Nitkin, Sonal Oza, Leighton Chan

癌症仍然是世界范围功能损害和残疾的主要原因[1]。在美国,近75%的肿瘤确诊患者接受治疗后寿命不受影响[2]。这些患者中的大多数都伴发多种功能性疾病。这些伴发疾病降低了患者工作、社会参与和进行娱乐活动的能力,许多人终身残疾。据估计,当今美国的肿瘤患者人数为1 550万。到2026年,这一数字将增至2 000万以上[3]。因此,与该人群相关的功能性疾病负担预计将同步增长。

尽管癌症治疗是导致功能损害和残疾的一个主要原因,但在管理癌症治疗相关的继发性疾病、减少残疾和患者支持方面的康复方法却少得惊人。近十年来,越来越多的证据支持:康复治疗能够减少治疗副作用、改善生理和心理功能,并对肿瘤治疗本身产生积极影响。但康复作为一种标准化治疗,其临床整合方面仍然滞后。这可以归于多种因素,包括:治疗的重心仍放在降低肿瘤死亡率,而非功能恢复,低估了康复工作人员在癌症治疗中发挥的支持作用,肿瘤科和康复科缺乏合作,对康复治疗收益认识不足,缺乏对康复策略临床整合的研究及获取康复治疗方面上困难。

康复干预可以协同甚至支持初始的癌症治疗。许多有效的干预措施在小样本试验中受到好评,却未能通过后续的大型试验。因此,康复干预往往只能作为一项建议,而尚未发展成为治疗的标准。造成这种缺憾的原因是多方面的,但主要原因,是在大型临床试验中,缺乏支持足够规模试验的基础设施,并因此无法证明康复干预的效率和收益。未来不同背景的研究者们需要通力合作发展相关基础设施,以期提高这一领域的研究能力及其他方面的工作,包括:增加经过充分培训的癌症康复研究人员数量;增加参与肿瘤治疗系统研究设施的数量和质量;充分利用癌症康复的相关基金[4]。理想的状态是,应在富有凝聚力的跨学科研究议程和策略的指导下,在癌症综合治疗的背景中,增加康复干预的支持证据,然后建立一个弥补重要研究领域差距的循证数据库[5]。

当前环境概览

在过去的十年里,支持癌症康复的研究机构得到了显著的发展。在PubMed中进行癌症癌症康复的文献检索,从1995年到2005年有5 500篇引文,而从2006年到2015年,这一数字翻了一番,超过12 000篇。目前,有424个注册临床试验引用并可链接到癌症康复公众号上,其中包括由美国国立卫生研究院(NIH)、其他联邦政府和行业、其他机构和组织资助的临床试验。这些试验正在世界范围内的学术医疗中心、卫生系统中进行。其中包括五个主要的肿瘤临床试验合作组正在进行的试验[a]:肿瘤临床试验联盟、NRG肿瘤学[前身为美国国家外科辅助性乳腺和肠道项目(NSABP)],放射治疗肿瘤学组(RTOG)和妇科肿瘤学组(GOG)、东部肿瘤协作学组-美国放射影像网络学院(ECOG-ACRIN)肿瘤研究组、西南肿瘤学组(SWOG)和儿童肿瘤学组(COG)。

NIH研究组合在线报告工具(RePORTer)[b]跟踪系统引用了一个被资助的积极研究"癌症康复"的试验和23个研究"肿瘤患者锻炼"的试验,其中只有5个试验专注于临床。这一研究部分仅占NIH外部预算32 311 349[c]美元中的4 014 000美

---

[a] www.clinicaltrials.gov

[b] https://report.nih.gov/index.aspx

[c] https://officeofbudget.od.nih.gov/pdfs/fy18/nih%20fy%202017%20mechanism%20table.pdf

元,反映了 26 个 NIH 研究所和中心(IC)中的 8 个对癌症康复研究的支持。其中美国国家癌症研究所(NCI)资助了 180 万美元。NIH 利用各种资助机制资机制资助临床试验。研究人员应熟悉这些机制,以便制定他们的康复研究议程。表 88-1 概述了 NIH 使用的拨款机制。

表 88-1　NIH 相关的资助机制

资助项目	备注
R01:NIH 研究项目资助项目	https://grants.nih.gov/grants/guide/pa-files/pa-16-160.html NIH 最常用的拨款项目 没有特别的金额限额,除非在项目招标指南中特别注明 每年 50 万美元或以上(直接费用)的预先许可 一般授予 3~5 年 所有机构和中心通用 招标声明公开
R03:NIH 小额快速资助项目	https://grants.nih.gov/grants/guide/pa-files/pa-16-162.html 在短时间内提供有限的资金,以支持各种类型的项目,包括:试点或可行性研究,初步数据的收集,现有数据的二次分析、小型、自成体系的研究项目、新研究技术的开发等。 2 年资助期 一般为每年 5 万美元 不可更新 超过一半的机构和中心都在使用该项目
R13:NIH 支持会议和会议的科学命题	https://grants.nih.gov/grants/guide/pa-files/pa-16-294.html 支持与 NIH 的科学目标相关的高质量会议 / 科学会议 以及公共卫生事务 需要提前获得资金的机构和中心的批准 奖金金额各不相同,上限取决于个人和机构情况 资助可长达 5 年
R15:NIH 学术研究升奖	https://grants.nih.gov/grants/guide/pa-files/pa-16-200.html 支持学生在生物医学和行为科学方面的小型研究项目 以及健康专业学校和其他学术机构的教师 NIH 研究基金的主要接受者 整个项目期间的直接费用不超过 15 万美元 项目期限最长为 3 年 部分机构或中心适用
R21:NIH 探索性 / 发展研究奖	https://grants.nih.gov/grants/guide/pa-files/pa-16-161.html 为新的、探索性的和发展性的研究项目开发的早期阶段提供支持。有时用于试验和可行性研究。 最多两年的资助 为期 2 年的项目期间,直接费用通常不得超过 275 000 美元 一般不需要前期数据 大多数机构或中心通用
R34:NIH 临床训练计划资助项目	该项目旨在支持对临床试验的基本原理和支持发展基本要素进行早期同行评审。 通常为 1 年期,偶尔可延期至 3 年 直接成本预算高达 100 000 美元,有时高达 450 000 美元 部分机构或中心适用
R41/42:业务技术转化	https://grants.nih.gov/grants/guide/pa-files/pa-16-303.html
R43/44:小企业创新研究	https://grants.nih.gov/grants/guide/pa-files/pa-16-302.html 旨在通过支持具有商业化潜力的盈利性机构的研究或研发,以刺激私营机构的技术创新,帮助小型商业研究团体将创新技术商业化。本基金包括三个部分:

资助项目	备注
R43/44：小企业创新研究	1. 针对拟进行的研发工作的科学 / 技术价值的可行性研究（一般为期 1 年；100 000 美元） 2. 完成第一阶段的研究或研发工作（一般为期 2 年；750 000 美元） 3. 商业化阶段（不能使用 SBIR 基金）允许多个 PD/PI 参与
R56：NIH 重大课题短期项目奖	https://grants.nih.gov/grants/funding/r56.html 针对一年或两年期的高优先级 R01 申请项目，具有高评分或排序，但刚好在获批 NIH IC 基金资助条件之外。受资助者不能同时申请 R56 基金
K99/R00：独立研究快速通道资助	https://grants.nih.gov/grants/guide/pa-files/pa-16-193.html 提供最多 5 年的支持，包括两个阶段： 1. 为富有前途的博士后研究者提供 1～2 年的指导支持 2. 针对在争取独立 R01 基金的研究者，根据其是否获得独立研究职位，给予最长期限为 3 年的独立支持 合格的申请人包括拥有最终临床或研究型学位，且入站未满 5 年的优秀博士后 外国机构不具备申请资格 PI 不要求美国公民资格
U01：研究项目合作协议	用于支持独立研究者在特定研究领域内的独立、针对性的研究课题 用于资助机构和中心将实质性参与的条件下 多种合作协议类型之一 没有特别的金额限额，除非在项目招标指南中特别注明

资助源综合网站：https://grants.nih.gov/grants/guide/parent_announcements.html。

病人临床转归研究设施（Patient-Centered Outcomes Research Institute，PCORI）确定了 123 个资助项目，包括试点项目。这些项目涉及癌症康复研究的各个方面。表 88-2 概述了这些项目与 PCORI 优先关注的领域。

表 88-2 临床转归研究设施所获得的癌症康复相关试验资助

临床转归研究设施的重点研究领域	研究项目数
肿瘤评估，预防、诊断和治疗方案	45
加速以病人临床转归为目标的成果研究和方法学研究	26
改善医疗系统	20
缩小贫富差距	17
交流与传播研究	15

变化中的癌症康复

目前已发表的研究和正在进行的临床试验主要集中在降低抗肿瘤治疗相关的残障康复方面。这些试验大多关注体育锻炼或体力运动的干预，此类干预可以改善肿瘤治疗的副作用，尤其与肿瘤相关的疲劳、共济失调和虚弱。这些努力基于的康复理念是，康复的本质是反应性的；可以确定身体受损的群组；并开展缓解身体功能障碍的干预研究。此类方法已经产生了值得令人鼓舞的结果，但未能充分表明康复服务在整个肿瘤治疗过程中提供的全方位影响。Dietz 等[6]总结了在未来研究工作的发展中，需要考虑的肿瘤患者康复需求的四个方面，它们代表了支持肿瘤患者各种需求的维度，包括预防性康复、恢复性康复、支持性康复和姑息性康复。

肿瘤治疗已知的固有的副作用和不良反应，能对肿瘤治疗期间和之后的功能产生负面影响。最近的研究强调了更主动康复介入的治疗模式（如预康复和前瞻性监测模式）是有效的，可以早期识别甚至预防伴随抗肿瘤治疗的功能衰退[7,8]。此外，姑息治疗环境试验已证明康复对患者的活动性、安全性和生活质量有显著影响[9]。不断扩大的循证数据，支持从诊断到临终关怀全程介入的康复策略。我们有必要重新关注治疗连续性的研究空白，并开发一个研究议程，以最大限度地推进研究的发展轨迹[10]。

推进癌症康复研究

目前癌症康复研究没有一个工作结构的框架。因此，促进、扩大和发展循证数据库的工作实际上是支离破碎的。我们需要共同努力，集中建立一个全面的癌症康复研究议程,以便为研究人员提供对该领域最有意义的证据支持[5]。因此,本章罗列出,在制定未来研究议程时应考虑的三个关键组成部分。首先,需要更好地了解当前美国康复研究和肿瘤学研究的环境,并确定可作为成功基石的现有资源。

第二,康复研究团队需要认识到癌症康复治疗服务的独特性以及这些细微差别对研究问题和研究设计的影响[11]。肿瘤的独特性在于它涉及多种疾病类型、影响多个器官、治疗方法多变,对多系统产生广泛影响。疾病治疗的副作用和相关的功能影响,会在治疗过程中显现,有些晚期效应直到治疗完成后才显现。治疗的时间能拖至很长,特别是疾病复发患者的治疗时间可持续数年。此外,患病后的心理承受能力明显影响功能结果,也是要考虑的关键变量。研究时需要探讨这些问题,以寻找在经典康复研究结构之外的方法。

第三,需要制定一个癌症康复研究的大框架。理想情况下,这是基于康复医学的基本原则,通过跨学科的协作进行制定,包括传统康复治疗服务以外的专业人员,和他们特定的经验和知识库。康复研究的现有框架已经由一些康复专业协会和研究中心开发[12]。这些工作最终应根据肿瘤和肿瘤特定损害的特殊性,加以利用和调整,并就结构和差距方面达成共识,以促进必要研究问题的发展。

康复研究与肿瘤学研究的环境与资源现状

在肿瘤治疗前期、间期和后期,个人的功能和参与度都有明显提高的机会。虽然可能出现暂时的功能性残疾,但通过肿瘤医学和康复医学研究人员之间的交叉合作可以更好地提高肿瘤患者在家庭、社区和整个治疗过程中的生活质量和社会参与[13]。肿瘤预防和治疗干预措施注重身体环境、医疗和健康以及慢性病管理,康复研究将这些因素考虑在内,以改善因癌致残的患者的功能。

人们对癌症康复工作的兴趣和支持正在增加。在一项 NIH RePORTer 研究中,在 2014 年到 2015年间,专注于癌症康复研究的项目数量增长了四倍,并且随着时间推移稳步增加。图 88-1 显示了通过 NIH RePORTer 确认的资助试验数量,这些试验的关键术语均包含"肿瘤"和"康复"两者。这些项目得到了 NIH 和退伍军人事务部(VA)的支持,反映出人们对解决肿瘤相关残疾问题的需要及其对

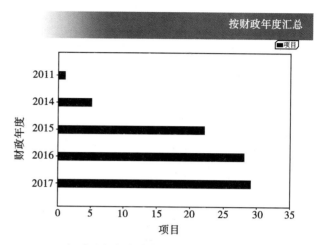

图 88-1　各财政年度癌症康复资助项目,由美国国立卫生研究院研究组合在线报告工具确定

患者和患者治疗的日益重视。这不仅包括身体重建,还包括减少残疾的干预,优化治疗和减少心理症状的干预及侧重肿瘤患者残疾的预防或干预[14]。

癌症康复基金的工作广泛涉及联邦、私人、非营利组织和基金会的研究资助者。这一领域的工作受到多方支持。然而,研究人员仍需要大范围寻找与康复工作目标一致的资源。并不是所有资助都会特别强调肿瘤相关的应用;相应的,也不是所有的资助都会提到康复。癌症康复研究人员需要创造性地适应与其工作相一致的资助资源。

美国联邦资金

联邦康复研究资助机构包括卫生和人类服务部(DHH: NIH;美国国家残疾、独立生活和康复研究所(NIDILRR);美国 CDC 和美国 FDA、弗吉尼亚州、国防部[DoD;国会指导的医学研究项目(CDMRP)和联合项目委员会 -8,临床康复医学(JPC-8)]及美国国家科学基金会(NSF)。每一个计划都有多个机会,其中包含设备和技术的发展、治疗方法的发展和应用及诊断或筛查方法的开发和部署。

每个计划都有明确的研究议程,指导他们工作的重点和优先次序。2016 年,NIH 公布了他们的康复研究计划。这是一份综合性文件,列出了 NIH 的 17 个 IC 在未来 5 年认可的优先事项和目标。研究有六大类:①跨越整个生命周期的康复;②社区和家庭;③技术和设备开发;④研究方法和设计;⑤转化研究;⑥研究支持和基础设施[12]。

该计划本身没有提到诊断类别,因为它的描述包括涉及康复支持的所有疾病和情况。然而,回归IC 参与的名单包括 NCI、美国国家医学康复研究中

心（NCMRR）及其母机构 Eunice Kennedy Shriver 美国国家儿童健康和人类发展研究所、美国国家生物医学成像和生物工程研究所（NIBIB），美国国家补充和整合健康中心及美国国家神经系统疾病和脑卒中研究所（NINDS）。考虑这些 IC 的特定关注领域时，人们可以设想与辅助设备、治疗或康复方案相关的方案，以优化患者的肿瘤治疗或康复；使用综合健康技术改善康复或减少治疗反应或控制症状，和 / 或使肿瘤患者能够参与康复和支持的自我管理方法。特定的重点领域也适用于癌症康复社区中不常进行的调查（例如针对儿科肿瘤的康复干预），肿瘤患者及其康复干预支持网络的干预措施及在其他条件下以已知疗效调整干预措施，以解决肿瘤或相关肿瘤治疗引起的特定损害。

NIDILRR 赞助了残疾和康复领域的实地启动计划[d]。前几年通过该计划资助的项目是多种多样的。这些项目代表了一系列主题，从特定状态到特定损伤，再到技术干预或技术进步以实现功能。此外，NIDILRR 支持一系列提升残疾人功能的肢体及心理健康干预措施。NIDILRR 在 2017 年发布了一份供公众评论的战略计划，最终草案尚未出炉。

DoD 根据投资组合，以多种方式为出资设定能力差距或优先顺序。CDMRP 提供了全面的投资组合在多种特定肿瘤特定项目（包括肺癌、卵巢癌、前列腺癌和乳腺癌）及应用范围更广的其他肿瘤[e]。JPC-8 是支持康复相关工作的主要计划，他们有感兴趣领域的广域公告，同时也有针对特定提案的公告，旨在解决已知的能力差距[f]。

PCORI 提供了额外的研究资助机制。PCORI 的目标是支持以有效性比较研究为重点的试验，使患者、护理人员和康复治疗师能够对医疗选择做出更好的、知情的决策。PCORI 以患者为中心，将患者纳入有偿评审小组，并要求他们参与试验的开发和部署，以增强患者在临床研究中的发言权。当试验符合 PCORI 的任务和战略计划时，资助计划可被确定。

通过一些专业协会、行业合作伙伴和非营利组织，癌症康复研究人员也可以获得资助机制。表 88-3 包括与肿瘤资助相关的可选基金会和组织的概况和联系信息。

---

[d]www.acl.gov/programs/research-and-development/field-initiatedprojects-fip-program

[e]http://cdmrp.army.mil/pubs/press/press

[f]http://cdmrp.army.mil/funding/pa/17dmdrphbra_pa.pdf

表 88-3　获得肿瘤研究奖金的可选基金会和组织

基金会及相应网站

美国癌症协会

www.cancer.org/docroot/res/res_5_1.asp？sitearea=res

- 为独立研究人员提供研究补助金
  - 基础、临床前、临床和流行病学研究
  - 肿瘤控制：心理和行为研究
  - 肿瘤控制：卫生服务和卫生政策研究
- 指导培训和职业发展补助金
  - 博士后奖学金
  - 应用和临床研究导师研究学者奖助金
  - 临床研究教授
- 特别倡议
  - 贫困和服务不足人群的针对建议

Lance Armstrong 基金会

www.livestrong.org

- 生存中心
- 社区计划
- 研究计划

Susan G. Komen

http://cms.komen.org/komen/grantsprogram/index.html

- 承诺补助金
- 研究者发起的研究资助
- 职业转变的研究资助
- 差异研究
- 培训奖励计划
- 社区资助

雅芳产品公司

www.avoncompany.com/women/avon hello tomorrow fund

美国肿瘤研究协会

http://www.aacr.org/funding/pages/funding-listing.aspx#.wzy5p9hkhty

- 独立研究者的研究补助金
  - Landon Foundation-AACR 国际合作创新奖
- 指导性资助和研究金
  - AACR 肿瘤研究百年博士前奖学金
  - AACR 肿瘤研究百年博士后奖学金

美国国家脑瘤基金会

- 研究重点领域：
  - 流行病学脑肿瘤研究基金
  - 照顾者 / 生活质量脑肿瘤研究补助金

肿瘤护理学会研究基金会

www.onsfoundation.org/

- 各级护士教育奖学金
- 职业发展补助金
- 与美国国家统计局研究议程一致的研究资助

培训和指导

除了个人研究奖金，癌症康复研究人员还应意识到培训和职业发展机会、研究基础设施以及由 NIH 和其他联邦研究机构支持的其他合作机会。研究奖学金、培训补助金和职业发展计划有助于促进癌症康复领域的发展，加强与辅助研究领域的合作。职业发展计划的目标是帮助有积极性的临床医生进一步在学术研究方法上打好基础。其他培训和职业发展计划有助于促进多样性和建立合作关系。由于 NIH 研究所和其他联邦研究机构的培训和职业发展机会以及申请程序各不相同，最好访问相关机构网站并直接联系项目官员。此外，NCMRR 与 NINDS、NIBIB 合作，赞助一个大型研究基础设施网络，以促进特定领域的研究，尤其是与康复研究相关的项目。医疗康复研究资源（MR3）[g] 为康复研究界提供讲习班、咨询、培训、试点资金和一系列其他资源。目前六个 MR3 中心的工作重点如下：大数据分析、运动模拟、临床试验设计、神经调节技术、再生康复和康复设备商业化。这些网站为疾病未知的研究领域提供了一些关键的前沿方法。特别与肿瘤研究人员相关的 MR3 机会包括再生医学和神经调节（支持组织功能和优化认知或运动性能）、功能结果和临床试验设计、设备开发和转化及具有大型数据集的卫生服务研究。此外，NCMRR 还为一年一度资助申请研讨会和新手训练营提供资金。康复研究补助金的培训（TIGRR）[h] 是通过多日辅导，让年轻或早期研究人员为 NIH 和 / 或其他联邦研究机构准备他们的第一个重要研究提案。在整个研讨会期间，TIGRR 为资深康复研究人员和联邦项目官员提供一对一的指导和咨询机会。

临床试验网络

肿瘤临床试验合作网络为癌症康复研究人员提供了更多的机会。五大主要网络（The Alliance[i]、NRG Oncology[j]、ECOG-ACRIN Cancer Research Group[k]、SWOG[l]、COG[m]）为各自网络的成员提供教育和指导机会。团体间的年会和研讨会为发展研究网络和成立研发试验工作小组提供了一个机制。这五大网络利用大型医院系统和学术医疗中心进行部署。NCI 美国国家社区肿瘤研究计划（NCORP）[n] 通过全国范围的较小社区医院系统提供临床研究网络机会。每个网络也为研究人员提供了机制，去提交研究试验概念和合作制定研究协议。

额外的研究工具和机会

人们日益重视生存护理，更加关注社区可利用的工具和资源的研究，以扩充支持性治疗的证据数据库，并改善患者的结果。癌症康复研究人员应调查的其他资源包括：

- NCI Grid Enabled Measures（GEM）数据库[o]。GEM 是一个以理论结构为组织，包含行为学、社会学和其他科学方法的交互式网站。GEM 使研究人员能够与他人合作，鼓励使用标准测量，并促进共享数据。

- Surveillance, Epidemiology, and End Results-Medicare Health Outcomes Survey（SEER-MHOS）数据库[p]。该数据库将 SEER 肿瘤登记数据（包括肿瘤患者的临床、人口统计和死因信息）与 MHOS 数据库（包括医保参保人的健康相关生活质量信息）相链接。

- 卫生服务培训与研究中心（CoHSTAR）[q]。该项目旨在推进物理治疗领域的卫生服务和卫生政策研究。CoHSTAR 提供奖学金、访问学者和举办暑期进修学院。该中心还资助预实验研究。

- 医疗保险和医疗补助服务中心（CMS）肿瘤治疗模式（OCM）。[r] 该模式让美国医生参与医保费用安排，负责计算肿瘤患者化疗相关治疗的花费和疗效。OCM 致力于为参保者提供更好的医保服务，如护理合作、引领方向和美国国家治疗护理指南。这一模式为康复研究人员提供更广泛的机会，以研究卫生服务供给和护理协同。

- 美国 21 世纪医疗法案的癌症登月计划。[s]2017 年，一个蓝丝带小组发布了肿瘤登月报告，并

[g] https://ncmrr.org/

[h] http://academicdepartments.musc.edu/tigrr

[i] www.allianceforclinicaltrialsinoncology.org/main

[j] www.nrgoncology.org

[k] http://ecog-acrin.org

[l] www.swog.org

[m] www.childrensoncologygroup.org

[n] https://ncorp.cancer.gov

[o] www.gem-beta.org/public/home.aspx

[p] https://healthcaredelivery.cancer.gov/seer-mhos/overview/

[q] www.bu.edu/cohstar

[r] https://innovation.cms.gov/initiatives/oncology-care/

[s] www.cancer.gov/research/key-initiatives/moonshot-cancerinitiative

确定了 10 个加速肿瘤研究的优先领域。与康复研究特别相关的一个领域是："尽量减少肿瘤治疗的衰弱副作用"。目标是尽快制定有症状肿瘤患者的常规监测和管理指南，以减少肿瘤及其治疗的衰弱副作用。为研究人员推进这些优先事项提供了实施方案和资助机会。

总而言之，纵观联邦、私人和非营利的资助组织，都重视肿瘤患者生存和支持性护理方面的康复研究。不过，这两个领域的交集可能并不明显，也不会在融资公告中被提及。精明的康复研究人员将发现这些领域的潜在协同作用和共同途径，为肿瘤患者和更多肿瘤护理社区提供测试和提高疗效的机会。

癌症康复研究的思考

当研究人员提出他们的问题并打算创建康复特定试验时，应考虑肿瘤治疗的独特性。采用随机对照试验的传统介入研究结构只能满足一部分癌症康复经验证据的需要。关于最佳护理模式、成本效益和干预影响（对整体功能的影响及对特定疾病结果的影响）的相关问题也应考虑[10]。康复研究者应探讨康复干预对重大的疾病特异性终点的影响，如无病生存期、总生存期、死亡率、抗肿瘤治疗耐受性、治疗相关的副作用和毒性。研究者要将这些发现与个体治疗前、治疗中和治疗后的整体功能联系起来[15]。这对康复专业人员来说是一个挑战：他们通常专注有关恢复性或支持性护理干预有效性的问题，而这些干预可能与创伤后恢复或阶段性护理有关。

肿瘤是一种特殊疾病状态，具有独特和多样的治疗干预措施。其治疗管理路径超出了常规康复路径（以减轻障碍或残疾管理的局限性治疗为目标）。康复参与到肿瘤治疗中，但是不同分期的癌症康复治疗的时间、频率和轨迹是不同的。图 88-2 概述了肿瘤分期的治疗轨迹及影响功能的重要区域[16]。该图表明 Dietz 模型在肿瘤治疗轨迹的相关性。Dietz 建议，康复的作用是阻止已知与疾病治疗相关的功能损害，在肿瘤治疗副作用降低个人功能能力后恢复其功能，支持那些将长期残疾的幸存者，帮助那些不再有治疗选择的患者减轻症状和缓解功能下降。该模型框架提出，应探讨评估康复干预措施是否能够有效地在连续护理的适当间隔内优化功能。研究问题和干预措施将根据治疗阶

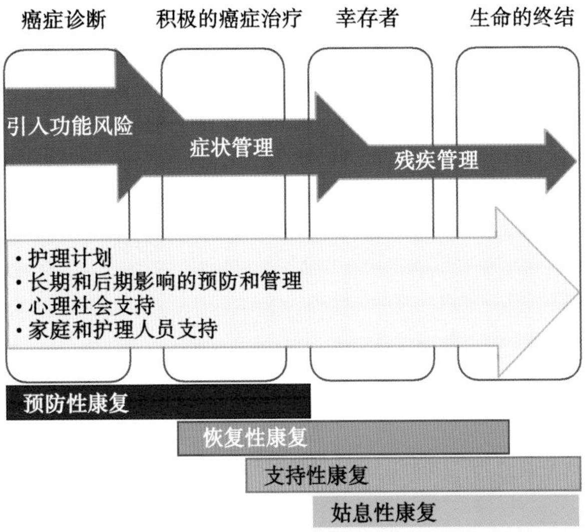

图 88-2　癌症治疗与癌症康复阶段的轨迹

段和个体预期抗肿瘤治疗而有所不同。这就要求研究人员从不同的角度思考，他们的问题和干预措施、干预时机，与过去或新兴肿瘤治疗模式的相关性。

康复研究人员面临的另一个问题是，在肿瘤导向治疗的各个阶段中，确定最合适的时间来评估个体的表现。临床上，通常在个体功能状态发生变化时进行评估；然而，在研究领域，数据收集时间常是含糊的，在临床研究计划阶段需要更严格的指导以获得更优的评估数据，同时接受卫生服务的约束。临床研究者还要考虑，在连续性的癌症康复过程中如何协调优化治疗干预。很难预测何时是开始治疗以获得最佳效果的最佳时间。过去曾进行过几项早期干预试验。较新设计的试验在医学治疗前获得基线测量，并比较两种治疗以确定最佳疗效。

多维研究的挑战

康复研究因为采用多模式干预策略可以产生积极的功能结果，但是常见的研究挑战在于难以测量各种干预措施引起的有效变化。对照试验面临的挑战是，要充分界定干预措施中的有效成分，考虑影响功能的众多因素，并处理潜在的外部支持和障碍[17]。功能本质上是多维的，即使使用具有合理心理测量特性的评测工具，也难以精确量化。康复结果也各不相同，因为最终效果取决于个人的先前健康、资源和个人目标（如重返工作岗位、重新融入社区、重返运动）。随着抗肿瘤治疗的多种副作用集群影响着多系统功能，这些挑战在肿瘤连续轨迹

中进一步加剧。

　　肿瘤不仅仅是一种疾病,它的细胞类型、组织、基因表现和侵袭性都有很大的差异。此外,肿瘤治疗很少,如果有的话,也很少涉及疾病管理的单一疗法。抗肿瘤治疗包括手术干预、全身化疗多药方案、放射治疗、激素药物治疗、免疫疗法药物递送,除此之外,还需要多种药物来控制疾病治疗的众多副作用。每个治疗的节点都会带来多系统影响的风险,而且大多数都会对功能产生有害影响[18]。随着疗程的推移,这些多变且强有力的治疗手段可能,而且经常,在治疗连续过程中的不同点上产生负面影响。此外,由于患者在不同机构与不同的医者合作,获得的治疗也是复杂多面的。这些情况给那些试图进行标准化临床试验的研究人员带来了挑战。

癌症康复研究框架

　　围绕癌症康复最需要的部分是流程化研究过程。理想的办法有两种:第一,在肿瘤疾病不同类型和治疗连续体不同点上,设法利用和扩展现有的信息;第二,确定一个研究框架,其精确范畴涉及癌症康复实践的最相关领域,并协调研究工作,以满足这些领域的需求和差距[15]。

　　目前的研究工作主要集中在特定疾病状态下的发病率管理(如:乳腺癌的淋巴水肿,前列腺癌患者的肌肉萎缩)。尽管个案研究中存在一些有趣的问题,但积极康复助于改善功能。癌症康复最好着眼于更广泛的肿瘤患者群和功能恢复,并注重个人功能、机构以及社会层面的问题。干预性研究试验是必要的,但研究议程应扩大重点,包括考虑康复干预的时机、康复服务在内的治疗提供模式的测试、检查康复战略的成本效益和比较效益,而专注于临床筛查和测评工具将更迅速地提升这一领域,并可能提高肿瘤治疗的质量。

癌症康复研究领域

　　2016 年,由癌症康复领域专家组成的跨学科小组召开会议,回顾了实践和研究的现状。研究结果提出了 10 条建议,旨在将癌症康复形象提升为一个实践领域[15]。几项建议的重点是需要提高科学水平,以支持肿瘤治疗中的康复干预措施,并制定研究议程。基于该专家组的工作,并考虑到现有的康复研究成果,六个研究领域被认为与此特别相关

(图 88-3)。每一个领域,都有特定的问题和因素需要深入、详细地研究,明确当前环境可以满足研究需求(如果有的话),总结该领域研究所需的资源和工具。这六个领域包括以下内容。

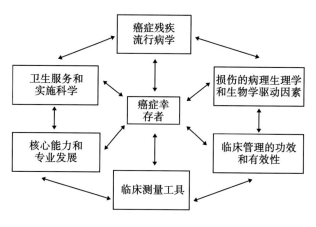

图 88-3　癌症康复研究领域

肿瘤致残的流行病学研究

　　该领域的重点是识别和了解肿瘤患者中不同人群和亚组间的致残模式。这一领域的研究将有助于更好地了解肿瘤相关残疾所带来的负担及功能损害和残疾在人群中的分布。这一知识体系有助于理解影响毒性和肿瘤所致损害、发病率和总生存率的衰减因素和肿瘤致残的因素。

损伤的病理生理学和生物驱动因素

　　这一领域的重点是确定肿瘤致残的可逆或可预防机制,促进对目前以康复为基础治疗的进一步了解,以有效地减轻其影响。这项工作还将确定以开发和测试新的康复治疗方法的目标。这一研究重点领域将探讨症状和身体损伤的发病和严重程度的致残作用。此外,利用基因组学、蛋白质组学和生物标记物的方法学将是促进治疗靶点的一个关注领域。这包括对常见肿瘤治疗损害有关的生物和生理因素(如疲劳、骨质疏松、肌肉萎缩、情感和情绪症状等)的研究。

　　基因组学和蛋白质组学研究有助于制定个体化的康复模式处方,以身体损伤或残疾的离散表型和临床疗效的替代指标为依据。

临床测评工具

　　开发和完善个人的整体功能测评是特别迫切的需求。这包括用于筛查、评估和诊断,疗效的测量工具,其结构应涉及患者报告、临床观察和客观

绩效的测量。评估工具的效率和精度是人们共同关心的问题，也是当前医疗保健服务的技术领域使用测量工具的方法。现有的工具应该被审查和挑战，以保证他们在不同肿瘤患者群体的适当性。在不同的疾病状态下，工具可能需要进行重新校准，扩展或改编。应大力提倡包括项目反应理论（IRT）在内的新方法，以评估其研究领域内的结果测量。IRT 是对测试和项目分数进行的研究，对患者所问问题之间的数学关系设立假设。现存的癌症康复 IRT 工具包括急性测评 - 后 - 急性治疗。虽然现有的研究机构支持这一工具在临床实践中应用，有证据支持其在肿瘤人群中的有效性需要进一步研究。NIH 路径图采用了病人报告结果测量信息系统

Patient-Reported Outcomes Measurement Information System（PROMIS），帮助减少实施研究时的障碍。PROMIS 的目标是带来新科学，如 IRT 和计算机自适应测试，以改善结果和减轻受试者负担。NIH 美国国家指导意见中推荐一种支持癌症康复研究的机制。它主张使用评估中心等的基础设施创建一个集中的电子接口[1]，促进 PROMIS 申请者系统的临床收集，以在临床重要人群和特征范围内方便获得这些测评的心理测量特征（特别是反应性）。这促进了报告结果和客观绩效指标的相互关系有效性得到验证，更好地理解这些预计是如何从非肿瘤人群中概括出来的[15]。PROMIS 肿瘤工具的综合列表如表88-4所示。

表 88-4　PROMIS 癌症数据库测评 *

领域	标题	定义
心理健康	情绪焦虑	恐惧(恐惧、惊慌)、焦虑的痛苦(忧虑、恐惧)、过度的觉醒(紧张、焦躁、不安)及与觉醒有关的躯体症状(心跳加速、头晕)
	情绪抑郁	消极情绪(悲伤、内疚)、自我观念(自我批评、无价值感)和社会认知(孤独、人际疏离)及积极情感和参与的减少(失去兴趣、意义和目标)
	心理社会疾病的负面影响	肿瘤的直接负面心理社会影响,有别于一般的情绪困扰
身体健康	疲劳	一系列症状,从轻微的主观疲劳感到压倒性、虚弱的、持续的疲劳感,这种疲劳感可能会降低一个人在家庭或社会角色中正常执行日常活动和功能的能力
	疼痛干扰	痛苦对生活相关方面的影响。这包括疼痛阻碍参与社交、认知、情感、身体和娱乐活动的程度
	身体机能	自我报告的能力,而不是实际的体力活动表现。"这包括上肢(灵巧)、下肢(行走或活动)和躯干(颈部、背部)的功能及日常生活工具性活动,如跑腿的差事

*www.healthmeasures. net/explore-measuremen-tsystems/promis/intro-to-promis/list-of-adult-measures。

摘自 List of Adult Measures, Available PROM-IS？Measures for Adults. 2008-2018. Reprinted with permission, PROMIS Health Organization. PROMIS is a registered trademark of HHS。

临床管理的效率和有效性

　　关于肿瘤幸存者临床管理的研究，应检查在不同肿瘤人群、不同治疗类型和连续治疗的阶段中康复模式的影响。这明显促进组间和组内的结果推断。例如，越来越多的研究支持有氧运动和抗阻运动的益处。这些研究是在特定的疾病状态下进行的，最常见的是乳腺癌、前列腺癌和结直肠癌。尚不确定是否可将康复干预的结果外推到其他疾病状态（包括血液系统恶性肿瘤、中枢神经系统肿瘤等）。此外，在治疗期间证明临床有效的康复干预措施，可能在治疗后产生较大或较小的影响。幸存期间，运动反应可能更为多样。在这些不同的情况下，在肿瘤患者生命周期的不同时间点上，关于

运动处方的最佳频率、持续时间和强度的问题仍然存在。

　　功能恢复的综合治疗方法是康复的一个特点。然而，研究这些干预措施的有效性面临着一个重大挑战。控制性干预需要干预措施的标准化，康复治疗计划经常根据个人的功能状态、对活动的耐受性和整体身体功能状态调整和适应干预措施。

　　在与抗癌药物合用时，验证某些康复干预的有效性会存在着额外的研究问题。康复的影响是否因抗肿瘤治疗和患者的个体化反应而扩大或减轻？受人口统计学、疾病类型治疗方式和其他个人

[1]www.assessmentcenter.net/

第九篇

因素影响的亚组之间的差异效应等问题需要进一步的研究去解决。还应考虑基因组、蛋白质组和生物标记数据在个体化康复模式处方中的应用。

卫生服务与实施科学

癌症康复在社会层面上很重要；促进个人的社会参与，提高生活质量，减少花费是康复研究人员考虑的重要研究内容。研究问题应考虑将康复纳入肿瘤持续治疗的最佳临床整合。结构化临床协作一直是将康复广泛纳入综合肿瘤治疗的主要障碍。协作和整合措施会影响患者满意度和功能结果，应被考虑。评估康复临床服务对肿瘤治疗质量的影响具有重要价值。患者能否因为康复服务的整合而更加容忍、坚持、遵守治疗建议？研究者还可以考虑一些方法，来量化患者直接参与、自我拥护和共享决策的好处及其对患者结果的影响。

研究的重要目的将包括康复干预措施与药理学管理或其他支持性护理服务相比的成本影响和效益。利用健康经济学模型来证明，康复干预措施的个体化或预防价值是被纳入护理模式的关键。获得康复服务将是最重要的变量，评估替代医疗服务方式（包括远程保健服务）的效用也是主要的变量。

核心能力与专业发展

该领域旨在确定和发展核心能力。这些能力是指康复社区治疗肿瘤患者所需的知识、技能和能力。肿瘤是一种有众多副作用的独特疾病过程。这些副作用对康复提供者提出了挑战，远超入门级康复知识库。2013 年，医学研究所（现为 National Academy of Medicine and Science）提出了提高肿瘤患者治疗质量的六项建议[16]。一项建议是建立一支训练有素、协调一致的团队，以提高肿瘤治疗质量，并为癌症康复服务的人员提供进阶的知识基础。

定性研究方法可以为癌症康复专家的知识、技能和能力提供有用的见解。应注重通过专家调查和 Delphi 研究去开发核心竞争力。应针对康复社区的不同受众，并应提供各种学科的方法路径，以加强教育培训工具，丰富肿瘤治疗专业知识。康复学科的核心竞争力可以被识别并通过专业教育课程、住院医培训和奖学金途径以及协会认证的方法去寻找专业技能发展的结构化途径。肿瘤遗传学领域为康复研究人员提供了一条极好的循证支持的能力发展之路[19]。

研究需求的调整和优先顺序

2016 年，Lyons 等首次尝试制定癌症康复领域基于共识的研究重点[20]。利用 Delphi 方法，一群领域专家优先思考癌症康复的研究课题。这些发现与图 88-3 中概述的六个研究领域非常一致。表88-5 将优先研究结果与研究领域进行了比对，以此作为指导工具，帮助研究人员制定其研究路线。

表 88-5　癌症康复研究重点的优先领域

领域	研究领域或问题	优先级（基于 LYONS 等[19]）
肿瘤致残流行病学	肿瘤患者功能性残疾的流行病学研究	高优先级 / 高度共识
	康复干预对总生存率的影响	高优先级 / 中度共识
	社会角色参与对生活质量和功能的影响	低优先级 / 高度共识
	共存疾病的相互作用及其对肿瘤患者的影响	低优先级 / 中度共识
损伤的病理生理学和生物驱动因素	肿瘤患者与普通人群的有氧能力比较	低优先级 / 高度共识
	注射细胞因子和运动对肿瘤患者的作用	低优先级 / 中度共识
	体育活动在减缓肿瘤和老年改变中的作用	低优先级 / 中度共识
	肿瘤治疗对随着时间推移骨健康的影响	低优先级 / 中度共识
临床管理的效能和效果	减少肿瘤患者跌倒的最佳干预措施	高优先级 / 高度共识
	肿瘤患者康复的长期功能结果	高优先级 / 中度共识
	改善患者身心健康的有效干预措施	高优先级 / 中度共识
	从康复治疗向长期生活方式转变的有效干预	中优先级 / 高度共识
	多模式康复干预的效果	中优先级 / 高度共识

续表

领域	研究领域或问题	优先级（基于 LYONS 等[19]）
临床管理的效能和效果	不同癌症康复模式对肿瘤患者的影响	低优先级 / 中度共识
	减少肿瘤患者神经病变的干预措施	低优先级 / 低度共识
	不同肿瘤人群适当的运动量	低优先级 / 低度共识
	肿瘤患者自我管理计划的效果	低优先级 / 低度共识
临床测评工具	肿瘤患者身体机能的最佳测量	高优先级 / 中度共识
	多维筛选工具的部分	中优先级 / 高度共识
	毒性相关损伤的最佳筛选方法	低优先级 / 高度共识
卫生服务与实施科学	康复干预对治疗成本和质量的影响	高优先级 / 高度共识
	减少残疾和增加患者参与的有效干预措施	高优先级 / 中度共识
	肿瘤预处理对疾病治疗计划和预后的影响	高优先级 / 低度共识
	癌症康复服务的获取和利用障碍	中间优先 / 高度共识
	无障碍癌症康复护理模式	中间优先 / 高度共识
	对显现的损伤进行筛选和分类	中间优先 / 高度共识
	肿瘤支持服务之间的有效治疗协调模型	中间优先 / 高度共识
	多学科治疗模式与碎片化治疗模式的比较及其对结果的影响	低优先级 / 中度共识
核心能力与专业发展	提高肿瘤患者跨学科康复意识的模式	高优先级 / 中度共识
	癌症康复教育培训模式	低优先级 / 高度共识

研究转化实践

除了进行完善的研究试验以推进癌症康复的证据体系之外，研究人员和研究团队还必须考虑如何推广他们的发现，并最终有效地将其转化为临床实践。要做到这一点，就必须专注于富有成效的推广规划。许多康复学科有足够的机会获得科研经费以及通过科学会议和出版物进行传播的渠道（表 88-6）。然而，学科内传播只是一条途径。癌症康复研究者必须超越以学科为中心的传统传播方式，想方设法将研究结果推广到以肿瘤为中心的环境中。与肿瘤学同行合作的研究开发模式有助于

推动更全面地推广[21]。包括肿瘤学专业人员在内的跨学科研究团队不仅会加强试验设计；还可以扩大推广的受众，并进一步支持康复专业人员在肿瘤连续疗程中发挥协同作用[22]。要重点关注患者和护理者对康复研究试验开发事务的认识和参与工作，并进一步加强推广模式[23]。

研究应该支持和加强现有的实践指南和临床路径。美国临床肿瘤学会（American Society of Clinical Oncology）和美国国立综合癌症网络（Nati-onal Comprehensive Cancer Network）都拥有管理肿瘤治疗副作用和疾病治疗阶段的临床指南。这些可以通过康复研究进一步增强。对

表 88-6 康复专业协会和研究资源

组织名称	可用资源
APTA www.apta.org www.foundation4pt.org www.ptoutcomes.com/home.aspx www.oncologypt.org	**会议：** 联合科室会议：18 个特别兴趣科室（包括肿瘤学）之一 NEXT Conference & Exposition **特殊兴趣小组：**肿瘤科下属 艾滋病 临终关怀 淋巴水肿 儿科

续表

组织名称	可用资源
AOTA www.aotf.org www.aota.org	**会议**：AOTA 年会 **资助**：AOTF 干预研究资助计划 **资源**： AOTA 研究员数据库：研究推广（仅限会员访问） 循证实践资源目录 资助：美国职业治疗基金会
AAPMR http://foundationforpmr.org	**会议**：年会 **研究议程**：Foundation for PM & R Key Goals ● 推动成本效益、成果导向的康复治疗循证数据库 ● 培养下一代康复医学研究人员 ● 开发康复医学研究能力 ● 提高康复治疗的价值 ● 成倍增长我们的金融资源 **资金**：Foundation of PM & R **奖项** Richard S. Masterson ERF New Investigator Award Gabrilla F. Molnar-Swafford Pediatric PM & R Research Grant Scott F. Nadler PASSOR Musculoskeletal Research Grant Justus Lehmann Research Grant Mid-Career Research Grant Allergan Foundation Pain Management and Spine Care Research Grant Mallinckrodt Pain Management Research Grant Application **特殊利益团队**： 社区网络：癌症康复理疗师 社区网络：研究 研究小组
ASHA www.asha.org www.asha.org/noms www.asha/org/research	**会议**：年会 **基金**： Advancing Academic Research Careers Award American Speech Language Hearing Foundation Award ● Clinical Research Grant ● New Investigators Research Grant ● Speech Science Research Grant ● Student Research Grant in Audiology ● Student Research Grant in Early Childhood Language Development ● Special Project Grants **指导**： Research Mentoring-Pair Travel Award Students Preparing for Academic-Research Careers MARC Pathways Program Lessons for Success Clinical Practice Research Institute **结果** National outcomes measurement systems Research

组织名称	可用资源
ASHA www.asha.org www.asha.org/noms www.asha/org/research	ASHA Evidence Maps PROGENY
康复护理协会 www.rehabnurse.org/? cate-c5.html/	**会议**：年度教育会议 **研究议程**： ● 护理学和护理学主导的跨学科干预,以增强所有年龄段残疾人功能和 / 或慢性健康计划 ● 终身残疾和 / 或慢性健康问题的个人和家庭经验 ● 变化医疗体系中的康复 ● 康复护理专业 ● 护理与效果评价 ● 护理与循证实践 ● 质量和过程改进问题 **资金**：Rehabilitation Nursing Foundation Grant
美国康复医学会 http://acrm.org/	**会议**：年会 **特殊兴趣组**：癌症康复网络组:研究小组
AAP www.physiatry.org/	**会议**：年会 **指导**：AAP 导师计划:研究轨道 **研究资源**：康复研究的赠款培训:TIGRR 初中级教师研讨会

于康复提供者来说,临床实践指南是一个提供护理服务的辅助工具。随着研究者为研究成果制定推广计划,针对临床实践缺陷可采取综合方法,这可以促进康复指导方针的制定。在肿瘤发病率筛查、分类、临床康复实践指南、管理特殊年龄人群(包括儿科或老年人群)的指南以及生命终点和姑息治疗这些方面,都需要发展针对性的指南。

研究成果的转化也可能会对政策变化产生深远影响,这些政策变化会加强肿瘤治疗的医疗保健服务和资源。影响肿瘤治疗的政策由许多组织负责指导。这些组织包括美国国家医学科学研究院和肿瘤政策论坛(National Academy of Medicine and Science National Cancer Policy Forum)、美国外科医生委员会学院肿瘤认证标准(American College of Surgeon Commission on Cancer Accreditation standards)和康复设备评审委员会[Commission for the Accreditation of Rehabilitation Facilities(CARF)]。这些组织整理了专家对现有证据的意见,为肿瘤治疗提供标准化的政策和规范。康复研究人员应该加大他们对这些机构的积极工作,努力影响支付和护理服务模式。

总结

在过去的十年里,癌症康复的研究和发表工作得到加速发展。这一增长明显带来了临床干预方面的重要改进,实现了针对性、有效的治疗,提高了肿瘤患者整个生命周期的功能和生活质量。通过扩大资金来源、加强针对性的培训和教育机会、建立强大的合作研究网络和伙伴关系,在肿瘤学界的支持下,康复研究继续发展肿瘤治疗动态领域的证据体系。康复研究人员需要对研究设计进行不同的思考,将他们的关注点扩展到传统介入试验之外,并加强对护理服务模式、比较康复干预的有效性、康复服务的经济性的理解。这些挑战可以通过以下方式克服:合作确定一个研究议程,以缓解该领域的重大差距;跨学科的合作伙伴关系,研究癌症康复各个领域的重要问题;以及扩大癌症康复研究的资金。

要点

● 肿瘤和肿瘤治疗相关的发病率是日益增长的社会负担,康复研究有可能通过更大的规模和更强有力的研究工作对其产生显著影响。

- 在过去 20 年中，癌症康复研究的资助基金和发表比例有所上升，但与肿瘤流程中的其他支持性护理服务相比，这一领域仍然存在严重不足。

- 康复研究人员应努力超越传统干预治疗研究试验，寻找机会扩展到其他多个研究领域（包括卫生服务研究、生物和生理机制研究以及测量科学），以缓解该领域的空白。

- 癌症康复研究需求的优先顺序可以为资助机构和研究机构提供建议和指导，使癌症康复研究高效地满足该领域的最大需求。

- 跨学科的协作性研究工作将对肿瘤治疗的推广和整合产生最大影响。

- 研究人员应设法向政策和行业标准机构积极推广其研究成果，以影响治疗提供和支付模式，努力优化最佳实践证据的实施。

（郗淑燕 译　公维军　宋鲁平 校）

参考文献

1. John R, Ross H. *The Global Economic Cost of Cancer*. Atlanta, GA: American Cancer Society and LIVESTRONG; 2010.
2. Siegel RL, Miller KD, Jemal A. Cancer statistics, 2016. *Cancer J Clin*. 2016;66(1):7–30.
3. Society AC. *Cancer Treatment & Survivorship Facts and Figures 2016–2017*. Atlanta: American Cancer Society; 2016.
4. Frontera WR, Bean JF, Damiano D, et al. Rehabilitation research at the National Institutes of Health. *Neurorehabil Neural Repair*. 2017;31(4):304–314.
5. Pfalzer LC, Stout NL, Harrington S, et al. Toward a research agenda for oncology physical therapy. *Rehabil Oncol*. 2017;35(2):99–101.
6. Dietz JH. *Rehabilitation Oncology*: New York, NY: John Wiley & Sons; 1981.
7. Carli F, Silver JK, Feldman LS, et al. Surgical prehabilitation in patients with cancer: state-of-the-science and recommendations for future research from a panel of subject matter experts. *Phys Med Rehabil Clin N Am*. 2017;28(1):49–64.
8. Stout NL, Binkley JM, Schmitz KH, et al. A prospective surveillance model for rehabilitation for women with breast cancer. *Cancer*. 2012;118(S8):2191–200.
9. Silver JK, Raj VS, Fu JB, et al. Cancer rehabilitation and palliative care: critical components in the delivery of high-quality oncology services. *Support Care Cancer*. 2015;23(12):3633–3643.
10. Cheville AL, Mustian K, Winters-Stone K, et al. Cancer rehabilitation: an overview of current need, delivery models, and levels of care. *Phys Med Rehabil Clin North Am*. 2017;28(1):1–17.
11. Ness KK. The need for collaboration in pediatric oncology rehabilitation research. *Rehabil Oncol*. 2017;35(1):46–47.
12. NMRC. *National Institutes of Health Research Plan on Rehabilitation*. 2017:0894-9115. http://journals.lww.com/ajpmr/Fulltext/2017/04000/National_Institutes_of_Health_Research_Plan_on.11.aspx
13. Alfano CM, Cheville AL, Mustian K. Developing high-quality cancer rehabilitation programs: a timely need. *Am Soc Clin Oncol Educ Book*. 2016;35:241–249.
14. Alfano CM, Bluethmann SM, Tesauro G, et al. NCI funding trends and priorities in physical activity and energy balance research among cancer survivors. *J Natl Cancer Inst*. 2016;108(1);djv285.
15. Stout NL, Silver JK, Raj VS, et al. Toward a national initiative in cancer rehabilitation: recommendations from a subject matter expert group. *Arch Phys Med Rehabil*. 2016;97(11):2006–2015.
16. Levit L, Balogh E, Nass S, et al. *Delivering High-Quality Cancer Care: Charting a New Course for a System in Crisis*. Washington, DC: Institute of Medicine; 2013.
17. Whyte J. Rehabilitation systems of care: promoting research that addresses quality outcomes. *Am J Phys Med Rehabil*. 2014;93(10):917–919.
18. Silver JK, Baima J, Mayer RS. Impairment-driven cancer rehabilitation: an essential component of quality care and survivorship. *Cancer J Clin*. 2013;63(5):295–317.
19. Jenkins J, Calzone KA. Establishing the essential nursing competencies for genetics and genomics. *J Nurs Scholarsh*. 2007;39(1):10–16.
20. Lyons KD, Radomski MV, Alfano CM, et al. Delphi study to determine rehabilitation research priorities for older adults with cancer. *Arch Phys Med Rehabil*. 2017;98(5):904–914.
21. Weisz JR, Ng MY, Bearman SK. Odd couple? reenvisioning the relation between science and practice in the dissemination-implementation era. *Clin Psychol Sci*. 2013;2(1):58–74.
22. Alfano CM, Smith T, de Moor JS, et al. An action plan for translating cancer survivorship research into care. *J Natl Cancer Inst*. 2014;106(11):dju287–dju287.
23. Gill SV, Khetani MA, Yinusa-Nyahkoon L, et al. Forging alliances in interdisciplinary rehabilitation research (FAIRR): a logic model. *Am J Phys Med Rehabil*. 2017;96(7):479–486.

第89章

肿瘤幸存者的健康维护与筛查

Jeffrey Peppercorn，Kevin C. Oeffinger

随着早发现、早治疗和支持治疗的最新进展，美国癌症幸存者的数量从 1971 年的 300 万人增加到 2016 年的大约 1 550 万人[1]。目前，成人肿瘤患者的五年生存率超过 65%，儿童/青少年肿瘤患者的五年生存率超过 80%[1]。预计到 2026 年，肿瘤幸存者人数将超过 2 000 万，主要包含乳腺癌（22%）、前列腺癌（18%）、结直肠癌（10%）和妇科恶性肿瘤（10%）的人群[1]。

肿瘤治疗的这种成功往往伴随着肿瘤幸存者遭受的生理和心理健康问题的代价。最初对幸存者治疗的关注大多源于儿童肿瘤幸存者的工作。尽管儿童肿瘤幸存者仅大约占幸存者的 3%。但由于该疾病的影响和幼年的治疗，他们被认为是人口不断增长的人群，具有独特的健康挑战。儿童肿瘤幸存者由于发育中器官系统的脆弱性，尤其由于他们的癌症治疗会面临出现严重健康问题的风险。据估计，在肿瘤诊断后 30 年（如：10 岁患者接受治疗活到 40 岁），患有儿童肿瘤的成年幸存者中，有 73% 将有慢性身体问题，42% 将有危重症或残疾[2]。几乎每两个儿童肿瘤幸存者中就至少有一个出现中至重度健康状态降低，包括活动受限、功能损害或抑郁焦虑症状[3]。成年人虽然不易受到肿瘤儿童发育问题的影响，但经常遇到与肿瘤治疗相关的健康问题。例如，乳腺癌患者接受治疗后可能出现体重增加和身体活动不足的情况。这两种情况反过来增加了肿瘤复发、心血管疾病和糖尿病的风险[4-6]。乳腺癌幸存者受到的其他晚期效应包括：认知功能障碍[7,8]、绝经期提前、不孕症[9,10]、第二种恶性肿瘤[11-13]、骨质疏松症[14-16]、蒽环类药物相关心肌病[17-21]、体型改变和淋巴水肿[22,23]、神经系统疾病[24]、性功能障碍和疲劳[22,23,25-28]。还可能因为术后综合征、肩关节功能障碍和内分泌治疗相关的关节痛，患者出现慢性或

迟发性疼痛。此外，抑郁和恐惧复发也是常见的挑战。乳腺癌幸存者面临的大多数健康问题都会影响到所有肿瘤的成年幸存者。由于疾病症状和治疗不同，每种类型的肿瘤都可能有独特的风险。例如，头颈部肿瘤患者面临着更高的颈动脉狭窄风险，并从放射治疗后的筛查中获益[29]。许多患有肿瘤的成年人，特别是老年人，有多种疾病并存的健康状况。这不仅使肿瘤治疗复杂化，而且增加了长期风险[30,31]。重要的是，虽然一些严重问题发生在肿瘤治疗期间或之后不久（长期影响），但大多数在肿瘤治愈多年之后才出现临床症状（晚期效应）[32,33]。

幸运的是，通过积极和预期的以幸存者为中心的医疗保健，癌症幸存者遭遇的许多严重性健康问题可以减轻或预防。为了强调这一原则，Institute of Medicine（IOM）发布了两份关于肿瘤存活率的开创性报告。在 2003 年《儿童肿瘤幸存者：改善医疗和生活质量》报告中，IOM 强烈建议所有儿童肿瘤幸存者享有终身跟踪医疗保健[33]。这一建议在 2006 年针对成人癌症幸存者的《从癌症患者到癌症幸存者：在转变中迷失》报告中得到了回应。如这些报告所述，肿瘤幸存者的医疗保健应基于他们在化疗、手术和放疗后的独特健康风险。应对这些风险的最佳医疗保健内容，强度和频率因幸存者而异。基于风险的医疗保健是指将肿瘤和生存体验融入个人整体医疗需求中的终身医疗保健概念[34]。此类治疗应包括一个针对终身筛查、监测和预防的系统计划，关注着基于癌前病变，癌症治疗，遗传易感性，生活方式和共病的健康状况的风险。这包括对疾病复发的监测、对晚期效应和继发肿瘤的筛查、提倡降低风险的健康生活方式以及有针对性的咨询和教育。此外，一些幸存者将受益于特殊服

务,如认知康复、心脏肿瘤治疗或基因咨询。

描述各种肿瘤类型或治疗暴露的基于风险的医疗保健内容已经超出了本章所述的范围。National Comprehensive Cancer Network(NCCN)已经出版了大量的肿瘤幸存者治疗指南[41]。大量的资源可供读者进一步阅读,包括几本书[35-37],期刊综述[38-40]及由 American Cancer Society(cancer.org)和 American Society of Clinical Oncology(ASCO; cancer. net)支持的网络资源,向患者或临床医生提供有关幸存者医疗保健的详细信息。建立和加强对儿童肿瘤幸存者的服务:长期随访项目资源指南,由 Nursing Committee of the Children Oncology Group(COG)制定,资源非常丰富,旨在促进儿童癌症幸存者的长期治疗,可从公共网站(www. survivorshipguidelines.org)下载。在以下章节中,我们将介绍基于风险的医疗保健的一些关键组成部分,包括:对肿瘤幸存者进行监测复发、筛查晚期效应和继发肿瘤、提倡健康生活方式、教育咨询以及使用特殊服务。

复发监测

在治疗结束后的头几年里,跟踪治疗的一个重要组成部分是对复发疾病的监测。NCCN 制定了肿瘤学临床实践指南,为 9% 的肿瘤患者提供了监测 / 随访建议[41]。建议包括合适的随访频率、推荐的实验室和影像检查(如乳房 X 线检查)。指南是由 NCCN 成员机构的多学科小组结合专家医疗判断的证据进行明确审查而制定的,并持续定期更新。

晚期效应和继发肿瘤的筛查

2003 年,由美国国家癌症研究所支持的国际合作组织 COG 发布了儿童、青少年和青年癌症幸存者的 COG 长期随访指南。在编写建议时,COG 晚期效应指导委员会完成了一份详细的医学文献综述,对晚期效应与肿瘤治疗相关性的证据进行了质量分级,并应用了普通人群和其他高危人群的筛选原则[42]。指南可在 www.survivorshipguidelines.org 网站上找到。对于每种化疗药物、辐射区域、手术类型和特殊人群(接受造血干细胞移植者),以下信息以表格形式提供:潜在的晚期效应、风险因素、最高风险组、推荐的定期评估、健康咨询信息、最

新的参考资料及暴露和后期效应之间的证据等级。定期评估包括病史和查体的相关方面及推荐的筛查试验。

这些指南由一个多学科专家组定期更新。该小组成员包括肿瘤学家、初级保健医生、儿科和成人医学的亚专业人员(如:心脏病学家、肺科医生)、外科医生、心理学家和这一领域的其他专家。贝勒医学院和得克萨斯州儿童肿瘤中心的一个小组,由 Poplack、Horowitz 和 Fordis 领导,开发了一种交互式网络和用户友好的指南格式,称为“治疗护照”,可在网站 https://cancersurvivor.passportforcare.org 访问。患者的肿瘤和相关治疗信息可以通过下拉菜单,由护士、医生或经过培训的个人输入到系统中,然后打印出一组基于 COG 指南的个性化筛查建议,以供临床医生使用。

一些欧洲团体,包括 Scottish Intercollegiate Guidelines Network(SIGN)[43]和 United Kingdom Children Cancer Study Group Late Effects Group[44],也制定了儿童肿瘤幸存者筛查的循证建议。

在成年癌症患者中,有关筛查和治疗晚期并发症的管理文献也越来越多。对任何特定患者的特异性筛查均基于疾病,癌症治疗和合并症。例如,心脏毒性是蒽环类化疗暴露的潜在晚期效应。任何蒽环类药物都被美国心脏协会[45]列为充血性心力衰竭的危险因素。现在可以诊断和治疗亚临床心力衰竭,以防止出现症状性心力衰竭。接触蒽环类药物和曲妥珠单抗的患者增加了这类心衰风险[46]。也有证据表明,患者有其他心脏危险因素时,此类风险亦随之增加。因此,对这些患者的高血压、胆固醇、糖尿病和肥胖进行管理尤为重要[47]。

另一个需要考虑的重要晚期效应,是化疗和内分泌治疗对骨密度和骨折风险的影响。化疗具有直接作用,乳腺癌或前列腺癌的内分泌治疗也会导致骨质疏松和骨折[48]。根据患者年龄以及先前和进行中的治疗,建议对高危患者进行骨密度检查。与心脏毒性一样,早期诊断是很重要的。骨改良药物治疗可以降低骨折的风险[49]。

生育能力、性腺功能和性行为

从幸存者的角度来看,性腺功能的改变和生育能力的丧失(甚至是对生育能力受损的恐惧)可能是影响幸存者身体形象、性行为、约会关系、婚姻模式和幸福感的最严重的癌症后遗症。许多不同

疗法都会影响性腺功能，包括中高剂量烷基化剂的化疗，骨盆、腹部和大脑的辐射及骨盆手术。无论幸存者的性别和年龄如何，对生育能力、性早衰和性行为的疑问和担忧都是很常见的。临床医生必须提供实用和正确的信息，并根据需要提供可用的资源。这一主题在四本优质的资料书中有详细论述[35-37,50]。此外，LIVESTRONG 基金会还开发了一个非常有用、用户友好的网站（www.livestrong.org）。该网站提供了一些优质和可信的信息，包括女性不育、男性不育和性功能障碍。ASCO 还发表了一篇肿瘤患者生育能力保护建议的优质综述[51]。

促进健康的生活方式

后续护理的关键是教育癌症幸存者了解其健康行为的重要性。不健康的行为和做法增加了癌症幸存者的晚期效应风险。例如，对于接受过纵隔放疗的霍奇金淋巴瘤幸存者，吸烟使其肺癌风险增加 20 倍以上[52,53]。另外预计，接受胸部放疗或化疗或影响心肺功能化疗后的癌症幸存者吸烟会显著增加心血管和肺部疾病及其他并发症的风险。在患有乳腺癌的女性中，肥胖会使癌症复发风险增加两倍[54]。普通人群的运动缺乏与心血管疾病、糖尿病、骨质疏松症和总死亡率的风险增加相关。癌症幸存者面临的这些风险进一步提高[5,55]。同样，过量饮酒、钙摄入不足、高脂肪饮食和皮肤防护不足也会增加各种晚期效应的风险，或加重合并疾病的风险。

相反，健康的生活方式被证明可以改善癌症幸存者的预后。Holmes 等报道，乳腺癌确诊后的体育锻炼似乎可以减少因这种疾病而死亡的风险[6]。

同样，Meyerhardt 等发现，早期结肠癌后增加体育锻炼可以降低疾病复发的风险[56]。

癌症幸存者的体力活动被证明有助于保持或减轻体重，降低疲劳程度，提高生活质量[5,57-59]。体力活动和充足的钙、维生素 D 可降低骨质疏松症（在影响骨代谢治疗后）的风险。

有一种常见的误解，肿瘤诊断会促使患者改变生活方式、改善饮食和锻炼习惯。然而，情况可能并非如此。根据对前列腺癌和乳腺癌患者的调查显示，55% 的患者每日吃的水果和蔬菜少于 5 种，42% 的患者表示没有日常锻炼，20% 的患者常常吸烟[60]。不健康的饮食、缺乏运动和持续吸烟会继续

威胁肿瘤幸存者的生存和生活质量。这为医疗保健专业人员提供了一个"教育的时刻"，并使患者有机会控制自己作为癌症幸存者的生活[60]。主要包括生活方式的改变，如饮食 / 营养、体重、运动，避免吸烟，适度饮酒及最大限度地提高肿瘤筛查率。应向肿瘤幸存者重点强调，全面改善健康生活方式是赋权和降低风险的方法[61-64]。

癌症幸存者的教育和咨询

纵向和针对性的教育与咨询是基于风险的医疗保健不可或缺的一部分。临床医生必须花时间教育患者和其家庭成员，让他们了解肿瘤存活的长期影响。由于肿瘤治疗以及其他危险因素（如遗传倾向，生活方式和行为习惯以及合并疾病的影响）的改变，许多癌症幸存者面临越来越多的、严重的身心健康问题的风险。与幸存者讨论，如何降低风险，最大限度地提高他们的健康水平，解决他们的担忧、恐惧和不确定感，这是很重要的。

肿瘤治疗总结

2005 年，IOM 建议向所有癌症幸存者提供一份包括肿瘤疾病和肿瘤治疗的信息总结[33]。目的是总结既往肿瘤病史，包括治疗的细节，并提供给患者个性化的筛查、生活方式和后续随访建议。

二十多年来，这类肿瘤综合治疗的总结一直用于教育儿童癌症幸存者，了解肿瘤治疗长期风险的相关知识[65]。COG 护理和后期影响委员会为治疗制定了标准化模板，作为 IOM 研讨会摘要《实施癌症幸存者护理计划》的附录提供[66]。还可以从 COG 网站（www.survivorshipguidelines.org）上的上述 LTFU 计划资源指南（第 91～93 页）中下载缩略和全面治疗摘要的模板。

人们虽然认识到为成年肿瘤患者解决类似问题的必要性，但是尚未建立一种最佳方法，去推广帮助患者改善生活质量或健康结果的相关信息。几项关于成人幸存者护理计划的随机试验未能显示出明显优于标准随访护理的益处。此外，制定和实施成人幸存者护理计划被证明比预期更为复杂[67-69]。这些负面的试验并没有废除我们对成年癌症幸存者筛查的义务，并满足他们有据可查的需求。但这些试验也表明，我们对幸存护理计划这类文件重视太多，而忽视了幸存者护理本身。对于成年癌症患者，幸存护理计划也可能最大限度地影响

相对缺乏服务的人群[70]。目前许多学术和社区癌症中心已经建立了癌症幸存计划，正在努力改善临床护理，并开展研究，以便为癌症幸存者提供更好、更针对性的服务。

心理社会问题

诊断和治疗肿瘤的经历给患者及其家庭都带来了相当大的心理压力。尽管如此，许多幸存者说他们的心理健康状况正常，有些人甚至因为癌症经历而表现出心理成长。但是一般而言，癌症幸存者比普通人群更容易遭受慢性疼痛或疲劳[3,25,71]。Hudson 等调查了 9 535 名年轻的儿童癌症成年幸存者，其中 17% 患有抑郁、躯体或焦虑症状，10% 有肿瘤导致的中度至极度疼痛[3]。在儿童癌症患者中，大约五分之一的年轻幸存者报告了创伤后应激障碍（PTSD）的症状。其特征是重新体验他们先前的肿瘤经验或相关情绪，回避令他们想起之前癌症经历相关的人或场所及焦虑或觉醒的感觉增强[72,73]。幸存者的父母和兄弟姐妹都可能出现 PTSD 症状，因此初级保健医生必须将心理健康评估扩展到幸存者的家庭成员[74,75]。创伤后应激症状和紊乱在成年的癌症患者中也很常见[76-78]。

长期随访的成年癌症幸存者也出现相对较高的抑郁和焦虑的患病率[79]。对这些问题的筛查是幸存者护理的重要组成部分。一个相关问题是对肿瘤复发的恐惧。这是许多癌症患者面临的一个明显挑战，可以通过咨询和减压干预来确定和解决[80,81]。

重要的是，一些癌症幸存者经历的结果是创伤后成长（PTG）和社会心理发展[82-84]。许多人评价自己，由于患过肿瘤，拥有了更高的应对能力。这表明这种改变生命的事件可以提高某些患者的恢复能力[85]。

临床医生必须对幸存者表达的担忧保持敏感。幸存者根据他们的年龄和生活阶段，可能会担心生育和养育子女、获得医疗和人寿保险、教育和就业困难、对婚姻和其他关系的影响以及未来健康问题的风险。根据我们的经验，让一名心理学家作为团队的一部分，是为肿瘤幸存者提供高质量护理的最重要组成部分之一。事实上，筛查心理社会问题、解决恐惧和顾虑、提供咨询并管理心理疾病，是最重要的最大限度的提高肿瘤幸存者健康的一种方式。

网站 www.livestrong.org 提供了非常有用的癌症幸存者常见的情绪问题模块，包括以下部分：身体形象、肿瘤的情绪影响、对复发的恐惧、寻找意义、沮丧和失落、希望、生活不确定性、悲伤和抑郁、设置优先级、压力、与伴侣交流、约会和新的关系、告诉别人你是个幸存者。NCCN 建议，将对所有患者进行情绪问题筛查，作为常规癌症随访工作的一部分[86]。

特别服务

一些幸存者将从推荐的特别服务中受益。如本章所述，包括认知治疗、咨询和物理康复[87-90]。偶尔需要的其他特殊服务包括心脏肿瘤、职业和语言治疗、职业咨询、同伴支持计划和遗传咨询[91-93]。

总结

肿瘤的诊断和治疗会导致患者生理和情绪的变化。在肿瘤初始治疗完成后很长一段时间内，这将影响患者的健康和生活质量。癌症幸存者治疗领域的建立可以确定和满足肿瘤确诊患者的不同生存需求。

近年来，我们对晚期效应的认识和维持或改善癌症幸存者健康的方法，发生了很大变化。特别是，儿童和青少年肿瘤治疗后的潜在晚期效应已得到很好的表征。现在我们正在研究降低其风险的干预措施。成年人的肿瘤患病率要高得多。因此，我们面临的挑战是，在完成初步肿瘤治疗后，适当地筛查问题，并根据患者的特定需要调整他们的生存教育和干预措施。了解肿瘤初始治疗完成后可能出现的独特挑战，可改善对患者问题的识别，并早期干预以改善患者健康状况。

要点

- 随着早发现、早治疗和支持性治疗的最新进展，美国的肿瘤幸存者人数从 1971 年的 300 万增加到 2016 年的 1 500 多万，预计到 2026 年将有 2 000 多万。
- 治愈癌症的成功往往伴随着癌症幸存者经历身体和心理健康问题的代价。
- 幸运的是，积极主动和预期的以幸存者为中心的医疗保健可以减轻或预防许多癌症幸存者健康风险的严重性。

- NCCN 制定了肿瘤学临床实践指南,建议为 97% 的癌症患者提供监测 / 随访。
- 后续治疗的关键组成部分之一是教育癌症幸存者了解其健康行为的重要性。
- 纵向和针对性的教育和咨询是基于风险的医疗保健的一个组成部分。

（郄淑燕 译 公维军 宋鲁平 校）

参考文献

1. Miller KD, Siegel RL, Lin CC, et al. Cancer treatment and survivorship statistics. *CA Cancer J Clin*. 2016;66(4):271–289.
2. Oeffinger KC, Mertens AC, Sklar CA, et al. Chronic health conditions in adult survivors of childhood cancer. *N Engl J Med*. 2006;355(15):1572–1582.
3. Hudson MM, Mertens AC, Yasui Y, et al. Health status of adult long-term survivors of childhood cancer: a report from the Childhood Cancer Survivor Study. *JAMA*. 2003;290(12):1583–1592.
4. Chlebowski RT, Pettinger M, Stefanick ML, et al. Insulin, physical activity, and caloric intake in postmenopausal women: breast cancer implications. *J Clin Oncol*. 2004;22(22):4507–4513.
5. Herman DR, Ganz PA, Petersen L, et al. Obesity and cardiovascular risk factors in younger breast cancer survivors: The Cancer and Menopause Study (CAMS). *Breast Cancer Res Treat*. 2005;93(1):13–23.
6. Holmes MD, Chen WY, Feskanich D, et al. Physical activity and survival after breast cancer diagnosis. *JAMA*. 2005;293(20):2479–2486.
7. Castellon SA, Ganz PA, Bower JE, et al. Neurocognitive performance in breast cancer survivors exposed to adjuvant chemotherapy and tamoxifen. *J Clin Exp Neuropsychol*. 2004;26(7):955–969.
8. McAllister TW, Ahles TA, Saykin AJ, et al. Cognitive effects of cytotoxic cancer chemotherapy: predisposing risk factors and potential treatments. *Curr Psychiatry Rep*. 2004;6(5):364–371.
9. Duffy CM, Allen SM, Clark MA. Discussions regarding reproductive health for young women with breast cancer undergoing chemotherapy. *J Clin Oncol*. 2005;23(4):766–773.
10. Ganz PA. Breast cancer, menopause, and long-term survivorship: critical issues for the 21st century. *Am J Med*. 2005;118(12 suppl 2):136–141.
11. Hooning MJ, Aleman BM, van Rosmalen AJ, et al. Cause-specific mortality in long-term survivors of breast cancer: A 25-year follow-up study. *Int J Radiat Oncol Biol Phys*. 2006;64(4):1081–1091.
12. Recht A, Edge SB, Solin LJ, et al. Postmastectomy radiotherapy: clinical practice guidelines of the American Society of Clinical Oncology. *J Clin Oncol*. 2001;19(5):1539–1569.
13. Roychoudhuri R, Evans H, Robinson D, et al. Radiation-induced malignancies following radiotherapy for breast cancer. *Br J Cancer*. 2004;91(5):868–872.
14. Chen Z, Maricic M, Bassford TL, et al. Fracture risk among breast cancer survivors: results from the Women's Health Initiative Observational Study. *Arch Intern Med*. 2005;165(5):552–558.
15. Chen Z, Maricic M, Pettinger M, et al. Osteoporosis and rate of bone loss among postmenopausal survivors of breast cancer. *Cancer*. 2005;104(7):1520–1530.
16. Chlebowski RT. Bone health in women with early-stage breast cancer. *Clin Breast Cancer*. 2005;5 Suppl(2): S35–S40.
17. Gianni L, Dombernowsky P, Sledge G, et al. Cardiac function following combination therapy with paclitaxel and doxorubicin: an analysis of 657 women with advanced breast cancer. *Ann Oncol*. 2001;12(8):1067–1073.
18. Meinardi MT, Van Der Graaf WT, Gietema JA, et al. Evaluation of long term cardiotoxicity after epirubicin containing adjuvant chemotherapy and locoregional radiotherapy for breast cancer using various detection techniques. *Heart*. 2002;88(1):81–82.
19. Meinardi MT, van Veldhuisen DJ, Gietema JA, et al. Prospective evaluation of early cardiac damage induced by epirubicin-containing adjuvant chemotherapy and locoregional radiotherapy in breast cancer patients. *J Clin Oncol*. 2001;19(10):2746–2753.
20. Shapiro CL, Hardenbergh PH, Gelman R, et al. Cardiac effects of adjuvant doxorubicin and radiation therapy in breast cancer patients. *J Clin Oncol*. 1998;16(11):3493–3501.
21. Zambetti M, Moliterni A, Materazzo C, et al. Long-term cardiac sequelae in operable breast cancer patients given adjuvant chemotherapy with or without doxorubicin and breast irradiation. *J Clin Oncol*. 2001;19(1):37–43.
22. Gotay CC, Muraoka MY. Quality of life in long-term survivors of adult-onset cancers. *J Natl Cancer Inst*. 1998;90(9):656–667.
23. Kornblith AB, Herndon JE 2nd, Weiss RB, et al. Long-term adjustment of survivors of early-stage breast carcinoma, 20 years after adjuvant chemotherapy. *Cancer*. 2003;98(4):679–689.
24. Bao T, Basal C, Seluzicki C, et al. Long-term chemotherapy-induced peripheral neuropathy among breast cancer survivors: prevalence, risk factors, and fall risk. *Breast Cancer Res Treat*. 2016;159(2):327–333.
25. Bower JE, Ganz PA, Desmond KA, et al. Fatigue in long-term breast carcinoma survivors: a longitudinal investigation. *Cancer*. 2006;106(4):751–758.
26. Bower JE, Ganz PA, Desmond KA, et al. Fatigue in breast cancer survivors: occurrence, correlates, and impact on quality of life. *J Clin Oncol*. 2000;18(4):743–753.
27. Deshields T, Tibbs T, Fan MY, et al. Differences in patterns of depression after treatment for breast cancer. *Psychooncology*. 2006;15:398–406.
28. Ganz PA, Rowland JH, Desmond K, et al. Life after breast cancer: understanding women's health-related quality of life and sexual functioning. *J Clin Oncol*. 1998;16(2):501–514.
29. Steele SR, Martin MJ, Mullenix PS, et al. Focused high-risk population screening for carotid arterial stenosis after radiation therapy for head and neck cancer. *Am J Surg*. 2004;187(5):594–598.
30. Rowland JH, Yancik R. Cancer survivorship: the interface of aging, comorbidity, and quality care. *J Natl Cancer Inst*. 2006;98(8):504–505.
31. Yancik R, Ganz PA, Varricchio CG, et al. Perspectives on comorbidity and cancer in older patients: approaches to expand the knowledge base. *J Clin Oncol*. 2001;19(4):1147–1151.
32. Aziz NM, Rowland JH. Trends and advances in cancer survivorship research: challenge and opportunity. *Semin Radiat Oncol*. 2003;13(3):248–266.
33. Hewitt M, Weiner SL, Simone JV. *Childhood Cancer Survivorship: Improving Care and Quality of Life*. Washington, DC: National Academies Press (US); 2003.
34. Oeffinger KC. Longitudinal risk-based health care for adult survivors of childhood cancer. *Curr Probl Cancer*. 2003;27(3):143–167.
35. Feuerstein M. ed. *Handbook of Cancer Survivorship*. New York, NY: Springer; 2007.
36. Ganz PA. *Cancer Survivorship: Today and Tomorrow*. New York, NY: Springer-Verlag; 2007.
37. Wallace WHB, Green DM. *Late Effects of Childhood Cancer*. London, UK: Arnold Press; 2003.
38. Bhatia S, Landier W. Evaluating survivors of pediatric cancer. *Cancer*. 2005;11(4):340–354.
39. Ganz PA. Monitoring the physical health of cancer survivors: a survivorship-focused medical history. *J Clin Oncol*. 2006;24(32):5105–5111.
40. Oeffinger KC, Hudson MM. Long-term complications following childhood and adolescent cancer: foundations for providing risk-based health care for survivors. *CA Cancer J Clin*. 2004;54(4):208–236.
41. Denlinger CS, Sanft T, Baker KS. Survivorship, Version 2.2017, NCCN Clinical Practice Guidelines in Oncology. *J Natl Compr Canc Netw*. 2017;15(9):1140–1163.
42. Landier W, Bhatia S, Eshelman DA, et al. Development of risk-based guidelines for pediatric cancer survivors: the Children's Oncology Group Long-Term Follow-Up Guidelines from the Children's Oncology Group Late Effects Committee and Nursing Discipline. *J Clin Oncol*. 2004;22(24):4979–4990.
43. Scottish Intercollegiate Guidelines Network (SIGN). Long term follow up of survivors of childhood cancer. Edinburgh: Author; 2013. (SIGN publication no. 132). http://www.sign.ac.uk
44. Skinner R, Wallace WH, Levitt GA, UK Children's Cancer Study Group Late Effects Group. Long-term follow-up of people who have survived cancer during childhood. *Lancet Oncol*. 2006;7(6):489–498.
45. Yancy CW, Jessup M, Bozkurt B, et al. 2013 ACCF/AHA guideline for the management of heart failure: executive summary: a report

of the American College of Cardiology Foundation/American Heart Association Task Force on practice guidelines. *Circulation.* 2013;128(16):1810–1852.

46. Thavendiranathan P, Abdel-Qadir H, Fischer HD, et al. Breast cancer therapy-related cardiac dysfunction in adult women treated in routine clinical practice: a population-based cohort study. *J Clin Oncol.* 2016;34(19):2239–2246.

47. Armenian SH, Lacchetti C, Barac A, et al. Prevention and monitoring of cardiac dysfunction in survivors of adult cancers: American society of clinical oncology clinical practice guideline. *J Clin Oncol.* 2017;35(8):893–911.

48. Cameron DA, Douglas S, Brown JE, et al. Bone mineral density loss during adjuvant chemotherapy in pre-menopausal women with early breast cancer: is it dependent on oestrogen deficiency? *Breast Cancer Res Treat.* 2010;123(3):805–814.

49. Coleman R, Body JJ, Aapro M, et al. Bone health in cancer patients: ESMO Clinical Practice Guidelines. *Ann Oncol.* 2014;25 (suppl 3):iii124–137.

50. Bleyer A, Barr R, Ries L, et al. *Cancer in Adolescents and Young Adults.* New York, NY: Springer International; 2017.

51. Lee SJ, Schover LR, Partridge AH, et al. American Society of Clinical Oncology recommendations on fertility preservation in cancer patients. *J Clin Oncol.* 2006;24(18):2917–2931.

52. Travis LB, Gilbert E. Lung cancer after Hodgkin lymphoma: the roles of chemotherapy, radiotherapy and tobacco use. *Radiat Res.* 2005;163(6):695–696.

53. Travis LB, Gospodarowicz M, Curtis RE, et al. Lung cancer following chemotherapy and radiotherapy for Hodgkin's disease. *J Natl Cancer Inst.* 2002;94(3):182–192.

54. Chlebowski RT, Aiello E, McTiernan A. Weight loss in breast cancer patient management. *J Clin Oncol.* 2002;20(4):1128–1143.

55. Oeffinger KC. Are survivors of acute lymphoblastic leukemia (ALL) at increased risk of cardiovascular disease? *Pediatr Blood Cancer.* 2008;50(2 suppl):462–467;discussion 8.

56. Meyerhardt JA, Giovannucci EL, Holmes MD, et al. Physical activity and survival after colorectal cancer diagnosis. *J Clin Oncol.* 2006;24(22):3527–3534.

57. Bellizzi KM, Rowland JH, Jeffery DD, et al. Health behaviors of cancer survivors: examining opportunities for cancer control intervention. *J Clin Oncol.* 2005;23(34):8884–8893.

58. Irwin ML, Aiello EJ, McTiernan A, et al. Physical activity, body mass index, and mammographic density in postmenopausal breast cancer survivors. *J Clin Oncol.* 2007;25(9):1061–1066.

59. Schmitz KH, Holtzman J, Courneya KS, et al. Controlled physical activity trials in cancer survivors: a systematic review and meta-analysis. *Cancer Epidemiol Biomarkers Prev.* 2005;14(7):1588–1595.

60. Demark-Wahnefried W, Aziz NM, Rowland JH, et al. Riding the crest of the teachable moment: promoting long-term health after the diagnosis of cancer. *J Clin Oncol.* 2005;23(24):5814–5830.

61. Demark-Wahnefried W. Move onward, press forward, and take a deep breath: can lifestyle interventions improve the quality of life of women with breast cancer, and how can we be sure? *J Clin Oncol.* 2007;25(28):4344–4345.

62. Demark-Wahnefried W, Pinto BM, Gritz ER. Promoting health and physical function among cancer survivors: potential for prevention and questions that remain. *J Clin Oncol.* 2006;24(32):5125–5131.

63. Sunga AY, Eberl MM, Oeffinger KC, et al. Care of cancer survivors. *Am Fam Physician.* 2005;71(4):699–706.

64. Denlinger CS, Ligibel JA, Are M, et al. Survivorship: healthy lifestyles, version 2.2014. *J Natl Compr Canc Netw.* 2014;12(9):1222–1237.

65. Aziz NM, Oeffinger KC, Brooks S, et al. Comprehensive long-term follow-up programs for pediatric cancer survivors. *Cancer.* 2006;107(4):841–848.

66. Institute of Medicine. *Implementing Cancer Survivorship Care Planning: Workshop Summary.* Washington, DC: National Academies Press; 2007. doi:10.17226/11739

67. Grunfeld E, Julian JA, Pond G, et al. Evaluating survivorship care plans: results of a randomized, clinical trial of patients with breast cancer. *J Clin Oncol.* 2011;29(36):4755–4762.

68. Hershman DL, Greenlee H, Awad D, et al. Randomized controlled trial of a clinic-based survivorship intervention following adjuvant therapy in breast cancer survivors. *Breast Cancer Res Treat.* 2013;138(3):795–806.

69. Nicolaije KA, Ezendam NP, Vos MC, et al. Impact of an automatically generated cancer survivorship care plan on patient-reported outcomes in routine clinical practice: longitudinal outcomes of a pragmatic, cluster randomized trial. *J Clin Oncol.* 2015;33(31):3550–3559.

70. Maly RC, Liang LJ, Liu Y, et al. Randomized controlled trial of survivorship care plans among low-income, predominantly latina breast cancer survivors. *J Clin Oncol.* 2017;35(16):1814–1821.

71. Ganz PA, Bower JE. Cancer related fatigue: a focus on breast cancer and Hodgkin's disease survivors. *Acta Oncol.* 2007;46(4):474–479.

72. Drotar D, Schwartz L, Palermo TM, et al. Factor structure of the child health questionnaire-parent form in pediatric populations. *J Pediatr Psychol.* 2006;31(2):127–138.

73. Rourke MT, Hobbie WL, Schwartz L, et al. Posttraumatic stress disorder (PTSD) in young adult survivors of childhood cancer. *Pediatr Blood Cancer.* 2007;49(2):177–182.

74. Kazak AE, Alderfer M, Rourke MT, et al. Posttraumatic stress disorder (PTSD) and posttraumatic stress symptoms (PTSS) in families of adolescent childhood cancer survivors. *J Pediatr Psychol.* 2004;29(3):211–219.

75. Kazak AE, Cant MC, Jensen MM, et al. Identifying psychosocial risk indicative of subsequent resource use in families of newly diagnosed pediatric oncology patients. *J Clin Oncol.* 2003;21(17):3220–3225.

76. Hegel MT, Moore CP, Collins ED, et al. Distress, psychiatric syndromes, and impairment of function in women with newly diagnosed breast cancer. *Cancer.* 2006;107(12):2924–2931.

77. Mehnert A, Koch U. Prevalence of acute and post-traumatic stress disorder and comorbid mental disorders in breast cancer patients during primary cancer care: a prospective study. *Psychooncology.* 2007;16(3):181–188.

78. Thornton AA, Perez MA. Posttraumatic growth in prostate cancer survivors and their partners. *Psychooncology.* 2006;15(4):285–296.

79. Mitchell AJ, Ferguson DW, Gill J, et al. Depression and anxiety in long-term cancer survivors compared with spouses and healthy controls: a systematic review and meta-analysis. *Lancet Oncol.* 2013;14(8):721–732.

80. Lee-Jones C, Humphris G, Dixon R, et al. Fear of cancer recurrence–a literature review and proposed cognitive formulation to explain exacerbation of recurrence fears. *Psychooncology.* 1997;6(2):95–105.

81. Lengacher CA, Johnson-Mallard V, Post-White J, et al. Randomized controlled trial of mindfulness-based stress reduction (MBSR) for survivors of breast cancer. *Psychooncology.* 2009;18(12):1261–1272.

82. Morrill EF, Brewer NT, O'Neill SC, et al. The interaction of post-traumatic growth and post-traumatic stress symptoms in predicting depressive symptoms and quality of life. *Psychooncology.* 2008;17:948–953.

83. Barakat LP, Alderfer MA, Kazak AE. Posttraumatic growth in adolescent survivors of cancer and their mothers and fathers. *J Pediatr Psychol.* 2006;31(4):413–419.

84. Parry C, Chesler MA. Thematic evidence of psychosocial thriving in childhood cancer survivors. *Qual Health Res.* 2005;15(8):1055–1073.

85. Zebrack BJ, Chesler MA. Quality of life in childhood cancer survivors. *Psychooncology.* 2002;11(2):132–141.

86. Denlinger CS, Ligibel JA, Are M, et al. NCCN Guidelines insights: survivorship, version 1.2016. *J Natl Compr Canc Netw.* 2016;14(6):715–724.

87. Gabanelli P. A rehabilitative approach to the patient with brain cancer. *Neurol Sci.* 2005;26(suppl 1):S51–S52.

88. Fialka-Moser V, Crevenna R, Korpan M, et al. Cancer rehabilitation: particularly with aspects on physical impairments. *J Rehabil Med.* 2003;35(4):153–162.

89. Cole RP, Scialla SJ, Bednarz L. Functional recovery in cancer rehabilitation. *Arch Phys Med Rehabil.* 2000;81(5):623–627.

90. Stubblefield MD, Custodio CM, Franklin DJ. Cardiopulmonary rehabilitation and cancer rehabilitation. 3. Cancer rehabilitation. *Arch Phys Med Rehabil.* 2006;87(3 suppl 1):S65–S71.

91. Matthews BA, Baker F, Spillers RL. Oncology professionals and patient requests for cancer support services. *Support Care Cancer.* 2004;12(10):731–738.

92. Tesauro GM, Rowland JH, Lustig C. Survivorship resources for post-treatment cancer survivors. *Cancer Pract.* 2002;10(6):277–283.

93. van Weert E, Hoekstra-Weebers J, Grol B, et al. A multidimensional cancer rehabilitation program for cancer survivors: effectiveness on health-related quality of life. *J Psychosom Res.* 2005;58(6):485–496.

第90章

肿瘤康复中存在的障碍

Kathryn H. Schmitz, Joachim Wiskemann, Catherine Alfano, Michael D. Stubblefield

每年超过 160 万的美国人被诊断患有肿瘤[1]。尽管存活率的统计数据因诊断时肿瘤的部位和分期而异,但是大多数患者经过诊断和治疗后将存活 5 年或更长时间[1]。在过去的几十年中,早期诊断的改善和更有效的治疗方法使得癌症幸存者人数呈指数增长。目前,估计美国有 1 500 多万肿瘤幸存者[2]。

三种最常见的肿瘤治疗方法——手术、放疗和全身治疗(如化疗)都有可预见的负面后遗症。例如,手术可能导致淋巴水肿、活动范围改变或胃肠功能改变,具体取决于手术部位。放疗期间的副作用通常包括疲劳、恶心/呕吐、疼痛和血细胞计数减少。放疗的长期副作用可能包括照射部位的纤维化、心脏毒性、神经损伤和放疗部位的继发性肿瘤。在全身性和新的靶向治疗方法中,患者通常会出现疼痛、疲劳、恶心/呕吐、血细胞计数减少、黏膜炎、认知功能障碍,有时还会出现周围神经病变。全身治疗的长期不良反应包括周围神经病变、疲劳、身体机能减退、认知功能障碍、心脏毒性和肺纤维化。有许多药物和非药物干预措施可减轻肿瘤治疗的短期和长期副作用。而康复和运动是改善这些副作用的循证治疗策略之一[3-5]。

癌症康复是根据特定患者的需求提供个性化的治疗方案。它包括一个康复专家团队,由康复医师(肿瘤康复医生)、物理治疗师、作业治疗师、语言病理学家、神经心理学家、心理学家、认知康复治疗师、运动专业人士等组成。然而,本章主要阐述门诊工作中的物理、作业治疗和运动存在的障碍。运动的定义是包括所有形式的身体活动,包括所有的形式(如:有氧、阻力、平衡、柔韧、体育)、强度(低到高)和模式(以家庭为基础和以机构为基础、有监督和无监督、个体和团体)。其他类型癌症康复服务(如神经心理测试和认知修复)所遇到的阻碍可能与本文所述不同。

美国肿瘤康复的历史与现状

在 20 世纪 70 年代和 80 年代,癌症主要是在三级护理中心接受住院治疗。患者被动地接受治疗,这有助于支持性护理。尽管当时只有最低限度的证据证明癌症康复是有效的,但许多早期癌症康复计划还是在三级癌症中心很好地建立开展起来。20 世纪 90 年代,随着癌症治疗在门诊逐渐开展,包括康复在内的支持性护理活动的协调工作变得更加复杂。尽管提供癌症康复服务的能力正在下降,但越来越多的证据支持,癌症康复和运动在治疗期间和治疗后对预防、治疗、康复、减轻甚至改善许多癌症治疗常见副作用是有效的[6-9]。这一证据的增长促进多个美国国家组织制定了康复和运动的建议指南,例如,American Cancer Society 和 American Society of Clinical Oncology 的生存护理指南[10-13]。American Cancer Society、National Comprehensive Cancer Network 和 American College of Sports Medicine(ACSM)一致认为,被诊断为癌症的患者(治疗期间和治疗后)应避免不活动。当允许进行急性期治疗干预时,每周可进行 150 分钟有氧活动,每周 2～3 次的所有主要肌群抗阻运动及所有活动的柔韧性训练[14,15]。此外,American Cancer Society 召集了一个专家小组,以制定乳腺癌康复的前瞻性监测模型。该模型建议定期监测常规治疗后遗症,并建议将康复和定期运动纳入治疗标准[16,17]。最后,American College of Surgeons Commission on Cancer 要求美国各地癌症中心资格认证时,必须具备将患者转介到癌症康复中心的能力（如：有康复医生和 / 或门诊康复临床人员，如物理或作业治疗师）[18]。

　　尽管拥有这些指南和标准，但癌症患者转诊到康复中心的比例仍低至 1%～2%，即使是步行困难的患者也没有转诊至康复中心[19,20]。鉴于证据表明，具有治疗相关副作用的患者比例可能高达 90%[21]，这是医疗卫生服务的一个重大缺陷。为什么癌症患者很少能够获得他们所需要的康复干预措施，其原因是多方面的，将从以下方面进行论述。

缺乏对患者功能障碍和康复需求的识别

　　影响癌症康复转诊最主要的问题是缺乏对需要转诊患者功能障碍的识别。需要一种系统的方法来常规筛查癌症患者的功能障碍，以便能够及早发现和转诊，使其获得恢复功能和预防残疾的服务。许多癌症中心开始使用患者报告的结果筛查工具和前瞻性监测模型来评估这些功能障碍。在癌症幸存者中，这种筛查方法的使用与健康生活质量的改善、生存率的提高、住院[22,23]率降低、疼痛减轻[24]、患者 - 照顾者沟通增加和患者满意度[25]的提高有关。尽管有这么多益处，但是患者报告的筛查方法仍然没有在癌症康复领域得到一致的应用。

患者安全问题是运动锻炼转诊的障碍

　　一种有效但未得到充分利用的癌症康复治疗方法是运动锻炼。它已被证明在治疗重大疾病和癌症治疗相关副作用方面是有效的[26]。然而，并非所有患者都能进行或者受益于相同类型和强度的运动干预[27]。以家庭为基础或以社区为基础的运动对许多患者来说是安全和简便的，并且避免了前往专门的癌症机构的障碍和高昂的项目费用。然而，并非所有的患者都能安全地进行家庭运动。一个有争议的问题是癌症幸存者在肿瘤治疗后，在转介到家庭或社区运动之前，进行神经肌肉、肌肉骨骼、疼痛、功能、内脏和其他问题医学评估和潜在治疗的比例数。Abramson Cancer Center 病历回顾表明，75% 乳腺癌、42% 结肠癌、21% 妇科和 47% 人乳头状瘤病毒（HPV）阳性的头颈癌患者可以安全地进行无监督的家庭或社区运动，无须评估[28-31]。然而，有相当数量的癌症患者对独立运动的安全性有顾虑。这表明肿瘤科团队需要在转介运动之前对患者进行筛查，以确定其是否存在家庭或社区运动的

安全隐患，并将这些患者转介给癌症康复专业人员进行进一步评估，最好是康复医生在场的情况下。随着癌症中心启动患者报告的结果筛查和监测方法，这些方法必须能够帮助肿瘤团队区分出哪些患者可以安全地进行家庭或社区干预和哪些患者需要在运动前进行医学评估[32]。

康复的系统层面障碍

转诊协调

　　一旦发现患者功能存在障碍，为了让肿瘤科医生将患者转介到康复或运动中心，必须具备多种条件。首先，需要有一个康复或运动诊所，拥有知名的、可信赖的专业人员，在容易记忆的范围内，并与肿瘤治疗机构密切合作。其次，将康复医嘱设置为一键可达的电子病历记录将会很有帮助，就像要求进行血液测试或影像学检查一样。第三，需要有时间让临床医生进行转诊，或者需要有一个方法（如：在电子病历中）使转诊变得容易。或者，需要有一个委托人，可以帮助临床医生转诊。最后，需要有一支训练有素的康复和运动专业人员队伍，与肿瘤患者一起工作。以上问题将依次在下面进行讨论。

地理位置

　　在许多癌症中心，康复服务的临床和 / 或运动课堂都位于患者就医、放疗和外科肿瘤学家所在地的几个街区甚至数千米之外。这就阻碍了临床医生想起康复和运动训练对患者的重要性。这也给患者制造了障碍。在一项研究中，只有 29% 的患者到距离 4 个街区以外的转诊地点接受门诊康复随访[33]。

肿瘤医师的教育

　　虽然基于循证医学的癌症治疗期运动指南已经实施多年，但许多社区肿瘤医生仍未接受指南推荐的运动。对于康复，还普遍缺乏对其服务存在及其所提供价值的认识。即使部分临床医生意识到了这一点，也存在着一些问题：患者是否需要或想要在其治疗护理之外进行额外的预约。肿瘤学家对转诊到康复中心的患者所承受的负担表示关注[32]。肿瘤学家每次与患者见面的时间越来越少。而在有限的见面时间里，他们还有很多事情要做，

难以从更重要的任务中抽出时间增加康复和运动转诊。一个建议的解决方案是,在肿瘤护理单元中安排一名专业人员,该人员可以花时间审查选择方案,并进行初步分类,以了解是否应进行康复服务或运动转诊。

康复与运动肿瘤工作人员的培训

目前还没有足够数量的、受过肿瘤专业培训的康复医师、物理或作业治疗师或运动专业人员,以满足每年被诊断为肿瘤的 160 万美国人和 1 500 多万幸存者的需求。显然需要增加这方面的工作人员。这是一个鸡和蛋的问题。没有足够的转诊,就没有足够的患者来保证工作群体的发展。工作群体得不到发展,肿瘤专家就很难进行相应的转诊。

电子病历中的预约类型

对于肿瘤科的临床医生来说,有几种转诊方式是简单易行的(如:血液检查和影像学检查)。这些转诊易行的一个原因是电子病历软件预装了一个预约类型,需要单击鼠标进行转诊。虽然从技术角度来说这是一个简单的解决方案,但是健康 IT 团队在治疗护理相关的指定维护和升级方面往往落后数月。尽管这是一个短期的挑战,但创建一个一键式转诊系统给康复临床医生是值得的,它可以把患者分诊到适当的区域(如物理治疗、社区运动)。随着癌症中心实施电子版患者报告结果筛查计划,功能障碍的评估可以自动与转诊联系起来,从而进一步减轻肿瘤团队的负担。

被动与主动转诊随访

患者对转诊进行随访的可能性与转诊所在科室的积极随访是高度相关的。例如,如果有 PET 扫描的转诊,放射科可以打电话给患者安排预约。早些时候,我们注意到一项研究,其中 29% 乳腺癌患者通过打电话预约求助门诊康复。在同一项研究中,当物理治疗科开始对转诊患者进行积极的随访时,首次预约的转诊患者比例上升到 69%[33]。在其他领域(戒烟)也有显著的证据表明,积极的随访塑造了以支持转介转化成为患者可能的行为[34,35]。

第三方支付

因为癌症治疗费用的上涨[36]及许多癌症患者因癌症治疗而破产[37],成本是一个考虑因素。除了主要接受医疗保险或医疗补助的患者,康复的第三方(保险)覆盖范围在大多数情况下是不一致的。这让那些希望将患者转诊到康复服务中心的肿瘤医生感到沮丧。如果一位肿瘤内科医师转诊患者时经常被告知,与癌症中心相连的康复诊所不采取多数患者持有的保险形式,那么转诊将很快被终止。此外,即使接受这种保险形式,康复服务的共担费用也可能高得令人望而却步,特别是对于只有重大疾病保险的个人。一个解决方案是,康复诊所可能要想办法确定是否提供打折的自付选项,以增加肿瘤学家更一致、更可靠地转诊患者的可能性。最近的一项研究评估了乳腺癌幸存者以物理疗法为基础的康复运动计划的实施情况。该诊所确定,对大多数患者来说,最便宜的选择是使用保险来覆盖最初的评估期,然后为剩余的 5～6 期治疗自付费用[33]。将自付和第三方支付的选择创造性结合起来,可能有助于增加转介和接受康复服务。

不幸的是,尽管有证据表明许多运动计划对肿瘤患者的特定结果有效[7,8,26],但美国的第三方支付方目前并不为运动肿瘤专业人员提供任何活动补偿。或许,肿瘤科价值导向治疗的转变将促进这一平衡的积极转变。

患者层面的康复障碍

成本

如前所述,第三方付款人关于康复服务付款的政策差别很大。对患者来说,共付费用的负担足以降低其在肿瘤治疗期间和之后开始或继续康复的热情。因此,康复诊所可能会发现,要想让临床医生的工作量保持在较高水平,就需要保持对成本负担和创造性解决方案的关注。由于没有保险,由运动肿瘤专业人员提供的运动项目费用显然也是一个问题。随着特定适应证捆绑付款的出现,康复和运动有望获得比以前的治疗模式更多的资金支持。

位置

如果癌症患者相信他们将得到的治疗会增加完全康复、缓解和 / 或治愈的可能性,他们愿意开车数小时到一个备受推崇的肿瘤中心。相比之下,患者很少愿意长途跋涉去获得康复服务或运动计划。解决这一问题的办法包括为一些后续预约设置大量服务点和采取远程医疗方案。

可能有帮助的知识

首先,在美国,"康复"一词使人想起药物滥用康复。此外,患者抱怨康复和运动可能是理想的治疗方法,但不知道康复和运动可以解决或改善问题。对一些患者来说,提供一些康复和运动可缓解其症状、重返工作岗位和提高生活质量的教育,可能促使他们积极参与康复治疗。

兴趣

即使患者知道康复是治疗不适症状的有效方法,但其对康复仍不感兴趣。一种假设是,在被告知必须为癌症治疗做些什么之后,患者将康复或运动视为癌症治疗和恢复漫长过程中的累赘和不必要的补充。时间是可以改变某些情况的,当在肿瘤初期治疗的负担减轻时,某些患者和幸存者能够重获康复。确诊时引入康复和运动作为治疗标准的一部分(如:作为预热方法的早期治疗;见第64章)也可能会提高患者的兴趣。

时间

同样地,在从诊断到恢复的过程中可能会有一些时间,患者在治疗过程中添加另一个预约的可行性较低。早期肿瘤患者经常在积极治疗期间继续进行全职工作、养育子女、上学和其他活动[38]。需要创造性的解决方案来解决成本和时间压力以及位置的综合影响。门诊康复远程医疗方案的出现[39]可能为一部分的患者提供了选择。家庭运动计划也是一个可行的解决方案。

关于什么是安全的困惑;癌症中心需要癌症康复专家

在过去的十年里,肿瘤医生给正在接受治疗患者的主要建议是休息,而不要强迫自己活动。尝试任何身体活动,康复或其他概念,仍然是陌生的。尽管对肿瘤医生进行了癌症治疗期间和治疗后康复和运动的安全性和有效性的教育,并且已经取得了长足的进步,但是对于什么是安全的困惑仍然存在[32]。鉴于时间的限制,肿瘤医生寻求一种时间效率高的方式,将患者转介给一位专家。该专家可以评估和推荐适当的康复和/或运动计划。目前,没有足够的接受过肿瘤学培训的康复医生,来确保癌

症患者能够可靠地转诊给医学博士。医学博士将对癌症患者和幸存者进行适当评估,并将其转诊到门诊康复或运动计划。考虑到这一点,美国各地的癌症康复和运动转诊模式各有不同。在强有力支持康复和运动的环境中接受治疗的患者可以转诊;其他患者则不行。

缺乏对当地康复和运动资源的认识

即使在特定的社区里有癌症患者和幸存者的康复运动资源,培训肿瘤医生学习这一项目仍然具有挑战性。项目通常是针对特定的亚组(如乳腺癌,可用于社区运动)。项目包括开始、更改和结束。在其他临床需求的背景下,跟踪当前可用的项目是一个挑战。认为肿瘤医生了解如何评估谁有资格参加某一特定项目,并且他们有时间这样做的假设是错误的。

解决这些障碍的成功项目案例

尽管存在上述所有障碍,但在患者接受癌症康复治疗方面仍有成功案例。在下面的内容中,我们将描述其中的一些项目,目的是展示解决这些障碍的案例。这些项目分为三类:门诊康复诊所项目、物理医学和康复(PM & R)医师指导项目和社区运动项目。

门诊康复项目

体力活动和淋巴水肿(physical activity and lymphedema, PAL)试验证实了每周两次的力量训练计划对有乳腺癌相关淋巴水肿或者有相关风险的乳腺癌幸存者的有效性[40]。结果表明,与数十年来的临床建议相反,缓慢进行力量训练是安全的,并能改善淋巴水肿的预后[41,42]。在一项目后续的推广和应用研究中,研究人员将这一干预措施转化为一个称为"乳腺癌后的力量"的物理疗法项目。此外,此项物理治疗师干预培训被转化为在线课程(https://klose training.com/course/online/strength-abc/),由 Klose 培训中心为每位治疗师提供的125美元的课程。目前,已有400多名治疗师完成了培训。"乳腺癌后的力量"也是由 Select Medical 发起的一个更大型癌症康复计划组成部分,称为 ReVital。ReVital 正在开发为45个州1 600家医疗机构的10 000多名门诊物理和作业治疗师提供培训模块。该计划全面实施后,接受 ReVital 计划培

训的物理和作业治疗师将组为美国最大的肿瘤康复专家网络。这可能会解决前面提到的位置和可访问性障碍。

物理医学和康复医师指导项目

在美国的多个地区,都有经过专门培训并对肿瘤学感兴趣的 PM & R 医生,这些地方包括新泽西凯斯勒康复研究所(Kessler Institute for Rehabilitation)、华盛顿 MedStar National Rehabilitation Hospital、西雅图 Swedish Cancer Institute、明尼阿波利斯 Allina Healthcare、罗切斯特 Mayo 医院、纽约纪念斯隆 - 凯特琳癌症中心、波士顿 Harvard Partners。这些地区的肿瘤医生可以推荐一位受过适当培训的医生,来评估和转诊癌症患者进行康复干预。这些干预措施通常包括门诊康复护理和基于社区的运动项目。但由于有接受过肿瘤学培训的 PM & R 医生在场,运动项目的分类和转诊变得容易。这是一个理想的场景。然而在缺乏肿瘤培训的康复专业人员的工作环境中,还需要其他模式[20]。

社区运动项目(见第 64 章)

最后,一些以社区为基础的运动项目是专门为肿瘤患者和幸存者设计的[43]。Young Men Christian Association(YMCA;www.livestrong.org/what-we-do/program/livestrong-at-the-ymca)的 LIVESTRONG 要求 YMCA 运动专业人员接受广泛的培训,以准备领导这个团体运动项目。这项干预措施已被证明能改善肿瘤幸存者健康状况和生活质量[44]。它是在特定日期的特定时间免费提供给幸存者的。如果幸存者在这些时段不能获得运动项目,则需要其他选项。该项目目前在美国的超过 666 个社区开展。据称和其他现有的肿瘤和运动项目相比,该项目为更多的幸存者提供了服务。

总部位于旧金山的 Sunflower Wellness(www.sunflowerwelllness.org)要求所有运动专业人士在完成培训计划并开始与肿瘤患者合作之前,必须是 ACSM 认证的肿瘤运动教练。Sunflower Wellness 方法从评估患者需求和能力的指导课程开始。由此产生的运动处方总是遵循一个统一框架,重点放在五种可能的运动模式,包括有氧运动、力量训练、柔韧性活动、平衡训练和休息。建议的训练设置可以包括个人训练、团体训练课程和家庭训练。所有的指导和培训都免费提供给肿瘤患者和幸存者。Penn State Cancer Institute 采用了 Sunflower Wellness 项目,在化疗输液病房中嵌入了一个运动医学单元。ACSM 认证的肿瘤运动教练为所有接受输液式化疗的肿瘤患者(包括转移患者)提供指导和家庭运动处方。

位于得克萨斯的 FSFL 项目(www.cancer foundation forlife.org/fit steps for life),是由一个肿瘤医学专家经过广泛的评估开发的。这项训练是以个人为基础,在健身房进行的。参与"适合生活项目"的运动专业人员需要持有 ACSM 认证的肿瘤运动教练证书。

最后,多个大学肿瘤运动项目为当地社区的肿瘤患者和幸存者提供低成本或免费的团体运动项目。这些项目由本科生和研究生组成,并为正在进行的运动肿瘤项目打基础[43]。

德国国家肿瘤疾病中心的 Interdisciplinary Biopsychosocial Tumor Board 就是一个典型例子,它在治疗过程中为癌症患者提供早期生活方式 / 行为改变建议。像医学肿瘤委员会一样,支持治疗团队的代表(运动治疗师、营养学家 / 营养师、社会工作者、心理肿瘤学家、护士)审查了医院筛选的结果,以确定有相关治疗负担的患者,并制定个性化方案(包括转诊至运动康复项目或咨询服务),这些方案直接整合到患者的电子病历中。下一次就诊时,治疗医师将与患者一起评估这些建议,并开始相关干预措施。

未来展望

癌症治疗的众多支付模式因障碍和福利的不同而异,但其共同目标都是努力让每一位癌症患者和幸存者得到癌症康复治疗。

收费服务模式

收费服务模式的最大优势是,患者在他或她喜欢的提供者方面拥有更多的选择。这就造成了诊所之间的竞争,有助于提高医疗质量。收费服务的一个主要缺点是支付者支付康复费用的积极性较低。这会从两个方面增加患者的成本:康复服务的全部费用可能是自付的,或者共同支付的费用可能很高。无论哪种方式,当费用高昂时,患者都不太可能寻求和遵从康复服务。对于大型康复项目或商业实体的创建项目来说,就可能依靠患者数量来支付成本或提供利润。

捆绑肿瘤治疗模式

支付者的捆绑式医疗支付,比如在癌症治疗模式试点项目中被评估的患者,医疗系统为其提供一个疗程的费用。对于癌症治疗,这可能包括手术、化疗和放疗。如果能将康复纳入捆绑计划,那么癌症患者被适当转诊的可能性就会得到提高。

总结

总之,充足的证据表明癌症患者和幸存者的功能障碍,可通过医疗康复服务和/或运动计划有效解决。不幸的是,在美国获得癌症康复有多重障碍。目前患者能否从康复中受益、转诊地点在适当的离家距离内以合理的成本获得有效的服务,这都要看机遇。有许多可能的解决方案,包括可以通过质量改进项目和/或实际临床试验进行评估等。强烈要求有条件的读者采取行动,为癌症康复成为所有地方的治疗标准创造条件。

要点

- 诊断为癌症的患者(在治疗期间和治疗后)应避免不活动,并且当急性治疗效果允许时,进行150分钟/周的中度有氧活动,2～3次/周对所有主要肌群进行阻力运动及在所有活动的日子里进行柔韧性训练。
- 尽管有这些指南和标准,但据报道,癌症患者转诊康复的比例低至1%～2%,甚至步行困难的患者也没有转诊康复。
- 癌症康复和/或运动转诊不足是医疗服务的一大缺陷。尽管从这些服务中获益的患者比例可能高达90%。
- 癌症康复转诊的最基本障碍是缺少对需要转诊患者的功能问题识别。
- 人们普遍不知道,肿瘤康复服务的存在以及其价值。
- 在一项研究中,29%的乳腺癌患者实际上是电话预约后接受了门诊康复治疗。当诊所开始主动给患者打电话预约时,康复转诊的比例将上升到69%。
- 康复服务的费用差别很大。共同支付的费用可能会对患者造成沉重的负担,从而降低患

者在癌症治疗期间和治疗后,开始或继续康复的热情。
- 患者很少愿意长途跋涉以获得康复服务或运动项目。解决这一问题的办法包括为一些后续预约设置大量服务点和采取远程医疗方案。
- 需要有创造性方案来解决成本和时间压力以及地点的综合影响。门诊康复的远程医疗方案可能为一部分患者提供了选择。家庭运动计划也是一个可行的解决方案。

(王丛笑 译 郄淑燕 公维军 宋鲁平 校)

参考文献

1. Siegel RL, Miller KD, Jemal A. Cancer Statistics, 2017. *CA Cancer J Clin.* 2017;67:7–30.
2. Bluethmann SM, Mariotto AB, Rowland JH. Anticipating the "silver tsunami": prevalence trajectories and comorbidity burden among older cancer survivors in the United States. *Cancer Epidemiol Biomarkers Prev.* 2016;25:1029–1036.
3. Midtgaard J, Hammer NM, Andersen C, et al. Cancer survivors' experience of exercise-based cancer rehabilitation—a meta-synthesis of qualitative research. *Acta Oncol.* 2015;54:609–617.
4. Lakoski SG, Eves ND, Douglas PS, et al. Exercise rehabilitation in patients with cancer. *Nat Rev Clin Oncol.* 2012;9:288–296.
5. Salakari MR, Surakka T, Nurminen R, et al. Effects of rehabilitation among patients with advanced cancer: a systematic review. *Acta Oncol.* 2015;54:618–628.
6. Kelley GA, Kelley KS. Exercise and cancer-related fatigue in adults: a systematic review of previous systematic reviews with meta-analyses. *BMC Cancer.* 2017;17:693.
7. Mishra SI, Scherer RW, Geigle PM, et al. Exercise interventions on health-related quality of life for cancer survivors. *Cochrane Database Syst Rev.* 2012;8:CD007566.
8. Mishra SI, Scherer RW, Snyder C, et al. Exercise interventions on health-related quality of life for people with cancer during active treatment. *Cochrane Database Syst Rev.* 2012;8:CD008465.
9. Gerritsen JK, Vincent AJ. Exercise improves quality of life in patients with cancer: a systematic review and meta-analysis of randomised controlled trials. *Br J Sports Med.* 2016;50:796–803.
10. Cohen EE, LaMonte SJ, Erb NL, et al. American Cancer Society head and neck cancer survivorship care guideline. *CA Cancer J Clin.* 2016;66:203–239.
11. Nekhlyudov L, Lacchetti C, Davis NB, et al. Head and neck cancer survivorship care guideline: American Society of Clinical Oncology clinical practice guideline endorsement of the American Cancer Society guideline. *J Clin Oncol.* 2017;35:1606–1621.
12. Resnick MJ, Lacchetti C, Bergman J, et al. Prostate cancer survivorship care guideline: American Society of Clinical Oncology clinical practice guideline endorsement. *J Clin Oncol.* 2015;33:1078–1085.
13. Runowicz CD, Leach CR, Henry NL, et al. American Cancer Society/American Society of Clinical Oncology breast cancer survivorship care guideline. *CA Cancer J Clin.* 2016;66:43–73.
14. Rock CL, Doyle C, Demark-Wahnefried W, et al. Nutrition and physical activity guidelines for cancer survivors. *CA Cancer J Clin.* 2012;62:242–274.
15. Schmitz KH, Courneya KS, Matthews C, et al. American College of Sports Medicine roundtable on exercise guidelines for cancer survivors. *Med Sci Sports Exerc.* 2010;42:1409–1426.
16. Stout NL, Binkley JM, Schmitz KH, et al. A prospective surveillance model for rehabilitation for women with breast cancer. *Cancer.* 2012;118:2191–200.
17. Stubblefield MD, McNeely ML, Alfano CM, et al. A prospective surveillance model for physical rehabilitation of women with breast

cancer: chemotherapy-induced peripheral neuropathy. *Cancer*. 2012;118:2250–2260.

18. American College of Surgeons Commission on Cancer. Cancer Program Standards 2012: Ensuring Patient-Centered Care (v2). 2012. www.facs.org/cancer/coc/programstandards2012.html; accessed Feb 15, 2018.

19. Cheville AL, Kornblith AB, Basford JR. An examination of the causes for the underutilization of rehabilitation services among people with advanced cancer. *Am J Phys Med Rehabil*. 2011;90:S27–S37.

20. Cheville AL, Mustian K, Winters-Stone K, et al. Cancer rehabilitation: an overview of current need, delivery models, and levels of care. *Phys Med Rehabil Clin North Am*. 2017;28:1–17.

21. Speck RM, Courneya KS, Masse LC, et al. An update of controlled physical activity trials in cancer survivors: a systematic review and meta-analysis. *J Cancer Surviv*. 2010;4:87–100.

22. Basch E, Deal AM, Kris MG, et al. Symptom monitoring with patient-reported outcomes during routine cancer treatment: a randomized controlled trial. *J Clin Oncol*. 32016;4:557–565.

23. Basch E, Deal AM, Dueck AC, et al. Overall survival results of a trial assessing patient-reported outcomes for symptom monitoring during routine cancer treatment. *JAMA*. 2017;318:197–198.

24. Adam R, Burton CD, Bond CM, et al. Can patient-reported measurements of pain be used to improve cancer pain management? A systematic review and meta-analysis. *BMJ Support Palliat Care*. 2017;7:0.

25. Chen J, Ou L, Hollis SJ. A systematic review of the impact of routine collection of patient reported outcome measures on patients, providers and health organisations in an oncologic setting. *BMC Health Serv Res*. 2013;13:211.

26. Segal R, Zwaal C, Green E, et al. Exercise for people with cancer: a systematic review. *Curr Oncol*. 2017;24:e290–e315.

27. Sasso JP, Eves ND, Christensen JF, et al. A framework for prescription in exercise-oncology research. *J Cachexia Sarcopenia Muscle*. 2015;6:115–124.

28. Brown JC, Schmitz KH. The prescription or proscription of exercise in colorectal cancer care. *Med Sci Sports Exerc*. 2014;46:2202–2209.

29. Zhang X, Haggerty AF, Brown JC, et al. The prescription or proscription of exercise in endometrial cancer care. *Gynecol Oncol*. 2015;139:155–159.

30. Bauml J, Kim J, Zhang X, et al. Unsupervised exercise in survivors of human papillomavirus related head and neck cancer: how many can go it alone? *J Cancer Surviv*. 2017;11:462–468.

31. Igwebuike LT, Zhang X, Brown JC, et al. Applying pre-participation exercise screening to breast cancer survivors: a cross-sectional study. *Support Care Cancer*. 2017:1–7.

32. Tsiouris A, Ungar N, Gabrian M, et al. Health-care professionals' perception of contraindications for physical activity during cancer treatment. *Front Oncol*. 2018;8:98. doi:10.3389/fonc.2018.00098

33. Beidas RS, Paciotti B, Barg F, et al. A hybrid effectiveness-implementation trial of an evidence-based exercise intervention for breast cancer survivors. *J Natl Cancer Inst Monogr*. 2014;2014:338–345.

34. Spring B, Howe D, Berendsen M, et al. Behavioral intervention to promote smoking cessation and prevent weight gain: a systematic review and meta-analysis. *Addiction*. 2009;104:1472–1486.

35. Prestwich A, Moore S, Kotze A, et al. How can smoking cessation be induced before surgery? A systematic review and meta-analysis of behavior change techniques and other intervention characteristics. *Front Psychol*. 2017;8:915.

36. Prasad V, De Jesus K, Mailankody S. The high price of anticancer drugs: origins, implications, barriers, solutions. *Nat Rev Clin Oncol*. 2017;14:381–390.

37. Ramsey S, Blough D, Kirchhoff A, et al. Washington State cancer patients found to be at greater risk for bankruptcy than people without a cancer diagnosis. *Health Aff*. 2013;32:1143–1152.

38. Mehnert A: Employment and work-related issues in cancer survivors. *Crit Rev Oncol Hematol*. 2011;77:109–130.

39. Tenforde AS, Hefner JE, Kodish-Wachs JE, et al. Telehealth in physical medicine and rehabilitation: a narrative review. *PM R*. 2017;9:S51–S58.

40. Schmitz KH, Troxel AB, Cheville A, et al. Physical Activity and Lymphedema (the PAL trial): assessing the safety of progressive strength training in breast cancer survivors. *Contemp Clin Trials*. 2009;30:233–245.

41. Schmitz KH, Ahmed RL, Troxel A, et al. Weight lifting in women with breast-cancer-related lymphedema. *N Engl J Med*. 2009;361:664–673.

42. Schmitz KH, Ahmed RL, Troxel AB, et al. Weight lifting for women at risk for breast cancer-related lymphedema: a randomized trial. *JAMA*. 2010;304:2699–2705.

43. Santa Mina D, Sabiston CM, Au D, et al. Connecting people with cancer to physical activity and exercise programs: a pathway to create accessibility and engagement. *Curr Oncol*. 2018;25(2):149–162. doi:10.3747/co.25.3977

44. Irwin ML, Cartmel B, Harrigan M, et al. Effect of the LIVESTRONG at the YMCA exercise program on physical activity, fitness, quality of life, and fatigue in cancer survivors. *Cancer*. 2017;123:1249–1258.

第
九
篇